为建设民族的、科学的和大众的新中国医学而奋斗

—— 林兆耆 1952 年

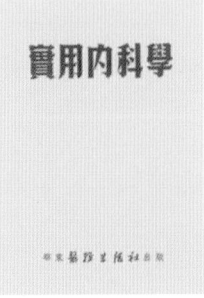

第 1 版
1952 年

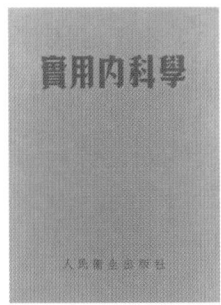

第 2 版
1953 年

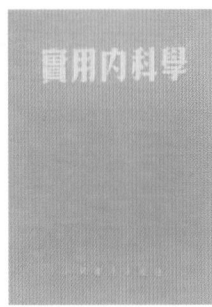

第 3 版
1954 年

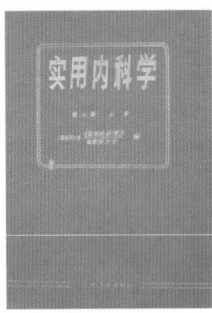

第 8 版
1986 年

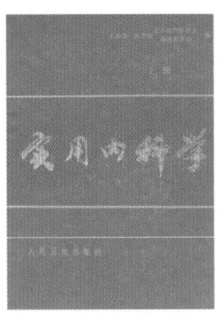

第 7 版
1981 年

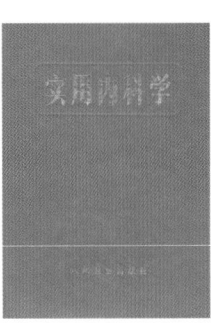

第 6 版
1973 年

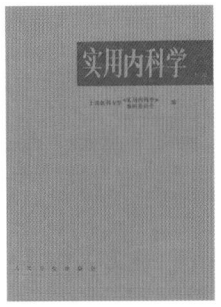

第 9 版
1993 年

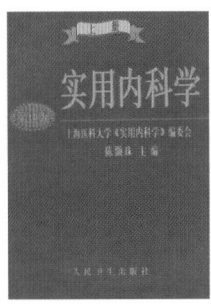

第 10 版
1997 年

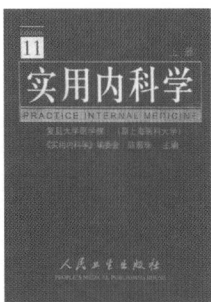

第 11 版
2001 年

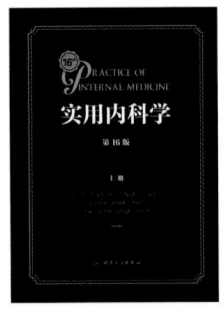

第 16 版
2022 年

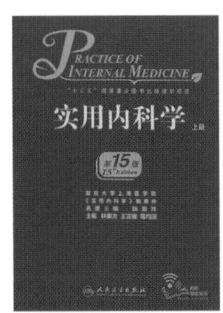

第 15 版
2017 年

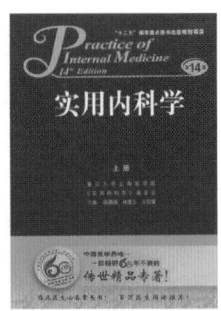

第 14 版
2013 年

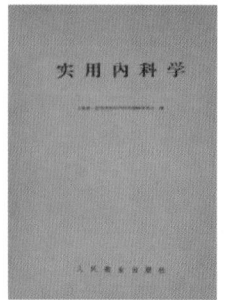

第 4 版
1957 年

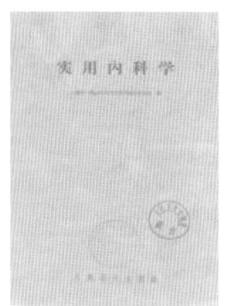

第 5 版
1959 年

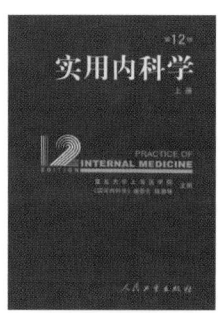

第 12 版
2005 年

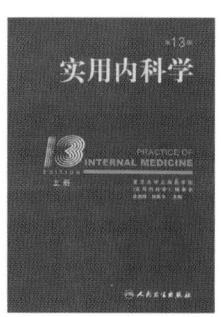

第 13 版
2009 年

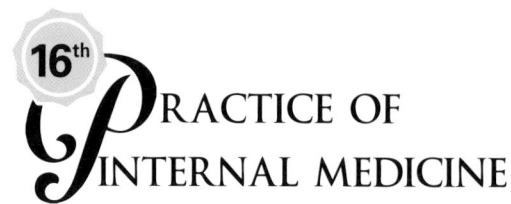

实用内科学

各 版 次 获 奖 情 况

- 1982 年第 7 版获"全国优秀科技图书奖一等奖"

- 1996 年第 9 版获"卫生部科学技术进步奖一等奖"

- 1998 年第 10 版获"第 11 批全国优秀畅销书奖（科技类）"和"国家科学技术进步奖二等奖"

- 2001 年和 2003 年第 11 版获"2001 年度全国优秀畅销书奖（科技类）"和"2003 年度全国优秀畅销书奖（科技类）"

- 2006 年第 12 版获得"2006 年度全行业优秀畅销品种奖（科技类）"

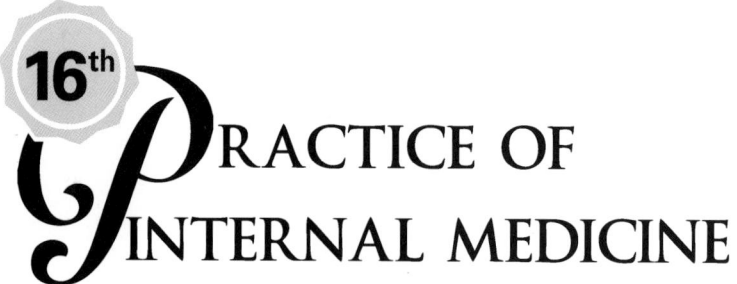

实用内科学

第 16 版

———— 上 册 ————

复旦大学上海医学院《实用内科学》编委会

名誉主编　陈灏珠　林果为

主编　王吉耀　葛均波　邹和建

———— ❖❖❖ ————

人民卫生出版社

·北 京·

图书在版编目（CIP）数据

实用内科学：全 2 册/王吉耀，葛均波，邹和建主
编. —16 版. —北京：人民卫生出版社，2022.3（2024.6重印）
ISBN 978-7-117-32482-3

Ⅰ.①实… Ⅱ.①王…②葛…③邹… Ⅲ.①内科学
Ⅳ.①R5

中国版本图书馆 CIP 数据核字（2021）第 242098 号

人卫智网	www.ipmph.com	医学教育、学术、考试、健康，购书智慧智能综合服务平台
人卫官网	www.pmph.com	人卫官方资讯发布平台

实用内科学

Shiyong Neikexue

第 16 版

（上、下册）

主　　编：王吉耀　葛均波　邹和建
出版发行：人民卫生出版社（中继线 010-59780011）
地　　址：北京市朝阳区潘家园南里 19 号
邮　　编：100021
E - mail：pmph @ pmph.com
购书热线：010-59787592　010-59787584　010-65264830
印　　刷：人卫印务（北京）有限公司
经　　销：新华书店
开　　本：889×1194　1/16　　总印张：155　　总插页：42
总 字 数：6061 千字
版　　次：1952 年 9 月第 1 版　　2022 年 3 月第 16 版
印　　次：2024 年 6 月第 2 次印刷
标准书号：ISBN 978-7-117-32482-3
定价（上、下册）：598.00 元

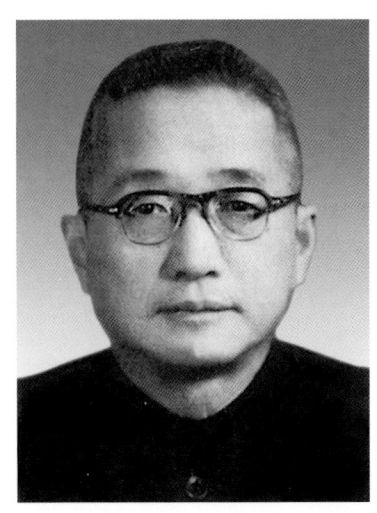

林兆耆
（1907—1992）

我国著名的临床医学教育家，内科消化病学主要奠基人之一。1907 年生于上海。1931 年毕业于前国立中央大学医学院。1933 年被录取作为庚子赔款的第一批留学生赴英国利物浦热带病医院研修。

1945 年任前国立上海医学院教授，历任原中国红十字会第一医院副院长，上海中山医院副院长、院长，原上海第一医学院内科学系主任和医疗系主任。曾参加抗美援朝。早年从事热带病研究，1940 年首创用骨髓培养法诊断伤寒、副伤寒和葡萄球菌败血症。20 世纪 50 年代深入血吸虫病疫区重点研究血吸虫病性肝硬化，同时在其他肝脏疾病及胃肠道疾病中做了大量工作。1959 年组织有关医院和基础学科，并与中国科学院有关研究所协作，率先对原发性肝癌进行基础和临床的研究，为原发性肝癌研究的发展奠定了基础。1952 年组织《实用内科学》编辑委员会编写《实用内科学》，并连任第 1~7 版主编。1964 年主编我国第一本高等医学院校用的《内科学》教科书。在"文化大革命"期间，林教授处境十分困难，但仍以坚强的毅力组织编写出版了《实用内科学》第 6 版。

历任主编

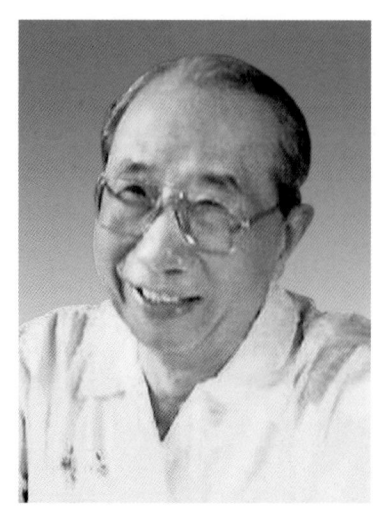

戴自英
（1914—2009）

浙江宁波人。1938年毕业于前国立上海医学院本科，1947—1949年于英国牛津大学攻读博士学位，并获博士（PhD.）学位。《实用内科学》第7~9版主编。

1938年曾任北京协和医院住院医师，1939年起历任前国立上海医学院附属医院住院医师、主治医师、讲师、副院长、副教授；1953年任内科学教授，1963年任抗生素研究室主任。曾任复旦大学附属华山医院终身教授、抗生素研究所名誉所长。曾任国家科学技术委员会"抗生素组"和"医疗器械组"成员、卫生部医学科学委员会委员、中华医学会传染病分会副主任委员、上海市高等教育内科学教授评审组组员。曾任《中华内科杂志》《中华医学杂志》（中、英文版）《中华传染病杂志》等10余种医学杂志的编委、副主编，《中国医学百科全书》编委会副秘书长兼办公室主任。

20世纪50年代就致力于抗生素临床应用的研究，1971年参加燃化部、商业部、卫生部组织的"抗生素与磺胺药调查组"，1972年写成"对抗生素和磺胺的正确评价"，为我国抗生素研制和生产提出了指导性意见。因数十年来对感染性疾病和抗菌药物的临床研究所作的贡献而被称为"我国临床抗菌药物学的奠基人"。"头孢硫脒研究"获卫生部1980年重大研究成果奖，获奖项目还包括国家级、卫生部级、市级集体奖20余项。主编医学专著8部，包括《实用内科学》《临床抗菌药物学》《实用抗菌药物学》《中国医学百科全书：临床医学》等。

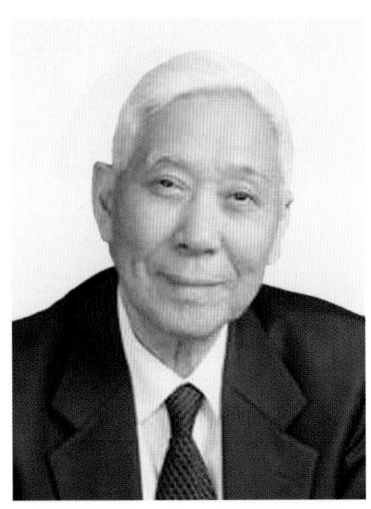

陈灏珠
（1924—2020）

中国工程院院士。广东新会人。1949年毕业于原国立中正医学院本科。曾任复旦大学附属中山医院内科教授,博士研究生导师,上海市心血管病研究所名誉所长。世界卫生组织心血管病研究和培训合作中心主任。国家心血管病中心专家委员会资深委员,中国医药信息学会心脏监护专业委员会总顾问,全国高等学校临床医学专业教材评审委员会主任委员,《中华心血管病杂志》顾问,上海市医师协会心血管内科医师分会名誉会长。历任《实用内科学》第10~14版主编。

从事内科医疗、教学和科研工作70余年,对内科疾病尤其是心血管病的流行病学、介入性诊断和治疗、电起搏和电复律治疗危重心律失常、我国居民血脂水平、冠心病中西医结合治疗、心肌梗死的危险因素和急性期血栓形成与溶栓机制等方面的研究有甚深造诣。为我国心血管病介入性诊断和治疗的奠基人之一。在国内率先安置埋藏式心脏起搏器治疗完全性房室传导阻滞(1968年),在国内率先做选择性冠状动脉造影(1973年),在国内外首先用超大剂量异丙肾上腺素静脉滴注抢救"奎尼丁晕厥"成功(1976年),在国内率先做血管腔内超声检查的研究(1991年)。历年在国内外杂志发表论文和学术性文章700余篇,编著和主编著作12部,参编著作30余部。获国家科学技术进步奖二等奖2项,全国科学大会重大贡献奖2项,省部级科技和教学重大成果或一等奖8项,其他等级奖15项。医疗工作立功2次。2003年获上海市医学荣誉奖,2004年获上海市优秀科研院所长奖。2006年获中华医学会中国介入心脏病学终身成就奖,2010年获上海市科技功臣奖。2015年获中华医学会百年纪念荣誉状。2016年获"敬佑生命·2016荣耀医者"公益评选"生命之尊"奖。

名誉主编

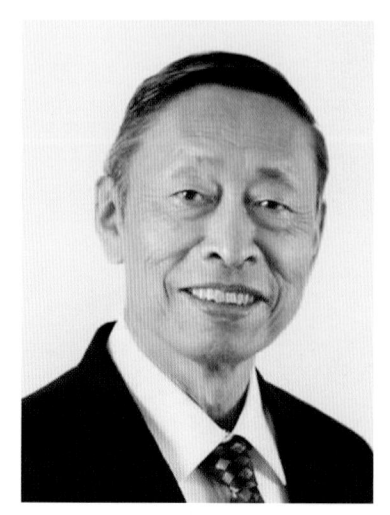

林果为

1936年生,浙江杭州人。1959年毕业于原上海第一医学院医疗系本科。毕业后在复旦大学附属华山医院内科教研室和血液科工作,历任内科教研室副主任、诊断教研室主任和临床流行病学培训中心主任。现为复旦大学上海医学院内科学教授、博士研究生导师、华山医院终身教授。1982—1983年赴美国宾夕法尼亚大学附属医院普通内科进修临床流行病学,取得硕士学位(MSC.)。曾任中华医学会第二届全国临床流行病学分会主任委员,中华医学会血液学分会常务委员,上海市医学会血液学专科委员会副主任委员,《中华血液学杂志》《中华内科杂志》《国外医学:输血及血液学分册》《中国实验血液学杂志》《英国医学杂志中文版》《上海医学》《中华医学杂志(英文版)》《中国循证医学杂志》《内科理论与实践》等杂志编委,历任《实用内科学》第13~15版主编。

从事临床血液学工作已62年,特别在血液病的临床流行病学研究方面有很深造诣。在铁缺乏症、再生障碍性贫血、白血病、骨髓增生异常综合征方面的临床流行病学研究项目共获得市级以上科学技术进步奖七项。主编专著10部,其中2015年主编《现代临床血液病学》获全国第五届中华优秀出版物(图书)奖,《现代临床流行病学》第3版获上海普通高校优秀教材奖,参编著作22部,发表论文近200篇。并获得上海市教学成果奖3项,以及1997年、1998年度"宝钢和普康优秀教师"奖。

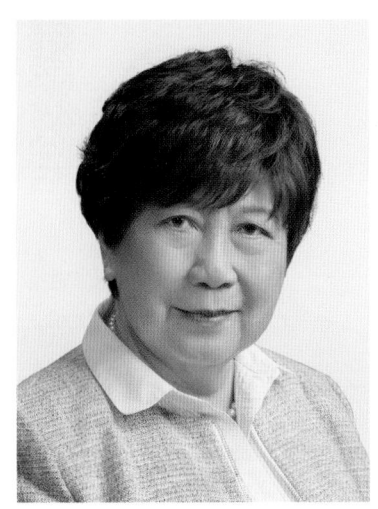

主 编

王吉耀

1944 年生于上海,1967 年毕业于原上海第一医学院。1981 年和 1986 年分别获原上海第一医学院内科消化医学硕士和加拿大 McMaster 大学临床流行病学科学硕士。复旦大学内科学二级教授,博士研究生导师,复旦大学附属中山医院终身荣誉教授。我国有突出贡献的消化病和肝病专家,临床流行病学和循证医学的创始人和奠基人之一。对我国循证医学普及和教育体系的建立作出了开拓性的贡献,获上海市教学成果一等奖。曾获"上海市三八红旗手""上海市高校教学名师""上海市卫生系统高尚医德奖""上海市医务职工科技创新能手"、首届"国之大医——特别致敬""上海市白玉兰医学巾帼成就奖"等荣誉并荣获"庆祝中华人民共和国成立 70 周年"纪念章。

曾任复旦大学附属中山医院内科教研室主任兼消化科主任、复旦大学上海医学院内科学系主任、复旦大学学术委员会、学术规范委员会、教学指导委员会委员;中华医学会临床流行病分会主任委员、消化分会委员、上海市医学会消化分会副主任委员。现任复旦大学国际临床流行病学资源和培训中心/循证医学中心主任,中国临床实践指南联盟学术委员会主任。

多年来致力于胃肠病和慢性肝病的临床和研究,在国际上率先开展靶向分子影像学无创诊断肝纤维化研究;找到并证实"土三七"致肝窦阻塞综合征的毒性成分;将"循证医学"的概念引入中国并在 Lancet 上发表述评。作为主要研究者主持多项全国性的临床研究并参与多部临床指南的制定。在幽门螺杆菌临床流行病学和药物经济学方面的研究成果获国家科学技术进步奖二等奖(2007 年,第二完成人)。以第一完成人获得教育部科学技术进步奖二等奖、上海市医学科技奖一、三等奖、上海市科学技术进步奖二、三等奖等十六项。发明专利三项。发表论文 300 余篇。主编全国高等学校临床医学专业七年制规划教材《内科学》(2005 年获全国优秀教材一等奖)和卫生部"十五""十一五"全国高等学校临床医学专业七年制及八年制规划教材第 1 和第 2 版《内科学》(2008 年获上海市优秀教材一等奖)。主编《循证医学与临床实践》第 1~4 版,获上海市普通高校优秀教材奖。任《实用内科学》第 14~15 版主编,《中国大百科全书》第 3 版现代医学副主编。

主　编

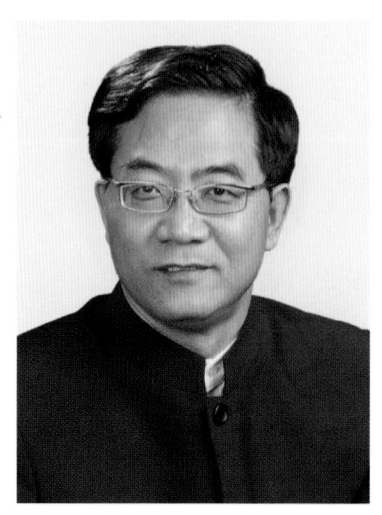

葛均波

1962年出生于山东省五莲县。中国科学院院士、长江学者、教授、博士研究生导师。1993年毕业于德国美因茨大学,获医学博士学位。现任中国医师协会心血管内科医师分会会长,中国心血管健康联盟主席,复旦大学附属中山医院心内科主任,上海市心血管病研究所所长,安徽省立医院院长,复旦大学生物医学研究院院长,复旦大学泛血管医学研究院院长,复旦大学泛血管基金理事长,教育部"心血管介入治疗技术与器械"工程研究中心主任,中国医学科学院学部委员、美国心血管造影和介入学会理事会理事,美国心脏病学会国际顾问,世界心脏联盟常务理事,世界华人心血管医师协会荣誉会长、美国哥伦比亚大学客座教授。

1987年起从事心血管疾病的临床和科研工作,长期致力于冠状动脉疾病诊疗策略的优化与技术革新,在血管内超声技术、新型冠脉支架研发、复杂疑难冠脉疾病介入策略、冠脉疾病细胞治疗等领域取得了一系列成果。作为项目负责人,先后承担了20余项国家和省部级科研项目,包括"十三五"国家重点研发计划项目、国家杰出青年基金、国家自然科学基金委"创新研究群体"科学基金、国家863计划(首席科学家)、国家"十一五"科技支撑计划、211工程重点学科建设项目、985工程重点学科建设项目、卫生部临床学科重点项目、上海市重中之重临床医学中心建设项目等。参与多项国际多中心临床研究项目:THEMIS研究(steering committee member)、COMPASS研究、RELAX-AHF-2研究、BEAUTIFUL研究、PARAGON-HF研究、DAPA-HF研究等。作为通讯作者发表SCI或SCI-E收录论文490余篇,主编英文专著1部、主译专著1部、中文专著21部。担任全国高等学校临床医学专业五年制本科规划教材《内科学》(第8版、第9版)主编、《实用内科学》(第15版)主编工作,*Cardiology Plus*主编、*Herz*副主编、*European Heart Journal*编委。作为第一完成人获得国家科学技术进步奖二等奖、国家技术发明奖二等奖、教育部科学技术进步奖一等奖、中华医学科技奖二等奖、上海市科学技术进步奖一等奖等科技奖项10余项,被授予"科技精英""全国五一劳动奖章""谈家桢生命科学奖""树兰医学奖""白求恩奖章""十大最美医生""ICI心血管创新成就奖""全国先进工作者""上海市科技功臣"等荣誉称号。

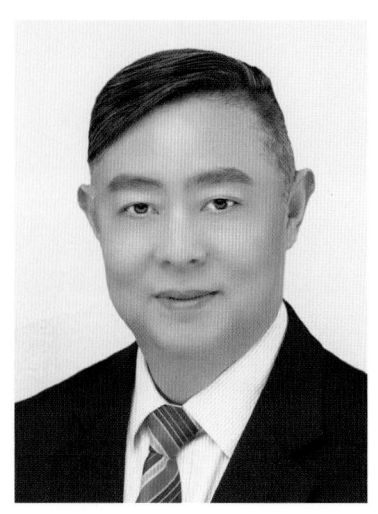

主　编

邹和建

1987年毕业于原上海医科大学六年制本科，1992年原上海医科大学研究生院毕业，获医学博士学位。2014年获复旦大学管理学院高级管理人员工商管理硕士（EMBA）学位。现任复旦大学附属华山医院风湿免疫科、职业病科教授，主任医师，博士研究生导师。复旦大学附属华山医院党委书记，华山医院伦理委员会（HIRB）主席，复旦大学风湿、免疫、过敏性疾病研究中心主任，复旦大学附属华山医院分子与转化医学研究所所长；国际硬皮病临床与研究协作网（InSCAR）副主席；全国生物样本标准化技术委员会委员、国家职业健康标准专业委员会副主任委员、教育部临床医学专业认证工作委员会委员、中国人类遗传资源管理专家组成员、中国医药生物技术协会组织生物样本库分会常委、上海市医学会风湿病学分会前任主任委员、上海市医师协会风湿免疫科医师分会会长、海峡两岸医药卫生交流协会风湿免疫病学专业委员会痛风学组主委、中国医师协会风湿免疫病科医师分会痛风学组组长；中国生物医学工程学会免疫治疗工程分会副主任委员；中国非公立医疗机构协会物联网医疗分会风湿病委员会主任委员；《药物不良反应杂志》副总编辑。曾任中华医学会风湿病学分会第七、第八届委员会副主任委员，中国医师协会风湿免疫科医师分会第一、第二届委员会副会长，复旦大学附属华山医院副院长（科研、教学）、纪委书记，复旦大学上海医学院副院长（外事、研究生教育）。

近5年承担国家自然科学基金、211学科新增长点基金、上海市科委重大、重点项目、国家卫生健康委员会科研项目、973项目子课题、上海市优秀学术带头人计划共10余项。发表第一作者或通讯作者SCI论文百余篇。主编、副主编学术专著9部。获得上海市教学成果奖一等奖1项，上海市医学科技成果奖二等奖1项（第一完成人），HLA-B*5801基因检测技术获国家专利发明授权。主要从事痛风发病机制及遗传学研究、系统性硬化（硬皮病）发病机制研究。2011年入选上海市领军人才，上海市优秀学术带头人；2012年获"宝钢优秀教师"奖。

副 主 编

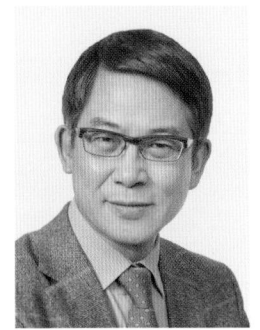

白春学　上海市领军人才，复旦大学附属中山医院教授、博士研究生和博士后导师，上海市呼吸病研究所所长，复旦大学医学院呼吸病研究所所长。兼任中国肺癌防治联盟主席，上海市控制吸烟协会会长，中国非公立医疗机构协会物联网医疗分会会长，*Clinical e-Health* 杂志主编。先后获国家自然科学基金重大、重点等 48 项科研课题。主编《现代呼吸病学》《急性呼吸窘迫综合征》和《物联网医学》等专著 10 部，获专利 46 项，牵头国内、外呼吸病指南和共识 22 项，发表论著 700 余篇。在抗击新型冠状病毒肺炎期间，设计研发成功全球首个用于辅助诊治 COVID-19 云加端 nCapp，成为首个新冠诊疗的智能辅助工具，并为 ATS 和 ERS 新型冠状病毒肺炎指南 *Updated Guidance on the Management of COVID-19* 第一作者。针对云医院或互联网医院的难点，根据自己物联网技术优势，研发智能健康云，以及 OTT 和医疗 app 密切链接的解决办法。

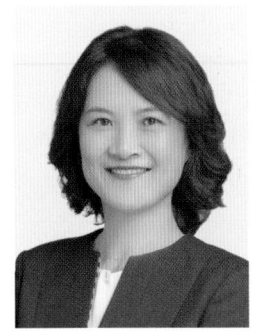

陈　彤　1993 年毕业于原上海医科大学医学系，2006 年获复旦大学医学博士学位，现为复旦大学附属华山医院血液科主任、教授、主任医师、博士研究生导师，上海市浦江人才、教育部新世纪优秀人才、上海市优秀学术带头人、上海市医学领军人才。主要从事急慢性白血病、淋巴瘤、多发性骨髓瘤等血液系统恶性肿瘤的诊治，在血液病治疗新方法的探索、造血微环境异常在血液病发病中的作用机制，以及造血干细胞的转化应用等方面有较深入的研究。参编《实用内科学》、国家卫生健康委员会住院医师规范化培训规划教材《内科学——血液内科分册》(第 2 版)等多部医学专著。

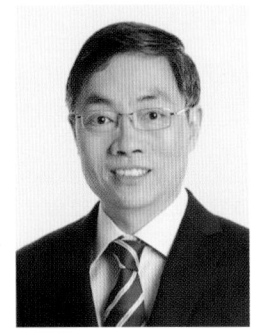

丁小强　复旦大学附属中山医院肾内科主任，上海市肾脏疾病临床医学中心主任，上海市肾病透析研究所所长，上海市肾脏疾病与血液净化重点实验室主任，上海市血液透析质量控制中心主任，上海市临床病理质控中心肾脏病理专业组组长，国际血液透析学会理事，中国医师协会肾脏内科分会副会长，中华医学会肾脏病学分会常委，上海市医学会肾脏病学专科分会名誉主任委员，上海市医师协会肾脏内科医师分会副会长。在肾小球疾病、急性肾损伤、慢性肾脏病和血液净化等方面开展系统研究，取得系列创新成果。主持国家及省部级重点课题 30 余项，包括国家重点研发计划、国家科技支撑计划重大项目、国家自然科学基金重点项目等。在国内外专业期刊发表论文 300 余篇，作为第一完成人获上海市科学技术进步奖一等奖 1 项、上海医学科技奖二等奖 4 项等。

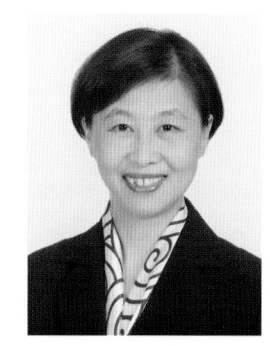

高　鑫　博士研究生导师,复旦大学代谢疾病研究所所长。复旦大学附属中山医院内分泌科前任主任。中华医学会内分泌学分会第八、九、十届委员会常务委员,中华医学会内分泌学分会肝病与代谢学组前任组长,中国医师学会内分泌代谢科医师分会第一、二、三届委员会副会长。上海市医学会内分泌学分会前任主任委员,上海药学会药物治疗专委会前任主任委员。先后承担和参加国家"十五""十一五"课题、科技部973项目课题、上海市科委重大课题、重点课题20余项,国自然面上项目4项。发表论文200余篇,其中SCI收录论文100余篇。获得国家发明专利4项。先后获得上海市优秀发明奖二等奖、上海医学科技奖二等奖、教育部科学技术进步奖二等奖、上海医学科技奖成果推广奖、中华医学会内分泌学分会杰出贡献奖。主要研究方向:肥胖、糖尿病、脂肪肝临床与基础研究。

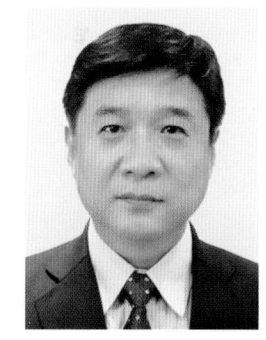

郝传明　复旦大学附属华山医院肾病科主任,复旦大学肾脏病研究所常务副所长。兼任中华医学会肾脏病学分会常务委员,中国医师协会肾脏内科医师分会常务理事、副干事长,中国生理学会肾脏生理专业委员会主任委员,上海市医师协会肾脏内科医师分会副会长,上海市医学会内科学分会副主任委员,*Am J Physiol Renal*编委,*Kidney Disease*副主编、国家自然科学基金委二审专家。研究方向包括高血压、肾脏水盐代谢和糖尿病肾病的基础和临床。先后主持国家自然科学基金重点项目、重点国际合作项目、国家卫生和计划生育委员会行业基金子课题、973项目子课题等,发表SCI收录论文120余篇,包括*JCI*、*JASN*、*KI*、*Hypertension*、*NEJM*等。担任《中华医学百科全书:肾脏病学》副主编,参编专著*Brenner & Rectors The Kidney*。

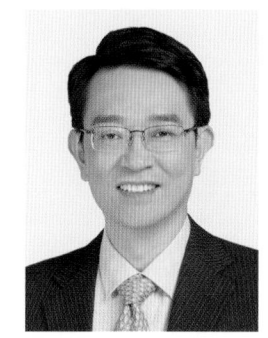

李益明　复旦大学附属华山医院内分泌科主任,复旦大学内分泌糖尿病研究所常务副所长。中华医学会糖尿病学分会常务委员,糖尿病与相关内分泌病学组组长、糖尿病神经并发症学组副组长;中国老年学和老年医学学会糖尿病分会副主委;上海市医学会内分泌分会副主任委员,上海市康复协会糖尿病分会主任委员,上海市中医药学会糖尿病分会副主任委员,上海市中西医结合学会内分泌代谢病专业委员会副主任委员;上海市垂体瘤研究中心内科组组长。《Harrisen内分泌学》共同主译。主要研究方向为神经内分泌疾病、糖尿病神经病变和肥胖胰岛素抵抗。承担各级各类课题20余项,其中国家自然科学基金面上项目6项。发表论文160余篇,SCI论文100余篇。

副 主 编

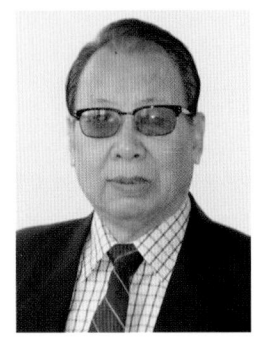

潘孝彰 1962 年毕业于原上海第一医学院医疗系,现任复旦大学附属华山医院感染病学教研室主任医师、教授。长期从事医学教育及感染性疾病和疑难病的诊治,曾诊断过上海第一例莱姆病;诊断过华山医院首例 POEMS 综合征,该综合征涉及多个专科,是难度较大的罕见病。代表性科研成果有:领衔并双获部级二等奖的"囊虫病治疗"和"肠杆菌科细菌快速诊断"研究,皆填补了 20 世纪 80 年代的国内空白,前者和国际同步,至今该疗法仍在应用;20 世纪 90 年代在美国的实验研究证实,三药联合可增强对 HIV 的抑制作用。其代表性的主编著作有《现代感染病学》《艾滋病防治学》和《新发传染病》等。1984 年起参与《实用内科学》组织和编写工作,历任学术秘书、副主编和常务副主编等,协助过三任主编,共组织过八次重大修订再版。

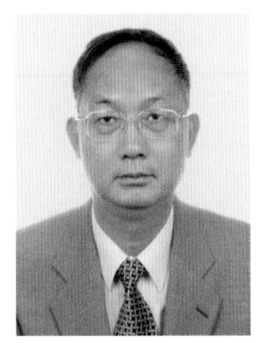

王卫平 1988 年毕业于原上海医科大学研究生院获儿科学博士学位,现为复旦大学附属儿科医院教授,复旦大学教学指导委员会主任委员,中国医师协会常务理事,教育部高等学校临床医学教学指导委员会副主任委员,教育部临床医学专业认证工作委员会副主任委员。历任复旦大学附属儿科医院院长,原上海医科大学副校长、常务副校长,复旦大学副校长、常务副校长并兼任上海医学院院长等职务。2008 年获教育部高等学校科学研究优秀成果奖中自然科学一等奖,2009 年获教育部第六届国家级教学成果一等奖和上海市教学成果一等奖,2014 年获"中国儿科医师奖"。主编全国高等学校医学规划教材《儿科学》3 部,其他医学专著 3 部。主要从事儿童保健专业工作,研究儿童生长发育的规律及其影响因素。

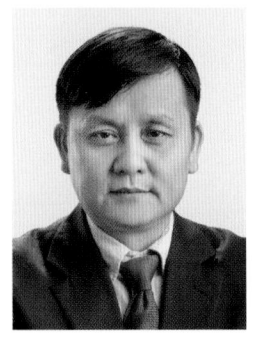

张文宏 复旦大学教授,博士研究生导师,教育部长江学者。复旦大学附属华山医院感染科主任,肝病中心联合主任,兼任复旦大学上海医学院内科学系主任,上海市医疗救治专家组组长,中华医学会感染病学分会副主任委员兼秘书长,中华预防医学会感染性疾病防控分会副主任委员,中国医师协会内科医师分会副会长,上海市医学会感染病学分会前任主任委员,上海市医师协会感染科医师分会创会和前任会长,《中华传染病杂志》总编辑,《微生物与感染》执行主编,国际期刊 *Emerging Microbes and Infections* 副主编。主编及参编各类感染病学教材、专著和科普读物 20 多部,入选教育部新世纪优秀人才、上海市领军人才、上海市优秀学科带头人、上海市新百人计划,上海市银蛇奖等多项人才计划,获"国之名医·优秀风范",上海市医务工匠,上海市劳动模范称号,2020 年获"第二届全国创新争先奖"。

储以微 教授,博士研究生导师。曙光学者。复旦大学基础医学院免疫学系主任。中国免疫学会副理事长,上海市免疫学会副理事长。《中国免疫学杂志》编委、《中国肿瘤生物治疗杂志》编委。*Cellular and Molecular Immunology* 编委。荣获宝钢教育基金会优秀教师奖、上海市"育才奖"。2019 年中华医学科技奖三等奖,第十七届上海市医学科技奖一等奖,第三十一届上海市技术发明奖金奖。

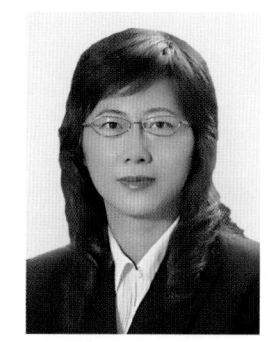

董 强 教授、博士研究生导师。曙光学者、上海市优秀学科带头人、上海市医学领军人才、上海领军人才。复旦大学附属华山医院神经内科主任。中华医学会神经病学分会副主任委员、中国卒中学会副会长。上海市医学会神经内科专业委员会主任委员、上海市医师协会神经内科医师分会会长。上海市神经系统疾病临床医学研究中心主任、上海市神经内科质控中心主任。上海卒中学会常务副会长、上海卒中学会青年理事会理事长。《中华神经科杂志》副总编辑、*Stroke and Vascular Neurology* 副总编辑。上海市"十佳公共卫生工作者"(2015)。

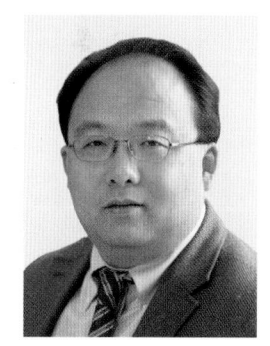

宫 晔 教授,医学博士,主任医师,博士研究生导师。复旦大学附属华山医院重症医学科主任。复旦大学附属华山医院神经外科副主任。复旦大学急重症医学研究所所长。上海市医学会危重病医学分会副主任委员。中华医学会重症医学分会委员。中国病理生理学会危重病医学专业委员会委员。中国医学救援协会重症神经专委会主任委员。中国医学救援协会重症分会理事。上海市医学会委员。上海市医师协会神经外科分会副会长。中国欧美同学会神经肿瘤学会副会长。中国医师协会神经外科医师分会委员。上海市抗癌协会神经肿瘤分会委员。

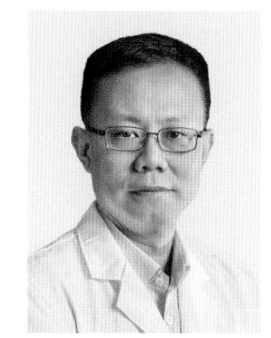

常务编委

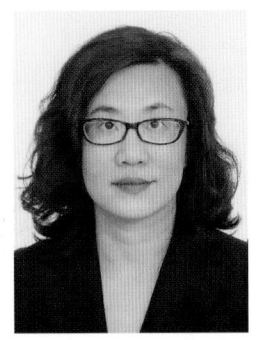

胡　予　复旦大学附属中山医院老年病科主任,主任医师,博士研究生导师。现任中华医学会老年医学分会委员兼老年骨代谢学组组长,中华医学会肠内肠外营养分会老年学组委员,中国女医师协会老年医学科医师分会常委,中国医师协会中西医结合医师分会心脏康复专业委员会常委,中国女医师协会心脏康复研究中心常委,上海市医学会骨质疏松分会委员兼秘书,上海市医学会老年医学分会委员兼内分泌学组组长。担任《中华老年医学杂志》《中华老年多器官疾病杂志》《国际糖尿病》《老年医学和保健》等杂志编委。

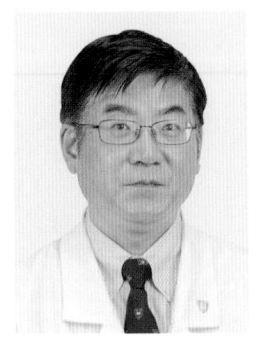

季建林　复旦大学附属中山医院心理医学科教授,主任医师。复旦大学上海医学院精神卫生学系主任,中华医学会行为医学分会主任委员,中华医学会心身医学分会常务委员,全国卫生产业企业管理协会抗衰老分会副主任委员,上海市心理卫生学会副理事长。主要研究方向:综合医院精神医学,抑郁与焦虑障碍诊治,认知行为治疗与危机干预。代表著作有:《医学心理学》《精神医学》《综合医院精神卫生》和《认知心理治疗》等。曾获"吴阶平-杨森医学研究奖""宝钢优秀教师奖"和中华医学会心身医学分会"心身医学突出贡献专家"等荣誉。

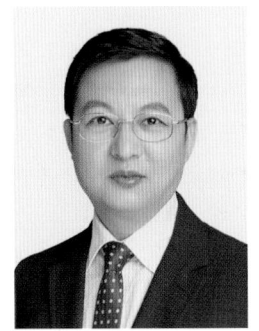

罗飞宏　教授,主任医师,博士研究生导师。复旦大学附属儿科医院内分泌遗传代谢科主任。中国医师协会青春期健康与医学专业委员会副主任委员、内分泌学组组长,中华医学会儿科学分会内分泌遗传代谢病学组副组长。亚太儿科内分泌学会(APPES)理事。《中华儿科杂志》编委、*Journal of Pediatric Endocrinology and Metabolism* 副主编。国家卫生健康委国家健康科普专家库第一批成员。复旦大学"十佳百优"(医务)"优秀医生"奖。

钱菊英　1992 年本科毕业于上海医科大学（现复旦大学上海医学院），1999 年在德国埃森大学获得医学博士学位，现任复旦大学附属中山医院副院长，教授，博士研究生导师，心内科副主任，国家放射与治疗临床医学研究中心执行主任，上海心血管病临床医学中心副主任；中华医学会心血管病学分会常委，中国医促会心血管病分会副主任委员；上海市医学会心血管病分会主任委员，上海市医师协会心血管内科医师分会副会长；欧洲心脏病学会 Fellow（FESC），美国心脏病学院 Fellow（FACC），亚太介入心脏病学会 Fellow（FAPSIC）。曾获得上海市优秀学术带头人，上海市优秀学科带头人，上海市医学领军人才，上海市"十佳医生"等奖励及荣誉称号，2016 年获得上海市五一劳动奖章，2018 年被评为中国"最美女医师"。

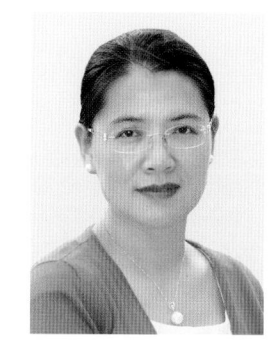

汤其群　教授，博士研究生导师。第二批教育部"长江学者奖励计划"特聘教授（1999）。国家自然科学基金委"杰出青年基金"获得者（2006），享受国务院政府特殊津贴。2005 年入选上海市首批"医学领军人才"，2007 年入选上海市领军人才，并被评为"优秀学科带头人"，2009 年入选国家"百千万人才计划"国家级人选，2010 年被约翰·霍普金斯大学生物化学系聘为兼职教授（Adjunct Professor），被美国中华医学（洛克菲勒）基金会评为 CMB 杰出教授。复旦大学学术委员会副主任（兼医学部主任），"代谢分子医学"教育部重点实验室主任。国家自然科学基金委医学部咨询专家（2017）。中国生物化学与分子生物学协会副理事长、代谢专业委员会主任委员。国际著名 *Biochemical Journal* 和糖尿病领域顶尖杂志 *Diabetes* 的副主编。

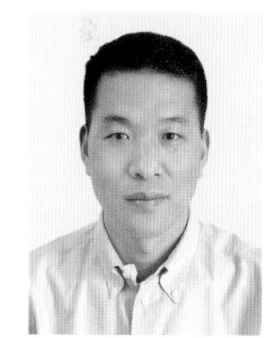

王明贵　主任医师，教授，博士研究生导师，美国哈佛大学博士后，复旦大学附属华山医院抗生素研究所所长。专长于感染病诊治、抗菌药物合理应用，从事细菌耐药性及耐药机制研究。上海领军人才、上海市优秀学科带头人、上海市医学领军人才。中华医学会细菌感染与耐药防治分会首届主任委员，中华医学会感染病学分会常务委员，中国医药教育协会感染疾病专业委员会副主任委员、真菌病专业委员会副主任委员，中国药学会药物临床评价研究专业委员会副主任委员。国际抗微生物化疗学会（ISAC）执委会委员，欧洲临床微生物与感染病学会（ESCMID）会士、ISAC 会士。牵头承担科技部 973 项目及国家自然科学基金委重大项目，获教育部科学技术进步奖一等奖（第一完成人）。

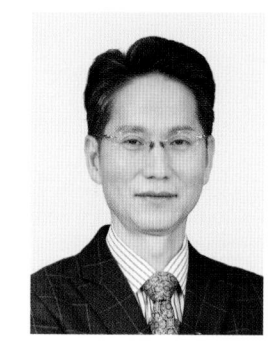

常务编委

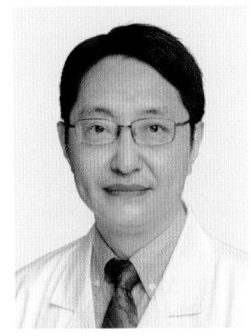

王晓川 主任医师,博士研究生导师。复旦大学附属儿科医院临床免疫科主任。1996年上海医科大学(现复旦大学上海医学院)获博士学位,1997—1998年瑞士雀巢国际研究中心访问学者,从事小儿过敏性疾病研究。2000—2002年美国纽约州立大学布法罗儿童医院访问教授。专业特长:小儿免疫/过敏,包括各种原发性和继发性免疫缺陷病、免疫低下、过敏性疾病、预防接种不良反应诊治。学术任职:国家免疫规划专家咨询委员会委员;中国医师协会儿科分会过敏专委会主任委员,中国医师协会儿科分会风湿免疫专委会副主任委员;中华医学会儿科分会免疫学组副组长;中国医师协会儿科分会常委;中国医师协会变态反应医师分会委员;中国儿童免疫与健康联盟副主任委员、秘书长。

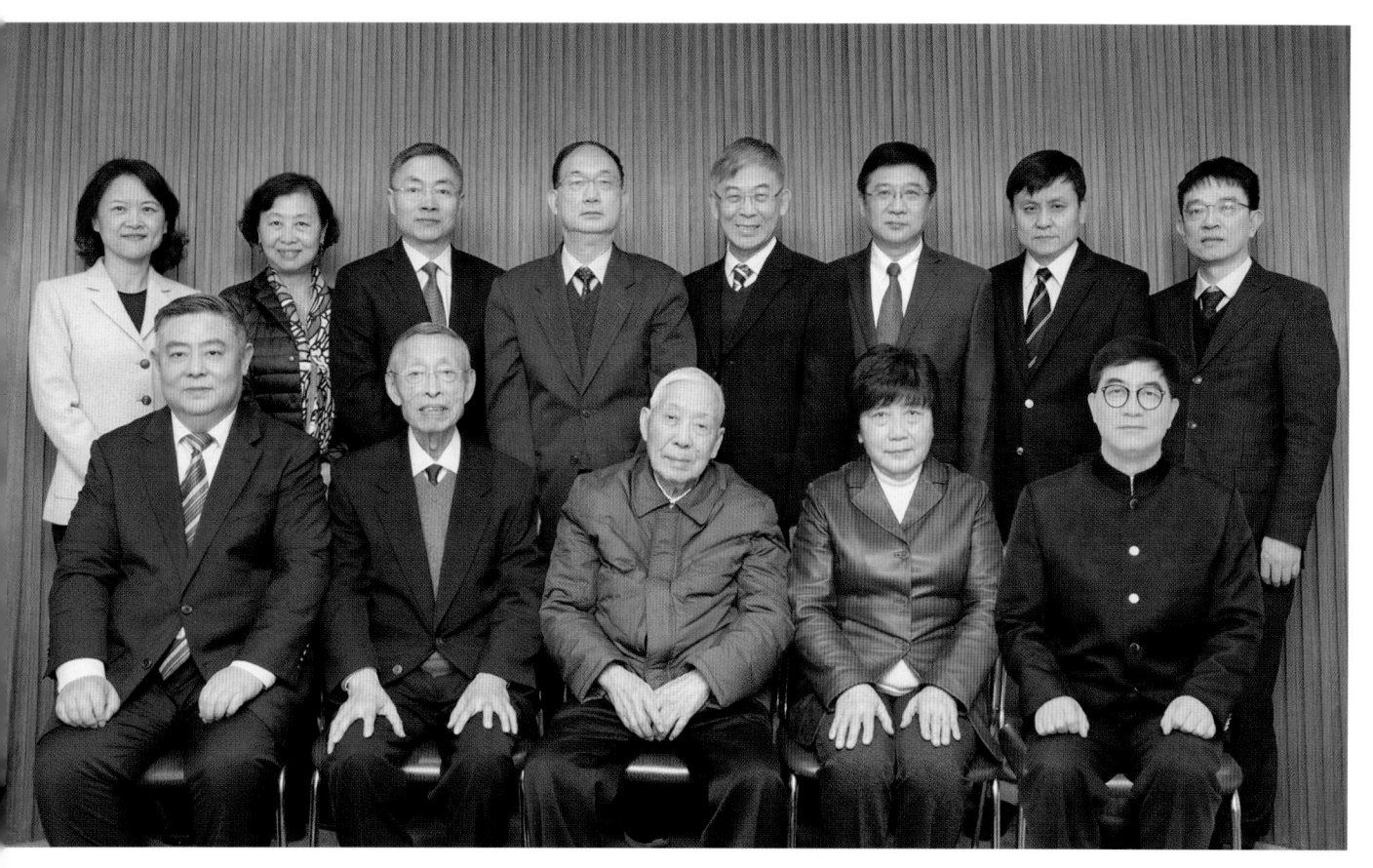

《实用内科学》(第 16 版)启动会

第一排左起：
邹和建(主编)　林果为(名誉主编)　陈灏珠(名誉主编)　王吉耀(主编)　葛均波(主编)

第二排左起：
陈　彤(副主编)　高　鑫(副主编)　丁小强(副主编)　王卫平(副主编)
白春学(副主编)　郝传明(副主编)　张文宏(副主编)　李益明(副主编)

员,中国中西医结合学会心血管病专业委员会副主任委员。

施慎逊 复旦大学附属华山医院精神医学科主任,教授,博士研究生导师。专长为抑郁障碍、焦虑障碍和精神分裂症的诊治。

舒先红 复旦大学附属中山医院心内科主任医师,二级教授,博士研究生导师,心脏超声诊断科主任,上海市心血管病研究所副所长,中国医师协会超声分会超声心动图专业委员会主任委员。

宋元林 复旦大学附属中山医院呼吸科主任,教授,博士研究生导师,东方学者,上海市优秀学术带头人,中华医学会呼吸病学分会常委,上海市医学会呼吸病学专科分会候任主委。

滕 杰 复旦大学附属中山医院肾脏科副主任。研究方向为危重肾脏病学及其血液净化疗法、维持性血液透析疗法。

汪 复 复旦大学附属华山医院抗生素研究所教授。专长为感染病诊治、抗菌药合理应用、细菌耐药性研究、抗菌药临床评价。

汪 昕 复旦大学附属中山医院党委书记、神经内科主任、上海市中西医结合康复医学研究所所长。

王小钦 复旦大学附属华山医院血液科副主任,主任医师,博士研究生导师。中华医学会临床流行病学和循证医学分会候任主任委员。

徐金华 复旦大学附属华山医院皮肤科主任,教授,上海市领军人才。专长为性病、过敏性皮肤病和免疫性皮肤病研究。

杨叶虹 主任医师,博士研究生导师,复旦大学附属华山医院内分泌科副主任;主要研究方向:糖尿病、肥胖症。

叶红英 主任医师,硕士研究生导师,复旦大学附属华山医院内分泌科副主任;主要研究方向:神经内分泌。

叶志斌 复旦大学附属华东医院肾内科主任,主任医师,博士研究生导师。专长为老年人肾脏病的诊治。

于明香 复旦大学附属中山医院内分泌科主任医师,硕士研究生导师。专长为内分泌代谢疾病的诊治。

张 菁 复旦大学附属华山医院抗生素研究所副所长,博士、主任药师、博士研究生导师。专长为临床药理学研究、定量药理学研究。

张继明 复旦大学附属华山医院感染科副主任,主任医师、教授,博士研究生导师。从事病毒性肝炎的基础与临床研究。

张婴元 复旦大学附属华山医院抗生素研究所教授。专长为感染病诊治、抗菌药临床评价和临床药理学研究、抗菌药合理应用。

郑松柏 复旦大学附属华东医院副院长、消化科及老年医学科主任医师、教授,兼任中华医学会老年医学分会委员、老年消化学组副组长。

钟 良 复旦大学附属华山医院消化科副主任兼内镜中心主任,任中华医学会消化内镜分会常委,上海市医学会消化内镜专科分会主任委员等职。

周元陵 复旦大学附属金山医院职业病科主任,主任医师。主要从事职业性噪声聋、刺激性及窒息性化学物和有机溶剂急慢性中毒的诊治工作。

前　言

《实用内科学》第16版的修订,始于中华人民共和国成立70周年之际,并向中国共产党建党百年献礼。作为中国医学史上传承最久的医学专著,《实用内科学》为我国医学事业的发展和医学人才的培养做出了巨大贡献,第16版的编写工作仍继续发挥优良传统,传承几代"上医人"积淀的文化、品质、学术和思想,为全面建设健康中国和构建人类卫生健康共同体做出贡献。

本版修订总方针遵循《实用内科学》历来倡导的宗旨和读者定位,是全国各级医院内科医生提高内科临床实践和理论水平的参考书,并适用于内科各专科医生对非本专业的内科疾病诊治时参考,提升其处理各种内科综合情况的能力。也是非内科专业医生了解内科相关专业疾病的参考书和内科医师规范化培训继续教育参考读物。

为了保证本书的先进性、实用性和可读性,本版依据以下原则修订:①实:实用是本书的精髓和核心,以临床医生日常进行临床诊疗决策需要的实用知识为主要内容,重点放在内科常见病和多发病的撰写,力求提供详细的诊疗方法和方案。也可以强调笔者的个人经验,以及一些诊治实用技巧。②新:要反映内科学的新进展,特别是新的理论知识、新的诊断技术和治疗措施。接轨国外书籍和UpToDate的最新内容以及国内外新版指南,作为循证医学的证据诊治患者。表现形式创新,增加扩展阅读和数字资源,且本版采用开放式二维码,增强了便利性和可读性。③全:本书旨在成为临床医生案头必备工具书。应尽量做到凡能遇到的内科病种,在本书都可以查到。除了增加内科疾病病种外,还改进了索引的编写,除了每节的病名,在临床疾病、鉴别诊断以及临床基础中出现的病名都做索引,便于读者在看到临床疾病时在基础部分可以找到有关疾病的发病机制,从而做到临床与基础结合。同时在保留中文索引的基础上,增设英文索引,便于读者查阅相关内容。④精:要符合思想精深、内容精准、技术精湛、形式精心、图文精美、制作精良的精品图书要求。内容安排上要分清轻重、主次,概念清楚,观点明确,重点讲透,文字精练易读,减少不必要的重复和避免落入"综述"的窠臼。严格控制字数,第16版虽然增加了新的章节和上一版没有提到的疾病,但是总字数反而较前一版减少。⑤深:作为大型专业参考书,不同于教材,不仅提供诊治原则,应在疾病诊断、鉴别诊断、治疗和并发症处理等方面理论联系实际,具有一定深度。本版将第二至第六篇临床基础的内容与临床需求密切结合,减少纯基础理论的陈述,尽量与临床部分前后呼应,既增加了后者的深度,也使读者对其发展现状和趋向有一定启迪。

针对目前"分科过细"的现状,在编委会组成上,增加了主编、副主编人数,并设常务编委,他们均是在本领域学术造诣高、有责任感和组织能力的教授和学科带头人。坚持主编、副主编、编委、编者层层责任制。编者(副高以上)亲自执笔是本书质量的基本保障和编撰工作的底线。本版除初审、分审外,在总审前还增加了主编、副主编进行各个篇之间的交叉审稿,确保书稿的质量。

修订期间正值新型冠状病毒在全球肆虐,本书增加了相应的章节,总结在抗疫一线的经验,对于如何应对新发突发传染病有指导意义。

本书述及的各种治疗方案、方法和药物剂量都是按一般情况提出的。由于临床情况复杂,存在个体差异,医务工作者应根据所处临床的具体情况,对本书提供的资料酌情参考,做出自己的独立判断。编者对本书的应用不作任何承诺和保证,不承担使用后的任何责任。

本书为西医内科学大型参考书,但是在编写中也注意到中医、中药、中西医结合在医学中重要的、独特的地位和作用,因此也不排除在一些疾病的治疗中介绍中医重要的治疗方法。

本版的修订工作得到了复旦大学各附属医院、上海医学院、公共卫生学院、基础医学院、上海市公共卫生临床中心的支持。全体秘书组成员认真负责地参与整个编写过程;人民卫生出版社一如既往地给予大力支持,在此一并表示感谢。由于编者水平有限,难免有不少错漏之处,恳请读者批评指正,以助本书再版时得以进一步完善。

《实用内科学》编委会

2021年7月于上海

目 录

上 册

第一篇

绪　论

邹和建　王吉耀　葛均波

第一章　医学发展与内科学诞生

人类自诞生之日起，便踏上了与疾病斗争、共存的漫漫长路。医学作为探索疾病发生和发展规律、研究其预防和诊疗对策的科学，是人类抵御疾病、维护健康的重要手段，可以称得上是最古老的科学，贯穿于人类发展的历史长河。从古至今，自然和社会环境不断演变，医学也在不断发展，这其中受到各时期生产力和生产关系的影响，也与社会整体科技水平的进步及哲学思想、文化艺术的发展密切相关。

原始社会火的使用对卫生和防病有重要意义。随后社会分工的发展促使了"医生"职业的产生，被西方尊为"医学之父"的古希腊医生希波克拉底便是其中的典型代表，他撰写的众多医学论著为西方医学的发展奠定了基础，希波克拉底誓言更是广为流传。中世纪的欧洲曾出现大规模的传染病流行，经过严格隔离才停止蔓延，这也促进了"医院"的设立。文艺复兴后的近代西方医学经过16—17世纪的奠基、18世纪的系统分类、19世纪的进一步深化和细化，到20世纪伴随现代科学技术与理念的飞跃，逐渐发展成为现代医学。进入21世纪，伴随遗传学研究理论、方法、技术上的突破，开启了"精准医学"的大门。

我国的医学发展史既包含了东方科技与文化发展的特色，形成了独特的理论框架，又受到近现代西方医学的影响，呈现出复杂多样的状态。我国最初的医学文字多见于卜筮资料中，至春秋战国时期，医学开始具备了更鲜明的科学性和实用性，并出现了临床医学的分科，早期中国医学的经典著作《黄帝内经》便成书于这一时期。在秦汉和隋唐年代我国医学发展经历了两个高峰，涌现出《伤寒杂病论》《神农本草经》等对后世影响深远的医学和药学著作。之后在民族文化融合的背景下，我国传统医学呈现出多元化的特点。至近当代，受西学东渐的影响，传统医学和西方医学在我国并存发展。随着科学技术的不断进步，我国现代医学的面貌日新月异，建立在科学研究基础上的医学理论和策略不断更新和改进。可以说，现代医学不仅仅是一门防病治病的学科，更是集医学研究和疾病防治于一体，涵盖科学、哲学、人文、伦理等的重要学科。

现代医学大体可以分为基础医学、临床医学及预防医学等几大部分。基础医学是研究人的生命和疾病本质及其规律的自然科学，主要采用实验手段，所研究的各种规律为其他应用

医学所遵循，奠定了现代医学的基础。预防医学以人群为研究对象，主要探索疾病在人群中的发生、发展和流行规律及其预防措施，帮助制定公共卫生策略，以达到预防疾病和增进健康的目的。临床医学是研究人体疾病发生、发展规律及其临床表现、诊断、治疗和预后的科学，其直接面对疾病和患者，是医学中侧重实践活动的部分。临床医学与基础医学、预防医学相辅相成，临床医学从临床实践中发现问题；基础医学在实验中探索问题的本质，进而找到解决问题的方法并反馈应用到临床实践中；预防医学则在疾病预防、亚健康管理发挥重要的作用。

内科学是临床医学的重要组成部分，其涉及面广、整体性强，所论述的内容在临床医学整体的理论和实践中有普遍意义，可谓临床医学各学科的基础。内科学研究人体各系统疾病的诊治规律和策略，特色是诊断和治疗方法的非创伤性（体格检查、实验室和器械检查、药物治疗等）或微创伤性（内镜下诊断和治疗、介入诊断和治疗等）。随着时间的推移，内科学所涵盖的研究和诊治范围不断拓展。广度上，内科学在传统普通内科学的基础上不断拓宽，尤其是20世纪50年代以后，新的亚专科不断涌现，包括呼吸病学、心血管病学、消化病学、肾病学、血液病学、内分泌病和营养代谢病学、风湿病学、神经病学、传染病学、精神病学、老年医学等。专科化是医学进步的体现，有利于深入研究疾病、提高诊治水平，但是也要看到，分科过细有时会影响疾病的综合防治，对临床医生来讲，过早专科化也不利于年轻医生的全面成长。因此，在发展专科医学的同时，国内外也开始注重全科医学（general practice）的建设，医生在学习和临床实践中仍应具备大局观和整体观。深度上，内科学早已不满足仅通过"视、触、叩、听"对疾病获得的表面认识，影像学、实验室检验及微创检查技术的飞速发展催生了多样化的辅助检查手段，大大提高了疾病诊断的准确性和及时性；同时，伴随着对各种疾病机制认识的不断深入及新技术的发明，相应的治疗新手段层出不穷，介入治疗、内镜下治疗、免疫治疗、靶向治疗甚至基因治疗使治疗策略丰富多样。进入21世纪，在基础医学、生物学、物理学、化学、统计学、信息和网络技术等飞速发展的基础上，在全球疾病谱改变的背景下，内科学乃至临床医学也在持续变革，其内容将会不断更新和深入，以应对防治疾病、维护健康任务带来的新挑战。

第二章　内科医生的基本技能要求

古人云"不为良相，便为良医"。先哲把医生视为怀怜悯之心救济天下的圣人。当今社会，医生也要以患者利益为重，全心全意为人民服务。世界医学协会《日内瓦宣言》是每一个医务工作者应该遵守的基本准则："作为一名医务工作者，我郑重宣誓，我将终生致力于为人类服务；我将患者的健康与幸福作为我的首要顾念；我将尊重患者的自主权与尊严；我将保持对人类生命的最高敬意；我将不容许有年龄、疾病或者残疾、信仰、民族、性别、国籍、政治党派、种族、性取向、社会地位或其他因素的考虑，介于我的职责与患者之间；我将尊重所寄托给我的秘密，即使患者已经离世；我将在医学实践中保持良知与尊严，遵从正确的医学规范；我将维护医疗职业的荣誉和高尚的传统；我将尊重及感戴我的师长、同事与学生；我将为患者的利益和医疗卫生事业的进步，分享我的医学知识；即使受到威胁，也绝不利用我的医学知识侵犯人权和公民自由；我郑重地、自主地并以我的人格宣誓。"

一、内科医生要精通医术，储备扎实的内科学理论知识和实践技能

内科学包含人体各系统和各种疾病的病因、发病机制、临床表现、诊断、治疗与预防，是整个临床医学的基础。临床医生要高度重视基础知识和技能的学习，学习过程中要善于抓住要点，总结归纳，并与临床实践紧密结合，按照"理论-实践-再理论-再实践"的认识论，不断深化对知识体系的整体把握。临床医生还要善于从多元化信息资源途径获取循证医学的证据，持续学习不断更新的疾病相关诊疗指南，掌握基于循证医学的临床诊断和治疗技术。

二、内科医生要培养临床思维，掌握医学科学思维方法

临床思维指临床医生在诊治疾病的过程中，对病例进行信息获取、分析推理、判断决策、处理治疗、分析疗效的思维活动方式与过程。它包括医生与患者沟通—获取病史和患者体征—分析与判断患者病情—根据循证医学指南证据与患者个体情况进行匹配和个体化分析—医疗方案制定与实施—治疗效果评价—根据前一轮治疗效果的反馈对下一轮治疗方案进行调整，如此形成诊疗循环。临床思维是科学与经验相结合的实践性智慧，通过反思总结每一个病例，在临床实践中不断积累得来的。

三、内科医生要拓宽视野，掌握医学的科学与艺术

随着人类科学的进步，生命科学出现细胞学、基因学等重大突破，从基因图谱到多器官联合移植，甚至人工器官替代，医学似乎无所不能。虽然借助新药物、新仪器、新技术，医生增加了对抗疾病的利器，但医生不应成为高科技的附属品，医学的最终目标是呵护健康、解除病痛。医生面对患者，需要语言的交流、细致的检查，不仅为全面采集病史，也传达对患者的关怀。综合运用医学科学知识、社会知识、丰富的临床经验进行综合判断与决策，这不仅仅是一种逻辑推理判断，甚至包括直觉与顿悟判断。这也就是被人们赞誉的"医学的科学与艺术"的境界。

四、内科学是临床医学的基础，掌握疾病的基本诊断技能是内科医生的基本功

1. 病史询问　仔细的病史询问是诊断疾病的基础，从疾病诱发因素、症状出现、特征、病情演变、疾病遗传史等信息的获取将为疾病的诊断和鉴别诊断提供最初的线索。

2. 体格检查　通过规范正确的体格检查，包括各器官的望、触、叩、听，为疾病的诊断提供客观的证据。半个多世纪来，各种器械检查有了迅猛的发展，尤其是影像学检查为确定器官的病变诊断提供了可靠的证据，但是不容忽视的是，尽管影像学检查的证据可靠，但是内科医生的徒手检查仍不可忽视和废弃。体格检查仍是最简单、最便捷的获取疾病证据的方法，熟练、扎实的体检技能对于认识疾病的病理生理机制、为合理选择器械检查提供依据。尽管器械检查有很大的优势，但是检查成本、检查带来的损伤也不容忽视。在一些特定的场合，在器械检查不便的情况下，徒手检查往往是最为便捷的方法，因此内科医生应该充分重视临床基本功的养成，过度依赖器械检查只能使医生的能力退化，离开了仪器设备便寸步难行。

3. 实验室检查　实验室检查的发展是医学发展的产物，随着对疾病认识的不断深入，认识到体内化学成分的改变往往是疾病发生的原因或者结果，因此产生病原生物、水、电解质、蛋白质（包括正常蛋白质、抗原、抗体、肿瘤标志物等）、脂质等多种化学物的检测，同时对人体组织细胞（包括循环血细胞）的定量定性研究也日益丰富，对于疾病的诊断和鉴别诊断起到重要作用。医生对检验项目的选择是一种临床思维的体现，在选择一项化验时，应该对检测的目的非常清晰，并且对试验结果有一种预期，阴性结果说明什么？阳性结果说明什么？得到相关结果后对临床诊断和鉴别诊断会产生什么影响，而不是"为检查而检查"，"胡子眉毛一把抓"。

4. 影像学检查　随着医学科技的不断发展，医学影像检查日益普及，从普通的X线摄片、B型超声到目前日益丰富的

CT、磁共振、多普勒超声等各种成像方法的建立,为基本诊断提供了强大的技术支撑。但是器械检查的发展不能代替医生的临床思维和判断。在选择某项器械检查时,应该知晓这项检查的适应证、禁忌证,优势和不足。同时应该树立成本概念,能够用简单的方法解决的问题应避免采用高精尖的医学设备,同时应该知晓很多仪器检查对人体会产生额外的伤害及痛苦。合理选用适合的器械检查是一名优秀内科医生的基本素养。

总之,上述的各项检查均属于诊断试验的范畴,决定一项诊断试验是否重要时,我们关注的是其鉴别有病和无病的能力,目的是为患者选择合适的治疗方案。只有当该试验能使判断该患者的患病概率在试验前后发生较大的变化,而这个变化对是否要继续进行另一项检查或者对治疗计划的改变有影响时,才能认为该项检查是必要的。

第三章　临床决策

临床决策是临床医生将医学知识及收集而来的患者相关信息(病史、体征、实验室检查结果、器械检查结果)进行综合判断,确立疾病诊断、选择治疗方法的逻辑思维过程,是最终将相关的知识和信息转化成为患者解决临床问题的过程。

在医学发展过程中,我们经历了漫长的"经验医学"阶段。在此阶段,临床决策主要取决于间接经验和直接经验。间接经验是前辈、老师所传承的疾病诊治知识,通过老师、前辈的言传身教、教科书、医学文献书籍来传播相关的知识,后人以此为依据,对临床中发现的问题按照所学的知识进行分析和判断,最终做出决策;直接经验是医生个人在职业生涯中逐步积累起来的经验、感悟,并以此作为"样板"或者"案例"来用于后续的临床判断。经验医学在医学发展的过程中起到了积累、传承的作用,但是因为经验医学容易受到"个人认识"的差异、信息不完整性的影响而脱离事物的本质,中国传统医学上的"流派"就是认识方法、思维方式不同所造成的差异。

循证医学是对经验医学的一种发展,更注重于"经验"获取的方法,通过一系列有完整设计的研究来得出更加科学的结论,而不依赖于"个人经验"。随机对照临床研究(RCT研究)、系统综述是循证医学获得可靠证据依赖的主要科学手段,在一系列科学依据的基础上经过相关的决策程序形成"临床指南"或"专家共识",因此"临床指南"和"专家共识"不是(或基本不是)个人经验的总结,更加接近于客观事物的本质。当前我们的医疗行为应该以"指南""共识"为准绳,这从技术层面保证我们的医疗决策过程更加规范,减少误诊、误治。但是"指南""共识"的使用并非机械的、一成不变的,目前的临床"指南""共识"大多为疾病诊断、治疗的原则和基本要求,在应用于个体患者时,因人、因时、因地可以有所不同,有时依然需要以个人的经验进行判断。因此循证医学并不是对个人经验的全盘否定。

2015年,美国首先提出了"精准医学"的概念。精准医学是建立在人类基因组研究和疾病基因组研究基础之上提出的。随着遗传学研究手段的不断改进,基因测序技术的成熟和低成本化是精准医学的前提。从本质上说,精准医学的基础是疾病遗传学病因研究,主要针对单基因或寡基因突变所引起的疾病,在确立了基因突变导致疾病发生的通路、机制后,针对疾病发生过程中的相关靶点开发有关的干预药物,从而达到治愈疾病的目的。之后,"精准医学"的理念延伸到肿瘤的靶向治疗,通过检测不同的突变基因来选择有针对性的靶向治疗药物。随之诞生了"个体化"治疗的新概念,这种"个体化"治疗可称作为狭义的个体化治疗,是基于个人独特的基因背景来进行药物的选择,是目前所指的个体化治疗的本质。

"精准医学"和"个体化治疗"不是对"循证医学"的否定或者更替,"精准医学"是为了更好地评估疾病对患者个体的风险,预测疾病的最佳临床干预手段。这与"循证医学"的目标一致,只是更侧重于理解疾病的发病机制,是对"循证医学"的具体化和升华。

决策理念的更新体现了医学的发展,从本质上认识"经验""循证""精准"和"个体化治疗"才能在医疗实践中正确把握。

学习能力的提升有助于临床决策的正确性。"经验"和"循证"都是对以往知识的归纳和总结,新的疾病会不断出现,每个患者的临床特征各不相同,"指南"不可能包罗万象,通过文献检索等方法可以获取最新的研究进展。在采用"指南"和"共识"的过程中要善于思考,提出质疑,批判性思维是推动医学发展的动力。

临床决策过程不单纯是医学问题,还具备社会属性。世界医学协会概括的患者的权利中非常重要的一条是:患者有共同参与治疗决策的权利,是否接受治疗,接受何种治疗应当充分听取患者的意见。医生的职责是尽可能做到与患者的沟通,应该将可能的治疗方式充分告知患者和/或其家属,要充分尊重患者的意愿。一名优秀的医生应该尽可能为患者提供最适合的医学检查和治疗,过度检查和治疗不仅造成社会资源的浪费同时患者也无法从中获益。

第四章 医患沟通及知情同意、隐私保护

美国萨拉纳克湖畔长眠着一位医生——特鲁多,他的墓志铭是这样一句话:有时治愈,常常缓解,总是安慰(To Cure Sometimes,To Relieve Often,To Comfort Always)。这句话穿越百年,仍被许多医生奉为座右铭,勾勒出医患沟通时医生的形象。

内科医生对患者进行诊疗的过程寄托了医患双方的期望。患者期望解除病痛并得到关怀,医生期望找到病因并对症下药。良好的医患沟通是诊治疾病的前提。但是当医患双方的期望有冲突时,医患沟通就会产生不和谐。医患沟通的基础是双方对医学的期望一致。面对老年病、慢性病的不断增加,新型感染性疾病的卷土重来,大量遗传病的束手无策,医学行为的目的开始得到反思。20世纪90年代,美国哈斯廷斯中心开展了全球性的医学目的讨论,结论是临床医学定位为治愈疾病是不全面的,很多疾病无法治愈,应该包括照顾、关爱与呵护。医患双方都应该对此有所了解。

随着人类对医学认知的变化,医患沟通曾经历了很多模式。我国传统医学强调"医患相得",《素问》曰"病为本,工为标,标本不得,邪气不服",意为患者和疾病是根本,医生和医疗技术为辅助,两者相得,疾病才能得以治疗。《类经》也曾记载"病与医相得,则情能相浃,才能胜任,庶乎得济而病无不愈?",意思是说医患之间相互信任,充分沟通,相互合作,疾病治疗才能取得疗效。近年来,"以患者为中心"的协作医疗模式越来越受到认可,在互信基础上,医生给予患者人文关怀,并提出专业建议和看法,得到患者的合作,共同参与医疗过程,从而使疾病得到治疗,使患者得到慰藉。

知情同意(informed consent)是指:在知道所有事实的基础上,做出的同意决策。1946年《纽伦堡法典》中对患者的知情同意规定了三项必要条件,即知情、自由意志和有能力。此后,知情同意的原则从人体试验扩大到临床诊疗,成为患者权利的主要内容。患者的权利主要包括:平等的医疗权、疾病的认知权、知情同意权、保守个人秘密权、监督医疗过程权、医疗赔偿权、免除一定社会责任和义务权。

从患者的权利看,知情同意是重要的核心。在对患者实施某项检查、采取某种治疗前,医生应该通过充分沟通,告知患者的病情,可以备选的治疗方法,目前治疗措施的必要性,可能的获益和潜在的风险。在患者充分知情的情况下,按照患者的意愿采取适当的检查和治疗。但是在现实的医疗实践中,临床医生经常疏于与患者的沟通,有时主观地认为,患者默认医生所做出的所有选择,医患信息不对称常常是引发医患矛盾的重要原因。在做出重大医疗决策,尤其是风险较大的诊疗决定时,知情同意尤为重要,其过程不仅局限于口头告知,而且应该通过签署知情同意书而得以记录。对于缺乏理解表达能力的特殊人群,应该由其法定监护人签署知情同意书,必要时要有公正的见证人一并签署意见。

保护患者隐私是医生的基本义务,也是职业道德的基本要求。患者有保护个人隐私的权利,医生有保证患者隐私不被泄露的义务。在医疗实践中,医生应该从细节做起,不在公共场合讨论患者的隐私,对于患者告知的隐私应该承担保密的义务。应该安全地保存患者的医疗文件和资料,并且不向他人泄露。一旦患者隐私泄露,将会给患者带来伤害,包括社会歧视、失去工作机会、引发家庭矛盾、承受精神压力等各种伤害。

患者对自己所患的疾病有知情权,但是对于一些特殊的对象,因为对疾病存在恐惧,难以承受疾病确诊带来的巨大心理压力,对于这些特殊人群,医生应该在充分评估的前提下,用婉转的方式告诉患者"坏消息",必要时可以对患者隐瞒真实情况,而是将真实情况告知其家属,由家属共同决定是否告知患者本人。这并不违反患者的知情权,而是对患者的一种保护,称为"保护性医疗措施"。在重症患者、恶性肿瘤患者等疾病讨论时,应尽可能避免在患者面前讨论,以免对患者造成心理压力和伤害。

第五章 临终关怀与安宁医学

随着中国逐步进入老龄化社会,疾病谱发生明显变化。因为各种脏器功能生理性衰竭,现有的医疗技术无法实现"返老还童",对于身受老年疾病折磨的患者,需要采取不同的治疗策略。按照传统的"积极治疗"的策略,很难产生疾病的逆转,而且有可能给患者带来更多的痛楚或者尊严的伤害。无谓过度的治疗也会带来医疗资源的浪费和社会财产的损失。晚期恶性肿瘤患者面临同样的问题,在现有治疗手段很难逆转病情或者延长有质量的生命的情况下,安宁疗法成为一个明智的选择。

安宁疗法也称安宁缓和医疗、安宁疗护、姑息疗法、善终服

务或临终关怀。于 1967 年由英国医生西西里·桑德斯提出并推广。通常是针对癌症末期患者使用的治疗方法,由于常规治疗对末期患者逐渐失去效果,反而只会令患者低质量地延长生命,饱受更多的痛苦,因此便提倡以临终关怀的方式对患者进行护理,令患者能够以更安详和有尊严的姿态离开人世。

治疗方法包括以口服和注射药物来减轻痛苦,并在社会、心理和灵性上提供治疗护理。这种治疗方法理论上不会延长患者的濒死期,而其目的是根据患者和家属的意愿及需要,防止和减缓因疾病而导致的肉体、情绪和精神上的不适与伤痛,从而令患者和家属尽量在此特定的情况下获得最好的生活质量。通常由临床医生、心理辅导师、社工和志愿者提供所需要的基本治疗和护理。

按照现有的医疗习惯,无论患者的年龄、基础疾病如何,一旦发生危急情况,一定要给予积极救治,包括心肺复苏、气管切开辅助通气等,其结果是患者的生命或许得以短暂的延续,但是带来的是患者更多的痛苦和家属的心理负担。

安宁疗法的实施应该基于当今法律和伦理要求,前提是对患者的疾病和身体状况作出科学的评估,同时应该充分尊重患者及其家属的意愿。只有当疾病无法逆转、患者正在遭受难以忍受的痛苦时,方可考虑实施。在实施安乐死未得到法律允许的情况下,安宁疗护显得尤为重要。

无效医疗(futile medical care)是由循证医学衍生出的概念。当医学证据显示进行更多医疗行为无助于改善患者病情时,医生就不应该采取积极性的医疗行为,而应改为采用安宁缓和医疗,以避免对患者造成伤害,增加其痛苦,并减少医疗成本的浪费。无效医疗与安乐死不同,因为医生并没有主动采取行动以终结患者的生命,因此,医生不为患者进行无效医疗,并不会违反传统的医生的职业道德。

第六章　内科学的临床研究

医生从事临床工作是学习和应用知识的过程,通过课堂学习、继续教育不断获取新知识、新技能而用于解决患者的临床问题。对于有抱负的医务工作者,还应该承担发展医学,为医学进步做出贡献的抱负。这就需要临床医生在为患者提供医疗服务的同时,总结自己的实践经验,开展医学研究,从而不断丰富对疾病的认识,推动医学科学的发展。

对于忙于应付日常医疗工作的医生来说,开展与临床工作密切相关的临床研究可以克服时间上的不足,通过研究提高诊疗水平,可以激发更强烈的研究兴趣,并逐步进入"实践-研究-再实践-再研究"的良性循环。

如何开展临床研究?对于个人而言,需要有扎实的理论功底,一定的知识积累。在医学实践中要善于学习,更多地阅读高质量的医学文献,掌握本领域的发展趋势。在此基础上,在临床工作中做有心人,不能满足于治疗多少患者,而应该发现更多的问题,存在的疑惑和不足,并将这些问题进行归纳和提炼,形成科学问题。有了研究的目标和方向,方可形成科学、可行的研究方案。在研究方法上,应该充分听取相关专家的意见,包括临床流行病学、统计学专家,在技术层面可以通过学习、借力、合作等手段以满足研究的需要。同时在实施临床研究的过程中,应该严格按照国家相关法律法规要求,对受试者采取最大程度的保护措施,并且充分知情同意。

一名优秀的内科医生应该不断提升自己的研究能力,从研究中获得乐趣,不断提高自己的业务水平,并推动医学学科的发展。

不论在哪一级医院,我们诊治的患者都是临床研究的对象。在大数据时代,只要我们用统一的标准,正确认真地记录病史和诊治结果,这些资料就能成为真实世界研究的数据。从这个角度,我们每一位医生都是临床研究的参与者,能够为医疗事业做出贡献。

第七章　内科学未来的发展趋势

一、疾病谱的变化

20 世纪上半叶之前,威胁人类生命的最主要疾病是传染性疾病,包括鼠疫、霍乱等,其传染性强、流行面广、迅速致命的特点曾造成亿万人死亡。慢性传染病如疟疾、结核病等也给人类造成了持续、巨大的生命和财产损失。随着各种疫苗、抗生素及化学药物的出现使大部分传染病得到了控制。社会和自然环境变迁、人类寿命延长、生活水平提高、不良生活方式泛滥及心理行为相关的慢性非传染性疾病成为影响人体健康的主要疾病,位于前列的分别为心脑血管疾病、肿瘤、糖尿病及慢性肺部疾病,神经退行性疾病也随着老年社会的到来而日益受到关注;新发传染病也是当今面临的新的挑战。近十余年先后有严重急性呼吸综合征(severe acute respiratory syndrome,SARS)、人感染禽流感、埃博拉病毒、寨卡病毒、新型冠状病毒等在全球或者局部地区暴发流行,艾滋病、结核病等仍然位列当前全球致死主要病因之列。疾病谱的变化,给内科医生带来了新的挑战。

二、新技术新药物的应用

随着生物医学的不断发展,近20年来,新药的研发进入了快速发展的阶段,以基因工作带动的生物制剂的诞生,改变了传统化学药物治疗的单一模式。免疫细胞治疗为肿瘤、自身免疫性疾病的治疗开辟了新的途径。

介入技术、内镜技术的快速发展掀开了"微创内科学"崭新的一页,其以创伤小、疗效好、风险低、康复快等优点,快速发展为与药物治疗、外科手术并驾齐驱的三大治疗手段之一,越来越多的内科疾病在微创介入的干预下得到了理想的诊断和治疗。微创介入理念和技术的兴起、发展是现代内科学变革的一个缩影,可以预见未来这仍将是内科学发展的重要方向。"内科外科化"的这种趋势仍方兴未艾。

值得引起重视的"老药新用""超说明书用药(off-label 用药)"问题。"老药新用"是寻找疾病治疗新方法快速有效的途径,但在研究和临床应用过程中,应该充分考虑法律法规和有关伦理学的要求。超说明书用药是将已经上市的药物用于治疗该药物适应证以外的疾病,目前属于"灰色地带",从患者安全和"合规"的角度考虑,"超说明用药"的基本前提是:国际、国内指南、共识推荐;已经成为业内同行的共识,并有相关的临床研究支持。患者的知情同意是减少因此而导致的不必要纠纷的重要措施。

三、学科的分化与整合

当前医学处在专科化的时期,内科学、外科学等都细化成诸多专科。专科化使疾病的诊疗越来越精细,但是也带来很多局限性,医生往往只看到"病",不能看到"人";只关注某一个器官,忽视了人的整体性。古人云"天下大势,分久必合,合久必分",在内科学的实践中,我们也应该重视"分中有合、合中有分",使专科化与整体性和谐并存,这也是整体整合医学(holistic integrative medicine,简称整合医学)的观点。整合医学指在理念上实现医学整体和局部的统一,在策略上以患者为核心,在实践上将各种防治手段有机融合。它将医学各领域最先进的知识理论和临床各专科最有效的实践经验有机结合,并根据社会、环境、心理等因素进行调整,使之成为更加适合人体健康和疾病防治的新的医学体系。医学模式由最初的神灵主义变迁为今天的生物-心理-社会医学模式,经历的其实也是"整体-局部-整体"的过程,整合医学也是新的医学模式的要求。内科学的临床实践也需要整合医学思想的指导,不但实现内科学各专科之间相互交流、协作诊治,还要注重与外科、心理医学科等其他学科的沟通合作。目前很多医院已经在开展的多学科综合诊疗的模式(multi-disciplinary team,MDT)其实也是顺应整合

医学潮流而产生的新的工作模式。整合医学不是一种实体医学,而是一种认识论、方法学,通过整合医学可以不断形成或完善新的医学知识体系。由于自然在变,社会在变,医学对人体的认识在积累,人类对健康的需求在增加,所以整合医学或医学整合是一个永恒的主题。整合医学的兴起和发展对内科学提出了新的要求,也必将会促进内科学的发展。

四、人工智能、互联网对内科学的影响

计算机技术的发展给医学带来新的变化,移动医疗、远程医疗、电子病历、医疗信息数据平台、智能可穿戴医疗产品、信息化服务等给医学带来了革命性变化。

人工智能将给传统医学带来重大挑战,基于人工智能的诊断、决策系统已经开始在临床应用,而且可以预期在不久的将来在临床医学(包括内科学)中将被更加广泛地应用。

人工智能、计算机是不是会取代医生?毋庸置疑,基于临床医生经验和计算机学习功能的人工智能具有不易疲劳、减少出错的天然优势,但是人工智能的实现必须基于医生的临床经验,人工智能或许能够替代低层次的医学活动,对于缺乏实践经验的青年医生的确将会面临"被替代"的威胁,但是人工智能的提升必须有"老师"的培养,这个"老师"就是长期实践积累的经验和对"意外"新发现的不断探索等。青年医生在信息时代,应该注重新理论、新技术的学习,关注"机器不能做"的事情,在实践中不断积累经验;AI 时代,临床医生不是退出或者做旁观者,而是应该承担起法律所赋予的责任。信息化、数字化武装下的医学和内科学的发展比以往任何一个历史阶段都迅速。同时不容忽视的是,在网络和信息技术的影响下内科学面临的挑战和机遇并存。信息技术的发展也会导致各种问题,包括:信息和技术资源享有的地域性差异导致的医疗不公平;网络环境的污染导致的虚假医学信息传播,同时应该关注互联网、物联网,以及人工智能引发的伦理学问题。

综上,医学技术的发展必将给内科学带来新的提高和突破,计算机、互联网、物联网技术的应用也将加速内科学学科的发展。但是在"生物-心理-社会医学模式"大背景下,也应该充分重视社会、心理因素对疾病的影响。内科学是其他临床学科的基础,但是其他学科的发展也会给内科学的发展提供新的思路。

当前,我国正面临着工业化、城镇化、人口老龄化,以及疾病谱、生态环境、生活方式不断变化等带来的新挑战,《"健康中国 2030"规划纲要》的提出,给医学发展、医疗服务提出了更高的要求和更明确的发展方向,内科学同样面临着重大的挑战和机遇,需要同行共同努力,并在实践的过程中不断研究、不断总结,以推动学科的快速发展,满足社会大众的需求。

推荐阅读

GOLDMAN L,SCHAFER A,EMANUEL EARNOLD RA. Social and ethical issues in medicine[M]//GOLDMAN L,SCHAFER A. Goldman-Cecil Medicine. 26th ed. Philadelphia:Elsevier,2020:1-15.

第二篇

现代分子生物学技术 与临床医学概论

第一章 现代分子生物学技术

张昱雯 文 波

分子生物学旨在通过研究生物分子的结构、功能、生物合成及交流互作等活动来揭示生命现象的本质。1953 年 J. D. Watson 和 F. Crick 发现了 DNA 双螺旋结构,标志着分子生物学的诞生;1958 年 F. Crick 提出了著名的中心法则,揭示了遗传信息在 DNA、RNA 和蛋白质之间传递的分子机制;1961 年起的 5 年间,M. W. Nirenberg 等破译出了遗传密码;1972 年 P. Berg 等建立了 DNA 重组技术;1975 年 F. Sanger 等建立了 DNA 核苷酸顺序分析法。这些理论和技术奠定了现代分子生物学的基础。进入 21 世纪后,大规模 DNA 测序技术和大数据运算科学得到了巨大的发展,人类基因组计划和 ENCODE 等后基因组计划的实施为生命科学树立了新的里程碑。近年来,以基因靶向编辑为代表的前沿技术得到了突破性进展。分子生物学的原理及方法为医学的基础研究及临床实践带来了革命性的影响,揭示了许多疾病发生、发展的分子机制,并据此研究出了多种疫苗、药物和诊断试剂用于临床医学实践。本章将介绍常用的分子生物学技术及其在医学中的应用。

第一节 DNA 测序及 PCR 技术

一、Sanger 法测序原理及应用

DNA 是绝大多数生命体的遗传物质,要破解生命密码,认识清楚 DNA 序列是极为重要的一步。由生物化学家 F. Sanger 提出的 Sanger 法测序(Sanger sequencing)也称为"双脱氧测序法"。该方法利用 DNA 聚合酶进行多核苷酸的酶促合成来测定 DNA 分子中核苷酸序列。Sanger 法测序具有准确性高、速度快、成本低等优势,目前仍在被广泛运用,并被称作"第一代测序技术"。目前第一代测序主要应用于检测较短的序列插入、基因突变、基因缺失等,应用领域包括 PCR 产物分析、克隆产物的验证、致病位点的临床检测及对微生物的分型等。不过 Sanger 法测序也有其固有的弊端,即每次反应只能测定一个序列,通常能获得 700~1 000bp 片段的核苷酸顺序,难以满足高通量测序的需要。

二、第二代测序原理及应用

1990 年,由美、英、法、德、日和中国科学家共同参与的人类基因组计划(human genome project,HGP)正式启动,科学家们经历了 10 余年的共同努力,最终解析出了人体 2.5 万个基因约 30 亿碱基的序列。Sanger 法测序技术正是此项计划的最大功臣。尽管人类基因图谱的成功绘制是具有跨时代意义的里

程碑式事件,但其对资源和时间的巨大消耗也催发了人们开始思考如何研发更加快速、低廉的测序手段。于是第二代测序(next generation sequencing,NGS)技术便应运而生,不断在基因扩增、信号捕捉和系统整合等方面均出现多层次、多维度的突破,进而极大地提高了测序的速度和通量,同时降低了测序成本,为分子生物学、基因组学和表观遗传学等领域的研究开辟了新纪元。

目前已有多个第二代测序平台投入使用,其中应用最为广泛的三大 NGS 测序平台包括:Roche 的焦磷酸测序系统、Illumina 的聚合酶合成测序系统和 ABI 的连接酶测序系统。它们在基因扩增、信号捕捉和系统整合方面运用的技术方法特色各异,因此在测序通量、速度、准确率和测序成本等方面也各有优缺。其中,Illumina 的测序系统最为常用。第二代测序的应用范围包括:全基因组 DNA 测序、外显子测序、转录组测序(RNA-seq)、DNA 甲基化检测、小 RNA 鉴定、蛋白质-染色质互作研究(ChIP-seq)等。

三、第三代测序的原理及应用

第二代测序技术提高了人类对基因组的认知深度和研究效率。但是由于第二代测序技术在原理上依赖 PCR 扩增,且读长短,在扩增和基因拼接的过程中容易引入错漏,存在难以鉴别重复序列、嵌合读码、读码覆盖不全等问题。这些局限性催生了以单分子测序为特征的第三代测序技术。该类技术无须经过 DNA 片段化和 PCR 扩增,可直接对每一条 DNA 模板进行单独测序,能获得 10kb 以上的超长读长。但由于检测过程中分子通过的速度极快,第三代测序对碱基识别的错误率较高(可达到 15%),这一缺陷只能通过提高测序深度来弥补,因此成本远高于第二代测序。目前市场上应用最广泛的单分子测序技术,包括基于光信号识别的单分子实时测序(single molecule real time,SMRT)和基于电信号识别的纳米孔单分子测序技术等。

第三代测序技术带来的长读长优势使得人们可以实现全基因组的从头组装(de novo assembly),从而填补或更新了许多物种基因组的注释。类似的,将第三代测序应用到全长转录组测序(Iso-Seq),无须做 RNA 打断,就可直接对反转录出来的全长 cDNA 进行检测,从而能了解到选择性剪切、融合基因、等位基因、同源基因等多种复杂的基因表达结构。在表观遗传领域,使用第三代测序技术可以通过实时检测聚合酶反应的动力学变化判断出各种类型的 DNA 碱基修饰。相较于第二代测序中最常用的亚硫酸氢盐测序法,它的样品处理流程简单、测序

速度快、测序仪器便携,可以实现快速的现场诊断和鉴定,极大地拓展了基因组测序的应用场景。在临床诊断方面,长读长的第三代测序十分有利于进行结构变异(structural variation,SV)检测,通过识别一些复杂致病结构变异,可以实现个性化的胚胎植入前遗传诊断。另外,利用第三代测序还可以快速鉴定样本中低浓度病毒的基因型,根据基因型判断病原体的毒力将大大提高临床诊断的准确性和治疗效率。

四、PCR 技术原理及应用

人们研究核酸已经有近百年的历史,最初科学家们一直致力研究核酸提取技术,但体外获得的核酸往往含量很少,远不能满足进一步研究需要。1985 年,美国科学家 Kary Mullis 发明了聚合酶链反应(polymerase chain reaction,PCR)技术,实现了在体外有效扩增目的基因的愿望。1988 年,Saiki 等从美国黄石国家森林公园的温泉中分离出一株嗜热杆菌,从它体内提取得到一种耐高温的 DNA 聚合酶,从而 PCR 扩增效率又得到了极大提高。如今,PCR 技术已经成为现代分子生物学研究的基石。

PCR 反应由模板变性(denaturation)、引物退火(annealing)及 DNA 聚合酶催化下延伸(extension)新生链三个步骤组成的重复循环反应。模板 DNA 加热至95℃,氢键断裂,核酸充分解离成单链;当温度下降至55℃左右时,人工合成的一对寡核苷酸引物(20~30bp)互补结合到模板链两侧末端;当体系温度升高至 72℃,在含 Mg^{2+} 和 4 种 dNTP 的缓冲液中,耐高温的 DNA 聚合酶从引物 3'-OH 端催化合成与模板链互补的新生链。由于每一循环中合成的产物可作为下一循环的模板,因此,经几次循环,模板 DNA 的拷贝数即按几何级数增长(2^n),如 20 个 PCR 循环可使目的基因扩增 2^{20}。

PCR 技术的出现极大地拓展了在体外研究核酸生物学特性和进行分子遗传操作的可能性,并且在转化医学、病原微生物检测、疾病个体化诊疗等领域中得到极大应用。

五、定量 PCR

由于 PCR 扩增会进入一个平台期(饱和期),难以反映扩增产物与初始模板之间的数量关系,定量 PCR(quantitative polymerase chain reaction,qPCR)能很好解决这一问题。qPCR 在普通的 PCR 反应体系内加入了荧光探针或荧光染料,随着反应的进行,荧光亮度会跟随核酸的积累而逐步增加,利用仪器实时检测体系内荧光强度能得到对应的扩增曲线(图 2-1-1-1)。通过比较达到阈值(threshold)时的循环数(Ct)可实现对原始模板 DNA 含量的定量。

根据荧光发光的原理可将实时荧光定量 PCR 分为两类,即染料类和探针类。荧光染料在游离状态时发射非常微弱的荧光,但当它与双链 DNA 结合后,荧光强度会增加 1 000 多倍。荧光探针又称 Taqman 探针,它带有一个报告荧光基团和一个荧光淬灭基团。当探针游离时,两个基团靠近在一起,荧光被吸收;当 PCR 扩增时,探针结合到对应的核酸序列上,探针水

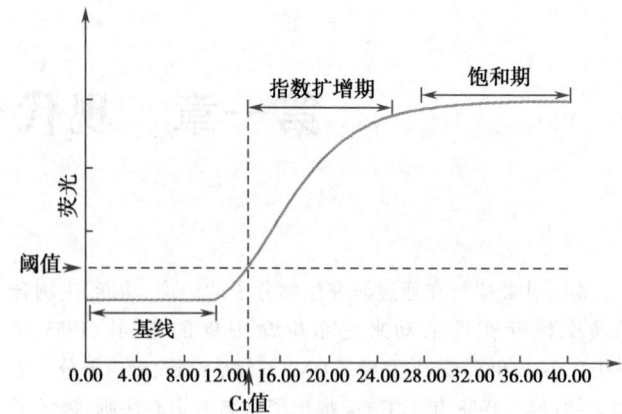

图 2-1-1-1　qPCR 的荧光扩增曲线

解,荧光基团释放发光。两者相比,染料法程序通用性高、实验成本低,但因为荧光染料能与所有的双链 DNA 结合,由引物错误扩增或引物二聚体产生的荧光会造成实验假阳性。而 Taqman 探针法可以更加精确地实现 DNA 定量,但是该方法的实验设计更加复杂,成本也更高。

定量 PCR 具有较高的灵敏度与精确性,操作方便、自动化程度高,是医学临床检验和科学研究中必不可少的工具,在产前分子诊断、病原体检测、肿瘤相关基因检测等众多临床实践中得到了广泛应用。

六、数字 PCR

虽然实时荧光定量 PCR 从一定程度上实现了对核酸的定量检测,但其技术原理还是依赖于分析样品与标准品的荧光扩增曲线,所获得的其实还是一个"相对"的定量结果。此外,当遇到模板浓度差异过小、基因拷贝数过低等情况时,荧光定量 PCR 检测的灵敏度和精确性难以符合要求。

数字 PCR(digital PCR,dPCR)将待测模板进行稀释后分散在大量的独立反应腔内,同时进行大规模平行单分子量级的荧光 PCR 扩增,最后通过统计阴性单元出现的比例,结合"泊松概率模型"矫正排除弱背景信号的干扰,以实现对核酸的精确定量。

通过数字 PCR,可对基因表达、核酸拷贝数变异(CNV)、基因突变等进行定量分析,可实现肿瘤基因检测、病原体检测、无创产检、液体活检、循环肿瘤 DNA 检测等临床应用。尤其在原始样本含量极低或者目标序列罕见的情况下,数字 PCR 更是体现出其独特优势。

第二节　核酸分子杂交技术

核酸分子杂交是基于碱基互补配对原则发展出来的一系列核酸分析技术,包括 DNA-DNA 链杂交、DNA-RNA 链杂交和 RNA-RNA 链杂交。其反应具有很好的特异性和灵敏度,常用于突变位点鉴定、克隆基因筛选、基因定位等研究领域,并且在临床疾病诊断中也有广泛的应用。

一、DNA 印迹法

DNA 分子是由两条头尾倒置的脱氧多核苷酸链组成,其中一条链的碱基与另一条链的碱基之间有氢键连接,以 A-T、G-C 互补。在加热、碱性或尿素、甲酰胺等氢键破坏物作用下,链间氢键断裂,形成两条单链,称为 DNA 变性(denaturation);在合适的条件下,两条碱基互补的单链可以恢复成双链结构,称为 DNA 复性(renaturation)。基于上述原理,英国科学家 E. M. Southern 于 1975 年提出了 DNA 印迹法(Southern blotting)。可通过已知片段序列的探针与待测标本核酸进行杂交,以检测与探针互补的基因或 DNA 片段。

DNA 印迹法可提供关于 DNA 特性、大小和丰度的信息,常用于追踪目的基因、分析转基因成功率及筛选基因文库等。

二、RNA 印迹法

基因表达的产物为 RNA,利用 DNA 印迹法无法得知特定基因的时空表达特点,而用于检测 RNA-RNA 或 DNA-RNA 相互作用的 RNA 印迹法(Northern blotting)则弥补了这一空缺。RNA 印迹法的技术流程与 DNA 印迹法类似。两者的区别主要在于 RNA 一般是片段较小的单链分子,因此 RNA 提取后不需要经过酶切处理,"跑胶"时也不需要碱性环境来维持单链状态,只需在中性环境下转膜即可。另外,RNA 印迹法对 RNase 十分敏感,需要用 DEPC 处理所有实验材料,并要全程保持在无 RNA 酶活性的环境下工作。

RNA 印迹法是 RNA 分析中的重要技术,可检测样本中特定 RNA 分子的表达量及片段大小,在基因表达、基因产物完整性分析等方面具有广泛运用。

三、荧光原位杂交

荧光原位杂交(fluorescence in situ hybridization,FISH)技术是目前研究染色体定位的重要技术之一。它利用荧光基团标记的或者地高辛、生物素标记的探针,经过变性、退火、复性等步骤,进入固定组织、固定细胞或者显微切片的特定染色质位置,实现染色质水平上的原位标记。用于 FISH 的核酸探针长度可设计在从几十到几百核苷酸不等,利用不同颜色的标记探针则可以同时表征基因组上的多个位点。

FISH 技术结合超高分辨率显微成像技术可实现对某段已知序列在染色体组中的精确定位,可用于观察染色体畸变或染色体数量变化等,因而在临床分子诊断中仍有较多应用。

四、基因芯片

基因芯片(genechip)技术属于生物芯片家族,并且是其中发展最成熟、应用最广泛的一员。从原理上讲,它采用 cDNA、基因组片段或者特定序列的寡核苷酸作为探针,以微阵列的形式固定在固相支持物上,若将大规模的待测核酸模板引入其中与固定探针进行杂交,便可同时收集成千上万的杂交信号。所以基因芯片本质上是大规模集成的核酸固相杂交技术。基因芯片的出现极大程度上提高了基因检测的效率,同时降低了大规模基因诊断的成本。目前,该技术仍在个体病变图谱分析、遗传病基因定位、感染性疾病诊断、药物毒理学测试等医学研究及应用领域里发光发热。

第三节　免疫分析技术

免疫分析技术指的是以抗原-抗体反应为基础的一系列实验技术,用于检测不同组织或细胞内蛋白质的表达、定位及相互作用等。在临床上,运用免疫分析方法可进行组织病理鉴定、微生物表面抗原筛选、肿瘤标志物检测等。根据样品物理形态、样本含量、样本纯度、检测通量、定量/定性要求等方面的不同,组合采取合理的免疫分析技术可得出更为可靠的临床判断。

一、蛋白质印迹法

蛋白质印迹法(Western blotting)作为分子杂交技术的一种,主要用于在体外固相载体上对目标蛋白进行定量检测。其技术流程可大致包括以下步骤:收集蛋白质样品;SDS 聚丙烯酰胺凝胶电泳(SDS-PAGE);转膜;封闭;一抗杂交;二抗杂交,一般采用带辣根过氧化酶(HRP)的二抗与清洗后的转印膜进行二次孵育;化学发光。

蛋白质印迹技术作为蛋白质分析最常规的实验技术,具有定量性好、可重复性高的特点,能客观、稳定地呈现待测样品中蛋白质的含量差异,因此在医学研究中的应用十分频繁。无论是直接检测细胞或组织内的蛋白表达量,还是分析免疫共沉淀、蛋白可溶性分组等生化实验的结果,都离不开蛋白质印迹的呈现。另外,由于蛋白质印迹能够将样品用较高的分辨率分离开,所以能同时检测样本中对应不同分子量的蛋白,且反应灵敏度很高(最低可检测 1pg 含量),在临床上可用来观察患者血清学反应的全貌,判断疾病进展状态等。

二、酶联免疫吸附试验

酶联免疫吸附试验(enzyme-linked immunosorbent assay,ELISA)可定量检测抗原或抗体的结合活性,是一种具有高特异性和高灵敏度的免疫分析技术。它最早由瑞典斯德哥尔摩大学的 Engvall 和 Perlmann 提出报道,是一种将抗原-抗体反应与酶催化反应相耦联的固相免疫分析技术。

ELISA 的原理是:将保持免疫活性的抗原或抗体连接在固相载体上,再使抗体或抗原连接上一种保持催化活性的酶。当抗原-抗体发生稳定结合后,洗去体系内的游离组分,加入酶促反应底物(可水解呈色或者氧化呈色),则连接在免疫复合物上的酶会催化发生呈色反应,颜色的深浅可表征抗原-抗体反应的结合活性。

临床上,ELISA 多用于检测体液、分泌物、排泄物等样品,常见的有血清、唾液、尿液等。血清样本可直接用来实验,但要注意避免溶血和细菌感染;粪便和某些分泌物样本需要进行预处理。利用 ELISA,可辅助于微生物感染诊断、血浆蛋白检测、激素或毒素定量检测、肿瘤标志物检测等临床应用需求。

三、免疫荧光

免疫荧光（immunofluorescence）技术是使用荧光素标记的抗体（少数为荧光素标记的抗原），利用抗原抗体在细胞或组织原位的结合，结合荧光显微镜的观测，达到蛋白质显微定位的目的。

该技术中最特别的角色就是可与抗体或抗原结合的荧光素标记物。它不仅要有发光特性，能吸收激发光并产生荧光，而且不能影响抗原抗体结合，所以可选择范围并不广。目前，免疫荧光技术用到的荧光染料有异硫氰酸荧光素（FITC）、四乙基罗丹明（RIB200）、四甲基异硫氰酸罗达明（TRITC）、Cy 染料和 Alexa 染料等。

免疫荧光技术结合超高分辨率成像系统可以实现对蛋白质的精确细胞定位，用不同颜色标记物共染还可以同时研究不同蛋白质间的位置关系。免疫荧光技术结合流式细胞仪可以实现对特定细胞类型的分析和筛选。另外，还可以将免疫荧光标记用于体液样本，实现对抗原或抗体的测定。

四、免疫组织化学

免疫组织化学（immunohistochemistry，IHC）技术是一种可以直观反映组织细胞内特定蛋白质状态的免疫分析技术。该技术的核心是在尽量保持组织样品原始形态的基础上，利用可视化标记物进行组织原位的抗原-抗体反应。根据可视化标记物的不同，可将其分为酶联免疫组化、荧光免疫组化、免疫金银及铁标记组化技术、亲和组织化学技术四个大类。

免疫组织化学技术是目前医学研究中应用最为广泛的一类免疫分析技术，其研究对象可以是组织切片或者细胞涂片，并可运用于微生物病原体、肿瘤标志物、自身抗体、免疫复合物等检测。

五、免疫电镜

免疫电镜（immunoelectron microscopy，IEM）技术由免疫组织化学技术发展而来，目标是利用电子显微镜在超微结构水平上对特定蛋白进行定位或半定量。该技术的关键是使目标抗原带上能够在电子显微镜下清晰识别的标记，如胶体金等。利用免疫电镜技术，可以更加精细地呈现疾病组织中特定抗原的超微结构，从而根据观察到的某些病理状态特有的超微组织对疾病做出准确、客观的判断。

第四节　基因打靶与基因治疗

基因打靶（gene targeting）是通过基因操作技术实现基因敲除、敲入或编辑，特异地改变细胞或生物体基因型的实验手段。

一、基于 Cre-LoxP 重组酶的基因打靶系统

生物医学研究中常常需要用到模型鼠，主要包括转基因小鼠、基因修饰或基因敲除小鼠。最初模型鼠的建立是当其处于胚胎干细胞时就对基因组进行编辑，因此发育后的小鼠全身组织都会受到影响。这种对基因全身敲除的方式对研究一些胚胎致死的基因则无法适用。而且在很多情况下，科学家们需要限定基因编辑的影响范围，从而更准确地了解目标基因在特定疾病中的致病原理。因此，需要有一种能在组织或细胞中进行特异性基因编辑的基因打靶系统，Cre-LoxP 重组酶系统就是可满足此要求的一个系统。

Cre-LoxP 重组酶来源于 P1 噬菌体，当它侵入大肠埃希菌后，基因组由线性变成环状，像质粒一样作为基因组复制的模板。在某些状况下，环状基因组还会整合到大肠埃希菌基因组中。P1 基因组的环化和整合都需要 cre（circularization recombination protein）基因产物 Cre 重组酶的诱导，它能特异性识别 loxP（locus of crossing over（x）in P1）位点，并对其两端的 DNA 进行重组或剪切。一个完整的 loxP 位点包括两端反向重复序列，会有两个 Cre 重组酶分子结合上去。Cre 酶介导的 loxP 重组会使得两个原本远离的 loxP 位点靠近在一起，并在重组酶作用下在重复序列之间的间隔序列处发生剪切、交换、连接并形成重组的 DNA 链。利用上述原理，将 Cre-LoxP 重组系统应用于小鼠组织（或者细胞）特异性的基因编辑。组织（或细胞）的特异性取决于其启动子的特异性。只要将 cre 基因克隆到一个组织特异性的启动子后面并建立相应的转基因小鼠品系即可实现 Cre-LoxP 重组系统的组织特异性启动。该系统中应用的 loxP 位点两端重复序列的方向都是相同的，它们分别被插在靶向 DNA 在基因组上位置的两端。利用同源重组的手段将包含标记基因及 loxP 位点的构件整合到胚胎干细胞的基因组位点上，经标记筛选后建立特定小鼠品系。将带有组织特异性启动子调控的 cre 转基因小鼠与在靶序列两端带 loxP 位点小鼠进行交配，便可最终获得双转基因表达的小鼠，这类小鼠就是进行了组织特异的基因编辑的目标模型鼠。

二、基于 CRISPR-Cas9 的基因打靶技术

CRISPR-Cas 是成簇的、规律间隔的短回文重复序列及其相关基因[Clustered regularly interspaced short palindromic repeat（CRISPR）/CRISPR-associated genes]的缩写。其中 CRISPR-Cas9 系统应用最为广泛，该技术能够实现基因组特定位点的敲除或插入，能在活细胞中有效、便捷地编辑任何基因，目前已经开始尝试应用于遗传病的临床治疗。

CRISPR-Cas9 系统由单一 Cas9 蛋白和两条非编码 RNA（tracrRNA 和 crRNA）组成，其中 tracrRNA 可与具有 DNA 内切酶活性的 Cas9 蛋白结合，crRNA 可与 tracrRNA 聚合并引导 Cas9 去剪切与 crRNA 互补的、邻近原间隔相邻基序（protospacer adjacent motifs，PAM）位点的特定 DNA 序列（图 2-1-4-1）。现在生物界最常使用的 CRISPR-Cas9 系统来自于 II 型酿脓链球菌 Cas9（Streptococcus pyogenes，SpCas9），其结构简单，仅需要一种核酸酶 Cas9 即可完成对靶 DNA 序列的切割。CRISPR-Cas9 系统具有高效、快捷等特点，已成为人基因组定向编辑的首选工具。

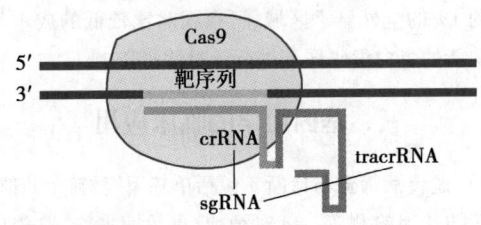

图 2-1-4-1　CRISPR-Cas9 原理的示意

CRISPR-Cas9 技术能迅速有效地进行人类活细胞基因组编辑,修复致病突变,治疗遗传缺陷等。如 Hans Clevers 等将其用于人肠干细胞,修复了与囊性纤维化(cystic fibrosis,CF)相关的 *CFTR* 基因缺陷。Charles Gersbach 在杜氏肌营养不良(duchenne muscular dystrophy,DMD)患者中分离培养的诱导型多能干细胞(iPSCs)和成肌细胞中对 *DYSTROPHIN* 基因缺陷进行了修复,显著改善了肌细胞的功能。运用 CRISPR-Cas9 技术还能在受精卵阶段对胚胎的遗传缺陷进行修复,从生命的起始阶段根除个体的遗传缺陷。

三、基因治疗现状分析及展望

基因治疗是指利用 DNA 编辑技术将外源正常基因导入靶细胞,以纠正或补偿因基因缺陷引起的异常,实现靶向治疗。将组织或器官特异性启动子与目的基因重组,能使外源基因在特定的组织或器官中表达。

目前对于遗传病的基因治疗主要局限于单基因疾病,如血友病(hemophilia)、腺苷酸脱氨酶缺乏症(adenosine deaminase deficiency)、地中海贫血(thalassemia)、镰状细胞贫血(sickle cell anemia)等。腺苷酸脱氨酶(adenylate deaminase,ADA)缺乏导致 2′-脱氧腺苷的水平过高,毒害 T、B 淋巴细胞,出现免疫缺损。通过反转录病毒载体将 *ADA* 基因稳定地转移到淋巴细胞,使外周血液 T 细胞明显升高,可纠正 T 细胞免疫功能,疗效可持续 6 个月以上。

而针对多基因多因素引起的疾病的基因治疗也已探索多年。比如可以利用表达了 IL-2、IFN-2 和 IL-1 的淋巴细胞治疗白血病(leukemia)等。利用反转录病毒载体将酪氨酸羟化酶(tyrosine hydroxylase,TH)的 cDNA 基因转移至成纤维细胞,再植入实验性帕金森病动物脑内,不仅表达活性 TH,而且纠正了

TH 酶活性缺乏引起的症状,疗效能持续 5 个月以上。

基因治疗研究从 20 世纪 90 年代开始兴起,如今仍然热度不减,并且不断在技术、理念上有突破。目前基因治疗主要面临着三大挑战:

1. 需要有效的治疗靶点　尽管关于人类疾病发病机制的研究在各个领域都进行得如火如荼,但真正被了解透彻可用于基因治疗的靶点并不多。要发掘出能有效阻碍疾病发病进程且不伤害机体的基因治疗靶点,还需要等待时间的积累和技术的突破。

2. 基因治疗药物的有效投递　由于基因编辑药物的物质载体是核酸,而裸露的核酸在体内无法稳定存在,且可能因为脱靶等效应对机体造成意外伤害。因此需要一个安全、稳定的药物递送系统,将基因治疗用的核酸高效、准确地投递到目标细胞,以实现基因编辑。目前,约 70% 的基因治疗药物采用了病毒载体,包括逆转录病毒载体、腺病毒载体、腺相关病毒载体等。病毒载体优势在于转染效率很高,但其免疫原性高、细胞毒性大,一定程度上限制了它的发展。此外,一些非病毒载体可能应用于基因治疗,例如:有机材料(如脂质体、聚乙烯亚胺),一般用于递送小质粒 DNA、siRNA 或 mRNA 等,目前正在进行临床研究;无机纳米材料(如碳纳米管、石墨烯),此类材料在基因治疗中的应用还属于前期研究阶段。

3. 合理有效的安全监管体系　由于存在脱靶风险和伦理问题,每项基因治疗方案的实施需要经过伦理小组和生物安全小组严格的审批。目前基因治疗手段正在逐渐被大众理解并接受,但因为基因治疗应用的个体差异较大,不确定性相比其他治疗手段更多,因而必须要经过更加科学且成体系的安全监管才能进行大规模推广以获得长远发展。

推荐阅读

1. 李玉花,徐启江.现代分子生物学模块实现指南[M].2 版.北京:高等教育出版社,2017.

2. 彭年才.数字 PCR——原理、技术及应用[M].北京:科学出版社,2017.

3. M. R. 格林,J. 萨姆布鲁克.分子克隆实验指南:原书第 4 版[M].贺福初,译.北京:科学出版社,2017.

第二章　组学的基础与临床

武多娇　刘 赟　程韵枫

尽管精准/个性化医疗的实践并不仅仅依赖组学的支持,但是近年来组学技术的进步,显著提高了人类研究疾病的能力,从而很大程度地促进了精准/个性化医疗的发展。本章将聚焦基因组学、转录组学、蛋白质组学和代谢组学等多组学技术发展,概述它们在临床上应用的现状、问题和前景。多组学数据的整合应用是未来的趋势,这些技术将对精准医学时代发展新的疾病诊疗策略、健康管理和药物的发现产生巨大影响。

第一节 基 因 组 学

一、基因组学概念

基因组学一词由遗传学家 Thomas H. Roderick 博士于 1986 年首次提出,是研究生物体全部基因组信息的学科。其综合运用重组 DNA 技术,DNA 测序技术,生物信息学分析方法对完整基因组进行测序,组装并分析其结构和功能。与传统遗传学一次针对一个基因及其功能进行研究不同,基因组学可同时对个体所有的遗传信息进行分析。基因组学不仅能获取常见疾病及罕见病的致病突变信息,通过对基因间、基因与环境因子间互作模式的分析,也加深了我们对一些复杂性疾病如肿瘤、糖尿病、心血管疾病等发生发展机制的理解。

二、基因组学临床应用技术

1977 年,Frederick Sanger 博士及其同事开发了基于双脱氧链终止法的测序技术,极大地推进了基因组学技术的发展,并进一步推动了人类基因组计划的实施。虽然 Sanger 测序具有测序读长长,准确性高等优点,但因其成本高,测序通量低等缺点,极大地限制了其在基因组学中的广泛应用。在人类基因组计划的推动下,为了实现高通量、低成本、更快速度下的精准测序,高通量测序技术应运而生。

（一）第二代测序技术和分析 第二代测序（next genera-tion sequencing,NGS）又称高通量测序,可对数百万条短的 DNA 片段进行并行测序。2005 年,罗氏公司推出了 454 测序仪,测序过程采用了焦磷酸测序法,读长可达 1 000bp,为第一个商业化运营的高通量测序平台。2007 年,Illumina 公司通过收购 Solexa 测序公司,进入高通量测序仪研发领域。Illumina 公司的包括 Hiseq、Miseq 等系列机型采用了"可逆末端终止"和"边合成边测序"的方法。Illumina 测序仪可以进行单端或双末端测序,常用测序读长为 2×150bp,广泛应用于基因组研究的各个领域。

（二）全基因组测序 全基因组测序（whole genome se-quencing,WGS）是对物种个体全部基因组序列进行测序的方法,可提供单碱基的高分辨率基因组序列信息。其应用主要有以下几个方面:①对未知序列物种的基因组进行 De Novo 测序和单体型分析;②重测序发现基因组范围内的突变信息,如单核苷酸多态性（single nucleotide polymorphism,SNP）、基因组结构性变异（structural variation,SV）、拷贝数变异及复杂的染色体重排等;③鉴定与复杂疾病相关的潜在致病突变信息,以便于后续基因表达及调控机制的研究。

（三）靶向测序 靶向测序是对感兴趣的基因组区域富集后进行高通量测序的方法,与全基因组测序方法相比,靶向测序有助于研究人员将重点放在自己关注的基因组区域,从而经济高效的获取特定区域基因组信息。同时,靶向测序可以获得较高的测序覆盖度,有助于对稀有突变的检测。目前,靶向测序典型的应用如全外显子测序,即利用特异性探针来富集占全

基因组约 1% 的全外显子区域,可在相对比较低的成本下实现对具有功能的蛋白编码序列进行针对性研究。

三、基因组学的临床应用

（一）遗传病筛查与诊断 包括单基因病、新生儿遗传病、复杂疾病的基因检测等。针对孕前/早孕期夫妇、遗传病疑难杂症患者进行常见单基因遗传病的基因检测,为指导生育、临床诊断与治疗提供依据。以新生儿耳聋基因检测为例,通过对遗传性耳聋高发突变基因和位点进行检测,用于临床检测及大规模耳聋基因筛查。先天性耳聋导致的原因有遗传、药物、感染、疾病、环境噪声污染及意外事故等,其中遗传因素导致的听力丧失占 50% 以上。目前已发现与其相关的 53 个致病基因。其中,*GJB2*、*SLC26A4* 和线粒体 *12S rRNA* 基因是我国最主要的致聋基因,研究比较深入。除此之外,联合多组学分析,还可对遗传性心律失常,糖尿病,高血压,老年痴呆,宫颈癌及罕见病等多种疾病患者进行复杂疾病基因检测,辅助医师对患者的病情进行准确诊断,指导用药及预后。

（二）生育健康服务 通过婚前、孕前、产前的遗传学筛查与诊断,筛查与预防新生儿出生缺陷,指导高风险的夫妇健康生育下一代。无创 DNA 产前检测技术（non-invasive prenatal testing,NIPT）是采取孕妇静脉血,利用 DNA 测序技术对母体外周血浆中的游离 DNA 片段（包含胎儿游离 DNA）进行基因测序,并将测序结果进行生物信息学分析,从而得到胎儿遗传信息,发现胎儿 21-三体综合征（唐氏综合征）、18-三体综合征和 13-三体综合征及其他染色体异常疾病。另外,测序技术还可应用于胚胎植入前遗传学筛查（preimplantation genetic screen-ing,PGS）和胚胎植入前基因诊断（preimplantation genetic diag-nosis,PGD）。

（三）肿瘤精准诊治 近十多年来,肿瘤学研究最显著的变化就是肿瘤基因组研究全面兴起。肿瘤基因组学研究重点有:肿瘤遗传不稳定性和肿瘤基因组不稳定性,肿瘤易感基因筛查和鉴定,肿瘤相关基因与肿瘤的分子分型、预后和治疗方案的关系等。肿瘤是一类分子水平异质性很高的疾病,传统病理形态学诊断已不能适应现代肿瘤诊治的需要。肿瘤基因组技术发展推动了从形态学向以分子特征为基础的新肿瘤分类体系的转变。肺腺癌分子分型包括表皮生长因子受体（epithe-lial growth factor receptor,*EGFR*）敏感突变、间变性淋巴瘤激酶（anaplastic lymphoma kinase,*ALK*）融合突变、*ROS1* 融合突变等,对于携带不同基因突变的肺癌患者,指南推荐使用不同的靶向药物如吉非替尼（*EGFR* 突变）,克唑替尼（*ALK* 融合突变,*ROS1* 融合突变）等。除了靶向治疗,基因检测目前还用于免疫治疗、化疗等的疗效评估（数字资源 2-2-1-1）。

数字资源 2-2-1-1 基因检测与肿瘤免疫治疗疗效评估

基因检测还可实现多类型癌肿的早期筛查和动态监测。液体活检技术主要包括游离循环肿瘤细胞（circulating tumor cell，CTC）检测、循环肿瘤DNA（circulating tumour DNA，ctDNA）检测、外泌体及循环RNA（circulating RNA）检测等，与传统的组织活检相比，液体活检具备实时动态检测、克服肿瘤异质性、提供全面检测信息等独特优势。与传统的第一代测序技术相比，第二代测序（next-generation sequencing，NGS）可检测的样本类型更加广泛。由于组织样本的局限性，临床上逐渐开始使用患者血浆中的游离DNA通过数字聚合酶链反应（digital polymerase chain reaction，dPCR）或第二代测序技术进行肿瘤DNA的检测。循环肿瘤DNA（ctDNA）基因突变检测对肿瘤靶向治疗、早期治疗应答评估和耐药监测的实时评估等都具有一定的临床应用价值。另外，面向健康人群或高风险人群，粪便DNA样本检测可进行大肠癌或结直肠癌的早期筛查。

（四）病原微生物和宏基因组学检测　传统微生物诊断的方法是体液培养和药敏试验，但具有阳性率低的缺点；聚合酶链反应（polymerase chain reaction，PCR）检测虽然在敏感性、特异性和检测时效上优于培养法，但只能用于已知病原菌的基因检测；除此之外，混合感染和未知致病微生物的检测是传统检测方法遇到的主要挑战。核酸分子检测、基因组测序可快速鉴定传染病病原体及其变异类型，包括人乳头瘤病毒基因分型，巨细胞病毒核酸，人获得性免疫缺陷病毒感染的个体化分子检测等。2016年美国食品药品监督管理局（Food and Drug Administration，FDA）认可用第二代测序技术进行微生物鉴定及耐药毒力分析。宏基因组测序（metagenomic next-generation sequencing，mNGS）是综合分析来自患者样本的微生物和宿主的基因物质的方法，应用于多种感染性疾病的诊断、疾病和健康状态下微生物学分析、人类宿主反应对感染传播的特征化、识别肿瘤相关病毒。有数据显示，mNGS具有更高的病原体鉴定灵敏度，受抗生素的影响较小，因此具有检测传染疾病的潜力及临床意义。2019年2月《中华急诊医学杂志》发表《宏基因组分析和诊断技术在急危重症感染应用的专家共识》。

（五）个体化用药　药物基因组学分析可检测药物相关生物标记的个体差异，包括分析与药物治疗有关的基因多态性引起的不同反应，指导选择合适药物及用药时间、剂量。比如，临床上已广泛开展华法林药物代谢基因细胞色素P450 2C9酶（*CYP2C9*）和维生素K环氧化物还原酶复合体1（*VKORC1*）多态性检测，氯吡格雷药物代谢基因（*CYP2C19*）多态性，伊立替康药物代谢基因（*UGT1A1*）多态性，他莫昔芬药物代谢基因（*CYP2D6*）多态性等检测。另外，对于靶向药物治疗来说，检测肿瘤患者生物样本致病基因突变、基因及其蛋白表达状态来预测药物疗效和评价预后，监控治疗中反应与复发情况，可指导肿瘤个体化治疗，提高用药疗效。除此之外，通过基因检测技术还可辅助精准药物研发，筛选靶向药物靶点或驱动基因阳性患者，监控与评价药物治疗反应。

（六）遗传病患病风险评估与筛查　包括遗传病患病风险评估、预测与致病基因筛查，以及遗传性肿瘤基因检测，帮助肿瘤患者及家属和有肿瘤家族史的健康人群评估肿瘤的遗传性风险，为患者及家族健康人群提供肿瘤家族风险管理。

（七）慢性疾病的早期筛查及风险评估、健康管理和预防　面向健康人群或高风险人群利用唾液、血液、肠道菌群等样本的人体基因组测序、蛋白质组、微生物组、代谢组学等多组学分析筛查慢性疾病易感因素，为饮食、用药、运动等个体健康管理提供指导建议及生活方式指导。

基因组学是精准医学时代研究和临床疾病诊疗的关键技术。然而高通量测序技术操作步骤多且程序复杂。因此，质量控制是其应用临床的重要环节。基因检测的风险还在于医师解读报告的准确性及对这些知识的认知。海量的基因数据也给专业数据分析人才储备和现有计算能力带来了前所未有的压力。高度敏感的基因信息和患者隐私涉及伦理和法律问题，也是人们关注的重点。未来，临床跨组学数据整合是大趋势，比如通过可穿戴设备收集运动、心率等数据；与组学数据整合在一起，最终用于患者的健康管理。

第二节　转 录 组 学

一、转录组学概念

在一定环境中，特定细胞内产生的所有RNA的信息统称为转录组，通常情况下包括mRNA、rRNA、tRNA等，但在一些研究中，也可以特指mRNA转录组。与基因组和外显子组不同的是，转录组反映特定的细胞或者组织中基因转录的状态，具有组织特异性，并且包含了各种RNA分子的数量信息。转录组学分析包括了基因表达分析和可变性剪切分析等，主要研究特定细胞或组织在不同环境和时间点，各类RNA的表达水平上的差异，从而分析细胞功能和状态，解释生物体的生命进程。

二、转录组学的临床应用技术

在1991年首次尝试进行人类转录组分析的研究工作中，研究者从人的脑组织中获取了609个mRNA片段的序列信息。后来转录组学技术迅速发展，已产生了数以万计的转录组数据。芯片和基于第二代测序的转录组测序技术（RNA-Seq）是目前转录组分析的主流技术。在很多情况下，疾病的诊断只需检测几个关键基因，一些低通量的方法会更加经济实用。然而对于一些受多重因素调控的复杂疾病，高通量的转录组学分析就展示出了极大的优势。

芯片技术是针对已知的转录本设计序列互补的DNA探针，用于和样品的杂交，能同时分析数千份转录本，检测基因的表达变化，阐明基因型和表型之间的联系。另外，芯片可用于早期筛查，基因表达谱分析，基因分型，甚至包括一些外显子拼接和融合基因检测。芯片探针的设计依赖于先验知识，适用于对已知基因的定性定量检测。由于人类基因组已完成测序和注释，针对人类转录组的芯片在临床上有广泛的应用。

RNA-Seq是第二代测序技术在转录组学研究中最主要的

方法。生物样本中的 RNA 首先通过逆转录,获得 cDNA,以用于后续的测序。检测出的转录本表达丰度,通过比较不同的样本,能得到一系列的差异表达基因,回答生物学问题。

三、转录组学的临床应用

(一)疾病分子分型 根据基因表达谱水平(mRNA)的差异可实施疾病分子分型,比如转录组学和基因组学都是目前肿瘤分子分型研究的主要手段。将肿瘤的基因表达谱应用到肿瘤分子分型最早的范例是白血病。1999 年发表在 *Science* 杂志上的一篇论文,率先报道了用基因芯片对 72 例确诊的急性淋巴细胞白血病(acute lymphoblastic leukemia, ALL)和急性粒细胞白血病(acute myeloblastic leukemia, AML)进行的基因组表达谱分析。结果显示,ALL 和 AML 各自具有不同特征表达谱,可以加以区分。这项研究是用基因表达谱研究肿瘤分子分型应用的起始,随后在肺癌、恶性黑色素瘤、乳腺癌等研究中都清楚地证实了表达谱与肿瘤分型的密切关系。

(二)与 DNA 测序结合,提高对疾病诊断 罕见病的诊断和治疗一直是医疗领域的重点话题,长期以来,孟德尔遗传病的准确诊断一直困扰着临床工作者。罕见孟德尔遗传病的诊断过程耗时耗力,极大影响患者的生活。最近一项研究工作报道了转录组测序技术可提高罕见孟德尔遗传病的诊断率。研究团队对全外显子基因检测分析诊断为阴性的病例进行了转录组分析,在编码和非编码外显子及内含子区域中鉴定了致病突变,突变的病理机制由转录抑制、外显子跳跃和内含子保留等可变剪切事件造成。

需要注意的是基因的表达分为转录和翻译两个层面,mRNA 水平和蛋白水平可能并不完全一致,需要考虑其复杂性。另外,随着 RNA 技术的成熟,RNA 靶向寡核苷酸在药物设计中的应用已成为可能。

第三节 蛋白质组学

一、蛋白质组学概念

对基因组学和转录组学的分析,为基础和临床医学研究打开了新篇章。但是,高通量测序带来的海量序列数据并不足以解释复杂的生命过程。细胞生存依赖于多维度的代谢及调控网络,需要我们对有功能的基因产物即蛋白进一步深入研究。蛋白质组学是对特定细胞、器官或个体的所有蛋白质进行研究的科学,其目的在于大规模分析蛋白质特征,包括蛋白表达水平、蛋白结构、功能、定位、蛋白互作及其动态变化等,以在蛋白水平上认识生命活动规律,阐明疾病致病机制,为人类健康事业做出贡献。

二、蛋白质组学的临床应用技术

蛋白质组学研究技术主要分为以下几个方面:

(一)蛋白质分离技术 经典的蛋白质分离方法是双向凝胶电泳(two-dimensional gel electrophoresis, 2-DE),该方法利用蛋白质等电点和分子量的不同进行复杂蛋白质的分离。该方法技术成熟,灵敏度和分辨率较好,在蛋白质组学研究中发挥了重要作用,但是蛋白后处理复杂,通量不高。随着蛋白质组学技术的发展,高效液相色谱(high performance liquid chromatography, HPLC)由于其高效分离能力、高自动化及高灵敏性,成为蛋白质样品分离的重要技术手段。

(二)蛋白质鉴定 质谱(mass spectrum, MS)技术是目前蛋白质组学鉴定中最重要的技术。其基本原理是先将蛋白质样品酶解成小肽段,然后在质谱仪中离子化,根据不同肽段的质量及其所带电荷的比值(M/E)确定分子量。质谱具有较高的灵敏度、准确性和检测范围,液相色谱技术常和质谱技术联用以对复杂蛋白样本进行鉴定。

(三)蛋白相互作用分析 蛋白质很少独立行使生物学功能,大部分蛋白质通过相互作用参与生物信号传递、细胞物质和能量代谢及基因表达调控。经典的研究蛋白质互作的方法包括酵母双杂交(yeast two-hybrid screening)、噬菌体展示(phage display)等,近年来,基于免疫学方法的亲和纯化(affinity purification)、免疫共沉淀(co-immunoprecipitation, CoIP)和蛋白质芯片技术等也得到了广泛应用。

三、蛋白质组学的临床应用

(一)发现疾病相关的生物标志物 相比基因,蛋白质更直接地判断疾病的发生和发展。不仅在早期诊断方面,蛋白质组学在疾病预防、分型、疗效监测、判断预后等诸多方面都有着巨大的潜力。然而蛋白质组学从研究到临床存在着巨大的鸿沟,目前通过最终验证、审批、并用于临床的屈指可数。卵清蛋白 1(ovalbumin, OVA1)是通过蛋白质组学技术发现,成功通过美国食品药品监督管理局(FDA)审批成为第一个用于临床的蛋白质生物标志物体外诊断多变量指标分析(in vitro diagnostic multivariate index assay, IVDMIA)。OVA1 结合了患者外周血五种蛋白水平的检测(CA-125、前白蛋白、载脂蛋白 A-1、β_2-微球蛋白和转铁蛋白),用于配合成像技术判断卵巢癌病灶的恶性程度,开创了蛋白质组从研究向临床的第一步。IVDMIA 的优势在于单一指标结合补充性生物标志物的综合信息,性能优于单独使用其中一组分生物标志物的性能。蛋白组学在对癌症、阿尔茨海默病等人类重大疾病的临床诊断和治疗方面的应用上具有广阔的前景。

(二)发现新的药物靶点 蛋白质组学技术的发展为新的药物靶点的发现和确认提供了强有力的技术支持。2019 年中国科学家通过使用蛋白质组学和磷酸蛋白质组学分析了 110 个乙型肝炎病毒感染相关的早期肝细胞癌肿瘤组织,将临床早期肝细胞癌患者分成 3 大亚型,每种亚型具有不同的临床预后。其中有一种亚型患者预后较差,易出现远处转移,研究发现这种亚型患者存在着胆固醇稳态受损,甾醇 O-酰基转移酶 1(SOAT1)等调控胆固醇代谢的关键酶明显上调。研究人员发现 SOAT1 的显著上调与肝细胞癌患者术后生存率低及预后不良密切相关。当敲低该蛋白的表达后,可显著抑制胞外胆固醇的摄入,最终抑制肿瘤细胞的增殖和迁移。

蛋白质组本身非常复杂,不仅氨基酸残基种类远多于核苷酸残基,而且有着复杂的翻译后修饰,如磷酸化和糖基化等,给分离分析蛋白质带来很多困难。目前缺乏标准化蛋白质组学操作流程,差异蛋白验证周期过长,导致目前成功转化至临床应用的研究结果很少。

第四节 代谢组学

一、代谢组学概念

代谢组学是对细胞、组织或个体代谢反应或环境应激过程中产生的各种小分子代谢物进行系统研究的科学。这些小分子代谢物分子量大多在 1 500Da 以内,如糖类、脂类、核苷酸和氨基酸等,在细胞信号转导、能量代谢及细胞间通信等多种生化过程中发挥重要作用,能够更直接准确地反映细胞的生化活动状态。代谢组学在疾病诊断、药物研发、营养学和毒理学等多个领域发挥重要作用。

二、代谢组学的临床应用技术

代谢组学研究中常用技术方法主要有色谱法、质谱法和核磁共振:色谱分析是代谢物分离分析常用方法,根据流动相的不同,色谱分析分为气相色谱分析和液相色谱分析。气相色谱的流动相为惰性气体,推动不同组分在固定相中移动,根据固定相对不同物质吸附能力的差异达到分离目的。液相色谱的分离原理与气相色谱类似,但流动相为液体。质谱技术用于鉴定代谢物成分,其常与液相色谱或气相色谱联用以分析复杂组分的代谢物。核磁共振(nuclear magnetic resonance,NMR)是指处于静磁场中的处于自旋状态的原子核在另一交变磁场作用下,吸收特定频率的电磁波,从低能级跃迁到高能级的物理现象。利用核磁共振技术可以获得代谢物核磁共振谱图,根据谱型及特异性信号解谱,从而非破坏性地确定样本的化学结构,同时完成样本的定量分析。

三、代谢组学的临床应用

代谢组学可用于疾病早期诊断、药物靶点发现、疾病机制研究等领域。现阶段代谢组学在疾病中的研究已经有了丰富积累,亟须临床转化应用,比如发现肠道菌群相关代谢物——氧化三甲胺(trimethylamine oxide,TMAO)是包括心血管疾病在内的许多慢性疾病的潜在风险因子。

(一)临床诊断 目前,代谢组学在遗传性代谢缺陷,肿瘤,肝脏疾病,心血管疾病等疾病中的诊断研究方面取得飞速发展。2018 年 The New England Journal of Medicine 报道了联合基因测序和代谢组学等多种技术手段对未确诊的疾病进行的一项研究,旨在评估先进技术在疑难杂症诊断中的作用。结合基因测序和代谢组学检测最终明确一名患者 NADK2 变异体引起 2,4-二烯酰辅酶 A 还原酶缺乏的诊断。

(二)疾病机制研究 由于代谢组学所检测的许多内源性小分子化合物直接参与了体内各种代谢/循环,其水平高低在一定程度上反映了机体生化代谢的机能和状态。因此通过代谢网络分析了解体内生化代谢状态,从相关的代谢异常入手揭示疾病病因、病理机制,也有助于发现新的药物作用靶点。

(三)临床用药指导 药物合理使用包括很多内容,如药物剂量、剂型、用药方法及时间、药物毒副作用,多药联用还涉及它们之间复杂的相互作用。代谢组学技术结合传统的检测手段,可为药物治疗监控,疗效评价,药物毒副作用,个体化治疗方案定制等提供精准指导。

然而,样品之间的变异、信息采集及标准化的问题给代谢组学分析带来巨大的挑战。因此在取样方法,数据采集及规范等方面,需要进一步深入开发。仪器的局限和分析误差的存在也亟待解决。

第五节 表观遗传组学

一、表观遗传组学概念

1942 年,英国胚胎学家康拉德·沃丁顿最早提出表观遗传学(epigenetics),用以描述在细胞分化发育中,非遗传因素对细胞命运决定的影响,现普遍认为表观遗传是指在不改变 DNA 序列的情况下,基因的表型发生可遗传性变化。表观遗传学修饰包括 DNA 甲基化,组蛋白修饰,非编码 RNA 等,这些特定的表观修饰能促进或抑制转录因子和 DNA 的结合,或者改变染色质的致密性和结构等,从而产生基因印记,基因沉默,DNA 甲基化重编程等遗传现象。表观基因组学(epigenomics)是研究一类细胞或组织在特定时间内,全基因组水平上表观遗传特征的变化及其对机体性状的影响,主要包括全基因组 DNA 甲基化和组蛋白修饰。受环境等因素的影响,表观基因组的异常改变与许多癌症或自身免疫疾病等相关。

DNA 甲基化通常是指胞嘧啶第五个碳原子上共价连接一个甲基团,形成 5-甲基胞嘧啶(5-methylcytosine,5-mC),在基因表达调控中发挥重要的作用。转录起始位点(transcription start sites,TSS)中 CpG 的高甲基化,往往会抑制基因转录,基因内部 CpG 甲基化和基因转录激活相关。另外,组蛋白的翻译后修饰,包括乙酰化、甲基化、磷酸化、泛素化、苏木化、脱氨基作用、脯氨酸异构化、ADP 核糖基化等,通过改变转录因子对基因组的结合,以及通过调节染色质的致密程度,也影响着基因的转录调控。

二、表观遗传组学的临床应用技术

现有的表观遗传学检测技术经过 40 多年的发展,主要包括 DNA 甲基化检测及组蛋白修饰检测技术,包括芯片技术、焦磷酸测序等。

(一)DNA 甲基化检测技术 DNA 甲基化研究通常有三

19

种策略:①甲基化限制性内切酶;②DNA甲基化片段亲和沉淀;③亚硫酸盐处理。每种策略均可与芯片或者第二代测序技术结合,从而获得高通量的DNA甲基化水平信息。

甲基化芯片上针对同一个位点设计甲基化和非甲基化探针,通过样本与DNA探针杂交来判断甲基化状态。1999年,研究人员通过DNA芯片技术从人乳腺癌样本中快速筛查高甲基化-CpG岛,这是首例DNA甲基化芯片在表观临床研究中的应用。

亚硫酸盐测序(bisulfite sequencing, BS-Seq)是非常经典的一种甲基化检测方法。该技术需要样品经过亚硫酸盐处理和PCR扩增,将非甲基化的C处理成T,而甲基化的C保持不变,最后通过序列上的差异得到该位点的甲基化水平。全基因组甲基化测序(whole genome BS-Seq, WGBS)就是以该技术为基础,对全基因组进行测序。

焦磷酸测序是一种针对特定位点的检测技术,该技术同样需要亚硫酸盐处理和PCR扩增,只检测特定区域上甲基化水平。由于能够获得单个CpG位点精确的甲基化信息,因此在临床上也有广泛应用,比如用于胶质母细胞瘤的预后检测。

（二）组蛋白修饰检测技术　全基因组水平上检测组蛋白修饰的变化依赖于染色质免疫共沉淀技术(chromatin immuno-precipitation, ChIP)。主要利用抗体与修饰后组蛋白的特异性结合,将组蛋白及其互作的DNA片段从基因组中抽取出来,得到的DNA可用DNA芯片(ChIP-Chip)或者第二代测序技术(ChIP-Seq)检测,最终获得特定修饰的组蛋白在基因组上的分布。

三、表观遗传组学的临床应用

（一）DNA甲基化修饰的临床应用　DNA的甲基化修饰可以作为生物标志物应用于无创产前检测、癌症早筛早诊、器官移植评估等多个临床领域。应用甲基化指标检测肿瘤的发生发展,不仅对肿瘤的诊断有意义,其对肿瘤的鉴别分型、危险性评估,以及化疗结果分析和患者预后判断等都具有一定的价值。

甲基化检测具有疗效预测的作用。如何预测与克服肿瘤细胞对化疗药物的耐药性是肿瘤化疗急需解决的问题。与基因启动子甲基化密切相关的DNA损伤修复基因O⁶-甲基鸟嘌呤-DNA甲基转移酶(O^6-methylguanine DNA methyltransferase,

MGMT)表观沉默与肿瘤对烷化剂药物化疗敏感性密切相关。启动子发生甲基化的患者明显比未发生甲基化的患者使用烷化剂的疗效好,其总体生存率和无进展生存率更高。MGMT启动子区甲基化对胶质瘤一线化疗药物替莫唑胺(temozolomide, TMZ)治疗胶质瘤的化疗疗效具有预测价值,且是独立的预后较好的指标。MGMT启动子未甲基化者从TMZ常规治疗方案中获益较小,应对这类患者采用更有效的有助于克服耐药的其他化疗方案。另外,甲基化检测还有疾病预后评价作用,40%脑胶质瘤患者有MGMT启动子甲基化,甲基化程度越高,预后越差。

（二）表观遗传药物的开发　高等生物的DNA甲基化一般发生在鸟嘌呤二核苷酸(CpG)上。一种CpG位点分散于DNA中,多以甲基化的形式存在,另一种CpG高度聚集,大小为100~1 000bp,称为CpG岛。CpG岛目前在肿瘤表观遗传方面研究的方向包括DNA甲基转移酶(DNA methyltransferase, DNMT)抑制剂的研究等。CpG岛高甲基化导致的抑癌基因失活,利用去甲基化剂促进抑癌基因的功能恢复,为临床提供肿瘤治疗的新手段。DNMT的作用是催化DNA甲基化,在CpG岛异常甲基化的肿瘤细胞中常过度表达,该酶已成为DNA去甲基化,恢复抑癌基因功能的靶分子之一。另外,对于低甲基化并高表达的肿瘤相关基因,通过特异性诱导其启动子的甲基化,靶向诱导DNA甲基化属于基因治疗范畴。

目前表观信息在临床应用存在着很多问题,比如无法比较不同检测技术得到的结果及检测的准确性,无法区分瞬时改变和真正的疾病生物标志物等。但表观调控药物的研发和肿瘤筛查的表观标记分析具有良好应用前景。另外,科学研究也试图探索表观调控对人类的行为与情绪的影响。

推荐阅读

1. MIAO Q, MA Y, WANG Q, et al. Microbiological Diagnostic Performance of Metagenomic Next-generation Sequencing When Applied to Clinical Practice[J]. Clin Infect Dis, 2018, 67(suppl_2): S231-S40.
2. 宏基因组分析和诊断技术在急危重症感染应用专家共识组. 宏基因组分析和诊断技术在急危重症感染、应用的专家共识[J]. 中华急诊医学杂志, 2019, 28(2): 151-155.
3. SPLINTER K, ADAMS D R, BACINO C A, et al. Effect of Genetic Diagnosis on Patients with Previously Undiagnosed Disease[J]. N Engl J Med, 2018, 379(22): 2131-2139.

第三章　信号转导与临床

黄海艳　程韵枫

细胞的代谢、增殖、分化和迁移等过程都受细胞内外信号通路的协同调控。信号转导机制研究为阐明细胞的生理和病理过程,以及疾病发生发展的作用机制提供了重要信息,也能为疾病的诊断和治疗提供新的靶点。针对信号转导通路中关键的调控因子可设计特异性药物。本章简单介绍了常见的信号转导途径及其与临床的关系。

第一节　细胞代谢相关信号通路与临床

一、AMPK 介导的信号转导与临床

单磷酸腺苷激活的蛋白激酶（AMP-activated protein kinase，AMPK）是丝、苏氨酸蛋白激酶，在细胞内行使能量感应和调节的功能，对维持细胞能量稳态具有重要作用。

（一）AMPK 信号通路的组成及主要作用　AMPK 由 α、β、γ 三个亚基组成。AMPK 的上游激酶（LKB1、CaMKKβ 及 TAK1）使 AMPKα 亚基的 Thr172 发生磷酸化激活 AMPK。AMPKα 的磷酸化由 PP2A 和 PP2C 去除。AMPKγ 亚基含有 AMP 和 ATP 的结合位点，可以调节 AMPK 的活性。β 亚基为连接 α 与 γ 亚基的桥梁。AMPK 活性受 ADP/ATP 和 AMP/ATP 比值调控。当细胞 ADP/ATP 或 AMP/ATP 比值升高，AMPKα 亚基的 Thr172 磷酸化激活 AMPK，关闭消耗 ATP 的路径和开启 ATP 再生途径（数字资源 2-3-1-1）。

数字资源 2-3-1-1　AMPK 信号通路

（二）AMPK 信号通路与疾病和药物靶点　AMPK 是糖、脂代谢重要调控分子，可作为 2 型糖尿病、肥胖症和癌症的潜在治疗靶标。目前 AMPK 激活剂可分为 3 类：①增加细胞内 AMP 或 ADP 水平，间接激活 AMPK。例如，双胍类抗糖尿病药物二甲双胍和苯乙双胍；有些植物来源的化合物槲皮素、白藜芦醇、黄连素（小檗碱）和硫辛酸等通过间接激活 AMPK 具有抗癌作用。②结合到 γ 亚基上，在体内被代谢成 AMP 的类似物。如 AICAR 在体内被磷酸化生成的 ZMP 具有 AMP 样作用。③选择性结合并激活 AMPK，例如水杨酸类等。

二、胰岛素介导的细胞内信号转导与临床

（一）胰岛素信号通路的组成及主要作用　进食后，胰岛 β 细胞分泌胰岛素与靶细胞膜表面的胰岛素受体（insulin receptor，IR）的 α 亚基结合，使 β 亚基的酪氨酸位点发生自磷酸化而激活。激活的胰岛素受体通过胰岛素受体底物 IRS-1/2 激活 PI3K。PI3K 催化 PIP2 生成 PIP3，后者与 Akt 结合使 Akt 从细胞质转移到细胞膜上，随后在 PDK1 和 mTORC2 的作用下分别使 Thr308 和 Ser473 位点磷酸化而激活。激活的 Akt 使 GSK3、FoxO1、mTOR、TBC1D4 等下游分子磷酸化，从而调节葡萄糖转运、糖异生、糖原合成、脂肪合成和蛋白质合成等多种生物过程。Akt 的去磷酸化和失活由 PP2A 和 PHLPP 完成。PTEN 则是 PI3K 信号通路的重要负调节因子（数字资源 2-3-1-2）。

数字资源 2-3-1-2　胰岛素信号通路

（二）胰岛素信号通路与疾病和药物靶点　胰岛素/IRS-1/2/PI3K/Akt 信号通路对葡萄糖转运、糖异生基因、糖原合成基因及脂肪酸代谢基因的表达具有重要的调控作用。胰岛素/IRS-1/2/PI3K/Akt 信号通路的阻滞是外周组织胰岛素抵抗及 2 型糖尿病发生的最基本机制之一，特异性激活该信号通路可以作为治疗包括糖尿病在内的多种疾病的药物靶点。

三、调控胰岛素分泌的信号通路

胰岛素是机体内唯一降低血糖激素，其分泌受到多种因素调控，本章仅介绍葡萄糖和胰高血糖素样肽-1 对胰岛素分泌的调控。

（一）葡萄糖诱导的胰岛素分泌　葡萄糖进入胰岛 β 细胞参与能量代谢后，导致细胞内 ATP/ADP 比例增加，ATP 敏感钾通道（K_{ATP}）关闭，细胞内 K^+ 外流受阻，使细胞膜去极化，从而触发电压门控的 Ca^{2+} 通道开放，细胞外 Ca^{2+} 内流增加，胞质内 Ca^{2+} 浓度升高，促进含胰岛素原的囊泡与细胞膜结合及囊泡内容物外吐和分泌胰岛素。

（二）胰高血糖素样肽-1 诱导的胰岛素分泌　胰高血糖素样肽-1（glucagon-like peptide-1，GLP-1）是一种肠道 L 细胞分泌的肽类激素，与胰高血糖素样肽-1 受体（glucagon-like peptide-1 receptor，GLP-1R）特异性结合后可诱导胰岛素分泌。GLP-1 及其类似物通过 PKA 依赖的方式促进 K_{ATP} 关闭，增强葡萄糖浓度依赖的胰岛素分泌，进而降低血糖。GLP-1 在体内的半衰期较短，易被体内的二肽基肽酶 4（dipeptidyl peptidase-4，DPP-4）降解，从而失去生物活性（数字资源 2-3-1-3）。

数字资源 2-3-1-3　葡萄糖和 GLP-1 诱导的胰岛素分泌

（三）针对胰岛素分泌的降糖药物　糖尿病是一种与胰岛素产生、作用异常和高血糖为主要特征的代谢性疾病。磺脲类和格列奈类降糖药物主要通过促进胰岛素释放而发挥降糖作用。GLP-1/GLP-1R 也是糖尿病治疗的重要药物靶点。例如，艾塞那肽和利拉鲁肽是对 GLP-1 进行结构修饰，使其不易被 DPP-4 酶降解的 GLP-1 类似物或 GLP-1R 激动剂。西格列汀、沙格列汀、维格列汀、阿格列汀和利拉列汀则通过抑制 DPP-4 酶，使内源性 GLP-1 的作用时间延长来发挥降糖作用。

第二节 细胞增殖相关信号通路与临床

一、丝裂原活化蛋白激酶信号通路与临床

丝裂原活化蛋白激酶(mitogen-activated protein kinase, MAPK)属丝氨酸/苏氨酸蛋白激酶,在细胞增殖、分化、转化及凋亡等过程中发挥重要作用。

(一) MAPK 信号通路的组成及主要作用 哺乳类动物细胞中 MAPK 信号途径主要有 ERK1/2、JNK 和 p38 三条信号通路,其激活过程均为酶促级联反应,但参与的激酶有所不同,对细胞产生不同的作用和效应。

1. ERK 信号通路 在哺乳类动物细胞中,ERK 信号转导的激活因素包括酪氨酸激酶受体、G 蛋白偶联受体和部分细胞因子受体。受体上磷酸化的酪氨酸与胞膜上的 Grb2 的 SH2 结构域相结合,而 Grb2 的 SH3 结构域则同时与鸟苷酸交换因子 SOS 结合并激活 Ras;进一步级联激活 Raf-1 和 MEK1/MEK2,最终高度选择性地激活 ERK1 和 ERK2。ERKs 接受上游的级联反应信号被激活后,磷酸化核内的转录因子如 c-fos、c-Jun、Elk-1、c-myc 和 ATF2 等,参与细胞增殖与分化的调控。

2. JNK 信号通路 c-Jun 氨基末端激酶(c-Jun N-terminal kinase,JNK)也称为应激活化蛋白激酶(stress-activated protein kinase,SAPK)。应激、细胞因子(TNFα 或 IL-1)、生长因子(EGF)及某些 G 蛋白偶联的受体通过一系列的酶促反应激活 JNK 信号通路,增强特定基因的转录活性,调控细胞增殖、分化、凋亡和生存。

3. p38 MAPK 通路 p38 性能与 JNK 相似,同属应激激活的蛋白激酶。p38 MAPK 通路的激活因素也与 JNK 通路相似。此外,p38 可被脂多糖及细菌胞壁壁分激活。p38 MAPK 信号通路级联反应激活转录因子如 p53、ATF2、MEF2 等调控细胞周期、凋亡和慢性炎症过程等(数字资源 2-3-2-1)。

数字资源 2-3-2-1 MAPK 信号通路级联反应

(二) MAPK 通路与疾病和药物靶点 在细胞内,不同 MAPK 通路受多种因素的调控,并存在相互交互作用,通过这些复杂的过程影响细胞的增殖和分化。MAPK 信号通路失去控制时将导致肿瘤的形成。在超过半数以上的肿瘤中存在 ERK 级联信号通路组分突变和 ERK 过度激活。因此靶向 ERK 激酶及上游信号分子可成为潜在肿瘤治疗靶点。例如索拉非尼(sorafenib)是 B-RafV600E(B-Raf 的第 600 个氨基酸残基由缬氨酸变成谷氨酸,处于持续激活状态)抑制剂,用于治疗无法手术或远处转移的肝细胞癌。司美替尼(selumetinib)是高选择性的 MEK 抑制剂,主要用于黑色素瘤的

治疗。

二、转化生长因子β信号通路与临床

转化生长因子-β(transforming growth factor,TGF-β)超家族是多功能的多肽类生长因子,主要分为 TGF-β/Activin/Nodal 和 BMP/GDF/MIS 2 个亚家族。

(一) TGF-β 信号通路的组成及主要作用 当 TGF-β 与受体结合后,受体调控的 Smad(receptor-regulated Smad,R-Smad)被磷酸化,并与 Smad4 形成多聚体复合物,该复合物转移到细胞核内,直接与基因启动子结合或与细胞特异性转录因子相结合,调控靶基因的表达。TGF-β 信号通路除了 Smad 调控的经典通路,TGF-β 还可激活 MAPK 和 AKT 等信号通路。TGF-β 信号通路对细胞的增殖与分化、细胞外基质的产生、胚胎发育、血管的生成、细胞凋亡及机体免疫系统均起着重要的调节作用(数字资源 2-3-2-2)。

数字资源 2-3-2-2 TGF-β 信号通路

(二) TGF-β 信号通路与疾病和药物靶点 TGF-β 信号通路通过调控免疫抑制、促进肿瘤血管生成、诱导上皮-间质转化等机制促进肿瘤的生长、侵袭和转移和复发,因此调控 TGF-β 信号通路成为设计治疗肿瘤药物重要靶点。目前调控 TGF-β 信号通路的策略有:①TGF-β 特异性的反义核酸降解 TGF-β;②用 TGF-β 配体的抗体及可溶性 TGF-β 受体片段阻断受体与配体的结合;③利用小分子抑制剂抑制 TGF-β 及其受体的表达、TGF-β 与受体的结合和干扰信号传递过程等。例如,TGF-β 配体抑制剂吡非尼酮(pirfenidone)用于治疗特发性肺纤维化。

三、Wnt 信号通路与临床

Wnt 是细胞外分泌的糖蛋白,与细胞表面的受体结合激活相应的信号通路,参与胚胎形成、发育、细胞极化、分化和增殖等多种生物学过程。Wnt 信号通路分为经典的和非经典的 Wnt 信号通路。本章仅对依赖 β-catenin 蛋白的经典 Wnt 信号通路加以介绍。

(一) 经典 Wnt 信号通路的组成及作用 经典的 Wnt 信号通路与 β-catenin 密切相关。当细胞外没有 Wnt 蛋白激活信号时,β-catenin 被细胞内由 APC、Axin、GSK3β 和 CK1α 组成的复合物磷酸化,进而被泛素化介导的蛋白酶体降解。当细胞外的 Wnt 蛋白与细胞膜上由 Frizzled(Fzd)和低密度脂蛋白受体相关蛋白(LRP)共同组成的受体相结合时,LRP 受体胞内部分被磷酸化,募集细胞内的 Axin 和 GSK3β,破坏细胞内 β-catenin 降解相关复合物的形成,β-catenin 在细胞内聚集并转移到细胞核中与 TCF/LEF 家族成员及相关协调因子形成复合物,最终激活靶基因的表达(数字资源 2-3-2-3)。

数字资源 2-3-2-3　经典 Wnt 信号通路

（二）Wnt 信号通路与疾病和药物靶点　Wnt 信号通路与肿瘤具有很高的相关性，在不同恶性程度的肿瘤中均发现 Wnt 信号通路的变异或高度激活，因此 Wnt 信号通路也是抗肿瘤药物重要靶点。目前针对 Wnt 信号通路的药物靶点包括：①分泌型 Wnt 通路抑制剂抑制受体/配体相互作用。例如，分泌型 Frz 相关蛋白（sFRP）家族成员抑制 Wnt 与 Fzd 受体的结合；DKK（Dickkopf）家族成员与 LRP5/6 联合受体相互作用，并触发其胞吞作用和阻止经典途径 Wnt-Fzd-LRP5/6 复合物形成。Wnt1 和 Wnt2 的单克隆抗体在体外癌症治疗中也体现良好的作用。②细胞内经典 Wnt 通路抑制剂诱导 β-catenin 降解或抑制 β-catenin 表达。例如，CWP232291 能够抑制 β-catenin 的转录，已用于 AML 和多发性骨髓瘤的临床治疗试验。XAV939 和 IWR-1 等抑制剂通过稳定 Axin 水平抑制 Wnt 信号通路活性。③核内 TCF/LEF/β-catenin 及协同激活因子复合物也是潜在药物作用靶点。

四、PI3K/AKT/mTOR 信号通路

如前所述，PI3K/AKT 是胰岛素激活的经典信号通路。事实上，胰岛素样生长因子、成纤维细胞生长因子、血小板源性生长因子、表皮生长因子、血管内皮生长因子和肝细胞生长因子等多种生长因子都能激活 PI3K。

（一）PI3K/AKT/mTOR 信号通路的组成及作用　配体与膜受体结合后激活受体酪氨酸激酶（receptor tyrosine kinase, RTK），进而激活 PI3K 并催化 PIP2 生成 PIP3，后者通过 PDK1 和 mTORC2 激活 Akt。活化的 Akt 通过磷酸化 BAD、Caspase3、p21 或 p27 等调控细胞生长、增殖和细胞凋亡等。此外，哺乳动物雷帕霉素靶蛋白（mammalian target of rapamycin, mTOR）也是 PI3K/Akt 下游非常重要的丝氨酸/苏氨酸蛋白激酶，它通过激活核糖体激酶来调节肿瘤细胞的增殖、存活和侵袭转移。在哺乳动物体内存在两种组成及生物学功能各不相同 mTOR 复合体：mTORC1（mTOR complex 1）和 mTORC2（mTOR complex 2）（数字资源 2-3-2-4）。

数字资源 2-3-2-4　PI3K/Akt/mTOR 信号通路

（二）PI3K/AKT/mTOR 信号通路与疾病和药物靶点　PI3K/Akt/mTOR 通路与许多疾病相关，针对 PI3K/Akt/mTOR 的分子靶向治疗已成为常用的肿瘤治疗药物。靶向 PI3K/AKT/mTOR 信号通路的药物包括 Pan-PI3K 抑制剂、选择性 PI3K 抑制剂、西罗莫司类似物、mTOR 活性位点抑制剂和 Akt 抑制剂等。PI3Kδ 抑制剂 Idelalisib 已被批准用于治疗复发性慢性淋巴细胞白血病、滤泡性淋巴瘤和小淋巴细胞性淋巴瘤。西罗莫司、依维莫司、替西罗莫司和地磷莫司（ridaforolimus）是靶向 mTORC1 的第一代 mTOR 抑制剂，其中替西罗莫司用于治疗进展期肾细胞癌，依维莫司用于治疗舒尼替尼或索拉菲尼治疗失败的肾细胞癌等。

五、EGFR 信号通路

（一）表皮生长因子受体信号通路及功能　表皮生长因子受体（epidermal growth factor receptor, EGFR）是酪氨酸激酶受体，含有胞外配体结合区、跨膜区和胞内激酶区三个结构域。EGFR 被 EGF、TGFα 或其他配体激活后，由单体转化为二聚体（同二聚体或异二聚体），引发胞内域产生酪氨酸激酶活性，使 EGFR 酪氨酸残基发生自磷酸化，进而激活 PI3K/AKT/mTOR 和 RAS/RAF/MEK/MAPK 等下游信号通路。EGFR 信号通路参与调节细胞增殖、凋亡、迁移、存活，以及血管生成等作用（数字资源 2-3-2-5）。

数字资源 2-3-2-5　EGFR 信号通路

（二）EGFR 信号通路与疾病和药物靶点　EGFR 以过量和/或突变形式存在于各种肿瘤中，导致肿瘤细胞生长和增殖。以 EGFR 作为新药设计的靶点主要有两种方式：①EGFR 单克隆抗体。Cetuximab 和 Panitumumab 是人/鼠嵌合或完全人源性抗 EGFR 胞外域单克隆抗体，它们通过抑制配体与 EGFR 结合，阻止下游信号通路的激活。②小分子 EGFR 酪氨酸激酶拮抗剂（Epidermal Growth Factor Receptor-Tyrosine Kinase Inhibitor, EGFR-TKI）。TKIs 竞争 ATP 结合在 EGFR-TK 上的活化位点，阻断 EGFR 分子内自身磷酸化及酪氨酸激酶活化，阻止下游信号途径活化。例如，Gefitinib 和 Erlotinib 是针对 EGFR 的特异酪氨酸激酶抑制剂。

六、VEGF 信号通路

（一）VEGF 信号通路组成及功能　血管内皮生长因子（vascular endothelial growth factor, VEGF）是一种具有高度生物活性的糖蛋白，又称为血管通透因子。VEGF 与血管内皮生长因子受体（vascular endothelial growth factor receptor, VEGFR）结合后，导致受体二聚化、受体酪氨酸激酶域的磷酸化和随后的细胞信号级联：通过 PI3K/Akt 通路导致内皮细胞存活；通过 p38MAPK 通路促进细胞的迁移；通过激活 Raf/MEK/Erk 通路诱导内皮细胞增殖。VEGF 是特异性的内皮细胞有丝分裂原，促进血管内皮细胞增殖、迁移和管腔形成，参与血管生成并使毛细血管通透性增加（数字资源 2-3-2-6）。

数字资源 2-3-2-6 VEGF 信号通路

（二）VEGF 信号通路与疾病和药物靶点 VEGF 是最重要的促血管生成因子，它可促进肿瘤血管异常生长，阻碍抗肿瘤药物有效输送至肿瘤组织内，因此 VEGFR 也成为癌症治疗靶向药物的新靶点。例如，贝伐珠单抗、雷珠单抗、阿柏西普和雷莫卢单抗（ramucirumab）是针对 VEGF/VEGFRs 的单抗或融合蛋白。针对 VEGFR 的小分子抑制剂往往对其他酪氨酸激酶也有抑制作用，例如索拉非尼（sorafenib）和舒尼替尼（sunitinib）是小分子多靶点受体酪氨酸激酶抑制剂。

第三节 炎症相关信号通路与临床

一、JAK-STAT 信号通路

（一）JAK-STAT 信号通路组成及功能 JAK-STAT 信号通路由四个部分组成：①胞外信号因子；②受体；③JAK 激酶（Janus kinase）；④信号转导及转录激活蛋白（signal transducer and activator of transcription，STAT）。JAK 是一种非受体酪氨酸激酶，共包括 4 个成员：JAK1、JAK2、JAK3 及 Tyk2，含有激酶区、受体结合区域等。在受到特异性生长因子、生长激素、趋化因子、细胞因子和多种细胞表面受体刺激后 JAK 被激活，使其具有酪氨酸激酶活性并成对结合，二聚体 JAK 能发生自发性磷酸化，与 STAT 蛋白结合使 STAT 转录因子磷酸化并转移到细胞核内，影响 DNA 转录和目的基因的表达。JAK-STAT 信号通路参与细胞的增殖、分化、凋亡，以及免疫调节等许多重要生物学过程（数字资源 2-3-3-1）。

数字资源 2-3-3-1 JAK-STAT 信号通路

（二）JAK-STAT 信号通路与临床 JAK-STAT 信号通路功能广泛，目前研究主要集中于免疫反应与免疫调控。基于 JAK 激酶家族中各亚型的功能特点和特殊的组织分布，JAK1 是免疫、炎症和癌症等疾病的新型靶点；JAK2 已成为血液系统相关疾病治疗和预防的作用靶点；JAK3 则是治疗自身免疫性疾病的热门靶标。例如，芦可替尼（ruxolitinib）用于治疗骨髓纤维化的药物，是选择性的 JAK1/2 抑制剂；而托法替布（tofacitinib）是首个获批上市的口服类风湿关节炎治疗药物，它可有效抑制 JAK1 和 JAK3 的活性。

二、NF-κB 信号通路

（一）NF-κB 信号通路的组成及功能 NF-κB（nuclear fac-

tor-κB）属于细胞核转录因子，能够与 B 细胞免疫球蛋白的 κ 轻链基因的增强子 κB 序列（GGGACTTTCC）特异结合。NF-κB 家族主要成员有 ReIA（p65）、c-ReI、ReIB、NFκB1（p50）和 NFκB2（p52）。各成员可形成同型或异型二聚体，在哺乳动物细胞中最常见的是 p65/p50 二聚体。NF-κB 信号通路包括受体、受体近端信号衔接蛋白、NF-κB 抑制因子激酶（inhibitor of NF-κB kinase，IKK）复合物、NF-κB 抑制因子（inhibitor of NF-κB，IκB）和 NF-κB 二聚体。

NF-κB 信号通路包括经典的和非经典活化途径，本章仅介绍经典活化途径。在经典活化途径中，NF-κB 与抑制因子 IκB 结合形成 p50/p65/IκB 三聚体，NF-κB 的核定位信号可被 IκB 覆盖，NF-κB 以无活性的形式存在于细胞质中。当细胞受到各种胞内外刺激后，配体与受体相互作用，通过许多衔接蛋白及信号激酶，激活 IKK 复合物中 IKKβ，使 IκB 蛋白磷酸化，然后泛素化并被蛋白酶降解，NF-κB 二聚体得到释放，再经翻译后修饰作用被激活转移到细胞核中，与特定基因启动子区域结合，促进目的基因的转录（数字资源 2-3-3-2）。

数字资源 2-3-3-2 经典 NF-κB 信号通路

（二）NF-κB 信号通路与疾病 NF-κB 信号通路受多种信号激活，在炎症和固有免疫中非常重要。一方面，NF-κB 介导免疫应答的正常生理功能。另一方面，NF-κB 持续激活会产生组织损伤、促进肿瘤的发生、侵袭和转移及引起许多免疫相关疾病等。目前针对 NF-κB 的靶向药物主要包括：①蛋白酶体抑制剂抑制 IκBα 蛋白泛素化降解。例如，硼替佐米（bortezomib）、伊克昔佐米和卡非佐米均能抑制 26S 蛋白酶体，使 IκB 蛋白不被降解，导致 NF-κB 二聚体不能转移到细胞核发挥作用，这些药物已用于治疗多发性骨髓瘤。②NF-κB 核异位抑制剂。如脱氧甲基环氧喹啉霉素（DHMEQ）能选择性地抑制 NF-κB 的核易位，具有抗炎和抗肿瘤活性。③NF-κB-DNA 结合抑制剂。例如，倍半萜内酯类化合物阻断 NF-κB 与 DNA 相互作用而具有抗炎活性。

三、Toll 样受体信号通路

（一）Toll 样受体信号通路的组成及功能 Toll 样受体（Toll-like receptor，TLR）是被发现的最早的天然免疫模式识别受体。TLR 结构由三部分组成：胞外区、跨膜区和胞质区。胞外区是亮氨酸富集的重复序列，识别病原体细胞表面的分子；跨膜区富含半胱氨酸；胞质区与哺乳动物 IL-1 受体高度同源，称为 TIR 结构域（Toll-IL-1 receptor domain，TIR 结构域）。

TLR 介导两个信号通路：MyD88 依赖途径和 MyD88 非依赖途径。MyD88 依赖途径：不同种类病原体与相应 TLR 结合后，TLR 的胞内区与 MyD88 相结合，进一步激活下游信号分子

IRAK、TRAF6、TAK1 和 TAB 等（数字资源 2-3-3-3）。此外，TLR3 和 TLR4 可通过 MyD88 非依赖性途径诱导基因表达。

数字资源 2-3-3-3　Toll 样受体信号通路 MyD88 依赖途径

（二）Toll 样受体信号通路与临床　TLR 可以作为治疗微生物感染、炎症、自身免疫性疾病、肿瘤及放射损伤等疾病的药物靶点。TLR 激动剂能增强免疫应答，可用于肿瘤和传染性疾病的治疗；TLR 拮抗剂能降低超敏反应，可用于自身免疫性疾病、过度炎症和细菌引起的败血症等治疗。例如，咪喹莫特（imiquimod，艾达乐，Aldara）是 TLR3 的激动剂，可用来治疗表浅性基底细胞癌；而乙肝疫苗 Fendrix 和 Supervax 是 TLR4 激动剂。TLR4 拮抗剂依立托仑（eritoran）已用于脓毒血症治疗；TLR4 拮抗剂异丁司特（ibudilast）则用于治疗神经系统疾病，其口服药已用于治疗哮喘和卒中后神经性疼痛。

第四节　G 蛋白偶联受体信号通路与临床

G 蛋白是一类可以与 GDP 或 GTP 结合，具有 GTP 酶活性的蛋白质，可将 GTP 水解成 GDP 并进行信息传递。

（一）G 蛋白偶联受体信号通路简介及功能　G 蛋白可分为大 G 蛋白和小 G 蛋白。大 G 蛋白是由 Gα、Gβ 及 Gγ3 个亚基组成的异三聚体，与大 G 蛋白偶联的受体称为 G 蛋白偶联受体（G protein coupled receptor，GPCR），为 7 次跨膜的受体，是迄今所知最大的跨膜受体蛋白质家族。GPCR 在跨膜螺旋区的氨基酸序列都比较保守，而 C 端、N 端和回环区域的氨基酸序列有显著差异，因此形成不同种类和功能的 GPCR。

GPCR 主要经由两条途径介导和调控生理功能：G 蛋白途径和 β-Arrestin 途径。传统的 GPCR 与配体结合后，激活 G 蛋白信号途径，包括钙离子、腺苷酸环化酶（adenyl cyclase，AC）等第二信使系统。β-Arrestin 是 GPCR 重要负调节因子，与 G 蛋白偶联受体激酶（G protein coupled receptor kinase，GRK）联合作用，使 GPCR 发生脱敏反应，调节受体内吞、循环、复敏、降解和信号转导等功能（数字资源 2-3-4-1）。

数字资源 2-3-4-1　GPCR 信号通路

（二）GPCR 信号通路与临床　GPCR 几乎分布在所有细胞中，参与许多重要的信号转导过程。GPCR 是药物研发最重要和最成功的靶点，针对 GPCR 的药物已广泛应用于心脑血管疾病、胃肠疾病、糖尿病、癌症、免疫系统疾病、过敏反应和中枢神经系统疾病的治疗。GPCR 的激动剂和拮抗剂具有广泛的疗效谱，包括疼痛（阿片受体激动剂，如吗啡）、哮喘（β 肾上腺受体激动剂，如沙美特罗）、消化道溃疡（组织胺受体拮抗剂，如雷尼替丁）和高血压（血管紧张素受体拮抗剂，如 Losatan）等。靶向 GPCR 受体的单克隆抗体 erenumab 在治疗偏头痛的临床试验中表现出色。

推荐阅读

1. CARLING D. AMPK signalling in health and disease[J]. Curr Opin Cell Biol,2017,45:31-37.
2. BAGGIO L L,DRUCKER D J. Biology of incretins:GLP-1 and GIP[J]. Gastroenterology,2007,132(6):2131-2157.

第三篇

医学遗传学概论

第一章　人类遗传病的分类和相关疾病

罗飞宏

遗传缺陷或异常是包括肿瘤、糖尿病等众多慢性疾病发病的共同机制,随着传染性疾病的控制,遗传病已成为人类致残、致死的主要原因之一。遗传病种类繁多,大多数人类遗传缺陷可归类为染色体病、单基因孟德尔遗传病、单基因非孟德尔遗传病、多基因遗传病等。目前可供查询的常染色体、X 连锁、Y 连锁、线粒体类等疾病或关联表型已超过 2 万种。

第一节　染色体病

【染色体核型】

正常人体细胞染色体共 23 对,1~3 号染色体为 A 组,4~5 染色体为 B 组,6~12+X 染色体为 C 组,13~15 号染色体为 D 组,16~18 号染色体为 E 组包括,19~20 号染色体为 F 组,21~22+Y 染色体为 G 组。染色体异常所引起的疾病主要分为染色体数目异常、结构异常和性染色体异常三类。为判别染色体异常与否,至少需要观察 20 个细胞染色体分裂象,20 个细胞中发现 3 个相同数目减少或 2 个细胞有相同发现,可判别为异常;如果 20 个细胞仅发现 1 个异常染色体分裂象,则需增加观察 30 个细胞。染色体结构畸变的表示方法有简式和详式两种,以临床常用的简式表达如 46,XY,del(2)(q31q35)为例,依次为染色体总数、性染色体组成、畸变类型的符号、括号内为受累染色体序号、在接着的括号内为受累染色体断裂点(其他染色体畸变符号见表 3-1-1-1)。

【染色体病的病因】

(一) **染色体数目异常** 染色体数目异常可为整倍体(euploid)、非整倍体(aneuploidy)、嵌合体(chimaera)三种。数目成倍增加或者减少的称为整倍体异常。数目成单个或几个增加或减少的称为非整倍体,非整倍体产生于生殖细胞减数分裂过程中,染色体不分离和减数分裂时染色体丢失,包括单体、缺体、三体、多体。染色体的嵌合体产生于受精卵卵裂染色体不分离和受精卵卵裂染色体丢失,患者体内同时二倍体和非整倍体。胎儿染色体异常的发生危险度与孕妇的年龄间存在密切关系(表 3-1-1-2)。

(二) **染色体结构畸变** 染色体结构畸变常见的有缺失、环状染色体、等臂染色体、倒位、易位、罗伯逊易位、重复、平衡易位携带者等(表 3-1-1-3)。

【人类染色体病的分类】

(一) **常染色体病** 由于 1~22 号常染色体先天性数目异常所致的遗传病症称为常染色数目异常体病,常分为三体综合征、单体综合征、部分三体综合征和部分单体综合征。此类患者通常症状严重,可出现先天性多发畸形、特殊体貌肤纹,一般均伴有较严重或明显的生长与智力发育落后。常见的染色体病见表 3-1-1-4。

表 3-1-1-1　染色体结构畸变的表示方法

术语	符号
短臂	p
长臂	q
无着丝粒片段	ace
着丝粒	cen
脆性部位	fra
衍生染色体	der
缺失	del
双着丝粒染色体	dic
重复	dup
次缢痕	h
等臂染色体	i
倒位	inv
环状染色体	r
重排	rea
相互易位	Rcp
罗伯逊易位	Rob
随体	S
随体柄	Stk
易位	T
末端	Ter
从……到……	→
增加	+
减少	−
断裂	:
断裂与重接	::
括号内为结构异常染色体	( )
重排中用于分开染色体	;
嵌合体中用于分开不同的细胞系	/

表3-1-1-2 孕妇年龄与染色体异常发生间的关系

孕妇年龄/岁	唐氏综合征的发生率	染色体异常的发生比例
20	1/1 667	1/526
25	1/1 250	1/476
30	1/952	1/385
35	1/378	1/192
36	1/289	1/156
37	1/224	1/127
38	1/173	1/102
39	1/136	1/83
40	1/106	1/66
41	1/82	1/53
42	1/63	1/42
43	1/49	1/33
44	1/38	1/26
45	1/30	1/21

表3-1-1-3 染色体结构畸变的类型及发生机制

畸变类型	发生机制
缺失	染色体部分丢失
环状染色体	染色体两臂各发生一次断裂,有着丝粒节段的两个断端重新连接使染色体形成环状
等臂染色体	染色体的着丝粒发生横断,两个姐妹染色单体的断臂分别互相连接,形成两条长、短臂相同的等臂染色体
倒位	一条染色体上发生了两次断裂,断裂口之间的片段旋转180°后重新接合,导致基因位置颠倒
易位	两条非同源染色体同时发生断裂,断裂下的区段相互交换重接,导致两条非同源染色体之间互换一个区段
罗伯逊易位	两个染色体的端部着丝粒处发生断裂,两个长臂在着丝粒区相互重接形成一个大的染色体,两个短臂重接成较小的染色体,短臂染色体在减数分裂过程中丢失但由于几乎全由异染色质组成通常无表型变化
重复	染色体上的某个区域增多了一份,重复可能由于插入或相互易位造成

表3-1-1-4 常见的三体型常染色体遗传病

综合征	主要临床表现
21-三体综合征(trisomy 21 syndrome,又称唐氏综合征,Down syndrome)	染色体核型95%为47,XX(XY),+21,2.5%~5%易位型,2%~4%嵌合型。患者眼裂小、眼距宽、双眼外眦上斜,可有内眦赘皮;鼻梁低平、外耳小、硬腭窄小,常张口伸舌,流涎多;头小而圆,前囟大且关闭延迟;颈短而宽。通贯手、第5指仅有一条褶纹等。智力落后,体格发育落后、出牙迟或牙齿发育不良;常伴先天性心脏病、消化道畸形如先天性食管闭锁症、十二指肠狭窄、锁肛等,可有甲状腺功能减退症、急性淋巴细胞性白血病、白内障、脐疝、隐睾等
18-三体综合征(trisomy 18 syndrome,又称爱德华综合征,Edwards syndrome)	染色体核型80%为47,XX(XY)+18,10%嵌合型,10%易位型。患者有头面部畸形:枕后突、前额窄小、小头、前囟宽,耳低位伴畸形,眼裂短、眼睑下垂,鼻孔上翻,唇裂,腭弓高窄或伴腭裂,下颌小,手指屈曲、手指叠加和多指现象,生殖系统发育不良,多数有不同类型的心脏病,部分有马蹄肾、消化道畸形等
13-三体综合征(trisomy 13 syndrome,又称帕托综合征,Patau syndrome)	染色体核型80%为47,XX(XY)+13,15%易位型,5%嵌合体型。患者有颅面部畸形,如小头、前额后缩,颞部窄,前囟及骨缝宽,睑裂呈水平线,不同程度小眼至无眼;癫痫发作,肌张力低下,伴有多指(趾),手指叠加,生长发育障碍。90%的患儿出生6个月后死亡

(二)性染色体病 由于性染色体 X 或 Y 染色体结构或数目异常引起的疾病,常见的为 Turner 综合征、X 三体综合征、克氏综合征、47,XYY 综合征等。

与 Turner 综合征的 X 染色体缺失临床症状明显不同,Y 染色体异常的疾病临床症状较为轻微,可能与 Y 染色体携带相对较少的基因有关。在女性胚胎体细胞发育早期(精子、卵子除外)一条 X 染色体发生化学修饰,被修饰的基因不再转录表达,这个过程被称为 X 染色体失活(X chromosome inactivation)。X 染色体失活在胚胎多数体细胞中是随机性发生的,大约一半的体细胞组织灭活母系来源的 X 染色体,另一半将灭活父系来源的 X 染色体。X 染色体失活的现象可以防止携带在两个拷贝的 X 染色体的女性基因被表达两次,而男性由于只有一条 X 染色体只能表达一次。如果细胞定向生成卵子,则无 X 染色体失活现象。灭活的 X 染色体通常复制晚于其他染色体,并浓缩形成巴尔小体。

正常的女性由于 X 染色体的失活,她们的部分体细胞只表达母源性 X 染色体的基因,而其他体细胞只表达父源性 X 染色体的基因,父源和母源失活基因的比例并不是精确的 1∶1 比例,X 染色体随机失活的比例是可变的,也并非 X 染色体上的所有基因都失活,少量基因可逃逸修饰并在两个 X 染色体中都表达。X 染色体的缺失或过多所出现的临床表型异常与上述机制有关。

克兰费尔特综合征[Klinefelter syndrome(47,XXY)]发生于男性,与正常女性类似其体细胞中的两个 X 染色体中的一个会随机失活,因此其临床表型相对于缺少一条 X 染色体的 Turner 综合征轻,表现高身材和不育症,可出现男性乳房发育。X 三体综合征[trisomy X syndrome(47,XXX)]女性虽然会出现月经不规则或不育,三个 X 染色体中的两个会被灭活,临床表现上总体良性。47,XYY 综合征男性表现为高身材,偶尔可见隐睾,睾丸发育不全并有精子形成障碍和生育力下降,尿道下裂等,但大多数男性可以生育,少数有轻度学习障碍。48,XXXY 或

49,XXXXY 人极为罕见,临床表现出类似于克氏综合征患者,但严重程度稍微增加。

第二节 单基因孟德尔遗传病

19 世纪 60 年代孟德尔从豌豆的研究中发现了分离定律和自由组合定律,统称为孟德尔遗传规律,有关的疾病通常被归类为常染色体显性遗传、常染色体隐性遗传或性连锁遗传。

(一)常染色体显性遗传 假设正常亲代基因为 A,突变基因为 a,子代的基因型为杂合子 Aa,若杂合子 Aa 能表现出与显性基因 a 有关的性状或遗传病时,其遗传方式称为显性遗传。常染色体显性遗传(autosomal dominant inheritance,AD)是指控制性状或疾病的显性基因位于常染色体的遗传方式。目前已发现超过 2 000 多种疾病与 AD 遗传模式有关,发病特点为患者双亲中有一方同为患者,家系中连续几代均有患者,患者的同胞中约有 1/2 是患者,发病男女机会均等,如果双亲均不是患者,则子女一般也不发病。随环境的变化,杂合子的外显率也受特定环境因素的影响(表 3-1-2-1)。

表 3-1-2-1 常染色体显性遗传的不同遗传类型

遗传类型	表现特征
完全显性(complete dominance)	杂合子 Aa 和纯合子 AA 的表型完全一样,特点:①杂合子与纯合子发病病情一样;②两个杂合子婚配时,子代表患病比例 3∶1;③男女发病比例相等
不完全显性或半显性(incomplete dominance,semi-dominance)	杂合子(Aa)患者临床表型上介于显性纯合子(AA)患者和隐性纯合子(aa)正常人之间,杂合子(Aa)中的显性基因 A 和隐性基因 a 都得到一定程度的表达,纯合子发病重,杂合子发病相对较轻
共显性或并显性(codominance)	一对常染色体上的等位基因,在杂合状态时两种基因都能分别独立表达产生基因产物,具有自己的表型效应,即双亲的临床表型在子代身上均表现出来
不规则显性(irregular dominance)	杂合子中的显性基因由于某种原因而不表现出相应的表型,一个家族中的不同患者可能有不同器官、程度的损害,在家系中可出现隔代遗传的现象
延迟显性(delayed dominance)	杂合子个体在早期致病基因不表达或虽表达但不足以引起明显的临床表现,达到一定年龄后才发病
从性显性(sex conditioned dominance)	位于常染色体上的基因表达受性别的影响,在某一性别发病而另一性别则不发病

(二)常染色体隐性遗传 遗传性状或病症关联基因位于常染色体上,但在杂合状态(Aa,A 为正常基因)下不表现相应性状或发病,只有纯合体(aa)才表现,称为常染色体隐性遗传(autosomal recessive inheritance,AR)。AR 模式特点有致病基因位于常染色体,遗传与性别无关,不一定每代都出现患者;患者双亲表现型可以正常;患者与外表上正常的异性结婚,其子女可能患病,也可能全正常;若患者与表现型正常而基因型不正常(基因型为 Aa)的异性结婚,则其子女中患病概率和为致病基因携带者的可能性均为 50%,近亲婚配时,子女患病的机会较多。

目前已报道近 2 000 余种性状呈现 AR 模式,如白化病、镰

状细胞贫血、苯丙酮尿症等。早期进行基因检测明确诊断,有可能预防此类疾病损害的发生,如苯丙氨酸羟化酶(phenylalanine hydroxylase,PAH)能催化苯丙氨酸转化为酪氨酸,PAH 基因突变导致体内苯丙氨酸堆积,部分苯丙氨酸通过旁路途径被转化为苯丙酮酸,婴幼儿血液及其他组织中堆积了高浓度的苯丙酮酸和未转化的苯丙氨酸,导致智力低下,早期基因诊断明确后通过饮食调整可以有效防止智力损害的发生。

(三)X 连锁遗传 位于 X 染色体上的基因控制性状的遗传即是 X 连锁遗传(X-linked inheritance),对于 X 连锁基因来说,女性是纯合子或杂合子,男性是半合子。女性的两条 X 染色体一条来自母方,另一条来自父方,并随机地一条传给女儿、

另一条传给儿子;男性的一条 X 染色体始终只能来自母方,且只能传给女儿而不能传给儿子,因此 X 连锁遗传的最大特点是性状或遗传病不存在从男性到男性的传递。

1. X 连锁隐性遗传　遗传病或特定性状有关的遗传基因位于 X 染色体上,如果该基因是隐性的,其遗传方式称为 X 连锁隐性遗传(X-linked recessive inheritance,XR)。在女性中,当 X 连锁隐性基因处于杂合状态(XAXa,A 为正常基因)时,个体不发病;只有当两条 X 染色体上的处于基因纯合(XaXa)状态才发病;在男性中,只要 X 染色体上有隐性致病基因(XaY)就会发病,因此在自然人群中 XR 男性的发病率比女性高很多,家系中往往只看到男性发病。如红绿色盲我国人群中男性发病率为 7%,女性发病率只有 0.5%。

2. X 连锁显性遗传　特定遗传性状或遗传病的基因位于 X 染色体上,如果基因表现型是显性的,该遗传方式为 X 连锁显性遗传(X-linked dominant inheritance,XD)。XD 不论男性(XaY)还是女性(XaXa,XAXa),只要携带致病基因(a)均会发病,由于女性比男性多一条 X 染色体,因此自然人群中女性的发病率显著高于男性。

(四)Y 连锁遗传　人类 Y 染色体仅存在于男性个体,Y 染色体上的基因决定的性状只能由父亲传给儿子,不传给女儿,所以呈限雄遗传(holandric inheritance)。Y 染色体上的基因很少,大多数基因在 X 染色体上没有相应的等位基因,基因所控制的性状只能在男性中表现出来,在家族中以男性-男性的方式遗传。

(五)从性遗传　如果常染色体上基因所控制的性状,在表型上受性别影响,发病呈现男女性分布比例或表现程度上的差异,这种遗传方式称为从性遗传(sex-influenced inheritance)。如遗传性早秃为常染色体遗传病,基因在男性为显性,杂合子男性即会出现早秃性状;在女性为隐性,女性杂合子不出现早秃性状,只有纯合体才会表现早秃症状,症状也比男性轻。

(六)限性遗传　某种性状或遗传病的基因位于常染色体或性染色体上,不论显性还是隐性遗传,只在一种性别中得以表现,而另一性别中完全不能表现,基因的性状可以后代传递,这种遗传方式称为限性遗传(sex-limited inheritance)。如前列腺癌关联基因在常染色体,但只有男性患病,女性不患病。

第三节　单基因非孟德尔遗传病

许多单基因疾病并非遵循孟德尔遗传模式,称为非孟德尔遗传(non-Mendelian inheritance),非孟德尔遗传病的发病机制也越来越多地被发现,相当多的肿瘤、综合征、智力低下、精神发育异常、躯体发育畸形等与非孟德尔遗传有密切关系。

(一)三核苷酸重复疾病　三核苷酸重复序列是指三个不同的碱基为一个单位重复排列而形成的 DNA 序列,如(CTG)n、(CAG)n、(CGG)n、(CCG)n 等。三核苷酸重复疾病(trinucleotide repeat disease,TRD)或三核苷酸扩增性疾病(trinucleotide expansion disease,TED)是指一类由于致病基因内部或调控区域三核苷酸重复序列拷贝数目的不稳定而异常扩增导致的一类疾病。基因组 DNA 上三核苷酸重复序列从一代向下一代传递时往往存在进一步扩增趋势,这种拷贝数不稳定地异常扩展现象即动态突变(dynamic 或 expansion mutation)。

三核苷酸重复扩增可以发生在 DNA 的任何位置,可在基因内或外、基因的外显子内或内含子中,也可在基因的编码区或非编码区中。如三核苷酸重复序列位于编码区,可以导致编码的蛋白质产物长度增加,如亨廷顿病;如三核苷酸重复发生在非编码区,非编码区域延长时,会干扰基因产物的正确表达,如脆性 X 综合征(FMR-1 基因 5′端非翻译区 CGG 重复,正常人 CGG 拷贝数为 2~54;患者大于 200)。

TRD 在代代相传的过程中,发病年龄逐步提前,称为早现现象。早现现象与重复的次数相关,从一代传递到下一代过程汇中重复的次数不断扩大导致越来越不稳定,直到发生"全突变",达到全突变后其遗传方式遵循标准孟德尔方式。

(二)线粒体 DNA 突变　线粒体是人类细胞中除细胞核外唯一具有自身遗传物质的细胞器。线粒体基因组 mtDNA 分子以多拷贝的形式存在于线粒体和细胞中,分别编码 2 个 ATP 合成酶亚基、1 个细胞色素 b 亚基(Cytb)、3 个细胞色素 c 氧化酶亚基、7 个 NADH-泛醌还原酶 ND 亚基、2 个 rRNAs 和 22 个 tRNAs。线粒体 DNA 突变遗传病特点如下:

1. 母系遗传(maternal inheritance)　在受精过程中,精子线粒体会被卵子中泛素水解酶特异性识别而降解,导致只有母亲能将其 mtDNA 分子传递给下一代,再通过女儿传播给后代。

2. 异质性和突变负荷　线粒体基因突变可以发生在成千上万个 mtDNA 分子上,突变产生的 mtDNA 突变体含量介于 0~100%之间,人体组织或细胞可同时拥有突变型和野生型 mtDNA 的现象称为异质性(heteroplasmy);组织或细胞仅有同一种 mtDNA(全部为突变型或全部为野生型 mtDNA)的现象称为均质性(homoplasmy)。突变负荷(mutation load)是指发生突变的 mtDNA 占全体 mtDNA 的百分比,mtDNA 疾病的发生及其临床表型往往取决于突变体突变负荷的高低。

3. 阈值效应　当突变负荷超过一定程度后,野生型 mtDNA 代偿不足,组织或器官就会出现异常,称为阈值效应(threshold effect)。能量需求高的部位(如脑、心、骨骼肌、内分泌腺等)容易受突变影响,较低的突变负荷就能引起临床症状;能量需求低的部位(如肺、皮肤等)需较高的突变负荷才能引发疾病。

4. "瓶颈"和随机分配　异质性 mtDNA 突变体的突变负荷高低在不同的世代交替间变化显著,这种效应即为线粒体遗传的"瓶颈"。"瓶颈"现象机制不清,可能与卵母细胞经历了多次分裂使得最终分配到每个卵子中的 mtDNA 的有效数量较少所致。体细胞包括卵细胞每经历一次有丝分裂,mtDNA 会随着线粒体一起被随机分配到子代细胞中,组织中 mtDNA 的突变负荷会随组织细胞分裂而变化,同一患者的疾病表型也会随时间推移而表现出变异性,造成同一母系家族成员间的疾病表型和同一患者组织间的突变负荷时常会迥然不同。

（三）表观遗传（epigenetics）　指在 DNA 序列没有变化的情况下,生物的表型发生了可遗传的改变,即可遗传的基因组表观修饰。肿瘤、孤独症、智力和精神遗传,以及综合征如 Prader-Willi 综合征、Angelman 综合征等的发病均与表观遗传有关;除 X 染色体失活、非编码 RNA 调控外,表观遗传关联疾病的发生机制主要有:

1. DNA 甲基化　DNA 甲基化是指在 DNA 甲基转移酶(DNMTs)的催化下,将甲基基团转移到胞嘧啶碱基上的一种修饰方式。DNA 高度甲基化首先会影响 DNA 结构,进而阻遏基因转录,引起基因沉默。

2. 组蛋白修饰　组蛋白的修饰包括乙酰化、甲基化、磷酸化、泛素化、腺苷酸化、甲基化等,上述修饰方式可以阻遏也可以促进基因的转录。组蛋白乙酰化标志着其处于转录活性状态;组蛋白低乙酰化或去乙酰化表明处于非转录活性状态。组蛋白乙酰化的异常可以导致 Rett 综合征、肿瘤等疾病的发生。

3. 染色质重塑　染色质重塑是 DNA 甲基化、组蛋白修饰、染色质重塑复合物共同作用于影响核小体结构,为其他蛋白提供和 DNA 的结合位点。染色质重塑异常,可导致多种综合征如 Cockayne 综合征、Schimke 综合征、智力落后及肿瘤。

4. 基因组印记　分别来自源于父源和母源的等位基因,因表观遗传修饰而出现差异性表达,其中一个可以表达,而另一个沉默不表达的现象称基因组印记(genomic imprinting)。人体中已知有 80 多种印记基因,印记丢失导致等位基因同时表达或有活性的等位基因突变,均可引起人类疾病。如新生儿糖尿病、Beckwith-Weideman 综合征也与印记基因异常有关。

第四节　多基因遗传病

多基因遗传病(multifactorial inheritance disorders)是指由多对微效基因和环境因素共同作用而引起的遗传病。多基因遗传病属于数量性状遗传病,单个基因并不致病,多个基因的作用累积共同参与发病过程的形成,存在阈值现象和性别差异。精神分裂症、哮喘、高血压、冠状动脉粥样硬化等 100 多种常见疾病为多基因遗传模式。多基因遗传病发病呈家族聚集倾向,患者一级亲属的发病率高于群体发病率,但家族成员中发病率比单基因遗传病发病率低,如肥胖症、2 型糖尿病的遗传特点。多基因遗传病产生于多对缺陷基因作用的累积效应,家族致病基因含量越多,家族成员发病风险越高,发病的人数越多,患者病情越严重。不同民族、种族遗传基因存在差异,导致疾病具有种族特异性或聚集性,如太平洋岛国瑙鲁、美国土著 Pima 印第安人的 2 型糖尿病发病率分别高达 30% 和 50%。发病受遗传因素和环境因素的双重影响,遗传率高说明遗传基因影响大、环境因素影响小,遗传率低环境因素影响大、遗传基因影响小。亲缘关系越近,发病风险越高;亲缘关系越低,发病风险越低。如发病存在性别差异,发病率越低的性别,导致发病的基因阈值就越高,携带的基因可能就越多,其子代发病风险就越高。

遗传病的发生机制复杂,随着 DNA 测序技术、基因调控机制研究的进展,不断有新的致病基因和遗传调控机制被发现出来,为遗传关联疾病的治疗带来新的希望和研究方向。

推荐阅读

1. 贺林,马端,段涛,等.临床遗传学[M].上海:上海科学技术出版社,2013.

2. RIEGEL M. Human molecular cytogenetics:From cells to nucleotides[J]. Genet Mol Biol,2014,37(1):194-209.

3. HARVEY Z H,CHEN Y,JAROSZ D F. Protein-Based Inheritance:Epigenetics beyond the Chromosome[J]. Mol Cell,2018,69(2):195-202.

4. DEN DUNNEN W F A. Trinucleotide repeat disorders[M]. The Netherlands:Springer,2017:383-391.

第二章　遗传病的实验室诊断方法

杨　毅

第一节　基因检测

遗传病的基因检测是采用各种 DNA 分析技术,对先证者和家系进行分析,确定与疾病相关的基因、基因的突变类型或与致病基因紧密连锁的多态性标记,达到确诊患者的疾病、检出家系中突变基因的携带者的目的,进而进行遗传病的诊断。

遗传病的基因检测是以临床分析为基础的,因为除了少数基因变异已比较清楚或某些单基因病外,对大多数遗传病而言,情况则比较复杂,相关的致病基因有多个,遗传方式可能多种(常染色体显性、常染色体隐性或 X 连锁),在进行基因检测前需要对临床表型做出正确的评价,选择适当的基因分析方法。

基因分析的材料-DNA 可从人体组织的有核细胞中提取,一般从外周血中分离,也可从口腔黏膜、发根毛囊细胞分离。进行基因分析时一般采集核心家系成员(先证者及其父母)的 DNA。进行基因携带者分析时,采集与患者、携带者有血缘关系的一级亲属样品。

随着DNA检测分析技术的快速发展和普及,一些高通量的DNA测序方法已逐步进入临床应用,基因检测的准确性和效率不断提高,已成为遗传病最主要的诊断手段,并且也扩展到复杂疾病和个体化应用等领域,包括高危疾病的早期筛查和基因携带的检测及药物相关基因的检测用于指导个体化用药等诸多方面。目前,临床常用的基因检测方法主要包括基因测序、基因芯片、多重连接依赖性探针扩增(MLPA)、聚合酶链反应(PCR)及其相关基因分析方法等。

一、基 因 测 序

（一）Sanger 法测序　基因诊断最可靠和准确的方法是对DNA分子的核苷酸排列顺序的测定,即测定组成DNA分子的A、T、G、C的排列顺序。早期的(第一代)测序技术包括 Gilbert 发明的化学降解法和 Sanger 发明的双脱氧链末端终止法,随后出现了以凝胶电泳为基础的DNA自动测序仪和以毛细管电泳为基础的DNA自动测序仪,尤其是后者已被广泛用于临床,并以此方法完成了人类基因组计划。Sanger 法测序具有高度的准确性和简单、快捷等特点,它是针对已知致病基因的突变位点设计引物,进行 PCR 直接扩增测序。单个突变点的扩增包括该位点在内的外显子片段即可,不必将该点所在基因的全部外显子都扩增。因此,对于致病基因位点明确并且数量有限的单基因遗传病的基因检测是非常经济和高效的。到目前为止,Sanger 法测序仍然是作为基因检测的"金标准",也是对新一代测序技术基因检测结果验证的主要手段。然而,对于没有明确候选基因或候选基因数量较多的大样本病例筛查,Sanger 法测序是难以完成的,还要依靠具有高通量测序能力的第二代测序方法。另外,Sanger 法测序不能检测出大片段缺失或拷贝数变异等基因突变的类型,因此对于一些与此相关的遗传病还不能做出基因学诊断。

（二）高通量测序　又称第二代测序(next generation sequencing,NGS),是继 Sanger 法测序后的革命性的进步,它是基于大规模平行测序的理念,同时对上百万,甚至数十亿个DNA片段进行大规模并行测序,具有通量高、速度快、易操作、成本低等特点。近10年来,第二代测序技术发展迅速,仪器不断推陈出新,测序平台更替变化。虽然各测序平台都采用了边合成边测序的原理,但测序方法上各有特色。近年来,第二代测序技术已进入临床,开始应用于遗传病的诊断,早期筛查和个体化医疗策略的制定等。目前主要的检测策略包括全基因组测序(whole-genome sequencing,WGS)、全外显子组测序(whole-exome sequencing,WES)和目标区域测序(targeted regions sequencing,TRS)。

1. 全基因组测序　它是获得个人遗传信息最有效的手段,能够在一次检测中发现基因组DNA编码区、非编码区和调控区内的所有变异,以及单核苷酸多态性(single nucleotide polymorphism,SNP)、插入缺失和结构变异等。但是,由于价格及数据分析的复杂性,限制了其在临床的应用。

2. 全外显子组测序　外显子组是个体基因组DNA上所有蛋白质编码序列的总合,涵盖了与个体表型相关的大部分功能性变异。人类基因中大约有18万个外显子,约占人类全部基因组序列的1%,但包含约85%的致病突变。WES是利用序列捕获技术将全外显子区域DNA捕捉并富集后进行高通量测序的基因分析方法,检测范围可覆盖约95%的外显子区域。目前WES仍是发现遗传病致病基因最有效的工具,对于具有可疑遗传病的临床表现,但致病性基因突变不明确或候选致病基因数较多时,可优先考虑采用WES。除单基因遗传病外,WES还可应用于多基因影响的复杂疾病中发现新的致病基因。

3. 目标区域测序　该方法是基于DNA杂交原理,利用目标基因组区域定制的探针与基因组DNA进行芯片杂交或溶液杂交,将目标基因区域DNA富集,再通过第二代测序技术进行测序。测序所选定的目标区域可以是连续的DNA序列,也可以是分布在同一个染色体不同区域或不同染色体上的片段。目标区域测序技术可以对经过连锁分析锁定了的目标范围或经过全基因组筛选的特定基因或区域做进一步检测,是解决连锁分析无法发现致病基因的有效手段。该技术对于已知基因突变的筛查具有明显优势,可以快速、全面地检测出目标基因突变。同时,由于目标区域受到了限制,测序范围大幅度减少,测序时间和费用相应降低。

二、基 因 芯 片

基因芯片是采用光导原位合成或显微印刷等方法将大量特定序列的DNA分子密集、有序地固定于经过相应处理的硅片、玻片、硝酸纤维素膜等载体上,与标记的待测核酸样品进行杂交,通过对杂交信号强弱及分布的分析,获得受检样品的遗传信息。目前临床诊断采用的主要是基于芯片平台的微阵列比较基因组杂交技术(array-comparative genomic hybridization,aCGH),又称之为染色体微阵列芯片分析技术(chromosomal microarray analysis,CMA),是近10年来出现的一种新的检测技术。该技术通过一次杂交实验可同时检测芯片上高达几十甚至上百万的DNA片段,它的分辨率取决于芯片上探针之间的距离,在局部区域使用高密度探针,可以检测到小于1kb的基因组片段的缺失与扩增,即拷贝数变异(copy number variation,CNV)。该技术不仅可以快速有效地检测常规核型分析的染色体不平衡变异,而且可以检测到大量的常规方法未能检测的微小变异,是非已知遗传性综合征的多发畸形,非综合征性的智力低下和发育迟缓,以及孤独症谱系障碍的主要检测手段之一。

三、多重连接依赖性探针扩增

多重连接依赖性探针扩增(multiplex ligation-dependent probe amplification,MLPA)是一种高通量、针对待测核酸中靶序列进行定性和相对定量分析的新技术,其原理是对可与样本DNA正确杂交并被连接酶连接的探针进行扩增和半定量分析。该技术具有分辨率高(能区分核酸序列一个碱基的差

异)、样本需要量少(只需 20ng 人 DNA 或羊水 0.5ml 约 3 000
个细胞)、操作简便(已有许多商品化试剂盒包含了所有必需
的试剂,并将反应条件优化使所有试剂盒基本适用同一反应
条件)、设备要求低(只需普通 PCR 仪和测序仪)和检测效率
高(一个反应同时检测多达 50 个基因组 DNA 序列的拷贝数,
可在 24 小时内得到结果)等诸多优势而广泛用于检测人类基
因组内拷贝数变异(CNV)、染色体异常(如染色体亚端粒区
域的基因拷贝数变化和 13-三体、18-三体、21-三体及 X、Y 等
染色体非整倍性异常)、遗传病基因缺失或重复(如脊髓性肌
肉萎缩症及杜兴氏肌营养不良症)、基因甲基化检测(Prader-
Willi 综合征和 Angel-Man 综合征)等,是临床基因诊断的常用
方法之一。

四、PCR 及其相关的基因分析方法

PCR 是临床最为常用的基本的 DNA 检测分析技术,可以
快速而准确地从少量 DNA 样品中扩增特异 DNA 片段,与各种
标记技术结合应用,可对基因突变进行分析。

(一)实时荧光 PCR 技术(real-time PCR)　利用荧光染
料或荧光探针,在 PCR 过程中实时检测荧光的变化,获得 PCR
动力学曲线,借以实现对扩增模板的定性和定量分析。荧光
探针可通过标记不同的荧光基团,实现多种靶序列的同时检
测。具有操作简便,可定量和高通量检测的优点。然而,由于
遗传病的检测对象多为 DNA 序列变异,对探针的特异性要求
更高,而且绝大多数都由多个基因位点的核酸变异引起,而实
时 PCR 由于受到仪器检测通道数目的限制,每个反应所能检
测变异位点数目十分有限。因此,在遗传病检测领域,实时荧
光 PCR 主要用于少数已知特定突变的检测,所涉及的疾病类
型有限。

(二)多色熔解曲线分析　多色熔解曲线分析(multicolor
melting curve analysis,简称 MMCA),是指采用不同荧光标记的
自淬灭探针,在 PCR 完成后,检测荧光强度随温度的变化,获
得探针与靶序列杂交的熔点(即 Tm 值),根据 Tm 值的变化,判
断突变的发生及突变类型。不同荧光标记的探针可以检测不
同位点的突变情况,因此,MMCA 是一种多位点突变检测技术。
具有检测灵敏且重复性好的优点,且多个探针共存可以检测多
个基因区域的变异,因此使用范围大大超过常规的实时荧光
PCR 技术。可用于多个突变的基因分型、突变筛查及突变位点
的识别等。

(三)高分辨熔解曲线分析　高分辨率熔解曲线分析
(high resolution melting analysis,HRMA)是根据 DNA 序列的长
度、GC 含量及碱基互补性的不同,高分辨地识别熔解曲线的
差异,进而对突变进行识别与分析。作为一项突变扫描和基
因分型检测技术,HRMA 可用于整个 PCR 产物中所有突变的
筛查,且无须荧光探针。高分辨熔解对 DNA 序列的识别能力
主要由三个因素所决定:检测仪器的分辨率、双链 DNA 嵌入
型染料的种类和 PCR 产物的纯度。由于 HRMA 分析不受碱
基突变位点和种类的限制,可用于突变扫描、基因分型、序列

匹配、DNA 甲基化等方面的研究,已经用于多种遗传病的
诊断。

第二节　染色体检测

一、染色体核型分析

染色体病最常用、最经典的诊断方法是染色体核型分析
(karyotype analysis),它是根据染色体的数目、结构和着丝点位
置、臂比、随体有无等特征,并借助染色体分带技术对某一生物
的染色体进行分析、比较、排序和编号。以体细胞分裂中期染
色体为研究对象。染色体核型分析技术可用于各种不同类型
样本的分析,其中主要包括:外周血或骨髓;羊水或绒毛等胎儿
附属物。染色体制片有多种显带技术,如 G 显带、R 显带、Q 显
带等,目前我国常用的是 G 显带技术。

染色体重要的形态特征有:着丝粒的位置和相对长度,着
丝粒将染色体分为短臂(p)和长臂(q),着丝粒的位置可在显
微镜下直接观察、精确测量。将一个细胞内的染色体按照一定
顺序排列起来所构成的图像称为该细胞的核型(karyotype),一
个细胞的核型一般可代表该个体的核型。正常人的体细胞染
色体数目为 46 条,染色体的数目和结构发生异常改变可导致
染色体病。临床上主要表现为先天性智力低下,生长发育迟
缓,多发畸形等。染色体结构异常包括染色体异位、倒位、缺
失、重复和环状染色体等。然而,染色体核型分析由于受技术
条件和分辨率的限制,不能够检测出所有的染色体异常。对于
无法培养的组织细胞或对于包括微重复和微缺失在内的小片
段染色体异常,可根据不同情况借助荧光原位杂交技术、基因
芯片和高通量测序等方法进行诊断。

二、染色体分子核型分析

是采用荧光原位杂交(fluorescence in situ hybridization,
FISH)技术,将标记的寡聚核苷酸探针与变性后的染色体进行
杂交,然后在荧光显微镜下显影。通过在全基因组水平的荧光
信号扫描,可实现对全染色体组的拷贝数变异检测,检出所有
染色体数目和染色体不平衡异常,特别是对检出染色体微小片
段的缺失和重复等具有突出优势。近些年来,已被广泛应用于
基因定位、染色体数目及普通细胞遗传学方法不能确定的微小
缺失和畸变的检测及异常染色体片段来源、间期细胞中染色体
数目及结构研究,该技术应用基因特异性的探针,更适用于特
定基因的检测分析。

第三节　蛋白质检测

酶和蛋白质的定性定量分析是诊断单基因病或遗传代谢
病的主要方法之一,包括常规的临床生化和免疫学的检测技术
和针对某些遗传病的特殊检验。

一、体液蛋白质测定

一些遗传病可导致体液中蛋白质浓度的异常改变,通过对这些蛋白质的定量分析可以为临床诊断提供依据。例如肝豆状核变性的患者血浆铜蓝蛋白显著降低,垂体性侏儒症患者血清生长激素缺乏,X 连锁无丙种球蛋白血症血清 γ 免疫球蛋白明显减少等。目前常规的临床检验技术已可以对血液和尿液中的数十种蛋白进行准确的定量分析,随着医学检验技术的快速发展和检验仪器的不断更新,临床可检测蛋白质的数量和精度不断提高。

二、酶活性测定

酶学测定除酶蛋白定量外,更重要的是酶的活性测定,目前在遗传病中主要用于溶酶体贮积症(lysosomal storage disease,LSD)的诊断。LSD 是一组由基因缺陷所致的溶酶体酶的缺乏,造成酶作用的底物不能降解进而在体内异常蓄积而引起疾病,目前已知有超过 50 种,主要包括神经类脂、黏多糖贮积症、黏多糖病和糖原贮积症等。皮肤成纤维细胞酶活性检测是诊断的"金标准"。酶活性的检测原理是通过酶对其作用底物催化作用的强弱来评价的。目前已可检测 10 余种 LSD 相关酶的活性,并开始应用于产前诊断。

第四节　代谢产物检测

主要应用于遗传代谢病的筛查和诊断。遗传代谢病多是由酶缺陷导致了一系列生化代谢紊乱,使代谢中间产物、底物、终产物、旁路代谢产物发生变化。因此,检测这些代谢产物的质和量的改变,可间接反映酶的变化而做出诊断。目前国内外普遍采用串联质谱(tandem mass spectrometry,MS/MS)技术检测血氨基酸谱和酰基肉碱谱,气相色谱-质谱(gas chromatography mass spectrometry,GC-MS)检测尿有机酸,可对 40 多种遗传代谢病进行筛查和诊断。

一、串联质谱法

质谱法是将所分析的物质离子化为各种电荷比(m/z)不同的带电粒子后,根据它们所形成的谱图和离子峰强度对所分析物质进行鉴定和定量分析。串联质谱法是由两个质谱串联而成的二级质谱,显著提高了方法的特异性和灵敏性。一次检测实验可获得 70 余种氨基酸和酰基肉碱的数据,通过分析体内的代谢状况及其变异,可对 30 余种氨基酸、有机酸和脂肪酸氧化代谢病进行筛查和诊断。

二、气相色谱-质谱法

气相色谱质谱技术也是通过检测物质的质荷比对物质进行定性和定量检测,可通过检测尿液中数十种有机酸水平的高低,为有机酸血症、氨基酸代谢病和脂肪酸氧化代谢病的诊断提供依据。异常结果主要表现为异常有机酸成分或有机酸含量异常增高,对于轻度增高者不能轻易进行诊断,需要结合血串联质谱检测的氨基酸、酰基肉碱水平及其他实验室结果综合分析,且需要反复检测,或进行基因检测。

推荐阅读

1. STENSON P D,MORT M,BALL E V,et al. The Human Gene Mutation Database:towards a comprehensive repository of inherited mutation data for medical research, genetic diagnosis and next-generation sequencing studies[J]. Hum Genet,2017,136(6):665-677.

2. SALL S L,HARTLEY T,DYMENT D A,et al. Utility of whole-exome sequencing for those near the end of the diagnostic odyssey:time to address gaps in care[J]. Clin Genet,2016,89(3):275-284.

3. GILISSEN C,HEHIR-KWA J Y,THUNG D T,et al. Genome sequencing identifies major causes of severe intellectual disability[J]. Nature,2014,511(7509):344-347.

4. MIKHAIL FM. Copy number variations and human genetic disease[J]. Curr Opin Pediatr,2014,26(6):646-652.

第三章　遗传病的治疗

杨　毅

第一节　一般治疗

目前大多数遗传病还缺乏有效的特殊治疗,主要依靠对症治疗,减轻和缓解临床症状,防止并发症。一些疾病的治疗还需要多个相关临床专业的合作,进行综合治疗,以及患者家庭的配合。一般对症治疗主要包括避免不良环境和可能诱发遗传病急性发作的因素、外科手术干预、代谢失衡的纠正和基因工程药物的应用等。

一、避免诱发因素

一些遗传病可因敏感因素暴露而诱发急性发作,例如抗癫痫药、雌激素、巴比妥类和磺胺类药物可诱发急性间歇性卟啉病的发作,葡糖-6-磷酸脱氢酶缺乏的患者可因伯氨喹和氨苯砜类药物或进食蚕豆而引起溶血。这些诱发因素都应避免。

二、外科干预

遗传病中的机体结构异常,有些可以通过外科手术进行矫正。例如患先天性肾上腺增生的女孩因子宫内类固醇激素产生过多而出现的外生殖器男性化可进行手术矫正。马方综合征后期可能出现主动脉扩张的并发症而需要外科干预。一些遗传病患者易患恶性肿瘤,例如多发性内分泌肿瘤综合征及其有高危风险的家族成员等,早期进行外科干预可以改善预后。对于一些难以治疗的遗传代谢病,例如糖原贮积症Ⅰ型、尿素循环障碍、家族性高胆固醇血症、肝豆状核变性、高酪氨酸血症等可以考虑肝移植。

三、纠正代谢失衡

(一)饮食干预　遗传代谢病可以通过特殊的饮食治疗,限制相关食物成分的摄入,以减少毒性代谢物蓄积。例如苯丙酮尿症采用低苯丙氨酸饮食,枫糖尿病采用低亮氨酸饮食,半乳糖血症采用不含半乳糖的饮食,肝豆状核变性采用低铜饮食治疗。目前,随着食品加工技术的发展,已有越来越多的用于遗传代谢病治疗的特殊食品进入临床应用,使患者的生活质量和预后明显改善。

(二)促进代谢物排泄　对于那些有害底物蓄积的遗传代谢病,例如肝豆状核变性可采用铜螯合剂-D-青霉胺,促进体内铜的排泄,而硫酸锌、醋酸锌等锌剂可阻止肠道铜的吸收,减少铜的蓄积,可减少D-青霉胺剂量,高治疗效果。一些有机酸血症可采用腹膜透析或血液透析的方法,以去除这些有害代谢物。高尿酸血症可采用丙磺舒促进尿酸排泄,或通过别嘌醇(黄嘌呤氧化酶)抑制尿酸的生成。对于高氨血症的治疗,可采用苯甲酸钠与内源性甘氨酸结合成马尿酸,苯乙酸钠与谷氨酰胺结合成苯乙酰谷氨酰胺,苯丁酸钠在肝脏中氧化成为苯乙酸,促进氨的排泄,降低血氨浓度。左旋肉碱是脂肪酸β氧化循环的关键物质,并可与线粒体内异常蓄积的各种酯酰辅酶A衍生物结合,使之转化为水溶性的酯酰肉碱从尿中排出,是有机酸、脂肪酸代谢性疾病治疗的重要药物,不仅有助于急性酸中毒发作的控制,也可有效改善远期预后。

(三)补充不足　某些代谢病患者由于吸收障碍、生成不足和消耗增多,可使一些生理活性物质缺乏,需进行补充治疗。例如鸟氨酸氨甲酰基转移酶缺乏症和氨甲酰磷酸合成酶缺乏症患者体内瓜氨酸缺乏,需要长期补充瓜氨酸,而瓜氨酸血症患者则需要精氨酸补充治疗。四氢生物蝶呤缺乏症患者需要长期补充四氢生物蝶呤、5羟色氨酸、左旋多巴等神经递质。对于因代谢产物缺乏而引起的症状和体征,可采取补充和替代治疗。例如根据在肾上腺皮质类固醇生物合成的不同阶段出现的缺乏所导致的不同类型的先天性肾上腺增生症(类固醇21-羟化酶缺乏症),可单独用皮质醇治疗,也可联合应用醛固酮治疗失盐型患者。先天性甲状腺功能减退可用甲状腺素进行替代治疗。由于酶缺陷引起的遗传病有一些可以通过药物促进酶的活性,例如苯巴比妥可诱导肝脏葡萄糖醛酸转移酶的活性增加,从而降低Ⅱ型Crigler-Najjar综合征血清未结合胆红素的浓度。维生素作为酶促反应的辅助因子,超生理剂量的使用可能有一定治疗作用。

第二节　替代治疗

20世纪80年代起,随着分子生物学技术的快速发展,一些应用基因工程技术合成的多肽和蛋白质产品陆续进入临床,应用于遗传病的治疗。例如胰岛素可用于治疗胰岛素依赖的糖尿病,生长激素应用于生长激素缺乏的侏儒症的治疗,血友病可用凝血因子Ⅷ治疗。

缺陷酶的补充和替代即酶替代治疗(enzyme replace therapy,ERT)是溶酶体贮积症最有效的治疗方法,目前已有一些从组织中提取纯化或采用基因工程方法制备的酶替代产品陆续上市,已被批准用于8种溶酶体贮积病:戈谢病1型,法布里病,Ⅰ、Ⅱ、ⅣA和Ⅵ型黏多糖贮积病,庞培病和溶酶体酸性脂肪酶缺乏症。以基因工程方法研制的葡萄糖脑苷脂酶[注射用伊米苷酶(Imiglucerase)],已在国内外用于戈谢病的治疗,可明显改善Ⅰ型戈谢病患者的临床症状和体征,维持正常生长发育,提高生活质量,为Ⅰ型戈谢病治疗的标准方法。用于治疗黏多糖贮积症ⅣA型的N-乙酰半乳糖胺-6-硫酸酯酶(GALNS)替代产品——Vimizim已于2014年在美国批准上市。治疗因α-半乳糖苷酶A缺乏所致法布雷病,目前已有两种酶替代产品A galsidase β(β-半乳糖苷酶A)和A galsidase α(α-半乳糖苷酶A),都已在国外获得应用许可,但国内尚缺乏此类药物。基因工程重组人酸性α-葡糖苷酶(acid alpha-glucosidase,GAA)(如Myozyme)已在国内用于糖原贮积症Ⅱ型的治疗。

酶替代治疗的效果受疾病阶段、严重程度、治疗剂量、抗体产生等因素影响,应在未出现不可逆转的病理改变之前尽早开始。然而,酶替代治疗也有一些局限性,例如经静脉途径给予的酶无法通过血脑屏障到达脑内,因而不能根除中枢神经系统方面的症状;酶制剂难以渗透进入骨骼和软骨,对相关器官的影响十分有限;机体可能对重组溶酶体酶产生免疫反应,使疗效降低;治疗费用昂贵等。

第三节　基因和干细胞治疗的临床研究进展

遗传病的基因治疗(gene therapy)是用具有正常功能的基因替代其缺陷的基因,或通过改变基因的表达,从而达到修复遗传缺陷的目的。干细胞治疗是用自体或异体来源的人干细胞经体外操作后输入人体,替代异常细胞或修复患者损失的细胞,恢复正常的细胞组织功能,达到治疗疾病的目的。此外,干细胞还可以作为治疗性基因的载体,用于血液系统遗传病的治疗。

一、基　因　治　疗

(一)基因治疗的主要方法　进行基因治疗必须首先获得

目的基因片段。这种目的基因片段可以是染色体基因组 DNA，也可以是与 mRNA 互补的 cDNA。获取目的基因片段的方法有多种，目前多通过人工合成、基因克隆或聚合酶链反应（PCR）等方法得到。

基因治疗可选择的靶细胞主要有两大类：生殖细胞和体细胞。目前人类基因治疗的研究主要限于体细胞。将目的基因导入靶细胞的途径有两种：一种是体内（in vivo），即将目的基因直接转移到体内的靶细胞，要求所用载体必须对靶细胞具有特异的选择性和高效的导入率；另一种是离体（ex vivo），将患者的某种组织或细胞（如成纤维细胞、骨髓、肝、外周血干细胞）取出体外，在短期培养的条件下转入目的基因，并进行筛选和富集含有外源基因的细胞，然后回输到患者体内。选择适合的靶细胞是基因治疗成功的重要保证，在选择靶细胞时需要考虑疾病本身的特点，可以根据病变的器官及其功能需求选择合适的靶细胞。此外，还需考虑目的基因的种类、转移的途径和方法等。

将目的基因安全有效地转入靶细胞中是实现基因治疗的关键性步骤。目前采用的基因转移方法可大致分为病毒转移和非病毒转移。以病毒作为目的基因的载体，是体内基因转移最有效的方法，也是临床基因治疗采用的主要方法。目前常用的主要有慢病毒、腺病毒、腺相关病毒、逆转录病毒等。

（二）基因治疗在遗传病的应用研究 遗传病可分为单基因病和多基因病。单基因病因其致病基因单一明确，使其成为基因治疗的首选对象。已获得批准进行临床试验的单基因遗传病的基因治疗，主要包括原发性免疫缺陷病（严重的 Wiskott-Aldrich 综合征、X 连锁的严重的联合免疫缺陷病、X 连锁慢性肉芽肿病）、β-地中海贫血、囊性纤维病、血友病 A、血友病 B、肌肉神经性疾病（贝克型肌营养障碍、杜兴肌营养不良、2C 型肢带肌营养不良）、二型糖原贮积症、α1 抗胰蛋白酶缺乏症、脂蛋白脂酶缺乏症、异染性脑白质营养不良、芳香族氨基酸脱羧酶缺乏症、亨廷顿病等。大多数临床试验处于 1~2 期，有些已取得较好的疗效。

近些年来，转基因技术与造血干细胞移植的结合应用，已使原发免疫缺陷病的治疗取得很大进步。采用基因转染至造血干细胞后输注治疗的 10 例腺苷脱氨酶（ADA）缺陷导致的重症联合免疫缺陷综合征患儿，不仅恢复了正常的嘌呤代谢，而且免疫功能获得重建，经 8 年随访，10 例患儿全部存活，其中 5 例已不再需要免疫球蛋白替代治疗，并能对疫苗接种产生免疫反应。

经过反复审核，第一个基因治疗药物 Glybera 于 2012 年 11 月在欧洲被批准进入临床应用。这是以腺相关病毒为载体的基因治疗药物，通过肌内注射到体内可表达脂蛋白脂酶，用于治疗脂蛋白脂酶缺乏症（LPLD），使基因治疗成为现实。

然而，遗传病的基因治疗仍面临很多挑战。第一，目前对许多疾病的遗传背景了解不够，基因治疗的应用受到限制。第二，目前所采用的载体系统在导入效率、靶向性、载体容量及宿主反应等方面各有优缺点，还缺乏各方面都较优良的载体。第三，由于对导入的基因在体内的转录调控机制的认识有限，调控治疗基因在适当的组织器官内以适当的水平或方式表达还缺乏有效手段。第四，因还无法准确控制治疗基因的插入位点产生的安全问题，以及野生型病毒再感染细胞而互补激活缺陷的重组病毒载体；刺激机体对基因修饰的靶细胞进行免疫反应；治疗基因产物所产生的非期望的细胞毒性反应等都还有待于进一步研究解决。

二、干细胞治疗

（一）干细胞的种类及其来源 干细胞（stem cell）是一类能自我更新、高度增殖和多向分化的细胞群。根据干细胞所处的发育阶段分为胚胎干细胞（embryonic stem cell，ES 细胞）和成体干细胞（somatic stem cell）。根据干细胞的发育潜能分为三类：全能干细胞（totipotent stem cell，TSC）、多能干细胞（pluripotent stem cell）和单能干细胞（unipotent stem cell）（专能干细胞）。胚胎干细胞是全能干细胞，而成体干细胞是多能干细胞或单能干细胞。干细胞的来源除了从胚胎组织分离获取之外，成体干细胞可从脐血、骨髓、外周血、胎盘组织、脂肪组织等获得。近几年，间充质干细胞（mesenchymal stem cells，MSC）因其具有多向分化潜能、造血支持和促进干细胞植入、免疫调控和自我复制等特点而日益受到人们的关注，是目前干细胞领域的研究热点。MSC 在骨髓组织中的含量最为丰富，此外还存在于胎盘、羊水、脐静脉内皮下层、外周血、肝脏、脂肪、肌肉、皮肤等多种组织中。在不同诱导条件下，MSC 可分化为软骨、骨、骨骼肌、肌腱、脂肪、神经及肾脏实质的细胞等，由于 MSC 较易于分离、培养和扩增，而且便于转基因操作，是目前干细胞治疗临床试验应用最多的细胞。

2006 年日本科学家首先报道了利用病毒载体将 4 个转录因子（Oct4、Sox2、Klf4 和 c-Myc）的组合转入已分化的体细胞中，使其重编程而得到的类似胚胎干细胞的一种细胞类型-诱导多能干细胞（induced pluripotent stem cells，iPS cells），随后世界各地不同科学家陆续发现其他方法同样也可以制造这种细胞。一系列的研究成果表明 iPSCs 或许同胚胎干细胞一样可以作为治疗各种疾病的潜在来源。此外，美国科学家利用诱导细胞重新编程技术把采自遗传病患者的皮肤细胞转变为 iPS，这些细胞将会在建立疾病模型、药物筛选等方面发挥重要作用。

（二）干细胞治疗遗传病的临床研究 近些年来，干细胞治疗的临床研究已在国内外广泛开展，尤其是在再生医学领域的临床应用，在遗传病的治疗方面也开展了一些临床研究，目前全都处于 1~2 期研究阶段。主要研究对象包括杜兴肌营养不良、肢带型肌营养不良、遗传性小脑共济失调、严重的镰状红细胞病、血友病、慢性肉芽肿病、早期亨廷顿病、尿素循环障碍的遗传代谢病、异染性脑白质营养不良、Wiskott-Aldrich 综合征、肝豆状核变性、家族性高胆红素血症、严重联合免疫缺陷病等。绝大多数治疗方案采用的是脐血或骨髓来源的 MSC 移植，少数治疗方案采用骨髓干细胞移植。此外，近几年也开展了经基因修饰的自体造血干细胞移植治疗遗传病的临床研究。一些研究已有初步的临床结果报道，主要涉及安全性和近期疗效。

随着干细胞治疗技术的快速发展及其在临床日益广泛的

应用,所带来的安全性和质量控制问题引起了业内外及管理部门的高度重视。为规范和促进我国干细胞的临床研究,2015年,国家卫生计生委与国家食品药品监督管理总局共同组织制定了《干细胞临床研究管理办法(试行)》,并于2015年8月正式发布。这是我国首个针对干细胞的临床研究进行管理的规范性文件,是依照《中华人民共和国药品管理法》《医疗机构管理条例》等法律法规制定的,旨在规范干细胞临床研究行为,保障受试者权益,促进干细胞研究的健康发展。

推荐阅读

1. CAVAZZANA M,BUSHMAN F D,MICCIO A,et al. Gene therapy targe-ting haematopoietic stem cells for inherited diseases:progress and challen-ges[J]. Nat Rev Drug Discov,2019,18(6):447-462.

2. DE LUCA M,AIUTI A,COSSU G,et al. Advances in stem cell re-search and therapeutic development[J]. Nat Cell Biol,2019,21(7):801-811.

3. GOUTMAN S A,SAVELIEFF M G,SAKOWSKI S A,et al. Stem cell treatments for amyotrophic lateral sclerosis:a critical overview of early phase trials[J]. Expert Opin Investig Drugs,2019,28(6):525-543.

4. MAMCARZ E,ZHOU S,LOCKEY T,et al. Lentiviral Gene Therapy Com-bined with Low-Dose Busulfan in Infants with SCID-X1[J]. N Engl J Med,2019,380(16):1525-1534.

5. OHASHI T. Gene therapy for lysosomal storage diseases and peroxisomal diseases[J]. J Hum Genet,2019,64(2):139-143.

第四章 遗传代谢病

陆 炜

第一节 概　述

【定义】

遗传代谢病(inherited metabolic disease,IMD),是指维持机体正常代谢所必需的酶、转运蛋白、膜或受体等的编码基因发生突变,导致机体生化代谢紊乱,代谢反应底物、中间或旁路代谢产物蓄积在相应的细胞、组织、器官中,或者终末代谢产物缺乏,导致机体结构或功能受累、重要器官能量供给不足,引起一系列临床表现。是遗传病中有明确代谢缺陷的一大类疾病。

【流行病学】

遗传代谢病种类繁多,迄今为止发现的遗传代谢病有4 000多种,其中常见的有500~600种。虽然单一病种的发病率很低,属于罕见病,但累积总体发病率较高,新生儿遗传代谢病的总体发病率约在0.5%以上。

【病因与发病机制】

遗传代谢病大多为单基因、常染色体隐性遗传,少数为常染色体显性、性连锁遗传,极少部分则为线粒体遗传或拷贝数变异所致。其引发的机体病理生理改变主要与以下机制有关:①因酶缺陷引起受累代谢途径终末代谢产物缺乏,正常生理功能丧失;②受累代谢途径底物蓄积和/或旁路代谢产物大量产生,发病前可有无症状期,或症状呈间歇发作;③产物缺乏、底物蓄积及旁路代谢物大量产生,导致代谢紊乱,肝、脑、肾等重要器官功能受损,或者因能量供应不足,直接或间接影响多个器官功能;④对于细胞器疾病,主要影响生物大分子的降解而堆积在溶酶体、过氧化酶体或线粒体等细胞器中,从而使细胞器肿胀,细胞功能受到严重影响。

【临床表现】

遗传代谢病的临床表现复杂多样,往往缺乏特异性。同一疾病可因起病年龄、临床严重程度的不同而分为早发型、晚发型或轻型、重型;也可因缺陷基因的不同影响不同酶的活性而细分为各种亚型。其中,急性代谢性脑病、高氨血症、代谢性酸中毒、低血糖、黄疸和肝功能异常、皮肤毛发和眼睛表现、肌病和运动不耐受、肝脾大、智力障碍及特殊气味等表现临床较为常见。症状出现的时间和严重程度主要取决于毒性代谢物质的性质、代谢物积聚的浓度、酶缺乏的严重程度等,也受到某些饮食、感染、应激等因素的影响。

【诊断】

遗传代谢病的诊断依赖于实验室检查。常规实验室检查如血/尿常规、肝肾功能、心肌酶谱、血糖、血氨、电解质、乳酸、血气等,可为临床诊断提供线索,确定诊断需要借助特异性的检测方法,包括生理体液中特异性代谢标志物的检测、酶活性测定和基因检测等。

【治疗】

遗传代谢病总的治疗原则是通过限制反应底物的摄入,减少毒性代谢物蓄积,补充缺乏的产物或辅助因子等纠正代谢紊乱,保证患儿正常生长发育。目前主要的治疗方法包括饮食、药物、酶替代治疗(enzyme replacement therapy,ERT)、细胞或者器官移植治疗及基因治疗。

【预防】

遗传代谢病的预防措施要着眼于三级预防。一级预防,对高危家庭予以婚前咨询,避免近亲婚配,以减少隐性遗传病的发生。二级预防,在明确先证者基因突变或酶活性异常、疾病遗传方式的基础上,开展产前诊断。三级预防,即新生儿疾病筛查,是在新生儿群体中,用快速、简单、敏感的检测方法,对一些危及儿童生命、导致儿童体格及智能发育障碍的先天性、遗传病进行筛检,使患儿在症状未出现而体内生化指标已有变化时作出早期诊断,结合有效治疗,避免重要脏器出现不可逆损害。苯丙酮尿症(phenylketonuria,PKU)的新生儿筛查发展历程,为这类疾病的防治提供了典范。

第二节 分类及临床特征

遗传代谢病根据受累物质生化性质及发病机制的不同,可分为小分子物质代谢异常和细胞器病两大类。小分子物质代谢异常如氨基酸、有机酸、脂肪酸等,通常发病早、起病急,在外周血或尿液中可检测到异常的代谢标志物(扩展阅读3-4-2-1)。细胞器病,则根据疾病所累及的细胞器进行命名,如溶酶体贮积症、线粒体病、过氧化物酶体病等,临床起病相对较晚并进行性加重,多有一定特征性表现,如骨骼畸形、器官肿大、特殊面容等(扩展阅读3-4-2-2)。

扩展阅读 3-4-2-1 影响小分子物质代谢的遗传代谢病分类及疾病

扩展阅读 3-4-2-2 影响细胞器的遗传代谢病分类及疾病

临床常根据遗传代谢病代谢紊乱的不同特点,分为以下三大类疾病:第一类,为先天性中间代谢异常导致代谢途径受阻断近端毒性代谢物的急性或进行性中毒性损害,包括氨基酸代谢异常如苯丙酮尿症、枫糖尿症、酪氨酸血症等,有机酸代谢异常如甲基丙二酸血症、丙酸血症、异戊酸血症等,尿素循环障碍、半乳糖及果糖代谢异常和金属元素代谢异常等疾病,这类疾病通常不影响胎盘和胎儿的发育,可有无症状期及临床中毒样的表现,并可在分解代谢、发热、并发疾病和过多摄入部分食物的诱因下导致急性发作,通过检测生理体液中的代谢标志物常可明确诊断。第二类,为能量代谢异常相关的遗传代谢病,包括线粒体能量代谢异常和细胞质能量代谢异常,前者更严重且往往缺乏有效治疗,通常因影响肝脏、心肌、骨骼肌、脑和其他重要脏器能量的产生和利用而出现临床症状,如低血糖、高乳酸、肝大、肌无力、肌病、心肌病甚至猝死,如丙酮酸代谢障碍、线粒体呼吸链障碍和脂肪酸氧化代谢异常等疾病。第三类,为复杂分子代谢异常类疾病,主要指细胞器类疾病,如黏多糖贮积症、过氧化物酶体病、先天性糖基化代谢障碍等,症状多为持续性、进行性加重,与进食等诱因无关。

遗传代谢病临床表现缺乏特异性,全身各系统均可受累,以神经和消化系统的表现最为突出。发病年龄可早至胎儿或新生儿期,也可在儿童、青少年期,甚至成人期起病。新生儿期

可表现为喂养困难、呕吐、黄疸、呼吸异常、惊厥等(表3-4-2-1)。有些婴幼儿期起病的患儿可表现为肝脾大、心肌肥厚、皮疹、白内障、角膜混浊、耳聋、骨骼畸形等(表3-4-2-1)。有些可有容貌异常,毛发、皮肤色素改变及特殊气味(表3-4-2-2)。

表 3-4-2-1 新生儿、婴幼儿期起病的
遗传代谢病的常见临床表现

受累器官或系统	临床表现
神经系统	代谢性脑病、昏迷、惊厥、共济失调、智力低下、语言/运动发育迟缓、发育倒退等
消化系统	喂养困难、呕吐、黄疸、肝脾大、腹胀、腹泻、肝功能异常等
肌肉系统	肌力和肌张力低下、心肌酶谱异常
骨骼和面容	脊柱、四肢畸形,黏多糖贮积症的丑陋面容等
眼睛、皮肤、毛发	白内障、晶状体脱位、角膜 K-F 环、白化病及苯丙酮尿症的毛发色淡、Menkes 病毛发卷曲
代谢紊乱	水/电解质/酸碱平衡失调、血糖异常、高血氨、高乳酸等

表 3-4-2-2 遗传代谢病的特殊气味

遗传代谢病	特殊气味
苯丙酮尿症	鼠尿味
枫糖尿症	焦糖味
异戊酸血症	汗脚臭味
多种羧化酶缺乏症	猫尿味
高酪氨酸血症 I 型	腐败白菜味或腐败黄油味
胱氨酸尿症	硫黄味
三甲胺尿症	鱼腥味

一、急性代谢性脑病

部分遗传代谢病如有机酸血症、尿素循环障碍、氨基酸代谢异常(枫糖尿症)以急性脑病为典型表现,由于这些代谢产物中的大部分能够通过胎盘被母体清除,出生时常表现正常,经过生后数小时至数日的无症状期后出现临床症状,常表现有进食少、嗜睡,易被误诊为败血症。可由嗜睡迅速发展为抽搐、昏迷和肌张力异常,或出现脑水肿或颅内出血的症状。

二、高氨血症

常见于尿素循环缺陷,包括 N-乙酰谷氨酸合成酶缺乏症、氨甲酰磷酸合成酶 1 缺乏症、鸟氨酸氨甲酰转移酶缺乏症、瓜氨酸血症、精氨酰琥珀酸尿症、精氨酸血症等。在新生儿期,应与一过性高氨血症相鉴别。患儿神经系统受损及发育延迟程度取决于其高氨血症持续时间的长短。

三、代谢性酸中毒

阴离子间隙增加(≥16mmol/L)的代谢性酸中毒可见于很多遗传代谢病。在伴有重度代谢性酸中毒的婴儿中,最常见的是有机酸血症,包括甲基丙二酸血症、丙酸血症和异戊酸血症等。婴儿期丙酮酸代谢障碍或呼吸链中的酶缺陷可引起原发性乳酸酸中毒。

四、低血糖症

遗传代谢病导致的低血糖主要因碳水化合物代谢缺陷、脂肪酸氧化代谢障碍等所致。先天性高胰岛素血症性低血糖是一组单基因突变所致的低血糖症,低血糖同时伴有低酮体、低脂血症及与血糖水平不相称的相对高的胰岛素水平。

五、皮肤、毛发和眼睛表现

患儿的皮肤、毛发和眼睛表现可为诊断提供线索。白化病、苯丙酮尿症患儿的皮肤及毛发色泽浅淡,生物素酶缺乏症患儿多有脱发、湿疹样皮疹,黏多糖贮积症患者背部多有大片状蒙古青斑,遗传性脂代谢异常患儿在关节伸面可见黄色瘤。Menkes 病患儿有毛发弯曲、易脆等表现。

六、遗传代谢性肝病

部分遗传代谢病,以肝脏最早受累或损害最重,随病情进展常伴有其他脏器的损伤,也可称之为遗传代谢性肝病(inherited metabolic liver disease,IMLD)。多数为常染色体隐性遗传,少数为常染色体显性遗传或 X 连锁遗传及线粒体遗传等。按照肝脏损伤类型可分为肝细胞损伤为主型、高胆红素血症为主型和胆汁淤积为主型。①肝细胞损伤为主型,如肝豆状核变性,又称 Wilson 病(Wilson disease,WD),由于基因突变导致铜代谢障碍,铜离子在肝、脑、肾、角膜等处沉积,造成进行性加重的肝脏损伤直至肝硬化、锥体外系和精神症状、肾损害和角膜色素环等;②高胆红素血症为主型,由于基因缺陷导致肝细胞对胆红素摄取、转运、结合和排泄障碍所致,包括引起非结合胆红素升高的 Gilbert 综合征和 Crigler-Najjar 综合征,和引起结合胆红素升高的 Dubin-Johnson 综合征和 Rotor 综合征;③胆汁淤积为主型,由与胆盐和脂质的合成、分泌和转运相关的基因缺陷所致,如胆汁酸合成缺陷症,可在新生儿期引起致命的胆汁淤积性肝病。希特林缺乏症(Citrin deficiency)则可有新生儿肝内胆汁淤积症(neonatal intrahepatic cholestasis caused by Citrindeficiency,NICCD)、Citrin 缺陷导致的生长发育落后和血脂异常(failure to thrive and dyslipidemia caused by Citrin deficiency,FTTDCD)和成年发作瓜氨酸血症 II 型(adult onset type II citrullinemia,CTLN2)三种不同的临床表型。

第三节 临床处理

遗传代谢病总的治疗原则是针对疾病所造成的代谢异常

进行调节,限制代谢前体物质摄入,减少毒性代谢物蓄积,并满足患儿生长发育的需求。包括急性期及稳定期治疗两大方面。

一、急性期治疗

多数遗传代谢病急性发作期病情凶险,病死率和伤残率高,常造成神经系统不可逆损伤。而及时诊断和处理,可改善部分疾病的症状,减少伤残,甚至挽救生命。

(一)停止摄入可能的毒性物质(蛋白质、脂肪、果糖、半乳糖等) 对于婴幼儿期起病的氨基酸、有机酸或尿素循环代谢障碍等 IMD,应立即停止蛋白质摄入,直至确定诊断后方可使用去除或减少其不能代谢之成分的特殊饮食。半乳糖血症禁食含有半乳糖的食品,如牛乳、乳制品食物等。脂肪酸氧化代谢障碍应避免高脂饮食和长时间饥饿。

(二)静脉输注葡萄糖,提供足够的热量和液体,防止进一步的分解代谢 急性期给予高热量摄入,可同时输注葡萄糖和胰岛素以减少蛋白质分解。通常可静脉输注 10% 葡萄糖注射液 150ml/(kg·d),但高糖可加重丙酮酸脱氢酶复合物缺乏症等少数疾病的乳酸酸中毒,应避免并密切监测补液过程中的乳酸及酸碱平衡状态。

(三)纠正急性代谢紊乱,清除毒性代谢产物 如脱水、酸中毒、低血糖、高血氨等。对怀疑尿素循环障碍所致的严重高血氨患者(精氨酸血症除外),应立即静脉使用盐酸精氨酸。血氨高于 400μmol/L 时,应采取体外循环排毒。连续性静脉血液滤过或血液透析对多种有机酸血症和尿素循环障碍的急症处理具有良好效果(扩展阅读 3-4-3-1)。

扩展阅读 3-4-3-1 遗传代谢病常用急诊用药

二、稳定期治疗

主要有饮食、药物、酶替代治疗、细胞或器官移植治疗及基因治疗。

(一)饮食治疗(表 3-4-3-1) 由德国的 Bickel 医师于 1953 年创立,并逐渐成为多种遗传代谢病的核心治疗方法。例如枫糖尿症采用低支链氨基酸饮食,遗传性果糖不耐症饮食应避免蔗糖、果糖和山梨糖醇的摄入,尿素循环障碍采用低蛋白、高热量饮食,糖原贮积症采用生玉米淀粉(uncooked cornstarch,UCS)治疗等。

(二)药物治疗 通过促进有害蓄积物的排泄,补充缺乏的维生素、辅酶和激素等药物进行治疗。例如左旋肉碱可与线粒体内异常蓄积的各种酰基辅酶 A 衍生物结合,维生素 B_2 可用于多种酰基辅酶 A 脱氢酶缺乏症的治疗,维生素 B_{12} 对维生素 B_{12} 反应型甲基丙二血症的治疗,生物素对生物素酶缺乏症和多种羧化酶缺乏症的治疗,均有显著疗效。

表 3-4-3-1 遗传代谢病的饮食疗法

疾病名称	饮食疗法
苯丙酮尿症	低苯丙氨酸饮食
枫糖尿症	低支链氨基酸饮食
半乳糖血症	免乳糖、免半乳糖饮食
遗传性果糖不耐症	免蔗糖、果糖和山梨糖醇饮食
家族性高胆固醇血症	低胆固醇饮食
肝豆状核变性	低铜饮食
尿酸循环障碍	低蛋白饮食
脂肪酸氧化代谢障碍	低脂肪、高碳水化合物饮食
糖原贮积症	生玉米淀粉

（三）**酶替代治疗**　通过将基因重组的活性酶蛋白输入体内，替代体内缺乏的酶，从而达到清除体内贮积的异常代谢物的目的。目前酶替代治疗在戈谢病、糖原贮积症、黏多糖贮积症、法布雷病等细胞器病的治疗上取得了显著疗效。（扩展阅读 3-4-3-2）

扩展阅读 3-4-3-2　遗传代谢病的酶替代治疗

（四）**干细胞移植和器官移植**　骨髓、脐血等造血干细胞移植技术，在遗传代谢病的治疗中已有一些成功的例子，例如黏多糖贮积症、脑白质营养不良等，早期移植后可显著提高患者缺乏的酶活性。器官移植如肝移植、肾脏移植等，在甲基丙二酸血症、尿酸循环障碍、高酪氨酸血症 I 型等遗传代谢病治疗方面，国内外也都有了很多成功的经验。

（五）**基因治疗**　从理论上讲，基因替代或基因导入治疗，是各种遗传病最理想的治疗方法，由于基因治疗的临床应用尚面临诸多困难和挑战，还有较长的路要走。

推荐阅读

1. HOFFMANN G F, ZSCHOCKE J, NYHAN W L. Inherited Metabolic Diseases-A Clinical Appraoch [M]. 2nd ed. Berlin Heidelberg: Springer, 2017.
2. SAUDUBRAY J M, BAUMGARTNER M R, WALTER J. Inborn Metabolic Diseases-Dignosis and Treatment [M]. 6th ed. Berlin Heidelberg: Springer, 2016.
3. 封志纯, 王艳. 实用遗传代谢病学 [M]. 2 版. 北京：人民卫生出版社, 2016.
4. 顾学范. 临床遗传代谢病 [M]. 北京：人民卫生出版社, 2015.
5. BLAU N, DURAN M, GIBSON K M, et al. Physician's Guide to the Diagnosis, Treatment, and Follow-Up of Inherited Metabolic Diseases [M]. 3rd ed. Berlin Heidelberg: Springer, 2014.

第五章　染色体微重复/微缺失及相关疾病

周文浩　杨琳

第一节　拷贝数变异的产生原理

拷贝数变异（copy number variation, CNV）既往一般指 1kb 以上长度的基因组片段拷贝数的增加或者减少。近年来，基于全基因组、全外显子组、目的基因包等第二代测序（next generation sequencing, NGS）数据进行 CNV 分析的技术不断成熟，可检测的 CNV 范围从仅包含单个外显子到整条染色体。CNV 所导致的基因组结构变异是人类基因组变异的重要来源，此类变异可以为良性、致病性或未知临床意义变异。致病性 CNV 的分子基础是 DNA 的异常重组导致基因的缺失/重复，或基因结构的彻底破坏。

拷贝数的形成机制中，涉及特定的重复序列区域，或低拷贝重复区（low copy repeats, LCRs）。截至目前，其产生的确切机制仍不非常清楚，可能主要涉及非等位基因同源性重组机制（non-allelic homologous recombination, NAHR）、非同源末端连接机制（non-homologous end joining, NHEJ）、DNA 复制机制、复杂

的三重复扩增、染色体破碎重组和拼接复制等。等位同源重组（allelic homologous recombination, AHR）是指减数分裂中基因组同一位点的 DNA 序列与其同源序列进行重组。NAHR 是指两条同源的、但在基因组不同位置重复出现的、高度相似的 DNA 序列配对并发生序列的交换，是最早被识别的人类基因组异常发生机制。非同源末端连接发生在非同源 DNA 序列修复 DNA 双链断裂时，常会在 DNA 连接末端导入一些分子瘢痕，由于并不明显依赖于 LCRs 区域，NHEJ 是形成非重复发生的基因组重排的主要机制。此外，DNA 复制机制、微同源序列介导的复杂基因组重排、肿瘤相关的染色体破碎重组和染色体拼接等，都是导致 CNV 发生的主要原因。

CNV 位点的突变率远高于单核苷酸多态性（single nucleotide polymorphism, SNP），是人类疾病的重要致病因素之一。从 2007 年到 2009 年，针对先天畸形和智力低下，进行 CNV 检测的病例数增加了 30 倍，从 462 猛增到了 13 926，同时诊断率也大幅度提升。目前已经将拷贝数变异检测作为先天畸形、发育

迟缓的首要检查方法应用于临床。对于出生缺陷患儿进行拷贝数变异检测,25%的患者可以检测到致病性的、或在正常人群中未见的 CNV,且这些 CNV 中 87%是<5Mb 的不能被 G 带核型分析所发现的。可见,拷贝数变异的检测可大幅提升临床疑难病例的诊断率。同时,拷贝数变异也是非家族性乳腺癌基因组的重要标志,其可通过改变癌基因或抑癌基因的基因剂量,间接影响个体对肿瘤的易感性。对于肿瘤的发生机制、预防诊断及治疗新策略的提出都有重要作用。

第二节　常见微重复/微缺失导致疾病

一、普拉德-威利综合征

普拉德-威利综合征(Prader-Willi syndrome,PWS)为父源染色体 15q11.2-q13 区域印记基因的功能缺陷所致。65%~75%的患者是由于父源染色体 15q11.2-q13 片段缺失所致,20%~30%的患者由于母源单亲二倍体所致,1%~3%的患者是由于印记中心微缺失及突变所致。国外统计的发病率在 1/30 000~1/10 000。成年患者可见特殊面容(长颅、杏仁眼、小嘴)、肥胖、矮小、性腺功能减退、行为问题及精神病样症状;儿童患者还可出现为认知、运动、语言发育落后及学习困难;婴儿期常出现肌张力减低、活动少、喂养困难,男婴可见阴囊发育不全、隐睾,女婴可见外阴发育不良等表现。PWS 是症状性病态肥胖的重要遗传病因之一,早期诊断及合理干预可预防严重并发症、明确提升患者生存质量。

二、迪格奥尔格综合征

迪格奥尔格综合征(DiGeorge syndrome,DS)是由于 22 号染色体长臂中段 11.2 区域包含 30~40 个基因的片段连续性缺失所致。现在被更广泛地称为22q11.2 缺失综合征,涵盖了 DiGeorge 综合征及软腭-心-面综合征等一系列拥有相同遗传缺陷的疾病。DS 临床表现以先天性甲状旁腺功能减退和胸腺发育不良所致的细胞免疫缺陷为特征。患者还可出现特殊面容,包括小下颌、低位耳、宽距眼、上腭畸形(如腭咽闭合不全、腭咽膜下裂、悬雍垂裂及腭裂等)、先天性心脏病(尤其是圆锥动脉干畸形,常见的包括法洛四联症、主动脉弓中断、室间隔缺损和永存动脉干等)、发育迟缓、认知功能及学习障碍。少数患者可并发恶性肿瘤。

三、NF1 微缺失综合征

NF1 微缺失综合征(NF1 microdeletion syndrome)是由于 NF1 基因和其侧翼区域基因的单倍剂量不足所致的罕见疾病。5%~20%的 I 型神经纤维瘤病患者(发病率约为 1/4 000)在 17q11.2 存在 NF1 基因和邻近基因的杂合缺失,称为 NF1 微缺失综合征。研究发现 80%的微缺失区域约 1.5Mb。其表型比基因突变所致 I 型神经纤维瘤患者更加严重,表现为多种面部畸形、学习障碍、智力障碍、发育迟缓、心血管系统畸形(包括肺动脉狭窄、心房/心室间隔缺损、瓣膜病变)、多发的神经纤维瘤。有研究表明 NF1 微缺失综合征比其他 I 型神经纤维瘤患者有更加严重的肿瘤风险,心血管系统畸形的发生率也更高,ADAP2 基因可能为心血管系统畸形候选基因。

四、Williams-Beuren 综合征

Williams-Beuren 综合征(Williams-Beuren syndrome,WBS)是一种多系统受累的遗传病,发生率为 1/10 000~1/7 500。WBS 病因是 7q11.23 号染色体上的 1.5~1.8Mb 的基因杂合微缺失。WBS 在新生儿中发病率为 1/(25 000~7 500),部分为常染色体显性遗传。临床表现为特殊面容(虹膜星状,眼睑肿,唇厚、前凸,张口)、声粗、先心病(主动脉瓣膜上狭窄)、神经行为异常、高钙血症。有研究发现,心血管系统异常可能与缺失区段中的 ELN 基因有关,颅面部与神经系统异常的可能与缺失区段中的 GTF2I、GTF2IRD1 基因有关。

五、5p 微缺失综合征

5p 微缺失综合征(Cri-du-chat syndrome,CdCS),是最常见的染色体缺失综合征之一,由于 5 号染色体短臂末端/中间的缺失而造成,长度可从仅累及 5p15.2 至整个短臂(数字资源 3-5-2-1)。CdCS 发生率为 1/50 000~1/20 000。临床表现为特殊面容(小头畸形,小下颌畸形,眼距宽,耳低位或形状异常,眼睛下斜)、哭声高调尖锐似猫叫、低出生体重、运动发育延迟或发育障碍,智力发育迟缓,肌张力低下。有研究应用 aCGH 分析了 94 例患者,对表型详细评估分类,发现基因型表型关联性典型哭声定位于末端 5p15.31 的 1.5Mb,语言障碍 5p15.33-p15.32 的 3.2Mb,特殊面容 5p15.31-15.2 的 2.4Mb。

数字资源 3-5-2-1　5p 微缺失综合征

六、Jacobson 综合征

Jacobsen 综合征(Jacobsen syndrome,JBS)是由于 11 号染色体长臂远端缺失所致。缺失的大小为 5MB~20MB,关键区域为 11q23-11qter(数字资源 3-5-2-2)。JBS 的临床表现为神经发育的迟滞、体格发育迟缓、颅面部畸形、血液系统异常和内脏畸形(先天性心脏病、肾脏结构及神经系统结构异常等)脑发育迟缓/智力障碍和多发畸形为主要表现的紧密多基因异常综合征(contiguous gene syndrome,CGS),中、重度精神发育迟滞的患者占 97%,精神发育在正常的或者边缘状态的 JS 患者只占不到 3%的比例。神经认知功能缺陷的程度与 11q 丢失的大小紧密相关。

数字资源 3-5-2-2　Jacobson 综合征

七、1p36 微缺失综合征

1p36 微缺失综合征发生率约为活产新生儿的 1/5 000，是人类最常见的终末端缺失。1p36 缺失引起的临床表现为特殊面容（直眉、眼眶凹陷、宽鼻梁、长人中、尖下巴、前囟闭合延迟）、发育迟缓、矮小、智力障碍、癫痫、视力及听力损失、大脑结构异常、唇腭裂、先天性心脏病、心肌病、肾功能异常。具有较高的遗传异质性。1p36 区域一些关键基因的改变可导致相应的表型：如神经发育异常、癫痫等可能与 *GABRD* 基因有关；发育迟缓、智力障碍、癫痫、唇腭裂、先天性心脏缺陷可能与 *SKI* 基因有关；心室肌致密化不全、扩张型心肌病等可能与 *PRDM16* 基因有关。

八、Sotos 综合征

Sotos 综合征（Sotos syndrome，SS）是一种先天性过度生长疾病，一般为常染色体显性遗传，*NSD1* 基因的单倍剂量不足为 SS 遗传学基础，60%～90%存在 *NSD1* 基因异常，主要是含 *NSD1* 基因的 5q35 微缺失或 *NSD1* 基因突变引起（数字资源 3-5-2-3）。发病率为 1/50 000～1/10 000。临床表现为特殊面容（额头凸起，眼距过宽、眼裂下斜、下颌尖长、高腭弓、双颞部毛发退化等）、过度生长、发育迟缓、骨龄提前、心血管疾病，泌尿系统畸形，中枢神经系统异常等。其中心血管疾病，泌尿系统畸形和中枢神经系统异常则特定表现于 5q35 微缺失患者。

数字资源 3-5-2-3　Sotos 综合征

九、9q 微缺失综合征

9q 微缺失综合征（9q subtelomeric deletion syndrome），也称 Kleefstra 综合征（Kleefstra syndrome），是由于在 9 号染色体长臂 700bp～1Mb 大小的缺失所致。该临床表现为特殊面容（小头畸形，扁平脸，眼距宽，拱形连眉，下巴突出，下唇外翻，凸颌畸形）、智力发育迟滞、肌张力减退、心脏发育缺陷及行为异常。缺失区段可累及至少 5 个基因：*ZMYND19*、*ARRDC1*、*C9ORF37*、*EHMT1* 及 *CACNA1B*。现有研究表明 *EHMT1* 基因的单倍剂量不足（缺失或者移码突变）是导致 9q 微缺失综合征的主要原因。

十、4p 部分单体综合征

4p 部分单体综合征（partial monosomy 4p syndrome），又称沃尔夫-赫希霍恩综合征（Wolf-Hirschhorn syndrome，WHS）由 4p16.3 缺失引起，活产婴儿中约为 1/50 000。该疾病表现为"希腊战士头盔样"面容（小头畸形、高突眉骨、眼距宽、鼻梁高而宽、短人中、鲤鱼嘴、小下颌、耳位低、牙齿发育不全）、严重的生长发育迟缓、骨龄延迟、畸形足、先天性心脏病、尿道下裂及

隐睾等。染色体核型分析可检出 60%～70% WHS 患者 4 号染色体 p16 缺失、环状染色体、嵌合型、易位、倒位等染色体异常；而应用 WHS 关键区域探针进行 FISH 检测可诊断出＞95%的缺失。

十一、鲁宾斯坦-泰比综合征

鲁宾斯坦-泰比综合征（Rubinstein-Taybi syndrome，RSTS），是罕见的常染色体显性遗传病，发病率为 1∶125 000～1∶100 000。RSTS 的临床表现为特殊面容（高眉弓、长睫毛、眼裂下斜、高腭弓、钩状鼻、小下颌、鬼脸样笑容）、宽而扁的拇指及第一脚趾、智力低下、发育迟滞，小头畸形，先天性心脏疾病等。RSTS 患儿易患脑肿瘤、白血病等。研究表明 RSTS 是由 16p13.3 微缺失（其中包含 *CREBBP* 基因）、*CREBBP* 基因突变及 *EP300* 基因突变或缺失所导致，其中 *CREBBP* 基因缺失或突变占该综合征的 50%～70%。

十二、腓骨肌萎缩综合征 I 型

腓骨肌萎缩综合征（Charcot-Marie-Tooth syndrome，CMT）、遗传性运动感觉神经病（hereditary motor and sensory neuropathy，HMSN），是一种慢性进行性神经性肌萎缩性疾病。通常将 CMT 分为 4 个类型。CMT1 的一个亚型即腓骨肌萎缩综合征 I A 型（Charcot-Marie-Tooth syndrome，1A，CMT1A）最为普遍。CMT1A 的常见病因为 17p12-p11 重复，也见于该区段内的关键基因 *PMP22* 基因的点突变或过表达引起。CMT1A 的发病率为 1/10 000～1/2 500，为常染色体显性或隐性遗传，但以常染色体显性最为常见，临床表现为儿童或青春期隐袭起病的进行性肌萎缩、肌无力和感觉受损，多数从下肢远端肌肉开始，逐渐向上发展。肌萎缩常有明显界限，下肢不超过大腿的下 1/3 部位，酷似"倒置的酒瓶"（称"鹤腿"）。

十三、遗传性压力敏感性周围神经病

遗传性压力敏感性周围神经病（hereditary neuropathy with liability to pressure palsies，HNPP）是一种常染色体显性遗传的周围神经病，由染色体 17p11.2 区域 1.5Mb 片段缺失所致。Charcot-Marie-Tooth 综合征 1A 型也可由于 17 号染色体上与 HNPP 相同区域的重复所导致。HNPP 的发病率稍低于 CMT1A（1/10 000～1/2 500）。临床表现为反复发作的在易受压部位，受累神经所支配区域出现肌力减退和/或感觉障碍。最新研究揭示了 HNPP 发病的一种新的机制，即 17p11.2 区域 *PMP22* 基因缺陷影响神经传导不是由于脱髓鞘，而是由于髓鞘连接性的中断。

十四、Smith-Magenis 综合征

Smith-Magenis 综合征（Smith-Magenis syndrome，SMS）由于包含 *RAI1* 基因的 17p11.2 微缺失或 *RAI1* 基因杂合性突变所致。SMS 的发病率在 1/25 000～1/15 000，临床表现为特殊面容（小头畸形、不对称面容、唇外翻、下颌前突、耳位低、眼睛异常）、发育落后、智力障碍、骨骼畸形、心血管系统畸形，泌尿系

统畸形、听力障碍、行为异常(多动、自我伤害、伤害别人)。约90%的SMS病例为17p11.2的微缺失,约10%的病例为 *RAI1* 基因突变所致。研究表明,*RAI1* 基因可能在轻度智力障碍、自伤行为、颅面部畸形表型中起重要作用。SMS患者表型异质性较为明显,除了 *RAI1* 基因贡献较大外,17p11.2区域的一些基因及其他区域的基因可能也对SMS发生起调节作用。

十五、Potocki-Lupski 综合征

Potocki-Lupski 综合征(Potocki-Lupski syndrome,PTLS)是17p11.2微重复所致的一种染色体综合征。目前仅报道100多例。PTLS表现为特殊面容(前额突出、长三角脸、鼻尖长)、发育迟缓、认知和交流功能损害、孤独症谱系障碍;其他表现有婴儿期喂养困难,心血管系统畸形。PTLS比Smith-Magenis综合征临床表现轻微。典型的微重复长度约3.7Mb,也有研究发现仅包含 *RAI1* 基因的125kb微重复,长区间的微重复涉及更多基因,如 *SREBF1*、*DRG2*、*LLGL1*、*SHMT1* 和 *ZFP179*。PTLS临床表现多样,近80%表现为孤独症谱系障碍,考虑和 *RAI1* 基因有关。

十六、17q21.31 微缺失综合征

17q21.31微缺失综合征(Koolen De Vries syndrome)是由17q21.31微缺失导致,该区域中的 *KANSL1* 基因的突变也可导致该疾病的产生。发病率约为1/16 000。该病临床表现为特征面容(前额高宽、长脸、眼睑褶皱上斜、内眦赘皮、管状鼻伴球形鼻尖及大耳)、中重度智力低下、肌张力低、行为友善以及部分患者还会出现心脏、泌尿生殖系统畸形以及惊厥。最新研究发现,该疾病的产生与17q21.31人群多态性插入有关。

推荐阅读

1. RIGGS E R,ANDERSEN E F,CHERRY A M,et al. Technical standards for the interpretation and reporting of constitutional copy-number variants:a joint consensus recommendation of the American College of Medical Genetics and Genomics(ACMG)and the Clinical Genome Resource(ClinGen)[J]. Genet Med,2020,22(2):245-257.
2. AHN J W,BINT S,BERGBAUM A,et al. Array CGH as a first line diagnostic test in place of karyotyping for postnatal referrals-results from four years'clinical application for over 8,700 patients[J]. Molecular Cytogenetics,2013,6(1):16.
3. NUSSBAUM R L,MCINNES R R,WILLARD H F. Thompson & Thompson genetics in medicine[M]. 8th ed. Philadelphia:Elsevier,2016.
4. KLIEGMAN R,NELSON W E. Nelson textbook of pediatrics[M]. 19th ed. Philadelphia:Elsevier/Saunders,2011.

第六章 遗传咨询

罗飞宏 顾静安

遗传咨询(genetic counseling)是一个帮助患者了解和适应遗传因素在疾病发展中作用并在医疗、心理和家庭关系上给予妥善处理的一个过程。该过程包括:家庭和医疗史的解释,以评估疾病发生或再发风险;关于遗传性、测试、管理、预防和关联资源等的教育。随着近年来随着串联质谱、气相色谱-质谱、微阵列比较基因组杂交技术(array comparative genomic hybridization,aCGH)、DNA二代测序等技术的快速普及,遗传病的发现数量呈现指数式的快速增长,越来越多的复杂疾病包括肿瘤、畸形、智力发育落后等被发现存在潜在的致病突变基因,遗传咨询的迫切性也越来越高,同时遗传咨询的精准性也在不断提高。

一、遗传咨询对象

(一)生育有关的遗传病

1. 孕前 生育年龄母亲>35岁,父亲>50岁;夫妇近亲结婚或上代家系中有近亲婚配史,要求生育指导;有遗传病家族史或遗传筛查阳性者或明确为携带者;遗传病患者及高危者;有染色体病或其他遗传病高危生育史,包括:①过去生育过染色体异常患儿;②父母一方为染色体平衡易位携带者;③同胞或二级亲属中有染色体异常患者;④过去生育过特定遗传代谢病的患儿。有原因不明的不孕不育、流产、死胎史及新生儿死亡史的夫妇需要了解遗传病的可能性。高危因素接触或暴露史:辐射、射线、重金属、化学试剂接触史,孕早期病毒感染、特殊用药史。原发和原因不明的继发性闭经。

2. 产前 产前诊断发现有异常;母血清下列指标异常:甲胎蛋白,非结合型雌三醇,绒毛膜促性腺激素,妊娠相关蛋白A;胎儿超声检查异常如孕早期超声检测胎儿颈部皮肤厚度增加等。

(二)儿童期起病的遗传病

1. 新生儿筛查 我国常规筛查甲状腺功能减退症、苯丙酮尿症,部分地区还筛查先天性肾上腺皮质增生症、蚕豆病和遗传代谢病。

2. 智力低下。

3. 形态畸形和出生缺陷。

4. 神经肌肉病。

5. 家族性遗传病史。

（三）成年起病的疾病

1. 肿瘤或家族性肿瘤易感史。
2. 神经退行性变。
3. 心脏或心血管系统疾病。
4. 精神疾病。
5. 家族成员存在病因不明的复杂疾病需要排除遗传可能者。
6. 儿童期遗传病的随访。

二、遗传咨询前的准备

1. **疾病相关资料收集** 包括面容、体貌特征、生长发育、慢性疾病、精神心理疾病、肿瘤等临床资料，采集详细的家族史并绘制家系图，列出包括患者的 3~4 级亲属在内亲属（包括流产、死产和死亡者）的性别、年龄和健康状况。
2. 编制产前、妊娠和分娩史。
3. **签署合约** 国外遗传咨询师和咨询对象间往往在开始咨询前需要签署合约，内容包括咨询对象的期望、目标、需要解决的问题等。
4. 检索该疾病的最新医学、实验室和遗传学资料。
5. 患者的体检（包括照片和体格检查、人体测量，智力和精神特殊量表评估等）资料，必要时包括家庭中非患者的体检资料。
6. 尽可能确立或证实诊断。

三、遗传咨询的内容

遗传咨询一般为非指令性，由咨询人员（医师，遗传咨询师，护士，医学遗传医师）使用患者、家属能懂的医学术语，把疾病的再发风险告知咨询对象，并列出可供选择的内容，由其根据具体情况决定婚育问题。如果由遗传咨询工作者为患者做出结婚或生育的决定，并直接告知咨询对象，即是指令性遗传咨询（directive genetic counseling），咨询意见须符合《婚姻法》等法律内容。

（一）确切的诊断 如果先证者遗传病的诊断确切，应与家属讨论并提供书面内容。如果该疾病有众多类型，尚未能进行确切分型或患者的诊断系临床诊断而缺乏实验室检查的证实资料，应让家属知道目前这方面的局限性。众多多发性先天畸形常不能得出特异性的诊断；应与咨询对象一起讨论鉴别诊断的内容，并告知根据经验做出的判断。

（二）咨询目标疾病的自然病程、预后 提供疾病的病程转归，治疗方案信息，最好和最坏的结果，潜在的转科治疗等。

（三）咨询目标疾病的遗传学知识和再发风险 可用图解方式（例如染色体的图解）为家庭的各成员包括未患病的堂、表兄弟姐妹等提供正确的发病风险和再发风险（recurrence risk）；如果无法得出确切的诊断，就必须使用经验再发风险。应让个别家庭成员知道各种可供的选择，向他们提供有关各种选择的必要信息，让咨询对象对诸如妊娠、领养、人工授精、产前诊断、筛查、携带者检测和终止妊娠等做出知情选择。

（四）应鼓励家属与咨询者保持随访联系，以获得有关知识的最新信息 主要为解答进一步提出的问题；进行必要的家系调查以检出其他遗传携带者和高危者；早期发现能够治疗的遗传病症状前期的家庭成员，有助于及早治疗和预防，例如乳腺癌基因 *BRCA1/2* 基因突变（表 3-6-0-1）。

表 3-6-0-1　乳腺癌基因 *BRCA1/2* 突变的癌变风险

肿瘤类型	BRCA1	BRCA2
女性乳腺癌	50%~85%	50%~85%
男性乳腺癌	<1%	6%
卵巢癌	15%~40%	15%~25%
膀胱癌	8%~16%	8%~16%
胰腺癌	—	1.5%~2%

四、方法与步骤

（一）确定遗传病因诊断 为遗传咨询的第一步，只有明确了诊断才能了解病因、治疗方法、遗传方式和预后，并估算出再发风险。在获取诊断的过程中应特别注意家族史、遗传异质性和对家庭成员的检查。遗传病因的诊断如临床诊断已经比较明确，可直接进行单基因测序的方法确认；如病因可能为若干基因中的一个，如 Bardet-biedl 综合征包含 *CCDC28B*、*ARL6*、*BBS1* 等致病基因，可采用靶向基因二代测序的方法同时测定一组基因；对于智力低下、多发性畸形则宜先采用 aCGH 检测潜在的基因拷贝数异常；对于怀疑为遗传病但无法明确定向为何种基因所致的疾病可采用全基因组二代测序的方法进行检测。由于基因测序技术的越来越普及，检查所发现的基因变异也越来越多，但基因变异的致病性经常难以确认，因此检测结果需要结合临床表型、串联质谱或气相色谱-质谱检测所发现的生化特征、酶学特征等资料综合分析以增强诊断的可靠性，如普拉德-威利综合征的诊断步骤（图 3-6-0-1）。

（二）分析遗传方式 多数遗传病的遗传方式是已知的，故确定了诊断便知其遗传方式；但不少常见的遗传病具有遗传异质性，需要通过家系调查以分析遗传方式。

在分析遗传方式时应特别注意遗传异质性的问题。例如肌营养不良症可有 AR 遗传和 X 连锁遗传等类型；即使是 XR 遗传型肌营养不良症也有 Becker 型和 Duchenne 型两种预后差别很大的类型。

（三）推算子女的再发风险率 遗传方式不同的疾病，其子代的再发风险率具有各自独特的规律，确立了诊断、并了解遗传方式后便可估算出再发风险率。

（四）婚姻与生育指导 根据子代再发风险率、是否致残、致死和能否治疗，从而作出以下决策：可以结婚和生育；避孕或绝育；对结婚和生育需慎重考虑；可以结婚并怀孕，但需产前诊断进行预防；领养子女；胚胎移植。

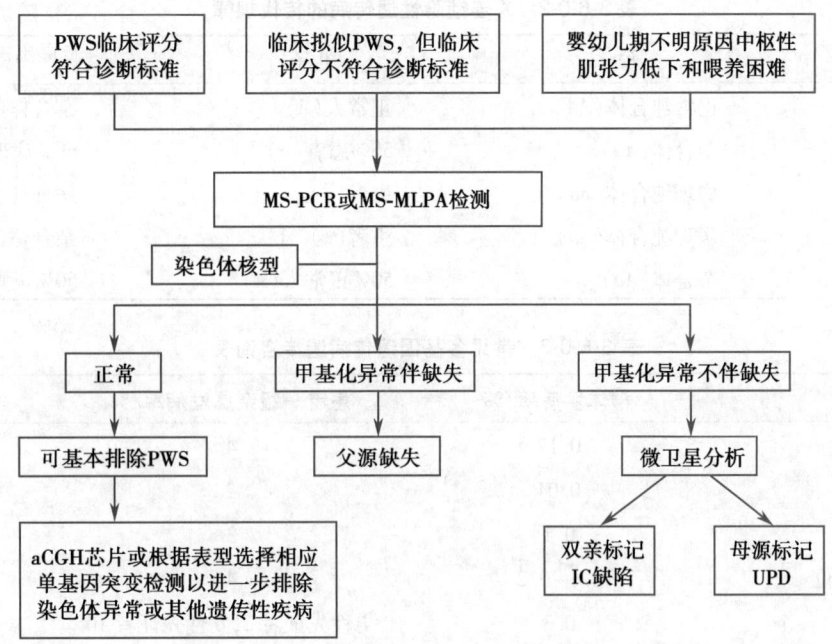

图 3-6-0-1 普拉德-威利综合征的分子诊断策略

五、估算再发风险率

基因测试(genetic testing)是一种医学检测,用以识别染色体、基因或蛋白质的变化。基因测试的结果可以确认或排除可疑的基因变异,或有助于确定一个人出现或传递遗传病的可能性。选择何种遗传测试取决于目标疾病的分子病理学和遗传异质性。对于单基因突变目前多用 DNA 测序分析,对于个别疾病有数百种不同的突变或每一受累家庭的突变均不相同,可使用酶学测定和蛋白质截断法(protein truncation study);比较基因组杂交技术可用于染色体微缺失、拷贝数变异等表型复杂遗传病如多发畸形、智力低下的首选检测,遗传基因不明确疾病二代测序是首选检测方法。

(一) 常染色体显性遗传病 一般情况下常染色体显性遗传(autosomal dominant inheritance,AD)病者的子女和同胞的再发风险率均为 50%,没有患病的子女其后代通常不发病。但如果该 AD 病的外显率不全,则再发风险率应为 50 乘以外显率。例如 Marfan 综合征(AD 遗传)的外显率为 70%,则其再发风险率为 50%×70%=35%。另一些迟发型 AD 病,例如遗传性舞蹈病,在检查时未发现其子女发病并不说明这些子女以后不会发病,也不表明他们不带有致病基因。在一个世代正常的家系中突然新出现一名 AD 患者很可能属新的突变,其子代再发风险率为 50%,但其同胞的再发风险率并不高于普通人群中该病的发病率。应查找文献中有关该病的新突变频率,因为新突变者家系中再发风险率并不增加,仅子代的再发风险高。

(二) 常染色体隐性遗传病 2 个杂合型常染色体隐性遗传病(autosomal recessive inheritance,AR)携带者婚配,子代 25% 发病。患者与正常纯合体结婚,子女均为杂合体,不会发生患者。患者与杂合体婚配,子代再发风险率为 50%。由于杂合体多无临床症状,难与正常人区别,故估算 AR 病的再发风险时,如果该病在人群中杂合体频率高则应参考杂合体频率予以咨询。例如 AR 遗传的高度近视发病率为 1%,人群杂合体频率为 18%,故高度近视者与表型正常者结婚实际上有 18% 的机会是与杂合体婚配,这时其子代的再发风险率是 50%×18%=9%。

(三) X 连锁隐性遗传病 女性杂合体是致病基因的主要来源,临床上 X 连锁隐性遗传病传代的规律通常为女性杂合体携带者与正常男性结婚,其儿子 50% 发病,女儿则不发病,但 50% 为杂合体携带者。因此,如果父母的表型正常,生育第一个患病儿子后再出生的第二个儿子有 50% 发病风险,而女儿则不发病;男性患者(一般较轻)与正常女性结婚后的子代不发病(但女儿均为杂合体携带者),外孙的再发风险率为 50%(表 3-6-0-2)。

(四) X 连锁显性遗传病 女性患者的儿子和女儿均有 50% 机会发病。男性患者仅女儿会发病,儿子不会发病。

(五) 多基因病的遗传咨询 多基因遗传病是遗传因素和环境因素共同作用的结果,其遗传规律不符合孟德尔遗传。常见的多基因遗传病如糖尿病、高血压、冠状动脉粥样硬化、精神分裂症、哮喘、癫痫等,在群体中 15%~20% 的人患某种多基因遗传病。表 3-6-0-3 示 15 种常见多基因遗传病的遗传度,可供参考。

多基因遗传病的再发风险与该病的一般群体发病率和遗传度的高低有密切关系。当一种多基因遗传病群体发病率为 0.1%~1.0%,遗传度为 70%~80% 时,则患者一级亲属的发病率等于群体发病率的平方根。例如,唇裂在我国人群中的发病率为 0.17%,遗传度为 76%,患者一级亲属的发病率即为 0.17% 的平方根,约 4%。群体发病率和遗传率过高或过低,则不适于使用上述计算方法。

表 3-6-0-2　X 连锁隐性遗传病的传代规律

父	母	儿子	女儿
患者(a)	正常纯合体(AA)	正常人(A)	杂合体(Aa)
患者(a)	杂合体(Aa)	50%患者(a)	50%病理纯合体(aa)
患者(a)	病理纯合体(aa)	患者(a)	病理纯合体(aa)
正常人(A)	病理纯合体(aa)	患者(a)	杂合体(Aa)
正常人(A)	杂合体(Aa)	50%正常人(A)	50%正常纯合体(AA)

表 3-6-0-3　常见多基因遗传病遗传咨询表

疾病	群体发病率/%	患者一级亲属发病率/%	遗传率/%
唇裂+腭裂	0.17	4	76
腭裂	0.04	2	76
先天性畸形足	0.1	3	68
先天性髋关节脱位	0.1~0.2	4	70
先天性幽门狭窄	0.3	男性先证者 2,女性先证者 10	75
先天性心脏病	0.5	2.8	35
原发性高血压	4~8	15~30	62
糖尿病(青少年型)	0.2	2~5	75
冠心病	2.5	7	65
哮喘	1~2	12	80
胃溃疡	4	8	37
精神分裂症	0.1~0.5	4~8	80
脊柱裂	0.3	4	60
无脑儿	0.5	4	60
强直性脊椎炎	0.20	男性先证者 7,女性先证者 2	70

（六）染色体病的遗传咨询　染色体病的同胞再发风险率主要取决于其父母的染色体核型。如果父母的核型均正常,则其染色体数量异常子女的同胞再发风险率稍高于或并不高于一般人群中的发病率。如果父母之一为平衡易位携带者,则子女的再发风险率明显增加,以唐氏综合征(21-三体综合征)14/21易位型为例,其理论子代再发风险率为 1/6。严重染色体病患者不宜生育,其子代再发风险率难以预测。唐氏综合征的女性患者如能生育,其子代再发风险率约为 1/3,但由于配子形成的实际分离常不是随机的,故再发风险率与理论值尚有出入。除双亲为常染色体三体性的嵌合体和有额外的性染色体(包括嵌合体)者外,多数染色体异常,包括许多平衡或不平衡易位、缺失、部分重复和环状染色体都可为新突变。

（七）出生缺陷的遗传咨询应鉴别该出生缺陷为畸形、变形还是中断　对于变形和中断应寻找可能的致畸因子和机械性因素,并判断下次妊娠时这些因素是否可能存在。畸形的再发风险取决于该畸形属综合征性还是非综合征性(表 3-6-0-4)。

表 3-6-0-4　出生缺陷的再发风险情况

畸形综合征	家族史阳性	致畸因子阳性	再发风险和预防
-	-	-	1. 非综合征性,无家族史的出生缺陷 (1) 再发风险率可能低于 1%~8%
-	-	+	(2) 孕期有药物,化学品接触史。如致畸原已确定,则再发风险率不肯定。下次妊娠时应尽可能避免该致畸因子
+	-	-	2. 综合征性,无家族史的出生缺陷 (1) 除已知综合征外,应进行染色体核型分析
+	-	+	(2) 不论孕期有无致畸原接触史,均按上条咨询

畸形综合征	家族史阳性	致畸因子阳性	再发风险和预防
−	+	−	3. 非综合征性,有家族史的出生缺陷 (1) 如果家系中患者数不少于 2 名,再发风险为 10%~30%,取决于家族成员患病人数,亲缘关系的近远和畸形的性质(Ⅰ级亲属中有 2 名患者,再发风险为
−	+	−	5%~15%,2 例以上者再发风险为 30%) (2) 致畸因子较少引起一家数例发病
+	+	−	4. 家族性出生缺陷 (1) 由单基因突变或染色体异常所致出生缺陷的再发风险率取决于该单基因病或染色体病的再发风险率 (2) 一家多人均接触致畸原,可使致畸原引起的综合征具有家族性的假象,应予以注意

注:表中"+"符号为阳性,"−"符号为阴性。

六、产前诊断

产前诊断是指在胎儿出生前用各种方法了解胎儿在宫内的情况,从而对某些先天性、遗传病作出诊断。

(一) 产前诊断的对象 夫妇之一有染色体畸变或夫妇核型正常,但曾生育过染色体病患儿的孕妇;夫妇之一有开放性神经管畸形或生育过这种畸形儿的孕妇;夫妇之一有先天性代谢缺陷或生育过这种患儿的孕妇;疑为遗传病基因携带者的孕妇;有习惯流产史的孕妇;羊水过多的孕妇;夫妇之一有致畸因素接触史的孕妇;35 岁以上高龄孕妇;具有遗传病家族史又系近亲婚配的孕妇等。

(二) 产前诊断的方法

1. 表现型观察 可用超声、磁共振、胎儿镜等检查观察胎儿在子宫内是否发育畸形,如产前超声检测心脏发育畸形等。

2. 染色体检查 用羊水、绒毛细胞进行核型分析。

3. 基因产物分析 用羊水、羊水细胞、绒毛细胞或血液等进行蛋白质、酶和代谢产物的分析,可检测出某些先天性代谢病、神经管缺陷等。

4. 基因检测 可用 DNA 测序、限制性内切酶和 aCGH 等技术检测,为确保基因检测结果的可靠性,通常需要在孕前确认先证者的突变基因和位点。胎儿检测标本的取得方式分有创和无创二类。有创的如绒毛穿刺术常于妊娠 8~12 周,取绒毛细胞进行直接分析或培养后分析,主要应用于染色体核型分析或酶活性测定,也可利用 DNA 诊断各种单基因病。羊水穿刺术最佳时间在妊娠 16~20 周进行。无创的方法,主要通过孕母外周血胎儿游离 DNA 检测潜在的遗传病,不仅可用于胎儿性别的鉴定以确定某些性连锁遗传病发病的可能性,也可检测唐氏综合征、18-三体综合征、13-三体综合征等更多遗传病。

5. 孕妇血清生化指标分析 孕妇血清中甲胎蛋白(MSAFP)浓度明显升高,有可能胎儿出现神经管畸形或其他畸形。孕妇血清中促绒毛性腺激素(MSHCG)浓度明显升高,胎儿有可能出现部分染色体异常、多发性畸形及先天性心脏病等。孕妇血清中游离雌三醇(MSuE3)浓度明显下降时,胎儿有可能出现染色体异常疾病。

七、胚胎种植前遗传学检测

(一) 胚胎种植前遗传学筛查(preimplantation genetic screening,PGS) PGS 是胚胎移植到子宫前进行的遗传筛查检测,受精卵经 3 天至 5~6 天体外培养后,通过显微切割的方法从胚胎移除 1 个或 2 个卵裂球进行了遗传分析。遗传分析必须在短时间内完成,以确保培养第 5 天的胚胎可以移植或进行冻存用于未来移植用。对于孟德尔遗传病,上述方法对80% 以上的胚胎可以作出遗传诊断。PGS 主要用于高龄母亲、反复种植失败、特发性复发性流产及用于单个胚胎的种植。

(二) 胚胎种植前遗传学诊断 胚胎种植前遗传学诊断(preimplantation genetic diagnosis,PGD)遗传学分析方法与 PGS 相似,既往多采用 FISH 的方法分析性染色体和特定常染色体的异常,目前已经被更为先进的定量 PCR(quantitative polymerase chain reaction,qPCR)、aCGH、第二代测序方法(NGS)所取代,可以检测的疾病随着技术的进展在不断增长。

八、遗传病咨询过程中应遵循的伦理原则

伦理是遗传咨询过程中必须考虑的重要部分,与之相关的个人权利、家庭伦理、社会利益构成了遗传伦理的核心问题。遗传咨询过程中需考虑基本原则:

1. 有利原则 所作的调查和为咨询者所作的检查都应有利于咨询者个人、家庭或相关家族成员,遵循对患者有益无害的原则。

2. 公正原则 对于所有前来咨询的人,应做到一视同仁、公平对待,除了遵循一般医患之间的伦理原则外,还应特别关注咨询者的心理和心态,态度要亲切、语言要婉转,不能有歧视性语言。

3. 尊重原则 ①尊重咨询者的自主权:医师提供的意见是非指令性的,至于是否婚育、采取的措施和方法,如产前诊断、终止妊娠、绝育等,除了我国婚姻法和母婴保健法规定的以

外,应由当事人自己决定。②尊重咨询者的知情同意权:医师在要求患者及其家属进行遗传学检查时,应贯彻自愿及知情同意的原则,让其充分了解检查的目的和程序,可能的好处和风险,争取他们的主动配合,部分损伤性操作如产前诊断需签署同意书。③尊重咨询者的隐私权和保密权:医师应与咨询者在专门的房间内单独谈话,除必要的医护工作人员外,避免无关人员进入。任何检查诊断的结果,只向受检人报告并为受检人保密。

4. 谨慎原则　由于遗传病的特殊性,对再发风险的判定,除能作产前诊断的病种外,其余均为理论推算的概率。工作时必须严格谨慎,精益求精,力争鉴定结果准确无误。

九、随　访

完成了遗传咨询的上述各步骤后应进行必要的随访,解答进一步提出的问题;进行必要的家系调查以检出其他遗传携带者和高危者;早期发现能够治疗的遗传病的症状前期家庭成员,有助于及早治疗和预防。

推荐阅读

1. 贺林,马端,段涛,等. 临床遗传学[M]. 上海:上海科学技术出版社,2013.

2. 陆炜,罗小平,罗飞宏,等. 中华医学会儿科学分会内分泌遗传代谢学组,《中华儿科杂志》编辑委员会. 中国 Prader-Willi 综合征诊治专家共识(2015)[J]. 中华儿科杂志,2015,53(6):419-424.

3. CHEN H F,CHEN S U,MA G C,et al. Preimplantation genetic diagnosis and screening:Current status and future challenges[J]. J Formos Med Assoc,2018,117(2):94-100.

4. RICCI M T,SALEMME M,VILLANACCI V,et al. The genetics of inherited predispositions to colorectal polyps:a quick guide for clinicians[J]. Colorectal Dis,2015,17(1):3-9.

5. 欧阳雁玲. 多基因遗传病与染色体遗传病[J]. 中国计划生育学杂志,2015,23(1):64-67.

6. TRAAS A M,CASAL M,HASKINS M,et al. Genetic counseling in the era of molecular diagnostics[J]. Theriogenology,2006,66(3):599-605.

第四篇

疾病的免疫学基础

第一章 免疫系统

固有免疫是生物在长期进化过程中形成的，是抵抗病原体入侵的第一道防线，未被固有免疫清除的病原体抗原进入外周淋巴器官和组织，被淋巴细胞识别，介导适应性免疫应答。固有免疫和适应性免疫密切配合共同执行免疫功能。

第一节 免疫系统的组成及其功能

免疫系统包括免疫器官、免疫细胞和免疫分子。免疫系统具有三大功能：免疫防御、免疫监视和免疫自稳。

一、免疫器官及其功能

免疫器官按其部位和功能分为中枢免疫器官和外周免疫器官，两者通过血液及淋巴循环互为联通。

（一）**中枢免疫器官**　中枢免疫器官是免疫细胞发生、发育、分化和成熟的场所。哺乳动物的中枢免疫器官包括骨髓和胸腺，鸟类腔上囊（法氏囊）的功能相当于骨髓。

1. 骨髓　骨髓是所有免疫细胞的起源——多能造血干细胞的生长场所、B 细胞和自然杀伤细胞（natural kiler cell, NK cell）分化成熟的场所及体液免疫应答发生的场所。人类 B 细胞前体经由祖 B（pro-B）细胞、前 B（pre-B）细胞、未成熟 B 细胞发育为成熟 B 细胞。成熟 B 细胞表面表达 mIgM 和 mIgD，由骨髓迁移至外周免疫器官，定居于淋巴结和脾脏的淋巴滤泡区，在抗原的刺激下进一步分化为浆细胞和记忆 B 细胞。部分淋巴样干细胞在骨髓中发育为成熟 NK 细胞。此外，骨髓是发生再次体液免疫应答和产生抗体的主要部位。

2. 胸腺　胸腺是 T 细胞发育成熟的场所，也参与免疫调节和自身耐受的建立与维持。来自骨髓的前 T（pre-T）细胞进入胸腺后称胸腺细胞，在胸腺微环境下，T 细胞的表面分子由双阴性（CD4$^-$、CD8$^-$）、双阳性（CD4$^+$、CD8$^+$）发育至单阳性（CD4$^+$/CD8$^+$），并依次经过阳性选择（与自身 MHC 发生适当结合的 T 细胞继续生存，无自身 MHC 限制性的 T 细胞则凋亡）和阴性选择（与 MHC-自身抗原肽复合物呈高亲和力结合的 T 细胞发生凋亡，少部分 T 细胞分化为调节性 T 细胞，非自身反应性 T 细胞继续生存），最终发育为对自身抗原耐受的成熟 T 细胞，进入外周，定居于脾脏和淋巴结的 T 细胞区。

如果胸腺或骨髓微环境异常，导致自身反应性 T、B 淋巴胞阴性选择发生障碍，则会引起自身免疫病。由于自身免疫调节因子（AIRE）这一转录因子可调控外周组织特异性抗原的表达，因此 *AIRE* 基因突变或缺失可引起外周组织特异性抗原不在胸腺中表达，导致自身反应性 T 细胞逃避阴性选择而进入外周，引起自身免疫性多腺体综合征 1（autoimmune polyglandular syndrome type 1, APS-1），以及甲状腺、胰腺等多个内分泌组织出现自身免疫病理性改变。

（二）**外周免疫器官**　外周免疫器官主要包括脾、淋巴结和黏膜免疫系统，是成熟 T、B 细胞定居的场所，也是产生免疫应答的场所。

1. 脾　脾是人体最大的外周免疫器官，是血液及淋巴细胞交换的场所，也是对血源性抗原产生免疫应答的主要场所。分为白髓和红髓，白髓中有富含 T 细胞的动脉周围淋巴鞘，其外围是富含 B 细胞（滤泡 B 细胞）的淋巴滤泡。红髓分布于白髓周围，包括髓索和髓窦，含巨噬细胞和树突状细胞（dendritic cell, DC）。

2. 淋巴结　淋巴结是结构最完备的外周免疫器官，广泛分布于全身非黏膜部位的淋巴通道上，主要对由引流淋巴液而来的抗原产生免疫应答。淋巴结分为皮质和髓质两部分，靠近被膜下为浅皮质区，其中的初级淋巴滤泡是 B 细胞定居的场所，含静止的初始 B 细胞；接受抗原刺激后，滤泡内出现生发中心，称为次级淋巴滤泡，内含大量增殖分化的 B 淋巴母细胞，后者可转移至淋巴结中心髓质，分化为浆细胞并产生抗体。浅皮质区与髓质之间的深皮质区又称副皮质区，是 T 细胞定居的场所，同时含 DC。髓质区由髓索和髓窦组成。髓索内主要为 B 细胞和浆细胞，髓窦内富含巨噬细胞，有较强的滤过作用。

3. 黏膜相关淋巴组织　也称为黏膜免疫系统，指分布于呼吸道、肠道及泌尿生殖道黏膜表皮层、固有层和上皮细胞下散在的无被膜淋巴组织，以及某些带有生发中心的集结淋巴组织，如扁桃体、小肠的派氏集合淋巴结、阑尾等，主要包括肠相关淋巴组织、鼻相关淋巴组织和支气管相关淋巴组织等，是发生黏膜免疫如产生分泌型 IgA（SIgA）的主要部位。黏膜免疫系统庞大而复杂，且直接地接触各种微生物包括病原体和共生菌，同时具有防御病原体入侵、维持对共生菌免疫耐受和对各种抗原启动免疫应答的多重功能，对于机体的健康起着至关重要的作用。黏膜免疫功能异常会导致感染（如呼吸道感染、艾滋病、乙肝、结核病、腹泻）、自身免疫性疾病（如炎症性肠病）或者超敏反应性疾病（如食物过敏、特应性皮炎）等。

二、免疫细胞及其功能

免疫细胞由骨髓中的多能干细胞分化而来，分化成共同淋巴样祖细胞和共同髓样祖细胞，再循淋巴样（B、T、NK、NKT、浆细胞样 DC）和髓样（粒细胞、单核巨噬细胞、髓样 DC）两个谱系分化。本节分固有免疫细胞、抗原提呈细胞和适应性免疫细三大类介绍。

（一）固有免疫细胞　参与固有免疫的细胞有多种,包括吞噬细胞、DC、NK 细胞、NK T 细胞、γδT 细胞、B1 细胞、边缘区 B 细胞、肥大细胞和粒细胞等(扩展阅读 4-1-1-1)。吞噬细胞(phagocyte)主要包括中性粒细胞和单核巨噬细胞,主要功能是发现、吞噬并破坏病原体。树突状细胞(dentritic cell,DC)广泛分布于全身组织和脏器,如表皮的朗格汉斯细胞、滤泡树突状细胞(follicular dendritic cell,FDC)等,骨髓来源的 DC 主要分为传统 DC(conventional DC,cDC)和浆细胞样 DC(plasmacytoid DC,pDC),前者作为抗原提呈细胞发挥作用,后者在抗病毒固有免疫应答中发挥重要作用。NK 细胞通过非特异性杀伤机制,在机体早期抗肿瘤、抗病毒或胞内寄生菌感染免疫中起重要作用。自然杀伤 T 细胞(natural killer T cell,NKT cell)是一群细胞表面既有 T 细胞受体 TCR,又有 NK 细胞受体的特殊 T 细胞亚群,经由抗原激活后分泌 IFN-γ 或 IL-4,发挥重要的免疫调节功能。γδT 细胞主要分布于肠道呼吸道及泌尿生殖道等黏膜和皮下组织,其杀伤性较强,对于黏膜部位的癌症治疗效果突出。B1 细胞在机体早期抗感染免疫和维持免疫自稳中具有重要作用。边缘区 B 细胞是脾脏边缘区中主要的淋巴细胞群,和 B1 细胞被统称为固有类 B 细胞。固有淋巴样细胞(innate lymphoid cells,ILC)存在于黏膜组织中,在促进淋巴组织发生、调节肠道共生菌、介导抗感染免疫等发挥作用。肥大细胞、嗜碱性粒细胞和嗜酸性粒细胞在抗寄生虫免疫反应和介导过敏性疾病过程中发挥重要作用。

扩展阅读 4-1-1-1　固有免疫细胞

（二）抗原提呈细胞　抗原提呈细胞(antigen-presenting cell,APC)是指能捕获微生物和其他抗原,加工处理抗原并以抗原肽-主要组织相容性复合体(major histocompatibility complex,MHC)分子复合物形式将抗原肽提呈给 T 细胞,并提供淋巴细胞增殖与分化信号的一类细胞。APC 分为通过 MHC Ⅱ类分子或 MHC Ⅰ类分子提呈抗原的 APC。

1. 通过 MHC Ⅱ类分子提呈　外源性抗原的 APC 是通常所称的 APC,又分为专职性和非专职性 APC 两类。专职性 APC 主要包括 DC、巨噬细胞和 B 细胞,它们组成性表达 MHC Ⅱ类分子和共刺激分子等,加工和提呈抗原的能力强。其中 DC 主要启动初始 T 细胞应答;巨噬细胞可在感染部位提呈抗原给辅助性 T 细胞并使之活化;B 细胞在淋巴结和脾脏中可提呈抗原给 T 细胞。非专职性 APC 主要包括内皮细胞、上皮细胞和成纤维细胞等多种细胞,它们通常在炎症过程中或某些细胞因子的作用下被诱导表达 MHC Ⅱ类分子和共刺激分子等,故提呈抗原的能力弱。

2. 通过 MHC Ⅰ类分子提呈　内源性抗原的 APC 可加工处理内源性抗原并以抗原肽-MHC Ⅰ类分子复合物的形式将抗原肽提呈给 CD8⁺ T 细胞,属于广义的 APC。这类 APC 通常是被病毒等胞内病原体感染的细胞或者发生癌变的肿瘤细胞等,可提呈抗原肽给 CD8⁺ T 细胞而使自身被识别和杀伤。

（三）适应性免疫细胞　参与适应性免疫的淋巴细胞主要包括 B 和 T 淋巴细胞。

1. B 细胞　主要通过产生特异性抗体发挥体液免疫功能,也是重要的抗原提呈细胞。B 细胞表面主要的功能性膜分子包括 B 细胞抗原受体(B cell receptor,BCR)复合物——膜表面免疫球蛋白(mIg)和 Igα/Igβ(CD79a/CD79b)异源二聚体、细胞共受体(CD19-CD21-CD81)及共刺激分子,提供 B 细胞活化的第一、第二信号。

2. T 细胞　介导细胞免疫应答,并在胸腺依赖性抗原(TD-Ag)诱导的体液免疫应答中发挥重要的辅助作用。T 细胞表面的膜分子包括 TCR-CD3 复合物、TCR 共受体(CD4 和 CD8)及共刺激分子等,提供 T 细胞活化的第一、第二信号。

三、免疫分子及其功能

（一）参与固有免疫的分子　主要包括细胞因子和补体分子,还有白细胞分化抗原和黏附分子、防御素及其他炎性介质等。

1. 细胞因子　是由多种不同的免疫细胞及组织细胞分泌的一类可溶性小分子蛋白,与相应受体结合后调节细胞生长分化和效应,可介导和调控固有免疫(炎症因子、调节因子及抗病毒因子)、适应性免疫及造血细胞生长分化。主要包括造血因子、白细胞介素、干扰素、肿瘤坏死因子和趋化因子等家族。细胞因子治疗可用于抗肿瘤和抗病毒治疗,下调过敏反应、自身免疫反应和移植排斥反应,以及增强病毒感染和免疫缺陷病患者的免疫功能。

2. 补体　包括补体固有成分、补体调节蛋白和补体受体等 30 余种组分,广泛分布于血液、组织液和细胞膜表面。补体成分经过经典途径、旁路途径或者凝集素途径(又称 MBL 途径)被激活后才具有生物学功能,可调理吞噬、溶解细胞、杀伤、介导炎症、调节免疫应答或清除免疫复合物。补体成分如 *C1q* 基因缺陷会造成免疫复合物清除障碍,易发生 SLE 疾病。

（二）参与适应性免疫的分子　包括免疫球蛋白、BCR、TCR 及 MHC 的编码产物。免疫球蛋白包括 IgM、IgG、IgA、IgD 和 IgE,主要介导体液免疫应答;BCR 和 TCR 主要功能是特异性识别抗原介导免疫应答;MHC 编码产物参与 T 细胞的激活、分化及调控适应性免疫应答。

第二节　固有免疫系统

固有免疫是各物种中保守的一系列防御机制,它在个体出生时即具备,具遗传性,无抗原特异性,可在感染早期对入侵病原体迅速产生广泛应答,成为抗感染的"第一道防线"。

一、固有免疫系统的组成

固有免疫系统由组织屏障、固有免疫细胞和固有免疫分子组成。其中,固有免疫细胞和分子组成及其作用见第一节。

人体表面皮肤和呼吸道、肠道、生殖道内衬的黏膜共同构成皮肤黏膜屏障,成为抵御病原体入侵的第一道防线。分别发挥以下作用:①皮肤黏膜、血脑屏障或血胎屏障等物理屏障作用;②皮肤和黏膜相关腺体分泌的抑菌肽和酶类的抑菌作用;③正常菌群抗感染作用。

二、固有免疫的分子识别

固有免疫细胞如巨噬细胞等通过模式识别受体(PRR),对于病原微生物所共有的、高度保守的病原相关分子模式(PAMP)进行泛特异性识别,从而激活信号通路分泌炎症细胞因子;参与固有免疫识别的 PRR 不具有多样性,在进化中保守,是简单生物到哺乳动物所共有的防御机制。

（一）PAMP PAMP 是一类或一群特定病原体或其产物共有的高度保守的细胞壁、膜成分等,可被 PRR 识别结合。PAMP 种类有限,不表达于正常组织细胞表面但在病原体中广泛分布,如革兰氏阴性菌的脂多糖(LPS)、革兰氏阳性菌的胞壁成分磷壁酸(LTA)、细菌和真菌胞壁成分肽聚糖、细菌胞壁的糖蛋白和葡聚糖、细菌的鞭毛蛋白、细菌 DNA 如非甲基化 CpG DNA 和病毒 RNA 等。

（二）PRR PRR 表达于固有免疫细胞表面或胞质,可识别病原微生物 PAMP。PRR 与特异性抗原受体 BCR/TCR 不同,它缺乏多样性,非克隆性表达于多种固有免疫细胞(巨噬细胞、DC)表面或胞质。PRR 与 PAMP 识别的泛特异性是宿主固有免疫的分子基础(扩展阅读 4-1-2-1)。

扩展阅读 4-1-2-1 TLR 对 PAMP 的识别

三、固有免疫的应答类型

固有免疫应答发生于感染后的 0~96 小时,可分为以下三个阶段:

（一）即刻固有免疫阶段（0~4 小时） 主要通过皮肤黏膜屏障、巨噬细胞及中性粒细胞的吞噬作用和机体天然存在的血清抗菌肽的杀菌、补体系统激活后的溶菌作用等发挥迅速的非特异性清除病原体功能。

（二）早期固有免疫阶段（4~96 小时） 感染局部的巨噬细胞通过 PRR 识别病原体的共有成分 PAMP 后,激活炎症细胞因子分泌,譬如趋化因子 MIP-1α 等可有效募集血液巨噬细胞、中性粒细胞等至炎症部位,发挥局部清除病原体功能。

（三）诱导适应性免疫阶段（96 小时后） 活化的巨噬细胞和 DC 吞噬、处理病原体抗原成为抗原肽,并以 MHC-抗原肽复合物形式提呈于细胞表面,同时上调表达共刺激分子(如 B7 和 CD40 等),成为成熟巨噬细胞或 DC,向引流淋巴结移动,为启动适应性免疫应答创造充分条件。

第三节 适应性免疫系统

适应性免疫亦称特异性免疫,指机体接受抗原刺激后,体内抗原特异性淋巴细胞克隆识别抗原,发生活化、单克隆增殖、分化或失能、凋亡,进而发挥生物学效应的全过程。淋巴细胞表面特异性抗原受体 BCR/TCR 由于基因重排等机制而具备多样性,保证了对于成千上万抗原的反应能力。适应性免疫分为 B 细胞介导的体液免疫和 T 细胞介导的细胞免疫。

一、适应性免疫系统的组成

适应性免疫主要由 B、T 细胞通过特异性识别抗原表位而介导。

（一）B 细胞 B 细胞在骨髓发育成熟后,主要定居于外周淋巴器官的淋巴滤泡内。抗原进入机体后,相应抗原特异性 B 细胞通过表面的多种膜分子直接识别抗原,进而活化、增殖并最终分化为浆细胞,产生特异性抗体介导体液免疫应答。根据抗原的不同,B 细胞介导的免疫应答可分为对胸腺非依赖性抗原(TI-Ag)和胸腺依赖性抗原(TD-Ag)的免疫应答,前者不需要 Th 细胞的辅助,激活 B1 细胞或 Mz-B 细胞;后者需要在 Th 细胞的辅助下,才能完全激活 B2 细胞并介导对 TD-Ag 的免疫应答。

B 细胞是一个异质性群体,可分为不同的亚群。

1. B 细胞功能性亚群 B 细胞根据其是否表达 CD5 分子,可分为 CD5$^+$ B1 细胞和 CD5$^-$ B2 细胞。B1 细胞:自胎肝干细胞发育而来,表达 CD5,参与固有免疫。滤泡 B 细胞(follicular B cells,Fo-B)是循环淋巴细胞,分布于外周淋巴器官,主要识别 TD-Ag,是参与适应性体液免疫的主要细胞。Mz-B 细胞主要定居于脾脏的边缘区,和 B1 细胞属于固有类 B 细胞,是体内预存的 IgM 天然抗体的主要来源(扩展阅读 4-1-3-1)。

扩展阅读 4-1-3-1 B1、Fo-B 和 Mz-B 细胞亚群的比较

2. 调节性 B 细胞(regulatory B cell,Breg) 近年来在人和小鼠体内均确定存在一群具有免疫抑制功能的 Breg,其表面表达 CD19、IgM、CD5,高表达 CD24 和 CD1d 且分泌 IL-10。Breg 表达 BCR 和 B 细胞激活因子(BAFF)受体,可通过产生 IL-10、IL-35 和 TGF-β,最新研究表明,增加 Breg 数量能够阻碍宿主抵御感染,并且通过使静息状态的 CD4$^+$ T 细胞转变为调节性 T 细胞来促进肿瘤生长和新陈代谢。

3. 记忆 B 细胞(memory B cell,Bm) B 细胞在生发中心发生体细胞高频突变、亲和力成熟和抗原选择等反应后,存活的 B 细胞除分化为长寿性浆细胞或其前体细胞外还可分化为高亲和力 Bm。大部分 Bm 离开生发中心进入血液参与全身循环,当再次遇到相同抗原时可迅速活化,产生大量抗原特异性

Ig,介导再次应答。

（二）T细胞 T细胞在胸腺中发育成熟,随血液循环进入外周淋巴器官,尚未接触抗原的成熟T细胞称为初始T细胞,定居于外周淋巴器官的胸腺依赖区。T细胞与抗原接触后,特异性识别APC提呈的抗原肽-MHC分子复合物后,T细胞活化、增殖并最终分化为具有不同功能的效应T细胞亚群、调节性T细胞或记忆T细胞发挥相应的效应。

T细胞具有高度的异质性,按照不同的分类方法可分为若干T细胞亚群,各亚群之间互相调节共同发挥免疫学功能。①根据所处的活化阶段,T细胞可分为初始T细胞、效应T细胞和记忆T细胞;②根据表达TCR的类型,T细胞可分为TCR αβT细胞和TCR γδT细胞;③根据是否表达CD4或CD8分子,T细胞可分为CD4$^+$T细胞和CD8$^+$T细胞;④根据功能特征,αβT细胞可至少分为CD4$^+$的Th、CD8$^+$的CTLs和CD4$^+$的调节性T细胞(regulatory T cells,Treg)亚群。

二、适应性免疫的应答过程和效应

适应性免疫应答发生于外周免疫器官(淋巴结和脾),应答过程可分为三个阶段:①识别启动阶段:B/T细胞特异性识别抗原表位;②增殖分化阶段:在共刺激分子信号和细胞因子作用下,B/T细胞发生活化、增殖和分化;③效应阶段:B细胞分化为浆细胞,通过分泌特异性抗体介导体液免疫效应;T细胞分化为效应Th细胞和CTL细胞介导细胞免疫应答,发挥炎症细胞因子分泌与特异性杀伤靶细胞功能。

适应性免疫应答的应答效应分为体液免疫效应、细胞免疫效应、黏膜免疫应答及其效应。

（一）体液免疫效应 体液免疫效应主要通过B细胞产生的特异性抗体来执行。抗体具有六大功能:①识别抗原;②激活补体;③免疫调理作用;④ADCC;⑤介导Ⅰ型超敏反应等免疫病理损伤;⑥穿过胎盘和黏膜等效应。

（二）细胞免疫效应

1. Th1 分泌IFN-γ、TNF-α、IL-2等,表达转录因子STAT1/4、T-bet,主要功能是通过释放的细胞因子募集和活化单核巨噬细胞、淋巴细胞和中性粒细胞,或通过直接诱导CTL分化,在抗胞内病原体感染和肿瘤中起关键作用,Th1功能异常可参与自身免疫病、慢性感染性疾病的疾病过程。

2. Th2 表达转录因子STAT6、Gata3,分泌IL-4、IL-5、IL-13,可辅助体液免疫应答及参与超敏反应和抗寄生虫感染。Th2激活与Ⅰ型超敏反应性疾病发病、自身抗体的生成和增高等密切相关。

3. Th9 分泌IL-9和IL-21,表达转录因子PU.1,能抑制Th2相关的GATA3和Th1相关的T-bet表达。与Th2细胞相似,Th9细胞被认为在抗寄生虫感染及过敏性疾病中发挥作用。

4. Th17 表达转录因子STAT3、RORγt,分泌IL-17、IL-21、IL-22等,刺激巨噬细胞、成纤维细胞、上皮细胞等分泌多种细胞因子,在抗胞外菌、抗真菌感染中发挥作用,可参与炎症性疾

病的发生。

5. Th22 表达转录因子AHR,分泌IL-22、IL-13、TNF-α等,还产生促进表皮修复的成纤维细胞生长因子,具有调节皮肤稳态和防止感染的重要功能,也可参与自身免疫病的疾病过程。

6. Tfh 表达转录因子STAT3、Bcl-6,分泌IL-21,并通过表达的CD40L和ICOS与B细胞表达的CD40和ICOSL相互作用,辅助B细胞,功能异常将导致体液免疫缺陷或参与过敏性疾病。

7. CTL 可分泌IFN-γ、TNF-α、TGF-β等细胞因子,转录因子尚不明确。CTL通过识别靶细胞表面MHCⅠ类分子提呈的抗原,特异性杀伤感染靶细胞、肿瘤细胞。CTL可高效、特异性、循环杀伤靶细胞,而不损害正常组织,在抗病毒感染和抗肿瘤中发挥重要作用,也参与1型糖尿病等自身免疫病的发病。

（三）黏膜免疫应答及其效应 以肠道黏膜免疫系统为例,免疫应答包括黏膜上皮细胞及其分泌的黏液组成的物理和化学屏障,肠道上皮细胞及其衍生和相关的特殊细胞、DCs、Mφ、黏膜相关恒定链T细胞(MAIT)等介导的固有免疫应答,以及二聚体IgA抗体介导的体液免疫为主同时有大量CD4和CD8 T效应细胞介导的适应性免疫应答。在黏膜免疫诱导部位激活的T、B细胞,可通过淋巴管运输至其他黏膜表面(即效应部位),分泌SIgA和产生黏膜活化T细胞,发挥体液和细胞免疫效应。

1. 体液免疫应答 派氏集合淋巴结部位的DC获取由M细胞摄取的肠腔抗原并迁移至滤泡区旁,提呈抗原给初始CD4 T细胞并使之活化和分化为Th细胞。Th与通过BCR识别抗原的B细胞发生相互作用,使B细胞活化并主要分化为分泌IgA的浆细胞,浆细胞经血液循环归巢至固有层,分泌的高亲和力二聚体IgA经上皮细胞转运至肠腔后与抗原结合发挥作用。

2. 细胞免疫应答 黏膜系统中的DC主要包括效应性和调节性DC。效应性DC(CD11b$^+$CX3CR1$^+$)分别通过M细胞或其伪足伸至肠腔摄取抗原后进入肠系膜淋巴结,致敏初始T细胞。DC通过分泌IFN-γ、IL-12诱导T细胞分化为Th1和Th17。T细胞通过血液循环返回固有层,启动针对该抗原的保护性免疫应答。此外,效应性DC还可分泌TNF-α、IL-6、IL-23等参与诱导TH17细胞分化及诱导B细胞发生抗体IgA类别转换。调节性DC(CD103$^+$CX3CR1$^-$)则通过FcRn摄取IgG调理的抗原后,促使T细胞分化为Foxp3$^+$ iTreg,抑制对抗原和共生菌的应答。通过上述应答,黏膜免疫系统不仅对各种抗原启动免疫应答防御病原体入侵,同时维持对共生菌免疫耐受,发挥多重功能。黏膜免疫系统的特征可为研发新型病毒疫苗和免疫佐剂提供途径。

推荐阅读

1. 储以微. 医学免疫学[M]. 2版. 上海:复旦大学出版社,2015.

2. 周光炎. 免疫学原理[M]. 4版. 北京:科学出版社,2018.

3. 曹雪涛. 免疫学前沿进展[M]. 4版. 北京:人民卫生出版社,2017.

4. ABBAS A K,LICHTMAN A H,PILLAI S. Cellular and Molecular Immunology[M]. 9th ed. Philadelphia:Saunders Elsevier,2017.

第二章　免疫损伤与疾病

张伟娟　储以微

一、免疫应答与免疫损伤

病原体感染时,固有免疫效应充分而适当,可有效控制早期感染。感染后期,启动和调节适应性免疫,高度抗原特异性的和程度适中的适应性免疫,可在急性期有效清除感染,但某些抗感染免疫应答也可引起组织损伤和疾病,特别是当免疫应答的特异性下降,应答强度过高时;另一方面,虽然免疫系统的主要功能是抵御病原体的感染,但是很多疾病是在无病原体感染情况下免疫系统识别非病原体抗原引发的免疫反应造成免疫损伤导致的。免疫保护和免疫损伤呈动态平衡,免疫损伤和疾病的发生与否取决于抗原特性和机体免疫功能,特别受固有免疫炎症效应及适应性免疫应答的 Th 偏向型等影响。

二、免疫损伤的细胞与分子免疫学机制

（一）固有免疫介导的免疫损伤　固有免疫系统应对感染和组织损伤的主要方式是通过招募白细胞、血浆蛋白和血液来源的液体,使其聚集在感染和损伤部位的血管外组织,刺激急性炎症反应。本章固有免疫反应介导的组织损伤主要介绍急性炎症反应引起的病理性改变和疾病。

1. 天然抗体介导的免疫损伤　未发生感染和组织损伤时,血浆中即存在一些天然的 IgM 为主的抗体,主要识别病原体和死亡细胞等的共有模式分子,特别是碳水化合物或脂质分子,但不识别蛋白质分子。这些磷脂特异性的天然抗体可以防止细菌感染和促进清除凋亡细胞。此外,抗 ABO 血型抗体也是一大类天然抗体,识别特定的糖脂(血型抗原)。血型不符时输血,可以激活急性溶血反应,导致血管内发生补体系统活化介导的红细胞裂解,以及肝脏与脾脏中发生巨噬细胞广泛吞噬抗体及补体包裹的红细胞。血红素从裂解的红细胞中大量释放,可对肾脏细胞产生毒性,导致急性肾小管细胞坏死和肾衰竭。

2. 补体介导的免疫损伤　补体系统是固有免疫的重要组分,补体 C3 缺陷的患者常对致死性的细菌感染高度易感并可反复发作。补体介导的组织损伤最典型的例子是免疫复合物介导的疾病。系统性血管炎和免疫复合物介导的肾小球肾炎是由于免疫复合物沉积在血管壁和肾脏的肾小球,并激活补体启动急性炎症反应,损伤血管壁或肾小球,导致血栓形成、组织缺血性损伤和瘢痕形成。

3. 细胞因子介导的免疫损伤　感染或组织损伤诱导固有免疫应答可产生 TNF、IL-1 和 IL-6,在介导宿主抵抗感染的同时也引起感染和炎症疾病的许多临床症状。例如,TNF、IL-1 和 IL-6 可作用于下丘脑引起发热,因此这些细胞因子也被称作内源性致热原。TNF、IL-1 和 IL-6 通过刺激下丘脑细胞诱导合成前列腺素引起发热。前列腺素的抑制剂例如阿司匹林,通过阻断细胞因子的这种效应减轻发热。此外,TNF、IL-1 和 IL-6 可诱导肝细胞合成 CRP、SAP 和纤维蛋白原等急性时相蛋白并分泌入血。急性时相蛋白水平升高常被临床用作感染或其他炎症反应的标志。

在自身免疫病中,TNF、IL-1、IL-6 和 IL-12 主要介导了自身免疫病中感染引起的炎症反应。临床上或临床前实验中,TNF、IL-1 和 IL-12 的拮抗剂及抗 IL-6 受体的抗体可用来缓解类风湿关节炎(rheumatoid arthritis,RA)、炎症性肠病(inflammatory bowel disease,IBD)和银屑病(psoriasis)等。

（二）适应性免疫介导的免疫损伤　病理情况下,体液免疫和细胞免疫均可介导免疫损伤导致病理性改变或疾病。

1. 抗体介导的免疫损伤　主要由血液和黏膜组织中的抗体所介导。

（1）超敏反应性疾病:在 IgE 依赖的免疫反应及Ⅰ、Ⅱ和Ⅲ型超敏反应引起的疾病中,主要由抗体介导了病理性变化或免疫损伤。

1）Ⅰ型超敏反应也称速发型超敏反应:抗原诱导 CD4$^+$ Th2 细胞活化后,辅助 B 细胞产生抗原特异性 IgE。肥大细胞和嗜碱性粒细胞可通过其表面的 FcεR 与 IgE 的 Fc 段结合而处于致敏状态。当再次接触变应原,变应原与这些致敏靶细胞表面的两个或两个以上 IgE 结合形成交联,导致靶细胞活化,快速释放生物活性介质,这些介质引起血管通透性增加、血管舒张,支气管和内脏的平滑肌收缩等快速反应。临床上,变应原引起的上述速发型超敏反应,可引起药物过敏性休克、血清过敏性休克、过敏性哮喘和变应性鼻炎等疾病。

2）Ⅱ型超敏反应:在Ⅱ型超敏反应中,IgG 或 IgM 与靶细胞表面相应抗原结合后,在补体、吞噬细胞和 NK 细胞参与下,引起以靶细胞溶解或组织损伤为主要特征的病理性免疫反应。某些细胞表面受体的自身抗体与组织细胞表面相应的受体结合,可导致组织细胞功能低下或亢进,而不发生组织或细胞损伤。临床上,称为细胞毒型或细胞溶解型超敏反应,可引起输血反应、新生儿溶血、药物过敏性血细胞减少症等。

3）Ⅲ型超敏反应:在Ⅲ型超敏反应中,中等大小的可溶性

免疫复合物沉积于局部或全身多处毛细血管基底膜后,通过激活补体系统和血小板,并在嗜碱性粒细胞、肥大细胞和中性粒细胞参与下,引发以充血水肿、局部坏死和中性粒细胞浸润为主要特征的炎症反应和组织损伤。临床上,称为免疫复合物型或者血管炎型超敏反应,引起局部免疫复合物病(如 Arthus 反应和类 Arthus 反应)和全身性免疫复合物病(如血清病、急性免疫复合物型肾小球肾炎和 RA)。

(2)自身免疫性疾病:在病理情况下,机体免疫耐受状态被打破,自身抗原可刺激机体生成大量病理性自身抗体,多为 IgG 类,特异性强,与自身抗原的亲和力高。病理性自身抗体以上述Ⅱ型、Ⅲ型超敏反应机制,通过自身抗体介导的细胞毒作用、自身抗体的中和作用、自身抗体介导细胞功能异常、自身抗体与自身抗原形成免疫复合物等介导免疫损伤。

2. T 细胞介导的免疫损伤 T 细胞主要分为 CD4$^+$ T 和 CD8$^+$ T 细胞,均可介导免疫损伤。

(1)CD4$^+$ T 细胞介导的免疫损伤:Th1 细胞过度激活可导致迟发型超敏反应和 Th1 介导的组织损伤如慢性乙肝;Th2 过度激活在哮喘等超敏反应性疾病及系统性红斑狼疮等自身免疫病发病中扮演关键角色;Th1 和 Th2 类型偏移可决定麻风分枝杆菌感染结局。多数感染性疾病的慢性化与 Th2/Treg 免疫上调密切相关,如 Th2 极化导致利什曼原虫慢性感染和哮喘的发生。而自身免疫性慢性炎症疾病如多发性硬化和炎症性肠病则与机体 Th1/Th17 亚群过度激活相关;Treg 的增高和降低分别在肿瘤和自身免疫性疾病中发挥重要作用。

(2)CD8$^+$ T 细胞介导的免疫损伤:活化的自身反应性 CD8$^+$ CTL 对局部表达 MHC Ⅰ-自身抗原肽复合物的靶细胞有直接杀伤作用,导致自身免疫病。例如在 1 型糖尿病患者体内,CTL 细胞能够靶向杀伤和破坏胰岛 β 细胞,导致胰岛素分泌严重不足从而引起糖尿病。

三、免疫损伤与疾病举例

本章以感染性疾病、超敏反应性疾病、炎症性疾病、自身免疫性疾病等为例介绍。

(一)免疫损伤与感染性疾病 病原体在进化过程中发展了多种逃逸免疫应答的机制,形成感染性疾病。在某些感染性疾病中宿主的免疫反应甚至是引起机体损伤和疾病的主要原因。现以乙型肝炎为例介绍。

乙型肝炎(hepatitis B)是一种由乙型肝炎病毒(hepatitis virus B,HVB)引起的以肝脏病变为主的传染病。大量研究结果表明,免疫病理反应及病毒与宿主细胞之间的相互作用是肝细胞损伤的主要原因。病毒抗原致敏的 CTL 是彻底清除 HBV 的最重要环节。细胞免疫清除 HBV 主要通过三个方面:第一,直接杀伤作用:活化的 CTL 通过识别肝细胞膜上的 HLA-Ⅰ类分子和病毒抗原而与之结合,通过分泌穿孔素和淋巴毒素等直接杀伤靶细胞;第二,细胞因子发挥抗病毒效应:特异性 T 细胞会产生和分泌多种细胞因子发挥抗病毒效应比如 IL-2、TNF-α、IFN-γ 等通过抑制 HBV 基因表达和病毒复制来清除病毒,有些

细胞因子还可活化巨噬细胞和非特异性淋巴细胞,进一步扩大细胞毒效应;第三,CTL 诱导肝细胞凋亡作用:CTL 通过识别肝细胞膜上的 Fas 抗原与之结合诱导其凋亡。CTL 介导的细胞免疫在清除 HBV 的同时会导致肝细胞损伤,过度反应反而会引起大面积肝细胞坏死,导致重型肝炎。若个体免疫力低下,病毒在体内持续存在而形成慢性肝炎。体液免疫亦是如此:HBV 感染诱导机体产生保护性中和抗体,可直接清除 HBV 病毒,然而抗原抗体会形成免疫复合物,大量沉积于肝内,会阻塞毛细血管,导致暴发性肝衰竭(急性肝坏死)。机体对于 HBV 效应具有双重性,既可清除病毒,也会造成肝细胞损伤。

目前研究表明,在未经治疗的慢性 HBV 感染中,总 CD8$^+$ T 细胞和 HBV 特异性 CD8$^+$ T 细胞表达高水平的 PD-1、CTLA-4 和 T 细胞免疫球蛋白和黏蛋白结构域 3(TIM-3);急性 HBV 感染中,循环和肝内 CD8$^+$T 细胞表达高水平的 PD-1。在土拨鼠肝炎病毒(woodchuck hepatitis virus,WHV)感染小鼠模型中使用抗 PD-1 抗体证实能够部分恢复 T 细胞功能且无肝毒性,多项针对 HBV 感染的免疫检查抑制剂的临床试验正在开展。

(二)免疫损伤与超敏反应性疾病 超敏反应性疾病从新生儿到老年人的各个年龄阶段都可能发生,往往有遗传倾向,其发病率近年来明显上升。其中Ⅰ型超敏反应是免疫系统中最为强烈的病理反应之一,其介导的疾病也最常见。现以特应性皮炎为例介绍。

特应性皮炎(atopic dermatitis,AD)别名特应性湿疹(eczema),是一种常见的顽固性皮肤瘙痒和自发性皮炎为主要临床特征的慢性复发型炎症皮肤疾病。皮肤屏障功能障碍和 Th2/Th22 偏离免疫反应是 AD 发病机制的基础。皮肤屏障蛋白,丝聚蛋白(FLG)基因突变导致皮肤屏障被破坏,使得外部过敏原可渗透进入。屏障功能受损的表皮细胞释放大量胸腺基质淋巴细胞生成素(TSLP),触发 Th2/Th22 的免疫反应。Th2 型细胞因子 IL-4、IL-5、IL-13、IL-31 及 Th22 分泌的 IL-22 在 AD 发病中起关键作用。IL-4 对于维持 Th2 极化、诱导 IgE 非常重要;IL-5 可趋化皮肤嗜酸性粒细胞和肥大细胞参与炎症损伤;IL-13 可通过作用于角质细胞分泌趋化因子,趋化更多嗜酸性粒细胞和 CD4$^+$ T 细胞到达炎症皮肤;IL-31 通过与感觉神经元表面 IL-31R 相互作用,诱导 AD 患者的瘙痒行为,TSLP 也可直接诱导瘙痒行为。此外,IL-4、IL-13 和 IL-22 是 FLG 表达的强抑制因子,进一步恶化皮肤屏障功能的障碍。针对 TSLP/Th2/Th22 是克服 AD 的一种有希望的策略。

(三)免疫损伤与炎症性疾病 免疫系统与炎症的产生关系密切,现以酒精性肝炎为例介绍。

酒精性肝炎(alcoholic Hepatitis,AH)是由于长期大量饮酒导致的肝脏疾病。初期通常表现为脂肪肝,进而可发展成酒精性肝炎、肝纤维化和肝硬化。其主要临床特征是恶心、呕吐、黄疸,可有肝大和压痛。酒精通过产生引起氧化应激的活性氧,对肝细胞有直接影响。它还导致乙醛加合物的产生,导致 DNA 损伤、突变和细胞直接死亡。饮酒也会导致肠道细菌的过度生长和肠道发育不良,从而导致乳酸杆菌的丢失和变形杆菌种类

的增加。生物失调加上乙醛(酒精的代谢产物)和促炎细胞因子的直接作用,会破坏上皮细胞的紧密连接,使病原体相关分子模式(PAMP)逃逸到门静脉循环中。PAMP结合髓系细胞包括单核细胞、巨噬细胞和Kupffer细胞上的Toll样受体(TLR),刺激细胞因子和趋化因子的释放。此外,单核细胞上TLR4的激活导致效应T细胞(Teff)上调负性调节分子——PD-1和TIM-3,从而抑制中性粒细胞抵御微生物的功能。趋化因子和细胞因子的分泌会增加其他免疫细胞的浸润,特别是中性粒细胞、单核细胞(CXCL1、CXCL5、CXCL6和IL-8的趋化作用)和Th17细胞(CCL20的趋化作用)。Th17细胞进一步增加中性粒细胞的浸润,同时也刺激肝星状细胞(HSCs)产生纤维化介质。T细胞产生的TNF-α和Fas可结合Fas和TNF受体通过凋亡途径导致肝细胞死亡。总之,长期饮酒会导致肠道发育不良,破坏肠道上皮细胞的完整性,并使PAMP通过门静脉循环进入肝内。这进一步诱导细胞网络的激活,导致表面分子模式的改变和可溶性介质的过量释放,从而招募免疫细胞进入肝脏。在酒精性肝炎的情况下,这些免疫细胞亚群对肝细胞造成直接损害,并刺激HSCs产生纤维化分子,导致肝细胞死亡和纤维化。

(四)免疫损伤与自身免疫性疾病 自身免疫病的本质是自身抗原的暴露和自身耐受的打破导致机体启动针对自身抗原的病理性免疫应答,产生自身抗体和/或自身反应性T细胞可通过超敏反应类似的机制导致免疫损伤、功能障碍和疾病发生。现以克罗恩病(Crohn's disease,CD)为例介绍。

克罗恩病(CD)是由于正常免疫稳态机制的破坏而导致的

对肠道微生物群的炎症反应。目前发现克罗恩病(CD)易感性先天免疫基因主要包括NOD2,CD是由NOD2功能丧失引起的。失去功能的NOD2抑制了固有抗菌反应,从而使个体倾向于增强由效应CD4 T细胞对肠道共生微生物群的反应,引起随后的慢性肠道炎症。除NOD2以外,导致自噬的基因ATG16L1和IRGM缺陷也与CD有关。虽然先天免疫系统重要通路的缺陷导致CD,调控适应性免疫反应的基因也与易感性有关。影响适应性免疫细胞的易感性基因主要是由Th17细胞表达的IL-23R。CD被认为是由于CD4$^+$T细胞对共生肠道微生物群抗原的异常高反应性引起的疾病,其中Th17和Th1细胞的失调被认为是致病性的。IL-23在疾病中发挥重要的作用,主要是诱导CD4$^+$T细胞分化为Th17细胞并分泌IL-17、IL-21和IL-23,还可辅助Th1细胞的炎性效应。此外,TNF-α也参与CD疾病,临床上使用TNF-α的中和性抗体可以有效治疗CD疾病。

推荐阅读

1. 储以微. 医学免疫学[M]. 2版. 上海:复旦大学出版社,2015.
2. 曹雪涛. 免疫学前沿进展[M]. 4版. 北京:人民卫生出版社,2017.
3. 周光炎. 免疫学原理[M]. 4版. 北京:科学出版社,2018.
4. KEESTRA-GOUNDER A M, TSOLIS R M. NOD1 and NOD2: Beyond Peptidoglycan Sensing[J]. Trends Immunol,2017,38(10):758-767.
5. WYKES M N, LEWIN S R. Immune checkpoint blockade in infectious diseases[J]. Nat Rev Immunol,2018,18(2):91-104.

第三章 移植免疫

储以微

移植(transplantation)是指用一个体(供者)正常的细胞、组织或器官置换另一个体(受者)功能受损或病变的细胞、组织或器官的治疗过程。1943年,英国外科医生PB Medawar应用家兔皮肤移植的实验模型,首次论证了同种器官移植中的移植排斥反应本质上是免疫反应理论,并逐渐发展成移植免疫学。移植免疫学的研究为临床开展器官移植提供了科学实验依据,具有重要的指导意义。

临床上器官的移植包括角膜、肾、肝、心脏、肺、小肠、胰腺、手的移植等。细胞移植主要是造血干细胞移植(HSCT)。根据供、受者间遗传背景的差异,一般将组织器官移植分为自体移植(autograft)、同系移植(syngenic graft)、同种移植(allograft or homograft)和异种移植(xenograft or heterograft)四种类型。本章将着重叙述同种移植的移植排斥机制、临床表现及防治措施等。

一、移植排斥反应的机制及影响因素

能引起移植排斥反应的抗原称为移植抗原或组织相容性抗原。介导同种移植排斥反应的抗原主要包括:主要组织相容性抗原(MHC)、次要组织相容性抗原和其他参与排斥反应发生的抗原。移植排斥反应的发生发展,同样遵循致敏或识别,增殖和分化,效应杀伤三个阶段,详见扩展阅读4-3-1-1。

扩展阅读4-3-1-1 移植排斥反应的发生发展

随着对移植排斥免疫反应研究的深入,发现还有多种非特异性因素影响着移植排斥反应的发生和发展,包括细胞因子及其受体、效应细胞和抗原提呈细胞表面的共刺激分子、体液反应系统(如凝血、补体级联系统)及遗传的易感性等。此外,还有一些非特异性效应机制参与移植排斥反应,比如外科手术所致的机械性损伤、移植物经历缺血和缺氧,以及移植物经历缺血-再灌注产生大量氧自由基等均能够诱导细胞应激,继发炎性"瀑布式"反应,导致移植物组织细胞发生炎症、损伤和伤亡。

二、移植排斥反应的类型

根据移植排斥反应时免疫反应攻击靶向不同可将排斥反应分为两大类:一类是受者对移植物产生的免疫反应称作宿主抗移植物反应(host versus graft reaction,HVGR);另一类是移植物对受者组织的免疫攻击称作移植物抗宿主反应(graft versus host reaction,GVHR)。前者多见于实体器官移植,后者主要见于骨髓及其他免疫细胞移植。

(一)宿主抗移植物反应 按移植排斥发生的速度、强度、发生机制和病理表现可分为超急性、急性和慢性排斥反应三种类型。

1. 超急性排斥反应(hyperacute rejection) 超急性排斥反应常在移植器官与受者血流接通后数分钟至数小时内发生,反应急剧,主要是由抗体介导的血管内皮细胞活化引起。常见于反复输血、多次妊娠、长期血透或再次移植个体。受者体内预先存在的抗组织抗原的抗体(多为 IgM 类)可与供者移植组织抗原结合,通过激活补体而直接破坏靶细胞。此外,NK 细胞也参与此型反应,它通过 ADCC 作用介导细胞毒效应并能激活吞噬细胞和内皮细胞,引起炎症反应。除免疫学机制外,供体器官灌流不畅或缺血时间过长等非免疫学机制也可能导致该排斥反应。此型排斥反应的主要病理学变化表现为移植物小血管的纤维素样坏死,大量嗜中性粒细胞浸润,血栓形成和出血。超急性排斥反应一旦发生很难逆转,但此型排斥反应可以通过移植前正确合理配型和充分灌洗移植物来预防。不同器官对超急性排斥反应的敏感性不同,肾脏、心脏和胰腺较敏感,而肝脏常表现为耐受。

2. 急性排斥反应(acute rejection) 急性排斥反应是临床同种器官移植中最常见的一种类型。因为很难找到 HLA 完全相同的供受者配对,因而这类排斥反应是难以避免的。此型排斥反应通常在移植后 3 周至 3 个月内发生,80%~90%发生于术后 1 个月内,也有的在术后数年才出现。急性排斥反应是可逆的。病理组织学变化主要表现为移植物局部实质性细胞坏死,大量巨噬细胞和淋巴细胞浸润。急性排斥反应发作的临床表现为体温突然升高、全身不适、烦躁不安、头痛、心跳过快等,伴有移植物局部肿胀和功能异常。另外,临床上有少数病例的急性排斥反应在移植后 2~3 天即出现,临床症状严重,预后不良。

3. 慢性排斥反应(chronic rejection) 这类排斥反应通常发生在术后数周、数月甚至数年,通常是急性排斥反应反复发作的结果,多与供受者组织不相容有关。临床上表现为移植器官的功能逐渐减退,可无明显症状和体征,增加免疫抑制剂的用量也无明显效果。病理变化可见移植物组织内不同程度的闭塞性血管、间质性炎症和纤维化形成等。慢性排斥反应中移植器官功能衰退的发生机制尚未完全清楚,一般认为可分为免疫损伤和非免疫损伤两种。目前对慢性排斥反应尚缺乏理想

的治疗措施,预后不良。

(二)移植物抗宿主反应 这类排斥反应主要是由于移植物内的免疫活性细胞对受者组织细胞攻击造成的受者组织损伤所致,发生后一般难以逆转。常见于骨髓移植后,也可见于脾脏、胸腺、小肠移植或免疫缺陷的新生儿大量输血后。促成其发生的因素有:①移植物中含有足够数量的免疫活性细胞,尤其是成熟 T 细胞;②受者通常处于免疫无能状态或者是免疫功能明显低下以至无法排斥或清除植入的免疫活性细胞;③受者与供者间的组织相容性抗原(尤其是 HLA)不同。*HLA-C* 和 *HLA-DQB1* 等位基因产物被视为判断供受者间 HLA 是否相配的指标之一。人类由移植物抗宿主反应导致的移植物抗宿主病(GVHD)可表现为急性和慢性。急性 GVHD 通常发生于骨髓移植后 10~70 天内,偶尔可推迟至移植后 70~100 天内,死亡率约为 50%,幸存者转为慢性。急性 GVHD 患者可出现发热、皮疹、腹泻、黄疸、肝功能紊乱等临床综合征。慢性 GVHD 常在急性 GVHD 后发生,但也有不出现急性 GVHD 症状。慢性 GVHD 常侵犯全身各系统,临床表现类似于 SLE 综合征,出现多种抗核抗体,皮肤黏膜病变的发生率约为 75%,亦有胃肠道和肝胆系统功能紊乱、白细胞及血小板减少等自身免疫现象。急性或慢性 GVHD 患者常因反复发生感染而死亡,这是骨髓移植不易成功的主要原因。近年来,随着免疫抑制药物的研究进展,严格选择 HLA 高度相容的供者,移植物抗宿主反应已经得到有效的控制,骨髓移植的成功率也得到提高。

三、移植排斥反应的防治措施

采取有效的抗排斥反应预防策略是提高移植成功率,减轻和延缓移植排斥的关键,也是移植免疫领域研究的热点。有些方法虽未应用于临床,但在动物模型上已取得令人欣慰的结果,现将这些方法和原理总结如下。

(一)正确合理配型,选择理想供者 尽管在动物实验研究中曾报道移植的成功并不严格要求供受者间的配型相同,但要保证器官移植的成功,临床上认为选择配型合适的供者仍是关键。人红细胞血型抗原是一种重要的组织相容性抗原,供者 ABO、Rh 血型抗原与受者相同才符合输血原则。除选择健康的红细胞血型相同的供者外,还需检测受者血清中预存的抗体和做 HLA 定型。HLA 型别匹配程度是决定供受者间组织相容性的关键因素。另外供受者间混合淋巴细胞反应(MLR)也可用来估计供受者间主要组织相容性的差异程度,MLR 的反应程度与移植效果通常是一致的。骨髓移植中,还必须进行交叉配型(cross-matching),即做两组单向 MLR,任一组反应过强,均提示供者选择不当。

(二)免疫抑制药物的合理使用 目前使用的免疫抑制药物大多是非特异性的,主要包括类固醇、代谢毒素(如硫唑嘌呤、环磷酰胺)、霉菌代谢产物(环孢素、FK506)、生物制剂(抗淋巴细胞球蛋白 ALG、抗 CD3、CD4、CD8 单克隆抗体、抗黏附分子抗体等)和中草药制剂(雷公藤、落新妇苷等)。类固醇、代谢毒素的针对性不是很明显,毒副作用也较大,因此,应用时应

及时调整药物剂量和使用时间。环孢素和FK506是新一代强免疫抑制剂,使用剂量低且毒性较小。西罗莫司(sirolimus)的主要作用是干扰IL-2受体的细胞信号传递途径而阻断IL-2依赖的淋巴细胞活化,抑制T细胞增殖。最近有报道,中药落新妇苷可有效抑制活化T细胞,有较广泛的应用前景。由于非特异性免疫抑制药物大多具有毒副作用,而且晚期移植物功能损失主要由慢性免疫排斥反应所致,因此,开发具有新的作用机制的免疫抑制药物及诱导免疫耐受(见下文)是移植免疫研究的主要目标。目前,靶向抑制B细胞及浆细胞活化通路的药物正处于临床试验阶段,此类药物的合理应用将会有效促进移植物的长期存活。

(三)诱导免疫耐受 非特异性免疫抑制药物广泛抑制体内免疫应答,增加了使用者感染和患肿瘤的风险。因此,诱导受者产生特异性针对移植物的免疫耐受而保留对其他抗原的反应性是预防移植排斥反应的理想措施。从目前的研究成果看,可以从以下几个方面达到此目的:

1. 主动免疫诱导获得性同种免疫耐受 即应用供者特异性T细胞疫苗(TCV)主动免疫成年动物。临床报道,供者特异性输血诱导的免疫耐受可提高移植成功率。

2. 建立受者体内嵌合体诱导移植耐受状态 嵌合状态(chimerism)是指接受同种实质性器官移植的受体内可检测到供者的细胞或遗传物质的现象。移植组织内很多细胞如巨噬细胞被宿主细胞代替,形成一种互相嵌合的状态。

3. 阻断同种免疫应答,诱导对移植物的耐受 能达到此目的的方法很多,概括为两类:①通过注射MHC分子短肽,如通过给动物口服、静脉注射或胸腺内注射人工合成MHC-Ⅰ类分子短肽来诱导同种免疫耐受已取得一定效果;②通过阻断协同刺激分子之间的作用,如用CTLA-4-Ig融合蛋白阻断CD80/86与CD28结合所产生的共刺激效应能明显减轻免疫应答反应强度。

4. 过继输注调节性细胞 调节性T细胞(Treg)的发现为移植排斥的治疗提供了新的视角。过继输注Treg、DC等其他调节性细胞对移植排斥反应的特异性抑制作用已在动物模型中得到证实。然而临床治疗所需调节性细胞数量之大使其临床应用的可行性有待进一步确定。

诱导特异性免疫耐受是解决移植排斥反应的理想措施,然而上文所述及方法大多处于实验研究阶段,仍需大量动物及临床试验的有力验证。

(四)加强移植后免疫检测 移植后淋巴细胞亚群百分比和功能及免疫分子水平测定(如抗体、补体、细胞因子受体等)对临床移植极为重要。

(五)发展异种移植 器官来源的极度缺乏是现今限制移植手术开展的瓶颈之一。如能使异种移植成功应用于临床,无疑将是人类最大的福音。猪因为容易饲养且器官主要解剖学和生理学指标与人体器官相似,成为人体移植的组织和器官的最佳来源。但异种移植存在逆转录病毒感染的危险,可威胁人类生命。异种移植排斥反应的强度与同种异基因排斥反应相

当或更强。异种移植的诸多措施亦处于实验研究阶段,若能应用于临床,则将翻开临床器官移植的新篇章。

(六)造血干细胞移植(hematopoietic stem cell transplantation,HSCT) 造血干细胞移植的应用是近半个世纪人类在治疗恶性肿瘤方面所取得的最为重要的突破之一,已成为治疗恶性血液病、部分恶性肿瘤、遗传病和自体免疫性疾病的有效手段,并且有望在细胞替代治疗和基因治疗方面进一步应用。

1. 根据造血干细胞的来源可分为骨髓移植、外周血干细胞移植和脐带血干细胞移植。

(1) 骨髓移植(BMT):骨髓是理想的干细胞来源。包括自体骨髓移植和异体骨髓移植。自体骨髓移植是指将患者自体的骨髓体外处理后回输,但由于较难除尽残留的白血病细胞而易复发,在临床上应用较少。目前临床以异体骨髓移植为主来治疗再生障碍性贫血、白血病和免疫缺陷性疾病等,但寻找相同组织相容性抗原(HLA)型别的供者较难,移植物抗宿主病的发生率也较高,故骨髓移植在临床治疗中存在一定的限制性。

(2) 外周血干细胞移植(PBSCT):外周血干细胞采集方便,但数量不多,CD34$^+$细胞仅占0.01%~0.09%。同样存在HLA配型难的问题,且采集干细胞前,供者须用粒细胞集落刺激因子等细胞因子将干细胞从骨髓动员到外周血,会引起供者发热、骨痛、白细胞升高等副作用。

(3) 脐带血干细胞移植(CSCT):脐血中干细胞含量与骨髓中相似(CD34$^+$细胞达2.4%),HLA表达水平低,免疫原性弱,移植物抗宿主病发生率较低,且来源方便,采集容易,被认为是最具潜力的干细胞移植手段。

2. 根据HSCT供者来源分为自体造血干细胞移植、同基因造血干细胞移植、异基因造血干细胞移植。

(1) 自体造血干细胞移植(ASCT):采集并分离一部分患者自身的造血干细胞,待超剂量放(化)疗后回输给患者以重建造血功能。多用于白血病和实体瘤的治疗。

(2) 同基因造血干细胞移植(Syn-HSCT):需要供者与受者的HLA基本相同,多见于同卵双生子之间的移植,可用于肿瘤性血液病、自身免疫病和某些代谢性疾病,但不适用于治疗遗传病。

(3) 异基因造血干细胞移植(allo-HSCT):供/受者为同一种族,虽然基因不完全相同,但主要组织相容性抗原要求一致。这种移植多用于造血系统恶性肿瘤、重症遗传性免疫缺陷病和白血病等疾病的治疗。动物实验研究表明,同种异基因HSCT及其诱导的受体嵌合状态可防止糖尿病的发生并可逆转发病小鼠的自身免疫病状态,具有较好的临床应用前景。

推荐阅读

1. 储以微.医学免疫学[M].2版.上海:复旦大学出版社,2015.

2. 周光炎.免疫学原理[M].4版.北京:科学出版社,2018.

3. CORDONNIER C,EINARSDOTTIR S,CESARO S,et al. Vaccination of haemopoietic stem cell transplant recipients:guidelines of the 2017 European Conference on Infections in Leukaemia（ECIL7）[J]. Lancet Infect Dis,2019,19(6):e200-e212.

4. PINHO S,FRENETTE P S. Haematopoietic stem cell activity and interactions with the niche[J]. Nat Rev Mol Cell Biol,2019,20(5):303-320.

第四章　常用免疫功能检查及其临床意义

王晓川

免疫功能检查是临床评价机体免疫状况的重要手段,根据疾病的临床表现确定免疫功能检查的内容并结合二者对患者的免疫状况进行评价是临床免疫的基本内容。通过各种免疫实验技术可以对固有免疫（innate immunity）和适应性免疫（adaptive immunity）的不同细胞和分子进行检测,了解各项免疫组分的数量和功能。这类检测适用者包括:免疫防御功能受损者,反复、严重、多种病原或特殊病原的感染,以及常规治疗效果不佳的感染;免疫自稳和耐受功能受损者,易发生自身免疫或自身免疫样疾病及过敏或过敏样的疾病表现;免疫监视功能受损者,主要引起机体发生肿瘤性改变。常规免疫功能检查包括:一般项目,体液免疫功能,细胞免疫功能,固有免疫功能的检测。应用这些检查有助于临床诊断、治疗评估及预后推断的疾病种类列于表4-4-0-1。

表4-4-0-1　免疫功能检测的适应证

1. 先天性及获得性免疫缺陷病
2. 骨髓或其他淋巴样组织移植后免疫重建状态
3. 防止移植物排斥、治疗癌症或自身免疫疾病应用药物、照射及其他疗法引起的免疫抑制
4. 对自身免疫病可能有助于诊断,或治疗监视
5. 过敏性疾病诊断
6. 免疫接种后,效果监测
7. 临床或基础研究

一、一般项目

血常规检查是免疫功能检查最基本的内容。血常规的白细胞各个组分分别属于免疫系统的不同类别。中性粒细胞、单核细胞、嗜酸性粒细胞、嗜碱性粒细胞属于固有免疫,淋巴细胞属于适应性免疫。血常规可以初步判断上述各个细胞组分的数量有无明显异常。

（一）中性粒细胞　各种细菌感染常使中性粒细胞增多,其绝对数量和比例均增高。白细胞黏附分子缺陷者即便没有感染,白细胞也会持续增高。中性粒细胞减少/缺乏症临床较为常见,一般$<1×10^9/L$为中性粒细胞减少症;$<0.5×10^9/L$为中性粒细胞缺乏症。中性粒细胞减少/缺乏可由多种原因引起,包括先天性缺陷和各种感染、肿瘤、药物、毒物所致的继发性减少或缺乏。

（二）淋巴细胞　血常规中淋巴细胞主要是T淋巴细胞,约占70%,其他是B淋巴细胞和NK（自然杀伤细胞）。T、B和NK细胞组分明显增多,可能通过血常规中淋巴细胞数量增多得以体现;T淋巴细胞明显减少时通过血常规可能体现出来。一些病毒感染（如EB病毒感染）及淋巴细胞肿瘤性疾病血常规淋巴细胞可能增多。血常规中淋巴细胞减少,一般主要由于T淋巴细胞减少所致,包括原发性T淋巴细胞缺陷和联合免疫缺陷病,也可以由继发性HIV感染所致。

（三）其他细胞　单核细胞缺乏见于罕见的免疫缺陷患者,血常规难以确定。单核细胞增多可见于病毒感染。嗜酸性粒细胞增多临床较常见。以往以寄生虫感染多见,现多为过敏症患者。嗜碱性粒细胞增多见于一些血液病。血常规中还常见异常淋巴细胞。这种情况最常见于EB病毒感染的患者。一些特殊情况当外周血细胞吞噬了异常颗粒后也会影响血常规检查的结果。

二、体液免疫功能检查

（一）B细胞计数　以流式细胞术检测各群B细胞共有的特征性CD抗原（CD19或CD20）,作B细胞计数,以同样技术测定B细胞发育早期不同成熟度B细胞特有的CD抗原,用于白血病、淋巴瘤和免疫缺陷病的研究和临床分型。

（二）B细胞功能检测

1. 免疫球蛋白（immunoglobulin,Ig）测定

（1）IgG、IgA、IgM定量检测:目前多使用散射或透射比浊进行测定。免疫球蛋白的含量可用国际单位（IU）或g/L表示。国内成人的参考正常值为:IgG 8.6~17.4g/L、IgA 1.0~4.2g/L和IgM 0.3~2.2g/L（男性）,0.5~2.8g/L（女性）。儿童Ig正常值因年龄而不同。

表4-4-0-2列述血清IgG、IgA、IgM水平可在患病时的变化。可用单向免疫扩散或酶联免疫吸附试验（ELISA）测定IgG、IgA亚类含量。

（2）IgE的检测

1）IgE总量测定:常采用ELISA。1国际单位（IU）的IgE为2.4ng。IgE总量与年龄相关,脐血中IgE一般$<2kU/L$,儿童期血中IgE含量随年龄递增,12岁以后逐渐接近并稳定在成人水平。>14岁者的正常值为$<100kU/L$（不同地区可有差异）。过敏性鼻炎、外源性哮喘、遗传性过敏性皮炎、肠道寄生虫感染

表 4-4-0-2　患病时血清免疫球蛋白的水平

疾病	IgG	IgA	IgM
免疫缺陷病			
联合免疫缺陷	↓↓~↓↓↓	↓↓~↓↓↓	↓↓~↓↓↓
X-连锁无丙种球蛋白血症	↓↓~↓↓↓	↓↓~↓↓↓	↓↓~↓↓↓
常见变异性免疫缺陷	↓~↓↓↓	↓~↓↓↓	↓~↓↓↓
选择性 IgA 缺陷	N	↓↓↓	N
丧失蛋白的胃肠道病	N~↓↓↓	N~↓↓↓	N~↓↓↓
急性灼伤	N~↓↓↓	N~↓↓↓	N~↓↓↓
肾病综合征	N~↓↓↓	N~↓↓↓	N~↓↓↓
单克隆性丙球蛋白病(MG)			
IgG(如,G-骨髓瘤)	N~↑↑↑	N~↓↓↓	N~↓↓↓
IgA(如,A-骨髓瘤)	N~↓↓↓	N~↑↑↑	N~↓↓↓
IgM(如,M-巨球蛋白血症)	N~↓↓↓	N~↓↓↓	N~↑↑↑
轻链疾病(即 Bence Jones 骨髓瘤)	N~↓↓↓	N~↓↓↓	N~↓↓↓
慢性淋巴细胞性白血病	N~↓↓↓	N~↓↓↓	N~↓↓↓
感染			
传染性单核细胞增多症	↑~↑↑	N~↑	↑~↑↑
艾滋病(AIDS)	↑↑	↑↑	↑↑
亚急性细菌性心内膜炎	↑~↑↑	↓~N	↑~↑↑
结核病	↑~↑↑	N~↑↑↑	↓~N
深部真菌感染	N	N~↑	N
放线菌病	↑↑↑	↑↑	
肝脏疾病			
病毒性肝炎	↑~↑↑	N~↑	N~↑↑
拉埃内克(Laennec)肝硬化	↑~↑↑↑	↑~↑↑↑	N~↑↑
胆管性肝硬化	N	N	↑~↑↑
慢性活动性肝炎	↑↑↑	↑	N~↑↑
结缔组织病			
系统性红斑狼疮	↑~↑↑	N~↑	N~↑↑
类风湿关节炎	N~↑↑↑	↑~↑↑↑	N~↑↑
Sjögren 综合征	N~↑	N~↑	↑~↑↑
硬皮病	N~↑	N	N~↑
其他			
肉芽肿病	N~↑↑	N~↑↑	N~↑
霍奇金病	↓~↑↑	↓~↑	↓~↑↑
单核细胞性白血病	N~↑	N~↑	N~↑↑
囊性纤维增生病	↑~↑↑	↑~↑↑	N~↑↑

注:N 正常;↑轻度增高;↑↑中度增高;↑↑↑显著增高;↓轻度降低;↓↓中度降低;↓↓↓显著降低。

等患者的血 IgE 量常明显升高。由于城市化进程,人群中寄生虫感染减少,总 IgE 增高对于筛查过敏性疾病具有一定的指导意义。但总 IgE 不增高不能否定过敏性疾病的存在。

2) 过敏原特异性 IgE(sIgE)的检测:过敏原皮肤试验与体外检测血清过敏原特异性 IgE(sIgE)是过敏性疾病诊断最常用的 2 种方法。过敏原皮肤试验最常用的是皮肤点刺试验(SPT)。SPT 的优点是方便、快捷、直观。SPT 获得的是定性或半定量结果。测量皮试反应的方法包括直径和反应面积,最大直径或平均直径与面积的相关系数达到 90%。一般 SPT 阳性的标准是风团块直径 >/= 3mm。与血清 sIgE 进行比较 ≥ 0.35kUA/L。但对某些种类的过敏原并不能真实反映过敏的程度。也有推荐皮试结果的判断可以皮试的结果与阳性对照组胺进行比较,确定不同的反应等级。如存在:①严重的皮炎及皮肤划痕症阳性患者;②皮肤试验可能激发过敏性休克者;③有毒、非水溶性或高度致敏作用的抗原,则应避免 SPT。当然皮肤试验所用试剂应标化,以免引起全身性过敏反应。

体外检测血清过敏原 sIgE 系检测针对某种过敏原的特异性 IgE 类抗体含量。测定血清 sIgE 主要通过酶联免疫吸附试验(ELISA)、化学发光法、免疫印迹等实验。我国目前主要采用是化学发光和免疫印迹体外检测过敏原。sIgE 浓度的体外测定对过敏性疾病的临床诊治提供了半定量或定量的数据,具有可重复性、精确性和定量等优点。

检测过敏原有利区别 IgE 介导的和非 IgE 介导的过敏性疾病。血清中 sIgE 的水平越高,患者对相应过敏原发生过敏反应的可能性越大。对全身严重过敏反应患者应定量监测 sIgE 浓度。

IgG4 可能也参与这类过敏反应,采用上述类似的 RIA 或 ELISA 法可以检测血清中特异 IgG4。有人提出高滴度的特异性 IgG4 抗体的出现,可能与脱敏治疗失败相关,但还有待进一步研究。

2. 抗原或丝裂原作用后抗体应答水平检测 测定同种血凝素是临床上最简便且有意义的检查机体抗体应答的方法。非 AB 血型者因在生后接触了与 ABO 血型抗原有交叉的多糖抗原,可产生抗 A 和/或抗 B 的 IgM 类同种血凝素,其滴度在大于 1 岁的正常人群中达 ≥1:4。若曾输注过 ABO 血型不匹配的血或在子宫内已经被异型血致敏者,可出现 IgG 类同种血凝素。为检查抗体应答,在某些有免疫缺陷表现的患者还需作主动免疫前后血清中特异性抗体含量测定。在体外,将美洲商陆或葡萄球菌 A 蛋白等 B 细胞丝裂原作用于 T、B 及单核细胞的混合培养物,以检测多克隆 B 细胞合成免疫球蛋白能力的试验已广泛应用于临床免疫研究。

(三)自身抗体检查 自身抗体是 B 细胞针对自身抗原成分所产生的对自身组织或器官起反应的抗体,自身抗体可以针对细胞内成分也可以针对细胞外成分。根据影响的范围,自身抗体可以分为器官/组织特异性和器官/组织非特异性自身抗体。对细胞核或细胞质抗原的自身抗体可以对所有组织器官发生反应,引起系统性自身免疫病,如系统性红斑狼疮、系统

硬化症、多发性肌炎/皮肌炎等。针对特殊的组织或器官抗原成分的自身抗体往往引起相应器官特异性损害-产生器官特异性自身免疫病,如自身免疫性甲状腺炎、糖尿病等(表 4-4-0-3)。检测自身抗体的方法种类繁多,包括免疫荧光、ELISA、免疫双扩散、凝集反应、免疫印迹、免疫沉淀分析等。一种方法可用于多种自身抗体检测,一种自身抗体可使用不同方法测定。不同种类的自身抗体有适宜的检测方法(下面分别描述)。

表 4-4-0-3 疾病与自身抗体

疾病	自身抗体举例
器官特异性抗体	
内分泌病	
1 型糖尿病	抗胰岛素抗体
毒性甲状腺肿	抗甲状腺刺激激素抗体
桥本甲状腺炎	抗甲状腺微粒体抗体
肝脏疾病	
自身免疫性肝炎	抗平滑肌抗体
胃肠道疾病	
恶性贫血	抗壁细胞抗体
血液系统	
自身免疫性溶血性贫血	温抗体,冷凝集素
自身免疫性血小板减少	抗血小板抗体
自身免疫性粒细胞减少症	抗中性粒细胞胞质抗体
中枢神经系统	
重症肌无力	抗乙酰胆碱受体抗体
泌尿系统	
肾炎肺出血综合征	抗肾小球基底膜抗体
器官非特异性抗体	
系统性红斑狼疮	ANA,抗核糖体抗体
多发性肌炎/皮肌炎	抗 tRNA 合成酶抗体或其他抗细胞质抗体
系统硬化症	抗核仁抗体
原发性胆汁性肝硬化	抗微粒体抗体
干燥综合征	ANA 或抗细胞质抗体
类风湿关节炎	类风湿因子,ANA

1. 器官/组织非特异性自身抗体

(1)类风湿因子(rheumatoid factor, RF):RF 是抗人类多克隆 IgG Fc 段的自身抗体。RF 可以是任何一种 Ig,一般实验室检测的 RF 是 IgM 抗体。RF 可以通过包括乳胶试验、羊细胞黏附试验及近来采用的比浊分析或酶联免疫分析等方式测定。一般正常人 RF 滴度为 1:80。RF 在诊断类风湿关节炎时敏感性为 75%~80%。病情早期尤其是第一年敏感性只有约 50%。需要强调的是即便存在 RF,甚至是高滴度的,也不能作为诊断 RA 的特异性依据。1%~5% 健康人群体内存在 RF。老年人阳

性比例尤高,可能有 10% 女性老年人 RF 阳性。健康人中 RF 一般滴度较低。约 70% 以上的丙型肝炎病毒引起的慢性活动性肝炎 RF 阳性,而且滴度也高。RF 在判断预后更有意义,高滴度的 RF 提示严重的 RA。血清 RF 阳性的 RA 患者比阴性患者容易发生进行性、侵蚀性关节炎并导致关节功能受损,尤其可能合并关节外合并症。

(2) 抗核抗体(ANA):ANA 是以真核细胞的核抗原为靶抗原的自身抗体的总称。检测方法:待检测血清与富含核组织切片(人类 Hep2 细胞、鼠肝等)共同孵育,抗体与核成分结合,再加入荧光素标记的抗人免疫球蛋白抗体,使用荧光显微镜观察有无发出荧光的核。使用不同的血清稀释度(滴度)对血清中 ANA 进行半定量。结果以阳性(滴度)、阴性表示。还可描述荧光图谱,如均质型、周边型、斑点型、核仁型等,各型提示存在不同种类抗体。ANA 通常作为各种针对核抗原的不同抗体的筛查实验。ANA 检测是诊断 SLE 的重要实验室依据,对于其他自身免疫性风湿病的诊断也有帮助。高滴度 ANA 具有临床意义,但 ANA 滴度高低与疾病的进程和治疗效果关系不大。5%~30% 健康成人通过免疫荧光技术检测 ANA 存在低滴度阳性(1:40)。老年人尤其是女性可能出现高滴度 ANA。许多药物,如普鲁卡因胺、肼屈嗪和异烟肼可能引起 ANA 阳性。药物性狼疮 ANA 也可呈阳性。

(3) 抗 DNA 抗体:一般认为诊断 SLE 最重要的自身抗体是抗双链 DNA(dsDNA)抗体。目前临床较多采用荧光免疫分析和 ELISA 技术测定抗 dsDNA 抗体。高滴度的双链 DNA 抗体对诊断 SLE 具有高度特异性抗 dsDNA 抗体滴度还与疾病的严重程度相关。

(4) 抗组蛋白抗体(antihistone):抗组蛋白抗体阳性提示药物性狼疮,普鲁卡因胺引起的狼疮患者 90% 抗组蛋白抗体阳性。SLE 患者也可呈阳性,但同时大部分 SLE 患者抗 dsDNA 抗体也阳性,药物性狼疮则不然。

(5) 抗可提取核抗原(extractable nuclear antigen,ENA)抗体　血清中针对一组水溶性、可使用盐水提取的核抗原成分的抗体。此类抗体种类繁多,一般通过免疫印迹法、双扩散或 ELISA 方法进行检测。抗 ENA 抗体是诊断自身免疫病有效的实验室检测(表 4-4-0-4)。

1) 抗 Sm 抗体(antibodies to the Sm antigen):抗 Sm 抗体对于诊断 SLE 具有高度特异性,但 SLE 患者只有 15%~30% 呈阳性。亚裔和非洲裔阳性率比白种人高。

2) 抗核糖核蛋白抗体[antibodies to RNP(U1 RNP)antigen]:SLE 和系统硬化症患者血清中可出现 U1RNP。U1RNP 是混合性结缔组织病的特征性抗体。

3) 干燥综合征-A 抗原(SSA)和干燥综合征-B 抗原(SSA):SSA 也称 Ro 抗原,SSB 也称 La 抗原。两者的抗体常同时存在,是干燥综合征的特征性抗体。SLE 患者也可存在上述两种抗体,尤其是明显对光敏感皮疹而没有肾损害的患者。此外,新生儿狼疮综合征也可出现抗 SSA 和/或 SSB 抗体。

表 4-4-0-4　常见抗 ENA 抗体与疾病的关系

核抗原	疾病	抗体阳性比例
Sm	SLE	15%~30%(高特异性)
	药物性狼疮	阴性
U1RNP	混合性结缔组织病	90%~100%
	SLE	20%~30%
SSA	干燥综合征	70%~100%
	SLE	35%~70%
	新生儿红斑性狼疮	80%~90%
SSB	干燥综合征	40%~90%
	SLE	15%
Scl-70	系统性硬化症	25%~35%(高特异性)
Jo-1	多发性肌炎	20%~30%
	皮肌炎	25%~30%(高特异性)
	SLE	0~5%

4) 抗 Jo-1 抗体(antibodies to Jo-1):Jo-1 抗原是组氨酰-tRNA 合成酶。抗 Jo-1 抗体与皮肌炎关系较密切。虽然仅 25%~30% 皮肌炎患者抗 Jo-1 抗体阳性,但具有较高特异性。在合并有间质性肺部疾病的皮肌炎患者抗 Jo-1 抗体阳性率较高。

5) 抗 Scl-70 抗体(antibodies to Scl-70):Scl-70 抗原是 DNA 拓扑异构酶 I。与弥漫性硬皮病(系统硬化症)关系最大的是抗 Scl-70 抗体,约 30% 这类患者抗 Scl-70 抗体阳性。

(6) 抗其他成分抗体

1) 抗中性粒细胞质抗体(ANCA):有两种免疫荧光类型:分布于细胞质(cANCA)和分布于细胞核周围(pANCA)。cANCA 与 Wegener's 肉芽肿有关,一般临床表现越严重,cANCA 的滴度也越高。约 95% Wegener's 肉芽肿活动期患者 cANCA 阳性,而非活动期或局限活动期患者只有 60% 阳性。

2) 抗磷脂抗体:抗磷脂抗体(APLA)包括抗心磷脂抗体(ACPLA)和狼疮抗凝物质(LAC)。静脉或/和动脉血栓形成、反复自然流产及血小板减少为抗磷脂综合征的三大主征。该综合征需与 SLE 血管炎、血栓性血小板减少性紫癜(TTP)、抗血管内皮细胞抗体相关的血栓症等相鉴别。约 40% 的 SLE 患者抗磷脂抗体阳性。

2. 器官/组织特异性自身抗体　此类抗体较多,而且不断有新的抗体被发现和应用于临床。一般这类抗体在诊断相应的疾病中具有重要的价值,尤其是存在高滴度抗体时。针对器官特异性自身抗原产生自身抗体与其相关性疾病可参阅相关章节。

(四) 循环免疫复合物(CIC)检测　CIC 的检测方法很多,C1q 法是利用 C1q 能与免疫复合物中的 IgG 或 IgM 结合的原理,包括 C1q 结合试验、偏离试验、抑制试验,固相 C1q-RIA 和 ELISA 等。也可采用固相 RIA 或 ELISA 法测定。

CIC 的检测有助于了解 SLE、类风湿关节炎、血清病等的病情发展。

三、细胞免疫功能检查

（一）迟发性皮肤过敏试验　迟发性皮肤过敏试验常用于检测Ⅳ型变态（或超敏）反应，也是细胞免疫功能的简易指标，可作为过筛试验。常用的皮试抗原有结核菌素（OT 或 PPD）、链激酶-链道酶（SK-SD）、腮腺炎病毒、白念珠菌素等。临床上宜用几种抗原同时做皮试，若均呈阴性者提示患者细胞免疫功能减退或缺如，需作进一步检查。

（二）T细胞计数

1. CD3 细胞计数　CD3 抗原可作为成熟 T 细胞表面（小部分活化的 NK 细胞也有）标志。以流式细胞术进行计数。正常相对值为 54%~74%。

2. T 细胞亚群检测　T 细胞主要有 CD4 和 CD8 两个亚群。临床常规检测为总 T 细胞和 CD4、CD8T 细胞绝对和相对计数。正常情况 $CD4^+\% + CD8^+\% = CD3^+\%$，$CD4^+/CD8^+$ 比值 > 1。如果 $CD4^+\% + CD8^+\%$ 之和明显大于或小于 $CD3^+\%$，提示存在双阳性（$CD4^+CD8^+$）或双阴性（$CD4^-CD8^-$）T 淋巴细胞。年龄越小 $CD4^+/CD8^+$ 比值越大。$CD4^+/CD8^+$ 比值 <1，提示 T 淋巴细胞亚群存在异常。外周血 T、B、NK 细胞绝对计数和相对百分比变化程度较大。一方面存在年龄变化的特征，另一方面还受到许多环境、发育和疾病因素的综合影响。因此评估淋巴细胞亚群的变化不应是孤立的，应同时结合临床与其他辅助检查结果，对临床价值做出判断。可能出现 CD4 与 CD8 两种细胞比例变化的相关疾病列于表 4-4-0-5。

表 4-4-0-5　人外周血 CD4/CD8 比值

降低	增高
伴肾病变的系统性红斑狼疮	类风湿关节炎
获得性免疫缺陷综合征	1 型糖尿病
急性巨细胞病毒感染	不伴肾病变的系统性红斑狼疮
疱疹病毒感染	
传染性单核细胞增多症	原发性胆汁性肝硬化
麻疹	特应性皮炎
急性淋巴细胞性白血病缓解期	Sézazy 综合征
髓性增生不良综合征	银屑病
骨髓移植恢复期	川崎病
移植物抗宿主病	慢性自身免疫性肝炎
接触阳光或紫外线	
剧烈运动	

（三）T细胞功能检测

1. 淋巴细胞增殖（转化）试验　体外培养的淋巴细胞中加入植物血凝素（PHA）或伴刀豆素 A（ConA）等丝裂原或抗 CD3 单抗，可使全 T 细胞激活、转化为母细胞，而后分裂增殖。也可采用混合淋巴细胞培养，作为对同种异型抗原的 T 细胞转化试验。可用形态学计数方法，也可用放射性核素标记的胸腺嘧啶核苷（^{3}H-TdR）法来评定细胞转化情况。本试验有助于原发性

及继发性免疫缺陷病的诊断，也有助于肿瘤等疾病患者免疫功能状态的观察。

2. 临床上非常规检测的其他 T 细胞功能试验　①T 辅助细胞或抑制细胞功能检测，如测定 T 细胞辅助或抑制 B 细胞在美洲商陆（PWM）作用下合成免疫球蛋白的功能，T 细胞抑制 T 细胞增殖水平等；②测定 T 细胞产生细胞因子如白介素（IL）2、IL-3、IL-5、γ-干扰素、IL-4 或 TNF 的水平；③T 细胞表面 IL-1 和 IL-2 等受体测定；④对 IL-1、IL2、IL-4 或 γ-干扰素的反应。这些检测主要用于免疫缺陷或免疫失调性疾病的病损环节检查与研究。

四、固有免疫功能检查

（一）补体的检测

1. 总补体（CH50）　羊红细胞和溶血素结合能激活补体，并导致红细胞裂解（溶血反应），依此原理来检测血清中的补体活性，以 CH50 单位/ml 表示结果，补体 C1~C9 中任何一个组分的含量降低，均可使总补体量降低，故可以此作为过筛试验。

2. 补体 C3　采用琼脂单向扩散法，依 C3 和羊抗人 O 型血清形成的沉淀环大小来计算 C3 的含量，国内正常值为 0.80~1.60g/L。

3. 补体 C4　可用琼脂单向扩散法，也有用溶血试验法。

4. B 因子　可采用琼脂单向扩散法检测。另利用 B 因子在 Mg^{++} 的促进下，可使兔红细胞经旁路途径溶解的原理，用溶血法检测 B 因子含量。

凡用琼脂单向扩散法测定 C3、C4 等组分的试验，均可用散射比浊法代之，以获取更精确的定量。

5. 补体组分裂解产物　C3 被裂解后产生若干片段，其中 C3c 片段仍保留原有的抗原性，但电泳迁移串向阳极端的移动加快，因此可用琼脂交叉免疫电泳法检测。最近有应用 RIA 或 ELISA 法测定 C3a、C4a、C5a、Ba 和 C5b-C9 复合物等补体裂解片段。这些测定可以更敏感地检出血清补体水平尚在正常范围内的补体激活变化。如用于某些 SLE 及类风湿关节炎患者的治疗监测。

6. C1 抑制物（C1INH）　C1 本身为一脂酶，可水解某些脂质，而 C11NH 则能抑制其作用。如患者血清中缺乏 C1INH，则脂质极易被 C1 所水解。依据该原理建立的脂酶抑制试验，可用于诊断遗传性血管性水肿。

7. 组织切片中补体组分检测　多采用直接或间接免疫荧光法检测 C3（或 IgG）等在组织中的沉积，该检查有助于肾小球肾炎的分型。

8. 补体系统异常的临床意义

（1）先天异常：如遗传性血管性水肿（C1INH 缺乏）、补体单一组分缺陷病等。

（2）后天异常：补体含量增多见于部分感染性疾病的早期。补体量减少可由于：①免疫机制激活而消耗了补体，如 SLE 活动期、急性肾小球肾炎早期、SLE 伴肾病者、高球蛋白血症、冷球蛋白血症、溶血性贫血发病后、重症类风湿关节炎、血

清病、重症肌无力、急性移植排斥反应、基膜增生型肾小球肾炎及感染性休克等;②补体合成减少,如某些慢性肝病、小儿进行性肾小球肾炎等。

（二）杀伤细胞检测

1. K细胞　K细胞须在抗体参与下才能杀伤靶细胞。以^{51}铬标记的鸡红细胞作为靶细胞,加入鸡红细胞抗体及患者淋巴细胞,测定被杀伤红细胞释放的放射性强度,计算K细胞引起的^{51}铬释放率。该项检测可作为免疫功能指标之一。

2. NK(自然杀伤)细胞检测　NK细胞的杀伤作用无须抗体参与,以^{51}铬标记靶细胞(K562细胞),加入患者淋巴细胞,测定被杀伤细胞所释放的放射性强度,计算NK细胞活性。也可检测NK表面的CD16抗原或CD56抗原(方法同其他CD抗原检测)进行NK细胞计数。肿瘤、自身免疫病、免疫缺陷病及移植排斥反应中,NK细胞活性均可发生变化。

（三）巨噬细胞功能检测（发疱试验）　用斑蝥酒精浸液刺激皮肤发疱,收集疱液中的巨噬细胞并与鸡红细胞混合孵育,计数100个巨噬细胞中吞噬的红细胞数并除以100即为吞噬指数。测定单核/巨噬细胞表面的CD14抗原可进行这类细胞的计数,本项试验有助于了解癌肿等患者大吞噬细胞的数量与功能。

（四）中性粒细胞功能　中性粒细胞的功能有趋化性、吞噬活力及杀菌作用等。使用流式细胞仪测定中性粒细胞吞噬二氢若丹明(DHR)来判定其功能,简便和客观。杀菌作用是将白细胞与金葡菌混合,加入健康人血清(提供补体),并作细菌培养及菌落计数,以推算白细胞的杀菌活性。这些测定的意义可参考第二十一篇第七章第一节中"吞噬细胞数量和/或功能缺陷"部分。

推荐阅读

1. 中国医师协会儿科医师分会风湿免疫专业委员会等. 流式细胞术分析外周血淋巴细胞亚群在儿科的临床应用共识[J]. 中华检验医学杂志,2016,39(5):1-6.
2. TOMAR R H,FLEISHER T A,NOWAK-WEGRZYN A,el al. Diagnostic Immunology[M]//RICH R R,FLEISHER T A,SHEARER W T,et al. Clincal Immunology: principles and practice. 2nd ed. London: Mosby, 2001.

第五章　疾病的免疫治疗基础

储以微

免疫治疗(immunotherapy)是指利用免疫学原理,针对疾病的发生机制,人为地干预或调整机体的免疫功能,为治疗疾病所采取的措施。免疫学的迅猛发展为治疗策略的更新与完善提供了坚实的理论基础,基因组学和生物信息学的快速发展引起免疫治疗的重大变革,从根本上改善了疾病的转归。免疫治疗已逐渐发展为一门崭新的学科分支。

随着免疫调节机制的研究深入,人们发现了一系列具有抗感染、抗肿瘤效应的细胞因子、趋化因子、免疫调节分子和免疫激活剂,并在此基础上提出了多种调节免疫应答的方法。20世纪90年代,利用半相嵌合原理和方法治疗白血病在临床上的应用和推广,再次证明免疫疗法的有效性和普适性。2003年Rosenberg SA首先提出以放化疗进行机体免疫重建,随后过继转输抗原特异性的杀伤性T细胞,可以使黑色素肿瘤患者肿瘤消退,肝转移灶消失。2013年靶向免疫检查点PD-1等肿瘤免疫疗法被 *Science* 杂志评为"2013年度十大科学突破"。现今,基因编辑和改造的T细胞过继转输治疗难治性白血病也已取得突破性进展。至此,免疫治疗已经逐渐走向成熟,成为生物治疗中的主力军。免疫治疗涵盖了临床大部分重大或慢性疾病,按免疫增强或抑制,主动或被动免疫治疗,特异或非特异免疫治疗分类,各类之间又有交叉,本章从免疫分子治疗和免疫细胞治疗进行介绍。

一、免疫分子治疗

免疫分子治疗是指给机体输入免疫分子制剂以调节机体的免疫应答能力,如抗原、抗体及重组细胞因子等。

（一）以抗原为基础的免疫治疗　针对机体异常的免疫状态人为地给予抗原物质,通过诱导和增强免疫应答或建立免疫耐受来治疗疾病的策略称为以抗原为基础的免疫治疗。针对抗原所产生的抗体在抵御微生物、自身免疫性疾病及肿瘤中发挥重要的保护和治疗作用。其中,靶向肿瘤分子的单克隆抗体药物被证明是目前较为成功的抗肿瘤免疫治疗形式。

1. 诱导或增强机体对抗原的免疫应答

(1) 非特异性免疫治疗(non-specific immunotherapy):用非特异性具有免疫调节作用的刺激因子激发机体的免疫系统,增强机体的免疫功能以达到治疗疾病的目的。这类制剂中,目前卡介苗已被批准上市并成为膀胱癌的标准治疗药物。Toll受体激动剂是近年来免疫治疗各类疾病的研究热点。BLP(TLR1/2激动剂)能够诱导T细胞应答达到治疗脑胶质瘤的效果。

(2) 特异性免疫治疗(specific immunotherapy):通过接种病原体抗原来激发或增强机体特异性免疫应答以达到清除病原体的目的。最常用的方法是疫苗接种。疫苗是将病原微生物及其代谢产物，经过人工减毒、灭活或利用基因工程等方法制成的自动免疫制剂。目前，已经有若干个治疗性疫苗用于临床，尚有一批治疗性疫苗处在研究或临床试验阶段。常用的疫苗一般包括灭活疫苗、减毒活疫苗、类毒素、新型疫苗等，详见扩展阅读4-5-0-1。

扩展阅读 4-5-0-1　疫苗类型

2. 诱导机体的免疫耐受　诱导免疫耐受可缓解一些超敏反应引起的疾病，如支气管哮喘等。通过口服抗原使肠相关淋巴组织诱导特异性免疫耐受，可预防或抑制自身免疫性疾病的发生。最新研究发现，地塞米松联合脂多糖可将人全血 MDC（骨髓来源的树突状细胞）转换为耐受性 MDC，从而抑制临床移植排斥反应。

（二）以抗体为基础的免疫治疗　抗体在肿瘤、感染或自身免疫病等疾病的免疫治疗中发挥重要作用。主要有免疫血清、单克隆抗体、基因工程抗体等。

1. 免疫血清　用传统方法免疫动物所制备的血清制剂，是抗毒素、抗菌或抗病毒血清的总称。抗毒素血清主要用于治疗细菌外毒素引起的疾病，有破伤风抗毒素、肉毒抗毒素和白喉抗毒素等。抗菌或抗病毒血清主要有炭疽血清和腺病毒血清等。丙种球蛋白是目前广泛应用的另一大类免疫血清制剂。要注意的是，该制剂对人体而言是异种蛋白，使用前需皮试以防超敏反应。

2. 单克隆抗体　第一代单抗产生于 1975 年，来源于小鼠的 B 细胞杂交瘤，称为鼠源单抗。单抗纯度高、特异性强、较少发生血清交叉反应，制备成本低，但在体内应用时，人体免疫系统会针对异源单抗引起人抗小鼠抗体反应，随后研制了人源化单抗，并于 1988 年进行了第一次商业性的临床试验。抗体药物靶向治疗的种类众多，有针对内源性的致炎因子，如HMGB1、HSP 等；有针对肿瘤相关抗原，如 Her2/neu、EGFR 等，也有针对细胞因子，如协同刺激分子 CD80、CD86，或免疫抑制分子 CTLA4 或 PD-1 等，扩展阅读4-5-0-2列举了若干个在肿瘤和自身免疫性疾病应用的抗体药物。

扩展阅读 4-5-0-2　已批准生产和临床使用的单克隆抗体药物

3. 基因工程抗体　借助 DNA 重组和蛋白质工程技术，按人们的意愿在基因水平上对免疫球蛋白进行切割、拼接或修饰，重新组装成为新型抗体分子。对于埃博拉病毒感染性疾病，研究者构建了一种抗原抗体复合物疫苗，这种疫苗由病毒表面糖蛋白和识别糖蛋白抗原决定部位的单克隆抗体融合而

成，首尾相连生成埃博拉免疫复合物（Ebola immune complexes，EICs）。EICs 和 Toll 样受体联合使用引起更强烈的抗体反应，可产生最高滴度水平的抗埃博拉病毒中和抗体 IgG。将化疗药物、放射性核素和细菌毒素等与肿瘤特异性单克隆抗体偶联，细胞毒性物质可靶向性聚集于肿瘤病灶局部，直接并特异性杀伤肿瘤细胞。如抗 CD33 靶向抗体可用于急性髓样白血病的治疗。但目前应用的肿瘤特异性抗体大多为鼠源性抗体，用于人体后易诱导抗鼠单抗的免疫应答，限制了其应用价值。

（三）以细胞因子为基础的免疫治疗　细胞因子在固有免疫和适应性免疫应答中发挥重要作用，以重组细胞因子为药物治疗疾病的方法称细胞因子免疫治疗。细胞因子治疗已用于治疗恶性肿瘤、感染、造血功能障碍等疾病。

1. 协同和增强细胞因子的免疫疗法　将具有抗瘤活性的细胞因子通过各种途径直接注入人体内，已在治疗病毒感染、肿瘤、血液系统疾病中取得疗效，有的甚至成为不可或缺的治疗手段。如 IFN-α 对病毒性肝炎、慢性宫颈炎及血液系统肿瘤如毛细胞白血病均有一定疗效，IL-2、IFN-α 和化疗药物联合应用对恶性肿瘤的疗效显著。

2. 阻断和拮抗细胞因子的免疫疗法　该方法是通过抑制细胞因子产生、阻断细胞因子与其受体结合或阻断细胞因子受配体结合后的信号转导过程，以阻止细胞因子发挥其病理作用。主要用于自身免疫性疾病、感染性休克及器官移植排斥反应等疾病的治疗。如重组可溶性 IL-1 受体可抑制器官移植排斥反应。B7 抑制家族分子成员 CTLA4、PD-1、PD-L1、B7H3 等已经在临床应用中。

3. 单一趋化因子免疫疗法　趋化因子与淋巴细胞的游走和活化密切相关并且在炎症反应、肿瘤发生发展中起重要作用。将不同类型的趋化因子导入肿瘤细胞，可增强宿主机体抗肿瘤免疫应答。如趋化因子 CCL20 腺病毒注射入肿瘤模型中可明显抑制肿瘤生长。

4. 细胞因子和趋化因子的联合疗法　将细胞因子与趋化因子联合应用于肿瘤微环境中，既可趋化免疫细胞在肿瘤局部聚集，又能使细胞因子直接在病灶发挥其生物学功能。如 IL-2 和 CXCL10 共同作用可趋化 $CD4^+T$ 细胞和 $CD8^+T$ 细胞等免疫细胞协同产生肿瘤特异性 CTL 反应。

5. 细胞因子基因疗法　该方法是将细胞因子或其受体基因通过一定技术方法注入体内，使其在体内持续表达以达到治疗疾病的目的。临床上多用于治疗肿瘤、感染等。

6. 细胞因子的综合使用　免疫治疗面临的困境是如何营造有利于免疫应答的微环境，微环境决定了免疫治疗的成功与否，而免疫微环境又由细胞因子和众多其他因子组成。根据 NCI（National Cancer Institute）开设的网站，筛选出满足条件的抗 PD-1 或抗 PD-L1 等 12 种细胞因子的免疫药物。这些细胞因子药物成为免疫生物治疗的候选药物并在不同类型的疾病中已经在临床试验中，其中联合 IL-12/IL-15/IL-18 细胞因子刺激的 NK 细胞具有持久的抗肿瘤功能，可有效提高抗肿瘤疗效。

二、免疫细胞治疗

免疫细胞治疗是指将自体或异体的造血细胞、肿瘤细胞或免疫细胞等在体外诱导扩增后制成的细胞制剂回输机体，以激活或增强机体的免疫功能。

（一）造血干细胞为基础的免疫治疗　干细胞具有自我更新能力和高度增殖能力，在适当条件下可分化为具有特定功能的细胞。干细胞研究在基础研究和临床应用中具重要理论和实践意义（参见本篇第三章"移植免疫"）。

（二）免疫效应细胞的过继免疫治疗　取自体或异体淋巴细胞经体外扩增、激活后输入患者机体，直接或间接杀伤肿瘤细胞，增强机体抗肿瘤免疫应答。目前多用于前列腺癌、黑色素瘤和结肠癌的免疫治疗（图4-5-0-1）。自淋巴因子激活的杀伤细胞（LAK）联合IL-2治疗恶性黑色素瘤的临床研究结果首次被报道后，演化了多种方案，如肿瘤浸润淋巴细胞（TIL）、细胞因子诱导的杀伤细胞（CIK）、DC-CIK、细胞毒性T细胞（CTL）、肿瘤抗原特异性TCR转基因T细胞、嵌合抗原受体T细胞（chimeric antigen receptor T cell，CAR T）等。目前，国际上多倾向于诱导特异性杀伤性T细胞过继转输治疗，已有研究表明，晚期黑色素瘤术后患者，通过过继转输自体抗原特异性免疫细胞治疗后，大部分患者检测到了较强的抗肿瘤免疫应答。

过继转输抗原特异性T淋巴细胞是免疫治疗最常见的方法之一。然而，多数患者不能从体内分离有效的肿瘤抗原特异性淋巴细胞，这为临床上应用免疫细胞治疗肿瘤带来了困难。1993年，Eshhar研究团队首先提出CAR T的概念及治疗方法，

CAR T的运用克服了免疫细胞在肿瘤治疗中缺乏靶向性，以及需要MHC限制性的困难。至此，TCR转基因T细胞和CAR T成为国际上肿瘤过继免疫治疗的热点。2006年，Morgan等在*Science*报道，利用慢病毒载体可以对T细胞进行"改造"，改造的T细胞回输肿瘤患者后在外周血中维持较高比例，1年后仍能在患者体内检出回输的转基因T细胞的存在，并且部分患者肿瘤完全消退。同时，CAR T在除了肿瘤以外的其他疾病中也展开了应用。以下简单介绍CAR T的组成、构建及在免疫治疗中的作用。

目前，大多数嵌合抗原受体由胞外抗原结合区、跨膜区域和胞内信号转导区组成。根据胞内信号转导结构域的不同，CAR被分为三代。第一代CARs分子胞内仅包含CD3-zeta链胞内结构域，其含有免疫受体酪氨酸活化基序（ITAMs）负责激活T细胞。但第一代CAR T过继转输后，其杀伤力有限且不能长期存在。第二代和第三代CAR T的胞内结构域添加了CD28、4-1BB或OX40等共刺激分子结构域，从而增强CAR T细胞的激活及效应。

基于CAR T靶向治疗肿瘤的临床试验表明，CAR T具有显著的治疗及根除非实体瘤效应。2008年，Brenner研究团队利用GD-CAR T细胞治疗儿童神经母细胞瘤疗效显著，11位接受治疗的患者中，6位患者在治疗6星期后肿瘤消退。2011年，宾夕法尼亚大学的June团队报道利用CD19-bbz-CAR T治疗一名慢性淋巴瘤患者，结果肿瘤完全消退。2013年，该小组又报道利用CD19-bbz-CAR T细胞治疗2位急性淋巴瘤患儿。

虽然利用CAR T治疗肿瘤已有令人鼓舞的报道，但仍有待

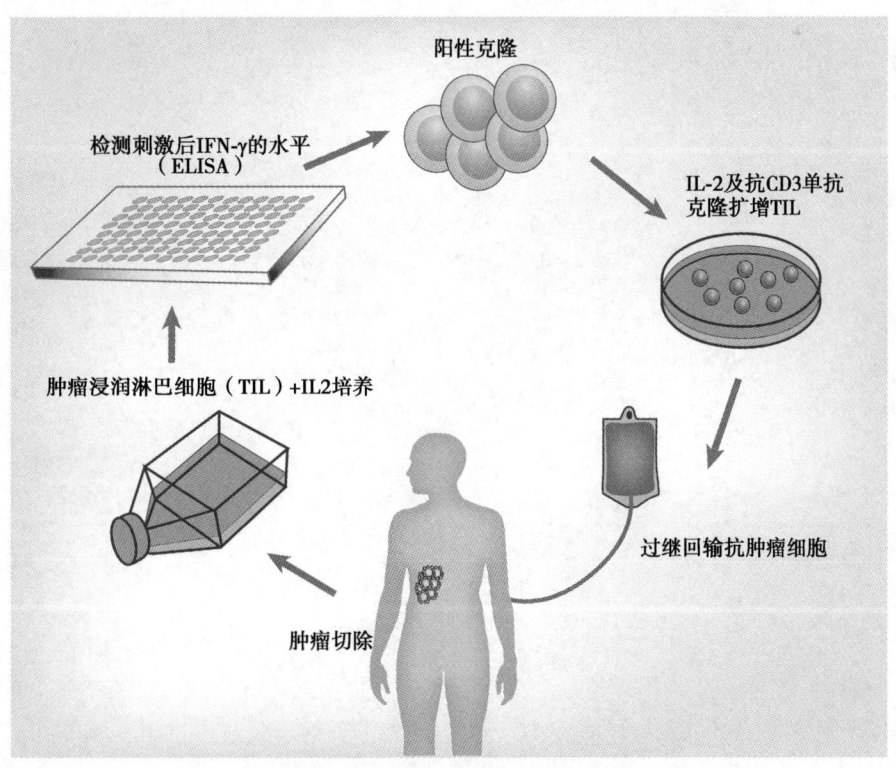

图4-5-0-1　细胞过继免疫治疗肿瘤

进一步优化,CAR T 治疗存在脱靶及突变等问题并需确保其治疗有效的安全性、可控性。譬如患者转输 CAR T 细胞后产生的急性毒副作用(细胞因子风暴、神经毒性)已引起了广泛关注,近期一些临床试验也曾出现少数不良反应的报道。2013 年,June 团队首次报道利用 CAR T 细胞治疗肿瘤患者,引起过敏性反应。

(三) 细胞疫苗 细胞疫苗中包括肿瘤细胞疫苗,基因修饰的瘤苗,抗原提呈细胞疫苗等。2010 年获美国 FDA 批准应用于前列腺癌治疗的疫苗 Provenge(Sipuleucel-T)是第一个基于 DC 的治疗性肿瘤疫苗,能延长 4.1 个月的平均存活时间,并能将 3 年生存率提高 38%。Provenge 的批准应用在癌症治疗性疫苗领域无疑起到重要的推动作用。至今,临床注册机构已登记了数百项有关细胞疫苗用于治疗多种恶性肿瘤的临床研究。

三、其他免疫治疗

1. 免疫调节剂 是指可以非特异地增强或抑制免疫功能,临床上广泛应用于肿瘤、感染、免疫缺陷和自身免疫病的制剂,按作用可分为免疫增强剂和免疫抑制剂。

2. 免疫增强剂

(1) 化学合成药:某些化学合成药物具有明显的免疫刺激作用。如组胺拮抗剂西咪替丁可用于抗病毒辅助治疗。

(2) 免疫因子:可传递免疫信号,调节免疫效应的一群蛋白分子。

(3) 转移因子:主要成分是游离氨基酸、核酸和多肽等相对分子质量较低的小分子,主要用于细胞免疫功能低下的疾病的治疗,如乙型肝炎、肿瘤等。

(4) 微生物制剂:如短小棒状杆菌(CP)是灭活的厌氧型革兰氏阳性杆菌制剂,具有增强免疫作用,同时促进细胞因子(IL-2、IFN-g 等)产生。

3. 免疫抑制剂 主要包括一些化学合成药物和真菌代谢产物,详见本篇第三章"移植免疫"。

推荐阅读

1. 储以微. 医学免疫学[M]. 2 版. 上海:复旦大学出版社,2015.
2. 曹雪涛. 免疫学前沿进展[M]. 4 版. 北京:人民卫生出版社,2017.
3. WANG Z,WU Z,LIU Y. New development in CAR-T cell therapy[J]. J Hematol Oncol,2017,10(1):53.
4. RILEY R S,JUNE C H,LANGER R. Delivery technologies for cancer immunotherapy[J]. Nat Rev Drug Discov,2019,18(3):175-196.

第五篇

临床微生物学概论

第一章 主要病原微生物的分类

朱德妹 汪 复

引起人类感染性疾病的病原微生物有病毒、细菌、螺旋体、立克次体、衣原体、支原体和真菌等,以病毒和细菌最为常见。了解与医学有关的病原微生物的分类,有助于感染性疾病的病原诊断和治疗。

一、病毒的分类

病毒是一类结构简单非细胞型微生物,据报道在人类感染性疾病中约有 70% 是由病毒引起的。国际病毒分类委员会(International Committee on Taxonomy Viruses,ICTV)采用瑞典著名科学家林奈(Linnaean)提出的分类法,根据病毒的核酸成分、电镜下结构、形态、病毒颗粒大小(形态学)和抗原性质等理化和生物学特征(在宿主内引起的疾病表现)、传播媒介与流行区域等作为病毒分类的依据,目前 ICTV 已命名了约 2 000 个病毒种,其中可以感染人和动物的大约有 650 种。

(一)现代分类法 随着分子生物学技术的广泛应用,采用核酸测序的方法对病毒进行分子水平的分类快速而简便;但病毒形态学和血清学特征仍是确定未知病毒的重要方法。根据病毒核酸的类型、双链或单链及病毒是否具有包膜可将病毒分为 6 个组:具有包膜的双链 DNA 病毒、无包膜的双链 DNA 病毒和无包膜的单链 DNA 病毒;具有包膜的单链 RNA 病毒、无包膜的双链 RNA 病毒和无包膜的单链 RNA 病毒。与人类疾病有关的病毒涉及 14 个 RNA 病毒科和 7 个 DNA 病毒科,详见扩展阅读 5-1-0-1。

扩展阅读 5-1-0-1 与人类疾病有关病毒的分类

(二)传统分类法 按病毒对宿主或宿主某一器官的"嗜性",结合流行病学特点如主要传播途径、侵袭部位、临床特征等而分为:①呼吸道病毒:这是一大类能侵犯呼吸道引起呼吸道局部病变或仅以呼吸道为入侵门户,主要引起呼吸道器官组织病变的病毒。包括流感病毒、副流感病毒、鼻病毒、人冠状病毒、腺病毒、腮腺炎病毒和呼吸道合胞病毒等。②消化道病毒:是一组通过污染食物、经消化道传播的、主要引起急性消化道传染病的多种病毒,包括脊髓灰质炎病毒、柯萨奇病毒、ECHO 病毒和新肠道病毒在内的肠道病毒,以及肠道腺病毒、轮状病毒、星状病毒、人杯状病毒(诺如病毒、札如病毒)等。③肝炎病毒:包括甲型肝炎病毒(HAV)、乙型肝炎病毒(HBV)、丙型肝炎病毒(HCV)、丁型肝炎病毒(HDV)、戊型肝炎病毒(HEV)和庚型肝炎病毒(HGV);其中 HAV 和 HEV 经粪-口途径传播。④皮肤及黏膜的出疹性病毒:如麻疹病毒、风疹病毒、天花毒、水痘-带状疱疹病毒、人单纯疱疹 I 型和 II 型病毒,人疱疹病毒 6 型和 7 型、EB 病毒等。⑤虫媒病毒:包括流行性乙型脑炎病毒、森林脑炎病毒、登革热病毒、黄热病病毒等。⑥嗜神经病毒:可致中枢神经系统疾病的病毒,患者因被患狂犬病的动物咬伤而接触感染病毒的唾液所致。如狂犬病病毒等。⑦肿瘤病毒:如人乳头状瘤病毒、多瘤病毒、EB 病毒、人疱疹病毒 8 型(卡波西氏肉瘤疱疹病毒)、痘病毒。⑧逆转录病毒:该类病毒均具有病毒编码的逆转录酶。例如 HTLV 白血病病毒及 HIV 等。⑨新发传染病的相关病毒:新发传染病指的是新确定和先前未知的或旧传染病病毒重新引起局部或世界范围内流行和传播的传染病,包括近年可引起新生儿小头畸形的寨卡病毒(Zika virus,ZIKV)、埃博拉病毒(Ebola virus)、SARS 冠状病毒、新型冠状病毒(2019-nCoV)、禽流感病毒(H5N1)、引起手足口病的柯萨奇病毒 A16 型(Cox A16)和肠道病毒 71 型(EV71),以及甲型 H1N1 流感病毒。⑩亚病毒:一种比病毒更简单的生命形式,包括类病毒、拟病毒和朊病毒。类病毒仅有独立侵染性的 RNA 所组成;拟病毒一般仅由裸露的 RNA 或者 DNA 所组成,是在真病毒中寄生的一种有缺陷的病毒;朊病毒又称朊粒或者蛋白质侵染子,是一种不含核酸的传染性的蛋白质分子。目前仅发现朊病毒可引起人类和动物感染。朊病毒是人类传染性海绵状脑病(transmissible spongiform encephalopathy,TSE)的病原体。疯牛病即为牛海绵状脑病(bovine spongiform encephalopathy,BSE),是 TSE 的一种。由于现代分类法与临床的联系目前尚不完善,故大多数学者仍沿用比较实用的传统分类法。

二、细菌的分类

细菌是一类不具有核膜包被细胞核的原核细胞型微生物。细菌的经典表型特性包括形态学、生理学和生物化学特征。简言之,按形态可以将细菌分为球状、杆状、球杆状。按染色可分为革兰氏阳性菌及革兰氏阴性菌。按培养特性可分为需氧菌、厌氧菌及兼性厌氧菌和微需氧菌,还有某些种类的细菌因对营养的特殊要求而又被称作苛养菌。目前在细菌的分类中,主要采用国际上最有影响和被广泛采用的细菌伯杰(Bergey)分类系统,可分为表型分类法、遗传学分类和化学分类。

(一)表型分类法 表型分类是一种传统的细菌分类法,以细菌的形态、结构、生理、生化和血清学反应等细菌的表型为主要依据。这种方法使用方便,分类较为明确,缺点是往往带有一定程度的盲目性和主观性。20 世纪 60 年代以后，随着计算机的应用发展了数值分类法，系根据细菌的表型特性，包括形态、生理和生化指标，用计算机计算菌株间相似度，将完全相似者归为一群，故亦是一种表型分类法。数值分类法主要用于自动化细菌鉴定仪，如 Vitek 系统、Phoenix-100 等。目前临床上以这类分类法运用最为广泛。

下面就临床上常见的主要临床分离菌做一个介绍：

1. 需氧革兰氏阳性菌　革兰氏阳性菌在自然界分布广泛，它存在于自然环境，人体和动物的皮肤黏膜部位，可引起多种局部化脓性或全身感染。如皮肤感染、疖肿、脓肿、丹毒、蜂窝织炎、伤口感染、咽炎、喉炎、脑膜炎、心内膜炎、泌尿系感染、食物中毒、菌血症、败血症、中毒性休克综合征等。①临床上常见的需氧革兰氏阳性球菌如葡萄球菌属的金黄色葡萄球菌、表皮葡萄球菌，链球菌属中的 α 型溶血性链球菌（草绿色链球菌等）、β 型溶血性链球菌（A 群和 B 群）、肺炎链球菌、肠球菌属等。其中链球菌属细菌由于对营养要求较高，在普通培养基上不生长，需要在培养基内加入血液或血清等方能生长良好，故被称为苛养菌。②需氧革兰氏阳性杆菌中形态规则、形成芽孢的如蜡样芽孢杆菌和炭疽芽孢杆菌等，不形成芽孢的如李斯特菌属和丹毒丝菌属。③形态不规则的无芽孢的革兰氏阳性杆菌有白喉棒状杆菌、星形诺卡菌、马杜拉放线菌。④形态不规则的无芽孢的革兰氏阳性杆菌还有结核分枝杆菌、非结核分枝杆菌和麻风分枝杆菌等，虽然革兰氏染色很难使该类细菌着色，但分枝杆菌仍旧归类为革兰氏阳性菌。

2. 需氧革兰氏阴性菌

（1）肠杆菌科细菌种类繁多，其中有 4 个菌属的细菌对人类有明显的致病作用，它们是大肠埃希菌的某些血清型、沙门菌属的某些血清型、志贺菌属细菌和鼠疫耶尔森菌。还有一些肠杆菌科细菌如克雷伯菌属、枸橼酸杆菌属、肠杆菌属、变形杆菌属、沙雷菌属等与医院感染有关的条件致病菌。大肠埃希菌是人体肠道正常菌群，当宿主免疫力降低或侵入肠外组织或器官时可引起肠道外感染。如血流感染、腹腔感染、肺部感染、尿路感染、伤口感染和局部脓肿，还有新生儿脑膜炎等。大肠埃希菌的某些血清型致病菌株还可引起肠道内感染，其中肠出血性大肠埃希菌可引起出血性肠炎，其最具代表性的血清型 157：H7 是引起溶血性尿毒综合征的主要病原菌。志贺菌可以引起中毒性菌痢。沙门菌可致多种感染，轻者为自愈性胃肠炎，重者可有伤寒沙门菌引起致死性伤寒。鼠疫耶尔森菌可引起鼠疫，是我国甲类传染病。

（2）属于弧菌科的有霍乱弧菌、El Tor 弧菌、副溶血弧菌、亲水气单胞菌等。其中霍乱弧菌所致的霍乱也是我国甲类传染病。

（3）不发酵糖革兰氏阴性杆菌如铜绿假单胞菌等假单胞菌属，是医院感染的主要病原菌之一，可引起烧伤创面感染、伤口感染、眼部感染、外耳道炎、软骨炎、心内膜炎、脑膜炎、脑脓肿等。在医院里，铜绿假单胞菌还可引起呼吸机相关性肺炎、手术切口感染、植入物感染等。黏液样铜绿假单胞菌是囊性纤维化患者的主要呼吸道病菌。这一类细菌中还包含有鲍曼不动杆菌等不动杆菌属，以及洋葱伯克霍尔德菌和嗜麦芽窄食单胞菌等。

（4）HACEK 菌群是一类在普通的血平板上难以生长，需要加入特殊营养物质或给予特殊培养条件才能生长的革兰氏阴性菌。包括流感嗜血杆菌等嗜血杆菌属（Hemophilus）、人放线杆菌等放线杆菌属（Actinobacillus）、人心杆菌、瓣膜心杆菌等心杆菌属（Cardiobacterium）、啮蚀艾肯菌等艾肯菌属（Eikenella）、金氏金杆菌等金杆菌属（Kingella）等。这组细菌是人口咽部的正常菌群。其共同的特征是易导致心内膜炎，占全部感染性心内膜炎的 5%～10%。此外，该类细菌还可引起其他感染，如菌血症、各类脓肿、腹膜炎、中耳炎、结膜炎、肺炎、化脓性关节炎、骨髓炎、尿路感染、脑脓肿和牙周炎。除了 HACEK 菌群外，这一类苛养革兰氏阴性菌还有伴放线凝聚杆菌、牙龈二氧化碳嗜纤维菌、嗜肺军团菌和百日咳博德特菌，以及人兽共患病原菌如巴斯德菌属、布鲁氏菌属、弗朗西丝菌属和巴尔通体属等。

（5）引起性传播性疾病的淋病奈瑟菌，流行性脑脊髓膜炎的脑膜炎球菌，社区呼吸道感染、脑膜炎、脓毒症、心内膜炎、关节炎、中耳炎和鼻窦炎的卡他莫拉菌等均属需氧革兰氏阴性球菌。

3. 厌氧菌　①厌氧革兰氏阳性球菌有消化球菌、消化链球菌，厌氧革兰氏阴性球菌如小韦荣球菌等；②厌氧革兰氏阴性杆菌包括：拟杆菌属中的脆弱拟杆菌和多形拟杆菌，普雷沃菌属中产黑素普雷沃菌和口颊普雷沃菌，梭杆菌属中的具核梭杆菌等；③形成芽孢的厌氧革兰氏阳性杆菌目前均归属于梭状芽孢杆菌属，如破伤风梭菌、产气荚膜梭菌、肉毒杆菌和艰难梭菌等；④不形成芽孢的厌氧革兰氏阳性杆菌如丙酸杆菌属、放线菌属、乳杆菌属等。

4. 微需氧环境中生长良好的革兰氏阴性菌有弯曲杆菌属中的空肠弯曲杆菌和大肠弯曲菌等，胎儿弯曲菌，布氏弓形菌和嗜低温弓形菌，幽门螺旋杆菌等。

5. 其他的特殊病原微生物　螺旋体包含有钩端螺旋体、莱姆病螺旋体和苍白密螺旋体（梅毒螺旋体）等。立克次体属如斑疹伤寒立克次体。支原体属如肺炎支原体、人型支原体和生殖道支原体。衣原体属如肺炎衣原体、沙眼衣原体、鹦鹉热衣原体等。这类病原微生物是严格的真核细胞内寄生的原核细胞性微生物。

（二）遗传学分类　遗传学分类亦称分子生物学技术分类或基因诊断。由于分子生物学技术的发展，可通过分析 DNA 的碱基组成、含量测定、基因组大小和 DNA 相似度（DNA 杂交实验）、同源性分析（16S rRNA 序列分析）从而比较细菌 DNA 的亲缘关系。近年来更发展了特异性基因探针、质粒类型分析、菌落 DNA 杂交等技术，可以对细菌进行种以下水平的鉴定和分类。

（三）化学分类法　化学分类法是根据细菌细胞中某些特定化学物质的特征对细菌进行种属分类的主要方法。如磷酸类脂分析、脂肪酸组分分析、细胞壁成分分析和全细胞蛋白电泳分析等方法,为属和属以上细菌的分类及种和亚种分类提供有用的基本资料。

近年来发展的 MALDI-TOF MS(基质辅助激光解析电离飞行时间质谱)技术、Gene Xpert 实时定量 PCR 技术、FilmArray 平台下的多种检测,以及使用纳米诊断磁共振专用仪器 T2 Bio-System 系统等大多依据不同微生物间存在指纹图谱的差异,每微生物种的指纹图谱存在种属、亚间间特异的特征峰,使鉴定结果重复性好,为临床感染性疾病的快速、准确的精准诊断带来新的检测手段。

一种细菌可以感染不同部位引起不同疾病,不同细菌又可以引起相似的临床表现。例如金葡菌可以引起皮肤和各种脏器感染和血流感染;产肠毒素金葡菌可引起食物中毒。致病性大肠埃希菌(enteropathogenic *E. coli*,EPEC)可引起婴儿腹泻;肠产毒性大肠埃希菌(enterotoxigenic *E. coli*,ETEC)可引起儿童和成人腹泻;肠侵袭性大肠埃希菌(enteroinvasive *E. coli*,EIEC)可引起结肠的炎症和溃疡;肠出血性大肠埃希菌(enterohemorrhagic *E. coli*,EHEC)可引起出血性肠炎。大肠埃希菌并可引起血流感染、新生儿脑膜炎、尿路感染、伤口感染和局部脓肿等。产气荚膜梭菌可引起气性坏疽,某些菌株则可引起食物中毒和坏死性肠炎。此外,不同细菌如 α 溶血和非溶血性链球菌属、牛链球菌、金葡菌、表葡菌、肠球菌属、产碱杆菌、李斯特菌和某些厌氧菌和真菌等都可以引起感染性心内膜炎。其他微生物如放线菌、贝氏考克斯体、曲霉和组织胞浆菌等也可引起感染性心内膜炎。与人类疾病有关的重要细菌、立克次体、衣原体和支原体参见扩展阅读 5-1-0-2。

扩展阅读 5-1-0-2 与人类疾病有关的细菌和支原体的分类

三、真菌的分类

真菌(fungi)属真核细胞型微生物。不含叶绿素,不能进行光合作用,细胞核高度分化,有核膜和核仁。细胞质内有完整的细胞器。真菌的分类仍然是以真菌的形态学、细胞结构、生理、生态学等特征,以及真菌有性阶段的形态特征为主要依据。其分类系统较多,较常用的是安斯沃斯(Ainsworth)于 1973 年提出的分类系统。该系统主要依据真菌形态、细胞结构、生理、生化及生态学等,尤其是有性生殖阶段的形态特征进行分类。

在临床医学中通常将致病真菌分成两类:浅部真菌和深部真菌。

浅部真菌指浅在寄生性真菌,可侵犯皮肤、毛发和指(趾)甲,寄生于表皮角质、毛发和甲板的角蛋白组织中,引起浅部真菌疾病,简称为癣。目前已报告的皮肤癣菌有 45 种,对人类有致病作用的约 20 余种。皮肤癣菌可分成毛癣菌属、小孢子菌属、表皮癣菌属、角层癣菌等。

深部真菌是指侵犯皮下组织和内脏,可引起机体全身各部位、各系统疾病的病原真菌或条件致病真菌。根据菌落形态等生物学性状可分为酵母样型真菌、酵母型真菌、丝状型真菌和双相型真菌等。其中双相型真菌是指在组织内或 35~37℃ 培养环境下菌落呈酵母型,在 22~28℃ 室温培养条件下,菌落呈丝状型的一类真菌。

深部真菌主要包括:念珠菌属(*Candida*)如白念珠菌(*C. albicans*)、热带念珠菌(*C. tropicalis*)、克柔念珠菌(*C. krusei*)、光滑念珠菌(*C. glabrata*)、近平滑念珠菌(*C. parapsilosis*)和季也蒙念珠菌(*C. guillermondii*)等。隐球菌属(*Cryptococcus*)如新型隐球菌(*C. neoformans*)及其变种。曲霉属(*Aspergillus*)无性阶段,如烟曲霉(*A. fumigatus*)、黄曲霉(*A. flavas*)、土曲霉(*A. turreus*)、黑曲霉(*A. niger*)、构巢曲霉(*A. nidulans*)等。孢子丝菌属(*Sporotrix*)如申克孢子丝菌(*S. schenckii*)及其变种。青霉菌属(*Penicillium*)无性阶段,如马内菲青霉菌(*P. marneffii*)。组织胞浆菌属(*Histoplasm* 无性阶段)如荚膜组织胞浆菌(*H. capsulatun*)及其变种。荚膜阿耶罗菌(*A. capsulatun*)是荚膜组织胞浆菌的有性型。芽生菌属(*Blastomyces*)属内只有皮炎芽生菌(*B. dermatitidis*)一个种。皮炎阿耶罗菌(*A. dermatitidis*)是皮炎芽生菌的有性型。球孢子菌属(*Coccidioides*)包括粗球孢子菌(*C. immitis*)和波萨球孢子菌(*C. posadasii*)2 个种。副球孢子菌属(*Paracoccidioides*)只有巴西副球孢子菌(*P. braziliensis*)。上述荚膜组织胞浆菌、皮炎芽生菌、马内菲青霉菌、申克孢子丝菌、粗球孢子菌和巴西副球孢子菌都属双相型真菌。双相型真菌多为致病真菌,能感染正常个体。其他均为条件致病菌,多引起免疫功能低下,菌群失调等患者的感染。近年来由于临床上侵袭性操作、广谱抗菌药物、激素及免疫抑制剂等大量应用,真菌感染逐年增多。

目前在临床微生物实验室中,真菌形态学检测在真菌检测中仍占据重要的地位。新的非培养检测方法发展很快,如免疫学诊断方法乳胶凝集试验、ELISA、半定量放射免疫测定法等。常用的抗原检测有半乳甘露聚糖(GM 试验)、1,3-β-D-葡聚糖(G 试验)及新型隐球菌抗原检测。直接检测患者血清中的特异性抗体已被广泛用于双相型真菌感染的辅助诊断。分子生物学技术和 MALDI-TOF MS 质谱技术等均已被应用于部分真菌的亚种水平的鉴定和耐药机制研究。使侵袭性真菌病得以早期诊断和及时治疗。

四、寄生虫的分类

寄生虫是一种致病性的低等真核生物。目前发现的寄生虫有 340 多种,它们可感染人体的各部位,包括脑和脊髓、眼、皮肤和肌肉、血液和淋巴系统、肺、肝脏和胆管、消化道、泌尿生殖系统等。引起人类疾病的重要寄生虫包括原虫和蠕虫等。原虫(protozoa)为单细胞真核动物,具有完整的生理功能。医学原虫约有 40 种,大多为寄生或共生类型。和医学有关的重要的原虫有溶组织阿米巴、福勒尔-耐格里原虫、棘阿米巴原虫、各种疟原虫、杜氏利什曼原虫,以及贾第虫、弓形虫、罗得西亚锥虫、冈比亚锥虫等。蠕虫(helminths)可分为三类,即吸虫、绦虫、线虫。和医学有关的重要的蠕虫有二三十种。其中吸虫类包括华支睾吸虫、猫后睾吸虫、布氏姜片吸虫、肝片吸虫、卫氏并殖吸虫、四川肺吸虫、日本血吸虫、埃及血吸虫、曼氏血吸虫等。绦虫包括孟氏裂头绦虫、阔节裂头绦虫、肥胖带绦虫、链状绦虫、细粒棘球绦虫、多房棘球绦虫、短膜壳绦虫、长膜壳绦虫等。线虫包括十二指肠钩虫、美洲钩虫、东方圆线虫、粪类圆线虫、蛔虫、蛲虫、鞭虫、旋毛虫、斑氏丝虫、马来丝虫、盘尾丝虫、美丽筒线虫、结膜吸吮线虫、麦地那龙线虫等。

目前对寄生虫病的临床诊断是通过询问病史、体格检查、影像学和化学检查进行寄生虫感染的临床诊断。但是寄生虫病的症状和体征特征较差,常常容易被误诊。因此实验室诊断需根据寄生虫的形态、生活史、致病特点、流行规律,以及综合病原学检查、免疫和遗传学检查及分子生物学检测等。但是病原学诊断仍然是寄生虫感染确证的"金标准",其费用低,标本易取。利用各种检测手段对寄生虫感染进行病原学诊断,为临床提供及时、有效、准确的诊断依据显得尤为重要。

推荐阅读

汪复,张婴元.实用抗感染治疗学[M].2版.北京:人民卫生出版社,2012.

第二章 感染性疾病的病原微生物检查

胡付品　朱德妹

每一种感染性疾病均有其特异病原微生物。人体的各部位存在大量微生物,而且人体不同部位中有的带有大量微生物,有的暂时存在少量微生物,有的部位则是无菌的。因此要确定某一微生物是非致病的、共生的或致病的往往十分困难。感染性疾病的病原学检查具有重要临床意义:①有助于明确感染性疾病的诊断,阳性培养结果表示患者有感染或为病原微生物携带者;②有助于合理用药,防止因滥用抗菌药物造成耐药菌的出现和播散;③有助于医院感染控制,防止医院感染的暴发流行;④有助于了解病原微生物耐药变迁,并据以采取相应防治措施。因此,疑为感染性疾病者均应采集相关标本,送至临床微生物实验室进行病原微生物的检测。临床微生物实验室对于标本中非致病性微生物的报告,常可导致错误判断。临床医师首先应对人体正常菌群有所了解,对标本中的污染菌作出判别,并结合患者病史和临床表现,病原微生物及其对抗菌药物的敏感性,对实验报告作出综合判断。寄居人体各部位的正常微生物群见表5-2-0-1。

表5-2-0-1 寄居人体各部位的正常微生物群

部位	主要微生物
皮肤	葡萄球菌属、八叠球菌、JK群棒状杆菌、痤疮丙酸杆菌等
口腔	α型溶血或非溶血性链球菌、肺炎链球菌、奈瑟球菌属、卡他莫拉菌、嗜血杆菌属、类白喉杆菌、真杆菌、核梭杆菌、拟杆菌属、厌氧革兰氏阳性和阴性球菌、念珠菌等
鼻咽腔	葡萄球菌属、α型和β型溶血性链球菌、肺炎链球菌、奈瑟球菌属、嗜血杆菌属、大肠埃希菌、腺病毒、念珠菌等
眼结膜	表皮葡萄球菌、JK群棒状杆菌、丙酸杆菌属等
肠道(空肠末端、回肠、结肠)	大肠埃希菌、产气克雷伯杆菌、变形杆菌属、铜绿假单胞菌、葡萄球菌属、八叠球菌、肠球菌属、产气荚膜杆菌、拟杆菌属、双歧杆菌、真杆菌、核梭杆菌、消化球菌、消化链球菌、念珠菌属、埃可(ECHO)病毒、腺病毒等
前尿道	表皮葡萄球菌、JK群棒状杆菌、非致病性抗酸杆菌、肠球菌属等
阴道	乳杆菌、JK群棒状杆菌、大肠埃希菌、拟杆菌属、肠球菌属、奈瑟球菌属、厌氧球菌等

为确保能在诊断治疗前获取病原微生物的信息,标本的正确采集和运送及标本的处理至关重要。

一、标本的采集、运送和处理

所有标本的采集应该在抗菌药物使用前,采样完成后立即送临床微生物室。①采集标本前局部应做好准备工作,标本必须直接采自病变部位;②尽可能在合适的时间采集标本,如清晨痰和尿液的含菌量较多,为最佳采集时间;③应尽量采集足量的标本;④标本必须迅速送检或经适当处理后运送;⑤采用改良或选择性培养基或特殊培养基,在接种培养前先行涂片染色检查;⑥对病原菌进行鉴定及抗微生物药物敏感性试验,必要时进行联合药敏试验。

1. 血流感染 怀疑血流感染时应立即采集血液标本,在给予抗菌药物治疗前送检血培养。按 CLSI M47 文件要求每次抽血应从患者身体的双侧部位采血 2~3 套。每套应包括一个需氧瓶和一个厌氧瓶。感染性心内膜炎、动脉内膜炎、伤寒、布鲁氏菌病等血流感染病原为持续性菌血症,可于 24 小时内每隔 1 小时采血 1 次,连续 3 次;在治疗过程中,如感染未能控制者,仍需在寒战时采集血标本进行培养。如考虑存在特殊病原,应采用特殊培养基以提高阳性率。

2. 呼吸道感染 痰标本虽最易采集,但咳出的痰常受口咽部菌群的污染。采样前应先用无菌生理盐水漱口,取深部咳出的痰液。若镜检有大量上皮细胞存在,而白细胞缺如则应重新采集。一份合格的痰标本涂片镜检每低倍视野<10 个鳞状上皮细胞,>25 个多核白细胞。此外也可通过纤维支气管镜采集支气管肺泡灌洗液或活检组织,采用远端封闭长套管可避免口咽部菌群的污染。对于免疫缺陷患者合并军团菌、耶氏肺孢子菌、分枝杆菌、真菌和病毒等感染的确诊具有重要意义。

3. 尿路感染 尿培养对于尿路感染的病原学诊断和治疗后疗效随访均有重要价值。应在抗菌药物使用前采集清洁中段尿送检,包括:①离心沉淀后尿沉渣检查白细胞、红细胞及管型等;②尿沉渣涂片找细菌:在高倍镜视野下革兰氏染色涂片可见 2 个细菌以上者,相当于菌尿症菌落计数为 10^5 CFU/ml;③连续 2~3 次中段尿培养并做菌落计数。诊断泌尿系感染的细菌学标准一般为菌落计数≥10^5 CFU/ml。但菌落计数低于此标准并不能完全排除尿路感染,其原因可能是患者饮水量多、尿液 pH<5、尿液中有抗菌药物存在、输尿管堵塞或慢性肾盂肾炎等,应进一步检查以明确诊断。其次是导管尿,当患者不能排尿或诊断治疗必需时才予采用,但导尿本身也有引起感染的危险。如病情需要尚可经耻骨上穿刺采集尿标本,此方法适用于婴幼儿按常规留取尿标本困难者。对有留置导尿管的患者,可由导管留尿,但不可从尿袋取尿标本送检。

4. 无菌部位的感染

(1) 中枢神经系统感染:脑脊液一般需采集 1~2ml,并尽快送检。流感嗜血杆菌、肺炎链球菌和脑膜炎奈瑟菌十分脆弱,在采集标本时应尽快送检,如有可能宜在床边接种以提高培养的阳性率。标本应离心后做涂片和革兰氏染色等。采集脑脊液标本要严格执行无菌操作,避免其他细菌污染。颅内脓肿需考虑在厌氧条件下运送标本和进行培养。怀疑病毒性脑膜炎或脑炎时,取急性期和恢复期血清,做相应的血清学检查。怀疑流感嗜血杆菌、脑膜炎奈瑟菌和肺炎链球菌等感染,患者的血液和尿液宜同时送检相应的抗原。

(2) 其他体腔的感染:送检的胸腔积液、心包液、腹水和滑膜腔液应采集足量的标本,取 1~5ml,同时做需氧和厌氧培养,并直接用注射器运送,可添加少量肝素抗凝。胸腔积液、心包液和腹水至少送 15ml 做结核分枝杆菌或真菌培养。

5. 伤口感染和脓肿 伤口感染以细菌感染为主,偶有分

枝杆菌、非典型分枝杆菌或真菌感染。最好在去除伤口陈旧组织后,取腐烂和新鲜组织交界处的标本送检,如无法去除陈旧组织可用注射器和针头吸取脓液送检或用厌氧容器运送。陈旧开放性和慢性流脓伤口或窦道很容易被皮肤、黏膜的正常菌群或环境中的细菌污染,因此有必要对慢性损害的活检组织进行培养或特殊染色的组织学检查。腹腔脓肿和深部脓肿都应同时做需氧和厌氧菌培养。静脉留置导管可送做培养检查,拔管前先对插管口皮肤严格消毒,再将拔出的导管头部剪下置无菌容器送至实验室。烧伤创面或脓性引流做定量培养有助于鉴别致病菌抑或污染菌。

6. 胃肠道感染 粪便标本的采集应注意挑取脓性黏液部分送检,主要用于检测沙门菌、志贺菌、弯曲菌、耶尔森菌等菌属。直肠拭子的采集适合用于流行病学调查,但阳性率比新鲜粪便稍低。粪便久置后易酸化,不利于许多肠道致病菌尤其是志贺菌属和沙门菌属的检出。粪便一般也不宜冷藏,送验的粪便标本如需搁置较长时间,应将 0.5~2g 粪便置于粪便保存液(含 pH 指示剂和 0.033mol/L 磷酸缓冲甘油-生理盐水)的密闭容器中运送,送弯曲菌属的粪便标本可冰箱冷藏,直肠拭子标本可置于 Stuart 培养基中运送,以免标本干燥病原菌死亡。一次培养阴性不能确定无病原菌,至少三次阴性才能排除。如临床上怀疑梭状芽胞杆菌属、葡萄球菌属、霍乱弧菌、副溶血弧菌、弯曲菌属、产肠毒素性或侵袭性大肠埃希菌等感染时,应注明以便接种特殊的培养基。一次粪便镜检不能排除肠道寄生虫,如蓝氏鞭毛虫常间歇出现在标本中。

病毒感染因一般实验室无条件进行病毒分离,故多数情况下需依赖免疫学检查而确诊。立克次体感染情况与病毒感染大致相同。细菌感染和寄生虫病也常用免疫学方法辅助诊断。

二、与感染性疾病病原学诊断有关的实验室检查

1. 光学显微镜检查 对标本进行涂片和显微镜检查是诊断感染性疾病病原最基本和快速的方法,可使临床医师在得到培养结果前开始治疗。各种标本如尿液、粪便、脑脊液、胸腔积液、腹水、脓液、分泌物等均应制成涂片,革兰氏染色或特殊染色后在光学显微镜下直接检查。涂片镜检在病原菌快速诊断或提示某些感染方面具有重要价值,如经气管镜或纤维支气管镜获取的分泌物应常规涂片,可找到分枝杆菌属、军团菌属和肺孢子菌等。抗酸染色对鉴定分枝杆菌有相当价值。此外,还可确定是否系单一细菌感染或复数菌感染。

清洁中段尿镜检,每一油镜下若见到 2 个或更多细菌,提示每毫升尿液中至少含细菌 10^5 CFU(colony forming units,菌落形成单元)。尿沉渣如发现抗酸染色阳性,尚需排除非结核分枝杆菌的可能。泌尿生殖道分泌物涂片可查得淋病奈瑟球菌、杜氏嗜血杆菌、念珠菌属和阴道滴虫等。

腹泻患者粪便的常规镜检有多量白细胞时,提示肠道致病菌如沙门菌属、志贺菌属和弯曲菌属等感染。白细胞缺如可能为非侵袭性和产毒素的肠道致病菌如霍乱弧菌和产毒素性和

致病性大肠埃希菌。此外,显微镜检查可能查见虫卵、微蚴、包囊等。

从伤口分泌物和脓肿或蜂窝织炎抽取分泌液做涂片革兰氏染色,可鉴别葡萄球菌属、链球菌属或产气荚膜杆菌等感染。

2. 分离、培养和鉴定 病原菌的分离、培养和鉴定不仅是对感染性疾病病原的确认,而且可以采用针对性的治疗。根据标本的性质和培养的目的,选用适合不同细菌生长的培养基和培养条件。如为提高呼吸道病原菌的培养阳性率,常采用 5% 脱纤维羊血平皿、巧克力平皿和中国蓝或麦康凯平皿进行病原菌的分离和培养。前两种培养基平皿需放置在 5% CO_2、35℃环境,以便能在羊血平皿上分离到肺炎链球菌、β 型溶血性链球菌;或在巧克力平皿上分离到流感嗜血杆菌和卡他莫拉菌。必要时还可在平皿中加入一定浓度的庆大霉素或万古霉素以提高病原菌的培养阳性率。病毒、立克次体和衣原体等则需要用活体细胞才能进行分离培养,包括动物接种、鸡胚培养和细胞培养等技术。

目前在临床微生物实验室对细菌的鉴定主要是检测病原菌的酶系统及代谢产物的生化试验,将病原菌鉴定到"属"和"种"。病原菌鉴定系统包括全自动的质谱仪、自动化微生物鉴定系统及手工生化反应条等,对于一些少见或疑难菌株,亦可采用分子生物学方法进行菌种鉴定。

3. 动物接种 选择合适的动物接种临床标本或已分离到的病原菌,可对某些特殊感染病原体作出鉴别诊断,如结核、鼠疫、霍乱、白喉、炭疽、破伤风、气性坏疽、布鲁氏菌病、肉毒中毒、葡萄球菌食物中毒、艰难梭菌引起的假膜性结肠炎、梅毒、立克次体病、肺炎链球菌肺炎等。

4. 免疫学试验 根据细菌的菌体、鞭毛、荚膜或毒性产物的抗原性差异,用特异性抗血清与测定对象或其产物做凝集、沉淀、琼脂扩散、补体结合、酶标等免疫学试验,鉴定细菌的种、群或型。玻片凝集试验、荧光抗体技术和其他免疫学技术能快速、特异地检测血清、尿液及各种体液中的病原菌,现已有多种商品化试剂供应。免疫学试验常有辅助诊断的价值。

三、病原微生物鉴定技术的新进展

近年来随着现代分析技术和分子生物学技术的发展,使病原菌的检测向标准化、微量化和快速简便等方面发展,并在此基础上进一步向系列化、机械化和自动化发展。随着现代分析技术和分子生物学技术的发展,气相色谱、高效液相、单克隆抗体、核酸杂交等技术已用于病原微生物的快速检测和鉴定。

1. 快速鉴定的试剂盒(板)和自动化仪器 根据不同病原菌对碳水化合物的发酵反应、不同酶系统和代谢产物或菌液生长浊度等指标,组成生化反应鉴定系统。此种生化反应鉴定系统指标多,操作简便,结果可靠,重复性好。目前已商品化的有 Phoenix、MicroScan、Sensititre、Vitek、API 或 ATB 等全自动、半自动或手工鉴定系统。某些试剂盒与产品提高了生化试验的敏感性和菌液浓度,孵育 4~6 小时便可判读结果,可满足临床快

速诊断的需要。这些商品化的自动鉴定仪是根据数值分类法的原理,结合荧光增强技术和传统酶反应设计制造的。有的仪器还将细菌鉴定和自动化药敏试验系统(大多为微量稀释板)组合在同一台仪器内,可同时获得细菌鉴定和药敏试验结果。

2. 免疫诊断法 近年来对病原微生物的鉴定还发展和应用了免疫诊断技术,包括对特异性微生物抗原的检测和微生物抗原的特异性抗体检测。其中标记抗体技术,如荧光免疫测定技术和酶免疫技术已广泛用于临床。免疫诊断方法通常有两种:①特异性微生物抗原的检测,可以从标本中直接测定其中特异性微生物抗原,或标本经培养后检测某一病原微生物;②微生物抗原特异性抗体的检测。目前标记抗体技术的应用,使免疫诊断方法的特异度、敏感度都有所提高,且简单、快速。

(1)荧光免疫测定技术:用荧光色素代替染色液标记抗体或抗原,与病原菌的抗原或抗体结合后用荧光显微镜取代光学显微镜检查荧光素标记的抗原或抗体。此法又分为直接法和间接法两种,直接法是用荧光色素标记各种微生物的特异性抗体,用于检查对应的抗原;间接法标记的是抗特异抗体球蛋白的抗体,可用已知抗原涂片检查人血清中的对应抗体,此时要用标记的兔抗人免疫球蛋白抗体。如对 A 群链球菌、军团菌、沙眼衣原体、肺孢子菌、甲型流感病毒、副流感 1~3 型病毒、呼吸道合胞病毒等的检测。

(2)酶免疫技术:是用酶作标记物和指示剂标记抗体检测抗原(酶标抗体染色或双抗体法)或抗体(间接法)的综合技术。在有的酶免疫测定中加入非特异性吸附剂,可增强抗原的吸附而提高检测的灵敏度,即酶联免疫吸附测定法。在酶免疫测定方法的基础上加用生物素和抗生物素蛋白,在测定中,特异性抗体用生物素标记后与已被固定的抗原起反应,用酶标记的抗生物素蛋白为指示剂系统。生物素与抗生物素蛋白形成高度亲和力的复合物,经指示系统即可显示抗原抗体反应。目前已有多种酶标记及荧光标记的抗生物素蛋白试剂盒供应。酶标记抗原可用于测定多种病毒感染患者血清中的 IgM 抗体,如巨细胞病毒、EB 病毒、HAV、HBV、HIV 及某些立克次体感染等;亦可用于检测沙眼衣原体、肺炎链球菌、嗜肺军团菌,脑膜炎球菌 A 抗原等的检测。

3. 单克隆抗体的应用 单克隆抗体已广泛用于临床标本中微生物抗原的直接检测,或经培养后鉴定病原或其某一特殊组分。应用单克隆抗体可以鉴别细菌的种、型和亚型,特异性强,不会发生交叉反应。荧光标记单克隆抗体可用于沙眼衣原体、嗜肺军团菌、梅毒螺旋体等抗原检测,以及种病毒抗原的检测,如肝炎病毒、轮状病毒、呼吸道合胞病毒、腺病毒、肠道病毒、HIV 等多种病毒抗原的检测,并已有商品化药盒。除病原诊断外,单克隆抗体并广泛应用于基础研究和流行病学研究,还可用于检测体液中多种寄生虫抗原,如疟原虫、锥虫、绦虫和血吸虫等。

4. 气相色谱和高效液相色谱仪的应用 利用气相色谱仪

分析微生物的代谢产物,如各种挥发性和非挥发性脂肪酸或其他成分,有助于鉴别各种专性厌氧菌、铜绿假单胞菌、军团菌、奈瑟球菌、分枝杆菌等。高效液相色谱仪可用于分析分枝菌酸和糖类。气相色谱仪可与质谱分析仪、磁共振仪或红外分光光度计联用,薄层层析仪或质谱仪也可与高效液相色谱仪等联用,可大大提高分析和检测的水平。近年来又发展了质谱仪,如 VITEK MS、布鲁克 MALDI-TOF 及国产质谱鉴定系统等。

5. DNA 探针杂交技术的应用　对于临床标本中大量存在,但应用传统的培养方法生长极为缓慢的病原微生物或目前尚不能培养的病原,如结核分枝杆菌或其他分枝杆菌、惠普尔病(Whipple disease)相关杆菌(WAB)、伯氏疏螺旋体、埃利希体(Ehrlichia)及病毒、衣原体、支原体和原虫等,核酸探针技术尤有特殊诊断价值。本法具有特异性强、灵敏性高等优点,缺点是操作程序较繁复、多数探针使用放射核素标记物,故尚难在临床实验室推广使用。

6. 聚合酶链反应　聚合酶链反应(PCR)可以使单个 DNA 分子在数小时(2~4 小时)内扩增 2^{30} 倍以上,使之达到可以检测的水平,并可以使用聚丙酰凝胶电泳或印迹法等方法进行检测。PCR 技术灵敏度高,特异性强,快速,简便,检测前核酸成分不需提纯,可用临床标本或已固定的组织标本直接检测。本法在感染性疾病病原检查中,对于传统培养方法繁复或尚未建立可靠的检测方法或病原鉴别有困难者尤为适用。如分枝杆菌、厌氧菌、钩端螺旋体、支原体、衣原体、立克次体及病毒等的检测。目前本法主要限于大型实验室和科研单位使用。

7. 基因芯片技术　基因芯片技术是基于碱基互补原理,在固体芯片表面按一定的点阵集成大量的基因探针,与待测样品 DNA 进行杂交反应;通过检测目的单链上的荧光信号来识别、提取信息进而对大量基因进行平行瞬时分析检测的技术。基因芯片技术与其他基因诊断方法相比较具有检测系统微型化、自动化、高度平行性和多样性的显著特点。目前基因芯片技术已成功地运用于 HIV、HCV、CMV 及大肠埃希菌、肺炎链球菌等病原的基因检测。

8. 靶基因检测和宏基因测序技术　近年来快速发展的靶基因和宏基因测序技术,为临床病原菌的检测提供了新的手段。病原微生物靶基因检测技术采用超多重 PCR 方法,可直接从标本中检测高达上千种的病原微生物。而宏基因测序技术是从标本中提取核酸后,采用通用引物扩增并经测序比对确认病原微生物,可同时检测细菌、真菌、病毒和寄生虫等。

推荐阅读

尚红,王毓三,申子瑜. 全国临床检验操作规程[M]. 4 版. 北京:人民卫生出版社,2015.

第三章　与抗菌药物治疗有关的实验室检查

胡付品　朱德妹

与抗微生物药物有关的实验室检查包括药物敏感性试验及对各种病原菌耐药机制的检测和研究。

一、药物敏感性试验

各种病原菌对不同抗菌药物的敏感性不同,同一种细菌的不同菌株对不同抗菌药物的敏感性亦有差异;同时,抗菌药物的广泛应用所产生的选择性压力,使耐药菌株随之增加。因此药物敏感性试验(简称药敏试验)结果的正确与否与临床疗效的关系极为密切。此外,药敏试验还可进行细菌耐药监测,了解不同单位不同地区临床常见病原菌的耐药变迁,可为采取有效措施减少或防止细菌耐药的发生和发展、为抗菌药物的管理和国家制订新药的开发研究计划提供重要参考资料;对细菌耐药谱的分析亦有助于某些细菌的鉴定并可作为医院感染流行病学调查的手段之一。因此,临床微生物室必须重视和正确开展药敏试验。

1. 药敏试验原理　测定抗菌药物在体外对病原微生物有无抑制作用的方法称为药敏试验。通常用最低抑菌浓度(minimal inhibitory concentration,MIC)表示抑制细菌生长所需的最低药物浓度。试验时肉眼未见细菌生长的最低药物浓度即为 MIC。MIC_{50} 和 MIC_{90} 表示药物抑制 50% 和 90% 受试菌生长所需的 MIC。最低杀菌浓度(minimal bactericidal concentration,MBC)为抗菌药物使受试菌最初的活菌数减少 99.9% 或以上所需要的最低药物浓度。判断标准(breakpoint)即根据抗菌药物抑制细菌生长所需要的 MIC 结合临床常用剂量时该药在人体内所能达到的血药浓度划分细菌对各种抗菌药物敏感或耐药的浓度。

2. 药敏试验指征　下列情况应进行药敏试验:①已查明病原菌,为临床选择最合适的抗菌药物;②为进行细菌耐药监测了解本地区临床分离菌的耐药性变迁;③对新抗菌药物进行药效学评价。

以下情况可无须进行药敏试验:①已知某些抗菌药物对某种细菌有良好的抗菌作用,并极少有耐药株存在,例如溶血性链球菌和脑膜炎球菌等;②可能是污染菌而非引起感染的病原菌;③对一些营养要求较高,不易生长的细菌,一般也无须进行药敏试验,如淋病奈瑟球菌和流感嗜血杆菌。

3. 常用药敏试验方法

(1)稀释法:以一定浓度的抗菌药物与待测菌液进行倍比

稀释,经孵育后观察最低抑菌浓度。用肉汤培养基在试管内进行试验者称"试管稀释法";用微量板进行者为"微量稀释法";液体稀释法的细菌接种菌量为 10^5CFU/ml。过夜培养后用肉眼观察试管或微量板小孔内细菌生长的浊度来判定 MIC,以肉眼未见细菌生长的试管内所含的最低药物浓度为该药 MIC;如以含药物的琼脂平板代替肉汤管称琼脂稀释法,以无菌落生长的平板中所含最低药物浓度为 MIC。

(2) 扩散法(纸片法):将浸有抗菌药物的纸片贴在涂有细菌的琼脂平板上,抗菌药物在琼脂内以纸片为中心向四周扩散,其浓度呈梯度递减。因此,在纸片周围一定距离内的细菌生长受到抑制,过夜培养后形成抑菌圈,其直径大小与药物浓度的对数呈线性关系。用稀释法和扩散法同时测定一定数量的菌株,可以得到一条代表抑菌圈直径与药物浓度相关的回归线,从抑菌圈的大小,可推知该药的 MIC。

纸片法操作简单,所费材料、人力和时间都较少,是目前临床上最广泛使用的药敏试验方法。1977 年世界卫生组织推荐以 Kirby-Bauer(K-B)方法作为标准化药敏试验方法,主要适用于生长较快的需氧菌和兼性厌氧菌的药敏测定。目前美国临床和实验室标准化协会(Clinical and Laboratory Standards Institute,CLSI)制定的药敏试验判断标准为临床上普遍采用。

(3) E 试验(Epsilometer test,E-test):在琼脂扩散法的基础上改良而成。方法是将抗菌药物放置于 5mm×50mm 的不透明塑料薄膜带上,药物浓度按 log2 梯度递减,共含 15 个不同稀释度的抗菌药。塑料袋的反面是相应的药物浓度标记(如 256μg/ml、128μg/ml……0.016μg/ml)。将含药塑料袋代替抗生素纸片进行药敏试验,操作步骤与琼脂扩散法相同。过夜培养后在塑料袋周围形成一椭圆形抑菌圈,其边缘与塑料带交叉处的药物浓度标记即为该药对该细菌的 MIC。E-试验与琼脂稀释法、微量稀释法和琼脂扩散法等测定结果的符合率均在 95% 以上。E-试验也可用于营养要求较高、生长缓慢或需特殊培养条件的病原菌的药敏检测,如流感嗜血杆菌、肺炎链球菌、淋病奈瑟球菌、空肠弯曲菌和厌氧菌等,但价格较高为其缺点。

(4) 自动化药敏系统:20 世纪 70 年代以后国外相继开发并上市的自动化药敏测定仪有 Phoenix、Vitek 及国产药敏系统等。基本原理是利用光学测量法测定抗菌药物对细菌的作用,即透光量与菌液浊度成反比。这些自动化仪器测试的优点是快速,尤其适用于快速生长的细菌,药敏试验可在 3~5 小时内完成,重复性好,节省人力;且系统内置根据细菌耐药规律而设定的专家系统,可提示不可能的或极少见的耐药表型。但仪器和检测所用试剂盒或试剂卡价格昂贵,对于生长缓慢或需特殊培养条件的病原菌使用仍有一定限制,测定结果为半定量者,不够精确。

(5) 联合药敏试验:某些病原菌对各种抗菌药物不太敏感(如多重耐药肺炎克雷伯菌或铜绿假单胞菌),其所致的严重感染,常需采用两种或两种以上抗菌药物联合治疗。因此有必要进行联合药敏试验,供临床上选用抗菌药物联合治疗的参考。

在实验室中常用部分抑菌浓度指数(fractional inhibitory concentration index,FIC)作为联合药敏试验结果的判断依据。

$$FIC 指数 = \frac{联合时甲药的 MIC}{甲药的 MIC} + \frac{联合时乙药的 MIC}{乙药的 MIC}$$

协同作用:FIC 指数≤0.5,即两种抗菌药物联合后的抗菌活性显著大于各单药抗菌作用之和。

相加作用:0.5<FIC 指数≤1,即两种抗菌药物联合后,其抗菌活性较任一种单药稍有增加。

无关作用:1<FIC 指数≤2,即两种抗菌药物的活性均不受另一种药物的影响。

拮抗作用:FIC 指数>2,即一种抗菌药物的活性被另一种抗菌药物削弱。

联合药敏试验可先进行单药的药敏试验,然后以接近两者 MIC 的几种药物浓度进行两药的交叉联合后的药敏试验。具体方法有肉汤稀释棋盘法、琼脂稀释棋盘法、单药纸片搭桥法、复合药物纸片法、纸条法等。以前两种方法的结果较为准确,但费时费材料,工作量大;纸片、纸条法等简便易行,但有时结果不易判断。

4. 药敏试验的判断标准及临床意义 我国主要采用 CLSI 颁布的药敏试验判断标准。该标准每年均有更新。CLSI 采用三级划分制将细菌对抗菌药物的敏感性划分为敏感、中介和耐药三种情况:

(1) 敏感(susceptible,S):当细菌引起感染时,用某种抗菌药物常用剂量有效,这种细菌即对该药敏感。此时常规用药达到的稳态血浓度可超过细菌 MIC 的 5 倍。

(2) 中介(intermediate,I):当细菌引起的感染仅在应用大剂量抗菌药物时才有效,或细菌处于体内抗菌药物浓缩的部位或体液(如尿液、胆汁、肠腔等)中才被抑制,则认为这种细菌对该药中介,即中度敏感。这时常规用药后的平均血浓度一般相当于或略高于对细菌的 MIC。毒性相对较小的药物,适当加大剂量仍可望获得良好临床疗效。

(3) 耐药(resistance,R):药物对某种细菌的 MIC 高于治疗剂量的药物在血或体液内可能达到的浓度;有时尽管稳态血药浓度高于对细菌的 MIC,但是细菌能产生使抗菌药物灭活的酶,则不论其 MIC 大小,仍应判定细菌对该药耐药。例如产青霉素酶的金黄色葡萄球菌应认为该药对青霉素耐药。另外在抗菌药物不易到达的部位,如脑脊液中分离到的病原菌,对青霉素的 MIC 为 0.5mg/L 者,则仍应认为是耐药菌。

当药敏结果显示葡萄球菌属细菌对甲氧西林或苯唑西林耐药者,即应认为对所有 β-内酰胺类抗菌药物(除外具抗 MR-SA 活性的第五代头孢菌素如头孢罗膦)耐药,包括阿莫西林-克拉维酸、氨苄西林-舒巴坦等合剂。不论体外药敏试验的结果如何,临床治疗往往失败。此外,在体外药敏试验时,沙门菌属、志贺菌属、肠球菌属细菌对一些抗菌药物常可显示敏感,但临床治疗无效(表 5-3-0-1)。

表 5-3-0-1　体外药敏试验结果敏感体内
无抗菌活性的细菌和抗菌药物

细菌	抗菌药物
沙门菌属、志贺菌属	第一代、第二代头孢菌素、头霉素类和氨基糖苷类抗菌药物
耐甲氧西林葡萄球菌	青霉素类、酶抑制剂合剂、头孢菌素类（除外具抗 MRSA 活性的第五代头孢菌素如头孢罗膦）、碳青霉烯类抗菌药物
肠球菌属	氨基糖苷类（除高浓度筛选外）、头孢菌素类、克林霉素和甲氧苄啶-磺胺甲噁唑

二、β-内酰胺酶的检测

产生 β-内酰胺酶是细菌对 β-内酰胺类抗菌药物耐药最主要和最常见的耐药机制，该酶能水解 β-内酰胺环使 β-内酰胺类抗菌药物失去抗菌活性，例如肠杆菌科细菌、铜绿假单胞菌、鲍曼不动杆菌、金黄色葡萄球菌、流感嗜血杆菌、淋病奈瑟球菌和卡他莫拉菌等。β-内酰胺酶检测方法有微生物法、碘测定法、酸度法及产色头孢菌素-头孢硝噻吩法。下面介绍最常用的头孢硝噻吩法和碘测定法。

1. 头孢硝噻吩法　原理是头孢硝噻吩的 β-内酰胺环受 β-内酰胺酶的作用开环后，产生由黄色向红色转变的颜色反应，即为 β-内酰胺酶产生株。

用滴管吸取头孢硝噻吩液（500μg/ml）1 滴直接置于测试菌的菌落上，观察菌落及周围培养基颜色变化，产生红色反应者即为产酶阳性。头孢硝噻吩对大多数 β-内酰胺酶是一种极为灵敏的检测方法。目前，也可采用头孢硝噻吩纸片使测试更简便。测试时用 1 滴无菌水将头孢硝噻吩纸片湿润，将测试菌直接涂布于经湿润后的头孢硝噻吩纸片，即可观察其颜色反应，产生红色者为产酶阳性。

2. 碘测定法　原理是青霉素结构中的 β-内酰胺环受细菌 β-内酰胺酶的作用开环后形成青霉噻唑酸，后者与蓝色淀粉-碘试剂中的碘结合，使指示剂由蓝色转变为白色者即为产酶株。

头孢硝噻吩法是目前检测肠杆菌科细菌、嗜血杆菌属、淋病奈瑟球菌、卡他莫拉菌、葡萄球菌属和肠球菌属细菌产生 β-内酰胺酶的最好方法，快速、灵敏、简便，但价格相对较昂贵。碘测定法对上述细菌也不失为一种良好的检测方法，可以根据具体情况选用。

临床意义：β-内酰胺酶阳性的嗜血杆菌属、淋病奈瑟菌和卡他莫拉菌对青霉素、氨苄西林和阿莫西林耐药。肠球菌属亦可因产生 β-内酰胺酶而导致对氨苄西林或青霉素的耐药性。血和脑脊液中分离的菌株推荐用头孢硝噻吩进行 β-内酰胺酶试验，阳性者提示对青霉素耐药，并对酰胺基、羧基和脲基青霉素耐药。葡萄球菌属中不产酶的菌株对青霉素类、β-内酰胺酶抑制剂合剂、头孢菌素类及碳青霉烯类均敏感；但产青霉素酶而对苯唑西林敏感的菌株通常对青霉素、氨苄西林、阿莫西林、美洛西林、哌拉西林和替卡西林等酶不稳定的青霉素类耐药。但该项试验不适用于预测肠杆菌科细菌、假单胞菌属等需氧革兰氏阴性杆菌对 β-内酰胺类抗生素的敏感性。因为上述细菌的耐药机制比较复杂，β-内酰胺酶检测的结果往往与药敏试验结果不相一致。

3. 超广谱 β-内酰胺酶（extended spectrum β-lactamase，ESBL）的检测　产生 ESBL 是肠杆菌科细菌对 β-内酰胺类抗菌药物耐药最主要的耐药机制之一。ESBL 水解底物谱广，可同时水解青霉素类，第一至第四代头孢菌素及单环类氨曲南，但该酶的活性可被酶抑制剂克拉维酸、他唑巴坦和舒巴坦等抑制。目前实验室可检测 ESBL 的方法众多，包括 CLSI 推荐的筛选试验和酶抑制剂增强试验、双纸片法、三维试验、E-test、自动化药敏系统及分子生物学技术等。

临床意义：ESBL 产生株即为多重耐药菌株，往往表现为对青霉素类、头孢菌素类、氟喹诺酮类和氨基糖苷类等耐药，为临床的治疗带来极大挑战。但头霉素类、酶抑制剂合剂及碳青霉烯类则对之稳定。ESBL 由质粒介导，可在不同菌株或菌属间传播，造成耐药细菌的暴发流行，因此检测细菌 ESBL 具有十分重要的临床意义。此外，部分大肠埃希菌和肺炎克雷伯菌可产生质粒介导的 AmpC 酶。铜绿假单胞菌、鲍曼不动杆菌还可产生水解底物谱更广的 β-内酰胺酶，如金属碳青霉烯酶、丝氨酸碳青霉烯酶。细菌还可通过细胞膜屏障机制（外膜孔蛋白丢失或内膜上的外排泵机制）等多种机制产生多重耐药菌株。目前这些菌株的检测因受到试验条件的限制，尚未均列入临床微生物实验室的常规检测项目。

4. 碳青霉烯酶　碳青霉烯酶是革兰氏阴性杆菌对碳青霉烯类抗生素产生耐药性最常见的耐药机制之一。该酶可水解包括亚胺培南等碳青霉烯类抗菌药物在内的所有 β-内酰胺类抗生素。碳青霉烯酶主要包括 A、B 和 D 三大类，其中 A 类以 KPC 型碳青霉烯酶为主，B 类以 NDM 型金属酶为主，而 D 类以 OXA-48 家族碳青霉烯酶为主。CLSI 推荐改良碳青霉烯灭活试验检测肠杆菌科细菌和铜绿假单胞菌中的碳青霉烯酶。有文献报道亦可采用更简单的酶抑制剂增强试验检测碳青霉烯酶。分子生物学方法是检测碳青霉烯酶基因的"金标准"。

临床意义：由于产碳青霉烯酶菌株往往表现为对临床常用抗菌药物全部耐药，使抗感染治疗面临无药可用的困境，进而导致感染的高病死率。因此，加强细菌对该类抗生素耐药性的监测对防止该类菌株的传播和医院感染的控制均有重要意义。此类耐药菌株所致感染往往需要采用联合治疗方案，且所选用的抗菌药物有限，目前有效的抗菌药物主要包括替加环素、多黏菌素、头孢他啶-阿维巴坦、美罗培南-韦博巴坦和磷霉素等。

三、临床上其他重要耐药细菌的检测

1. 甲氧西林耐药葡萄球菌（methicillin-resistant *Staphylococcus*，MRS）　MRS 菌株含有 *mecA* 或 *mecC* 基因，编码 PBP2a 蛋白，对甲氧西林等所有 β-内酰胺类抗菌药物（除外第五代头孢菌素如头孢罗膦)均呈耐药。MRS菌株常可对红霉素、四环素类、磺胺类药、庆大霉素等氨基糖苷类及氟喹诺酮类同时耐药,但对上述抗菌药物的耐药机制则各不相同。目前,CLSI推荐用头孢西丁或苯唑西林检测金黄色葡萄球菌或凝固酶阴性葡萄球菌中的MRS菌株,亦可采用PCR检测 *mecA* 或 *mecC* 基因或采用乳胶凝集试验直接检测PBP2a蛋白,阳性者即为MRS菌株。

1993年澳洲首次分离出携带特殊遗传成分的CA-MRSA(community acquired MRSA)菌株,该菌的特点为携带有染色体基因盒SCC*mec* Ⅳ或Ⅴ型(有报道尚有Ⅵ型),多数菌株带有杀白细胞素(Panton-Valentine leucocidin,PVL),对许多非β-内酰胺类抗菌药敏感。1999年美国CDC报告4例迅速死于该菌感染的患儿。此后该菌所致感染在美国、欧洲及全球许多国家和地区均有发现。美国CDC制定的CA-MRSA感染的定义为:患者均为社区发病,发病前身体健康,无基础疾病,无医院、医疗保健机构或护理院等接触史,亦无透析、手术、留置导管或人工医疗装置等诱发因素。CA-MRSA感染中80%~90%为皮肤软组织感染,少数可为肺炎、坏死性筋膜炎、骨髓炎、血流感染等严重感染。由于MRSA患者在医院和社区间不断流动,出现了MRSA感染病原菌中CA-MRSA和HA-MRSA的混杂现象,从临床和流行病学背景区分二者的难度增加,目前多倾向于从分子生物学方法来鉴别和明确菌株克隆来源,结果较为可靠。有葡萄球菌 *mec* 盒式染色体(staphylococcal cassette chromosomemec,SCC*mec*)分型、多位点基因序列类型(multilocus sequence types,MLST)分型、脉冲场凝胶电泳(pulses field gel electro-phoresis,PFGE)分型、葡萄球菌A蛋白(staphylococcal protein A,SPA)分型、杀白细胞素基因检测等。目前,鉴别CA-MRSA和HA-MRSA较为常用和可靠的方法应依据SCCmec分型及PVL检测,并经PFGE或MLST等实验技术鉴定其种系(不同于HA-MRSA),在美国多用PFGE分型方法。

MRS或MSS(methicillin-susceptible staphylococcus,MSS)引起的感染治疗药物的选择不同,因此临床微生物实验室的正确报告对临床合理选用抗菌药物十分重要。目前已知葡萄球菌属的大多数菌株可产青霉素酶,金黄色葡萄球菌中有90%或以上的菌株产生青霉素酶,凝固酶阴性的葡萄球菌中亦有85%以上的菌株产生青霉素酶,故目前青霉素已不适用于治疗葡萄球菌感染。MSS菌株对苯唑西林、氯唑西林等耐酶青霉素、第一代头孢菌素和酶抑制剂合剂等仍敏感;但MRS菌株往往为多重耐药株,需根据细菌药敏选用万古霉素等糖肽类、利奈唑胺等抗菌药物治疗。

长期以来万古霉素是治疗MRSA感染的首选药物。但目前对万古霉素不敏感的金黄色葡萄球菌在世界范围内已有报道。万古霉素不敏感金黄色葡萄球菌指的是hVISA、VISA、VRSA等MRSA菌株。近年许多报道聚焦于万古霉素对金黄色葡萄球菌的MIC值有所增高及在万古霉素MIC为1~4mg/L的MRSA感染中,采用万古霉素治疗失败者增多。其中异质性耐药万古霉素金黄色葡萄球菌即hVISA菌株的存在可能是万古

霉素MIC增高和治疗MRSA感染失败的主要原因。目前已报道的检测VISA和hVISA方法大多因方法学本身的灵敏度和特异性不同或存在假阳性和假阴性等问题,或方法较烦琐、费时或价格昂贵等因素限制了它们在常规实验室应用。但有专家提议临床遇到万古霉素治疗MRSA无效或不理想时,宏量分析法可用于接受糖肽类治疗患者中hVISA菌株的筛选。如发现该MRSA为hVISA可疑菌株时,再用改良的PAP法确证,以明确治疗方向。由于万古霉素纸片法药敏结果与万古霉素MIC测定结果不完全符合,往往出现假敏感现象,2009年CLSI指出,葡萄球菌属万古霉素常规药敏试验必须采用MIC测定法,取消万古霉素纸片法药敏试验,以避免漏检VRSA和VISA,贻误临床治疗。目前虽然有些抗菌药物对MRSA、hVISA、VISA和VRSA有很好的体外抗菌活性,如利奈唑胺、达托霉素、替加环素和头孢罗膦等,但临床资料极少。因此,尚须进行前瞻性随机对照临床试验以确诊其疗效。

2. 万古霉素耐药肠球菌(vancomycin resistant enterococcus,VRE) 肠球菌中对万古霉素的耐药基因型有 *vanA*、*vanB*、*vanC*、*vanD*、*vanE*、*vanG*、*vanL* 和 *vanM* 型等,对万古霉素和替考拉宁等糖肽类显示不同程度的耐药性。CLSI指出30μg/片的万古霉素纸片抑菌圈直径≥17mm者为敏感株,≤14mm者则为耐药株,15~16mm者为中介,若在抑菌圈内出现薄雾状或任何其他生长现象者均应视为耐药。除敏感株外,所有被视为不敏感的菌株均应遵照CLSI的规定进行菌株的再鉴定和万古霉素的MIC测定。此外,CLSI推荐在实验室内可采用含6μg/ml万古霉素的BHI琼脂平皿进行VRE菌株的筛选试验。如临床微生物实验室报告为VRE,特别是 *vanA* 型的菌株,目前国内临床除噁唑烷酮类利奈唑胺外,有效的治疗药物很少,治疗十分困难,可进一步进行氯霉素、红霉素、利福平等药物的敏感性试验;*vanB* 型的耐药肠球菌,通常对替考拉宁敏感,*vanC* 型和其他类型耐药菌株在临床上少见。

肠球菌属细菌中还有一类菌株系产生质粒介导的氨基糖苷钝化酶AAC(6')-APH(2"),对氨基糖苷类抗生素呈高度耐药亦称为高水平氨基糖苷耐药肠球菌(high-leval aminoglycoside resistant *Enterococcus*,HLARE)。此种耐药的肠球菌对青霉素与氨基糖苷类的联合呈现耐药。测定该菌对氨基糖苷类的敏感性对临床治疗具有重要意义。因此临床微生物实验室常采用120μg/片的庆大霉素和300μg/片的链霉素贴于常规药敏平板上,35℃过夜24小时培养后,抑菌圈直径≥10mm者为敏感,≤6mm者为耐药,7~9mm者为中敏。中敏的菌株应使用肉汤稀释法或琼脂稀释法确定其耐药性。

HLARE检测试验结果呈敏感者提示采用庆大霉素等氨基糖苷类抗生素与β-内酰胺类或糖肽类药物联合具有协同抗菌作用。试验结果为耐药者则上述药物联合后无协同抗菌作用。

3. 青霉素耐药肺炎链球菌 长期以来肺炎链球菌对青霉素高度敏感,青霉素的MIC在0.005~0.01mg/L。低水平青霉素耐药肺炎链球菌首次报道于1967年,青霉素的MIC为0.5mg/L。高水平青霉素耐药肺炎链球菌于1977年南非首次

报道,该菌除对青霉素高度耐药外,并对红霉素、四环素、林可霉素和利福平等多种抗菌药耐药。目前青霉素对肺炎链球菌的 MIC 值分为非脑膜炎(如肺炎或血流感染)分离株和脑膜炎分离株(表 5-3-0-2)。青霉素对前者的 MIC≤0.06μg/ml 为敏感,≥0.125μg/ml 为耐药;后者 MIC≤2μg/ml 为敏感,4μg/ml 为中介,≥8μg/ml 为耐药。CLSI 推荐用 1μg/片苯唑西林纸片筛选耐青霉素肺炎链球菌。如 1μg/片苯唑西林纸片的抑菌圈直径≥20mm 者为青霉素敏感株;抑菌圈直径≤19mm 者则必

须进行青霉素的 MIC 值测定,因为抑菌圈直径≤19mm 的现象也可以发生在青霉素敏感株中。CLSI 提示对于非脑脊液分离的肺炎链球菌,如青霉素对该菌的 MIC≤0.06mg/ml(或苯唑西林抑菌圈直径≥20mm)预报该菌株对氨苄西林(口服或肠外)、氨苄西林-舒巴坦、阿莫西林、阿莫西林-克拉维酸、头孢克洛、头孢地尼、头孢妥仑、头孢吡肟、头孢噻肟、头孢泊肟、头孢丙烯、头孢罗膦、头孢唑肟、头孢曲松、头孢呋辛、多立培南、厄他培南、亚胺培南和美罗培南敏感。

表 5-3-0-2　青霉素对肺炎链球菌药敏试验的判断标准(CLSI,2019)

抗生素	敏感	中介	耐药	给药方案
青霉素(静脉,非脑膜炎)	≤2	4	≥8	1. MIC≤2μg/ml:肾功能正常成人,200 万 U,每 4 小时 1 次;1 200 万 U/d 静脉输注; 2. MIC 为 4μg/ml:肾功能正常成人 1 800 万~2 400 万 U/d 静脉输注; 3. 分别按脑脊液和非脑脊液分离株的标准报告药敏结果
青霉素(静脉,脑膜炎)	≤0.06	—	≥0.012	1. 肾功能正常成人患者至少 300 万 U 每 4 小时 1 次,静脉输注; 2. 按脑脊液分离株标准报告药敏结果

青霉素高度耐药株是一类多重耐药株,由于其对青霉素耐药性并非青霉素酶引起,所以对一些酶抑制剂合剂亦耐药,部分菌株对第三代头孢菌素亦可耐药。因此对于该类菌株应进行青霉素、头孢噻肟、头孢曲松、美罗培南等药物的 MIC 测定,并测定其对万古霉素和左氧氟沙星或莫西沙星或加替沙星等的敏感性。此外,利奈唑胺对青霉素高耐药株也有良好作用。

四、血清杀菌滴度

采取患者给药后的血浓度峰值和谷值时的两份血清标本,与患者分离菌采用试管稀释法或杀菌浓度测定法进行试验。患者血清能抑制细菌生长的(无肉眼可见生长的)最大稀释度,即血清抑菌滴度。患者血清能够使检测菌菌量减少 99.9% 的最大稀释度,称血清杀菌滴度。一般认为患者血清的杀菌滴度在 1:8 以上者提示治疗有效,在 1:4 以下提示治疗可能失败。本试验对于严重感染患者,如感染性心内膜炎,或中性粒细胞

减低伴血流感染的患者可能有一定参考意义,但进行本试验必须获得患者的病原菌。

脑脊液的杀菌滴度试验亦可参照本法进行。

推荐阅读

1. 汪复,张婴元. 实用抗感染治疗学[M]. 2 版. 北京:人民卫生出版社,2012.
2. VERSALOVIC J. Manual of Clinical Microbiology[M]. 11th ed. Washington DC:American Society of Microbiology,2015.
3. Clinical and Laboratory Standards Institute. Performance standards for antimicrobial susceptibility testing,M100[S]. 29th ed. Wayne,PA:Clinical and Laboratory Standards Institute,2019.
4. BUSH K,JACOBY G A. Updated functional classification of β-lactamases[J]. Antimicrob Agent Chemother,2010,54(3):969-976.

第四章　细菌耐药机制和耐药性变迁

胡付品　汪复

一、细菌耐药类型

细菌耐药类型可分为:①天然或固有耐药:即耐药性为某种细菌所固有的。其原因可能是细菌缺少对药物敏感的作用靶位,或细菌具有天然细胞壁屏障而致抗菌药物无法进入细菌体内。例如万古霉素不能穿透革兰氏阴性杆菌的外膜进入菌

体,导致天然耐药。②获得性耐药:指细菌获得耐药基因,由敏感菌变为耐药菌。细菌获得性耐药是目前临床面临的最主要的耐药问题。以下主要叙述获得性耐药相关问题。

二、遗传学基础

为适应抗菌药物强大的选择性压力,细菌可通过不同机制

产生遗传变异,导致对抗菌药物耐药。通常细菌对抗菌药物的耐药性可分成两类:染色体介导或质粒介导的耐药性。

1. 染色体介导的耐药性　细菌耐药性由遗传基因 DNA 自发突变所致,其突变发生率低($10^{-9} \sim 10^{-5}$)。由突变产生的耐药性,通常只对一种或两种相类似的药物耐药,且比较稳定,其产生或消失(即回复突变)与药物接触无关。由突变产生的耐药菌的生长和细胞分裂变慢,对其他细菌包括未发生突变的细菌的竞争力也变弱。因此,在自然界中耐药菌占次要地位。

2. 质粒介导的耐药性　质粒是一种染色体外的 DNA,其 DNA 分子呈双股、闭环状、超螺旋结构存在,独立于染色体而自我复制。质粒具有多种功能包括毒力、代谢能力等。如其 DNA 分子上带有耐药基因的质粒称之为耐药质粒,耐药质粒广泛存在于革兰氏阳性和阴性细菌中,几乎所有致病菌均具有耐药质粒。因此,在自然界发生的细菌耐药现象中通过耐药质粒传播的耐药现象最为主要,也最多见。耐药质粒有两种主要类型:①接合型质粒,质粒能通过细菌间以接合方式转移者称为接合型质粒(conjugative plasmid);②非接合型质粒,质粒不能通过细菌间接合转移者为非接合型质粒(non conjugative plasmid)。

接合型质粒包括两部分:①耐药决定因子,具有一个至数个耐药基因,通过破坏抗生素、改变细菌细胞壁或细胞膜的通透性,或阻断抗生素到达作用靶位等机制,使细菌对抗生素产生耐药性。②耐药转移因子,负责耐药因子转移时所需物质的制备和合成,最主要者为性菌毛。性菌毛为接合的必需物质,如细菌性菌毛脱落,则不再出现接合过程。此外耐药转移因子尚与质粒 DNA 的复制、接合过程中耐药基因的转移等有关。非接合型质粒的耐药因子仅有耐药决定因子而无耐药转移因子,故不能通过细菌接合转移,而系通过转化、转导或由共存的接合型质粒"动员"等方式转移。

耐药质粒在细菌间的转移方式有:①转化(transformation):即耐药菌溶解后释放出的 DNA 进入敏感菌体内,与敏感菌体内同种基因重新组合,使敏感菌成为耐药菌。此种传递方式基本限于革兰氏阳性菌,在革兰氏阴性菌中仅嗜血杆菌属有此种方式的耐药传递现象。此种传递方式在临床上并无重要性。②转导(transduction):即耐药菌通过噬菌体将耐药基因转移给敏感菌,转导是金黄色葡萄球菌中耐药性转移的唯一方式。由于噬菌体有种的特异性,故耐药性转导的现象仅能发生在同种细菌内;此外通过噬菌体所能传递的 DNA 量很少,通常仅能传递对一种抗生素的耐药基因。耐药基因的转导除葡萄球菌属外,其临床意义可能不大。③接合(conjugation):通过耐药菌和敏感菌的直接接触,由耐药菌将耐药基因转移给敏感菌。接合转移是革兰氏阴性杆菌耐药性转移的主要方式,特别是在肠道细菌中。但近有报道此种方式偶亦可以发生在肠球菌属中。通过接合方式,一次可完成对多种抗生素的耐药性转移。接合转移可在同种细菌间,亦可在属间不同种细菌中发生,其转移频率介于 $10^{-8} \sim 10^{-2}$ 之间;并已证实亦可在人和动物的肠道内进行。由接合传递的耐药性也称感染性耐药。在自然界接合转移频率不高,且并非十分有效。但也应注意,接合转移在某

些地区个别临床单位曾造成耐药菌的暴发流行。④转座(transposition)或易位(translocation):新近的研究证实,有两种遗传片段可发生转座,即转座子和插入顺序。其中转座子主要介导具表型特性的耐药性,例如细菌对某种抗生素的耐药性标志。两者在各自的两侧均带有一小段相同而次序相反的顺序,并且各自均可作为独立的单位参与转座过程;可从一个质粒转移到另一质粒,自质粒到染色体或从质粒到噬菌体等。但转座子和插入序列都不能进行自身复制,而必须依附于细菌的染色体噬菌体或质粒中而得以复制和繁殖。转座子中所带的耐药质粒可以通过插入顺序中碱基顺序的重新组合,使耐药基因扩大,因而提高细菌的耐药水平。耐药基因转座的方式可在不同属和不同种的细菌中进行,或从革兰氏阳性菌转座至革兰氏阴性菌,是造成多重耐药菌产生的重要原因,且易于传递播散,造成医院内或院外耐药菌的传播和流行。⑤整合子:DNA 整合元件(DNA intergration elements)称为整合子(integron)。一种存在于细菌中可移动的基因捕获和表达的遗传单位,通过转座子和质粒在细菌中传播遗传物质。目前已知整合子均由 3 部分组成:5′保守区(5′ conserved segment,5′CS)、3′保守区(3′ conserved segment,3′CS)和两保守区之间的可变区(variable region)。5′CS 含有 3 个功能元件:①1 个编码整合酶的基因 *intI*;②1个基因重组位点 *attI*;③1个启动子 *Pc*。可变区可携带数量不等、功能各异的基因盒,基因盒由单一功能基因和基因盒重组位点(attC)构成。3′CS 可因整合子种类不同而异。整合子根据整合酶基因序列的不同,目前发现的整合子分为 6 类,其中Ⅰ、Ⅱ、Ⅲ类整合子与细菌耐药性有关。在致病菌中Ⅰ类整合子最为常见。耐药基因盒位于整合子中的可变区,是一种可移动的遗传因子。一个基因盒由一个耐药基因和一个紧随其后的 attC 位点组成。整合子在整合酶的催化下,可识别耐药基因盒 3′端的 attC 位点,从而将游离的耐药基因盒整合到自身基因组,不断捕获各类外源基因,并将它们转变为基因盒整合入可变区,由 Pc 启动成为可正确表达的功能基因。耐药基因组的表达则依赖于整合子 5′保守端的启动子。整合子本身并不能移动,但有时可借助于转座子和质粒而参与移动;整合子也可能存在于细菌的染色体,随着细菌的繁殖复制到子代细菌的 DNA 中,整合子存在方式和传播方式的灵活性为细菌耐药性及多重耐药性的加速传播提供了有利条件。

三、耐药性的产生机制

细菌可通过一种或多种机制对一种或多种不同类的抗菌药产生耐药性,或一种耐药机制可能导致细菌对几种不同类的抗菌药耐药(表 5-4-0-1)。

1. 灭活酶或钝化酶的产生　细菌可通过耐药基因编码产生水解或破坏抗菌药物活性基团或修饰抗菌药物活性基团使之失去抗菌作用的酶,使药物在作用于细菌之前破坏或失效。

(1) β-内酰胺酶(β-lactamase):β-内酰胺酶是细菌对 β-内酰胺类抗生素耐药的最主要的原因。根据氨基酸组成和核苷酸序列的分子分类可分为:①A 组 β-内酰胺酶,其活性部位具

表 5-4-0-1　细菌对抗菌药物的耐药机制

耐药机制	举例
1. 产生灭活酶	β-内酰胺类（β-内酰胺酶）、氨基糖苷类（钝化酶）、氯霉素、大环内酯类（灭活酶）、林可霉素（灭活酶）、四环素（灭活酶）
2. 外膜通透性降低（革兰氏阴性杆菌）	β-内酰胺类（外膜蛋白 OmpF、OprD）、氨基糖苷类、氯霉素、大环内酯类、糖肽类、四环素、甲氧苄啶、喹诺酮类（外膜蛋白 OmpF）
3. 外排泵	β-内酰胺类、氨基糖苷类、氯霉素、大环内酯类、林可霉素、四环素（*Tet* 基因）、喹诺酮类（*nor A* 基因）
4. 作用靶位改变	喹诺酮类（旋转酶修饰）、利福平（改变 DNA 多聚酶结合）、β-内酰胺类（PBP 改变）、大环内酯类（rRNA 甲基化）、氨基糖苷类（核糖体改变）、糖肽类、林可霉素（核糖体变异）、甲氧苄啶（二氢叶酸还原酶）、四环素（幽门螺杆菌）
5. 保护靶位	四环素、喹诺酮类
6. 靶位产生过多	磺胺类、甲氧苄啶、糖肽类
7. 建立被抑制过程的旁路	磺胺类、甲氧苄啶
8. 与抗生素结合	糖肽类
9. 其他	磺胺药,甲氧苄啶、β-内酰胺类（高产酶）
	硝基咪唑类（还原减少）

有一丝氨酸残基,为质粒介导;主要水解青霉素类,有的也可水解头孢菌素类或其他 β-内酰胺类,但可为酶抑制剂抑制。②B 组金属酶,其活性部位是结合锌离子的硫醇基,为染色体介导;主要水解包括碳青霉烯类在内的各种 β-内酰胺类,但氨曲南对之稳定;可为 EDTA 所抑制。③C 组 β-内酰胺酶,其活性部位亦带有丝氨酸,但与 A 组酶缺乏同源序列,为染色体介导;但近年来已有报道质粒介导的 AmpC 酶;除碳青霉烯类之外的所有 β-内酰胺类抗生素均可被该酶水解,不能为 β-内酰胺酶抑制剂抑制,但可为氯唑西林抑制。④D 组 β-内酰胺酶,即苯唑西林水解酶,其活性部位亦带有丝氨酸,为染色体或质粒介导;其中有的也可水解碳青霉烯类等其他 β-内酰胺类。

葡萄球菌属细菌所产生的 β-内酰胺酶主要水解青霉素类抗菌药物,为一种胞外酶,多数可诱导产生。几乎所有革兰氏阴性细菌均可产生某些染色体介导的 β-内酰胺酶,其中多数能水解头孢菌素类。革兰氏阴性杆菌产生的 β-内酰胺酶远较革兰氏阳性菌所产者多而广泛。

在各类质粒介导的 β-内酰胺酶中,超广谱 β-内酰胺酶（ESBL）是最多见和重要的一类,截至 2021 年 7 月已发现的 ESBL 在 508 种以上,其中有多种产酶菌株在多个国家的医院内引起暴发流行。目前 ESBL 又可分为 5 类:①TEM 型 ESBL,由广谱酶 *TEM-1* 和 *TEM-2* 的基因发生突变形成。②SHV 型 ESBL,由广谱酶 *SHV-1* 的基因发生突变而成。③OXA 型 ESBL,主要来源于 *OXA-2* 和 *OXA-10* 基因发生突变而形成。④CTX-M 型 ESBL,是 1990 年后报道的对头孢噻肟水解活性极高的 ESBL;根据基因同源性的不同又可分为 5 组:CTX-M-1 组包括 CTX-M-1、CTX-M-3、CTX-M-15 like、CTX-M-10、CTX-M-11、CTX-M-12 等 16 种;CTX-M-2 组包括 CTX-M-2、CTX-4、CTX-M-20、CTX-M-6、CTX-M-7、Toho-1 等 8 种;CTX-M-8 组,包括 2 种;

CTX-M-9 组,包括 CTX-M-16 等 15 种;CTX-M-25 包括 CTX-M-25,CTX-M-26 等 4 种。⑤其他,如 PER、SFO、GES、TLA、VEB、BES、CME、IBC 等。ESBL 主要在大肠埃希菌和肺炎克雷伯菌中发现,也可在其他肠杆菌科细菌及铜绿假单胞菌中发现。产ESBL 菌的出现与临床上广泛应用第三代头孢菌素密切有关,导致细菌对第三代、第四代头孢菌素和氨曲南耐药。临床上重要的 β-内酰胺酶参见扩展阅读 5-4-0-1。

扩展阅读 5-4-0-1　临床上重要的 β-内酰胺酶

质粒介导 AmpC 酶亦是一种重要的 β-内酰胺酶。即原本由染色体编码的 AmpC 酶基因与质粒结合并通过质粒传播到大肠埃希菌、肺炎克雷伯菌等肠杆菌科细菌中。现已在美洲、欧洲、亚洲等多个国家中均有发现。CMY 是近年来已报道的质粒介导 AmpC 型酶中类型最多的一种,包含 CMY1~CMY50。质粒介导 AmpC 型酶还包括如 MIR、AAC、LAT、FOX、MOX、ACT、DHA 及 CFE。这些质粒介导的 AmpC 的出现及大肠埃希菌等肠杆菌科细菌中稳定的去阻遏高产 AmpC 酶菌株的出现可对第三代头孢菌素、头霉素类及 β-内酰胺酶抑制剂复方均耐药,造成治疗困难。临床上大量应用第三代头孢菌素等抗生素容易选择出此种突变株,并可造成耐药菌的暴发流行。

碳青霉烯酶可水解目前所有常用的 β-内酰胺类抗菌药物。该类酶主要有三种。一种是以金属锌离子为活性部位的金属酶。代表酶有 NDM、IMP 型和 VIM 型金属酶。多见于肠杆菌科细菌和不发酵糖革兰氏阴性杆菌。另一种是以丝氨酸为活性部位的丝氨酸酶,代表酶有 KPC 型碳青霉烯酶。丝氨酸又可分成两大类。一类为肺炎克雷伯菌等肠杆菌科细菌所产生的KPC酶系列，包括已经报道的KPC1~KPC98；另一类酶为不动杆菌属产生的D类OXA型碳青霉烯酶，包括OXA-23~OXA-27及OXA-40、48、49、51、54、58、64~66、68~72、75~78、181和232等。金属酶大多为染色体介导；非金属酶中的KPC和一些GES酶等大多为质粒介导，但OXA酶的编码基因大多位于染色体，肠杆菌科细菌中阴沟肠杆菌的KPC酶亦可有染色体介导等。近来发现并报道多种肠杆菌科细菌产生的NDM-1金属酶型，位于质粒上，体外可以在菌株之间稳定传播。产碳青霉烯酶菌株的产生与临床上广泛应用碳青霉烯类等广谱抗菌药物有关。产碳青霉烯酶菌株除了替加环素、黏菌素或头孢他啶-阿维巴坦等敏感外，对其他抗菌药物大多为耐药。碳青霉烯类耐药肠杆菌科细菌称为CRE(carbapenem resistant Enterobectriaceae，CRE)。铜绿假单胞菌和鲍曼不动杆菌对碳青霉烯类耐药者，又分别称为CRPA(carbapenem resistant *Pseudomonas aeruginosa*，CRPA)和CRAB(carbapenem resistant *Acinetobacter baomanii*，CRAB)。

（2）氨基糖苷类钝化酶：是细菌对氨基糖苷类产生耐药性最常见和重要的机制。氨基糖苷类抗生素分子结构中都有2个或3个氨基糖分子和脂环族，由配糖键相连接。许多细菌均可产生钝化酶，对这些氨基糖分子的活性基团进行修饰而使之失去抗菌作用。目前已知有三类钝化酶：①乙酰转移酶(AAC)，使游离氨基乙酰化；②磷酸转移酶(APH)，使游离羟基磷酸化；③核苷转移酶(AAD或ANT)，游离羟基核苷化。此三类酶又可按照破坏的抗生素不同和作用位点的不同而分为许多种。目前已知至少存在30余氨基糖苷类钝化酶（扩展阅读5-4-0-2）。每种酶还可包括多种异构酶和不同酶蛋白组分。

扩展阅读5-4-0-2　主要的氨基糖苷类钝化酶种类

经钝化酶修饰后的氨基糖苷类可能通过下列作用而失去抗菌活性：①与未经钝化的氨基糖苷类竞争细菌细胞内转运系统；②与细菌的核糖体的亲和力大为降低，或不能与之相结合；③失去了干扰核糖体功能的作用。不同的氨基糖苷类可为同一种酶所钝化，而同一抗生素又可为多种钝化酶所钝化，这是因为一种抗生素的分子结构中可能存在多个结合点。细菌钝化酶的产生由质粒控制，并可通过接合转移或转座子等转移到其他敏感菌。产生钝化酶的细菌往往对被钝化的氨基糖苷类显著耐药，因而导致治疗失败。但有时经钝化后的氨基糖苷类仍可具有相当抗菌活性。

2003年发现16S rRNA甲基化酶，该酶可使细菌核糖体30S亚单位中的16S rRNA甲基化，因而使氨基糖苷类不能与之结合而发挥抗菌作用，导致细菌对该类抗生素耐药。此外，2006年发现在革兰氏阴性杆菌中存在AAC(6')-Ib-Cr酶，导致细菌对氨基糖苷类和喹诺酮类同时耐药。该酶在大肠埃希

菌、肺炎克雷伯菌、铜绿假单胞菌和鲍曼不动杆菌中均有检出。

（3）氯霉素乙酰转移酶：某些金黄色葡萄球菌、表皮葡萄球菌、D组链球菌、革兰氏阴性杆菌可产生氯霉素乙酰转移酶、使氯霉素转化为无抗菌活性的代谢产物。

（4）红霉素酯化酶：近年从大肠埃希菌中分离到红霉素酯化酶，可以水解红霉素结构中的内酯环，使之失去抗菌活性，此酶由质粒介导，导致细菌对红霉素高度耐药。自金黄色葡萄球菌和溶血性链球菌中分离获得质粒介导的灭活酶，可使大环内酯类、林可霉素类及链阳性菌素类(Streptogramin)失活。

（5）四环素降解酶：某些拟杆菌属和弧菌属可产生药物降解酶，使四环素失活，导致细菌耐药。

产生灭活酶是引起细菌耐药性的重要机制，产酶菌往往表现出明显的耐药性。其药物MIC常为普通给药量所能达到血浓度的数倍或数十倍以上，因而引起临床上抗生素的治疗失败。金黄色葡萄球菌产生的青霉素酶是一种诱导酶。临床上应用青霉素时可诱导金黄色葡萄球菌产酶株产生大量β-内酰胺酶，导致治疗失败。因此，凡产生β-内酰胺酶的金黄色葡萄球菌，不管其药敏试验结果如何，均应视为对青霉素耐药而改用其他抗菌药。

2. 抗生素渗透障碍　由于细菌细胞壁或细胞膜通透性改变，抗生素无法进入细菌体内达到作用靶位而发挥抗菌效能。这一机制可能导致细菌对一种或多种抗生素耐药。革兰氏阴性杆菌细胞壁肽聚糖层外面的外膜上存在着多种孔蛋白，分子量较大者为OmpF，分子量较小者为OmpC，为亲水性抗菌药物的通道。细菌发生突变失去某种特异孔蛋白后即可导致药物不能进入细菌体内产生耐药性。例如铜绿假单胞菌的某些菌株失去其外膜上的特异通道$OprD_2$，使亚胺培南不能进入菌体，导致细菌对亚胺培南耐药。革兰氏阳性菌可由于质粒控制的细菌细胞膜的通透性改变，很多抗生素如四环素类、氯霉素、磺胺类药和某些氨基糖苷类抗生素难以进入细菌体内而获得耐药性。

近年的研究发现细菌中普遍存在主动外排系统，能将进入细胞内的多种抗菌药物主动泵出细菌体外，导致细菌获得耐药性。细菌中的主动外排系统由内膜转运载体、外膜通道蛋白和连接两者的辅助蛋白（连接蛋白）组成。这种三联体结构能将细胞内物质直接排出细胞外。药物外排泵包括特种药外排泵和多药外排泵，前者系对某类药物的专属外排泵，例如*Tet*基因编码的外排泵仅可排出四环素。主动外排系统并非只存在于耐药菌，它也存在于敏感细菌中，但其功能状态较耐药株大为降低。主动外排系统参与细菌对许多药物的耐药过程，在许多情况下主动外排系统与外膜通透性或其他耐药机制协同形成细菌的多重耐药。

3. 靶位结构改变　细菌可改变抗生素与核糖体的结合部位而导致四环素、大环内酯类、林可霉素类与氨基糖苷类等抗菌药物不能与其作用靶位结合或阻断抗菌药抑制细菌合成蛋白质的能力，使细菌不能生长繁殖。不同的耐药决定因子可位于质粒或细菌染色体。细菌对大环内酯类-林可霉素类-链阳性菌素类耐药主要由于其核糖体50S亚单位的23S核糖体RNA上腺嘌

吟甲基化,药物不能与核糖体结合并抑制蛋白质的合成。细菌对四环素耐药可由于 *TetM* 基因的存在合成新的蛋白保护了核糖体,四环素不能与之结合而起作用。万古霉素和替考拉宁主要与细菌细胞壁的主要成分肽聚糖前体末端的 D-丙氨酰-D-丙氨酸结合,影响细胞壁的合成。当 D-丙氨酰-D-丙氨酸连接酶发生改变时,肽聚糖前体末端变为 D-丙氨酰-D-乳酸或 D-丙氨酰-D-丝氨酸,上述抗生素不能与之结合,导致细菌耐药。革兰氏阳性菌可由于其青霉素结合蛋白(PBPs)的改变,其与 β-内酰胺类抗生素的亲和力减低,导致细菌耐药。已发现在淋病奈瑟球菌、脑膜炎球菌和流感嗜血杆菌等革兰氏阴性菌的某些菌株中也存在与 β-内酰胺类亲和力减低的 PBPs 而导致细菌耐药。

近年来发现有些细菌如肺炎链球菌、淋病奈瑟球菌可产生一种蛋白能保护核糖体靶位不受四环素作用。又如大肠埃希菌等肠杆菌科细菌有一种 *qnr* 基因,可编码产生一种保护拓扑异构酶——喹诺酮类作用靶位的 Qnr 系列蛋白,包括 QnrA、QnrB、QnrC、QnrD 及 QnrS。每个蛋白又有多个亚型。Qnr 仅使细菌对喹诺酮类的敏感度轻度下降,如环丙沙星对携带有 Qnr

革兰氏阴性菌的 MIC 值为 $0.1 \sim 1\text{mg/L}$,但这些菌株在接触喹诺酮类后较野生株更容易诱导靶位改变而导致高耐药株的产生。由于 *qnr* 基因有质粒携带,可在不同细菌间水平转移。这可能是导致细菌对喹诺酮类耐药率高的原因。

4. 其他细菌　可增加对抗菌药拮抗物质的产量而耐药。如金黄色葡萄球菌对磺胺类药耐药菌株的磺胺药拮抗剂对氨苯甲酸(PABA)产量可为敏感菌的 20 倍。此外,细菌代谢状态的改变,营养缺陷和外界环境变化等都可使细菌耐药性增加。

总之,细菌耐药性机制极为复杂,在许多情况下并非由一种耐药机制所致,可能由两种或两种以上机制形成多重耐药菌。无论质粒或染色体介导的耐药性,一般只发生于少数细菌中,难以与占压倒优势的敏感菌竞争,故其危害性不大;只有当广泛使用抗菌药后,敏感菌因抗菌药物的选择性作用而被大量杀灭后,耐药菌才得以大量繁殖而成为优势菌,并导致各种感染的发生。因此,细菌耐药性的发生和发展是抗菌药广泛应用,特别是无指征滥用的后果,使细菌对许多抗生素产生耐药性(表 5-4-0-2)。

表 5-4-0-2　细菌对常用抗菌药物的主要耐药机制

抗菌药物	耐药机制	遗传基础	代表菌
β-内酰胺类 青霉素类 头孢菌素类 单酰胺菌素	1. 改变青霉素结合蛋白	染色体	葡萄球菌属、肺炎链球菌、流感嗜血杆菌、淋病奈瑟球菌、脑膜炎奈瑟菌、大肠埃希菌、铜绿假单胞菌
	2. 破坏抗菌活性 增加 β-内酰胺酶的产生 改变靶位酶(PBP2a) 引入水解不同底物的 β-内酰胺酶	质粒或染色体	各种革兰氏阳性和革兰氏阴性菌
	3. 减少细菌体内药物浓度 外膜孔蛋白缺失 药物外排泵	质粒或染色体	革兰氏阴性菌
碳青霉烯类	细胞壁及细胞膜渗透性减低	染色体	铜绿假单胞菌、肠杆菌科细菌
	产生 β-内酰胺酶	质粒和染色体	葡萄球菌属、肠球菌属 肠杆菌科细菌、铜绿假单胞菌 淋病奈瑟球菌、脑膜炎奈瑟菌、卡他莫拉菌 拟杆菌属、不动杆菌属
氟喹诺酮类	DNA 旋转酶或拓扑异构酶Ⅳ改变	染色体	葡萄球菌属、肠杆菌科细菌、假单胞菌属
	细胞壁渗透性减低	染色体	肠杆菌科细菌、铜绿假单胞菌
	产生 qnr 蛋白 减少药物与 DNA 旋转酶结合	质粒	肠杆菌科细菌
	产生 AAC(6')-Ib-Cr 酶 只水解环丙沙星和诺氟沙星	质粒	大肠埃希菌
	药物外排泵	染色体	革兰氏阴性杆菌
氨基糖苷类	与核糖体结合减少	染色体	链球菌属
	药物摄入减少	染色体	肠杆菌科细菌、假单胞菌属、拟杆菌属
	产生钝化酶,减少与核糖体的结合、产生甲基化酶	质粒	葡萄球菌属、肠球菌属、链球菌属 肠杆菌科细菌、假单胞菌属

续表

抗菌药物	耐药机制	遗传基础	代表菌
红霉素	靶位改变(23SRNA 的腺嘌呤甲基化)	质粒或染色体	链球菌属、葡萄球菌、肠球菌属、肺炎链球菌
林可霉素类	靶位改变(23SRNA 的腺嘌呤甲基化)核苷化	质粒或染色体 质粒	肠球菌、链球菌、葡萄球菌等属 溶血葡萄球菌(少)
四环素类	细胞膜药物外排系统 产生灭活酶,改变核糖体靶位 产生靶位保护蛋白	质粒 质粒 质粒	肠杆菌科细菌、假单胞菌、链球菌、葡萄球菌、肠球菌、拟杆菌等属 拟杆菌等属、弧菌属、幽门螺杆菌 淋病奈瑟球菌、肺炎链球菌
氯霉素	产生氯霉素乙酰转移酶	质粒或染色体	肠杆菌科细菌、葡萄球菌属、链球菌等属
磺胺药	改变双氢叶酸合成酶 产生过量 PABA,与磺胺药竞争结合点	质粒 染色体	链球菌属 肠杆菌科细菌、链球菌属、葡萄球菌属
甲氧苄啶	改变双氢叶酸还原酶 胞壁渗透性改变	质粒或染色体	肠杆菌科细菌 假单胞菌属、弯曲杆菌
利福平	改变 RNA 多聚酶	染色体	肠杆菌科细菌、假单胞菌属、奈瑟菌属、葡萄球菌属、链球菌属
万古霉素及替考拉宁	肽聚糖末端合成 D-丙氨酰-D-乳酸,万古霉素不能与之结合	质粒 染色体	肠球菌属、乳糖球菌、金黄色葡萄球菌 溶血葡萄球菌
多黏菌素类	改变细胞壁的磷脂成分使药物不能进入	染色体	肠杆菌科细菌、奈瑟菌属
甲硝唑	改变硝基还原酶 减少甲硝唑摄入	染色体 质粒	拟杆菌属 梭状芽孢菌属
硝基呋喃类	硝基呋喃还原酶 I 缺失	染色体	肠杆菌科细菌
夫西地酸	改变与 G 因子的亲和力	染色体	葡萄球菌属
磷霉素	改变药物转运	染色体 质粒	葡萄球菌属 肠杆菌科细菌 假单胞菌属
莫匹罗星	改变异亮氨酸-tRNA 合成酶	质粒	葡萄球菌属
达托霉素	不能通过革兰氏阴性菌的细胞外膜,故革兰氏阴性菌均耐药;革兰氏阳性菌通过靶位改变或产生某种物质保护核糖体,使药物不能与靶位结合	染色体	葡萄球菌属
利奈唑胺	50S 亚单位产生点突变	染色体	葡萄球菌属、肠球菌属
替加环素	可通过外排泵(AdeABC)或外膜渗透性减低而导致耐药	染色体	不动杆菌属

四、重要病原菌的耐药机制

1. 耐甲氧西林葡萄球菌(MRSA) 金黄色葡萄球菌可产生一种特殊的青霉素结合蛋白 PBP2a,其与 β-内酰胺类抗生素的亲和力减低,因而产生耐药性。PBP2a 由 mecA 基因编码,由转座子携带并整合至葡萄球菌染色体的 mec 部位。每株

MRSA 都有 mecA 基因,而敏感株则无。mecA 基因广泛分布于金黄色葡萄球菌及凝固酶阴性葡萄球菌,少数耐药菌株亦产生 mecC 基因。含 mecA 基因的菌株对青霉素类、头孢菌素类(除外第五代头孢菌素如头孢罗膦)和其他 β-内酰胺类抗生素均呈耐药性。由于其所在的转座子常带有对其他抗生素的耐药基因,MRSA 常可对红霉素、四环素及氨基糖苷类等同时耐药,

但上述抗菌药物的耐药机制各不相同。

1996 年欧洲首次报道了对万古霉素中度敏感的金黄色葡萄球菌,MIC 为 8~16μg/ml,称为 VISA(vancomycin intermediate susceptible S. aureus,VISA),其机制可能由于该菌产生过多的细胞壁,阻断了药物到达靶位,使之不能起抗菌作用。2002 年美国报道首例万古霉素耐药株(vancomycin resistant S. aureus,VRSA),从糖尿病足患者中分离,MIC>32μg/ml。经研究显示该菌携带 VanA 基因,系自患者分离的肠球菌中经 Tn1546 转座子转入患者的万古霉素敏感 MRSA 而成为耐药。至今甲氧西林耐药葡萄球菌仍然是目前临床上的严重问题。自 2002 年以来目前全球已报道的 VRSA 病例较少,约 20 例、VISA 和 hVISA 均已在世界各地检测到并被报道。

2. 耐万古霉素肠球菌(vancomycin resistant entericocci,VRE)　肠球菌属对万古霉素的耐药性主要有 9 种基因型,即 vanA、vanB、vanC、vanD、vanE、vanG、vanL、vanM 和 vanN。其中 vanA 型对万古霉素和替考拉宁均耐药;其他对万古霉素耐药,但对替考拉宁多数敏感,或呈耐药性。其中 vanA、vanB、vanD、vanE、vanG、vanL 和 vanM 为获得性耐药,vanC 和 vanN 为固有的耐药性。耐万古霉素菌株中 vanA、vanB、vanD 和 vanM 型可产生一组功能相似的连接酶,导致合成 D-丙氨酰-D-乳酸取代正常细胞壁肽聚糖末端的 D-丙氨酰-D-丙氨酸,使万古霉素不能与其靶位结合,造成细菌对万古霉素耐药。vanC、vanE、vanG、vanL 和 vanN 则导致合成 D-丙氨酸-D-丝氨酸取代正常细胞壁的结构,造成细菌对万古霉素耐药。目前临床上常见的 VRE 肠球菌中主要为 vanA 型的屎肠球菌,vanA 型的粪肠球菌亦有发现。

3. 耐青霉素肺炎链球菌　目前肺炎链球菌仍是社区获得性肺炎、中耳炎、窦炎、化脓性脑膜炎等常见感染的最重要病原菌。1977 年南非首次报道耐青霉素肺炎链球菌暴发流行,此后许多国家和地区均有报道,且耐药率迅速上升。2008 年 CLSI 按脑膜炎肺炎链球菌和非脑膜炎肺炎链球菌分别设定青霉素的判断标准。肺炎链球菌对青霉素的耐药机制是细菌 PBP 的改变,或吸收并整合异种细菌的 DNA 片段,使其与青霉素的亲和力减低形成耐药株。肺炎链球菌共有 6 种 PBP,即 PBP-1a、

PBP-1b、PBP-2x、PBP-2a、PBP-2b 和 PBP-3,其中以 PBP-2x 和 PBP-2b 最重要。PBP 的改变在 9V、19A、23F 和 6B 等血清型最为常见。在一些青霉素高耐菌株中还出现了对第三代头孢菌素耐药的菌株,产生的机制为:青霉素和其他 β-内酰胺类抗生素的选择性压力使 PBP2x 与 PBP2b 发生改变;头孢菌素类的选择作用使 PBP2x 和 PBP1a 发生改变。近年已有报告肺炎链球菌对氟喹诺酮类药产生了耐药性,其耐药机制为细菌 DNA 旋转酶的编码基因 gyrA 和拓扑异构酶Ⅳ的编码基因 parC 和 parE 等所在的喹诺酮类耐药决定区(quinolone resistance determining region,QRDR)发生突变所致。

4. 耐药革兰氏阴性杆菌　近年来由于许多广谱 β-内酰胺类抗生素尤其第三代头孢菌素在临床上广泛使用,导致细菌产生许多新的 β-内酰胺酶,可以水解各种广谱 β-内酰胺类,其中最主要者为产 ESBL 的肠杆菌科细菌。产 ESBL 株往往同时带有氨基糖苷类、四环素类、氯霉素、甲氧苄啶及磺胺药等其他抗菌药的耐药基因。AmpC 酶也是临床上重要的 β-内酰胺酶,该酶主要存在于肠杆菌属、普罗威登斯菌属、莫根菌属、沙雷菌属和铜绿假单胞菌中,导致细菌对头霉素类、第三代头孢菌素和 β-内酰胺酶合剂耐药,并往往同时对氨基糖苷类及氟喹诺酮类耐药。AmpC 酶主要由染色体介导,近年来发现也可由质粒介导。细菌高产 AmpC 酶合并外膜孔蛋白缺失时尚可引起对亚胺培南等碳青霉烯类耐药。

具有更广泛水解底物谱的碳青霉烯酶可水解包括亚胺培南等碳青霉烯类抗菌药物在内的所有 β-内酰胺类抗生素。因此多种 β-内酰胺酶的产生,外膜孔蛋白的缺失,细菌存在主动药物外排泵及抗菌药物作用靶位的改变等机制均可导致细菌产生耐药性。一种细菌可同时存在多种耐药机制,致使临床上产生多重耐药菌(multidrug resistance,MDR)、广泛耐药菌 XDR(extensively drug resistance,XDR)(即对目前常用抗菌药全部耐药,但可能对多黏菌素类或替加环素仍敏感的菌株)和泛耐药菌 PDR(pandrug resistance,PDR)(即对目前常用抗菌药全部耐药,包括对多黏菌素类和替加环素)。在肺炎克雷伯菌、弗劳地柠檬酸杆菌、铜绿假单胞菌和鲍曼不动杆菌中均有发生,成为治疗上的难题。常见病原菌的耐药机制见表 5-4-0-3。

表 5-4-0-3　常见病原菌的耐药机制

病原菌	耐药表型	主要耐药机制
肺炎链球菌	β-内酰胺类	靶位改变(PBPs)
	大环内酯类、林可霉素类	改变核糖体的位置[ermB,核糖体 23S rRNA 甲基化,外排泵(mefE)]
	四环素	保护核糖体靶位(Tet M),外排泵(Tet A、B、C、D 等)
	磺胺药与甲氧苄啶	改变靶位酶(DHFR-TMP;DHPS 合成酶-磺胺药 Sul 1 和 Sul 2)
	氟喹诺酮类	改变靶位酶(DNA 旋转酶 gyrA 突变,拓扑异构酶Ⅳ-parC 突变)
金黄色葡萄球菌	青霉素	酶抑制(产生青霉素酶)
	甲氧西林、苯唑西林萘夫西林、头孢菌素类(MRSA)	改变靶位酶-PBP2a(mecA、mecC 基因编码);PBP4 变异产生另一 PBP4 等位基因,导致对所有 β-内酰胺类(包括头孢罗膦、头孢吡普)均耐药

续表

病原菌	耐药表型	主要耐药机制
金黄色葡萄球菌	利奈唑胺	改变核糖体靶位(23S rRNA 变异);*cfr* 基因
	糖肽类 VISA	改变细胞壁前体靶位(使增厚的细胞壁与药物结合,阻止药物到达靶位)
	糖肽类 VRSA	改变细胞壁前体靶位(获得质粒介导的 *vanA* 基因,产生肽聚糖前体 D-丙酰胺-D-乳酸)
	达托霉素	MprF 变异可使带电荷的赖氨酸与细胞膜的磷脂酰甘油接合,使之由细胞膜转移至细胞膜外,导致达托霉素不能与细胞膜接合
肠球菌属	氨苄西林	改变靶位酶(屎肠球菌 PBP5);酶抑制少见(粪肠球菌青霉素酶)
	氨基糖苷类	核糖体靶位突变;酶抑制(氨基糖苷类钝化酶导致高水平耐药)
	万古霉素	屎肠球菌多,改变细胞壁前体靶位(高水平耐药:VanA、VanB、VanD、VanM 表型;低水平耐药:VanC、VanE、VanG、VanL、VanN 表型);
	利奈唑胺	改变核糖体靶位(23S rRNA 及 L3/L4 变异);*cfr*、*optrA* 基因
	达托霉素	粪肠球菌 *gdpD*、*liaF*、*liaFSR* 三种耐药基因是细菌中磷脂酰甘油减少,双磷脂酰甘油增多,使达托霉素不能与细胞膜结合 屎肠球菌 *liaFSR* 变异,导致达托霉素失去抗菌活性
淋病奈瑟球菌	青霉素类	PPNG:酶抑制(质粒介导青霉素酶);CRNG:改变靶位酶(PBPs)
	四环素	保护核糖体靶位(*Tet M* 基因)
	头孢曲松	耐药决定因子(PenA)发生突变
	大环内酯类	外排泵,改变核糖体靶位(23S rRNA Ⅴ区 C2611T 突变)
	多重耐药	外排泵(MtrR-CDE 系统,导致对青霉素、四环素和大环内酯类耐药)
肠杆菌科	呋喃妥因	外排泵
	磷霉素	细菌转移单倍丧失或表达减少,使磷霉素摄入减少;作用靶位改变,使磷霉素与其结合减少;产生灭活酶(FosA)
	碳青霉烯类	产生碳青霉烯酶;外膜渗透性减低;外排泵
	β-内酰胺类	酶抑制(体质性青霉素酶;ESBL),外膜渗透性减低
	氟喹诺酮类	改变靶位酶(GyrA 突变);外排泵;保护靶位(质粒介导 *qnr* 基因)
	氨基糖苷类	酶抑制(氨基糖苷类钝化酶);改变核糖体靶位(核糖体甲基化)
	多黏菌素类	细菌荚膜多糖阻止多黏菌素与细胞表面结合,质粒介导耐药基因 *mcr-1*,产生磷酸乙醇转移酶;外排泵(*acrAB*、*rpnEF*)
铜绿假单胞菌	β-内酰胺类	酶抑制(AmpC、ESBL、MBLs);主动外排泵(MexAB);外膜渗透性降低(OprD 缺失)
	氨基糖苷类	酶抑制(氨基糖苷类钝化酶);外排泵(MexXY);改变核糖体靶位(核糖体甲基化)
	氟喹诺酮类	外排泵(MexAB、CD、EF、XY、GH、VW);DNA 旋转酶突变-gyrA
	碳青霉烯类	酶抑制(PoxB)
	多黏菌素类	外膜蛋白过度表达(OprH)
	多重耐药	外排泵 MexA-MexB-OprM 过度表达导致对喹诺酮类、四环素、甲氧苄啶耐药
鲍曼不动杆菌	β-内酰胺类	酶抑制(AmpC,ESBL、碳青霉烯酶、MBL 等);靶位酶改变(PBPs);外膜渗透性降低;外排泵等

病原菌	耐药表型	主要耐药机制
鲍曼不动杆菌	氨基糖苷类	酶抑制(氨基糖苷类钝化酶);外排泵
	氟喹诺酮类	外排泵
	替加环素	外排泵
	多黏菌素类	失去 LPS 或影响 LPS 合成;生物合成Ⅳ型菌毛增加,使形成生物膜能力和毒力增强
嗜麦芽窄食单胞菌	β-内酰胺类	外膜渗透性减低;酶抑制(金属酶 L1、L2)
	甲氧苄啶-磺胺甲噁唑	改变磺胺靶位酶(质粒或Ⅰ类整合子内 Sul 1、Sul 2 基因)
	氟喹诺酮类	改变靶位酶(DNA 旋转酶突变);外排泵
	多重耐药	多重耐药泵(Sme DEF 导致四环素、红霉素、氯霉素、NFX、OFX 耐药)
拟杆菌属	β-内酰胺类	酶抑制(染色体编码 Cep 头孢菌素酶;金属 β-内酰胺酶);外排泵(RND 超家族同系物);改变药物靶位(PBPs)
	大环内酯类、林可霉素类	改变核糖体靶位
	四环素	保护核糖体靶位(Tet Q);外排泵
	喹诺酮类	改变靶位酶(DNA 旋转酶 GyrA);外排泵

注:PBPs. 青霉素结合蛋白;rRNA. 核糖体 RNA;DHFR. 二氢叶酸还原酶;DHPS. 二氢叶酸合成酶;MRSA. 甲氧西林耐药金黄色葡萄球菌;VISA. 万古霉素中介金黄色葡萄球菌;VRSA. 万古霉素耐药金黄色葡萄球菌;PPNG. 产青霉素酶淋病奈瑟球菌;CRNG. 染色体介导耐药淋病奈瑟球菌;ESBL. 超广谱 β-内酰胺酶;MBLs. 金属 β-内酰胺酶。

5. 耐药结核分枝杆菌　结核分枝杆菌的耐药性主要是由于染色体基因发生点突变所致。耐多药/泛耐药(MDR/XDR)结核主要是由引起单药耐药的不同基因突变顺序累积而致。利福平主要与结核分枝杆菌 RNA 多聚酶的 β 亚单位结合,抑制 mRNA 的转录。某些突变株的 RNA 多聚酶 β 亚单位的基因 rpoB 发生点突变,使利福平不能与之结合。异烟肼可抑制结核分枝杆菌细胞壁的分枝菌酸合成酶,使分枝菌酸的合成减少,细胞壁缺损,细菌死亡。但这一过程有赖于结核分枝杆菌体内的过氧化氢-过氧化物酶对其的激活作用。编码该酶的 katG 基因发生点突变,致使过氧化氢酶的活性丧失或降低,使结核分枝杆菌成为异烟肼耐药株。吡嗪酰胺在结核分枝杆菌体内需经吡嗪酰胺酶所激活后转化成活性型吡嗪酸,对结核分枝杆菌发生抗菌作用。编码该酶的 pncA 基因发生突变后结核分枝杆菌即对吡嗪酰胺产生耐药。编码阿拉伯糖转移酶的 embB 基因发生突变,乙胺丁醇和阿拉伯糖转移酶的亲和力降低,结核分枝杆菌阿拉伯糖半乳聚糖的合成不受抑制,致使结核分枝杆菌对乙胺丁醇耐药。

6. 厌氧菌耐药机制　目前已发现厌氧菌可以通过产生灭活抗菌药物的酶、靶位结构的改变及外排泵等途径而对抗菌药物耐药。如口腔中存在大量厌氧菌,产黑素普雷沃菌和其他多数拟杆菌属可产生青霉素酶而对青霉素耐药。肠道中存在的大量脆弱拟杆菌的某些菌株可产生能水解头孢西丁和亚胺培南的 β-内酰胺酶而对两者耐药。多数拟杆菌属菌株具有编码四环素外排系统的 Tet 膜蛋白而对四环素耐药。对甲硝唑及其他硝基咪唑类耐药的厌氧菌尚不多见,但某些厌氧菌可改变细菌体内的硝基还原酶,使甲硝唑在菌体内不能还原成活性型而发挥抗菌作用,导致细菌对甲硝唑耐药。厌氧菌的耐药株也可通过转移接合方式,传递携带耐药基因的质粒,使敏感菌株耐药。

7. 真菌的耐药机制　随着抗真菌药物在临床上的广泛使用产生的选择性压力,耐药真菌的数量和种类也不断增加。真菌的耐药性可分为原发性耐药,指宿主体内真菌未接触药物发生的耐药;继发性耐药亦称获得性耐药,指使用抗真菌药物后引起的耐药;固有耐药指某种真菌对特定药物耐药;“临床耐药”指实验室分离真菌对抗真菌药物敏感,但由于患者体内环境如免疫系统的改变引起治疗失败。研究显示真菌对唑类药物的耐药机制是真菌通过改变细胞膜上的固醇和鞘磷脂 2 个主要组分,阻止药物进入。此外,外排泵作用增强亦是真菌对唑类药物耐药的主要原因。有报道白念珠菌的 cdr1 和 cdr2 基因、都柏林念珠菌的 cdcdr1、光滑念珠菌的 cgcdr1 和 cgcdr2 及新型隐球菌的 cncdr 基因等均与唑类耐药相关。真菌对两性霉素 B 和制霉菌素等多烯类耐药者极为少见。已有的报道仅限于念珠菌属中的少见菌种,如球拟酵母菌、季也蒙念珠菌等。其耐药机制尚不十分清楚,可能由于真菌的自然突变株产生的麦角甾醇发生改变,使其与制霉菌素等多烯类药物的结合减少。多数白念珠菌和新型隐球菌发生突变丧失了胞嘧啶脱氨酶或尿嘧啶磷酸核糖基转移酶,使氟胞嘧啶进入真菌细胞内后不能转变成氟尿嘧啶发挥抗真菌作用,因而对氟胞嘧啶耐药。人类致病性真菌对特比萘芬等烯丙胺类产生耐药性尚未见报道。真菌对吡咯类抗真菌药尤其氟康唑的耐药性较为常见,如白念珠菌、克柔念珠菌和球拟酵母菌中耐氟康唑株均有报道。耐药机制主要是真菌细胞膜麦角甾醇的生物合成途径发生改变或真菌存在药物外排系统。目前,在临床应用及正在研制中的吡咯类抗真菌药不少于 10 种,其作用靶位虽然均为影响真菌细胞膜麦角甾醇的生物合成,但作用点各不相同。新的抗真菌药棘白菌素类是葡聚糖合成酶抑制剂,其中已在临床上应用的卡泊芬净和阿尼芬净,尚未发现耐药真菌。

五、细菌耐药变迁

抗菌药物应用于临床后,细菌对抗菌药物的耐药性常随之发生。细菌耐药性是否易于发生和耐药性获得后是否稳定因不同菌种和不同抗菌药物而异。获得性耐药的发生和播散与抗菌药物应用所造成的选择性压力有关。金黄色葡萄球菌、结核分枝杆菌等对抗菌药物最易产生耐药性,β 型溶血性链球菌和其他链球菌属等则对抗菌药物较少产生耐药性。细菌对链霉素和利福平、真菌对氟胞嘧啶等在短期内即可出现高度而稳定的耐药性。细菌对四环素、氯霉素等产生的耐药性相当稳定。细菌对多黏菌素 B 及万古霉素等不易产生耐药性。

青霉素开始用于临床时,对大多数葡萄球菌属的 MIC 在 0.03mg/L 以下。20 世纪 50 年代以后,出现产青霉素酶的金黄色葡萄球菌,导致对青霉素和氨苄西林耐药。目前葡萄球菌属产青霉素酶菌株为 95%~100%,对青霉素均耐药。葡萄球菌中甲氧西林敏感菌株对各种抗菌药物除青霉素及氨苄西林外,对苯唑西林和第一、二、三代头孢菌素仍极敏感;对庆大霉素敏感者为 80% 以上,对阿米卡星敏感株亦在 90% 以上。但甲氧西林耐药葡萄球菌对上述抗菌药耐药率基本均在 90% 以上。有部分菌株对磷霉素、甲氧苄啶-磺胺甲噁唑、阿米卡星和奈替米星敏感,但两者对万古霉素和替考拉宁均呈敏感。

肠球菌属细菌对多数常用抗菌药固有耐药。屎肠球菌对各类抗菌药物的耐药率均较粪肠球菌高。2020 年 CHINET 中国细菌耐药监测结果显示,粪肠球菌对氨苄西林的耐药率为 3.8%,但 90.6% 的屎肠球菌对之耐药。对呋喃妥因的耐药率粪肠球菌为 2.7%,但屎肠球菌则高达 53.5%。喹诺酮类、亚胺培南和美罗培南等碳青霉烯类抗生素对肠球菌属细菌的抗菌活性较差。自 20 世纪 80 年代首次报道万古霉素耐药肠球菌后,目前万古霉素耐药肠球菌属已在许多国家和地区出现。耐药菌株以屎肠球菌为多。据报道,国内肠球菌属中对万古霉素耐药率粪肠球菌<1%,屎肠球菌<4%。儿童分离的肺炎链球菌较成人株耐药,如 2020 年儿童患者临床分离的 3 836 株肺炎链球菌中,青霉素敏感菌株的占比为 96.7%,但 11 264 株成人患者临床分离的肺炎链球菌中,青霉素敏感菌株的占比为 95.5%。所有肺炎链球菌对红霉素、克林霉素和甲氧苄啶-磺胺甲噁唑的耐药率均较高,耐药率均在 50% 以上;但肺炎链球菌对头孢曲松、美罗培南和氟喹诺酮类药物仍较敏感,目前尚未发现对万古霉素和利奈唑胺敏感株。各组 β-溶血性链球菌对青霉素仍高度敏感,对左氧氟沙星的耐药率低,对红霉素及克林霉素的耐药率均达 50% 以上,目前我国尚未发现对万古霉素和

利奈唑胺的 β-溶血性链球菌。

产生 β-内酰胺酶是革兰氏阴性杆菌对 β-内酰胺类抗菌药物耐药率升高的主要原因,其中最为常见的是超广谱 β-内酰胺酶、质粒介导的 AmpC 酶及碳青霉烯酶最为常见。2020 年 CHINET 中国细菌耐药监测结果显示,大肠埃希菌、肺炎克雷伯菌和奇异变形杆菌中产 ESBL 菌株的检出率分别约为 55.5%、44.8% 和 39.0%。产 ESBL 菌株对常用抗菌药物的耐药率明显高于非产 ESBL 菌株。近年来,肠杆菌科细菌对碳青霉烯类的耐药率快速上升,2005 年(7 996 株肠杆菌科细菌)对亚胺培南和美罗培南的耐药率分别为 3.1% 和 2.1%,但 2020 年(82 754 株肠杆菌科细菌)则快速达 10.7% 和 10.5%。其中尤以肺炎克雷伯菌对碳青霉烯类的耐药率上升速度最快,2005 年肺炎克雷伯菌对亚胺培南和美罗培南的耐药率分别为 3% 和 2.9%,但 2020 年已达 23.3% 和 24.2%,上升幅度超过 8 倍以上。此外,肺炎克雷伯菌在革兰氏阴性杆菌中所占的比例亦快速上升,从 2005 年的 14% 快速上升至 2020 年的 20.6%。

不发酵糖革兰氏阴性杆菌中,铜绿假单胞菌对所有常见抗菌药物的耐药率呈缓慢下降趋势,以碳青霉烯类药物为例,铜绿假单胞菌对美罗培南的耐药率从 2005 年的 31.6% 下降至 2020 年的 19.3%;而鲍曼不动杆菌对美罗培南的耐药率则从 2005 年的 39% 快速上升至 2020 年的 73.4%。与此同时,铜绿假单胞菌在革兰氏阴性杆菌中所占比例亦呈下降趋势,从 2005 年的 17.4% 下降至 2020 年的 11.7%;而鲍曼不动杆菌在革兰氏阴性杆菌中所占比例相对稳定,2005 年和 2020 年分别为的 13.2% 和 11.0%。嗜麦芽窄食单胞菌在国内临床分离菌中约占 3%,该菌对临床多数常用抗菌药天然耐药包括亚胺培南。药敏试验结果显示,嗜麦芽窄食单胞菌对米诺环素、替加环素、氟喹诺酮类和甲氧苄啶-磺胺甲噁唑的敏感率超过 80%。洋葱伯克霍尔德菌在临床分离菌中约占 0.8%,该菌对甲氧苄啶-磺胺甲噁唑、头孢他啶、米诺环素和美罗培南的敏感率近 80% 或以上,对左氧氟沙星的敏感率为 60% 左右。

20 世纪 70 年代欧洲首次报道流感嗜血杆菌对氨苄西林耐药株,耐药株携带产青霉素酶的耐药质粒,产 TEM-1 型 β-内酰胺酶占流感嗜血杆菌的 10%~30% 或以上,导致流感嗜血杆菌对氨苄西林耐药。但产酶株对阿莫西林-克拉维酸和氨苄西林-舒巴坦及第二代和第三代头孢菌素仍敏感,耐药率低于 10%。此外也出现了耐氯霉素菌株。1980 年并出现青霉素酶阴性,但对氨苄西林耐药的 BLNAR(β-Lactamase negative and ampicillin resistant)菌株。据国内报道,国内临床分离株中产 β-内酰胺酶的流感嗜血杆菌菌株约为 50%,对氨苄西林耐药率约为 57%,提示部分菌株为 BLNAR 株。淋病奈瑟球菌中存在三种主要耐药类型:①产青霉素酶的淋病奈瑟球菌主要产 TEM-1 型 β-内酰胺酶,为质粒介导;②染色体介导的青霉素耐药性,主要由于青霉素结合蛋白的改变;③耐四环素淋病奈瑟球菌具有 *Tet M* 基因,为质粒介导,表现为对四环素、多西环素的高水平耐药。*gyrA* 和 *parC* 基因突变主要与喹诺酮类药物耐药密切相关。药敏试验结果显示,淋病奈瑟球菌对头孢曲松和大观霉素仍高度

敏感,耐药菌株少见。

微生物病原对于抗菌药物产生耐药性是一种自然生物现象,完全消灭耐药性的产生是不可能的。抗菌药物的不合理使用、剂量和疗程不足、药品质量低劣等均可导致并加速细菌耐药性的产生。采取适当限制措施减少或延缓对抗菌药物的耐药性则是可能的。为减少或延缓细菌耐药性的产生,应采取和加强以下措施:

1. 建立细菌耐药监测系统 包括建立国家、地区和各城市的细菌耐药监测网,掌握重要病原菌对抗菌药物敏感性的准确资料,供临床选用抗菌药物参考,并制定防治细菌耐药性的措施。

2. 细菌耐药性的预防和控制 ①制订合理应用抗菌药物的政策与策略,加强对医务人员和公众有关正确使用抗菌药物的教育,制订临床合理用药指南;②改进诊断方法,建立快速病原菌诊断方法,提高病原诊断和耐药菌的检测水平等;③严格执行消毒隔离制度,防止耐药菌的交叉感染;④对农牧渔业采用的抗菌药物应加强管理,制定有关条例,避免在农牧渔业中使用人用抗菌药物;⑤加强多学科融合,共同遏制细菌耐药。2017年,上海市卫生健康委员会在国内首次成立"抗菌药物临床应用

与管理专家委员会",以融合"上海市细菌真菌耐药监测网""上海市抗菌药物临床应用监测网"和"上海市院内感染控制中心"三网联动的方式,整合各方资源和力量,共同遏制细菌耐药。

3. 加强对抗菌药物的作用机制研究和病原菌的耐药机制研究。

4. 研制针对耐药菌株的抗菌新药。

推荐阅读

1. 汪复,张婴元. 实用抗感染治疗学[M]. 2 版. 北京:人民卫生出版社,2012.
2. 胡付品,郭燕,朱德妹,等. 2017 年 CHINET 中国细菌耐药性监测[J]. 中国感染与化疗杂志,2018,18(3):241-251.
3. HU F P,GUO Y,ZHU D M,et al. Resistance trends among clinical isolates in China reported from CHINET surveillance of bacterial resistance,2005-2014[J]. Clin Microbiol Infect,2016,22(Suppl 1):S9-S14.
4. HU F P,ZHU D M,WANG F,et al. Current Status and Trends of Antibacterial Resistance in China[J]. Clin Infect Dis,2018,67(Suppl_2):S128-134.
5. CHINET 中国细菌耐药监测网[EB/OL]. www.chinets.com.

第六篇

临床药理学概论

第一章 临床药理学的发展概况和任务

张 菁 汪 复

临床药理学是研究人体与药物间相互作用及其规律的科学,是将药理学、临床医学融为一体的学科,并涵盖生物学、流行病学、遗传学、数理统计学等多学科。临床药理学研究的两个基本内容是:药物对人体的作用,即药效学,包括药物对疾病的治疗原理、药物剂量-效应关系、临床疗效与药物不良反应;药物在人体内的过程,即药代动力学(pharmacokinetics,简称药动学),包括人体对药物的吸收(absorption)、分布(distribution)、代谢(metabolism)与排泄(excretion)规律,可概括为 ADME 过程。临床药理学应用的两个主要领域是:药品的合理使用和药品的有效监管。前者是根据临床药理学的研究成果,更精确地界定用药对象(适应证、禁忌证、警示与注意事项等)和优化给药方案(剂量、间隔、给药方式等),从而不断提高现有药物治疗的效益/风险比(benefit/risk ratio)。后者则是运用临床药理学理论知识和关键技术,对研发中新药和已上市药物作出有效性与安全性评价,为药品的质量监督和应用管理提供决策依据。

一、临床药理学的发展概况

临床药理学的概念最早于 20 世纪 30 年代由美国学者 Harry Gold 和 Walter Modell 提出,但直到 1947 年 Harry Gold 教授在美国康纳尔大学举办临床药理学讲座才开始逐渐形成一门独立学科。同年 Harry Gold 教授被美国政府授予院士称号,成为临床药理学的代表人物。1954 年美国约翰·霍普金斯大学(Johns Hopkins University)在 Lasagna 教授领导下建立了第一个临床药理实验室,并开始讲授临床药理学课程。随后欧洲、澳大利亚、日本等国也先后建立了临床药理学研究机构,开设临床药理学课程,培养专业人员,创办临床药理学杂志及出版专著等。1980 年在英国伦敦召开了首届国际临床药理与治疗学会议,标志着这一学科已获得普遍承认。国际药理联合会(IUPHAR)也建立了临床药理专业组,许多国家的药理学会也相继建立了临床药理专业组织,以推动本国临床药理学的学科发展和进行国际学术交流。世界卫生组织于 1982 年成立基本药物应用专家委员会,对临床合理应用基本药物提出原则性指导意见。

临床药理学之所以发展迅速,其原因主要是:

(一)制药工业迅速发展 每年研制和申报上市的新药数量不断增多,对这些研制药物的有效性和安全性均需进行临床评价,因为人与动物存在种属差异,这些问题无法通过动物实验获得满意答案。因此新药临床药理学评价被定为新药上市申报的必需内容。这一要求推动了临床药理学的快速发展。

(二)在药物临床治疗中发生了一些严重的不良反应 影响最大的是 20 世纪 60 年代初联邦德国新药沙利度胺在西欧引起 5 000 例新生儿海豹肢畸形,在各国引起极大的震惊。这些惨痛的教训使临床药理学研究的重要性得到广泛认同。

(三)药理学研究方法学的进步 20 世纪 60 年代中期以后,许多先进技术和检测方法的建立和应用,例如高效液相色谱仪及其他微量药物的检测技术、影像学检查等非创伤性检查技术等,促进了临床药理学的发展。

(四)循证医学和精准医学的兴起 从经验医学到循证医学(evidence-based medicine,EBM)再到精准医学(precision medicine),是医学发展历程上的两次革命。EBM 是正确地运用最佳证据为患者作出合理的医疗决策,EBM 所依赖的直接证据主要来源于随机对照临床试验的结果,在此基础上制定出药物治疗指南,借以规范临床药物治疗。不同于 EBM 过分关注"群体"的临床终点的统计学差异,精准医学则是从分子生物学本质思考疾病,依据驱动因子将疾病重新分类,以驱动因子为靶点,寻找并验证治疗手段,以期实现对疾病的精准诊断、分期及精准治疗。精准医学关注的是"个体"对某种疾病的易感性或对特定治疗方案的反应,最终将预防或治疗措施应用于有效患者,而免去给无效患者带来治疗费用和不良反应。精准医学是医学发展的高级阶段,而临床药理学方法是实现这一目标的重要手段。通过标准化的各种大型的队列研究和多种组学研究,寻找疾病的新的生物标志物以完善疾病分型/分期和对疗效的预测与评估。

(五)医师提高医疗水平的需要 临床实践证明,要做到安全有效地使用药物,必须充分掌握药物在人体的作用规律及临床药理学特性,制订合理的用药方案,摆脱经验式治疗,才能提高临床治疗的水平。广大临床医师对临床药理学知识的孜孜追求和对临床药理学研究的积极参与,直接推动着这一学科的发展。

我国临床药理学研究始于 20 世纪 60 年代,1961 年我国药理学工作者在上海的全国药理学术会议上围绕"寻找新药的理论基础和临床实际"展开讨论,强烈呼吁在全国范围内组织专业队伍,推动与开展临床药理学工作。1963 年卫生部指定上海第一医学院和北京医学院各自的附属医院内成立抗生素临床应用研究室,从事抗菌药物的临床药理和临床评价工作,对我国抗生素研发和临床合理应用起到了积极推动作用。由于种种原因,其他药物的临床药理学研究则起步较晚。1979 年第一次全国临床药理学专题研讨会在北京召开,重点讨论了"临床药理研究的重要性及其内容"和"新药临床前药理与临床药理研究的项目、指标和要求",对我国临床药理专业的发展起了推动作用。1980年北京医学院成立了我国第一个临床药理研究所,《中国临床药理学杂志》亦于1985年起创刊。几十年来,我国临床药理学事业进入蓬勃发展与着力创新阶段。随着研究条件、水平和经费的提高,以及国内外合作、科研院所与企业合作明显提升,我国学者不再满足于模仿、跟随,而是充分应用新技术,走在临床药理学研究的前沿,如利用基因组学、蛋白组学、代谢组学、微生物组学、表观遗传学、高通量筛选、组合化学、计算机辅助设计等理论、技术和方法,针对不同疾病特征的合理用药和新药研制的需要,大力开展药物代谢酶、转运体、作用靶点等差异性研究和新药物靶点的探索,指导临床药动学、药效学、不良反应研究和个体化用药,促进创新药物研究,推动精准医学和我国新药创制的发展。

二、临床药理学的主要研究内容

（一）**临床药效学**（clinical pharmacodynamics） 研究药物对人体生理与生化功能的影响和临床效应,以及药物剂量与效应之间的关系。通过临床药效学研究确定最佳治疗剂量,在此基础上制订合理给药方案,使药物发挥最大疗效,避免或减少不良反应发生。临床药效学研究中,药效指标的选择与测定是研究中的关键内容。传统上一般采用临床终点（clinical endpoints）作为药效指标,例如患者生存率、疾病治愈率或症状缓解率等。这类指标具有明确的临床意义,但观察时间长、成本高。如何根据流行病学、治疗学与病理生理学证据确定更快捷、方便的效应标志或称生物标志（biomarker）是临床药效学研究的热点之一。合适的生物标志可以作为临床终点的替代终点（surrogate endpoints）,提高临床研究的效率。例如冠心病患者的血清胆固醇水平与其发生心肌梗死的概率密切相关,可以作为评价降脂药的替代终点。而慢性充血性心力衰竭患者的心输出量并不能很好预测其临床预后（生存）,因而不能完全代替临床终点用于评价强心药的临床效应。现代医学模式除了生物学观点外,还必须考虑人的心理和人与社会环境的关系,因此能反映患者对治疗的主观满意度的指标,如生活质量（quality of life,QOL）,也越来越多地作为临床药效学研究的观察指标。

（二）**临床药动学**（clinical pharmacokinetics） 研究药物在人体内吸收、分布、代谢和排泄的规律,通过应用数学模型定量描述人体内药物随时间变化的动态过程,计算出各种药动学参数,对于制订和调整给药方案具有重要参考意义。

（三）**毒理学**（toxicology） 研究药物药效同时还应观察药物可能引起的不良反应,包括毒理反应、过敏反应和其他继发性反应等。基于非临床毒理学研究,为人体临床试验推荐剂量和指出可能产生的潜在毒性,在临床试验中应详细记录受试者（健康人、患者）用药后的主、客观症状,并进行必要的实验室检查。如出现不良反应,应分析原因并提出防治措施。

（四）**临床试验**（clinical trial）**和评价** 通过临床试验,对新药的有效性和安全性进行评价,是判断一个新药能否上市的

重要依据。

（五）**药物相互作用**（drug interaction） 药物相互作用是指两种或两种以上的药物同时或先后序贯使用时,所引起的药物体内过程和效应的变化,可使药物作用增强或减弱,作用时间延长或缩短,因而导致有益的治疗作用或产生有害的不良反应。研究药物相互作用的目的主要是防止严重不良反应的发生。

三、临床药理学的主要任务

（一）**指导临床合理用药** 根据各种药物的药效学、药动学特性制订合理的用药方案,包括剂量、间期、疗程和用法等,可以最大限度地提高药物疗效并减少发生不良反应的可能性。对一些治疗范围较窄的药物开展治疗药物监测（therapeutic drug monitoring,TDM）,并制订个体化给药方案,以利于安全有效用药。

（二）**新药的临床研究与评价** 根据中华人民共和国药品管理法的有关规定,在新药完成了药学研究、质量指标、临床前药理及毒理等研究的基础上,通过药政管理部门临床试验默许后方可进行临床试验。新药的临床试验分四期进行。Ⅰ期临床试验以健康受试者为受试对象（某些药物如抗肿瘤药的Ⅰ期临床试验一般在患者中进行）,研究新药在人体的耐受性与药代动力学。Ⅱ期临床试验属探索性研究,初步评价药物对目标适应证患者的治疗剂量-效应关系,以探索治疗方案的有效性和安全性。Ⅲ期临床试验属确证性研究,其目的是进一步验证药物对目标适应证患者的治疗作用和安全性,评价利益与风险关系,最终为药物申请上市提供充分的依据。试验一般应为具有足够样本量的随机盲法对照试验。Ⅳ期临床试验是新药上市后应用研究,考察在广泛使用条件下药物的疗效和不良反应,评价在普通或特殊人群中使用的利益与风险关系。

（三）**上市药物的再评价** 由于新药品种的不断增加,使临床上应用的药物不可避免地面临优胜劣汰的问题,上市药物再评价为解决这一问题提供了科学依据。上市药物的再评价可以根据研究品种存在的问题进行药学一致性和/或临床生物等效性研究,根据评价结果决定对该品种的处理。

（四）**药物警戒** 通过对药品安全性的监测,综合评价药物的风险获益,提高临床合理用药水平,达到保障公众用药安全的目的。

（五）**教学与培训** 包括对医学生的临床药理学教学和对临床医师进行的临床药理学专业培训。

推荐阅读

1. 王永铭,李端.临床药理学［M］.3版.上海:复旦大学出版社,2004.

2. 李俊,刘克辛,袁洪,等.临床药理学［M］.6版.北京:人民卫生出版社,2018.

3. MICHAEL J M, ADAM N G, SHAWN P S. Principles of Good Clinical

Practice[M]. London：Pharmaceutical Press，2010：1-14.

4. VOGEL H G，MAAS J，GEBAUER A. Drug Discovery and Evaluation：Methods in Clinical Pharmacology[M]. Berlin Heidelberg：Springer-Verlag，2011.

第二章　临床药代动力学

李　端　张　菁

临床用药为达到治疗目的，必须使药物在作用部位达到一定的浓度，以期在体内产生并维持一定的药理效应。所期望的药物浓度高低，或所需剂量的大小，则决定于患者的疾病严重程度、并发症、联合用药及其他因素等。根据药物作用原理，药物在作用部位的浓度与其所产生的药理效应决定于该药的药效学（pharmacodynamics，PD）特性，而在作用部位达到并保持适当的浓度，则取决于药物的药代动力学（pharmacokinetics，PK，简称药动学）特性。前者主要反映药物对机体的作用，后者则侧重于反映机体对药物的作用，即药物在体内的动态变化（图6-2-0-1）。临床医师需根据患者不同的生理和病理情况而选择正确的给药方案包括合适剂量、间期、给药方式和疗程。为确保患者得到有效和安全的治疗，此有必要了解药动学（药物在体内药量或浓度随时间所发生的动态变化）和药效学（药物浓度和药物效应之间的关系）理论及应用。

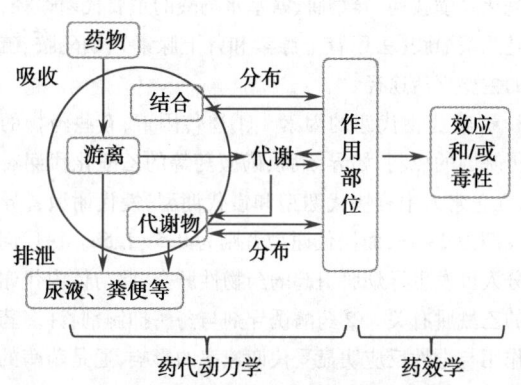

图6-2-0-1　药代动力学-药效学示意

本章主要叙述药物的体内过程包括吸收、分布、代谢和排泄，以及临床药动学的基本概念及主要药代动力学参数，并应用药动学原理计算负荷剂量、确定维持剂量等，制订合理的给药方案。

一、药物的体内过程

（一）药物的吸收　药物由给药部位进入血液循环的过程称为吸收（absorption），药物经静脉注射和静脉滴注后直接进入血液循环，因此无吸收过程。其他给药途径如口服、舌下、经皮、直肠、吸入、皮下和肌内注射等，必须吸收入血，并在作用部位达到一定浓度，才会产生药理效应，因此不同的给药途径及不同的剂型等均可影响药物的吸收程度和速率，从而影响

疗效。

1. 经口给药

（1）口服给药：口服是最常用的给药方法。整个消化道均可吸收药物，但由于小肠黏膜表面积巨大，多数药物主要在小肠吸收。有的药物亦可从胃部吸收，通常酸性药物较易在胃中吸收，弱碱性药物易从小肠吸收。胃排空和肠蠕动的快慢可影响药物的吸收。胃肠内容物也同样影响药物的吸收，此决定药物给药方式是空腹/进餐或两者均可。某些药物经口服后，在肠黏膜及肝脏灭活代谢，进入体循环的药量减少、药物效应降低，称为首过效应（first-pass effect），此呈剂量依赖性，有首过效应者宜考虑改变口服给药途径。

（2）舌下给药：舌下给药的特点是局部血流丰富，口服吸收较快。药物可经舌下静脉直接进入体循环，避免首过效应。如硝酸甘油、异丙基肾上腺素片舌下给药，均有良好治疗效果。

2. 直肠内给药　可经直肠给药的药物有氨茶碱、水合氯醛、甲硝唑、吲哚美辛等。此法可避免药物对胃的刺激性，直肠内吸收的药物大部分仍通过门静脉进入肝脏。影响其吸收的因素与口服给药基本相同，但多数药物在直肠的吸收较差且不规则，故临床少用。

3. 肠道外给药　昏迷或呕吐的患者不能口服时，或药物在消化道内吸收不良或易被破坏者，可采用注射法给药。常用者为肌内注射或静脉给药。肌内注射的首要条件是该药必须为高度水溶性，能溶于肌肉间质液中被迅速吸收，常用的部位是臀大肌或肩三角肌；也可根据病情采用皮下、浆膜腔内或鞘内注射等。

（二）药物的分布　分布（distribution）指药物进入血液后，通过不同的生理屏障向各种器官和组织转运。药物进入组织的速率取决于该组织的血流量和膜的通透性。当分布到达平衡时，组织和细胞外液的药物浓度随血药浓度的变化而变化；此时组织中的药量取决于组织与血浆的分配比例和组织体积的大小。脂溶性高的药物容易通过细胞膜到达细胞内，水溶性药物则细胞内的浓度较低。肝、肾、肺等血供丰富的组织中药物浓度常较高，可接近或等于血药浓度。

1. 蛋白结合　药物体内分布决定于药物的理化性质，尤其是脂溶性和蛋白结合率对分布的影响最大。绝大多数药物在血液中以结合型和游离型两种形式存在。结合型大部分是与血清白蛋白结合，血浆中其他能结合药物的蛋白成分还有α_1-酸性糖蛋白、脂蛋白及γ球蛋白等。药物与血浆白蛋白结

合的程度取决于药物的分子结构。通常酸性药物与蛋白的结合程度比碱性药物高。血浆白蛋白的分子表面具有一些特殊结构，可供许多种药物分子结合。一般，同一结合点的药物或化合物易发生蛋白结合置换作用，结合率高的药物可把结合率低的药物置换出来，使后者的血浓度增加，因而疗效或毒性有所增加。如与蛋白结合的降血糖药甲磺丁脲被磺胺类药物等置换游离，导致其血中游离浓度增加，易诱发低血糖。

只有游离型药物可通过被动扩散进入细胞外液和组织中而发挥药理作用；结合型药物的相对分子质量大，不易透过细胞膜和毛细血管壁，实际上起着药库的作用。蛋白结合率高的药物，在血液中清除较慢，血中药量相对也较高；蛋白结合率低者情况正相反。只有当药物的血浆蛋白结合率在 90% 以上时，才会显著影响药物在组织中的分布量。

当剂量增大时，血中蛋白结合点可达饱和状态，继续加大剂量将导致游离血药浓度迅速升高。

2. 药物的体内贮存 某些药物能特异地在一定的组织或器官中蓄积，使组织中的药物浓度远远高于血药浓度。例如四环素类易与钙离子结合，在婴幼儿牙齿及骨质中大量沉积。氯喹可贮存于眼部和肝细胞内，该药与细胞核中的核酸大量结合，肝组织中的药物浓度可达血药浓度的 200~700 倍。氨基糖苷类抗生素能浓集在肾脏，庆大霉素在肾脏皮质中的浓度可为血药浓度的 20~40 倍。在组织中蓄积的药物与血中药物保持动态平衡，并随血中药物的清除而缓慢释放，但释放的速率往往极慢，并不产生任何药理作用；因此在某种程度上这种药物积聚可视为药物引致的局部毒性，并非是保证药物连续作用的体内贮存。

3. 血脑屏障和血胎盘屏障 药物从血液进入脑组织及脑脊液，必须通过血脑屏障。由于脑组织中毛细血管壁的内皮细胞排列非常紧密，细胞间的间隙极小；同时毛细血管内皮细胞的基底膜外面有神经胶质细胞的突触紧密包裹，使水溶性药物不能迅速进入脑实质；血中药物进入脑脊液也需通过脉络丛或脑室管膜上皮细胞基底膜。脂溶性物质、离子化程度低及相对分子质量较小的物质易于通过血脑屏障，相对分子质量大（>1 000）、水溶性或解离型药物则较难进入。有些药物则必须通过主动转运系统才能完成交换过程。

决定药物进入脑脊液速率的主要因素有蛋白结合、离子化程度和药物油/水分配系数。血浆和脑中的 pH 差异也可影响药物的分布。抗菌药物通过正常脑膜进入脑组织及脑脊液的量较少，炎症时则可增加。

多数药物靠简单扩散由母体转运给胎儿，其相对分子质量在 1 000Da 以下，许多脂溶性药物及某些抗生素都易于转运，并可在胎儿血中被检测到。胎儿血液和组织内药物浓度通常与母体相似。有些药物对胎儿有毒性，可引起先天性耳聋等毒性反应，甚至导致畸胎，故孕妇用药应特别谨慎。

（三）**药物的代谢** 肝脏是药物体内代谢的主要器官，同时药物也能在肺、肾、胃肠道或血液中代谢。通常可将药物分为极性高、水溶性药物和极性低、脂溶性药物两类。水溶性药

物主要以原形从肾脏排出，肾功能减退时体内药物浓度即可积聚，甚至达到中毒水平。因此对肾损伤患者，一般降低水溶性药物给药剂量。脂溶性药物则需先在体内代谢转变成极性较高的化合物，才能经肾排泄。多数药物经体内代谢转变为无活性或低活性的代谢物，但有的药物也能产生有效或有毒性的代谢物。例如抗癌药环磷酰胺必须经过酶的作用才能被激活成为烃化剂。许多药物本身是有效的，在体内经代谢后的产物仍产生有效或活性较低的代谢物，如地西泮、普萘洛尔、头孢菌素类、保泰松等；哌替啶的去甲基代谢物有毒性。

药物代谢（metabolism）通常分两个阶段进行：

1. Ⅰ相代谢 包括氧化、还原、水解或上述反应的组合，形成的代谢物仍可具有药理活性。主要由肝微粒体混合功能氧化酶（P$_{450}$）及存在于细胞质、线粒体、血浆、肠道菌丛中的非微粒体酶催化。经过Ⅰ相代谢的药物有苯丙胺、氯丙嗪、奎尼丁、苯妥英、普鲁卡因胺、丙咪嗪、苯巴比妥和华法林等。

2. Ⅱ相代谢 是指具有羧基、羟基或氨基等的药物或代谢物与内源性物质（如葡糖醛酸、硫酸、氨基酸、谷胱甘肽等）结合的反应。形成的结合物大多已失去药理活性，水溶性增加，容易经肝脏（胆汁）或肾脏（尿）排出。主要的结合反应有：①与葡糖醛酸结合是最常见的一种结合反应，主要在肝脏经微粒体酶系进行，形成的葡糖醛酸苷经胆汁或尿液排泄。水杨酸、吗啡、氯霉素等经此反应代谢；②与硫酸结合，如对乙酰氨基酚的结合反应；③谷酰胺和甘氨酸与氨基酸结合后经尿液排出；④乙酰化是磺胺药、异烟肼、氨基水杨酸的主要代谢途径；⑤甲基化是儿茶酚胺（去甲肾上腺素和肾上腺素）、烟酰胺、硫尿嘧啶等的主要灭活途径。

3. 影响药物代谢的因素 ①遗传因素，有些药物的代谢受遗传基因的控制，如异烟肼、磺胺药等的乙酰化代谢有种族差异，在正常人中有快代谢型和慢代谢型，慢代谢型者异烟肼的半衰期为 2~4h，而快代谢型者则为 0.5~1.5h。快代谢型者中部分人可发生异烟肼引起的药物性肝炎，此与体内代谢产生较多的乙酰肼有关。②药酶诱导剂与药酶抑制剂：许多药物的治疗作用与毒性反应明显受代谢速率的影响，通是药酶的量和活性发生了改变。通过诱导剂加强药酶系统，可以转化另一类药物，也可以转化它本身。肝药酶诱导剂有：苯巴比妥类、氯氮平、保泰松、利福平、苯妥英、卡马西平、泼尼松、地塞米松、卡马西平、格鲁米特、氯苯那敏、异烟肼、口服避孕药等；药酶抑制剂有：胺碘酮、美托洛尔、维拉帕米、奎尼丁、去甲替林、西咪替丁、氟伐他汀、奥美拉唑、别嘌醇、氯霉素、磺胺类、喹诺酮类、酮康唑等。③其他因素，如营养状态、年龄、性别、妊娠、各种疾病状态（尤其慢性肝病）等均能影响药酶活性。

（四）**药物的排泄** 排泄（excretion）指药物或其代谢物通过排泄器官被排出体外的过程。其肾排泄和肝胆排泄是药物排泄的两条重要途径。水溶性药物经肾排泄；一部分药物和代谢物则经胆汁排泄；某些药物尚可经肠道、唾液、汗腺、乳汁等排泄，但通常排泄的药量极微。挥发性麻醉药主要经肺排泄。

药物转运体和药物排泄:药物转运体(如P-gp、有机阴离子转运蛋白、有机阳离子转运蛋白等)在排泄器官中广泛表达,并对药物在排泄器官的分布、代谢、分泌和排泄过程中有重要作用。这些转运蛋白系统的作用与吸收相反,是为了排出非营养性化合物,从而保护机体。它们中最典型的代表是多药耐药蛋白家族(multi-drug resistance protein family)。上述的P-gp药泵,是*MDR1*基因的产物,能从细胞中带出多种结构的物质。

1. 肾排泄　多数药物是部分以原形,部分以代谢物形式经肾小球滤过,其滤过速率决定于肾小球滤过率和血浆蛋白结合程度。肾功能不全时可影响药物排出,使血液中药物或代谢物的浓度增高,甚至达到中毒水平,因此需按肾功能不全程度调整用量。与血浆蛋白结合的药物则不能通过肾小球毛细血管壁滤出。脂溶性药物虽然从肾小球排出,但大部分从肾小管重吸收,因此以原形从尿中排出的极少;水溶性药物则重吸收量少,除非同时存在特殊的转运功能,例如肾小管上皮细胞对葡萄糖、维生素C、维生素B等的重吸收。肾小管近端曲细管对少数有机碱类(如美加明)及有机酸类(如青霉素、丙磺舒、水杨酸类)有主动分泌功能,此为一种主动耗能过程,需有载体参与,不受蛋白结合的影响。肾小管细胞具有两类转运系统,有机酸转运系统和有机碱转运系统,前者转运酸性药物,如氢氯噻嗪、青霉素、丙磺舒、吲哚美辛等;后者转运碱性药物,如普鲁卡因胺、链霉素等。分泌机制相同的药物合用时可发生竞争性抑制。例如青霉素与丙磺舒、吲哚美辛的分泌机制相同,临床上合用丙磺舒可减少青霉素或吲哚美辛的排泄,提高血药浓度,增强疗效。

尿液pH的变化可以对许多药物的排泄产生影响,尿液pH变化范围较大(4.5~8.0),通常尿液中有机碱类或有机酸类药物可迅速被肾小管重吸收,使尿液酸化,可增加弱酸性药物的重吸收而减少尿中排泄量,同时减少弱碱性药物的重吸收而增加其尿中排出;使尿液碱化的作用正相反。因此,临床上服用过量酸性药物如苯巴比妥或阿司匹林时,使尿液碱化可加速排泄;反之,弱碱性药物如去氧麻黄碱过量时,通过使尿液酸化,可促进其排泄。

2. 胆汁排泄　许多药物或其代谢物可从胆汁排泄。从胆汁排泄的药物需具有一定的化学基团,相对分子质量在300以上,并已在肝内进行结合反应(如与葡糖醛酸结合)者。主要经胆汁排泄的药物如利福平、红霉素、甾体激素等。药物从肝细胞经胆汁排泄为一种主动转运过程。肝细胞至少有三种转运系统,分别转运有机酸类[如青霉素、磺溴肽(BSP)]、有机碱类(如红霉素、奎宁)和中性药物(如强心苷)。经同一转运系统排泄的药物,相互间可产生竞争性抑制。例如利福平能与磺溴酞竞争同一转运系统,在做磺溴酞功能试验时,合用利福平可增加磺溴酞的潴留。

有的药物由胆汁分泌到肠腔,一部分经粪便排出,一部分又可从肠壁吸收,结合型代谢物在小肠水解后也可被肠壁吸收,重新进入血液形成肠肝循环。药物在胆汁中排出量多时,肠肝循环常能延长药物的作用时间。

3. 肺部排泄　肺是气体及挥发性物质的主要排泄器官,其主要转运机制是简单扩散透过细胞膜。其排泄特点为:①药物排泄速率不恒定,随呼吸速率而变化;②大多药物均以原形排泄,未发生代谢;③排出量随心排血量变化,心排血量增加、肺血流量增加,排泄速率也增加。因此运动和激动可显著增加其排泄速率。

4. 唾液排泄　不少药物可以从唾液排出,如磺胺类、苯巴比妥、可乐定、安替比林、利福平、苯妥英、茶碱、水杨酸盐、扑米酮、奎宁、地高辛等。有的药物的唾液浓度与血药浓度有一定相关性。

5. 其他排泄途径　如乳汁、汗腺等,一般并不重要,但经乳汁排出的药物有时可对婴儿产生不良影响,应予注意。例如母亲服用过量阿托品、溴化物、甲硝唑、麦角碱类等药物可引起婴儿中毒。

二、临床药代动力学的基本概念

临床药代动力学是研究药物在人体内吸收(absorption)、分布(distribution)、代谢(metabolism)、排泄(excretion)过程(ADME),并以数学图解和方程式计算来表示其规律。为了定量描述药物体内过程的规律,运用房室模型(compartmental modelling)概念模拟人体,即将人体视为由许多房室组成的一个体系。房室是组成模型的基本单位,凡体内转运性质相似的组织和器官都归在同一个房室内,它不受解剖位置和生理功能的限制。房室的划分主要决定于器官组织的血流量、膜的通透性及药物与组织的亲和力等因素。根据药物在体内动力学的特点,可分为一房室、二房室或多房室,但并不特定指某个器官或组织,最常用者为一室模型和二室模型。一室模型是假设药物进入人体后立即均匀分布到全身各组织和体液中,在同一房室中达到动态平衡,之后药物自该房室消除。二室模型是将人体模拟为中央室和周边室,药物进入人体后先进入中央室,再向周边室分布(图6-2-0-2)。中央室往往代表血液及心、肝、肾等血供丰富的组织,周边室则多代表脂肪、皮下组织、静止状态的肌肉等血供较少或血流缓慢的组织。然而,不同药物的中央室和周边室并非固定,例如脂溶性药物易透过血脑屏障,则脑组织可为中央室,但某些水溶性药物很少透过血脑屏障,脑组织则属周边室。由于房室模型分析方法并不适用于所有药物且计算较为复杂烦琐。近年来,越来越多采用非房室模型药动

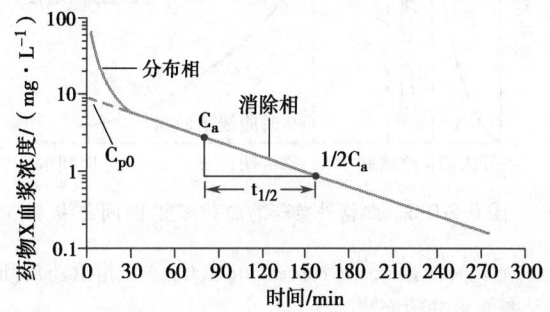

图6-2-0-2　静脉注射二室模型药物的血药浓度-时间曲线

学(noncompartmental analysis)分析方法,不考虑药物体内房室模型的特征,仅假设药物最终以指数形式消除,采用统计矩方法计算各项药代动力学参数。根据药物浓度-时间曲线,用房室模型或非房室模型分析,估算出药物在体内吸收、分布、代谢和排泄等相关的若干药代动力学参数(pharmacokinetic parameters),用于反映药物在体内的动力学规律和特点。

药物浓度在纵坐标上用对数刻度表示,时间在横坐标上用线性刻度表示。药时曲线有两个阶段:分布阶段,即曲线的初始部分,药物浓度迅速下降时所形成;后期消除阶段,随着时间的推移,药物在血浆中呈指数级清除。从消除阶段外推到0h的虚线用于计算0h(C_{p0})时的血浆浓度。在消除阶段,消除半衰期($T_{1/2}$)可以计算为将浓度降低一半所需的时间(这里显示为从浓度C_a降低到1/2 C_a所需的时间)。

(一)药代动力学参数及其临床意义

1. 药物浓度-时间曲线和药时曲线下面积(area under the concentration-time,AUC)　各种不同的给药途径,可以药物浓度(纵坐标)对时间(横坐标)作图,分别绘出不同形态特征的药物浓度-时间曲线,反映药物进入人体后其浓度随时间变化的动态情况,根据药-时曲线分析血药浓度变化情况和维持时间,可作为判断药物疗效和毒性的参考。所得曲线下面积称为药-时曲线下面积(AUC)。AUC可用梯形法计算,并可用其面积大小反映药物制剂的吸收程度,即吸收入血液循环中的药量(图6-2-0-3)。AUC_{0-t}表示从给药开始到t时的曲线下面积,$AUC_{0-\infty}$又称药-时曲线总面积,它是在AUC_{0-t}的基础上增加了一个校正项$AUC_{t-\infty}$。$AUC_{t-\infty}$可用下式计算:C_t/k(C_t为t时的药物浓度;λ为末端项消除速率常数)。

$$AUC_{0-t} = \frac{\sum_{i=1}^{n}(C_i+C_{i-1})(t_i-t_{i-1})}{2};$$
$$AUC_{0-\infty} = AUC_{0-t}+C/\lambda \quad (1)$$

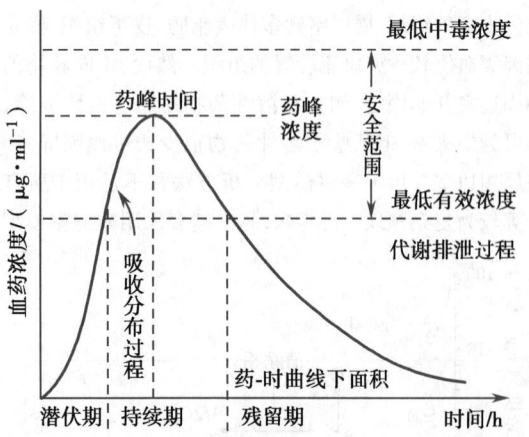

图6-2-0-3　血管外给药的血药浓度-时间曲线

2. 血药峰浓度(peak concentration,C_{max})　指给药后所能达到的最高血药浓度。

3. 达峰时间(peak time,T_{max})　指给药后达到血药峰浓度

所需的时间。

4. 消除半衰期(half-life,$T_{1/2}$)　药物浓度降低一半所需的时间称为消除半衰期。$T_{1/2}$可用目测法求得,即在画出血药浓度-时间曲线或对数浓度-时间曲线(又简称半对数曲线)后,测量血药浓度下降至一半时在X轴上投影的时间值即得(图6-2-0-2)。

按一级动力学消除的药物,给药后经过1个$T_{1/2}$后,体内尚存给药量的50%;经过2个$T_{1/2}$后,尚存给药量的25%,经过5个$T_{1/2}$后,约尚存给药量的3%,可以认为体内药物基本被消除。该过程,可用公式计算:

一房室模型的药物:$T_{1/2} = \dfrac{0.693}{K}$　　(2)

其中K为一级消除速率常数。

二房室模型的药物:$T_{1/2} = \dfrac{0.693}{\beta}$　　(3)

其中β为二房室模型中消除相的消除速率常数或称为慢配置速率常数。

$T_{1/2}$反映药物自体内消除(包括肝内代谢、肾脏排泄等)的速度。在临床常规用药剂量,多数药物服从一级动力学变化规律,其$T_{1/2}$常为相对固定值,与给药剂量和体内药量多少无关。因此,药物的$T_{1/2}$是决定给药次数和给药间隔时间的重要依据。一般而言,消除快、$T_{1/2}$短的药物给药次数应比$T_{1/2}$长的药物多一些。肾功能或肝功能减退时,不少药物的$T_{1/2}$有明显延长,因此$T_{1/2}$的改变可作为调整患者给药方案的重要依据。

5. 表观分布容积(apparent volume of distribution,V_d)　指药物在体内分布达到动态平衡时,体内药量和血药浓度的比值。用公式表示:

$$V_d = \frac{X_0}{C_0} = \frac{X_0}{AUC} \times \frac{1}{K} \quad (4)$$

其中AUC与K分别表示药时曲线下面积与消除速率常数;X_0与C_0分别表示静脉注射剂量与注射即刻的血药浓度。

表观分布容积并不代表体内的实际生理空间。事实上,药物进入人体后,常以不同的浓度分布于各组织,只是为了便于药动学计算,而假设药物是均匀地分布于各种组织与体液中,其浓度与血浆药物浓度相同,故此时药物分布所需的容积加了"表观"二字,以示与真实的容积有所区别。对某一个体来说,V_d常为一固定的生理参数,决定着用一定剂量后的血药浓度。当药物的$V_d>1L/kg$时,说明药物的组织浓度高于血浆浓度。当药物$V_d<1L/kg$时,则说明药物的组织内浓度低于血浆内浓度。

V_d数值大小反映药物在体内分布的广度及组织结合程度。V_d大表示药物分布广或组织摄取多,V_d小则提示组织内药量少。有机酸类药物如水杨酸、青霉素类、磺胺类等水溶性大,或与血清蛋白结合率高,不易进入组织细胞,其V_d常较小;反之,有机碱类药物如苯丙胺、氨基糖苷类等易被组织所摄取,血药浓度及蛋白结合率均较低,V_d常较大。

6. 清除率(clearance,CL)　机体消除药物的速率另一种表示方法。常用总体清除率(total body clearance,CL_t)表示,总

体清除率是单位时间内从体内消除的药物表观分布容积,它能较半衰期更好地表示药物从体内清除的情况。总清除率为肾清除率(renal clearance,CL_r)和肾外清除率(nonrenal clearance,CL_{nr})总和。肾功能不全时某些经肾排泄的药物清除率明显降低,清除慢。

$$CL_t = K \times V_d = \frac{X_0}{AUC} \tag{5}$$

7. 生物利用度(bioavailability,F)与生物等效性(bioequivalence,BE)　指药物被吸收入血液循环的速度和程度。生物利用度(F)有绝对生物利用度($F_{绝对}$)与相对生物利用度($F_{相对}$)两种。

药物绝对生物利用度取决于药物制剂的理化性质和药物进入人体循环前在肠壁和肝内的代谢过程。相对生物利用度主要反映不同制剂对于药物吸收的影响,后者常因制剂的理化性质,剂型因素及制造工艺等而影响生物利用度,因此可作为评价一种制剂有效性的指标,更具临床重要性。

$$绝对生物利用度(\%)F = \frac{AUC_{口服}}{AUC_{静脉注射}} \tag{6}$$

如果所给的剂量不同,需用下式计算:

$$F_{绝对} = \frac{AUC_{口服}}{AUC_{静脉注射}} \cdot \frac{X_{0静脉注射}}{X_{0口服}} \tag{7}$$

式中$X_{0静脉注射}$和$X_{0口服}$分别表示静注和口服剂量。静脉注射药物的生物利用度是100%,如果将血管外给药途径的药物(如口服、皮下等)的AUC值与静脉注射的AUC值进行比较,计算前者的生物利用度,即为绝对生物利用度。

相对生物利用度的计算,是指同一给药途径下不同制剂间的比较。以口服为例,计算公式如下:

$$F_{相对} = \frac{AUC_{口服,试验}}{AUC_{口服,参比}} \cdot \frac{X_{0参比}}{X_{0试验}} \tag{8}$$

式中下标"试验"代表试验剂型(受试制剂),"参比"代表参比制剂。

对活性物质组成、含量相同和药剂学形式相同药物进行生物利用度比较,则称为药物制剂的生物等效性研究。

在临床评价药物制剂生物利用度时,对于多次给药的药物其吸收程度较重要,因其与平均血药浓度的水平有关;但对于一次给药见效的药物,则以吸收速率较重要,吸收快者可望迅速达到有效血药浓度。

8. 稳态血药浓度(C_{ss})　临床用药常需按规定的间隔时间多次用药,当给药的间隔时间(τ)较一次给药后药物从体内消除的时间短时,血药浓度即逐渐上升,直至达到稳态血药浓度。如按$T_{1/2}$间隔给药,该药的血浓度积累比值见图6-2-0-4。

从临床用药角度分析,则达到C_{ss}所需的时间约为所用药的4~5个半衰期。药物的$T_{1/2}$越短,则C_{ss}越容易在较短时间内达到。某些$T_{1/2}$短的药物,若要频繁地给药则不切实际;而按每6~8小时给药一次,则最大血药浓度(C_{max})与最小血药

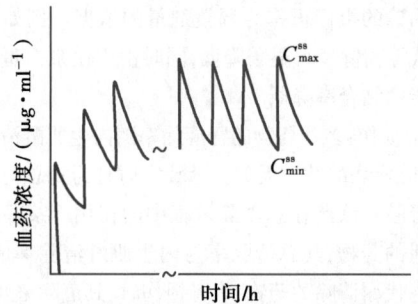

图6-2-0-4　多次静脉注射药物时的血药浓度积蓄过程

浓度(C_{min})的波动幅度大,可能影响疗效。因此可考虑研制缓释或控释剂型,根据需要使药物缓慢地释出,避免血药浓度波动过大。$T_{1/2}$较长的药物如洋地黄毒苷(120~216h)、多西环素(24h)、胍乙啶(120~240h)、胺碘酮(10~40天),或万古霉素(150~240h),C_{ss}维持时间长的药物,多次给药易引起积蓄中毒。

9. 平均稳态血药浓度($C_{ss,avg}$)　表示多次用药达到稳态血药浓度时一个给药间隔期间(τ)内的药-时曲线下面积($AUC_{0-\tau}$)与给药间隔时间(τ)的比值。它不是最大稳态血药浓度(C_{max})与最小稳态血药浓度(C_{min})的算术均数。$C_{ss,avg}$通过下式计算:

$$C_{ss,avg} = \frac{AUC_{0-\tau}}{\tau} \tag{9}$$

(二)影响药代动力学参数的因素　许多因素可影响药物的体内过程,从而影响药代动力学参数。

1. 药物方面　一些药物的药动学参数随剂量、血药浓度而变化。例如在临床用药过程中,保泰松与血浆蛋白和组织蛋白的结合常见已达饱和状态;肝脏药酶对苯妥英钠的代谢能力有一定限度,常用给药方案已接近其最大代谢速率,因此进一步增加剂量其稳态血药浓度将会以更大的比例增高。口服普萘洛尔时肝脏代谢功能已达饱和;用大剂量青霉素治疗时,肾小管分泌功能也已达饱和。加巴喷丁在体内不被代谢而以肾排泄消除,该药口服后则存在非线性吸收现象,随着给药剂量增加,药量被吸收的比例逐渐减少。

2. 机体方面　临床药物治疗应根据患者的情况,适当调整用药剂量和方法,并注意观察患者治疗后的反应,必要时还应监测血药浓度。

(1)年龄与体重:有些药物在人体的药物学过程随年龄与体重而变化。6个月以上至20岁时,肾功能按体表面积而变化;主要以原形经肾脏排泄的药物,其清除率亦随年龄增长;20岁以上成人的肾小管清除率约每年递减1%,30岁以上者肾小球滤过率以每年$1ml/(min \cdot 1.73m^2)$的速度减少。因此在使用主要经肾排泄的药物时,剂量应按不同年龄段调整。此外,在儿童有不少药物的代谢清除率与体表面积有关。新生儿与婴儿的肝脏与肾脏功能尚未充分发育,用药需按不同日或月龄而调整。

(2)肝损伤:肝功能改变可影响药物的代谢清除率,但尚

无规律和明确的指标可作为调整剂量的依据。例如肝硬化患者的药物代谢清除率可显著降低,同时由于血浆白蛋白降低致使药物的蛋白结合率降低。

(3)肾损伤:多数药物的肾清除率随内生肌酐清除率而变化,而与肾脏疾病的性质无关。肾脏疾病时药物总清除率的变化取决于肾脏对该药在总消除过程中的作用。某些完全以原形经肾排泄的药物,其总清除率与内生肌酐清除率成正比;但主要经体内代谢清除的药物,有肾损伤时,其清除率几乎不变。

肾衰竭时某些药物的分布容积发生改变,例如洋地黄毒苷在肾衰竭时的组织结合量减低,因而分布容积亦减低;但苯妥英钠、水杨酸等药物,则因与血浆蛋白结合量减少而分布容积反有增加。

(4)其他疾病:如充血性心力衰竭、肺炎、甲状腺功能亢进等疾病,可改变药物的药动学特性。此外,在某些生理应激状态,如心肌梗死、手术、溃疡性结肠炎、局限性回肠炎等,血液中 α_1-酸性糖蛋白增加,致一些碱性药物如奎尼丁、普萘洛尔、丙吡胺等与之结合的量亦增加,而使分布容积相应减少。

(5)药物相互作用:根据作用机制可能出现两种类型的变化:一是在两药合用时,可使其中一药血药浓度提高或降低,从而影响药物的效应,属于此类的例子常见药动学参数的改变。因此,药物相互作用的程度取决于药物各自的浓度,在用药时应注意适当调整剂量。二是药物作用靶部位的敏感性发生变化,如喹诺酮类药物与非甾体抗炎药合用,虽然前者的血药浓度变化不大,但在药效增强的同时副作用也增强,有可能引发抽搐。在作用机制研究上还注意到药物以外的因素,如抗癌药紫杉醇的非线性消除现象与常规注射剂应用的赋形剂克列莫佛(cremophor)有关,该赋形剂对许多细胞毒药物(如多柔比星和依托泊苷)的代谢具有抑制作用。动物实验证明,克列莫佛可剂量依赖性地抑制紫杉醇的肝胆管排泄,引起紫杉醇的药动学和药效学呈现非线性特征。

(6)用药时间的影响:给药的时辰对药动学参数也可产生影响。鉴于人体的昼夜节律,其生理指标如体温、血糖、基础代谢率、肾上腺皮质激素的分泌等,在一天 24 小时内常呈有节律的波动。研究发现许多药物的药动学及药效学变化常与给药时间有关,同一剂量药物在不同时间给药,可以获得不同的治疗效果。例如消炎镇痛药早 7 时口服比晚 7 时的血药浓度峰值高;肾上腺皮质激素分泌在上午 8 时达高峰,之后逐渐降低,午夜达到最低值,故用皮质激素治疗时应在上午 8 时一次给予每天所需的治疗量,这样可增加疗效,而不致抑制垂体分泌促皮质激素,而且对长期服药者突然停药时也较少发生不良反应。

三、药代动力学原理的临床应用

疾病治疗成败的关键常与给药方案有关。鉴于不少药物在临床上常有明确的安全有效的血药浓度范围,为获得预期疗效,必须考虑如何确定合理的用药剂量和给药间隔。简言之,患者经明确诊断,在选定药物后,可先根据该药在人群的药代动力学参数数据,按所期望的治疗浓度如($C_{max,avg}$、$C_{min,avg}$)或

$C_{ss,avg}$,拟订用某个剂量和一定的给药间隔 τ 给药。给药后,根据临床观察并按需要检测血药浓度-时间数据求出该患者个体的药代动力学参数,可对其给药剂量和给药间隔作进一步调整,使之适合于所预期的治疗浓度范围,此即临床药物治疗的个体化。给药方案的调整方法如下。

1. 负荷剂量(X_0^*)和维持剂量:临床用药为使血药浓度尽快到达稳态,发挥治疗作用,则需要加大首次剂量,这在抗菌药物应用中尤为常见。凡用首次剂量即能达到稳态血药浓度的剂量称为负荷剂量,其计算方法为:

$$X_0^* = X_0 \times \frac{1}{1-e^{-k\tau}} = \frac{X_0}{1-e^{-k\tau}} \tag{10}$$

或用式计算

$$X_0^* = V_d C_{预测血药浓度} \tag{11}$$

例如:某药的维持剂量为 1g,如果 $\tau = 4h = T_{1/2}$,则:

$$X_0^* = \left[\frac{1}{1-e^{-(0.693/4)\times4}}\right] = 2g$$

由此例可见,在给药间隔时间等于药物半衰期时,首次剂量加倍即可达到稳态血药浓度。

式(10)中的 $\frac{1}{1-e^{-k\tau}}$ 称为积蓄因子(R),表示多次给药后,药物在体内逐步积累最终达到稳态时,药物浓度将在一定的范围内波动。在这期间,给药后的任一时间 t 与一次给药后经历相同时间 t 时的血药浓度分别为 $C_{ss,t}$ 与 C_t,其比值 $R = \frac{C_{ss,t}}{C_t}$。

式(10)中的分母项 $1-e^{-k\tau}$ 称为波动系数(P),其数值在 0~1 之间。P 值越大,说明波动越明显。这主要取决于给药间隔时间 τ 的长短,τ 值大,波动越大。因此,可以根据药物的半衰期和允许波动率范围的相对关系,调节给药间隔时间 τ。由此例可见,在给药间隔时间等于药物半衰期时,首次剂量加倍即可达到稳态血药浓度。

2. $C_{ss,avg}$ 为目标浓度(或称靶浓度) 进行给药方案调整若在肾功能不全情况下,用药后的血药浓度超过 $C_{ss,avg}$,则给药方案的调整方法:一是剂量固定,给药间隔延长;一是给药间隔固定,剂量减少。

一般情况下,药物的生物利用度及表观分布容积与肾功能不全无关,因此,根据公式:

$$\frac{X_0}{k\tau} = \frac{(X_0)_r}{k_r\tau_r} \tag{12}$$

式中 X_0 与 $(X_0)_r$,k 与 k_r,以及 τ 与 τ_r 分别代表肾功能正常与肾功能减退患者的给药剂量,药物消除速率常数和给药间隔时间。于是,可计算需用的剂量或给药间隔:

$$(X_0)_r = \frac{k_r X_0}{k} 与 \tau_r = \frac{k\tau}{k_r} \tag{13}$$

3. 贝叶斯(bayesian)反馈法调整给药方案 基于医学伦理学考虑,尤其是对重症患者、儿童及老年患者要严格地按时

频繁采血,研究个体的药代动力参数甚为困难。为此,引入了群体药代动力学(population pharmacokinetics,PPK)的概念。采用药代动力学的群体分析法即应用经典的药代动力学基本原理结合统计学方法,研究群体参数的分布特征,包括典型药代动力学参数和群体存在的变异等,一般采用非线性混合效应模型(nonlinear mixed effect model,NONMEM)软件进行运算获得群体药代动力学模型,发现影响患者体内药代动力学特征的生理和病理影响(如年龄、肾功能、肝功能等)和/或基因型的影响等。通过采集患者稀疏点的血样和收集患者生理和病理数据代入PPK模型中,反馈后获得该些患者的PK参数估算,从而制订特殊群体患者的给药方案,也可据此制订个体患者给药方案。

推荐阅读

1. 杨藻宸. 药理学和药物治疗学[M]. 北京:人民卫生出版社,2000:135-153.
2. 李俊. 临床药理学[M]. 6版. 北京:人民卫生出版社,2018:9-14.
3. GOLDMAN L. SCHAFER AI. GOLEMAN-CECIL MEDICINE[M]. 26th ed. Philadelphia:Elsevier,2020:120-121.
4. RANDA H D. Goodman and Gilman's Manual of Pharmacology and Therapeutics. 13th ed[M]. New York:McGraw-Hill,2014:13-30,85-100.
5. KATZUNG B G. Basic and Clinical Pharmacology . 14th ed[M]. New York:McGraw-Hill Education/Medical,2017:41-73.

第三章　治疗药物监测

张 菁　张婴元

治疗药物监测(therapeutic drug monitoring,TDM)是通过测定患者治疗用药后的血药浓度或其他体液浓度,以药代动力学原理和计算方法拟定最佳的适用于不同患者的个体化给药方案,安全而有效用于患者。

一、血药浓度与药理效应的关系

患者经相同途径接受相同剂量药物后,其治疗反应可各不相同,部分患者疗效显著,也有患者可无反应,甚或产生毒性反应者,此均与个体差异有关,即患者生理状态(如年龄、体重)、病理状态,以及遗传因素、饮食、合并用药等不同因素影响了药物在其体内的吸收、分布、代谢和排泄过程,导致相同的给药方案产生的血药浓度各异,引起治疗反应的差异。

多数药物的剂量和血药浓度之间呈平行关系,药物的剂量越大,则血药浓度越高,但也有些药物在一定范围内剂量和浓度呈线性关系,超出此范围,剂量稍有增大,血药浓度即呈大幅度升高,此即为非线性药代动力学特征或称饱和动力学(saturation kinetics)。主要原因在于某些药物经体内代谢,而体内药物代谢酶的代谢能力有一定限度,当剂量超过该限度时,血药浓度明显上升,过高的血药浓度易导致毒性反应的发生。

因此测定血药浓度可间接地作为衡量药物在作用部位或受体浓度的指标,此即为TDM原理,TDM的实施对确保临床治疗用药安全有效起到重要作用。

二、治疗药物监测的条件

进行TDM时,必须具备下列条件,结果方可对患者临床安全有效用药具有指导意义。

1. 药物的治疗作用和毒性反应必须与血药浓度呈一定相关性。

2. 较长治疗用药疗程,而非一次性或短暂性给药者。

3. 药效指标不易判断。

4. 已有药物的药代动力学的参数、治疗浓度范围或中毒浓度靶值。

5. 已建立了灵敏、准确和特异的血药浓度分析方法,可迅速获得结果,并可据此调整给药方案。

三、治疗药物监测的适应证

1. 治疗指数低、毒性大的药物,即药物的治疗浓度范围狭窄,其治疗浓度与中毒浓度甚为接近者。如强心甙类地高辛、氨基糖苷类抗生素等。

2. 具非线性特性药代动力学特征的药物。属此类情况者有苯妥英钠、阿司匹林、双香豆素、氨茶碱等。

3. 患有肾、肝、心和胃肠道等脏器疾病,可明显影响药物的吸收、分布、代谢和排泄的体内过程时,血药浓度变化大,需进行监测。如肾功能损害患者应用氨基糖苷类抗生素时,由于对该类药物排泄减少,药物在体内积聚、血药浓度明显升高,可使耳肾毒性发生率升高;肝功能不全患者可影响自肝内代谢药物(如利多卡因、茶碱等)的生物转化,减少与血浆蛋白的结合;心力衰竭患者由于心排血量的降低致使肾、肝血流量均减少,影响了药物的消除;胃肠道疾病患者则可影响口服药物的吸收。

4. 有药物毒性反应发生可能,或可疑发生毒性反应者,尤其在某些药物所致的毒性反应与所治疗疾病症状相似,需判断药物过量或不足时,血药浓度监测更为重要。如地高辛过量或心力衰竭本身均可发生心律失常,又如苯妥英钠用于癫痫治疗时,过量亦可发生类似癫痫样抽搐。

5. 在常用剂量下患者无治疗反应者,测定血药浓度查找原因。

6. 需长期服药，而药物又易发生毒性反应者，可在治疗开始后测定血药浓度，调整剂量，在较短时间内建立安全有效的给药方法，如卡马西平、苯妥英钠用于癫痫发作预防时进行 TDM。

7. 联合用药发生相互作用改变了药物体内过程时，如红霉素与氨茶碱同用，前者对肝酶的抑制可使后者血药浓度升高而致毒性反应产生，因此需对氨茶碱血药浓度进行监测。

8. 个别情况下确定患者是否按医嘱服药。

9. 提供治疗上的医学法律依据。

根据上述各种情况宜进行 TDM 者，有下列各类药物：

抗菌药物：氨基糖苷类包括庆大霉素、妥布霉素和阿米卡星等；糖肽类药物万古霉素、替考拉宁等；多黏菌素类药物等。

抗癫痫药物：苯巴比妥、苯妥英钠、卡马西平、扑米酮、丙戊酸和乙琥胺等。

心血管系统药物：地高辛、利多卡因、普鲁卡因胺、普萘洛尔、奎尼丁和胺碘酮等。

呼吸系统药物：茶碱、氨茶碱等。

抗肿瘤药：氨甲蝶呤、环磷酰胺、氟尿嘧啶、巯嘌呤等。

免疫抑制剂：环孢素、他克莫司、西罗莫司、霉酚酸、麦考酚酸等。

抗精神病药物：碳酸锂、氯丙嗪、氯氮平、丙米嗪、阿米替林等。

蛋白酶抑制剂类抗病毒药：茚地那韦、沙奎那韦、利托那韦等。

四、血药浓度监测与个体化给药方案的制订

一般情况下，以血药浓度测定结果为依据，调整给药方案；也偶有以测定唾液中药物浓度为调整用药依据者，因唾液中药物浓度与血药浓度在一定范围内呈平行关系。

血药浓度测定结果可参考各类药物的治疗浓度范围（表 6-3-0-1）。如未在治疗浓度范围内时，则可按照下述方法调整给药剂量或间期：

表 6-3-0-1　TDM 的治疗药物浓度和中毒浓度参考值范围

类别	药物	治疗浓度参考值范围/ $(mg \cdot L^{-1})$		可能的中毒浓度参考值范围/ $(mg \cdot L^{-1})$	
		峰浓度	谷浓度	峰浓度	谷浓度
抗菌药物	庆大霉素、妥布霉素 MDD[①]：首剂 2mg/kg，然后 1.7mg/kg，每 8 小时 1 次	4~10	1~2	>12	>2
	庆大霉素、妥布霉素 OD[②]：5.1（病情危重者：7）mg/kg，每天 1 次	16~24	<1		
	阿米卡星、卡那霉素 MDD：7.5mg/kg，每 12 小时 1 次	15~30	5~10	>35	>10
	阿米卡星、卡那霉素 OD：15mg/kg，每天 1 次	56~64	<1		
	奈替米星 MDD：2mg/kg，每 8 小时 1 次	4~10	1~2	>12	>2
	奈替米星 OD：6.5mg/kg，每天 1 次	22~30	<1		
	氯霉素[④]	20	<5	>25	>5
	万古霉素	AUC/MIC$_{BMD}$：400~600[③]		AUC>650	>15
	氟胞嘧啶	40~60		>80	
抗癫痫药物	苯巴比妥	15~40		>40	
	苯妥英	10~20		>20	
		6~14（新生儿，<3 个月婴儿）			
	卡马西平	4~12		>12	
	扑米酮[⑤]	5~10		>10	
	丙戊酸	50~100		>100	
	乙琥胺	40~100		>150	

类别	药物	治疗浓度参考值范围/($mg \cdot L^{-1}$)		可能的中毒浓度参考值范围/($mg \cdot L^{-1}$)	
		峰浓度	谷浓度	峰浓度	谷浓度
心血管系统药物	地高辛	0.9~2.0ng/ml		>2.4ng/ml	
	利多卡因	1.5~5.0		>5	
	普鲁卡因胺[⑥]	4~10		>10	
	奎尼丁	2~5		>5	
	普萘洛尔	50~100ng/ml			
呼吸系统药物	茶碱	10~20		>20	
		5~10(新生儿)			
免疫抑制剂	环孢素[⑦]	100~450ng/ml			
	他克莫司[⑦]	5~20ng/ml			
抗抑郁药物	丙米嗪	0.15~0.25		>0.5	
	阿米替林	0.12~0.25		>0.5	

注:①MDD:每日多次给药;②OD:每日1次给药;③2020年美国感染病学会(IDSA)等共识指南推荐对于疑似或确诊的严重甲氧西林耐药金黄色葡萄球菌(MRSA)感染的TDM范围,假设万古霉素MIC_{BMD}为1mg/L,AUC表示药时曲线下面积;④不能测定血药浓度时新生儿、早产儿避免使用;⑤同时还应监测活性代谢产物苯巴比妥;⑥活性代谢产物(N-乙酰普鲁卡因胺)亦应监测;⑦不同移植类型、移植后不同时间、不同免疫抑制方案和不同测定方法所得免疫抑制剂参考值范围均不同,另建议口服环孢素微乳制剂后测给药后2h浓度(C_{2h})。

(一)峰-谷浓度法 以氨基糖苷类抗生素庆大霉素为例,如测定峰浓度过高,即可减少每日给药总量,如谷浓度过高,则可延长给药周期。调整给药方案后在治程中重复测定谷、峰浓度1~2次,如尚未达到预期结果,可再予调整,直至建立最宜的个体化给药方案。

(二)药代动力学分析方法 最常用方法的有稳态一点法或重复一点法。

稳态一点法为患者连续用药达稳态后,在下一剂量给药前采血测定药物浓度(谷浓度),根据所要达到稳态药物浓度求出所需调整的给药剂量。公式为:

$$D_{adj} = D \times C_{target}/C \quad (1)$$

式中,D_{adj}为校正剂量;D为原治疗剂量;C_{target}为目标浓度;C为实测浓度。

重复一点法:需采血2次,先拟定患者初始剂量及给药间期(τ),第1次给药后经过τ后采血并测浓度1次(C_1),经过第2个剂量τ后采血测浓度(C_2)。公式为:

$$K = \frac{1}{\tau} \cdot \ln \frac{C_1}{C_2 - C_1} \quad (2)$$

$$V = \frac{D}{C_1} \cdot e^{-K\tau} \quad (3)$$

$$D_{adj} = C_{target} \times K \times \tau \times V \quad (4)$$

式中K为消除速率常数,V为分布容积,其余变量含义同稳态一点法。此方法准确性比稳态一点法好。

Ritschel重复一点法:首次给药后,经时间t_1测定血药浓度为C_1,第二次给药后,经过相同时间,在t_2时刻测定血药浓度

为C_2,则消除速率K的计算方法为:

$$K = \frac{1}{t_2 - t_1} \cdot \ln \frac{C_1}{C_2 - C_1} \quad (5)$$

然后,计算达到稳态的最低血药浓度,公式为:

$$C_{min} = \frac{C_1 \cdot e^{-K\tau}}{e^{-K \cdot t_1} \cdot (1 - e^{-K\tau})} \quad (6)$$

希望的稳态最低血药浓度为$C_{min,hope}$,则稳持剂量为:

$$D_M = \frac{C_{min,hope}}{C_{min}} \times D \quad (7)$$

(三)Bayesian法 基于该TDM药物已有群体药动学模型,通过采集并测定患者1~2个血药浓度值,并结合影响患者血药浓度变化的生理(如体重、年龄等)或病理(肝或肾功能等实验室检查值)参数,利用Bayesian反馈程序,估算患者的个体药动学参数,据此预测和调整患者个体化给药方案,更有针对性和精准性。

五、治疗药物监测中的注意事项

1. 必须结合临床情况拟定个体化给药方案,不能仅根据血药浓度的高低调整剂量,如结合患者的疾病诊断、年龄、肝肾功能等资料、是否联合用药、取血时间及既往史等综合分析,制订合理的给药方案。

2. 必须掌握好取血标本时间,随意采血不仅毫无临床意义且可导致错误结论。对连续给药者一般应在达稳态浓度时取血,否则所得结果较实际为低。但在给予患者首剂负荷量时,可较早达稳态浓度。如药物半衰期长(如>24小时),为避免毒性

反应的发生,亦可在达稳态浓度之前先测定血药浓度,此后继续进行监测。口服或肌内注射给药时的峰浓度,取血时间可在给药后 0.5~1 小时;静脉给药结束后瞬时的血药浓度并不能反映药理作用的浓度,仅在 0.5~1 小时后,体内达到平衡时取血,测定结果方具有临床意义。谷浓度的取血时间均在下一次给药前。

3. 某些药物血清蛋白结合率高,在一些疾病状态下,如尿毒症、肝硬化、严重烧伤、妊娠期时,由于血浆蛋白降低,药物呈结合状态者减少,游离部分增多,后者具药理作用,如显著增高亦可致毒性反应发生。血药浓度测定为总含量(结合与游离之和)时,如果遇有上述病情时,需考虑游离血药浓度的影响,调整给药方案时应综合考虑。

六、治疗药物监测方法简介

用于治疗药物监测的方法必须具有灵敏度高、特异性强和快速的特点,以适应及时更改给药方案的要求。目前常用分析方法主要为:①免疫分析法:包括放射免疫法、酶免疫法、荧光免疫法和化学发光微粒子免疫分析法;②色谱分析法:包括高效液相色谱法、气相色谱法和液质联用法。这些方法各有优缺点。应根据所测药物的特殊性选择相应的分析方法。对于某些药物进行 TDM 时,除检测血样中原型药物外,尚需同时检测

具药理活性的代谢产物。因此,宜选择可对血样中进行多组分检测并且灵敏度和特异性高的液质联用仪分析方法。

推荐阅读

1. 汪复,张婴元.实用抗感染治疗学[M].2 版.北京:人民卫生出版社,2012.
2. 邵志高.治疗药物监测和给药方案设计[M].南京:东南大学出版社,2010.
3. 尚德为,王曦培,邓晨辉,等.定量药理学在新药研发及临床治疗药物监测方面的应用[J].中国药科大学学报,2010,41(1):91-96.
4. REEVES D, LOVERING A, THOMSON A. Therapeutic drug monitoring in the past 40 years of the Journal of Antimicrobial Chemotherapy[J]. J Antimicrob Chemother,2016,71(12):3330-3332.
5. RYBAK M J, LE J, LODISE T P, et al. Therapeutic monitoring of vancomycin for serious methicillin-resistant Staphylococcus aureus infections: A revised consensus guideline and review by the American Society of Health-System Pharmacists, the Infectious Diseases Society of America, the Pediatric Infectious Diseases Society, and the Society of Infectious Diseases Pharmacists[J]. Am J Health Syst Pharm,2020,77(11):835-864.

第四章 药物不良反应及监测

王大猷

人类在使用药物治疗疾病的同时,也有出现不良反应的风险,这些反应经常被误认为疾病的体征或症状。因此,当在药物治疗过程中患者出现不明原因的症状或体征时,应考虑药物不良反应的可能性。

【相关定义】

药物不良反应(adverse drug reaction, ADR),世界卫生组织曾定义为:为了预防、诊断和治疗疾病,或修复生理功能,药物在正常剂量使用于人的情况下发生的非意图要有的且有害的反应。这一定义范围较窄,仅限定于药物本身性质所致的有害反应。现在有许多国家和地区已将药物不良反应的定义延伸至误用、滥用、药品处置错误等任何剂量情况下药物导致的有害反应。定义中的"反应",指的是机体对药物作用的反应。对于个例,所谓的"反应"应解读为药物与个体发生的不良事件之间的因果关联至少是有合理的可能性,亦即其间的因果关联不能排除。因此,凡是个例 ADR,均应理解为疑似的或可疑的(suspected)ADR。

【流行病学】

ADR 的发生率和严重程度因患者的特点(如年龄、性别、种族、生理病理、遗传)而异和因使用的药物(如,药物的类型、给药途径、疗程、剂量和生物利用度)而异。阿司匹林及非甾体抗炎药、镇痛药、地高辛、抗凝药、利尿剂、抗微生物药、糖皮质激素、抗肿瘤药、降糖药等使用广泛的药物,ADR 的报道数目较

多。中草药和非处方药也同样会发生严重不良反应。如关木通等含马兜铃酸成分的一些中草药可引起间质性肾纤维化,苯丙醇胺可引起卒中,且都曾发生致死病例。

由于许多 ADR 病例未被认识或未被报告,ADR 的真实发生率难以计算。ADR 发生率也可因统计时应用的定义(包括纳入的反应的轻重程度、因果关联概率的级别)的不同而不同。国外某一些大型研究提示门诊者 ADR 的发生率约为 20%(在同时应用 15 种以上药品的患者中更高),在住院患者中是 2%~7%,应用 4 种以上药品者则 ADR 发生率以指数方式升高。

【分类】

1977 年,Rawlins 和 Thompson 从药理学角度将 ADR 划分为 A 型和 B 型。

A 型不良反应是与药物本身性质有关的反应,往往出现在药物和/或其代谢物的药理作用的延伸或增强时,一般在体内药物作用靶位的浓度达到正常治疗水平以上时发生。给药剂量相对于患者个体过大;机体对药物处置的异常(药动学原因)或体内药物作用的靶蛋白对于正常浓度范围的药物过于敏感(药效学原因),都是可能的原因。药物本身治疗浓度范围狭窄或者药物受体特异性差,在体内分布广,也容易发生 A 型不良反应。

A 型不良反应往往随着药物在体内的蓄积逐渐显露,因而通常可以在上市前的研究中发现。

B 型不良反应在药物剂量很小的情况下也可出现,属于患者特异性和/或药物特异性的反应,也与环境风险相关。变态反应即通常所称的超敏反应(hypersensitivity reaction)是其中主要的一类反应。大多数药物都是分子量低于 1 000Da 的小分子,并不是变应原,但有的药物、药物的代谢物或药剂中的杂质与机体蛋白结合为复合物,可直接或者通过激活机体的免疫过程而引起变态反应。B 型不良反应较难预防,罕见的 B 型不良反应通常在药物上市后才会发现。B 型不良反应的后果较为严重,或可致死。

1992 年,Grahame-Smith 和 Aronson 将 ADR 的分类扩展到 C 型和 D 型。C 型(chronic)不良反应指药物长期作用于人体后出现的反应,包括适应性的改变(如药物耐受性)、撤药作用(也称反跳作用)。D 型(delay)不良反应则指滞后的反应,包括致癌作用或与生殖相关的作用。此种以发生时间和机制的特点扩展的分类覆盖了以往未被充分重视的 ADR。

【机制及病因学】

发生 ADR,既有药物方面的因素,又有患者本身及环境的和可能尚未认识的因素。这些存在着特定的相互关系因素(变量)的相互作用,引起药物反应的发生和变化。

(一) 药物内在的原因 药物本身治疗浓度范围狭窄(治疗剂量与中毒剂量接近)的药物容易引发 ADR,如抗凝药、降糖药、某些降血压药、细胞毒性药、皮质激素、非甾体抗炎药(NSAID)和地高辛。

药物与受体的结合是一种分子识别过程,药物(或其代谢物)的分子构型特异性差,就可能有一种或多种不同类型的受体(如乙酰胆碱有烟碱型和毒蕈型两种受体)能与其结合,而同一药物与不同受体结合会产生不同的细胞反应,如肾上腺素作用于皮肤黏膜血管上的 α 受体使血管平滑肌收缩,作用于支气管平滑肌上的 β 受体则使其舒张;乙酰胆碱可以使骨骼肌兴奋,但对心肌则是抑制的。药物与受体结合的特异性不强,可结合的各种类型的受体越多,或者可结合的药物受体在体内器官组织中分布越广,越容易出现非治疗所需的反应。

有些治疗浓度范围窄的药物(如苯妥英和地高辛)由于制剂工艺变化,提高了生物利用度,可导致出现 A 型反应。制剂工艺还可能引起局部不良反应,国外曾发生吲哚美辛的某种制剂引发小肠穿孔,大剂量胰酶补充剂引发结肠狭窄。有些药品中表面活性剂、防腐剂、矫味剂、着色剂、赋形剂等辅料占了药品重量的 90%,有的 ADR 也与此类辅料的使用相关。药品质量标准不完善及药品生产和物流过程中的缺陷也与 ADR 相关。

(二) 患者内在的原因

1. 患者的病理状态 患者的病理状态可影响药物在体内的处置:

(1) 影响药物的排泄:正常情况下成人的肾小球滤过率(GFR)约为 120ml/min,如果肾衰竭,GFR 急剧下降,使用以肾小球滤过为重要排泄途径的药物(如地高辛、氨基糖苷类抗生素、锂、卡托普利、保钾利尿剂等)时,如不相应减少剂量就可能在体内蓄积,导致 A 型不良反应。

(2) 影响药物的代谢:虽然皮肤、肠道、肺、肾和白细胞也有一定的代谢能力,但以肝脏代谢最为重要。分子量大的药物,如利福平、夫西地酸等,通过结合反应可在胆汁中排泄。梗阻性黄疸时肠肝循环受到损害,就会影响此类药物排泄。肝病时,不仅是肝脏的代谢活性受到影响,而且由于门静脉高压,进入肝内的血流减少,导致通过肝脏首过代谢的药物的比例也降低。

严重肝病时肝脏减少了提取抑制神经功能的物质,可引发脑病。急性或慢性肝病时,维生素 K 依赖性凝血因子的生成减少,造成出血风险增加。

出现炎症时,细胞色素 P450 酶(CYP)1A2 底物(氯氮平、咖啡因、茶碱、他克林、某些三环类抗抑郁药、佐米曲坦等)的血浆浓度可发生变化。呼吸道感染,如肺炎时也有类似情况出现。其机制可能是细胞因子(如白介素-6)抑制了 CYP1A2 的活性。动物实验提示在败血症或内毒素引起的炎症后各种 CYP450 酶的活性都下降。也有认为急性期蛋白质反应物 α-酸性蛋白结合的增加,导致 CYP1A2 底物浓度增加和分布容积降低。

(3) 影响血流动力学:心力衰竭时心排血量减少,肝血流量相应减少,导致某些药物(如利多卡因)清除减少。此外,左心室衰竭引起的右心衰竭(双心室或充血性心衰)可导致静脉压力升高,肝脏充血增加、肝功能紊乱,发展至严重的黄疸。

除了上述对药动学的影响外,患者的病理状态也可影响药效学。一般情况下,药物的作用通过靶蛋白,如受体、酶,以及参与信号传递、细胞周期调控和其他细胞生物学过程的蛋白,而发挥效应。疾病可引起受体数目和功能的改变,这种改变既可发生于病变状态的组织和器官,也可发生于其他组织器官,可以影响药物使用的有效性和安全性:

(1) 受体数目改变:药物受体的类型、数目及内源性配体浓度、活性在病理状态下可发生变化,影响药物的效应,有的可引起不良反应。如,高血压患者的 β-受体长期暴露于高浓度儿茶酚胺递质中,致使受体数目下调。β-阻断剂的长期治疗又可上调 β-受体的数目,突然撤除 β-阻断剂会导致严重的高血压和心动过速。而可乐定下调了 α₂-受体,迅速撤药会产生高血压危象。

(2) 受体敏感性改变:肝脏、肾脏等重要脏器病变时,影响机体代谢、内环境及血液循环,可能使药物受体的敏感性发生改变,影响药物的效应。如肾衰竭时,体液调节发生混乱。如果患者血容量减少,对 α-肾上腺素受体阻断剂、血管紧张素转换酶抑制剂和血管紧张素 II 受体阻断剂等抗高血压药物就更为敏感。尿毒症时,电解质和酸碱平衡紊乱,导致机体内各种生物膜的电位及平衡机制发生改变,机体对药物敏感性出现变化:血脑屏障有效性降低,中枢神经系统对镇静药、催眠药和阿片类药物更为敏感;凝血机制也发生变化,机体对抗凝药更敏感,使用阿司匹林和非甾体抗炎药更易引起胃肠道出血。

(3) 受体后效应机制改变:病理因素可抑制强心苷受体后效应机制。强心苷与其受体 Na^+-K^+-ATP 酶结合过程中,受体 α 亚单位的构象发生改变,使酶活性下降,引发受体后效应——细胞内 Na^+ 量增多,K^+ 量减少,接着通过 Na^+-Ca^{2+} 双向交换机制使细胞内 Ca^{2+} 浓度增高,从而出现正性肌力作用。而多种病症引发心力衰竭后,由于心肌缺氧和存在能量代谢障碍,抑制或损害了 Na^+-K^+-ATP 酶后效应机制,应用强心苷不但效果差,且易引发毒性反应。

2. 患者的遗传因素　遗传突变会引起药物药动学、药效学的变化和机体免疫功能的变化,主要原因是编码药物代谢酶、受体和药物转运蛋白等的基因的遗传多态性及免疫分子的基因多态性。

(1) 影响药物转运:药物口服后在肠道吸收,排泄入胆汁和尿,向作用部位的分布过程中,药物转运蛋白均起了重要的作用。P-糖蛋白(P-glycoprotein,P-gp)是主要的药物转运蛋白。编码 P-gp 的多药耐药基因具有多态性,不同种族应用作为 P-gp 底物的药物时,药物反应可有较大差异。有机阴离子转运多肽(OATP)1B1 基因的变化可减少他汀类药物的肝摄取,从而增加他汀类药物引起肌病的风险。

(2) 影响与血浆蛋白结合:与药物结合的血浆蛋白的遗传多态性可改变药物血浆蛋白结合率,影响游离药物的浓度和药物分布及作用的时间和强度。α-酸性蛋白(orosomucoid,ORM)能与许多药物,特别是碱性药物结合。α-酸性蛋白分别由 ORM1和 ORM2 两个基因位点编码。人群中 ORM1 位点的多态性,使得一些药物与不同基因个体的血浆蛋白结合率有差异。如口服奎尼丁后,ORM1 F1 表型个体未结合的奎尼丁的血浆浓度比 ORM1 S 和 ORM1 F1S 个体均高,导致游离药物比例高出后者 2 倍。

(3) 影响药物代谢酶:大多数药物代谢酶均具有遗传多态性。个体的基因性质对药物代谢酶的活性起决定性影响,基因中活性等位基因的数量很大程度上决定了产生的酶的数量。药物代谢酶的多态性可引起作为其底物的药物的药理学作用增强或延长及增强药物相互作用,继而引发或加重不良反应。

表 6-4-0-1 为细胞色素 P450 超家族(CYPs)多态性的一些例子及其与严重药物不良反应的相关性。

表 6-4-0-1　CYPs 多态性的例子及其与
严重药物不良反应的相关性

多态性	潜在的严重药物不良反应
CYP2C9 PM	巴比妥类中毒;地西泮过度镇静
CYP2C19 PM	苯妥英中毒;华法林或类似抗凝药物过度抗凝;甲磺丁脲或格列吡嗪引起出血或低血糖
CYP2D6 PM	抗心律失常药引起心律失常或心律失常加重和其他毒性作用;三环类抗抑郁药在 PM 中引起 QT 间期延长/尖端扭转型室性心动过速;经典的抗精神病药物在 PM 中引起锥体外系症状
CYP2D6 UM	可待因在 UM 中可出现阿片中毒

注:PM. 弱代谢者;UM. 超强代谢者。

(4) 影响药物靶位:受体、酶,以及参与信号传递、细胞周期调控和其他细胞生物学过程的蛋白等药物作用的靶蛋白,是相应基因表达的产物。许多编码这些靶蛋白的基因具有多态性,使个体的药物靶蛋白尤其是受体的数量、结构、功能等方面存在差异,进而改变了药物效应。例如,如果遗传多态性增加了药物靶位酶的活性,抑制该酶所需要的药物的数量就需多于抑制具有正常活性酶的药物数量,如仍用常规剂量就有可能产生 A 型不良反应。

(5) 影响机体免疫功能:肿瘤坏死因子(TNF)、人白细胞抗原(HLA)和主要组织相容性复合体、趋化因子受体(CCR)、白细胞介素 2(IL2)等免疫分子均具有基因多态性,可影响机体的免疫功能和药物的作用。如:青霉胺引起肾毒性的风险在 HLA-B8 和 HLA-DR3 的患者中增加,而 HLA-DR7 则可能有保护作用;青霉胺引起皮肤反应的风险与 HLA-DRw6 相关,血小板减少风险与 HLA-DR4 相关。在 HLA-DR4 的患者中,肼屈嗪引起狼疮样综合征的风险更大;HIV-1 逆转录酶抑制剂阿巴卡韦引起超敏反应与 HLA-B*5701,HLA-DR7 和 HLA-DQ3 相关。

亚洲人种使用卡马西平、苯妥英引起 Stevens Johnson 综合征、中毒性表皮坏死等严重的皮肤反应的发生率要高出高加索人种 10 倍,与亚洲人种中含 HLA-B*1502 比例高有关。

【危险因素】

(一) 年龄因素　老年人较易发生 ADR。老年人中约有 1/10 是因为 ADR 而住院。

年龄因素可分类为:①基本的(生理)年龄因素,②次要的(病理)年龄因素和③第三位的(心理)年龄因素。基本的因素包括:随着年龄的增高,代谢过程减慢,脑重量、神经元密度、脑血流量均下降,自身调节能力降低,血脑屏障穿过能力增加。次要的因素包括老年人更倾向于患多种疾病。第三位因素包括心理应激活动、营养及其他自我处理方面的作用。所有这三种年龄因素都会影响药物反应。使用作用于中枢神经系统(CNS)的药物后发生 ADR 的风险与生理年龄相关。人体对应激反应能力(贮备能力)的降低导致维持内环境稳定能力的降低,影响平衡(如 CNS 镇静药)、调节体温(如吩噻嗪类)、肠与膀胱功能(如抗胆碱药)和血压(如血管扩张剂)的药物均可在正常的成人剂量时引起不良反应。

随着年龄的增高,药动学和药效学都会出现相应变化。血浆白蛋白随着年龄增高而降低,药物进入体内后与血浆蛋白结合减少,游离药物浓度增加,使药效增强。随着年龄增长,肝脏体积缩小和肝血流量减少,肝脏通过 CYPs 代谢的能力降低 30% 以上。于是,通过这一体系代谢的药物半衰期延长,在老年人的体内浓度会更高,出现 A 型不良反应的可能性也更大。随着年龄增长,GFR 下降,主要经肾消除的药物或其代谢物的排泄变慢,血浆半衰期延长,也易发生 A 型不良反应。

(二) 性别因素　女性比男性更易发生 ADR。可能是药动学的因素(女性一般体重较轻,器官较小,体脂比例高,GFR 较低,胃运动较慢)和性激素的影响。同样剂量情况下女性普萘洛尔血浆浓度可高出男性 2 倍。雄激素与雌激素对 QT 间期均有影响,而女性更易出现尖端扭转型室性心动过速。

(三) 环境因素

1. 吸烟　吸烟诱导 CYP1A2,亦即吸烟者比不吸烟者的 CYP1A2 底物的血浆浓度低。导致这一作用的是焦油。吸烟对葡糖醛酸化也有轻微诱导作用。环境因素与遗传因素既能产生协同作用也可引起拮抗作用。CYP1A2 的诱导性可能也受到基因多态性的影响。服用主要由 CYP1A2 代谢的氯氮平、奥氮平、他克林或茶碱的患者如果戒烟,可引起药物中毒,出现癫痫发作、极度镇静、心脏问题和精神问题。

2. 食物 葡萄柚汁与多种口服药物可发生相互作用,特别是与辛伐他汀、阿托伐他汀、洛伐他汀等HMG-CoA还原酶抑制剂,可导致横纹肌溶解等严重的不良反应。一些抗高血压药物如与葡萄柚汁同时服用,也有增加ADR的风险,如葡萄柚汁与非洛地平、硝苯地平同用可导致血管过度扩张。主要的机制是葡萄柚中呋喃香豆素的成分抑制了小肠CYP3A4的代谢途径,以及黄酮类成分与P-gp和吸收转运蛋白[如有机阴离子转运多肽(OATPs)]的相互作用。

3. 其他药物 药物相互作用是引起ADR的重要原因。有

人统计,患者每次住院平均大约使用10种不同的药物。患者病情越重,所用药物越多,发生药物相互作用的概率也越高。住院患者所给药物<6种时,不良反应发生的概率约为5%,但当>15种时,概率就会>40%。

【诊断】

由于没有平行对照,临床ADR相关的生化指标与许多原发性疾病又可能很相似,特异性的组织学依据也很少,对于可能是由药物引起的个例的不良事件,往往应用因果关系的一些论据来推断两者之间因果联系的可能性的大小(表6-4-0-2),这些论据是:

表6-4-0-2 因果关系概率大小的相关论据

相关论据	因果关系的概率等级			
	肯定	很可能	可能	不大可能
● 用药与事件的发生有合理的时间关系	+	+	+	+
● 该药或同类药物发生过类似的反应	+	+	+	−
● 不存在其他可以引起该不良事件的因素	+	+	±	
● 药物减量或停用后反应好转	+	+	±	±
● 再次用药,不良事件再次发生	+	?	?	?

注:+符合;−不符合;±符合与否不明确;?未实施。

1. 前后顺序 即用药在前,反应在后是反应为药物引起的必要因素。开始用药至出现反应之间的间隔时间合理性也应充分考虑。

2. 去激发 即药物减量或停用后反应好转,提示不用药或少用药,反应可能就不会发生(不可逆的反应不适用)。

3. 再激发 即药物停用反应消散后,再次用药,反应再次发生,进一步提示不用药反应就不会发生,因果关系的指征极强。但如果未再次发生并不能证明前一次是虚假的。此外因伦理问题,在没有证据证明再激发对患者的获益大于风险的情况下,一般不应进行这种再激发试验。

4. 排除其他原因 不存在其他原因也是一项判别论据,但只是辅助的论据。没有发现其他原因不等于不存在其他原因。不存在这方面的报道不等于不存在这方面的事实。况且即使存在其他原因,也不能就此否定是药物的原因。

5. 符合生物学原理 如果反应本身符合药物与机体相互作用的机制,那么反应是由药物引起的概率更大,但是如果不符已知的机制,并不能因此排除之间存在因果关系。

根据上述相关论据和所获的病例资料,可将病例ADR的因果关系按概率大小评判为"肯定(definite)""很可能(probable)""可能(possible)""不大可能(remote)"等级别。

由于ADR有多种类型,对于有些类型,上述评判的论据并不恰当。此外,病例资料收集完善与否对评判的结果也会有很大的影响。

【处理与预防】

(一)处理 A型不良反应一般需要减量使用所涉及药物,如果反应严重,也可能需要停用。

对于B型不良反应,必须立即停用所疑药物,可邀请专科会诊。有时必须给予支持治疗,特别是对过敏性反应和过敏样反应。

为避免药理效应叠加导致的A型不良反应,应尽可能避免多药同用,避免药物相互作用。

开始时小剂量,逐渐增加剂量有助于避免不良反应。人体对药物的反应存在显著变异。有的药物,如华法林和肝素的使用,必须根据患者的情况量身定做。

(二)预防

1. 临床监测和防范 许多发生B型不良反应的患者之前使用同一药物或同类药物时曾经发生过不良反应。因此在患者的住院病历首页或门诊病历首页应清晰地记录曾引起不良反应的药物。医疗机构应该对临床用药后出现的不良反应进行调查、登记和分析,进一步提高用药的获益/风险比,避免或使ADR最小化。许多医院在电子处方系统中设置了处方决策的辅助系统,在医师处方有关药物时作提示,有效地减少了不良反应的发生。

2. 实验室监测 理想的监测方法是测定药物的效应(如口服抗凝治疗)。缺乏药效学的测定手段时,测定血浆药物浓度(即TDM,治疗药物监测,参见本篇第三章"移植免疫")可作为有效性和安全性的标记。监测血浆中的药物浓度对于避免A型ADR有一定价值。

酸性糖蛋白(AAG)是一种急性时相反应蛋白,与利多卡因、丙吡胺、奎尼丁、维拉帕米等许多药物有很强的结合力,测定血浆AAG的浓度后可借此计算某些化合物的游离浓度。但在急性心肌梗死、手术、创伤、烧伤,或风湿性关节炎等炎症时,AAG可升高,此时根据全血浓度作判断可能高估游离的药物浓度。而对于新生儿、肾病综合征和严重肝病患者,AAG可下降,又可造成低估游离药物浓度。

基因检测等技术的发展为鉴定遗传变异对药物作用的影响提供了客观条件,可用凝胶电泳、聚合酶链反应、等位基因特异扩增、荧光染色高通量基因检测等技术检测一些与药物作用

的靶点或与控制药物处置相关的基因变异。此外,DNA阵列技术、高通量筛选系统及生物信息学等的发展,也为药物基因组学研究提供了多种手段和思路。通过检测患者的基因,如对一些疾病相关基因的单核苷酸多态性(SNP)检测,进而对特定药物具敏感性或抵抗性的患者群的SNP差异检测,从而可以从基因的角度指导临床开展个体化药物治疗,使患者既能获得最佳治疗效果,又能避免ADR,达到精准医疗的目的。

【药物不良反应监测和药物警戒】

药物在获准上市时,仅在数量有限的受试者中进行过试验。受试者一般又经过挑选,疾病较单一,受试时间相对较短,一般也不涉及老年、妊娠、哺乳和儿童患者。在药物获准上市时还很难获知发生率低、诱导期长、与其他因素相互作用引起及仅在患者亚群中发生的不良反应。药品不良反应监测(adverse drug reaction surveillance)是一项以药品不良反应为目标的公共卫生项目,由一整套持续、系统地收集、归整、分析和阐释药物对人体危害的数据(包括相关的志愿报告、电子医疗记录和实验室记录等)并及时向所有应该知道的人(监管部门、医务人员或/和公众)反馈的过程组成。其目的是认识药品安全问题的分布特征和变化趋势,鉴别、评价、认识和交流药品非预期的有害作用,进一步认识药品的获益-风险的属性,防范或使药品的有害作用最小化。1968年世界卫生组织(WHO)要求各参加国及时将收集到的个例安全性报告(individual case safety reports,ICSRs)汇总至WHO国际药物监测合作中心(乌普萨拉中心)进行分析。WHO该项目至2021年,已有170多个正式会员和预备会员,覆盖了全球99%的人口。乌普萨拉监测中心数据库至2022年1月已积累了3 000余万份可疑的不良反应的报告。我国在1998年4月正式成为该项目的成员。我国收集的报告数目历年来不断上升,2020年共收到药品不良反应/事件报告167.6万份,每百万人口平均报告数为1 251份。

目前监测系统的基础仍是医务人员在临床发现了可疑的ADR后,志愿向有关部门报告。优点是:①覆盖了所有的药物、处方者、配方者和患者;②编织了一张最大可能的捕捉药物安全信号的网;③能持续不停地监测;④可以发现非预期的药品不良反应的信号,产生药物安全性问题的假设;⑤可从中发现一些药品生产缺陷、药品误用滥用和药物处置错误(medication error,ME)等导致的安全问题。

然而这样的以志愿报告方式(spontaneous reporting system,SRS)的监测毕竟是被动的监测(passive surveillance),未免存在诸多局限:①很可能出现确认不足(未能认识到是药物引起)或者确认过度(错误地归因于药物)的问题;②一般无法发现C型不良反应及其他诱导期长的不良反应;③对那些与常见疾病的症状相似的不良反应,产生信号的可能性很有限;④低报及报告有偏倚(报告者受利益倾向及各种管理因素的影响,有选择地报告)的可能;⑤报告率不稳定,难于在药物之间进行比较;⑥对用药人群数量与特点无法准确估计;⑦各国,乃至各区域在报告的组织、报告率、报告完整性、报告人员业务能力等各方面差异大;⑧各方应用的定义及诊断标准不一致,导致报告价值下降。因此,目前已认识到被动的监测只能产生安全问题

的信号(某药品与某反应有关联),既不能对重点关注的具体药品与反应的联系进行信号提纯(signal refinement),更不能用来对高度怀疑的药品与反应的联系作信号评价(signal evaluation)。解读以此方式得到的信号,必须慎之又慎。

有鉴于此,近年各国都在发展主动监测(active surveillance)的方法,如进行定(哨)点(sentinel sites)监测、药物事件监测(drug event monitoring)及登记(registries)等,通过事前设定的程序,寻求更主动、更全面、更完整地发现和确认药物安全性问题的方法。

2002年WHO正式提出"药物警戒(pharmacovigilance,PV)"的概念:"不良作用和所有药物相关问题的发现、评估、理解和防范的科学和活动",PV的目标不仅是正常用法用量情况下因为药物本身性质而出现的有害反应,还包括误用、滥用和药物处置错误导致的有害反应。PV的时限也扩展至药物的整个生命周期。欧盟在2010年了发布了药物警戒的规范。我国在2019年12月1日开始实施的《药物管理法》中宣布:"国家建立药物警戒制度"。

【总结】

药物不良反应(ADR)指的是人体对药物的作用出现了有害的响应。药物作用、患者的病理和遗传特点、患者用药环境及可能尚未被认识的因素都是引起ADR的因素。一些存在着特定相互关系的因素(必要因素及非必要因素)的相互作用是引起药物反应发生和变化的充分原因。因此,凭借对这些因素的认识、掌控和改变,消除其中的必要因素,拆分组成ADR的充分原因,使很多ADR可以避免、减轻或逆转。

由于ADR往往与疾病症状相似且很少有与药物相关的特异性的直接证据,也很少有特异性和敏感性均佳的体外试验方法,再激发试验也因为可能导致严重反应及伦理上的原因而不能实施,因此,单个病例ADR的诊断不得不根据用药和ADR发生的时间顺序,或是对于剂量的改变或是停药的反应、排除其他原因及有否生物学的合理性等相关论据来推断药物引起的ADR可能性的大小。治疗药物浓度监测、基因检测等实验室方法,有助于了解引起ADR的一些必要因素,可为ADR诊断提供一定依据。

当发生可疑的ADR时,向管理部门报告有助于监管部门鉴别风险,有助于交流用药的获益/风险信息,从而有助于其他人避免或减轻ADR的发生。

推荐阅读

1. EEKEREN R V,ROLFES L,KOSTER A S,et al. What future healthcare professionals need to know about pharmacovigilance:introduction of the WHO PV core curriculum for university teaching with focus on clinical aspects[J]. Drug Saf,2018,41:1003-1011.

2. OSANLOU O,PIRMOHAMED M,DALY A K. Pharmacogenetics of adverse drug reactions[J]. Adv Pharmacol,2018,83:155-190.

3. GERALD J. DAL PAN,MARIE LINDQUIST,KATE GELPERIN. Post-marketing Spontaneous Pharmacovigilance Reporting System[M]// STROM B L,KIMMEL S E,HENNESSY S. Pharmacoepidemiology. 6th ed. NJ:Wiley-Blackwell,2020:169-202.

第七篇

循证医学概论

王小钦　王吉耀

循证医学概论

主编　毛宗福

第一章 循证医学的概念和意义

一、基本概念和发展历史

循证医学(evidence-based medicine,EBM)系遵循证据的临床医学,自20世纪90年代以来获得了蓬勃的发展,其核心思想是任何医疗干预都应建立在新近最佳科学研究结果的基础上,其目的是临床医疗决策的科学化,更好地服务于患者。它将医师个人临床实践经验与科学的证据结合起来,并兼顾资源多寡、患者需要和价值取向而进行临床实践和卫生决策的科学和艺术,使患者得到最佳的诊治。循证医学就是在临床实践时,将最佳临床研究证据结合临床医师的专业知识和个人经验、患者意愿和价值观进行最科学的、最有利于患者的临床个体化决策(图7-1-0-1)。

数千年来,传统临床思维方式一直为"以临床经验为基础",临床决策往往根据医师自己的临床经验与直觉,以及听从专家的意见和权威参考书中的观点。由于经验推理与专家意见缺乏严谨的科学研究设计方法学保证,其所得到的结论有时候会带有偏倚,这可能会导致错误的临床决策。权威性参考书也存在弊端,如时间的滞后性,一些真正有效的新疗法未被编录,而一些实际无效甚至有害的疗法,因从经验和理论上推论可能有效,被长期广泛使用。循证医学是"以证据为基础"的临床医学思维

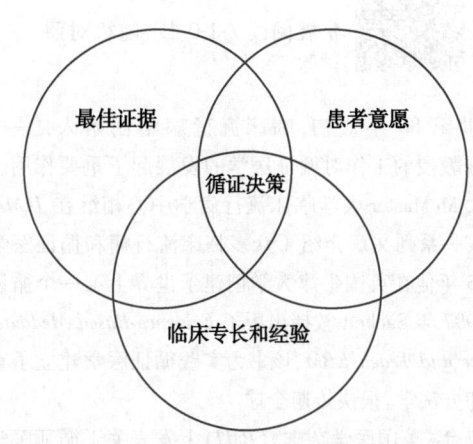

图 7-1-0-1　应用循证医学进行临床决策的三个基本因素

方式,它更强调对发表的文献证据进行严格分级的前提下,利用最新、最可靠的证据解决具体的临床问题,并充分考虑患者的需求和意愿进行取舍。因此,循证医学不同于传统经验医学。

循证医学并非新的临床实践方式,它的产生是医学发展的必然趋势,其实数百年前就有循证思维。我国宋朝就有为了评价人参的效果,令一人服食人参后奔跑,一人未服食人参后奔跑的对照研究。欧洲在18世纪就有治疗坏血病的对照试验。20世

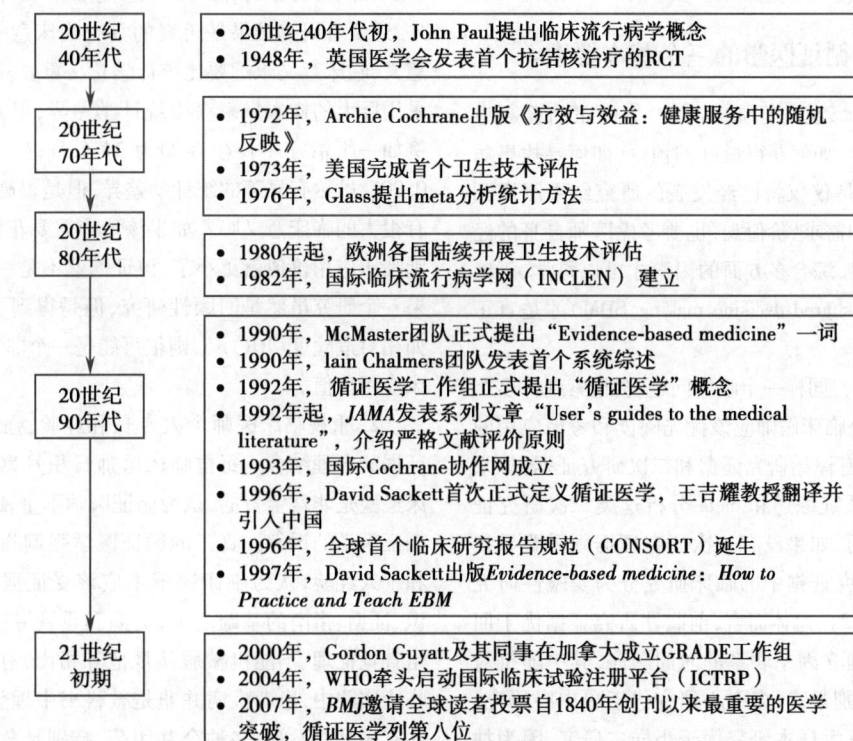

图 7-1-0-2　循证医学发展历程

115

纪以后，随机对照试验(randomized controlled trial，RCT)(扩展阅读7-1-0-1)、临床流行病学的严格评价医学文献的方法、meta分析和系统综述等方法都对循证医学的发展起了重要的作用(图7-1-0-2)。

扩展阅读7-1-0-1　随机对照试验

20世纪80年代初，临床流行病学创始人之一David L. Sackett教授的工作对循证医学的发展起了重要作用。他带领加拿大McMaster大学临床流行病学中心相继在*JAMA*等杂志上发表一系列文章介绍了众多临床流行病和循证医学的概念。1993年他在英国牛津大学创建了世界上第一个循证医学中心。1997年Sackett教授出版了*Evidence-Based Medicine：How to Practice and Teach EBM*，该书为实践循证医学建立了重要理论体系和方法学，很快传遍全球。

2017年《英国医学杂志》(*BMJ*)上发表关于循证医学未来发展的宣言，为循证医学的发展指明了方向：①增加患者、医疗专业人士和决策者在研究中的作用和参与；②促进现有证据的系统性应用；③保证研究证据对终端用户的相关性、可重复性及可及性；④减少不必要和不可信的研究，以及研究中的偏倚和利益冲突；⑤确保药物和器械监管稳健、透明和独立；⑥制定更加易于使用的临床指南；⑦通过更好地利用真实世界数据，支撑医疗创新、质量改进和安全性；⑧加强对专业人士、政策制定者和公众的循证医学教育，实现基于证据的选择；⑨培养下一代循证医学领军人才。

二、正确理解循证医学的三个基本要素

每个临床医师每天都在进行临床决策，如何正确诊断患者，如何给予最佳的治疗，如何获得最好的预后，如何寻找患病的原因。临床决策并不是仅仅将已经发表的研究结果照搬到临床，医师要考虑患者的需求、价值观，也要考虑医师自身的经验、可实施的医疗条件等，综合多方面的因素才可以科学、正确地决策，医患共同决策(shared decision making，SDM)才是真正的科学决策。

1. 什么是最佳证据？同样一个临床问题，会检索到许多个不同的研究，那么什么是临床医师应该优先阅读和考虑应用的最佳证据呢？证据来源有原始研究证据和二次研究证据，如果有循证临床实践指南、系统综述和meta分析这类二次研究证据，可以优先阅读和应用，如果没有二次研究证据则需要寻找原始研究证据。原始研究证据中的临床研究分为实验性研究和观察性研究(图7-1-0-3)，总体而言，前瞻性研究证据优于回顾性研究，因为更容易确立因果联系的时间顺序，其中随机对照试验(RCT)的证据级别最高；多中心研究优于单中心研究，因为病例的代表性更好；大样本研究优于小样本研究，因为抽样误差小，结果更精确；随访时间长的研究优于随访时间短的，因为只有长期随访才能观察到长期的疗效、少见的不良反应，

例如吡格列酮和西他列汀可以降低血糖，但却分别增加了膀胱癌和急性胰腺炎的风险；应用终点指标的研究优于中间替代指标的研究，因为血脂、血糖等中间替代指标的好转并不能真正反映死亡、卒中等终点事件的减少；接近真实世界的研究例如比较效果研究，可以得到比较真实的医疗实践中的治疗效果，有较好的外部真实性和实用性。

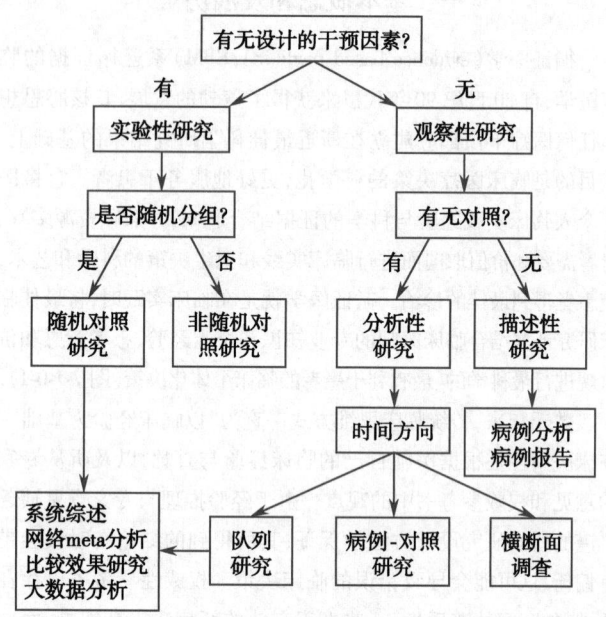

图7-1-0-3　临床研究分类法则

在阅读文献时，除了考虑上述研究设计方案是否科学合理外，还要看研究结果是否真的具有临床意义，不能只看统计学意义，临床意义永远要比统计学意义重要。现在有些医药公司采用巨大的样本量来获得统计学差异，但并无实际临床意义，例如一组治疗中位生存期为24个月，另一组为23个月，$P<0.001$，虽然有显著的统计学差异，但是提高1个月生存期真的有很大的临床意义吗？如果该治疗需要花费很多的卫生资源，则临床应用价值就更小了，该证据就不是一个最佳的证据。如果一个研究虽然是回顾性研究，但是得到了很大的效应值，比如相对危险度(RR)>5，则很可能是一个非常好的证据，具有临床应用价值。

2. 重视临床医师个人专长和经验，强调临床经验与最佳证据的合理结合。每位临床医师日积月累的劳动所积累的临床经验是非常宝贵的，认为循证医学不重视个人临床经验是对循证医学的误解。真正的循证医学强调临床医师的个人专长和个人经验，认为临床决策不应该受证据、指南的约束，在常识、证据、指南的基础之上，提倡和重视专家型判断，即不能忽略直觉推理、不能机械服从规范和指南，有时要超越指南。在临床实践中，患者疾病并非是教科书中理想化的案例，有时合并有多种并发症，多种合并用药，特别是急诊病例，病情重、变化快，这时非常需要医师的临床经验和直觉判断。有文献综述发现多数疾病可以通过系统的病史询问和熟练的体格检查来

诊断,近73%(56%~94%)的诊断是根据病史的、4%~17%的诊断是根据体格检查的。在躯体和心理症状共同发生的情况下,病史和体检就更为重要了,临床医师根据专长、经验来判断其严重程度和转归,往往不需要辅助检查,这些患者多数在数周到数月后可以自行改善。所以临床实践中要重视病史和体检,也只有对患者有全面了解后,才能运用医师的经验或专长对疾病做出诊断并对疾病严重度进行分期,才能去用相关的证据解决具体的临床问题。

但是在强调临床经验的同时,也强调临床医师必须掌握寻找证据、评价证据、应用证据的技能,把临床经验与最好的证据相结合,这样才能科学决策,才是对患者生命的尊重。例如肾性贫血的有效治疗药物是红细胞生成素(EPO),应用2个月后贫血纠正,但在应用数年后突然又出现严重贫血,如果医师不知道EPO会产生抗体,还在继续应用,甚至认为长期应用后药物不敏感而加大剂量应用,将会给患者带来致命的伤害。这时需要临床医师及时检索文献,寻找证据来处理患者。有些临床长期应用的治疗方法,被RCT研究证明是有害的方法一直被临床习惯性应用,临床医师可能在不知道的情况下对患者造成伤害,例如利多卡因预防心肌梗死后的心律失常,增加病死率。高密度脂蛋白胆固醇(HDL-C)水平降低会增加心血管事件的风险,所以升高HDL-C的药物如烟酸、贝特类药、胆固醇酯转移蛋白抑制剂被经常应用,但是多个RCT研究及一项包括39个RCT、纳入117 411名研究对象的meta分析发现这三类药物并不能降低心血管病死率、全因死亡率、脑卒中发生率,所以现在认为应用这些药物没有临床获益,不建议应用。这时需要临床医师掌握最新研究证据,及时更新自己的知识。

3. 尊重患者的意愿和价值观,与患者有效沟通。真正的循证医学是以患者为中心,以个体化治疗为首要任务,认为循证医学只重视指南、不重视个体化治疗的观点是对循证医学的误解。临床医师面对患者时需要考虑的问题是"在现有的证据下,在现有的医疗条件下,在患者目前的疾病状态下,对该患者而言,最好的行动方案是什么?"。为了实现个性化服务,必须根据患者的特点,对证据做出个性化的解释和交流,以患者和家属能够理解的方式来表达,例如达到一例有效需要治疗的人数(number needed to treat,NNT)和造成一例伤害需要治疗的人数(number needed to harm,NNH)等数据可能对患者的决策有更直观的作用。比如,日本学者为了比较阿司匹林预防高危患者心脑血管事件发生,进行了一项包含14 464名患者的大样本的随机对照研究,阿司匹林组5年心脑血管事件发生率为2.77%,不用阿司匹林组发生率为2.96%,相对危险度减少(RRR)=(2.96%-2.77%)/2.96%=64%,看上去相对危险度下降了64%,而实际上绝对危险度减少(ARR)=2.96%-2.77%=0.19%,绝对危险度减少值只有0.19%,ARR数据比RRR数据更重要,更有临床价值。$NNT=1/ARR=1/0.19\%=526$,说明预防性治疗526例高危患者可以减少1例心脑血管事件的发生(表7-1-0-1)。根据这些数据,如果患者高龄、有出血的风险、有胃部疾病等就不适合用阿司匹林进行一级预防,因为应用阿司匹林的NNT很高,而出血风险增加了(风险比$HR=1.85$)。患者看不懂这些数据、无法正确理解,这时临床医师要看懂、理解后解释其含义,然后共同决定是否要应用。

今后循证医学发展的一个方向是提供简单、有效的证据表达方式,例如证据概要表、可视化数据、信息图、选择网络等多种辅助决策工具,来帮助医师理解证据、解释证据,帮助医师和患者共同决策。

表7-1-0-1 相对危险度减少和绝对危险度减少的区别

分组	风险发生率/%	相对危险度 (RR)	相对危险度减少 (RRR)/%	绝对危险度减少 (ARR)/%	需要治疗患者数 (NNT)
治疗组	2.77(a)	0.94	64	0.19	526
对照组	2.96(b)				

注:(1) RR(relative risk,相对危险度)=a/b=0.94,治疗组心脑血管事件发生率为对照组的0.94;
(2) RRR(relative risk reduction,相对危险度减少)=$(b-a)/b$=64%,治疗组与对照组相比,心脑血管事件的发生率相对减少了64%;
(3) ARR(absolute risk reduction,绝对危险度减少)=$b-a$=0.19%,治疗组与对照组相比,心脑血管事件的发生率减少了0.19%;
(4) NNT(number needed to treat,为了达到一例治疗效果需要治疗的人数)=$1/ARR$=526,为了减少1例心脑血管事件的发生,需要预防性用阿司匹林治疗526例高危患者。

第二章 实践循证医学的5个步骤

临床医师可以分为5个步骤来实践循证医学。

一、提出明确的临床问题

临床医师每天面对患者,在临床实践中一定会有很多临床问题,涉及病因、诊断和治疗决策及预后的估计等。问题提得越具体、越明确,将有利于进行文献的检索和收集,以获得临床问题明确的答案。构建一个具体的临床问题时可以采用国际上常用的PICO格式,即要包括研究人群(population/participants,P)、需要研究的干预措施(intervention/exposure,I)、对照措施(comparator/control,C)、结局变量(outcome,O),例如,①治疗问题:运动型哮喘患儿(P),孟鲁司特(I)与常规治疗(C)相比,能否降低喘息的复发率(O);②诊断问题:与"金标准"方法(C)相比,用磁共振MRI(I)诊断感音神经性聋患者(P)为内耳畸形(O)的把握度有多大;③病因问题:绝经后妇女(P),抑郁症(I,此处指暴露因素)会增加骨折(O)的风险吗,没有抑郁症为对照(C)。

二、系统检索相关文献,全面收集证据

证据的来源多种多样,有原始研究和二次研究证据。为了方便临床医师寻找循证医学证据,2001年由Haynes最早提出了循证医学证据资源分布的"4S"模型,2009年更新为"6S"模型(图7-2-0-1)。建议临床医师寻找证据进行临床决策时,应尽可能从证据资源的最高层开始,从上往下寻找证据,可以节约时间。"6S"循证医学资源模型将循证医学资源分为六类,从上至下分别为:

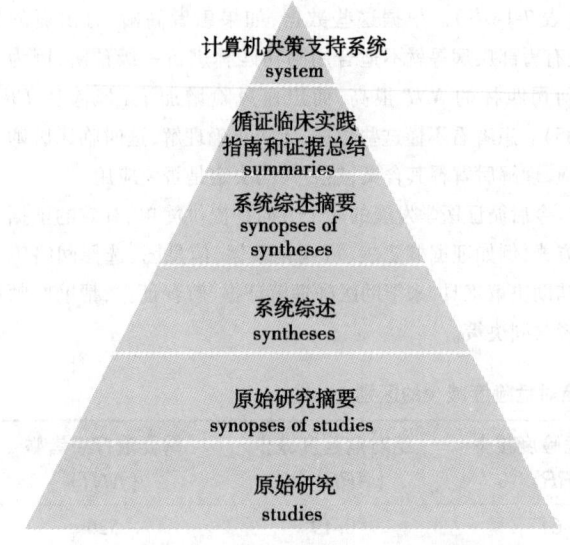

图7-2-0-1　"6S"循证医学证据资源分布示意

1. 计算机决策支持系统与电子病历系统相连,向临床医师实时提供与患者疾病相关的所有最佳证据,供医疗决策时参考。例如,Best Practice(http://bestpractice.bmj.com/)和UpTo-Date(http://uptodate.com)临床诊疗系统。

2. 循证指南和证据总结。美国国立指南文库收集了全世界不同国家制定的循证指南(http://www.guideline.gov/index/asp),直接将证据应用于指南中,并对证据进行了评价分级。证据总结是由专家评估撰写的循证医学信息总结,综合现有证据,提纲挈领地给出解决临床问题的要素。例如,《临床证据》(http://www.clinicalevidence.com)专集,这是由美国内科学会和英国医学杂志联合主编的最佳临床研究证据集,每年出两集,所收集的资料涉及临床各有关学科和重要疾病的研究成果,对实践循证医学有重要参考价值。

3. 系统综述摘要是专家对系统综述进行的述评。这些证据摘要可以从一些循证医学期刊中获得,如ACPJC和Evidence-Based Medicine(ebm.bmj.com)。也可以从数据库Database of Abstracts of Reviews of Effectiveness(DARE)(www.crd.york.ac.uk/CRDWeb/)中获得。

4. 综合原始研究论文的系统综述是可靠的实证资源。例如Cochrane图书馆可以提供系统综述的来源。

5. 原始研究摘要是对原始研究的评价。例如,美国内科医师学院(American College of Physicians)组织了一个杂志俱乐部(Journal club),即ACPJC(http://www.acpjc.org),从1991年起对国际上著名的30余家医学杂志发表的论著,由临床流行病学专家、临床医师及方法学专家进行系统分析与评价,对结论真实而有临床实用价值的文章,以结构摘要的形式二次出版,并附有专家评述,发表于 Annals of Internal Medicine。

6. 数量庞大的原始研究是信息资源的基础。例如Medline是原始研究的最大收录数据库。

三、评价证据,寻找最佳证据

应对证据的真实性、可靠性、实用性进行全面严格的评价,研究证据的真实性(validity)是指一项研究结论的正确性,即所得到的结果是否反映了欲研究结果的真实情况,包括内部真实性和外部真实性,内部真实性与研究设计密切相关,是指临床研究能正确反映研究对象中实际应该产生的研究结果,外部真实性常与选择的样本代表性有关,把研究结果外推到研究对象以外的同类人群中仍有效,说明具有良好的外部真实性。临床医师可以根据表7-2-0-1对每个研究的真实性进行快速评价,如果这些关键问题的回答都是"是",说明这篇文献的真实性高,可以考虑将结果用于患者。

如果有多个研究,临床医师希望对某一个问题的证据体(evidence body)进行综合、整体评价,可以采用国际通用的证据评价标准对证据的质量和可靠程度进行分类分级。评价工具可使用牛津循证医学中心(Oxford Center for Evidence-based Medicine,OCEBM)临床证据分级标准(表7-2-0-2),以及国际GRADE工作组研发的证据推荐等级、评价、制定(Grades of Recommendation,Assessment,Development,and Evaluation,GRADE)标准(表7-2-0-3)。

牛津大学循证医学中心根据临床研究证据的来源和真实性将证据分为5个等级,来自系统综述的证据为最高级(Ⅰ级)证据,而基于专家意见或基于基础研究所获得的结论,级别最低,为第Ⅴ级。临床研究证据根据推荐使用的级别分为4个级别,其中Ⅰ级证据的推荐级别为A,Ⅱ级、Ⅲ级证据的推荐级别为B,Ⅳ级证据的推荐级别为C,Ⅴ级证据的推荐级别为D。临床指南中的推荐建议都标注了证据的等级和推荐强度。例如,硬膜外麻醉时血小板的安全阈值是血小板计数大于$50×10^9$/L(证据来源Ⅳ,推荐等级C)。2011年牛津大学循证医学中心对证据分级进行了修订,学习了GRADE分级的特点,也可以进行证据升级和降级。

表 7-2-0-1　快速评阅文献需要回答的关键问题

临床问题的类型	关键问题
疗效	1. 研究类型为系统综述或 RCT 吗？ 2. 是否实行随机分组和随机分配方案隐藏？ 3. 对患者的分组，医师和患者是否双盲？ 4. 除了需要评估的治疗措施外，两组是否得到相同的干预？ 5. 被研究患者的随访是否完整？失访率有多高？ 6. 资料总结分析是否采用意向治疗分析法（ITT）分析？
不良反应	1. 研究类型是系统综述、RCT、队列研究、病例-对照研究、或与临床患者特征相同的单病例随机对照试验吗？（在不良反应研究中，RCT 研究比较少用，因为常常没有足够的样本量。） 2. 患者是否除了特定的治疗不同以外，其他所有重要方面的特征都相近？ 3. 是否用同样的方式测量了两组的治疗和不良反应状况？ 4. 是否客观地评价了不良反应？评价不良反应是否采用了盲法？ 5. 随访是否足够长并且完整？ 6. 关于不良反应的研究结果是否满足了能确定因果关系的原则？
预后	1. 研究设计的类型为系统综述或队列研究吗？ 2. 患者是否具有代表性？ 3. 随访是否足够长并且完整？ 4. 失访是否严重？失访的原因是什么？ 5. 预后指标的定义是否明确？其测量有无偏倚？ 6. 比较时是否控制了混杂因素？
诊断与筛查	1. 研究类型是系统综述或横断面研究吗？ 2. 患者是否具有代表性？ 3. 试验是否与"金标准"试验进行了独立、"盲法"的比较？"金标准"的使用是否合理？ 4. 是否每个被测者都做参照试验进行评价？ 5. 所研究患者样本是否包括临床试验中将使用该诊断试验的各种患者？ 6. 是否提供了准确性指标估计值的精度？

注：RCT. 随机对照试验；随机分配方案隐藏：对随机分配方案进行隐藏，在随机分配受试对象的过程中，受试对象和选择合格受试对象的研究人员均不能预先知道受试者的分配方案；ITT. 意向治疗分析，是指将受试者随机分入 RCT 中的任一组，不管他们是否完成了试验，或者是否真正接受了该组的治疗，都保留在原组进行结果分析。

表 7-2-0-2　牛津大学循证医学中心临床研究证据分级标准（2011 年版）

证据分级	证据来源（疗效和不良反应）	证据来源（诊断和筛查）	证据来源（预后研究）
Ⅰ	综合多项 RCT 所做的系统综述	综合多项横断面研究所做的系统综述，并有合理的"金标准"和盲法评价	综合多项起始队列研究所做的系统综述
Ⅱ	RCT，或有很大效应值的观察性研究	单个的横断面研究，并有合理的"金标准"和盲法评价	起始队列研究
Ⅲ	队列研究，随访研究	病例非连续性选择，无一致的"金标准"	队列研究，或 RCT 研究中的对照组随访研究
Ⅳ	病例-对照研究，病例分析，历史对照研究	病例-对照研究，不合理/非独立的"金标准"	病例-对照研究，病例分析，质量差的队列研究
Ⅴ	机制研究	机制研究	无

表 7-2-0-3　GRADE 证据质量与推荐强度分级的定义

证据质量分级	具体描述
高（A）	非常确信估计的效应值接近真实的效应值,进一步研究也不可能改变该估计效应值的可信度
中（B）	对估计的效应值确信程度中等,估计值有可能接近真实值,但仍存在二者不相同的可能性,进一步研究有可能改变该估计效应值的可信度
低（C）	对估计的效应值的确信程度有限:估计值与真实值可能大不相同。进一步研究极有可能改变该估计效应值的可信度
极低（D）	对估计的效应值几乎没有信心:估计值与真实值很可能完全不同。对效应值的任何估计都很不确定

推荐强度分级	具体描述
强（1）	明确显示干预措施利大于弊或弊大于利
弱（2）	利弊不确定或无论质量高低的证据均显示利弊相当

2004 年 GRADE 工作组在 *BMJ* 上发表了"Grading quality of evidence and strength of recommendations",提出一个新的证据分级系统——GRADE 证据分级系统。和其他的证据质量分级系统一样,GRADE 分级方法始于研究设计,RCT 的证据级别优于观察性研究。例如首先认定 RCT 为高质量级别的证据,如果存在研究设计和实施的局限性、估计值不精确（可信区间太宽）、研究结果不一致、间接证据或发表偏倚,这些都可能导致证据质量降级,比如从 A 级降到 C 级。极显著的疗效（例如优势比 $OR>5$）、存在剂量-效应关系、存在各种可能导致疗效显著性降低的潜在偏倚时,可能提高观察性研究的证据质量,如从 C 级提高到 B 级。近年来多数循证指南已经采用该系统进行证据质量的分级。例如,对于初发的免疫性血小板减少症的患者,血小板 $<30\times10^9/L$ 时需要给予治疗（推荐等级 2C）,2 代表弱推荐,C 代表证据质量为 C 级。

四、应用最佳证据,指导临床实践

经过严格评价获得真实、可靠并且有临床应用价值的最佳证据后,还要考虑你的患者与研究中纳入患者的临床特征是否相似,考虑当地的医疗条件、可行性、经费等,根据临床具体情况和患者的具体条件,应用于临床,解决临床具体问题。

在理想状态下获得的治疗效果,称为效力（efficacy）研究。在实际医疗环境下获得的治疗效果称为效果（effectiveness）研究,也就是近年来非常推崇的比较效果研究（comparative effectiveness study,CER）和真实世界研究（real world study,RWS）,CER 和 RWS 是指在真实的医疗环境下进行的临床研究,可以采用实效性 RCT 方法进行研究,也可以采用观察性研究,如注册登记研究、队列研究等,数据来源于多中心研究、或政府管理型大数据或保险型大数据等,样本有足够的代表性。真实世界研究是把真实世界数据转变为真实世界证据的研究方法。一般研究效力高于实际效果,因为在临床试验中患者有严格的纳入和排除标准、有良好的督促管理、医师和患者的依从性高、有免费赠药等措施,而在实际临床应用中,因为患者存在其他并发症、患者依从性、医师的态度、费用等问题,导致治疗效果下降,所以在临床应用中一定要考虑证据的外推性和实用性,是属于效果研究,还是效力研究。这也可以部分解释许多临床医师的困惑:为什么自己的实际治疗效果往往不如论文报告的疗效。

应用治疗性证据时,不仅要看短期疗效和安全性,还要重视长期的安全性。如现在一些新药刚上市,只有 3 期临床试验的结果,没有长期的观察,医师在应用时一定要考虑长期不良反应和对其他器官系统的影响。

一项好的诊断试验灵敏度（是指由"金标准"确诊的病例中经诊断试验检查出来的阳性患者的比例）和特异度（是指由"金标准"确诊的无病的对照组中经诊断试验检查出来的阴性患者的比例）加起来应该是 ≥1.5,一项非常好的试验应该是 ≥1.8,在应用这些灵敏度和特异度都很高的看似完美的诊断试验时,要注意应用的人群,在高危人群（即患病率高）中进行筛查和诊断可以获得较高的阳性预测值（诊断试验阳性的结果中真正患病的比例）,在普通人群中应用可能得到很多假阳性患者（假阳性率 = 1-特异度）,给患者带来恐慌,为了排除疾病浪费许多医疗资源,即在患病率低的人群中阳性预测值低,所以特别是用于健康人群的筛查时,一定要考虑是否值得进行筛查,如果用于一个比较少见疾病的筛查,很有可能假阳性人数超过真阳性人数。

例如,B 超筛查无症状性颈动脉狭窄灵敏度为 90%,特异度为 95%,阳性似然比为 18（是指诊断试验为阳性时患病的可能性提高了 18 倍）,经过 B 超检查后诊断颈动脉狭窄的患病概率从 1%（患病率即验前概率）提高到 15.3%（验后概率是指经过该诊断试验诊断检查后患病的概率）,是一项具有较高诊断价值的检查。但是如果用于普通人群（患病率 1%）,阳性预测值很低,只有 15.3%,也就是说 B 超诊断为颈动脉狭窄的 100 例患者中只有 15 例是真正的颈动脉狭窄,另外 85 例都是假阳性结果,造成过度诊断（表 7-2-0-4）。而且筛查出来后会导致过度治疗,如颈动脉血管成形术和颈动脉内膜切除术这些治疗措施并没有研究数据证明可以减少卒中。如果应用于有症状的高危人群,就可以提高阳性预测值,减少假阳性,避免过度诊断和过度治疗。

表 7-2-0-4　B 超筛查无症状颈动脉狭窄的四格表

B 超	颈动脉狭窄例数	无颈动脉狭窄例数
+	90(a)	500(b)
−	10(c)	9 400(d)
总计	100(a+c)	9 900(b+d)

灵敏度 $= a/(a+c) = 90/(90+10) = 90\%$

特异度 $= d/(b+d) = 9\,400/(9\,400+500) = 95\%$

阳性预测值 $= a/(a+b) = 90/(90+500) = 15.3\%$

阳性似然比 $=$ 灵敏度$/(1-$特异度$) = 90\%/(1-95\%) = 18$

验前比 $=$ 验前概率$/(1-$验前概率$) = 1\%/(1-1\%) = 0.01$

验后比 $=$ 验前比×似然比 $= 0.01×18 = 0.18$

验后概率 $=$ 验后比$/(1+$验后比$) = 0.18/(1+0.18) = 15.3\%$

进行诊断试验的目的是决定患者的治疗方案,因此不仅要了解诊断试验的有效性,更重要的是评估该试验确诊后对治疗方案的决策有无益处,如果可以增加信息,导致治疗措施的改变,给患者带来益处,这项诊断试验才是有价值的,应该应用仅仅对临床处理有影响的试验,因此做某项试验前要考虑:

1. 患病率(验前概率)是多少? 对于患者的诊断有多大的疑问? 是否一定需要做这项检查? 如果验前概率已经很高或很低了,诊断试验基本不能改变患病概率(只会导致情况更紊乱:因为意料外的结果通常是假阳性或假阴性),那么就不必进行该项试验,可以直接进行治疗或基本排除该疾病。当验前概率为 50% 时,试验将会使验后概率发生比较大的变化(数字资源 7-2-0-1、数字资源 7-2-0-2),该试验是比较值得做的。阳性似然比(LR⁺)>10 意味着阳性试验能很好地诊断疾病;阴性似然比(LR⁻)<0.1 意味着阴性试验能很好地排除诊断。当序贯进行各项试验时,第一个试验的验后概率成为下一个试验的验前概率。按序进行每一个试验。

数字资源 7-2-0-1　Fagan 列线图(验前概率、似然比和验后概率的列线图)

数字资源 7-2-0-2　两步法 Fagan 列线图(从灵敏度和特异度计算似然比)

2. 当结果不是二分类变量,而是连续结果或多分类结果时,似然比能够提供更多的诊断信息。我们要考虑似然比能否进一步改变临床决策,阳性似然比很高有利于确诊,及时进行治疗。阳性似然比>10 一般意味着阳性结果可以很好地诊断该疾病,阴性似然比<0.1 一般意味着阴性结果可以很好地排除该疾病。

3. 早期诊断是否延长生存期? 该检查漏诊或误诊会给患者带来多大的危害? 有一些肿瘤虽然早期筛查诊断了,却没有真正延长生存期,那么该检查的意义也存在争议。例如,假设乳房钼靶筛查能比通常情况早 2 年诊断肿瘤,但筛查本身并不能延长寿命,那么,经由筛查发现的乳腺癌妇女比常规诊断的患者平均多生存 2 年,生存的延长非常明显却不真实,因为筛查仅仅使患者早两年知道自己有肿瘤,但并没有延长生存。这是典型的零点时间移动,即领先时间偏倚(lead-time bias),是指与筛查相关的虚假的寿命延长。多数肿瘤的漏诊和误诊会带来致命的危害,所以首先要选择灵敏度高的试验进行检查,然后应用特异度高的试验进行确诊,联合试验可以减少漏诊和误诊。

4. 安全性和费用。需要筛查的人数(number needed to screen,NNS)反映了筛查的效率。以肿瘤为例,NNS 是指为了减少 1 例因肿瘤过早死亡的患者,需筛查人数。在大于 50 岁女性中进行乳腺钼靶检查,估计 NNS 为 543 人。为识别结直肠癌进行的粪隐血检测,相应的人数范围为 600~1 000 人。对于罕见肿瘤,如在英国为减少 1 例恶性口腔肿瘤死亡,估计 NNS>53 000 人,成本昂贵。

五、循证实践后的后效评价

评价应用当前最佳证据指导解决临床具体问题的效果如何。若成功则可用于指导其他同类患者的治疗,若不成功则需要分析原因,并不断总结经验。

2009 年的 WHO 手术安全指南被实施应用后,全球多中心研究比较了应用该指南中的术前、术后检查清单(checklist)和不应用清单,患者的死亡率和并发症发生率有无变化,研究结果发表在《新英格兰医学杂志》。在全球 8 个国家(约旦、印度、美国、坦桑尼亚、菲律宾、加拿大、英国、新西兰)的 8 个医院,有 3 722 例>15 岁的手术患者未采用检查清单,3 955 例>15 岁的手术患者采用了检查清单,未采用组手术相关死亡率为 1.5%,采用组为 0.7%,手术并发症发生率两组分别为 11% 和 7%($P<0.01$)。说明术前、术后采用了检查清单可以降低死亡率和并发症,也说明了该指南的有效性和实用性,值得全球推广。

第三章　系统综述和 meta 分析

一、系统综述和 meta 分析的基本概念

系统综述(systematic review)也称系统评价,其基本特点是以问题为基础,按照特定的病种和疗法,全面收集全世界所有已发表或未发表的临床研究结果,采用临床流行病学方法严格评价文献,筛选出符合质量标准的文献,进行定性分析或定量合成(meta 分析),得出综合可靠的结论。同时,随着新的研究的出现及时进行更新,随时提供最新的知识和信息,作为重要的决策依据,以改进临床医疗实践和指导临床研究的方向,最有效地利用有限的卫生资源为人类健康服务。为了生产、保存、传播和更新临床医学各领域防治效果的系统综述以满足临床实践的需要,于 1992 年首先在英国成立 Cochrane 中心,1993 年成立国际 Cochrane 协作网。旨在收集全世界范围的 RCT,并对其进行系统综述,向全世界临床医师提供临床决策的最佳证据。1999 年 3 月经国际 Cochrane 协作网正式批准注册,在原华西医科大学成立我国的 Cochrane 中心,成为世界上第 13 个 Cochrane 中心。Cochrane 系统综述是目前国际上质量较高的系统综述,全文可以从 Cochrane 图书馆获得,摘要可以通过互联网获得(www.thecochranelibrary.com)。

meta 分析(meta analysis)是一种统计学方法,1976 年由 Glass 首次提出,将多个独立的、针对同一临床问题、可以合成的临床研究综合起来进行定量分析。当系统综述采用了 meta 统计分析方法对资料进行定量合成时,称为定量系统综述或直接简称为 meta 分析。当系统综述不采用 meta 分析方法,而是采用定性的方法进行综述时,称为定性系统综述。如果各个研究之间的异质性很大,无法进行定量合成时,需要用到定性系统综述。

传统的 meta 分析只能比较两种治疗方法,而网络 meta 分析(network meta-analysis)可以进行间接比较,如已经有 A 与 B 的比较研究,B 与 C 的比较研究,通过网络 meta 分析可以间接比较 A 与 C 的效果。如果将传统直接头对头比较与间接比较同时合并起来进行 meta 分析,则形成了一个网的形状,所以称为网络 meta 分析。网络 meta 分析的主要作用是对处于同一个证据体的所有干预措施同时进行综合评价并可按措施的效应值大小进行排序。

传统综述是作者根据特定的目的、需要或兴趣,收集有关的文献资料,采用定性分析的方法,对论文中阐述的观点进行分析和评价,用自己的观点和判断,将一系列有关文献经过综合归纳成文。传统综述和系统综述的主要区别在于:①收集文献资料的全面性:传统综述是收集一部分发表的资料,而系统综述是收集全世界所有发表和未发表的资料;②有无文献评价:传统综述没有文献评价这一步骤,系统综述用临床流行病学方法进行严格的文献评价,剔除质量差的文献,保留高质量的文献进行综述;③定性或定量分析:传统综述是定性分析,系统综述可采用 meta 分析进行定量分析;④结论的可靠性:传统综述的观点受作者个人主观影响较大,结论可能有偏差,系统综述的结论更具科学性、客观性、可靠性,有更高的参考价值。

二、系统综述的临床意义

1. 应用系统综述的方法可以及时总结临床证据　Cochrane 于 1979 年提出系统综述基于临床存在的实际问题:1972 年至 1979 年共有 7 个 RCT 均显示泼尼松治疗早产孕妇可以降低早产儿的死亡率达 30%~50%,但大多数产科医师不知道该疗法有效,结果 1% 的早产儿由于没有得到相应的治疗而死亡。Cochrane 对上述 RCT 进行了系统综述,发表了"激素治疗早产孕妇降低新生儿死亡率随机对照试验的系统综述",并建议其他专业也应该及时进行系统综述和随时更新,为临床实践提供可靠的证据。其他专业中也存在同样的问题,追溯溶栓治疗心肌梗死有效的结论在 20 世纪 50 年代末已有随机对照研究证实,到 20 世纪 70 年代已有多项随机对照证实有效,然而由于当时无人对这些资料进行有关 meta 分析和系统综述,溶栓疗法治疗急性心肌梗死未能在临床上推广。直到 20 世纪 80 年代后期两项大规模的临床试验报告有效后,溶栓治疗始获得全世界学者的承认。事实上进行累积 meta 分析,在 70 年代初累计到 10 个 RCT,总共纳入超过 2 500 例患者,其 OR 的可信区间已不包括 1.0,显示出溶栓治疗降低急性心肌梗死病死率的结论,到 20 世纪 80 年代初,累计 27 个 RCT 纳入 6 000 多例病例,OR 趋向固定,可信区间已很狭窄,即显示可信度已很高。因此如有人在 20 世纪 70 年代就进行 meta 分析,则可以提前 10 年做出溶栓治疗有效结论,从而避免再进行大规模临床试验。美国 FDA 直到 1987 年才给予链激酶临床适应证,否则提早 10 年可以挽救更多人的生命(图 7-3-0-1)。

2. 可以联合多个小样本的研究得出比较可靠的结论　临床研究中大规模、多中心的随机对照试验(RCT)得出的结论可靠,但其所需的人力、财力、时间往往超过一个单位的承受能力,因而大多数单位没有条件做大规模 RCT 而只能进行小样本的临床试验,小样本 RCT 因样本量的限制不能得出准确可靠的结论,系统综述联合多个小样本 RCT,增大了样本量,其结果类似于大样本多中心临床试验,能得出全面、真实的综合性结论,因而近年越来越被推荐为疗效评价的

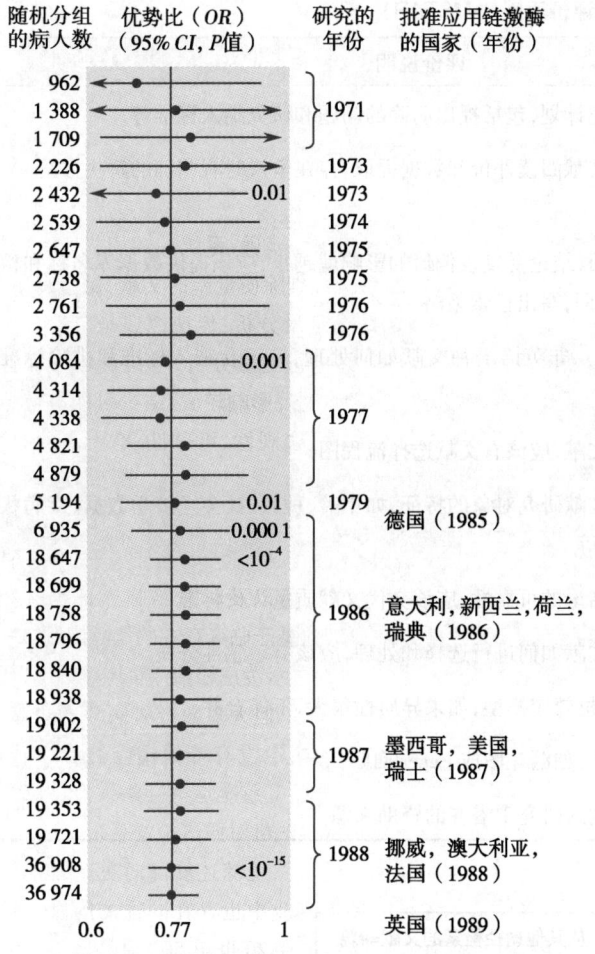

随机分组的病人数	优势比（*OR*）（95% *CI*, *P*值）	研究的年份	批准应用链激酶的国家（年份）
962		⎫	
1 388		⎬ 1971	
1 709		⎭	
2 226		1973	
2 432	0.01	1973	
2 539		1974	
2 647		1975	
2 738		1975	
2 761		1976	
3 356		1976	
4 084	0.001	⎫	
4 314		⎬ 1977	
4 338			
4 821			
4 879		⎭	
5 194	0.01	1979	
6 935	0.000 1		德国（1985）
18 647	<10⁻⁴		
18 699		⎫	
18 758		⎬ 1986	意大利, 新西兰, 荷兰, 瑞典（1986）
18 796			
18 840			
18 938		⎭	
19 002		⎫	
19 221		⎬ 1987	墨西哥, 美国, 瑞士（1987）
19 328		⎭	
19 353		⎫	
19 721		⎬ 1988	挪威, 澳大利亚, 法国（1988）
36 908	<10⁻¹⁵		
36 974		⎭	
	0.6　0.77　1		英国（1989）

图 7-3-0-1　静脉用链激酶治疗心肌梗死的随机对照试验的累积 meta 分析

"金标准"。

3. 可以解决存在争议的问题　针对同一临床问题的不同研究，却常常有相反的结论，让临床医师无所适从，需要及时进行系统综述明确目前公认的观点是什么，如果有新的临床试验应该随时更新系统综述，为临床实践提供可靠的依据。所以当临床治疗方法存在争议时，更需要系统综述。

4. 可以节约临床医师阅读文献的时间　平均每天有 75 个临床试验和 11 个系统综述被发表，其他类型的文献就更多了，临床医师没有时间一一阅读，选择与自己专业相关的系统综述阅读可以使临床医师能更快、更准确、更方便地了解最新医疗措施，指导临床实践，提高医疗质量。

5. 为临床科研立项、政府决策层提供证据　系统综述亦为医疗决策者和临床科研提供重要信息，为立题提供科学的基础，从而避免了走弯路和重复研究。

三、如何评价和应用系统综述的结果

1. 评价系统综述的质量　系统综述需要全面收集文献，评价每一篇文献，剔除低质量的文献，定量综合，这样可以避免偏倚，所以结论是比较可靠的，结论的重复性也较好，值得临床医师参考。

但系统综述本身的质量也良莠不齐，Cochrane 系统综述质量较高，Jadad 等比较了 Cochrane 系统综述和其他杂志上发表的系统综述，发现 Cochrane 系统综述有纳入和排除标准的占 97%，其他杂志为 46%，有文献质量评价的占 100%，其他杂志为 31%，每 2 年更新 1 次的占 50%，而其他杂志只有 3% 更新。所以我们应用系统综述时也要注意系统综述的质量高低、结论可靠性和结论的时效性。

判断系统综述质量可以应用 AMSTAR(A Measurement Tool to Assess Systemic Reviews)标准从以下几个方面进行考核（表 7-3-0-1）：收集文献的全面性、有无文献质量评价、纳入文献的质量高低、如何处理纳入文献的异质性、是否进行了敏感性分析、是否进行了发表偏倚的检验、是否按照 PRISMA(preferred reporting items for systematic reviews and meta-analyses)声明报告结果等。质量高的系统综述是指：全面收集全世界的发表的和未发表的文献、有文献质量评价的过程、剔除低质量的文献、对研究的异质性进行分析和处理、进行了发表偏倚的检测、进行了敏感性分析、撰写时按照 PRISMA 声明的要求。

AMSTAR 标准和 PRISMA 声明的区别是：AMSTAR 标准主要用于评价系统综述的质量，PRISMA 声明的目的是提高系统综述和 Meta 分析的报告质量。撰写 meta 分析时应该按照 PRISMA 声明撰写，PRISMA 声明包括研究文献纳入和排除的流程图（图 7-3-0-2）和清单（包含 27 项条目）两部分内容，全文可以在网站（http://www. prisma-statement. org）上免费获得。

2. 解读和应用系统综述的结果

（1）森林图：系统综述和 meta 分析的结果主要以森林图（forest plot）的形式表达，非常直观易懂。

例如，发表在 *JAMA* 上的一篇 meta 分析，主要研究目的是"促红细胞生成刺激剂治疗肿瘤相关性贫血后静脉血栓形成和死亡率是否增加?"，比较促红细胞生成刺激剂（ESAs）和安慰剂或未用 ESAs 的其他治疗方法的肿瘤贫血患者静脉血栓发生率和死亡率有无不同，综合 38 个相关的 Ⅲ 期临床试验和 8 172 例患者，发现静脉血栓发生危险性增加了，相对危险度（*RR*）为 1. 57(95% *CI* 1. 31~1. 87)，也增加了死亡风险。

图 7-3-0-3 为该 meta 分析的森林图，显示应用 ESAs 后静脉血栓的发生风险。图右侧表示 38 个独立的研究结果（有的研究有多个分组资料），用相对危险度（*RR*）和 95% *CI* 来表示，■ 表示 *RR* 值，水平线—表示 95% *CI*，如 95% *CI* 的水平线横穿中间的垂直线（代表 *RR*=1），表明其研究结果尚不能得出肯定结论，即两组之间的差异无统计学意义。如 95% *CI* 的水平线落在垂直线左侧，即 *RR*<1，表明应用 ESAs 可以减少静脉血栓的发生，如 95% *CI* 水平线落于垂直线的右侧，即 *RR*>1，表明 ESAs 可以增加静脉血栓的发生风险。从单个研究结果来看，各个作者得出的结论不一致，有的认为 ESAs 应用后静脉血栓发生风险无增加，也有作者认为增加血栓风险。◇ 为合并后的研究结果，*RR*=1. 57(95% *CI* 1. 31~1. 87)，95% *CI* 位于垂直线的右侧，综合分析后认为应用 ESAs 后可能增加静脉血栓的发生。

表 7-3-0-1　系统综述的质量评价原则（AMSTAR）

评价内容	评价说明
1. 是否是事先设计的系统综述	进行综述之前应该有研究计划,包括提出明确的问题和研究纳入标准等
2. 纳入研究的选择和数据提取的可重复性如何	至少有 2 个人独立进行文献阅读评价和数据提取,存在争议时有明确的解决方案
3. 是否采用广泛的和详细的检索策略检索相关文献	收集的文献越系统和全面,结论受发表偏倚的影响就越小,应该提供数据库名称和检索年限,关键词或 MESH 词,写出检索策略
4. 研究纳入标准中是否包括各种不同的文献状态	未发表的文献(灰色文献)、非英语语种文献如何处理,应该在纳入标准和排除标准中写得非常明确
5. 纳入和排除的文献是否详细列出	应该列出纳入和排除的文献,应该有文献选择流程图
6. 纳入研究的特征是否列出	以表格的形式列出纳入文献研究对象的特征,如年龄、种族、社会经济学数据、疾病状态、严重程度、治疗、结局等
7. 是否评估了纳入的单个研究的质量	原始文献的质量决定了结论的可靠性,应该交代文献质量评价标准
8. 如何处理研究质量不同的文献	合并时对质量高和低的文献如何进行选择和处理,应该有敏感性分析
9. 合并时统计学方法是否合适	异质性如果大,应该用随机效应模型,如果异质性很大,不能合并
10. 是否评价了发表偏倚	应该进行发表偏倚的评价,如漏斗图或 Egger 回归
11. 是否说明相关利益冲突	应清楚交代系统综述及纳入研究中潜在的资助来源

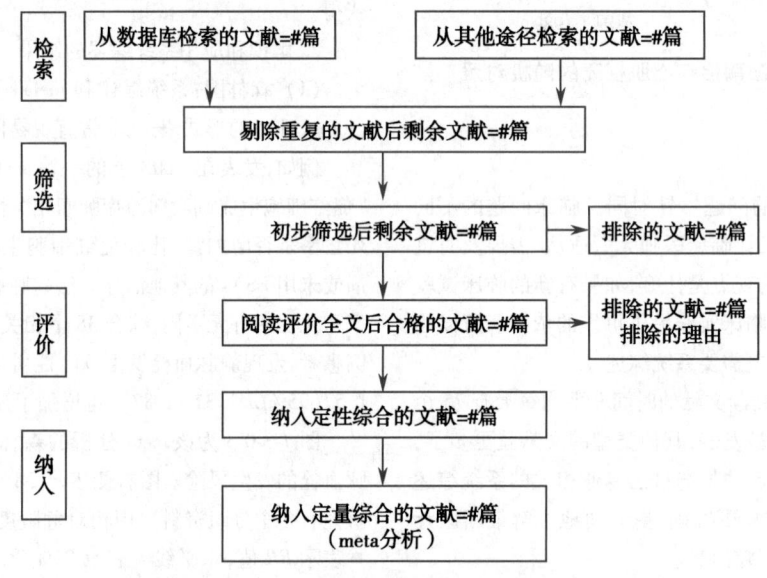

图 7-3-0-2　系统综述和 meta 分析文献选择流程图

#:文献数量。

图 7-3-0-3 中 Weight 是每个研究的权重,根据样本量和效应的估计值而决定,样本量越大、估计值越精确,权重越大。左下角 $I^2=0$,$P=0.88$,为异质性检验,I^2 越小说明各个研究之间的异质性越小。如果各个研究间的异质性很大,则不适合简单的合并。

（2）发表偏倚:发表偏倚是指阳性结果容易被发表,而阴性结果不容易被发表或研究者一般不愿投稿,造成对某一干预措施效果的片面夸大。检查系统综述是否存在发表偏倚的方法之一是采用漏斗图(funnel plots)分析的方法,图形不对称时,可能存在发表偏倚,当然还有其他因素也会导致图形不对称,如小样本量、方法学质量低下的研究、机遇、干预的强度不同导致疗效的差异、虚假的报道等。

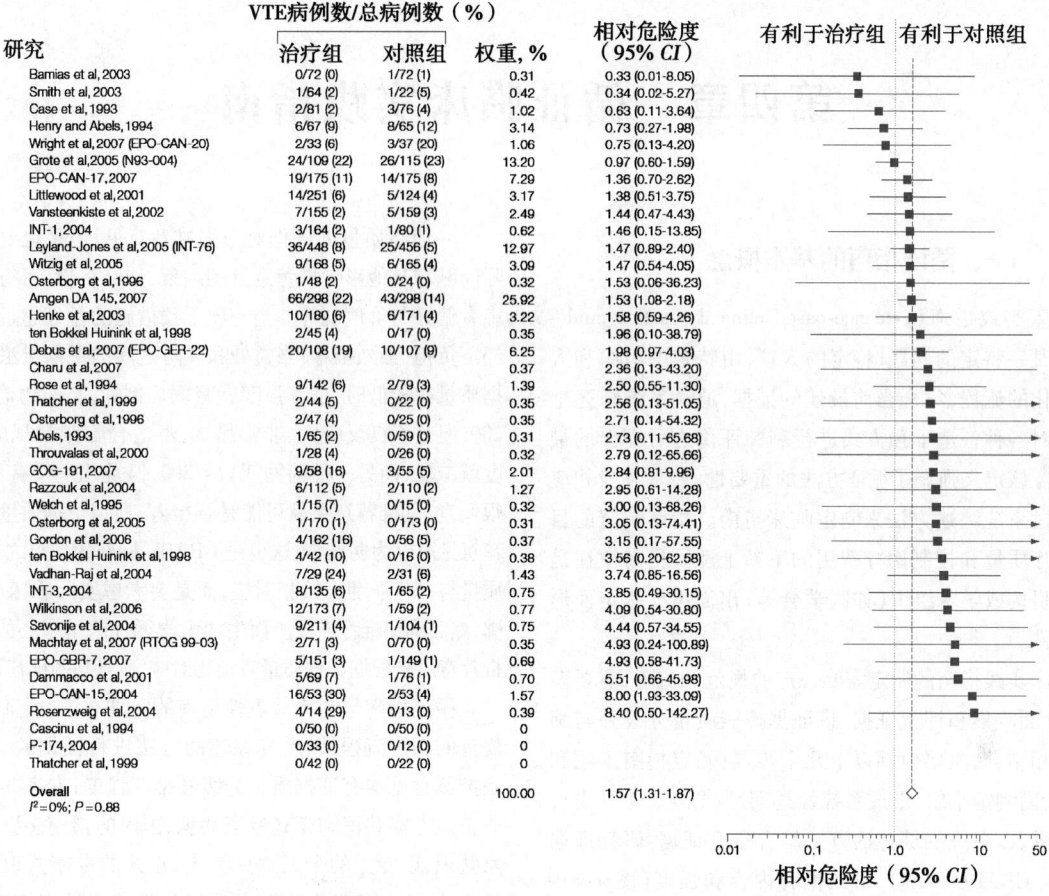

图 7-3-0-3 meta 分析比较应用促红细胞生成刺激剂（治疗组）和不用促红细胞生成刺激剂（对照组）治疗肿瘤性贫血静脉血栓发生率的风险

图 7-3-0-4 为《肿瘤患者造血干细胞移植或化疗后预防性抗真菌治疗的 meta 分析》一文中的漏斗图，该文研究目的是预防性抗真菌治疗是否可以减少全因死亡率。共有 64 个 RCT 研究纳入 meta 分析，结论是预防性抗真菌治疗可以减少死亡率，$RR=0.84(95\%CI\ 0.74\sim0.95)$。漏斗图以 RR 值为横坐标，后面括号中的 fixed 代表应用固定效应模型得出的 RR 值，Log^{RR}的标准误(SE)为纵坐标，每个圆点表示一个研究，基本对称分布，说明发表偏倚较小。漏斗图为定性判断是否存在发表偏倚，尚有多种定量方法检测是否存在发表偏倚，如 Egger 回归等方法。

（3）敏感性分析：是指改变纳入和排除标准后结论的稳定性，如果排除了某几篇质量较低的文献后，原来 A 药优于 B 药的结论改变了，说明结果十分敏感，结论不稳定，则该结论的可靠性差。如果应用不同的统计处理，结论发生了改变，也说明结论不稳定。

（4）应用结果时的注意要点：应用系统综述时首先要评价其质量，选择制作严谨的、以高质量的文献为基础的系统综述进行应用。以 RCT 为基础的系统综述证据质量最高，以队列研究和病例-对照研究为基础的证据可靠性次之，当没有 RCT 的系统综述时才选择后者。阅读文献时要理解 RR 值（或 OR值）和 95%CI 的意义，当 RR 值非常小时（如 $RR=1.02$），说明

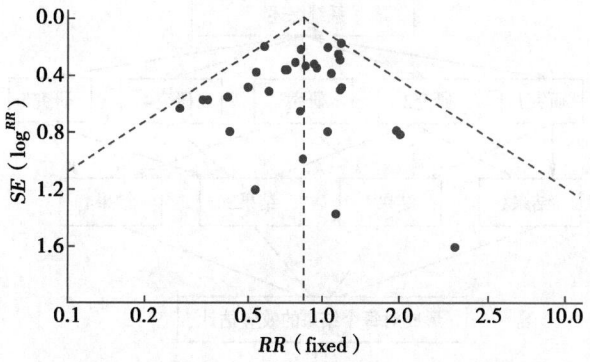

图 7-3-0-4 预防性抗真菌治疗是否可以减少全因死亡率的漏斗图

增加的危险性很少，未必真的有临床价值，因为 meta 分析合并了多项研究，往往样本量很大，非常容易出现统计学差异，所以还是要结合临床来判断其意义。做 meta 分析时往往会进行亚组分析，亚组分析会存在由多重比较而致假阳性问题，也破坏了原来的随机分组，所以对亚组分析的结果要持保守、怀疑的态度，结果应用要慎重。要注意有无发表偏倚，敏感性分析的结论是否稳定。推广应用性时临床医师还要考虑生物学或文化的差异、患者对治疗的依从性、患者特征、治疗费用及患者的意愿等。

第四章 循证临床实践指南

一、循证指南的基本概念

循证临床实践指南(evidence-based clinical practice guide-line)是针对某一特定的问题、特定的人群,由特定的组织和人员按照规范化的流程,集合当前最佳的证据,通过系统综述生成的证据及对各种备选干预方式进行利弊评价之后提出的最优指导意见。该定义强调了循证方法的重要性,要求寻找相应的证据和通过系统综述方法来制定临床指南。指南制定的目的是提高医疗质量和控制医疗费用的不断上涨。指南往往是由官方政府机构或学术组织(如医学会等)出面组织制定而形成的医疗文件。

循证临床实践指南的制定需要一定的规范和流程,需要多学科参与,全面收集和评价证据,将证据按照质量分级并与临床具体实践相结合,主要包括以下几个步骤:确定指南主题和范围,成立指南制定小组,形成系统综述问题(以 PICO 方式),全面检索文献,以系统的综述的方法综合研究证据,研究证据质量分级(如 GRADE 标准),形成推荐内容和强度(图 7-4-0-1),撰写和发布指南,定期更新。

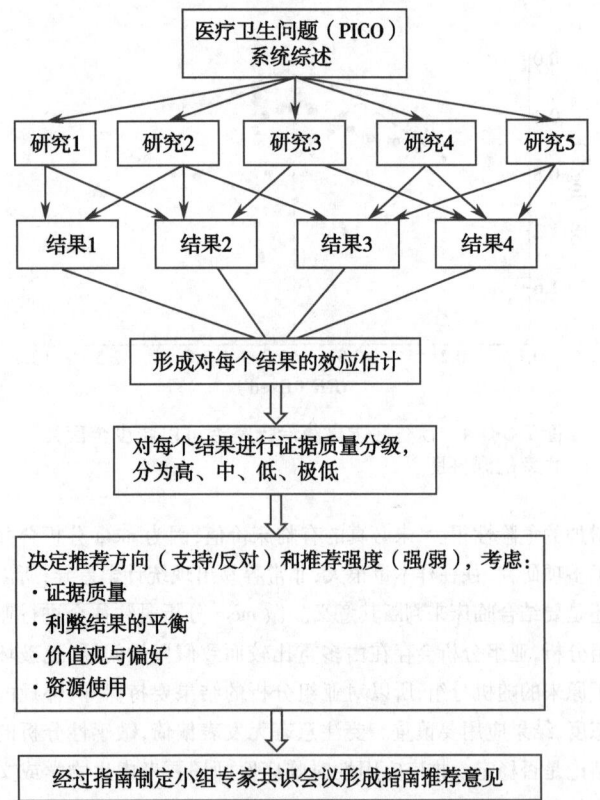

图 7-4-0-1 形成指南推荐意见和推荐强度的过程

一般高质量的证据对应强推荐意见,但是也要考虑临床实际问题和其他影响推荐意见的因素,如经济性、可行性、公平性、患者偏好与价值观等。当一项干预措施的益处超过它的风险和经济负担,强烈推荐;当益处和风险之间的平衡无法确定或者证据质量比较低时,推荐强度就减弱。例如,某药物治疗的 $NNT=100$,但是不良反应大、非常昂贵,不适合临床常规应用,推荐强度就减弱,而另一种药物 $NNT=200$,但是几乎没有不良反应、也很便宜,其推荐意见就可能是强推荐,所以证据质量为 A 级的推荐意见可以为弱推荐,这也是 GRADE 标准的优点之一:不把证据质量与推荐强度直接相对应,而是要考虑实际临床应用,平衡利弊,然后确定推荐强度。而牛津大学循证医学中心的证据分级和推荐意见是根据证据质量直接相对应,质量高的推荐强度就大。

循证指南与专家共识性指南的区别在于:循证指南有一套规范的制定流程,以系统综述的方法进行证据的合成,对每一条推荐意见均有证据质量分级和推荐强度;专家共识指南分为非正式专家共识和正式专家共识,国内的指南多数为非正式专家共识,以专家的个人意见为主,正式的专家共识虽然考虑了证据的来源,但没有将证据质量与推荐意见密切联系,也没有采用系统综述的方法合成证据。循证指南制定的过程中也需要专家共识会议,因为除了证据质量外,还要权衡利弊风险、患者价值观、实用性等才可以提出推荐意见。

临床实践指南与原始的临床研究和系统综述的区别在于:指南为临床医师提供具体的推荐意见指导医疗行为,是连接证据和临床实践的桥梁,更加贴近临床实践的需要。系统综述针对某一具体问题进行评价,缺少对患者的综合处理、缺少实际临床应用时的风险利弊评估。

临床实践指南的产生有重要意义:①可以提高医疗质量,因为指南中形成的诊断治疗决策都是以循证医学为基础,集中了新近最佳临床研究和专家意见。②可以减少因不同医疗机构和不同临床医师间由于素质不同造成医疗水平的差异。③不少的实践指南都经过临床经济学成本-效果分析,所形成的诊疗意见成本-效果分析都是最好的,所以可以减少医疗费用,促进医疗资源的合理配置。④指南是将证据转化为决策的有效工具,可以帮助进行以患者为中心、尊重患者价值观的临床决策。⑤实践指南集中了新近最佳临床科研结果,并且不断更新,因此也是继续教育的教材。⑥实践指南还可以作为官方政府部门对医疗机构医疗质量检查的依据,可作为医疗保险机构掌握医疗保险政策的凭据。

二、如何检索需要的指南

临床实践指南一般由专业机构制定,可以采用文献的形式发表在学术期刊中或者收录在数据库中,也可以采用文件的形式较为分散地公布在政府机构或学术机构等网站,一些由国家支持的以收录循证临床指南为主要内容的专门网站集合了大量指南。所以其分布很分散,全面检索指南需要一定的检索方法和技巧。

临床指南主要分布在各种数据库和专门的指南网站中,常用的网站见表7-4-0-1。收录医学文献较全面的中国生物医学文献数据库(CBM)、Medline、Embase 等数据库中含有大量临床实践指南。PubMed 提供的免费 Medline 检索是常用的国外数据库,利用文献类型限定来筛选临床实践指南,勾选"Practice guideline"后就可以检索实践指南了。

表 7-4-0-1 常用的检索临床指南的数据库和网址

数据库和指南网站名称	网址
中国生物医学文献数据库	http://www.sinomed.ac.cn/zh/
美国国立医学图书馆 PubMed	http://www.ncbi.nlm.nih.gov/pubmed/,限定检索词为"practice guideline"
美国国立指南文库	http://www.guideline.gov
国际指南协作网	http://www.g-i-n.net
英国国家卫生与临床优化研究所(NICE)	http://www.nice.org.uk
苏格兰校际指南网络	http://www.sign.ac.uk
世界卫生组织	http://www.who.int/en

美国国立指南文库(National Guideline Clearinghouse,NGC)收集了 300 多个机构的近 2 500 个指南,而且收集的指南是以系统综述证据为基础制定的循证指南,质量较高,可以免费获得指南全文,并且可对选择的指南进行比较,方便读者选择合适的指南。点击"Advanced Search"进入高级检索界面,可以输入检索词并进行各种限定,包括检索词的范畴、年龄组、性别、指南发表年份、临床专科、指南类别、适用对象、发表机构、机构类型、方法学等。

检索到多个指南后,在检索结果页面,通过在指南后方的方框中进行勾选,可以选定 2 个或 3 个指南,然后点击"Compare Guidelines"来比较指南。指南的比较结果以表格的形式呈现,从指南名称、发布日期、发表机构、资助机构、指南制定者、利益冲突、指南针对的疾病/症状、指南分类(诊断、治疗、预后等)、潜在使用者、指南目标、目标人群、是否进行成本分析、证据分析方法、推荐意见强度分级评价表、主要推荐意见、患者来源、是否提供全文等方面对指南进行全面比较(表7-4-0-2)。通过这些方面的比较,临床医师可以决定哪个指南是自己需要的指南。

表 7-4-0-2 美国国立指南文库中对美国和英国指南的比较(部分内容)

项目	美国指南	英国指南
指南题目	美国血液学会 2011 年免疫性血小板减少症的循证实践指南	血栓性血小板减少性紫癜和其他血栓性微血管病的诊断和处理指南
疾病	免疫性血小板减少症(ITP)	血栓性血小板减少性紫癜(TTP),其他血栓性微血管病,如血小板减少、微血管病性溶血性贫血、小血管血栓形成
相关的临床专业	过敏和免疫 家庭医疗 血液学 感染性疾病 内科学 儿科学 手术	血液学 内科学 妇产科学 儿科学
指南目的	总结该指南首次于 1996 年发表后 ITP 诊断和治疗方面的变化,为临床医师提供原发性和继发性 ITP 的循证治疗	提供专业的、最新的、实用的处理建议,主要针对 TTP 和其他血栓性微血管病
主要的结局	诊断试验的应用 出血发生和严重性 血小板计数 出血发生率 治疗效果 缓解率 需要治疗的指征 慢性免疫性血小板减少症 死亡率 生命质量	诊断试验的预后价值 缓解率 复发率 死亡率

续表

项目	美国指南	英国指南
证据分析合成方法	meta 分析 系统综述	系统综述
证据强度的推荐方式	应用 GRADE 系统进行证据的推荐,以 1A、1B、1C、2A、2B、2C 表示 1 和 2 代表推荐的强度。1 表示强推荐;2 表示弱推荐 A、B、C 代表证据的质量。A 表示证据来自随机对照研究或非常好的观察性研究;B 表示证据来自随机对照研究,但研究有较严重的缺陷,或来自较好的观察性研究;C 表示证据来自有缺陷的观察性研究,或间接证据	应用 GRADE 系统 A、B、C 表示证据的推荐等级 A:强推荐 B:中等推荐 C:弱推荐

三、评价和应用循证指南

1. 评价指南　目前指南众多,质量良莠不齐,需要对指南的质量进行评价,然后选择高质量的指南应用于临床。AGREE Ⅱ 是现在较公认的评价方法,包括 6 个领域 23 个条目(表 7-4-0-3)。对每个条目进行 1~7 分的评分,最后进行综合评分,分

表 7-4-0-3　评价临床指南质量的 AGREE Ⅱ 条目

领域 1. 范围和目的
1. 明确描述指南的总目的
2. 明确描述指南涵盖的卫生问题
3. 明确描述指南的适用人群(患者,公众等)

领域 2. 参与人员
4. 指南开发组织包括来自所有相关专业组织的个人
5. 收集目标人群(患者和公众)的观点和选择意愿
6. 明确规定指南的使用者

领域 3. 严谨性
7. 应用系统方法检索证据
8. 清楚描述选择证据的标准
9. 清楚描述证据的强度和局限性
10. 清楚描述形成推荐建议的方法
11. 形成推荐建议时考虑了对健康的益处,副作用和危险
12. 在推荐建议和支持证据之间有清楚联系
13. 指南在发布前经过专家的外部评审
14. 提供指南更新的步骤

领域 4. 清晰性
15. 推荐建议明确、不含糊
16. 明确列出不同的选择或卫生问题
17. 容易识别主要的推荐建议

领域 5. 应用性
18. 指南描述了应用时的促进和阻碍因素
19. 指南提供应用推荐建议的意见和/或工具
20. 指南考虑了推荐建议应用中可能需要的相关资源
21. 指南提供监视和/或审计的标准

领域 6. 独立性
22. 赞助单位的观点不影响指南内容
23. 记录并公示指南开发组织成员的利益冲突

值越高,质量越好。需要 2~4 个人对每项进行独立评分,比较麻烦,适用于细致的、研究性的评价。2018 年中国指南评价工具(AGREE-China)被发表,比较简单,一共 15 个条目,并结合中国的临床实际情况。具体条目和评分见扩展阅读 7-4-0-1。

扩展阅读 7-4-0-1　AGREE-China 评价工具

临床医师也可以对照下列几条对指南的真实性和实用性进行快速评价,而不进行复杂的评分:真实性主要包括该指南是否包括近 12 个月以来最新的、最全面的文献证据;并采用科学的方法如系统综述等方法对这些证据进行分析、评价和分级;每一条推荐证据均有推荐分级、文献出处。实用性主要指是否包含了全部可能应用的人群,如儿童、孕妇等特殊人群;是否包含了生命质量、成本费用等各种患者关心的结局指标。总体而言,循证指南的质量高于专家共识。

2. 应用指南　现在临床指南数量庞大、内容复杂,是不利于临床实施和应用的原因之一。例如,2005 年国外对某个急症医院的 24 小时医疗服务的审计结果显示,与其中 18 例患者具有的 44 种需要马上处理的病症相关的国家指南长达 3 679 页,而阅读这些指南就需要 5 天时间。所以如何合理应用和推广指南是一个重要的问题。

指南推广和应用的困难主要来自两方面:一是指南本身的复杂性及指南制定后没有很好推广,国外一些机构在发布一项新指南后都会跟上后继的支持工作,开发指南实施工具以推动指南应用,如基线评估工具、临床审计工具、成本计算工具等。二是临床医师惯性临床思维、保守态度、个人经验是指南实施的障碍。例如,国内输血前常规应用地塞米松或异丙嗪预防输血相关的急性过敏反应,其实并没有足够的循证医学证据和指南强推荐意见,但是临床医师还是按照多年的习惯在预防性用药。有一项 RCT 研究把输血患者分为输血前应用非那根(异丙嗪)和安慰剂两组,发现预防性应用非那根并不能减少输血反应。多项回顾性研究也发现预防性应用地塞米松不能减少

过敏反应。根据这些文献证据,在 2012 年发表的英国血液学标准委员会制定的"急性输血反应调查和处理指南"中指出"没有证据支持常规预防性应用抗组胺药或激素"。但是临床医师还是在常规预防性用药,该现象不仅存在于国内,美国等欧美国家也在常规预防性用激素。究其原因,可能是医师对指南不熟悉,或者是惯性思维、态度保守等因素阻碍了该指南推荐意见的临床实施,所以指南的推广、传播、实施非常重要,比制定一项新指南更重要和困难。

临床医师在应用指南时要注意几个问题:

(1) 如果患者的病情符合指南推荐,应该尽量采用指南的建议,特别是强推荐的意见,证据等级来自 A 级的指南意见更要优先考虑和应用。例如,0~5 岁儿童发热≥38.5℃时建议给予退热剂处理,布洛芬 5~10mg/kg,口服,每 6 小时 1 次,每天最多 4 次(1A),证据等级为 A,说明来自 RCT 研究,1 级推荐,属于强推荐,医师处理发热儿童时应该尽量采用。如果是 D 级证据等级,弱推荐,可以根据实际情况决定是否应用。

(2) 应用指南时要遵循医患共同决策的原则。指南并非法规,而是推荐建议,根据专业经验、患者具体情况和意愿可以不采用。指南往往不适用于复杂的、有多种合并症的患者,这时临床医师应该以患者为中心,个体化决策,可以超越指南,以期达到最佳疗效。例如,对于有高血压、高血脂、糖尿病的高危患者,阿司匹林一级预防心脑血管事件是指南强推荐的意见,但是在某些依从性差不能经常随访、预计出血风险的患者中可以不采用。又如,晚期肿瘤的靶向治疗往往是指南推荐的意见,但是价格昂贵,结合患者的经济条件和意愿,需要共同决策是否应用。

(3) 但是临床医师不能以个体化治疗为借口,抗拒学习和应用指南。临床医师的学习有几个过程:首先是学习基本原理,机械地应用,初级阶段尚不能因地制宜;然后在实践中加深对知识的理解,了解应用环境和应用条件,比较熟练地运用各种知识,包括指南;最后才能达到依据常识、证据、想象、指南等,快速、直觉地做出专家型的推理和判断的阶段。所以临床医师只有在学习指南、熟悉指南后,才能在复杂的条件下做出快速、正确的判断。

(4) 当有多个指南的推荐意见不同时,要结合本国情况考虑。例如,美国指南认为血小板计数与新生儿出血发生率没有明确的因果关系,25.2% 新生儿的血小板计数<150×10^9/L,发生大出血的概率很低,有一例新生儿在第 9 天发生蛛网膜下腔出血,但他出生第 2 天的血小板计数为 135×10^9/L。所以指南认为没有证据支持所谓的分娩前后安全阈值是多少,也没有对新生儿血小板计数提出安全阈值。但是荷兰指南提出麻醉、新生儿安全的血小板阈值为>50×10^9/L。结合中国国情,医患关系比较紧张,临床医师应该采用比较保守的安全阈值,即检测新生儿血小板计数,使之>50×10^9/L,小于该值时应该给予治疗。所以,临床医师处理患者时,要结合临床实际,结合个体患者、医疗环境等综合判断,进行临床决策,不能一味依赖指南,也不能置之不理。有多个指南意见,有不同意见时,要科学、合理决策。

(5) 国外许多指南制定严谨、质量可靠,深受广大医师的喜爱,但在应用时要注意国内的适用性。由于不同国家或地区间文化、组织的差异,即使是基于相同的证据也可能会导致推荐意见的差异,这意味着在一定环境下产生的指南,可能并不适合于另一环境,需要结合国情修改后应用。例如,美国输血指南提出对于慢性贫血成人患者的输血指征是血红蛋白<70~80g/L,但是国内由于血源紧张和患者对长期输血有恐惧心理,一般都是<60g/L 才输血,多数患者可以耐受,没有显著的不良反应。又如,世界各国指南均推荐急性心肌梗死后早期数小时进行经皮冠状动脉介入治疗,但我国绝大多数基层医院没有条件开展这项治疗,这时采用药物治疗措施就是首选的方法。

(6) 临床医师在应用指南的过程中可以从指南中寻找新的课题方向。比如美国免疫性血小板减少症指南中大多数的推荐等级为 1B、2B、1C、2C,很少有 1A 和 2A 推荐等级,说明证据来源的原始研究多数为观察性研究,很少有 RCT 研究。因此,从指南中我们可以寻找到新的课题方向,如果只有 C 级证据,就是一个值得做的课题。这也是临床医师从证据使用者到证据提供者的转变过程。

推荐阅读

1. 王吉耀. 循证医学与临床实践[M]. 4 版. 北京:科学出版社,2019.
2. 王小钦,王吉耀. 循证临床实践指南的制定与实施[M]. 北京:人民卫生出版社,2016.
3. 王吉耀.《柳叶刀》临床研究基本概念[M]. 2 版. 北京:人民卫生出版社,2020.
4. HENEGHAN C,MAHTANI K R,GOLDACRE B,et al. Evidence based medicine manifesto for better healthcare[J]. BMJ,2017,357:j2973.

第八篇

肿瘤学概论

洪小南　王佳蕾　吕方芳　孙曾一

第一章 概　　述

目前在我国,恶性肿瘤已成为仅次于心血管疾病的第二大死因。据发病趋势估计,2020年全世界有大约1 929万癌症新发病例和996万癌症死亡病例。

肿瘤学是研究肿瘤发生发展规律、预防、诊断和治疗的学科。它是一门相对年轻的学科。近一世纪,特别是20世纪40年代以来,随着科学技术的发展,以及恶性肿瘤发病和死亡率的增高,人们对肿瘤危害性认识的提高和重视,对肿瘤研究加大力度,肿瘤的基础理论和临床研究都有了迅速的发展。它不仅成为一门独立的学科,并已形成许多分支学科。研究的范围涉及与肿瘤相关的从宏观的流行病学到微观的分子生物学、分子遗传学和分子药理学等领域。

【肿瘤的概念】

恶性肿瘤是以细胞分化异常、增殖异常、生长失去控制为特征的一类疾病。癌细胞直接侵袭周围组织或经淋巴和血循环形成远处转移,累及正常器官,影响其功能,导致器官功能衰竭,引起空腔脏器如胃肠道、泌尿生殖道梗阻或因恶病质而导致死亡。

恶性肿瘤的发生是一个多因子、多步骤、复杂、漫长的生物学过程。正常细胞经致癌因子启动、促癌因子作用,细胞内遗传物质改变,调节细胞生长、增殖、分化和凋亡的基因发生突变、缺失、扩增,使基因表达失控,细胞的形态和功能的改变,逐步形成恶性细胞。恶变的细胞还将遗传信息传给子代,同时还产生新的分化更差、恶性程度更高、繁殖更快、更适应环境的细胞群。多数肿瘤细胞发生于单个细胞,但在发展过程中遗传上的不稳定性导致肿瘤细胞分化、侵袭和转移能力的差异,形成肿瘤细胞的异质性。临床上能检出的肿瘤,其细胞数约在10^9个,直径约1cm,重约1g,此时肿瘤细胞已经过了30次以上的倍增。

在实验研究中肿瘤细胞的生物学行为表现与正常细胞有着诸多的差异,表现为:细胞的异型性增加、黏附性降低、缺乏接触抑制、能分泌自身生长所需的生长因子;细胞的连接、骨架、运动能力和极性改变;癌基因过度表达、抑癌基因失活或表达下降;体外培养时肿瘤细胞生长密度增加、有无限增殖能力。

在显微镜下恶性肿瘤呈浸润性生长,破坏周围组织,无包膜或只有假包膜。细胞排列紊乱、极性丧失、核仁大而多、核分裂象增多。染色体异常,出现易位、缺失、倒位、极端重排列、染色单体断裂、端粒酶广泛表达,并出现异倍体。肿瘤细胞质中分化结构减少或消失,肿瘤细胞膜连接结构减少,膜外表面的糖蛋白、糖脂减少,凝集素的受体分布异常。

侵袭和转移是恶性肿瘤的生物学特征之一,两者是相互关联的多阶段多步骤过程,是引起肿瘤患者死亡的主要原因。约30%的患者在就诊时已有微转移灶或临床可检出的转移灶,另外30%~40%的存在隐匿性转移;约70%的侵袭性癌患者在初诊时已有转移。

侵袭是指恶性肿瘤的瘤细胞离开原发肿瘤,向周围组织直接蔓延,浸润和破坏邻近正常细胞和器官。肿瘤侵袭是肿瘤播散的第一步,其标志是肿瘤细胞突破基膜。癌细胞通常沿阻力较小的周围组织浸润,其主要途径包括:沿组织间隙、沿淋巴管、沿血管、沿浆膜面或黏膜面。肿瘤侵袭的机制尚未明了。瘤细胞不断增殖,体积增大,肿瘤组织内部压力增高,有利于瘤细胞向压力低的方向运动。同时,瘤细胞可演进为侵袭力强的亚克隆群。转移是指恶性肿瘤细胞脱离原发肿瘤,通过各种转移方式,到达继发器官后得以继续增殖生长,形成与原发肿瘤相同性质的继发肿瘤的全过程。转移是恶性肿瘤的基本生物学特征,是临床上绝大多数肿瘤患者的致死因素。肿瘤转移的途径包括:淋巴道转移、血道转移、种植性转移。肿瘤转移包括多个步骤,被形象地称为多阶梯瀑布过程。目前已知肿瘤的侵袭和转移与肿瘤黏附分子表达的改变、基底膜蛋白的降解、肿瘤转移相关基因及其他相关的癌基因、抑癌基因密切相关。肿瘤转移相关基因有 ras、nm23、CD44、CD82、KISS1、MTA1、TIAM1 等。

恶性肿瘤的转移有一定的规律性。一般情况下上皮来源的癌多发生淋巴转移而骨和软组织肿瘤则以血道转移多见。例如:鼻咽癌常有乳突下方和上颈部淋巴结转移,舌前1/3癌易转移至颌下淋巴结,腹腔脏器的肿瘤常转移至左锁骨上的淋巴结,而右锁骨上淋巴结的转移常来自胸腔内病变。从细胞类型来看,以肺癌为例,鳞癌倾向于淋巴道转移而腺癌易从血道播散。从转移的脏器来看,肺转移常由血道播散来,常见的原发病灶有支气管肺癌、肝细胞癌、胃肠道腺癌、乳腺癌、肾癌、骨和软组织肿瘤、鼻咽癌等。骨也是常见转移的器官,以扁骨累及较多,大多数为溶骨性。乳腺癌和甲状腺癌可以是成骨性或混合性,而前列腺癌骨转移以成骨性多见。肝转移最常来源于消化道肿瘤,癌细胞大多经门静脉系统进入肝,其次有乳腺癌和神经母细胞瘤等。各种肿瘤都可转移到中枢神经系统,常见的有小细胞肺癌、肺腺癌、乳腺癌、绒癌、白血病、恶性黑色素瘤及恶性淋巴瘤等。

【发病与死亡情况】

中国人口众多,我国的数据对全球癌症防控意义重大,几乎22%的全球新发癌症病例出现在中国,27%的癌症死亡病例在中国,并且发病率和死亡率还在攀升。预计2015年有新发肿瘤病例392.9万例,相当于平均每天新发11 000例癌症,有233.8万癌症死亡病例,相当于平均每天6 400人死于癌症。

肺癌是发病率最高的肿瘤,也是癌症死因之首。胃癌、食管癌和肝癌是紧随其后的我国发病率和死亡率较高的常见肿瘤。

男性最常见肿瘤发病率依次是肺癌 73.90/10 万,胃癌 39.95/10 万,肝癌 38.98/10 万,结直肠癌 31.96/10 万,食管癌 25.13/10 万,这五种占所有癌症病例的 69%。女性前五位分别是乳腺癌 45.29/10 万,肺癌 39.78/10 万,结直肠癌 24.25/10 万,甲状腺癌 22.56/10 万,胃癌 18.15/10 万,占所有癌症病例的 57%。男性恶性肿瘤死亡率依次是肺癌 61.52/10 万,肝癌 34.31/10 万,胃癌 28.59/10 万,食管癌 19.45/10 万,结直肠癌 15.56/10 万。女性依次为肺癌 29.43/10 万,胃癌 13.37/10 万,肝癌 12.60/10 万,结直肠癌 11.58/10 万,乳腺癌 10.50/10 万。肺癌、胃癌、肝癌、食管癌和结直肠癌五种最常见癌症死亡病例占所有癌症死亡病例的 69%。

近年来,男性肿瘤发病率略显稳定,年增长 0.2%;女性增长显著,年增长 2.2%。男性和女性癌症死亡率从 2006 年以来均出现显著下降,分别年降低 1.4% 和 1.1%。男性常见肿瘤中,结直肠癌、胰腺癌、前列腺癌、白血病的发病率和死亡率是上升的。女性结直肠癌、肺癌、乳腺癌、宫颈癌、子宫癌、甲状腺癌发病率是上升的,乳腺癌、宫颈癌和卵巢癌死亡率升高,而结直肠癌、肺癌、子宫癌、甲状腺癌死亡率保持稳定。男性和女性中胃癌、食管癌和肝癌的发病率和死亡率均下降,肺癌保持稳定,仍雄踞癌症死因之首。

农村地区的癌症年龄标化发病率 213.6/10 万人年,死亡率 149.0/10 万人年,均显著高于城市标化发病率 191.5/10 万人年和死亡率 109.5/10 万人年。我国西南地区癌症死亡率最高,其次是华北和东北地区,中部地区最低。2015 年预计 36.9% 的癌症患者生存至少 5 年以上,女性生存率高于男性(47.3% vs 29.3%),农村显著低于城市(30.3% vs 42.8%),西南部地区生存率最低(24.9%),中部地区最高(41.0%)。

我国的癌症谱与西方发达国家相差甚大,中国四种最常见肿瘤分别为肺癌、胃癌、结直肠癌和肝癌,占全国癌症病例的 57%,而在美国这四种癌占所有癌的比例仅为 18%。我国这四种癌病例占全球病例 1/3~1/2。美国最常见肿瘤分别为肺癌、乳腺癌、前列腺癌和大肠癌。美国除了肺癌外主要常见癌都预后较好,前列腺癌和乳腺癌的高发病率也很大程度上是早诊和筛查带来的,正是这种癌谱分布的差异使得中国总体癌症死亡率显著高于美国等西方国家。

恶性肿瘤是全球性疾病,但是在世界各地的分布有显著的差别,其中以食管癌发病率的地区性变化最为突出,最高和最低发病率相差 100 倍以上。中国河南林县和新疆、伊朗里海沿岸及南非都有集中的高发区。中国的食管癌与低发的东欧国家相比,男性高 30~40 倍,女性高 20 倍。我国有独特的发病谱。全球约 40% 的胃癌发生在中国,肝癌的 77% 发生在发展中国家,中国占全世界肝癌总数的 43.7%。鼻咽癌好发于黄种人,在中国广东、广西、香港、台湾和东南沿海地区人群发病率高。中国的鼻咽癌占世界发病总数的 15.7%。绒毛膜上皮癌在东南亚国家较多见,我国长江以南、沿海各地发病率较高。

肿瘤的病理类型和生物学特点也在发生变化。例如由于饮食结构的改变和对血吸虫病的控制,中国的肠癌从以往的低位直肠部位多见到目前的以结肠部位多见。平均发病年龄从 45 岁增加到 60 岁以上,中高分化肿瘤较以前有所增加,但就诊时肝转移的发生率高。美国的食管癌发病率呈增加趋势,其中腺癌较鳞癌增加更多,特别在白种人中更明显。

【病因与预防】

到目前为止,对于恶性肿瘤的确切发病原因还不甚明确。比较公认的发病机制是基因和环境因素交互作用的结果。绝大多数致癌物质存在于外环境中。肿瘤的环境因素主要可归纳为化学因素、物理因素、生物因素和医源性因素四大类。

化学致癌物种类繁多,但是多数具有一个共同特征,即可以通过代谢活化形成亲电子的衍生物,与 DNA 结合从而导致 DNA 损伤。目前已证实的肯定化学致癌物有氮芥、联苯胺、煤焦油中的某些多环芳烃、石棉、氯乙烯、砷、铬和镍等。化学致癌物主要从生活方式、工作环境、医学诊断和治疗等方面影响人类健康,导致肿瘤。

肿瘤流行病学和实验研究已经肯定的物理致癌因素包括电离辐射、紫外线和某些矿物纤维等。暴露于射线可导致白血病,短期大剂量较长期小剂量致癌性更强。紫外线可直接使皮肤细胞 DNA 损伤,从而增加恶性黑色素瘤、皮肤鳞癌和基底细胞癌的发生。高伏电子线可能增加脑胶质瘤发病。有些肿瘤与该部位的长期慢性炎症有关,在损伤的部位可出现"瘢痕癌"。

生物因素主要包括病毒、寄生虫和细菌。病毒致癌是生物因素中最主要的因素,其中关系密切的有人乳头状瘤病毒(HPV)与子宫颈癌;EB 病毒与鼻咽癌、伯基特淋巴瘤、霍奇金淋巴瘤、NK/T 细胞淋巴瘤;乙肝病毒、丙肝病毒与肝癌。幽门螺杆菌与胃黏膜相关淋巴瘤和胃癌的发生有关。寄生虫与人类肿瘤也相关,浙江杭嘉湖平原是结直肠癌的高发区与当地日本血吸虫的感染相关。埃及血吸虫病则被证实可诱发膀胱癌。

医源性因素包括:X 线检查和放疗,放射性核素,化疗药物,激素和免疫抑制剂等。

癌症的遗传因素日益受到重视,遗传易感性的生物机制可能与抑癌基因、DNA 损伤修复的基因和影响致癌剂代谢的基因等有关。

遗传性肿瘤综合征的特点是:家族成员患某种肿瘤的危险性明显高于一般人群;家族成员的肿瘤发病年龄显著低于一般人群,且不同成员的发病年龄接近某一固定值;有些遗传性肿瘤综合征有在一般人群中较为少见的独特的癌前期病变;家族成员中可患有一些罕见肿瘤;对于可累及双侧器官的肿瘤,这些家族成员发生的肿瘤多为双侧独立发生的原发性癌;遗传性肿瘤综合征遗传的并非肿瘤本身,而是对该肿瘤的易感性,常以常染色体显性遗传的方式传递给子代,并常常具有不完全外显的特点,即外显程度与年龄有关,其中某些家族成员虽有发生肿瘤的倾向性,但可以终身不发生肿瘤。

近年来研究进一步证实了"二次突变"理论在遗传性肿瘤综合征中的价值:表现为抑癌基因其中一个等位基因的先天性突变和另一个等位基因的后天性体细胞突变。

恶性肿瘤的预防包括:①一级预防措施:病因研究,消除危险因素,提高机体防癌能力;②二级预防措施:早发现、早诊断、早治疗;③三级预防措施:减少癌症患者并发症、减轻痛苦、延长生存期、改善生存质量。

预期经过宣传吸烟有害、劝阻吸烟、改变不良生活习惯、加强环境保护、防治各种感染、高危人群疫苗注射等努力,可望癌症的发生减少约1/3。

【恶性肿瘤的临床特征】

1. 恶性肿瘤的临床特征及鉴别诊断　恶性肿瘤是具有各自病因、自然发展过程和对治疗反应不同的疾病。临床表现往往多种多样,早期无明显的临床症状和体征,有些症状亦无特异性,常易与其他疾病混淆。例如肺癌患者的咳嗽、咳痰、气急,常误诊为慢性气管炎、肺气肿。胃癌、胰腺癌、肠癌、肝癌患者的上腹不适常与胃炎、胃溃疡、慢性胆囊炎和胆石症混淆。乳腺癌的乳房肿块常诊断为乳腺小叶增生、纤维瘤。恶性淋巴瘤的淋巴结肿大常作为慢性淋巴结炎、结核病来治疗。直肠癌的便血误认为痔疮出血亦不在少数。

2. 副瘤综合征　10%～20%癌症患者在发病前或发病时会出现一些与肿瘤无直接关系的临床征象,称之为副瘤综合征。副瘤综合征常由内分泌腺肿瘤产生过量激素或非内分泌肿瘤分泌异位激素、分泌有生物活性的蛋白或细胞因子、自身免疫反应及肿瘤破坏正常生理功能所致。最常合并副瘤综合征的恶性肿瘤是肺癌,其他好发副瘤综合征的恶性肿瘤包括胃癌、肠癌、胰腺癌等消化道肿瘤。多数副瘤综合征与肿瘤发展有一定相关性。肿瘤切除或控制后,症状消失或好转,肿瘤进展时症状明显。严重的副瘤综合征未及时处理,可能致命,如重症肌无力、高钙血症、低血糖、低钠血症、弥散性血管内凝血等。

副瘤综合征还可表现为全身症状包括发热、恶病质和免疫抑制。肿瘤热可能与肿瘤细胞产生致热原如白介素-2、前列腺素或肿瘤坏死有关。肿瘤热常见于淋巴瘤、急性白血病、骨肉瘤、肺癌、前列腺癌、肾上腺肿瘤、肝癌等。有发热者往往肿瘤负荷大或有肝、骨等转移,预后较无发热者差。恶病质以食欲缺乏、肌肉萎缩、皮下脂肪消耗、疲乏和体重减轻等为特征。恶病质常常是肿瘤终末期的表现。给予甲地孕酮可改善食欲,增加体重。

重症肌无力主要发生于胸腺瘤,约1/3的胸腺瘤患者伴发此症,其他恶性肿瘤极少见。对伴发于胸腺瘤的重症肌无力的治疗,首先要考虑切除肿瘤。但是多数患者,即使胸腺瘤切除后,重症肌无力并不会立即好转,通常在术后数月甚至数年内逐步改善,因而需同时对症治疗。首选抗胆碱酯酶类药物,常用的有溴吡斯的明或甲硫酸新斯的明。血浆交换治疗常用于胸腺瘤手术前准备,也用于重症病例。泼尼松治疗也可使用。

高钙血症约见于10%的肿瘤患者,大多同时伴有骨转移。与骨转移无关的高钙血症与肿瘤细胞分泌的异位甲状旁腺素相关蛋白或破骨细胞激活因子、前列腺素样物质、肿瘤生长因子等有关。高钙血症表现为恶心、呕吐、口渴、便秘、嗜睡、多尿、肾功能损害,常易误诊为脑转移。

低血糖和高血糖:低血糖常由胰岛细胞瘤引起,其他见于软组织肉瘤、肝癌、肾上腺癌。与患者血清中存在胰岛素样生长因子或肿瘤产生的体液因子刺激胰岛素受体增殖,肿瘤产生抑制高血糖素因子有关。肿瘤患者并发高血糖的主要病因是糖尿病。

抗利尿激素异常分泌综合征最常见于小细胞肺癌,亦可在前列腺癌、结肠癌、肺类癌、胸腺癌、恶性淋巴瘤中发生。主要是因低血钠、低渗透压导致的水中毒。临床表现为疲乏、嗜睡、谵妄、行为异常、抽搐、昏迷等,应与脑转移鉴别。

类癌综合征主要见于小肠类癌,也可发生在肺癌、胰腺癌等。由儿茶酚胺和5-羟色胺引起的皮肤潮红、腹泻、哮喘、发绀、呼吸困难、指间关节疼痛、精神失常、心内膜与心瓣膜病变等为其主要表现。

肿瘤性的神经病变累及脑、脑神经、脊髓、神经节、周围神经和神经肌肉。可能与患者对肿瘤的免疫反应所产生的抗体使神经组织受损有关。

黑棘皮病多发生在中老年消化道肿瘤患者中,以发生在皮肤皱褶处或颊、咽、外阴部黏膜等处棕色、黑色疣状的皮损为特征。

皮肌炎、多发性肌炎见于肺癌、妇科肿瘤,多发生于老年人,主要累及皮肤、肌肉。面部颈和胸部紫红色斑、进行性对称性近端肌无力是其主要的临床表现。

肥大性骨关节病最常见于肺癌。主要表现为骨关节疼痛、关节僵硬、肿胀,可伴有杵状指。需要与骨转移、风湿性关节炎等鉴别。

肿瘤患者还可有伴发的血液系统表现例如弥散性血管内凝血及肾小球、肾小管病变。

【肿瘤的普查和早期发现】

早期检出肿瘤十分重要,它不仅为治愈肿瘤提供有利时机,也有助于研究肿瘤发生发展的规律。肿瘤普查(筛检)是从无症状的人群中,通过有效的检测手段发现隐匿的或早期的病变。肿瘤普查应该符合以下原则:普查的肿瘤必须是发病率和死亡率较高的;该肿瘤有一个可查出的临床前期病变;具备有效的治疗手段;普查所用的方法必须敏感、安全、简便、易被接受,并能以较小的费用取得较大的效益。由于大规模的人群普查往往消耗大量人力物力,且检出率低,因此对大多数肿瘤不能开展普查工作,仅在高危人群中进行筛查。

美国癌症协会推荐对于乳腺癌高危人群,30岁以上每年进行钼靶和乳腺MRI检查(表8-1-0-1),这些高危人群包括:①BRCA突变人群;②BRCA突变状态未知但一级亲属有BRCA突变;③经过乳腺癌危险评估模型分析父系和母系家系,结果一生中有超过20%～25%可能性罹患乳腺癌;④因霍奇金淋巴瘤胸壁接受过放疗。美国癌症协会推荐对于结直肠癌高危人

表 8-1-0-1　美国癌症协会推荐的普危、无症状人群癌症早期筛查建议

癌症	人群	检测方法	推荐
乳腺癌	女性:40~54 岁	钼靶	每年
	女性:≥55 岁	钼靶	2 年 1 次
宫颈癌	女性:21~29 岁	巴氏涂片	3 年 1 次
	女性:30~64 岁	巴氏涂片和 HPV DNA 检测	5 年 1 次巴氏涂片和 HPV DNA 检测(首选),或 3 年 1 次巴氏涂片(备选)
	女性:≥65 岁	巴氏涂片和 HPV DNA 检测	10 年中连续 3 次以上巴氏涂片阴性或连续 2 次以上 HPV DNA 检测阴性,其中最后一次检查在 5 年内,应停止筛查
	子宫全切术后	—	不用筛查
结直肠癌	≥45 岁	粪隐血或粪免疫组化(敏感度 ≥50%)	每年 1 次
		高敏感性粪便隐血试验	每年 1 次
		多靶点粪 DNA 检测	3 年 1 次
		纤维乙状结肠镜	5 年 1 次
		结肠镜	10 年 1 次
		CT 结肠成像	5 年 1 次
肺癌	目前或以往吸烟,≥30 包年,戒烟不足 15 年,55~74 岁	低剂量螺旋 CT	
前列腺癌	男性,≥50 岁	PSA	

群筛查的年龄要提前,频度要提高,这些人群包括:①腺瘤样息肉史;②根治性切除的结直肠癌患者;③结直肠癌家族史或一级亲属诊断为结直肠腺瘤;④炎症性肠病;⑤已知或疑似 Lynch 综合征或家族性腺瘤样息肉病;⑥因相关肿瘤曾行腹部或盆腔放疗史的。

中国抗癌协会 2019 年推荐的乳腺癌筛查指南则指出,49~65 岁一般风险的女性,建议进行每 2 年 1 次的乳腺 X 线筛查。对于存在早发乳腺癌家族史且自身携带有乳腺癌致病性遗传突变的高危风险女性,筛查起始年龄可提前至 35 岁,可进行每年 1 次的乳腺 MRI 筛查。高危风险包括:①至少 2 位一级或二级女性亲属曾患乳腺癌;②至少 1 位一级亲属携带有已知 BRCA1/2 基因致病性遗传突变;③至少 1 位符合下述 1 个条件的乳腺癌一级亲属:a. 发病年龄≤45 岁;b. 发病年龄在 45~50 岁,同时至少 1 个一级亲属患有任何年龄的卵巢上皮癌、输卵管癌或原发性腹膜癌;c. 患有 2 个原发性乳腺癌,同时首次发病年龄≤50 岁;d. 发病年龄不限,同时至少 2 个一级亲属患有任何年龄的卵巢上皮癌、输卵管癌或原发性腹膜癌;e. 男性乳腺癌;④自身携带有乳腺癌致病性遗传突变;⑤一级亲属中有遗传性肿瘤综合征(如遗传性乳腺及卵巢综合征、Cowden 综合征、Li-Fraumeni 综合征、Peutz-Jeghers 综合征和林奇综合征等);⑥曾患乳腺导管、小叶中重度不典型增生或小叶原位癌;⑦曾接受胸部放疗。

中华医学会结直肠癌筛查指南推荐 50~75 岁的一般非高危人群进行免疫化学法粪便隐血试验(FIT),和/或每 1~3 年一次的粪便 DNA 检测。高危人群还需进行高质量的结肠镜检查。高危因素包括:一级亲属有结直肠癌史,本人有癌症史(任何恶性肿瘤病史),本人有肠道息肉史,或同时具有以下 2 项及 2 项以上者:①慢性便秘(近 2 年来每年便秘在 2 个月以上);②慢性腹泻(近 2 年来腹泻累计持续超过 3 个月,每次发作持续时间在 1 周以上);③黏液血便;④不良生活事件史(发生在近 20 年内,并在事件发生后对调查对象造成较大精神创伤或痛苦);⑤慢性阑尾炎或阑尾切除史;⑥慢性胆道疾病史或胆囊切除史。此外,有盆腔放疗史或有不明原因贫血或体重下降者也应作为高危个体。

中华医学会关于肺癌的筛查指南指出,对于年龄 55~74 岁,吸烟量 30 包年(如已戒烟,戒烟时间<15 年)的高危个体推荐参加低剂量 CT(low dose computed tomography,LDCT)进行筛查,对于年龄在 45~70 岁且有一项肺癌高危因素也可作为筛查的条件,包括吸烟史、职业致癌物质暴露(如石棉、电离辐射、二氧化硅等)、个人肿瘤史、直系亲属肺癌家族史、慢性肺部疾病史(如慢性阻塞性肺疾病、肺结核或肺纤维化)、有长期二手烟或环境油烟吸入史等。筛查频率建议每年一次。

我国特有的肿瘤筛查还包括食管癌、胃癌、肝癌、鼻咽癌等发病率和死亡率显著高于世界平均水平的癌症。

食管癌是我国特有的高发肿瘤。多年来基于高发现场研究经验，从临床技术研究入手，重点关注内镜筛查技术的准确性，为食管癌筛查提供了相关证据，初步形成内镜下碘染色及指示性活检筛查方案。但该方案定位在高发区、高危人群中开展，方案的人群防治效果尚缺乏以发病率、死亡率为终点的多中心前瞻性队列的验证和评价。

胃癌筛查推荐使用两种方案，一是开展血清胃蛋白酶原（PG）和危险因素问卷调查初筛，阳性者进入胃镜检查；二是直接开展胃镜检查并根据筛查结果采取相应的随访方案。

对于肝癌高发区的筛查，早期指南推荐的是甲胎蛋白（AFP）联合超声检查作为初筛。目前成为乙肝表面抗原（HBsAg）初筛阳性者的后续转诊检查手段，并根据不同结果对筛查对象进行分流。

基于我国鼻咽癌高发现场的研究，鼻咽癌筛查 2005 年至今一直采用基本信息调查、头颈部检查与抗 EB 病毒抗体检测联合筛查高危人群的方案。

目前国内外公认的肿瘤发病信号有以下 12 个：①肿块增大，不痛不痒；②慢性溃疡，久治不愈；③吞咽不畅，胸口闷胀；④心口嘈杂，上腹饱胀；⑤肝区疼痛，反复发作；⑥咳嗽痰血，胸痛发热；⑦鼻涕带血，鼻塞耳鸣；⑧便带黏血，变细变形；⑨乳房肿块，乳头溢液；⑩白带增多，阴道流血；⑪无痛血尿，间歇出现；⑫贫血发热，淋巴结肿大。

【肿瘤的诊断】

对肿瘤作出明确的诊断和精确的分期是判断预后和制定正确治疗计划的前提和基础。在对患者进行诊断时，临床医师应该详细询问病史、仔细进行体格检查、合理应用各种辅助检查方法，对全部资料进行综合分析然后作出正确诊断。

（一）病史采集 肿瘤病史要求全面、准确、客观。还应特别注意年龄、职业、生活习惯、婚育史、家族史和既往史。不同的肿瘤有不同的好发年龄。上皮来源的癌常发生在中老年人群、肉瘤的发病年龄则较轻，而急性淋巴细胞性白血病和一些胚胎性肿瘤的发病高峰多在出生后到 10 岁左右。职业暴露是一些恶性肿瘤发病率增加的因素。例如矿工的肺癌、石棉工人的胸膜间皮瘤和肺癌，苯胺印染工人的膀胱癌、长期接触苯人群的白血病等发病率都较一般人群明显增高。生活习惯与肿瘤的关系密切。吸烟与肺癌、高脂饮食与结肠癌和乳腺癌、咀嚼槟榔和烟草与口腔癌的关系都已得到证实。女性患者的婚育史是重要的。分娩次数、是否哺乳对乳腺癌、宫颈癌的发病有影响，妊娠流产史可为滋养叶细胞恶性肿瘤提供可能的线索。有些肿瘤有家族聚集倾向，如视网膜母细胞瘤、多发性内分泌腺肿瘤、先天性家族性结直肠多发性息肉症等。一级亲属有乳腺癌特别是绝经前发病的家族史的患者，特别要警惕乳腺恶性肿瘤发生的可能。肿瘤患者的既往史是重要的。例如有宫颈癌局部放疗史的患者诉有腹泻、血便时应除外放射性直肠炎、第二原发的直肠癌及宫颈癌复发浸润侵犯肠道。幼年时胸部接受过量放射线者成年后乳腺癌发病增加；儿童时期颈部或胸腺部位放疗过的患者，可能引起甲状腺癌。经大剂量化疗

或/和大面积放疗后长期生存的霍奇金病患者可有非霍奇金淋巴瘤和白血病等第二个原发恶性肿瘤的发生。总之，详细的病史可为我们提供疾病的重要线索，特别在一些较为疑难的病例，例如原发灶不明的肿瘤中更是如此。

（二）体格检查 在体格检查中，除一般内科检查外，应特别注意皮肤、深浅部肿块和全身浅表淋巴结情况。有时皮下结节可为胃肠道恶性肿瘤、肺癌、乳腺癌或女性内生殖器癌肿的初发体征。各种类型的红斑特别是多形性红斑、皮肌炎、多发性栓塞性静脉炎、坏死性脉管炎和肥大性骨关节病变等可为内脏肿瘤的早期表现。乳腺癌、肺癌、甲状腺癌、肾癌或前列腺癌可最早表现为骨转移。任何部位的溶骨性病变应排除多发性骨髓瘤。原因不明的声音嘶哑、霍纳综合征、胸腔积液或上腔静脉压迫症可为支气管肺癌或纵隔肿瘤的初发症状。锁骨上淋巴结肿大或脐部硬结往往提示原发病灶在胸、腹腔。任何腹部肿块都应进一步深入检查。单侧肢体肿胀或阴囊水肿大多说明局部淋巴管阻塞。微小"黑痣"、舌部慢性溃疡或肛门溃疡性结节可分别为黑色素瘤、舌癌或肛门癌的表现。隐睾的发现往往有助于生殖细胞瘤的诊断。

（三）肿瘤影像学诊断 肿瘤影像学诊断包括 X 线、CT、磁共振、PET、骨扫描等核医学、超声等各种技术。它在肿瘤学中的作用概括起来主要是：作出影像学定位和定性诊断，准确进行临床分期，评价治疗效果，随访病情，引导穿刺活检，制定放射治疗计划及介入性诊断和治疗。

X 线检查是诊断肿瘤常用的方法。通过透视、摄片、断层摄片可了解肺、纵隔、骨、头颈部肿瘤，以及软组织肉瘤的大小和病变范围，并可协助鉴别原发或转移性癌。腔道造影对空腔脏器相应部位肿瘤的诊断有重要价值。胃肠道气钡双重造影、经皮穿刺肝胆管造影，经内镜胰胆管造影、尿路造影和乳腺导管造影等都可为诊断和鉴别诊断提供重要线索。选择性血管造影能发现较小的病变并可了解肿瘤的血液供应情况。乳腺钼靶片在临床上常用于鉴别乳腺良恶性病变，亦可用于高危人群的普查。

计算机 X 线体层摄影（CT）于 20 世纪 70 年代起应用于临床，近年来已广泛应用于全身各脏器的检查。由于 CT 密度分辨率高，能显示人体的解剖结构和肿瘤与周围组织密度对比，因此特别适合于体内深部器官的检查，例如脑、肺、纵隔、肝、胰腺、肾、腹膜后和盆腔肿瘤等。使用造影剂可使肿瘤在 CT 扫描上强化，有利于对肿瘤的定位和定性。CT 仿真内镜、血管造影、三维成像螺旋 CT 的连续运动还可检出微小病灶。

磁共振成像（MRI）与 CT 相比，其对比分辨力更好，无电离辐射，也不用含碘的造影剂，无碘过敏危险，没有骨伪影的干扰，并可显示任何截面，是检查中枢神经系统疾病和脊髓病变的首选方法。对观察肿瘤和血管关系、纵隔肿瘤和肿大淋巴结、盆腔肿瘤、颈和乳腺肿瘤也有一定价值。

超声波探查用于肿瘤诊断已有半个世纪的历史。对甲状腺、肝胆、胰腺、肾及卵巢的囊性病变与实质性病变鉴别很有价值。对胸腹水的定位、引导经皮肝穿刺、腹腔内肿块穿刺都有

很大的帮助。超声检查因其价格低廉、无损伤、能反复检查等优点，已在肿瘤诊断中广泛应用。

放射性核素检查是一种简便、安全、非创伤性的检查方法。除能显示形态外，还能反映器官组织生理代谢功能。对诊断异位甲状腺、甲状腺癌转移灶的定位、术后残留甲状腺组织随访、软组织恶性肿瘤、淋巴系统恶性肿瘤及早期诊断骨转移都有独到之处。由于放射性核素灵敏度高，对骨转移病灶的显示可较 X 线早 3~6 个月，但有时有些良性病变例如关节炎、骨折、结核病、骨髓炎也可呈阳性表现，因此对 ECT 显示了病灶而 X 线片阴性的患者还须结合其他有关检查方法来确诊。多发性骨髓瘤仅有溶骨病变而无新骨形成，骨扫描往往帮助不大。镓扫描可显示恶性淋巴瘤深部淋巴结的情况，有助于临床分期。PET 自 20 世纪 90 年代开始用于肿瘤诊断。根据恶性组织糖代谢比周围正常组织或非肿瘤组织高的原理，由静脉注射超短半衰期同位素 ^{18}F、^{13}N、^{15}O、^{11}C 等，然后行扫描，经计算机三维重建，得到高分辨率、高清晰度的断层图像，对良恶性肿瘤的鉴别准确率较高。PET 所显示肿瘤部位生化代谢的情况，对早期诊断和治疗后的疗效评价很有价值。对临床上其他方法不能检出的转移灶，以及原发灶不明肿瘤也有诊断意义。

（四）内镜检查 内镜在肿瘤诊断中占有重要地位，目前已发展到纤维内镜和电子内镜，能对全身各系统的外腔、管腔和闭合式的体腔（如胸腔、腹腔和关节腔等）进行观察，用肉眼直接分辨正常与病变组织的形态特征，并可在直视下取活体组织做病理检查。

（五）病理学诊断 肿瘤的病理学诊断可分为组织病理学诊断和细胞病理学诊断两部分。组织病理学是目前最精确的诊断，常为最后诊断，是恶性肿瘤确诊的最重要依据。常常通过外科手术切除、内镜活检、骨髓活检等标本作组织学检查，表浅肿瘤的刮片或涂片，深部肿瘤针刺吸取或采集分泌物（痰液、尿液和乳头排液等）、内镜刷取或冲洗液做细胞学检查等可获确诊。随着细胞分子生物学基础理论和技术方法的深入研究，病理学诊断已从形态学观察发展到分子诊断，应用电镜、流式细胞术、图像分析技术，细胞遗传学技术（如荧光原位杂交、比较基因组杂交和光谱模型分析）、分子生物学技术（如核酸及蛋白杂交技术、聚合酶链反应、基因测序和生物芯片技术）等，不仅可鉴别良恶性病变，并且能反映肿瘤的恶性程度和生物学行为，提示预后，并可对内分泌治疗、靶向治疗、免疫治疗等提供依据。

【肿瘤的临床分期】

为了准确估计病情，判断预后，决定治疗方案，评价疗效，比较不同的治疗方法并且有利于国际交流，美国癌症联合会（AJCC）和国际抗癌联盟（UICC）自 1958 年起发表并每隔几年修订恶性肿瘤的分期。AJCC 分期系统采用 TNM 分期法来描述恶性肿瘤的累及部位，T 表示原发肿瘤的大小：T_x 指原发肿瘤不能评估，T_0 指无原发肿瘤证据，Tis 指原位癌，$T_1 \sim T_4$ 指原发肿瘤的大小和程度；N 表示淋巴结转移情况：N_x 指区域淋巴结不能被评估，N_0 指没有区域淋巴结转移，$N_1 \sim N_3$ 指区域淋巴结的转移程度；M 表示有无远处转移：M_0 指无远处转移，M_1 指有远处转移。一旦 TNM 确立，可将肿瘤分为 I ~ IV 期，有些肿瘤可以再具体细分，如 III_A、III_B 期等。

有些肿瘤的治疗和预后与病理分级或浸润深浅密切相关，因此也有采用其他一些分期方法。例如恶性黑色素瘤用 Clark 分期方法表示肿瘤侵犯到表皮、真皮、皮下组织的深度和层次。软组织肿瘤采用 gTNM 分期法，标明肿瘤分级程度。小细胞肺癌同时采用美国退伍军人医院的局限期和广泛期的分期法和 TNM 分期两种方法。淋巴瘤用 Ann Arbor 分期法。肠癌的 TNM 分期比 Dukes 分期更精确。临床分期可标以 cTNM，病理分期则标以 pTNM，在病程中再分期，标以 rTNM（restage）。

对患者进行分期的同时，必须对患者的全身状况进行评价，应包括患者的心肺功能，肝肾功能和造血功能等。卡诺夫斯基（Karnofsky）的行为状况评估将患者的体能情况分成 11 等级，从 100 的无病态到 0 的死亡。Zubrod-ECOG-WHO（ZPS）评分方法，将患者的体能情况从无病态的 0 到死亡的 5，分成 6 个等级。目前在新药临床试验中大多采用后一种分级方法（表 8-1-0-2）。

表 8-1-0-2 行为状态评估

Karnofsky(KPS)	KPS 评分	ECOG 评分	Zubrod-ECOG-WHO(ZPS)
正常,无症状及体征	100	0	正常活动
能进行正常活动,有轻微症状及体征	90	1	有症状,但几乎完全可自由活动
勉强可进行正常活动,有一些症状或体征	80		
生活可自理,但不能维持正常生活或工作	70	2	有时卧床,但白天卧床时间不超过 50%
有时需人扶助,但大多数时间可自理	60		
常需人照料	50	3	需要卧床,卧床时间白天超过 50%
生活不能自理,需特别照顾	40		
生活严重不能自理	30	4	卧床不起
病重,需住院积极支持治疗	20		
病危,临近死亡	10		
死亡	0	5	死亡

【肿瘤相关基因与肿瘤标志物】

肿瘤标志物是包括基因异常表达产物在内的反映肿瘤存在的一些生物活性物质。

1. 与肿瘤相关的基因包括癌基因、抑癌基因和肿瘤相关基因。正常细胞中存在不致癌的原癌基因。原癌基因产物起调控细胞生长、增殖、发育和分化的作用,对人体并无害处。当各种致癌或促癌物质作用,使原癌基因通过点突变,融合基因形成,转录增高或基因增幅而活化后才会引起癌变。根据序列同源性,原癌基因受体可分成生长因子配体受体超家族,如酪氨酸激酶受体表皮生长因子受体(EGFR)家族,包括 EGFR 或 erbB-1、erbB-2/neu/Her-2 和 erbB-4;血小板生长因子受体(PDGFR)家族,包括 pdgfr-α/β、csf-1r、kit 和 flk2/3;Fgf 受体家族 fgfr-1-4;神经生长因子受体(NGFR)家族 trkA-C;肝细胞生长因子受体(HGFR)家族 met 和 ron;胰岛素受体 ros 和神经胶质来源的神经营养因子(GDNF)受体。抑癌基因又称抗癌基因,也存在于正常细胞中,它能抑制细胞转化和肿瘤的生长。在一些肿瘤的发生中发现有抑癌基因的缺失、失活或突变。例如视网膜母细胞瘤、小细胞肺癌、乳腺癌等与 13 号染色体上 Rb 基因及胃癌、肝癌、肠癌、乳腺癌与 p53 基因的关系已有许多研究。

2. 肿瘤标志物是包括基因的异常表达产物在内的反映肿瘤存在的一些生物活性物质。是肿瘤细胞在原发灶部位产生或由于转移而引起相关器官组织产生的物质。根据其生化和免疫学特征一般将它们分为肿瘤特异性抗原、肿瘤相关抗原、酶及其同工酶和激素。这些物质存在于肿瘤患者的组织、血液和排泄物中,与正常组织和细胞所表达的生物活性物质有所不同,正常组织或良性病变中不存在或含量低。通过对这些活性物质在血液中的检测,有助于对恶性肿瘤的诊断、鉴别诊断、肿瘤负荷的评估、判断预后、评价疗效及复发和转移的监测等。临床常用的有:

(1) 甲胎蛋白(AFP):由胎儿生长发育中卵黄囊和肝细胞合成,胃肠道黏膜也有少量合成。1 岁婴儿血的 AFP 降至正常水平。AFP 是原发性肝细胞癌最灵敏、最特异的标志物。健康成人血浆浓度<25μg/L,若持续≥200μg/L,排除妊娠、生殖细胞肿瘤应考虑肝细胞癌的诊断。在治疗过程中 AFP 也可作为观察病情和疗效的指标。对监测复发转移很有意义。非精原生殖细胞瘤常伴有 AFP 异常升高。消化道肿瘤特别伴肝转移时 AFP 易升高。

(2) 癌胚抗原(CEA):属胚胎性抗原。妊娠头 2 个月时存在于胎儿的肠管、胰腺和肝中。97% 健康成人的血清中<2.5μg/L。在胰腺癌、结肠癌、胃癌、其他消化道肿瘤、肺癌、乳腺癌、卵巢癌等中均可升高。在非癌症人群中,长期吸烟者、糖尿病、结肠息肉、溃疡性结肠炎、结缔组织病、活动性肝病、胰腺炎、心血管疾病等也可轻度升高。CEA 在判断预后和观察疗效、监测复发中有较大的临床意义。

(3) CA19-9:是唾液酸-N-岩藻糖Ⅱ有关的低聚糖抗原,是诊断胰腺癌和胆管癌较好的标志物,特异性为 75%~80%,正常

值<37kU/L。其他的胃肠道肿瘤、肝癌、恶性肿瘤肝转移等也可能有较明显的升高。此外在结直肠癌、胃癌、肝癌患者的血清中 CA19-9 也可有明显增高。与 CEA 和 AFP 联合检测可进一步提高消化道肿瘤的阳性率诊断和早期检出癌的复发。

(4) CA125:是高分子糖蛋白复合物,为卵巢癌的主要标志物。浆液性囊腺癌的 CA125 升高幅度比黏液性卵巢囊腺癌更明显。在复发监测中,CA125 的升高可早于临床几个月,因此其可作为卵巢癌监测疗效和随访的一个重要指标。但在胰腺癌、肝癌、胃癌、肠癌、肺腺癌、子宫内膜癌、输卵管癌、恶性淋巴瘤及急慢性胰腺炎、慢性肝炎、胆囊炎、肺炎、腹膜炎、肝硬化、盆腔炎性病变、经期、子宫内膜炎症、子宫内膜异位症时亦可升高。

(5) CA50:是糖类抗原,正常组织不产生 CA50,恶变时升高。对消化道肿瘤的诊断价值与 CA19-9 相近。子宫、卵巢、膀胱、前列腺和乳腺癌也可有不同程度的升高。

(6) CA15-3:是一种糖蛋白。乳腺癌中增高者为 30%~50%。乳腺癌转移时,80% 患者的 CA15-3 增高,在临床检出转移灶前几个月 CA15-3 即可增高。发生转移患者中,CA15-3 明显增高者生存期比 CA15-3 值正常者明显缩短。在治疗过程中,CA15-3 值的变化可反映疗效。因此 CA15-3 可作为乳腺癌诊断的辅助指标并可监测转移、评估疗效和预后。在肺癌(特别是腺癌)、卵巢癌、胰腺癌、直肠癌和乳腺、卵巢的良性病变、子宫内膜异位中有时 CA15-3 也有升高。

(7) CA72-4:是黏蛋白类癌胚抗原。对胃癌特异性较高,敏感性 59%。结直肠癌、胰腺癌、卵巢癌和非小细胞肺癌也可异常升高。

(8) 前列腺特异性抗原(PSA):PSA 是人前列腺腺泡和腺管上皮产生的一种糖蛋白。器官特异性 90%~97%,敏感性 87%~89%。正常男性总 PSA<3μg/L,游离 PSA(f-PSA)占总 PSA 的 10%~20%。PSA 升高见于前列腺癌和前列腺增生性疾病。f-PSA 较总 PSA 更敏感,当总 PSA 正常而 f-PSA 升高时提示前列腺癌可能大。PSA 对前列腺的诊断和术后监测有实用价值。前列腺切除者若原来的高浓度持续不降或术后再度上升者,提示手术不彻底或有转移的可能。

(9) 碱性磷酸酶(ALP):ALP 是膜结合酶。原发性肝癌伴胆道阻塞时 ALP 明显增高。转移性肝癌中 78% ALP 升高。骨肿瘤和骨转移的 ALP 增高与骨质破坏的类型有关。有成骨时 ALP 明显升高,例如成骨肉瘤、前列腺癌和软骨肉瘤等。多发性骨髓瘤的 ALP 往往正常或仅轻度升高。甲状旁腺癌大量分泌甲状旁腺素时 ALP 明显升高。肝细胞癌时 ALP 同工酶Ⅰ升高,肿瘤骨转移时则同工酶Ⅲ升高明显。

(10) 酸性磷酸酶(AKP):AKP 存在于血细胞及其他细胞的溶酶体和前列腺中。前列腺中 AKP 含量较其他组织高,是前列腺的特征性酶。AKP 对前列腺癌骨转移的诊断及监测疗效有重要意义。在前列腺肥大和转移性骨肿瘤患者中 AKP 亦可升高。

(11) 乳酸脱氢酶(LDH):LDH 属糖酵解酶。在白血病、

恶性淋巴瘤和肺癌中 LDH-3 明显升高,而畸胎瘤、精原细胞瘤以 LDH-1 增高明显。在非霍奇金淋巴瘤中,LDH 水平是重要的预后因素。治疗前 LDH 高的患者预后差。用 LDH 可鉴别卵巢原发或转移性癌,前者通常明显升高,LDH-1、LDH-2 也增高。此外体腔积液时,若积液的 LDH 和血液 LDH 比值>0.6,提示恶性积液的可能性。

(12) β_2 微球蛋白:β_2 微球蛋白首先在肾小管性蛋白尿患者中发现,在免疫性疾病、肾病、一些炎性病变时均可增加,也是淋巴造血系统恶性肿瘤的一个重要标志物。例如在慢性淋巴细胞性白血病、恶性淋巴瘤和多发性骨髓瘤,β_2 微球蛋白都可升高,升高明显者生存期短。

(13) 绒毛膜促性腺激素(HCG):HCG 是一种糖蛋白类激素,由胎盘滋养层细胞合成。妊娠妇女受孕 8 天时血和尿中可测出 HCG。HCG 是恶性滋养细胞肿瘤诊断、监测疗效和估计预后的重要指标。妊娠妇女 HCG 异常升高或流产刮宫后 HCG 持续高于正常时应考虑恶性葡萄胎或绒毛膜上皮癌的可能。绒癌治疗后仍有 HCG 升高则应继续治疗。绒癌患者脑脊液中 HCG 值的明显升高可作为脑转移的一个证据。HCG 也是睾丸绒癌敏感的标志物。

(14) 降钙素:降钙素是单链多肽激素,由甲状腺滤泡旁 C 细胞合成和分泌。在甲状腺髓样癌患者中,降钙素升高。此外乳腺癌、肺癌、胃肠道癌有骨转移时、肺癌出现肿瘤旁副综合征时,降钙素均可升高。肝癌和肝硬化患者有时降钙素亦见升高。

(15) 促甲状腺激素(TSH):TSH 是糖蛋白激素,甲状腺癌患者可升高。

(16) 神经烯醇化酶(NSE):NSE 是烯醇酶的异构体。只存在于神经组织和神经内分泌组织中。常用于小细胞肺癌及其他神经内分泌肿瘤和神经母细胞瘤的辅助诊断。小细胞肺癌的 NSE 浓度和升高率往往与病期相关,局限期病变 50% 升高,而广泛期则 100% 升高。此外,NSE 对神经母细胞瘤有协助诊断和判断预后的价值,在甲状腺髓样癌中 NSE 也可轻度升高。

(17) 细胞角蛋白 19 片段(CYFR21-1):CYFR21-1 是细胞结构蛋白。在非小细胞肺癌中明显增高,鳞癌的阳性率 70%,腺癌阳性率 63%,晚期肺癌的灵敏度更高。对其他部位的鳞癌也有一定的参考意义。

(18) 肿瘤特异性相关因子(TSGF):TSGF 是数种与恶性肿瘤生长相关的糖类物质和代谢物的统称。对常见肿瘤的灵敏度 86%,特异性 97%。对判断预后、评价疗效也有意义。

(19) 岩藻糖苷酶(α-AFU):α-AFU 是非特异性溶酶体酸性水解酶。是原发性肝细胞肝癌的标志物,与 AFP 无明显相关性。AFP 正常的原发性肝癌,AFU 的阳性率可达 90%。两者联合检测可提高到 93.4%。

3. 肿瘤标志物的临床意义

(1) 肿瘤标志物在某种程度上可以提示某种肿瘤的存在,可作为肿瘤的诊断依据之一,但只能作为参考;对已经诊断为恶性肿瘤的人,它可以监测恶性肿瘤发展及治疗效果。

(2) 肿瘤标志物与肿瘤有关,但非肿瘤所特有,良性肿瘤或胚胎组织中也存在,在炎症中也会升高,甚至正常组织中也会存在。

(3) 肿瘤标志物高不一定是得了恶性肿瘤,已经明确是恶性肿瘤的患者,其肿瘤标志物也完全可能是正常的。肿瘤标志物本身不完全与肿瘤有直接因果关系,其结果只能作为参考,要结合各方面的资料综合判断。

(4) 肿瘤标志物的动态变化可能更有意义。除非是明显的异常升高,否则仅凭一次的检测结果轻度升高并没有太大的意义,必须动态监测。如果进行性升高,要高度重视,通过其他检查进一步明确;如果一直保持较低的水平稳定状况,不能下结论,应定期复查。

(5) 任何检验手段都存在一定的误差,因此,即使是检测到的数值很高,短期内也要复查,或者立即复核以排除误测可能或其他因素干扰。

临床上常联合应用 2 个或 2 个以上的肿瘤标志物来提高敏感性和阳性率。原发性肝细胞癌的 AFP 阳性率约 70%,联合应用 CEA 和 CA19-9 阳性率可>90%。结直肠癌中,CEA 和 CA19-9 是最重要的检查项目,其他可选用的有 CA72-4、CA50 和 CA125 等。生殖细胞恶性肿瘤则常检测 AFP 和 HCG。胰腺癌的主要肿瘤标志物是 CA19-9,CEA 和 CA50 可作为补充检测指标,有报道联合检测阳性率可高达 80%。

【肿瘤的治疗】

恶性肿瘤性质类型各异、累及的组织和器官不同,病期不同,对各种治疗的反应也各不相同。即使在确诊时无临床转移证据的患者在经单纯局部治疗后仍会发生远处转移,因此大部分患者需要多学科综合治疗,由多学科专家对患者的全身和局部各种因素、肿瘤生物学行为、病理分期及基因表达等情况作全面分析后,制定合理的近期和远期治疗计划,患者才能治愈或获长期生存。

(一) 外科治疗 外科手术曾是治疗恶性肿瘤的唯一方法。半个多世纪以来,由于对肿瘤的发生发展、生物学行为和病理学从分子水平进行了深入研究,治疗策略已有很大变化,但迄今为止外科手术仍是治疗某些恶性肿瘤的主要方法,约 60% 的实体肿瘤需要外科治疗。

肿瘤外科学是外科学的分支,除了遵循普外科的治疗原则外,有其自身的特点。①肿瘤外科必须与病理学密切结合,手术切除的每例标本必须送病理检查。②肿瘤外科必须遵循"无瘤操作"原则,防止医源性播散。这是肿瘤外科的精髓,也是最重要的原则。手术操作要轻巧,避免挤压瘤体,尽量避免钝性分离以减少播散;术中应先处理静脉后处理动脉,先处理较远淋巴结再处理邻近肿瘤的淋巴结,并将肿瘤与其附近的淋巴结整块切除;为了防止瘤细胞种植应注意用纱布保护创面和切面边缘并避免血液流出污染创面;关闭胸腹腔前可用抗癌药冲洗胸腹腔以避免癌细胞种植。③肿瘤外科是多学科综合治疗的重要组成部分。④肿瘤外科需加强循证医学及防癌教育。

外科手术在肿瘤治疗中的应用归结起来大致有以下几方面：①原发肿瘤切除与根治性手术。手术范围包括广泛或彻底切除原发灶和周围可能被浸润的正常组织，彻底清除所有的区域淋巴结。无远处转移的原发肿瘤理论上均可行根治性手术。有时肿瘤侵及邻近脏器，常需行联合脏器切除。②作为综合治疗的组成部分与放疗、化疗联合应用。近30年来对多数常见恶性肿瘤切除范围逐渐缩小，目的是在不降低治愈率的情况下减少因手术而导致的并发症，并保全脏器功能和良好的生活质量。对肢体的软组织肉瘤也以局限性手术加放疗、化疗替代了截肢术。③减负荷手术：切除大部分肿瘤，减少肿瘤的负荷从而增强其他治疗方法的疗效或防止并发症。例如晚期卵巢癌姑息性切除大部分卵巢肿瘤，化疗后进行二探手术，再切除残留病灶及网膜病变，可明显延长生存。④保全器官功能的肿瘤根治术：如乳腺癌的保乳手术，直肠癌的保肛手术。对肢体的软组织肉瘤也以局限性手术加放疗、化疗替代了截肢术。⑤姑息性手术：是指无法彻底消除体内肿瘤，难以达到根治的目的，手术的目的为减轻痛苦，缓解症状，延长生存期。例如胰头和十二指肠壶腹癌行胆囊-空肠吻合术可使黄疸消退；消化道肿瘤解除梗阻、出血；有些软组织肉瘤和骨肉瘤的单个肺转移、肠癌的局限性肝转移灶或肺转移。⑥诊断性手术。⑦新生的外科治疗手段如化学外科、冷冻外科、粒子植入、激光治疗等。

（二）放射治疗　放射治疗也是恶性肿瘤的主要治疗方法之一，是在20世纪初随着肿瘤生物学、放射生物学和放射物理学的形成而发展起来的。近一个世纪来，放疗仪器已由深度X线机发展到超高压装置如 ^{60}Co 远距离治疗机、医用加速器（包括电子感应加速器、电子直线加速器和电子回旋加速器）和高线性能量传递放疗机等。放射源有X线治疗机和各类加速器产生的X线、放射性核素放出的 α、β、γ 射线及高线性能量传递的快中子、质子、负 π 介子等。由于各项技术的发展，特别是计算机的应用，使放射治疗技术可达到更为精确的程度，对特定体积的组织能够给予精确的限定能量，如应用包括多叶准直器、三维适形放射治疗、立体定向放射设备、束流调强放射治疗等现代放疗设备的应用，可最大限度地将放射剂量集中到病变部位，杀灭肿瘤细胞，而使正常组织和器官少受或免受不必要的照射。

肿瘤的放射敏感性是指肿瘤对放射线照射后的反应，包括肿瘤受到照射后的退缩速度和程度。正常组织的放射敏感性是指放射后组织损伤的严重程度及与剂量的关系，比较低的剂量就产生了严重放射损伤的组织属于放射敏感的。正常组织和肿瘤组织对放射的敏感性与下述因素有关：①构成这些正常组织和肿瘤细胞对放射固有的放射敏感型，其中包括细胞的分化程度，即分化越差的细胞对放射越敏感；②修复放射损伤的能力，一般增殖慢或已失去增殖能力的细胞修复能力差，如成年人的中枢神经系统；③增殖的能力，一般增殖越快的组织和肿瘤的放射敏感性较高，但是在放射期间它们的加速再增殖也明显。

临床放射学按照治疗的目的可以分为根治性放疗和姑息性放疗。根治性放疗是经过适当剂量的放疗后患者可以长期生存而无严重的治疗并发症，其目的是根治肿瘤。以放疗为首选根治法的瘤种包括头面部皮肤癌，鼻咽癌，扁桃体癌，口咽癌等。以放疗为主要治疗手段的瘤种包括口腔癌，喉癌，精原细胞瘤，乳腺癌，霍奇金淋巴瘤，非霍奇金淋巴瘤，宫颈癌，食管癌，肺癌等。姑息性放疗是对于不能根治的晚期患者，以缓解症状，改善生存质量为目的的治疗手段。骨转移、颅内转移性肿瘤是最常用的指征。

放射治疗引起的不良反应有全身反应和局部反应。不良反应的出现与照射部位器官的耐受性、照射的总剂量、剂量分割、放射野大小相关，患者个体也有差异性。一般按发生的时间又可分为急性和后期反应，在放疗开始3个月内发生的为急性反应，而放疗开始3个月后发生的反应为后期反应。全身反应主要有恶心、呕吐、乏力、食欲下降等。当大体积的正常组织受照射后，骨髓也会受到一定程度的抑制，这些不良反应主要发生在放疗期间。

急性放射损伤在放疗期间发生，有皮肤黏膜充血、水肿、溃疡。经受照射的相应部位发生食管炎、肺炎、肠炎等。

后期的放射性损伤以血管和组织间质的损伤为主要原因，如皮下组织的纤维化、皮肤萎缩、皮肤毛细血管扩张等。较为严重的是后期放射性脑损伤，后期放射性脊髓损伤会造成截瘫。其他后期损伤有放射性肺纤维化、喉水肿、食管狭窄、慢性缩窄性心包炎、心包积液等。

化疗和放疗综合治疗以提高肿瘤局控、降低远处转移和保存器官结构和功能为目的，生物学基础是：空间联合作用；化疗和放疗独立的肿瘤杀灭效应；提高杀灭肿瘤的效应；正常组织的保护作用；阻止耐药肿瘤细胞亚群出现和降低放疗剂量。治疗方法包括序贯疗法、同步治疗和交替治疗。

近年来放疗的进展主要有：三维适形和束流调强的适形放疗；图像引导的放疗、剂量引导的放疗和自适应放疗；立体定向放疗和立体定向伽马刀治疗；质子和重离子放疗；分子靶向治疗/免疫治疗和放疗综合治疗等。

（三）肿瘤内科治疗　肿瘤内科治疗是全身性的系统治疗，与局部的外科和放疗相比相对历史较短，但它发展迅速。新药不断开发、疗效不断提高，是最有发展前途的治疗手段，也是当前恶性肿瘤临床研究中最活跃的领域。近年来由于分子生物学研究的发展，许多肿瘤相关基因和基因的产物不断发现和证实，信号转导通路研究不断深入，发现了许多新的作用靶点，针对这些靶点在分子水平上进行靶向治疗的药物层出不穷。免疫检查点抑制剂也是近年来肿瘤内科的研究热点（详见本篇第二章"抗肿瘤药物的临床应用"）。

推荐阅读

1. GOLDMAN L,SCHAFER A I. Goldman's Cecil Medicine[M]. 26th ed. Philadelphia,Pennsylvania：Elsevier Saunders,2019.

2. CHEN W,ZHENG R,BAADE P D,et al. Cancer statistics in China,2015 [J]. CA Cancer J Clin,2016,66(2)：115-132.

3. SMITH R A, ANDREWS K, BROOKS D, et al. Cancer screening in the United States, 2019: A review of current American Cancer Society guide-lines and current issues in cancer screening[J]. CA Cancer J Clin, 2019, 69(3):184-210.

第二章 抗肿瘤药物的临床应用

肿瘤内科学广义地说,应该包括肿瘤化疗、内分泌治疗、靶向治疗及免疫治疗等。

一、抗肿瘤化疗的现状

尽管迄今为止单用化疗能基本治愈的恶性肿瘤仅以下几种:滋养细胞肿瘤,急性淋巴细胞性白血病、霍奇金/非霍奇金淋巴瘤、急性早幼粒细胞白血病、毛细胞性白血病、睾丸肿瘤、急性粒细胞白血病、某些儿童实体瘤(尤因肉瘤、胚胎性横纹肌肉瘤、肾母细胞瘤等),但多种恶性肿瘤可用化疗延长生存期,减少术后复发和转移,并明显提高肿瘤患者的生活质量。

(一)化疗的适应证

1. 对化疗敏感的全身性恶性肿瘤,化疗为首选治疗,且部分通过化疗可治愈,如白血病。

2. 化疗是综合治疗的重要组成部分,如恶性淋巴瘤、绒毛膜上皮细胞癌、恶性葡萄胎、精原细胞瘤、卵巢癌和神经母细胞瘤等。

3. 在综合治疗中用化疗控制远处转移,提高局部缓解率,如肾母细胞瘤已部分可获治愈。

4. 实体瘤术前、放疗前的新辅助化疗,术后的辅助化疗。

5. 无手术和放疗指征的播散性晚期肿瘤,或术后、放疗后复发转移的患者。

6. 恶性体腔积液,如胸腔、腹腔、心包腔内化疗。

7. 姑息性治疗,如上腔静脉压迫综合征、脊髓压迫、脑转移颅内高压,不宜或无法放疗时。

8. 提高局部药物浓度,如介入治疗、膀胱内灌注和鞘内注射。

(二)化疗的禁忌证

1. 全身衰竭或恶病质,如 ECOG 评分在 2 以上时一般不宜用全身化疗。

2. 心功能失代偿时禁用蒽环类药物,特别是多柔比星(阿霉素),另外大剂量环磷酰胺和氟尿嘧啶,三尖杉碱和喜树碱等也可引发心脏毒性。

3. 明显黄疸或肝功能异常时不宜用全身化疗,化疗后如屡次出现肝功能异常者也不宜再用全身化疗。

4. 肾功能不全者禁用顺铂和大剂量甲氨蝶呤。

5. 严重肺功能减退时禁用博来霉素、甲氨蝶呤和白消安等。

6. 骨髓储备功能低下,治疗前白细胞计数低于 $3.5×10^9/L$、血小板计数少于 $80×10^9/L$ 者。

7. 严重感染、高热、大出血、大量腹水、失水、电解质和酸碱平衡失调者不宜用全身化疗。

8. 胃肠道吻合术后 2 周内一般不宜用化疗(腔内化疗除外)。胃肠道梗阻者。

9. 大面积放疗结束后需休息 2~4 周后再用全身化疗。

10. 已知对某类化疗药过敏者。

二、细胞增殖动力学概念

(一)细胞增殖周期的分期与 G0 期细胞

1. 静止期(G0)细胞为有繁殖能力的后备细胞,虽有增殖力但暂不分裂。但当增殖周期细胞大量杀灭后,G0 期细胞即可补充进入周期。在骨髓中 G0 期细胞较多,因此在一定程度上可避免遭受化疗或放疗损伤。肿瘤的 G0 期细胞对化疗基本不敏感,因此常为复发或转移的根源。

2. 处于增殖周期的细胞可分为 G1、S、G2 和 M 期。G1 期又称合成前期,主要合成 RNA(特别重要的是合成 mRNA),并为 S 期作准备。S 期由数小时至若干天不等。S 期即 DNA 合成期,此期进行 DNA 复制和组蛋白合成,在结束时,细胞内 DNA 量加倍并形成多倍体。此期为 18~30 小时(正常细胞为 11~13 小时;良性肿瘤为 11~17 小时)。S 期细胞数占细胞群体总数之比称为标记指数(labeling index, LI),它可代表肿瘤的增殖情况,LI 越高对周期特异性化疗药物越敏感。G2 期称为合成后期,为 M 期作准备,此时除继续合成 RNA 和蛋白质外,出现染色体凝聚并形成有丝分裂所需的细胞器。这期需时 2~3 小时,较为恒定。M 期即有丝分裂期,又分为前、中、后和末 4 相,经 1~2 小时后细胞即平分为两半。

(二)增殖比率(growth fraction, GF)和倍增时间(doubling time, DT)

增殖比率是指处于增殖周期的肿瘤细胞在所有肿瘤细胞中所占的比例。肿瘤生长越快,增殖比例越大。倍增时间是指细胞总数或肿瘤体积增加一倍所需的时间。快速增殖的肿瘤倍增时间短,增殖比例高,对化疗较敏感。增长缓慢的肿瘤有相当一部分细胞处于非增殖状态,对化疗不敏感,特别是 G0 期细胞可成为复发的根源。

三、抗肿瘤药物的代谢动力学

抗肿瘤药物的代谢动力学(pharmacokinetics)主要研究抗肿瘤药物在体内动态变化及规律,包括吸收、分布、代谢和排泄的动态变化,对选择给药途径、剂量和给药间隔时间等具有指导意义。

（一）**吸收**　是药物从给药部位到体循环的过程。临床上用生物利用度来反映药物吸收的程度。生物利用度（F）是指药物通过非静脉途径相对于静脉给药途径被吸收入血的相对量。生物利用度可通过公式：$F = AUC_{p.o}/AUC_{i.v} \times 100\%$（AUC 表示曲线下面积，p.o 表示口服给药，i.v 表示静脉给药）来计算。口服给药主要由小肠吸收。通过被动扩散和主动运转两种方式。脂溶性药物吸收较好，水溶性药物吸收不完全。口服给药吸收影响因素较多，个体差异也大，可通过测定血药浓度了解吸收情况。肌肉或皮下给药一般在 15 分钟内吸收，因肌肉、皮下血流丰富，生物利用度高。静脉给药吸收为 100%。

（二）**分布**　是药物从体循环到达各种组织的过程。抗癌药物在组织中分布广泛，但对肿瘤选择性分布较差。例如：BLM 分布广泛，在肺、皮肤、鳞癌细胞中水解 BLM 的肽酶活力很低，故药物相对浓度较高。卡莫司汀等储存在骨髓的脂肪组织中，故有延迟性骨髓抑制。VCR 反复给药后缓慢积蓄于有丰富微血管的神经组织中引起神经毒性。亚硝脲类脂溶性强，可透过血脑屏障，可用于中枢神经系统肿瘤的治疗。全身给药时胸腹腔内分布很少，可通过穿刺腔内给药使药物浓度增加几倍，甚至几百倍。

（三）**代谢**　是抗肿瘤药物代谢动力学中一个复杂又重要的过程。大多数抗癌药经肝的微粒体酶催化而代谢。其中细胞色素 P450 酶起重要作用。某些药物在体外无活性，经过体内代谢后才产生抗肿瘤活性。CTX 经肝微粒体酶代谢后转变

为醛磷酰胺，醛磷酰胺不稳定，在细胞内分解成磷酰胺氮芥及丙烯醛，磷酰胺氮芥有抗癌活性，而丙烯醛可导致出血性膀胱炎。卡培他滨经羧酸酯酶、胞嘧啶核苷脱氨酶和胸腺嘧啶核苷磷酸化酶三级代谢后成为 5-FU 起作用。有些药物在联合应用时可产生相互作用。例如一种药物可产生酶诱导使同时使用的另一种药物的作用减弱，或者一种药物引起酶抑制使同时使用的另一种药物的代谢减少，作用增强，毒副作用增加。

（四）**排泄**　肝胆系统和肾是药物排泄的主要途径。主要由肾排泄的药物有 CTX、IFO、MTX、VP-16 等。脂溶性药物通过肾小球后大部分由肾小管再吸收，不易从尿中排泄。而高度亲水性离子化的药物不再由肾小管再吸收，可迅速从尿中排泄。如 BLM、MTX 80% 由尿排泄。MTX 的排泄与尿的酸碱性有关，pH 高时排泄增加，大剂量 MTX 使用时要用碳酸氢钠碱化尿液促进排泄。主要由肝胆系统排泄的药物有 ADM、Act-D、长春碱类等药物。肝有损伤时，药物排泄减慢，毒性增加。

四、抗肿瘤化疗药物

（一）**传统分类**　按传统分类法分为烷（烃）化剂、抗代谢类药物、抗癌抗生素、植物类药物、激素类和杂类等六大类（表 8-2-0-1）。

（二）**结合细胞增殖动力学概念分类**　可将化疗药分为细胞周期特异性和非特异性药物（表 8-2-0-2）。

表 8-2-0-1　抗肿瘤化疗药物传统分类

分类	药物
烷（烃）化剂	氮芥、环磷酰胺、异环磷酰胺、苯丁酸氮芥、美法仑、噻替哌、卡莫司汀、洛莫司汀、司莫司汀、福莫司汀等
抗代谢类药物	氨甲蝶呤、氟尿嘧啶、卡培他滨、阿糖胞苷、双氟胞苷、6-巯基嘌呤、氟达拉滨等
抗癌抗生素	放线菌素 D、丝裂霉素、多柔比星、表柔比星、吡柔比星、米托蒽醌、博来霉素、放线菌素 D 等
植物类药物	长春碱、长春新碱、长春地辛、长春瑞滨、依托泊苷、替尼泊苷、羟喜树碱、伊立替康、拓扑替康、紫杉醇、多西紫杉醇等
激素类	泼尼松、地塞米松、己烯雌酚、甲羟孕酮、甲地孕酮、丙睾酮、他莫昔芬、氨鲁米特、来曲唑、阿那曲唑、依西美坦、氟他胺等
杂类	顺铂、卡铂、草酸铂、丙卡巴肼、门冬酰胺酶、达卡巴嗪、替莫唑胺等

表 8-2-0-2　抗肿瘤化疗药物细胞增殖动力学分类

细胞周期特异性药物	细胞周期非特异性药物
抗代谢类和有丝分裂抑制剂	烷化剂和抗癌抗生素
作用于某一期，如 S 期或 M 期	作用于各期，包括 G0 期
对增长迅速的肿瘤有效	对增长缓慢的肿瘤也有一定疗效
作用弱、慢	作用快、强
剂量-反应曲线渐近线	剂量-反应曲线是直线
持续给药维持有效血药浓度	一定范围内与剂量呈正相关，大剂量间断优于小剂量连续给药

（三）根据作用机制分类 从分子水平来看，国内外多主张按其作用机制和作用点将抗肿瘤化疗药分成下列七大类：

1. 直接破坏DNA的结构或与DNA结合影响其功能的药物 包括各种烷化剂、亚硝脲类药物、丙卡巴肼和达卡巴嗪、顺铂、卡铂和喜树碱及其衍生物等。本类药物基本上均属细胞周期非特异性药物。烷化剂代谢后产生的中间产物乙撑亚胺离子与DNA鸟嘌呤（G）第7位氮原子（N^7）共价结合发生烷化反应，使DNA链间或链内发生交叉联结，使DNA复制受阻。

2. 影响核酸生物合成进而影响DNA合成的药物 这类药物主要影响瘤细胞的酶系，使DNA和RNA的前体物合成受阻，从而抑制DNA或/和RNA形成，主要作用于S细胞，属抗代谢类化疗药，为细胞周期特异性抗癌药。如甲氨蝶呤（MTX）、氟尿嘧啶（5-FU）、阿糖胞苷（Ara-C）、巯嘌呤（6MP）和硫鸟嘌呤（6TG）、羟基脲等。

3. 影响RNA转录的药物 此类药物的主要药理作用是插入DNA双螺旋与其形成非共价结合，从而干扰DNA上的遗传信息转录到依赖DNA的mRNA上，导致模板功能受到损害、转录受阻。大多抗癌抗生素均属此类，为细胞周期非特异性化疗药。如放线菌素D（更生霉素）、蒽醌类抗生素、博来霉素等。

4. 影响微管蛋白和有丝分裂的药物 主要包括长春碱类、鬼臼毒素类和紫杉醇等植物药。长春花生物碱能抑制微管蛋白的聚合，纺锤丝形成受阻，使有丝分裂停止于中期。紫杉醇使微管蛋白过度聚合成团块和束状，抑制纺锤丝形成，阻碍有丝分裂。

5. 影响核糖体功能，阻止蛋白质合成的药物 以三尖杉碱类植物药为代表，它能抑制蛋白质合成的起始阶段，使核糖体分解并释出新生肽链，但不能阻止mRNA和tRNA与核糖体的结合。这类药可使核DNA和胞质RNA减少、多聚核糖体解聚，并抑制有丝分裂。它对各期细胞都敏感，因此属细胞周期非特异性化疗药。门冬酰胺是细胞蛋白质合成不可缺少的氨基酸，某些肿瘤细胞，如淋巴细胞性白血病细胞不能自行合成门冬酰胺，必须从细胞外摄取。L-门冬酰胺酶（L-asparaginase）能水解门冬酰胺，使肿瘤细胞蛋白质合成时缺乏门冬酰胺，从而抑制肿瘤细胞生长。正常细胞自身能合成门冬酰胺，因此对其无影响。

6. 拓扑异构酶抑制剂 喜树碱类药物，如羟喜树碱、伊立替康等为拓扑异构酶Ⅰ抑制剂。DNA复制时，此类药物与拓扑异构酶Ⅰ和DNA形成稳定复合物，而使DNA单链断裂无法重新连接，DNA复制受阻，细胞死亡。鬼臼毒素类药物如VP-16作用于拓扑异构酶Ⅱ，使DNA双链断裂，阻碍DNA复制。

7. 激素类 主要通过调节内分泌来治疗肿瘤，包括雌激素类、抗雌激素类、孕激素类、雄激素类、抗雄激素类、肾上腺皮质激素、抗肾上腺皮质激素等。

（1）抗雌激素类：如他莫昔芬（tamoxifen，TAM，三苯氧胺）、托瑞米芬具明显的抗雌激素作用，但它本身也有轻微雌激素样作用。其抗癌作用主要为下列三方面：①抑制瘤组织中的雌激素受体与雌激素的结合；②降低血中催乳素水平，抑制肿瘤组织内催乳素受体活性；③抑制卵巢合成雌二醇，导致卵巢切除样作用从而使肿瘤退缩。可用于绝经前后乳腺癌患者的内分泌治疗。

氟维司群（fulvestrant，芙仕得）：是一种新型甾体类雌激素受体拮抗剂而无激动剂效应，可以在细胞水平下通过与雌激素和孕激素受体结合，阻断并降解雌激素受体。由于雌激素受体有多个信号通路介入，氟维司群可以直接作用于雌激素受体，同时引起雌激素受体降解及信号通路的阻断，能够阻止或延缓内分泌治疗的耐药。用于激素受体阳性晚期乳腺癌患者。

（2）芳香化酶抑制剂（依西美坦、来曲唑和阿那曲唑）：人体内的雄激素可通过芳香化酶芳香化成为雌激素，绝经期前女性的雌激素主要来自卵巢，而绝经期后女性的雌激素主要由肾上腺的雄激素经芳香化酶转化而来，通过对芳香化酶的抑制，可减少体内雌激素水平，从而抑制肿瘤生长。本类药物主要用于绝经后乳腺癌患者。

（3）孕激素类（如甲羟孕酮和甲地孕酮）：孕激素类通过反馈抑制垂体促性腺激素的分泌，抑制卵巢滤泡，减少雌激素的产生。此类药物还作用于雌激素受体，干扰其与雌激素结合，抑制肿瘤细胞。此外还拮抗糖皮质激素受体。

（4）肾上腺糖皮质激素（如泼尼松和地塞米松）：其作用机制为：①大剂量时可抑制核酸代谢，并在翻译水平抑制蛋白质合成；②抑制有丝分裂；③加强糖原异生、抑制肿瘤对葡萄糖的摄取，降低氧化代谢和无氧糖酵解，从而使肿瘤细胞和淋巴细胞的能量明显减少；④促使氧化磷酸化作用脱节，抑制ATP高能磷酸键形成及细胞色素酶系的活性。

（5）抗雄激素类（如氟他胺、比卡鲁胺、尼鲁米特等）：抗雄激素类与雄性激素竞争雄激素受体，并与后者结合，进入细胞核，与核蛋白结合，抑制雄激素依赖的前列腺癌。

（6）LHRH激动剂/拮抗剂（如戈舍瑞林、亮丙瑞林、地加瑞克等）：LHRH激动剂/拮抗剂能抑制垂体生成和促性腺激素的释放，并进一步抑制卵巢和睾丸对促性腺激素的反应，从而减少雌二醇和睾酮的生成。

（7）甲状腺素：已常规地长期应用于甲状腺癌（特别是乳头状和滤泡型癌）术后患者。

五、肿瘤的靶向治疗

（一）单克隆抗体

1. 利妥昔单抗（rituximab） 是嵌合鼠/人的单克隆抗体，该抗体与纵贯细胞膜的CD20抗原特异性结合。95%以上的B淋巴细胞型非霍奇金淋巴瘤中表达CD20抗原。利妥昔单抗与B淋巴细胞上的CD20结合，引起B细胞溶解的免疫反应。目前已有多项国际多中心Ⅲ期临床试验结果支持利妥昔单抗联合化疗治疗CD20$^+$B细胞淋巴瘤。

2. 曲妥珠单抗（trastuzumab） 是一种重组DNA衍生的人源化IgG型单克隆抗体，它选择性地作用于人表皮生长因子受体（HER2）的细胞外部位。在原发性乳腺癌患者中有25%～30%的患者HER2过度表达。研究表明，HER2过度表达的肿瘤恶性程度高，容易转移和复发，对一些化疗药物耐药，无病生存期较无过度表达的患者短。乳腺癌曲妥珠单抗联合化疗相对于单用化疗，不仅显示了在 HER2 阳性的晚期乳腺癌中的益处，也减少了术后辅助化疗的不良事件发生率（如复发、第二原发肿瘤和复发相关死亡），提高了总生存率。对 HER2/neu 阳性的胃癌，加用曲妥珠单抗可提高晚期胃癌有效率 12.8%，延长中位生存 2.4 个月。

3. 帕妥珠单抗（pertuzumab） 是一种重组人源化单抗，靶向细胞外 HER2 二聚化结构区。曲妥珠单抗与帕妥珠单抗的作用方式是互补的，曲妥珠单抗抑制 HER-2 胞外区脱落，帕妥珠单抗抑制 HER-2 与配体激活的 HER 家族成员之间的二聚化。除了阻断信号转导，帕妥珠单抗和曲妥珠单抗均能诱导抗体依赖性细胞介导的细胞毒作用（ADCC）。帕妥珠单抗用于既往未接受过抗 HER2 治疗或化疗的 HER2+ 转移性乳癌患者。

4. 西妥昔单抗（cetuximab） 是 FDA 批准的第一个用于治疗 K-ras 野生型晚期大肠癌的单克隆抗体。是一种人和鼠的 EGFR 单克隆抗体的嵌合体，西妥昔单抗竞争性地抑制 EGF 及其他配体的结合，阻断了受体相关酶的磷酸化，进而抑制细胞生长，诱导凋亡，减少基质金属蛋白酶和血管表皮生长因子（VEGF）的生成。西妥昔单抗单药或者联合化疗用于 K-ras 野生型晚期结直肠癌。此外西妥昔单抗对复发或转移性头颈部癌也有一定疗效。

5. 帕尼单抗（panitumumab） 以表皮生长因子受体（EG-FR）为分子靶点的全人源化单克隆抗体，机制与西妥昔单抗类似。使用前进行 RAS 突变、BRAF 和 PIK3CA 突变检测可预测疗效。帕尼单抗适用于 RAS 野生型 EGFR 表达的转移性结直肠癌治疗。

6. necituzumab 是一种重组人 IgG1 单克隆抗体，旨在阻断人表皮生长因子受体 1（EGFR）的配体结合位点。necitumumab 与吉西他滨和顺铂联用，被 FDA 批准用于转移性鳞状非小细胞肺癌患者的一线治疗。

7. 贝伐珠单抗（bevacizumab） 是一种重组人源化免疫球蛋白 G1（IgG1）单克隆抗体，可以结合 VEGF-A，抑制其与 VEGF 受体-2（VEGFR-2）结合，继而抑制 VEGF 的生物学作用，抑制肿瘤血管生成、生长及转移。与单独给药相比，贝伐珠单抗与化疗药物联用可提高抗肿瘤疗效。目前在全球范围内，贝伐珠单抗已经被广泛用于结直肠癌、肺癌、肾癌、卵巢癌、宫颈癌、多形性脑胶质瘤等多种肿瘤的治疗。

8. 雷莫芦单抗（ramucirumab） 是一种人血管内皮生长因子受体-2（VEGFR-2）拮抗剂。与 VEGFR-2 结合，阻断血管内皮生长因子（VEGF）与 VEGFR-2 的结合，从而抑制肿瘤血管生成。ramucirumab 单药或联合紫杉醇用于经含氟尿嘧啶或含铂类化疗期间或之后出现疾病进展的晚期胃癌或胃食管结合部腺癌患者；联合多西他赛用于经含铂化疗期间或之后出现疾病进展的转移性非小细胞肺癌患者；携带 EGFR 或 ALK 基因突变的患者在接受 FDA 批准疗法后仍出现疾病进展的非小细胞肺癌患者；联合 FOLFIRI 用于经贝伐珠单抗、奥沙利铂和氟尿嘧

啶治疗期间或之后出现疾病进展的转移性结直肠癌患者。

9. 达雷木单抗（daratumumab） 是一种人源化 IgG1 单克隆抗体，可以特异性地与多发性骨髓瘤细胞表面的 CD38 抗原相结合抑制肿瘤细胞生长。目前被批准用于与来那度胺和地塞米松，或者硼替佐米和地塞米松联用，治疗曾接受至少一种治疗的多发性骨髓瘤患者。

10. 其他单抗 CD52 单抗（alemtuzumab）用于治疗复发难治性的外周 T 细胞淋巴瘤；CD33 单抗（gemtuzumab）用于治疗急性髓细胞白血病。

单抗与放射性核素目前也是一个研究热点，已用于临床的有碘-131 结合 CD20 抗体的 tositumomab 和钇-90 结合 CD20 抗体的 ibritumomab，这两种单克隆抗体都被用于治疗恶性淋巴瘤。

（二）小分子靶向药物
1. 酪氨酸激酶抑制剂
（1）伊马替尼（imatinib）：是一种合成的苯氨嘧啶衍生物，属于蛋白酪氨酸激酶抑制剂。在体内外均可在细胞水平上抑制 Bcr-Abl 酪氨酸激酶，能选择性抑制 Bcr-Abl 阳性细胞、Ph 染色体阳性的慢性粒细胞白血病和急性淋巴细胞白血病患者的新鲜细胞的增殖和诱导其凋亡。主要用于治疗慢性粒细胞性白血病和胃肠道间质瘤。

（2）表皮生长因子酪氨酸激酶抑制剂（EGFR-TKI）

1）吉非替尼（gefitinib）：表皮生长因子受体（EGFR）在正常细胞和肿瘤细胞均有表达，在细胞的生长分化过程中起重要的作用。非小细胞肺癌 EGFR 突变可促进肿瘤细胞生长，抑制细胞凋亡，增加血管生成因子的产生，以及促进肿瘤转移。吉非替尼是某些突变型 EGFR 的可逆性抑制剂，可抑制 EGFR 受体酪氨酸的自体磷酸化，从而进一步抑制下游信号转导，阻止 EGFR 依赖的细胞增殖。适用于具有 EGFR 基因敏感突变的局部晚期或转移性非小细胞肺癌（NSCLC）的治疗。

2）埃克替尼（icotinib）：是一种高选择性的表皮生长因子受体酪氨酸激酶抑制剂（EGFR-TKI），适用于 EGFR 基因敏感突变的局部晚期或转移性 NSCLC 患者的一线治疗；并且适用于治疗既往接受过至少一个化疗方案失败后的局部晚期或转移性 NSCLC。

3）厄洛替尼（erlotinib）：一种 I 型表皮生长因子受体酪氨酸酶抑制剂，可选择性地直接抑制 EGFR 酪氨酸激酶，并减少 EGFR 的自身磷酸化作用，导致细胞停止生长而死亡。适用于 EGFR 敏感突变的局部晚期或转移性 NSCLC 患者的治疗，包括一线治疗、维持治疗，或既往接受过至少一次化疗进展后的二线及以上治疗。

4）阿法替尼（afatinib）：为苯胺奎那哇啉化合物，是一种不可逆的表皮生长因子受体家族的酪氨酸酶抑制剂，包括 EGFR、HER2 和 ErBb4。阿法替尼的代谢和消除几乎不经过 CYP 酶介导的氧化代谢过程，因此阿法替尼与其他经过 CYP 酶代谢的药物间发生药物-药物相互作用的概率极小。阿法替尼用于具有 EGFR 基因敏感突变的局部晚期或转移性 NSCLC，既往未接

受过 EGFR-TKI 治疗,或含铂化疗期间或化疗后疾病进展的局部晚期或转移性鳞状组织学类型的非小细胞肺癌。

5)达克替尼(dacomitini):是人 EGFR 家族(*EGFR/HER1*,*HER2* 和 *HER4*)和某些 *EGFR* 激活突变(外显子 19 缺失或外显子 21 L858R 置换突变)激酶活性的不可逆抑制剂。达克替尼适用于一线治疗 *EGFR* 基因外显子 19 缺失或外显子 21 L858R 置换突变的转移性 NSCLC 患者。

6)奥希替尼(osimertinib):奥希替尼是 EGFR 的激酶抑制剂,与 *EGFR* 某些突变体(T790M、L858R 和外显子 19 缺失)不可逆性结合。适用于既往经 EGFR-TKI 治疗时或治疗后出现疾病进展,并且经检测确认存在 *EGFR* T790M 突变阳性的局部晚期或转移性 NSCLC 成人患者的治疗。

(3)间变性淋巴瘤激酶酪氨酸激酶抑制剂(ALK-TKI)

1)克唑替尼(crizotinib):*ALK* 基因重排被认为是非小细胞肺癌的驱动基因。2%~9%的非小细胞肺癌病例中发现间变性淋巴瘤激酶(anaplastic lymphoma kinase,*ALK*)基因重排。对于 *ALK* 基因重排的患者,克唑替尼显示出了显著的活性,并可延长生存期。克唑替尼用于治疗 *ALK* 融合基因阳性的晚期 NSCLC 患者。近年来发现克唑替尼还可用于治疗 ROS1 阳性和 C-Met 阳性的晚期 NSCLC。

2)阿来替尼(alectinib):阿来替尼是一种具有高度选择性的强效 ALK 和 RET 酪氨酸激酶抑制剂。对比阿来替尼和克唑替尼一线治疗 ALK 阳性的肺癌患者的三期临床试验显示,阿来替尼相比克唑替尼可显著降低疾病进展风险达 57%,显著延长患者无进展生存时间,达 34.8 个月。阿来替尼被批准用于治疗 ALK 阳性的局部晚期或转移性 NSCLC。

3)塞瑞替尼(ceritinib):是二代 ALK 酪氨酸激酶抑制剂,主要针对克唑替尼产生耐药(肿瘤进展,或者治疗不耐受)的 ALK 阳性转移性 NSCLC 患者治疗。

4)布加替尼(brigatinib):是一种针对 ALK 酪氨酸激酶强效抑制剂,还可抑制 ROS1 激酶,此外在 EGFR 靶点上效果也不错。布加替尼对 ALK 抑制作用比克唑替尼高 12 倍,对 *ALK* 突变体有很高的抗性,故用于治疗克唑替尼治疗后病情进展或不耐受的 ALK 阳性的转移 NSCLC 患者。

5)劳拉替尼(lorlatinib):是一种新型、可逆、强效 ATP-竞争性小分子 ALK 和 ROS1 抑制剂,其对 ALK 已知的耐药突变均具有很强的抑制作用,因而被誉为第 3 代 ALK 抑制剂。劳拉替尼先后在日本和美国上市,用于 ALK 抑制剂治疗后进展或不能耐受的 ALK 阳性局部晚期或转移性 NSCLC 患者的治疗。

(4)抗血管生成酪氨酸激酶抑制剂

1)舒尼替尼(sunitinib):一种具有高度选择性的酪氨酸激酶抑制剂,能抑制 VEGFR-2、VEGFR-3 和 VEGFR-1 及血小板衍生生长因子(PDGFR-b)、KIT、FLT-3 和 RET 酪氨酸激酶活性。它于 2006 年 1 月被美国 FDA 批准上市,用于伊马替尼治疗失败或不能耐受伊马替尼毒副作用的胃肠道间质肿瘤和晚期肾癌的治疗。

2)安罗替尼(anlotinib):抑制 VEGFR、PDGFR、FGFR 三靶

点,阻断肿瘤血管生成为主要作用机制,也能通过 c-kit 等靶点直接作用肿瘤细胞。单药适用于既往至少接受过 2 种系统化疗后出现进展或复发的局部晚期或转移性非小细胞肺癌患者的治疗。对于存在表皮生长因子受体(*EGFR*)基因突变或间变性淋巴瘤激酶(ALK)阳性的患者,在开始本品治疗前应接受相应的靶向药物治疗后进展,且至少接受过 2 种系统化疗后出现进展或复发;亦适用于至少接受过一次蒽环类药物治疗的软组织肉瘤。

3)呋喹替尼(fruquintinib):是一种高选择性的血管内皮生长因子受体(VEGFR)酪氨酸激酶抑制剂,可高效地抑制靶点 VEGFR-1、VEGFR-2 和 VEGFR-3。单药适用于既往接受过氟尿嘧啶类、奥沙利铂和伊立替康为基础的化疗,以及既往接受过或不适合接受抗血管内皮生长因子(VEGF)治疗、抗表皮生长因子受体治疗(RAS 野生型)的转移性结直肠癌(mCRC)患者。

4)阿帕替尼(apatinib):为针对血管内皮细胞生长因子受体-2(VEGFR-2)的小分子酪氨酸激酶抑制剂。阿帕替尼单药用于既往至少接受过 2 种系统化疗后进展或复发的晚期胃腺癌或胃-食管结合部腺癌患者。

5)阿昔替尼(axitinib):是新一代的口服 VEGFR 酪氨酸激酶抑制剂,能抑制 VEGFR-1、VEGFR-2 和 VEGFR-3 信号通路。主要用于既往细胞因子相关治疗方案失败的成人进展期肾癌患者,也可用于既往抗血管生成治疗药物的晚期肾癌患者。

(5)表皮生长因子受体 2 酪氨酸激酶抑制剂

1)吡咯替尼(pyrotinib):马来酸吡咯替尼是不可逆性人表皮生长因子受体 2(HER2)、表皮生长因子受体(EGFR)双靶点的酪氨酸激酶抑制剂,其作用机制为与细胞内 HER2 和 EGFR 激酶区的三磷酸腺苷(ATP)结合位点共价结合,阻止肿瘤细胞内 HER2 和 EGFR 的同质和异质二聚体形成,抑制其自身的磷酸化,阻断下游信号通路的激活,从而抑制肿瘤细胞生长。吡咯替尼联合卡培他滨用于 HER2 阳性的复发或转移性乳腺癌患者。

2)拉帕替尼(lapatinib):拉帕替尼是可逆的酪氨酸激酶抑制剂,能有效抑制 ErbB-1 和 ErbB-2 酪氨酸激酶活性。其作用的机制为抑制细胞内的 EGFR(ErbB-1)和 HER2(ErbB-2)的 ATP 位点阻止肿瘤细胞磷酸化和激活,通过 EGFR(ErbB-1)和 HER2(ErbB-1)的同质和异质二聚体阻断下调信号。用于联合卡培他滨治疗 ErbB-2 过度表达的,既往接受过包括蒽环类、紫杉醇、曲妥珠单抗治疗的晚期或转移性乳腺癌患者。

(6)其他酪氨酸激酶抑制剂

1)尼洛替尼(nilotinib):是治疗 imatinib 耐药的慢性粒细胞性白血病的新药。CML 大多数具有特征性的染色体变异(Ph),融合基因产生的异常蛋白 BCR-ABL 导致 ABL 酪氨酸激酶处于持续活化状态,而 imatinib 作为 ABL 激酶的抑制剂,可以对 CML 患者起到分子水平的治疗。

2)达沙替尼(dasatinib):也是治疗 imatinib 耐药的慢性粒细胞性白血病(CML)的新药。是 SRC 家族(一个蛋白酪氨酸

激酶家族,在多条信号通路中起信号转导作用)的抑制剂,通过完全不同的途径逆转伊马替尼耐药。其设计是基于 SRC 抑制剂既能抑制野生型的 ABL 激酶,也能抑制伊马替尼耐药的突变激酶。

3)伊布替尼(ibrutinib):是一种口服的布鲁顿酪氨酸激酶(Bruton tyrosine kinase,BTK)抑制剂。可与 BTK 活性中心的半胱氨酸残基 cys481 共价结合并不可逆地抑制 BCR 和超化因子受体信号通路,破坏整联蛋白依赖的 B 细胞在体外的迁移和黏附,促进 B 细胞从组织中排出并防止这些细胞回到组织,促进其凋亡。伊布替尼用于小淋巴细胞性淋巴瘤、复发/难治的套细胞淋巴瘤和华氏巨球蛋白血症的治疗。

4)甲磺酸仑伐替尼(lenvatinib):是一种酪氨酸激酶抑制剂,具有新的受体结合模式,除了其他与通路相关的 RTKs[包括血小板衍生生长因子(PDGF)受体 PDGFRα;KIT 和 RET]参与肿瘤血管生成、肿瘤进展和肿瘤免疫的改良之外,还选择性地抑制血管内皮生长因子受体和成纤维细胞生长因子(FGF)受体的多项活动。甲磺酸仑伐替尼用于不可切除的肝细胞癌,肾细胞癌和甲状腺癌的治疗。

2. 其他激酶抑制剂

(1)索拉非尼(sorafenib):是口服的多重激酶抑制剂,能抑制丝氨酸/苏氨酸激酶 Raf-1、VEGFR、PDGFR、FLT-3 和 c-kit 等多种受体的酪氨酸激酶,从而抑制肿瘤细胞生长和血管生成。索拉非尼主要用于晚期复发转移的肾癌患者,也用于晚期原发性肝癌的治疗。

(2)瑞戈非尼(regorafenib):是一种多激酶抑制剂。这些激酶参与正常细胞功能和病理过程,如肿瘤发生、肿瘤血管生成、转移和肿瘤免疫。瑞戈非尼适用于既往接受过氟尿嘧啶、奥沙利铂和伊立替康为基础的化疗,以及抗 VEGF 治疗、抗 EGFR 治疗(RAS 野生型)的转移性结直肠癌患者;既往接受过伊马替尼和舒尼替尼治疗的局部晚期不可切除的或转移性的胃肠间质瘤(GIST)患者;既往接受过索拉非尼治疗的肝细胞癌患者。

(3)奥拉帕尼(olaparib):是一个多聚二磷酸腺苷核糖聚合酶[poly(ADP-ribose)polymerase](PARP)抑制剂,靶向于 BRCA 基因突变的细胞,阻断肿瘤细胞 DNA 的单链修复的途径,引起带有 BRCA 突变基因的肿瘤细胞的死亡。适用于治疗胚系 BRCA 基因突变(gBRCAm)、HER2 阴性的转移性乳腺癌患者。

(4)替西罗莫司(temsirolimus):通过与 FKBP12(FK506 结合蛋白 12)结合形成复合体,阻断 mTOR(一种丝氨酸/苏氨酸蛋白激酶)的活性,来抑制信号转导途径,使细胞静止于 G1 期,从而抑制细胞增殖。替西罗莫司在一线高危肾癌中较干扰素明显延长了生存期。

(5)依维莫司(everolimus):是 mTOR 的选择性抑制剂。mTOR 是一种关键丝氨酸-苏氨酸激酶,在一些人体肿瘤中活性上调。mTOR 信号通路的抑制可导致转录调节因子 S6 核糖体蛋白激酶(S6K1)和真核生物延伸因子 4E-结合蛋白(4E-BP)

的活性降低,从而干扰细胞周期、血管新生、糖酵解等相关蛋白的翻译和合成。依维莫司可使血管内皮生长因子(VEGF)的表达减少。依维莫司是肿瘤细胞、内皮细胞、成纤维细胞、血管平滑肌细胞生长和增殖的强效抑制剂。依维莫司适用于治疗以下患者:①既往接受舒尼替尼或索拉非尼治疗失败的晚期肾细胞癌成人患者;②不可切除的、局部晚期或转移性的、分化良好的(中度分化或高度分化)进展期胰腺神经内分泌瘤成人患者;③无法手术切除的、局部晚期或转移性的、分化良好的、进展期非功能性胃肠道或肺源神经内分泌肿瘤(NET)成人患者;④需要治疗干预但不适于手术切除的结节性硬化症(TSC)相关的室管膜下巨细胞星形细胞瘤(SEGA)成人和儿童患者;⑤与依西美坦联用于治疗激素受体阳性、HER2 阴性的绝经后晚期乳腺癌;⑥用于治疗不需立即手术治疗的结节性硬化症相关的肾血管平滑肌脂肪瘤(TSC-AML)成人患者。

(6)维莫非尼(vemurafenib):是 BRAF 丝氨酸-苏氨酸激酶的某些突变体(包括 BRAF V600E)的口服小分子抑制剂。维莫非尼在有效浓度时在体外也可抑制其他激酶,如 CRAF、ARAF、野生型 BRAF、SRMS、ACK1、MAP4K5 和 FGR。适用于治疗经 CFDA 批准的检测方法确定的 BRAF V600 突变阳性的不可切除或转移性黑色素瘤。维莫非尼不能用于 BRAF 野生型黑色素瘤患者。

(三)泛素蛋白酶体抑制剂

1. 硼替佐米(bortezomib) 通过抑制蛋白酶体对一系列蛋白[如 P53 蛋白、NF-κB 和 CDK 抑制蛋白(cell-cycle dependent kinase inhibitors)如 P21,P27]的降解发挥抗肿瘤作用。硼替佐米已被美国 FDA 和欧洲批准用于治疗多发性骨髓瘤和套细胞淋巴瘤,对其他惰性、侵袭性恶性淋巴瘤的临床试验正在进行中。

2. 伊沙佐米(ixazomib) 是一种新一代的高选择性口服蛋白酶体抑制剂,可优先结合 20S 蛋白酶体的 β5 亚基并抑制其糜蛋白酶样活性。可以与来那度胺和地塞米松联用,治疗接受过至少一种治疗的多发性骨髓瘤患者。

(四)CDK4/6 抑制剂 具有高度选择性、可逆性的细胞周期蛋白依赖性激酶(CDK)抑制剂。通过 CDK4/6 的抑制可抑制细胞周期从 G1 进展到 S 期,阻断 DNA 合成,从而抑制肿瘤细胞增殖。CDK4/6 抑制剂联合芳香化酶抑制剂用于激素受体阳性晚期乳腺癌患者。

1. 哌柏西利(Palbociclib) 哌柏西利与芳香化酶抑制剂一起用于激素受体阳性、HER2 阴性的绝经后晚期乳腺癌女性的初始治疗,可以帮助延长患者的肿瘤控制时间。

2. 阿贝西利(abemaciclib) 阿贝西利与氟维司群联合用于内分泌治疗后进展的激素受体(HR)阳性、HER2 阴性的晚期或转移性乳腺癌的患者;单药用于内分泌治疗和既往化疗后进展的 HR 阳性、HER2 阴性的晚期或转移性乳腺癌的患者。

(五)其他

1. 血管内皮抑素(rh-endostatin) 血管内皮抑素在人体中天然存在,但含量低。重组人血管内皮抑素注射液是由大肠埃希菌高效表达并经修饰的重组基因工程产物,能阻断血管生成。联合长春瑞滨和顺铂治疗非小细胞肺癌,比单用长春瑞滨和顺铂提高了有效率,并延长了到疾病进展时间(time to progression,TTP)和总生存时间。

2. 沙利度胺(thalidomide) 是一种谷氨酸盐衍生物,具有通过阻断 bFGF 或 VEGF 的传导,抑制新生血管生成的作用。通过共同刺激人类 T 细胞,包括刺激 CD8[+]亚组 T 细胞的增殖,产生直接的细胞毒和调节免疫等作用。此外,沙利度胺还能诱导肿瘤细胞凋亡。已批准与地塞米松联合治疗多发性骨髓瘤,套细胞淋巴瘤。

3. 来那度胺(lenalidomide) 一种口服的免疫调节剂,可以活化树突状细胞、T 细胞及 NK 细胞并促进其增殖,还可以调节肿瘤微环境,发挥抗肿瘤作用。来那度胺用于复发/难治性多发性骨髓瘤和复发/难治性套细胞淋巴瘤的治疗。

4. T-DM1(trastuzumab emtansine) 是一种抗体偶联(ADC)药物,由曲妥珠单抗与小分子微管抑制剂 DM1 偶联而成,曲妥珠单抗通过结合 HER2 受体将 DM1 药物靶向送入肿瘤细胞,与微管结合从而导致 M 期停滞及细胞凋亡。T-DM1 用于 HER2 阳性转移性乳腺癌患者。

5. 维布妥昔单抗(brentuximab vedotin,SGN-35) 也是一种 ADC 药物,由抗 CD30 的单抗与抗微管药物甲基奥瑞他汀 E(MMAE)连接而成。可与霍奇金淋巴瘤、间变大细胞淋巴瘤等肿瘤细胞表面的 CD30 结合,被细胞摄入后释放 MMAE,起到抗肿瘤作用。可用于单药治疗复发/难治的 HL 或 sALCL,也可与 AVD 方案联合,一线治疗Ⅲ/Ⅳ期的 cHL 患者。

6. 西达本胺(chidamide) 一种口服的组氨酸去乙酰化酶抑制剂(HDACi),可抑制特定 HDAC 亚型并产生表观遗传调控作用,抑制淋巴及血液肿瘤的细胞周期并诱导肿瘤细胞凋亡;诱导和增强自然杀伤细胞(NK cell)和抗原特异性细胞毒性 T 细胞(CTL)介导的肿瘤杀伤作用及抑制肿瘤病理组织的炎症反应。西达本胺用于复发/难治的外周 T 细胞淋巴瘤的治疗。

六、肿瘤的免疫治疗
(特指免疫检查点抑制剂)

1. PD-1 抑制剂

(1) 纳武利尤单抗(nivolumab):是一种针对程序性死亡 1(PD-1)受体的人源化单克隆抗体(IgG4 亚型)。纳武利尤单抗可与 PD-1 受体结合,阻断其与 PD-L1 和 PD-L2 之间的相互作用,阻断 PD-1 通路介导的免疫抑制反应,包括抗肿瘤免疫反应。在中国,纳武利尤单抗获批的适应证为用于治疗 EGFR 基因突变阴性和 ALK 阴性、既往接受过含铂方案化疗后疾病进展或不可耐受的局部晚期或转移性 NSCLC 成人患者,并且不需要考虑患者的 PD-L1 表达。目前 FDA 批准的适应证为不可切除或转移性黑色素瘤、黑色素瘤新辅助治疗、转移性非小细胞肺癌、小细胞肺癌、晚期肾细胞癌、经典型霍奇金淋巴瘤、复发或转移性头颈部鳞状细胞癌、局部晚期或转移性尿路上皮癌、高度微卫星不稳定性(MSI-H)或错配修复缺陷(dMMR)转移性

结肠癌、肝细胞癌。

(2) 帕博利珠单抗(pembrolizumab):是一种针对 PD-1 受体的人源化单克隆抗体(IgG4 亚型)。在中国,帕博利珠单抗获批的适应证为适用于经一线治疗失败的不可切除或转移性黑色素瘤的治疗,以及转移性非小细胞肺癌一线联合化疗、转移性非小细胞肺癌一线单药治疗(PD-L1,TPS≥1%)。FDA 批准的适应证还包括复发或转移性头颈部鳞状细胞癌、经典型霍奇金淋巴瘤、原发性纵隔大 B 细胞淋巴瘤、局部晚期或转移性尿路上皮癌(PD-L1≥10)、不可切除或转移性高度微卫星不稳定性(MSI-H)或错配修复缺陷(dMMR)实体瘤或结肠癌、复发局部晚期或转移性胃癌或胃食管连接部腺癌(PD-L1≥1)、复发或转移性宫颈癌(PD-L1≥1)、肝细胞癌、Merkel 细胞癌。

(3) 特瑞普利单抗(toripalimab):是一种新型重组人源化(程度达 97%)PD-1 单克隆抗体,属于人 IgG4/Kappa 亚型,并在 IgG4 重链铰链(hinge)区域 228 号丝氨酸蛋白位点引进了脯氨酸(serine to proline,S228P)的点突变以增加抗体稳定性。特瑞普利单抗用于既往接受全身系统治疗失败的不可切除或转移性黑色素瘤的治疗。

(4) 信迪利单抗(sintilimab):信迪利单抗是一种全人源化 IgG4 单克隆抗体(HuMAb)。ORIENT-1 研究中,信迪利单抗治疗复发难治性经典型霍奇金淋巴瘤缓解率达到 95%,被批准用于治疗至少经过二线系统化疗失败的复发/难治性经典型霍奇金淋巴瘤患者。

(5) 卡瑞利珠单抗(camrelizumab):是一种免疫检查点抑制剂,可与 PD-1 受体特异性结合,阻断 PD-1 和 PD-L1 结合介导的免疫抑制作用,发挥抗肿瘤作用。被批准用于至少经过二线系统化疗失败的复发或难治性经典型霍奇金淋巴瘤患者。

2. PD-L1 抑制剂

(1) 阿特珠单抗(atezolizumab):是一种针对程序性死亡配体 1(PD-L1)的阻滞性抗体(IgG1 型)。阿特珠单抗可与 PD-1 受体结合,阻断其与 PD-L1 和 B7.1 之间的相互作用,阻断 PD-L1 通路介导的免疫抑制反应,包括抗肿瘤免疫反应。阿特珠单抗在中国的适应证为与 EP 方案联合一线治疗广泛期小细胞肺癌。FDA 批准的适应证为局部晚期或转移性尿路上皮癌[不适用于含顺铂的化疗方案,其肿瘤表达 PD-L1(PD-L1 染色肿瘤浸润性免疫细胞覆盖≥5%的肿瘤区域)]或无论肿瘤 PD-L1 表达水平如何,都不符合任何含铂化疗资格的患者或在任何含铂化疗期间或之后/在新辅助或辅助化疗的 12 个月内出现疾病进展的患者、转移性非小细胞肺癌(联合贝伐珠单抗,紫杉醇和卡铂一线治疗无 EGFR 突变或 ALK 基因重排的转移性非鳞癌非小细胞肺癌、铂类药物治疗后疾病进展,以及适合接受 EGFR 或 ALK 靶向药物治疗后疾病进展的转移性非小细胞肺癌)、与 EP 方案联合一线治疗小细胞肺癌、联合紫杉醇蛋白用于治疗无法切除的局部晚期或转移性三阴性乳腺癌患者[由 FDA 批准的测试确定其肿瘤具有 PD-L1 表达(PD-L1 染色肿瘤浸润性免疫细胞覆盖≥1%的肿瘤区域)]。

(2) 阿维鲁单抗(avelumab):是一种针对 PD-L1 的阻滞性

抗体（IgG1 型）。阿维鲁单抗尚未在中国上市。FDA 批准的适应证为成人或超过 12 岁儿童 Merkel 细胞癌、局部晚期或转移性尿路上皮癌。

（3）度伐利尤单抗（durvalumab）：度伐利尤单抗是一种人免疫球蛋白 G1（IgG1）单克隆抗体，与 PD-L1 结合并阻断 PD-L1 与 PD-1 和 CD80（B7.1）的相互作用。度伐利尤单抗在中国被批准用于治疗接受了标准的含铂同步放化疗后，未发生疾病进展的不可手术的 Ⅲ 期非小细胞肺癌的维持治疗。另外 FDA 还批准度伐利尤单抗用于局部晚期或转移性尿路上皮癌患者：在含铂化疗期间或后有疾病进展；用含铂化疗的新辅助或辅助治疗期间或后 12 个月内出现疾病进展。

3. CTLA 抑制剂——伊匹木单抗（ipilimumab） 是一种重组人单克隆抗体，可以结合细胞毒性 T 淋巴细胞相关抗原-4（CTLA-4）。伊匹木单抗通过与 CTLA-4 的配体 CD80/CD86 结合，阻滞 CTLA-4 通路介导的免疫抑制反应，增加 T 细胞的活化和增殖。FDA 批准的适应证是不可切除或转移性黑色素瘤、黑色素瘤辅助治疗、晚期肾细胞癌、高度微卫星不稳定性（MSI-H）或错配修复缺陷（dMMR）转移性结肠癌。伊匹木单抗已在中国上市。

七、临床肿瘤化疗原则

除严格掌握肿瘤化疗的适应证、禁忌证外，还要结合病理、分子分型、分期、患者全身及肿瘤局部情况，因人、因地、因时制宜地作出全面、周密而具体的方案。肿瘤的首次正确诊断和首次合理治疗至关重要。化疗如何与手术、放疗、靶向治疗、免疫治疗等有机结合也是影响预后的主要因素。

（一）化疗的方法

1. 新辅助化疗（neoadjuvant chemotherapy） 是局限性肿瘤手术或放疗前所给予的化疗。又称术前化疗或诱导化疗（induction chemotherapy）。新辅助化疗目的有：通过化疗使局部肿瘤退缩，缩小手术或放疗的范围，减少手术或放疗的损伤；通过化疗清除或抑制可能存在的微小转移病灶。另外，肿瘤血供未被手术或放疗破坏，患者体力情况较好，早期使用化疗肿瘤细胞产生耐药性的机会少，从手术切除的肿瘤标本中还可了解化疗的敏感性。目前，新辅助化疗已应用于多种肿瘤的治疗，如乳腺癌、头颈部肿瘤等。

2. 辅助化疗（adjuvant chemotherapy） 是指恶性肿瘤细胞在局部有效治疗（手术或放疗）后所给予的治疗。目的是消灭术后体内可能存在的微小病灶，减少复发和转移，延长生存期。辅助化疗通常在术后 2~4 周开始，大多用 4~6 个疗程，方案要用标准方案，足量足疗程。如果术后有明显残留病灶者，例如切端阳性，腹腔肿瘤腹膜有散在小结节等应视为对晚期病变的治疗，并酌情加用放疗、腔内化疗等局部治疗。

3. 姑息化疗 无法得到根治的晚期癌症患者，化疗的目的是延长生存，减轻症状，提高生存质量，称之为姑息性化疗。姑息性化疗非根治性治疗，能够延长生存期，但不能治愈，因此应注意权衡治疗与毒副作用之间的利弊关系。过度治疗不仅

会给患者带来不必要的痛苦，甚至造成与治疗相关的死亡。使疾病稳定，减轻疼痛，缓解压迫或梗阻等并发症，患者能够带瘤延长生存是其主要目的。

4. 腔内化疗 是指将抗癌药物直接注入胸、腹、心包等体腔或脊髓腔及膀胱内的治疗方法，目的是提高局部药物浓度，增强抗癌药物对肿瘤的杀灭。

（1）胸腔内化疗：胸腔内注入抗癌药物除能提高局部药物浓度，直接杀灭肿瘤细胞外，还能使胸膜产生化学性炎症，导致胸膜粘连，胸膜腔闭塞。胸水量过大则可考虑作闭式引流，尽量抽尽胸腔积液后再进行胸腔内化疗，与化疗药同用糖皮质激素（腔内）可减少胸膜刺激，一般每 5~7 天进行一次胸腔内化疗。常用的化疗药物有 DDP、BLM、ADM、MMC 等。四环素、干扰素、白介素-2、香菇多糖、短小棒状杆菌、沙培林、铜绿假单胞菌、榄香烯等也可用作胸腔内注射，主要作用是使胸膜腔粘连闭塞，但缺点是胸膜刺激症状较重，往往不可避免地引起胸膜粘连。热疗联合胸腔内化疗对控制胸腔积液有一定疗效。

（2）腹腔内化疗：常用以顺铂为主的联合化疗，可合用 5-FU 等。一般腹腔内化疗强调大剂量和大容量，即在尽量抽尽胸腹水后，注入或滴入腹腔内液体总量应不少于 2 000ml，如能达 3 000ml 则更佳。腹腔化疗适用于卵巢癌、恶性间皮瘤和消化道肿瘤术后病灶残留，腹腔种植转移或恶性腹水的患者。腹腔化疗除与药物相关的毒副作用外，还会并发腹腔感染、腹痛、肠粘连、肠梗阻。

（3）心包腔内化疗：尽量引流心包积液后注入化疗药物，适用于胸腔内化疗的药物一般都能用于心包腔。

（4）鞘内化疗：适用于①急性淋巴细胞性白血病或高度恶性淋巴瘤的中枢神经系统预防；②恶性肿瘤脑脊髓膜转移。常用 MTX 和阿糖胞苷，同时给予地塞米松减轻反应，一般每周 1 次。5-FU、VCR 禁用于鞘内注射。鞘内注射药物不能含有防腐剂。

（5）膀胱内灌注化疗：适用于多灶复发的浅表性膀胱癌、膀胱癌术后辅助化疗。常用药物有卡介苗、ADM、EPI-ADM、MMC 等。

（二）联合化疗 联合化疗时药物选择的原则是：①组成联合化疗方案中的各个单药均应对该肿瘤具有抗癌活性。有几种药物可供选择时，应选择缓解率高的药物。②联合应用不同作用机制的药物发挥协同作用。同一系列药物中几种药物疗效相等时，应根据毒性进行选择。③所选药物的毒性反应在不同的器官、不同的时间，以免毒性相加。④制定合适的给药剂量和方案，每疗程之间有适当的间隔时间，允许最敏感的正常组织如骨髓功能得以恢复。⑤对于联合方案中各种药物间的生化、分子和药代机制的相互作用有清楚的了解，以达到最大疗效。

八、实体瘤疗效评价标准

实体瘤疗效评价标准（response evaluation criteria in solid tumors，RECIST）见表 8-2-0-3。

表 8-2-0-3　最佳总体疗效评价

目标病灶	非目标病灶	新病灶	总疗效
CR	CR	无	CR
CR	非 CR/非 PD	无	PR
PR	不可评价/不完全可评价/非 PD	无	PR
SD	非 PD/不完全可评价	无	SD
不完全可评价	非 PD	无	不可评价
PD	任何	有/无	PD
任何	PD	有/无	PD
任何	任何	有	PD

1. 肿瘤病灶的测量

(1) 肿瘤病灶基线的定义:肿瘤病灶基线分为①可测量病灶:病变至少在一个径向上可准确测量,一般认为边界清楚、体格检查测量肿瘤(如浅表淋巴结、皮肤结节)的最大直径大于2cm,影像学检查如 CT 测量最大直径大于 1cm 为可测量病灶。②不可测量病灶:所有其他病变,包括骨病灶、脑膜病变、腹水、胸腔积液、心包积液、炎症乳腺癌、皮肤或肺的癌性淋巴管炎、影像学不能确诊和随诊的腹部肿块和囊性病灶等。

(2) 测量方法:基线和随诊应用同样的技术和方法评估病灶。①临床表浅病灶如可扪及的淋巴结或皮肤结节可作为可测量病灶,皮肤病灶应用有标尺大小的彩色照片。②胸部 X 线片:有清晰明确的病灶可作为可测量病灶,但最好用 CT 扫描。③CT 和 MRI:对于判断可测量的目标病灶评价疗效,CT 和 MRI 是目前最好的并可重复随诊的方法。对于胸、腹和盆腔,CT 和 MRI 用 10mm 或更薄的层面扫描,螺旋 CT 用 5mm 层面连续扫描,而头颈部及特殊部位要用特殊的方法。④超声检查:超声波不能用于测量肿瘤病灶,仅可用于测量表浅可扪及的淋巴结、皮下结节和甲状腺结节,亦可用于确认临床查体后浅表病灶的完全消失。⑤内镜和腹腔镜:作为客观肿瘤疗效评价至今尚未广泛充分的应用,内镜和腹腔镜取得的活检标本可证实病理组织上的 CR。⑥肿瘤标志物:不能单独应用判断疗效。但治疗前肿瘤标志物高于正常水平时,临床评价 CR 时,所有的标志物需恢复正常。疾病进展的要求是肿瘤标志物的增加必须伴有可见的客观的影像学病灶进展。⑦细胞学和病理组织学:在少数病例中,细胞学和病理组织学可用于鉴别 CR 和 PR,区分治疗后的良性病变还是残存的恶性病变。治疗中出现的任何渗出,需细胞学区别肿瘤的缓解、稳定及进展。

2. 肿瘤缓解的评价

(1) 肿瘤病灶基线的评价:要确立基线的全部肿瘤负荷,对此在其后的测量中进行比较,可测量的目标病灶至少有一个,如是有限的孤立的病灶需组织病理学证实。①可测量的目标病灶:在所有可测量的病灶中选择不超过 5 个病灶作为基线评价时的目标病灶,计算目标病灶最长直径之和。②非目标病灶:所有其他病灶应作为非目标病灶并在基线上记录,不需测量的病灶在随诊期间要注意其存在或消失。

(2) 缓解的标准

1) 目标病灶的评价

CR:所有目标病灶均消失。

PR:以基线最长直径之和为参照,目标病灶的最长径总和减少至少 30%。

PD:以治疗开始后所记录的最小的目标病灶最长径总和作为基础值,目标病灶的最长径之和至少增加 20%;至少有一个新病灶出现。

SD:目标病灶的最长径之和未充分缩小达到 PR,或以治疗开始后达到的最长径之和的最小值为参照,未增大达到 PD。

2) 非目标病灶的评价

CR:所有非目标病灶消失,并且肿瘤标志物恢复到正常值。

SD:一个或更多的非目标病灶的持续存在,和/或肿瘤标志物高于正常值上限。

PD:一个或更多的新病灶出现,和/或现存非目标病灶明显进展。

3. 疼痛程度评估　使用疼痛程度评估量表等量化标准来评估患者疼痛主观感受程度,癌痛量化评估常使用数字分级法(NRS)(图 8-2-0-1)和面部表情疼痛评分量表法(图 8-2-0-2)。NRS 将疼痛程度用数字 0~10 依次表示,0 表示无疼痛,10 表示最剧烈的疼痛。按照疼痛对应的数字将疼痛程度分为:轻度疼痛(1~3),中度疼痛(4~6),重度疼痛(7~10)。在量化评估疼痛时,应当重点评估最近 24 小时内患者最严重和最轻的疼痛程度,以及通常情况的疼痛程度。

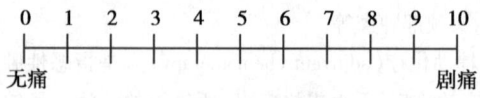

图 8-2-0-1　疼痛程度数字评估量表

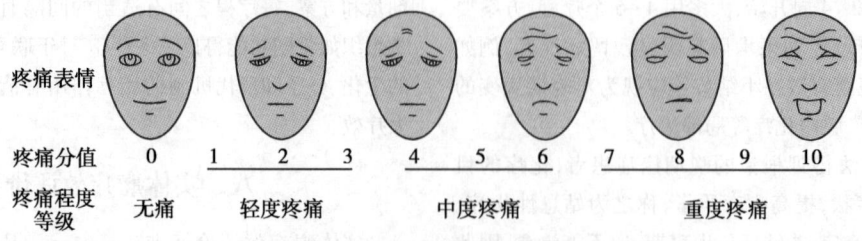

图 8-2-0-2　面部表情疼痛评分量表法

九、抗肿瘤药物的毒性反应及其防治

几乎所有抗癌药物对正常组织或细胞都有不同程度的杀伤作用，尤以对生长旺盛、经常更新的骨髓造血干细胞、胃肠道黏膜上皮细胞、生殖细胞和皮肤毛发等更为明显。由于化疗造成的免疫抑制及化疗药物可能有致突变、致畸和致癌作用，化疗后有发生第二个或多个原发恶性肿瘤的潜在可能性。靶向药物的毒性反应与传统的化疗药物不同。免疫检查点抑制剂能够解除肿瘤对免疫系统的抑制状态，通过利用机体自身的免疫系统杀伤肿瘤。由于免疫系统功能的恢复，调节性 T 细胞活性所导致的免疫激活，可引起免疫相关的不良反应，从而引起相应器官的相关症状。虽然免疫检查点抑制剂的不良反应和化疗、靶向治疗的不良反应类似，但由于有不同的机制，所以要采取不同的处理方法。化疗药物毒性反应按发生的时序可分为近期毒性反应和远期毒性反应。近期毒性反应是指给药后 4 周内发生的毒性反应。远期毒性反应是指给药 4 周后发生的毒性反应，可延续至几个月甚至几年后发生。兹将常见毒性反应及其预防方法分述如下：

（一）局部反应　以氮芥、NVB、长春碱及丝裂霉素等最为明显，有刺激性的药如 Act-D、DRM、ADM、MMC、HN2、MTH、VCR、VLB、VDS、NVB、Vp-16 等静脉注射如外漏往往引起局部疼痛、肿胀，甚至坏死、化脓、可经久不愈而致肢体功能受限。5-FU 等静脉注射后可在沿静脉走向处发生色素沉着。发生外漏时应立刻停止用药，在外溢处周围注射生理盐水（如氮芥外溢可注射硫代硫酸钠溶液），并以普鲁卡因局封。也可用冰袋、喜疗妥或金黄散外敷。静脉化疗时在顺利畅流的滴注过程中，直接注射或经输液管将这些药物注入静脉然后再予冲洗，可有把握地避免静脉炎或栓塞。此外深静脉置管可避免药物外漏。

（二）骨髓抑制　除博来霉素、长春碱、顺铂等的骨髓抑制较轻微（以顺铂为最轻）外，其余化疗药对造血功能的抑制均较明显，其中尤以亚硝脲和丝裂霉素等更为突出，前者的骨髓抑制迟发但持久，两者都能引起全血细胞减少。一般化疗后白细胞的减少出现最早（12~15 天下降至最低点），其次为血小板，对红细胞的影响较少。粒细胞的明显减少往往可导致各种继发感染，后者和出血往往是这些患者的直接死因。每次化疗前白细胞数要求至少在 $3.5\times10^9/L$ 以上；血小板 $80\times10^9/L$ 以上，化疗过程中如有明显再生抑制，应暂停化疗。粒细胞减少可应用粒细胞集落刺激因子（G-CSF），粒细胞巨噬细胞集落刺激因子（GM-CSF）。血小板减少可用白介素-11（IL-11）、TPO 或输注血小板。一些新型的分子靶向药物如舒尼替尼、索拉非尼、拉帕替尼、克唑替尼、硼替佐米等也会引起不同程度的骨髓抑制，值得注意。

骨髓或造血干细胞移植：因大多数化疗药物的主要剂量限制性毒性是骨髓抑制，现已经发明了方法来收集骨髓或外周血中存在的多能干细胞，或者在骨髓破坏性化疗之前收集脐带血，以便在以后干细胞能重新注入。该技术对急性白血病和复发性淋巴瘤最有效。移植可以是同源的（来自双胞胎），自体的（来自自身），同种异体的（来自匹配的供体，例如父母或同胞），或来自匹配的无关供体。非清髓性造血移植物降低了毒性，并可以治疗老年和体弱患者。

（三）胃肠道反应　发生率高，食欲缺乏是常见的反应，通常持续到化疗后 1~2 天。服孕酮类药物有助于减轻症状。

恶心呕吐是化疗最常见的毒性反应。较强烈的致吐剂有 DDP、HN2、DTIC、ADM、BCNU、CTX、IFO、CBP 和 PCB 等。呕吐按发生时间分为先期性呕吐（化疗前发生，属条件反射）、急性呕吐（给药后 24 小时内发生）和延迟性呕吐（给药 24 小时后到一周所发生）。防治恶心呕吐可给予止吐药物，选用 5-羟色胺 3 受体拮抗剂、甲氧氯普胺（灭吐灵）、镇静剂、肾上腺皮质激素或几种药物联合应用。要耐心解释，予以精神安慰，调整饮食。一些小分子靶向药物如吉非替尼、厄罗替尼、舒尼替尼、索拉非尼等也易引起恶心甚至呕吐。

黏膜溃疡是化疗药物最严重的表现之一。常常发生于给药后 4~6 天。严重者从口腔到肛门整个消化道黏膜溃疡并继发感染（细菌或真菌）。化疗患者要加强口腔护理，进食后漱口。发生溃疡时用含有抗生素、抗真菌药或麻醉剂的口腔涂剂。调整饮食，进食高营养的流质。加强支持治疗，补充维生素，注意水电解质平衡。

腹泻：以 CPT-11 最为严重。以 5-FU 类最为常见。其他还有 Ara-C、MTX、ADM 和 Act-D，小分子靶向药物如吉非替尼、厄罗替尼、舒尼替尼、索拉非尼、拉帕替尼等。生物制剂，使用干细胞移植的大剂量化疗方案也可引起腹泻。有腹泻时应查大便常规，除外感染。无感染时可用复方地芬诺酯、洛哌丁胺或阿片酊等。一天腹泻超过 5 次或有血性便时应停药。腹泻合并粒细胞减少时应及时应用抗生素和升白药。此外要加强支持治疗，注意水电解质平衡。CPT-11 引起的腹泻分两个阶段，用药后 24 小时内出现的腹泻为急性胆碱能综合征，要给予阿托品。24 小时后到下一疗程之间任何时候出现的腹泻为迟发性腹泻。应告知患者，第一次软便时就服易蒙停，首剂 4mg，以后每 2 小时 2mg，直至腹泻停止后还须服 6 次。要及时补充水分，注意电解质平衡。合并粒细胞减少时，应予以升白药和抗生素。

便秘：多见于长春碱类药物（以 VCR 最突出）、多西他赛、米托蒽醌。可予以对症处理，给通便药。

胃肠道穿孔：有报道贝伐单抗引起的胃肠道穿孔与疾病有关，卵巢癌发生率最高，约 6%，食管和胃癌次之，约 5.3%，胰腺癌 5%，结直肠癌 2.4%，肺癌和肾癌均为 1.5%，而在乳腺癌中发生率很低。

胰腺炎：门冬酰胺酶，吉非替尼，洛莫司汀，6-巯基嘌呤。

高血糖：链佐星，门冬酰胺酶。

（四）肝功能损害　除亚硝脲类和丙卡巴肼外，一般烷化剂较少引起肝功能损害。抗代谢药，特别是 6-MP，阿糖胞苷和长期口服或大剂量甲氨蝶呤较易引起肝功能减退,后者可引起肝内胆汁淤滞或纤维化。蒽环类抗生素药物和长春碱多经肝胆系统排泄,所以也易引起肝功能障碍。因此如有黄疸或/和肝功异常时,多柔比星等每次用量宜减至原用量的50%~70%。近年来利妥昔单抗在乙肝病毒阳性患者中引起乙肝病毒激活,导致重症肝炎的报道屡有所见,因此这类患者应检测乙肝病毒DNA颗粒,阳性患者应慎用,或同时口服恩替卡韦。分子靶向药物如吉非替尼、厄罗替尼、舒尼替尼、索拉非尼、拉帕替尼也可引起肝功能的损害。有肝功能不全时要注意和肝转移、病毒性肝炎及其他合并用药所致的肝功能损害相鉴别;且应停药,给予保肝药物;有严重肝功能损害者以后的治疗应换药或进行剂量调整。

(五)心脏功能损害 由于蒽环类抗生素,特别是多柔比星(阿霉素)的问世,化疗药对心脏的影响逐年来日益受到重视。阿霉素使用后的心肌炎大多发生在年老或用量偏大的患者;猝死更为少见。最为重要的是阿霉素的慢性心肌毒性,它可迟至用药后2年以上才发生。大系列统计表明阿霉素的慢性心肌毒性与总剂量密切有关:总量仅$200~400mg/m^2$组的心肌损害率仅$0.1\%~0.27\%$;而当总量达$550mg/m^2$时,其发生率可高达$26.8\%~30\%$,因此强调总量应控制在$500mg/m^2$以内。用药前心电图异常者、幼儿和年老患者及放疗可能包括心脏范围者,其总剂量更应限制在$350~400mg/m^2$。如同用环磷酰胺、放线菌素D、丝裂霉素、赫赛汀等可能会增加心肌毒性。虽然用阿霉素后,80%以上患者会出现心电图异常,但均为可逆性变化而无须停药。每次用药前监测心电图应作为常规,有时可加做运动后心电图或超声心动图,特别是重点观察QRS电压降低和左心室功能。近年来,试图降低阿霉素心脏毒性提高靶向性的白蛋白包裹阿霉素和脂质体包裹阿霉素都已问世,并在临床上得到了应用。大剂量环磷酰胺(一次量达3~5g)可导致出血性心脏坏死(典型症状为心动过速和充血性心衰)而严重危及生命,一般多发生在2周内。极少数病例在用5-FU、顺铂、长春碱和博来霉素等后可产生心肌缺血的心电图改变或发生心绞痛;三尖杉碱可引起心动过速或传导障碍;喜树碱可导致心律失常;一旦心脏毒性出现,应立即停药并作相应处理。

曲妥珠单抗(赫赛汀)心脏毒性的危险因子是年龄>60岁和联合化疗,特别是同时使用蒽环类药物。其他可疑的危险因子包括既往蒽环类总量≥$400mg/m^2$、接受胸壁放疗和已存在心功能不全。曲妥珠单抗所致的心脏毒性大多都是轻微的、非特异性的,最常表现为无症状的左心射血分数降低,发生Ⅲ~Ⅳ度心功能不全者较少。但是蒽环类和曲妥珠单抗的心脏毒性在两个方面有明显的不同:其一是累积剂量相关性,蒽环类引起的心肌损害与累积剂量相关,而曲妥珠单抗相关的心脏毒性与剂量无关;其二是可逆性,前者往往是不可逆的,后者在多数患者通过标准治疗或停止使用后症状好转、心功能改善和LVEF升高。有些患者在心功能恢复后还可以继续使用。拉帕替尼也可引起曲妥珠单抗类似的心脏毒性。

预防曲妥珠单抗和拉帕替尼心脏毒性的措施包括以下五点:①避免在高龄患者中使用。②避免和含蒽环类药物的化疗方案联合应用。③如使用蒽环类药物,可先用含蒽环类药物的方案(多柔比星总量应≤$400~450mg/m^2$),继之再用曲妥珠单抗或拉帕替尼,并严密监测。推荐在停止曲妥珠单抗治疗22周内避免蒽环类药物治疗。④使用脂质体多柔比星或其他心脏毒性小的蒽环类药物如表柔比星。⑤LVEF正常时才应用曲妥珠单抗或拉帕替尼。

(六)肺毒性 长期用白消安后,2%~10%患者可缓慢出现呼吸道症状,肺部X线片可示间质浸润或纤维化,大多在开始治疗后4年(8个月~10年)发生。用博来霉素后,3%~5%的患者可出现与总剂量有关的肺毒性(主要也为肺间质炎和纤维化),多在用药数月后或停药后发生。甲氨蝶呤引起明显肺毒性的,多在用药2个月~5年内发生,可能与所用剂量有关。司莫司汀如总量超过$1\,500mg/m^2$,5%~15%的患者可在4个月~5年内发生肺间质浸润,原有肺疾病者更易发生。1%~3%应用丝裂霉素的患者在用药后的6个月~2年内出现肺毒性。所有这些药物发生肺病理变化的机制大多属直接损害,但博来霉素、甲氨蝶呤和丙卡巴肼等引起的肺毒性,可能还有过敏因素的参与。近年来抗EGFR的分子靶向药物吉非替尼、厄罗替尼、抗CD20的单克隆抗体利妥昔单抗引起的间质性肺炎日益引起人们的关注。

(七)泌尿系统毒性 主要表现为肾损害和出血性膀胱炎。肾毒性大多数是肾小管损害,高度可能致肾损害的药是大剂量MTX、DDP、MMC、IL-2、MTH和IFO。偶尔导致不可逆的肾毒性的药是DDP、CCNU、MMC、IFO和氟达拉滨。DDP的肾毒性最为突出,常发生在用药后7~12天。1个月左右恢复,亦有需要几个月恢复的,个别不可逆。用DDP应检测肾功能和水化,避免使用氨基糖苷类的抗生素。同时给予氨磷汀可起保护作用。CCNU和MeCCNU可使肾小管萎缩,肾小球硬化,肾间质纤维化引起肾衰竭。使用中应常检测肾功能并控制总量不超过$1\,500mg/m^2$。MTX有直接肾毒性,酸性尿加重肾损害。

环磷酰胺和异环磷酰胺的代谢产物丙烯醛在膀胱中直接接触膀胱黏膜引起无菌性化学性出血性膀胱炎,同用美司钠(mesna,巯乙磺酸钠),可大大减少血尿的发生。

喜树碱也易发生血尿或尿路刺激症状,注射药物后2~3小时内排空膀胱、多饮水、利尿均可减少其发生率。羟喜树碱的泌尿系统毒性则较轻。

贝伐单抗、阿帕替尼、安罗替尼等抗血管生成药物可引起蛋白尿,严重时可引起肾病综合征。

(八)皮肤及附属器 光敏感性:放线菌素D(更生霉素)、甲氨蝶呤、氟尿嘧啶类、博来霉素及多柔比星等可引起皮肤对阳光敏感度的增高,稍微暴露后即出现急性晒伤和皮肤不寻常地变黑。

色素过度沉着:许多药物可引起皮肤颜色变深。属此类的药物有放线菌素 D、白消安、环磷酰胺、氟尿嘧啶、多柔比星、博来霉素、甲氨蝶呤和巯嘌呤。

回忆反应:过去曾放射治疗并发生放射性皮炎的患者,在用更生霉素以后原照射过的部位可再现类似放射性皮炎的改变,称为"回忆反应"。氟尿嘧啶、多柔比星也会引起"回忆反应",包括急性红斑及皮肤色素沉着。

指甲变形:有博来霉素、多西紫杉醇、氟尿嘧啶、多柔比星、羟基脲等。

皮疹:以博来霉素、苯丁酸氮芥、多西紫杉醇、柔红霉素、去甲柔红霉素、羟基脲、洛莫司汀、放线菌素 D、环磷酰胺、氟尿嘧啶、吉西他滨、吉非替尼、厄罗替尼、舒尼替尼、索拉非尼、西妥昔单抗等较常见。培美曲赛使用前 1 天、当天和应用后 1 天,需服用地塞米松 4mg,每天 2 次,以防止皮肤反应。近年来靶向药物引起的皮疹日益受到重视。这类皮疹通常为轻、中度,可通过暂停药物或减量来控制。皮疹也可能在继续使用靶向药物的情况下得到缓解。如仅有皮肤干燥,可使用润肤露,凡士林等。阳光照射可加重皮疹,应避免。目前无标准的治疗方法,可能有效的药物有激素类软膏、局部免疫调节剂、外用维 A 酸类软膏。如有瘙痒可用抗组胺药;如有感染,考虑局部外用或口服抗生素。如局部出现坏死、水疱、瘀点瘀斑、紫癜或与皮疹不相关的皮肤损害,应咨询皮肤科医师。

脱发:以蒽环类和植物类药物最为明显。脱发一般发生在首剂化疗后 2~3 周,在停化疗后 6~8 周再逐渐长出,应事先向患者说明情况。有报告在用药期间采用特制的冰帽,有一定的预防作用。

甲沟炎:长期应用分子靶向药物如吉非替尼,厄罗替尼、舒尼替尼、索拉非尼、西妥昔单抗等可引起甲沟炎。

手足综合征:以卡培他滨、索拉非尼、舒尼替尼、拉帕替尼最为明显,脂质体多柔比星也有报道。有文献报道西乐葆和维生素 B_6 有一定的预防作用。

(九) 神经系统反应 抗微管的药包括紫杉醇类和长春碱类,主要导致外周神经毒性。长春碱易引起指(趾)端麻木或感觉异常,尤以老年患者为甚。少数可有头痛、神经瘫痪或抽搐等。自主神经系统功能紊乱可导致顽固性便秘。异环磷酰胺和 5-FU 可产生中枢性神经毒性。

硼替佐米可能会导致周围神经病,主要是感觉神经,极少感觉运动神经病,也可使原有的神经病变的症状加重。如果患者出现新的周围神经病或其症状加重,剂量和治疗方案则需要调整。周围神经毒性时硼替佐米的剂量调整:1 级(感觉异常或者反射丧失)不伴有疼痛或者功能丧失,不改变剂量。1 级伴有疼痛或者 2 级(功能障碍,但不影响日常生活),剂量降至 $1.0mg/m^2$。2 级伴有疼痛或者 3 级(不影响日常生活),暂停治疗直至毒性缓解后恢复治疗,剂量降至 $0.7mg/m^2$,并且改为每周注射 1 次。4 级(永久的感觉丧失,功能障碍),停止硼替佐米的治疗。

(十) 生殖功能障碍 已知在实验动物中丙卡巴肼、白消安、环磷酰胺、阿糖胞苷和多柔比星等都明显影响精子的形成或直接损伤精子,但临床上以氮芥类药物和丙卡巴肼最易引起不育,而大多抗代谢药物似不易发生。联合化疗特别是长期应用后,其发生率较高。闭经在化疗患者中虽多见,但化疗对卵巢功能的影响了解尚少。

(十一) 过敏反应 L-ASP 是蛋白质制剂,易过敏,首剂应小剂量做皮试。紫杉醇为 I 型过敏反应,应预防用药。单克隆抗体如利妥昔单抗、曲妥珠单抗和西妥昔单抗都会出现过敏反应,特别是首次滴注时,应予注意,掌握滴速,适当给予地塞米松、异丙嗪(非那根)、吲哚美辛(消炎痛)等能减轻滴注相关反应。

(十二) 发热 BLM 可引起发热,偶尔出现高热,呼吸困难,血压下降,甚至死亡。应先肌内注射 1mg 做试验。试验阴性者可给 BLM,用药前给地塞米松、吲哚美辛栓更安全。

(十三) 凝血障碍 MTH 和 L-ASP 容易引起。贝伐单抗可引起出血和伤口愈合延迟,吉非替尼、厄罗替尼可引起鼻出血,伊马替尼可致肿瘤瘤体出血,严重者需手术治疗。有出血倾向或正在用抗凝药物的患者禁用贝伐单抗,使用贝伐单抗前后 28 天不要手术。

(十四) 免疫抑制 大多数化疗药物是免疫抑制剂,其中以 CTX、6MP、6TG、L-ASP 和肾上腺皮质激素最明显。

(十五) 免疫相关的不良反应 新型免疫治疗药物免疫检查点抑制剂如 PD-1 抑制剂 nivolumab、pembrolizumab;PD-L1 抑制剂 atemzolizumab、durvalumab、avelumab;CTLA-4 抑制剂如伊匹木单抗会引起免疫相关的不良反应,如皮疹、肺炎、肠炎、肝炎、肾炎、垂体炎、甲状腺功能亢进、甲状腺功能减退、胰腺炎、脑炎、肌炎、心脏毒性等。

(十六) 远期不良反应 由于肿瘤治疗的进展,许多患者能长期生存。随访中发现与治疗相关的远期不良反应。化疗引起的主要远期不良反应有发育不良、不育、第二原发肿瘤等。对性腺影响明显的药物有 BUS、CB1348、CTX 和 PCB。VLB 常引起闭经。CB1348 和 CTX 可致精子缺乏。

化疗后长期生存患者的第二原发肿瘤比正常人的预期发病率高 20~30 倍。发生在治疗后 1~20 年,发病高峰为 3~9 年。霍奇金病常发生急性非淋巴细胞性白血病和非霍奇金淋巴瘤。非霍奇金淋巴瘤常发生实体瘤和急性淋巴细胞性白血病。

十、并发症的管理及辅助用药

(一) 支持治疗

1. 营养支持 显著的体重减轻是多种癌症的不良预后因素。营养不良的患者应由营养师进行评估,以确定他们是否摄入足够的卡路里及是否需要膳食补充剂。一些患有头颈部癌或食管癌的患者,可能需要肠外营养。由于药物的相互作用,明确患者是否正在考虑或使用非处方药和/或替代药物是很重要的。

2. 心理社会支持 面对持续的癌症治疗及许多患者所经历的焦虑，抑郁和恐惧，持续的心理社会支持是很必要的，并且可能超出了直系亲属的能力。在这种情况下，患者通常可以从癌症俱乐部或直接的一对一咨询及改善各级护理和支持系统之间的沟通中获益。

3. 造血生长因子 生长因子，如粒细胞集落刺激因子（G-CSF）和粒细胞-巨噬细胞集落刺激因子（GM-CSF），可加速白细胞减低的恢复，按期给予化疗，而不减少剂量。根据治疗指南，可以确定哪些人患有发热性中性粒细胞减少症的风险最高，并提前对其进行治疗。红细胞生成刺激剂（ESAs）可纠正贫血。

重组人白细胞介素-11（interleutin-11）：已被证实除细胞间相互作用、信号传递、免疫调节等方面起作用外，可明显促进骨髓内巨噬细胞和血小板生成。治疗放化疗引起的血小板减少症。

重组人血小板生成素（thrombopoietin）：可调控血小板生成的各个阶段，对巨核系祖细胞的增殖、分化和成熟具有调节作用，是血小板生成的特异刺激因子。用于治疗实体瘤化疗后引起的血小板减少。

艾曲波帕（eltrombopag）：是一种口服的 TPO 受体激动剂。FDA 批准用于经糖皮质激素、免疫球蛋白治疗无效或脾切除术后慢性特发性血小板减少性紫癜（ITP）患者的治疗。仅用于 ITP 患者血小板减少伴出血风险的患者，而不应用于使血小板计数正常化。

4. 双膦酸盐 双膦酸盐如帕米膦酸、伊班膦酸和唑来膦酸不仅对治疗肿瘤诱导的高钙血症非常有效，而且对减少病理性骨折，减少骨相关事件非常有效，尤其是对乳腺癌，前列腺癌、骨髓瘤和肺癌。骨转移患者要早期，长期，规律使用双膦酸盐，有利于减少骨相关事件，提高生活质量，延长生存期。双膦酸盐还用于治疗乳腺癌年轻女性患者化疗导致的过早绝经引起的骨质疏松症。

（二）症状管理

1. 恶心和呕吐 新的止吐药联合使用可使恶心和呕吐副作用减轻。先对恶心呕吐的风险进行评估，并给予相应的预防性治疗。血清 5-羟色胺 3 型（5-HT3）受体拮抗剂的使用极大提高了完全控制恶心和呕吐的能力。更多的治呕方案需要皮质类固醇（如地塞米松），5-HT3 拮抗剂和神经激肽-1 受体拮抗剂如阿瑞匹坦或苯并二氮䓬类药物（如劳拉西泮）联合治疗。阿瑞匹坦特别适用于治疗/预防迟发性呕吐。

2. 癌痛管理 止痛治疗是一种对症处理，治疗前需要使用量表来常规、量化、全面、动态地评估疼痛，并且区分急性和慢性疼痛。急性疼痛应立即止痛，选择速效的止痛药物，同时可加用镇静药物。慢性疼痛呈周期性，治疗的目的在于预防下一次的发作，所以应有计划地安排药物使用。止痛药物的使用

应采用 WHO 推荐的三阶梯止痛原则：①轻度疼痛，首选非阿片类药物，选用最小有效剂量，有计划地常规维持；②中度疼痛，第一阶梯止痛治疗无效时，给予第二阶梯止痛治疗，即应用弱阿片类药物；③重度疼痛，第二阶梯止痛治疗无效时，给予第三阶梯止痛治疗，即应用强阿片类药物。

癌痛的治疗原则包括：①口服给药；②按阶梯给药；③按时给药；④注意具体细节。芬太尼透皮贴剂持续 72 小时，非常适合患有严重疼痛且无法服用口服药物的患者。疼痛性口腔黏膜炎是血液系统恶性肿瘤化疗的常见并发症，可采用局部措施或重组人角质形成细胞生长因子治疗。从胃肠道吸收或部分吸收的口服抗念珠菌药物可以帮助预防口腔念珠菌病引起的疼痛。

强调疼痛管理应达到"4A"目标：优化镇痛（optimize analgesia），优化日常生活（optimize activities of daily living），使药物不良反应最小化（minimize adverse effects）和避免不恰当给药（avoid aberrant drug taking）

3. 恶性浆膜腔积液 恶性浆膜腔积液是上皮和造血系统恶性肿瘤的常见并发症。胸腔积液最常见于肺癌、乳腺癌和淋巴瘤，可能产生一定程度需要治疗的呼吸困难，咳嗽或疼痛等症状。对于有症状的患者，通常需要在超声引导下进行治疗性胸腔穿刺术。当需要在短时间内频繁胸腔穿刺时，通常会进行胸膜固定术，包括胸腔引流术和滴注硬化性化合物引发足够大的炎症反应以消除胸膜腔。

腹腔内恶性肿瘤患者最常发生恶性腹腔积液。超声引导下腹腔穿刺术可缓解腹胀、呼吸困难和腹胀疼痛，但往往需要重复进行，这会带来脱水、低蛋白、电解质紊乱、出血、感染和肾功能不全的风险。在腹腔穿刺频率小于 1 周时应考虑放置导管以自行引流，尽管其有显著的感染风险。

恶性心包积液最常与肺癌、乳腺癌、黑色素瘤和恶性血液病的直接浸润或转移性扩散有关。与其他恶性积液一样，图像引导的心包穿刺术和细胞学检查可以确诊恶性。恶性心包积液患者的治疗方法取决于血流动力学状态（如急诊心包穿刺术或选择性心包造口术之间的选择）和肿瘤对全身治疗的预期敏感性。

推荐阅读

1. DEVITA V T, LAWRENCE T S, ROSENBERG S A. Cancer: Principles & Practice of Oncology [M]. 10th ed. Philadelphia: Lippincott Williams & Wilkins Inc, 2015.

2. 李进. 肿瘤内科诊治策略 [M]. 3 版. 上海：上海科学技术出版社，2017.

3. 周际昌. 实用肿瘤内科治疗 [M]. 2 版. 北京：北京科学技术出版社，2016.

4. 汤钊猷. 现代肿瘤学 [M]. 3 版. 上海：上海医科大学出版社，2011: 140-278.

[附] 常用抗肿瘤药物、激素及其类似物、新靶点药物的剂量、给药途径、适应证与毒性检索表

1. 烷化剂

名称	单用剂量	给药途径	适应证	毒性	备注
环磷酰胺（cyclophosphamide, CTX）	单药 500~1 000mg/m²，每周 1 次，连用 2 次，休 1~2 周重复；联合用药 500~600mg/m²。口服：每天 1~2mg/kg，连用 10~14 天，休 1~2 周重复	静脉注射	淋巴瘤、多发性骨髓瘤、急性白血病、乳腺癌、卵巢癌、精原细胞瘤、肾母细胞瘤和肉瘤	骨髓抑制，最低期在 1~2 周，胃肠道反应、脱发、出血性膀胱炎、肝功能障碍、心肌毒性（极大剂量时）	白细胞数一般可在 2 周内恢复。不能用作腔内或局部注射
异环磷酰胺（ifosfamide, IFO）	1.2~2.4g/m²（最大 60mg/kg），连用 5 天，每 3~4 周重复。或 5g/m²（最大 8g/m²），持续 24 小时	置 NS 或林格液 500ml 中滴注，用药后 0.4.8h 时注射美司钠，每次用量为 IFO 的 20%	软组织肉瘤、尤因肉瘤、睾丸癌、乳腺癌、卵巢癌、淋巴瘤、宫颈癌和肺癌等	骨髓抑制，出血性膀胱炎等肾毒性、神经系统毒性、恶心、呕吐和脱发	输液浓度不超过 4%
卡莫司汀（carmustine, BCNU）	100mg/m²，每天 1 次，连用 2~3 日，或 200mg/m²，1 次，每 6~8 周重复	静脉滴注	脑瘤、淋巴瘤、多发性骨髓瘤、小细胞肺癌恶性黑色素瘤、头颈部癌和睾丸肿瘤	骨髓抑制，最低期在 4~6 周，胃肠道反应、肝肾功能障碍	应冷藏保存，可透过血脑屏障
洛莫司汀（lomustine, CCNU）	60mg/m²，每 3~6 周一次；100mg/m²，每 6~8 周 1 次	口服	淋巴瘤、脑瘤、肺癌和消化系统肿瘤	骨髓抑制，可引起全血减少，最低期在 6~8 周，肝肾功能障碍，胃肠道反应	应冷藏保存，可透过血脑屏障
苯达莫司汀（treanda）	100mg/m²，输注时间超过 30min，第 1,2 天用药，28 天为 1 个疗程；120mg/m²，输注时间超过 60min，第 1,2 天用药，21 天为 1 个疗程	静脉滴注	慢性淋巴细胞白血病、非霍奇金淋巴瘤、多发性骨髓瘤、乳腺癌	发热、恶心、呕吐、疲劳、淋巴细胞减少、贫血、白细胞减少、血小板减少、中性粒细胞减少等	需注意骨髓抑制、感染、过敏性反应及输液反应、溶瘤综合征等；过敏者禁用，肝肾功能损伤者慎用
司莫司汀（semustine, MeCCNU）	100~160mg/m²，每 6~8 周 1 次	口服	脑瘤、淋巴系统肿瘤、恶性黑色素瘤和肺癌	骨髓抑制，最低期在 6~8 周，胃肠道反应、肝肾功能障碍	应冷藏保存，可透过血脑屏障
替莫唑胺（temozolomide, TMZ）	（1）与放疗同步时，75mg/m²，共 42 天；维持治疗期：第 1 周期 150mg/（m²·d），共 5 天，第 2 周期开始如出现毒性药外 200mg/（m²·d），共 5 天，每 4 周重复； （2）复发或进展的多形性星形细胞瘤或间变性星形细胞瘤：以前未接受过化疗者 200mg/（m²·d），共 5 天，每 4 周重复。复治者起始剂量 150mg/（m²·d），若血象正常，第 2 周期的剂量增为 200mg/（m²·d）	口服	多形性胶质母细胞瘤和间变性星形细胞瘤	骨髓抑制、恶心、呕吐、便秘、头痛、腹泻、皮疹	

续表

名称	单用剂量	给药途径	适应证	毒性	备注
美法仑（melphalan）	（1）清髓性预处理治疗：自体造血干细胞移植（第0天）前连续两天（第-3天和第-2天），100mg/（m²·d）；（2）姑息治疗：16mg/m²，每2周1次，连续4次，以后每4周给药1次	口服	多发性骨髓瘤和精原细胞瘤	骨髓抑制，胃肠道反应，肝功能障碍	
苯丁酸氮芥（chlorambuci, CB1348）	0.1~0.2mg/kg（或4~8mg/m²），每天1次，连用3~6周，1疗程总量300~500mg	口服	慢性淋巴细胞白血病，淋巴瘤和卵巢癌	骨髓抑制，胃肠道反应轻微	
白消安（busulfan）	6~8mg/m²，视白细胞下降程度和速度递减	口服	慢粒，真性红细胞增多症，原发性血小板增多症	骨髓抑制，肺纤维化，月经失调，睾丸萎缩，致畸胎作用	
羟基脲（hydroxycarbamide, HU）	CML 20~60mg/（kg·d），每周2次，6周为1个疗程。实体瘤同步放疗时80mg/kg，每3天1次	口服	慢性粒细胞性白血病，真性红细胞增多症，卵巢癌、多发性骨髓瘤、肝癌、头颈部鳞癌和肾癌	骨髓抑制，巨幼红细胞性贫血，胃肠道反应，脱发，皮疹	可用作同步化或放疗增敏剂，有致畸胎作用
顺铂（cisplatin, DDP）	静脉滴注50~100mg/m²，每4周1次或20mg/m²，每天1次，用5天，每4周重复；腔内注射50~80mg/次；动脉注射60~100mg/次	静脉滴注，用3%氯化钠溶液100~250ml稀释可减轻肾毒性，不能用生理盐水以外的溶液；腔内注射；动脉注射	睾丸癌，膀胱癌，卵巢癌，阴茎癌，前列腺癌，头颈部癌，淋巴瘤，鼻咽癌，肺癌，骨肉瘤，神经母细胞瘤，肝癌，胃癌和癌性浆膜腔积液	肾功能损害，胃肠道反应，脱发，高频耳聋，神经炎，抽搐，震颤，直立性低血压，记忆障碍，低镁血症，骨髓抑制较轻	一次用量>50mg时，应水化并用甘露醇或呋塞米等利尿；必须应用止吐药；避免与氨基糖苷类抗生素，两性霉素B，头孢噻吩等合用
卡铂（carboplatin, CBP）	200~400mg/m²，每3~4周重复，或50mg/（m²·d），连用5天，每4周重复	置5% GW中静脉滴注	同上	胃肠道反应和肾损害小于DDP，但有中，高度骨髓抑制	应避光
洛铂（lobaplatin）	30~50mg/m²，每3周1次为1个疗程，共2~6个疗程	静脉滴注	乳腺癌，小细胞肺癌，慢性粒细胞性白血病	明显骨髓抑制，胃肠道反应（较顺铂轻）	重度肾损害，对铂类过敏者，孕妇禁用
奈达铂（nedaplatin）	80~100mg/（m²·次），加入生理盐水300ml中静脉滴注>1小时，之后再补液1000~1500ml，每3~4周1次为1周期，通常用药4周期	静脉滴注	头颈部癌，小细胞肺癌，食管癌，膀胱癌，睾丸癌，卵巢癌，子宫颈癌	骨髓抑制，肾损害，消化道反应，外周神经毒性，听力损害，肝功能异常	偶见过敏性休克，阿斯综合征。避免与氨基糖苷类抗生素及万古霉素合用

续表

名称	单用剂量	给药途径	适应证	毒性	备注
奥沙利铂(oxaliplatin, L-OHP)	130mg/m², 每3周1次	用500ml糖水稀释后静脉滴注	肠癌、胃癌、卵巢癌、肺癌、肝癌、淋巴瘤和胰腺癌	儿无肾毒性、轻度胃肠道反应和骨髓抑制、周围神经毒性(可逆性)	偶见过敏性休克
达卡巴嗪(dacarbazine, DTIC)	200~400mg/d,连用3~5天,每3~4周重复	静脉滴注或静脉注射	黑色素瘤、软组织肉瘤和淋巴瘤	胃肠道反应,延迟性骨髓损害(可在3周后出现),轻度流感样症状,肝、肾功能障碍	可透过血脑屏障,宜避光保存,注射时避光

2. 抗代谢药

名称	单用剂量	给药途径	适应证	毒性	备注
氟尿嘧啶(fluorouracil, 5-FU)	静脉注射或滴注500~1000mg/d,连用5天,每3~4周重复,每周1次 腔内500~1000mg,每周1次	静脉注射或滴注 可动脉内给药 腔内	胃肠道肿瘤、乳腺癌、卵巢癌、绒癌、头颈部鳞癌和肝癌	胃肠道反应,骨髓抑制,脱发,皮肤色素沉着,心肌缺血,心律失常,小脑功能失调	
卡培他滨(capecitabine)	1500~2000mg/(m²·d),连用2周,休息1周	口服	乳腺癌和胃肠道癌	胃肠道反应,手足综合征,骨髓抑制,神经系统症状较轻	加用维生素 B_6 可减轻不良反应
替吉奥胶囊(S1)	按体表面积给药,<1.25m²,40mg/次;1.25~1.5m²,50mg/次;>1.5m²,60mg/次;每天2次,连服28天,停14天	口服,于早饭后和晚饭后各服1次	胃癌、头颈癌、非小细胞肺癌、结直肠癌	骨髓抑制,恶心呕吐,肝酶升高,腹泻,口腔炎	
甲氨蝶呤(methotrexate, MTX)	肌内注射或静脉注射10~20mg/m²,每3~4天1次或20~30mg/m²,每周1次;静脉滴注600~6000mg/m²,静脉滴注结束后根据血药浓度用CF解救,每2~3周重复 鞘内5~10mg/m²,每周1~2次	肌内注射或静脉注射 静脉滴注 鞘内注射	各类急性白血病、绒癌、恶性葡萄胎、淋巴瘤、头颈癌、乳腺癌、骨肉瘤、睾丸癌、肺癌和卵巢癌	骨髓抑制,主要是白细胞和血小板减少、恶心呕吐,腹泻,黏膜炎;肝细胞损害,肝纤维化或硬化;脱发,皮肤色素沉着;肺纤维化;骨质疏松;大剂量时易引起肾小管病变或肾衰竭	能透过血脑屏障;大剂量给药时应在用药前水化碱化和CF解救;鞘内注射可引起截瘫或脑白质病等;有浆膜腔积液时,血浆半衰期明显延长
6-巯基嘌呤(6-Mercaptopurine, 6-MP)	(1)绒癌:6~6.5mg/(kg·d),共10天,每3~4周重复。 (2)白血病:诱导80~100mg/(m²·d),若无效,可加至5mg/(kg·d)。维持:50~100mg/(m²·d)	口服	急性淋巴细胞和细胞性白血病、慢性粒细胞性白血病、淋巴瘤和绒毛膜癌	骨髓抑制,恶心、呕吐,腹泻,黏膜炎,胆汁淤积性黄疸,高尿酸血症	与别嘌醇同用可减少肾排泄而增效2~4倍
6-硫鸟嘌呤(thioguanine, 6-TG)	100mg/(m²·d),4周后未改善,可增加至3mg/kg。维持量100mg/(kg·d)。联合化疗75~200mg/(m²·d),连用5~7天	口服	急性粒细胞性白血病、慢性粒细胞性白血病、淋巴肉瘤和淋巴瘤	骨髓抑制,恶心、呕吐,腹泻等较轻,肝功能损害,高尿酸血症	别嘌醇并不减少其肾排泄量

续表

名称	单用剂量	给药途径	适应证	毒性	备注
阿糖胞苷（cytarabine, Ara-C）	200mg/（kg·d），连续5天（120小时持续），每2周重复。大剂量:2~3g/m²，每12小时1次，共12次。鞘内10~25mg/次，每周1~2次，预防用每4~8周1次	肌内注射，静脉注射或滴注，鞘内	各型急性白血病，淋巴瘤	恶心呕吐，腹泻，口腔等黏膜炎，骨髓抑制，感染，巨红细胞性贫血	能透过血脑屏障，极大剂量可引起意识障碍。也可皮下给药
安西他滨[ancitabine, 环胞苷（cyclocytidine）]	静脉200~600mg/d，可连用5~10天，14天后可重复。鞘内50~100mg/次，隔天1次，预防用每4~8周1次	静脉滴注，可口服，鞘内	各型急性白血病	较小，可有骨髓抑制，恶心呕吐等，直立性低血压，偶见转氨酶上升	与阿糖胞苷无交叉耐药
吉西他滨（gemcitabine, GEM）	1000mg/m²，每周1次，连续3周，休息1周，每4周重复	静脉滴注	非小细胞肺癌、胰腺癌、头颈部肿瘤、胆囊癌、乳腺癌、淋巴瘤和膀胱癌	骨髓抑制，肝损害，轻度蛋白尿和血尿，皮疹，皮肤瘙痒，呼吸困难，流感样症状	
地西他滨（decitabine）	MDS:首次给药15mg/m²，静脉滴注3小时以上，每8小时1次，连续3天，每6周重复	静脉滴注	骨髓增生异常综合征、淋巴瘤	中性粒细胞减少，血小板减少，贫血，恶心，乏力，发热，腹泻，便秘，高血糖	胎儿毒性
氟达拉滨（fludarabine）	25mg/m²，连用5天，每4周重复	静脉滴注	慢性淋巴细胞白血病和淋巴瘤	骨髓抑制，发热，寒战，感染，水肿，周围神经病变	正在或已经接受过氟达拉滨治疗的患者，输血时只能用照射处理过的血液
培美曲塞（pemetrexed, PEM）	500mg/m²，每3周重复	静脉滴注	恶性间皮瘤和非小细胞肺癌	骨髓抑制，恶心呕吐，皮疹，口腔炎，发热，感染，脱皮	需要补充叶酸和维生素B₁₂，以减少血液和消化道毒性
雷替曲塞（raltitrexed）	3mg/m²，每3周重复	静脉滴注，给药时间15分钟	单药用于不适合5-FU/亚叶酸的晚期结直肠癌	骨髓抑制，恶心呕吐，肝酶升高，皮疹，乏力	
门冬酰胺酶（L-asparaginase, L-ASP）	10000~15000U，每天或隔天1次，10次为1个疗程	静脉滴注	急性白血病、淋巴瘤	胃肠道反应，发热，过敏性休克，荨麻疹，肝、肾功能损害，低纤维蛋白原血症，凝血功能障碍，嗜睡，意识障碍	使用前应以10~20单位皮内试验，观察3~4h
培门冬酶（pegaspargase）	2500U/m²，每1~2周1次，10周为1个疗程	肌内注射	急性淋巴细胞白血病、淋巴瘤	胃肠道反应，凝血异常，发热，精神错乱，胰腺炎	

3. 抗肿瘤抗生素

名称	单用剂量	给药途径	适应证	毒性	备注
博来霉素（bleomycin, BLM）	15mg/次，通常每周 2 次，也可每天 1 次，或每周 1 次，总量不宜超过 300mg	静脉或肌肉	头颈部癌，皮肤鳞癌，淋巴瘤，睾丸肿瘤，肺癌，阴茎癌和食管癌	发热，肺纤维化，胃肠道反应，口腔炎，皮肤色素沉着，角化增加，指甲脱落，脱发，淋巴瘤患者可有高热、休克	对骨髓和免疫功能抑制较轻，治疗期间避免日晒，不能同时进行胸部放疗，用前作过敏试验
放线菌素 D（dactinomycin, Act-D）	200~400µg/d，隔天 1 次，10~14 次为 1 个疗程或连用 5 天为 1 个疗程	静脉注射或滴注	肾母细胞瘤，绒毛膜癌，睾丸肿瘤，神经母细胞瘤，淋巴瘤和横纹肌肉瘤	骨髓抑制，胃肠道反应，黏膜炎，皮疹，脱发，肝功能损害，注射处疼痛硬结	肝功能损害或有黄疸时应相应减量
柔红霉素（daunorubicin）	0.4~1mg/（kg·d），每天或隔天 1 次，共 3~5 次，停药一周后重复，总量不超过 25mg/kg	静脉滴注或注射	各类急性白血病和慢性粒细胞性白血病急变	骨髓抑制，脱发，急慢性心肌损害，胃肠道反应，肝肾功能损害，局部静脉炎	
多柔比星（阿霉素）（doxorubicin, Adriamycin, ADM）	30~50mg/m²，每 3 周 1 次，或 20~30mg/m²，每周 1 次，连用 2 周，3~4 周后重复	静脉滴注或注射，动脉灌注，腔内注射	各类急性白血病，淋巴瘤，乳腺癌，软组织肉瘤，胃癌，甲状腺髓样癌，原发性肝癌，卵巢癌，膀胱癌和骨肉瘤	骨髓抑制，脱发，心肌损害（从短暂心电图变化到心衰），恶心呕吐，口腔炎，发热	总剂量不能超过 450~550mg/m²
表柔比星（epirubicin, Epi-ADM）	50~80mg/m²，每 3~4 周重复	同上	淋巴瘤，乳腺癌，肺癌，软组织肉瘤，恶性黑色素瘤，消化道肿瘤，卵巢癌，多发性骨髓瘤，白血病	较多柔比星为轻	总剂量不能超过 800~1 000mg/m²
伊达比星，去甲氧基柔红霉素（idarubicin）	15~30mg/m²，1 次/d；15~45mg/m²，1 次/d，连用 3 天后间隔 3~4 周为 1 个疗程，可重复用药；12mg/（m²·d），连用 3 天，或 8mg/（m²·d），连用 5 天；10mg/（m²·d），连用 3 天，可间隔 3~4 周重复用药	口服；静脉滴注	成人急性非淋巴细胞白血病；晚期乳腺癌；成人急性淋巴细胞白血病；儿童急性淋巴细胞白血病	骨髓抑制，脱发，胃肠道反应，发热，皮疹，肝功能或心脏功能异常，严重感染等	对蒽环类或蒽二酮类药物过敏，严重肝、肾、心功能不全，近期发生过心肌梗死，严重心律失常，持续骨髓抑制者，曾以本药和/或其他蒽环类和蒽二酮类药物最大累积剂量治疗者禁用
米托蒽醌（mitoxantrone）	12~14mg/m²，一次或分次给药，每 3~4 周重复	溶于 5% 葡萄糖溶液中慢滴	乳癌、淋巴瘤和急性白血病	骨髓抑制，脱发，胃肠道反应，心肌毒性较多柔比星轻	总量不能超过 140~160mg/m²

4. 植物类药物

名称	单用剂量	给药途径	适应证	毒性	备注
长春碱（vinblastine, VLB）	6mg/m²，每周1次，维持量每2周5~10mg，总量60~80mg	静脉注射，可推入输液皮管中	淋巴瘤、睾丸胚胎性癌、乳腺癌、急慢性白血病、绒癌、神经母细胞瘤、头颈部鳞癌、卵巢癌、肾癌和肾母细胞瘤	骨髓抑制，白细胞最低在用药后5~10天，恶心、呕吐，注射处静脉炎，周围神经毒性	
长春新碱（vincristine, VCR）	1.4mg/m²，最大不超过2mg，每周1次，总量不宜超过30mg	静脉注射，可推入输液皮管中	急性白血病特别是急淋、慢粒急变、淋巴瘤、多发性骨髓瘤、生殖细胞肿瘤、乳腺癌、恶性黑色素瘤和肾母细胞瘤	肢端麻木或感觉异常，腹痛、便秘，甚或麻痹性肠梗阻，可有脑神经麻痹或疼痛、脱发，局部注射处疼痛、组织坏死或静脉炎	骨髓抑制轻微
长春地辛（vindesine, VDS）	3mg/m²，每周1次，2~3次为1个疗程	静脉滴注或注射	肺癌、乳腺癌、食管癌、淋巴瘤和恶性黑色素瘤	骨髓抑制，胃肠道反应，口腔炎，神经毒性（比VCR轻）	谨防静脉外溢，不能与VLB和VCR同时应用
长春瑞滨（vinorelbine, NVB）	25~30mg/m²，第1天和第8天，每3周重复	静脉滴注（用NS稀释）	乳腺癌、肺癌、卵巢癌、淋巴瘤	骨髓抑制，周围神经毒性，便秘，恶心、呕吐，支气管痉挛，中度脱发	局部静脉刺激重，滴完后立即用NS溶液冲洗静脉
依托泊苷（etoposide, VP-16）	注射液:60~100mg/m²，连用3~5天，每3~4周重复；口服:60~100mg/m²，连用10天，每3~4周重复	静脉滴注，动脉灌注	肺癌、睾丸癌、淋巴瘤、白血病和胃癌、食管癌、卵巢癌	胃肠道反应和骨髓抑制，偶有过敏反应，脱发和肝酶升高	静脉滴注宜缓慢
替尼泊苷（teniposide, VM26）	60mg/（m²·d），连用5天，每3周重复	静脉滴注	脑瘤、肺癌、淋巴瘤、急性淋巴细胞白血病、膀胱癌和神经母细胞瘤	骨髓抑制，胃肠道反应，过敏反应，脱发和血压下降	同上，可透过血脑屏障
伊立替康（irinotecan, CPT-11）	350mg/m²，每3周1次	静脉滴注	肠癌和肺癌	骨髓抑制，急性胆碱能综合征，延迟性腹泻，肝损害，恶心呕吐	
拓扑替康（topotecan, TPT）	1.2mg/m²，连用5天，每3周重复	静脉滴注	卵巢癌和肺癌	骨髓抑制，脱发，头痛，肝酶升高，呼吸困难	

续表

名称	单用剂量	给药途径	适应证	毒性	备注
紫杉醇（paclitaxel, PTX）	135mg/m² 或 175mg/m²，每3周1次	静脉滴注	卵巢癌、乳腺癌、肺癌和胃癌	骨髓抑制，过敏反应，低血压，心动过缓，外周神经病变，关节/肌肉痛，胃肠道反应，肝功能异常	静脉滴注前需用地塞米松、苯海拉明、西咪替丁预防过敏反应
紫杉醇脂质体（paclitaxel liposome）	135~175mg/m²，每3周重复	静脉滴注	卵巢癌、乳腺癌、非小细胞肺癌和胃癌	过敏反应，骨髓抑制，周围神经病变，胃肠道反应，肌肉关节痛，脱发，面部潮红。白细胞、中性粒细胞和血小板减少等	肝功能不良患者慎用。紫杉醇类药物过敏者禁用。静脉滴注前需用地塞米松、苯海拉明、西咪替丁预防过敏反应
紫杉醇（白蛋白结合型）[paclitaxel for injection (albumin bound)，Abraxane]	260mg/m²，每3周重复	静脉滴注	乳腺癌、胰腺癌	肝酶和胆红素升高，骨髓抑制，外周神经病变，恶心，呕吐腹泻，脱发，皮疹，瘙痒，关节、肌肉痛，乏力	给药前不需抗过敏预处理
多西他赛（docetaxel, TXT）	75mg/m²，每3周1次	静脉滴注	乳腺癌、非小细胞肺癌、小细胞肺癌、软组织肉瘤、卵巢癌、头颈部癌、胃癌、恶性黑色素瘤、前列腺癌和胰腺癌	骨髓抑制，过敏反应，皮肤反应，水肿，恶心呕吐，神经毒性	用药前地塞米松预处理
三尖杉酯碱（harringtoninie）或高三尖杉酯碱（homoharringtonine, HHRT）	1~4mg/d，4~6天，间歇1~2周重复	静脉滴注或肌内注射	急性非淋巴细胞性白血病、淋巴瘤、骨髓增生异常综合征、真性红细胞增多症	骨髓抑制，胃肠道反应，心动过速，心律失常或传导阻滞等	
艾瑞布林（eribulin, Halaven）	1.4mg/m²，第1天和第8天，每3周重复	静脉注射	乳腺癌	白细胞减少，贫血，脱发，周围神经病变，恶心呕吐和便秘	

5. 激素类

名称	单用剂量	给药途径	适应证	毒性	备注
他莫昔芬（TAM, tamoxifen, 三苯氧胺）	10mg/次，2次/d	口服	激素受体阳性的乳腺癌、卵巢癌和肾癌	面部潮红、液体潴留	有增加子宫内膜癌的危险，应定期查子宫内膜厚度
托瑞米芬（toremifene）	60mg/次，1次/d	口服	绝经后妇女雌激素受体阳性或不详的转移性乳腺癌	面部潮红、多汗、子宫出血等	肝功能不全者应慎用，既往血栓病史患者禁用

名称	给药途径	单用剂量	适应证	毒性	备注
氟维司群(fulvestrant)	肌内注射	500mg 分两侧臀部注射,第1、15、29天,以后每28天1次	激素受体(HR)阳性、人表皮生长因子受体2(HER2)阴性的局部晚期或转移性乳腺癌	胃肠道反应(恶心、呕吐、便秘、腹泻和腹痛)、头痛、背痛、潮红、咽炎、注射部位反应	
甲羟孕酮(MPA)	口服	200~500mg/次,1~2次/d	子宫内膜癌、肾癌和晚期肿瘤恶病质		
阿那曲唑(anastrozole)	口服	1mg/次,每天1次	绝经后激素受体阳性乳腺癌	皮肤潮红、阴道干涩、头发油脂过度分泌、胃肠功能紊乱(厌食、恶心、呕吐和腹泻)、乏力、忧郁、头痛或皮疹等	不推荐儿童服用;对于早期乳腺癌,推荐的疗程为5年
来曲唑(letrozole)	口服	2.5mg/次,每天1次	激素受体阳性的绝经后乳腺癌	潮红、胃肠道反应、高血压、骨、关节及全身疼痛、咳嗽、脱发	
依西美坦(exemestane)	口服	25mg/次,每天1次	激素受体阳性的绝经后晚期乳腺癌	潮红、胃肠道反应轻度、乏力,抑郁、头痛	
亮丙瑞林(leuprorelin)	腹壁皮下注射	3.75mg/次,每月1次	前列腺癌、乳腺癌、子宫内膜癌和卵巢癌	肝功异常(包括LDH、AST、ALT、ALP、γGT)、骨痛、尿频、皮疹、性欲减退	属黄体生成激素释放激素类似物,可替代双侧睾丸切除术
戈舍瑞林(gesheruilin)	腹壁皮下注射	3.6mg/次,每28日1次	前列腺癌及绝经前期及围绝经期妇女的乳腺癌	潮红、多汗和性欲下降,男性患者偶见乳房肿胀和触痛,给药初期前列腺癌症患者可能有骨骼疼痛暂时性加重;女性患者有头痛、情绪变化如抑郁、阴道干燥及乳房大小的变化	本品不得用于儿童
地加瑞克(degarelix)	皮下注射	初始剂量:120mg/次,共2次;28天后给予维持剂量:80mg/次,每隔28天1次	晚期前列腺癌	潮红、注射部位红肿热痛、疲劳、体重增加等	对此类药物过敏者禁用
氟他胺(flutamide)	口服	250mg/次,每天3次	前列腺癌	肝功能障碍或黄疸,但为可逆性;男性乳房发育	

续表

名称	单用剂量	给药途径	适应证	毒性	备注
比卡鲁胺（bicalutamide）	50mg/d，与去势治疗同时开始 150mg/d	口服	与去势治疗合用于晚期前列腺癌 局限性晚期前列腺癌治疗或作为手术或未或放疗的辅助治疗	可能发生乳房女性化、乳房触痛、热潮红、胃肠道反应、肝功能异常等	中、重度肝损害者慎用
阿比特龙（abiraterone）	1 000mg/d，与口服泼尼松联用	口服	转移性去势抵抗性前列腺癌	外周水肿、低钾血症、高血压和尿路感染	妊娠或有妊娠可能的妇女，严重肝功能损害者禁用
长效奥曲肽（long-acting octreotide）	每次 0.05~0.1mg	皮下注射	胃肠胰内分泌肿瘤；类癌综合征，血管活性肠肽瘤、胰高糖素瘤、胃泌素瘤综合征，生长激素释放因子瘤	腹泻、腹痛、恶心、胃肠胀气、头痛、胆石症、高血糖和便秘	
6. 靶向药物（口服小分子激酶抑制剂）					
伊马替尼（imatinib）	400mg/次或600mg/次，每天1次	口服	慢性粒细胞性白血病和胃肠道间质瘤	恶心、体液潴留、呕吐、血小板减少、中性粒细胞减少、肝毒性	
吉非替尼（gefitinib）	250mg/次，每天1次	口服	EGFR敏感突变的局部晚期或转移转移性非小细胞肺癌	腹泻、皮疹、瘙痒、皮肤干燥和痤疮，通常是可逆性的。偶尔可发生急性间质性肺疾病	
厄洛替尼（erlotinib）	150mg/次，每天1次	口服，至少在进食前1小时或食后2小时服用	EGFR敏感突变的局部晚期或转移性非小细胞肺癌	皮疹、腹泻、食欲减低、疲劳、呼吸困难、咳嗽、恶心、感染、呕吐、口腔炎、瘙痒、皮肤干燥、结膜炎、角膜结膜炎、腹痛	有较少的报道严重的间质性肺疾病（ILD），甚至导致死亡
埃克替尼（icotinib）	125mg/次，每天3次	口服，空腹或与食物同服，高热量食物可能增加药物的吸收	EGFR敏感突变的局部晚期或转移性非小细胞肺癌	皮疹、腹泻和转氨酶升高，绝大多数为I~II级，通常可逆	

名称	单用剂量	给药途径	适应证	毒性	备注
阿法替尼 (afatinib)	40mg/d，每天1次	空腹时口服	EGFR敏感突变的局部晚期或转移性非小细胞肺癌；含铂化疗期间或化疗后疾病进展的局部晚期或转移性鳞状组织学类型的非小细胞肺癌 (NSCLC)	最常见的不良反应为腹泻和皮肤相关不良事件，以及口腔炎和甲沟炎，降低剂量可使常见的不良反应的发生率降低	
达克替尼 (dacomitinib)	45mg/次，每天1次	口服	EGFR敏感突变的局部晚期或转移性非小细胞肺癌	腹泻，皮疹，甲沟炎，口腔炎，食欲减退，皮肤干燥，体重减轻，脱发，咳嗽和瘙痒	
奥希替尼 (osimertinib)	80mg/次，每天1次	口服	EGFR-TKI治疗失败，EGFR T790M突变阳性的局部晚期或转移性的局部非小细胞肺癌；EGFR敏感突变的局部晚期或转移性非小细胞肺癌一线治疗	腹泻，皮疹，皮肤干燥，指（趾）甲毒性，心电图QTc间期延长，中性粒细胞减少，肺炎，肺栓塞	
阿美替尼 (almonertinib)	110mg/次，每天1次	口服	EGFR-TKI治疗失败，EGFR T790M突变阳性的局部晚期或转移性非小细胞肺癌	皮疹，瘙痒，血肌酸磷酸激酶升高，天门冬氨基转移酶升高，丙氨酸氨基转移酶升高	
克唑替尼 (crizotinib)	250mg/次，每天2次	口服	ALK阳性或ROS1阳性的局部晚期和转移的非小细胞肺癌	肝功能异常，视力障碍，恶心，腹泻，呕吐，水肿和便秘	
阿来替尼 (alectinib)	600mg/次，每天2次	口服	ALK阳性的局部晚期或转移性非小细胞肺癌	便秘，水肿，肌痛，恶心，胆红素升高，贫血和皮疹	
塞瑞替尼 (ceritinib)	450mg/次，每天1次	口服，随餐服用	ALK阳性的局部晚期或转移性非小细胞肺癌	腹泻，恶心，转氨酶升高，呕吐，腹痛，疲乏，食欲减退和便秘	空腹服用增加消化道毒性
舒尼替尼 (sunitinib)	50mg/次，每天1次，连用4周，停2周	口服	肾癌和胃肠道间质瘤	腹泻，皮肤色素沉着，味觉改变，口腔炎，虚弱，心脏毒性	

续表

名称	给药途径	单用剂量	适应证	毒性	备注
安罗替尼（anlotinib）	口服	12mg/次，每天1次，早餐前口服，连用2周，停1周	非小细胞肺癌，软组织肉瘤	出血，血栓，栓塞事件，间质性肺疾病，气胸，高血压，手足皮肤反应，乏力，腹泻，口腔黏膜炎，口咽疼痛，皮疹，咳嗽，声音嘶哑，甲状腺功能减退，咯血，血促甲状腺激素升高，血甘油三酯升高，血胆固醇升高，蛋白尿，低密度脂蛋白升高，γ-谷氨酰转肽酶升高，ALT升高，血胆红素升高	
呋喹替尼（fruquintinib）	口服	5mg/次，每天1次，连用3周，停1周	结直肠癌	高血压，蛋白尿，手足皮肤反应，出血，转氨酶升高，甲状腺功能异常，腹痛/腹部不适，口腔黏膜炎，乏力，腹泻，感染，血胆红素升高和食欲下降	
吡咯替尼（protinib）	口服	400mg/次，每天1次，餐后30分钟内口服	HER2阳性，既往未接受或接受过曲妥珠单抗的复发或转移性乳腺癌	胃肠道反应，皮肤反应（手足综合征），食欲下降，低钾血症，肝胆系统疾病，全身反应（乏力），血红蛋白降低，白细胞计数降低，中性粒细胞计数降低	应与卡培他滨联合使用，使用本品前患者应接受过蒽环类或紫杉类化疗
拉帕替尼（lapatinib）	口服	1 250mg/次，每天1次	联合卡培他滨治疗ErbB-2过度表达的，既往接受过包括蒽环类、紫杉醇、曲妥珠单抗抗治疗的晚期或转移性乳腺癌	胃肠道反应，包括恶心，腹泻，口腔炎和消化不良，皮肤干燥，皮疹，其他有背痛，呼吸困难及失眠	应与卡培他滨联用

续表

名称	单用剂量	给药途径	适应证	毒性	备注
达沙替尼（dasatinib）	慢性髓细胞白血病慢性期：100mg/d，可增加至 140mg/d；慢性髓或淋巴细胞性白血病进展期或 Ph 染色体阳性（Ph+）的急性淋巴细胞白血病：初始 70mg/d，可增加至 100mg/d	口服	对包括甲磺酸伊马替尼在内的治疗方案耐药或不能耐受的慢性髓细胞样白血病	体液潴留（包括胸腔积液），腹泻，头痛，恶心，皮疹，呼吸困难，出血，疲劳，肌肉骨骼疼痛，感染，吐，咳嗽，腹痛和发热	
阿帕替尼（apatinib）	500~750mg/次，每天 1 次	口服	胃腺癌或胃 - 食管结合部腺癌	高血压，蛋白尿，手足综合征，白细胞，血小板下降，出血	
索拉非尼（sorafenib）	400mg/次，每天 2 次	口服	晚期肾细胞癌和原发性肝癌	皮疹，腹泻，血压升高，手足综合征，脱发	
瑞戈非尼（regorafenib）	160mg/次，每天 2 次，连用 3 周，停 1 周	口服，低脂食物后服药	既往接受过氟尿嘧啶、奥沙利铂和伊立替康为基础的化疗，以及抗 VEGF 治疗、抗 EGFR 治疗（RAS 野生型）的转移性结直肠癌患者；既往接受过伊马替尼和舒尼替尼治疗的局部晚期不可切除的或转移性的胃肠间质瘤；既往接受过索拉非尼治疗的肝细胞癌	疼痛，手足皮肤反应，疲乏/乏力，腹泻，减低食欲/摄入，高血压，感染，发音困难，高胆红素血症，发热，黏膜炎，体重减轻，皮疹和恶心	
奥拉帕利（lynparza）	300mg/次，每天 2 次	口服。本品应整片吞服，不应咀嚼，压碎，溶解或掰断药片	铂敏感的复发性上皮性卵巢癌、输卵管癌或原发性腹膜癌成人患者在含铂化疗达到完全缓解或部分缓解后的维持治疗	贫血，恶心，乏力，呕吐，腹泻，味觉障碍，消化不良，头痛，食欲下降，鼻咽炎/URI，咳嗽，关节痛，肌痛。平均红细胞体积升高，白细胞计数升高，血红蛋白降低，白细胞计数降低，淋巴细胞计数降低，中性粒细胞绝对计数降低，血清肌酐升高，血小板计数降低	100mg 片剂量用于剂量减少时使用。患者应在含铂化疗结束后的 8 周内开始本品治疗，持续治疗直至疾病进展或发生不可接受的毒性反应

续表

名称	单用剂量	给药途径	适应证	毒性	备注
依维莫司(everolimus)	(1) 晚期肾细胞癌和胰腺神经内分泌肿瘤:10mg/d; (2) 结节性硬化症相关的室管膜下巨细胞星形细胞瘤:4.5mg/(m²·d)	口服,整片送服不应咀嚼或压碎	既往接受舒尼替尼或索拉非尼治疗失败的晚期肾细胞癌; 不可切除的、局部晚期或转移性的、分化良好的进展期胰腺神经内分泌瘤; 需要治疗干预但不适于手术切除的结节性硬化症相关的室管膜下巨细胞星形细胞瘤; 不可切除、局部进展或转移性胃肠和肺 NET; 与依西美坦联用于治疗激素受体阳性、HER2 阴性的绝经后晚期乳腺癌; 用于治疗不需立即手术治疗的结节性硬化症相关的肾血管平滑肌脂肪瘤(TSC-AML)成人患者	非感染性肺炎,感染,口腔炎,肾衰竭,代谢异常(血糖和血脂异常)	避免合并使用强效 CYP3A4 诱导剂和抑制剂,如需合并应相应调整剂量; 育龄女性接受治疗期间和治疗结束至少 8 周内采用必要的避孕措施
维莫非尼(vemurafenib)	960mg/次,每天 2 次	口服	BRAF V600 突变阳性的不可切除或转移性黑色素瘤	关节痛,疲乏,皮疹,光敏反应,脱发,恶心,腹泻,头痛,瘙痒,呕吐,皮肤乳头状瘤和皮肤角化症	
阿柏西普(aflibercept)	4mg/kg,每 2 周 1 次,联合 FOLFIRI 方案	静脉滴注	对含奥沙利铂方案耐药或后已进展期的转移性结直肠癌	骨髓抑制,胃肠道反应,出血,胃肠道穿孔,影响伤口愈合,高血压,动脉血栓,蛋白尿,肝脏毒性,RPLS 等	药液避光,2~8℃储藏 静脉滴注时间超过 1h 先于化疗应用
仑伐替尼(lenvatinib)	体重<60kg,8mg/d 体重≥60kg,12mg/d	口服	既往未接受过全身系统治疗的不可切除的肝细胞癌患者; 与依维莫司联合用于肾细胞癌的二线治疗; 局部晚期或转移性分化型甲状腺癌	高血压,疲劳,腹泻,食欲下降和体重下降	

续表

名称	单用剂量	给药途径	适应证	毒性	备注
伊布替尼 (ibrutinib)	560mg/d	口服	既往至少接受过一种治疗的套细胞淋巴瘤	中性粒细胞减少症,血小板减少症,感染性肺炎,出血和贫血,房颤	轻度肝功能损害患者:140mg qd;中重度肝损伤患者避免用药;避孕;停止哺乳
	420mg/d	口服	慢性淋巴细胞白血病,小淋巴细胞淋巴瘤		
尼洛替尼 (nilotinib)	400mg/次,每天2次	口服	费城染色体阳性慢性粒细胞白血病	胃肠道反应,头痛,疲乏,发热,呼吸困难,周围水肿,骨髓抑制,血电解质紊乱,QT间期延长	低钾血症,低镁血症,QT综合征及妊娠妇女禁用
阿昔替尼 (axitinib)	5mg/次,每天2次	口服	既往接受过一种激酶抑制剂或细胞因子治疗失败的进展期肾细胞癌 (RCC)	腹泻,高血压,疲乏,食欲减低,恶心,发音障碍,手足综合征,体重减轻,呕吐,乏力,和便秘	与一杯水整片吞服,如联合合强 CYP3A4/5 抑制剂,阿昔替尼剂量约减低约半量,对中度肝受损患者,阿昔替尼剂量减低约半量
7. 靶向药物(单克隆抗体)					
利妥昔单抗 (rituximab)	375mg/m²	静脉滴注 初次滴注:推荐起始滴注速度为 50mg/h;最初 60 分钟过后,可每 30 分钟增加 50mg/h,直至最大速度 400mg/h。以后的滴注:利妥昔单抗滴注的开始速度可为 100mg/h,每 30 分钟增加 100mg/h,直至最大速度 400mg/h	CD20 阳性的 B 细胞淋巴瘤	感染,血液和淋巴系统异常,血管性水肿,恶心,皮肤瘙痒和皮疹,IgG 水平降低,脱发,乙肝病毒激活	应预先使用解热镇痛药(如对乙酰氨基酚)、抗组胺药(如苯海拉明)及糖皮质激素

名称	给药途径	单用剂量	适应证	毒性	备注
曲妥珠单抗（trastuzumab）	静脉滴注	每周给药：2mg/kg，初次 4mg/kg。3 周给药：8mg/kg 初始负荷量后接着每 3 周 6mg/kg 维持量。负荷剂量静脉滴注约 90 分钟，如果耐受性良好，后续输注可改为 30 分钟	HER2 阳性乳腺癌，HER2 过度表达的转移性胃腺癌或胃食管交界腺癌	心功能不全、输注反应（寒战和/或发热）、化疗引起的中性粒细胞减少症加重，肺部反应（呼吸困难、支气管痉挛等）	需监测 LVEF
帕妥珠单抗（pertuzumab）	静脉滴注	静脉滴注，初始剂量为 840mg，静脉滴注 60 分钟。其后每 3 周 420mg，输注 30 至 60 分钟	既往未曾接受抗-HER2 治疗或化疗的 HER2+转移性乳癌患者；联合曲妥珠单抗及化疗用于 HER2 阳性乳腺癌的术后辅助治疗	腹泻、脱发、中性细胞减少、恶心、疲乏、皮疹，和周神经病	应与曲妥珠单抗和紫杉类药物联用
西妥昔单抗（cetuximab）	静脉滴注	首剂 400mg/m²，滴注时间 2h，以后每周 1 次，250mg/m²，滴注时间 1h	RAS 野生型 EGFR 表达的转移性结直肠癌；头颈部鳞癌	初次滴注相关反应（寒颤、支气管痉挛、低血压）、加重原有的间质性肺疾病、痤疮样皮疹，其他黏膜损伤及低镁血症	使用前需用抗组胺药物，用药过程中及结束 1 小时内，须配备苏设备并密切监护。用药期间注意避光
帕尼单抗（panitumumab）	静脉滴注	6mg/kg，1h 静脉滴注（≤1 000mg）或 1.5h（>1 000mg），每 2 周 1 次	RAS 野生型 EGFR 表达的转移性结直肠癌	初次滴注相关反应、皮肤毒性（红斑、痤疮性皮炎、瘙痒、表皮剥脱、皮疹和裂纹）、甲沟炎、低镁血症、腹泻和肺间质纤维化	使用时限制暴露阳光
贝伐珠单抗（bevacizumab）	静脉滴注	（1）转移性结直肠癌（mCRC）：5mg/kg，每 2 周 1 次；（2）晚期、转移性或复发性非小细胞肺癌（NSCLC）：15mg/kg，每 3 周 1 次	转移性结直肠癌，转移性或复发性非小细胞肺癌	胃肠道穿孔，出血，包括较多见于 NSCLC（非小细胞肺癌）患者的肿瘤出血，动脉血栓栓塞	首次静脉滴注时间需持续 90 分钟。如果第一次输注耐受性良好，则第二次输注的时间可以缩短到 60 分钟。耐受好者随后进行的所有输注都可以用 30 分钟的时间完成
雷莫芦单抗（Ramucirumab）	静脉输液 60 分钟以上	胃癌：8mg/kg，每 2 周重复 非小细胞肺癌：10mg/kg，每 3 周重复 结直肠癌：8mg/kg，每 2 周重复	胃癌或胃食管结合部腺癌，非小细胞肺癌，结直肠癌	高血压，腹泻，疲乏，中性粒细胞减少，鼻出血，胃炎	

续表

名称	单用剂量	给药途径	适应证	毒性	备注
达雷木单抗（daratumumab）	16mg/kg 体重，1~8 周每周给药 1 次，第 9~24 周每 2 周给药 1 次，第 25 周起每 4 周给药 1 次直至疾病进展；首次给药应稀释至 1 000ml，若未发生输注反应（IRR），初始速度 50ml/h，每小时增加 50ml/h，最大不超过 200ml/h。应预防性使用抗组胺药、解热镇痛药及糖皮质类固醇减轻 IRR	静脉滴注	多发性骨髓瘤	输注反应，疲乏，恶心，背痛，发热，咳嗽，上呼吸道感染，带状疱疹再激活	妊娠，哺乳期禁用
8. CDK4/6 抑制剂					
哌柏西利（palbociclib）	125mg/次，每天 1 次，连用 3 周，停 1 周	口服	激素受体阳性，HER2 阴性的局部晚期或转移性乳腺癌	中性粒细胞减少症，感染，白细胞减少症，疲乏，恶心，口腔炎，贫血，脱发和腹泻	应与芳香化酶抑制剂联合使用
9. 免疫检查点抑制剂（PD-1/PD-L1 抑制剂和 CTLA-4 抑制剂）					
纳武利尤单抗（nivolumab）	联合用药：nivolumab 1mg/kg，随后同一天给药 ipilimumab 3mg/kg，每 3 周 1 次，共 4 次，然后 nivolumab 240mg，每 2 周 1 次 3mg/kg 或 240mg/次，每 2 周 1 次	不少于 30 分钟 静脉滴注	不可切除或转移性黑色素瘤 联合用药用于恶性胸膜间皮瘤 黑色素瘤 转移性非小细胞肺癌二线治疗 转移性头颈部鳞癌	免疫介导的肺炎，结肠炎，肝炎，垂体炎，肾上腺功能不全，甲状腺功能减退或亢进，I 型糖尿病，肾炎/肾功能不全，皮疹，脑炎及其他不良反应 输液反应，异基因造血干细胞移植并发症，胚胎毒性	如果 nivolumab 停药，则 ipilimumab 也需停药
特瑞普利单抗（toripalimab）	3mg/kg，每 2 周 1 次	静脉滴注	既往接受全身系统治疗失败的不可切除或转移性黑色素瘤的治疗	贫血，低钠血症，感染性肺炎，淀粉酶升高，脂肪酶升高，ALT 升高，AST 升高和血小板减少症。免疫相关性肺炎，肝炎，甲状腺功能减退，甲状腺功能亢进，皮肤不良反应等	首次静脉滴注时间至少 60 分钟。若第一次输注耐受性良好，则第二次输注时间可以缩短到 30 分钟。若患者对 30 分钟的输注也具有良好的耐受性，后续所有输注均可在 30 分钟完成
信迪利单抗（sintilimab）	200mg，每 3 周 1 次	静脉滴注。输液必须配有一个无菌、无致热原、低蛋白结合的输液管过滤器（孔径 0.2~5μm）。输液时间在 30~60 分钟内	复发或难治性经典型霍奇金淋巴瘤	乏力，发热，咳嗽，皮疹，甲状腺功能减退，肺炎，心肌炎	使用前将药瓶恢复至室温

续表

名称	单用剂量	给药途径	适应证	毒性	备注
卡瑞利珠单抗（camrelizumab）	200mg/次，每2周1次	静脉注射	至少经过二线系统化疗的复发或难治性经典型霍奇金淋巴瘤患者；非鳞非小细胞肺癌联合培美曲塞和铂类一线治疗；食管鳞癌二线治疗；肝癌	反应性毛细血管增生症，免疫相关不良反应	
帕博利珠单抗（pembrolizumab）	200mg，每3周1次	不少于30分钟静脉滴注	不可切除或转移性黑色素瘤二线治疗	免疫介导的肺炎，结肠炎，肝炎，下垂体炎，甲状腺机能减退，甲状腺炎，1型糖尿病，肾炎，皮肤不良反应；其他免疫介导导的不良反应发生率不超过1%（除特殊说明）的有关节炎（1.5%），葡萄膜炎，肌炎，苦兰-巴雷综合征，重症肌无力，血管炎，胰腺炎，溶血性贫血，结节病，脑炎，脊髓炎，心肌炎和器官移植移植排斥，输注反应；进行异基因造血干细胞移植的患者在使用PD-1免疫检查点抑制剂后会发生致命性和其他严重的并发症，包括移植物抗宿主病和肝静脉阻塞病；在拥有异基因造血干细胞移植并发生和急性移植物抗宿主病病史的患者中在使用Pembrolizumab后更易复发；Pembrolizumab联用沙利度胺类似物和地塞米松，会造成多发性骨髓瘤患者的死亡率升高；在妊娠期同使用可能会对胎儿造成伤害	
	200mg，每3周1次，联合培美曲塞和铂化疗方案		转移性非鳞非小细胞肺癌		无 EGFR 突变或 ALK 基因重排，一线治疗
	200mg，每3周1次，联合卡铂和紫杉醇/白蛋白紫杉醇		转移性鳞癌非小细胞肺癌		无 EGFR 突变或 ALK 基因重排，一线治疗
	200mg，每3周1次		转移性非小细胞肺癌（PD-L1≥50%）		无 EGFR 突变或 ALK 基因重排，一线治疗
	200mg，每3周1次		转移性非小细胞肺癌（PD-L1≥1%）		无 EGFR 突变或 ALK 基因重排，一线和二线治疗

名称	单用剂量	给药途径	适应证	毒性	备注
阿特珠单抗（atezolizumab）	1 200mg，每 3 周 1 次	静脉滴注	局部晚期或转移性尿路上皮癌 [不适用于含顺铂的化疗方案，其肿瘤表达 PD-L1（PD-L1 染色肿瘤浸润性免疫细胞覆盖≥5%的肿瘤区域）] 或无论肿瘤 PD-L1 表达水平如何，都不符合任何含铂化疗资格的患者或在任何含铂化疗期间或之后的 12 个月内出现疾病进展的患者）	免疫介导的肺炎、肝炎、结肠炎、甲状腺功能减退亢进、肾上腺功能不全、I 型糖尿病、下垂体炎；其他免疫介导的不良反应发生率不超过 1%的有：心肌炎、大疱性皮炎、类天疱疮、多形性红斑、史蒂芬斯-强森综合征、中毒性表皮坏死松解症、胰腺炎、全身炎症反应综合征、组织细胞坏死性淋巴结炎、自身免疫性溶血性贫血、免疫性血小板减少性紫癜、肌炎、横纹肌溶解、吉兰-巴雷综合征、肌无力综合征、重症肌无力、髓鞘脱失、免疫介导的脑膜炎、无菌性脑膜炎、脑炎、颜面神经和外展神经麻痹、风湿性多肌痛、自身免疫性神经病变、Vogt Koyanagi-Harada 综合征、葡萄膜炎、虹膜炎、肾综合征、肾炎、肾炎和血管炎、感染、输注反应	在妊娠期间使用 atezoli-zumab 可能会对胎儿造成伤害
	当给予卡铂和依托泊苷时，化疗前每 3 周给予阿特珠单抗单抗 1 200mg；完成 4 周期卡铂和依托泊苷化疗后，给予阿特珠单抗单抗每 3 周 1 200mg		与卡铂和依托泊苷联合用于一线治疗广泛期小细胞肺癌的成人患者		
度伐利尤单抗（durvalumab）	10mg/kg，每 2 周 1 次	不少于 60 分钟静脉滴注	接受铂类药物为基础的化疗同步放疗后未出现疾病进展的不可切除 III 期非小细胞肺癌尿路上皮癌	免疫介导的性肺炎、肝炎、肾炎、结肠炎、内分泌疾病、皮肤反应、感染、输液相关反应	
	1 500mg，每 3 周 1 次用 4 周期，接着每 4 周 1 次持续使用		与卡铂和依托泊苷联合用于一线治疗广泛期小细胞肺癌的成人患者		

10. 其他

名称	单用剂量	给药途径	适应证	毒性	备注
血管内皮抑素（rh-endostatin）	7.5mg/（m²·d），连用 14 天，3 周重复	静脉滴注	非小细胞肺癌	心脏毒性	
IFN-α-2b（interferon α-2b）	300 万～900 万 IU，隔天 1 次	皮下注射，肌内注射	毛细胞白血病、恶性黑色素瘤、肾癌、淋巴瘤、多发性骨髓瘤和卵巢癌	流感样症状、胃肠道反应、嗜睡、粒细胞减少、偶见低血压、心律失常	严重心脏病、肝肾功能不全、癫痫、抑郁症禁用
白细胞介素 2（interleukin-2，IL-2，白介素 2）	100 万～400 万 IU，隔天一次	皮下注射	恶性黑色素瘤、肾癌和恶性胸腹水	发热、寒战、局部红肿硬结	过量时发生毛细血管渗漏综合征
三氧化二砷（arsenic trioxide）	5～10mg/（次·d）[或 7mg/（m²·次）]，用 4 周，停 1～2 周后重复	静脉滴注 3～4h	急性早幼粒细胞白血病、急性髓细胞白血病、骨髓增生异常综合征、多发性骨髓瘤和淋巴瘤	食欲减退、腹胀、恶心、呕吐、腹泻、皮肤改变、肝功能异常	严重肝肾功能损害者、孕妇禁用
维 A 酸（tretinoim，vitamin A acid，维甲酸、视黄酸、全反式维 A 酸）	诱导缓解治疗：25～45mg/（m²·d）	口服	急性早幼粒细胞白血病、急性髓细胞白血病和骨髓增生异常综合征	皮肤干燥伴脱屑反应、头痛、头晕、关节痛；与合维生素 B_1、维生素 B_6 等同服，可使头痛的症状减轻或消失	妊娠妇女、严重肝肾功能损害者禁用
硼替佐米（bortezomib）	1.3mg/m²，每周 2 次，连续注射 2 周（d1,d4,d8,d11），每 2 次给药间隔至少 72 小时，每 3 周重复	静脉注射（3～5 秒）	多发性骨髓瘤和淋巴瘤	血小板减少、贫血、中性粒细胞减少、便秘、腹泻、恶心呕吐、恶心、乏力、周围神经病变等	严禁鞘内注射；治疗期间，应避孕，避免哺乳
伊沙佐米（ixazomib）	4mg/次，每周 1 次，用 3 周，停 1 周	口服	多发性骨髓瘤	腹泻、血小板减少、中性粒细胞减少、便秘、周围神经病变、恶心、外周水肿、呕吐、上呼吸道感染和带状疱疹等	妊娠期、哺乳期禁用，儿童用药不详，肝肾功能损害者需要减量应用
西达本胺（chidamide）	30mg/次，每周 2 次，服药间隔不应少于 3 天（如：星期一、四，星期二、五，星期三、六）	口服	淋巴瘤、乳腺癌	血小板减少、粒细胞减少、乏力、食欲不振、恶心、呕吐、腹泻、皮疹等	妊娠期女性、严重心功能不全者禁用
沙利度胺（thalidomide）	25～50mg，每天 4 次，逐步增加到 50～100mg，每天 4 次	口服	多发性骨髓瘤、骨髓增生异常综合征和淋巴瘤	口干、恶心呕吐、便秘、腹痛、头痛头晕、嗜睡、皮疹、面部水肿、致畸胎	孕妇禁用

续表

名称	给药途径	单用剂量	适应证	毒性	备注
来那度胺（lenalidomide）	口服	25mg/d，连用 3 周，停 1 周 10mg/d	多发性骨髓瘤，套细胞淋巴瘤 骨髓增生异常综合征	静脉血栓、疲乏、中性粒细胞减少、便秘、腹泻、肌肉痉挛、贫血、血小板减少	中重度肾功能不全者减量；避免哺乳
11. 辅助药物					
阿扎司琼（azasetron）	静脉注射	10mg/次，每天 1 次，化疗前 30 分钟用	化疗引起的恶心、呕吐	头痛、头重、焦虑、脸部苍白、烦躁、皮疹、口渴、心慌、偶有转氨酶升高	儿童禁用；孕妇及肾功能不良者慎用，避免哺乳
昂丹司琼（ondansetron）	静脉给药 口服	8mg/次，酌情可在用药 4 小时后重复使用，1 天最大剂量 32mg 4～8mg/次，2～3 次/d，连服 3～5 天	化疗前使用，防治化疗引起的恶心、呕吐	无锥体外系反应。少数患者出现轻度头痛、便秘，乏力，腹泻，皮疹和短暂性转氨酶升高等，停药后消失	对本药过敏者、有胃肠道梗阻者禁用。妊娠期妇女慎用，避免哺乳
托烷司琼（tropisetron）	静脉给药 口服	5mg/次，每天 1 次，依化疗天数和呕吐情况可用 1～6 天 5mg/次，每天 1 次，酌情使用 2～6 天（最长 6 天）	预防治疗放化疗引起的急性和迟发性呕吐	常规剂量下的不良反应多为一过性，主要有头痛、便秘，头晕、疲劳、腹痛、腹泻等	对本药和同类药物过敏者、妊娠期妇女禁用。本品可能引起血压升高，高血压未控制者用药不宜超过 10mg。哺乳期妇女、儿童不宜应用
格拉司琼（granisetron）	静脉用药 口服	3mg/次，每天 1 次，必要时可重复，24 小时最大剂量不超过 9mg 2mg/d，分 1～2 次服用	预防和治疗放疗、化疗及手术引起的急性恶心和呕吐	少数患者出现头痛、便秘、疲倦、嗜睡、发热、腹泻和短暂性转氨酶升高等	对本品或同类药物过敏者、胃肠梗阻者禁用
帕洛诺司琼（palonosetron）	静脉注射	0.25mg/次，每天或隔天 1 次	预防中度或重度致吐化疗引起的急性恶心、呕吐	头痛、便秘、腹泻、头晕、疲劳、腹痛、失眠	18 岁以下患者不宜使用；孕妇慎用；哺乳期妇女用药期间停止哺乳
阿瑞匹坦（aprepitant）	口服	化疗前 1 小时口服 125mg，第 2 和第 3 天早晨口服 80mg	与其他止吐药联合给药，预防高度致吐性化疗肿瘤治疗的初次和重复治疗过程中出现的急性和迟发性恶心和呕吐	呃逆、ALT 升高、消化不良、便秘、头痛、疲乏	孕妇和哺乳期妇女慎用
重组人粒细胞刺激因子（fil-grastim）	皮下注射或静脉滴注	初始剂量 2～5μg/（kg·次）	中性粒细胞减少症	偶有皮疹、低热、消化不良、骨痛、肝酶、尿酸升高、过敏反应	妊娠和哺乳期妇女、婴儿慎用；不能与化疗同时应用，需在化疗停止 1～3 日后使用。不应与任何药物混合后使用

名称	单用剂量	给药途径	适应证	毒性	备注
重组人红细胞生成素（erythropoietin）	初始剂量 50～150U/kg，每周 3 次。之后依据血细胞比容或血红蛋白调节维持剂量	静注或皮下注射	慢性肾衰竭、晚期肾病、多发性骨髓瘤、结缔组织病、骨髓增生异常综合征及骨癌所致的贫血	血压升高，偶可诱发脑血管意外、癫痫发作、血栓栓塞	癫痫、血栓栓塞性疾病患者慎用。用药期间应严格监测血压，血栓情况及血清铁含量
重组人粒细胞巨噬细胞刺激因子（Sargramostim）	骨髓增生异常综合征、再障：3μg/(kg·d)，根据白细胞的升高情况调整剂量；化疗相关性粒细胞减少症：5～10μg/(kg·d)，化疗完成后 1 天开始连续 7～10 天	皮下注射	白细胞和粒细胞减少症、再生障碍性贫血等	发热、骨痛、肌痛、胸腔积液、心包积液、肾功能损害等	骨髓或外周血中白血病的幼稚细胞过高（≥10%）、自身免疫性血小板减少性紫癜的患者禁用
重组人白细胞介素-11（interleutin-11）	化疗结束后 24 小时开始，每天 25μg/kg，每天 1 次，连用 7～14 天	皮下注射	预防和治疗放化疗引起的血小板减少症	常规剂量下多数不良反应为轻中度，停药后迅速缓解。可出现头痛、眩晕、肌肉关节痛、便秘、发热、水肿、心悸、心动过速等	对其中成分过敏者禁用；有充血性心力衰竭病史、视盘水肿、房颤、重度贫血者应慎用。本药不宜与化疗同时使用
重组人血小板生成素（thrombopoietin）	化疗给药结束后 6～24 小时，给予本药，300U/(kg·d)，每天 1 次	皮下注射	用于治疗实体瘤化疗后引起血小板减少	偶有发热、肌肉酸痛、头晕等。多可自行缓解，不需处理，症状明显者可对症处理	有严重心脑血管疾病、有其他血液高凝状态疾病、近期发生血栓患者忌用。合并严重感染者，宜控制感染后再使用本药
伊班膦酸（ibandronic acid）	1～4mg/次，最高剂量 6mg/次，一般只给药 1 次，复发性高钙血症和首次治疗疗效不佳时可考虑重复用药	静脉滴注	恶性肿瘤引起的高钙血症、骨转移引起的骨痛	发热、寒战、骨骼或肌肉疼痛等流感样症状，胃肠道反应	严重肾功能损伤，对双膦酸盐类过敏者，儿童、妊娠或哺乳期妇女禁用
唑来膦酸（zoledronic acid）	恶性高钙血症：4mg/次，可根据病情需要，于 1 周后重复给药。晚期恶性骨病：4mg/次，每 3～4 周重复	静脉滴注	恶性高钙血症、恶性肿瘤骨转移	电解质紊乱、胃肠道反应、头晕、血液病、流感样症状等	妊娠、哺乳期妇女、儿童禁用

注：1. 不同剂型及不同规格的药物在应用用量上可能存在差异；
2. 表中所列剂量，若无特殊说明，均为单药使用时的剂量；
3. 表中所列适应证，除我国批准的适应证之外，还根据国内外指南及其他循证医学证据，罗列了超适应证的应用；
4. 不同厂家生产的同一种药品，在不良反应方面可能存在差异；
5. 使用本表中抗肿瘤药物应在有经验的肿瘤科医师指导下进行。

第九篇

老年医学概论

第一章　概　述

胡　予　蔡映云

随着科学技术的日益发展,生活水平的不断提高,以及社会福利保障体系的完善,人类的平均寿命日趋延长。加上出生率的控制和死亡率的降低,老年人口比例也逐步增高。根据中华人民共和国国家统计局发布的2021年第七次全国人口普查数据第二号公报,2021年全国总人口中,60岁及以上人口占18.70%,65岁及以上人口占13.50%。与2010年第六次全国人口普查相比,60岁及以上人口的比重上升5.44个百分点,65岁及以上人口的比重上升4.63个百分点。

面对人口老龄化日益加剧的现状,老年医学遇到前所未有的挑战和责任。

【老年人的年龄划分】

从衰老的进程来看,老年期可分为三个阶段,即老年前期、老年期和长寿期。按联合国地理区域划分,亚太地区把60岁以上定义为老年人,北美和多数欧洲地区的国家则以65岁为界。我国通用标准是45~59岁为老年前期(中年人);60~89岁为老年期(老年人);其中80岁以上称高龄老人;≥90岁为长寿期(长寿老人),其中≥100岁以上称百岁老人。

在老年医学中,有三种表达年龄的方法,即时序年龄、生物学年龄和心理学年龄。每一个个体都存在这三种年龄,从不同角度反映出一个人的生命状态。时序年龄又叫立法年龄,是出生以后所经历时期长短的个体年龄,时序年龄只能表示老年人的总体衰老程度和状态。生物学年龄则取决于人体结构和功能的衰老程度,表示人体组织结构和生理功能的实际衰老程度,生物学年龄从客观上反映了老年人的个体差异。心理学年龄是通过测定个体的牢记力、心算能力及过去记忆力,将它与以前智力高峰期的结果比较,测出智能衰退率,一般60岁以上老人的衰退率约为20%,70岁的老人约为30%。把心理学年龄与时序年龄对照,就能看出智力减退的情况。心理学年龄还受到社会影响,老人精神愉快、身体健康,虽时序年龄较大,但显得年轻。

【老年人的健康特点】

从生物学角度,老化(aging)是各种分子和细胞损伤随时间逐步积累的结果;从生理学角度,老化是指各系统、器官和组织,从结构到功能随增龄发生的一系列生理性退化(degeneration),即增龄变化(age-associated change),突出表现为:机体各组织、器官的代偿和储备功能降低,内环境稳定能力减退,免疫功能减退,对外环境的适应能力降低,对疾病的易感性增加等。因此,老年人有其健康的特点。

(一)预期寿命　尽管随着医疗水平、生活水平的提高,我们国家的预期寿命近年来有明显的提高,但是不可否认的是,随着年龄的增长,死亡率会不断地增加。预期寿命(life expectancy)是一个衡量人群死亡情况的重要指标。然而,在老年人群中,我们更强调“健康预期寿命”(healthy life expectancy)的概念,世界卫生组织将其定义为处于比较健康状态下生存的年数。

(二)增龄带来的功能下降与多病共存　增龄必然带来各脏器功能不同程度的下降,衰老是一个不可避免的过程。随着增龄,老年人更容易发生各种疾病,这也是为什么大部分疾病在老年人中多见。大部分老年人会伴有一个或者多个健康问题,有些只是衰老的表现,有些则伴有病理性的改变。因此,对于老年人的治疗不能顾此失彼,而是应该充分考虑对于一种疾病的治疗可能对其他疾病产生的影响,在此基础上采取均衡的治疗方法。多病共存往往伴随一人多药,是老年人未来活动能力下降的重要危险因素。

(三)症状隐匿　老年人疾病的症状比较隐匿,也不典型,有时候需要实验室检查才能发现某些疾病的存在。也需要医护人员仔细询问病史、观察患者及体格检查才能发现某些异常。

(四)药代动力学特点　老年人胃肠道药物吸收减少,肌内注射药物吸收的速率也较慢。老年人水溶性药物在体内的分布容积减少,血浓度增高;而脂溶性药物的体内分布容积增大,容易在体内蓄积。由于肝脏药物代谢酶的活性降低,药物在肝脏的代谢减弱,使血药浓度增高,半衰期延长。而肾功能的减退使药物通过肾脏的排泄减慢。因此,对老年病患者制订和修改药物治疗方案时必须注意上述药代动力学的特点,进行相应的调整。

(五)失能和衰弱　随着增龄,老年人容易出现失能和衰弱。失能和衰弱又与多种慢性疾病密切相关,加快慢性疾病的进展,甚至出现断崖性的健康损害,如肌少症和衰弱的老人容易跌倒,在骨质疏松的基础上导致严重骨折的发生,继而导致一系列严重临床疾病的发生甚至死亡。

(六)认知和执行能力　老年人认知能力减退,可能没有能力充分理解医护人员的嘱咐;或由于记忆力较差,忘记或遗漏对医疗行为的配合;也可能由于执行能力困难而无法严格地、规范地执行医嘱,影响了检查和治疗的依从性。

(七)社会人文特点　老年人经济收入较中青年人有所减少,所获得的社会支持也不如以前。老年人比中青年人更关注健康、疾病和生死。老年人尤其是老年慢性病患者容易发生人格和情感的不良变化,如忧郁、焦虑、悲观等心理障碍,易有失落感、自卑感和孤独感。

【老年医学的特点】

老年医学(geriatrics)是一门相对新兴的学科,是应对老龄化人口不断增加的需要而产生的,也是为了更好地根据老年人的这些特点而产生的一门临床学科,以满足老龄化社会的卫生保健需要。老年医学是老年学的组成部分,是医学的一个重要分支。它打破了传统医学以器官或者疾病等属性来划分专业的模式,成为一门用年龄来界定的新兴医学专业,主要的对象是60岁及以上,尤其是75岁以上老年人。老年医学主要研究人类衰老的机制及变化规律、老年病的防治及老年人群的卫生与保健。目的是防止人类过早衰老,预防和治疗老年病,尽可能地维持功能及减慢功能的减退,维持老年人的健康长寿。

与传统疾病为导向(disease-oriented)的模式不同,老年医学更多的是以问题为导向(problem-oriented)。正如《自然》杂志一篇述评所表述的那样,"老年人的问题是打包而来的",因此,老年医学的临床医师需要在老年人复杂的健康状态中进行综合评估,找出哪些问题是需要干预的、是可以干预的,哪些问题的干预可以带来预后的改善,为老年人制订相应的治疗目标,并且在治疗过程中还需要多次进行再评估以及时修正目标、修正治疗方案。为达到良好的治疗目标,常常需要老年科医师和其他医师组成多学科团队(multi-disciplines team,MDT),治疗相关专科的疾病,加强护理、康复,包括心理的治疗和康复,以最大限度地恢复和平衡患者的功能。

推荐阅读

1. 叶鹏,石婧,于普林. 老年医学发展简史[J]. 中华老年医学杂志, 2016,35(5):457-461.
2. SETTERSTEN R A,Jr,ANGEL J L. Handbook of sociology of aging[M]. New York:Springer,2011.
3. FONTANA L,KENNEDY B K,LONGO V D,et al. Medical research:treat ageing[J]. Nature,2014,511(7510):405-407.

第二章　老年病的特点及老年综合征

罗蔓

【老年病的特点】

老年人由于生理功能的减退,机体的抗病能力和对疾病的反应性也会出现不同程度降低,因此,老年人的疾病谱与中青年人不同。即使患同一种疾病,老年人和中青年人的临床表现也不尽相同。

(一)临床症状及体征不典型　老年人由于神经系统和免疫系统发生退行性改变,代偿能力差,感觉、体温、呼吸、咳嗽、呕吐等神经中枢的反应性降低,使一些老年病的临床症状极不典型。如急性心肌梗死时老年人可无典型的心前区疼痛,可仅表现为心律失常、心力衰竭,甚至仅有一般性的衰弱或意识障碍,或表现为上腹不适、恶心等消化道症状,或表现为肩痛、牙痛等;无痛性急性心肌梗死显然也较年轻人多,特别是伴有糖尿病者有更多的无痛性心肌梗死,故容易因延误诊断而丧失最佳的治疗时机。老年人肺炎的临床症状和体征均不明显,其临床表现多种多样,甚至缺乏呼吸道症状,更缺乏典型的肺炎症状,因此,有人称其为"无呼吸道症状的肺炎"。常无发热或寒战,可表现为食欲缺乏、腹胀、腹泻、腹痛等消化系统的症状;也可能一开始出现表情淡漠、嗜睡、躁动不安甚至昏迷等神经精神系统的症状;还可能出现心慌、气短、心律失常等心血管疾病的症状。因此,诊治老年患者时,必须全面地检查,仔细地观察,以免漏诊、误诊,延误治疗抢救时机。

(二)多病共存　多病共存是指老年人同时患有≥2种慢性疾病,老年人的器官组织结构和功能先后发生变化,故往往有多种疾病同时存在。老年人患多种疾病可能是青中年期疾病的延续和逐渐累加,也可能是老年期的新发病。多病共存的表现形式可以是同一器官的多种病变,以心脏为例,冠状动脉粥样硬化、肺源性心脏病、传导系统或瓣膜的退行性病变可同时存在;也可以是多系统疾病同时存在,如不少老年人患高血压、冠心病,还同时患糖尿病、慢性支气管炎或伴肾功能减退等。

(三)病情重,变化快　老年人对疾病的反应差,临床表现不典型,当出现明显的症状或体征时,往往病情严重或迅速趋于恶化。由于组织器官的储备能力和代偿能力差,在急性病或慢性病急性发作时,容易出现各种危象和器官功能衰竭,如严重脱水、酸碱平衡紊乱、意识障碍、心律失常与心力衰竭等。如老年心肌梗死起病时可仅感疲倦无力、出汗、胸闷,但很快出现心力衰竭、休克、严重心律失常甚至猝死。因此,诊治老年患者时应对诊断及治疗问题进行全面考虑,高度重视并严密监护,千万不能掉以轻心。在治疗老年人疾病时必须全面地了解和掌握患者的全部病史,抓住主要矛盾,权衡利弊缓急,制订个体化、多学科的综合治疗方案。

(四)易发生意识障碍　老年人不论患何种疾病,都易发生意识障碍,这与老年人患有脑血管硬化,脑供血不足,加之各器官功能减退有关。当老年人发生感染、发热、脱水、心律失常等时,容易出现嗜睡、谵妄、神志不清,甚至昏迷等症状,一旦原发疾病得到控制,意识障碍也会消失。意识障碍的出现给诊断和治疗带来很多困难,此外,在分析老年人意识障碍时,必须排除医源性因素,如服用安眠药、抗抑郁药所致,要及时进行鉴别,明确诊断,以免延误治疗。

（五）**并发症多** 老年人尤其是高龄老人患病后常可发生多种并发症,这是老年病的最大特点。

1. 水、电解质和酸碱平衡紊乱 老年人的脏器呈萎缩状态,细胞外液明显减少,细胞内液不仅绝对量减少,而且在体液中所占比重亦明显降低;同时老年人的内环境稳定性差,代偿能力减退,稍有诱因就可导致水和电解质紊乱;另外,老年人口渴中枢的敏感性降低,因此饮水量不多,即使体内缺水也可无口渴感,容易发生失水,水分的丧失必定伴有电解质的紊乱,同时常有酸碱平衡失调。由于老年人口渴感觉不灵敏,在照顾他们时更应注意舌的干燥与否、皮肤弹性及有无少尿或体重减轻。老年人肾脏处理钾的能力降低,如有腹泻或呕吐容易产生低钾血症,如因便秘而使用泻药或需利尿而使用利尿剂时,必须小心防治失钾;而肾功能减退伴有感染时,又容易发生高钾血症。

2. 多器官功能衰竭 由于老年人的脏器储备功能低下,免疫力减退,适应能力减弱,机体的自稳性差,在疾病或应激状态下如感染、创伤、出血时,很容易发生功能不全或衰竭现象,其中以心、肾、肺和脑的功能最易受影响。老年人一旦发生多器官功能衰竭,其病死率除与年龄有关外,还与受累器官的数目多少相关,受累 3 个器官的老年患者的病死率为 57.1%,受累 4 个及以上者几乎百分之百死亡。

3. 感染 由于老年人的免疫功能减退,在慢性疾病的基础上容易并发呼吸道、胆道及泌尿系统的感染。感染的高危因素包括高龄、瘫痪、肿瘤、长期卧床。感染既是老年患者常见的并发症,又是其重要的死因,故要高度重视老年患者并发感染的防治,以防发展为败血症及多器官功能衰竭。

4. 血栓和栓塞 老年人常因各种疾病或手术长期卧床,易发生深静脉血栓和肺栓塞,严重者可致猝死。这与老年人的肌肉萎缩、血流缓慢及老年人血液黏度增高有关,故应注意卧床老年人的主动和被动的肢体活动及翻身。

（六）**病程长,康复慢** 老年人发生急性病变后,受损组织的修复及器官功能的恢复过程较年轻人缓慢。恢复期卧床时间大多较长,卧床本身可能带来一系列问题,如情绪不佳、消化不良、食欲减退、排便困难、排痰不畅,以及肺炎、压疮、静脉血栓形成和肺栓塞等。正因为病程长,康复慢,老年人及其家属容易对疾病的康复失去信心,产生悲观消极情绪,因此,医务人员要耐心,对预期目标切勿操之过急,以免短期内达不到明显效果而动摇;同时,应鼓励患者及家属树立信心,做好有关宣传教育和说服解释,使患者和家属积极参与配合诊疗。

（七）**药物不良反应多** 老年人因肝肾功能减退导致药物代谢与排泄降低,药物在体内代谢速度缓慢,使药物在机体内的半衰期延长,长期使用易引起蓄积中毒;同时,老年人对药物的耐受性和敏感性与中青年人不同,加之多药合用等原因,老年人用药容易发生不良反应,甚至危及生命。所以老年人用药剂量宜小,对肝肾功能有影响的药物需慎用,可用可不用的药物最好不用,以免造成不良后果。老年人一旦发生药物不良反应,其程度往往较成年人严重。药物不良反应常发生在体形瘦小、患有心力衰竭、肝肾功能损害、糖尿病等的老年人。不同的药物引起的不良反应各不相同,但临床上以神经精神症状、消化道症状、低血压等表现最为多见。

（八）**对治疗的反应不同** 伴随增龄,机体内环境的稳定性降低,表现为代谢水平下降,药物易在体内蓄积,耐受能力降低,治疗量与中毒量更加接近,个体间的差异扩大,应用于一位老年患者毫无反应的剂量,对另一位老年患者可能会发生致死性的副作用,故更应强调治疗剂量的个体化。另外,同样的一种治疗药物,在年轻人与老年人之间的反应不同,疗效不同,不良反应也不同。

【老年综合征】

老年综合征是老年医学的核心问题,在老年医学领域扮演着重要的角色,老年综合征(geriatric syndrome,GS)一般是指老年人由多种疾病或多种原因造成的同一种临床表现或问题的综合征。老年综合征所关注的重点在于症状而非疾病。这些症状会严重损害老年人的生活能力,明显降低老年人的生活质量,甚至可能显著缩短老年人的预期寿命。老年综合征与传统医学综合征有着本质的区别,老年综合征为“多因一果”,即由多种病理因素或诱发因素导致的同一临床表现;传统医学综合征为“一因多果”,即由一种疾病而产生的多种临床表现。

常见的老年综合征包括跌倒、失禁、痴呆、睡眠障碍、抑郁、疼痛、便秘、头晕、压疮、营养不良、谵妄、衰弱、肌少症、多重用药等十几种,本章主要介绍跌倒、痴呆、肌少症、衰弱、谵妄、头晕、便秘等七种常见的老年综合征。

（一）**跌倒** 跌倒(falls)是指突发、不自主、非故意的体位改变,倒在地上或更低的平面上。老年人跌倒后容易导致外伤,轻者出现软组织损伤,重者发生骨折,甚至危及生命,此外,跌倒还会带来焦虑、恐惧等心理问题,严重影响患者的日常生活能力,给家庭和社会带来了十分沉重的负担。在我国,跌倒是 65 岁以上老年人首位伤害死因,老年人跌倒已成为我们面临的重要的公共卫生问题。

老年人跌倒与增龄、疾病、认知障碍和不良环境等多种危险因素有关,所以对老年人进行跌倒风险评估时应综合且全面,主要包括以下几方面内容:完整的病史、体格检查、实验室检查和跌倒风险评估量表,后者又包括“起立-步行”计时测试、Morse 跌倒评估量表、托马斯跌倒风险评估量表、Hendrich Ⅱ跌倒风险评估模型等。由于老年人跌倒是多种因素相互作用的结果,应该采取针对多种危险因素的多重预防策略,以达到预防跌倒发生的目的。

（二）**痴呆** 痴呆(dementia)是由于慢性或进行性大脑结构的器质性损害引起的高级大脑功能障碍的一组综合征,是一种以获得性认知功能损害为核心,并导致患者日常生活能力、学习能力、工作能力和社会交往能力明显减退的综合征,是一种常见的老年综合征。患者的认知功能损害涉及记忆、学习、定向、理解、判断、计算、语言、视空间功能、分析及解决问题等能力,在病程某一阶段常伴有精神、行为和人格异常。

痴呆的主要类型包括阿尔茨海默病、路易体痴呆、额颞叶变性、血管性痴呆和混合性痴呆。阿尔茨海默病是最常见病因,占所有类型痴呆的50%~70%,血管性痴呆占第二位,其他类型痴呆病因较少见。痴呆诊断需要根据病史、一般及神经系统体格检查、神经心理评估、实验室和影像学检查结果综合分析。

(三)肌少症 肌少症(sarcopenia)又称肌肉减少症,或肌肉衰减症,是一组与增龄相关的进行性、以全身肌量减少和/或肌强度下降或肌肉生理功能减退为特征的综合征,与老年人日常生活活动受限、跌倒、骨折、残疾和死亡等不良事件的发生相关。

肌少症缺乏特异的临床表现,患者可表现为虚弱、容易跌倒、行走困难、步态缓慢、四肢纤细和无力等。肌少症的诊断包括三个方面:肌力下降、肌量减少和肌肉功能减退。肌力评估最常采用的方法是简单易行的握力测定法;肌量测定首选双能X线吸收测定法,也可根据实际情况选择MRI、CT或生物电阻抗测定法;肌肉功能评估最常用的方法包括简易机体功能评估法、日常步速评估法、"起立-行走"计时测试等。肌少症的治疗主要依靠营养与抗阻运动,药物治疗方面尚缺乏有力证据。

(四)衰弱 衰弱(frailty)是由于增龄和/或慢性疾病引起机体易损性增加的一种老年综合征,外界较小的刺激即可引起负性临床事件的发生,衰弱状态增加了心脑血管意外、肺部感染、谵妄、跌倒,甚至死亡等事件的风险。衰弱和老年人的痴呆、肌少症、多重用药、睡眠障碍等老年综合征关系密切。衰弱在老年人中普遍存在,其患病率随增龄而增加。

衰弱的临床表现有易疲劳、平衡差、步速减慢、骨量减少、营养不良、肌少症等。推荐对所有70岁及以上人群或最近1年内非节食情况下出现体重下降(≥5%)的人群进行衰弱的筛查和评估。目前常用的衰弱评估工具包括Fried衰弱表型、衰弱指数(frailty index,FI)、FRAIL量表等。非药物治疗方法可以有效治疗或延缓衰弱的进展,包括体育锻炼(抗阻力训练和有氧运动)、营养干预、维生素D摄入、减少多重用药等。目前,有关衰弱的药物治疗仍处于探索阶段,缺乏足够的证据。

(五)谵妄 谵妄(delirium)是一种常见的、严重的老年综合征,谵妄是急性发作的意识混乱,伴注意力不集中,思维混乱、不连贯,以及感知功能异常。老年患者谵妄的发生率高,大约1/5的老年住院患者和大约1/3的老年急诊患者会发生谵妄。

根据谵妄精神运动症状的不同,谵妄可分为兴奋型、抑制型、混合型,其中抑制型谵妄在临床上常常易被漏诊,要特别予以关注。在涉及谵妄发病机制的诸多因素中,感染、应激、手术、药物作为重要诱因与谵妄密切相关。为了快速识别谵妄,提高谵妄诊断的准确度,临床工作中常常使用一些量表来筛查谵妄,意识模糊评估法(confusion assessment method,CAM)是目前最常用的谵妄量表。一旦老年人发生谵妄,关键的治疗在于明确病因,去除易感和诱发因素,同时给予对症及支持治疗,预防并发症;尽可能采取非药物性治疗措施,除非当患者有妄想或幻觉、行为激越、危及自身或他人安全且家属安抚无效时,可酌情选用小剂量氟哌啶醇或非典型抗精神病药物(如利培酮、奥氮平、喹硫平等)。

(六)头晕 头晕(dizziness)是指因空间定向能力障碍所产生的不愉快感觉或运动错觉,包括眩晕、晕厥前状态、失衡和/或不稳及不典型头晕。眩晕指的是自身或环境的旋转、摆动感,是一种运动错觉或幻觉。

对于一个以头晕为主诉的老年患者,首先要判断是不是眩晕,眩晕分为周围性眩晕和中枢性眩晕两大类,在周围性眩晕中,良性阵发性位置性眩晕、前庭神经元炎和梅尼埃病是最主要的病因;中枢性眩晕的病因较多但均少见,包括血管性、外伤、肿瘤、脱髓鞘、神经退行性疾病等,中枢性眩晕多伴有其他神经系统损害的症状,体检可见神经系统局灶性损害的体征。老年人头晕的诊断需从详细询问并记录病史、用药史开始,详细了解头晕的发作过程及发作特点,全面仔细的体格检查和必要的辅助检查来帮助明确诊断,头晕的辅助检查包括听力学、前庭功能、眼底、心电图、影像学检查等。

(七)便秘 慢性便秘(chronic constipation)是一种常见的老年综合征,表现为排便次数减少、粪便干硬和/或排便困难;排便次数减少指每周排便少于3次。排便困难包括排便费力、排出困难、排便不尽感、排便费时及需手法辅助排便。慢性便秘的病程至少为6个月。

老年人慢性便秘可由多种因素引起,包括直肠和肛门功能性疾病,器质性疾病及药物;慢性功能性便秘是老年人最常见的便秘类型,按病理生理机制,功能性便秘可分为慢传输型便秘、排便障碍型便秘、混合型便秘和正常传输型便秘。

在对老年人慢性便秘进行诊断时,详细询问病史和细致系统体格检查是至关重要的,当发现伴有"报警症状和体征",如便血或黑便、体重下降、贫血、腹部包块及其他不能用慢性便秘解释的症状和体征时,应做相关的检查以彻底查明病因。

推荐阅读

1. 于普林,郑松柏,蹇在金,等. 老年医学[M]. 2版. 北京:人民卫生出版社,2017:25-99.
2. DUQUE G,KIEL D. Falls as a geriatric syndrome:Mechanisms and risk identification,osteoporosis in older persons[M]. Berlin:Springer,2016:171-186.
3. 陈晓春,张杰文,贾建平,等. 2018中国痴呆与认知障碍诊治指南(一):痴呆及其分类诊断标准[J]. 中华医学杂志,2018,93(13):965-970.
4. 郑松柏,姚健凤,张颖,等. 老年人慢性便秘的评估与处理专家共识[J]. 中华老年医学杂志,2017,36(4):371-381.
5. 郝秋奎,李峻,董碧蓉,等. 老年患者衰弱评估与干预中国专家共识[J]. 中华老年医学杂志,2017,36(3):251-256.

第三章　老年病的诊断及老年综合评估

罗蔓　胡予

【老年病的诊断】

对老年病的处理,要求尽早确立诊断,至少要确立初步印象和拟诊,以便给予及时必要的治疗。然而,由于下列特点使得老年人尤其是高龄老年患者的疾病诊断变得比较困难:①老年患者往往有多种疾病共存,使得疾病的表现复杂;②一些疾病在老年患者中的表现常常不典型,容易被医师忽略;③老年患者由于衰老而变得反应迟钝,或者衰老的变化与疾病表现相混淆,容易将疾病的表现误认为是衰老的自然进程。因此,在老年患者的病史采集、体格检查及诊断过程中要充分考虑到这些因素。

（一）病史的采集　有些老年患者尤其是高龄的老年患者,由于听力下降、记忆力减退、认知功能障碍等原因,患者主诉杂乱,甚至无主诉,常常不能准确地表述病情。而且老年患者可能隐瞒症状,其原因多种多样,有些老年人因对某些检查和治疗措施感到恐惧而隐瞒症状,如因害怕胃镜检查,隐瞒上腹部疼痛等症状。因此,同患者交谈时,应有足够的耐心和细心,准备充裕的时间来采集病史和评估全身状况。提问的内容应具体,谈话要缓慢清晰,使用简单易懂的语言。除了向患者了解病史外,往往还需要向患者的家属、朋友或者是经常照顾患者的护理人员了解病情,以便核实和补充患者所提供的病史。一份完整的病史采集往往需要多次反复才能很好地完成。

老年患者常常有许多非特异性的症状,例如老年人合并心力衰竭,常缺乏活动后气促、夜间阵发性呼吸困难和端坐呼吸等典型表现,心率可以不快,但可有一些非特异性症状,如神经精神症状、疲乏、虚弱、恶心、呕吐及恶病质等,发绀常较明显。再例如高龄老年人患甲状腺功能亢进,患者可以没有甲状腺肿大和眼征,其他症状体征也可能是隐蔽的,包括体重减轻、乏力、手抖、表情淡漠、心悸、心房颤动和心动过速等。

有些症状常常会被患者和医师误认为是衰老过程中功能的下降,例如乏力、倦怠、对周围事物缺乏兴趣、注意力不集中是老年人常见的非特异性表现,也是生理性衰老的表现。缓慢发生的乏力往往由慢性感染、贫血、肿瘤等疾病引起;另外,老年人随着年龄的增加,甲状腺素水平可能下降,这也是造成乏力的原因。但是,乏力如果是突然发生的,常提示患有急性疾病;某些药物的使用不当,如利尿剂导致低钾、镇静剂使用过量等也可以引起乏力的症状。

因此,医师应该对于一些细微的症状进行深入的了解,以免遗漏一些疾病的早期表现,或者把一些重要的疾病症状如气促、跌倒、大小便失禁等一概看作是正常老年人衰老的表现。当然,某些正常的增龄表现也不应随意地归因为疾病。这就需要医师针对每位患者,进行针对性的、细致的病史采集和检查,综合分析,才能作出准确的判断。

（二）体格检查　询问病史的同时,应视具体情况同时开始必要的体格检查。

1. 生命体征　对老年患者的生命体征和一般情况进行判断,可以对患者的健康状况作出初步的判断。

（1）体温:老年人由于基础体温较低,特别是70岁以上患者的感染常无发热的表现,但若午后体温比清晨高1℃以上,应视为发热。

（2）血压:高血压和直立性低血压都常见于老年人,血压和脉搏的测量应该在双臂均进行。在老年患者中还常常需要进行直立性低血压的测定,不仅测定卧位血压,还应测定直立位血压。平卧10分钟后测定血压,然后直立后1、3、5分钟时各测血压1次,如直立时任何1次收缩压降低≥20mmHg或舒张压降低≥10mmHg,称直立性低血压。

（3）呼吸:应该注意患者的呼吸频率,老年人呼吸>25次/min可能是下呼吸道感染的信号,因为它可先于下呼吸道感染的其他症状和体征而出现。

2. 一般状况　智力和精神状态（言语、情感及行为等）的检查十分重要,可用简化的智力量表迅速测定患者的记忆力和定向力,有助于提示痴呆的诊断。意识状态主要了解患者对周围环境的认识和对自身所处状况的自我识别能力,对颅内病变及代谢性疾病的诊断有帮助。步态的类型对诊断有一定的帮助,如慌张步态见于帕金森病,醉酒步态见于小脑疾病。老年性紫癜多位于手背、前臂,且吸收缓慢。卧床不起者应注意有无压疮。老年人眼睑结膜常因慢性炎症而充血,往往不能反映贫血的程度;球结膜可因脂肪沉着而误诊为黄疸。

3. 头部　注意颞动脉有无压痛及增厚,这有助于颞动脉炎的诊断,尤其是颞部痛、颌部痛、耳痛或不能解释的发热者。老年人常有听力和视力减退,检查听力和视力是非常重要的。

4. 颈部　注意颈部活动范围,甲状腺、颈静脉充盈度及颈部血管杂音。颈项强直作为脑膜受刺激的体征在老年人极不可靠,因为它常见于痴呆、脑血管病、颈椎病、颈部肌肉损伤和帕金森病患者。检查甲状腺时,头部后仰并做吞咽动作时较易发现。颈静脉充盈程度虽能直接反映右房压力和容积的变化,且右侧较左侧可靠,但老年人因重度肺气肿常影响其准确性。颈部血管杂音可以是颈动脉硬化狭窄所致（杂音为单侧,以颈部最响）,也可以是心脏杂音传向颈部（杂音为双侧,心底部最响）。

5. 胸部　老年人尤其是患有慢性支气管炎者,常呈桶状胸改变,胸廓弹性丧失,胸廓扩张受限,在没有疾病的情况下,老年人肺底部可有少量湿性音,常随体位改变交互位于卧侧,常在深呼吸后消失,多与肺边缘组织膨胀不全有关。老年人第四心音常见,但多无临床意义,而奔马律则提示心力衰竭。心音强度的变化比杂音更有意义,老年人舒张期杂音总是病理性的,而对收缩期杂音应区别对待。70岁后的老年人常出现主动脉瓣区收缩早期吹风样杂音,杂音强度<3/6级,不向颈部放射,A_2正常,往往是主动脉瓣硬化所致,多无血流动力学意义。

6. 腹部 腹部检查应注意有无手术瘢痕和腹部膨隆。老年肥胖者常会掩盖一些腹部体征。消瘦者因腹壁变薄、松弛,有腹膜炎时也不产生腹壁紧张,而肠梗阻时很快出现腹部膨胀,有时还可看到腹主动脉的走行,多在偏左侧。有时在左下腹可扪及粪块,或下腹部扪及坚硬的骶骨岬,应注意勿误为肿瘤。耻骨上区的叩诊可了解有无尿潴留。老年女性定期做妇科检查,注意有无子宫脱垂及萎缩性阴道炎等病变。直肠的指诊有助于鉴别老年人常见的直肠肿瘤和肛门疾病,在老年男性患者中还应检查前列腺增生的情况。

7. 四肢 注意各关节及其活动范围、水肿及动脉搏动情况。下肢溃疡、足冷痛、坏疽及脚趾循环不良等,都提示下肢动脉供血不足,老年人若出现足背动脉搏动减弱或消失,提示闭塞性动脉粥样硬化。杵状指常见于慢性缺氧如心肺疾病等。

8. 神经系统 神经系统的检查应从步态、起坐、上下床等日常动作中评估其一般功能状况。脑神经、肌肉功能、感觉及神经反射均应全面检查。

(三) 化验和辅助检查 各项实验室检查应根据标准判断正常或者异常。现有的检验参考值主要来自青壮年,对于老年这样的偏差人群,真正的参考值往往很难确定。而且,化验结果在老年人可能受到多种疾病和治疗的影响。老年人的疾病表现又多不典型,筛选性的化验比鉴别性的化验在老年人应用的机会更多。因此,对于化验的判断应该结合每个患者的特点,结合临床表现,加以综合判断。

根据病情的需要,应尽快安排必要的辅助检查。首先应该采用的是无创检查。如胸片、心电图、超声检查、超声心动图等检查可以成为老年人的常规筛查。有资料表明,在无症状的老年人中心电图异常的阳性率可以达到30%。老年患者的症状和主诉又常常不典型、不可靠,因此,可能需要更多的辅助检查来帮助我们及时地作出正确诊断及判断疾病的进程。

【老年综合评估】

老年综合评估(comprehensive geriatric assessment, CGA)是老年医学中非常重要的基本概念,是老年医学的核心技术,是筛查老年综合征的有效手段;CGA是指采用多学科方法评估老年人的躯体健康、功能状态、心理健康和社会环境状况,并制订和启动以保护老年人健康和功能状态为目的的治疗计划,最大限度地提高老年人的生活质量。CGA不单纯是评估,也包括评估后的处理,实际上是多学科团队的诊断、处理与整合的过程。多学科评估团队包括老年科医师、临床药师、营养师、理疗康复师、精神心理科医师、护士、社会工作者等。

CGA的适宜对象是患有多种慢性疾病、老年问题和/或老年综合征,伴有不同程度的功能障碍衰弱的老年患者;而对于合并有严重疾病(如疾病终末期、重症患者)、严重痴呆、完全失能的老年人及健康老年人酌情开展部分评估工作。

CGA的目的是早期发现老年患者潜在的健康问题和功能缺陷,并及时进行干预以维持或改善功能状态;明确老年患者的医疗护理需求,制订可行的干预策略,使患者的慢性疾病获得更全面、正确的诊断,制订更合理、有效的治疗方案,提高老年患者的生活质量和生存率,合理使用医疗资源,使患者、医疗服务机构、社会保障部门、社会工作者和老年医护人员均从中受益。

CGA开展的形式主要有三种,包括医院内评估、以社区为基础的评估及养老院内评估。CGA有两种评估方法,一种是先通过各维度的单项测量工具进行测量,然后再根据测量的结果进行综合评估;另一种是通过一些涵盖各维度的、简单易行的综合评估量表,直接进行综合评价。国外已经制订多种老年综合评估量表,代表性的量表有美国杜克大学的老年人资源与服务评价量表(Older American Resources and Services, OARS),居民评估工具系列量表(Resident Assessment Instrument, RAI),综合评价量表(Comprehensive Assessment and Referral Evaluation, CARE)等,目前国内还没有针对我国老年人特点的综合评估量表。

CGA除了传统的医学评估外,还包括非医学方面的评估,CGA的主要内容包括全面的医疗评估、功能评估、心理评估、社会评估等四个方面。

(一) 医疗评估

1. 疾病诊断 利用传统医学评估方法对急慢性疾病进行诊断评估,即常规的疾病诊断过程,详细了解住院患者的既往病史、用药情况、家族史、生活习惯、体格检查,入院后的电生理检查、影像学检查、实验室检查等,在此基础上关注老年人的整体健康状况,确定目前主要的医疗问题。

2. 老年综合征或老年人常见问题的评估 老年综合征是指不同原因或疾病造成的同一种临床表现或问题的综合征,常见的老年综合征有跌倒、痴呆、尿失禁、晕厥、谵妄、抑郁、疼痛、衰弱、肌少症、便秘、营养不良、失眠、帕金森综合征等。常见的老年问题有视力障碍、听力障碍、牙齿口腔问题、压疮等。对上述综合征或问题进行评估,主要是对其患病危险因素和疾病的严重程度等进行评估,以便制订适宜的预防和干预措施,尽可能维持老年人的独立生活能力,提高他们的生存质量。

3. 药物评估 药物评估是CGA不可或缺的重要部分,除了处方药品外,还要记录非处方药、中药及保健品,明确用药指征,注意给药时间、途径和剂型等用法是否正确,患者的服药依从性如何等细节。

老年患者常患多种疾病,多药联用、多重用药的问题非常常见,对老年人的多重用药进行评估非常重要。目前老年患者应用了5种及以上药物均可被认为存在多重用药。推荐使用

2015年美国老年医学会颁布的老年人潜在不恰当用药Beers标准和我国老年人潜在不适当用药目录,来评估老年人潜在不恰当用药。

（二）功能评估　功能评估是CGA的重点,反映了老年人的独立生活能力,功能状态既是评估的内容,又是改进和维持的最终目标。功能评估主要包括以下三个方面:

1. 日常生活能力评估　通过评估患者的个人基本生活自理能力(Activity of Daily Living,ADL)和工具性日常生活能力(Instrumental Activity of Daily Living,IADL),明确指出其功能缺陷,引起患者及家属的重视,提供相应的帮助或采取有效的替代措施,最大限度地保持老年人生活自理能力,满足合理需求,提高生活质量。

2. 平衡与步态评估　门诊常用的初筛量表有"起立-行走"计时测试法(timed up and go test,TUGT),但国际上广泛使用、信效度更高、可更好评定受试者平衡功能的是Tinetti量表,该量表包括平衡与步态两部分。

3. 跌倒风险评估　跌倒在老年人中非常常见,跌倒可导致骨折、软组织损伤、脑外伤和死亡,是老年人慢性致残的第三大原因。详细询问近一年内有无跌倒史,检查患者的四肢肌力、肌张力,采用Morse跌倒评估量表评估住院老年患者跌倒风险。

（三）心理评估

1. 认知功能评估　老年人认知功能减退较常见,可见于痴呆、谵妄、抑郁、语言障碍、注意力不集中等。认知功能评估是老年精神心理评估的重点,常用来筛查认知功能障碍的工具有画钟试验(Clock Drawing Test,CDT)、简易精神状态检查量表(Mini-Mental State Examination,MMSE)、蒙特利尔认知评估量表(Montreal Cognitive Assessment,MoCA)等。

2. 情感状态评估　情感状态评估包括焦虑及抑郁评估,老年人最常见的情感性障碍就是抑郁,抑郁的发生可能与疾病、家庭、子女、生活环境、收入等多种因素有关。常用的评估量表有老年抑郁量表、汉密尔顿抑郁量表、汉密尔顿焦虑量表及状态-特质焦虑问卷等。

（四）社会评估　社会评估包括社会功能评估和居住环境评估。

1. 社会功能评估　社会功能评估是对老年人社会适应能力、经济状况、社会角色等方面的评估,其中包括执行家庭、社区和社会角色及参与运动、休闲、娱乐、职业活动的能力;了解患者的经济收入状况、家庭成员及社会支持系统,明确可以照顾和支持患者的人员,了解照料者的心理和经济负担情况。利用社会功能评估来了解老年人是否能得到合理的医疗治疗及生活安排至关重要。

2. 居住环境评估　居住环境评估包括评估居住环境的安全性、清洁、采光、通风、潮湿等,以及周围的配套设施和提供生活与医疗服务的情况。居住环境的评估对于预防跌倒尤其重要,比如居住地方是否有容易引起摔倒的物品,卫生间及浴室是否有专门的把手,减少台阶的设置等。环境评估是对老年人生活的物理、社会、精神及文化环境等的评估,其中老年人居家安全应该是物理环境评估的重点内容之一。

推荐阅读

1. HATEGAN A,BOURGEOIS J A,HIRSCH C H,et al. Geriatric syndrome assessment,geriatric psychiatry[M]. Berlin:Springer,2018:27-46.
2. 陈旭娇,严静,王建业,等. 老年综合评估技术应用中国专家共识[J]. 中华老年医学杂志,2017,36(5):471-477.
3. 朱鸣雷,王秋梅,刘晓红. 老年人综合评估[J]. 中华老年医学杂志,2015,34(7):709-710.

第四章　老年患者的治疗

陆　明

老年人随着增龄,机体各系统、器官都发生了不同程度的退行性变化,对体内外各种刺激的应答及适应能力降低,严重影响了药物治疗和手术治疗的决策。且老年人常常一人多病,同时使用多种药物治疗,容易发生药物相互作用。因此,必须了解老年患者的特点,根据其药代动力学特征设计合理的给药方案,才能更有效、安全、经济地使用药物,以提高疗效、减少药物不良反应、改善预后。老年患者择期手术的死亡率较一般人为高,紧急手术的死亡率更是大大增高。故对老年患者的手术问题应该特别慎重考虑,做好充分的术前评估和准备,以尽量降低手术死亡率和减少术后并发症的发生,使手术得到满意的结果。

【老年人药代动力学的特点】

老年人药代动力学的特点为被动转运吸收的药物吸收不变,主动转运吸收的药物吸收减少;药物代谢能力减弱,药物排泄功能降低;药物清除的半衰期延长,血药浓度有不同程度的升高。

（一）老年人的药物吸收　老年人的胃黏膜及腺体萎缩,胃酸分泌减少乃至缺乏;胃肠道吸收面积和吸收细胞可能减少,功能也下降;胃排空速度逐渐减慢,使药物进入小肠的时间延迟,吸收过程开始较迟,故血药浓度达峰时间推迟,有效血药浓度降低,导致药效降低;老年人的肠平滑肌萎缩、伸展力减退,因而肠肌及括约肌张力增加、肠蠕动减少,使药物在小肠内存留时间增加,使药物的吸收增加;而老年人的胃肠血流量降低,又使药物吸收能力下降。另外,老年人容易受一些药物和食物的影响而致消化功能障碍,也会影响药物的吸收。由于老年人局部血液循环较差,肌内注射药物吸收速率较慢,导致药物的起效时间后延。

(二) 老年人的药物分布　老年人心排血量减少,各器官、组织的血流灌流也相应减少;随着年龄的增长,体内脂肪组织量逐渐增加,非脂肪组织量则有所减少;同时细胞内液有所减少,总体水分也减少;血浆及体液 pH 有所降低;老年人肝脏合成白蛋白的能力降低,血浆白蛋白含量有所减少,血浆蛋白与药物的结合减少,导致游离药物浓度相对增加;并且随着年龄的增长,药物与红细胞特别是与红细胞的结合能力也减弱等,所有这些因素均能使老年人药物分布发生变化。总体水分减少,使水溶性药物在体内的分布容积减少,血药浓度增高,在老年人中易产生毒性反应。脂肪组织增多,使脂溶性药物在老年人分布容积增大,易在体内蓄积出现中毒反应。老年人经常同时应用多种药物,若某种药物能从血浆中将另一种与蛋白结合率高的药物竞争性地置换出来,则更应注意,特别是对治疗指数低的药物要重视血药浓度监测,否则易发生药物不良反应。

(三) 老年人的药物代谢　肝脏是药物代谢的主要器官,老年人的肝脏实质重量逐渐下降,肝血流量也随着年龄的增长而减少,药物首过效应降低、肝微粒体酶的活性有所下降,使老年人对药物的代谢能力降低,导致血药浓度升高,半衰期延长,容易引起不良反应。老年人肝脏代谢药物的能力改变,即使肝功能正常也不一定说明其代谢药物的能力也正常,并且老年人肝脏药物代谢酶活性的个体差异大于年龄的差异,因此亦不能按年龄推算肝脏药物代谢酶的活性。

(四) 老年人的药物排泄　多数药物及其代谢产物经肾脏排泄。老年人的肾脏重量、肾单位数、肾血流量、肾小球滤过率、肾小管分泌与肾小管再吸收等方面都出现降低或减少,因此,老年人药物的排泄能力减退,使药物的半衰期延长,血药浓度增高。老年人常常被视为肾功能减退患者,在应用主要经肾脏排泄清除的药物时应注意减量。老年人饮水量少也不利于药物的排泄。此外,老年人蛋白质摄入量减少,尿液易趋于碱性,某些碱性药物如氨茶碱、抗酸药等在碱性尿中容易再吸收,使得这些药物在血浆中的浓度增高、半衰期延长,从而出现毒副作用。

【老年患者治疗的特点】

(一) 病史的采集和分析　老年患者一人多病非常普遍。医师采集病史时,除了必须关注与主诉有关的病症外,还必须注意有无伴随疾病及并发症,以及相应的治疗措施,并发症可以由主诉相关的疾病引起,也可以由伴随疾病引起,也可能由检查或治疗引起。需要注意的是,在诊治过程中,还可以出现与主诉或伴随病及其诊治措施都无关的疾病,如跌倒引起骨折。病症之间会互相牵制、互相影响。而且老年患者的主诉可能与所患疾病不太相关,语言的表达不够清晰,我们在处理老年患者时必须认真分析所有病症,分清轻重缓急,找到主要

矛盾。

(二) 治疗措施　随着增龄,老年患者机体重要器官结构和功能都发生退行性改变,且往往合并多种基础疾病。因此,老年患者药物治疗容易发生不良反应,承受麻醉和手术的能力低下,手术并发症发生率、手术致残率、手术死亡率均较高。因此,医师在选择治疗措施时应综合评估,制订合理的个体化治疗方案。能不用药物治疗的就不用药物,能不用手术治疗的就不手术。即使药物治疗也应当尽可能选择低毒性的药物,手术治疗应当尽可能选择风险小、创伤小的手术。有时在机体不能承受根治性治疗的时候,不得不采用对症治疗、姑息治疗,或仅处理危及生命的病症。

(三) 治疗方案　治疗方案即治疗措施的细节。药物治疗是指药物的选择和联合、剂量、剂型、给药间隔、疗程、不良反应的观察等。药物使用前应问清楚患者既往的用药情况及其效果,结合患者的实际病情,决定采用的最佳药物及其剂量和疗程。手术治疗指术前准备、麻醉方法、手术方案、监护计划、术后处理等。老年患者的治疗方案更要强调个体化。尽可能做到疗效好、安全性大,既延长生存时间又维护生命质量。

(四) 治疗监护　老年人病情好转慢但恶化快,治疗的不良反应和并发症多,而且伴随症恶化又会进一步引起病情加重和复杂化,因此,老年患者更应当加强治疗监护。此外,老年患者感觉及反应迟钝,有些还有语言表达障碍,反映病情变化和治疗反应的主动性和准确性不够。医师必须有意识、有重点地仔细询问症状,做相关体检,进行相关的辅助检查或应用监护设备,以考核疗效、发现不良反应和评估治疗的依从性。

【老年患者药物治疗的特点】

(一) 药物的选择　老年人由于其特有的病理生理状况,有时出现某些临床症状时,不一定非得使用药物治疗,如老年人对精神刺激的易感性高,可能仅仅由于生活环境因素发生变化,就会引起失眠或其他精神症状,有时只需合理安排生活,适当的户外运动,多加关心及照顾、看护,症状就会缓解。由于疾病需要用药,则应选择有针对性的药物,用药前必须了解患者的病史及用药情况,尽量使用无毒性或毒性低、不良反应少的药物。联合用药方案应尽量简单,药物种类要少,防止过度和滥用药物。中成药和西药联合要掌握组方成分,在一些中成药的配方中,可能含有西药成分,如不注意或随意合用,很容易造成药物超量和药物的不良反应。

(二) 药物的剂量　药物的剂量及用法要明确,老年人的药物代谢和排泄功能减退,应适当减少药物的剂量,从小剂量或半量开始,根据需要逐渐增大到最合适的剂量,最好根据患者肾功能降低的情况来调整药物剂量。有条件时进行血药浓度监测,以保证安全用药。

(三) 剂型和给药途径　应选用老年人服用方便的药物剂型,如液体剂型。在给药途径上,应从老年人的生理病理特点及药代动力学特点考虑,以口服及静脉注射为主。在口服给药时,应注意老年人常常因为便秘而使用泻药,会影响药物的吸收。由于老年人胃肠道功能改变,可影响缓释药物的吸收。因

老年人局部血液循环差、肌肉萎缩等,皮下注射及肌内注射时药物吸收差。

(四)给药间隔和疗程 老年人的肝肾功能出现退行性减退,对于药物的清除能力也有所下降,因此,应适当延长给药间隔。在病情缓解后治疗药物应及时减量,并适时停药。

(五)不良反应 老年人组织器官的结构和功能减退,对药物的适应力和耐受性降低,但老年人往往不能主动反映不良反应,需要医师密切观察。除了药物常见的不良反应外,老年人容易发生精神症状、直立性低血压等,而且对某些药物的毒性反应,可能并无预兆症状。老年人对血压的调节功能降低,对糖代谢的调节功能减退,对胰岛素的耐受性下降,因此,使用降压药时直立性低血压的发生率高,口服降糖药时容易引起低血糖,甚至发生低血糖昏迷。老年人常常多种药物合用,容易发生不良反应。

(六)相互作用 药物与药物、药物与食物均可发生相互作用。药物相互作用是指两种或两种以上药物,同时或先后经相同或不同途径给予,各药物间发生相互作用或各药物对机体发生的相互作用,从而改变了一种药物原有的理化性质或其体内过程,影响机体组织对药物的敏感性,进而使药物的作用与效应发生变化,可使药物的治疗作用增强而不良反应减弱,如降压药和利尿剂联合治疗高血压可使降压效果增强;药物相互作用的结果也可使药物的治疗作用减弱而不良反应增强,如华法林和保泰松联合应用可能出现出血等。老年人常同时患有一种以上疾病而同时使用多种药物进行治疗,所以很容易发生药物的相互作用。老年人往往同时使用中药与西药,中药制剂和西药之间的相互作用越来越受到重视和关注。中药的化学成分比较复杂,其在体内的代谢和分布也不十分明了,一些中药可影响细胞色素 P450 酶或 P-糖蛋白等活性,导致血浆或特定组织药物浓度发生变化,从而改变药物治疗效果和安全性,出现药物相互作用,甚至可能危及生命。中西药配伍使用将产生何种结果难以估计,因此,总的原则是可以不配伍使用的尽量不配伍使用,若需要配伍也应尽量简单,尽可能减少所配伍药物的品种和数量,尽量减少所配伍的次数,以尽可能地减少由于药物相互作用而发生不必要的不良反应。药物与食物的相互作用是指药物与一种或多种营养素、食物或营养状态相互作用而导致物理、化学、生理、病理变化。食物与药物之间也可能发生相互作用,有些可能影响患者机体的病理生理变化,导致机体功能变化甚至危及生命,应了解这些相互作用及作用机制,以达到安全、合理用药,减少甚至避免不良反应的目的。

(七)用药指导与药学监护 老年人往往不能主动表达不良反应,需要医师主动询问和密切观察,应做好老年患者的病史记录及用药史的记录。老年人反应迟钝,近事记忆受损,有相当一部分患者顺应性差,不能遵守医嘱按时服药的情况常常见到。因此,药物的使用方法应简便,剂量及用法要明确,以选用较少的药物种类,使用较小的有效剂量为宜,尽量避免多药合用,尤其避免同时使用可能有同类毒性的药物。特别对于门诊患者,医师要耐心向患者及家属叮嘱按时服药的重要性及注意事项。有特殊用法的药物,医务人员应当反复解释、示范,并经常检查患者是否掌握用法。

有以下情况者应进行血药浓度监测:①使用治疗指数低、毒性大的药物;②使用具有非线性动力学特征的药物,因为这类药物的血药浓度与药物治疗剂量不呈线性关系,药物剂量稍有改变就可使血药浓度发生明显改变;③肝肾功能损害患者;④需要长期使用的药物;⑤使用药效与药代动力学曲线不呈相关关系的药物;⑥怀疑不良反应;⑦监测患者用药的依从性。

【老年患者手术治疗的特点】

(一)老年患者的术前评估和术前准备 老年人器官组织老化或功能退行性变化,免疫能力降低,又常合并其他慢性病,对手术的耐受性差。因此,必须充分做好术前评估和术前准备,才能增强老年人对手术的耐受能力,减少手术中及手术后的并发症。

(二)麻醉方法和手术方式的选择 外科手术麻醉的选择取决于老年患者的全身情况、外科疾病的种类、手术方式及范围等多种因素,在不影响治疗效果的前提下麻醉时间宜短不宜长,手术范围宜小不宜大,对已明确诊断的急诊手术,在有相应准备的情况下宜早不宜晚。对于估计不能一期完成的抢救性手术,在能达到抢救目的的前提下越早越好,对于常规的选择性手术应在充分准备的情况下再安排手术。

(三)术中处理 术中重点监护内容包括呼吸系统和循环系统的监护,非创伤性的监护如心电、血压、呼吸频率和氧饱和度对所有的患者都是适用的,尿量监测、肌松情况的监测、脑电监测、体温的监测及创伤性的监护如中心静脉压的监测则根据具体的病情特点选择。

(四)术后监护和常见并发症的处理 对于术后可能出现的心血管系统并发症、呼吸系统并发症、切口感染和裂开、疼痛、意识障碍、消化系统并发症、深静脉血栓形成、尿潴留等都要密切观察、及时发现并积极有效处理。

推荐阅读

1. 黄洁,万茜,华烨,等.老年人药代动力学研究进展[J].中国临床药理学杂志,2014,30(4):377-380.

2. 朱立章,梁栓平,郝志勇,等.关于老年人合理用药问题[J].中国实用医药,2014,9(28):237-238.

3. 任夏洋,丛明华.食物与药物的相互作用[J].肿瘤代谢与营养电子杂志,2019,6(1):7-12.

4. FASINU P S,BOUIC P J,ROSENKRANZ B. The inhibitory activity of the extracts of popular medicinal herbs on CYP1A2,2C9,2C19 and 3A4 and the implications for herb-drug interaction[J]. Afr J Tradit Complement Altern Med,2014,11(4):54-61.

5. OOMENS M A,BOOIJ L H,BAART J A. The risk of general anaesthesia and sedation in the older people[J]. Ned Tijdschr Tandheelkd,2015,122 (12):674-679.

第五章　老年病诊疗的若干原则

郑松柏

老年病一般理解为"老年人所患疾病"，其实这并不准确，现代老年医学关于老年病的范畴包括：①老年人特有的疾病，也称年龄相关疾病（age related-disease），如阿尔茨海默病、帕金森病、骨质疏松症、前列腺增生症、白内障、老年性耳聋等；②老年人高发的、对老年人健康和生存质量造成较大危害的疾病，如心脑血管疾病、老年人慢性阻塞性肺疾病等；③老年问题或老年综合征，如跌倒、尿失禁、谵妄、痴呆、营养不良、衰弱、吞咽障碍、晕厥、慢性便秘等。

从生物学角度，老化（aging）是各种分子和细胞损伤随时间逐步积累的结果；从生理学角度，老化是指各系统、器官和组织，从结构到功能随增龄发生的一系列生理性退化（degeneration），即增龄变化（age-associated change），突出表现为：机体各组织、器官的代偿和储备功能降低，内环境稳定能力减退，免疫功能减退，对外环境的适应能力降低，对疾病的易感性增加等。老年人患病有诸多特点，如：起病隐匿，表现不典型或缺如，不易早期诊断；多种疾病并存，容易误诊误治；多种疾病可表现为同一组综合征；并发症多；病情变化快，易发生多器官功障碍综合征（multiple organ dysfunction syndrome, MODS）；致残率高、死亡率高等。因此，老年病的诊疗有别于非老年病，一般应掌握以下原则：

（一）对老年人患病的诊疗应持积极而科学的态度　在国人中，认为老年人尤其是高龄老人患病死亡属于"寿终正寝""无疾而终""白喜事"的陈旧观念根深蒂固，在这种观念的影响下，不少老年人患病时，其家属放弃治疗或者没有得到应有的治疗。另外，一些患者家属，甚至医务人员，面对老年人患病，混同于非老年人，强调一般原则，不掌握老年人患病特点及处理原则，过度治疗，这样并不能使患者获益，甚至增加健康损失。临床实践证明，根本不存在所谓"无疾而终"，老年人都是"有疾而终"，老年人患病均应积极诊治，这既是对生命的敬畏，也是对老年人的尊重；老年人预期寿命有限，患病有其特点，对医疗干预措施的耐受性差，处理有别于中青年人，应综合科学分析。因此，对老年人患病的诊疗应持积极而科学的态度。

（二）把异常归因于疾病而非衰老　在临床上，不少老年人本人、家属、照护者甚至医护人员，常将老年人出现的异常现象或异常检测指标，归因于衰老而被忽视。其实，无论年龄多大，衰老本身不会产生任何症状，亦不会导致常见功能指标异常。老年人因衰老导致各器官的储备功能减退，但仍可代偿，而反映器官受损的指标通常是正常的。例如，健康的百岁老人，其肝脏储备功能已明显减退，仅为其青壮年时的 60% 左右，但其转氨酶（谷丙转氨酶、谷草转氨酶等是反映肝细胞受损的

指标）是正常的；90 岁健康老人的肾脏储备功能（如肾小球滤过率）仅为其青壮年时的 30% 左右，但其血肌酐水平维持在正常水平（通常在正常的上限）。因此，在临床上，当老年人新出现异常临床现象或检测指标异常，应高度重视，查找原因，不放过任何蛛丝马迹，否则，将丧失治愈疾病或改善病情的良机。

（三）宜用"多元论"，慎用"一元论"　老年人多种慢病共存（也称共病，multimorbidity），临床表现交叉重叠，常常多种疾病表现为同一组症候群，即老年综合征。因此，在鉴别诊断、分析病情时，应考虑导致这一症候群的多种疾病或原因，即宜用"多元论"，而不是传统的"一元论"（即试图用单一疾病或原因解释一组症候群）。

（四）优先选择无创、微创检查，避免做与治疗决策无关的检查　老年患者尤其是高龄老人对侵入性或有创检查的耐受性较差，易发生相关并发症，因此，应优先选择无创或微创检查；避免做与治疗决策无关的检查。例如：病房收进一位 85 岁高龄、血转氨酶显著增高、中度黄疸、肝脏多发实质占位的患者，管床医师拟安排肝脏增强 CT、肝穿刺、胃镜、肠镜等检查，对肝脏占位病灶进行鉴别诊断，理论上讲没错；但是，85 岁患有肝脏恶性肿瘤的患者预期寿命有限，也不能耐受手术、化疗等针对性治疗，做前述这些检查与治疗决策无关，显然是没有必要的，还会增加患者的痛苦。

（五）老年病的干预以维持机体现有功能、改善生存质量、延长有质量的生命为目标　对小儿或中青年患者，治疗的目标通常是尽力根治，因为他们的预期寿命还很长。但老年患者尤其是高龄老人的预期寿命有限，其治疗目标有别于小儿或中青年患者的，其主要目标是维持机体现有功能、改善生存质量、延长有质量的生命。对老年慢性疾病，若无法治愈，则主要通过矫正生活方式、加强慢病管理，控制病情，延缓疾病进展，减少或避免并发症的发生。对急性病（急性感染、梗阻、出血、穿孔等），常危及生命，则要积极处理。对恶性肿瘤可优先考虑综合治疗、姑息治疗或带瘤生存，而不一味追求根治。

（六）医学干预措施的获益应在老年人的预期寿命之内　医学干预措施常存在不同程度的风险，通常只有当其获益＞风险时才有临床应用价值；医学干预措施实施后的获益时间也各不相同，如手术止血、解除梗阻（胆道、肠道梗阻，血管栓塞等）等可即刻获益并挽救生命，抗感染治疗通常在 3 天后获益，恶性肿瘤化疗、放射治疗和免疫治疗可能在 1 个月后获益，以防治动脉粥样硬化为目的的调脂治疗、以增加骨密度为目的的骨质疏松治疗、以防止癌变的癌前病变治疗的获益可能在若干年之后。而老年人尤其是高龄老人的预期寿命有限，因此，在选择

医学干预措施时,必须考虑获益的时间,获益应在老年人的预期寿命之内。评估老年人的预期寿命是一个难点,老年人的预期寿命决定于其年龄和健康状况,有学者提出,将不同年龄段的老人的健康状况分为三个层次,健康状况最好的1/4,健康状况较差的1/4,健康状况一般(居中)的2/4,给出了每种状况的预期寿命,可供参考,见图9-5-0-1。

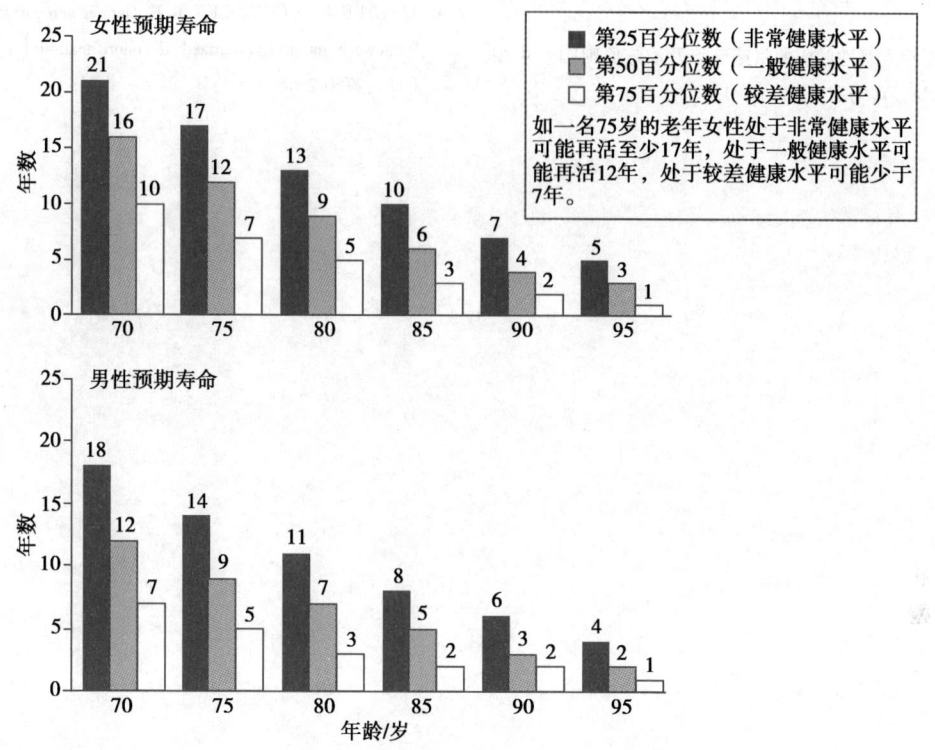

图 9-5-0-1 不同健康状况的老年人预期寿命

（七）**以老年综合评估为基础** 老年综合评估（CGA）是老年医学服务的核心技术之一,是一个多维度跨学科的诊断过程。从全面关注与老年患者健康和功能状况相关的所有问题入手,从疾病、体能、认知、心理、社会和环境等多个层面对老年人进行全面的评估,在明确其预防、保健、医疗、康复和护理等目标的基础上,为老年患者制订有针对性的医学干预措施。老年人患病的特点决定了其诊疗要以CGA为基础。但急症、处于疾病终末期、严重痴呆及完全功能丧失的老年患者无须行CGA。

（八）**重视个体化原则** 衰老具有普遍性、累积性和有害性,但也存在明显的个体差异;在处理老年患者时,要重视年龄,但不能"唯年龄论";选择治疗时,主要以病情和机体状况为主要依据,而不是单纯考虑年龄因素。

（九）**以营养和运动为基石** 老年患者因吞咽障碍、厌食症及所患疾病等因素,营养不良风险或营养不良发生率高,平均在40%以上。良好的营养状况是患者耐受治疗、走向康复的基础,营养不良不仅延长住院时间、增加医疗费用,而且严重影响患者的临床结局。因此,对老年患者进行营养风险或营养不良评估并进行干预是诊治老年患者的一项基础性工作。衰弱、少肌症、慢性便秘等老年综合征,以及心脑血管病等慢病、手术或创伤后,都需要适当的运动和康复,以减少肌肉萎缩、压疮、血栓/栓塞、谵妄、焦虑/抑郁、厌食、感染(肺部/尿路)等运动减少相关并发症。

（十）**安全用药原则** 老年人与药物是一对矛盾,一方面多种慢病并存,需用多种药物(多重用药),另一方面,因肝肾功能衰退,对药物代谢清除能力降低,对药物的耐受性降低,易发生药物不良反应。因此,精准、安全用药对老年患者更重要,一直备受关注。由美国老年医学会编写的《老年医学速查手册》(*Geriatrics at Your Fingertips 2019*),提出了老年患者选择用药的8项标准,值得借鉴:①疗效确切;②药物的安全性和不良反应在可接受范围;③药物-药物及药物-食物相互作用风险小;④半衰期小于24小时,无活性代谢产物;⑤药物清除模式不随龄变化或肝肾功能不全时有明确的剂量调整方案;⑥用药方便,每日1次或2次;⑦剂量和规格适合老年患者;⑧价格合适。国内老年医学同道总结出的"老年人用药六项法则"与前述8项标准有互补之处,也值得参考:①受益原则(受益/风险>1);②半量法则也称小剂量法则,新用某种药物时应从半量或小剂量开始,根据需要逐渐增加剂量;③试验用药也称观察用药,新用某种药物时,应密切观察、随访,了解其安全性并及时处理;④暂停用药,当怀疑患者新出现的某种异常为药物所致时,应暂停可疑药物,等待观察,通常无须其他处理;⑤使用必需药物,不用或少用辅助性药物;⑥五种药物法则,调查发现,老年人同时应用5种以上的药物时,不良反应显著增加;在临床上老年人只用5种药物可能很难做到,但必须尽量控制用药的种类和数量。老年人安全用药最终决定于处方的医师,正所谓"没有安全的药物,只有安全的医生"。

推荐阅读

1. 施雁词,郑松柏. 老年人恶性肿瘤的临床特点及治疗原则[J]. 中华老年医学杂志,2018,37(9):1059-1064.

2. 蹇在金. 现代老年医学理念1234[J]. 中华老年医学杂志,2016,35(8):805-807.

3. 陈旭娇,严静,王建业,等. 老年综合评估技术应用中国专家共识[J]. 中华老年医学杂志,2017,36(5):471-477.

4. WALTER L C, COVINSKY K E. Cancer screening in elderly patients: a framework for individualized decision making[J]. JAMA, 2001, 285(21):2750-2756.

第十篇

感染性疾病

第一章 概　论

张文宏　翁心华

由病毒、衣原体、支原体、立克次体、细菌、真菌、螺旋体、原虫、蠕虫等微生物感染所引起的疾病均可称为感染性疾病（infectious diseases），感染性疾病（以下称感染病）中具传染性，并可导致不同程度流行者又名传染病（communicable diseases or contagious diseases），是感染病的一部分。

长期以来我国学术界并不严格区分感染病和传染病，这与我国传染病负担较重，而非传染性的感染病受重视程度有限有关。随着社会的全面进步及预防医学、临床医学、基础医学、药物学的迅速发展，人类与传染病的斗争取得了丰硕成果。世界卫生组织（World Health Organization，WHO）于1979年宣布消灭了天花，其他传染病的发病率和病死率也明显下降，如曾经肆虐的流行性脑脊髓膜炎（简称流脑）在我国的年发病例数降至104例（2018年）；2014年中国疾病预防控制中心对全国1~29岁人群乙型肝炎血清流行病学调查结果显示，1~4岁、5~14岁和15~29岁人群乙型肝炎表面抗原（HBsAg）检出率分别降至0.32%、0.94%和4.38%。因此，在充分重视经典传染病的同时，扩展感染病学范畴为包括非传染性和传染性的广义感染性疾病概念成为共识。感染病覆盖范围更广，除了经典传染病外，还包括各种细菌感染、真菌感染、病毒感染、免疫缺陷者的特殊感染等内容。同时，医院感染防控也成为学科的重要内容，需要感染病专科医师的积极参与指导。因此，感染病学科内涵的演变既是我国感染病学发展的需要，能进一步增强学科完整性，也有利于与国际进行学术交流。

尽管1949年以来我国在传染病领域取得重大成就，经典传染病的发病率大幅度下降，但经典传染病和新发传染病的重要性仍不容忽视。在科技高度发达的今天，传染病防控形势依然严峻，鼠疫、霍乱、流行性感冒（简称流感）、肺结核、血吸虫病等经典传染病仍在广大发展中国家流行。环境破坏、生态恶化及不良的社会行为等多种原因又加速了新发传染病的不断出现和传播，如西尼罗病毒在美国流行（2012年），中东呼吸综合征冠状病毒在中东和韩国传播（2012—2015年），人感染H7N9禽流感在中国肆虐（2013—2014年），埃博拉病毒在非洲夺走超过1万人的生命（2014—2015年）。2015年，在美洲发生的基孔肯亚热病例超过170万例；同年在印度，已有超过27 000人感染H1N1，并造成逾1 500人死亡。2019年底起，新型冠状病毒肺炎在全球大流行，这是人类历史上第一次由冠状病毒引起的全球大流行，截至2022年1月30日，全球感染人数超过3亿7 314万人，累计死亡人数达567万人；再次证实传染性疾病不会随着社会经济发展而自动消除。随着全球化交通飞速发展，更容易出现传染病跨国传播和流行。每个国家都受益于其他国家传染病的成功控制；反之，也会因为其他国家的防控失控而受到威胁。

因此，从本书第13版以来，本篇虽已经易名为感染性疾病，但经典传染病和新发传染病的相关内容不仅不能忽略，反而应更加予以重视。当然，对感染性疾病更广范畴的疾病论述将极大丰富本篇内容。为求保持本书的连贯性及各系统性疾病的原有完整性，仍将虽属感染病范畴的某些感染保留在各个系统疾病篇章中。以下就感染性疾病的特征、流行特点及诊治和预防的原则与进展进行概述。

【感染性疾病的特征】

感染性疾病的致病因素是有生命的病原体，它在人体内发生发展的过程与其他致病因素所造成的疾病有着本质区别，感染性疾病具有的基本特征和临床特点是与其他疾病有所不同的。

（一）基本特征

1. 病原体感染是致疾病原因　感染性疾病有其特异的病原体，可分为病毒、衣原体、支原体、立克次体、细菌、真菌、螺旋体、寄生虫等，所致疾病也各有不同。与其他疾病相比，感染性疾病致病因素往往是由单一病原体所致，而不像心血管疾病、肿瘤性疾病、代谢性疾病那样可能存在多种病因。

微生物在宿主的组织内得以复制即可称之为感染；微生物在宿主体表或者空腔内复制若能引起临床表现，也包括在感染的范畴。如产毒素大肠埃希菌虽未侵入肠道组织内而仅在胃肠道空腔内复制，但可以引起腹泻；宿主接触微生物分泌的毒素但未直接与微生物接触引起的疾病也属于感染性疾病的特殊类型。反之，宿主体内先天寄生的大量正常菌群不仅不可视为感染，而且还能预防宿主的感染。真正意义上的病原微生物仅仅是微生物界的一小部分。

致病菌往往经过长期进化以逃避宿主的清除，变得更易传播、更易侵入组织进行复制，最终导致疾病。相比而言，条件致病菌则往往是健康人正常菌群中的无害成员，主要是在免疫功能低下的宿主中跨越免疫屏障引发感染。

病原体侵入人体后能否致病取决于病原体的数量、致病力、入侵门户及宿主反应等。单以数量而言，其经口途径致病数量，伤寒沙门菌为10^5个菌体，志贺菌属则10个菌体即可，霍乱弧菌为10^8个菌体。一般来说，病原体数量愈大，引起感染可能性愈大；大量病原体侵袭人体时，潜伏期一般较短，病情较重；反之，则潜伏期长而病情较轻，或不发病。

致病力是指病原体引起疾病的能力，是病原体黏附于宿主体表、侵袭组织、产生毒性物质和逃避宿主防御功能的各种能力的总和。

病原体感染虽然是感染性疾病必备条件,但是否致病,尚取决于人体的免疫力,通常是指人体的天然免疫(innate immune)和获得性免疫(adaptive immune);前者亦称非特异性免疫和固有免疫,如屏障作用、吞噬细胞作用、树突状细胞(dendritic cell,DC)及补体等构成的复杂免疫屏障;后者亦称特异性免疫(由体液免疫和细胞免疫组成)。只有在病原体数量大、毒力强,突破宿主免疫屏障或人体免疫力低下时才会致病。

2. 有不同程度的传染性　所有感染性疾病均具一定程度的传染性,一般把感染性疾病中可导致不同程度流行者划归为传染病。经典意义上的传染病即指这一部分既具传染性且易造成不同程度流行的感染性疾病。但病原体的致病力及人体的抵抗力都有差别,故各种传染病的发病率及表现不尽相同。在疫苗问世之前,有些传染病的发病率很高,如麻疹、天花等;有些传染病如脊髓灰质炎、流行性乙型脑炎(简称乙脑)等,受感染后仅少数人得病,多数成为潜伏感染(或称为隐性感染)或无症状感染者。由于人工免疫(疫苗接种)的大量推广,感染性疾病的传染性与发病率是可以降低的。

3. 流行性、地方性及季节性　感染性疾病根据流行强度和广度可分为散发、暴发、流行和大流行。散发是指某病在某地区的常年发病情况处于常年一般发病率水平,此系人群对某病的免疫水平较高,隐性感染率较高或不易传播所致。暴发是指在短期内突然出现很多同类疾病的患者,这些患者大多是经同一传染源或同一传播途径而获得感染。近年来多重耐药菌、艰难梭菌等医院感染的暴发成为感染性疾病暴发的新特点。流行是指某病的发病率显著超过该病常年水平。大流行是指某病在一定时间内迅速传播,波及全国各地,甚至殃及全球。

不少传染病的发病率每年有一定的季节性升高,此特性称为季节性,其原因主要为气温的高低和节肢动物媒介的有无。有些传染病由于中间宿主的存在、自然条件、人的生活习惯等原因,常局限于一定地区范围内发生,此特性称为地方性,如疟疾、丝虫病、血吸虫病、肺吸虫病、恙虫病等。自然疫源性疾病也属地方性传染病,如鼠疫、钩端螺旋体病(简称钩体病)等。目前有些非感染性疾病,由于主要发生于某些局限地区,此特性亦称为地方性流行,如克山病,某些恶性肿瘤如肝癌、食管癌等亦有地方分布的现象。

全球气候变暖会导致传染病分布范围的扩大,预计今后100年内,海面温度还将升高3~7℃。温度变化将带来新的降雨格局,加快媒介昆虫的繁殖生长。进入21世纪后,人类活动空间的扩大加剧了对环境的影响。因而可能出现若干难以预料的感染性疾病和新的流行特征。

4. 免疫性　病原体进入人体后,人体主动发挥各种对抗性防御反应,消灭病原体,破坏和排泄其毒性产物,这种抵抗力称为抗感染免疫,此特性亦称免疫性。抗感染免疫要由天然免疫和获得性免疫组成。免疫学发展与人类和感染病的斗争息息相关,无论是19世纪末北里柴三郎发现白喉抗血清,还是21世纪Toll样受体在抗感染免疫中的作用得到阐明,人类对抗感染免疫的认识越来越深入,下一阶段将可能有更多免疫调节药物和宿主靶向治疗药物在疾病治疗中得到应用。

宿主在接触病原体后,即启动抗感染免疫。除少数传染病如麻疹、天花、水痘等,一次得病后几乎不再感染,通常称为"持久免疫"外,临床上常不能建立持久免疫,可出现下列情况:

(1) 再感染:是指同一感染病在完全治愈后,经过长短不等的间隙再度感染,如感冒、细菌性痢疾等。

(2) 重复感染:是指疾病的病程尚在进行中,同一病原体再度侵袭而又感染,此在血吸虫病、肺吸虫病、丝虫病等中最为常见,为发展成慢性或重症的主要原因,晚期血吸虫病或丝虫病的象皮肿均是重复感染甚至反复感染的结果。

(3) 复发:是指初发疾病已转入恢复期或在痊愈初期,而症状再度出现,病原体在体内亦再度出现,如疟疾、伤寒等。近年来随着免疫抑制剂和化疗药物的广泛应用,某些已经痊愈或者临床治愈的患者中也可出现复发。如已经获得乙型肝炎表面抗体(抗-HBs)的患者,在应用抗CD20单抗(利妥昔单抗)后,抗-HBs保护作用消失,体内潜伏的病毒重新复制,出现疾病复发,若不及时干预可出现肝衰竭与死亡。这些持久免疫力消失后引发临床重症的现象应引起重视。

(4) 再燃:是指初发病已进入缓解后期,体温尚未降至正常时,又复上升,再度发病,但一般为期较短,如伤寒。

(二) 临床特点　感染性疾病的临床表现最终取决于微生物、宿主及环境三者的相互作用。

病原体入侵人体后并非都出现临床症状,例如在已获得对入侵病原体特异性免疫的人体中,病原体在入侵部位或在体内被消灭,或被排出体外。当病原体入侵后,停留在入侵部位或侵入脏器继续繁殖,而人体不出现任何疾病状态,但能携带并排出病原体称为病原携带状态(如带菌状态、带病毒状态、带虫状态)。当人体被病原体侵袭后,损害较轻,不出现或仅出现不明显的临床表现,称为潜伏感染(亦称亚临床感染与隐性感染),但通过免疫学检测,可发现人体产生了特异性免疫(如特异性T淋巴细胞反应)。只有当入侵病原在与宿主相互作用的过程中,引起一系列病理生理变化,在临床上出现特有的症状与体征时称为显性感染。在某些感染病特别是经典传染病中,其临床表现往往有着共同特点,可归纳为:

1. 病程　有一定顺序与规律性,一般分为4期。

(1) 潜伏期:从病原体入侵到最初出现症状的一段时间称潜伏期。潜伏期长短不一,视微生物种类、数量、毒力及人体免疫状态而定。短者仅数分钟或数小时,如细菌性食物中毒(主要为细菌的毒素所致);大多数在数日内,如白喉、猩红热、菌痢和严重急性呼吸综合征(severe acute respiratory syndrome,SARS)等;有的长达数月甚或数年,如艾滋病、麻风等。血吸虫病、丝虫病、肺吸虫病等的潜伏期宜从病原进入人体到初次出现虫卵或幼虫计算。大部分传染病潜伏期比较恒定,或波动于一定范围内,对诊断、检疫和预防均有相当帮助。

（2）前驱期：一般为1~2日，症状一般较轻而无特异性。某些感染可无明显前驱期。

（3）症状明显期：大多数在此期出现特有症状，病情由轻而重，逐渐或迅速到达高峰。继而随人体免疫力的产生，症状迅速或逐渐消退。死亡也多发生在本期。

（4）恢复期：症状逐渐消失。体内病理变化和功能紊乱逐步恢复，病原体大多从体内消灭，少数患者成为病原携带者。

2. 发热 发热是感染病的突出症状。发热持续时间随疾病的性质有长短之别。一般由病毒、立克次体、支原体、某些细菌所引起的急性疾病，如流感、猩红热、SARS、肺炎球菌肺炎等，其发热时间较短，一般不超过2周；但有些细菌性疾病和寄生虫病如结核病、布鲁氏菌病、急性血吸虫病等，发热时间一般较长。依每日体温波动的不同变化，发热可分为多种热型，如稽留热、弛张热、间歇热、回归热等。由于抗感染药物的及时应用，典型热型在临床上现已少见。

3. 皮疹和黏膜疹 此为很多传染病的特征之一，其出现时间、分布部位、发展顺序、存在形态等在不同传染病中常各具特点，故在诊断与鉴别诊断上较有参考价值。如风疹、水痘的皮疹出现于病程第1日，猩红热在第2日，天花在第3日，麻疹在第4日，斑疹伤寒在第5日，伤寒在第6或7日。水痘的皮疹多集中于躯干，即所谓向心性分布；麻疹的皮疹多从颜面部开始向躯干部发展，继而向四肢扩展，即所谓离心性分布。

4. 脓毒血症 此系病原体的代谢产物，特别是内毒素不断进入血液循环，导致多器官功能紊乱及中毒性病理变化。临床上可表现为头痛、全身酸痛、谵妄、脑膜刺激征、鼓肠、中毒性心肌炎、休克等，尤多见于急性重型感染性疾病。

（三）近年来感染性疾病出现的新特征

1. 新发传染病与再现传染病成为新挑战 近年来感染的"构成谱"发生巨大变化，包括不断出现的新的感染性疾病，或者经典传染病在新的时间或区域出现流行。这些变化与病原体、宿主及环境长期以来相互作用及演化有关，在一定的时间和空间里出现了新的流行特征，而表现为新发或者再现。

（1）经典传染性疾病：曾在特定时间流行过，或者目前仍以较稳定和可预测的发病率和死亡率在特定区域流行，如病毒性或细菌性呼吸道疾病、对药物敏感的疟疾和结核感染，以及各种经典的寄生虫感染和常见的院内感染等。

（2）新发传染性疾病：在人类中首次被认识的新发传染病。近几十年来陆续出现了数十种新发传染病，如艾滋病、新型冠状病毒肺炎、人感染H7N9禽流感、SARS及中东呼吸综合征等，上述变化使当代感染病的构成出现了新的格局。

（3）再现传染性疾病：部分经典传染病逐渐在控制中，但在某些地区仍有流行，如亚洲和非洲结核病的流行、非洲脊髓灰质炎的流行、东欧白喉的流行、登革热在美国佛罗里达州的流行、霍乱在海地的流行及埃博拉病毒在非洲的流行等，这些经典传染病死灰复燃，属于再现感染性疾病的重要类型；或者曾经出现过的感染病在新的区域出现（如美国出现西尼罗病毒感染的流行）；此外，随着抗生素普遍长期应用，细菌耐药问题日益严重，如耐甲氧西林葡萄球菌、多重耐药的革兰氏阴性杆菌（大肠埃希菌、肺炎克雷伯菌、阴沟肠杆菌、沙门菌属等）、泛耐药或全耐药的肠杆菌科细菌和铜绿假单胞菌与不动杆菌等不发酵糖菌引起的感染、耐万古霉素球菌感染造成的医院感染暴发及耐药疟疾的流行等，也属于再现感染性疾病或传染性疾病。

2. 人类活动带来的新问题 可分为两方面，一方面是与医学直接有关的活动，即所谓"医源性"活动，如创伤性操作、器官移植、免疫抑制药物与广谱抗生素等引起的"机会性感染"；另一方面是社会经济与生活习惯改变带来的问题。随着国际交流日益频繁，将导致某些国家出现许多本土没有的传染病。

3. 基因组学等新技术的应用极大提高疾病诊治水平 除了继续借助电镜、激光及其他新技术对病原体进行更高水平的研究外，今后研究将主要在分子水平进行。有关病原体的精细结构及其功能、有关病原体如何侵入人体并引起病理损害、人体如何发挥自身防御系统来抵御病原体的侵入等将会获得进一步阐明。特别是大多数病原微生物的基因组已得到解码，目前可以在很短时间内获得一个新病原体的基因组。SARS以后，新型H1N1流感病毒、新型布尼亚病毒、新冠病毒及引起出血性肠炎的O104大肠埃希菌均可快速获得全基因组，并进行毒力因子鉴定，进而用于研发靶向药物或者疫苗。此外，根据不同基因型可设计个体化治疗方案，如丙型肝炎病毒感染的抗病毒治疗。

4. 对微生物在其他慢性疾病中的新认识 微生物感染不仅引起感染性疾病，还可导致肿瘤、自身免疫性疾病等。乙型肝炎病毒感染可诱发肝癌，人乳头状瘤病毒感染诱发宫颈癌，EB病毒感染诱发淋巴癌，空肠弯曲菌感染可诱发吉兰-巴雷综合征，幽门螺杆菌感染可引起胃溃疡和胃癌。随着对疾病认识的深入，感染性疾病的重要性不仅没有下降反而将极大推动了整个医学发展。

【感染性疾病的流行环节与预防】

感染性疾病不仅在个体内发生，还会流行于人群中，其在人群中发生、传播和终止的过程称为流行过程。感染性疾病在人群中若造成流行，称为传染性疾病。传染性疾病流行必须具备传染源、传播途径和易感者3个基本环节，缺一即不会构成流行；即使已形成流行，也可因任一环节的切断而告中止。

（一）传染性疾病流行过程的3个基本环节

1. 传染源 系指体内有病原微生物存在，并能将其排出体外的人和动物。患者、病原携带者、受染动物等均可作为传染源。

（1）患者：患者在多数情况下是重要传染源，但不同疾病传染期有所差别。病毒性肝炎、水痘等在潜伏期后期即具传染性；而大部分传染病以临床症状期为主要传染期。为防止传染病传播的隔离时间一般参照其传染期而定。

（2）病原携带者：可分为病后病原携带者和健康病原携带

者,在后者中可能夹杂部分隐性感染病例。有些传染病的病原携带者是主要传染源,如流脑、伤寒、细菌性痢疾、脊髓灰质炎、白喉等。隐性感染患者虽无症状,但体内有病原体繁殖,并通过一定途径将病原体排出体外。如何发现和处理病原携带者和隐性感染病例,是应予重视的问题。

(3)受染动物:以动物为重要传染源的传染病主要有狂犬病、布鲁氏菌病、鼠疫、钩体病、乙脑、恙虫病等。动物中以啮齿类最为重要,其次为家畜和家禽。在上述传染病中,有些是人、动物共有的疾病,有些动物不发病而是病原携带者,有些则本是动物病。

2. 传播途径　病原微生物从传染源体内排出后,经不同方式到达易感者的所经路径称为传播途径。一般可分为:①空气传播,主要有普通感冒、流感、麻疹、白喉、猩红热、肺结核、SARS、中东呼吸综合征和新型冠状病毒肺炎等。②经水传播,主要有伤寒、霍乱、菌痢、血吸虫病、钩体病等。③饮食传播,有多种肠道寄生虫病,也包括经饮食传播的毒素类疾病。④接触传播,可分为直接(狂犬病等)和间接(通过污染的手或日常用品等)两类;性传播疾病是接触传播的特殊类型,如梅毒、淋病和衣原体感染引起的非特异性尿道炎等。⑤虫媒传播,包括疟疾、丝虫病、乙脑、黄热病、立克次体病、登革热、回归热、黑热病、莱姆病和巴贝虫病等。⑥土壤传播,土壤中的感染期蚴(蛔虫、钩虫、粪类圆线虫等的幼虫)或芽孢(破伤风杆菌、炭疽杆菌等的芽孢)可钻入皮肤或沾污皮肤伤口而引起感染。其他还有血液、医源性传播。

3. 易感者　年龄、性别和职业与易感性有一定关系。青壮年男子由于职业、工作关系与病原微生物的接触机会较多,因而易获感染。免疫缺陷者(年幼、老年、慢性疾病、肿瘤、应用糖皮质激素和接受化疗或者生物制剂治疗的患者等)对多种病原微生物易感。人群易感性取决于该人群中每一个体的免疫水平,"周期性流行"乃与人群免疫力自然消长等因素有关。

(二)影响流行过程的因素　环境条件对构成流行过程有重大意义。环境条件包括自然因素和社会因素,前者主要是指地理因素和气候因素,例如冬、春季节多发生呼吸道传染病;夏季多发生消化道传染病。社会因素包括人群营养水平、居住条件、防疫工作、卫生设施、劳动环境等,对传染病的发生和流行起着比自然因素更为重要的作用。

(三)感染性疾病的预防　"预防胜于治疗"是一句古老而被人们所熟知的通俗话语,对感染性疾病来说更显重要。预防的一切措施都是针对构成传染病流行的3个基本环节,在三者中应抓住其主要或薄弱环节重点突破,如对疟疾以控制传染源为重点,对白喉以保护易感人群为重点,对流行性斑疹伤寒以灭虱为重点等。

1. 控制传染源　对传染病患者必须做到早期发现、诊断、隔离和治疗,并立即将法定传染病向附近卫生防疫机构或医疗保健机构报告,以便进行必要的流行病学调查和制定相应防疫措施。《中华人民共和国传染病防治法》自1989年9月1日起

施行,最近一次修正于2013年获第十二届全国人民代表大会常务委员会通过。规定甲类传染病(2种)是指:鼠疫、霍乱。乙类传染病(26种)是指:传染性非典型肺炎(严重急性呼吸综合征)、艾滋病、病毒性肝炎、脊髓灰质炎、人感染高致病性禽流感、甲型H1N1流感、麻疹、流行性出血热、狂犬病、乙脑、登革热、炭疽、细菌性和阿米巴性痢疾、肺结核、伤寒和副伤寒、流脑、百日咳、白喉、新生儿破伤风、猩红热、布鲁氏菌病、淋病、梅毒、钩体病、血吸虫病、疟疾。丙类传染病(11种)是指:流行性感冒、流行性腮腺炎、风疹、急性出血性结膜炎、麻风病、流行性和地方性斑疹伤寒、黑热病、包虫病(棘球蚴病)、丝虫病、除霍乱、细菌性和阿米巴性痢疾、伤寒和副伤寒以外的感染性腹泻病、手足口病。2013年11月又根据新发传染病的特点进行了调整,将人感染H7N9禽流感纳入法定乙类传染病;将甲型H1N1流感从乙类调整为丙类,并纳入现有流行性感冒进行管理。2020年1月,经国家卫健委通过,新型冠状病毒肺炎纳入法定传染病乙类管理,采取甲类传染病的预防、控制措施。

文中规定:①对甲类传染病患者和病原携带者,乙类传染病中的传染性非典型肺炎、炭疽中的肺炭疽和人感染高致病性禽流感,采取本法所称甲类传染病的预防、控制措施,予以隔离治疗,隔离期限根据医学检查结果确定;②对乙类传染病中的传染性非典型肺炎、炭疽中的肺炭疽和人感染高致病性禽流感以外的乙类、丙类传染病患者,根据病情,采取必要的隔离、治疗和控制传播措施;③对疑似甲类传染病患者,在明确诊断前在指定场所进行医学观察;④对传染病患者,病原携带者,疑似传染病患者污染的场所、物品和密切接触的人员,实施必要的卫生处理和预防措施。

2. 切断传播途径　根据不同传染病制订不同方案,对肠道传染病宜加强饮食卫生、个人卫生、用具消毒、吐泻物消毒等;对呼吸道传染病应开窗通风、保持空气流通,提倡戴口罩等;对虫媒传染病主要需有防蚊设备,并采用药物驱虫、杀虫。

3. 保护易感人群　包括特异性与非特异性措施,前者包括人工自动免疫和人工被动免疫两类。人工自动免疫是用病原生物或其成分制成生物制品,给人接种,使人主动产生特异性免疫。预防接种后,人体免疫力可在1~4周内出现,维持数月至数年,免疫次数1~3次,主要用于预防。人工被动免疫是注射含特异性抗体的免疫血清,注射后免疫立即出现,但持续时间仅2~3周,免疫次数多为1次,主要用于治疗某些外毒素引起的疾病,或作为暴露后的应急预防措施。

人工自动免疫用的生物制品有活菌(疫)苗、死菌(疫)苗、类毒素三种。活菌(疫)苗由毒力减弱的活病原体(如细菌、螺旋体、病毒、立克次体等)制成,亦称减毒活菌(疫)苗,目前常用的有卡介苗、麻疹疫苗等。死菌(疫)苗亦称灭活菌(疫)苗,如目前常用的伤寒副伤寒联合菌苗、流脑多糖菌苗、乙脑疫苗等。细菌所产生的外毒素经甲醛处理后,去其毒性而保留其抗原性即为类毒素,如白喉类毒素、破伤风类毒素等。目前已从完整病原体疫苗发展到基因工程合成的蛋白质或肽链疫苗等

亚单位疫苗,如病毒性乙型肝炎疫苗就是此类疫苗中最具代表性的品种。人工被动免疫用的生物制品有抗毒素与丙种球蛋白、特异高价免疫球蛋白等。

抗菌药物预防性应用亦属非特异性保护易感人群的措施。在内科领域中,抗菌药物大多用于预防肺部感染,如中性粒细胞缺乏、实体器官移植患者的预防用药;在外科领域中抗菌药物主要用于预防手术部位感染,应根据手术切口类别、创伤程度、持续时间和可能污染细菌种类、感染发生机会、后果严重程度等因素,综合考虑抗菌药物预防应用指征。

【感染性疾病的诊断】

感染性疾病的诊断是综合性的,需参考流行病学资料、临床病史、体格检查及实验室检查结果等。病原体检出仍是确诊的主要依据,这对细菌性感染尤为重要。

病原体可以通过显微镜直接检出(如疟原虫、杜氏利什曼原虫、溶组织内阿米巴等),但病原体分离更显重要。一般细菌均能在普通培养基或特殊培养基内生长,病毒分离须采用组织或细胞培养的方法。某些特殊情况可能需要动物接种才能确定病原体(如恙虫病立克次体等)。

近年来免疫学诊断技术有所发展。免疫学诊断技术特异性强、敏感度高、操作简便,已成为感染病诊断的重要组成部分。酶联免疫测定是最为常用的检测方法之一,可用于抗原和抗体检测,包括间接酶联免疫吸附试验、酶联免疫斑点试验、蛋白印迹法等。经典抗体检测技术虽有特异性交叉的弱点,但仍是包括人类免疫缺陷病毒(human immunodeficiency virus,HIV)感染、甲型和戊型肝炎、乙型脑炎、EB 病毒感染和流行性出血热等病毒性传染病和布鲁氏菌病及梅毒等的重要检测手段。抗原检测应是检测的发展方向,但因检测敏感性受限于血液中病原体数量,往往只能用于急性感染的初筛,或在一些持续感染中应用,如乳胶凝集试验用于检测新型隐球菌的感染,表面抗原检测用于乙型肝炎病毒感染的检测等。一些新型手段也不断得到应用,如结核病特异性蛋白(目前多采用 ESAT-6 和 CFP-10)多肽刺激后用酶联免疫斑点(ELISPOT)试验检测结核感染,无论是敏感性还是特异性均远优于传统的皮肤结核菌素试验。此外免疫荧光技术、固相放射免疫测定、免疫胶体金技术、免疫组织化学技术、化学发光免疫分析技术等均已应用于临床,此处不赘述。

分子生物学技术的出现使感染性疾病的诊断达到基因水平。通过直接探查病原体 DNA 或 RNA 来反映基因的存在和表达状态。由于分子生物学诊断技术具有高敏感性与特异性,操作简便,已实现广泛应用。代表性技术分为三大类:核酸分子杂交、聚合酶链反应(PCR)和 DNA 芯片(DNA Chip)技术。近年来,二代测序等高通量测序技术开始广泛应用于病原体检测。

【感染性疾病的治疗】

感染性疾病的治疗包括特异性病原治疗和一般对症治疗。利用化学药品治疗传染病由来已久,但 20 世纪 30—40 年代磺胺药和青霉素 G 先后问世,启动了其他抗微生物药物特别是抗生素的迅速发展。头孢菌素类、氟喹诺酮类及碳青霉烯类的发展最快,品种最为丰富;其次是对阳性菌和非典型病原体如支原体和衣原体作用较强的大环内酯类,以及对葡萄球菌感染具有显著活性的糖肽类药物如万古霉素和替考拉宁等。近年来新的药物不断研发,如利奈唑胺、达托霉素和替加环素等,这些药物对耐药金黄色葡萄球菌(包括耐甲氧西林金黄色葡萄球菌)、肠球菌(包括耐万古霉素肠球菌)和肺炎链球菌(包括耐青霉素肺炎链球菌)等具有良好抗菌活性。替加环素对多重耐药的耐甲氧西林金黄色葡萄球菌及肠球菌,尤其是耐多药鲍曼不动杆菌均具抗菌活性,为临床治疗严重耐药菌感染提供了新手段。此外,在抗真菌药物及抗病毒药物等方面也进展迅速。抗真菌药物中,三唑类的伊曲康唑、泊沙康唑与伏立康唑具广谱抗真菌作用,尤其对曲霉属具杀菌作用;棘白菌素类的卡泊芬净和米卡芬净等,对念珠菌属和曲霉属具良好抗菌作用。抗病毒药物中,直接抗病毒药物(direct acting agent,DAA)治疗丙型肝炎取得突破进展,使得丙型肝炎治愈成为现实。在抗寄生虫药物方面,20 世纪 70 年代广谱抗蠕虫药吡喹酮的发现,使血吸虫病治疗取得了划时代的进展,此后苯并咪唑类药物的合成也为线虫病治疗提供了重要武器。

感染性疾病治疗不仅包括针对病原的特效治疗,还包括组织损伤修复、脏器功能重建及水、电解质、酸碱等紊乱的纠正。如感染性心内膜炎一旦出现心力衰竭,维持心功能和及时掌握手术时机应摆在首要地位。对钩体病所致肺出血、肝肾衰竭相应处理的迫切性显然胜过抗菌治疗。

总之,当前感染性疾病领域取得了重大进展,经典传染病得到有效控制,对新发传染病的发现和控制能力得到迅速提高,抗感染治疗和预防的新手段不断问世,这些进展为进一步控制各种感染性疾病甚至消灭一些重大传染病提供了可能性。但未来还面临更大挑战,包括耐药菌感染的蔓延,结核病等经典传染病的有效诊治手段仍不能满足临床需求,毒力和传播性更强的新发传染病随时有可能再度袭击人类并随着全球化经济文化交流而迅速传播。从这一点来讲,感染病学科不仅仅是一个古老的学科,更是一个年轻的学科,也是一个转化医学成果最为丰富的领域。每一位从事感染性疾病防控、治疗、基础研究的卫生工作者都能在这个领域作出自己的贡献。

推荐阅读

1. OWENS B. 2015 Nobel Prize goes to antiparasitic drug discoverers[J]. Lancet,2015,386(10002):1433.

2. FOSTER G R. Shorter treatments for hepatitis C:another step forward? [J]. Lancet,2015,385(9973):1054-1055.

3. WHO Ebola Response Team. Ebola virus disease among male and female persons in West Africa[J]. N Engl J Med,2016,374(1):96-98.

第二章　抗感染药物的临床应用

第一节　抗菌药物的临床药理

张　菁　张婴元

抗菌药等抗感染药的临床药理学研究已有数十年历史，积累了大量的资料。自 20 世纪 90 年代以来，抗菌药物药代动力学（pharmacokinetics，PK，简称药动学）和药效学（pharmacodynamics，PD）两者相结合（PK/PD）的研究，对优化抗菌药物给药方案、防止细菌耐药性产生及临床合理应用起了重要指导作用。本节主要叙述抗菌药物等抗感染药的体内过程，以及其与药效学的关系，供临床治疗用药时参考。

【抗菌药物的体内过程】

抗感染药中主要为抗菌药物，以下对该类药物体内过程予以重点叙述，同时也对某些抗病毒药等药代动力学特点予以简述（表 10-2-1-1）。

表 10-2-1-1　抗感染药物药代动力学特点

药物	剂量和途径	血峰浓度均值或范围/(mg·L^{-1})	血浆半衰期/h	生物利用度/%	主要清除途径	蛋白结合率/%	累计尿排出百分率/%
青霉素 G	60 万 U，i.m	12	0.5	10~15	肾	46~65	79~85
	1 200 万 U/d，i.v.gtt	16					
青霉素 V	500mg，p.o	5~8.2	0.5~0.8	60	肾、肝	75~80	20~40
苄星青霉素	120 万 U，i.m	0.12mg/L（14d）	0.5		肾	60	
苯唑西林	0.25g，i.v	9.7	0.5~1	30~33	肾、肝	90~94	
	0.5g，i.m	15					40
	1g，p.o	11.7					23~30
氯唑西林	0.5g，p.o	7~14	0.5~1	50~75	肾、肝	94~95	35~50
	0.5g，i.m	15					
氨苄西林	0.5g，i.v	17	1~1.5	40	肾、肝	20	70
	0.5g，i.m	7~14					56
	0.5g，p.o	2~6					20
阿莫西林	0.25g，p.o	3.5~5	1~1.5	60~75	肾	17~20	60
	0.5g，p.o	5.5~7.5					
哌拉西林	0.5g，i.m	4.9	1~1.5	71	肾、肝	17~22	49~68
	1g，i.m	13.3					
	2g，i.m	30.2					
头孢氨苄	0.5g，p.o	16~18	0.6~1	90	肾	10~15	80
头孢拉定	0.5g，i.v	46	0.8~1	90	肾	8~12	90
	1g，i.m	12					66
头孢噻吩	0.5g，i.m	10	0.5~1	100	肾、肝	50~60	60~70（原型）
	1g，i.m	20					20~30（代谢物）
	1g，i.v	30~60					
头孢唑林	0.5g，i.m	37	1.8~2	100	肾	74~86	70~80
	1g，i.v	185					

续表

药物	剂量和途径	血峰浓度均值或范围/(mg·L^{-1})	血浆半衰期/h	生物利用度/%	主要清除途径	蛋白结合率/%	累计尿排出百分率/%
头孢呋辛	0.75g,i.m 0.75g,i.v	27 50	1.1~1.4	98	肾	50	89
头孢呋辛酯	0.5g,p.o	7~10	1.2~1.6	36~52	肾	50	32~48
头孢克洛	0.25g,p.o	6	0.6~0.9	93	肾	25	60~85
头孢丙烯	0.5g,p.o	10.5	1.3~1.8	89~95	肾	36	62~69
头孢替安	1g,i.v.gtt	75	0.7~1.1		肾	40	60~75
头孢克肟	0.2g,p.o	2	3~4	40~50	肾	65	50
头孢地尼	0.3g,p.o 0.6g,p.o	1.6 2.87	1.6~1.8	16~21	肾	60~70	26~33
头孢托仑酯	0.2g,p.o	1.8	1.6	14~16	肾、胆	88	20
头孢噻肟	0.5g,i.m 1.0g,i.m	11.7 20.5	1	91~100	肾	35~40	60
头孢唑肟	1.0g,i.v 1.0g,i.v.gtt	136~159 69~84	1.49~1.9		肾	30	80
头孢曲松	0.5g,i.m 1g,i.m 2g,i.m	82 151 257	5.8~8.7	100	肾肝	85~95	33~67
头孢他啶	0.5g,i.v 1.0g,i.v	45 90	1.9		肾	10~17	80~90
头孢哌酮	1.0g,i.m 1.0g,i.v	65 153	1.7	95	肾、肝	82~93	20~30
头孢吡肟	1.0g,i.v 1.0g,i.m	78.7 25.9	2.6	100	肾	15~19	80~90
头孢西丁	1.0g,i.m	22.5	0.68~0.77	90	肾	65~80	90
头孢美唑	1.0g,i.v.gtt	76.2	1.2		肾	41	85~92
头孢米诺	0.5g,i.m	54.3	2.2~2.7		肾	66.3	90
亚胺培南	0.5g,i.v.gtt	21~58	1.0		肾	20	70
美罗培南	1.0g,i.v.gtt	39~58	1.0		肾	22	70
帕尼培南	0.5g,i.v.gtt	27.5	1.0		肾	6~7	91.5
厄他培南	1.0g,i.v	137	4.3~4.6		肾	92~95	40(原型) 40(代谢物)
比阿培南	0.3g,i.v	17.3	1.03		肾	3.7~10.2	63.4
多立培南	500mg,i.v	23.0	1		肾	8.1	70(原型) 15(代谢物)
法罗培南	150mg,p.o	2.36	0.76	27	肾	95	3.12
氨曲南	1.0g,i.v	125	1.5~2		肾	50	70
阿莫西林/克拉维酸	0.375g(0.25g/0.125g),p.o	5.6/3.4	0.9~1.07/ 0.9~1.12	97/75	肾	18/25	50~70/25~40

续表

药物	剂量和途径	血峰浓度均值或范围/(mg·L⁻¹)	血浆半衰期/h	生物利用度/%	主要清除途径	蛋白结合率/%	累计尿排出百分率/%
氨苄西林/舒巴坦	1.5g,i.v 3g,i.v	40~71 109~150	1		肾	20~25/38	75~85
哌拉西林/他唑巴坦	3.375g,i.v 4.5g,i.v	209 224	0.7~1.1		肾	45/9	60~70/35~45
头孢哌酮/舒巴坦	2g(1g/1g),i.v	236.8/130.2	1.7/1		肾	82~93/38	25/72
拉氧头孢	1g,i.v 1g,i.v.gtt	101.2 77.2	2.3/2.25		肾	60	90
庆大霉素	2mg/kg（首剂），然后1.7mg/kg 每 8 小时 1次,i.v.gtt	4~10	1~2		肾	<10	40~65
	5.1mg（病情危重者7mg/kg）每日 1 次	16~24	<1				
妥布霉素	2mg/kg（首剂），然后1.7mg/kg 每 8 小时 1次,i.v.gtt	4~10	1~2		肾	0~25	80~85
	5.1mg（病情危重者7mg/kg）每日 1 次	16~24	<1				
阿米卡星	7.5mg/kg 每 12 小时 1次,i.v.gtt	15~30	2		肾	3.5	85~98
	15mg/kg 每日 1 次	56~64					
奈替米星	2mg/kg 每 8 小时 1次,i.v.gtt	4~10	2.5		肾	0~30	60~90
	6.5mg/kg 每 1 次日,i.v.gtt	22~30					
异帕米星	200mg,i.v.gtt	17.1	1.8		肾	3~8	85
四环素	0.5g,p.o	3~5	6~10	30~70	肾、肝	55~70	20~70
米诺环素	0.2g,p.o	3~5	11~33	95	肝、肾	55~75	4~9
多西环素	0.2g,p.o	3~5	14~22	93	肾、肝	60~95	35~40
替加环素	0.1g,i.v	1.45	42.4		肝、肾	71~89	22
甲磺酸黏菌素(甲磺酸多黏菌素 E)	2.4mg/kg（以 CBA计),i.v.gtt	18.0(0.69)	1.38(4.49)		肾	58	62.5(1.28)
多黏菌素 B	1.5mg/kg,i.v.gtt	2.8	4.3~6			58(36~64)	4.04(0.98~17.4)
氯霉素	1.0g,p.o	8~12	1.3~3.5	76~93	肝、肾	44~60	92~93
麦迪霉素	1g,p.o	1.13	2.4		胆	18	2~3
红霉素	0.25g,p.o	0.3	1.6~1.7	30~65	胆	18~44	2.5
阿奇霉素	0.5g,p.o	0.4~0.45	35~48	37	胆	7~23	12
克拉霉素	0.5g,p.o	2.12	3.5~4.9	55	肝、肾	70	32(原型+代谢物)

续表

药物	剂量和途径	血峰浓度均值或范围/(mg·L⁻¹)	血浆半衰期/h	生物利用度/%	主要清除途径	蛋白结合率/%	累计尿排出百分率/%
罗红霉素	0.3g,p.o	9.1~10.8	8.4~15.5	72~85	肝	86~91	7.4
林可霉素	0.5g,p.o 0.6g,i.m	2.6 11.6	4~5	20~35	胆	60~80	9~13
克林霉素	0.15g,p.o 0.3g,i.m	2.5~3 4.9	3	90	胆	60	13
万古霉素	1.0g,i.v.gtt	25~40	4~6		肾	55	80~90
去甲万古霉素	0.8g,i.v.gtt	40	3.3		肾	55	85
替考拉宁	0.4g,i.v.gtt	71.7	47~100		肾	90	65
达托霉素	4mg/kg,i.v 6mg/kg,i.v	57.8 93.9	9.4		肾	90~93	80
利奈唑胺	0.6g,p.o 0.6g,i.v.gtt	12.7 15.1	5.4 4.8	100	肾、代谢	31	30~35(原型) 50(代谢物)
磷霉素钠	1g,i.v.gtt	46	3~5	37	肾	2.16	90
磺胺甲噁唑/甲氧苄啶	800mg/160mg,p.o	57.4/1.72	10/8~10	>90	肾、肝	60~70/30~46	84.5/66.8
诺氟沙星	0.4g,p.o	1.4~1.6	3~4	30~40	肾、肝	10~15	26~32(原型) 5~8(代谢物)
环丙沙星	0.5g,p.o 0.2g,i.v.gtt	2.4~2.6 2.1	3.3~4.9	49~70	肾、肝	20~40	40~50
左氧氟沙星	0.5g,p.o	5.2~6.4	5~7	98~100	肾	24~38	87
莫西沙星	0.4g,p.o	3.1	12	91	代谢	45	45
甲硝唑	0.25g,p.o	6	7~8.5	90	肾肝	20	20(原型)
替硝唑	0.15g,p.o	4.91	11~13	约100	肾	12	60~65
呋喃妥因	0.1g,p.o	0.72	0.3~1	23~28#	肾	40~60	40
氟康唑	0.4g,p.o	6.7	27~37	90	肾	11~12	80
伏立康唑	0.2g,p.o	2.08	6	96	肝	96	2
伊曲康唑	0.2g,p.o	0.3	15~20	55	肝	99.8	40
氟胞嘧啶	2.0g,p.o	30~40	2.5~6	78~90	肾	2.9~4	90
两性霉素B	0.37~0.65mg/kg,i.v.gtt	0.5~3.5	24		代谢、肾	91~95	40
卡泊芬净	第1天单次70mg负荷,随后每天单次50mg,i.v.gtt	9.94	9~11		肝	97	41
米卡芬净	0.1g,i.v	8.17	14~15		肝	99	15
异烟肼	0.2g,p.o	0.5~1.5	1.2~3.0	90	肾	10	75~95 (45~55原型)
乙胺丁醇	15~25mg/kg,p.o	3~5	3~4	75~80	肾	20~30	79
利福平	0.6g,p.o 0.6g,i.v.gtt	7~9 17.5	3~5	90~95	胆、肠	80~91	6~15
利福喷汀	4mg/kg,p.o	5.13	18	70	胆	98	

续表

药物	剂量和途径	血峰浓度均值或范围/(mg·L⁻¹)	血浆半衰期/h	生物利用度/%	主要清除途径	蛋白结合率/%	累计尿排出百分率/%
吡嗪酰胺	0.5g, p.o	9~12	9~10	接近100	肝	50	4~14(原型) 26~36(代谢物)
金刚烷胺	2.5mg/kg, p.o	0.3~0.4	12~17	90	肾	67	90
奥塞米韦	0.15g, p.o	0.456	1~3	2	肾	42	65~75
阿昔洛韦	5mg/kg, i.v.gtt	9.8	2.9	10~20	肾	9~33	60~91
更昔洛韦	5mg/kg, i.v.gtt	8~11	2~4	6~9	肾	1~2	91
利巴韦林	0.6g, p.o	1.3	30~60	33~45	肾	约为0	40
膦甲酸钠	57mg/kg, i.v.gtt	575	3~8		肾	14~17	80
拉米夫定	2mg/kg, p.o	1.5	5~7	86	肾	<16~36	70
阿德福韦	0.01g, p.o	0.018	7.5	50	肾	≤4	45
恩替卡韦	0.5mg, p.o 1.0mg, p.o	0.004 0.008	20	100	肾	13	80
沙奎那韦	0.6g, p.o	0.09	1~2	4	肝	98	1
齐多夫定	0.2g, p.o	1.1	0.5~3	60~65	代谢、肾	38	74(代谢物)
去羟肌苷	0.3g, p.o	1.6	1.6	30~40	肝	5	18

注:p.o 口服;i.v.gtt 静脉滴注;i.v 静脉注射;i.m 肌内注射;U.单位;#针对肠溶衣片,采用尿药排泄法测定;CBA.黏菌素盐基活性。

任何抗菌药物,除口服或局部应用不吸收者外,经血管外给药(口服或肌内注射)者,在体内均存在吸收、分布及排泄过程,某些药物还可在体内代谢,而血管内给药(静脉给药者)则无吸收过程。抗菌药物自不同途径给药后经吸收(口服和肌内注射)进入血液循环,此即为吸收过程,静脉给药者直接入血。进入血液循环的药物以两种形式存在,一部分与血浆蛋白结合,一部分未结合者呈游离状态,此两部分呈动态可逆性平衡。药物呈游离状态者可分布进入组织体液,并有部分在组织内代谢。继分布过程之后或在分布过程中药物开始自体内消除,以药物原形或代谢物形式排出体外,大多情况下药物原形和代谢物同时排出。

(一)吸收过程 不同抗菌药物其吸收程度和吸收速率各不相同。口服及肌内注射给药者均有吸收过程。一般在口服后1~2小时、肌内注射后0.5~1小时药物吸收入血达高峰血药浓度。口服吸收完全的药物有头孢拉定、头孢克洛、阿莫西林、克林霉素、利福平、多西环素、复方磺胺甲噁唑、甲硝唑、左氧氟沙星等,以上药物口服后均可吸收给药量的80%或90%以上;四环素类的吸收受金属离子钙、镁、铝等的影响,除多西环素外其吸收一般低于给药量的60%~70%。由于各类药物吸收过程的差异,在治疗轻、中度感染时,可选用对病原菌敏感、口服易吸收的抗菌药物,并不需肌内注射或静脉给药,然而治疗危重感染时则宜采用静脉输注给药,以避免口服或肌内注射时多种因素对其吸收的影响。

(二)分布 进入血液循环的药物迅速分布至各组织和体液中,到达感染部位。一般而言,血供丰富的组织,如肝、肾、肺组织中浓度较高,而在血供差的部位如脑、骨、前列腺等组织中则较低,某些部位存在生理屏障,如血脑屏障的存在使大多数药物脑脊液浓度较低,然而不同的抗菌药物其分布特点也不同。

克林霉素、林可霉素、磷霉素、氟喹诺酮类某些品种在骨组织中可达有效治疗浓度,其他抗菌药物的骨浓度均较低,不易达到杀菌或抑菌的有效水平,因此在治疗骨感染时宜根据病原菌对药物的敏感情况选用上述骨浓度高的抗菌药物。

前列腺组织中抗菌药物浓度大多低,但氟喹诺酮类、磺胺甲噁唑/甲氧苄啶、四环素等在前列腺液和组织中大多可达有效浓度,故前列腺炎者的治疗根据感染菌种类选用上述药物。

脑脊液中药物浓度均低,但某些药物对血脑屏障透性高,在脑膜炎症时脑脊液药物浓度可达血药浓度的50%~100%,如氯霉素、磺胺嘧啶、异烟肼、氟胞嘧啶、甲硝唑和氟康唑等均属此类;头孢氨苄、多黏菌素类、林可霉素、两性霉素B等对血脑屏障穿透性则差,即使在脑膜有炎症时,其脑脊液浓度亦低,因此不宜用于化脓性脑膜炎的治疗,两性霉素B用于治疗真菌性脑膜炎时,可辅以该药鞘内给药。

抗菌药物全身用药后可分布至浆膜腔和关节腔中,局部药物浓度可达血浓度50%~100%。因此,除包裹性积液或脓腔壁厚、脓液稠厚外,一般不需要局部腔内注入药物。

抗菌药物可穿过血胎盘屏障自母体进入胎儿体内。透过胎盘较多的抗菌药物有氯霉素、四环素类、磺胺药、呋喃妥因、氟喹诺酮类等,此类药物的胎儿血药浓度与母体血浓度之比可达

50%～100%；氨基糖苷类、红霉素等的比率在30%～50%；头孢菌素类、多黏菌素类、苯唑西林、克林霉素等为10%～15%或更低。妊娠期间应用氨基糖苷类时，药物可经由母体进入胎儿体内，损害第8对脑神经，导致先天性耳聋。四环素类还可导致乳齿及骨骼发育受损。氟喹诺酮类在体内分布广泛，有一定量自母体进入胎儿体内，曾发现该类药物可引起幼年动物软骨损害，且该类药物作用机制为抑制蛋白合成过程中的DNA旋转酶。因此氨基糖苷类、四环素类、氟喹诺酮类不宜在妊娠期应用。

（三）**代谢**　部分抗菌药物在体内代谢，如氯霉素在肝内与葡萄糖醛酸结合失去抗菌活性；头孢噻肟的代谢物去乙酰头孢噻肟与药物原形共同存在于体内，代谢物抗菌活性比原药低。

（四）**排泄**　大多数抗菌药物自肾排泄，因此尿药浓度常可达血药浓度的数十至数百倍，甚或更高，故凡未累及肾实质的下尿路感染，多种抗菌药物均可应用，首先应选用毒性小、使用方便的磺胺类、呋喃类、喹诺酮类的某些品种，毒性大的氨基糖苷类或静脉给药的β-内酰胺类均非首选药物。

红霉素、林可霉素类、利福平、头孢哌酮、头孢曲松等主要或部分由肝胆系统排出体外，因此胆汁浓度高，可达血药浓度数倍至数十倍。

除口服不吸收抗菌药物外，大多抗菌药物的粪浓度远较尿浓度为低，但某些由肝胆系统排泄经肝肠循环的药物如红霉素、四环素类、利福平等在粪中排泄浓度较高。

各类抗菌药物体内吸收、分布、代谢和排泄过程各具特点，选用药物时除考虑其抗菌作用外，尚应结合其药代动力学特点选择易到达感染组织或体液的药物，以在感染病灶内达到有效抑菌或杀菌药物浓度。

【抗菌药物药代动力学/药效学与疗效的关系】

抗菌药物在血和其他体液组织中达到杀灭或抑制感染灶内细菌生长的有效药物浓度时，将能获得治疗作用。由于组织、体液（除血液外）中药物浓度与血药浓度呈平行关系，因此抗菌药物是否有效，可以该药的血药浓度与细菌药敏［即药物对细菌的最低抑菌浓度（minimum inhibitory concentration, MIC）］两者之间的关系作为参考依据。细菌药敏的测定结果是反映抗菌药物治疗剂量应用时患者体内可否达有效药物浓度的重要参考指标。

药代动力学和药效学两者结合反映了药物抗菌活性和血药浓度之间的动态变化，即抗菌活性随时间所发生的变化，此为制订有效抗菌治疗方案、达到最佳临床和微生物学疗效提供了更有利的依据。根据体外、动物实验及临床研究，抗菌药物在体内杀菌模式可分为以下几种类型：①浓度依赖性。药物浓度愈高，杀菌活性及杀菌速率愈高。此类药物多具有较长的抗生素后效应（post antibiotic effect, PAE）。主要PK/PD指数为药时曲线下面积（AUC_{0-24}）与MIC的比值（AUC_{0-24}/MIC）和血药峰浓度（C_{max}）与MIC的比值（C_{max}/MIC），属此类型者有氨基糖苷类、氟喹诺酮类、甲硝唑、两性霉素B等。此类药物通常1日给药1次（重症感染例外）。②时间依赖性。抗菌药物浓度在该药对病原菌MIC的4～5倍内，杀菌效果与浓度相关，但超

过该浓度范围后，杀菌速率达饱和状态，该类药物的杀菌效果与药物浓度超过病原菌MIC时间的长短有关。此类抗菌药物无明显PAE，主要PK/PD指数为药物浓度高于MIC时间占给药间隔的百分比（%T>MIC）。青霉素类、头孢菌素类、碳青霉烯类等β-内酰胺类属此类药物。③时间依赖性并有明显的PAE，主要PK/PD指数为AUC_{0-24}/MIC。属此类型的药物有阿奇霉素、四环素类、万古霉素等糖肽类药物。抗菌药物PK/PD指数达到抑菌或杀菌效果，即获得微生物学疗效或临床疗效所需满足的目标值称为PK/PD靶值（或称PD靶值），PK/PD靶值随药物及细菌的不同而各异。替加环素对肠杆菌科细菌引起的复杂性腹腔感染预期可获疗效的AUC_{0-24}/MIC靶值需达6.96；对葡萄球菌引起的皮肤软组织感染，可获预期疗效的AUC_{0-24}/MIC则需达17.9。因此在选用PK/PD指数和靶值时，应尽可能选用抗菌药对目标病原菌的PK/PD指数及其相应目标值。

治疗细菌性感染时，除根据患者感染部位、感染严重程度和病原菌种类选用抗菌药物外，还应参考药物主要PK/PD指数制订给药方案。如时间依赖性的β-内酰胺类抗生素，消除半衰期短者应多次给药，使%T>MIC的时间延长，达最佳疗效；而对浓度依赖性的氨基糖苷类、氟喹诺酮类则可减少给药次数，增加每次给药剂量，或单次给药，使AUC_{0-24}/MIC和C_{max}/MIC值达较高水平，以达到最大的杀菌作用。需注意的是，氨基糖苷类一日一次给药的方案并非适用于所有感染患者，在治疗感染性心内膜炎等重症感染时，仍需一日多次给药。动物实验已证实，氨基糖苷类治疗肠球菌心内膜炎时，对赘生物中活菌数的减少，一日多次给药优于一日单次给药。

推荐阅读

1. 汪复,张婴元.实用抗感染治疗学[M].2版,北京:人民卫生出版社,2012.
2. Institute for Clinical Pharmacodynamics. De-Risking Antibiotic Drug Development with PK-PD[R/OL].[2020-06-24]. http://www.icpd.com/downloads/ICPD-White-Paper-De-risking-Drug-Development-with-PK-PD.pdf.
3. PAI M P,COTTRELL M L,KASHUBA A D M,et al. Pharmacokinetics and pharmacodynamics of anti-infective agents[M]//BENNETT J E,DOLIN R,BLASER M J. Mandell,Douglas,and Bennett's principles and practice of infectious diseases. 8th ed. Philadelphia:Elsevier Saunders,2015:252-262.
4. 中国医药教育协会感染疾病专业委员会.抗菌药物药代动力学/药效学理论临床应用专家共识[J].中华结核和呼吸杂志,2018,4(6):409-418.

第二节　抗菌药物的临床应用原则

王明贵　张婴元

感染性疾病是临床常见病,抗菌药物应用十分普遍。在应用众多种类的抗菌药物时,必须遵循合理应用的基本原则,对

病原菌种类、感染者病理、生理特点及抗菌药物药理特性等综合考虑,才能正确用药,提高治疗水平。本节对抗菌药物应用的基本原则予以简述。

【抗菌药物应用的基本原则】

(一)诊断为细菌感染者方有指征应用抗菌药 根据患者的症状、体征、实验室检查及/或影像学结果,诊断为细菌、真菌感染者方有指征应用抗菌药物;由真菌、结核和非结核分枝杆菌、支原体、衣原体、螺旋体及部分原虫所致感染亦有指征应用抗菌药,缺乏细菌及上述病原微生物感染证据者及病毒性感染者均无指征应用抗菌药。

(二)尽早查明感染病原,根据病原种类及药物敏感试验结果选用抗菌药 抗菌药物品种的选用,原则上应根据病原菌种类及病原菌对抗菌药物敏感性,即细菌药物敏感试验(简称药敏试验)的结果而定。对临床诊断为细菌性感染的患者应在开始抗菌治疗前,及时留取相应合格标本(尤其血液等无菌部位标本)送病原学检测,以尽早明确病原菌和药敏结果,并据此调整抗菌药物治疗方案(参见第五篇"临床微生物学概论")。

(三)抗菌药物的经验治疗 对于临床诊断为细菌性感染的患者,在未获知细菌培养及药敏结果前,或无法获取培养标本时,可根据患者的感染部位、基础疾病、发病情况、发病场所、既往抗菌药物用药史及其治疗反应等推测可能的病原体,并结合当地细菌耐药性监测数据,先给予抗菌药物经验治疗。待获知病原学检测及药敏结果后,结合先前的治疗反应调整用药方案;对培养结果阴性的患者,应根据经验治疗的效果和病情采取进一步诊疗措施。

(四)按照抗菌药物的抗菌作用及其体内过程特点选择用药 临床应用的抗菌药物品种多,各种抗菌药物的药效学和药动学药代动力学特点不同,各有不同的临床适应证及不良反应。临床医师应根据各种抗菌药物的特性,按临床适应证正确选用抗菌药物(参见本章第一节"抗菌药物的临床药理"、第五节"各类抗菌药物简介")。

(五)按照患者的生理、病理状态合理用药 老年人、新生儿、妊娠期、哺乳期的感染患者应用抗菌药时,其体内过程各不相同,需按照其生理、病理特点合理用药。例如肾功能减退者,应用主要经肾清除的青霉素类、头孢菌素类药物时需减量应用,具有肾毒性的抗菌药则应避免应用(参见本章第三节"抗菌药物在特殊情况下的应用")。

(六)综合患者病情、病原菌种类及抗菌药物特点制订抗菌治疗方案 综合考虑病原菌、感染部位、感染严重程度和患者的生理、病理情况及抗菌药物药效学和药代动力学特征制订抗菌治疗方案,包括抗菌药物的品种选择、给药剂量、给药次数、给药途径、疗程及联合用药等。

【抗菌药物的治疗性应用】

(一)需氧革兰氏阳性菌感染的抗菌药选用 目前临床常见的革兰氏阳性菌为葡萄球菌属、链球菌属、肠球菌属,对此三类革兰氏阳性球菌感染的抗菌药选用简述如下。

1. 葡萄球菌属 金黄色葡萄球菌(简称金葡菌)为最常见的革兰氏阳性菌,在血流感染及皮肤软组织感染中常见,耐甲氧西林金黄色葡萄球菌(MRSA)是医院感染的常见病原菌之一。临床分离到表皮葡萄球菌等凝固酶阴性的葡萄球菌时,需要鉴别是感染病原菌还是寄殖菌。对青霉素敏感的葡萄球菌株很少见,不宜选用青霉素作为经验治疗药物;甲氧西林敏感葡萄球菌属感染宜选用耐酶青霉素类,如苯唑西林、氯唑西林及第一、二代头孢菌素类等;耐甲氧西林葡萄球菌属感染可依病情严重程度选用万古霉素或去甲万古霉素、替考拉宁、利奈唑胺、达托霉素、头孢罗膦、复方磺胺甲噁唑、利福平、磷霉素、夫西地酸、氨基糖苷类等药物,但后四者主要作为联合用药,若联合应用氨基糖苷类时需严密监测肾、耳毒性发生的可能。

2. 链球菌属 临床常见的链球菌属细菌有:A 组溶血性链球菌(化脓性链球菌)、肺炎链球菌、草绿色链球菌、B 组溶血性链球菌(无乳链球菌)等。A 组溶血性链球菌和肺炎链球菌的致病性较强,前者可引起蜂窝织炎、丹毒、猩红热、扁桃体炎、产褥热等,后者是社区获得性肺炎、脑膜炎的主要病原菌。B 组溶血性链球菌感染多见于新生儿,主要引起化脓性脑膜炎。草绿色链球菌为天然瓣膜心内膜炎的主要病原菌。

肺炎链球菌近年来对青霉素耐药率上升,治疗青霉素敏感或青霉素中介株(penicillin-intermediate Streptococcus pneumoniae,PISP)引起的感染,仍首选青霉素,但需加大青霉素剂量,也可选用头孢菌素等其他 β-内酰胺类抗生素。对青霉素耐药株(penicillin-resistant Streptococcus pneumoniae,PRSP)所致感染则可根据病情选用万古或去甲万古霉素,替代选用药物有:头孢曲松或头孢吡肟等第三、四代头孢菌素,亚胺培南、美罗培南等,左氧氟沙星、莫西沙星等氟喹诺酮类可用于成人 PISP 和 PRSP 所致呼吸道感染。治疗 A 组和 B 组溶血性链球菌所致感染仍以青霉素为首选,此外根据病情也可选用阿莫西林,第一、二代头孢菌素等。对青霉素过敏的轻症感染患者可选用红霉素等大环内酯类药物。草绿色链球菌心内膜炎,仍以青霉素为首选并与庆大霉素联合。

3. 肠球菌属 可引起尿路感染、腹腔感染,也可引致心内膜炎、血流感染等。肠球菌对多种抗菌药呈天然耐药,中国细菌耐药监测网(CHINET)监测显示,粪肠球菌对氨苄西林的敏感性高(约 90%),屎肠球菌对氨苄西林的敏感性低于 10%。氨苄西林可作为敏感菌株感染的首选用药,重症感染宜联合氨基糖苷类抗生素,如对氨苄西林耐药者可选用万古霉素或去甲万古霉素。耐万古霉素肠球菌(vancomycin-resistant Enterococcus,VRE)感染,可选用利奈唑胺或达托霉素。肠球菌属所致的膀胱炎可依据药敏选用呋喃妥因。

(二)需氧革兰氏阴性菌感染的抗菌药选用

1. 肠杆菌科细菌 主要包括大肠埃希菌、克雷伯菌属、肠杆菌属、变形杆菌属、沙雷菌属、柠檬酸杆菌属、沙门菌属和志贺菌属等。肠杆菌科细菌可引起血流感染、尿路感染、胆道感染、腹膜炎、脑膜炎、肺炎等。肠杆菌科细菌耐药性近年来日趋增高,细菌产生的 β-内酰胺酶是导致肠杆菌科细菌对 β-内酰胺类抗生素耐药的主要原因,近年来大肠埃希菌和肺炎克雷伯菌等克雷伯菌属对头孢噻肟的耐药率分别达57%及46%(CHINET 2018);部分肠杆菌科细菌,特别是产头孢菌素酶(AmpC)的肠杆菌属细菌也可出现耐药;近年来出现对碳青霉烯类耐药肠杆菌科细菌(carbapenem-resistant Enterobacteriaceae,CRE)并呈快速上升趋势,CRE主要发生于克雷伯菌属,其检出率2018年为25%,CRE常呈广泛耐药,除对多黏菌素、替加环素敏感外,对几乎其他所有抗菌药耐药,临床病死率高。

产超广谱β-内酰胺酶(extended spectrum β-lactamases,ESBLs)细菌所致感染可根据药敏结果选用碳青霉烯类、β-内酰胺酶抑制剂复方制剂、喹诺酮类、氨基糖苷类等;产AmpC酶者,头孢吡肟等第四代头孢菌素及碳青霉烯类等为可选药物;对CRE感染,多需选用多黏菌素、替加环素,与其他药物如氨基糖苷类、磷霉素等联合,对于碳青霉烯类MIC低于8mg/L的CRE感染,也可联合大剂量碳青霉烯类治疗。

2. 假单胞菌属 该菌可引起肺部感染、尿路感染、烧伤创面及压疮感染、血流感染等。铜绿假单胞菌及其他假单胞菌属细菌对许多抗菌药呈固有耐药,但近10余年来对各类在抗菌谱范围内的抗菌药的耐药率略呈下降趋势,多波动于20%~30%。哌拉西林、头孢他啶、头孢吡肟、环丙沙星等为可选药物,严重感染者上述药物常需与氨基糖苷类联合应用,也可根据药敏结果选用β-内酰胺酶抑制剂复方制剂如哌拉西林/他唑巴坦、头孢哌酮/舒巴坦,或碳青霉烯类抗生素。

3. 不动杆菌属 该菌在医院获得性感染中多见,耐药性高,对多数抗菌药包括碳青霉烯类的耐药率均在50%以上,对几乎所有抗菌药耐药的广泛耐药菌株检出率约20%。该菌引起的感染可根据药敏结果选用头孢他啶、氨苄西林/舒巴坦、头孢哌酮/舒巴坦、碳青霉烯类、氨基糖苷类、左氧氟沙星或环丙沙星等;对于碳青霉烯类耐药株感染,可依据药敏结果选用替加环素、多黏菌素、头孢哌酮/舒巴坦或氨苄西林/舒巴坦等,多需要联合用药。

4. 嗜麦芽窄食单胞菌 对多数抗菌药呈固有耐药,可根据药敏选用磺胺甲噁唑-甲氧苄啶(SMZ-TMP,复方磺胺甲噁唑)、头孢哌酮-舒巴坦、左氧氟沙星等氟喹诺酮类、米诺环素、多西环素。

5. 嗜血杆菌属 有流感嗜血杆菌、杜氏嗜血杆菌等,前者主要引起呼吸道感染,后者可引起软下疳。流感嗜血杆菌感染首选药物为氨苄西林;产β-内酰胺酶菌株,可选用阿莫西林-克拉维酸或氨苄西林-舒巴坦,亦可选用第二、三代头孢菌素,如头孢呋辛、头孢噻肟等。

6. 奈瑟菌属 主要有脑膜炎球菌和淋病奈瑟球菌。淋病奈瑟球菌主要引起淋病,脑膜炎球菌则可引起化脓性脑膜炎和血流感染等。治疗脑膜炎球菌脑膜炎,宜选用头孢曲松、头孢噻肟、青霉素,也可选用美罗培南、氯霉素、磺胺嘧啶等。治疗淋病奈瑟球菌感染,不产酶株仍可用青霉素,但目前多为产酶株,宜首选头孢曲松,替代选用为大观霉素。

7. 军团菌属 主要菌种为嗜肺军团菌,多引起肺炎。可选用氟喹诺酮类(左氧氟沙星、莫西沙星),或阿奇霉素,或红霉素±利福平。

(三)厌氧菌 临床上常见的厌氧菌包括拟杆菌属、梭杆菌属、消化链球菌属等,其中脆弱拟杆菌为重要病原菌。根据不同感染类别及病情宜选用甲硝唑,也可选用克林霉素、头孢西丁、氯霉素等。脆弱拟杆菌与需氧革兰氏阴性杆菌混合感染的重症患者亦可选用碳青霉烯类或β-内酰胺酶抑制剂复方制剂。对于艰难梭菌肠炎,需停止原用抗菌药,可选用甲硝唑,治疗无效时可改用万古霉素口服。

(四)其他病原体感染 肺炎支原体及肺炎衣原体感染宜选多西环素、红霉素及其他大环内酯类、氟喹诺酮类。放线菌属宜选氨苄西林或青霉素,替代选用多西环素、头孢曲松等。诺卡菌属宜选SMZ-TMP等磺胺类药,也可选用米诺环素、阿米卡星等。

抗菌药物局部用药难以在感染部位达到有效浓度,且易导致过敏反应及产生细菌耐药性,因此尽量避免抗菌药的局部应用;仅在少数情况下局部用药,局部用药时应选用杀菌剂,局部刺激性小的药物。中枢神经系统感染,抗菌药物不易达到感染部位者,例如隐球菌脑膜炎时可辅以两性霉素B鞘内注入。广泛耐药革兰氏阴性菌如耐碳青霉烯类鲍曼不动杆菌或肺炎克雷伯菌引起的肺部感染,可用多黏菌素或氨基糖苷类雾化吸入。目前供皮肤局部应用的药物有莫匹罗星、磺胺嘧啶银、磺胺醋酰钠、抗真菌药如咪康唑及特比萘芬等。

【抗菌药物的预防性应用】

抗菌药物的预防性应用需要严格掌握指征,如预防1~2种特定细菌感染时可能有效,如目的在于防止任何病原入侵,则往往无效。对普通感冒等病毒性疾病患者,昏迷、休克、心力衰竭等患者预防用抗菌药,既缺乏指征,也无效果,并易导致耐药菌感染,不宜常规预防用药。以下简述内、外科预防应用抗菌药物的适应证。

(一)外科预防用药 外科手术预防用药目的是预防手术部位感染,包括切口感染和手术所涉及的器官和腔隙感染,但不包括术后可能发生的全身性感染。根据手术野有否污染或污染的程度,发生感染风险及其危害的大小,决定是否预防应用抗菌药。各类手术切口的抗菌药预防用药推荐如下:①Ⅰ类切口,即清洁手术,手术野为人体无菌部位,局部无炎症、无损伤,也不涉及呼吸道、消化道、泌尿生殖道等人体与外界相通的器官。通常不需预防用抗菌药,仅在下列情况时可考虑预防用药:手术范围大,时间长,污染机会增加;手术涉及重要脏器,一旦发生感染将造成严重后果者,如头颅手术、心脏手术等;异物植入手术,如人工心瓣膜植入、永久性心脏起搏器放置、人工关节置换等;有感染高危因素如高龄、糖尿病、免疫功能低下(尤其是接受器官移植者)、营养不良等患者。②Ⅱ类切口,即清洁-污染手术,为上、下呼吸道,上、下消化道,泌尿生殖道,或经以上器官的手术,由于手术野存在大量人体定殖菌群,手术时可能污染手术野引致感染,故此类手术需预防用抗菌药。③Ⅲ类切口,即污染手术,由于胃肠道、尿路、胆道等脏器中的体液大量溢出或新鲜开放性创伤未经扩创等已造成手术野严重污染的手术,无菌技术有明显缺陷如开胸、心脏按压者,需预防用抗菌药。④Ⅳ类切口,即污秽-感染伤口,有失活组织的陈旧创伤手术;已有临床感染或脏器穿孔的手术,属抗菌药治疗性应用,不属预防应用范围。

抗菌药物预防应用静脉给药者,一般在手术切开前0.5~1小时内给药(万古霉素和氟喹诺酮类则需在术前2小时内给药,因为上述药物静脉输注需较长时间),口服给药者在术前2小时内(择期结肠手术者除外)用药,使手术切口暴露时局部组织中已达到足以杀灭手术过程中可能污染手术野细菌的药物浓度。如果手术操作时间超过预防用药的2个消除半衰期,可在手术过程中补充给予第2剂。总的预防用药时间一般不超过24小时,接受心脏手术者可延长至48小时。

(二) 内科预防用药

1. 预防风湿热反复发作 风湿热与A组溶血性链球菌咽部感染密切相关,为了防止风湿热复发,可在风湿性心脏病患者,或风湿热反复发作的儿童及成人中,预防性应用青霉素类药物。常用苄星青霉素肌内注射,也可予青霉素V口服5~10年或更长时间;对青霉素过敏患者可选用红霉素口服。

2. 流脑 有密切接触的患者家中幼儿及医务人员可予利福平作为预防用药。成人尚可给予单剂环丙沙星或头孢曲松作为预防用药。

3. 疟疾 进入疫区者可给乙胺嘧啶与磺胺多辛的复方片剂作为预防用药。

4. 新生儿B组链球菌感染 孕妇在妊娠后期阴道或肛拭培养阳性者,以及妊娠期间有B组链球菌菌尿症者,可予青霉素或氨苄西林预防用药,青霉素过敏者可予克林霉素或红霉素。

5. 结核病 35岁以下结核菌素试验新近转阳性者,可予异烟肼作为预防用药,疗程9个月。

6. 肺孢菌感染 CD4<200/mm^{3}的艾滋病患者及造血干细胞移植、实体器官移植受者可预防用SMZ-TMP。

7. HIV母婴传播的预防 HIV接触者也有指征预防用药。

8. 实体器官移植受者 乙型病毒性肝炎和巨细胞病毒感染的预防。

9. 职业暴露 暴露于乙型或丙型肝炎、HIV患者的血液和其他体液或组织者。

【抗菌药物的联合应用】

抗菌药物的联合应用要有明确指征,一般在下列情况下可以联合用药:

1. 病原菌尚不明的严重感染。

2. 单一抗菌药物不能控制的混合感染,如腹腔脏器破裂或穿孔时所致化脓性腹膜炎,常为需氧革兰氏阴性杆菌和脆弱拟杆菌等厌氧菌的混合感染。

3. 单一抗菌药难以控制的严重感染,如感染性心内膜炎,需联合应用两种具协同抗菌作用的药物,以达到对病灶内细菌的杀菌浓度。如肠球菌心内膜炎以氨苄西林联合氨基糖苷类

抗生素治疗,铜绿假单胞菌血流感染以头孢他啶联合阿米卡星治疗。

4. 长程治疗时病原菌易产生耐药性者,如抗结核治疗、抗真菌治疗等,均需联合用药。深部真菌感染如隐球菌脑膜炎的治疗仍推荐两性霉素B与氟胞嘧啶联合治疗,联合用药减少两种单药的治疗剂量,因此也降低两者尤其是两性霉素B的毒性反应。

联合用药一般二联即可,多联并无必要,特殊情况下如结核病等则有指征多联用药。对细菌性感染而言,联合用药的选择以青霉素类或头孢菌素类及其他β-内酰胺类与氨基糖苷类的联合最常用,因上述两类药物的联合具有明显的协同抗菌作用,可提高疗效。

推荐阅读

ELIOPOULOS G M,MOELLERING R C,Jr. Principles of anti-infective therapy [M]∥BENNETT J E,DOLIN R,BLASER M J. Mandell,Douglas,and Bennett's principles and practice of infectious diseases. 8th ed. Philadelphia:Elsevier Saunders,2015:224-234.

第三节 抗菌药物在特殊情况下的应用

黄海辉 张婴元

感染性疾病患者具有不同的生理、病理状况。抗感染药物应用于不同情况的患者时,其体内过程各异,必须根据药物体内过程的特点制订相应的给药方案,才能达到抗感染治疗有效而安全的目的。本节主要叙述特殊生理情况(包括老年人、新生儿、妊娠期和哺乳期妇女)感染患者治疗药物的体内过程特点,以及病理情况下,包括肝、肾功能减退时抗感染药物主要是抗菌药物的合理应用。

【抗菌药物在老年感染患者中的应用】

老年人体内各组成成分和脏器功能均有较大变化,除脂肪组织增多外,其他各方面,如重要脏器(肝、肾、脑等)的血流量、全身水含量、血浆白蛋白、肾功能等均见减少或减退。抗菌药物用于老年患者,受上述变化的影响,其体内过程亦相应发生变化,以抗菌药物经肾清除过程的影响为最明显。

(一) 抗菌药物在老年人体内过程的变化

1. 对清除过程的影响 由于肾脏是大多数抗菌药物的主要清除途径,老年人有效肾血流量明显减少,65岁者的肾血流量为年轻者的40%~50%,致肾小球滤过率明显降低,肾小管功能亦受一定影响,尿浓缩功能及排酸能力也见减退。基于上述变化,老年患者对一些主要经肾排泄的抗菌药物清除减慢,体内半衰期延长,血药浓度增高,不良反应增多。青霉素类、头孢菌素类、其他β-内酰胺类的多数品种、氨基糖苷类、万古霉素等主要自肾清除,正常治疗量用于高龄患者时药物可能在体内有一定积蓄,导致血药浓度升高,并可出现毒性反应。因此需根据其肾功能减退情况减量用药。

2. 对吸收过程的影响　老年人胃肠道血流量减少,胃黏膜萎缩、胃肠蠕动减弱,可使口服药物吸收减少;老年人的肌肉萎缩,局部血流量减少可影响肌内注射给药的吸收,但年龄变化对吸收影响程度尚不明确。

3. 抗菌药物的分布过程　在老年患者中尚未发现规律性变化。

4. 代谢过程　随着年龄增长,肝血流量减少,一些主要经肝脏代谢或肝胆系统排泄的药物清除减慢,但年龄对药物代谢的影响、肝酶活性的变化等尚需积累研究资料。

(二) 老年患者感染特点及抗菌药物的合理应用　老年人组织器官萎缩,功能减退,免疫调节功能也低下,带菌状况如菌尿症、胆汁带菌等常见,致使老年人易罹患感染,感染后其临床表现常为原发病所掩盖。老年患者常见感染有肺炎、尿路感染、胆道感染等。病原菌多为大肠埃希菌、肺炎克雷伯菌、流感嗜血杆菌等革兰氏阴性杆菌,其次为金黄色葡萄球菌、肺炎链球菌、肠球菌属等感染。老年感染患者选用抗菌药宜为毒性低的杀菌剂,因此青霉素类、头孢菌素类及其他 β-内酰胺类抗生素为常选药物,毒性大的氨基糖苷类抗生素,仅在确有指征时作为联合用药,应用时需进行血药浓度监测(therapeutic drug monitoring,TDM)。

老年感染患者应用抗菌药物时不良反应较年轻者多见,如应用氨基糖苷类易发生肾、耳毒性,应用高剂量的青霉素时有发生青霉素脑病的可能,因此必须严密观察并调整治疗剂量,根据老年患者特点用药,才能使抗菌治疗有效而安全。

【抗菌药物在新生儿患者中的应用】

抗菌药物在新生儿体内的吸收、分布、代谢和排泄不同于年长儿和成人,其体内过程随日龄的增长变化迅速。因此,在新生儿感染时,抗菌药物的应用需按照其特点选用,并根据日龄的变化调整给药剂量及间期,不宜将成人治疗量机械地推算用于新生儿患者。

(一) 新生儿期的生理学和病理学特点

1. 酶系统不足或缺乏　新生儿期肝代谢酶等系统尚未发育完全,肝代谢酶量低于成人,此可使某些抗菌药物体内代谢过程发生重要变化。以氯霉素为例,其代谢由于葡萄糖醛酰转移酶的不足而受影响,灭活减少,加以肾排泄功能又差,致使氯霉素血药浓度明显升高,可导致新生儿患者周围循环衰竭即"灰婴综合征"的发生。

2. 细胞外液容积较大　药物分布在较成人为多的细胞外液中,其排泄相对缓慢,致消除半衰期延长。

3. 肾脏尚未发育完全　新生儿肾小球滤过排泄功能尚不完善,致许多主要经肾排出的抗菌药物排泄相对缓慢,消除半衰期长,血浓度增高,早产儿、低体重儿尤为明显,因此在应用青霉素类、头孢菌素类等主要经肾排出的抗菌药物时需减量应用,氨基糖苷类不宜应用,除非有明确指征,也必须在 TDM 情况下调整剂量个体化给药。

4. 血浆蛋白与药物结合能力弱　新生儿血浆蛋白与药物结合能力弱,血游离药物浓度可高于成年人或年长儿,游离药

物可进入组织中,游离磺胺可与胆红素竞争结合点,磺胺的亲和力高于胆红素,使游离胆红素进入血液循环,并沉积在组织中,如沉积于脑组织,即可致胆红素脑病(又称核黄疸),此在新生儿溶血时更易发生,故新生儿患者不宜应用磺胺药。

5. 其他

(1) 新生儿网状内皮系统尚未发育完全,免疫功能低下,白细胞吞噬功能亦差,淋巴系统局限炎症能力也不强,因此新生儿易发生感染。

(2) 新生儿肌肉等组织对化学性刺激耐受性差,故一般情况下不宜予患者肌内注射给药。

(3) 母乳中抗菌药可对婴儿产生影响,如乳汁中浓度高的四环素类可导致新生儿乳齿损害和黄染。

(4) 氟喹诺酮类抗菌药可致幼年动物软骨损害或坏死,人类中虽尚无类似损害发生,但因新生儿骨骼处于发育阶段,应用后有发生此类不良反应的可能,故不可应用该类药物。

(二) 新生儿感染时抗菌药物的应用　由于新生儿的生理及病理学特点,抗菌药物的应用有别于成人和年长儿。此外,新生儿出生后 30 日内体重和器官的成熟与日俱增,药物在体内过程也不断发生变化,因此需及时按日龄调整给药方案。新生儿感染常危重,如新生儿易发生血流感染和脑膜炎,症状每不典型,客观体征亦少见,常易误诊,因此密切观察病情,并立即送有关标本做细菌培养至关重要,在未获培养结果前,一经临床诊断成立,应立即予抗菌药经验治疗,待培养结果获知后再作调整。新生儿感染的常见病原菌有金黄色葡萄球菌、B 组链球菌、大肠埃希菌等。抗菌药物中以青霉素类、头孢菌素类较为常用,氨基糖苷类、万古霉素则必须在有明确指征时,并在 TDM 情况下,按个体化给药方案治疗。氟喹诺酮类、磺胺药、四环素类等应避免应用。

【抗菌药物在妊娠期和哺乳期患者中的应用】

(一) 抗菌药物在妊娠期患者中的应用　妊娠期细菌感染机会增多,常需进行抗菌治疗。妊娠期抗菌药物的应用需考虑对母体和胎儿两方面的影响合理用药。

由于妊娠期生理学特点,药物在体内的吸收、分布、消除和代谢过程均有一定程度的变化:

1. 吸收过程　影响不明显,仅口服吸收达到血药高峰浓度的时间略延迟,但最终所达生物利用度变化不大。

2. 分布过程　妊娠期血浆容量增多,血浆蛋白量减少,因此血药浓度较非妊娠者相对略低。

3. 消除过程　妊娠期血流增速,肾血流量、肾小球滤过率均增加,使主要通过肾清除的青霉素类、头孢菌素类等药物血浓度可降低,但有妊娠毒血症者例外。

4. 代谢过程　妊娠期间,尤其是妊娠后期肝脏负荷增加,原有肝毒性的药物,或经肝代谢者,易致肝损害。如四环素静脉滴注可发生严重肝脂肪变,因此上述药物均不宜用于孕妇。

妊娠期患者抗菌药应用的基本原则为:①对胎儿有致畸或明显毒性作用者,如奎宁等,妊娠期禁用。②对母体和胎儿均有毒性作用者,如氨基糖苷类、万古霉素等,妊娠期避免应用;

但在有明确应用指征,且权衡利弊,用药时患者的受益大于可能的风险时也可应用,并需进行血药浓度监测或在严密观察下慎用,以保证用药安全有效。③药物毒性低,对胎儿及母体均无明显影响,也无致畸作用者,妊娠期感染患者可选用;头孢菌素类等β-内酰胺类抗生素均属此种情况。

既往美国食品药品监督管理局(FDA)按照药物在妊娠期应用时的危险性分为 A、B、C、D 及 X 类,可供药物选用时参考。2015 年 1 月 30 日,美国 FDA 规定处方药标签上不再使用分类字母来描述风险,而是要更清楚地说明孕期和哺乳期女性服用药物的风险。但由于该法规实行时间尚短,之前批准的抗菌药物说明书依然用的是五分类法,因此表 10-2-3-1 仍沿用原分类,新近批准的药物中有相关资料者,其妊娠危险性在备注中说明。

表 10-2-3-1　抗感染药在妊娠期应用时的危险性分类

美国 FDA 分类	抗细菌药	抗分枝杆菌药	抗真菌药	抗寄生虫药	抗病毒药/抗反转录病毒药
A. 在孕妇中研究证实无危险性					
B. 动物研究无危险性,但人类研究资料不充分,或对动物有毒性,但人类研究无危险性	青霉素类,头孢菌素类,氨曲南,美罗培南,厄他培南,多立培南,奎奴普丁-达福普汀,红霉素,阿奇霉素,克林霉素,磷霉素,达托霉素,非达霉素,甲硝唑,呋喃妥因,头孢他啶-阿维巴坦	利福布汀,贝达喹啉	两性霉素 B,特比萘芬,阿尼芬净	吡喹酮,硝唑尼特,甲氟喹	阿昔洛韦,泛昔洛韦,奈非那韦,替比夫定,替诺福韦,索非布韦,伐昔洛韦,阿扎那韦,恩曲他滨,恩夫韦肽,依曲韦林,马拉维若,奈韦拉平,利托那韦,沙奎那韦,哈维尼,地达诺新,埃替格韦,利匹韦林
C. 动物研究显示毒性,人体研究资料不充分,但用药时患者的受益可能大于危险性	亚胺培南-西司他汀,氯霉素,克拉霉素,泰利霉素,万古霉素,特拉万星,环丙沙星,加替沙星,吉米沙星,左氧氟沙星,莫西沙星,氧氟沙星,奥利万星,泰地唑胺,多黏菌素 E,多黏菌素 B,达贝万星,利奈唑胺,利福昔明,磺胺甲噁唑/甲氧苄啶	异烟肼,利福平,吡嗪酰胺,卷曲霉素,氨苯砜,氯法齐明,环丝氨酸,乙硫异酰胺,对氨基水杨酸,利福喷汀	氟康唑(单剂),伊曲康唑,酮康唑,氟胞嘧啶,泊沙康唑,卡泊芬净,米卡芬净,灰黄霉素,艾沙康唑	乙胺嘧啶,阿苯达唑,甲苯达唑,氯喹,喷他脒,伊维菌素,蒿甲醚-本芴醇,阿托伐醌,阿托伐醌-氯胍,依氟鸟氨酸,磺胺多辛,奎尼丁,氨苯砜,磺甲硝咪唑,替硝唑	金刚烷胺,金刚乙胺,奥塞米韦,更昔洛韦,膦甲酸,西多福韦,阿德福韦,干扰素,西米普韦,缬更昔洛韦,扎那米韦,恩替卡韦,达芦那韦,地拉韦定,茚地那韦,福沙那韦,替拉那韦,拉米夫定,齐多夫定,扎西他滨,司他夫定,阿巴卡韦,帕拉米韦,奥司他韦
D. 已证实对人类有危险性,但仍可能受益多	阿米卡星,链霉素,妥布霉素,庆大霉素,异帕米星,奈替米星,米诺环素,四环素,替加环素,多西环素,奈替米星		伏立康唑,氟康唑(其他给药方案)	米替福新	
X. 对人类致畸,危险性大于受益	沙利度胺			奎宁	利巴韦林

注:①妊娠期感染时用药可参考表中分类,权衡用药后患者的受益程度及可能的危险后决定。A 类:妊娠期患者可安全使用;B 类:有明确指征时慎用;C 类:在确有应用指征时,充分权衡利弊决定是否选用;D 类:避免应用,但确有应用指征,且患者受益大于可能的危险时在严密观察下慎用;X 类:禁用。②妊娠期患者接受氨基糖苷类、万古霉素、氯霉素、磺胺药、氟胞嘧啶时必须进行血药浓度监测,以调整给药方案。③下列药物未分类:乙胺丁醇,"安全";夫西地酸,"安全性未知";美罗培南-法硼巴坦,人体中的数据不充分,可致兔畸胎;奥马环素,妊娠的第二和第三个周期避免使用;依拉环素,妊娠的第二和第三个周期避免使用。

（二）抗菌药物在哺乳期患者中的应用　乳汁中抗菌药物对婴儿的影响与药物分泌至乳汁的量,以及婴儿可自乳汁中摄入的量有关。大多情况下母乳中药物含量不高,仅少数药物在乳汁中分泌量超过给母体药量的1%。口服易吸收的磺胺药如磺胺甲噁唑(SMZ)、氟喹诺酮类及异烟肼分泌至乳汁中量较多,在乳汁中浓度约与母体血药浓度相近,氯霉素、红霉素亦有相当量分泌至乳汁中,乳汁浓度约为母体血药浓度的50%。婴儿自乳汁中摄入SMZ有发生核黄疸的可能,具有先天性葡萄糖-6-磷酸脱氢酶缺乏症的婴儿,尚有导致溶血性贫血的可能。氯霉素可致乳儿骨髓抑制。青霉素、头孢菌素类、氨基糖苷类自乳汁分泌较少。因此哺乳期患者应避免用氯霉素,具有先天性葡萄糖-6-磷酸脱氢酶缺乏症的婴儿的母亲避免用磺胺药。

【肝功能减退时抗菌药物的应用】

肝功能减退时抗菌药物的选用及剂量调整需要考虑肝功能减退对该类药物体内过程的影响程度和肝功能减退时该类药物及其代谢物发生毒性反应的可能性。由于药物在肝脏代谢过程复杂,不少药物的体内代谢过程尚未完全阐明,根据现有资料,肝功能减退时抗菌药物的应用有以下几种情况。

1. 药物主要经肝脏或有相当量经肝脏清除或代谢,肝功能减退时药物清除或代谢产物形成减少,导致毒性反应的发生。此类药物在肝病时宜避免应用,属此类者有氯霉素、利福平、红霉素酯化物、氨苄西林酯化物、异烟肼、四环素类等。但如有指征确要应用时,需在严密监测下减量应用。

2. 药物主要由肝脏清除,肝功能减退时清除明显减少,但并无明显毒性反应发生,故肝病者仍可应用,但需谨慎,必要时减量给药。属此类情况者有红霉素等大环内酯类(不包括红霉素酯化物)、林可霉素和克林霉素等。

3. 药物经肝、肾两种途径清除,肝功能减退时血药浓度升高,如同时有肾功能减退则血药浓度升高尤为明显。严重肝病

时需减量应用。属此类情况者有美洛西林、哌拉西林、头孢哌酮、头孢曲松、培氟沙星等。

4. 药物主要由肾排泄,肝功能减退时不需要调整剂量。氨基糖苷类抗生素等均属于此类。

下述抗感染药物通过肝脏排泄/代谢,有肝脏疾病时可能需要调整剂量,参见表10-2-3-2。

表10-2-3-2　肝脏疾病时可能需要调整剂量的抗感染药物

抗细菌药	抗真菌药	抗病毒药	抗寄生虫药
头孢曲松,萘夫西林,氯霉素,利福布汀,克林霉素,利福平,依拉环素,奎奴普丁-达福普汀,夫西地酸,泰利霉素,异烟肼,替加环素,甲硝唑,替硝唑	卡泊芬净,伊曲康唑,伏立康唑	阿巴卡韦,茚地那韦,阿扎那韦,洛匹那韦,达芦那韦,奈非那韦,地拉韦定,奈韦拉平,依非韦仑,利托那韦,恩夫韦肽,福沙那韦	五价锑,苄硝唑,硝呋莫司,吡喹酮

注:肝和肾衰竭患者泰利霉素应减量使用;本表中所列未包括所有药物。

【肾功能减退时抗菌药物的应用】

肾功能减退者常易罹患感染,应用抗菌药物机会增多,一些抗菌药物具肾毒性,或主要排泄途径为肾脏,因此该类患者感染时不仅需选择低肾毒性抗菌药,且常需调整给药剂量。

（一）肾功能减退时抗菌药物的选用　根据患者肾功能减退程度,抗菌药物肾毒性的高低或有无,以及药物在体内的清除途径和代谢过程,肾功能减退者药物的选用大致分为下述几种情况。

1. 主要由肝胆系统排泄或由肝脏代谢,或经肾脏和肝胆系统同时排出的抗菌药物用于肾功能减退者,维持原治疗量或剂量略减(表10-2-3-3)。

表10-2-3-3　肾功能减退患者可按原治疗剂量应用的抗感染药

抗细菌药	抗真菌药	抗分枝杆菌药	抗病毒药/抗反转录病毒药
萘夫西林,头孢曲松,阿奇霉素,克林霉素,多西环素,米诺环素,替加环素,氯霉素,利奈唑胺,泰迪唑胺,奥他凡星,利福昔明,双氯西林,依拉环素,非达霉素,夫西地酸,奎奴普丁-达福普汀,多黏菌素B,塞克硝唑	阿尼芬净,卡泊芬净,米卡芬净,伊曲康唑口服液,酮康唑,泊沙康唑口服制剂,伏立康唑口服制剂,两性霉素B,艾沙康唑硫酸酯	异烟肼,利福平,利福布汀,利福喷汀,贝达喹啉,乙硫异烟胺	阿巴卡韦,阿扎那韦,达芦那韦,地拉韦定,依非韦仑,福沙那韦,茚地那韦,洛匹那韦,奈非那韦,奈韦拉平,雷特格韦,利巴韦林,沙奎那韦,替拉那韦,达卡他韦,度鲁特韦,埃替拉韦,依曲韦林

2. 主要经肾排泄,药物本身并无肾毒性,或仅有轻度肾毒性的抗菌药物,肾功能减退者可应用,但剂量需适当调整。

3. 具有肾毒性的抗菌药物避免用于肾功能减退者,如确有指征使用该类药物时,需进行血药浓度监测,以调整给药方案,达到个体化给药;也可按照肾功能减退程度减量给药,疗程中需严密监测患者肾功能。

4. 肾功能减退时不宜应用者包括呋喃类和萘啶酸等。例

如呋喃类可在体内明显聚积,产生对神经系统的毒性反应,故不宜应用。

（二）肾功能减退时给药方案的调整　上述四类药物中,除第四类不宜使用者外,其余三类在肾功能减退时大多品种需调整给药剂量。肾功能减退程度是调整剂量的重要指标。肾功能试验中以内生肌酐清除率和肾小球滤过率最具参考价值。

肾功能减退时,药物剂量的调整可以减少剂量或延长给药间期,前者为给药间期不变,每次给药量减少;后者为每次给药量不变,而给药间期延长,但此方法使血药浓度波动幅度较大,对严重感染患者可能影响疗效,以减量法的应用更为合宜,或两者结合应用。无论应用上述方法中的哪一种,首次量仍按正常治疗量给予。

给药方案的调整可参照以下方法:

1. 根据肾功能试验反映的肾损害程度调整剂量 即依据内生肌酐清除率(CCr)的改变调整剂量(表10-2-3-4),亦可参照肾小球滤过率调整剂量。

表 10-2-3-4 肾功能减退时抗菌药物的剂量调整[1]

药物	正常治疗量	肾功能减退[CCr/(ml·min⁻¹)]时剂量调整		
	CCr:>90ml/min	CCr:>50~90ml/min	CCr:10~50ml/min	CCr:<10ml/min
青霉素	50万~400万 U q4h.	50万~400万 U q4h.	50万~400万 U q8h.	50万~400万 U q12h.
氨苄西林	1~2g q4~6h.	q4~6h.	CCr[3]>30:q6~8h. CCr<30:q8~12h.	q12h.
哌拉西林	3~4g q4~6h.	q4~6h.	q6~8h.	q8h.
阿莫西林/克拉维酸(p.o)	0.5/0.125g q8h.	0.5/0.125g q8h.	0.25~0.5g 阿莫西林 q12h.	0.25~0.5g 阿莫西林 q24h.
氨苄西林/舒巴坦	3g q6h.	q6h.	q8~12h.	q24h.
哌拉西林/他唑巴坦	3.375g q6h.	CCr>40:3.375g q6h.	CCr 20~40:2.25g q6h. CCr<20:q8h.	2.25g q8h.
头孢唑林	1~2g q8h.	q8h.	q12h.	q24h.
头孢呋辛	0.75~1.5g q8h.	q8h.	q8~12h.	q24h.
头孢呋辛酯(p.o)	0.5g q12h.	q12h	CCr≥30:q12h. CCr<30:q24h.	q48h.
头孢克洛(p.o)	0.5g q8h.	q8h.	q8h.	q12h.
头孢噻肟	2g q8h	q8~12h.	q12~24h.	q24h.
头孢唑肟	2g q8h.	q8~12h.	q12~24h.	q24h.
头孢他啶	2g q8h.	q8~12h.	q12~24h.	q24~48h.
头孢他啶/阿维巴坦	2.5g q8h.	2.5g q8h.	CCr 31~50:1.25g q8h. CCr 16~30:0.94g q12h.	CCr 6~15:0.94g q24h. CCr≤5:0.94g q48h.
头孢克肟(p.o)	0.4g q24h.	0.4g q24h.	0.3g q24h.	0.2g q24h.
头孢吡肟	2g q8h.	CCr>60:2g q8~12h.	CCr 30~60:2g q12h. CCr<30:2g q24h.	1g q24h.
头孢西丁	2g q8h.	q8h.	q8~12h.	q24~48h.
头孢洛林	0.6g q12h.	0.6g q12h.	CCr 30~50:0.4g q12h. CCr 15~<30:0.3g q12h.	CCr<15:0.2g q12h.
头孢美唑	2g q6~12h.	1~2g q12h.	1~2g q16~24h.	1~2g q48h.
头孢替坦	1~2g q12h.	q12h.	q24h.	q48h.
氨曲南	2g q8h.	2g q8h.	1~1.5g q8h.	1~2g q24h.
亚胺培南	0.5g q6h.	CCr≥60:0.4~0.5g q8h.	30≤CCr<60:0.3g q6h. 15≤CCr<30:0.2g q6h.	CCr<15:0.2g q6h,但不建议用除非48h内会血透

续表

药物	正常治疗量	肾功能减退[CCr/(ml·min⁻¹)]时剂量调整		
	CCr:>90ml/min	CCr:>50~90ml/min	CCr:10~50ml/min	CCr:<10ml/min
美罗培南	1g q8h.	1g q8h.	CCr 25~50:1g q12h. CCr 10~24:0.5g q12h.	0.5g q24h.
厄他培南	1g q24h.	1g q24h.	CCr 30~50:1g q24h. CCr<30:0.5g q24h.	0.5g q24h.
多立培南	0.5g q8h.	0.5g q8h.	CCr 30~50:0.25g q8h. CCr 10~29:0.25g q12h.	尚无研究资料
庆大霉素/妥布霉素/奈替米星[2]	1.7~2mg/kg q8h.	q8h.	q12~24h.	q48h.
阿米卡星[2]	7.5mg/kg q12h.	7.5mg/kg q12h.	7.5mg/kg q24h.	7.5mg/kg q48h.
链霉素(i.m)[2]	15mg/kg q24h.（最大剂量为1g）	q24h.	q24~72h.	q72~96h.
克拉霉素(p.o)	0.5g q12h.	q12h.	q12~24h.	q24h.
诺氟沙星(p.o)	0.4g q12h.	0.4g q12h.	CCr 30~50:0.4g q12h. CCr 10~29:0.4g q24h.	0.4g q24h.
环丙沙星	0.5~0.75g p.o 或 0.4g i.v q12h.	0.5~0.75g p.o 或 0.4g i.v q12h.	0.25~0.5g p.o q12h. 或 0.4g i.v q24h.	0.5g p.o 或 0.4g i.v q24h.
左氧氟沙星(i.v 或 p.o)	0.75g q24h.	0.75g q24h.	CCr 20~50:0.75g q48h.	CCr < 20:0.75g×1,之后 0.5g q48h.
甲磺酸多黏菌素 E（按该药基质活性计算）	日最大剂量0.36g,分2次给药	CCr≥80:0.34g/d 80>CCr≥70:0.3g/d 70>CCr≥60:0.275g/d 60>CCr≥50:0.245g/d	50>CCr≥40:0.22g/d 40>CCr≥30:0.195g/d 30>CCr≥20:0.175g/d 20>CCr≥10:0.16g/d	10>CCr≥5:0.145g/d CCr<5:0.13g/d
万古霉素[2]	15~30mg/kg q12h.	15~30mg/kg q12h.	15mg/kg q24~96h.	7.5mg/kg q2~3d.
替考拉宁[2]	6mg/kg q12h.×3,然后6mg/kg q24h.	CCr >80:按原剂量;CCr 30~80:6mg/kg q12h.×3,然后6mg/kg q48h.	CCr<30:6mg/kg q12h.×3,然后6mg/kg q72h.	6mg/kg q12h.×3,然后6mg/kg q72h.
达托霉素	4~6mg/kg q.d.	4~6mg/kg q.d.	CCr 30~50:4~6mg/kg q24h. CCr <30:6mg/kg q48h.	
甲氧苄啶/磺胺甲噁唑（按照甲氧苄啶计算剂量）	5~20mg/(kg·d),分次q6~12h.	无须调整剂量	CCr 30~50:无须调整剂量 CCr 10~29:减量50%	不推荐。如使用:5~10mg/kg q24h.
甲硝唑	7.5mg/kg q6h.	100%	100%	50%
吡嗪酰胺(p.o)	25mg/kg q24h.（最高2.5g/d）	25mg/kg q24h.	CCr 21~50:25mg/kg q24h. CCr10~20:25mg/kg q48h.	25mg/kg q48h.
贝达喹啉(p.o)	400mg q.d.×2周,之后200mg t.i.w.×22周	无须调整剂量,若肾损害严重或终末期肾病,慎用		

续表

药物	正常治疗量	肾功能减退[CCr/(ml·min⁻¹)]时剂量调整		
	CCr:>90ml/min	CCr:>50~90ml/min	CCr:10~50ml/min	CCr:<10ml/min
氟胞嘧啶(p.o)	25mg/kg q6h.	q6h.	q12h.	q24h.
氟康唑	100~400mg q24h.	100%	50%	50%
泊沙康唑(p.o 片剂/i.v)	0.3g q.d.	100%	100%	100%
阿昔洛韦(i.v)	5~12.5mg/kg q8h.	100% q8h.	100% q12~24h.	50% q24h.
更昔洛韦(i.v)	诱导剂量 5mg/kg q12h.	CCr 70~90:5mg/kg q12h. CCr 50~69:2.5mg/kg q12h.	CCr 25~49:2.5mg/kg q24h. CCr 10~24:1.25mg/kg q24h.	1.25mg/kg 每周3次
	维持剂量 5mg/kg q24h.	2.5~5mg/kg q24h.	0.625~1.25mg/kg q24h.	0.625mg/kg 每周3次
更昔洛韦(p.o)	1g t.i.d.	0.5~1g t.i.d.	0.5~1g q24h.	0.5g 每周3次
奥司他韦(p.o)	75mg b.i.d.	75mg q12h.	CCr 30~50:30mg b.i.d. CCr<30:30mg q.d.	尚无研究资料

注:¹ 表中所列为成人治疗量,凡未注明给药途径者均系静脉给药,正常治疗量(静脉给药者)的高限系用于危及生命严重感染的每日剂量。本表中并未包括所有需要调整剂量的抗菌药物。² 表中所列均为初始治疗剂量,此后需进行血药浓度监测,以调整给药方案。³ 表中CCr单位均为ml/min。

p.o 口服;i.v 静脉注射;i.m 肌内注射;b.i.d. 每日2次;q.d. 每日1次;t.i.d. 每日3次;t.i.w. 每周3次;q4h. 每4小时1次;q6h. 每6小时1次;q8h. 每8小时1次;q12h. 每12小时1次;q24h. 每24小时1次。

2.　根据血药浓度监测结果制订个体化给药方案　对于毒性较大的氨基糖苷类抗生素、万古霉素、氯霉素等是最为理想的调整给药方案的方法。个体化给药方案的拟定,可按峰-谷浓度法调整,或按药代动力学方法计算其给药剂量及间期,两种调整给药方案的方法均参见第六篇第三章"治疗药物监测"。

3.　肾衰竭者透析治疗后抗菌药物剂量的调整　接受抗菌治疗的患者,经血液或腹膜透析后,某些抗菌药物可经透析自体内清除,致血药浓度降低,影响疗效,此时需补给剂量,如氨基糖苷类抗生素;某些药物并不受透析疗法影响,或自透析中清除甚少,则不需要在透析后补给剂量。

推荐阅读

GIBERT D N,MOELLERING R C,ELIOPOULOS G M,et al. The Sanford guide to antimicrobial therapy[M]. 45th ed. Sperryville:Antimicrobial Therapy Inc,2019.

第四节　抗菌药物的不良反应及防治

林东昉　张婴元

药物的不良反应(adverse reactions)指在常用剂量下由药物或药物相互作用引起的与防治目的无关的有害和非期望的反应。包括药物引起的毒性反应、变态反应和致畸、致癌、致突变作用,对抗感染药物而言,尚有二重感染等。上述各类不良反应可能存在交叉,某些不良反应产生的机制可能同时包含毒性反应和过敏因素。

(一)毒性反应　毒性反应是抗菌药物所引起的各种不良反应中最常见的一种,主要表现在以下方面。

1.　对肾脏的损害　氨基糖苷类、多黏菌素类、两性霉素B、万古霉素、四环素、磺胺药等均可导致不同程度的肾脏损害。早期表现为蛋白尿、管型尿,继之可出现血尿、尿少及氮质血症。发现肾损害后,及时停药大多可逆。

2.　对肝脏的损害　可致肝损害的药物有红霉素酯化物、利福平、四环素、磺胺药、异烟肼、酮康唑等。一般在停药后迅速恢复,并不需要特殊处理。

3.　对胃肠道的毒性反应　各类抗菌药物,尤其口服给药者均可由于化学药物的刺激作用引起恶心、呕吐、腹痛、腹泻、腹胀等消化道反应。

4.　对神经精神系统的毒性反应　药物对中枢神经系统和周围神经系统均可有毒性反应。青霉素类和头孢菌素类如在脑脊液中浓度过高时可引起昏迷、抽搐、肌阵挛、幻觉、局限性癫痫样表现。氨基糖苷类均可损及第8对脑神经,导致听力或前庭功能损害。氨基糖苷类、多黏菌素类抗生素对神经肌肉接头部位有阻滞作用,当该类药物大量置于体腔内,或过快静脉给药时可致呼吸抑制或呼吸骤停。多黏菌素类尚可致周围神经炎、意识混乱、共济失调等神经精神症状。氯霉素、普鲁卡因青霉素可致精神症状的发生。异烟肼可致周围神经炎。氟喹诺酮类可引起兴奋、失眠等,肾功能不全、原有癫痫史患者应用氟喹诺酮类药物时尚可发生抽搐、幻觉等严重反应。碳青霉烯类在上述患者中亦可发生类似的神经精神系统反应,以亚胺培南为相对多见。因此肾功能减退患者必须按肾功能减退程度减量用药,以防止中枢神经系统毒性反应的发生。

5. 对造血系统的损害　氯霉素、两性霉素 B、磺胺药、半合成青霉素类、头孢菌素类有可能引起白细胞和血小板减少,其中氯霉素所致者为多,严重者可致再生障碍性贫血。利奈唑胺可引起可逆性的骨髓抑制,出现血小板减少、贫血和中性粒细胞减少者均有报道。某些抗菌药物如头孢孟多、拉氧头孢、头孢哌酮等可致凝血机制异常或因其他原因引起出血倾向。

6. 对心血管系统的损害　早产儿、新生儿接受过量氯霉素时可产生周围循环衰竭(灰婴综合征);大剂量林可酰胺类静脉滴注时可引起晕厥、血压下降,偶有心跳、呼吸停止。某些氟喹诺酮类药物可致 QT 间期延长并偶可发生严重的心律失常。

7. 对骨关节的损害　四环素类可致牙齿黄染、牙釉质发育不全及骨骼生长抑制,所有喹诺酮类药物可致幼年动物软骨损害,在人类中偶可发生关节疼痛及肌腱炎症,严重者可发生肌腱断裂。

(二)过敏反应　过敏反应是应用抗菌药物后的常见不良反应之一,最多见为皮疹,其他尚有过敏性休克、血清病型反应、药物热、血管神经性水肿、嗜酸性粒细胞增多症、溶血性贫血、接触性皮炎等。

1. 过敏性休克　青霉素所致者最为多见,皮肤试验时亦可发生。过敏性休克一旦发生,可危及生命,需立即就地抢救。除青霉素类外,链霉素所致过敏性休克亦较多见,头孢菌素类、庆大霉素、四环素、氯霉素、红霉素等偶可引起。

2. 药疹及药物热　多见于氨苄西林、青霉素、链霉素、头孢菌素类及磺胺药等。药物热与药疹可同时出现,也可单独发生。

3. 光敏反应　也称光毒性。用药期间在暴露部位出现皮炎,氟喹诺酮类中司氟沙星、洛美沙星、培氟沙星等多见。四环素类抗生素亦可引起。

4. 血管神经性水肿　多由青霉素所致,偶见于四环素类、链霉素、氯霉素、红霉素等。水肿累及呼吸道或脑部时常危及生命。

5. 血清病型反应　表现与血清病相同,多见于应用青霉素者。

(三)二重感染　广谱抗菌药可影响人体内正常菌群的平衡状态,敏感菌被抑制,耐药菌过度生长,发生菌群交替。如机体免疫功能又受损,优势菌就可引起感染,此即为二重感染,在长期应用广谱抗菌药物患者中多见。二重感染的常见病原菌有念珠菌属等真菌、葡萄球菌属、假单胞菌、艰难梭菌等,可引起消化道、肺部、尿路感染、血流感染等。

(四)其他　广谱抗生素的应用可引起口腔黏膜疹、舌炎、阴道炎等。此外某些抗感染药物在动物中有致畸或致突变作用,如利巴韦林、金刚烷胺、阿糖腺苷、利福平。

为防止各类抗菌药物所致的毒性反应,临床应密切观察,尽早发现,及时停药,并予相应处理;详细询问过敏史对过敏反应的预防尤为重要,凡对青霉素类过敏的患者不宜再次选用此类药物,包括皮肤试验亦不宜进行。

推荐阅读

1. EDWARDS I R, ARONSON J K. Adverse drug reactions: definitions, diagnosis, and management[J]. Lancet, 2000, 356(9237): 1255-1259.

2. LIANG E H, CHEN L H, MACY E. Adverse reactions associated with penicillins, carbapenems, monobactams, and clindamycin: a retrospective population-based study[J]. J Allergy Clin Immunol Pract, 2020, 8(4): 1302-1313.

3. BJÖRNSSON E S. Drug-induced liver injury due to antibiotics[J]. Scand J Gastroenterol, 2017, 52(6-7): 617-623.

第五节　各类抗感染药物简介

王明贵　张婴元

本节对抗感染药物(anti-infective agents)的主要品种,包括沿用药物及新药的临床应用概况作一简述。抗病毒药中病毒性肝炎及艾滋病的治疗用药分别参见本篇第六章第三十六、三十七节,本节中略。

(一)β-内酰胺类抗生素　是指化学结构式中具有 β-内酰胺环的一大类抗生素,包括青霉素类、头孢菌素类、头霉素类、单环 β-内酰胺类、碳青霉烯类、β-内酰胺酶抑制剂合剂等。β-内酰胺类中的各类抗生素的抗菌谱、抗菌作用各不相同,但对支原体、衣原体等非典型病原体均无抗微生物活性,该类药物均具杀菌作用,对人体重要脏器的毒性低微,此为其共同之处。此外,细菌对该类药物耐药的主要机制系产生 β-内酰胺酶,近年来随着细菌对 β-内酰胺类抗生素耐药性的增长,β-内酰胺酶抑制剂合剂相继问世,为治疗产酶菌所致感染起了重要作用。β-内酰胺类的另一共同点是该类药物以药代动力学和药效学两者相结合的概念(PK/PD)而论,均属时间依赖性抗生素,该类药物(除个别品种外)消除半衰期短,缺乏抗生素后效应(post antibiotic effect, PAE)或 PAE 很短,因此临床应用中需一日多次给药,使药物浓度超过该药对细菌最低抑菌浓度(MIC)的时间,即 T>MIC 尽可能长,这样不仅能保证临床疗效,且对细菌的清除、减少耐药菌的产生也起重要作用。

1. 青霉素类　按照其抗菌作用可分为以下几种类型:①对需氧革兰氏阳性菌具抗菌作用的青霉素 G、青霉素 V;②耐青霉素酶、对产酶葡萄球菌具抗菌活性的耐酶青霉素类,如苯唑西林、氯唑西林;③抗菌谱扩大至某些革兰氏阴性菌(不包括铜绿假单胞菌等)的广谱青霉素类,如氨苄西林;④对铜绿假单胞菌具抗菌作用的青霉素类,如哌拉西林。

现对上述几类青霉素的应用简述如下:

（1）青霉素：是临床应用最早的青霉素类抗生素原始型，其他青霉素类均是青霉素的半合成衍生物。青霉素目前仍是下列细菌性感染的首选药物或适宜选用药物：溶血性链球菌、肺炎链球菌（对青霉素敏感者）所致急性扁桃体炎和咽炎、中耳炎、肺炎、猩红热、丹毒、产褥热、血流感染、脑膜炎等，草绿色链球菌和肠球菌心内膜炎，梭状芽孢杆菌所致的破伤风、气性坏疽、炭疽、白喉，也用于流脑、李斯特菌感染、梅毒、淋病、雅司病、回归热、鼠咬热、钩体病、樊尚咽峡炎、放线菌病等。青霉素尚可作为风湿性心脏病、先天性心脏病进行口腔、牙科等操作时预防心内膜炎的用药。普鲁卡因青霉素和苄星青霉素均可肌内注射用于清除咽部溶血性链球菌，以防止风湿热复发，后者为长效制剂。青霉素 G 作为注射用药可用于重症感染，轻症感染者也可口服耐酸、不被胃酸破坏的青霉素 V。近年来青霉素不敏感肺炎链球菌在国内的分离率亦呈上升趋势，如为青霉素中介株（PISP）所致感染，仍可加大青霉素剂量应用，但如为耐药株（PRSP）时，则不宜再选用青霉素。产青霉素酶的淋病奈瑟球菌（penicillinase-producing Neisseria gonorrhoeae，PPNG）亦呈增长趋势，已知由 PPNG 所致感染时亦不宜选用青霉素。

（2）耐青霉素酶青霉素类：用于治疗产青霉素酶及对耐酶青霉素类呈现敏感的葡萄球菌属细菌引起的各类感染。主要品种有甲氧西林、苯唑西林、氯唑西林、萘夫西林等。

（3）氨基青霉素类：主要有氨苄西林和阿莫西林。对革兰氏阳性菌（包括厌氧菌）的作用与青霉素 G 基本相同，但氨苄西林对粪肠球菌的作用较青霉素略强。氨基青霉素类抗菌谱较青霉素 G 扩大，对革兰氏阴性菌流感嗜血杆菌、卡他莫拉菌、百日咳杆菌、布鲁氏菌、部分肠杆菌科细菌如沙门菌属、志贺菌属亦具抗菌活性，可用于上述细菌敏感菌株所致的呼吸道、胃肠道、尿路、皮肤软组织感染，也可用于血流感染、脑膜炎及心内膜炎的治疗（如氨苄西林用于肠球菌心内膜炎）。近年来卡他莫拉菌、流感嗜血杆菌的产酶株增多，对该类药物呈现耐药。氨苄西林的皮疹等过敏反应较多见。氨苄西林供注射用，阿莫西林口服后可吸收给药量的 90% 以上，轻症感染可口服阿莫西林。

（4）抗铜绿假单胞菌青霉素类：包括哌拉西林、阿洛西林、美洛西林、替卡西林等。主要用于铜绿假单胞菌、大肠埃希菌、变形杆菌等革兰氏阴性菌敏感菌株所致血流感染，呼吸道、尿路、胆道、腹腔、盆腔、皮肤软组织等感染。目前大肠埃希菌等肠杆菌科细菌及铜绿假单胞菌对该类药物的耐药率高，宜根据药敏结果选用。

2. 头孢菌素类 根据药物研制开发时间、抗菌谱、抗菌作用、对 β-内酰胺酶的稳定性及药理作用特点等分为第一、二、三、四代头孢菌素类，近年来又有抗耐甲氧西林金黄色葡萄球菌（MRSA）感染的头孢菌素类问世。

（1）第一代头孢菌素类：对葡萄球菌属（甲氧西林敏感株）、溶血性链球菌、肺炎链球菌、草绿色链球菌等革兰氏阳性菌具良好抗菌作用，但肠球菌、耐甲氧西林葡萄球菌（MRS）、李斯特菌、诺卡菌对该类药物呈现耐药。对需氧革兰氏阴性杆菌

作用差，对其产生的 β-内酰胺酶不稳定。目前常用注射品种有头孢唑林、头孢噻吩、头孢拉定等，口服者有头孢拉定、头孢氨苄和头孢羟氨苄等。该类药的注射用药可用于上述敏感菌所致的中、重度感染，而轻症感染者可应用口服制剂。该类药物有程度不等的肾毒性，不易透过血脑屏障，不宜用于脑膜炎的治疗。肾功能减退者尽量避免应用，尽量避免联合应用肾毒性药物，确需使用者应严密监测肾功能。

（2）第二代头孢菌素类：对 β-内酰胺酶较第一代稳定，抗菌谱较第一代广，对革兰氏阳性菌的活性与第一代相仿或略低，对革兰氏阴性菌作用较第一代增强，但仍限于部分肠杆菌科细菌，肠杆菌属、柠檬酸菌属、沙雷菌属、不动杆菌属和假单胞菌属对该类药物多呈现耐药。第二代头孢菌素肾毒性较第一代低，血脑屏障穿透性较第一代高。常用注射用品种有头孢呋辛、头孢替安、头孢孟多等。口服者有头孢呋辛酯、头孢克洛、头孢丙烯等。第二代头孢菌素类可用于上述敏感菌所致的各系统感染，包括用于敏感菌所致脑膜炎。

（3）第三代头孢菌素类：对多数广谱 β-内酰胺酶稳定，其中头孢哌酮的稳定性相对略差，对需氧革兰氏阴性杆菌作用明显增强，某些品种（如头孢他啶、头孢哌酮等）对铜绿假单胞菌具抗菌活性。近年来革兰氏阴性杆菌中产超广谱 β-内酰胺酶（ESBLs）者增多，部分肠杆菌属等细菌产 AmpC 酶增多，大肠埃希菌及肺炎克雷伯菌对第三代头孢菌素耐药率约 50%。第三代头孢菌素对革兰氏阳性菌作用不如第一代，但某些品种（如头孢曲松、头孢噻肟等）对肺炎链球菌，包括 PISP 仍保持了良好抗菌作用，可用于该类菌所致下呼吸道感染。该类药物中常用注射用品种有头孢噻肟、头孢曲松、头孢他啶、头孢唑肟、头孢哌酮等，口服者有头孢克肟、头孢泊肟酯、头孢地尼、头孢特仑酯等。第三代头孢菌素对血脑屏障穿透性较第二代增高，无明显肾毒性。第三代头孢菌素注射剂主要用于各类革兰氏阴性杆菌感染，口服制剂用于轻症感染。

（4）第四代头孢菌素：与第三代相比，肠杆菌属、柠檬酸菌属、黏质沙雷菌、普鲁菲登菌等对其耐药菌株减少，对上述细菌产生的染色体介导的 AmpC 酶稳定，对铜绿假单胞菌亦具抗菌活性，与头孢他啶相仿或略差。对葡萄球菌、肺炎链球菌（包括 PISP）等革兰氏阳性球菌作用增强。主要品种有头孢吡肟、头孢匹罗和头孢噻利。第四代头孢菌素主要用于多重耐药革兰氏阴性杆菌（包括产 AmpC 酶者）所致医院获得感染和免疫缺陷者感染。

（5）抗耐甲氧西林金黄色葡萄球菌（MRSA）头孢菌素类。

头孢洛林（ceftaroline fosamil）：是第一个批准用于 MRSA 感染的头孢菌素。该药对革兰氏阳性菌包括 MRSA、耐青霉素肺炎链球菌（PRSP）等，以及不产 ESBLs 的肠杆菌科细菌均具良好抗菌活性。2010 年该药的注射剂已由美国 FDA 批准用于：①由金黄色葡萄球菌［MRSA、甲氧西林敏感金黄色葡萄球菌（methicillin-sensitive Staphylococcus aureus，MSSA）］、化脓性链球菌、大肠埃希菌、肺炎克雷伯菌等敏感菌株所致的急性细菌性皮肤及皮肤结构感染；②由肺炎链球菌（包括合并血流感

染者）、MSSA、流感嗜血杆菌等敏感菌株所致的社区获得性细菌性肺炎。

头孢吡普（ceftobiprole）：该药对需氧革兰氏阳性菌包括MRSA、PRSP 等具有良好抗菌作用，对不产 ESBLs 的肠杆菌科细菌、铜绿假单胞菌具抗菌活性。该药注射剂为其前药头孢吡普酯，在体内转为头孢吡普而起作用。2014 年在欧洲上市，批准适应证为：①医院获得性肺炎（不包括呼吸机相关肺炎）；②社区获得性肺炎。

3. 碳青霉烯类　在国内已应用者有亚胺培南-西司他汀、美罗培南、帕尼培南-倍他米隆、厄他培南和比阿培南，国外已上市者尚有多立培南。碳青霉烯类具广谱抗菌活性，对需氧革兰氏阴性菌，如肠杆菌科细菌具强大抗菌作用，包括对产 ESBLs 和 AmpC 菌株。对不动杆菌属、铜绿假单胞菌等不发酵糖细菌亦具良好抗菌作用，但目前鲍曼不动杆菌对其耐药率高达60%以上。更为严重的是耐碳青霉烯类肠杆菌科细菌（CRE）呈逐年增多趋势，2019 年 CHINET 数据显示耐碳青霉烯类肺炎克雷伯菌已近 30%。亚胺培南对肺炎链球菌，包括 PISP 仍具抗菌活性，对甲氧西林敏感葡萄球菌亦具良好抗菌作用，但对肠球菌的作用较弱，对耐甲氧西林葡萄球菌、嗜麦芽窄食单胞菌、金黄杆菌等的抗菌作用差。对包括脆弱拟杆菌在内的厌氧菌具强大抗菌作用。美罗培南的体外抗菌作用与亚胺培南大致相仿，对需氧革兰氏阴性杆菌作用较后者略强，对需氧革兰氏阳性球菌作用较亚胺培南略弱。帕尼培南抗菌活性与亚胺培南相仿，体外对铜绿假单胞菌作用较亚胺培南为弱。厄他培南亦与亚胺培南相仿，但对铜绿假单胞菌等不发酵糖细菌的作用差。碳青霉烯类主要用于对其敏感的多重耐药需氧革兰氏阴性杆菌重症感染、重症需氧菌与厌氧菌混合感染如化脓性腹膜炎、中性粒细胞缺乏症发热患者的经验治疗。美罗培南及帕尼培南有指征用于敏感菌所致的中枢神经系统感染；亚胺培南因可能导致抽搐等中枢神经系统不良反应，不宜用于中枢神经系统感染。碳青霉烯类的临床应用需严格掌握指征，以减缓细菌耐药性的增长。

多利培南（doripenem）：已在日本（2005）、美国（2007）和欧盟（2008）先后被批准上市。该药的抗菌谱和体外抗菌作用与美罗培南、亚胺培南相仿，其对铜绿假单胞菌的抗菌活性略高于美罗培南，对不动杆菌属的抗菌活性略低于美罗培南。目前在美国批准的适应证为复杂性腹腔感染和复杂性尿路感染，包括肾盂肾炎，成人治疗剂量为 500mg、每 8 小时 1 次静脉输注。除上述适应证外，欧盟尚批准医院获得性肺炎（包括呼吸机相关肺炎）为其适应证，该适应证的治疗剂量为 500mg 或 1g、每 8 小时 1 次静脉输注。日本批准适应证包括呼吸道、尿路、腹腔、皮肤软组织等众多感染及重症、难治感染，常用剂量成人为 250mg、每日 2~3 次，重症、难治感染增至 500mg、每日 3 次，最大不超过 1.0g、每日 3 次。该药的安全性与美罗培南等碳青霉烯类相仿，在先前有中枢神经系统疾病、肾功能损伤及给药剂量>500mg、每 8 小时 1 次时，癫痫发生的危险性增高。

4. 其他 β-内酰胺类

（1）法罗培南（faropenem）：属青霉烯类，对肺炎链球菌（包括青霉素不敏感株）、化脓性链球菌、甲氧西林敏感葡萄球菌均具高度抗菌活性。对大多数肠杆菌科细菌和厌氧菌具良好抗菌作用，对包括 ESBLs 在内的大多数 β-内酰胺酶稳定，但对铜绿假单胞菌等不发酵糖细菌、耐甲氧西林葡萄球菌作用差。法罗培南目前仅有口服制剂，其吸收不完全，用于敏感菌所致轻中度呼吸道、尿路、皮肤等感染。

（2）氨曲南：属单环 β-内酰胺类，抗菌谱窄，对需氧革兰氏阴性杆菌包括铜绿假单胞菌具良好抗菌作用，对 B 组金属酶较稳定，但对 ESBLs 不稳定；对需氧革兰氏阳性菌、厌氧菌无作用。与青霉素类、头孢菌素类间的交叉过敏反应发生率低，可用于对其敏感的需氧革兰氏阴性菌所致的中重度感染。

（3）头霉素类：常用品种有头孢美唑、头孢西丁、头孢替坦和头孢米诺等，抗菌谱、抗菌活性与第二代或第三代头孢菌素类相仿，尚对脆弱拟杆菌等厌氧菌具良好抗菌作用。其临床适应证除与第二代或第三代头孢菌素相仿外，尚可用于厌氧菌感染。头霉素类体外对多数 β-内酰胺酶包括 ESBLs 稳定，但该类药物用于治疗产 ESBLs 菌感染的临床资料不多。

（4）氧头孢烯类：品种有拉氧头孢和氟氧头孢，抗菌谱、抗菌活性与第三代头孢菌素类大致相仿，但对多数肠杆菌科细菌、脆弱拟杆菌产生的 β-内酰胺酶包括 ESBLs 稳定，对铜绿假单胞菌亦具抗菌活性。该类药物可用于敏感菌所致下呼吸道感染，腹腔、盆腔感染，肾盂肾炎。拉氧头孢可能引起凝血功能障碍，在临床应用时需加以注意。

（5）β-内酰胺酶抑制剂与 β-内酰胺类抗生素复方制剂：目前用于临床的复方制剂有氨苄西林-舒巴坦、阿莫西林-克拉维酸、替卡西林-克拉维酸、哌拉西林-他唑巴坦和头孢哌酮-舒巴坦。β-内酰胺酶抑制剂对革兰氏阴性菌产生的 β-内酰胺酶包括 ESBLs 具抑制作用，从而使产酶细菌恢复对合剂的敏感性，后三种合剂的抗菌谱尚包括铜绿假单胞菌。含舒巴坦的复方制剂对不动杆菌属的作用增强。该类药物的口服制剂阿莫西林-克拉维酸可用于对其敏感的产酶株所致的轻、中度感染，注射用药则可用于敏感菌所致重症感染。

近年来国际上上市了多个新的酶抑制剂复方制剂，包括头孢他啶-阿维巴坦、ceftolozane-他唑巴坦、美罗培南-vaborbactam、亚胺培南-西司他汀-relabactam，下面做一简介。

头孢他啶-阿维巴坦（ceftazidime-avibactam）：阿维巴坦属非 β-内酰胺类的 β-内酰胺酶抑制剂，除对 ESBLs 外，对 A 类的肺炎克雷伯菌碳青霉烯酶（KPCs）、C 类 AmpC 酶及部分 D 类酶如苯唑西林酶（OXA-48）具良好抑酶作用，但对 B 类金属酶无活性。该复方制剂对包括产 KPCs 酶的肠杆菌科细菌具有良好的抗菌作用，对部分头孢他啶或耐碳青霉烯类铜绿假单胞菌具抗菌活性，对耐碳青霉烯类鲍曼不动杆菌无抗菌作用。2015 年在美国被批准的适应证为：①敏感菌株所致的成人复杂性腹腔感染；②敏感菌株所致的成人复杂性尿路感染，包括肾盂肾炎；③医院获得性肺炎，包括呼吸机相关肺炎。2016 年欧洲批准适应证除上述 3 个外，尚包括在治疗方案选择有限的成人患者中治疗革兰氏阴性菌引起的感染。2019年在中国批准上市,适应证为:复杂性腹腔感染、医院获得性肺炎包括呼吸机相关肺炎、在治疗方案选择有限的成人患者中治疗革兰氏阴性菌引起的感染。

ceftolozane-他唑巴坦:ceftolozane为新头孢菌素,该复方制剂对铜绿假单胞菌,包括耐多药菌具有良好抗菌作用,对肠杆菌科细菌的抗菌活性略高于头孢他啶、头孢吡肟和哌拉西林-他唑巴坦。2014年在美国上市,批准的适应证为:①复杂性腹腔感染;②复杂性尿路感染,包括肾盂肾炎。

美罗培南-vaborbactam:vaborbactam的抑酶谱与阿维巴坦相仿,但对D类OXA酶无抑制作用,2017年美国批准上市,适应证为复杂性腹腔感染。

亚胺培南-西司他汀-relabactam:relabactam的抑酶谱与vaborbactam相仿。2019年美国批准上市,适应证为:复杂性尿路感染、复杂性腹腔感染。

(二) 大环内酯类 红霉素等沿用大环内酯类对溶血性链球菌、肺炎链球菌、金黄色葡萄球菌(甲氧西林敏感株)、白喉棒状杆菌、破伤风芽孢杆菌、炭疽芽孢杆菌等革兰氏阳性菌具有的良好抗菌作用,是上述细菌感染时替代青霉素的选用药物。大环内酯类尚对厌氧球菌、李斯特菌、军团菌、支原体属、衣原体属等病原微生物有效,是上述病原所致社区获得性上、下呼吸道感染及皮肤软组织感染等的选用药物。近年来国内临床分离的肺炎链球菌对红霉素耐药率高达80%以上,肺炎支原体的耐药率为70%以上,影响了该类药物的临床应用。

30余年来研发的阿奇霉素、克拉霉素、罗红霉素扩大了抗菌谱,前两者对流感嗜血杆菌亦具良好抗菌作用,对军团菌、支原体、衣原体、非结核分枝杆菌作用加强,因此上述品种较之沿用品种扩大了临床应用范围,由于口服吸收趋完全,消除半衰期长等药代动力学特点,使其治疗剂量减少,消化道等不良反应也明显减少,提高了患者的耐受性。

(三) 四环素类 临床应用的主要品种为半合成四环素类多西环素及米诺环素,前者国内有注射制剂。常见病原菌对其耐药者多见,又有对骨骼、牙齿、肝、肾等脏器的毒性反应,现主要用于立克次体病、布鲁氏菌病、支原体、衣原体感染、霍乱、回归热等疾病,也可用于嗜麦芽窄食单胞菌、多重耐药鲍曼不动杆菌感染的联合用药。孕妇及8岁以下小儿不宜应用该类药物。

(四) 甘氨酰环类(glycylcyclines) 为米诺环素的衍生物。目前国内临床应用的是替加环素(tigecycline),2018年美国批准上市奥马环素(omadacycline)及eravacycline。

1. **替加环素** 抗菌谱广,对耐甲氧西林葡萄球菌、糖肽类中介葡萄球菌、肺炎链球菌(包括青霉素不敏感株)、肠球菌具抗菌活性;对多重耐药鲍曼不动杆菌、耐碳青霉烯类肠杆菌科细菌具抗菌活性;对脆弱拟杆菌等厌氧菌、肺炎支原体等亦具良好抗微生物作用;对铜绿假单胞菌无抗菌作用。美国FDA及国内批准该药用于:①成人复杂性皮肤及皮肤结构感染;②成人复杂性腹腔感染;③成人社区获得性细菌性肺炎。

美国FDA批准的说明书中警告及注意事项主要有:①在该药的3期和4期临床试验中发现替加环素的全因死亡率高于对照组;②呼吸机相关肺炎患者使用替加环素后观察到治愈率较低和病死率较高;③有使用替加环素后出现胰腺炎的报告;④有使用替加环素后出现肝功能不全和肝衰竭的报告等。临床应用时应予以注意。

2. **奥马环素** 抗菌谱及抗菌活性与替加环素相仿,美国批准适应证为社区获得性细菌性肺炎、皮肤及皮肤结构感染,该药有口服及静脉制剂。

3. **eravacycline** 为含氟四环素类,结构与替加环素类似,抗菌活性优于替加环素,有口服和静脉制剂,口服制剂生物利用度28%,美国批准适应证为复杂性腹腔感染。

(五) 氯霉素 对其呈现敏感的沙门菌所致伤寒仍可选用氯霉素。该药尚对脆弱拟杆菌等厌氧菌具良好抗菌作用,也易透过血脑屏障,可用于敏感菌所致化脓性脑膜炎、脑脓肿等,需注意其血液系统毒性反应。该药不宜用于轻症感染,更不可作为预防用药。

(六) 林可霉素类 包括林可霉素和克林霉素,对金黄色葡萄球菌、肺炎链球菌、溶血性链球菌等革兰氏阳性球菌具良好抗菌作用,对脆弱拟杆菌等厌氧菌亦具抗菌活性。克林霉素血药浓度高于林可霉素,口服吸收亦完全。在骨中浓度高,可用于金黄色葡萄球菌骨髓炎,也可用于厌氧菌感染。该类药物出现肠道二重感染的发生率较高。近年来肺炎链球菌、溶血性链球菌对该类药的耐药率可达50%~80%甚或更高,这些菌株往往同时对红霉素耐药,细菌耐药性的增长影响了该类药物的临床疗效。

(七) 氨基糖苷类 对需氧革兰氏阴性杆菌具强大杀菌作用,部分品种对铜绿假单胞菌亦有良好抗菌作用,对葡萄球菌属具一定抗菌活性,对肺炎链球菌、溶血性链球菌等的作用差。氨基糖苷类为革兰氏阴性杆菌所致重症感染的选用药物,常需与广谱青霉素类或头孢菌素类等β-内酰胺类抗生素联合应用;可作为葡萄球菌、草绿色链球菌、肠球菌所致重症感染,如感染性心内膜炎的联合用药。该类药物均有不同程度的肾、耳毒性,不宜作为一线药应用,也不宜无指征局部应用。

目前国内应用品种中以阿米卡星抗菌活性相对为高,异帕米星(isepamicin)对革兰氏阴性杆菌和葡萄球菌的作用与阿米卡星相仿或略高,动物实验中耳、肾毒性略低于阿米卡星。革兰氏阴性菌对庆大霉素的耐药率明显高于阿米卡星,如2018年大肠埃希菌对两者的耐药率分别为41%及3%。妥布霉素除对铜绿假单胞菌的作用较庆大霉素略强外,对其他细菌在很大程度上与庆大霉素交叉耐药。奈替米星对革兰氏阴性杆菌的作用不如上述品种,但对葡萄球菌(包括甲氧西林耐药者)作用较强,动物实验中耳、肾毒性较低。卡那霉素对铜绿假单胞菌作用差,不宜用于假单胞菌属细菌感染。Plazomicin为西索米星的衍生物,称为新糖苷类(neoglycosides),对所有氨基糖苷类钝化酶稳定,但产甲基化酶细菌对其耐药。2018美国FDA批准适应证为复杂性尿路感染。目前链霉素主要用于结核病初治病例,作为联合用药之一,作为感染性心内膜炎的联合药物已基本不用。新霉素因耳、肾毒性大,只作局部用药。

按 PK/PD 原理氨基糖苷类属浓度依赖性药物,可一日给药一次,但在一些重症感染中仍需多次给药,如治疗感染性心内膜炎时仍需每 8 小时给药一次,动物实验已证实,对心内膜炎赘生物活菌数的减少,一日多次给药优于一日一次给药。氨基糖苷类应进行血药浓度监测(TDM)调整给药剂量和间期,以达到个体化给药,保障用药的安全与疗效。孕妇、小儿如有明确指征应用该类药物时必须进行 TDM,无条件进行 TDM 者,不宜使用该类药物。

(八)多肽类抗生素 包括万古霉素、去甲万古霉素和替考拉宁等糖肽类、达托霉素(环脂肽类)及多黏菌素类。此外尚有近年来上市的脂糖肽类抗生素特拉万星、达巴万星和奥利万星。

1. 万古霉素 对金黄色葡萄球菌(包括 MRSA)、肺炎链球菌(包括 PRSP)、草绿色链球菌、肠球菌等需氧革兰氏阳性菌和艰难梭菌等厌氧菌均具有良好抗菌作用。可用于上述敏感菌所致的血流感染、心内膜炎、骨髓炎、化脓性关节炎、肺炎、复杂性皮肤及皮肤结构感染等,治疗上述重症感染时常需与磷霉素或利福平联合应用。近年来万古霉素对 MRSA 敏感性下降和出现极少数万古霉素耐药金黄色葡萄球菌(vancomycin-resistant *Staphylococcus aureus*,VRSA)的报道,并有万古霉素对 MRSA 的 MIC 在敏感范围内逐渐上升趋势(MIC 漂移现象),以及万古霉素治疗该类感染疗效欠佳的少数报道。因此某些指南推荐提高万古霉素治疗剂量,以使谷浓度达 15～20mg/L,期望提高疗效。然而目前一些临床资料显示在谷浓度>15mg/L 时并未能改善疗效,而肾、毒性的发生率显著升高。此外由于耐万古霉素肠球菌(VRE)的出现和增多(国内<5%),目前在治疗艰难梭菌肠炎时,宜首选甲硝唑口服,万古霉素口服作为备选,以减少 VRE 的出现。

万古霉素有肾、耳毒性,但均较氨基糖苷类抗生素为低。在下列情况时需进行药物浓度监测:①疗程>5 日;②需达谷浓度 15～20mg/L 而应用高剂量者;③肾功能不稳定者;④联合使用肾毒性药物者。

2. 去甲万古霉素 系国内创制药,其化学结构与万古霉素相仿,但其侧链上缺少一甲基,其抗菌谱、抗菌作用与万古霉素相仿,不良反应亦与之相似,临床适应证同万古霉素,临床应用剂量略低于万古霉素。

3. 替考拉宁(teicoplanin) 与万古霉素抗菌谱大致相仿,但对溶血性葡萄球菌和部分表皮葡萄球菌等凝固酶阴性葡萄球菌的作用较万古霉素为差。VRE 中属 *vanB* 基因型者,仍可对替考拉宁呈现敏感。替考拉宁的血清蛋白结合率达 90%以上,主要自肾排泄,消除半衰期长达 47～100 小时。该药的肾、耳毒性较万古霉素为少见。临床用于对其呈现敏感的葡萄球菌、肠球菌等所致肺炎、血流感染、皮肤软组织感染、尿路感染和骨髓炎等。

4. 特拉万星(telavancin) 是第一个半合成脂糖肽类抗生

素,其抗菌谱主要为金黄色葡萄球菌、凝固酶阴性葡萄球菌、肠球菌属和链球菌属等革兰氏阳性菌,对 MRSA、异质万古霉素中介金黄色葡萄球菌(hVISA)和万古霉素中介金黄色葡萄球菌(VISA)具抗菌活性。该药属浓度依赖性抗生素,主要经肾清除,半衰期为 8 小时。美国 FDA 相继于 2009 年和 2013 年批准该药的适应证为由敏感菌所致的下述成人感染:①复杂性皮肤和皮肤结构感染;②医院获得性细菌性肺炎和呼吸机相关细菌性肺炎。该药用于此适应证时应作为无适宜替代药物可选用时的保留用药。临床研究资料显示该药的不良反应主要有味觉障碍、恶心、呕吐和泡沫尿等,肾毒性的发生率高于万古霉素。

5. 达巴万星(dalbavancin) 属脂糖肽类抗生素,对金黄色葡萄球菌(MSSA、MRSA)、化脓性链球菌、无乳链球菌等链球菌属和肠球菌等革兰氏阳性菌具有良好的杀菌活性。在体内消除缓慢,其终末半衰期长达 346 小时,原药自尿(33%)、粪(20%)中排出。2014 年美国批准适应证为成人急性细菌性皮肤和皮肤结构感染。给药方案为两剂给药,首剂 1 000mg,一周后 500mg,静脉输注。

6. 奥利万星(oritavancin) 属脂糖肽类抗生素,该药对包括 MRSA 在内的金黄色葡萄球菌、化脓性链球菌、无乳链球菌、咽峡炎链球菌组和肠球菌具有良好抗菌活性。在人体内以原药自粪和尿中缓慢排出,其终末半衰期达 245 小时。2014 年美国批准用于对其呈现敏感的细菌所致成人急性细菌性皮肤及皮肤结构感染,给药方案为一个疗程单剂 1 200mg 静脉输注。

7. 达托霉素 属环脂肽类抗生素。对金黄色葡萄球菌(包括 MRSA)、肠球菌(包括 VRE)和肺炎链球菌(包括 PRSP)等革兰氏阳性菌具有良好抗菌活性。对 MRSA 具快速杀菌作用,但万古霉素对 MRSA 的 MIC 值增高者达托霉素 MIC 值亦可增高。该药被批准用于:①金黄色葡萄球菌(包括 MRSA)所致的血流感染包括右心心内膜炎;②敏感菌所致复杂性皮肤和皮肤结构感染。该药临床试验中有少数患者可出现一过性肌无力或肌痛伴肌酸磷酸激酶(CPK)升高。上市后观察中有发生横纹肌溶解症者,多见于与 HMG-CoA 还原酶抑制剂合用的患者。

8. 多黏菌素类 包括多黏菌素 B(polymyxin B)和多黏菌素 E(polymyxin E,即黏菌素 colistin)。该类药物对铜绿假单胞菌、鲍曼不动杆菌、大肠埃希菌、克雷伯菌属等革兰氏阴性杆菌具有良好抗菌作用,但由于其肾毒性和神经毒性明显,1980 年以来已被毒性低的抗菌药所取代,仅作局部应用或口服。然而随着耐多药或广泛耐药的铜绿假单胞菌、鲍曼不动杆菌和某些肠杆菌科细菌的出现,近年来该类药物的全身应用较前增多。目前可供肌内注射或静脉滴注者有多黏菌素 B 硫酸盐、黏菌素甲磺酸盐,国内尚有黏菌素硫酸盐注射剂。多黏菌素 B 的抗菌活性略高于黏菌素,肾毒性亦较后者略高,黏菌素甲磺酸盐毒性相对较低,目前该类药物用于治疗耐碳青霉烯类鲍曼不动杆菌、铜绿假单胞菌、肺炎克雷伯菌等革兰氏阴性菌所致重症感染,常需与其他抗生素联合用药,需严密观察其毒性反应并及时处理。

（九）噁唑烷酮类（oxazolidinones）　包括已临床应用十余年的利奈唑胺和 2014 年上市的泰迪唑胺。

1. **利奈唑胺（linezolid）**　体外对包括 MRS、VRE、PISP、PRSP 等多重耐药菌在内的革兰氏阳性菌有良好抗菌作用，对肠球菌的作用优于万古霉素。利奈唑胺口服制剂与静脉给药者相比，绝对生物利用度 100%。该药由美国 FDA 批准用于：①耐万古霉素屎肠球菌感染，包括同时有菌血症者；②医院获得肺炎，包括由甲氧西林敏感和耐药金黄色葡萄球菌、耐多药肺炎链球菌（multi-drug resistant *Streptococcus pneumoniae*，MDRSP）所致者；③复杂性皮肤和皮肤结构感染，包括由甲氧西林敏感或耐药金黄色葡萄球菌、耐多药肺炎链球菌所致者，也包括糖尿病足感染（不伴骨髓炎者）；④非复杂性皮肤和皮肤结构感染；⑤社区获得性肺炎，包括由 MDRSP 和金黄色葡萄球菌等所致者。在 2011 年美国感染病学会（IDSA）发表的《成人与儿童 MRSA 感染治疗的临床实践指南》中推荐利奈唑胺可作为下列 MRSA 感染的选用药物之一：①骨和关节感染，包括骨髓炎、化脓性关节炎；②脑膜炎；③脑脓肿、硬膜下脓肿、硬膜外脓肿；④海绵窦或硬脑膜脓毒性栓塞。不良反应主要有腹泻、恶心、头痛、血小板减少、白细胞减少和贫血等，血小板减少等与疗程相关，多发生于疗程超过 2 周者，属可逆性。

2. **泰迪唑胺（tedizolid）**　对金黄色葡萄球菌（包括 MRSA、MSSA）、化脓性链球菌、无乳链球菌、咽峡炎链球菌组和粪肠球菌显示良好的抗菌活性。对表皮葡萄球菌、溶血葡萄球菌、路登葡萄球菌和屎肠球菌在体外具有抗菌活性，但其临床意义尚未建立。该药对肠球菌、葡萄球菌和链球菌均呈抑菌作用。临床应用的磷酸泰迪唑胺系前药，在人体转化为泰迪唑胺而起抗菌作用。口服制剂的绝对生物利用度为 91%，消除半衰期约 12 小时，82% 通过肝胆系统排出，18% 由尿排出。2014 年美国批准上市，适应证为敏感菌所致成人急性细菌性皮肤和皮肤结构感染。用法为 200mg 每日一次，疗程 6 日。临床不良反应主要为恶心、腹泻、头痛等。血常规改变有血红蛋白下降、血小板减少和中性粒细胞绝对计数下降。在 I 期临床试验健康受试者药物暴露 21 日时显示了对血液系统参数可能的剂量和疗程效应。III 期临床试验中发生周围神经病变者，该药与利奈唑胺的发生率分别为 1.2% 和 0.6%；发生视神经病变者分别为 0.3% 和 0.2%。

（十）磷霉素　磷霉素钠供静脉用药，磷霉素钙或氨丁三醇为口服制剂。磷霉素对葡萄球菌（包括 MRS）、肠球菌、大肠埃希菌等具良好抗菌作用。其分子小，与血浆蛋白不结合，在组织体液中广泛分布、毒性低微，与青霉素类、头孢菌素类等其他抗菌药之间无交叉过敏反应。其钠盐可与万古霉素或去甲万古霉素联合应用治疗 MRS 感染，也可用于敏感菌所致下呼吸道、尿路、皮肤软组织等感染；并可与 β-内酰胺类或氨基糖苷类联合治疗敏感菌所致重症感染，如血流感染、腹膜炎、骨髓炎等。也推荐用于产 ESBLs 肠杆菌科细菌的尿路感染、CRE 感染的联合用药。口服钙盐吸收不完全，可用于肠道感染和单纯性

下尿路感染的治疗。磷霉素氨丁三醇用于大肠埃希菌、葡萄球菌、肠球菌等敏感菌所致单纯性下尿路感染，如急性膀胱炎等，为单剂治疗。

（十一）利福霉素类　利福平主要用于抗结核治疗，必要时也可作为 MRS 感染时联合用药之一，不宜单用，单用时细菌及结核分枝杆菌均易对其产生耐药性。利福喷丁（rifapentine）为长效利福霉素衍生物，主要用于抗结核治疗，每周用药 1~2 次。利福布汀（rifabutin）为利福霉素 S 的衍生物，主要用于艾滋病患者鸟分枝杆菌复合群（MAC）感染，也可用于肺结核的治疗。

（十二）氟喹诺酮类　该类药物是近年来化学合成抗菌药中发展最为迅速者。沿用的氟喹诺酮类药物包括环丙沙星、氧氟沙星、诺氟沙星等，对肠杆菌科细菌具良好抗菌作用，对铜绿假单胞菌、不动杆菌属亦具抗菌活性，对甲氧西林敏感葡萄球菌亦有抗菌作用，但对肺炎链球菌、溶血性链球菌、厌氧菌的作用差，对支原体、衣原体、分枝杆菌等具抗微生物活性。该类药物在组织体液中浓度可超过血药浓度，消除半衰期多较长。由上述特点该类药物适用于需氧革兰氏阴性菌所致的各类感染，但不宜用于社区获得性呼吸道感染。近年来国内资料显示大肠埃希菌对其耐药性迅速增高，耐药率达 50% 以上，其他肠杆菌科细菌等的耐药率亦增高。

目前对呼吸道病原有效的氟喹诺酮类已广为临床应用。与沿用品种相比，其药效学特点为：①对需氧革兰氏阳性球菌抗菌活性较沿用品种增高，包括肺炎链球菌（青霉素敏感及不敏感株）、化脓性链球菌和葡萄球菌等；②对脆弱拟杆菌等厌氧菌作用增强；③对支原体、衣原体、军团菌等作用增强；④对需氧革兰氏阴性杆菌作用与沿用品种相仿或略强。因此与沿用品种不同，该类药物可用于社区获得性上、下呼吸道感染，如社区获得性肺炎、慢性支气管炎急性细菌感染、急性鼻窦炎，某些品种尚批准用于皮肤软组织感染和尿路感染。目前临床应用的几种氟喹诺酮类的光毒性、肌腱炎症、QT 间期延长（莫西沙星除外）等不良反应大多较沿用品种为少见。主要品种有左氧氟沙星（levofloxacin）、莫西沙星（moxifloxacin）、加替沙星（gatifloxacin）、吉米沙星（gemifloxacin）等。

近年来上市的喹诺酮类对 MRSA 具抗菌活性。奈诺沙星为无氟喹诺酮类，对 MRSA、PRSP 具抗菌活性；口服吸收迅速，尿排泄约为 70%，蛋白结合率约为 16%，半衰期为 11 小时；为 2016 年中国首次批准上市的 1.1 类新药，适应证为社区获得性肺炎，用法为 0.5 克、每日 1 次，口服。德拉沙星对 MRSA 具抗菌活性，MRSA 对其敏感率为 87.6%，具有口服及静脉制剂，口服生物利用度 58.8%，半衰期为 3.7 小时（口服）或 4.2~5.8 小时（静脉），口服后 50% 从尿、48% 从粪中排出，静脉给药后 65% 从尿、28% 从粪排出。美国批准适应证为急性细菌性皮肤及皮肤结构感染（2017），成人社区获得性细菌性肺炎（2019）。

（十三）磺胺类　这类药物的临床应用较前减少，主要品种磺胺甲噁唑（sulfamethoxazole，SMZ）和甲氧苄啶（trimethoprim，TMP）的复方制剂仍是治疗某些感染病的首选用药。

SMZ-TMP 可用于敏感菌所致的尿路感染、慢性支气管炎急性细菌性感染、伤寒及其他沙门菌感染、志贺菌感染等。SMZ-TMP 是治疗肺孢菌病、嗜麦芽窄食单胞菌感染的首选药，治疗诺卡菌感染亦具肯定疗效。磺胺多辛（周效磺胺）可用于恶性疟的治疗。柳氮磺吡啶(salicylazosulfapyridine, SASP)主要用于治疗溃疡性结肠炎。

磺胺醋酰钠用于敏感细菌所致眼部感染、沙眼衣原体所致眼部感染等局部治疗。磺胺嘧啶银、磺胺米隆均可用于烧伤后继发创面感染的治疗。应用磺胺类药物时必须密切注意该类药物所致药疹等过敏反应、血液系统、肝脏等毒性反应发生的可能。

（十四）呋喃类 主要有呋喃妥因、呋喃唑酮及局部用的呋喃西林。呋喃妥因可用于对其敏感的大肠埃希菌、腐生葡萄球菌、肠球菌、肠杆菌属等所致的急性单纯性下尿路感染的治疗，也可用于尿路感染的预防，但因口服吸收不完全，不宜用于肾盂肾炎及肾脓肿的治疗。呋喃唑酮可用于治疗对其敏感的细菌所致肠道感染，如志贺菌感染、沙门菌感染、霍乱等。呋喃西林吸收差，其溶液作局部用药，用以治疗对其敏感的大肠埃希菌、金黄色葡萄球菌等细菌所致创面感染，也可用作膀胱冲洗。

（十五）硝基咪唑类 主要有甲硝唑、替硝唑、奥硝唑、左奥硝唑、吗啉硝唑。对脆弱拟杆菌等厌氧菌具强大抗菌作用，对阴道滴虫、阿米巴原虫、贾第虫具良好抗感染作用。甲硝唑临床广泛用于厌氧菌所致腹腔、盆腔、皮肤软组织感染，血流感染，中枢神经系统感染等的治疗，甲硝唑口服也用于艰难梭菌所致肠炎、幽门螺杆菌所致胃窦炎和消化性溃疡的治疗，尚用于肠道和肠外阿米巴病、阴道滴虫病、贾第虫病等的治疗。替硝唑、奥硝唑、左奥硝唑、吗啉硝唑的临床适应证同甲硝唑，不良反应与甲硝唑相比较为少见。

（十六）抗真菌药 治疗深部真菌病的药物主要有多烯类（两性霉素 B、制霉菌素）、氟胞嘧啶、吡咯类、棘白菌素类等。

1. 多烯类 两性霉素 B 去氧胆酸盐为沿用品种，具广谱抗真菌作用，对深部真菌病的大多数病原菌具高度抗真菌活性。治疗深部真菌病疗效确切，耐药菌株少见。是治疗念珠菌、隐球菌、芽生菌、球孢子菌、组织胞浆菌、毛霉属、曲霉属等所致的血流感染、心内膜炎、脑膜炎、腹腔感染、肺部感染、尿路感染和眼内炎等的选用药物。该药的毒性大（尤其肾毒性），不良反应多见，使其临床应用受到一定限制。

两性霉素 B 含脂复合物较其去氧胆酸盐毒性降低，含脂复合物在体内多分布于单核巨噬细胞系统，如肝、脾和肺组织中，减少了在肾组织中的分布，因而降低了肾毒性，并在一定程度上减轻了静脉给药后的发热等全身反应。已上市应用的有 3 种：两性霉素 B 含脂复合体(amphotericin B lipid complex, ABLC, Abelcet)、两性霉素 B 胆固醇复合体或胶质分散体(amphotericin B cholesteryl complex, 或 amphotericin B colloidal dispersion, ABCD, Amphotec)、两性霉素 B 脂质体(liposome amphotericin B, L-AmB, AmBisome)。在国内已应用者目前仅为 Am-

photec。两性霉素 B 含脂复合物的临床疗效与两性霉素 B 去氧胆酸盐相仿，但价格远高于后者，仅适用于不能耐受两性霉素 B 去氧胆酸盐肾毒性或静脉用药相关全身反应的患者，或因同时接受肾毒性药物不能应用两性霉素 B 去氧胆酸盐的患者。

制霉菌素亦属多烯类，口服不吸收，可口服治疗食管、肠道念珠菌病，局部应用治疗口腔念珠菌病（鹅口疮）、阴道和皮肤念珠菌病。

2. 氟胞嘧啶 对隐球菌、念珠菌属（包括白念珠菌及非白念珠菌）均有良好的抗菌作用，大多曲霉对其耐药。该药可用于念珠菌心内膜炎、隐球菌脑膜炎、念珠菌或隐球菌所致的血流感染、肺部感染和尿路感染。治疗上述侵袭性真菌病时需与两性霉素 B 联合应用，因单独用药易致真菌耐药性发生（治疗念珠菌尿路感染时可短期单用）。两性霉素 B 与氟胞嘧啶的联合用药目前仍是治疗隐球菌脑膜炎的首选治疗方案。

3. 吡咯类抗真菌药 该类药物中的酮康唑，由于其肝毒性，目前全身应用已减少，克霉唑、咪康唑等因吸收差主要作为局部用药。氟康唑具广谱抗真菌作用，但对曲霉属的抗菌作用差。该药口服吸收完全，生物利用度达 90% 以上，可透过血脑屏障，在组织体液中分布广泛，毒性低微。其口服及静脉用药广泛用于念珠菌病、隐球菌病的治疗，并在某些免疫缺陷者中预防性应用。尚可作为伊曲康唑的替代药物用于球孢子菌病、芽生菌病和组织胞浆菌病。

伊曲康唑具广谱抗真菌作用，口服胶囊剂吸收差，口服液生物利用度提高为 55%。口服胶囊剂适应证为肺及肺外芽生菌病、组织胞浆菌病、不能耐受两性霉素 B 或其治疗无效的侵袭性曲霉病；口服液适应证为口咽和食管念珠菌病，可用作中性粒细胞缺乏症发热疑为真菌感染的经验治疗；静脉注射液尚可用于不能耐受两性霉素 B 治疗或治疗无效的肺或肺外曲霉病。

伏立康唑(voriconazole)具广谱抗真菌作用，对曲霉属具杀菌作用。有口服及静脉用制剂，口服吸收完全，生物利用度 96%。治疗适应证为：①侵袭性曲霉病；②念珠菌血流感染（非中性粒细胞减少者），播散性念珠菌皮肤感染，念珠菌腹部、肾、膀胱、伤口感染，食管念珠菌病；③经其他抗真菌药治疗无效或不能耐受的赛多孢菌属、镰孢霉属所致的严重感染。不良反应较两性霉素 B 明显为少见，主要为一过性视觉异常，血清转氨酶升高等。

泊沙康唑(posaconazole)对曲霉属的抗菌活性与伏立康唑大致相仿，对念珠菌的作用略逊于伏立康唑。对接合菌有良好的抗菌作用，但不如两性霉素 B。目前该药的口服悬液剂及注射剂主要用于严重免疫功能缺陷者侵袭性曲霉病的预防。用于侵袭性曲霉病治疗的注射用制剂正在临床试验中。

4. 棘白菌素类(echinocandins) 目前国内应用者有卡泊芬净(caspofungin)和米卡芬净(micafungin)。卡泊芬净具广谱抗真菌活性，对念珠菌属和曲霉属具良好抗菌作用，但对曲霉属为抑菌作用，对隐球菌的作用差。系静脉用药。适应证为：①中性粒细胞减少症发热患者疑为真菌感染的经验治疗；②念珠菌血流感染及念珠菌腹腔内脓肿、腹膜炎、胸膜炎;③食管念珠菌病;④经两性霉素B等抗真菌药治疗无效或不能耐受的侵袭性曲霉病。不良反应有寒战、发热、静脉炎、恶心、呕吐、皮疹等,较两性霉素B显著减少。

米卡芬净在体外对白念珠菌、光滑念珠菌、克柔念珠菌、近平滑念珠菌等具抗菌活性,对曲霉有抑菌作用,对隐球菌、镰刀菌、毛孢子菌作用差。适应证为念珠菌血症、急性播散性念珠菌病、念珠菌腹膜炎和腹腔脓肿、食管念珠菌病;造血干细胞移植患者念珠菌感染的预防。不良反应主要有腹泻、腹痛、恶心、头痛等。

(十七)抗病毒药　病毒系细胞内寄生,利用宿主细胞代谢系统进行增殖复制,因此多数抗病毒药可同时作用于宿主细胞,对宿主细胞具有毒性。近年来开发的新药,从分子生物学水平寻找病毒与宿主代谢间的差异,以发现抗病毒攻击的靶点,如病毒酶抑制剂等,从而研制了一些对宿主细胞毒性相对较低的抗病毒药。

1. 治疗疱疹病毒感染的药物　有阿昔洛韦、泛昔洛韦、喷昔洛韦及伐昔洛韦(valaciclovir)。伐昔洛韦是阿昔洛韦的前体药,口服后较阿昔洛韦生物利用度明显为高,用于治疗免疫缺陷者外生殖器疱疹病毒感染、口唇单纯疱疹病毒感染和带状疱疹病毒感染等。

2. 更昔洛韦和伐更昔洛韦　除对水痘、疱疹病毒有抑制作用外,对巨细胞病毒(CMV)的作用明显优于阿昔洛韦。由于该药的血液系统等毒性大,限用于免疫缺陷者发生的严重CMV感染,如艾滋病、器官移植受者合并CMV视网膜炎危及视力者,艾滋病患者合并重症CMV肺炎或胃肠道感染的治疗,以及器官移植可能合并CMV感染者的预防等。伐更昔洛韦是更昔洛韦的酯化物,口服后在体内迅速转变为更昔洛韦而起作用。

3. 抗流感病毒药　①金刚烷胺和金刚乙胺:主要用于甲型流感的防治;②奥司他韦(oseltamivir):主要用于1岁以上甲型或乙型流感病毒感染患者的治疗及预防;③扎那米韦(zanamivir):为经吸入给药,用于甲型或乙型流感的治疗(不推荐用于7岁以下小儿,以及孕妇、乳妇)。

4. 利巴韦林　具有广谱抗病毒作用。该药气雾剂可用于婴幼儿呼吸道合胞病毒所致的细支气管炎及肺炎的严重住院病例。该药静脉滴注或口服用于治疗拉沙热或流行性出血热。该药口服合并干扰素α-2b可用于慢性丙型肝炎的治疗。

推荐阅读

1. ELIOPOULOS G M,MOELLERING R C,Jr. Principles of anti-infective therapy [M]//BENNETT J E,DOLIN R,BLASER M J. Mandell,Douglas,and Bennett's principles and practice of infectious diseases. 8th ed. Philadelphia:Elsevier Saunders,2015:224-234.

2. GIBERT D N,CHAMBERS H F,ELIOPOULOS G M,et al. The Sanford guide to antimicrobial therapy 2019[M]. Sperryville:Antimicrobial Therapy Inc. ,2019.

第三章　医院感染

杨　帆

医院感染(hospital infections)亦称院内感染(nosocomial infections)或医院获得性感染(hospital acquired infections),是指住院患者在医院内获得的感染,包括在住院期间发生的感染和在医院内获得出院后发病的感染;但不包括入院前或入院时已存在的感染。对于无明确潜伏期的感染,规定入院48小时后发生的感染为医院感染;有明确潜伏期的感染,自入院起超过平均潜伏期后发生的感染为医院感染。近年来美国疾病预防与控制中心(CDC)提出了医疗保健相关感染(healthcare associated infections)的概念,国际趋势为以医疗保健相关感染替代医院获得性感染,但目前处于两者混用阶段。

【流行病学】

(一)发病率　医院感染发病率因医院的不同级别与类型而异,教学医院及三级综合医院的医院感染发生率相对较高。医院感染可导致患者住院期延长,增加患者痛苦,甚至威胁生命,并可造成巨大的经济损失。发达国家医院感染发病率5%~10%,发展中国家医院感染发生率可高达25%以上。医院感染依次以尿路感染、手术部位感染、血流感染和肺炎常见。据美国国家医疗保健安全网(NHSN)报道,医院感染发病率为5%,每年约发生200万例次,其中大约90 000例死亡。每年因医院感染造成经济损失约45亿美元。如每例血流感染可使住院时间延长7日,费用增加40 890美元,归因病死率高达30%。手术部位感染和院内肺炎住院时间增加7日。导尿管相关尿路感染可使住院时间增加3日,费用增加749~1 007美元。如继发血流感染则粗病死率为13%~30%。美国医院感染中以导管相关血流感染、导管相关尿路感染、手术部位感染和呼吸机相关肺炎最为常见。2001—2005年我国医院感染监控网调查发现医院感染现患率为4.77%~5.22%,以肺部感染、尿路感染、手术部位感染和胃肠道感染最为常见,血流感染由于检测问题确诊的相对较少。根据上海市医院感染监测网报告,2018年上海市医院感染现患率为2.71%;重症监护室(ICU)患者呼吸机相关肺炎、导尿管相关尿路感染和导管相关血流感染发生率为每千插管日6.27、1.97和0.89例次。

医院感染还可能严重威胁医务人员安全。新型冠状病毒肺炎暴发以来,湖北医务人员感染 3 000 余例,其后意大利、西班牙等国医务人员感染更是高达数万例,不仅造成了众多医务人员牺牲,还重创医疗体系。

（二）感染源　感染源分为:①外源性,即来自患者体外,如其他住院患者、医务工作者、陪护人员、探视者和污染的医疗设备、水、空气等。从他人获得的感染称为交叉感染,从医院环境中获得的感染称为环境感染。感染患者是重要的感染源,从感染部位的脓液及分泌物排出的病原体致病力强,较易传播给另一易感者。医务工作者和陪护人员中带菌者可直接或通过污染环境间接引起患者发生感染。被污染的环境(包括医疗设备)称为环境储源,病原微生物可传给易感者。革兰氏阴性杆菌能在潮湿环境中存活繁殖数月或数年,革兰氏阳性菌则分布于空气、尘埃和体表。革兰氏阳性产芽孢厌氧菌对外界抵抗力强,生存期长,能通过空气、未消毒物品、伤口渗出液等感染患者。②内源性,即来自患者自身皮肤、口咽部、泌尿生殖道和胃肠道寄殖的正常菌群,或住院期间新的寄殖菌。住院患者如免疫力下降、体内微生态环境失衡或发生细菌易位时可发生感染。

感染的病原体可以是细菌、真菌、病毒或寄生虫。大多数的医院感染由细菌所致,真菌引起的越来越多,而寄生虫所致的医院感染较为少见。

1. **细菌**　约 90% 以上的医院感染为细菌所致,其中约 70% 为革兰氏阴性杆菌,主要为大肠埃希菌、克雷伯菌属、变形杆菌属、肠杆菌属等肠杆菌科细菌,近年来铜绿假单胞菌、不动杆菌属、嗜麦芽窄食单胞菌呈上升趋势。金黄色葡萄球菌、凝固酶阴性葡萄球菌和肠球菌属是医院感染常见的革兰氏阳性球菌,尤其是在医院皮肤软组织感染、外科手术部位感染及原发性血流感染患者中,病原菌均以革兰氏阳性球菌为多见。艰难梭菌已成为医院腹泻的重要病原,美国 CDC 将其列为紧急威胁的第一位。

近年来,细菌耐药性日趋严重,临床上耐甲氧西林金黄色葡萄球菌虽呈下降趋势,但仍处于高位。产 ESBLs 的大肠埃希菌、克雷伯菌属和奇异变形杆菌,产 AmpC 的肠杆菌属,产碳青霉烯酶的肠杆菌科细菌(CPE),广泛耐药铜绿假单胞菌、不动杆菌属日渐增多,给医院感染的控制和治疗带来了极大挑战。

2. **真菌**　近年来随着肿瘤化疗、器官移植、广谱抗菌药物的广泛应用,以及医用装置的应用增多,医院真菌感染的发病率明显增加。医院获得性真菌感染中以念珠菌属多见,念珠菌属感染可侵犯人体几乎所有的组织和器官。近年来念珠菌属中白念珠菌呈下降趋势,而光滑念珠菌、热带念珠菌、近平滑念珠菌、克柔念珠菌等非白念珠菌呈增多趋势,耳念珠菌的出现引发广泛关注。其中光滑念珠菌对三唑类抗真菌药呈剂量依赖性敏感,克柔念珠菌对氟康唑耐药。曲霉为血液系统恶性肿瘤、粒细胞缺乏和长期应用激素患者医院内真菌感染的主要病原,可引起侵袭性肺曲霉病、鼻窦炎或中枢感染。

3. **病毒**　亦为医院感染的重要病原体。常见的医院内病毒性感染有呼吸道合胞病毒和副流感病毒所致的呼吸道感染、流感、风疹、病毒性肝炎等。在器官移植及骨髓移植患者中,多见巨细胞病毒感染。医院病毒性肝炎主要为乙型及丙型肝炎,与输血及其他血液制品、血液透析等因素密切相关。柯萨奇病毒 B 可引起新生儿感染并形成流行。由轮状病毒和诺如病毒所致的腹泻多发生于婴儿和老年人。单纯疱疹病毒、巨细胞病毒和水痘-带状疱疹病毒皆可在医院内流行。SARS、新型冠状病毒先后造成严重医院感染,包括大量医务人员感染。

4. **分枝杆菌属**　结核分枝杆菌主要通过空气传播造成肺部感染,因此对患者、探视者和医务工作者造成极大威胁。非典型分枝杆菌所致医院感染呈持续增多趋势,常为消毒不严所致。较常见者为快速生长的分枝杆菌,如鸟分枝杆菌、龟分枝杆菌和偶然分枝杆菌等,可造成注射部位感染、外科手术部位感染和人工植入物感染,或污染支气管镜或内镜。

5. **其他**　沙眼衣原体所致的结膜炎和肺炎见于新生儿。输血可传播疟疾等。类圆线虫亦可通过器官移植而传播。疥、螨和虱为常见的医院感染病原,可通过接触快速播散。

（三）传播方式　医院感染的传播方式以接触传播最为常见、最为重要,其次为经血传播,空气传播和器械等媒介物传播较少见。一种病原体可能为单一传播途径,亦可为两种或多种传播途径。

1. **接触传播（contact transmission）**　包括直接接触和间接接触。

直接接触传播是指患者或带菌者其病原菌直接传播至与其接触者。

间接接触传播,指病原体由感染源传播至医院设施、医疗器械、患者用具或他人等媒介,随后再经被污染媒介传播。在间接接触传播方式中,医护人员与患者之间频繁接触,通过污染的手在患者间传播感染,此为最重要的间接接触传播方式。另外,侵袭性操作时医疗器械不仅可导致外源性感染,还可将患者自体细菌带入无菌部位导致内源性感染,如导尿时将会阴部细菌带到膀胱。铜绿假单胞菌、不动杆菌属、克雷伯菌属等可通过雾化吸入器、氧气湿化瓶及空调系统等播散。

2. **经血传播**　随着输血、血液制品在临床的广泛应用,这种传播方式日益重要。乙型和丙型肝炎病毒、艾滋病病毒、巨细胞病毒和弓形虫均可通过血液和血液制品传播,甚至在医院内造成流行。

3. **空气传播**　包括:①飞沫传播（droplet transmission）,含有大量病原体的飞沫在患者打喷嚏、咳嗽、说话或进行特定操作如吸痰和支气管镜检查时产生,经口鼻排入环境,大的飞沫迅速降落到地面,小的飞沫在空气中短暂停留,局限于传染源周围。因此,经飞沫传播只能累及传染源周围的密切接触者。对环境抵抗力较弱的流感病毒、脑膜炎球菌、百日咳鲍特菌、流感嗜血杆菌 B 型等常经此方式传播。②气溶胶传播（airborne transmission）,亦称飞沫核传播（droplet nucleus transmission）。飞沫在空气中失去水分后由剩下的蛋白质和病原体所组成的飞沫核（粒径<5μm）,可以气溶胶的形式漂流到远处,在空气中

存留的时间较长,一些耐干燥的病原体如白喉棒状杆菌、结核分枝杆菌、麻疹病毒、水痘-带状疱疹病毒等可以此方式传播。

4. 经胃肠道传播　包括经水传播和经食物传播。经饮水传播的疾病有菌痢、伤寒、霍乱、甲型肝炎等。所有肠道传染病、某些寄生虫病及个别呼吸道病(如结核病、白喉等)可经食物传播。引起食物传播有两种情况,一种是食物本身含有病原体,另一种是食物在不同条件下被污染。

5. 虫媒传播　发生于蚊子、苍蝇、老鼠和其他害虫传播微生物时,这种传播类型随着环境、卫生条件的改善而显著减少,较为少见。

(四) 诱发医院感染的因素

1. 易感人群　①细胞免疫或体液免疫缺陷患者,中性粒细胞<$0.5×10^9$/L者;②新生儿、婴幼儿和老年人(≤1岁或>65岁者);③糖尿病、肝病、肾病、结缔组织病、阻塞性支气管肺疾病、恶性肿瘤患者;④烧伤或创伤产生组织坏死者。

2. 创伤性诊疗措施　①静脉导管、气管切开或插管、心导管、导尿管、T管引流、人工呼吸器、腹膜或血液透析、腰穿、脑脊液分流术等操作;②异物植入如人工心脏瓣膜或人工关节;③器官移植或血管移植;④污染手术;⑤化疗,使用糖皮质激素或免疫抑制剂。

【临床表现】

(一) 尿路感染(urinary tract infections,UTI) 尿路感染为欧美发达国家最常见的医院感染之一,占所有医院感染的40%。绝大部分患者有尿路器械诊疗操作史,其中75%~80%患者的感染由导尿引起,在ICU中该比例可高达95%。住院患者中使用导尿管者可高达25%。导尿管相关尿路感染(cather-associate UTI,CA-UTI)的主要危险因素有长期留置导尿管、未全身应用抗菌药物、女性、糖尿病、老年、严重基础疾病、非手术疾病、留置导尿管时未严格无菌操作、集尿袋细菌定植、氮质血症、尿道周围细菌定植等。源于尿路的血流感染病死率达32.8%。

2009—2012年美国NHSN资料显示CA-UTI常见病原菌依次为大肠埃希菌(26.8%)、念珠菌属(12.7%)、铜绿假单胞菌(11.3%)、肺炎克雷伯菌(11.2%)、肠球菌属(10.3%)等。据报道医院获得革兰氏阴性杆菌血流感染中约30%来源于尿路,且细菌呈多重耐药性。

最常见的入侵途径是通过导尿管上行侵入。细菌沿污染的导尿管、引流管和尿液收集器进入膀胱。导尿管所致尿路感染和沿导尿管腔与黏膜接触表面生物膜形成有关。此外,女性留置导尿管可通过粪便、压疮中病原菌污染尿道口后上行感染。由工作人员的手造成的保留导尿管系统交叉污染在散播细菌感染中起着重要作用。细菌尚可通过污染的冲洗液和各种药物溶液、未严格消毒的膀胱镜等进入尿路。一次导尿后发生菌尿症的概率为1%~5%,放置保留导尿管而无封闭式消毒收集装置者,48小时后菌尿症可见于90%的患者;有封闭式消毒收集装置者,菌尿症仅见于20%~25%的患者。感染发病率随导尿管放置时间而增加,每放置1日出现菌尿症的机会增加

3%~6%,放置10~14日后50%以上的患者将发生尿路感染。

(二) 医院获得性肺炎(hospital acquired pneumonia, HAP) NHSN资料显示,2010年呼吸机相关肺炎(ventilator associated pneumonia,VAP)的发病率为0~5.8例/1 000机械通气日。HAP占所有医院感染的15%,接受气管插管和机械通气者发病率增加6~20倍,HAP可占所有ICU医院感染的25%。在所有气管插管的患者中VAP发生率为9%~27%。在ICU患者中,近90%的HAP发生于机械通气过程中。机械通气的前5日VAP日发生率为3%,通气的第5~10日中的日发病率为2%,此后日发病率为1%。所有VAP患者中约一半发生于机械通气的前4日。VAP约占所有医院感染的10%。VAP的粗病死率为20%~50%,而多重耐药菌(如铜绿假单胞菌或鲍曼不动杆菌)所致VAP的粗病死率可达73%。

免疫功能正常者多由细菌感染引起,混合感染亦较常见,病毒或真菌所致者极少。2009—2010年NHSN资料显示,VAP最常见的病原菌为金黄色葡萄球菌(24.1%)、铜绿假单胞菌(16.6%)、克雷伯菌属(10.1%)、肠杆菌属(8.6%)、鲍曼不动杆菌(6.6%)、大肠埃希菌(5.9%)和沙雷菌属(4.6%)等。

HAP的危险因素包括:基础疾病的严重程度、外科手术史、抗菌药物使用及其他医疗措施,有创呼吸设施应用。口咽部病原菌的吸入或气管套管周围细菌的漏入是细菌进入气管的主要途径。胃和鼻窦是某些口咽部和气管中定植细菌的潜在储菌库。其他较为少见的途径有:病原菌吸入或直接进入下呼吸道,感染静脉导管所致的血源感染,肠道细菌转移定植。有研究者认为,气管插管内已感染的生物膜内细菌,引起远端呼吸道栓塞,也是VAP重要发病机制之一。

(三) 手术部位感染(surgical site infections,SSI) 2009—2010年NHSN资料显示SSI占所有医院感染的23%,发生率为2%~5%,其中清洁切口感染率约为2%,清洁污染切口感染率为2%~10%,污染切口感染率为10%~20%。SSI中2/3为切口感染,1/3为器官或腔隙感染。外科医院感染死亡病例中77%与SSI有关,其中93%为严重器官或腔隙感染。手术部位感染的危险因素包括患者方面和手术方面。患者方面的主要因素有年龄、营养状况、病态肥胖、体重减轻、低蛋白血症、脏器功能障碍、免疫抑制、糖尿病等。手术方面的主要因素有术前住院时间、备皮方式及时间、手术部位皮肤消毒、手术室环境、手术器械的灭菌、手术过程的无菌操作、手术技术、手术持续的时间、预防性抗菌药物使用情况等。

2009—2010年NHSN资料显示SSI最常见病原菌依次为金黄色葡萄球菌(30.4%)、肠球菌属(12%)、凝固酶阴性葡萄球菌(11.7%)、大肠埃希菌(9.4%)、铜绿假单胞菌(5.5%)、肠杆菌属(4.0%)、克雷伯菌属(4.0%)、肠球菌属(3.2%)和变形杆菌属(3.2%)。少部分由脆弱拟杆菌等厌氧菌和念珠菌等所致。脆弱拟杆菌等厌氧菌是结肠、直肠及妇科手术部位感染的常见病原菌。

SSI通常为手术时病原菌直接污染切口所致。SSI的病原菌可以是内源性或外源性的,但大多数是内源性的,即来自患

者本身的皮肤、黏膜及空腔脏器内的细菌。污染后是否发生感染主要取决于污染菌量、有否异物和细菌毒力等。金黄色葡萄球菌感染一般发生于术后3~8日,主要入侵途径为手术期间患者皮肤残留细菌直接接触手术伤口而感染。病房内患者之间的交叉感染、带菌的工作人员均为革兰氏阳性球菌所致手术部位感染的感染源。革兰氏阳性菌所致手术部位感染一般皆由接触传播。革兰氏阴性杆菌所致手术部位感染很少自手术室获得,主要入侵途径为患者本身胃肠道内源性的病原菌易位,亦可来自寄殖于肠道、呼吸道等处的外源性病原菌。

（四）血流感染（bloodstream infection,BSI） 2009—2010年NHSN资料显示导管相关血流感染（catheter associated BSI,CRBSI）占所有医院感染的40%,医院BSI发病率为0.3%~2.8%,其中原发性（原发感染的病灶不明或血管内装置相关者）约占80%,约90%的血管内装置相关感染与静脉导管有关;不同类型血管内导管感染发生率存在较大差异,可自外周静脉导管的0.1%到隧道式带袖套中心静脉导管的22.5%。继发性则源于其他部位感染如尿路、手术部位、肺部和皮肤软组织等。约50%BSI发生于住院24日之内。CRBSI常见的病原菌以革兰氏阳性球菌为主,约占60%以上,革兰氏阴性菌约占27%,真菌约占8%。常见的病原菌依次为凝固酶阴性葡萄球菌（20.5%）、肠球菌属（18%）、念珠菌属（15%）、金黄色葡萄球菌（12.3%）、克雷伯菌属（7.9%）、肠杆菌属（4.5%）、大肠埃希菌（4.0%）、假单胞菌属（3.8%）、沙雷菌属（2.5%）和鲍曼不动杆菌（2.1%）等。凝固酶阴性葡萄球菌虽为BSI的常见病原菌,但亦为最常见的污染菌,因此解释培养结果时应慎重。

BSI多为散发,也可呈暴发流行,如静脉输液、血液及输血器械的污染所造者。散发者常由局部病灶播散至血液所致,多属继发性,原发性者仅占1/4。而流行性BSI约80%属原发性,一般发生于医院中某一病区,患者免疫状态可正常。

新生儿、60岁以上老年人、重度创伤或烧伤、致死性原发疾病、粒细胞缺乏症、应用激素或免疫抑制剂的患者及应用化疗的肿瘤患者皆为易感者。静脉大量补液、输血或血液制品、抗菌药物的全身应用、血管内损伤性检测装置、血液透析等皆为诱发BSI的因素。静脉输液部位更换间隔时间越长（>48小时）,BSI的发病率越高。据报道,非输液者、周围静脉输液者和留置中央静脉导管者BSI的发病率分别为0.05%、0.37%和4.48%。

金黄色葡萄球菌和凝固酶阴性葡萄球菌为散发性医院内BSI的常见病原菌,占20%~50%;多系静脉穿刺处皮肤组织、针头或插管感染的结果。肠球菌属作为医院内BSI病原菌日益增多,一般源于尿路感染、腹腔和外科手术部位感染。约1/3医院内BSI由需氧革兰氏阴性杆菌引起。主要病原菌为大肠埃希菌、肺炎克雷伯菌等肠杆菌科细菌,近年鲍曼不动杆菌亦常见。少数BSI为念珠菌属引起,通过中央静脉插管补充高营养发生的BSI中,50%~80%的病原菌为白念珠菌。近年来近平滑念珠菌、光滑念珠菌、热带念珠菌等其他非白念珠菌引起BSI的发病率有逐年增高趋势。

医院BSI的总病死率近50%。影响患者预后的因素为:①休克;②迅速致死性基础疾病;③源于腹腔内或下呼吸道感染的BSI;④年龄70岁以上;⑤监护室患者;⑥不恰当的抗菌药物治疗;⑦铜绿假单胞菌、沙雷菌属、克雷伯菌属、拟杆菌属或念珠菌属等高度危险病原菌所致的BSI;⑧有化脓性迁徙性病灶者。

（五）假膜性肠炎 由艰难梭菌所致。近年来发生率不断增高,其流行株出现基因变异,产毒素能力增强,患者病死率增高。自2000年以来,在北美和欧洲都广泛发生了艰难梭菌高毒力菌株（NAP1）区域性暴发流行,毒力增强与产生一种新的二元毒素有关,有报道存在于10%的菌株中,该类菌株可导致更严重的并发症和难治性疾病。在美国出院患者诊断为艰难梭菌感染者从2000年的13.9万人上升至2010年的34.7万人。死亡诊断为艰难梭菌感染者从1999—2000年的3 000人上升至2006—2007年的1.4万人。艰难梭菌产生的A毒素（肠毒素）、B毒素（细胞毒素）与发病有关,基因变异株A、B毒素产生增多。本病多发生在应用克林霉素、氨苄西林、阿莫西林、经胆道系统排泄的第三代头孢菌素和氟喹诺酮类抗菌药过程中,多数患者表现为轻、中度腹泻,重者可表现为高热,可合并中毒性巨结肠、麻痹性肠梗阻或肠穿孔,1%~5%的患者需要切除结肠,病死率3.2%~15%。

（六）病毒性肝炎 常见的医院内病毒性肝炎主要为乙型及丙型肝炎,近年来报道庚型肝炎也占相当比例。医院内甲型及戊型肝炎较少见。医院内肝炎的入侵途径主要为输血、血液透析,如乙型肝炎多发生于输血、输血液制品或血液透析后。丙型肝炎病毒（HCV）感染途径与乙型肝炎相似,也以血液传播为主要途径。医院内丙型肝炎感染与接受输血次数及输血量密切相关。

据报道输血后丙型肝炎的发病率国外为3%~21%,国内为13%~20%,乙型肝炎的发病率为5%~10%。血液透析后肝炎国外报道以丙型肝炎为主,其年发病率法国为4.6%,美国为5.8%,国内乙型肝炎的发病率仍较高。乙型肝炎病毒传播方式有:①通过污染血的针头刺伤、输血或血液制品;②感染性的血或血清自轻微损伤的皮肤、口腔黏膜、眼结膜进入体内;③其他感染性分泌物（唾液）通过口腔黏膜侵入;④通过昆虫媒介或器械污染间接传播感染。

（七）中枢神经系统感染 美国CDC全国医院感染监测系统对1986—1993年163家医院的监测资料显示:中枢神经系统感染的发生率为5.6/10万例出院患者。最常见的中枢神经系统感染为脑膜炎,约占91%,其次是颅内脓肿8%和脊髓脓肿1%。中枢神经系统感染常见于颅脑外伤、颅脑手术及脑脊液分流术后,病原菌分布存在国家和地区差异,除肠杆菌属、铜绿假单胞菌、不动杆菌属等革兰氏阴性杆菌,凝固酶阴性葡萄球菌、金黄色葡萄球菌等革兰氏阳性菌外,尚见念珠菌属。

【预防】

医院感染不仅危及患者健康和生命,有时还危及医务人员安全。因此医院感染防控是医疗质量和安全的重要环节,医疗机构和医务人员都应高度重视。尽管目前尚无法完全避免医院感染尤其是内源性医院感染，但研究表明有效的预防措施可以减少20%~35%的医院感染。

（一）基本原则　预防医院感染的基本原则为控制感染源、切断传播途径和减少易患因素，以达到降低医院感染发生率的目的。

1. 控制感染源　主要措施有：①积极治疗医院感染患者；②严格环境消毒措施；③妥善处理患者排泄物、分泌物和污染物品、器械；④对医院工作人员进行全面体检，以避免医院工作人员传播结核、病毒性肝炎、伤寒等疾病；⑤对多重耐药及泛耐药菌感染患者进行隔离；⑥带菌者的处理，如以莫匹罗星软膏治疗鼻腔携带MRSA的工作人员。

2. 切断传播途径　主要措施有：①医院布局合理，减少医院感染传播机会；②对不同传播途径疾病采取相应隔离措施；③严格执行无菌操作；④手卫生；⑤环境和物表消毒；⑥保证充分通风，室内气压和气流方向管理，空气和空调消毒；⑦严格血液、血液制品和移植器官、组织的筛选和管理，确保排除感染各类肝炎病毒、HIV等病原体的供者；⑧严格器械消毒；⑨对符合适应证的患者予以手术前抗菌药预防应用。

3. 减少易患因素　应尽量做到：①缩短患者住院时间和入住ICU时间；②避免不必要侵袭性操作；③尽量避免应用机械通气、各类导管，或缩短应用时间；④避免滥用广谱抗菌药物；⑤及时纠正或改善患者免疫缺陷状态。

（二）标准防护与隔离措施　预防医院感染的措施包括标准防护（standard precaution）（手卫生、个人防护设备和安全注射）和隔离。

1. 手卫生（hand hygiene）　手卫生是最简便、有效、经济的预防感染手段。医务人员在接触患者前、接触患者后、进行清洁或侵袭性操作前后、接触患者物品后均应按标准程序进行手卫生，包括以皂液、流动水洗手，或以含酒精手消液清洁，但后者对艰难梭菌和诺如病毒无效。此外，提倡医务人员肘部以下裸露（bare below the elbows）和避免穿戴手表、项链、手镯、戒指等，以减少接触传播风险。

2. 个人防护设备（personal protective equipment，PPE）　包括手套、口罩（医用防护口罩、外科口罩、医用口罩）、帽子、隔离衣、防护服、鞋套、护目镜、防护面屏和呼吸器等。根据疾病风险等级和传播途径采用不同防护标准。

3. 安全注射（injection safety）　包括使用安全注射针头、避免危险操作和针头等锐器置于专用锐器盒等。

4. 隔离措施　见表10-3-0-1。

表10-3-0-1　基于传播途径的隔离措施

措施	接触传播	飞沫传播	气溶胶传播
病房	单间或同病种	单间或同病种	负压病房，单间或同病种
手套	进入病房前戴	进入病房前戴	进入病房前戴
手卫生	需要	需要	需要
防护服/隔离衣	直接接触患者时	需要	需要
口罩	一般不需要	距离患者小于1米时	医用防护口罩
其他	限制患者转运	限制患者转运	限制患者转运

（三）常见医院感染的预防

1. 导管相关血流感染　严格掌握血管内导管留置指征。深静脉置管时应遵守严格的无菌操作要求，插管部位铺大手术单；操作人员应戴帽子、口罩；认真执行手消毒程序，戴无菌手套；插管过程中严格遵循无菌操作技术；使用的医疗器械及各种敷料必须达到灭菌水平；权衡利弊后选择合适的穿刺点，成人尽可能选择锁骨下静脉；建议氯己定（洗必泰）制剂消毒穿刺点皮肤；建议选用抗菌定植导管。

插管后用无菌透明专用贴膜或无菌纱布敷料覆盖穿刺点；定期更换穿刺点覆盖的敷料；接触导管接口或更换敷料时，须进行严格的手卫生，并戴手套；保持三通锁清洁，如有血迹等污染应立即更换；患者洗澡或擦身时要注意对导管的保护；输液管更换不宜过频；对无菌操作不严的紧急置管，应在48小时内更换导管，选择另一穿刺点；怀疑导管相关感染时，应考虑拔除导管；由经过培训且经验丰富的人员负责留置导管的日常护理；每天评价留置导管的必要性，尽早拔除导管。

2. 呼吸机相关肺炎　尽可能避免插管和机械通气，因其可使HAP的危险升高6~21倍。必要时，尽可能采用无创性通气。经口腔气管插管和经口腔胃插管比经鼻气管插管和鼻胃管好，可降低VAP的危险性。持续吸出舌下分泌物可降低早发性VAP的危险性。气管内套管的压力保持在20cmH$_2$O以上可预防套管周围病原菌漏入下呼吸道。及时清除呼吸机循环中污染的冷凝物，以防止进入气管插管或留置的雾化吸入器。缩短插管和机械通气时间可预防VAP。患者保持30°~45°半卧位可以预防或减少吸入，特别是在进行肠道喂养时。肠内营养优于肠外营养，因可减少中心静脉导管相关的并发症，预防小肠黏膜绒毛萎缩，减少细菌寄殖转移。应用H$_2$受体拮抗剂及硫糖铝均为HAP的独立危险因素，应严格掌握指征。输注红细胞或其他血液制品应有严格的指征。高血糖患者行大剂量胰岛素治疗，使血糖维持在4.44~6.11mmol/L（80~110mg/dl）可减少患者发生医院BSI、肺炎病率及病死率。

3. 手术部位感染　手术前尽量缩短患者术前住院时间。

有效控制糖尿病患者的血糖水平。重视术前患者的抵抗力,纠正水电解质的不平衡、贫血、低蛋白血症等。正确准备手术部位皮肤,彻底清除手术切口部位和周围皮肤的污染。术前备皮应当在手术当日进行,确需去除手术部位毛发时,应当使用不损伤皮肤的方法,避免使用刀片刮除毛发。消毒前要彻底清除手术切口和周围皮肤的污染,采用合适的消毒剂以适当的方式消毒手术部位皮肤,如需预防用抗菌药物时,手术患者皮肤切开前 30 分钟至 1 小时内或麻醉诱导期给予合理种类和合理剂量的抗菌药物。需要做肠道准备的患者,还需术前一天分次、足量给予非吸收性口服抗菌药物。手术人员要严格进行外科手消毒。

手术中保证手术室门关闭,尽量保持手术室正压通气,环境表面清洁,最大限度减少人员数量和流动。保证使用的手术器械、器具及物品等达到灭菌水平。手术中医务人员要严格遵循无菌技术原则和手卫生规范。若手术时间超过 3 小时,或者手术时间长于所用抗菌药物半衰期者,或者失血量>1 500ml 者,手术中应当对患者追加合理剂量的抗菌药物。手术人员尽量轻柔地接触组织,保持有效地止血,最大限度地减少组织损伤,彻底去除手术部位的坏死组织,避免形成死腔。术中保持患者体温正常,防止低体温。需要局部降温的特殊手术按具体专业要求执行。冲洗手术部位时,应当使用温度为 37℃ 的无菌生理盐水等液体。对于需要引流的手术切口,术中应当首选密闭负压引流,并尽量选择远离手术切口、位置合适的部位进行置管引流,确保引流充分。

手术后医务人员接触患者手术部位或者更换手术切口敷料前后应当进行手卫生。为患者更换切口敷料时,要严格遵守无菌技术操作原则及换药流程。术后保持引流通畅,根据病情尽早为患者拔除引流管。

4. 导管相关尿路感染 置管前严格掌握留置导尿管的适应证,避免不必要的留置导尿。根据患者年龄、性别、尿道等情况选择合适大小、材质的导尿管,最大限度降低尿道损伤和尿路感染。对留置导尿管的患者,应当采用密闭式引流装置。

置管时医务人员严格遵循无菌操作技术原则留置导尿管,避免损伤尿道黏膜。正确铺无菌巾,避免污染尿道口,保持最大的无菌屏障。充分消毒尿道口,防止污染。要使用合适的消毒剂棉球消毒尿道口及其周围皮肤黏膜。

置管后妥善固定尿管,避免打折、弯曲,保证集尿袋高度低于膀胱水平,避免接触地面,防止逆行感染。保持尿液引流装置密闭、通畅和完整,活动或搬运时夹闭引流管,防止尿液逆流。清空集尿袋中尿液时,要遵循无菌操作原则,避免集尿袋的出口触碰到收集容器。不主张常规使用含消毒剂或抗菌药物的溶液进行膀胱冲洗或灌注以预防尿路感染。留置导尿管期间,应当每日清洁或冲洗尿道口。长期留置导尿管患者,不宜频繁更换导尿管。若导尿管阻塞,不慎脱出,或留置导尿装置的无菌性和密闭性被破坏时,应当立即更换导尿管。患者出现尿路感染时,应当及时更换导尿管,并留取尿液进行微生物病原学检测。每天评估留置导尿管的必要性,尽可能缩短留置导尿管时间。医护人员在维护导尿管时,要严格执行手卫生。

推荐阅读

1. EDMOND M B,WENZEL R P,RUTALA W A,et al. Nosocomial infections[M]//MANDELL G L,BENNETT J E,DOLIN R. Mandell,Douglas,and Bennett's principles and practice of infectious diseases. 8th ed. Philadelphia:Elsevier Saunders,2015:3286-3346.

2. 衣承东,王明贵.上海市细菌耐药、抗菌药物应用和医院感染监测报告(2018 年度).上海:上海市科学技术出版社,2019.

3. BEARMAN G M L,STEVENS M,EDMOND M,et al. A guide to infection control in the hospital[M].5th ed. Brookline:International Society ForInfectious Diseases,2015.

4. MARSCHANG S,BERNARDO G. Prevention and control of healthcare-associated infection in Europe:a review of patients'perspectives and existing differences[J].J Hosp Infect,2015,89(4):357-362.

第四章 免疫缺陷者感染

黄海辉 汪 复

正常人具有物理和化学的屏障、非特异性免疫和特异性免疫功能以防御各种病原体的入侵。任何影响和损伤这些免疫功能的因素,皆可使人易于发生感染,称为免疫缺陷者感染。免疫缺陷有原发性(先天性)和继发性(获得性)之分,前者发病率低,其发病机制尚不完全了解。近年来随着创伤性诊疗技术的广泛开展,尤其是实体器官移植、造血干细胞移植等新技术的开展及免疫抑制剂在临床上的广泛应用,感染仍然是免疫缺陷者最常见的并发症及引起死亡的主要原因,也是临床诊治中的难题。本文重点介绍获得性免疫缺陷者感染,即由创伤、异物、营养不良、肿瘤和各种疾病、脾切除、药物和某些病原体等所致免疫缺陷而产生的感染。

【免疫缺陷的类型】

(一)**皮肤黏膜的完整性受损** 创伤、烧伤、各种导管放置、心瓣膜置换术等皆可引起局部防御屏障损害,导致其邻近部位寄殖病原微生物(如寄殖于皮肤的葡萄球菌属)或医院内耐药菌(如铜绿假单胞菌、大肠埃希菌、克雷伯菌属、肠杆菌属、肠球菌属和不动杆菌属等)入侵形成感染。

(二)**吞噬作用受损** 由中性粒细胞缺乏或减少及巨噬细

胞功能障碍(包括趋化性障碍、吞噬作用减弱和杀菌活性减低)所致。中性粒细胞减少症见于再生障碍性贫血、血液系统恶性疾病和肿瘤化疗后等;中性粒细胞功能不良见于蛋白缺乏所致的营养不良、系统性红斑狼疮、糖尿病、肝硬化和接受皮质激素治疗者。吞噬作用受损患者易发生条件致病菌如铜绿假单胞菌、大肠埃希菌、肺炎克雷伯菌、金黄色葡萄球菌、表皮葡萄球菌和有荚膜的细菌及念珠菌、曲霉等真菌感染。

(三)**细胞免疫缺陷**　原发性细胞免疫缺陷者常在成年之前死于条件致病菌感染。临床所见多为继发性,如淋巴瘤患者、肿瘤患者接受放疗或化疗者、器官移植受者及应用免疫抑制剂者等,亦包括结核病、艾滋病等患者。细胞免疫缺陷者易发生细胞内细菌、真菌、病毒和原虫等感染。

1. 细菌　李斯特菌属、布鲁氏菌属、军团菌属、结核分枝杆菌、鸟型分枝杆菌、麻风杆菌和星形诺卡菌等。

2. 真菌　念珠菌属最常见;近年来曲霉感染也在增加,以烟曲霉为主;隐球菌属、肺孢菌属也是淋巴瘤、艾滋病等患者的重要致病菌。

3. 病毒　单纯疱疹病毒、水痘-带状疱疹病毒、巨细胞病毒和乙型、丙型肝炎病毒等。

4. 寄生虫　弓形虫长期以来是免疫缺陷者感染的常见病原体,亦可发生于艾滋病患者。播散型粪类圆线虫自身感染可并发于恶性肿瘤、麻风、结核等疾病或接受免疫抑制药物者。此外,尚有表现为腹泻的隐孢子虫病,以及贾第虫、溶组织阿米巴原虫等原虫感染,皆可见于艾滋病患者。

(四)**体液免疫缺陷**　主要为免疫球蛋白和补体缺乏,后者多为先天性。体液免疫缺陷者对有荚膜的细菌抵抗力减弱,缺乏产生炎症的调理素作用,或 IgM 形成减少,因而易发生肺炎链球菌、流感嗜血杆菌、脑膜炎球菌等感染及某些病毒感染。

(五)**肿瘤引致空腔器官阻塞**　例如淋巴瘤患者可因腹腔淋巴结肿大引起胆管梗阻和胆管感染,支气管肺癌可引起支气管腔阻塞和肺炎,前列腺癌可引起尿路阻塞和尿路感染。

各种不同类型免疫缺陷者发生感染时的常见病原微生物见表10-4-0-1。

临床实际情况往往更为复杂,在同一免疫缺陷者往往存在多种因素,例如人工器官移植使细胞免疫功能减低,但同时应用的大量免疫抑制药往往引起粒细胞减低,因而患者对感染更易感。

【免疫缺陷者病原菌的变迁】

(一)**革兰氏阳性球菌感染增多**　主要有凝固酶阴性葡萄球菌、链球菌属、金黄色葡萄球菌和肠球菌属等。增多的原因为:采用强化抗癌治疗、留置静脉导管的广泛应用、肿瘤患者化疗后常伴有口腔及上消化道黏膜破损、广泛采用抗菌药物预防等。

(二)**革兰氏阴性杆菌感染中病原菌的变迁**　大肠埃希菌、铜绿假单胞菌感染相对减少,克雷伯菌属、肠杆菌属、嗜麦芽窄食单胞菌和鲍曼不动杆菌增多。

表 10-4-0-1　不同类型免疫缺陷者感染的常见病原微生物

免疫缺陷	病原微生物
中性粒细胞减低或缺乏	肠杆菌科细菌(大肠埃希菌、克雷伯菌属、肠杆菌属和柠檬酸菌属)、铜绿假单胞菌、金黄色葡萄球菌、凝固酶阴性葡萄球菌、草绿色链球菌、乏养菌属、颗粒球菌属(原称营养变异链球菌)和肠球菌属
皮肤黏膜完整性破坏	
皮肤和中心静脉导管相关	凝固酶阴性葡萄球菌、金黄色葡萄球菌、嗜麦芽窄食单胞菌、铜绿假单胞菌、不动杆菌属、棒状杆菌、念珠菌属(白念珠菌、近平滑念珠菌)、根霉等
口腔黏膜炎	草绿色链球菌、乏养菌属和颗粒球菌属、嗜二氧化碳菌属、梭杆菌属、黏滑罗斯菌、念珠菌属(白念珠菌、热带念珠菌)、单纯疱疹病毒等
肠道黏膜屏障损害	大肠埃希菌、铜绿假单胞菌、凝固酶阴性葡萄球菌、肠球菌属、念珠菌属等
中性粒细胞减少性小肠结肠炎	梭菌属、金黄色葡萄球菌、铜绿假单胞菌
细胞免疫缺陷	水痘-带状疱疹病毒、巨细胞病毒、呼吸道病毒等;单核细胞增多性李斯特菌、诺卡菌属、结核分枝杆菌、非结核分枝杆菌、耶氏肺孢菌、真菌(曲霉属、隐球菌属、组织荚膜胞浆菌、球孢子菌属、马尼菲篮状菌)、冈地弓形虫
体液免疫缺陷	肺炎链球菌、流感嗜血杆菌等
器官功能障碍	
脾切除	肺炎链球菌、流感嗜血杆菌、脑膜炎球菌等
因铁负荷应用去铁敏	根霉

(三)**分枝杆菌属感染增多**　除结核分枝杆菌外有非结核分枝杆菌如鸟分枝杆菌、龟分枝杆菌、偶然分枝杆菌、溶血分枝杆菌等。

(四)**真菌(念珠菌属、曲霉、隐球菌属、镰刀霉属、耶氏肺孢菌、毛孢子菌属等)**　近年来接受非实体和实体器官移植的患者急剧增多,在器官移植受者中曲霉感染的发病率明显增高。据报道异体造血干细胞移植受者中曲霉感染发生率为5%~26%;实体器官移植,肝移植受者中为 1%~8%、肺移植受者中为3%~14%,心脏移植受者中为 1%~15%。

(五)**其他**　病毒(水痘-带状疱疹病毒、巨细胞病毒、肝炎病毒等)、原虫(弓形虫、粪类圆线虫等)感染有所增多。据报道在异基因骨髓移植受者中弓形虫感染的发病率为 0.3%~

7.6%,在肾移植受者中约为1.1%。在实体器官移植受者中诺卡菌感染的发病率约为0.6%。

（六）耐药菌增多 如耐甲氧西林金黄色葡萄球菌、耐青霉素肺炎链球菌、耐万古霉素肠球菌属、多重耐药肺炎克雷伯菌、肠杆菌属、假单胞菌属，并出现耐碳青霉烯类的肠杆菌科细菌、假单胞菌属及不动杆菌属的病原菌，多重耐药结核分枝杆菌（尤其艾滋病患者中）、耐阿昔洛韦疱疹病毒株等。

【免疫缺陷者感染的诊断】

免疫缺陷者感染往往不易及时诊断，因为：①免疫缺陷和原发疾病的存在使感染的临床表现不典型；②致病微生物往往是对正常人不致病或很少致病者；③混合感染的机会多，常难以确定何者为病原体；④常有多系统功能紊乱，限制了某些检查的进行。

在临床实践中，免疫缺陷者特别是恶性肿瘤中性粒细胞减少患者合并发热时，至少一半以上的患者有明确或隐匿性感染存在，应首先考虑感染的可能，必须进行以下诊断措施：①详细的病史询问、全面的体格检查和实验室检查。②尽早进行微生物学检查，包括痰、支气管肺泡灌洗液、窦道穿刺抽吸等标本送细菌及真菌直接镜检或培养；有条件者可进行真菌血清学抗原检测，包括半乳甘露聚糖、$1,3\beta$-D-葡聚糖、隐球菌抗原检测等。其中半乳甘露聚糖的检测在全球范围内广泛使用于曲霉病的诊断，$1,3\beta$-D-葡聚糖可用于检测曲霉属、念珠菌属、组织胞浆菌、毛孢子菌属等，但均应注意假阳性问题。③影像学检查在免疫缺陷者感染的诊断中也占重要地位，有呼吸道症状者用高分辨率CT检查可发现胸片阴性的粒细胞减少发热患者中，约50%以上的患者存在肺炎。典型的肺曲霉病肺部CT检查可发现光晕征、空气半月征或实变空洞。

免疫缺陷者最常见感染部位为口腔、肺、尿路、肛周区和皮肤软组织、血流感染，大肠埃希菌、金黄色葡萄球菌、凝固酶阴性葡萄球菌、铜绿假单胞菌、肺炎克雷伯菌、肠球菌属、不动杆菌属和阴沟肠杆菌等为常见的病原菌。感染部位与致病微生物之间有密切关系：口咽和食管炎主要为白念珠菌，偶也可由金黄色葡萄球菌引起。肺炎大多由革兰氏阴性杆菌或金黄色葡萄球菌所致；较长期应用广谱抗菌药物者则曲霉属等感染也有可能。白血病患者肛周感染的致病菌大多为铜绿假单胞菌、肠杆菌科细菌和厌氧菌，而皮肤软组织感染则多由金黄色葡萄球菌或凝固酶阴性葡萄球菌所致。

应详细了解和确定感染的部位、发作频率、持续时间、相伴症状、炎症反应程度和病原体。必要时也应及时采用一些创伤性诊断措施，如经气管穿刺或肺组织活检，以寻找某些细菌、真菌、肺孢菌等病原体，以便及时进行针对性治疗，这对于挽救患者生命有极重要的意义。在采用积极的抗菌治疗过程中应密切随访血常规、肝、肾功能等检查（至少每周2次），以便及时发现异常并采取相应措施。

【免疫缺陷者感染的预防】

免疫缺陷者一旦发生感染，治疗较困难，病死率高，故预防感染的发生极为重要，预防措施有下列几方面。

（一）严格掌握所有可能损伤防御功能的侵袭性诊治措施 严格掌握各种导管（尤其是血管内导管和导尿管）的留置指征，尽可能避免应用，留置导管时严格无菌操作，留置期间做好护理并定期评估是否可拔除。可能导致血流感染或促使感染在局部播散的某些操作对免疫缺陷者更具有危险性；因此，各种内镜检查、血管造影、逆行胆管造影、膀胱镜检查和牙科操作等只能在有绝对指征时才使用，并必须做好严密消毒，在操作开始前0.5~1小时和操作后1~2天内给予适当抗菌药物。有关医务人员应严格执行消毒隔离制度。

（二）患者周围环境的消毒隔离 免疫缺陷者尤其是中性粒细胞严重减少者（低于1×10^9/L）应采取隔离措施，所有患者用水、饮食、医疗器械等皆须经过消毒。空气层流也可采用，但总的效果不明显。

（三）改善机体防御功能 应用免疫球蛋白、转移因子等，注射疫苗等。许多免疫缺陷者注射疫苗后并不能产生充分的免疫反应。

（四）抗菌药物的预防性应用 采用口服抗菌药物以消除患者自身的细菌、真菌等病原微生物，可用药物有新霉素、巴龙霉素、SMZ-TMP、氟喹诺酮类、甲硝唑及制霉菌素等。但是预防用药后胃肠道反应多见，患者常难以完成疗程，过早停药后感染发生率反而升高，并易引起细菌产生耐药性，目前认为不是一种经济有效的措施。经临床验证对于免疫缺陷者及造血干细胞移植及实体器官移植患者机会菌感染有一定预防作用的方案有：

1. 单纯疱疹病毒的预防 实体器官移植者，阿昔洛韦400mg，每日2次口服。造血干细胞移植者阿昔洛韦$250mg/m^2$，每日2次静脉滴注；或阿昔洛韦400~800mg，每日2次口服，疗程为自准备期至移植物植入，或黏膜炎症消失。

2. 移植器官巨细胞病毒检测阳性而器官移植受者阴性的患者预防移植后巨细胞病毒感染 缬更昔洛韦900mg，每日1次口服；或更昔洛韦1000mg，每日3次口服；或更昔洛韦5mg/kg，每日1次静脉滴注；或伐昔洛韦2g，每日4次口服（仅适用于肾移植）。亦可考虑先发治疗。

3. 预防念珠菌属感染 氟康唑400mg，每日1次，口服或静脉滴注。

4. 预防曲霉感染 肺移植或心肺联合移植者，两性霉素B每次6mg，每8小时一次，或每日25mg，雾化吸入；或伏立康唑每次200mg，每日2次口服；或伊曲康唑每次200mg，每日2次口服。造血干细胞/血液恶性肿瘤患者，泊沙康唑每次200mg，每日3次口服；或泊沙康唑缓释片，首日口服2次，每次300mg，次日起每次300mg，每日1次口服。

5. 预防耶氏肺孢菌感染 实体器官移植患者口服SMZ-TMP（含SMZ400mg，TMP80mg）每次1片或2片，每日1次，每周口服3~7日。造血干细胞移植者口服SMZ-TMP每次1片，每日1次；或每日2片，每日1次；或每周口服3日。

6. 预防冈地弓形虫感染 实体器官移植者口服SMZ-TMP（含SMZ400mg，TMP80mg）每次1片或2片，每日1次，每周口服 3~7 日。造血干细胞移植患者口服 SMZ-TMP 每次 1 片或 2 片,每日 1 次;或每周口服 3 日。

【免疫缺陷者感染的抗菌药物治疗】

(一) 免疫缺陷者感染的治疗原则

1. 尽早开始经验治疗 免疫缺陷者出现发热,应首先考虑感染的可能。根据病史、体检和初步资料,采取相应的标本做病原检查;另一方面应争取时间尽早开始抗感染经验治疗。

2. 根据检出的病原微生物和药敏试验结果调整用药。

3. 选用的抗菌药物应具备下列条件:杀菌剂,对病原体有高度活性,在感染部位可达到有效浓度,毒性低,不易导致耐药菌出现。

4. 抗菌药物宜静脉足量给药。近期的临床研究结果,对于低危的粒细胞减低发热患者,(粒细胞减低持续时间在 10 日以内者)可以换用口服抗菌药。

5. 在抗感染治疗期间若导管相关感染已成为感染源者,应尽早拔除导管。

6. 尽可能纠正同时存在的免疫缺陷。

(二) 肿瘤化疗后粒细胞减低患者的抗菌药物治疗 近年来由于肿瘤化疗趋向于强化治疗,以及骨髓移植术的广泛应用,患者经历的粒细胞减低期及多种免疫功能缺陷的时间更加延长,使发生严重感染者增多。肿瘤或血液病患者经化疗后发生粒细胞减低和发热最为常见,而临床上有明显感染灶或病原检查呈阳性者仅占少数。临床实践证实此类患者在送验各种标本后,不失时机地开始抗菌药物经验治疗可使感染的发病率和病死率大幅度下降。

随着近年来许多具有广谱和强大抗菌活性的抗菌药物在临床上普遍使用,经验治疗方案趋向于:①某些病例可以单药治疗;②对低危患者可适当采用口服剂;③非细菌感染日见增多,抗病毒药、抗真菌药及抗原虫药的应用增多。

1. 首先评估患者发生严重感染的危险程度。通常分为:

(1) 高危患者:严重中性粒细胞缺乏($<0.1×10^9$/L)或预计中性粒细胞缺乏持续>7 日。有以下任何一种临床合并症(包括但不限于):①血流动力学不稳定;②口腔或胃肠道黏膜炎(吞咽困难);③胃肠道症状(腹痛、恶心、呕吐、腹泻);④新发的神经系统病变或精神症状;⑤血管内导管感染(尤其是导管腔道感染);⑥新发的肺部浸润或低氧血症或有潜在的慢性肺部疾病;⑦肝功能不全(血清转氨酶水平>5 倍正常上限值)或肾功能不全(肌酐清除率<30ml/min)。此类患者应收住入院并接受抗菌药经验治疗。

(2) 低危患者:预期中性粒细胞减低持续时间少于 7 日,无活动性并发症,病情稳定,肝、肾功能良好。此类患者可采用口服抗菌药经验治疗。

2. 高危患者应采用具有抗假单胞菌活性的 β-内酰胺类单药静脉给药,如头孢他啶、头孢吡肟、碳青霉烯类(美罗培南、亚胺培南或多利培南)或哌拉西林/他唑巴坦、头孢哌酮/舒巴坦,必要时联合氨基糖苷类或氟喹诺酮类。

3. 不推荐常规采用万古霉素、利奈唑胺、达托霉素或其他抗革兰氏阳性球菌的药物,在以下特定情形,初始经验性用药应同时联合抗革兰氏阳性菌药物:①血流动力学不稳定或有其他严重血流感染证据;②影像学确诊的肺炎;③在最终鉴定结果及药敏试验结果报告前,血培养为革兰氏阳性菌;④临床疑有导管相关严重感染(例如经导管输液时出现寒战及导管穿刺部位蜂窝织炎、导管血培养阳性结果出现时间早于同时外周血标本);⑤任何部位的皮肤或软组织感染;⑥MRSA、VRE 或耐青霉素肺炎链球菌定植;⑦预防性应用氟喹诺酮类药物或经验性应用头孢他啶时出现严重黏膜炎。

4. 对于可能为下列耐药菌感染的患者,可加用:①MRSA 感染加万古霉素或利奈唑胺或达托霉素;②VRE 感染加用利奈唑胺或达托霉素;③产 ESBLs 革兰氏阴性菌感染应及早采用碳青霉烯类;④产 KPC 等碳青霉烯酶革兰氏阴性菌感染应及早采用多黏菌素(或黏菌素)或替加环素或磷霉素,必要时联合用药。

5. 对青霉素有速发过敏反应史的患者应避免采用 β-内酰胺类药物,可考虑用环丙沙星联合克林霉素,或氨曲南联合万古霉素。

6. 低危患者可采用住院口服或静脉用药经验治疗。临床情况许可时可转为门诊治疗。口服经验治疗可选用氟喹诺酮类联合阿莫西林/克拉维酸,或氟喹诺酮类联合克林霉素。

7. 高危患者经广谱抗菌药治疗 4~7 日后仍持续发热而原因不明并粒细胞减低持续 10 日以上者可考虑加用抗真菌药,如两性霉素 B 或其含脂制剂。在一些曲霉和非白念珠菌感染较少的单位亦可用氟康唑。近期的研究显示伏立康唑或棘白菌素类亦可用于经验治疗。

8. 有明确感染的患者经验治疗的疗程依据感染部位和病原菌种类而定,疗程至少用至中性粒细胞数 ≥500/mm³ 或更长。发热病原不明者经验治疗应持续至有骨髓造血功能恢复迹象(中性粒细胞数>500/mm³)。经验治疗后明确的感染症状和体征已消散,但中性粒细胞减低仍持续者可给予预防性应用口服氟喹诺酮类(左氧氟沙星或环丙沙星),直至骨髓恢复。低危患者通常不需要预防用抗菌药。

(三) 造血干细胞移植和器官移植后感染的抗菌药物治疗 器官移植受者发生的感染是该类患者最常见的危及生命的并发症,发生感染主要取决于两种因素。①患者的免疫状态:免疫抑制剂的应用、皮肤黏膜完整受损、移植手术的创伤、坏死组织残留及积液等,同时存在的中性粒细胞减低、尿毒症、营养不良、糖尿病及可影响机体免疫功能的病毒感染(如 CMV、EBV、HBV、HCV、HIV 等)均可影响患者的免疫状态;②对医院及社区环境中潜在致病原(如各种呼吸道病毒、真菌、结核分枝杆菌、各种革兰氏阳性菌及革兰氏阴性细菌等)的暴露程度。

1. 实体器官移植后发生感染的时间规律 各种实体器官移植中采用的免疫抑制剂给药方案大致相似,主要为环孢菌素、他克莫司、西罗莫司、吗替麦考酚酯等。因此各种移植术后发生感染的类型及时间规律基本一致。掌握这一时间规律有助于器官移植术后感染的鉴别诊断,判断患者周围环境中潜在致病原的存在,并采取积极有效的预防措施。

（1）术后一个月内发生的感染:术后 1 个月内发生的感染通常为供体或者受体来源(定植、病毒血症、念珠菌血症等),或与手术并发症有关(感染性血肿、腹膜炎)。艰难梭菌结肠炎常见,但耶氏肺孢菌、星形诺卡菌等机会致病原感染的可能性较小。

（2）术后 1~6 个月内发生的感染:曾接受肺孢菌及抗病毒(CMV、HBV)预防用药者可发生多瘤病毒感染、艰难梭菌结肠炎、丙型肝炎病毒、腺病毒、流感病毒、新型隐球菌、结核分枝杆菌等感染。未接受过预防性抗感染药物者可发生肺孢菌、疱疹病毒、CMV、EBV、HBV 及李斯特菌、诺卡菌、弓形虫、粪类圆线虫、利什曼原虫等感染。

（3）术后 6 个月以上发生的感染:社区获得性肺炎、曲霉、毛霉、诺卡菌、红球菌属、CMV、HBV、HCV、疱疹病毒、SARS 等感染。

（4）感染类型的改变:近年来由于新的免疫抑制剂的应用及抗菌药物的预防性应用(SMZ-TMP 预防肺孢菌病、阿昔洛韦预防疱疹病毒感染等)使器官移植受者的免疫抑制状态有所改变,移植后发生的感染也有某些改变。移植后 1 个月内发生机会感染者少见,感染主要来自供者或与移植手术有关。病原菌以细菌和念珠菌为主,治疗应依据药敏试验的结果。移植后 1~6 个月发生的感染中肺孢菌、李斯特菌、弓形虫、诺卡菌等感染和疱疹病毒感染减少,但可能发生地方性真菌、曲霉、隐球菌、多瘤病毒、腺病毒、复发性丙型肝炎等。移植后 6 个月以上发生感染的危险性减少,但在肝移植受者中可发生丙型肝炎,肺移植后可发生细支气管阻塞、心脏移植受者可发生 CMV 病毒感染导致血管疾病或移植后淋巴增殖失调或皮肤癌等。

2. 造血干细胞移植后发生感染的时间规律

（1）第一阶段(0~30 天,最长至 45 天):植入前阶段。此阶段最主要的感染危险因素是粒细胞缺乏和屏障破坏(黏膜炎、中心静脉导管等),最为常见的是细菌性(革兰氏阳性和阴性菌)肺炎、病毒感染(包括呼吸道合胞病毒、副流感病毒和CMV 等)和真菌(侵袭性曲霉病等)。肺部感染的发病率约为 10%。

（2）第二阶段(30~100 天):干细胞植入标志着第二阶段的开始。第二阶段细胞免疫和体液免疫均受损,在植入后的早期单核细胞和 T 细胞免疫开始恢复(NK 细胞最早,接着是CD8$^+$T 细胞),但功能仍有缺陷。肺部感染的病原包括细菌、病毒(主要为呼吸道合胞病毒、副流感病毒、腺病毒和 CMV)、真菌(主要为曲霉)、肺孢菌、隐球菌、诺卡菌等。其他细菌性感染包括李斯特菌、支原体、结核分枝杆菌和非结核分枝杆菌感染,以及弓形虫等寄生虫感染。

（3）第三阶段(100 天以上):此阶段有晚发性 CMV 感染、侵袭性曲霉病、有荚膜的细菌肺炎(如肺炎链球菌)、水痘-带状疱疹病毒感染和 EBV 相关的淋巴细胞增殖性疾病及结核等。

3. 器官移植和造血干细胞移植后感染的抗微生物病原治疗

（1）原则:对确诊感染患者进行治疗,对器官移植受者普遍进行药物预防某种感染(参见本节"免疫缺陷者感染的预防"),对高危患者给予先发治疗,重点在于后两者。

（2）预先或先发治疗:CMV 血清试验阳性的患者,因排斥反应而接受抗淋巴细胞抗体治疗时,可予以低剂量更昔洛韦治疗可能发生的 CMV 感染。

定期用微生物法或血清试验等监测患者呼吸道内曲霉定植及 CMV 病毒血症等的存在,此时虽无临床症状,可预先给予相应治疗。

（3）确诊治疗:确定病原及其药物敏感性后,进行相应治疗。

（4）造血生长因子的应用:造血生长因子如粒细胞集落刺激因子(granulocyte colony stimulating factor,G-CSF)、粒细胞-巨噬细胞集落刺激因子(granulocyte-macrophage colony stimulating factor,GM-CSF)曾被用于粒细胞减低伴发热患者的辅助治疗,对照研究结果显示用后可缩短患者粒细胞减低的时间,但不能缩短发热和住院的时间及减少抗菌药物的应用,不能减低医疗费用或降低病死率等,因此不推荐常规应用于粒细胞减低伴发热患者的治疗。但在估计骨髓造血功能短期内不能恢复,因而病情可能恶化的患者中可考虑应用,例如肺炎患者,出现低血压、严重鼻窦炎或蜂窝织炎的患者,系统性真菌感染及脓毒症引起多器官功能衰竭的患者。

推荐阅读

1. 中华医学会血液学分会,中国医师协会血液科医师分会. 中国中性粒细胞缺乏伴发热患者抗菌药物临床应用指南(2016 年版)[J]. 中华血液学杂志,2016,37(5):353-359.

2. ROBINSON P D,LEHRNBECHER T,PHILLIPS R,et al. Strategies for empiric management of pediatric fever and neutropenia in patients with cancer and hematopoietic stem-cell transplantation recipients:a systematic review of randomized trials[J]. J Clin Oncol,2016,34(17):2054-2060.

3. GIBERT D N,CHAMBERS H F,ELIOPOULOS G M,et al. The Sanford guide to antimicrobial therapy 2019[M]. Sperryville:Antimicrobial Therapy Inc. ,2019.

4. Donnelly J P,Blijlevens N M A,VAN DER VELDEN W J F M,et al. Infections in the immunocompromised host:general principles[M]//MANDELL G L,BENNETT J E,DOLIN R. Principles and practice of infectious diseases. 8th ed. New York:Churchill Livingstone,2015:3384-3452.

5. DUMFORD D M 3rd,SKALWEIT M. Antibiotic resistant infections and treatment challenges in the immunocompromised host[J]. Infect Dis Clin North Am,2016,30(2):465-489.

第五章　发　　热

陈　澍　翁心华

发热是指躯体中心温度高于体温正常的日波动范围。正常人体体温有很大的个体差异，全天在清晨最低点和夜晚最高点之间有 1℃ 或以上的波动。正常成人的平均口腔体温是 $(36.8±0.4)℃$，女性较男性略高（36.9℃/36.7℃）。有正常月经周期的妇女，排卵期基础体温上升 0.6℃，持续至月经来潮。一般情况下，直肠体温比口腔体温高 0.4℃，比耳部（鼓膜）温度高 0.8℃；口腔体温比腋温高 0.5℃。

通常认为口温高于 37.3℃，肛温高于 37.6℃，或一天体温变动超过 1.2℃ 时即为发热。在大多数情况下，发热是人体对致病因子的一种病理生理反应。

热程在 2 周以内的发热称为急性发热，急性发热患者热程短，多伴有明显的伴随症状，大部分急性发热性疾病都有感染性的病因。发热持续 3 周以上，体温多次超过 38.3℃，经过至少 1 周深入细致的检查仍不能确诊的一组疾病称为原因不明发热（fever of unknown origin，FUO）。这是一组重要疾病，由于其病因庞杂、常缺乏特征性的临床表现及实验室发现已成为医学实践中极富挑战性的问题。体温（口温）37.5~38.4℃ 持续 4 周以上者称为长期低热，临床上也具有其特殊性。

【发热的病理生理】

（一）**体温的调节**　机体具有两种控制体温的系统，一是所谓行为调节，一是自身调节（即反馈调节系统）。前者是有意识的活动；后者是通过神经体液的作用而实现，其调节器官包括温度感受器和位于下丘脑的体温调节中枢。

目前生理学上多采用调定点（set point）的学说来解释下丘脑的体温调节中枢对体温调节的功能活动。该学说认为下丘脑的体温调节中枢存在着与恒温箱温度调节器相类似的调定点，此调定点的高低决定体温的水平。体温中枢调定点上移，中心温度低于调定点时，机体一方面通过运动神经引起骨骼肌的张力增加或寒战，使产热增多；另一方面经交感神经系统引起皮肤血管收缩，使散热减少，最终导致发热。

（二）**致热原与发热的机制**　致热原（pyrogens）是一类能引起恒温动物体温调定点上调的物质的总称，微量物质即可引起发热。目前已知的致热原可概括为两类：

1. 外源性致热原　如病毒、衣原体、支原体、立克次体、螺旋体、细菌及其毒素、真菌、原虫、抗原抗体复合物、致热类固醇（如原胆烷醇酮，又名尿睾酮），尿酸结晶、博来霉素等，这一类致热原的分子结构复杂，不能透过血脑脊液屏障，故不能直接进入下丘脑作用于体温中枢，而是通过刺激宿主的细胞产生所谓内源性致热原再作用于体温调节中枢，引起发热。然而，极

少数外源性致热原例外，例如内毒素既能直接作用于下丘脑，又能促使各种宿主细胞合成内源性致热原。

2. 内源性致热原（endogenous pyrogens，EP）　主要由巨噬细胞、内皮细胞等产生，主要包括白细胞介素、肿瘤坏死因子、干扰素等。

内源性致热原可结合到下丘脑终板血管器（organum vasculosum laminae terminalis，OVLT）的细胞因子受体上，从而激活环氧化酶-2（cyclooxygenase-2，COX-2）系统，产生前列腺素 E_2（PGE_2），并导致脑部环磷酸腺苷（cAMP）的释放。后者又可刺激体温调节中枢的神经元，上调体温调定点（图 10-5-0-1）。

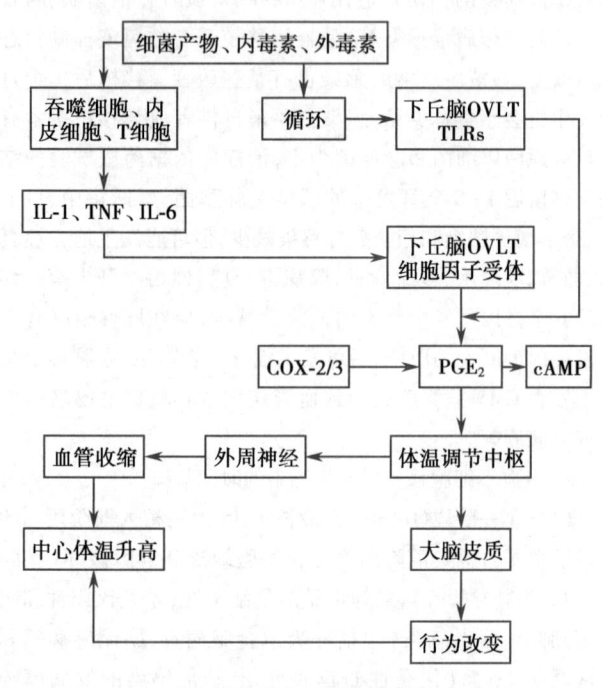

图 10-5-0-1　发热的机制
TLRs. Toll 样受体。

（三）**发热时人体功能的变化**　发热时单核巨噬细胞系统功能增强，白细胞增多，吞噬作用加强，抗体形成加速，细胞免疫功能提高，以上情况均有利于人体抵抗感染。

但高热对各器官组织皆能产生一定影响，对神经组织损害尤为明显。病者可有烦躁不安、头昏、头痛、失眠等症状。体温上升到 40~41℃ 时可出现幻觉、谵妄，甚至发生昏迷和抽搐，幼儿中枢神经系统发育尚未成熟、兴奋易扩散，更易发生此等情况。身体虚弱者或某些感染伴发热时，中枢神经系统可呈抑制状态，表现为淡漠、嗜睡等。体温超过 42.5℃ 时，即可由于蛋白

质的变性和酶功能失常导致脑细胞不可逆的损害。此外,高热对循环、呼吸、消化、泌尿等系统也有一定影响,表现为心跳、呼吸频率加快,腹胀便秘,出现蛋白尿或管型等。

【急性发热】

发热是感染的重要表现,尤其在急性发热性疾病中,感染病是最主要的病因。

(一)急性发热的诊断要点

1. 传染性判断　发热性感染部分具有传染性。近年不少引起广泛传播的新发传染病如 H7N9、新型布尼亚病毒感染早期患者大多因发热就诊。因此,疑似感染的发热患者,首先应明确其是否具有传染性。

2. 年龄　患者的年龄常可以提示可能的疾病。自然感染或免疫接种常使儿童或青少年所患的疾病受到一定的限制,如麻疹、风疹和水痘在儿童中已相对少见。随着年龄的增加,免疫的下降可能导致年轻人百日咳的发生及年长者结核的再次活动。年老的其他生理效应,如膀胱排尿不尽,可导致年长者泌尿道感染增加。

3. 职业和旅游史　特殊职业如牧民、兽医、屠宰场工作者可能比从事其他职业的人更多暴露于布鲁氏菌;伐木工、看林人、野外考察队员是莱姆病的好发人群。旅行者回到家后经过不同的潜伏期出现发热,要考虑旅行相关的感染。如对疟疾流行地区的旅行患者应进行迅速评估,并采血寻找疟原虫。有热带亚热带地区旅行史者,需要考虑虫媒病毒感染,如登革热、寨卡病毒病、基孔肯亚热等。

4. 发病地点　社区获得与医院获得的感染在病原学与预后上有很大差异,如对于症状轻微的门诊急性发热患者,仅需对症处理,甚至无须行病原检查;但是医院获得的感染应积极寻找病原。

5. 发热的程度　较高的发热常与脏器感染有关,如社区获得性肺炎或肾盂肾炎。大多数病毒性呼吸道感染和胃肠炎,以及一些亚急性细菌性心内膜炎的发热均低于 39℃。另外,许多感染并不一定发热,如莱姆病、骨髓炎及大多数性传播疾病。

6. 症状和体征　在大多数情况下,感染性发热性疾病常伴发局部的症状和体征,这对一些特殊疾病的诊断有一定意义。例如,发热发生于足癣或隐静脉植入切开的患者时,腿部有红肿热痛,几乎可以立即诊断为链球菌蜂窝织炎。如果患者的起病是一个渐进的过程,没有出现毒性症状,那么可能只需要临床观察和随访。毒性症状包括心动过速、呼吸急促,或是出现焦虑、烦躁等精神症状。如果患者表现出毒性症状,应立即进行一些有针对性的诊断治疗,并考虑患者入院接受治疗。

7. 重症监护室患者发热　由于 ICU 患者疾病都非常严重并且存在合并症,所以感染和发热的发生率比其他场所要多。最近报道提示超过 80% 的 ICU 发热患者存在感染,但是引起发热的感染和非感染因素常可能合并存在,需要仔细鉴别。

事实上,组织循环灌注不足可以产生和感染相类似的反应。几乎一半发生心肌梗死的患者在梗死 2~3 天的体温均在 38.0~38.5℃。近半数发生深静脉血栓及肺动脉栓塞的患者在起病后最初 3 天内的体温也可达到类似水平。同样,1/3 或者更多的卒中患者存在发热,这也是蛛网膜下腔出血或后续血肿的结果。医源性发热也是常见原因,约有 1/4 接受血小板输注的患者出现寒战、发热。需要注意的是输注血小板相关的血流感染发生率要明显高于输注红细胞。

(二)常见急性发热病因　大多数病例的病史和体格检查通常有助于诊断并指导治疗。困难的是不伴随局部症状或仅伴随一些非特异的症状如全身不适、食欲减退的发热。但幸运的是,这种急性的难以诊断的发热性疾病通常是良性的,在未明确诊断的情况下,也可以在 1~2 周内痊愈。在这种情况下只需要对症治疗即可。如果症状持续,则需对病史进行回顾和再次进行体格检查或实验室检查以发现新的线索。

1. 上呼吸道感染　如果患者咳嗽持续不到 3 周,生命体征平稳且胸片无异常则可排除大部分肺炎或其他严重疾病。这些咳嗽性疾病 90% 以上是由病毒引起。对这些患者不仅抗生素无效,而且抗生素治疗也不能防止细菌性并发症如肺炎的发生。咽炎的症状和体征包括发热、扁桃体渗出、颈前淋巴结轻度肿大,以及咳嗽。如果存在不足两种症状,那么就按普通的病毒感染性咽炎来处理该患者。如果存在两种及以上的症状,那么应对该患者进行快速的链球菌抗原检测。成人 90% 的咽炎是病毒感染性的。

2. 肺炎　当患者存在下呼吸道症状如咳嗽、咳痰、呼吸困难,特别是伴发热和呼吸的改变时,应考虑社区获得性肺炎,拍摄胸部平片有助于明确诊断。对于没有心肺疾病,无并发症(包括恶性疾病、心力衰竭、糖尿病及最近住院治疗史),体格检查没有明显阳性发现如神志改变、脉搏超过 125 次/min、呼吸频率超过 30 次/min 的 50 岁以下患者可进行门诊的治疗。

3. 皮肤和软组织的感染　多由链球菌引起,很少一部分与金黄色葡萄球菌(*Staphylococcus aureus*)有关。疼痛可以出现在皮肤颜色改变前 12 小时或更早。疖或脓疮的形成常有利于金黄色葡萄球菌的诊断,但少数情况下,也可由米勒链球菌(*Streptococcus milleri*)引起。穿刺引流对皮肤脓肿是必须的;耐甲氧西林金黄色葡萄球菌(MRSA)需要采用糖肽类抗生素治疗。

4. 腹腔感染　胃肠道感染可能归因于毒素的吸收,多为病毒引起,少数情况时病原为细菌。最合适的处理方法是根据流行病学资料进行判断,如不适当的食物贮存方法、国外旅行,或与患者的接触史等。

【不明原因发热】

1961 年,Petersdorf 和 Beeson 首次提出了发热待查(fever of undetermined origin,FUO)这一临床概念。由于 FUO 病因庞杂、常缺乏特征性的临床表现及实验室发现而成为医学实践中极富挑战性的问题。1991 年 Durack 和 Street 提出,长期发热的住院患者及免疫缺陷者等特殊人群的病因分布有所不同,宜单独列出,从而丰富了发热待查的定义。

2017 年我国《发热待查诊治专家共识》发布,明确了发热待查的定义:

1. 经典型发热待查　发热持续 3 周以上,口腔体温至少 3 次>38.3℃(或至少 3 次体温在 1 天内波动>1.2℃),经过至少

1周在门诊或住院的系统全面的检查仍不能确诊的一组疾病。系统全面的检查应至少包括3大常规、粪便隐血试验、肝功能、肾功能、电解质、血培养、胸部X线片和腹部B超,且患者无免疫缺陷相关疾病史。

2. 住院患者的发热待查 患者入院时无发热,入院后发热超过3天,口腔测体温至少3次>38.3℃(或至少3次体温1天内波动>1.2℃)。

3. 粒细胞缺乏患者的发热待查 患者存在粒细胞缺乏(中性粒细胞计数<0.5×10⁹/L);发热超过3天,口腔测体温>38.3℃(或体温1天内波动>1.2℃);体液标本经培养>48小时后结果显示阴性。

4. HIV感染者的发热待查 确诊HIV感染,住院患者发热超过3天或门诊患者发热超过3周,口腔测体温>38.3℃(或体温1天内波动>1.2℃)。由于特殊人群(包括住院患者、粒细胞缺乏患者、HIV感染者)的发热待查有其特殊的疾病谱及诊治流程,本文主要讨论经典型发热待查。

引起FUO的病因超过200种,不同时期、不同地区其疾病谱有所不同。特殊人群的FUO病因构成也有其特殊性,如HIV感染者多为感染性疾病,结缔组织性疾病罕见。但大致来说可分为以下4大类:

1. 感染性疾病 长期以来一直是引起FUO最主要的病因,以细菌引起者占多数,病毒次之。近年来此类疾病有所下降,尤其在北美及西北欧的经济发达地区,其所占比例已降至30%左右。但是包括我国在内的发展中国家有40%~50%的

FUO由感染性疾病引起,感染仍是发热最常见的病因。

2. 非感染性炎症性疾病(non-infectious inflammatory diseases,NIID) 该组疾病在FUO中所占的比例近年来有所上升,占20%~30%,常见的病因有类风湿关节炎、系统性红斑狼疮、斯蒂尔病、血管炎、多发性肌炎、药物热、混合性结缔组织病等。由于生活水平的提高及实验室诊断技术的发展,风湿热及系统性红斑狼疮,尤其是风湿热的比例有所下降,但社会老龄化的趋势使风湿性多肌痛、颞动脉炎等既往罕见疾病的发病率日渐上升。

3. 肿瘤性疾病 随着CT、MRI等影像学技术的发展,其所占比例有所下降,占10%~20%,其中以淋巴瘤所占比例最高。

4. 其他 约占10%,包括肉芽肿性疾病、栓塞性静脉炎、溶血发作、隐匿性血肿、周期热、伪装热等。

上述4类原因囊括了80%~90%的FUO病因。但是,尽管在具有一定规模的医院中,有较丰富临床经验的医师诊治,并且应用了现代医学仪器、分子生物学与生物化学等诊断技术,仍有约10%的FUO患者始终不能查明原因,而且这一比例仍有不断升高的趋势(表10-5-0-1)。

病因的分布受地理、年龄因素的影响。在年龄方面可区分为三个不同的组别,6岁以下的FUO患儿以感染性疾病的发病率为高,特别是原发性上呼吸道、泌尿道感染或全身感染;6~14岁年龄组则以非感染性炎症性疾病为最常见的病因;14岁以上的成人组,虽然感染性疾病仍占首位,但肿瘤性疾病的发病率明显增长。

表10-5-0-1 引起发热待查的经典疾病

类别	疾病谱		
	常见疾病	少见疾病	罕见疾病
感染性疾病			
细菌性	细菌性脓肿(腹腔、盆腔、中枢),感染性心内膜炎,牙源性感染,肾盂肾炎,肺外结核(肾、骨、中枢),非结核分枝杆菌感染,李斯特菌病,布鲁氏菌病,军团菌病,伤寒,诺卡菌病,慢性鼻窦炎,感染性动脉瘤等	化脓性门静脉炎,植入物感染,耶尔森菌病,慢性脑膜炎球菌血症,淋病,放线菌病,脊柱骨髓炎等	化脓性颈静脉炎,纵隔炎,主动脉肠瘘,兔咬热(念珠状链杆菌感染),黄色肉芽肿性尿路感染等
真菌性	曲霉病,念珠菌病,隐球菌病,耶氏肺孢菌肺炎等	组织胞浆菌病,芽生菌病,孢子丝菌病,球孢子菌病,糠秕马拉色菌病感染等	接合菌病,副球孢子菌病等
寄生虫性	阿米巴病,弓形虫病,疟疾,棘球蚴病等	巴贝虫病,利什曼原虫病,肝片吸虫病,钩体病,肝吸虫病,血吸虫病等	旋毛虫病,类圆线虫病,锥虫病等
其他	莱姆病,EBV感染,CMV感染、立克次体病等	鹦鹉热(鹦鹉热衣原体),埃利希体病,梅毒,猫抓热(巴尔通体)等	性病性淋巴肉芽肿(沙眼衣原体),Whipple病(惠普尔养障体),虱传回归热(包柔氏螺旋体),蜱传回归热(达氏疏螺旋体),小螺菌感染,洛矶山斑点热等

类别	疾病谱		
	常见疾病	少见疾病	罕见疾病
非感染性炎症性疾病			
自身免疫性疾病	系统性红斑狼疮,颞动脉炎/风湿性多肌痛,皮肌炎/多肌炎,白塞病,类风湿关节炎,强直性脊柱炎,自身免疫性肝炎,混合型结缔组织病,反应性关节炎,风湿热等	结节性多动脉炎,Takayasu动脉炎,复发性多发性软骨炎,干燥综合征,结节病,荨麻疹型血管炎,过敏性血管炎,Churg-Strauss综合征(变应性肉芽肿性血管炎),抗磷脂综合征,冷球蛋白血征,Felty综合征(关节炎-粒细胞减少-脾大综合征)等	Vogt-Koyanagi-Harada综合征(小柳原田综合征/葡萄膜大脑炎综合征)等
自身炎症性疾病	成人斯蒂尔病,克罗恩病,溃疡性结肠炎,噬血细胞综合征,痛风等	假性痛风,Sweet综合征,复发性特发性心包炎等	Blau综合征(早发肉芽肿关节炎、眼葡萄膜炎、皮疹)*,冷吡啉相关周期热综合征*,IL-1受体拮抗剂缺乏(DIRA)*,家族性地中海热*,PAPA综合征(无菌性化脓性关节炎、坏疽性脓皮病、痤疮综合征)*,PFAPA综合征(周期性发热、口腔炎症、咽炎、腺炎综合征)*,SAPHO综合征(滑膜炎、痤疮、骨质增生、骨髓炎),Schnitzler综合征(慢性荨麻疹、发热、骨关节疼痛、淋巴结肿大),TRAPS(肿瘤坏死因子受体相关周期热)*,HIDS(高IgD伴周期热综合征)*等
肿瘤性疾病			
血液系统恶性疾病	淋巴瘤,前白血病(急性髓系白血病),骨髓增生性疾病,多发性骨髓瘤,骨髓增生异常综合征,浆细胞瘤等	Castleman病,骨髓纤维化,淀粉样变等	系统性肥大细胞增生征等
实体恶性肿瘤	肝和中枢神经系统转移瘤,肾细胞癌,肝癌,结肠癌,胰腺癌,乳腺癌,中枢神经系统肿瘤等		
良性肿瘤	肾上腺样瘤等	肝海绵状血管瘤,心房黏液瘤,血管平滑肌瘤等	
其他			
	急性播散性脑脊髓炎,药物热,亚急性甲状腺炎,伪装热,过敏性肺炎,亚急性坏死性淋巴结炎等	肾上腺功能不全,动脉瘤,Mollaret动脉综合征(无菌性脑膜炎),Caroli病(先天性肝内胆管扩张症),复杂性局灶性癫痫持续状态,外源性过敏性肺泡炎,肺栓塞,无菌性骨关节炎,坏疽性脓皮病,葡萄膜炎综合征等	POEMS综合征(多发性周围神经病,脏器肿大,内分泌障碍,M蛋白,皮肤病变综合征),周期性中性粒细胞减少症,原发性甲状旁腺功能亢进症,腹膜后纤维化,外胚层发育不全无汗症,Erdheim-Chester病(脂质肉芽肿病),Fabry病(弥漫性体血管角质瘤),戈谢病(葡萄糖脑苷脂贮积病),Hamman-Rich综合征(急性间质性肺炎),Rosai-Dorfman病(窦组织细胞增生伴巨大淋巴结病),血栓病,炎性假瘤,线性免疫球蛋白A皮肤病,肌强直性营养不良,心肌损伤综合征,硬化性肠系膜炎等

注:*多发于儿童。

（一）长期不明原因发热的诊断　发热的病因虽极为复杂,但如能详细询问病史,进行详尽的体格检查及必要的辅助检查,则绝大多数的发热病因可以查明。诊断流程可参考图10-5-0-2。

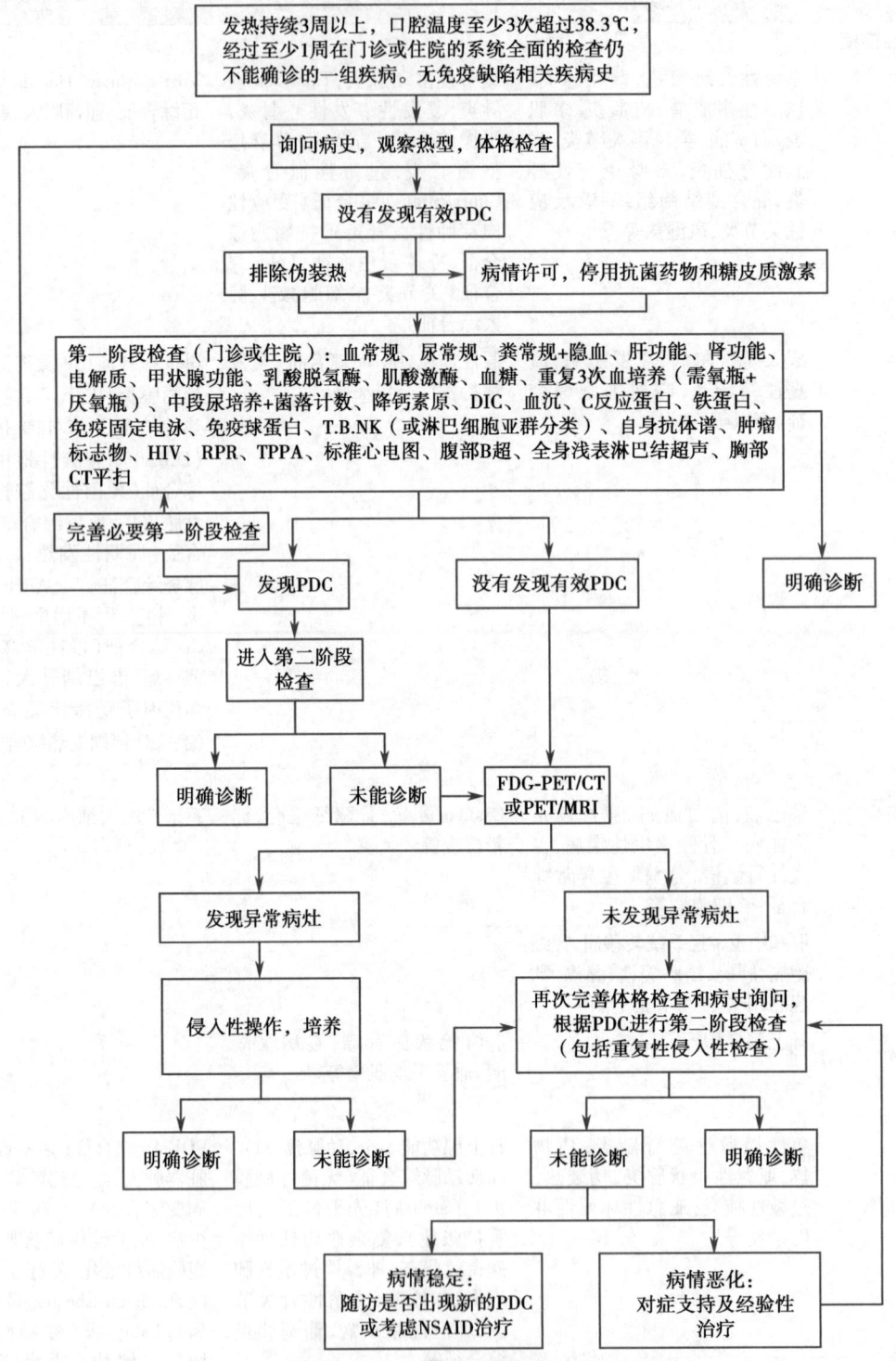

图 10-5-0-2　发热待查诊断流程
PDC. potential diagnostic clue,获得的诊断线索。

1. 重视病史采集的重要性　详细的病史采集与全面的体格检查是诊断的重要步骤。对发热患者尤应注意以下几点。

（1）观察体温与热型:在对 FUO 患者着手进行观察前,首先必须确定患者是否发热。必要时口腔与直肠温度同时记录。因为主诉发热的患者中有少数经观察证明无发热,而是生理性体温波动或伪装热。

许多发热性疾病具有特殊的热型,有时可起提示诊断的作用,如稽留热多见于伤寒、斑疹伤寒、大叶性肺炎等;弛张热较多见于风湿热、败血症、全身炎症反应综合征、肝脓肿、严重肺结核等;间歇热可见于疟疾、肾盂肾炎、回归热、淋巴瘤、布鲁氏菌病及周期热等;不规则热见于流行性感冒、阿米巴肝脓肿、肺结核、癌性发热等;波状热常见于布鲁氏菌病。

必须提到的是在疾病过程中,也可有两种或两种以上热型交互存在,如大叶性肺炎并发脓胸及肺脓肿等,热型可由典型稽留热变为弛张热。另一方面,由于抗菌药物的普遍应用,及时控制了感染;或由于解热药与肾上腺皮质激素的应用,也可使热型变为不典型。此外,热型还与个体反应有关,例如老年人患休克型肺炎,发热可不高或甚至无发热。故对发热患者应按具体情况作出具体的分析,才能对疾病作出正确的诊断。

(2)观察热程与伴随症状:热程长短对 FUO 诊断具较大参考价值。一般来说,热程短,有乏力、寒战等毒性症状者,在抗生素应用、病灶切除、脓肿引流后发热即终止,全身情况也随之改善,则有利于感染性疾病的诊断。如热程中等,但呈渐进性消耗、衰竭者,则以肿瘤多见;热程长,无毒性症状,而发作与缓解交替出现,则有利于结缔组织病的诊断。一项研究显示热程超过 6 个月的 FUO 患者,仅有 6%最终确诊为感染性疾病。

发热伴寒战,结膜充血,皮疹,呼吸道症状,神经系统症状,心血管系统症状,胃肠道症状,黄疸,肝、脾和淋巴结大,出血现象等均有重要参考价值(表 10-5-0-2)。可按照症状与体征的特点作出相应的诊断。

表 10-5-0-2 发热待查常见伴随症状和既往史的意义

临床线索	提示诊断
伴随症状	
头痛或意识障碍	颅内疾病(感染、肿瘤、血管病变),颞动脉炎等
结膜充血	感染(旋毛虫、流行性出血热、钩体病、回归热),赖特综合征等
眼痛/视力异常	眼部感染(球后脓肿、侵袭综合征),血管累及(心内膜炎、Takayasu 动脉炎、结节性多动脉炎),颅内疾病(脑脓肿、隐球菌脑膜炎),结节病等
听力丧失	结节性多动脉炎,复发性多软骨炎,中耳炎,隐球菌脑膜炎等
鼻塞	鼻咽癌,淋巴瘤(鼻型),结节病等
口腔溃疡	白塞病,系统性红斑狼疮等
咽痛	传染性单核细胞增多症,系统性红斑狼疮,成人斯蒂尔病等
颈项痛/下颌痛	亚急性甲状腺炎,颞动脉炎,Takayasu 动脉炎,中枢神经系统感染,脊柱骨髓炎,乳突炎等
腹痛	腹腔内疾病(感染、肿瘤),螺旋体病,沙门菌感染,旋毛虫病,系统性红斑狼疮,结节性多动脉炎,成人斯蒂尔病,克罗恩病,家族性地中海热,卟啉病等
背痛	心内膜炎,布鲁氏菌病,椎体感染等
关节疼痛	败血症,布鲁氏菌病,兔热病,Whipple 病,系统性红斑狼疮,结节病,成人斯蒂尔病,类风湿关节炎,痛风,家族性地中海热等
骨痛	多发性骨髓瘤,任意肿瘤骨转移等
肌痛	Q 热,钩体病,立克次体病,旋毛虫病,心内膜炎,结节性多动脉炎,类风湿关节炎,家族性地中海热,多发性肌炎等
睾丸疼痛	淋巴瘤,EBV 感染,结节性多动脉炎,系统性红斑狼疮,家族性地中海热,布鲁氏菌病等
皮疹	EBV 感染,药物热,脂膜炎,淋巴瘤,结节病,系统性红斑狼疮,成人斯蒂尔病,恙虫病等
既往史	
牙科就诊史	牙龈脓肿,感染性心内膜炎等
手术史	手术部位脓肿,感染性心内膜炎等
输血史	疟疾,巴贝西虫感染,埃利希体病,CMV 感染,HIV 感染,梅毒等
主动脉瘤/修补	沙门菌感染,金黄色葡萄球菌感染,Q 热等
药物	药物热
烟雾接触	烟雾热等
近期旅游史	伤寒,钩体病,内脏利什曼病(中国北部地区),疟疾(非洲、东南亚等地区),登革热(中国南部地区、东南亚等地区),寨卡病毒感染(东南亚、中南美洲等地区),基孔肯亚热(非洲、东南亚等地区),布鲁氏菌病(中国西北地区、蒙古等地区),中东呼吸道综合征(中东等地区),Q 热,粗球孢子菌病(墨西哥、美国)等
宠物/动物接触	Q 热,猫抓病,弓形虫,兔热病,布鲁氏菌病,螺旋体病,鹦鹉热,恙虫病等
昆虫接触	疟疾,斑疹伤寒,巴贝西虫,内脏利什曼病,回归热,莱姆病等
未消毒牛奶	Q 热,布鲁氏菌病,肠结核等
生食	旋毛虫,弓形虫等

（3）仔细追溯病史（表10-5-0-2）：详细询问病史是进行正确诊断的重要环节，尤其对缺乏客观体征的长期发热患者更为重要。常规询问病史往往因患者记忆不清而漏述。反复追溯病史，常可从中获得线索。特别注意的是既往发热病史、用药史、外科手术史、输血史、动物接触史、职业史、业余爱好史及旅游史等。如布鲁氏菌病多见于从事畜牧业（尤其是动物接生）的人群中；同性恋者及静脉毒品成瘾者的发热待查常以艾滋病或合并机会性感染的可能性较大。

2. 全面反复的体格检查　包括每日观察一般情况，检查皮肤、甲床、淋巴结、五官、心、肺、肝、胆囊、脾、外阴及肛门、脊柱与四肢及神经系统等。要重视新出现的尤其是一过性的症状和体征，并据此做有关的检查，对确诊可有相当重要的意义。

皮疹和发热疾病的病因有密切相关。临床医师必须能识别所见的各种类型的皮肤损害，关注皮疹的分布及其与发热过程和其他症状的相关性。皮疹形态学在FUO病因鉴别诊断中有一定的意义：结节型皮疹常见于分枝杆菌感染、侵袭性真菌感染、恶性肿瘤等；瘀点/瘀斑可见于感染性心内膜炎和一些血液系统疾病等；荨麻疹可见于急性血吸虫病和药物热等疾病；疱疹/大疱型皮疹可见于假单胞菌、链球菌、奈瑟菌、弧菌等感染及药物热等疾病；斑疹/丘疹型皮疹可见于各个细菌性、病毒性感染疾病，也可见于非感染性炎症性疾病、肿瘤或药物热等疾病。

淋巴结肿大也是常见的体征，可能提示了许多疾病，包括感染和非感染性疾病。淋巴结病可以是局部的，也可以是全身的。局部的淋巴结肿大可见于局部或一些全身性疾病（如EB病毒感染的颈部淋巴结增大和其他病毒性疾病）。全身淋巴结病常提示全身性的异常。对增大淋巴结的组织病理学检测可能有助于疾病的诊断。

肝脾大为发热性疾病的病因研究提供了重要线索，常提示某些特殊感染或骨髓、单核巨噬细胞系统的恶性病变。黄疸也可缩小鉴别诊断的范围，除了病毒性肝炎及其他主要影响肝脏的疾病外，其他病原体导致的脓毒症也可产生高胆红素血症。

3. 辅助检查在诊断中的意义　实验室检查在诊断中具有重要意义，但应根据具体病例有选择、有目的地进行，必要时应反复送检以提高阳性率，既不可过分信赖，也不可忽视检查结果，应结合临床表现分析判断。血常规、尿常规、肝功能、红细胞沉降率（简称血沉）；血、尿的细菌培养及胸部X线片、腹部B超等检查简易可行，可列为常规。如嗜异性凝集试验等特异性的血清学检查、肿瘤抗原、自身抗体等风湿病指标、CT及MRI、放射性核素、正电子发射计算机体层显像（PET/CT）、活组织检查等可视病情需要进行。对FUO患者，一般来说约有25%可依靠非创伤性检查获得诊断，而更多的患者（约50%）则往往需要一次或多次活组织检查方能明确。当发热待查患者缺少特异性临床症状及体征时，则应做全面的实验室检查，一旦有异常发现再予追踪。

在常规的辅助检查不能获得明确的线索时，可以考虑应用一些成本较高的全身性影像学筛查，以获得隐藏的发热病因线索。氟-18-脱氧葡萄糖正电子发射断层成像（^{18}F-FDG-PET）在发热待查中的地位也逐渐被重视。PET-CT/PET-MRI结合了PET和CT或MRI的功能，不仅可全身扫描，还可同时提供病灶的功能改变和形态改变，很好地弥补了CT或MRI的不足。FUO应用PET/CT检查的诊断效率、路径、经济学价值及结果评估仍有待大样本量分析验证。阳性PET结果具有较大的病灶指向性意义，但阴性结果未必"无用"。长期随访发现，经过前期检查无诊断依据，且PET-CT阴性患者多数预后良好。因为费用昂贵，对于哪一类FUO患者采用PET-CT/PET-MRI检查仍是争论焦点。目前建议将其置于发热待查诊断的第二阶段仍未获得诊断线索者（见图10-5-0-2）。在国内，由于常规检查不完善、PET-CT/PET-MRI结果判定不统一、临床医师对于辅助检查结果高度依赖等原因，临床需非常谨慎，避免将PET-CT/PET-MRI作为FUO的常规检查手段。

（二）常见病因诊断的分析

1. 感染性疾病　引起发热待查的感染性疾病中主要由细菌感染所致，而任何一种致病菌或条件致病菌，抑或L型细菌性感染均可分为全身与局部感染两大类。一般认为在感染性发热中全身性感染是主要的病因，然而近年来国外文献报道认为局灶性细菌感染可能更为多见。常见的局灶性细菌感染有局部脓肿、泌尿系感染与胆道感染，常因没有发生明显的局限性病灶或局部症状而不被发现。

（1）结核病：在我国一些贫困地区及工业发达国家的老年人中，结核病已在感染性长期发热的病因中上升至首位。其中肺外结核远较肺内结核为多，病变可波及肝、脾、骨、肾、脑膜、腹膜、心包等。血型播散型肺结核（即粟粒型肺结核）在长期应用免疫抑制剂的患者中时可见到。在一些病例中，发热可能是最初唯一的临床表现，结核菌素试验常阴性，肺部形成粟粒阴影需几周时间，有认为多次仔细的眼底检查以发现脉络膜的结核结节有助于血行播散型肺结核的早期诊断，尤其对于艾滋病患者。肝结核患者中发热占80%~98%，但常因本病无特异症状与体征，或被其他部位结核症状所掩盖，或肝外无结核病灶（约1/4~1/3的病例胸片正常）等原因而误诊，常需行肝穿刺活检方能明确。肾结核的诊断亦较困难。尸检确诊为肾结核者中，仅20%生前获得诊断。故临床医师应提高对本病的重视。

（2）伤寒和副伤寒：国内伤寒和副伤寒仍是发热待查的重要原因。伤寒在临床上已发生明显变化，表现不典型者多见，相对缓脉与典型玫瑰疹少见；其耐药株感染者病情重、病程长（最长热程达101天，平均33.58天）、并发症多、复发率高，且多重耐药，加之早期不规则用药，造成细菌培养阳性率低，致使诊断困难。但本病发病仍有一定的季节性，在诊断中应予重视。

（3）感染性心内膜炎：感染性心内膜炎（infectious endocarditis, IE）是长期发热中的常见病因，其表现复杂，误诊率较高。近年来，国外由于培养流程和技术的进步，IE在FUO中的发生率有所下降。但在我国，它仍是FUO的常见病因，由于事前应用抗生素、病变累及心脏的右侧，以及特殊感染因子如立克次体、真菌等培养方法不当，无心脏杂音、血培养阴性的心内膜炎并不少见，导致诊断困难。持久不明原因发热及复发性栓塞提示本病的可能。超声心动图能探测到赘生物所在部位、大小、数目和形态，颇具诊断价值。

（4）腹腔内感染或其他部位脓肿：在国外，有人认为腹腔内感染是发热待查中最常见的病因，尤其以肝脓肿和膈下脓肿最为多见，其次是盆腔脓肿。如临床上有发热、肝大压痛、右横膈活动受限、黄疸等表现，肝脓肿诊断并不困难，但上述常见症状可只出现于疾病的后期，在病程早期，发热可为唯一的症状，肝区疼痛可缺如或晚至发热 3 个月后才出现，但患者的血清碱性磷酸酶大多升高，血清白球蛋白比例下降，甚至倒置，肝 CT 及 MRI、肝动脉造影等均有助于早期诊断。

除腹腔脓肿外，有时齿龈脓肿和脑脓肿也可能是原因不明发热的病因。文献中称之为牙源性发热、慢性齿槽瘘及齿龈脓肿，热程可长达数月。

（5）慢性尿路感染：可缺少尿路刺激症状，尿常规可以正常（慢性尿路感染可以间歇性排脓尿），但尿培养阳性可以确诊。

2. 肿瘤 虽然肿瘤发病率近年来有增加趋势，但由于影像学诊断技术的迅速发展与广泛应用，肿瘤性疾病在发热待查中的比率近年来仍有下降趋势。

（1）淋巴瘤：淋巴瘤以发热为主要症状或首发症状者占 16%～30%，周期热最具特征，Pel-Ebstein 型热（3～10 天的发热期与无热期交替）常提示霍奇金病。周期热型淋巴瘤病程较长，最长可达 3～4 年。由于本病可无特异性症状，浅表淋巴结肿大亦可以不明显，因此诊断相当困难，部分患者在死亡后尸检方能明确。无其他原因可解释的血清乳酸脱氢酶持续增高可能是诊断的线索（因肿瘤细胞代谢旺盛）。无创伤性检查如 CT、B 超、MRI、PET/CT 等均有助于了解腹腔与腹膜后有否肿大的淋巴结；PET/CT 对淋巴瘤累及部位及性质的评估有一定作用。

（2）白血病：急性白血病可伴有发热，诊断并不困难。造成诊断困难的是非白血病性白血病的白血病前期（preleukemia），血常规可以正常，骨髓涂片亦无法确定诊断。通常认为白血病前期以发热为主要表现者占 10%～39%，除发热外尚有贫血、紫癜、粒细胞减少等表现，发热多见于单核细胞性白血病的前期。

（3）肝肿瘤和其他实体性肿瘤：众所周知，肝癌可引起长期原因不明发热。国内以原发性肝癌为多，国外则以转移性肝癌为多；肾癌很隐匿，约 10% 的肾癌患者以发热为主要表现，体温可高达 39℃ 以上，肿瘤切除后发热即可终止。此种肿瘤细胞在试管内能合成和释放内源性致热原，而无发热的肾癌患者，其肿瘤细胞则不能释放内源性致热原。结肠癌可能穿透浆膜形成结肠旁脓肿。息肉状癌坏死与脓肿形成均可引起发热。胰腺癌、肺癌、骨癌等实体性肿瘤发热相对较少，多与广泛转移伴肿瘤坏死或引流管道阻塞感染有关。偶尔，良性肿瘤如胃、小肠和子宫的平滑肌瘤等亦可引起发热。

3. 非感染性炎症性疾病 这是数量相当多的一组疾病，包括系统性红斑狼疮、成人斯蒂尔病、多发性肌炎、血管炎、混合性结缔组织病及克罗恩病等炎症性疾病。

（1）系统性红斑狼疮：本病多见于年轻女性，90% 以上的病例可出现发热，若临床表现典型，诊断多无困难。但部分病例仅以发热为主要表现而缺乏典型皮疹。当发热为首发症状，而皮疹、骨关节与心肾及其他系统损害不明显时则较易误诊为感染性疾病。

（2）成人斯蒂尔病：临床表现为高热、关节痛、肌痛、反复一过性多形性皮疹、白细胞增高，并可有淋巴结肿大、肝脾大、心包炎或胸膜炎与皮下结节。血培养多次阴性，抗生素无效而激素治疗有效支持本病的诊断。本病多在少年期发病，间隔 10 年无症状；而在成年时再出现症状。斯蒂尔病缺乏特异性诊断，需除外其他疾病后始能确诊。

（3）老年性颞动脉炎：颞动脉炎多发生于 60 岁以上年龄组，病者可有发热（一般为中等热）、头痛、视力障碍、多发性肌痛、关节痛。颞动脉呈条索状，有结节和压痛，部分搏动消失。颞动脉活检的阳性率约 60%，此与病变可能呈节段性分布有关。

（4）混合性结缔组织病（mixed connective-tissue disease，MCTD）：1972 年 Sharp 提出本病是独立的疾病，以女性多见（约占 80%）。症状不一，可如红斑狼疮或硬皮病样，或以皮肤表现为主，但又难以确定究竟属哪一种疾病。其中雷诺现象尤为突出（见于 90% 患者），可早于其他症状几个月或几年出现，约 2/3 雷诺现象患者有食管蠕动低下，手呈弥漫性肿胀，失去弹性，不易捏起，手指呈腊肠样，皮肤硬化，面硬肿，皮肤紧张增厚，弹性差。肾脏可轻度累及或不累及。高效价的抗核糖核蛋白（RNP）抗体阳性是本病的特征之一。必须注意的是重叠结缔组织病者的症状同时符合两种以上疾病的诊断，且无高滴度 RNP 抗体。以往认为 MCTD 累及肾脏者少，对皮质激素疗效好，预后佳，但近年来发现成人病死率为 4%～7%。儿童病例病情较凶险，心和肾受累较成人为多，可有严重血小板低下。

（5）克罗恩病：活动性肠道炎症及组织破坏后毒素的吸收均可导致发热，一般为低热或中等度热，但在急性重症患者或有化脓性并发症时可出现高热伴畏寒、寒战。个别患者仅有发热而无肠道症状，造成诊断困难。

4. 其他

（1）药物热：患者可仅以发热为主要表现，常与特异性体质有关。往往先有感染，于用药之后发生药物热，故两者容易混淆。药物热一般有恒定的潜伏期，于给药后 7～10 天以上发生，热型无特异性，可同时伴发荨麻疹、肌肉关节痛等血清病样反应。一般状况较好，血嗜酸性粒细胞增多，中性粒细胞减少或缺乏。停药后发热一般在 48 小时消退，但可视药物排泄或代谢速度而异。如患者再次服用同种药物，很可能在数小时内再次出现发热。

药物热常伴皮疹或黏膜疹，以及肝、肾、肺功能障碍。但是,发热也可以是唯一表现。抗生素可能是导致药物相关发热的最常见的原因,约占 1/3。

(2)亚急性甲状腺炎:少数患者可有甲状腺局部压痛,持续发热,急性期患者甲状腺吸碘率降低,与血清 T_4 升高呈分离现象,有助于诊断。

(3)坏死性淋巴结炎:坏死性淋巴结炎又名组织细胞性坏死性淋巴结炎、亚急性坏死性淋巴结炎、菊池病,是一种非肿瘤性淋巴结增大性疾病,属淋巴结反应性增生病变。本病多见于青春期,年龄在 10~30 岁常见,女性多见。发热是最常见表现之一,热型不一,可呈弛张热、低热或不规则热,最高可达 39~40℃,亦可呈间歇性发热,可持续高热达 1~2 个月或更长。

(4)伪装热:常见于女性,热程长(可超过 6 个月)但无消耗性改变:1 天内体温多变,无规律性,脉搏与体温不成比例,退热时无出汗,皮肤温度与体温不成比例等为诊断的线索。观察下测量肛温可获诊断。

(5)家族性地中海热及周期热:家族性地中海热表现为原因不明的间歇性发热,一般从儿童时期开始,除发热外可有腹膜、胸膜浆液性炎症、特征性皮损(痛性红斑),偶尔有关节痛、头痛等症状。常有自发性缓解和复发交替,发作时白细胞增高、血沉增快,缓解时恢复正常。本病多见于犹太人、阿美尼亚人、阿拉伯人,但亦可见于其他民族如西欧人,无特殊治疗。

【长期低热】

体温低于 38.3℃,热程超过 3 周者称为长期低热。感染性疾病引起者占 40%,非感染性疾病占 57%,原因不明占 3%。

1. 感染性疾病

(1)结核病:任何部位,如肺、肠、腹膜、淋巴结、肾、关节、盆腔等的结核均可引起长期低热。

(2)病毒性肝炎:慢性活动性和迁延性肝炎患者可有长期低热,以青年女性为多,常伴有食欲缺乏、乏力、腹胀、肝区隐痛等症状,而肝功能试验大多正常。

(3)慢性尿路感染:为女性患者常见的低热病因。部分患者可无明显的尿路刺激症状,甚至尿常规检查也可正常,而仅以低热为唯一临床表现。

(4)慢性病灶感染:慢性病灶感染如牙周脓肿、鼻窦炎、胆囊或胆道感染、前列腺炎、慢性盆腔炎等均可引起低热。但找到病灶不能认为是低热的病因,应视病灶清除后低热是否消退而定。

(5)布鲁氏菌病:本病可表现为长期低热,伴乏力、头痛、关节痛、出汗和其他类似神经症的症状。结合接触史、布鲁氏菌凝集试验阳性可确定诊断。

2. 结缔组织疾病　非典型的风湿病可引起长期低热,亦多见于女性,常伴有关节痛症状;血沉、球蛋白、血清抗链球菌溶血素"O"均可增高。抗风湿治疗效果良好。其他结缔组织病如类风湿关节炎、系统性红斑狼疮等在病程的早期典型症状出现前亦可有长期低热。

3. 内分泌腺疾病

(1)甲状腺功能亢进:持续性低热为甲状腺功能亢进常见症状,结合临床其他表现和甲状腺功能测定可明确诊断。

(2)嗜铬细胞瘤:嗜铬细胞瘤有阵发性高血压、心率增快、基础代谢率增高等,因此患者可有低热,肾上腺 B 超、CT 等检查有助于诊断,尿中测定儿茶酚胺及其代谢产物是重要的诊断手段。

(3)间脑综合征:间脑综合征患者的体温上午较下午高,身体两侧体温可明显不同,持续性低热多见,对解热药无反应或呈倒错反应。结合其内分泌代谢障碍和自主神经功能紊乱表现等其诊断并不困难。

4. 恶性肿瘤　恶性肿瘤有时也可表现为低热,当老年患者出现原因不明的低热时,应除外恶性肿瘤,特别是实体性肿瘤,应详细地进行有关检查。

5. 功能性低热　除月经前期低热、妊娠期低热及在高温环境下引起的生理性低热外,功能性低热可分为神经功能性低热与感染后低热两类。

(1)神经功能性低热:多见于青年女性,低热可长达数月或数年。有些患者低热有季节性,出现于夏季,且每年如此。体温在一昼夜内波动幅度较小,往往不超过 0.5℃,且口腔、腋窝与直肠温差不大,甚至可出现腋温大于口温、口温大于肛温或腋温大于肛温的反常现象,两侧腋温可相差 1℃ 以上。体温昼夜规律失常,晨间体温反较午后为高。不少患者伴有神经功能不稳定的表现,如脸色潮红、皮肤划痕症、心动过速,甚至暂时性血压升高等自主神经功能紊乱或神经症。但患者一般情况好,体重无变化,虽经各种药物治疗无效,但不经治疗也可自行消退。神经功能性低热在内科门诊中较为常见,约占长期低热患者总数的 1/3,预后良好。

(2)感染后低热:为急性病毒或细菌感染得到控制后,高热消退但可出现持续较久的低热,并伴有乏力、食欲缺乏等现象。此种发热可能与体温调节中枢功能失常或自主神经功能紊乱有关。例如急性链球菌感染控制后,患者可出现低热、关节痛和自主神经功能紊乱症状,抗"O"可增高,但血沉正常或轻度增高,此种情况被称为"链球菌感染后状态"。

【治疗原则】

对发热待查患者按前述诊断方法与步骤明确诊断后,可针对病因做出相应的处理和治疗。但是在病因未明时,合理的处理十分重要,其中尤应注意下列问题。

1. 体温控制

(1)体温≤39℃的发热:维持水、电解质的平衡而无须处理发热。退热治疗会干扰热型、掩盖体温与脉搏之间的关系(如相对缓脉)等,不但影响诊断及对预后的判断,更影响对治疗效果的评估。发热被认为是机体重要的防御机制,无论是物理降温或是药物退热都会减少甚至消除炎症介质的合成,减弱机体的防御过程。此外,退热治疗亦有不良反应。物理降温通过皮肤的热传导、对流和蒸发加速热量的流失,可引起寒战、血管收缩、冠脉痉挛和反射性的低体温。退热药物使用可引起体温骤然下降伴大量出汗,易导致虚脱或休克。同时退热药物常有一定肝肾毒性,存在胃肠道出血的风险。

(2) 超过40℃的过高温或高热持续时间过长:过高热除了增加代谢率外,还可引发过度免疫反应,引起酸碱平衡紊乱、细胞蛋白变性、组织缺氧和多系统损伤,甚至出现意识改变(如意识模糊、定向障碍、癫痫等)。此时应积极使用物理降温及退热药物使核心体温降至39℃以下;同时维持水电解质的平衡,对症治疗予以镇静、抗癫痫。不推荐在体温调控机制正常时单独使用物理降温。原因是会增加产热、代谢率和氧耗,仅推荐在退热药物下调体温调定点时联合使用。对于可能有脑组织损伤或感染性休克风险的超高热患者,可用冷水或冰水擦拭皮肤或擦拭皮肤后使用风扇、冰毯和冰袋增加水分的蒸发,以达到快速控制核心体温、保护脏器的目的。

2. 诊断性治疗 临床怀疑一些特定的疾病但缺乏证据时,在不影响进一步检查的情况下,可进行诊断性治疗从而根据所得疗效作出临床诊断。例如,对于有流行病学史、疑为疟疾的患者,若多次血片或骨髓涂片中未能查见疟原虫,可试用抗疟药物进行治疗,治疗成功后可作出疟疾的临床诊断。对于疑为结核感染的患者,也可进行诊断性抗结核治疗。但需要指出的是对结核疑似患者进行诊断性治疗时观察时间应足够长,一般以3~4周以上为宜,此期间需注意抗结核药物的不良反应和病情的变化。其他如阿米巴性肝脓肿等疾病也是常见的可以采用诊断性治疗的病种。必须指出,诊断性治疗应选用特异性强、疗效确切及安全性大的治疗药物,剂量应充足并完成整个疗程,无特殊原因不得随便更换治疗药物。只有这样,诊断治疗有效后方可作为临床诊断的依据。

3. 抗感染药物的使用 在经典型发热待查中,抗感染药物的使用应严格基于临床病原学证据。在不能获取病原学证据但临床高度怀疑感染的情况下,临床医师需分析可能的感染部位,并进行经验性的病原学判断,严格把握抗感染药物使用指征。可在必要的实验室检查和采取各种培养标本后,根据初步临床诊断予以经验性抗感染治疗。

目前在发热待查的临床实践中,存在着抗生素滥用的现象。不仅造成经济上的巨大浪费、病原学检查的阳性率下降,还可以导致药物不良反应、药物热、二重感染、耐药菌等情况,对原发病的正确诊断造成干扰。所以,在发热待查的临床实践中,抗感染药物的应用不应作为常规诊断性治疗的手段,对于临床怀疑感染性发热的患者,应积极留取标本,完善各项必要检查,寻找病原学依据。

4. 糖皮质激素的应用 糖皮质激素对于感染性和非感染性炎症都具有抑制作用,因而对包括感染、结缔组织病、肿瘤在内的大多数病因引起的FUO都具有良好的退热作用。此外,激素还可扩张血管,改善微循环,增强心肌收缩力,提高机体对细菌内毒素的耐受力,可用于休克、多器官功能衰竭及严重炎症反应综合征等治疗。但由于疗效显著,基层医院在发热患者中滥用激素的现象日益严重。激素的滥用不但改变了原有的热型和临床表现,使诊断更加困难,长期应用还会使潜在的感染性疾病播散或诱发二重感染,延误必要治疗。因此,原则上不主张在病因未明的发热患者中使用激素,尤其不应作为退热药物使用。

5. 长期随访 4.7%~19.2%的患者经系统全面地评估后仍不能诊断。对部分症状轻微,经过详细检查仍不能明确病因的发热待查患者,可在专科门诊进行长期随访,观察病情变化,部分患者需要非甾体抗炎药控制症状。若出现新的线索需重新入院按发热待查流程评估。部分被观察患者长期病情无进展,预后良好。

推荐阅读

《中华传染病杂志》编辑委员会.发热待查诊治专家共识[J].中华传染病杂志,2017,35(11):641-655.

第六章　病毒性疾病

第一节　概　述

黄玉仙　闻玉梅

病毒性疾病主要可分为急性感染性病毒疾病与持续性感染性病毒疾病,一方面由于病毒的繁殖是复制形式,即病毒体进入易感细胞后可以复制出数百甚至数千个子代病毒体,完全不同于细菌或其他病原微生物的二分裂方式,因此一大类病毒性疾病多表现为急性感染,并可迅速发病与传播,如流行性感冒、手足口病等。另一方面由于病毒的基因组可整合入宿主细胞的染色体,或在宿主细胞染色体外的胞质内以附加体长期存在,所以另一大类病毒性疾病表现为持续性感染,如艾滋病、乙型肝炎、单纯疱疹等。此外,由于病毒必须在活细胞中增殖而与细胞的诸多蛋白及基因相互作用,因此还与肿瘤、自身免疫疾病等相关,如人乳头状瘤蛋白E6、E7可激活细胞的癌基因或致抑癌基因失活,与肿瘤的发生、发展密切相关。因此病毒性疾病不仅致病机制复杂,而且疾病的结局也呈多样性。

【病毒的基本特性】

(一)病毒的形态与结构 迄今为止病毒中最大的是痘类病毒,约为230nm×260nm,最小的是微小DNA病毒。小的RNA病毒如脊髓灰质炎病毒,直径约为20nm。病毒只有一种核酸作为其基因组(DNA或RNA)。这一特性是病毒不同于其他生物基因组的最重要特点。在基因组核酸等外,包有蛋白质衣壳,也称为核衣壳。蛋白质衣壳不仅起着保护核酸的作用,还具有抗原性,并在某些病毒(如鼻病毒、肠道病毒)中有识别易感细胞表面受体的作用。根据核衣壳的形态,病毒可分为立体对称、螺旋对称或复合对称。在核衣壳外,有些病毒还另有一层包膜(如流感病毒、疱疹病毒、人类免疫缺陷病毒等)。包膜来源于病毒感染的细胞,但包膜上的糖蛋白则由病毒基因编码。糖蛋白可形成突起,常是病毒吸附于细胞表面受体的配体,如流感病毒的血凝素。病毒的大小、形态和核衣壳的对称类型仅可作为病毒归属哪一科的参考,但不能以此区分病毒的属或种。

（二）**病毒的复制**　病毒的复制是病毒生命活动的中心,也是病毒致病的基础。在病毒感染者中常以血清中病毒的拷贝数反映病毒复制的程度。病毒的繁殖过程一般经过吸附、脱衣壳、复制、装配与释放等几个阶段。首先病毒通过吸附于易感细胞表面的受体穿入细胞或与细胞融合,或直接入侵细胞。通过脱衣壳,病毒的基因组才能释放入细胞内而发挥作用。脱衣壳后的病毒核酸一般指令感染的细胞停止合成细胞的核酸和蛋白,转而合成病毒的核酸和蛋白。

病毒的核酸种类众多,复制的形式也各不相同。基本可分为 RNA 病毒(包括正单链、负单链、分节段与双链 RNA 病毒),RNA 与 DNA 反转录病毒(包括嗜肝 DNA 病毒、RNA 反转录病毒)及 DNA 病毒(包括双链及单链)三大类。其中分节段 RNA 病毒可能是由单链 RNA 病毒保留分阶段地缺失突变后,又与其他病毒融合而成形成。

大多数 DNA 病毒的核酸进入宿主细胞的核内,以类似细胞的 DNA 以半保留复制形式进行核酸复制。因此 DNA 病毒有较多机会与宿主细胞作用。核酸通过装配,在蛋白衣壳内形成核衣壳,但无包膜的病毒可裂解细胞而直接自细胞释放。有包膜的病毒则需加上包膜后释放(如单纯疱疹病毒等)。

大多数 RNA 病毒的基因组并不进入细胞核,仅在胞质内复制。正链和负链 RNA 基因组的区别是基因组 RNA 是否同时具有 mRNA 的功能。因 RNA 病毒核酸的复制需要依赖 RNA 的 RNA 多聚酶,而细胞没有这种酶,因此需要病毒本身提供。当 RNA 病毒核酸可起到 mRNA 的作用时则称为正链 RNA 病毒,而负链 RNA 病毒的核酸不具有 mRNA 的功能,不能合成病毒的蛋白,因此负链 RNA 病毒必需在其核衣壳内带有依赖 RNA 的 RNA 多聚酶方可进行复制。因 RNA 病毒的核酸复制不像 DNA 病毒需经过校正过程,所以 RNA 病毒比 DNA 病毒的核酸突变概率为高。此外,由于 RNA 病毒的复制仅限于胞质内,病毒的基因也不会与细胞染色体 DNA 整合。

另有一类介于 DNA 病毒与 RNA 病毒之间的病毒即反转录病毒科及嗜肝 DNA 病毒科,其共同特点是病毒在复制过程中与中心法则不同,均有反转录阶段。中心法则是自 DNA 转录为 RNA,反转录阶段则是自 RNA 反转录为 DNA。反转录病毒科的 HIV、人类嗜 T 细胞病毒(HTLV)-1 等的基因组虽为 RNA,但在复制过程中,RNA 基因组先经反转录酶拷贝成 RNA-DNA,再经 RNA 酶 H 降解除去病毒 RNA,最终获得的全长双链病毒 DNA 可整合入宿主细胞的染色体中。嗜肝 DNA 病毒的基因组虽为双链 DNA,但也需经过反转录阶段。在病毒 DNA 复制过程中,即以 RNA 为模板,经反转录而复制出子代病毒基因组的负链 DNA 链,并据此再复制出正链 DNA。由于这类病毒具有共同特殊的复制特性,因而在抗病毒药物的研发及应用方面也有共性。目前多数抗乙型肝炎病毒复制的药物即源于抗艾滋病毒的药物。

病毒基因组复制完成并经蛋白壳体装配后,可通过裂解宿主细胞释放(如肠道病毒),也可通过自宿主细胞出芽加包膜覆盖后缓慢释放(如疱疹病毒)。在病毒释放前,包膜结构中病毒的部分蛋白或多糖可出现在细胞膜表面并可被宿主的免疫系统所识别。释放出的病毒体可再次感染新的细胞。一般通过裂解释放的病毒对于抗体的中和作用较敏感。有的病毒通过细胞之间的融合而在细胞间传播(如呼吸道合胞病毒),也有少数病毒通过整合入细胞的染色体,随细胞的分裂而传至下一代细胞(如反转录病毒)。病毒作用于细胞后通过复杂的机制还可潜伏于细胞内,在一定条件下可被激活而大量复制(如疱疹病毒科)。有些 DNA 病毒感染细胞后还可促使细胞转化,甚至发生癌变(如人乳头状瘤病毒)。

综上所述,病毒感染的过程是具有分子水平、细胞水平、整体水平交错作用的复杂过程,其特点为,不同种类病毒的基因组可改变细胞的代谢甚至改变细胞的遗传特性。整体情况下,机体的免疫系统又会根据病毒和细胞相互作用的不同过程与结果分别发挥免疫保护或免疫损伤作用。

（三）**病毒的分类**　过去传统的病毒分类是根据病毒感染或传播的途径或所致疾病的种类而确定。其缺点为,许多病毒可经多途径感染,所致疾病也多样化。此外,病毒的生物学特性可随机体的不同情况(年龄、免疫状态、营养状态、器官健康状态等)而出现不同症状和导致不同预后。因此目前均以病毒的核酸型为主,结合基因组特性、病毒的大小、衣壳对称性进行分类(表 10-6-1-1)。

【病毒的致病作用】

从医学实际情况来看,病毒感染个体或群体均与细胞培养中的情况不同。在细胞培养中,一个病毒体常可致感染与病毒复制;然而在自然界中,病毒在传播时会遇到不利环境和机体天然(非特异)免疫系统的抵抗作用,因此病毒能引起感染必需一定数量的病毒,经过一定的传染途径,逃逸机体的天然免疫机制,并需接触到病毒的易感细胞才可构成感染。病毒的感染主要由病毒的嗜性所左右。嗜肠道的病毒在消化道中繁殖,而嗜神经的病毒则在神经系统的细胞中繁殖。有些病毒是泛嗜性的,如脊髓灰质炎病毒、疱疹病毒等,可以感染多种系统。病毒的嗜性与细胞表面是否有病毒的受体相关,但也与细胞内是否具有病毒表达其基因所需要的诸多条件有关。只有细胞同时具备这两种因素,病毒才能完成感染。在同一环境下,每一个体是否感染病毒也不一致。幼儿及未接触过某一病毒的个体因缺乏特异性抗体往往是病毒入侵的对象。各种病毒感

表 10-6-1-1　感染人类的主要病毒科（及一个种、朊粒）的特性

科名	毒粒大小/nm#	包膜	衣壳对称性	转录酶	基因组特性	基因组/kb
DNA 病毒						
细小病毒科	18～26	−△	20 面体	−△	ss−*,线状	4～6
乳头状瘤病毒科	60	−	20 面体	−	Ds,环状	6.8～8.4
多瘤病毒科	50	−	20 面体	−	Ds,环状	4.7～5.3
腺病毒科	90	−	20 面体	−	Ds,线状	35～36
疱疹病毒科	150	+	20 面体	−	Ds,线状	120～240
痘病毒科	（220～450）×（140～260）	+	复杂	−	Ds,线状	130～375
DNA 和 RNA 反转录病毒						
嗜肝 DNA 病毒科	42	+	20 面体	反转录酶	Ds,环状	3.2
反转录病毒科	80～100	+	20 面体	反转录酶	ss+,线状	7～11
RNA 病毒						
小 RNA 病毒科	25～30	−	20 面体	−	ss+,线状	7.1～8.9
嵌杯病毒科	27～40	−	20 面体	−	ss+,线状	7.3～8.3
星状病毒科	28～30	−	20 面体	−	ss+,线状	6.8～7
披膜病毒科	65～70	+	20 面体	−	ss+,线状	9.7～11.8
黄病毒科	40～50	+	20 面体	−	ss+,线状	9.5～12.5
冠状病毒科	75～160	+	螺旋,管形	−	ss+,线状	27～32
副黏病毒科	150～300	+	螺旋	+	ss−,线状	18～20
弹状病毒科	180×75	+	螺旋	+	ss−,线状	11～15
丝状病毒科	（790～970）×80	+	螺旋	+	ss−,线状	18～19
正黏病毒科	80～120	+	螺旋	+	ss−,线状	13.5
沙粒病毒科	60～300	+	螺旋	+	ss−,线状	10～14
布尼病毒科	90～120	+	螺旋	+	ss−,线状	11～12
呼肠病毒科	60～80	−	20 面体	+	Ds,线状	18.2～30.5
戊型肝炎病毒科	27～34	+	20 面体	−	ss+,线状	6.4～7.2
丁型肝炎病毒	22	+	螺旋	−	ss−,环状	1.68
朊粒（prion）	蛋白	NA	杆状	NA	无核酸	NA

注：△ +、−代表有、无；* −为负链,+为正链；# 以直径计算,少数不规则型者以多个数值表示;Ds. 双链;ss. 单链;NA. 不适用。

染机体后所引起的隐性感染与显性感染的比例也不同。如脊髓灰质炎病毒致瘫痪与隐性感染的比例约为 1:100,而麻疹的显性感染率约为 100%。病毒可致急性感染、慢性感染、持续性感染及无症状病毒携带者。病毒的致病作用主要与以下几个方面相关。

1. 病毒复制直接破坏宿主细胞　病毒在细胞内复制,最终可裂解宿主细胞造成损伤。

2. 病毒抗免疫机制　病毒与宿主细胞在进化过程中相互依存相互作用,因此病毒具有一系列抗宿主免疫的机制,成为其致病的主要环节。例如,乙型肝炎病毒可以作用于干扰素系统,使其不被天然免疫系统识别。病毒感染细胞后可激发程序性细胞死亡,这些细胞不会再被新的病毒感染,可视为一种天然的免疫机制。有些病毒的蛋白可抑制细胞凋亡,如腺病毒的 E1B 蛋白。有些病毒能利用细胞凋亡的机制损害宿主。有些

病毒可以编码同宿主相似的蛋白,使宿主免疫系统将其判断为自身抗原而不产生免疫反应,因而得以建立持续性感染。

3. 病毒蛋白的致病作用　有些病毒蛋白本身即有毒性作用,如已发现轮状病毒的 NSP4 蛋白能在小鼠中引起腹泻,其作用类似细菌的毒素。病毒酶的序列也影响病毒的复制与致病性,如禽流感病毒 PB2 蛋白的序列可决定毒株是否在哺乳动物(猪)中复制,与对哺乳动物的致病性高度相关。

4. 病毒的变异　病毒变异也是病毒致病的重要功能,其中病毒抗原的变异尤为重要。当病毒表面的重要蛋白发生抗原变异,则可逃逸抗体对原有抗原的识别,出现病毒免疫逃逸株而引起新的感染。例如流感病毒如发生不同毒株间基因片段的置换,会出现新的毒株,其表面的血凝素及神经氨酸酶的抗原性与原有流行毒株显著不同,可引起人群中的流感大流行。病毒抗原性的变异在病毒的血清学诊断和疫苗上也会带来问题。

5. 病毒转化细胞的作用　目前已知 7 种感染人类的病毒与肿瘤发生有密切关系,即 EB 病毒、乙型肝炎病毒、丙型肝炎病毒、人乳头状瘤病毒、卡波西肉瘤相关疱疹病毒、梅克尔细胞多瘤病毒和人类嗜 T 细胞病毒(HTLV)。这些病毒有转化细胞的作用,细胞不被病毒裂解反而可无限制地在体外传代及长期生存,机制在于抑制宿主细胞内以 p53 和 pRB 蛋白为核心的肿瘤抑制信号通路,并调节多种作用于细胞生长、增殖及生存的通路,从而转化受感染的细胞,使之易于病毒的复制、组装及逃避自噬,也促进了肿瘤形成。

6. 病毒引起的免疫病理作用　病毒诱生的细胞免疫和体液免疫可通过杀伤靶细胞,抗体介导对细胞的损伤及组成免疫复合物等启动免疫病理作用而损伤组织或器官。另外,病毒感染可引起宿主的细胞因子功能紊乱或失调,导致疾病加重,可称为"细胞因子暴风雨"(cytokine storm)式变化。

7. 病毒分子模拟的作用　病毒感染可能会通过"分子模拟"的作用导致自身免疫系统紊乱。当病毒感染激活了针对特定病毒抗原的免疫细胞,若相似的抗原同样也存在于宿主细胞,被激活的免疫细胞也会对这个宿主细胞反应。临床上也观察到,HIV 病毒感染与一些自身免疫疾病呈明显相关性,如多发性硬化。

【抗病毒免疫】

(一) 天然免疫　在抗病毒感染中除与对其他种类微生物感染相同的天然免疫机制外,自然杀伤(natural killer,NK)细胞、自然杀伤 T 细胞(NKT 细胞)、干扰素和细胞凋亡起重要作用。但天然免疫无针对病毒的特异性,且作用较适应性(特异性)免疫为弱。

动物实验显示当去除 NK 细胞后,多种病毒感染均可出现严重疾病。NK 细胞杀伤细胞的机制是促使靶细胞凋亡。病毒感染机体后可通过多种途径活化 NK 细胞发挥抗感染作用,但同时病毒本身也发展出多种策略诱导 NK 细胞功能低下来逃逸 NK 细胞介导的清除。

NKT 细胞是一类与自然杀伤细胞具有共同表面标记的 T 细胞,可识别由 CD1d 提呈的糖脂类抗原。近来一些研究发现 NKT 细胞在抗病毒中发挥作用。HBV 转基因小鼠模型证实,表达 HBV 的肝细胞可产生内质网相关的内源性抗原脂质(包括溶血脂质),后者可活化 NKT 细胞。活化的 iNKT 细胞通过分泌 IFN-α/β/γ 和活化 NK 细胞来抑制 HBV 增殖。

干扰素是一种在生物中普遍存在的天然免疫系统。干扰素没有直接的杀病毒作用,必须通过宿主细胞而发挥作用。干扰素的作用是通过与细胞表面的干扰素受体结合后,激活了 JAK(一种细胞质内的蛋白酪氨酸激酶)使细胞质内的 ISGF(干扰素激活因子)亚单位磷酸化,聚合后进入核内,作用于多种干扰素效应因子(包括蛋白激酶、2-5A 系统等)的基因促使它们表达而起抗病毒的作用。干扰素在抗病毒感染中是机体最早出现的防御反应因子,在防止病毒在体内扩散及在病毒感染已经成立的阶段中也起一定的作用。临床实践中,在急性病毒感染抗体尚未产生前,机体已经开始恢复,即为干扰素的作用。

病毒感染细胞后,如病毒无对抗诱导细胞凋亡的机制,多数情况下细胞发生凋亡。因细胞凋亡可破坏病毒复制的场所,从而可抑制病毒复制。

(二) 适应性免疫(特异性免疫)　树突状细胞通过对病毒抗原的摄取、加工、提呈给 T 细胞,活化初始性 T 细胞,在多数病毒感染中起识别与破坏病毒感染细胞的功能。T 细胞在抗病毒感染中起重要作用。在病毒感染中,除 Th1、Th2 细胞外,调节性 T(Treg)细胞、Th17 细胞亚群(与炎症肿瘤及自身免疫相关),以及新发现的滤泡辅助性 T 细胞都已成为临床研究 T 细胞应答的对象。

病毒进入人体后,先由抗原提呈细胞摄取入内吞体,MHC Ⅱ类分子与病毒抗原形成结合体,可被机体 T 细胞表面的 CD4 和 T 细胞受体所识别。另外还有一系列其他组分在抗原提呈细胞与 T 细胞受体间参与相互作用,如 B7、CD28、LFA-1、ICAM-1/2、LFA-3 等,通过信号传递产生 IL-2 和 IL-2 受体,启动 T 辅助性细胞的作用。这些应答均属 T 细胞依赖性免疫应答(图 10-6-1-1)。通过内吞体加工及提呈抗原的过程称为外源性抗原提呈途径。这一过程发生在病毒感染过程中,当病毒复制后释放出子代病毒时,或当已产生病毒基因编码的病毒蛋白被抗原提呈细胞摄取后,激活免疫应答。

另一种抗原提呈途径是通过内源性抗原提呈途径进行。是通过蛋白酶体(proteasome)介导的。在病毒感染的细胞内,新合成的病毒蛋白先由蛋白酶体水解成短肽后与 MHC Ⅰ类分子结合,再加上 β 微球蛋白分子组成三重分子的复合体后转移到感染细胞的表面。CD8$^+$T 细胞是识别这一复合体而发挥杀伤作用的重要细胞,在感染、肿瘤中发挥特异性杀伤靶细胞的作用。通过内源性抗原提呈的途径激活 CD8$^+$T 细胞的优点是机体在胞内感染病毒的早期,甚至在病毒合成新的子代病毒前即可被识别而很快被清除。因 MHC Ⅰ类抗原存在于几乎所有有核细胞的表面,病毒感染的细胞很难逃脱被 CD8$^+$T 细胞杀灭的后果。值得一提的是,由于一些病毒可对抗上述抗原提呈过程,从而发现细胞还有非常规的抗原提呈形式,被称为抗原交叉提呈机制。

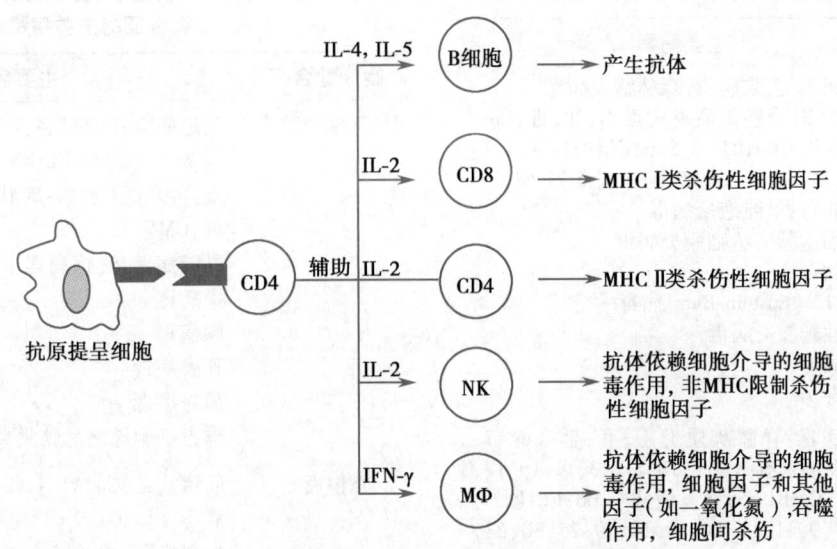

图 10-6-1-1　CD4 辅助性 T 细胞对其他免疫应答的辅助作用

针对病毒的特异性抗体,最重要的是 IgG 和 IgA 抗体。抗体一般在感染后 5~7 日出现,是病毒再次感染的主要防御机制。在体内,抗体与补体的活化起协同作用,并通过 Fc 受体与巨噬细胞和淋巴细胞合作发挥作用。抗体的中和作用十分复杂,虽然一般认为中和抗体起阻断病毒配体与细胞受体的作用,但实际上这样的作用并不常见,因需极大量的抗体才能阻断病毒表面为数众多的配体。IgA 抗体在中和中起阻断病毒入侵黏膜细胞的重要作用。此外 IgA 还可通过 poly-Ig 的受体由体腔进入黏膜细胞内中和病毒。除抗体的滴度,抗体的亲和力也有重要作用,如已发现当 Toll 样受体激活受阻,抗体亲和力低下,可使呼吸道合胞病毒感染病程加重。在病毒感染中还有免疫病理的致病作用,其中包括抗体增强反应。黄病毒科的登革热病毒,在亚中和量抗体存在情况下可促进病毒在巨噬细胞内的增殖,称为抗体依赖性的病毒感染性增强(antibody dependent enhancement of virus infection,ADE)。这一增强反应可引起单个核细胞大量释放抗凝血因子,出现休克或出血性疾病。这一过程与血流中病毒组成的抗原-抗体复合物清除缓慢相关。

【病毒性疾病的临床表现】

病毒性疾病的临床表现不一,一种病毒可引起不同类型的临床综合征,而一种临床综合征也可由多种不同病毒所引起。

(一) 呼吸道感染临床综合征　主要表现为上呼吸道感染、急性阻塞性喉-气管-支气管炎(哮吼)、毛细支气管炎、肺炎和流行性胸痛等,其主要病毒见表 10-6-1-2。

(二) 神经系统感染临床综合征　主要表现为脑炎、无菌性脑膜炎和瘫痪综合征,国内所见的主要病毒见表 10-6-1-3。

(三) 皮肤黏膜出疹性疾病临床综合征　可表现为斑、丘疹直至出血点、瘀斑等,主要病毒见表 10-6-1-4。

(四) 心肌、心包病毒感染临床综合征　表现为急性心肌炎和心包炎,主要病毒见表 10-6-1-5。

(五) 其他临床综合征　表现为出血热者,国内主要是流行性出血热病毒和登革热病毒;引起胃肠炎综合征、肝炎综合征、结膜炎综合征及手足口病的病毒见表 10-6-1-6。

表 10-6-1-2　引起呼吸道感染临床综合征的主要病毒

临床综合征	主要病毒
1. 上呼吸道感染	鼻病毒 冠状病毒:229E、NL63、HKU1、OC43 肠道病毒:CoxA2、10、21、24,CoxB2~5,ECHO1、3、4、6、11、19、20、25,Reo1~3 黏液病毒:流感病毒甲、乙型,副流感病毒Ⅰ~Ⅲ型,RSV,hMPV 腺病毒1~8、11、14、21
2. 急性阻塞性喉-气管-支气管炎(哮吼)	肠道病毒:CoxA9,CoxB5,ECHO11 黏液病毒:副流感病毒Ⅰ~Ⅲ型,RSV,hMPV
3. 毛细支气管炎	肠道病毒:68 型 黏液病毒:RSV,副流感病毒Ⅰ~Ⅲ型,流感病毒甲、乙型,hMPV 腺病毒2、5、6
4. 肺炎	肠道病毒:CoxA7、9,CoxB4、5,ECHO9、19、20,肠道病毒 68 型,Reo1 黏液病毒:流感病毒甲型,RSV,副流感病毒Ⅰ~Ⅲ型,hMPV 腺病毒2~4、7、7a、11、14、21 冠状病毒:MERS-CoV,SARS-CoV-1,SARS-CoV-2
5. 流行性胸痛	肠道病毒:CoxB1~6

注:Cox. 柯萨奇病毒;ECHO. 埃可病毒;Reo. 呼肠病毒;RSV. 呼吸道合胞病毒;hMPV. 人偏肺病毒。

表 10-6-1-3 引起神经系统感染临床综合征的主要病毒

临床综合征	主要病毒
1. 脑炎综合征	虫媒病毒:乙脑病毒,森林脑炎病毒 肠道病毒:脊髓灰质炎病毒Ⅰ、Ⅱ、Ⅲ,Cox-A2、5~7、9,CoxB1~3、5、6,ECHO2~4、6、7、9、11、13、14、17、19、25,肠道病毒71型 疱疹病毒:单纯疱疹病毒 淋巴细胞脉络丛脑膜炎病毒 狂犬病毒 CMV、EB(Epstein-Barr)病毒 流行性腮腺炎病毒 流感病毒 腺病毒7a
2. 无菌性脑膜炎综合征	肠道病毒:脊髓灰质炎Ⅰ、Ⅱ、Ⅲ;CoxA7、9,散发病例有A1~6、10、11、13、14、16、17、22、24;CoxB1~5,散发病例有B6;ECHO2~4、6、7、9、11、13、14、16、17、19、25、30、33,散发病例有ECHO1、5、12、13、15、20~24、27、31、32,肠道病毒71型 单纯疱疹病毒 淋巴细胞脉络丛脑膜炎病毒 流行性腮腺炎病毒
3. 松弛性瘫痪综合征	肠道病毒:脊髓灰质炎病毒Ⅰ、Ⅱ、Ⅲ,Cox-A1、2、4、6~11、14、16、21,CoxB1~6,ECHO1~4、6、7、9、11~14、16、19、30,肠道病毒70、71型 单纯疱疹病毒 淋巴细胞脉络丛脑膜炎病毒 腺病毒7

注:Cox.柯萨奇病毒;ECHO.埃可病毒;CMV.巨细胞病毒。

表 10-6-1-4 引起皮肤黏膜出疹性疾病临床综合征的主要病毒

临床综合征	主要病毒
1. 斑疹和斑丘疹	肠道病毒:CoxA2、4、5、9、16、23,CoxB1、3~5,ECHO1~7、9、11、13、14、16、19,肠道病毒71型,脊髓灰质炎病毒,Reo CMV,EB病毒 麻疹病毒 风疹病毒 黏液病毒:副流感病毒,RSV 腺病毒3、7
2. 疱疹和脓疱	肠道病毒:CoxA4、5、9、10、16,CoxB3、5,ECHO4、9、11,肠道病毒71型 痘病毒和疱疹病毒:天花病毒、牛痘病毒、水痘-带状疱疹病毒、单纯疱疹病毒、CMV
3. 荨麻疹	肠道病毒:CoxA9,CoxB3,ECHO11
4. 出血点或瘀点	肠道病毒:CoxA9,CoxB3,ECHO4、9 出血热病毒
5. 多形皮疹	肠道病毒:CoxB4,ECHO6、11
6. 疱疹性咽峡炎	肠道病毒:CoxA1~6、10、22

注:Cox.柯萨奇病毒;ECHO.埃可病毒;CMV.巨细胞病毒。

表 10-6-1-5 引起心肌、心包病毒感染临床综合征的主要病毒

临床综合征	主要病毒
1. 急性心肌炎	肠道病毒:CoxA1、4、9、16、23,CoxB1~5,脊髓灰质炎病毒,ECHO6、9、11、19、22 疱疹病毒:水痘-带状疱疹病毒,EB病毒,CMV 黏液病毒:流感病毒甲型、麻疹病毒、腮腺炎病毒 腺病毒 狂犬病毒 风疹病毒 淋巴细胞脉络丛脑膜炎病毒
2. 心包炎	肠道病毒:CoxA1、4,CoxB1~5,脊髓灰质炎病毒,ECHO1、9 疱疹病毒:单纯疱疹病毒,水痘-带状疱疹病毒,EB病毒 黏液病毒:流感病毒甲、乙型,腮腺炎病毒 腺病毒

注:Cox.柯萨奇病毒;ECHO.埃可病毒;CMV.巨细胞病毒。

表 10-6-1-6 病毒感染引起的其他临床综合征

临床综合征	主要病毒
1. 出血热综合征	登革热病毒,新疆出血热病毒 正汉坦病毒(流行性出血热病毒)
2. 胃肠炎综合征	轮状病毒,星状病毒,嵌杯病毒,Norwalk因子 Reo病毒,ECHO1、2、4、6、7、9、12、13、19~24 CoxA4,CoxB5 腺病毒 冠状病毒
3. 肝炎综合征	乙型肝炎病毒,丙型肝炎病毒,甲型肝炎病毒(肠道病毒72型),戊型及丁型肝炎病毒 CoxA4、9,CoxB5i(新生儿肝炎) CMV,EB病毒
4. 结膜炎综合征	腺病毒1~3、5~6、14 CoxA9、12、16、24,CoxB2,肠道病毒70型 ECHO1、4、6、9、11、12、20,新型肠道病毒(SEC17)
5. 发热血小板减少综合征	布尼亚病毒科白蛉病毒属
6. 手足口病	肠道病毒71型 CoxA16、4、5、7、9、10 CoxB5、6

注:Cox.柯萨奇病毒;ECHO.埃可病毒;Reo.呼肠病毒;CMV.巨细胞病毒。

【病毒性疾病的实验室诊断】

（一）病毒和病毒抗原的检测

1. 光镜检查法　用光学显微镜直接检查某些细胞中包涵体，如 CMV 感染患者尿沉渣细胞中包涵体，麻疹患者口腔黏膜多核巨细胞（Warthin 巨细胞）中包涵体，狂犬病脑组织神经细胞胞质中包涵体（Negri 小体）等。

2. 电镜检查法　用电子显微镜观察病毒颗粒的形态，适于检查含高浓度病毒的标本。近年来利用特异性免疫血清与标本混合孵育后，继而在电镜下观察（免疫电镜法，IEM），可提高检测阳性率。

3. 免疫荧光法（IFT）　可快速、早期检测难以培养的病毒，可分为直接和间接免疫荧光法，原理见数字资源 10-6-1-1。

数字资源 10-6-1-1　免疫荧光法示意

4. 酶联免疫吸附试验（ELISA）　方法简便，可用分光光度比色计或肉眼观察结果，无需特殊设备，但需标准化的试剂和器材，方法原理参见数字资源 10-6-1-2。

数字资源 10-6-1-2　酶联免疫吸附检测与固相放射免疫法示意

5. 固相放射免疫法（SPRIA）　方法简便、快速、灵敏度高，但需要放射性核素实验室设备，已很少用于临床实验室。

6. 免疫印迹法（Western blot 法）　主要用凝胶电泳法。在凝胶分子筛的作用下，将不同相对分子质量的蛋白多肽区分出来，然后将凝胶上不同部位的蛋白多肽通过印迹转移至硝酸纤维薄膜上，再用特异性抗体进行显色检测。该技术已广泛用于各种病毒抗原蛋白多肽成分的研究，已用于 HIV 感染的确诊试验。

（二）病毒核酸的检测　病毒核酸检测在病毒的实验室检查中占有重要的地位。很多病毒感染将其作为确诊试验，如 HIV、HBV、HCV、CMV 等。

1. 核酸分子杂交　是用一条已知的单链核酸，用放射性核素或非放射性物质（如地高辛）标记制备成探针，与待测标本中经变性的单链核酸进行杂交反应，可判断标本中是否存在与探针同源或部分同源的核酸，特异性强。原位杂交、Southern 及 Northern 杂交主要用于多种病毒的实验研究。

2. 聚合酶链反应（PCR）技术　PCR 是体外特异性 DNA 片段进行扩增的新方法，具有高敏感性、高特异性、简便、快速等特点。反转录聚合酶链反应（RT-PCR）则可特异性地扩增 RNA 片段。目前，等温扩增技术正在逐渐发展，该技术无需 PCR 的高温低温循环，操作更简便，可在更广大的地区推广使

用，例如环介导等温扩增检测（loop-mediated isothermal amplification，LAMP）。多重 PCR 技术则是在同一扩增体系中加入多对引物，同时扩增出多个核酸片段，检测多个病原体或同一病原体的不同亚型，具有快速、高效、系统、经济简便等优势，且诊断准确性也较高。目前已有多种商业化试剂盒获批，广泛用于呼吸道和胃肠道病原体的检测。

3. 病毒核酸的定量检测　是在病毒核酸定性检测的基础上发展起来的、定量检测标本中病毒核酸的浓度或含量的一种技术。现在临床上应用较广泛的是荧光定量 PCR，通过直接探测 PCR 过程中荧光信号的变化以获得定量的结果，它具有 PCR 高灵敏性、DNA 杂交的高特异性和光谱技术的高精确定量等优点，目前已用于乙型肝炎病毒、丙型肝炎病毒、HIV 等多种病毒的检测，该技术对病毒感染性疾病病情的评估、药物对病毒的作用及抗病毒疗效的评估、预后的判断等具有重要的临床意义。

4. 核苷酸序列分析　对 PCR 扩增后的产物进行核苷酸序列的测定，明确病毒核酸的基因序列。近年来，核苷酸序列分析技术已向高通量、低成本为主要特点的第二代测序技术发展，以单分子测序为主要特点的第三代核苷酸序列分析技术也已初见端倪，且成本仍在不断降低。该技术可检测分析的病原体库非常广泛，有助于病毒性疾病暴发流行时的分子流行病学的研究及新型病原体的发现。测序技术敏感性高，对于某些原本因病毒载量过低而用其他检测手段难以明确病原体的疾病，如中枢神经系统感染，显示出良好的前景。

（三）病毒分离和鉴定　病毒分离和鉴定一般需时较长，对疾病的早期诊断帮助不大。早期和快速病原学诊断往往有赖于上述病毒和病毒抗原、核酸的检测，但为了发现新的病毒、储存毒株和摸清流行规律（例如流感），病毒分离和鉴定也不可缺少，传统的动物接种和鸡胚接种法已逐渐被淘汰，如今常用的实验室方法有如下几种。

1. 细胞培养　可用原代、传代或二倍体细胞培养分离病毒，某些病毒增生后可出现细胞病变，并可用特异性抗体进行中和试验来鉴定毒种。对某些不产生细胞病变的病毒可用免疫荧光染色、血细胞吸附、干扰现象等试验进行鉴定，如腺病毒、肠道病毒、风疹病毒等。

2. "壳管"培养　细胞预先生长在圆柱状小培养瓶底部的硅制小片上。标本加入培养瓶低速离心 1 小时后加入培养基，培养 48 小时后，用荧光单克隆抗体检测细胞，若细胞中有少量病毒生长，该试验即呈阳性。与传统细胞培养技术相比，培养时间明显缩短，敏感性和特异性高，目前该方法可用于 CMV、流感病毒等多种病毒的检测。

（四）血清学病毒抗体的检测　用已知病毒抗原来检查未知抗体。一般需收集双份血清标本，即疾病早期和恢复期（病后 3 周左右），同时测定，如抗体效价有 4 倍或 4 倍以上升高者，即可确诊为该病毒感染。测定病毒的特异性 IgM，具有早

期感染诊断价值,如有升高,即可确诊为该病毒的现症感染。

1. 血凝抑制试验 用于流感等病毒可凝集动物红细胞,加入相应抗体后可抑制红细胞凝集现象。

2. 补体结合试验 用含已知病毒的材料制备抗原,检测患者血清中未知抗体。

3. 中和试验 用于人群免疫水平的调查。

4. 酶联免疫吸附试验 用已知病毒抗原来测定血清中未知抗体,是目前最常用的检测方法。病毒抗原的来源既可采用经细胞培养后纯化的全病毒,也可通过基因重组表达特异性的、具有免疫原性的病毒蛋白,后者具有更高的特异性。

(五) 生物芯片技术 是基于基因组学和蛋白质组学发展、在20世纪90年代末建立的新型生物分子检测技术,具有高通量、高特异性和高灵敏度等特点。生物芯片包括蛋白质芯片或基因芯片,通过标记了特定荧光生物分子与芯片上的核酸或蛋白探针发挥作用,经过荧光强度分析进而获取样品分子的信息。另一种是新一代生物芯片技术如 Luminex 液相芯片技术,具有高效、高敏感、快速、重复性好等优点,是目前唯一被美国 FDA 批准用于临床诊断的生物芯片。利用生物芯片,通过一个实验可以对大量的基因或蛋白指标进行分析,具有对未知病原体的鉴定或病毒的基因分型、基因突变和多态性分析等功能,即使是没有基因恒定区的病毒也可通过测序获得检测结果,测序加上微阵列芯片则是一种强大的高通量诊断工具。

(六) 其他技术

1. 质谱分析法 该方法是通过对被测样品离子的质荷比的测定来进行分析的一种分析方法。该技术的优点是能快速、同时识别多个病毒,甚至蛋白质的修饰状态。如电喷雾电离质谱联合逆转录-PCR 技术,用于全球流感病毒的检测,敏感度和特异度高达97%。

2. 纳米技术 当物质缩小到纳米级别,物质属性发生变化,纳米技术利用这些新的属性与现有技术结合,发挥特殊功能。PEREZ 等使用金标纳米颗粒改进免疫 PCR 来检测呼吸道合胞病毒,其检出下限可达到 4.1pfu/ml,敏感度比 ELISA 高出4 000 倍。

【病毒性疾病的防治】

近年来,由于分子生物学技术的迅猛发展,人们对多种病毒基因的结构、功能及病毒细胞内复制周期有了深入的了解,由此大大推动了抗病毒药物的研发。根据抗病毒药物的作用机制,目前可分为三类:一是在细胞水平上直接抑制病毒复制,包括核苷(酸)类似物及其他抑制病毒复制周期所需的酶或蛋白质的药物;二是免疫调节剂,调整机体对病毒感染的免疫应答;三是直接作用于病毒颗粒破坏病毒结构。

疫苗是预防病毒性疾病的重要措施,早在18世纪即应用痘苗来成功预防天花。20世纪50年代出现脊髓灰质炎疫苗,60年代有麻疹、腮腺炎和风疹疫苗,目前我国用于预防病毒性疾病的主要疫苗见表10-6-1-7。

表 10-6-1-7 我国预防病毒性疾病的主要疫苗

疾病	疫苗来源	病毒情况	接种方式	备注
每人需接种				
脊髓灰质炎	组织培养(人二倍体细胞)	减毒活疫苗	口服	
麻疹	组织培养(鸡胚细胞)	减毒活疫苗	皮下	
腮腺炎	组织培养(鸡胚细胞)	减毒活疫苗	皮下	
风疹	组织培养(兔肾细胞或人二倍体细胞)	减毒活疫苗	皮下	
乙型肝炎	由酵母基因工程方法生产的 HBsAg	亚单位疫苗	皮下	
水痘	人二倍体细胞培养	减毒活疫苗	皮下	
甲型肝炎	人双倍体细胞培养	减毒/灭活疫苗	皮下	
乙型脑炎	地鼠肾细胞培养	减毒活疫苗	皮下	
在某种情况下需要使用的疫苗				
流感	高度纯化或亚单位型(鸡胚)	灭活	皮下	
狂犬病	地鼠肾细胞培养	灭活	皮下	用于经狂犬咬伤的疑似患者
腺病毒感染	人二倍体细胞培养	减毒活疫苗	口服	军队中急性呼吸道疾病或腺病毒流行时
森林脑炎	地鼠肾细胞培养	灭活	皮下	
流行性出血热	地鼠肾细胞培养	灭活	皮下	

推荐阅读

1. FLINT J,RACANIELLO V,RALL G,et al. Principles of virology [M]. 4th ed. Washington D. C. :ASM Press,2015.
2. LI Q,GUAN X,WU P,et al. Early transmission dynamics in Wuhan,China,of novel coronavirus-infected pneumonia[J]. N Engl J Med,2020,382 (13):1199-1207.

第二节　流行性感冒

黄玉仙

流行性感冒(influenza),简称流感,是由流感病毒引起的、经飞沫传播的急性发热性呼吸道传染病,临床上有急起畏寒、高热、头痛、乏力、全身肌肉酸痛和呼吸道症状,传染性强,但病程短,常呈自限性,老年人和伴有慢性呼吸道疾病或心脏病患者易并发肺炎,且有导致死亡的可能。

【病原】

流感病毒属正黏病毒科,系 RNA 病毒,病毒颗粒呈球形或细长形,直径为 80~120nm,有双层类脂包膜,膜上有两种糖蛋白突起,即血凝素(HA)和神经氨酸酶(NA),均具有抗原性(图10-6-2-1)。

血凝素促使病毒吸附到细胞上,其抗体能中和病毒,在免疫学上起主要作用;神经氨酸酶功能与细胞释放病毒有关,其抗体不能中和病毒,但能限制病毒释放,缩短感染过程。类脂

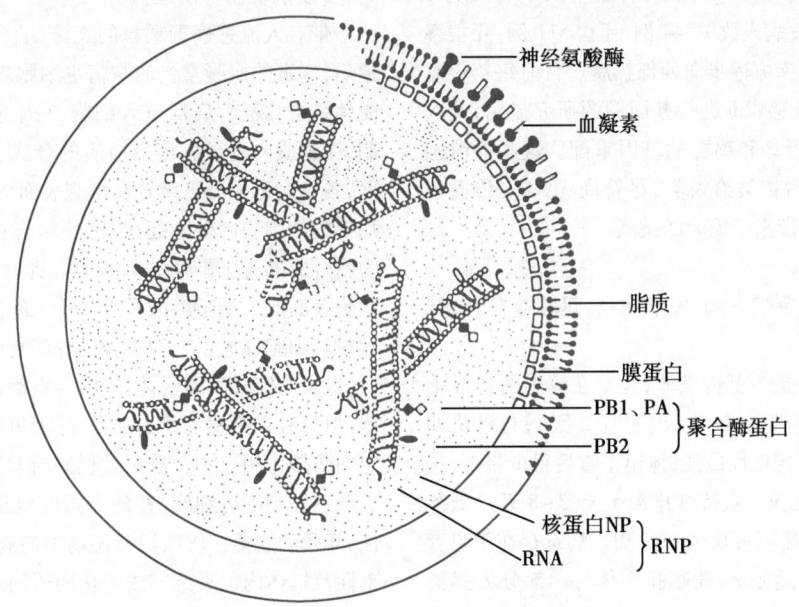

图 10-6-2-1　流行性感冒病毒示意

膜下面为基质(M)蛋白1(M1 蛋白)形成的球形蛋白壳,而 M2 蛋白为镶嵌于包膜中的膜蛋白,具有离子通道活性,参与病毒的脱壳和芽生。裹在蛋白壳内的为核壳体,呈对称螺旋状,由核蛋白(NP)、3 种聚合酶蛋白(PB1、PB2、PA)和病毒单链的 RNA 构成,3 种聚合酶蛋白与病毒 RNA 转录有关。根据 NP 抗原特异性的不同,流感病毒可分为甲、乙、丙三型;乙型、丙型流感病毒主要感染人类,而甲型流感病毒主要感染水鸟,有时在其他宿主如其他禽类、猪、马、海洋哺乳动物、狗之间传播,部分可感染人类。甲型流感病毒又按 HA 与 NA 抗原特异性的不同,分为若干个亚型。迄今,禽类甲型流感病毒有 18 种 HA (H1~H18)及 11 种 NA(N1~N11)亚型,而人甲型流感病毒只有 3 种 HA(H1、H2、H3)和 2 种 NA(N1、N2)亚型。根据每一亚型的抗原漂移情况,又可分成不同的病毒株。乙型流感病毒存在着 Victoria 和 Yamagata 两个抗原不同的种系。流感病毒的核酸是分节段的、单负链 RNA,甲、乙型分 8 个片段,丙型分 7 个片段,每个基因片段分别编码其特异的多肽,丙型流感病毒只有 1 个包膜糖蛋白。流感病毒不耐热,56℃数分钟即失去致病力。干燥、紫外线、乙醚、甲醛、升汞、乙醇、苯酚、含氯石灰(漂白粉)等均可使病毒灭活。可用鸡胚及人胚肾、猴肾和人羊膜细胞等组织培养做病毒分离,对有 O 相变异的毒株,可用狗肾传代细胞(MDCK)做病毒分离。动物接种以雪貂最敏感,也可用小白鼠。流感病毒的抗原性极易发生变异,尤以甲型为甚,发生变异的抗原主要是 HA 和 NA。有时只有一种抗原发生变异,有时两种抗原同时发生变异。例如 20 世纪人类发生的 3 次流感大流行,1918—1919 年的西班牙流感流行株为 H1N1,1957—1958 年的亚洲流感流行株为 H2N2,1968—1969 年的中国香港流感是由甲型的 H3N2 毒株引起的,自 1972 年以来历次流感流行均由甲型 H3N2 株所致。按流感病毒抗原性变异的程度和幅度,可分为两种形式:一种是所有流感病毒所共有的叫抗原漂移(antigen drift),是由编码 HA 的基因发生一系列点突变,后者的累积导致了氨基酸序列的改变进而改变了 HA 蛋白分子上的位点。另一种是甲型流感病毒所特有的抗原转换(antigen shift),系由于两株不同毒株同时感染单个细胞,造成病毒基因重新组合,使血凝素或/和神经氨酸酶同时发生

变化,导致新型的出现,基因重新组合的场所最可能发生在猪体内。21 世纪首次流感大流行,2009—2010 年在墨西哥暴发,病原为新甲型 H1N1 流感病毒株,病毒基因中包含有猪流感、禽流感和人流感三种流感病毒的基因片段,它在人群中的传播能力远高于季节性流感。据 WHO 估计,此次流感波及 214 个国家和地区,死亡病例达 18 500 人(事实上远高于此),数千万到 2 亿人感染。

流感病毒基因具有严格的宿主性,即人的流感病毒不能直接感染禽;反之,禽的流感病毒不能直接感染人。但自 1997 年 5 月中国香港首次报道人感染高致病性禽流感病毒 H5N1 株后,其他亚型的禽流感病毒如 H5N6、H7N3、H7N7、H7N9、H9N2 等感染人类的病例屡有报道,尤其 2013 年 2 月在上海首次报道的人感染新型禽流感病毒 H7N9 株病例,截至 2017 年 4 月 9 日我国累计实验室确诊发病人数 1 344 例,死亡 511 例,死亡率高达 38%,地域上由中国南方逐步向西部扩展。目前每年仍有新发病例。对 H7N9 禽流感病毒进行基因溯源研究显示,此次流行的病毒基因来自于野鸟和鸡群的基因重配。这些禽流感病毒经过基因片段重组后传染给人类,尽管尚无人-人传播依据,但给全球流感的防治带来了极大的挑战。

【流行病学】

本病的流行特点是:突然发病、发病率高、迅速蔓延、流行过程短但能多次反复。

(一)传染源　患者是主要传染源,儿童在流感的传播中具有重要作用。常见潜伏期为 1~4 天(平均 2 天),自潜伏期末即可传染,病初 2~3 天传染性最强,体温正常后很少带毒,排毒时间成人和较大年龄儿童一般持续排毒 5 天(3~8 天),低龄儿排毒时间更长,婴幼儿排毒可长达 1~3 周。病毒存在于患者的鼻涕、口涎、痰液中,并随咳嗽、喷嚏排出体外。部分人感染后可不发病,成为隐性感染。带毒时间虽短,但在人群中易引起传播,迄今尚未证实有长期带毒者。

(二)传播途径　主要通过空气飞沫传播,病毒存在于患者或隐性感染者的呼吸道分泌物中,通过说话、咳嗽或喷嚏等方式散播至空气中,病毒在空气中可保持 30 分钟,易感者吸入后即能感染。传播速度取决于人群的拥挤程度。通过污染食具或玩具的接触,也可起传播作用。

(三)易感人群　人群对流感病毒普遍易感,与年龄、性别、职业等都无关。抗体于感染后 1 周出现,2~3 周达高峰,1~2 个月后开始下降,1 年左右降至最低水平。抗体存在于血液和鼻分泌物中,但鼻分泌物的抗体仅为血液中的 5% 左右。流感病毒 3 个型别之间无交叉免疫,感染后免疫维持时间不长,据现场观察,感染 5 个月后虽血中有抗体存在,但仍能再次感染同一型病毒。呼吸道产生分泌型抗体,能阻止病毒的侵入,但当局部黏膜上皮细胞脱落后,即失去其保护作用,故局部抗体比血液中抗体更为重要。

(四)流行特征　流行性感冒发病呈全球性分布,在温带,一般是在秋、冬季到春季流行,在局部地区一般持续 4~6 周,在 2~3 个月期间传播至其他地区;在大多数热带和亚热带地区,

本病可全年发生,每年会有 1~2 次高峰。流感分为散发、暴发、流行和大流行。①散发:病例呈散在分布,发病时间及地点无明显联系;②暴发:一个集体或一个地区在短时间内突然发生很多病例;③流行:较大地区的流感发病率明显超过一般的发病水平;④大流行:有时也称世界性大流行,传播迅速,流行广泛波及全世界,发病率高并有一定的患者死亡。甲型流感病毒易引起世界性大流行;乙型常造成局部暴发或小流行;丙型仅以散在形式出现,主要侵犯婴幼儿。目前全球每年约 10% 人口即 6 亿人患流行性感冒,重症病例为 300 万~500 万例,每年死亡数为 29 万~65 万例。2017 年我国冬季流感流行强度显著高于过去 3 年同期水平。根据流感监测结果显示目前人群中流行的主要有甲型流感病毒 H1N1、H3N2 亚型和乙型流感病毒。

【发病机制与病理】

带有人流感病毒颗粒的飞沫(直径一般<10μm)吸入呼吸道后,病毒的血凝素蛋白与宿主细胞表面唾液酸 α-2,6 半乳糖受体结合,脱膜,病毒进入细胞,在细胞核内进行病毒 RNA 复制,在胞质内进行病毒蛋白质的合成、病毒的装配。病毒成熟前,各种病毒成分已结合在细胞表面,最后通过芽生的方式,使局部的细胞膜向外隆起,包围住结合在细胞膜上的核衣壳,成为新合成的有感染性的病毒体。此时神经氨酸酶可催化裂解细胞表面的末端唾液酸和半乳糖之间的连接键,促使完整病毒颗粒从细胞释放。人的呼吸道分泌物中,有一种可溶性黏液蛋白,也具有流感病毒受体,能结合血凝素,从而抑制病毒侵入细胞,但只有在流感症状出现后,呼吸道黏液分泌增多时,才有一定的防护作用。一个复制过程的周期为 4~6 小时,排出的病毒扩散感染到附近细胞,并使大量呼吸道纤毛上皮细胞受染、变性、坏死和脱落。呼吸道分泌物中的病毒载量往往与疾病的严重性及机体内促炎细胞或趋化因子的水平相关,而病毒复制持续的时间通常与患者的年龄、基础疾病、免疫状态、感染的病毒株及检测方法相关。流感病毒感染呼吸道上皮细胞后,机体的天然免疫系统通过 Toll 样受体快速应答,并产生细胞因子如 TNF-α、IL-6、IFN-α 等,临床上可出现发热、肌肉痛和白细胞减低等全身毒血症样反应,但不发生病毒血症。流感病毒主要感染上呼吸道及支气管的上皮细胞,感染通常局限在气道和支气管,但严重时可蔓延至肺泡,肺泡中出现大量的中性粒细胞、淋巴细胞及浆细胞浸润,可引起严重的病理损伤。单纯型流感的病理变化主要是呼吸道纤毛上皮细胞变性、坏死和脱落,起病 4~5 天后,基底细胞层开始增生,形成未分化的上皮细胞,2 周后纤毛上皮细胞重新出现和修复。流感病毒肺炎型则有肺脏充血和水肿,切面呈暗红色,气管和支气管内有血性分泌物,黏膜下层有灶性出血、水肿和细胞浸润,肺泡腔内含有纤维蛋白和渗出液,呈现浆液性出血性支气管肺炎,应用荧光抗体技术可检出流感病毒。若合并金黄色葡萄球菌感染,则肺炎呈片状实变或有脓肿形成,易发生脓胸、气胸。如并发肺炎球菌感染,可呈大叶或小叶实变。

【临床表现】

本病的潜伏期一般为 1~3 天(数小时至 4 天)。

1. 单纯型流感 最常见。临床上可有急起高热、全身症状较重而呼吸道症状并不严重,表现为畏寒、发热、头痛、乏力、全身酸痛等。体温可达 39~40℃,一般持续 2~3 天后渐退。全身症状逐渐好转,但鼻塞、流涕、咽痛、干咳等上呼吸道症状却更显著,少数患者可有鼻出血、食欲缺乏、恶心、便秘或腹泻等轻度胃肠道症状,体检者呈急性病容,面颊潮红,眼结膜轻度充血和眼球压痛,咽充血,口腔黏膜可有疱疹,肺部听诊仅有呼吸音增粗,偶闻胸膜摩擦音。症状消失后,仍感软弱无力,精神较差,体力恢复缓慢。

2. 中毒型流感 极少见,表现为高热、休克及弥散性血管内凝血等,病死率高。

3. 胃肠型流感 除发热外,以呕吐、腹泻为显著特点,儿童多于成人。2~3 天即可恢复。

（一）肺部并发症 有 3 种类型。

1. 原发性病毒性肺炎 本病较少见,是 1918—1919 年及 2009—2010 年流感大流行时的主要死因。多见于原有心、肺疾病者(特别是风湿性心脏病、二尖瓣狭窄患者)或孕妇。肺部病变以浆液性出血性支气管炎为主,有红细胞外渗、纤维渗出物和透明膜形成。临床上有高热持续不退、气急、发绀、阵咳、咯血等症状,体检发现双肺呼吸音低,满布哮鸣音,但无实变体征,病程可长达 3~4 周,外周血白细胞计数低下,中性粒细胞减少。肺 CT 表现以双侧、多段、外带肺部磨玻璃密度影改变为主。患者可因心力衰竭或周围循环衰竭而死亡。痰与血培养均无致病菌生长,痰液中易分离到流感病毒,抗菌药物治疗无效,病死率较高。

2. 继发性细菌性肺炎 以单纯型流感起病,2~4 天后病情加重,体温增高并有寒战,全身中毒症状明显,咳嗽剧增,咳脓痰,伴有胸痛。体检可见患者呼吸困难,发绀,肺部布满湿啰音,有实变或局灶性肺炎体征。外周血白细胞和中性粒细胞显著增高,流感病毒不易分离,但在痰液中能找到致病菌,以金黄色葡萄球菌、肺炎链球菌和流感嗜血杆菌为多见。

3. 病毒与细菌混合性肺炎 流感病毒与细菌性肺炎同时并存。起病急,高热持续不退,病情较重,可呈支气管肺炎或大叶性肺炎。

（二）肺外并发症

1. 脑病合并内脏脂肪变性综合征(Reye 综合征) 系甲型和乙型流感的肝脏、神经系统并发症,也可见于带状疱疹病毒感染。本病限于 2~16 岁的儿童,因与流感有关,可呈暴发流行。临床上在急性呼吸道感染热退数天后出现恶心、呕吐,继而嗜睡、昏迷、惊厥等神经系统症状,有肝大,但无黄疸,脑脊液检查正常,无脑炎征,血氨可增高,肝功能轻度损害,脑部病理变化仅见脑水肿和缺氧性神经细胞退行性变,肝细胞有脂肪浸润。病因不明,近年来认为与服用阿司匹林有关。

2. 中毒性休克综合征 多在流感后出现,伴有呼吸衰竭,X 线胸片可显示急性呼吸窘迫综合征,但肺炎病变不明显。血液中可有流感抗体上升,气管分泌物可找到致病菌,以金黄色葡萄球菌为多见。

3. 心脏损害 心脏损伤不常见,主要有心肌炎及心包炎,可见肌酸激酶水平升高,心电图异常,而肌钙蛋白异常少见,多可恢复,重症病例可出现心力衰竭。

4. 横纹肌溶解(rhabdomyolysis) 系局部或全身骨骼肌坏死,表现为肌痛和肌无力,血清肌酸磷酸酶升高和电解质紊乱,可有急性肾衰竭。

5. 其他中枢神经系统并发症 可引起脑炎、急性坏死性脑病、类似吉兰-巴雷综合征的脊髓炎等。

【实验室检查】

（一）血常规 白细胞总数减少,淋巴细胞相对增加,嗜酸性粒细胞消失。合并细菌性感染时,白细胞总数和中性粒细胞增多。

（二）免疫荧光或免疫酶染法检测抗原 取患者鼻洗液中黏膜上皮细胞的涂片标本,用荧光或酶标记的流感病毒免疫血清染色检出抗原,快速且灵敏度高,有助于早期诊断。如应用单克隆抗体检测抗原则能鉴别甲、乙、丙型流感。

（三）核酸检测技术 可直接从患者分泌物中检测病毒RNA,具有直接、快速、敏感等特点,便于早期、快速诊断。

（四）病毒分离 将急性期患者的含漱液接种于鸡胚羊膜囊或尿囊液中进行病毒分离。

（五）血清学检查 采集患者急性期(病后 5 天之内)和恢复期(病后 3~4 周)的血清,用当前国内代表性毒株或当地新分离到的病毒株为抗原,行血凝抑制试验,如效价有 4 倍以上增长,即可诊断为流感病毒感染。应用中和免疫酶试验测定中和滴度,可检测中和抗体,有助于回顾性诊断和流行病学调查。

【诊断与鉴别诊断】

（一）诊断 当流感流行时诊断较易,可根据:①接触史和集体发病史;②典型的症状和体征。散发病例则不易诊断,如单位在短期内出现较多的上呼吸道感染患者,则应考虑流感的可能,应做进一步检查,予以确定。

下列人群感染流感病毒后较易发展为重症病例:①年龄<5岁的儿童(<2 岁易发生严重并发症);②年龄>65 岁的老年人;③伴有以下疾病或状况者,包括慢性呼吸系统疾病、心血管系统疾病(高血压除外)、肾病、肝病、血液系统疾病、神经系统及神经肌肉疾病、代谢及内分泌系统疾病、免疫功能抑制(包括应用免疫抑制剂或 HIV 感染等致免疫功能低下);④肥胖者[体质指数(BMI)>30kg/m^2];⑤妊娠期妇女。

重症流感的判断标准:流感病例出现下列 1 种或 1 种以上情况者为重症流感病例:①持续高热>3 天,伴有剧烈咳嗽,咳脓痰、血痰,或胸痛;②呼吸困难和/或呼吸频率加快>30 次/min;③意识改变,如反应迟钝、嗜睡、躁动及惊厥等;④严重呕吐、腹泻,出现脱水表现;⑤X 线胸片显示双侧或多肺叶浸润影,或入院 48 小时内肺部浸润影扩大>50%;⑥原有基础疾病明显加重。

出现以下情况之一者为危重病例:呼吸衰竭;急性坏死性脑病;脓毒性休克;多器官功能不全;出现其他需进行监护治疗

的严重临床情况。

（二）鉴别诊断 本病应与下列疾病相鉴别：

1. 普通感冒 主要为鼻塞、流涕、打喷嚏、咽痛等，全身症状较轻，无明显中毒症状。血清学和免疫荧光等检验可明确诊断。

2. SARS 早期症状与流感相似。有高热、关节肌肉酸痛、乏力等，但患者一般无明显的卡他症状，稍有咳嗽，以后迅速出现肺部炎性改变，有胸闷、呼吸困难等，外周血淋巴细胞减少，血清学和病毒核酸等检查可明确诊断。

3. 流行性脑脊髓膜炎（简称流脑） 流脑早期症状往往类似流感，但流脑有明显的季节性，儿童多见。早期有剧烈头痛、脑膜刺激征、瘀点、口唇疱疹等，均可与流感相鉴别。脑脊液检查可明确诊断。

4. 军团菌病 本病多见于夏、秋季，临床上表现为重型肺炎，白细胞总数增高，并有肝、肾并发症，但轻型病例类似流感。红霉素、利福平和庆大霉素等抗生素对本病有效，病原学检查有助于确诊。

5. 支原体肺炎 与原发性病毒性肺炎的 X 线表现相似，但前者的病情较轻，冷凝集试验和 MG 链球菌凝集试验可呈阳性。

【治疗】

（一）对症处理 流感患者应及早卧床休息，多饮水，防止继发感染。高热与肌痛较重者可用解热镇痛药，但应防止出汗过多所致的虚脱，在儿童中禁用阿司匹林，防止 Reye 综合征的发生。干咳者可用复方甘草合剂或可待因。高热、中毒症状较重者，应予以输液与物理降温，密切观察病情，及时处理并发症，如有继发细菌感染时，针对病原菌及早使用适宜的抗菌药物。中药如感冒冲剂、板蓝根冲剂在发病最初 1~2 天使用，可减轻症状，但无抗病毒作用。

（二）抗病毒 在出现流感症状后 48 小时内使用最为有效，可缓解流感症状、减少病程 1~3 日，对减少并发症和住院率可能起到作用。①金刚烷胺或金刚乙胺：M2 离子通道蛋白抑制剂，阻止病毒穿入细胞和脱衣壳，该药仅对甲型流感病毒有作用。但目前监测资料显示甲型流感病毒对其耐药，不建议使用。②神经氨酸酶抑制剂：可选择性抑制流感病毒表面的神经氨酸酶，从而可阻断流感病毒从感染细胞中释放及播散，对甲、乙型流感病毒有抑制作用，可用于甲、乙型流感的治疗和预防。奥司他韦，口服给药，成人剂量为 75mg/次，2 次/d，疗程为 5 日。重症病例剂量可加倍，疗程可延长，目前已出现耐奥司他韦的 2009 年甲型 H1N1 流感病毒株。扎那米韦适用于成人及 7 岁以上青少年，用法：每日 2 次，间隔 12 小时，每次 10mg（分 2 次吸入）；但吸入剂不建议用于重症或有并发症的患者。帕拉米韦氯化钠注射液，成人用量为 300~600mg/次，静脉滴注，每日 1 次，1~5 日，重症病例疗程可适当延长。目前临床应用数据有限，应严密观察不良反应。

（三）重症及危重症病例的治疗 积极治疗原发病，防治并发症，并进行有效的器官功能支持。全身使用大剂量糖皮质

激素会带来严重的副作用，如继发感染和增加病毒的复制，因此，仅在动力学不稳定时使用，一般的剂量为甲泼尼龙 80~120mg/d。

【预防】

（一）早期发现和迅速诊断流感 及时报告、隔离和治疗患者。WHO 有完整的全球流感监测网络系统，该系统主要用于监测全球流感病毒的抗原变化、指导每年流感疫苗株的选择及为疫苗生产提供病毒样品等。我国流感网络监测中心成立于 1957 年，1981 年加入 WHO 组织的国际流感监测网。凡遇以下情况，应疑有本病流行，及时上报疫情：①门诊上呼吸道感染患者连续 3 日持续增加，并有直线上升趋势；②连续出现临床典型流感病例；③有发热感冒患者 2 例以上的家庭连续增多。遇上述情况，应采取措施，早期就地隔离，采集急性期患者标本进行病毒分离和抗原检测，以早期确诊和早期治疗，减少传播，降低发病率，控制流行。在流行期间应减少大型集会和集体活动，接触者应戴口罩。

（二）药物预防 药物预防不能代替疫苗接种，只能作为没有接种疫苗或接种疫苗后尚未获得免疫能力的重症流感高危人群的紧急临时预防措施。可使用奥司他韦、扎那米韦等。

（三）疫苗预防 对儿童和 65 岁以下的成年人接种流感疫苗，可以减少发病率 70%~90%。对 65 岁以上的老人，预防接种可能只减少 30%~40% 的发病率，但可减少 20%~80% 的流感导致的病死率。以下人群应优先考虑接种流感疫苗：65 岁以上的老人或 6~23 个月的儿童；有基础疾病者，如糖尿病、慢性心肺疾病、器官移植、肾功能不全患者；医务人员或其他与流感患者有较多接触机会的人。流感疫苗可分为减毒活疫苗和灭活疫苗两种，接种后在血清和分泌物中出现抗血凝素抗体和抗神经氨酸酶抗体或 T 细胞细胞毒反应，前两者能阻止病毒入侵，后者可降低疾病的严重度和加速复原。减毒活疫苗经鼻喷入后使局部产生抗体，阻止病毒吸附，接种后半年至 1 年左右可预防同型流感，发病率可降低 50%~70%。2003 年，以基因重配技术为基础的类似的流感活疫苗在美国获得了批准，用于流感的预防。在保护效果方面，流感活疫苗与三价灭活疫苗相当。灭活疫苗包括多价纯化的灭活疫苗和裂解的亚单位疫苗。由于流感病毒经常变异，疫苗使用中的主要问题是毒种的选择，自 1998 年 WHO 每年 2 次公布南半球及北半球推荐疫苗抗原，制造疫苗的毒株力求接近流行株。WHO 推荐的北半球 2020—2021 年流感疫苗三价鸡胚疫苗应包含 A/Guangdong-Maonan/SWL1536/2019（H1N1）pdm09、A/Hong Kong/2671/2019（H3N2）及 B/Washington/02/2019（B/Victoria lineage）样毒株，四价苗应同时包含 B/Phuket/3073/2013（B/Yamagata lineage）样毒株。在我国，流感病毒疫苗接种日期在每年 9—11 月，除幼儿外，1 剂灭活疫苗应对各年龄组人群都有免疫原性，6 个月以上到 9 岁的儿童应接种 2 剂疫苗，间隔时间至少为 4 周，保护率可达 70%~90%。

推荐阅读

国家卫生健康委员会，国家中医药管理局. 流行性感冒诊疗方案（2020年版）[J]. 传染病信息，2020，33（5）：385-390.

第三节　禽　流　感

卢洪洲　翁心华

禽流感（avian influenza，fowl plague，bird flu）是禽类流行性感冒的简称，通常发生在野生鸟类、水禽及家禽中，一般不感染人类。然而某些病毒亚型可以感染人类引起相应的急性呼吸道传染病，故被称为人禽流行性感冒（简称人禽流感）。

【病原】

禽流感病毒属于正黏病毒科甲型（A）流感病毒属。病毒基因组约13kb，为8个分节段的单股负链RNA，共编码11种蛋白。根据病毒表面结构蛋白血凝素（HA）和神经氨酸酶（NA）抗原性的不同，甲型流感病毒目前可分为18个H亚型（H1~H18）和11个N亚型（N1~N11）。感染禽类的甲型流感病毒称为禽流感病毒，迄今已证实感染人的禽流感病毒亚型主要有H5（H5N1、H5N2、H5N6）、H7（H7N2、H7N3、H7N7、H7N9）、H9（H9N2）、H10（H10N7、H10N8），其中以H5与H7亚型对人致病力较强，病死率较高，称为高致病性禽流感。人类对大多数禽流感病毒亚型无免疫力，因此存在禽流感大流行，引发公共卫生危机的威胁。

禽流感病毒对低温环境的抵抗力较强，在4℃水中最长可存活超过1年。较耐酸。对热敏感，65℃加热30分钟或煮沸（100℃）2分钟以上可灭活。病毒在直射阳光下40~48小时即可灭活，如果用紫外线直接照射，可迅速破坏其活性。各种化学或物理方法可灭活禽流感病毒，包括肥皂、去垢剂、酒精和含氯剂消毒液。禽流感病毒对有机溶剂敏感，常用消毒剂容易将其灭活。

【流行病学】

（一）传染源　人禽流感的传染源主要为患禽流感或携带禽流感病毒的鸡、鸭、鹅等家禽。少数病例报道也支持患者可将禽流感病毒传染给亲密接触的家人。

（二）传播途径　主要经呼吸道传播，人也可以通过直接接触家禽的分泌物和排泄物、受病毒污染的水而感染病毒。

1. 禽-人传播　绝大多数人禽流感病例存在禽类的直接接触史。感染禽类的呼吸道分泌物、唾液和粪便中携带有大量病毒，人在逗玩、宰杀拔毛、加工、食用这些家禽的过程中发生感染。

2. 环境-人传播　流行病学调查发现少数人禽流感病例无禽类直接接触史，提示其病毒可能来源于受污染的环境。

（三）易感人群　人类对禽流感病毒无免疫力。与不明原因病死家禽或感染、疑似感染禽流感家禽密切接触人员为高危人群。

（四）流行情况　自2003年起，全球共计报告至少860例人感染H5N1禽流感病例，实际感染人数可能更高。2013年3月末至4月，中国向WHO报告了新型甲型禽流感病毒H7N9致人感染病例。2016年10月至2017年8月，中国发生第五次人感染H7N9禽流感流行，此次流行共造成759人感染，281人死亡，规模为历次流行最大。

【临床表现】

（一）潜伏期　人感染H5N1禽流感潜伏期常在7天内，多数患者的潜伏期为2~5天。人感染H7N9禽流感潜伏期一般为3~7天，最长可10天。

（二）临床表现　高致病性禽流感患者起病急，主要症状为高热，体温大多持续在39℃以上，以及咳嗽、咽痛、肌痛等流感样症状。部分患者可有消化道症状。重症患者可出现高热不退，呼吸困难进行性加重，可有肺部实变体征，病情进展迅速，出现多种严重并发症。可继发细菌感染，发生败血症。

感染H9N2亚型的患者通常仅有轻微的上呼吸道感染症状，部分患者甚至没有任何症状；感染H7N7亚型的患者主要表现为结膜炎，全身和呼吸道症状相对少见。

（三）胸部影像学检查　人感染H5N1型禽流感与H7N9型禽流感患者均可出现肺部浸润。胸部影像学检查可表现为肺内片状影，早期为局限性肺实变或磨玻璃密度，多为一个肺段或肺叶内病灶。病情进展呈大片状或融合的斑片影，可见"空气支气管征"，重症患者合并ARDS，出现双肺弥漫性实变影，部分可呈"白肺"，可合并胸腔积液、腹水或心包积液。

【实验室检查】

（一）外周血检测　白细胞总数一般不高或降低。重症患者多有白细胞总数及淋巴细胞减少，并有轻到中等度的血小板降低。淋巴细胞减少和乳酸脱氢酶的升高常提示预后不良。大多数外周血T淋巴细胞减低，尤以CD4亚群减低明显。

（二）病毒抗原及基因检测　患者呼吸道标本采用免疫荧光法（或酶联免疫法）检测甲型流感病毒核蛋白抗原（NP）或基质蛋白（M1）、禽流感病毒H亚型抗原。还可用实时反转录聚合酶链反应（RT-PCR）方法检测病毒核酸。应重复收集多种类型的标本进行检测。

（三）病毒分离　从患者呼吸道标本中分离禽流感病毒。

（四）血清学检查　发病初期和恢复期双份血清禽流感病毒亚型毒株抗体滴度4倍或以上升高，或单次抗体滴度在1:80以上，有助于回顾性诊断和用于流行病学调查。血清转换常在患者感染后的2~3周出现。

【诊断与鉴别诊断】

根据流行病学接触史、临床表现及实验室检查结果，可作出人H5N1禽流感的诊断。

（一）流行病学接触史　特别应注意下列几点：①发病前1周内曾到过疫点；②有病死禽接触史；③与被感染的禽或其分泌物、排泄物等有密切接触；④发病前14天内曾与H5N1禽流感患者、疑似患者有密切接触史；⑤高危职业史，如从事饲养、贩卖、屠宰、加工家禽工作的职业人员，临床诊断或禽流感病毒实验室工作人员。

（二）诊断标准

1. 疑似病例 有流行病学接触史和临床表现,尚无病原学诊断结果且无其他明确诊断的肺炎病例。

2. 临床诊断病例 ①被诊断为疑似病例,但无法进一步取得临床检验标本或实验室检查证据,而与其有共同接触史的人被诊断为确诊病例,并能够排除其他诊断者。②有流行病学史和临床表现,实验室病原检测患者恢复期血清抗体阳性。

3. 确诊病例 有流行病学接触史和临床表现,从患者呼吸道分泌物标本或相关组织标本中分离出 H5N1 亚型禽流感病毒,或采用其他方法检测 H5N1 亚型特异抗原或核酸阳性,或发病初期和恢复期双份血清禽流感病毒抗体滴度 4 倍或以上升高者。

人感染 H7N9 禽流感的诊断流程与 H5N1 基本相同,在诊断的过程中,两者均需要注意重症病例的诊断。符合下列 1 项主要标准或 ≥3 项次要标准者,即诊断为重症病例。主要标准:①需要气管插管行机械通气治疗;②脓毒症休克经积极液体复苏后仍需要血管活性药物治疗。次要标准:①呼吸频率 ≥30 次/min;②氧合指数 ≤250mmHg;③多肺叶浸润;④意识障碍和/或定向障碍;⑤血尿素氮 ≥7mmol/L;⑥低血压需要积极液体复苏。

易发展为重症的危险因素包括:①年龄 ≥65 岁;②合并严重基础病或特殊临床情况,如心脏或肺部基础疾病、高血压、糖尿病、肥胖、肿瘤、免疫抑制状态、孕妇等;③发病后持续高热(T ≥39℃);④淋巴细胞计数持续降低;⑤C 反应蛋白、乳酸脱氢酶及肌酸激酶持续增高;⑥胸部影像学提示肺炎快速进展。

鉴别诊断主要依靠病原学检查。

【预后】

人感染禽流感的预后与感染的病毒亚型有关。人感染 H5N1 亚型禽流感病毒者预后较差,病死率在 30%~80%。人 H7N9 禽流感重症患者预后亦差,约 1/3 死亡。此外感染 H5N6 的病死率也较高,但例数不多。感染 H9N2、H7N7、H7N2、H7N3 者大多预后良好,H7N7 型病死率约为 1.1%。

【治疗】

（一）隔离 对疑似病例和确诊病例应尽早隔离治疗。

（二）对症治疗 高热者可进行物理降温,或应用解热药物。咳嗽咳痰严重者可给予止咳祛痰药物。根据缺氧程度可采用鼻导管、开放面罩及储氧面罩进行氧疗。及时施行气管插管或适时气管切开和治疗并发症仍是关键。加强营养支持,注意保护消化道黏膜,预防下肢深静脉血栓形成。糖皮质激素因疗效不确切,且长疗程或高剂量的糖皮质激素可引起严重的并发症,所以仅在脓毒症休克及肾上腺功能不全需要升压治疗的患者中予以考虑。

（三）抗病毒治疗 应尽早应用抗流感病毒药物,在使用抗流感病毒药物之前应留取呼吸道标本。抗病毒药物应尽量在发病 48 小时内使用。对于临床认为需要使用抗病毒药物的病例,即使发病超过 48 小时也应使用。

1. 神经氨酸酶抑制剂 ①奥司他韦(oseltamivir):奥司他韦对于高危患者早期使用可改善生存期,及时采用奥司他韦进行经验治疗是合理的,无须等到实验室检查结果出来后再用药。成人剂量 75mg/次,每天 2 次,疗程 5~7 天,重症剂量可加倍,疗程可延长一倍以上。1 岁及以上年龄儿童选择儿童剂型,根据体重给药。②帕拉米韦(peramivir):重症病例或无法口服者可用帕拉米韦氯化钠注射液,成人用量为 300~600mg/次,静脉滴注,每天 1 次,疗程 5~7 天,重症病例疗程可适当延长。③扎那米韦(zanamivir):可用于成人及 7 岁以上青少年。用法:每天 2 次,间隔 12 小时;每次 10mg(分两次吸入)。不建议用于重症或有并发症患者。常见不良反应有腹泻、恶心、呕吐、头痛、头晕等。④其他:拉尼米韦(laninamivir)为长效选择性神经氨酸酶抑制剂,为吸入制剂,对甲型和乙型流感病毒感染均有效,对耐奥司他韦的流感病毒感染也有效。法匹拉韦(favipiravir,T-705)在体内实验及体外实验中发挥了很好的抗流感病毒作用,目前相关临床研究正在进行。

2. Cap 依赖型核酸内切酶抑制剂 2018 年 2 月,新型抗流感病毒药物巴洛沙韦(baloxavir)率先在日本上市。它能选择性地抑制甲型和乙型流感病毒的帽依赖性核酸内切酶活性,从而抑制流感病毒自身 mRNA 的转录,进而抑制流感病毒增殖。针对急症无并发症流感的 12~64 岁健康门诊患者的 3 期临床随机对照临床试验中,巴洛沙韦(体重<80kg,40mg;体重≥80kg,80mg。疗程 5 天)疗效不劣于奥司他韦,且该药每天服用一次,临床应用更为便利。该药理论上同样能够用于人 H5N1 及 H7N9 禽流感的治疗,但疗效还有待相关临床试验证实。

3. 离子通道 M2 阻滞剂 目前监测资料显示大部分 H5N1 及所有 H7N9 禽流感病毒对金刚烷胺(amantadine)和金刚乙胺(rimantadine)耐药,不建议使用。

【预防】

（一）监测及控制传染源 加强疫情监测,一旦发现禽流感疫情,立即上报,应急处理,进行疫源地消毒、接触者跟踪。加强检测标本和高致病性禽流感毒株的管理。隔离人禽流感患者。

（二）切断传播途径 发生疫情后,封锁疫区疫点,对病死禽及其排泄物、污染物等进行焚烧深埋处理,对疫区疫点进行全面清洗消毒。医院诊室要彻底消毒,防止患者排泄物及血液污染。相关工作人员应穿隔离衣,佩戴 N95 口罩、眼罩、面罩等,接触后洗手。保持室内空气清新流通。

（三）保护易感者 密切接触者可口服抗流感病毒药物预防。我国已研制出多种禽流感病毒疫苗,如 H5N2 灭活疫苗、H5N1 基因重组灭活疫苗、H7N9 禽流感病毒疫苗株,相关疫苗正在临床试验中。

推荐阅读

1. THORNTON A C,PARRYFORD F,TESSIER E,et al. Human exposures to H5N6 avian influenza,England,2018[J]. J Infect Dis,2019,220(1):20-22.

2. 高福. 流感百年:推进流感防控和研究全球合作,中国在行动[J]. 中华实用儿科临床杂志,2019,34(2):81-82.

第四节　冠状病毒感染

张文宏　陈雪华

一、概　　述

冠状病毒是有包膜的单股正链 RNA 病毒,包膜上有放射状排列的花瓣样或球棒状突起,形似皇冠,故名冠状病毒。其平均直径为 100~160nm,基因组大小在 25~32kb,基因组编码 4~5 个结构蛋白,包括刺突糖蛋白 S、小衣壳 E 蛋白、膜蛋白 M、核衣壳蛋白 N,有时还表达血凝素酯类酶 HE 蛋白。冠状病毒被分为 4 个群,α 冠状病毒(A 系和 B 系)、β 冠状病毒(A~D 系)、γ 冠状病毒和 δ 冠状病毒,能广泛感染蝙蝠、鸟类、猫、狗、猪、鼠、马、鲸及人类等多个物种。目前发现能感染人类的冠状病毒共有 7 种,包括 HCoV-229E、HCoV-OC43、HCoV-NL63、HCoV-HKU1、SARS-CoV、MERS-CoV 和 SARS-CoV-2。

冠状病毒 HCoV-229E、HCoV-OC43、HCoV-NL63 和 HCoV-HKU1 是人类普通感冒的主要病原体,一般全年都可以检测到,但高峰在秋、冬季。通过人间紧密接触,经过口鼻、眼黏膜或吸入气溶胶感染,主要表现为上呼吸道感染,部分患者可以引起肺炎和支气管炎,症状一般在感染后 2~4 天出现,持续 1 周,个别可以延迟到 3 周,也可以是无症状的感染。

在 2003 年以前,一般认为冠状病毒仅仅是人类普通感冒的病原体,并不导致严重的疾病,但 2003 年严重急性呼吸综合征(severe acute respiratory syndrome,SARS)的暴发流行,最后确认其病原体是冠状病毒的一个型,称为 SARS-CoV。认识到冠状病毒可以引起重症肺炎,传染性强、死亡率高,对人类造成严重危害;而 2012 年中东呼吸综合征(Middle East respiratory syndrome,MERS)的出现,让人类再次认识到冠状病毒(MERS-CoV)的严重危害。2019 年末暴发的新型冠状病毒肺炎(corona virus disease,COVID-19),其病原体 SARS-CoV-2 亦属于冠状病毒,该病毒在亚洲、欧洲、北美洲和大洋洲等全球范围内大流行,再一次引起了全球人类对冠状病毒的认知及警惕。

二、严重急性呼吸综合征

严重急性呼吸综合征(SARS)是由 SARS-CoV 引起的以发热、呼吸道症状为主要表现的具有传染性的临床综合征,重症病例易迅速进展为急性呼吸窘迫综合征(ARDS)而死亡。2002—2003 年曾在世界各国流行,以我国和东南亚诸国受影响最重。WHO 在病原体未明确前,将该病症称为严重急性呼吸综合征,国内一般称传染性非典型肺炎,其实质为 SARS-CoV 引起的病毒性肺炎。

【病原】

2003 年 3 月 17 日,WHO 建立了全球网络实验室,经过全球 9 个国家 13 个网络实验室的科学家努力,4 月 16 日 WHO 在日内瓦宣布,一种新的冠状病毒是 SARS 的病原体,并将其命名为 SARS 冠状病毒(SARS-coronary virus,SARS-CoV)。SARS-CoV 基因组为单股正链 RNA,由大约 30 000 个核苷酸组成,与经典冠状病毒仅有约 60% 的同源性,但基因组的组织形式与其他冠状病毒相似,与 β 群关系最近,归为 β 群 B 系。

SARS-CoV 病毒包膜为双层脂膜,外膜蛋白包括糖蛋白 S、M 和小衣壳 E 蛋白。在经典冠状病毒中,E 蛋白和 M 蛋白可能组成最小的装配单位,E 蛋白对病毒的组装发挥关键作用,M 蛋白对于病毒核心的稳定发挥重要作用。与其他冠状病毒不同的是,SARS-CoV 在 S 和 E 之间及 M 和 N 之间有多于 50 个氨基酸的多肽潜在编码序列,M 和 N 之间还有少于 50 个氨基酸的多肽潜在编码序列,这些潜在多肽与其他任何蛋白都没有序列的相似性。

室温 24℃ 条件下,病毒在尿液里至少可存活 10 天,在腹泻患者的痰液和粪便里能存活 5 天以上,在血液中可存活约 15 天,在塑料、玻璃、金属、布料、复印纸等多种物体表面均可存活 2~3 天。病毒对温度敏感,75℃ 加热 30 分钟能够灭活病毒。紫外线照射 60 分钟可杀死病毒。病毒对有机溶剂敏感,乙醚 4℃ 条件下作用 24 小时可完全灭活病毒,75% 乙醇作用 5 分钟可使病毒失去活力,含氯的消毒剂作用 5 分钟可以灭活病毒。

【流行病学】

2002 年 11 月在我国广东省部分地区出现该病,迅速在我国内地 24 个省、自治区、直辖市被发现。截至 2003 年 7 月 11 日,世界卫生组织共接到 8 437 例 SARS 确诊病例报告,死亡 813 人。

截至 2003 年 8 月 16 日,中国内地累计报告非典型肺炎临床诊断病例 5 327 例,治愈出院 4 959 例,死亡 349 例(另有 19 例死于其他疾病,未列入非典病例死亡人数中)。

(一)传染源　目前已知 SARS 患者是主要的传染源。传染性随病程进展和症状加重而增强,发病第 2 周传染性最强。极少数患者出现症状即具有传染性,有少数"超级传染者"可感染多人甚至数十人,但也有部分从未感染其他人。SARS-CoV 可能源于蝙蝠,从中间宿主果子狸分离的冠状病毒与人类的 SARS-CoV 基因序列高度符合。

(二)传播途径　近距离呼吸道飞沫传播,即通过与患者近距离接触,吸入患者咳出的含有病毒颗粒的飞沫,是 SARS 传播最重要的途径。气溶胶传播,即通过空气污染物气溶胶颗粒这一载体在空气中做中距离传播,被高度怀疑为严重流行疫区医院和个别社区暴发的传播途径之一。通过手接触传播是另一种重要的传播途径。目前尚不能排除经肠道传播的可能性。

(三)人群易感性　一般认为人群普遍易感,但儿童感染率较低,原因不明。SARS 症状期患者的密切接触者是 SARS 的高危人群之一。医护人员、患者家属在治疗、护理、陪护、探望患者时,如果防护措施不力,极易感染 SARS。从事 SARS-CoV 相关实验室操作的工作人员和果子狸等野生动物饲养销售的人员,也是可能被感染的高危人群。

【发病机制】

人类对 SARS 的认识尚浅,详细的发病机制并不清楚。肺组织是 SARS-CoV 作用的主要靶器官之一,它对 SARS-CoV 感染的反应可表现为肺间质内有巨噬细胞和淋巴细胞渗出,激活的巨噬细胞和淋巴细胞可释放细胞因子和自由基,进一步增加肺泡毛细血管的通透性和诱发成纤维细胞增生。肺泡上皮细胞(特别是Ⅰ型肺泡上皮细胞)受累可损伤呼吸膜气血屏障的完整性,同时伴有炎症性充血,引起浆液和纤维蛋白原的大量渗出,渗出的纤维蛋白原凝集成纤维素,进而与坏死的肺泡上皮碎屑共同形成透明膜。受损的肺泡上皮细胞脱落到肺泡腔内可形成脱屑性肺泡炎,且肺泡腔内含有多量巨噬细胞,增生脱落的肺泡上皮细胞和巨噬细胞可形成巨细胞,符合弥漫性肺泡损伤(diffuse alveolar damage,DAD)的渗出期变化,病变严重或恢复不良的患者随后出现 DAD 的增殖期和纤维化期的变化,成纤维细胞增生,产生Ⅰ型和Ⅲ型胶原纤维。由于 DAD 和弥漫性肺实变致血氧饱和度下降,以及血管内皮细胞损伤等因素所引起的弥散性血管内凝血,常常造成多器官功能衰竭而导致患者死亡。

肠道也是 SARS-CoV 攻击的靶器官之一。在 SARS 患者的小肠黏膜上皮也发现有 SARS-CoV 的存在,肠道和肾脏远曲小管上皮细胞被病毒侵袭,在疾病的传播方面有一定流行病学意义。

SARS-CoV 作用的另一类靶器官为免疫系统(淋巴结、脾脏等),大多数情况下,SARS-CoV 感染时,人体免疫系统能够激发体液免疫和细胞免疫反应并逐渐控制感染、清除病毒。SARS-CoV 感染可导致患者淋巴细胞明显减少和外周淋巴组织的病理损伤,病情越重,T 淋巴细胞计数下降越明显。

【病理】

肺脏是主要的病变器官。肉眼观察所见类似大叶性肺炎的肝样变。光镜在病程 10 天左右显示肺水肿、纤维素渗出、透明膜形成。肺泡腔内巨噬细胞聚集和增生的Ⅱ型肺泡上皮细胞内渗出物和透明膜极化,肺泡间隔成纤维细胞增生。最后形成肺泡闭塞、萎缩和全肺实变。少数病例出现纤维化甚至硬化。经支气管活检标本显示类似变化,在增生的肺泡上皮及渗出的单核细胞胞质内可见病毒包涵体。电镜观察显示肺泡上皮细胞特别是Ⅱ型细胞增生,板层体减少、内质网增生扩张,并可见病毒颗粒。

【临床表现】

(一)潜伏期 通常限于 2 周之内,一般 2~10 天。

(二)临床症状 急性起病,自发病之日起,2~3 周内病情都可处于进展状态。主要有以下三类症状。

1. 发热及相关症状 常以发热为首发和主要症状,体温一般高于 38℃,呈持续性,伴有畏寒、肌肉酸痛、关节酸痛、头痛、乏力。早期使用退热药可有效;进入进展期,通常难以用退热药控制高热。使用糖皮质激素可对热型造成干扰。

2. 呼吸系统症状 常无上呼吸道卡他症状,少数患者出现咽痛。咳嗽不多见,部分可有干咳。严重者渐出现呼吸加速、气促,甚至呼吸窘迫。呼吸困难和低氧血症多见于发病 6~12 天以后。

3. 消化道症状 部分患者可出现腹泻、恶心、呕吐。

(三)体征 SARS 患者的肺部体征常不明显,部分可闻及湿啰音或有肺实变体征。偶有局部叩诊浊音、呼吸音减低等少量胸腔积液的体征。

【辅助检查】

(一)血常规 白细胞计数一般正常或降低;常有淋巴细胞计数减少(若淋巴细胞计数<0.9×10⁹/L,对诊断的提示意义较大);部分患者血小板减少。

(二)T 淋巴细胞亚群计数 常于发病早期即见 CD4⁺、CD8⁺ T 细胞计数降低,两者比值正常或降低。

(三)胸部影像检查 CT 的检查有助于早期发现病变,CT 表现以磨玻璃阴影和实变为主,常为多发和/或双侧改变,并于发病过程中呈进展趋势,部分病例进展迅速,可以从发病初期的小片状影像发展为大片状,由单发病变进展为多发或弥漫性病变,由一个肺野扩散到多个肺野,短期内融合成大片状阴影甚至"白肺"。一般很少出现胸腔积液、空洞和淋巴结肿大。一般来说,SARS 影像学和其他病毒性肺炎相比无特异性,甚至和社区获得性肺炎也难以鉴别。

(四)病原学检查

1. SARS-CoV RNA 检测 SARS-CoV 是一种 RNA 病毒,PCR 可以从各类标本(用作 SARS 诊断试验的血液、大便、呼吸道分泌物或人体组织)中检测出 SARS-CoV 核酸。

我国制定的 SARS-CoV RNA 阳性判断标准必须符合以下三者之一:①至少需要两个不同部位的临床标本检测阳性(例:鼻咽分泌物和粪便);②收集至少间隔 2 天的同一种临床标本送检检测阳性(例:2 份或多份鼻咽分泌物);③在每一个特定检测中对原临床标本使用两种不同的方法,或从原标本新提取 RNA 开始重复 PCR 检测阳性。

2. SARS-CoV 特异性抗原 N 蛋白检测 常用 ELISA 检测血清或血浆标本中 SARS-CoV 核衣壳(N)抗原,用于 SARS-CoV 感染的早期辅助诊断,SARS 患者病程早期(3~10 天),SARS-CoV N 蛋白有相对较高的阳性检出率;发病 10 天以上患者标本,阳性率逐渐下降。

3. SARS-CoV 特异性抗体检测 SARS-CoV 抗体检测包括 IgG、IgM、IgA 或总抗体检测,其中任何一种发生抗体阳转或抗体滴度升高≥4 倍,均可诊断为 SARS。SARS-CoV 中和抗体试验(neutralization test)检测抗 SARS-CoV 总抗体,WHO 推荐 ELISA 和间接免疫荧光抗体(IFA)试验作为血清 SARS-CoV 抗体检测方法,是 SARS 血清学诊断的"金标准"。用 IFA 方法检测发病 10 天后的血清标本即可呈现阳性,而 ELISA 法检测抗体一般需在发病 21 天后。

4. SARS-CoV 的分离 除核酸检测外,病毒的分离鉴定也是确立病原学诊断的"金标准"。与其他冠状病毒不同,利用 Vero-E6 或 Vero 细胞(绿猴肾细胞)很容易对 SARS-CoV 进行分离培养,病毒在37℃条件下生长良好,细胞感染24小时即可出现病变,可用空斑进行病毒滴定,培养细胞进行薄层电镜扫描基本可以认定冠状病毒,确认需通过SARS-CoV RNA的PCR检测或全基因组测序。

【诊断与鉴别诊断】

(一)诊断标准 2003年卫生部组织撰写《传染性非典型肺炎(SARS)诊疗方案》,2005年做了进一步修订,把SARS诊断分成3个层面。

1. 医学隔离观察者 无SARS临床表现但近2周内曾与SARS患者或SARS疑似患者接触者,列为医学隔离观察者。应接受医学隔离观察。

2. 疑似病例 在流行期间,对于缺乏明确流行病学依据,但具备其他SARS支持证据者,可以作为疑似病例,进行流行病学追访,并安排病原学检查以求印证。对于有流行病学依据,有临床症状,但尚无肺部X线影像学变化者,也应作为疑似病例,动态复查X线胸片或胸部CT,一旦肺部病变出现,在排除其他疾病的前提下,可以作出临床诊断。

3. 临床诊断和确定诊断 对于有SARS流行病学依据、相应临床表现和肺部X线影像改变,并能排除其他疾病诊断者,可以作出SARS临床诊断。在临床诊断的基础上,若分泌物SARS-CoV RNA检测阳性,或血清(或血浆)SARS-CoV特异性抗原N蛋白检测阳性,或血清SARS-CoV抗体阳转,或抗体滴度升高≥4倍,则可作出确定诊断。

4. 重症SARS的诊断标准 具备以下三项之中的任何一项,均可以诊断为重症SARS。

(1) 呼吸困难:成人休息状态下呼吸频率≥30次/min,且伴有下列情况之一。①胸部X线片显示多叶病变或病灶总面积在正位胸部X线片上占双肺总面积的1/3以上;②病情进展,48小时内病灶面积增大超过50%且在正位胸部X线片上占双肺总面积的1/4以上。

(2) 低氧血症:PaO_2/FiO_2低于300mmHg。

(3) 休克或多器官功能障碍综合征(multiple organ dysfunction syndrome,MODS)。

(二)鉴别诊断 SARS轻症者和初发者临床症状无特异性,重症者早期表现极似流感,应仔细鉴别。由于SARS的高度传染性,流行季节以发热作为一个筛选手段是控制疾病暴发不得已的方法,应及时和其他发热性疾病鉴别。同时也应该注意SARS疑似病例呼吸道标本或血清学标本其他病原学检测阳性时,并不能完全排除SARS可能,而是应该根据流行病学和临床过程综合判断。

【治疗】

虽然SARS的病原体已经肯定,但发病机制仍不明确,目前尚缺少针对病因的治疗,临床上以对症支持治疗和针对并发症的治疗为主。应尽量避免疗效尚不明确的多种药物(如抗生素、抗病毒药、免疫调节剂、糖皮质激素等)长期、大剂量地联合应用。

(一)一般治疗与病情监测 卧床休息,注意维持水、电解质平衡,避免劳累,密切观察病情变化(不少患者在发病后的2~3周内都可能属于进展期)。一般早期给予持续鼻导管吸氧(吸入气氧浓度一般为1~3L/min)。根据病情需要,每天定时或持续监测脉搏血氧饱和度(SpO_2)。定期复查血常规、尿常规、血电解质、肝肾功能、心肌酶谱、T淋巴细胞亚群(有条件时)和胸部X线片等。

(二)对症治疗 发热>38.5℃,或全身酸痛明显者,可使用解热镇痛药。高热者给予冰敷、降温毯等物理降温措施。儿童禁用水杨酸类解热镇痛药。咳嗽、咳痰者可给予镇咳、祛痰药。腹泻患者应注意补液及纠正水、电解质失衡。有心、肝、肾等器官功能损害者,应采取相应治疗。

(三)糖皮质激素的使用 应用糖皮质激素的目的在于抑制异常的免疫病理反应,减轻全身炎症反应状态,从而改善机体的一般状况,减轻肺的渗出、损伤,防止或减轻后期的肺纤维化,但糖皮质激素在急性期也有可能导致病毒复制增加,引起病情加重,因此应尽量避免早期应用。成人推荐剂量相当于甲泼尼龙1~4mg/(kg·d),一般推荐出现低氧达到急性肺损伤或ARDS诊断标准时应用。当临床表现改善或胸部X线片显示肺内阴影有所吸收时,应及时减量停用。通常静脉给药1~2周后可改为口服泼尼松或泼尼松龙,一般不超过4周,不宜过大剂量或过长疗程。

(四)抗病毒治疗 尚无针对SARS-CoV的特异性药物。临床回顾性分析资料显示,利巴韦林等常用抗病毒药对SARS无效。用于治疗AIDS的蛋白酶抑制剂洛匹那韦(lopinavir)及利托那韦(ritonavir)的合剂,对SARS的疗效尚待验证。

(五)免疫治疗 胸腺素、干扰素、静脉用丙种球蛋白等非特异性免疫增强剂对SARS的疗效尚未肯定,不推荐常规使用。SARS恢复期血清的临床疗效尚未被证实,对诊断明确的高危患者,可在严密观察下试用。

(六)抗菌药物的使用 抗菌药物的应用目的主要为两个,一是用于对疑似患者的试验治疗,以帮助鉴别诊断;二是用于治疗和控制继发细菌、真菌感染。

(七)重症SARS的治疗原则 尽管多数SARS患者的病情可以自然缓解,但大约有30%的病例属于重症病例,其中部分可能进展至急性肺损伤或ARDS,甚至死亡。因此对重症患者必须严密动态观察,加强监护,及时给予呼吸支持,合理使用糖皮质激素,加强营养支持和器官功能保护,注意水、电解质和酸碱平衡,预防和治疗继发感染,及时处理并发症。重症患者PaO_2急剧下降、面罩吸氧不能满足组织供氧时需要机械通气支持,但可能增加SARS病毒传播,理论上应当在负压隔离病室,并使用动力空气净化系统,呼气和吸气系统加用N95滤过膜,人工气道吸引采用封闭吸引系统。

相对于有创机械通气,无创正压人工通气(non-invasive positive pressure ventilation,NIPPV)操作简单,传染的危险性减少,可以改善呼吸困难的症状,改善肺的氧合功能,有利于患者度过危险期,有可能减少有创通气的应用。在NIPPV无效或者不适合 NIPPV 的患者则可以实施有创正压人工通气。

【预防与控制】

（一）防治总则 新修订的《中华人民共和国传染病防治法》已将 SARS 列为法定乙类传染病并参照甲类传染病进行管理。强调就地隔离、就地治疗，避免远距离传播。

（二）防治措施

1. 控制传染源 SARS 的传染源主要是患者，因此在流行期间及早隔离患者是关键。SARS 的疑似、临床诊断和确诊患者均应立即住院隔离治疗，收治在不同区域，其中临床诊断患者、疑似患者均应住单人病房，避免交叉感染。应就地治疗，尽量避免远距离转送患者。对症状期密切接触者均应实施医学观察，一般采取家庭观察；必要时实施集中医学观察，但要注意避免交叉感染。隔离观察期为 14 天（自最后接触之日算起）。

考虑到 SARS 可能来源于动物，因此应该加强对动物宿主的监测研究，减少或避免动物感染或扩散 SARS-CoV 到人。同时要加强实验室安全，严格执行 SARS 科研、检测、试剂和疫苗生产机构的生物安全管理。

2. 切断传播途径 由于 SARS 的传播主要是通过人与人的传播，因此切断这一途径是控制 SARS 流行的关键。应选择合格的专科医院作为定点收治医院。病房应设在严格管理的独立病区；尤其是保证病房通风条件要好，医护人员办公室与病区应相对独立，以尽量减少医护人员与 SARS 患者不必要的接触或长时间暴露于被 SARS 病原体污染的环境中。

个人防护用品包括防护口罩、手套、防护服、护目镜或面罩、鞋套等。其中以防护口罩和手套最为重要，一般接触患者应佩戴 N95 口罩。在对危重患者进行抢救、插管、口腔护理等近距离接触的情况下，医护人员还应佩戴护目镜或面罩。

3. 保护易感人群 目前尚无特效的疫苗或药物预防。

三、中东地区呼吸综合征冠状病毒感染

2012 年 4 月起在中东地区出现了一种新型人类冠状病毒感染，被 WHO 命名为中东呼吸综合征冠状病毒（Middle East respiratory syndrome coronavirus，MERS-CoV）。该病毒感染临床表现与 2003 年严重急性呼吸综合征（SARS）类似，可出现 ARDS 和多器官功能衰竭。从 2012 年 9 月 22 日报道第 1 例实验室确诊病例后，截至 2019 年 9 月，WHO 共收到 27 个国家报道 2 468 例人感染 MERS-CoV 的实验室确诊病例，其中死亡 851 例，大部分集中在沙特，我国仅报告一例输入病例。

病毒学家 Ron Fouchier 推测这种病毒可能源于蝙蝠，而美国国家过敏和传染病研究所与沙特国王大学的研究则认为病毒来源于骆驼。在系统进化树上 MERS-CoV 与 C 系 β 冠状病毒中的蝙蝠冠状病毒 HKU4、HKU5 同源，而与 SARS-CoV 差异较大，但因为其可读框（open reading frame，ORF）1ab 上的 7 个氨基酸保守序列与 HKU4、HKU5 的一致性<80%，因此考虑为一种新的 C 系 β 冠状病毒。

MERS 冠状病毒以表面上的刺突糖蛋白和细胞膜上的 CD26 受体（亦称 dipeptidyl peptidase 4，DPP4）结合，进而感染

目标细胞。MERS-CoV 能够感染人类的下呼吸道、肾脏、小肠及肝脏细胞。在呼吸系统中，病毒主要袭击支气管上无纤毛的上皮细胞，与其他病毒侵犯纤毛上皮细胞不同。它能避开宿主体内起始的免疫反应，并阻止免疫细胞分泌干扰素。MERS-CoV 还可以感染肾脏细胞，导致许多病情严重的患者发生肾衰竭。

与 SARS 相比，MERS 流行的强度较弱。近年来，MRES 的增长速度较慢，但是韩国暴发的 MERS 疫情却发生过短期快速增长。2015 年 5 月 20 日韩国公布第一例 MERS 个案，至 2015 年 6 月 26 日共有 181 个确诊病例，36 人死亡，远高于之前的报道。MERS 的病死率大约为 30%，高于 2003 年 SARS 流行时的 10%。

人类对 MERS 普遍易感，从发病年龄分布看，MERS 的感染者年龄较大，中位数年龄为 49 岁，严重病例大多有基础疾病和为年老体弱者。中东多数的病例与单峰骆驼有亲密接触史。单峰骆驼口鼻和脸的分泌物、奶及尿液之中可分离到病毒颗粒，MERS 可以有限度而断续地人传人，以飞沫传播为主，并能在家庭或卫生保健机构里发生。家庭聚集性不强，医护人员感染比 SARS 少见，而且大多症状较轻，甚至有无症状的感染者，严重病例只占 15%。专家认为 MERS 病毒在传播的过程中，毒力有逐渐减弱的趋势。

病毒的潜伏期为 5.5 天，常见的症状为发热，其余为咳嗽、呼吸困难和肌肉酸痛。部分患者出现胃肠道症状，包括腹泻、呕吐、腹痛。在肺炎基础上，临床病变进展迅速，很快发展为呼吸衰竭，72% 的患者需要呼吸机来改善急性呼吸衰竭的情况，部分出现肾衰竭甚至多器官功能衰竭，特别是肾衰竭，最终危及生命。发生肺炎者影像学检查可见肺内片状影像，下肺基底部严重，合并 AIDS 时肺内病灶迅速进展累及全肺。

实验室检查白细胞总数一般不高，肌酸激酶、转氨酶、乳酸脱氢酶、肌酐等可能会升高。

MERS 诊断标准可参考 WHO 的建议分成疑似病例和确诊病例。

疑似病例患者符合临床表现和流行病学史，但尚无实验室确认依据。①临床表现，难以用其他病原感染解释的急性呼吸道感染：体温≥38℃、咳嗽；有胸部影像学改变、肾功能改变等。②流行病学史，在 MERS 病例报告或流行地区有旅游或居住史；发病前 10 天内与疑似或确诊发病患者有密切接触史。

确诊病例满足疑似病例标准，且病原学检测阳性。病原学检查包括病毒分离、病毒抗原、核酸和抗体检测。早期诊断主要依靠核酸扩增检测。建议在发病早期，采用多种标本（咽拭子、鼻拭子、鼻咽或气管抽取物、痰或肺组织，以及血液和粪便）检测以提高检出率。病毒核酸检测的特异性和敏感性最好，且能快速区分病毒类型和亚型，一般能在数小时内获得结果。

MERS 目前尚无特异的治疗方法，综合的治疗措施可以参考 SARS。

MERS 的主要传播途径可能是飞沫传播，避免和单峰骆驼亲密接触，人际间传播预防措施也可以参考 SARS。

四、新型冠状病毒肺炎

新型冠状病毒肺炎（corona virus disease, COVID-19）是由SARS-CoV-2 病毒引起的以急性呼吸道症状及发热为主的呼吸道传染病，该病以病毒损伤肺部导致的低氧血症为主要特征，也可以出现无肺炎表现的轻症患者或无症状感染者，重症患者则表现为 ARDS、急性心肌损伤、急性肾功能损伤等并发症在内的多器官损害。

【病原】

SARS-CoV-2 属冠状病毒科的一个具有包膜蛋白包被的病毒，基因组大小约为 29 891 个核苷酸（nucleotide, nt），系单股正链 RNA 病毒。冠状病毒颗粒呈不规则形状，直径为 60～220nm，平均直径为 100nm，呈球形或椭圆形，具有多形性。病毒结构与其他冠状病毒类似，病毒颗粒外包着双层脂质的囊膜，膜表面有三种糖蛋白：突起蛋白（spike protein, S），包膜蛋白（envelope protein, E），膜蛋白（membrane protein, M）。SARS-CoV-2 基因组依次为 5′-复制酶-结构蛋白-[刺突-包膜-膜-核衣壳]-3′，具有 12 个潜在 ORF，与来自中华菊头蝠的蝙蝠 SARS 样冠状病毒（bat severe acute respiratory syndrome-related corona-virus）最为相似，同源性达 85% 以上。

【流行病学】

2020 年初，中国科学界率先鉴别出该病原体，所致疾病被 WHO 命名为 COVID-19。截至 2022 年 1 月 30 日，全球共报告了 3 亿 7 314 万确诊病例，567 万死亡病例，其中美国为流行最严重的国家。鉴于该疾病仍处于全球大流行中，确诊病例数以及死亡病例数将持续上升。

（一）传染源 目前已知 COVID-19 患者及无症状感染者均可传播 SARS-CoV-2 病毒，是主要的传染源。

（二）传播途径 经呼吸道飞沫传播是主要传播途径，亦可通过接触传播。在局限的封闭空间内，存在通过气溶胶传播的风险。COVID-19 患者的粪便、尿液和血液中可检测到 SARS-CoV-2 病毒；部分患者在呼吸道标本病原核酸检测阴性后，其粪便病原核酸检测仍可阳性。

（三）人群易感性 人群普遍易感。儿童及婴幼儿也有发病，但病情较轻。SARS-CoV-2 在人群中的传播性较强，基本再生数可超过 5.0。存在一定比例的具有传染性的无症状感染者是 SARS-CoV-2 更易传播的重要原因。

【发病机制】

目前对 COVID-19 的认识尚浅，其详细的发病机制仍有待进一步研究。SARS-CoV-2 病毒表面的刺突蛋白能与宿主细胞上的受体血管紧张素转换酶 2（angiotensin-converting enzyme 2, ACE2）蛋白相结合，介导病毒进入细胞，因此人体 ACE2 基因高表达的细胞如Ⅱ型肺泡细胞（alveolar type Ⅱ, AT2）、心肌细胞、肾脏近端小管细胞等易受到病毒感染。最易受损的肺部会出现实变，伴有大量的渗出及炎症细胞的浸润。同时，小支气管内较多分泌物堵塞小气道，干扰气体交换，引起低氧血症。

【病理】

肺脏是该病主要的病变器官。表现为肺实变，伴有大量的渗出，光镜下可见炎症细胞大量浸润，伴有小支气管内分泌物，堵塞小气道，影响气体交换。电镜观察显示肺泡上皮特别是Ⅱ型细胞内可见病毒颗粒，同时用核酸检测方法，发现病毒核酸。

【临床表现】

（一）潜伏期 潜伏期为 1～14 天，多为 3～7 天，平均为 6.4 天。

（二）临床症状 以发热、乏力、干咳为主要表现。可伴有流涕、咽痛、胸闷、呕吐和腹泻等症状。部分患者症状轻微，少数患者无症状或无肺炎表现。老年人及患有糖尿病、高血压、冠状动脉粥样硬化性心脏病、极度肥胖等基础疾病者感染后易发展为重症。部分患者在发病后 1 周出现呼吸困难等症状，严重者可进展为 ARDS 及多器官功能损伤。

（三）临床分型 COVID-19 临床分为轻型、普通型、重型和危重型。轻型患者仅表现出轻微发热和乏力症状，很少有上呼吸道症状及咳嗽等肺炎表现。普通型患者以干咳、发热、乏力为主要临床表现，也有部分患者会出现鼻塞、流涕、咽痛等上呼吸道症状，影像学可见肺炎改变。大部分患者以轻型和普通型为主，经过治疗绝大多数可以好转、治愈出院。重型患者符合以下任何一项：①呼吸窘迫，呼吸频率（RR）>30 次/min；②静息状态下，指氧饱和度<93%；③动脉血氧分压（PaO_2）/吸入气氧浓度（FiO_2）≤300mmHg。此外，肺部影像学显示 24～48 小时内病灶明显进展>50% 者按重型管理。危重型患者符合下列情况之一：①出现呼吸衰竭，且需要机械通气；②出现休克；③合并其他器官功能衰竭需 ICU 监护治疗。部分重型和危重型患者病情进展较快，在出现发热、咳嗽、乏力症状后病情进展迅速，会出现呼吸困难、低氧血症，严重者会出现急性呼吸窘迫综合征、脓毒血症、休克等危及生命的并发症。临床上亦存在较多无症状感染者。

（四）体征 COVID-19 患者通常无明显的阳性体征，部分可闻及湿啰音或肺实变体征。偶有局部叩诊浊音、呼吸音减低等少量胸腔积液的体征。

【辅助检查】

（一）血常规检查 发病早期患者外周血白细胞总数正常或减少，淋巴细胞计数减少。外周血淋巴细胞和 CD4+T 淋巴细胞进行性减少。

（二）血生化检查 部分患者可出现肝功能异常，乳酸脱氢酶、肌酶和肌红蛋白水平增高；可见肌钙蛋白水平增高。多数患者 C 反应蛋白和血沉水平升高，降钙素原水平正常。严重者 D-二聚体水平升高，其他出凝血指标异常，乳酸水平高，以及电解质紊乱、酸碱失衡等，以代谢性碱中毒多见。在病情进展阶段可出现炎症细胞因子（如 IL-6、IL-8 等）水平升高。

（三）血清学检查 SARS-CoV-2 特异性 IgM 抗体多在发病 3～5 天后开始出现阳性，IgG 抗体滴度恢复期较急性期有 4

倍及以上增高。

（四）**胸部影像检查** 早期 CT 检查表现为多发小斑片或磨玻璃影，以肺外带明显。数天后病灶增多，范围扩大，呈双肺广泛、多发磨玻璃影或浸润病灶，部分出现肺实变。进入恢复期后部分出现纤维条索影，部分患者病灶可完全吸收。

（五）**病原学检查** 目前对 SARS-CoV-2 的检测主要采用呼吸道标本实时荧光反转录 PCR 检测，以确定患者 SARS-CoV-2 的核酸阳性。

【诊断与鉴别诊断】

（一）**诊断标准**

1. 疑似病例 结合下述流行病学史和临床表现综合分析。有流行病学史中的任何一项且符合临床表现中任意 2 项，或无明确流行病学史但符合临床表现中的 3 项，均诊断为疑似病例。

（1）流行病学史：发病前 14 天内有 COVID-19 流行区或其他有病例报告社区的旅行史或居住史；发病前 14 天内与 SARS-CoV-2 感染（核酸检测阳性）者有接触史；发病前 14 天内曾接触过来自 COVID-19 流行区，或来自有病例报告社区的发热或有呼吸道症状的患者；聚集性发病。

（2）临床表现：发热和/或呼吸道症状；具有上述 COVID-19 影像学特征；发病早期白细胞总数正常或降低，淋巴细胞计数减少。

2. 确诊病例 具备下述病原学证据之一者即诊断为确诊病例：①呼吸道标本实时荧光反转录 PCR 检测 SARS-CoV-2 核酸阳性；②病毒基因测序发现与已知的 SARS-CoV-2 高度同源。

（二）**鉴别诊断** 主要与流行性感冒病毒、副流感病毒、腺病毒、呼吸道合胞病毒、鼻病毒、人偏肺病毒、SARS 冠状病毒等其他已知病毒性肺炎鉴别，也要与肺炎支原体、衣原体肺炎和细菌性肺炎等鉴别。此外，还要与非感染性疾病，如血管炎、皮肌炎等结缔组织疾病引起的肺间质性病变和机化性肺炎等鉴别。

【治疗】

目前尚未发现针对 SARS-CoV-2 的特效抗病毒药物，临床上以经验性抗病毒治疗及对症支持治疗为主。

（一）**一般治疗与病情监测** 轻中度患者注意支持治疗，保证充分热量；注意水、电解质平衡，维持内环境稳定；密切监测患者生命体征和指氧饱和度等。及时给予有效氧疗措施。

（二）**经验性抗病毒治疗** 目前全球在积极研发针对 SARS-CoV-2 确切有效的抗病毒药物。瑞德西韦、硫酸羟氯喹或磷酸氯喹、阿比多尔口服，干扰素雾化吸入等药物的抗病毒作用有限。3CL 蛋白酶抑制剂与 RNA 依赖性 RNA 聚合酶抑制剂显示出较好的直接抗病毒作用，有望用于临床。

（三）**重症 COVID-19 的治疗原则** 一旦患者进展到重症和危重症，需积极给予支持治疗，包括氧疗和呼吸支持，必要时采用体外膜氧合器（ECMO），同时加强循环功能的保护与维持、减轻肺间质炎症、注意肾脏及肠道功能的保护，防治"细胞因子风暴"。

【预防与控制】

主要从控制传染源、切断传播途径和保护易感人群三方面采取措施。

（一）**控制传染源** ①医院应设置独立的发热门诊，加快对疑似患者的诊断和排除流程。②设置独立的隔离救治场所对确诊患者进行收治，按病情轻重分类管理。经治疗和监测后确定无传染性的康复患者才能回归社区。③加强密接者筛查：COVID-19 病例确诊后，防控部门应立即对其周围人群进行调查，同时对确诊病例活动的场所进行彻底的消毒。④加强社区的管理：社区是疫情联防联控的第一线，要确保各项防控措施得到落实，加强对重点人群的追踪。引导普通民众做好个人防护，主动报告。

（二）**切断传播途径** 主要包括院内传播防控和社区综合预防两部分措施。院内传播防控措施包括：①避免院内传播，医院加强发热门诊、留观病房等诊疗专区的医院感染管理，按"三区两通道"来设置。②医务人员采取科学规范的个人防护措施，依据岗位不同选用适宜的防护用品，合理配置医务人员保证轮岗和休息时间。③加强患者就诊管理，严格探视制度。社区综合预防措施主要包括：①佩戴口罩；②保持良好的个人卫生习惯，勤洗手。咳嗽、打喷嚏时要用手肘或纸巾捂住口鼻，避免触摸眼睛、鼻子和嘴巴；③与他人保持至少 1m 的距离，尤其是咳嗽、打喷嚏和发热的人；④尽量减少外出活动；⑤室内空气经常通风换气，促进空气流通。

（三）**保护易感人群** 疫苗可能是最终控制病毒传播的手段，正在研发的疫苗包括灭活疫苗、腺病毒载体疫苗及 miRNA 疫苗。保持良好的生活习惯，保证充足的睡眠，调节心态，避免紧张和压力，在保证休息的前提下适量运动增强体质和自身免疫力是可行的办法。

推荐阅读

1. ZHOU F, YU T, DU R, et al. Clinical course and risk factors for mortality of adult inpatients with COVID-19 in Wuhan, China: a retrospective cohort study [J]. The Lancet, 2020, 395 (10229): 1054-1062.

2. ROCKX B, KUIKEN T, HERFST S, et al. Comparative pathogenesis of COVID-19, MERS, and SARS in a nonhuman primate model [J]. Science, 2020, 368 (6494): 1012-1015.

第五节 其他呼吸道病毒性疾病

黄玉仙

病毒性呼吸道疾病是一组急性、自限性常见病，可发生于各年龄组。成人每年可发生 1~3 次、儿童每年可出现 2~7 次呼吸道疾病，其中约半数由病毒引起，儿童以下呼吸道感染为主，而成人则以上呼吸道病变为主。呼吸道病毒性疾病的临床表现呈多样化，轻者如普通感冒和上呼吸道感染，重者可呈细支气管炎和肺炎，甚至可导致死亡。目前尚缺乏有效的防治措施。

【病原与流行病学】

（一）**人鼻病毒（human rhinovirus,HRV）** 鼻病毒是小RNA病毒科肠道病毒属，为无包膜的单正链RNA病毒，直径为15~30nm，耐乙醚而不耐酸。目前有150多个血清型，是人类感染病毒中血清型最多的病毒。根据基因分型，鼻病毒目前至少可分为A、B、C三型。鼻病毒在双倍体细胞33℃旋转下培养条件最佳，在-70℃时能长期生存，在4℃条件下也能生存数周，而加热至50℃数分钟后即能被灭活，在干燥环境中能存活3日，在鼻分泌物内存活5~7日，在鼻咽部可延长至2~3周。鼻病毒通过人与人接触，或与物品接触后，经鼻黏膜或眼结膜感染。最大传染期在疾病最初5日内。鼻病毒的感染具有自限性，是人类普通感冒的主要病因，占感冒病因的1/2~2/3；对于小于4岁的儿童，鼻病毒无症状感染率在12%~32%。与成人相比，儿童更易感染鼻病毒C型，且与婴幼儿下呼吸道感染和学龄前儿童哮喘诱发和/或加重有关，几乎50%的患儿合并喘息。该病毒多与其他呼吸道病毒合并感染，如呼吸道合胞病毒、腺病毒、副流感病毒、冠状病毒及肠道病毒等。本病全年均可发生，尤以春秋季为多，但每年的流行随着地区的气候变化而变化。由于鼻病毒的抗原性不断变异，新型不断发生，故易重复感染，不同型别的毒株可同时在人群中流行。

（二）**副流感病毒（parainfluenza virus,PIV）** 该病毒有别于流感病毒，被命名为副流感病毒。本组病毒属副黏病毒科，副黏病毒属，系有包膜的单负链RNA病毒，直径为150~300nm。目前已有Ⅰ~Ⅳ型四个血清型，Ⅳ型又可分为A、B两个亚型。按照其感染部位不同可分两个属：Ⅰ型和Ⅲ型归呼吸道病毒，Ⅱ型和Ⅳ型归腮腺炎病毒。副流感病毒表面有血凝素、神经氨酸酶及融合蛋白，使病毒易于附着和穿透上皮黏膜细胞而致病，其病毒抗原稳定，不易发生变异。副流感病毒是主要引起婴幼儿和儿童上呼吸道感染和严重的下呼吸道感染的重要病原。对2009年7月至2016年6月在广州收集的11 398份急性呼吸系统疾病住院患儿的呼吸系统样本病毒核酸检测发现，5 606例检测出一种或多种病原体阳性；副流感病毒502例，仅次于呼吸道合胞病1 690例。不同血清型的副流感病毒其流行病学、临床表现均不同，Ⅰ、Ⅱ型易发病年龄在2~5岁，夏、秋季发病较明显，并有隔年1次的流行趋势，易引起普通感冒和喉气管支气管炎。Ⅲ型多见于1岁以内婴儿，以晚春流行为主，引起毛细支气管炎和肺炎。Ⅳ型病毒较少引起有症状的呼吸系统感染。由于该病毒仅侵犯呼吸道的表层组织，在上皮细胞中增生，所致的免疫反应不持久，故易反复感染。发病1周内均能分离到病毒。反转录聚合酶链反应检测咽拭子或肺泡灌洗液中病毒核酸是目前主要的快速检测方法。由于存在交叉反应（Ⅳ型与腮腺炎病毒）及重复感染，故抗体检测都不采用。

（三）**人腺病毒（human adenovirus,HAdV）** 腺病毒为无包膜、核内复制的双链DNA病毒，属腺病毒科乳腺病毒属，直径为70~90nm，呈20面体对称，-20℃低温下较稳定。目前已发现至少90个基因型，分为A~G共7个亚属，不同型别腺病毒的组织嗜性、致病力、流行地区等特性不同。与呼吸道感染相关的HAdV主要有B亚属（HAdV-3、7、11、14、16、21、50、55型），C亚属（HAdV-1、2、5、6、57型）和E亚属（HAdV-4型）。腺病毒肺炎约占社区获得性肺炎的4%~10%，重症肺炎以3型及7型多见。HAdV-7B型是2019年我国南方发病地区主要流行株。腺病毒在全世界范围内分布，主要在冬、春季流行，各年龄段人群均可感染腺病毒，但婴幼儿、老年人及免疫功能低下者较易感染。幼儿园、大学或新兵营容易发生群体性感染。全球多次报道的由腺病毒引发的呼吸道疾病，都是在新兵中暴发流行。2019年冬、春季在我国北方某部士官学校腺病毒感染疫情暴发，感染率高达35.14%，以7型为主。临床上腺病毒感染可表现为各类型疾病，如急性上呼吸道感染、肺炎、膀胱炎、脑炎、角膜炎、腹泻等，其中腺病毒肺炎是婴幼儿肺炎中最严重的类型之一，重症病例易遗留慢性气道和肺疾病。在诸多的呼吸道病原体中，腺病毒感染在我国比较普遍。本组病毒有较强的传染性，可通过粪-口传播，也可经飞沫、家具、污染游泳池水或移植的脏器传播，故病毒感染的患者必须被相对隔离。可从患者呼吸道分泌物标本、眼或咽拭子或粪便中分离到病毒，阳性率可达60%~65%；免疫荧光法检测鼻咽抽吸物、鼻咽拭子、痰液及肺泡灌洗液中病毒抗原，一般发病3~5天内检出率最高，重症病例2~3周仍可阳性。定量PCR检测方法比传统的病毒培养和病毒抗原检测敏感性更高。

（四）**呼吸道合胞病毒（respiratory syncytial virus,RSV）** 呼吸道合胞病毒是有包膜的单负链RNA病毒，直径为120~200nm，属副黏病毒科的肺病毒属，有A、B 2个血清型。本病毒极不稳定，在室温下2日内或4℃冰箱内4~6日效价即下降100倍。该病毒可在世界各地引起暴发流行，流行期间2岁内儿童50%被感染，是婴幼儿毛细支气管炎和支气管肺炎的主要病原体。儿童和成年人再次感染本病毒后，可引起轻度的上呼吸道疾病。一年四季均有发病，但以秋、冬季为多见。呼吸道局部存在IgA抗体，可防止感染，但一般幼儿呼吸道局部缺乏IgA抗体，感染早期IgA有部分升高而到晚期则逐步下降，故易引起重复感染。成人感染后表现为轻度上呼吸道疾病，但也能引起老年人肺炎等严重疾病。本病毒通过人与人之间直接接触或经飞沫传播，起病2~8日内可分离到病毒，ELISA和IFT方法可检测呼吸道分泌物中病毒抗原。在婴儿中，病毒培养的敏感度可达75%，病毒抗原检测的敏感度达80%。而对成人来说，病毒培养的敏感度仅达30%左右。在免疫力低下的成人中，鼻分泌物中病毒抗原检测的敏感度仅为15%。检测病毒核酸是目前常用的检测方法，具有快速、特异性强、敏感度高的优点，3/4培养阴性的病例通过核酸检测阳性。

（五）**人偏肺病毒（human metapneumovirus,hMPV）** 人偏肺病毒是有包膜的单负链RNA病毒，属副黏液病毒科的偏肺病毒属。hMPV颗粒呈多形性，其中球状平均直径150~600nm，包膜上有突起，病毒具有融合基因蛋白、核蛋白和黏连蛋白,其中基因蛋白具有抗原决定簇。迄今欧洲、北美、大洋洲分离的 hMPV 分属 A、B 两个基因型及 4 个基因亚型包括 A1、A2、B1 及 B2,其中 A2 型再被分为 A2a 和 A2b。根据北京地区2010 年 8 月到 2016 年 7 月连续 6 年 10 918 份急性呼吸道感染样本病原核酸检测发现,hMPV 感染率 2.7%,A 型感染占优势,约为 47.2%。人群对两种基因型无交叉免疫力。临床表现与RSV 感染类似,可表现为上呼吸道感染或严重的毛细支气管炎和肺炎,并在诱发哮喘、COPD 急性加重中起重要作用。疾病的轻重与病毒的载量相关。流行季节为每年冬、春季。hMPV在全球多个国家和地区广泛分布且 hMPV 感染至少流行了 60年,可导致所有年龄组人群的上呼吸道感染,幼童、老年人常可伴随较严重的症状。在幼童中,hMPV 是仅次于 RSV 的最常见下呼吸道感染病毒,其中以未满周岁的婴儿发病率最高,5 岁儿童血清中 hMPV 抗体阳性率达 100%。由于保护性免疫反应不完全或感染 hMPV 其他基因型,易发生再次感染,特别对于老年人和免疫力低下的高危人群。hMPV 细胞培养较困难,敏感细胞少,难以在常用的组织培养物中生长,感染诊断技术包括病毒培养、核酸扩增试验、抗原检测和血清学试验。

(六)**人博卡病毒**(human Bocavirus,HBoV) 系 2005年瑞典科学家 Allander 等对呼吸道感染患儿鼻咽分泌物进行大规模检测时,在常见呼吸道病毒检测阴性的患儿鼻咽分泌物中发现的一种新病毒,属细小病毒科(Parvoviridae),细小病毒亚科,博卡病毒属。病毒为无包膜单链 DNA 病毒,呈 20 面体的小颗粒,直径为 20~26nm,HBoV 分为 4 种基因型,即HBoV1,HBoV2(A、B),HBoV3 与 HBoV4。分化的人气道上皮细胞可用于病毒的体外培养。在血清及粪便中也可检测到病毒的核酸。人博卡病毒全球范围分布,但检出率各不相同,检出范围大概在 1.5%~24.6%,这可能与标本的采集对象、方法、季节、保存方法、实验技术、引物的设计及其敏感性及特异性等有关。HBoV1 主要感染人群为两岁以下的婴幼儿,感染多集中在冬、春季节,该病毒感染具有较高的混合感染率,常有其他呼吸道病毒同时被检出。与混合感染比较,仅感染博卡病毒的患者具有更高的病毒载量,表明人博卡病毒确实具有致病性。临床上可表现为喘息性支气管炎、细支气管炎、肺炎,部分患儿可同时伴有腹泻。

(七)**人类肠道病毒**(human enterovirus,HEV) 人类肠道病毒属小 RNA 病毒科的肠道病毒属,为无包膜、耐乙醚、直径为 20~30nm 的单正链 RNA 病毒。本组病毒由于缺乏 RNA依赖的 RNA 聚合酶,在进化过程中易于发生变异,新的人类肠道病毒血清型不断被鉴定出来。目前基于传统的血清中和试验和病毒衣壳蛋白 VP1 编码区的核苷酸序列的基因型分类法,肠道病毒除包括经典的脊髓灰质炎病毒(3 个型)、柯萨奇病毒(A 组 21 个型、B 组 6 个型)与埃可病毒(28 个型)外,还包括用分子生物学定型方法新发现的肠道病毒。根据国际病毒分类委员会决定,目前肠道病毒被分为 70 个血清型和 100 多个基因型,并且从 HEV68 型起的新型 HEV 按序号命名,同时将肠道病毒分为 4 个组。引起呼吸系统疾病的主要人类肠道病毒

是柯萨奇 A2、B3 与埃可 11、9、20 及人类肠道病毒 68、77、78、109 等型。本病毒是引起夏季上呼吸道感染的重要病原体。

(八)**其他病毒** 如呼肠病毒 1~3 型、单纯疱疹病毒 1型、新型冠状病毒和 EB 病毒能引起上呼吸道感染、咽炎;麻疹、风疹和水痘在出疹前均有上呼吸道感染症状;腮腺炎病毒感染在产生典型临床表现前也有上呼吸道感染症状。

【临床表现】

病毒性呼吸道疾病大致可分为 7 个临床类型,但各型间无明显界限,可以互相转化,有时难以区分。

(一)**上呼吸道感染**(upper respiratory tract infection)主要病原体是鼻病毒,其他尚有副流感病毒,腺病毒,埃可、柯萨奇及呼吸道合胞病毒等,成人以鼻病毒为主,儿童则以副流感病毒和呼吸道合胞病毒为主。潜伏期较短,起病急骤,早期有咽部粗糙感、干燥或咽痛,继之有喷嚏、鼻塞、流涕等。如病变向下发展,累及喉部、气管和支气管等,则可出现声音嘶哑、咳嗽、胸痛等症状。体温往往不超过 39℃,3~4 日后热退。此外,常有全身酸痛、乏力、头痛、胃纳不佳、腹胀、便秘等症状。部分患者可伴发单纯疱疹。

(二)**咽-结膜热**(pharyngoconjunctival fever) 主要由腺病毒 3 型和 7 型引起,也可由埃可、柯萨奇等病毒引起,多见于夏季,临床上可有发热、头痛、乏力等全身症状,以咽炎和结膜炎为其特征,多见于儿童。腺病毒 8 型为主的流行性角结膜炎,夏季多见,未经消毒处理的游泳池常为感染场所。临床上以角膜炎和结膜炎为主要表现,而无发热、感冒、咽炎等症状。

(三)**疱疹性咽峡炎**(herpetic angina) 系由柯萨奇 A 组1~6、8、10 和 22 型病毒所引起,多见于儿童。临床上以咽部、口腔和牙龈黏膜上出现疱疹或溃疡为特征,咽炎、发热、头痛等症状较轻。

(四)**流行性胸痛**(epidemic pleurodynia) 柯萨奇 B 组1~6 型病毒为主要病因,但 A 组与埃可病毒也可引起,潜伏期为 2~5 日,主要表现为发热和阵发性胸痛,本病有自限性。

(五)**急性阻塞性喉-气管-支气管炎** 主要由副流感、呼吸道合胞病毒等引起,亦可由腺病毒,人博卡病毒,柯萨奇 A组、B 组病毒和埃可 11 型等病毒所致。副流感 I 型病毒感染在儿童中可引起痉挛性咳嗽,有大量分泌物,可造成不同程度的呼吸道阻塞、哮喘和呼吸困难。呼吸道合胞病毒感染在幼儿中常表现为发热、咳嗽、气促、发绀和呼吸困难,患儿鼻翼翕动,吸气时肋间凹陷,呼气延长,患儿极度不安,呈缺氧和呼吸衰竭状,需及时进行抢救,病死率在 1%~5%。

(六)**毛细支气管炎**(bronchiolitis) 主要由呼吸道合胞病毒、人偏肺病毒、副流感 3 型、腺病毒、流感病毒及 68 型肠道病毒引起。病儿先有上呼吸道感染症状,发热可达 38~40℃,表现为咳嗽、气促、呼吸困难,病情加重。体检时背部可闻细湿音。

(七)**肺炎** 可由多种病毒,如流感病毒、副流感病毒、呼吸道合胞病毒、人偏肺病毒、腺病毒、人博卡病毒、麻疹病毒、某些肠道病毒及新型冠状病毒等引起。近年来由于广泛应用免

疫抑制剂,巨细胞病毒所致的严重肺炎有所增加,本病多见于婴幼儿及器官移植后患者。临床表现一般较轻,起病缓慢,有头痛、发热、干咳、乏力等症状,体征往往不明显,白细胞计数正常或稍增。X线检查肺部有斑点状、片状或均匀的阴影,病程一般1~2周。腺病毒肺炎以3、7型所致者较为常见,重症及死亡病例多为3型腺病毒所致,但也有报道由1、7、11、21型腺病毒引起者。本病我国北方的发病率较高,但2019年我国南方地区有聚集性疫情暴发,病情重,预后差。新型冠状病毒于2019年冬季起在全球暴发大流行,本次疫情具有传播速度快、病毒传染性强等特点。

【诊断与鉴别诊断】

呼吸道病毒性疾病的诊断主要依靠流行病学、临床表现、X线检查和血白细胞计数,以及对抗菌药物的治疗反应等,病原诊断可应用免疫荧光法、酶联免疫吸附等病毒抗原检测法或病毒的细胞培养,但目前核酸检测技术已用于呼吸道常见病毒体的快速、早期的检测。

本组疾病需与细菌性疾病,如链球菌咽峡炎、化脓性鼻窦炎、细菌性肺炎等鉴别。细菌性感染往往起病较急,发热较高,常有脓性分泌物,血白细胞明显增高,抗菌药物治疗的疗效较好。此外,本组疾病尚需与流感伤寒型钩体病和传染性单核细胞增多症鉴别。前者起病急,脾脏和全身淋巴结肿大,腓肠肌压痛,血白细胞总数和中性粒细胞明显升高,对青霉素治疗有效;后者可有全身淋巴结和肝、脾大,血常规显示较多的异常淋巴细胞。

【预防与治疗】

(一)**疫苗接种** 如流感,在流行季节到来之前,接种三价纯化疫苗,保护率可达70%~90%。

(二)**被动免疫** 在流行季节注射特异性免疫球蛋白,可保护高危人群。如在呼吸道合胞病毒流行季节,高危婴幼儿注射特异性免疫球蛋白后,保护率达65%~85%。

(三)**抗病毒** 针对可能的病原,选用相应的抗病毒药物,可减轻病情,缩短病程。

(四)**对症处理** 对发热、畏寒、头痛、咳嗽、全身酸痛者,可予以退热镇痛类药物对症治疗,亦可采用相应的中成药治疗。一般情况下无须应用抗生素。

推荐阅读

中华人民共和国国家卫生健康委员会,国家中医药管理局.儿童腺病毒肺炎诊疗规范(2019年版)[J].中华临床感染病杂志,2019,12(3):161-166.

第六节 麻 疹

王晓红

麻疹(measles,rubeola)是由麻疹病毒引起的具有高度传染性的急性呼吸系统传染病,临床主要特征为皮肤出现弥漫性红色斑丘疹、口腔麻疹黏膜斑,发热、咳嗽、鼻咽炎及结膜炎等。20世纪60年代初全球开始推广应用麻疹疫苗,麻疹发病率已明显下降。

【病原学】

麻疹病毒属副黏病毒(Paramyxo-viridae)科中的麻疹病毒属(Morbillivirus),与其他副黏液病毒不同点为不含神经氨酸酶,电镜下呈多形球体,直径为100~250nm。病毒中心为单股RNA,螺旋排列的蛋白质则组成衣壳体,包膜表面有2种类型小的突起,其中含有血凝素(H)和融合蛋白(F)。单股RNA的分子量为4 500。已获得全基因组序列,据此可鉴别野病毒株和疫苗株。麻疹病毒至少编码8种结构蛋白,分别为F、C、H、L、M、N、P和V,其中核蛋白(N)、磷酸聚合酶蛋白(P)和大蛋白(L)结合于RNA,蛋白C和V参与病毒转录和复制,与病毒包膜相关的蛋白为基质蛋白(M)和两种糖蛋白即血凝素(H)和融合蛋白(F),后两者形成多层复合体介导病毒对宿主细胞的入侵。H和F蛋白引起人体产生抗体。麻疹病毒入侵细胞的受体已证实有信号淋巴细胞激活因子(SLAM/CD150)、细胞黏附分子(Nectin-4/PVRL4)和膜辅蛋白(CD46),SLAM在多种免疫细胞(包括树突状细胞、淋巴细胞和一些巨噬细胞)表达,而Nectin-4是存在于呼吸道等上皮细胞的受体,此两种受体介导麻疹病毒野毒株的入侵和排毒,直接参与麻疹病毒在人体的致病机制。CD46仅适用于麻疹病毒疫苗株和实验室适应株。

麻疹病毒只有一个血清型,但有多个基因型,基因和抗原存在变异,以H和N的基因编码序列最易发生变异。麻疹病毒野毒株在体外增殖不易,适宜培养的细胞类型有限,组织培养后可观察到典型的细胞病变,尤其是含有核内包涵体的多核巨细胞形成。麻疹病毒非常不稳定,对酸、蛋白酶和紫外线敏感,加热56℃ 15~20分钟即可灭活,冰冻干燥可保存20年。在-70℃病毒活力可保存5年以上,在空气飞沫中保持传染性达数小时,尤其在相对湿度较低的环境下。

【流行病学】

(一)**传染源** 麻疹传染性极强,人类为唯一的自然宿主,密切接触麻疹患者后90%以上易感者可被感染。急性期患者为本病最重要的传染源。一般认为无症状感染者及麻疹病毒携带者数量少,传染性很低,但近年来曾从这些人中分离到麻疹病毒,传染性不容忽视。

(二)**传播途径和方式** 麻疹主要通过呼吸道分泌物飞沫传播。从潜伏期末到出疹期初,患者口、鼻、咽及眼部黏膜分泌物中含有大量病毒,在咳嗽、打喷嚏时,麻疹病毒可借飞沫小滴散布到周围空气中,经易感者鼻咽部或眼结膜侵入体内。密切接触者也可经污染病毒的手传播。本病传染期为出疹前5日至出疹后5日的10天中,以潜伏期末到出疹后1~2日传染性最强,患者若并发肺炎,传染期可延长至出疹后10日。

(三)**易感者** 凡未患过麻疹或未接种过麻疹疫苗者,或接种过疫苗但抗体已下降至低水平者均为易感者。初生儿可经胎盘获得被动免疫抗体,这种被动免疫力可维持4~6个月,以后逐渐下降,大多至9月龄时抗体已测不出。

（四）流行情况 麻疹一般呈地区性流行，世界各地均可见。麻疹的传染性很强，同一家庭或托幼机构、学校中与患者密切接触的易感者几乎90%以上可被感染。一年四季均可发病，冬、春季为发病高峰。男女发病率无差别，病后一般可获对本病的持久免疫力。

全球普遍推广麻疹疫苗后发病率大幅度下降。一些发达国家已消除麻疹，而不少发展中国家麻疹仍呈现地方性流行。我国自普种疫苗后发病率显著下降，2018年麻疹报告发病率降至历史新低为0.3/10万，病死率为0.000 1/10万。

疫苗接种前我国发病者98%为10岁以下儿童，尤其以6月龄~5岁发病率最高。普遍接种麻疹疫苗后，儿童发病率明显降低。为实现WHO消除麻疹的目标，全国自2010年起统一开展麻疹疫苗强化免疫活动，麻疹病例年龄特征发生改变，2015—2016年数据显示，发病人群以<2岁儿童和≥20岁成人为主。

【发病机制与病理】

以往认为麻疹病毒首先侵入呼吸道黏膜上皮细胞，在呼吸道上皮细胞及邻近的淋巴结内增殖，然后经血流播散至全身网状内皮组织及其他脏器组织和皮肤。而近几年的研究证实，麻疹病毒颗粒被吸入呼吸道后，病毒通过血凝素H与SLAM/CD150受体结合，在融合蛋白F的作用下与细胞膜融合，首先侵入呼吸道的淋巴组织，病毒主要由T、B淋巴细胞播散介导发生病毒血症，病毒在血液中可感染单核细胞及内皮细胞，随淋巴细胞播散至远程的淋巴器官及其他脏器组织（胸腺、脾脏、淋巴结、肝脏、皮肤、肾、膀胱、胃肠道及全呼吸道等）。病毒通过呼吸道上皮细胞基底侧nectin-4受体侵入，在细胞内增殖并排入气道，经咳嗽打喷嚏排出体外，感染新的个体。志愿者研究显示从鼻至下呼吸道任何部位接种麻疹减毒活疫苗均可导致感染。

麻疹皮疹出现时IgM抗体开始上升，可持续6周；一周后IgG抗体出现并可持续终身。正常人患麻疹后可获得终身免疫力。在无丙种球蛋白血症者中并未发现反复麻疹感染情况，提示细胞免疫在防止麻疹反复感染中起到一定作用。有麻疹史者的外周血淋巴细胞接触麻疹抗原后可被激活，产生麻疹特异性细胞毒性T淋巴细胞。在麻疹感染过程中，CD8+和CD4+T细胞被激活并可能在病毒清除及皮疹发生中起作用。细胞免疫缺陷或低下者（如白血病、肿瘤患者，应用免疫抑制剂及先天免疫缺陷者等），机体不能有效清除病毒，故易患重症迁延型麻疹，可不出现皮疹，易发生巨细胞肺炎而致死，即使给予大剂量免疫球蛋白也无效。

在麻疹急性期及感染后，患者会经历暂时性的免疫抑制，容易继发细菌感染如肺炎或胃肠道等感染，是导致麻疹死亡的主要原因。由于细胞免疫抑制，患者可出现对结核菌素反应抑制现象，可导致原有结核病灶恶化，也可使湿疹、哮喘、肾病综合征患者的症状得到暂时缓解。

麻疹的特征性病理变化是多个细胞融合形成多核巨细胞，广泛存在于全身网状内皮组织（Warthin-Finkeldey细胞）及呼吸道黏膜，常可从上皮表面脱落，在呼吸道分泌物中可找到，巨细胞内含数十至百余个核，核内外均有包涵体，尤以胞质内为多，电镜下发现包涵体内有病毒。鼻咽喉及气管、支气管黏膜除可见上皮巨细胞外，还可见广泛的肿胀、充血、淋巴细胞浸润，管腔内充满黏性分泌物。肺部有间质性肺炎，也可见多核巨细胞，严重时可形成麻疹巨细胞肺炎，若继发细菌感染则呈大片支气管肺炎，可伴肺实质病变。麻疹的皮疹切片中可见真皮层的毛细血管内皮细胞增大、水肿、单核细胞浸润，血浆和红细胞渗出（形成色素斑），表皮细胞可见变性，多核巨细胞形成，坏死空泡形成及角化脱屑。口腔麻疹黏膜斑（Koplik spots）的病变与皮疹相似。并发脑炎时脑组织充血、水肿，炎性浸润，甚至出现脱髓鞘改变。严重麻疹病例则可有心、肾、肝混浊肿胀及脂肪变性。

【临床表现】

潜伏期较规则，10~14日，成人潜伏期通常长于儿童。接受被动免疫者潜伏期可延至21~28日。典型麻疹可分以下三期：

（一）前驱期 从发病到出疹3~5日。主要症状有发热和上呼吸道卡他症状。低到中等度发热，亦可突发高热，婴幼儿可伴惊厥，年长儿童和成人常诉头痛、头昏、乏力。流涕、刺激性干咳，眼结膜充血，流泪、畏光等卡他症状日渐加重，伴精神不振、厌食，可出现腹泻呕吐。起病第2~3日可于双侧近臼齿的颊黏膜处出现细砂样灰白色小点，绕以红晕，称麻疹黏膜斑，为本病早期特征，黏膜斑可逐渐增多，互相融合，也可见于下唇内侧及齿龈黏膜，偶见于上腭，一般维持16~18小时，有时延至1~2日，大多于出疹后1~2日内消失。

（二）出疹期 起病3~5日后，全身症状及上呼吸道症状加剧，体温可高达40℃，精神萎靡，嗜睡或烦躁。常在见到口腔黏膜斑后1~2日，首先于耳后发际出现皮疹，迅速发展到面颊部，自上而下逐渐蔓延到胸、背、腹及四肢，3~4日内遍及全身至手掌足底，此时头面部皮疹已可开始隐退。皮疹为2~5mm直径大小，初呈淡红色，散在，后渐密集呈鲜红色，进而转为暗红色，疹间皮肤尚正常。出疹时全身淋巴结、肝、脾可增大，肺部可闻及干湿啰音。出疹约延续5日。成人出疹期中毒症状较严重，皮疹多而融合。

（三）恢复期 皮疹出齐后按出疹顺序隐退，留有棕色色素斑伴糠麸样脱屑，可存在2~3个月。随皮疹隐退全身中毒症状减轻，热退，精神及食欲好转，咳嗽也逐渐改善而消失，无并发症者病程为10~14日。

特殊类型麻疹有以下几类：

1. **成人麻疹** 麻疹长久以来被认为是儿童疾病，成人一旦发生，病情通常较重，临床特点有：①全身中毒症状明显；②皮疹典型，多数患者可见麻疹黏膜斑，且存在时间较长，可持续3~5日；③腹泻等消化道症状较常见；④肺炎等并发症较儿童少见，但易并发肝功能损害（1/3~2/3），主要表现为转氨酶轻至中度升高，大多<500IU/L，通常不伴黄疸和胆红素升高。

2. **轻症麻疹（modified measles）** 多见于具有一定免疫力

者,如一些 1 岁以内被动获得母传抗体的婴儿及一些易感者接触麻疹后曾使用免疫球蛋白者。临床表现不一,典型麻疹的表现如前驱期症状、结膜炎、麻疹黏膜斑,甚至皮疹可以缺如。潜伏期可以延长。

3. 重型麻疹 多见于体弱免疫力低下者,如伴有营养不良或其他疾病,或并发肺炎、心血管功能不全等患者。高热中毒症状重,常出现心力衰竭和中枢神经系统症状,如气促、心率快、发绀、嗜睡、昏迷、惊厥等。皮疹密集融合或色淡透不出或出而又退,可出现血性皮疹,甚至大片瘀斑,伴内脏出血,称出血性麻疹,预后差。

4. 免疫低下者麻疹 细胞免疫抑制或缺陷者如恶性肿瘤化疗患者、移植后患者、AIDS 患者及先天性免疫缺陷者可发生严重麻疹,病死率高。临床上常不出疹,易发生巨细胞病毒肺炎、脑炎、细菌或腺病毒肺炎等,诊断较困难。无麻疹史的免疫抑制者一旦接触麻疹应采取被动免疫措施,使用免疫球蛋白。

5. 孕妇和新生儿麻疹 孕期患麻疹可导致流产和早产。孕妇患麻疹病情相对较重,易并发肺炎,大多需住院治疗。尚无报道孕期麻疹可致胎儿先天畸变。患麻疹的孕妇可经胎盘将病毒传给胎儿,发生新生儿麻疹,病情轻重不等,因此建议对麻疹孕妇所分娩的新生儿在生后即采取被动免疫措施,使用免疫球蛋白。

【并发症】

年幼体弱、营养不良、患有慢性基础疾病及免疫低下者,患麻疹后易发生的并发症如下:

(一) 肺炎 除麻疹病毒本身可引起支气管炎及肺炎外,由于呼吸道局部组织损伤及细胞免疫功能抑制可导致继发性细菌感染,病原常为金黄色葡萄球菌、肺炎链球菌、流感嗜血杆菌等。并发细菌性肺炎时全身症状加重:体温持续升高、气促、鼻翼扇动、发绀、肺部有中细湿啰音,严重者可并发脓胸、脓气胸、心肌炎及心力衰竭等。严重肺炎为婴幼儿麻疹死亡的主要原因。

(二) 喉炎 麻疹患者常伴有轻度喉炎,出现声音嘶哑,刺激性干咳。重症喉炎多因合并细菌感染所致,多见于婴幼儿。患者出现明显声音嘶哑及犬吠样咳嗽,易出现喉梗阻、缺氧、发绀及吸气性呼吸困难,吸气时呈三凹征,如不及时进行气管插管或气管切开术则可迅速发展至严重喉梗阻而窒息致死。

(三) 心肌炎、心功能不全 重症麻疹可影响心肌功能,尤其伴营养不良及并发肺炎时。临床表现为气促缺氧明显,四肢厥冷、发绀、心率快,心音弱,肝脏增大,心电图有心肌炎表现,病情危重。

(四) 脑炎 麻疹并发中枢神经系统病变较其他出疹性传染病为多,症状性脑炎的发生率为 1‰~2‰,多发生于出疹后 2~5 日,偶见于前驱期,也可在出疹后 2~3 周发病。早期可能由麻疹病毒直接引起,而晚期发生者多有脑组织脱髓鞘病变,可能与免疫反应有关。常出现高热、肢体瘫痪及呼吸衰竭,脑膜刺激征阳性;脑脊液中细胞数增至(50~500)×10⁶/L,以单核细胞为多,蛋白质稍增高,糖正常。病情大多危重,可遗留强直

性瘫痪、智力障碍、失明等后遗症。有报道约 50% 麻疹患者临床无神经系统症状而仅有脑电图异常表现。

亚急性硬化性全脑炎(subacute sclerosing panencephalitis, SSPE)属麻疹远期并发症,也可称之为麻疹相关疾病,属亚急性进行性脑炎,发病率为(0.1~0.4)/10 万,未接种疫苗人群中为 0.85/10 万,已接种疫苗人群者约为 0.07/10 万。

(五) 其他 常并发口腔炎、中耳炎、乳突炎等,大多为继发性细菌感染;也可并发胃肠炎及肝功能异常。此外,因慢性腹泻、护理不当或忌口等可引起营养不良及各种维生素缺乏病;原有结核病灶者可因麻疹而扩散恶化,引起粟粒型结核或结核性脑膜炎。

【实验室检查】

(一) 血常规 出疹期白细胞计数降至(4~6)×10⁹/L,常见中性粒细胞下降。

(二) 分泌物涂片检查多核巨细胞 鼻咽及眼分泌物及尿沉渣涂片,瑞氏染色(Wright's staining),显微镜下可见脱落的上皮多核巨细胞。

(三) 病原学检查 可采取病毒分离,但是病毒分离技术较困难,不适宜广泛开展。采集鼻咽分泌物中脱落细胞或尿沉渣细胞,采用免疫荧光方法检测麻疹病毒抗原,RT-PCR 法检测麻疹病毒 RNA,均可用于麻疹快速诊断。

(四) 血清学检测 是临床最常采用的实验室诊断方法。用酶联免疫方法(ELISA)直接检测麻疹特异性 IgM 抗体是目前实验室诊断的"金标准",用于急性期麻疹的诊断。其操作简便、敏感。急性期和恢复期麻疹特异性血清抗体 IgG 检测呈 4 倍及以上增高也具有诊断意义,但无早期诊断价值。

【诊断与鉴别诊断】

根据流行病学资料及临床表现,典型麻疹的诊断不难。麻疹黏膜斑对出疹前的早期诊断有帮助;上呼吸道卡他症状,皮疹与发热关系,出疹特点、形态及分布,恢复期的色素沉着及糠麸状脱屑均有助于临床诊断。

出疹期麻疹需与其他出疹疾病鉴别。①风疹:前驱期短,全身症状轻,无黏膜斑,皮疹散在、色淡,1~2 日即退,无色素沉着及脱屑;②幼儿急疹:多见于婴幼儿,突发高热数日,热退时出现散在玫瑰色皮疹为其特点;③猩红热:发热咽痛 1~2 日后全身出现猩红色针尖大小皮疹,疹间皮肤充血,疹退后伴大片脱皮,血常规白细胞计数增多,以中性粒细胞为主,咽拭子可培养到 A 组 β 溶血性链球菌;④肠道病毒感染:皮疹无特异性,可为斑丘疹、疱疹、瘀点,常伴咽痛、肌痛、腹泻及无菌性脑膜炎;⑤药物皮疹:有近期用药史,皮疹多样,停药后皮疹不再发展而渐退。此外尚需与过敏性皮疹、皮肤黏膜淋巴结综合征(川崎病)、斑疹伤寒等相鉴别。

【预后】

麻疹预后与患者免疫力强弱关系甚为密切。年幼体弱、健康状况较差,如患营养不良、佝偻病或其他疾病者,特别是细胞免疫功能低下者病情较重,常迁延不愈,易有并发症。护理不当、治疗不及时也常使病情加重,而早期诊断、及早采用主动免

疫或被动免疫,有助于减轻病情。

【治疗】

对麻疹病毒至今尚未发现特异的抗病毒药物,故治疗重点在加强护理,对症处理和防治并发症。患者需卧床休息,单间隔离,保持室内空气新鲜,温度及湿度适宜,衣被不宜过厚,眼、耳、鼻、口腔、皮肤均应保持清洁。高热者以物理降温为主,适当给予小剂量退热剂。保证足够的液体补充。继发细菌感染者合理使用抗菌药物,但不推荐预防使用抗菌药物。

对6月龄~2岁住院麻疹患儿及存在免疫缺陷、维生素A缺乏、肠吸收障碍及中到重度营养不良的麻疹患儿推荐补充维生素A,有助于减轻麻疹病情,降低病死率。剂量:1岁以上20万IU/d,6月龄~1岁10万IU/d,6月龄以下5万IU/d,连续口服2天。

可辅助使用中医中药,初热时用宣毒发表汤或升麻葛根汤加减,以辛凉透表、驱邪外出,外用透疹药(生麻黄、芫荽子、西河柳、紫浮萍各15g)放入布袋中煮沸后在床旁熏蒸,待稍凉后可以药汁抹面部、四肢,以助出疹;出疹期宜清热解毒透疹,用清热透表汤,重症用三黄石膏汤或犀角地黄汤(现为清热地黄汤),虚弱肢冷者用人参败毒饮或补中益气汤;恢复期宜养阴清热,可予以沙参麦冬汤或竹叶石膏汤。

并发症治疗:①肺炎,按一般肺炎处理,继发细菌感染选用抗菌药物,重症可考虑短期应用肾上腺皮质激素;②心血管功能不全,心力衰竭时及早应用强心药,同时应用利尿剂,控制补液总量和速度,维持电解质平衡,循环衰竭按休克处理;③脑炎,处理同病毒性脑炎,重点在对症治疗,降温止惊,昏迷时加强护理。

【预防】

提高人群免疫力是预防麻疹的关键,对易感人群实施计划免疫十分重要。如发现麻疹患者则应采取综合措施防止传播流行。

(一)主动免疫　易感者都应接种麻疹减毒活疫苗,初种年龄不宜小于8个月,以防因来自母体的抗体中和疫苗病毒,造成免疫失败。尽管发病率已有明显降低,但是距WHO消除麻疹的目标(发病率低于1/100万)仍有距离,因此我国目前仍定于8月龄初种1剂,18~24月龄加强1剂。因接种后抗体应答水平11~12月龄者要高于8~9月龄,故国外多主张在12~15月龄初种,1年后加强。我国自2007年起第1剂使用麻疹、风疹二联疫苗,第2剂使用麻疹、风疹、腮腺炎三联疫苗(MMR)。接种疫苗后反应一般较轻微,少数儿童在接种后1周可出现短暂发热和一过性稀疏淡红色皮疹。易感者在接触麻疹患者后2日内,若立即接种麻疹疫苗,仍可防止发病或减轻病情。

存在细胞免疫缺陷者和孕妇禁忌接种麻疹减毒活疫苗,患恶性肿瘤儿童抗肿瘤治疗结束3个月后方可给予接种麻疹疫苗。对鸡蛋蛋白过敏者接种麻疹疫苗后有可能发生严重过敏反应,因此应慎行接种。曾接受大剂量(2g/kg)静注人免疫球蛋白(intravenous immunoglobulin,IVIG)治疗者,应推迟8~9个

月后接种麻疹疫苗,以免接种失败。

接种麻疹减毒活疫苗后血清抗体效价多有上升,阳性率可达95%~98%,偶有免疫失败者。

(二)被动免疫　对于危重麻疹高风险人群如免疫低下或体弱多病的易感者,在接触麻疹患者6日内可给予免疫球蛋白进行被动免疫,可预防或减轻疾病,6日后再给予可能无法阻止疾病进展。被动免疫力仅能维持3~4周。

(三)综合预防措施　发现麻疹患者应立即作疫情报告,并进行呼吸道隔离至出疹后5日,有并发症者延至10日。有麻疹接触史的易感者应检疫3周,近期曾使用免疫球蛋白者,应延长检疫至4周。

推荐阅读

1. MA C,GREGORY C J,HAO L,et al. Risk factors for measles infection in 0-7 month old children in China after the 2010 nationwide measles campaign:a multi-site case-control study,2012-2013[J]. Vaccine,2016,34(51):6553-6560.

2. 苏琪茹,郝利新,马超,等. 中国2015—2016年麻疹流行病学特征分析[J]. 中国疫苗和免疫,2018,24(2):146-151.

第七节　风　疹

俞蕙

风疹(rubella,German measles)是由风疹病毒引起的急性出疹性传染病,临床上以前驱期短、低热、皮疹和耳后、枕部淋巴结肿大为特征。一般病情较轻,病程短,预后良好。但孕妇感染风疹,将会导致胎儿严重损害,引起先天性风疹综合征(congential rubella syndrome,CRS)。

【病原】

风疹病毒(Rubella virus,RV)是单股正链RNA病毒,为披膜病毒科风疹病毒属中的唯一一致病原,与其他披膜病毒科病毒不同,RV的唯一自然宿主是人。风疹病毒外形呈球形,直径为(58±7)nm,基因组全长9 762个核苷酸。主要由外层囊膜和内层的核衣壳两部分构成,含三种结构蛋白即E1、E2和C。E1和E2为包膜糖蛋白,以异二聚物的形式分布在外层囊膜上,核衣壳直径为(33±1)nm,由病毒的RNA和C蛋白组成。在E1蛋白上具有与RV的血凝活性(HA)、溶血活性(HL)和诱导中和抗体反应有关的抗原决定簇,并在RV免疫中起主要作用。

RV只有一种血清型。RV可在胎盘、胎儿体内及出生后数月甚至数年的婴幼儿体内生存增殖,造成长期、多系统的慢性进行性感染。病毒在体外生活力较弱,对紫外线、乙醚、氯仿、甲醛、氯化铯、去氧胆酸敏感。RV不耐热,56℃30分钟、37℃1.5小时均可将其杀灭。在-70~-60℃可保持活力3个月,干燥冰冻下可保存9个月。

RV有12个基因型(1B、1C、1D、1E、1F、1G、1H、1I、1J、2A、2B、2C)和1个临时基因型(1a)。中国分子流行病学监测资料

显示,在中国 10 个省已发现有 4 个基因型(1E、1F、2A、2B),近年 1E 基因型逐渐成为 RV 优势流行基因型。

【流行病学】

(一) 传染源　患者是唯一的传染源,包括亚临床型和隐性感染者。在发病前 10 天和出疹后 15 天均有传染性,起病前 1 日和当日传染性最强。患者口、鼻、咽部分泌物及血液、大小便等均可分离出病毒。

(二) 传播途径　主要经呼吸道飞沫传播,人与人之间密切接触也可经接触传播。胎内被感染的新生儿,其咽部可排病毒数周、数月甚至 1 年以上,通过污染的奶瓶、奶头、衣被、尿布及直接接触均可感染家庭成员及医务人员,甚至引起婴儿室中的传播。RV 可通过胎盘传给胎儿,引起流产、死产、早产或有多种先天畸形的 CRS。

(三) 人群易感性　人群普遍易感,高发年龄在发达国家为 5~9 岁,在发展中国家为 1~5 岁,可在集体机构中流行。自开展疫苗接种后,近年来成年患者增加。四季均可发病,但 4~6 月高发。

孕妇在孕早期感染 RV,可引起 CRS,怀孕的前 3 个月内感染 RV,胎儿发生畸形的危险性最大。

【发病机制与病理】

经呼吸道感染后,RV 首先在上呼吸道黏膜及颈淋巴结内生长增殖,然后进入血液循环,播散至全身淋巴组织引起淋巴结肿大。RV 经皮肤等组织后病毒血症很快消退,但鼻咽部在出疹后可持续排毒 6 天。孕妇原发感染 RV 后,无论有无症状,病毒都会在病毒血症期感染胎盘,进而侵及胎儿。先天性风疹的发病机制还不太清楚,可能是:①病毒直接导致特异性细胞坏死、凋亡;②抑制细胞有丝分裂并使染色体断裂导致器官发育障碍;③血管内皮受损导致胎儿供血不足;④特异性免疫复合物和自身抗体形成导致自身免疫性损伤;⑤持续性感染引起迟发性疾病。

淋巴结可见水肿、滤泡细胞增生和结构特征消失;呼吸道见轻度炎症;皮疹处真皮上层毛细血管充血和轻微炎性渗出;并发脑炎时,可见弥漫性肿胀、非特异性变性、血管周围和脑膜单核细胞性渗出;并发关节炎时,滑膜可见散在脓性纤维蛋白渗出、滑膜细胞增生、淋巴细胞浸润和血管增生。

【临床表现】

风疹临床上可分为获得性风疹和先天性风疹综合征,前者最为常见。

(一) 获得性风疹

1. 潜伏期　平均 18 天(14~21 天)。

2. 前驱期　1~2 天,婴幼儿症状常较轻,或缺如;而青少年和成人则较显著,可持续 5~6 天。表现有低热或中度发热、头痛、食欲减退、疲倦、乏力及咳嗽、打喷嚏、流涕、咽痛、结膜充血等轻微上呼吸道症状,偶有呕吐、腹泻、鼻出血、齿龈肿胀等。部分患者咽部及软腭可见玫瑰色或出血性斑疹,但常无充血、黏膜斑或颊黏膜粗糙。

3. 出疹期　通常于发热 1~2 天后出现皮疹,皮疹初见于面部,且迅速扩展至躯干四肢,1 天内布满全身,但手掌、足底大多无疹。皮疹为细点状淡红色斑疹、斑丘疹或丘疹,直径 2~3mm。四肢远端皮疹较稀疏,部分融合类似麻疹,躯干部皮疹密集,融合成片,尤以背部为甚,又类似猩红热皮疹。皮疹一般持续 3 天(1~4 天)消退,有人称为"三日麻疹"。面部有疹为风疹的特征。个别患者呈出血性皮疹,伴全身出血。出疹期常有低热,轻度上呼吸道炎,脾大及全身浅表淋巴结肿大,尤以耳后、枕部、颈后淋巴结肿大最为明显。肿大淋巴结有轻度压痛,不融合、化脓。有时患者脾脏及淋巴结可在出疹前 4~10 天已肿大,消退较慢,常持续 3~4 周。疹退不留色素,无脱屑。仅少数重症患者可有细小糠麸样脱屑,大块脱皮则极少见。疹退时体温下降,上呼吸道症状消退,肿大的淋巴结亦逐渐恢复,但完全恢复正常则需数周。

4. 无疹性风疹　部分风疹患者只有发热、上呼吸道炎、淋巴结肿大而无皮疹;也可在感染 RV 后无任何症状、体征,血清学检查风疹抗体为阳性,此乃隐性感染或亚临床型患者。显性感染患者和无皮疹或隐性感染患者的比例为 1:(6~9)。

(二) 先天性风疹综合征(CRS)　母体在孕期前 3 个月感染 RV 可导致胎儿多系统的缺陷,感染发生越早,对胎儿损伤越严重。胎儿被感染后,重者可导致死胎、流产、早产;轻者可导致胎儿发育迟缓,甚至累及全身各系统,出现多种畸形。新生儿先天畸形中 15% 由先天性风疹所致。多数先天性风疹患者于出生时即具有临床症状,也可于生后数月至数年才出现进行性症状和新的畸形(表 10-6-7-1)。

表 10-6-7-1　CRS 临床表现

组织器官	临床表现
眼	白内障,色素沉着,视网膜病变,小眼睛,青光眼,角膜混浊,黄斑变性,虹膜发育不良,斜视
心血管系统	动脉导管未闭,肺动脉瓣狭窄,房(室)间隔缺损
耳	神经性耳聋
中枢神经系统	小脑畸形,脑膜脑炎,神经运动性障碍,肌张力减退
腹腔脏器	肝脾大,肝炎,黄疸
血液系统	紫癜,贫血
肺	间质性肺炎
免疫系统	慢性风疹皮疹,胸腺发育不全,丙种球蛋白异常,免疫复合物病
骨骼	长骨疏松,骨畸形
迟发性损害	糖尿病,类似亚急性硬化性全脑炎

1. 出生低体重　出生时体格小和营养不良,身材、头围、胸围等均比正常新生儿小,此差距至 1 岁时往往还不能纠正。

2. 耳聋　常见双侧神经性耳聋或伴继发性语言障碍,听力可在出生后第一年进行性下降,也可突发听力丧失,听觉脑干反应、调节性定向反射等听力检查异常。耳聋是耳蜗和螺旋器变性所致。

3. 眼损害　白内障发生率高达 54.5%~66%,多为双侧,常并发小眼球,晶体可呈球形,中心有核样坏死。视网膜因灶性病变而影响视力。先天性青光眼发生率较白内障少,表现为角膜增大和混浊,前房增深,眼压增高,晚期可出现圆锥形角膜,角膜水肿和自然晶体吸收。另可有视网膜病及虹膜睫状体炎等。

4. 心血管畸形　在妊娠 2 个月发生 CRS 的胎儿中至少半数发生心脏损害,最常见为动脉导管未闭、房间隔缺损、肺动脉狭窄、法洛四联症等,也可见高血压所致肾动脉和主动脉狭窄的晚期患者。

5. 中枢神经系统病变　患儿可出现精神发育迟缓或孤僻症。另可发生严重的运动损害和典型的痉挛性双侧瘫痪。RV于脑组织内可持续存在达 12 年,常在 10~30 岁之间发病而引起进行性风疹全脑炎。

6. 代谢和内分泌疾病　晚期 CRS 最常见是糖尿病,发病多在 10~30 岁,患者都有耳聋和其他缺损。可能由 RV 在胰腺细胞中降低其生长速度和缩短胰岛 β 细胞寿命所致。也可表现为甲状腺功能减退、亢进或甲状腺炎,这可能与畸形或自身免疫有关。偶见生长激素缺乏症,为慢性和进行性下丘脑功能紊乱所致。

7. 其他　中耳炎、间质性肺炎、巨细胞肝炎、肝大、脾大、肾小球硬化、淋巴结肿大、血小板减少性紫癜、溶血性贫血、再生障碍性贫血、脑炎、脑膜炎、小头畸形、智力障碍、骨损害等。

【并发症】

大多数风疹症状轻,并发症少。仅少数患者可并发中耳炎、咽炎、支气管炎、肺炎、胰腺炎、肝炎、消化道出血、血小板减少性紫癜、溶血性贫血、肾病综合征、急慢性肾炎等。较重者有下述几种并发症。

(一) 脑炎　少见。主要见于学龄期儿童。发病常在出疹后 1~7 天,有头痛、嗜睡、呕吐、复视、颈项强直、昏迷、惊厥、共济失调、肢体瘫痪等。脑脊液的改变与其他病毒性脑炎相似。病程较短,多于 3~7 天后自愈,少数留有后遗症。也可有慢性进行性全脑炎。

(二) 心肌炎　有胸闷、心悸、头晕,心电图及心肌酶谱均有改变,多于 1 或 2 周内恢复,可与脑炎等其他并发症并存。

(三) 关节炎　多见于成人,尤其多见于妇女患者。关节炎的发生机制尚未完全明确。多系病毒直接侵袭关节腔或免疫反应所致。出疹期间指、腕、膝关节等红、肿、痛,关节腔积液内含单核细胞。有时数个关节相继肿痛,类似风湿性关节炎,但多在 2~30 日内症状自行消失。

(四) 出血倾向　少见,为血小板减少和毛细血管通透性增高所致。常在出疹 3~4 后突然出血,皮肤黏膜出现瘀点、瘀斑,呕血、便血、血尿。多数在 1~2 周内自行缓解,少数患者可因颅内出血而致死。

【实验室检查】

(一) 血常规　白细胞总数减少,淋巴细胞增多,部分出现异型淋巴细胞和浆细胞。

(二) 病毒分离　取患者鼻咽分泌物,先天性风疹患者取尿、血液、骨髓等培养于 RK-13、Vero 或 SIRC 等传代细胞,可分离出 RV,再用免疫荧光法或酶标法鉴定。

(三) RV-RNA 检测　斑点杂交法检测 RV-RNA,灵敏度达 1~2pg 水平。但有少量假阳性。

(四) 血清抗体测定　如红细胞凝集试验、中和试验、补体结合试验双份血清抗体效价增高 4 倍以上为阳性。血凝抑制试验具有快速、简便、可靠的优点,可广泛应用。此抗体在出疹时即出现,1~2 周后迅速上升,4~12 个月后降至开始时水平并可维持终身。双份血清(间隔 1~2 周采血)特异性 IgG≥4 倍升高有诊断意义。也可采用 ELISA 法检测血清及唾液的风疹特异性 IgM 抗体,出疹后 5~14 天阳性率可达 100%,阳性者示近期感染,新生儿血清特异性 IgM 阳性,可诊断先天性风疹。特异性 IgM 抗体于发病 4~8 周后消失,只留有 IgG 抗体。IgM 检测阳性率大致为:出疹当日为 0,病程 2~5 天为 51.0%,6~25 天为 81.5%,检测时间在病程 6~25 天为宜。局部分泌型 IgA 抗体于鼻咽部分泌物可查得,有助诊断。

(五) RV 抗原检查　采用直接免疫荧光法查咽拭子涂片剥脱细胞中 RV 抗原。但诊断价值待观察。

【诊断与鉴别诊断】

(一) 诊断　典型风疹根据接触史、前驱期短、皮疹特点及枕后和耳后淋巴结肿大等表现易作出临床诊断,不典型病例常需借助病原学诊断手段。对先天性风疹,若已知孕母妊娠期有明确风疹病史时诊断并不困难,诊断先天性风疹综合征的标准如下,临床表现包括:①新生儿白内障/青光眼,先天性心脏病,听力缺损,色素性视网膜病,唇裂、腭裂,头小畸形,X 线骨质异常;②紫癜,脾大,黄疸,脑膜脑炎。实验室确诊患儿母亲在妊娠早期有 RV 感染史。实验室诊断包括:①婴儿血清风疹 IgM 抗体阳性;②婴儿风疹 IgG 抗体水平持续存在,并超过母体被动获得的抗体水平(≥4 倍);③婴儿咽拭子、血、尿、脑脊液或脏器活检标本分离到 RV 或检测到 RV-RNA。病例分类:①疑似病例,临床表现①或②中任一条;②临床诊断病例,具备临床表现①中任一条或伴②任一条,同时伴实验室确诊患儿母亲在妊娠早期有 RV 感染史;③确诊病例,临床诊断病例加实验室诊断中任一条。

(二) 鉴别诊断　风疹患者的皮疹形态介于麻疹(measles)与猩红热(scarlet fever)之间,因此,应着重对此 3 种常见发热出疹性疾病进行鉴别诊断。此外,应与幼儿急疹(roseola infantum)、药物疹(drug rash)、传染性单核细胞增多症(infectious mononucleosis)、肠道病毒感染(enterovirus infection)(如柯萨奇病毒 A 组中 2、4、9、16 型及 B 组中 1、3、5 型,埃可病毒 4、9、16 型感染)相鉴别。CRS 还需与宫内感染的弓形虫病(toxoplasmosis)、巨细胞病毒感染(cytomegalovirus infection)、单纯疱疹病毒感染(herpes simplex virus infection)相鉴别,此三种宫内感染与 CRS 有相似的症状。

【预后】

风疹预后良好。并发脑膜脑炎、血小板减少所致颅内出血可引起死亡,但属偶见。妊娠 3 个月内的孕妇患风疹,其胎儿可发生先天性风疹综合征,预后严重,故须重视孕妇的预防措施。

【治疗】

(一) **一般对症治疗** 风疹患者一般症状轻微,不需要特殊治疗。症状较显著者,应卧床休息,流质或半流质饮食。对高热、头痛、咳嗽、结膜炎者给予对症处理。

(二) **并发症治疗** 有严重关节炎时,阿司匹林可缓解症状。风疹脑炎治疗同其他病毒性脑炎。血小板减少性紫癜若有出血可静脉用丙种球蛋白。

(三) **先天性风疹** 无症状感染者无需特别处理,但应随访观察,以期及时发现迟发性缺陷。有严重症状者应做相应处理:①有明显出血者可考虑静脉用丙种球蛋白,必要时输血;②肺炎、呼吸窘迫、黄疸、心脏畸形、视网膜病等处理原则同其他新生儿;③充血性心力衰竭和青光眼者需积极处理,白内障治疗最好延至 1 岁以后;④早期和定期进行听觉脑干诱发电位检查,以早期诊断耳聋而及时干预。

【预防】

预防重点是妊娠期妇女。

(一) **隔离检疫** 患者应隔离至出疹后 5 天。但本病症状轻微,隐性感染者多,故易被忽略,不易做到全部隔离。一般接触者可不进行检疫,但妊娠期,特别妊娠早期的孕妇在风疹流行期间应尽量避免接触风疹患者。

(二) **主动免疫** 接种风疹减毒活疫苗(rubella attenuated live vaccine,RubV)是目前预防风疹和 CRS 最有效的手段。RubV 有单价、风疹-麻疹二联疫苗和风疹-麻疹-腮腺炎三联疫苗三种。

95%以上的>12 月龄儿童接种单剂次 RubV 后产生血清风疹抗体,超过 90%受种者产生的免疫保护至少持续 15 年,但随时间推移免疫力逐渐减弱。不良反应发生率极低。

我国已将 RubV 纳入计划免疫,8 月龄初免,6 岁时复种 1 剂;后续再对 2~14 岁儿童和易感育龄期妇女(在校青春期女生、20~35 岁育龄期妇女等)开展强化免疫。

推荐阅读

马超,郝利新,苏琪茹,等.世界卫生组织 194 个成员国麻疹、流行性腮腺炎、风疹减毒活疫苗常规免疫程序、报告接种率与发病水平现状分析[J].中国疫苗和免疫,2015,21(3):214-247.

第八节 流行性腮腺炎

朱启镕

流行性腮腺炎(epidemic parotitis,mumps)是由腮腺炎病毒引起,好发于儿童及青少年的常见的急性呼吸道传染病。该病毒可侵犯各种腺体组织,突出的临床表现为唾液腺的非化脓性肿胀和触痛,尤见腮腺,可累及一侧或双侧。除腮腺外儿童常可引起脑膜脑炎,青春期后患本病易引起睾丸炎、附睾炎、卵巢炎和胰腺炎等。流行性腮腺炎多数呈良性自限过程。

【病原学】

腮腺炎病毒(mumps virus,MuV)属副黏病毒科,腮腺炎病毒属,系单股负链 RNA 病毒。腮腺炎病毒呈不规则圆形颗粒状,直径为 85~300nm,平均 140nm。核壳体有壳膜,表面有血凝素-神经氨酸酶刺突(HN)和血溶素刺突(F)。病毒表层含病毒颗粒抗原(V 抗原),中间层为双层脂质,内层为糖基化膜蛋白,共同构成壳体,起维持病毒外部结构作用;壳体之内有单链 RNA 的基因组,含 15 384 个核苷酸。核壳蛋白是病毒衣壳的主要结构蛋白,又称 S 抗原。按 S 抗原基因变异度可将 MuV 分为不同基因型,截至 2017 年全球已发现 12 个基因型,分别是 A~N(不包括 E 和 M)。

F 基因型是中国大陆地区 MuV 流行的优势基因型,也是我国特有的本土基因型。2001—2017 年我国流行的 MuV 野毒株仍主要为 F 基因型,此外是 G 基因型。我国现流行的 G 基因型与目前欧美测到的 G 基因型序列非常接近,尤其与日本 G 基因型 MuV 序列高度同源。基因分型对流行病学调查具有重要意义。

人类感染腮腺炎病毒发病早期可自患者的唾液、尿液、血液,并发脑膜炎者的脑脊液等处分离到病毒。感染后无论是否发病都能产生免疫反应,再次感染者少见。病毒可在鸡胚、羊膜和人及猴的各种组织培养中增殖。病毒对物理和化学因子均很敏感,1%甲酚、0.2%甲醛、70%乙醇可于 2~5 分钟内将其灭活,在紫外线下可迅速死亡,4℃ 时其活力可保持 2 个月,加热 56℃ 20 分钟即可灭活,-70℃ 可存活数年。

【流行病学】

流行性腮腺炎于全球内流行,人类普遍易感。目前西方国家出现青少年、成年人流行性腮腺炎的暴发。荷兰 2016 年报告流行性腮腺炎病例年轻成人占 15%~30%。流行性腮腺炎在我国被列为丙类传染病,按国家报告病例数,2018 年和 2019 年分别是 259 071 例和 299 961 例,报告发病率分别是 18.7/10 万和 21.5/10 万;2020 年报告病例数 129 120 例,报告发病率降为 9.2/10 万。

(一) **传染源** 流行性腮腺炎患者是主要传染源,自发病前 6 日至腮腺肿胀后 9 日内均有传染性,而起病前后传染性最大。根据血清免疫学试验,30%~50%是隐性感染者,因症状不明显,故隐性感染者亦为重要传染源。

(二) **传播途径** 该病毒通过飞沫和密切接触由飞沫经呼吸道传播,其传染性强。

(三) **易感人群** 人群对该病毒普遍易感。1 岁以内婴儿由于体内具有经胎盘获得的母传特异性抗体而发病者极少。我国 2004—2016 年 3~14 岁人群流行性腮腺炎病例占比 81.16%,15 岁以上占比 15.12%,在总构成比中以 6 岁儿童为最高。在幼儿园、小学和中学等集体机构中的流行常常造成集体发病。

（四）流行特征 流行性腮腺炎全年均可发病,我国呈规律性的双峰分布,第一个发病高峰在4月至7月,第二个高峰是11月至翌年1月。流行季节是学校传染病突发公共卫生事件报告的主要病种之一。

【发病机制与病理】

（一）发病机制 由含腮腺炎病毒的飞沫或污染物侵入口腔黏膜和鼻黏膜,在上皮组织中大量增殖后进入血液循环(第一次病毒血症)。经血流累及腮腺和一些组织,并在其中增殖,再次进入血液循环(第二次病毒血症)并侵犯上次未波及的一些脏器。病程早期,从口腔、呼吸道分泌物,血、尿、乳汁、脑脊液及其他组织中可分离到腮腺炎病毒。曾有从胎盘和胎儿体内分离到该病毒。腮腺炎病毒亦可侵犯各种腺组织如睾丸、卵巢、胰腺、肠浆液造酶腺、胸腺、甲状腺,甚至非腺体如心肌、肝脏、脑和脑膜等均可累及。部分患者表现为脑膜脑炎或其他器官受累症状出现在腮腺肿胀之前,说明了腮腺炎病毒可通过血流致病的机制。因此流行性腮腺炎的临床表现变化多样。

由于腮腺炎症时导管部分阻塞,排出唾液受阻,唾液中淀粉酶经淋巴系统进入血液循环,致使血淀粉酶增高并由尿中排出。胰腺或肠浆液造酶腺受累时,其所分泌的淀粉酶也可影响血与尿淀粉酶含量。

（二）病理

1. **腮腺和/或颌下腺** 呈非化脓性炎症病变,弥漫性间质水肿和浆液纤维蛋白渗出,淋巴细胞浸润,腺体上皮细胞水肿、坏死、脱落,管腔内充塞少量中性粒细胞及坏死细胞残余,腺泡间血管充血。由于分泌液溢流等使腺体细胞受损加重。

2. **腮腺炎脑部病变** 为脑膜脑炎和脑炎,受感染后脑部血管周围神经元细胞溶解和单核细胞性血管套病变;广泛小神经胶质细胞增多,神经元相对减少。

3. **胰腺和睾丸受累** 胰腺呈充血、水肿,胰岛有轻度退化及脂肪变性坏死。该病毒易侵犯发育较完善的性腺,幼年患者很少发生睾丸炎,病变时睾丸精曲小管的上皮显著充血,有出血点及淋巴细胞浸润,累及卵巢同样见间质水肿及浆液纤维蛋白渗出物。

【临床表现】

潜伏期为12~28天,平均18天。起病前1至2天内可有非特异性前驱期症状,包括低热、食欲缺乏、乏力、头痛、肌肉酸痛、咽炎等。多数患者无前驱期症状,而以腮腺部位肿痛起病。起病较急,可有发热,体温38~40℃不等,伴畏寒、头痛和全身不适。症状轻重很不一致,成人发病一般较重。腮腺肿胀最具特征,一侧先肿胀,但也有两侧同时肿胀者。多因耳下部疼痛而发现腮腺肿大,肿大以耳垂为中心,向前、后、下发展,边界不清,触之有疼痛,张口咀嚼或食用酸味食品时胀痛加重。局部皮肤紧张,有时表面灼热感,但多不红。腮腺四周软组织也可呈水肿,可上达颧骨弓下至颌部,若伴颌下腺累及,颈部明显肿胀,胸锁乳突肌处也可被波及,而使面部变形。通常一侧腮腺

肿胀后1~4天累及对侧,双侧肿胀者约占75%。腮腺管口(位于上颌第二磨牙处的颊黏膜上)在早期常有红肿,唾液因肿胀而减少,但口干不明显。腮腺肿大多于1~3天到高峰,持续4~5天逐渐消退自限恢复正常。整个病程为8~14天。不典型病例可无腮腺肿胀,而单纯表现为脑膜脑炎或睾丸炎。也可只有颌下腺或舌下腺肿胀者。

【并发症】

流行性腮腺炎病毒常累及中枢神经系统或其他腺体或器官而产生相应的症状,某些并发症不仅常见,而且可不伴有腮腺肿大而单独出现。

（一）神经系统并发症

1. **无菌性脑膜炎、脑膜脑炎、脑炎** MuV具有高嗜神经毒性,约有50%MuV感染病例证实患者有中枢感染,脑脊液呈淋巴细胞异常增多现象,而中枢神经系统症状较少,引起脑膜炎的占5%~10%,而脑炎则小于0.5%,多见于儿童病例,男孩多于女孩,为最常见的并发症。中枢神经系统感染症状可发生于腮腺肿大前6天至肿后2周内,一般多在肿后1周内出现。脑脊液检查呈无菌性脑膜炎改变,有头痛、呕吐等急性脑症状,脑电图可有改变但不似其他病毒脑炎明显,以脑膜受累为主,预后多数良好。

2. **耳聋** 因听神经损害,可发生短暂性高频耳聋和永久性非对称性耳聋,后者较少(约1/15 000)且多为单侧性。耳聋可逐渐或突然发生,通常伴有眩晕,但前庭功能正常。

3. **其他神经系统并发症** 包括小脑共济失调、面瘫、横贯性脊髓炎、吉兰-巴雷综合征及急性神经根脊髓炎等,预后多尚可。

（二）生殖系统并发症 腮腺炎病毒好侵犯发育成熟的生殖腺,故多见于青春发育期及以后的患者,小儿少见。

1. **睾丸-附睾炎** 是除唾液腺外最易被波及的腺体,13~14岁后发病明显增多,约占成人男性腮腺炎患者的14%~35%,大多发生于腮腺炎病程1周左右。起病突然,体温可再度升高39~41℃,寒战、局部疼痛明显。生殖器检查见睾丸肿大、压痛,阴囊皮肤水肿、筋膜腔积液。1/3~1/2患者数月后,发生不同程度的睾丸萎缩,病变常为单侧性,即使双侧也仅部分精曲小管受累,故较少引起不育症,约85%同合并附睾炎。

2. **卵巢炎** 占成人女性腮腺炎患者的5%~7%,症状相对较轻,有发热、下腹部疼痛、月经不调,严重的可扪及肿大的卵巢,伴触痛,很少影响生育。

（三）胰腺炎 儿童少见,成人流行性腮腺炎患者中约占5%,常发生于腮腺肿大后3~7天,上腹剧痛和压痛,伴呕吐、发热、腹胀、腹泻和便秘。若同时腮腺肿大,则血淀粉酶不宜作为诊断依据。血清脂肪酶常在起病后72小时升高,超过正常值2倍提示最近患胰腺炎。

（四）心肌炎 3%~4%的患者并发心肌炎,多见于病程第5~10天,可与腮腺肿大同时或恢复期发生。表现为面色苍白、心率增快或减慢、心音低钝、心律不齐、有收缩期杂音,心电图可见窦性停搏、房室传导阻滞、ST段下降、T波低平或倒置、早

搏等,心肌酶谱可提示。大多数仅有心电图改变(3%~12%),而无明显临床症状。偶有心包炎。

（五）**其他** 乳腺炎见于 15 岁以上女性患者,肾炎、肝炎、前列腺炎、前庭大腺炎、甲状腺炎、胸腺炎、血小板减少、荨麻疹、急性滤泡性结膜炎等均属偶见。并发关节炎罕见,主要累及大关节,多发生于腮腺肿大后 1~2 周内,可持续 2 天~3 个月不等,能完全恢复。

【实验室检查】

（一）**血常规** 白细胞计数总数正常或者稍增高,分类淋巴细胞相对增多,有并发症时白细胞计数可增高,偶有类白血病反应。

（二）**血清和尿淀粉酶测定** 90%患者的血清淀粉酶轻至中度增高,尿中淀粉酶也可增高。淀粉酶增高程度往往与腮腺炎肿胀程度成正比。血清脂肪酶增高有助于胰腺炎的诊断。

（三）**血清学检测**

1. 中和抗体试验 低效价 1:2 即提示现症感染。

2. 补体结合试验 病程早期及第 2~4 周双份血清效价有 4 倍以上的增高或一次血清效价达 1:64 即有诊断意义。

3. 血凝抑制试验 鸡胚可受病毒感染,其羊水及尿囊液可使鸡的红细胞凝集,腮腺炎患者恢复期血清有很强的抑制凝集作用,而早期血清的抑制作用较弱,如两次测定效价相差 4 倍以上,即为阳性。

（四）**病原学检测**

1. 检测特异性抗体 常用 ELISA 法测血清腮腺炎病毒特异性 IgM 抗体,效价增高是近期感染的诊断依据。脑膜脑炎或脑炎的病例,脑脊液可检测到特异性 IgM 抗体有助于明确诊断。恢复期与急性期血清(间隔 2~4 周)腮腺炎病毒 IgG 抗体滴度比呈 4 倍或 4 倍以上升高(含抗体转阳)。

2. 分子生物学检测腮腺炎病毒 RNA RT-PCR 和巢式 PCR 检测病毒 RNA 的敏感度高。此外基于 TaqMan 探针的一步法实时定量 PCR 可测定 $10~10^8$ 拷贝/ml 的病毒载量,具有敏感度和特异度高等优点。

3. 病毒分离 应在发病后尽早采集,一般采用急性期患者的唾液、尿液和脑脊液分离病毒。唾液标本起病 1~4 天尽快采集,发病 1、2 天的唾液易分离到病毒。并发脑膜炎或脑炎患者的脑脊液也常可分离到病毒。起病 2 周内的尿液可检测到病毒,而血中只在病初 2 天内可能测到,因病毒血症较短暂。

【诊断与鉴别诊断】

（一）**诊断** 根据流行情况、接触史及腮腺肿大的特征可作出诊断。不典型病例或可疑病例应依赖上述实验室检查方法,结合流行病学资料明确诊断。

（二）**鉴别诊断**

1. 化脓性腮腺炎 常为单侧性,局部红、肿、痛、热明显,拒按,后期有波动感,挤压腮腺可见脓性分泌物自腮腺导管口流出。外周血白细胞总数和中性粒细胞增高。

2. 颈部或耳前淋巴结炎 肿大不以耳垂为中心,局限于颈部或耳前区,为核状体,质坚硬、边缘清楚、压痛明显,表浅者

可活动,常伴有咽峡炎、耳部疮疖等。血常规白细胞总数和中性粒细胞数增高。

3. 其他病毒感染所致腮腺炎 副流感病毒、肠道病毒、流感病毒 A 型和单纯疱疹病毒,均可引起腮腺肿大和中枢神经症状,可进一步做病原学检查。

4. 症状性腮腺肿大 在糖尿病、营养不良、慢性肝病、慢性肾病患者中应用某些药物如碘化物、激素类等可引起腮腺肿大,为对称性,无肿痛,触之质软,组织检查主要为脂肪变性。

5. 其他原因所致的腮腺肿大 过敏性腮腺炎、腮腺导管阻塞,均有反复发作,发作时常突然肿大,消肿也迅速。单纯性腮腺肿大多见于青春期男性,因功能性分泌增多,代偿性腮腺肿大,无其他症状。此外白血病、淋巴瘤等也可引起腮腺肿大。

6. 其他病毒所致脑膜脑炎 腮腺炎病毒感染所致脑膜脑炎可发生在腮腺肿大之前或可始终无腮腺肿大,难以与其他病毒所致者相鉴别。可借助病原学检测和结合流行病学资料来确诊。

【预后】

多数良好,个别伴有严重并发症如重型脑炎、心肌炎、肾炎等必须慎重处理,积极抢救。听力损害需引起重视,少数可留下耳聋和听力减退等永久性后遗症。

【治疗】

（一）**一般治疗** 对症和支持治疗。患者需卧床休息直至腮腺肿胀完全消退,注意口腔溃疡。饮食以软食为宜,并忌酸性食物,否则会加重腮腺胀痛。保证每天液体摄入量。可应用解热镇痛药如对乙酰氨基酚以减轻局部疼痛和降温。高热、头痛、呕吐等可给予对症处理包括应用脱水剂。

（二）**抗病毒治疗** 早期应用利巴韦林可能有一定疗效。使用干扰素尚无可靠的循证医学依据。

（三）**中医中药治疗** 采用内外兼治,以普济消毒饮方为主随证加减,局部用紫金锭或青黛散调醋,外涂每天 2~3 次。

（四）**并发症治疗** 腮腺炎脑膜炎、脑炎患者治疗同其他病毒性中枢神经系统感染。并发睾丸炎者需卧床休息,用睾丸托带将睾丸位置抬高,局部冷敷,可考虑短期应用肾上腺皮质激素。胰腺炎大多较轻,可暂时禁食补液,必要时应用阿托品或东莨菪碱。

【预防】

极早隔离患者至腮腺肿大完全消退为止,避免对易感者传播。在集体机构密切接触者,需留观检疫 3 周。由于腮腺炎病毒在腮腺肿大前已存在于唾液中,而且隐性感染者也可排病毒,故仅靠隔离无法预防本病流行。

我国已将流行性腮腺炎列入计划免疫方案。目前疫苗有两种,即流行性腮腺炎减毒活疫苗(MuCV)和麻疹、腮腺炎、风疹联合减毒活疫苗(MMR)。全国各地区 18~24 月龄儿童必须接种 1 剂次 MMR,而北京、上海、天津三市开展二剂次接种方案,即 4~6 岁龄接种第 2 剂次,当 MMR 疫苗不足时可单独接种 MuCV 疫苗。尽管 2018 年全国报告发病率较前下降但仍趋高位,而 2008 年以来,北京、上海、天津三市的报告发病率已降

至 10/10 万,明显低于全国报告发病率。

腮腺炎减毒活疫苗不能用于孕妇,不能用于先天性或获得性免疫功能低下者,也不能用于对鸡蛋蛋白过敏者。

人体免疫球蛋白、成人血液和胎盘球蛋白均无预防作用。

推荐阅读

1. 蒋蕊鞠,殷琼洲,徐明珏,等.2004—2018 年全国流行性腮腺炎发病特征及重点防控人群分析[J].中国当代儿科杂志,2019,21(5):441-444.
2. 胡傲容,肖静,刘国政,等.流行性腮腺炎应急接种后免疫效果及影响因素[J].公共卫生与预防医学,2019,30(1):60-62.

第九节　天　花

黄玉仙

天花(variola,smallpox)是由天花病毒引起的,通过飞沫传染的一种烈性传染病。其传染性强,病情重,病死率高达 20%~30%。临床上有严重的全身毒血症症状和成批出现的、离心分布的同期皮疹(自斑疹、疱疹、脓疱至结痂、脱落)。1967 年起 WHO 对天花进行了全球性监测和种痘,于 1980 年 5 月第 33 届世界卫生大会上,宣布全球已消灭天花,为了确保全球消除天花,1981 年 WHO 建立了正痘病毒感染特别委员会来制订相关防控政策。我国最后一例发生于 1960 年 3 月云南接近缅甸的边区,1977 年 10 月在索马里发生的是世界上最后一次天花流行。目前天花已灭迹。但仍有几个问题需叙述。

(一)牛痘接种问题　由于天花已被消灭,且种痘有可能引起严重的不良反应,故婴儿出生后已不需要种痘,即使有猴痘发生的地方,如中非和西非某些国家,亦无须种痘。但自 2001 年美国"9·11"恐怖袭击事件发生后,2005 年美国又在高危人群中如军人、医务人员中开始接种牛痘。

(二)天花疫苗的储备问题　虽然天花在人群中的传播已中断,且人群中不再接种疫苗,故人群均为易感者。WHO 目前疫苗储备总量为 3 200 万剂,种类包括在消灭天花运动中使用的疫苗、ACAM2000 疫苗、LC16m8 疫苗和 IMVAMUNE 疫苗。WHO 在瑞士的实物储备达 270 万剂(240 万剂为在消灭天花运动中使用的疫苗,30 万剂为 ACAM2000 疫苗)。WHO 的储备还包括 1 200 万根分叉针。其他国家也有自己的储备,估计全球储备大约 7 亿剂。

(三)天花病毒保存株的销毁问题　现在全球仅在两处有高度安全措施的机构储存和研究天花病毒株:位于美国亚特兰大疾病预防控制中心的世界卫生组织天花及其他痘病毒传染病合作中心,及位于俄罗斯联邦新西伯利亚州科尔索沃的俄罗斯国家病毒学和生物技术国家研究中心。这两个实验室每年向 WHO 秘书处递交年度报告,内容包括天花活病毒的使用和储存点的情况。为了防止天花病毒实验室意外逸出,造成天花再现的可能性,WHO 曾多次讨论有关病毒株销毁问题。在销毁保存的天花病毒株前需进行抗病毒药物及新型、安全疫苗的研究,找出有效防治天花的手段。目前美国 CDC 销毁了其保存的 420 株天花病毒中的 70 株,但保留了这些被销毁毒株的必要遗传信息;在俄罗斯联邦,则继续保存了 120 株及既往从病例身上分离到的 17 株基础标本。WHO 的天花病毒研究顾问委员会在最近一次 2018 年 9 月的会议上商议决定毒株仍需保存用于新型抗病毒药物的研究。因此天花病毒株销毁与否至今仍是每年世界卫生大会要讨论的话题。

(四)目前有关天花病毒研究的成果　目前对天花病毒的研究包括病毒的基因组学、诊断技术、抗病毒药物、疫苗、动物模型及发病机制等方面。根据世界卫生组织报告,科学家已获得 49 个病毒株的全基因序列,实时聚合酶链反应技术的最低检测下限已达 50fg 的病毒含量,并能从其他相似正痘病毒感染中区分出来,有足够的敏感度和特异度,基于 Gene Xpert 平台的核酸快速检测技术已在非洲用于人感染猴痘病毒的检测;蛋白质检测系统也在研制中,目前已获得 4 个单克隆抗体,具有特异性;已建立多种动物模型,如缺陷的 C57BL/6 小鼠经鼻内途径对低剂量猴痘病毒敏感、大剂量猴痘病毒或天花病毒经静脉内接触途径在猴子身上模拟出类似出血性天花的模型、致死剂量可以低至 5×10^2 PFU 牛痘病毒经鼻内途径感染绒猴等,动物模型的建立将有助于发病机制、抗病毒药物及疫苗的研究;西多福韦被美国政府列为预防生化武器恐怖袭击的储备用药,是抵抗天花病毒效果最好的药物之一,在皮疹发作前服用西多福韦能预防死亡,同时对巨细胞病毒、腺病毒、单纯疱疹病毒等 DNA 病毒感染有疗效,但只有静脉制剂,肾毒性大;西多福韦衍生物(CMX001,brincidofovir),与西多福韦比较,具有可以口服、对肾脏伤害较小等优势,目前尚未被批准用于治疗天花病毒感染。特考韦瑞(tecovirimat,TPOXX)抗天花病毒的作用机制不同于西多福韦,它作用于痘病毒特有的复制必需保守靶标,可用于出现症状患者的治疗和感染但无症状患者的预防用药,服用该药物可以提高天花疫苗的安全性,2018 年 7 月已被美国 FDA 批准为第一个治疗天花的药物,该药也被美国政府列为预防生化武器恐怖袭击的储备用药;抗天花免疫球蛋白(VIG)现已被美国 CDC 推荐作为唯一用于治疗接种天花疫苗并发症的有效药物;新型的亚单位疫苗、减毒活疫苗及 DNA 疫苗正在研制中,其中通过组织细胞培养制备的第二代活病毒天花疫苗 ACAM2000 及第三代减毒活疫苗包括复制型 LC16m8 疫苗和非复制型 IMVAMUNE 疫苗均已被 WHO 纳入全球储备疫苗。

推荐阅读

1. MELAMED S,ISRAELY T,PARAN N. Challenges and achievements in prevention and treatment of smallpox[J]. Vaccines(Basel),2018,6(1):8.
2. GROSENBACH D W,HONEYCHURCH K,ROSE E A,et al. Oral Tecovirimat for the treatment of smallpox[J]. N Engl J Med,2018,379:44-53.

第十节　淋巴细胞脉络丛脑膜炎

陈　澍　翁心华

淋巴细胞脉络丛脑膜炎（lymphocytic choriomeningitis，LCM）是一种由啮齿动物传播的病毒感染性疾病，其病原体是淋巴细胞性脉络膜脑膜炎病毒（lymphocytic choriomeningitis virus，LCMV），由查尔斯·阿姆斯特朗（Charles Armstrong）于1934年发现。本病可有流行性感冒样症状至脑膜炎、脑炎等程度不等的表现。正常人感染病程具有自限性，预后良好，器官移植患者感染死亡率高。本病实为动物源性传染病，LCMV的天然宿主为褐家鼠。

【病原】

LCMV为RNA病毒，属于沙粒病毒（arenavirus）。有多种型别，其中最常见的是LCMV Armstrong和LCMV Clone13两型；前者多引起急性感染，后者可导致慢性LCMV感染。

LCMV是直径60~300nm的球形包膜病毒，包含一个由两个负单链RNA片段组成的RNA基因组。病毒体外壳上存在由GP-1和GP-2蛋白组成的突起。

病毒在56℃1小时可被灭活。在乙醚、甲醛、紫外线及pH<7时均易被破坏。在50%甘油、-70℃可长期保存。本病毒在鸡胚或鼠胚纤维母细胞组织培养中能够生长，对小鼠、白鼠、豚鼠、田鼠、兔、猴等均具致病力。

【流行病学】

本病呈世界性分布，一般呈散发，以秋、冬季为主，美国成年人的感染率约为5%。实验室的意外感染，可致本病的暴发流行。国内很少有本病的报道。

本病的传染源主要为小褐家鼠、田鼠，野生啮齿动物也可作为传染源。需要注意的是动物实验经常使用的各种大鼠、小鼠也可携带病毒。病鼠的尿、粪、唾液、鼻分泌物等中均含有病毒，使尘埃或食物受染，通过呼吸道及消化道使人感染；与病鼠的皮毛、排泄物接触也可感染发病。另有证据表明实体器官移植传播、母婴传播也是该病的传播方式。男女老幼均具易感性，年长儿童及青壮年的发病率较高，实验室工作者、动物饲养者等的患病机会较多，一次感染后（包括隐性感染）均可获较持久的免疫力。

【发病机制与病理】

病毒首先侵入呼吸道时，可在上皮细胞内大量繁殖，故不少患者表现为上呼吸道感染或"流感样"症状。病毒入血后导致病毒血症，可感染多个脏器，并能通过血脑屏障而感染脑膜细胞。病毒在脑膜可引起CD8$^+$T细胞介导的免疫反应，导致血管壁损害，引起脑水肿等一系列改变。病理学改变主要为脑肿胀、脑膜及脉络丛有淋巴细胞及单核细胞浸润，毛细血管出血、坏死等。但也曾有报告中枢神经系统并无病理改变，而病变仅见于肺、肝、肾与肾上腺等脏器。

【临床表现】

本病以隐匿性感染为主，发病者的潜伏期为6日至数周，临床表现多样。

1. 流感样型　起病大多急骤，发热可达39℃以上，伴有背痛、头痛、全身肌肉酸痛。部分患者诉有恶心、呕吐、畏光、淋巴结肿痛、腹泻、皮疹或咽痛、鼻塞流涕、咳嗽等症状。病程2周左右，偶有复发。病后乏力感可持续2~4周。

2. 脑膜炎型　可出现于"流感样"症状后（常有短暂缓解期），或直接以脑膜炎症状开始。起病急，表现为发热、头痛、呕吐、脑膜刺激征等，除幼儿外，惊厥少见。神志一般无改变。病程约2周。

3. 脑膜脑炎型　罕见，表现为剧烈头痛、谵妄、昏迷、惊厥、瘫痪、精神失常等。部分病例有神经系统后遗症，如失语、失聪、蛛网膜炎、不同程度的瘫痪、共济失调、复视、斜视等。本病偶可并发睾丸炎、腮腺炎、肺炎、关节炎、孕妇流产、先天性视力丧失等。

4. 先天感染　淋巴细胞性脉络膜脑膜炎是产科特别关注的问题，这种病毒对胎儿有破坏作用。如果在妊娠前3个月发生感染，LCMV会导致自然流产的风险增加，其后的感染可能导致畸形，例如颅内钙化、脑积水、小头畸形或大头畸形，智力障碍和癫痫发作。婴儿的死亡率约为30%。在幸存者中，2/3具有持久的神经系统异常。

在器官移植或免疫缺陷的患者中本病表现为高热、肌痛、出血倾向等出血热样综合征，一般没有中枢神经系统表现，外周血及脑、脾等脏器中均可分离到高滴度的病毒。血清免疫荧光试验、补体结合试验则持续阴性。

【实验室检查】

血常规示白细胞总数正常或减少，淋巴细胞相对增多，每有异型淋巴细胞出现。血小板减少、轻度肝功能异常亦常见。脑膜炎型患者的脑脊液细胞数可增至（100~500）×10^6/L，甚至1 000×10^6/L以上，其中90%以上为淋巴细胞；蛋白质增多，但一般不超过1 000mg/L；糖正常或稍减低，氯化物正常。压力正常或稍增高。

脑脊液恢复期测得特异性IgG水平达急性期4倍以上或者急性期测得IgM有一定诊断意义。近年有报道采用逆转录PCR法及基因重组的LCMV核蛋白进行诊断，敏感度与特异度更高。

【诊断与鉴别诊断】

有与田鼠、小白鼠接触史，或住处有鼠和附近有相同症状的患者，"流感样"症状暂时缓解后，继而出现脑膜刺激征者，脑脊液中增多的细胞几乎全为淋巴细胞，氯化物正常而糖相对减少者等，均有重要参考价值。确诊有赖于血清学试验或病毒分离。

本病易与流感、其他病毒性呼吸道感染、各种病毒性脑膜炎、结核性脑膜炎等混淆，应依据流行病学资料、血清学检查及病毒分离作出鉴别。因周围血液中可出现少量的异型细胞，故易与传染性单核细胞增多症合并脑膜炎的患者相混淆，但后者的异型淋巴细胞总数可达10%以上，且嗜异性凝集试验每呈阳性，EB病毒抗体亦多为阳性。

【预后】

绝大多数患者顺利恢复,罕见死亡,伴脑炎者恢复较慢,并可有神经系统后遗症。免疫缺陷者、先天感染者、器官移植感染者预后相对不佳。

【治疗】

本病无特殊治疗。头痛较剧时给予对症处理,颅压增高者则可采用甘露醇等脱水剂。

器官移植等免疫缺陷者感染 LCMV 可通过减少免疫抑制剂用量等方法尽快提高机体细胞免疫水平,并可加用利巴韦林抗病毒治疗。

【预防】

主要的预防措施为消灭家鼠,避免进食可能被鼠类污染的饮食,实验工作者应加强个人防护。患者无需隔离。

推荐阅读

SCHAFER I J,MILLER R,STRÖHER U,et al. Notes from the field:a cluster of lymphocytic choriomeningitis virus infections transmitted through organ transplantation-Iowa,2013[J]. Am J Transplant. 2014,14(6):1459.

第十一节　水　痘

俞　蕙

水痘(chickenpox,varicella)是由水痘-带状疱疹病毒(vari-cella-zoster virus,VZV)引起的一种传染性很强的急性传染病,皮肤和黏膜上分批出现斑疹、丘疹、疱疹和痂疹,皮疹呈向心性分布,全身症状较轻为此病特征。儿童期发病绝大多数症状较轻,但新生儿和免疫缺陷者发病后有时可致死。成人少见,但症状比儿童严重。

【病原】

VZV 属疱疹病毒科的 α 疱疹病毒亚科,在人类疱疹病毒(human herpes virus,HHV)的 8 个型别中被称为 3 型(HHV-3)。VZV 为双链脱氧核糖核酸(DNA)病毒,直径 150~200nm,为有包膜的三维对称 20 面体。病毒糖蛋白至少有 8 种,包括 gE、gB、gH、gI、gC、gL、gK 及 gM,主要存在于病毒包膜和感染细胞的胞膜中,与病毒的致病性和免疫原性有密切关系。VZV 仅对人有传染性,只有一个抗原血清型,与单纯疱疹病毒抗原有部分交叉反应。VZV 具潜伏-活化特性,原发感染(水痘)后可潜伏在三叉神经节或脊髓背神经节内,激活后引起再感染(带状疱疹)。病毒在外界环境中的生活力很弱,能被乙醚灭活。

【流行病学】

(一)传染源　患者是唯一的传染源,发病前 1~2 天直至皮疹干燥结痂期均有传染性。

(二)传播途径　主要经呼吸道飞沫传播,另可直接接触疱疹的疱浆而染病,传染性很强。在集体托儿机构中与易感者接触后 80%~90% 可发病。

(三)易感性　任何年龄均可感染,以婴幼儿和学龄前、学龄期儿童发病较多,6 月龄以下的婴儿较少见。孕妇患水痘时可感染胎儿,形成胎儿水痘综合征。使用免疫抑制剂或细胞毒药物的患者感染本病后病情严重且可致死。

本病全年均可发生,以冬、春季更多见。水痘在易感人群中的播散主要取决于气候、人口密度和医疗卫生条件等因素。

【发病机制与病理】

病毒经空气飞沫或直接接触而感染呼吸道黏膜和球结膜,在鼻咽部局部淋巴结增殖复制 4~6 天侵入血液,可能在肝、脾和其他单核巨噬细胞系统复制,并向全身扩散。感染后有时以静止状态存留于神经节,复发感染时可表现为带状疱疹。

本病病变主要在皮肤的棘状细胞层,呈退行性变及细胞内水肿,形成囊状细胞,核内有嗜酸性包涵体,囊状细胞或多核巨细胞裂解加以组织液渗入即形成疱疹。真皮可有毛细血管扩张和单核细胞浸润。黏膜病变与皮疹类似。

抗 VZV IgM 在出疹时即已产生,持续约 2 个月;抗 VZV IgG 在病后 4~8 周达高峰,持续约 6 个月后渐下降并长期维持。特异性细胞免疫在抗病毒机制中可能起主要作用,包括特异性细胞毒性 T 细胞、NK 细胞和抗体依赖性细胞毒作用。

【临床表现】

(一)潜伏期　10~21 天,一般 14~16 天。

(二)前驱期　成人于皮疹出现前 1~2 天可先有发热、头痛、咽痛、四肢酸痛、恶心、呕吐、腹痛等症状。小儿则皮疹和全身症状多同时出现。

(三)发疹期　皮疹首先在躯干、头部或面部出现,最后达四肢,其特点呈向心性分布。最开始的皮疹为粉红色小斑疹,数小时内变为丘疹,再经数小时变为疱疹。从斑疹→丘疹→疱疹→开始结痂,短者仅 6~8 小时。皮疹发展迅速是本病特征之一。水疱直径 2~5mm 大小,基部有一圈红晕,像是"玫瑰花瓣上的露水"。当水疱开始变干时红晕亦消退。皮疹往往很痒。疱疹初呈清澈水珠状,经 24~48 小时以后疱液变得浑浊。疱疹壁薄易破,压之无坚实感。数日后从水疱中心开始干结,最后结痂,再经 1~2 周痂脱落。水痘皮损表浅,无继发感染者痂脱后不留瘢痕。因皮疹分批出现,故在病程中可见各期皮疹同时存在。口腔、咽部或外阴等黏膜也常见皮疹,并迅速变为水疱,随即破裂成小溃疡。

上述为典型水痘。轻型者皮疹不多,全身症状亦较轻。重者皮疹密布全身且可融合,甚至累及内脏。成人水痘常属重型。

不典型水痘少见,可有以下几种类型:

1. 出血性、进行性和播散性水痘　病程长达 2 周以上,主要见于免疫缺陷者或使用免疫抑制药物治疗的患者,疱疹内有血性渗出,正常皮肤上可出现瘀点及瘀斑。常并发血小板减少而致鼻、消化道出血和血尿,严重者发生弥散性血管内凝血,病死率可达 20%。

2. 先天性水痘综合征或新生儿水痘　孕母在妊娠 20 周前感染水痘,2% 胎儿可发生先天性水痘综合征,表现为出生体重低、瘢痕性皮肤病变、肢体萎缩、视神经萎缩、白内障、智力低下等。孕母在分娩前或分娩后 1 周内患水痘,常可引起新生儿水痘。若孕母患病至分娩的相距时间<7 天,新生儿常于生后 5~10 天发病,会导致新生儿播散性水痘,甚至死亡,病死率高达 30%。

3. 大疱性水痘 疱疹融合成为大疱,皮疹处皮肤及皮下组织坏死而形成坏疽型水痘。

【并发症】

(一)继发皮肤细菌感染 是较常见的并发症。常见的致病菌为金黄色葡萄球菌及化脓性链球菌,包括局部皮疹化脓性感染、蜂窝织炎、急性淋巴结炎、丹毒、败血症等。

(二)神经系统并发症 常见的为脑炎,多发生在病程第 3~8 天,少数见于出疹前 2 周或出疹后 3 周,症状和脑脊液所见与一般病毒性脑炎相仿,病死率为 5%~25%。其他少见的神经系统并发症有横断性脊髓炎、周围神经炎、视神经炎等。

(三)原发性水痘肺炎 多见于成人、免疫缺陷者和新生儿。轻者无症状或只有干咳,重者有咯血、胸痛、气急、发绀等。肺炎症状多见于出疹后 2~6 天,亦可见于出疹前或出疹后 10 天。

(四)其他 Reye 综合征常发生于水痘后期,伴呕吐、不安和激惹,可进展到脑水肿。由于服用阿司匹林被认为与 Reye 综合征有关,因此国外认为水痘感染时最好禁用阿司匹林退热。少见的并发症有心肌炎、肾炎、肝炎、关节炎、胰腺炎、睾丸炎等。

【实验室检查】

(一)血常规 白细胞总数正常或减少,淋巴细胞增高。

(二)病毒学检查

1. 电子显微镜检查 取新鲜疱疹内液体直接在电镜下观察疱疹病毒颗粒。

2. 病毒分离 在起病 3 日内,取疱疹内液体接种人胚羊膜组织,病毒分离阳性率较高。

(三)免疫学检查 常用的为补体结合试验。水痘患者于出疹 1~4 日血清中即出现补体结合抗体,2~6 周达高峰,6~12 个月后逐渐下降。

(四)核酸检测技术 检测 VZV DNA 为敏感和快速的早期诊断手段。

【诊断与鉴别诊断】

根据水痘接触史和典型皮疹特征,不难作出临床诊断。必要时可选做实验室检查明确诊断。重症患者及并发细菌感染时,需和下列疾病鉴别。

(一)脓疱疮(impetigo) 好发于鼻唇周围或四肢暴露部位,初为疱疹,继成脓疱,然后结痂。无分批出现的特点,黏膜处不常见,无全身症状。

(二)手足口病(hand foot mouth disease,HFMD) 系肠道病毒感染所致,夏、秋季多见,多发于婴幼儿,手掌、足底部位出现疱疹,口腔黏膜有疱疹和溃疡。皮疹疱液少,疱壁厚而稍坚硬,疱疹不痛、不痒、不结痂,病程 1 周左右痊愈。

(三)丘疹性荨麻疹(papular urticaria) 系梭形水肿性

红色丘疹,丘疹中心有针尖或粟粒大小的丘疱疹或水疱,扪之较硬。分布于四肢或躯干,不累及头部或口腔,不结痂,但有奇痒感。

(四)带状疱疹(herpes zoster) VZV 原发感染后常以静止状态留存于感觉神经内,此时血中特异性抗体滴度持续处于低水平。潜伏期后或再感染时,病毒重新复制,特异性抗体升高。疱疹沿一定的神经干径路分布,不对称,不超过躯干的中线。局部有显著的刺痛和灼热感,偶有病灶播散或引起其他并发症。

(五)单纯疱疹病毒感染(herpes simplex virus infection) 单纯疱疹病毒感染也可引起水痘样皮损,这类播散性的单纯疱疹病毒感染常继发于异位皮炎或湿疹等皮肤病,确诊有赖病毒分离。

(六)脑病伴内脏脂肪变性综合征(Reye 综合征) 本病少见,仅见于儿童。一般发生在水痘恢复期,可突然出现呕吐、意识障碍,肝大伴转氨酶升高,血氨升高,血糖和脑脊液糖有时降低。肝、肾、脑有明显脂肪变性伴重度脑水肿,病死率高,需与水痘脑炎相鉴别。

【预后】

水痘预后一般良好。痂脱落后大多无瘢痕,但在痘疹深入真皮层及有继发感染者,可留有浅瘢痕。重症水痘或并发重型脑炎、肺炎者可导致死亡。接受免疫抑制剂或细胞毒药物治疗者发生的水痘和新生儿水痘患者的病情均较重,病死率高。

【治疗】

水痘一般忌用糖皮质激素;因其他疾病原已用激素的水痘患者,在情况许可时,应尽快减至生理剂量或逐渐停用。

(一)一般治疗和护理 患者应隔离至全部疱疹干燥结痂为止,一般不少于病后 2 周。勤换衣服,勤剪指甲,保持皮肤清洁,防止因抓破水疱而引起继发感染。局部可涂莫匹罗星。

(二)抗病毒治疗 阿昔洛韦是治疗水痘首选药物,剂量为每次 5~10mg/kg,8 小时 1 次,静脉滴注,滴注时间>1 小时。疗程 7 天或直至 48 小时无新的皮损出现。口服用药适用于≥1 岁无并发症者,80mg/(kg·d),分 4 次,每次最大剂量为 800mg,连用 5 天;或选用伐昔洛韦 0.6g/d,每天 2 次,口服,疗程 5~7 天。

(三)并发症治疗 水痘继发细菌感染时可选用适当的抗菌药物。并发脑炎者应给予对症处理,包括吸氧、降低颅内压、保护脑细胞、止惊等措施。肺炎应给予相应治疗。

【预防】

在集体机构中,对接触患者的易感者应检疫 3 周。被患者呼吸道分泌物或疱疹内容物污染的空气、被服和用具应采用通风、紫外线照射、暴晒、煮沸等方法消毒。

(一)主动免疫 Oka 株水痘减毒活疫苗(Oka strain varicella attenuated live vaccine,VarV)是在许多国家被应用的水痘疱疹病毒疫苗。美国 FDA 批准水痘减毒活疫苗用于未患过水痘的 12 月龄以上者,1 次剂量为 0.5ml 皮下注射,12~18 月龄初种,4~6 岁复种;13 岁以上儿童和成人注射 2 次,间隔 4~12

周。接种 1 剂疫苗后,血清抗体阳性率超过 95%。

我国部分省市的部分地区已将水痘疫苗纳入计划疫苗,接种后的随访发现对接种者的保护率为 70% ~ 90%,国产和进口疫苗的保护率及安全性相似。

（二）**被动免疫**　水痘-带状疱疹免疫球蛋白(VZIG)是用高效价水痘痊愈期血清制备的,在接触水痘患者 4 天内立即注射有预防效果,而皮疹出现后再接种不会改变疾病的病程。可用于高危易感人群(无水痘病史的免疫抑制者、出生前 5 天内或出生后 2 天内母亲患水痘的新生儿)接触后预防。新生儿剂量为 125U,其他年龄组每 10kg 体重 125U(最大剂量 625U),肌内注射。高危新生儿给予被动免疫后,约半数仍会发病,但病情通常较轻。

推荐阅读

CUNNINGHAM A L,LEVIN M J. Herpes zoster vaccines[J]. J Infect Dis,2018,218(suppl_2):S127-S133.

第十二节　单纯疱疹

陆小年　徐金华

单纯疱疹(herpes simplex)由单纯疱疹病毒(herpes simplex virus,HSV)引起。祖国医学称为"热疮"。

【病因及发病机制】

HSV 是一种线状双链 DNA 病毒,人类是唯一的天然宿主。根据其抗原性质可有不同型别:HSV-1 主要引起头面部皮肤、黏膜感染;HSV-2 主要引起生殖器和肛门感染。两者有 50% 的同源性。

HSV 可因直接或间接地接触患者疱液、唾液、生殖器分泌物或经产道、宫腔而侵入机体,局部复制形成局灶性炎症和坏死,出现原发性感染的临床表现或轻微的亚临床感染表现。HSV-1 原发感染主要发生于婴幼儿,多为亚临床感染;HSV-2 原发感染多发生于青春期通过性接触感染,大多有临床症状。原发感染后潜伏在局部感觉神经节细胞中的病毒,受某些诱发因素激活,沿神经纤维迁移至皮肤黏膜复制繁殖导致疾病复发。口腔附近的单纯疱疹复发率为 30% ~ 50%,生殖器疱疹 HSV-2 感染复发率可高达 95%。

【病理】

表皮内水疱,早期为多房性,后期为单房性。疱内见气球状细胞即圆形肿胀的表皮细胞,无棘突,胞质嗜酸性。胞核内可见直径 3 ~ 8μm 大小嗜酸性包涵体。超微结构可区分 HSV-1 和 HSV-2。

【临床表现】

（一）**原发性单纯疱疹**　常为亚临床感染,约 90% 感染者不出现临床症状,少数患者出现倦怠、发热等全身症状及皮疹。原发性皮疹好发于皮肤和黏膜交界处,起初局部有灼热或痒感,数小时后患处皮肤潮红,继而出现粟粒样成簇水疱,多不融

合,疱壁薄液清、易成糜烂面,数日结痂脱落而愈,可留暂时性色素沉着。病程为 2 ~ 3 周。皮损严重或伴继发感染者,可有发热和局部淋巴结肿大,愈后可留有浅瘢痕。根据不同感染部位和发病特点可分为:疱疹性龈口炎、生殖器疱疹、疱疹性角膜结膜炎、接种性疱疹、疱疹性湿疹、疱疹性咽炎、播散性单纯疱疹甚或疱疹性脑膜炎、肝炎等。

孕期前 3 个月发生原发感染者可影响胎儿的生长发育。孕妇产褥期原发感染有 50% 机会造成新生儿经产道时感染,新生儿疱疹病情严重,可出现多种脏器如肝、中枢神经系统受累而迅速死亡,但皮肤则仅有少数水疱或不出现水疱。

（二）**复发性单纯疱疹**　原发感染后,在某些诱发因素如急性传染病、高热、药物过敏、月经来潮、疲劳、局部刺激等影响下常复发。复发性单纯疱疹常见于成人,一般无全身症状,可在原发或其他部位反复发作,多见于面部及外生殖器。水疱较原发性小,发生前后有灼热或疼痛。女阴处损害则因局部潮湿及摩擦等因素,水疱常不明显,呈浸渍糜烂面或浅溃疡,可伴局部淋巴结肿大。病程较短,一般为 7 ~ 10 天,愈后无瘢痕。

【诊断与鉴别诊断】

根据反复在皮肤、黏膜交界处发生成簇水疱,有一定诱因,病程较短,不难诊断。如病变较广泛时,应与带状疱疹和水痘相鉴别(参见本章第十三节"带状疱疹")。必要时可做疱液涂片、组织培养接种、免疫荧光检查。感染 8 周可测得血清抗体 IgG、IgM。PCR 法可检测 HSV 的特异亚型,敏感度高,有助于明确诊断和确定病毒类型。

【预防与治疗】

以缩短病程和预防复发为治疗目标。

轻度感染者可行局部治疗,外涂炉甘石洗剂、阿(喷)昔洛韦乳膏或 5% 咪喹莫特凝胶等,继发感染时可用抗菌药物类制剂。

严重感染或反复发作者需系统应用抗病毒药物,首选阿昔洛韦及其衍生物,耐药者可用膦甲酸钠。发作频繁的生殖器疱疹推荐抗病毒药物长期抑制疗法。重症患者可注射免疫球蛋白或干扰素。

妊娠后期患原发性生殖器疱疹的产妇,剖宫产及阿昔洛韦预防性治疗可预防新生儿感染,新生儿注射丙种球蛋白可作紧急预防。

推荐阅读

JENKS J A,GOODWIN M L,PERMAR S R. The roles of host and viral antibody Fc receptors in herpes simplex virus(HSV)and human cytomegalovirus(hcmv)infections and immunity[J]. Front Immunol,2019,10:2110.

第十三节　带状疱疹

陆小年　徐金华

带状疱疹(herpes zoster)是由长期潜伏在脊髓后根神经节

或脑神经节内的水痘-带状疱疹病毒(varicella-zoster virus, VZV)经再激活所致,病变以沿周围神经分布的群集疱疹和神经痛为特征。祖国医学称为"缠腰火丹"。

【病因及发病机制】

VZV属于DNA病毒,具有嗜神经和皮肤的特性。在无或低免疫力的人群(多数为儿童)中,VZV可经飞沫和/或接触传播引起原发感染,发生水痘或呈隐性感染,病毒沿感觉神经轴突逆行,持久潜伏于脊髓后根神经节或脑神经节的神经元中。在各种诱因的作用下,潜伏的病毒被激活复制扩散,致使神经节发炎或坏死产生神经痛,同时通过感觉神经轴突转移到皮肤产生本病特有的节段性疱疹。

激发带状疱疹的机制尚未完全明确,高龄、细胞免疫缺陷、遗传易感性、机械性创伤、精神压力、过度劳累、恶性肿瘤、系统性疾病及长期接受糖皮质激素、免疫抑制剂治疗等是常见诱因。

【病理】

水疱位于表皮深层,疱内及边缘处可见明显肿胀的气球状表皮细胞。变性的细胞核中可见嗜酸性核内包涵体。病变处相应的神经节、脊髓后柱节段性脊髓灰白质、神经后根均有剧烈炎症反应。真皮内的感觉神经纤维在皮疹出现后不久也出现明显变性。

【临床表现】

常先有轻度的前驱症状,如发热、乏力、局部淋巴结肿痛及患处皮肤灼热、感觉过敏或神经痛等,也可无前驱症状。

典型皮损为红斑上成簇不融合的粟粒至黄豆大丘疹、丘疱疹、水疱,疱液清,疱壁紧张,围以红晕。皮损沿外周神经呈带状分布,数日后水疱干涸结痂,可有暂时性色素沉着,多无瘢痕。因机体免疫状态不同,皮疹可有不同表现:有神经痛而无皮疹称无疹性带状疱疹;仅有红斑、丘疹而不发展为水疱称顿挫性带状疱疹;也可发生大疱性、出血性、坏疽性带状疱疹;恶性肿瘤或年老体弱者,局部皮损发生后病毒经血源播散致全身水痘样疹,并累及肺、脑等器官,致死率高,称泛发性(播散性)带状疱疹。

皮疹多沿某一周围神经分布单侧排列,侵犯1~2个神经节分布区,极少数可累及两个以上神经节产生双侧性或同侧有数支不同神经分布的损害。好发部位为肋间神经区(53%)、颈神经区(20%)、三叉神经区(15%)及腰骶部神经区(11%)。三叉神经受累多见于老年人,以眼支最常见,皮损位于单侧额面部,疼痛剧烈,可合并角膜、结膜炎,重者可失明;上颌支受累时,腭垂和扁桃体部位产生水疱;下颌支受累时,则在舌前、颊黏膜等处出现水疱。面、听神经受病毒侵犯后,外耳道或鼓膜出现水疱并可有耳鸣、耳聋、眩晕、恶心、呕吐、眼球震颤及患侧面瘫、舌前2/3处味觉消失等症状,称为耳带状疱疹,由此组成的面瘫、耳痛和外耳道疱疹三联症又称Ramsay-Hunt综合征。病毒从脊髓神经前、后根或脑神经节向上蔓延侵犯中枢神经系统时,可引起带状疱疹性脑脊髓炎及脑膜脑炎,表现为头痛、呕吐、惊厥或其他进行性感

觉障碍等症状。病毒由脊髓后根神经侵及自主神经的内脏神经纤维后,可产生相应系统的症状,如胃肠炎、膀胱炎、腹膜炎、胸膜炎等表现。

神经痛包括后遗神经痛(post-herpetic neuralgia, PHN)为本病的特征之一,疼痛可在发疹前、发疹时及皮损愈合后出现,表现为阵发性或持续性钝痛、抽搐痛或跳痛,年老体弱者疼痛剧烈,在皮损消退后可持续数月或更久。

本病病程一般为2~3周。泛发或复发者常提示有免疫功能缺陷,应注意潜在免疫缺陷性疾病、艾滋病及恶性肿瘤的可能性,尤其是年轻人反复发作应警惕艾滋病。

【诊断与鉴别诊断】

根据单侧沿外周神经分布的成簇水疱性损害伴有神经痛,诊断不难。本病应与单纯疱疹相鉴别。应注意带状疱疹前驱期及无疹性带状疱疹时易误诊为肋间神经痛、胸膜炎或急腹症等。

【防治】

以缓解急性期疼痛、缩短皮损持续时间、防止皮损扩散、预防或减轻PHN等并发症为治疗目标。

(一)全身治疗

1. **抗病毒药物** 在发疹后48~72小时内尽早使用,可迅速抑制病毒复制,有效缩短病程、控制皮疹、镇痛和预防PHN的发生。常用药物包括:阿昔洛韦口服400~800mg/次,5次/d,连服7天,或静脉滴注每次5~10mg/kg,每8小时1次,疗程7天;伐昔洛韦口服300~1 000mg/次,3次/d,连服7天;泛昔洛韦250~500mg/次,3次/d,连服7天;溴夫定口服125mg,1次/d,连服7天;膦甲酸钠静脉滴注每次40mg/kg,每8小时1次,适用于对阿昔洛韦耐药的VZV感染的患者。

2. **止痛** 轻中度疼痛可选用非甾体抗炎药或曲马多;中重度疼痛选用钙离子通道调节剂(加巴喷丁、普瑞巴林等)或阿片类药物(吗啡、羟考酮等)。发生PHN时一线治疗药物包括钙离子通道调节剂(加巴喷丁、普瑞巴林等)、三环类抗抑郁药(阿米替林)和5%利多卡因贴剂。

3. **糖皮质激素** 如无严重并发症或禁忌证,急性发作早期给予中等剂量泼尼松(20~40mg/d)10~14天,配合抗病毒药物治疗,可减轻炎症,缩短急性期疼痛持续时间和皮损愈合时间。

4. **免疫调节剂及疫苗** 转移因子、α干扰素、胸腺肽或免疫球蛋白等可酌情选用,以减轻症状,缩短病程。接种带状疱疹疫苗,适用于50岁以上免疫功能正常人群,发病率可降低近50%。

5. **针刺** 按损害部位取穴或针刺阿是穴,亦可用耳针,具有明显的消炎止痛作用,对PHN亦有疗效。

(二)局部治疗 以干燥、消炎为主。水疱未破时可外用炉甘石洗剂、阿(喷)昔洛韦乳膏;水疱破溃时可酌情以3%硼酸液湿敷,外用0.5%新霉素软膏或莫匹罗星乳膏等。

(三)物理治疗 氦氖激光、紫外线照射及频谱电疗等均有一定的消炎及止痛效果。

推荐阅读

COCCHIO S,GALLO T,BALDO V. Herpes zoster:vaccination status and virtuous experiences[J]. Minerva Med,2020,111(1):4-8.

第十四节 巨细胞病毒感染

卢洪洲

巨细胞病毒(cytomegalovirus,CMV)属于人类疱疹病毒5型，它可引起多种器官感染，疾病表现与宿主的免疫功能状态有关。在免疫缺陷人群的发病率和病死率较高。在免疫功能正常者，巨细胞病毒感染(cytomegalovirus infection)通常无任何表现，有时表现为单核细胞增多症，偶可引起器官特异性的感染。

【病原】

CMV属于疱疹病毒科β亚科，其复制缓慢，通常需要48~72小时才能产生子代病毒。CMV呈球形，直径为150~200nm。核心为230kb的线状双链DNA。基因组由20面体的衣壳包绕，衣壳与病毒外膜之间为蛋白质构成的内膜，外膜来自于细胞膜。包膜糖蛋白有10余种，其中糖蛋白B(gB)和糖蛋白H(gH)最重要，gB具有很强的抗原性，是CMV与细胞受体结合的配体，具信号传导功能，能协助病毒进入宿主细胞。CMV有5种基因型，包括gB1、gB2、gB3、gB4、gB5，不同基因型病毒株有不同的组织嗜性，感染后引起不同的临床表现。CMV对酸、脂溶剂敏感，热(37℃60分钟)、紫外线照射、−20℃均可使之灭活。

CMV感染靶细胞类型广泛，包括上皮细胞、内皮细胞和/或成纤维细胞、脑和视网膜的神经细胞、胃肠道的平滑肌细胞和肝细胞、外周血液循环中的白细胞等。CMV有潜伏和再激活的生物学特性，可导致宿主反复感染。

【流行病学】

(一)传染源 包括患者及病毒携带者。血液、唾液、眼内液、泪液、尿液、精液、粪便、子宫颈和阴道分泌物、乳汁等多种体液均可分离出病毒。乳汁、唾液及尿可持续排毒数周到数年。

(二)易感人群 人群普遍易感。当宿主免疫功能缺陷时，如器官和骨髓移植、艾滋病、癌症、妊娠及应用免疫抑制剂等，潜伏的病毒容易激活。

(三)传播途径 ①垂直传播:包括宫内感染(经胎盘传播)、围生期感染(经产道传播)、产后获得性感染(经母乳传播)三个途径。②水平传播:接触排毒者的唾液、尿、眼泪后可被感染;通过性交也可直接传播。③医源性感染:输血和器官移植可造成CMV感染。

(四)流行状况 世界各地均有CMV感染流行。感染率与年龄、地理、种族和经济状况等有关，一般随年龄增大而升高。大多数亚洲和非洲的青少年均可检出抗体，而在西方国家则在年龄较大的人群中才能检出抗体。低经济收入人群感染率较高。发达国家人群血清CMV抗体检出率为40%~60%，发展中国家超过90%，非洲接近100%。在我国的感染率高达80%~100%，沿海地区IgM和IgG水平都明显低于内陆地区。男女无明显差异。

【发病机制】

CMV感染后，常潜伏于机体内。脑、肝、肺、骨髓及血液中的粒细胞、单核细胞和骨髓血管周围间质都是CMV感染的储存库。在潜伏感染时，CMV DNA复制停止，或以极低的水平进行。潜伏感染的机制是立即早期启动子处于沉默状态、病毒免疫逃逸、非编码RNA调控和病毒导致宿主细胞的死亡等。当机体免疫功能下降，潜伏的病毒被激活。病毒活化攻击靶细胞时，先以其壳壳黏附于靶细胞膜上，其后病毒基因与宿主细胞基因融合，继而宿主细胞出现变性增大，出现巨细胞化，进而崩解，导致局部炎症及坏死。

CMV可通过以下途径对组织和器官产生损伤:直接毒性、毒性T淋巴细胞杀伤溶解、CD4⁺T淋巴细胞产生细胞因子、NK细胞作用、免疫损伤、抗体介导的补体反应等。

【临床表现】

并非所有的CMV感染都有明显的临床表现，要正确区分CMV感染与CMV病。CMV感染是指可从任何体液或组织标本中分离出病毒，或检测到病毒蛋白(抗原)或核酸，无论是否存在症状或体征;CMV病是指存在CMV感染的症状或体征，表现为病毒感染综合征或组织侵袭性疾病。病毒感染综合征常有以下表现，包括发热、不适、白细胞减少、中性粒细胞减少、非典型淋巴细胞增多、血小板减少等。组织侵袭性疾病可累及多种组织和器官，包括胃肠道、肝、肺、神经系统、眼和心血管系统等。

(一)婴幼儿CMV感染 包括先天性感染和获得性感染。

1.先天性感染 以6个月内的婴儿多见，可累及肺、肝、血液系统、中枢神经系统等多器官，以肺、肝脏损害最常见。CMV肺炎以间质病变为主，胸片改变多样，严重者迁延难愈，可发展为支气管肺发育不良症，影响肺功能。CMV肝炎表现为黄疸、肝大、肝功能损害及胆汁淤积。血液系统损害呈不同程度贫血、白细胞减少、血小板减少伴紫癜，也可表现为全血细胞减少，浅表淋巴结肿大。中枢神经损害可表现为出生时脑积水、颅内钙化、小脑畸形、脑结节硬化、脑瘫、脑萎缩、小眼畸形等;亚临床感染患儿表现为神经发育迟缓、智力低下、记忆力差、运动发育不良、视听觉功能障碍、癫痫等。CMV感染还可引起先天性心脏病、心肌炎、迁延性肠炎、多发畸形、营养不良等。

2.获得性感染 可表现为亚临床感染，出现肝、脾和淋巴结肿大、皮疹等。与先天性感染患儿不同，极少侵犯神经系统。

(二)免疫功能正常者CMV感染 正常成人CMV感染通常为隐性感染。症状性感染多表现为类传染性单核细胞增多症，临床表现有发热、淋巴细胞绝对数增多、出现异型淋巴细胞，预后多良好，与EBV导致者相似，但嗜异凝集反应多为阴性。冷球蛋白、类风湿因子及抗核抗体会出现一过性阳性。约

1/3 的 CMV 单核细胞增多症患者可伴有皮肤表现，包括斑疹、丘疹、斑丘疹、风疹样、麻疹样和猩红热样皮疹。CMV 引起的单核细胞增多症与 EBV 引起者不同在于：患者的年龄通常较 EBV 引起者大，临床表现以全身症状和发热为主，颈部淋巴结肿大、扁桃体炎及脾大不如 EBV 引起者多见。

（三）**免疫缺陷者 CMV 感染**　有症状的组织侵袭性 CMV 感染常见于免疫缺陷者，如 AIDS 患者、器官或骨髓移植患者、妊娠妇女、肿瘤放化疗者、恶病质患者、外科术后患者、存在慢性肾脏疾病者、系统性红斑狼疮患者和长期接受糖皮质激素等免疫抑制剂治疗者等。CMV 感染多发生于 AIDS 进展期，尤其是 CD4$^+$T 计数低于 50/μl 及高 HIV RNA 载量者。器官移植相关性 CMV 感染通常发生于移植后 1~4 个月内，肾移植受者的 CMV 感染发病率较低，病情也较轻，但接受抗淋巴细胞免疫球蛋白治疗者易感。骨髓移植受者的 CMV 间质性肺炎发生率约 40%，病死率达 90%。CMV 感染的临床表现多种多样，无特异性，可仅表现为发热、乏力、食欲减退、盗汗、关节和/或肌肉酸痛等，也可表现为各系统器官感染所致的严重症状。

1. 眼部损害　CMV 视网膜炎是艾滋病患者最常见的眼部机会性感染。在广泛应用高效抗反转录病毒治疗（HAART）时代，艾滋病患者的 CMV 视网膜炎发病率为 10%~20%，常发生于 CD4$^+$T 计数低于 100/μl 者。临床症状通常有眼前漂浮物、视野缺损、视力下降甚至丧失，眼底表现为视网膜黄白色或灰白色坏死，伴或不伴出血，可发生于眼底任何部位，累及视神经者有视盘水肿、出血，玻璃体轻度混浊，严重者会出现前房炎症细胞、角膜后沉积物。治疗后视网膜坏死组织逐渐吸收，遗留程度不一的瘢痕、色素沉积，部分血管闭塞，多数患者的视力有不同程度的恢复。最常见并发症是视网膜脱离和白内障。患者接受 HAART 后由于免疫功能重建可导致其他一些眼部并发症，包括前葡萄膜炎、玻璃体炎和囊状黄斑水肿。

CMV 引起的其他眼部损害包括视神经炎和视网膜血管炎，治疗后视力恢复较差。视神经炎临床表现为视力下降、色觉改变、畏光，眼底检查可见视神经乳头黄白色或白色坏死、边界模糊，可有程度不一的视盘表面和/或盘周视网膜出血。视网膜血管炎表现为视力下降，视网膜水肿。

2. 神经系统损害　CMV 引起神经系统病变不常见，可累及脑膜、脑实质、脊髓、脊神经根或周围神经。

CMV 脑膜炎表现为头痛、脑膜刺激征阳性。CMV 脑炎往往表现为发热、头痛、智力下降、不同程度的意识障碍、精神症状、癫痫发作、偏瘫、感觉障碍、复视、声音嘶哑、张口困难等。死亡多发生在起病后 4~6 周内。脑脊液压力多正常，细胞数轻度增多，蛋白质正常或轻到中度增多，葡萄糖和氯化物正常或轻度降低。CT 或 MRI 可表现为多发异常信号影，脑室周围强化。

CMV 也可引起多发性急性炎性脱髓鞘病变，表现为四肢感觉及运动障碍、语言困难、吞咽困难、呛咳、呼吸节律异常。肌电图显示周围神经病变，脑脊液中蛋白增高、白细胞和红细胞与淋巴细胞增高。

CMV 侵犯周围神经可引起多发性神经根炎。根据受累部位不同，出现不同水平感觉或运动异常。如急性腰骶神经根炎，表现为发热、根性背痛、鞍区感觉异常、下肢进行性的无力和尿失禁或尿潴留等。

3. 肺部感染　主要表现为发热、咳嗽、胸闷、呼吸困难、活动后气促、低氧血症等，早期肺部体征少但症状重。肺部 X 线检查可见双肺弥漫斑片状模糊影、磨玻璃影，CT 提示两肺部间质性病变，呈网状及结节状影，很少呈节段型。

4. 消化道感染　5%~15% 的艾滋病患者会发生 CMV 消化道感染。感染最常累及的部位是食管和结肠。食管炎通常表现为吞咽疼痛、厌食，可伴有发热、恶心或胸骨后烧灼痛。累及小肠及结肠，可表现为慢性、间歇性腹痛、腹泻，可有血性便或大出血表现，偶可引起回肠穿孔。

CMV 食管炎和胃炎镜下表现为大的浅层溃疡或糜烂；结肠炎表现为范围大小和程度不一的溃疡，为从点状和表面糜烂到深部溃疡和坏死性结肠炎。

5. 肝胆系统损害　80% 以上感染者有急性病毒性肝炎的表现，部分为淤胆型肝炎。可表现为轻微肝功能异常，也可表现为重型肝炎。常可见发热、乏力、食欲缺乏、恶心、呕吐、皮肤瘙痒等，体征有巩膜黄染、脾大、肝大、肝区叩痛、浅表淋巴结肿大。

6. 血液系统损害　CMV 可引起全血细胞减少，也可单独引起白细胞或重度血小板减少，淋巴细胞比值增高，可见异型淋巴细胞，淋巴结肿大。骨髓造血两系或三系增生活跃。

7. 其他系统损害　CMV 感染偶可引起内分泌及代谢系统、心血管系统损害表现。

【实验室检查】
目前的检查方法包括病毒分离、抗原检测、抗体检测及分子生物学方法等。

（一）**病毒分离培养**　将患者的血液、唾液、尿液、分泌物、支气管肺泡灌洗液和粪便等各种体液标本接种于人胚肺成纤维细胞，进行 CMV 的分离和鉴定，是诊断 CMV 感染的"金标准"，但耗时较长。壳病毒培养周期短（1~3 天），已取代传统的培养方法。但标本培养阳性并不能说明 CMV 感染为活动性疾病，免疫缺陷无症状感染者的尿液、支气管肺泡灌洗液和粪便中可长期排出病毒。

（二）**CMV 抗原检测**　抗原检测较病毒培养敏感。结构蛋白 PP65 是一种重要的早期抗原，在 CMV 感染后 6~24 小时就可以出现，是活动性 CMV 感染的标志，目前已经广泛应用于临床。用单克隆抗体，通过免疫荧光或免疫酶化学染色来识别含有该抗原的白细胞。抗原阳性细胞越多，提示活动性感染的风险越大。

（三）**核酸检测**　病毒核酸检测可作为感染的早期诊断指标，包括 CMV DNA 和 mRNA 检测。荧光定量 PCR 灵敏度高且特异性强，可用于 CMV 感染的筛查。但 DNA 阳性不能鉴别活动性感染及潜伏感染，要明确诊断需结合 mRNA 检测结果。CMV mRNA 的检测可作为活动性感染的指标。相比抗原检测，定量 PCR 检测有以下优势:稳定性好,需要标本量少,对白细胞减少患者检测敏感度高。

(四) 特异性抗体检测　CMV 感染后可刺激机体产生 IgM、IgG、IgA 和 IgE,CMV 感染后 2~4 周产生 IgM,IgM 阳性提示近期感染或者潜伏的病毒被激活。IgG 阳性提示既往感染,如 IgG 滴度近期内升高 4 倍及以上提示有活动性感染。

(五) 免疫学检测　采用流式细胞术直接检测外周血中 CMV-PP65 抗原特异性 CD8$^+$T 淋巴细胞。

【诊断与鉴别诊断】

(一) 免疫功能正常者 CMV 感染的诊断　主要依靠血清学检查,即 CMV IgM 抗体阳性或至少间隔 2~4 周 CMV IgG 抗体滴度升高≥4 倍。IgG 抗体滴度 4 倍增长可能需要数周时间才能发生,IgM 阳性可在原发感染后持续数月,因此血清学阳性并非一定反映急性期感染。IgG 阳性提示既往感染;如 CMV DNA 阳性同时 CMV 特异性 IgG 阴性,则可诊断急性期感染。

(二) 免疫缺陷者 CMV 感染的诊断　依靠病史、临床表现和实验室检查进行诊断。应结合临床谨慎解读实验室结果,没有活动性疾病的患者也可检测到 CMV DNA 和 CMV 抗原。

1. **CMV 感染综合征**　即症状性的病毒血症,存在 CMV 感染的临床表现(如发热、乏力、肌痛和关节痛,白细胞减少和/或血小板减少),而缺乏终末器官损害的证据。符合以上表现,并且血浆或全血 CMV-DNA 或 CMV 抗原检测阳性可确立诊断。

2. **CMV 组织侵袭性疾病**　诊断"金标准"是组织标本中查到 CMV 包涵体或 CMV 特异性免疫组化阳性。如果组织标本病毒培养阳性,需结合临床表现明确诊断。因为组织标本有可能受到体液标本的污染。怀疑 CMV 组织侵袭性疾病时,也应同时检测血浆或全血 CMV DNA 水平,因为核酸检测快于组织病理检查,及早获得结果有助于指导抗病毒治疗,定期随访还可监测抗病毒治疗效果。血浆或全血 CMV DNA 阴性不能排除组织侵袭性 CMV 病,尤其是 CMV 引起的胃肠道病变、肺炎或视网膜炎。CMV 视网膜炎通常由经验丰富的眼科医师根据其特有的视网膜病变特点而作出诊断。

【鉴别诊断】

CMV 引起的单核细胞增多症要与 EBV 感染引起的传染性单核细胞增多症相鉴别,后者嗜异性抗体呈阳性。CMV 肺炎与其他间质性肺炎相鉴别,如肺孢子菌肺炎、非典型病原体引起的肺炎等。CMV 食管炎与食管念珠菌病等相鉴别,CMV 结肠炎与溃疡性结肠炎和克罗恩病等相鉴别。CMV 脑炎及脊髓炎与其他疱疹病毒引起的中枢神经系统感染相鉴别。

【预后】

CMV 感染的预后与患者年龄、免疫功能状态和感染部位有关。围生期感染可引起流产、早产、死胎,导致新生儿先天畸形、智力低下,以及新生儿巨细胞病毒性肝炎等。正常健康人 CMV 感染多为自限性疾病,症状较轻或无症状,预后一般良好。AIDS 患者的 CMV 感染容易累及多器官,若不及时治疗,预后一般较差。

【治疗】

在免疫功能正常者,大多数原发 CMV 感染症状轻微或没有症状。对于有症状的 CMV 感染,特别是单核细胞增多症患者,病情通常呈自限性,数天至数周时间痊愈,通常不需要抗病毒治疗。

对于免疫缺陷者,无症状性 CMV 感染需根据具体情况决定是否抗病毒治疗。对于肺移植患者,大多数无症状 CMV 病毒血症需要抗病毒治疗,以防止侵袭性疾病的发生。CMV 引起的症状性感染均需抗病毒治疗。

目前,用于治疗 CMV 感染的抗病毒药物包括以下几种:

1. **更昔洛韦**　全身用药有诱导和维持两个阶段。诱导剂量为 5mg/kg,每 12 小时 1 次,静脉滴注,诱导期 2~3 周。维持剂量 5mg/kg,每日 1 次,每周静脉滴注 5~7 次。维持阶段也可口服更昔洛韦,每次 500mg,每日 6 次,或 1 000mg,每日 3 次。CMV 视网膜炎还可玻璃体注射 2mg 更昔洛韦,或玻璃体腔植入更昔洛韦缓释体。副作用主要是骨髓抑制,其他包括消化系统症状、肝损伤、神经毒性及肾损害。

2. **膦甲酸**　诱导期静脉滴注 50mg/kg,每日 2 次,2~3 周后改为维持治疗,每日 1 次。眼部可行玻璃体注射 1 200~2 400μg,每周 1 次。副作用有粒细胞及血小板减少、乏力、恶心及皮疹等。

3. **缬更昔洛韦**　是更昔洛韦的前体药物,口服后迅速转化为更昔洛韦,生物利用度是口服更昔洛韦的 10 倍。诱导期 900mg 口服,每日 2 次,共 21 天,维持阶段 900mg 口服,每日 1 次。副作用同更昔洛韦。

4. **西多福韦**　半衰期长,可间歇用药,3~5mg/kg,每周 1 次静脉滴注,2 周后改为隔周 1 次。主要不良反应是肾毒性。

5. **福米韦生**　属二线药物,用于玻璃体内注射,165μg,每周 1 次,3 周后每 2 周注射 1 次进行维持治疗。不良反应主要是前房炎症反应和眼压升高。

6. **单磷酸阿糖腺苷**　可用于 CMV 肝炎,5~10mg/(kg·d),每日剂量不超过 10mg/kg。副作用轻或不明显,极少情况下引起神经肌肉疼痛及关节疼痛,偶见血小板减少、白细胞减少或骨髓巨细胞增多,停药后可自行恢复。

抗病毒疗程取决于治疗后的临床和病毒学反应。治疗后每 1~2 周监测病毒载量,直至一次病毒检测不出或低于检测下限或连续 2 次至少间隔 1 周有任一次病毒检测不到。疗程也因感染的靶器官而异:①对于 CMV 病毒综合征和 CMV 肺炎,至少 2 周。②AIDS 合并 CMV 视网膜炎的抗病毒治疗包括全身用药和/或玻璃体内局部治疗。如感染对视力威胁大,建议局部玻璃体内注射联合全身用药。局部注射药物可选用更昔洛韦或膦甲酸钠。诱导期抗病毒治疗 14~21 天,然后进入维持期,总疗程至少 3 个月,直至 CD4$^+$T 细胞计数≥100/μl 至少 3 个月。③对于发生在 AIDS 患者的 CMV 胃肠炎,推荐抗病毒疗程为 3~6 周,疗程结束后不建议长期维持治疗。④对于 CMV 引起的中枢神经系统疾病,病情严重时(如 CMV 脑炎)建议静脉联合更昔洛韦(5mg/kg,每日 1~2 次)和膦甲酸钠(90mg/kg,

每日1~2次)。病情较轻时(如CMV引起的多发神经根病),建议更昔洛韦或膦甲酸钠单药静脉注射。以上药物副作用不耐受时,西多福韦可作为替代治疗。诱导治疗应一直到患者临床症状明显改善,然后进入维持治疗。对于AIDS患者,维持治疗的疗程是:直至CD4$^+$T细胞计数升至≥100/μl持续至少6个月。维持治疗首选缬更昔洛韦口服。

【预防】

应避免接触感染者有潜在感染性的体液,如血液、痰液、唾液、尿液、粪便等。对患者的分泌物或排泄物进行严格消毒处理。加强孕妇、婴儿及免疫缺陷者的个人防护,加强产前及围生期CMV感染的筛查。养成良好的卫生习惯,勤洗手。加强身体锻炼,提高免疫力。

对于免疫缺陷者,如器官移植、骨髓移植及艾滋病患者,必要时可选择抗病毒药物进行预防。对于合并CMV视网膜炎或CMV中枢神经系统感染的CD4$^+$T细胞计数较低的AIDS患者,诱导治疗后要进行长时间的维持治疗。对于肺移植患者CMV感染的预防可以采用抗病毒药物(更昔洛韦或缬更昔洛韦)单用或联合CMV特异性免疫球蛋白。目前,国内尚无预防用疫苗。

推荐阅读

1. LJUNGMAN P, BOECKH M, HIRSCH H H, et al. Development forum definitions of cytomegalovirus infection and disease in transplant patients for use in clinical trials [J]. Clin Infect Dis, 2017, 64(1):87-91.

2. 中华医学会感染病学分会艾滋病丙型肝炎学组,中国疾病预防与控制中心. 中国艾滋病诊疗指南(2018版)[J]. 中华传染病杂志, 2018, 36(12):705-724.

第十五节　EB病毒感染

陈　澍　翁心华

EB病毒(Epstein-Barr virus, EBV)是一种广泛流行的4型人疱疹病毒,于1964年由Epstein和Barr发现并因此命名。

急性原发性EBV感染表现为传染性单核细胞增多症(infectious mononucleosis, IM),是一种病毒感染引起的单核巨噬细胞系统反应增生性疾病,多为急性、自限性病程,以不规则发热、淋巴结肿大、咽痛、周围血液出现异型淋巴细胞为主要表现,通常数周后症状减轻至消失,一般预后良好。但EBV引起的淋巴组织细胞增生性噬血细胞综合征(hemophagocytic lymphohistiocytosis, HLH)可致严重临床过程。个别患者可出现IM症状持续不退或退而复现超过6个月,称为慢性活动性EB病毒感染(chronic active EBV, CAEBV),可伴严重的血液系统疾病或间质性肺炎、视网膜炎等并发症,预后差。EBV不仅可在活动期引起症状,还与多种疾病密切相关:例如非洲儿童的Burkitt淋巴瘤、鼻咽癌、口腔毛状白斑、X连锁淋巴增生性疾病、移植后淋巴增殖性疾病(post-transplant lymphoproliferative disorders, PTLD)和多发性硬化,此处从略,详见其他相关章节内容。

【病原】

EBV又称人类疱疹病毒4型(human herpesvirus 4, HHV-4),为γ疱疹病毒,圆形、直径180nm,完整的病毒颗粒由含核样物、衣壳和囊膜三部分组成,核样物为直径45nm的致密物,主要含线状双链DNA,长度约为172kb;衣壳为20面体立体对称,由162个壳微粒组成;囊膜由感染细胞的核膜组成,其上有病毒编码的膜糖蛋白,有识别淋巴细胞上的EB病毒受体及与细胞融合等功能;此外在囊膜与衣壳之间还有一层蛋白被膜。

EBV基因组可编码近100种病毒蛋白,潜伏感染时表达EBV核抗原(EBNA)、膜蛋白(LMP),病毒增殖时表达EBV早期抗原(EA)、衣壳抗原(VCA)和膜抗原(MA)。

EBV可分为两种类型,分别称为EBV-1和EBV-2;其基因组之间的主要鉴定差异存在于EBNA和EBER中。EBV-2已被证明可感染T细胞,在美国和欧洲,EBV-1的EBV基因组的可能是EBV-2的10倍,而在非洲则均等分布。

【流行病学】

全球超过95%成人曾感染EBV,年发病率约为50~100/10万。根据血清学调查,我国3~5岁儿童90%以上已有既往感染。25%~75%的原发性EBV感染患者临床表现为IM,多发生于青少年或成年患者,儿童多为隐性感染。随着儿童时期感染EBV者的减少,近年有症状的IM患者有增多趋势。

本病分布广泛,多呈散发性,无季节和性别差异。病毒携带者和患者是本病的传染源。EBV的传播主要通过唾液暴露,EBV感染后6个月至1年内,唾液中持续分泌的病毒逐渐减少。通过性传播亦有报道,但是由于阴道分泌的EBV的数量远远低于唾液,因此被认为是次要的传播途径。血液制品、器官移植和宫内传播概率很低。

【发病机制与病理】

EBV致病机制未完全阐明。原发性EBV感染时,病毒进入口腔后先在咽部、唾液腺的上皮细胞内进行复制,继而侵入血液循环而致病毒血症,并累及淋巴系统的各组织和脏器。因B细胞表面具EBV的受体(CD21),故首先受累。

B淋巴细胞为EBV的长期宿主,当EBV复制减少,以环状DNA形式游离在B细胞胞质内,进入潜伏感染期,病毒处于低水平再活化状态,表达的蛋白减少到10种左右,以逃避机体免疫系统的识别和清除。体外实验证实,潜伏感染的EBV病毒可诱导B细胞永生化,与肿瘤的发生有关。

急性EBV感染(IM)时,感染的B细胞增殖,并引起机体细胞和体液免疫反应,产生多种抗体,细胞免疫反应包括NK细胞和EBV特异性CD8$^+$T淋巴细胞,后者形成异型淋巴细胞。快速增殖活化的T细胞出现在外周血,广泛浸润引起淋巴结和肝脾大。

最近的研究认为EBV感染不仅可以感染B细胞和上皮细胞,还可以感染T/NK细胞,因为T/NK细胞不具有CD21,因此EBV如何感染尚不得知。EBV感染T/NK细胞可能与亚洲人群 EBV 相关噬血细胞综合征、CAEBV 等 EBV 严重感染情况有关。

本病基本的病理特征是淋巴组织的良性增生。淋巴结肿大但并不化脓,肝、脾、心肌、肾、肾上腺、肺、中枢神经系统均可受累,主要为异型淋巴细胞浸润。

【临床表现】

（一）传染性单核细胞增多症（IM）　IM 患者潜伏期 5 ~ 15 日不等,多数为 10 日。临床表现多种多样,起病急缓不一,近半数有前驱症状。咽痛和乏力是最常见的症状,发热、咽峡炎和淋巴结肿大为典型的三联症;患者通常患有外周血淋巴细胞增多症,并伴有异型淋巴细胞。通常整个病程为 1 个月,大多数患者的症状会在 2 ~ 3 个月内完全消失,而淋巴结肿大和乏力会持续 3 周甚至更久。其主要症状如下:

1. 发热　除极轻型的病例外,均有发热(76%),体温自 37.8 ~ 41.1℃ 不等,可呈弛张热、不规则热或稽留热,热程通常持续 1 ~ 2 周,甚少超过 5 周。病程早期可有相对缓脉。

2. 淋巴结肿大　94% 的患者可有浅表淋巴结肿大。全身淋巴结皆可被累及,以颈部淋巴结最为常见,一般不融合,无明显压痛,肿大淋巴结消退徐缓,通常为 3 周,偶可持续较长的时间。

3. 咽峡炎　可发生于 84% 患者中,多数有咽、腭垂、扁桃体等充血、水肿或肿大,少数有溃疡或假膜形成。患者多有咽痛,软腭上可及瘀点,牙龈亦可有肿胀,并有溃疡,喉及气管阻塞罕见。一般于起病 2 周内消退。

4. 肝脾肿大　约 10% 病例有肝大,儿童患者中较为常见。伴有肝功能异常者可达 2/3,约 9% 患者出现黄疸。52% 患者可出现脾大,大多数患者为超声检查发现,通常发生于第 1 周,持续 3 ~ 4 周,大多仅在肋缘下 2 ~ 3cm。少数患者可发生脾破裂。

5. 皮疹　约 10% 的成人病例出现皮疹,儿童的发生率可达 1/3,呈多形性,可表现为红斑、丘疹或麻疹样皮疹,偶呈出血性。多见于躯干部,常在起病后 1 ~ 2 周内出现,3 ~ 7 日后消退,不留痕迹,未见脱屑。比较典型者为黏膜疹,表现为多

发性针尖样瘀点,见于软、硬腭的交界处。IM 患者在使用阿莫西林或氨苄西林后常会出现麻疹样皮疹(暴露药物后发生率可高达 95%),使用其他 β-内酰胺类药物亦会出现(40% ~ 60%)。

（二）慢性活动性 EB 病毒感染　CAEBV 是一种罕见的威胁生命的淋巴增生性疾病,其特征是持续性 IM 样综合征和 EBV 病毒血症。症状可能包括发热、淋巴结肿大和肝脾大,以及肝功能检查异常和血细胞减少症。

CAEBV 根据 EBV 感染细胞不同,分为 B 细胞型和 T/NK 细胞型。亚洲地区 T/NK 型多见,西方国家 B 细胞型多见。皮肤 T 细胞和 NK 细胞变异型可出现特征性的蚊咬过敏,表现为蚊虫叮咬后局部皮肤红斑、水疱及溃烂,同时伴有高热。CAEBV 患者预后不佳,发病年龄在 8 岁以上且合并严重并发症者预后更差,半数以上在 5 年内因严重并发症死亡。患者在病程中可合并出现噬血细胞综合征,部分可发展为淋巴瘤或白血病。

【实验室检查】

（一）血常规　IM 病初时,白细胞计数可以正常。发病后 10 ~ 12 日白细胞总数常有升高,高者可达 $(30 ~ 60) \times 10^9/L$,第 3 周恢复正常。病程早期先出现中性粒细胞增多,以后淋巴细胞增多(>60% 以上)。在发病的第 1 ~ 21 日可出现异型淋巴细胞,具有诊断价值。若外周血涂片中发现 10% 异型淋巴细胞,其诊断 IM 的敏感性为 75%,特异性为 92%。血小板计数可减少,极个别患者有粒细胞缺乏或淋巴细胞减少,大多见于病程的第 1 个月内。可能与异常免疫反应有关。

（二）骨髓象　除出现异型淋巴细胞增多外,其他缺乏特异性,但可除外其他疾病如血液系统肿瘤等。

（三）嗜异性凝集试验　敏感性在 81% ~ 95%,但特异性较差,目前已少用。

（四）EBV 抗体测定　包括衣壳抗原(VCA)IgM、IgG 抗体,早期抗原(EA)IgM、IgG 抗体,核抗原(EBNA)IgG 抗体等。各种抗体出现的时间与意义详见表 10-6-15-1、表 10-6-15-2。

表 10-6-15-1　各种 EBV 抗体的出现时间及其评价

EBV 抗体	出现时间	阳性率/%	持续时间	评价
衣壳抗体（VCA）				
IgM 型	出现临床症状时	100	4 ~ 8 周	灵敏性与特异性高,但操作困难
IgG 型	出现临床症状时	100	终身	滴定较高,可终身存在,宜用于流行病学调查
早期抗体（EA）				
抗-D	发病后 3 ~ 4 周达高峰	70	3 ~ 6 个月	与病情严重度有关,在鼻咽癌患者中可测到
抗-R	发病后 2 周 ~ 数月	低	2 个月至 3 年	见于 Burkitt 淋巴瘤
病毒相关核抗体（EBNA）	发病后 3 ~ 4 周	100	终身	较迟出现,有助于嗜异性抗体阴性病例的诊断
补体结合抗体	发病后 3 ~ 4 周	100	终身	较迟出现,有助于嗜异性抗体阴性病例的诊断
中和抗体	发病后 3 ~ 4 周	100	终身	技术上难度高

表 10-6-15-2 抗体与 EBV 感染状态

感染	VCA IgG	VCA IgM	EA(D)	EBNA IgG
未感染	-	-		
急性感染	+	+	+/-	
近期感染	+	+/-	+/-	+/-
既往感染	+	-	+/-	+

注:-无;+有。

（五）**核酸检测** 采用核酸杂交或 PCR 技术检测 EBV 基因组已经用于临床诊断,一般 IM 患者起病 2 周内外周血可检测出 EBV DNA,敏感性为 95%,特异性为 97%。选择不同样本意义不同,血浆或血清中的 EBV DNA 与疾病严重程度相关,也与 EBV 相关噬血细胞综合征的诊断和疗效相关;CAEBV 患者则推荐用外周血单个核细胞检测 EBV DNA 作为诊断标准之一,PTLD 患者监测全血 EBV DNA 可指导免疫抑制药物应用,确定高风险人群,血浆中 EBV DNA 与 PTLD 的发生和治疗疗效密切相关。

【诊断与鉴别诊断】

IM 的诊断以临床症状、典型血常规及血清学抗体为主要依据。在开展血清学检查有困难时,根据血常规结合临床也可作出诊断。前驱症状维持数日后出现乏力不适、发热等临床表现,免疫抑制人群表现类似。临床表现虽以高热、咽峡炎、颈淋巴结肿大等比较常见,但并非必有。症状通常维持数日至 3~4 周,有时在第一个缓解期后会再次恶化。患者需监测并发症:例如气道堵塞、溶血性贫血及血小板减少等。血清谷丙转氨酶(ALT)在病程中大多升高,即使无黄疸者亦然,值得重视。典型血常规在病程的第 2 日即有改变或呈阳性,但显著变化一般见于第 1~2 周,VCA-IgM 在 IM 症状出现时即可被检测到,峰值为第 2~3 周,EBV DNA 通常在 2 周内可测得。

CAEBV 的诊断标准并不统一,目前美国 NIH 采用的诊断标准见表 10-6-15-3。

表 10-6-15-3 CAEBV 的诊断标准

标志	条目
持续 6 个月以上的相关临床及血清学表现	①从 EBV 原发感染开始症状一直持续;② EBV 抗体滴度异常(VCA-IgG ≥ 1:5 120,EA 抗体≥1:640 或 EBNA<1:2)
主要脏器受损的组织学标志	①淋巴结炎;②噬血现象;③脑膜脑炎;④持续性肝炎;⑤脾大;⑥间质性肺炎;⑦骨髓增生不良;⑧视网膜炎

注:满足上述每一项中至少 1 条并排除任何免疫缺陷包括 HIV 感染即可诊断。

日本的诊断标准降低了 EBV 相关抗体的滴度(VCA-IgG ≥ 1:640,EA 抗体≥1:160 或 EBNA<1:2)以增加敏感性。

EBV 感染应与以下疾病鉴别。①巨细胞病毒感染:临床表现酷似本病,该病肝、脾大是由于病毒对靶器官细胞的作用所致,IM 则与淋巴细胞增生有关。巨细胞病毒病中咽痛和颈淋巴结肿大较少见,血清中无嗜异性凝集素及 EBV 抗体,确诊有赖于病毒分离及特异性抗体测定。②血液系统肿瘤:本病可出现发热、肝脾大、淋巴结肿大,甚至累及血液系统,也需与血液系统肿瘤相鉴别,骨髓细胞学检查有确诊价值。③艾滋病:患者有 HIV 感染风险,同样可表现为发热、咽峡炎,淋巴结肿大,建议筛查 HIV 抗体。同时检测人类单纯疱疹病毒 6(HHV-6)、巨细胞病毒和弓形虫。④急性感染性淋巴细胞增多症:儿童中本病尚需与急性感染性淋巴细胞增多症鉴别,后者多见于幼儿,大多有上呼吸道症状,淋巴结肿大少见,无脾大;白细胞总数增多,主要为成熟淋巴细胞,异常血常规可维持 4~5 周;嗜异性凝集试验阴性,血清中无 EBV 抗体出现。

【并发症】

（一）**脾破裂** 罕见,发生于 0.1%~0.5%患者。脾脏大小与脾破裂无相关性。致死率高达 30%。部分脾破裂发生于 3 周内,最长报道可有 7 周。

（二）**神经系统并发症** 发病率为 1%,通常发生于病程前 2 周,包括无菌性脑膜炎、病毒性脑炎、吉兰-巴雷综合征、脑神经损害、横贯性脊髓炎、亚急性硬化性全脑炎和精神障碍。预后大多良好,病情重危者痊愈后也多不留后遗症。

（三）**气道堵塞** 严重气道堵塞可发生于 1%~5%患者中,由肿大扁桃体和口咽部淋巴结肿大引发。糖皮质激素可改善梗阻症状,但仍有部分患者需要气管插管、气管切开或扁桃体切除术。

（四）**血液系统累及** 25%~50%的病例有血液系统累及,大多数较为轻微,也可表现为溶血性贫血、血栓性血小板减少性紫癜、溶血尿毒综合征和弥散性血管内凝血。此外 EBV 是导致噬血细胞综合征最常见的感染性病原因素,预后较差。

【预后】

典型病例预后大多良好。病程一般为 1~2 周,但可有复发。部分患者低热、淋巴结肿大、乏力、病后软弱可持续数周或数月。本病病死率为 1%~2%,死因为脾破裂、脑膜炎、心肌炎等。有先天性免疫缺陷者感染本病后,病情迅速恶化而死亡。

无论成人或儿童,CAEBV 的预后均较差,发病年龄在 8 岁以上且合并严重并发症者预后更差,半数以上在 5 年内因严重并发症死亡。

【治疗】

（一）**对症治疗** 本病大多能自愈。急性期特别是并发肝功能异常时应卧床休息。对乙酰氨基酚和消炎止痛药推荐应用于发热、咽部不适等症状。足够的液体和营养摄入也十分重要。抗菌药物对本病无效,仅在咽部、扁桃体继发细菌感染时可选用。

（二）**抗病毒药物** 虽然阿昔洛韦及其衍生物在体外实验中有拮抗 EBV 的作用,但临床随机对照试验提示,阿昔洛韦及伐昔洛韦只能一过性地降低口腔内病毒载量,并不能减少外周血中 EBV,并在停止治疗后病毒量迅速恢复。因此,此类药物不必常规地应用于一般的 IM 患者。干扰素的疗效不明确。

（三）**糖皮质激素** Cochrane 评估了 7 个临床随机对照研究，并未得到有益结果，因此，建议糖皮质激素仅应用于 IM 的严重并发症，例如上呼吸道梗阻、溶血性贫血等。

（四）**CAEBV 治疗** 造血干细胞移植是唯一可以治愈的治疗方法。其他治疗包括大剂量糖皮质激素、抗病毒药物、蛋白酶抑制剂（例如硼替佐米）、组蛋白去乙酰化酶抑制剂等药物的单独或联合治疗，但疗效尚未确认。合并 HLH 者可按 HLH-94 方案化疗；一项回顾性分析显示，使用依托泊苷（VP16）治疗 EBV 引起的 HLH 可以减少死亡率。

【预防】

对于患有活动性 EBV 感染的患者，经常洗手及不共用饮食用具、水杯和牙刷等措施可以减少 EBV 传染给他人的风险；此外 EBV 可通过血液传播，故患者献血期限必须延至发病后数个月。

重组 EBV 亚单位 gp350 疫苗已在 4 个临床试验中进行了研究。该疫苗显示出安全性和免疫原性，尽管不能预防 EBV 感染，但减轻了临床症状。

推荐阅读

1. CORREIA S, BRIDGES R, WEGNER F, et al. Sequence variation of Epstein-Barr virus: viral types, geography, codon usage, and diseases [J]. J Virol, 2018, 92(22): e01132-1.

2. RICKINSON A B, LONG H M, PALENDIRA U, et al. Cellular immune controls over Epstein-Barr virus infection: new lessons from the clinic and the laboratory [J]. Trends Imunnol, 2014, 35(4): 159-169.

3. BOLLARD C M, COHEN J I. How I treat T-cell chronic active Epstein-Barr virus disease [J]. Blood, 2018, 131(26): 2899-2905.

第十六节 肠道病毒感染

俞 蕙

肠道病毒（enterovirus，EV）包括脊髓灰质炎病毒、柯萨奇病毒（Coxsackievirus，Cox）、埃可病毒（ECHO virus，ECHO）及陆续发现的新型肠道病毒。肠道病毒感染呈世界性流行，可累及全身多个系统，不同年龄人群均可受染，儿童尤为多见。临床表现复杂多样，虽大多属轻症，但也偶可危及生命。本节主要介绍肠道病毒感染所致的无菌性脑膜炎、脑炎、类脊髓灰质炎、心肌炎、疱疹性咽峡炎、流行性急性结膜炎、流行性胸痛、手足口病、呼吸道感染、婴儿腹泻、出疹性疾病等。脊髓灰质炎病毒所致的脊髓灰质炎可参见本章第十七节"脊髓灰质炎"。

【病原】

EV 属于微小 RNA 病毒科（Picornavirdae）的肠道病毒属，具有不少共同的理化生物学特点。病毒呈圆球状颗粒，直径 30nm，体积很小，在电镜下形态与其他微小 RNA 病毒相似，病毒核酸内核为单股正链 RNA，相对分子量为 $(2.3 \sim 2.8) \times 10^6$，其基因组由约 7 500 个核苷酸组成，长约 7.5kb。有 4 种衣壳蛋

白 VP1、VP2、VP3 和 VP4，呈 20 面体，立体对称。病毒颗粒裸露，无囊膜。EV 抗乙醚、乙醇等消毒剂，耐酸，对氧化剂如游离氯、高锰酸钾等都甚敏感，在 pH 3~10 很稳定，低温-70~-20℃仍保持活力，长期存活，在自来水中存活 2~168 天，在土壤中存活 25~125 天。病毒不耐高温，56℃ 30 分钟灭活，煮沸立即死亡。在干燥环境及紫外线照射下极不稳定，紫外线 0.5~1 小时即死亡，也可被 3%~5% 甲醛、酚和放射线灭活。

目前除脊髓灰质炎病毒以外的 EV 被分为 EV A~D 4 个组别，共有 104 种血清型（表 10-6-16-1）。除少数型别外，肠道病毒各型之间一般无交叉免疫。

表 10-6-16-1 人类肠道病毒分型

组别	血清型	合计
A 组	CoxA2~8、10、12、14、16 和 EV71、76、89~92、114、119~121	21
B 组	CoxA9，CoxB1~6，E1~7、9、11~21、24~27、29~33 和 EV69、73~75、77~88、93、97~98、100~101、106~107、110	59
C 组	CoxA1、11、13、17、19~22、24 和 EV95~96、99、102、104~105、109、113、116~118	20
D 组	EV68、70、94、111	4
合计		104

根据病毒衣壳蛋白 VP1 序列的差异来区分，EV71 又有 A、B、C 三个基因型，含 11 个亚型，其中 B 型含 B1~B5 五个亚型，而 C 型也含 C1~C5 亚型。

柯萨奇病毒以 CoxA 和 B 表示，埃可病毒以 ECHO（E）显示，新型肠道病毒则以 EV 表示，该型从 EV68 开始命名（EV72 型实为甲型肝炎病毒，可参见本章第三十六节"病毒性肝炎"），表 10-6-16-1 中显示的 EV，仅限于和人类感染相关者。

【流行病学】

患者及带病毒者为传染源。EV 主要从粪便排出，可持续几周到 1~2 年，也可从咽部排出，但时间短，持续 1~2 周，患者血液、脑脊液、胸腔积液、皮疹疱液、唾液、尿及骨髓中都可分离出病毒。本病主要经粪-口传播，也可经呼吸道或由污染的手、食品、衣服、用具等传播。

EV 传播极广，隐性感染和显性感染之比为 100:1。EV 所致疾病终年可见，但以夏、秋季为多。各年龄组均可受染，但以婴幼儿和儿童为主，1 岁以下婴儿感染率比儿童和成人高 7 倍；但也有主要侵犯成人的流行报道。每年流行的病毒型别常有变动，是本病流行的特点。

由 EV 所致的手足口病（HFMD）于 1957 年由新西兰首先报道，CoxA16 和 EV71 所致者多见。亚太地区在 20 世纪 70 年代多次发生 HFMD 的暴发与流行。新加坡曾发生 2 次 HFMD 暴发，主要致病原为 CoxA 16。日本发生过 2 次 EV71 相关 HFMD 流行。20 世纪 90 年代后期，亚太地区 HFMD 的暴发或流行次数明显增多，如马来西亚发生 EV71 流行（2 628 例，其中

39 例有中枢神经系统病变,死亡 30 多例)。澳大利亚和新加坡共报告 3 790 例病例,死亡 3 例。我国台湾发生 EV71 感染大暴发,共报告近 13 万例 HFMD 和疱疹性咽峡炎,其中 405 例为有中枢神经系统感染的重症病例,78 例死亡。2000 年和 2001 年台湾地区再次暴发。

近年来婴幼儿手足口病在中国大陆各地流行,病情危重者出现脑干脑炎、肺水肿、肺出血而死亡。引起我国手足口病血清型高达 30 多种,以 EV71、CoxA16、CoxA6 和 CoxA10 多见,危重型病例多由 EV71 感染所致,以 C4 基因型为主。自 2008 年 5 月 2 日起我国已将手足口病纳入丙类传染病进行传染病报告和管理。2008—2017 年,我国手足口病平均年发病率约为 147/10 万,共报告约 1 817 万例,其中重症病例约 15 万例,死亡 3 500 多人,发病和死亡数均居丙类传染病的第一位。

【发病机制与病理】

病毒从咽部或肠道侵入,于局部黏膜及淋巴组织中繁殖,并从局部排出,此时即可出现局部症状。继而病毒又侵入局部淋巴结,并由此进入血液循环导致病毒血症。病毒经血液循环侵入全身网状内皮组织、深层淋巴结、肝、脾、骨髓等处,大量繁殖后再次进入血液循环后,病毒可随血流进入中枢神经系统、皮肤黏膜、心脏、呼吸器官,肝、胰、肌肉等处而引起病变。

因各病毒所对应的宿主细胞受体不同,故不同 EV 株对组织的嗜性各异,所导致的临床疾病呈现多样性。中枢神经系统病变和脊髓灰质炎相似,但一般较轻,以脑膜炎症为多见。脑炎患者有灶性单核细胞浸润及退行性变。CoxB 组病毒感染在新生儿引起广泛病变,涉及脑、肝、心等,病变以灶性坏死为主,伴淋巴细胞及中性粒细胞浸润。心肌炎患者常有间质淤血及炎症细胞聚集、心肌纤维灶性坏死、心包炎性浸润等。肌肉可见细胞浸润和肌纤维坏死。

EV71 有高度嗜神经性,EV71 的靶器官是脑干。尸检样本中发现病毒主要侵犯脑干、下丘脑、丘脑底、齿状核和脊髓灰质。肺水肿/肺出血是儿童感染 EV71 后的死因,肺水肿的机制是 EV71 破坏延髓的内侧、腹部和尾部,导致交感神经过度激活,自主神经功能紊乱,最终导致肺水肿。此外,由于细胞因子的异常激活,引起严重炎症反应,导致肺血管的通透性明显增加,诱发急性呼吸窘迫综合征。

人体感染 EV 后,产生 3 种特异性免疫抗体,即唾液及肠道局部产生的分泌型 IgA、血清特异性 IgM 抗体和血清特异性 IgG 中和抗体。IgM 抗体于感染后 1~3 日即可出现,能维持数周,其阳性表示新近感染;而 IgG 中和抗体增高则表示既往感染。IgG 能通过胎盘传至胎儿,使之获得被动免疫,IgM 则不能通过胎盘。

【临床表现】

EV 在人类引起的感染,临床表现多种多样,同型病毒可引起不同的临床综合征,而不同型别 EV 又可引起相似的临床疾病。

（一）无菌性脑膜炎（aseptic meningitis）、脑炎及瘫痪性疾病

1. 无菌性脑膜炎　CoxA7、9 及 B1~6 型引起者常见;ECHO 4、6、9、11、14、16、25、30、31、33 型及 EV71 型也曾引起暴发流行,而 ECHO 2、3、5 型多引起散发病例。

EV 无菌性脑膜炎的临床表现与其他病毒引起者差异不大,年长儿童和成人常诉发热、头痛、呕吐、腹痛、咽痛、畏光,常伴皮疹。小婴儿神经系统症状可不明显,但时有惊厥。患者起病后 1~2 日可出现脑膜刺激征。脑脊液细胞数增加,一般在 (100~200)×10^6/L,偶可高达 1 000×10^6/L 以上,初起时中性粒细胞占多数,后则以单核细胞为多,蛋白增多,糖和氯化物略低或基本正常。脑脊液中可分离到 EV。无神经系统症状的患者脑脊液细胞数也可增加。病程一般 5~10 日,大多不发生瘫痪,有时可见暂时性肌力减退,体力恢复较慢。成年患者偶见脑膜刺激征,可持续数周甚至数月。

2. 脑炎　夏季脑炎中有 15% 系 Cox 引起,以 CoxA2、5、7、9 及 CoxB 2~4 型为多,ECHO 4、6、9、11、30 型也可引起,尤以 9 型多见。

临床表现为发热、神志障碍、惊厥、昏迷、平衡失调等,常伴脑电图异常。脑脊液检查细胞数常 <100×10^6/L,以单核细胞为主,亦可始终正常,蛋白略增多,糖正常,脑脊液中可分离到病毒。CoxB 组病毒可在新生儿及婴儿中引起播散性脑炎,常与心肌炎、肝炎等同时存在。病情多危重,起病急,频发惊厥,易发生呼吸衰竭和心力衰竭,甚至死亡。

3. 瘫痪性疾病　普种脊髓灰质炎疫苗后,由脊髓灰质炎病毒引起的瘫痪已显著减少,而其他 EV 引起的瘫痪却时有发现。CoxA7、9、10、B1~5、ECHO 4、6、9、11、14、30 及 EV71 型均可引起。临床上以肢体软瘫为主,一般症状轻,恢复快,极少留下后遗症,但大流行中也可遇到重症引起延髓麻痹者。另有报告 CoxA2、5、6、9 及 E6、22 型可引起多发性神经根炎。

（二）心脏疾病　以急性心肌炎和心包炎、心律失常等为最常见,主要由 CoxB1~5 型等引起,心脏病变中有 1/3~1/2 由其所致,CoxA4、14、16 和 ECHO 1、6、9、19、22、30 型病毒也可引发。大多发生于新生儿和婴儿,偶见于年长儿童和青壮年,成人大多为散发,心脏病变临床表现可轻可重,轻者无自觉症状,重者可突发心功能衰竭。一般常先有短暂发热、上呼吸道感染症状,约 1~7 日后出现乏力、胸前痛、脉速、气促等心脏疾病症状,现归纳为以下各类型。

1. 急性心肌炎伴心功能衰竭　多见于新生儿,成人也可发生,起病突然,有阵咳、面色苍白、发绀及呼吸困难,迅速出现心力衰竭,心音低钝,脉搏浅速,肝脏急剧增大,伴肺水肿。急性心包炎与心肌炎同时发生。心电图呈低电压,心动过速、T 波倒置和 ST 段压低等。急性心肌炎时血清心肌酶常增高。

2. 心律失常　以过早搏动、心动过速或各类传导阻滞为主,心电图检查有助于确诊。轻者恢复快,数周后心律失常即消失,但也可持续数月不愈,甚至反复发作达数年之久。此型最为多见。

3. 猝死　多见于青壮年,常在夜间发生,尸检证实为心肌缺血,广泛心肌坏死或梗死,可在心肌细胞内检测出 EV 抗原。

4. 慢性心肌病　由 CoxB 引起的慢性心肌病变,涉及心脏

传导系统、心内膜、心瓣膜或心包膜,可造成弹性纤维增生症、慢性心肌病、狭窄性心包炎等。胎儿期感染可导致先天性心脏病,如先天性钙化型全心炎等。

(三)流行性肌痛 又称流行性胸痛(epidemic pleurodynia,Bornholm disease) 大多由 CoxB1~6 型引起,CoxA1、4、6、9、10 及 ECHO 1、2、6、9 型也可引发。常在局部地区暴发流行,多见于儿童和青壮年,家庭成员可同时或相继发病。潜伏期多为 2~5 日,最长 2 周。主要临床表现为发热(可达 39~40℃)和阵发性肌痛,可累及全身肌肉,而以腹部肌肉最多见,尤以膈肌受累为多。肌痛轻重不一,重者甚至可引起休克,肌肉活动时肌痛加剧,儿童肌痛稍轻,胸部摄片无异常。肌痛多在 4~6 日(12 小时~4 周)后自行消失。该病可间歇反复发作,但多能自愈。

(四)疱疹性咽峡炎(herpangina) 主要由 CoxA 引起,其中以 A1~6、8、10、16、22 型为多见,CoxB1~5 型也可致病,也有报告 E3、6、9、16、17、25 及 EV71 型可引起本病,该病遍及世界各地,呈散发流行,传染性很强,多见于夏、秋季节。主要见于婴幼儿和儿童,潜伏期平均约 4 日,表现为发热、咽痛,吞咽时咽痛更突出。咽部充血,在咽部、上腭、腭垂或扁桃体上可见散在灰白色疱疹,直径为 1~2mm,四周围以红晕,疱疹溃破形成黄色溃疡,少则 1~2 个,多可达 10 余个,多见于扁桃体、软腭垂,一般 4~6 日后自愈。

(五)手足口病(hand foot mouth disease,HFMD) 潜伏期 2~5 日,初起症状为低热、流涕、厌食、口腔黏膜出现小疱疹,常分布于舌、颊黏膜、硬腭,也可在牙龈、扁桃体及咽部见到,不久疱疹溃破即成溃疡。在口腔炎同时皮肤可出现斑丘疹,很快转为小疱疹,以手足为多,常位于手背、指间,偶见于上臂、大腿、臀部和躯干,呈离心分布。小疱疹散在,较水痘疱疹为小,直径为 3~7mm,疱壁厚质稍硬,几个至数十个,2~3 日内自行逐渐吸收消退,不留痂。预后一般良好,多治愈,但可复发。

重症 HFMD 病例多由 EV71 感染引起,病情凶险,病死率高。《肠道病毒 71 型(EV71)感染重症病例临床救治专家共识(2011 年版)》将 EV71 感染分为 5 期。第 1 期(手足口出疹期):主要表现为发热,手、足、口、臀等部位出疹(斑丘疹、丘疹、小疱疹),可伴有咳嗽、流涕、食欲缺乏等症状。部分病例仅表现为皮疹或疱疹性咽峡炎,个别病例可无皮疹。绝大多数病例在此期痊愈。第 2 期(神经系统受累期):少数 EV71 感染病例可出现中枢神经系统损害,多发生在病程 1~5 日内,表现为精神差、嗜睡、易惊、头痛、呕吐、烦躁、肢体抖动、急性肢体无力、颈项强直等脑膜炎、脑炎、脊髓灰质炎样综合征、脑脊髓炎症状体征。脑脊液检查为无菌性脑膜炎改变。脑脊髓 MRI 检查可见异常。此期病例属于手足口病重症病例重型,大多数病例可痊愈。第 3 期(心肺功能衰竭前期):多发生在病程 5 日内。目前认为可能与脑干炎症后自主神经功能失调或交感神经功能亢进有关。本期病例表现为心率、呼吸增快,出冷汗、皮肤花纹、四肢发凉,血压升高,血糖升高,外周血白细胞升高,心脏射

血分数可异常。此期病例属于手足口病重症病例危重型。及时发现上述表现并正确治疗,是降低病死率的关键。第 4 期(心肺功能衰竭期):病情继续发展,会出现心肺功能衰竭,可能与脑干脑炎所致神经源性肺水肿、循环功能衰竭有关。多发生在病程 5 日内,年龄以 0~3 岁为主(偶见于成人)。临床表现为心动过速(个别患儿心动过缓),呼吸急促,口唇发绀,咳粉红色泡沫痰或血性液体,持续血压降低或休克。亦有病例以严重脑功能衰竭为主要表现,肺水肿不明显,出现频繁抽搐、严重意识障碍及中枢性呼吸循环衰竭等。此期病例属于手足口病重症病例危重型,病死率较高。第 5 期(恢复期):体温逐渐恢复正常,对血管活性药物的依赖逐渐减少,神经系统受累症状和心肺功能逐渐恢复,少数可遗留神经系统后遗症状。

(六)急性流行性出血性结膜炎(acute epidemic hemorrhagic conjunctivitis) 从 1969 年发现此病后,在欧美、亚洲[包括日本、印尼、南亚和中国(华东各省及香港)地区]都有流行性报告,由 EV70、CoxA24 型引起。本病传染性强,常暴发流行,患者数可高达数万至百万。小儿及成人都可患病,家庭中传染迅速,70% 成员可先后感染。可同时发生脑膜脑炎。潜伏期 1 日左右,临床主要表现为急性结膜炎,眼睑红肿,眼结膜充血,眼痛、流泪,伴有脓性分泌物,有时可有结膜出血,也可发生角膜炎,但极少累及巩膜和虹膜,双眼常同时受累。可有腮腺肿大,全身症状较少,大多在 1~2 周自愈。眼分泌物中可分离到 EV,而从粪便或咽拭子中则较少分离到病毒。

(七)呼吸系统感染 EV 常引起上呼吸道感染,如 Cox-A21、24 及 B2~5 型都曾引起轻型呼吸系统感染流行,CoxA21 大多在军营流行,E4、7、11、20、25、30 型等可引起流行性呼吸道疾病或咽炎,CoxB1、4 型可引起支气管炎,CoxA9、16 型和 B4、5 型,以及 ECHO 9、19 型能引起婴儿肺炎和毛细支气管炎等下呼吸道感染,EV68 型为肺炎和毛细支气管炎的病原并且可导致呼吸衰竭。各型 EV 所致呼吸系统感染的临床表现与其他病毒感染引起者的症状体征差别相似,症状大多较轻,预后好,但也偶见重症。

(八)出疹性疾病 在 EV 感染过程中常出现皮疹,Cox-A2、4、9、16 型及 B1、3、5 型与皮疹关系相当密切。E4、9、16 型感染时皮疹尤为多见。婴儿和儿童受感染时常出现皮疹,成人少见。潜伏期大多 3~6 日,起病常有发热和上呼吸道症状,如轻咳、咽痛等,而后出现皮疹,皮疹类型多样,有斑丘疹、风疹样或麻疹样皮疹,疱疹或荨麻疹等。

(九)婴儿腹泻 EV 与腹泻关系密切,病毒以 ECHO 6、7、11、14、18 型为主,ECHO 18 型也曾引起产婴室腹泻流行。我国福建、上海、广西等地曾从腹泻患儿粪便中分离到 E1~3、7、18、24 型及 CoxB5 型病毒,由 EV 引起的小儿腹泻临床表现与其他病毒性腹泻症状相似。

(十)新生儿肠道病毒感染 新生儿期可发生 EV 全身严重感染,最多见为 CoxB2~5 型及 E11 型病毒引起,少数由 Cox-A3、9、16 型所致。大多从母亲处经胎盘感染胎儿,也可从医院婴儿室医务人员处获得,国内外都有新生儿室暴发流行报告。

（十一）免疫力低下患者发生的慢性脑膜脑炎　无论先天性或继发性免疫力低下患者，如 B 淋巴细胞缺损、丙种球蛋白缺乏或各种严重联合免疫缺陷和接受脏器移植者感染 EV 均可引起慢性、持续性中枢神经系统病变。病初可无明显神经系统症状，仅感头痛、颈项僵直、运动乏力、嗜睡；后渐出现肢体震颤，步态不稳，共济失调，眼底水肿，甚至发生惊厥。症状体征轻重不一，病程中可出现波动。脑脊液中淋巴细胞增多，蛋白量高于一般无菌性脑膜炎，脑脊液检出 EV 可持续数月到数年之久，但粪便中阳性率较低。尸检时脑膜、肝、脾、肾、心肌、骨骼肌、骨髓中也可检出病毒。故本病系 EV 直接侵犯组织脏器所致。中枢神经系统有慢性脑膜和脑组织炎症，大多数患者预后不佳。

（十二）其他　EV 尚可侵犯腮腺、胰腺、肝脏、睾丸等器官，引起相应的临床表现。EV 感染与风湿病、肾炎、溶血尿毒症、糖尿病等有一定关系，对 CoxB4、5 型病毒与 1 型糖尿病的发病关系研究尤多，认为 CoxB 感染通过促进胰腺 β 细胞的自身免疫反应或阻碍 β 细胞再生而激发 1 型糖尿病的发生。

【实验室检查】

（一）血常规　白细胞计数大多正常，分类以淋巴细胞为主。在某些 EV 感染时白细胞计数可升高。

（二）病毒分离　一般采集咽拭子及粪便进行病毒分离和鉴定，尚可从患者的脑脊液、胸腔积液、心包积液、血液中或活检、尸检的组织中分离到病毒。标本可接种于 WHO 推荐的敏感细胞进行组织培养，观察细胞病变。同时用几种组织培养细胞进行分离以提高阳性率。阳性标本再以特异性免疫血清做中和试验进行型别鉴定。疑有 CoxA 组或 B 组病毒感染者，应将标本经皮下、腹腔或脑内途径接种乳鼠，以提高病毒分离率。

（三）血清免疫学检查　采集病初及恢复期双份血清，测定病毒型特异性抗体水平，一般用中和试验、补体结合试验、酶联免疫吸附试验等方法，其中以中和试验最为可靠，中和试验阳性消失最慢，型特异性也较强，恢复期抗体水平比早期有 ≥4 倍上升，则诊断意义极大。因 EV 型多，血清学中和试验工作量大，仅在某地出现已知型别 EV 流行时，用此法进行诊断比较理想。

（四）分子生物学方法　采用分子生物学技术进行病毒基因扩增和氨基酸或核苷酸测序鉴定分子生物学型别，可应用 cDNA 探针、RNA 探针或寡核苷酸探针，尤以后两者为优。从患者血液、脑脊液中可测出 EV RNA，阳性率高，能在 24 小时内得到结果。

【诊断与鉴别诊断】

（一）诊断　EV 感染临床表现复杂多样，因健康人群粪便带 EV 者不少，因此诊断必须十分慎重，一般要符合以下标准才能确诊。

1. 从患者体液（血液、胸腔积液、心包液、脑脊液、尿液等）或活检组织、尸检组织中分离出 EV 或用 PCR 检测出 EV RNA 才具诊断价值，单从咽拭子或粪便中分离到 EV 不能确诊。

2. 疾病恢复期（起病后 3~4 周）血液中抗体较疾病早期有 ≥4 倍增高，则有新近感染的可能，以中和抗体测定最为可靠。

3. 临床出现流行性肌痛、疱疹性咽峡炎、手足口病、急性心肌炎、无菌性脑膜炎、急性流行性结膜炎等特殊症候群，并从咽拭子或粪便中重复分离到同一型 EV。

（二）鉴别诊断

1. 无菌性脑膜炎　应与其他病原引起的脑膜炎相鉴别。

（1）流行性腮腺炎合并脑膜脑炎：多流行于冬、春季节，常伴双侧腮腺或颌下腺肿大，血清淀粉酶增高，但 CoxB3、E6、9 型也可引起腮腺肿大，不过多为单侧肿大，病程较流行性腮腺炎短。

（2）脊髓灰质炎：如伴有瘫痪较易诊断，其他 EV 感染也可引起瘫痪，较少见，且大多为轻症，不留后遗症。

（3）乙型脑炎：多发生于夏季，有蚊子叮咬史，居住环境中有养猪史。起病急，常伴高热、神志改变。病初外周血白细胞增多，以中性粒细胞为主。血和脑脊液乙型脑炎病毒 IgM 阳性有利于鉴别。

（4）流脑及其他化脓性脑膜炎：轻症及重症已治疗者尤需加以鉴别，起病急，脑膜刺激征明显。外周血白细胞总数及中性粒细胞均增高。脑脊液白细胞升高，以中性粒细胞为主，蛋白增高，糖和氯化物降低，脑脊液或血液中如能找到致病菌可确诊。

（5）结核性脑膜炎：起病缓慢，有其他结核病症及结核接触史，脑脊液蛋白增高，糖和氯化物明显降低，有薄膜形成，可找到结核分枝杆菌。

（6）隐球菌脑膜炎：起病呈亚急性，脑脊液离心后墨汁涂片找隐球菌及乳胶凝集试验检测隐球菌抗原有利于鉴别。

（7）婴儿脑型脚气病（维生素 B₁ 缺乏症）及其他原因引起的脑病（如中毒性脑炎）：均应注意勿与 EV 脑炎相混淆，详细病史及仔细体检至关重要。

EV 引起的无菌性脑膜炎虽不易与其他病原所致者进行临床鉴别，但如发生在夏、秋，有流行趋势，伴皮疹，肌痛，口、咽部疱疹，心肌炎等 EV 感染常见症候群，则颇有助于诊断。

2. 流行性肌痛　胸痛显著时应与胸膜炎、心绞痛、心肌梗死等鉴别，胸片及心电图检查有助于诊断。腹部疼痛时酷似阑尾炎，成人尚需除外胆囊炎、胆石症、胃溃疡穿孔、急性胰腺炎等。本病肌痛一般局限于浅表部位，无深部压痛或反跳痛。此外，腹部炎症常伴外周血白细胞计数和中性粒细胞增加，而本症大多正常。

3. 急性心肌炎、心包炎　新生儿心肌炎常与其他急性感染、败血症、肺炎等不易鉴别，如迅速出现心功能衰竭症状或心律失常，应疑及 EV 感染。伴有皮疹、血清转氨酶升高及脑脊液有改变者，更有助于诊断。年长儿青春期发生心肌炎、心包炎，应首先除外风湿病，后者常有关节炎症状，抗链球菌溶血素"O"试验阳性等有助于鉴别。中年以上成人发生心肌炎需与冠心病相鉴别。

4. 疱疹性咽峡炎　需与单纯疱疹病毒引起的口腔炎鉴别。EV 引发的疱疹性咽峡炎常发生流行，其口腔疱疹常限于口腔后部。单纯疱疹口腔炎多为散发病例,疱疹可发生在口腔任何部位,但以皮肤黏膜交界处如唇边为多见。

5. 出疹性疾病　本症多形性皮疹中斑丘疹需与风疹、麻疹的皮疹相鉴别。EV 引起的皮疹在疹退后无色素沉着和脱屑。猩红热样皮疹需与猩红热鉴别。HFMD 需与水痘鉴别,前者疱疹形态较水痘为小,疱壁较厚,多分布于手、足、臀部,少见于躯干。

【预后】

EV 感染绝大多数病情较轻,一般都可顺利康复。成人患急性心肌炎可发生猝死,个别患者病程迁延或反复发作,可导致慢性心肌病。新生儿全身感染影响心、肝、脑等重要脏器时,病情危重,预后差。中枢神经系统感染很少发生瘫痪,轻瘫恢复快,极少留下后遗症。少数 3 岁以下婴幼儿 EV71 感染引起危重型 HFMD,病情凶险,病死率高。

【治疗】

对 EV 感染迄今尚无特效治疗,主要为一般治疗和对症治疗。急性期应卧床休息。有呕吐、腹泻、食欲缺乏者要注意水、电解质平衡,对发生惊厥及严重肌痛者,可适当给予镇静剂和止痛剂。出现急性心肌炎伴心力衰竭时,积极抢救,及早采用抗心力衰竭抗休克治疗。在疾病早期和轻症时一般不主张应用肾上腺皮质激素,病情严重时可适当应用,可考虑早期应用免疫球蛋白。

EV71 感染重症 HFMD 病例从第 2 期发展到第 3 期多在 1 天以内,偶尔在 2 天或以上。从第 3 期发展到第 4 期有时仅为数小时。因此,应当根据临床各期不同病理生理过程,采取相应救治措施。第 1 期:无需住院治疗,以对症治疗为主。第 2 期:使用甘露醇、利尿药等脱水降低颅内高压;适当控制液体入量;对持续高热、有脊髓受累表现或病情进展较快的病例可酌情应用丙种球蛋白。密切观察体温、呼吸、心率、血压及四肢皮肤温度变化等可能发展为危重型的高危因素,尤其是 3 岁以内、病程 5 天以内的病例。第 3 期:应收入 ICU 治疗。在第 2 期治疗基础上,阻断交感神经兴奋性,及时应用血管活性药物,同时给予氧疗和呼吸支持。酌情应用丙种球蛋白、糖皮质激素,不建议预防性应用抗菌药物。第 4 期:在第 3 期治疗基础上,及早应用呼吸机,进行正压通气或高频通气。肺水肿和肺出血病例,应适当增加呼气末正压;不宜频繁吸痰。第 5 期:给予支持疗法,促进各脏器功能恢复;肢体功能障碍者给予康复治疗;个别病例需长期机械通气治疗以维持生命。

【预防】

重视环境卫生和个人卫生。孕妇切忌与患者接触,婴儿尽量哺母乳,有报告母乳中含抗 EV 抗体。由于 EV 型别甚多,制备特异性疫苗有一定困难,中国自主研发的 EV71 灭活疫苗于 2015 年底获得批准。接种对象是 6~36 月龄的健康婴幼儿,接种 2 剂,间隔 28 天。上市前的 1~3 期临床试验结果表明疫苗接种是安全的,预防 EV71 手足口病和 EV71 相关疾病的有效率分别是 90% 和 80.4%。

推荐阅读

1. 《手足口病诊疗指南(2018 版)》编写专家委员会. 手足口病诊疗指南(2018 年版)[J]. 中华传染病杂志,2018,36(5):257-263.

2. PONS-SALORT M,PARKER E P,GRASSLY N C. The epidemiology of non-polio enteroviruses:recent advances and outstanding questions[J]. Curr Opin Infect Dis,2015,28(5):479-487.

第十七节　脊髓灰质炎

朱启镕

脊髓灰质炎(poliomyelitis)是由脊髓灰质炎病毒(*poliovirus*)引起的急性神经系统传染病,临床特征为发热后出现肌肉弛缓性瘫痪,而后留有后遗症,重症患者可因呼吸肌麻痹而死亡。我国长期大力执行脊髓灰质炎疫苗的免疫预防,现已无脊髓灰质炎野病毒流行。

【病原学】

脊髓灰质炎病毒,属于微小 RNA 病毒科(*Picornaviridae*)的肠道病毒属,呈小球形,直径 20~30nm,按其抗原性的不同分为Ⅰ、Ⅱ、Ⅲ共 3 个血清型,型间无交叉免疫。病毒颗粒的核心是单股正链 RNA,外面包裹着蛋白衣壳,无包膜,衣壳蛋白由 60 个结构相同的亚单位组成,每个亚单位又由病毒蛋白 VP1、VP2、VP3 和 VP4 组成,其中 VP1 在病毒表层暴露最充分,是引起中和反应最主要的抗原决定簇,是构成病毒最主要的抗原,也是测序的首选区,是监测脊髓灰质炎流行病学的重要依据。

脊髓灰质炎病毒耐寒不耐热,在外界环境中较稳定,低温冷冻下可存活数年,污水、粪便中可存活数月。加热 56℃ 30 分钟即可灭活,煮沸、紫外线照射可迅速将其杀死,能耐一般浓度的化学消毒剂如 70% 酒精及 5% 煤酚皂液;但对高锰酸钾、碘酊、过氧化氢、漂白粉等敏感,上述均可使其迅速灭活。

【流行病学】

1988 年世界卫生大会通过了全球消灭脊髓灰质炎的决议。世界各国共同努力,持续接种脊髓灰质炎疫苗,使全球范围内脊髓灰质炎病例减少了 99% 以上,从当时逾 125 个流行国家估计的 35 万例病例,下降至 2018 年报告的 29 例病例。2000 年我国已实现了无脊髓灰质炎野病毒病例的目标

在三株脊髓灰质炎野病毒中(Ⅰ型、Ⅱ型和Ⅲ型),Ⅱ型脊髓灰质炎野病毒已于 1999 年宣布消灭。自 2012 年 11 月尼日利亚最后一个报告病例以来,没有发现Ⅲ型脊髓灰质炎野病毒病例。因此,于 2019 年 10 月 24 日世界脊髓灰质炎日,全球消灭脊髓灰质炎认证委员会(GCC)正式宣布Ⅲ型脊髓灰质炎野病毒被正式消灭,这也代表着,全球三种不同型别的脊髓灰质炎野病毒中,Ⅱ型和Ⅲ型脊髓灰质炎野病毒已经彻底被消失,仅剩Ⅰ型还存在野毒株导致的病例。2018 年全球仅与我国接壤的巴基斯坦和阿富汗报告脊髓灰质炎野病毒病例 33 例。在全球彻底消灭脊髓灰质炎之前我国仍然存在输入性野病毒引致脊髓灰质炎的风险。

（一）**传染源**　为患者和隐性感染者,于潜伏期末即从鼻咽部分泌物和粪便中排毒,病后一周内排毒最多,持续时间可达 3~6 周,少数可长达 3~4 个月。

（二）**传播途径**　主要通过粪口消化道途径传播。粪便中含病毒量多,持续排毒时间长,可污染水、食物、手和玩具等传播。疾病早期口咽分泌物也可排出病毒由空气飞沫经呼吸道传播。

（三）**易感性**　儿童为易感人群,好发年龄为 4 月龄至 5 岁,占 90%以上。病后可获特异性持久免疫力。

（四）**流行特征**　可呈流行或散发,夏、秋季多见。热带和亚热带无明显季节性。与我国接壤的巴基斯坦、阿富汗是全球仅剩的尚有地方性传播的国家。

【发病机制与病理】

（一）**发病机制**　致病与病毒量、毒力和宿主特异性免疫力相关。病毒侵入易感者咽部及肠道壁的淋巴组织内增殖,可刺激机体产生特异性抗体,阻止其增殖,使感染中断。少数患者病毒侵入血液循环,形成第一次病毒血症,使病毒到达全身淋巴组织和单核巨噬细胞内继续增殖,病毒再次入血（即第二次病毒血症）,若机体免疫反应能清除病毒使疾病停止发展,则成为顿挫型。若病毒量大、毒力强或机体免疫力弱,则病毒通过血脑屏障侵入中枢神经系统,侵犯脊髓和脑干,沿神经轴索侵犯脊髓前角灰质细胞。按病变轻重,呈现无瘫痪至不同程度的瘫痪类型。

（二）**病理改变**　病变以脊髓前角运动神经元损害为主,尤其颈段和腰段脊髓,其次为脑干和小脑神经核。病灶呈多发性散在分布,可见神经细胞内细胞器溶解、细胞核浓缩及坏死,周围组织充血、水肿,血管周围炎症细胞浸润,神经胶质纤维增生。

【临床表现】

潜伏期为 3~35 日（一般为 5~14 日）,按症状轻重及有无麻痹分四型。

（一）**隐性感染（无症状型）**　占感染者 90%~95%,无症状,咽部、粪便可分离到病毒,感染 2~4 周后特异性中和抗体可至 4 倍以上增长。

（二）**顿挫型（轻型）**　占 4%~8%,有短时发热、咽部充血、头痛、乏力、恶心、腹泻等。症状持续 1~3 日自行恢复。

（三）**无麻痹型**　约占 1%,出现顿挫型症状,症状稍重,体温高、头痛、烦躁、肌痛。克氏征和布氏征阳性,深、浅反射活跃→减弱,脑脊液细胞数稍高。发热持续 3~5 日后热退,能完全恢复,不发生麻痹。

（四）**麻痹型**　占 1%~2%,是在无麻痹型临床基础上累及脊髓前角灰质、脑及脑神经的病变,出现麻痹,此型按其病程又分五期。

1. 前驱期　发热 1~4 日,症状与顿挫型相似,儿童伴上呼吸道及胃肠道症状为主。

2. 麻痹前期　经 1~6 日发热退后再度升高或持续下降时出现脑膜刺激征、颈背强直、全身或四肢肌痛、脑脊液呈无菌性脑膜炎样改变。此期持续 2~3 日。

3. 麻痹期　典型者在第 2 次发热 1~2 日高峰时或开始下降时（称双峰热,约 1/3 有双峰热）发生麻痹,逐渐加重,至热退尽麻痹不再进展。麻痹期按主要病变部位分四型:

（1）脊髓型:最为多见,以下运动神经元呈急性弛缓性瘫痪（acute flaccid paralysis,AFP）,单肢或多肢尤以下肢多见,近端大肌群较远端小肌群出现早而重。麻痹肌群分布不均匀、不对称,同例上下肢均麻痹者少见;无感觉障碍,麻痹出现后腱反射随之减弱或消失。

（2）脑干型:在麻痹型中占 6%~25%,常与脊髓型同时发生,因危及呼吸中枢、血管运动中枢及脑神经而病情危重。

（3）脑炎型:主要见于婴幼儿,常呈高热、谵妄、惊厥、嗜睡、昏迷、神志不清、强直性麻痹等。

（4）混合型:兼有上述各型的临床表现,常见脊髓型与脑干型的临床表现。

4. 恢复期　麻痹后 1~2 周麻痹肢体逐渐恢复,肌力逐渐增强,从远端麻痹肌开始,腱反射也逐渐复常,轻者 1~3 个月即可恢复,重者需 12~18 个月,甚至更久。

5. 后遗症期　指起病满 2 年,受损肌群因神经损伤而不能恢复,持久麻痹,肌肉挛缩,导致骨骼发育受阻,肢体畸形,如足内翻、外翻及下垂等,脊柱弯曲、跛行等。

口服脊髓灰质炎减毒活疫苗后,可罕见出现由疫苗株引起的急性弛缓性瘫痪病例,约 4 例/100 万出生队列。经证实因所服疫苗病毒 VP1 编码区的核苷酸序列变异,引起疫苗相关性麻痹性脊髓灰质炎（vaccine associated paralytic poliomyelitis,VAPP）病例和出现疫苗衍生脊髓灰质炎病毒（vaccine-derived poliovirus,VDPV）感染。易感个体尤其免疫功能低下者可以发生。

【并发症】

累及呼吸肌者可发生支气管肺炎、肺不张、肺水肿等。累及消化系统发生胃肠道肌麻痹可发生胃扩张、肠麻痹而致麻痹性肠梗阻。累及泌尿系统常易发生尿潴留,并发泌尿道感染。长期瘫痪卧床者易有压疮、肾结石、骨质脱钙和骨骼萎缩。

【实验室检查】

（一）**血常规和脑脊液检查**　血中白细胞正常或增多,早期可以中性为主。脑脊液白细胞数麻痹前期轻度增加,以单核细胞为主,热退后细胞数较快恢复正常。而蛋白质稍有增加可持续稍久,恢复期蛋白细胞呈轻度分离现象。

（二）**病原学检查**

1. 病毒分离　起病 1 周内从咽部和在出现麻痹后 14 天内采集 2 份粪便标本,2 份间隔至少 24 小时,每份 5~8g,冷藏送规定实验室,易分离到病毒。急性期从血液、脑脊液中也可分离病毒,但阳性率低。

2. 特异性抗体检查　血清和脑脊液中检测脊髓灰质炎特异性 IgM 抗体,若阳性提示近期感染。早期和恢复期双份血清脊髓灰质炎特异性 IgG 抗体呈≥4 倍增高,有辅助诊断意义。

【诊断与鉴别诊断】

（一）诊断

1. 流行病学资料 既往未接种过或未全程接种脊髓灰质炎疫苗的易感者，或有脊髓灰质炎流行地旅行史。

2. 临床特征 有发热、咽痛、多汗、烦躁、肌肉酸痛、颈背强直。当发热持续，在热度下降起或双峰热型第二峰热度下降时出现不对称性肌力及肌张力减退，腱反射减弱至消失，但无感觉障碍，患本病的可能性极大，确诊需有病原学证据。

3. 实验室检查依据 当血、脑脊液脊髓灰质炎 IgM 抗体阳性和/或血清脊髓灰质炎 IgG 抗体恢复期比急性期≥4 倍升高，具有辅助诊断价值。经咽部、血液、脑脊液或粪便中分离到脊髓灰质炎病毒才可确定诊断。

（二）鉴别诊断 脊髓灰质炎发生 AFP 应与以下疾病进行鉴别。

1. 急性感染性多发性神经根炎（吉兰-巴雷综合征） 多见于年长儿，急性起病，不发热，弛缓性瘫痪呈上行性、对称性，多伴有感觉障碍，腱反射减弱或消失。常有面神经、舌神经麻痹，重者亦常有呼吸肌麻痹。脑脊液呈典型的蛋白细胞分离现象。肌电图为神经源性损害。麻痹可以恢复，后遗症少。

2. 急性横贯性脊髓炎 急性起病，常有脊髓休克期，急性弛缓性瘫痪呈典型截瘫，脊平面下除麻痹外，伴感觉障碍及尿潴留或失禁。脑脊液中淋巴细胞和蛋白轻度增加。

3. 家族性低血钾性周期性麻痹 有家族史及既往发作史，麻痹突然发生，发展迅速，呈全身性和对称性。发作时血钾低，补钾后很快恢复，但可反复发作。

4. 少年型重症肌无力 四肢及躯干易疲劳性无力，常可伴眼外肌无力，经休息或用胆碱酯酶抑制剂后症状减轻或消失。新斯的明药物试验阳性。血中抗烟碱型乙酰受体检测阳性。

5. 其他病毒感染引起的急性弛缓性瘫痪 常见有柯萨奇、埃可等其他肠道病毒感染引起。有感染起病史，但大多麻痹程度较轻、范围较小，不呈流行性，多半无后遗症。需依赖病原学及血清免疫学检测来确诊。

6. 婴幼儿假性瘫痪 因局部损伤、骨折、骨髓炎、关节炎及维生素 C 缺乏引起的骨膜下血肿等，不愿移动肢体而误诊为瘫痪。需详细询问病史及进行肢体检查，结合 X 线片以明确诊断。

【预后】

严重者可死于呼吸肌麻痹和脑干炎症引起的呼吸衰竭。多见急性弛缓性瘫痪留有难以恢复的后遗症，常见表现为肢体瘫痪、肌肉萎缩和肢体畸形，从而不能站稳，行走跛行等。

【治疗】

本病至今仍无有效的抗病毒药物，强调对症治疗和病情监护。

（一）前驱期及麻痹前期 对症支持治疗如镇静剂、解热止痛剂，避免肌内注射、手术等刺激及损伤，以减少瘫痪的发生。保证足够的体液量及电解质，给予营养丰富适于消化的饮食。卧床至热退尽后 1 周，仍需避免运动 1~2 周，康复后 60 天仔细体检有无轻微肌力、肌张力异常。

（二）麻痹期 维持生命体征，保持气道通畅，防治肺部感染。鼓励进食，给予足够的水量和营养，不能进食则静脉供给。保持功能体位，防止肢体受压。适当选用神经营养类中、西药物。发现呼吸肌受累，给予吸氧，必要时采取辅助呼吸。

（三）恢复期及后遗症期 加强对麻痹肌群的功能锻炼，可用针灸、按摩、推拿、理疗等康复手段促进麻痹肌肉的恢复。如因严重后遗症导致脊柱、肢体畸形，可行手术矫治。

【预防】

（一）控制传染源 对患者及时报，自发病之日起隔离 40 天，患者的分泌物、排泄物必须消毒后再倾倒。有密切接触史者医学观察 20 天。

（二）切断传播途径 加强公共环境卫生，培养良好的个人卫生习惯，规范洗手。加强饮食、饮水卫生及管理工作。

（三）保护易感人群 维持高水平的免疫覆盖率，对外来人群查漏补种，重点地区开展强化免疫接种是控制和预防输入野病毒传播的最有效措施。

1. 主动免疫 自 2016 年 4 月以来全球未再有Ⅱ型脊髓灰质炎病毒，但口服Ⅰ~Ⅲ型脊髓灰质炎减毒活疫苗(tOPV)可引起 VAPP，虽然罕见但很严重，或导致 VDPV 循环。近十年 VDPV 在报告病例中>94% 源自Ⅱ型 VDPV 循环，随之改为口服Ⅰ、Ⅲ型脊髓灰质炎病毒减毒活疫苗(bOPV)。VAPP 主要发生在接种第 1 剂 OPV 后，约占 90%。由于 OPV 的黏膜免疫效果和群体免疫效果均优于 IPV，WHO 建议免疫程序采用 IPV 后再用 bOPV 的序贯接种程序。

2016 年底我国新发布儿童脊髓灰质炎疫苗至今接种程序：出生后 2 月龄注射 1 剂 IPV，3、4 月龄及 4 岁各服 1 剂 bOPV。少数城市 3、4 月龄改用 IPV 注射。

2. 被动免疫 禁忌接种脊髓灰质炎疫苗的易感儿童，在流行地区或与脊髓灰质炎患儿密切接触，可及时使用人体免疫球蛋白 0.3~0.5ml/kg，以提高被动免疫力，可维持 2~4 周，每月一次连用 2 个月，可暂免发病或减轻症状。

推荐阅读

1. 邢力莉,曹玲生.脊髓灰质炎疫苗接种现状与进展[J].中国疫苗和免疫,2018,24(2):243-247.

2. 世界卫生组织.脊髓灰质炎疫苗:世界卫生组织立场文件-2016 年 3 月[J].中国疫苗和免疫,2016,22(6):715-720.

第十八节 基孔肯亚热

王新宇 陈明泉

基孔肯亚热（Chikungunya fever）是由基孔肯亚病毒（*Chikungunya virus*,CHIKV）引起，经伊蚊传播，可导致急性发热性多关节痛和关节炎。本病主要流行于西非，曾在非洲、亚洲、欧洲，以及印度洋和太平洋岛屿暴发。

【病原学】

CHIKV 属于披膜病毒科甲病毒属。病毒直径约 70nm,有包膜,含有 3 个结构蛋白(衣壳蛋白 C、包膜蛋白 E1 和 E2)和 4 个非结构蛋白。CHIKV 的基因组为不分节段的正链 RNA,长度为 11~12kb。通过病毒部分 E1 基因的系统发生分析可将 CHIKV 分为 3 组:第 1 组包含了全部西非的分离株,第 2 组是亚洲分离株,东、中、南部非洲的分离株构成了第 3 组。CHIKV 可感染非人灵长类、乳鼠等动物。

【流行病学】

(一) 传染源 人和非人灵长类动物是 CHIKV 的主要宿主。急性期患者、隐性感染者和感染病毒的非人灵长类动物是本病的主要传染源。基孔肯亚热急性期患者在发病后 2~5 日内可产生高滴度病毒血症,有较强的传染性。在丛林型疫源地内,非人灵长类动物亦为本病的主要传染源。已证实非洲绿猴、狒狒、红尾猴、黑猩猩、长臂猿、猕猴和蝙蝠可由自然或实验感染 CHIKV,并致病毒血症。

(二) 传播途径 主要通过感染病毒的伊蚊叮咬而传播。埃及伊蚊和白纹伊蚊是本病的主要传播媒介。已报道母婴传播和经血液制品和器官移植传播病例,但并不常见。

(三) 人群易感性 人对 CHIKV 普遍易感,感染后可表现为显性感染或隐性感染。

(四) 流行特征

1. 地区分布 CHIKV 在西非的某些地区流行;某些地区的抗体阳性率达 35%~50%。基孔肯亚热曾在非洲、亚洲、欧洲、美洲及印度洋和太平洋岛屿有过暴发。

2. 人群分布 任何年龄均可发病,但新老疫区有差异。在新疫区或输入性流行区,所有年龄组均可发病;在非洲和东南亚等长期流行地区,儿童发病较多。

3. 季节分布 大多数暴发发生在热带雨季,旱季则有所减少。然而,非洲也曾在干旱期后暴发疫情。

【临床表现】

本病的潜伏期为 1~14 日,通常为 3~7 日。

(一) 急性期

1. 发热 潜伏期为 3~7 日(范围 1~14 日),可为高热(>39℃),发热通常持续 3~5 日(范围 1~10 日)。其他表现包括头痛、肌痛、面部水肿和胃肠道症状。

2. 皮疹 最常见的皮肤表现是斑疹或斑丘疹(通常在发病后 3 日或更晚出现,持续 3~7 日)。皮疹常常从四肢和躯干开始,可累及面部,呈斑片状或弥漫性。部分患者伴有瘙痒感。

3. 关节疼痛 多发性关节痛在发热后 2~5 日开始,通常累及多组关节。关节痛常呈双侧对称,更常累及远端关节。疼痛可剧烈并致关节失去功能,导致运动不能。

4. 严重并发症 极少数患者出现呼吸衰竭、心功能衰竭、心肌炎、急性肝炎、肾衰竭、出血和神经系统受累等严重并发症。

(二) 持续性或复发性疾病 一些患者在急性期后数月体征和症状持续存在或复发;表现包括关节炎/关节痛、手指和脚趾的水肿性多关节炎、早晨疼痛和僵硬,以及严重的腱鞘炎(尤其是腕部、手部和踝部)。

【实验室检查】

(一) 一般检查

1. 血常规检查 淋巴细胞减少和血小板减少是最常见的实验室检查异常。

2. 生化检查 部分患者血清转氨酶、肌酸激酶和肌酐可升高。

3. 脑脊液检查 脑膜脑炎患者脑脊液检查符合病毒性损伤的改变。

(二) 血清学检查 症状出现后 ≥8 日,应通过 ELISA 或 IFA 行 CHIKV IgM 抗体检查。

(三) 病原学检查

1. 核酸检测 在患者症状出现后 1~7 日,应使用 RT-PCR 检测 CHIKV RNA。

2. 病毒培养 病毒培养常作为研究工具。培养对早期感染的敏感性很高,但在发病后 5 日就会下降。病毒分离可以鉴定病毒株,对流行病学调查和研究很重要。

【诊断与鉴别诊断】

(一) 诊断依据

1. 流行病学资料 生活在基孔肯亚热流行地区或 14 日内有疫区旅行史,发病前 14 日内有被蚊叮咬史。

2. 临床表现 急性起病,以发热为首发症状,病程 2~5 日出现皮疹,多个关节剧烈疼痛。

3. 实验室检查 ①血清特异性 IgM 抗体阳性;②恢复期血清特异性 IgG 抗体滴度比急性期有 4 倍以上增高;③从患者标本中检出 CHIKV RNA;④从患者标本中分离到 CHIKV。

(二) 诊断标准

1. 疑似诊断 具有上述流行病学史和临床表现;无流行病学史者,但具有上述典型的临床表现。

2. 确定诊断 疑似诊断基础上具备诊断依据中实验室检查任一项者。

(三) 鉴别诊断 本病需与登革热、塞卡病毒病及阿良良(O'nyong-nyong)病毒、马亚罗(Mayaro)病毒等所致的甲病毒感染(参见本章第二十节"其他虫媒病毒感染所致的发热皮疹综合征"),细小病毒 B19 引起的传染性红斑及流感、麻疹、风疹、传染性单核细胞增多症、风湿热、细菌性关节炎等疾病相鉴别。如果临床病程不典型或发热持续超过 5~7 日,应考虑到双重感染的可能。

【治疗】

目前尚无针对 CHIKV 急性感染的特异性抗病毒治疗。疾病急性期的治疗包括支持治疗,如休息和补液,以及使用对乙酰氨基酚或非甾体抗炎药来缓解急性疼痛和发热。

持续性或复发性疾病的治疗,特别是关节疾病,取决于症状和检查结果的持续时间。在疾病急性期之后的几个月内可以使用抗炎药和镇痛药控制症状,出现炎性关节炎、肌腱炎或滑囊炎且对非甾体抗炎药应答不佳的患者,可给予短程糖皮质激素;病程超过 3 个月者可能需要使用改变病情的抗风湿药治疗,如甲氨蝶呤。

【预后】

急性期本病为自限性疾病,一般预后良好。表现为持续性关节症状的患者持续时间多变,可持续数年。

【预防】

(一) 控制传染源　尽量就地治疗,以减少传播机会。患者在病毒血症期间,应予以防蚊隔离。基孔肯亚热患者在发病的第 1 周(病毒血症期)采取预防措施以避免蚊虫叮咬,这样可以减少将感染传播给其他人。

(二) 切断传播途径　避免蚊虫叮咬的措施包括个人防护和环境控制措施。个人防护应有蚊帐、纱窗、纱门等防蚊设备。环境控制措施包括消灭蚊虫和清除蚊虫孳生地。

(三) 保护易感人群　CHIKV 疫苗尚在研发中。

推荐阅读

1. WEAVER S C,LECUIT M. Chikungunya virus and the global spread of a mosquito-borne disease[J]. N Engl J Med,2015,372(13):1231-1239.

2. PIANTADOSI A, KANJILAL S. Diagnostic approach for arboviral infections in the United States. [J] J Clin Microbiol, 2020, 58 (12): 01926-19.

第十九节　寨卡病毒感染

卢洪洲

寨卡病毒感染(Zika virus infection)是由寨卡病毒(Zika virus)引起的一种自限性急性传染病,主要通过伊蚊叮咬传播。临床特征主要为皮疹、发热、肌肉关节痛或结膜炎等。还可引起新生儿小头畸形和吉兰-巴雷综合征。

【病原】

寨卡病毒是一种蚊媒病毒,于 1947 年首次在乌干达恒河猴中发现。属黄病毒科黄病毒属,为单股正链 RNA 病毒,呈球形,直径 40~70nm,有包膜,包含 10 794 个核苷酸,编码 3 419 个氨基酸。共编码 3 种结构蛋白和 7 个非结构蛋白(NS1~NS7)。NS1 蛋白可作为早期诊断标志物。根据基因型分为非洲型和亚洲型。

寨卡病毒对酸和热敏感。60℃ 30 分钟,70%乙醇、0.5%次氯酸钠、脂溶剂、过氧乙酸等消毒剂及紫外线照射均可灭活病毒。寨卡病毒在 pH 6.8~7.4 的条件下最稳定,在-70℃ 或干燥状态下可长期存活。

【流行病学】

(一) 传染源　患者、无症状感染者和感染寨卡病毒的非人灵长类动物是该病的可能传染源。血液、尿液、唾液、精液等多种体液均有感染性。

(二) 传播途径　主要经伊蚊叮咬传播。传播媒介主要为埃及伊蚊、白纹伊蚊。亦可通过母婴(包括宫内经胎盘传播和分娩时感染)、血源和性传播。能否经乳汁传播不详。

(三) 易感人群　人群普遍易感。非洲等高流行地区人群感染率可高达 10%。曾感染过寨卡病毒的人对再次感染具有免疫力。

(四) 流行特点　主要在热带及亚热带地区流行,一年四季均可发病。截至 2019 年 7 月,全球共有 87 个国家和地区有该病报告,我国截至 2018 年 11 月 30 日,共报告 27 例输入性病例。疫情多出现在夏、秋季。

【临床表现】

该病潜伏期一般为 3~14 天,平均 7 天。人感染寨卡病毒后,仅约 20%出现症状,且症状较轻,主要表现为皮疹(多为斑丘疹)、发热(多为中低度发热),非化脓性结膜炎,肌肉和关节痛,少数患者可出现腹泻、黏膜溃疡、皮肤瘙痒、皮下出血等。症状持续 2~7 天后缓解,预后良好。罕见表现有睾丸炎和附睾炎、听力障碍等。重症病例少见,可表现为脑炎、脑膜炎、吉兰-巴雷综合征、急性播散性脑脊髓炎、心力衰竭等。

婴幼儿感染还可出现神经系统、视力和听力等改变。孕妇感染可能导致胎盘功能不全、胎儿生长受限、胎死宫内和新生儿小头畸形、大脑发育异常、肢体挛缩、眼睛异常和其他神经系统症状等。

【实验室检查】

(一) 血常规和血生化检查　部分病例可有白细胞和血小板减少。转氨酶、肌钙蛋白、血肌酐、乳酸脱氢酶、γ-谷氨酰转移酶、C-反应蛋白也可轻度升高。

(二) 血清学检查　应采集急性期和恢复期双份血清行 IgM 和 IgG 检测。应注意寨卡病毒抗体与同为黄病毒属的登革病毒、黄热病毒和西尼罗病毒抗体等有较强的交叉反应,易产生假阳性。

(三) 病原学检查　①病毒核酸检测:采用荧光定量 RT-PCR 检测标本中的病毒核酸。②病毒抗原检测:采用免疫组化法检测病毒抗原。③病毒分离培养:可将标本接种于蚊源细胞(C6/36)或哺乳动物细胞(Vero)或乳鼠脑内接种等方法进行病毒分离。

【诊断与鉴别诊断】

(一) 诊断依据　根据流行病学史、临床表现和相关实验室检查综合判断。

(二) 病例定义

1. 疑似病例

(1) ①流行病学史:发病前 14 天内在寨卡病毒感染病例报告或流行地区旅行或居住,或者接触过疑似、临床诊断或确诊的寨卡病毒病患者;②临床表现:难以用其他原因解释的发热、皮疹、关节痛或结膜炎等。

(2) 孕期感染寨卡病毒母亲所生的新生儿。

(3) 来自流行地区、已知或怀疑其胎儿存在先天性脑畸形的孕妇。

2. 临床诊断　疑似病例且寨卡病毒 IgM 抗体检测阳性,同时排除登革热、乙脑等其他常见黄病毒感染。

3. 确诊病例 疑似病例或临床诊断病例经实验室检测符合下列情形之一者:①寨卡病毒核酸或抗原检测阳性;②分离出寨卡病毒;③恢复期血清寨卡病毒中和抗体阳转或者滴度较急性期呈 4 倍以上升高。

(三) 鉴别诊断 本病应与登革热、基孔肯亚热、黄热病、西尼罗热等鉴别。

【预后】

本病为自限性疾病,仅 20% 出现症状,预后良好。重症与死亡病例少见。孕妇感染后,可致新生儿小头畸形。吉兰-巴雷综合征患者多可康复。

【治疗】

本病治疗尚无特效抗病毒药物。多数患者症状轻微,不需要特殊处理。高热不退者可用解热镇痛药,儿童应避免使用阿司匹林。结膜炎时可用重组人干扰素-α 滴眼液。对感染寨卡病毒的孕妇应定期产检,每 3~4 周监测胎儿生长发育情况。

恢复期患者血清特异性中和抗体有望用于寨卡病毒病的治疗。

待患者体征正常,症状消失,血液核酸 2 次阴性(间隔 24 小时)可出院,无条件检测者,应住院隔离 10 天。

【预防】

目前尚无疫苗。最佳预防方式是防止蚊虫叮咬。患者及无症状感染者应隔离 10 天以上,4 周内避免献血,男性 3 个月内及女性 2 个月内如发生性行为应使用安全套。

推荐阅读

1. 中华医学会热带病与寄生虫学分会,中华医学会感染病学分会. 寨卡病毒病防治中国专家共识(2019)[J]. 传染病信息,2019,32(1):1-7.

2. MEAD P S,DUGGAL N K,HOOK S A,et al. Zika virus shedding in semen of symptomatic infected men[J]. N Engl J Med,2018,378(15):1377-1385.

第二十节 其他虫媒病毒感染所致的发热皮疹综合征

王新宇 邵凌云

由节肢动物传播所致的引起发热皮疹综合征(fever and rash syndromes)的虫媒病毒感染有多种,临床和流行病学上多有相似之处。尽管引起该病的病毒不同类,但它们多以鸟类或小哺乳类动物作为贮存宿主,受感染的蚊或其他节肢动物吸血时,即可把病毒传播给人。目前发现能引起发热皮疹综合征的病原分属于披膜病毒科(Togaviridae)、黄病毒科(Flaviviridae)、布尼亚病毒科(Bunyaviridae)和呼肠孤病毒科(Reoviridae)。引起该病的披膜病毒科均为甲病毒属(Alphavirus),可引起基孔肯亚热(Chikungunya fever)、阿良良热(O'nyong-nyong fever)、马亚罗热(Mayaro fever)、罗斯河热(Ross river fever)和辛德毕斯

热(Sindbis fever)等;黄病毒科蚊传黄病毒属(Flavivirus)可引起登革热、寨卡病毒病和西尼罗热(West Nile fever);布尼亚病毒科白蛉病毒属(Phlebovirus)则引起白蛉热(Phlebotomus fever),裂谷热病毒(Rift valley fever virus)引起裂谷热(Rift valley fever);科罗拉多蜱传热病毒(Colorado tick fever virus)是呼肠孤病毒科 Colti 病毒属(Coltivirus)的代表株,可引起科罗拉多蜱传热(Colorado tick fever)。本节仅讨论其他少见的虫媒病毒所引起的发热皮疹综合征。

临床上该病多以急性发热、皮疹及关节痛为主要表现。热带和亚热带多见。诊断须有流行病学资料,如与相关脊椎动物和节肢虫媒的接触,年龄、季节、旅游史(含出游地区、接触情况)等。中和试验、补体结合试验、血凝抑制试验、荧光抗体和酶联免疫吸附试验(ELISA)等检测到特异性 IgM 或 IgG,若 3 周恢复期较急性期有 4 倍增长则支持近期感染,实时定量 PCR 检测到病毒基因可确诊。治疗以对症治疗为主,可使用解热镇痛药。控制这类疾病应由切断传播环节着手,包括对动物储存宿主的预防接种、控制虫媒、防虫宣传等。

(一) Colti 病毒属 科罗拉多蜱传热由呼肠孤病毒科 Colti 病毒属的科罗拉多蜱传热病毒引起,见于美国西部多山地区、加拿大落基山区域,主要由安氏革蜱(Dermacentor andersoni)传播,小型啮齿动物是这种病毒的自然宿主。人类疾病的分布与蜱的分布相一致,即海拔为 1 219~3 048m(4 000~10 000 英尺)的山区。传播发生在 3—9 月,但高峰为 4—6 月。平均潜伏期为 1~14 日。常见症状包括发热、寒战、肌痛和虚脱。头痛通常在急性发热期发生。大约 15% 的患者会发生点状疹或斑丘疹,常见白细胞减少。感染后的几周里,病毒感染骨髓红细胞前体,反转录聚合酶链反应从出现症状第 1 日起可能就具有诊断性。治疗为支持性,预后通常较好。预防措施包括避免在流行地区被蜱叮咬。

(二) 黄病毒属 西尼罗病毒(West Nile virus,WNV)是所有虫媒病毒中分布最广的病毒之一,在非洲、中东、欧洲部分地区及苏联地区、南亚和澳大利亚均有广泛分布。在 1999 年纽约市暴发之前,北美没有发现这种病毒。野生鸟类会产生高水平的病毒血症并作为放大宿主,但通常保持无症状。几乎所有人类感染的 WNV 都是由于蚊虫叮咬造成的;传播 WNV 的蚊子通常是库蚊属,其因地理区域而异。

大多数 WNV 感染者没有症状,仅 20%~40% 的感染者出现症状。西尼罗病毒感染的两种最常见表现为发热和神经系统侵袭性病变。西尼罗热的特征为发热、头痛、不适、背痛、肌痛和厌食。多达一半的此类患者出现斑丘疹。西尼罗病毒神经系统侵袭性病变可表现为脑炎、脑膜炎或急性非对称性弛缓性瘫痪。伴有肌无力和弛缓性瘫痪的脑炎高度提示西尼罗病毒感染。

如果怀疑西尼罗病毒感染,应采用 IgM 抗体捕捉酶联免疫吸附试验(MAC-ELISA)检测血清中有无西尼罗病毒 IgM 抗体。有神经系统症状的患者应进行腰椎穿刺检测脑脊液中有无 IgM 抗体。WNV 感染的治疗主要是支持性的。个人防护措施

包括使用驱蚊剂;保护公众健康的一般方案包括蚊子控制方案和献血者筛查。尚无人类疫苗可用。

（三）白蛉病毒属 白蛉热病毒（*Phlebotomus fever virus*）属于布尼亚病毒科白蛉病毒属。白蛉热那不勒斯病毒（SFNV）和白蛉热西西里病毒（SFSV）都是白蛉热的原因。这是一种自限性的发热性疾病。托斯卡纳病毒（TOSV）于 1971 年被发现，1983 年被认定可导致中枢和外周神经系统感染。TOSV 可引起无菌性脑膜炎和脑膜脑炎。这些病毒通过白蛉（phlebotomus）的叮咬传播。多见于夏季，常发生在乡村地区，流行于地中海盆地、巴尔干半岛、中东、印度西部和巴基斯坦。临床表现为全身不适、头痛、畏光、眼球痛、味觉过敏、肌痛和关节痛等。可有斑点样或荨麻疹样皮疹。可能会出现无菌性脑膜炎伴轻度脑脊液细胞增多。早期可出现白细胞总数和中性粒细胞数减少。利巴韦林治疗有效。喷洒杀虫剂可有效降低传播的危险性。

（四）甲病毒属 引起关节炎/关节痛的甲病毒属是呈全球分布的导致多关节炎/关节痛流行的蚊媒 RNA 病毒,该病在旅行者中出现或再现且相关报道越来越多。病毒通过吸血节肢动物（通常是蚊子）与地方性动物病脊椎动物宿主（通常是哺乳动物类和鸟类）之间的持续循环传播而留存于自然界。

在所有可导致关节炎的病毒中,甲病毒与众不同,因为成人的几乎所有症状性感染都会引起关节症状。披膜病毒科有 6 个甲病毒属,是一组有包膜的正义单链 RNA 虫媒病毒,包括:第一组是罗斯河病毒和 Barmah 森林病毒,Barmah 森林病毒在澳大利亚也有发现,每年导致 500~1 500 例症状性感染;第二组是 Igbo-Ora 病毒,与阿良良（O'nyong-nyong）病毒相关,主要见于非洲,曾于 1988 年有过一次暴发;第三组包括在非洲、亚洲和澳大利亚发现的辛德毕斯病毒组及在欧洲更常见的辛德毕斯样病毒,该组病毒有不同的名称,在俄罗斯联邦称为卡累利阿热（Karelian fever）,在瑞典称为 Ockelbo,在芬兰称为 Pogosta;第四组是马雅罗病毒,主要见于南美,有小规模散发流行;第五组是阿良良（O'nyong-nyong）病毒,见于中非和东非,偶尔有小规模流行,然而,在 1959—1962 年的一次流行中有超过 200 万人受累;第六组是基孔肯亚病毒,主要见于南亚和东亚、非洲及西太平洋地区,详见本章第十八节"基孔肯亚热"。

该组病毒感染通常引起发热、关节炎和皮疹三联症,潜伏期为数日至 3 周。然而,三联症可能不一定都出现,因此诊断有时很困难。阿良良、马雅罗和罗斯河病毒有症状感染与无症状感染的比例在 1:1 至 4:1 之间。罗斯河病毒导致的疾病通常较轻。基孔肯亚病毒和阿良良病毒导致的疾病起病突然,有发热和关节症状,可能较严重。其他甲病毒属在关节受累前有更缓慢起病的发热和非特异性全身症状。大多数患者出现多关节痛,通常累及足、踝、膝、腰、手指、腕、肘、肩和/或颈部。1/3~1/2 的患者常出现皮疹、发热、肌痛和/或疲劳,有时也出现肌腱炎和关节周围受累。大部分情况下,症状在平均 3~6 个月逐渐消退,然而罗斯河病毒在少数患者中持续时间超过 1 年。皮疹在出现关节症状后数日发生,持续时间短,累及面部、躯干和四肢的屈肌面。所有类型的病毒感染都有可能出现轻度淋巴结肿大。总的来说,甲病毒属感染相关关节炎的治疗是非特异性的。非甾体抗炎药是本类疾病的最佳治疗,单纯镇痛药通常对严重程度较轻的疾病有效,一般不需要使用糖皮质激素。

推荐阅读

MARQUES C D L,RANZOLIN A,CAVALCANTI N G,et al. Arboviruses related with chronic musculoskeletal symptoms[J]. Best Pract Res Clin Rheumatol,2020,34(4):101502.

第二十一节 侵害中枢神经系统的虫媒病毒感染

金嘉琳 黄玉仙

由节肢动物媒体传播,侵害中枢神经系统的虫媒病毒（*arthropod-borne viruses*,也称为 arboviruses）感染,在临床和流行病学上有诸多相似处,故放在一起讨论,尽管在病毒分类上,它们并非同属一类。这些病毒都以鸟类或小哺乳类为贮存宿主,受感染的蚊或其他节肢动物吸血时,即可把病毒传播给人。感染后大多是亚临床性;少数为短程热病,类似流感;还有极少病例,发生脑膜炎和脑炎。本节所讨论的内容归纳在表 10-6-21-1。其中,乙脑和森林脑炎将在本章第二十二节"流行性乙型脑炎"和第二十三节"森林脑炎"中讨论。

该病以热带和亚热带居多。诊断须有流行病学史,包括与相关脊椎动物和节肢虫媒的接触、年龄、季节、旅游史（含出游地区、接触情况）等。急性期血清和实验动物全血或组织培养,可以分离到病毒。急性期和 3 周恢复期血清,以中和试验、补体结合试验、血凝抑制试验、荧光抗体和酶联免疫吸附试验（ELISA）等法检查,也能作出正确诊断。在起病 1 周内,抗原检查和 IgM 捕获 ELISA 常为阳性。治疗包括卧床休息、解热、镇痛等。控制这类疾病可由切断传播环节入手,包括对动物贮存宿主的预防接种,控制虫媒,防虫宣传等。其中日本脑炎已有疫苗推出。

可以引起人类脑炎的虫媒病毒包括披膜病毒科、黄病毒科及布尼亚病毒科。其中黄病毒科病毒分为日本脑炎病毒血清簇（serocluster）和蜱传脑炎病毒复合群（complex）。日本脑炎病毒血清簇由一组抗原性相关的蚊传黄病毒组成,包括日本脑炎病毒、西尼罗病毒、圣路易斯脑炎病毒、墨莱峡谷脑炎病毒、罗西欧脑炎病毒等,其基因结构序列有一定的同源性。蜱传脑炎病毒复合群是一组抗原性相关的蜱传黄病毒,引起包括波瓦生脑炎（Powassan encephalitis）、蜱传脑炎（tick-borne encephalitis,TBE）、跳跃病（louping ill）、基萨那森林病（Kyasanur forest disease,KFD）、鄂木斯克出血热（Omsk hemorrhagic fever,OHF）、兰加特病（Langat virus infection）等疾病。KFD 和 OHF 的突出症状均为出血热,但可表现为脑膜脑炎。TBE 病毒的两个亚型（中欧脑炎病毒和苏联春夏脑炎病毒）,血清学检查可以

表 10-6-21-1 虫媒病毒引起的病毒性脑炎的流行特征

病毒属	疾病名称	别名	病原体	传播媒介	常见脊椎动物宿主	流行季节	病死率	主要地理分布
披膜病毒科甲病毒属	东方马脑炎	无	东方马脑炎病毒	黑尾赛库蚊	鸟类	夏末秋初	50%~70%	美国大西洋沿岸和墨西哥湾沿岸区
	西方马脑炎	无	西方马脑炎病毒	环跗库蚊	鸟类	夏季	3%~5%	美国西部,加拿大西部
	委内瑞拉马脑炎	无	委内瑞拉马脑炎病毒	伊蚊、鳞蚊、曼蚊	马类	夏季和秋季	35%(5岁以下),<10%(年龄更大人群)	北美和中美洲地区,主要流行于美国北部,但也可至墨西哥哥和得克萨斯州
黄病毒科黄病毒属	乙脑	日本脑炎	乙脑病毒	三带喙库蚊	猪、马、羊等	夏,秋季(7-8月高峰)	10%左右	亚洲为主的东南亚地区
	西尼罗病毒热	无	西尼罗病毒	库蚊属家蚊,尖音家蚊,困扰库蚊,赤家蚊,曼蚊,三带喙库蚊等	野生鸟类特别是乌鸦,也可以是家畜如马及一些禽类	夏,秋季,热带终年发病	10%(中枢累及病例)	埃及,以色列,印度,非洲大部分地区,北地中海沿岸地区和西亚及美洲
	墨莱河谷脑炎	无	墨莱河谷脑炎病毒	库蚊	鸟(尤其是水鸟)和家禽	夏季(当地1-5月)	30%~70%	澳大利亚和新几内亚
	罗西欧脑炎	无	罗西欧脑炎病毒	黑斑蚊和黄热蚊	野鸟	雨季(当地5-7月)	5%	巴西南海岸
	圣路易脑炎	无	圣路易脑炎病毒	赤家蚊,黑家蚊	野鸟	夏季(8-9月为高峰)	死亡率随年龄升高,由年轻人的3%上升到老年人的30%	存在于西半球所有地方,主要在北美和加勒比某些岛
	中欧蜱传脑炎	蜱传脑炎,西方蜱传脑炎	中欧脑炎病毒	篦籽硬蜱、网状革蜱、刻点血蜱	山羊和绵羊		欧洲1%~2%	俄罗斯联邦西部和中欧,北欧
	森林脑炎	蜱传脑炎,苏联春夏脑炎,东方蜱传脑炎	苏联春夏脑炎病毒	全沟蜱,嗜群血蜱,森林革蜱	啮齿动物,以野鼠为主	春,夏季(6月为高峰)	远东20%~25%	中国和俄罗斯联邦东部地区
	基萨那森林病	无	基萨那森林病	距刺血蜱	啮齿类和食虫类动物	2-6月,4-5月为高峰	3%~10%	印度

续表

病毒属	疾病名称	别名	病原体	传播媒介	常见脊椎动物宿主	流行季节	病死率	主要地理分布
黄病毒科黄病毒属	鄂木斯克出血热	无	鄂木斯克出血热病毒	网纹革蜱	啮齿类动物	春、夏季（高峰为5月及8—9月）	0.4%~2.5%	中亚
	苏格兰脑炎	跳跃病脑炎	苏格兰脑炎病毒	篦籽硬蜱	家畜（羊、马、猪、牛、狗等）	夏、秋季	大多预后良好	苏格兰、爱尔兰、英国北部、法国、西班牙、土耳其、希腊和前苏联部分地区
	根岸脑炎	无	根岸病毒	硬蜱	鼠	5—10月，6月为高峰	大多预后良好，少数死亡	主要在日本、前苏联地区和中国有散发
	波瓦生脑炎	无	波瓦生脑炎病毒	硬蜱	小哺乳动物（包括松鼠和土拨鼠）	大多6—9月	50%	加拿大和美国有本病自然疫源地
	兰加特病	无	兰加特病毒	硬蜱	啮齿类动物			马来西亚、泰国和部分前苏联地区
布尼亚病毒科	加利福尼亚脑炎	无	加利福尼亚病毒血清群，包括拉格罗斯病毒、詹姆士城峡谷病毒、塔西那病毒、雪鞋野兔病毒、三线条状病毒、钥状石病毒和加利福尼亚脑炎病毒7个成员	黑色伊蚊，背点伊蚊	啮齿类动物和兔子	夏、秋季	低于1%（詹姆士城峡谷病毒引起加利福尼亚脑炎死亡率高于拉格罗斯脑炎）	五大洲均有发现，主要为美国中西部和大西洋岸的中部州及加拿大南部
	拉格罗斯脑炎	无	拉格罗斯病毒	三列伊蚊	小哺乳类动物（如东方灰松鼠和金花鼠）	夏、秋季	病死率低	主要在美国东部和中西部

鉴别,对人类的毒力各异。波瓦生和跳跃病病毒,分别是北美和不列颠群岛的脑炎罕见病原。这些病毒在血清学上很易与蚊传黄病毒鉴别,但在复合群内则可发生交叉反应。

虫媒病毒性脑炎常见的病理改变包括:①细胞内病毒感染所致神经元和神经胶质损害;②免疫活性细胞进入血管周隙和脑实质。有些虫媒病毒性脑炎还有内皮细胞肿胀和增生、深部脑白质区髓鞘破坏、血管炎等改变。受感染虫媒叮咬后,病毒即在局部组织和局部淋巴结中复制。病毒入血,即可转移到神经外组织,病毒血症(viremia)的发生和持续时间,决定于它们在神经外组织中复制程度、单核巨噬细胞系统对病毒的清除速率,以及体液抗体的出现等。神经外感染部位视病毒而异。很多甲病毒和黄病毒侵害横纹肌和内皮,而委内瑞拉脑炎病毒侵害髓样和淋巴组织。病毒血症期间,神经实质可能受累,但病毒如何越过血脑屏障入侵,此中机制仍未全部阐明。黄病毒是通过嗅上皮进入中枢神经系统的。未成熟脑更易遭受西方马脑炎、委内瑞拉马脑炎和加州血清群脑炎等病毒的损害。圣路易斯脑炎病毒主要累及老人;日本脑炎和东方马脑炎发生率为双峰性,儿童和老人易受累。但在疫区,随着年龄增长和免疫性的积累,年龄较大的人对某些病毒的发病率可能减低。

推荐阅读

1. CLÉ M,ELDIN P,BRIANT L,et al. Neurocognitive impacts of arbovirus infections.[J]. J Neuroinflammation,2020,17(1):233.

2. PIANTADOSI A,KANJILAL S. Diagnostic approach for arboviral infections in the United States[J]. J Clin Microbiol, 2020, 58 (12):e01926-19.

3. ROCHLIN I,TOLEDO A. Emerging tick-borne pathogens of public health importance:a mini-review[J]. J Med Microbiol,2020,69(6):781-791.

4. MANANGEESWARAN M,LEWKOWICZ A P,ISRAELY T, et al. CpG oligonucleotides protect mice from alphavirus encephalitis:role of NK cells,interferons,and TNF[J]. Front Immunol,2020,11:237.

5. DEVIATKIN A A,KHOLODILOV I S,VAKULENKO Y A,et al. Tick-borne encephalitis virus:an emerging ancient zoonosis?[J] Viruses,2020,12(2):247.

第二十二节　流行性乙型脑炎

王晓红

流行性乙型脑炎(epidemic encephalitis B,Japanese encephalitis,JE)简称乙脑,是由乙脑病毒经媒介蚊虫叮咬引起的急性中枢神经系统感染,是一种人兽共患的自然疫源性疾病,是疫苗可预防疾病。此病最早于1871年在日本发现,故又名"日本脑炎"。该病临床起病急,有发热及不同程度的中枢神经系统症状,病死率高,重型患者病后常留有明显神经系统后遗症。

【病原】

乙脑病毒(*Japanese encephalitis virus*,JEV)属黄病毒科(*Flaviviridae*)黄病毒属(*Flavivirus*)。病毒颗粒呈对称20面体球形,直径约50nm,内含核衣壳蛋白(C)与核酸构成的核心,外面为脂蛋白包膜,其表面有包膜糖蛋白构成的刺突(E),包膜内侧为膜蛋白(M)。病毒基因组为单股正链 RNA,全长约11kb,包括5′端非翻译区、一个单一开放阅读框(ORF)和3′端非翻译区,ORF编码三种结构蛋白为C、E 和前膜蛋白(preM)及7个非结构蛋白 NS1、NS2A、NS2B、NS3、NS4A、NS4B 和 NS5。E 蛋白是病毒体主要结构蛋白,在致病性与免疫性中的作用十分重要,可使宿主产生体液与细胞免疫反应,诱导有效的保护性免疫。该蛋白又是细胞受体的结合蛋白,介导病毒侵入细胞。

根据病毒基因组核苷酸序列,乙脑病毒分为5个基因型。各基因型有其地理分布特点,我国流行株主要为 G I 和 G Ⅲ型,G V 型仅出现在西藏。所有基因型同属于1种血清型。

乙脑病毒具较强的嗜神经性,对温度、乙醚、酸等都很敏感,能在乳鼠脑组织内传代,在鸡胚、猴、肾及 HeLa 细胞中可以生长并复制,适宜在蚊内繁殖的温度为25~30℃。乙脑病毒属于虫媒病毒,在蚊虫媒介和脊椎动物宿主(主要为猪和涉水鸟)间传播。

【流行病学】

(一)传染源　家猪(尤其是仔猪)为乙脑病毒重要传染源,尽管其他脊椎动物也可被乙脑病毒感染,但是猪自然感染后的病毒血症持续时间长且病毒载量高,其生存环境与人类又接近。每年大批新生仔猪在流行季节被蚊虫叮咬后,乙脑病毒的感染率近乎100%。猪的感染高峰期比人类流行高峰早1~2个月。涉水鸟是另一个重要的乙脑病毒传播宿主,可以远距离传播乙脑病毒。

(二)传播途径　乙脑主要通过猪-蚊-人传播模式感染人。三带喙库蚊传播乙脑病毒的能力最强,伊蚊和按蚊也能传播本病。已从10种库蚊、4种按蚊和3种曼蚊体内分离出乙脑病毒。病毒在蚊肠道细胞内繁殖5万~10万倍后移行至唾液腺。蚊感染后10~12日能传播乙脑病毒,并可经卵传代越冬,是乙脑病毒的长期储存宿主,能从羽化幼蚊中分离出病毒。此外,受感染的候鸟、蝙蝠也是乙脑病毒越冬宿主。人与人之间传播未见报道。

(三)流行特征　乙脑主要流行于亚洲、西太平洋岛屿及澳大利亚等国家和地区,全球每年大约发生68 000例。中国自20世纪70年代末期使用乙脑疫苗以来,乙脑年报告发病率明显降低,近几年全国乙脑报告发病率为0.1/10万左右。发病高峰为夏、秋季节,热带地区全年散发,亚洲温带和热带北部地区呈季节性分布。我国乙脑发病在5月开始上升,7~8月为高峰期,9月开始明显下降。南方地区流行早于北方。

(四)易感性　人群对乙脑普遍易感,感染后绝大多数呈无症状隐性感染,仅<1%的感染者发生脑炎。流行地区发病者多为10岁以下儿童,以2~6岁为主,母体抗体对小婴儿有一定

的保护作用,年长者因免疫力下降,发病率可上升。随着疫苗免疫预防的实施,乙脑患者的发病年龄构成也发生变化,开始向大年龄儿童和成人推移。病后 1 周血清中出现特异性抗体,有持久免疫力。

【发病机制与病理】

乙脑病毒随蚊虫叮咬进入人体后,在局部和淋巴结繁殖,经过短暂的病毒血症后病毒侵入中枢神经系统。乙脑病毒如何通过血脑屏障的机制尚未明确。哺乳动物研究显示神经细胞存在特异性受体。该受体介导病毒进入神经细胞内,病毒在粗面内质网和高尔基体内复制和成熟,最终导致细胞破坏。

感染后是否发病取决于病毒的数量、毒力和机体的免疫力。绝大多数呈隐性感染,此时仅形成短暂病毒血症,不侵犯中枢神经系统,但可获终身免疫。当病毒数量多、毒力强、机体免疫力不足时会发病。原发感染后第 7 天血清和脑脊液均可检出 IgM 抗体。乙脑病毒感染时小胶质细胞和星形胶质细胞被激活,其分泌的趋化因子如 IFN-α/β、IFN-γ 和 TNF-α 与感染细胞表面受体结合后可激活细胞内抗病毒通路,其他细胞因子如 IL-1α/β、IL-2、IL-6、IL-12、IL-13 和 IL-18 均参与炎症反应。

病理表现以灰质受累为主,常见部位为丘脑、基底节、中脑、大脑皮质、小脑和脊髓前角。早期病理表现为组织充血,点状出血灶及血栓形成,血管内皮细胞损伤,血管周围套式细胞浸润;神经细胞变性、坏死,可见噬神经细胞现象,脑实质形成大小不等的软化灶,伴单核细胞浸润;后期神经细胞缺失伴局部胶质细胞增生,形成胶质小结,在基底节、丘脑和大脑皮质可出现钙沉积。

乙脑病毒可通过胎盘感染胎儿,造成流产或死产。

【临床表现】

潜伏期通常为 5~15 日。大多呈隐性感染或轻症,仅少数出现中枢神经系统症状。典型患者病程分为 4 个阶段。

(一)初热期 病初 3 日,为病毒血症期。有发热、精神萎靡、食欲缺乏、轻度嗜睡及头痛。体温持续在 39℃ 左右。此时常无明显神经系统症状,易误诊为上呼吸道感染。

(二)极期 病程 3~10 日,体温持续上升,可高达 40℃ 以上并持续不退直至极期结束。全身症状加重,出现明显神经系统症状及体征。意识障碍加重,渐转入昏迷,并出现惊厥。严重者惊厥可反复发作,出现肢体强直性瘫痪,昏迷加重,深浅反射均消失,颈强直等脑膜刺激症状明显。也可出现锥体束征及四肢不自主运动。患者有不同程度脑水肿和颅内高压,严重者表现为:①反复或持续惊厥、肌张力增高、体温升高;②呈浅昏迷或深昏迷;③瞳孔大小不等或对光反应迟钝;④呼吸节律改变,进展至中枢性呼吸衰竭,甚至发生脑疝。少数病例病变累及脊髓而发生脊髓灰质炎样弛缓性瘫痪。

(三)恢复期 极期过后即进入恢复期。体温下降,昏迷者经短期的精神呆滞或淡漠后渐清醒。神经系统体征逐渐改善或消失。重症患者恢复期表现为:①中枢性发热,低温持续

不退 2 周以上;②神经系统功能紊乱,如多汗、失眠等;③神志呆滞、反应迟钝,部分记忆力丧失,精神及行为异常;④肢体强直性瘫痪或有癫痫样发作。半年后上述症状仍不能恢复者称为后遗症。

(四)后遗症期 5%~20% 患者有不同程度后遗症,主要为认知障碍、癫痫样发作及肢体强直性瘫痪等。

根据病情轻重,乙脑可分为四型:

1. 轻型 神志清,体温 38~39℃,嗜睡、轻度脑膜刺激症状,一般无惊厥。病程 1 周,无后遗症。

2. 普通型 体温 39~40℃,昏睡、头痛、呕吐,出现浅昏迷。脑膜刺激症状明显,深浅反射消失,有 1 次或数次短暂惊厥。病程约 10~14 日,部分患者可有恢复期轻度神经精神症状。一般无后遗症。

3. 重型 体温持续在 40℃ 或更高,出现不同程度昏迷,反复或持续惊厥。病程在 2 周以上。恢复期可有神经精神症状,部分患者留有不同程度后遗症。

4. 极重型 初热期体温迅速上升达 40.5~41℃ 或更高,伴反复发作并难以控制的持续惊厥。于 1~2 日内转入深昏迷,肢体强直,有重度脑水肿的表现,发生中枢性呼吸衰竭或脑疝。病死率高,存活者均有严重后遗症。

少数极重型患者可出现循环衰竭,其原因是延髓血管舒缩中枢严重病变或因乙脑病毒引起心肌炎、心功能不全所致。

乙脑患者临床表现以轻型和普通型为多,约占 2/3。

【诊断】

主要依靠流行病学资料、临床表现和实验室检查。

(一)流行病学资料 本病多见于 7—9 月多蚊季,易感者以 10 岁以下儿童为多。

(二)主要症状和体征 起病急,有发热、头痛、呕吐、嗜睡等表现。重症患者有惊厥及昏迷,脑膜刺激征阳性。

(三)实验室检查

1. 血常规 白细胞总数(10~20)×10⁹/L,儿童可达 40×10⁹/L。病初中性粒细胞可高达 80% 以上,1~2 日后,淋巴细胞占优势。部分患者血常规始终正常。

2. 脑脊液检查 呈无色透明,压力增高,白细胞计数(50~500)×10⁶/L,个别高达 1 000×10⁶/L。病初 1~2 日以中性粒细胞为主,以后则单核细胞增多。蛋白质轻度增高,糖及氯化物正常。极少数患者脑脊液细胞数可正常。

3. 影像学检查 头颅 CT 检查可见异常,急性期典型表现为丘脑和基底节出现低密度影。MRI 较 CT 更敏感,突出表现在丘脑、基底节、黑质、小脑、脑桥、大脑皮质和脊髓等部位,T_1 加权影像显示为低密度影,T_2 为增强影;90% 以上有丘脑异常改变,双侧丘脑损害高度提示为乙脑。

4. 脑电图 表现为非特异性、弥漫性慢波及癫痫样放电等改变。

5. 血清学检查 乙脑病毒 IgM 抗体在感染后 4 天即可出

现,2~3 周达高峰。IgM 抗体捕获 ELISA(MAC ELISA)是目前最常用的早期诊断方法,检测起病 7~10 日的血清标本,敏感性和特异性均高达 95%;脑脊液 IgM 抗体出现更早,起病 4 日内即可阳性,是乙脑病毒神经系统感染的依据。建议同时检测血清及脑脊液标本,起病 10 日内几乎所有患者两种标本均可获得阳性结果。其他还可采用间接免疫荧光法检测乙脑 IgM 和 IgG 抗体。

血凝抑制试验、补体结合试验和中和试验是流行病学调查常用的传统方法,均需采集急性期和恢复期双份血清进行检测,抗体滴度升高 4 倍以上可确诊,但无早期诊断价值。

乙脑病毒与黄病毒属中其他病毒有交叉抗体反应,如登革热、黄热病和西尼罗病毒等。

6. 病毒分离和核酸检测 人病毒血症时病毒载量低难以检测,很难从患者的血浆和脑脊液中分离到乙脑病毒,仅死亡病例尸检脑组织中可分离到病毒;同样原因核酸检测的敏感性很低,故不能作为常规诊断方法。

【鉴别诊断】

(一)中毒性菌痢 与乙脑同见于夏、秋季。起病也急骤,数小时内出现高热、惊厥、昏迷、休克,甚至呼吸衰竭。一般不出现脑膜刺激征。用生理盐水灌肠,粪便有黏液、脓血,镜检和粪便培养可明确诊断。特殊情况下可进行腰椎穿刺取脑脊液检查,中毒性菌痢脑脊液无变化。

(二)化脓性脑膜炎 多发生在冬、春季,脑脊液混浊,其中白细胞可数以万计,中性粒细胞在 80% 以上,糖及氯化物量均减低,蛋白质升高。脑脊液涂片及培养有细菌生长。

(三)其他病毒所致脑炎

1. 腮腺炎脑炎 在病毒性脑炎中较常见,好发于冬、春季,大多有腮腺炎接触史或腮腺肿大。血清及脑脊液腮腺炎病毒抗体升高。

2. 肠道病毒脑膜脑炎 埃可或柯萨奇病毒所致脑膜脑炎一般发生在上呼吸道炎后,婴幼儿可发生在腹泻后。临床症状较轻,无明显脑水肿及惊厥等症状,恢复快。

3. 单纯疱疹病毒脑炎 病情重,发展迅速,常有额叶及颞叶受损的症状,CT 或 MRI 常显示该二叶受损病灶,脑电图显示局限性慢波。脑脊液疱疹病毒抗体升高。

【预后】

重型及极重型乙脑由于重度脑水肿、中枢性呼吸衰竭及脑疝等,病死率高,幸存者多遗留后遗症。

【治疗】

尚无特异性抗病毒治疗,以对症支持治疗为主。

(一)急性期治疗

1. 一般治疗 保证足够的营养。高热、惊厥者易出脱水,应静脉补液,补液量根据有无呕吐及进食情况而定,成人一般每日 1 500~2 000ml,小儿每日 60~80ml/kg。昏迷者用鼻饲,注意口腔卫生。观察患者精神、意识、呼吸、脉搏、血压及瞳孔变

化等。

2. 对症治疗

(1)高热:高热可加快脑代谢,增加脑血流量,继而促进颅内高压脑水肿形成,室温应控制在 25℃ 以下,采用药物及物理降温,控制体温在 38.5℃ 以下。

(2)控制颅内压:保持 15°~30° 半卧体位,利于脑脊液引流和脑静脉回流,降低颅内压,改善脑灌注压;高热、疼痛、惊厥等均会导致颅内压升高,除控制体温外,还需应用镇静剂,积极控制惊厥,中重度昏迷者需控制液体输入量。最常用的脱水剂是 20% 甘露醇,0.5~1.0g/kg 30 分钟内静脉输注,必要时 4~6 小时重复使用,可有效降低颅内压,但是持续时间短,联合使用呋塞米(速尿)能提高疗效,后者可干扰脑脊液形成和远端肾小管水排泌,使颅内压快速降低且持续时间较长。

(3)惊厥:用止痉剂,如地西泮、水合氯醛、苯巴比妥、异戊巴比妥钠等,对发生惊厥的原因采取相应的措施:①因脑水肿所致者,应以脱水剂治疗为主,可用 20% 甘露醇合用呋塞米、肾上腺糖皮质激素等;②因气道分泌物堵塞致脑细胞缺氧者,应吸痰、保持呼吸道通畅,必要时气管插管或切开;③儿童因高热所致惊厥,应迅速降温。

(4)呼吸障碍和呼吸衰竭:深昏迷患者喉部痰液增多影响呼吸时,应加强吸痰。出现中枢性呼吸衰竭应立即气管插管或气管切开,采用机械通气。

(5)循环衰竭:如为心源性心力衰竭,应用强心药如毛花苷 C 或地高辛等洋地黄类药物。如因高热、昏迷、脱水过多,造成血容量不足而致循环衰竭,则应以扩容为主。

(6)其他:尽管肾上腺糖皮质激素有抗炎、退热、降低毛细血管通透性、保护血脑屏障、减低脑水肿、抑制免疫复合物形成,并有保护细胞溶酶体膜等作用,但双盲试验也未证实有效,因此目前在临床被经验性使用,重症患者可早期短程应用,一般不超过 3~5 日。

(7)中医中药治疗:醒脑静有苏醒作用,可每隔 2~4 小时静脉推注一次。

(二)恢复期及后遗症治疗 康复治疗的重点在于功能锻炼,可用理疗、体疗、中药、针灸、按摩、推拿等。

【预防】

(一)人群免疫 接种乙脑疫苗是保护易感人群的有效措施。2007 年 12 月乙脑疫苗被纳入国家扩大免疫规划,在 6 岁以下儿童中进行接种。目前使用的疫苗是国内自主研制的乙脑减毒活疫苗 SA14-14-2,具有高度的安全性和有效性,接种 2 剂后几乎达到完全保护(>98%)。疫苗接种的反应很少,仅有注射处红肿及发热。孕妇和免疫缺陷者不推荐接种减毒活疫苗。

(二)灭蚊 为预防乙脑的主要措施。要消除蚊虫的孳生地,喷药灭蚊能起到有效作用,可杀灭蚊虫、孑孓及虫卵。流行地区建议采用蚊帐、蚊香、防蚊剂等防蚊措施。

（三）动物宿主的管理　猪是乙脑传播的主要动物。在乡村及饲养场要做好环境卫生。有条件者最好对母猪进行免疫接种，以控制猪乙脑病毒感染率，可有效地降低局部地区人群乙脑发病率。

推荐阅读

1. 程依依,周红宁.我国流行性乙型脑炎病毒基因型研究进展[J].中国病原生物杂志,2018,13(12):1413-1419.
2. WANG H,LIANG G. Epidemiology of Japanese encephalitis:past,present,and future prospects[J]. Ther Clin Risk Manag,2015,11:435-448.

第二十三节　森林脑炎

黄玉仙

森林脑炎（forest encephalitis）又名蜱传脑炎（tick-borne encephalitis,TBE），是由森林脑炎病毒所致,该病毒又称蜱传脑炎病毒（*tick-borne encephalitis virus*,TBEV）。森林脑炎是急性神经系统传染病,为森林地区的自然疫源性疾病。1934年5—8月在苏联东部的一些森林地带首先发现,故又称苏联春夏脑炎。野鼠是该病的主要传染源,蜱为其传播媒介。临床上以突发高热、脑膜刺激征、意识障碍和瘫痪为特征。脑脊液有异常变化,常有后遗症。

【病原】

森林脑炎病毒属小型嗜神经病毒,主要侵害中枢神经系统。1936年,苏联Tkachev首次从患者分离到病毒,1937年又从当地主要蜱种全沟硬蜱体内分离到同一病毒,证实蜱为本病传播媒介。我国于1942年发现该病,1952年从患者及蜱中分离到病毒。森林脑炎病毒属黄病毒科黄病毒属（原为披膜病毒科B组黄病毒属）,是有包膜的、单股正链的RNA病毒,呈球形,直径约30nm。病毒基因组RNA分别编码3种结构蛋白包括核衣壳蛋白C、非糖基化膜蛋白M、包膜糖蛋白E及7个非结构蛋白。包膜糖蛋白E具有血凝活性及中和抗原性,能和血凝抑制抗体结合,并能刺激机体产生中和抗体。核酸具有传染性。根据病毒包膜糖蛋白E的氨基酸序列差异,引起人类疾病的森林脑炎病毒有3种亚型,分别是:①欧亚型,在欧洲西、北和东部地区流行;②远东型,在俄罗斯联邦的东部、中国和日本流行;③西伯利亚型,在俄罗斯联邦其他地区（亚洲部分地区为主）发生。病毒对外界因素的抵抗力不强,煮沸或加热至60℃10分钟即被灭活,对乙醚、丙酮均敏感,但耐低温,在0℃50%甘油中可保存1年。发病7日内可从患者脑组织内分离到病原体,也可在脾、肝、血液、脑脊液、尿液等中检出,但阳性率较低。最常用的实验动物是小白鼠和乳鼠,采用脑内接种,也能在鸡胚或细胞培养中生长。病毒在脑组织中可保存70日。病后15日约10%患者血清中出现中和抗体,可长期存在。补体结合抗体在感染后1个月开始出现,半年后明显下降。血凝抑制抗体出现较早,在血清中存在时间较长。

【流行病学】

病毒在自然界循环于蜱和野生动物中,啮齿动物如灰鼠、野鼠、刺猬等均为该病的传染源。当蜱吸吮受染啮齿动物的血液后,病毒在蜱体内繁殖,并可越冬和经卵传代,故蜱不仅是传播媒介也是重要的储存宿主。人类多由蜱叮咬后经皮肤、黏膜感染,少数可因饮用含病毒的羊奶经消化系统感染。此外,实验室工作人员可经口吸入或通过黏膜而感染,大部分为隐性感染或为轻型病例,仅小部分出现典型症状。该病的流行有严格的季节性,病例主要发生在4—8月,高峰出现在6月。该病分布具有严格的地区性,与蜱的分布密切相关。我国森林脑炎主要流行于东北部如吉林省、黑龙江省、内蒙古大兴安岭林区及新疆地区。血清流行病学调查发现我国西南部包括西藏和云南也有感染人群。2007—2018年,中国累计报告森林脑炎3364例,东北林区占89.92%,其中大兴安岭地区占41.94%,小兴安岭地区占8.70%,长白山地区占39.21%。此外,在东欧、中欧和北欧一些国家、蒙古及俄罗斯联邦,森林脑炎病毒是中枢神经系统病毒感染的一个重要原因。人类普遍易感,但具有明显的职业特点,以男性、青壮年多见,我国统计数据显示发病患者男性占67.15%,40~49岁年龄组占31.89%。在感染最严重的地区,该病也通常局限于居住在森林中的人群。大兴安岭的森林脑炎患者以家政工人和林业工人占多数,小兴安岭和长白山的家政工人和农民占多数。新疆地区则以边防军人和当地的农牧民感染风险高。近几年,到林区旅游者发病率也有所上升。感染后可获持久的免疫力。

【发病机制与病理】

目前森林脑炎的发病机制尚不完全清楚。病毒侵入人体后,在局部淋巴结、肝、脾等单核巨噬细胞系统中复制后入血,引起病毒血症,并达中枢神经系统,引起病变。发病与否及病情轻重与侵入病毒的数量和机体免疫状态有关。若侵入病毒量少,则在进入中枢神经系统进程中被血流中的中和抗体、补体结合抗体及细胞介导的细胞因子所灭活,表现为隐性感染或为轻型病例;若侵入的病毒量多或机体免疫功能低下,大量病毒进入中枢神经系统,则表现为显性感染。大脑神经细胞的损伤除了与病毒复制引起溶细胞损伤外,还与CD8$^+$T细胞所致的免疫病理损伤密切相关。该病的病理变化与乙脑相似,神经系统出现广泛的炎症病变,灰质、白质和脑膜均被累及,有渗出性和退行性病变,并有胶质细胞反应和淋巴血管套形成。神经细胞有变性、坏死和脑组织软化灶等,常累及基底节-视丘和脑干,也可累及脊髓,以颈上段较著,重症患者的病变可波及延髓。除神经系统外,心、肝、肾亦可有退行性病变。

【临床表现】

潜伏期一般为10~15日,也有长达1个月者。前驱期主要表现为高热、头痛、头昏、乏力、全身不适、四肢酸痛等。普通型患者急起发病,1~2日内达高峰,体温一般在38℃以上,大多数持续5~10日后下降或再度上升,以稽留热为最常见,也有呈双峰热或弛张热者。有不同程度的意识障碍、颈和肢体瘫痪及脑膜刺激征。偶有出血性皮疹,部分病例出现心肌炎症状。轻型患者中度发热,有脑膜刺激征,无瘫痪及意识障碍,1周左右体温降至正常。重型患者除高热或过高热、迅速出现脑膜刺激征及瘫痪外,还有昏迷等脑实质损害,数小时内进入抽搐、延髓麻痹而死亡。顿挫型患者仅有轻度发热、头痛、恶心、呕吐,体温1~3日后降至正常。罕有疾病呈慢性化发展,临床特征是疾病进展缓慢≥6个月,报告病例主要是西伯利亚亚型,包括儿童病例。脑膜刺激征是该病最早出现和最常见的体征,一般可持续5~10日,意识清楚后仍可存在。半数以上病例有不同程度的意识障碍,表现为嗜睡、谵妄、昏睡,乃至深度昏迷状态。亦可表现为狂躁不安、惊厥和神经错乱等,意识障碍随体温下降而逐渐恢复。瘫痪多发生在颈部、肩胛肌和上肢肌肉,其次为偏瘫和下肢瘫痪,脑神经瘫痪不多见。该病的瘫痪与乙脑不同,呈弛缓型,常发生于病程第2~5日,发生在颈部或肩胛肌时出现该病特有的头部下垂症状。瘫痪一般经2~3周后逐渐恢复,约半数出现肌肉萎缩。病程长短不一,一般2~4周,体温恢复正常后症状逐渐消失,但约半数患者留有不同程度的后遗症,表现为认知语言障碍、共济失调、头痛、听力丧失及脊神经瘫痪等。疾病的严重性和病毒亚型相关,远东亚型比欧洲亚型引起的疾病更严重,西伯利亚亚型严重程度中等。远东亚型报告的病例病死率≥20%,西伯利亚亚型为6%~8%,欧洲亚型为1%~2%。呼吸肌麻痹是森林脑炎患者主要死亡原因,占58.8%。

【实验室检查】

急性发热患者血常规白细胞总数升高,多为(10~20)×10^9/L,以中性粒细胞增高为主。脑脊液压力升高,细胞数增多,以淋巴细胞为主,糖、氯基本正常,蛋白异常升高。酶联免疫吸附试验(ELISA)或间接免疫荧光抗体试验检测血清中的IgM抗体,可早期诊断该病。PCR方法可直接检测脑脊液、血清样本中的病毒RNA,有助于疾病的诊断。死亡病例可取脑组织分离病毒,做小鼠脑内接种,或用Vero细胞、BHK21细胞培养分离病毒。

【诊断】

森林脑炎诊断主要依据发病季节、职业、发病地区、有蜱叮咬史等流行病学资料,结合临床表现,如突发高热、意识障碍、脑膜刺激征和肌肉瘫痪等,确诊有赖于实验室检查。

【治疗】

目前无特效药物治疗该病。早期使用高效价丙种球蛋白,可获得较好疗效。对高热、昏迷、惊厥、呼吸衰竭等症状的处理,与乙型脑炎相同,对瘫痪等后遗症可采用针灸、推拿、理疗、体疗等康复措施。

【预防】

该病有严格的地区性,凡进入疫区的林业工作人员,须采取以下措施:①疫苗接种。目前国际上有奥地利和德国分别制造的FSME-Immun和Encepur疫苗,俄罗斯联邦根据远东亚型病毒生产了莫斯科TBE疫苗和Encevir疫苗。我国森林脑炎疫苗是地鼠肾纯化疫苗,基础免疫为两针,间隔14天,剂量均为1.0ml。中和抗体阳转率达85%,免疫力维持一年,以后每年强化接种1次。儿童酌情减量。疫苗接种后1.5~2个月可产生抗体,故应在3月份完成。②搞好工作场所周围的环境卫生,加强防鼠、灭鼠、灭蜱工作。③进入林区工作时,应做好个人防护。穿杀虫剂浸渍的防护衣服或使用驱虫剂进入流行区域是最好的短期防护措施。另外也可穿用五紧防护服,将袖口、领口、裤脚等处扎紧,防止蜱的叮咬。

推荐阅读

1. CHEN X,LI F,YIN Q,et al,Epidemiology of tick-borne encephalitis in China,2007-2018[J],PLoS One,2019,14(12):e0226712.

2. 郑重,张桂林,曾凡本,等.新疆地区人群森林脑炎血清流行病学调查[J],解放军预防医学杂志,2016,34(6):806-808.

3. XING Y,SCHMITT H,ARGUEDAS A,et al. Tick-borne encephalitis in China:a review of epidemiology and vaccines.[J]. Vaccine,2017,35(9):1227-1237.

第二十四节　病毒性出血热

黄玉仙

病毒性出血热(viral hemorrhagic fever,VHF)是由某些病毒科病毒引起的急性系统性疾病,临床上以发热、一系列不典型症状体征起病,有出血和休克倾向为典型特征,可伴或不伴急性肾功能损伤。主要病理特征为多器官损伤,尤其是血管系统损伤和凝血功能障碍。目前全世界发现病毒性出血热至少有16种,包括肾综合征出血热/汉坦病毒肺综合征、埃博拉出血热、马尔堡出血热、拉沙热、阿根廷出血热、玻利维亚出血热、委内瑞拉出血热、基孔肯亚热、裂谷热、克里米亚-刚果出血热、黄热病、登革热、鄂木斯克出血热、基萨那森林病及发热伴血小板减少综合征。除登革热外,其余均为自然疫源性疾病。引起病毒性出血热的病原体分属于丝状病毒科(Filoviridae)、沙粒病毒科(Arenaviridae)、布尼亚病毒科(Bunyaviridae)及黄病毒科(Flaviviridae)(表10-6-24-1)。目前至少30种以上病毒可引起VHF,其中不少出血热病毒已被美国CDC列为生物恐怖的病原。这些出血热病毒常以首发病例的地点命名,在形态、大小及性状、免疫原性和抗原性上有不同程度的差异,但这些病毒都是单链脂质包裹的RNA病毒,基因组较小为10~19kb,在环境中相对易失活。各种病毒性出血热的地理分布、传播途径、临床表现和轻重差异很大,疾病的地理分布上都局限于各自病毒的宿主动物所生活的区域内,呈散发或灶性分布,流行无规律,具有不可预测性。疾病的传播途径一般通过蚊媒、蜱媒、动物源性或传播途径未明等4种方式传播为主,但也有部分出现人-人传播现象,如汉坦病毒肺综合征、发热伴血小板减少综合征、埃博拉出血热等。除少数病毒性出血热外,大部分出血热无有效治疗药物。我国目前存在肾综合征出血热、登革热、克里米亚-刚果出血热(我国又称为新疆出血热)。近年又出现发热伴血小板减少综合征,因此新的引起病毒性出血热的病原体正在不断被发现。本章第二十五至三十四节将对部分疾病进行单独讨论。

表 10-6-24-1 病毒性出血热的流行特征

病毒	疾病	流行地区	季节性	自然宿主	主要传播机制
丝状病毒科					
埃博拉病毒(Ebola virus)	埃博拉出血热	南撒哈拉非洲	4—6月	果蝠	动物源性传播
马尔堡病毒(Marburg virus)	马尔堡出血热	南撒哈拉非洲	5—10月	绿猴、蝙蝠	同上
沙粒病毒科					
拉沙病毒(Lassa virus)	拉沙热	西非	3—12月	多乳鼠	动物源性传播
鸠宁病毒(Junin virus)	阿根廷出血热	阿根廷草原	3—7月	鼠类	动物源性传播
马丘坡病毒(Machupo virus)	玻利维亚出血热	玻利维亚	2—9月	鼠类	动物源性传播
瓜纳瑞托病毒(Guanarito virus)	委内瑞拉出血热	委内瑞拉	11—次年3月	鼠类	动物源性传播
布尼亚病毒科					
汉坦病毒(Hanta virus)、汉城病毒(Seoul virus)、普马拉病毒(Puumala virus)、多布拉伐-贝尔格莱德病毒(Dobrava-Belgrade virus),其他	肾综合征出血热	亚洲,欧洲	5—6月,10—12月	鼠类	虫(螨虫)媒传播,动物源性传播
辛诺柏病毒(Sin Nombre virus)	汉坦病毒肺综合征	美洲,欧洲	4—7月	鹿鼠	不明确
裂谷热病毒(Rift valley virus)	裂谷热	非洲东部及南部,沙特阿拉伯,也门	夏季多雨季节	家畜	蚊(库蚊、伊蚊)媒传播;动物源性传播
克里米亚-刚果出血热病毒(Crimean-Congo virus)	新疆出血热,又称克里米亚-刚果出血热	非洲,俄罗斯联邦南部,中东,印度,巴基斯坦,阿富汗,中国西部	3—6月	野生和家养脊椎动物	蜱(主要是玻璃眼蜱属)媒传播
发热伴血小板减少综合征病毒(SFTSV)	发热伴血小板减少综合征	中国,日本,韩国	4—10月	野生和家养脊椎动物	蜱媒传播
黄病毒科					
黄热病毒(yellow fever virus)	黄热病	非洲,南美洲	5—11月	灵长类动物	蚊媒传播
登革病毒(Dengue virus)	登革热	东南亚,中国广东和福建	5—11月	蝙蝠,猴,鸟类和狗	蚊(伊蚊)媒传播
鄂木斯克出血热病毒(Omsk hemorrhagic fever virus)	鄂木斯克出血热	西西伯利亚	6月和8月	野鼠	蜱媒传播
基萨那森林病病毒(Kyasanur forest disease virus)	基萨那森林病	印度西部,中国云南	2—6月	啮齿类动物	蜱媒传播,接触传播

第二十五节 肾综合征出血热

黄玉仙

肾综合征出血热(hemorrhagic fever with renal syndromes,HFRS),之前又被我国称为流行性出血热(epidemic hemorrhagic fever,EHF),是由正汉坦病毒(Orthohantavirus)引起的经鼠传播的自然疫源性疾病。临床上以发热、低血压、出血、急性肾损害等为特征,主要病理变化是全身小血管和毛细血管广泛性损害,是我国较常见的急性病毒性传染病。

【病原】

根据2017年国际病毒分类委员会对汉坦病毒分类的修订,本病毒属于布尼亚病毒目(Bunyavirales),汉坦病毒科(Hantaviridae),正汉坦病毒属。本病毒为有包膜、单链负股的RNA病毒,呈圆形、卵圆形或长形,直径为70~210nm。病毒基因组RNA分大(L)、中(M)、小(S)三个基因片段,分别编码RNA多聚酶、包膜糖蛋白G1和G2(或称Gn和Gc)及核衣壳蛋白。包膜糖蛋白含中和抗原和血凝抗原,前者可诱导机体产生中和抗体,后者引起低pH依赖性细胞融合,对病毒进入细胞胞质起重要作用。核衣壳蛋白含补体结合抗原,抗原性强,可刺激机体产生强烈的体液及细胞免疫应答,且其抗体出现最早,在病程第2~3日即能检出,可用于早期诊断。迄今为止,正汉坦病毒包含36个病毒种(型),24个血清型。不同型别的病毒由不同动物所携带,所致疾病的临床表现和严重程度也不同。如Ⅰ型汉滩病毒(Hantaan virus,HTNV),主要宿主动物是姬鼠,又称野鼠型,所致疾病属重型;Ⅱ型汉城病毒(Seoul virus,SEOV),主要宿主动物是褐家鼠,又称家鼠型,所致疾病属中型;Ⅲ型普马拉病毒(Puumala virus,PUUV),主要宿主动物是欧洲棕背䶄,病者属轻型;Ⅳ型希望山病毒(Prospect Hill virus,PHV),主要宿主是美国田鼠,但迄今未见人致病。其余型别如泰国病毒(Thai virus,THAIV),主要宿主动物是泰国板齿鼠,不致病;多布拉伐-贝尔格莱德病毒(Dobrava-Belgrade virus,DOBV),主要宿主动物是斯洛文尼亚黄喉姬鼠,引起重型肾综合征出血热;我国主要流行汉滩病毒和汉城病毒,近年来,我国也发现了Ⅲ型正汉坦病毒,即普马拉病毒,但临床意义小,至今未确认临床病例。汉坦病毒在VeroE6细胞生长最为适宜。汉坦病毒对脂溶剂敏感,如乙醚、氯仿、丙酮、苯、氟化碳、去氧胆酸盐等均可灭活该病毒。一般消毒剂及戊二醛、水浴60℃1小时及紫外线照射30分钟也可灭活病毒。

【流行病学】

(一)**传染源** 鼠类是主要传染源,鼠密度的消长与人群发病率基本一致。黑线姬鼠和欧洲棕背䶄分别是亚洲和欧洲地区的主要传染源。在国内农村的主要传染源是黑线姬鼠和褐家鼠。东北林区则为大林姬鼠。城市的主要传染源是褐家鼠,实验动物的主要传染源是大白鼠。此外,黄胸鼠、小家鼠、巢鼠、普通田鼠等亦可为本病的传染源。此外,在青蛙、蛇及鸟类中也检出汉坦病毒,说明本病毒的宿主动物种类越来越多。

要注意通过鸟类远距离传播本病毒的可能。由于臭鼩鼱、猫等为自然带毒动物,故在疫区不宜提倡养猫。

(二)**传播途径** 本病的传播途径迄今尚未完全阐明。可能有以下3种。①虫媒传播:革螨、小盾恙螨为出血热疫区黑线姬鼠鼠窝和鼠体的优势螨种。早在20世纪40年代日本学者就将寄生在黑线姬鼠上的革螨制成悬液,注入人体,可产生典型的流行性出血热临床表现。螨能自然感染、叮刺传播和经卵传递汉坦病毒(病毒主要定位在螨的卵巢、支肠细胞等组织内),成为病毒的储存宿主。②动物源传播:是本病的主要传播方式。人类由于接触带毒的宿主动物或其排泄物而感染。呼吸道是传播本病的重要途径。黑线姬鼠感染后第10日,其唾液、尿和粪便开始有病毒排出,尿排毒时间较长。带病毒的排泄物以气溶胶形式通过呼吸道被吸入而使人类致病;其次是通过消化道传播,人摄入被鼠排泄物污染的食物或水后,病毒经破损的口腔黏膜进入人体而致病;另可通过与动物的接触传播,被鼠咬伤或破损伤口接触带病毒的鼠类排泄物、血液后可导致感染。秋季是黑线姬鼠繁殖季节,其带毒排泄物污染土壤和农作物,与秋收农民破损皮肤接触的机会增多,病毒可经过皮肤伤口引起感染。③垂直传播:在患病孕妇所流产胎儿的肝、肾、肺等脏器内,能分离到本病毒。说明该病毒可经胎盘垂直传播。

(三)**人群易感性** 人群普遍易感,以青壮年、农民多见。感染Ⅰ型病毒后,中和抗体可维持1~30年,感染Ⅱ型病毒后,中和抗体只可维持2年;Ⅰ型病毒感染者对Ⅱ型病毒有一定的交叉免疫力,Ⅱ型病毒感染者对Ⅰ型病毒免疫力不强。

(四)**流行特征** 本病分布广泛,世界五大洲78个国家的人或动物均有汉坦病毒感染,但主要分布于欧、亚两大洲,包括中国、朝鲜、日本、前苏联、芬兰、前南斯拉夫地区等。世界上90%的病例发生在中国。近3年来,中国每年发病人数为11 000例左右,年发病数仍居世界首位。发病数居全国前9位的分别为陕西、黑龙江、辽宁、河北、湖北、吉林、浙江、江苏及内蒙古,占全国报告总数90%以上,其中陕西省年平均发病人数2 000例以上,2006—2017年,陕西省成为我国出血热发病率最高的省份。近年欧洲部分国家肾综合征出血热的流行日渐严重,如芬兰和德国。俄罗斯联邦2000—2017年累计发病人数131 590例,发病数每年在4 000~12 000例。肾综合征出血热已居俄罗斯联邦人兽共患病毒性疾病发病数的首位。流行季节呈双峰和单峰两种类型,双峰型系指5—6月有一小峰,10—12月有流行高峰;单峰型只有10—12月一个高峰,野鼠型以秋、冬季为多,家鼠型以春、夏季为多。除季节性流行外,一年四季均可发病。在我国,家鼠型疫情逐年增多,野鼠型则相对减少,疫区逐渐由野鼠型、家鼠型趋向混合型。

【发病机制与病理】

(一)**发病机制** 肾综合征出血热的发病机制迄今仍未完全阐明。近年来研究提示汉坦病毒感染为本病发病的启动因子,但病毒本身并不引起细胞的直接损伤,而是病毒感染后,机体天然免疫与适应性免疫的超强反应和严重失衡、细胞/炎症因子风暴等所产生的免疫病理损害,从而导致一系列复杂的病理生理过程,产生发热、低血压休克、出血和肾衰竭等临床经过。

1. 病毒直接作用　β_3 整合素是致病性汉坦病毒感染的主要受体,血管内皮细胞表面大量表达 $\alpha v \beta_3$ 整合素,是汉坦病毒主要感染的靶细胞。致病性汉坦病毒感染机体后,与整合素 $\alpha v \beta_3$ 结合,抑制了 β_3 整合素介导的内皮细胞迁移,也抑制了整合素 $\alpha v \beta_3$ 的调节功能,进而影响了血管内皮细胞的通透性。致病性汉坦病毒还可增强内皮细胞对于血管内皮生长因子(VEGF)介导的通透性的反应性。$\alpha II b \beta_3$ 整合素是血小板表面主要受体,通过与病毒相互作用,血小板的功能受到影响,导致血小板的减少和血管通透性增加。

2. 免疫病理反应

(1) 固有免疫:在患者体内或在汉坦病毒感染的体外培养细胞中均发现有炎症因子/趋化因子的高水平表达,HTNV 感染的树突状细胞释放 TNF-α、IFN-α 等因子可增强汉坦病毒诱导的血管内皮细胞渗漏,破坏内皮细胞屏障,导致血浆渗漏综合征的发生。急性期 NK 细胞数量明显高于其他病期,表明在肾综合征出血热的急性期,NK 细胞在下呼吸道局部和外周循环中均被活化,宿主的固有免疫应答开始发挥抗病毒作用。汉坦病毒感染血管内皮细胞后,可诱导特异性基因表达,分泌胞因子/趋化因子,是中性粒细胞和淋巴细胞的强趋化剂,它们可破坏血管的完整性,从而导致疾病的发生。静脉内皮细胞经 HTNV 感染后,可上调 TLR4 受体表达,引起 IFN-β、TNF-α、IL-6 分泌增加,在被感染的细胞中 TLR4 介导了转录因子 NF-κB 和 IRF-3 的细胞核移位,参与调控上述细胞因子的分泌。因此,肾综合征出血热的发病过程中机体的固有免疫反应可能发挥重要作用。

(2) 体液免疫:①患者早期血液特异性 IgE 和组胺均明显增高。组胺增加可引起毛细血管扩张和血管通透性增加,产生皮肤、黏膜充血及水肿,提示 I 型过敏反应参与发病。②患者早期血清补体下降,血中存在特异性循环免疫复合物,免疫组化提示抗原为病毒抗原,可见小血管、毛细血管、肾小球及肾小管基底膜等均有特异性免疫复合物沉积,同时存在补体裂解片段,表明Ⅲ型过敏反应也参与发病,引起血管和肾损害;还有研究发现在血小板、红细胞表面、内皮细胞内及表面均有免疫复合物沉积,电镜观察肾组织除颗粒状 IgG 沉着外,肾小管基底膜存在线状 IgG 沉积,提示Ⅱ型过敏反应参与血小板的减少和肾小管的损害。

(3) 细胞免疫:研究还观察到患者非特异性细胞免疫呈抑制状态,特异性细胞免疫则明显增强。在发热期即可发现 T 细胞的激活,自发性 T 细胞功能低下。另外,由于 CD8+ T 淋巴细胞的扩增导致了急性期外周血中 CD4/CD8 T 细胞比值下降或倒置,肾综合征出血热的严重程度与 CD8+ CTL 的数量密切相关。在动物实验中发现能产生病毒特异性 CD8+ T 细胞的感染小鼠可清除病毒,表明细胞免疫也参与发病,但在清除病毒的同时,也损伤了大量的靶细胞。

(二) 病理生理

1. 休克早期　与小血管和毛细血管的广泛性损害,加上血管活性物质的作用,致血管扩张、通透性增加、血浆外渗和有效循环血量下降有关。弥散性血管内凝血(disseminated intravascular coagulation,DIC)也是促成休克的重要因素。DIC 发生时,微循环淤滞加重,促使休克向纵深发展。

2. 出血　多种因素参与出血的发生。①小血管损伤:在病毒、免疫复合物及休克等因素作用下,血管内皮细胞肿胀、变性甚至坏死,导致小血管损伤而出血。②血小板减少和血小板功能障碍:因病毒侵犯骨髓使骨髓巨核细胞成熟障碍,血小板生成减少;免疫复合物沉积在血小板表面,经激活补体后导致血小板破坏;血管损伤后需大量血小板去修补,以及 DIC 等均消耗了大量血小板。另外,血小板的黏附、凝聚及释放功能的降低均影响血液的凝固,使受损的毛细血管和小血管渗血或出血不止。③凝血机制的异常:由于 DIC 形成消耗了大量凝血因子,导致凝血因子不足和凝血障碍,从而引起出血。此外,DIC 引起的继发性纤溶亢进,使纤维蛋白原降解产物增多,由于它们具有强烈的抗凝血作用而导致出血。另外,肝素的合成增加、灭活和排泄障碍,使血中游离肝素增加,引起出血。

3. 急性肾损害　其原因包括:①肾血流障碍:由于血浆外渗,血容量减少和血液浓缩,使肾血流量不足,以致肾小球滤过率急剧下降,引起少尿。②肾脏的免疫损伤:肾小球和肾小管基底膜有免疫复合物沉积,补体激活后可使肾小球基底膜和肾小管上皮细胞受损,导致肾衰竭。③肾间质水肿和出血:血浆外渗引起肾间质水肿、肾髓质充血和出血,从而压迫肾小管,使尿量减少。④肾缺血性坏死:低血压休克和 DIC 导致肾血管微血栓形成,使肾实质细胞产生缺血性坏死。⑤肾素、血管紧张素Ⅱ的激活:使肾动脉收缩,肾皮质血流减少,肾小球滤过率减少。⑥肾小管管腔阻塞:肾小管管腔被尿蛋白、管型等阻滞或阻塞,使尿液排出受阻。

(三) 病理　本病的基本病理变化是全身小血管(包括小动脉、小静脉和毛细血管)的广泛性损害和血管渗漏,血管内皮细胞肿胀、变性,甚至坏死。重者管壁可发生纤维蛋白样坏死和破裂等,内脏毛细血管高度扩张淤血,导致血栓形成,引起各组织、器官的充血、出血、变性甚至坏死,以肾脏、腺垂体、肾上腺皮质、右心房内膜、皮肤等处病变尤为显著。

【临床表现】

潜伏期 8~39 日,一般为 2 周。10%~20% 的患者有前驱症状,表现为上呼吸道卡他症状或胃肠道功能失调。临床上可分为发热期、低血压期、少尿期、多尿期、恢复期五期,但也有交叉重叠。

(一) 发热期　起病急骤,有畏寒、发热,体温一般在 39~40℃,热型以弛张型为多,少数呈稽留型或不规则型,体温越高、热程越长,则病情越重。头痛、腰痛、眼眶痛等"三痛"症状明显,畏光、视物模糊,极度乏力。同时伴有恶心、呕吐、腹痛、腹泻等消化道症状。颜面及眼眶区有明显充血,似酒醉貌,上胸部潮红。球结膜水肿、充血,有出血点或出血斑。软腭、腋下可见散在针尖大小的出血点,有时呈条索状或抓痕样。肋椎角有叩痛,尿中含大量蛋白质,镜下可见红细胞、白细胞及管型。本期一般持续3~7日。

(二)低血压休克期 一般于病程第4~6日出现,也可出现于发热期。收缩压<90mmHg、平均动脉压(MAP)<70mmHg或成人收缩压下降超过40mmHg或低于年龄段正常值两个标准差。轻者血压略有波动,持续时间短。重者血压骤然下降,甚至不能测出。休克早期患者的皮肤潮红、温暖、出汗多,以后出现脸色苍白、发绀、四肢厥冷、口渴、呕吐加重,尿量减少,脉搏细速,可出现奔马律或心力衰竭。同时有烦躁不安、谵语、摸空等精神症状,重者有狂躁、精神错乱等。若休克长时间不能纠正,可向DIC、脑水肿、急性呼吸窘迫综合征和急性肾衰竭等方向发展。本期一般持续1~3日。

难治性休克需符合下列条件之一:①血压降到测不出,或休克持续2小时以上;②经充分扩容及其他抗休克治疗,休克不能逆转;③除了休克之外,还伴有至少1个重要脏器或系统如心脏、呼吸、肾、脑、凝血功能的障碍或衰竭。

(三)少尿期 多出现于病程第5~7日。尿量明显减少(24小时内少于400ml),甚至尿闭(24小时尿量少于100ml)。部分患者可无少尿,尿量在400~500ml/d以上,但有明显氮质血症,又称为"非少尿型急性肾损害"。此期胃肠道症状、神经精神症状和出血症状最为显著。患者有口渴、呃逆、呕吐、腹痛、谵语、摸空、幻觉、抽搐、鼻出血、呕血、便血、咯血、尿血、肋椎角叩痛显著等,皮肤、黏膜出血点增多。血压大多升高,脉压增大。病情严重者可出现尿毒症、酸中毒、高钾血症、DIC等。由于尿少或尿闭加上血浆等的大量再吸收,可出现高血容量综合征而引起心力衰竭、肺水肿等。本期一般持续1~4日。

(四)多尿期 多始于病程第10~12日。由于循环血量增加,肾小球滤过功能改善,肾小管上皮细胞逐渐修复,但再吸收功能仍差;加之少尿期在体内潴留的尿素等代谢产物的排泄,构成渗透性利尿的物质基础,故出现多尿和夜尿症。此期可分为:①移行期,尿量每日由500ml增至2 000ml,此期尿量虽增加,但血肌酐、尿素氮仍上升,症状加重;②多尿早期,尿量每日超过2 000ml,氮质血症无改善,症状仍重;③多尿后期,每日可排出超过3 000ml低比重的尿液,并逐日增加,甚至可达10 000ml以上,全身症状明显好转。本期一般持续数日至数周。

(五)恢复期 一般在病程的第4周开始恢复,尿量逐渐恢复正常,夜尿症消失,尿浓缩功能恢复。一般情况好转,除软弱外,无明显自觉症状。整个病程为1~2个月。

以上各期并非每一病例都有,重者可前2期或3期交叉重叠,轻者或非典型者可跃期,仅有发热期和多尿期。野鼠型临床表现较典型,病情经过较重,出现休克、出血、肾脏损害者较多见,病死率高。家鼠型临床表现多不典型,经过较轻,较少出现休克、出血、肾脏损害,病程较短,多数患者发热后直接进入多尿期或恢复期,病死率低。老年患者,重型、危重型比例高,病程长,并发症多;妊娠患者则母儿死亡率高。部分患者可有胰腺炎的表现。

临床分型按病情轻重可分为四型。

1. 轻型 ①体温在38℃左右,中毒症状轻;②血压基本在正常范围;③除皮肤和/或黏膜有出血点外,其他处无明显出血现象;④肾脏损害轻微,尿蛋白在+~++,没有明显少尿期。

2. 中型 ①体温39~40℃,全身中毒症状较重,有明显的球结膜水肿;②病程中收缩压低于90mmHg,或脉压<26mmHg;③皮肤、黏膜及其他部位有明显出血现象;④肾脏损害明显,尿蛋白可达+++,有明显的少尿期。

3. 重型 ①体温≥40℃,全身中毒症状及外渗现象严重,或出现中毒性精神症状者;②病程中收缩压低于<70mmHg,或脉压<20mmHg,并呈现临床休克过程者;③出血现象较重,如皮肤瘀斑、腔道出血;④肾脏损害严重,少尿持续在5日以内,或尿闭2日以内者。

4. 危重型 在重型基础上,出现以下任何严重症候群者:①难治性休克;②出血现象严重,有重要脏器出血;③肾脏损害极为严重,少尿期超过5日,或尿闭2日以上,或尿素氮超过42.84mmol/L;④心力衰竭、肺水肿;⑤出现脑水肿、脑出血或脑疝等中枢神经系统并发症;⑥严重继发感染。

【并发症】

主要有严重的腔道出血、急性心力衰竭、ARDS、自发性肾脏破裂;脑水肿、脑出血或脑疝等中枢神经系统并发症;支气管肺炎及其他继发感染等。

【实验室检查】

(一)血、尿常规 外周血白细胞总数增多,可达(15~30)×10^9/L,分类中早期以中性粒细胞为主,以后淋巴细胞增多,并出现较多的异型淋巴细胞;从发热至低血压期因血液浓缩,红细胞总数和血红蛋白升高;血小板明显减少。尿常规中有明显的蛋白、红细胞、白细胞、管型等。

(二)血液生化 多数患者在低血压休克期,少数患者在发热后期开始出现血肌酐、尿素氮增高,移行期末达高峰,多尿后期开始下降。部分患者出现谷丙转氨酶、谷草转氨酶、血淀粉酶及脂肪酶升高。血钾在发热期和低血压休克期偏低、少尿期偏高、多尿期又偏低;血钠和氯化物在全病程均降低。

(三)凝血功能检测 在低血压休克期及少尿期,不少患者有DIC倾向或出现DIC,血浆凝血酶时间及凝血酶原时间延长,纤维蛋白原下降、纤维蛋白(原)降解产物及D二聚体升高。

(四)血清学检测 主要包括IgM捕获ELISA法、IgM捕获法胶体金标记试纸条快速检测法、间接ELISA法(检测特异性IgG抗体)、间接免疫荧光抗体试验(IFAT,检测双份血清IgG抗体)。若患者血清中抗HV-IgM阳性(1:20阳性)或IgG双份血清(间隔1周以上时间采集)滴度4倍以上升高有诊断意义。IgM抗体的捕获法胶体金标记试纸条快速检测法,通常在加入待检血清后5~15分钟即可获得结果,因此是当前检测时限最短的实验室诊断方法,尤其适于基层医疗单位和现场流行病学调查,但敏感性、特异性略差。在血清学检测中,传统所采用的抗原多数来自于病毒感染的鼠脑或培养细胞,产量低且

303

安全性差。由于核衣壳蛋白抗原性强,抗体出现最早,近年来采用分子生物学技术,以在原核或真核细胞中表达的汉坦病毒重组核衣壳蛋白为抗原,提高了血清学诊断的特异性和敏感性。

（五）**核酸检测**　采用分子生物学方法检测患者血或尿中病毒核酸,具有特异性强、敏感度高等特点,有助于疾病的早期诊断。

【诊断与鉴别诊断】

根据流行病学资料、临床表现和实验室检查结果可作出诊断。

（一）**流行病学**　包括流行地区、流行季节,与鼠类直接和间接接触史,进入疫区或2个月以内有疫区居住史。

（二）**临床表现**　包括早期典型的临床表现和病程的五期经过。早期典型的临床表现为起病急,发热、头痛、眼眶痛、腰痛、酒醉貌、球结膜水肿、充血、出血,软腭、腋下有出血点,肋椎角有叩击痛及肾功能损害。病程的五期经过包括发热期、低血压休克期、少尿期、多尿期及恢复期。

（三）**实验室检查**　血常规白细胞总数及分类中异型淋巴细胞增多,红细胞总数和血红蛋白上升,血小板明显减少。尿变化显著,血肌酐、尿素氮增高。血特异性抗体或汉坦病毒核酸检测阳性。

无特异性实验诊断条件的医疗单位,在流行病学、临床表现、常规实验室检查和病期经过4项中3项阳性者,也可确诊为本病。

（四）**鉴别诊断**　本病早期应与上呼吸道感染、流行性感冒、败血症、伤寒、钩体病相区别。有皮肤出血斑者应与血小板减少性紫癜区别,蛋白尿应与急性肾盂肾炎、急性肾小球肾炎相区别。腹痛应与急性阑尾炎、急性胆囊炎相区别;消化道出血应与溃疡病出血相区别;咯血应与支气管扩张、肺结核咯血相区别。

【预后】

本病的病死率一般在1%~1.5%,与病型轻重、治疗是否及时得当密切相关。在我国Ⅰ型病毒感染者的病死率高于Ⅱ型病毒感染者的病死率。重型患者主要死于难治性休克、出血(主要是脑出血和肺出血)等。

【治疗】

早诊断、早休息、早治疗、就地或就近治疗是降低病死率的重要因素。

（一）**发热期的治疗**

1.**一般治疗**　患者应卧床休息,给予高热量、高维生素半流质饮食。本病因血管损害引起血管通透性增加,血浆外渗,电解质丢失,加上高热、食欲缺乏、呕吐等导致摄入量不足,使有效循环血量减少、电解质平衡失调、血液胶体渗透压和晶体渗透压下降。应补充足够的液体,输液应以盐液为主,宜用平衡盐液、葡萄糖盐水等,每日1 000~2 000ml静脉滴注,疗程3~4日。早期输液可使病情减轻。在无肾功能损伤者,可适量选用20%甘露醇,具有扩容、减轻组织水肿、利尿作用。

2.**抗病毒治疗**　早期抗病毒治疗,有利于减轻病毒引起的病理损伤,阻断病程的进展。利巴韦林是广谱抗病毒药物,主要通过抑制肌苷酸6-磷酸脱氢酶,阻断肌苷酸转变为鸟苷酸,从而抑制病毒核酸合成。剂量为10~15mg/(kg·d),分2次溶于葡萄糖液静脉滴注,疗程5~7日。

3.**预防DIC**　为防止DIC发生,可予低分子右旋糖苷250~500ml/d,静脉滴注。中毒症状重者或渗出明显者,应定期随访凝血系统,若出现高凝状态,可酌情使用低分子量肝素3 000~5 000U/d,皮下注射,疗程1~3日。

4.**肾上腺糖皮质激素**　具有降温、抗炎、抗渗出、解除中毒症状等作用,对高热中毒症状重者,可选用氢化可的松100~200mg/d或地塞米松5~10mg加入液体中静脉滴注,连用3~5日。

（二）**低血压期的治疗**　一旦休克发生,应积极补充血容量,调整血浆胶体渗透压,纠正酸中毒,调节血管舒缩功能,防止DIC形成,提高心脏搏出量等。

1.**液体复苏(补充血容量)**　早期补充血容量是治疗低血压休克的关键性措施,首先补充生理盐水,乳酸林格液等晶体液,晶体液为2 500~3 000ml。胶体液包括低分子右旋糖酐、白蛋白、血浆等。右旋糖酐有扩充血容量、提高血浆渗透压、抗血浆外渗、减少红细胞与血小板间的聚集、疏通微循环、改善组织灌注和渗透性利尿等作用,一般以每日输注500~1 000ml为宜。对重型休克或血管渗出现象特别显著者,若单纯输晶体液,血浆胶体渗透压将进一步下降,大量液体又迅速渗出血管外,以致造成血压不稳和内脏、浆膜腔进行性水肿的恶性循环,还易诱发肺水肿等。对此类患者应及时输25%白蛋白10~20g,血浆300~400ml,以提高血浆胶体渗透压,稳定血压,有利于休克的逆转,由于本期有血液浓缩,不宜输全血。

发生休克时输液原则一般遵循先快后慢、先晶后胶。首批1 000ml晶体液或300~500ml胶体液应在30分钟内滴入,滴速150~200滴/min,并继续快速输入1 000ml晶体液。以后根据血压、脉压大小,血红蛋白值、末梢循环和组织灌注及尿量的动态变化,决定滴注速度和用量。一般晶体液和胶体液的比例为(3~6):1。根据国际和国内严重脓毒症和脓毒性休克治疗指南,早期积极的液体复苏应在救治最初6小时内达到下列复苏目标:①中心静脉压(CVP)8~12mmHg;②MAP≥65mmHg;③尿量≥0.5ml/(kg·h);④中央静脉(上腔静脉)或混合静脉氧饱和度分别为70%或65%。若液体复苏后CVP达8~12mmHg,而中央静脉(上腔静脉)或混合静脉氧饱和度仍未达目标值,应继续液体复苏,或者根据监测情况注意是否有心输出量不足,酌情予正性肌力药物治疗。

若不具备血流动力学监测时,出现下列指征时表示血容量已补足:①患者安静、清醒,症状改善,四肢温暖;②血压稳定在100mmHg上下,脉压>30mmHg,脉搏有力,心率保持在每分钟80~100次;③末梢循环良好;④血红蛋白接近基础水平,血液浓缩现象消失;⑤尿量>25ml/h。

2.**纠正酸中毒**　休克时常伴有代谢性酸中毒。后者可降低心肌收缩力和血管张力,并可影响血管对儿茶酚胺的敏感性,因此纠正酸中毒是治疗休克的一项重要措施。一般首选5%碳酸氢钠,用量不宜过大(24小时内用量不超过800ml),以防钠潴留而加重组织水肿和心脏负担。近年来观察本病在发热期和低血压休克早期常以呼吸性碱中毒为主,严重休克或少尿期则以代谢性酸中毒为主,故应根据血pH或血气分析选用合适的药物。

3. 血管活性药物和正性肌力药物的应用 如经液体复苏、纠正酸中毒、强心后,仍不能纠正休克,应及时加用血管活性药物,以调整血管舒缩功能,使血流畅通,从而中断休克的恶性循环,提高和保持组织灌注压力。血压治疗的初始目标是MAP达到65mmHg。

若内脏灌注明显不足或心排血量降低者,去甲肾上腺素可联合多巴酚丁胺使用,可进一步增强心肌收缩能力,增加心排血量,改善内脏灌注。

4. 强心药物的应用 适用于心功能不全而休克持续者。强心药物可增强心肌收缩力、增加心排血量,改善微循环,促进利尿等。常用者为去乙酰毛花苷0.2~0.4mg加于葡萄糖液40ml稀释后静脉缓慢推注。

5. 其他 可酌情使用氢化可的松静脉滴注。发生DIC患者,可根据DIC指标,进行抗凝和抗纤溶治疗。难治性低血压休克时可试用连续性肾脏替代治疗(continuous renal replacement therapy,CRRT)治疗,选用枸橼酸体外抗凝或无抗凝剂CRRT治疗方案。

(三)少尿期的治疗 患者出现少尿现象时,必须严格区别是肾前性或肾性少尿。确定肾性少尿后,可按急性肾衰竭处理。

1. 一般治疗 少尿期患者血液中血浆胶体渗透压仍处于较低水平,患者常伴有高血容量综合征和细胞脱水现象。出现中枢神经系统症状的患者,应做血液渗透压监测,以区别高渗性脑病或低渗性脑水肿。有高血容量综合征伴有低胶体渗透压的患者,若输液不当易诱发肺水肿。通常给高热量、高维生素半流质饮食,限制入液量,可根据患者排出量决定摄入量;即前一日尿量、大便与呕吐量加500~800ml。当发生少尿或无尿时,液体要严格控制,24小时进液量不宜超过1 000ml,并以口服为主。

2. 功能性肾损害阶段的治疗 利尿药的应用:呋塞米(速尿)是作用于肾小管的近端和远端的利尿药物,抑制钠、水的再吸收,而发挥较强的利尿作用。用法为每次20~200mg静脉推注。

3. 肾脏器质性损害阶段的治疗 血液净化:包括间歇性血液透析和CRRT,目前大多采用间歇性血液透析。透析可替代肾脏的部分排泄功能,去除血中尿素氮和过多的水分,纠正电解质和酸碱平衡失调,为肾脏修复和再生争取时间。透析并发症:①出血;②凝血;③溶血;④低血压休克;⑤失衡综合征;⑥发热等。应当注意防治。

CRRT:对机体血流动力学状态影响小,可清除炎症因子、减轻水负荷,应用指征基本同血液透析,特别适用于血流动力学不稳定、不宜搬动的危重肾综合征出血热患者。对无严重凝血机制紊乱的少尿期患者,可考虑普通肝素或低分子量肝素抗凝;对存在严重凝血机制紊乱者,可考虑枸橼酸体外抗凝或无抗凝剂方案。CRRT中需定期监测动脉血气、血常规、肾功能、电解质及凝血指标。

4. 出血的治疗 少尿期出血现象最为突出,出血明显者需输给新鲜血或血小板。前者含有功能正常的血小板和凝血因子,有利于止血。血小板明显低下者,应输大量正常新鲜血小板。消化道出血者的治疗同溃疡病出血,如反复大量出血内科疗法无效时,可考虑手术治疗。

5. 抽搐的治疗 引起抽搐的常见原因为尿毒症和中枢神经系统并发症等。除针对病因治疗外,立即静脉缓慢推注地西泮(安定)10mg,肌内注射5%苯妥英钠5ml。抽搐反复发作者可加用盐酸氯丙嗪(冬眠灵)、异丙嗪(非那根)、盐酸哌替啶(度冷丁)各25mg置于葡萄糖液中静脉滴注。

6. 继发感染的治疗 多见为呼吸道和泌尿道感染,可根据病情和致病菌种类及其药敏试验而选用抗菌药物。有急性肾衰竭者应选用对肾脏无毒性或低毒的抗菌药物,剂量应予适当调整。

(四)多尿期的治疗 多尿主要引起失水和电解质紊乱,如低钾血症等。应补充足量的液体和钾盐,以口服为主,静脉为辅,过多静脉补液易使多尿期延长。患者恢复后,需继续休息1~3个月,病情重者,休息时间宜更长。体力活动需逐步增加。

【预防】

(一)灭鼠和防鼠 灭鼠是防止本病流行的关键,在流行地区要组织群众,在规定的时间内同时进行灭鼠。灭鼠时机应选择在本病流行高峰(5—6月和10—12月)前进行。春季应着重灭家鼠,初冬应着重灭野鼠。灭鼠常用方法有机械法和毒饵法等。防鼠要注意床铺不靠墙,睡高铺,屋外挖防鼠沟等。

(二)灭螨和防螨 要保持屋内清洁、通风和干燥,经常用杀虫剂喷洒灭螨。清除室内外草堆。

(三)做好消毒工作 对发热患者的血、尿和宿主动物尸体及其排泄物等,均应进行消毒处理,防止污染环境。

(四)疫苗接种 迄今研制的疫苗有灭活疫苗、基因工程疫苗(包括以痘苗病毒为表达载体的重组痘苗病毒活病毒、多肽疫苗及核酸疫苗)和减毒活疫苗。目前灭活疫苗已用于人群预防。我国研制的流行性出血热灭活疫苗有地鼠肾原代细胞疫苗(Ⅱ型和双价)、沙鼠肾原代细胞疫苗(Ⅰ型、Ⅱ型和双价)和乳鼠脑组织纯化疫苗(Ⅰ型)等,这些疫苗已在流行地区部分人群中试用,取得良好的效果,中和抗体阳转率达到90%~100%,不良反应轻。免疫程序为:根据当地流行的出血热病毒血清型选择疫苗,0、14日基础免疫2针后,第6个月强化1次。

推荐阅读

黄长形,姜泓,白雪帆.肾综合征出血热诊疗陕西省专家共识[J].陕西医学杂志,2019,48(3):255-288.

第二十六节 汉坦病毒肺综合征

何礼贤

汉坦病毒肺综合征(Hantavirus pulmonary syndrome,HPS)是由辛诺柏病毒(*Sinnombre virus*,SNV)及其他相关汉坦病毒感染引起的、以肺毛细血管渗漏和心血管受累为特征的综合征,也称汉坦病毒心肺综合征(Hantavirus cardiopulmonary syndrome,HCPS)。1993年5月在美国西南四州(新墨西哥、亚利桑那、犹他和科拉罗多)交界的四角区土著人中发现多例急起发热,以呼吸衰竭和休克为主要表现的原因不明疾病,其后鉴定出是一种新识别的汉坦病毒SNV所致。

【病原与流行病学】

(一)**病原** SNV属于布尼亚病毒科(*Bunyaviridae*)汉坦病毒属,以鹿鼠为宿主。汉坦病毒是RNA病毒,其编码核壳体的病毒基因组由3段构成:S段编码核壳蛋白(N蛋白);M段编码病毒被膜糖蛋白(C1和C2);L段编码病毒转录酶。不同汉坦病毒核酸序列至少存在29%的差异。除SNV外,还发现多种(型)致HPS病毒,各以一种啮齿动物为主要宿主,在北美有:纽约病毒(*New York virus*,宿主为白足鼠),莫农加希拉病毒(*Monongahela virus*,宿主为米鼠),长沼病毒(*Bayou virus*,BAYV,宿主为稻鼠),黑港渠病毒(*black creek canal virus*,BCCV,宿主为棉鼠);南美则有:阿根廷和智利的安第斯病毒(*Andes virus*,ANDV,宿主为长尾米鼠)及阿根廷西北部的奥兰病毒(*Oran virus*,宿主为长尾米鼠),巴西和玻利维亚的黑盐水湖病毒(*Laguna Negra virus*,宿主为草原暮鼠)和阿拉古那病毒(*Araragura virus*,宿主为毛雷鼠),以及中美洲巴拿马的乔高病毒(*Choclo virus*,宿主为棕黄米鼠)等。

(二)**传播途径** 主要途径是病毒从啮齿类的粪、尿和唾液排出,经气溶胶或颗粒被人类吸入而致病。人被含病毒动物咬伤亦可引起感染,但是极其少见。在智利和阿根廷ANDV所致HPS暴发流行中存在人-人途径的传播,也提示需要警惕其院内感染的发生。

(三)**流行情况及影响因素** 2012年秋著名旅游景区加利福尼亚州优胜美地(Yosemite)国家公园暴发HPS,确诊10例,死亡3例,引起特别关注。HPS已经成为全美洲最重要的动物源性传染病,据泛美卫生组织资料,至2004年加拿大报告HPS 88例,阿根廷592例,智利331例,玻利维亚36例,巴拉圭99例,乌拉圭48例,巴拿马35例。与北美比较,南美的HPS显示不同特点:儿童发病率较高,轻症和不典型病例较多,出现人-人传播,血清抗体在某些疫区阳性率较高,病死率较低。

HPS全年都可发病,但以春、夏季为多。降雨量大和气候凉爽年份发病率高。潜伏期1~5周。

人与啮齿类接触增多是重要影响因素之一,因此职业和旅游的危险性应唤起业界重视。

【发病机制与病理生理】

HPS与所有汉坦病毒感染一样,毛细血管内皮细胞损伤导致通透性增高是其基本的病理生理改变。内皮细胞损伤可能源于宿主对于病毒抗原的免疫反应。肺是主要靶器官,临床出现肺泡水肿和低氧血症。迅速发展的肺水肿和心肌抑制低血容量所致休克是威胁生命的两大重要病理生理改变。

【临床表现】

HPS典型病程分3期:前驱期、心肺期和恢复期,其临床表现、体征和实验室所见见表10-6-26-1。SNV所致HPS常不累及肾脏,但BCCV和BAYV引起者可同时有肾功能受损。前驱期表现缺乏特异性,与其他发热性疾病如流行性感冒很难鉴别。据研究,早期血小板减少有助于识别HPS。随着呼吸系统症状的出现和进行性加重,患者迅速进入心肺期,表现为气急、心动过速、低血压和低氧血症,X线显示血管影清晰,可见Kerley B线,进而则有两肺弥漫性浸润,可伴胸腔积液,类似ARDS。恢复期氧合功能和血流动力学迅速改善,亦可见到利尿现象。患者通常可以完全恢复,偶尔遗留认知障碍。

表 10-6-26-1 感染性 HPS 的临床和实验室表现

分期	平均时间/d	主要症状体征	实验室所见	胸部 X 线片
前驱期	3~6	发热、肌痛、不适、头痛、头昏、恶心、呕吐、腹痛	白细胞正常,但可有核左移;血小板正常,随访中可降低	通常清晰
心肺期	5~10	上述症状仍可存在。另有呼吸和心率增速、低血压	低氧血症。白细胞增高,常伴核左移和淋巴细胞轻度异常。血小板降低,血液浓缩。代谢性酸中毒。PT时间延长,LDH和AST增高。轻至中度蛋白尿	可以正常,但迅速发展至肺间质水肿
恢复期	7~14	休克和呼吸窘迫缓解,常有尿量增加	氧合常常迅速改善,实验室异常恢复,偶有轻度贫血	清晰

【诊断与鉴别诊断】

有啮齿类接触史、典型临床过程、心肺受累症状、体征和血液学变化(中性粒细胞核左移、血小板减少、血液浓缩和异常淋巴细胞)有助于本病诊断。

确诊有赖于病原学检测符合下列标准之一:①汉坦病毒特异性IgM阳性,或特异性IgG呈现增高;②临床标本汉坦病毒特异性核糖核酸阳性;③肺标本免疫组化显示汉坦病毒抗原阳性。

HPS需要与各类细菌性(包括非典型病原体)和其他病毒性肺炎、心源性和除HPS以外的其他非心源性肺水肿相鉴别。

【治疗】

尚缺少特异性治疗。利巴韦林的疗效有争议。高剂量糖皮质激素无效。人免疫血浆可降低基线病例死亡率,有待进一步证实。连续性高容量血液滤过可以促进休克纠正和改善氧合。体外膜氧合治疗可降低病死率,使用指征尚无一致意见,一般主张用于包括机械通气等治疗无效的"顽固性"呼吸衰竭和心脏损害患者,也有人提倡早期应用。

【预防】

汉坦病毒对常用消毒液(含氯、酚类等)敏感。预防的关键是防止鼠类进入室内、避免污染、清洁、消毒。野外作业或扎营避免接近鼠类特别是鼠穴,食物须储存于密封容器内。

推荐阅读

SZABÓ R. Antivirus therapy and prevention against Hantavirus infections [J]. Acta Virol, 2017, 61(1):3-12.

第二十七节 新疆出血热

黄玉仙

新疆出血热(Xinjiang hemorrhagic fever, XHF)是发生在我国新疆地区的蜱传病毒性出血热,国际上又称克里米亚-刚果出血热(Crimean-Congo hemorrhagic fever, CCHF)。该病起病急,病死率高,临床上以发热、头痛、出血、低血压休克等为特征。

【病原】

本病病原体归类于布尼亚病毒科内罗病毒属(*Nairovirus*),为单负链RNA病毒,呈圆形或椭圆形,有包膜,直径为85~105nm,其基因组可分为大、中、小3个片段,分别编码RNA多聚酶,包膜糖蛋白G1、G2及核衣壳蛋白。通过基因树分析,目前全球已分离的病毒株可以分别划分为欧洲1、2、3型,非洲1、2、3型及亚洲1、2型。中国大部分病毒株归于亚洲2型,2016年我国科学家从新疆北部亚洲璃眼蜱体内分离到2株新的病毒,归于亚洲1型,表明该病毒在我国新疆地区不断进化演变。本病毒对新生的小白鼠、大白鼠、金黄色地鼠均有致病力。对脂溶剂、乙醚、氯仿、去氧胆酸钠等敏感。在pH 3.0以下作用90分钟,56℃ 30分钟均可灭活。低浓度甲醛可使其灭活而保

持其抗原性。真空干燥后在4℃可保存数年。

【流行病学】

本病主要分布于非洲、中东、东欧和亚洲干旱地区的30多个国家。1965年在中国发现该病至今,在新疆南部地区有三次局部的暴发。1965—1999年间新疆累计报告CCHF 320例,其中死亡62例,病死率19.4%。2001年巴楚县再次发生较大规模流行,报告CCHF 51例,死亡3例。其后,该地区报告病例减少,2003年巴楚县发现患者2例,死亡1例。此后无病例报告。1997年准噶尔盆地也有CCHF流行,45天内发生26例患者,4例死亡。除新疆外,云南省1982年发现CCHF 1例。该病传染源主要是疫区的绵羊和塔里木兔,此外,山羊、牛、马、骆驼、野兔、狐狸及野生陆食鸟也可能为本病的传染源。动物感染病毒后通常不发病。急性期患者也是传染源。亚洲璃眼蜱(Hyatomma asiaticum,一种硬蜱)是本病的主要传播媒介,蜱通过叮咬传播给人和动物,病毒可经蜱卵代传,故亚洲璃眼蜱也是本病毒的储存宿主。此外,带病毒的羊血或急性期患者的血液可通过接触破损的皮肤引起人类感染。摄入病毒污染的食物也可感染本病。病毒也可通过母婴垂直传播。人群普遍易感,但以男性青壮年、农牧民居多,医务人员和病例护理者也是CCHF感染的高危人群,其感染途径主要是接触患者急性期感染血液所致。其他人群,如学生、牲畜屠宰或从事牲畜加工者也可因被携带CCHFV的蜱叮咬或接触污染血液而感染。疫区人群有隐性感染,病后可获得持久免疫力。本病流行季节为3—6月,4—5月为高峰,呈散发流行。

【发病机制与病理】

病毒进入机体后,经复制增殖产生病毒血症,病毒直接对血管内皮细胞、肝脏细胞、白细胞等造成损伤,引起一系列的临床改变。在死亡患者中,发现炎症因子如TNF、IL-8等表达水平显著增高,提示炎症介质等的大量释放加重了本病的进展。本病的基本病理变化是全身毛细血管扩张、充血、通透性及脆性增加,导致皮肤黏膜及全身各脏器组织不同程度的充血、出血,实质性器官肝、肾上腺、垂体等有变性、坏死,腹膜后有胶冻样水肿。

【临床表现】

潜伏期因感染途径不同而有所不同,若被蜱叮咬,潜伏期1~3日,最长9日,若接触污染的血或组织,潜伏期5~6日,最长13日。起病急骤,寒战、高热、头痛、腰痛、全身痛、口渴、呕吐、面与胸部皮肤潮红、球结膜水肿、软腭和颊黏膜出血点,上胸、腋下、背部有出血点和出血斑,有鼻出血。热程约1周。热退前后出现低血压休克、出血现象,如消化道出血、血尿、子宫出血等,病程约10~14日。重症患者在病程第5日后可突然出现肝、肾及肺功能衰竭。

【实验室检查】

血常规中白细胞和血小板数减少,分类中淋巴细胞增多,有异型淋巴细胞。尿有蛋白。粪便隐血试验大多呈阳性。出血、凝血时间延长。病毒分离,取早期(发病前8日)患者血液可分离到病毒。血清学试验有中和试验、免疫荧光试验、酶联

免疫吸附试验等,在发病第 7~9 日可检测到特异性 IgM 与 IgG,双份血清抗体效价递增 4 倍以上者有诊断意义。ELISA 抗体捕捉法检测特异性 IgM 可作疾病早期诊断。运用核酸检测技术可测得血液中的病毒核酸,提高了敏感性和特异性。

【诊断】

主要依靠流行病学资料,包括在流行地区、流行季节有放牧或野外工作史,与羊、兔、牛等或急性期患者接触史、蜱类叮咬史等。临床表现有急骤起病、寒战、高热、头痛、腰痛、口渴、呕吐、黏膜和皮肤有出血点,病程中有明显出血现象和/或低血压休克等。实验室检查白细胞和血小板数均减少。检测特异性 IgM 抗体或 IgG 抗体双份血清抗体效价递增 4 倍以上者可以确诊。IgM 抗体可持续 4 个月,而 IgG 抗体至少可持续 5年。本病应与流行性出血热鉴别,流行性出血热有一定流行地区,临床上有明显的肾脏损害和五期经过,血清学试验可以区别。

【预后】

本病病死率高,一般在 3%~30%。病程初期患者血清中病毒载量的高低与预后密切相关。重型患者有严重出血现象、休克或肺水肿者预后差。

【治疗】

早期诊断、早期治疗可减轻病情发展。发热早期患者给予静脉输液,补充足量液体和电解质,并应用糖皮质激素,减轻全身中毒症状。氢化可的松 200~300mg 静脉滴注,每日 1 次,连用 3~5 日。早期抗病毒治疗有效。WHO 推荐:口服或静注利巴韦林,首次剂量 30mg/kg,以后 15mg/kg,连续 4 日,再 7.5mg/kg,持续 6 日;高效价免疫血清(羊)肌内注射,肌内注射前需做皮肤过敏试验,如阴性者,应用治疗血清 10~15ml,一次肌内注射。静脉大剂量免疫球蛋白可缓解症状,缩短病程,但不能改善疾病的死亡率。重型患者出现休克、腔道出血、肺水肿等,可参照流行性出血热治疗。

【预防】

防蜱、灭蜱是预防本病的主要措施。杀虫剂可杀灭蜱虫。隔离患者,做好个人防护工作。紧急预防可口服利巴韦林。一些国家已有灭活疫苗用于预防本病。

推荐阅读

ZHANG Y,SHEN S,FANG Y,et al. Isolation,characterization,and phylogenetic analysis of two new Crimean-Congo hemorrhagic fever virus strains from the northern region of Xinjiang Province,China[J]. Virol Sin,2018,33(1):74-86.

第二十八节　发热伴血小板减少综合征

陈明泉　张文宏

2004 年来,河南、湖北、安徽、山东等地相继报道了以发热伴血小板减少为主要表现的感染性疾病病例,患者出现发热、瘀点、瘀斑及消化道症状,少数患者可出现多器官功能损害,危及生命。2010 年中国疾病预防控制中心启动发热伴血小板减少综合征(severe fever and thrombocytopenia syndrome,SFTS)的监测,发现大部分无形体阴性的患者,为来源于布尼亚病毒科的一种新病毒的感染,并初步认定该病毒与这些患者的发病相关。

【病原】

发热伴血小板减少综合征布尼亚病毒(severe fever and thrombocytopenia syndrome Bunyavirus,SFTSV)是布尼亚病毒科白蛉病毒属中的一个新成员,又名新布尼亚病毒。该病毒呈球体,直径约 100nm,包含 3 个单股负链 RNA 片段,分别编码 RNA 依赖的 RNA 聚合酶、膜蛋白与核膜蛋白。布尼亚病毒科病毒抵抗力弱,不耐酸,易被热、乙醚、去氧胆酸钠和常用消毒剂及紫外线照射等迅速灭活。

【流行病学】

全国至少 20 个省市发现该病病例,主要集中于河南、安徽、山东、湖北等地,聚集在山区和丘陵地带。本病流行开始于 3 月,5—7 月到达高峰,11 月左右结束。人群普遍易感,在丘陵、山地、森林等地区工作、生活的居民和劳动者,以及该地区户外活动者感染的风险较高。蜱叮咬被认为是该病的主要传播路径。此外,人与人之间也可以进行传播,主要途径是与重症患者的体液进行了接触,这也是医院及家庭内感染的重要途径。

【临床表现】

该病主要特点是骤起的高热,伴随呼吸道、消化道症状,继而出现血小板及白细胞的下降。典型的病程包括潜伏期、发热期、多器官功能障碍期或恢复期。

潜伏期为 5~14 天,主要受感染途径与病毒载量的影响。而对于通过接触患者血液或血性分泌物而感染的患者,其潜伏期一般为 7~12 天,平均 10 天左右。

发热期主要表现为流感样症状,突起高热(38~41℃),可持续 5~11 天,继而出现血小板及白细胞减少及淋巴结肿大。这一阶段可检测到高载量的病毒,也是临床中诊断该病的重要指标。

在死亡患者的病程中,第三阶段出现多器官功能的进行性恶化。而在存活患者中,第三阶段表现为疾病的自愈。该阶段可以与发热期重叠,多发生于起病的 5 天后,可持续 7~14 天。高病毒载量及谷草转氨酶、肌酸激酶、乳酸脱氢酶和肌酸激酶同工酶(CK-MB)升高提示预后不良。

大多数患者预后良好,预后不良的主要危险因素包括既往基础疾病史、出现神经精神症状、出血倾向、低钠血症及老年患者。而对于存活患者,疾病的恢复开始于起病后 11~19 天,临床症状及实验室指标开始逐渐回归正常,而血小板减少(小于 $100×10^9/L$)及白细胞减低(小于 $4×10^9/L$)可能会持续一段时间。

【实验室检查】

血常规白细胞计数减少,多为(1.0~3.0)×10⁹/L,重症可降至1.0×10⁹/L以下,中性粒细胞比例、淋巴细胞比例多正常;血小板降低,多为(30~60)×10⁹/L,重症者可低于30×10⁹/L。半数以上病例出现蛋白尿(+~+++),少数病例出现尿潜血或血尿。生化检查可出现不同程度乳酸脱氢酶、肌酸激酶及转氨酶等升高,尤以谷草转氨酶、CK-MB升高为主,常有低钠血症。可检测血清病毒核酸及从血清中分离病毒。血清学可检测病毒特异性IgM抗体,或者检测发病期和恢复期血清中病毒特异性IgG抗体滴度,若呈4倍以上增高则可确诊。

【诊断】

早期诊断对于改善患者预后及防治疾病传播非常重要。诊断需要结合流行病学信息(发病季节、地理位置、蜱叮咬史等)、临床表现及实验室检查(低血小板、低白细胞等)综合判断。而由于该病的临床表现缺乏特异性,所以实验室确诊非常关键。

(一)诊断标准

1. 疑似病例　具有上述流行病学史、发热等临床表现且外周血血小板和白细胞计数降低者。

2. 确诊病例　疑似病例具备下列之一者:①病毒核酸检测阳性;②病毒特异性IgG抗体阳性,或恢复期滴度较急性期有4倍以上增高者;③病例标本分离到病毒。

(二)鉴别诊断　应当与人嗜粒细胞无形体病等立克次体病、肾综合征出血热、登革热、败血症、伤寒、钩体病及血小板减少性紫癜等鉴别。

【治疗】

本病尚无特异性治疗,对症支持治疗为主。体外实验结果提示利巴韦林对该病毒有抑制作用,可以试用。免疫球蛋白对于多种病毒感染具有中和、调理等作用,可以降低病毒载量,防止病毒播散,在SFTSV感染中可以试用。目前尚无证据证明糖皮质激素的治疗效果,应慎用。

【预防】

目前尚无疫苗,应避免蜱叮咬。必要时采取灭蜱等措施。一般情况下无须对患者实施隔离。对患者的血液、分泌物、排泄物及被其污染的环境和物品进行消毒处理。在抢救或护理危重患者时,尤其是患者有咯血、呕血等出血现象时,医务人员及陪护人员应当加强个人防护,避免与患者血液直接接触。利巴韦林可用于预防感染SFTSV,主要针对于高感染风险的人群,如直接与患者血液、体液接触的医务人员,或者受到针刺伤的医务人员。

推荐阅读

REECE L M,BEASLEY D W,MILLIGAN G N,et al. Current status of Severe Fever with Thrombocytopenia Syndrome vaccine development[J]. Curr Opin Virol,2018,29:72-78.

第二十九节　登　革　热

王新宇　黄玉仙

登革热(Dengue fever,DF)是由登革病毒(Dengue virus,DENV)经蚊媒传播引起的急性虫媒传染病。临床主要表现为发热、头痛、咽痛、肌痛或骨痛、关节痛、皮疹、白细胞及血小板减少等,严重者出现休克、出血或多器官功能损伤。

【病原】

DENV属于黄病毒科黄病毒属,为有包膜的单股正链RNA病毒。病毒基因编码3个结构蛋白和7个非结构蛋白(NS)。DENV复合体包含至少4种抗原相关但不同的病毒,命名为DENV血清型1至4型。

【流行病学】

(一)传染源　患者和隐性感染者为主要传染源。患者从发病前1日至发病后3日内传染性最强。虽然有研究表明DENV会在蚊子和非人类灵长动物之间进行传播,但是没有证据表明此类传播是DENV传播到人类的重要来源。

(二)传播媒介　伊蚊是传播DENV的主要蚊种,包括埃及伊蚊和白纹伊蚊。埃及伊蚊广泛分布于北纬45°至南纬35°的热带及亚热带地区。我国主要分布在南方沿海地区,其中以海南省分布最广。虽然白纹伊蚊作为DENV的自然传播媒介的效率低于埃及伊蚊,但白纹伊蚊更耐寒,具有更广的地理分布范围。白纹伊蚊在我国长江以南地区常见,是该地区引起流行的主要传播媒介。埃及伊蚊和白纹伊蚊常孳生于室内外的盛水容器或积水中。从蚊卵孵出的幼蚊经10日发育后即可吸人或动物的血。蚊虫叮咬染毒个体后,病毒在唾液腺繁殖8~10日后,当蚊再吸血时即可传播病毒。

(三)易感性　人群对DENV普遍易感,除与暴露蚊媒的机会相关外,多受人群免疫水平的影响。感染DENV的四种血清型(原发感染)中的一种,可以对同一血清型的病毒感染提供持久的免疫力。然而,对其他登革热血清型的免疫短暂,随后个体可以感染另一种登革热血清型(继发感染)。

(四)传播模式　DENV传播扩散遵循两种不相互排斥的模式:流行性传播(epidemic transmission)和高度地方性传播(hyperendemic transmission),对当地人和旅客的疾病风险有不同的影响。

当单一的DENV株作为输入性病例进入某个地区时,如果在潜伏期和发病期未能被识别、诊断和隔离,那么经过蚊媒叮咬后,蚊虫体内病毒增殖,进而蚊虫的增殖和叮咬使更多人员扩散本疾病,流行性登革热传播发生。如果存在数量足够多的易感宿主和蚊子,则登革热的传播呈暴发性。此时,易感个体的感染发病率常达到25%~50%,甚至更高。在流行性传播的情况下,当地成人和儿童都可受到影响。在疾病流行期间,游客感染DENV的风险高,而在其他时间,感染风险较低。流行的病毒血清型、病毒株及距上次流行的间隔时间似乎对重症登革热发生风险有影响。群体免疫、天气变化及控蚊措施都有助于终止流行。

登革热高度地方性传播是指在同一地区内出现多种血清型DENV的持续传播。这需要该地区全年存在能传播病毒的蚊媒，以及保持有足够多的易感人群。全球范围内大部分的DENV感染病例均来自于高度地方性DENV传播的地区，特别是城市地区。在高度地方性传播地区，随着年龄增加，人群中抗DENV抗体的流行率也逐渐增加。因此在该地区，当地大部分成人对感染免疫，儿童比成人更可能发病。对于游客来说，相比于流行性传播地区，在这些地区感染的风险更高。高度地方性传播地区的重症登革热发生率一般要高于流行性传播地区。

（五）流行特征 根据WHO报告，在既往50年中，全球登革热发病率已有30倍增长，本病已广泛分布于100多个国家和地区，尤其在热带和亚热带地区。东南亚地区好发，其次是北非、非洲赤道地区、南非北部、澳洲、地中海地区、太平洋岛屿、加勒比海岛屿等地，成为继症疾之后最重要的热带病。占世界人口40%以上的约25亿人面临罹患登革热的危险。WHO估计每年世界上可能有5 000万至1亿登革热感染病例，其中约50万人因患重症登革热需住院治疗，很大一部分是儿童患者。从传播扩散模式来看，中国登革热的传播模式目前均属于流行性传播，但是出现本地传播的省份却逐渐增加。流行病学资料表明，输入性病例的增加是引起本地登革热流行的重要因素。

【发病机制与病理】

（一）发病机制 DENV感染的过程分为感染早期、播散、免疫反应和随后的病毒清除几个阶段。DENV感染引起的天然和适应性免疫应答可能在感染清除中发挥作用。干扰素在体外抑制DENV感染。此外，DENV感染的细胞易受体外自然杀伤细胞的裂解。然而，DENV蛋白能够抑制干扰素的产生及其在受感染细胞中的抗病毒功能。对DENV感染的抗体应答主要针对血清型特异性决定簇，但存在大量血清型-交叉反应性抗体。抗体中和病毒需要阈值水平的抗体；当抗体浓度低于此阈值时，表达免疫球蛋白受体的细胞对抗体结合病毒的摄取反常增加，这一过程称为感染的抗体依赖性增强（antibody-dependent enhancement，ADE）。通过ADE进入DENV也被发现可以抑制体外受感染单核细胞的天然免疫反应。登革热的严重程度与DENV特异性T淋巴细胞反应的水平和质量有关。DENV特异性CD4[+]和CD8[+]T细胞可以在体外裂解DENV感染的细胞并产生细胞因子，例如IFN-γ、TNF-α和淋巴毒素。

（二）病理变化 由于毛细血管通透性增加引起的血浆渗漏是登革出血热的主要特征，但在登革热中不存在。增强的毛细血管通透性是由内皮细胞功能障碍而不是损伤造成的。免疫反应的强度最终可能由病毒复制水平决定。白细胞和血小板减少症及出血倾向是DENV感染的典型血液学结果。白细胞减少症在疾病早期很明显，在登革出血热和登革热中程度相似。其代表了DENV对骨髓的直接作用。多种因素造成了血小板计数的下降，这在疾病晚期尤为明显。骨髓抑制可能起作

用，但血小板破坏可能更重要。DENV-抗体免疫复合物吸附到血小板表面，随后激活补体，被认为是造成血小板破坏的原因。通常轻微的血清转氨酶升高在DENV感染中很常见。登革热致死病例肝脏的典型病理结果包括肝细胞坏死和相对较少炎症细胞浸润的康氏小体，与早期黄热病毒感染的发现相似。

【临床表现】

DENV感染的潜伏期2~15日，平均为6日左右，其长短与侵入的病毒量有一定关系。

WHO1997年颁布的指南中，按有无出血、休克将登革热分为登革热（DF）、登革出血热（Dengue hemorrhagic fever，DHF）及登革休克综合征（Dengue shock syndrome，DSS）。WHO在2009年发布了修订版分类方案，将登革热的类别改为：无预警指征的登革热、有预警指征的登革热和重症登革热。提出该方案是为了强调及早识别预警指征，从而优化分诊和治疗决策。

根据2009年的WHO方案推定诊断为DENV感染的依据是：居住于或旅行至疾病流行地区，并且有发热和以下表现中的2项：①恶心/呕吐、皮疹；②头痛、眼痛、肌痛或关节痛；③白细胞减少；④束臂试验阳性。

有预警指征的登革热是指在上述定义的DENV感染基础上，出现1项下列表现：①腹痛或压痛；②持续呕吐；③浆膜腔积液（腹水和胸腔积液）；④黏膜出血；⑤嗜睡或躁动；⑥肝大>2cm；⑦血细胞比容增加，同时血小板计数快速下降。

重症登革热是指至少有1项下列表现的DENV感染：①重度血浆渗漏导致，休克和/或积液伴呼吸窘迫；②严重出血（由临床医师评估）；③严重器官受累，谷丙转氨酶或谷草转氨酶≥1 000U/L、意识障碍和/或器官衰竭。

器官衰竭的表现可以包括肝衰竭、中枢神经系统受累、心肌功能障碍和急性肾损伤等。

DENV感染分为三期：发热期、极期和恢复期。在WHO1997年的分类法中，DHF和DSS患者会经历上述3个阶段；而DF患者只有发热期和恢复期，没有极期。在WHO2009年的分类法中，发生重症登革热和有预警指征的登革热时，3个阶段都会出现；而无预警指征的登革热只有发热期和恢复期，没有极期。

（一）发热期 DENV感染发热期的特征为骤然发生高热（≥38.5℃），伴头痛、呕吐、肌痛和关节痛，部分病例有一过性斑疹。儿童患者可在发热期出现高热，但症状一般不如成人明显。发热期持续3~7日，之后大多数患者都会恢复且没有并发症。部分病例于病程的第3~5日体温降至正常，1日后又再升高，呈双峰热型或马鞍热型。出血性表现可见于发热期和/或极期。出血性表现的范围和严重程度各不相同。体格检查可能会发现结膜充血、咽部红斑、淋巴结肿大和肝大。患者也有可能存在面部水肿、瘀点（位于皮肤和/或上腭）和瘀斑（尤其是静脉穿刺处）。

应进行束臂试验，将血压袖带套于上臂，充气至压力达到收缩压和舒张压之间的中点，保持5分钟。放气1~2分钟后检查袖带下方皮肤的瘀点；如果1平方英寸（6.5cm²）皮肤中的新发瘀点≥10个，则为阳性。

患者常见白细胞减少和血小板减少（≤100×10⁹/L）。血清谷草转氨酶水平时常升高，程度一般较轻（正常值上限的2~5倍），但偶尔也可出现显著升高（正常值上限的5~15倍）。

（二）**极期** 在退热前后（通常是感染的第3~7日），小部分患者（通常是儿童和青年）会出现全身性血管渗漏综合征，其特征为血浆渗漏、出血、休克和器官损伤。极期持续24~48小时。机体最初可通过生理代偿维持循环充分，导致脉压减小（收缩压和舒张压之差≤20mmHg）；患者可能看似状况良好，收缩压可能正常或升高。但此时仍需谨慎地紧急复苏；一旦发生低血压，收缩压就会迅速下降，此时即使积极复苏，患者也可能会发生不可逆的休克。

极期中常见中至重度血小板减少；血小板计数的最低值或许会达到≤20×10⁹/L，随后在恢复期迅速回升。活化部分凝血活酶时间暂时增加和纤维蛋白原水平下降也较为常见。

（三）**恢复期** 恢复期在退热后1~2日内出现并持续1~5日，此时还可出现一次皮疹，其为融合的红斑疹，皮损间有小岛状的未受累皮肤，常伴有瘙痒。在恢复期中，血浆渗漏和出血缓解，生命征稳定，且积液会被重吸收。恢复期通常持续2~4日；成人可能会在恢复后出现严重乏力，持续数日至数周。

【实验室检查】

实验室可直接检测血清中有无病毒组分，也可通过血清学方法作出间接诊断。各种方法的敏感性取决于疾病的持续时间，以及患者是在病程的哪个阶段接受评估。

在病程的第1周里，诊断方法可为通过RT-PCR检测血清中的病毒核酸或检测病毒抗原非结构蛋白1（NS1）。初次感染时，NS1检测的敏感性可超过90%，并且抗原血症在发热消退后仍可持续数日；再感染时检测NS1的敏感性较低（60%~80%）。

发病4日即可检测到病毒特异性IgM。患者的临床综合征符合登革热表现时，一般是取单份样本检测IgM，以便完成推定诊断。临床医师可通过急性期和恢复期（急性期后10~14日采集）的配对标本出现IgM血清转化来确诊登革热，并可通过抗体滴度升高至4倍或以上来诊断急性DENV感染。

检测到病毒特异性IgG的可能性取决于患者是初次感染还是再次感染。初次DENV感染的特征为抗体应答缓慢且滴度较低；起病7日后可检测到较低滴度的IgG，并且滴度会缓慢升高。再次DENV感染的特征为：抗体滴度在起病4日后开始迅速升高，并且有广泛的交叉反应。如果近期感染了有相似抗原性的黄病毒，如黄热病毒、日本脑炎病毒或寨卡病毒，或是接种了这些病毒的疫苗，血清学会受到干扰。

分离病毒（培养法）也能确定DENV感染；但一般无须将培养法作为临床诊断工具，因为其通常不能在有临床意义的时间范围内得到培养结果。免疫组织化学染色可在组织样本中检出DENV蛋白，其中肝组织的检出率较高，但多无必要。

【诊断与鉴别诊断】

根据流行病学、临床表现及实验室检查等进行综合分析，居住于或旅行至疾病流行地区，并且有发热和以下表现中的2项应考虑为登革热可能：①恶心/呕吐、皮疹；②头痛、眼痛、肌痛或关节痛；③白细胞减少；④束臂试验阳性。以往未患过本组病毒疾病，血清学试验抗体效价较高，或恢复期抗体效价有4倍以上升高者，均有助于诊断。

登革热需与流行性感冒、黄热病、钩体病、斑疹伤寒、伤寒、疟疾、麻疹、猩红热、药疹等鉴别。重症登革热需与其他病毒性出血热、脑膜炎球菌败血症、立克次体病等相区别。登革热、基孔肯亚热和寨卡病毒感染三者的临床表现相似，并通过相同的蚊媒传播。基孔肯亚热患者更常自诉关节痛，而登革热患者更常见腹痛和白细胞减少。关节肿胀对于基孔肯亚热具有高度特异性；出血表现和血小板减少对登革热具有相对特异性。寨卡病毒感染常伴有结膜炎。已有寨卡病毒、基孔肯亚热病毒和DENV混合感染的报道。三者鉴别主要有赖于病毒分离和血清学试验。

【预后】

登革热为自限性疾病，预后良好。在由与初次感染不同病毒类型再次感染的个体中，发生严重登革热的可能性最高。因此，严重疾病主要发生在多种血清型同时循环区域中的个体。重症登革热有较高的病死率，即使及时救治，其病死率仍可达5%~10%。

【治疗】

目前登革热无特效疗法，主要采用综合治疗措施。治疗原则是早发现、早治疗、早防蚊隔离。重症病例的早期识别和及时救治是降低病死率的关键。早期识别严重疾病和严重疾病风险增加的患者至关重要，必要时立即开始更积极的治疗。

应指导患者服用大量液体并注意脱水迹象。对于患有严重感染、严重登革热或伴有合并疾病的登革热的患者和警示指征的患者，需要住院治疗。应使用对乙酰氨基酚治疗发热和肌痛，而避免使用阿司匹林或其他非甾体抗炎药。

WHO已经制定了静脉输液治疗方案来管理与登革热相关的休克。初始液体复苏可以选用晶体液，对于对晶体液复苏效果不佳的难治性休克的患者，应该保证使用静脉胶体液。持续低灌注和血细胞比容下降的患者需要输血，同时应评估隐匿性或明显出血。一旦血流动力学稳定性恢复，应继续静脉输液，并在接下来的24~48小时内逐渐降低输注速度。即使在恢复正常血容量后，仍需密切的临床观察；初始复苏后24小时是血管通透性增加的时期，患者在此期间可发生复发性休克。在等离子体泄漏期间流失到潜在间隙（胸膜、腹膜）的流体被快速重吸收。因此，应在血管通透性增加的时期结束后停止静脉补液；此后过量的液体输注可导致血容量过多和肺水肿。

胃肠道出血、鼻出血或月经过多可能非常严重，需要输血治疗。一般而言，在没有活动性出血的情况下，对于血小板减少症患者，预防性血小板输注没有作用。对于严重肝功能不全或凝血酶原时间延长的患者，应给予静脉注射维生素K。

【预防】

灭蚊、防蚊是预防登革热的主要措施。CYD-TDV是一种嵌合黄热病17D和4种登革热血清型的疫苗，已在拉丁美洲和东南亚的一些国家获得许可。目前仅推荐在具有高登革热流行性的地理环境中引入 CYD-TDV。该疫苗不应用于血清阳性率<50%的区域。

推荐阅读

1. GUZMAN M G, HARRIS E. Dengue [J]. Lancet, 2015, 385 (9966): 453-465.
2. KULARATNE S A. Dengue fever[J]. BMJ,2015,351:h4661.

第三十节　埃博拉病毒病

卢洪洲

埃博拉病毒病(Ebola virus disease,EVD),以往称埃博拉出血热(Ebola hemorrhagic fever,EHF),是由埃博拉病毒引起的一种严重急性传染性疾病。近来研究发现,仅少部分患者有典型出血表现,所以"出血热"一词不再用于表述埃博拉病毒病。

【病原学】

埃博拉病毒(Ebola virus,EBOV)属于丝状病毒科(Filoviridae)埃博拉病毒属(Ebolavirus),已确认有五型:扎伊尔型(Zaire)、苏丹型(Sudan)、本迪布焦型(Bundibugyo)、雷斯顿型(Reston)及塔伊森林型(Taï forest)。EBOV 为不分节段的单股负链 RNA 病毒,基因组大小为 18.9kb,呈长丝状体,平均长度1 000nm,直径 70~90nm。核心由 RNA 基因组、核衣壳蛋白、RNA 聚合酶及结构蛋白组成。有脂质包膜,包膜上突起主要由糖蛋白组成。EBOV 在室温下稳定,4℃可存活数天,60℃ 1 小时大部分病毒被灭活,对紫外线、γ 射线、甲醛、次氯酸、酚类等消毒剂和脂溶剂均敏感。

【流行病学】

1976 年中非的苏丹和扎伊尔首次暴发埃博拉病毒病,高达55%~88%患者死亡,导致此次疫情的即为扎伊尔型埃博拉病毒。随后在 2014 年至 2016 年,扎伊尔型病毒再次导致西非埃博拉疫情,总病例数约 29 000 例。2017 年至 2018 年间,扎伊尔型埃博拉病毒还在刚果造成 3 次流行。

苏丹型病毒在 1970 年至 2004 年间于苏丹、乌干达等地导致了 4 次流行,死亡率高达 50%。本迪布焦型病毒导致了 2007 年乌干达及 2012 年刚果的埃博拉出血热疫情。

（一）**传染源和宿主动物**　人和灵长类均可传染本病,为本病传染源。人类可因接触或猎食患病灵长类或其尸体导致病毒在人群中流行。中非疫区的蝙蝠组织样本内能检测到病毒 RNA,但未分离到感染性病毒颗粒。

（二）**传播途径**　①接触传播:人际间传播主要由于通过直接接触患者和带毒感染者的血液、排泄物及其他体液而感染。直接接触患者皮肤也可能导致感染。②气溶胶传播:吸入感染性的分泌物、排泄物等可造成感染。③注射途径:使用未经消毒的注射器曾是该病的重要传播途径。④性传播:精液中存在病毒 RNA,提示可通过性行为进行传播。

（三）**人群易感性和发病季节**　人类普遍易感。发病无性别差异,无季节性。

（四）**地理分布**　埃博拉病毒病主要在非洲的乌干达、刚果、加蓬、苏丹、科特迪瓦等国家流行。

【发病机制与病理】

EBOV 进入机体后,首先感染的可能是巨噬细胞和树突状细胞等单核巨噬细胞系统(mononuclear phagocytic system, MPS)的细胞,并随感染的 MPS 经由淋巴管道,转移到区域淋巴结并进入血液循环导致全身播散。淋巴细胞和神经细胞是免于感染的主要细胞类型。肝细胞点、灶样坏死是本病最显著的特点,可见小包涵体和凋亡小体。

被感染的 MPS 细胞可释放大量的细胞因子、趋化因子和其他促炎因子,导致全身炎症反应综合征。这些细胞活性物质可增加血管内皮细胞的通透性,诱导表达内皮细胞表面黏附和促凝因子,导致 DIC。EBOV 感染导致 MPS 细胞功能缺陷,使得机体无法针对病毒产生有效的适应性免疫。

【临床表现】

本病潜伏期为 2~21 天,一般为 6~12 天。潜伏期无传染性。

典型病例为急性起病,临床表现为高热(>38℃)、畏寒、头痛等,最初症状无明显特异性。起病 1 周内,多数患者出现明显呕吐、大量水样泻等消化道症状。严重水样泻多在病程第 5 日左右出现,患者每日可解 5~10L 米泔样粪便,症状可持续 7 日甚至更长。若未及时补充水及电解质,很快会出现严重脱水和低血容量性休克,甚至死亡。西非流行病例中,部分患者会出现不同程度的出血,约 5%患者可出现明显的咯血、呕血、便血等症状,多为临终前出现。

EVD 起病第 2 周,虽然体内病毒 RNA 水平稳定或呈下降趋势,但病情达到高峰,患者出现多器官功能损伤甚至衰竭。EVD 患者此期可见神经系统功能损害,脑脊液中可查到 EBOV。可有急性肾功能损害和肾衰竭。病毒感染眼球结构导致葡萄膜炎、结膜炎等。病变累及心脏可引起心包炎、心肌炎。

急性期过后,患者产生适应性免疫反应,体内病毒水平下降,器官组织损伤得以逐渐修复,进入恢复期,但由于患者体内的免疫豁免区的病毒持续存在,可在感染数月后导致相关后遗症(表 10-6-30-1)。

表 10-6-30-1　埃博拉病毒病病程的临床特点

症状出现时间	病程	临床特点
0~3 日	发热症状(90%)	发热（腋温≥38℃）、全身酸痛、关节疼痛、虚弱、食欲降低、咽喉痛、头痛
4~10 日	胃肠道相关症状(60%~80%)	下胸部/腹部疼痛、恶心、呕吐、腹泻(伴有黏液),结膜充血,可能发生低血容量和脱水

续表

症状出现时间	病程	临床特点
10~14 日	低血容量性休克/脱水、神经系统并发症、出血并发症(<25%)	肾衰竭、黏膜干燥、低血糖、气促、心动过速、意识减弱或昏迷
		发热、意识模糊、激越(不断从病床掉落)、注意力涣散、极度虚弱,出现神经系统异常症状,24~48 小时后死亡风险大
		牙龈出血、黑便、咯血、鼻出血、注射部位或静脉给药通道出血
14 日后	恢复期及晚期并发症	胃肠道相关症状消失、热退、食欲增加、体能增强;虚弱,二重感染、多器官功能衰竭、气促、抽搐、死亡

【实验室检查】

（一）一般检查　早期白细胞减少,以淋巴细胞减少为主,并出现异型淋巴细胞,血小板可减少。AST 和 ALT 升高,且 AST 升高大于 ALT。凝血酶原时间(PT)及部分凝血活酶时间(APTT)延长,纤维蛋白降解产物增加,表现为 DIC。血清肌酐、尿素氮水平升高,电解质紊乱,蛋白尿常见。

（二）血清学检查　①血清特异性 IgM 抗体检测:起病后 7~10 日出现,可维持 3 个月。IgM 抗体阳性可作为现症感染的指标;②血清特异性 IgG 抗体:可长时间维持。IgG 抗体由阴性转为阳性,或滴度上升 4 倍以上,有诊断价值。

（三）病原学检查　埃博拉病毒高度危险,病毒相关实验必须在 BSL-4 实验室进行。①核酸检测:通过 RT-PCR 等方法,可在发病后 3 日内患者血清中检测到病毒核酸,若起病 3 日内核酸检测阴性,可重复检测以排除假阴性,起病 3 日后检测核酸阴性,可排除 EVD 诊断。②病毒抗原检测:可采用 ELISA 等方法检测血清中病毒抗原。快速测流色谱免疫分析法(ReE-BOV)可在 15 分钟内出具抗原检测结果,可用于 EVD 的快速诊断。③病毒分离:采集发病一周内患者的全血或死者的肝组织接种于 Vero 细胞进行病毒分离培养。

【诊断与鉴别诊断】

（一）诊断依据

1. 流行病学资料　来自于疫区,或 21 日内有疫区旅行史,或有与患者、感染动物接触史。

2. 临床表现　起病急、发热和/或严重头痛、腹泻、全身肌肉或关节疼痛等,以及无法解释的出血症状。

3. 实验室检查　以下实验室结果均有助于确诊:①病毒抗原阳性;②血清特异性 IgM 抗体阳性;③恢复期血清特异性 IgG 抗体滴度比急性期有 4 倍以上递升;④从患者标本中检出

病毒 RNA;⑤从患者标本中分离到病毒。

（二）诊断　本病的诊断依据流行病学史、临床表现和实验室检查。

1. 疑似病例　具有上述流行病学史和临床表现。

2. 确诊病例　疑似病例基础上具备诊断依据中实验室检查任意一项检测阳性者。

（三）鉴别诊断　本病应与疟疾、马尔堡出血热、拉沙热和肾综合征出血热等相鉴别。

【预后】

本病预后不良,病死率高。

【治疗】

本病治疗主要以对症支持治疗为主。需要隔离患者。预防和治疗低血压休克。预防 DIC。控制感染。必要时行血液透析等。

一项在刚果东部进行的临床试验,将 4 种潜在有效的抗病毒药物进行了比较:mAb114(一种单克隆抗体)、REGN-EB3(单克隆抗体组合)、Zmapp(另一种单克隆抗体组合)、remdesvir(GS-5734,核苷类似物)。该项研究的中期研究结果显示,499 例使用 mAb114 或 REGN-EB3 的患者存活率更高。研究随后调整为仅比较评价 mAb114 和 REGN-EB3 的疗效和安全性。

【预防】

（一）控制传染源　严格隔离疑诊病例和患者,应收入负压病房隔离治疗。对其排泄物及污染物品均严格消毒。尸体应用密闭防漏物品包裹,及时焚烧或就近掩埋。

（二）切断传播途径　①严格规范污染环境的消毒工作;②严格标本采集程序。

（三）保护易感人群　加强个人防护,严格执行标准预防措施,使用防护装备。目前尚没有获得许可的埃博拉疫苗。

推荐阅读

1. 袁敏,卢洪洲. 科学防控埃博拉病毒病[J]. 中华传染病杂志,2014,32(9):515-516.

2. MALVY D,MCELROY A K,DE CLERCK H,et al. Ebola virus disease[J]. Lancet,2019,393(10174):936-948.

第三十一节　马尔堡病毒病

卢洪洲

马尔堡病毒(*Marburg virus*,MARV)感染所致疾病,因病程中可有出血症状,也称作马尔堡出血热(Marburg hemorrhagic fever,MHF)。近年发现感染 MARV 后有典型出血表现者为少数,因而称为马尔堡病毒病(Marburg virus disease)更为合适。由于 MARV 来自于非洲绿猴,主要在非洲流行,因此又被称为青猴病和非洲出血热。

【病原】

MARV 属丝状病毒(*Filoviridae*)马尔堡病毒属(*Marburgvir-*

us），为单股负链 RNA 病毒。病毒体呈多态性。病毒颗粒直径为 80nm，长度 700~400nm，表面有突起，有包膜。马尔堡病毒属仅含一种，有维多利亚湖株和 Ravn 株两个基因序列差异仅有 20% 的变异株，两个变异株所致疾病一致。MARV 对热有中度抵抗力，56℃ 30 分钟不能完全灭活，但 60℃ 1 小时感染性丧失。在室温及 4℃ 存放 35 天其感染性基本不变，−70℃ 可以长期保存。一定剂量的紫外线、γ 射线、次氯酸、酚类、脂溶剂、β-丙内酯等均可使之灭活。

【流行病学】

（一）**传染源和宿主动物**　该病毒在自然界中的储存宿主目前尚不明确。可能是非洲的野生灵长类动物。受病毒感染的动物是重要的传染源。

人类在偶然情况下被感染后可成为重要的传染源。人不是病毒自然循环的一部分，只是偶然被感染。MARV 的传染性极强，高滴度的病毒血症可持续于整个发热期。

（二）**传播途径**　①接触传播：主要经密切接触传播，通过接触病死动物和患者的尸体，以及带毒动物和患者的血液、分泌物、排泄物、呕吐物等，经黏膜和破损的皮肤传播；②气溶胶传播：通过含本病毒的气溶胶感染实验动物也有报道；③注射途径：通过使用被污染的注射器等可造成医源性传播；④性传播：精液中可检出病毒核酸，因此存在性传播可能。

（三）**人群易感性**　人类普遍易感。高危人群为经常接触感染动物及患者尸体的人员，以及密切接触患者的亲属和医护人员。发病无明显季节性。

（四）**流行情况**　马尔堡病毒病最早于 1967 年暴发于德国和南斯拉夫，此次流行的总死亡率为 23%，病毒来源于从乌干达进口的用以疫苗研制的绿猴。其后，本病自然流行仅局限于一些非洲国家，如刚果、安哥拉等地。此外，在南非、肯尼亚、津巴布韦、苏丹和扎伊尔亦有报道，总体死亡率高达 80%~90%。非洲可能是马尔堡病毒的自然疫源地。

【发病机制与病理】

MARV 通过皮肤黏膜进入人体后，首先侵犯树突状细胞和巨噬细胞，而后被带至区域淋巴结，在淋巴系统内播散，并通过血行感染肝、脾和其他组织。病毒感染可导致宿主细胞的直接损伤，引起全身炎症反应，同时损伤适应性免疫反应。除横纹肌、肺和骨骼之外，几乎所有脏器都可受损。其中肝、肾、淋巴组织的损害最为严重，脑、心、脾次之。

【临床表现】

疾病潜伏期一般为 3~9 天，较长的可超过 2 周。临床表现为多系统损害，以发热为主，病情严重。病程为 14~16 天，死亡多发生于病程第 6~9 天。死因为心、肝、肾衰竭和出血性休克。主要临床症状有：

（一）**发热及毒性症状**　起病急，发热，多于发病数小时后体温迅速升至 40℃ 以上，为稽留热或弛张热，伴有畏寒、出汗，持续 3~4 天后体温下降，但有些患者可于第 12~14 天再次上升。伴乏力、全身肌肉酸痛、剧烈头痛及表情淡漠等。

（二）**消化系统表现**　发病后第 2~3 天可有恶心、呕吐、腹痛、腹泻等消化道症状，可持续 1 周。严重者可因连续水样便引起脱水。可有肝功能异常及胰腺炎等。

（三）**出血**　疾病早期存在出血表现的不多。病程进展可出现皮肤黏膜的瘀斑、瘀点，以及咯血、呕血、便血，甚至多器官出血。严重病例可导致死亡。

（四）**皮疹**　所有患者均可出现麻疹样皮疹，皮肤充血性皮疹是本病特异的临床表现。约半数患者有黏膜充血、腋窝淋巴结肿大，软腭出现暗红色黏膜疹。

（五）**其他**　可有浅表淋巴结肿大、咽痛、咳嗽、胸痛；少尿、无尿及肾衰竭；中枢神经系统症状，如谵妄、昏迷等；心律失常甚至心力衰竭及肝功能障碍等。后期可因病毒持续在精液中存在，引起睾丸炎、睾丸萎缩等。

【实验室检查】

（一）**血常规及生化检查**　白细胞总数及淋巴细胞减少；血小板明显减少；血浆纤维蛋白原减少，纤维蛋白降解产物增加；血沉加快；血清转氨酶升高；蛋白尿。

（二）**抗体检测**　应用间接免疫荧光抗体试验、ELISA 等检测特异性 IgM 和 IgG 抗体。一般 IgM 抗体在发病后第 7 天出现，持续 2~3 个月，单份血清 IgM 抗体阳性即可诊断。检测急性期和恢复期双份血清 IgG 抗体，滴度增高 4 倍以上者也可诊断。

（三）**病原学检测**　①病毒抗原检测：ELISA 检测血清中马尔堡病毒抗原。取皮肤组织活检，应用免疫组化法检测马尔堡病毒抗原。②病毒核酸检测：RT-PCR 检测血清中病毒 RNA，可用于早期诊断。③病毒分离培养：接种患者的血液、尿液或咽分泌物等于 Vero 细胞，进行病毒分离培养和鉴定。

【诊断与鉴别诊断】

（一）**诊断依据**

1. 流行病学史　近期有疫区逗留史，与感染者或动物接触史。

2. 临床表现　起病急、发热、肌痛、头痛、咳嗽、胸痛、腹痛、腹泻，皮下和结膜有出血点及其他部位出血表现，在躯干和肩部出现紫红色的斑丘疹，少尿、无尿、谵妄、昏迷等。

3. 实验室检查　以下结果可作为确诊依据：①病毒抗原阳性；②血清特异性 IgM 抗体阳性；③恢复期血清特异性 IgG 抗体滴度比急性期有 4 倍以上增高；④从患者标本中检测出病毒 RNA；⑤从患者标本中分离到病毒。

（二）**诊断**　本病的诊断要依据流行病学史、临床表现和实验室检查。

1. 疑似病例　具有上述流行病学史和临床表现。

2. 确诊病例　疑似病例基础上具备诊断依据中实验室检查任意一项检测阳性者。

（三）**鉴别诊断**　由于马尔堡病毒病在发病早期症状无特异性，因此应在发病早期进行抗原检测、病毒分离、核酸检测和血清学试验，以尽快明确诊断。要注意与其他病毒性发热疾病相鉴别。

【预后】

病死率高达 20% ~ 90%。体内病毒量高、肝肾等主要脏器功能损害严重者预后差。

【治疗】

目前尚无特效治疗药物。一般采用对症处理和支持疗法。

（一）一般支持治疗 应卧床休息，就地隔离治疗。给予高热量、适量维生素、流食或半流食。补充足够的液体和电解质，以保持水、电解质和酸碱平衡。

（二）对症和并发症治疗 有明显出血者应输血，以提供大量正常功能的血小板和凝血因子，预防及控制出血；输注血小板；DIC 时用抗凝药物治疗。心功能不全者应用强心药物；肾性少尿者，可按急性肾衰竭处理，必要时采取透析疗法；肝功能受损者可给予保肝治疗。抗生素可用于预防感染。

（三）恢复期患者血清治疗 如给早期患者注射恢复期患者血清，可能有效。

【预防】

目前尚无有效的疫苗可以预防马尔堡病毒病，控制传染源是预防和控制马尔堡病毒病最重要的措施，因此要加强国境卫生检疫，严防本病传入我国。

推荐阅读

EMANUEL J, MARZI A, FELDMANN H, et al. Filoviruses: ecology, molecular biology, and evolution[J]. Adv Virus Res, 2018, 100: 189-221.

第三十二节 拉 沙 热

卢洪洲

拉沙热（Lassa fever）是由拉沙病毒（*Lassa virus*）引起，经啮齿类动物传播的人兽共患急性病毒性出血热疾病。因流行于尼日利亚拉沙地区而得名。

【病原学】

拉沙病毒属于沙粒病毒科（*Arenaviridae*），病毒直径为 80 ~ 150nm（平均 100nm），有包膜。基因组为 2 条双义单股负链 RNA。其对理化因素的抵抗力较弱，对酸、热、紫外线、脂溶剂、去污剂等敏感。

【流行病学】

拉沙热流行于西非，每年新发病例数约 300 000 例，其中死亡约 5 000 例。终年均有病例报道，每年 3 月干湿季节交替时是发病高峰，12 月有一流行小高峰。

人类可因直接接触多乳鼠尿液和粪便，吸入含鼠类排泄物的气溶胶，误食被鼠类排泄物污染的食物或直接猎捕多乳鼠导致感染。拉沙病毒也可在人与人之间通过血液、体液、尿液和粪便传播。日常生活接触不会导致传染。

【临床表现】

拉沙热的潜伏期为 6 ~ 21 天，发病前通常无传染性。80%感染者感染后仅表现为低热、乏力、头痛等轻微症状。随着疾病进展，20%患者可出现明显的咳嗽、腹泻、胸骨后疼痛等。一些严重病例会出现蛋白尿、出血症状、休克，甚至死亡。存活患者多在起病后 8 ~ 10 天症状出现缓解。该病的幸存者中有25%会出现不同程度的听力障碍，部分可恢复。

【实验室检查】

病程中可出现白细胞升高或减少伴显著淋巴细胞减少，轻中度血小板减少。血清转氨酶升高。DIC 少见。蛋白尿常见，出现严重肾功能不全死亡风险高。

取患者外周血检测拉沙病毒抗原或 ELISA 检测特异性 IgM 或 IgG 抗体可用于早期诊断。RT-PCR 检测病毒 RNA 是诊断拉沙热推荐方法。细胞培养法可从患者的尿液、血液等体液中分离到病毒。

【诊断】

根据流行病学接触史、临床表现及实验室检查结果，可作出诊断。

【预后】

拉沙热一般预后较好，总体病死率约为 1%。

【治疗】

WHO 推荐早期应用利巴韦林，首选静脉给药。成人首剂30mg/kg，最大剂量不超过 2g。之后每 6 小时给药 1 次，每次剂量 15mg/kg，最大剂量不超过 1g，持续 4 天。再改为 7.5mg/kg，每次最大剂量不超过 0.5g，8 小时 1 次，连续 6 天。除此以外仍需强化对症支持治疗。

【预防】

目前针对预防拉沙热尚无有效疫苗。

推荐阅读

HOULIHAN C, BEHRENS R. Lassa fever[J]. BMJ, 2017, 358: j2986.

第三十三节 黄 热 病

卢洪洲

黄热病（Yellow fever）是由黄热病毒（*Yellow fever virus*）所致，是经蚊传播的急性传染病。黄热病属于 WHO 规定的检疫传染病之一。2016 年 3 月我国首次报告了输入性病例。

【病原】

黄热病毒颗粒呈球形，外有脂质包膜，表面有棘突，基因组为单链 RNA，长度约为 11kb。黄热病毒只有一个血清型，抗原性保守。黄热病毒对理化因素的抵抗力较弱，对酸、热敏感，60℃ 30 分钟可灭活，对紫外线、脂溶剂、去污剂等敏感。

【流行病学】

黄热病主要在中南美洲和非洲的热带地区流行，自然感染可周期性发生。蚊通过叮咬感染者或病猴等感染并传播病毒，受感染的蚊可终身携带病毒，并可经卵传代。人对黄热病普遍易感。感染后或接种疫苗可获得持久免疫力。

【发病机制】

黄热病的具体发病机制不明。病毒可能主要通过感染树突状细胞，经由淋巴管道引流至局部淋巴结，进一步通过淋巴和血液扩散至其他组织器官。

【临床表现】

潜伏期通常为 3~6 天。典型临床过程可分四期：感染期、缓解期、中毒期和恢复期。感染期表现为病毒血症症状，出现寒战高热、头痛、肌痛等。体格检查可有特征性舌苔改变（舌边尖红伴白苔）。本期持续约 3~4 天。大部分患者症状逐渐改善，进入缓解期。患者体温下降、症状减轻，但约 15% 的感染者在症状缓解 48 小时内病情可再次加重，进入中毒期。中毒期患者在病情缓解后再次出现高热并伴有多器官功能障碍，迅速出现黄疸、蛋白尿、少尿无尿、多部位出血等。重症者中 50% 在病程 10~14 天死亡。进入恢复期的患者体温逐渐下降至正常、症状逐步消失，但黄疸和肝酶升高可持续数月。

【实验室检查】

取患者外周血检测病毒抗原或 ELISA 检测特异性抗体可协助诊断。黄热病毒抗体与同属黄病毒科的登革热病毒、西尼罗病毒、寨卡病毒抗体等有较强交叉免疫反应，可导致假阳性。通过检测血样中的病毒 RNA 可用于明确诊断和鉴别类型。发病 5 天后患者血液或死亡病例的组织标本可进行病毒分离。

【诊断】

根据流行病学接触史、临床表现及实验室检查结果进行综合诊断，确诊需实验室依据。

【治疗】

无特效抗病毒药物，主要为对症支持治疗。发热禁用阿司匹林。

【预防】

疫苗接种是防治本病的最重要手段。

推荐阅读

RENO E，QUAN N G，FRANCO-PAREDES C，et al. Prevention of yellow fever in travellers：an update[J]. Lancet Infect Dis，2020，20（6）：e129-e137.

第三十四节 其他病毒性出血热

陈明泉

除流行性出血热、新疆出血热、发热伴血小板减少综合征在我国部分地区好发外，某些病毒性出血热呈地区性流行，但在我国无发病或极为罕见，故在本节予以简要阐述。

一、裂谷热（Rift valley fever）

是由裂谷热病毒引起的，经蚊类媒介或接触传播的急性病毒性人兽共患病。该病主要集中在非洲东部和南部；埃及、沙特、也门也有报道。受染家畜为主要传染源，尚未有人-人传播

的报道。最常见的传播途径是接触传播，病毒可通过宰杀、帮助接生、兽医处理畜体而传染给人。其他传播途径包括呼吸道传播，通过吸入传染性物质发生感染；消化道传播，人若摄入未经高温消毒或未煮过的被感染的动物的奶，也可感染裂谷热；受感染蚊子（通常是伊蚊）叮咬亦会导致人类感染。

感染病毒后潜伏期为 2~6 天，有时甚至不超过 24 小时。多为隐性感染，仅少数感染后可有发热，伴畏寒、寒战、头痛、乏力、肌肉关节疼痛，肝炎、视网膜炎等。多数患者为轻症，常在 2 周内完全恢复。少数患者可表现为多系统受累。视网膜炎（1%~20%）可导致单眼或双眼永久性失明；出血综合征（约 1%）中的重症病例往往死于出血、休克及肝、肾衰竭；脑膜脑炎可单独出现，也可和出血综合征同时出现，可致中枢神经系统感染的各种表现，存活病例可有后遗症，如偏瘫。

实验室检查如出现下列结果可明确诊断：①病毒抗原阳性；②血清特异性 IgM 抗体阳性；③恢复期血清特异性 IgG 抗体滴度比急性期增高 4 倍以上；④从患者标本中检出病毒核酸；⑤患者标本中分离到病毒。

利巴韦林可治疗本病。但因多数患者为轻症而无需特异性治疗。减毒活疫苗已用于人类。但这种疫苗还未取得生产执照和进入商业应用，目前只用于保护兽医和高危暴露于裂谷热的实验室工作人员。

二、鄂木斯克出血热（Omsk hemorrhagic fever）

是一种由鄂木斯克出血热病毒感染所致的急性发热性疾病。目前该病主要集中在多湖泊的森林草原地区中的潮湿草地，尤其是俄罗斯联邦西伯利亚西部，包括鄂木斯克、新西伯利亚、库尔根及秋明。可经蜱叮咬人而传播本病。另外，人类接触啮齿类动物（老鼠为主）的血液、粪便及尿液亦而感染。病毒还可以通过羊奶传播。

本病多在疫源地的农民中好发。感染病毒后潜伏期一般为 1~10 天。患者起病突然，表现为发热、头痛、背部及四肢痛、呕吐和腹泻、假性脑膜炎、腭部黏膜疹，可发生鼻出血、呕血和黑便，以及肺和子宫出血等。皮肤充血和黏膜充血是本病特征。部分患者在发病后 10~15 天出现第二次发热，且比第一次严重，此期可发生脑膜炎、肺炎和肾病症状。一般取患者一周内的血液、脑脊液，接种于豚鼠、小白鼠脑内或鸡胚分离病毒进行诊断；也可取双份血清做补体结合或中和试验，特异性 IgG 抗体呈 4 倍以上升高者考虑本病的可能。治疗上以对症支持治疗为主。预防主要是灭蜱和个人保护。目前已有高效的减毒活疫苗，但副作用明显，未能推广使用。

三、基萨那森林病（Kyasanur forest disease）

由基萨那森林病毒感染所致，因森林野猴染病而有"猴病"之称。该病主要分布于印度西南部。主要通过蜱叮咬传染或与豪猪、松鼠及鼠类等带有病毒的野生动物接触而传染。潜伏

期 3~8 天。起病突然,表现为发热、头痛和严重肌肉疼痛,重者出现胃肠道功能紊乱和出血、全身性淋巴结病、支气管肺炎等。部分患者还表现为两期疾病过程,第二期特征为无热后的脑膜脑炎,表现为严重头痛、精神错乱、颈项强直、剧烈震颤眩晕和异常神经反射。根据患者的临床症状及该病疫源地接触史可作出初步诊断,患者的血液、脑脊液中分离出病毒可确诊。基萨那森林病无特效治疗,以对症支持治疗为主。头痛、肌痛给予镇痛剂,脱水时进行静脉补液,出血多时可输血。恢复期应注意休息和适当饮食,不必隔离患者。预防主要是灭蜱、防蜱,降低其将病毒传给人类的机会。目前已有减毒活疫苗可预防本病。

推荐阅读

1. LIU W, SUN F J, TONG Y G, et al. Rift Valley fever virus imported into China from Angola[J]. Lancet Infect Dis, 2016, 16(11): 1226.

2. LANI R, MOGHADDAM E, HAGHANI A, et al. Tick-borne viruses: a review from the perspective of therapeutic approaches[J]. Ticks Tick Borne Dis, 2014, 5(5): 457-465.

3. BALASUBRAMANIAN R, YADAV P D, SAHINA S, et al. Distribution and prevalence of ticks on livestock population in endemic area of Kyasanur forest disease in Western Ghats of Kerala, South India. J Parasit Dis, 2019, 43(2): 256-262.

第三十五节　狂 犬 病

卢洪洲　潘孝彰

狂犬病(rabies)乃狂犬病毒所致的急性传染病,人兽共患,多见于犬、狼、猫等肉食动物,人多因被病兽咬伤而感染。临床表现为特有的恐水怕风、咽肌痉挛、进行性瘫痪等。因恐水症状比较突出,故本病又名恐水症(hydrophobia)。

【病原】

狂犬病毒(rabies virus)属于弹状病毒科(Rhabdoviridae)狂犬病毒属(Lyssavirus)。狂犬病毒属包括 12 种病毒类型,主要类型有 7 种,狂犬病毒(1 型)是最主要病原,澳大利亚蝙蝠狂犬病毒(7 型)也有相关的病例报道。病毒的一端圆凸,一端平凹,形如子弹,直径 75~80nm,长 130~240nm。病毒易在日光、紫外线、甲醛、升汞、季铵类化合物(如苯扎溴铵)、脂溶剂、50%~70%乙醇等作用下灭活,56℃ 30~60 分钟或 100℃ 2 分钟能灭活病毒。病毒于−70℃或冻干后置 0~4℃中可保持活力数年。

狂犬病毒属于单股负链 RNA 病毒,基因全长为 11 615~11 966 个核苷酸,从 3′端至 5′端的排列依次为 N、NS、M、G 及 L 基因,包含着病毒全部基因编码的核蛋白(N)、磷酸化蛋白(NS)、基质(M)、糖蛋白(G)和依赖 RNA 的 RNA 多聚酶(L)等 5 个主要病毒的结构蛋白。糖蛋白可导致宿主产生中和抗体,能对抗病毒攻击。核蛋白抗体则不具中和力,但可用核蛋白来检测包涵体。

【流行病学】

狂犬病是全球性的人兽共患病,据估计全球每年因此死亡的病例数以万计,其中 95%发生在亚洲和非洲。南亚和东亚是全球疫情最重的地区,印度和我国狂犬病报告发病数居全球前两位。2018 年我国报告发病人数为 443 例,病死人数 426 例。统计显示,2007—2016 年我国总计报告狂犬病 16 910 例,同期死亡 16 376 例。其中广西、广东、贵州和湖南高发。目前我国大陆地区狂犬病发病数持续降低,死亡数逐年下降。

动物是本病的传染源,动物通过相互间的撕咬可传播病毒。野生动物中的感染率,狐狸、浣熊及貂分别为 71.5%、9.5%及 1.6%,牛、猫、犬分别是 7.5%、5.1%和 2.7%。而蝙蝠、鼠类则可成为无症状携带者。犬的狂犬病则可在犬中传播。国内的主要问题是家犬也可成为无症状携带者,带毒率在 8%~25%,且我国的狂犬病主要由犬传播,所以表面"健康"的犬对人的健康危害很大。

按传播方式区分,有城市型和森林型二种。前者由未经免疫的犬、猫传播;森林型乃由狐狸(欧洲)、浣熊(美国)、獴(南非、加勒比海)、狼及蝙蝠(拉丁美洲)引起,我国浙江、江苏均有由鼬獾咬伤所致的病例报告。

按是否由咬伤导致感染可分为咬伤型及非咬伤型。前者因病犬、病猫等动物的唾液中含病毒较多,病毒通过被咬伤的伤口侵入体内;而非咬伤型则可因眼结膜被病兽唾液沾污,或肛门被病犬触舔而获得感染。此外,偶可通过剥病兽皮、进食染毒肉类而发病,美洲则有因吸入蝙蝠群聚洞穴中的含病毒气溶胶而患病者。偶有因器官移植而感染。

人对狂犬病毒普遍易感,狩猎者、兽医及饲养动物者更易感染。农村青少年与病兽接触机会多,故发病者也多。在热带和亚热带地区任何季节均可有本病发生。

被病犬咬伤后而未做预防注射者的平均发病率为 15%~20%。发病与否与下列因素有关。①咬伤部位:咬伤头面、颈部的发病率较高,咬伤手和臂的发病率次之;②创伤程度:创口深而大者发病率高,头面部深伤者的发病率可达 80%左右;③局部处理情况:咬伤后迅速彻底清洗者发病风险较小;④衣着厚薄:冬季衣着厚,受染风险小;⑤注射疫苗情况:及时、全程、足量注射狂犬疫苗者的发病率低。国内报告全程注射后的发病率为 0.15%,有报告未注射完全程者的发病率为 13.93%。

【发病机制与病理】

多数动物实验证明,在潜伏期和发病期间并不出现病毒血症。狂犬病的发病过程可分为 3 个阶段。

(一)局部组织内繁殖期　病毒自咬伤部位侵入后,于伤口的横纹肌肌梭感受器神经纤维处聚集繁殖,然后再侵入附近的末梢神经。从局部伤口至侵入周围神经的间隔时间一般为 3 日以内,也有认为可达 2 周或更长。

(二)侵入中枢神经期　病毒沿周围神经的轴索浆向心性扩散,其速度约每小时 3mm。病毒到达背根神经节后,即在其内大量繁殖,然后侵入脊髓和大脑及小脑等处的神经元。

（三）**向各器官扩散期**　病毒自中枢神经系统向周围神经离心性扩散，侵入唾液腺、肾上腺、肾、肺、肝、骨骼肌、心脏等处，其中唾液腺、舌部味蕾、嗅神经上皮等处的病毒含量多。迷走神经核、舌咽神经核和舌下神经核受损，导致恐水、呼吸困难、吞咽困难等症状。交感神经受刺激导致唾液分泌和出汗增多，迷走神经节、交感神经节和心脏神经节受损时可引起患者心血管功能紊乱或突然死亡。

病理变化主要为急性弥漫性脑脊髓炎，与被咬伤部位相当的背根神经节及脊髓段的病变尤甚，大脑的海马及延髓、脑桥、小脑等处的损害也严重，脑膜通常无病变。脑实质可见充血、水肿及微小出血，镜下可见非特异性变性和炎症，如神经细胞空泡形成、透明变性和染色质分解、血管周围单核细胞浸润等。以上病变均属非特异性，而在80%患者神经细胞的胞质中可发现一种特异且具诊断价值的嗜酸性包涵体，称为内基小体（Negribody）。内基小体呈圆形或椭圆形，直径为 3~10nm，边缘整齐，内有 1~2 个状似细胞核的小点，最常见于海马、小脑浦肯野组织、大脑皮质、脑干、下丘脑、脊髓神经细胞、后角神经节、视网膜神经细胞层、交感神经节等处。内基小体实为病毒的集落，电镜下可见小体内含有病毒颗粒。唾液腺肿胀，质柔软，腺泡细胞明显变性，腺组织周围有单核细胞浸润。胰腺腺泡和上皮、胃黏膜壁细胞、肾上腺髓质细胞、肾小管上皮细胞等均可呈急性变性。

【临床表现】

潜伏期长短不一，多数在 3 个月以内，国内报告平均 67 日。4%~10%患者的潜伏期超过半年，1%超过 1 年，有报告 7 年者；潜伏期的长短与年龄（儿童较短）、伤口部位（头面部伤者发病较早，平均 39 日，下肢伤者的潜伏期平均 90 日）、伤口深浅（深者潜伏期短）、入侵病毒的数量及毒力（毒力强者潜伏期短）等因素有关，其他如扩创不彻底、外伤、受寒、过度劳累等，均可能使疾病提前发生。

典型病例的临床过程可分以下 3 期。

（一）**前驱期或侵袭期**　在兴奋状态出现前，大多数患者有低热、食欲缺乏、恶心、头痛（多在枕部）、倦怠、周身不适等，酷似"感冒"；继而出现恐惧不安，对声、光、风、痛等较敏感，并有喉头紧缩感。较有诊断意义的早期症状是伤口及其附近感觉异常，有麻、痒、痛及蚁走感等，此乃病毒繁殖时刺激神经元所致，见于80%的病例。本期持续 2~4 日。

（二）**兴奋期**　患者逐渐进入高度兴奋状态，其突出表现为极度恐怖、恐水、怕风、发作性咽肌痉挛、呼吸困难、排尿排便困难及多汗流涎等。

恐水是本病的特殊症状，乃咽肌痉挛所致，但不一定每例均有，也不一定在早期出现。典型患者见水、闻流水声、饮水或仅提及饮水时，均可引起严重咽肌痉挛。患者虽渴极而不敢饮，即使饮后也无法下咽，常伴声嘶及脱水。

怕风也是常见症状之一，微风也能引起咽肌痉挛。其他刺激如光、声、触动等，均可导致同样发作，严重发作时，尚可出现全身疼痛性抽搐。由于常有呼吸肌痉挛，故可导致呼吸困难及发绀。

交感神经功能亢进也常见，表现为唾液分泌增多、大汗淋漓、心率增快、血压及体温升高等。因括约肌功能障碍而出现排尿、排便困难者也相当多见。

患者的神志大多清楚，虽极度恐惧和烦躁不安，但绝少有侵人行为。随着兴奋状态的增长，部分患者可出现精神失常、谵妄、幻视幻听、冲撞嚎叫等。病情进展很快，很多患者在发作中死于呼吸衰竭或循环衰竭。本期持续 1~3 日。

（三）**麻痹期**　痉挛停止，患者渐趋安静，但出现弛缓性瘫痪，尤以肢体软瘫最为多见。眼肌、颜面部肌肉及咀嚼肌也可受累，表现为斜视、眼球运动失调、下颌下坠、口不能闭、面部缺少表情等。

患者的呼吸渐趋微弱或不规则，并可出现潮式呼吸；脉搏细数、血压下降、反射消失、瞳孔散大，可因呼吸和循环衰竭而迅速死亡。临终前患者多进入昏迷状态。本期持续 6~18 小时。

狂犬病的整个病程一般不超过 6 日，偶见超过 10 日者。

除上述典型病例外，尚有以瘫痪为主要表现的"麻痹型"或"静型"，也称"哑狂犬病"（dumb rabies），约占 20%。该型患者无兴奋期及恐水现象，而以高热、头痛、呕吐、咬伤处疼痛开始，继而出现肢体软弱、腹胀、共济失调、肌肉瘫痪、大小便失禁等，呈现横断性脊髓炎或上升性脊髓麻痹等症状。其病变仅局限于脊髓和延髓，而不累及脑干或更高部位的中枢神经系统。病程可长达 10 日，最终因呼吸肌麻痹与延髓性麻痹而死亡。吸血蝙蝠啮咬所致的狂犬病常属此型。

【并发症】

可出现抗利尿激素分泌异常，尚可并发肺炎、气胸、纵隔气肿、心律不齐、心力衰竭、动静脉栓塞、上腔静脉阻塞、上消化道出血、急性肾衰竭等。

【实验室检查】

（一）**常规实验室检查**　周围血白细胞总数（12~30）×10^9/L 不等，中性粒细胞一般占 80%以上。尿常规检查可发现轻度蛋白尿，偶有透明管型。脑脊液压力可稍增高，细胞数稍增多，一般不超过200×10^6/L，主要为淋巴细胞，蛋白质增高，糖正常或降低。

（二）**病原学检查**　①病毒分离：唾液及脑脊液常用来分离病毒，唾液的分离率较高。②核酸检测：采用 PCR 法测定 RNA，适用于唾液、活检的带毛皮肤样本（颈背部为佳）和脑组织。以唾液标本检测的阳性率较高，尤其在连续检测时；检测脑脊液和血液样本的敏感性很差。③动物接种：取唾液标本接种于 1~2 日龄乳小白鼠，3~4 日后杀部分鼠后取出脑组织做免疫荧光试验以确定有无病原，该标本可同时做病理切片以检查内基小体；部分小鼠可留观至 6~8 日，观察有无竖毛、惊厥、麻痹等，阳性率可达 50%。④抗原检查：采用皮肤或脑活检行免疫荧光检查，目前已不推荐临床使用，仅用于动物实验。⑤抗体检查：ELISA 用于检测早期的 IgM，病后 8 日，50%血清为阳性，14 时阳性率大于 90%。血清中和抗体于病后 6 日测得,细胞疫苗注射后,中和抗体效价可达数千,但患者则可达1:10 000以上。

【诊断与鉴别诊断】

早期易误诊,儿童及咬伤史不明确者尤甚。已在发作阶段的患者,根据流行病学史、突出的临床表现,如咬伤部位感觉异常、兴奋躁动、恐水怕风、咽喉痉挛、流涎多汗、各种瘫痪等,即可作出临床诊断。

（一）诊断依据

1. 暴露史,包括动物咬伤史或接触含狂犬病毒的唾液。

2. 临床上出现急性快速进展性脑炎或急性弛缓性瘫痪综合征。

3. 实验室病原学检查阳性。

（二）鉴别诊断 本病需与破伤风、单纯疱疹性脑炎、接种后脑炎、脊髓灰质炎、脑型疟疾等鉴别。类狂犬病性癔症患者在被动物咬伤后不定时间内出现喉紧缩感,饮水困难且兴奋,但无怕风、流涎、发热和瘫痪,经暗示、说服、对症治疗后,常可迅速恢复。接种狂犬病疫苗后,可出现发热、关节酸痛、肢体麻木、运动失调、各种瘫痪等,与本病瘫痪型不易鉴别,但在停止接种并采用肾上腺皮质激素后大多恢复。死亡病例需经免疫荧光试验或脑组织内基小体检查方能确诊。

【预后】

病死率将近100%,患者一般于3~6日内死于呼吸或循环衰竭。对于狂犬病治疗中所提及的密尔沃基疗法（Milwaukee protocol）,由于治疗理论的缺陷及疗效的不确定性,目前仍存在较大争议而不具备推广价值。

【治疗】

（一）病因治疗（抗病毒治疗） 由于狂犬病免疫球蛋白可延缓脑脊液中狂犬病毒中和抗体生成,影响存活,因而对于发病的患者没有必要再次注射狂犬疫苗或免疫球蛋白。国外曾对少数患者尝试以β干扰素抗病毒治疗,有效降低外周血的病毒载量,但对于脑脊液中的病毒无效,虽延长了生存时间,但对预后无影响。金刚烷胺作为谷氨酸受体激动剂,有拮抗狂犬病脑脊液高喹啉酸水平的作用,推荐使用。

（二）隔离与护理 对于确诊的狂犬病患者建议收治在诊疗水平较高的医疗中心,能行颅内压测定,配备狂犬病毒检测的参比实验室和各类康复设施,以便于开展救治和护理。单室严格隔离,专人护理,安静卧床休息,防止一切音、光、风及神经系统检查的刺激。患者上半身应抬高（30°）,病床应配置装好床栏,防止患者在痉挛发作中受伤。一般患者需要放置深静脉插管、导尿管和鼻饲管。除有患者因器官移植感染狂犬病的报道外,目前尚无人际传播的依据。但医护人员须戴口罩及手套、穿隔离衣;患者的分泌物、排泄物及其污染物,均须严格消毒。患者唾液3次病毒RNA检测阴性（PCR法）或血清中和抗体>0.5IU/ml时可以解除隔离。

（三）实验室和影像学监测 包括监测血电解质、尿钠、动脉血气;病原学检测（唾液核酸、脑脊液抗体）;脑血管痉挛监测（颅内压监测、经颅多普勒超声检查）;脑电图（EEG）或脑电双频指数（BIS）监测;头颅影像学;心电图（评估PR间期和心肌缺血情况）。

（四）积极做好对症处理,防治各种并发症

1. **一般治疗目标** 维持平均动脉压>80mmHg,中心静脉压8~12cmH$_2$O,氧饱和度>94%,动脉血二氧化碳分压35~40mmHg,血红蛋白浓度>100g/L,血糖3.9~6.1mmol/L。维持尿量>0.5ml/（kg·h）。注意保温。预防深静脉血栓形成和应激性溃疡。

2. **营养支持** 低剂量的胰岛素（1U/h,成人）辅以肠道和静脉营养维持血糖,可减少因脑脊液中糖异生和酮的生成增加导致的并发症,促进合成代谢有助于改善预后。

3. **维持血容量和电解质的平衡** 血清钠水平应>145mmol/L。低钠血症会加重脑水肿和脑动脉痉挛。发病2周内推荐补充等渗溶液。单纯补充电解质常不能弥补电解质的损失,需要同时加用氟氢可的松（儿童100μg,成人200μg）。

4. **神经系统** 发病的7天内必须进行积极的镇静治疗,首选氯胺酮0.5~1.0mg/（kg·h）,在吸痰和翻身时发生的心率加快和血压上升与氯胺酮有关,咪达唑仑能减少这类不良反应。镇静剂的剂量需通过监测EEG或BIS来调整。发病7天后,应减少镇静剂的使用;由于迷走神经效应减弱,阿托品不再有效。丙泊酚有过度镇静作用,且可导致脑脊液乳酸中毒,属相对禁忌。而巴比妥类有免疫抑制作用,仅在保护性抗体足够时才使用（即血中和抗体>0.5IU/ml,脑脊液中和抗体>1.0IU/ml）。脑血管痉挛常导致疾病恶化,应采用经颅多普勒超声和EEG或BIS监测;使用半量或全量尼莫地平有预防作用;辅以维生素C,儿童250mg/d,成人500mg/d;备有沙丙蝶呤或L-精氨酸者应优先使用,前者5mg/（kg·d）,后者0.5mg/（kg·d）。

5. **垂体功能障碍** 抗利尿激素过多者应限制水分摄入,尿崩症者予静脉补液,加用血管加压素。

6. **呼吸系统** 吸气困难者予气管切开;发绀、缺氧、肺萎陷不张者应给予吸氧、人工呼吸;并发肺炎者予物理疗法及抗菌药物;气胸者,施行肺复张术。注意防止吸入性肺炎。

7. **心血管系统** 常伴PR间期延长和心肌缺血情况。心律失常多数为室上性,与低氧血症有关者应给氧,与病毒性心肌炎有关者按心肌炎处理。低血压者予血管收缩剂及扩容补液。心力衰竭者应限制水分,应用地高辛等强心剂。动脉或静脉血栓形成者,可换静脉插管;如有上腔静脉阻塞现象,应拔除静脉插管。

【预防】

鉴于本病缺乏有效的治疗手段,故应加强预防措施以控制疾病的蔓延。严格执行犬的管理,可使发病率明显降低。人一旦被咬伤,伤口处理、疫苗注射至关重要,严重咬伤者还需注射狂犬病血清,国内外均证明狂犬病血清的使用与否,会影响到预防的成败。

（一）管理传染源 对必须饲养的猎犬、警犬、实验用犬及日益增多的宠物犬,应加强管理,登记建册,做好预防接种。目前认为,亚洲及非洲的宠物和犬类的预防注射率较低,中国在这方面尚需加强。第一次预防注射应于 3~6 月龄,第二剂于 1 岁时注射,此后若干年再行加强注射。

（二）伤口处理 早期的伤口处理极为重要。人被咬伤后应及时以 20% 肥皂水充分地清洗伤口,然后不断冲洗和擦拭。伤口较深者尚需用导管伸入,以肥皂水作持续灌注清洗以求去除狗涎。使用免疫血清应先做皮试,皮试阴性后,可注入伤口底部,此举甚为重要,尤其是严重咬伤者。四周伤口不宜缝合或包扎。

（三）预防接种 世界卫生组织（WHO）推荐使用的疫苗有：①传代细胞系疫苗（Vero 细胞纯化疫苗）：中国 1990 年起,就开始应用此类疫苗,疫苗注射后 14 天,中和抗体滴度可达 8.87IU/ml。②人二倍体细胞疫苗：注射后 3 个月的抗体效价达 10IU/ml,该疫苗的免疫原性最强,但价格高昂。国内 2014 年起也批准上市。③原代细胞培养疫苗,含地鼠肾细胞疫苗、鸡胚细胞疫苗和鸭胚细胞疫苗等三种。

1. 暴露后接种 暴露后是否进行预防注射,取决于暴露的级别。Ⅰ级暴露：是指接触、喂养动物,或完整无损的皮肤被动物舔触；Ⅱ级：裸露皮肤被动物轻咬或轻微擦伤、抓伤,但无出血；Ⅲ级：一处或多处皮肤被咬伤、抓伤或黏膜被唾液污染,动物舔触处的皮肤有破损,或暴露与蝙蝠相关。对于Ⅰ级暴露,无须采取预防措施；Ⅱ级暴露者应立即接种疫苗；Ⅲ级暴露除立即接种疫苗外,还需接种狂犬病免疫球蛋白。

国内广泛存在"健康"带毒犬,除Ⅱ级和Ⅲ级暴露者应注射疫苗外,对Ⅰ级暴露中的被舔皮肤,应仔细鉴别皮肤是否确实无破损。对皮肤上留有牙齿咬痕,可能有肉眼难以觉察的皮肤损伤,狂犬病毒有可能顺着咬痕侵入人体。因此,应立即对被咬部位进行消毒处理,用肥皂水彻底清洗有咬痕的部位,并涂擦碘酒,然后全程注射狂犬疫苗。对于肛门黏膜被舔者,亦不可掉以轻心。

Vero 细胞疫苗注射：咬伤后预防 0 天（当天）、3 天、7 天、14 天、30 天；无咬伤预防 0 天（当天）、7 天、21 天。每次 1.0ml（国产为 1ml,法国产为 0.5ml）,有主张第 90 天加强一次。注射部位以上臂三角肌为宜,不满 2 岁儿童可注射大腿外侧。地鼠肾疫苗注射：于第 0、3、7、14 及 30 天各注射一次,剂量同上。少数有注射部位疼痛、红肿、硬结、瘙痒,甚至水肿、淋巴结肿大等。精制 Vero 细胞狂犬病疫苗和精制地鼠肾细胞疫苗,因疫苗已经纯化,杂质极少,所以接种副作用轻微或罕见。

狂犬病免疫球蛋白（rabies immunoglobulin,RIG）包括人 RIG 和马 RIG 两种。RIG 可中和狂犬病毒,应伤后立即用。我国生产的是马血清,每支 10ml,含 1 000IU,成人剂量 20ml,儿童 40IU/kg,取其半量做伤口注射,另一半行肌内注射,但注射部位应远离疫苗注射点,以免影响疫苗效果。

2. 暴露前预防 适用于兽医,动物管理者,从事狂犬病毒研究人员,经常接触可能带狂犬病毒的蝙蝠、浣熊、臭鼬、猫、狗等的人员,从事与蝙蝠相关的管理与研究者和狂犬病病房的医护人员。免疫方案为第 0、7、28 天各注射 1 剂量疫苗,一年后加强一次,以后每隔 1~3 年加强一次。也可依据中和抗体水平决定是否加强,若滴度≥0.5IU/ml,可不加强,随访至<0.5IU/ml 时再予疫苗注射。

推荐阅读

1. BONNAUD E M,TROUPIN C,DACHEUX L,et al. Comparison of intra- and inter-host genetic diversity in rabies virus during experimental cross-species transmission[J]. PLoS Pathog,2019,15(6)：e1007799.
2. DU PONT V,PLEMPER R K,SCHNELL M J. Status of antiviral therapeutics against rabies virus and related emerging lyssaviruses[J]. Curr Opin Virol,2019,35：1-13.

第三十六节 病毒性肝炎

毛日成 张继明

一、甲型病毒性肝炎

甲型病毒性肝炎（简称甲型肝炎）是一种由甲型肝炎病毒（hepatitis A virus,HAV）引起的急性肠道传染病。甲型肝炎是一种主要经粪-口途径传播的疾病,发病以儿童和青少年为多见,临床特征为食欲减退、恶心、呕吐、疲乏、肝大及肝功能异常,部分病例有发热、黄疸,无症状感染者甚为常见。本病的病程呈自限性,无慢性化,引起急性重症肝炎者极少。随着甲型肝炎疫苗的广泛接种和卫生条件的显著改善,甲型肝炎的流行已得到有效的控制,我国 2018 年报告的甲型肝炎病例有 16 196 例,仅死亡 3 例。

【病原】

HAV 是单股线状正链 RNA 病毒,无包膜,属小 RNA 病毒科（Picornaviridae）中的肝病毒属（Hepatovirus）。

HAV 的基因组长约 7.5kb,5′端有长度约为 729kb 的 5′端非翻译区（5′nontranslated region,5′NTR）,是 HAV 基因组中最保守的区域。紧接 5′NTR 的是 HAV 的翻译区,含一个开放阅读框,编码由 2 227 个氨基酸组成的多聚蛋白。该区含 P1-2A、2BC 和 P3 三个功能区。P1-2A 区为病毒的结构区,编码 VP4、VP2、VP3、VP1 四种多肽,共同构成 HAV 的衣壳蛋白。2BC 区和 2C 区编码两种多肽,2C 蛋白可能具有 RNA 解旋酶活性。P3 区可分为 3A、3B、3C、3D 四个区,在 HAV RNA 的合成和多聚蛋白加工中起重要作用。HAV 的多聚蛋白在病毒和细胞蛋白酶作用下产生 11 种不同的多肽（图 10-6-36-1）,每种多肽在病毒的组装和 RNA 复制过程中均起重要的作用。

HAV 侵犯的主要靶器官是肝脏,HAV 与肝细胞表面的 HAV 受体结合后进入肝细胞。目前已经发现一种可介导 HAV 吸附和进入肝细胞的细胞表面受体,该受体被命名为 HAVcr-1,是一种Ⅰ型黏蛋白样整合膜糖蛋白。HAV 进入细胞后,脱去蛋白衣壳,进入细胞质,正链 RNA 在 HAV 复制酶的作用下合成负链 RNA,以负链 RNA 为模板合成多条正链 RNA。子代 RNA 一部分继续参与复制 RNA 的循环,另一部分与衣壳蛋白结合,包装组成完整病毒颗粒。

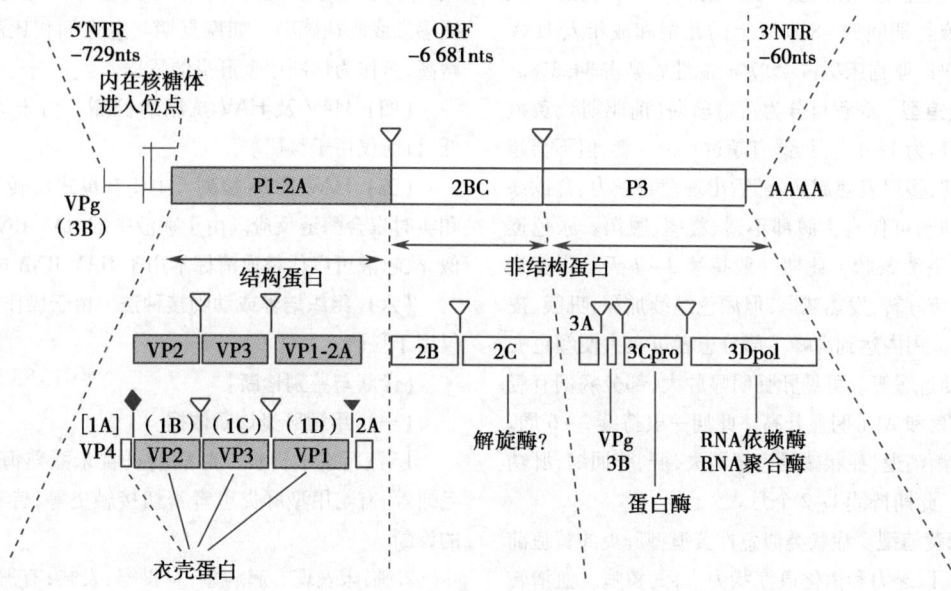

5'NTR
~729nts

ORF
~6 681nts

3'NTR
~60nts

内在核糖体
进入位点

VPg
（3B）

P1-2A | 2BC | P3 | AAAA

结构蛋白

非结构蛋白

VP2 | VP3 | VP1-2A | 2B | 2C | 3A | 3Cpro | 3Dpol

[1A] （1B） （1C） （1D） 2A

VP4 VP2 VP3 VP1

解旋酶？

VPg
3B

蛋白酶

RNA依赖酶
RNA聚合酶

衣壳蛋白

图 10-6-36-1 HAV 基因组结构及编码区

HAV 在水、土壤、粪便、毛蚶、牡蛎等中可存活数天至数月，这种稳定性对 HAV 通过食物和水传播十分有利。100℃ 5 分钟、高压蒸汽、紫外线照射、甲醛、高锰酸钾等均能有效灭活 HAV。

【流行病学】

（一）传染源 甲型肝炎患者和隐性感染者是该病的主要传染源。甲型肝炎患者在黄疸出现前 2~3 周和黄疸出现 8 天可从粪便中检测出 HAV。在发病后 1 周内，粪便排毒量急剧减少，至出现黄疸后 2 周，已很难从粪便中检出 HAV。慢性粪便排毒者极为少见。隐性感染者从粪便中排出病毒的时间可能持续较长。HAV 病毒血症一般持续时间较短，多在 ALT 达到峰值后消失。患者的血液偶尔成为感染源。另外，由于人猴可交叉感染，因此受 HAV 感染的猿猴也成为值得重视的传染源。

（二）传播途径 本病主要传播途径是粪-口途径。日常生活接触是散发性发病的主要传播方式，食入被 HAV 污染的水和食物是暴发性流行的最主要传播方式，如 1988 年上海甲型肝炎大流行就是食用了被 HAV 污染的启东毛蚶所引起的。少数感染通过污染的血液进行传播。男男性接触已日渐成为不能忽视的传播途径。

（三）易感人群 人群对 HAV 普遍易感，但绝大多数为隐性或亚临床型感染。甲型肝炎痊愈后可获终身免疫力。

（四）流行特征 甲型肝炎是世界性疾病，但流行情况与社会、经济状况和卫生水平密切相关，多见于经济欠发达的国家。可分为高度、中度和低度地方性流行地区。随着社会、经济和卫生水平的发展，甲型肝炎的流行病学模式可发生变化，如亚洲的中国、印度、巴基斯坦、菲律宾等许多国家，正在向中度或低度地方性流行地区转变。

甲型肝炎的流行在温带地区具有季节性，高峰发病期主要在秋末冬初；我国多数地区甲型肝炎的流行以冬、春季为主，但近年来，有些地区发病的季节性已不太明显，每年除 3 月份略高于其他月份外，呈全年散发。甲型肝炎的流行形式一般为散发，水源和食物污染可造成暴发流行。

【发病机制与病理】

HAV 经口进入人体后，穿透肠道黏膜，在上皮隐窝的细胞内复制，并通过门脉到达肝脏。HAV 引起肝细胞损伤的机制尚未明确。一般认为，HAV 不直接引起肝细胞病变，肝脏损害是机体针对 HAV 感染肝细胞的免疫病理反应所引起的。在 HAV 感染过程中，HAV 特异的 T 细胞的细胞毒性作用、细胞因子的直接抗病毒作用及中和抗体的产生是 HAV 清除的机制。

最常见和最早期的肝细胞病变为气球样变，病变进一步发展，可出现肝细胞灶性坏死与再生。汇管区可见炎症细胞浸润，主要为大单核和淋巴细胞。肝血窦壁 Kupffer 细胞增生。肝脏病变在黄疸消退后 1~2 个月以后才恢复正常。重型肝炎时还可见大量肝细胞坏死，肝体积缩小，网状纤维支架塌陷，呈黄色肝萎缩，病愈后常发展为肝硬化。

肝细胞刚刚分泌出来的 HAV 因为存在部分包膜被称为为包膜形式的 HAV（quasi-enveloped form of HAV）（eHAV），可以逃避免疫识别。eHAV 进入胆小管接触高浓度的胆盐后，脂质包膜会消失。裸露的 HAV 进入肠道后非常稳定，保持着较强的传染性。在潜伏期已有病毒血症出现，临床症状出现时病毒血症期已结束，而粪便排毒仍能持续 1~2 周。

【临床表现】

HAV 感染的潜伏期为 14~28 天（至多 50 天），平均 30 天，感染后可表现为隐性感染、亚临床或临床感染，后者常表现为急性黄疸型肝炎，部分表现为急性淤胆型肝炎，偶可发展为重型肝炎。病程一般呈自限性，无慢性化。HAV 感染后病情的轻重主要与年龄有关，年龄越轻，症状相对较轻，年龄小于 1~5 岁的 HAV 感染者，无症状的比例分别为 99% 和 90%，15 岁以上的 HAV 感染者,显性感染的比例增加至 24%。中国的一次水源性甲型肝炎流行期间,在 8 岁以上的儿童和成年人 HAV 者中,临床型占 20%,亚临床型占 45.7%,隐性感染占 34.3%。

（一）急性黄疸型 病程可分为黄疸前期（前驱期）、黄疸期和恢复期,总病程为 1~4 个月,偶有超过 6 个月者,但不会超过 1 年。在前驱期,多以发热起病,随后出现全身乏力、食欲缺乏、厌油、恶心、呕吐,可伴有上腹部不适、腹痛、腹泻。尿色逐渐加深,至本期末呈浓茶状。此期一般持续 3~7 天。到黄疸期,自觉症状可有所好转,发热减退,但尿色继续加深,巩膜、皮肤出现黄染,约于 2 周内达到高峰。部分患者可有大便颜色变浅、皮肤瘙痒、心动过缓等。可见肝脏明显肿大,部分病例有轻度脾大,血清胆红素和 ALT 明显升高。此期一般持续 2~6 周。在恢复期,黄疸逐渐消退,症状减轻直至消失,肝、脾回缩,肝功能逐渐恢复正常。此期持续 1~2 个月。

（二）急性无黄疸型 症状类似急性黄疸型肝炎的黄疸前期,但多数无发热,以乏力和消化道症状为主,无黄疸。血清转氨酶明显升高。

（三）亚临床型 此型较多见,症状较轻,仅有乏力、食欲减退等症状,无黄疸,可有肝大,血清转氨酶异常升高。

（四）隐性感染 多见于儿童,一般无症状和体征,血清转氨酶正常,有血清抗 HAV IgM 阳性,粪便可检测出 HAV。

（五）急性重型 此型比例极低,但病死率高,多见于 40 岁以上者,随着年龄增加,病死率也相应增加。

（六）急性淤胆型 为急性黄疸型肝炎的一种特殊形式,表现为肝内胆汁淤积,黄疸较深,持续时间较久,而消化道症状轻,肝实质损害不明显。通常在发病 3 周后黄疸达高峰,血清总胆红素一般在 171μmol/L 以上,约 2/3 的患者可达 342μmol/L 以上,结合胆红素的比例多数超过 60%,而血清转氨酶仅为轻至中度升高。多数患者有皮肤瘙痒、粪便颜色变浅、肝大。黄疸持续时间一般为 2~4 个月,预后良好。

（七）甲型肝炎复发 少数患者有复发现象,一般在首次发病后 4~15 周复发,症状、体征、生化学异常均比首次发作轻,复发可不止一次,一般不会转为慢性。

【实验室检查】

（一）血、尿常规检查 外周血白细胞一般减少或在正常范围,可伴有轻度的淋巴细胞或单核细胞比例增高。病程早期尿中尿胆原增加,黄疸期尿胆红素及尿胆原均增加,淤胆型肝炎时尿胆红素强阳性而尿胆原可阴性。

（二）肝功能检查 以血清 ALT、AST、总胆红素水平的检测最为常用。甲型肝炎患者的 ALT 平均峰值可达 1 952IU/L,AST 可达 1 442IU/L,不少患者的血清 ALT 水平可超过 10 000IU/L。多数显性感染者伴有血清总胆红素水平的升高。

（三）血清学检查 血清抗 HAV IgM 是早期诊断最可靠的血清学标志,显性感染和隐性感染者中均可检测到,在病程的早期即可出现,阳性率几乎 100%,假阳性极少,效价可维持 3~6 个月,25% 的患者可维持 1 年。最常用的检测方法为 ELISA 法和放射免疫法。抗 HAV IgG 出现稍晚,但可持续多年

或终身携带,单份血清阳性表示受过 HAV 感染,但不能区分现症感染或既往感染。如恢复期与急性期相比滴度有 4 倍以上增高,可作为诊断甲型肝炎的依据。

（四）HAV 及 HAV 抗原的检测 由于大便中检出率较低,目前仅用于科研。

（五）HAV RNA 检测 主要有巢式反转录聚合酶链反应和实时聚合酶链反应。由于唾液中的 HAV RNA 含量与血清类似,故唾液可以代替血清标本用于 HAV RNA 的检测。

（六）组织培养或动物接种法 由于操作烦琐、耗时,目前仅用于科研。

【诊断与鉴别诊断】

（一）甲型肝炎诊断依据

1. 流行病学资料 起病前进食未煮熟海中贝壳产品,如毛蚶等;有与甲型肝炎患者密切接触史等,皆有助于甲型肝炎的诊断。

2. 临床表现 起病急,有畏寒、发热;有恶心、呕吐等消化道症状;血清 ALT 显著升高;有黄疸、血清总胆红素升高;既往无肝炎病史等,均应首先考虑甲型肝炎的诊断。

3. 血清学诊断 如果血清中抗 HAV IgM 抗体阳性或恢复期血清抗 HAV IgG 抗体较急性期有 4 倍以上升高,或粪便中检测到 HAV 抗原、发现 HAV 颗粒或 HAV RNA 阳性,结合流行病学和临床资料,均可确诊为甲型肝炎。

（二）鉴别诊断 应与其他病毒引起的肝炎,如急性乙型肝炎、急性丙型肝炎、戊型肝炎等相鉴别。另应与其他原因引起的黄疸,如溶血性黄疸、肝外梗阻性黄疸相鉴别。鉴别时主要依靠血清学检查。

【并发症与后遗症】

甲型肝炎引起并发症较少见。部分病例可出现关节酸痛、皮疹、出血倾向和心律失常等。较少见的并发症,还有单纯红细胞再生障碍性贫血、血小板减少性紫癜、视神经炎、急性感染性多发性神经炎和溶血性贫血等。

【预后】

甲型肝炎预后良好,虽然 3%~20% 的患者可出现症状反复,但 99% 以上的患者可痊愈。病死率随年龄变化而明显不同:15 岁以下儿童病死率为 0.1%,15~39 岁患者病死率为 0.3%,40 岁及以上患者可达 2.1%。慢性肝病患者或免疫缺陷者感染 HAV 后,发生急性重症肝炎或肝衰竭的危险性升高。大多数甲型肝炎患者于 3 个月内恢复健康。甲型肝炎病后免疫一般认为可维持终身。孕妇罹患甲型肝炎的预后也很好,这一点与戊型肝炎截然不同。

【治疗】

甲型肝炎无特效药物治疗,以卧床休息和对症治疗为主。对于较重的急性黄疸型肝炎（严重恶心、呕吐,黄疸上升较快者）,可用复方甘草酸苷 80~100ml 或甘草酸二铵 150mg,静脉滴注,每日 1 次。同时补充足量维生素 B、C、K 等。对于急性淤胆型肝炎,上述治疗疗效差或无效时,可酌情应用小量糖皮质激素。也可辅以中药治疗。急性重型肝炎的治疗详见乙型

肝炎。

【预防】

（一）控制传染源 应按消化道传染病隔离至病后 3 周。患者的粪便和排泄物应予以严格消毒。对生产经营食品的人员应定期检查。

（二）切断传播途径 重点搞好环境卫生，养成良好卫生习惯，加强水源保护，实施饮水消毒、食品卫生、食具消毒等措施。

（三）保护易感人群

1. 主动免疫 普遍接种疫苗是降低发病率乃至消灭本病的重要措施，已列入我国计划免疫。当人体甲型肝炎抗体水平低于 10~33IU/ml（根据不同检测方法）时应予以甲型肝炎疫苗接种。高危人群包括从甲型肝炎低流行地区至高流行风险地区的旅行者、需要长期血液制品治疗者（如血友病）、男男性接触者、接触非人灵长类动物者、静脉药瘾者。易感人群（幼儿、儿童和血清抗 HAV IgG 阴性者）和高危人群可接种甲型肝炎灭活疫苗或减毒活疫苗。对于甲型肝炎高流行地区的人群，由于几乎所有的人群在其儿童时期已感染过甲型肝炎，故并不推荐大规模地接种甲型肝炎疫苗。

（1）减毒活疫苗：甲型肝炎减毒活疫苗主要在我国生产，已在我国及其他部分国家大规模使用。免疫年龄：18 月龄以上的婴幼儿，不推荐在孕妇、免疫缺陷人群中接种。在 18 月龄以内的婴幼儿，由于会受到母传抗体的干扰，不宜接种疫苗。免疫剂量为 106.5TCID50/ml，上臂三角肌皮下注射，成人的接种剂量与儿童相同，一般无需加强。抗体滴度下降者，可在 3 年后加强免疫 1 次。

（2）灭活疫苗：目前全球最常使用的甲型肝炎疫苗，中位保护期 45 年。进口甲型肝炎灭活疫苗包括贺福立适（HAVRIX，单价）和双福立适（甲乙型肝炎联合疫苗）、维抗特（VAQTA）、巴维信（AVAXIM）和爱巴苏（Epaxal，微脂粒剂型疫苗）。国产甲型肝炎灭活疫苗包括孩儿来福（甲型肝炎单价）、倍儿来福（甲乙型肝炎联合疫苗）及维赛瑞安。适用于大于 1 岁的人群。完整的免疫接种程序为 2 针，如应用贺福立适，儿童剂量 360EIU/ml，成人剂量 720EIU/ml，上臂三角肌肌内注射，接种 1 剂后 6~12 个月后再加强免疫 1 剂，两针间的间隔可延长至 18~36 个月。

2. 被动免疫及暴露者的免疫方法 在 HAV 暴露后两周内注射免疫球蛋白，保护率可达 90%。常用量为 0.02ml/kg，肌内注射。但其免疫期限较短，一般为 1~2 个月，且价格较贵。

二、乙型病毒性肝炎

乙型病毒性肝炎（viral hepatitis B）是由乙型肝炎病毒（hepatitis B virus，HBV）引起的、主要通过血液途径传播的肝脏疾病，简称乙型肝炎。由于受病毒因素（入侵 HBV 量的多少、HBV 复制能力的高低、是否为免疫逃逸株等）、宿主因素（受感染时的年龄、易感或拮抗基因多态性、对 HBV 免疫力等）、环境因素（酗酒、合并 HCV 或 HIV 感染等）影响，HBV 感染后可出现不同的结局或临床类型。

【概述】

在历史上，乙型肝炎曾被描述为"流行性黄疸""血清性肝炎"。直至 1965 年 Blumberg 发现澳大利亚抗原，乙型肝炎的病因才得以明确。现在已经明确，HBV 除了可引起慢性肝炎、肝硬化之外，还可导致肝癌，而乙型肝炎疫苗的接种可相应地预防 HBV 感染和肝癌；HBV 在 HBeAg 血清转换后，甚至在 HBsAg 清除后仍然在肝脏内存在；HBV 相关性肝病的发生主要是免疫介导的，但 HBV 持续高水平的复制也会增加发生肝硬化和肝癌的风险；已有安全、有效地抑制病毒复制的药物，即核苷（酸）类似物[nucleos(t)ideanalogue，NA]，但 NA 并不能清除 HBV，对多数患者而言，需要长期甚至终身应用 NA 治疗；肝移植对 HBV 导致的终末期肝病的疗效与其他终末期肝病一样好；尽管全球 HBV 感染的流行率显著下降，但 HBV 感染的疾病负担仍然很高。HBV 相关术语见表 10-6-36-1。

表 10-6-36-1 HBV 相关术语

术语	定义
慢性 HBV 感染（chronic HBV infection）	HBsAg 和/或 HBV DNA 阳性 6 个月以上
慢性乙型肝炎（chronic hepatitis B，CHB）	由乙型肝炎病毒持续感染引起的肝脏慢性炎症性疾病。可分为 HBeAg 阳性 CHB 和 HBeAg 阴性 CHB
HBeAg 阳性慢性乙型肝炎	血清 HBsAg 阳性，HBeAg 阳性，HBV DNA 阳性，ALT 持续或反复升高，或肝组织学检查有显著的病变
HBeAg 阴性慢性乙型肝炎	血清 HBsAg 阳性，HBeAg 阴性，HBV DNA 阳性，ALT 持续或反复异常，或肝组织学检查有显著的病变
非活动性 HBsAg 携带者（inactive HBsAg carrier）	血清 HBsAg 阳性，HBeAg 阴性，HBV DNA 低于检测下限，1 年内连续随访 3 次以上，每次至少间隔 3 个月，ALT 均在正常范围。肝组织学检查显示正常或病变轻微
乙型肝炎康复（resolved hepatitis B）	既往有急性或 CHB 病史，现为 HBsAg 持续阴性，抗-HBs 阳性或阴性，抗-HBc 阳性，HBV DNA 低于检测下限，ALT 在正常范围

续表

术语	定义
临床治愈（clinical cure）或功能治愈（functional cure）	通过抗病毒治疗达到持续病毒学应答，且 HBsAg 阴转或伴有抗-HBs 阳转、ALT 正常、肝组织学病变轻微或无病变
慢性乙型肝炎急性发作（acute exacerbation or flare of hepatitis）	排除其他肝损伤因素后 ALT 升高至正常上限（ULN）10 倍以上
乙型肝炎再激活（HBV reactivation）	HBsAg 阳性/抗-HBc 阳性，或 HBsAg 阴性/抗-HBc 阳性患者接受免疫抑制治疗或化学治疗时，HBV DNA 较基线升高 $\geq 2\log_{10}$ IU/ml，或基线 HBV DNA 阴性者转为阳性，或 HBsAg 由阴性转为阳性
HBeAg 阴转（HBeAg clearance）	既往 HBeAg 阳性的患者 HBeAg 消失
HBeAg 血清学转换（HBeAg seroconversion）	既往 HBeAg 阳性的患者 HBeAg 阴转、抗-HBe 出现
HBeAg 逆转（HBeAg reversion）	既往 HBeAg 阴性、抗-HBe 阳性的患者再次出现 HBeAg
完全应答（complete response）	持续病毒学应答，且 HBsAg 阴转或伴有抗-HBs 阳转
病毒学应答（virological response）	治疗过程中，血清 HBV DNA 低于检测下限
持续病毒学应答（sustained virological response）	停止治疗后血清 HBV DNA 持续低于检测下限
肝脏组织学应答（histological response）	肝脏组织学炎症坏死降低 ≥ 2 分，且无纤维化评分的增高；或按 Metavir 评分，肝纤维化评分降低 ≥ 1 分
原发性无应答（primary nonresponse）	核苷（酸）类药物治疗依从性良好的患者，治疗 12 周时 HBV DNA 较基线下降幅度 $<1\log_{10}$ IU/ml 或 24 周时 HBV DNA 较基线下降幅度 $<2\log_{10}$ IU/ml
应答不佳或部分病毒学应答（suboptimal or partial virological response）	NA 抗病毒治疗中依从性良好的患者，治疗 24 周时 HBV DNA 较基线下降幅度 $>2\log_{10}$ IU/ml，但仍然可以检测到
病毒学突破（virological breakthrough）	NA 治疗依从性良好的患者，在未更改治疗的情况下，HBV DNA 水平比治疗中最低点上升 1 个 log 值，或一度转阴后又转为阳性，并在 1 个月后以相同试剂重复检测加以确定，可有或无 ALT 升高
病毒学复发（viral relapse）	获得病毒学应答的患者停药后，间隔 1 个月两次检测 HBV DNA 均 $>$ 2 000IU/ml
临床复发（clinical relapse）	病毒学复发并且 ALT$>2\times$ULN，但应排除其他因素引起的 ALT 增高
HBV 耐药（drug resistance）	检测到和 NA 相关的 HBV 耐药相关的基因突变，称为基因型耐药（genotypic resistance）。体外实验显示抗病毒药物敏感性降低，并和基因耐药相关，称为表型耐药（phenotypic resistance）。针对一种抗病毒药物出现的耐药突变对另外一种或几种抗病毒药物也出现耐药，称为交叉耐药（cross resistance）。至少对两种不同类别的 NA 耐药，称为多药耐药（multidrug resistance）

【病原】

HBV 是一种有包膜的双链 DNA 病毒，属于嗜肝病毒科。该科还包括在遗传学上相似的其他嗜肝病毒，它们可分别感染灵长类动物和猴子、土拨鼠（wood chucks）和地松鼠（ground squirrel）、苍鹭（heron）和鸭子。

在高 HBV 载量患者的血清中，可以发现 3 种与 HBV 相关的颗粒，即直径为 42nm 的完整的 HBV 颗粒，又称 Dane 颗粒，具有感染性；直径 17~25nm 的小球形颗粒；直径约为 20~22nm、长度不一的管状颗粒。后两种亚病毒结构不含 HBV DNA，无感染性。HBV 的抵抗力较强，但 65℃ 10 小时、煮沸 10 分钟或高压蒸汽均可灭活 HBV。HBV 的基因组是部分双链的 DNA 分子，长度约为 3 200bp。HBV 负链包含 4 个开放阅读框（ORF），分别编码包膜蛋白（HBsAg）、e 抗原（HBeAg）及核心抗原（HBcAg）、HBV 多聚酶（Pol）和 X 多肽（HBx）（图 10-6-36-2）。根据 HBV 全基因序列差异 $\geq 8\%$ 或 S 区基因序列差异 $\geq 4\%$，目前 HBV 被分为 A~J 10 个基因型。各基因型又可分为不同基因亚型，我国以 B 型和 C 型为主。

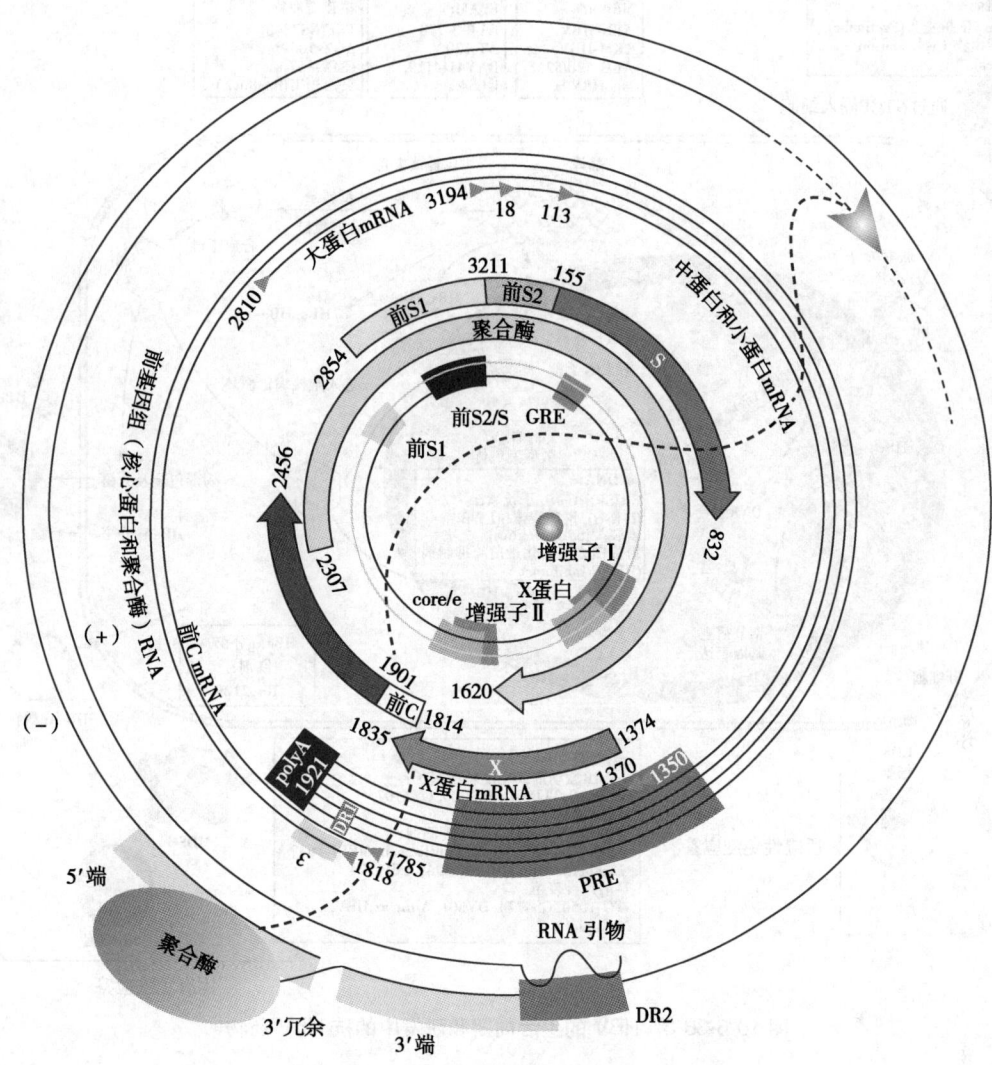

图 10-6-36-2 HBV 的基因组和开放阅读框

HBV 感染发生的第一步是 HBV 先后与肝细胞膜上的 HBV 受体，即磷脂酰肌醇蛋白聚糖-5(glypican-5,GPC-5)和钠离子-牛磺胆酸-协同转运蛋白(NTCP)结合，侵入肝细胞，随后 HBV 颗粒脱去外膜和核衣壳，HBV 基因组通过细胞核小孔转运至细胞核内，形成松弛环状 DNA(relaxed circular DNA,rcDNA)。在细胞核内，以负链 DNA 为模板延长正链以修补正链中的裂隙区，形成共价闭合环状 DNA(cccDNA)；然后以 cccDNA 为模板，转录成几种不同长度的 mRNA，编码不同的病毒蛋白。3.5kb mRNA 可作为 HBV 前基因组 RNA，与聚合酶一起被核衣壳包裹，形成核心颗粒。在核心颗粒内，HBV 前基因组 RNA 逆转录为 HBV 的负链，再以负链为模板合成正链，双链环化。经外膜蛋白包装后，分泌至细胞外，产生子代病毒。cccDNA 半寿(衰)期较长，很难从体内彻底清除，是长期维持 HBV 慢性感染和容易复发的关键因素(图 10-6-36-3)。

【流行病学】

HBV 感染呈世界性流行，但不同地区 HBV 感染的流行强度差异很大。全球肝硬化和肝细胞癌(hepatocellular carcinoma,HCC)患者中，由 HBV 感染引起的比例分别为 30% 和 45%。我国肝硬化和 HCC 患者中，由 HBV 感染引起的比例分别为 77% 和 84%。据最新的流行病学研究估计，目前我国总的 HBsAg 携带率为 5%~6%，慢性 HBV 感染者约 7 000 万人，其中 CHB 患者 2 000 万~3 000 万人。

（一）**传染源** 主要是 HBV 携带者和乙型肝炎患者。由于 HBV 慢性携带者人数众多，多无症状，活动范围大，因而是乙型肝炎最重要的传染源。

（二）**传播途径** HBV 主要经血和血液制品、母婴、破损的皮肤和黏膜及性接触传播。日常工作或生活接触，如同一办公室工作、握手、拥抱、同住一宿舍、同一餐厅用餐和共用厕所等无血液暴露的接触，一般不会传染 HBV。未发现 HBV 经吸血昆虫(蚊、臭虫等)传播。

（三）**人群易感性** 人群对 HBV 普遍易感。新生儿、HBsAg 阳性者的家庭成员、经常接触乙型肝炎患者的医务人员等是重点的易感人群。

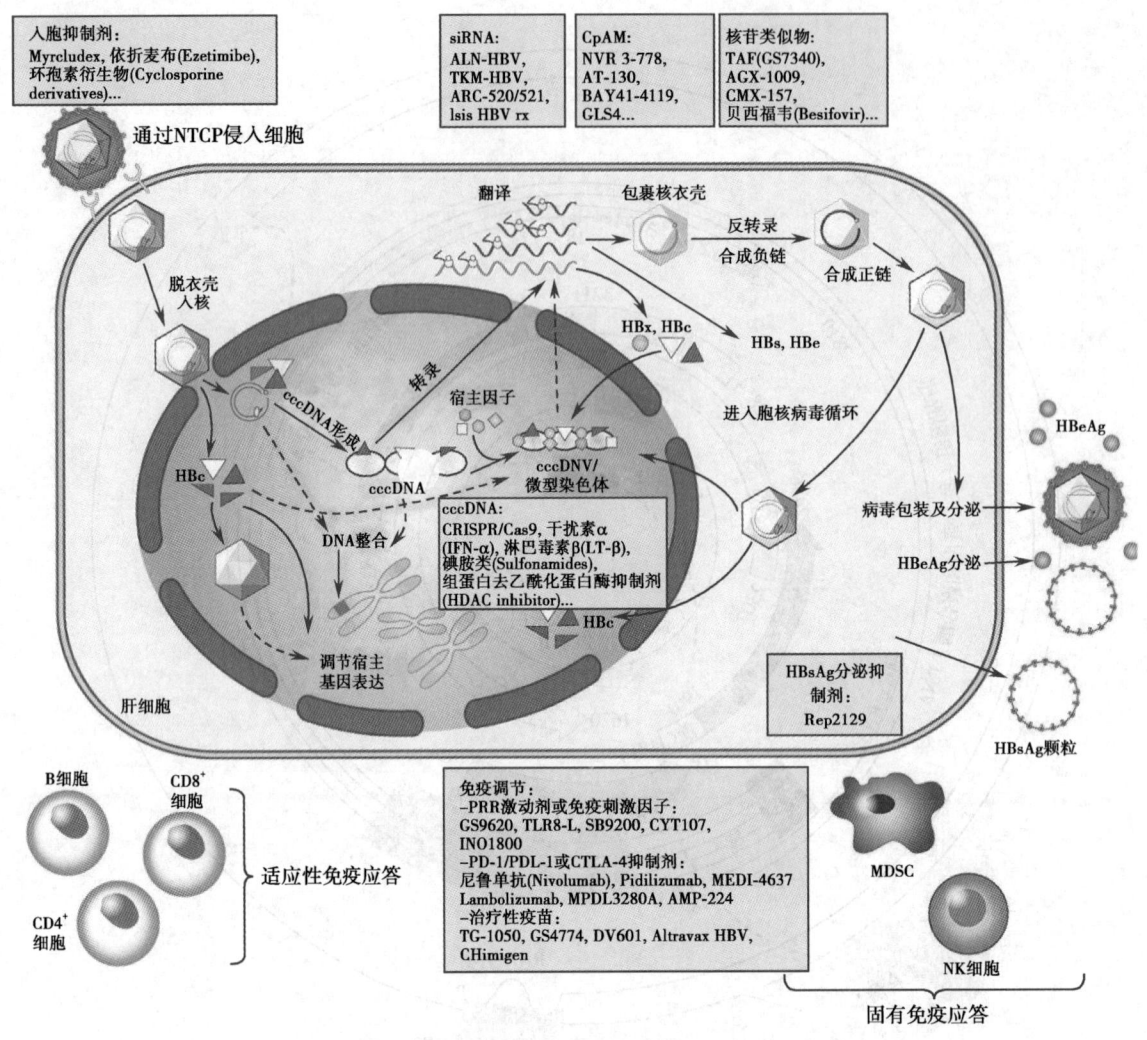

入胞抑制剂:
Myrcludex, 依折麦布(Ezetimibe), 环孢素衍生物(Cyclosporine derivatives)...

siRNA:
ALN-HBV, TKM-HBV, ARC-520/521, Isis HBV rx

CpAM:
NVR 3-778, AT-130, BAY41-4119, GLS4...

核苷类似物:
TAF(GS7340), AGX-1009, CMX-157, 贝西福韦(Besifovir)...

通过NTCP侵入细胞

脱衣壳入核

翻译 包裹核衣壳

反转录 合成负链

合成正链

cccDNA形成

HBc

转录

宿主因子

HBx, HBc

HBs, HBe

进入胞核病毒循环

cccDNA

cccDNV/微型染色体

cccDNA:
CRISPR/Cas9, 干扰素α(IFN-α), 淋巴毒素β(LT-β), 磺胺类(Sulfonamides), 组蛋白去乙酰化蛋白酶抑制剂(HDAC inhibitor)...

DNA整合

HBc

调节宿主基因表达

肝细胞

病毒包装及分泌

HBeAg分泌

HBeAg

HBsAg分泌抑制剂:
Rep2129

HBsAg颗粒

B细胞 CD8⁺细胞

适应性免疫应答

CD4⁺细胞

免疫调节:
−PRR激动剂或免疫刺激子:
GS9620, TLR8-L, SB9200, CYT107, INO1800
−PD-1/PDL-1或CTLA-4抑制剂:
尼鲁单抗(Nivolumab), Pidilizumab, MEDI-4637 Lambolizumab, MPDL3280A, AMP-224
−治疗性疫苗:
TG-1050, GS4774, DV601, Altravax HBV, CHimigen

MDSC

NK细胞

固有免疫应答

图 10-6-36-3 HBV 的生活周期和研发中的抗 HBV 药物

（四）流行特征 我国长江以南人群 HBsAg 携带率高于长江以北,农村高于城市,南部沿海地区高于西部边疆,男性的 HBsAg 携带率高于女性。HBV 感染无明显季节性,多呈散发性发病。

【发病机制与病理】

（一）乙型肝炎的发病机制 大量研究表明,HBV 不直接杀伤肝细胞,其引起的免疫应答是肝细胞损伤及炎症发生的主要机制。

固有免疫在 HBV 感染初期发挥作用,并诱导后续的特异性免疫应答。慢性 HBV 感染者的非特异性免疫应答受到损伤。HBV 可借助自身的 HBeAg 和 HBx 等多种蛋白成分,通过干扰 Toll 样受体(Toll-like receptors,TLRs)、维 A 酸诱导基因(retinoicacidinduciblegene-I,RIG-I)两种抗病毒信号转导途径,来抑制非特异性免疫应答的强度。慢性乙型肝炎患者常表现为外周血中髓样树突状细胞(mDC)、浆样树突状细胞(pDC)频数低,mDC 存在成熟障碍,pDC 产生 IFN-α 的能力明显降低,机体直接清除病毒和诱导 HBV 特异性 T 细胞功能产生的能力下降,不利于病毒清除(参见第四篇第二章"免疫损伤与疾病")。

HBV 特异性免疫应答在 HBV 清除中起主要作用。主要组织相容性复合物(MHC)Ⅰ类分子限制性的 CD8⁺ 细胞毒性 T 淋巴细胞可诱导肝细胞凋亡,也可分泌 IFN-γ,以非细胞裂解机制抑制肝细胞内 HBV 基因的表达和复制。慢性感染时,HBV 特异性 T 细胞易凋亡,产生细胞因子和增殖能力均显著降低,功能耗竭,可能是导致 HBV 持续感染的机制之一。目前认为血清和肝组织中存在大量 HBsAg,而 HBsAg 特异性细胞毒性 T 细胞数量缺乏和/或功能不足,是导致慢性 HBV 感染者发生免疫耐受的重要原因。

（二）病理改变 肝组织活检的目的是评价 CHB 患者肝脏病变程度、排除其他肝脏疾病、判断预后和监测治疗应答。急、慢性乙型肝炎具有显著不同的病理学特征。

1. 急性乙型肝炎 为全小叶病变,主要表现为肝细胞肿胀、水样变性及气球样变,汇管区呈轻度至中度炎症。有黄疸者,可见小叶内有胆汁淤积,毛细胆管内有胆栓。

2. 慢性乙型肝炎 CHB 的病理学特点是:不同程度的汇管区及其周围炎症,浸润的炎症细胞以单个核细胞为主,主要包括淋巴细胞及少数浆细胞和巨噬细胞,炎症细胞聚集常引起汇管区扩大,并可引起界板肝细胞凋亡和坏死形成界面炎,旧称碎屑样坏死。小叶内肝细胞变性坏死及凋亡,并可见毛玻璃样肝细胞,肝细胞坏死形式包括点灶状坏死、桥接坏死和融合性坏死等。病毒持续感染、反复的炎症病变活动导致细胞外基质过度沉积,呈现不同程度的汇管区纤维性扩大、纤维间隔形成。马松三色染色(Masson trichrome staining)及网状纤维染色有助于肝纤维化程度的评价。肝纤维化的进一步发展,可引起肝小叶结构紊乱,肝细胞结节性再生,形成假小叶结构,即肝硬化。病毒清除或抑制,炎症病变消退,组织学上肝纤维化及肝硬化可呈现不同程度的逆转。根据 Sheuer 评分,肝组织炎症可分为 0~4 级(G0~4),肝纤维化程度可分为 0~4 期(S0~4)(表10-6-36-2)。也可采用 Metavir 评分系统。

表 10-6-36-2　慢性肝炎组织学分级分期标准

	炎症活动度(G)			纤维化程度(S)
分级	汇管区及周围	小叶内	分期	纤维化程度
0	无炎症	无炎症	0	无
1	汇管区炎症	变性及少数坏死灶	1	汇管区扩大、纤维化
2	轻度 PN	变性,点状、灶状坏死,嗜酸性小体形成	2	汇管区周围纤维化,纤维间隔形成,小叶结构完整
3	中度 PN	变性、坏死较重,可见 BN	3	纤维间隔形成,小叶结构紊乱,无肝硬化
4	重度 PN	BN 范围广,累及多个小叶,小叶结构失常(多小叶坏死)	4	早期肝硬化或肯定的肝硬化

注:PN. 碎屑样坏死;BN. 桥接坏死。

3. 肝衰竭　根据病理组织学特征和病情发展速度可分为四类:急性肝衰竭(acute liver failure,ALF)、亚急性肝衰竭(subacute liver failure,SALF)、慢加急性(亚急性)肝衰竭(acute-on-chronic liver failure,ACLF)和慢性肝衰竭(chronic liver failure,CLF)(参见第十五篇第八章第九节"肝衰竭")。

【临床表现】

HBV 感染的潜伏期为 30~160 天,平均为 60~90 天,临床类型呈多样化。95% 的成人 HBV 感染可以最终痊愈。大约30% 的成人急性 HBV 感染者表现为黄疸型肝炎,其中 0.1%~0.5% 表现为急性重型肝炎(即暴发性肝炎)。

(一)HBV 感染的自然史　感染时的年龄是影响慢性化的最主要因素。在围生(产)期和婴幼儿时期感染的 HBV 者中,分别有 90% 和 25%~30% 将发展成慢性感染,而 5 岁以后感染者仅有 5%~10% 发展为慢性感染。婴幼儿期 HBV 感染的自然史一般可人为地划分为 4 个期,即免疫耐受期、免疫清除期、免疫控制期和再活动期。各期的特点见表 10-6-36-3。

表 10-6-36-3　HBV 感染不同临床时期的特征

项目	免疫耐受期	HBeAg阳性CHB(免疫清除期)	非活动携带(免疫控制期)	HBeAg阴性CHB(免疫逃逸期)
HBeAg	阳性(2 000~5 000 PEIU/ml)	阳性(100~1 000 PEIU/ml)	阴性	阴性
Anti-HBe				
HBsAg/(log IU·ml⁻¹)	4.5~5.0	4.0~4.5	2.9~3.0	3.3~3.9
Anti-HBS				
HBV DNA/(IU·ml⁻¹)	>20 000	>20 000	<2 000	>2 000
病毒差异性(PC/CORF)				
血清ALT水平/(U·L⁻¹)	持续正常	上升(1~2X)和波动	正常	上升和波动
肝组织学	正常或轻微肝炎	中度到重度肝炎	正常到轻微肝炎,可能有肝硬化	中度到重度肝炎,可能有肝硬化
肝内HBV复制中间体	rcDNA/cccDNA(100~1 000)>1cccDNA/cell	rcDNA/cccDNA(10~1 000)1cccDNA/cell(0.1~10/cell)	rcDNA/cccDNA(10~100)0.1cccDNA/cell(0.001~1/cell)	rcDNA/cccDNA(100~1 000)1cccDNA/cell(0.1~10/cell)

并不是所有感染 HBV 者都经过以上四个期。新生儿时期感染 HBV,仅少数(约 5%)可自发清除 HBV,而多数有较长的免疫耐受期,然后进入免疫清除期。但青少年和成年时期感染 HBV,多无免疫耐受期,而直接进入免疫清除期,他们中的大部分可自发清除 HBV(90%~95%),少数(5%~10%)发展为 HBeAg 阳性慢性乙型肝炎。

自发性 HBeAg 血清学转换主要出现在免疫清除期,年发生率为 2%~15%,其中年龄小于 40 岁、ALT 升高及感染 HBV 基因 A 型和 B 型者发生率较高。HBeAg 血清学转换后每年大有 0.5%~1.0%发生 HBsAg 清除。

未经抗病毒治疗 CHB 患者的肝硬化年发生率为 2%~10%,危险因素包括宿主(年龄较大、男性、发生 HBeAg 血清学转换时>40 岁、ALT 持续升高、病毒(HBV DNA ≥2 000IU/ml),HBeAg 持续阳性、C 基因型,合并 HCV、HDV 或 HIV 感染,以及合并其他肝损伤因素(如嗜酒或肥胖等)。代偿期肝硬化进展为失代偿期的年发生率为 3%~5%,失代偿期肝硬化 5 年生存率为 14%~35%。非肝硬化 HBV 感染者的 HCC 年发生率为 0.5%~1%。肝硬化患者 HCC 年发生率为 3%~6%。肝硬化、合并糖尿病、直系亲属中有肝癌者、血清 HBsAg 高水平、接触黄曲霉毒素等均与 HCC 高发相关。较低的 HBsAg 水平常反映宿主对 HBV 复制和感染具有较好的免疫控制能力。研究显示,即使 HBeAg 阴性、HBV DNA 低水平,不论 B 基因型还是 C 基因型,HBsAg 水平较高(≥1 000IU/ml)者发生 HCC 的风险仍较高。

(二) HBV 感染的临床类型

1. 急性乙型肝炎　根据临床有无黄疸,可分为急性黄疸型和急性无黄疸型肝炎。

(1) 急性黄疸型肝炎:在黄疸前期,患者可表现为发热,一般持续 3~7 天,伴全身高度乏力、不适、食欲缺乏、恶心、呕吐、上腹部饱胀,易被误诊为“感冒”。黄疸前期一般延续数日至 2 周。随后进入黄疸期,患者逐渐出现尿色加深,呈浓茶样,巩膜及皮肤发黄。部分患者出现大便颜色变浅,淤胆明显者可有大便颜色变浅及皮肤瘙痒。黄疸出现后,发热常已消退,食欲缺乏、恶心、呕吐等消化道症状逐渐减轻。肝脏轻度肿大,部分患者有脾脏轻度肿大。黄疸期持续 2~6 周。进入恢复期后,黄疸逐渐消退,症状逐渐消失。肝脏、脾脏缩小。整个病程约 2~4 个月。

(2) 急性无黄疸型肝炎:临床表现与急性黄疸型肝炎相似。但不出现黄疸,症状较轻。急性乙型肝炎多表现为急性无黄疸型,不易被早期诊断,病情迁延可以发展为慢性乙型肝炎。

2. 慢性乙型肝炎　临床症状呈多样性,轻者可无症状或症状轻,重者可出现食欲缺乏、恶心、呕吐、腹胀、全身乏力和黄疸等。慢性乙型肝炎长期或反复发作,可引起肝大和脾大、肝病面容、肝掌和蜘蛛痣,部分患者出现出血倾向、内分泌紊乱等。实验室检查显示 ALT、AST、球蛋白及胆红素反复或持续升高,A/G 比例倒置,凝血酶原时间延长,外周血白细胞和血小板减少等。少数慢性乙型肝炎患者还可出现多种肝外表现,如肾小球肾炎、溶血性贫血、再生障碍性贫血、多发性神经炎等。根据 HBeAg 是否阳性,慢性乙型肝炎可分为以下两种类型,即 HBeAg 阳性慢性乙型肝炎和 HBeAg 阴性慢性乙型肝炎。

3. 乙型肝炎肝硬化　乙型肝炎肝硬化是慢性乙型肝炎发展的结果,其病理学定义为弥漫性纤维化伴有假小叶形成。

(1) 代偿期肝硬化:一般属 Child-Pugh A 级。影像学、生化学或血液学检查有肝细胞合成功能障碍或门静脉高压症(如脾功能亢进及食管胃底静脉曲张)证据,或组织学符合肝硬化诊断,但无食管胃底静脉曲张破裂出血、腹水或肝性脑病等严重并发症。

(2) 失代偿期肝硬化:一般属 Child-Pugh B、C 级。患者已发生食管胃底静脉曲张破裂出血、肝性脑病、腹水等严重并发症。

亦可将代偿期和失代偿期肝硬化再分为活动期或静止期。

4. 携带者　包括慢性 HBV 携带者和非活动性 HBsAg 携带者两种类型,前者多为处于免疫耐受期的慢性 HBV 感染者。

5. 隐匿性 HBV 感染(occult HBV infection)　表现为血清 HBsAg 阴性,但仍可有 HBV 低水平复制(血清 HBV DNA 常<10^4 拷贝/ml),或/和肝组织中 HBV DNA 阳性。除 HBV DNA 阳性外,患者可有血清抗-HBs、抗-HBe 和/或抗-HBc 阳性,但约 20%隐匿性慢性乙型肝炎患者的血清学标志均为阴性。

6. 肝衰竭　临床上表现为迅速加深的黄疸、凝血酶原活动度明显降低(<40%)和程度不等的肝性脑病。按其发病经过不同,可以分为急性、亚急性和慢性重型乙型肝炎(参见第十五篇第八章第九节“肝衰竭”)

(1) 急性肝衰竭:急性起病,2 周内出现 Ⅱ 度及以上肝性脑病(按 Ⅳ 度分类法划分)并有以下表现者:①极度乏力,有明显厌食、腹胀、恶心、呕吐等严重消化道症状;②短期内黄疸进行性加深;③出血倾向明显,血浆凝血酶原活动度(PTA)≤40%[或国际标准化比值(INR)≥1.5],且排除其他原因;④肝脏进行性缩小。

(2) 亚急性肝衰竭:起病较急,2~26 周出现以下表现者。①极度乏力,有明显的消化道症状;②黄疸迅速加深,血清总胆红素大于正常值上限 10 倍或每日上升≥17.1μmol/L;③伴或不伴有肝性脑病;④出血倾向明显,PTA≤40%(或 INR≥1.5),并排除其他原因者。

(3) 慢加急性(亚急性)肝衰竭:在慢性肝病基础上,短期内发生急性或亚急性肝功能失代偿的临床症候群,表现为:①极度乏力,有明显的消化道症状;②黄疸迅速加深,血清总胆红素大于正常值上限 10 倍或每日上升≥17.1μmol/L;③出血倾向,PTA≤40%(或 INR≥1.5),并排除其他原因者;④失代偿性腹水;⑤伴或不伴有肝性脑病。

(4) 慢性肝衰竭:在肝硬化基础上,肝功能进行性减退和失代偿:①血清总胆红素明显升高;②白蛋白明显降低;③出血倾向明显,PTA≤40%(或 INR≥1.5),并排除其他原因者;④有腹水或门静脉高压等表现;⑤肝性脑病。

7. 淤胆型肝炎　临床以急性淤胆型肝炎多见,起病类似急性黄疸型肝炎,但乏力和消化道症状较轻,主要表现为肝内胆汁淤积、大便色浅、皮肤明显瘙痒、黄疸较重、尿色呈深茶色。尿胆红素强阳性,但尿胆原和尿胆素减少或消失。血清总胆红素明显升高,以结合胆红素升高为主,ALP、γ-谷氨酰转肽酶(GGT)明显升高。血清固醇升高,但 PTA 正常。B 超显示肝内、外胆管不扩张,无胆囊肿大,病程常在 3 周以上。

【实验室检查】

(一)常规检查 外周血白细胞总数正常或偏低,少数患者,如较重的慢性乙型肝炎、合并肝硬化者、重型肝炎患者可出现血小板减少或白细胞减少。有黄疸者,可出现尿胆红素阳性,尿胆原和尿胆素增多。合并乙型肝炎相关性肾炎者,可出现蛋白尿、血尿。淤胆型肝炎时,尿胆红素强阳性,但尿胆原和尿胆素减少或消失。

(二)生化学检查

1. 血清 ALT 和 AST 血清 ALT 和 AST 水平一般可反映肝细胞损伤程度,最为常用。

2. 血清胆红素 血清胆红素水平与胆汁代谢、排泄程度有关,胆红素升高主要原因为肝细胞损害、肝内外胆道阻塞和溶血。肝衰竭患者血清胆红素可呈进行性升高,每天上升≥1 倍正常值上限(ULN),且有出现胆红素升高与 ALT 和 AST 下降的“胆酶分离”现象。

3. 血清白蛋白和球蛋白 反映肝脏合成功能,CHB、肝硬化和肝衰竭患者可有血清白蛋白下降。随着肝损害加重,白蛋白/球蛋白比值可逐渐下降或倒置(<1)。

4. 凝血酶原时间(PT)及凝血酶原活动度(PTA) PT 是反映肝脏凝血因子合成功能的重要指标,常用 INR 表示,对判断疾病进展及预后有较大价值。

5. γ-谷氨酰转肽酶(GGT) 健康人血清中 GGT 主要来自肝脏。此酶在急性肝炎、慢性活动性肝炎及失代偿性肝硬化时仅轻中度升高。各种原因导致的肝内外胆汁淤积时可以显著升高。

6. 血清碱性磷酸酶(ALP) 经肝胆系统进行排泄。所以当 ALP 产生过多或排泄受阻时,均可使血中 ALP 发生变化。临床上常借助 ALP 的动态观察来判断病情发展、预后和临床疗效。

7. 总胆汁酸(TBA) 健康人的周围血液中血清胆汁酸含量极低,当肝细胞损害或肝内、外阻塞时,胆汁酸代谢就会出现异常,TBA 就会升高。

8. 胆碱酯酶 可反映肝脏合成功能,对了解肝脏应急功能和贮备功能有参考价值。

9. 甲胎蛋白(AFP) 血清 AFP 及其异质体是诊断 HCC 的重要指标。应注意 AFP 升高的幅度、动态变化及其与 ALT 和 AST 的消长关系,并结合临床表现和肝脏影像学检查结果进行综合分析。

10. 维生素 K 缺乏或拮抗剂-Ⅱ诱导蛋白 又名脱 γ 羧基凝血酶原,是诊断肝癌的另一个重要指标,可与 AFP 互为补充。

(三)HBV 血清学检测 HBV 血清学标志物包括 HBsAg、抗-HBs、HBeAg、抗-HBe、抗-HBc 和抗-HBc-IgM。HBsAg 阳性表示 HBV 感染;抗-HBs 为保护性抗体,其阳性表示对 HBV 有免疫力,见于乙型肝炎康复及接种乙型肝炎疫苗者;抗-HBc-IgM 阳性多见于急性乙型肝炎及 CHB 急性发作;抗-HBc 总抗体主要是 IgG 型抗体,只要感染过 HBV,无论病毒是否被清除,此抗体多为阳性。在 HBeAg 阳性的 CHB 患者中,基线抗-HBc 的定量对聚乙二醇干扰素(PegIFN)和 NA 治疗的疗效有一定的预测价值。血清 HBsAg 定量检测可用于预测疾病进展、抗病毒疗效和预后。

(四)HBV DNA、基因型和变异检测

1. HBV DNA 定量检测 主要用于判断慢性 HBV 感染的病毒复制水平,可用于抗病毒治疗适应证的选择及疗效的判断。

2. HBV 基因分型和耐药突变株检测 常用的方法有:①基因型特异性引物聚合酶链反应(PCR)法;②基因序列测定法;③线性探针反向杂交法;④限制性片段长度多态性(RFLP)分析法。

(五)肝组织学检查 可以了解肝脏炎症和纤维化的程度,对抗病毒药物的选择、疗效考核、预后判断均具有很大的意义,同时也有助于鉴别诊断。

(六)肝纤维化非侵袭性诊断

1. APRI 评分 AST 和 PLT 比率指数(aspartateaminotrans-ferase-to platelet ratio index,APRI)可用于肝硬化的评估。成人中 APRI 评分>2,预示患者已经发生肝硬化。APRI 计算公式为[(AST/ULN)×100/PLT(10^9/L)]。

2. FIB-4 指数 基于 ALT、AST、PLT 和患者年龄的 FIB-4 指数可用于 CHB 患者肝纤维化的诊断和分期。FIB4 =(年龄×AST)÷(血小板×ALT 的平方根)。

3. 瞬时弹性成像(transientelastography,TE) 优势为操作简便、可重复性好,能够比较准确地识别出轻度肝纤维化和进展性肝纤维化或早期肝硬化;但其测定成功率受肥胖、肋间隙大小及操作者的经验等因素影响,其测定值受肝脏炎症坏死、胆汁淤积及脂肪变等多种因素影响。

(七)影像学检查

1. 腹部超声(US)检查 因操作简便、直观、无创性和价廉,US 检查已成为肝脏检查最常用的重要方法。

2. 电子计算机断层成像(CT) 目前是肝脏病变诊断和鉴别诊断的重要影像学检查方法,用于观察肝脏形态,了解有无肝硬化,及时发现占位性病变和鉴别其性质,动态增强多期扫描对于 HCC 的诊断具有高度敏感性和特异性。

3. 磁共振(MRI 或 MR) 动态增强多期扫描及特殊增强剂显像对鉴别良、恶性肝内占位病变优于 CT。

【诊断与鉴别诊断】

根据流行病学资料、临床症状、体征和实验室检查等,很容易诊断出 HBV 感染。对诊断不明的患者应争取做肝组织学检查。

乙型肝炎需与其他病毒引起的肝炎及其他引起 ALT 升高的疾病相鉴别。详见其他相关章节。

【并发症】

对于未定期随访和规范抗病毒治疗的 CHB 患者,最常见的并发症是肝硬化、肝癌。少数患者可出现肝衰竭。极少数患者可合并乙型肝炎相关性肾炎。终末期肝病患者易出现肝性脑病、门脉高压、脾功能亢进、上消化道出血等。肝衰竭患者易出现肝性脑病、消化道出血、肝肾综合征、继发肺部和腹腔感染、电解质紊乱等。

对于接受定期随访和规范抗病毒治疗的 CHB 患者,基本可阻止肝硬化、肝衰竭的发生,肝癌的发生率也显著下降。但擅自停止 NA 治疗的患者,仍有发生肝衰竭的风险(尤其是原有肝硬化的患者)。

【预后】

随着 α 干扰素和核苷(酸)类药物的广泛应用、肝脏移植的开展、早期肝癌诊断率的提高,慢性乙型肝炎的预后得到了显著

改善。重型肝炎患者预后较差,急性及亚急性重型肝炎的病死率约 50% 左右。而慢性重型肝炎病死率较高,约在 70% 以上。

【治疗】

(一)急性乙型肝炎的治疗 成人急性乙型肝炎一般为自限性疾病,约 95% 以上患者经过充分休息、适当的营养支持和应用一般护肝药物即可痊愈。对有明显消化道症状和黄疸者,可静脉输注复方甘草酸苷 80~120ml/d 或甘草酸二铵 150mg/d。对于病情较重者,可以口服 NA。绝大多数患者一般不需要抗病毒治疗,尤其是不适合 α 干扰素治疗。

(二)慢性乙型肝炎的治疗

1. 治疗的目标 最大限度地长期抑制 HBV 复制,减轻肝细胞炎性坏死及肝纤维化,延缓和减少肝衰竭、肝硬化失代偿、HCC 及其他并发症的发生,从而改善生活质量和延长生存时间。在治疗过程中,对于部分适合的患者应尽可能追求 CHB 的临床治愈,即停止治疗后持续的病毒学应答、HBsAg 消失,并伴有 ALT 复常和肝脏组织学的改善(表 10-6-36-4 及图 10-6-36-4)。

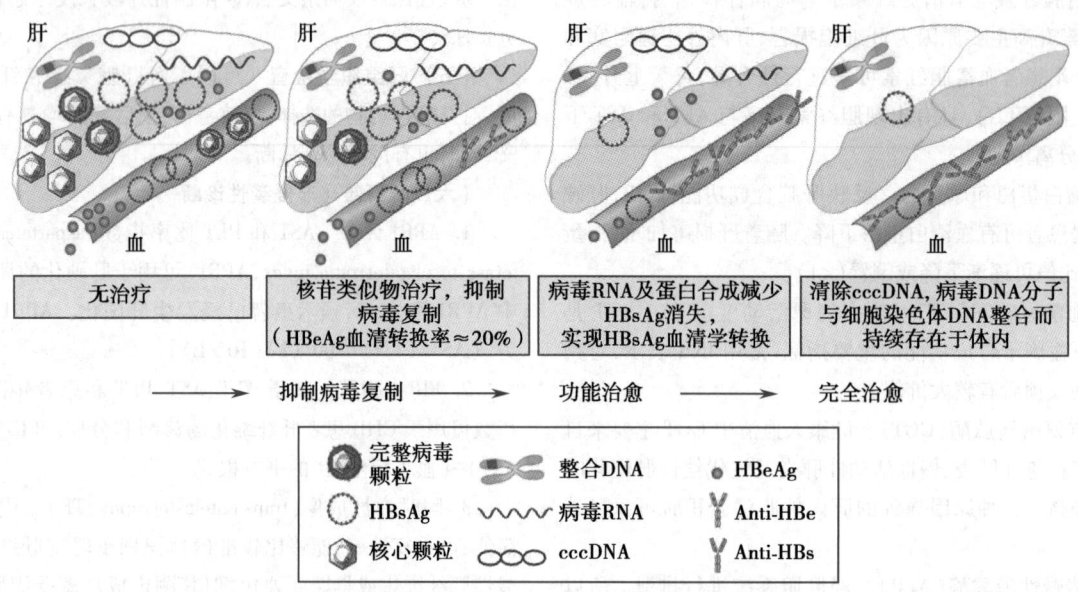

图 10-6-36-4 不同治疗终点的血清学和病毒学特征

表 10-6-36-4 临床治愈和绝对治愈临床特征的比较

项目	绝对治愈 (absolute cure, eradication)	临床治愈或功能治愈(clinical or functional cure)
HBV DNA	检测不到	检测不到
HBsAg	检测不到	检测不到
HBsAg 抗体	有	有或者无
cccDNA	检测不到	检测不到或仍然存在
肝癌进展的风险	可忽略	可能仍然存在
复发的风险	可忽略	可能仍然存在
肝病死亡的风险	与未感染人群一致	与自然缓解的人群一致
停药	可停药	可停药

2. 抗病毒治疗的一般适应证 依据血清 HBV DNA、ALT 水平和肝脏疾病严重程度,同时需结合年龄、家族史和伴随疾病等因素,综合评估患者疾病进展风险,决定是否需要启动抗病毒治疗;动态评估比单次检测更有临床意义。血清 HBV DNA 阳性的慢性 HBV 感染者,若其 ALT 持续异常(>ULN)且排除其他原因导致的 ALT 升高,建议抗病毒治疗。

导致 ALT 升高的其他原因包括:其他病原体感染、药物性肝损伤、酒精性肝炎、非酒精性脂肪性肝炎、自身免疫性肝病、全身系统性疾病累及肝脏等。同时,也应注意排除应用降酶药物后 ALT 的暂时性正常。

存在肝硬化的客观依据,只要可检测到 HBV DNA,均应进行积极的抗病毒治疗。对于失代偿期肝硬化者,若 HBsAg 阳性就建议抗病毒治疗。

血清 HBV DNA 阳性、ALT 正常患者，如有以下情形之一，则建议抗病毒治疗：①肝组织学存在明显的肝脏炎症（≥G2）或纤维化（≥S2）；②ALT 持续正常（每 3 个月检查 1 次，持续 12 个月），但有肝硬化/肝癌家族史且年龄>30 岁；③ALT 持续正常（每 3 个月检查 1 次，持续 12 个月），无肝硬化/肝癌家族史，但年龄>30 岁，肝纤维化无创诊断技术检查或肝组织学检查，存在明显肝脏炎症或纤维化；④有 HBV 相关的肝外表现。

血清 HBV DNA 阳性、ALT 持续异常（>ULN）且排除其他原因所致者，建议抗病毒治疗。对于血清 HBV DNA 阳性的代偿期乙型肝炎肝硬化患者和 HBsAg 阳性失代偿期乙型肝炎肝硬化患者，建议抗病毒治疗。

3. α 干扰素治疗　我国已批准普通 α 干扰素（2a、2b 和 1b）和聚乙二醇干扰素 α（PegIFN-α）用于治疗慢性乙型肝炎。普通 α 干扰素的剂量为 3~5MU，每周 3 次或隔日 1 次，皮下注射，一般疗程至少为 6 个月。PegIFN-α-2a 的剂量为每次 180μg，PegIFN-α-2b 的剂量为每次 1.0~1.5μg/kg，均为每周 1 次，皮下注射，疗程均为 1 年。PegIFN-α 相较于普通 IFN-α 能取得相对较高的 HBeAg 血清学转换率、HBV DNA 抑制及生化学应答率。

（1）PegIFN-α 初治单药治疗：多项多中心随机对照临床试验显示，HBeAg 阳性 CHB 患者采用 PegIFN-α-2a 或国产 PegIFN-α-2b 治疗 48 周（180μg/周），停药随访 24 周，HBV DNA<2 000IU/ml 的发生率为 30%，HBeAg 血清学转换率为 30.75%~36.3%，HBsAg 转换率为 2.3%~3%，停药 3 年 HBsAg 清除率为 11%。PegIFN-α-2a 治疗 HBeAg 阴性慢性 HBV 感染者 48 周，停药随访 24 周，HBV DNA<2 000IU/ml 的发生率为 43%，停药随访 48 周时为 42%；HBsAg 消失率在停药随访 24 周、3 年、5 年时分别为 3%、8.7% 和 12%。

PegIFN-α 治疗 24 周时，HBV DNA 下降<2log$_{10}$IU/ml 且 HBsAg 定量>2×10^{4}IU/ml（HBeAg 阳性者）或下降<1log$_{10}$IU/ml（HBeAg 阴性者），建议停用 PegIFN-α 治疗，改为 NA 治疗。PegIFN-α 有效患者的疗程为 48 周，可以根据病情需要延长疗程，但不宜超过 96 周。

（2）PegIFN-α 与 NA 联合治疗：对 NA 经治 CHB 患者中符合条件的优势人群联合 PegIFN-α 可使部分患者获得临床治愈。治疗前 HBsAg 低水平（<1 500IU/ml）及治疗中 HBsAg 快速下降（12 周或 24 周时 HBsAg<200IU/ml 或下降>1log$_{10}$IU/ml）的患者，联合治疗后 HBsAg 阴转的发生率较高。

（3）α 干扰素抗病毒疗效的预测因素：具有以下因素的 HBeAg 阳性 CHB 患者接受 PegIFN-α 治疗，HBeAg 血清学转换率更高。①HBV DNA<2×10^{8}IU/ml；②高 ALT 水平；③基因型为 A 或 B 型；④基线低 HBsAg 水平；⑤肝组织炎症坏死 G2 以上；⑥基线核心抗体定量检测（qAnti-HBc）定量高水平；⑦基线信号转导及转录激活蛋白 4（STAT4）为 rs7574865。PegIFN-α 治疗 12 周时的 HBV DNA 水平、HBsAg 定量及其动态变化，可用于预测干扰素疗效。α 干扰素治疗的监测和随访、α 干扰素的不良反应及其处理、α 干扰素治疗的禁忌证等，可参见《慢性乙型肝炎防治指南（2019 年版）》。

4. 核苷（酸）类似物抗病毒治疗　目前批准用于慢性乙型肝炎治疗的核苷（酸）类似物有 6 种，包括拉米夫定（lamivudine，LAM）、阿德福韦（adefovir，ADV）、恩替卡韦（entecavir，ETV）、替比夫定（telbivudine，LdT）、替诺福韦（tenofovir，TDF）和丙酚替诺福韦（tenofovir alafenamide，TAF）。初治患者应首选强效低耐药药物（ETV、TDF、TAF）治疗。不建议 ADV 和 LAM 用于 HBV 感染者的抗病毒治疗。正应用非首选药物治疗的患者，建议换用强效低耐药药物，以进一步降低耐药风险。应用 ADV 者，建议换用 ETV、TDF 或 TAF；应用 LAM 或 LdT 者，建议换用 TDF、TAF 或 ETV；曾有 LAM 或 LdT 耐药者，换用 TDF 或 TAF；曾有 ADV 耐药者换用 ETV、TDF 或 TAF；联合 ADV 和 LAM/LdT 治疗者，换用 TDF 或 TAF。

采用 ETV、TDF 或 TAF 治疗，HBeAg 阳性 CHB 患者治疗 1 年若 HBV DNA 低于检测下限、ALT 复常和 HBeAg 血清学转换后，再巩固治疗至少 3 年（每隔 6 个月复查 1 次）仍保持不变，可考虑停药，延长疗程可减少复发。HBeAg 阴性 CHB 患者，建议 HBsAg 消失且 HBV DNA 检测不到后停药随访。

代偿期乙型肝炎肝硬化患者，推荐采用 ETV、TDF 或 TAF 进行长期抗病毒治疗，或采用 PegIFN-α 治疗，但需密切监测相关不良反应。失代偿期乙型肝炎硬化患者，推荐采用 ETV 或 TDF 长期治疗，禁用干扰素治疗，若有必要可以应用 TAF 治疗。

核苷（酸）类似物治疗的监测和随访：

（1）治疗前相关指标基线检测：①生物化学指标主要有 ALT、AST、胆红素、白蛋白等；②病毒学和血清学标志物主要有 HBV DNA 定量和 HBsAg、HBeAg、抗-HBe；③根据病情需要，检测血常规、血清肌酐水平、血磷水平、肾小管功能等；④肝脏无创纤维化检测如肝脏硬度值测定；⑤当 ETV 和 TDF 用于肌酐清除率<50ml/min 患者时均需调整剂量；TAF 用于肌酐清除率<15ml/min 且未接受透析的患者时，无推荐剂量；其余情况均无须调整剂量。治疗过程中密切关注患者治疗依从性问题。

（2）少见或罕见不良反应的预防和处理：NA 总体安全性和耐受性良好，但在临床应用中确有少见、罕见严重不良反应的发生，如肾功能不全（服用 TDF、ADV）、低磷性骨病（服用 TDF、ADV）、肌炎/横纹肌溶解（服用 LdT）、乳酸酸中毒等（服用 ETV、LdT），应引起关注。

（3）耐药监测及处理：随着强效低耐药药物的应用，NA 长期治疗出现耐药发生率大幅降低。如果在治疗过程中出现 HBV DNA 定量较治疗中最低值升高>2log$_{10}$IU/ml，排除依从性问题后，需及时给予挽救治疗，并进行耐药检测。

5. HBV 感染者的随访管理　慢性 HBV 携带者一般不推荐抗病毒治疗，但需要每 3~6 个月进行随访。非活动性 HBsAg 携带者也不推荐抗病毒治疗，但建议每 6 个月进行随访。

对治疗结束后停药患者，不论患者在抗病毒治疗过程中是否获得应答，在停药后 3 个月内应每月检测 1 次肝功能、HBV 血清学标志物及 HBV DNA；之后每 3 个月检测 1 次肝功能、HBV 血清学标志物及 HBV DNA，以便及时发现肝炎复发及肝脏功能恶化。AFP 和超声影像学每 3~6 个月检查一次。对于肝硬化患者,应每 3 个月检测 AFP 和腹部超声显像,必要时做 CT 或 MRI 以早期发现 HCC。

6. 特殊人群的治疗

(1) HBV/HIV 合并感染患者的治疗:不论 $CD4^+$ T 淋巴细胞水平如何,只要无抗 HIV 暂缓治疗的指征,均建议尽早启动抗反转录病毒治疗(antiretroviral therapy, ART)。HIV 和 HBV 合并感染者应同时治疗 2 种病毒感染,ART 方案 NA 选择推荐 TDF 或 TAF+LAM 或恩曲他滨(emtricitabine, FTC)。治疗过程中需对 HBV 相关指标进行监测。对于 HIV 和 HBV 合并感染者,不建议选择仅含有 1 种对 HBV 有活性的 NA 的方案治疗乙型肝炎。

(2) 应用化疗和免疫抑制剂治疗的慢性 HBV 感染者:起始治疗前应常规筛查 HBsAg、抗-HBc。HBsAg 阳性者应尽在开始使用免疫抑制剂及化学治疗药物之前或最迟与之同时应用 NA 抗病毒治疗。HBsAg 阴性、抗-HBc 阳性患者,若 HBV DNA 阳性,也需要进行预防性抗病毒治疗;如果 HBV DNA 阴性,可每 1~3 个月监测 ALT 水平、HBV DNA 和 HBsAg,一旦 HBV DNA 或 HBsAg 转为阳性,应立即启动抗病毒治疗。HBsAg 阴性、抗-HBc 阳性患者,若使用 B 细胞单克隆抗体或进行造血干细胞移植,HBV 再激活风险高,建议预防性使用抗病毒药物治疗。应用化学治疗和免疫抑制剂的 CHB 或肝硬化患者,NA 抗病毒的疗程、随访监测和停药原则与普通 CHB 或肝硬化患者相同。处于免疫耐受和免疫控制状态的慢性 HBV 感染患者,或 HBsAg 阴性、抗-HBc 阳性,需要采用 NA 预防治疗的患者,在化学治疗和免疫抑制剂治疗结束后,应继续 ETV、TDF 或 TAF 治疗 6~12 个月。对于应用 B 细胞单克隆抗体或进行造血干细胞移植的患者,在免疫抑制剂治疗结束至少 18 个月后方可考虑停用 NA。NA 停用后可能会出现 HBV 复发,甚至病情恶化,应随访 12 个月,其间每 1~3 个月监测 HBV DNA。

(3) 肝移植患者:患者因 HBV 相关疾病进行肝移植时,应合理选用抗 HBV 方案,减少移植肝再感染 HBV 的风险。其具体方案主要取决于再感染的主要风险因素,即移植前的 HBV DNA 定量水平。如移植前 HBV DNA 定量阴性,则意味着再感染风险低,可在术前尽早使用强效低耐药的 NA,预防 HBV 再激活,术后无须加用乙型肝炎免疫球蛋白(HBIG)。如移植前 HBV DNA 阳性,则意味着再感染风险高。术前尽早使用强效低耐药的 NA 以降低 HBV DNA 水平;术中无肝期应静脉注射 HBIG;术后除了长期应用 NA,还应联合应用低剂量 HBIG 持续 0.5~1 年,此后再继续单用 NA。

(4) HBV/HCV 合并感染患者的治疗:所有 HBsAg 阳性者都应筛查抗-HCV,如为阳性,则需进一步检测 HCV RNA 定量。HCV RNA 定量阳性者均需应用直接抗病毒药物(direct acting agents, DAA)治疗。此类患者有发生 HBV 再激活的风险,因此在应用抗 HCV 治疗期间和停药后 3 个月内,建议联合 ETV、TDF 或 TAF 抗病毒治疗并密切监测。HBsAg 阴性、抗-HBc 阳性者应用 DAA 治疗丙型肝炎过程中也有 HBV 再激活的风险,建议每月监测血清 HBV DNA 定量和 HBsAg,若出现阳转,建议应用抗病毒治疗。

(5) 儿童患者:儿童 HBV 感染者常处于免疫耐受期,通常不考虑抗病毒治疗。对于进展期肝病或肝硬化患儿,应及时抗病毒治疗,但需考虑长期治疗安全性及耐药性问题。我国已批准 TAF 用于青少年(≥12 岁,且体重 ≥35kg)。PegIFN-α-2a 可应用于 ≥5 岁 CHB 儿童。ALT 升高的 HBeAg 阳性 CHB 儿童患者可选用有限疗程的普通干扰素-α 或 PegIFN-α-2a 治疗以实现 HBeAg 血清学转换,也可选用 ETV、TDF 或 TAF 治疗。普通干扰素-α 用于儿童患者的推荐剂量为每周 3 次,每次 300 万~600 万 U/m^2,最大剂量不超过 1 000 万 U/m^2,推荐疗程为 24~48 周;PegIFN-α-2a 每次剂量 180μg/$173m^2$,疗程为 48 周。

(6) 妊娠相关情况处理:育龄期及准备妊娠女性均应筛查。对于 HBsAg 阳性者需检测 HBV DNA。对于有抗病毒治疗适应证患者,可在妊娠前应用 PegIFN-α 治疗,以期在妊娠前 6 个月完成治疗。在治疗期间应采取可靠的避孕措施。若不适合应用 PegIFN-α 或治疗失败,可采用 TDF 抗病毒治疗。对于妊娠期间首次诊断 CHB 的患者,其治疗适应证同普通 CHB 患者,可使用 TDF 抗病毒治疗。妊娠前或妊娠期间开始服用抗病毒药物的 CHB 孕产妇,产后应继续抗病毒治疗,并根据病毒学应答情况,决定是继续原治疗方案,还是换用其他 NA 或 PegIFN-α 继续治疗。抗病毒治疗期间意外妊娠的患者,若正在服用 TDF,建议继续妊娠;若正在服用 ETV,可不终止妊娠,建议更换为 TDF 继续治疗;若正接受干扰素治疗,建议向孕妇和家属充分告知风险,由其决定是否继续妊娠,若决定继续妊娠则要换用 TDF 治疗。血清高水平 HBV DNA 是母婴传播的高危因素,妊娠中后期如果 HBV DNA 定量>$2×10^5$IU/ml,建议在与患者充分沟通,在其知情同意的基础上,于妊娠第 24~28 周开始抗病毒治疗,应用 TDF 或 LdT。应用 TDF 时,母乳喂养不是禁忌。免疫耐受期口服 NA 的孕妇,可于产后即刻或服用 1~3 个月后停药。停药后 17.2%~62% 的患者可能发生肝炎活动,且多发生在 24 周内,应加强产后监测。可于产后 4~6 周时复查肝脏生物化学指标及 HBV DNA,如肝生物化学指标正常,则每 3 个月复查 1 次至产后 6 个月,如为乙型肝炎活动,建议抗病毒治疗。

(7) 男性患者抗病毒治疗相关生育问题:应用干扰素-α 治疗的男性患者,应在停药后 6 个月方可考虑生育;应用 NA 抗病毒治疗的男性患者,目前尚无证据表明 NA 治疗对精子的不良影响,可在与患者充分沟通的前提下考虑生育。

(8) HBV 相关 HCC 患者:HBV DNA 阳性的 HCC 患者接受抗 HBV 治疗可减少 HCC 术后的复发,提高总体生存率。若 HBsAg 阳性,建议应用 ETV、TDF 或 TAF 进行抗病毒治疗。无禁忌者,也可使用干扰素-α 治疗。

(9) 肾功能损伤患者:推荐 ETV 或 TAF 作为一线抗 HBV 治疗药物,或可根据患者情况选用 LdT 进行抗病毒治疗,不建议应用 ADV 或 TDF。对于存在肾脏损伤高危风险的 CHB 患者,应用任何 NA 抗病毒过程中均需监测肾功能变化。已应用 ADV 或 TDF 的患者发生肾脏或骨骼疾病或存在高危风险时,建议改用 ETV 或 TAF。

7. 肝衰竭的治疗　参见第十五篇第八章第九节"肝衰竭"。

【预防】

（一）管理传染源　HBsAg 携带者和乙型肝炎患者不能捐献血液、组织器官。除不能从事饮食业、托幼机构等国家明文规定的职业或工种外,可照常工作和学习,但应定期进行医学随访。患者的洗漱用具、剃须刀等应与健康人分开。医疗机构在诊断出急性或慢性乙型肝炎时,应按规定向当地疾病预防控制中心报告。

（二）切断传播途径　除加强对献血员筛查外,对血液制品应做 HBsAg 检测,严格掌握输血及血液制品的适应证,对各种医疗器械和用具应实行严格消毒,提倡使用一次性的注射器、检查和治疗用具,防止医源性传播。服务行业所用的理发、刮脸、修脚、穿刺和文身等器具也应严格消毒。注意个人卫生,不和任何人共用剃须刀和牙具等用品。对 HBsAg 阳性的孕妇,应避免羊膜腔穿刺,并缩短分娩时间,保证胎盘的完整性,尽量减少新生儿暴露于母血的机会。

（三）保护易感人群　接种乙型肝炎疫苗是预防 HBV 感染的最有效方法。乙型肝炎疫苗全程需接种 3 针,按照 0、1、6 个月程序,即接种第 1 针疫苗后,间隔 1 个月及 6 个月注射第 2 及第 3 针疫苗。新生儿接种乙型肝炎疫苗要求在出生后 24 小时内接种,越早越好。接种部位新生儿接种部位为上臂外侧三角肌或大腿前外侧中部肌内注射,儿童和成人为上臂三角肌中部肌内注射。

单用乙型肝炎疫苗阻断母婴传播的阻断率为 87.8%。对 HBsAg 阳性母亲的新生儿,应在出生后 24 小时内尽早注射 HBIG,剂量应≥100IU,同时在不同部位接种 10μg 重组酵母或 20μg 中国仓鼠卵巢（CHO）细胞乙型肝炎疫苗,在 1 个月和 6 个月时分别接种第 2 和第 3 针乙型肝炎疫苗,可显著提高阻断母婴传播的效果。

新生儿乙型肝炎疫苗的接种剂量:①重组酵母乙型肝炎疫苗每针次 10μg,不论母亲 HBsAg 阳性与否;②重组中国仓鼠卵巢（CHO）细胞乙型肝炎疫苗,每针次 10μg 或 20μg,HBsAg 阴性母亲的新生儿接种 10μg;HBsAg 阳性母亲的新生儿接种 20μg。对成人建议接种 3 针 20μg 重组酵母乙型肝炎疫苗或 20μg 重组 CHO 细胞乙型肝炎疫苗。对免疫功能低下或无应答者,应增加疫苗的接种剂量（如 60μg）和针次;对 0、1 和 6 个月程序无应答者可再接种 1 针 60μg 或 3 针 20μg 乙型肝炎疫苗,并于第 2 次接种乙型肝炎疫苗后 1~2 个月时检测血清抗-HBs,如仍无应答,可再接种 1 针 60μg 重组酵母乙型肝炎疫苗。接种乙型肝炎疫苗后有抗体应答者的保护效果一般至少可持续 30 年,因此,一般人群不需要进行抗-HBs 监测或加强免疫,但对高危人群或免疫功能低下者等可监测抗-HBs,如抗-HBs< 10mIU/ml,可再次接种 1 针乙型肝炎疫苗。

（四）意外暴露后 HBV 预防　在意外接触 HBV 感染者的血液和体液后,可按照以下方法处理:在伤口周围轻轻挤压,排出伤口中的血液,再对伤口用 0.9%氯化钠溶液冲洗,然后用消毒液处理。血清学检测应立即检测 HBV DNA、HBsAg、抗-HBs、HBeAg、抗-HBc、ALT 和 AST,并在 3 和 6 个月内复查。已知抗-HBs 阳性（抗-HBs≥10mIU/ml）者,可不进行处理。如未接种过乙型肝炎疫苗,或虽接种过乙型肝炎疫苗,但抗-HBs<10mIU/ml 或抗-HBs 水平不详者,应立即注射 HBIG 200~400IU,同时在不同部位接种 1 针乙型肝炎疫苗（20μg）,于 1 个月和 6 个月后分别接种第 2 针和第 3 针乙型肝炎疫苗（20μg）。

三、丙型病毒性肝炎

丙型病毒性肝炎,简称丙型肝炎,是由丙型肝炎病毒（hepatitis C virus,HCV）引起的肝脏疾病。1974 年 Prince 首先报道了一种非甲非乙型肝炎,经输血途径可传播给黑猩猩和人。Bradley 等在美国 CDC 进行的一系列实验提示该病因子为病毒。但采用当时常规的技术始终未能分离到病毒。1989 年 9 月此病毒被命名为丙型肝炎病毒,它导致的肝炎称为丙型肝炎。由此,丙型肝炎的研究翻开了新的一页。

丙型肝炎主要为血源性传播,临床症状较轻或无明显症状,病程进展缓慢,易慢性化,可导致肝硬化和肝癌。但近年来随着直接抗病毒药物（direct-acting antiviral agents,DAA）的相继上市,丙型肝炎已成为一种可以完全治愈的疾病。

【病原学】

HCV 属于黄病毒科（Flaviviridae）肝炎病毒属（Hepacivirus genus）,其基因组为单股正链 RNA,由约 9 600 个核苷酸组成。HCV 基因组含有一个开放阅读框（ORF）,编码 10 余种结构和非结构蛋白（图 10-6-36-5）。HCV 基因易变异,目前可至少分为 6 个基因型及多个亚型,其中,1 型是最常见的基因型,占 40%~80%,呈世界性分布;按国际通行的方法,以阿拉伯数字表示 HCV 基因型,以小写的英文字母表示基因亚型。

HCV 的复制周期如下:HCV 进入人体后首先通过受体介导的机制进入胞质内,脱去核衣壳,释放出基因组 RNA;HCV RNA 通过内部核糖体进入位点插入到宿主核糖体进行翻译,产生 HCV 多聚蛋白,由宿主和病毒蛋白酶裂解释放结构和非结构化病毒蛋白质;复制酶复合物包括 NS3 蛋白酶、NS5A,依赖 RNA 的 RNA 聚合酶（RdRp）组装成脂质滴,以正链 RNA 模板合成负链及正链 RNA,组装成一个成熟的病毒粒子。目前 DAA 药物作用靶点:①NS3 蛋白酶,防止多蛋白的裂解;②NS5A 蛋白,作为支架的复制酶复合物,参与病毒装配;③NS5B 蛋白,具有 RNA 依赖的 RNA 聚合酶活性,与病毒复制有关。

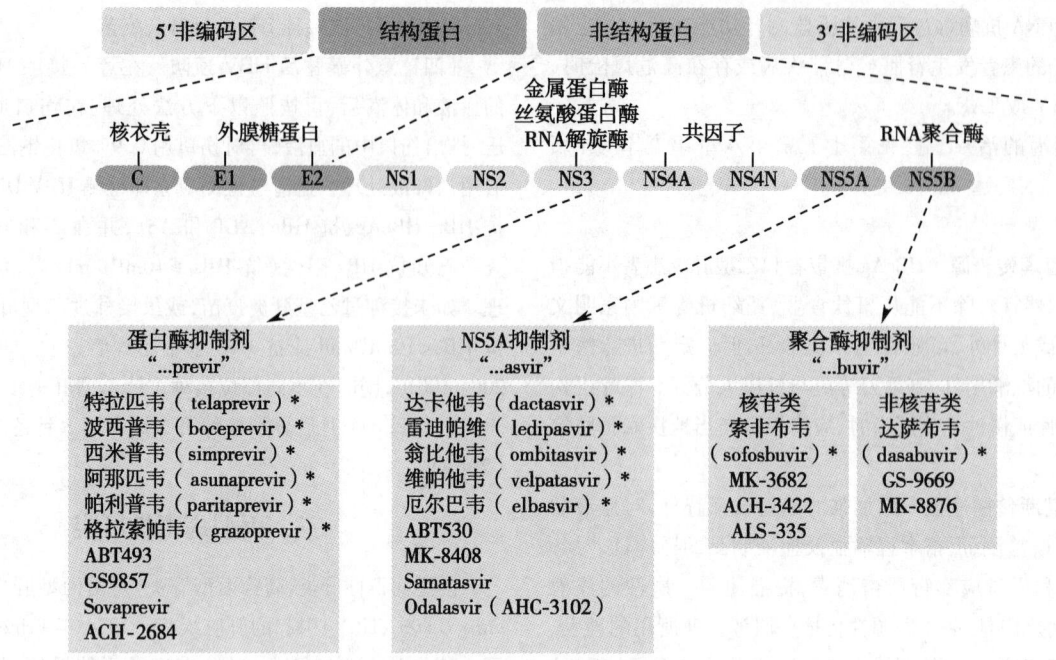

图 10-6-36-5　HCV 结构及抗 HCV 药物的主要靶位

*为已上市药物,其中特拉匹韦及波西普韦为第一代DAA药物,基本被取代

【流行病学】

丙型肝炎是一种流行较为广泛的病毒性疾病。据估计,全球约有 1.85 亿慢性 HCV 感染者,HCV 感染率为 2.8%。我国普通人群抗-HCV 的阳性率约为 0.43%,HCV 感染者 IL-28B 基因型以 IL-28B-CC 为主(84.1%),该基因型对聚乙二醇干扰素α(PegIFN-α)抗病毒治疗应答较好。

(一)传染源　主要是丙型肝炎患者和无症状 HCV 携带者。

(二)传播途径　HCV 主要经血液途径传播。

1. 经血液传播　主要方式有:①经输血和血液制品传播。我国 2015 年开始对抗-HCV 阴性献血员筛查 HCV RNA,该途径得到了有效控制。②经破损的皮肤和黏膜传播,这是目前主要的传播方式,在某些地区,因静脉注射毒品导致 HCV 传播占 60%~90%。使用非一次性注射器和针头、未经严格消毒的牙科器械、内镜、侵袭性操作和针刺等也是经皮传播的重要途径。一些可能导致皮肤破损和血液暴露的传统医疗方法也与 HCV 传播有关;共用剃须刀、牙刷、文身和穿耳环孔等也是 HCV 潜在的经血传播方式。

2. 性传播　在 HCV 感染者的精液及阴道分泌物中可检测到 HCV RNA,可经性接触传播。有多个性伴侣、卖淫、同性恋等有性传播疾病风险的人群中流行率为 4%~6%,并且女性的危险性是男性的 3 倍。同时伴有其他性传播疾病者,特别是感染 HIV 者,感染 HCV 的危险性更高。

3. 母婴传播　抗-HCV 阳性母亲将 HCV 传播给新生儿的危险性为 2%,若母亲在分娩时 HCV RNA 阳性,则传播的危险性可高达 4%~7%;合并 HIV 感染时,传播的危险性增至 20%。

HCV 病毒高载量可能增加传播的危险性。目前仍缺乏有效的临床干预措施阻断 HCV 的母婴传播。

4. 其他途径　仍有 15%~30%散发性丙型肝炎患者,无输血或肠道外暴露史,传播途径不明。

(三)易感人群　人群普遍易感,但高危人群为反复、大量输注血液和血液制品者;接受可疑 HCV 感染者器官的移植患者;静脉药瘾者;血友病患者;血液透析者;HIV 感染者。某些医务人员,如外科医师、检验人员等也为高危人群,并有可能引起医院内交叉感染。

【发病机制与病理】

(一)HCV 感染的发病机制　HCV 持续感染的机制尚未充分阐明,多种因素可影响 HCV 与宿主之间的相互作用。病毒因素包括 HCV 的复制能力、基因型、病毒多肽的免疫原性、病毒对肝细胞的直接损害作用等;宿主因素包括先天性免疫反应、细胞免疫和体液免疫反应等。其他因素,如饮酒、使用免疫抑制剂等对 HCV 感染的病程也有影响。HCV 感染的发病机制主要包括免疫介导和 HCV 直接损伤两种。

人体对 HCV 的免疫反应包括非特异性的免疫反应(如细胞因子的产生 NK 细胞的活化等)和病毒特异的免疫反应(包括细胞和体液免疫)。

1. 体液免疫反应　HCV 感染后 7~13 周,机体能对 HCV 各种蛋白产生相应抗体(Core、E1、E2,和 NS2~NS5 抗体)。

2. 细胞免疫应答　HCV 感染后 3~4 周,在周围血中即可检测到特异性 CD4$^+$ 和 CD8$^+$T 细胞,这些 T 细胞浸润到肝脏内可使细胞膜损伤和出现 ALT 增高。CD4$^+$T 细胞激活后产生 Th1 类细胞因子,如 IFN-γ、IFN-α 等,发挥抗 HCV 作用,也增强 CD8$^+$CTL

反应。CD8 细胞识别 MHCⅡ类分子提呈的 HCV 多肽后可诱导 CD8 细胞发挥细胞毒细胞效应(即 CTL 反应),可溶解 HCV 感染细胞,从而清除病毒。早期强有力且为多特异性的 CD4⁺和 CD8⁺ T 细胞免疫反应与自限性 HCV 感染及病毒清除有关。若细胞免疫反应弱,不足以清除 HCV,仅能对病毒载量有一定抑制作用,但能引起肝脏的慢性炎症,最终导致肝硬化和肝细胞癌。

(二)丙型肝炎的病理改变 丙型肝炎的病理改变与乙型肝炎极为相似,以肝细胞坏死和淋巴细胞浸润为主。①汇管区淋巴细胞的聚集是丙型肝炎的主要特征;②点灶样肝细胞坏死和不同程度的炎症在急性和慢性丙型肝炎中较为常见;③胆管损伤也是丙型肝炎较为常见的特征,周围常伴淋巴细胞浸润;④肝脂肪变性:为丙型肝炎较常见病变。免疫组织化学研究表明,HCV 的 C、E2/NS1、NS3 及 NS5 抗原均可在 HCV 感染者的肝活检切片中检出,这些抗原呈颗粒状分布于肝细胞胞质内,抗原阳性细胞多数呈散在、灶状分布。

【临床表现】

丙型肝炎的潜伏期为 2~26 周,平均为 50 天。输血后丙型肝炎潜伏期为 7~33 天,平均为 19 天。

(一)HCV 感染的自然史 有 55%~85%的急性丙型肝炎患者会发展成慢性感染,其中有 5%~15%的慢性丙型肝炎患者会发展成肝硬化。一旦出现肝硬化失代偿的情况,其生存率则出现急剧下降。在感染 HCV20 年后,慢性丙型肝炎发生肝细胞癌(HCC)的危险性会增加,发生 HCC 时,多数患者已存在肝硬化。

(二)急性丙型肝炎 急性丙型肝炎多数为无黄疸型肝炎,起病较缓慢,常无发热,仅有轻度消化道症状,伴 ALT 异常。少数为黄疸型肝炎,黄疸呈轻度或中度。急性丙型肝炎中有 15%~45%为急性自限性肝炎,在急性期 ALT 升高或伴血清胆红素升高,HCV RNA 阳性和抗-HCV 阳性,经 1~3 个月,ALT 恢复正常,黄疸消退,常在 ALT 恢复前 HCV RNA 阴转,抗-HCV 滴度也逐渐降低。有 55%~85%的急性丙型肝炎患者则发展为慢性持续性感染。单一 HCV 感染极少引起重症肝炎。

(三)慢性丙型肝炎 大部分急性丙型肝炎患者在发病 6 个月后,HCV RNA 持续阳性伴 ALT 异常,称为慢性丙型肝炎。仅少数慢性肝炎患者能自行清除病毒,大部分患者为慢性持续性感染。慢性丙型肝炎患者常表现为 ALT 反复波动。还有近 1/3 的慢性 HCV 感染者肝功能一直正常,抗-HCV 和 HCV RNA 持续阳性,肝活检可见慢性肝炎表现,甚至可发现肝硬化。

(四)儿童丙型肝炎 和成人丙型肝炎相比,儿童 HCV 感染自发性清除率较高,接近 50%,病情进展缓慢,病毒血症可持续数月至数年,而无肝炎临床表现。

(五)HCV 与 HBV 重叠感染 急性 HCV 和 HBV 混合感染可见于大量输血后,患者可出现抗-HCV 和 HCV RNA 阳性,抗-HBe IgM 阳性伴低水平 HBsAg,HBeAg 和 HBV DNA 可为阴性,提示 HCV 可干扰 HBV 的复制。在我国慢性乙型肝炎患者中,合并抗 HCV 阳性者占 2%~5%,重叠感染可加剧肝脏损害。

(六)HCV 感染的肝外表现 慢性 HCV 感染中仅少数患者可有肝外表现,其原因尚不明。主要肝外表现有冷球蛋白血

症、肾小球肾炎、淋巴组织增生紊乱、干燥综合征(Sjögren's syndrome)等。最常见的肝外表现为冷球蛋白血症,其特征为关节痛、脉管炎、紫癜、神经病变和肾小球肾炎。可有肝脾大,ALT 轻度升高,肝组织学呈进行性损害,可见桥样坏死和肝纤维化。合并肾小球肾炎者可出现血尿、蛋白尿,多数患者有轻度肾功能不全。约 40%患者同时有冷球蛋白血症的临床表现。

(七)HCV 感染与 HCC HCC 是慢性丙型肝炎主要的并发症之一。在美国,HCV 感染是 HCC 最常见的病因。HCV 相关 HCC 发生率在感染 30 年后为 1%~3%,主要见于肝硬化和进展期肝纤维化患者,一旦发展成为肝硬化,HCC 的年发生率为 2%~4%。

(八)HCV 与 HIV 重叠感染 患者 HCV 与 HIV 重叠感染具有其特殊性:与 HCV 单纯感染的患者相比,疾病的进展速度加快,加速了 7 倍之多;增加了肝硬化的危险性,也缩短了发展到肝硬化的时间(感染 HCV 后 10 年内);增加了病死率;增加了从代偿期肝硬化转变为失代偿期的可能性。与 HCV 单纯感染的患者相比,其发生肝脏相关死亡的危险性增加达 5 倍之多,HCV 复制增加 8 倍。

【实验室检查】

(一)血清生化学检测 ALT 和 AST 水平变化可反映肝细胞损害程度,但与病情的严重程度不一定平行;急性丙型肝炎患者的 ALT 和 AST 水平一般较低,但也有较高者。急性丙型肝炎患者的血清白蛋白、凝血酶原活动度和胆碱酯酶活性降低较少,但在病程较长的慢性肝炎、肝硬化或重型肝炎时可明显降低,其降低程度与疾病的严重程度成正比。ALT 水平下降是抗病毒治疗中出现应答的重要指标之一。

(二)血清学检查 抗-HCV 检测可用于 HCV 感染者的筛查。快速诊断测试可以被用来初步筛查抗-HCV。对于抗体阳性者,应进一步检测 HCV RNA,以确定是否为现症感染。缺乏 HCV RNA 检测条件时,可考虑进行 HCV 核心抗原的检测,用于慢性 HCV 感染者的实验室诊断。

(三)病毒核酸检测(nucleic acid tests,NAT) 用 IU/ml 表示。HCV RNA 定量检测适用于 HCV 现症感染的确认、抗病毒治疗前基线病毒载量分析,以及抗病毒治疗过程中及治疗结束后的应答评估。即 HCV RNA 检测,具有非常好的敏感性和特异性,是 HCV 感染的确认试验,在暴露后 1~3 周内即可阳性,早于血清学检测数周。

(四)HCV 的基因分型 HCV RNA 基因分类方法较多,国内外在抗病毒疗效考核研究中,应用 Simmonds 等 1~6 型分类法最为广泛。

(五)HCV 耐药相关基因检测 DAA 单药治疗容易导致耐药的发生,目前已确认的耐药相关突变位点主要有:①NS3/4A 靶点相关,包括 V36M、T54A、Q80K、R155K、A156T 和 D168V;②NS5A 靶点相关,包括 M28T、Q30E/H/R、L31M、H58D 和 Y93H/N;③NS5B 靶点相关,包括 S282T、C316N/H/F、M414T、A421V、P495L/S 和 S556G。

(六)IL-28B 基因型 检测常用的 IL-28B 基因分型检测

方法包括 DNA 直接测序、TaqManSNP 探针法等。在含 PegIFN-α 的治疗方案中宿主 *IL-28B* 基因的多态性与持续病毒学应答（SVR）相关，在 DAA 治疗方案中，宿主 *IL-28B* 基因的多态性对治疗应答反应没有预测价值。

（七）肝纤维化评估　肝脏组织活检所提示的肝纤维化及组织学上的改变是其他任何检查所不能替代的。肝活检组织学检查对慢性丙型肝炎的诊断、了解疾病进展程度、预后判断、疗效评估等均有重要意义。近年来肝脏弹性超声（Fibroscan）已被广泛应用于临床丙型肝炎患者的肝脏纤维化评估。但是 Fibroscan 对于评估肥胖或者炎症程度较高的丙型肝炎患者的肝脏硬度有一定局限性，血清学指标和瞬时弹性成像等影像学无创指标联合应用，可提高显著肝纤维化的诊断准确率。

【诊断与鉴别诊断】

丙型肝炎的诊断需综合流行病学资料、临床表现和病原学检查等，并与其他疾病鉴别。如近期有 HCV 暴露史，临床上有急性肝炎的症状、体征，ALT 升高，血清抗-HCV 阳性，血清 HCV RNA 阳性，可诊断为急性丙型肝炎；如 HCV RNA 阳性持续半年以上，并有反复 ALT 异常，可诊断为慢性丙型肝炎。

丙型肝炎需与其他病毒性肝炎、药物性肝炎、脂肪肝等相鉴别，鉴别方法主要依靠血清学、病毒学和组织学检查。

【治疗】

（一）丙型肝炎的治疗目标　随着 DAA 药物的发展，丙型肝炎的治疗有了突破性进展，其治疗目标是治愈 HCV 感染，防止肝硬化、肝硬化失代偿、HCC、严重肝外病变和死亡；其治疗终点是治疗后 12 周、24 周用敏感方法测不到 HCV RNA（≤15IU/ml）。

（二）丙型肝炎的治疗指征　所有 HCV RNA 阳性的患者，不论是否有肝硬化、合并慢性肾脏疾病或者肝外表现，均应接受抗病毒治疗。育龄期女性在 DAA 治疗前先筛查是否已经妊娠，已妊娠者可在分娩哺乳期结束后给予抗病毒治疗。

（三）急性丙型肝炎的抗病毒治疗　急性丙型肝炎患者可以给予索磷布韦/维帕他韦（泛基因型）、格卡瑞韦/哌仑他韦（泛基因型）、格拉瑞韦/艾尔巴韦（基因 1b 或 4 型）、来迪派韦/索磷布韦（基因 1、4、5、6 型）或者奥比帕利联合达塞布韦（基因 1b 型）治疗 8 周。

（四）慢性丙型肝炎的抗病毒治疗（参照纳入医保的 DAA 药物，建议如下）

1. **以 DAA 为基础的抗病毒方案**　DAA 药物根据作用靶点不同可分为蛋白酶抑制剂（PI）、NS5B 聚合酶核苷类似物抑制剂（NI）、NS5B 聚合酶非核苷类似物抑制剂（NNI）、NS5A 抑制剂四类（扩展阅读 10-6-36-1）。

扩展阅读 10-6-36-1　不同基因型在不同人群的用药选择

（1）泛基因型方案。索磷布韦/维帕他韦：每片复合片剂含索磷布韦 400mg 及维帕他韦 100mg，1 片，1 次/d，治疗基因 1～6 型初治或者聚乙二醇干扰素 α 联合利巴韦林或联合索磷布韦（pegylated IFN-α, ribavirin and sofosbuvir, PRS）经治患者，无肝硬化或代偿期肝硬化疗程 12 周，针对基因 3 型代偿期肝硬化或者 3b 型患者可以考虑增加 RBV，失代偿期肝硬化患者联合 RBV 疗程 12 周。含 NS5A 抑制剂的 DAA 经治患者，如果选择该方案，需联合 RBV 疗程 24 周。索磷布韦/维帕他韦治疗我国基因 3b 型无肝硬化患者 12 周的 SVR 率为 96%，肝硬化患者的 SVR 率为 50%，因此，在基因 3b 亚型流行率超过 5% 的地区，需要分辨出基因 3b 亚型。基因 3b 型肝硬化患者如使用此方案，建议加用 RBV 治疗 12 周。对于接受索磷布韦/维帕他韦治疗 12 周的患者，因不良事件而永久停止治疗的患者比例为 0.2%，出现任何严重不良事件的患者比例为 3.2%，其中失代偿期肝硬化人群中为 18%。头痛、疲劳和恶心是在接受 12 周索磷布韦/维帕他韦治疗的患者中最常见（发生率≥10%）的不良事件。

（2）基因型特异性方案：

1）基因 1 型。①艾尔巴韦/格拉瑞韦：每片复合片剂含艾尔巴韦 50mg 和格拉瑞韦 100mg，1 片/次，1 次/d，治疗基因 1 型初治及聚乙二醇干扰素 α 联合利巴韦林（pegylated IFN-α and ribavirin, PR）经治患者，疗程 12 周。但是针对基因 1a 型，在既往抗病毒治疗过程中就失败的患者，需要联合 RBV，并且疗程延长至 16 周。中国基因 1a 型流行率仅为 1.4%。②来迪派韦/索磷布韦：每片复合片剂含索磷布韦 400mg 和来迪派韦 90mg，1 片/次，1 次/d，可用于成人及大于 12 岁的青少年患者。无肝硬化患者疗程 12 周，初治的无肝硬化患者疗程也可以 8 周。代偿期或失代偿期肝硬化患者，应联合 RBV 疗程 12 周；或者，如有 RBV 禁忌或不耐受，则不使用 RBV，但疗程延长至 24 周。最常见的治疗相关不良事件为恶心、胃食管反流病、疲劳、发热、头痛和 ALT 升高，此方案安全性高。

2）基因 2 型。①索磷布韦 400mg，1 次/d 和 RBV（<75kg 者 1 000mg；≥75kg 者 1 200mg 1 次/d），疗程 12 周。肝硬化患者，特别是肝硬化经治患者，疗程应延长至 16～20 周。该方案的总 SVR 率为 95%，无肝硬化患者可达 97%，而肝硬化患者为 83%。但是如果其他可以治疗基因 2 型的泛基因型方案可及时，不建议仅用一种 DAA 索磷布韦联合 RBV 治疗。②索磷布韦/来迪派韦，400mg/90mg，1 次/d，疗程 12 周。

3）基因 3 型。索磷布韦 400mg，1 次/d 和 RBV（<75kg 者 1 000mg；≥75kg 者 1 200mg 1 次/d），疗程 24 周。非肝硬化初治患者采用此方案 SVR 率为 94%，非肝硬化经治患者 SVR 率为 87%，而肝硬化经治患者 SVR 率仅为 60%，因此，肝硬化经治患者不建议选择此方案。如果泛基因型方案可及时，不建议选择此方案。

4）基因 4 型。艾尔巴韦/格拉瑞韦 1 片，1 次/d，治疗基因 4 型初治及 PR 经治患者，疗程 12 周。但是在抗病毒治疗过程中就失败的患者，需要联合 RBV，并且疗程延长至 16 周。

5）基因 5/6 型。来迪派韦/索磷布韦 1 片，1 次/d，可用于成人及大于 12 岁的青少年初治患者，无肝硬化或者代偿期肝硬化，疗程 12 周。经治患者不建议使用此方案。

2. 治疗过程中应根据病毒学应答情况（表 10-6-36-5）调整治疗方案　对于 HCV 基因型 2、3 型患者，如果取得 RVR，疗程应为 24 周；如果在取得 RVR 的同时，伴有低基线病毒载量，无代谢综合征或胰岛素抵抗等危险因素，可缩短疗程至 12~16 周。经治疗后获得 EVR 或 DVR 的患者一般需要延长疗程至 48 周；而无应答（null responder，NR）或有部分应答（partial responder，PR）者，则应停止治疗，首先考虑 DAA 治疗方案。IFN-α 和利巴韦林治疗的禁忌证及不良反应的处理可参考有关章节或药品说明书。

表 10-6-36-5　病毒学应答的定义

应答类型	定义
快速病毒学应答（RVR）	第 4 周 HCV-RNA 低于检测下限
早期病毒学应答（EVR）	第 12 周 HCV-RNA 低于检测下限
延迟病毒学应答（DVR）	12 周 HCV-RNA 阳性但第 24 周 HCV-RNA 低于检测下限
持续病毒学应答（SVR）	治疗结束后 24 周 HCV-RNA 仍低于检测下限
突破（breakthrough）	治疗中 HCV-RNA 转阴后再次出现
复发（relapse）	治疗结束后 HCV-RNA 阳转
无应答（NR）	第 24 周 HCV-RAN 下降低于 2 个 log
部分应答（PR）	第 24 周 HCV-RAN 下降大于 2 个 log 但仍阳性

3. 慢性丙型肝炎特殊人群的治疗

（1）代偿性肝硬化患者：对于代偿性肝硬化的患者，应立即进行抗病毒治疗，但需要积极监测不良反应的发生。

（2）失代偿期肝硬化患者：来迪派韦/索磷布韦（基因 1、4、5、6 型）治疗 12 周。对于失代偿期肝硬化不伴肝癌，MELD 评分≥18~20 分的患者，应先进行肝移植治疗。

（3）透析患者：透析患者，特别是那些肾移植候选者，应考虑接受抗病毒治疗，优先考虑无干扰素方案，如果情况允许，不用 RBV。艾尔巴韦/格拉瑞韦在肝脏代谢，可以用于合并肾功能不全的患者，而 Sofosbuvir 经肾脏排泄，对于 eGFR < 30ml/（min·1.73m²）和终末期肾病的患者不建议使用。

（4）合并 HBV 感染的慢性丙型肝炎患者：合并 HBV 感染时，针对 HCV 的治疗与单纯 HCV 感染治疗的方案相同。在抗 HCV 治疗的同时注意监测 HBV DNA，若 HBV DNA 明显活动时可予以核苷类似物抗 HBV 治疗。

（5）合并 HIV 感染的慢性丙型肝炎患者：合并 HIV 感染时，针对 HCV 的治疗与单纯 HCV 的治疗相同，优先推荐无干扰素治疗方案。

（6）新生儿或儿童 HCV 感染：HCV 感染者分娩的婴儿应在出生 1~2 个月时检测 HCV RNA，以进行早期诊断。18 月龄以后接受抗-HCV 检测，可排除母体抗体的影响。年龄小于 12 岁的 HCV 感染者应推迟到 12 岁治疗。12 岁及以上或者体重超过 35kg 的青少年应当接受治疗，以干扰素为基础的方案不再推荐用于儿童。12 岁及以上或者体重超过 35kg 的青少年，基因 1、4、5、6 型感染，初治/经治无肝硬化，或初治代偿期肝硬化患者予以 400mg 索磷布韦/90mg 来迪派韦治疗 12 周，经治代偿期肝硬化患者治疗 24 周。HCV 基因 2 型，予以 400mg 索磷布韦联合 RBV 治疗 12 周；HCV 基因 3 型，治疗 24 周。12 岁及以上或者体重超过 45kg 的基因 1~6 型无肝硬化或代偿期肝硬化青少年患者，采用格卡瑞韦/哌仑他韦（300mg/120mg，1 次/d）治疗。

（五）对症治疗　急性丙型肝炎患者应卧床休息，黄疸消退及肝功能正常后，一般仍需休息 1~2 个月，半年内不宜从事重体力劳动。

【预防】

（一）传染源的管理　现症 HCV 感染者不能献血、捐献器官等。

（二）切断传播途径　是目前控制 HCV 感染的最主要的措施。这些措施包括对献血员进行抗-HCV 和 HCV RNA 筛查，使用一次性注射器，制备血液制品时采用严格灭活措施，对外科、妇产科、口腔科和内科所用器具、内镜采用高压灭菌或戊二醛等消毒，加强血透室管理，严格消毒制度，养成良好卫生习惯，使用避孕套等。采用上述措施后，丙型肝炎的流行率已显著下降，输血或血液制品引起的传播在多数国家已得到基本控制。

（三）保护易感人群　普通免疫球蛋白制剂不含 HCV 中和抗体，因此，对预防 HCV 暴露后感染无效。从 HCV 抗体阳性、HCV RNA 阴性患者血清中提取的人体免疫球蛋白无预防 HCV 感染的作用。目前认为，HCV 中和抗体的保护作用是 HCV 毒株特异性的，而制备株特异性的高效价免疫球蛋白是不现实的。

HCV 疫苗的应用可能是最终控制丙型肝炎流行的根本措施，但目前尚无理想的 HCV 疫苗。主要原因是：HCV 包膜蛋白基因非常容易变异，HCV 包膜蛋白诱导的中和抗体一般为株特异性的，故保护作用非常短暂；对 HCV 诱导的细胞免疫所知甚少。目前正在研制的疫苗包括重组 HCV E1、E2 疫苗、多肽疫苗、DNA 疫苗等，但距离 HCV 疫苗在临床上应用还有相当长的时间。

四、丁型病毒性肝炎

丁型病毒性肝炎是由丁型肝炎病毒（hepatitis D virus，HDV）引起的肝脏疾病。1977 年意大利学者 Mario Rizzetto 在乙型肝炎患者的肝细胞内发现了与 HBsAg 和 HBeAg 不同的抗原，被称为 δ 抗原，即丁型肝炎抗原（hepatitis D antigen，HD-Ag）。1983 年国际病毒性肝炎会议将其正式命名为 HDV。

HDV 只有在辅助病毒 HBV 存在时才能形成病毒颗粒。合并感染 HDV 易导致慢性化,并可使乙型肝炎病情加重。

【病原学】

HDV 是一种较小的缺陷单链 RNA 病毒,病毒颗粒呈球形,直径为 35~37nm,以 HBsAg 作为外膜,外膜下为核衣壳,即 HDAg。HDV RNA 被 HDAg 包裹,对各种灭活剂敏感,如甲醛可使 HDV 丧失感染性;对脂溶剂如氯仿等也敏感,但比较耐热。目前 HDV 归类于代尔塔病毒属(Delta virus genus),但该属暂不归于任何科。

HDV 基因组为共价闭合环状单股负链 RNA,全长为 1672~1697bp,是已知有环状 RNA 结构的唯一动物病毒。基因组内鸟嘌呤(G)和胞嘧啶(C)含量很高(60%),容易发生分子内 G-C 配对,折叠成不分支的双链棒状结构。在细胞内除基因组外,还有抗基因组 RNA 及 mRNA。HDV 抗基因组链(antigenomic strand)为环状正链 RNA,可与 HDV 基因组 RNA 互补,是 HDV RNA 复制的中间体,也可折叠成棒状结构,但并不被包裹进病毒颗粒。HDV 基因组 RNA 和抗基因组

RNA 均有核酶活性,可自身催化裂解和连接反应。核酶活性是 HDV 复制所必需的,但棒状 RNA 无核酶活性,只有复制过程中尚未折叠成棒状结构的新生 RNA 有核酶活性。mRNA 为线状正链 RNA,与 HDV 基因组 RNA 互补,主要编码 HDV 唯一的蛋白 HDAg。

HDV 的复制周期见图 10-6-36-6。HDV 通过外膜 HBsAg 的 Pre-S1 区与受体 NTCP(即钠离子/牛磺胆酸共转运蛋白,同时是 HBV 的受体)识别并结合进入肝细胞,随后 HDV RNA 被转移至细胞核内进行复制。HDV RNA 的环状基因组 RNA 以滚环机制(rolling circle mechanism)进行复制,即先以基因组 RNA 为模板,在 RNA 指导下的 RNA 多聚酶作用下旋转复制,可产生比原分子长几倍的聚合线性抗基因组链,在核酶催化下进行自身裂解和自身连接反应,形成环状抗基因组 RNA,完成第一次滚环复制。再以抗基因组 RNA 链为模板,按上述方式产生环状基因组 RNA。HDV 基因组 RNA 和抗基因组 RNA 链上均有 5~10 个开放阅读框(ORF),但这种环状结构 RNA 均不能直接翻译蛋白。

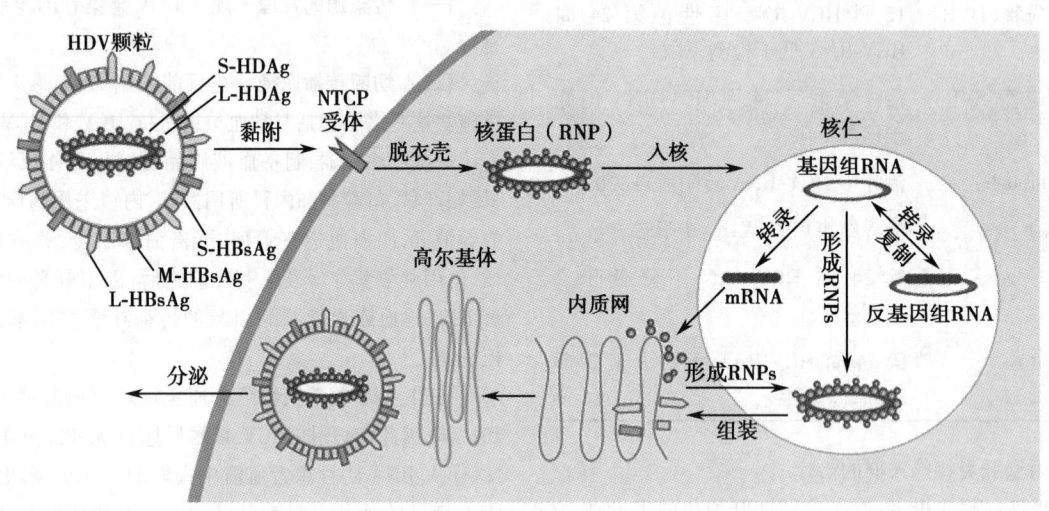

图 10-6-36-6 HDV 的复制周期

HDAg 是由感染细胞胞质内的亚基因组 mRNA(相当于抗基因组 RNA 的 ORF5)编码产生的。HDAg 有大小两种,即 214 个氨基酸组成的 LHDAg(P24)和 195 个氨基酸组成的 SHDAg(P22)。SHDAg 于早期合成,可通过反式激活促进 HDV RNA 的复制。LHDAg 合成较晚,可与 SHDAg 形成 SHDAg-LHDAg 二聚体,抑制 HDV RNA 的复制。由于新生子代 HDV 的包装需要 HBsAg,因此 HDV 是一种缺陷病毒。除 HBV 外,土拨鼠肝炎病毒(WHV)及鸭乙型肝炎病毒(DHBV),也能为 HDV 提供外膜蛋白。HBV 对 HDV 的组装、释放、保护和吸附等方面起辅助作用,但 HDV 在肝细胞内的复制可能并不一定需要 HBV 的辅助。HDV 与 HBV 重叠感染时,HDV 的复制可抑制 HBV 的复制,因此 HDV 和 HBV 重叠感染的患者肝移植后较少发生 HBV 再感染,HBIG 的应用有更好的被动免疫保护效果。

HDV 有 8 种基因型。Ⅰ型主要见于美国和欧洲,有ⅠA 和ⅠB 两个亚型,ⅠB 也见于亚洲;Ⅱ型主要见于亚洲;Ⅲ型见于

南美洲北部地区,与急性重型肝炎或病情较重的肝炎有关。基因Ⅳ型分布在日本和中国台湾;基因Ⅴ~Ⅷ型在非洲土著等地有发现。

【流行病学】

(一)传染源 主要为重叠感染 HDV 的乙型肝炎患者或慢性 HBsAg 携带者。

(二)传染途径 HDV 的传播方式与 HBV 相同,输血和血液制品是传播 HDV 的最重要途径之一,因而在多次输血者、静脉药瘾者中感染率最高。生活密切接触也可传播,含病毒的分泌物可经破损的皮肤和黏膜感染。HDV 也可经性接触传播。母婴传播极为少见。

(三)易感人群 HBV 感染者,包括无症状慢性 HBsAg 携带者是 HDV 感染的高危人群,尤其是多次输注血或血液制品者、静脉药瘾者等。

(四)流行特征 HDV 感染呈全球性分布,但各地区感染

率有所不同。HBsAg 阳性者 HDV 的感染率为 5%，全球有 1 500 万~2 000 万 HDV 感染者。在静脉药瘾的 HBsAg 阳性者中 HDV 的感染率较高，西方国家的感染率可达到 8%～12%。欧洲南部曾是 HDV 感染率相对较高的地区，但近年来的研究发现，HDV 感染率已显著下降，可能与乙型肝炎疫苗的普及、公共卫生状况的改善及 HIV 预防措施的实行有关。而俄罗斯联邦、东欧、日本、印度 HDV 的感染率有所升高。

【发病机制与病理】

HDV 与 HBV 重叠感染时，可使病情加重，并向慢性化发展，但其发病机制还未完全阐明。由于 HDV 感染必须合并 HBV 感染，在了解 HDV 致病机制时必须考虑 HBV 的作用。HDV 引起肝细胞损伤的机制主要有以下观点：

（一）HDV 对肝细胞的直接损伤作用　已有较多的证据支持 HDV 对肝细胞的直接损害作用，如在 HDV 感染者的肝细胞胞质内可见嗜酸性变和微泡脂肪变性，这种病理改变提示病毒的直接损害；高水平表达的 HDAg 可引起肝细胞凋亡。HDV 直接损伤肝细胞的机制可能有：HDV 在复制过程中竞争肝细胞 RNA 合成所需的 RNA 聚合酶，干扰了肝细胞的功能；HDV RNA 与信号识别颗粒（signal recognition particle）基因区序列具有同源性，可与之形成碱基配对，干扰肝细胞的蛋白分泌。也有一些发现不支持 HDV 对肝细胞的直接损伤作用，如有些 HDAg 阳性肝细胞并无损伤。

（二）免疫机制　HDAg 阳性细胞数量与汇管区细胞浸润程度一致；慢性 HDV 感染者常可出现异常的针对胸腺细胞、细胞核纤层蛋白 C、肝肾微粒体膜的自身抗体，后者又称肝肾微粒体抗体 3 型（liver-kidney antibody microsomal type 3，LKM-3），不同于 KLM-1 和 LKM-2；肝组织内有 CTL 浸润。以上提示免疫机制参与 HDV 的致病机制。

HDV 感染的病理变化与 HBV 感染基本相同，但有其特点。肝组织改变以肝细胞嗜酸性变及微泡状脂肪变性为特征，伴以肝细胞水肿、炎症细胞浸润及汇管区炎症反应。如系重型肝炎，除见大块肝坏死外，残留肝细胞微泡状脂肪变性、假胆管样肝细胞再生及汇管区炎症更加明显。

【临床表现】

HDV 感染一般与 HBV 感染同时发生或继发于 HBV 感染患者中，因而其临床表现部分取决于 HBV 感染状态。

（一）HDV 与 HBV 同时感染（co-infection）　HDV 与 HBV 同时感染时常表现为急性肝炎，多见于输血后和血液透析患者，潜伏期 6~12 周，临床表现与单纯急性乙型肝炎基本无区别，但部分病例在病程中可出现两个间隔 2~4 周的 ALT 高峰。HDV 与 HBV 同时感染后，HDV 在 HBV 辅助下大量复制，同时抑制了 HBV 的复制。HDAg 存在仅 1 周，HDV 自肝细胞内清除，引起第一次 ALT 高峰。血清 HDAg 消失后 2~8 周出现抗 HDV IgM，常不出现抗 HDV IgG。HBV 继续复制，引起第二次 ALT 高峰。随后 HBV 也被清除。整个病程较短，呈自限性，大多在 12 周内恢复，预后良好，仅 2% 的 HDV 与 HBV 同时感染病例发展为慢性。极少数病例由于同时重度感染，加重了肝损

害的程度，可能发展为重型肝炎。

（二）HDV 和 HBV 重叠感染（super-infection）　患者在原已感染 HBV 的基础上，后又感染 HDV，可加重原来的病情。

1. 急性丁型肝炎　在无症状慢性 HBsAg 携带者基础上重叠感染 HDV 后，临床表现与急性肝炎类似，但病情常较单纯 HBV 感染时为重，血清 ALT 及胆红素可持续升高达数月之久。如果慢性乙型肝炎、肝硬化患者重叠急性 HDV 感染，有可能导致重症肝炎。少数患者在 HDV 感染期间，血清 HBsAg 常可下降，甚至转阴，使 HBsAg 携带状态终止。70%～90% 的急性 HDV 重叠感染可转为慢性。

2. 慢性丁型肝炎　无症状慢性 HBsAg 携带者重叠感染 HDV 后，大部分患者转为慢性。合并慢性丁型肝炎者，往往病情较重，15% 在 1 年内进展为肝硬化，70% 缓慢进展为肝硬化，只有 15% 患者的炎症自发缓解。

【实验室检查】

HDV 感染的实验室检查除肝功能检查外，主要包括血清学、病毒学和组织学检查等。

（一）血清学检查　血清中抗 HDV 是诊断丁型肝炎最常用的方法，具有较高的敏感性和特异性。抗 HDV 是抗 HDV IgM 和抗 HDV IgG 的总和。急性 HDV 感染后的 1~2 个月，抗 HDV 的阳性率可达 90% 以上，因此，抗 HDV 是 HDV 感染的标志。在慢性 HDV 感染时，抗 HDV IgM 持续阳性，并呈高水平，与 HDV 复制水平一致，可作为 HDV 感染和复制的指标之一。在急性 HDV 感染后 3~8 周时，血清中可出现抗 HDV IgG，滴度较低，甚至不出现。在慢性 HDV 感染时，血清抗 HDV IgG 多呈持续性高滴度，即使是 HDV 感染终止，该抗体仍可保持阳性多年。少数患者肝内 HDAg 阳性而血清抗 HDV 阴性，因此不能因抗 HDV 阴性而排除丁型肝炎。

HDAg 阳性者一般均可检出 HDV RNA，因此，HDAg 也是病毒复制的标志。HDV 感染后 HDAg 血症出现较早，可用免疫酶法或放射免疫法检测 HDAg，阳性率分别达到 87% 和 100%，有助于早期诊断。慢性 HDV 感染时，由于血清内持续有高滴度的抗 HDV，HDAg 常以免疫复合物形式存在，故采用上述方法常不能检出 HDAg，但可采用免疫印迹法进行检测。

（二）病毒学检查　主要采用分子生物学技术。以反转录多聚酶链反应（RT-PCR）检测 HDV RNA 最为常用。血清中检出 HDV RNA 是诊断 HDV 感染的直接证据，该方法较为方便，除可作为早期诊断手段外，对慢性 HDV 感染的诊断与预后判断也有很大价值。目前已建立实时荧光定量 PCR 方法，定量检测 HDV RNA。

（三）组织学检查　单凭肝脏组织学改变不能诊断丁型肝炎，但可用分子杂交技术检测肝组织内 HDV RNA。此外，用免疫组化技术可检出肝组织内 HDAg。以上也为 HDV 感染的直接证据。

【诊断】

凡无症状慢性 HBsAg 携带者突然出现急性肝炎样症状、重型肝炎样表现，以及慢性乙型肝炎患者病情突然恶化者，均应

考虑到 HDV 重叠感染的可能。对于血清 HBsAg 阳性,而同时具备血清 HDAg、抗 HDV 阳性,血清 HDV RNA 或肝活检免疫组化检出 HDAg 者,均可确诊为丁型肝炎。

【预后】

同时或重叠感染 HDV 较单纯乙型肝炎更易慢性化和重型化,且使慢性肝炎发展为肝硬化的病程缩短。

【治疗】

目前没有有效的治疗方法。α干扰素是目前唯一批准治疗丁型肝炎的药物。α干扰素用量较大,建议 500 万 U 每天 1 次或者 900 万 U 每周 3 次,治疗 12 个月,该方案有助于清除 HDV RNA,被认为与降低 HBsAg 浓度或者清除 HBsAg 有关。

PegIFN-α-2a 或 α-2b 均可用于治疗 CHD,疗程 48 周,对于治疗过程中出现 HDV 病毒载量、HDV-IgM 抗体滴度、转氨酶水平、HBsAg 滴度逐渐下降的患者,可能受益于延长治疗,可延长疗程至 72 周。核苷酸类似物尽管对 HBV DNA 有很强的抑制作用,但对 HDV RNA 并无影响。因其能逐步降低 HBsAg 的浓度,长期使用核苷(酸)类似物可能存在潜在效益。

对 HDV 终末期丁型肝炎患者,肝脏移植是唯一有效的治疗措施,采用联合预防方案(移植前和移植后给予拉米夫定联合 HBIG),可有效降低 HBV 和 HDV 复发率。

近几年新型抗 HDV 药物不断被研发出来,主要有干扰 HDV 病毒颗粒组装分泌的 LHDAg 异戊烯化抑制剂(lonafarnib)及阻止 HBsAg 进入肝细胞的 NTCP 阻滞剂(myrcludexB,即合成的 N-酰化 Pre-S1 脂肽)。Christopher Koh 等关于 lonafarnib 的随机双盲安慰剂对照 2A 期临床试验证实使用 lonafarnib 28 天可有效降低 HDV RNA 的载量。

【预防】

目前对于 HDV 感染无特异的预防方法。对未感染 HBV 者,接种乙型肝炎疫苗可安全有效地预防丁型肝炎。对已有 HBV 感染者,严格筛选供血者是预防输血后丁型肝炎的有效方法。此外,控制医源性感染(如注射、针刺、创伤性操作、输血及血液制品)对于防止 HDV 的传播亦有重要意义。

五、戊型病毒性肝炎

戊型病毒性肝炎,简称戊型肝炎,一度曾被称为经消化道传播的非甲、非乙型肝炎(enterically transmitted non-A,non-B hepatitis)。1983 年苏联学者 Balayan 等用免疫电镜技术(immune electron microscopy,IEM)从一名经口感染的志愿者粪便中检测到一种直径为 27~30nm 病毒颗粒,并用其感染猕猴获得成功,因而认为该病毒颗粒是引起非甲、非乙型肝炎的病原。此后,美国、印度、缅甸和中国等学者也先后从非甲、非乙型肝炎患者的粪便中检测到该病毒。1989 年 Reyes 等应用分子克隆技术获得本病毒的基因克隆,并正式将此型肝炎及其相关病毒分别命名为戊型肝炎(hepatitis E)和戊型肝炎病毒(hepatitis E virus,HEV)。

戊型肝炎的临床表现类似于甲型肝炎,病程呈自限性,但老年人和孕妇戊型肝炎的病死率较高。

【病原学】

HEV 为圆球状颗粒,无包膜,直径为 27~34nm,平均为 32nm,呈 20 面对称体,多数研究报道 HEV 表面有锯齿状缺刻和突起,类似嵌杯病毒。有实心和空心两种颗粒。前者为完整的 HEV,后者为有缺陷的病毒颗粒。完整的 HEV 沉降系数为 183S,在氯化铯中的浮力密度为 1.30g/cm³;空心颗粒的沉降系数为 176S。因其形态类似嵌杯病毒,因而曾归为嵌杯病毒科。然而,核苷酸序列分析显示,HEV 与披膜病毒科病毒如风疹病毒更为接近。2004 年国际病毒分类委员会决定将 HEV 单独归为戊型肝炎病毒科(Hepeviridae)戊型肝炎病毒属(Hepevirus)戊型肝炎病毒种(Hepatitis-like viruses)。

HEV 基因组为单股正链 RNA,全长约 7.5kb,5′端有一段 27~35bp 长的非翻译区,随后为 3 个部分重叠的开放阅读框(ORF),接着为 65~74bp 长的 3′非翻译区,3′端有一个 150~300 个腺苷酸残基组成的多腺苷(A)尾巴。HEV 的编码区分为非结构区和结构区(图 10-6-36-7),ORF1(长约 5 079bp)编码 1 693 个氨基酸组成的非结构蛋白,与病毒 RNA 复制有关,其中的几个相对保守区域分别为 RNA 依赖性 RNA 聚合酶(RDRP)、RNA 解链酶、甲基转移酶、Y 结构域、X 结构域、木瓜蛋白样蛋白酶。ORF1 的抗原表位主要集中在 RDRP 区,可能参与抗体依赖的抗病毒机制,如抗体依赖性细胞毒作用等。ORF2 长约 1 780bp,编码由 660 个氨基酸组成的 HEV 结构蛋白,可能为 HEV 衣壳蛋白,含抗原表位数量多,且结构复杂,与急性期抗 HEV IgG、IgM 和恢复期抗 HEV IgG 的产生有关系密切。ORF3 位于 ORF1 和 ORF2 之间,由 369bp 组成,5′端与 ORF1 重叠 1bp,3′端与 ORF2 重叠 328bp,编码 123 个氨基酸组成的蛋白,其功能尚未完全明确。目前已知 ORF3 编码的蛋白至少有 4 个抗原表位,可能为型特异性抗原表位。ORF3 蛋白主要参与急性期血清抗 HEV IgG 的产生。

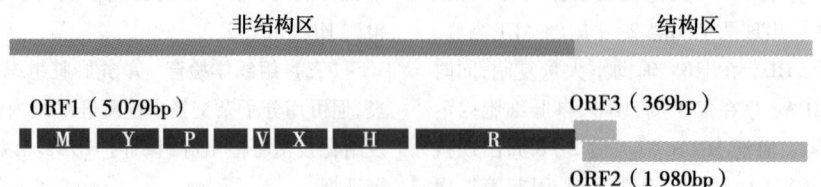

图 10-6-36-7　HEV 基因组及编码区
ORF1、ORF2、ORF3 为 HEV 的 3 个开放阅读框;M. 甲基转移酶;Y. Y 结构域;P. 木瓜蛋白样蛋白酶;V. 脯氨酸富集域;X. X 结构域;H. RNA 解链酶;R. RNA 聚合酶。

根据 HEV 不同分离株基因组核苷酸的差异，迄今与人类疾病有关的 HEV 可被分为 4 个基因型：*HEV-1*、*HEV-2*、*HEV-3* 和 *HEV-4*，代表株分别为缅甸株、墨西哥株、美国株和中国台湾株。1 型多见于亚洲和非洲，2 型主要见于墨西哥和几个非洲国家。1 型和 2 型又称为 H 类（人源型），即仅分离于人类，迄今病因明确的大规模戊型肝炎暴发流行均为此类 HEV 引起，流行区域限于公共卫生条件不好的热带、亚热带国家，实验感染难以感染猪，目前只能成功地感染非人灵长类动物。3 型分布广泛，多分离于急性散发病例和/或猪，4 型主要分布于中国大陆和台湾地区，也分离于患者和/或猪。3 型和 4 型又称为 Z 类（人兽共患型），主要天然宿主为猪，但已从猪以外的多种动物，如鹿、驴等中分离到该毒株，并已有生食鹿肉和猪肉导致此类 HEV 感染的报道，可在发达国家引起小规模流行和临床散发。因此，戊型肝炎也是一种人兽共患病。中国大陆和台湾 HEV 病毒株主要为 4 型，一部分为 1 型。

HEV 对高盐、氯化铯、氯仿敏感，在 −70~8℃ 温度范围之间不稳定，但在液氮中则极为稳定；在酸性和弱碱性环境中较稳定，可存在于肝内胆汁和胆囊内胆汁中。HEV 可感染食蟹猴、恒河猴、非洲绿猴、罗猴、短尾猴、狷毛猴、须狨猴和黑猩猩等。

【流行病学】

（一）传染源　基因型 1 和 2 型戊型肝炎的传染源为戊型肝炎患者和亚临床感染者，3 和 4 型戊型肝炎的主要传染源为猪和患者，鹿、牛、鸡、羊、啮齿动物也可能是 HEV 的自然宿主，成为散发性戊型肝炎的传染源，但不易引起戊型肝炎暴发性流行。一些灵长类动物如狝猴、猕猴、短尾猴和黑猩猩等也可感染 HEV。

戊型肝炎患者在潜伏期末期和急性期传染性最强。95% 以上的粪便排毒出现在病后 20 天内，病毒血症平均持续至病后 3 周。隐性感染者可通过粪便排放 HEV，其作为传染源不易被察觉，故公共威胁更大。

（二）传播途径　主要经粪-口途径传播。HEV 感染者及猪等均可从粪便排出 HEV，污染水源、食物和周围环境而发生传播。水源污染引起的流行最多见，主要发生在雨季或洪水后。一些较小的流行还可能与进食 HEV 污染的食物有关。与甲型肝炎不同，人与人之间的接触传播较少见，家庭内接触传播的发生率约为 0.7%~2.2%（易感者密切接触甲型肝炎后的发病率为 50%~75%），其原因不明。HEV 也可通过垂直传播，也可通过输血（或血液制品）传播。

（三）易感人群　人群普遍易感，青壮年发病率高，儿童和老人发病率较低。儿童感染 HEV 后，多表现为亚临床型，成人则多为临床型感染。一般亚临床型感染随年龄增长而下降，临床型感染随年龄增长而上升。但在 30 岁以上的人群，亚临床型感染的比例又趋上升，而临床型感染的比例下降。

孕妇、慢性肝病患者、2 岁以下儿童及老年人感染戊型肝炎后的重症率及病死率较高。孕妇罹患戊型肝炎后的病死率与孕期相关，孕晚期感染后病死率高达 35%，而慢性失代偿性肝病患者感染 HEV 后的病死率可高达 70%。器官移植患者、化疗放疗患者、艾滋病等免疫缺陷疾病患者等由于长期处于免疫抑制状态，感染 HEV 后可转为慢性，并出现肝纤维化等慢性肝损伤。

HEV 感染后可产生中和抗体，抗体持续时间可长达 20 年以上。具有 HEV 抗体的人群再次感染 HEV 的风险较低，感染后绝大多数为隐性感染或仅出现轻微症状，预后良好。

（四）流行特征　世界各地的戊型肝炎流行可分为两种明显不同的模式，分别与人源型 HEV 和人兽共患型 HEV 的流行有关。人源型戊型肝炎的流行绝大部分由 HEV-1 引起，HEV-2 感染仅见于墨西哥和非洲部分地区。人兽共患型戊型肝炎病例广泛分布于包括发达区域在内的世界各地，主要表现为散发及食源性小暴发，绝大多数发达国家的戊型肝炎病例与 HEV-3 感染有关，在日本和我国台湾地区，HEV-3 和 HEV-4 感染病例均有发现。印度、尼泊尔、孟加拉国、巴基斯坦和缅甸等国属高度地方性流行地区，印度尼西亚、中国、前苏联的一些国家、部分非洲国家属地方性流行地区，其他国家为低度地方性流行地区和散发地区。1986 年 9 月至 1988 年 4 月，我国新疆南部地区发生戊型肝炎水型流行，共计发病 119 280 例，死亡 707 例，是迄今为止世界上最大的一次戊型肝炎流行。

戊型肝炎流行多发生在农村人群。男性戊型肝炎发病率一般高于女性，但女性戊型肝炎的病死率高于男性，主要与孕妇感染 HEV 后病情较重、病死率较高有关。戊型肝炎有明显季节性，流行多发生于雨季或洪水后，但散发性戊型肝炎于任何季节均可发生。

人群抗 HEV IgG 阳性的比例在不同的国家和地区有较大的差异。在大多数地方性流行区，10 岁以下儿童为 5%，在 25 岁以上成人中上升为 10%~40%。但在印度，5 岁以下儿童抗 HEV IgG 阳性者可达 60% 以上。我国健康人群抗 HEV 阳性率一般为 3%~9%。

【发病机制与病理】

HEV 经口腔进入胃肠道，再经门脉循环进入肝脏。借助于非人灵长类动物，如短尾猴、黑猩猩等 HEV 感染动物模型，发现在感染 HEV 后 7 天，肝细胞内即有 HEVAg 的表达，在 ALT 开始升高前数天，可在动物血清、胆汁、粪便中检测到 HEV RNA。在戊型肝炎患者，一般在起病前 1 周可从粪便中检测出 HEV，而血清中 HEV 的可检出时间还可提早 1 周。发病后 1~5 天，血清和粪便中 HEV RNA 的检出率分别为 70.6% 和 75%，两者均随病程延长而下降，一部分病例血清和粪便中的 HEV RNA 分别于发病 51 天和 25 天后才转为阴性。肝细胞损伤机制尚未完全明确，目前认为是细胞免疫反应介导的肝细胞溶解所致。

戊型肝炎肝组织病理学的特点有别于其他类型的急性肝炎，几乎一半患者存在淤胆型肝炎，表现为毛细胆管内胆汁淤积、实质细胞腺体样转化，而肝细胞变性改变却不明显。另外一些患者，其肝组织的病理改变类似于其他类型的急性病毒性肝炎，主要是门脉区炎症，Kupffer 细胞增生，肝细胞气球样变、嗜酸性小体形成、灶状或小片状或大面积坏死，门脉周围区尤为严重。肝小叶内有炎症细胞浸润，主要是巨噬细胞、淋巴细胞等，有胆汁淤积者，还可见到多形核白细胞。汇管区扩大，内有淋巴细胞浸润，还可见多形核白细胞、嗜酸性粒细胞，有淤胆者，多形核白细胞可明显增加。灵长类动物实验感染 HEV 后，也可见类似于戊型肝炎患者的肝组织病理学改变，但较轻。

【临床表现】

本病的潜伏期为 2~10 周，平均 40 天。临床表现与其他急性病毒性肝炎类似，可表现为急性黄疸型、重型肝炎（肝衰竭）和急性无黄疸型。

（一）**急性黄疸型**　起病急，有发热、畏寒、咳嗽、鼻塞、头疼等上呼吸道症状，并伴有全身乏力，继而出现消化道症状如食欲缺乏、厌油、恶心、呕吐、上腹不适、肝区疼、腹胀、腹泻等。部分患者可有肝脏轻度肿大、触痛和叩击痛，此为黄疸前期，持续约数天至半个月，平均为 10 天。然后进入黄疸期，尿色进行性加深，大便变浅，巩膜黄染，皮肤黄疸，肝大，有压痛和叩击痛，部分患者有脾大，持续 2~4 周。与甲型肝炎相比，戊型肝炎易出现胆汁淤积，黄疸常在 2~6 个月后消退。戊型肝炎不会慢性化。

（二）**重型戊型肝炎（肝衰竭）**　主要见于孕妇、HBsAg 携带者和老年患者。在印度的一次戊型肝炎流行期间，孕妇戊型肝炎的发病率显著高于男性和非怀孕妇女，达 17.3%，而非怀孕妇女和 15~45 岁男性的发病率分别仅为 2.1% 和 2.8%。孕妇感染 HEV 后易发展为重症肝炎，发生率为 22.2%，而男性患者重症肝炎的发生率为 2.8%。孕妇戊型肝炎的病情较为严重，尤其是妊娠晚期的孕妇，病死率明显高于非孕妇，一般为 5%~25%。我国曾调查 379 例孕妇戊型肝炎，妊娠早、中、晚期的病死率分别为 1.5%、8.5% 和 21%，而重症戊型肝炎的病死率更高。此外，孕妇感染 HEV 后，常发生流产和死胎。

HBsAg 携带者重叠感染 HEV 后病情也较重。印度报道，80.7% 急性重型肝炎、75.5% 亚急性重型肝炎为 HBsAg 携带者重叠感染 HEV。少数老年戊型肝炎患者也易发展为重症肝炎。

（三）**急性无黄疸型**　临床表现较黄疸型轻，部分患者无临床症状，呈亚临床型感染。戊型肝炎慢性化（HEV 感染持续至少 6 个月）主要见于实体器官移植后行免疫抑制剂治疗的人群及因其他原因引起严重免疫缺陷的人群，目前均为基因型 3 型戊型肝炎病毒感染，在一项小型研究中，2/3 合并急性戊型肝炎的实体器官移植患者进展至慢性戊型肝炎。慢性戊型肝炎的临床表现和疾病进展各有不同，部分病例可在相对较短的时间内进展至显著的肝纤维化。与 HEV 慢性感染相关的独立危险因素为免疫功能重度抑制。

【实验室检查】

（一）**抗 HEV 抗体的检测**　方法有多种，包括免疫电镜（IEM）、荧光抗体阻断检测、蛋白印迹试验、酶联免疫试验（EIA）等。IEM 方法是最先建立的血清学方法，原理是抗 HEV 可与病毒颗粒表面的抗原结合，并引起病毒颗粒的聚集。荧光抗体阻断检测的原理是，血清中的抗 HEV 可阻止荧光标记的抗 HEV 抗体与短尾猴肝细胞内的 HEAg 的结合。蛋白印迹试验特异性好，可作为 EIA 确证试验。临床上最为常用的是 EIA 方法。从急性戊型肝炎血清中可检测出抗 HEV IgM 和抗 HEV IgG。抗 HEV IgM 出现早，可鉴别急性感染和既往感染，可在 90% 以上的起病后 1 周~2 个月的血清标本中检出。抗 HEV IgG 敏感性的报道差异较大，在 17%~100%，特异性为 0~89%（中位数为 32%），因此，抗 HEV IgG 单独阳性不能诊断戊型肝炎，要参考检测抗 HEV 滴度的变化。

（二）**分子生物学检测**　反转录聚合酶链反应（RT-PCR）可特异地检测血清、粪便、污染水源中 HEV RNA，但应尽量留取病程早期的标本。通过对 PCR 产物进行克隆、测序，可判断 HEV 的基因型，有助于追踪传染源，发现新的基因型。此外，此法还可用于病毒血症和粪便排毒规律的研究。如血清 HEV RNA 阳性，并且临床症状、体征及肝功能等资料符合，可确诊为戊型肝炎。

（三）**其他**　可用免疫组织化学的方法检测肝组织中的 HEVAg。因需要肝组织标本，故临床上很少采用。此法常用于动物实验研究。

【诊断与鉴别诊断】

戊型肝炎应根据患者的流行病学史、临床表现及实验室检查结果综合作出诊断。

（一）**流行病学史**　HEV 主要经粪口途径传播，戊型肝炎患者多有饮用生水史、生食史、外出用餐史，或到戊型肝炎地方性流行地区出差及旅游史。

（二）**临床表现**　仅从临床表现上一般很难与其他型肝炎区分，尤其是甲型肝炎。但从总体来说，急性黄疸型戊型肝炎的黄疸前期持续时间较长，黄疸期易出现胆汁淤积，病情较重，黄疸较深；在戊型肝炎孕妇中，肝衰竭的发病率较高，以急性肝衰竭为主，在轻、中度黄疸期即可出现肝性脑病，常发生流产和死胎，产后可导致大出血，出血后常使病情恶化，并出现多器官功能衰竭而死亡。

（三）**实验室检查**　血清学检查和 HEV RNA 检测结果有助于和其他病毒性肝炎相鉴别。

【预后】

戊型肝炎为自限性疾病，一般预后良好，多数患者于发病 6 周内康复。住院患者的病死率为 0.5%~4%，但戊型肝炎实际的病死率可能低于这一数据。一次暴发流行期间人群 HEV 感染病死率的调查研究显示，戊型肝炎的病死率为 0.07%~0.6%。

【治疗】

戊型肝炎的临床表现类似甲型肝炎,其治疗原则也基本与甲型肝炎的治疗类似。对于暴发性肝衰竭患者,在出现不可逆的脑部损害之前进行肝脏移植手术,成功率可达75%。对于戊型肝炎孕妇,因其易发生重症肝炎,应严密观察病情变化,以便及时发现和处理并发症。通常不需要终止妊娠。由于重症戊型肝炎常有出血倾向,可输注新鲜冷冻血浆。

有研究显示,表现为慢性戊型肝炎的患者通过减少免疫抑制剂剂量和/或利巴韦林(600~1 000mg/d,分两次给予)治疗可引起较高的持续病毒应答。利巴韦林因其强烈的致畸作用而不得用于妊娠女性。男性如使用,治疗结束6个月内采取避孕措施。聚乙二醇干扰素α和索非布韦对HEV-3感染可能有效。

【预防】

预防的主要策略是采取以切断传播途径为主的综合性预防措施,包括保护水源,防止水源被粪便污染,保证安全用水;加强食品卫生和个人卫生,改善卫生设施,提高环境卫生水平;对高危人群及时接种疫苗。现已证实,注射免疫球蛋白并不能预防戊型肝炎的发生。

接种疫苗是个体防护的最直接、最有效的手段。目前有两种重组疫苗(p56kDa蛋白和p239蛋白)进行了临床试验,其中重组戊型肝炎疫苗(p239)已获得国家一类新药证书和生产文号,并于2012年在我国上市,成为世界上第一个用于预防戊型肝炎的疫苗。戊肝疫苗免疫接种程序为三针,分别为第0、1月和6月,每次剂量30μg戊型肝炎疫苗。总体适宜16~65岁人群,推荐对HBV感染者、饮食行业从业人员、无偿献血者、孕妇看护保健人员进行疫苗接种。前往戊型肝炎高流行地区的务工人员、旅行者、维和部队官兵等高风险人群,以及准备怀孕的妇女、已有基础性肝损伤的人群、中老年人等感染HEV后易出现严重后果的人群也应考虑进行疫苗接种。

推荐阅读

1. 中华医学会感染病学分会,中华医学会肝病学分会.慢性乙型肝炎防治指南(2019年版)[J].临床肝胆病杂志,2019,35(12):2648-2669.

2. 中华医学会肝病学分会,中华医学会感染病学分会.丙型肝炎防治指南(2019年版)[J].临床肝胆病杂志,2019,35(12):2670-2686.

3. KOH C,HELLER T,GLENN J S. Pathogenesis of and new therapies for hepatitis D[J]. Gastroenterology,2019,156(2):461-476.

4. NIMGAONKAR I,DING Q,SCHWARTZ R E,et al. Hepatitis E virus:advances and challenges[J]. Nat Rev Gastroenterol Hepatol,2018,15(2):96-110.

5. TONG S,REVILL P. Overview of hepatitis B viral replication and genetic variability[J]. J Hepatol,2016,64(1Suppl):S4-16.

第三十七节 艾 滋 病

卢洪洲 潘孝彰

艾滋病,即获得性免疫缺陷综合征(acquired immunodeficiency syndrome,AIDS),是人类免疫缺陷病毒(human immunodeficiency virus,HIV)侵犯人体免疫系统后,导致机体免疫功能受损乃至缺陷,最终并发各种严重机会性感染(opportunistic infection,OI)和AIDS相关肿瘤的综合征。艾滋病在我国的持续流行,给我国公共卫生安全带来了严重威胁。

【病原】

HIV属于反转录病毒科(Retroviridae)慢病毒属(Lentivirus),直径为100~120nm,病毒颗粒呈球形,由核心和包膜两部分组成。核心由病毒衣壳蛋白包裹,其内是两条单股正链RNA、核壳蛋白和病毒复制所必需酶类。病毒最外层为包膜,是来源于宿主细胞膜的膜质结构,其中嵌有外膜糖蛋白和跨膜糖蛋白,包膜结构之下是基质蛋白,构成一个病毒内壳。HIV基因组全长约9.7kb,含有3个结构基因、2个调节基因,和4个辅助基因。结构基因env变异率最高。

HIV是由猴免疫缺陷病毒(simian immunodeficiency virus,SIV)进化而来,推测可能于1920年至1940年由非人灵长类传至人。根据HIV基因差异,病毒可分为HIV-1型和HIV-2型,目前全球流行的主要是HIV-1。HIV-1可进一步分为M组(主要组)、O组和N组,其中M组有11个亚型,多个重组型。HIV-2生物学特性与HIV-1相似,但其传染性较低,引起艾滋病临床进展较慢,症状较轻。HIV-2型至少有7个亚型。我国以HIV-1为主要流行株,已发现有A、B(欧美B)、B'(泰国B)、C、D、F、G、H、J、K 10个亚型,还有不同流行重组型,主要流行的是AE重组型和BC重组型。1999年起在部分地区发现并证实我国有少数HIV-2型感染者。下文中,除非特别标注HIV均指HIV-1。

HIV需借助第一受体(CD4,主要受体)和第二受体(CCR5和CXCR4等辅助受体)侵入细胞。HIV可分为使用CCR5的R5型病毒和使用CXCR4的X4型病毒。还有同时使用这两种受体R5/X4型病毒。R5型病毒株出现在感染早期和无症状期,主要感染单核巨噬细胞,随着疾病进展,X4型病毒株逐渐增加,主要感染和破坏CD4$^+$T淋巴细胞(简称CD4$^+$T细胞)。

HIV在细胞内感染过程包括:①吸附、膜融合及穿入;②反转录、入核及整合;③转录及翻译;④成熟、装配及出芽。

HIV在外界环境中的生存能力较弱,对物理化学因素抵抗力较弱。一般消毒剂如:碘酊、过氧乙酸、次氯酸钠等对乙型肝炎病毒有效的消毒剂,对HIV也都有良好的灭活作用。75%酒精也可灭活HIV,但紫外线或γ射线不能灭活HIV。HIV对低温耐受性较强,对热敏感,56℃ 30分钟可使HIV在体外失去感染性,100℃ 20分钟可将HIV完全灭活。

【流行病学】

（一）世界及中国的流行态势 世界卫生组织（WHO）报告显示,2018 年全球现存活 HIV 感染者/艾滋病患者（HIV/AIDS）3 790 万人,其中 2017 年新发病例约 170 万人,艾滋病相关死亡 77 万人。截至 2018 年底,我国估计存活 HIV/AIDS 人数约 125 万（110 万~140 万）人,超过 10 万例的有四川、云南和广西三省,四川凉山的部分县区,人群感染率超过 1%。当前我国艾滋病流行有五大特点:①全国艾滋病总体呈低流行态势,部分地区疫情严重。②感染者和患者数量继续增加,但新发感染人数保持在较低水平。③由于既往感染者陆续进入发病期,艾滋病发病数和死亡人数较前增加。④性传播所占比例继续增高,由 2007 年的 42.3% 上升到 2019 年 1 月至 10 月的 96.7%,异性传播多于同性传播。⑤感染人群多样化,流行形势复杂化。近年来老年艾滋病病例数持续增加,老年 HIV/AIDS 患者占比从 2010 年的 7.4% 升至 2018 年的 16.5%。

（二）传染源 艾滋病患者和 HIV 感染者是本病的传染源。HIV 主要存在于感染者和患者的血液、精液、阴道分泌物、胸腹水、脑脊液、羊水和乳汁中。

（三）传播途径 HIV 主要经以下三种途径传播:性接触（包括无保护的同性、异性和双性性接触）、经血液及血液制品（包括共用针具静脉注射毒品、不安全规范的介入性医疗操作、文身等）和母婴传播（包括宫内感染、分娩时和哺乳传播）。病原携带者的器官移植、人工授精等亦可导致 HIV 感染。医务工作者意外被 HIV 污染针头或其他物品刺伤或发生黏膜暴露,亦可感染。握手拥抱、礼节性亲吻、同吃同饮等日常生活接触不会传播 HIV。蚊虫叮咬也不会传播 HIV。

（四）易感人群 人群普遍易感。发病年龄主要为 40 岁以下青壮年,60 岁以上老年发病人数有上升趋势。HIV 感染高危人群有男男同性性行为者、静脉药瘾者、多性伴人群及接受可疑血及血液制品者等。

【发病机制与病理】

HIV 主要侵犯免疫系统,包括 CD4$^+$T 细胞、巨噬细胞和树突状细胞等,主要表现为 CD4$^+$ T 细胞数量不断减少,最终导致细胞免疫功能缺陷,引起各种机会性感染和肿瘤的发生。

HIV 进入人体后,在 24~48 小时内到达局部淋巴结,约 5 天在外周血中可以检测到病毒成分,继而产生病毒血症,导致急性感染,以 CD4$^+$T 细胞数量短期内一过性迅速减少为特点,多数感染者无需特殊治疗,CD4$^+$T 细胞数可自行恢复。由于机体的免疫系统不能完全清除病毒,因而进入慢性感染阶段,含无症状感染期和有症状感染期。无症状感染期持续时间各异,平均 5~8 年,表现为 CD4$^+$T 细胞数量持续而缓慢减少（多在 350/μl 到 800/μl 之间）。需要注意的是,我国男男同性恋者感染 HIV 者疾病进展较快,多在 4~5 年进展到艾滋病期。进入有症状期后 CD4$^+$T 细胞再次较快速地减少,多数感染者 CD4$^+$T 细胞数在 350/μl 以下,部分晚期患者降至 200/μl 以下,甚至

每微升外周血中仅有数十乃至数个 CD4$^+$T 细胞。

除 CD4$^+$T 细胞数量变化外,其功能也见异常,表现为识别功能障碍、淋巴因子减少、白细胞介素受体表达减少、对抗原的反应减低、对 B 细胞的辅助功能减弱等。此外,由于缺乏 CD4$^+$T 细胞分泌的辅助因子,CD8$^+$T 淋巴细胞的杀伤作用也有降低。单核巨噬细胞及自然杀伤细胞的数量和功能也会受到影响。

人体通过适应性免疫和固有免疫反应对抗 HIV 感染,以适应性免疫反应为主。HIV 入侵后 2~12 周,人体即产生针对 HIV 的各种特异性抗体,其中仅中和性抗体具有抗病毒作用。细胞免疫主要有特异性 CD4$^+$T 细胞免疫反应和特异性细胞毒性 T 淋巴细胞反应（CTL）。

艾滋病期早期即可见 HIV 引起的淋巴结病变,表现为滤泡增生、融合,大量淋巴细胞浸润,继而发生纤维性病变。胸腺可有萎缩、退行性或炎症病变。HIV 相关脑病者可见脑的额颞部萎缩,组织学见弥漫性髓鞘苍白,且有空泡形成,部分可见脑组织有小胶质细胞、巨噬细胞、淋巴细胞及多核巨细胞浸润。HIV 相关肾病表现为局部肾小球硬化及肾小管损害等。

HIV 感染合并机会性感染和肿瘤多见。根据病种,各自有特殊的病理变化,详见相关章节。

【临床表现与分期】

参照《中国艾滋病诊疗指南（2018 版）》,将艾滋病病程分为急性期、无症状期和艾滋病期。临床上可表现为典型进展、快速进展和长期缓慢进展 3 种转归,出现的临床表现也不尽相同。

（一）急性期 通常发生在初次感染 HIV 后 2~4 周内。部分感染者出现病毒血症和免疫系统急性损伤所产生的临床症状。大多数患者临床症状轻微,持续 1~3 周后缓解。临床表现以发热最常见,可伴有咽痛、盗汗、呕吐、腹泻、皮疹、关节痛、淋巴结肿大及神经系统症状。此期在血液中可检出 HIV-RNA 和 P24 抗原,而 HIV 抗体则在感染后 2 周才出现。CD4$^+$T 细胞计数一过性减少,同时 CD4/CD8 比值亦可倒置。部分患者可有轻度白细胞和血小板减少或肝功能异常。快速进展者在此期可出现严重感染或中枢神经系统疾病。

（二）无症状期 可从急性期进入此期,或无明显的急性期症状而直接进入此期。此期持续时间一般为 6~8 年。其时间长短各异。在无症状期,由于 HIV 在感染者体内不断复制,免疫系统受损,CD4$^+$T 细胞计数逐渐下降,具有传染性。此期主要表现为持续性全身淋巴结肿大,一般不易引起重视。

（三）艾滋病期 为感染 HIV 后的最终阶段。患者 CD4$^+$T 细胞计数明显下降,多数患者<200/μl,血浆 HIV 载量明显升高。此期主要临床表现为 HIV 相关症状、各种机会性感染及肿瘤。

1. HIV 相关症状 主要表现为持续 1 个月以上的发热、盗汗、腹泻;体重减轻 10% 以上。另外还可出现持续性全身性淋

巴结肿大,其特点为:①除腹股沟以外有两个或两个以上部位的淋巴结肿大;②淋巴结直径≥1cm,无压痛,无粘连,质地柔韧,可活动,活检为淋巴结反应性增生;③持续时间3个月以上。部分患者表现为神经精神症状,如记忆力减退、精神淡漠、性格改变、癫痫及痴呆等。

2. 机会性感染 由于患者免疫缺损,所以机会性感染种类极多,以下仅列主要病种:

(1) 肺孢子菌肺炎(PCP):起病隐匿或呈亚急性,肺部体征少但缺氧、发绀明显,血气分析示低氧血症(详见本篇第十一章第十四节"肺孢子菌病")。

(2) 结核病:最常见于肺部,由于艾滋病患者免疫功能低下,某些诊断方法如PPD试验、γ干扰素释放试验等易出现假阴性。提高病原检出率甚为重要(各系统的结核病参见相关章节)。

(3) 非结核分枝杆菌感染:常见的有鸟-胞内分枝杆菌复合群(MAC)感染,临床表现与结核病相似,而确诊有赖于从血液、淋巴结、骨髓及其他无菌组织及体液中分离出该菌。

(4) 巨细胞病毒视网膜炎:巨细胞病毒(CMV)可侵犯肺、食管、肠道及脑,而视网膜炎最常见(详见本篇第六章第十四节"巨细胞病毒感染")。

(5) 弓形虫脑病:弓形虫可感染器官,而艾滋病合并弓形虫脑病多见,CT及MRI对诊断很重要(参见本篇第十三章第六节"弓形虫病")

(6) 真菌感染:常见的有念珠菌、新型隐球菌、马尔尼菲蓝状菌感染(详见相关章节)。

3. 艾滋病相关肿瘤 艾滋病相关性淋巴瘤与卡波西肉瘤是最常见的肿瘤,前者以非霍奇金淋巴瘤为主。各种淋巴瘤在艾滋病群体中的发生率是普通人群的数十倍乃至数百倍。卡波西肉瘤在我国汉族人群中的发生率较低,但在新疆少数民族地区较为多见。主要累及皮肤,早期表现为单个或多个红色或紫色斑块,不痛,其后结节颜色渐加深,变暗、增大,呈紫棕色斑块。卡波西肉瘤的病变还可累及口腔、眼部、胃肠道及肺部,确诊有赖于病理检查。近年来,随着HIV/AIDS患者寿命延长,非HIV定义性肿瘤如肝癌、肺癌、肛周肿瘤的发病率也在上升,应注重相关疾病的筛查、诊治和处理。

【辅助检查】

(一) 血常规 常见红细胞、血红蛋白降低,呈轻度正细胞正色素性贫血。白细胞降至$5×10^9/L$以下,淋巴细胞多低于$1.0×10^9/L$,有浆细胞样淋巴细胞出现。血小板一般无变化,也可明显减少。

(二) HIV的实验室检测 主要包括HIV抗体、抗原检测、HIV核酸定性和定量检测、包括CD4$^+$T细胞计数在内的细胞免疫功能检测、HIV耐药检测等。

1. HIV-1/2抗体检测 包括筛查试验(含初筛和复检)和补充试验。HIV-1/2抗体筛查方法包括酶联免疫吸附试验(ELISA)、化学发光或免疫荧光试验、快速检测(斑点ELISA和斑点免疫胶体金或胶体硒快速试验、明胶颗粒凝集试验、免疫层析试验)等。绝大多数HIV-1感染者在3个月内呈血清抗体阳性。补充试验包括抗体确证试验(免疫印迹法,条带/线性免疫试验和快速试验)和核酸试验(定性和定量)。常用的方法是免疫印迹法(WB)。该方法特异性强,假阳性极少。

筛查试验呈阴性反应可出具HIV-1/2抗体阴性报告,见于未被HIV感染的个体,但由于窗口期的存在,筛查者也可表现为阴性反应。若为阳性反应,用原有试剂双份(快速试验)/双孔(化学发光法或ELISA)或两种试剂进行重复检测,如均呈阴性反应,则报告为HIV抗体阴性,否则需进一步行补充试验。抗体确证试验无HIV特异性条带产生,报告HIV-1/2抗体阴性;出现条带但不满足诊断条件的报告不确定,可进行核酸试验或2~4周后随访,根据相应结果进行判断。补充试验HIV-1/2抗体阳性者,出具HIV-1/2抗体阳性确证报告。

2. 抗原检测 在抗体出现前的窗口期即可检测到HIV的p24抗原。联合p24抗原及HIV-1/2抗体在内的检测有助于缩短检测窗口期,利于在感染早期发现感染。

3. 病毒载量测定 病毒载量一般用每毫升血浆中HIV RNA的拷贝数(copies/ml)或国际单位(IU/ml)来表示。病毒载量测定常用方法有反转录PCR系统(RT-PCR)和实时荧光定量PCR扩增技术(real-time PCR)。病毒载量测定有助于疾病进程的预测、提供开始治疗的依据、评估疗效和指导治疗方案调整,也可作为HIV感染诊断的补充试验,用于急性期/窗口期诊断、晚期患者诊断及小于18月龄的婴幼儿的HIV感染诊断。

4. HIV基因型耐药检测 HIV耐药检测结果可为治疗方案的制订和调整提供重要参考。抗病毒治疗前或病毒载量下降不理想或治疗失败需要改变治疗方案时,建议行耐药检测。对于抗病毒治疗失败者,耐药检测在病毒载量>400拷贝/ml且未停用抗病毒药物时进行,如已停药需在停药4周内进行基因型耐药检测。HIV基因型检测出现HIV耐药,表示该感染者体内病毒可能耐药,也需充分考虑HIV感染者依从性,对药物耐受性及药物代谢吸收等因素进行综合评判。改变抗病毒治疗方案需要在有经验的医师指导下才能进行。HIV耐药结果阴性,表示该份样品通过基因型耐药检测未检出耐药性,但不能确定该感染者体内的病毒不存在耐药情况。

5. CD4$^+$T细胞检测 目前常用流式细胞术,可以直接获得CD4$^+$T细胞数绝对值,也可由CD4$^+$T细胞的百分数再通过白细胞分类计数换算为CD4$^+$T细胞绝对数。CD4$^+$T细胞计数的临床意义在于判断机体的免疫状态和病程进展、确定疾病分期和治疗时机、评价治疗效果,也可根据CD4$^+$T细胞的数值来决定是否进行特定机会性感染的预防。

(三) 其他 尿蛋白、血肌酐、尿素氮可升高。X线、B超、CT和MRI等影像学检查可用于检查各种机会性感染和机会肿瘤,如 PCP、结核病、CMV 感染、淋巴瘤、卡波西肉瘤等。

【诊断与鉴别诊断】

HIV/AIDS 的诊断需结合流行病学史及临床表现和实验室检查等进行综合分析,慎重作出诊断。

成人、青少年及 18 月龄以上儿童,符合下列一项者即可诊断:①HIV 抗体筛查试验阳性和 HIV 补充试验阳性(抗体确证试验阳性或核酸定性检测阳性或核酸定量大于 5 000 拷贝/ml);②HIV 分离试验阳性。

(一)**急性期** 患者近期内有流行病学史和急性 HIV 感染综合征的临床表现,结合实验室 HIV 抗体由阴性转为阳性即可诊断,或仅实验室检查 HIV 抗体由阴性转为阳性即可诊断。

(二)**无症状期** 有流行病学史,结合 HIV 抗体阳性即可诊断,或仅实验室检查确证 HIV 抗体阳性即可诊断。

(三)**艾滋病期** 有流行病学史、实验室检查 HIV 抗体阳性,加下述各项中的任何一项,即可诊断为艾滋病;或者 HIV 抗体阳性,而 CD4$^+$T 细胞数<200/μl 也可诊断为艾滋病。

1. 原因不明的持续不规则发热 38℃以上,持续 1 个月或以上。

2. 腹泻(大便次数多于 3 次/d),持续 1 个月或以上。

3. 6 个月之内体重下降 10%以上。

4. 反复发作的口腔真菌感染。

5. 反复发作的单纯疱疹病毒或带状疱疹病毒感染。

6. 肺孢子菌肺炎(PCP)。

7. 反复发作的细菌性肺炎。

8. 活动性结核或非结核分枝杆菌病。

9. 深部真菌感染。

10. 中枢神经系统占位性病变。

11. 中青年人出现痴呆。

12. 活动性巨细胞病毒感染。

13. 弓形虫脑病。

14. 马尔尼菲蓝状菌病。

15. 反复发生的败血症。

16. 皮肤黏膜或内脏的卡波西肉瘤、淋巴瘤。

本病临床表现复杂多样,易与许多疾病相混淆,但本病鉴别诊断并不困难,关键在于提高对本病的警惕,于临床表现可疑且有相关流行病学史时积极予以 HIV 抗体筛查是主要鉴别手段。

【治疗】

(一)**抗病毒治疗** 1996 年高效抗反转录病毒治疗(highly active anti-retrovirus therapy,HAART)的出现和应用是艾滋病抗病毒治疗史上具有里程碑意义的重大事件。HAART 是把不同作用机制的抗 HIV 药物联合应用以达到最佳的抗病毒治疗效果,以期将感染者体内的病毒载量控制到最低水平,减缓临床进程,重建机体免疫功能,提高患者生存质量,降低传播风险。HAART 的应用使 AIDS 从一种致死性疾病转变为可以治疗的慢性疾病。

1. 治疗目标 ①抑制病毒复制,使病毒载量降低至检测不到水平并减少病毒变异;②重建或者改善免疫功能;③减少异常免疫激活;④减少 HIV 相关疾病及非 HIV 相关疾病的发病率和死亡率,使患者获得正常期望寿命,改善生活质量;⑤减少 HIV 的传播,预防母婴传播。

2. 治疗指征和开始时机 原则是对所有 HIV 感染者,只要患者同意,不论感染阶段及分期,均及时予以治疗,寓防于治。

(1)成人及青少年启动抗反转录病毒治疗的时机:确诊 HIV 感染,无论 CD4$^+$T 细胞水平高低,均建议立即开始治疗。在开始 HAART 前,一定要取得患者的配合和同意,教育好患者服药依从性;如患者存在严重机会性感染和既往慢性疾病急性发作期,应控制病情稳定后开始治疗。启动 HAART 后,需终身治疗。

(2)儿童及青少年开始抗反转录病毒治疗启动时机见表 10-6-37-1。

表 10-6-37-1 儿童及青少年开始抗反转录病毒治疗的时机

年龄/岁	建议
10~18	不论 WHO 临床分期及 CD4$^+$ T 细胞计数水平均应进行 HAART,对于 WHO 临床分期为 3 和 4 期患者或 CD4$^+$T 细胞计数<350/μl 患者应尽快启动
<10	不论 WHO 临床分期及 CD4+ T 细胞计数水平均应进行 HAART,对于以下情况应优先尽快启动 HAART:①≤2 岁的儿童;②>2 岁~<5 岁的儿童,WHO 临床分期为 3 和 4 期或 CD4$^+$T 细胞≤750/μl 或 CD4$^+$ T 细胞百分比<25%;③≥5 岁的儿童,WHO 临床分期为 3 和 4 期或 CD4$^+$T 细胞≤350/μl

3. 国内现有抗反转录病毒(ARV)药物 目前国际上共有 6 大类 30 多种药物(包括复合制剂),分为核苷类反转录酶抑制剂(NRTIs)、非核苷类反转录酶抑制剂(NNRTIs)、蛋白酶抑制剂(PIs)、整合酶抑制剂(INSTIs)、融合抑制剂(FIs)及 CCR5 抑制剂等。国内主要抗反转录病毒药物详见表 10-6-37-2。

4. 治疗方案 推荐首选抗病毒治疗原则为一个基本药加上两个核苷类药,前者含 NNRTIs、PIs 或 INSTIs,而双核苷则有许多可供选择。美国健康与人类服务部(DHHS)指南推荐的首选方案有 5 种:①多替拉韦/阿巴卡韦/拉米夫定(DTG/ABC/3TC);②多替拉韦/替诺福韦/恩曲他滨(DTG/TDF/FTC);③艾维雷韦/考比司他(cobicistat,增强剂)/替诺福韦/恩曲他滨(EVG/c/TDF/FTC);④拉替拉韦/替诺福韦/恩曲他滨(RAL/TDF/FTC);⑤达芦那韦/利托那韦+替诺福韦/恩曲他滨(DRV/r/TDF/FTC)。国际推荐方案还有"备选抗病毒方案"和"可以接受的抗病毒治疗方案",此方案与我国的治疗用药情况相近。

表 10-6-37-2 国内现有主要抗反转录病毒药物

药物名称	类别	用法与用量	主要不良反应	ARV 药物间相互作用和注意事项
齐多夫定(zidovudine,AZT)	NRTIs	成人:300mg/次,2次/d 新生儿/婴幼儿:2mg/kg,4次/d 儿童:160mg/m²,3次/d	1. 骨髓抑制、严重的贫血或中性粒细胞减少症 2. 胃肠道不适:恶心、呕吐、腹泻等 3. 磷酸肌酸激酶(CK)和 ALT 升高 4. 乳酸酸中毒和/或肝脂肪变性	不能与司他夫定(d4T)合用
拉米夫定(lamivudine,3TC)	NRTIs	成人:300mg/次,1次/d 或 150mg/次,2次/d 新生儿:2mg/kg,2次/d 儿童:4mg/kg,2次/d	不良反应少且较轻微,偶有头痛、恶心、腹泻等不适	—
阿巴卡韦(abacavir,ABC)	NRTIs	成人:300mg/次,2次/d 新生儿/婴幼儿:不建议用本药 儿童:8mg/kg,2次/d,最大剂量300mg,2次/d	1. 高敏反应,一旦出现高敏反应终身停用本药 2. 恶心、呕吐、腹泻等	有条件时应在使用前查 HLA-B5701,如阴性不推荐使用
替诺福韦(tenofovir disoproxil,TDF)	NRTIs	成人:300mg/次,1次/d,与食物同服	1. 肾脏毒性 2. 轻至中度消化道不适,如恶心、呕吐、腹泻等 3. 代谢如低磷酸盐血症,脂肪分布异常 4. 可能引起酸中毒和/或肝脂肪变性	—
齐多夫定/拉米夫定(AZT/3TC)	NRTIs	成人:1片/次,2次/d	见 AZT 与 3TC	见 AZT
恩曲他滨/替诺福韦片(FTC/TDF)	NRTIs	1次/d,1片/次,口服,随食物或单独服用均可	见 FTC/TDF	—
恩曲他滨/丙酚替诺福韦片(FTC/TAF)	NRTIs	成人和12岁以上且体重至少35kg的青少年患者,每日1次,每次1片。两种规格:①200mgFTC/10mgTAF,和合有激动剂的 PIs 或 INSTIs 联用;②200mgFTC/25mgTAF,和 NNRTIs 或不含激动剂的 INSTIs 联用	腹泻、恶心、头痛	利福平、利福布汀会降低 TAF 的吸收,导致药物浓度不足,不建议合用
拉米夫定/替诺福韦片(3TC/TDF)	NRTIs	1次/d,1片/次,口服	见 3TC/TDF	—

续表

药物名称	类别	用法与用量	主要不良反应	ARV 药物间相互作用和注意事项
奈韦拉平(nevirapine, NVP)	NNRTIs	成人:200mg/次,2次/d 新生儿/婴幼儿:5mg/kg,2次/d 儿童:<8岁,4mg/kg,2次/d;>8岁,7mg/kg,2次/d 注意:奈韦拉平有导入期,即在开始治疗的最初14天,需先从治疗量的一半开始(1次/d),如果无严重的不良反应才可以增加到足量(2次/d)	1. 皮疹,出现严重的或可致命性的皮疹后应终身停用本药 2. 肝损害,出现重症肝炎或肝功能不全时,应终身停用本药	引起 PI 类药物血浓度下降;与茚地那韦(IDV)合用时,IDV 剂量调整至 1 000mg,3 次/d
依非韦伦(efavirenz, EFV)	NNRTIs	成人:体重>60kg,600mg/次,1次/d;体重≤60kg,400mg/次,1次/d 儿童:体重15~25kg,200~300mg,1次/d;25~40kg,300~400mg,1次/d;>40kg,600mg,1次/d 睡前服用	1. 中枢神经系统毒性,如头痛、失眠、抑郁等;可产生长期神经精神作用;可能与自杀意向相关 2. 皮疹 3. 肝损害 4. 高脂血症和高甘油三酯血症	与 IDV 合用时,IDV 剂量调整到 1 000mg,3 次/d;不建议与沙奎那韦(SQV)合用
利匹韦林(rilpivirine, RPV)	NNRTIs	25mg/次,1次/d,随进餐服用	主要为抑郁、失眠、头痛和皮疹	妊娠安全分类中被列为 B 类药物,与其余 ARV 药物无明显相互作用;不应与其他 NNRTI 类合用
洛匹那韦/利托那韦(lopinavir/ritonavir, LPV/r)	PIs	成人:2片/次,2次/d(每粒含量:LPV 200mg,RTV 50mg) 儿童:7~15kg,LPV 12mg/kg和RTV 3mg/kg,2次/d;儿童:15~40kg,LPV 10mg/kg和RTV 2.5mg/kg,2次/d	主要为腹泻、恶心、血脂异常,也可出现头痛和转氨酶升高	—
达芦那韦/考比司他(darunavir/cobicistat, DRV/c)	PIs	成人:1片/次,1次/d,口服,随餐服用,整片吞服,不可掰碎或压碎。每片含 800mg 达芦那韦和 150mg 考比司他	腹泻、恶心、皮疹	—
拉替拉韦(raltegravir, RAL)	INSTIs	成人:400mg/次,2次/d	常见的有腹泻、恶心、头痛、发热等,少见的有腹痛、乏力、肝肾损害等	—

续表

药物名称	类别	用法与用量	主要不良反应	ARV药物间相互作用和注意事项
多替拉韦（dolutegravir, DTG）	INSTIs	成人和12岁以上的儿童：50mg/次，1次/d。服药与进食无关	常见的有失眠、头痛、异常做梦、抑郁等精神和神经系统症状。也可见恶心、呕吐、腹泻、皮疹、瘙痒、疲乏等；少见的有过敏反应，包括皮疹、全身症状及器官功能损害（包括肝损伤）。可降低肾小管肌酐分泌	当与EFV、NVP联用时，应每日2次给药
阿巴卡韦/拉米夫定/多替拉韦（ABC/3TC/DTG）	NRTIs+INSTIs	成人：1片/次，1次/d	见ABC、3TC、DTG	HLA-B*5701阳性的HIV感染者不应使用含有ABC的方案
丙酚替诺福韦/恩曲他滨/艾维雷韦/考比司他（TAF/FTC/EVG/c）	NRTIs+INSTIs	成人和12岁以上且体重至少35kg的青少年患者，每日1次，每次1片，随餐服用。每片含150mgEVG，150mg考比司他，200mgFTC和10mgTAF	腹泻、恶心、头痛	不建议与利福平、利福布汀联用
艾博韦泰（albuvirtide）	长效融合抑制剂	160mg/针，1周静脉滴注1次，每次2针（320mg）	血脂升高、腹泻等	—

注：—无相关数据；NRTIs. 核苷反转录酶抑制剂；NNRTIs. 非核苷反转录酶抑制剂；PIs. 蛋白酶抑制剂；服用方法中2次/d=每12小时服药1次，3次/d=每8小时服药1次。

我国成人及青少年初治者推荐治疗方案为:2 种 NRTIs 类骨干药物联合第三类药物治疗。第三类药物可以为 NNRTIs 或增强型 PIs 或 INSTIs。有条件患者可以选择复方单片制剂(STR)。根据我国药物可及现状,对于未接受过抗病毒治疗的患者推荐一线方案(见表 10-6-37-2)。

近年越来越多研究支持,通过三药标准治疗达到病毒学抑制的患者,可以选择某些双药组合来维持治疗效果,以便减少药物不良反应、药物相互作用,提高长期服药患者的生活质量。①多替拉韦(DTG)+利匹韦林(RPV):两项三期临床试验共纳入了 1024 名经治 HIV 感染者,部分患者转换为 DTG+RPV 的双药维持治疗方案,48 周时,双药组和三药组各有 96% 和 95% 保持病毒学抑制,两组间没有统计学差异。美国指南推荐,对于无须使用 TDF、TAF、ABC 等 NRTIs 的患者,DTG+RPV 的方案可以作为维持治疗选择,以减少药物负担及药物不良反应。2017 年,DTG+RPV 双药合剂 Juluca 也成功上市。②含有增强剂的蛋白酶抑制剂(boosted PIs,bPIs)+拉米夫定(3TC)。患者更换 bPIs+3TC 双药方案维持治疗后,不会增加体内病毒对 bPIs 或 3TC 的耐药风险。可以选择的相应组合有:DRV/r(达芦那韦/利托那韦)+3TC;LPV/r(洛匹那韦/利托那韦)+3TC;ATV/r(阿扎那韦/利托那韦)+3TC。治疗方案中 3TC 可以用恩曲他滨(FTC)替换。③多替拉韦(DTG)+拉米夫定(3TC):TANGO 研究 48 周的研究结果显示,DTG+3TC 双药非劣于以 TAF 为基础的三药或四药治疗方案,但可减少药物暴露,同时不会增加病毒学失败和耐药风险。欧洲临床艾滋病学会(EACS)2019 年指南已推荐 DTG+3TC 作为经治患者维持治疗的备选(表 10-6-37-3)。

表 10-6-37-3　我国推荐成人及青少年初治患者抗病毒治疗方案

2 种 NRTIs	第三类药物
推荐方案: TDF(ABC^a)+3TC(FTC) TAF+FTC 单片制剂方案: 　TAF/FTC/EVG/c^b 　ABC/3TC/DTG^b	+NNRTI:EFV、RPV 或+PI:LPV/r、DRV/c 或+INSTI:RAL、DTG
替代方案:AZT+3TC	+EFV 或 NVP^c 或 RPV^d 或 LPV/r

注:TDF. 替诺福韦;ABC. 阿巴卡韦;3TC. 拉米夫定;FTC. 恩曲他滨;AZT. 齐多夫定;NNRTI. 非核苷类反转录酶抑制剂;EFV. 依非韦伦;PI. 蛋白酶抑制剂;LPV/r. 洛匹那韦/利托那韦;INSTI. 整合酶抑制剂;RAL. 拉替拉韦;DTG. 多替拉韦;NVP. 奈韦拉平;RPV. 利匹韦林;^a 用于 HLA-B * 5701 阴性者;^b 单片复方制剂;^c 对于基线 CD4⁺T 细胞>250/μl 的患者要尽量避免使用含 NVP 的治疗方案,合并丙型肝炎病毒感染者避免使用含 NVP 的方案;^dRPV 仅用于病毒载量<10⁵ 拷贝/ml 和 CD4⁺T 细胞>200/μl 的患者。

5. 特殊人群抗病毒治疗

(1) 儿童抗病毒治疗方案:见表 10-6-37-4。

表 10-6-37-4　儿童抗病毒治疗方案

年龄/岁	首选一线方案	备选一线方案
<3	ABC 或 AZT +3TC+LPV/r	ABC+3TC+NVP AZT+3TC+NVP
3~10	ABC+3TC+EFV	AZT/TDF+3TC+NVP/EFV/LPV/r
>10	TDF+3TC+EFV	ABC/AZT+3TC+NVP/EFV/LPV/r

注:ABC. 阿巴卡韦;AZT. 齐多夫定;3TC. 拉米夫定;LPV/r. 洛匹那韦/利托那韦;EFV. 依非韦伦;NVP. 奈韦拉平;TDF. 替诺福韦。

(2) 孕妇:参见本节"阻断母婴传播"部分。

(3) 哺乳期妇女:母乳喂养具有传播 HIV 风险,感染 HIV 的母亲应避免母乳喂养。如果坚持要母乳喂养,则整个哺乳期都应继续抗病毒治疗。治疗方案与怀孕期间抗病毒方案一致,且新生儿在 6 月龄之后应立即停止母乳喂养。

(4) 合并结核分枝杆菌感染者:应避免抗病毒治疗和抗结核同时开始。合并结核病患者抗 HIV 治疗时机:对于 CD4⁺T 细胞计数<50/μl 的严重免疫缺陷者,建议抗结核治疗 2 周内开始 HAART。对于 CD4⁺T 细胞计数≥200/μl,建议在 8 周内尽快启动 HAART。患有中枢神经系统结核感染者,早期启动抗病毒治疗,发生免疫重建炎症综合征(immune reconstitution inflammatory syndrome,IRIS)风险较高,需严密观察,最佳启动治疗时机尚不明确。HIV 感染孕妇合并活动性结核病者,HAART 应尽早进行。如合并耐药结核病,在确定结核分枝杆菌耐药使用二线抗结核药物后 2~4 周内开始 HAART。

治疗过程中要注意药物毒副作用及抗病毒药物与抗结核药物间相互作用,必要时进行药物浓度监测。艾滋病合并结核病患者推荐的一线抗病毒方案是:AZT(TDF)+3TC(FTC)+EFV。也可选择含 INSTIs 的 HAART 方案,正在接受 DTG 或 RAL 治疗的 HIV 合并结核感染患者,如果合并使用利福平,则需要增加 DTG 的剂量(50mg,2 次/d);RAL 合并使用利福平者,可考虑增加 RAL 剂量(800mg,2 次/d)或维持原剂量(400mg,2 次/d)。利福布汀对肝酶的诱导作用较弱,使用 DTG 或 RAL 治疗的 HIV 合并结核感染患者可以考虑使用利福布汀替代利福平,无须调整剂量。如果患者使用利福布汀抗结核治疗,也可选择含 PIs 的 HAART 方案。

(5) 静脉药瘾者:静脉药瘾者开始抗病毒治疗时机与普通患者相同,但毒品成瘾性会影响患者的服药依从性,故在开始治疗前应向患者充分说明依从性对治疗成败的重要性,尽量采用简单的治疗方案。监督药物服用可有效提高依从性。另外,应注意抗病毒药物与美沙酮之间的相互作用。

(6) 合并 HBV 感染者:制订抗 HIV 治疗方案时应当兼顾 HIV、HBV 两种病毒的抗病毒治疗,更换方案时需要保留对 HBV 有活性的药物。当患者需要抗 HBV 治疗时,无论其 CD4⁺T 细胞计数高低,建议尽早开始 HAART。为避免 HBV 相关的免疫重建炎症综合征的发生和避免单用核苷类所致耐药问题,HIV/HBV 合并感染患者的 HAART 方案核苷类药物选择推荐 TDF 或 TAF+3TC(FTC)。治疗过程中需要每 3~6 个月监测

HBV DNA。如因为肾功能不全而不能使用 TDF，HAART 方案需加用恩替卡韦。尤其是基线 HBV DNA 大于 20 000IU/ml 时，不能使用单个对 HBV 有活性的核苷类药物方案以避免产生耐药性。

（7）合并 HCV 感染者：HAART 药物宜选择肝脏毒性小的药物，尤其当 HCV RNA 阳性，应避免使用含 NVP 的治疗方案。有条件者可考虑首选含 INSTIs 的抗病毒方案。合并 HCV 感染均要进行抗 HCV 治疗。尽量避免同时抗 HCV 和抗 HIV，如确需同时治疗则需要考虑两种治疗方案药物间毒副作用的累加及药物代谢的相互影响。$CD4^+T$ 细胞数 <200/μl，推荐先抗 HIV 治疗，待免疫功能得到一定程度恢复后再适时开始抗 HCV 治疗。如果因为各种原因暂时不能抗 HCV，即使 $CD4^+T$ 细胞数>500/μl 也需要 HAART。抗 HCV 治疗方案和疗程与普通 HCV 感染相同。直接抗病毒药物（DAAs）在 HIV/HCV 合并感染的抗 HCV 治疗方面取得良好效果，DAAs 用药方案及疗效基本同单纯 HCV 感染者，但应注意与抗 HIV 药物的相互作用。EFV 和 LPV/r 因与一些 DAAs 存在药物相互作用，应用 DAAs 前需详细评估药物相互作用对 DAAs 治疗的影响。

6. 抗病毒治疗中的监测　应定期随访 $CD4^+T$ 细胞计数及病毒载量，这两项指标反映 HIV/AIDS 患者免疫功能重建和病毒抑制情况，与患者的预后直接相关。条件允许时未治疗无症状 HIV 感染者每年检测 1 次病毒载量。HAART 初始治疗或调整治疗方案前、初治或调整治疗方案初期每 4~8 周检测 1 次，以便尽早发现病毒学失败。病毒载量低于检测下限后，每 3~4 个月检测 1 次，对于依从性好、病毒持续抑制达 2~3 年以上、临床和免疫学状态平稳的患者可每 6 个月检测 1 次，但如出现 HIV 相关临床症状或使用激素或抗肿瘤化疗药物则建议每 3 个月检测 1 次病毒载量。对于 $CD4^+T$ 细胞计数>350/μl 的无症状 HIV 感染者，每 6 个月应检测 1 次；对于已接受 HAART 的患者在治疗的第一年内应每 3 个月检测 1 次，治疗一年以上且病情稳定患者可改为每 6 个月检测 1 次。对于抗病毒治疗后患者体内病毒被充分抑制且 $CD4^+T$ 细胞计数长期处于稳定水平的患者无须频繁进行 $CD4^+T$ 细胞计数检测：$CD4^+T$ 细胞计数在 300~500/μl 的患者建议每 12 个月检测 1 次；>500/μl 的患者可选择性进行 $CD4^+T$ 细胞计数检测。但对于以下患者则需再次进行定期的 $CD4^+T$ 细胞计数检测：发生病毒学突破患者、出现艾滋病相关临床症状的患者、接受可能降低 $CD4^+T$ 细胞计数治疗的患者。

（1）评估疗效：即病毒学、免疫学和临床效果评估。病毒学改变是最重要的指标。①病毒学指标：大多数患者抗病毒治疗后血浆病毒载量 4 周内应下降 1 个 log 以上，在治疗后的 3~6 个月应达到检测不到的水平。②免疫学指标：在 HAART 后 1 年，$CD4^+T$ 细胞数与治疗前相比增加了 30% 或增长 100/μl，提示治疗有效。③临床症状：反映抗病毒治疗效果中最敏感的指标是体重增加，儿童则可观察身高、营养及发育情况。但在开始治疗的最初的 3 个月出现机会性感染者应与 IRIS 相鉴别。

（2）检测病毒耐药性：病毒耐药是抗病毒治疗失败的主要原因之一，对抗病毒疗效不佳或失败者可行耐药检测。

（3）观察药物副作用：抗病毒药物的副作用直接影响患者依从性，进而影响治疗成败。使用 AZT 后出现严重贫血、高乳酸血症等可更换 TDF（儿童感染者则换为 ABC）；出现乳酸酸中毒则停用所有 NRTI，换用 EFV+LPV/r，酸中毒纠正后半年可以使用含 TDF 的方案。NVP 或 EFV 在出现严重皮疹或肝损害后可更换为 LPV/r。EFV 出现持续而严重的中枢神经系统毒性，如果患者无结核或肝炎，可以更换为 NVP；如果合并肝炎者可以更换为 LPV/r，合并结核者要合理评估决定。

（4）检测药物浓度：特殊人群用药在条件允许情况下可进行血药浓度监测，如儿童、妊娠期妇女及肾衰竭患者等。

（二）机会性感染的处理

1. 肺孢子菌肺炎　详见本篇第十一章第十四节"肺孢子菌病"。

预防性治疗：$CD4^+T$ 细胞计数 <200/μl 者均应服药。药物首选 SMZ-TMP，一级预防为 1 片/d（1 片剂量为 0.48g），二级预防为 2 片/d。若患者对该药不能耐受或者过敏，替代药品有氨苯砜。服用至 $CD4^+T$ 细胞增至>200/μl 并持续 ≥6 个月时，可停止预防用药。一旦 $CD4^+T$ 细胞计数又降低到<200/μl 时，应重新开始预防用药。

2. 结核病　艾滋病患者结核病的治疗原则与非艾滋病患者相同，抗结核药物使用时应注意与抗病毒药物之间的相互作用及配伍禁忌。

治疗药物：异烟肼、利福平、利福布汀、乙胺丁醇、吡嗪酰胺，根据情况也可选用对氨基水杨酸钠、丁胺卡那、喹诺酮类抗菌药物及链霉素等。如果结核分枝杆菌对一线抗结核药物敏感，则使用异烟肼+利福平（或利福布汀）+乙胺丁醇+吡嗪酰胺进行 2 个月的强化期治疗，然后使用异烟肼+利福平（或利福布汀）进行 4 个月的巩固期治疗。对抗结核治疗反应延迟（即在抗结核治疗 2 个月后仍有结核病相关临床表现或者结核分枝杆菌培养仍为阳性）或胸片上出现空洞、骨和关节结核的患者，抗结核治疗疗程应延长至 9 个月。中枢神经系统结核患者，疗程应延长为 9~12 个月。鉴于 HIV 合并结核分枝杆菌感染者每年由潜伏转变为活动性结核者数量众多，故若有 HIV 感染者合并结核潜伏感染（外周血 γ 干扰素释放试验结果为阳性且排除活动性结核），可用以下方案进行干预：异烟肼 300mg，每日 1 次口服，共 9 个月。联合使用维生素 B_6 可减少周围神经炎的发生（25mg/d，口服）。替代方案：利福平 600mg，1 次/d，口服，连用 4 个月；或口服利福布汀，连用 4 个月。在进行预防性化疗之前应注意排除活动性结核病的可能。

3. 非结核分枝杆菌感染　需要注意具体检出病原之分型及药敏结果。对于鸟分枝杆菌（MAC）感染的治疗的首选方案为：克拉霉素 500mg/次，2 次/d（或阿奇霉素 500mg/d）+乙胺丁醇 15mg/（kg·d）（分次服），重症患者可联合应用利福布汀（300~600mg/d）或阿米卡星（每次 10mg/kg，肌内注射，1 次/d）或喹诺酮类抗菌药物，疗程至少 12 个月。替代治疗方案：利福布汀（300~600mg/d）+阿米卡星（每次 10mg/kg，肌内注射，1

次/d)+环丙沙星(750mg/次,2次/d),疗程9~12个月。播散性MAC感染者在完成治疗(12个月以上)后,需要进行长期维持治疗(治疗方案与初始治疗方案一致)直至患者CD4$^+$T细胞数增加到>100/μl并持续≥6个月时为止。其他分枝杆菌感染的治疗可根据具体鉴定的菌种及药敏结果采取相应的治疗措施。

预防性治疗:CD4$^+$T细胞计数<50/μl的艾滋病患者需要给予预防性治疗,方案是克拉霉素500mg/次,2次/d;或阿奇霉素1200mg,1次/周。如果患者不能耐受克拉霉素和阿奇霉素,可以选择利福布汀进行预防治疗,常规剂量为300mg,1次/d。如患者CD4$^+$T细胞数增加到>100/μl并持续≥3个月时,可停止预防用药。一旦患者CD4$^+$T细胞数<50/μl,就应再次给予预防性治疗。

4. CMV视网膜脉络膜炎　更昔洛韦10~15mg/(kg·d),分2次静脉滴注;2~3周后改为5mg/(kg·d),每日1次静脉滴注,或20mg/(kg·d)(分3次口服)。或膦甲酸钠180mg/(kg·d),分2~3次用(静脉应用需水化),2~3周后改为90mg/(kg·d)静脉滴注,1次/d。病情危重或单一药物治疗无效时可两者联用。CMV视网膜炎可球后注射更昔洛韦。

不主张进行CMV感染的一级预防。对于CD4$^+$T细胞计数<200/μl的患者,可定期检查眼底。一旦出现CMV病,应积极治疗,在疾病控制之后需序贯用药以预防复发。在经HAART治疗后CD4$^+$T细胞计数>100/μl且持续3~6个月以上时可以考虑停止二级预防。

5. 弓形虫脑病　病原治疗:首选乙胺嘧啶(负荷量100mg,口服,2次/d,此后50~75mg/d维持)+磺胺嘧啶(1~1.5g,口服,4次/d)。替代治疗:SMZ-TMP(3片/次,3次/d口服)联合克林霉素(600mg/次,静脉给药,每6小时给药一次)或阿奇霉素(0.5g/d)。疗程至少6周。辅以对症治疗:降颅压、抗惊厥、抗癫痫等。

既往无弓形虫脑病史但CD4$^+$T细胞数<200/μl且弓形虫抗体IgG阳性的患者应预防用药,一般采用SMZ-TMP,2片/次,1次/d。对既往患过弓形虫脑病者要长期用乙胺嘧啶(25~50mg/d)联合磺胺嘧啶(2~4g/d)预防,直至CD4$^+$T细胞增加到>200/μl并持续≥6个月方可暂停用药。一旦CD4$^+$T细胞数<200/μl时,需重启预防用药。

6. 真菌感染

(1) 念珠菌感染:口腔念珠菌感染,首选制霉菌素局部涂抹加碳酸氢钠漱口水漱口,疗效欠佳者可口服氟康唑,100~200mg/d,疗程为7~14天。食管念珠菌感染,氟康唑100~400mg/d,口服,不能耐受口服者静脉使用氟康唑(400mg/d)进行治疗,疗程为14~21天。肺部念珠菌感染,首选两性霉素B[0.6~0.7mg/(kg·d)]治疗,也可选用氟康唑[6mg/(kg·d)]口服或静脉滴注,疗程通常为3~6个月,影像学上肺部病灶吸收或钙化后可停药。重症患者氟康唑可增加剂量和延长疗程。非白念珠菌或耐药念珠菌感染可选用卡泊芬净、伏立康唑、伊曲康唑或两性霉素B等。

(2) 新型隐球菌感染:新型隐球菌脑膜炎的病原治疗分为诱导期、巩固期和维持期三个阶段,诱导期治疗经典方案为两性霉素B联合5-氟胞嘧啶。两性霉素B为0.5~0.7mg/kg,从小剂量每天递增,5-氟胞嘧啶每天100~150mg/kg,分4次口服。诱导治疗期4~8周,具体用法见本篇第十一章第三节"隐球菌病"。在脑脊液培养转阴后改为氟康唑(600~800mg/d)进行巩固期治疗,巩固治疗期至少6周,而后改为氟康唑(200mg/d)进行维持治疗,维持期1年以上,应持续至患者在抗病毒治疗后,CD4$^+$T细胞数达100/μl或以上,并持续至少6个月时方可停药。诱导期替代方案:氟康唑800~1200mg,1次/d,联合5-氟胞嘧啶每天100~150mg/kg(每天分4次服)。

肺隐球菌感染:推荐使用氟康唑,每天400mg口服或静脉滴注,疗程12个月,如抗病毒治疗后CD4$^+$T细胞数>100/μl,则在治疗1年后停止氟康唑维持治疗。

一般不推荐一级预防。如患者反复出现念珠菌感染或感染的程度较重,可考虑预防用药,首选氟康唑200mg/次,1次/d口服。对于曾患隐球菌感染的患者需长期维持治疗以防复发,首选氟康唑200mg/次,1次/d口服,也可使用同剂量的伊曲康唑替代。当患者的CD4$^+$T细胞数>200/μl并持续至少6个月时,可停止预防用药。一旦CD4$^+$T细胞数<200/μl需再次给予预防性治疗。

(三) 机会肿瘤的处理　淋巴瘤和卡波西肉瘤为艾滋病常见肿瘤,其治疗方法多属专科之列,应有专科医师依据相关指南进行。需注意抗病毒药物和化疗药物之间的相互作用。

(四) HAART治疗后特殊问题的处理

1. 方案的调整　在初始治疗中出现病毒学失败应进行二线治疗。病毒学失败的定义:在持续进行HAART的患者中,开始治疗(启动或调整)48周后血浆HIV RNA持续>200拷贝/ml;或病毒学反弹:在达到病毒学完全抑制后又出现HIV RNA>200拷贝/ml的情况。出现治疗失败时应首先评估患者的治疗依从性、药物-药物或药物-食物相互作用。若上述问题解决而病毒学结果无明显改善,则需行耐药检测。根据耐药监测结果调整治疗方案。二线治疗方案的选择原则是使用至少2种,最好3种具有抗病毒活性的药物;任何二线治疗方案都应包括至少一个具有完全抗病毒活性的bPI加用一种未曾使用过的药物类型(即融合、整合酶或辅助受体抑制剂)。

2. 免疫重建炎症综合征(IRIS)　是艾滋病患者在经抗病毒治疗后免疫功能恢复过程中出现的一组临床综合征,主要表现为发热、潜伏感染的出现或原有感染的加重或恶化。多种潜伏或活动的机会性感染在抗病毒治疗后均可发生IRIS,如结核病、PCP、新型隐球菌感染等,在合并HBV及HCV感染时IRIS可表现为病毒性肝炎的活动或加重。IRIS多出现在抗病毒治疗后3个月内,需与原发或新发的机会性感染相鉴别。除了机会性感染,其他疾病如结节病和卡波西肉瘤也可出现IRIS。出现IRIS后应继续进行抗病毒治疗。原有感染恶化的IRIS通常为自限性,不用特殊处理而自愈;因潜伏感染而出现的IRIS,需要进行针对性的病原治疗;严重者可短期应用激素等控制。激素避免用于卡波西肉瘤患者及不确定的 TB-IRIS 患者(即不能排除结核治疗无效的情况)。CMV 感染患者慎用激素,如需要使用,应当采取短程口服治疗。IRIS 发生的高危因素有:首次进行抗病毒治疗、基线病毒载量高及基线 CD4$^+$T 细胞数较低者。此类患者在抗病毒治疗后应警惕 IRIS 的发生。有效控制机会性感染后再进行抗病毒治疗或抗病毒治疗前积极发现潜在机会性感染可降低 IRIS 的发生率。

【预防】

由于没有可用疫苗,医疗环节的工作只是整个艾滋病防治体系中靠后的部分。只有全社会的广泛动员和共同协作努力才能做好艾滋病的防控。就传染病流行之三个环节:传染源、传播途径及易感人群而言,医疗工作人员仅能投身于扩大治疗、寓防于治及防治职业暴露和母婴传播。传染源的发现、易感人群的保护则需要全社会了解艾滋病和自觉采取相应措施以避免危险行为。一旦发生相应暴露而可能感染 HIV 时,需要避免进一步传播并尽早接受 HIV 抗体筛查。以下将从几个方面进行论述。

1. 加强宣传 让全民了解艾滋病的三大传播途径,教育大众许多生活接触不会传播艾滋病,避免发生"恐艾症"。

2. 加强艾滋病检测 掌握数据,以利于国家制定法律、法规。

3. 加强业务培训 规范诊断与治疗,制定适合我国农村地区的治疗指导方案。

4. 性传播的阻断 我国新发感染者中性传播的比例已上升至首位,而性传播除因商业性行为导致的异性传播外,男男同性间传播的病例也逐年上升,做好该途径的传播阻断极为困难,全社会各部门的协调至关重要。

5. 阻断母婴传播

(1) 抗反转录病毒药物干预:所有感染 HIV 的孕妇不论其 CD4$^+$T 细胞计数多少或临床分期如何,均应终身治疗。推荐方案:TDF/FTC(或 TDF+3TC 或 ABC+3TC)+LPV/r(或 RAL)。替代方案:TDF/FTC(或 TDF+3TC 或 ABC+3TC 或 AZT/3TC 或 AZT+3TC)+EFV 或 DTG 或 RPV 或 NVP。早先的动物研究和个案报道中发现早孕期妇女暴露于 EFV 引起神经管畸形的风险升高,目前认为 EFV 可以应用于妊娠各个阶段。NVP 不良反应较多,而且只可以用于 CD4$^+$T 细胞<250/µl 的女性。RPV 不能用于 HIV 病毒载量>100 000 拷贝/ml 和 CD4$^+$T 细胞计数<200/µl 的患者。艾滋病感染母亲所生婴儿应在出生后尽早(6~12 小时内)开始服用抗病毒药物,常规给予 AZT 或 NVP,直至生后 4~6 周,对于孕期抗病毒治疗不满 4 周或产时才发现感染者,所生婴儿服用抗病毒药物应延长至 6~12 周龄。

(2) 安全助产:对于已确定 HIV 感染的孕妇,主动提供预防艾滋病母婴传播咨询与评估,由孕产妇及其家人在知情同意的基础上作出终止妊娠或继续妊娠的决定。对于选择终止妊娠的,应给予安全的人工终止妊娠服务,应尽早手术,以减少并发症的发生。对于选择继续妊娠的,应给予孕期保健、产后喂养等问题咨询,并采取相应干预措施。医疗保健机构应当为 HIV 感染孕产妇提供安全的助产服务,尽量避免可能增加 HIV 母婴传播危险的会阴侧切、人工破膜、使用胎头吸引器或产钳助产、宫内胎儿头皮监测等损伤性操作,以减少在分娩过程中 HIV 传播的概率。

(3) 产后喂养指导:应当对 HIV 感染孕产妇所生儿童提倡人工喂养,避免母乳喂养,杜绝混合喂养。对于因不具备人工喂养条件而选择母乳喂养的感染产妇及其家人,指导其坚持正确的纯母乳喂养,且在整个哺乳期间必须坚持抗病毒治疗,喂养时间不超过 6 个月。同时,应为感染孕产妇所生婴幼儿提供常规保健、生长发育和感染状况的监测、免疫接种、艾滋病检测(包括抗体检测和早期核酸检测)等,并预防营养不良。

6. 血液传播的阻断 禁止静脉吸毒。血液制品管理方面,采取严打地下血站、血霸,对供血者严格进行 HIV 抗体检测等措施。此外,对人白蛋白、丙种球蛋白的管理也十分重要。

7. 职业暴露预防

(1) 暴露危险度评估:确定具有传染性的暴露源包括血液、精液和阴道分泌物。脑脊液、关节液、胸腔积液、腹水、心包积液、羊水等体液也具有传染性,但其引起感染的危险程度尚不明确。粪便、鼻分泌物、唾液、痰液、汗液、泪液、尿液及呕吐物通常认为不具有传染性。暴露源危险度的分级:①低传染性,病毒载量水平低、无症状或高 CD4 水平;②高传染性,病毒载量水平高、艾滋病期、原发 HIV 感染、低 CD4 水平;③暴露源情况不明,暴露源所处病程阶段不明、暴露源是否为 HIV 感染及污染的器械或物品所带的病毒载量不明。

发生职业暴露的途径包括:暴露源损伤皮肤(刺伤或割伤等)和暴露源沾染不完整皮肤或黏膜。如暴露源为 HIV 感染者血液,那么经皮肤损伤暴露感染 HIV 的危险性为 0.3%,经黏膜暴露为 0.09%,经不完整皮肤暴露的危险度尚不明确,一般认为比黏膜暴露低。高危险度暴露因素包括暴露量大、污染器械直接刺破血管、组织损伤深。

(2) HIV 职业暴露后处理原则:①用肥皂液和流动的清水清洗污染局部;②眼部黏膜等污染时,应采用大量生理盐水反复冲洗黏膜;③存在伤口时,应轻压伤口处,尽可能挤出损伤处的血液,再用肥皂液和流动清水冲洗伤口;④用 75%的酒精或 0.5%碘伏对伤口局部进行消毒、包扎处理。

(3) 预防治疗的适应证:当 HIV 感染状态不明或暴露源不明时,不论暴露级别高低,通常不进行预防用药。如暴露源来源于 HIV 高危者或感染者则采取预防用药。

(4) HIV 暴露后预防性抗反转录病毒治疗:推荐方案为 TDF/FTC+LPV/r 或 RAL 或 DTG。如果 INSTIs 不可及,可以使用 PIs 如 LPV/r 和 DRV/c。对合并肾脏功能下降者应选择 AZT+3TC。在发生 HIV 暴露后应尽可能在最短的时间内(尽可能在 2 小时内)进行预防性用药,最好不超过 24 小时,但即使超过 24 小时,若不超过 72 小时,也建议实施预防性用药。疗程为连续服用 28 天。

(5) HIV 暴露后监测:发生 HIV 暴露后立即、4 周、8 周、12 周和 6 个月后检测 HIV 抗体。应用预防药物后,定期监测血常规、肝肾功能(服药 2 周、4 周)。一般不推荐进行 HIV P24 抗原和 HIV RNA 测定。

8. 疫苗　目前尚无成功预防性疫苗问世。

推荐阅读

1. 卢洪洲.艾滋病及其相关疾病临床路径.2 版[M].上海:上海科学技术出版社,2015.

2. 中华医学会感染病学分会艾滋病丙型肝炎学组,中国疾病预防控制中心.中国艾滋病诊疗指南(2018 版)[J].新发传染病电子杂志,2019,4(2):65-84.

3. Panel on Antiretroviral Guidelines for Adults and Adolescents. Guidelines for the use of antiretroviral agents in adults and adolescents with HIV [EB/OL].[2019-12-8]. http://www. aidsinfo. nih. gov/ContentFiles/AdultandAdolescentGL. pdf.

第七章　立克次体病

第一节　概　述

金嘉琳　张文宏

立克次体病(rickettsiosis)乃立克次体目中某些致病微生物所引起的多种急性感染的统称,呈世界性或地方性流行,临床表现轻重不一。传播媒介主要为节肢动物如蜱、虱、蚤、螨等,也可因家畜如猫、犬等抓、咬而发生。

【病原】

立克次体是一类原核细胞型微生物,较细菌略小,呈多形球杆状,在光学显微镜下即可看到。最小的为柯克斯体,较大者为斑点热群立克次体。革兰氏染色(Gram staining)阴性,吉姆萨染色(Giemsa staining)呈紫色,两端染色较深。立克次体的生物学性状接近细菌,有与细菌相似的细胞壁结构,以二分裂法繁殖,同时含有 RNA 和 DNA,有较复杂而不完整的酶系统,对在细胞内浓度高且作用于细胞内结构的多种抗菌药物敏感,故在分类学上仍将立克次体列入细菌门。但普氏立克次体、贝纳柯克斯体等在感染宿主细胞中,早期存在"复制"现象,且绝大多数立克次体需在细胞内繁殖,因此可以认为,立克次体乃介于细菌与病毒间,比较接近对营养苛求的革兰氏阴性杆菌的微生物。立克次体、细菌及病毒之间的主要生物学特性比较见表 10-7-1-1。

表 10-7-1-1　细菌、立克次体及病毒的主要生物学特性比较

特性	细菌	立克次体	病毒
生物体类型	原核细胞	原核细胞	非细胞
繁殖方式	二分裂	二分裂	复制
在无生命培养基中生长	是	否	否
细胞内寄生	兼性	专性	专性
含胞壁酸	有	有	否
内毒素脂多糖	有	有	无
核酸类型	DNA+RNA	DNA+RNA	DNA/RNA
对抗生素敏感性	是	是	否

立克次体病包括一类急性发热性疾病,绝大多数为自然疫源性疾病。这些疾病临床表现相近,但致病病原、传播媒介、传播宿主等流行病学特征明显不同。分类学上,绝大多数立克次体属于立克次体目中的两大科——立克次体科及无形体科。传统的 Q 热病原体(贝纳柯克斯体)及巴尔通体,因遗传亲缘关系,已经分别从立克次体目中分离出去,然而世界范围内,因其流行病学、临床特征相似及鉴别诊断等因素,Q 热及巴尔通体病仍归在立克次体病中进行论述。

为便于临床应用,立克次体属主要分为 2 个生物群:斑疹伤寒群(包括普氏、莫氏立克次体)与斑点热群,近年来也有少数被归入转换群(即临床特征介于斑疹伤寒群和斑点热群之间)。斑点热是由病原体为斑点热群立克次体(*spotted fever group rickettsiae*,SFGR)引起的一组经蜱、螨或蚤传播的疾病总称。目前已发现 30 余种 SFGR,证实对人类有致病性的至少有 15 种。无形体包括 7 个属(图 10-7-1-1),其中无形体属和埃立克体属囊括了无形体科中通过蜱类传播、感染外周血细胞(粒细胞、单核细胞、红细胞和血小板)的所有病原体。这些病原体引起的新发、再现传染病近年受到高度重视。

传统意义上讲,通过病原体分离及分子生物学证据表明中国至少存在 10 种立克次体病,其中包括流行性斑疹伤寒、地方性斑疹伤寒、恙虫病、斑点热群立克次体病、无形体病、埃立克体病、急慢性 Q 热及巴尔通体病等。在中国大陆,自 1982 年以后,共有 8 种斑点热群立克次体种被发现,主要分布在我国北纬 36°以北地区,其中有 4 种有人感染病例报道,包括黑龙江立克次体(*R. heilongjiangiensis*)、西伯利亚立克次体 BJ-90(*R. sibirica* sp BJ-90)、新塔拉塞维奇立克次体(*Candidatus Rickettsia tarasevichiae*)和拉乌尔立克次体(*R. raoultii*)。在中国大陆已确认的无形体科病原体有 9 种,其中有感染人报道的 4 种,即嗜吞噬细胞无形体(*A. phagocytophilum*)、山羊无形体(*A. capra*)、查菲埃立克体(*E. chaffeensis*)和新米库尔埃立克体(*Candidatus N. mikurensis*)。其中嗜吞噬细胞无形体可引起人嗜粒细胞无形体病(human granulocytic anaplasmosis,HGA),以前也称之为人粒细胞埃立克体病(human granulocytic ehrlichiosis,HGE),而查菲埃立克体可引起单核细胞埃立克体病(monocytic ehrlichiosis,ME)(表 10-7-1-2)。

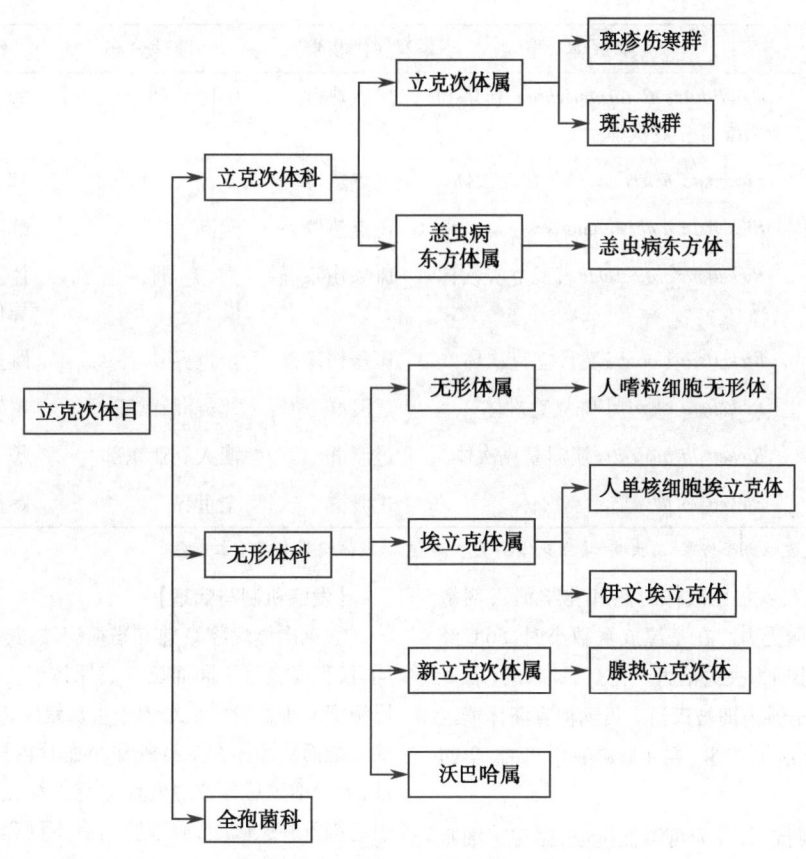

图 10-7-1-1 立克次体目病原体分类

表 10-7-1-2 人类的主要立克次体病

疾病	病原体	生物群	地理分布	传播媒介	严重程度
落基山斑点热	*Rickettsia rickettsii* 立氏立克次体	斑点热群	美洲	蜱	++++
地中海斑点热	*Rickettsia conorii* 康氏立克次体	斑点热群	欧洲,非洲,亚洲	蜱	+++
西伯利亚蜱传斑疹伤寒	*Rickettsia sibirica* 西伯利亚立克次体	斑点热群	欧亚,非洲	蜱	++
日本斑点热	*Rickettsia japonica* 日本立克次体	斑点热群	日本,东亚	蜱	++
弗林德斯岛斑点热	*Rickettsia honei* 弗诺立克次体	斑点热群	澳洲,亚洲	蜱	++
远东斑点热	*Rickettsia heilongjiangensis* 黑龙江立克次体	斑点热群	东亚	蜱	++
非洲蜱咬热	*Rickettsia africae* 非洲立克次体	斑点热群	撒哈拉以南非洲,加勒比群岛	蜱	++
斑点病	*Rickettsia parkeri* 派氏立克次体	斑点热群	美洲	蜱	++
蜱传淋巴结病	*Rickettsia slovaca*	斑点热群	欧洲,亚洲	蜱	+
蜱传淋巴结病	*Rickettsia raoultii* 拉乌尔立克次体	斑点热群	欧洲,亚洲	蜱	+
未命名	*Rickettsia massiliae* 马赛立克次体	斑点热群	南美洲,欧洲	蜱	+
太平洋海岸蜱热	*Candidatus R. philippii*	斑点热群	美国	蜱	+
未命名	*Rickettsia aeschlimannii* 埃氏立克次体	斑点热群	欧洲,非洲	蜱	+
未命名	*Rickettsia monacensis*	斑点热群	欧洲	蜱	+

续表

疾病	病原体	生物群	地理分布	传播媒介	严重程度
未命名	*Candidatus R tarasevichiae* 新塔拉塞维奇立克次体	斑点热群	中国北部	蜱	+
未命名	*Rickettsia helvetica* 瑞士立克次体	斑点热群	欧洲	蜱	+
无症状或轻症伴血清转换	*Rickettsia amblyommatis*	斑点热群	美洲	蜱	±
流行性斑疹伤寒	*Rickettsia prowazekii* 普氏立克次体	斑疹伤寒群	南美洲，非洲，欧亚	体虱，飞鼠的异位寄生虫	++++
地方性斑疹伤寒	*Rickettsia mooseri* 莫氏立克次体	斑疹伤寒群	全世界	跳蚤	+++
立克次体痘	*Rickettsia akari* 小蛛立克次体	过渡群	北美洲，欧亚	鼠螨	++
昆士兰蜱传斑疹伤寒	*Rickettsia australis* 澳洲立克次体	过渡群	澳大利亚东部	蜱	++
蚤传斑点热	*Rickettsia felis* 猫立克次体	过渡群	全世界	跳蚤	+

注：某些立克次体病如复发性斑疹伤寒、恙虫病、埃立克体病及Q热、巴尔通体病等未列入本表内。

除贝纳柯克斯体外，大多立克次体对热和化学消毒剂敏感，对低温和干燥有较强耐受力。在室温放置数小时，56℃经30分钟和在4℃水中24小时即失去活力。在0.5%苯酚（石炭酸）或煤酚皂（来苏）中5分钟内即被灭活。贝纳柯克斯体能耐70℃数分钟，在室温中存活1年半，在1%苯酚中可存活24小时。

立克次体有两种主要抗原，一为可溶性抗原，存在于细胞壁表面的黏液层中，具群特异性；另一为外膜抗原，具种特异性。除恙虫病东方体外，立克次体体内大多含有内毒素样物质。

【流行病学】

（一）传染源　主要为小哺乳动物（啮齿类）和家畜，而人则是流行性斑疹伤寒和战壕热的唯一或主要传染源。

（二）传播途径　传播媒介绝大多数为节肢动物，如蜱、虱、蚤、螨等。各种立克次体以共生形式存在于节肢动物体内。立氏立克次体、恙虫病东方体、小蛛立克次体等可经卵传代。蜱、螨、虱、蚤等的粪便中均含有病原体，而随粪排出体外；此外，蜱和螨体内的立克次体尚可进入唾液腺和生殖道中。各种立克次体主要经节肢动物叮咬从皮肤进入人体，而贝纳柯克斯体主要从呼吸道进入体内而使人受染。

（三）易感者　人群普遍易感，不同立克次体病的好发人群有较大差别。人感染后可获相当稳固的免疫力，在立克次体各群内尚存在交叉免疫现象。某些患者临床痊愈后，病原体可依然潜伏于体内待机而动，但一般于停药后1～2周内发生，可能与应用氯霉素、四环素类等停药时间过早、疗程过短等因素有关。患流行性斑疹伤寒后数月至数年可在无再感染的情况下复发（称复发性斑疹伤寒），乃一特殊例子。

目前我国绝大多数立克次体病的流行已基本得到控制，流行性斑疹伤寒、地方性斑疹伤寒、Q热等已很少见，但有些立克次体病，如恙虫病的疫情仍值得重视。恙虫病目前已遍及全国，被认为是东南亚地区重要的传染病。

【发病机制与病理】

立克次体病除Q热和猫抓病外，其发病机制和病理基本相同，仅程度轻重不同而已。病原体经皮肤侵入后，先在局部淋巴组织或小血管内皮细胞中生长繁殖，并产生初次立克次体血症。继而病原体在全身脏器小血管内皮细胞内建立新的感染灶，大量增殖后导致继发性立克次体血症及各种临床症状；并引起细胞肿胀破裂，血管腔内有不同程度的阻塞和血栓形成。此外，血管周围炎、组织坏死和毛细血管通透性增加，导致了出血、血浆外渗、有效血容量减少，以及DIC、凝血机制障碍、少尿、氮质血症、心肌损害等。暴发型病例的毛细血管呈扩张、血流淤滞，而毛细血管的通透性并不增加，体液也未漏入血管外间隙中。

基本病理改变部位在血管，伴有全身实质性脏器的血管周围广泛病变，最常见于皮肤、肌肉、心脏、肺和脑。落基山斑点热的病变最显著，最多样化，表现为内皮细胞肿胀、增生和退行性变，常伴有血栓形成、血管腔堵塞。小动脉的肌层细胞肿胀和纤维样变，外膜有单核细胞、淋巴细胞和浆细胞浸润。血管损伤散布于动脉、静脉和毛细血管，大多数血管床仍保持正常结构。地方性斑疹伤寒、流行性斑疹伤寒和恙虫病的变化与落基山斑点热相似，但血栓少见，累及肌肉更属罕见。

每种立克次体病中都有间质性心肌炎，但落基山斑点热和恙虫病中病变通常更广泛。所有立克次体病在脑中均可发现神经胶质结节，脑组织和心肌中可见微小梗死灶，以斑点热最为常见。

许多立克次体病可伴发立克次体肺炎，这在Q热中更是特征性病理改变。在组织切片中偶可观察到立克次体，用革兰氏染色效果较差，用吉姆萨染色则效果较好。采用免疫荧光技术可识别组织标本中不同的立克次体。

【临床表现】

多数立克次体病临床上可表现为发热、头痛和皮疹三联症，多发于春季和夏季，常有蜱咬、近期野营或职业性暴露病史。立克次体病各自不同的临床特征分述于各节中。

【实验室检查】

用于立克次体病诊断的方法虽有多种,但目前对临床的帮助均有限。过去常用方法为外斐试验。其原理为变形杆菌菌体抗原与立克次体有交叉抗原,故可用于立克次体的检测。外斐试验简便,阳性率为70%~80%,但特异性较差,可与回归热、变形杆菌感染等交叉凝集而出现假阳性。因此诊断价值有限。特异性与敏感性较好的血清学诊断方法为 IFA、ELISA 及间接血凝试验等检测特异性 IgM 或 IgG,其特异性高,可鉴别流行性斑疹伤寒与地方性斑疹伤寒,而且敏感性高,若检测特异性 IgM 可用于早期诊断。此外,免疫电镜、核酸检测也有助于诊断,但检测阳性率很低,使得立克次体的实验室诊断漏诊率很高。

病原体的分离可采用鸡胚培养、组织培养,或豚鼠、小鼠、大鼠等动物接种。战壕热的病原体可在以血琼脂为基础的培养基上生长,除战壕热病原体和巴尔通体之外,其他人类立克次体病病原体的初代分离均采用豚鼠或/和小鼠接种。这些均需要特定设备和技术储备及生物安全3级实验室。早期有效的治疗可使抗体产生延迟1周左右,因而必须在发病后4~6周重复血清学检查1次。

【治疗】

多西环素(强力霉素)、氯霉素、四环素等对各种立克次体病均有相当疗效。多西环素在国内某些报告中的疗效尤为突出,可使发热和其他症状及早消退,病程明显缩短,病死率大幅度下降。目前一般多以多西环素口服为首选,每次 100mg,每日2次,在热退后一般需要再用药3日。对于儿童可选用红霉素,轻症患儿口服阿奇霉素、克拉霉素。体外药敏试验证实氟喹诺酮类、利福平及新大环内酯类对立克次体有效。β-内酰胺类、氨基糖苷类及复方磺胺甲噁唑对立克次体病无效。

对于确诊的危重患者,对症支持疗法非常重要,包括呼吸机辅助呼吸、透析治疗、纠正贫血与凝血功能障碍等。在疗程中采用短期大剂量糖腺皮质激素治疗的作用不肯定。

【预防】

预防接种方面有四种立克次体病(流行性斑疹伤寒、落基山斑点热、恙虫病和Q热)可以采取疫苗接种,前三种病原的灭活疫苗和减毒活疫苗存在保护力不够、毒力恢复突变等问题,亚单位疫苗或定向改造的减毒活疫苗是未来发展的方向。Q热的灭活疫苗和亚单位疫苗均有长效保护作用,但是有无法大规模生产的难点。

第二节 流行性斑疹伤寒

金嘉琳 张文宏

流行性斑疹伤寒(epidemic typhus),又称虱传斑疹伤寒(louse-borne typhus)或"典型斑疹伤寒",是普氏立克次体(*Rickettsia prowazekii*)通过体虱传播的急性传染病。其临床特点为持续高热、头痛、瘀点样皮疹(或斑丘疹)和中枢神经系统症状,自然病程约为2~3周。患流行性斑疹伤寒后数月至数年,可能出现复发,称为复发性斑疹伤寒,又称 Brill-Zinsser 病。

【病原】

病原为普氏立克次体。病原体的基本形态为微小球杆状,沿长轴排列成链状,革兰氏染色阴性。通常寄生于人体小血管内皮细胞胞质内和体虱肠壁上皮细胞内,在立克次体血症时也可附着于红细胞和血小板上。其胞壁组成近似革兰氏阴性杆菌的细胞壁。

病原体对热、紫外线、一般化学消毒剂均很敏感,对低温及干燥有较强耐受力。病原体可在组织培养中生长,在鸡胚卵黄囊中的生长尤为旺盛。接种于雄性豚鼠腹腔内,一般仅有发热和血管病变,而无明显阴囊反应。

【流行病学】

该病呈世界性分布。在我国由于人民生活改善与防疫措施加强,该病在国内已基本得到控制,2005 年起已经从乙类传染病调整为丙类传染病。

(一)传染源 患者是本病的唯一或主要传染源。患者自潜伏期末 1~2 日至热退后数日均具传染性,整个传染期约3周,但以第1周的传染性为最强。病原体在某些患者体内可长期潜伏于单核巨噬细胞系统,在人体免疫力相对降低时即增殖而导致复发。

有研究发现,除人之外,飞行松鼠(flying squirrel)也是普氏立克次体的贮存宿主。

(二)传播途径 体虱是传播本病的主要媒介。蜱主要在动物间传播普氏立克次体,是否可传播于人有待进一步研究。

体虱专吸人血,在适宜温度下行动活跃,易在人群中散布,当患者高热时即迅速逃离而另觅新主。受染体虱的唾液中并不含有立克次体,但当吮吸人血时同时排泄含病原体的粪便于皮肤上时,立克次体可通过叮咬或抓痕处而进入体内。有时人因抓痒而将虱压碎,则虱体内的病原体也可经抓破处而接种于皮肤内。干虱粪中的病原体可成为气溶胶而被吸入呼吸道中,或由眼结膜进入体内而发生感染。实验室工作人员易发生气溶胶感染。通过尸检或输血而发病的机会极少。

虱吮吸患者血液时将病原体吸入胃肠道,立克次体即侵入虱肠壁上皮细胞内,4~5 日后细胞因肿胀过甚而破裂,于是大量立克次体进入肠腔,并随虱粪排出体外。一般在受染后 7~10 日,也可延长至 3 周以上,虱本身也因感染所致的肠阻塞而死亡。虱体内的立克次体并不经卵传代,虱离开高热患者及死亡者而趋向健康人,因而引起本病的传播。

迄今为止,以患者为传染源,体虱为传播媒介这一"人-虱-人"的传播方式,仍是本病流行病学的特点。

(三)易感者 各年龄组对该病均具高度易感性,15 岁以下的儿童得该病时病情较轻。一次得病后有相当持久的免疫力,偶可再次感染发病。除复发性斑疹伤寒外,短期内复发极少见。

该病的流行以冬、春季为多见,因气候寒冷,衣着较厚,且少换洗,故有利于虱的寄生和繁殖。近年来热带地区如非洲等地也有较多病例报道。

【发病机制与病理】

该病的主要发病机制为病原体所致的血管病变、毒素引起的毒血症和一些免疫、过敏反应,已于本章第一节中叙及。

在立克次病中,该病和落基山斑点热的小血管病变一般较显著,呈增生性、血栓性或坏死性。血管周围出现具一定特征性的粟粒形"斑疹伤寒结节"或肉芽肿。此种病变遍布全身,引起了临床上各种相应症状。

中枢神经系损害的严重性和弥漫性致使患者的神经精神症状在体温下降后仍可延续多时。

除斑疹伤寒结节外,该病以全身毒血症状为其早期表现,而无特征性的病理变化。

【临床表现】

一般可分为典型和轻型两种,另有复发性斑疹伤寒。

(一)典型 潜伏期5~21日,平均为10~12日。少数患者有2~3日的前驱症状,如疲乏、头痛、头晕、畏寒、低热等。大多起病急骤,伴寒战、剧烈持久头痛、周身肌肉疼痛、眼结膜及脸部充血等。

1. 发热 体温于第2~4日即达高峰(39~40℃以上),第1周呈稽留型,第2周起有弛张趋势。热程通常为14~18日,热度于2~4日内迅速退至正常。

2. 皮疹 为重要体征,见于80%以上的病例,于病程第4~6日出现,初见于胸、背、腋窝、上臂两侧等处,1日内迅速发展至全身,面部通常无疹,下肢皮疹也较少。疹呈圆形或卵圆形,直径约2~4mm,初为鲜红色斑丘疹,按之退色,继转为暗红色或瘀点样。皮疹于5~7日消退,瘀点样疹可持续1~2周,遗有棕黄色斑或有脱屑。

3. 神经系统症状 较明显,且很早出现,表现为惊恐、兴奋、剧烈头痛,发疹时可伴神志迟钝、谵妄。

4. 心血管系统症状 心率增速与体温升高一般成正比,有中毒性心肌炎时可出现奔马律等心律失常。

其他症状尚有咳嗽、胸痛、呼吸急促、恶心、呕吐、食欲缺乏、便秘、腹胀等,偶有黄疸、发绀、肾功能减退。脾脏多轻度肿大,部分病例有肝大。体温下降后除严重患者的神经系统症状外,各种症状均见好转,头痛减轻、食欲恢复。

(二)轻型 近年来国内轻型病例较多见,可能与人群免疫水平和早用抗菌药物有关,其特点为:①热程较短(8~9日)、热度较低(39℃左右);②毒血症状较轻,但仍有明显周身疼痛;③皮疹呈充血性斑丘疹,见于胸、腹部,无疹者也占一定比例;④神经系统症状轻,持续时间短,主要表现为头痛、兴奋等;⑤肝脾大不多见。

(三)复发性斑疹伤寒(Brill-Zinsser disease)也称Brill-Zinsser病 国外多见于东欧及东欧人移居美国者,国内很少有该病报道。主要临床表现可归纳为:①呈轻型经过,毒血症状及中枢神经系统症状较轻,但也有少数致死病例。②呈弛张热,热程7~11日;③无皮疹,或仅有稀少斑丘疹;④散发,无季节性,大年龄组发病率明显较高。

【并发症】

支气管肺炎是流行性斑疹伤寒的常见并发症,其他尚有中耳炎、腮腺炎、心内膜炎、脑膜脑炎等,偶见趾、指、阴囊、耳垂、鼻尖等坏死或坏疽,以及走马疳、胃肠道出血、胸膜炎、流产、急性肾炎等。轻型病例和复发性斑疹伤寒很少有并发症。

【实验室检查】

(一)血尿常规 白细胞计数多在正常范围内,约1/4在10×10^9/L以上,少数低于5×10^9/L。血小板数一般下降,嗜酸性粒细胞显著减少或消失。蛋白尿常见,偶有红、白细胞及管型。

(二)血清免疫学试验 宜取双份或三份血清标本(初入院、病程第2周和恢复期),效价有4倍以上增长者具诊断价值。外斐试验特异性较差,现在已经很少采用。

微量间接免疫荧光抗体(IFA)试验,可检测特异性IgM而用于早期诊断,且可与其他立克次体病包括地方性斑疹伤寒鉴别,亦可检测特异性IgG抗体,两者同时检测可鉴别原发性流行性斑疹伤寒或复发性斑疹伤寒,后者仅可检出IgG抗体。

(三)病原体分离 不适用于一般实验室。立克次体血症通常出现于病后1周内,宜在抗菌药物应用前采血接种于豚鼠腹腔或鸡胚卵黄囊中。豚鼠阴囊反应呈阴性,或仅有轻度发红而无明显肿胀,可供与地方性斑疹伤寒鉴别时的参考。

(四)核酸检测技术 用于检测普氏立克次体特异性DNA,具快速、特异、灵敏等优点。但作为诊断依据时,仍需结合流行病学资料、临床表现和体征。

【诊断与鉴别诊断】

流行病学资料如当地流行情况、发病季节、疫区旅行史、被虱叮咬史等有重要参考价值。临床症状如热程、皮疹出现日期及其性质、明显中枢神经系统症状等对诊断有帮助。有条件者可加做补体结合试验等试验。

该病除应与地方性斑疹伤寒、复发性斑疹伤寒等鉴别(表10-7-2-1)外,尚需与伤寒、恙虫病、麻疹、回归热等区别。回归热和该病有可能发生于同一患者。在美国,该病尚需与落基山斑点热相鉴别,后者的皮疹为离心性分布,腹部皮疹很少,且皮疹最先出现在足踝和手腕部。

表10-7-2-1 流行性斑疹伤寒与地方性斑疹伤寒和复发性斑疹伤寒的区别

主要区别点	流行性斑疹伤寒	地方性斑疹伤寒	复发性斑疹伤寒
病原	普氏立克次体	莫氏立克次体	普氏立克次体
有无流行性斑疹伤寒既往史	无	一般无	有
流行情况	流行性	地方性或散发性	散发性

主要区别点	流行性斑疹伤寒	地方性斑疹伤寒	复发性斑疹伤寒
流行季节	冬、春	夏、秋	不定
传播媒介	体虱	鼠蚤	无
病情轻重	较重,神经症状明显	较轻	较轻
热程	12~18 日	9~14 日	7~11 日
皮疹	多遍及全身,瘀点样	较稀,极少出血性	多数无疹
病死率(未受特效治疗者)	较高	很低	很低
外斐试验(OX_{19})	强阳性,1:(320~5 120)	1:(160~640)	阴性或低于 1:160
IFA 检测特异性抗体	流行性斑疹伤寒特异性抗体阳性,高峰在病程 12~16 日,抗体主要为 IgM	地方性斑疹伤寒特异性阳性,抗体主要为 IgM	阳性,高峰在病程 8~10 日,抗体主要为 IgG
豚鼠阴囊反应(腹腔接种)	轻度阴囊发红	阴囊明显红肿,睾丸也有肿大	轻度阴囊发红

【预后】

预后取决于年龄、患者一般情况、有无并发症、治疗早晚等。有严重毒血症、支气管肺炎、显著中枢神经系统症状者预后不良。同时发生回归热者也增加预后的严重性。

未有特效治疗前的病死率为 5%~17%,50 岁以上组可达 40%~50%。采用四环素类等治疗后预后大有改善,病死率约为 1.5%。

【治疗】

(一)一般治疗 口腔护理和更换体位极为重要,以防发生口腔感染、肺部感染、压疮等。给高热量半流质饮食,供应足够水分,保证每日排尿量在 1 000~1 500ml。

(二)对症治疗 有剧烈头痛和严重神经系统症状者给予止痛剂和镇静剂。有严重毒血症症状伴低血容量者可考虑补充血浆、右旋糖酐等,并短期应用肾上腺皮质激素,必要时加用血管活性药物、肝素等。慎用退热剂,以防大汗虚脱。有继发细菌感染,给予适宜抗菌药物。

(三)病原治疗 病原治疗较为明确。可采用多西环素 200mg 一次顿服即可取得良好疗效。昏迷患者采用注射给药。服药后 12~24 小时病情即有明显好转,体温在 24~96 小时内降至正常,但以 48 小时为最常见。皮疹于体温正常后数日消退。5 天疗程,或至热退后 2~4 天,将有助于防止复发。用药后复发很少见,故过长疗程并无必要。

复发性斑疹伤寒的治疗同流行性斑疹伤寒。

【预防】

该病在历史上曾发生过多次大流行,造成重大危害,目前流行性斑疹伤寒仍是世界卫生组织流行病学监测项目之一,由于病原在干虱粪中非常稳定,且可以通过气溶胶的形式传播,因此还是一个潜在的 B 类生物武器。其预防关键在于防虱、灭虱和广泛开展群众卫生运动。

第三节 地方性斑疹伤寒

金嘉琳 张文宏

地方性斑疹伤寒(endemic typhus)也称鼠型斑疹伤寒(murine typhus),乃主要由鼠蚤媒介传播的急性传染病,其临床特征与流行性斑疹伤寒近似,但病情较轻、病程较短,皮疹很少呈出血性。

【病原】

病原为莫氏立克次体(Rickettsia mooseri),其形态、染色和对热、消毒剂的抵抗力与普氏立克次体相似,但很少呈长链排列。两者各含 3/4 种特异性颗粒性抗原和 1/4 群特异性可溶性抗原;后者耐热,为两者所共有,故可产生交叉反应。不耐热的颗粒性抗原则各具特异性,可通过补体结合试验或 IFA 检测特异性抗体而相互区别。莫氏立克次体所致的豚鼠阴囊反应远较普氏立克次体所致者明显,对小鼠和大鼠的致病性也较强。病原体接种于小鼠腹腔后可引起腹膜炎、立克次体血症,并在各脏器内查见病原体。

【流行病学】

地方性斑疹伤寒散发于全球,多见于热带和亚热带,属自然疫源性疾病。本病以晚夏和秋季谷物收割时发生者较多,并可与流行性斑疹伤寒同时存在于某些地区。

(一)传染源 家鼠如褐家鼠、黄胸鼠等为本病的主要传染源,以鼠-鼠蚤-鼠的循环流行。鼠感染后大多并不死亡,而鼠蚤只在鼠死后才吮人血使人受染。患者也有可能作为传染源而传播本病。莫氏立克次体能经蚤卵传递。更为重要的是家猫能携带莫氏立克次体,并能传染给人。这种传染源的多样化,给防治工作带来困难。

(二)传播途径 鼠蚤吮吸病鼠血时,病原体随血进入蚤肠繁殖,但蚤并不因感染而死亡,病原体可在蚤体内长期存在。

当受染蚤吮吸人血时,同时排出含病原体的蚤粪和呕吐物于皮肤上,立克次体可经抓破处进入人体;或蚤被压碎后,其体内病原体也可经同一途径侵入。进食被病鼠排泄物污染的饮食也可得病,干蚤粪内的病原体偶可成为气溶胶,经呼吸道或眼结膜而使人受染。螨、蜱等节肢动物也可带有病原体,而成为传病媒介的可能。

（三）易感者　人群对该病有普遍易感性,某些报告中以小学生和青壮年发病者居多。得病后有较强而持久的免疫力,对普氏立克次体感染也具相当免疫性。

【发病机制与病理】

与流行性斑疹伤寒基本相似,但血管病变较轻,小血管中有血栓形成者少见。

【临床表现】

潜伏期8~14日,多数为11~12日。临床症状与流行性斑疹伤寒相似,但中枢神经系统症状较轻,皮疹呈瘀点样者少见。

大多急骤起病,少数有1~2日的前驱症状如疲乏、纳差、头痛等。呈稽留或弛张热,于病程第1周达高峰,一般在39℃左右,伴全身酸痛、显著头痛、结膜充血等,部分病例有关节痛而影响行动,头痛常可由眶后痛所致。热程一般为9~14日,大多渐退。

50%~80%患者出现皮疹,多见于第4~7病日。初发生于胸腹,24小时内遍布背、肩、臂、腿等处,脸、颈、足底、手掌一般无疹。开始为斑疹,粉红色,直径1~4mm,按之即退;继成斑丘疹,色暗红,按之不消失。疹于数日内消退。极少数病例的皮疹呈出血性。

中枢神经系统症状除头痛、头晕、失眠、听力减退、烦躁不安等外,脑膜刺激征、谵妄、昏迷、大小便失禁等均属偶见。咳嗽见于过半数病例。大多有便秘、恶心、呕吐、腹痛等。黄疸均属轻度;脾大见于过半数病例,肝大者较少,心肌很少受累,但可出现心动过缓。并发症中支气管炎最为多见。其他并发症有肾衰竭等。

【实验室检查】

发病早期(7日以内),1/4~1/2的病例有轻度白细胞和血小板减少。随后,近1/3的患者出现白细胞总数升高。凝血酶原时间可延长,但DIC较少见。90%患者的血清AST、ALT、AKP和LDH等升高。其他异常尚有低蛋白血症(45%)、低钠血症(60%)和低钙血症(79%)。严重的病例可出现血肌酐和尿素氮升高。

外斐试验虽然灵敏,但特异性差,不能与流行性斑疹伤寒鉴别。较为灵敏和特异的试验包括间接免疫荧光抗体检测、乳胶凝集试验、补体结合试验、固相免疫测定等,可与流行性斑疹伤寒鉴别。

一般实验室不宜进行豚鼠阴囊反应试验,以免感染在动物间扩散和使实验室工作人员受染。

【诊断与鉴别诊断】

诊断以流行病学资料、热程、皮疹性质、外斐试验等为主要依据,有条件者尚可加做其他血清免疫学试验。

【预后】

良好,经多西环素、氯霉素等及时治疗后很少死亡。

【治疗】

与流行性斑疹伤寒相同。

【预防】

从灭鼠、灭蚤着手,参见本篇第十章第十节"鼠疫"。因本病多散发,故一般不做预防接种。

第四节　恙　虫　病

金嘉琳　张继明

恙虫病(tsutsugamushi disease)又名丛林斑疹伤寒(scrub typhus),是由恙虫病东方体(*Orientia tsutsugamushi*)引起的急性传染病。系一种自然疫源性疾病,啮齿类为主要传染源,恙螨幼虫为传播媒介。临床特征有高热、毒血症、皮疹、焦痂和淋巴结肿大等。

东晋葛洪在1600余年前已述及该病流行于华南一带,称之为"沙虱热"。

【病原】

恙虫病东方体,以前称恙虫病立克次体(*Rickettsia tsutsugamushi*),现属于东方体属,此属只有一个种。

病原体呈双球状或短杆状,在细胞质内近核处成对或成堆排列,大小为(0.3~0.5)μm×(0.8~2.0)μm。革兰氏染色阴性,对热及化学消毒剂均很敏感,在55℃环境中10分钟即失去活力;对低温的抵抗力较强。

长期以来,恙虫病东方体被列为立克次体属中的一个种。但自1978年以来,学者相继发现,恙虫病病原体与立克次体属其他立克次体种有许多不同的特征,故现已成立一个新属,即东方属(*Orientia*),恙虫病立克次体也改称为恙虫病东方体。

【流行病学】

国内该病过去主要发生于长江以南的老疫区,近年来许多地区开始网络直报,全国病例报告数呈上升趋势,北方地区流行范围不断扩大,多次出现局部暴发疫情。由于医务人员对该病缺乏认识,故易发生误诊和漏诊,导致严重的并发症甚至死亡。该病也是东南亚地区重要的旅行相关感染疾病。

因受啮齿类和恙螨孳生繁殖的影响,该病的流行有明显的季节性和地区性,一般自5月开始出现病例,而以6—9月为高峰,但也有呈全年型,甚至冬季型者。在我国一年四季均有发病。

（一）传染源　该病主要流行于啮齿类动物中,带病原动物有20多种,以黄毛鼠、黑线姬鼠和黄胸鼠等为主。鼠感染后多无症状,而在体内长期保存病原体,故是该病的主要传染源。人得病后虽血中有病原体,但因恙螨幼虫螯人仅属偶然现象,故人作为传染源的重要性不大。

（二）传播途径　传播该病的恙螨有地里纤恙螨、红纤恙螨等,我国台湾以红纤恙螨为主要媒介,其他如广东、广西、福建、浙江、云南、四川等的主要媒介则为地里纤恙螨。恙螨很微小,成虫长度不超过 1mm,色呈橘红、红或淡黄;多集居于杂草丛生的丛林中,幼虫自受染动物获得病原体,发育为成虫后仍带有之,且可经卵传代。受染第二代幼虫叮咬鼠类时又可将病原体感染健康鼠,如此循环不已。人在疫区的田野或草地上工作、卧息时,可因被受染幼虫叮咬而感染,在农忙和洪水期间易发生流行。恙螨稚虫及成虫均自营生活,并可在泥土中越冬。

人与人之间不传染,尚无接触危重患者或带菌动物的血液等体液导致传播的报道。

（三）**易感者**　人对恙虫病东方体普遍易感,农民、与草地频繁接触的青少年、从事野外劳动者易得该病。男多于女,得病后对同株病原体有持久免疫力,对不同株的免疫仅维持数月。

【发病机制与病理】

此病的基本病理变化是全身小血管炎,导致器官的急性间质炎、血管性炎和血管周围炎。造成实质器官的充血、水肿、细胞变性,以致坏死。

人体受恙螨幼虫叮咬后局部可发生丘疹、溃疡或焦痂。病原体先在局部繁殖,继经淋巴系统进入血液循环而产生东方体血症。病原体死亡后释出的毒素是致病的主要因素,可导致各脏器的炎性病变和一些变性病变,以及临床上的毒血症症状。

全身淋巴结轻度肿大,溃疡或焦痂附近的淋巴结肿大较著,中央可呈坏死。内脏普遍充血,脾大数倍,肝轻度变大并有局灶性坏死。心有局灶性或弥漫性心肌炎,可伴出血及轻微变性病变。肺充血,伴有支气管肺炎和胸腔积液。脑有淋巴细胞性脑膜炎,脑干处可见小出血点。肾有时呈广泛的急性炎症变化。胃肠道特别是回肠下端常广泛充血。

"斑疹伤寒结节"也见于该病,但血管内膜的内皮细胞肿胀不如流行性斑疹伤寒显著,血栓形成也较少见。

【临床表现】

潜伏期 5~20 日,一般为 10~14 日。起病多突然,体温迅速上升,达 39~40℃以上,伴寒战、剧烈头痛、四肢酸痛、恶心、呕吐、便秘、颜面潮红、结膜充血、咳嗽、胸痛等,个别患者诉眶后痛及眼球转动痛。严重者每有谵妄、重听、神志改变等神经系统症状及心率增快或减慢、微循环障碍等心血管系统症状。本病的自然病程为 17~21 日,热渐退,经特效药物处理后病程有明显缩短。特征性表现如下。

（一）**焦痂和溃疡**　为该病特征之一,见于 65%~98% 患者。幼虫叮咬处先出现红色丘疹,成水疱后破裂,中央坏死、结痂呈褐色或黑色,称为焦痂。焦痂为圆形或椭圆形,围有红晕,痂皮脱落后成小溃疡,大小不一,直径 1~15mm,平均约 5mm;边缘略耸起,底部为淡红色肉芽组织。一般无痛痒感,偶继发化脓。多数患者只有一个焦痂,但也有多至 2~3 个及 10 个以上者。幼虫好侵袭人体潮湿、气味较浓的部位,故焦痂多见于腋窝、腹股沟、会阴、外生殖器、肛门等处,但头、颈、胸、乳房、四肢、腹、臀、背、眼睑、足趾等部位也可发现。

（二）**淋巴结肿大**　绝大部分病例有之。焦痂附近的局部淋巴结肿大如核桃或蚕豆大小,压痛而可移动,不化脓,消失较

慢。全身浅表淋巴结可轻度肿大。

（三）**皮疹**　为斑疹或斑丘疹,暗红色,加压即退,少数呈出血性;大小不一,一般为 3~5mm,以胸、背和腹部较多,向四肢发展。面部很少,手掌脚底无疹。少数于第 7~8 病日在上腭和颊部出现细小红色内疹。皮疹的发生率在各次流行中也有较大差异,自 30%~100% 不等,可能与不同株、病情轻重、就诊早晚等因素有关。皮疹于第 2~8 病日出现,平均为第 5~6 病日,一般持续 3~7 日后逐渐隐退。

（四）**其他**　心肌炎比较常见,表现为心音弱、舒张期奔马律等。肝脾大均属轻度,脾大(30%~50%)较肝大稍多见。此外,尚有全身感觉过敏、全身皮肤潮红、肺部干、湿啰音等。

【并发症】

有支气管肺炎、脑炎、胸膜炎、中耳炎、腮腺炎、流产、血栓性静脉炎、DIC、感染性休克等。偶有各处出血、血管内溶血等。国内所见的并发症较少,以支气管肺炎和心血管功能不全较多见。

【实验室检查】

（一）**血尿常规**　白细胞计数减少或正常,有并发症时则增多。半数患者的尿中有蛋白质,偶见红、白细胞及管型。

（二）**血清免疫学试验**　做外斐试验时患者血清可与变形杆菌 OX_k 株发生凝集反应。但敏感性与特异性不佳,当前已有 IFA、ELISA 或补体结合试验等检测特异性血清型来取代。特异性抗体多在 1 周末出现,2 周末有显著升高,3~4 周最高,6 个月后仍保持一定水平,可持续数年至 10 年而有利于流行病学调查。

（三）**核酸检测技术**　检测恙虫病东方体特异基因片段,具有敏感性高和特异性强的优点,可用于早期诊断。

（四）**动物接种**　在多种实验动物中,以小鼠最为易感,可取发热期患者血液接种小鼠腹腔。接种后第 7~9 日发病,解剖濒死小鼠进行病理与免疫组化检测及分离病原体。也可直接用鸡胚卵黄囊、细胞培养接种法直接分离病原体。

【诊断与鉴别诊断】

疫区居住史、流行季节、职业、焦痂、局部淋巴结肿大、皮疹、外斐试验等有重要参考价值,检测特异性血清型可协助确诊,双份血清且有 4 倍以上升高尤有重要意义。必要时做动物接种试验。

恙虫病需与其他立克次体病、伤寒、钩体病等区别。还要注意混合性感染的病例,如恙虫病合并伤寒、恙虫病合并钩体病等。

【预后】

各地恙虫病的病死率不一,未用抗生素前为 9%~40%,及时采用氯霉素、四环素等治疗后很少死亡。老年人、孕妇、有其他慢性疾病如心血管疾病等预后较差,死亡多发生于第 2 或第 3 周,死因多为肺炎、心力衰竭、感染性休克、DIC 等。

【治疗】

恙虫病东方体为专性细胞内寄生,应选用脂溶性抗生素。氯霉素用于恙虫病治疗的历史较长。用药后复发少见。近年

来国外多以多西环素取代,疗效胜过上述药物,且疗程也可缩短。当前推荐多西环素每日 200mg,连续服用 7 日。国外报道的复发率较高,可能系不同株所致。复发以同样药物再治依然有效。孕妇可选用阿奇霉素 500mg 顿服。β-内酰胺类抗生素及氨基糖苷类对恙虫病的治疗无效。

【预防】

（一）消灭传染源　主要是消灭野鼠和家鼠,采用各种捕鼠器与药物灭鼠相结合的综合措施。

（二）切断传播途径　改善环境卫生和消灭传播媒介,在房屋四周清除杂草以防恙螨孳生,垦殖荒地以驱逐啮齿类动物,在屋内外及场地喷洒杀虫剂以杀灭各种节肢动物。

（三）保护易感者　在疫区工作或露宿,要注意个人防护,避免被恙螨幼虫叮咬。应将地面及其周围杂草铲除烧掉,再洒上灭虫药物;宜扎紧袖口和裤脚,或穿长布袜,涂防虫剂于外露皮肤或衣服上,以防恙螨幼虫近身。目前尚无相关疫苗用于预防。

第五节　人嗜粒细胞无形体病

金嘉琳　张文宏　张永信

人嗜粒细胞无形体病(human granulocytic anaplasmosis, HGA)是由嗜吞噬细胞无形体(*Anaplasma phagocytophilum*,曾称为"人粒细胞埃立克体,*human granulocytic ehrlichiae*,HGE")侵染人末梢血中性粒细胞引起,以发热伴白细胞、血小板减少和多器官功能损害为主要临床表现的蜱传疾病。自 1994 年美国报告首例人嗜粒细胞无形体病病例以来,近年来美国每年报告的病例有 600~800 例。我国对多种动物、蜱和东北大兴安岭地区被蜱咬后发热患者血标本检测结果表明,我国早就有 HGA 存在。2006 年 10 月,我国安徽芜湖首次发现 HGA 疫情,也是世界范围内首例证实的人→人传播的院内感染。该病临床症状与某些病毒性疾病相似,容易发生误诊,严重者可导致死亡。

【病原】

嗜吞噬细胞无形体属于立克次体目、无形体科、无形体属。无形体科是一类主要感染白细胞的专性细胞内寄生革兰氏阴性小球杆菌。其所致疾病称为人嗜粒细胞无形体病。

【流行病学】

（一）宿主动物与传播媒介　动物宿主持续感染是病原体维持自然循环的基本条件。国外报道,嗜吞噬细胞无形体的储存宿主包括白足鼠等野鼠类及其他动物。我国调查家畜狗、山羊及牛血清流行率分别为 33.3%、0.8% 和 0。国外报道,嗜吞噬细胞无形体的传播媒介主要是硬蜱属的某些种(如肩突硬蜱、篦籽硬蜱等)。我国无形体携带媒介硬蜱种类多样。

（二）传播途径

1. 主要通过蜱叮咬传播。蜱叮咬携带病原体的宿主动物后,再叮咬人时,病原体可随之进入人体引起发病。

2. 直接接触危重患者或带菌动物的血液等体液,也会导致传播。国外曾有屠宰场工人因接触鹿血经伤口感染该病的

报道。2008 年中国首次报告人嗜粒细胞无形体病在人与人之间相互传播,统计学分析结果证实,密切接触患者血液及分泌物是导致该院内感染的主要因素。

（三）人群易感性　人对嗜吞噬细胞无形体普遍易感,各年龄组均可感染发病。高危人群主要为接触蜱等传播媒介的人群,如疫源地(主要为森林、丘陵地区)的居民、劳动者及旅游者等,我国农业高危人群无形体血清流行率为 15.4%。与人嗜粒细胞无形体病危重患者密切接触、直接接触患者血液等体液的医务人员或其陪护者,如不注意防护,也有感染的可能。

（四）地理分布和发病季节特点　目前,已报道有人嗜粒细胞无形体病的国家有美国、斯洛文尼亚、法国、英国、德国、澳大利亚、意大利、中国及韩国等,但仅美国和斯洛文尼亚分离到病原体。根据国外研究,该病与莱姆病的地区分布相似,我国莱姆病流行区亦应关注此病。该病全年均有发病,发病高峰为5—10 月。不同国家的报道略有差异,多集中在当地蜱活动较为活跃的月份。

【发病机制与病理】

人感染嗜吞噬细胞无形体后病原主要在中性粒细胞中大量繁殖,可影响宿主细胞基因转录、细胞凋亡,使细胞因子产生紊乱、吞噬功能缺陷,进而造成免疫病理损伤。病理改变包括多器官周围血管淋巴组织炎症浸润、坏死性肝炎、脾及淋巴结单核巨噬细胞系统增生等,主要与免疫损伤有关。

【临床表现】

潜伏期一般为 7~14 天(平均 9 天)。急性起病,主要症状为发热、全身不适、乏力、头痛、肌肉酸痛,以及恶心、呕吐、厌食、腹泻等。部分患者伴有咳嗽、咽痛。体格检查可见表情淡漠,相对缓脉,少数患者可有浅表淋巴结肿大及皮疹。可伴有心、肝、肾等多器官功能损害,并出现相应的临床表现。重症患者可有间质性肺炎、肺水肿、急性呼吸窘迫综合征及继发细菌、病毒及真菌等感染。少数患者可因严重的血小板减少及凝血功能异常,出现皮肤、肺、消化道等出血表现。

【并发症】

如延误治疗,患者可出现机会性感染、败血症、中毒性休克、中毒性心肌炎、急性肾衰、呼吸窘迫综合征、弥散性血管内凝血及多器官功能衰竭等,直接影响病情和预后。我国无形体病临床呈重症表现,全身炎症反应综合征发生率为 45.8%,多器官功能障碍综合征发生率为 30.1%,病死率达 26.5%。

【实验室检查】

实验室检查血常规见白细胞、血小板降低,异型淋巴细胞增多。合并脏器损害的患者,心、肝、肾功能检测异常。病原学和血清学检查阳性。

常规、生化与心肝肾功能检测:白细胞、血小板减少可作为早期诊断的重要线索。患者发病第一周即表现有白细胞减少,多为 $(1.0~3.0)\times10^9$/L;血小板降低,多为 $(30~50)\times10^9$/L。可见异型淋巴细胞。尿常规中有蛋白尿、血尿、管型尿。血生化检查见肝、肾功能异常;心肌酶谱升高;少数患者出现血淀粉酶、尿淀粉酶和血糖升高。部分患者凝血酶原时间延长,纤维

蛋白原降解产物升高。可有血电解质紊乱，如低钠、低氯、低钙等。少数患者还有胆红素及血清蛋白降低。

血清及病原学检测：①急性期血清间接免疫荧光抗体（IFA）试验检测嗜吞噬细胞无形体 IgM、IgG 抗体阳性；②恢复期血清 IFA 检测嗜吞噬细胞无形体 IgG 抗体滴度较急性期有 4 倍及以上升高；③全血或血细胞标本核酸检测嗜吞噬细胞无形体特异性核酸阳性，且序列分析证实与嗜吞噬细胞无形体的同源性达 99% 以上；④分离到病原体。

【诊断与鉴别诊断】

依据流行病学史、临床表现和实验室检测结果进行诊断。还需要和其他蜱传疾病、立克次体病（人单核细胞埃立克体病、斑疹伤寒、恙虫病、斑点热及莱姆病等）鉴别。

【治疗】

及早使用抗生素，避免出现并发症。对疑似病例进行经验治疗非常关键。一般慎用激素类药物，以免加重病情。

（一）病原治疗

1. 四环素类抗生素

（1）多西环素：为首选药物，应早期、足量使用。成人口服：0.1g/次，1 日 2 次，必要时首剂加倍。8 岁以上儿童常用量：首剂 4mg/kg；之后，每次 2mg/kg，1 日 2 次。一般病例口服即可，重症患者可考虑静脉给药。

（2）四环素：四环素毒副作用较多，孕妇和儿童慎用。

多西环素或四环素治疗疗程不少于 7 天。一般用至退热后至少 3 天，或白细胞及血小板计数回升，各种酶学指标基本正常，症状完全改善。早期使用多西环素或四环素等药物，一般可在 24~48 小时内退热。因人嗜粒细胞无形体病临床表现无特异性，尚缺乏快速的实验室诊断方法，可对疑似病例进行经验治疗，一般用药 3~4 天仍不见效者，可考虑排除人嗜粒细胞无形体病的诊断。

2. 利福平　儿童、对多西环素过敏或不宜使用四环素类抗生素者，选用利福平。成人 450~600mg，儿童 10mg/kg，每日 1 次口服。

3. 氟喹诺酮类　如左氧氟沙星等。

值得注意的是，磺胺类药有促进病原体繁殖作用，应禁用。

（二）一般治疗　患者应卧床休息，高热量、适量维生素、流食或半流食，多饮水，注意口腔卫生，保持皮肤清洁。

（三）对症支持治疗　有高热、出血、少尿等给予对症处理。应慎用激素。国外有文献报道，人嗜粒细胞无形体病患者使用糖皮质激素后可能会加重病情并增强疾病的传染性。对中毒症状明显的重症患者，在使用有效抗生素进行治疗的情况下，可适当使用糖皮质激素。

【预后】

据国外报道，病死率低于 1%。如能及时处理，绝大多数患者预后良好。如出现败血症、中毒性休克、中毒性心肌炎、急性肾衰竭、呼吸窘迫综合征、弥散性血管内凝血及多器官功能衰竭等严重并发症的患者，易导致死亡。老年患者、免疫缺陷者及进行激素治疗者感染本病后病情多较危重。

【隔离与防护】

对于一般病例，按照虫媒传染病进行常规防护。在治疗或护理危重患者时，尤其患者有出血现象时，医务人员及陪护人员应加强个人防护。做好患者血液、分泌物、排泄物及其所污染环境和物品的消毒处理。

第六节　Q 热

金嘉琳　张文宏

Q 热（Q fever，query fever）乃贝纳柯克斯体（Coxiella burnetii）所致的急性传染病，是一种自然疫源性疾病。临床特征为急性发热、头痛、肌痛，无皮疹，常伴有间质性肺炎、肝功能损害等，外斐试验阴性。部分病例呈慢性临床经过。急、慢性 Q 热分别由贝纳柯克斯体的不同株所引起。

【病原】

贝纳柯克斯体呈多形的短杆状或球杆状，大小为（0.2~0.4）μm×（0.4~1.0）μm，吉姆萨染色呈紫色。电镜下可见外表层、外周层和中央致密体。

病原体对理化因素的抵抗力较其他立克次体强。对干燥和低温的耐受力也较强。在空气中可产生微生物气溶胶，而具高度传染性。

病原体有两种抗原相，从动物及蜱体内新分离出的属毒力较强的第 I 相，含有较多的内毒素样脂多糖和完整抗原组分。第 I 相经鸡胚传代适应后变成第 II 相，第 II 相毒力弱，已失去 I 相中的表面抗原。II 相抗原有助于诊断，因为在早期血清中仅能检出 II 相抗体，晚期才能检出 I 相抗体。

【流行病学】

本病被发现已 60 余年，国内 20 世纪 50 年代初即有病例报道。该病的流行呈世界性。

（一）传染源　家畜如牛、羊、马、驴等是主要传染源，其他如骡、骆驼、犬、猪、啮齿动物和鸽、燕等均可自然感染。受染动物大多外观健康，而排泄物中长期带有病原体。患者通常不是传染源，但其痰中所含病原体偶可感染周围人群。

（二）传播途径　蜱是传播媒介，病原体通过蜱在家畜和野生动物中传播。Q 热病原体在蜱体内可存在很久，且可经卵传代，蜱粪中也含大量的病原体。

1. 呼吸道传播　呼吸道是主要的传播途径。病原体自动物体内排出后可成为气溶胶，自呼吸道侵入人体而致病。

2. 接触传播　是另一种重要的传播途径。通过乳肉制品、病畜、胎畜、畜产品等的接触，病原体可自皮肤破损处或黏膜进入体内。蜱粪中的病原体可通过蜱叮咬侵入。

3. 消化道传播　病畜的奶中常含病原体，巴氏消毒法不能将其全部杀灭，故饮用奶类，特别是生奶也可得病。

（三）易感者　人群对 Q 热病原体普遍易感，青壮年及上述职业人群的发病率较一般人群为高，流行地区隐性感染者很多。病后有持久免疫力。

该病无明显季节性，春季的发病率较高。

【发病机制与病理】

病原体从不同途径侵入人体后,先在局部的单核细胞内繁殖生长,继而侵入血液循环引起贝纳柯克斯体血症,主要波及小血管及心、肝、肺、肾等脏器;病原体可潜伏于人体内达10年甚至更久,如患者原有心瓣膜病变,则易导致感染性心内膜炎。

死于该病者的肺部常有弥漫性大叶分布的病变,肺泡及支气管中有中性粒细胞、大单核细胞、淋巴细胞、浆细胞等组成的凝块。肺间质水肿。肺泡间隔因细胞浸润而增厚,并有坏死灶。肝实质中有散在粟粒样肉芽肿,心可发生心肌炎、心包炎和心内膜炎。大量病原体可见于肺、脾和睾丸的巨噬细胞、脑的神经胶质细胞和肾小管上皮细胞中。

【临床表现】

Q热的临床表现形式多样,主要取决于进入体内病原体的数量、株别、个体的免疫力及基础疾病。儿童患者很少见的原因可能是因为非特异性表现而没有进行报道。潜伏期9~30日,平均为17~20日。

(一)自限性发热 乃Q热最常见的临床表现形式,仅有发热,不出现肺炎,病程呈自限性,一般为2~14日。所有Q热感染者中,无症状感染的比例尚不清楚。

(二)Q热肺炎 Q热肺炎临床上可表现为不典型肺炎、快速进展型肺炎和无肺部症状型肺炎三种形式。起病大多较急也有缓慢起病,几乎所有患者均有发热,75%的病例有明显的头痛。除发热、头痛之外,尚有肌肉疼痛(尤以腰肌、腓肠肌为著)、脸及眼结膜充血、腹泻、疲乏、大汗、衰竭等表现。无皮疹。

呼吸道症状并不突出。少数患者有干咳、胸痛,少量黏痰或痰中带血。大多数患者无呼吸道症状。5%患者有脾大。

该型Q热病程一般为10~14日。

(三)慢性Q热 慢性Q热病例日益增多,值得重视。发热常持续数月以上,临床表现多样化,除易并发心内膜炎、肺炎、肝炎等外,也可伴有肺梗死、心肌梗死、间质性肾炎、关节炎和骨髓炎等,可单独或联合出现。

心内膜炎是慢性Q热最主要的临床表现形式。Q热心内膜炎表现为细菌培养阴性的心内膜炎,常有明显的杵状指(趾)和高球蛋白血症,半数患者有肝脾大,20%患者出现紫癜性皮疹。病程中1/3者合并动脉栓塞。不少患者可无发热,给诊断带来困难。儿童患慢性Q热者极少见。

和其他心内膜炎一样,Q热心内膜炎也有赘生物形成,显微镜下呈亚急性或慢性炎症改变,可见许多泡沫状巨噬细胞,有别于细菌性心内膜炎。电镜下可发现病原体。

肝炎也是慢性Q热较为常见的临床表现。经肝活检证实为肉芽肿性肝炎,病理特征为"炸面包圈样肉芽肿",即肉芽肿中心为密集的纤维蛋白环,外周围以脂质空泡。这种改变也可见于霍奇金病和传染性单核细胞增多症。

(四)其他 Q热患者可合并"无菌性"脑膜炎或/和脑炎,常有严重的头痛,但脑组织病变并不显著。神经系统其他并发症还有肌无力、复发性脑膜炎、视力模糊、行为异常等。Q

热患者偶可发生脊椎骨髓炎、骨髓坏死、溶血性贫血等。

【实验室检查】

(一)血尿常规检查 白细胞计数多正常,仅1/3患者可有白细胞计数升高。血沉常增快,慢性Q热患者的血沉增快尤为显著,发热期可出现轻度蛋白尿,Q热心内膜炎患者可出现镜下血尿。

(二)血清免疫学试验 血清免疫学试验的特异性很高。在病程中宜取2~3份血清标本,并按需做I相或/和II相抗体效价测定。Q热急性期患者一般仅产生对II相抗原的抗体,发热数周后才出现低效价的I相抗体。Q热心内膜炎可出现高效价的I相抗体。外斐试验呈阴性。出现II相抗体向I相抗体的血清转换或呈≥4倍增均可确诊急性Q热。间接免疫荧光抗体试验(IFA)若II相IgG抗体效价≥1:200或IgM抗体效价≥1:50亦可诊断急性感染。慢性Q热则效价更高,而且对I相与II相抗原均产生抗体。I相抗体≥1:800或≥1:1600的水平可以诊断慢性Q热,急性Q热不能达到此一水平。

(三)核酸检测技术 可检测标本中贝纳柯克斯体特异性DNA,对鉴别贝纳柯克斯体的急慢性感染有一定的帮助。

(四)动物接种和病原体分离 取发热期患者血液行豚鼠腹腔内接种,也可用鸡胚卵黄囊或组织培养分离病原体。须在有条件的实验室中进行,以免感染扩散。

(五)其他 肝功能可有轻度异常,心电图可有T波、ST段等的改变。发生Q热心内膜炎时,超声心动图检查可发现赘生物。肝穿刺活检对诊断Q热肉芽肿性肝炎有相当价值。

【诊断与鉴别诊断】

Q热的诊断有赖于流行病学、临床表现和血清学检查。疫区居住史和职业对诊断有重要参考价值。出现细菌培养阴性的心内膜炎时要考虑Q热心内膜炎的可能。确诊要依靠血清学检查或/和分子生物学检查。该病极易误诊和漏诊。

【预后】

除并发心内膜炎和肝严重坏死外,该病的预后良好。累及肝脏者的病程多较长,可影响劳动力。

【治疗】

大多数(60%)急性感染为亚临床,一旦被识别应立即治疗。最晚出现症状后1周内开始治疗可以看到明显改善。多西环素为最有效的治疗药物,成人剂量为每日200mg,疗程14日,疗程不宜过短以防复发,复发再治仍有效。临床试验还证实大环内酯类和氟喹诺酮类亦相当有效。

对于慢性Q热一般采用至少两种有效药物联合治疗,可选用多西环素(剂量同前)联合利福平(450mg/d)治疗,疗程数年(一般至少为3年)。另一可供选择的治疗方案是多西环素(剂量同前)联合羟基氯喹,在体外实验中,羟基氯喹可增强多西环素对贝纳柯克斯体的杀灭效果。Q热心内膜炎可使用羟基氯喹(600mg/d,然后调整至1mg/ml的血清浓度)联合多西环素(200mg每日1次)的方案,疗程18~36个月。该方案的主要问题是患者治疗后的光敏性,须避免阳光照射。替代治疗则可用多西环素联合氧氟沙星治疗 3 年或 3 年以上。用抗菌药物治疗效果不满意时,需同时进行人工瓣膜置换术。在抗菌药物治疗期间,每 6 个月应做抗贝纳柯克斯体抗体测定。当 I 相 IgA 抗体效价≤1:50 和 I 相 IgG 抗体效价≤1:200 时可终止治疗。在终止治疗后头 2 年内,每 3 个月应复查抗体 1 次。如抗体水平有 4 倍增长,提示有复发。治疗有效时,血沉逐渐下降,贫血和高球蛋白血症可得到纠正。

【预防】

尚缺乏十分有效的措施,宜加强个人防护,对接触机会多者进行预防接种。

(一) 管理传染源　将患者集中隔离,对血、痰、尿、粪等予以消毒处理。病畜和健康畜宜分区放牧。无 Q 热地区对外来牲口应予检疫,血清学检查阴性后可合群。病畜的排泄物和畜圈场地用含漂白粉或生石灰喷洒消毒。

(二) 切断传播途径　定期用化学杀虫剂给家畜灭蜱。畜牧工厂内加强场地消毒,改善通风设备和注意个人防护。流行区的牛和羊乳必须充分煮沸,工作于森林或野外时应穿防护服,避免被蜱叮咬。

(三) 保护易感者　疫苗适用于接触机会多者。接种疫苗前,必须先行筛查,以避免严重的局部反应。流行区家畜也应接种。

第七节　巴尔通体感染

金嘉琳　张文宏　张永信

巴尔通体(Bartonella)是一群革兰氏阴性、营养条件要求较高的细胞内寄生的需氧杆菌。致病性巴尔通体可引起人类猫抓病(cat scratch disease,CSD)、卡里翁病(Carrion disease)、奥罗亚热(Oroya fever)、战壕热、心内膜炎、菌血症、秘鲁疣(Verruca peruana)和 HIV 感染者的杆菌性血管瘤病(bacillary angiomatosis)、紫癜性肝病(peliosis hepatitis)等疾病。临床表现多样,大部分病例的病程呈自限性。

【病原】

巴尔通体属于变形菌纲、α 亚纲、根瘤菌目、巴尔通体科、巴尔通体属。主要寄生在红细胞、血管内皮细胞及淋巴结细胞内,有的可存在于红细胞表面。革兰氏染色阴性,为细小微弯曲杆菌状,对糖不发酵,生化反应如氧化酶、触酶、七叶苷、马尿酸盐水解、硝酸盐还原等均呈阴性。以瓦辛斯泰雷银染色(Warthin-Starry silver staining)更便于观察。在普通培养基上不易生长,体外培养要求较高。目前巴尔通体属包括 30 多个不同的种,其中有 14 个种和人类感染相关,包括汉塞巴尔通体(Bartonella henselae)、五日热巴尔通体(Bartonella quintana)、伊丽莎白巴尔通体(Bartonella elizabethae)、杆菌样巴尔通体(Bartonella bacilliformis)等。

【流行病学】

主要为散发。部分为地方性流行(如杆菌样巴尔通体,主要分布于南美洲高原地区,和传播媒介白蛉分布有关),有些是全球性分布(如汉塞巴尔通体和五日热巴尔通体)。

(一) 传染源　主要为猫,尤其是幼猫和新领养的猫,其他有狗、猴等,尚无人传人的报道。带病原体的猫并不发病。其他巴尔通体感染的传染源复杂。除杆菌样巴尔通体、五日热巴尔通体的宿主是人类外,其余均为自然界的动物,包括猫、狗、田鼠、啮齿类动物等。

(二) 传播途径　吸血节肢动物是巴尔通体感染的主要传播媒介。哺乳动物是其储存宿主。已知的传播媒介有白蛉、跳蚤、蜱、虱及恙螨等。五日热巴尔通体传播途径不清楚,和个人卫生较差及流浪者有关。CSD 中 90% 以上的患者与猫或狗有接触史,75% 的病例有被猫或狗抓、咬伤史。

(三) 易感人群　人群对巴尔通体普遍易感。

【发病机制与病理】

在免疫力正常人群,以肉芽肿和化脓性病变为主,免疫力低下人群中,则以血管增殖性病变为主。病原自抓伤处进入体内,3~10 日后局部皮肤出现丘疹或脓疱(50%~90%),继以引流区的淋巴结肿大。淋巴结和表皮病灶的活检可见坏死性、肉芽肿性病变,初期为局限性网状细胞增生,继而有巨噬细胞、浆细胞和中性粒细胞浸润,形成 1 个或数个呈放射状排列的小脓肿,围绕以上皮样细胞层,边缘处偶可见巨细胞。最后小脓肿融合成较大脓肿,并可穿破或形成瘘管。数周至数月后有纤维细胞增生,形成瘢痕。

在病程最初 3、4 周内,从淋巴结或皮损的活检涂片(用 Warthin-Starry 饱和银染色)中可见成簇或呈丝状排列的汉赛巴尔通体,易在血管壁、微小脓肿等处找到。

在杆菌样巴尔通体引起的奥罗亚热和五日热巴尔通体引起的战壕热中可见到由于感染引起的红细胞溶解。

【临床表现】

呈多样化。巴尔通体侵入人体出现菌血症,可引起几乎所有器官系统包括心脏、肝脏、脾脏、骨骼、骨髓、淋巴、肌肉、软组织及中枢神经系统等严重并发症。

(一) CSD 临床表现

1. 原发皮损　在被猫抓、咬后 3~10 日,局部出现一至数个红斑性丘疹,疼痛不显著;少数丘疹转为水疱或脓疱,偶可穿破形成小溃疡。经 1~3 周留下短暂色素沉着或结痂而愈。皮损多见于手、前臂、足、小腿、颜面、眼部等处,可因症状轻微而被忽视。

2. 局部淋巴结肿大　抓伤感染后 1~2 周(范围 5~50日),90% 以上病例的引流区淋巴结呈现肿大,以头颈部、腋窝、腹股沟等处常见。初期质地较坚硬,有轻触痛,直径 1~8cm 不等。25% 患者的淋巴结化脓、偶尔穿破形成窦道或瘘管。肿大淋巴结一般在 2~4 个月内自行消退,少数持续 6~24 个月。邻近甚至全身淋巴结也见肿大。

3. 全身症状　大多轻微,32%~60% 有发热(>38.3℃)、疲乏;厌食、恶心、呕吐、腹痛等胃肠道症状伴体重减轻(表10-7-7-1)。结膜炎伴耳前淋巴结肿大(Parinaud 综合征)系 CSD 的重要特征之一,有助于诊断。

表 10-7-7-1　猫抓病常见的临床表现(908 例)

临床表现	发生率/%	平均持续时间
原发损害	59~93	7 日
淋巴结肿大(不伴全身症状)	>90	3 个月
发热(>38.3℃)	32~60	6 日
胃肠道反应、体重减轻	14	5 日
疲乏无力	29	13 日
头痛	13	4 日
脾大	12	11 日
咽喉痛	9	2 日
结膜炎	5	6 日

4. 不常见临床表现及并发症　根据大系列病例(1 250 例)的综合分析,少见的临床表现及并发症有脑病(2%)、慢性严重的脏器损害(肝肉芽肿、骨髓炎等,2%)、关节病(关节痛、关节炎等,<1%)、结节性红斑(<1%)等。其他尚有短暂性斑丘疹、多形红斑、血小板减少性紫癜、腮腺肿大、多发性血管瘤和内脏紫癜(多见于 HIV 感染者)等,均属偶见。脑病在临床上常表现为脑炎或脑膜脑炎,发生于淋巴结肿大后 1~6 周,病情一般较轻,很快恢复。在有瓣膜病变的患者中,汉塞巴尔通体感染常常引起感染性心内膜炎。

(二) 其他巴尔通体感染表现　巴尔通体感染主要引起四种临床综合征:①红细胞受累及噬红细胞感染(如奥罗亚热和战壕热);②由免疫应答控制的肉芽肿性疾病(如 CSD);③菌血症和血培养阴性的心内膜炎(病原体主要为汉塞巴尔通体和五日热巴尔通体);④血管增殖性疾病(如杆菌性血管瘤病、紫癜性肝病、秘鲁疣等)(表 10-7-7-2)。

表 10-7-7-2　巴尔通体不同种类相关的临床表现谱

临床表现	杆菌样巴尔通体	五日热巴尔通体	汉塞巴尔通体	其他巴尔通体
红细胞菌血症	+			
慢性菌血症	+	+	+	+
感染性心内膜炎		+	+	+
秘鲁疣	+			
杆菌性血管瘤病			+	+
紫癜性肝病			+	
淋巴结病		+	+	+
局部皮损伴引流区域淋巴结肿大			+	
脑膜脑炎			+	
葡萄膜-视网膜炎		+	+	+

注:卡里翁病的急性及慢性期分别称为奥罗亚热和秘鲁疣。+有。

【实验室检查】

(一) 周围血　白细胞总数及中性粒细胞数增多。10%~20%的病例嗜酸性粒细胞比例增高。病初数周的血沉增速。

(二) 特异性抗原皮内试验　皮试液系患者的淋巴结脓液,经适当处理而制成。以 0.1ml 注入皮内,48~72 小时后出现≥5mm 硬结者为阳性,阳性率达 95%。受染后阳性反应可持续 10 年以上,故皮试阳性尚不能反映为现症感染。病初 3~4 周皮试可呈阴性,宜重复测试,两次阴性一般可排除 CSD。国内尚无标准化、安全的皮试液供应。

(三) 血清免疫学检查　有 IFA 和 EIA 两种方法,检测血清中的特异性 IgG,灵敏度均较高。

(四) 病原体分离　需用 5%绵羊和兔血的特殊液体培养基,35℃,5%~10% CO_2 浓度下培养 9~21 日可见到菌落。

(五) 组织病理学检查　在病程的最初 3、4 周内,从淋巴结或皮损的活检涂片(用 Warthin-Starry 饱和银染色)中可发现病原体。

(六) 病原体抗原或核酸检测　已开展各种新方法(包括 PCR)以检测活检切片中的巴尔通体抗原或活检标本和脓液中的特异性 DNA,但作为诊断依据时仍需结合临床加以考虑。

【诊断与鉴别诊断】

被猫抓、咬后 2~3 周出现局部淋巴结肿大,特别伴有原发皮损可拟诊该病。如目前临床尚无法进行血清特异性 IgG 测定、病原体抗原或 DNA 检测、病原体分离等,则确诊有赖于下列 4 个条件:①与猫(或犬)频繁接触和被抓伤,或有原发损害(皮肤或眼部);②特异性抗原皮试呈阳性或特异性抗体检测阳性;③从病变淋巴结中抽出脓液,并经培养和实验室检查,排除了其他病因引起的可能性;④淋巴结活检示特征性病变,饱和银染色找到多形革兰氏阴性小杆菌。一般确诊病例满足 4 个条件中 3 个即可。

CSD 主要需与各种病因所致的淋巴结肿大或/和化脓相鉴别,有眼部损害伴耳前淋巴结肿大常提示 CSD。

【预后】

预后良好,除并发严重脑病者,很少致死,病死率<1%。淋巴结肿大>5cm 时,肿大常可持续 1~2 年。

【治疗】

该病多为自限性,一般 2~4 个月自愈,治疗以对症治疗为主。淋巴结化脓时可穿刺吸脓以减轻症状,必要时 2~3 日后重复进行。不宜切开引流。淋巴结肿大 1 年以上未见缩小者可考虑进行手术摘除。

猫抓病:不需要抗菌药物;如有广泛淋巴结肿大,阿奇霉素 500mg 顿服,然后 250mg/d×4 天。

视网膜炎:多西环素 100mg 每天 2 次+利福平 300mg 每天 2 次,均为口服,疗程 4~6 周。

杆菌性血管瘤病:红霉素 500mg 口服,每天 4 次或多西环素 100mg 口服,每天 2 次,疗程>3 个月。在 HIV 感染或复发患者中,需要延长疗程,抑制治疗。

紫癜样肝病:红霉素 500mg 口服,每天 4 次或多西环素 100mg 口服,每天 2 次,疗程>4 个月。在 HIV 感染或复发患者中,需要延长疗程,抑制治疗。

奥罗亚热(急性):环丙沙星 500mg 口服,每天 2 次,或多西环素 100mg 口服,每天 2 次,疗程 10 天。

秘鲁疣(慢性):利福平 10mg/kg 口服,1 次/d×14 天,或链霉素 15~20mg/kg 肌内注射,1 次/d×10 天。

心内膜炎:庆大霉素总剂量 3mg/(kg·d),分 3 次使用,即每 8 小时 1 次静脉滴注×14 天,联合头孢曲松 2g/d 静脉滴注×6 周,+/-多西环素 100mg/次口服,2 次/d×6 周。

战壕热(不明原因发热)或无症状菌血症:多西环素 100mg 口服或静脉滴注,2 次/d×4 周,在最初的 2 周联合庆大霉素 3mg/kg 每天 1 次静脉滴注。

【预防】

与猫、犬接触时避免被抓伤或咬伤,不慎被抓、咬后立即用碘酊或莫匹罗星软膏涂搽局部,并对抓伤处附近淋巴结勤加观察。患者无需隔离。尚无主动或被动免疫的有关资料。

第八节　其他立克次体病

金嘉琳　张文宏　张永信

除流行性斑疹伤寒、地方性斑疹伤寒、恙虫病和 Q 热等较为常见的立克次体病(Rickettsial disease)外,某些立克次体病呈地区性流行,如落基山斑点热(Rocky mountain spotted fever)、北亚蜱媒立克次体病、南欧热、澳洲斑点热、立克次体痘、前苏联传染性肾病肾炎等。这些疾病在我国无发病报道或极为少见,故在本节予以简略介绍。

(一)落基山斑点热　由立氏立克次体(Rickettsial rickettsia)引起,经蜱叮咬而传播,流行于美国广大地区,以落基山地区为多,其他尚有加拿大西部、南美等地区。潜伏期平均为 7~8 日(3~12 日),临床表现轻重悬殊,部分患者危及生命,大多起病突然。临床上 60%~70% 的患者会出现以高热、剧烈头痛和皮疹为特点的三联症,其他重要的症状包括寒战、胃肠道不适、食欲缺乏、烦躁谵妄、畏光,病情进一步进展可出现表情淡漠、昏迷、偏瘫等中枢神经系统症状。皮疹大多于高热后的 3~5 日内出现,很快形成瘀斑,多初见于四肢关节,后逐渐呈向心性传播至躯干。落基山斑点热的年死亡率为 1%~5%,尽早开始抗生素治疗可显著降低死亡率,但部分病情严重者应用抗生素后仍有较高的病死率。间接免疫荧光抗体试验是目前最常用的检查手段,具有较高的敏感性和特异性,但它并不能区分立氏立克次体和其他引起斑点热的立克次体病原体。立氏立克次体特异性抗原免疫法测定能够作特异性诊断,但尚不普及。外斐试验的敏感性和特异性较低,目前已不作为常规诊断方法。其他诊断方法包括皮疹活体组织学检查,分子生物学检查等。治疗中首选多西环素,氯霉素和四环素等作为二线药物对一般病例也有效,严重患者可短期加用激素,但对于激素的作用尚有争议。没有有效的商品化疫苗,个人保护为重要预防措施。

(二)北亚蜱媒立克次体病　由西伯利亚立克次体所致的急性传染病,主要发生于西伯利亚和蒙古,分别由西伯利亚立克次体西伯利亚亚种和西伯利亚立克次体内蒙古亚种致病。我国新疆、内蒙古和黑龙江等地也有病例和血清学阳性的报告。潜伏期 3~6 日,起病急,有发热、头痛、全身疼痛、眼结膜和咽部充血、相对缓脉等。蜱叮咬处有小焦痂,局部淋巴结肿大。皮疹分布于躯干和四肢,于病程第 4~5 日出现,呈红色多形性斑丘疹,间有出血性。预后大多良好,无复发。四环素和多西环素对本病有效,外斐试验 OX_{19} 与 OX_2 阳性、OX_K 阴性,有助于与恙虫病相区别,目前分子生物学试验及焦痂处活检分离病原体也被广泛使用于临床诊断中。

(三)南欧热、马塞热、非洲热等蜱传斑点热　该类疾病均由康氏立克次体感染所致。潜伏期 5~7 日。起病急骤,有高热、寒战、四肢及脊椎疼痛。头痛剧烈,多位于额部和眼眶后。热程 8~14 日。于病程第 3~4 日出现散布于全身的红色斑丘疹,重症者形成瘀点或瘀斑。蜱叮咬处可有小溃疡或焦痂,伴局部淋巴结肿痛。确诊该病有赖于补体结合试验等或/和病原分离。多西环素为治疗的首选药物,交沙霉素和喹诺酮类药物也有较好的治疗效果。此类疾病预后良好。

(四)澳洲斑点热　为澳大利亚立克次体所致的急性感染性疾病。潜伏期 7~10 日,有发热和头痛,热程平均 1 周。蜱叮咬处有与恙虫病相似的焦痂,附近淋巴结肿大,伴疼痛、触痛。澳洲斑点热与南欧热的临床表现类似,但斑丘疹可伴有水疱。外斐试验 OX_2 阳性、OX_{19} 弱阳性、OX_K 阴性,可与恙虫病相鉴别。也可从患者血中用组织培养或豚鼠接种分离出病原体。多西环素、四环素和氯霉素等有良效。

(五)立克次体痘　是小蛛立克次体引起的感染性疾病,通过鼠咬感染人类。潜伏期 9~12 日,起病急骤,伴发热寒战、头痛、背及关节痛。热程约 1 周,病程第 1~3 日开始出现斑丘疹,数日后变成疱疹,继而干燥成黑痂,脱落时不留瘢痕。发热前 1 周被蜱叮咬处有焦痂,局部淋巴结常肿大,有触痛,需与皮肤炭疽病鉴别。根据血清补体结合试验阳性可作出诊断,组织活检、分子生物学试验也可协助诊断。多西环素治疗有效,预后良好。血清流行病学调查显示,我国内蒙古草原地区也可能存在本病,鼠为主要传染源,螨是传播媒介,消除鼠患是最主要的预防措施。

(六)前苏联传染性肾病肾炎　是以蜱为传播媒介的,由巴甫洛夫斯基立克次体引起的,以肾损害为主的急性传染病,每年 6—8 月流行于前苏联某些地区。急性起病,发热 38.5~40℃,有面部潮红、咽痛、结膜和巩膜充血,伴背痛、乏力,恢复较慢。尿检查有蛋白、红、白细胞及管型。可用多西环素、四环素和氯霉素及对症治疗。从患者血中和死亡病例的脑、垂体和肝脏等中可分离出病原体。

(七)埃立克体病　1986 年在美国阿肯色州报道了首例病例,目前分离出的病原体包括查菲埃立克体(Ehrlichia chaffeensis),尤因埃立克体(Ehrlichia ewingii),犬埃立克体

(*Ehrlichia canis*)。病原体主要侵犯人体巨噬细胞和单核细胞。此病流行于美国中西部。调查发现,我国云南军犬及人群中抗查菲埃立克体抗体阳性率可达 5%~6%,提示我国也有埃立克体自然感染存在。本病临床表现类似于斑点热群立克次体病,有发热、头痛、皮疹等。诊断依靠血清学和分子生物学检查。治疗首选多西环素,预后良好。

推荐阅读

1. ADEM P V. Emerging and re-emerging rickettsial infections[J]. Semin Diagn Pathol,2019,36(3):146-151.
2. 张丽娟. 我国人畜共患无形体病防治面临的挑战:诊断与经验治疗[J]. 热带病与寄生虫学,2016,14(1):1-31.

第八章 衣原体感染

刘 莉 潘孝彰

第一节 概 述

衣原体(*chlamydia*)是一类非运动性、革兰氏阴性、专性细胞内生长的病原体,在光学显微镜下可见,其中 11 种对人与动物致病,主要为沙眼衣原体、肺炎衣原体和鹦鹉热衣原体。衣原体所引起的疾病有些和非感染性疾病有关,所以日益引起重视。

【生物学特性】

衣原体能通过细菌滤器、在细胞内寄生、有独特生活周期。以往认为衣原体是一种大型病毒,但其与 RNA 和 DNA 病毒不同,细胞壁与典型革兰氏阴性菌的细胞壁结构非常相似。但衣原体缺乏肽聚糖,结构完整性取决于外膜蛋白的二硫键结合。衣原体具有两相生活周期,没有合成高能化合物 ATP、GTP 的能力,必须由宿主细胞提供。

衣原体与病毒及细菌的异同点见表 10-8-1-1。

表 10-8-1-1 病毒、衣原体及细菌之比较

特点	病毒	衣原体	细菌
大小/nm	15~350	200~400	300~3 000
形态	球形	多形性	多形性
专性细胞内寄生	是	是	否
核酸	DNA 或 RNA	DNA+RNA	DNA+RNA
细胞壁	无	有	有
繁殖	复制	周期性二分裂	二分裂
核糖体	无	有	有
代谢酶	无	有	有
包涵体形成	有	有	无
对抗菌药物	不敏感	敏感	敏感

衣原体的繁殖周期包括两个不同的病理形态:原体(elementary body,EB),直径为 0.3nm,中央有致密类核结构,具感染性,可在细胞外生存;原体进入宿主细胞后,细胞的胞质膜包绕原体,15~20 小时后,原体逐渐增大为网状体(reticulate body),为代谢活跃的繁殖型衣原体,通过二分裂增殖 20 小时后发展为中间体,最终形成新的子代原体。网状体存在于细胞内,不具有传染性。

衣原体能在 6~8 日龄鸡胚、鸭胚的卵黄囊中繁殖,从中可检出原体、网状体等包涵体成分。另也可用 HeLa 细胞或 McCoy 细胞培养分离病原。

衣原体对热较敏感,56℃ 5~10 分钟即可灭活,常用消毒剂如 0.1%甲醛、0.5%苯酚(石炭酸)、1:2 000 汞及 90%乙醇等均能杀灭衣原体。

【分类】

衣原体含有共同的群抗原(即补体结合抗原),依其抗原性质、形态和胞质中所含糖原的不同,可分为三类。

(一)沙眼衣原体(又称Ⅰ属或 A 亚型衣原体) 形成的包涵体较坚硬,占据了宿主细胞核的位置,含致密的糖原;沙眼衣原体对磺胺药如磺胺醋酰钠敏感。

(二)鹦鹉热衣原体(又称Ⅱ属或 B 亚型) 包涵体较大,分布于细胞核周围,不含糖原。依据糖原染色及包涵体的形态,可与沙眼衣原体进行鉴别,近来还可用单克隆抗体来鉴别。鹦鹉热衣原体对磺胺耐药。

(三)肺炎衣原体 即 TWAR。沙眼及鹦鹉热衣原体的脂多糖抗原相同,10%的 DNA 同源。而 TWAR 的 DNA 则与以上两者无关,限制性内切酶也不同。

沙眼衣原体分为 3 个生物型,进一步分为 15 个血清型。鹦鹉热及肺炎衣原体各含一个血清型。沙眼生物变种(血清型 A~C)是发展中国家非先天性失明的主要原因,而生殖道生物变种(血清型 D~K)是最常见的性传播病原体。在女性中,70%~80%的生殖道沙眼衣原体感染是无症状的,但 15%~40%会上行到上生殖道,导致严重的后遗症,包括盆腔炎、不孕症和异位妊娠。性病性淋巴肉芽肿(LGV)生物型(血清型 L1~L3)可引起侵袭性泌尿生殖道或肛肠感染。沙眼衣原体感染也有助于 HIV 的传播,并与宫颈癌有关。D、E、F、G 和 H、I、J、K 还分别导致包涵体结膜炎和婴儿肺炎。肺炎衣原体引起呼吸道

感染,约占社区获得性肺炎的10%,与哮喘、动脉粥样硬化和关节炎等多种慢性疾病有关。

各种衣原体所致疾病见表10-8-1-2。

表10-8-1-2 衣原体所致疾病

衣原体血清型	疾病
A、B、Ba、C	沙眼
D、E、F、G	包涵体结膜炎
H、I、J、K	婴儿肺炎
D、E、F、G、H、I、J、K	非淋球菌性尿道炎(NGU)
L$_1$、L$_2$ 和 L$_3$	性病淋巴肉芽肿(LGV)
鹦鹉热衣原体	鹦鹉热
肺炎衣原体	TWAR 所致肺炎

其他由衣原体引起的疾病有:附睾炎、直肠炎、黏液脓性宫颈炎、子宫内膜炎、前庭大腺炎、输卵管炎、肝周围炎、赖特综合征、结膜炎等。衣原体与冠心病间也存在一定的关系。

【发病机制】

沙眼衣原体能引起慢性、临床上无症状的感染。衣原体生活周期持续时间为48~72小时,生殖系统衣原体感染的潜伏期一般为1~3周。沙眼衣原体通过黏附素(adhesin)黏附到宿主细胞表面,衣原体自身分泌的蛋白质可穿透细胞膜,衣原体可通过细胞吞饮的方式进入宿主细胞的胞质。沙眼衣原体的靶细胞为眼结膜、泌尿生殖道黏膜、女性子宫颈、直肠等的上皮,还可侵犯附睾、前列腺及新生儿呼吸道柱状上皮细胞。机体反应因组织器官及病原的不同而异。眼和泌尿生殖道感染后,局部有浆细胞浸润,其后黏膜下淋巴细胞和巨噬细胞聚集,形成淋巴滤泡,眼结膜上皮增生导致乳头增生肥大,继而纤维组织增生,形成瘢痕。

沙眼衣原体在细胞内不断复制可导致细胞死亡,如持续存在可引起细胞损伤。毒性反应比较少见。临床表现主要是由于免疫病理机制或宿主对病原体的非特异性反应所致。机体对衣原体的毒素产生细胞免疫和体液免疫应答。致病抗原有热休克蛋白、脂多糖及外膜蛋白等,这些均可诱导单核、巨噬、肺泡上皮等细胞产生白细胞介素(如IL-1、IL-6、IL-8、IL-12等)和肿瘤坏死因子,这些炎性细胞因子能引起组织的炎性反应。此外,衣原体的DNA引物酶,富含半胱氨酸的OMcB蛋白,均可导致免疫病理损伤。衣原体的热休克蛋白与其他细菌的相似蛋白及人的热休克蛋白有着相似的抗原表位,可使宿主致敏,再次感染可导致宿主细胞损伤。

衣原体感染后可诱导产生血清抗体,但与保护性无关,而与疾病严重程度有关。

【诊断】

传统的作为诊断“金标准”的鸡胚细胞和组织培养方法已经被非培养的检测方法所取代。

(一)特异性核酸检测 核酸扩增试验(the nucleic acid amplification test,NAAT)已作为首选,其敏感性(85%)及特异性(94%~99.5%)均高,晨尿、宫颈拭子及男性尿道拭子等均可作为检测标本。也可用于疾病的筛查。

(二)病原检测 ①细胞分离培养:采用McCoy、HeLa229、FL、HL等进行细胞培养,敏感性80%~90%,可作为“金标准”,但临床试验室应用较少;②鸡胚分离培养:选7~8日龄的鸡胚进行实验,对注入标本2日后死亡的鸡胚进行解剖,标本行吉姆萨染色,可检出病原;③涂片检查结膜,用吉姆萨或单克隆抗体染色,寻找包涵体。宫颈涂片也可用单克隆抗体(荧光)寻找抗原颗粒。

(三)抗体检测 血清学检测有助于沙眼衣原体引起的性病淋巴肉芽肿和新生儿肺炎的诊断。对于宫颈、尿道和下生殖道的单纯性生殖道感染或无症状个体的沙眼衣原体筛查,不建议进行血清学检测。常用方法有以下几种:①微量间接免疫荧光抗体试验,是诊断肺炎衣原体感染最敏感的方法之一。若双份血清效价呈4倍及以上增加,或单份血清IgM抗体效价≥1:16,或IgG抗体效价≥1:512,可诊断为急性感染。既往感染者的IgG抗体效价介于1:(8~256)。②直接荧光抗体测定(DFA):可以检测衣原体各种类型的标本。特异性抗体如HSP60、CT443和CT381抗体的检测可以作为输卵管不孕的预测指标。③补体结合试验(CFT):适用于LGV、鹦鹉热及肺炎衣原体感染的诊断,仅使用脂多糖作为抗原,敏感性较低。

【治疗】

治疗衣原体首选阿奇霉素、多西环素等,红霉素、氟喹诺酮类如左氧氟沙星、加替沙星、莫西沙星等也有效。β-内酰胺类、氨基糖苷类抗生素、万古霉素等均无效。有效治疗的疗程需7日或更长,在淋球菌和衣原体双重感染的患者,由于选用β-内酰胺类抗生素进行治疗,可导致衣原体的持续存在,最终导致衣原体对阿奇霉素耐药。

第二节 肺炎衣原体感染

肺炎衣原体(*C. pneumoniae*)是近来确定的衣原体新种,可引起上、下呼吸道感染。目前命名为肺炎衣原体(TWAR)。TW$_{183}$株于1965年首先在中国台湾一例沙眼样患者的眼中分离出,而AR$_{39}$株在美国一位上呼吸道感染患者中分离出,经研究发现此两株属同一种,1989年被命名为TWAR。

该病原所致肺炎的临床表现并无特殊(参见第十三篇“呼吸系统疾病”)。

第三节 其他衣原体感染

(一)沙眼(trachoma) 表现为结合膜乳头增生及滤泡生成,瘢痕形成及角膜血管翳等,沙眼病情轻重与衣原体型别无关,而和频繁重复感染相关。

沙眼及包涵体结膜炎的治疗全身用药采用阿奇霉素

(20mg/kg 单剂口服),局部可用 1.5%阿奇霉素、0.5%金霉素滴眼,夜间用四环素或红霉素软膏。

(二) 泌尿生殖系统感染　50%~60%的男性非淋菌性尿道炎(nongonococcal urethritis,NGU)由沙眼衣原体感染引起,其中 20%症状不明显,可有尿频、尿急、排尿不畅、尿道黏膜充血及分泌物增加等,合并前列腺炎者表现为尿频、排尿困难及会阴部疼痛。

女性患者以宫颈感染最为常见(约 80%),表现为子宫颈炎及宫颈糜烂,部分患者可同时合并尿道感染。如治疗不及时,可出现上行感染,发展为子宫内膜炎、输卵管炎及盆腔炎,可有发热、腹痛及阴道出血等,易导致不孕、宫外孕及慢性疼痛。妊娠期感染可导致流产、早产、死胎及产后盆腔炎,并经产道感染新生儿,感染率可高达 50%~70%。

推荐的治疗:阿奇霉素 1.0g,单剂口服,或多西环素100mg/次,每日 2 次,7 日 1 疗程,此二药的疗效相似。替代方案:氧氟沙星 300mg 或左氧氟沙星 500mg,一日 1 次,疗程 7 日;红霉素 500mg/次,一日 4 次,疗程 7 日,适用于不能耐受阿奇霉素的孕妇。

(三) 性病性淋巴肉芽肿(lymphogranuloma venereum, LGV)　又称第 4 性病,是由沙眼衣原体 L1、L2 和 L3 血清型所致的生殖器溃疡性疾病。LGV 分布于全世界,以热带和亚热带多见,近年来温带地区男男同性恋中报道的病例逐渐上升。通过性接触直接传播。患者多为青壮年,男女比例约 5:1。潜伏期通常为 10~15 日,可更短或更长。

与沙眼衣原体其他血清型主要导致局限于黏膜的炎性感染不同,LGV 主要侵犯淋巴组织,造成淋巴组织增生,并伴随原发病灶沿着引流的淋巴组织的扩散。可导致淋巴管炎,淋巴结内多处出现坏死并形成脓肿。

1. **初期**　阴茎冠状沟、包皮内侧、阴唇、阴道或子宫颈出现小丘疹或水疱,称为初疮。初疮很快破溃成溃疡,常为单个,也可多个,直径 2~3mm,溃疡外围红晕,无自觉症状。数天后病灶自然愈合,不留瘢痕。

2. **中期**　在原发感染 2~6 周后感染通过局部淋巴结扩散。和其他衣原体导致的轻度感染不同,LGV 可导致严重的炎症反应和侵袭性感染,常伴全身症状。男性患者症状表现为浅表和深部腹股沟淋巴结炎症。腹股沟淋巴结肿大并融合成大的团块,与周围组织粘连,肿大的淋巴结团块中间有凹陷的沟槽,将淋巴结团块分成上、下两个部分,形成特征性的沟槽征,最终形成横痃(非对称性腹股沟淋巴结肿痛)。淋巴结很快化脓穿孔,形成瘘管,流出黄色浆液性或血性脓液。皮肤表面似喷水壶样,需数月方能愈合,并留下凹陷性瘢痕。有时会先出现一侧横痃化脓,而另一侧后出现的横痃不再化脓、穿孔,称顿挫型性病性淋巴肉芽肿横痃。口咽 LGV 主要影响颈部淋巴结,见于男男同性恋患者。

女性生殖器部位的淋巴引流途径与男性不同,且初疮部位常位于阴道内,这些部位的淋巴流向肛门直肠淋巴结和髂淋巴结,表现为肛肠综合征,可导致直肠和腹膜后炎性肿块,临床可能误诊为癌性包块。患者可有肛门分泌物、疼痛、便秘、发热和/或里急后重。可有出血性直肠结肠炎及直肠周围淋巴组织增生,可能被误认为炎性肠病。并发症包括慢性直肠瘘和狭窄。

患者常有轻重不一的全身症状如发热,头痛,关节痛,全身不适,肝、脾大等。有时出现多形红斑或结节性红斑等皮肤损害。

3. **晚期**　即生殖器纤维化和狭窄,如早期感染不治疗或治疗不彻底,1~2 年后可出现。由于外生殖器及周围淋巴结炎症和淋巴管阻塞,出现外生殖器象皮肿。象皮肿的部位在男性多为阴茎和阴囊。女性则常见于大、小阴唇和阴蒂,往往十分严重。并发症还包括肛门瘘、直肠狭窄、冷冻骨盆和不孕不育。另外,直肠和直肠周围病变造成萎缩性瘢痕和直肠狭窄,导致排便困难。肛指检查可发现肠壁增厚,肠腔狭窄,有坚实的肿块。最严重的并发症为外阴腐蚀性疮。

实验室诊断见本章第一节"概论"。

性病性淋巴肉芽肿主要应与硬下疳、软下疳的横痃鉴别:硬下疳病原为梅毒螺旋体,横痃质硬,很少破溃,不痛,可查到梅毒螺旋体。软下疳病原为杜克雷嗜血杆菌,其横痃疼痛明显,瘘管单个。腹股沟肉芽肿,主要表现是外生殖器及其周围组织出现匐行性溃疡,不痛,局部淋巴结不肿大,肉芽肿损害中可查到杜诺瓦小体。

泌尿生殖系统感染的治疗:①多西环素 0.1g,每日 1~2 次,连服 3 周;②阿奇霉素 1g,每周 1 次,连续 3 周;③红霉素 0.5g,每日 4 次,连服 3 周(可用于妊娠妇女)。

波动的淋巴结不宜切开引流,应抽吸脓液。晚期出现的象皮肿和直肠狭窄酌情考虑外科手术疗法。

第四节　衣原体与各种内科疾病的关系

20 世纪以来,陆续发现衣原体与心血管、呼吸道及神经系统疾病均相关。约 50%的衣原体感染可自愈,但长期慢性感染可导致炎症反应后遗症包括盆腔炎症疾病、不孕不育、失明、关节炎、哮喘及动脉粥样硬化等。

(一) 慢性阻塞性肺疾病(COPD)　目前认为该病与衣原体相关,依据有:痰中抗衣原体分泌型 IgA 增多;通过 PCR 可检出痰中衣原体 DNA;外周血单个核细胞及活检组织中可检测到衣原体,此外,人体内有衣原体的免疫复合物。

衣原体 HSP 可通过诱导 IL-1、TNF-α 及基质金属蛋白酶(MMP)引起气道慢性炎症。衣原体感染可以激活气道内皮及上皮细胞中的 IL-8、IFN-γ 和 NF-κB,后者使编码炎症细胞因子的基因上调。

(二) 支气管哮喘(asthma)　流行病学和临床研究表明衣原体感染与哮喘、哮喘急性加重和严重的慢性哮喘之间存在关联。持续肺炎衣原体感染可导致气道炎症和高反应性。引发哮喘的致病机制可能为:①抗肺炎衣原体 IgE 抗体引起化学介质的释放,导致支气管痉挛,气道炎症;②衣原体诱导气道平滑肌细胞产生 IFN-β、IL-6 和碱性成纤维细胞生长因子(bF-GF),这些都参与哮喘的发生。

（三）反应性关节炎　近年来发现衣原体感染是"人类白细胞抗原B27相关关节炎"的诱发因素,该病是继发于身体各部位感染后、免疫介导的炎性关节病,通常在机体感染2~4周后发病,常见感染部位有泌尿生殖道、消化道和呼吸道,衣原体是最常见的病原体。电镜显示患者关节滑膜中存在衣原体,PCR方法也可检测到衣原体DNA。

（四）动脉粥样硬化　血清流行病学研究表明,动脉粥样硬化患者中肺炎支原体抗体的阳性率较高。此外,通过培养、免疫组化染色和PCR的方法在动脉粥样硬化斑块中发现了肺炎支原体。在冠心病患者中肺炎衣原体抗体检出率为58%~77%。动物研究表明支原体感染可引起或促进动脉粥样硬化的进展,少数动物研究表明抗生素可预防动脉粥样硬化,但大规模随机试验未能证明肺炎衣原体治疗可预防心血管事件或降低死亡率。所以不建议使用抗生素来预防动脉粥样硬化性心血管事件。肺炎衣原体引起及促进动脉粥样硬化的可能机制是:肺炎衣原体先感染肺泡巨噬细胞,后病原从局部释放,随血流再感染远处血管内皮细胞、平滑肌细胞及单核巨噬细胞,并在细胞内增殖,导致炎症细胞聚集、致凝作用增强、纤溶能力减弱,炎症与高凝状态持续存在,促成动脉粥样斑块形成;此外,IL-6和基础纤维细胞原生长因子(DFGF)水平的升高,也促进纤维斑块形成。

（五）心肌炎　由于鼠心肌特异性α肌浆蛋白重链与3种衣原体的外膜蛋白具有同源性,给鼠注射衣原体后,会引起针对自身心肌的免疫反应,造成自身免疫性心脏病。但在人体上尚未证实。

（六）神经系统疾病　肺炎衣原体感染与多发性硬化和阿尔茨海默病的发病有关,一些研究表明,在受影响的神经组织中,肺炎衣原体的检出率较高。曾有报告17例多发性硬化患者中有半数脑脊液中有肺炎衣原体感染。有64%培养出肺炎衣原体。机体在感染肺炎衣原体时,免疫细胞会把髓鞘组织当成靶细胞进行攻击。

推荐阅读

ELWELL C,MIRRASHIDI K,ENGEL J. Chlamydia cell biology and pathogenesis[J]. Nat Rev Microbiol,2016,14(6):385-400.

第九章　支原体感染

刘　莉　潘孝彰

第一节　概　　述

支原体(*mycoplasma*)为迄今发现最小、最简单的原核微生物,唯一的细胞器是核糖体,支原体类似细菌但缺乏细胞壁,能在无生命的人工培养基上生长繁殖。支原体广泛分布于自然界,为各种动植物的常见致病病原体和定植微生物。目前已知肺炎支原体、溶脲脲原体、人型支原体及生殖道支原体对人有致病性。肺炎支原体引起呼吸道感染和肺炎;溶脲脲原体、生殖道支原体和人型支原体则引起泌尿生殖道感染;人型支原体还可引起伤口感染;发酵支原体在免疫缺陷者中可造成严重的全身感染。

【生物学特性】

支原体、细菌、病毒及立克次体同属原生生物门,分属不同纲,支原体归入柔膜体纲。支原体目下有三个科,其中无胆甾原体科在培养时无需外源性胆固醇,而支原体科及螺原体科则需要。上述3个科中,与人类疾病有关的均来自支原体科,即该科支原体属内的肺炎支原体、人型支原体、生殖道支原体和发酵支原体,另一为脲原体属中的溶脲脲原体。支原体与其他微生物的鉴别见表10-9-1-1。

表 10-9-1-1　支原体与其他微生物的鉴别

特点	支原体	细菌	立克次体	衣原体	病毒	真菌
无细胞培养基中	能生长	能生长	不能生长	不能生长	不能生长	能生长
细胞壁	无	有	有	有	无	有
核糖核酸	含DNA与RNA	含DNA与RNA	含DNA与RNA	含DNA与RNA	仅含一种	含DNA与RNA
培养基中的胆固醇	需	不需	不需	不需		不定

支原体为短杆状体(10nm×200nm),无细胞壁,外覆有含固醇的膜。它们不受细胞壁抑制的抗菌药物如β-内酰胺的影响。在组织培养中,支原体是细胞内的;但在体内,感染主要是细胞外的,影响上皮细胞及其细胞器,如纤毛。呼吸道上皮的附着通过特殊的顶端细胞器中的末端黏附蛋白来实现。

【发病机制】

支原体通过特殊的顶端细胞器中的末端黏附蛋白附着于呼吸道纤毛上皮细胞纤毛的底部,即使不进入细胞,也能通过各种途径造成细胞组织损害。肺炎支原体可产生过氧化氢和超氧化物导致细胞损伤。支原体还会引起淋巴细胞、巨噬细胞激活,诱导细胞因子及趋化因子的产生,造成损害。支原体可以通过宿主自身免疫反应及炎症反应产生病理损害。由于宿主组织中存在与支原体相似的抗原成分,宿主产生对支原体的抗体的同时也损害自身组织,再者因为支原体能改变某些组织细胞膜的抗原结构,使机体产生自身抗体,也会造成组织损害。支原体的种特异性生物膜可帮助其逃避机体免疫系统的攻击及抗生素的渗透。

【诊断】

(一)**特异性核酸检测** 核酸扩增试验(NAAT)检测支原体 DNA 已作为首选,可从痰液、尿液、宫颈涂片及精液中检测支原体 DNA,此法还可评价治疗效果。NAAT 无法鉴别活动性感染者和无症状病原携带者。鼻咽拭子标本可应用基于多重PCR 的检测方法。

(二)**培养与生化反应** 支原体缺乏细胞壁,无法进行革兰氏染色。支原体为兼性厌氧微生物,在 5%~10%CO_2、80%~90%湿度条件下,生长较好。培养需要特殊的培养基(需含血清、卵黄等)。支原体在培养基上生长需要 2~3 周,因此临床实验室极少进行支原体培养。常见支原体的生化反应见表 10-9-1-2。

表 10-9-1-2　人体常见支原体的生化反应特点

生化反应	人型支原体	肺炎支原体	溶脲脲原体	口腔支原体	发酵支原体
发酵葡萄糖	-	+	-	-	+
分解精氨酸	+	-	-	+	+
分解尿素	-	-	+	-	-
吸附红细胞	-	+	-	-	-

注:+阳性;-阴性。

(三)**抗体及抗原检测** 作为分子检测方法的替代或补充,可检测支原体 IgM 及 IgG 抗体。恢复期 IgG 抗体滴度 4 倍升高可作为诊断依据。支原体感染后 7 到 9 天出现 IgM 抗体,如血清中检测到高水平的 IgM 抗体也有助于诊断的确立。血清抗体检测方法的特异性较低,单次的 IgM 抗体阳性加上单次的病原体 NAAT 检测阳性可确立诊断。此外,应用单克隆抗体通过 ELISA 试验从患者痰、鼻洗液或支气管灌洗液中检测支原

体的分子量约 43 000 的多肽或分子量 190 000 的 P1 蛋白。

【治疗】

支原体缺乏细胞壁,故作用于细胞壁的抗生素,如β-内酰胺类抗生素均无效,青霉素类及头孢菌素类皆不可采用。应首选通过抑制蛋白合成和核糖体翻译产生抗菌作用的大环内酯类或四环素类抗生素,也可选择喹诺酮类中的左氧氟沙星和莫西沙星。以往肺炎支原体感染的治疗以红霉素等为首选。但 2000 年起,在亚洲出现耐大环内酯肺炎支原体,其中日本的耐药率高达 69%~73%,中国为 69%~97%,韩国 30%,美国 8.2%。因此,应根据患者的合并症、药物相互作用及可能存在的大环内酯类耐药选择药物。

【预防】

肺炎支原体肺炎可引起暴发流行,曾有人设计疫苗进行预防,但保护率仅 50%,抗生素预防也无系统报告。

第二节　肺炎支原体感染

肺炎支原体(*Mycoplasma pneumoniae*)主要引起肺炎,在支原体属中能引起人类肺炎的只有肺炎支原体,占非细菌性肺炎的 1/2 左右。以间质性肺炎为主,有时并有支气管肺炎,从前称为原发性非典型肺炎(primary atypical pneumonia)。肺炎支原体感染后症状轻重不一,轻者无任何症状。部分患者有头痛、发热、咳嗽等呼吸道症状。也有引起死亡的个别报道。免疫复合物和自身抗体会导致心血管、神经系统和皮疹等症状。(参见第十三篇"呼吸系统疾病")。

第三节　泌尿生殖道支原体感染

在泌尿生殖道中可以分离出 7 种支原体属及脲原体属微生物,其中溶脲脲原体(*M. ureaplasma*)、人型支原体(*M. hominis*)及生殖道支原体(*M. genitalium*)均可引起人类泌尿生殖系统感染。

【病原】

溶脲脲原体的培养及鉴定方法,参见本章第一节"概论"。溶脲脲原体的生长有其特点,培养的最佳环境为 pH 6.0 以下,所含尿素酶可将尿素分解为氨,人型支原体则可分解精氨酸产氨,它们的分解物均为碱性,可提高 pH,用指示剂能显示。溶脲脲原体的培养需时较短,仅 1~2 日,而人型支原体则需 1 周。溶脲脲原体的菌落较小,而人型支原体则较大。

溶脲脲原体有 14 个血清型,根据 DNA 扩增片段的大小将 14 个血清型标准株划分成两个生物群,其中生物 1 群包括 1、3、6、14 共 4 个标准株血清型,而生物 2 群则由其他 10 个标准株血清型组成。人型支原体有 7 个血清型。

【流行病学】

溶脲脲原体和人型支原体是性活跃期男性和女性生殖道的定植微生物。女性的定植率高于男性,女性阴道的定植率随

着青春期后性伴侣的数量增加而上升。成年健康女性的宫颈或阴道分泌物中,80%可检出溶脲脲原体,50%可检出人型支原体。男性的检出率约25%。可从1/3女婴的生殖器中分离到,经阴道产者多见,男婴的检出率低。成人生殖道中的支原体分离率与性交有关,此外,还与年龄、种族、社会经济地位、避孕方式、宫内节育器使用和生理周期(月经期、更年期及妊娠期)有关。

新生儿呼吸道中溶脲脲原体的检出率为15%,检出率的高低与母体感染率相关。新生儿带"菌"时间约为2年,女婴持续带"菌"时间较长;新生儿约6%可检出人型支原体。

生殖道支原体于1980年被发现,该病原占非淋球菌尿道炎的15%~25%,在非衣原体尿道炎中占20%~25%。

【临床表现】

(一)非淋球菌尿道炎(nongonococcal urethritis,NGU)　支原体可黏附于尿道上皮细胞,释放的毒素可损害细胞膜,导致细胞破裂。溶脲脲原体和生殖道支原体是NGU的病因之一,后者与NGU的联系尤其紧密。由于正常人中也能分离出溶脲脲原体,故应鉴别该溶脲脲原体是致病因素还是定植。

(二)前列腺炎和附睾炎　生殖道支原体可从尿道逆行感染,引起前列腺炎或附睾炎。

(三)肾盂肾炎　约5%的急性肾盂肾炎与人型支原体有关,尤其在阻塞存在的情况下。人型支原体还可引起慢性肾盂肾炎急性发作。

(四)盆腔炎　潜伏于宫颈黏膜皱襞中的生殖道支原体可大量繁殖,导致宫颈炎,继而上行引起子宫内膜炎、子宫肌炎、输卵管卵巢炎、盆腔结缔组织炎、盆腔脓肿等,10%~30%的宫颈炎患者可分离出生殖道支原体。

(五)输卵管炎　用间接血凝试验能在50%的急性输卵管炎患者中测得人型支原体抗体,而正常人仅10%,该病原可引起自限性输卵管炎及子宫旁炎。

(六)流产后发热及产后热　流产后发热和产后热的患者血液中可发现溶脲脲原体和人型支原体,其中人型支原体常见,见于约10%的患者。人型支原体可引起子宫内膜炎。

(七)不孕和不育症　泌尿生殖道的支原体感染与不孕不育症有关,尤其是溶脲脲原体感染。研究报道溶脲脲原体在不明原因不孕妇女中的检出率明显高于有生育能力的妇女。在不育男性精液中检出率达10%~40%。

(八)新生儿感染　患菌血症的新生儿血液中可分离出溶脲脲原体和人型支原体,尤其是早产儿。可导致新生儿菌血症,造成其他合并症如脑膜炎或肺炎。

(九)成人泌尿生殖道外器官组织感染　主要见于免疫缺陷者,尤其是那些先天抗体缺陷者、恶性肿瘤患者及器官移植的受者,可导致呼吸道感染、中枢神经系统疾病及关节炎、骨髓炎、菌血症、心内膜炎等。低球蛋白血症患者持续人型支原体感染可引起慢性膀胱炎。还可从关节炎、滑囊液中分离出该病原。泌尿生殖道支原体可能是HIV感染和进展的协同因子,能增强HIV在外周血单核细胞中的复制。

【治疗】

支原体感染治疗药物的选择、给药途径、剂量及疗程取决于患者的类型(新生儿、儿童或成人)、临床状况(泌尿生殖道感染、血流或中枢神经系统感染)、患者的免疫状况及感染的严重程度。治疗方案的选择可参考体外敏感性报告,目前并没有统一的治疗指南。

肺炎支原体肺炎的治疗参见呼吸系统疾病,这里仅讨论支原体导致的其他组织器官系统的感染。泌尿生殖系统的感染可由溶脲脲原体、生殖道支原体和人型支原体引起,治疗的药物可选用大环内酯类、四环素族及氟喹诺酮类等,但三种病原对药物的反应略有不同。

溶脲脲原体感染,可选用大环内酯类如阿奇霉素1g,单剂治疗,或红霉素500mg/次,每天4次,连服7天;四环素类如多西环素100mg/d,每天1~2次,连服7天;氟喹诺酮类左氧氟沙星500mg/d或莫西沙星400mg/d,连续7天。溶脲脲原体对克林霉素、氨基糖苷类、磺胺及所有的β-内酰胺类抗生素均耐药。

生殖道支原体感染,首选大环内酯类,其中阿奇霉素的抗菌活性强于红霉素和克拉霉素,也可选择氟喹诺酮类、四环素类及克林霉素。阿奇霉素的抗菌活性比四环素类和氟喹诺酮类强至少100倍以上。推荐阿奇霉素1g单剂治疗,阿奇霉素多剂治疗方案(第1天500mg,第2~5天250mg/d)并不优于单剂方案;另可选用多西环素和氟喹诺酮类,效果良好。

人型支原体引起的感染,四环素类为首选,如多西环素100mg/d,连服7天;若出现耐药,可改用林可霉素。也可选择氟喹诺酮类(左氧氟沙星和莫西沙星)。

推荐在疗程完成后4~6周进行随访及复查。

新生儿人型支原体感染可选择克林霉素、多西环素,溶脲脲原体感染选择阿奇霉素(10mg/kg)或克拉霉素,疗程通常10~14天。对于妊娠妇女和儿童,人型支原体感染可选择克林霉素,溶脲脲原体感染选择大环内酯类如阿奇霉素。对于免疫缺陷者的支原体感染,首选氟喹诺酮类(莫西沙星400mg口服或静脉应用,每天1次,或左氧氟沙星500mg口服或静脉应用,每天1次),也可选择多西环素,首剂200mg,然后100mg口服或静脉应用,每天2次。疗程需根据感染的部位、严重程度及患者的免疫状况确定,有时需要数周甚至数月。

推荐阅读

TAYLOR-ROBINSON D. Mollicutes in vaginal microbiology: Mycoplasma hominis, Ureaplasma urealyticum, Ureaplasma parvum and Mycoplasma genitalium[J]. Res Microbiol, 2017, 168(9/10): 875-881.

第十章　细菌性疾病

第一节　概　　述

王明贵　汪　复

细菌性感染仍是严重危害人类健康的常见疾病之一,细菌性感染包括具有传播性的传染病,也包括不具传播性的感染性疾病如细菌性肺炎、尿路感染等,后者涉及临床各科。近20年来,细菌对抗菌药物的耐药性上升迅速,细菌耐药已成为全球性问题,某些耐药细菌感染几乎无药可用,严重影响感染性疾病的预后。

根据生长条件的不同,细菌分为需氧菌与厌氧菌;根据革兰氏染色及形态,分为革兰氏阴性菌与革兰氏阳性菌;还有一些需要特殊培养条件的细菌如分枝杆菌、诺卡菌、放线菌等。目前临床分离的所有细菌中,革兰氏阴性菌的构成比显著高于革兰氏阳性菌,革兰氏阴性菌对各类抗菌药的耐药性高,出现了几乎对所有抗菌药物耐药的广泛耐药(extensive drug resistance,XDR)细菌及对所有抗菌药物耐药的全耐药(pan-drug resistance,PDR)细菌,给临床治疗带来了很大挑战。下列病原微生物所致的感染亦需抗菌药物治疗,包括螺旋体、支原体、衣原体及立克次体等,由于这些微生物特性与细菌有较大不同,引起的感染性疾病及抗微生物治疗也有别于细菌所致者,因而这些病原微生物所致感染性疾病另列章节叙述。

各种细菌感染的发病机制不同,例如肺炎链球菌肺炎、金黄色葡萄球菌脓肿是化脓性感染;结核分枝杆菌引起肺部肉芽肿感染;产气荚膜梭菌、白喉棒状杆菌外毒素引起组织破坏;幽门螺杆菌在胃中持续存在可引起胃腺癌。细菌在宿主体内生长、致病或共生需要有一个适应过程,某些细菌在宿主体内的适应性不强,只有在宿主免疫功能减低时才具有致病力,此类细菌称为条件致病菌。

细菌可引起各类全身及局灶性感染,全身性感染性疾病往往有发热,可出现畏寒、寒战,具有各类感染的特征性症状,如尿路感染常出现尿频、尿急、尿痛为表现的尿路刺激征。急性细菌性感染患者,外周血白细胞及中性粒细胞比例通常增高,有毒血症者也可能减低,红细胞沉降率(简称血沉)、血降钙素原、C反应蛋白等炎性指标上升,这些指标可用于全身性细菌感染的诊断及鉴别诊断。

对细菌感染的诊断分为临床诊断与病原学诊断,明确是否存在细菌感染对抗菌药物的合理应用至关重要,只有明确细菌感染者,方有应用抗菌药物的指征。对于发热患者,在使用抗菌药物前需与病毒性感染、非感染性疾病(包括肿瘤性疾病如淋巴瘤、结缔组织病如血管炎)鉴别。病原学诊断的目的是明确引起感染的细菌菌种及其抗菌药物敏感性,以开展针对性的抗菌治疗,但病原学诊断比临床诊断更为困难,临床医师应在使用抗菌药物前先留取标本送检,以提高培养阳性率;培养阳性时尚需要根据临床情况,鉴别是致病菌还是寄殖菌。

细菌感染的治疗分为经验治疗与病原治疗,经验治疗是根据感染部位、感染来源、基础疾病、既往用药等临床信息,推断最可能的病原体及其耐药性,并制订抗菌治疗方案。病原治疗是在明确病原及其药物敏感性后,进行针对性的抗菌治疗。显然病原治疗优于经验治疗,但由于细菌感染的病原学诊断率低,临床采用经验治疗的概率显著高于病原治疗。

不同的细菌感染使用不同的抗菌药物,目前临床使用的抗菌药物有150种之多,掌握抗菌药的药效学及药动学特性、临床使用适应证及其不良反应对提高细菌感染的临床疗效至关重要。临床医师需要了解各类常见细菌的耐药性及其变迁,特别是需要了解当地及所在医院的耐药性,以指导临床用药。因而细菌感染的诊断与治疗涉及多个学科:临床学科、临床微生物学及临床药学等,需要综合患者感染类型及其严重程度、病原菌种类、抗菌药物的药动学及药效学特点、患者病理与生理特点制订合适的抗菌治疗方案。

细菌耐药性的上升与耐药菌在医院内及环境中的播散有密切关系,因而加强医院感染防控措施的落实,如手卫生、环境消毒、外科无菌操作等,对于细菌耐药性的防治具有重要作用。

推荐阅读

1. 汪复,张婴元.实用抗感染治疗学[M].北京:人民卫生出版社,2012.
2. PHILIPS J A,BLASER M J. Introduction to bacteria and bacterial diseases[M]//BENNETT J E,DOLIN R,BLASER M J. Mandell,Douglas,and Bennett's principles and practice of infectious diseases. 8th ed. Philadelphia,PA:Elsevier Saunders,2015:2234-2236.
3. 王明贵.细菌性感染的临床诊断与病原学诊断、经验治疗与病原治疗[J].中华临床感染病杂志,2016,9(5):385-387.

第二节　白　　喉

朱启镕

白喉(diphtheria)是由白喉棒状杆菌(*Corynebacterium diphtheriae*),引起的急性呼吸道传染病。主要临床特征为咽、喉、鼻部黏膜充血、肿胀伴灰白色假膜形成和发热、乏力、精神萎靡、面色苍白等中毒症状,严重者可引起心肌炎和周围神经炎等并发症。

【病原】

白喉棒状杆菌为革兰氏染色阳性、无鞭毛、无荚膜属棒状杆菌属(*Corynebacterium*),菌体长 $1.5\sim4\mu m$,宽 $0.5\sim1\mu m$,细长微弯,一端或两端稍肥大呈棍棒状,不运动,不产生芽孢,常呈人字形、栅栏状。用奈瑟染色(Neisser staining)或阿尔倍德染色(Albert staining,简称阿氏染色)菌体内可见着色较深的浓染颗粒是白喉棒状杆菌形态学诊断的重要依据。按其在含亚碲酸钾血清培养基上的菌落特点和生化反应特性,可将该菌分为 4 种生物型,即重型、轻型、贝尔凡蒂(Belfanti)型和中间型,4 型均可产生白喉外毒素,没有发现不同生物型导致疾病的严重程度有差异。

白喉棒状杆菌侵袭性不强,仅局限于黏膜及皮肤的损伤处生长繁殖,繁殖过程中能产生外毒素。产生外毒素的为毒源菌,带有毒素生物结构基因编码。外毒素是一种毒性强,具有高度抗原性的蛋白质,由 A、B 两个肽链经二硫键连接而组成的多肽。

白喉棒状杆菌能耐冷和干燥,在水、牛奶及尘埃中可生存数日至数周,在干燥假膜内可存活 $1\sim3$ 个月;对湿热耐力差,煮沸 1 分钟或加热至 $56℃$ 10 分钟即死亡。对一般消毒剂敏感,在 1% 苯酚、0.1% 升汞和 3% 甲酚皂溶液中几分钟即灭活。

【流行病学】

世界各地均有该病发生,20 世纪 80 年代前全球每年的病例数达百万,由于疫苗接种,至 2013 年降至 4 700 例。虽然白喉可通过接种疫苗得到有效控制,但近几年多国仍有白喉暴发,2015 年南非两个社区暴发白喉,此外东南亚的印度尼西亚、泰国,以及与我国陆地接壤的越南、尼泊尔、印度,每年都有确诊病例报告。在全球报告病例中印度的病例数最多,约占 72%,2011—2015 年的 5 年累计报告达 18 350 例。

我国 2006 年报告了 1 例白喉病例,自 2007 年至 2019 年无白喉报告病例。但在 2020 年报告 2 例,我国人群健康仍存在着潜在威胁,当疫苗覆盖率和人口免疫力较低时极有可能发生境外输入性疫情及疫情复燃的危险。

(一)传染源 人类是白喉棒状杆菌已知的唯一宿主,患者和带菌者为唯一传染源。患者在潜伏期末即有传染性,不典型、轻型患者易被漏诊而起重要传染源作用,带菌者是最重要的传染源。

(二)传播途径 主要经飞沫呼吸道传播,其次可通过由直接接触被污染的手、玩具、文具、衣被等经口、鼻间接传播。偶尔经破损的皮肤、黏膜感染。若病菌大量污染牛奶和食物可引起流行。

(三)易感人群 人群普遍易感,儿童易感度最高,患病后有持久性免疫力。新生儿由母传抗体获得免疫力,6 个月以下患病者少。开展计划免疫前,1~5 岁患病率最高,自从儿童计划免疫白喉预防接种广泛开展以来,发病年龄推迟。尚在白喉流行的国家和地区,青少年和成人中有发病增多趋势。

(四)流行特征 本病终年可见,以秋冬季多见,夏季最少。进入 21 世纪后发达国家发病率和病死率已降为零。我国自 2007 年以来白喉病例报告甚是罕见。

【发病机制与病理】

白喉棒状杆菌自上呼吸道黏膜和皮肤入侵,即在局部上皮细胞内迅速繁殖,一般不引起菌血症,产生外毒素是白喉棒状杆菌的主要致病因子,外毒素为多肽,具有 A、B 两个肽链,B 肽链无直接毒性,它的受体能与易感人体细胞膜上的特异性受体结合,经转位区介导将 A 肽链转入细胞内作用在细胞核糖体蛋白,合成必需的延伸因子 1 和 2。二者分别作用于氨酰 tRNA 和肽基 mRNA,从而影响 tRNA 和 mRNA 的功能,使多肽链氨基酸序列停止延伸,阻碍了细胞合成蛋白质而死亡,导致局部黏膜上皮细胞大量坏死,造成局部渗出性炎症、组织水肿、血管充血、纤维蛋白渗出和白细胞浸润。

白喉局部产生的假膜是由坏死上皮细胞、凝集的渗出物、纤维蛋白、白细胞和细菌等组成。假膜呈灰白色,边缘较整齐,多见于咽、扁桃体和腭垂,而鼻、鼻咽、喉及下呼吸道较少。有时也延至气管、支气管和肺泡,形成树枝状假膜。咽部假膜与黏膜下层紧密粘连,不易擦去,强力剥离则易出血。喉、气管和支气管黏膜有纤毛,假膜粘连不紧密易脱落,可造成呼吸道梗阻和窒息,甚或从气管切口处喷出。假膜范围越广,外毒素吸收愈多,病情也愈重。白喉棒状杆菌一般集中在病灶表层,很少进入血液,菌血症仅见于重症患者。

外毒素在局部吸收后随血液到达全身各脏器,形成白喉毒血症,外毒素与全身各组织细胞结合,造成中毒性和退行性病变。白喉并发心肌炎的早期心脏常扩大,后可有多发性灶性玻璃样变,单核细胞浸润及心肌坏死,心肌纤维水肿及传导系统受阻。神经病变多见于周围神经,运动神经多于感觉神经,呈髓鞘脂肪变性,可导致麻痹。累及肾脏时可见肾水肿,肾小管上皮脱落。肾上腺皮质出血,有小出血点形成。肝脏累及时呈脂肪浸润和肝小叶中央坏死。

【临床表现】

潜伏期 1~7 日,通常为 2~4 日。根据病变部位及中毒症状轻重可分为 4 种类型。按发病率,咽白喉最常见,各年龄均可发生,喉白喉次之,鼻白喉较少见,以婴幼儿为多,其他部位则更少见。

(一)咽白喉 临床最为常见,流行时约占 80%。按其假膜范围,局部及全身症状的轻重可分为 4 型。

1. 轻型 全身及咽部症状均较轻,发热不高,假膜呈白色点状或小片状,常限于扁桃体上,有时可无假膜,但白喉棒状杆菌培养阳性,数日后症状可自然消失。

2. 普通型 有轻至中度发热、乏力、食欲减退、恶心、呕吐、咽痛等,常有颌下及颈部淋巴结肿大伴压痛。伴有扁桃体肿大,表面有灰白色片状假膜,可逐渐扩展延及咽喉壁。假膜边缘整齐,表面光滑,牢固附着于组织上不易擦去,若用力擦拭易引起出血。7~10 日后随假膜脱落而逐渐康复。

3. 重型 高热,全身中毒症状严重,精神萎靡、极度乏力、面色苍白、厌食、恶心、呕吐、咽部疼痛,吞咽时加重。假膜迅速增大,由扁桃体延及咽后壁、软腭、腭垂、咽鼻部及咽喉部。口腔有腐臭味,颈部淋巴结肿大,压痛明显,伴周围组织肿胀,使颈部增粗称为牛颈。可伴有心肌炎及软腭麻痹等周围神经炎症状。

4. 极重型 起病急,进展快,假膜迅速进一步扩展,蔓延成片,范围广泛,可呈黑色。局部组织红肿明显,有坏死腐烂及腐败臭味,咽部肿胀,可导致吞咽、呼吸困难。出现重度"牛颈"。毒血症症状不断加重,全身中毒症状严重,并发中毒性休克、严重心肌炎和周围神经炎,亦有血小板减少、出血等危重症状,病死率极高。

(二)喉白喉 多系咽白喉的蔓延所致,以喉部症状及喉梗阻为主要表现。起病相对缓慢,体温中度升高,脉搏、呼吸增快,哭声和语音嘶哑,犬吠样咳嗽,重者出现吸气性呼吸困难,以示部分梗阻。假膜极易阻塞气道。表现烦躁不安、不能平卧,梗阻严重时面色发绀,伴有三凹征,口唇、皮肤亦见发绀等缺氧症状。继而昏迷、窒息致死。偶因咳出或吸出管形假膜,使呼吸困难暂时缓解。

(三)鼻白喉 原发鼻白喉较为少见,多由咽白喉扩展而来。病变范围小、毒素产量少、全身症状轻微,有鼻塞,张口呼吸,影响哺乳,流血性黏液鼻涕,单侧为多,可引起鼻孔四周皮肤糜烂、浅溃疡、结痂。鼻镜检查见前庭及中隔上可见白色假膜。

(四)其他部位的白喉 眼结膜、外耳道、新生儿脐带、女婴外阴道、皮肤损伤处及手术伤口处等部位,局部有炎症和假膜形成。可继发于咽白喉或为原发性,但都很少见。均有局部炎症,假膜形成,全身症状轻,但对疾病传播有重要意义。

【并发症】

(一)中毒性心肌炎 是最常见的并发症,多见于病程第1~2周。无论病情轻重均可发生,但多见于原发病变范围广泛者,或抗毒素治疗延迟者。患者有心率、心音、心律改变,心脏影扩大,心电图异常及心肌酶谱异常,重症者发生心力衰竭和周围循环衰竭是白喉死亡的主要原因,恢复期也可突然发病致死。

(二)周围神经麻痹 是重症白喉的常见并发症。常见于病程第3~4周。表现为弛缓性瘫痪,以软腭麻痹最常见,患者说话含糊不清,有鼻音,饮水时发呛、腭垂反射消失。其次为眼肌瘫痪,出现斜视、眼睑下垂、瞳孔扩大等。面神经瘫痪时,表现口角歪斜、鼻唇沟变浅等。四肢瘫痪伴脑脊液蛋白质增高,与吉兰-巴雷综合征相似,膈肌、肋间肌、颈肌也有累及但均较罕见。麻痹一般于2~3个月内消失,不留后遗症。

(三)中毒性肾病 很少见,主要表现为尿量减少,尿中有白细胞和管型,一般无血尿。

(四)继发感染 可继发其他细菌感染引起肺炎、化脓性颈淋巴结炎、淋巴结周围炎、中耳炎、鼻窦炎、败血症等。

【实验室检查】

(一)一般检查 外周血白细胞总数一般在(10~20)×

10^9/L,中性粒细胞占80%以上。重症时出现蛋白尿。神经麻痹时脑脊液蛋白质增加。

(二)细菌学检查 取假膜边缘处分泌物直接涂片,可找到细菌。白喉棒状杆菌为革兰氏阳性,细长呈棒状。排列不规则,常呈人字形、栅栏状。经奈瑟染色或阿氏染色两端可见异染颗粒。

分泌物接种于吕氏(löeffler)血清培养基,白喉棒状杆菌菌落呈灰白色。也可用含亚碲酸钾血清培养基,菌落生长繁殖吸收碲盐,使菌落呈黑色。再作菌株分型和毒力试验。

分泌物作免疫荧光试验(immunofluorescence assay, IFA)。在荧光显微镜下检查白喉棒状杆菌,阳性率高,可作为早期诊断。

(三)血清学检测 患病初期与恢复期取双份血清检测特异性抗体呈4倍以上增长。

【诊断与鉴别诊断】

(一)诊断

1. 流行病学资料 当地有白喉流行,1周内曾去过流行区,有与白喉患者的接触史,未接受过白喉预防接种等有助于诊断。

2. 临床表现 局部的假膜特征及伴有中毒症状。咽白喉颈淋巴结肿大、稍有触痛、咽部肿胀,可致吞咽困难;喉白喉有声音嘶哑、犬吠样咳嗽、吸气性三凹征等喉梗阻症状;鼻白喉有黏液血性鼻涕及鼻周围慢性炎症等。

3. 病原学诊断 当临床疑似白喉即送分泌物作涂片、IFA和培养。双份抗体的血清学检测用作回顾性诊断。但早期诊断极为重要,凡临床症状提示白喉可能时,需及早隔离治疗,培养阴性也不能完全排除白喉。

(二)鉴别诊断

1. 咽白喉 应与急性化脓性扁桃体炎、鹅口疮、樊尚咽峡炎、传染性单核细胞增多症等鉴别。

2. 喉白喉 需与急性喉炎、血管神经性喉水肿、手足搐搦症引起的喉痉挛及气管内异物等鉴别。

3. 鼻白喉 应与鼻腔异物、慢性鼻炎、鼻中隔溃疡和先天性梅毒致鼻腔内溃疡等鉴别。

【预后】

年龄越小、临床类型越重、有喉梗阻和并发症者预后差。接受过预防接种、早期足量抗毒素和抗生素治疗可改善预后。

【治疗】

(一)一般治疗 应住院隔离患者,卧床休息轻者2周,重者4周,并发心肌炎者应绝对卧床休息,过早活动极易引起猝死。室居空气新鲜,阳光充足,保持相对湿度,避免干燥。做好口腔护理,应给予足够热量,饮食以流质为主,防止水、电解质紊乱。注意观察呼吸变化,慎防喉梗阻,缺氧严重者尽早气管切开、机械通气。

(二)病原治疗

1. 抗毒素治疗 应用精制白喉抗毒素为治疗本病特异的治疗措施,但只能中和局部病灶及血中游离的外毒素,不能中和已与细胞结合的毒素。应尽早采用,在病初 3 日内应用效果最好,剂量按中毒症状轻重、假膜范围大小及治疗早晚而定,不按体重计算,儿童与成人用量相同。单纯鼻或扁桃体白喉,给 2 万~3 万 U。单纯喉白喉用 3 万~4 万 U。咽、喉白喉 4 万~6 万 U。咽、喉、气管白喉用 6 万~8 万 U。鼻、口腔、咽、喉、气管白喉用 8 万~12 万 U。均为一次足量注射。半量肌内注射,半量以葡萄糖液 20 倍稀释后静脉缓滴(每分钟<1ml),全量一次给完,12 小时后病情无改善,可以相同量再给一次。

抗毒素注射前必须做皮肤过敏试验,将本品 0.1ml 用生理盐水稀释(1:10 稀释),于前臂内侧皮内注射 0.05~0.1ml,观察 30 分钟,阴性者方可应用,阳性按脱敏法注射,但不可静脉注射。

2. 抗菌药物治疗 抗菌药物能抑制白喉棒状杆菌生长,从而阻止毒素的产生,但不能代替抗毒素。首选青霉素,每日 80 万~200 万 U,分 2~4 次,儿童每日 5 万~10 万 U/kg,分 2~3 次,疗程 7~10 天。青霉素过敏者改用红霉素,每日 25~50mg/kg,分 3~4 次口服,重症者静脉给药,疗程 7~10 天。此外,克林霉素、阿奇霉素及利福平也可用于治疗本病。

(三)并发症的治疗

1. 心肌炎 患者严格卧床休息,烦躁时给予镇静剂,避免增加心脏负荷。改善心肌营养用 1,6-二磷酸果糖静脉滴注。同时选用大剂量维生素 C、腺苷三磷酸(ATP)、辅酶 Q$_{10}$、维生素 E 和复合维生素 B。严重者可用糖皮质激素,慎用洋地黄。

2. 神经麻痹 咽肌麻痹呛咳或吞咽困难时需鼻饲,应防止吸入性肺炎。呼吸肌麻痹时应予以辅助机械呼吸。

(四)带菌者的处理 确诊带菌者需隔离,并用青霉素或红霉素治疗 7 日,剂量同上,停用抗毒素,培养连续 3 次阴性后解除隔离。对顽固性带菌者,可考虑扁桃体摘除。白喉恢复期带菌如需作扁桃体摘除,必须在疾病痊愈后 3 个月,心脏完全正常时进行。

【预防】

(一)控制传染源 患者尽早隔离治疗,至细菌培养连续 2 次阴性或症状消失后 30 日为止。解除隔离不宜早于治疗后 7 日。接触者检疫 7 日,若培养阴性、毒素试验阳性者注射白喉类毒素预防,每次 0.1 万~0.2 万 U,儿童与成人剂量相同,用前需作皮试。带菌者应隔离及抗生素治疗 7 日,连续培养 3 次阴性方可解除隔离。

(二)切断传播途径 患者及带菌者呼吸道隔离,用具需严格消毒。居室用消毒剂喷洒、通风消毒。

(三)保护易感者 我国现用含白喉类毒素成分疫苗的免疫程序为:白喉、破伤风和无细胞百日咳联合疫苗(DTaP)共接种 4 剂次,分别于 3、4、5 和 18 月龄各接种 1 剂次,0.5ml,皮下注射;白喉、破伤风 2 联疫苗(DT)为加强型,用于 6 岁时接种 1 剂,也为 0.5ml,皮下注射。鉴于国外青少年和成人白喉增多,为避免因出境接触及输入性病例扩散,需适时开展健康人群白喉抗体水平调查,必要时采取对青少年和成人用疫苗补种措施以提高抗体水平,建立起更加完善的白喉免疫屏障。

推荐阅读

1. 宁桂军,吴丹,李军宏,等. 全球 2010—2014 年白喉、破伤风和百日咳免疫预防和发病水平现况[J]. 中国疫苗和免疫,2016,22(2):159-164.
2. WHO. Diphtheria vaccine:WHO position paper-August 2017. Wkly Epidemiol Rec,2017,92(31):417-435.

第三节 百 日 咳

朱启镕

百日咳(pertussis,whooping cough)是由百日咳杆菌感染引起的急性呼吸道传染病。临床表现为阵发性痉挛性咳嗽,咳嗽终末伴有鸡鸣样吸气性吼声,以外周血淋巴细胞增多为特征。病程一般较长,可长达 3 个月,故名"百日咳"。随着计划免疫的推广,其发病率下降明显,但百日咳未能在全球得到控制,近年仍呈复燃趋势。

【病原】

百日咳杆菌是革兰氏染色阴性、卵圆形短小杆菌,大小为 $(0.5~1.5)\mu m \times (0.2~0.5)\mu m$,有荚膜,无芽孢及鞭毛,需氧,有嗜血性。以往使用的鲍金培养基(Bordet-Gengou,B-G)现已被 Regan-Lowe 碳培养基取代,最适生长温度为 35~36℃,该菌生长缓慢,需有足够湿度,孵育 3~5 天培养后可形成细小、光滑、中央突起的灰白色不透明、边缘整齐,具有珍珠般光泽,有黏稠感的菌落,菌落周围有狭窄溶血环。

百日咳杆菌可产生多种抗原成分,其中包括百日咳毒素(PT)、丝状血凝素(FHA)、凝集原(AGG)、腺苷酸环化酶毒素(ACT)、百日咳黏附素(PRN)、气管定植因子(TCF)、表皮坏死因子(ENF)及菌毛(FIM)等,均是重要致病因子。检测该菌生物活性抗原及其相关基因,对流行病学和疫苗抗原性的研究均有重要意义。

百日咳杆菌对外界理化因素抵抗力弱,在低温(0~10℃)下尚能生存,56℃ 30 分钟即被破坏,日光照射 1 小时即可杀灭。在干燥尘埃中可存活 3 天,对紫外线则更敏感。一般消毒剂均能灭活。

【流行病学】

百日咳是全球性疾病,各年龄组均可发病。世界卫生组织(WHO)报道 2014 年全球报道有 139 786 例百日咳患者,婴儿病死率达 4%,大部分病例来自发展中国家。小婴儿仍然是最易感人群,但青少年及成人病例也明显增加,百日咳的再现(reemergence of pertussis)仍在持续。我国 2018 年报告百日咳病例数 22 057 例,同年美国报告 32 971 例。美国人口约是我国 1/4,按美国人口比报告病例数接近我国的 10 倍。由于诊断手段和条件限制,我国的发病率可能被低估。2019 年全国报告 30 027 例,2020 年降至 4 475 例,可能与全球新冠肺炎疫情大流行,我国采取全民普种新冠肺炎疫苗及疫源地消杀封堵,强调少聚集、戴口罩、重视个人卫生等措施有关。

（一）**传染源**　本病患者和隐性感染者为唯一传染源。尤其青年及成人的无症状感染、非典型和轻症患者是重要传染源。潜伏期末1~2天至发病后6周均有传染性，尤以病初1~3周内传染性最强。

（二）**传播途径**　通过飞沫经呼吸道传播。由于该菌体外生存力弱，通过玩具、衣服等间接传染的机会很小。

（三）**易感人群**　人对百日咳普遍易感。5岁以下儿童发病多见，1岁以下婴儿尤易感染，<8周龄幼婴尚未接种疫苗，而保护性抗体又不能通过胎盘，故新生儿感染也可以发病。由于自然感染和疫苗接种都不能提供终身免疫，故青少年和成人均可再次感染。

（四）**流行特征**　全年均可发病，但较多见于冬春季节。地理分布以温寒带多发。现多散发，而在集体机构中可发生流行。

【发病机制与病理】

百日咳杆菌侵入呼吸道后，通过分泌 FHA、FIM（FIM$_2$、FIM$_3$）及 PRN 等能帮助该菌黏附于纤毛上皮并在此增殖和产生毒素，如 PT、ACT、TCF 及 ENF 等均可破坏上皮层，并逃避宿主的免疫系统，导致黏膜纤毛上皮细胞变性、麻痹、蛋白合成减少和细胞器破坏。由于纤毛运动的障碍，炎症产生的黏稠分泌物排出受阻，滞留的分泌物刺激呼吸道末梢神经，反射性地引起连续痉挛性咳嗽，直至分泌物排出为止。痉挛时患儿处于呼气状态，痉咳末，由于吸入大量空气通过痉挛的声门而发出高音调、类似鸡鸣样的吸气声。长期咳嗽刺激大脑皮质的咳嗽中枢可形成持久的兴奋灶，即使在恢复期或病初愈，一旦遇到尘埃、烟雾、冷空气等，均可引起痉挛性咳嗽发作。

病理改变主要在气管、支气管黏膜上皮细胞变性、坏死、脱落，胞质出现空泡，胞核破裂、溶解。百日咳毒素引起支气管和肺泡周围淋巴细胞和中性粒细胞聚集和间质性炎症。分泌物聚集可导致小支气管的部分或完全阻塞，可见局部的肺不张和肺气肿。并发脑病时脑部可有充血、水肿、点状出血、神经细胞变性、胶质细胞增生。

【临床表现】

潜伏期3~21天，一般为7~14天。典型临床经过分3期，持续6~8周。

（一）**卡他期**　此期1~2周，卡他症状如咳嗽先单声咳、流涕、打喷嚏、流泪、结膜充血和低热。随着卡他症状的逐渐消失，咳嗽日趋加重尤以夜晚为剧。

（二）**痉咳期**　持续2~6周，亦可长达2个月以上，阵发性痉挛性咳嗽为本期特征。表现为成串的接连不断的痉挛性咳嗽，十余声甚至数十声，咳末伴一次深长吸气，并发出一声特殊高音调似鸡鸣样的吸气性吼声，再出现痉咳，如此反复多次直至咳出黏稠痰液为止。痉咳时患儿表情痛苦、面红唇紫、两眼圆睁、涕泪交加、头向前倾、张口伸舌、颈静脉怒张、双手握拳。阵咳剧烈时可有大小便失禁。阵咳昼轻夜重，轻者一天数次，重者数十次，每次以呕吐结束。痉咳前一般无明显征兆，可因进食、受寒、烟尘刺激、情绪激动等而诱导痉咳发作。由于剧咳使胸腔内压增加，头面部静脉回流受阻，以致颜面和眼睑水肿。因头面部静脉压力增高，致小血管破裂，出现鼻出血、面部出血点、眼结膜出血等，严重者引起颅内出血。患儿一般体温正常，肺部无阳性体征。新生儿和幼婴常无典型的痉咳，而表现为屏气发作，出现发绀而致窒息、惊厥，心率先加快，继而减慢乃至停止。如不及时抢救可因窒息致死。痉咳严重者由于舌外伸与下门齿反复摩擦，可见舌系带溃疡。通常无热或一过性低热，若有明显持续发热常提示合并其他病原感染。

青少年及成人百日咳临床表现不典型，或仅有迁延或慢性咳嗽，少有并发症。血常规也无改变。

（三）**恢复期**　患者痉咳次数逐渐减轻、减少，直至停止，持续2~3周。精神、食欲逐渐恢复正常，其他症状也随之消失。此期如有呼吸道感染或遇冷空气、烟尘等刺激时，痉咳可再次出现，但强度减弱，持续时间短。有肺部等并发症时恢复期相应延长。

【实验室检查】

（一）**血常规**　白细胞总数增高，常达（20~50）×10^9/L，以淋巴细胞为主，占比60%~80%，多为成熟的小淋巴细胞。甚至出现类白血病反应。淋巴细胞增多为本病特点。

（二）**血清学检测**　目前多采用酶联免疫吸附试验（enzyme linked immunosorbent assay，ELISA）以百日咳杆菌毒素和 FHA 作抗原来检测百日咳特异性 IgM、IgA，但敏感度不及 IgG。现常用 PT-IgG 抗体检测，单次 ELISA 检测 PT-IgG 滴度明显升高（>80U/ml）可作为早期确诊依据。双份血清凝集试验或补体结合试验若抗体效价递升4倍也可确诊。

（三）**病原学检查**

1. 细菌培养　病初用鼻咽拭子采后鼻道纤毛上皮部位分泌物，采用 Regan-Lowe 碳培养基，添加甘油、蛋白胨和马血，再加入头孢氨苄抑制杂菌，最宜35℃，需足够湿度，孵育3~5天后添加10%去纤维马血的碳琼脂，可长出典型菌落。阴性结果通常要孵育超过7天。

2. 免疫荧光试验　取鼻咽分泌物涂片，用荧光标记的特异性抗体染色，在荧光显微镜下检查找百日咳杆菌。可作早期快速诊断，但有假阳性。

3. 单克隆抗体菌落印迹试验　采用抗百日咳杆菌 FHA 和 PT 单抗菌落印迹试验，两项均呈阳性斑点反应即为百日咳杆菌。

4. 核酸检测技术　检测患者鼻咽分泌物的百日咳杆菌 DNA，敏感度、特异度均高，具有快速、敏感、特异的诊断价值。

【诊断与鉴别诊断】

根据传染病接触史，出现典型的阵发性痉挛性咳嗽，吸气性吼声和外周血中淋巴细胞明显增多，临床诊断并不难。临床表现不典型时结合实验室细菌学、血清学和聚合酶链反应（polymerase chain reaction，PCR）检测，也可明确诊断。主要鉴别：

（一）**肺炎**　由副百日咳杆菌、腺病毒、呼吸道合胞病毒、副流感病毒等引起的支气管炎、肺炎，可表现百日咳痉咳，临床称为"百日咳样综合征"。其症状较轻，痉咳后无吸气性吼声，但主要依据血清学和病原学检测鉴别。

（二）**肺门淋巴结核**　由于肿大的肺门淋巴结压迫气管、支气管而引起痉咳，无鸡鸣样回声。根据结核病接触史、全身结核中毒症状、血沉增快、结核菌素试验阳性、结核感染 T 细胞斑点试验(T-SPOT. TB 试验)、肺部影像学检查可作出诊断。

(三)气管、支气管异物　起病突然,有异物吸入史,外周血无白细胞增高,X 线检查可见异物阴影或肺不张。支气管镜检查可发现异物。

【并发症】

(一)肺炎　常发生在痉咳期,以间质性肺部病变为主,继发其他细菌或病毒感染时可导致支气管肺炎,表现为高热、气促,两肺闻及中细湿啰音。且可并发肺不张和肺气肿。痉咳剧烈时可致肺泡破裂,引起气胸、纵隔及皮下气肿。支气管黏膜和肺间质破坏可导致支气管扩张。

(二)百日咳脑病　此为最严重的并发症,主要发生于痉咳期。易见新生儿及 3 月龄以下婴儿,表现为意识障碍、惊厥、呼吸衰竭,可危及生命,脑膜刺激征和病理反射可阳性,脑脊液基本正常。存活者部分留有偏瘫、智力低下、癫痫等后遗症。

(三)其他

1. 百日咳可使原有结核恶化,甚至引起血行播散,发生血行播散性肺结核或结核性脑膜炎。

2. 由于剧咳时腹压增高,可导致脐疝、腹股沟疝、直肠脱垂等。

【预后】

与年龄、原有健康状况及有无并发症等有关。年长儿经治疗预后良好。年龄越小,预后越差。新生儿和婴儿易并发肺炎及脑病,预后较差。佝偻病或营养不良患百日咳病情重,预后也差。

【治疗】

(一)一般治疗　按呼吸道疾病隔离,保持空气新鲜,避免突然噪声、各种刺激和不必要的医学检查等诱发痉咳的因素。进食营养丰富及易于消化的食物。加强护理、保证休息,避免呕吐并及时清除鼻咽分泌物,预防并发症。保持呼吸道通畅,及时吸痰吸氧。

(二)抗生素治疗　百日咳杆菌对大环内酯类抗生素仍较敏感,疗程 2 周。早期治疗可缩短病程、减轻症状,若进入痉咳期后应用,则不能缩短病程,但可缩短排菌期及预防继发感染。阿奇霉素、罗红霉素和克拉霉素等不良反应较少。此外,红霉素、复方磺胺甲噁唑(SMZ-TMP)、氨苄西林、阿莫西林、克林霉素亦可应用。

(三)对症治疗　主要祛痰止咳,口服或静脉滴注盐酸氨溴索,痰液黏稠者给予超声雾化吸入。咳嗽剧烈者用 β₂ 受体激动剂如沙丁胺醇口服可缓解痉咳。盐酸普鲁卡因有解痉作用,可减少窒息和惊厥。改善低氧血症,预防百日咳脑病。

【预防】

(一)管理传染源　发现患者应立即作疫情报告,及时隔离和治疗。隔离至有效抗生素治疗后 5 天,或痉咳开始后 4 周。对密切接触的易感儿童应检疫 3 周。

(二)切断传播途径　百日咳经呼吸道传播,该菌在体外生存力弱,因此对疫源地只需保持室内通风。衣物在阳光下暴晒,对痰液及口、鼻分泌物应进行消毒处理。

(三)保护易感人群

1. **主动免疫**　分子生物学研究发现当前百日咳鲍特菌百日咳毒素启动子区域(ptxA-Pr)为靶基因,无论在流行菌株、历史菌株及疫苗株的基因分析中已经发现明显改变,疫苗株主要为 ptxA2 或 ptxA3 型。当前美国、澳大利亚、日本和欧洲的许多国家具有更强毒力以 ptxP3 谱系的百日咳鲍特菌已成为优势克隆株传播,很可能是百日咳再现的重要因素。目前 DTaP 所提供的保护作用在 5~10 年后自然消退,科学家正在研究更加有效和安全的百日咳疫苗。我国卫生部(现为国家卫生健康委员会)于 2007 年印发了《扩大国家免疫规划实施方案》,其中规定以百白破疫苗(即 DTaP),免疫程序共 4 剂不变,即婴儿生后 3、4、5 月龄和 18~24 月龄间,各 1 剂。

随着年龄的增长而免疫水平逐渐下降,应该注意对年长儿、成人及孕前进行加强免疫,提高其抵抗力,以切断百日咳的传染源,保护易感人群。近年国外已推荐婴儿 6~8 周龄开始初种,对青少年和成人实施加强免疫。

2. **被动免疫**　对未接种过疫苗的体弱婴儿接触百日咳后,可注射百日咳免疫球蛋白(P-IVIG),可减轻症状。

3. **药物预防**　适用于婴幼儿密切接触后,可选用红霉素或氨苄西林预防,一般连用 7~10 天。

推荐阅读

1. WU D X,CHEN Q,YAO K H,et al. Pertussis detection in children with cough of any duration[J]. BMC Pediatr,2019,19(1):236.

2. 中华医学会儿科学分会感染学组,《中华儿科杂志》编辑委员会. 中国儿童百日咳诊断及治疗建议[J]. 中华儿科杂志,2017,55(8):568-572.

第四节　伤寒和副伤寒

朱利平

伤寒和副伤寒是一类常见的急性消化道传染病,严重危害人类身体健康。2017 年全球大约有 1 092 万例伤寒和 340 万例副伤寒发生,至少有 13 万例患者死于伤寒和副伤寒,其中以亚洲和非洲地区发病率最高。除病原体、免疫性各有特殊外,两者在病理变化、流行病学、临床特点及防治措施等方面均相近。

一、伤　寒

伤寒(typhoid fever)是由伤寒沙门菌引起的急性传染病,以持续菌血症、单核巨噬细胞系统受累、回肠远端微小脓肿及小溃疡形成为基本病理特征。典型的临床表现包括持续高热、表情淡漠、腹部不适、肝脾大和外周血白细胞低下,部分患者有玫瑰疹和相对缓脉。肠出血和肠穿孔为其严重并发症。

【病原学】

伤寒沙门菌(Salmonella typhi),属沙门菌属 D 组。革兰氏染色阴性兼性胞内菌,长 1.0~3.5μm,宽 0.5~0.8μm,呈短杆状,周有鞭毛和菌毛,能活动,不产生芽孢,无荚膜。在普通培养基上能生长,在含有胆汁的培养基中生长更好。

伤寒沙门菌在自然界中的生命力较强,在水中可存活 2~3周,在粪便中能维持 1~2 个月,在牛奶中不仅能生存,且可繁殖。耐低温,在冰冻环境中可存活数月,但对光、热、干燥及消毒剂的抵抗能力较弱,日光直射数小时即死,加热至 60℃后 30分钟或煮沸后立即死亡,消毒饮水余氯达 0.2~0.4mg/L 可迅速致死。

伤寒沙门菌只感染人类,在自然条件下不感染动物。伤寒沙门菌具有菌体"O"抗原、鞭毛"H"抗原和表面"Vi"抗原,均能产生相应的抗体,但这些并非保护性抗体。由于"O"和"H"抗原性较强,故常用于血清凝集试验以辅助临床诊断。"Vi"抗原是伤寒沙门菌的重要毒力因子,也是用于制备伤寒疫苗的主要成分。在 2000 年,首例多重耐药(multidrug resistant,MDR)伤寒菌株 CT18 的基因组图谱测序工作已经完成,发现其携带可传递性 R 质粒(命名为 PHCM1),编码常用抗菌药物的耐药基因,包括 dhfr1b(甲氧苄啶)、sul2(磺胺)、cat1(氯霉素)、bla(TEM-1 酶;氨苄西林)、tetA/tetC(四环素)和 strAB(链霉素)。近年应用二代测序技术对全球不同地区数千株伤寒分离株进行全基因组序列分析,结果显示 50%以上的分离株属于一种高度克隆的 MDR 伤寒沙门菌(单倍型 H58),广泛存在于亚洲和非洲地区,正逐渐成为最流行的伤寒沙门菌类型。另有发现 H58 亚系泛耐药克隆株,同时携带了染色体和质粒介导的耐药基因,主要有氟喹诺酮耐药决定区,包括 DNA 旋转酶基因 gyrA、gyrB 和拓扑异构酶Ⅳ基因 parC、parE;质粒介导的喹诺酮耐药基因,包括 qnr、oqxAB 和 aac(6')Ib-cr 等。还产生质粒介导,编码 bla_{CTX-M-15} 的超广谱 β-内酰胺酶,对头孢菌素广泛耐药。

【流行病学】

(一)传染源 为患者及带菌者。患者从潜伏期开始即可从粪便排菌,从病程第 1 周末开始经尿排菌,故整个病程中均有传染性,尤以病程的 2~4 周内传染性最强。慢性带菌者是本病不断传播或流行的主要传染源。原有慢性肝胆疾病的伤寒患者易成为慢性带菌者,2%~5%患者在肠道和胆囊中隐藏伤寒沙门菌达数月或数年之久。

(二)传播途径 伤寒沙门菌随患者或带菌者的粪、尿排出后,通过污染的水或食物、日常生活接触、苍蝇和蟑螂等传播。其中,水源污染是本病传播的重要途径,亦是暴发流行的主要原因。食物污染也可引起本病的流行,而散发病例一般以日常生活接触传播为多。

(三)易感人群 人对伤寒普遍易感。病后可获得持久性免疫,再次患病者极少。

(四)流行特征 世界各地均有本病发生,以热带、亚热带地区多见,可呈散发、地方性流行或暴发流行。本病终年可见,但以夏秋季最多。年龄分布以儿童和青壮年居多,职业分布以农民、学生为主,疫情多集中在农村和学校。近 10 年来,整体疫情呈平缓下降趋势,但伤寒耐药菌株有所增加,耐药谱也在

逐渐扩大。除耐氯霉素、复方磺胺甲噁唑、氨苄西林外,少数菌株对头孢菌素及喹诺酮类抗菌药物也产生耐药性。

【发病机制与病理】

伤寒沙门菌随污染的水或食物进入消化道后,一般可被胃酸杀灭,若大量侵病菌数量较多,或胃酸缺乏时,致病菌可进入小肠,侵入肠黏膜,此时部分病原菌即被吞噬细胞吞噬,并在其胞质内繁殖,部分再经淋巴管进入回肠集合淋巴结、孤立淋巴滤泡及肠系膜淋巴结,不断生长繁殖,并经胸导管进入血流而引起短暂的菌血症,即原发菌血症期。此阶段患者并无症状,相当于临床上的潜伏期。

伤寒沙门菌随血流进入肝、脾、胆囊、肾和骨髓及回肠末端的孤立淋巴结,并继续在吞噬细胞内大量增殖,再次进入血流,引起第二次严重菌血症,并释放强烈的内毒素,导致显著的毒血症,表现为发热、全身不适等临床症状,以及皮肤玫瑰疹和肝脾大等体征。此时相当于病程的第 1~2 周,毒血症状逐渐加重。血液中细菌量平均为每毫升 1 个细菌(约 66%在细胞内),血培养常为阳性;骨髓中伤寒沙门菌最多,每毫升约 10 个细菌,且持续时间较长,故培养阳性率最高。到病程第 2~3 周,伤寒沙门菌继续随血流播散至全身各脏器与皮肤等处,并经胆管进入肠道随粪便排出,经肾脏随尿液排出,此时粪便、尿液培养可分离到致病菌。部分经胆管进入肠道的伤寒沙门菌,穿过小肠黏膜再度侵入肠壁淋巴组织,在原已致敏的肠壁淋巴组织中产生严重的炎症反应和单核细胞浸润、增生和局灶性坏死。局灶性单核细胞聚集成伤寒结节,进一步可引起组织坏死、脱落而形成溃疡,若波及病变部位血管可引起肠出血,若侵及肌层与浆膜层则可引起肠穿孔。此外,伤寒沙门菌也可在其他组织引起化脓性炎症如骨髓炎、肾脓肿、胆囊炎、脑膜炎、心包炎等。

病程第 4 周开始,人体产生的免疫力逐渐加强,表现为体液免疫和细胞免疫功能增强,在血流及脏器中的伤寒沙门菌逐渐消失,肠壁溃疡逐渐愈合,疾病最终获得痊愈。少数病例可能由于免疫功能不足等原因,潜伏在体内的伤寒沙门菌可再度繁殖,并侵入血流引起复发。

伤寒的主要病理特点是全身单核巨噬细胞系统中大单核细胞的增生反应,以肠道最为显著。病程第 7~10 日,肠道淋巴组织增生肿胀呈钮扣样突起,尤以回肠末段的集合淋巴结和孤立淋巴结最为显著,少数病例的结肠起始段亦有同样变化。肠系膜淋巴结也显著增生与肿大。其他部位的淋巴结、脾脏、骨髓、肝窦星形细胞亦增生。继而肠道淋巴组织的病变加剧,使局部发生营养障碍而出现坏死,形成黄色结痂。病程第 3 周,结痂脱落形成溃疡,可引起出血和肠穿孔。因回肠末段的淋巴结较大且多,病变最严重,故穿孔多见于此部位。溃疡常呈椭圆形或圆形,沿肠纵轴排列,周围肠黏膜充血。病程第 4~5 周,溃疡愈合,不留瘢痕,也不引起肠道狭窄。肠道病变不一定与临床症状的严重程度成正比,伴有严重毒血症者,尤其是婴儿,其肠道病变可能不明显;反之,毒血症状轻微或缺如的患者却可突然发生肠出血与肠穿孔。

镜下检查,上述病变的显著特征是炎症细胞的增生和浸

润,以吞噬细胞为主而无中性粒细胞,此种吞噬细胞具有强大的吞噬能力,胞质内含被吞噬的淋巴细胞、红细胞、伤寒沙门菌及坏死组织碎屑,是本病相对特征性的病变,故又称"伤寒细胞"。若伤寒细胞大量聚集在小肠溃疡的底部及周围,可形成伤寒肉芽肿或伤寒小结。其他脏器中,脾和肝的病变最为显著。脾大,常重达 500g 以上,有充血、吞噬细胞增生及伤寒肉芽肿形成。肝的最常见病变是肝细胞局灶性坏死伴有单核细胞浸润。有人认为此种病变属于"肝脏非特异性炎症反应",也可见于溃疡性结肠炎、局限性肠炎及肠阿米巴病等患者。胆囊可呈轻度炎症,急性炎症少见。极少发生心内膜炎和心包炎。偶见血栓性静脉炎,多发生于左股静脉。膀胱炎和肾盂炎并不常见,睾丸炎罕见。骨膜炎和骨髓炎(胫骨多见)及脊椎炎偶可发生。神经系统无特殊病变,伤寒沙门菌脑膜炎仅偶见。呼吸系统以支气管炎为常见,但亦有继发的支气管肺炎和大叶性肺炎。斑丘疹即玫瑰疹的镜下检查显示毛细血管扩张和单核细胞浸润,有时可见伤寒沙门菌。

【临床表现】

潜伏期平均 1~2 周,其长短与感染菌量有关,食物型暴发流行可短至 48 小时,而水源性暴发流行可长达 30 日。

(一)典型伤寒 自然病程约 4 周,根据其临床表现分为 4 期。

1. 初期 相当于病程第 1 周,起病大多(75%~90%)缓慢,发热是最早出现的症状,常伴有全身不适、乏力、食欲减退、咽痛和干咳等症状。病情逐渐加重,体温呈梯形上升,于 5~7 日内达 39~40℃,发热前可有畏寒而少寒战,热退时出汗不显著。半数以上患者有腹痛,呈弥漫性或位于右下腹回肠末端处。约 1/3 患者可出现腹泻,为水样或稀便,黑便少见。

2. 极期 相当于病程第 2~3 周,常有伤寒的特征性表现。

(1)高热:高热持续不退,多数(50%~75%)呈稽留热型,少数呈弛张热型或不规则热型,持续 10~14 日。

(2)皮疹:病程 7~13 日,部分患者(5%~40%)皮肤出现散在淡红色斑丘疹(玫瑰疹),直径 2~4mm,压之褪色,量少,一般在 12 个以下,分批出现,主要分布于胸腹部,偶见于背部及四肢,多在 2~4 日内消失。水晶形汗疹(或称白痱)也不少见,多发生于出汗较多者。

(3)相对缓脉:相对缓脉或有时出现重脉是本病的临床特征之一。约半数(20%~73%)患者出现相对缓脉,但并发中毒性心肌炎时则不明显。相对缓脉系副交感神经兴奋所致,即体温升高与脉搏增快不成比例,如患者体温 40℃,而脉搏仅 90~100 次/min,称为相对缓脉。重脉即当触诊桡动脉时,每一脉搏感觉有两次搏动,系末梢血管受内毒素影响扩张所引起。

(4)肝脾大:病程第 6 日开始,部分患者(60%~80%)出现脾大,质软,可有触痛。少数患者(30%~40%)亦可肝大,质软,有触痛,重者出现黄疸,肝功能有明显异常者,提示为中毒性肝炎。

(5)消化系统症状:食欲缺乏较初期更为明显,舌尖与舌缘的舌质红,苔厚腻(即所谓伤寒舌),腹部不适,腹胀,多有便秘,部分儿童及人类免疫缺陷病毒(human immunodeficiency virus,HIV)感染的成人则以腹泻为主。由于肠道病变多在回肠末段和回盲部,右下腹可有轻度压痛。

(6)神经系统症状:与疾病的严重程度成正比。患者精神恍惚、表情淡漠、呆滞、反应迟钝、听力减退,重者可有谵妄、昏迷或出现脑膜刺激征(虚性脑膜炎)。此等神经系统症状多随体温下降而逐渐恢复。

3. 缓解期 相当于病程第 3~4 周,体温出现波动并开始下降,食欲逐渐好转,腹胀逐渐消失,脾大开始回缩。但本期内有发生肠出血或肠穿孔的危险,需特别警惕。

4. 恢复期 相当于病程第 4 周末开始。体温恢复正常,食欲好转,一般在 1 个月左右完全恢复健康。少数患者(1%~4%)可转为无症状带菌者,大多数患者伴有胆结石症。

(二)不典型伤寒 根据发病年龄、人体免疫状态、致病菌的毒力与数量、病程初期不规则应用抗菌药物及有无基础疾病等夹杂因素,伤寒又可分为下列几种类型:

1. 轻型 全身毒血症状轻,发热 38℃ 左右,病程短,1~2 周内痊愈。多见于发病前曾接受伤寒菌苗注射,或发病初期已应用过有效抗菌药物治疗者,在儿童病例中亦非少见。由于病情轻,症状不典型,易漏诊或误诊。

2. 暴发型 起病急,毒血症状严重,有畏寒、高热、腹痛、腹泻、中毒性脑病、心肌炎、肝炎、肠麻痹、休克等表现。常有显著皮疹,也可并发弥散性血管内凝血(disseminated intravascular coagulation,DIC)。

3. 迁延型 起病与典型伤寒相似,由于人体免疫功能低下,发热持续不退,可达 45~60 日之久。伴有慢性血吸虫病的伤寒患者常属此型。

4. 逍遥型 起病时毒血症状较轻,患者可照常工作。部分患者因突发性肠出血或肠穿孔就诊时才被发现。

(三)小儿伤寒 年龄越小,症状越不典型,随着年龄的增大,其临床表现越类似于成人患者。学龄期儿童症状与成人相似,但属轻型。患儿常急性起病,有持续发热、食欲缺乏、腹痛、便秘、表情淡漠、嗜睡、烦躁、舌苔厚、腹胀及肝脾大等表现,而相对缓脉和玫瑰疹少见。病程较短,有时仅 2~3 周即自然痊愈。由于肠道病变轻,故肠出血、肠穿孔等并发症也较少。婴幼儿伤寒常不典型,病程亦轻重不一。起病急,伴有呕吐、惊厥、不规则高热、脉搏快速、腹胀、腹泻、肝脾大等。相对缓脉和玫瑰疹也罕见,并发支气管炎或肺炎较为常见。小儿伤寒易波及多系统引起多脏器受损,临床上可以某一系统或脏器受损或其他症状为突出表现。加之玫瑰疹、相对缓脉少见,白细胞计数常无明显减少,因而易造成误诊。

(四)老年伤寒 体温多不高,症状多不典型,虚弱疲乏现象明显,易并发支气管肺炎和心功能不全,常有持续的肠功能紊乱和记忆力减退,病程迁延,恢复缓慢,病死率较高。

(五)复发与再燃 少数患者(5%~10%)在症状消失后 1~2 周再次发作,临床表现与初次发作相似,血培养又转为阳性,故称之为复发。复发的症状较轻,病程较短,与胆囊或单核巨噬细胞系统中潜伏的病菌大量繁殖,再度侵入血液循环有关。疗程不足、机体抵抗力低下时易见,偶可复发2~3次。再燃是指体温逐渐下降而未至正常的病程中再度升高,此时血培养也呈阳性,机制与复发相似。

【实验室检查】

(一) 常规检查 血白细胞总数大多为$(3 \sim 4) \times 10^9/L$,部分患者可出现白细胞总数正常,甚至增高。同时伴有中性粒细胞减少和嗜酸性粒细胞减少乃至消失,后者随病情的好转逐渐回升。高热、全身毒血症明显,但嗜酸性粒细胞>2%,绝对计数超过$4 \times 10^9/L$者可基本除外伤寒。高热时可有轻度蛋白尿,有消化道出血患者粪便隐血试验阳性。儿童伤寒白细胞数升高相对多见,病症初期白细胞升高较极期为多,合并其他细菌感染者常有白细胞升高,血嗜酸性粒细胞的减少或消失对婴幼儿伤寒的诊断意义不如成人或学龄儿童。

(二) 细菌学检查

1. 血培养 是确诊的依据。病程早期即可阳性,第7~10日阳性率可达90%,第3周降为30%~40%,第4周时常阴性。为提高阳性率,应在抗菌药物应用之前采血,10分钟内在不同部位采集2~3次,每次分送需氧菌和厌氧菌培养。成人每瓶采血量至少为培养基的1/10(5~10ml),已用抗菌药物者可取血凝块培养。

2. 骨髓涂片与培养 骨髓涂片找到伤寒细胞有助于伤寒的早期诊断。骨髓培养较血培养阳性率高,第7~10日阳性率可达80%~95%,尤其适合于已用抗菌药物治疗而血培养阴性者。

3. 粪便培养 从潜伏期起即可获阳性,第3~4周可高达80%,病后6周阳性率迅速下降,3%的患者排菌可超过1年(因粪便间歇性排菌,故应留取多份标本)。

4. 尿培养 病程后期阳性率可达25%,采集时应避免粪便污染。

5. 玫瑰疹 玫瑰疹的刮取物或活检切片也可获阳性培养结果。

(三) 免疫学检查

1. 肥达反应 即伤寒血清凝集试验,对伤寒、副伤寒有辅助诊断价值。传统采用试管法检测,现已采用微量凝集法。将伤寒沙门菌菌体"O"抗原,鞭毛"H"抗原,副伤寒甲、乙、丙鞭毛抗原共5种标准抗原,分别与稀释的待测血清反应,测定患者血清中各种抗体的凝集效价。病程第1周阳性反应不多,一般从第2周开始阳性率逐渐增高,至第4周可达90%,病愈后阳性反应可持续数月之久。肥达反应方法简便快速,但值得注意的是该法存在假阳性和假阴性,部分患者抗体很迟才升高,甚至整个病程中抗体效价均很低或阴性,可能与过早应用抗生素、机体的免疫状态及病情的轻重有关,故不能据此排除本病。有些非伤寒发热性疾病,如各种急性感染、肿瘤、风湿性疾病、慢性溃疡性结肠炎等,可出现假阳性结果。因此对肥达反应结果的判定宜审慎,必须密切结合临床资料,还应强调与恢复期血清前后抗体效价的对比。

2. 其他免疫学检查 近年采用被动血凝试验、对流免疫电泳、协同凝集试验、免疫荧光试验、酶联免疫吸附试验等方法,大大提高其特异性,有待临床广泛应用。

(四) 核酸检测方法 目前主要为实时聚合酶链反应扩增伤寒基因组特异性靶序列,具有特异性高、敏感性好及快速、简便等优点,有助于早期快速诊断,但目前尚未正式应用于临床。

【诊断与鉴别诊断】

伤寒可依据流行病学资料、临床经过及免疫学检查结果作出临床诊断,但确诊则以检测出伤寒沙门菌为依据。

(一) 临床诊断

1. 临床诊断标准 在伤寒流行季节和流行地区有持续性高热($40 \sim 41^\circ C$),为时1~2周,并出现特殊中毒面容,相对缓脉,皮肤玫瑰疹,肝脾大。外周血白细胞总数低下,嗜酸性粒细胞减少或消失,骨髓象中有伤寒细胞,临床可诊断为伤寒。

2. 确诊标准 临床诊断病例如有以下项目之一者即可确诊。

(1) 从血、骨髓、尿、粪便或玫瑰疹刮取物等任一种标本中分离到伤寒沙门菌。

(2) 血清特异性抗体阳性,肥达反应"O"抗体凝集效价≥1:80,"H"抗体凝集效价≥1:160,如恢复期效价增高4倍以上者则更有意义。因预防接种后,"H"抗体凝集效价明显上升,可持续数年之久;或在高发区,许多正常人因既往感染亦可有较高滴度,此时应根据双份血清效价增高4倍以上为标准。

(二) 鉴别诊断

1. 伤寒早期(第1周以内) 特征性表现尚未显露,应与病毒感染、疟疾、钩端螺旋体病、急性病毒性肝炎等相鉴别。

2. 伤寒极期(第2周以后) 多数病例无典型伤寒表现,需与败血症、血行播散性肺结核、布鲁氏菌病、地方性斑疹伤寒、结核性脑膜炎等疾病相鉴别。

【并发症】

近年来国内伤寒的并发症已显著减少,但国外报道伤寒并发溶血性尿毒综合征有增加趋势,并发DIC者也不在少数,应引起警惕。

(一) 肠出血 为常见并发症,发生率为2.4%~15%,多见于病程第2~3周。少量出血可无症状或仅有轻度头痛、脉搏增快;大量出血时热度骤降,脉搏细速,体温与脉搏曲线呈交叉现象,并有头晕、面色苍白、烦躁、出冷汗及血压下降等休克表现。有腹泻者并发肠出血机会较多。病程中随意起床活动,饮食中含固体及纤维渣滓较多,过量饮食,排便时用力过度,以及治疗性灌肠等均易诱发肠出血。

(二) 肠穿孔 为最严重的并发症,发生率为1.4%~4%,多见于病程第2~3周。肠穿孔常发生于回肠末段,但亦可见于结肠或其他肠段;多为单个穿孔,少数为多发。肠穿孔的表现为突然右下腹剧痛,伴有恶心、呕吐、出冷汗、脉搏细速、呼吸急促、意识模糊、体温与血压下降(休克期),1~2小时后腹痛及其他症状暂时缓解(平静期)。不久体温又迅速上升并出现腹膜炎征象,表现为腹胀,持续性腹痛,腹壁紧张,广泛压痛及反跳痛,肠鸣音减弱或消失,腹腔内有游离液体,X线检查膈下有游离气体,白细胞数较原先增加伴核左移(腹膜炎期)。肠穿孔的诱因大致与肠出血相同,有的病例同时并发。

(三)中毒性心肌炎　发生率3.5%~5%,常见于病程第2~3周伴有严重毒血症者。临床特征为心率加快,第一心音减弱,心律不齐,期前收缩,舒张期奔马律,血压偏低,心电图显示PR间期延长,ST-T波改变等,血清心肌酶谱有不同程度升高。这些症状、体征及心电图改变随着病情好转而恢复正常,但有报道伤寒痊愈1年仍遗有完全性房室传导阻滞者,并曾一度并发阿-斯综合征。

(四)中毒性肝炎　最为常见,发生率为12.8%~60%,常见于病程1~2周,主要特征为肝大,可伴有压痛,少数(0.4%~26.6%)患者出现轻度黄疸,谷丙转氨酶活性轻度增高。临床不易与病毒性肝炎相区别。但随着毒血症状改善,患者肝大及肝功能可于2~3周后恢复正常,仅个别有肝病基础的患者因深度黄疸,并发肝性脑病而危及生命。

(五)支气管炎及肺炎　小儿以支气管肺炎为多,成人以肺炎多见,发生率约为6.75%。发病初期(病程第1周)大都由伤寒沙门菌引起,并随伤寒治疗好转,其肺部症状和体征也随之消失,胸部X线复查恢复正常。病程极期或后期(病程第2~3周)多为继发其他细菌或病毒感染,极少由伤寒沙门菌引起。与伤寒发热期不同步,少数患者在热退后出现,严重者可有呼吸急促、脉搏快速及发绀,咳嗽却不明显,体检可发现肺部啰音和/或实变征。一般按伤寒治疗效果不显著。

(六)溶血性尿毒综合征　近年来国外报道的发病数有增加的趋势,达12.5%~13.9%,国内亦有零星报道。一般见于病程第1~3周,约半数发生于第1周。临床表现为寒战、腰痛、尿色呈酱油样、少尿、面色苍白、黄疸等。主要因溶血性贫血和肾衰竭所致,并有纤维蛋白降解产物增加,血小板减少及红细胞破碎现象。其发生与伤寒病情的轻重,患者红细胞葡萄糖-6-磷酸脱氢酶(G6PD)有否缺陷及氯霉素应用无关,可能为伤寒沙门菌内毒素诱使肾小球微血管内凝血所致。

除上述并发症外,伤寒沙门菌所致的急性胆囊炎、膀胱炎、血栓性静脉炎、DIC等也可见。

【预后】

病死率为1%~5%。老年人、婴幼儿预后较差,明显贫血、营养不良、胃酸缺乏者预后也差,并发肠穿孔、肠出血、心肌炎、严重毒血症等病死率高。曾接受预防接种者病情较轻,预后较好。

【治疗】

(一)一般治疗与对症治疗　患者入院后,即按消化道传染病隔离,临床症状消失后每隔5~7日送检粪便培养,连续2次阴性可解除隔离。发热期间患者必须卧床休息,热退后2~3日可在床上稍坐,热退后2周可轻度活动。

应给予高热量、高营养、易消化的食物,包括足量碳水化合物、蛋白质及各种维生素,以补充发热期的消耗,促进恢复。发热期间宜进流质或细软无渣饮食,少量多餐,腹胀、腹泻时忌食

豆、奶制品。热退后,食欲增加,可逐渐进食稀饭、软饭,忌吃坚硬多渣食物,以免发生肠穿孔和肠出血,一般热退后2周才恢复正常饮食。

有严重毒血症者,可在足量有效抗菌药物治疗下使用糖皮质激素。常用氢化可的松25~50mg或地塞米松1~2mg,每日1次静脉缓慢滴注,或口服泼尼松5mg,每日3~4次,疗程不超过3日。对兼有毒血症状和明显鼓肠及腹胀的患者,糖皮质激素的使用宜慎重,以免发生肠出血和肠穿孔。

(二)抗菌药物的选择

1. **氟喹诺酮类药物**　氟喹诺酮类药物对伤寒沙门菌(包括耐氯霉素、多重耐药菌株)有较强的抗菌作用,体内分布广,组织渗透性强,体液及细胞内药物浓度高,可达有效抑菌和杀菌浓度,有利于彻底消灭患者吞噬细胞和胆囊内的伤寒沙门菌,减少复发和降低病后带菌率,从而达到治愈的目的。同时,该类药物还可降低肠出血、肠穿孔等严重并发症的发生率,是治疗伤寒的首选药物,但因其有可能影响骨骼发育,孕妇、儿童和哺乳期妇女不宜选用。此外,近年部分地区对喹诺酮类耐药率明显增高,应根据药敏试验来选择用药。新近国外研究也特别指出,现有药敏试验对环丙沙星的可靠性不够,要求同时作萘啶酸药敏试验,如果对萘啶酸耐药的话,尽管菌株对部分氟喹诺酮类敏感,但疗效也有可能降低,此时环丙沙星、左氧氟沙星不宜作为首选,可选用第三代头孢菌素、阿奇霉素等。目前常用的有左氧氟沙星500mg,每日1次口服或静脉滴注,疗程10~14日;环丙沙星500mg/次,每日2次,或每8小时1次口服,或每日400~600mg分次静脉滴注,疗程10~14日。

2. **第三代头孢菌素**　因其抗菌活性强,在胆道内药物浓度高,不良反应小,尤其适用于孕妇、儿童、哺乳期妇女及氯霉素耐药菌所致伤寒。常用有头孢曲松,成人1~2g/次,每12小时静脉滴注1次,儿童100mg/(kg·d),疗程14日;头孢噻肟,成人1~2g/次,每8~12小时静脉滴注1次,儿童100~150mg/(kg·d),疗程14日。

3. **氨苄西林(或阿莫西林)**　该药毒性反应小,在肝胆系统浓度高,价格便宜,孕妇、婴幼儿、白细胞总数过低及肝肾损害者仍可选用。但治疗效果不太理想,故疗程宜长,以减少复发和慢性排菌。此外,一旦出现药疹,应立即停药。氨苄西林,成人4~8g/d,儿童100~150mg/(kg·d),分3~4次口服或静脉滴注。阿莫西林,成人2~4g/d,分3~4次口服,疗程14日。

4. **复方磺胺甲噁唑**　口服吸收完全,价格低廉,但与氯霉素相似,对其耐药现象比较严重,且胃肠道反应和皮肤过敏反应较为明显,影响其在伤寒治疗中的广泛应用。常用剂量为成人每日磺胺甲噁唑(SMZ)800mg,甲氧苄啶(TMP)160mg,每日2次口服,儿童每日磺胺甲噁唑(SMZ)40~50mg/kg,甲氧苄啶(TMP)10mg/kg,分2次口服,疗程14日。

(三)带菌者的治疗　首选抗菌药物治疗,对于有胆结石等疾病的患者,若抗菌药物治疗无效,可考虑原发病的手术处理。

1. **氨苄西林(或阿莫西林)**　成人氨苄西林4~6g/d或阿

莫西林 4g/d,或加丙磺舒 2g/d,分 3~4 次口服,疗程 6 周。

2. 左氧氟沙星或环丙沙星　成人左氧氟沙星 500mg,每日 1 次口服,环丙沙星 500~750mg,每日 2 次口服,疗程 6 周。

(四) 并发症的治疗

1. 肠出血　绝对卧床休息,严密观察血压、脉搏、神志和便血情况;暂禁食,或进少量流质;静脉滴注葡萄糖生理盐水,注意电解质平衡,并加用维生素 K、卡巴克洛(安络血)、抗血纤溶芳酸或止血粉等止血药;根据出血情况,酌量输血;如患者烦躁不安,可注射镇静剂,如地西泮、苯巴比妥钠,禁用泻剂及灌肠;经积极治疗仍出血不止者,应考虑手术治疗。

2. 肠穿孔　除局限者,肠穿孔并发腹膜炎者应及早手术治疗,同时加强有效抗菌药物的联合应用。

3. 中毒性心肌炎　严格卧床休息,加用糖皮质激素、维生素 B_1、ATP,静脉注射高渗葡萄糖液。如出现心力衰竭,应积极处理,可使用洋地黄和呋塞米,并维持至临床症状好转。但患者对洋地黄耐受性差,故用药时宜谨慎。

4. 中毒性肝炎　除护肝治疗外,可加用糖皮质激素。

5. 胆囊炎　按一般内科治疗。

6. 溶血性尿毒综合征　控制伤寒沙门菌的原发感染,可用氨苄西林或阿莫西林;输血、补液;使用糖皮质激素如地塞米松、泼尼松龙等,使用后可迅速缓解病情,尤其是儿童患者;抗凝疗法,可用小剂量肝素每日 0.05~0.1mg/kg,分次静脉注射或静脉滴注;必要时行腹膜或血液透析,以及时清除氮质血症,促进肾功能恢复。

7. DIC　给予抗凝治疗,酌情输血,并应积极控制原发感染。

【预防】

广泛开展卫生宣传教育,提高群众卫生水平和自我保健意识。改善饮食、饮水卫生和加强粪便管理,防蝇、灭蝇,消灭苍蝇滋生地,做好疫情监测。

(一) 控制传染源

1. 及时发现患者和带菌者,给予肠道传染病隔离,直至正规治疗后临床症状完全消失后 2 周,或临床症状消失及停药 1 周后,尿、粪培养连续 2 次阴性(2 次间隔为 2~3 日),方可解除隔离。大小便等排泄物用等量 20% 含氯石灰(漂白粉)混合消毒 2 小时,便器用 3% 含氯石灰浸泡 1 小时,食具可煮沸消毒。

2. 伤寒恢复期患者,在病后 1 个月和 3 个月,各粪检 3 次,每次间隔 1~2 日,以及时发现带菌者;历年的伤寒患者,可定期进行带菌检查,每年粪检 3 次,以便发现慢性带菌者。查出带菌者要及时调离岗位并予以彻底治疗。

(二) 切断传播途径　切断传播途径是本病预防措施的重点。应加强饮食、饮水卫生,保护水源,做好粪便、污水、垃圾的管理和处理,养成良好卫生与饮食习惯,如注意饭前便后洗手、不饮生水、不吃不洁食物等。

(三) 保护易感人群

1. 预防接种　流行区居民及流行区旅行者、清洁工人、细菌实验室工作人员及医务工作者、带菌者家属等可进行预防接种。

伤寒结合疫苗(typhoid conjugate vaccine,TCV)由 Vi 多糖与适宜的载体蛋白结合制备而成,通过改变 Vi 多糖的免疫原性,使之转变为 T 细胞依赖型抗原,并诱导免疫记忆,可增强 2 岁以下婴幼儿的保护性抗体应答。主要的载体蛋白有:破伤风类毒素(TT)、铜绿假单胞菌外毒素 A(rEPA)、白喉类毒素(DT)和白喉毒素无毒突变体(CRM_{197})。目前,最先进的 TCV 是 Vi-TT 结合疫苗 Typbar-TCV,这也是唯一通过世界卫生组织资格预审的 TCV,其对伤寒的有效保护率可达 87%,且安全度高,免疫原性强,免疫效果较持久,适用于 6 个月的婴儿至 45 岁的成人。

提高 TCV 接种覆盖率不仅降低了伤寒总体发病率,也大大减少了耐药伤寒菌株的出现。伤寒确定性传播动力学模型分析发现,80% 的 TCV 接种率可降低 10 年内 44% 的耐药伤寒病例数。除此之外,耐药伤寒慢性携带者的数量也得到了有效控制。

2. 预防治疗　与患者密切接触者或实验室内口腔误食菌液后,应紧急预防服药,可予复方磺胺甲噁唑 2 片,每日 2 次,服用 3~5 日。

(四) 疫情监测　做好疫情报告和流行病学调查,追踪传染源和确定可疑暴露因素。一旦出现暴发流行,应立即向当地卫生防疫站报告疫情。

1. 对密切接触者应行医学观察,一旦确诊,立即在定点医院隔离治疗。

2. 对流行期间出现原因不明发热 3 日以上的患者和伤寒疑似者,应采集血或粪便标本进行培养和血清学检查,以便早期发现伤寒患者。

3. 加强渔民、船民及流动人口的卫生管理,加强学校、餐饮业、建筑工地饮食卫生和环境卫生管理。对来自伤寒疫区的民工进行医学观察,早期发现患者,防止传播。对幼托机构、食堂、饮食行业人员、粪管人员、清洁工人等应定期作粪培养,必要时采用血清学方法进行监测。

4. 对疫源周围及有关的水源应重点监测;对其他易受污染的食品、水源也应加强监测。

5. 监测区内伤寒沙门菌的噬菌体分型、质粒分析和药物敏感试验,观察其动态变化。

二、副伤寒

副伤寒(paratyphoid fever)包括甲型副伤寒、乙型副伤寒和丙型副伤寒,其病原副伤寒甲、副伤寒乙和副伤寒丙分别属沙门菌 A、B、C 组,生化特性类似伤寒沙门菌,而菌体抗原和鞭毛抗原的成分不同。副伤寒丙有"Vi"抗原。各种副伤寒杆菌在自然条件下只对人有致病作用。虽然副伤寒与伤寒的发病机制、流行特征大体相似,但从近年国内甲型副伤寒的广泛流行来看,又有其新的特点。临床表现以不典型性和多样性多见,导致该病不易早期发现和及时控制,从而容易造成疫情的扩散与流行。因此,做到早发现、早报告、早隔离、早治疗是控制疫情的关键。

流行特征与伤寒基本相似,过去常年散发,也以夏秋季为主,发病率较伤寒低得多。但自 1995 年起甲型副伤寒的发病率显著增高,在江西、贵州、浙江、广西、广东等省(自治区)都相继出现多起甲型副伤寒暴发流行。至 2006 年,除吉林、青海无副伤寒报道,西藏、海南各报道 1 例和 5 例外,其余省市自治区均有较多副伤寒报道。部分地区的流行已大大超过伤寒,并成为我国一些地区传染病突发事件的主要病种。从全国的总体情况观察,虽以伤寒为主,但局部地区副伤寒有明显增加趋势,甚至发生暴发流行。与此同时,印度、马来西亚、印度尼西亚等东南亚国家自 1996 年起也相继出现甲型副伤寒暴发流行,一些国家和地区副伤寒发病数占了伤寒及副伤寒发病总数的 50% 以上。流行可能与以下因素相关:①人群对甲型副伤寒普遍易感。由于伤寒、副伤寒之间无交叉免疫力,在伤寒高发区传播方式一样,一旦有副伤寒感染,极易扩散。此外,过去应用伤寒三联菌苗,对副伤寒也有一定预防作用,但因副作用较大、接种程序较烦琐,目前我国已停止使用,而改用伤寒 Vi 菌苗,虽能有效地控制伤寒,但对副伤寒没有交叉免疫作用,不能预防副伤寒。②由于副伤寒临床表现的不典型性,易造成误诊和漏诊,导致水源或食物污染,一旦发生疫情,极易流行和暴发。③可能还与环境、副伤寒甲的传播力强等因素有关。

其传染源、传播途径及易感人群与伤寒基本相似。主要是水源污染,包括井水、河水、湖水及毛蚶、牡蛎等水产品的污染,加之近年人员流动大,输入型感染的机会增多,部分地区餐饮业卫生条件差,因此,不卫生的饮水或食物是副伤寒发病的主要原因。沿海地区有喜生食或半生食贝类水产品的习惯,也是不断引发食源性或水源性甲型副伤寒暴发与流行的重要原因。

副伤寒的病理变化与伤寒相仿。肠道病变较少而表浅,故肠出血或肠穿孔的机会较少。但胃肠炎型者肠道炎症病变却较明显而广泛,常侵及大肠。败血症型副伤寒常有骨、关节、脑膜、心包、软组织等处化脓性迁延性病灶。

临床表现与伤寒相比病情相对较轻,症状不典型,表现多样化,较突出的区别有:潜伏期稍短,一般为 1~10 日;急性起病的较多,尤其是乙型和丙型副伤寒,常有急性胃肠炎症状,2~3 日后虽然胃肠炎症状减轻,但却出现发热等毒血症状。病程平均 1~3 周,明显的发热可持续数日。热型不如伤寒典型,头痛、全身不适常见,玫瑰疹少见,肠道并发症少。丙型副伤寒临床除伤寒型外,还有急性胃肠炎型,以腹痛、腹泻、呕吐等胃肠炎症状为主;败血症型则在伤寒型基础上出现迁徙性病灶,以肺部最为常见,其次为骨、关节等部位。甲型副伤寒由于近年广泛流行,各地区及不同人群其临床表现更为多样。通常急性起病,均有发热,发热是本病最早出现和最突出的症状,不规则热和弛张热多于稽留热,其次头痛、乏力较为突出,而且起病初期常伴有上呼吸道、消化道症状,如咳嗽、咳痰、恶心、呕吐、腹痛、腹胀、腹泻等。另有一些患者以并发症为首发症状。而表情淡漠、相对缓脉、玫瑰疹等伤寒典型特征明显减少,更多的患者因临床表现不典型,极易与上呼吸道感染或消化道疾病相混淆而被漏诊或误诊。

因此,在伤寒、副伤寒流行区及流行季节,发热患者均应考虑到该病的可能,但与伤寒相比,患者的白细胞数减少不明显,而嗜酸性粒细胞减少或消失相对多见。肥达反应有一定参考价值,菌体抗体凝集效价 ≥1∶80,鞭毛抗体凝集效价 ≥1∶160 时,可辅助诊断。但副伤寒的凝集效价较低,部分患者甚至始终阴性。另有报道疫区也有部分正常人群会出现假阳性,故应动态监测血清凝集效价,并结合临床综合判断。此外,B 超检查约半数患者有脾大,少数患者伴有肝大、胆囊炎性改变,也有助于该病的诊断,但确诊仍有赖于血、骨髓、粪便、脓液等标本的细菌培养。

副伤寒并发症与伤寒相似,以中毒性肝炎最为常见,其次为心肌损害,少数患者还可引起浆膜腔积液,并可在胸腔积液、心包积液,甚至脾、胰腺、卵巢脓肿中分离到副伤寒杆菌。而肠出血、肠穿孔少见。中毒性肝炎的发生率为 31.6%~70.5%。其临床症状、体征少,主要是肝功能异常,通常为谷丙转氨酶、谷草转氨酶轻至中度异常升高,经有效抗感染及保肝治疗后,随着体温下降,大多数患者肝功能在 2 周内恢复正常,预后良好。部分患者有心肌损害,表现为胸闷、心悸,多数症状较轻,易被忽视。更多患者仅为心电图异常,以 ST-T 改变为主,少数患者伴有心律失常。心肌酶谱也可有不同程度升高,但与急性心肌梗死所致心肌酶谱变化不同,应予以鉴别。

副伤寒的病情相对较轻,预后良好,恢复后慢性带菌者较少见。病死率低于伤寒,治疗与伤寒相同,尽管有报道出现耐药菌株,但多数患者对氟喹诺酮类和第三代头孢菌素敏感。

除伤寒 Vi 菌苗等个别措施外,伤寒的预防措施均适用于副伤寒。

推荐阅读

1. GBD 2017 Typhoid and Paratyphoid Collaborators. The global burden of typhoid and paratyphoid fevers:a systematic analysis for the Global Burden of Disease Study 2017[J]. Lancet Infect Dis,2019,19(4):369-381.

2. HAKYA M,COLIN-JONES R,THEISS-NYLAND K,et al. Phase 3 efficacy analysis of a typhoid conjugate vaccine trial in nepal[J]. N Engl J Med,2019,381(23):2209-2218.

第五节 非伤寒沙门菌感染

朱利平

非伤寒沙门菌感染(non-typhoidal salmonellosis,NTS)是由伤寒、副伤寒以外的各种沙门菌所引起的急性传染病。本病的传染方式主要是通过本菌污染的肉类食物等引起感染,由于致病菌及机体反应性的不同,其临床表现较复杂,可分为胃肠炎型、伤寒型、败血症型及局部化脓感染型,此外还可表现为无症状感染。

【病原】

沙门菌属分为邦戈尔沙门菌（*Salmonella bongori*）和肠道沙门菌（*S. enterica*），前者有近 10 种血清型，后者则有 2 500 种以上血清型，包括伤寒沙门菌、副伤寒沙门菌、猪霍乱沙门菌、鼠伤寒沙门菌、肠炎沙门菌、牛沙门菌和鸭沙门菌等。沙门菌为革兰氏阴性杆菌，无芽孢，无荚膜。多数细菌有周身鞭毛和菌毛，有动力。在普通培养基上呈中等大小，无色半透明的光滑菌落。不分解乳糖、蔗糖，能发酵葡萄糖，分解吲哚、尿素，V-P 试验（Voges-Proskauer test）为阴性。

沙门菌在普通培养基上即能生长，其最适温度为 35~37℃，最适 pH 为 6.5~7.5，沙门菌对外界环境的抵抗力较强，在水、牛乳或肉类食品中能存活 1 年以上，不耐高温和干燥，65℃加热 15~20 分钟即被杀死，5% 苯酚或 1:500 升汞 5 分钟可灭活，pH<4.5 可使细菌死亡。

沙门菌无荚膜，但其细胞外膜包被的多糖层十分黏稠，具有阻止吞噬，逃避免疫系统破坏的作用，沙门菌的主要抗原成分为菌体抗原"O"和鞭毛抗原"H"，"O"抗原是细菌胞壁的脂多糖，目前已发现 60 多种，每种菌常有数种"O"抗原，与致病密切相关的多属 A、B、C、D 和 E 组，"O"抗原刺激机体产生 IgM 型抗体；H 抗原是蛋白质，"H"抗原则刺激产生 IgG 型抗体。按照"O"抗原和"H"抗原的搭配，沙门菌各血清型致病力的强弱可有很大差异。

【流行病学】

（一）**传染源**　主要传染源为感染的家禽、家畜，如鸡、鸭、猪、牛、羊等，其次是感染的鼠类及其他野生动物，其感染率为 1%~4% 或更高些，人类带菌者亦可作为传染源。这些带菌者绝大部分是暂时带菌及无症状感染或轻型肠道感染后粪便持续带菌。暂时带菌状态较常见于职业上与沙门菌接触的人，如食品加工或屠宰工人；无症状感染的沙门菌带菌者，有时排菌量可以很多，如果其职业是处理肉类等食物时，可成为一个重要的传染源。

（二）**传播途径**　沙门菌通过被污染的食物、水及用具传染，各种来源于动物的食品有引起传播的可能，苍蝇和蟑螂可作为沙门菌的机械携带者，引起传播。空气传播及输血引起的沙门菌感染也有过报道。近年来有报道人与人之间可直接传播。

（三）**易感人群**　婴幼儿及严重免疫低下者对沙门菌易感，患病年龄以 1 岁以内的婴儿最高，病后的免疫力不强，可反复感染，甚至可感染同一血清型细菌而发病。在非洲地区近年来沙门菌感染较为广泛，好发于儿童、老人、HIV、疟疾及严重营养不良患者。

（四）**流行特征**　近年来本病在全球范围内均有所增加，每年全球大约有 9 380 万非伤寒沙门菌胃肠炎新发病例，15.5 万人死于该病，其中 80% 由肠炎沙门菌和鼠伤寒沙门菌所致。2017 年新发非伤寒沙门菌侵袭性感染病例约 53 万例，病死率约 15%。其流行病学特征为：①急性起病；②潜伏期短；③发病者仅限于进食污染食物者；④食物常是同一传染源所污染；⑤集体用膳单位常呈暴发流行；⑥本病全年可见，发病高峰在 7—11 月份；⑦各菌种分布有地区性，并与该地区动物中携带的常见菌种一致；⑧更易产生耐药性，甚至产生对氟喹诺酮类、头孢菌素类耐药。

【发病机制与病理】

机体感染沙门菌的后果与机体抵抗力及吞食细菌的数量、血清型、侵袭力等有关。吞入大量活菌可引起显性感染，菌量减少 10~100 倍时常呈暂时的带菌状态。不同血清型细菌的侵袭力与致病力显著不同，鸭沙门菌仅引起无症状的胃肠道感染，而肠炎沙门菌和鼠伤寒沙门菌等常引起肠道以外感染，如败血症和迁徙性病灶，故又称为侵袭性非伤寒沙门菌感染（invasive NTS，iNTS）。

与伤寒、副伤寒不同，沙门菌在胃肠道可引起显著的炎症反应，以 Th1 型反应为主，产生大量 γ 干扰素（IFN-γ）、白细胞介素（IL）-18、IL-12、IL-15、IL-10、肿瘤坏死因子-α（TNF-α）等细胞因子，以及趋化因子，促使巨噬细胞、树突状细胞和中性粒细胞大量聚集在肠腔，引起急性胃肠道炎症反应。沙门菌胃肠炎的主要病变部位在小肠，但也可累及结肠，引起痢疾样临床表现。沙门菌具有侵袭性，引起黏膜炎症反应，伴黏膜下层中性粒细胞浸润，有时可深至固有层，沙门菌可分泌肠毒素，参与腹泻的发生。

沙门菌侵入血流可致胃肠炎的并发症，但更多的病例却无胃肠炎作为前驱病变，血源入侵的细菌可停留于任何部位，导致胃、关节、脑膜、胸膜或其他部位的化脓性病变。

【临床表现】

潜伏期与感染的细菌量及临床类型有关，误食染菌食物后 8~48 小时发生胃肠炎症状，如感染菌量大可在 12 小时内发病，少量沙门菌感染因病原菌繁殖需要时间稍长，潜伏期可在 48 小时左右，败血症型与伤寒型潜伏期为 1~2 周。

（一）**胃肠炎型**　是最常见的临床类型，约占 70%。急性起病，开始时恶心、呕吐，随后迅速出现腹部绞痛和腹泻，粪便常为水样，量多，很少或没有粪质，偶可呈黏液或脓性粪便，大便每日数次至数十次，常有发热，体温达 38~39℃，可伴有畏寒。沙门菌胃肠炎的病情轻重差异很大，有些患者并无发热，只有粪便稀烂，重的可呈暴发型，伴有迅速脱水，可由于脱水重而引起休克和肾衰竭，甚至迅速死亡，此种情况在早产儿和营养不良小儿较易产生。

沙门菌胃肠炎的症状多在 2~3 日消失，偶尔病程亦可迁延至 2 周之久，病死率很少超过 1%，死亡病例几乎都是婴儿、老人和身体衰弱的人。

血白细胞数多为正常，所有病例的血培养几乎均阴性，在急性期几乎所有患者的粪便均可培养出病原菌，起病后 2 周约有 50% 患者的粪便培养仍为阳性，此型较常见的病原菌为肠炎沙门菌和鼠伤寒沙门菌。

（二）**伤寒型**　临床症状与轻型伤寒相似，但潜伏期较短（平均 3~10 日），病程亦较短（一般为 1~3 周），病情多较轻，热型呈弛张热，亦可有相对缓脉，但皮疹少见，腹泻较多，肠出血与肠穿孔很少发生。伤寒型偶有以胃肠炎作为前驱表现,在典型的胃肠炎症状后出现伤寒表现,血白细胞数减少,血、粪便培养阳性。

（三）败血症型　此型病例呈散发性,常见于儿童、虚弱者和有免疫低下基础疾病患者。起病多急骤,但亦有徐缓起病,有发热、寒战、出汗及胃肠道症状,热型呈不规则型、弛张型或间歇型,高热持续1~3周,有并发症如化脓性病灶时,则发热可迁延更长时间,甚至达数月之久,或为反复急性发作。肝脾常增大,黄疸及谵妄偶见。多数病例的血白细胞数正常,血培养有病原菌,但腹泻不明显,粪便培养常阴性。与伤寒的持续菌血症不同,其病原菌是间歇进入血液循环的,最常见的病原菌为鼠伤寒沙门菌。

（四）局部化脓感染型　局部化脓性感染常发生在肠道感染之后,出现一个或一个以上的局部化脓性病灶,亦可在发病前完全没有症状,常见致病菌是鼠伤寒沙门菌和肠炎沙门菌。这些化脓性病灶可在身体任何部位发生,成为临床的主要表现,支气管肺炎、肺脓肿、胸膜炎、脓胸、脑膜炎、心内膜炎、心包炎、肾盂肾炎、肋软骨脓肿及肋骨骨髓炎等较多见,此外,腮腺炎、脾脓肿、乳腺脓肿及皮肤溃疡等文献亦有记载。

在某些疾病如镰状细胞贫血等患者,易发生本型感染,化脓感染灶常出现于原有病变的局部,如血肿、梗死、囊肿、新生物、动脉瘤等。

沙门菌感染的四种临床类型常不易明确划分,它们常互相重叠;如胃肠炎可伴发或继发菌血症;败血症常并发局部化脓灶;局部化脓灶亦可继发菌血症。

沙门菌感染可无症状,仅在流行病学调查中发现粪便培养阳性,血清凝集效价升高,这些人没有症状,但有与患者接触或进食污染食物的既往史。

动物常可被多种沙门菌感染,而在食物的储存、运输、分配等过程中可以互相接触污染,故人类偶可同时感染两种沙门菌。

【实验室检查】

（一）血常规　白细胞总数大多正常,有局灶性化脓性病变时明显升高,可达$(20\sim30)\times10^9$/L。

（二）粪便检查　部分患者粪便中有黏液和血,镜下白细胞增多,尤以婴幼儿多见。

（三）细胞学检查　胃肠炎时易从呕吐物和粪便中分离到病原菌,并与可疑食物中的病原菌相一致。胃肠道外感染时,从血、骨髓、脓液和其他体液如胸腔积液、脑脊液、关节积液等中可检出病原菌,反复培养能提高阳性率。血清凝集试验对诊断的帮助不大。

【诊断与鉴别诊断】

（一）诊断

1. 沙门菌胃肠炎　急性胃肠炎伴明显发热,且时间较长;有不洁饮食史,而粪常规及血白细胞计数基本正常时应疑及本病,从排泄物及可疑食物中分离到病原菌即可确诊。

2. 伤寒型和败血症型　持续发热1周以上,无明显系统症

状或有胃肠道症状,肝脾大、白细胞正常者,需根据多次重复血培养后考虑本病的可能。有局部病灶形成时,应及早作局部细菌学检查,重症患者应寻找原发病。

（二）鉴别诊断　胃肠炎型伤寒应与金黄色葡萄球菌、副溶血性弧菌、变形杆菌引起的食物中毒,以及化学毒物与生物毒物引起的胃肠炎相鉴别;伤寒型和败血症型应与伤寒及副伤寒相鉴别;局部化脓感染型与其他细菌感染引起的局部感染,临床上很难区别,需通过局部病灶脓液培养以资鉴别。

【预后】

胃肠炎预后良好,但婴儿、老年人或有原发病者情况较严重,常有脱水、酸中毒、电解质紊乱等并发症。败血症型患者近半数有肝硬化、系统性红斑狼疮、白血病、淋巴瘤或肿瘤等原发病,预后较差。沙门菌脑膜炎的病死率可高达80%以上。

【治疗】

（一）对症处理　胃肠炎应以维持水、电解质平衡为主,辅以必要的对症处理,轻、中度脱水可予口服补液盐、电解质溶液,严重脱水者静脉补液,对年老、年幼或虚弱者应给予支持疗法,中毒症状严重并有循环衰竭应注意维持有效血容量,必要时可使用糖皮质激素。腹痛、腹泻于禁食后可显著改善,重症患者可使用抗分泌的药物如小檗碱(黄连素)、氯丙嗪、普萘洛尔、葡萄糖酸钙、吲哚美辛,解痉剂以短期应用为宜。

（二）病原治疗　无并发症的胃肠炎型患者不必应用抗菌药物,严重的胃肠炎或发育不良的婴儿及免疫缺陷者应加用相应抗菌药物。

败血症型、伤寒型和局部化脓感染型必须用抗菌药物治疗,氟喹诺酮类药物为首选,一般可用环丙沙星、左氧氟沙星静脉或口服治疗,疗程14日。但因其影响骨骼发育,孕妇、儿童、哺乳期妇女应避免选用。除氟喹诺酮类药物外,第三代头孢菌素、氨苄西林、复方磺胺甲噁唑对沙门菌属感染也有很好的疗效。有骨髓炎、脑膜炎等局灶性感染时应静脉内给药,且疗程较长,同时行手术引流。近年来欧美、亚洲和非洲国家,都陆续报道多重耐药沙门菌感染,且有明显增多趋势,包括对氟喹诺酮类、头孢曲松等,目前有报道应用碳青霉烯类抗菌药物治疗有效。

【预防】

（一）控制传染源　妥善处理患者和动物的排泄物,保护水源,禁止食用病畜病禽。

（二）切断传播途径　注意饮食、饮水卫生和食物加工管理,不喝生水。肉、禽、乳、蛋类的处理、加工、贮存均应严防污染,食用时应煮熟煮透,生熟分开,腹泻患者不应接触熟食。

（三）保护易感人群　对饮食加工及餐饮服务业人员定期作健康检查。

推荐阅读

1. GBD 2017 Non-Typhoidal Salmonella Invasive Disease Collaborators. The global burden of non-typhoidal salmonella invasive disease: a systematic

analysis for the Global Burden of Disease Study 2017［J］. Lancet Infect Dis,2019,19(12):1312-1324.

2. WEN S C, BEST E, NOURSE C. Non-typhoidal Salmonella infections in children:Review of literature and recommendations for management［J］. J Paediatr Child Health,2017,53(10):936-941.

第六节　细菌性食物中毒

毛日成　尹有宽

细菌性食物中毒(bacterial food poisoning)系进食被细菌及其毒素污染的食物而引起的急性感染中毒性疾病。本病潜伏期短,发病突然,易集体发病,发病者均与细菌或其毒素污染的食物有明确的关系。引起细菌性食物中毒的常见病原体及临床表现见扩展阅读 10-10-6-1。

扩展阅读 10-10-6-1　细菌性食物中毒常见病原体及临床表现

一、副溶血性弧菌食物中毒

副溶血性弧菌食物中毒(*Vibrio parahaemolyticus* food poisoning),是进食含有该菌的食物所致,主要来自海产品及含盐分较高的腌制食品。本菌存活能力强,在抹布和砧板上能生存 1 个月以上,海水中可存活 47 天。临床上以急性起病、腹痛、呕吐、腹泻及水样便为主要症状。

【病原】

副溶血性弧菌系弧菌科弧菌属,革兰氏染色阴性,兼性厌氧菌,为多形态杆菌或稍弯曲弧菌。本菌嗜盐畏酸。最适宜的培养基:温度为 30~37℃,含盐 2.5%~3%,pH 为 8.0~8.5。本菌对酸较敏感,当 pH<6 时即不能生长,在普通食醋中 1~3 分钟即死亡。在 3%~3.5%含盐水中繁殖迅速。对高温抵抗力小,50℃ 20 分钟、65℃ 5 分钟或 80℃ 1 分钟即可被杀死。本菌对常用消毒剂抵抗力很弱,可被低浓度的酚和煤酚皂溶液杀灭。

副溶血性弧菌能产生 3 种类型致病因子,即耐热直接溶血毒素(thermostable direct hemolysin,TDH)、耐热相关溶血毒素(thermostable related hemolysin,TRH)和尿素酶,具有溶血活性作用、肠毒素和对肠有致病活性。

【流行病学】

(一)传染源　传染源为患者,集体发病时仅少数病情严重者需住院,多数未住院者可能成为传染源。患者仅在疾病初期排菌较多,其后排菌迅速减少。

(二)传播途径　本病经食物传播,主要的食物是海产品或盐渍品,常见有蟹类、乌贼、海蜇、海鱼、黄泥螺等,其次为蛋品、肉类或蔬菜。进食肉类或蔬菜而致病者,多因食物容器或砧板受污染所致。

(三)易感人群　男女老幼均可患病,但以青壮年为多。病后免疫力不强,可重复感染。

本病夏秋季多发,以沿海地区为主,常为集体发病,近年来发病率有升高趋势。而由于海鲜空运,内地城市病例明显增多。

【发病机制与病理】

致病性副溶血性弧菌能使人或家兔的红细胞产生溶血,此现象称神奈川现象(Kanagawa phenomenon,KP)。现认为溶血是该菌致病性的标志,KP 阳性与该菌产生的溶血毒素有关。资料表明,摄入一定数量活菌(10 万个)即可使人致病。病理变化为急性小肠炎,以十二指肠、空肠及回肠上部较明显,可见中性粒细胞浸润,黏膜下呈高度弥漫性水肿,也有深至肌层及浆膜层者,有轻度糜烂但无溃疡。肝脾可呈淤血表现。

【临床表现】

潜伏期 1~48 小时,多数为 6~20 小时。本病起病急骤,常有腹痛、腹泻、呕吐、失水,可伴畏寒与发热。腹痛多呈阵发性绞痛。腹泻每日 3 次至 20 余次不等。大便性状多样,多数为黄水样或黄糊便,2%~16%呈典型的血水或洗肉水样便,部分患者的粪便可为脓血样或黏液血样,但很少有里急后重感。由于吐泻,患者常有失水现象,重度失水者可伴声音嘶哑和肌肉痉挛。发热一般不如细菌性痢疾(简称菌痢)严重,但失水则较菌痢明显。近年来国内报道的副溶血性弧菌食物中毒临床表现不一。

本病病程 1~6 日,可自限,一般恢复较快。

【实验室检查】

(一)外周血常规　白细胞总数多在 10×10^9/L 以上,中性粒细胞偏高。

(二)粪便检查　镜下可见白细胞,常伴有红细胞,粪便培养可检出副溶血性弧菌。以反向被动乳胶凝集试验、免疫荧光显微镜检测副溶血性弧菌,以及 PCR 技术检测 *TDH* 或 *TRH* 基因特异性保守序列,灵敏度及特异度均高。

【诊断】

在副溶血性弧菌食物中毒的流行季节,根据进食海产品、腌渍品等可疑食物,集体发病,潜伏期短且起病急,而发热和腹痛均较其他肠道传染病为重,粪便呈血水样,失水多见等特点,临床诊断即可成立。对可疑食物进行培养,有时可分离出和粪便中相同的副溶血性弧菌。

本病应与葡萄球菌性食物中毒、肠产毒性大肠埃希菌腹泻、沙门菌食物中毒、急性菌痢和霍乱等鉴别。

【治疗】

(一)支持及对症治疗　脱水者需输入适量生理盐水及葡萄糖盐水或口服补液盐,以纠正水与电解质的失衡。血压下降者,除补充血容量、纠正酸中毒等外,可酌用血管活性药。腹痛明显者予以阿托品等解痉止痛剂对症处理。

(二)抗菌药物　轻症患者可不用抗菌药物。对病情较重而伴有高热或黏液血便者可予氟喹诺酮类、多西环素、复方磺胺甲噁唑或头孢菌素等抗菌药。

【预防】

关键在于加强卫生宣传:海鲜应煮熟煮透再吃;隔餐的剩菜食前应充分加热;防止生熟食物操作时的交叉污染;水产品宜用饱和盐水浸渍保藏,食前用冷开水反复冲洗。

二、沙门菌食物中毒

沙门菌食物中毒(Salmonella food poisoning)是最常见的食物中毒病因之一,占60%以上,其中以鼠伤寒、猪霍乱、肠炎沙门菌为最常见。细菌常通过肉、蛋、家禽、西红柿、甜瓜等食物传播。细菌在这些食品上能存活很长时间,且在22～30℃时能在食物中大量繁殖。该菌所致食物中毒不但有明显消化道症状,且有发热等感染表现(参见本章第五节"非伤寒沙门菌感染")。

三、葡萄球菌食物中毒

葡萄球菌食物中毒(staphylococcal food poisoning)是进食含葡萄球菌肠毒素的食物所致的疾病,其特征为起病急骤、剧烈呕吐、腹痛、腹泻,重者可伴失水及虚脱。

【病原与流行病学】

引起本病的细菌仅限于金黄色葡萄球菌中某些能产生肠毒素的菌株。金黄色葡萄球菌肠毒素为单股多肽链,肠毒素有A、B、C、D、E、毒性休克综合征毒素-1(TSST-1)等20余个血清型,以A、B、E最为常见,其中A型毒力最强。临床症状由肠毒素所致,毒素耐高温、耐酸、能抵抗胃蛋白酶和胰蛋白酶消化。

寄生于人体表面的金黄色葡萄球菌,可污染淀粉类、牛乳及乳制品、鱼、肉、蛋类等食物,在室温20～22℃搁置5小时,病菌大量繁殖产生肠毒素。人若进食含有肠毒素污染的食物,即可发生食物中毒。食物即使事先煮沸亦不能幸免,因100℃ 30分钟仅能杀灭金黄色葡萄球菌而不能破坏其肠毒素。夏秋季发病率较高,各年龄组均可患病,病后不产生明显免疫力。本病无传染性。

【临床表现】

潜伏期短,一般为2～5小时,最短1小时,80%在3小时内发病,极少超过6小时。起病急骤,有恶心、呕吐、中上腹痛和腹泻,以呕吐最为显著。呕吐物可含胆汁,或含血及黏液。剧烈吐泻易导致虚脱、肌痉挛及严重失水等现象。体温大多正常或略高。一般在数小时至1～2日内迅速恢复。

【诊断】

根据进食可疑食物、集体发病、潜伏期短仅数小时、呕吐显著、病程短等,可作出初步诊断。以可疑食物、呕吐物、粪便作涂片和培养;以荧光或核素标记的特异性肠毒素抗体检测毒素;或用酶联免疫吸附法、免疫荧光法、制备金黄色葡萄球菌肠毒素B(sEB)的多克隆抗体;在食物浸出液、培养物、滤液等标本中检出肠毒素,均可确立诊断。

【防治】

加强饮食管理;隔离患乳腺炎的病牛,有皮肤化脓灶的炊事员或从事饮食业者应暂调离其工作。

治疗同沙门菌属感染的胃肠炎型,以保暖、输液、饮食调节等为主,一般不需用抗菌药物。严重者可加服喹诺酮类抗菌药物或头孢菌素等。

四、肉毒杆菌食物中毒

肉毒杆菌食物中毒,简称肉毒食物中毒(botulism),是进食含肉毒杆菌(Clostridium botulism)外毒素的食物所致的急性中毒性疾病,属于肉毒食物中毒的一个类型。肉毒食物中毒一般分为4种类型:食入性肉毒食物中毒、婴儿肉毒食物中毒、创伤性肉毒食物中毒和吸入性肉毒食物中毒,均以神经系统症状为主要表现。

【病原】

肉毒杆菌系严格厌氧的革兰氏阳性梭状芽孢杆菌。其芽孢耐热力极强,在沸水中可生存30分钟至20小时,干热180℃需5～15分钟,湿热100℃ 5小时以上方能将其杀死。10%盐酸经1小时和20%甲醛经24小时才能使芽孢死亡。肉毒杆菌滋生于土壤内,存在于家畜粪便中。臭豆腐、火腿、腊肠、罐头或瓶装食品被肉毒杆菌污染后,于缺氧情况下可大量生长繁殖而产生外毒素,人摄食后即发生中毒。按外毒素抗原性不同,可分为A～H等8型,引起人类疾病者主要为A、B和E型。肉毒杆菌外毒素是一种嗜神经毒素,对神经组织亲和力以A型为最强,死亡率最高。该毒素不耐热,80℃半小时或煮沸10分钟即被破坏,暴露于日光下也会迅速失去其毒力。毒素在干燥、密封和阴暗的条件下,可保存多年,故被肉毒杆菌污染的罐头食品中的毒素可长期存活。

【流行病学】

(一)传染源　家畜是主要传染源。肉毒杆菌存在于家畜肠道,排出后芽孢可在土壤中保存相当长的时间,仅在缺氧情况下才能大量繁殖。

(二)传播途径　①食物传播:腌肉等腌制品、罐头食品、发酵馒头、家制臭豆腐和豆瓣酱等被肉毒杆菌污染,其外毒素可致病;②偶可由伤口感染而致病;③病菌偶可污染食品如蜂蜜,被婴儿摄入后,在胃肠道经繁殖产生的大量外毒素可致病;④呼吸道:吸入含有外毒素的气溶胶而引起。

(三)易感人群　本病好发于夏秋季,各年龄、性别人群均易感。病愈后不产生免疫力。患者无传染性。

【发病机制】

肉毒杆菌外毒素经胃和小肠上段吸收,通过淋巴和血液循环到达脑神经核、运动神经突触和胆碱能神经末梢,抑制神经传导介质乙酰胆碱的释放,使肌肉不能收缩而发生瘫痪。

婴儿肉毒食物中毒的发病年龄一般小于9个月,婴儿摄入肉毒杆菌芽孢或繁殖体,虽不含肉毒杆菌外毒素,但病菌可在婴儿肠道内大量繁殖并产生外毒素,经肠黏膜吸收后致病。

【临床表现】

潜伏期一般为6～36小时,潜伏期越短,病情越重。起病突然,与一般食物中毒不同,以神经系统症状为主。初起时全身软弱、疲乏、头痛、眩晕等,继而出现眼睑下垂、瞳孔扩大、复视、斜视及眼内外肌瘫痪。重症患者有吞咽、咀嚼、言语、呼吸等困难,声音嘶哑或失声,抬头困难,共济失调,心力衰竭,但肢体完全瘫痪者少见。咽肌麻痹时黏液及分泌物积聚咽部,可导致吸入性肺炎。因胆碱能神经传递的阻断,可出现腹胀、尿潴留及唾液和泪液的减少等。体温正常或呈低热,神志始终清楚,知觉存在,脑脊液正常。

患者可于数日后逐渐恢复健康,呼吸、吞咽及言语困难先行缓解,随后其他肌肉瘫痪也渐复原,视觉异常恢复较慢,有时需数月之久。重症患者可于发病后 3~10 日内,因呼吸衰竭、心力衰竭或继发肺炎等而死亡。本病病死率因毒素类型而异,A 型毒素、E 型毒素、B 型毒素者病死率依次为 60%~70%、30%~60%、10%~20%。婴儿肉毒食物中毒的临床表现首起症状常为便秘,继之迅速出现脑神经麻痹,病情进展迅猛。有的患婴入睡前尚能进食,活动自如,数小时后被发现呼吸已停止。有的患婴呈隐匿型,另有表现为暴发型。肌电图检查显示短暂、低幅、多相的动作电势,有助于诊断的确立。

【诊断】

主要诊断依据为:①进食可疑食品(尤其是罐头食品)集体发病;②典型的临床症状为脑神经麻痹症状,如眼肌瘫痪,吞咽、言语、呼吸等困难;③对可疑食物和粪便作严格的厌氧培养,但检出率极低,确诊需检出外毒素;④将检查标本浸出液接种于小鼠的腹腔内,如动物发生肢体麻痹或死亡则诊断成立,该方法为诊断肉毒食物中毒的"金标准";⑤用各型抗毒素作中和试验有助于判断毒素型别。

本病应与毒蕈中毒、河豚所致食物中毒、有机磷中毒及流行性脑炎、脊髓灰质炎、重症肌无力等病相鉴别。

【治疗】

(一)抗毒素治疗 及早给予多价肉毒抗血清,在起病 24 小时内或瘫痪发生前注入最为有效。每次缓慢注入 5 万~10 万 U,静脉缓慢注射及肌内注射各半量。必要时 6 小时后重复 1 次。抗毒素注射前必须做皮肤过敏试验,如为阳性必须脱敏后再作治疗。

(二)支持及对症治疗 病初确诊或拟诊为本病时,应立即用 5% 碳酸氢钠或高锰酸钾(1:4 000)洗胃,服泻剂并行清洁灌肠以清除毒素。患者应安静卧床休息,注意保暖。咽喉部有分泌物积聚时用吸引器吸出。呼吸困难者给氧,必要时进行人工呼吸。吞咽困难者用鼻饲或静脉滴注营养剂。发生肺炎等继发感染时给予有效的抗菌药物。

婴儿肉毒食物中毒主要为支持和对症治疗。

【预防】

严格管理食品,尤应特别重视罐头食品、火腿等腌腊食品、发酵豆、面制品的卫生检查。禁止出售与食用变质食品,正确的食品消毒是预防本病的关键。

五、其他细菌引起的食物中毒

(一)变形杆菌食物中毒(Bacillus proteus food poisoning) 变形杆菌食物中毒呈上升趋势。变形杆菌属肠杆菌科革兰氏阴性杆菌,为条件致病菌。该菌存在于正常人与动物肠道粪便中。变形杆菌对外界适应力强,营养要求低,生长繁殖较迅速,在夏、秋季,被污染食品放置数小时后,即可增殖足量的细菌,人体摄入后即致食物中毒,并可引起集体发病。发病者以儿童、青年较多。变形杆菌食物中毒主要表现为胃肠炎型或过敏型,前者多为自限性,重症患者可选氟喹诺酮类药物;后者以抗组胺疗法为主,可选用氯苯那敏每次 4mg,每日 3 次,严重者可选用氢化可的松或地塞米松。

(二)肠出血性大肠埃希菌(EHEC)食物中毒 其代表 O157:H7 大肠埃希菌所致食物中毒虽尚未在我国引起大流行,但有上升趋势。可引起腹痛、腹泻、水样便,继而发生血性腹泻。

(三)蜡样芽孢杆菌食物中毒(Bacillus cereus food poisoning) 蜡样芽孢杆菌是一种需氧、有芽孢、革兰氏阳性的大杆菌,其芽孢能耐高温。引起蜡样芽孢杆菌食物中毒的食品主要为含淀粉较多的谷类食物,常见者为酒酿、隔夜剩饭、面包和肉丸等。本菌产生腹泻肠毒素和呕吐毒素。

本病潜伏期多为 1~2 小时,主要临床表现为突然起病,有恶心、呕吐、腹痛、腹泻等。病情较轻,病程自限,一般仅 1~2 日。

(四)产气荚膜梭菌食物中毒(Clostridium perfringens food poisoning) 该菌为革兰氏阳性、能形成芽孢的厌氧杆菌,当其污染食物尤其牛肉、火鸡及肉鸡等食品后产生肠毒素,人体摄入被污染的食物后,经 10~16 小时,引起严重的腹痛和水泻、恶心,可有呕吐和发热,本病为自限性,历时数小时至 2 日。重症患者可有剧烈血便、严重腹痛、脱水和毒血症。治疗主要为支持和对症处理。应用青霉素类等抗菌药物可能有益。

(五)其他 空肠弯曲菌、耶尔森菌及其他弧菌、气单胞菌等均可引起食物中毒。

第七节 细菌性痢疾

毛日成 尹有宽

细菌性痢疾(bacillary dysentery),简称菌痢,是由志贺菌(Shigella)属引起的常见急性肠道传染病,以结肠黏膜化脓性溃疡性炎症为主要病变,以发热、腹泻、腹痛、里急后重、黏液脓血便为主要临床表现,可伴全身毒血症症状,严重者可有感染性休克和/或中毒性脑病。

【病原】

病原菌为志贺菌属,又称痢疾杆菌,分类于肠杆菌科,是革兰氏阴性细长杆菌。兼性厌氧,但最适宜于需氧生长,在普通培养基中生长良好,最适温度为 37℃;在阴暗潮湿及冰冻条件下生存数周。阳光直射有杀灭作用,加热 60℃ 10 分钟即死,1% 含氯石灰等一般消毒剂能将其杀灭。

志贺菌属有菌体(O)抗原、荚膜(K)抗原和菌毛抗原,据发酵反应,可分为 4 群,47 个血清型(扩展阅读 10-10-7-1)。本菌流行菌型在不断变迁中,发达国家的优势菌型为 D 群,我国仍以 B 群占优势,其中以 2a 型为优势流行株。所有志贺菌属均能产生内毒素和细胞毒素(外毒素),A 群尚可产生神经毒素。B 群感染易转为慢性,D 群感染多呈不典型发作,A 群的毒力最强。

扩展阅读 10-10-7-1 志贺菌属的分类

【流行病学】

(一)传染源 为急、慢性菌痢患者与带菌者,其中轻症非典型病例和慢性病例在流行病学上意义尤大。

(二)传播途径 主要借染菌的食物、饮水和手等经口感染。在流行季节可有食物型和水型的暴发流行,前者系摄入被带志贺菌属的手或苍蝇等污染的食物而受感染;后者系水源被患者或带菌者粪便污染而致传播。在非流行季节,可因接触被患者或带菌者污染的物体而感染。男男同性恋患者通过密切接触也可以相互传播。

(三)易感人群 无论男女老幼,均普遍易感,可重复感染或复发。同性恋及 HIV 感染者更加易感。

(四)流行特征 菌痢终年散发,但有明显季节性,通常 5 月开始上升,7—9 月达高峰,10 月以后逐渐减少。患者年龄分布有两个高峰,一为学龄期儿童;二为青壮年期,或与他们接触病原菌机会较多有关。

【发病机制与病理】

志贺菌属对结肠黏膜上皮细胞有吸附和侵袭作用。对肠黏膜上皮细胞具有侵袭力的菌株才能引起结肠典型病变,而对上皮细胞无侵袭力的菌株不引起病变。胃酸、肠道菌群产生的短链脂肪酸、过氧化氢及大肠杆菌素等,对志贺菌属有杀灭或拮抗作用。人体肠黏膜产生的分泌型 IgA 等特异性抗体,对志贺菌属有对抗作用。某些慢性病、过度疲劳、暴饮暴食及消化道疾病等,均可降低人体防御功能,有利于志贺菌属侵入肠黏膜而致病。

志贺菌属侵入肠黏膜上皮细胞和固有层,引起肠黏膜炎症反应,固有层呈现毛细血管及小静脉充血,并有炎症细胞浸润及血浆渗出,甚至可致固有层小血管循环衰竭引起上皮细胞变性、坏死。坏死的上皮细胞脱落后可形成溃疡,因而产生腹痛、腹泻、脓血便。直肠壁受炎症刺激会有里急后重感。细胞毒素则引起肠黏膜细胞坏死,与病初水样泻有关;而内毒素可导致全身发热。

中毒性菌痢的特点是全身中毒症状出现在肠道病变之前,中毒症状很重,但肠道炎症反应较轻。此外免疫介导可产生细胞因子,导致微血管痉挛、缺血和缺氧,引起 DIC、重要脏器衰竭、脑水肿和脑疝。

肠道病变主要分布于结肠,以直肠、乙状结肠等部位最显著,但升结肠、回肠下端也不少见。急性期的病理变化为弥漫性纤维蛋白渗出性炎症,肠黏膜弥漫性充血、水肿,分泌大量渗出物,间有微小脓肿。坏死组织脱落形成溃疡,溃疡深浅不一,但限于黏膜下层,故肠穿孔和肠出血少见。发病后约 1 周,人体产生抗体,溃疡渐愈合。毒素也可引起内脏病变,表现在肝、肾小管、心肌、脑细胞变性。中毒性菌痢的结肠病变最初很轻,但引发全身小动脉痉挛,渗出增加,脑干出现神经变性、浸润和点状出血,肾上腺皮质萎缩和出血。慢性患者肠壁增厚,溃疡边缘有息肉状增生,愈合后形成瘢痕,导致肠腔狭窄。

【临床表现】

潜伏期数小时至 7 日,多数为 1~2 日。痢疾志贺菌感染的表现一般较重,发热、腹泻、脓血便持续时间较长;宋氏志贺菌引起者较轻;福氏志贺菌感染介于两者之间,但易转变为慢性。临床上常分为急性和慢性两期。

(一)急性菌痢

1. 普通型 起病急骤,畏寒、寒战伴高热,继以腹痛、腹泻和里急后重,每日排便 10~20 次,呈脓血便,量少,左下腹压痛伴肠鸣音亢进。一般 1~2 周内逐渐恢复或转为慢性。

2. 轻型(非典型) 全身毒血症症状和肠道表现均较轻,腹痛不显著,腹泻次数每日不超过 10 次,大便呈糊状或水样,含少量黏液,里急后重感不明显,可有呕吐,病程 3~6 日,易被误诊为肠炎或结肠炎。

3. 中毒型 多见于 2~7 岁体质较好的儿童。起病急骤,病初即可有高热、精神萎靡、面色青灰、四肢厥冷、呼吸微弱而浅表、反复惊厥、神志不清、皮肤有花纹,可出现呼吸和循环衰竭,但肠道症状往往较轻,常无腹痛与腹泻,需以直肠拭子或生理盐水灌肠采集的大便检查才可发现黏液脓血便,镜下可见大量脓细胞和红细胞。按临床表现可分为:①休克型,主要表现为周围循环衰竭,皮肤花纹,口唇青紫,血压明显下降或测不出,伴不同程度意识障碍;②脑型,以严重脑部症状为主,有脑水肿、颅内压增高,严重时可发生脑疝,临床表现主要为惊厥、昏迷和呼吸衰竭;③混合型,是预后最为凶险的一种,具有循环衰竭与呼吸衰竭的综合表现。

(二)慢性菌痢 慢性菌痢病程反复发作或迁延不愈达 2 个月以上即称慢性菌痢。高危因素有:①急性期未及时诊断或治疗不及时;②耐药菌株感染所致;③营养不良;④合并慢性疾病如胃酸低、胆囊炎、肠道寄生虫病,以及机体免疫功能障碍如缺乏肠道分泌型 IgA;⑤福氏志贺菌感染。慢性菌痢的临床分型见扩展阅读 10-10-7-2。

扩展阅读 10-10-7-2 慢性菌痢的临床分型

【并发症】

在恢复期或急性期可偶有多发性、渗出性大关节炎发生,关节红肿,数周内自行消退。患有重症菌痢的孕妇可致流产或早产。尚可引致溶血性尿毒综合征、赖特(Reiter)综合征等。儿童患者可并发中耳炎、口角炎、脱肛。并发败血症者罕见,但具有菌痢和败血症双重表现者,病情较为凶险,病死率高。慢性菌痢有溃疡结肠病变者,可并发营养不良、贫血、维生素缺乏症及神经症。

【辅助检查】

(一)外周血象 急性患者白细胞总数及中性粒细胞呈中度升高。慢性患者可有轻度贫血。

(二)粪便检查 典型菌痢粪便中无粪质,量少,呈鲜红黏冻状,无臭味。镜检可见大量脓细胞及红细胞,并有巨噬细胞。培养可检出致病菌。免疫荧光微菌落法及协同凝集试验可快速从粪便中获得阳性结果,阳性率可达90%以上,对菌痢的早期诊断有一定帮助。单克隆抗体检测福氏志贺菌的特异性抗原,以及应用核酸检测技术检测病原菌明显增加了早期诊断的敏感率。

(三)其他检查 对有痢疾样大便而疑有其他结肠疾病时可进行肠镜检查。菌痢急性期可见黏膜弥漫性充血、水肿伴大量渗出、浅表溃疡,偶有假膜形成。慢性期肠黏膜呈颗粒状,可见溃疡或息肉形成。自病变部位刮取分泌物作培养,可提高病原检出率。X线钡剂检查示慢性期肠道痉挛、动力改变、袋形消失、肠道狭窄、肠黏膜增厚,或呈节段状改变。

【诊断与鉴别诊断】

流行季节有腹痛、腹泻及脓血样便者即应考虑菌痢的可能,但应注意急性期患者多有发热,且多出现于消化道症状之前;慢性期患者的过去发作史甚为重要。免疫学与分子生物学检查可增加早期诊断的敏感度与特异度。肠镜检查对鉴别慢性菌痢和其他肠道疾病有一定价值。

急性菌痢应与下述疾病鉴别:

(一)阿米巴痢疾 起病一般缓慢,少有毒血症状,少有里急后重感,大便次数亦较少,腹痛多在右侧,典型者粪便呈果酱样,有腐臭。镜检仅见少许白细胞、红细胞凝集成团,常有夏科-莱登结晶(Charcot-Leyden crystal),可找到阿米巴滋养体。乙状结肠镜检查见黏膜大多正常,有散在溃疡。本病可并发肝脓肿。

(二)流行性乙型脑炎 本病表现和流行季节与菌痢(重型或中毒型)相似,后者发病更急,进展迅猛且易并发休克,温盐水灌肠及细菌培养有利于鉴别诊断。前者血清流行性乙型脑炎特异性IgM抗体阳性,脑脊液有炎症改变。

此外,本病尚应与沙门菌、侵袭性大肠埃希菌、空肠弯曲菌、耶尔森菌肠炎和各种侵袭性肠道病菌引起的食物中毒等相鉴别。慢性菌痢应与慢性血吸虫病、直肠癌、非特异性溃疡性结肠炎等鉴别。

【治疗】

(一)急性菌痢的治疗

1. 一般疗法 患者应予消化道隔离和卧床休息。饮食一般以流质或半流质为宜,忌食多渣多油或有刺激性的食物。保持水和电解质平衡。有酸中毒者,酌情给予碱性液体。对痉挛性腹痛者可给予阿托品及腹部热敷,忌用止泻剂。

2. 病原治疗 由于志贺菌属对各种抗菌药物的耐药性趋于加重,且可呈多重耐药性,故应依据药物敏感试验或当地流行株的药敏选药。抗菌药物疗效的考核应以粪便培养阴转率为主,治疗结束时阴转率达90%以上。抗菌药物宜选择易被肠道吸收的口服品种,病重或估计吸收不良时加用肌内注射或静脉滴注抗菌药物,疗程原则上不宜短于5~7日,以减少恢复期带菌。

(1)氟喹诺酮类:该类药物对志贺菌属具良好杀菌作用,不良反应少,为成人菌痢的首选药。常用如诺氟沙星、培氟沙星、氧氟沙星、环丙沙星。该类药可能会影响婴幼儿骨骺发育,故不宜用于儿童、孕妇及哺乳期患者,此时可选用第三代头孢菌素。

(2)复方磺胺甲噁唑(SMZ-TMP):每日2次,每次2片,儿童酌减。严重肝病、肾病、磺胺过敏及白细胞减少症者忌用。

(3)儿童患者治疗药物选择头孢菌素最为普遍。

(4)对症疗法:切忌单用止泻药。因为这些药物虽可减少肠壁分泌,减轻肠痉挛和缓解腹泻,但腹泻可排出一定数量的致病菌和肠毒素,使用止泻剂或反复使用解痉剂或抑制肠道蠕动的药物可能延长病程和排菌时间,特别对伴高热、毒血症或黏液脓血便患者和婴幼儿,应予避免,否则可加重病情。高热者可用退热药及物理降温。

(5)口服短链脂肪酸、微量元素(包括锌、维生素A)对治疗有益。

(二)中毒性菌痢的治疗 本型来势迅猛,应及时针对病情采取综合性措施抢救。

1. 抗菌治疗 药物选择基本与急性菌痢相同,首先选用静脉给药。中毒症状好转后,按一般急性菌痢治疗,改用口服抗菌药物,总疗程7~10日。

2. 高热和惊厥的治疗 高热易引起惊厥而加重脑缺氧和脑水肿,应用安乃近及物理降温;无效或伴躁动不安、反复惊厥或惊跳者,可给予亚冬眠疗法,以氯丙嗪与异丙嗪各1~2mg/kg肌内注射,必要时静脉滴注,病情稳定后延长至2~6小时注射1次,一般5~7次即可撤除,尽快使体温保持在37℃左右。氯丙嗪具有安定中枢神经系统和降温的作用,可降低组织耗氧量,抑制血管运动中枢,可使小动脉和小静脉扩张,从而改善微循环和增进脏器的血流灌注。还可给予地西泮(安定)、水合氯醛或巴比妥钠。

3. 循环衰竭的处理

(1)扩充血容量:因有效循环血量减少,应予补充血容量,可快速静脉输入低分子右旋糖酐或葡萄糖氯化钠溶液(参见第十四篇第二章第二节"感染性休克")。

(2)血管活性药物的应用:针对微血管痉挛应用血管扩张剂,采用山莨菪碱,成人剂量为每次10~20mg,儿童每次0.3~0.5mg/kg;或阿托品成人每次1~2mg,儿童每次0.03~0.05mg/kg。注射间隔和次数视病情轻重和症状缓急而定,轻症每隔30~60

分钟肌内注射或静脉注射 1 次;重症每隔 10~20 分钟静脉注射 1 次,待面色红润、循环呼吸好转、四肢温暖、血压回升即可停药,一般用 3~6 次即可奏效。如上述方法治疗后周围循环不见好转,可考虑以多巴胺与间羟胺联合应用。

（3）强心治疗:有左心衰竭和肺水肿者,应给予毛花苷丙（西地兰）等治疗。

（4）抗凝治疗:有 DIC 者采用低分子肝素抗凝疗法,剂量及疗程同第十四篇第二章第二节"感染性休克"。

（5）糖皮质激素的应用:氢化可的松每日 5~10mg/kg 静脉滴注,可减轻中毒症状、降低外周血管阻力、加强心肌收缩、减轻脑水肿、保护细胞和改善代谢。成人 200~500mg/d,一般用药 3~5 日。

4. 治疗呼吸衰竭　应保持呼吸道通畅、给氧、脱水疗法（如甘露醇）、严格控制入液量。必要时给予洛贝林（山梗菜碱）、尼可刹米等肌内注射或静脉注射。危重病例应给予心肺监护,气管插管或应用人工呼吸器。

5. 纠正水与电解质紊乱　应补充失液量及钾、钠离子,但需慎防用量过大速度过快而引起肺水肿、脑水肿。

（三）慢性菌痢的治疗　需长期、系统治疗。应尽可能地多次进行大便培养及细菌药敏试验,必要时进行乙状结肠镜检查,作为选用药物及衡量疗效的参考。

1. 应用抗菌药物　首先要及早进行致病菌的分离鉴定和药敏检测,致病菌不敏感或过去曾用的无效药物不宜采用。大多主张联合应用两种不同种类的抗菌药物,剂量充足,疗程要延长且需重复 1~3 个疗程。可供选用药物同急性菌痢。

2. 肠道功能紊乱的处理　可酌情用镇静、解痉或收敛剂。据病情酌情使用。

3. 肠道菌群失调的处理　限制乳类和豆制品。微生态制剂如酪酸菌片、地衣芽孢杆菌胶囊或双歧杆菌/嗜酸性乳酸杆菌/肠球菌属胶囊,可补充正常生理性细菌,调整肠道菌群。前者 40mg/次,中间者 2 粒/次,后者 2~3 粒/次,皆每日 3 次。以上药物均为活菌制剂,不宜与抗菌药物同时服用。

慢性菌痢的治疗效果尚欠满意,如有显著症状而大便培养阳性,则需隔离治疗。此外,应追查促使转为慢性的诱因。鉴于慢性菌痢病程较长,其急性症状常有自然缓解倾向,因此必须反复进行大便培养才能判断治疗效果。

【预防】

目前菌痢的疫苗仍在研发阶段,应从控制传染源、切断传播途径和增强人体抵抗力三方面着手。

（一）控制传染源　早期发现患者和带菌者,及时隔离和彻底治疗,是控制菌痢的重要措施。从事饮食业、保育及水厂工作的人员,更需作较长期的追查,必要时暂调离工作岗位。

（二）切断传播途径　搞好"三管一灭"（即管好水、粪和饮食,以及消灭苍蝇）,养成饭前便后洗手的习惯。对饮食业、儿童机构工作人员定期检查带菌状态。一发现带菌者,应立即予以治疗并调离工作。

推荐阅读

KOTLOFF K L, RIDDLE M S, PLATTS-MILLS J A, et al. Shigellosis[J]. Lancet, 2018, 391(10122):801-812.

第八节　霍　乱

张仁芳　潘孝彰

霍乱(cholera)是由于摄入霍乱弧菌(Vibrio cholerae)污染的食物或水引起的烈性肠道传染病,临床表现轻重不一,典型病例有剧烈吐泻、脱水、微循环衰竭、代谢性酸中毒和急性肾衰竭等,病情严重。治疗不及时常易死亡,属甲类传染病。

霍乱弧菌的两个生物型即古典生物型(classical biotype)及爱尔托生物型(EL Tor biotype)在形态和血清学方面几乎一样,两种弧菌感染者的临床表现和防治措施基本相同,现已无霍乱和副霍乱之分,均称为霍乱。

【病原】

（一）形态、生长特点　霍乱弧菌革兰氏染色阴性,菌体短小弯曲呈逗点状,长 1.5~2.0μm,宽 0.3~0.4μm,有一根极端鞭毛,其长度为菌体的 4~5 倍。该菌运动活泼,在暗视野悬液中可见穿梭运动,粪便可用于直接涂片检查。

O1 群/O139 群霍乱弧菌繁殖迅速,在蛋白胨水中生长迅速,初期可显著超过大肠埃希菌,8 小时可在培养液表面形成菌膜,在不同培养基上菌落形态略有差别,在营养琼脂或碱性琼脂上呈圆形、无色、透明、光滑、湿润、扁平或稍凸起,边缘整齐;在庆大霉素琼脂上呈无色半透明,中心有灰黑点;在 TCBS 琼脂(即硫代硫酸盐-柠檬酸盐-胆盐-蔗糖琼脂培养基)上呈黄色。

（二）分类　根据 O 抗原结构不同,分不同血清型,已报告 200 多种。然而,仅 O1 和 O139 血清型能够引起霍乱大范围流行。其他血清型产生毒素仅引起个案或脱水腹泻和脓毒症小流行,归类为非 O1/O139 群霍乱(扩展阅读 10-10-8-1)。

扩展阅读 10-10-8-1　霍乱弧菌分群

（三）生化反应　O1 群/O139 型霍乱弧菌均能发酵蔗糖和甘露糖,不发酵阿拉伯糖。大多数埃尔托生物型 V-P 试验阳性,而古典型霍乱弧菌除少数外,均阴性。溶血性方面,古典型霍乱弧菌无可溶性溶血素,埃尔托霍乱弧菌的流行株也无溶血素。O139 型霍乱弧菌溶血能力弱。

（四）抵抗力　霍乱弧菌经干燥 2 小时或加热 55℃ 10 分钟即可死亡,煮沸立即死亡。霍乱弧菌接触 1:5 000~1:10 000 盐酸或硫酸,1:2 000~1:3 000 升汞或 1:500 000 高锰酸钾,数分钟即被杀灭,在 0.1% 含氯石灰中 10 分钟即死亡。霍乱弧菌在正常胃酸中能生存 4 分钟,在未经处理的粪便中存活数日。

在同样条件下,霍乱弧菌比其他细菌生存时间更长。以埃尔托型为例,在自来水、海水、湖水中可存活 25~46 日,果蔬上能存活 7 日左右,在干燥食品中,或盐浓度 15% 以上和糖浓度 40% 以上时可存活 7~14 日,冰箱内的肉及河海鲜上可活 1~4 周。

【流行病学】

现在霍乱呈地方性流行;由 O1 群霍乱弧菌引起,属古典型霍乱弧菌中的小川型;霍乱的发病人数远远超过上报的病例数,并且缺乏对霍乱弧菌感染所致并发症和死亡的精确测定。据估计,全世界每年因霍乱弧菌引起的腹泻疾病大约有 300 万例,并导致约 10 万例死亡。

(一)**传染源** 患者与带菌者是霍乱的传染源。严重霍乱患者粪便排泄霍乱弧菌多达 10^{10}~10^{12} 个,对疾病传播起重要作用。大约 75% 感染者无任何症状,但是在感染后 7~14 天后霍乱弧菌可随粪便排泄到环境中成为危险传染源,轻型患者不易检出,也是危险传染源。潜伏期带菌者尚无症状,而恢复期带菌者排菌时间一般不长,所以两者作为传染源的意义居其次,但国内报告排菌时间可长达 4~6 个月者,需予注意。

(二)**传播途径** 本病主要通过水传播,污染的食品对传播也甚重要,手及苍蝇等污染细菌后对传播疾病也起一定作用。

(三)**易感人群** 男女老幼均对本病易感。在人群免疫力有限地区,可能发生大规模流行,成人和儿童发病率相近;在高流行地区,霍乱在 5 岁以下儿童发病率最高,可能与该年龄段人群缺乏保护性免疫有关。

(四)**流行特征** 我国霍乱的流行高峰为 7—11 月份,但全年均有病例发生,沿海地区高发。本病有暴发及散发两种类型,暴发常有水型及食物型两种,散发乃指数周至数月内仅少数病例发生。

(五)**霍乱流行危险因素** 包括曾至霍乱流行国家旅游;近期进食过污染食物或贝壳类食物;曾住卫生条件差的避难场所;访问近期洪水暴发过的地区;家庭成员中有霍乱感染者;有霍乱密切接触史;营养不良;有胃酸分泌减少病史;HIV 感染者。

【发病机制与病理】

人体存在非特异性免疫,以抵挡霍乱弧菌等的侵入。其中胃酸起主要作用,胃大部切除后、大量饮水、过量进食均使胃酸稀释进而降低对霍乱弧菌的抵抗力。但正常人食入霍乱弧菌量超过 10^8~10^9,也可发病。霍乱弧菌通过以下致病因素致病:

(一)**黏附作用** 霍乱弧菌对人体的其他屏障如肠道动力、肠腔黏液、酶及胆盐等均可适应。霍乱弧菌通过鞭毛活动、黏蛋白溶解酶、黏附素及细菌的化学趋化作用等,使弧菌成功地黏附于肠黏膜上皮细胞表面,但不侵入细胞内,随着细菌的繁殖,肠毒素起重要的致病作用。

(二)**毒素作用** 霍乱弧菌存在 9 种毒素,其中霍乱肠毒素最为重要,其他还有小带联结毒素及辅助霍乱肠毒素。

1. 霍乱肠毒素(cholera enterotoxin,CT) 由一个 A 亚单位

和 5 个 B 亚单位组成。A 亚单位由 A1 和 A2 两个多肽组成,A1 是毒素的活性部分,它借助 A2 与 B 亚单位进行连接,而 B 亚单位则为非毒蛋白,但它可与宿主细胞膜受体(GM1 神经节苷脂)结合,从而可介导 A 亚单位进入细胞。A1 在细胞内作用于腺苷酸环化酶,使其活化,从而使环腺苷酸(cAMP)含量增加,导致肠液分泌增加,出现剧烈的腹泻。O139 产生与 O1 相似的肠毒素。

2. 小带联结毒素(zonula occludens toxin,Zot) 此毒素可增大黏膜上皮细胞的间隙,增加小肠黏膜细胞的通透性,使液体渗出增加,引起腹泻。Zot 基因广泛存在于 O1 群流行株中,也存在于大多数 O139 型霍乱弧菌和少数其他非 O1 群霍乱弧菌中。

3. 辅助霍乱肠毒素(accessory cholera enterotoxin,Ace) O1 群霍乱弧菌 Ace 的作用类似 CT。

(三)**定居因子** 定居因子也起重要作用,共有以下几种:①脂多糖(LPS),为霍乱弧菌细胞壁的主要成分,覆盖菌的浅层外表,具有弧菌 O 抗原特异性,是主要的毒力因子;②毒素协调调节菌毛 A(toxin coregulated pilus A,TcpA)具有良好的黏附定居力,黏附于肠道上皮细胞,是重要的定居因子;③核心编码菌毛(core encoded pilus,Cep),和定居能力相关。

(四)**其他** ①霍乱弧菌分泌的神经氨酸酶可促进 CT 与受体的结合;②血凝素的功能尚不太清楚;③霍乱弧菌可产生溶血素,除有溶血活性外,尚有细胞毒、心脏毒及致死毒作用。

剧烈腹泻和呕吐,导致水和电解质大量丢失,迅速造成严重脱水,因而出现微循环衰竭,以及钾、钠、钙和氯化物的丧失,可发生肌肉痉挛,以及低钠、低钾和低钙血症等。因肠液中含大量的水、电解质和黏液,而胆汁量少,使吐泻物呈米泔水样。碳酸氢盐的丢失,导致代谢性酸中毒。由于循环衰竭造成的肾缺血、低钾及毒素对肾脏的直接作用,可引起肾功能减退或衰竭。

病理解剖可见小肠仅有轻微炎症。绒毛细胞有变形的微绒毛或无微绒毛相伴的大伪足样胞质突起,自尖端细胞表面伸入肠腔。隐窝细胞也有伪足样突起伸到隐窝腔内。上皮细胞有线粒体肿胀、嵴的消失、高尔基体泡囊数增加、内质网的扩张和囊泡形成。死亡患者的主要病理变化为严重脱水现象:尸僵出现早,皮肤干而发绀,皮下组织及肌肉干瘪。内脏浆膜无光泽,肠内充满米泔水样液体,胆囊内充满黏稠胆汁。心、肝、脾等脏器可见缩小。肾小球及间质的毛细血管扩张,肾小管浊肿、变性及坏死。其他脏器也有出血、变性等变化。

【临床表现】

霍乱弧菌感染导致的疾病谱从无症状霍乱弧菌肠道定植到严重腹泻不等。疾病早期阶段,腹部不适、肠鸣和呕吐是其他常见症状。在重症患者,大多数并发症与腹泻所致体液和电解质丢失有关。发热并不常见。O1 群和 O139 型霍乱弧菌引起的霍乱在临床表现上没有多大区别。潜伏期 1~3 日,短者数小时,长者 3~5 日。潜伏期长短与宿主易感性和感染菌量有关。

（一）**典型病例** 病程分 3 期。

1. **泻吐期** 绝大多数患者以急剧腹泻、呕吐开始。腹泻为无痛性，少数患者可因腹直肌痉挛而引起腹痛，不伴里急后重。大便开始为泥浆样或水样，带粪质；迅速变为米泔水样或无色透明水样，无粪臭，略有淡甜或鱼腥味，含大量片状黏液，少数重症患者偶有出血时，则大便呈洗肉水样，出血多可呈柏油样，出血患者以埃尔托型所致者为多。大便量多，每次可超过1 000ml，每日 10 余次，甚至难以计数。呕吐多在腹泻后出现，常为喷射性和连续性，呕吐物先为胃内容物，以后为清水样。对于适当补液患者，腹泻在病程最初 2 日最严重，在 4~6 日后结束。

2. **脱水期** 由于频繁地腹泻和呕吐，大量水和电解质丧失，患者迅速出现脱水和微循环衰竭。患者神志淡漠、表情呆滞或烦躁不安，儿童可有昏迷。表现为口渴、声嘶、呼吸增快、耳鸣、眼球下陷、面颊深凹、口唇干燥、皮肤凉、弹性消失、手指皱瘪等。肌肉痉挛多见于腓肠肌和腹直肌。腹舟状，有柔韧感。脉细速或不能触及，血压低。体表体温下降，成人肛温正常，儿童肛温多升高。此期一般为数小时至 2~3 日。

3. **恢复期** 患者脱水得到及时纠正后，多数症状消失而恢复正常，腹泻次数减少，甚至停止。声音恢复、皮肤湿润、尿量增加。约 1/3 患者有反应性发热，极少数患者，尤其是儿童可有高热。

4. **罕见的特殊类型——中毒型霍乱（干性霍乱）** 起病急骤，发病后迅速进入休克状态，无明显的泻吐和脱水，但有严重的中毒性循环衰竭，多在数小时内死亡。可能由于大量肠液进入肠腔同时伴有肠麻痹，吸收的肠毒素和内毒素引发休克，泻吐症状出现前即迅速死亡。

（二）**脱水分级** 脱水分级通常按体重下降程度分为 3 级：轻度（<5%），中度（5%~10%），严重（下降>10%）（扩展阅读 10-10-8-2）。

扩展阅读 10-10-8-2 急性腹泻患者脱水严重性评估

【并发症】

（一）**循环衰竭** 严重脱水者在 24 小时内补足液体，循环衰竭仍有可能可逆。低血压时间超过 24 小时，几乎不可避免导致死亡。

（二）**急性肾衰竭** 源于休克得不到及时纠正和低血钾，表现为尿量减少和氮质血症，严重者出现尿闭，可因尿毒症而死亡。需以血液透析和腹膜透析进行治疗。

（三）**低钾血症** 腹泻会使钾大量丢失，若补钾不及时，会出现临床症状，表现为乏力、肠梗阻、尿潴留，心电图可见 PR 间期延长、T 波低平等。

（四）**其他** 低血糖，电解质失衡会导致肌肉痉挛，免疫缺陷者或有肝脏疾病者会导致败血症、早产和流产、小肠梗阻、急

性肺水肿、急性心力衰竭等。

【实验室检查】

（一）**血液检查** 因脱水原因，血细胞比容升高，在严重感染时中性粒细胞升高。生化检查示钠、氯化物下降。治疗前由于细胞内钾离子外移，钾可在正常范围内，当酸中毒纠正后，钾离子移入细胞内而出现低钾血症。尿素、肌酐上升。动脉血气分析多有碳酸氢钠下降的酸中毒，阴离子间隙升高。

（二）**尿检查** 少数患者尿中可有蛋白质，红、白细胞及管型。

（三）**粪便镜检** 可见黏液和少许红、白细胞。取粪便或早期培养物涂片作革兰氏染色镜检，可见革兰氏阴性稍弯曲的弧菌。

（四）**病原学检测**

1. **悬滴检查** 暗视野相差显微镜镜检，新鲜大便盐悬浮检查见大量弧菌，其长度 1~3μm，直径 0.5~0.8μm，镜下的弧菌呈典型的流星样运动，若滴入抗血清可阻止其活动，制动试验呈阳性。

2. **快速检测** 有几种快速检测方法可用于霍乱推断诊断，包括市售的免疫层析侧流装置（试纸），可检测"米泔水"样大便标本中是否存在 O1 或 O139 抗原。用于暴发早期阶段，操作简易，适用于偏远地区或避难所。敏感度 95% 以上，而特异度仅 65%~85%。

3. **大便培养霍乱弧菌特殊方法** 及时培养或置于 Cary-Blair 保存液中转运至实验室。霍乱弧菌在碱性蛋白胨水中增菌，37℃ 孵育 6~8 小时，随后接种至 TCBS 培养基上。霍乱弧菌能选择性生长，经其蔗糖酶发酵蔗糖后，菌落呈明亮的黄色，直径 2~4mm。

4. **抗血清试验确定亚型** 在 TCBS 培养基上菌落转接到心浸液琼脂平板上 6~24 小时，挑取菌落与多价 O1 和 O139 特异性抗血清在玻片上混合，根据凝集与否，可以鉴定菌型。

5. **抗生素敏感试验** 用圆盘扩散法，确定耐药和敏感性。

（五）**其他检查** 心电图：窦性心动过速，窦性心动过缓为疾病严重不详预兆。低钾血症：PR 间期延长，T 波低平。

【诊断与鉴别诊断】

（一）**可疑病例的诊断** 严重急性水样腹泻，尤其对于快速且严重容量不足患者，怀疑霍乱可能。在霍乱非流行地区，一名 5 岁以上患者出现严重脱水或死于急性水样腹泻；在霍乱流行区，一名 2 岁以上患者出现急性水样泻，伴有或不伴有呕吐。在霍乱少见地区，经流行病学调查，有旅游流行地区、摄入未煮熟或生的贝壳类食物病史。

（二）**确诊病例的诊断** 腹泻患者粪便标本使用特定选择性培养基进行大便培养，分离出霍乱弧菌从而确认。在不便进行大便培养的情况下，可使用大便试纸或暗视野显微镜镜检等快速检测来支持诊断。

（三）**鉴别诊断**

1. **其他感染性腹泻** 很多病原体都可引起急性水样腹泻，发展中国家引起腹泻常见病原体，如肠产毒性大肠埃希菌

（ETEC）、诸如病毒、轮状病毒、隐孢子虫、弯曲菌科、非伤寒肠道沙门菌、产气单孢菌种、肠集聚性大肠埃希菌（EAEC）、肠毒性芽孢杆菌。需要与上述病原菌感染鉴别，通过大便培养等确定。在霍乱最常发生且资源有限的地区，轮状病毒和隐孢子虫是婴儿和幼儿患者常见致病病原体，而肠产毒性大肠埃希菌是较年长儿童和成人主要病原菌。

2. 食物中毒　起病急，常集体发病，多先吐后泻，便前有阵发性腹痛，大便常为黄水样，偶带脓血，量很少超过 1 000ml/h。大便培养可查到相应致病菌。

3. 急性砷中毒　以急性胃肠炎为主要表现，粪便为黄色或灰白水样，常带血，严重者脱水，甚至尿闭，循环衰竭，粪便和呕吐物中检出砷。

【治疗】
包括严格隔离、加强护理、补液、抗菌及对症等。

（一）隔离　确诊及疑诊病例应分别隔离，彻底消毒排泄物。症状消失后，粪便连续两次培养阴性方可解除隔离。

（二）护理　监测生命体征，监测每小时液体丢失量，为补液量提供依据。

因患者排菌期可延续至恢复期 14 日后，所以需加强宣传教育，提醒患者便后洗手等。中度脱水患者，水分丢失速度＞1 000ml/h，需加强看护。一旦患者能进食，给予正常饮食，包括婴儿重新开始母乳喂养，在食物中加入口服补液盐（oral rehydration salt，ORS），可减少水分丢失。

（三）补液　在霍乱治疗抢救中，补液是首要的措施。

1. 评估体液丢失　通过简单地检查精神状态、眼、口、皮肤和脉搏，可容易地评估容量不足程度。

2. 液体复苏　部分容量不足患者，应使用口服补液溶液补充容量，因为在这种情况下和静脉补液一样有效，且比静脉补液更实用。80%患者可通过口服补液盐得到成功治疗。轻到中度脱水，无呕吐，能进食较多液体者，通常给予标准口服补液盐：含钠 75mmol/L，钾 20mmol/L，氯 65mmol/L，柠檬酸 10mmol/L，葡萄糖 75mmol/L，渗透压 245mOsm/L。

疗程：患儿或成人患者持续口服补液补充液体，直至腹泻停止后 2~4 小时，通常 2~5 日。精确计算液体出入平衡是必要的，目标是将每小时失去液体用等量液体补充。稀便后，应给予：①2 岁以下患儿，50~100ml 口服补液盐；②2~10 岁儿童，100~200ml 口服补液盐；③更大年龄的儿童和成人，尽量补足需要量。同时还要考虑到不显性失水，如体重 60kg 患者每日需要补充不显性失水 480~960ml 或 20~40ml/h。体重 6kg 儿童推断 0.3~0.5ml/(kg·h)，或 2ml/h 维持弥补不显性失水。

3. 静脉补液　严重容量不足或低容量休克，应紧急静脉补液以迅速恢复血液循环。应持续给予 3 小时（婴儿 5 小时）100ml/kg 初始液体量，在最初半小时（婴儿为 1 小时）持续给予 30ml/kg。对于霍乱患者，静脉用乳酸林格液比较适合患者，因为该溶液含钾和碳酸氢钠，这两种成分在霍乱患者粪便中均有丢失。然而，在某些霍乱流行地区，可使用自制液体，如达卡溶液（Dhaka solution，含有葡萄糖，并且含钾高于乳酸林格液）

用于治疗重型霍乱可能的并发症，包括低钾血症、低血糖和代谢性酸中毒。

对重度脱水并发休克的患者，最初应快速静脉给液扩容。补液量简单计算公式：所需液体量（L）= 脱水程度（%）×体重（kg）。最初 2~4 小时及时补足已丢失和继续丢失液体量。例如：体重 50kg 患者，严重脱水 10%，前 30 分钟内补足 2L 液体，剩余的液体在 3~4 小时内补足。

儿童患者的粪便含钠量较低而含钾量较高，失水较严重，病情发展较快，易发生低血糖昏迷、脑水肿和低钾血症，故应及时纠正失水和补充钾盐。轻者 24 小时补液量为 100~150ml/kg，中、重型患儿 24 小时静脉补液各为 150~200ml/kg 和 200~250ml/kg。婴幼儿可适当增加。最初 15 分钟内 4 岁以上儿童补液 20~30ml/min，婴幼儿 10ml/min。根据血浆相对密度计算，相对密度每升高 0.001，婴幼儿的补液量为 10ml/kg，其总量的 40%于 30 分钟内输入，余量于 3~4 小时输完。每隔 1~2 小时重新评估患儿，对于排便量增多的患儿，缩短评估间隔。

碱性药物的补充使代谢性酸中毒迅速得到纠正，也是治疗成功的重要条件。碳酸氢钠能迅速纠正酸中毒，乳酸盐和醋酸盐则于 1~2 小时内使酸中毒得到纠正。钾盐也需及时适当补充，可由静脉或口服给予。每 1 000ml 静脉补液中含 10~15mmol/L 氯化钾，口服补液盐中每 1 000ml 水中含有醋酸钾、枸橼酸钾和碳酸氢钾各 100g，成人每日 3 次，每次 10ml，儿童适当减量。

（四）抗菌治疗　对于合并中至重度容量不足的霍乱患者，抗菌药物作为辅助治疗，可缩短腹泻持续时间，减少腹泻次数，缩短大便霍乱弧菌排出时间。但是，WHO 不建议大规模使用抗生素，以免增加其耐药性。

治疗霍乱的抗生素选择包括大环内酯类、氟喹诺酮类和四环素类。选择基于药物可获得性和当地抗生素耐药模式（扩展阅读 10-10-8-3）。

扩展阅读 10-10-8-3　霍乱口服抗生素的使用

（五）对症治疗

1. 纠正酸中毒　重度脱水患者在补充乳酸林格液或自制液体基础上，需根据 CO_2 结合力情况，应用 5%碳酸氢钠酌情纠正酸中毒。

2. 纠正低血钾　补液过程中出现低血钾者应静脉滴入氯化钾，浓度一般不宜超过 0.3%。轻度低血钾者可口服补钾。

3. 纠正休克和心力衰竭　少数患者经补液后血容量基本恢复，皮肤黏膜脱水表现逐渐消失，血压未正常者，可用地塞米松 20~40mg 或氢化可的松 100~300mg，静脉滴注，并可加用血管活性药物多巴胺和间羟胺（阿拉明）静脉滴注。如出现心力衰竭、肺水肿，则应暂停或减慢输液速度，应用毛花苷丙 0.4mg

或毒毛花苷 K 0.25mg 加葡萄糖 20ml,缓慢静脉注射。必要时应用呋塞米 20~40mg 静脉注射,亦可应用哌替啶 50mg 肌内注射,以起镇静作用。

4. 抗肠毒素治疗　目前认为氯丙嗪对小肠上皮细胞的腺苷酸环化酶有抑制作用,临床应用能减轻腹泻,可以 1~2mg/kg 口服或肌内注射。小檗碱有抑制肠毒素和抗菌作用,成人每次 0.3g,每日 3 次口服,小儿 50mg/(kg·d)分 3 次口服。

(六)辅助治疗　和其他病因的急性腹泻一样,霍乱患者给予足够营养支持,对防止营养不良和恢复胃肠功能非常重要。在初始容量不足得到纠正后,尽快恢复进食,鼓励对婴儿母乳喂养,并结合口服补液盐治疗。对 5 岁以下儿童,补充锌可缩短病程,减轻腹泻的严重程度及腹泻次数。机制可能为通过影响肠上皮细胞离子转运,逆转霍乱毒素导致的电解质分泌。6 月龄以下儿童,每天补充锌 10mg,治疗 2 周;6 月龄至 12 岁儿童,每天口服 20mg,治疗 2 周。

【预后】

及时足够液体疗法,霍乱病死率可从 10% 以上降至 0.5% 以下。如果没有霍乱弧菌新菌株出现,一次暴发后通过黏膜免疫应答,几年内不可能复发。HIV 感染者霍乱病情更重,恢复后大便中可能持续排菌数月,或成为慢性菌血症患者。及时补充液体后,孕妇的流产和早产率明显下降。

【预防】

(一)一级预防　预防霍乱,保证符合要求的饮用水和污物处理系统在公共卫生监测上是必要的。供应水源除用氯处理外,定期取水样作培养,以确保水安全,个人饮水应主沸。通过传媒传播卫生教育信息。公共卫生部门应做好疫情发生后预案。WHO 认为,疫苗可发挥短期保护效果。对于旅行至高风险地区的旅行者,旅行前口服霍乱疫苗可能获益。

(二)二级预防　WHO 建议在疫情暴发时,应控制患者,确保其及时获得治疗;家庭成员居家隔离观察,以防第二代病例出现和传播;用肥皂洗手,消毒尸体,简单掩埋曾使用的物品等。

第九节　化脓性脑膜炎

张文宏

一、流行性脑脊髓膜炎

流行性脑脊髓膜炎(epidemic cerebrospinal meningitis),简称流脑,是由脑膜炎球菌引起的化脓性脑膜炎。致病菌由鼻咽部侵入血液循环,形成脓毒血症,最后局限于脑膜及脊髓膜,形成化脓性脑脊髓膜病变。主要临床表现有发热、头痛、呕吐、皮肤瘀点及颈项强直等脑膜刺激征。脑脊液呈化脓性改变。

【病原】

脑膜炎球菌(又称脑膜炎奈瑟菌)归属奈瑟菌属(Neisseria),为革兰氏阴性球菌,成双排列,呈肾状。该菌仅存在于人体,可从带菌者鼻咽部,患者的血液、脑脊液和皮肤瘀点中检出。病菌含自身溶解酶,故采集标本后必须立即送检接种。脑膜炎球菌可分为 A、B、C、X、Y 等 13 个血清群,在多数发达国家以血清 B 和 C 群为主,而在中国和非洲撒哈拉周边国家以 A 群占优势。以往大流行均由 A 群引起,B 群和 C 群仅引起散发和小流行,20 世纪 90 年代后,B 群逐渐成为全球主要流行血清群。

【流行病学】

本病流行或散发于世界各地,以非洲中部流行地带为最高,目前全球流脑处于低流行态势。我国曾发生 5 次全国性流脑大流行。但自 1985 年开展大规模流脑 A 群疫苗接种之后,我国流脑的发病率持续下降,2015—2017 年的统计数据表明:全国的平均发病率为 0.007 9/10 万,病死率平均为 0.001/10 万,近 25 年来,我国流脑流行未再表现出周期性。目前的问题是病原菌对常用抗菌药物如青霉素、磺胺类及氟喹诺酮类的耐药性有上升的趋势。

(一)传染源　人为本病唯一的传染源,病原菌存在于带菌者或患者的鼻咽部。在流行期间人群带菌率可高达 50%,非流行期的带菌菌群以 B 群为主,流行期间则以 A 群和 C 群所占百分比较高。病后带菌者占 10%~20%,其排菌时间可达数周至 2 年。带菌时间超过 3 个月者,称慢性带菌者,所带多为耐药菌株,常存在于带菌者鼻咽部深层淋巴组织内。

(二)传播途径　病原菌借飞沫由空气传播。因病原菌在体外的抵抗力极弱,故通过日常用品间接传播的机会极少。密切接触对 2 岁以下婴儿的发病有重要意义。室内空气流通不畅、人口流动、居住拥挤及上呼吸道病毒感染,均有利于疾病的传播。

(三)易感人群　人群的易感性与抗体水平密切相关。新生儿出生时有来自母体的抗体,故很少发病,在 6~24 个月时抗体水平下降至最低点其发病率最高,以后又逐渐增高,根据中国大陆地区 2015—2017 年流脑监测数据显示,病例相对集中的 5 个省发病人数占全国病例总数的 57.85%。1 岁以下的儿童中发病率为 0.125/10 万,且明显高于其他年龄组儿童。男女发病率大致相等。

【发病机制】

如人体免疫力强,病原菌在鼻咽部可被迅速杀灭,或在鼻咽部定植而呈带菌状态;若体内缺乏特异性杀菌抗体,或细菌毒力较强时,则病菌可从鼻咽部黏膜进入血液,发展为败血症,继而累及脑脊髓膜,形成化脓性脑脊髓膜炎。病原菌侵入机体后,能够在血液中繁殖并释放外膜蛋白和脂多糖,从而激活机体的免疫系统,产生炎症级联反应,并释放大量炎症细胞因子和趋化蛋白,最终导致神经细胞的损伤。炎症因子也会导致血管内皮细胞的损伤,引起包括血管通透性增加,血管内微血栓形成,血管内凝血和心肌损伤等一系列改变。在败血症期,细菌侵袭皮肤血管内壁引起栓塞、坏死、出血及细胞浸润,从而出现流脑患者典型的瘀点或瘀斑。

【病理】

败血症期的主要病变为血管内皮损害,同时血管周围有出血,皮下、黏膜及浆膜也可有局灶性出血。暴发型败血症是一种特殊的重症类型,短期内出现皮肤和黏膜的表面广泛性出血点和瘀斑及周围循环衰竭等严重临床表现,死亡率高。其发病机制是内毒素引起微循环障碍和内毒素性休克,继而导致弥散性血管内凝血(DIC)是其主要病理生理基础。

脑膜炎期的病变以软脑膜累及为主,早期有充血,少量浆液性渗出及局灶性小出血点,后期则有大量纤维蛋白、中性粒细胞及细菌出现。病变累及大脑半球表面及颅底。颅底部由于脓性粘连压迫及化脓性改变的直接侵袭,可引起脑神经损害,甚至为永久性。脑组织表层由于毒素影响而有退行性变。此外,炎症可沿着血管侵入脑组织,引起充血、水肿、局灶性中性粒细胞浸润及出血。暴发型脑膜脑炎的脑组织病变严重,部分患者有天幕裂孔疝及枕骨大孔疝,少数慢性患者由于脑室孔阻塞和脑脊液循环障碍而发生脑积水。

【临床表现】

流脑的病情复杂多变,轻重不一,一般临床上可分为普通型、暴发型和慢性脑膜炎球菌败血症型等3型。潜伏期1~7日,一般为2~3日。

(一)**普通型** 占全部患者的90%左右,按其发展过程可分为上呼吸道感染期、败血症期及脑膜炎期3个阶段,但各期之间并无明确界线。

1. 上呼吸道感染期为1~2日,大多数患者无症状,部分患者有咽喉疼痛,鼻咽部黏膜充血及分泌物增多。除非鼻咽拭子培养发现病原菌,一般情况下很难确诊。

2. 败血症期患者突然畏寒、寒战、高热,伴头痛、食欲减退及神志淡漠等毒性症状。幼儿则有啼哭吵闹,烦躁不安,皮肤感觉过敏及惊厥等。70%的患者全身皮肤黏膜有瘀点(或瘀斑),大小为1~2mm至1cm。病情严重者的瘀点、瘀斑可迅速扩大,其中央因血栓形成而发生皮肤大片坏死。约10%患者的唇周等处可见单纯疱疹,多发生于病后2日左右。少数患者有关节痛或关节炎,可发生单个或多个关节积液。少数患者有脾大。多数患者于1~2日内发展为脑膜炎。

3. 脑膜炎期脑膜炎症状可以和败血症同时出现,多数于发病后24小时左右较明显。患者高热及毒血症持续,但中枢神经系统症状加重。因颅内压增高而使患者头痛欲裂、呕吐频繁,血压可增高而脉搏减慢,常有皮肤过敏、怕光、狂躁及惊厥。脑膜刺激征阳性。1~2日后患者进入谵妄昏迷状态,可出现呼吸或循环衰竭。

婴儿发作多不典型,惊厥、腹泻及咳嗽较成人为多见,而脑膜刺激征可能缺如,前囟未闭者大多突出,对诊断极有帮助,但有时因频繁呕吐、失水反可出现前囟下陷,易造成诊断的困难。

(二)**暴发型** 起病急骤,病情凶险,若不及时抢救,常于24小时内死亡。

1. 暴发型败血症 多见于儿童,但成人病例亦非罕见。以高热、头痛、呕吐开始,可有轻重不等的意识障碍,时有惊厥。重症患者可出现暴发性紫癜,常于12小时内出现遍及全身的广泛瘀点、瘀斑,且迅速扩大融合成大片瘀斑伴皮下坏死。循环衰

竭是本型的主要表现。脑膜刺激征大都缺如,脑脊液大多澄清,仅细胞数轻度增加。血小板减少、白细胞总数在 $10×10^9/L$ 以下者常提示预后不良。

2. 暴发型脑膜脑炎 此型亦多见于儿童。患者迅速进入昏迷,惊厥频繁,锥体束征常阳性,两侧反射不等,血压持续升高,眼底可见视乳头水肿。部分患者发展为脑疝,如天幕裂孔疝和枕骨大孔疝,最终会导致呼吸衰竭。

3. 混合型 兼有上述二型的临床表现,常同时或先后出现,是本病最严重的一型。

(三)**慢性脑膜炎球菌败血症型** 该型不多见,成年患者较多。病程常迁延数月之久。患者常有间歇性畏冷、寒战、发热发作,每次历时12小时后即缓解,相隔1~4日后再次发作。无热期一般情况良好。在发热后常成批出现皮疹,以红色斑丘疹最为常见,皮疹多见于四肢,体温下降后皮疹亦消退。关节疼痛较常见,发热时加重,可为游走性,常累及多数关节,但关节腔渗液少见。诊断主要依据血培养,常需多次检查才获阳性。瘀点涂片阳性率不高。病程中有时可发展为化脓性脑膜炎或心内膜炎而使病情急剧恶化。

【并发症与后遗症】

继发感染为常见的并发症,以肺炎的发生率最高,尤多见于老年和婴幼儿。其他有压疮、角膜溃疡、尿道感染。化脓性迁徙性病变可累及眼、耳、关节、肺、心、睾丸、附睾。脑及周围组织因炎症或粘连,可发生脑积水或硬膜下积液。少数患者在病程中后期(4~10日)会出现感染后免疫反应综合征,主要表现包括斑丘疹或血管炎性皮疹,关节炎,虹膜炎,与发热相关的心包炎和/或多浆膜炎等。

后遗症可由任何并发症引起,其中常见者为耳聋(小儿发展为聋哑),神经系统症状如失明、动眼神经麻痹、瘫痪等。心理障碍和异常如智力或性情改变和精神异常等也较常见。

【实验室检查与辅助检查】

(一)**外周血象** 白细胞总数明显增加,一般在 $20×10^9/L$ 左右,高者达 $40×10^9/L$ 或以上,中性粒细胞占 80%~90%。

(二)**脑脊液检查** 病程初期仅有压力增高,外观正常。典型脑膜炎期,压力高达 $200mmH_2O$ 以上,外观呈混浊或脓样。白细胞数高,一般在 $10×10^6/L$ 以上,以中性粒细胞为主。蛋白含量显著增高,而糖含量明显减少,有时可完全测不出,氯化物降低。若临床有脑膜炎症状及体征而早期脑脊液检查正常,应于12~24小时后复验。经抗菌药物治疗后,脑脊液可呈不典型的改变。

(三)**细菌学检查**

1. 用针尖刺破皮肤瘀点,挤出少许血液及组织液,涂片染色后镜检,阳性率高达80%以上。脑脊液沉淀涂片的阳性率为60%~70%,脑脊液不宜搁置太久,否则病原菌易自溶而影响检出。

2. 血培养阳性率为50%~75%,必须注意在应用抗菌药物前采血作细菌培养,并宜多次采血送验。脑脊液培养的阳性率较血培养高。无论血或脑脊液培养,如得阳性结果,应进一步

作分群分型以鉴定菌株。

（四）免疫学试验 脑脊液中抗原的检测有利于早期诊断，其敏感性高，特异性强。目前临床常用的有对流免疫电泳、乳胶凝集、反向间接血凝试验、菌体协同凝集试验、放射免疫法等。如恢复期血清效价大于急性期 4 倍以上，则有诊断价值。

（五）分子诊断 分子诊断方法近年来发展较快，具有迅速、简便、准确的特点。即使在患者已接受抗生素治疗后，PCR 方法也能获得阳性结果。因此，PCR 方法与血培养方法联合应用，可以大大提高诊断的敏感性。此外，通过 PCR 方法对多个位点序列进行分析，可以对脑膜炎球菌进行分型，有益于对流行和传播进行监测。除 PCR 方法外，脉冲场凝胶电泳、基质辅助激光解吸电离飞行时间质谱（matrix-assisted laser desorption ionization-time of flight mass spectrometer，MALDI-TOF-MS）、基因芯片等方法也被应用于脑膜炎球菌的检测。

（六）影像学检查 CT、MRI 等对细菌性脑膜炎的诊断价值并不大，需要排除肿瘤、脓肿形成、脑血管意外等疾病时可酌情采用。

【诊断与鉴别诊断】

（一）诊断 凡在流行季节突起高热、头痛、呕吐，伴神志改变，皮肤和黏膜发现有瘀点、瘀斑，以及脑膜刺激征阳性者，临床诊断即可初步成立。确诊有赖于脑脊液常规生化检查及病原菌的涂片和培养，免疫学及分子生物学检查亦有利于及早确立诊断。

（二）鉴别诊断

1. 其他化脓性脑膜炎 应与肺炎球菌、葡萄球菌、流感嗜血杆菌、铜绿假单胞菌等所致的化脓性脑膜炎鉴别。

2. 流行性乙型脑炎 参见本篇第六章第二十二节"流行性乙型脑炎"。

3. 虚性脑膜炎 败血症、伤寒、大叶性肺炎等急性感染患者有严重毒血症时，可出现脑膜刺激征，但脑脊液除压力稍增高外，脑脊液生化常规及细菌学检查均正常。

4. 蛛网膜下腔出血 成人多见，起病突然，以剧烈头痛为主，重者继以昏迷。体温常不升高。脑膜刺激征明显，但皮肤黏膜无瘀点、瘀斑，无明显中毒症状。脑脊液为血性。脑血管造影可发现动脉瘤、血管畸形等改变。

【预后】

自使用抗菌药物以来，病死率降至 5%~15%，甚至低于 5%。暴发型患者，有反复惊厥、持续昏迷者，年龄 2 岁以下及高龄者，在流行高峰时发病者，治疗较晚或治疗不彻底者预后不良，并且易有并发症及后遗症发生。

【治疗】

抗菌药物的选用原则是早期选用易透过血脑屏障的杀菌剂、联合用药。应大剂量静脉给药，间断或持续静脉滴注，使脑脊液中药物浓度保持在超过药物对感染菌的最低杀菌浓度，这是治疗成功的关键。

1. 抗菌治疗 经验性抗菌治疗可选择第三代头孢菌素如头孢噻肟和头孢曲松，头孢噻肟成人剂量为每日 4~6g，儿童剂量为每日 150mg/kg，分 3~4 次静脉快速滴注。头孢曲松成人剂量为每日 2~4g，儿童为每日 100mg/kg，分 1~2 次静脉滴注。青霉素的脑脊液浓度低，须予较大剂量才能达到治疗作用，成人剂量为 20 万~40 万/（kg·d），儿童为 10 万~30 万/（kg·d），分次静脉滴注。需注意近年有报道脑膜炎球菌对青霉素敏感性下降。脑膜炎球菌对碳青霉烯类（美罗培南）、环丙沙星及莫西沙星大多敏感，但通常不首选。

2. 对症治疗 高热时可用酒精擦浴，安乃近滴鼻或小剂量安乃近肌内注射。头痛可酌情用可待因、阿司匹林，或用高渗葡萄糖液静脉注射。惊厥时可用副醛 0.2ml/kg 肌内注射，或用 10% 水合氯醛灌肠，成人每次 10~15ml。镇静剂剂量不宜过大，以免影响病情的观察。

3. 降颅压治疗 以 20% 甘露醇为主，酌情每 4~8 小时静脉快速滴注 1 次。甘露醇可与呋塞米 40~100mg 合用，亦可与 50% 葡萄糖液交替使用，每次 40~60ml。肾上腺皮质激素也有降低颅内压的作用，疗程不宜超过 3 日。

4. 抗休克治疗 抗休克治疗关键在于扩充血容量、纠正酸中毒及合理应用血管活性药物，参见第十四篇第二章第二节"感染性休克"。

5. 抗 DIC 的治疗 若休克经综合治疗后不见好转，出血点即使未见增加，也应考虑有 DIC 存在，应作有关凝血及纤溶的检查，并开始肝素治疗。若皮肤瘀点不断增多，且有融合成瘀斑的趋势，不论有无休克，均可应用肝素。目前采用低分子量肝素，参见第十六篇第七章第十三节"弥散性血管内凝血"。

【预防】

1. 早期发现，就地隔离治疗。

2. 流行期间做好卫生宣传，避免大型集会及集体活动，不要携带儿童到公共场所，外出应戴口罩。

3. 药物预防 暴发流行时，国外主张对密切接触者予以预防性治疗，用于预防性治疗的药物包括利福平、环丙沙星或头孢曲松等。鉴于国内细菌敏感情况与国外有差异，国内仍采用复方磺胺甲噁唑，成人每日 2 次，每次 2 片；或环丙沙星，成人单剂 750mg；或利福平，成人每次 400~600mg，儿童每次 10mg/kg，每 12 小时 1 次，共服 4 次。

4. 菌苗预防 国内外已广泛应用 A 群和 C 群荚膜多糖菌苗，保护率高达 90% 以上。注射后 2 周左右大多数可测出杀菌抗体，且持续 2 年以上。我国现行疫苗免疫程序为：6 月龄和 9 月龄接种 2 剂次 A 群脑膜炎球菌多糖疫苗，3 岁和 6 岁各接种 1 剂次 A+C 群多糖疫苗。

二、其他细菌性脑膜炎

近年来，随着脑膜炎球菌疫苗的接种，流脑的发病率逐年下降，而其他细菌性脑膜炎，如肺炎链球菌、金黄色葡萄球菌、流感嗜血杆菌、革兰氏阴性菌等引起的脑膜炎则渐多见。特别是肺炎球菌性脑膜炎占 50% 以上。

【各型细菌性脑膜炎的特点】

（一）肺炎球菌脑膜炎（pneumococcal meningitis） 肺

炎链球菌脑膜炎呈散发,多见于冬春季,以2岁以下婴儿及老年为多,但成人亦不少见。本病常继发于肺炎、中耳炎、乳突炎等疾病,少数患者可继发于颅脑外伤、脑外科手术后、先天畸形,约20%病例无原发病灶可寻。

本病起病急,有高热、头痛、呕吐。约85%发生意识障碍,表现为谵妄、嗜睡、昏睡、昏迷等。脑神经损害约占50%,皮肤瘀点极少见。颅内高压症及脑膜刺激征与其他化脓性脑膜炎相似。多次发作的复发性脑膜炎,绝大多数由肺炎链球菌引起,发作间期为数月或数年。

凡继肺炎、中耳炎、鼻窦炎及颅脑外伤后出现高热不退、神志改变、颅内高压及脑膜刺激征者,应考虑肺炎链球菌脑膜炎的可能,及早检查脑脊液以明确诊断。本病的病死率高,远高于流脑。并可出现听力下降、脑积水、弥漫性脑水肿、蛛网膜下腔出血、脑血管疾病等急性或慢性并发症。凡高龄、意识障碍、抽搐频繁者,预后均差。

(二)流感杆菌脑膜炎 流感杆菌脑膜炎95%由b型流感嗜血杆菌引起,80%~90%病例发生在3个月至3岁,5岁以后由于体内抗体增高,很少发病。本病全年均可发生,但以秋冬季节最多。2/3病例在发病前有上呼吸道感染,1/3患者继发于支气管肺炎。

30%~50%的正常人鼻咽部带有本菌。本病患者常伴有菌血症,细菌通过血液循环达脑膜为最常见的侵入途径。患中耳炎或乳突炎者细菌可直接侵犯脑膜。炎症对脑神经有损害时可致失明、耳聋与面瘫。

起病较其他化脓性脑膜炎缓慢,病程初期可有呼吸道症状,经数日至1~2周后出现脑膜炎症状。临床表现和其他化脓性脑膜炎基本相同。并发症有硬膜下积液、脑积水、脑脓肿等,以硬膜下积液较为多见,占30%左右,多发生在1岁以内前囟未闭的婴儿。

(三)葡萄球菌性脑膜炎 由葡萄球菌引起的化脓性脑膜炎,发病率在各种化脓性脑膜炎中仅占1%~2%。较多见于新生儿,常于产后2周以后发病。糖尿病等免疫力低下患者亦易发生。主要由金黄色葡萄球菌引起,偶见为表皮葡萄球菌。脑脓肿穿破引起者,除葡萄球菌外,常有厌氧菌混合感染。各季节均有发病,但以7、8、9月份多见。

根据其发病原因可以分为两类,一类为血源性,主要由非中枢神经系统的葡萄球菌感染如败血症及心内膜炎,通过细菌栓子或感染性血栓经血流侵袭脑膜;另一类为外源性,主要由颅脑手术、头颅部创伤,或脑膜附近组织葡萄球菌感染直接扩散或脓肿破裂而发病。腰椎穿刺或腰椎麻醉时无菌操作不严,偶可引起本病。少数脑脊液鼻漏病例也可发生金黄色葡萄球菌脑膜炎。

病变以蛛网膜下腔为主,额叶、顶叶和颞叶部位较明显,脑脊液常较混浊,显微镜检查示大量炎症细胞浸润,血管周围亦然。出现脑脓肿的机会较多。

起病后发热伴持久而剧烈的头痛,颈项强直明显。病初常出现荨麻疹样、猩红热样皮疹或小脓疱,可有皮肤黏膜瘀点。

脓疱性瘀点或紫癜,其中尤以小脓疱最具特征性,对诊断有助。病程中可出现硬膜下积液、积脓或脑积水,因颅底炎症粘连可致第Ⅱ、Ⅲ、Ⅵ、Ⅶ及Ⅷ脑神经损害。并发脑脓肿者,偶可发生肢体瘫痪。

金黄色葡萄球菌脑膜炎的病死率甚高,可达50%以上,而且近年来社区获得性的耐药金黄色葡萄球菌的感染率有所增加。

(四)革兰氏阴性杆菌脑膜炎 革兰氏阴性杆菌脑膜炎是由肠杆菌科的大肠埃希菌、克雷伯杆菌、变形杆菌、不动杆菌属(以鲍曼不动杆菌为主)及假单胞菌属(以铜绿假单胞菌为主)等细菌引起的化脓性脑膜炎。新生儿及2岁以内小儿,脑膜炎的致病菌以革兰氏阴性杆菌为主,占60%~80%,其中以大肠埃希菌为最多见。成年人革兰氏阴性杆菌脑膜炎通常发生在有基础性疾病患者,如糖尿病、肝硬化,采用免疫抑制剂治疗,留置静脉导管、导尿管等,神经外科手术特别是开颅手术,脑外伤后的脑脊液鼻漏和耳漏患者等。耳源性革兰氏阴性杆菌脑膜炎小儿及年轻者可由化脓性中耳炎、急性乳突炎引起;而年长者多发生于慢性化脓性中耳炎急性发作,特别在胆脂瘤性中耳炎的基础上,由变形杆菌、大肠埃希菌和其他肠道革兰氏阴性杆菌引起。

肺炎克雷伯杆菌引起化脓性脑膜炎在革兰氏阴性菌脑膜炎中居第二位,多见于脑外伤或脑手术后,新生儿也可发生,预后甚差。起病隐匿,常有发热、头痛、颈项强直等脑膜炎症状和体征,可出现颅内高压症状。脑脊液涂片可发现含荚膜的革兰氏阴性杆菌,培养阳性可确立诊断。老年患者常合并有败血症,病死率高。铜绿假单胞菌是院内获得性感染的常见致病菌,可引起脑膜炎或脑脓肿,常继发于颅脑外伤、头和颈部肿瘤手术,以及腰椎穿刺术或脑室引流术后,亦可由耳、乳突、鼻窦感染扩散蔓延。粒细胞缺乏、严重烧伤则为铜绿假单胞菌败血症过程中迁徙至脑部的危险因素。最富有特征性的改变是脓性脑脊液呈绿色,有助于诊断,但确诊有赖于脑脊液细菌学检查。预后较差,病死率在60%以上。

(五)其他细菌引起的脑膜炎 其他细菌如单核细胞性李斯特菌、厌氧菌等引起的脑膜炎一般发生在特殊的人群中。

1. 单核细胞性李斯特菌脑膜炎 多见于婴儿和老年人,也常伴发于免疫缺损的成人患者。临床表现与其他细菌性脑膜炎相似。一般起病急,90%病例的首发症状为发热,大多在39℃以上。有严重的头痛、眩晕、恶心、呕吐,脑膜刺激征明显,且常伴有意识障碍,如木僵、谵妄等,亦可发生抽搐。重症者可在24~48小时内昏迷。少数起病缓慢,病程较长而有反复。如病变累及脑实质则可有脑炎和脑脓肿的表现。个别发生脑干炎而呈复视、发声和吞咽困难、面神经瘫痪和偏瘫等。有基础疾病存在或全身抽搐和昏迷者,病死率高。脑脊液常规与其他细菌性脑膜炎相似。脑脊液涂片可发现小的革兰氏阳性杆菌。血和脑脊液培养阳性可确诊。

2. 厌氧菌脑膜炎 原发病灶以慢性中耳炎和/或乳突炎为最多见,其次为外科手术(或椎板切除术),致病菌常为梭杆菌属、脆弱拟杆菌,厌氧球菌和梭状芽孢杆菌亦有所见。厌氧菌败血症可并发脑膜炎,但发生率不高。新生儿厌氧菌败血症和脑膜炎的发生率较高,致病菌常来自母亲产道,或出生时母亲有羊膜炎病史。病理变化除脑膜炎症外,急性坏死性血管炎较为常见,可有血栓形成。临床表现与一般化脓性脑膜炎无异,病情轻重不一。

3. 巴斯德菌脑膜炎 在临床上十分少见,也有的患者与家养宠物有非创伤性接触后感染,主要是通过呼吸道气溶胶方式传播。巴斯德菌可引起婴幼儿严重脑膜炎。临床表现为发热、头痛、颈项强直、意识改变等,脑脊液呈典型的细菌性脑膜炎的改变。17%有神经系统的并发症,病死率高达 25%,近年来神经系统的并发症和病死率趋向于下降。

4. 乙型链球菌脑膜炎 主要为乙型溶血性链球菌 A 族(参见本章第十六节"链球菌感染")。多见于新生儿和婴幼儿。临床表现与其他化脓性脑膜炎相似。

【实验室检查】

1. 脑脊液检查 化脓性脑膜炎患者脑脊液压力明显增高,呈脓性,有时含块状物,细胞数明显增加,90%以上可 >100× 10^6/L,以中性粒细胞为主;蛋白含量增加,蛋白往往 >0.5g/L;糖及氯化物减少,糖往往 <2.2mmol/L,脑脊液和外周血糖的比率 <0.4,特别是链球菌引起的化脓性脑膜炎更为典型。外周血中白细胞总数明显增高,>10×10^9/L 者占 94%,其中半数 >20×10^9/L,中性粒细胞大多在 95% 以上。晚期病例有蛋白、细胞分离现象,乃椎管阻塞所致,此时宜作小脑延髓池穿刺,引流的脑脊液中可见大量脓细胞。

2. 微生物学检测 对于怀疑化脓性脑膜炎的患者,应当在使用抗菌药物之前尽早留取血培养。脑脊液涂片和培养阳性是诊断的主要依据。对于未用药者,肺炎链球菌脑膜炎的脑脊液涂片检查阳性率可达 81%~93%,流感嗜血杆菌脑膜炎患者的涂片阳性率高者也可达 80%。如发现身体其他部位有局限性化脓灶,脑脊液涂片又找到多量簇状排列的革兰氏阳性球菌,则葡萄球菌脑膜炎的诊断可基本成立。其他细菌性脑膜炎一般需要培养阳性后才能鉴别。

3. 核酸检测 通过核酸检测的 PCR 方法可对细菌特异性的片段进行扩增来完成菌种鉴定。PCR 方法的灵敏度高,且无论存活还是杀灭的病原体都可以检测到,因此特别适用于培养阴性或已应用抗生素治疗的患者。

4. 微生物特异性的免疫检测 在诊断中枢神经系统感染中的作用有限。而对流免疫电泳、酶联免疫吸附试验等检测脑脊液中的细菌特异性抗原虽可协助诊断,但近年进展不大。脑脊液中的抗体滴度高于血清抗体滴度的 5% 则提示有鞘内抗体合成。

5. 其他 头颅 CT 和 MRI 检测有助于发现颅内病灶、脑缺血和脑水肿等。对于化脓性脑膜炎患者,注射造影剂后常见脑膜的弥漫性强化。对于出现皮损的患者,可行皮肤活检以寻找病原体来明确诊断。

【治疗】

及时使用敏感的抗菌药物可大大降低中枢神经系统感染病死率。在开始应用抗菌药物前,应对患者的脑脊液、血液、皮肤瘀点作必要的细菌学检查。在病原未明前,选用广谱抗菌药物进行经验性治疗。原则上应用杀菌剂而非抑制性抗菌药物,并选用通过血脑屏障较好的抗菌药物,静脉给药。

(一)经验治疗社区获得的化脓性脑膜炎 原则上考虑最为常见的病原菌,如肺炎链球菌脑膜炎。经验性抗菌药物可以选用脑脊液浓度较高的第三代头孢菌素,如头孢曲松或者头孢噻肟。第四代头孢菌素如头孢吡肟由于其对肠杆菌科细菌和铜绿假单胞菌的抗菌活性较高也可选用。是否将万古霉素作为经验性一线治疗用药仍有些争议,建议常规经验性治疗 3~5 天后脑脊液生化和常规未见改变,临床症状亦未获缓解者,可考虑选用万古霉素。对于新生儿、老年患者或者免疫力低下患者(尤其是接受激素等免疫抑制剂治疗的患者)需考虑单核细胞性李斯特菌的感染,应予以使用大剂量的氨苄西林。若对青霉素过敏,也可予以美罗培南或复方磺胺甲噁唑。怀疑厌氧菌脑膜炎的患者需联合使用甲硝唑治疗。

医院获得性化脓性脑膜炎,特别是发生在颅脑外伤或脑外科手术后的感染,以金黄色葡萄球菌和革兰氏阴性杆菌较多见。经验性抗菌药物可选用万古霉素联合第三/四代头孢菌素或美罗培南。

(二)针对性抗菌治疗的药物选择 明确病原菌和获得药敏结果后可以根据药敏予以针对性抗菌治疗(表 10-10-9-1 和表 10-10-9-2)。一般采取静脉给药,应尽量避免鞘内给药。停药脑脊液中细胞数及各项生化指标需恢复正常,脑脊液细菌涂片及培养均需转阴。

表 10-10-9-1 各型细菌性脑膜炎针对性抗菌治疗

病原体	伴随状况	首选治疗	备选治疗	备注
肺炎链球菌	青霉素敏感	青霉素 G,氨苄西林	头孢曲松,头孢噻肟,氯霉素	疗程 14 天
	青霉素中度敏感	头孢曲松,头孢噻肟	头孢吡肟,美罗培南	
	青霉素耐药	万古霉素+头孢曲松或头孢噻肟	莫西沙星	
流感嗜血杆菌	氨苄西林敏感	氨苄西林	头孢曲松,头孢噻肟,头孢吡肟,氟喹诺酮类,氯霉素	疗程 7 天
	氨苄西林耐药	头孢曲松,头孢噻肟	头孢吡肟,氟喹诺酮类,氯霉素	疗程 7 天

病原体	伴随状况	首选治疗	备选治疗	备注
单核细胞性李斯特菌		氨苄西林±庆大霉素	美罗培南,磺胺多辛	疗程21天
肠杆菌科细菌		头孢曲松,头孢噻肟	氨曲南,莫西沙星,氨苄西林,磺胺多辛,美罗培南	疗程超过21天
铜绿假单胞菌		头孢吡肟±氨基糖苷类,头孢他啶±氨基糖苷类	氨曲南±氨基糖苷类,环丙沙星±氨基糖苷类	
金黄色葡萄球菌	甲氧西林敏感	苯唑西林或氯唑西林	万古霉素	疗程超过21天
	甲氧西林耐药	万古霉素±利福平	利奈唑胺,磺胺多辛	
表皮葡萄球菌		万古霉素±利福平	利奈唑胺	
肠球菌属	氨苄西林敏感	氨苄西林±庆大霉素		
	氨苄西林耐药	万古霉素±庆大霉素		
	氨苄西林/万古霉素耐药	利奈唑胺		

表 10-10-9-2 各型细菌性脑膜炎抗菌治疗推荐剂量

抗菌药物	儿童	成人
青霉素	每次5万U/kg,每4小时1次	每次400万U,每4小时1次
氨苄西林	每次75~100mg/kg,每6小时1次	每次2g,每4小时1次
头孢曲松	每次50mg/kg,每12小时1次	每次2g,每12小时1次
头孢噻肟	每次50mg/kg,每6小时1次	每次2g,每4~6小时1次
头孢吡肟		每次2g,每8小时1次
美罗培南	每次40mg/kg,每8小时1次	每次2g,每8小时1次
氯霉素		每次12.5mg/kg 每6小时1次
环丙沙星		每次400mg,每12小时1次
莫西沙星		每次400mg,每天1次
氨曲南		每次2g,每6~8小时1次
庆大霉素	每次2.5mg/kg,每8小时1次	负荷量2mg/kg;维持量每次1.7mg/kg,每8小时1次
万古霉素	每次15mg/kg,每6小时1次。谷浓度达到15~20μg/ml	每次15~20mg/kg,每8~12小时1次。谷浓度达到15~20μg/ml
利奈唑胺		每次600mg,每12小时1次
SMX-TMP		每次5mg/kg,每6~8小时1次(按TMP计算)
利福平		每次600mg,每天1次

注:SMZ-TMP 指复方磺胺甲噁唑,即磺胺甲噁唑(SMZ)+甲氧苄啶(TMP)。

在积极抗菌的前提下,地塞米松使用可以明显降低致死率及出现中枢神经系统后遗症的概率,已被推荐作为抗肺炎链球菌肺炎的辅助治疗药物。治疗期间应予适当支持治疗,颅内压明显增高者给脱水剂。

【预防】

目前国内外已有多种菌苗上市,如23价肺炎球菌多糖疫苗,其中包括了>90%的致病肺炎球菌血清型的荚膜多糖,用于脾切除或免疫抑制的患者,但对2岁以下小儿的保护作用差,亦不能减少肺炎球菌中耳炎的发病率。新近研制的7价结合型肺炎球菌菌苗,包括7种最常见的耐青霉素肺炎球菌血清型,经试用对儿童有良好保护作用,不良反应少。用b型流感杆菌菌苗作预防注射,可产生荚膜多糖抗体,对易感婴幼儿有保护作用,当前许多国家已经将此疫苗纳入国家计划免疫。

推荐阅读

1. 李军宏,吴丹,尹遵栋,等. 2015—2017 年中国流行性脑脊髓膜炎流行特征分析[J]. 中华预防医学杂志,2019,53(2):159-163.
2. 邵祝军. 流行性脑脊髓膜炎流行现状及防控形势[J]. 中华预防医学杂志,2019,53(2):129-132.
3. LI J,LI Y,SHAO Z,et al. Prevalence of meningococcal meningitis in China from 2005 to 2010[J]. Vaccine,2015,33(8):1092-1097.
4. MCINTYRE P B,O'BRIEN K L,GREENWOOD B,et al. Effect of vaccines on bacterial meningitis worldwide[J]. Lancet,2012,380(9854):1703-1711.

第十节　鼠　疫

沈银忠　潘孝彰

鼠疫(plague)是鼠疫耶尔森菌(*Yersinia pestis*)引起的烈性传染病,为我国法定的甲类传染病之一。鼠疫耶尔森菌通过蚤从啮齿类动物传播至人,也可借虱、蚤或飞沫在人际间传播。临床表现为发热、淋巴结肿大、肺炎和出血倾向等。

鼠疫曾有多次大流行,造成重大伤亡。自 1894 年鼠疫耶尔森菌被发现以来,病例均匀分布于亚洲、非洲及美洲。我国西部、南部和东北部为鼠疫自然疫源地,这些地区分布有鼠疫耶尔森菌的储存宿主,主要为啮齿类动物。目前疫情最为严重的国家为马达加斯加、刚果和秘鲁。

【病原】

鼠疫耶尔森菌是肠杆菌科耶尔森菌属中 3 种已知致病性菌种之一,为革兰氏阴性兼性厌氧球杆菌,吉姆萨(Giemsa)、魏森(Wayson)或瑞特(Wright)染色常可见菌体两极浓染。有荚膜,无鞭毛,无芽孢。可在普通固体培养基上缓慢生长,常被其他快速生长的细菌掩盖。对高温和常用化学消毒剂敏感。

鼠疫耶尔森菌的主要毒力因子有 F1 抗原(fraction 1 antigen)、V/W 抗原、色素沉着(pigmentation,pgm)位点、纤溶酶原激活因子(plasminogen activator,Pla)和鼠疫菌外膜蛋白(Yersinia pestis outer membrane protein,Yops)。F1 为荚膜抗原,仅在培养温度超过 33℃时表达,和 V/W 均有抗吞噬作用。在含刚果红培养基上呈暗棕色的菌落为 pgm 阳性表型,该位点包含铁转运、生物膜形成相关的毒力基因。Pla 可激活哺乳动物纤溶酶原,YopM(Yops 的一种)可减少血小板聚集,两者有利于病菌的播散。其他 Yops 与减少宿主细胞吞噬、杀菌活性相关。

【流行病学】

(一)**传染源**　储存宿主主要为啮齿动物,其中以黄鼠属、旱獭属等尤为重要。猫可被感染并传播鼠疫。在牧区,牛、羊、狗是重要的传染源。鼠疫患者也可传播疾病。

(二)**传播途径**　人鼠疫流行前常先有鼠间鼠疫流行,一般先由野鼠传家鼠。家鼠死亡后蚤另觅宿主。蚤吮吸病鼠血液后,病原菌在蚤前胃大量繁殖形成菌栓,并发生壅塞。当受染蚤再附人体吸血时,血液进入胃后反流出来,胃内病菌乃经破损皮肤侵入人体。此外,蚤粪中的病菌可通过皮肤创口感染人体。与此类似,蚤、虱可造成人际间的传播。"鼠-蚤-人"的传播方式主要造成腺鼠疫的流行。

肺鼠疫可由腺鼠疫血行播散而继发,也可因吸入含有鼠疫耶尔森菌的飞沫或气溶胶而形成原发性肺鼠疫。肺鼠疫患者咳出带血的痰时尤其容易形成含病原的气溶胶。此外,直接接触患者的痰、脓液,病兽的皮、血、肉,吸入染菌尘土、以口嚼蚤、进食未煮熟野生啮齿动物等,也可导致感染。鼠疫实验室工作人员可通过吸入、锐器刺伤等途径感染鼠疫。

(三)**易感人群**　人群对鼠疫普遍易感,预防接种使易感性降低,患病后获得持久免疫力。流行季节与鼠类活动(黄鼠与旱獭能带菌冬眠)和蚤繁殖有关,南方多始于春而终于夏,北方则多起于夏秋而延及冬季。肺鼠疫以冬季多见。

【发病机制】

鼠疫的基本病理改变为淋巴管、血管内皮细胞损害和急性出血性坏死性炎症。鼠疫耶尔森菌经皮肤进入人体后,首先沿淋巴管到达局部淋巴结,在其中繁殖,引起出血性坏死性淋巴结炎,感染的腺体高度肿胀,充血坏死,周围组织水肿和出血,即为"腺鼠疫"。病原菌可扩散至其他淋巴结,或随淋巴循环入血,引起败血症,后者可导致严重的皮肤黏膜出血(故鼠疫曾被称为"黑死病")。血液中的病原体侵入肺组织可引起继发性肺鼠疫,病理特征与原发性肺鼠疫类似:大叶实变及出血性坏死、脓肿,偶见菌栓所致的散在坏死结节,气管、支气管黏膜高度充血,管腔内充塞大量含菌的泡沫状血性、浆液性渗出液。

【临床表现】

潜伏期为 2~3 天,预防接种后可延至 9~12 天,腺型和皮肤型鼠疫的潜伏期较长,为 2~8 天;原发性肺鼠疫和败血型鼠疫的潜伏期较短,为 1~3 天。鼠疫主要的临床表现为:急性起病、寒战、高热,体温常突然上升至 39~41℃,呈稽留热。剧烈头痛,有时出现中枢性呕吐、呼吸急促、心动过速、血压下降。重症病例早期即可出现血压下降、意识不清、谵妄等。临床上大多为腺型、肺型及两者继发的败血型。各型鼠疫的病程一般为 1 周左右。

(一)**腺鼠疫**　最常见,多发生于流行初期。淋巴结在病程第 1 天即有增大,质地柔软,伴红肿和疼痛,于第 2~4 天达高峰。腹股沟淋巴结最常累及,其次为腋下、颈部和颌下,一般为一侧,偶为双侧或多处同时出现。肿大的淋巴结可化脓溃破或逐渐消散,溃破后伤口愈合较慢。未及时治疗的患者多继发败血症或肺炎,并于 3~5 天内因严重毒血症、休克而死亡。如能度过 1 周,则恢复机会增多。

(二)**肺鼠疫**　多见于流行期的高峰,患者毒血症显著,在 24~36 小时内出现咳嗽、呼吸急促、发绀等,继而发生明显的胸痛。痰量最初少,后转稀而多,色鲜红而含泡沫,有大量病菌。继而出现呼吸困难和发绀,但肺部仅闻散在啰音或胸膜摩擦音,其症状与体征不相称。患者可因休克、呼吸衰竭、心力衰竭等而于 2~3 天内死亡。肺鼠疫患者的 X 线表现可因病程不同而异。早期可见肺内单一或多发的高密度阴影,分布在多个叶段;随着病情进展,可迅速发展为双肺大片实变,甚至是"白肺"。

（三）败血型鼠疫　是最凶险的类型,可原发或继发,原发者的病情凶险,这与人体抵抗力低而病原菌毒力强、菌量多等有关。全身毒血症症状、中枢神经系统症状和出血现象均极为严重,体温过高或不升。患者出现谵妄或昏迷,并出现休克或心力衰竭,若处理不及时常于数小时至 2~3 天内死亡。

（四）其他少见类型　轻型仅表现为不规则低热,全身症状轻微,局部淋巴结轻度肿大、压痛,无出血现象;轻型多见于流行初、末期或预防接种者。此外还有皮肤鼠疫、眼鼠疫、扁桃体鼠疫、肠鼠疫、脑膜炎型鼠疫等。

【实验室检查】

白细胞总数及中性粒细胞数增多,可出现红细胞、血红蛋白和血小板减少。可有蛋白尿及血尿,大便潜血可阳性,肠鼠疫的大便呈血样或黏液血样。肺鼠疫和败血型鼠疫患者在短期即可出现 DIC,表现为纤维蛋白原减少,凝血酶原时间和活化部分凝血激酶时间明显延长,D-二聚体和纤维蛋白原降解产物明显增加。脑膜炎型鼠疫可表现为脑脊液压力升高,外观混浊,白细胞常大于 4×10^9/L,中性粒细胞为主,蛋白明显增加,葡萄糖和氯化物明显下降,脑脊液鲎试验（Limulus test）阳性。

病原学检查:可检测标本包括血、脓、痰、脑脊液、淋巴结穿刺液及其他组织。淋巴结未软化时可注射生理盐水后取得抽吸液。检测方法主要包括染色后镜检、抗原检测、核酸检测及噬菌体裂解试验。不建议使用自动生化鉴定系统鉴定。临床标本可使用针对 F1 抗原的标记抗体进行快速检测,而环境样本及 33℃ 以下培养的鼠疫耶尔森菌因不表达 F1 抗原而不能使用该种方法。无菌标本可同时在 28℃ 和 37℃ 使用羊血琼脂平板培养,痰等有菌部位来源标本可使用头孢磺啶-三氯生-新生霉素琼脂(即耶尔森菌选择性琼脂)。抗体检测可使用胶体金法、酶联免疫吸附试验或间接血凝试验。

【诊断与鉴别诊断】

依据流行病学资料、临床表现及实验室检查来进行诊断,根据临床表现来分型,根据诊断的确定程度分为疑似病例和确诊病例。非疫区患者近期疫区居留史、疫区患者啮齿类动物接触史有重要参考价值。轻型病例需与急性淋巴结炎、恙虫病、钩端螺旋体病、兔热病等相区别,鉴别有赖于病原学检查。

【预后】

以往腺鼠疫的病死率为 20%~70%,自应用抗菌药物后,病死率已降至 5%~10%。肺型、败血型及脑膜炎型鼠疫病死率高。

【治疗】

（一）隔离患者　患者应予以单间隔离,条件不允许的,可对同类型鼠疫病例进行同室隔离。病区内应做到无鼠、无蚤,患者须经仔细灭蚤、淋浴后方可收入。隔离到症状消失,每 3 天进行 1 次血液或局部分泌物培养,3 次阴性方可出院;肺鼠疫者体温恢复正常,一般症状消失,血、痰及咽部分泌物连续 3 次以上鼠疫耶尔森菌检验阴性(每隔 3 天作鼠疫耶尔森菌检验 1 次)可出院。

（二）一般治疗和对症治疗　急性期应绝对卧床,给流质或半流质饮食及足量水分,并按需要静脉内补液。烦躁不安、局部淋巴结疼痛者,给予镇静、止痛药。呼吸困难者吸氧,出现休克、DIC、心力衰竭者应作相应处理。对严重毒血症患者可短期应用肾上腺皮质激素,但须与抗菌药物同用。

（三）局部处理　腺鼠疫肿大的淋巴结切忌挤压,皮肤病灶可予 0.5%~1% 的链霉素软膏涂抹,必要时可在肿大淋巴结周围注射链霉素并施以湿敷,病灶化脓软化后可切开引流,但应在应用足量抗菌药物 24 小时以上方可进行。眼鼠疫可用四环素、氯霉素眼药水滴眼。皮肤鼠疫按一般外科疗法处置皮肤溃疡,必要时局部滴注链霉素或敷磺胺类软膏。

（四）抗菌治疗　早期应用抗菌药物是降低病死率的关键。鼠疫的治疗仍以链霉素为首选,剂量为 30mg/(kg·d)(总量不超过 2g/d),每 12 小时肌内注射 1 次,总疗程 10 天,或患者体温平后,继续用药 3 天。不能使用链霉素者可考虑选用庆大霉素、多西环素、氯霉素、四环素、左氧氟沙星、环丙沙星等。四环素可用于单纯腺鼠疫。氨基糖苷类药物偶可导致赫氏反应(herxheimer reaction)。近年来,耐药鼠疫耶尔森菌已有报道,但极为罕见。

其他型鼠疫可参考腺鼠疫治疗方法。有脑膜炎症状的患者应优先选择氯霉素治疗,成人 50mg/(kg·d),儿童(>1 岁)50mg/(kg·d),每 6 小时 1 次,静脉滴注,疗程 10 天,但应当注意氯霉素的骨髓毒性等不良反应。

【预防】

管理传染源:灭鼠和灭蚤;加强疫情报告,严格隔离患者;患者分泌物与排泄物彻底消毒或焚烧,死亡者尸体应焚烧。

切断传播途径:加强国际检疫与交通检疫,可疑者应隔离检疫。

保护易感人群:①加强个人防护。②预防性服药。对鼠疫患者的直接接触者、被疫区跳蚤叮咬的人、接触了染疫动物分泌物及血液者,以及鼠疫实验室工作人员操作鼠疫菌时发生意外事故的,均应当进行鼠疫预防性治疗,可选用四环素、多西环素、磺胺类、环丙沙星等,必要时可肌内注射链霉素进行预防性治疗,疗程均为 7 天。有呼吸道症状或发热者,应接受医疗观察。③预防接种。尚无被证实有效的鼠疫疫苗。

推荐阅读

1. 唐新元,王梅,陈洪舰,等.基于地理信息系统的青海省 60 年鼠疫流行病学特征[J].中国媒介生物学及控制杂志,2018,29(6):604-608.
2. BUTLER T. Plague history:Yersin's discovery of the causative bacterium in 1894 enabled,in the subsequent century,scientific progress in understanding the disease and the development of treatments and vaccines[J].

Clin Microbiol Infect,2014,20(3):202-209.

3. DEAN K R,KRAUER F,WALLOE L,et al. Human ectoparasites and the spread of plague in Europe during the Second Pandemic[J]. Proc Natl Acad Sci U S A,2018,115(6):1304-1309.

第十一节 布鲁氏菌病

卢洪洲　潘孝彰

布鲁氏菌病(brucellosis),简称布病,也称布氏杆菌病、波状热(undulant fever)、地中海热(Mediterranean fever)或马耳他热(Malta fever)。病原布鲁氏菌于1886年由英国医师大卫·布鲁斯(David Bruce)在马耳他军队发生此病流行时首次发现。人是此菌的机会性宿主,据估计每年全球新发感染病例在50万例以上,是我国乙类法定传染病。

【病原】

布鲁氏菌(brucella)是一种隶属布鲁氏菌属(Brucella)的革兰氏染色阴性的兼性胞内寄生需氧菌,呈不活动、微小(直径0.5~1.5μm)的多形球状杆菌,无荚膜、鞭毛及芽孢。该菌对光、热及常用的化学消毒剂等均很敏感。日照10~20分钟、湿热60℃ 10~20分钟、3%含氯石灰(漂白粉)澄清液数分钟即可将其杀灭。

依据最初宿主不同可将布鲁氏菌属细菌分为6种:羊种布鲁氏菌(B.melitensis,分离自绵羊、山羊及骆驼)、牛种布鲁氏菌(B.abortus)、猪种布鲁氏菌(B.suis)、犬种布鲁氏菌(B.canis)、绵羊附睾种布鲁氏菌(B.ovis)和沙林鼠种布鲁氏菌(B.neotomae)。各种的毒力、生物学性状、人畜感染后的临床表现等都有较大差别,导致人类布病的主要是前四种,其中羊种菌致病力最强,猪种菌次之。世界范围内最常见的布病病原体为羊种布鲁氏菌。近年来新鉴定的菌种包括:人型(B.inopinata,分离自人乳腺植入物伤口)、鳍型(B.pinnipedialis)、鲸型(B.ceti)、田鼠种布鲁氏菌(B.microti)、狐型(B.vulpis)及狒型(B.papionis),部分菌种可导致人类的散发病例。

【流行病学】

有近170个国家和地区的人、畜中存在布病,除南极洲外的各大洲均有分布。在不同国家及国家内部,疫情分布极不均匀。发达国家相对少见,已有14个国家宣布消灭了布病。每年2—6月为流行高峰。我国人布病疫情以20世纪50—60年代最为严重,70年代至80年代显著下降,而90年代中期至今疫情呈上升趋势。

2019年12月2日,兰州大学第一医院西站院区上报4例疑似布病病例,均为中国农业科学院兰州兽医研究所工作人员。甘肃省疾病预防控制中心工作人员后续进行流行病学调查,对317名相关人员进行检测,发现了96名布鲁氏菌抗体阳性的隐性感染者。2019年12月7日,黑龙江省疾病预防控制中心通过传染病疫情网络直报系统检测到省农垦总局总医院诊断6例布病,均为中国农业科学院研究生院兽医学院(哈尔滨兽医研究所)学生。后经调查,截至12月10日,此次疫情相关报告布鲁氏菌抗体阳性者13人,其中布病确诊病例1例、疑似2例、隐性感染10例。作为感染布病的高风险人群,相关职业人员应做好积极防护措施。

(一)传染源　国内主要的传染源为羊,其次为牛、猪等重要家畜。最近发现海豚、海豹等海洋动物也可成为传染源。这些病畜早期往往导致流产或死胎,其阴道分泌物传染性最强,其皮毛、各脏器、胎盘、羊水、乳汁和尿液也常带菌。病畜乳汁中带菌较多,排菌可达数月至数年之久。牛被感染是特别严重的问题,因其可产生大量被污染的牛奶,对消费者产生威胁。

(二)传播途径　人主要因直接接触被感染的动物或动物制品,经消化道、经体表接触和经呼吸道传播,感染本病。

1. 经消化道传播　食物传播是城市人口感染布病的主要原因。奶酪制品中的布鲁氏菌可存活数月以上。酸奶和酸奶酪导致感染风险较小,因布鲁氏菌不耐酸性环境。

2. 经体表接触传播　某些职业由于与病畜直接接触或暴露在严重污染环境下而存在危险。剥牛羊皮、剪羊毛、挤乳、屠宰病畜时病菌从破损皮肤进入人体均可受染。实验室工作人员常可由皮肤、黏膜感染细菌。

3. 经呼吸道传播　布鲁氏菌能以气溶胶的形式长期悬浮在空气中,混杂羊毛的尘土中可含本菌,经呼吸道黏膜、眼结膜发生感染。职业人群因直接接触或暴露在严重污染环境下而存在危险。儿童可因将幼畜或者病畜作为宠物导致感染风险。

人传人案例极其罕见,但对于献血或器官捐献者需行布病筛查,以排除近期感染史。

(三)易感人群　人群对布鲁氏菌普遍易感。20~45岁的青壮年男性由于职业原因,其发病率高于女性。国内在北方、东北及西北地区,农牧民的感染率最高,急性病例中儿童占比高;在城市及南方地区,则以从事动物食品加工工人及有过疫区旅游者为主。兽医学等相关研究人员,医院实验室相关工作人员,在处理染病人畜样本时有较大风险。患病后有一定的免疫力,但再感染者并不少见。

【发病机制与病理】

布鲁氏菌有很强的组织嗜性,可在巨噬细胞、树突状细胞和胎盘滋养层细胞内增殖。除此之外,布鲁氏菌还可在许多种哺乳动物的细胞内增殖。布鲁氏菌细胞内增殖过程不利于宿主固有免疫和适应性免疫的应答,也减弱了抗感染药物杀伤作用。

布鲁氏菌可快速穿过黏膜上皮层进入体内,随后被黏膜局部的巨噬细胞和树突状细胞吞噬入内。在专职吞噬细胞内,布鲁氏菌可部分存活并增殖,并能逃避和干扰宿主的免疫应答。病菌随淋巴液引流至局部淋巴结组织,反复感染导致肉芽肿性淋巴结炎。若病菌不能在局部淋巴结内被清除,感染未控制,则会在此大量繁殖成为原发病灶,进一步播散入血,随血液循环造成全身感染。布鲁氏菌主要在网状内皮系统的细胞寄生,富有网状内皮细胞的脏器,如肝、脾、骨髓、淋巴结、胎盘、生殖道等脏器易形成新的感染灶。增殖的细菌在具有细胞间播散能力后,通过细胞趋化作用而侵入此菌所亲嗜的组织。在吞噬细胞内,布鲁氏菌逐渐恢复关键酶的基因表达,代谢过程逐渐恢复,并开始增殖。在适应了所寄居吞噬细胞的微环境后,布鲁氏菌开始侵染亲嗜性强的组织、细胞,后者的病原又可多次进入血液循环而导致症状加重,使发热呈波状型。

急性期时细菌及毒素起主要作用,而慢性期则过敏反应起重要作用。急性期表现包括类流感样症状。慢性感染则可导致心血管、肝脏及神经系统、骨关节病变。骨、关节和神经系统的过敏反应主要为关节炎、关节强直、脊椎炎、神经炎等。肺可有出血性卡他性肺炎。心脏病变较血管病变少见,有心内膜炎、心肌炎等。偶见弥漫性肾炎和肾盂肾炎,以及睾丸炎、附睾炎、子宫内膜炎等。尽管体液免疫产生特异性抗体在抗感染过程中起到了一些作用,但布病康复主要得益于细胞免疫。

【临床表现】

本病临床表现多样,个别患者仅表现为局部脓肿,而不少患者的多个脏器同时受累。本病的潜伏期差异亦非常大,可从7天到2个月或2个月以上,一般为2~4周,少数患者在感染后数月或1年以上才发病。实验室中受染者大多于10~50日内发病。人类布病可分为亚临床感染,急性和亚急性、慢性感染,局限性和复发感染,详见表10-10-11-1。国内未经治疗的羊型布病自然病程约6个月(平均4个月),可短至1个月或长达数年以上。

表 10-10-11-1 布鲁氏菌病的临床分类

临床分类	诊断前症状持续时间	主要症状及持续时间	实验诊断	其他
亚临床	无症状		血清学(+),属低滴度	多见于屠宰工人、畜牧者、兽医
急性及亚急性	急性:2~3个月 亚急性:3个月至1年	出汗,关节痛,发热,肝、脾、淋巴结肿大,疲劳,头痛等	血清学(+),骨髓培养(+)	羊型伴严重并发症
慢性	>1年	以神经精神症状及低热为主	血清学阴性或低滴度,培养(-)	
局限性	未经治疗的亚急性、慢性病例	骨、关节、泌尿生殖器、肝、脾等易受累	血清学(+),特殊培养基(+)	
复发	2~3个月	类似急性期,但发热较高,出汗、疲劳、虚弱	血清学(+),培养(+)	需与再感染鉴别

本病病程一般可分为急性期和慢性期。以下重点讨论急性、亚急性和慢性感染。

(一)急性及亚急性感染 大多缓慢起病,急骤起病者占10%~30%。少数患者有一至数日的前驱症状,如低热、食欲差、上呼吸道炎症等。急性期的主要临床表现为发热(45%~100%)、多汗(40%~95%)、乏力(30%~100%)、关节炎(70%~90%)、睾丸炎(占男性病例的20%~40%)等。

热型以弛张热最为多见,波状热虽仅占5%~20%,但却最具特征性,其发热期平均2~3周,继以3~5日至2周无热期后热再起,如此循环起伏而呈波浪形;多数患者仅有2~3个波,偶可多达10个以上。其他尚有不规则持续低热等。多汗是突出的症状,远较其他热性病显著。常发生在深夜或清晨,当热度急剧下降时出现大汗淋漓,且伴有刺鼻性臭味,大多数患者感乏力、虚弱。关节疼痛常使患者辗转呻吟和痛楚难忍,可累及一个或数个关节,主要为骶髂、髋、膝、肩、腕、肘等大关节,急性期可呈游走性。痛如锥刺,一般镇痛药无效。部分患者的关节有红肿,偶有化脓。局部肿胀的滑囊炎、腱鞘炎、关节周围炎等也较多见。肌肉疼痛多见于两侧大腿和臀部,后者可出现痉挛性疼痛。睾丸炎也是本病的特征性症状之一,大多呈单侧性,可大如鹅卵,伴明显疼痛。女性患者可有卵巢炎、输卵管炎、子宫内膜炎等。次要症状有头痛(30%~84%)、肝脾大(约50%)、神经痛、淋巴结肿大等,皮疹较少见。

(二)慢性感染 该类型的表现多以夜汗、头痛、肌痛及关节痛为主,还可有长期低热、寒战、胃肠道症状等。表现为失眠、抑郁、易激动者易被诊为神经症。关节损害以大关节为主,可固定于一个或几个关节,表现为持续性钝痛,反复发作,包括骶髂关节炎、脊椎炎、外周关节炎、膝关节炎等在内的各种综合征均有报道。布鲁氏菌至骶髂关节炎尤其常见。累及神经系统者可出现神经痛、神经炎、神经根炎等周围神经损害,此外还可有脑膜炎、脑炎和脊髓炎等。布鲁氏菌睾丸炎与睾丸癌或睾丸结核相似。在女性亦可导致卵巢炎、输卵管炎等。其他还有心肌炎、血栓性静脉炎、支气管炎、支气管肺炎、间质性肺炎等表现。

如药物治疗的疗程不足,则复发率可达10%~40%,高于未接受特效治疗的患者(6%~10%)。经彻底治疗3年后再发病者称为再感染。

【并发症】

急性期并发症有心内膜炎、心肌炎、脑膜脑炎、脊髓炎、支气管肺炎、子宫内膜炎等,个别患者可发生失语、耳聋、角膜炎、视网膜炎、肾炎等。妊娠患者发生流产者约占1%。

并发症也可发生于慢性及恢复期,甚至出现于久病之后。骨和关节病变是布病最常见的并发症,40%以上病例可出现。包括骶髂关节炎、脊椎炎、外周关节炎、膝关节炎等,被认为由循环免疫复合物引起。感染性心内膜炎是最常见的心血管系统表现,也是最常见的布病致死原因。约2%的患者有心内膜炎报道,可累及自体瓣膜和人工瓣膜,且主动脉瓣比二尖瓣更易受累。当感染猪种布鲁氏菌时,主动脉窦和其他血管结构的动脉瘤更多见,细菌性动脉瘤作为感染性心内膜炎的神经系统并发症,通常会累及大脑中动脉。约5%的羊种布鲁氏菌感染病例出现中枢神经系统受到侵犯。脑膜炎和脑膜脑炎是最常见的临床表现。葡萄膜炎是最易发生的眼部并发症。这些损伤被认为是晚期并发症,可能由免疫介导。

【实验室检查与辅助检查】

(一) 特异性检查方法

1. 病原学检查　血培养阳性是布鲁氏菌感染实验室诊断的"金标准"。此外,骨髓培养的阳性率要比外周血高15%~20%。培养阳性者虽有必要进一步行菌种分型及药敏试验,但亦可采用PCR等分子生物学手段进行菌种分型检测。脑脊液、伤口、脓液等亦可分离培养出布鲁氏菌。

2. 布鲁氏菌血清学检查　用于诊断人布病的主要抗原是布鲁氏菌外层细胞膜和内部(细胞质)蛋白的光滑脂多糖(S-LPS)。血清学检测应用简捷,结果便于判读,适用于户外或人群筛查及确诊。目前推荐将两种方法组合应用或同一方法连续检测两个时点样本,动态观察以确保结果的可靠性。

(1) 凝集试验:包括琥红平板凝集试验(rose-bengal plate agglutination test,RBPT)、血清凝集试验(serum agglutination test,SAT)等。检测的原理是直接检测布鲁氏菌脂多糖抗原所对应的抗体,病程第1周可阳性,第2周强阳性。多先采用琥红平板凝集试验作为筛查试验,若为阳性,再进行试管凝集试验,效价≥1∶160为阳性。但注射霍乱菌苗、兔热病菌苗、布鲁氏菌菌苗后也可呈阳性,故应查双份血清,若效价有4倍或以上增长,乃提示近期布鲁氏菌感染。

(2) 酶联免疫吸附试验(enzyme linked immunosorbent assay,ELISA):该检测阳性率高于凝集试验,且检测IgM、IgA及IgG的敏感性相似。因慢性患者的抗体属IgG型,故本法可同时用于急、慢性患者的诊断。该试验操作更方便,不仅用于血清学诊断,还可用于乳汁检查。

(3) 补体结合试验:补体结合抗体亦属IgG,病程第3周的效价可超过1∶16。本试验的阳性率高于凝集试验,特异度亦高,但所测抗体的出现时间晚于凝集试验。补体结合试验至今仍是布病的重要诊断方法。

(4) 2-巯基乙醇(2-mercaptoethanol,2-ME)试验:自然感染达1个月后,体内凝集素由IgM转为IgG型。因菌苗免疫后3个月内的抗体以IgM为主,可为2-ME所破坏,而IgG对2-ME有耐受性。因而可用2-ME试验来鉴别是自然感染抑或疫苗所致。

(5) 荧光偏振免疫分析(fluorescence polarization immunoassay,FPIA):是一种定量免疫分析技术,操作简便。其灵敏度、特异度与ELISA相当,可用于牛、羊及猪布病筛查。

3. 分子生物学检查技术　PCR优点在于不需要接触活菌,减少了职业暴露风险;所需样本量少,检测灵敏度高,而且

还可以分型,弥补了血清学检测技术的不足,符合临床快速诊断的要求。

(二) 非特异检查　反映感染指标的血沉、C反应蛋白、降钙素原等可明显升高。血常规特点为白细胞计数偏低,淋巴细胞比例升高。病程长者可有贫血和血小板减少。脑脊液检查适用于脑膜炎患者,脑脊液细胞增多(淋巴细胞为主),蛋白质增高,其余均正常。心电图可示PR间期延长、心肌损害等。骨、关节的X线检查可见软组织钙化、骨质修复反应强而破坏性小,椎间盘和椎间隙变窄等。肝功能及脑电图的改变均属非特异性。

【诊断与鉴别诊断】

综合患者的流行病学资料、临床表现和实验室检查结果,可作出诊断。

实验室诊断依据有:①从临床标本中分离到布鲁氏菌;或②同一实验室间隔2周以上血清标本的急性期和恢复期的布鲁氏菌试管凝集试验滴度变化大于4倍或以上;或者③临床标本布鲁氏菌的荧光偏振免疫分析试验阳性。血、骨髓、脓液等培养的阳性结果为确诊的依据。慢性患者凝集试验阴性时宜加作ELISA。为鉴别自然感染和人工免疫,或明确疾病是否活动,则可作2-ME试验。

临床病例可分为疑似病例和确诊病例。疑似病例为与确诊病例有流行病学上相关的,同时有血清学证据(从症状出现后的1份或多份血清标本的布鲁氏菌试管凝集试验滴度大于1∶160)的病例;确诊病例为实验室证实的疑似病例。

本病的急性期易与伤寒、副伤寒、风湿病、类风湿关节炎、流行性感冒,以及其他病毒性呼吸道感染、病毒性肝炎、淋巴瘤、系统性红斑狼疮等相混淆。本病的慢性期宜与各种骨和关节疾病、神经症等相鉴别。

【预后】

预后良好,患者大多于3~6个月内康复,仅10%~15%病例的病程超过6个月。未经抗菌药物治疗的病死率为2%~3%,主要死亡原因为心内膜炎、严重中枢神经系统并发症等。慢性患者可遗留有关节病变、肌腱挛缩等而使肢体活动受限。

【治疗】

(一) 急性感染

1. 一般疗法及对症疗法　患者应卧床休息,注意水、电解质及营养补充,给予足量B族维生素和维生素C,以及易于消化的饮食。高热者可同时应用解热镇痛剂。肾上腺皮质激素有助于改善毒性症状,但必须与抗菌药物合用,疗程3~4日。

2. 抗菌治疗　目前WHO推荐无并发症的布病首选方案为:多西环素加氨基糖苷类药物(庆大霉素或链霉素)治疗,前者成人的剂量为100mg,一日2次,疗程6周,庆大霉素160~320mg/d,或5mg/(kg·d),静脉滴注或肌内注射,每日1次,疗程7~10日,也可用链霉素替代庆大霉素,每日1g,肌内注射,疗程14~21日,复发率约6%。备选方案为:多西环素(每次100mg,一日2次)加利福平15mg/(kg·d)(600~900mg/d,空腹分2次服),疗程6周,复发率约15%。利福平加氟喹诺酮类

药物的疗效与多西环素加利福平的疗效相当。

孕妇、新生儿和 8 岁以下儿童的最佳治疗方案尚未确定。8 岁以下儿童可选用复方磺胺甲噁唑（SMZ 50mg/kg＋TMP 10mg/kg，分 2 次口服，疗程 6 周）加利福平（15～20mg/kg，每日 1 次口服，疗程 6 周）或氨基糖苷类［庆大霉素 5mg/（kg·d），肌内注射或静脉滴注，疗程 7～10 日］。

（二）慢性感染　需要注意排除感染复发和局灶性病变。治疗上以对症治疗辅以病因治疗。对脓性病灶可予手术引流。骨髓炎应予彻底清创，辅以长期抗菌治疗，除多西环素和庆大霉素外，亦可试用氯霉素与庆大霉素联合疗法。布鲁氏菌心内膜炎的方案及疗程缺乏相关临床研究数据，可采用布鲁氏菌常规诊疗方案，多西环素和氨基糖苷类药物的联合应用能快速杀灭布鲁氏菌，推荐延长疗程（至少 8 周），并且在手术置换瓣膜后持续治疗数周。合并脑膜炎或脑膜脑炎者，氨基糖苷类和四环素不能穿过血脑屏障，所以建议将利福平或复方磺胺甲噁唑添加到多西环素和链霉素的标准治疗方案中，也可用头孢曲松（静脉滴注，每次 2g，每 12 小时 1 次，疗程 1 个月）替代复方磺胺甲噁唑。神经性布病的最佳疗程尚未确定，多数专家建议 6～8 周或更长。

【预防】

预防接种和病畜管理是控制本病的主要措施。

（一）管理传染源　病畜应隔离，外地输入的牲畜必须经血清学及细菌性检查，证实无病后方可放牧。用血清学方法检出的病畜应全部捕杀。流产胎羔应加生石灰深埋。急性期患者应隔离至症状消失且血、尿培养均阴性。

（二）切断传播途径　加强粪、水管理，防止病畜、患者的排泄物污染水源。人畜分居，生乳须经巴氏消毒处理，家畜肉类经煮熟后才可进食。来自疫区的皮毛须放置 4 个月，以达自然灭菌的目的。屠宰工人、皮毛乳肉加工厂工人、兽医等均应注意个人防护。防护用具、污染地面等均宜用苯酚（石炭酸）、含氯石灰（漂白粉）等进行严格消毒。

（三）保护易感人畜　直接接触动物及其制品的职业人群感染风险最大。暴露于污染样本或进行菌体培养的实验室工作人员也是重要人群。与确诊或疑似布病动物接触时，进行高风险操作的所有人都应该佩戴防护措施。结膜存在高感染风险，故眼部防护尤为重要。环境被严重污染时，呼吸道感染也存在高风险。应该佩戴能滤除细菌的口罩，定期更换口罩并对其进行化学消毒或湿热消毒。

现有的疫苗中减毒活疫苗保护效果较好，现有的畜用减毒活疫苗有 S19、RB51（牛种）和 Rev1（羊种）等，健康牲畜的预防接种应做到连续性（连续免疫 3～5 年）和连片性（易感动物全部接种），采用减毒活菌苗，作皮下注射或气溶胶吸入。此外，定期监测家畜，发现感染动物及时处理。疫区向非疫区运送可疑动物时需检疫检验。牧民、兽医、实验室工作者等均应接受预防接种，采用减毒活菌苗皮上划痕法，人用减毒活疫苗目前采用 19BA 及 104M 菌苗，有效期 1 年，每年应加强复种 1 次。疫区人群应在产羔季节前 2～4 个月接种。

推荐阅读

1. CORBEL M J. 人兽布鲁氏菌病［M］. 李晔，田莉莉，主译. 北京：人民军医出版社，2015.
2. OLSEN S C，PALMER M V. Advancement of knowledge of Brucella over the past 50 years［J］. Vet Pathol，2014，51（6）：1076-1089.
3. HARRISON E R，POSADA R. Brucellosis［J］. Pediatr Rev，2018，39（4）：222-224.

第十二节　兔　热　病

沈银忠　潘孝彰

兔热病（tularemia）是土拉热弗朗西丝菌（*Francisella tularensis*）所致的急性传染病，又称为土拉菌病。其临床表现因菌株毒力、感染途径、宿主免疫状态等不同而异，可表现为发热、寒战等非特异症状，也可有皮肤溃疡、局部淋巴结肿大等局部症状。兔热病是流行于多种野生动物中的自然疫源性疾病，在世界上分布广泛。我国西部、北部多省已发现携带致病菌的蜱虫。

【病原】

病原为土拉热弗朗西丝菌（又称为土拉热杆菌），为一多形微小的革兰氏阴性球杆菌，无芽孢和鞭毛，在组织内可形成荚膜。该菌的生长需要胱氨酸或半胱氨酸，在一般培养基上不易生长。与布鲁氏菌相似，本菌对热和普通化学消毒剂均很敏感，耐低温，在 4℃水和潮湿土壤中能保存活力及毒性 4 个月以上。根据对家兔的毒力和分解甘油的性能，可分为美洲变种（A 型）和欧亚变种（B 型）。国内各地所获菌株均属欧亚变种。A 型相比 B 型毒力更强。

本菌有三种抗原：①多糖抗原，可使恢复期患者发生速发型过敏反应；②细胞壁及胞膜抗原，有免疫性和内毒素作用；③蛋白抗原可产生迟发型过敏反应。

【流行病学】

（一）传染源　本病是一种自然疫源性疾病，自然界带菌的动物达百余种，但主要是兔、鼠等啮齿类动物，人不是传染源。

（二）传播途径　①直接接触。狩猎野兔、剥皮割肉，或接触病死动物的血、肉、排泄物而受染，病菌通过皮肤、黏膜、结膜侵入人体。②人被吸血昆虫叮咬，或昆虫压碎后体液沾染皮肤及黏膜而受染。作为媒介的吸血昆虫有蜱、蚊、蚋、斑虻、家蝇等。③吃了未煮熟的含菌兔肉或被鼠粪污染的食物和饮水而受染。④病鼠的排泄物使草垛带菌，农民打谷、簸扬、运送干草引起尘土飞扬，病菌随尘土经由呼吸道吸入或自眼结膜及皮肤创口侵入。⑤实验室暴露后感染。本病尚无人传染人的报道。

（三）易感人群　猎民、屠宰工人、肉类皮毛加工厂工人、农民、牧民、实验室工作人员等因接触机会较多，故发病率也高。得病后有持久的免疫力，偶见再感染者。

【发病机制与病理】

土拉热杆菌的感染性极强，10～50 个病菌进入人体即可致病。病原菌自皮肤破损处侵入人体后,于 2~5 天内(1~10 天)局部形成红斑或丘疹、皮损日渐扩大并形成溃疡,细菌经淋巴管侵入附近淋巴结,引起淋巴结炎。土拉热杆菌可在巨噬细胞、淋巴细胞、红细胞等胞内生长,并抑制细胞功能,造成宿主细胞死亡。可随淋巴液进入血液循环,造成多器官病变或败血症。

病原菌由呼吸道吸入后,可被肺泡内的巨噬细胞所吞噬,若在肺泡内不被清除,则病原菌可在其内繁殖,周围有炎症反应,伴肺泡壁坏死,纵隔淋巴结常肿大。肉眼可见散在的斑片状支气管肺炎,可相互融合。肺内结核样肉芽肿的形成较其他部位为少。

适应性的细胞免疫在对抗土拉热杆菌的免疫防御过程中起主要作用,在感染后 2~4 周形成。常在病灶周围形成肉芽肿,与结核类似。肉芽肿无出血灶,可与鼠疫相鉴别。

【临床表现】

潜伏期 1~10 天,一般为 3~4 天。大多急性起病,出现高热,伴寒战及毒血症症状如头痛、肌肉酸痛、出汗、明显乏力等。发热为持续性,少数表现为弛张热或间歇热,未治疗者热程可持续 1~3 周,甚至可迁延数月。由于感染途径和受累脏器不同,临床表现呈多样化的特征。

(一)**溃疡腺型和腺型**　前者多见,占 75%~85%,后者较少。该两型多因节肢动物叮咬或处理染菌动物皮毛而得病,前者溃疡多见于手和手臂,后者多见于头、颈、躯干部。病原菌侵入后 1~2 天,局部皮肤出现丘疹,继而化脓、坏死,中心脱落而形成溃疡,边缘隆起有硬结状;周围红肿不明显,伴一定程度的疼痛,有时覆以黑痂。局部淋巴结肿大,多见于腹股沟及腋下,伴有明显疼痛,常于 1~2 个月内消退。腺型患者仅出现上述淋巴结的病变,而无皮肤损害。

(二)**肺型**　为最严重的疾病形式,前期可表现为发热、寒战等非特异症状,后逐渐出现咳嗽、咳痰、胸骨后钝痛、胸膜炎性胸痛,咯血少见。肺部可闻及少许啰音。X 线可见圆形浸润影或实变,偶见肺脓肿、肺坏疽或空洞,肺门淋巴结常肿大。继发于病菌血液播散的肺部感染可表现为双肺粟粒影。胸膜常受累,渗出液以淋巴细胞为主。轻症患者的病程可长达 1 个月以上,重症患者可伴严重毒血症、感染性休克及呼吸困难等。

(三)**胃肠型**　病菌由小肠进入体内,临床表现为腹部阵发性钝痛,伴呕吐和腹泻,偶可引起腹膜炎、呕血、黑便等。肠系膜淋巴结肿大,伴压痛。本型毒血症症状较明显。

(四)**伤寒中毒型**　占病例总数 10% 以下,可能由毒力较强的菌株引起,一般无局部病灶或淋巴结肿大。起病急,体温迅速升至 40℃ 以上,伴寒战、剧烈头痛、肌肉和关节显著疼痛及大汗、呕吐等。热型常呈马鞍形,热程 10~15 天。肝脾多增大,偶有皮疹。30%~80% 的患者可继发肺炎,偶可并发脑膜炎、骨髓炎、心包炎、心内膜炎、腹膜炎等。

(五)**眼腺型**　眼部受染后表现为眼结膜高度充血、流泪、怕光、疼痛、眼睑水肿等,并有脓性分泌物排出,一般为单侧。结膜上可见黄色小结节(肉芽)和坏死性小溃疡。角膜上可出现溃

疡,继以瘢痕形成,导致失明。附近淋巴结肿大或化脓,全身毒血症症状常较重,病程 3 周至 3 个月不等。本型占 1%~2%。

(六)**咽腺型**　病菌经口进入后被局限于咽部,扁桃体和周围组织水肿、充血,并有小溃疡形成,偶见灰白色坏死膜。咽部疼痛不显著,颈及颌下淋巴结肿大,伴压痛,一般为单侧。溃疡也可出现于口腔硬腭上。

【实验室检查】

(一)**血常规**　白细胞计数多数正常,偶可升高。

(二)**病原检查**　取局部病灶分泌液、淋巴结穿刺液、脓性分泌物、血液等接种于巧克力平板等特殊培养基上,可分离出致病菌,但是血培养的阳性率较低。上述标本也可接种于豚鼠等的腹腔内,动物于 5~10 天内死亡,从内脏可分离出病原菌。

(三)**免疫学试验**　凝集试验应用最为广泛,多采用试管法。凝集素出现于病程第 11 天以后,第 4~5 周效价最高,可达 1:1 280 以上,以后渐降,滴度维持 1:20~1:80,于数年内消失。效价≥1:160 时提示近期感染,急性期和恢复期双份血清的抗体滴度升高 4 倍有诊断意义。接种疫苗后凝集效价也见升高。另可采用 ELISA、皮内试验及荧光抗体试验等。胶体金免疫层析试纸具有便捷、灵敏的特点,具有较大推广价值。急性感染阶段血清学检测常为阴性。

(四)**分子生物学方法**

1. 利用 16S 核糖体探针与土拉热杆菌 RNA 杂交,以快速鉴定。

2. 实时 PCR 检测土拉热杆菌 *ISFtu2* 或 *tul4* 基因,有利于早期诊断。

【诊断与鉴别诊断】

流行病学资料特别是有野兔接触史、相关职业及昆虫叮咬史等均有重要参考意义。皮肤溃疡、单侧淋巴结肿大、眼结膜充血和溃疡等临床表现有一定诊断价值。确诊有赖于病原菌分离和阳性免疫反应。血清凝集效价逐次增高较一次性高诊断意义更大;患者血清虽可交叉凝集布鲁氏菌,但效价低。

本病应与鼠疫、炭疽、鼠咬热等所致皮肤病变和腺肿鉴别。鼠疫溃疡的疼痛远较兔热病明显,炭疽溃疡则有突出的黑色焦痂,周围组织水肿显著,而疼痛则极轻微。鼠疫的腺肿疼痛最著,易溃破;炭疽的淋巴结肿大较轻,无痛。此外,尚需与各种肺炎及伤寒、结核病、布鲁氏菌病、类鼻疽、皮肤型孢子丝菌病、组织胞浆菌病、传染性单核细胞增多症等相鉴别。

【预后】

未经抗菌药物治疗的溃疡腺型病死率约为 5%,伤寒中毒型伴发肺炎者约 30%。经有效抗菌治疗后很少死亡,病死率低于 1%。

【治疗】

(一)**一般疗法和对症疗法**　饮食应含足量热量和适量蛋白质。局部溃疡无须特殊处理,肿大淋巴结若无脓肿形成,不可切开引流,宜用饱和硫酸镁溶液作局部湿敷。对于兔热病累及颈部的慢性难治性脓肿,采用手术切除的办法则有助于疾病的康复。本病无人传染人的报道,因此,患者并不强调隔离。

（二）**病原治疗** 土拉热杆菌对氨基糖苷类、四环素类、氯霉素等均很敏感。首选链霉素和庆大霉素。链霉素的剂量为每日 1g,分 2 次肌内注射,疗程 10 天。病情于给药后 24 小时内即有显著改善,48 小时内可退热,很少复发。复发再治仍有效。多西环素和环丙沙星也有效。多西环素成人每次 100mg,每天 2 次口服,疗程 10~21 天。环丙沙星疗程为 14~21 天。四环素的成人剂量为每天 2g,分次 3~4 次口服,疗程 10~14 天。氯霉素的疗效亦佳,每日剂量为 50mg/kg,成人为 1.5~2g,以静脉给药为宜,疗程 10~14 天,但复发率高于链霉素。合并有脑膜炎患者可联合使用氨基糖苷类药物和多西环素(或环丙沙星,或氯霉素)。不推荐使用 β-内酰胺类抗生素。

【预防】

应强调个人防护,预防接种尤为重要。应用减毒活菌苗行皮上划痕,疫区居民应普遍接种,每 5 年复种 1 次,每次均为 0.1ml,预防效果较好。也有采用口服减毒活疫苗及气溶胶吸入法者。

疫区居民可使用有效的驱虫剂以避免被蜱、蚊或蚋叮咬。剥野兔皮时应戴手套,兔肉必须充分煮熟。妥善保藏饮食,防止为鼠排泄物所污染,饮水须煮沸。实验室工作者须防止染菌器皿、培养物等沾污皮肤或黏膜。皮肤黏膜屏障不完整时接触污染物,或吸入含有病菌的气溶胶时,可口服环丙沙星(500mg/次,一日 2 次)或多西环素(100mg/次,一日 2 次)14 天以预防疾病。

尽管不建议对患者进行隔离,但对其排泄物、脓液等仍应进行常规消毒。

推荐阅读

MAURIN M,GYURANECZ M. Tularaemia:clinical aspects in Europe[J]. Lancet Infect Dis,2016,16(1):113-124.

第十三节 炭 疽

卢洪洲

炭疽(anthrax)是由炭疽杆菌(*Bacillus anthracis*)所致的一种人兽共患的急性传染病。人因接触病畜及其产品或食用病畜的肉类而发生感染。临床上主要表现为皮肤坏死、溃疡、焦痂和周围组织广泛水肿及毒血症症状,偶可引致肺、肠和脑膜的急性感染,并可伴发败血症,严重时可致死亡。目前人类炭疽的发病率已明显下降,但炭疽杆菌毒力强、易播散,常为恐怖主义者所利用,警惕炭疽尤为重要。

【病原】

炭疽杆菌是首个被人类确认的致病菌,科赫揭示了它的生活周期。该菌是一种革兰氏阳性不动芽孢杆菌,需氧或兼性厌氧,无鞭毛,菌体粗大,长 4~8μm,宽 1~1.5μm;菌体两端平削呈竹节状长链排列。在人体内有荚膜形成并具较强致病性,无毒菌株不产生荚膜。炭疽杆菌繁殖力强,在一般培养基上生长良好。炭疽杆菌繁殖体于 56℃ 2 小时、75℃ 1 分钟即可被杀灭。常用浓度的消毒剂也能将其迅速杀灭。在体外不适宜的环境下可形成卵圆形的芽孢。芽孢的抵抗力极强,在自然条件或在腌渍的肉中能长期生存。在皮毛上能存活数年。经直接日光暴晒 100 小时、煮沸 40 分钟、140℃干热 3 小时、110℃高压蒸汽 60 分钟,以及浸泡于 10%甲醛溶液 15 分钟、新配苯酚溶液(5%)和 20%含氯石灰溶液数日以上,才能将芽孢杀灭。

炭疽杆菌的基因组变异少见,菌株的分化依赖于串联重复 DNA 片段拷贝数的变化。其抗原组成有荚膜抗原、菌体抗原、保护性抗原及芽孢抗原四种。荚膜抗原是一种多肽,由质粒 pXO2 编码,能抑制调理作用,与细菌的侵袭力有关,也能抗吞噬,有利于细菌的生长和扩散,细菌变异不形成荚膜时,致病性也随之消失;菌体抗原虽无毒性,但具种特异性;保护性抗原具有很强的免疫原性;芽孢抗原有免疫原性及血清学诊断价值。炭疽杆菌有三种毒性蛋白质,由质粒 pXO1 编码。一种为保护性抗原(protective antigen,PA),它和人体细胞或动物细胞表面受体结合,并经弗林蛋白酶(furin)切割后,可作为其他两种毒性蛋白的结合位点;第二种是致死因子(lethal factor,LF);第三种是水肿因子(edema factor,EF)。LF、EF 结合 PA 后,进入细胞内可分别形成致死毒素(lethal toxin,LT)和水肿毒素(edema-toxin,ET)。LT 在细胞内可裂解丝裂原活化蛋白激酶激酶(mitogen-activated protein kinase kinase,MAPKK),从而抑制丝裂原活化蛋白激酶(mitogen-activated protein kinase,MAPK)。干扰细胞内信号传导,释放氧自由基及促炎症细胞因子,并可直接损伤血管内皮细胞,破坏血管屏障。ET 作为一个钙调蛋白依赖性腺苷酸环化酶可导致细胞内环腺苷酸(cAMP)水平的急剧增加,导致平衡破坏,并可使组织发生水肿、损伤、坏死。两种毒素均可破坏血小板聚集,造成凝血功能障碍;也可抑制免疫,使人体对炭疽杆菌更加敏感。

【流行病学】

疾病发生与炭疽杆菌芽孢及患者的免疫状态有关。炭疽散布于世界各地,尤以南美洲、中美洲、亚洲的南部和中部及非洲等的牧区较多见,呈地方性流行,为一种自然疫源性疾病。我国以西部地区如云南、贵州、新疆、广西、西藏、四川、甘肃、内蒙古及青海省等地发病较严重。近年来由于世界各国的皮毛加工等集中于城镇,炭疽也暴发于城市,成为重要职业病之一。

（一）**传染源** 患病的牛、马、羊、骆驼等食草动物是人类炭疽的主要传染源。猪可因吞食染菌青饲料染病;狗、狼等食肉动物可因吞食病畜肉类而感染,成为次要传染源。炭疽患者的分泌物和排泄物也具传染性。

（二）**传播途径** 炭疽杆菌可经口摄入、经呼吸道吸入、经皮接触和直接胃肠外注射入侵人体。其中,接触感染是本病流行的主要途径,细菌通过擦伤的皮肤或毛囊进入体内。吸入带大量炭疽杆菌芽孢的尘埃、气溶胶,或进食染菌未煮熟的肉类,可分别发生肺炭疽或肠炭疽。

（三）**易感人群** 人群普遍易感,主要取决于接触病原体的程度和频率。青壮年因职业(农民、牧民、兽医、屠宰场和皮毛加工厂工人等)关系与病畜及其皮毛和排泄物、带芽孢的尘埃等的接触机会较多,其发病率也较高。一次感染后有较持久的免疫力。

全年均有发病,7—9月份为高峰。吸入型多见于冬春季。

【发病机制与病理】

炭疽杆菌的致病主要与其毒素和多肽荚膜有关。炭疽杆菌繁殖体或芽孢进入人体后,被吞噬细胞吞噬,芽孢即复苏繁殖,产生外毒素并形成抗吞噬的荚膜。炭疽毒素可直接损伤微血管的内皮细胞,使血管壁的通透性增加,导致有效血容量不足;也可激活内凝血系统及释放组织凝血活酶物质,引起 DIC 和感染性休克。此外,炭疽杆菌本身可堵塞毛细血管,使组织缺氧缺血和微循环内血栓形成。病菌首先在侵入的机体局部繁殖,如皮肤、肺和胃肠道等,当机体抵抗力降低时即迅速沿淋巴管及血液循环进行全身播散,形成败血症和继发性脑膜炎。如进入体内的芽孢量少或毒力低,也可以不发病或出现隐性感染。

主要病理表现为各脏器、组织的出血性浸润、坏死和水肿。皮肤炭疽局部呈痈样病灶,四周为凝固性坏死区,皮下组织呈急性浆液性出血性炎症,间质水肿显著。末梢神经的敏感性因毒素作用而降低,故局部疼痛不显著。肺炭疽呈现出血性支气管炎、小叶性肺炎和梗死区,纵隔高度胶冻样水肿,支气管及纵隔淋巴结高度肿大,并有出血性浸润,胸膜及心包亦可累及。胃炭疽表现为多发而表浅的活动性溃疡。肠炭疽的病变主要位于回肠及盲肠,肠壁呈局限性痈样病灶及弥漫性出血性浸润,肠黏膜有溃疡,病变周围肠壁有高度水肿及出血,肠系膜淋巴结肿大;腹腔内有浆液性血性渗出液,内有大量致病菌。脑膜受累时,硬脑膜和软脑膜均极度充血、水肿,蛛网膜下腔除广泛出血外,并有大量菌体和炎症细胞浸润。有败血症时,全身其他组织及脏器均有广泛出血性浸润、水肿及坏死,并有肝、肾浊肿及脾大。

【临床表现】

潜伏期1~5天,最短仅12小时,最长60天。根据临床表现分为皮肤炭疽(最常见)、肺炭疽、消化道炭疽等。

(一)皮肤炭疽 最为多见,约占95%,分炭疽痈和恶性水肿两型。潜伏期为1~12天,通常5~7天。炭疽痈多见于面、颈、肩、手和脚等裸露部位皮肤,初为丘疹或斑疹,第2天顶部出现水疱,内含淡黄色液体,周围组织硬和肿,第3~4天中心区呈现出血性坏死,稍下陷,周围有成群小水疱,水肿区继续扩大。第5~7天水疱坏死破裂成浅小溃疡,血样分泌物结成黑色似炭块的焦痂,痂下有肉芽组织形成炭疽痈。周围组织有非凹陷性水肿。焦痂坏死区的直径大小不等,自1~2cm至5~6cm,水肿区直径可达5~20cm,坚实、疼痛不显著、溃疡不化脓。继之水肿渐退,焦痂在1~2周内脱落,再过1~2周愈合成瘢痕。发病1~2天后出现头痛、局部淋巴结肿大及脾大等。一般无发热,有发热通常提示伴有其他病原体感染(葡萄球菌或链球菌),或全身感染。少数病例局部无焦痂形成而呈现大块状水肿,累及部位大多为组织疏松的眼睑、颈、大腿等,患处肿胀透明而坚韧,扩展迅速,可致大片坏死。全身毒血症明显,病情危

重,若治疗贻误,可因循环衰竭而死亡。如病原菌进入血液,可产生败血症,并继发肺炎及脑膜炎。

(二)肺炭疽 大多为原发性,由吸入炭疽杆菌芽孢所致,也可继发于皮肤炭疽。潜伏期通常不超过1周,也有数周至2个月者。抗生素治疗也可延长其潜伏期。起病多急骤,临床表现呈双相型。初期可见低热、干咳、肌痛、呼吸困难、头痛、呕吐、寒战、腹痛、胸痛等症状,类似病毒性上呼吸道感染。此期平均持续4~5天,部分患者可有短暂的缓解。继而进入第二期,临床表现为寒战、高热、气急、呼吸困难、喘鸣、发绀、血样痰、胸痛等,有时在颈、胸部出现皮下水肿。肺部仅闻及散在的细湿啰音,或有胸膜炎体征,体征与病情严重程度常不成比例。病情大多危重,常并发败血症和感染性休克、出血性脑膜炎。影像学检查可有纵隔增宽、肺门异常、肺浸润或实变及胸腔积液。

(三)口咽炭疽 较为少见,潜伏期为1~7天,早期有发热,严重咽喉痛,颌下及颈部明显水肿、局部淋巴结肿大,水肿压迫食管引起吞咽困难,压迫气管时可引起呼吸困难。口腔损害主要在扁桃体、后咽壁或者硬腭部,严重病例可侵犯咽门的前后柱、软腭和腭垂。早期损害是水肿和充血,第1周末出现中央坏死溃疡并有白色片状分泌物,第2周形成假膜覆盖在溃疡表面。大多数口咽炭疽死于严重的毒血症或休克。

(四)胃肠炭疽 较口咽炭疽常见,约占1%,由食用未煮熟的病畜肉类或被污染的食物而感染。胃、食管和十二指肠均可发生溃疡。潜伏期1~6天,初始有乏力、恶心、食欲减退、呕吐、发热、腹痛、呕血、血样便等症状,腹部可有压痛、反跳痛。继而迅速发展至严重的血样便、急腹症、败血症等。部分患者可因出血性肠系膜淋巴结炎而表现为大量血性腹水。随着病情进一步发展出现严重毒血症、休克、发绀而死亡。

(五)脑膜炎型炭疽 大多继发于伴有败血症的各型炭疽,原发性偶见。临床症状有剧烈头痛、呕吐、抽搐,明显脑膜刺激征。随后很快出现谵妄或昏迷,并出现难治性癫痫、脑神经麻痹和肌阵挛。病情凶险,发展特别迅速,患者可于起病1~4天内死亡。脑脊液大多呈血性,蛋白升高、糖低,可找到革兰氏阳性杆菌。

(六)败血症型炭疽 多继发于肺炭疽或肠炭疽,由皮肤炭疽引起者较少。可导致严重的全身中毒症状,高热、寒战、头痛、出血、呕吐、毒血症、感染性休克、DIC等。

(七)注射型炭疽 由注射吸毒引起。2009年12月至2010年12月期间,苏格兰119名注射海洛因的人群中暴发了炭疽疫情,47例确诊病例中有44例(93%)出现了皮肤软组织感染。部分患者出现了全身性炭疽感染的特征,如出血性脑膜炎、多器官功能衰竭、出血等。

【实验室检查】

(一)外周血象 白细胞总数大多增高,一般在(10~20)×10^9/L,少数可高达(60~80)×10^9/L,分类以中性粒细胞为高。

(二)涂片检查 取水疱内容物、病灶渗出物、分泌物、痰液、呕吐物、粪便、血液及脑脊液等作涂片,可发现病原菌。

(三)培养 检材应分别接种于血琼脂平板、普通琼脂平

板、碳酸氢钠平板。如见可疑菌落,则根据生物学特征及动物实验进行鉴定。

(四)**动物接种** 取患者的分泌物、组织液或所获得的纯培养物接种于小白鼠或豚鼠等动物的皮下组织,如注射局部处于24小时出现典型水肿、出血者为阳性反应,动物大多于36~48小时内死亡,在动物内脏和血液中有大量具有荚膜的炭疽杆菌存在。

(五)**鉴定试验** 用以区别炭疽杆菌与各种类炭疽杆菌(枯草杆菌、蜡样杆菌、蕈状杆菌、嗜热杆菌等),主要有串珠湿片法、特异性荧光抗体(抗菌体、抗荚膜、抗芽孢、抗噬菌体等)染色法、W 噬菌体裂解试验、碳酸氢钠琼脂平板 CO_2 培养法、青霉素抑制试验、动物致病试验、荚膜肿胀试验、动力试验、溶血试验、水杨酸苷发酵试验等。

(六)**免疫学试验** 包括间接血凝法、ELISA 法、酶标 SPA 法、放射免疫法、免疫荧光法等,用以检测血清中的各种抗体。首份血清应在首次检视患者时采取,恢复期血清应在患者发病后15天左右采取。

(七)**分子生物学试验** PCR 技术可检测质粒上的保护性抗原基因(*pag*),荚膜形成基因(*cya*)和染色体上的炭疽杆菌特异基因(*ropB*)。

【诊断与鉴别诊断】

诊断原则:根据流行病学史、临床症状与体征、实验室检查等进行综合分析,患者应具有细菌学或血清学诊断阳性结果方可确诊。流行病学证据如:患者生活在已证实存在炭疽的地区内,或在发病前14天内到达过该类地区;从事与毛皮等畜产品密切接触的职业;接触过可疑的病、死动物或其残骸,食用过可疑的病、死动物肉类或其制品;在可能被炭疽杆菌污染的地区从事耕耘或挖掘等活动。

炭疽确诊病例:有炭疽的临床表现,侵袭的组织或部位分离到炭疽杆菌,或 PCR、免疫组织化学检查、血清学检测中至少有两项发现炭疽杆菌感染的微生物学证据。

炭疽临床诊断病例:有炭疽的临床表现,在皮肤溃疡的分泌物、痰、呕吐物、排泄物,或血液、脑脊液等标本中,找到大量两端平齐呈串联状排列的革兰氏阳性大杆菌。

炭疽疑似病例:有炭疽的临床表现,虽然没有分离到炭疽菌株,但 PCR、免疫组织化学检查、血清学检测中有一项符合炭疽感染,或虽无炭疽感染的实验室证据但有确定的流行病学暴露史。

鉴别诊断:皮肤炭疽须与痈、蜂窝织炎、恙虫病的焦痂、兔热病的溃疡及 NK/T 细胞淋巴瘤等相鉴别。肺炭疽须与各种肺炎、肺鼠疫、钩端螺旋体病肺大出血型相鉴别。口咽炭疽应与严重的链球菌咽炎鉴别。肠炭疽须与急性胃肠炎,如细菌性痢疾、沙门菌感染、耶尔森菌肠炎等及急腹症相鉴别。脑膜炎型和败血症型炭疽应与各种脑膜炎、蛛网膜下腔出血和败血症相鉴别。

【预后】

本病的预后因临床类型、诊断与治疗是否及时而不同。皮肤炭疽若经抗菌治疗,病死率约1%;未经抗菌治疗,若发展至全身感染,病死率约为20%。注射型炭疽病死率约为33%,吸入型炭疽的病死率约为46%,肠炭疽病死率可高达 25% ~60%。肺炭疽、脑膜炎型炭疽、败血症型炭疽等病死率可高达90%以上,患者常于发病后数日内死亡。

【治疗】

(一)**一般治疗及对症治疗** 根据患者病情采取相应的对症支持治疗,包括血流动力学支持、机械通气等。以下情况需考虑使用肾上腺皮质激素:水肿,特别是头颈部的水肿;对升压药抵抗的休克;脑膜炎型炭疽。吸入型炭疽应予以胸腔积液引流减少毒素吸收。除非存在禁忌,所有怀疑有系统性炭疽的患者均应进行腰椎穿刺以除外脑膜炎。

(二)**病原治疗** 炭疽的抗菌治疗需联合用药,药物中必须包括杀菌剂(直接杀伤细菌)及蛋白合成抑制剂(抑制毒素的产生)。炭疽杆菌对青霉素、氯霉素、四环素、红霉素、链霉素、氟喹诺酮类等多种抗菌药物高度敏感,对头孢菌素或复方磺胺甲噁唑不敏感。炭疽杆菌含有 β-内酰胺酶基因,使用 β-内酰胺类药物治疗过程中可诱导耐药性产生。由于炭疽会以芽孢的形式存在,故除了非复杂性的皮肤炭疽外,炭疽的暴露后预防及治疗疗程均需 60 天。

1. **脑膜炎型炭疽** 多达半数的炭疽患者并发脑膜炎或出血性脑炎。该类型炭疽病死率高,需早期多药联合治疗。需包含至少 3 种对炭疽有效的抗菌药物,其中至少 2 种为杀菌剂,至少 1 种为蛋白合成抑制剂。所有药物均应有良好的中枢神经系统通透性。静脉用药疗程2~3周,用至病情稳定。具体药物选择见表 10-10-13-1。

表 10-10-13-1 合并可疑或确诊的脑膜炎的系统性炭疽的静脉药物治疗

成年男性和非妊娠妇女	孕妇、产后和哺乳期妇女	儿童和青少年(1 个月至 17 岁)
第一种杀菌剂		
首选		
环丙沙星,每次 400mg,每 8 小时 1 次	环丙沙星,每次 400mg,每 8 小时 1 次 注:强烈建议环丙沙星作为第一种杀菌药物;至少推荐一种可以透过胎盘的药物,包括环丙沙星、左氧氟沙星、美罗培南、氨苄西林、青霉素、克林霉素、利福平	儿童每天 30mg/kg,每 8 小时 1 次分次注射,单次剂量不超过 400mg

成年男性和非妊娠妇女	孕妇、产后和哺乳期妇女	儿童和青少年(1 个月至 17 岁)
其他替代药物(如果环丙沙星不可及或有使用禁忌,按照推荐次序)		
左氧氟沙星,每次 750mg,每 24 小时 1 次或	左氧氟沙星,每次 750mg,每 24 小时 1 次或	左氧氟沙星 体重<50kg:每天 16mg/kg,每 12 小时 1 次,每次不超过 250mg 体重≥50kg:每 24 小时 500mg 或
莫西沙星,每次 400mg,每 24 小时 1 次	莫西沙星,每次 400mg,每 24 小时 1 次	莫西沙星 3 个月至 2 岁:每天 12mg/kg,每 12 小时 1 次,每次不超过 200mg 3~5 岁:每天 10mg/kg,每 12 小时 1 次,每次不超过 200mg 6~11 岁:每天 8mg/kg,每 12 小时 1 次,每次不超过 200mg 12~17 岁:体重<45kg 者,每天 8mg/kg,每 12 小时 1 次,每次不超过 200mg;体重≥45kg 者,每 24 小时 400mg
联合		
第二种杀菌剂		
所有菌株的首选,不论青霉素是否敏感或敏感性未知的情况下		
美罗培南每 8 小时 2g	美罗培南每 8 小时 2g	美罗培南 120mg/(kg·d),分 3 次使用,每 8 小时 1 次,每次不超过 2g
其他替代药物(如果美罗培南不可及或有使用禁忌,按照推荐次序)		
亚胺培南每 6 小时 1g 或	亚胺培南每 6 小时 1g 或	亚胺培南 100mg/(kg·d),分 4 次使用,每 6 小时 1 次,每次不超过 1g 或
多尼培南每 8 小时 500mg	多尼培南每 8 小时 500mg	多尼培南 120mg/(kg·d),分 3 次使用,每 8 小时 1 次,每次不超过 1g 或 万古霉素 60mg/(kg·d),分 3 次使用,每 8 小时 1 次,每次不超过 2g;维持血清谷浓度 15~20μg/ml
青霉素敏感株的替代方案[最低抑菌浓度(MIC)≤0.5μg/ml]		
青霉素 G 每 4 小时 400 万 U 或	青霉素 G 每 4 小时 400 万 U 或	青霉素 G 40 万 U/(kg·d),分 6 次使用,每 4 小时 1 次,每次不超过 400 万 U 或
氨苄西林每 6 小时 3g	氨苄西林每 6 小时 3g	氨苄西林 400mg/(kg·d),分 4 次使用,每 6 小时 1 次,每次不超过 3g
联合		
蛋白合成抑制剂(首选)		
利奈唑胺,每次 600mg,每 12 小时 1 次	利奈唑胺,每次 600mg,每 12 小时 1 次	利奈唑胺 <12 岁:30mg/(kg·d),分 3 次使用,每 8 小时 1 次,每次不超过 600mg ≥12 岁:30mg/(kg·d),分 2 次使用,每 12 小时 1 次,每次不超过 600mg
其他替代药物(如果利奈唑胺不可及或有使用禁忌,按照推荐次序)		
克林霉素每 8 小时 900mg 或	克林霉素每 8 小时 900mg 或	克林霉素 40mg/(kg·d),分 3 次使用,每 8 小时 1 次,每次不超过 900mg 或
利福平每 12 小时 600mg 或	利福平每 12 小时 600mg 或	利福平 20mg/(kg·d),分 2 次使用,每 12 小时 1 次,每次不超过 300mg 或
氯霉素每 6~8 小时 1g	氯霉素每 6~8 小时 1g	氯霉素 100mg/(kg·d),分 4 次使用,每 6 小时 1 次,每次不超过 1g

2. 排除了脑膜炎的系统性炭疽 药物治疗同脑膜炎型炭疽类似,但需注意以下四点。第一,治疗需包含至少2种对炭疽有效的抗菌药物,其中至少1种为杀菌剂,至少1种为蛋白合成抑制剂。第二,静脉用药疗程不少于2周,并且直至患者临床病情稳定。第三,如果病菌对青霉素敏感,可用青霉素G替代氟喹诺酮类药物。第四,无须考虑药物的中枢神经系统通透性。美罗培南并非一线药物,也可选用万古霉素[60mg/(kg·d),分3次使用]。蛋白合成抑制剂首选克林霉素和利奈唑胺,次选多西环素(首剂200mg,以后100mg每12小时1次)。

3. 系统性炭疽的口服治疗 对于因吸入芽孢气溶胶而感染的系统性炭疽患者,在静脉疗程结束后改为单药口服治疗,以预防尚存活的炭疽杆菌芽孢。治疗药物可选:环丙沙星500mg每12小时1次,或多西环素100mg每12小时1次,或左氧氟沙星750mg每24小时1次,或莫西沙星400mg每24小时1次,或克林霉素600mg每8小时1次。也可选用:阿莫西林1g每8小时1次,或青霉素V钾500mg每6小时1次。

4. 无系统性累及的皮肤炭疽 非复杂性的皮肤炭疽可单药口服治疗。首选氟喹诺酮类药物和多西环素,克林霉素备选。如菌株对青霉素敏感,阿莫西林和青霉素V钾也可选用。疗程取决于炭疽杆菌的暴露源。如果是自然界来源,疗程7~10天。如果是恐怖袭击或气溶胶暴露,疗程60天。

(三)炭疽杆菌抗毒素 疑似系统性炭疽的患者,均应给予抗毒素治疗。越早使用,效果越好。Raxibacumab和obiltoxaximab都是针对炭疽杆菌保护性抗原的单克隆抗体,分别于2012年和2016年被美国食品药品监督管理局(Food and Drug Administration,FDA)批准用于吸入型炭疽的治疗。用药之前给予苯海拉明预防过敏。它们能够抑制保护性抗原的结合和两种主要毒素(致死毒素和水肿毒素)进入细胞。

【预防】

(一)严格管理传染源 隔离患者直至创口愈合、痂皮脱落或症状消失、分泌物或排泄物培养2次阴性(相隔5天)为止。隔离病畜,不用其乳类。死畜严禁剥皮或煮食,应焚毁或加大量生石灰深埋在地面2m以下。

(二)切断传播途径 必要时封锁疫区。对患者的衣服、用具、废敷料、分泌物、排泄物等分别采取煮沸、含氯石灰、环氧乙烷、过氧乙酸、高压蒸汽等消毒灭菌措施,至连续3次采样检不出炭疽杆菌为止。用阿斯卡利(Ascoli)试验检验皮毛、骨粉等样品,对染菌及可疑染菌者应予严格消毒。畜产品加工人员工作时穿工作服、戴口罩和手套。

(三)保护易感者

1. 加强卫生宣传教育,养成良好卫生习惯,防止皮肤受伤,如有皮肤破损,立即涂搽3%~5%碘酒,以免感染。

2. 健畜和病畜宜分开放牧,对接触病畜的畜群进行减毒活疫苗接种。

3. 对从事畜牧业,畜产品收购、加工、屠宰业等工作人员和疫区人群,每年接种炭疽杆菌减毒活菌苗1次。注意免疫缺陷或过敏者不宜接种。

4. 肺炭疽密切接触者及受到炭疽相关生物攻击的患者,应尽早开始暴露后预防性用药,首选环丙沙星或多西环素口服。如无法耐受或无法获得一线药物,也可选择左氧氟沙星、莫西沙星、克林霉素或阿莫西林、青霉素V钾(如同菌株为青霉素敏感)中的1种,疗程60天。

推荐阅读

1. HUANG E,PILLAI S K,BOWER W A,et al. Antitoxin treatment of inhalation anthrax:a systematic review[J]. Health Secur, 2015, 13(6):365-377.

2. KATHARIOS-LANWERMEYER S,HOLTY J E,PERSON M,et al. Identifying meningitis during an anthrax mass casualty incident:systematic review of systemic anthrax since 1880[J]. Clin Infect Dis,2016,62(12):1537-1545.

3. HOU A W,MORRILL A M. Obiltoxaximab:adding to the treatment arsenal for Bacillus anthracis infection[J]. Ann Pharmacother, 2017, 51(10):908-913.

第十四节 鼻 疽

张文宏 张永信

鼻疽(glanders)是由鼻疽伯克霍尔德菌(*Burkholderia mallei*)引起的感染性疾病,人大多因接触患病的马、骡等马科动物而感染。急性期表现为高热、多处蜂窝织炎或脓肿;慢性期则病程迁延,伴不规则低热、多处脓肿和瘘管。

【病原与流行病学】

鼻疽伯克霍尔德菌,旧称马鼻疽假单胞菌,归假单胞菌属(*Pseudomonas*),现归于伯克霍尔德菌属(*Burkholderia*)。革兰氏阴性需氧菌,外形细长,无动力,为哺乳动物胞内菌。同假单胞菌属,产触酶和氧化酶,在普通培养基上不易生长,在含1%~5%甘油的肉汤培养基中生长良好。体外可以在室温下于水中存活100天以上,但对加热、光照及普通消毒剂敏感,因此并不见于环境中。

该病多见马、骡和驴感染,驼、羊乃至虎、狗、猫等肉食动物偶可感染,猪、牛有抵力。人可感染,但较少见,一旦发生,病情常严重。在发达国家中该病已属罕见,但在中东、亚洲和拉丁美洲仍偶有发生,我国偶有人感染病例报道。感染途径包括皮肤黏膜破损处接触病畜分泌物或排泄物,以及呼吸道、消化道和眼结膜摄入细菌气溶胶。人传人少见。密切接触马、骡和驴的人群易感,如实验室人员、兽医、饲养员、屠宰工人和农民等。曾用作生物武器,被认为是生物恐怖袭击的病原体。

【临床表现】

临床表现呈多样化,主要与感染途径不同有关。细菌从皮肤破损处进入,常形成一个小结节,伴局部淋巴管炎和全身症状,包括寒战、发热等。随着病程进展,感染部位皮肤呈蜂窝织炎,并沿淋巴管出现成串结节性脓肿。脓肿破溃后形成瘘管,排出红色或灰白色脓液。当细菌从黏膜进入体内时,可引起眼、鼻和口腔的局灶性感染,产生黏液脓性分泌物,继而出现溃疡和肉芽肿性病变,可伴有全身症状如发热等。亦可发生急性肺部感染,表现为发热、乏力、头痛和胸膜炎等,常伴有淋巴结肿大和脾大。胸部 X 线片可见大叶性肺炎、支气管肺炎;或局限性密度增高影像,提示早期肺脓肿。严重者可发生败血症,此型最为严重,系大量病菌侵入所致。患者先出现全身性丘疹,随后发展为全身脓疱,并侵入血液而形成败血症,伴有严重毒血症状;内脏器官也广泛受累。患者常在 7~10 天内因中毒性休克和多器官衰竭而死亡。预后取决于感染类型,急性期若未经治疗常致死,急性败血症型的病死率几近 100%。轻型感染可转化为慢性化脓性感染,表现为多发性皮下或肌内脓肿,常累及上下肢体。约半数病例伴有发热、淋巴结肿大和黏膜溃疡,内脏(肺、胸膜、骨骼、眼、肝、脾等)及中枢神经系统也可累及。少数患者呈恶病质,内脏器官可呈淀粉样变性,病程迁延,可达数月至数年。有自发愈合倾向,但常复发。

【实验室检查】

(一)外周血象 白细胞总数轻度增高,也可减少;伴淋巴细胞数相对增多。血象也可正常。

(二)病原学检查 血、尿、脓液、分泌物或穿刺液用亚甲蓝或瑞特染色,在显微镜下可见一种革兰氏阴性小杆菌,着色不规则。分泌物和组织中浓度很低,分离难度大,且与类鼻疽伯克霍尔德菌不易区别。血培养阳性率低,若非伴发败血症,一般为阴性。

(三)血清学检查 有血凝和补体结合试验(complement fixation test,CFT)、ELISA 及间接免疫荧光法等检测。在感染后第 2 周,血清凝集效价可明显升高,可达 1∶640;灵敏度虽高,但特异度较差。补体结合试验第 3 周可呈阳性反应,特异性强。CFT 应用最广,但因其抗原的非特异性,有一定的假阴性和假阳性率。

(四)分子生物学检测 设计特异性引物进行 PCR 检测,可用于脓液、分泌物和血液中的病原菌,并可用于与类鼻疽伯克霍尔德菌的鉴别。

(五)鼻疽菌素试验(mallein test) 为动物检疫方法,不应用于人体。因其与类鼻疽伯克霍尔德菌等其他菌类的交叉反应,有一定假阳性率。

(六)影像学 可发现多器官脓肿,如肝、脾、肺等,但无特异性。

【诊断与鉴别诊断】

因临床表现较复杂,该病常不易确诊,可结合下列各点作出判断:①有接触病兽或在实验室接触病菌的过去史;②分泌物涂片中荧光抗体阳性或各种培养物分离出病菌为诊断主要依据;③血清学试验阳性有助于诊断。该病需与类鼻疽、孢子丝菌病、链球菌性蜂窝织炎、伤寒和播散性结核病等鉴别。

【治疗】

抗菌治疗证据有限,推荐同类鼻疽。分为静脉冲击治疗期和口服根除治疗期两个阶段。规范治疗能减少死亡和复发。

作各种培养后即给足量的 β-内酰胺类抗生素静脉注射或静脉滴注,如头孢他啶 50mg/kg(最高 2g,每 6 小时 1 次),或美罗培南 25mg/kg(最高 2g,每 8 小时 1 次),或亚胺培南 25mg/kg(最高 1g,每 6 小时 1 次)。剂量需按肾功能情况进行调节。病情改善后静脉用药头孢他啶、亚胺培南等的剂量可逐减以至停止。为清除病原体,疗程不得少于 14 天(一般为 3~4 周)。维持治疗推荐多西环素(2.5mg/kg,最高 100mg,每 12 小时 1 次)或复方磺胺甲噁唑(SMZ-TMP)(40/8mg/kg,最多 1 600/320mg,每 6 小时 1 次)或阿莫西林-克拉维酸钾(尤其适用于婴幼儿与孕妇儿童,20/5mg/kg,每日 1 次,最高 1 000/250mg;成人体重 ≥60kg 者,1 500/375mg,每 8 小时 1 次;成人体重<60kg 者,1 000/250mg,每 8 小时 1 次)。疗程至少 2 个月,最好 6 个月。化脓性病灶必须彻底清除。患者治愈后至少规律随访 5 年。

对于 SMZ-TMP 耐药或者不耐受者,可用大环内酯类、氯霉素、氟喹诺酮类或者阿莫西林-克拉维酸钾替代,但复发率更高。具体需根据药敏结果调整。

尚无疫苗。疫区做好动物传染源的确诊和消灭;院内采取一般的血液、体液防护措施可预防。

第十五节 类 鼻 疽

张文宏 张永信

类鼻疽(melioidosis)是类鼻疽伯克霍尔德菌(*Burkholderia pseudomallei*)引起的人兽共患病,临床表现多样化,大多伴多处化脓性病灶。被列为生物恐怖袭击病原体之一。

【病原与流行病学】

类鼻疽伯克霍尔德菌,旧称类鼻疽假单胞菌,归假单胞菌属(*Pseudomonas*)细菌,现亦归于伯克霍尔德菌属(*Burkholderia*);为具有动力的革兰氏阴性需氧菌,两端钝圆,两极浓染(形似回形针),无芽孢。细菌色素氧化酶阳性,对氨基糖苷类天然抵抗,阿莫西林-克拉维酸钾敏感,可提示诊断。该菌系自然腐生菌,广泛分布于泥土、积水、池塘和多种农作物中。

该病有一定季节性,和雨季呈正相关,考虑和雨天气溶胶形成增多有关。生长适宜温度为 18~42℃。发病率为 83.4/10 万。疫区集中于热带及亚热带地区,尤其是泰国及其他东南亚地区和澳大利亚北部,前者每年有 2 000~3 000 例发病,后者发病率达 50.0/10 万。美洲、非洲亦有散在病例。我国疫源地主要在北回归线以南的海南、广东、广西、福建等地区。人和动物多因吸入气溶胶,或黏膜创伤面直接接触或食入带菌物质而感染。

该菌可视为机会致病菌,对健康者一般不造成严重感染。在流行区,人及家畜存在一定隐匿感染率。人-人传播、动物-人传播罕见。与疫区水土环境有过密切接触的糖尿病、囊性纤维化、地中海贫血、酗酒、慢性肺病、慢性肾病、肿瘤和类固醇依赖等免疫低下者为高危人群。

【发病机制与病理】

该菌胞内寄生,因此细胞免疫功能低下者易患该病。病原菌从皮肤破损处侵入,迅速局部繁殖,常入血形成败血症,累及全身组织和器官。急性感染时,主要病变为多发性小脓肿形成。慢性感染时,病灶中心可见干酪样坏死、单核细胞和浆细胞浸润、肉芽组织形成等,无钙化现象。

【临床表现】

健康人群常为隐匿性感染,无明显表现,血清学转阳;有高危因素者易发病。潜伏期平均为 9 天,也有潜伏数月或数年后发病者。临床表现多样,由入侵途径、细菌的数量毒力和机体的免疫功能所决定。肺部感染最为常见,半数病例合并肺炎,可为原发吸入性或血行播散性。急性肺炎以咳嗽、多痰、呼吸困难等呼吸道症状为主,胸片可见多肺叶孤立但进展的实变。慢性肺部感染则病程超过 2 个月,表现为体重减轻、发热、盗汗、咯血,胸片提示上肺叶渗出或伴有空洞形成。病程延绵,常被误诊为结核。当细菌由破损处入侵时,表现为局部结节、脓肿或溃疡,引流区淋巴结肿大和淋巴管炎;常伴发热和全身不适,蜂窝织炎并不常见。患者常因细菌播散导致多器官累及,如肝、脾、肾、前列腺、脑等器官脓肿,脑脊髓膜炎、骨髓炎、化脓性关节炎等,产生相应的症状。儿童常有化脓性腮腺炎。患者亦可体现为无明显病灶的菌血症。败血症为最严重的临床类型,可并发心内膜炎。此时毒血症症状显著,常迅速出现多器官累及。部分患者因病情迅速进展而死亡。累及肺部时胸部影像初始可无明显渗出,但可迅速进展为广泛单侧实变或双肺弥漫性结节样渗出;后者可融合和形成空洞,病理体现为干酪样坏死和多发转移性脓肿灶。该病病死率和复发率较高,急性败血症型患者的病死率高于 50%。若未接受规范抗菌治疗,复发率可达 30%,接受后降至 10%。

【实验室检查】

（一）外周血象　大多有贫血。急性患者白细胞总数增高,中性粒细胞为主,亦可正常。

（二）病原学检查　渗出物、脓液、血、尿、痰等行涂片(亚甲蓝染色)和培养,根据细菌、菌落形态和药敏可鉴别。在一般血培养基和麦氏(MacConkey)培养基上可生长,但会被杂菌干扰或与假单胞菌属的细菌混淆。最常用的选择性培养基是 Ashdown 培养基。经过 96 小时孵育,能产生特征性紫色、干燥皱褶的菌落。另有 BPSA 培养基。培养敏感性低,约 60%。

（三）血清学检查　主要有间接血凝试验(indirect hemag-glutination test,IHA)和补体结合试验两种。前者因低灵敏度、疫区人群较高抗体滴度背景、感染人群血清转换等原因,结果判读需结合培养,不作为流行区常规诊断手段;后者现已少用。把现已分离到的特异性抗原(如 LPS)用于间接 ELISA 和免疫荧光法,亦有参考价值。

（四）分子生物学检测　设计特异性引物行 PCR,可用于血液、痰等标本的直接快速诊断,但灵敏度不及培养。通过对培养后菌落行针对 TTS 基因的实时 PCR 亦可快速准确诊断。

（五）影像学检查　应行胸、腹、盆影像(CT、平片、超声)以检出肺部病变及可能的内脏脓肿。

【诊断与鉴别诊断】

曾去过疫区的人出现原因不明的发热或化脓性疾病均应考虑到该病,尤其有高危因素者。培养为"金标准"。该病在急性期应与急性型鼻疽、伤寒、疟疾、葡萄球菌败血症及肺炎等鉴别。慢性期应与结核病、慢性型鼻疽等区别。

【治疗】

（一）一般治疗　注意休息,补充营养,维持水和电解质平衡。先进的重症监护能减少脓毒性休克的死亡率。

（二）抗菌治疗　抗菌治疗分为静脉冲击治疗期和根除治疗期两个阶段。规范治疗能减少死亡和复发。

冲击治疗期:头孢他啶(住院患者首选)50mg/kg(最高2g),每 6 小时 1 次;或美罗培南(重症监护病房首选)25mg/kg(最高 2g),每 8 小时 1 次;或亚胺培南 25mg/kg(最高 1g),每 6小时 1 次;疗程至少 14 天。对于神经系统受累、骨髓炎、化脓性关节炎、生殖泌尿道感染(如前列腺脓肿),以及皮肤和软组织感染,治疗之初即加用 SMZ-TMP,剂量同根除治疗。且静脉疗程延长至 4~8 周或更长。

根除治疗期:SMZ-TMP,儿童 30/6mg/kg 或 40/8mg/kg,最高 1 600/320mg;成人<40kg 者 800/160mg,40～60kg 者 1 200/240mg,>60kg 者 1 600/320mg;每 12 小时 1 次,至少持续 3 个月。推荐疗程见表 10-10-15-1。

表 10-10-15-1　类鼻疽治疗推荐疗程

病灶	冲击治疗期最短疗程/周	根除治疗期最短疗程/个月
皮肤脓肿	2	3
无明显病灶菌血症	2	3
肺炎	2~4	3
前列腺脓肿,化脓性关节炎,深部及内脏脓肿	4	3
骨髓炎	6	6
神经累及	8	6

肾功能不全者注意剂量调整。若临床表现改善迟缓甚至加重或治疗 1 周时血培养仍阳性者,延长静脉冲击治疗疗程或改用美罗培南,静脉用药直至表现好转或血培养转阴方可进入口服用药期。对于 SMZ-TMP 耐药菌或患者不耐受者及孕妇和儿童等,可用阿莫西林-克拉维酸钾(儿童:20/5mg/kg,每 24小时 1 次,最高 1 000/250mg;成人:≥60kg 者 1 500/375mg,<60kg 者 1 000/250mg,每 8 小时 1 次)替代,然而复发率高于SMZ-TMP。泰国与澳大利亚分离到的菌株对 SMZ-TMP 耐药性极低,碳青霉烯类和头孢他啶的耐药报道也极少。在我国,总体来说对亚胺培南和美罗培南的敏感率接近 100%;对头孢他啶和 SMZ-TMP 的耐药率高低不一,在 50%～90%。应用时应结合药敏。

推荐行腹盆腔 CT 或超声以发现潜在脏器脓肿,对大脓肿进行引流和冲洗。

（三）预防治疗 尚无疫苗。高危人群应避免风雨天气外出及疫区驻留。暴露后预防用药可用 SMZ-TMP 或阿莫西林-克拉维酸钾口服 3 周。

推荐阅读

1. BIRNIE E, VIRK H S, SAVELKOEL J, et al. Global burden of melioidosis in 2015：a systematic review and data synthesis［J］. Lancet Infect Dis, 2019, 19（8）：892-902.

2. CURRIE B J. Melioidosis：evolving concepts in epidemiology, pathogenesis, and treatment［J］. Semin Respir Crit Care Med, 2015, 36（1）：111-125.

3. DANCE D. Treatment and prophylaxis of melioidosis［J］. Int J Antimicrob Agents, 2014, 43（4）：310-318.

第十六节 链球菌感染

王明贵 张婴元

链球菌（Streptococcus）属革兰氏阳性菌,在液体培养基中生长时呈链状排列,多为兼性厌氧,某些为专性厌氧。链球菌可为人体的正常菌群,寄殖于呼吸道、胃肠道和泌尿生殖道等部位;但也是人类感染性疾病的重要病原菌。如 A 组链球菌引起急性咽炎和急性扁桃体炎;B 组链球菌导致新生儿血流感染、脑膜炎及产后感染;草绿色链球菌为细菌性心内膜炎的最常见病原;肺炎链球菌是社区获得性肺炎的最常见病原菌。

肺炎链球菌感染在本章第十七节中详述,本节主要叙述除肺炎链球菌以外的链球菌感染,并对 A 组链球菌感染作重点介绍。

链球菌的分类如下:

早期对链球菌的分类是以其对临床的重要性,基于细菌在含血琼脂平板上的溶血反应和细菌细胞壁含有的抗原种类（Lancefield 分类）来分类的,20 世纪 80 年代以来,结合分子分类学对链球菌的分类进行了调整,如以往 Lancefield 分类分属 D 组链球菌（肠链球菌）和 N 组链球菌（乳链球菌）者分别归为新的菌属:肠球菌属和乳链球菌属。当前链球菌是综合传统分类方法与分子分类学方法而命名的。例如基于 16S rRNA 序列及其他分子信息,将链球菌样触酶（过氧化氢酶）阴性的革兰氏阳性球菌,如明串珠菌、片球菌等归入链球菌。并非所有呈 β 溶血的链球菌均属化脓性链球菌组,草绿色链球菌组细菌也有呈 β 溶血者。然而基于溶血反应和 Lancefield 血清反应的传统分类方法仍是临床微生物室进行链球菌分类的首要步骤。

按链球菌溶血反应及抗原的分类方法:

1. 按溶血情况分类 根据链球菌在血琼脂平板上溶解红细胞的能力分为 α、β 和 γ 溶血性链球菌三类。①α 溶血性链球菌:产生溶血素,不完全性溶血,在血琼脂平皿上菌落周围有 1~2mm 的草绿色溶血环,因此又称为草绿色链球菌,包括寄居于口腔的缓症链球菌（S. mitis）和血链球菌（S. sanguis）等。α 溶血性链球菌多是人类呼吸道及胃肠道的正常寄殖菌,也可引起心内膜炎、泌尿系感染和中枢神经系统感染。②β 溶血性链球菌:产生溶血素,呈完全性溶血,在血平皿上菌落周围有边界分明、无色透明的 2~4mm 溶血环,故又称 β 溶血性链球菌,其致病力强,可引起各种化脓性感染。包括化脓性链球菌（S. pyogenes）和无乳链球菌（S. agalactiae）等。③γ 溶血性链球菌:不产生溶血素,在血琼脂平皿上的菌落周围无溶血环,故又称非溶血性链球菌。此类细菌大多无致病力,存在于乳类和粪便中,某些菌种也可致病,例如牛链球菌（S. bovis）是细菌性心内膜炎的病原菌之一。

2. 按照抗原分类 Lancefield 分类方法可根据链球菌细胞壁中多糖抗原（C 抗原）的不同,将链球菌分为 A~H、K~V 20 个组,A、B、C、D 和 G 组在人类中常见,其中又以 A 组最为常见。根据不同的表面抗原,又可将同一组细菌分为若干型。根据链球菌对氧的需要,尚可分为需氧链球菌、厌氧链球菌和微需氧链球菌。

参照链球菌的溶血性、抗原特性、生长特点和生化反应等可进行综合分类,如 A 组 β 溶血性链球菌即为化脓性链球菌,B 组 β 溶血性链球菌即为无乳链球菌等;一些难以根据抗原性分组的链球菌,可参照其生化反应、产酶情况及 DNA 杂交技术进行分类。人类常见链球菌分类及其所致的主要感染参见表 10-10-16-1。

表 10-10-16-1 人类常见链球菌的分类及其所致的主要感染

菌种或组	Lancefield 抗原	溶血反应	主要感染
化脓性链球菌（S. pyogenes）	A	β	咽炎、扁桃体炎等呼吸道感染,皮肤软组织感染等。可引起非化脓性后遗症（急性风湿热、急性肾小球肾炎）
无乳链球菌（S. agalactiae）	B	β, γ	围生期脓毒血症、绒毛羊膜炎、新生儿血流感染及脑膜炎、心内膜炎、尿路感染、成人血流感染
类马链球菌停乳链球菌亚种（S. dysgalactiae subsp. equisimilis）	C、G	β	呼吸道感染、深部组织感染、蜂窝织炎、血流感染
肺炎链球菌（S. pneumoniae）	未测到抗原	α	肺炎、中耳炎、鼻窦炎等呼吸道感染,脑膜炎

菌种或组	Lancefield 抗原	溶血反应	主要感染
牛链球菌组(*S. bovis* group)	D	α,γ	心内膜炎(常自结肠癌患者血中分离到该菌)
咽峡炎链球菌组*(*S. anginosus* group)	A,C,F,G 或未测到抗原	α,β,γ	化脓性感染
变异链球菌组*(*S. mutans* group)	不适用	α,γ,偶为 β	龋齿、心内膜炎
唾液链球菌组*(*S. salivarius* group)	不适用	α,γ	免疫缺陷患者少见机会性感染
缓症链球菌组*(*S. mitis* group)	不适用	α	心内膜炎,中性粒细胞缺乏症患者系统感染

注:*属草绿色链球菌组(*Viridans streptococcal* group)。

一、A 组链球菌感染

A 组链球菌(group A *Streptococcus*,GAS)又称化脓性链球菌(*Streptococcus pyogenes*),可侵及人体的任何部位,以上呼吸道、皮肤软组织为最常见的原发感染部位。GAS 可引起化脓性疾病及非化脓性并发症。化脓性疾病主要表现为:①急性咽炎和扁桃体炎、皮肤软组织感染,如脓疱疮、丹毒等。②全身性感染及深部组织感染,包括血流感染、坏死性筋膜炎、蜂窝织炎、肌炎、产后脓毒症、心包炎、脑膜炎、肺炎和脓毒性关节炎等。③由 GAS 毒素介导的疾病,包括猩红热和中毒性休克综合征。由 GAS 间接所致的非化脓性并发症即免疫性疾病,如风湿热和急性肾小球肾炎。近年来由 GAS 所引起的严重感染,侵袭性 A 组链球菌感染发病率的增长及其所致严重后果,也引起了人们对该类细菌感染更大的关注。

【病原】

A 组链球菌为球形或卵圆形革兰氏染色阳性菌,直径 0.6~1μm,在临床分离标本中常成对或呈短至中等长度链状排列。当生长的肉汤培养基中有丰富的血清或血时,则可呈长链状,并可形成荚膜。在血琼脂平板上呈白色或灰白色菌落,直径 1~2mm,由完全溶血的透明带围绕。病原菌可寄居于口腔内,在痰、渗出物等内可存活数周之久。

链球菌抗原结构复杂,A 组链球菌的抗原主要有三种:①组特异性抗原,简称"C"抗原,为细胞壁的多糖成分,以血清学方法分为 19 个组。②型特异性抗原,又称表面抗原,是链球菌细胞壁的蛋白质,位于"C"抗原的外层,又分为 M、T、R、S 等四种抗原成分。M 抗原主要见于 A 组链球菌,M 抗原与致病力有关,有 M 抗原的菌株不易被白细胞吞噬。③核蛋白抗原,又称"P"抗原,各种链球菌的 P 抗原均相同,与肺炎链球菌、葡萄球菌的 P 抗原存在交叉。

链球菌的致病力与菌体成分及其产生的毒素和酶有关。

（一）菌体成分

1. 荚膜　在菌体最外层,具有抗吞噬作用。

2. 细胞壁　①M 抗原:除具抗吞噬作用外,对中性粒细胞和血小板有免疫毒性作用,并可使细菌具有黏附或寄居于上呼吸道黏膜上皮的能力;②多糖抗原:与心瓣膜糖蛋白有交叉反应,对风湿热发病有重要作用;③脂磷壁酸(lipoteichoic acid,LTA):此细胞壁成分通过其糖脂端介导,对生物膜有高度亲和

力,可使化脓性链球菌黏附于人的上皮细胞。

（二）链球菌产生的毒素和酶

1. 溶血素　有 O 和 S 两种。几乎所有的 A 组和大多 C、G 组链球菌均有溶血素 O,具抗原性,85%~90%的 A 组链球菌感染者,在感染后 2~3 周可查到抗溶血素 O 抗体。溶血素 S 可在血琼脂平板上产生溶血作用。两种溶血素对白细胞和血小板均有损伤作用。

2. 链球菌致热外毒素(streptococcal pyrogenic exotoxin,SPE)　即"红疹毒素",可致发热及猩红热样皮疹,SPE 有抑制单核巨噬细胞作用,并可影响 T 细胞功能,尚可增强机体对内毒素的敏感性。

3. 链道酶(streptodornase)　主要由 A、C、G 组链球菌产生,有抗原性,风湿热患者中抗体增长显著。

4. 链激酶(streptokinase)　又称溶纤维蛋白酶,大部分 A 组及部分 B 组和 C 组链球菌产生此种酶,可使血浆蛋白酶原变为血浆蛋白酶,溶解血块或阻止血浆凝固,有利于细菌在组织内扩散。

5. 透明质酸酶(hyaluronidase)　又称扩散因子,大多 A 组及少数 B、G 组链球菌产生此酶,可溶解细胞间透明质酸,使细菌易于在组织中扩散。

尚有消化纤维蛋白、酪蛋白等的蛋白酶,二磷酸吡啶核苷酸酶、淀粉酶、酯酶等。

【流行病学】

A 组链球菌感染中最常见者为链球菌咽炎和扁桃体炎,尚有皮肤或伤口链球菌感染。咽炎和扁桃体炎的发病年龄以 5~10 岁者为多见,小儿急性咽炎中 15%~30%由化脓性链球菌引起,成人中仅 5%~10%。A 组链球菌引起的各种感染主要通过直接接触而传播,患者及带菌者是主要传染源,带菌者在学龄儿童中占 15%~20%,成人中则低。链球菌感染后可产生型特异性抗体,对此型细菌感染具免疫力,但仍可感染不同型的链球菌。

感染急性期、恢复期 1~3 周内的患者及无症状的带菌者,口咽部、鼻腔和唾液中含有的细菌可通过密切接触,于咳嗽、喷嚏、谈话时借飞沫传播。鼻咽部或感染伤口带有毒力的链球菌,是皮肤伤口感染的重要传染源。脓疱疮可直接或间接通过污染器具传播。产褥期感染可通过咽部带菌的助产士或婴儿室受染的婴儿传播发生。

侵袭性 A 组链球菌感染自 20 世纪 80 年代中期以后在北

美和欧洲的发病呈上升趋势,出现中毒性休克综合征(toxic shock syndrome,TSS),常危及生命。自多数患者中分离获得的A组链球菌具M抗原蛋白(多为1和3型),少数具T抗原,产生致热外毒素A及/或B。感染常发生于健康成人中,20~50岁者为多。皮肤黏膜或软组织可成为细菌入侵门户,如应用吸脂术、子宫切除术、经阴道分娩、囊肿切除术等患者可发病,但一些患者无明显入侵途径。本病可在人与人之间传播,已有在家庭中、医院内接触TSS患者的其他人员相继发病的报道。

【发病机制与病理】

链球菌多由呼吸道侵入,在咽部可产生炎症,引起咽峡炎和扁桃体炎。链球菌有较强的侵袭力,可自黏膜或皮肤伤口甚或经完整皮肤侵入人体,在局部形成的炎症可通过淋巴管或组织间蔓延,引起扁桃体周围肿、鼻窦炎、中耳炎、乳突炎、颈淋巴结炎和蜂窝织炎等,对少数患者,细菌尚可入血引起血流感染。

猩红热患者除上述咽部炎症外,链球菌产生的红疹毒素可由局部吸收进入血液循环,引起发热、头痛、呕吐等全身毒血症表现,可使皮肤、黏膜血管弥漫性充血及发生点状充血性皮疹,上皮细胞增生,白细胞浸润。中毒症状严重者也可形成出血性皮疹。肝、脾、淋巴结等器官常有不同程度的充血和脂肪变性,心肌混浊肿胀及变性,严重者坏死,肾脏常呈间质性炎症。

侵袭性A组链球菌感染除致中毒性休克、血流感染、急性呼吸窘迫综合征外,尚可伴坏死性筋膜炎、肌炎、深部血肿及多器官功能衰竭。侵袭性链球菌产生的致热外毒素A、B和C可诱导单核细胞合成TNF-α和IL-1β、IL-6等与发病有关。链球菌M抗原可阻碍多形核白细胞对细菌的吞噬作用,在缺乏M抗体的情况下,细菌可自局部入血,并发生中毒性休克综合征。

【临床表现】

(一)急性咽炎和急性扁桃体炎 潜伏期一般为2~4日。起病急骤,有畏寒或寒战伴高热,咽痛明显,吞咽时加剧,可有全身酸痛、乏力、头痛等。恶心、呕吐和腹痛等症状在儿童中多见。体检咽后壁充血、水肿,扁桃体及其周围组织肿胀、充血,可覆盖有点状或片状黄色渗出物,易拭去,颈及颌下淋巴结肿大、压痛。

发热一般持续3~5日,急性症状和体征在1周内可完全消失,经用抗菌药物后病程缩短,发热可在1~2日内退至正常,但肿大之扁桃体及淋巴结消退较慢,常需数周。

(二)猩红热 猩红热者除具有急性扁桃体炎临床表现外,尚有皮疹等特殊表现。皮疹一般在起病后24小时内出现,典型的皮疹是在全身皮肤弥漫性充血发红的基础上,广泛散布针尖大小、密集而均匀的点状略微隆起的猩红色皮疹,亦可融合成片,指按后充血减退,触之有细砂样感觉,严重者可呈出血疹。在皮肤皱褶处如颈部、腋窝、肘窝、腹股沟等处,常因压迫摩擦而引起皮下出血,形成紫红色线条,称为帕氏线(Pastia lines)。面部充血潮红,口鼻周围呈白色,称"口周苍白"。皮疹开始于耳后、颈部、上胸部,在1日内迅速蔓延至全身,然后依上述出疹顺序消退,2~4日内完全消失,重症患者可持续1周。病程的第1周末或第2周开始脱皮,常历时3~4周或更长。

病初起时,舌被白苔,舌乳头明显红肿,突出于白苔之外,舌尖及舌前部边缘较著,称"草莓舌"。2~4日后白苔脱落,舌面光滑呈牛肉色,乳头仍突起,称"杨梅舌"。发热多呈持续性,39℃左右,皮疹出现后可稍下降。

近年来猩红热轻型患者增多,可无发热或短暂低热,皮疹少而不典型,消退快,多无脱皮或呈碎屑状脱皮,全身中毒症状不明显,咽及扁桃体炎亦轻微。出现感染性休克或中毒性心肌炎的中毒型,以及伴有各种化脓性并发症和血流感染的脓毒型猩红热目前已很少见。外科型或产科型猩红热极为少见,细菌由伤口或产道侵入而发病,皮疹在伤口周围首先出现且明显,由此再遍及全身,常无咽部症状或症状轻微,病情多较轻。

(三)链球菌脓皮病 表现为浅表皮肤感染的脓疱疮,多见于卫生条件差的2~5岁小儿或军队士兵,夏季多见。大多由A组链球菌所引起,少数由C、G组链球菌所致。脓疱疮开始时为小疱疹,以后迅速破裂、结痂,痂较厚,时间较久的皮肤损害中也可有金黄色葡萄球菌存在。脓疱疮在全身暴露部位,尤其是下肢多见。皮损常局限,局部淋巴结可肿大,全身症状少见。皮损愈合缓慢,可遗留色素减退区。

(四)侵袭性皮肤软组织感染 侵袭性皮肤软组织感染包括丹毒、蜂窝织炎、坏死性筋膜炎、肌炎及链球菌中毒性休克综合征。

1. 丹毒 由A组链球菌所致的累及淋巴系统的皮肤感染,最常累及下肢、面部。临床表现为局部皮肤炎症,伴寒战、发热和明显的中毒症状。起病时皮肤病变处可有轻度不适或痒感,以后局部红肿,边缘隆起,向邻近部位迅速不规则蔓延。丹毒皮损表面可有疱疹或水疱形成,内含微黄液体,破后即结痂。

2. 链球菌蜂窝织炎 为皮肤及皮下组织的急性感染,可发生在烧伤或伤口感染时;反复发作的蜂窝织炎则多发生在淋巴循环受损者,如丝虫病、乳房肿瘤根治手术腋下淋巴结切除者。临床表现为局部皮肤红、肿、热、痛,可以进展迅速,涉及大片皮肤;全身表现为寒战、发热、全身乏力,可伴发淋巴管炎及/或血流感染。链球菌及葡萄球菌为蜂窝织炎的主要致病菌,但两者常不易区分。

3. 链球菌中毒性休克综合征 中毒性休克综合征(TSS)常伴坏死性筋膜炎,两者临床特征交织出现。链球菌的主要入侵门户阴道、咽部、皮肤约占半数病例,其他入侵途径尚有吸脂术、子宫切除术、经阴道分娩等外科操作。TSS患者发病初出现流感样前驱症状,起病后24~48小时内进展为高热、虚脱,局部剧痛、软组织明显肿胀,出现水疱或大疱,呈紫色或带蓝色,此即为TSS的征兆。继而患者迅速发展为低血压和多器官功能衰竭,后者包括急性呼吸窘迫综合征、肾衰竭、中毒性心肌病、肝功能不全、轻或重度中枢神经系统损害,血培养阳性证实血流感染的存在。TSS的病死率高达30%以上。

【实验室检查】

1. 血常规 白细胞总数及中性粒细胞均增高,有化脓性并发症者更高,感染严重者,如TSS患者细胞分类可呈左移,猩红热者出疹后嗜酸性粒细胞可增高至 5%～10%。TSS 患者血小板计数起病时可正常,继而下降。

2. 尿常规 高热患者可出现蛋白尿,并发肾炎时尿蛋白增加,出现红细胞和管型,无并发症者尿常规检查异常在热退后消失。

3. 病原学检查 对急性咽炎和扁桃体炎患者应先作咽拭子培养,如取样和培养及时、方法正确,大多患者可获阳性结果,仅约 10%患者呈假阴性。近年来快速抗原检测试验(rapid antigen-detection tests,RADTs)用于病原学诊断,有助于感染的早期诊断及处理,该类方法测定的特异度可达 95%以上,其灵敏度不及细菌培养,为 55%～90%。其他病原学检查尚有感染者恢复期血清抗链球菌溶血素 O 等抗体。侵袭性 A 组链球菌所致 TSS,血培养阳性率可高达 60%。

4. 其他 TSS 患者可出现肺功能减退,血氧饱和度降低,肝功能、肾功能减退,低蛋白血症等表现。

【并发症】

1. 化脓性并发症 感染直接侵袭邻近组织器官或蔓延至管腔,多见于儿童,常见者有化脓性颌下或颈部淋巴结炎、化脓性中耳炎、乳突炎、鼻窦炎、扁桃体周脓肿、咽后壁脓肿等。链球菌通过筛板蔓延致脑膜炎、脑脓肿和颅内静脉窦栓塞者偶见。

2. 迁徙性并发症 由细菌血源性播散可产生化脓性关节炎、心内膜炎、脑膜炎或脑脓肿、骨髓炎和肝脓肿等。

3. 非化脓性并发症 由链球菌所致的变态反应性疾病,包括风湿热和急性肾小球肾炎。A 组链球菌感染后可引起风湿热,一般在急性扁桃体炎或咽峡炎后 3 周起病,风湿热在扁桃体炎和猩红热患者中的发生率约为 2.8%。急性肾小球肾炎多在链球菌感染后第 3 周起病,A 组链球菌的某些型别感染与肾炎发病有关。在可引起肾小球肾炎的链球菌感染中,并发该病者可达 10%～15%。

【诊断与鉴别诊断】

(一)急性链球菌咽炎和扁桃体炎 临床表现为突起高热、咽痛,体检咽部充血水肿、扁桃体肿大,其上有黄色渗出物,颈淋巴结肿大,外周血白细胞及中性粒细胞计数增高,此可提示为链球菌咽炎和扁桃体炎,诊断的确立需咽拭培养获阳性结果。抗链球菌溶血素 O 的增高出现在感染的恢复期,不能用于急性期的诊断。人群中链球菌咽部的带菌率为 5%～10%,小儿中更高,如临床无感染征象,链球菌培养阳性也不能诊断为链球菌感染。

链球菌扁桃体炎需与下列疾病鉴别:

1. 病毒性上呼吸道感染 最易与链球菌咽炎和扁桃体炎混淆,一般而言,病毒性咽炎和扁桃体炎的局部渗出极少,可伴声音嘶哑,白细胞计数不高,颈部淋巴结肿大不明显,压痛不著,咽拭培养阴性。

2. 咽白喉 起病较缓,发热较链球菌扁桃体炎为低,咽部充血不显著,覆盖灰白色假膜,并可波及软腭、腭垂及咽壁等部位,假膜不易拭去,剥离时可留下出血面,咽拭培养及涂片检查有助于诊断。

3. 传染性单核细胞增多症 咽部体征可与链球菌感染相仿,但发热持续时间长,抗菌药治疗无效,外周血中异常淋巴细胞显著增多,嗜异性凝集试验阳性。

4. 樊尚(奋森)咽峡炎 口臭著,扁桃体及软腭上有污灰色假膜、继发性坏死,并有坏死组织脱落后形成的浅溃疡,周围组织无明显充血或水肿。病变多为一侧性,全身症状轻、热度低、白细胞计数正常。渗出物涂片可找到樊尚螺旋体和梭形杆菌。

(二)猩红热 可根据典型的临床表现,即急性咽峡炎、典型皮疹、"草莓舌"及外周血中白细胞数明显增高、咽拭培养 A 组链球菌阳性等诊断该病,亦可借助于多价红疹毒素试验进行鉴别,该试验在发病早期呈阳性,恢复期转阴性。猩红热皮疹需与下列疾病鉴别:

1. 药疹 可呈猩红热样皮疹,有服药史及一定潜伏期,无咽峡炎及"草莓舌"改变,中毒症状轻。

2. 麻疹 起病初有明显卡他症状及口腔麻疹黏膜斑,起病后 4 日出疹,为斑丘疹,分布广,皮疹之间皮肤正常。

3. 风疹 浅红色斑疹,耳后、枕淋巴结肿大,咽部症状轻,无"草莓舌"。

4. 金黄色葡萄球菌感染 亦可呈猩红热样皮疹,鉴别主要依靠细菌培养。

(三)丹毒 根据皮损特征可予诊断,由于皮损处细菌量少,不易获阳性培养。

(四)链球菌脓疱疮 应与金黄色葡萄球菌脓疱疮鉴别,由金黄色葡萄球菌所致者疱疮较大,结痂薄,鉴别有赖于细菌培养;水痘患者在起病前多有接触史,在同一部位可发现不同阶段的皮疹,病程有自限性可予鉴别,但水痘可继发细菌感染如链球菌感染,使病程延长。

(五)侵袭性 A 组链球菌所致中毒性休克综合征 需与葡萄球菌所致者鉴别,主要依据病原鉴定区别。

【预后】

除链球菌中毒性休克综合征外,在早期应用青霉素治疗后,预后良好,风湿热及肾小球肾炎的发病亦减少。链球菌中毒性休克综合征病死率高,如能尽早诊断及应用抗毒素或细胞因子治疗,有助于其预后的改观。

【治疗】

急性 A 组链球菌性咽炎或扁桃体炎抗菌药物治疗需完成足够的疗程,以达到清除细菌,防止非化脓性并发症,如风湿热及化脓性并发症的发生。抗菌治疗药物以青霉素为首选。①青霉素类:A 组溶血性链球菌对青霉素呈现高度敏感,可给予青霉素 V,成人和青少年每次 500mg,小儿每次 250mg,均每日 2～3 次,疗程 10 日。也可使用阿莫西林口服,幼儿患者可用阿莫西林混悬剂,疗程 10 日;青霉素 G 成人每日 80 万～120 万 U,小儿每日 2 万～4 万 U/kg,分 3～4 次肌注;应用普鲁卡因青霉素者每次 40 万～80 万 U,每日肌注 1～2 次,疗程均为 10 日。由于患者的依从性,预计难以完成 10 日疗程者可予苄星青霉素单剂 120 万 U 肌注,儿童体重<27kg 者单剂 60 万 U 肌注。②对青霉素过敏患者替代选用红霉素,或者阿奇霉素 12mg/kg

（最大剂量 500mg），每日 1 次口服，疗程 5 日；克拉霉素成人 0.25g，儿童 15mg/kg，每日 2 次口服，疗程 10 日；克林霉素 20mg/kg（最大剂量 1.8g），分 3 次口服，疗程 10 日。③对青霉素过敏，但非严重即刻反应即过敏性休克者，可谨慎替代选用第一代、第二代头孢菌素类抗生素口服，疗程 10 日。磺胺药不易清除咽部细菌，A 组链球菌对四环素耐药者多见，均不宜选用。通常不选用喹诺酮类。

丹毒和链球菌脓疱疮的抗菌药物选用与咽炎及扁桃体炎相同。

对于链球菌中毒性休克综合征，应迅速给予广谱抗菌药作为经验治疗，一旦病原菌确定，调整为高剂量青霉素静脉滴注，青霉素过敏者可改为头孢菌素。起病初应严密监护病情，常需采用辅助呼吸、血液透析、坏死筋膜切除、脓肿引流等措施。也有报道辅以静脉应用免疫球蛋白，有助于病死率的降低。

【预防】

A 组链球菌感染与风湿热密切相关，风湿性心脏病或风湿热患者宜预防应用抗菌药以防止风湿热复发。可应用苄星青霉素，成人每月肌内注射 120 万 U，小儿 60 万～120 万 U，长期应用。对青霉素过敏者可予红霉素 250mg，每日 2 次，长期服用。如患者不能坚持长疗程者，可定期作咽拭培养，发现 A 组链球菌时则按急性链球菌咽炎予青霉素或红霉素治疗一疗程，剂量同前述。

对猩红热患者应予以隔离治疗以控制传染源，隔离期 6 日，咽拭培养转阴，无并发症者即可出院，亦可家庭隔离。幼托机构或学校发生猩红热流行时，对急性咽炎和扁桃体炎者，均应按猩红热隔离治疗，对易感人群中密切接触者检疫 7～12 日，也有主张给予青霉素预防用药者。对带菌者亦应予青霉素治疗，直至培养转阴，以控制传染源，此对幼托机构的工作人员尤为重要。

链球菌呼吸道感染流行时应避免到拥挤的公共场所，减少飞沫传播病原而致感染机会。改善环境和注意个人卫生，避免伤口污染，以降低皮肤、伤口感染的发生率。

二、B 组链球菌感染

B 组链球菌（group B *Streptococcus*，GBS）又称无乳链球菌（*Streptococcus agalactiae*），1935 年首次报告其为产褥期血流感染病原菌，该菌是产后感染和新生儿感染的重要病原菌。B 组链球菌在血琼脂平板上生长为灰白色菌落，直径 3～4mm，环以 β 溶血透明带。按照型特异性抗原，B 组链球菌分为若干型，如Ⅰa、Ⅰb/c、Ⅰa/c、Ⅱ、Ⅲ、Ⅳ、Ⅴ和Ⅵ型。Ⅱ型常引起血流感染，Ⅲ型易致脑膜炎。

B 组链球菌可寄殖于妊娠期妇女的阴道、肠道和尿道，新生儿可直接自母体，或分娩时由母体生殖道寄殖菌上行感染。新生儿感染分为早发型和迟发型：①早发者在出生后 6 日内发病，平均发病时间为出生后 12 小时。母亲有产科并发症者占 60%，早产儿较足月产者为多见。临床表现为无明确感染原发灶的血流感染、肺炎和脑膜炎。一般起病急，表现为嗜睡、进食

差、黄疸、体温异常，常可出现急性呼吸窘迫综合征，约 1/3 患儿伴脑膜炎。病情危重，常在 1～2 日内死亡。②迟发者感染发病时间为出生后 7 日至 3 个月，平均发病年龄为 24 日。临床表现主要为血流感染，40% 伴发脑膜炎，多发于早产儿。症状多不典型，可仅表现为嗜睡、拒食，多伴发热。一些患儿可呈暴发型，在数小时内进展为中毒性休克、抽搐等，病死率高。脑膜炎患儿（包括早期发病者）中 25%～50% 存活者有神经系统后遗症，如痴呆、脑积水等，1/3 患儿失明、耳聋。血流感染患儿尚可有骨关节感染等迁徙病灶。

成人中 B 组链球菌感染少见，以产妇为主，少数情况下亦可为免疫功能低下者，如糖尿病、慢性肝功能不全、HIV 感染、恶性肿瘤接受免疫抑制剂治疗等患者。B 组链球菌所致生殖道感染最常见为子宫内膜炎和子宫切除术后伤口感染，少数重症感染者可发展为盆腔脓肿、中毒性休克和血栓性静脉炎。免疫功能低下的成人患者，B 组链球菌可引起肺炎；该菌所致心内膜炎多发生在原有心瓣膜病变患者中，赘生物大，病死率可高达 50%；该菌尚可致血流感染、骨关节感染、皮肤软组织感染、尿路感染等。

B 组链球菌感染的诊断需根据血、脑脊液、脓液等标本中分离获得病原菌确诊，自黏膜表面获得该菌无诊断意义。近年来基于 PCR 或荧光实时 PCR 技术的快速检测技术已用于分娩期 B 组链球菌的床旁检测，但对于产前检查以确定是否需要抗生素预防用药者，该技术并不能替代细菌培养。

B 组链球菌感染的首选药物为青霉素，在病初感染病原未确定时可先予青霉素与氨基糖苷类抗生素的联合，以取得协同抗菌作用，扩大抗菌谱，一旦病原菌明确后，可单用青霉素。B 组链球菌对青霉素的敏感性较 A 组链球菌为差，最低抑菌浓度（minimal inhibitory concentration，MIC）值高 4～10 倍，青霉素的剂量高于治疗 A 组链球菌感染者。①治疗成人血流感染或软组织感染时青霉素 G 剂量为 1 000～1 200 万 U/d；新生儿及婴儿在病原未明确前先以氨苄西林代替青霉素，氨苄西林每日剂量 150mg/kg 联合氨基糖苷类，明确病原后改为青霉素 G 每日 20 万 U/kg。②脑膜炎及心内膜炎患者，氨苄西林及青霉素的剂量均需增大，治疗初期联合氨基糖苷类，明确病原后改为青霉素 G。对青霉素过敏的患者尚可选用第一、二代头孢菌素类和氯霉素等，但需注意青霉素与头孢菌素类发生交叉过敏反应的可能性；新生儿、婴幼儿应用氨基糖苷类或氯霉素时必须在血药浓度监测情况下调整剂量，无监测条件者不宜使用。有青霉素过敏者成人患者，尚可考虑万古霉素的替代应用。③对血流感染、肺炎、肾盂肾炎、皮肤软组织感染疗程为 10 日，而治疗脑膜炎的疗程至少 14 日，一般为 14～21 日；治疗心内膜炎疗程至少 4 周，一般 4～6 周或更长。B 组链球菌感染的复发常与剂量及疗程不充足有关。

B 组链球菌感染的预防，可给予抗菌药减少或消除该菌的人体寄殖，也可给予疫苗预防。一般可在妊娠 26～28 周时检查阴道有无 B 组链球菌寄殖，如筛查阳性，在早产（<37 周）或羊膜早破时，即予以青霉素或氨苄西林预防新生儿感染。Ⅲ型多

糖与破伤风类毒素结合的单价疫苗用于平均孕期为 31 周的孕妇,对产后 2 个月内的婴儿具保护作用。

三、草绿色链球菌感染

草绿色链球菌(viridans streptococci)通常是口腔、上呼吸道、女性生殖道和胃肠道的正常菌群,可入侵人体无菌部位,引起危及生命的感染。近年来运用 16S rRNA 基因序列分析草绿色链球菌各菌种间的基因相关性,并根据其临床的重要性进行分组。可致病的草绿色链球菌分为下列五组:①缓症链球菌组;②变异链球菌组;③唾液链球菌组;④咽峡炎链球菌组;⑤血链球菌组(表 10-10-16-2)。

表 10-10-16-2 草绿色链球菌的分类

各组代表菌	拉丁名称
缓症链球菌组	*Streptococcus mitis* Group
缓症链球菌	*S. mitis*
嵴链球菌	*S. cristatus*
婴儿链球菌	*S. infantis*
口腔链球菌	*S. oralis*
	S. peroris
	S. orisratti
变异链球菌组	*Streptococcus mutans* Group
变异链球菌	*S. mutans*
表兄链球菌	*S. sobrinus*
大鼠链球菌	*S. cricetus*
野生链球菌	*S. ferus*
鼠链球菌	*S. ratti*
汗毛链球菌	*S. downei*
狝猴链球菌	*S. macacae*
	S. hyovaginalis
唾液链球菌组	*Streptococcus salivarius* Group
唾液链球菌	*S. salivarius*
前庭链球菌	*S. vestibularis*
嗜热链球菌	*S. thermophilus*
豚肠链球菌	*S. hyointestinalis*
非解乳链球菌	*S. alactolyticus*
咽峡炎链球菌组	*Streptococcus anginosus* Group
咽峡炎链球菌	*S. anginosus*
中间链球菌	*S. intermedius*
星座链球菌	*S. constellatus*
血链球菌组	*Streptococcus sanguinis* Group
血链球菌	*S. sanguinis*
副血链球菌	*S. parasaguinis*
戈登链球菌	*S. gordonii*

草绿色链球菌是感染性心内膜炎的主要病原菌,约占全部病原菌的 25%,较之早年的 75% 有明显下降趋势。草绿色链球菌菌血症在中性粒细胞减少症患者中发生频率高,尤其在骨髓移植者和肿瘤患者接受化疗时多见,某些患者可发展为血流感染,菌种以缓症链球菌和口腔链球菌常见。草绿色链球菌偶可致脑膜炎,以唾液链球菌为多见。此外,偶可致心包炎、腹膜炎、口面部感染、中耳炎、鼻窦炎等。草绿色链球菌自呼吸道标本如痰液中分离获得,一般为正常寄殖菌群,但在少数情况下如标本取自防污染毛刷,为单一细菌生长或同时有血培养阳性,患者有免疫低下基础疾病时该菌亦可为肺炎的病原菌。

咽峡炎链球菌组细菌所致疾病多为侵袭性化脓性感染,可引起的感染有:①头面部感染,包括牙龈脓肿,可伴发血流感染及迁徙性脓肿;可致口腔、颌面部及头颈部感染,鼻窦炎,所致的颈部感染可导致危及生命的暴发型筋膜炎。②血流感染和心内膜炎。血流感染常伴有脏器和深部组织脓肿,在医院获得性血流感染中该组链球菌是重要病原菌之一,尤其在中性粒细胞减少肿瘤患者中常见。该菌所致心内膜炎占链球菌心内膜炎的 3%~15%,易并发心肌脓肿和其他迁徙性脓肿。③中枢神经系统感染,多表现为脑脓肿,也可引起脊椎硬膜外、硬膜下脓肿。④腹部感染,如肝脓肿、腹膜炎、盆腔脓肿、膈下脓肿,阑尾炎,腹部伤口感染、胆管炎等。⑤胸腔感染,如肺脓肿、脓胸等。⑥其他尚可致骨髓炎、关节炎等。

草绿色链球菌对青霉素等 β-内酰胺类抗生素仍保持敏感,近年来出现了对青霉素和其他 β-内酰胺类抗生素的耐药菌,包括呈多重耐药的对青霉素高度耐药株(MIC≥4mg/L)。免疫缺陷者及中性粒细胞减少症肿瘤患者的医院获得性血流感染分离菌对青霉素敏感率分别为 61% 和 43%,感染性心内膜炎等社区获得性感染的临床分离菌仍大多对青霉素呈现敏感。草绿色链球菌对 β-内酰胺类耐药性,各组细菌间存在差异,缓症链球菌的敏感性最差,其次为口腔链球菌,血链球菌很少对 β-内酰胺类耐药。草绿色链球菌对氨基糖苷类抗生素耐药,但与青霉素联合后具有协同杀菌作用。该菌对万古霉素仍保持敏感,未发现有耐药菌。

草绿色链球菌感染的治疗仍以青霉素为首选,头孢菌素类、林可霉素类、红霉素、氯霉素也可根据病情和药敏结果作为青霉素的替代选用药物。治疗心内膜炎时需与庆大霉素等氨基糖苷类联合。治疗由青霉素敏感菌所致脑膜炎时仍可选用青霉素,而对由耐多药菌所致者,则宜选用万古霉素联合第三代头孢菌素。脓肿需及时切开引流。

四、其他链球菌感染

对人类可致病的链球菌尚有 C、D、E、F、G、H、K、O 组,以及中间型链球菌等。现将 D 组中的牛链球菌、C 和 G 组链球菌感染分叙如下。

(一)牛链球菌感染 牛链球菌属 D 组链球菌,常被错误鉴定为肠球菌属或唾液链球菌,牛链球菌引起的最常见感染为血流感染和心内膜炎,胃肠道是该菌最常见的入侵门户,肝胆系统、泌尿道等也是可能的入侵途径，患者常伴有肠道恶性肿瘤。

牛链球菌对青霉素、氨苄西林均呈高度敏感。牛链球菌血流感染、心内膜炎仍宜选用青霉素与氨基糖苷类的联合；如对青霉素过敏或耐药，万古霉素可作为替代选用药物之一。

（二）C 和 G 组链球菌感染　C 和 G 组链球菌均呈 β-溶血，可为正常菌群存在于人类鼻咽部、皮肤、生殖道、胃肠道等部位，也可存在于动物体内。C 组链球菌中的类马链球菌（*S. equisimilis*）常引致人类感染，兽瘟链球菌（*S. zooepidemicus*）偶致人类感染。G 组链球菌在一些恶性肿瘤、糖尿病患者中易感。临床感染主要有急性咽炎、皮肤软组织感染、化脓性关节炎、骨髓炎、心内膜炎、脑膜炎、血流感染等。C 组链球菌咽炎后尚可并发肾小球肾炎。

C 和 G 组链球菌感染的抗菌治疗参照草绿色链球菌感染。

推荐阅读

1. JORGENSEN J H，PFALLER M A，CARROLL K C，et al. Manual of clinical microbiology［M］. 11th ed. Washington，DC：ASM Press，2015：383-402.

2. RUOFF K L，BISNO A L. Classification of streptococci［M］∥BENNETT J E，DOLIN R，BLASER M J. Mandell，Douglas，and Bennett's principles and practice of infectious diseases. 8th ed. Philadelphia，PA：Elsevier Saunders，2015：2283-2299.

3. ARIAS C A，MURRAY B E. Enterococcus species，Streptococcus gallolyticus group，and Leuconostoc species［M］∥BENNETT J E，DOLIN R，BLASER M J. Mandell，Douglas，and Bennett's principles and practice of infectious diseases. 8th ed. Philadelphia，PA：Elsevier Saunders，2015：2328-2365.

4. PUOPOLO K M，LYNFIELD R，CUMMINGS J J. Management of infants at risk for group B streptococcal disease［J］. Pediatrics，2019，144（2）：e20191881.

5. CHIAPPINI E，REGOLI M，BONSIGNORI F，et al. Analysis of different recommendations from international guidelines for the management of acute pharyngitis in adults and children［J］. Clin Ther，2011，33（1）：48-58.

第十七节　肺炎链球菌感染

杨　帆

肺炎链球菌（*Streptococcus pneumoniae*）是上呼吸道的常见寄殖菌和肺炎、脑膜炎、鼻窦炎和中耳炎的重要病原菌。肺炎链球菌感染罹患率高、致死亡人数多，仍是对公众健康、生命的重大威胁之一。

【病原】

肺炎链球菌属链球菌科，为革兰氏阳性双球菌，兼性厌氧，营养要求高，在含血液培养基上才能生长，在 5% ～ 10% CO_2 环境下生长更佳。肺炎链球菌在血平板上形成 1mm 的灰白色、半透明菌落，周围为 α 溶血圈。孵育 48 小时以上，细菌产生足量自溶酶而溶解，菌落中央下陷呈典型"脐状"。肺炎链球菌可被奥普托欣（Optochin）抑制或胆盐溶解，借此可鉴别肺炎链球菌与其他 α 溶血链球菌。由于肺炎链球菌已有奥普托欣耐药株，胆汁溶解试验更为可靠。

除少数致结膜炎的菌株外，几乎所有肺炎链球菌菌株均可形成荚膜。宿主携带肺炎链球菌或发生肺炎链球菌感染后，可产生荚膜多糖型特异性抗体，建立特异性免疫。根据细菌荚膜多糖的抗原性差异可分为若干血清型（serotype），迄今已发现 92 种肺炎链球菌血清型。肺炎链球菌可通过与外来基因重组发生血清型转换。血清型是追踪耐药克隆传播、疫苗保护效果调查等流行病学研究的重要表型。不同血清型细菌在人体寄殖能力、毒力存在差异，耐药克隆也集中在部分血清型。国内外调查均显示，临床分离株或健康者携带株通常集中在 10～20 种血清型，耐药菌株的血清型则更为集中。我国 2 项儿童分离肺炎链球菌血清型分布调查显示 7、10 和 13 价疫苗的覆盖率分别为 66%～76%、67%～77% 和 85%～92%，对耐药株的覆盖率更高。这种血清型集中分布趋势提示含部分血清型的疫苗即可提供较高的保护率，且疫苗使用有利于抑制耐药菌传播、降低耐药率。

肺炎链球菌不产 β-内酰胺酶，对 β-内酰胺类抗生素耐药是由于该菌的青霉素结合蛋白（penicillin binding proteins，PBPs）发生变异，使药物与靶位结合力降低所致。肺炎链球菌对大环内酯类的耐药机制主要有两种：一种为靶位核糖体 RNA 变异，导致对大环内酯类（macrolides）、林可酰胺类（lincosamides）和链阳性菌素（streptogramins）均高度耐药，故称为 MLS 表型，耐药基因为 *erm*（B）；另一种是细菌主动外排抗菌药物导致大环内酯类抗生素低度耐药，但对克林霉素、链阳性菌素仍敏感，称为 M 表型，耐药基因为 *mef*（A）。肺炎链球菌对氟喹诺酮类耐药的机制是药物与其作用靶位拓扑异构酶Ⅳ和/或 DNA 旋转酶（DNA gyrase）结合力下降。

肺炎链球菌对抗菌药物的耐药性一般由染色体介导。染色体发生点突变通常不足以对多数抗菌药物产生耐药，但肺炎链球菌具有很强的摄取外来 DNA 的能力，通过转化、转座从耐药肺炎链球菌或中间链球菌等其他细菌获得耐药基因。同时，流行病学研究显示在耐药率较高地区，耐药菌株往往集中在少数几个全球流行的耐药克隆，表明耐药菌株的克隆传播是耐青霉素肺炎链球菌日益增多的主要原因。肺炎链球菌分子流行病学监测网（Pneumococcal Molecular Epidemiology Network，PMEN）已报道 40 余个洲际传播的耐药克隆。我国已发现 Spain²³F-1、Spain⁶B-2、Taiwan¹⁹F-14 和 Taiwan²³F-15 等耐药克隆，其中 Taiwan¹⁹F-14 尤为多见。

【流行病学】

肺炎链球菌是人体正常寄殖菌之一，在 5%～10% 的健康成人和 20%～40% 的健康儿童鼻咽部可分离到肺炎链球菌，2 岁以下儿童携带率可更高。在部分人鼻咽部可同时寄殖两株以上肺炎链球菌。

肺炎链球菌感染多由于鼻咽部原有寄殖菌入侵肺部、鼻窦、中耳、血流等部位而引起,其危险因素包括:①新的血清型菌株寄殖;②各类先天性体液免疫功能障碍、血液系统疾病、HIV感染;③粒细胞缺乏或功能障碍;④镰状细胞贫血、无脾患者;⑤糖尿病、肝硬化,肾功能不全,营养不良,器官移植患者,酗酒者;⑥慢性阻塞性肺疾病,哮喘患者,吸烟者,流感病毒等感染后;⑦2岁以下或65岁以上人群;⑧某些人群如美国非洲裔人,阿拉斯加或澳大利亚土著;⑨托儿所、军营、监狱、收容所和养老院等人群密度高、接触密切的环境中。

肺炎链球菌感染罹患率和病死率均较高。美国肺炎链球菌肺炎年发病率为68/10万～260/10万,其中肺炎链球菌肺炎伴菌血症发病率为15/10万～19/10万;肺炎链球菌脑膜炎年发病率为1.2/10万～2.8/10万,病死率达19%～26%;此外约半数6个月至3岁美国儿童罹患过中耳炎。据世界卫生组织估计,全球每年肺炎链球菌感染病例数约1400余万例,其中中国约为170万例;全球因肺炎链球菌感染死亡成人和5岁以下儿童分别超过100万人,肺炎链球菌是造成儿童死亡的头号病原菌。

近20年来,全球绝大部分地区分离的肺炎链球菌对青霉素、头孢菌素的耐药性呈上升趋势。根据肺炎链球菌对青霉素的敏感性分为青霉素敏感肺炎链球菌(penicillin sensitive Streptococcus pneumoniae,PSSP),青霉素中介肺炎链球菌(penicillin intermediate Streptococcus pneumoniae,PISP),耐青霉素肺炎链球菌(penicillin resistant Streptococcus pneumoniae,PRSP)。2008年美国临床实验室标准化协会(Clinical and Laboratory Standards Institute,CLSI)根据临床和实验研究调整了肺炎链球菌判断标准,将肺炎链球菌对青霉素敏感性标准分为静脉给药脑脊液分离株、静脉给药非脑脊液分离株和口服给药3种,其中静脉给药非脑脊液分离株对口服青霉素敏感、中介和耐药的临界浓度大幅提高至≤2mg/L、4mg/L和≥8mg/L。美国非脑脊液分离菌株对口服青霉素敏感、中介和耐药的百分比分别为65%、17%和17%,对静脉给药青霉素敏感、中介和耐药的百分比分别为93%、5%和2%;脑脊液分离菌株对静脉给药青霉素敏感和耐药的百分比分别为65%和35%。国内成人与儿童分离肺炎链球菌对青霉素、氟喹诺酮类的耐药性存在差异,可能与成人、儿童抗菌药物使用习惯不同有关。2018年中国细菌耐药监测网(the China Antimicrobial Surveillance Network,CHINET)结果显示,在成人非脑脊液分离株PISP和PRSP分别占3.2%和1.6%,对左氧氟沙星、莫西沙星耐药率分别为5.0%、1.9%;在儿童非脑脊液分离株PISP和PRSP分别占8.9%和1.7%,对左氧氟沙星、莫西沙星耐药率分别为0.9%、0.8%。在来自脑脊液标本的肺炎链球菌中,PISP和PRSP的检出率分别达51.6%和24.2%。肺炎链球菌对头孢菌素类的敏感性随其对青霉素耐药程度增加而降低,青霉素耐药菌株对头孢呋辛等第二代头孢菌素耐药率高。国内个别城市中儿童分离株对头孢呋辛耐药率可达29%～41%,但对头孢曲松耐药菌株仍较少见。北美地区肺炎链球菌对大环内酯类耐药率较低,且多数为低度

耐药,而国内分离菌株对大环内酯类耐药率均很高,且多数为高度耐药,对红霉素和克林霉素的耐药率高达90%或以上。

【发病机制与病理】
肺炎链球菌的发病机制包括与宿主细胞黏附、入侵组织细胞、逃避机体免疫系统的作用,以及通过诱发炎症反应和产生毒素造成组织损伤等环节。肺炎链球菌借其表面黏附素A和上皮细胞受体等与宿主鼻咽部上皮细胞复合糖部位结合而定植。如有病毒感染或过敏反应造成咽鼓管或鼻窦开口水肿、堵塞,或因吸烟、病毒感染等因素损伤支气管纤毛运动、刺激黏膜分泌大量黏液,使鼻窦、气管、中耳等部位清除入侵细菌的能力减弱而导致感染。荚膜则可阻碍多核细胞的吞噬和抗体的调理作用,使细菌逃避宿主免疫系统的攻击,是肺炎链球菌的重要毒力因子。肺炎链球菌溶血素(pneumolysin)和磷壁酸、肽聚糖、C-多糖等细胞壁等成分激活补体旁路和传统途径,引发强烈炎症反应,是造成组织损伤的主要机制。典型的肺炎链球菌肺炎为大叶性肺炎,病灶位于肺叶或肺段,病理改变有充血期、红色肝变期、灰色肝变期和消散期四个阶段。

【临床表现】
肺炎链球菌不仅可以直接由鼻咽部入侵中耳、鼻窦、支气管、肺部和胸腔等部位引起黏膜疾病(mucosal disease),还可经血流播散导致中枢神经系统、腹腔、关节、心瓣膜、心包等无菌部位的侵袭性肺炎链球菌病(invasive pneumococcal disease,IPD)。

(一)肺炎和慢性支气管炎急性加重　肺炎链球菌在社区获得性肺炎病原菌中居首位,所占比例因不同地区、人群、基础疾病、检测方法及检测前抗菌治疗情况等因素而异,从约为10%到超过50%。肺炎链球菌亦是入院5天内发生的医院获得性肺炎和慢性支气管炎急性加重的主要病原菌之一。10%～24%的肺炎链球菌肺炎患者可合并菌血症,这类患者病死率可高达30%,其中需入住症监护病房(intensive care unit,ICU)治疗的患者病死率更可高达76%。约40%的肺炎链球菌肺炎患者有胸腔渗出,但多数量少而无法穿刺,2%～5%的病例合并脓胸。尚可发生急性心肌梗死、充血性心力衰竭、心房颤动和室性心动过速等非感染并发症。

(二)化脓性中耳炎和鼻窦炎　化脓性中耳炎和鼻窦炎病原菌中肺炎链球菌居首位或仅次于流感嗜血杆菌,通常继发于呼吸道病毒感染后。占病原菌查明的化脓性中耳炎的40%～50%,占全部病例的30%～40%;成人和儿童急性鼻窦炎分别占病原菌的20%～41%和36%。

(三)血流感染　肺炎链球菌血流感染71%继发于肺炎,亦可继发于脑膜炎、中耳炎、鼻窦炎等,约18%为原发性。原发性血流感染在儿童更为常见。

(四)化脓性脑膜炎　肺炎链球菌是社区获得性化脓性脑膜炎的常见病原菌,在流行性脑膜炎非流行期,居成人化脓性脑膜炎病原菌的第一位。美国等国家广泛应用流感嗜血杆菌疫苗后,肺炎链球菌也成为6个月以上小儿化脓性脑膜炎的最常见病原菌。肺炎链球菌脑膜炎可由鼻窦炎、中耳炎扩散或血

流播散所致,其危险因素为头部创伤、脑脊液鼻漏等。据报道肺炎链球菌脑膜炎病死率可高达 40%,50%的存活患者有听力损害、运动障碍等后遗症。

(五)其他部位感染 肺炎链球菌还可导致化脓性关节炎、骨髓炎、感染性心内膜炎、化脓性心包炎、腹膜炎、盆腔炎、脑脓肿、结膜炎及皮肤、软组织感染。在抗生素前时代多见,随着抗菌药物的广泛应用,上述感染曾迅速减少,但近年由于耐药菌株的广泛流行和 HIV 感染率的上升,此类感染又渐趋增多。

【诊断】

各种肺炎链球菌感染的临床表现并无特异性,病原学检查对于临床合理选用抗菌药物有重要意义。

细菌培养仍是病原菌检查的主要手段。血液、脑脊液、中耳液、胸腔渗出液和腹腔渗出液等无菌部位标本如培养获肺炎链球菌,病原学诊断即可确立。脑脊液离心后革兰氏染色涂片见革兰氏阳性双球菌高度提示肺炎链球菌脑膜炎。痰标本由于可能被鼻咽部寄殖菌污染,必须同时作痰涂片革兰氏染色和显微镜检查,如为合格痰标本、镜检见革兰氏阳性双球菌培养并获肺炎链球菌时,可推断病原为肺炎链球菌;如血培养同时获肺炎链球菌,则可确定病原学诊断。

检测尿液中 C-多糖抗原诊断成人肺炎链球菌肺炎敏感率为 50%~80%,合并菌血症者敏感度达 70%~90%,特异度达 90%,且快速、简便,具有较高病原学诊断价值。但在儿童由于肺炎链球菌携带率高,常可导致假阳性结果,抗原检测诊断不可靠。

近年来应用日益增多的 X-pert、二代测序等分子生物学诊断方法提高了肺炎链球菌检出率,尤其是在已使用抗菌药物患者。

【治疗】

制订肺炎链球菌感染治疗方案时,应考虑细菌药敏试验结果、感染部位、病情严重程度和抗菌药物的药动学特性等因素。PSSP 感染首选青霉素、氨苄西林、阿莫西林,亦可选用头孢曲松、头孢噻肟等药物。PISP 感染宜选用大剂量青霉素、氨苄西林、头孢曲松或头孢噻肟。PRSP 感染则可头孢曲松、头孢噻肟、头孢罗膦、左氧氟沙星、莫西沙星、奈诺沙星、万古霉素或利奈唑胺等药物单药或联合治疗。治疗肺炎链球菌肺炎通常均宜采用注射剂。鼻窦炎、化脓性中耳炎及病情较轻无合并症的肺炎患者可予口服给药。重症或伴合并症的肺炎患者宜联合用药,有报道接受 β-内酰胺类药物联合大环内酯类药物治疗患者病死率低于接受 β-内酰胺类药物单药治疗患者,推测与大环内酯类的免疫调节作用有关。

治疗化脓性脑膜炎,PSSP 选用大剂量青霉素、阿莫西林或氨苄西林;PISP 选用头孢曲松或头孢噻肟;PRSP 选用万古霉素联合头孢曲松或头孢噻肟,或莫西沙星单药。由于早期不恰当治疗导致预后差,在未获得肺炎链球菌药敏结果前,均应按PRSP 治疗。有对照研究显示肺炎链球菌脑膜炎患者合并应用地塞米松 2~4 天降低了死亡率。

【预防】

疫苗接种是预防肺炎链球菌感染的有效手段。许多国家已经将肺炎链球菌疫苗列入计划免疫。在美国等广泛接种肺炎链球菌疫苗国家发现疫苗有以下作用:①使接种者侵袭性肺炎链球菌疾病发病率显著下降,并部分降低了肺炎链球菌黏膜疾病发病率;②接种者达到一定数量后发挥群体免疫(herd immunity)作用,保护未接种者,例如在儿童推广接种 7 价结合疫苗后,老年人肺炎链球菌侵袭性疾病也大幅减少;③由于疫苗涵盖当前主要耐药克隆的血清型,通过阻断耐药克隆的传播降低细菌耐药率。

目前主要使用 23 价荚膜多糖疫苗和 13 价蛋白结合疫苗。荚膜多糖疫苗对 2 岁以下儿童和免疫缺陷人群保护作用差,对65 岁以上人群的保护作用也稍差。蛋白结合疫苗免疫原性增强,对 2 岁以下儿童和 2~5 岁肺炎链球菌易感人群保护效果显著。

目前推荐:①儿童接种 2~3 剂 13 价蛋白结合疫苗,2 岁以上免疫缺陷患者在接种结合疫苗 8 周后尚需接种 23 价荚膜多糖疫苗。②19 岁以上成人具有肺炎链球菌感染易患因素者,接种 13 价蛋白结合疫苗,8 周后再接种 23 价荚膜多糖疫苗。③65 岁以上免疫正常老年人既往未接种疫苗者,接种 23 价荚膜多糖疫苗;或接种 13 价蛋白结合疫苗,间隔 1 年后接种 23 价荚膜多糖疫苗。既往接种过 23 价荚膜多糖疫苗者,间隔 1 年接种 13 价蛋白结合疫苗,或间隔 5 年后接种 23 价荚膜多糖疫苗。

推荐阅读

1. JANOFF E N, MUSHER D M. Streptococcus pneumoniae [M] // BEN-NETT J E, DOLIN R, BLASER M J. Mandell, Douglas, and Bennett's principles and practice of infectious diseases. 8th ed. Philadelphia, PA: Elsevier Saunders, 2015: 2310-2327.

2. 胡付品, 郭燕, 朱德妹, 等. 2018 年 CHINET 中国细菌耐药性监测 [J]. 中国感染与化疗杂志, 2020, 20(1): 1-10.

3. MATANOCK A, LEE G, GIERKE R, et al. Use of 13-valent pneumococcal conjugate vaccine and 23-valent pneumococcal polysaccharide vaccine among adults aged ≥65 years [J]. MMWR. 2019, 68(46): 1069-1075.

第十八节 肠球菌属感染

林东昉

肠球菌属(*Enterococcus*)为链球菌科,属人类和动物的肠道和泌尿生殖道正常菌群的一部分,但也具有一定的致病力,可导致社区和医院获得性感染,不仅可引起尿路感染、皮肤软组织等感染,还可引起危及生命的腹腔感染、血流感染、心内膜炎和脑膜炎等。目前医院感染呈增多趋势,已成为重要病原菌之一,在尿路感染和手术部位感染病原菌中占第二位,在血流感染病原菌中占第三位。

【病原】

1. 生物学特征　肠球菌属为链球菌科,为链状排列的革兰氏阳性需氧或兼性厌氧球菌。肠球菌属在含有血清的培养基上生长良好,经37℃培养可形成灰白色、不透明、表面光滑、直径0.5~1mm大小的圆形菌落,可表现为β溶血或α溶血。与其他同科链球菌的显著不同点在于肠球菌属能耐受高盐和胆汁培养基,因此对外界有更强抵抗力,肠球菌属对许多抗菌药物表现为固有耐药。

2. 分类　肠球菌属有30多个种,其中对人类致病者主要为粪肠球菌和屎肠球菌,既往临床分离菌株中粪肠球菌占85%~95%,屎肠球菌占5%~10%,近年来,屎肠球菌所占比例逐渐升高,可达40%~50%。

3. 耐药性　肠球菌属的耐药性包括固有耐药、获得性耐药2种。由于肠球菌属细胞壁坚厚,对头孢菌素类、林可酰胺类、大环内酯类、磺胺类等许多抗菌药物表现为固有耐药。对青霉素类、氨基糖苷类和万古霉素等常为获得性耐药。粪肠球菌对各种抗菌药的敏感性高于屎肠球菌。

与链球菌科其他细菌不同,肠球菌属对青霉素、氨苄西林、阿莫西林敏感性较低。其耐药机制主要为细菌产生一种特殊的青霉素结合蛋白,对青霉素亲和力减低,从而导致耐药。此种耐药以屎肠球菌多见。少数情况下,细菌可产生青霉素酶导致耐药,多见于粪肠球菌属。

肠球菌属对氨基糖苷类仅呈现低至中度敏感,但与作用于细胞壁的药物联合应用时有协同作用,其耐药性有2种:①中度耐药性,系细胞壁渗透障碍所致,含氨基糖苷类的联合用药有效;②高度耐药性(庆大霉素MIC≥500mg/L,链霉素MIC≥2 000mg/L),系细菌产生质粒介导的氨基糖苷类钝化酶及16S rRNA核糖体甲基转移酶所致,含氨基糖苷类的联合用药无效。因此测定肠球菌属对氨基糖苷类的耐药程度,对于临床用药有重要参考意义。

二十余年前,临床上出现了耐万古霉素肠球菌属(vancomycin-resistant enterococcus,VRE),重要耐药基因型有vanA、vanB、vanM等,均为获得性耐药。vanA者对万古霉素及替考拉宁均高度耐药;vanB者对万古霉素可呈现不同程度耐药,而对替考拉宁可呈现敏感;vanM对万古霉素耐药,对替考拉宁不同程度耐药。医院内流行的主要是vanA和vanB型。CHINET中国细菌耐药检测资料显示,VRE的基因型既往以vanA为主,而近5年来以vanM为主。铅黄肠球菌、鹑鸡肠球菌等可携带vanC基因,对万古霉素呈固有耐药,应避免选用万古霉素治疗。

肠球菌属对利奈唑胺的主要耐药机制为23S rRNA基因的点突变,使利奈唑胺与核糖体结合能力下降。耐药基因cfr可导致23S rRNA基因2 503位腺嘌呤甲基化从而对利奈唑胺耐药。

【发病机制】

肠球菌属为条件致病菌,免疫功能损害是肠球菌属严重感染的危险因素,包括严重原发疾病、侵袭性操作、广谱抗菌药尤其对肠球菌属不具抗菌活性的头孢菌素类的应用等。

多数肠球菌属感染为内源性感染,即病原菌来自患者本身。也有一部分患者为获得性感染,社区感染中,耐药菌可自畜牧业牲畜的排泄物传播至人,在医院感染中,肠球菌属亦可通过医务人员的手和病房设备间接传播引起感染。

【临床表现】

(一) 尿路感染　粪肠球菌所致感染最为常见,是社区感染中常见的革兰氏阳性病原菌,医院感染多发生于留置导尿管、泌尿系统器械操作和尿路结构异常的患者。

(二) 血流感染　医院获得性血流感染中由肠球菌属所致者,仅次于凝固酶阴性葡萄球菌和金黄色葡萄球菌居第三位。入侵途径多为尿路感染、腹腔感染、盆腔感染、创伤等。肠球菌属感染合并感染性休克者少见,一旦发生,需要警惕是否为复数菌革兰氏阴性菌感染。

(三) 心内膜炎　5%~15%的社区获得性和30%的医院获得性心内膜炎由肠球菌属所致。病原菌主要为粪肠球菌,少数为屎肠球菌、鸟肠球菌、铅黄肠球菌等。肠球菌属心内膜炎患者多有基础心瓣膜疾病或人工瓣膜,主要累及二尖瓣和主动脉瓣,病原菌多来自泌尿生殖道,其他依次为胃肠道和牙科手术后。大多数病例起病缓,呈亚急性表现,临床症状包括发热、消瘦、非特异性胸痛、疲乏等。主要体征有瘀点、心脏杂音、奥斯勒结节(Osler node)。常见并发症有心力衰竭,27%~43%患者出现栓塞,常发生在脑部。

(四) 腹腔、盆腔感染　腹腔、盆腔感染中肠球菌属检出率仅次于大肠埃希菌和脆弱拟杆菌居第三位,但是否参与感染仍有争议。有资料显示肠球菌属可能会增加腹腔手术后感染率,并导致病死率上升。因此,在迁延不愈的患者中,尤其前期经过大量抗感染治疗疗效不明显者,此被称为第三类腹膜炎,制定抗菌治疗方案时需考虑覆盖肠球菌属。

(五) 其他　少见情况下肠球菌属可引起外科伤口或烧伤创面感染,皮肤软组织、骨、关节感染和脑膜炎,但极少引起呼吸道感染。

【诊断】

肠球菌属感染的诊断主要依靠各种不同部位感染的临床表现和有关标本(血、尿、腹腔渗出物、关节液、脑脊液等)的涂片和/或培养找到病原菌。虽然痰液或支气管分泌物中经常分离到肠球菌属,但该菌极少引起呼吸道感染;亦很少引起原发性蜂窝织炎。

【治疗】

治疗肠球菌属所致尿路感染可单用青霉素、氨苄西林或阿莫西林。由于多数肠球菌属仍对呋喃妥因敏感,因此后者亦可用于肠球菌属所致下尿路感染的治疗。磷霉素在体外对粪肠球菌和屎肠球菌均有抗菌活性,可用于该菌所致尿路感染的治疗。氟喹诺酮类抗菌药如左氧氟沙星对肠球菌属具有抗菌活性,可用于尿路感染,但由于耐药率愈来愈高,应根据药物敏感试验结果选用。

肠球菌属所致腹膜炎、血流感染、心内膜炎和脑膜炎等的治疗宜选用氨苄西林或青霉素联合氨基糖苷类,后者一般选用庆大霉素,但仅用于药物敏感试验对高浓度氨基糖苷类敏感者。治疗肠球菌属心内膜炎时药物剂量需大,疗程宜长,以减少复发。如患者对青霉素过敏或氨苄西林耐药,可改用万古霉素或替考拉宁,必要时联合氨基糖苷类,但必须监测两者的血药浓度。腹腔感染患者如腹腔引流液中分离出肠球菌属,治疗指征为:免疫缺陷患者,合并医院感染腹膜炎或腹腔脓肿的重症患者,心脏瓣膜置换合并腹膜炎,以及长期使用对肠球菌属无活性的广谱抗菌药物患者。

万古霉素耐药肠球菌属所致感染的治疗应依据感染类型和药物敏感试验结果用药,并宜联合用药。利奈唑胺对绝大部分肠球菌属具抑菌作用,可用于 VRE 感染的治疗。*vanB* 型耐药菌株如对氨基糖苷类并非高度耐药,替考拉宁与庆大霉素或链霉素联合治疗可能有效。达托霉素也可用于 VRE 感染的治疗,替加环素等新药体外对部分 VRE 亦可显示敏感。

推荐阅读

1. PREMATUNGE C, MACDOUGALL C, JOHNSTONE J, et al. VRE and VSE bacteremia outcomes in the era of effective VRE therapy: a systematic review and meta-analysis[M]. Infect Control Hosp Epidemiol, 2016, 37(1): 26-35.

2. ARIAS C A, MURRAY B E. Enterococcus species, Streptococcus gallolyticus group, and Leuconostoc species[M]//BENNETT J E, DOLIN R, BLASER M J. Mandell, Douglas, and Bennett's principles and practice of infectious diseases. 8th ed. Philadelphia, PA: Elsevier Saunders, 2015: 2328-2365.

第十九节 葡萄球菌感染

徐晓刚 李光辉 汪 复

葡萄球菌感染(staphylococcal infection)是常见的细菌性感染,多表现为皮肤及软组织感染,也可导致肺炎、尿路感染、骨关节感染、人工装置相关感染,以及严重或危及生命的血流感染、心内膜炎、脑膜炎等;此外葡萄球菌所产毒素尚可引起食物中毒、烫伤样皮肤综合征、中毒性休克综合征等。

【病原】

葡萄球菌属细菌为革兰氏阳性球菌,该属现有细菌 36 种,有 10 余种可导致人类感染,其中以金黄色葡萄球菌和路邓葡萄球菌毒力最强。表皮葡萄球菌、溶血葡萄球菌和腐生葡萄球菌为人工装置及尿路感染的常见病原菌。除金黄色葡萄球菌为血浆凝固酶阳性外,其余多数菌种为凝固酶阴性,统称凝固酶阴性葡萄球菌(coagulase negative *Staphylococcus*, CNS),其中较常见的病原菌有表皮葡萄球菌、腐生葡萄球菌和溶血葡萄球菌等。

葡萄球菌的基因组包括一条约 2.8Mb 的环状染色体,以及前噬菌体、质粒和转座子等可移动遗传元件。染色体和染色体外的遗传片段常有编码细菌毒力或对抗菌药物耐药的基因,这些基因可通过染色体外的遗传片段在葡萄球菌不同菌株之间传播,也可向其他革兰氏阳性球菌传播。

(一)分型 葡萄球菌可根据表型特征如噬菌体溶解、血清反应、生化反应和耐药谱等分型。60%~70%金黄色葡萄球菌可被相应的噬菌体裂解;噬菌体可将金黄色葡萄球菌分为 4 个组,共 23 型。目前分子分型主要包括葡萄球菌盒式染色体 *mec*(SCC*mec*)分型、葡萄球菌蛋白 A(staphylococcal protein A)基因 *spa* 分型、多位点序列分型(multilocus sequence typing, MLST)等。SCC*mec* 分型已成为区分医院获得性 MRSA(HA-MRSA)与社区获得性 MRSA(CA-MRSA)的重要分子生物学方法,HA-MRSA 为Ⅰ~Ⅲ型,而 CA-MRSA 为Ⅳ~Ⅷ型。根据表型特征的分型方法与分子分型方法相结合对调查耐药菌流行特征、考察感染控制效果等方面有重要作用。

(二)葡萄球菌的毒力 金黄色葡萄球菌致病性最强,主要与其产生各种毒素和酶及某些细菌抗原有关,凝固酶阴性葡萄球菌多数不产生对人体具毒性的酶和毒素,其致病力与产生物膜、黏附分子及其他假定的毒力因子有关。

1. 毒素

(1)溶血毒素:金黄色葡萄球菌可产生 α、β、γ 和 δ 四种溶血毒素,皆可导致完全溶血。对人类有致病作用的主要是 α 溶血毒素,可损伤血小板、巨噬细胞和白细胞,使血管平滑肌收缩导致局部组织缺血坏死。α 溶血毒素经甲醛处理后,可制成类毒素,用于葡萄球菌感染的预防和治疗。

(2)杀白细胞素(Panton-Valentine leukocidin, PVL):PVL 是一种杀白细胞的外毒素,由 *lukS* 和 *lukF* 基因编码,可杀死白细胞和巨噬细胞或破坏其功能,细菌被吞噬后仍可在细胞内生长繁殖,使人体遭受严重组织破坏。PVL 约见于 3% 的金黄色葡萄球菌临床菌株,为 CA-MRSA 的重要毒力因子。PVL 阳性菌株通常导致社区儿童和年轻患者坏死性皮肤损害,亦可引起坏死性肺炎、血流感染和乳房脓肿等感染。

(3)肠毒素:为引起食物中毒的外毒素,多由噬菌体Ⅲ组金黄色葡萄球菌产生,肠毒素至少有 A、B、C_1、C_2、D 和 E 六种,口服少量肠毒素即可引起呕吐和腹泻等消化道症状。

(4)表皮剥脱毒素(exfoliatin):由噬菌体Ⅱ组(尤其是 71 型)的某些菌株产生,此毒素可使皮肤表皮浅层分裂脱落产生皮肤烫伤样症状。

(5)中毒性休克综合征毒素-1(toxic shock syndrome toxin-1, TSST-1):TSST-1 可刺激单核细胞释放肿瘤坏死因子(TNF)、γ 干扰素、IL-1 和 IL-2 等细胞因子,引起中毒性休克综合征(toxic shock syndrome, TSS)。

(6)产红疹毒素:主要由噬菌体Ⅱ组 71 型金黄色葡萄球菌的特殊变种产生,可导致猩红热样皮疹。

2. 酶 葡萄球菌可产生多种酶类,这些酶的致病作用尚不明确,但具破坏组织、促进感染扩散及抗吞噬等致病作用。

(1)血浆凝固酶:可使血浆纤维蛋白原变成纤维蛋白,沉积于菌体表面,阻碍吞噬细胞的吞噬作用,并促进感染性血栓的形成。

（2）凝集因子（clumping factor）：使细菌在血浆中凝集成块。

（3）其他：溶脂酶、透明质酸酶、葡萄球菌激酶、过氧化氢酶等。

3. 细胞抗原

（1）荚膜抗原：金黄色葡萄球菌的某些菌株有明显荚膜，使毒力增强。

（2）葡萄球菌蛋白A：是多数金黄色葡萄球菌细胞壁的组成部分，可与IgG的Fc片段结合，具有抗调理素作用和抗吞噬作用的功能。

（3）细胞壁磷壁酸：一种特异性抗原，金黄色葡萄球菌、表皮葡萄球菌和腐生葡萄球菌均可产生，但其磷壁酸组成的成分不同。

（三）葡萄球菌的耐药性 葡萄球菌属细菌是耐药性最强的病原菌之一，具备目前已知的主要耐药机制，可对临床常用的抗菌药产生耐药。

1. 耐药变迁 青霉素曾是治疗葡萄球菌感染最有效的抗生素，但目前90%以上葡萄球菌因产生青霉素酶而对青霉素耐药，此类细菌一般对耐酶青霉素类、头孢菌素及含β-内酰胺酶抑制剂的合剂敏感。耐甲氧西林金黄色葡萄球菌（methicillin resistant *Staphylococcus aureus*，MRSA）发现于20世纪60年代初期，此后多年检出率持续增多，但近年MRSA有下降趋势，CHI-NET中国细菌耐药监测数据显示：MRSA检出率已由2005年的69.2%下降至2019年的31.4%。MRSA对常用抗菌药物耐药率高于甲氧西林敏感金黄色葡萄球菌（methicillin sensitive *Staphylococcus aureus*，MSSA），除糖肽类、利福平外，大型医院临床分离株对常用抗菌药的耐药率常>40%。

目前MRSA已不仅局限于医院，而是出现在社区成为新发病原。最初认为CA-MRSA系HA-MRSA在社区播散所致，但进一步研究发现CA-MRSA与HA-MRSA显著不同。CA-MRSA一般携带SCC*mec* Ⅳ~Ⅷ型，而HA-MRSA通常携带SCC*mec* Ⅰ~Ⅲ型、*agr* Ⅱ型、MLST分型以ST239较多。CA-MRSA由于通常不携带其他耐药基因而对非β-内酰胺类敏感，而HA-MRSA则通常对非β-内酰胺类耐药。CA-MRSA主要引起皮肤软组织感染或少数坏死性肺炎，常发生在既往健康的儿童或年轻人；而HA-MRSA可引起各种感染，常发生于具有危险因素的患者。CA-MRSA通常携带*pvl*基因，而HA-MRSA极少呈*pvl*阳性。

1996年以后在日本、美国、欧洲等地出现了对万古霉素敏感性降低的金黄色葡萄球菌（vancomycin intermediate *Staphylococcus aureus*，VISA），其中多数菌株对万古霉素呈现不均一性耐药，亦称hetero-VISA（hVISA），可导致万古霉素治疗失败。2002年美国已出现了携带*vanA*基因的耐万古霉素金黄色葡萄球菌（vancomycin resistant *Staphylococcus aureus*，VRSA），近年又出现了利奈唑胺和达托霉素耐药菌株，磷霉素耐药菌株也逐渐增多。凝固酶阴性葡萄球菌的耐药性与金黄色葡萄球菌相似，但我国耐甲氧西林凝固酶阴性葡萄球菌（methicillin resistant coagulase negative *Staphylococcus*，MRCNS）检出率仍维持在80%左右，头状葡萄球菌、溶血葡萄球菌、科氏葡萄球菌、松鼠葡萄球菌也已出现利奈唑胺耐药菌株。

2. 耐药机制

（1）产生灭活酶和修饰酶：葡萄球菌产生的青霉素酶可破坏多种青霉素类抗生素，产酶量高的部分菌株尚可表现为对苯唑西林耐药。产生氨基糖苷类钝化酶可灭活氨基糖苷类，使菌株对氨基糖苷类耐药。葡萄球菌还可产生乙酰转移酶灭活氯霉素而对其耐药。葡萄球菌获得*fosB*基因，编码产生磷霉素修饰酶也是近年国内金黄色葡萄球菌对磷霉素耐药的重要机制。

（2）靶位改变：青霉素结合蛋白（PBP）是葡萄球菌细胞壁合成的转肽酶，葡萄球菌有4种PBP。甲氧西林耐药葡萄球菌通过获取外源性*mecA*或*mecC*基因，编码产生一种新的青霉素结合蛋白PBP2a（PBP2'），PBP2a与β-内酰胺类抗生素的亲和力低，能在高浓度β-内酰胺类环境中维持细菌的胞壁合成，使细菌表现为耐药。MRSA和MRCNS的耐药机制相同，此类耐药菌除对甲氧西林耐药外，对所有青霉素类、头孢菌素类和其他β-内酰胺类抗生素均耐药，但对抗MRSA头孢菌素敏感，同时对氟喹诺酮类、四环素类、部分氨基糖苷类、氯霉素、大环内酯类、林可酰胺类耐药率也很高（>50%）。部分MRSA和甲氧西林耐药表皮葡萄球菌（methicillin resistant *Staphylococcus epidermidis*，MRSE）只对糖肽类、利奈唑胺和达托霉素敏感；对利福平、夫西地酸、磷霉素、复方磺胺甲噁唑（SMZ-TMP）敏感率相对较高。DNA旋转酶靶位改变和拓扑异构酶Ⅳ变异是葡萄球菌对喹诺酮类耐药的主要机制。此外，葡萄球菌还可改变磺胺类药、利福平、莫匹罗星、利奈唑胺、大环内酯类和林可酰胺类等的作用靶位而对这些抗菌药耐药。

（3）外排作用及转运异常：葡萄球菌通过各类外排泵，可排出细胞内的四环素类、大环内酯类和林克酰胺类等药物，导致细菌对这些药物产生耐药。此外，磷霉素需依赖转运蛋白GlpT和UhpT方可进入金黄色葡萄球菌胞内发挥抗菌作用，编码这两类转运蛋白的编码基因发生变异，药物无法进入胞内也可导致细菌对磷霉素耐药。

（4）耐受性：葡萄球菌还存在对抗菌药物耐受现象，例如对β-内酰胺类抗生素耐受的菌株呈现最低抑菌浓度（MIC）与最低杀菌浓度（MBC）分离现象。非耐受菌株MIC/MBC为1∶4以下，而耐受菌株MIC/MBC超过1∶32或1∶32以上。葡萄球菌耐受现象的存在可能与某些葡萄球菌感染不易治愈有关。

【流行病学】

（一）感染源 感染患者和带菌者均为感染源。人群中带菌者常见，约50%为间歇带菌，25%~30%为持续带菌。医务工作者的带菌率可高达50%~90%。2型糖尿病、静脉药瘾和手术患者的带菌率较高。带菌者继发葡萄球菌感染的机会增多。

（二）传播途径 入侵途径主要为有损伤的皮肤和黏膜，也可因摄食含有肠毒素的食物或吸入染菌尘埃而致病。皮肤感染者的敷料、衣被、医疗器材等均可为金黄色葡萄球菌所污染，当整理患者的床铺和更换敷料时可造成细菌飞扬，污染周围空气和尘埃,以及医务人员和患者的手、鼻、咽、眼等暴露部位,染菌手直接接触易感者的皮肤,为传播金黄色葡萄球菌感染的重要途径。

（三）**易感人群** 包括有伤口的外科患者、严重烧伤患者、新生儿、老年人、流感和麻疹患者伴肺部病变者、免疫缺陷者、粒细胞缺乏者、恶性肿瘤患者、糖尿病患者等。HA-MRSA 感染的危险因素为老年、入住 ICU、人工机械通气、留置导管、广谱抗生素和激素应用、肠外营养、透析、手术后伤口感染等。CA-MRSA 感染的危险因素为环境拥挤、个人卫生差、年龄 2 岁以下或 65 岁以上、军人、运动员、罹患流感后、CA-MRSA 定植者或与之有密切接触者、抗菌药应用等。

【发病机制与病理】

金黄色葡萄球菌感染可分 5 个阶段:①定植;②局部感染;③全身播散和血流感染;④迁徙性感染;⑤中毒表现。定植是感染的前奏;细菌从定植部位接种到受损的皮肤黏膜引起皮肤及软组织局部感染,如疖、痈、伤口感染;细菌还可进入血液,导致血流感染、细菌性心内膜炎、骨髓炎等;细菌毒素也可以引起局部和全身临床表现或综合征,如中毒性休克综合征、烫伤样皮肤综合征和肠毒素性胃肠炎。

凝固酶阴性葡萄球菌主要是条件致病菌,其致病与免疫力低下和异物植入相关。异物的存在严重损害吞噬细胞的功能,静脉内导管等异物迅速被纤维蛋白原、纤维连接蛋白等血清成分包裹,这些血清成分通过细菌表面成分识别黏附分子使葡萄球菌黏附,并产生多糖蛋白质复合物(glycocalyx)进一步巩固细菌黏附、定植。医院获得性血流感染通常与静脉内导管有关,而心导管有可能损伤心脏瓣膜表面,在瓣膜上形成非细菌性血栓,导致细菌黏附感染。

葡萄球菌导致的组织损伤过程:血管内皮损伤部位形成血小板-纤维蛋白血栓,进入血流的细菌通过细菌表面成分识别黏附分子介导的机制附着到该血栓上,或者通过黏附素受体相互作用,或者通过纤维蛋白原等血清成分在内的配体连接直接黏附到血管内皮细胞上。由于周围微环境改变的影响,内皮细胞对感染的耐受力降低,内皮细胞吞噬的葡萄球菌释放蛋白酶促进感染向周围扩散。葡萄球菌到达表皮下组织,激发炎症反应,形成脓肿。通过这个过程发生各种迁徙性脓肿和心内膜炎等。

吞噬细胞吞噬葡萄球菌后,内皮细胞表达 Fc 受体和黏附分子,释放 IL-1、IL-6、IL-8 和 TNF-α。这些细胞因子进入血流引起葡萄球菌全身感染脓毒综合征的表现。

【临床表现】

（一）**皮肤及软组织感染** 分为非复杂性和复杂性,有深部软组织感染、外科或刺伤感染、巨大脓肿、蜂窝织炎、溃疡感染、烧伤等属于复杂性,其他为单纯性皮肤及软组织感染,大多数为金黄色葡萄球菌所引起,少数可为表皮葡萄球菌引起。当皮下组织或毛囊被金黄色葡萄球菌感染累及时,可形成疖肿,常见于颈部、腋下、臀部及大腿等处。痈多发生于颈后及背部,为红肿、疼痛、多窦道排脓的巨大硬结。新生儿易患皮肤脓疱,

如主要为大疱且遍及全身,皮损破裂后有脓液渗出及痂盖形成,称脓疱疮。烫伤样皮肤综合征由产生表皮剥脱毒素的 II 组噬菌体型金黄色葡萄球菌引起,多见于新生儿和幼儿;乳腺炎为乳妇于产褥期发生的乳腺感染,表现为乳房红肿或脓肿形成。

（二）**血流感染** 分为非复杂性和复杂性,非复杂性血流感染指血培养阳性,无心内膜炎,无人工装置,血培养于治疗后 2~4 日内转阴,经有效治疗后 72 小时内退热,无迁移性感染灶的患者,不符合上述定义者即为复杂性血流感染。葡萄球菌是血流感染常见的病原菌,凝固酶阴性葡萄球菌血流感染多发生于有严重原发疾病或有人工器官装置的患者。

病原菌的主要入侵途径为皮肤,40%~50% 患者在血流感染发生前有各种皮肤病灶,少数患者原发病灶为肺炎、骨髓炎、尿路感染等,病原菌也可经静脉输液直接进入血液。起病多急。表现为寒战、高热、严重毒血症症状、感染性休克等。休克发生率为 10%~20%。皮疹约见于 30% 的患者,以瘀点和荨麻疹为多。关节症状约见于 20% 的病例,多为大关节疼痛和行动受限,也有呈化脓性关节炎者。约 2/3 的病例在病程中发生迁徙性化脓性病灶,常见者为皮下软组织脓肿、肺炎、心内膜炎、骨髓炎、关节炎、肝脓肿、脑膜炎等。

（三）**心内膜炎** 可发生于下列情况:①葡萄球菌血流感染过程中,正常或受损心瓣膜均可被累及;②人工瓣膜装置术后 2 个月内,胸骨创口感染所致;③上述手术后 2 个月以上,与导尿、拔牙等所致的一过性菌血症有关;④静脉补液或静脉注射毒品后。金黄色葡萄球菌所致的心内膜炎多呈急性病程,有寒战、高热及毒血症征象。心脏原属正常者早期可无杂音,而在病程中出现病理性杂音;原有杂音者,病程中杂音可有明显改变。一般波及主动脉瓣,注射毒品者常累及右心及三尖瓣。早期即可出现心功能不全。迁徙性感染较多见,约 50% 的患者有肾脏化脓性感染。凝固酶阴性葡萄球菌所致心内膜炎多发生于人工心脏瓣膜装置术后(40%),其临床过程大多呈亚急性,但路邓葡萄球菌的毒力高,所致心内膜炎临床表现与金黄色葡萄球菌所致心内膜炎相似,且病死率高。

（四）**异物植入相关感染** 约 50% 异物相关感染病原菌为凝固酶阴性葡萄球菌,其中以表皮葡萄球菌为主,血管内导管、连续腹膜透析管、脑脊液分流装置、人工瓣膜、人工关节、心脏起搏电极、人工成型的乳房及假体植入等均可为凝固酶阴性葡萄球菌感染的诱因。临床可表现为局部或全身感染症状,多数为不明原因的发热,去除异物常可痊愈,少数可导致严重的血流感染而死亡。

（五）**呼吸道感染** 医院获得性金黄色葡萄球菌肺炎多见于机械通气患者,位居临床分离菌的前四位,社区获得性金黄色葡萄球菌肺炎相对少见,大多继发于病毒性呼吸道感染或由血行播散所致,以婴幼儿为多见,病情发展迅速,呼吸和循环功能短期内即可恶化,体征与病情不相平行。成人患者一般病程迁延,早期肺部病变虽较少,但可出现严重呼吸窘迫现象。肺部影像学呈多发脓肿、蜂窝状改变、肺大疱形成等。脓胸最常

见的致病菌亦为金黄色葡萄球菌,急性脓胸一般继发于肺炎或肺脓肿,也可为胸外科手术并发症。

(六)中枢神经系统感染

1. **脑膜炎**　葡萄球菌是细菌性脑膜炎的常见病原菌,医院获得性感染中尤其多见。金黄色葡萄球菌脑膜炎35%发生于颅脑外伤、神经外科术后,20%见于感染性心内膜炎及脊髓旁感染;新生儿患者多发生于脐带或皮肤感染后,腰穿后亦可发生。表皮葡萄球菌脑膜炎多发生于脑脊液分流术后。临床表现与其他化脓性脑膜炎相似。除脑膜刺激征外,常可见到各种皮疹如荨麻疹、瘀点,偶有猩红热样皮疹和全身性小脓疱疹,后者的出现有利于葡萄球菌脑膜炎的诊断。

2. **脑脊液分流感染**　凝固酶阴性葡萄球菌是脑脊液分流感染最常见的病原菌。凝固酶阴性葡萄球菌也是脑外伤脑室引流管减压后发生感染的常见病原菌。

(七)食物中毒　由金黄色葡萄球菌产生的肠毒素所致,金黄色葡萄球菌污染淀粉类食品、牛奶及奶制品、肉、鱼、蛋等食品后,细菌可在室温下(22℃左右)大量繁殖而产生耐热肠毒素,100℃ 30分钟只能杀灭金黄色葡萄球菌而不能破坏肠毒素,后者引起恶心、呕吐、腹痛、腹泻等症状。体温大多正常或略有升高。多数患者于数小时至1~2日内迅速恢复。

(八)尿路感染　多由表皮葡萄球菌和腐生葡萄球菌所致,前者常见于老年患者或住院患者,多有留置导尿管史,大多无症状。腐生葡萄球菌尿路感染多见于青年女性,90%患者有尿路刺激症状,对治疗反应良好。

(九)骨及关节感染　金黄色葡萄球菌骨髓炎多见于男性儿童,一般继发于外伤后,也可为血源性感染,以小腿部最为多见。椎骨骨髓炎大多发生于成人,局部疼痛可为唯一症状或伴有低热。金黄色葡萄球菌关节炎各年龄均有所见,关节局部红、肿、热、痛明显。20%~40%的人工关节感染由凝固酶阴性葡萄球菌引起。

(十)中毒性休克综合征　多见于青年女性,尤其是应用阴道塞者;但也可发生于绝经期女性、男性及小儿。由金黄色葡萄球菌产生的外毒素所致,其主要临床表现为高热、休克、红斑皮疹、剧烈呕吐和腹泻,并可有肌肉痛,肝、肾功能损害,定向障碍和意识障碍等。

(十一)肝脓肿　金黄色葡萄球菌所致肝脓肿不常见。多为血源性感染,以多发性脓肿为多见,但亦可为单房性大脓肿。

(十二)其他　葡萄球菌尚可引起脑脓肿、肾皮质脓肿、肾周围脓肿、脾脓肿等,但均较少见。

【诊断】

葡萄球菌所致疖、痈、脓疱疮、睑腺炎、毛囊炎、甲沟炎等皮肤软组织感染易于辨认;血流感染、心内膜炎、肺炎、脑膜炎等的临床表现虽也有一定的特征,但难以与其他病原菌所致者鉴别。

葡萄球菌感染的诊断主要依靠各种不同感染部位的临床表现和有关标本(血、脓液、脑脊液、分泌物等)的涂片或培养找到病原菌。血培养分离出凝固酶阴性葡萄球菌是否为血流感

染的病原菌需结合临床及实验室检查结果判断。血培养双份或多份标本分离出相同凝固酶阴性葡萄球菌,方具有临床意义。

异物相关感染的诊断根据异物表面标本的培养结果。首先要去除异物,可用超声震荡法使植入物表面的细菌脱落,再行培养;或者剪取导管末端5cm进行培养,菌落数≥15CFU有诊断意义。

对于凝固酶阴性葡萄球菌尿路感染,因为存在污染或定植可能,需采取清洁中段尿培养菌落计数≥10^5CFU/ml,并结合临床表现作出判断。

【预后】

无并发症的葡萄球菌皮肤及软组织感染、食物中毒、骨髓炎、尿路感染等预后良好。烫伤样皮肤综合征的病势虽较凶险,但大多数患者经治疗后顺利恢复。葡萄球菌血流感染和心内膜炎的病死率约30%,且随年龄的增长而升高。MRSA血流感染的病死率(42%)高于MSSA血流感染者(28%)。葡萄球菌心内膜炎累及主动脉瓣及二尖瓣者病死率较三尖瓣病变者为高。静脉药瘾者心内膜炎者由于主要累及三尖瓣,且年龄较轻,故病死率较低(12%)。有并发症如心力衰竭、栓塞、尿毒症或瓣膜破损者,其病死率(40%)远较无并发症者(12%)为高。金黄色葡萄球菌脑膜炎的病死率为37%~51.9%,成人患者高于儿童患者。金黄色葡萄球菌肺炎的病死率为15%~20%,幼儿和老年患者的预后差。中毒性休克综合征患者的死亡通常发生于住院的最初数日内,但也可能发生于入院后2周,病死率约6%。

【治疗】

(一)一般治疗　及时诊断,及早应用适宜的抗菌药,为治疗严重葡萄球菌感染获得成功的主要关键。除抗菌药外,还应积极给予对症、支持等综合措施。

(二)外科处理　脓液的充分引流,常是处理某些伴有脓肿的葡萄球菌感染的先决条件。疖、甲沟炎、睑腺炎等表浅感染,在自行穿破或切开排脓后即可痊愈,一般不需抗菌药。皮下深部脓肿或骨髓炎有脓肿形成时则须切开引流,肺脓肿可采用体位引流,这些感染均须加用抗菌药治疗。多房性肝脓肿主要依靠药物治疗,单房较大脓肿则在内科药物治疗效果不满意时,宜外科引流。人工心脏瓣膜或静脉插管伴有葡萄球菌感染时,必须更换瓣膜或拔除插管,单用抗菌药常不能有效控制感染。急性金黄色葡萄球菌心内膜炎的内科治疗效果不佳,反复出现栓塞或发生急性心力衰竭者均为手术指征。

(三)抗菌治疗　金黄色葡萄球菌和凝固酶阴性葡萄球菌的治疗原则相同,分经验治疗和病原治疗,两者选用的抗菌药也相似。

1. **经验治疗**　应根据所在地区各感染部位分离菌中葡萄球菌所占的比例,结合临床表现判断葡萄球菌感染的可能性,根据近期分离葡萄球菌的药敏情况选用抗菌药。对于社区感染考虑可能为葡萄球菌所致时,应选用苯唑西林等耐酶青霉素类或头孢唑林等第一代头孢菌素;若患者对β-内酰胺类过敏或

为 MRSA 感染高危者,可选用糖肽类、利奈唑胺或达托霉素,但后者不可用于肺部感染。在经验治疗开始前,应先尽各种可能进行病原菌检查。在经验治疗过程中获知病原菌及药敏情况后及时修改治疗方案。

经验性应用糖肽类治疗葡萄球菌感染应限于:①新生儿血管内导管感染;②MRSA 高发病区烧伤患者感染;③严重血管导管相关脓毒症不能拔除导管,且血流动力学不稳定;④人工瓣膜心内膜炎;⑤异物相关或脑外科术后脑膜炎病原菌未明时。

2. 病原治疗　培养获得并确认病原菌为葡萄球菌时,应根据其药敏试验结果选药。对于严重葡萄球菌感染患者,如为非产酶菌株引起者可选用青霉素;治疗甲氧西林敏感菌株感染,苯唑西林等耐酶青霉素类、第一代及第二代头孢菌素的疗效及安全性均优于万古霉素。若分离菌对甲氧西林耐药,治疗选用糖肽类、利奈唑胺、达托霉素,必要时根据药敏试验结果与夫西地酸、磷霉素、利福平或 SMZ-TMP 联合应用。VRSA 可根据药敏结果选用利奈唑胺或达托霉素等。

(四) 各类 MRSA 感染的治疗

1. 皮肤及软组织感染(skin and soft tissue infections,SSTIs)

需要应用抗菌药者:多部位感染、丹毒伴蜂窝织炎且病情迅速进展者、出现明显全身症状、伴免疫抑制性基础疾病(如糖尿病、艾滋病、肿瘤)、老年及婴幼儿患者、脓肿部位不能充分引流者(如面部、手、生殖器官)、伴脓毒性静脉炎及经切开引流无效者。化脓性蜂窝织炎门诊患者经验治疗应覆盖 CA-MRSA。覆盖 CA-MRSA 的门诊经验用药有 SMZ-TMP、多西环素、利奈唑胺或夫西地酸。经口服抗菌药后全身症状显著及/或病情仍进展迅速者需住院给予外科干预。

复杂性皮肤及软组织感染者,除外科清创和广谱抗生素外在未获知培养结果前应给予抗 MRSA 经验治疗。治疗可选用万古霉素、利奈唑胺、达托霉素等具有抗 MRSA 活性药物。疗程 7~14 日或根据患者治疗后的反应而定。

2. 血流感染　治疗用万古霉素等糖肽类或达托霉素,可据药敏试验结果联合利福平或磷霉素。万古霉素用于治疗 MIC≥2mg/L 的金黄色葡萄球菌感染时,其失败率明显高于 MIC≤1mg/L 的金黄色葡萄球菌感染者;治疗 MIC≥2mg/L 的金黄色葡萄球菌感染时,宜选用其他药物,如达托霉素等。非复杂性血流感染疗程至少 2 周,病情稳定后可谨慎考虑由注射用药转换为口服用药;复杂性血流感染疗程 4~6 周。

3. 感染性心内膜炎　自体瓣膜心内膜炎选用万古霉素等糖肽类或达托霉素,疗程 4~6 周。人工瓣膜心内膜炎用万古霉素等糖肽类联合利福平,至少 6 周,在初始治疗的 2 周加用庆大霉素。

4. 肺炎

(1) 万古霉素等糖肽类是治疗 MRSA 肺部感染包括 HA-MRSA 或 CA-MRSA 所致者的经典用药。有研究证明万古霉素 MIC≥2mg/L 时其杀菌活力减低。小样本临床试验显示万古霉素联合利福平可获较好疗效,但缺乏大系列临床资料证实。

(2) 利奈唑胺在肺组织和肺泡衬液中浓度高。在金黄色葡萄球菌肺炎(包括 MRSA 肺炎)的临床试验中采用本品的有效率、细菌清除率和总病死率均与万古霉素治疗组相仿。在万古霉素 MIC 2mg/L,患者有肾功能减退或需同时应用肾毒性药物者采用利奈唑胺更为适宜。

(3) 合并脓胸患者应及时进行胸腔引流。疗程根据病情严重程度的不同,一般为 14~21 日。

5. MRSA 骨及关节感染

(1) 骨髓炎:清创和引流骨组织周围软组织脓肿是治疗本病的基石。抗菌药可采用静脉滴注、口服或先静脉滴注继以口服等给药途径,根据患者不同情况而定。静脉用药有万古霉素等糖肽类、达托霉素。静脉滴注继以口服用药有 SMZ-TMP 联合利福平、利奈唑胺或克林霉素。国内金黄色葡萄球菌包括 MRSA 对克林霉素耐药率高。但该药在骨组织中浓度高,故用药前需作药敏试验。有专家推荐上述抗菌药联合利福平口服,如果合并菌血症者选择合用利福平,应在血培养转阴后加用利福平。

疗程至少 8 周,对慢性感染者、未进行扩创手术者或血沉和 C 反应蛋白等指标持续增高者,有专家建议应在实行上述治疗方案后加用 1~3 个月以上口服抗菌药的巩固治疗。通常采用利福平与其他口服抗菌药如 SMZ-TMP、多西环素或氟喹诺酮类联合治疗。

(2) 化脓性关节炎:关节腔的清创或引流是治疗本病的基本措施。抗菌治疗参考骨髓炎节,推荐疗程 3~4 周。

人工装置相关骨关节感染:手术后 2 个月内发生的感染,或血源性人工关节感染涉及稳定的移植物,症状出现<3 周,但人工装置仍可保留者,初始注射用药参考上述骨髓炎的治疗加用利福平口服共 2 周,继以利福平联合下列口服药:氟喹诺酮类、SMZ-TMP、多西环素或米诺环素,或克林霉素,疗程 3 个月(膝关节)或 6 个月(髋关节)。对于不稳定的关节移植物,术后晚发的感染应尽可能迅速清创并去除人工装置。

脊柱人工装置感染:手术后早期发生的(术后 30 日内)脊柱移植物感染或移植物活动性感染,起始治疗用静脉用药物参考上述骨髓炎的治疗联合口服利福平,继以长期服用口服抗菌药。疗程宜个体化,但口服抗菌药应用至脊柱融合。移植手术晚期发生的感染(>30 日),应尽可能去除移植的人工装置。对于不可能彻底清创或去除人工装置的患者采用长期口服抗菌药抑制治疗。常用药物有 SMZ-TMP、多西环素、氟喹诺酮类(后者必须联合利福平,因可能产生耐药菌)或克林霉素。

6. 中枢神经系统感染　万古霉素仍是首选药,但单用的疗效差,可联合应用利福平。备选用药有达托霉素、利奈唑胺或 SMZ-TMP。中枢神经分流通路感染的患者,必须去除分流通路。在脑脊液多次培养转阴后方可考虑重新置换分流通路。

疗程:脑膜炎的疗程通常为 2 周,脑脓肿、硬膜下和脊髓硬膜外脓肿需 4~6 周,静脉窦化脓性栓塞的疗程 4~6 周。

(五) 带菌者的处理　金黄色葡萄球菌的带菌状态一般不

易清除,局部应用新霉素、杆菌肽、莫匹罗星等,仅可使约 70% 的鼻腔带菌者暂时转为阴性,自身菌苗的应用效果也不理想。金黄色葡萄球菌带菌者的处理可考虑以下措施:①鼻腔有金黄色葡萄球菌者,如本人不发生皮肤感染,可不作任何处理,但不可接触易感患者;②患者手术前发现为金黄色葡萄球菌带菌者,应于术前莫匹罗星局部用药 7 日;③外科医师如为鼻腔带菌者,为患者施行手术前应进行局部抗菌药治疗;④新生儿室工作人员如有带菌,除进行局部用药外,应暂时调换工作。

【预防】

葡萄球菌感染的预防应注意下列各点:①加强劳动保护,避免发生创伤,保持皮肤清洁与完整;②积极治疗葡萄球菌感染患者,合理管理带菌者,以减少感染源;③严格执行消毒隔离措施,切断传播途径;④积极治疗或控制慢性疾病如糖尿病、肝硬化等及粒细胞减少等各种免疫缺陷,保护易感人群。

推荐阅读

1. 中华医学会甲氧西林耐药金黄色葡萄球菌感染治疗策略专家组. 中华医学会感染与抗微生物治疗高峰论坛:甲氧西林耐药金黄色葡萄球菌感染的治疗策略——专家共识[J]. 中国感染与化疗杂志,2011,11(6):401-416.

2. HOLUBAR M,MENG L,DERESINSKI S. Bacteremia due to methicillin-resistant Staphylococcus aureus:new therapeutic approaches[J]. Infect Dis Clin North Am,2016,30(2):491-507.

3. VANEPEREN A S,SEGRETI J. Empirical therapy in methicillin-resistant Staphylococcus aureus infections:an Up-To-Date approach[J]. J Infect Chemother,2016,22(6):351-359.

4. CHIPOLOMBWE J,TÖRÖK M E,MBELLE N,et al. Methicillin-resistant Staphylococcus aureus multiple sites surveillance:a systemic review of the literature[J]. Infect Drug Resist,2016,9:35-42.

5. JUNG N,RIEG S. Essentials in the management of S. aureus bloodstream infection[J]. Infection,2018,46(4):441-442.

第二十节　肠杆菌科细菌感染

杨　帆　汪　复

肠杆菌科(Enterobacteriaceae)细菌包括一大群生物性状相似的革兰氏阴性无芽孢杆菌,按照 Bergey 分类法,分为 5 个族、10 余个属,目前发现与人类疾病有关的肠杆菌科细菌的种属参见第五篇第一章扩展阅读 5-1-0-2。其中多数为肠道正常菌群,在一定条件下可以致病,故称为条件致病菌;小部分为致病菌,如沙门菌属、志贺菌属等,因其临床特殊性和重要性另列章节叙述。

肠杆菌科细菌为革兰氏阴性杆菌,长 1~3μm,两端钝圆,无芽孢。多数细菌有周身鞭毛,能运动,个别细菌有荚膜,多数细菌有菌毛。本科细菌为兼性厌氧菌,营养要求不高,在普通培养基上生长良好,各种细菌菌落大小相似,直径 2~3μm。本科细菌的耐热力不强,60℃ 30 分钟即被杀灭。

本科细菌中致病菌不发酵乳糖,条件致病菌中除变形菌属外,均可发酵葡萄糖和其他糖类。发酵迅速者有埃希菌属、克雷伯菌属和肠杆菌属;缓慢发酵者有爱德华菌属、沙雷菌属等。各种肠杆菌科细菌的生化反应表现多样,不同菌属的生化反应很不一致,故可作为肠杆菌科细菌鉴定的依据之一。

肠杆菌科细菌构造复杂,菌体表面有多种抗原,主要有菌体 O 抗原、鞭毛 H 抗原和荚膜 K 抗原 3 种。细胞壁共分 3 层:细胞外膜、肽聚糖与质周隙组成的胞壁层和细胞膜。O 抗原为细胞壁成分,由蛋白脂多糖组成,耐热。O 抗原可分 3 部分:①多糖侧链,各种不同肠杆菌科细菌具有不同的糖成分,多糖的排列也不相同,因而决定了 O 抗原的特异性;②核心部分,包括外核心区、骨架和核心糖脂,各种肠道杆菌的核心部分相同;③类脂 A,与内毒素有关,不同属的细菌可有共同 O 抗原,故可发生交叉反应,O 抗原可引起与内毒素血症相同的发热、炎症和血流动力学改变的各种临床表现。荚膜抗原能与种特异性 O 抗血清凝集,并可促使细菌易于黏附于黏膜表面,与细菌的侵袭力有关,如大肠埃希菌的 Ki 抗原和伤寒杆菌的 Vi 抗原。H 抗原由鞭毛蛋白组成,不耐热,其抗原的特异性决定于多肽链上氨基酸的排列顺序和空间构型。H 抗原可使鞭毛细菌固定于抗体的部位,并可能与细菌在尿路中的播散有关。多数肠杆菌科细菌表面有菌毛,为一种蛋白成分,与细菌对黏膜表面的黏附能力有关。

一、大肠埃希菌感染

【病原】

大肠埃希菌(Escherichia coli)为革兰氏阴性短杆菌,因可分解乳糖而产酸,菌落在 SS(Salmonella-Shigella)、中国蓝及伊红美蓝平板上分别呈红色、蓝色及紫黑色,借此可与沙门菌属及志贺菌属相鉴别,但应注意少数菌株分解乳糖缓慢。本菌属能分解葡萄糖、乳糖、麦芽糖、甘露醇,产酸产气,不分解蔗糖。靛基质(吲哚)、甲基红、伏-波(VP)及枸橼酸盐(IMVC)试验分别呈阳性、阳性、阴性及阴性,尿素酶阴性,不产 H_2S。

大肠埃希菌 O 抗原已知者有 160 余种,是分群的基础,肠杆菌科不同属细菌间可有共同的 O 抗原。H 抗原和 K 抗原各约 50 种和 90 余种,K 抗原又可分为 L、A、B 组。大肠埃希菌在土壤和水中可生存数月,在含氯的水中不能生存。

【流行病学】

大肠埃希菌是人类和动物肠道中的正常菌群,新生儿出生后数小时肠道即有该菌存在,并终身存在。正常人肠道中的大肠埃希菌常较临床分离株带有的毒力因子为少。大肠埃希菌经常随粪便排出体外,污染周围环境、水源及食物,导致腹泻,尤其是旅游者发生腹泻。

大肠埃希菌也是医院获得性感染的重要病原菌,住院患者即使未用过抗生素,其口咽部亦常有肠杆菌科细菌寄殖,并可通过患者之间,工作人员与患者间接触、呼吸道气溶吸入或各种医疗操作等,使患者获得感染。大肠埃希菌某些血清型可引起医院内婴儿腹泻的流行,也可引起旅行者腹泻。

2018 年 CHINET 中国细菌耐药监测结果显示大肠埃希菌对头孢噻肟、头孢他啶、阿米卡星、环丙沙星、哌拉西林/他唑巴坦、头孢哌酮/舒巴坦、亚胺培南、替加环素和多黏菌素耐药率分别为 61.8%、27.5%、2.7%、57.8%、5.3%、6.5%、2.0%、0.2% 和 1.1%。我国分离大肠埃希菌对第三代头孢菌素和氟喹诺酮类药物耐药率居高不下，但对碳青霉烯类药物、多黏菌素和替加环素仍保持高度敏感。我国分离碳青霉烯类耐药大肠埃希菌株以产 NDM 金属酶为主。

【发病机制与病理】

大肠埃希菌是条件致病菌，不同菌株的侵袭力，与细胞壁的结构，尤其是类脂 A（为内毒素的核心结构）和细菌产生的酶、毒素或代谢物等有关。目前已分离或鉴定的与毒力有关的因子可分为：①主要毒力因子，如内毒素（如脂多糖），外毒素，膜结合毒素（如 β 溶血素）等；②辅助毒力因子，有黏附素（adhesin）、鞭毛、荚膜及铁载体等。通常由多种毒力因子共同作用造成疾病。一般而言，具有黏附于黏膜表面能力、能对抗血清的杀菌活性、有荚膜并能产生细胞外蛋白分解酶的菌株，其毒力和致病能力亦较强。大肠埃希菌内毒素可作用于白细胞，导致内源性致热原的释放，后者作用于下丘脑的体温调节中枢，使体温上升。内毒素可激活激肽系统，释放缓激肽而引起中毒性休克；激活补体旁路，出现过度的各种补体介导反应，造成机体损害；激活Ⅻ因子和启动内凝系统和纤溶系统，引起 DIC。在内毒素血症早期，由于白细胞附集于血管壁，白细胞总数往往减少，后期白细胞总数则增多。

大肠埃希菌可以通过不同机制导致腹泻，主要有：①肠产毒性大肠埃希菌（enterotoxigenic *Escherichia coli*，ETEC），产生的肠毒素有不耐热肠毒素（heat-labile enterotoxin，LT）和耐热肠毒素（heat-stable enterotoxin，ST）两种。LT 的相对分子质量高（83 000），加热 65℃ 30 分钟即被破坏。含 LT 的大肠埃希菌不侵入肠上皮细胞，以其肠毒素致病，毒素的作用与霍乱弧菌肠毒素相似，能激活肠上皮细胞膜上的腺苷酸环化酶，使 ATP 转化为环腺苷酸（cAMP），促进肠黏膜细胞的分泌而引起水样腹泻。该毒素与霍乱弧菌肠毒素相关，两者的抗血清有交叉中和作用。ST 的相对分子质量较小（1 500~5 000），无免疫源性，能耐受 100℃ 10~20 分钟不被破坏；ST 可能通过激活鸟苷酸环化酶而促进小肠黏膜的分泌，但病程较短。ST 与 LT 的产生系由质粒控制。已知 ETEC 有 20 余个血清型，是发展中国家儿童和旅游者腹泻的重要病原，感染后产生的免疫力具有特异性。②肠致病性大肠埃希菌（enteropathogenic *Escherichia coli*，EPEC），常见血清型为 O55、O86、O111、O114、O119、O126、O127、O128、O142 和 O157。细菌黏附于十二指肠、空肠和回肠上端肠黏膜上皮细胞表面底座样突起，通过使邻近微绒毛脱落、上皮细胞紧密连接松解和刺激分泌等机制引起急性水样腹泻。EPEC 仍是发展中国家婴儿腹泻的重要病原菌。③肠侵袭性大肠埃希菌（enteroinvasive *Escherichia coli*，EIEC），不产生肠毒素，但能侵入结肠黏膜上皮细胞，在细胞质内生长繁殖，其毒力因子和发病机制与志贺菌属相仿；在内毒素的作用下，细胞

被破坏，引致炎症反应和溃疡，产生水泻或进展到腹绞痛、发热、里急后重、黏液血液等痢疾样症状。常在较大儿童及成人中致病，能引起症状者有 O28、O29、O112、O124、O136、O143、O144、O152、O164 和 O167 等血清型，常可引起暴发流行或散发病例。④肠出血性大肠埃希菌（enterohemorrhagic *Escherichia coli*，EHEC）和产志贺毒素大肠埃希菌（Shiga toxin-producing *Escherichia coli*，STEC），EHEC 可引起出血性结肠炎，部分菌株可产生志贺样毒素，毒素损伤内皮细胞，促进凝血因子释放和微血管栓塞，导致溶血性尿毒综合征。溶血性尿毒综合征多数由 O157：H7 血清型引起，但 2011 年德国等欧洲国家 EHEC 感染流行菌株为 O104：H4。抗菌药物可诱导志贺样毒素的表达和释放、增加溶血性尿毒综合征发生风险，因此 EHEC 禁用抗菌药物。⑤肠集聚性大肠埃希菌（enteroaggregative *Escherichia coli*，EAEC），除黏附于肠黏膜上皮细胞导致微绒毛损伤外，可产生一种耐热的肠毒素和质粒编码的肠毒素，引起儿童或 HIV 感染者持久性腹泻。是某些地区（墨西哥、北非）旅游者腹泻的重要病原菌。

当人体抵抗力降低时，大肠埃希菌可侵入肠道外组织或器官引起感染，称为内源性感染。大肠埃希菌可污染尿道口，引起上行性感染而发生膀胱炎，由膀胱上行至输尿管、肾脏，引起肾盂肾炎。引起尿路感染、脑膜炎等肠道外感染的大肠埃希菌常为 O4、O6、O75 等血清型，共同特点是具有 K1 荚膜抗原和黏附因子（P 菌毛，1 型菌毛），分泌溶血素、细胞坏死因子等毒素，称为肠道外致病性大肠埃希菌（extraintestinal pathogenic *Escherichia coli*，ExPEC）或尿道致病性大肠埃希菌（uropathogenic *Escherichia coli*，UPEC）。UPEC 的 1 型菌毛可与尿路上皮细胞的 P 抗原糖脂受体结合，是大肠埃希菌在膀胱定植并导致尿路感染的重要环节；P 菌毛则可能与细菌在肾脏的定植有关。大肠埃希菌可自血液到达胆囊，或经门静脉入肝，如肝脏未能清除细菌，则细菌可随胆汁排出而感染胆囊。胆道蛔虫也可将大肠埃希菌带入胆囊及胆管，造成上行性感染。大肠埃希菌是革兰氏阴性杆菌血流感染的最常见病原菌，50% 的大肠埃希菌血流感染来源于尿路感染，此外亦可由腹部外伤、腹腔手术后感染等引起。肝硬化时由于肝脏清除细菌的功能减低，尤易引起菌血症和血流感染。部分血流感染患者入侵途径不明，多见于恶性肿瘤、血液病、糖尿病及应用肾上腺皮质激素、抗肿瘤药物、广谱抗生素的患者，仍可能为内源性感染。

【临床表现】

（一）尿路感染　大肠埃希菌是尿路感染的最常见病原菌，可表现为尿道炎、膀胱炎或肾盂肾炎。患者本身存在各种原因引起的尿路梗阻是重要诱发因素。膀胱炎有尿频、尿急、尿痛等膀胱刺激征，肾盂肾炎则尚有高热、腰痛等全身症状。

（二）腹腔感染　阑尾穿孔、胃及十二指肠溃疡穿孔、小肠憩室炎症穿孔及全身感染等，均可引起腹腔内脓肿。大肠埃希菌所致的脓肿常合并有厌氧菌如厌氧链球菌、梭状芽孢杆菌、拟杆菌属等感染，故脓液多有臭味。

（三）胆道感染与肝脓肿　常发生于有胆石症、胆道手术

等基础疾病患者。临床表现为发热、畏寒、寒战，右上腹痛或绞痛，局部有压痛、肌紧张等，伴有其他毒血症症状，部分病例可伴发中毒性休克、黄疸等。大肠埃希菌是肝脓肿仅次于肺炎克雷伯菌的病原体。

(四)肺部感染 大肠埃希菌肺炎大多见于医院感染，或有严重基础疾病（如糖尿病、慢性阻塞性肺部病变）的社区获得性肺炎患者。临床表现大多为累及肺下叶的支气管肺炎，部分患者可伴发脓胸、血流感染等，病死率可高达50%或以上。

(五)血流感染 大多发生在肾盂肾炎或其他尿路感染者中，尤其合并尿流不畅的患者；或发生于腹腔感染、肠道感染及盆腔感染的基础上，在医院获得性革兰氏阴性杆菌血流感染中居首位。起病多急骤，高热，主要特点为细菌内毒素引起的全身毒血症症状、神志淡漠、反应迟钝，部分患者可出现中毒性休克、DIC等。血中补体水平下降，少数患者可继发迁徙性病灶。

(六)肠道感染 肠致病性大肠埃希菌常引起婴儿腹泻，有时可在病房或婴儿室引起暴发流行。肠产毒性大肠埃希菌常引起旅游者腹泻，偶可引起小儿腹泻，大多症状较轻，有水泻、腹痛等，发热不显著，3~4日自愈；但少数病例可发生寒战、高热、恶心、呕吐、肠痉挛。肠侵袭性大肠埃希菌引起的腹泻常有黏液血便，与细菌性痢疾难区别。肠集聚性大肠埃希菌常引起旅游者腹泻，或在儿童中引起持久腹泻。肠出血性大肠埃希菌可引起出血性结肠炎的大面积暴发流行，通常患者不发热，也不引起肠黏膜的侵袭或炎症；但在老年患者中有死亡的报道。有的菌株可产生志贺菌属样毒素，并引起溶血性尿毒综合征。

(七)其他 新生儿常可发生大肠埃希菌血流感染及脑膜炎，尤其多见于早产儿。新生儿脑膜炎大多由大肠埃希菌或B组链球菌或李斯特菌引起，尤其是具有K1荚膜抗原的大肠埃希菌。流行病学研究证实妊娠期妇女的胃肠道中具有K1荚膜抗原大肠埃希菌的定植率增高，此种菌株日后可引起新生儿脑膜炎。

【实验室检查】

外周血白细胞总数可以减少、正常或增高，中性粒细胞增多。有各种慢性疾病者可有不同程度贫血。自血、尿、粪便、脓液、脑脊液、痰等标本中可分离出大肠埃希菌。腹泻流行时可从多数患者中分离出同一血清型的大肠埃希菌，且和可疑食物中分离者一致。鉴定不同型别大肠埃希菌需采用PCR或DNA探针方法。

二、克雷伯菌属、肠杆菌属、沙雷菌属、泛菌属和哈夫尼亚菌属感染

【病原】

克雷伯菌属、肠杆菌属、沙雷菌属、泛菌属和哈夫尼亚菌属同属于克雷伯菌族，其生化反应很相似，某些氨基酸脱羧酶试验有助于鉴别。本族细菌均为人胃肠道正常寄殖菌，在正常健康人中很少致病，通常为医院感染（又称医院获得性感染）和机会性感染的重要病原菌。克雷伯菌属可分7个种，其中肺炎克雷伯菌（*Klebsiella pneumoniae*）、产酸克雷伯菌常可引起人类疾病。克雷伯菌属目前是除大肠埃希菌外最重要的条件致病菌，可产生荚膜，无动力，按荚膜抗原K的成分，可用荚膜肿胀试验分为80个型。肠杆菌属中产气肠杆菌、阴沟肠杆菌和阪崎肠杆菌是临床上较重要的条件致病菌，可引起肺炎、血流感染、尿路感染、伤口感染和脑膜炎等。聚团泛菌（原聚团肠杆菌）是重要的医院感染病原菌，可污染输液瓶引起血流感染和其他感染。沙雷菌属（*Serratia*）包括黏质沙雷菌、液化沙雷菌等，亦为医院感染和免疫缺陷者感染的病原菌。哈夫尼亚菌属中唯一菌种是蜂房哈夫尼亚菌，在严重基础病患者中可能引起感染。

【流行病学】

肺炎克雷伯菌是重要的医院感染病原菌。肺炎克雷伯菌在临床分离的革兰氏阴性杆菌中占第2位或第3位，仅次于大肠埃希菌和不动杆菌属；痰标本中最多，尿中次之。肺炎克雷伯菌感染占医院感染的10%，常见于尿路感染、呼吸道感染、胆道感染、腹膜炎、脑膜炎和伤口感染等。克雷伯菌属的多种细菌均可污染静脉输液而造成血流感染暴发流行。细菌可以通过患者间传播，或经人工呼吸器等医疗器械而传播。肠杆菌属及沙雷菌属均可引起医院感染，如尿路感染及伤口感染等。文献曾报道由于使用同一药厂生产的静脉输液，某国25家医院内发生378例由聚团泛菌和阴沟肠杆菌引起的血流感染。亦有报道由于导尿管、纤维支气管镜、静脉针头及静脉输液等污染而引起沙雷菌属医院感染暴发流行。长期住院、手术、留置导尿管及原发疾病等引起患者全身或局部防御免疫功能减退是这类细菌感染的重要诱因。

2018年CHINET中国细菌耐药监测结果显示肺炎克雷伯菌对头孢噻肟、头孢他啶、阿米卡星、环丙沙星、哌拉西林/他唑巴坦、头孢哌酮/舒巴坦、亚胺培南、替加环素和多黏菌素耐药率分别为52.9%、37.8%、17.7%、37.6%、28.7%、32.1%、25.0%、3.4%和1.1%，我国分离肺炎克雷伯菌对碳青霉烯类耐药率迅猛上升，其主要耐药机制为产KPC碳青霉烯酶，但亦有部分菌株产NDM1等金属酶，在儿科分离菌株金属酶更为多见。

【发病机制与病理】

肺炎克雷伯菌可引起原发性大叶性肺炎，往往发生在老年患者、酒精中毒，以及患有糖尿病、肿瘤、血液病等严重原发疾病患者。病理变化与肺炎链球菌所致者不同，肺泡壁常坏死、液化，形成单个或多个脓腔。肺泡内含大量血性黏稠痰。肺炎克雷伯菌在各脏器可形成单个或多发性脓肿，其中含大量带荚膜的细菌，该菌的多糖荚膜是主要的毒力因子，可抑制吞噬细胞的吞噬作用。该菌并可产生多种菌毛，其中1型菌毛与细菌黏附宿主细胞有关。血流感染病例中肝、肾、脑等均可出现多发性化脓病灶，胸腔及心包腔积脓等。该菌的鼻硬结克雷伯菌亚种可引起鼻硬结病，为鼻部及呼吸道慢性肉芽肿病变，活检显示肉芽肿炎症并有泡沫样巨噬细胞，内有细胞内细菌，用SMZ-TMP或喹诺酮类治疗有效。

【临床表现】

（一）呼吸道感染 肺炎克雷伯菌引起的肺炎起病急，常有寒战、高热、胸痛、痰液黏稠而不易咳出，痰呈砖红色或深棕色（25%～50%），部分患者有呼吸困难及发绀，16%～50%的患者有肺脓肿形成，预后较差，病死率约50%，并可有空洞形成、脓胸等，发生广泛肺坏疽者则预后更差。

肺炎克雷伯菌是呼吸道感染最常见的致病菌之一。在痰标本分离革兰氏阴性杆菌中占第二位，仅次于铜绿假单胞菌或不动杆菌属。产气肠杆菌、阴沟肠杆菌也可引起下呼吸道感染。医院内交叉感染常导致细菌在咽部寄殖，继而引起支气管炎或肺炎。

（二）尿路感染 绝大多数患者有原发疾病如膀胱癌、前列腺肥大、膀胱无力、尿道狭窄等，也可发生在恶性肿瘤或其他严重全身疾病的患者，导尿、留置导尿管或尿道器械检查等是常见的诱因。近年碳青霉烯耐药肺炎克雷伯菌所致尿路感染多见，并可累及睾丸、附睾等男性生殖器官。

（三）血流感染 国外报道肺炎克雷伯菌占革兰氏阴性杆菌血流感染中的第2位，仅次于大肠埃希菌。绝大多数患者均有原发疾病和/或使用过广谱抗菌药物、免疫抑制剂或抗代谢药物等。最常见的诱因是手术，入侵途径有呼吸道、尿路、肠道、腹腔、静脉注射等。

（四）细菌性脑膜炎 肺炎克雷伯菌、产气肠杆菌、阴沟肠杆菌等均可引起，肺炎克雷伯菌引起者日渐增多。多见于脑外伤或脑手术后，新生儿也可发生，有阪崎肠杆菌引起新生儿脑膜炎的报告，预后甚差。患者可出现颅内高压症状、脑膜刺激征及脑脊液中白细胞及中性粒细胞增多等。老年患者常合并有血流感染存在，病死率高。

（五）肝脓肿与高毒力肺炎克雷伯菌感染 肺炎克雷伯菌是肝脓肿的首位病原体。近年首先在环太平洋地区，继而在其他地区报道了高毒力肺炎克雷伯菌（hypervirulent *Klebsiella pneumoniae*，hvKP）感染，hvKP感染易见于糖尿病患者，可导致肝脓肿、脾脓肿、腹膜炎、肺炎、胸膜炎、眼内炎及中枢感染等，病情进展迅速，病死率为3%～42%，肺炎合并菌血症者更达55%。

（六）其他 如手术后伤口感染或其他创面感染、皮肤软组织感染、心内膜炎、骨髓炎、关节炎等，均可由上述细菌引起。患者使用抗菌药物后，其粪便中肺炎克雷伯菌的检出率增高，这些无症状的带菌者也成为重要的细菌贮存场所，一旦机体抵抗力下降时，即可侵入体内造成全身感染。

【实验室检查】

多数血流感染患者的白细胞总数明显增多，中性粒细胞增高；但血液病患者或用抗代谢药物者白细胞数可不增加，或反有减少。其他如尿路感染及脑膜炎患者的尿液及脑脊液均有相应变化。确诊应根据细菌培养结果。鉴于肺炎克雷伯菌对碳青霉烯类药物耐药率不断增高，有条件的医院在药敏试验中应检测其是否产丝氨酸酶与金属酶。

三、其他肠杆菌科细菌感染

【病原】

变形菌族包括三个属，即变形杆菌属、摩根菌属和普鲁威登菌属。本族细菌为革兰氏阴性需氧或兼性厌氧菌，有动力，普通和奇异变形杆菌在琼脂平板上呈弥散性生长。不发酵乳糖，能产生尿素酶，分解尿素而释放氨。变形杆菌属包括普通变形杆菌、奇异变形杆菌和产黏液变形杆菌，前两者为主要的临床分离菌。摩根菌属仅摩氏摩根菌（*Morganella morganii*）一个种。普鲁威登菌属（*Providencia*）包括雷氏普鲁威登菌、斯氏普鲁威登菌和产碱普鲁威登菌。

柠檬酸杆菌属（*Citrobacter*）中导致人类疾病的有弗氏柠檬酸菌、*C. Koseri*和无丙二酸柠檬酸杆菌（*C. amalonaticus*）。爱德华菌族（Edwardsielleae）中只有一个爱德华菌属，其中缓慢爱德华菌的临床意义较大。

【流行病学】

变形菌属、摩根菌属和普鲁威登菌属细菌广泛分布于自然界、土壤及污水中，亦为肠道正常菌群的一部分。可引起伤口感染、肺炎、血流感染等医院感染；斯氏普鲁威登菌则是长期留置静脉导管患者发生菌血症的重要病原菌之一。变形菌属可引起社区获得性尿路感染，还可引起腹泻和皮肤、耳、乳突等部位的感染，亦可为与其他细菌的混合感染。

柠檬酸杆菌属可引起尿路、呼吸道等医院感染，多发生在全身衰竭的住院患者。其中*C. Koseri*可引起新生儿脑膜炎或脑脓肿。

缓慢爱德华菌可在人类中引起胃肠炎、血流感染、肝脓肿、脑膜炎、伤口感染等各种感染。本菌主要引起医院获得性胃肠炎，尤其是免疫功能缺陷者易发生。爱德华菌所致的胃肠炎大多于数日内即可自行恢复，无须特殊治疗。此外亦有报道缓慢爱德华菌引起的血流感染、肝脓肿、脑膜炎及软组织感染等。

【发病机制】

变形菌属、莫根菌属、普鲁威登菌属的致病力不强，为条件致病菌，往往在患有原发疾病的患者中引起各种感染，其中以尿路感染最常见，主要由奇异变形杆菌引起，常发生于尿路阻塞性病变的基础上。变形杆菌分泌尿素酶可以分解尿素产氨，使尿液pH增高，碱性环境有利于自身生长，并使肾小管上皮细胞受损而易于形成结石。此外，细菌的菌毛可增强其在肾盂上皮细胞的黏附能力；细菌鞭毛促使细菌在尿路中扩散。

【临床表现】

（一）尿路感染 变形菌属、摩根菌属和普鲁威登菌属是常见致病菌之一。除糖尿病患者外，感染大多发生在慢性尿路阻塞病变的基础上，部分患者有尿路创伤性检查或导尿史。临床表现与其他细菌所致者相似。此外，亦可引起肺部感染，或为呼吸道的寄殖菌，痰培养中亦以奇异变形杆菌较多。

（二）血流感染 75%患者的入侵门户为尿路，此外则以胆道、耳、乳突小房、皮肤或肠道为原发病灶。可出现寒战、高热、休克及迁徙性脓肿等。

（三）**腹膜炎** 多继发于内脏穿孔或肠系膜动脉栓塞后。

（四）**皮肤感染** 继发于烧伤、压疮、静脉曲张溃疡等,为本菌或本菌与其他革兰氏阳性杆菌或葡萄球菌混合感染。

（五）**中耳和乳突小房的感染** 变形菌属细菌可引起中耳炎和乳突炎,造成局部组织破坏,间歇或持续排出带恶臭的脓性分泌物,并出现传导性耳聋。胆脂瘤性中耳炎患者合并感染时,如胆脂瘤破坏周围骨壁,感染可向上侵入颅中窝、向后侵入颅后窝和横窦,引起脑膜炎、脑脓肿和横窦血栓形成等。

（六）**眼部感染** 变形菌属等亦可引起角膜溃疡,常继发于眼部创伤,偶可造成全眼炎和眼球破坏。

【实验室检查】

血、尿、脓液等培养可明确诊断。变形菌属、莫根菌属和普鲁威登菌属等常与其他病原菌引起混合感染,但普通及奇异变形杆菌在普通平皿或血平皿上有迁徙现象,可覆盖其他细菌的菌落,鉴定时应注意。柠檬酸菌属3个种广泛分布于自然界,是肠道的正常菌群,因此与大肠埃希菌类似,被作为粪便污染的卫生学指标。

【治疗】

肠杆菌科细菌感染的抗菌治疗原则如下:

1. 肠杆菌科细菌的不同菌种和同种细菌的不同来源菌株,对各种抗菌药物的敏感性存在很大差异,因此抗菌药物的选用应尽可能以细菌鉴定和药物敏感试验结果为依据。

2. 选用药物宜考虑药物在感染部位组织浓度。

3. 肠杆菌科细菌所致感染常为医院感染,大部分患有基础疾病。其基础疾病对患者免疫功能的损害越大,抗感染治疗的疗效也越差。因此应积极治疗基础疾病。

4. 对于严重革兰氏阴性杆菌感染的患者,应在送检微生物标本后立即开始经验治疗。

5. 对于腹腔、尿路等部位感染,经验治疗应覆盖肠杆菌科细菌。应在根据患者感染部位、获得场所(社区或医院)、易患因素和当地、近期细菌耐药监测结果等推测可能的细菌种类和对抗菌药物的敏感性。①社区感染:细菌来源于尿路者可用哌拉西林或头孢菌素类或氟喹诺酮类,如左氧氟沙星和环丙沙星等。严重病例可合用氨基糖苷类。但应注意国内大肠埃希菌对氟喹诺酮类耐药率达50%以上。②医院感染:第三代或第四代头孢菌素或哌拉西林联合氨基糖苷类抗生素或氟喹诺酮类。③合并免疫缺陷或耐药高发病区病房的医院感染患者,可用第三代或第四代头孢菌素联合氨基糖苷类或氟喹诺酮类;或哌拉西林/他唑巴坦、头孢哌酮/舒巴坦或碳青霉烯类。④我国分离肠杆菌科细菌尤其肺炎克雷伯菌和大肠埃希菌对庆大霉素耐药率高,氨基糖苷类抗生素宜选用阿米卡星或异帕米星。

6. 获知微生物检测结果后,根据细菌鉴定和药敏试验结果,结合患者对治疗的反应加以调整给药方案。

7. 产超广谱β-内酰胺酶(extended spectrum β lactamases, ESBLs)的肠杆菌科细菌宜选用碳青霉烯类药物、多黏菌素等。轻症感染尚可考虑应用头霉素类和β-内酰胺酶抑制剂复方制剂;但前者尚缺少充分临床证据支持,后者在动物实验研究有

部分病例治疗失败。产 ESBLs 的肠杆菌科细菌所致尿路感染尚可选择磷霉素氨丁三醇、呋喃妥因。

8. 碳青霉烯类耐药肠杆菌科细菌可选用替加环素,或多黏菌素联合碳青霉烯类。产 KPC 等丝氨酸酶的碳青霉烯类耐药菌株可选用头孢他啶/阿维巴坦,对产 KPC 酶菌株有效。产金属酶碳青霉烯类耐药菌株可选用头孢他啶/阿维巴坦联合氨曲南治疗。

推荐阅读

1. DONNENBERG M S. Enterobacteriaceae [M]//BENNETT J E,DOLIN R,BLASER M J. Mandell,Douglas,and Bennett's principles and practice of infectious diseases. 8th ed. Philadelphia,PA:Elsevier Saunders,2015:2503-2517.

2. 胡付品,郭燕,朱德妹,等. 2018 年 CHINET 中国细菌耐药性监测[J]. 中国感染与化疗杂志,2020,20(1):1-10.

3. YIN D D,WU S,YANG Y,et al. Results from the China Antimicrobial Surveillance Network (CHINET) in 2017 of the in vitro activities of ceftazidime-avibactam and ceftolozane-tazobactam against clinical isolates of Enterobacteriaceae and Pseudomonas aeruginosa [J]. Antimicrob Agents Chemother,2019,63(4):e02431-18.

4. GILBERT D N,CHAMBERS H F,ELIOPOULOUS R C,et al. The Sanford guide to antimicrobial therapy 2019[M]. 49th ed. Sperryville,VA:Antimicrobial Therap,Inc. 2019:89.

第二十一节 流感嗜血杆菌感染

陈轶坚 王明贵

流感嗜血杆菌(*Haemophilus influenzae*)是人类上呼吸道的正常菌群,通常冬季带菌率较高,发病也增多,可引起人类原发性感染,也可引起继发性感染。流感嗜血杆菌是婴幼儿感染的常见致病菌,主要由 B 型流感嗜血杆菌(*H. influenzae* type B,HiB)引起脑膜炎、肺炎和血流感染等。流感嗜血杆菌亦是成人呼吸道感染的病原菌之一。

【病原】

流感嗜血杆菌是无芽孢、无动力的革兰氏阴性短小杆菌,大小 $1\mu m \times 0.3\mu m$,两端钝圆。新分离菌株呈球杆状、双球状或短链状,陈旧培养物中则呈多形性,黏液型菌株有荚膜。流感嗜血杆菌需氧生长时需要"X"和"V"两种生长辅助因子。"X"因子存在于血红蛋白中,可耐高温。"V"因子存在血液中,耐热性较差。在血液中"V"因子处于被抑制状态,加热 $75 \sim 100\,^\circ\!C$,$5 \sim 10$ 分钟,抑制物被破坏后才被释放,故最适宜的培养基为巧克力琼脂平皿,给予 $5\% \sim 10\%$ CO_2 能促进生长。流感嗜血杆菌可在金黄色葡萄球菌菌落周围生长呈"卫星现象"。本菌抵抗力弱,对一般消毒剂敏感,干燥时也易死亡。在干燥痰中存活时间不超过 48 小时。其中 B 型荚膜株致病力最强,常引起侵袭性疾病,B 型菌株荚膜的磷酸多聚核糖基核糖醇(polyri-bosylribitol phosphate,PRP)具有抗吞噬、抗补体的作

用,因而增强了它的毒力。无荚膜菌株称不可分型(untypeable)流感嗜血杆菌,侵袭力虽较 B 型为弱,但常定植于黏膜表面,与中耳、鼻窦等处的病变有关。

【流行病学】

人是流感嗜血杆菌的唯一宿主,不同地区、不同时期带菌率可有很大差异,儿童带菌率往往高于成人。该菌主要寄居在上呼吸道(鼻咽部),少数寄居在眼结膜,极少数寄居于生殖道。健康人群无荚膜菌株携带率为 30%~80%,主要引起慢性肺部疾病急性加重、中耳炎、鼻窦炎和结膜炎。B 型流感嗜血杆菌结合疫苗的使用大大降低了儿童鼻咽部 B 型流感嗜血杆菌的带菌率,而在 B 型流感嗜血杆菌结合疫苗接种之前,儿童鼻咽部 B 型流感嗜血杆菌的带菌率为 3%~5%;在广泛接种的国家,这个比例可降低至 0%。儿童鼻咽部 B 型流感嗜血杆菌主要可引起脑膜炎、肺炎、会厌炎、血流感染、蜂窝织炎、骨关节感染和心包炎等。流感嗜血杆菌通过空气飞沫或直接接触分泌物传播,有呼吸道流感嗜血杆菌感染病例的家庭接触者,带菌率常较高,并可导致家庭内传播。

新生儿有来自母体的被动免疫,故发病率较低。但出生后几周至 2~3 岁时抗体水平下降至最低,此阶段对该菌易感。至 5 岁左右时,抗体效价逐步增高,发病率渐低。故流感嗜血杆菌感染以 4~18 月龄儿童发病率最高,2 月龄以下的婴儿和 5 岁以上的儿童发病较少。孕妇患流感嗜血杆菌宫颈炎、阴道炎、血流感染时可累及胎儿,分娩时新生儿也可受到感染。

【临床表现】

(一) 脑膜炎 为最严重的流感嗜血杆菌感染。接种菌苗前 0~4 岁儿童年发病率在发达国家为 32/10 万,发展中国家为 60/10 万。发病高峰年龄视人群接种菌苗的情况而有所变异,但主要影响 2 岁以下儿童,呈散发性。成年患者少见,通常有近期颅脑外伤、脑外科手术、鼻窦炎、中耳炎或脑脊液漏等。临床表现与其他化脓性脑膜炎相仿,常见的症状为发热和中枢神经系统临床表现,通常无颈项强直。随病情进展可出现抽搐或昏迷。1 岁以下儿童病程可呈暴发型,患儿突然起病,并于数小时内死亡。多数患者具有明显上呼吸道感染前驱症状,经数日或 1~2 周出现头痛、呕吐等脑膜刺激征。经过适当治疗后流感嗜血杆菌脑膜炎的病死率为 5%,在发展中国家则可高达 30%。存活者后遗症发生率约 30%,主要为听力障碍。

(二) 会厌炎 2~7 岁为发病高峰年龄,但成人亦不少见。突发会厌水肿为其特点,会厌红肿,似鲜红草莓阻塞咽部,导致喘鸣、呼吸困难,病变进展迅速,可完全阻塞呼吸道。成人则表现为咽痛、进行性吞咽困难,必须立即进行气管切开及抗菌治疗。病死率在发达国家为 2%,在发展中国家则可高达 20%。

(三) 肺炎 流感嗜血杆菌肺炎的临床和 X 线表现与肺炎链球菌肺炎相似,多为小叶性或节段性,常伴有胸膜渗出,咳嗽严重,通常需要住院治疗。4 个月至 4 岁儿童多见,主要发生于冬春季;成人则常有慢性呼吸道基础疾病。出现严重呼吸困难、心动过速及心力衰竭者提示并发少见的严重心包炎。原发性肺炎通常伴有其他部位感染如脑膜炎、会厌炎、中耳炎等。

无荚膜菌株目前是儿童肺炎的重要病原菌之一。病死率在发达国家为 5%,在发展中国家则可高达 13%~24%。

(四) 蜂窝织炎 主要见于 2 岁以下儿童。临床表现为发热,局部肿胀、压痛,皮肤呈红蓝色,常见于颊部和眼眶周围。软组织受累在数小时内进展迅速。由于常合并血流感染,部分患儿可伴有其他感染灶。

(五) 血流感染 2 岁以下儿童中,本菌是引起无局部病灶血流感染的主要病原菌之一。在年长儿和镰刀状红细胞贫血、脾脏切除后的成人、免疫功能缺陷者及肿瘤患者化疗后,亦均有可能罹患本病。临床表现为发热、食欲减退,外周血中性粒细胞增多。早期诊断和治疗至关重要,因病情可迅速恶化发生感染性休克。

(六) 化脓性关节炎 流感嗜血杆菌为 2 岁以下儿童化脓性关节炎的常见病原。通常累及单个承重大关节,表现为活动减弱、活动时疼痛和关节肿胀。血液和关节腔液培养常呈阳性,关节腔液培养阴性而抗原检测阳性者亦不少见。抗菌药治疗效果良好。流感嗜血杆菌关节炎亦可发生于成人,易患因素有酗酒、外伤、风湿性关节炎、系统性红斑狼疮、糖尿病、脾切除、多发性骨髓瘤和淋巴瘤等。

(七) 慢性阻塞性肺疾病急性加重 临床表现为咳嗽加剧、痰量增多并呈脓性和呼吸困难加重。痰涂片革兰氏染色常可见大量革兰氏阴性球杆菌。流感嗜血杆菌除引起支气管炎外,尚与支气管扩张、囊性纤维形成有关。

(八) 中耳炎 以 6 个月至 5 岁儿童最为常见。约占急性中耳炎患者的 1/4。临床表现为发热和易激惹,年长儿童可主诉耳痛。通常先有上呼吸道病毒感染。耳镜检查可作出诊断,确切的病原学诊断需要鼓室穿刺术,但并不须常规进行。

(九) 鼻窦炎 流感嗜血杆菌为急性细菌性鼻窦炎的常见病原菌,临床表现为鼻塞、脓性分泌物、头痛和面部疼痛。病原学诊断需行鼻窦穿刺。

(十) 结膜炎 流感嗜血杆菌为化脓性结膜炎的重要原因,可导致暴发性流行,尤其在日托中心。临床表现为结膜充血及脓性分泌物。

【实验室诊断】

正确诊断取决于检出病原菌。由于健康人群鼻咽部携带有流感嗜血杆菌,故鼻咽部培养阳性不具诊断意义。血液、脑脊液和其他正常无菌体液(例如关节腔液、胸腔积液、硬膜下液和心包液)培养阳性具有诊断意义。炎性会厌渗液培养通常阳性,但只有在保证气道功能时方可进行。留取的标本应进行革兰氏染色,70% 的脑膜炎患者脑脊液涂片可见典型病原菌。培养结果阴性时,可检测体液中 PRP 抗原辅助诊断。应用对流免疫电泳法、乳胶凝集试验、酶联免疫吸附试验(ELISA)可检测血液、脑脊液及浓缩尿液中的荚膜抗原,检测阳性率 90%。亦可检测感染胸腔积液、心包液或关节腔液中的抗原。当细菌浓度>100CFU/ml 时,乳胶凝集试验(LPA)即呈阳性,假阳性很少见。

【治疗】

氨苄西林是流感嗜血杆菌感染治疗的首选药物,但近年来耐药性逐渐上升,产生 β-内酰胺酶是其对氨苄西林耐药的主要原因,也存在 PBP 变异引起的 β-内酰胺酶阴性氨苄西林耐药菌(日本地区多见,欧洲有增长)。不同国家地区流感嗜血杆菌产酶率变异较大。2005—2014 年 CHINET 中国细菌耐药连续监测资料显示:β-内酰胺酶总检出率为 29.9%,其中成人菌株产酶率为 22.5%,儿童菌株产酶率为 33.8%。β-内酰胺酶阳性提示菌株对青霉素、氨苄西林和阿莫西林耐药。对 SMZ-TMP 耐药率最高且上升趋势最明显,由 2005 年的 44.4% 上升至 2014 年的 64.6%;对氨苄西林、氨苄西林/舒巴坦和阿奇霉素耐药率呈上升趋势,分别由 2005 年的 20.6%、11.8% 和 2.2% 上升至 2014 年的 41.8%、24.8% 和 14.2%;对头孢噻肟、环丙沙星和氯霉素耐药率近年有下降趋势;对阿莫西林/克拉维酸和头孢呋辛耐药率虽略有上升趋势,但仍低于 25%。儿童分离株对氨苄西林的耐药率和产酶率均高于成人分离株。2019 年 CHI-NET 中国细菌耐药监测显示,三级医院分离流感嗜血杆菌对氨苄西林的耐药率已达 67.8%。

流感嗜血杆菌(多为 B 型)所致脑膜炎、会厌炎和其他危及生命的感染治疗宜选用头孢噻肟或头孢曲松,两者对流感嗜血杆菌均具高度抗菌活性,并可在脑脊液中达有效药物浓度。亦可选用氟喹诺酮类,非产酶菌株所致感染亦可选用氨苄西林。治疗应持续至体温正常,临床症状、体征或实验室指标正常后 3~5 日,通常疗程需 7~10 日。合并眼内炎、心内膜炎、心包炎或骨髓炎者疗程一般为 3~6 周。B 型流感嗜血杆菌脑膜炎尚需同时应用肾上腺皮质激素,以减少后遗症的发生率。

流感嗜血杆菌(多为未分型)所致中耳炎、慢性阻塞性肺疾病急性加重等感染的治疗宜选用阿莫西林/克拉维酸、口服第二代或第三代头孢菌素、氨苄西林/舒巴坦,亦可选用氟喹诺酮类。根据不同感染部位及严重程度选用静脉或口服给药,疗程一般为 7~14 日,或体温、临床及实验室检查正常后 3~5 日。如患者有眼内炎、心内膜炎、心包炎或骨髓炎,则疗程需 3~6 周。

【预防】

易感儿童接触感染患者后预防性应用抗生素可降低流感嗜血杆菌感染的发病率。连续 4 日口服利福平,儿童每日 20mg/kg,成人每日 600mg 可有效地降低儿童及成人的鼻咽部带菌率。对流感嗜血杆菌感染最有效的预防措施是肌内注射流感嗜血杆菌偶联菌苗。20 世纪 70 年代后期芬兰赫尔辛基在 0~4 岁儿童中流感嗜血杆菌脑膜炎的发病率为 43/10 万,注射上述菌苗后到 1991 年发病率降为 0。目前应用 PRP 与白喉类毒素共价结合的菌苗(PRP-D),有较强的免疫原性,2 个月以上儿童应作为常规免疫接种。

推荐阅读

1. MURPHY T F. Haemophilus species, including H. influenzae and H. du-creyi (chancroid)[M]//BENNETT J E, DOLIN R, BLASER M J. Mandell, Douglas, and Bennett's principles and practice of infectious diseases. 8th ed. Philadelphia, PA: Elsevier Saunders, 2015: 2575-2583.
2. MACNEIL J R, COHN A C, FARLEY M, et al. Current epidemiology and trends in invasive Haemophilus influenzae disease-United States, 1989-2008[J]. Clin Infect Dis, 2011, 53(12): 1230-1236.
3. AGRAWAL A, MURPHY T F. Haemophilus influenzae infections in the H. influenzae type b conjugate vaccine era[J]. J Clin Microbiol, 2011, 49(11): 3728-3732.

第二十二节 李斯特菌感染

袁瑾懿 黄海辉

普通人群中单核细胞性李斯特菌(Listeria monocytogenes)感染少见,但在新生儿、孕妇、老年人、器官移植受者及其他细胞免疫缺陷人群中该菌为引起严重的血流感染和脑膜脑炎的重要原因。由于曾发生致命的食源性感染暴发流行,李斯特菌越来越受到重视,特别是在食品安全方面,认识到其可在健康人群中引起自限性伴有发热的胃肠炎暴发流行。

【病原】

单核细胞性李斯特菌为短小、兼性厌氧、无芽孢形成、触酶阳性、氧化酶阴性的革兰氏阳性杆菌,常成对排列。在 20~25℃时形成周身鞭毛,有动力,37℃时鞭毛很少或无,运动基本消失。该菌营养要求不高,在普通营养琼脂平板上能生长。在血平板上培养 24~96 小时,菌落周围有狭窄的溶血环。陈旧培养物中有时可呈现为革兰氏阴性菌。该菌生存能力强,可在 3~45℃范围内生长。

李斯特菌属包括格氏李斯特菌(Listeria grayi)、无害李斯特菌(Listeria innocua)、伊氏李斯特菌(Listeria ivanovii)、单核细胞性李斯特菌(Listeria monocytogenes)、斯氏李斯特菌(Listeria seeligeri)、威氏李斯特菌(Listeria welshimeri)、默氏李斯特菌(Listeria marthii)7 个菌种,其中仅单核细胞性李斯特菌对人类具有致病性。根据菌体 O 抗原与鞭毛 H 抗原,单核细胞性李斯特菌可分为至少 13 个血清型,最常与临床病例相关是血清 4b 型,其次是 1/2b(遗传谱系 Ⅰ 和 Ⅲ)和 1/2a(遗传谱系 Ⅱ)。许多新的分子生物学方法,如基于多毒力位点序列分型(MV-LST)和多位点序列分型(MLST)等,可用于分子流行病学和溯源性追踪调查。

【流行病学与发病机制】

单核细胞性李斯特菌为人兽共患病的重要病原,特别是家养动物。该菌在自然界普遍存在,主要存在于土壤、烂菜、水及多数哺乳类动物的粪便中。5% 的健康人群粪便中可分离出该菌,与感染患者接触人群中检出率更高。许多食物可被单核细胞性李斯特菌污染,包括肉禽产品、熏制和腌制的鱼制品、三明治、沙拉、大米和面粉制品等。

从 2011 年到 2016 年,我国 19 个省共报告了 253 例侵袭性李斯特菌病病例,总病死率为 25.7%。据估计,美国每年有

1 600多人感染单核细胞增多症,导致260人死亡。与非妊娠女性相比,妊娠增加了18倍的患李斯特菌病风险;在发达国家,妊娠相关李斯特菌病占侵袭性李斯特菌病总数的20%~43%。新西兰研究显示,28天至15岁儿童中李斯特菌病的发病率为0.12%。70%的非围生期感染见于血液系统恶性肿瘤、艾滋病、器官移植、肾上腺皮质激素治疗及60岁以上的老年人。心脏、肾脏或肝脏移植,干细胞移植和巨细胞病毒感染为独立危险因素。

李斯特菌系细胞内致病菌,不产生内毒素,可产生一种溶血素,是该菌的主要毒力因子之一。体液免疫对该菌无作用,T细胞在清除本菌中起重要作用,细胞免疫功能低下和使用免疫抑制剂者较易感染。

该菌可直接累及胎盘、羊水、宫腔或胎儿,造成晚期流产、死产或新生儿感染,感染部位常能分离到细菌,以婴儿的胃肠道和肺部的细菌密度最高,提示感染由吸入羊水而致,并非血源性感染。当食用受污染的食物时,单核细胞性李斯特菌到达肠腔,穿过肠屏障,在宿主体内传播。兽医与实验室人员直接接触该菌可导致皮肤及眼感染。细菌可在脑、脑膜及肺、肝、脾等脏器形成播散性小脓肿或由巨噬细胞形成的粟粒样肉芽肿。

【临床表现】

感染后大多为暂时带菌。发病儿童的主要表现为脑膜炎及血流感染,成人主要表现为各种脏器的实质性病变。

(一)妊娠期感染 由于孕妇的细胞免疫功能下降,故易感染本菌。血流感染者表现为急性发热、常伴有头痛、肌痛、关节痛、背痛等。多发于妊娠第26~30周。22%围生期感染的孕妇会出现死产或新生儿死亡。存活新生儿中2/3会出现感染。早产或自发性流产亦多见。临床症状一般呈自限性,如伴有羊膜炎症,孕妇可持续发热,但感染后一般不会出现习惯性流产。早期诊断及恰当的抗菌药物治疗可提高健康婴儿出生率。

(二)新生儿感染 分为早发型和迟发型。早发型血流感染多见于早产儿,可能通过胎盘传播。常有血流感染的临床表现,肝、脾、肺、肾、脑等脏器内有播散性脓肿或肉芽肿,躯干及肢端皮肤有红丘疹。可从新生儿的结膜、外耳道、胎便、羊水中分离到李斯特菌。迟发型多在出生10~30天发病,由于分娩过程中或院内感染所致,主要表现为脑膜炎。

(三)血流感染 无局部病灶的血流感染为免疫缺陷者发生李斯特菌病的常见表现。临床症状有发热、肌痛,可有腹泻和恶心等先驱症状。免疫缺陷患者较正常人更容易从血液中培养出该菌。

(四)中枢神经系统感染 李斯特菌具有嗜脑性,包括脑干和脑膜。许多脑膜炎患者可出现意识改变,抽搐或共济失调等脑膜脑炎临床征象。脑室腹腔分流术后感染亦有报道。本菌为淋巴瘤、器官移植或使用糖皮质激素者发生脑膜脑炎的最常见病原,同时也是新生儿、50岁以上成年人发生脑膜炎的主要病原。脑膜炎多呈急性起病,典型表现为发热、头痛、恶心、呕吐、脑膜刺激征、共济失调等。大脑炎较少见,可为大脑皮质的局灶性感染,亦可进展为脑脓肿。表现为意识改变或认知功能障碍。50%患者的脑脊液培养阳性。脑干脑炎患者均为成人,发病率低,但可出现脑神经非对称性偏瘫、共济失调等,约40%的患者出现呼吸衰竭,病死率高,且有严重的后遗症。脑脓肿患者约占中枢神经系统感染的10%,多发生在丘脑、脑桥和髓质,病死率高且后遗症严重。脊髓感染很少见。

(五)心内膜炎 约7.5%的成人患者感染该菌后会出现心内膜炎,患者可有心瓣膜病变或恶性肿瘤等基础疾病。常伴有血流感染,病死率约50%。患者可出现心瓣膜病变表现。

(六)伴有发热的胃肠炎 为自限性胃肠炎,有发热、水样泻、恶心、呕吐、头痛、肌肉关节疼痛等。典型者在食入李斯特菌污染的食物后24小时(6小时至10天)起病,症状通常持续1~3天(1~7天)。发病率为52%~100%。较易污染李斯特菌的食物主要有牛奶、沙拉、肉类熟食等。

(七)其他 本菌尚可引起肝炎、肝脓肿、胆囊炎、腹膜炎、脾脓肿、关节炎、骨髓炎、坏死性筋膜炎、心包炎、心肌炎、动脉炎、眼内炎等。

【诊断】

下列临床情况应怀疑李斯特菌感染:新生儿脓毒症或脑膜炎;血液系统恶性肿瘤、艾滋病、器官移植受者、使用糖皮质激素及50岁以上患者发生脑膜炎或脑实质感染;脑膜与脑实质同时发生感染;皮质下脑脓肿;不明原因的急性细菌性脑膜炎出现脊髓症状;妊娠期发热,特别是妊娠后期;白细胞及中性粒细胞计数增高,且单核细胞比例超过8%的患者;血液、脑脊液或其他无菌部位标本革兰氏染色或培养报告为革兰氏阳性杆菌;经食物传播的暴发性胃肠炎伴发热,且常规培养未能检出病原菌。

除临床表现外,确诊主要依据病原学检查,如血、脑脊液、关节腔液及其他无菌部位标本的涂片与培养等。血清学方法检测李斯特菌溶血素O,对本病诊断价值有限,一般用于流行病学调查,如在食源性暴发时筛查无症状带菌者和胃肠炎患者。MRI检测脑实质损害优于CT,特别是脑干损害。

【治疗】

治疗首选氨苄西林与庆大霉素联合,次选SMZ-TMP。红霉素和大剂量青霉素亦可选用。青霉素过敏的孕妇,若无中枢神经系统感染,则避免用磺胺类药物,改用大环内酯类或万古霉素。美罗培南体外对李斯特菌有抗菌活性,李斯特菌对头孢菌素类均呈现耐药。在缺乏脑脊液涂片革兰氏染色阳性情况下,50岁以上的脑膜炎患者治疗药物中应包括氨苄西林或SMZ-TMP,特别是该患者没有同时罹患相关肺炎、中耳炎、鼻窦炎或者心内膜炎时。

脑膜炎患者的疗程不少于3周。无脑脊液异常的血流感染患者宜用药2周以上,心内膜炎患者疗程4~6周,脑干脑炎或脑脓肿患者的疗程至少6周。

推荐阅读

1. LI W, BAI L, FU P, et al. The epidemiology of Listeria monocytogenes in

China[J]. Foodborne Pathog Dis,2018,15(8):459-466.

2. GILBERT D N,CHAMBERS H F,Eliopoulous R C,et al. The Sanford guide to antimicrobial therapy 2019[M]. 49th ed. Sperryville,VA:Antimicrobial Therap,Inc.,2019:45-74.

第二十三节　铜绿假单胞菌感染

杨　帆　汪　复

铜绿假单胞菌(*Pseudomonas aeruginosa*)在自然界分布广泛,其感染易见于免疫缺陷者、侵袭性操作患者,是血流、呼吸道、皮肤软组织、骨关节等部位感染的重要病原菌之一。

【病原】

铜绿假单胞菌是假单胞菌属的代表菌种,存在于土壤、水、动物和植物中。铜绿假单胞菌在琼脂平板上能产生蓝绿色绿脓菌素;感染伤口时形成绿色脓液。本菌为无荚膜、无芽孢、能运动的革兰氏阴性菌,形态不一,排列成链状或短链状,为专性需氧菌,对营养要求不高,最适宜生长温度为37℃,致病性铜绿假单胞菌在45~50℃时仍能生长,据此可与荧光假单胞菌等进行鉴别。铜绿假单胞菌可分泌胞外多糖藻朊酸盐,分离自肺囊性纤维化患者和其他慢性感染者常过度分泌此类物质的菌株形成黏液型菌落,而分离自其他感染患者的菌株通常为非黏液型菌落。铜绿假单胞菌对外界环境抵抗力较强,在潮湿处能长期生存,对紫外线不敏感,湿热55℃ 1小时才被杀灭。

铜绿假单胞菌可对抗菌药物天然或获得性耐药,包括产灭活酶、外膜蛋白OprD等缺失、主动外排泵(MexXY-OprM)和靶位(GyrA)改变等诸多机制。铜绿假单胞菌所产β-内酰胺酶包括ESBLs、头孢菌素酶(AmpC酶)、金属酶和KPC酶。

【流行病学】

健康人一般不寄殖铜绿假单胞菌,抗菌药物、抗胆碱能药物、胃肠疾病和含某些成分的食物可降低定植菌的抵抗作用,导致铜绿假单胞菌寄殖。

铜绿假单胞菌感染是社区和医院感染的常见病原体,尤其多见于医院感染。铜绿假单胞菌感染的危险因素包括:入住ICU,高龄,烧伤,粒细胞缺乏,肺囊性纤维化和支气管扩张,侵袭性操作,留置导管或植入物,抗菌药物使用史等。感染多数为外源性感染,来自环境(污染的浴缸、冲淋喷头、医疗器械、湿化装置和病床等)和医务人员的手;少数来自定植菌。

2018年CHINET中国细菌耐药监测显示铜绿假单胞菌对头孢他啶、头孢吡肟、哌拉西林/他唑巴坦、头孢哌酮/舒巴坦、氨曲南、亚胺培南、美罗培南、左氧氟沙星、环丙沙星、阿米卡星和多黏菌素的耐药率分别为19.3%、15.9%、16.7%、17.1%、29.1%、30.7%、25.8%、20.1%、18.9%、6.2%和1.2%。

【发病机制】

铜绿假单胞菌有多种致病因子。菌毛与鞭毛提供动力,且是主要的黏附因子,使细菌黏附于宿主上皮细胞表面,其外膜蛋白OmpF亦与此有关。脂多糖可防止细菌受宿主补体的作用而溶解。多种蛋白分解酶使宿主免疫效应器失活和分解组织成分,有外毒素A及弹性蛋白酶同时存在时则毒力最大;胞外酶S、T、U、Y可通过不同机制破坏宿主组织,促进细菌扩散。绿脓菌素(pyocyanin)可产生反应性氧化物如H_2O_2、过氧化物等,造成宿主细胞和组织的损害。群体感应分子调节则调节菌毒力和生物膜形成,造成细菌清除困难。

【临床表现】

(一)血流感染　铜绿假单胞菌引起的血流感染多继发于大面积烧伤、白血病、淋巴瘤、恶性肿瘤、气管切开、静脉导管、心瓣膜置换术及各种严重慢性疾病的过程中。铜绿假单胞菌约占革兰氏阴性杆菌血流感染的第3或第4位,病死率则居首位。最常见的入侵途径为呼吸道与泌尿道,其临床表现与其他革兰氏阴性杆菌血流感染相似,可有弛张热或稽留热,常伴休克、急性呼吸窘迫综合征或弥散性血管内凝血等,病死率高。皮肤出现坏疽性深脓疱为其特征性表现,周围环以红色斑丘疹,皮疹出现后48~72小时,中心呈灰黑色坏疽或有溃疡,小血管内有菌栓,渗液涂片、革兰氏染色或培养易找到细菌。皮疹可发生于躯体任何部位,但多发于会阴、臀部或腋下,偶见于口腔黏膜,疾病晚期可出现肢端迁徙性脓肿。

(二)心内膜炎　常发生于心脏手术或瓣膜置换术后,也可发生在烧伤或有注射毒品患者的正常心脏瓣膜上。炎症可发生在各个瓣膜,但以三尖瓣为多见。如应用抗生素延误、有赘生物生长、左心瓣膜病变则预后较严重,药物治愈率低,应及早进行手术清除赘生物和异物。

(三)肺炎　社区获得性铜绿假单胞菌肺炎常继发于宿主免疫功能受损后,尤易发生于慢性阻塞性肺疾病、支气管扩张、肺囊性纤维化、吸烟、酗酒和经常应用抗菌药物患者。铜绿假单胞菌占医院肺炎(无机械通气)和呼吸机相关肺炎的第2位常见病原体。分别占65岁以下和65岁以上医院肺炎患者病原体的18.7%~20.0%和23.8%~28.3%;占65岁以下和65岁以上呼吸机相关肺炎患者病原体的12.5%~27.5%和27.7%~24.6%。肺炎多发生于住院时间≥5天后。

(四)尿路感染　铜绿假单胞菌占医院尿路感染分离菌的第2位,留置导尿管是截瘫患者获得感染的诱因。其他如尿路梗阻、慢性尿路感染长期应用抗菌治疗亦易罹患铜绿假单胞菌感染。40%的铜绿假单胞菌血流感染的原发灶为尿路感染。

(五)中枢神经系统感染　铜绿假单胞菌脑膜炎或脑脓肿常继发于颅脑外伤、头和颈部肿瘤手术后,或耳、乳突、鼻窦感染扩散蔓延,腰穿术或脑室引流后。中性粒细胞缺乏、严重烧伤则为铜绿假单胞菌血流感染过程中迁徙至脑部的危险因素。临床表现与其他细菌性中枢感染相同,但预后较差,病死率60%以上。

(六)骨、关节感染　主要由于血流感染的血行迁徙或邻近组织感染病灶,见于老年人复杂性尿路感染及泌尿生殖系手术或器械操作,或钉子刺伤后,表现为椎体骨髓炎、胸锁关节炎、耻骨联合关节炎和跖骨骨髓炎等。

(七)眼部感染　本菌是角膜溃疡或角膜炎的常见病原菌之一,常继发于眼外伤、农村稻谷脱粒时角膜擦伤后,或铜绿假单胞菌污染角膜接触镜(又称隐形眼镜)、镜片液。眼内炎则多见于穿刺伤或眼科手术,感染发展迅速,应予紧急处理,否则易造成失明。

(八)耳、乳突及鼻窦感染 游泳后因水进入外耳道造成外耳道炎。糖尿病伴血管病变者及艾滋病患者,偶可发生铜绿假单胞菌所致慢性无痛恶性外耳道炎,并可继发中耳炎及乳突炎,如不及时治疗,预后较差。有糖尿病或其他疾病时,铜绿假单胞菌可通过血管鞘而引起颅内感染。

(九)皮肤软组织感染 血流感染患者可继发红斑坏疽性皮疹、皮下结节、深部脓肿、蜂窝织炎等。烧伤创面、压疮、外伤创口及静脉曲张溃疡面上,常可培养出铜绿假单胞菌。

【实验室诊断】

病原学诊断主要依靠留取血、脑脊液、痰液、尿、脓液或渗出液等标本进行细菌培养。

【治疗】

铜绿假单胞菌感染可选用的抗菌药物有:哌拉西林、头孢他啶、头孢吡肟、氨曲南、哌拉西林/他唑巴坦、头孢哌酮/舒巴坦、头孢他啶/阿维巴坦、亚胺培南、美罗培南、阿米卡星、异帕米星、环丙沙星、左氧氟沙星等。磷霉素对部分菌株有效。多黏菌素B或E仅限于对其他药物不敏感的耐药菌株。新抗菌药物头孢洛扎/他唑巴坦对铜绿假单胞菌具有良好抗菌活性,已被批准用于治疗复杂性尿路感染和复杂性腹腔感染。除静脉或口服给药外,呼吸机相关肺炎尚可予多黏菌素或阿米卡星雾化吸入。

抗菌药物联合应用治疗铜绿假单胞菌感染是否优于单药治疗尚存在争议,目前认为及时抗菌治疗、优化给药方案(如β-内酰胺类药物增大剂量,增加给药次数,延长滴注时间)更为重要。但如为严重感染、感染性心内膜炎或耐药菌感染,则应联合治疗,抗铜绿假单胞菌β-内酰胺类与氨基糖苷类药物联合最为常用。多黏菌素由于易发生诱导耐药,即使铜绿假单胞菌对其敏感,亦应联合β-内酰胺类等其他抗铜绿假单胞菌药物。

铜绿假单胞菌感染的抗菌治疗常需要较长疗程,感染性心内膜炎应大于6周,骨关节感染6~12周,呼吸机相关肺炎推荐15天。

此外,应去除感染部位的导管等人工装置以利细菌清除。有研究表明大环内酯类、氨基糖苷类等药物可抑制细菌群体感应系统和生物膜形成,其临床尚待验证。

【预防】

铜绿假单胞菌感染多通过接触传播,注意手卫生、接触隔离和物表消毒可有效减少感染传播。

推荐阅读

1. D'AGATA E. Pseudomonas aeruginosa and other Pseudomonas species [M]//BENNETT J E, DOLIN R, BLASER M J. Mandell, Douglas, and Bennett's principles and practice of infectious diseases. 8th ed. Philadelphia, PA: Elsevier Saunders, 2015: 2518-2531.

2. 胡付品, 郭燕, 朱德妹, 等. 2018年CHINET中国细菌耐药性监测 [J]. 中国感染与化疗杂志, 2020, 20(1): 1-10.

3. 中华医学会呼吸病学分会感染学组. 中国成人医院获得性肺炎与呼吸机相关性肺炎诊断和治疗指南(2018年版)[J]. 中华结核和呼吸杂志, 2018, 41(4): 255-280.

第二十四节 不动杆菌属细菌感染

王明贵 李光辉 汪 复

不动杆菌属(Acinetobacter)是条件致病菌,广泛存在于自然界、医院环境及人体皮肤,主要引起呼吸道感染。也可引发血流感染、泌尿系感染、脑膜炎、手术部位感染、呼吸机相关性肺炎等。不动杆菌属为不发酵糖细菌,常见菌种有鲍曼不动杆菌、醋酸钙不动杆菌、洛菲不动杆菌、溶血不动杆菌、琼氏不动杆菌及约氏不动杆菌等,临床以鲍曼不动杆菌最为常见。鲍曼不动杆菌与醋酸钙不动杆菌等菌种很难通过生化表型鉴别,统称为醋酸钙-鲍曼不动杆菌复合体,共同归类于鲍曼不动杆菌。不动杆菌属为医院感染的常见病原菌,在临床分离的革兰氏阴性菌中占第2或第3位,对常用抗菌药物的耐药性高,临床治疗困难。

【病原】

本菌为革兰氏阴性球状或球杆菌,呈多形性,成对排列或呈短链。无芽孢及鞭毛,无动力,有荚膜。专性需氧,触酶阳性,硝酸盐反应及氧化酶试验阴性,动力阴性。鲍曼不动杆菌革兰氏染色不易脱色,尤其是血培养阳性标本直接涂片染色,易误认为革兰氏阳性球菌。

2018年CHINET中国细菌耐药监测的数据显示,鲍曼不动杆菌占不动杆菌属的92.5%,鲍曼不动杆菌在革兰氏阴性菌中列第3位,为痰标本及脑脊液标本的第2位常见分离菌。不动杆菌属对多数抗菌药物的耐药率≥50%,对亚胺培南和美罗培南的耐药率高达73%。

【流行病学与发病机制】

不动杆菌属为奈瑟菌科,是医院感染中常见病原菌,广泛分布于外界环境中,营养要求不高,适宜在潮湿环境中生长,如自来水、液体去污剂、牛奶及冷冻食物中均有检出的可能。在潮湿条件下的医疗器械如空调机、机械通气装置、氧气湿化瓶及其管道、面罩、腹膜透析装置、保留导尿管等易被其污染。该菌也可在干燥无生命物体上生存数天。健康人群的皮肤、咽喉、结膜、尿、阴道分泌物中亦能分离到不动杆菌。

不动杆菌属在防御机制正常的宿主中不易致病,感染易发生于外科手术后,有严重基础疾病及免疫功能低下者,老年和早产儿、新生儿,气管切开插管、静脉导管、空气湿化、广谱抗菌药物应用及长期入住ICU等。本菌属主要通过下列途径引起医院感染:①医务人员手带菌在治疗操作和护理中造成患者间的传播;②医疗器械的污染和消毒不严可引起医院感染;③本菌在干燥条件下如皮肤、钢板上存活时间长,易以气溶胶形式在空气中传播。ICU、呼吸科及外科等科室不动杆菌感染发生率高,教学医院的发病率高于一般综合性医院。美国医院感染监测系统数据显示不动杆菌属所致感染分别占 ICU 院内血流感染、手术部位感染、院内尿路感染和院内肺炎的 2.4%、2.1%、1.6% 和 6.9%。

【临床表现】

（一）**呼吸道感染**　由于不动杆菌属在口咽部的定植和气管切开后的高定植率,最易引起呼吸道感染。不动杆菌属是医院内肺炎,尤其是呼吸机相关性肺炎的常见病原菌。医院内肺炎的易感因素有气管插管、气管切开、应用广谱抗菌药物、入住 ICU、新近外科手术、急性生理学和慢性健康状况评价（acute physiology and chronic health evaluation,APACHE）高评分和严重肺部基础疾病。不动杆菌属偶可在正常小儿中引起社区获得性气管支气管炎或细支气管炎,成人社区获得性不动杆菌肺炎通常发生于免疫功能减退者如慢性酒精中毒、糖尿病、肾功能不全、肺部基础疾病。肺部 X 线检查可表现为多叶性气管支气管肺炎,偶有脓肿形成及渗出性胸膜炎,继发血流感染和脓毒性休克者预后差。

（二）**血流感染**　CHINET 中国细菌耐药监测显示在革兰氏阴性杆菌血流感染分离菌中,鲍曼不动杆菌为 3.2%,占第 7 位。大多继发于肺部感染或留置静脉导管,继发于尿路感染、伤口感染、皮肤软组织感染和腹腔感染者较少。病情轻者可仅有一过性血流感染;伴有休克的重症患者可达 30%,病死率 17%~46%。并发症有心内膜炎、腹腔脓肿及血栓性静脉炎等。非鲍曼不动杆菌所致者病情常较轻。

（三）**尿路感染**　不动杆菌属引起尿路感染的高危因素包括:医疗相关因素,如手术、留置尿管、局部用药;尿路梗阻性疾病,如前列腺增生、尿路结石、尿道狭窄;长期使用抗菌药物;放疗与化疗;机体免疫功能受损;长期卧床等。鲍曼不动杆菌尿路感染包括急性肾盂肾炎、急性膀胱炎等,可继发附睾炎、前列腺炎、血流感染等。

（四）**颅内感染**　不动杆菌脑膜炎通常发生于颅脑外伤或神经外科手术后,脑膜炎可表现为突发或多次慢性过程后发作。高危因素为外伤或手术导致血脑屏障破坏及术后留置引流管,其他还有手术后应用大剂量糖皮质激素、脑脊液漏、广谱抗菌药物使用等。可表现为脑膜炎、脑脓肿等,约 30% 的患者可有瘀斑样皮疹。

（五）**皮肤软组织感染**　不动杆菌属为创口（如战伤）、手术切口、烧伤感染和压疮的病原菌。多发生于免疫功能低下的患者,如糖尿病、药瘾者、艾滋病、长期住院的重症患者。鲍曼不动杆菌皮肤软组织感染多为继发性混合感染,静脉导管污染本菌可引起严重的皮肤蜂窝织炎,严重的创口感染常合并血流感染。

（六）**其他**　不动杆菌属感染可见于人体任何部位,其他尚有眼科感染如眼结膜炎、眼内炎、软接触镜所致角膜溃疡和角膜穿孔;自体瓣膜和人工瓣膜心内膜炎,骨、关节感染,胰腺炎和肝脓肿等。

【诊断】

病原学诊断有赖于细菌培养,由于鲍曼不动杆菌广泛分布于医院环境,易在住院患者呼吸道、皮肤等部位定植,细菌培养阳性特别是痰培养阳性,应根据临床情况判断其为定植菌、污染菌或病原菌,可多次送检或同时送检不同类型标本。定植或污染者不需进行抗菌治疗。

临床采集各类标本时尽可能避免污染:①在采集血液、脑脊液等体液标本时,应进行严格的皮肤消毒,按照规范进行细菌培养。②采集痰标本时,应充分告知患者留样方法和要求、必要时采用气管镜下防污染毛刷采样,尽量提高痰标本质量。痰标本接种前应进行革兰氏染色镜检,判断痰标本是否合格。呼吸道标本的半定量或定量细菌培养能够为临床提供重要参考价值。③对于鲍曼不动杆菌皮肤感染,病变部位取材应注意采用不同的方法。浅表、开放性脓疱和创口感染,清创后,采集创口拭子即可;蜂窝织炎,穿刺针抽吸组织取样,但不易获取,培养阳性率较低;复杂性皮肤软组织感染,用活检组织、穿刺针抽吸、外科手术等方法采取深层组织进行培养,不能用创口拭子进行培养。

【治疗】

（一）**鲍曼不动杆菌感染的治疗原则**　鲍曼不动杆菌感染的主要治疗原则有:①对于细菌培养阳性特别是痰培养阳性,需要鉴别是否为鲍曼不动杆菌感染;②根据药敏试验结果选用抗菌药物,鲍曼不动杆菌对多数抗菌药物耐药率达 50% 或以上,经验选用抗菌药物困难,故应尽量根据药敏结果选用敏感药物;③联合用药,特别是对于广泛耐药鲍曼不动杆菌（extensive drug resistant Acinetobacter baumanii,XDRAB）或全耐药鲍曼不动杆菌（pan-drug resistant Acinetobacter baumanii,PDRAB）的感染常需联合用药;④通常需用较大剂量,根据药代动力学/药效动力学（pharmacokinetics/pharmacodynamics,PK/PD）原理制定合适的给药方案;⑤肝、肾功能异常者及老年人,抗菌药物的剂量应根据血清肌酐清除率及肝功能情况进行适当调整;⑥混合感染比例高,常需结合临床覆盖其他病原菌;⑦常需结合临床给予支持治疗和良好的护理。治疗成功与否的关键是及早选用有效抗菌药物并及时处理引起本病的诱发因素,如尽早减量或停用皮质激素、拔除静脉导管等。

（二）**治疗鲍曼不动杆菌感染的常用抗菌药物**　①舒巴坦及含舒巴坦复方制剂:因舒巴坦对不动杆菌属细菌具有抗菌作用,故含舒巴坦复方制剂对不动杆菌具良好的抗菌活性,可使用氨苄西林-舒巴坦或头孢哌酮-舒巴坦。舒巴坦单药也可与其他类别抗菌药物联合用于治疗 XDRAB、PDRAB 引起的感染。②碳青霉烯类:临床应用的品种有亚胺培南、美罗培南等,可用于敏感菌所致的各类感染,当其 MIC≤8mg/L 时,可与其他药物联合治疗 XDRAB 或 PDRAB 感染。③多黏菌素类:有多黏菌素 B 及黏菌素（colistin）。可用于 XDRAB、PDRAB 感染的治疗。该类药物的肾毒性及神经系统不良反应发生率高,对于老年人、肾功能不全患者特别需要注意肾功能的监测。此外,黏菌素存在明显的异质性耐药,常需联合应用其他抗菌药物。

④替加环素：为甘氨酰环素类。对多重耐药鲍曼不动杆菌（multidrug resistant *Acinetobacter baumanii*，MDRAB）、XDRAB 有一定抗菌活性，近期各地报告的敏感性差异大。其组织分布广泛、组织穿透性好，在肺组织中药物浓度高，但血药浓度、脑脊液浓度低，常需与其他抗菌药物联合应用。主要不良反应为胃肠道反应。⑤四环素类：注射用米诺环素、多西环素可用于敏感鲍曼不动杆菌感染的联合治疗，但临床资料有限。⑥氨基糖苷：这类药物多与其他抗菌药物联合治疗敏感鲍曼不动杆菌感染。⑦对鲍曼不动杆菌具抗菌活性的其他抗菌药物尚有：喹诺酮类如环丙沙星、左氧氟沙星，第三代及第四代头孢菌素如头孢他啶、头孢吡肟，其他 β-内酰胺酶抑制剂复方制剂如哌拉西林/他唑巴坦，但耐药率均高，故应根据药敏结果选用。

（三）鲍曼不动杆菌感染的抗菌治疗　①非 MDRAB 感染：可根据药敏结果选用 β-内酰胺类如头孢噻肟，喹诺酮类等。②MDRAB 感染：根据药敏试验结果选用含舒巴坦复方制剂或碳青霉烯类，可联合应用氨基糖苷类或氟喹诺酮类等。③XDRAB 感染：常采用两药联合方案，或三药联合方案。两药联合用药方案有：a. 以舒巴坦或含舒巴坦的复方制剂为基础，联合以下一种：米诺环素或多西环素、黏菌素、氨基糖苷类、碳青霉烯类；b. 以黏菌素为基础，联合以下一种：含舒巴坦复方制剂（或舒巴坦）、碳青霉烯类；c. 以替加环素为基础，联合以下一种：含舒巴坦复方制剂（或舒巴坦）、碳青霉烯类、黏菌素、喹诺酮类、氨基糖苷类。三药联合方案有：含舒巴坦复方制剂（或舒巴坦）+多西环素+碳青霉烯类、含舒巴坦复方制剂（或舒巴坦）+氨基糖苷类+碳青霉烯类、碳青霉烯类+利福平+多黏菌素或氨基糖苷类等，对于肺部感染可以同时以黏菌素静脉滴注及雾化吸入。

（四）PDRAB 感染　常需通过联合药敏试验筛选有效的抗菌药物联合用药。国外研究发现，鲍曼不动杆菌易对黏菌素异质性耐药，但异质性耐药菌株可部分恢复对其他抗菌药物的敏感性，因此黏菌素联合 β-内酰胺类或替加环素是可供选择的方案，但尚缺少大规模临床研究。也可结合抗菌药物 PK/PD 参数要求，尝试通过增加给药剂量、增加给药次数、延长给药时间等方法设计给药方案。

推荐阅读

1. 胡付品，郭燕，朱德妹，等. 2018 年中国 CHINET 细菌耐药性监测[J]. 中国感染与化疗杂志，2020，20（1）：1-10.
2. PHILLIPS M. Acinetobacter species[M]//BENNETT J E, DOLIN R, BLASER M J. Mandell, Douglas, and Bennett's principles and practice of infectious diseases. 8th ed. Philadelphia, PA: Elsevier Saunders, 2015: 2552-2558.
3. 王明贵. 耐药革兰阴性菌感染诊疗手册[M]. 北京：人民卫生出版社，2015.
4. Chinese XDR Consensus Working Group. Laboratory diagnosis, clinical management and infection control of the infections caused by extensively drug-resistant Gram-negative bacilli: a Chinese consensus statement[J]. Clin Microbiol Infect, 2016, 22(Suppl 1): S15-S25.

第二十五节　其他不发酵糖细菌感染

王明贵

近年来不发酵糖细菌的临床感染发生率明显上升，2018 年 CHINET 中国细菌耐药监测显示，不发酵糖细菌占所有革兰氏阴性杆菌的 34%。除不动杆菌属、假单胞菌属外，其他临床常见不发酵糖细菌包括嗜麦芽窄食单胞菌、伯克霍尔德菌、产碱杆菌属、伊丽莎白菌属及金黄杆菌属等。嗜麦芽窄食单胞菌等其他不发酵糖细菌对抗菌药的耐药性高，对许多抗菌药天然耐药，同时上述细菌所致感染患者往往有多种基础疾病、入住重症监护病房、使用呼吸机、使用广谱抗菌药等因素，临床治疗困难。

一、嗜麦芽窄食单胞菌感染

在不发酵糖细菌中，嗜麦芽窄食单胞菌（*Stenotrophomonas maltophilia*）的分离率仅次于不动杆菌属及铜绿假单胞菌，居第 3 位，为医院感染的重要病原菌之一。该菌感染多见于使用广谱抗菌药尤其是碳青霉烯类、气管插管、机械通气等患者。

【病原】

嗜麦芽窄食单胞菌为窄食单胞菌属中的唯一菌种，为有动力的需氧革兰氏阴性杆菌，具有丛集鞭毛，不发酵糖。该菌在多数细菌培养基上均能生长，在血平皿上菌落呈淡黄、淡灰色或淡绿色，有氨味。多数临床分离株氧化酶阴性。

【流行病学与发病机制】

嗜麦芽窄食单胞菌在自然界中分布广泛，可存在于土壤、水、植物、农副产品中。人的咽部、痰液及粪便中均可分离出此菌，医院内透析装置、雾化吸入器及机械呼吸装置等也可分离到此菌。该菌的毒力低，为条件致病菌，大多引起医院感染，也可为该菌与其他病原菌的混合感染。CHINET 中国细菌耐药监测显示，嗜麦芽窄食单胞菌临床分离株在不发酵糖细菌中所占比例在近年来波动于 10%~12%。

该菌可产生多种胞外酶，其中蛋白酶、弹性蛋白酶、酯酶、透明质酸酶等可能在发病机制中起主要作用。该菌引起的医院感染可以是患者住院期间定植于口咽部或胃肠道细菌的内源性感染，也可通过医务人员、感染者或带菌者的接触引起的外源性感染。该菌可产生多种 β-内酰胺酶使多数 β-内酰胺类包括碳青霉烯类等灭活，因而对上述抗生素耐药。该菌可引起肺炎等下呼吸道感染及中心静脉导管相关血流感染等。

【临床表现】

（一）下呼吸道感染　嗜麦芽窄食单胞菌引起的下呼吸道感染多发生于使用碳青霉烯类等广谱抗菌药、机械通气、入住重症监护病房及肿瘤等患者，可有发热、咳嗽、咳痰等临床表现。

（二）血流感染　多为中心静脉导管相关血流感染，或伴有其他严重的基础疾病，肿瘤患者及免疫缺陷患者预防应用抗菌药者发生率高。大部分患者有发热，病情危重，可并发休克、多器官功能障碍综合征。

（三）**其他** 该菌尚可引起自体瓣膜或人工瓣膜心内膜炎、肝脓肿、脑膜炎、眼内炎、胆管感染、鼻窦炎及创面感染等。留置导尿管者中段尿培养出嗜麦芽窄食单胞菌多为寄殖而非感染，但需注意带菌者在器械操作或手术患者易导致严重血流感染。

【诊断】

诊断有赖于细菌培养，细菌培养特别是痰培养阳性者需结合临床表现区分为寄殖或感染。嗜麦芽窄食单胞菌为条件致病菌，常与其他病原菌混合生长，感染者多有使用广谱抗菌药、气管插管等易感因素。

【治疗】

嗜麦芽窄食单胞菌对多种抗菌药呈现天然耐药，几乎所有菌株对亚胺培南等碳青霉烯类耐药。该菌推荐进行药敏试验测定的抗菌药品种少，以纸片法测定该菌属的药物敏感性不可靠，应采用微量肉汤稀释法或 E-test 测定。2018 年 CHINET 中国细菌耐药性监测显示米诺环素、替加环素及复方磺胺甲噁唑耐药率分别为 1.5%、3.6% 及 6.5%，左氧氟沙星及头孢哌酮-舒巴坦耐药率分别为 11.7% 及 12.3%。对头孢他啶及氯霉素有一定敏感性。

嗜麦芽窄食单胞菌感染的治疗尚无公认的推荐抗菌治疗方案。可根据体外药敏结果选用复方磺胺甲噁唑、头孢哌酮-舒巴坦或替卡西林-克拉维酸、喹诺酮类（环丙沙星、左氧氟沙星、莫西沙星）、米诺环素、头孢他啶及黏菌素，这些药物可联合或单独使用，单独使用易产生耐药性。对于非导管相关血流感染、心内膜炎、脑膜炎、骨关节感染及免疫缺陷患者的感染需要联合用药。国内药敏结果显示，该菌对头孢哌酮-舒巴坦的敏感性高于替卡西林-克拉维酸，临床常选用前者；复方磺胺甲噁唑目前仅有口服制剂，适用于轻症患者、联合治疗或序贯用药；米诺环素的体外敏感性高，但临床资料少，多与其他药物联合应用；有报道替加环素也可用于嗜麦芽窄食单胞菌感染的治疗，但临床资料少。对于对复方磺胺甲噁唑耐药菌株的感染，也可选用黏菌素。如考虑为留置导管相关感染，在抗菌治疗的同时必须拔除导管。

二、产碱杆菌属及无色杆菌属感染

产碱杆菌属（*Alcaligenes*）中临床常见分离菌为粪产碱杆菌（*A. faecalis*）。无色杆菌属（*Achromobacter*）中最常见菌种为木糖氧化无色杆菌（*A. xylosoxidans*），此菌种曾被划分至产碱杆菌属，称为木糖氧化产碱杆菌木糖亚种，国内临床微生物室目前仍归在产碱杆菌属中报告。

【病原】

产碱杆菌属及无色杆菌属为无荚膜、无芽孢，有鞭毛、能运动。为专性需氧的不发酵糖革兰氏阴性短小杆菌，对营养要求不高，氧化酶及触酶阳性。粪产碱杆菌可产生一种特殊的青苹果样气味。这类细菌由于缺乏许多生化反应，细菌常规鉴定困难，基质辅助激光解吸电离飞行时间质谱（MALDI-TOF-MS）技术有助于菌种的准确鉴定。

粪产碱杆菌及木糖氧化无色杆菌可寄殖于人的耳道、肠道，为水源污染的常见细菌，也可污染静脉补液、透析设备、湿化器等，造成医院感染暴发流行，或通过污染的消毒液或医务人员的手传播。感染多见于肿瘤、免疫功能缺陷或慢性基础疾病患者。

粪产碱杆菌可产生超广谱 β-内酰胺酶而对头孢菌素类耐药。木糖氧化无色杆菌的耐药机制为产生 β-内酰胺酶及外排泵，可产生 IMP 及 VIM 等金属酶而对碳青霉烯类耐药。

【临床表现】

产碱杆菌属可引起留置导管相关的血流感染、胆道感染、脑膜炎、肺炎、腹膜炎、伤口感染、尿路感染、骨髓炎及异物植入感染。粪产碱杆菌常与其他细菌同时被分离，需考虑寄殖或污染的可能。

【诊断】

诊断有赖于细菌培养，细菌培养阳性时，需结合临床表现确定感染是否由该菌引起。

【治疗】

粪产碱杆菌通常对复方磺胺甲噁唑、哌拉西林、第三代头孢菌素、碳青霉烯类敏感；对氨曲南、氨基糖苷类、喹诺酮类的耐药性有较大差异，对庆大霉素的耐药率高。可根据药敏结果选用上述抗菌药。

木糖氧化无色杆菌对哌拉西林-他唑巴坦、碳青霉烯类敏感性高，适用于该菌严重感染的经验治疗；复方磺胺甲噁唑适用于该菌所致尿路感染或轻症感染的口服治疗。该菌通常对除头孢他啶外的头孢菌素类、氨曲南及氨基糖苷类耐药。氟喹诺酮类的敏感性不确定。

三、伊丽莎白菌属及金黄杆菌属感染

原黄杆菌属（*Flavobacterium*）中的菌种已被重新划归至多个菌属中，其中两个最重要的菌种划归伊丽莎白菌属（*Elizabethkingia*）及金黄杆菌属（*Chryseobacterium*），最常见菌种分别称为脑膜败血伊丽莎白菌（*E. meningosepticum*）及产吲哚金黄杆菌（*C. indologenes*）。

【病原】

脑膜败血伊丽莎白菌的菌落大而光滑，呈浅黄色；产吲哚金黄杆菌的菌落常呈暗黄色或橘黄色。此两个菌属细菌无动力，触酶及氧化酶阳性。对氯己定等消毒剂有抵抗力，42℃时可被杀灭。脑膜败血伊丽莎白菌可产生生物膜。

脑膜败血伊丽莎白菌在成人中近半数、新生儿中 2/3 的分离菌有临床意义。金黄杆菌属广泛存在于土壤及水源中，也可存在含氯的城市供水系统中。在医院的水池、下水道、呼吸机等均可寄殖。金黄杆菌属的致病力低，临床分离菌多为寄殖菌，感染患者多有侵入性操作或各类基础疾病如肿瘤、糖尿病、器官移植及长期使用抗菌药。

【临床表现】

脑膜败血伊丽莎白菌可引起下列感染：

（一）新生儿脑膜炎 多发于早产儿出生后的前2周。冲洗眼睛的生理盐水、呼吸机设备及下水道污染该菌后均可导致脑膜炎的暴发流行，病死率在50%以上，后遗症多见。

（二）呼吸道感染 呼吸道感染是该类菌的最常见感染，多发于免疫缺陷患者的医院感染，呼吸机及湿化器的污染可导致肺炎的暴发流行。

（三）其他 血流感染为该菌第2位常见的感染，也可引起心内膜炎（包括人工瓣膜心内膜炎）、蜂窝织炎、伤口感染、严重烧伤后的脓毒血症、腹腔脓肿、透析相关腹膜炎及眼内炎等。

产吲哚金黄杆菌引起的临床感染较少见，可引起血流感染、呼吸机相关性肺炎、蜂窝织炎、腹膜炎、植入物相关感染、尿路感染、胆道感染、眼部感染、中枢神经系统感染及烧伤感染等，该菌感染的病死率高。

【诊断】

诊断有赖于细菌培养，培养阳性者应结合患者年龄、采集标本种类、基础疾病及临床表现确定是否为病原菌。

【治疗】

以纸片法测定该两个菌属的药物敏感性不可靠，应采用微量肉汤稀释法或E-test测定。伊丽莎白菌属及金黄杆菌属产β-内酰胺酶（包括产金属酶），因而对多数β-内酰胺类抗生素包括碳青霉烯类天然耐药，头孢吡肟对脑膜败血伊丽莎白菌的作用差，对产吲哚金黄杆菌具一定抗菌作用。脑膜败血伊丽莎白菌对替加环素及哌拉西林-他唑巴坦的敏感性高，对氨基糖苷类、氯霉素、红霉素及黏菌素耐药，对喹诺酮类及米诺环素敏感性较高，对复方磺胺甲噁唑的敏感性不确定。万古霉素对该两个菌属具良好抗菌作用，与其他抗菌药包括利福平联合成功治疗新生儿脑膜炎。目前，脑膜败血伊丽莎白菌脑膜炎尚无最佳的抗菌治疗方案，可选用利福平联合复方磺胺甲噁唑、喹诺酮类或米诺环素。

四、伯克霍尔德菌属感染

该菌属中最重要的菌种为洋葱伯克霍尔德菌（*Burkholderia cepacia*），多为医院感染的病原菌，常发生于使用广谱抗菌药的患者，该菌对许多抗菌药天然耐药。

【病原】

洋葱伯克霍尔德菌为不发酵糖的需氧革兰氏阴性杆菌，有鞭毛、有动力，在不同培养基平皿上的菌落形态不同。该菌广泛分布于自然界，特别是植物根部、土壤及潮湿环境中。医院环境中可分离到此菌，污染的水龙头、喷雾器、氯己定溶液（洗必泰）、漱口液及瓶装水等可导致医院感染暴发流行。患者可从医院环境或从其他患者获得感染。

洋葱伯克霍尔德菌具长而大的鞭毛，可产生一种蛋白，使细菌黏附于呼吸道上皮细胞及呼吸道黏蛋白，故该菌在肺囊性纤维化患者中常处于带菌状态，带菌者的肺炎发生率及病死率明显上升。该菌的脂多糖成分可诱导产生肿瘤坏死因子等炎性因子，造成肺部严重炎症反应和坏死。

【临床表现】

（一）呼吸道感染 洋葱伯克霍尔德菌肺炎多发于免疫功能缺陷者，在西方国家多见于肺囊性纤维化、慢性肉芽肿病等患者。病情发展迅速，表现为坏死性肉芽肿肺炎，高热，迅速发展为呼吸衰竭，同时可出现菌血症。医院获得性肺炎多发生于入住ICU 1周以上、使用呼吸机及广谱抗菌药的患者。肺移植患者携带该菌是移植后早期死亡的重要危险因素，慢性肉芽肿病患者的该菌感染容易继发嗜血综合征。

（二）血流感染 多见于肿瘤患者、静脉导管留置者及血液透析患者，多数血流感染的入侵途径未知。

（三）皮肤软组织感染 该菌也可引起烧伤患者皮肤感染、手术切口感染，感染危险因素为入住烧伤病区及ICU而接触污染的消毒液或未消毒的皮肤湿化产品。士兵的脚长期浸泡于水后也可出现局部皮肤感染。

（四）泌尿生殖道感染 也有因尿道器械操作、经直肠前列腺活检后发生泌尿感染的报道。

【诊断】

诊断有赖于细菌培养，洋葱伯克霍尔德菌培养阳性应结合临床表现、患者免疫功能、基础疾病及易感因素，区别寄殖或感染。

【治疗】

2018年CHINET数据显示，洋葱伯克霍尔德菌对复方磺胺甲噁唑、米诺环素、左氧氟沙星、美罗培南及头孢他啶的耐药率为5%~14%。有关该菌所致感染的抗菌治疗临床研究资料少，可根据药敏试验结果，选择上述抗菌药进行联合治疗。

推荐阅读

1. SAFDAR A. Stenotrophomonas maltophilia and Burkholderia cepacia[M]//BENNETT J E,DOLIN R,BLASER M J. Mandell,Douglas,and Bennett's principles and practice of infectious diseases. 8th ed. Philadelphia,PA:Elsevier Saunders,2015:2532-2540.
2. 王明贵. 耐药革兰阴性菌感染诊疗手册[M]. 北京:人民卫生出版社,2015.
3. 胡付品,郭燕,朱德妹,等. 2018年中国CHINET细菌耐药性监测[J]. 中国感染与化疗杂志,2020,20(1):1-10.
4. Chinese XDR Consensus Working Group. Laboratory diagnosis,clinical management and infection control of the infections caused by extensively drug-resistant Gram-negative bacilli:a Chinese consensus statement[J]. Clin Microbiol Infect,2016,22(Suppl 1):S15-S25.
5. BROOKE J S. Stenotrophomonas maltophilia:an emerging global opportunistic pathogen[J]. Clin Microbiol Rev,2012,25(1):2-41.

第二十六节 结核病

张文宏

结核病（tuberculosis）是结核分枝杆菌引起的慢性感染性疾病，可累及全身多个脏器，以肺结核（pulmonary tuberculosis）

最为常见,占各器官结核病总数的80%~90%,是最主要的结核病类型。痰中排菌者称为传染性肺结核病,除少数可急起发病外,临床上多呈潜伏性感染或者慢性发病过程。近年来对于结核病的发病机制、诊断与治疗等领域的研究均获得了突破性的进展,诊断新技术、临床新药、潜伏结核干预新概念等均有进展。尽管如此,由于结核感染的特殊性,结核病防治仍面临巨大挑战与困难,离根除结核的目标还非常遥远。

【病原】

结核分枝杆菌与普通细菌迥异,在分类学上属于放线菌目(Actinomycetes)、分枝杆菌科、分枝杆菌属(Mycobacterium)。分枝杆菌属包含结核分枝杆菌复合群、非结核分枝杆菌和麻风分枝杆菌。结核分枝杆菌再分为人结核分枝杆菌、牛结核分枝杆菌、非洲分枝杆菌和田鼠分枝杆菌。其中人结核分枝杆菌为人类结核病的病原体,而免疫接种常用的卡介苗(Bacillus Calmette Guérin,BCG)则来源于牛结核分枝杆菌,利用人结核分枝杆菌与牛结核分枝杆菌的抗原交叉免疫原性提供免疫保护。

结核分枝杆菌细长而稍弯,约0.5μm×3μm,两端微钝,不能运动,无鞭毛或芽孢。不易染色,但经品红加热染色后不能被酸性乙醇脱色,故称抗酸杆菌。电镜下结核分枝杆菌细胞壁厚约20nm,其表层粗糙,伴有横式排列的绳索状皱褶物。细胞质外紧包一层质膜。

结核分枝杆菌是专性需氧菌,最适宜生长温度为37℃。其对营养要求较高,在特殊的培养基中才能生长,常用的培养基为罗氏培养基。结核分枝杆菌培养生长缓慢,增殖周期为15~20小时,需要2~4周才有可见菌落,培养是确诊结核病的重要手段,但往往耗时过长,给临床工作带来了较大的影响。

结核分枝杆菌的基因组共有4093个基因构成,共编码3993种蛋白质,其中多数基因编码细胞壁代谢相关的酶。细胞壁由以分枝菌酸为主的脂质成分及阿拉伯半乳聚糖、肽聚糖构成,通透性差,导致多数抗生物不能有效发挥作用。菌体成分含大量类脂质,占菌体干重20%~40%,胞壁含量最多,使之具疏水性和对环境的较强抵抗力。

【流行病学】

(一)流行环节 结核病从暴露到感染,从感染到疾病,从疾病到传播均有其独特性,与结核难以控制密切相关。

开放性肺结核患者的排菌是结核传播的主要来源。暴露于含结核菌的环境或者与结核患者近距离接触均有可能获得感染。虽然控制传染源是预防结核病的重要策略,但是临床结核患者分布广,发现难,治疗疗程长,部分结核患者因依从性差或结核的耐药性而虽经治疗却经久不愈,造成结核病不同于其他急性传染病,不易发现感染者和难以快速有效控制传染源是该病得以长期传播的主要因素。

患者咳嗽排出的结核分枝杆菌悬浮在飞沫核中,当被人吸入后即可引起感染。而飞沫直径亦是重要影响因素,大颗粒多在气道沉积随黏液纤毛运动排出体外。高声讲话、用力咳嗽,以及打喷嚏所产生的飞沫直径小,最易传播。患者随地吐痰,痰液干燥后结核分枝杆菌随尘埃飞扬,亦可造成吸入感染,但并非主要传播方式。患者污染物传播机会甚少。其他途径如饮用带菌牛奶经消化道感染,患病孕妇经胎盘引起母婴间传播,经皮肤伤口感染和上呼吸道直接接种均极罕见。

在普通人群中,感染结核并不一定发病,可以长期携带结核菌,感染者既无临床症状又不排菌,仅有结核菌素皮肤试验(tuberculin skin test,TST)或者结核特异性抗原或者多肽的γ干扰素释放试验(interferon gamma release assays,IGRAs)阳性,称为潜伏结核感染。目前已知的导致潜伏结核活动的高危因素包括近距离接触活动性结核患者、器官移植、终末期肾病且接受透析治疗、HIV感染、硅沉着病、由于基础疾病接受肿瘤坏死因子受体-α(tumor necrosis factor-alpha,TNF-α)拮抗剂治疗等。其中由于近年来TNF-α拮抗剂成为治疗风湿性疾病的主要药物,其增加潜伏结核再活动的风险也逐渐为大家所关注。其他危险因素如来自结核高流行区域、从事医务工作、吸毒、糖尿病、吸烟等也被证实可增加潜伏结核的再活动。结合各危险因素的相对风险、预防治疗的必要性及可能的依从性考量,世界卫生组织(WHO)对不同的危险因素进行了分层如表10-10-26-1所示。

表10-10-26-1 结核病的发病危险因素

危险因素	发病风险*
高危因素	
HIV感染/艾滋病	10~100
密切接触者	15
接受器官移植	20~70
终末期肾病并接受透析治疗	6.9~52.5
接受TNF-α拮抗剂治疗	1.6~25.1
硅沉着病	2.8
中危因素	
胸片提示纤维结节条索影	6~19
结核高流行地区的移民	2.9~5.3
医护工作者	2.55
低危因素	
糖尿病	1.6~7.83
吸烟	2~3.4
接受糖皮质激素治疗	2.8~7.7
低体重	2~3

注:* 结核相对风险(与普通人群相比较)。

(二)流行概况 2020年全球新发结核病患者约987万,128万人死于结核病,其中我国新发患者数约为88.9万,仅次于印度居世界第二位。同时,我国耐药结核病负担沉重,2019年WHO估计全球新发46.5万例利福平耐药结核病患者,其中13%来源于中国,排名全球第二。WHO曾估计全球约1/3的患者存在潜伏结核感染,但此数据是基于调查人群中结核菌素试验的阳性率而得到的。但结核菌素试验的特异性较差,可能会在卡介苗接种者中出现假阳性的结果。在中国最新的一项多中心队列研究中,5周岁以上人群中γ干扰素释放试验的阳性率为18.1%。在中国,由于卡介苗的广泛覆盖,γ干扰素释放试验所得的结果可能更符合实际的潜伏结核感染率。

【发病机制】

(一)结核侵入与免疫应答 结核分枝杆菌入侵宿主体内,从感染、发病到转归均与多数细菌性疾病有显著不同。结核分枝杆菌在空气中的飞沫核中可存活数小时,被人体吸入呼吸道后,结核分枝杆菌被肺泡吞噬细胞吞噬后可抵抗胞内吞噬体和溶酶体的杀伤。吞噬细胞吞噬结核分枝杆菌后可以呈递结核抗原,释放细胞因子,引起局部免疫反应,从附近的血管中募集中性粒细胞、巨噬细胞、单核细胞到达病灶处。此后巨噬细胞逐渐分化为多核巨细胞、类上皮细胞、泡沫样巨噬细胞,最终形成分层结构的结核结节或结核肉芽肿。巨噬细胞位于结核肉芽肿中心,外周是淋巴细胞及纤维条索,并随着获得性免疫启动与结核特异性淋巴细胞出现,肉芽肿外周的纤维致密化,进入肉芽肿的血管消失,加剧了巨噬细胞的泡沫化,形成干酪样坏死,导致肉芽肿中心缺氧状态,使结核菌处于静止状态。大部分感染者的宿主免疫应答抑制结核分枝杆菌的复制和传播,感染者不发病,处于结核潜伏感染状态。倘若免疫功能损害便可导致受抑制结核分枝杆菌的重新活动和增殖,肉芽肿破裂,结核菌释放进入气道,演变为活动性结核。此时痰涂片或者痰培养可检测到结核菌,引起局部的播散和人际间的传播。

结核感染的发病机制中,由T细胞介导的细胞免疫(cell mediated immunity,CMI)对结核病发病、演变及转归产生决定性影响。CMI是宿主获得性抗结核免疫力的主要免疫反应,它包括巨噬细胞吞噬结核分枝杆菌,以及处理与呈递抗原、T细胞对抗原的特异性识别与结合、增殖与分化、细胞因子释放及杀菌等过程。迟发型过敏反应(delayed type hypersensitivity,DTH)则是宿主对结核分枝杆菌形成免疫应答的标志。DTH是德国微生物学家Robert Koch在1890年观察到的重要现象,用结核分枝杆菌注入未受过感染的豚鼠皮下,经10~14日后出现注射局部肿结,随后溃烂,形成深溃疡,很难愈合,并且进一步发展为肺门淋巴结肿大,最终发生全身播散而死亡,此时对结核菌素试验仍呈阴性反应。但对3~6周前受感染、结核菌素反应转阳的存活豚鼠注射同等量的结核分枝杆菌,2~3日后局部呈现剧烈反应,迅速形成浅表溃疡,以后较快趋于愈合,无淋巴结肿大和周身播散,动物亦无死亡,此即Koch现象。其解释是前者为初次感染,宿主无DTH,尚未建立CMI;后者由于事先致敏,再次接触病原菌后可出现剧烈的局部反应,是DTH的表现,而病灶则趋于局限化,为获得CMI的重要证据。

(二)病理学特征 结核病是一种慢性病变,其基本病变包括:①渗出型病变,表现组织充血水肿,随之有中性粒细胞、淋巴细胞、单核细胞浸润和纤维蛋白渗出,可有少量类上皮细胞和多核巨细胞,抗酸染色中可以发现结核分枝杆菌,常常是病变组织内菌量多、致敏淋巴细胞活力高和过敏反应强的反映。②增生型病变,当病灶内菌量少而致敏淋巴细胞数量多,

则形成结核病的特征性病变结核结节。中央为巨噬细胞衍生而来的朗汉斯巨细胞(Langhans giant cell)。周围由巨噬细胞转化来的类上皮细胞成层排列包绕。增生型病变的另一种表现是结核性肉芽肿,是一种弥漫性增生型病变,多见于空洞壁、窦道及其周围,以及干酪样坏死灶周围,由类上皮细胞和新生毛细血管构成,其中散布有朗汉斯巨细胞、淋巴细胞及少量中性粒细胞,有时可见类上皮结节。③干酪样坏死,为病变进展的表现。镜下先是出现组织混浊肿胀,继而细胞质脂肪变性、细胞核碎裂溶解,直至完全坏死。肉眼可观察到坏死组织呈黄色,似乳酪般半固体或固体密度。坏死区域逐渐出现肉芽组织增生,最后成为纤维包裹的纤维干酪性病灶。由于机体反应性、免疫状态、局部组织抵抗力的不同,入侵菌量、毒力、类型和感染方式的差别,以及治疗措施的影响,上述三种基本病理改变可以互相转化、交错存在。除上述三种基本病变外,亦可见非特异性组织反应,多见于神经、内分泌腺、心血管、肝、肾等器官的结核病。

【临床表现】

原发结核感染后结核菌可向全身传播,可累及肺脏、胸膜及肺外器官。免疫功能正常的宿主往往将病灶局限在肺脏或其他单一的脏器,而免疫功能较弱的宿主往往造成播散性结核病或者多脏器的累及。除结核病患者外,一般人群中的结核病约80%的病例表现为肺结核,15%表现为肺外结核,而5%则两者均累及。肺结核与肺外结核的临床特征见本节相应部分。

【诊断】

结核病的诊断有赖于临床表现、影像学检查及实验室检测。临床与影像学诊断见本节相应部分的具体描述。以下介绍结核病的实验室诊断现状。

1. 结核分枝杆菌涂片检查 是确诊肺结核快速简便的方法。除非已经进行抗结核化疗的病例,偶也可出现涂片阳性而培养阴性的病例。在未治疗的肺结核患者痰菌培养的敏感性和特异性均高于涂片检查,涂片阴性或诊断有疑问时培养尤其重要。采用石炭酸复红的抗酸染色方法及金胺-罗丹明等荧光染料涂片镜检仍是临床标本检测结核分枝杆菌的主要依据并被WHO推荐广泛使用。

2. 结核分枝杆菌的培养 结核分枝杆菌的培养仍然是结核菌检测和药敏试验(drug susceptibility testing,DST)的"金标准"。传统的罗氏培养法耗时较长,为4~6周。液体培养系统如BACTEC和MGIT提供了较传统固体培养更为敏感和快速的方法,1~3周即可检测到分枝杆菌的生长。分枝杆菌生长指示管(mycobacteria growth indicator tube,MGIT),在管底含有荧光复合物,该荧光复合物可被氧气淬灭。当分枝杆菌生长时,管内氧气逐渐被消耗即可探测到管底的荧光复合物。而MGIT技术不到8天即可显示结果。自动化MGIT还通过添加临界浓度的链霉素、异烟肼、利福平和乙胺丁醇进行药敏检测。目前,WHO推荐在有条件的地区逐步启用液体培养,包括低收入国家也鼓励尽可能开展液体培养检测方法。

3. 结核分枝杆菌的药敏测定 结核分枝杆菌分离后推荐

立即进行药敏测定,特别是对异烟肼和利福平的药敏结果来判定是否为耐多药菌株。常规的结核分枝杆菌药敏测定需借助于固体或液体培养基中培养出的细菌,在抗菌药物存在的前提下进行测定,被认为是结核耐药检测的"金标准"。但液体培养基中的药敏检测结果通常需要 3 周的时间,在固体培养基上的检测时间更长。与依靠结核培养的药敏检测方法比较,结核的分子药敏检测更为简便快捷,通过对样品 DNA 的提取,针对相应耐药位点设计引物并通过 PCR 方法扩增,进而对扩增产物进行耐药性分析,如异烟肼的耐药基因 katG 和 inhA,利福平的基因 rpoB 等。分子药敏检测技术见本节"分子生物学检测技术"部分。

4. 结核菌素皮肤试验　结核菌素是结核分枝杆菌的代谢产物,从液体培养基长出的结核分枝杆菌中提炼而成,主要成分为结核分枝杆菌的分泌性蛋白。目前我国推广的方法系国际通用的结核菌素纯蛋白衍化物(purified protein derivative, PPD)皮内注射法(Mantoux 法)。将 PPD 5IU(0.1ml)注入左前臂内侧上中 1/3 交界处皮内,使局部形成皮丘。48 ~ 96 小时(一般为 72 小时)观察反应,结果判断以局部硬结直径为依据:<5mm 阴性反应,5 ~ 9mm 一般阳性反应,10 ~ 19mm 中度阳性反应,≥20mm 或不足 20mm 但有水疱或坏死为强阳性反应。阳性反应提示存在对结核分枝杆菌的细胞免疫反应,表示存在结核感染的可能性大,强阳性反应提示活动性结核病可能;阴性反应特别是较高浓度试验仍阴性则一般可排除结核病。但 PPD 与卡介苗(BCG)存在交叉反应,在接种 BCG 的人群中虽无结核感染亦可出现 PPD 皮试阳性,可视为 PPD 试验的假阳性反应。此外,由于潜伏结核感染和活动性结核均存在对结核分枝杆菌的细胞免疫反应,目前尚不能凭借其来区分活动性结核感染或者潜伏结核感染。而在免疫缺陷患者中,特别是在有免疫缺陷的 HIV/AIDS 患者,PPD 试验可能会因细胞免疫功能受损而产生假阴性率增高,虽有明确结核感染但 PPD 试验却呈阴性反应。

5. 特异性结核抗原多肽刺激后的全血或细胞 IFN-γ 测定
以 T 细胞为基础的 γ 干扰素释放试验(IGRAs)作为新一代的检测结核感染的免疫学诊断技术,比结核菌素试验有更高的敏感度与特异度。其原理是被结核分枝杆菌抗原刺激而致敏的 T 细胞,再遇到同类抗原时能产生 γ 干扰素,对分离的全血或单个核细胞在特异性抗原刺激后产生的干扰素进行检测,可以反映机体是否存在结核感染。这种检测方法所采用的结核分枝杆菌特异性的抗原为 ESAT-6 和 CFP-10,其编码基因 RD1(region of difference 1)在 BCG 和绝大多数非结核分枝杆菌中是缺失的,因此避免了上述在结核菌素皮试中产生的影响结核诊断特异性的 PPD 交叉抗原反应,能够较好地区分真性结核感染和 BCG 接种诱导的反应。IGRAs 被推荐用于对结核感染高危人群,特别是伴有免疫抑制的人群进行筛查。但目前的 IGRAs 仍无法区分活动性结核病和潜伏结核感染,对潜伏感染转变为活动性结核病的风险无法进行预测。

6. 结核感染的血清学诊断方法　基于血清学反应诊断结核,即检测特异性的抗体,已经有很长的历史。但现有血清学检测方法的差异性较大,敏感性较低。因此 WHO 并不推荐现有血清学诊断方法独立用于结核病的诊断。但血清学诊断方法由于操作简便易行及其对痰阴肺结核及肺外结核的诊断效果,可对现有诊断方法起到补充作用。

7. 分子生物学检测技术　聚合酶链反应(PCR)技术可以将标本中微量的结核菌 DNA 加以扩增。一般镜检仅能检测 $10^4 ~ 10^5$ 条菌/ml,而 PCR 可检出 1 ~ 100fg 结核菌 DNA(相当于 1 ~ 20 条菌/ml)。但 DNA 提取过程遭遇污染等技术原因可以出现假阳性,而且 PCR 无法区分活菌和死菌,故不能用于结核菌治疗效果评估、流行病学调查等。目前在采用 PCR 技术同时,可以对结核耐药相关基因,如利福平耐药相关的 rpoB 基因,与异烟肼耐药相关的 katG 基因进行检测。分子药敏检测中对耐药位点突变的检测方法有直接测序、高分辨率溶解曲线分析、线性探针杂交法、基因芯片技术,以及新近国际上广泛应用的半巢式实时 PCR 技术等。其中全自动封闭操作的半巢式实时 PCR 技术以实时定量 PCR 扩增技术为基础,以 rpoB 基因为靶基因,检测标本是否含有结核分枝杆菌及利福平是否耐药,全程约 2 小时,并具有良好的生物安全性和操作简便性,被 WHO 推荐用于疑似多耐结核或 HIV 相关结核患者的最初诊断,以获得分子药敏结果进行精准治疗。同时该技术也被推荐作为疑似肺外结核患者的首选初始检测方法。

【治疗】

(一)治疗原则　化学治疗是现代结核病最主要的基础治疗,简称化疗。其他治疗方法,如对症治疗、手术治疗等均为辅助治疗。化疗的目标不仅是杀菌和防止耐药性的产生,而且在于最终灭菌,防止和杜绝复发。当前国际公认的化疗原则是:早期、联合、适量、规律、全程。主张早期化疗的依据是早期的结核性病变是活动性病变,结核分枝杆菌代谢旺盛,生长繁殖活跃,抗结核药物对这种代谢、生长繁殖活跃的细菌能发挥最大的杀菌作用,能使痰菌迅速阴转,使传染性减少或消失,能明显缩短传染期,且停药后不易复发。联用的理论依据是发挥药物的协同作用,增强治疗效果,延缓和减少耐药性的产生。适量是指抗结核药物的用量能达到抑菌杀菌作用,发挥最大的治疗作用,患者能够耐受,又不产生毒副作用。规律的含义是指按照规定的化疗方案不间断地用药,完成规定的疗程。规律用药可以减少耐药性、过敏反应和复发,提高疗效。充足疗程与降低结核复发率有着最为密切的关系,而规律化疗与复发亦有重要关系。结核病的化疗关键是坚持规律治疗,完成全疗程,否则将会增加化疗的失败率、复发率。

(二)抗结核化疗药物　抗结核药物按效力和副作用大小分为两类:①一线(类)抗结核药物,疗效好,副作用相对较小,主要包括异烟肼(isoniazid,INH,H)、利福平(rifampin,RFP,R)、吡嗪酰胺(pyrazinamide,PZA,Z)、乙胺丁醇(ethambutol,EB,E),是目前初治结核病治疗方案的主要组成药物。②二线(类)抗结核药物,是指除一线药以外的其他抗结核药物,主要用于治疗耐药结核病及一线药物的替代选择。

近年来,由于新药的研发上市与用于治疗其他细菌或者分枝杆菌感染的药物不断被尝试用于抗结核治疗并获得临床研究的认可,WHO 根据药物的疗效、使用经验、安全性将治疗耐多药结核病的抗结核药物重新进行归类,分为 A 组、B 组、C 组。推荐选择全部 A 组药物和 1~2 种 B 组药物组成耐多药结核病治疗方案,C 组作为无法完全由 A 组和 B 组药物组成方案时的替代选择(表 10-10-26-2)。

表 10-10-26-2 WHO 推荐的抗结核药品分组
(2018 年更新版)

药物分组	药物名称	药物缩写
A 组	左氧氟沙星/莫西沙星	Lfx/Mfx
	贝达喹啉	Bdq
	利奈唑胺	Lzd
B 组	氯法齐明	Am
	环丝氨酸/特立齐酮	Cs/Trd
C 组	乙胺丁醇	E
	德拉马尼	Dlm
	乙硫异烟胺/丙硫异烟胺	Eto/Pto
	吡嗪酰胺	Z
	亚胺培南-西司他丁/美罗培南	Ipm/Mpm
	阿米卡星/链霉素	Am/S
	对氨基水杨酸	PAS

(三)抗结核治疗 标准化的抗结核治疗方案详见本章第二十七节"肺结核病"中的具体描述。耐药结核病按照耐药程度的不同依次分为单耐药、多耐药、耐多药、广泛耐药四种。单耐药(monoresistance)指结核病患者感染的结核分枝杆菌经体外证实对一种抗结核药物耐药。多耐药(polyresistance)指结核病患者感染的结核分枝杆菌经体外证实对一种以上的抗结核药物耐药,但不包括同时耐异烟肼、利福平的情况。同时对异烟肼和利福平耐药的肺结核称为耐多药结核病。在耐多药结核病基础上同时对氟喹诺酮类药物耐药且对二线注射类抗结核药物(卡那霉素、阿米卡星及卷曲霉素)中的一种耐药则称为广泛耐药结核病(extensively drug-resistant tuberculosis, XDR-TB)。鉴于耐药结核病治疗方案主要依据肺结核中的临床研究证据建立,具体选药方案将在本章第二十七节"肺结核病"章节中具体描述。

(四)手术治疗 化疗的发展使外科治疗在结核治疗中的比值和地位显著降低。但对药物治疗失败或威胁生命的单侧肺结核特别是局限性病变,如一侧肺毁损,不能控制的大咯血等,外科治疗仍是可选择的重要治疗方法。这类患者多病情严重,存在结核反复播散、病变范围广,需参考心肺功能、播散灶控制情况,就手术效果、风险程度及康复多方面衡量,作出合理选择。

(五)对症治疗 对结核性脑膜炎和结核性心包炎,在有效抗结核治疗的同时,强烈推荐使用糖皮质激素,糖皮质激素抗炎治疗有助于改善症状,亦可促进渗出液的吸收,减少粘连,减轻脑水肿,降低远期并发症的发生风险,但需在有充分有效抗结核药物保护下才能予以应用。对于肺结核的大咯血,药物治疗可用垂体后叶素。药物控制无效时可考虑纤维支气管镜止血、支气管动脉栓塞或手术切除。肺结核的大咯血会导致窒息危及生命,应尽早发现窒息征象,如咯血过程突然中断,出现呼吸急促、发绀、烦躁不安、精神极度紧张等,需立即畅通气道,予以生命支持。

(六)潜伏结核的治疗 潜伏结核感染活动或者再活动是活动性结核流行的重要来源。预防性治疗可以阻止结核分枝杆菌的再活动,从而降低区域内活动性结核发病率。在所有的潜伏结核感染者中,仅有 5%~10% 的人群会在一生中发展为活动性结核,基于整个人群的潜伏结核的筛查和治疗不仅效益有限,还会增加地区内结核耐药的风险。因此,WHO 目前建议在结核流行区域,对具有高危因素的潜伏结核患者进行预防性治疗。根据已有的关临床证据,WHO 目前推荐四类潜伏结核治疗方案(表 10-10-26-3),其中 6 个月和 9 个月的异烟肼单药方案应用最为广泛,部分国家也在指南中推荐 3~4 个月的利福平单药方案。现有的临床研究认为这四类治疗方案的疗效无明显差异,但国外的一些研究认为利福平单药或利福喷丁+异烟肼的治疗方案可能比异烟肼单药的治疗方案所导致肝脏毒性更小。目前对于耐多药结核密切接触者的预防治疗方案缺少高级别的证据,但临床实践中应该根据所接触的耐药结核病患者的菌株药敏情况,个体化地选择预防治疗药物。在未来的研究中,高危人群筛选、新的预防治疗方案及其衍生的耐药性问题都有待进一步的研究与探讨。

表 10-10-26-3 WHO 推荐的潜伏结核感染预防性
治疗方案

方案	剂量(根据体重)	最大剂量
异烟肼,每天 1 次,6 或 9 个月	成人 5mg/kg 儿童 10mg/kg	300mg
利福平,每天 1 次,3 或 4 个月	成人 10mg/kg 儿童 10mg/kg	600mg
异烟肼+利福平,每天 1 次,3~4 个月	异烟肼: 成人 5mg/kg 儿童 10mg/kg 利福平: 成人及儿童 10mg/kg	异烟肼:300mg 利福平:600mg
利福喷丁+异烟肼,每周 1 次(12 剂)	成人及儿童 异烟肼:15mg/kg 利福喷丁(根据体重): 10.0~14.0kg:300mg 14.1~25.0kg:450mg 25.1~32.0kg:600mg 32.1~49.9kg:750mg ≥50.0kg:900mg	利福喷丁:900mg 异烟肼:900mg

【预防】

（一）建立防治系统 根据我国结核病疫情，为搞好防治工作，仍须强调建立、健全和稳定各级防治结核机构，负责组织和实施治、管、防、查的系统和全程管理，按本地区疫情和流行病学特点，制定防治规划，并开展防治结核宣传，教育群众养成良好文明卫生习惯，培训防治结核业务技术人员，推动社会力量参与和支持防治结核事业。

（二）早期发现和彻底治疗患者 从当地疫情实际出发，对服务性行业、学校、托幼机构及儿童玩具工作人员等定期健康检查，每1~2年1次。在疫情已经控制的地区可开展重点线索调查，而主要应该是门诊因症就诊病例的及时发现和诊断，避免漏诊和误诊。查出必治，治必彻底，只有彻底治疗患者，大幅度降低传染源密度，才能有效降低感染率和减少发病。

（三）疫苗 结核是慢性感染性疾病，化学治疗很难治愈而不复发，因此采用疫苗预防是最好的策略。但目前尚无理想的结核病疫苗。自1921年广泛用于预防结核病的BCG是一种减毒牛型结核分枝杆菌活菌疫苗，虽被积极推荐和推广，但迄今对它的作用和价值仍有争论。目前比较普遍的看法是BCG尚不足以预防感染，但可以显著降低儿童发病及其严重性，特别是结核性脑膜炎等严重结核病减少，并可减少此后内源性恶化的可能性。WHO已将BCG列入儿童扩大免疫计划。我国结核病感染率和发病率仍高，推行BCG接种仍有现实意义，规定新生儿出生时即接种BCG。由于疫苗的预防价值有限，根据我国结核病疫情，建立完善的防治系统至关重要。各级防治系统着眼于早期发现和彻底治疗患者。及时正确治疗，防止耐药慢性病例的形成和积累，不仅是临床治疗的目标，亦是预防工作的中心环节。

第二十七节 肺结核病

张文宏 何礼贤

肺结核病在全球范围仍然是最严重的公共卫生威胁之一。2010年全国第五次结核病流行病学抽样调查显示，15岁及以上人群活动性肺结核的患病率为459/10万，涂阳肺结核患病率为66/10万；东部地区活动性和涂阳肺结核患病率为291/10万、44/10万；中部地区活动性和涂阳肺结核患病率为463/10万和60/10万；西部地区活动性和涂阳肺结核患病率为695/10万和105/10万；乡村活动性和涂阳患病率为569/10万和78/10万，城镇活动性和涂阳患病率为307/10万和49/10万；耐多药率为6.8%（19/280），公众结核病防治知识知晓率仅为57.0%；WHO估算我国2020年的新发肺结核人数为84.2万，仅次于印度位居全球第二位。以下就我国肺结核病诊治中必须具备的基本知识和诊治技术进行介绍。

【临床表现】

（一）肺结核的常见临床类型 肺结核的临床类型多样而复杂，多见于以下几类情况：①混杂在缘于呼吸道症状、发热或其他相关症状/病情"因症就诊"或"为鉴别诊断就诊"患者中

的新发和复发肺结核，以前者居多；②合并于支气管扩张、慢性阻塞性肺疾病等疾病中的新诊断肺结核；③医院获得性（hospital-acquired）或医疗相关性（healthecare-associated）结核。每一类型患者基础状况、易感或好发因素、临床表现、病情严重程度、治疗和预后各异，很难一概而论，需要区别情况，个体化处理。根据发病过程和临床类型分类如下：

1. 原发性肺结核（primary pulmonary tuberculosis） 指初次感染即发病的肺结核，又称初染结核。典型病变包括肺部原发灶、引流淋巴管和肺门或纵隔淋巴结的结核性炎症，三者联合称为原发综合征。有时X线上仅显示肺门或纵隔淋巴结肿大，也称支气管淋巴结结核。多见于儿童，偶尔见于未受感染的成年人，近年来青年和成年人原发性肺结核发病有增高趋势。结核菌进入肺泡后立即为肺泡巨噬细胞吞噬并在其中繁殖，达到一定数量后结核菌便从中释放而在肺泡内生长繁殖，引起肺部原发性肺结核病灶，多好发于胸膜下通气良好的肺区如上叶下部和下叶上部。其时机体尚未形成特异性免疫力，病菌沿所属淋巴管到肺门淋巴结，进而可出现早期菌血症。4~6周后免疫力形成，上述病变迅速被控制，原发灶和肺门淋巴结炎消退，仅遗留钙化灶，90%以上不治自愈。倘若原发感染机体不能建立足够免疫力或过敏反应强烈，则发展为临床原发性肺结核。少数严重者肺内原发灶可成为干酪性肺炎；淋巴结干酪坏死破入支气管引起支气管结核和沿支气管的播散；肿大淋巴结压迫或大量坏死物破入和阻塞支气管可出现肺不张；早期菌血症或干酪化病变蚀及血管可演进为血行播散性结核病。多数原发性肺结核临床症状轻微，儿童发育不受影响。

2. 血行播散性肺结核（hematogenous disseminated pulmonary tuberculosis） 大多跟随于原发性肺结核，儿童较多见。在成人，原发感染后潜伏性病灶中的结核菌破溃进入血行，偶尔由于肺或其他脏器继发性活动性结核病灶侵蚀邻近淋巴道而引起。入侵途径不同，病变部位亦异。由肺静脉入侵经体循环，则引起全身播散性结核病；经肺动脉、支气管动脉及体静脉系统入侵者主要引起肺部粟粒性结核；极个别情况下肺部病灶中的结核菌破入一侧肺动脉，引起一侧或一部分肺的粟粒性结核。本型肺结核发生于免疫力极度低下者，诱因包括麻疹、百日咳、糖尿病、分娩及免疫抑制状态等。以一次性或短期内大量入侵引起的急性血行播散性肺结核，临床表现复杂多变，常伴有结核性脑膜炎和其他脏器结核。当少量结核菌间歇性多次入侵血液或机体免疫力相对较好时，则形成亚急性或慢性血行播散性肺结核，病变局限于肺或其一部分肺段。临床上比较少见。

3. 继发性肺结核（secondary pulmonary tuberculosis） 由于初染后体内潜伏病灶中的结核菌重新活动和释放而发病，极少数可以为外源性再感染。本型是成人肺结核的最常见类型，但不完全等同于成人结核病。常呈慢性起病和经过，但也有急性发病和急性临床过程者，称为慢性结核病似不确切。而浸润性肺结核的名称可能源于病理和X线的描述，亦非本型肺结核的准确表达。根据发病学称为继发性或原发后肺结核则是合乎

逻辑的。继发性肺结核可发生于原发感染后的任何年龄,其诱因除全身性免疫力降低外,肺局部因素使静止的纤维包裹性病灶或钙化灶破溃亦可诱发。但是临床上绝大多数继发性肺结核并无明确诱因可寻。由于免疫和过敏反应的相互关系及治疗措施等因素影响,继发性肺结核在病理和X线形态上又有浸润性肺结核、增生性肺结核、纤维干酪性肺结核、干酪性肺炎、空洞性肺结核、结核球(瘤)、慢性纤维空洞性肺结核等区分。但继发性肺结核在形态上极少是单一性的,常是多种形态并存,而仅以某一种成分为主,特别是随着强力高效化疗的推行,其中有些区分已很少具临床意义。继发性肺结核好发于两肺上叶尖后段或下叶尖段,肺门淋巴结很少肿大,病灶趋于局限,但易有干酪样坏死和空洞形成,排菌较多,不同于大多数原发性肺结核不治自愈、很少排菌的特点,在流行病学上更具重要性。

4. 气管支气管结核(tracheobronchial tuberculosis) 系发生在气管、支气管的黏膜、黏膜下层、平滑肌、软骨及外膜的结核病,曾称支气管内膜结核(endobronchial tuberculosis,EBTB)。常与肺结核或支气管淋巴结结核并发,属于结核病的特殊临床类型。典型临床表现系气管与支气管黏膜炎症刺激症状,包括咳嗽、咳痰、咯血,咳嗽多为刺激性干咳。部分患者痰呈白色黏液泡沫状,痰量不多,黏稠不易咳出。可反复咳血痰、咯血等。严重时可出现气管与支气管阻塞症状,可见呼吸困难,用支气管扩张剂无效。若淋巴结干酪样坏死物突然破溃进入支气管内则可造成支气管播散或肺不张,甚至可致窒息。

(二)症状和体征 肺结核临床表现多种多样。虽然不同类型和病灶性质、范围可以是重要决定因素,但机体反应性和肺功能储备能力亦有重要影响,例如有的病例X线的病变范围颇广、组织破坏甚重,而临床症状轻微。

1. 全身症状 发热为肺结核最常见的全身性毒性症状,多数为长期低热,常于午后或傍晚开始,次晨降至正常,可伴有倦怠、乏力、夜间盗汗,或无明显自觉不适。有的患者表现为体温不稳定,于轻微劳动后体温略见升高,虽经休息半小时以上仍常难平复;妇女于月经期前体温增高,月经后亦不能迅速恢复正常。当病灶急剧进展扩散时则出现高热,呈稽留热或弛张热,可以有畏寒,但很少寒战,出汗一般也不多。肺结核高热患者尽管可能由于未能及时确诊治疗而持续不见改善,但全身状况相对良好,有别于其他感染如败血症发热患者的极度衰弱和委顿表现。其他全身症状有食欲减退、体重减轻、妇女月经不调、易激惹、心悸、面颊潮红等轻度毒性和自主神经功能紊乱症状。

2. 呼吸系统症状

(1)咳嗽咳痰:浸润性病灶咳嗽轻微,干咳或仅有少量黏液痰。有空洞形成时痰量增加,若伴继发感染,痰呈脓性。合并支气管结核则咳嗽加剧,可出现刺激性呛咳,伴局限性哮鸣或喘鸣。

(2)咯血:1/3~1/2患者在不同病期有咯血,破坏性病灶固然易于咯血,但也有愈合性的病变纤维化和钙化病灶直接或

由于继发性支气管扩张间接引起咯血。结核病灶的炎症使毛细血管通透性增高,常表现为痰血;病变损伤小血管则血量增加;若空洞壁的动脉瘤破裂则引起大咯血,出血可以源自肺动脉,亦可来自支气管动脉。咯血的临床症状和严重性除与咯血量多少有关外,在很大程度上还取决于气道的清除能力和全身状态。凡合并慢性气道疾病、心肺功能损害、年迈、咳嗽反射抑制、全身衰竭等状态时使气道清除能力削弱,容易导致窒息。咯血易引起结核播散,特别是中大量咯血时,咯血后的持续高热常是有力提示。

(3)胸痛:部位不定的隐痛常是神经反射作用引起。固定性针刺样痛、随呼吸和咳嗽加重而患侧卧位症状减轻,常是胸膜受累的缘故;膈胸膜受刺激,疼痛可放射至肩部或上腹部。

(4)气急:重度毒性症状和高热可引起呼吸频率增速。但真正气急仅见于广泛肺组织破坏、胸膜增厚和肺气肿时,严重者可并发肺源性心脏病和心肺功能不全。

3. 体征 取决于病变性质、部位、范围或程度。血行播散性肺结核偶可并发急性呼吸窘迫综合征,表现为严重呼吸困难和顽固性低氧血症。病灶以渗出型病变为主的肺实变且范围较广或干酪性肺炎时,叩诊浊音,听诊闻及支气管呼吸音和细湿啰音。继发性肺结核好发于上叶尖后段,故听诊于肩胛间区闻及细湿啰音有极大提示诊断价值。空洞性病变位置浅表而引流支气管通畅时有支气管呼吸音或伴湿啰音;巨大空洞可出现带金属调的空瓮音,现已很少见。慢性纤维空洞性肺结核的体征有患侧胸廓塌陷、气管和纵隔移位、叩诊浊音、听诊呼吸音降低或闻及湿啰音,以及肺气肿征象。支气管结核有局限性哮鸣音,特别是于呼气或咳嗽末。

(三)其他表现

1. 过敏反应 多见于青少年女性。临床表现类似风湿热,故有人称其为结核性风湿症。多发性关节痛或关节炎,以四肢大关节较常受累。皮肤损害表现为结节性红斑及环形红斑,前者多见,好发于四肢尤其是四肢伸侧面及踝关节附近,此起彼伏,间歇性地出现。常伴有长期低热。水杨酸制剂治疗无效。其他过敏反应表现有白塞病、滤泡性结膜炎等。

2. 血细胞减少 重症或血行播散性肺结核可有贫血、白细胞计数降低,甚至三系同时降低,被称"骨髓结核",属于骨髓抑制,但非直接由骨结核所致。

3. 电解质紊乱 偶见肺结核合并稀释性低钠血症,可能系抗利尿激素分泌增加所致。亦可见低钾血症。

4. 急性呼吸衰竭 见于急性血行播散性肺结核,呼吸急促和顽固性低氧血症,类似急性呼吸窘迫综合征(acute respiratory distress syndrome,ARDS),有人认为ARDS作为一种特定的严重肺损伤,对于像急性血行播散性肺结核等已明确病因诊断的疾病所引起者不应称为ARDS。

【诊断】

1. 肺结核可疑者的筛查 内科和呼吸科门诊要对肺结核可疑者(咳嗽、咳痰2周以上,伴咯血或血痰,或通过健康体检发现的肺部阴影疑似肺结核),以及肺部病灶经抗生素治疗无

效的门诊和住院免疫抑制及其他高危易感患者,都应进行结核病的筛查,包括痰抗酸杆菌涂片及镜检 3 次,痰分枝杆菌培养及菌种鉴定,胸片。

2. 肺结核病诊断技术的发展与合理应用　结核菌的微生物学检测仍是确诊结核病的核心技术。具体详见本章第二十六节"结核病"诊断部分内容。

3. 肺结核诊断标准　根据病史、影像学和结核菌检查结果可将肺结核患者分为疑似病例、临床诊断病例和确诊病例。

(1) 凡符合下列条件之一者为疑似病例:①有肺结核可疑症状的,同时伴有与痰涂片阳性肺结核患者密切接触史或 TST 强阳性或 IGRA 阳性;②仅胸部影像学检查显示与活动性肺结核相符的病变。

(2) 凡符合下列条件之一者为临床诊断病例:①痰涂片 3 次阴性,胸部影像学检查显示有与活动性肺结核相符的病变,且伴有咳嗽、咳痰、咯血等肺结核可疑症状;②痰涂片 3 次阴性,胸部影像学检查显示有与活动性肺结核相符的病变,且 TST 强阳性;③痰涂片 3 次阴性,胸部影像学检查显示有与活动性肺结核相符的病变,且 IGRA 或 TST 检查阳性;④痰涂片 3 次阴性,胸部影像学检查显示有与活动性肺结核相符的病变,且肺外组织病理检查证实为结核病变;⑤痰涂片 3 次阴性的疑似肺结核病例,经诊断性治疗或随访观察可排除其他肺部疾病者;⑥支气管镜检查符合气管支气管结核改变;⑦单侧或双侧胸腔积液,胸腔积液检查提示渗出液,胸腔积液腺苷脱氨酶(ADA)明显升高,伴有 TST 阳性或 IGRA 阳性。此类病例过去称为菌阴肺结核病,现改称临床诊断病例更为确当。

(3) 确诊病例:①凡符合下列三项之一者为痰涂片阳性肺结核病例;2 份痰标本直接涂片抗酸杆菌镜检阳性;1 份痰标本直接涂片抗酸杆菌镜检阳性,加胸部影像学检查符合活动性肺结核影像学表现;1 份痰标本直接涂片抗酸杆菌镜检阳性,加 1 份痰标本结核分枝杆菌培养阳性。②同时符合下列两项为仅痰培养阳性肺结核:痰涂片阴性;肺部影像学检查符合活动性肺结核影像学表现,加 1 份痰标本结核分枝杆菌培养阳性。③肺部影像学检查符合活动性肺结核影像学表现,分子生物学检测阳性(如 PCR)。④肺或胸膜病变标本病理学诊断为结核病变者。

通过以上检查仍无法确诊者,可进行 TST 或 IGRAs 检测、胸部 CT、经支气管镜肺活检术(transbronchial lung biopsy,TBLB)、经皮或胸腔镜活检以协助诊断及鉴别诊断。

4. 肺结核病的诊断分类　为适应我国目前结核病控制和临床工作的实际,我国于 2017 年发布了最新的结核病分类标准。肺结核被分为 5 个类型:

(1) 原发性肺结核:包括原发综合征和胸内淋巴结结核(儿童尚包括干酪性肺炎和气管支气管结核)。

(2) 血行播散性肺结核:包括急性、亚急性和慢性血行播散性肺结核。

(3) 继发性肺结核:包括浸润性肺结核、结核球、干酪性肺炎、慢性纤维空洞性肺结核和毁损肺等。

(4) 气管支气管结核:包括气管、支气管黏膜及黏膜下层的结核病。

(5) 结核性胸膜炎:包括干性、渗出性胸膜炎和结核性脓胸。

肺结核在诊断中应同时确定类型和按记录程序正确书写。按肺结核类型、病变部位、细菌学检查结果、抗结核药物敏感试验结果、治疗史等顺序书写。如继发性肺结核,左上肺,涂(阳),培(阳),耐多药(耐异烟肼、利福平、链霉素等),复治。

【治疗】

(一) 抗结核药物　传统将抗结核药物区分一线和二线。为适应耐药结核病的治疗,2018 年 WHO 出版耐药结核病指南,对抗结核药物作了新的分组(类),见本节中的表 10-10-26-2。

(二) 治疗方案

1. 原发性肺结核的抗结核化学治疗　抗结核化学治疗(化疗)是结核病最主要的治疗方法。化疗原则为早期、联合、适量、规律、全程五项原则。整个化疗疗程分为强化期和巩固期两个阶段。多数患者可以不住院治疗,在医务人员直接督导下用药,同样收到良好效果。

常用抗结核病治疗方案为 2HRZE/4HR 方案:强化期 2 个月,异烟肼(H)、利福平(R)、吡嗪酰胺(Z)及乙胺丁醇(E)4 种药;巩固期 4 个月,异烟肼(H)、利福平(R)2 种药,总疗程为 6 个月。必须注意的是儿童患者应慎用链霉素。由于年龄较小的儿童认知及表达能力有限,不利于及时发现药物不良反应,因此也不宜使用乙胺丁醇。

2. 血行播散性肺结核的抗结核化学治疗　化疗是各类结核病最主要的治疗手段,其疗效与化疗方案及疗程有关。化疗必须遵循早期、联合、适量、规律和全程的原则。

对于急性及亚急性患者,因病情较重,初治方案宜采用 3HRZE(S)/6~9HRE,总疗程 9~12 个月。有条件者建议强化期酌情考虑异烟肼和利福平静脉滴注以尽快控制病情、防止病灶播散引起多脏器病变,同时也可以有效地控制早期隐匿的肺外结核病灶。若合并结核性脑膜炎或重要脏器的肺外结核、糖尿病、免疫功能严重损害的患者,应适当延长化疗总疗程。对于慢性血行播散性肺结核,可按 2HRZE/4HR 方案治疗。若由于病灶范围较广泛,且可能合并肺外结核,建议强化期至少 3 个月,巩固期至少 3 种药物联合使用,强化期及总疗程适当延长。

3. 继发性肺结核的抗结核化学治疗　依据早期、联合、足量、全程的抗结核化疗基本原则,以彻底治愈患者、消灭传染源、预防复发和耐药性产生为基本目标,一致主张在新发病例实施两阶段治疗,即 2 个月强化期和 4~6 个月的继续期。强化期通常联合 3~4 种杀菌药,约在 2 周之内使传染性患者转为非传染性,症状改善;继续期药物减少,但仍需使用灭菌药,以清除残余菌并防止以后复发。

(1) 初治:中国卫生行政部门和 WHO 均将 2HRZE/4HR 即强化期(2 个月)与继续期(4 个月)作为最主要推荐方案。还推荐在严格执行 DOTS 策略(directly observed treatment of

short course strategy）的地区或个体可选择间歇化疗方案 $2H_3R_3Z_3E_3/4H_3R_3$（下角数字表示每周给药次数，后同）。另外强调如果强化期 2 个月痰菌仍阳性，原方案延长 1 个月；在严格执行 DOTS 策略的地区或个体可选择间歇化疗方案 $2H_3R_3Z_3E_3/4H_3R_3$。WHO 另推荐 2HRZE/4HRE，用于异烟肼耐药率较高的国家，以及继续期开始前未作异烟肼药敏试验（或试验结果未知）的国家；强化期每日用药/维持期间歇化疗方案适用于执行 DOTS 策略的国家或地区；全程间歇化疗的前提条件是执行 DOTS 策略，而且没有感染 HIV，也非居住在 HIV 流行区的初治患者。

（2）复治：中国推荐方案为 2HRZES/6HRE 或 $2H_3R_3Z_3E_3S_3/6H_3R_3E_3$ 或 3HRZE/6HRE。鉴于利福平耐药分子检测日益普及，对于复治患者应尽可能进行分子或传统药敏试验，根据药敏试验结果归类于药物敏感肺结核（DS-TB）、利福平耐药结核病（RR-TB）或耐多药结核病（MDR-TB）后采用相应的治疗方案。

（3）耐多药和广泛耐药结核病的化疗：耐多药结核病（multiple drug resistance tuberculosis，MDR-TB）是指患者感染的结核菌经药敏试验证实至少同时对 H 和 R 耐药。中国防痨协会最新修订的《耐药结核病化学治疗指南（2019 年简版）》推荐 6Cm（Am）-Lfx（Mfx）-Pto（PAS，E）-Cs（PAS，E）-Z/18Lfx（Mfx）-Pto（PAS，E）-Cs（PAS，E）-Z，即 6 个月卷曲霉素（或阿米卡星）+左氧氟沙星（或莫西沙星）+环丝氨酸（或对氨基水杨酸，或乙胺丁醇）+吡嗪酰胺（强化期）/18 个月左氧氟沙星（或莫西沙星）+环丝氨酸（或对氨基水杨酸，或乙胺丁醇）+吡嗪酰胺（维持期）。如果痰菌在 6 个月末仍阳性或病变范围广泛者强化期注射用药可延长至 8 个月。

广泛耐药结核病（extensively drug-resistance tuberculosis，XDR-TB）指患者感染的结核菌经药敏试验证实在耐多药的基础上至少同时对一种氟喹诺酮类和一种二线注射类抗结核药物耐药。中国防痨协会指南推荐 12Cm-Mfx-Pto（PAS）-Clr-"Amox/Clv"-Z/18Mfx-Pto（PAS）-Clr-"Amox/Clv"-Z，即 12 个月卷曲霉素+莫西沙星+丙硫异烟胺+克拉霉素+阿莫西林-克拉维酸+吡嗪酰胺（强化期）/18 个月莫西沙星+丙硫异烟胺（或对氨基水杨酸）+克拉霉素+阿莫西林/克拉维酸+吡嗪酰胺（维持期）。如果经济条件允许或患者能够耐受情况下，尤其是无二线口服药物可选时，建议选择 Lzd（利奈唑胺）或 Cfz（氯法齐明），或两者并用。

2020 版 WHO《耐药结核病指南》对 MDR-TB 的化疗总体推荐意见再次作了更新：对于确诊的、符合特定条件的 MDR/RR-TB 患者（即此前接受本方案中所含二线抗结核药物治疗不超过 1 个月；可以排除对氟喹诺酮耐药的患者；没有播散性结核病；没有严重肺外结核病），建议治疗方案为 9～12 个月含贝达喹啉全口服方案，具体为贝达喹啉、左氧氟沙星/莫西沙星、氯法齐明、吡嗪酰胺、乙胺丁醇、乙硫异烟胺、异烟肼（高剂量）组成的 4～6 个月强化期治疗，以及左氧氟沙星/莫西沙星、氯法齐明、吡嗪酰胺、乙胺丁醇组成的 5 个月巩固期治疗；不满足接受标准短程化疗方案患者可接受长程方案，包括所有 3 种 A 组

（左氧氟沙星/莫西沙星、贝达喹啉、利奈唑胺）药物和至少应包括 1 种或 2 种 B 组（氯法齐明、环丝氨酸/特立齐酮）药物，以确保治疗开始时至少 4 种抗结核药物可能有效，并且停用贝达喹啉后至少确保剩余 3 种药物有效。如果仅使用 1 种或 2 种 A 组药物，则 2 种 B 组药物均包括。如果治疗方案不能由 A 组和 B 组药物组成，则通过加入 C 组药物（乙胺丁醇、德拉马尼、吡嗪酰胺、亚胺培南-西司他丁/美罗培南、阿米卡星/链霉素、乙硫异烟胺/丙硫异烟胺、对氨水杨酸）完成。长程治疗方案中，含贝达喹啉/注射类药物的治疗周期建议至少 6 个月，可依据治疗应答情况调整；后续治疗方案应包含除外贝达喹啉/注射类药物的其他药物，总疗程应至少 18 个月。需要注意的是，9～11 个月的 WHO 标准短程化疗方案在我国也在应用评估中，长程方案中 A 组+B 组部分药物存在可及性和可支付性的问题，临床应用时需结合实际情况综合考量，需要更多循证医学证据支持新的短程全口服治疗方案。

推荐阅读

WHO consolidated guidelines on tuberculosis：Module 4：Treatment-Drug-resistant tuberculosis treatment［M］. Geneva：World Health Organization，2020.

第二十八节　消化系统结核病

刘红春　张文宏

一、结核性腹膜炎

结核性腹膜炎（tuberculous peritonitis）是由结核分枝杆菌引起的慢性弥漫性腹膜感染。本病可见于任何年龄，以儿童及青壮年多见，女性略多于男性。

【发病机制与病理】

结核性腹膜炎的原发病灶主要是肺结核，结核分枝杆菌在肺部被巨噬细胞吞噬经血行或淋巴管播散至腹膜潜伏下来，在机体抵抗力下降时重新活动，当腹膜及肠系膜淋巴结破溃至腹腔可导致腹膜炎症扩散；亦可从邻近脏器如输卵管结核或肠结核扩散波及；此外，在腹膜透析患者，结核分枝杆菌可直接感染腹膜。因浆膜炎性渗出及淋巴管阻塞等致腹水重吸收障碍可引起腹水。

根据本病病理解剖的特点可分为渗出、粘连和干酪三型。

（一）**渗出型**　腹膜充血水肿伴纤维蛋白渗出物，可见黄白色或灰白色弥漫性粟粒样小结节；慢性期腹膜可显著增厚、浆膜失去正常光泽。

（二）**粘连型**　大量纤维蛋白沉积使肠系膜、系膜淋巴结及肠管间发生条索状粘连，形成包块，腹腔闭塞与内脏紧密粘连。由于包块压迫或粘连束缚肠管，可引起粘连性肠梗阻。

（三）**干酪型**　以干酪样坏死病变为主，肠管、大网膜、肠系膜或腹腔内其他脏器相互之间粘连分隔成很多小房，小房内有混浊或脓性积液。有干酪样坏死的肠系膜淋巴结参与其间，

形成结核性脓肿。小房可向肠道、阴道或腹壁穿破而形成内瘘或外瘘。本型多由渗出型或粘连型进展而来。

上述三型的划分是为了便于叙述，各型往往相互重叠，也可随病变的发展而转变。

【临床表现】

发病缓急和症状轻重取决于有无原发病灶、感染途径、人体反应的差异及病理类型。临床表现缺乏特征性，多数表现为慢性腹痛、腹胀、发热、盗汗和体重下降；也有发病急骤，以急性腹痛、高热起病被误诊为外科急腹症而行急诊手术；少数患者起病隐匿或无明显症状，导致诊断延迟，甚至尸解时才被发现。

（一）**腹痛**　多有腹痛，以持续性隐痛或钝痛为多见，可阵发性加重。腹痛可位于脐周、下腹或全腹，常由于腹膜炎症或肠粘连、不完全肠梗阻及腹腔内其他脏器的活动性结核病灶引起。

（二）**腹胀**　常因腹膜炎所致肠功能紊乱、结核毒血症或腹水引起。

（三）**腹泻**　腹膜病变引起的神经病理反射导致肠运动失常而致腹泻，一般每日 2~4 次，以糊状便居多。也可与便秘交替出现。

（四）**腹部体征**　①腹壁柔韧感：临床上常描述为揉面感，为腹膜增厚、腹壁肌张力增高、腹壁与腹内脏器粘连，以及肠管粘连纠集引起的腹部触诊感觉，常见于粘连型；②腹块：多见于粘连型与干酪型患者，常位于脐周，表面不平呈结节状，压之疼痛，易误诊为肿瘤；③腹部移动性浊音：见于渗出型。

（五）**全身症状**　发热是本病常见的症状之一，以低热与中等热多见。渗出型、干酪型病例常有弛张热，少数可呈稽留热，伴有明显毒血症。晚期有消瘦、贫血、营养不良等表现。

此外，渗出型结核性腹膜炎也可合并结核性胸膜炎、心包炎或脑膜炎。干酪型多呈重病面容，可发生肠瘘等并发症，病死率高。

【实验室与辅助检查】

（一）**血常规和血沉**　多有正细胞正色素性贫血，多见于干酪型伴有弛张热或病程较长伴有并发症的患者。外周血白细胞可正常或轻度升高，伴血小板增多、血沉和 C 反应蛋白增高，可作为随访指标观察疗效。

（二）**PPD 试验和 IGRAs**　PPD 阳性有助于本病诊断，但假阳性率高，全身免疫低下时可呈假阴性。IGRAs 不能有效区分结核潜伏感染与活动性结核。也有少数结核性腹膜炎患者 IGRAs 阴性。

（三）**腹水检查**　腹水常为草黄色渗出液，少数呈混浊或淡血性，偶见乳糜样者，蛋白质定量多在 30g/L 以上，血清腹水白蛋白梯度（serum ascites albumin gradient，SAAG）<11g/L。白细胞数在 $0.5 \times 10^9/L$ 以上，以淋巴细胞或单核细胞为主；若在肝硬化腹水基础上感染结核则腹水亦可呈漏出液。腹水腺苷脱氨酶（ADA）增高有助于结核性腹膜炎的诊断。腹水浓缩涂片找抗酸杆菌阳性率仅 3%~5%，取大量腹水浓缩后行分枝杆菌培养，可提高阳性率（约 14%）。采用核酸技术检测结核性

腹水中结核分枝杆菌 DNA，其敏感性略高于抗酸染色镜检和培养，并有确诊价值。

（四）**影像学检查**　CT 和 X 线检查提示结核性腹膜炎的征象有：腹水、腹膜和系膜增厚、多发肠系膜淋巴结肿大甚至累及肝门胰头，淋巴结常呈环形强化；不同程度的肠粘连、肠瘘等征象。腹部平片见到散在钙化影提示肠系膜淋巴结钙化。胸部 CT 可发现肺部活动性或陈旧病灶。

（五）**腹腔镜检查**　适用于腹水而无腹膜粘连者。腹腔镜下腹膜活检是诊断结核性腹膜炎的最佳方案，阳性率甚高。腹腔镜下可见粟粒样结节，取结节处活检病理多可见干酪样肉芽肿；活检组织检测核酸及培养阳性率亦高，且可同时作药敏试验。剖腹探查活检亦有助于诊断。

【诊断与鉴别诊断】

典型病例诊断一般无困难，主要诊断依据包括下列各点：①多为青壮年，尤其是女性；②伴有腹膜外结核如肺结核；③发热伴有腹胀、腹痛、腹泻、消瘦、乏力；④腹壁柔韧感伴或不伴腹水、腹块等体征；⑤腹腔穿刺可获得草黄色渗出液，SAAG 小于 11g/L，腹水 ADA 增高；⑥外周血 IGRAs 阳性；⑦影像学见腹部钙化点、肠粘连、肠梗阻等征象；⑧腹腔镜及腹膜活检病理检查有确诊价值。

本病常须与下列疾病作出鉴别诊断：

（一）**以腹痛为主要表现者**　需与克罗恩病、消化性溃疡、慢性胆囊炎、慢性阑尾炎、非结核性不完全肠梗阻或慢性盆腔炎进行鉴别。急性腹痛常须与急性阑尾炎、急性胆囊炎、胆石症等鉴别。

（二）**以腹水为主要表现者**　特别要排除其他原因引起的腹水，如肝硬化、肝静脉阻塞综合征、缩窄性心包炎等门静脉高压性腹水（SAAG 常 ≥11g/L），腹膜间皮瘤、卵巢纤维瘤、卵巢癌、消化道肿瘤腹腔转移及淋巴瘤等。

（三）**以腹块为主要表现者**　必须与克罗恩病及胃肠道和附件肿瘤加以鉴别。与肿瘤鉴别困难者需剖腹探查以免延误诊断。

（四）**以发热为主要表现者**　如稽留热、白细胞计数偏低，也有因合并血行播散性肺结核而肝脾大者，必须与伤寒相鉴别。弛张型高热者还须排除其他原因引起的发热如败血症、感染性心内膜炎、产褥热等，发热伴消瘦、贫血或腹块者，须与淋巴瘤、恶性组织细胞病相鉴别。

【治疗】

本病治疗原则包括：①及早诊断和合理用药是关键；②同时治疗其他器官的结核病；③加强营养以增强患者的抗病能力。

（一）**一般治疗**　发热期间，应绝对卧床休息，低渣饮食或肠内营养，必要时给予肠外营养。

（二）**抗结核药物治疗**　结核药物的选用、剂量和不良反应等参见本章第二十六节"结核病"。疗效评估包括临床症状、血炎症指标和腹水，通常在治疗后 3 个月内恢复正常。在足量抗结核药物治疗的同时可考虑短期加用糖皮质激素以减少肠

粘连。对完全性肠梗阻、肠结核穿孔的患者应采取手术治疗。广泛粘连、干酪型患者及腹膜外活动性结核者,为手术禁忌证。

二、肠 结 核

肠结核(intestinal tuberculosis)是结核分枝杆菌侵犯肠道引起的慢性特异性感染,大多数继发于肺结核,特别是开放性肺结核。近年因基础疾病使用免疫抑制剂和生物制剂,本病发病率有所增加,占所有结核感染的2%。发病年龄多为青壮年,女性略多于男性。

【病因与发病机制】

90%以上肠结核由人型结核分枝杆菌引起。少数由牛型结核分枝杆菌所致,系饮用未经消毒的带菌牛奶或乳制品而感染。开放性肺结核或喉结核患者,因经常吞下含结核分枝杆菌的痰液而感染,或经常和开放性肺结核患者共餐而忽视餐具消毒,结核菌进入消化道。由于结核菌系抗酸菌,较少受胃酸影响,顺利到达回盲部;由于回盲瓣的作用,食糜在回盲部停留较久,食糜中的结核菌有机会与肠黏膜密切接触,增加黏附和侵入的机会;同时回盲部有丰富的淋巴组织,是结核菌最易侵犯的组织,也是肠结核的好发部位。结核分枝杆菌感染肠黏膜后在黏膜下淋巴组织形成上皮样结核结节,在全身或局部免疫力减弱的情况下黏膜下结核结节干酪样坏死引起表面黏膜溃疡,并可播散至黏膜深层甚至邻近淋巴结和腹膜引起病变。肠结核也可为肺部原发病灶被巨噬细胞吞噬后由血行播散潜伏在肠黏膜,或由腹腔内或盆腔内结核病灶直接蔓延至肠道。只有当入侵的结核菌数量较多,毒力较大,而人体免疫功能异常导致局部抵抗力削弱时才会发病。

【病理】

肠结核好发于回盲部和远端回肠,占胃肠道结核的75%,其他部位依次为升结肠、空肠、横结肠、降结肠、阑尾、十二指肠和乙状结肠等处,少数见于直肠、食管,可多节段肠管受累。本病的病理变化随人体对结核菌的免疫力而异。当感染菌量多,毒力大,可有干酪样坏死溃疡,称为溃疡型肠结核。如果机体免疫状况较好,感染较轻,则表现为肉芽组织增生和纤维化,称为增生型肠结核。两种病变兼有则称溃疡增生型肠结核。

(一)**溃疡型肠结核** 病变首先发生在肠壁的集合淋巴组织和孤立淋巴滤泡,呈充血水肿渗出,伴有干酪样坏死,形成黏膜小溃疡,并渐趋融合增大,出现边缘不规则的潜行溃疡,深浅不一,可累及浆膜、周围腹膜或邻近肠系膜淋巴结,引起局限性结核性腹膜炎或肠系膜淋巴结核。因病变发展较慢,常与附近的肠外组织发生粘连,因此急性穿孔少见,慢性穿孔可形成腹腔脓肿或肠瘘。此外瘢痕组织形成可引起不同程度的肠管狭窄。

(二)**增生型肠结核** 病变初期仅见炎性黏膜结核,随着病情发展,黏膜下层大量纤维组织增生和结核肉芽组织形成,呈大小不等结节,严重者呈瘤样肿块突入肠腔,导致肠腔狭窄甚至梗阻,形似肿瘤。

(三)**溃疡增生型肠结核** 也称混合型,黏膜溃疡和增生同时发生。

【临床表现】

肠结核起病缓慢,早期症状可不明显;当肠外结核病例出现明显消化道症状,应警惕合并肠结核可能。本病主要临床表现如下:

(一)**腹痛腹胀** 是本病主要症状,多在进食后诱发,回盲部结核疼痛位于右下腹,增生型肠结核伴不完全性肠梗阻者可出现腹痛阵发性加剧,伴肠鸣音活跃,排气或排便后缓解。可伴有恶心、呕吐、食欲减退等。

(二)**大便习惯改变** 病变肠管炎症导致肠蠕动加速,引起腹泻,亦可与便秘交替出现。

(三)**全身症状** 溃疡型者常有结核毒血症,表现为发热、盗汗、消瘦、贫血和全身乏力等,伴有免疫抑制状态的患者疾病更严重。

(四)**腹部体征** 增生型肠结核患者可扪及右下腹包块,不易推动,多无压痛。溃疡型肠结核合并局限性结核性腹膜炎者,其病变肠管可和邻近肠管及肠系膜淋巴结粘连形成腹部包块,其表面不平。伴有肠穿孔、肠梗阻等并发症者可有腹膜炎或腹部膨隆、肠型等表现。

【实验室检查与辅助检查】

(一)**血液检查** 溃疡型肠结核可有中度贫血,白细胞计数正常,淋巴细胞增高。血沉多明显增快,C反应蛋白增高,可作为评定结核病活动程度及抗结核疗效观察的指标之一。

(二)**粪便检查** 可见少量脓细胞和红细胞。粪便浓缩找结核分枝杆菌阳性率低,且仅在痰菌检查阴性者才有意义。

(三)**PPD和IGRAs** 意义见本节"一、结核性腹膜炎"。

(四)**X线检查** 全消化道钡餐检查可了解肠道病变范围和其功能障碍情况,经鼻插管小肠钡灌则显示小肠更清晰,目前多被小肠CT替代。可发现小肠溃疡、末端回肠狭窄、痉挛,即钡影跳跃征(Stierlin's sign),黏膜紊乱、息肉样增生、肠管缩短及瘘管等。

(五)**CT检查** 末端回肠病变多见,亦可结肠或小肠多部位受累。肠壁呈环形增厚,少数见盲肠内侧偏心性增厚,回盲瓣增厚。局部系膜淋巴结肿大,可伴有中央坏死,以及肠襻易位。CT对发现合并的腹腔内结核,特别是淋巴结结核,显示病灶的来源及定性诊断方面优于肠道X线造影。

(六)**内镜检查** 肠结核以回盲部多见,肠镜检查至末端回肠同行活组织检查对本病的确诊最有价值。内镜下可见:①溃疡,典型的肠结核溃疡呈环形分布,边缘不规则呈鼠咬状;早期溃疡较小时多位于结肠皱襞的脊上并沿皱襞向环周方向扩展,溃疡周边黏膜充血,但溃疡之间有正常黏膜存在与克罗恩病极为相似。②假息肉和结节样增生,由于结核性肉芽肿和纤维组织增生,严重者形成较大团块呈结核球,需与结肠癌鉴别。③狭窄,大部分由于环形溃疡伴周围结节增生引起;也可为瘢痕性狭窄。④回盲瓣病变,肠结核回盲瓣的累及率超过90%,为全周性或次周性溃疡,表现为僵硬,失去闭合功能呈鱼口状改变。病变可向回肠末端及盲肠升结肠方向扩展,伴增生性病变。其他十二指肠累及少见,多位于第 3 或第 4 段,以黏膜增厚和肠腔狭窄为主。

【诊断】

典型病例诊断无困难,诊断可依据以下各点:①青壮年患者,原有肠外结核,或原发病灶好转而一般情况及结核病毒血症症状反而加重者;或肺部有活动性或陈旧性结核病灶;近期结核患者密切接触史或免疫抑制状态。②有腹痛、腹泻、便秘等消化道症状,伴有发热、盗汗等全身症状者。③腹部,尤其是右下腹部肿块,伴或不伴压痛,或出现原因不明肠梗阻者。④PPD 试验或 IGRAs 阳性支持肠结核的诊断。⑤肠道 CT 和 MRI 可发现回盲部为主的病变,短节段的肠腔狭窄,伴淋巴结肿大,尤其是环形增强的淋巴结对肠结核的诊断有重要价值。⑥肠结核的内镜下病灶以回盲部多见,可累及结肠或远端回肠,病灶常少于 4 个,回盲瓣可固定开放,肠道溃疡以环形多见,伴有瘢痕和假息肉;经内镜黏膜活检发现干酪样肉芽肿、找到抗酸杆菌有助于确诊,但阳性率低;病变肠黏膜活检组织培养或结核 PCR 可提高阳性率,但 DNA 提取过程可能会因污染等技术原因而出现假阳性。诊断需结合临床、实验室检查、内镜和影像学表现。

【鉴别诊断】

(一)克罗恩病(Crohn's disease,CD) 本病的临床表现及影像学所见与肠结核酷似,两者的鉴别是临床上相当棘手的问题,下列几点有助于鉴别:①病史,有 CD 家族史,或既往有部分肠段切除确诊为 CD 者有助于 CD 的诊断;②临床表现,有肛门直肠周围病变如肛周脓肿、肛瘘,或肠瘘,腹腔脓肿、肠穿孔等并发症,或伴有口腔溃疡、结节性红斑、虹膜睫状体炎等 CD 肠外表现者支持 CD;③实验室检查,血清抗酿酒酵母抗体(anti-Saccharomyces cerevisiae antibody,ASCA)阳性有利于 CD 的诊断;④内镜,纵行溃疡、阿弗他溃疡、铺路石样改变支持 CD;⑤病理,可见非干酪样肉芽肿,直径较小,或裂隙样溃疡和局灶性炎症。鉴别困难者可先行诊断性抗结核治疗 2~3 周,密切观察临床症状和炎症指标,有助于判明诊断,但需注意耐药菌株和抗结核药物不良反应。有手术适应证者可行手术探查,并行病变肠段和肠系膜淋巴结病理检查。

(二)结直肠癌(colorectal cancer) 发病年龄多在 40 岁以上,无肠外结核证据。病程呈进行性发展,无结核毒血症症状。纤维结肠镜检查可窥见肿瘤,活组织检查可明确诊断。增生型肠结核与肠癌或其他增生性疾病不能鉴别时,应剖腹探查。

(三)肠淋巴瘤(intestinal lymphoma) 多有慢性腹痛或便血、贫血、发热、体重下降,甚至肠梗阻、肠穿孔,CT 多表现为局部肿块膨胀型生长,常伴有肠系膜和腹膜淋巴结肿大,肠镜下结肠病灶或淋巴结活检多可确诊。

(四)其他 应与慢性阑尾炎、肠型白塞病等相鉴别。食管结核需与食管癌鉴别。

【并发症】

肠结核主要有两种并发症,肠出血少见。

(一)肠梗阻 是本病最常见的并发症,主要发生在增生型肠结核,少数可发展为完全性肠梗阻。

(二)肠穿孔 主要为亚急性慢性穿孔,可在腹腔内形成脓肿,破溃后形成肠瘘。急性穿孔较少见,可并发腹膜炎或感染性休克而致死。

【治疗】

本病的治疗主要是消除症状,促使病灶愈合,防止并发症。预后取决于机体免疫状态和有无及时充分的治疗。

(一)休息与营养 有结核毒性症状者须卧床休息。低渣、优质蛋白饮食或肠内营养以减少肠道蠕动引起的疼痛不适。重度营养不良、肠道吸收功能差,或因胃肠道症状而妨碍进食者,应补充肠外营养。

(二)抗结核药物 抗结核药物的选用、剂量和不良反应等参见本章第二十六节"结核病"。目前推荐的治疗方案为异烟肼、利福平、乙胺丁醇和吡嗪酰胺治疗 2 个月,随后异烟肼和利福平治疗 4 个月,总疗程为 6 个月,成功率在 90% 以上,随访结肠镜可精确了解病变黏膜的愈合情况。若患者易于复发则宜连续治疗 9 个月以上。出现耐药则需 4 种二线抗结核药联合强化 8 个月,并延长疗程至 20 个月。

(三)对症治疗 对并发不完全肠梗阻者须进行胃肠减压和静脉补液。如有水、电解质与酸碱平衡紊乱者,应予纠正。

(四)手术治疗 多不需要手术。若并发肠梗阻、瘘管、肠穿孔、肠道大出血内科治疗无效,可考虑手术。此外治疗后瘢痕性的回盲部短节段狭窄伴不全梗阻可行内镜下扩张治疗。术前充分抗结核治疗可改善预后。

【预防】

重视开放性肺结核的早期诊治,牛奶需经灭菌后饮用。

推荐阅读

OKAMOTO K, HATAKEYAMA S. Tuberculous peritonitis [J]. N Engl J Med,2018,379(12):e20.

第二十九节 肾 结 核

高 岩 张文宏

肾结核(renal tuberculosis)是全身结核病的一部分,约占肺外结核的 15%,系结核分枝杆菌由肺部等原发病灶经血行播散至肾脏所引起,多在原发性结核感染后 5~20 年才发病,多见于 40~60 岁的成年人,男性略多于女性。

【发病机制与病理】

肾结核的原发病灶主要为肺部的结核灶,结核分枝杆菌经血行播散至两侧肾皮质,该处氧张力高,和肺尖部的病灶类似,有利于结核分枝杆菌的生长。病变初期呈炎症反应,继而形成微结核灶。获得性免疫反应可抑制结核菌的增殖,并通过形成微肉芽肿限制病菌生长,使其长期处于静止状态。在全身或局部免疫力削弱的情况下,病变可向肾乳头扩展,发展为肾髓质结核。

肾乳头病变可蔓延至肾盏,肾盏可发生干酪样坏死、溃疡性空洞等损害,最终溃破入肾盂,结核分枝杆菌从尿中排出。染菌的脓尿自尿路排出时,可引起膀胱黏膜和黏膜下层炎症、结核结节、干酪样坏死、溃疡等。因病变过程中,破坏与修复常同时进行,故在尿路各部位可出现瘢痕收缩所致的梗阻,使梗阻以上部位病变加重。肾盏颈部病变可致引流不畅的闭合性脓腔;肾盂、输尿管交接处的梗阻性病变可致肾盂积脓;输尿管呈现交替的扩张与狭窄呈"串珠样改变";临床上偶有输尿管完全闭合,含有结核分枝杆菌的尿不能进入膀胱,膀胱刺激症状反见缓解,尿中无明显改变,即出现所谓"肾自截";输尿管、膀胱交接处病变可蔓延至整个膀胱,病变深入肌层,最后导致纤维化,膀胱发生挛缩,容积变小。晚期肾结核因膀胱挛缩引起对侧输尿管口或下段狭窄而致对侧肾盂积水(约16%),也有因单纯输尿管口狭窄而引起对侧肾盂积水但无膀胱挛缩者。

临床上90%的病例病理损害只限于一侧。双侧肾结核临床上较少见,可能由一侧肾结核经膀胱逆行感染对侧肾脏,亦可由存在于对侧肾的结核灶恶化所致。

【临床表现】

全身症状,如长期低热、盗汗和消瘦在肾结核中并不常见。局限于肾实质时可无临床症状。早期肉芽肿性肾病可表现为蛋白尿、脓尿、肾功能受损。当干酪样病灶向肾盂穿破,含有脓液及结核分枝杆菌的尿液刺激膀胱后,可出现下尿路症状,表现为尿频、尿急、尿痛。当膀胱发生挛缩时,尿频严重,每次尿量极少(容量<50ml),甚至尿失禁;若有尿道狭窄,则有排尿困难,排尿时间延长。约60%患者可出现无痛性血尿,在部分患者中为首发症状。血尿引起血块堵塞时,可出现肾绞痛、腰痛、腰部酸胀等局部症状。

结核感染可更为隐匿地引起间质性肾炎,多因结核分枝杆菌破溃至肾间质所致,此时无脓尿、血尿及尿抗酸染色涂片阳性,因此诊断相当困难。

肾结核可引起肾衰竭。肾实质炎症导致闭塞性动脉炎,引起广泛的肾脏钙化或继发性肾淀粉样变,双肾结核或一侧肾结核并发对侧严重积水,间质性肾炎引起肾间质的损伤,均可导致肾功能不全,出现贫血、水肿、食欲缺乏、恶心呕吐等症状。

男性肾结核患者,结核分枝杆菌可由后尿道进入生殖器官(精囊、输精管、附睾和前列腺),50%~70%并发生殖系统结核。女性患者可伴发输卵管结核或盆腔结核。

【实验室检查与辅助检查】

(一)尿常规和24小时尿沉渣找抗酸杆菌 尿常规呈酸性尿是肾结核尿的特点。早期尿常规异常可为无菌性脓尿和镜下血尿,分别可达46%~89%和12%~77%。蛋白尿(±~+)见于13%~80%。在治疗前多次检查尿沉渣找抗酸杆菌的阳性率可达70%,是发现和诊断泌尿系统结核最为方便可靠的手段。

(二)尿培养取晨尿培养 结核分枝杆菌间歇性从尿中排出,治疗前至少留3次晨尿作检查,结核菌培养阳性率可达80%~90%。传统结核培养需时4~6周,有条件作BACTEC MGIT960快速液体培养者可缩短诊断时间至1~2周。

(三)结核菌素试验与γ干扰素释放试验测定 对于包括肾结核在内的肺外结核有诊断价值,但只能诊断有无结核感染,不能作为确诊活动性结核的依据。

(四)核酸扩增技术 由于泌尿系统结核中结核菌从尿液中的排泄相对较多,因此,当前GeneXpert MTB/RIF技术用于泌尿系统结核的诊断,可在24小时至48小时内进行,并同时检测是否存在利福平耐药菌株。

(五)影像学检查 多种影像学异常联合诊断肾结核的敏感度可>90%,包括X线平片、超声检查、静脉肾盂造影或肾盂逆行造影、CT及^{18}F-FDG PET/CT等。全肾广泛钙化时可诊断为肾结核,局限的钙化灶应与结石和肿瘤钙化相鉴别。静脉肾盂造影在肾实质有明显破坏时才出现改变。肾盏改变(边缘不整、扩大、变形甚至消失)是重要的诊断依据;至病变严重时可出现输尿管狭窄,呈"腊肠样"或"串珠样"改变;晚期可见多个肾盏不显影或呈大空洞,显影不佳或有可疑病变时,进行逆行肾盂造影有助于诊断。但不易区别单侧肾结核并发对侧肾积水和双肾结核。

CT尿路造影(CT urography,CTU)创伤小,时间短,能同时显示肾实质及输尿管、膀胱病变,较静脉肾盂造影(intravenous pyelography,IVP)及逆行肾盂造影更佳。CT平扫显示肾实质内"花瓣状"的多发低密度灶或点状、结节状钙化灶。皮质相能早期发现肾皮质内结核性病灶。泌尿系统结核的CTU表现典型者容易诊断泌尿系统结核(urinary tuberculosis,UTB),但尚需与单纯性肾积水、肾盂肾炎、肾移行细胞癌等相鉴别。CTU效果接近IVP。对于IVP难以显影的中晚期UTB者,CTU结合CT平扫能明显提高诊断率。如图10-10-29-1,见文末彩图所示。^{18}F-FDG PET/CT对于监测结核的治疗反应很有帮助,并可以区分活动性与潜伏性结核感染。

(六)其他 膀胱镜检查,早期膀胱结核可见黏膜充血、水肿及结核结节,病变多在患侧输尿管周围。肾脏组织穿刺,穿刺组织可行结核分枝杆菌培养及GeneXpert MTB/RIF检测,病理组织切片可见结核性肉芽肿改变,并且可行抗酸染色寻找病原菌进行诊断。

【诊断与鉴别诊断】

早期诊断肾结核并给予合理治疗都能治愈,但70%的病例在出现第一个症状1年后,才可作出正确诊断。凡遇下列情况时应考虑肾结核的可能:①无菌性脓尿和/或血尿;②不明原因的膀胱刺激症状;③有尿路感染症状,而一般细菌培养多次阴性;④尿路感染经抗菌治疗后,尿菌阴转,但仍有膀胱刺激征或尿沉渣异常。肾实质结核,可无明显临床症状,只有累及膀胱时才出现膀胱刺激征,因此肾结核的早期诊断,不能单纯依靠临床症状,应重视实验室检查。肾结核早期,尿常规已有异常发现,如脓尿和/或血尿,此时应反复作结核分枝杆菌检查和影像学及膀胱镜检查。24小时尿沉渣找抗酸杆菌和结核菌素试

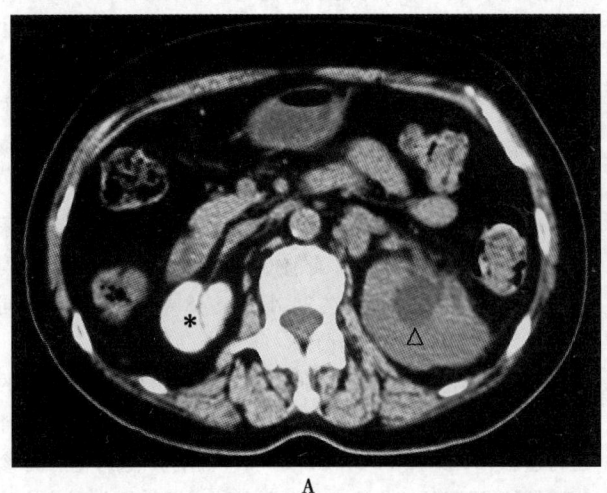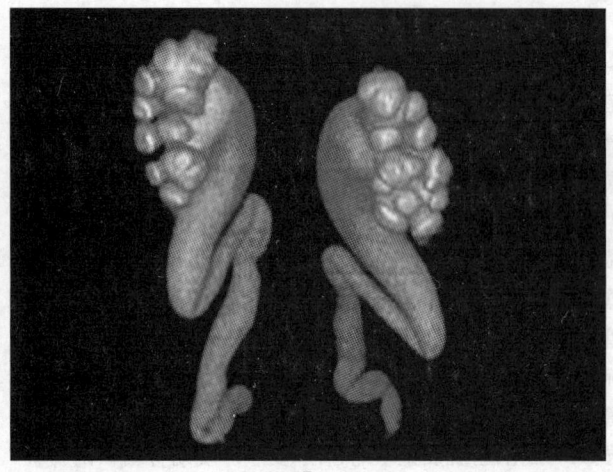

图 10-10-29-1 肾结核的影像学表现

A. 肾结核 CT 图,该病例系尿培养确诊为结核分枝杆菌感染的肾结核,CT 显示右肾萎缩伴右肾、右输尿管钙化,左肾代偿性肥大,左肾囊肿,左输尿管轻度扩张; * 右肾萎缩钙化;△左肾代偿性肥大,左输尿管轻度扩张。B. 上尿路三维重建,可见肾盂肾盏花瓣样扩张及输尿管节段扩张表现。

验亦有助诊断。

本病应与肾盂肾炎、肾结石、肾肿瘤、肾囊肿等鉴别。

【治疗】

肾结核的药物治疗要选用敏感药物,并采取联合用药和彻底治疗的原则。除化疗外,许多病例需要手术治疗。提示预后不良的因素包括高龄、合并心血管疾病、存在免疫抑制因素、治疗不及时及肾功能不全。

(一)抗结核药物治疗 诊断一经确定,应及早给予抗结核药物治疗。具体用药详见本章第二十七节"肺结核病"的化疗方案。如为耐多药结核菌感染,则不选用已耐药的异烟肼和利福平等药,强化期至少选用 5 种药物联合,巩固期也至少有 3 种药物联合治疗,疗程多在 18 个月以上。由于糖皮质激素不能降低输尿管狭窄,故不推荐其应用于泌尿系统结核中。具体方案可参考本章第二十七节"肺结核病"中的耐多药结核病的治疗部分。

在肾功能不全患者中用药要予以关注。利福平、异烟肼、吡嗪酰胺与乙硫异烟胺及丙硫异烟胺从胆道排泄,可以常规剂量给予。相比之下,应用链霉素和其他氨基糖苷类及乙胺丁醇完全从肾脏排泄,则必须谨慎。链霉素和其他氨基糖苷类最好避免使用,而乙胺丁醇则根据患者的肾小球滤过率(glomerular filtration rate, GFR)调整剂量,若 100ml/(min · 1.73m²)>GFR ≥50ml/(min · 1.73m²),剂量宜用 25mg/次,每周 3 次,若 50ml/(min · 1.73m²)>GFR≥30ml/(min · 1.73m²),则采用 25mg/次,每周 2 次的剂量。

治疗期间,应每月复查尿结核分枝杆菌培养,3~6 个月作静脉肾盂造影。化疗结束后至少随访 1 年,其间应定期作尿常规、尿结核分枝杆菌培养(每 3 个月)及静脉肾盂造影;如有复发,再按药敏结果予以联合治疗。轻者 5 年不复发可认为已治愈,倘若已有明显的膀胱结核,或合并肺结核、骨关节结核,随

诊时间则需长达 10~20 年,甚至更长。药物治疗可使肾结核病灶纤维化加重,部分病例可因纤维化而加重梗阻,从而加速肾的损害,应注意随诊。

(二)手术治疗 肾外结核呈活动性或双肾病变严重,纵使有手术指征,亦应暂缓手术,待化疗至病情稳定或一侧肾脏显著好转后再行手术。手术前须进行化疗,一般用异烟肼与利福平联合乙胺丁醇,每日 1 次(强化疗法)1~2 个月,术后继续以上述方案治疗 2 个月,然后用异烟肼、利福平及吡嗪酰胺联合乙胺丁醇治疗,每周 3 次(间歇化疗法),化疗至切除术后 4 个月、重建术后 7 个月。输尿管狭窄的患者早期行输尿管扩张或经皮肾脏造瘘或可降低后期重建手术或肾脏衰竭的机会。

手术方法与指征:①肾脏病变切除术,全肾切除术适用于一侧肾病变严重,而对侧肾功能无明显损害者;或一侧肾病变严重,并发膀胱挛缩及对侧肾盂积水,若肾功能正常,仍可先行肾切除;对于肾结核对侧肾积水患者先行切除结核肾后,应待膀胱结核愈合后再处理对侧肾积水;若有肾功能不全或继发感染,甚至发生急性无尿时,可先行尿引流手术使肾功能有所恢复,一般情况好转后再行肾切除术。②肾部分切除术,对局限于肾脏一部分且与肾盂相沟通的病变或病灶在双肾盂之一时可行肾部分切除术,但手术复杂且易发生并发症,故已很少应用。③肾病灶清除术,适用于肾结核的闭合性脓腔,手术或穿刺排脓后由导管注入异烟肼(5%)、利福平(1%)或链霉素(<1g),每日 1 次,共 2 周,能最大限度地保留功能性肾组织。④纠正上尿路(肾盂或输尿管)梗阻,如经化疗梗阻持续,可行肾盂成形术或输尿管再植等。⑤输尿管镜检下支架置入手术在肾结核的治疗中应用逐渐增多。若肾脏破坏范围小,在运用抗结核药物的前提下,置入输尿管支架,可减少继发性输尿管狭窄的发生,减轻肾脏的进一步破坏。

推荐阅读

1. MUNEER A,MACRAE B,KRISHNAMOORTHY S,et al. Urogenital tuberculosis-epidemiology,pathogenesis and clinical features[J]. Nat Rev Urol,2019,16(10):573-598.

2. FIGUEIREDO A A,LUCON A M,SROUGI M. Urogenital tuberculosis [J]. Microbiol Spectr,2017,5(1).

第三十节 结核性脑膜炎

高 岩 张文宏

结核性脑膜炎(tuberculous meningitis,TBM)是由结核分枝杆菌引起的脑膜非化脓性炎症,结核性脑膜炎在我国常见,病死率和致残率均高,发病特点为儿童高于成年人,农村高于城市,北方高于南方。

【发病机制与病理】

结核性脑膜炎可继发于血行播散性肺结核及其他器官的结核病灶。研究发现,部分结核性脑膜炎的结核分枝杆菌是先在脑和脊髓的软膜下和室管膜下形成多个小的结核性肉芽肿,继而肉芽肿破裂并释放出的结核分枝杆菌,进入蛛网膜下腔,导致结核性脑膜炎。颅底部的炎症能引起结核性渗出物的积聚,渗出物若积聚在大脑动脉环,会导致脑血管炎症、血管痉挛收缩和血管内膜炎症,内膜炎症使管壁日渐增厚,终使脑血管发生栓塞,后者又引起脑实质病变。大脑中动脉的前支受损最为多见,易致尾状核和内囊梗死,其他常见梗死部位为丘脑和脑干;渗出物若积聚在脑脊液循环,则引发脑积水;视交叉和脑干腹侧其他脑神经被渗出物包围,会引起诸多脑神经受损,出现相应的症状和体征;脊髓和马尾周围的渗出物会压迫神经根,引起结核性脊髓神经根炎。

根据结核性脑膜炎的病理变化,可分为三种类型:

(一)脑膜脑炎 结核性脑膜炎在病理上可见脑膜和脑实质均受累。其最初的病理变化是在蛛网膜下腔产生黏稠的结核性渗出物,渗出物为凝胶状且常呈结节样,显微镜下可见多核细胞、红细胞、吞噬细胞和纤维组织。继而以淋巴细胞取代多核细胞,病程后期出现成纤维细胞。渗出物可为典型的结核结节或大片的干酪样坏死,渗出物中分枝杆菌数量不一。在侧脑室中,类似的分泌物经常覆盖脉络丛。脑实质的损害详见以下描述。

(二)结核性血管内膜炎 结核渗出物可以影响流经的血管,血管外膜的病理改变与附近渗出物相似:含类上皮细胞、结核结节及干酪样坏死,有时可见成簇结核分枝杆菌。血管内层也有类似改变,可发生纤维蛋白样透明变性,反应性内皮下细胞增生,终于导致管腔堵塞。因此,缺血性脑梗死常见。颅底的大脑中动脉和内、外纹动脉最易受累,可致尾状核和内囊梗死,其他常见梗死部位为丘脑和脑干。

(三)脑积水 由于脑脊液(CSF)循环不畅引起脑积水是

结核性脑膜炎的另一病理特征,也是慢性感染的常见并发症之一,儿童比成人更常见。阻塞性脑积水可因渗出物阻塞导水管或室间孔所致,也可因脑实质水肿阻塞 CSF 的流出通道引起。碘核素标记的脑池造影显示 CSF 有再吸收,为大多数脑积水的原因,即通常所称的交通性脑积水。

炎症渗出、血管内膜炎和脑积水三者都会使脑实质受损。渗出物附近的脑组织出现软化和星形细胞、小神经胶质细胞等的炎症反应,而血管栓塞后引起邻近的脑组织片状出血和梗死。慢性脑积水可以引起脑白质和灰质的萎缩。

【临床表现】

(一)一般症状 起病缓急不一,以缓慢者居多。发热者可占 97%,低热或中度发热,或为高热,常伴畏寒、全身酸痛、乏力、畏光、精神萎靡、食欲减退等。小儿结核性脑膜炎的临床发现多较隐匿,缺少特征性。

(二)神经系统症状、体征

1. 颅内压增高征象 90%左右患者有头痛、喷射性呕吐、视乳头水肿,严重者出现脑疝、枕骨大孔疝,可迅速导致呼吸停止。

2. 意识障碍 可多达 70%。

3. 脑膜刺激征 80%左右病例早期即出现。血行播散性肺结核患者可无脑膜刺激征,婴幼儿和老年人的脑膜刺激征可不典型。

4. 脑神经损害 可占 40%左右,面神经常被累及,次为展神经、动眼神经。视神经,可为单侧,也可为双侧,有时可以是结核性脑膜炎的首发征象。

5. 脑实质损害征象 表现多变,偏瘫常见,这是由于动脉病变及循环区缺血性脑梗死所致。少见的有去大脑强直、手足震颤与徐动、舞蹈样运动等不同表现,取决于病变部位。

6. 自主神经受损征象 表现为皮质-内脏联合损害如呼吸、循环、胃肠和体温调节紊乱等,亦可出现肥胖、尿崩症或抗利尿激素增高综合征。

7. 脊髓受损征象 可出现脊神经受刺激或脊髓压迫、椎管阻塞等症状与体征。

【实验室检查与辅助检查】

(一)CSF 常规生活检查 可出现以下变化:①压力增高,80%以上病例压力>200mmH$_2$O,外观清晰或呈毛玻璃样,放置数小时后可因纤维蛋白增多而出现纤维薄膜;②细胞数(100~500)×10^6/L,5%左右病例可在 1 000×10^6/L 以上,60%~95%的病例以淋巴细胞占多数,但在疾病早期,4%~17%的患者可以中性粒细胞为主;③蛋白含量在 1~2g/L,高者可达 10g/L乃至 29g/L;④56%~88%患者的糖含量减至 2.24mmol/L 以下,95%的患者 CSF 糖/同步血糖<0.5,5%左右病例的糖含量可正常。氯化物大多低于正常。

(二)CSF 的 γ 干扰素释放试验(IGRAs) γ 干扰素释放试验被广泛用于结核感染的免疫诊断,但难以区分潜伏性感染还是活动性结核。CSF IGRAs 检测（T-SPOT. TB）用于结核性脑膜炎的诊断，特异性强，但敏感性较低，需要相对大量的 CSF（一般 5~10ml）。该检测技术在严重免疫缺陷者中的假阴性率较高。

（三）CSF 细菌学检查 CSF 抗酸染色是诊断中枢神经系统结核病的快速简便方法，通常使用齐-内染色（Ziehl-Neelsen staining）和金胺-罗丹明荧光染色法。目前应用改良抗酸染色，即 CSF 玻片离心法保留细胞的完整性，在齐-内染色的同时，使用去垢剂聚乙二醇辛基苯基醚（Triton X-100），提高细胞膜的通透性，可以提高结核性脑膜炎的诊断效率。

（四）核酸扩增试验（nucleic acid amplification test，NAAT） PCR 在结核性脑膜炎患者中敏感度在 31%~100%，特异度在 66%~100%。Xpert MTB/RIF 可检测结核分枝杆菌特有的 *rpoB* 基因，以及利福平耐药相关片段的核心区域，可作为中枢神经系统结核病的确诊试验。Xpert MTB/RIF Ultra 是新一代的 Xpert MTB/RIF 检测技术，增加 IS1081 和 IS6110 两个结核特异性序列的检测，能够提高低菌量标本的检测灵敏度。

二代测序（next generations equencing，NGS）是诊断病毒、细菌、真菌及寄生虫感染的有效方法，常规方法无明确方向时，NGS 往往可以提供常规检查难以诊断的病原信息。

（五）腺苷脱氨酶（adenosine deaminase，ADA） ADA 在结核性脑膜炎患者中明显升高。用于结核性脑膜炎诊断的敏感度和特异度范围分别为 60%~90%、80%~90%。

（六）影像学检查 75% 左右患者可发现头颅影像学异常，50% 左右结核性脑膜炎患者胸片提示有活动性或肺结核病史，10% 的血行播散性肺结核患者常合并结核性脑膜炎。超过 50% 结核性脑膜炎患者同时合并脊髓结核。

基底池脑膜渗出、脑积水、脑梗死和结核球（结核瘤）是结核性脑膜炎主要特征，可单独或联合发生。CT 和 MRI 增强后基底池的渗出是结核性脑膜炎最常见的征象，诊断特异性高，且提示预后较差，儿童（约 80%）比成人（约 40%）更常见。约 20% 患者因闭塞性血管炎出现梗死，最常累及基底池、内侧横纹动脉和丘脑动脉区域。脑结核瘤呈结节状、小环状强化，周围有轻度水肿，位于大脑皮质或皮质下；结核性脑脓肿呈单发圆形低密度区，增强后病灶环形强化，壁厚，周围水肿明显。磁共振增强检查对软脑膜病灶的显示优于 CT，弥散加权成像（diffusion weighted imaging，DWI）序列对局灶性小的缺血灶、早期梗死、边界性脑炎显示更加突出。儿童比成人更容易出现脑积水，HIV 感染者基底池强化少见。

【诊断与鉴别诊断】

脑脊液中获得结核分枝杆菌微生物证据或核酸扩增试验证据可确诊。缺乏颅内病原学依据情况下，通过综合临床表现、脑脊液表现、影像学表现和其他部位结核评分进行临床诊断（表 10-10-30-1 和表 10-10-30-2）。

表 10-10-30-1　中枢神经系统结核病临床诊断评分标准

评分标准	评分
诊断评分	最高 6 分
症状持续≥5 天	4 分
包含一个或多个结核中毒症状（体重减轻、盗汗、持续咳嗽≥2 周）	2 分
1 年内有结核密切接触史（仅限于 10 岁以内儿童）	2 分
脑神经以外的局部神经功能缺损	1 分
脑神经麻痹	1 分
意识状态改变	1 分
脑脊液评分	最高 4 分
外观透明	1 分
细胞数（100~500）×10⁶/L	1 分
淋巴细胞>50%	1 分
蛋白>1g/L	1 分
糖<2.2mmol/L 或低于血糖的 50%	1 分
脑影像学评分	最高 6 分
脑积水	1 分
颅底脑膜强化	2 分
结核球	2 分
脑梗死	1 分
增强前颅底高密度/高信号	2 分
其他结核证据	最高 4 分
肺部活动性结核	2 分
血行播散性肺结核	4 分
CT/MRI/超声提示存在颅外结核	2 分
抗酸染色或结核分枝杆菌培养阳性（痰、淋巴结、胃呕吐物、尿、血）	4 分
脑脊液以外的结核 PCR 阳性	4 分

表 10-10-30-2　结核脑膜炎改良 MRC 临床分期

临床分期	分期标准
Ⅰ 期	GCS 评分 15 分且无局灶神经损害表现
Ⅱ 期	GCS 评分 11~14 分，或 GCS 评分 15 分伴局灶神经损害表现
Ⅲ 期	GCS≤10 分

注：GCS. 格拉斯哥昏迷量表。

由于临床表现和脑脊液细胞学、生化等检查难以区分中枢神经系统结核病和上述疾病，因此临床评分为高度疑似病例和疑似病例需结合年龄、机体免疫状态及地理位置、季节进行鉴别诊断，尽可能排除以下疾病：治疗不彻底的化脓性脑膜炎、隐球菌性脑膜炎、病毒性脑膜脑炎、梅毒性脑膜炎、脑型疟疾、布鲁氏菌脑膜炎、寄生虫引起的或嗜酸性粒细胞性脑膜炎（血管圆线虫、棘颚口线虫、弓蛔虫、囊虫）、脑弓形体病和细菌性脑脓肿（脑成像表现出占位性损害）、恶性肿瘤（如脑膜瘤、胶质瘤、淋巴瘤、肺癌、乳腺癌等肿瘤引起的癌性脑膜炎）、自身免疫性脑炎等。

【预后】

预后取决于人体的反应性、疾病的严重程度、结核菌的药物敏感性、治疗早晚和治疗是否彻底。婴儿和 40 岁以上患者的预后较差，3 岁以下患儿的病死率高达 18%~55%，有神志改变如谵妄、昏迷者的病死率达 30% 以上。治疗宜彻底，治疗 1~1.5 年者复发率为 6.6%，不足 1 年者复发率高达 25%。

艾滋病合并结核性脑膜炎患者，若已经针对艾滋病相关病毒治疗仍然出现脑膜炎症状加剧则预后差、病死率高，脑膜炎易复发。

【治疗】

治疗原则：结核性脑膜炎的治疗应采用以抗结核化疗为主的综合治疗措施，早期诊断、联合用药、足量用药、规律用药、全程用药是治疗的关键。

治疗目标：结核性脑膜炎的治疗目标是提高治愈率、降低病死率、减少后遗症。临床症状消失，脑脊液正常，疗程结束后 2 年无复发者，可认为治愈，但仍应继续观察，直到停止治疗后 5 年。

结核性脑膜炎的化疗遵循肺结核的化疗模式，分为强化期和维持期，但与肺结核不同，最佳的药物治疗方案和各阶段的最佳持续时间尚无定论。一般采用异烟肼、利福平、吡嗪酰胺、乙胺丁醇（HRZE）四药联合方案，强化期 3~4 个月，总疗程 12~18 个月，也可根据脑脊液常规、生化结果，自两者均恢复正常后，继续抗结核治疗 6~8 个月。

异烟肼易透入脑脊液，是治疗的主要药物。当口服常规剂量的异烟肼时，脑脊液的峰浓度为 3~5μg/ml，远高于异烟肼对敏感菌的最低抑菌浓度（0.025~0.05μg/ml）。异烟肼可采用 600mg/d 静脉滴注，同时加用维生素 B_6。待症状改善后改为每日 300~600mg 口服。静脉应用利福平剂量增加到 600mg/d 能够提升脑脊液中的药物浓度，且不良反应未见明显增加，适合作为强化期基础选择。吡嗪酰胺口服吸收率高，且在脑脊液中的浓度高，剂量为 1.5~2g/d，分 3 次口服，于病程的最初 4 个月使用。乙胺丁醇于脑膜有炎症时，其脑脊液浓度可达血清浓度的 15%~40%，成人剂量为 750~1 000mg/d，顿服或分 3 次服用。乙胺丁醇可能诱发视神经炎，15~20mg/kg 体重剂量时发生率近 3%，可能加重或混淆中枢结核感染的疾病表现，尤其在昏迷患者中需谨慎使用。强化期抗结核治疗应用高剂量利福平（静脉应用）、利奈唑胺（静脉应用）、氟喹诺酮可能使重症患者获益。

结核性脑膜炎，尤其是重症患者、抗结核治疗中出现矛盾现象、有脊髓压迫症状的患者，建议接受辅助糖皮质激素治疗。地塞米松每日剂量以 0.3~0.4mg/kg 体重起始，逐渐减停，总疗程 4~8 周。脑结核瘤患者接受辅助糖皮质激素治疗可能获益，疗程可酌情延长。

利福平单耐药或耐多药的结核性脑膜炎（RR/MDR-结核性脑膜炎），应确保强化期初始方案包含至少 4 种有效药物。莫西沙星、左氧氟沙星、利奈唑胺可作为优先选择药物替代利福平和/或异烟肼。环丝氨酸、阿米卡星、卡那霉素、卷曲霉素、丙硫异烟胺、对氨基水杨酸亦可选用，但尚缺乏中枢神经系统结核病中的获益依据。参照肺结核治疗中的疗程建议，治疗时间不少于 20 个月，其中强化期不少于 8 个月。

HIV 合并结核性脑膜炎病死率高，要同时考虑到药物的相互作用和毒副作用、发生免疫重建炎症综合征（immune reconstruction inflamatory syndrome，IRIS）的风险等。建议无论 $CD4^+$ T 细胞计数如何，应延迟启动抗反转录病毒治疗（anti-retroviral therapy，ART），建议先行 4~8 周的抗结核治疗后再开始 ART。HIV 感染合并结核性脑膜炎推荐短期使用糖皮质激素，但其疗效仍然存在不确定性。

怀疑颅高压应尽早进行头颅影像学检查，以确定局灶性脑损伤和脑积水；建议定期腰穿监测脑脊液压力并尽早确定治疗方案。必要时进行脑室外引流降颅压治疗。

推荐阅读

1. TURGUT M，AKHADDAR A，TURGUT A T，et al. Tuberculosis of the central nervous system：pathogenesis，imaging，and management[M].[S. l.]：Springer Berlin Heidelberg，2017.
2. WILKINSON R J，ROHLWINK U，MISRA U K，et al. Tuberculous meningitis[J]. Nat Rev Neurol，2017，13（10）：581-598.
3. 中华医学会结核病学分会结核性脑膜炎专业委员会. 2019 中国中枢神经系统结核病诊疗指南[J]. 中华传染病杂志，2020，38（7）：400-408.

第三十一节　皮肤结核病

张超英

皮肤结核病（cutaneous tuberculosis）是由结核分枝杆菌引起的慢性传染性皮肤疾病。

【病原】

病原菌为结核分枝杆菌，细长稍弯，耐酸和耐乙醇，需氧生活。根据其致病性可分为人型、牛型、鸟型和鼠型等，引起人皮肤结核病的结核分枝杆菌大多为人型（70%~80%），少数为牛型（5%~25%）。卡介苗即减毒的牛型结核分枝杆菌，接种后偶可引起皮肤结核病。虽然皮肤结核病的发生率显著低于其他部位的结核，但我国结核病患者基数高，故必须重视皮肤结核病的防治。

【病理】

皮肤结核病的病理改变与其他部位结核病的病理改变一致,因病情的不同阶段和临床类型而异。

(一)结核性初疮　早期为中性粒细胞性炎症伴坏死,可见大量结核分枝杆菌,3～6周后出现典型的干酪样坏死结核结节。

(二)疣状皮肤结核　表皮内急性炎症,假上皮瘤样增生。真皮微脓肿形成,可见结核结节,结核分枝杆菌少见。

(三)寻常狼疮　非特异性炎症浸润,近半数病例可见干酪样坏死不明显的结核结节。很少找到结核分枝杆菌。

(四)瘰疬性皮肤结核　真皮中央有干酪样坏死结核结节。较容易分离出结核分枝杆菌。

(五)腔口皮肤结核　非特异性炎性浸润和坏死,部分真皮深层可见干酪样坏死结核结节。易见结核分枝杆菌。

(六)急性粟粒性皮肤结核　为非特异性真皮和皮下组织弥漫性化脓性炎症,有时形成小脓肿,大量多形核细胞浸润,周围可见巨噬细胞。很容易找到结核分枝杆菌。

(七)结核性树胶肿　大片坏死和脓肿形成,可见大量的结核分枝杆菌。

(八)硬红斑　主要为间隔性脂膜炎,伴脂肪坏死,以及脂肪组织内小动脉炎,有无干酪样坏死的结核结节。

(九)丘疹坏死性皮肤结核　皮损成熟时表皮有溃疡,组织细胞栅栏状排列在卵圆形或楔形的真皮坏死区周围,无完整的结核结节。真皮血管病变显著,有淋巴细胞浸润、纤维蛋白样坏死和血管内血栓形成。

(十)瘰疬性苔藓样皮肤结核　毛囊及毛囊周围有结核结节,但无干酪样坏死。

【发病机制】

皮肤结核病的发生、临床类型与入侵结核分枝杆菌的毒性、数量及感染途径有关,也与机体细胞免疫功能,以及对结核分枝杆菌的致敏状态(首次感染或曾经已感染)有关。

结核分枝杆菌主要通过飞沫传播,还可以通过吸入、食入和接种传播。完整的皮肤黏膜能有效防止病原菌的侵入,但当皮肤保护屏障被破坏时,结核分枝杆菌可入侵机体致病。

接受免疫抑制剂、生物制剂、放化疗治疗,以及机体抵抗力低下时为结核分枝杆菌乘虚而入打开了方便之门。

人体对结核分枝杆菌感染的免疫以细胞免疫为主。结核分枝杆菌抗原刺激T淋巴细胞,产生致敏淋巴细胞。致敏的T淋巴细胞与结核分枝杆菌特异性抗原结合后释放一系列免疫效应因子,吸引巨噬细胞聚集在结核分枝杆菌和致敏淋巴细胞的周围,激活巨噬细胞分泌溶菌酶和水解酶等,吞噬和杀灭结核分枝杆菌。

当结核分枝杆菌入侵量少,机体抵抗力强,巨噬细胞可将其吞噬后演变为上皮样细胞,形成结核结节,使病变局限化;但若菌量多且免疫功能低下,则可引起组织坏死或结核分枝杆菌播散。

结核分枝杆菌入侵机体的途径不同,所致的皮肤结核病的临床类型也不同。感染途径包括:①外源性接种,任何破坏皮肤屏障的损伤,如抓破、擦破或裂隙,结核分枝杆菌便可直接入侵皮肤而产生原发性感染,如结核性初疮(未感染过结核分枝杆菌,无特异性免疫)和疣状皮肤结核(曾经感染过结核分枝杆菌,有中高度特异性免疫);②内源性感染,自体直接扩散如瘰疬性皮肤结核、腔口皮肤结核,血行播散如寻常狼疮、急性粟粒性皮肤结核;③结核疹,一组与潜在的无症状的结核感染灶有关、由内在的结核分枝杆菌经血行播散,在皮肤产生免疫反应所致的损害,常见于免疫力较强的个体,如瘰疬性苔藓样皮肤结核、丘疹坏死性皮肤结核、硬红斑。

【临床表现】

根据机体免疫力、结核分枝杆菌的毒性和入侵途径的不同,将皮肤结核病分为4种主要类型:①外源性接种(结核性初疮、疣状皮肤结核);②内源性直接扩散(瘰疬性皮肤结核、腔口皮肤结核);③血源性播散(寻常狼疮、急性粟粒性皮肤结核、结核性溃疡、树胶肿或脓肿、结核蜂窝织炎);④结核疹(硬红斑、丘疹坏死性结核疹、瘰疬性苔藓)。

(一)结核性初疮　发生于从未感染结核分枝杆菌的人群,儿童好发。主要见于面部和四肢,皮损多发生于受损皮肤。皮损于接种后2～4周出现,为一处无痛性、坚实的棕红色丘疹、结节,缓慢增大成斑块,最终破溃形成边界清楚的侵蚀性溃疡。皮损通常在1年内或1年自行愈合,遗留萎缩性瘢痕。常伴局部淋巴结肿大,受累淋巴结偶可破溃排脓,随后淋巴结或持续肿大或钙化。本型偶可变化为疣状斑块、瘰疬性皮损和寻常狼疮皮损。结核菌素试验早期阴性,后期阳性。

(二)疣状皮肤结核　为最常见的皮肤结核。发生于已致敏、对结核分枝杆菌有一定免疫力的个体。大多数系直接接触病原菌所致,成人多见。常见于暴露部位,以手背及手指背部最为多见,其次为足、臀、小腿等处。损害大多为单个,少数可为2～3个。初起为黄豆大小呈紫红色丘疹,质硬,丘疹逐渐扩大成斑块,表面呈疣状增生,角化粗糙,加压时常有波动感,可见脓液从裂隙中流出。疣状增生的外围呈暗紫色,再外围为平滑红晕区。病程极端慢性,数年后皮损可自愈,留下光滑柔软而表浅的瘢痕。结核菌素试验强阳性。

(三)瘰疬性皮肤结核　由机体结核病灶直接扩散而累及皮肤。常由淋巴结核、骨结核或关节结核蔓延而来。好发于颈部,其次为腋下、腹股沟及上胸等处。皮损初起为深在的皮下结节,可为红色或皮色,表面皮温正常,无显著压痛,被称为"冷脓肿"。结节逐渐增大、增多,继而破溃形成溃疡及瘘管,有干酪样物质和稀薄脓液排出,溃疡愈合后形成特征性索状瘢痕。病程缓慢,可多年不愈。结核菌素试验常阳性。

(四)腔口皮肤结核　发生于鼻、口、肛门、尿道和阴道等腔口处皮肤黏膜结核。通常有活动性内脏结核,特别是喉、肺、肠道和泌尿生殖道结核,杆菌由自然腔道蔓延至皮肤黏膜。皮损为针头大黄色丘疹,很快溃破形成溃疡,边缘呈潜行性,周围绕以红晕,疼痛显著。没有自愈倾向。可伴有局部淋巴结肿大。病程慢性。本病患者内脏结核大多严重,故常伴发热及中毒症状,预后不佳。结核菌素试验多变,通常阴性。

(五) **寻常狼疮** 血行传播所致,也可继发于卡介苗接种、疣状皮肤结核和瘰疬性皮肤结核。患者对结核分枝杆菌有中度的免疫力。多见于青壮年。好侵犯颈部、面部、臀部及四肢,亦可累及黏膜。皮损最常发生于远离最初感染病灶的部位。基本损害为由一群针头至黄豆大小、半透明的丘疹、结节融合成的斑块,质地柔软,呈棕黄色,用玻片按压时呈"苹果酱"颜色,称之为苹果酱现象。斑块向周围扩展,中央趋向于缓慢吸收,遗下菲薄、光滑的萎缩性瘢痕,边缘有新的结节产生。结核菌素试验常阳性。

可累及黏膜,常见为口腔及上呼吸道。损害为局限性、灰色、浸润性或颗粒状乳头瘤样结节、斑块,极易破溃形成溃疡。口腔黏膜病变最常见累及牙龈,其次为硬软腭,再次为腭垂。鼻腔狼疮患者常诉"长期感冒",鼻中多痂,易出血,久之黏膜因浸润而肥厚,鼻腔受阻,导致呼吸困难,故多用口呼吸。

病程缓慢,大多数患者结核菌素试验强阳性。

(六) **急性粟粒性皮肤结核** 少见。常见于婴幼儿、机体抵抗力下降者、艾滋病患者。由于大量结核分枝杆菌侵入血液后引起菌血症表现。皮损泛发,为针头大小紫红色丘疹,上有水疱,水疱中央有脐凹,继之结痂,遗留边缘褐色的白色瘢痕。也可出现红斑、丘疹、脓疱、皮下结节和紫癜等"血管炎"损害,梗死性皮损可有疼痛。全身中毒症状严重。结核菌素试验常阴性。

(七) **皮肤结核性脓肿或溃疡** 血液播散所致。表现为坚实、无痛性红斑结节,然后结节软化、形成溃疡、窦道或瘘管。本病常见于营养不良、细胞免疫低下、疾病后的儿童。结核菌素试验常阴性。

(八) **丘疹坏死性皮肤结核** 为最常见的结核疹。多见于儿童和青少年。皮损好发于四肢伸面,也可见于臀部。典型皮损为针头至绿豆大的坚实小结节,呈青红色或紫色,可变成脓疱,中央坏死、形成溃疡,但很快干涸结痂,留下萎缩性瘢痕。损害常成群分批发出,一般无自觉症状,偶有瘙痒。结核菌素试验阳性。

(九) **瘰疬性苔藓样皮肤结核** 常发生在有淋巴结、骨或关节结核的儿童和青少年。损害毛囊周围淡红色或黄褐色的针头大小粟粒形丘疹,质坚实,上覆薄鳞屑。簇状分布于躯干,无任何症状。可持续多月后消失或无变化,不留痕迹,可复发。结核菌素试验阳性。

(十) **硬红斑** 多见于中年女性。常伴有周围循环不良,如肢端发绀等。皮损先后或成批出现,惯发于小腿屈面、中下部位。多个、对称分布。为樱桃大或更大的红色、紫罗兰色皮下结节,位置较深。有酸痛、烧灼等症状,有压痛。结节可/或不破溃,破溃后形成溃疡,可自愈,遗留略萎缩性瘢痕,伴色素沉着。病程慢性,易复发。结核菌素试验阳性。

【实验室检查】

(一) **病原学检查** 取皮损分泌物直接涂片、细菌培养、抗酸染色,查找结核分枝杆菌,为结核病诊断的"金标准",应尽可能行微生物培养和药敏试验,以明确诊断和指导治疗,但因耗时长(8 周)、P2 级以上实验室才能培养及培养基不固定等原因,使检查在部分医院实施受限。皮肤结核病的病原体检出率与临床类型相关。结核性初疮、急性粟粒性结核、腔口皮肤结核和皮肤结核性溃疡可在直接涂片和组织切片中找到结核分枝杆菌;瘰疬性皮肤结核、疣状皮肤结核和寻常狼疮可经细菌培养找到病原菌。丘疹坏死性皮肤结核、硬红斑则需依靠结核菌 PCR 或动物接种来获得。

(二) **病理学检查** 组织切片抗酸染色阳性,结合典型的病理学特点,如中央有干酪样坏死的结核结节明确诊断。但不同的临床类型、不同的病程等所呈现的组织表现不尽相同,抗酸染色检查结核分枝杆菌的阳性率也随之而异。

(三) **免疫学检查** 可分为体内试验和体外试验。体内试验包括结核菌素(OT)试验和结核菌素纯蛋白衍生物(PPD)试验。其结果和意义如下:硬结直径<5mm 时,阴性,机体没有感染结核分枝杆菌或机体处于无反应状态;硬结直径 5~10mm 时,阳性,表示接触过有传染性结核患者,在儿童发生活动性结核的危险性高;硬结直径 11~15mm 时,阳性,对高危人群有重要意义;硬结直径>15mm 时,强阳性,对所有人都应视为结核分枝杆菌高度敏感。PPD 试验中,因所含的蛋白成分与卡介苗及其他分枝杆菌有交叉反应,所以不能有效区分结核分枝杆菌的自然感染与卡介苗接种引起的免疫反应,在艾滋病患者、1 年内接种过疫苗又感染了非典型结核分枝杆菌的儿童、结核分枝杆菌感染高风险人群中会出现假阳性。在 2 周内感染者、老年、新生儿、孕妇及免疫缺如或低下患者中常出现假阴性。PPD 试验因其较低的敏感性、特异性,以及假阴性和假阳性的结果,故不能准确诊断疾病。

体外试验包括结核分枝杆菌抗原检测、抗体检测和致敏 T 淋巴细胞检测,检测致敏 T 淋巴细胞的 γ 干扰素释放试验等,其中结核感染 T 细胞斑点(T-SPOT. TB)试验可用于肺及肺外结核感染的诊断,也有助于潜伏结核的发现。因并非直接检测病原体,故不能替代抗酸染色、微生物培养分离和 PCR 等检查方法。因其所用的刺激抗原在卡介苗中缺失,所以避免了卡介苗接种引起的交叉反应,也因刺激抗原只存在于结核分枝杆菌群及少数几种致病性分枝杆菌中,故与其他分枝杆菌的交叉反应较少,特异性高。大多数文献报道其敏感性不低于体内试验。T-SPOT. TB 试验与 PPD 试验一样,难以区分活动性结核还是潜伏性感染,也不能判断结核分枝杆菌感染后是否会发展为活动性结核病。

(四) **分子生物学检查** 实时荧光定量 PCR 是一种在 DNA 扩增反应中,以荧光化学物质实时测每次 PCR 循环后产物总量的方法,具有特异性高、敏感、快速简便等特点。更适合检测包埋的标本和组织蜡块中的结核分枝杆菌。该方法是检测结核分枝杆菌基因保守区段,不受细胞表型和耐药等因素的影响。据文献报道,用 PCR 方法可在丘疹坏死性结核疹的皮损中检测到结核分枝杆菌,为皮肤结核的诊断提供可靠的依据。

核酸分子杂交:研究者将扩增的 16S rRNA 13 种探针进行杂交,再与抗生蛋白链菌素-碱性磷酸酶共同孵育一段时间后加入相应底物,已杂交的产物即可显色。用这种方法检测到镜检及培养均为阴性的寻常狼疮皮损中的结核分枝杆菌 DNA。此检测方法可靠敏感。

基因芯片技术:针对不同的基因突变型,将核酸探针固定在载体上,同时用 PCR 技术进行特异性扩增,并将扩增片段与基因芯片进行杂交。这种方法可用于镜检及培养均为阴性的寻常狼疮皮损中的结核分枝杆菌 DNA。

【诊断与鉴别诊断】

根据皮损特点、组织病理检查和抗酸染色、结核分枝杆菌培养、结核菌素试验、T-SPOT. TB 试验等实验室检查,诊断一般可成立。当诊断有困难时,在疑似病例中予以抗结核治疗可以用来帮助诊断。不同类型的皮肤结核需与有类似皮损的皮肤疾病作鉴别诊断。

(一)结核性初疮　应与深部真菌、细菌、螺旋体等微生物引起的有下疳样损害的疾病鉴别诊断,主要依靠实验室检查,涂片培养染色可找到相应的病原菌。

(二)疣状皮肤结核　应与下列各疾病鉴别:①寻常疣,损害较小,干燥,无炎症反应;②慢性增殖性脓皮病,化脓性炎症显著,过度角化少,结核菌素试验阴性;③孢子丝菌病,损害常排列成串,结节表面无疣状增生,培养可得病原菌,结核菌素和孢子丝菌试验等也有助于诊断;④着色芽生菌病,损害炎症较明显,活组织检查或脓液涂片可找到病原菌。

(三)瘰疬性皮肤结核　应与以下疾病鉴别:①放线菌病,主要位于下颌角,有瘘管而无束状瘢痕,瘘管中流出带有硫黄色颗粒的脓液,镜检可找到放线菌;②慢性溃疡性脓皮病,起病急,头皮、腋下、腹股沟和小腿常见,溃疡脓液分泌多,周围散在小脓疱,淋巴结炎少见;③孢子丝菌病,发病较快,皮损表浅,沿淋巴管分布,真菌检查阳性。

(四)口腔结核性溃疡　应与阿弗他口疮、白塞病、癌、梅毒和淋病等鉴别。本病伴有活动性内脏结核,常伴有全身症状,可找到结核分枝杆菌。

(五)寻常狼疮　应与下列疾病鉴别:①盘状红斑狼疮,盘状红斑,其上附以黏着性鳞屑,鳞屑剥离后可见毛囊口扩大,并有角质栓塞,无结节,玻片压诊试验阴性;②结节型梅毒疹,有冶游史,发展较快,结节坚实,红铜色,无苹果酱现象,萎缩性瘢痕且规则,梅毒血清反应阳性,组织病理为浆细胞浸润;③瘤型麻风,皮损表浅,知觉减退或消失,无苹果酱现象,病理组织见麻风细胞;④肉样瘤,结节坚实,一般不破溃,结核菌素试验阴性。

(六)丘疹坏死性结核疹　应与以下疾病鉴别:①结节变应性皮肤血管炎,损害呈多形性,除丘疹外尚有水疱、脓疱等,有时可有紫癜。组织学示血管炎表现。②急性痘疮样苔藓样糠疹,皮损为丘疹,不久中央出现水疱和出血性坏死,然后结痂,最后留下痘疮样瘢痕。组织学检查中等量淋巴细胞浸润,

浸润细胞中常可见有不典型的组织细胞,一般不见血管炎。③淋巴瘤样丘疹病,皮损为水肿性丘疹,中央常为出血性,继而坏死、发黑、破溃、结痂或表面有细薄鳞屑。组织学呈"恶性形态"致密淋巴瘤样细胞浸润,可自行缓解。

(七)瘰疬性苔藓　应与下列疾病鉴别:①光泽苔藓,好发于前臂、阴茎、腹部等处,表面有光泽;②丘疹性肉样瘤,发生于对结核菌素试验无反应的成人,组织学检查可提示;③扁平苔藓,皮损为多角形紫红色扁平小丘疹,瘙痒,组织病理有特征性表现。

(八)硬红斑　应与结节性红斑鉴别。后者起病急,皮损主要位于小腿伸面,为数目较多而小的浅在鲜红色结节,有明显疼痛和压痛,可伴发热和关节疼痛等全身症状。

【治疗】

(一)抗结核药物治疗　皮肤结核病治疗的药物及疗法与其他系统结核病治疗一样,均推荐联合化疗,并且尽可能作药物敏感试验,以利于临床选择敏感抗结核药物治疗。全疗程包括强化治疗和巩固治疗两阶段。强化治疗的目的是快速杀灭繁殖期结核分枝杆菌,使菌量急剧减少,以防止或减少耐药。药物常用异烟肼、利福平、吡嗪酰胺、乙胺丁醇四药联合,疗程通常 8 周。巩固治疗是针对病灶内残留的少数代谢低下或半静止状态的结核菌,以巩固疗效、防止复发,大多选择两药联用,可选用异烟肼与利福平,或异烟肼与利福喷丁等。疗程至少 18 周。

通常情况下,对皮肤结核不伴有内脏结核的患者,可按照初治痰液涂片阴性的肺结核患者治疗方案治疗,即强化治疗为异烟肼 0.3g/d,利福平 0.45g/d,吡嗪酰胺 1.5g/d,疗程 8 周。巩固治疗为异烟肼和利福平以相同剂量继续治疗 16 周。对皮肤结核伴有内脏结核的患者,按照初治痰液涂片阳性的肺结核治疗方案治疗,即强化治疗时在 3 种药物基础上再加上乙胺丁醇 0.75g/d(如不能服用乙胺丁醇者改用链霉素 0.75g/d),巩固治疗方案不变。对病情特别严重、伴有内脏结核的患者按照复治痰液涂片阳性的肺结核治疗方案,即在巩固治疗时予异烟肼和利福平治疗 24 周。如伴有 HIV 感染时,疗程可能需要更长,并必须同时接受抗反转录病毒疗法。

(二)手术治疗　对寻常狼疮、疣状皮肤结核、瘰疬性皮肤结核等单个、范围比较小的皮损可考虑外科手术切除。手术时应该在皮损外 0.5cm 正常皮肤处切口,且深度足够。同时予以抗结核药物治疗。

(三)外用药物治疗　皮损糜烂溃疡时,局部外用抗生素乳膏予以对症处理。

(四)物理疗法　包括 X 线、紫外线、冷冻、电凝、激光疗法等,适用于早期单个小面积皮损。氦氖激光可辅助治疗硬红斑。

推荐阅读

1. 中华医学会结核病学分会.抗结核药物超说明书用法专家共识编写组.抗结核药物超说明书用法专家共识[J].中华结核和呼吸杂志,

2018,41(6):447-460.

2. 王文红,许秋桂,焦志军.结核分枝杆菌感染的免疫学诊断技术进展[J].临床检验杂志,2015,33(10):721-723.

第三十二节　非结核性分枝杆菌病

张文宏　何礼贤

非结核分枝杆菌(nontuberculous mycobacteria,NTM)是指结核分枝杆菌复合群和麻风分枝杆菌以外的其他分枝杆菌属细菌的总称,常被称为环境分枝杆菌,其中部分细菌属于条件致病菌。NTM病指人类感染NTM并引起组织或脏器的病变和相应临床表现的疾病状态,主要感染的组织和脏器包括肺、淋巴结、脑、关节、皮肤、导管相关和播散性。

【病原】

NTM广泛分布存在于自然界。虽然19世纪以来已陆续发现NTM,但直至20世纪50年代初才确定其致病性。目前发现NTM有200余种,仅30余种致病。常年来多种分枝杆菌缺乏对应或者统一的中文译名,在2018年发表的《分枝杆菌菌种中文译名原则专家共识》中,对194种分枝杆菌的中文译名进行了统一制定或规范。

根据2018年最新的全基因组进化分析结果,目前分枝杆菌(Mycobacteria)属被重新细分为5个属,包括原Mycobacteria属、Mycolicibacter新属、Mycolicibacillus新属、Mycolicibacterium新属和Mycobacteroides新属。

(1) Mycobacteria属(结核-猿猴分枝):包含原属中大多数慢生的菌株,有90多种,代表菌种主要有结核分枝杆菌(M. tuberculosis)、鸟-胞内分枝杆菌复合群(M. Avium intracellular complex,MAC)、堪萨斯分枝杆菌(M. kansasii)、海分枝杆菌(M. marinum)、猿分枝杆菌(M. simiae)、蟾蜍分枝杆菌(M. xenopi)、苏加分枝杆菌(M. szulgai)、戈登分枝杆菌(M. gordonae)等。

(2) Mycolicibacter属(土地分枝):目前有15个种,慢生,代表菌株有土地分枝杆菌(M. terrae)、副土地分枝杆菌(M. paraterrae)等。

(3) Mycolicibacillus属:目前有3个种,慢生,代表菌株有次要分枝杆菌(M. triviale)。

(4) Mycolicibacterium属(偶发-母牛分枝):目前有40多个种,快生,代表菌株有偶发分枝杆菌(M. fortuitum)、耻垢分枝杆菌(M. smegmatis)、母牛分枝杆菌(M. vaccae)等

(5) Mycobacteroides属(脓肿-龟分枝):目前有6个种,快生,代表菌种有脓肿分枝杆菌(M. abscessus)、龟分枝杆菌(M. chelonae)。

NTM的分类方法很多,目前多数学者倾向于以表型特征为主要依据的Runyon分类:Ⅰ群,光产色分枝杆菌,代表性菌种主要有堪萨斯分枝杆菌、海分枝杆菌等;Ⅱ群,暗产色分枝杆菌,代表菌种有瘰疬分枝杆菌、戈登分枝杆菌、苏加分枝杆菌等;Ⅲ群,不产色分枝杆菌,代表菌种有鸟-胞内分枝杆菌复合群(MAC)、溃疡分枝杆菌、嗜血分枝杆菌、溃疡分枝杆菌等;

Ⅳ群,快速生长分枝杆菌,代表菌种有偶然分枝杆菌、龟分枝杆菌、脓肿分枝杆菌、耻垢分枝杆菌等。

【流行病学】

(一)流行环节　NTM的感染源主要来自天然水、饮用水、土壤和气溶胶,但不同种类的NTM其感染来源或途径不尽相同。如NTM肺病经吸入含菌气溶胶感染是最主要途径,儿童NTM淋巴结炎和AIDS患者日内瓦分枝杆菌病其感染很可能是经消化道摄入,而快速生长分枝杆菌的皮肤软组织医院内感染绝大多数缘于被污染水和医疗器械的接触传播。流行病学和分子生物学的研究表明NTM病是直接感染环境中的致病性NTM所致,近年研究证据表明在肺囊性纤维化中心存在脓肿分枝杆菌人与人之间的传播,而其他菌株的动物-人和人-人之间传播目前尚无明确证据。

(二)流行现状　2000年以来文献表明,NTM病在增加。北美年患病率3.2/10万~9.8/10万,高于欧洲(<6.1/10万);东亚(韩国、日本和中国台湾地区)三级医院报道提示NTM病增多;非洲和中东在怀疑肺结核患者中NTM患病率为4%~15%,而在怀疑耐多药结核病患者中增至18%~20%;病原体分布在北美和东亚以MAC最多,而在欧洲以堪萨斯、蟾、玛尔摩分枝杆菌为主。发病年龄以>50岁(54~70岁)人群居高。NTM肺病在北美和东亚女性的患病率高于男性,欧洲则相反。我国1979年第一次全国结核流行病抽样调查时从六省两市681份培养阳性标本中鉴定出NTM 29株,分离率4.3%。1990年流行病学调查NTM分离率4.9%,而应用皮试法调查我国NTM总感染率15.35%,其中浙江省最高(44.9%),海南省次之(43.8%),西藏自治区最低(1.9%)。NTM肺病宿主危险因素包括基础疾病(囊性纤维化、支气管扩张、慢性阻塞性肺疾病、肺病肿瘤、类风湿关节炎)、低体重、胸骨异常、免疫抑制剂(含TNF拮抗剂)应用等,家庭聚集性发病提示存在可遗传的易感基因;环境危险因素主要是温暖、潮湿伴高水蒸气压。

(三)医院感染流行病学特点　NTM医院感染是一个值得警惕和关注的问题,其特点可以概括为:①以暴发流行居多,但也存在不少散发性病例。自1970年中期至1996年国外文献报道NTM医院感染暴发至少有275起,病例数600人以上,以手术或其他创口感染最多,也有各种来源的败血症,所涉及的手术和操作主要有心脏手术(瓣膜置换术、冠状动脉旁路移植术等)、眼耳鼻喉科操作、血液及腹膜透析、留置静脉导管、肌内和皮下注射、肌电图电极置入等。国内也有多起NTM医院感染暴发流行事件,受染人数超过300人。散发性NTM医院感染常见于免疫受损宿主,成人造血干细胞移植(hematopoietic stem cell transplantation,HSCT)受者NTM感染发病率为0.4%~4.9%,但可以高达9.7%,为普通人群的50~600倍。儿童HSCT受者NTM感染发病率低于成人,约为3.8%,但异基因HSCT可以高达6.4%。各医疗中心报告发病率差异甚大,与宿主、环境、医院及历史等综合因素有关。实体器官移植(solid organ transplantation,SOT)NTM医院感染总体发病率不高,低于结核病。不同器官移植NTM感染发病率有差异:肝脏0.04%,

心脏 0.24% ~ 0.28%, 肾脏 0.16% ~ 0.38%, 肺脏 0.46% ~ 8.0%。多发生在 SOT 后 ≥1 年, 少数见于早期; 感染 NTM 有 20 余种, 常见 MAC、堪萨斯、嗜血、戈登、海分枝杆菌和快速生长分枝杆菌。②以快速生长 NTM 最多, 亦见慢生长 NTM 感染, 如静脉导管相关感染也可以有 MAC, 腹膜透析亦见堪萨斯分枝杆菌和戈登分枝杆菌等。③感染源和感染途径复杂多样, 除来自医院外, 还可以与医疗器材(如心脏人工瓣膜)生产包装过程遭遇污染、血液净化机器设计缺陷(如消毒液管路短路)等有关。④传统和民间治疗、文身和美容手术并发 NTM 感染亟待重视。国际上曾报道民间注射治疗(足医等), 以及针刺治疗引起 NTM 感染暴发。美国早年统计隆乳和美容并发 NTM 感染至少 60 例。临床症状发生在文身后 1 周至 6 个月; 以脓肿分枝杆菌最常见, 其次是偶发和嗜血分枝杆菌; 确诊前使用过各种治疗, 包括抗菌药物和激素。目前我国美容行业迅速发展, NTM 感染的潜在危险需要引起高度警惕。

【临床表现】

NTM 主要侵犯肺部。不同菌种的好犯部位不尽相同, 临床表现各异。

（一）NTM 肺病 常见症状为咳嗽、咳痰或干咳, 或有咯血、乏力、体重减轻、发热、胸痛等, 无特征性。分为 3 种类型: ①过敏性肺炎(hypersensitivity pneumonitis), 由于淋浴或热水浴桶(池)(hot tub)洗澡时吸入含 NTM 的气溶胶所致, 大多为 MAC。临床和影像学表现与其他原因所致过敏性肺炎相似。②纤维空洞(类结核)性肺病, 主要菌种为 MAC、堪萨斯分枝杆菌、龟-脓肿分枝杆菌、蟾分枝杆菌; 次要菌种有猿分枝杆菌、苏加分枝杆菌、玛尔摩分枝杆菌和偶发分枝杆菌。以中老年男性多见。临床表现类似肺结核, 咯血甚常见, 患者常有慢性阻塞性肺疾病、支气管扩张症或其他慢性肺部疾病。影像学上显示炎性病灶及单发和多发薄壁空洞, 纤维硬结灶、球形病灶及胸膜渗出相对少见。病变多累及肺上叶尖段或前段。值得注意的是, 支气管扩张易于并发 NTM 肺病, 而支气管扩张亦常合并曲霉相关性肺病, 如变应性支气管肺曲霉病(allergic bronchopulmonary aspergillosis, ABPA)或慢性肺曲霉病, ABPA 常使用激素治疗, 带来治疗矛盾, 因此两者的相关性需引起重视。病例对照研究发现, NTM 组较无 NTM 对照组曲霉血清学阳性率显著为高(10/30 vs. 6/61), 而且影像学上在 NTM 组亦多见有曲霉球、ABPA 和慢性坏死性肺曲霉病的征象, 经年龄和肺功能校正后仍然存在相关性, 这提醒临床应当警惕, 避免漏诊, 并恰当处理治疗矛盾。③小结节性支气管扩张, 见于绝经期后、非吸烟、无基础肺部疾病、瘦长体型或有脊柱侧凸或其他胸廓异常的女性。影像学显示中叶、舌叶柱状支气管扩张, 小叶中央性结节和树芽征。有人认为此型为多克隆 MAC 感染, 而纤维空洞型为单克隆 MAC。此外亦见脓肿分枝杆菌感染。

（二）NTM 淋巴结炎 多见于儿童, 是儿童中最常见的 NTM 病。主要菌种有 MAC、瘰疬分枝杆菌; 次要菌种为偶发分枝杆菌、龟分枝杆菌、脓肿分枝杆菌和堪萨斯分枝杆菌。以颈部淋巴结最常见, 亦可累及耳部、腹股沟和腋下淋巴结。多为单侧无痛性淋巴结肿大, 常有瘘管形成。

（三）NTM 皮肤病 主要菌种有海分枝杆菌、偶发分枝杆菌、龟-脓肿分枝杆菌; 次要菌种包括 MAC、堪萨斯分枝杆菌、土地分枝杆菌、耻垢分枝杆菌和嗜血分枝杆菌。局部脓肿多由偶发分枝杆菌、龟-脓肿分枝杆菌复合群引起。海分枝杆菌可引起游泳池肉芽肿和类孢子丝菌病。溃疡分枝杆菌可引起 Bairnsdale 溃疡(在澳大利亚称 Searl 病, 乌干达称 Buruli 溃疡)。堪萨斯、苏加、嗜血分枝杆菌可引起皮肤播散性和多中心结节病灶。NTM 医院感染以皮肤软组织结节和脓肿最常见(均为快速生长分枝杆菌所致)。

（四）NTM 骨病 堪萨斯分枝杆菌和 MAC 可引起滑膜、滑囊、腱鞘、关节、手深部和腰椎病变及骨髓炎; 土地分枝杆菌可引起滑膜炎和骨髓炎; 次要分枝杆菌可致化脓性关节炎, 而偶发分枝杆菌和龟-脓肿分枝杆菌常致牙齿感染。

（五）播散性 NTM 病 多见于 AIDS 和其他原因引起的严重免疫抑制患者。主要菌种为 MAC、堪萨斯分枝杆菌、脓肿分枝杆菌和嗜血分枝杆菌; 次要菌种为偶发分枝杆菌、蟾分枝杆菌、日内瓦分枝杆菌。临床表现为播散性骨病、肝病、心内膜炎、心包炎和脑膜炎等。

（六）其他 NTM 病 如 MAC 引起泌尿生殖系统疾病; 偶发分枝杆菌引起眼部、人工瓣膜和手术部位感染; 龟-脓肿分枝杆、海分枝杆菌、MAC 等所致中耳炎; 偶发分枝杆菌、脓肿分枝杆菌和龟分枝杆菌所致导管相关性感染亦有报道。

【诊断】

（一）病原学诊断 结核菌培养时应常规进行 NTM 筛选和鉴定。从菌落形态和报阳时间上, 可将大部分 NTM 与结核分枝杆菌(MTB)区分开。选择性培养基和 MPT64 抗原免疫检测方法都是常用的筛选方法。将菌株同时接种罗氏培养基和含对硝基苯甲酸(PNB)或噻吩-2-羧酸肼(TCH)的培养基。若仅罗氏培养基生长, 为 MTB, 若仅 PNB 或 TCH 培养基生长则提示 NTM, 需进一步鉴定。由于 MTB 及极少数几种 NTM 包含 MPT64 抗原, 通过 MPT64 抗体的免疫反应可以快速地区分 MTB 及 NTM。目前临床常用的鉴别方法包括质谱法、核酸芯片方法和核酸熔解曲线法。对于难以鉴别的菌株, 培养及 16S rRNA 基因的扩增和测序仍然是 NTM 鉴定的"金标准"。

（二）诊断标准

1. NTM 感染 健康人呼吸道可以有某些类型 NTM 定殖, 当口腔和呼吸道卫生状况改善后便可消失。同时具备以下两项条件者可诊断为 NTM 感染: ①NTM 培养阳性; ②没有组织、器官受到侵犯的证据。NTM 血清学诊断虽然有一些研究和应用, 但目前在成人中不足以证实或排除 NTM 病。

2. NTM 病可疑者 重点是那些经正规抗结核治疗无效的结核病患者。①痰抗酸杆菌检查阳性而临床表现与肺结核不相符者; ②痰液显微镜检查发现菌体异常的分枝杆菌; ③标本分枝杆菌培养阳性, 但其菌落形态和生长情况与结核分枝杆菌复合群有异; ④初治结核病患者首次分离出的分枝杆菌对抗结核药物耐药; ⑤接受正规抗结核治疗无效而反复排菌的患者;

⑥经支气管卫生净化处理后痰分枝杆菌不能阴转者;⑦有免疫缺陷但已除外肺结核的肺病患者;⑧医源性或非医源性软组织损伤或外科术后伤口长期不愈找不到原因者。具备以上条件之一,即为NTM病可疑者。

3. NTM病

(1) NTM肺病:具有呼吸系统和/或全身性症状,经放射影像学检查发现有肺内病变,已排除其他疾病,在确保标本无外源性污染的前提下,符合以下条件之一者,结合放射影像学和临床作出NTM肺病的诊断。①痰NTM培养2次均为同一致病菌;②支气管灌洗液NTM培养1次阳性,阳性度2+以上;③支气管灌洗液NTM培养1次阳性,痰抗酸杆菌涂片阳性度2+以上;④支气管肺组织活检物NTM培养阳性;⑤肺活检见与NTM改变相似的肉芽肿,痰或支气管灌洗液NTM培养阳性。

(2) 肺外NTM病:具有局部和/或全身性症状,经相关检查发现有肺外组织、器官病变,已排除其他疾病,在确保标本无外源性污染的前提下,病变部位组织NTM培养阳性,即可作出肺外NTM病的诊断。

【治疗】

NTM多数治疗是经验性的或者证据级别不高。虽然商业化的体外药敏目前已经成熟,但在临床中的推荐程度有所不同。在慢生NTM中,克拉霉素和阿米卡星的耐药情况已被证实与抗生素治疗结果相关,而其他药物无证据或有相反证据证实耐药与临床治疗结果相关。但即便如此,《2020非结核分枝杆菌性肺病的治疗》中仍然推荐对慢生NTM开展MIC法的药敏检测,以及对快生NTM开展可诱导的大环内酯类药敏试验(7~14天)。病灶范围是重要的参考,局限性非空洞病变可以每周服药3次,而广泛和空洞性病变(不论菌种)通常需要每天用药,起始还可考虑静脉途径给药。大多数NTM疗程要求持续至痰菌阴转后12个月,快速生长NTM感染抗菌治疗疗程可循惯例。复发或补救性治疗患者药物选择和疗程则应当个体化。难治性菌种和顽固性病灶如果符合手术指征应考虑手术治疗。

(一) 鸟-胞内分枝杆菌复合群(MAC)

1. 免疫健全者

(1) 过敏性肺炎:激素(改善氧合,加快恢复)、克拉霉素或阿奇霉素(3~6个月),单用或联合,有争议(预后佳,即使不用抗菌药物)。

(2) 小结节性支气管扩张:克拉霉素1 000mg/d或阿奇霉素500mg/d+乙胺丁醇(EBM)15mg/kg+利福平(RFP)600mg,每周3次。

(3) 纤维空洞性肺病变或严重小结节性支气管扩张:克拉霉素500~1 000mg/d(体重<50kg用较小剂量)或阿奇霉素250mg/d+EBM 15mg/(kg·d)+RFP 600mg/d±链霉素或阿米卡星(AMK),在培养转阴后至少再治疗12个月。

(4) 耐克拉霉素患者:EBM 15mg/(kg·d)+RFP 600mg/d+异烟肼300mg/d(或莫西沙星400mg/d),在培养转阴后至少再治疗12个月。

2. 免疫抑制者(HIV/AIDS)

(1) 一级预防:适用于CD4+T细胞计数<50/μl的患者。对高效抗反转录病毒治疗(highly active anti-retroviral therapy,HAART)反应良好、CD4+T细胞计数>100/μl即可停药。首选阿奇霉素1200mg/周,或克拉霉素500mg,每天2次,口服;备选利福布汀(RFB)300mg,每天1次,或阿奇霉素1 200mg/周+RFP 300mg,每天1次,口服。

(2) 治疗(经验治疗或目标治疗):克拉霉素500mg,每天2次+EMB 15mg/(kg·d)+RFB 300mg,每天1次,口服;备选阿奇霉素500mg/d+EMB 15mg/(kg·d)±RFB 300~450mg/d,口服。

(3) 二级预防(适用于HIV/AIDS的长期抑制治疗):预防是必要的。选择克拉霉素或阿奇霉素+EMB 15mg/(kg·d);备选克拉霉素或阿奇霉素或RFB单药治疗。

(二) 堪萨斯分枝杆菌 异烟肼(INH)300mg/d+RFP 600mg/d+EMB[25mg/(kg·d),持续2个月,以后15mg/(kg·d),持续18个月]。如果RFP耐药,可选INH 900mg+维生素B6 50mg+EMB 25mg/kg,每天1次,口服,再联合磺胺甲噁唑1g,每天3次。直至培养阴性,继续治疗12~15个月。小规模研究显示克拉霉素+EMB+RFP亦有效。所有菌株对吡嗪酰胺(PZA)耐药。在HIV阳性接受蛋白酶抑制剂治疗者,以克拉霉素500mg,每天2次或RFB 150mg/d取代RFP。因INH敏感性不一,可用克拉霉素500~750mg/d取代INH,若克拉霉素耐药可用莫西沙星或左氧氟沙星取代。

(三) 龟-脓肿分枝杆菌复合群(脓肿亚型和龟亚型) 皮下脓肿切除联合化疗,可选克拉霉素500mg,每天2次,口服6个月。阿奇霉素亦有效。在严重播散性病例最初2~6周选择AMK、亚胺培南、头孢西丁、替加环素2~3种联合静脉给药,后续治疗期可根据药敏结果选择包括上述药物及利奈唑胺、氯法齐明、莫西沙星等在内的2~4种药物。

(四) 蟾蜍分枝杆菌 可以使用四联疗法,大环内酯类+RFP/RFB+EMB+INH/氟喹诺酮,注射类氨基糖苷类药物也是重症感染的候选药物。最近研究提示对大多数HIV感染者不需要治疗。

(五) 偶发分枝杆菌 感染灶外科切除。化疗可用AMK+头孢西丁+丙磺舒治疗2~6周,然后口服SMZ-TMP或多西环素治疗2~6个月。口服两种敏感药物6~12个月通常有效。

(六) 海分枝杆菌 克拉霉素500mg,每天2次或米诺环素100~200mg,每天1次,或多西环素100~200mg,每天1次,或SMZ-TMP 800/160mg,每天2次,或RFP+EMB,疗程3个月。必要时外科切除。

(七) 戈登分枝杆菌 方案未定。可以考虑RFP+EMB+卡那霉素或环丙沙星或利奈唑胺。

(八) 嗜血分枝杆菌 方案未定。据报道环丙沙星+RFP+克拉霉素有效,但临床经验有限。外科清创可能是必要的。

(九) 瘰疬分枝杆菌 手术切除为主,药物治疗不确定,可以用克拉霉素+氯法齐明±EMB。

【预防】

HIV/AIDS 预防 MAC 病化疗药物应用如"治疗"中所述。加强医院用水灭菌消毒、严格执行医院感染管理规范是预防 NTM 医院感染暴发的基础。应当在传统和民间治疗,以及美容行业进行立法和加强管理。

推荐阅读

1. DALEY C L,IACCARINO J M,LANGE C,et al. Treatment of nontuberculous mycobacterial pulmonary disease:an official ATS/ERS/ESCMID/IDSA clinical practice guideline:executive summary[J]. Clin Infect Dis,2020,71(4):e1-e36.

2. BALDWIN S L,LARSEN S E,ORDWAY D,et al. The complexities and challenges of preventing and treating nontuberculous mycobacterial diseases[J]. PLoS Negl Trop Dis,2019,13(2):e0007083.

3. SHULHA J A,ESCALANTE P,WILSON J W. Pharmacotherapy approaches in nontuberculous mycobacteria infections[J]. Mayo Clin Proc,2019,94(8):1567-1581.

第三十三节 麻 风 病

张超英

麻风病(leprosy,Hansen 病)是由麻风分枝杆菌引起的一种慢性传染性疾病。麻风病主要侵犯皮肤、黏膜和周围神经,可致残和致畸,并导致社会问题。

【流行病学】

（一）**传染源** 目前公认的传染源为未经治疗的麻风病患者。

（二）**传播途径** 多菌型患者的鼻黏膜是麻风分枝杆菌排出的主要途径,当带菌者咳嗽或喷嚏时,麻风分枝杆菌随着飞沫或悬滴通过健康人的上呼吸道黏膜进入体内。在极少数情况下,当健康人与多菌型患者密切接触时,麻风分枝杆菌可经破损皮肤进入体内而感染。

（三）**易感人群** 人感染麻风分枝杆菌后是否发病及发病后的临床类别,取决于被感染者的遗传易感性及免疫应答。绝大多数人对麻风病无遗传易感性。不同人群间的发病率存在差异,研究显示 HLA-A、HLA-B、HLA-DRB1、HLA-DQ 等位基因及 Th1/Th2/Th17 相关细胞因子可能与麻风病临床发病有关,其中以瘤型麻风病与基因最相关。大多数成年人对麻风分枝杆菌有自然获得性特异免疫力,能迅速有效杀死进入体内的麻风分枝杆菌而终止感染。仅有少数人(特别是儿童)对麻风分枝杆菌无免疫力或免疫应答异常,被感染后容易发病。

（四）**流行特征** 麻风病主要流行于亚洲、非洲和南美洲。来自 WHO 的报告,2015 年底全球麻风病登记流行率为 176 176 例(每万人 0.18 例),2015 全球报告新发病例数为 211 973 例(每万人 0.21 例),我国新发例数为 720 例(约每万人 0.01

例)。至 2015 年底我国尚有现症病例 3 230 例。以上数据表明麻风病发现率和患病率持续下降,但疫情依然存在,并有向人口稀少的边缘地区集中的趋势。我国高流行地区为云南、贵州、四川和广东等地。

【病原】

病原菌是麻风分枝杆菌。至今尚不能在体外培养。它是一种抗酸杆菌,形态呈细长、稍弯曲杆状。最适生长温度为 30℃。酚糖脂-1 是麻风分枝杆菌特有的一种表面糖脂。在感染组织中,麻风分枝杆菌多位于巨噬细胞内和施万细胞内。环境因素对麻风分枝杆菌有明显影响,经紫外线照射 30~60 分钟,或日光直射 2 小时,或水温 60℃ 10~30 分钟即完全失去活力。

【病理】

麻风分枝杆菌检测可采用抗酸染色、Fite-Faraco 染色或 Wade 染色。各临床类型的组织学表现如下,神经受累是特征。

（一）**结核样型麻风病** 表皮破坏,无"无浸润带"。真皮内有典型的结核样肉芽肿,可见较多朗汉斯巨细胞,周围可见很多淋巴细胞。神经破坏,中央有干酪样变或纤维蛋白样变性,周围同心性纤维化,束膜完整。抗酸杆菌罕见。

（二）**界限类偏结核样型麻风病** 表皮基底层完整,有狭窄的"无浸润带"。真皮内有结核样肉芽肿,朗汉斯巨细胞少而散在,淋巴细胞少。神经有上皮样细胞和组织浸润。抗酸杆菌较多。

（三）**中间界限类型麻风病** 兼有两极型表现。表皮基底层完整,有明显的"无浸润带"。真皮内麻风肉芽肿未充分形成,未见朗汉斯巨细胞,淋巴细胞少,可见组织细胞和不典型泡沫细胞。神经破坏,束膜呈"洋葱样"变化。抗酸杆菌多。

（四）**瘤型偏界限类型麻风病** 表皮萎缩,有明显的"无浸润带"。真皮内多数肉芽肿主要由泡沫组织细胞构成,肉芽肿内有弥散的淋巴细胞。神经受累伴淋巴细胞浸润。抗酸杆菌多。

（五）**瘤型麻风病** 表皮萎缩,有明显的"无浸润带"。真皮内麻风肉芽肿主要由杆菌和典型的泡沫细胞所构成。神经破坏迟而轻,束膜正常。抗酸杆菌特多,且围成团(麻风球)。

（六）**未定类麻风病** 慢性非特异性炎症细胞浸润,无肉芽肿。查抗酸杆菌大多呈阴性,少数病例可查到少量菌。如真皮神经膜细胞增生或抗酸染色阳性,则有诊断意义。

【发病机制】

麻风病的发病机制极其复杂。麻风分枝杆菌侵入人体后发病与否及发病后临床表现类型均取决于人体对麻风分枝杆菌的遗传易感性和免疫反应,其中细胞免疫起重要作用。结核样型麻风肉芽肿由辅助 T 细胞组成,所产生的细胞因子为 γ 干扰素和 IL-2,具有良好的细胞免疫功能。皮损局限,一般查不到麻风分枝杆菌,无传染性,疗效快,预后较好。瘤型麻风肉芽肿由抑制 T 细胞组成,所分泌的细胞因子为 IL-4、IL-5 和 IL-10,下调细胞免疫功能并增强抑制功能和产生抗体。皮损中麻风分枝杆菌多,传染性强,损害广泛,预后不良。介于两极之间的为中间界限类型麻风病，免疫力不稳定。

【临床表现】

本病好发于 10~15 岁和 30~60 岁。男女发病率相同，然瘤型麻风病男女之比为 2∶1。潜伏期平均为 4~10 年，长者可达 20 年以上。

麻风病的皮损多样，有斑疹、丘疹、结节、斑块、浸润、水疱、溃疡及萎缩等。皮肤附件如毛发、眉毛、毳毛可脱落，汗腺和皮脂腺可被破坏。麻风病皮损的特点：①浅感觉（温度觉、触觉、痛觉）障碍；②出汗障碍；③可找到麻风分枝杆菌。

神经受累是麻风病特征性的和独特的表现。如仅有周围神经症状而无皮损，称纯神经炎型麻风病。受累的周围神经可呈梭状、结节状或均匀性粗大，有痛感或压痛。神经受累导致：①浅感觉障碍，出现早晚依次为温度、痛觉、触觉；②运动障碍，常见尺神经、正中神经、桡神经、腓总神经、面神经等受累，产生所支配肌肉的运动障碍；③营养障碍，调节血管舒缩的自主神经受累，造成血供不足，皮肤干燥萎缩，易产生水疱或溃疡，指（趾）甲增厚失去光泽易破裂，肌肉萎缩，手足骨质疏松或吸收形成畸形；④循环障碍，如手足发绀、温度降低、肿胀等。

当第Ⅶ对脑神经受累时，可出现角膜糜烂、暴露性角膜炎和溃疡形成。当虹膜睫状体受累时，可产生虹膜麻风瘤、虹膜炎，严重时可导致失明。

黏膜也可受累，特别是鼻、口、喉部的黏膜，出现黏膜充血、结节。晚期患者可发生鼻中隔穿孔、鼻梁塌陷，呈现鞍鼻和上切齿脱落。

内脏弥漫性受累，但主要限于单核巨噬细胞系统，以淋巴结、骨髓、肝、脾和睾丸受累最为严重。

临床上采用麻风病五级分类法（又称光谱免疫分类法），结核样型和瘤型为两个比较稳定的极型；中间的界限类型为不稳定型。1981 年，WHO 麻风病化疗研究组根据麻风病现场管理的需要，以麻风分枝杆菌量检查为主要依据，将麻风病分为多菌型和少菌型两类，少菌型麻风病包括单病灶（1 个皮损）和 2~5 个皮损，多菌型麻风病超过 5 个皮损。

各型麻风病的临床表现如下：

（一）结核样型麻风病（TT） 皮损单发或较少（通常≤5 处）。好发于面、四肢和躯干。分布不对称，常为色素减退或暗红色斑，浸润性，边缘微隆且清晰，皮损处浅感觉（出现早晚依次为温觉、痛觉、触觉）消失。神经（常见尺神经、正中神经、桡神经、腓总神经、面神经等受累）粗大和/或疼痛。神经功能障碍出现早而明显，导致所支配的肌群出现特征性改变。一般毛发不脱落。皮肤涂片查菌常阴性。

（二）界限类偏结核样型麻风病（BT） 皮损与结核样型类似，然数较多，为浸润性斑块，边界清楚，不对称，大斑块周围有卫星状损害其特征性。浅感觉消失。周围神经损害较多发但不对称，神经干肿大、常麻痹，畸形出现早而明显。一般毛发不脱落。黏膜、淋巴结、眼及内脏受累较少且较轻。皮肤涂片查菌可阴性，也可阳性（1+）。

（三）中间界限类麻风病（BB） 皮损多形性且多色性，大小不一，数较多，广泛分布，不对称。环状边缘欠清斑块为特征性皮损。浅感觉减退。神经损害多发，不对称，神经中度粗大，质较软。毛发常不对称脱落。可发生黏膜、淋巴结及内脏等损害。皮肤涂片查菌阳性（2+）。

（四）瘤型偏界限类型麻风病 皮损多形性，有斑疹、斑块、结节和弥漫性浸润斑块等，呈淡红或棕褐色，边缘不清，广泛对称。浅感觉减退。周围神经损害多发，神经干均匀粗大、质软，有触痛。眉毛、头发不对称脱落。鼻黏膜充血、肿胀。常有淋巴结、睾丸等内脏累及。皮损查菌阳性（3+）。

（五）瘤型麻风病 皮损为斑疹、丘疹、结节、浸润斑块，呈淡红色或浅色，数量多，边缘模糊不清，分布对称。面部大片皮肤增厚起皱褶，与结节共同呈现特征性狮容。无明显浅感觉障碍。中、晚期可出现广泛而对称的神经干粗大、均匀、质软，神经功能障碍，可导致严重的残废畸形。常见毛发脱落，黏膜损害出现早而明显，中、晚期常有淋巴结、睾丸、眼球及多脏器损害。皮损查菌阳性（4+）。

（六）未定类麻风病 为宿主产生最终免疫反应前的早期表现。依机体免疫功能的强弱可自然消退，或发展成其他类型的麻风病。临床可见单个或数个斑疹，大多为色素减退斑，边缘清楚或不清楚，有不同程度的浅感觉障碍。周围神经不粗大。毛发不脱落。皮损内通常找不到抗酸杆菌。

麻风反应：为麻风病的特征和重要的临床表现。在麻风病的慢性病程中，因免疫状态的改变而突然发生的病情活跃或加剧，麻风反应可发生在治疗前、中和后，如未及时处理，可导致畸残。麻风反应分两型。

Ⅰ型麻风反应：为迟发型过敏反应，主要见于界限类偏结核样型麻风病、中间界限类麻风病和瘤型偏界限类型麻风病。表现为原有皮损突然炎症加重，斑块肿胀，呈紫色或暗红色，有触痛。并有新皮损出现。受累神经干粗大、疼痛和触痛，伴功能丧失。

Ⅱ型麻风反应：系免疫复合物型过敏反应，导致系统性小血管炎。主要见于瘤型麻风病。皮损为特征性的结节性红斑，结节性红斑不发生在原有皮损部位，疼痛、鲜红、隆起。通常伴有全身症状，常见发热、肌痛、关节肿痛和厌食，尚有急性虹膜睫状体炎、淋巴结炎、急性睾丸和附睾炎、肾小球肾炎等。神经干肿大并压痛。

【实验室检查】

（一）组织病理学检查 取皮损或受损神经的组织活检，抗酸染色检查抗酸杆菌。用 S-100 蛋白染色标记皮肤神经，可辨认病变的皮肤神经纤维。

（二）皮肤切刮涂片 取自皮损部位，抗酸染色查找抗酸杆菌。

（三）影像学检查 包括超声检查技术、X 射线成像及磁共振成像可作为麻风病外周神经损害的诊断工具。超声检查可客观反映神经粗大的部位、程度、形态、回声特性、束状结构和血供等变化，超声检查以方便、无创、易操作和低成本高效益等优势，可能成为评价麻风病患者周围神经病变的首选方法。

X射线成像因高衬度分辨率和高空间分辨率,使得每个束状结构和周围的结缔组织可以被清晰识别,有利于临床医师评估神经损伤的确切位置、原因和程度,可以更有效地诊断和管理神经病理改变。磁共振成像可以检测神经和神经根的肥大,并区分正常与异常神经,特别有助于评估神经近端、神经丛和神经根的变化。

【诊断与鉴别诊断】

根据病史、临床表现、细菌学及组织病理学检查等,综合分析后作出诊断。确诊依据:①皮损区或麻木区有浅感觉障碍及闭汗;②神经粗大;③皮损或组织切片内查到麻风分枝杆菌;④病理组织中见到特异性病变。若具备 2 项或 2 项以上者可成立诊断。如有局限性感觉障碍,伴周围神经粗大,无皮损,在排除其他疾病后可考虑纯神经炎型麻风病。

麻风病皮疹形态多样,易与其他皮肤病相混淆,但麻风病皮损有不同程度的浅感觉障碍和不出汗,周围神经粗大,细菌学检查常为阳性等可资鉴别。

【治疗】

(一)联合化疗 自 1981 年起,WHO 推荐的药物联合治疗方案包括:

1. 少菌型单皮损麻风病(1 处皮损)可采用单剂治疗(ROM方案):利福平 600mg+氧氟沙星 400mg+米诺环素 100mg。

2. 少菌型麻风病(2~5 处皮损,皮肤涂片或活检查菌阴性,包括结核样型和未定类型):氨苯砜每日 100mg(自服)+利福平 600mg 每月 1 次(监督服用),疗程 6 个月。

3. 多菌型麻风病(5 处以上皮损,皮肤涂片或活检查菌阳性,包括瘤型和界限类偏结核样型麻风病、中间界限类麻风病和瘤型偏界限类麻风病):[氨苯砜每日 100mg+氯法齐明每日 50mg(自服)]+[利福平 600mg+氯法齐明 300mg,每月 1 次(监督服用)],疗程 12 个月。

从 1998 年起,WHO 推荐对多菌型麻风病患者联合化疗 1年,目前全球绝大多数国家对多菌型麻风病实施 1 年的治疗方案,复发率低于 1%。

(二)麻风反应的处理 一般不停用或减少抗麻风药物的治疗。

1. 沙利度胺 对Ⅱ型麻风反应,可首选。开始剂量为每日口服 100~200mg,分 3 次服,控制症状以后逐渐减至每日 50mg维持。

2. 糖皮质激素 对两型麻风反应均有效,对Ⅰ型麻风反应推荐及时予泼尼松口服,剂量为 0.5~1.0mg/(kg·d),开始剂量宜足够,以后逐渐减量。神经炎和眼损伤为系统糖皮质激素治疗的紧急指征。

3. 环孢菌素 用于Ⅰ型麻风反应,当糖皮质激素治疗失败或需要减少糖皮质激素剂量时使用,开始剂量 3~6mg/(kg·d),控制症状后逐渐减量,直至停用。

4. 氯法齐明 可用于两型麻风反应治疗,单独或与糖皮质激素同时应用,也可用于减少糖皮质激素或沙利度胺的剂量,剂量每日 300mg。

5. 雷公藤多苷片 对Ⅰ型和Ⅱ型麻风反应均有明显疗效。按 1.0~1.5mg/(kg·d),分 3 次饭后口服。

6. 外科神经手术 神经脓肿可能需要立即切开引流。

推荐阅读

1. 陈亮,石卫东,胡权.国内外麻风病相关情况的研究进展[J].公共卫生与预防医学,2018,29(1):79-81.
2. 龙思宇,余美文,严良斌,等.2011—2015 年中国麻风流行病学特征分析[J].中华皮肤科杂志,2017,50(6):400-403.
3. WHO SEARO/Department of Control of Neglected Tropical Diseases. Guidelines for the diagnosis,treatment and prevention of leprosy[M/OL]. New Delhi:World Health Organization. (2018-10)[2020-10-07]. https://apps. who. int/iris/bitstream/handle/10665/274127/9789290226383-eng.pdf? ua=1.

第三十四节 诺 卡 菌 病

沈银忠 潘孝彰

诺卡菌病(nocardiosis)是由诺卡菌属引起的一种急性或慢性化脓性或肉芽肿性疾病,典型表现为肺炎,但也常引起皮肤和中枢神经系统感染。

【病原与流行病学】

诺卡菌为需氧的放线菌目细菌,镜下为具分支的丝状革兰氏阳性杆菌,也可呈串珠样。抗酸染色常呈弱阳性。诺卡菌广泛存在于包括土壤、水体在内的自然环境中。我国最常报道的致病菌种为星形诺卡菌复合体(*Nocardia asteroides* complex)成员、巴西诺卡菌(*N. brasiliensis*)和豚鼠诺卡菌(*N. caviae*)。

诺卡菌病分布于世界各地,各年龄组均可发病。糖尿病、恶性肿瘤、HIV 感染、结缔组织疾病、器官移植、大剂量糖皮质激素或其他免疫抑制剂治疗均为易感因素。诺卡菌感染多由吸入诺卡菌孢子或外伤接种(包括刺伤、动物抓伤、昆虫叮咬)引起。吸入孢子导致的肺部感染多发生于已知免疫缺陷状态的人群,故被认为是机会性感染。外伤接种多见于免疫功能正常者。人与人之间直接传播罕见,但有医源性感染病例报道。

【临床表现】

诺卡菌病呈亚急性起病,最常见的原发感染部位为肺,最常见的继发感染部位为脑。播散性感染可累及全身各组织。

(一)原发性皮肤诺卡菌病 患者多有皮肤外伤史,特别是外伤后与泥土接触史。可表现为皮肤脓肿、结节、溃疡、蜂窝织炎或足菌肿。足菌肿为不易痊愈的慢性感染,常出现在受伤后的下肢。皮损开始为暗红色丘疹、结节、脓疱、逐渐融合形成斑块或多发性脓肿,破溃后形成瘘管,流出血性脓性分泌物,其中混有颗粒状物质。若无继发感染,局部自觉症状轻微。病损可侵犯深部肌肉骨骼组织,最终造成功能缺陷。此外,角膜损伤后也可有诺卡菌感染。

(二)原发性肺诺卡菌病 最常见的症状有咳嗽、发热、寒战、胸痛、乏力、纳差和体重减轻,这些表现都是非特异性的,与肺结核或细菌性肺炎类似,胸腔积液多见。肺部病变的胸片表现多种多样,无特异性。部分病例可发生转移性脑脓肿。感染可以呈急性、亚急性或慢性。

(三)脑诺卡菌病　多由肺部病灶播散而来。典型的脑诺卡菌病表现为脑脓肿形成,免疫功能正常的患者临床上可多年无异常表现。临床表现缺乏特异性,多表现为发热、头痛、脑膜刺激征和癫痫发作。脑脊液常表现为细菌性脑膜炎的特点。

(四)播散性诺卡菌病　原发灶可位于肺或皮肤。除脑之外,还可播散至肾、皮肤、浆膜、胸腹壁和内分泌腺等处。播散至腹腔内脏器者较为隐匿。通常不播散至骨骼。

【诊断与鉴别诊断】

本病的临床诊断较困难,须发现病原体才能确诊。有脑、肺、皮肤和其他脏器的感染性病变而病因不明时应考虑诺卡菌病的可能。

从组织标本中分离出病原体是诊断本病的“金标准”。由于痰标本培养阳性率低,故临床上怀疑本病时,应积极进行支气管肺泡灌洗、穿刺引流等侵入性操作以获得合适标本。血培养阳性率低,但怀疑播散性感染时仍推荐送检。送检同时应告知检验人员注意进行诺卡菌检测相关处理,且至少延长培养时间至2周。也可采用分子检测技术来辅助诊断。诺卡菌并非人体正常共生菌,检出常提示感染。

肺诺卡菌病尤应与肺结核等肺部疾病鉴别,病原体检查可最后确认。皮肤诺卡菌病应与其他细菌、肿瘤、结核分枝杆菌、孢子丝菌导致的皮肤改变进行鉴别。脑诺卡菌病应与脑肿瘤、脑脓肿等相鉴别。一旦怀疑播散性诺卡菌病,应行包括头、胸、腹的影像学检查和血培养,有脓肿形成时应积极引流并送检。

【治疗】

无禁忌证时首选磺胺类药物。复方磺胺甲𫫇唑(每片含磺胺甲𫫇唑400mg,甲氧苄啶80mg),成人首剂4片,以后每次2片,每日2次。病情较重或磺胺类药物单用疗效不佳时可联合以下一种或两种药物:阿米卡星、利奈唑胺、亚胺培南、三代头孢菌素、阿莫西林/克拉维酸、氟喹诺酮类抗菌药物、克林霉素、米诺环素。诺卡菌属的药物敏感性特征在种内尚有差异,应尽量根据药敏试验选择药物。此外还应考虑感染部位,如颅内感染须使用能透过血脑屏障的药物。药物至少用到全部症状和体征消失6周以后,疗程通常为6~12个月,如免疫缺陷状态长期存在,应延长疗程。存在脓肿时可辅以外科治疗。治疗同时应积极逆转免疫缺陷状态。

尚无预防本病的有效方法。高危人群使用抗菌药物可能有助于预防本病。

推荐阅读

MEHTA H H, SHAMOO Y. Pathogenic Nocardia: a diverse genus of emerging pathogens or just poorly recognized? [J]. PLoS Pathog, 2020, 16(3): e1008280.

第三十五节　放 线 菌 病

沈银忠　潘孝彰

放线菌病(actinomycosis)是由放线菌属中的部分种引起的慢性化脓性肉芽肿性疾病。病变好发于面颈部及胸腹部,以向周围组织扩展形成瘘管并排出带有“硫磺颗粒”的脓液为特征。

【病原与流行病学】

放线菌是一类革兰氏阳性微生物,多为厌氧或微需氧,抗酸染色阴性,菌体呈长丝状,纤细分枝,直径0.2~1μm。放线菌属于原核微生物,有发育良好的菌丝和孢子,菌丝多无隔,呈单细胞结构;菌丝和孢子内无形态固定的细胞核,只有核质体分散在细胞质中;细胞质中无线粒体、叶绿体等细胞器;细胞壁的化学组成与细菌类似而与真菌不同;核质体的主要成分为DNA,而无真核生物染色体特有的成分组蛋白;对青霉素等抗菌药物敏感,而抗真菌药物对其无作用。放线菌抵抗力弱,一般消毒剂均可将其杀灭。

由于放线菌可产生菌丝和孢子,类似于真菌,所致疾病的临床表现与真菌病又难以鉴别,故常把放线菌病归入真菌章。病原菌主要是放线菌属中的衣氏放线菌(*Actinomyces israelii*)、牛型放线菌(*A. bovis*)和内氏放线菌(*A. naeslundii*)。

放线菌病多散发,属内源性感染,无明显传染性。放线菌属多寄生在正常人体牙龈、扁桃体和牙齿上,当机体全身或局部(如皮肤黏膜机械屏障受损)抵抗力降低,尤其是同时伴有其他需氧菌感染时,则可引起放线菌病,含放线菌的脓性分泌物进入呼吸道可引起胸部放线菌病,放线菌沿消化道破损处或腹壁受损处感染可引起腹部放线菌病。在免疫缺陷患者中可引起严重的血行播散。未见人与人、人与动物或动物间直接传播的报道。

放线菌常以孢子或菌丝状态广泛地存在于自然界,以土壤中最多。放线菌病可发生在任何年龄,10岁以下的儿童少见。男性患者多见,农民及野外作业者较多见。口腔卫生差、拔牙、腹部手术、皮肤外伤等为发病的诱发因素。

【临床表现】

放线菌病是一种渐进性、化脓性、肉芽肿性的慢性感染性疾病,发病初期局部呈无痛硬结或肿块,临床症状随发病部位、病程进展而有不同,可有发热、盗汗等症状。放线菌繁殖缓慢,故疾病进展也慢,临床表现无特异性,易误诊。可发生于人体的任何部位,主要侵犯头颈部、腹部及肺部。临床特点为多发性结节、脓肿及广泛纤维化。

(一)面颈部放线菌病(cervicofacial actinomycosis)　好发于颈面交界部位及下颌角、牙槽嵴。患者多有近期口腔炎症或拔牙史。发病初期局部呈现轻度水肿和疼痛或无痛性皮下肿块,其后肿块逐渐变硬、增大,局部板样坚硬,后渐变软化形成脓肿,后者破溃后形成多发性窦道,溢出有臭味的脓液及直径1~2mm呈分叶状的淡黄色坚实的“硫磺颗粒”。脓肿灶及周围组织可有肉芽增生,形成肉芽肿。如不治疗,在附近可再出现类似硬结。颊部、舌、咽部、唾液腺、颅骨、脑膜及颅内都可能被累及,通常是由感染灶直接扩散所致。

(二) 胸部放线菌病(thoracic actinomycosis)　肺放线菌病最常见的感染部位为肺门和肺底,临床上主要表现为发热、咳嗽、咳脓痰、咯血、胸痛及发热等肺部慢性炎症表现,常缓慢起病,症状多不典型。患者痰中有"硫磺颗粒"及放线菌。当病变累及胸膜时可出现明显胸痛并有胸腔积液。感染播散至胸壁后形成结节、脓肿,穿透胸壁皮肤时则形成多发性窦道,排出物中有典型的"硫磺颗粒"。此时患者出现进行性消瘦、发热、乏力、贫血、盗汗和呼吸困难等症状。肺放线菌病依其病变发展阶段的不同而有不同的影像学表现,早期可无特异性表现或仅仅表现为支气管肺炎;晚期病变多侵犯胸膜、胸壁,形成窦道,并可造成特征性的肋骨破坏。

(三) 腹部放线菌病(abdominal actinomycosis)　在腹部多侵犯回盲部,最常见的临床表现为腹部肿块,坚硬且常浸润腹壁,活动度小,有腹痛、腹泻、便血、消瘦、发热等症状,肿块较大时可导致肠梗阻。后期可形成沟通肠道与腹壁皮肤的瘘管。肝脏、胆囊及盆腔脏器也可受累,有时会引起腰肌脓肿。极易误诊为恶性肿瘤,术前很难确诊,大多病例是在剖腹探查时才得以确诊。

(四) 皮肤和其他部位放线菌病　原发性皮肤放线菌病多由动物和昆虫叮咬等外伤、经皮操作引起。开始为皮下结节,后结节软化,破溃并形成瘘管,排出黏稠的含有颗粒的脓液,皮损愈后留下萎缩性瘢痕,病变向四周不断蔓延并深入深部组织,日久因大量萎缩性瘢痕和纤维化,形成硬块。

脑型放线菌病少见,常由原发性肺部病变播散而来,少数患者不易查到原发感染灶。临床上患者主要表现为脑脓肿和脑膜炎或脑膜脑炎,少数也可表现为肉芽肿、硬膜下积脓或硬膜外脓肿等。放线菌尚可引起眼结膜和泪小管炎、女性生殖器放线菌病,报道尚有发生于膀胱、肾、肱骨、关节、食管、乳腺、心脏瓣膜等部位的原发性放线菌感染。

【实验室检查】

(一) 直接镜检　"硫磺颗粒"压片镜检,见圆形或弯盘状菌块,边缘见排列成放射状之菌鞘,压碎颗粒作革兰氏染色,可见阳性Y形的菌丝,抗酸染色阴性。

(二) 细菌培养　取"硫磺颗粒"或脓液,用不含抗生素的培养基,厌氧条件下获得菌落后,再进行鉴定菌种。部分菌株生长较慢,须延长培养时间。出现阳性结果时,须考虑样本是否被共生菌污染。

(三) 病理学检查　可见到"硫磺颗粒",切片呈不规则分叶状,苏木精-伊红(hematoxylin and eosin,HE)染色中央为均匀物周围为棒状,革兰氏染色可见中央有阳性Y形杆菌。在炎性肉芽组织周围可见纤维变性。

【诊断与鉴别诊断】

本病的主要特点是:病变损害为化脓性肿块,质硬,伴有瘘管并排出脓液,脓液中有"硫磺颗粒",组织病理可发现颗粒。

结合典型临床特点、影像学特殊表现等常可诊断。颗粒内常有革兰氏阳性纤细菌丝,若颗粒厌氧培养有放线菌生长则可确诊。

应与皮肤结核病、孢子丝菌病、诺卡菌病、梅毒、阑尾炎、细菌性骨髓炎等疾病相鉴别。

【治疗】

首选青霉素,大剂量、长疗程青霉素治疗对本病有效。青霉素剂量为400万~2 000万 U/d,静脉或肌内分次使用,用量和疗程依病情轻重而定,通常6~12个月,一般至少2个月。为加强青霉素的疗效,亦可与复方磺胺甲噁唑合用。当青霉素过敏、无效或不能耐受时,可选用四环素、林可霉素,红霉素,利福平等抗菌药物,而多烯类及唑类等抗真菌药物治疗本病无效。近年来有研究显示阿莫西林/克拉维酸治疗皮肤放线菌病有效。治疗中同时辅以病灶切开引流和纤维化组织切除等治疗。

推荐阅读

1. 沈银忠,卢洪洲. 放线菌病治疗方案[M]//卢洪洲,张永信,张志勇. 临床感染疾病治疗学. 上海:上海交通大学出版社,2011:834-838.
2. BOYANOVA L,KOLAROV R,MATEVA L,et al. Actinomycosis:a frequently forgotten disease[J]. Future Microbiol,2015,10(4):613-628.

第三十六节　鼠　咬　热

卢洪洲

鼠咬热(rat bite fever,RBF)是一种由啮齿类动物(主要为鼠类)咬伤或抓伤后,由小螺菌或念珠状链杆菌引起的动物传染病。

【病原】

念珠状链杆菌的菌体呈短杆状,长1~5μm,常排列成不分枝的长链状,可达10~150μm,菌体中有念珠状隆起。革兰氏染色阴性,无动力,不耐酸。在普通培养基中不易生长,仅在含有10%~20%的血液或血清或腹水培养基上生长。初次分离表现为专性厌氧,转种培养后,则兼性厌氧。在液态培养基上,细菌菌落外形似烟团状(puff-ball)或面包碎屑样(breadcrumb like)。在低葡萄糖胺和少胞壁酸的培养环境中,易形成L型念珠状链杆菌,此菌落外观呈煎蛋样,难以与支原体菌落区别。

【流行病学】

此病最早见于2 300年前印度Wegabhatt的描述。近代由Wilcox在1839年作了描述,后于1925年经分离培养确认为念珠状链杆菌。1916年日本的研究发现鼠咬热亦可由另一种病原感染所致,1924年命名该菌为小螺菌。本病散发于世界各地,近年来病例报道逐渐增多。小螺菌鼠咬热主要在亚洲地区流行,而念珠状链杆菌鼠咬热多见于北美洲。

(一) 传染源　主要为家鼠、宠物鼠及实验室用鼠。包括大鼠、小鼠、豚鼠、松鼠、田鼠、鼬鼠等,猫、狗等偶也可作为传染源。其中野鼠中的病原携带率大于50%,健康实验室用鼠病原携带率为10%~100%。

(二) 传播途径 人主要通过病鼠啮咬、搔抓而感染,病原菌从皮肤破损处进入人体。小螺菌一般存在于病鼠的口咽部、血液或眼睛分泌物中。念珠状链杆菌则存在于病鼠或带菌鼠的唾液及鼻咽分泌物中。

(三) 易感人群 人群普遍易感。但与动物接触尤其是老鼠接触机会多者为此病危险人群,如野外露宿、农民、打猎者、污水处理人员,以及实验室人员和宠物相关工作者。因儿童与动物接触较多,故50%以上之鼠咬热患者为婴幼儿。

【发病机制与病理】

鼠咬热的病变为非特异性。病原菌从伤口进入人体,继而沿淋巴系统侵入局部淋巴结,生长繁殖后导致局部淋巴结炎。小螺菌从初期病灶反复侵入血液循环,引起菌血症和毒血症。在小螺菌所致的局部病灶中可见上皮细胞变性和坏死,真皮和皮下脂肪层有单核细胞浸润和水肿。皮疹内血管扩张,内皮细胞肿胀,并有单核细胞浸润。病变肝小叶中心充血、出血和坏死,心肌和肾小管上皮细胞有浑浊、肿胀和退行性变,脾和局部淋巴结肿大,伴增生现象。

由念珠状链杆菌所致的基本病变为各脏器充血、水肿和单核细胞浸润。通过对念珠状链杆菌感染者尸检,可见吞噬红细胞现象、肝脾大、间质性肺炎、淋巴结肿大,也可见心内膜炎和心肌炎,常伴有肾脏和肝脏的退行性变。

【临床表现】

鼠咬伤后1%~10%的人群出现鼠咬热病原体感染症状。

(一) 小螺菌鼠咬热 潜伏期2~3周,长者可达4个月左右。鼠咬后伤口如无继发感染,可于数日内暂时愈合。经潜伏期后,急骤发病。原已愈合的咬伤处疼痛、肿胀发紫及坏死,其上覆以黑痂,脱痂后成为硬结性下疳样溃疡。局部淋巴结肿大,质韧,并有压痛,但不粘连。常伴有淋巴管炎,在皮肤表面可出现红线。全身症状表现为突然寒战、高热、体温迅速上升至40℃左右。热型多为弛张热,发热持续3~5日后于1~2日内在大汗中体温急剧降至正常。高热时常伴有头痛、乏力、出汗、肌痛、关节痛等全身中毒症状。严重者有恶心呕吐、腹泻和中枢神经系统症状如谵妄、昏迷、颈强直等,脾常增大,肝亦可触及。可伴见全身桃红色皮疹,多有痒感。全身症状可于热退后随之消失。经3~9日间歇期后,体温再次上升,毒血症重新出现,局部伤口及淋巴结肿大也常加剧。此种发热、退热常反复出现6~8次,共持续数周至数月,甚至达1年以上,但多在2个月内发热消失,临床症状逐次减轻,之后趋于痊愈。临床上有发作1~2次的顿挫型和多次发作的迁延型。后者常伴有肾炎、肝炎、心肌炎、脑膜炎和贫血等并发症。据文献报道,未经治疗之病例,病死率约为6.5%。

(二) 念珠状链杆菌鼠咬热 潜伏期为2~21日,一般为2~3日。咬伤处很快愈合,无硬结样溃疡形成,局部淋巴结亦无明显肿大。之后出现临床症状群,多表现为突起高热,伴有寒战、呕吐、头痛、剧烈背痛、关节酸痛等毒血症症状。热型呈间歇热或不规则热,可于2~3日后缓解,但又迅速上升而呈马鞍型。复发少见。75%患者于病程1~3日出现皮疹,一般为斑丘疹,呈离心性分布,也可表现为瘀点、瘀斑,偶成脓疱。手掌和足底也可有皮疹。皮疹可持续1~3周,大约20%疹退后出现脱屑。50%~70%患者在病后2周出现对称性多发性关节痛或关节炎。关节红肿疼痛是本病特征,以大关节多见,非游走性,可有纤维蛋白渗出液,常多个关节同时或相继受累,如膝、踝、腰、手掌、肘、肩关节等。痊愈后常可恢复正常,极少数有运动障碍后遗症。此外,患者可能于急性期并发支气管肺炎,也观察到有肝脓肿、脾脓肿、皮肤脓肿形成和脑炎、胰腺炎、腮腺炎、前列腺炎等。婴幼儿患者以腹泻和体重减轻较多见。最严重的并发症为细菌性心内膜炎,在原有心脏瓣膜病变的患者中更易发生。此并发症者病死率可达53%。若无并发症发生,病程持续2周,可自动消退。少数未经治疗者可持续或反复出现发热和关节炎,甚至迁延数年,并可伴发贫血。皮疹一般不复发,不经治疗者病死率可达7%~13%。

【实验室检查】

(一) 外周血象 白细胞可达(10~20)×10⁹/L,可伴有核左移。小螺菌型患者反复发热消耗后可出现贫血、低蛋白血症,嗜酸性粒细胞偶有增多。

(二) 血培养及暗视野检查 血液、关节腔积液、脓液、伤口渗出液或淋巴结穿刺液作暗视野检查,可找到典型的病原菌。将念珠状链杆菌型患者的血标本接种于含有血清、腹水等的特殊培养基中可获阳性结果。

(三) 动物接种 取患者血液、伤口渗出液或淋巴结穿刺液接种于几内亚猪或小鼠腹腔。之后5~15日,于接种动物抽取血清,作暗视野检查,可找到典型的小螺菌。但耗时耗力,难以常规开展。

(四) 血清免疫学试验 小螺菌型的梅毒血清反应大多呈弱阳性,念珠状链杆菌型约1:4阳性。起病10日左右血中出现凝集素,1~3个月达高峰,效价1:80以上或病程后期效价增加4倍以上具有诊断价值。特异性凝集素常在5个月至2年后转阴,但可保持低效价达7年之久。

(五) 分子生物学检查 可从关节腔积液、血、脑脊液等标本中提取出致病菌的核酸,经PCR扩增其16S rDNA,测序后可鉴定出菌种。此方法灵敏度较高,但念珠状链杆菌与纤毛菌属有较高相似度,需要结合临床表现加以分析。

【诊断与鉴别诊断】

具有鼠类接触史(如咬伤、抓伤等)、毒血症症状、皮疹、硬结性溃疡、关节症状等有重要参考价值。若合并免疫力低下之基础病,如未经治疗之糖尿病、AIDS者,尤应注意此病可能。确诊有赖于病原菌的检出或特异性抗体增长4倍以上。因病原培养困难,若16S rDNA扩增测序结果支持,亦可结合临床表现确诊。小螺菌型和念珠状链杆菌型部分区别见表10-10-36-1。

表 10-10-36-1　两种鼠咬热比较

特点	念珠状链杆菌	小螺菌
发热类型	不规则回归热（2~3日）	规则回归热（2~3周）
关节炎	常见（约49%可出现）	少见
皮疹特点	麻疹样皮疹或紫癜样皮疹（约75%出现）	斑丘疹，常融合成片（约50%出现）
确诊依据	病原培养、分子生物技术（PCR等）	暗视野显微镜、动物接种
首选抗生素	青霉素	青霉素
未经治疗病死率	7%~13%	6.5%

鼠咬热如无明显鼠咬史或局部病灶，易与回归热、疟疾、立克次体病、钩端螺旋体病、脑膜炎球菌败血症等混淆，主要依靠血涂片、血培养、血清免疫学检查等予以区别。

【预后】

若未能正确使用抗生素，鼠咬热的病死率均可达10%左右，及时应用抗生素后很少死亡。死因主要为心内膜炎、支气管肺炎，继发细菌败血症等，有严重中枢神经系统症状者预后也较差。

【治疗】

一般治疗和对症治疗与其他急性传染病相同。局部治疗虽不能防止本病发生，但对防止继发性感染甚为重要。鼠咬后应立即用酒精洗净包扎，并加注破伤风抗毒素。

念珠状链杆菌对庆大霉素、青霉素、氯霉素、红霉素、克林霉素、四环素、头孢菌素和万古霉素敏感，念珠状链杆菌对诺氟沙星、多黏菌素 B 和复方磺胺甲噁唑耐药，亦有菌株对头孢菌素和氨基糖苷类耐药。临床治疗上首选青霉素，青霉素儿童静脉用量为 2 万~5 万 U/（kg·d），共 5~7 日，然后继续口服同类型抗生素 7 日。成人量为 160 万 U，分 2 次肌内注射；小螺菌型可用较小剂量，每日 40 万~80 万 U，分 2 次肌内注射（以防赫氏反应），疗程 7~14 日。如有心内膜炎等并发症时，则青霉素的每日剂量可增至 1 200 万 U 以上，疗程 4~6 周，并可考虑与氨基糖苷类抗生素如链霉素合用。对青霉素过敏者，可以采用四环素如多西环素口服，每次 100mg，每日 2 次。

【预防】

本病虽罕见但可具有致死性，且无有效疫苗预防，故对于工作、生活环境中常接触老鼠等动物的人群，如流浪者、农民、污水处理工人、野外旅行者和实验室、宠物店等相关工作人员，应注意自身防护。包括使用工作服、手套、面罩等，防止被鼠咬伤。若被鼠咬，除彻底清创消毒伤口外，应给予青霉素预防注射。若出现症状时，应及时就诊。

推荐阅读

1. SUZUKI K,HIRAI Y,MORITA F,et al. Streptobacillus moniliformis bac-
teremia in a pet shop employee：case report and literature review［J］.
Open Forum Infect Dis 2017,4（2）：ofx038.

2. HRYCIW B N,WRIGHT C P,TAN K. Rat bite fever on Vancouver Is-
land：2010-2016［J］.Can Commun Dis Rep,2018,44（9）：215-219.

3. ZHANG W W,HU Y B,HE G X,et al. Rat bite fever caused by Strepto-
bacillus moniliformis infection in a Chinese patient［J］.BMC Infect Dis,
2019,19（1）：637.

第三十七节　破　伤　风

沈银忠　潘孝彰

破伤风（tetanus）是破伤风梭菌侵入人体，由破伤风梭菌毒素引起的急性感染性疾病，其临床特征为牙关紧闭、强直性痉挛（tonic spasm）和阵挛性痉挛（clonic spasm），累及的肌群主要是咬肌、背棘肌、腹肌和四肢肌等。

【病原】

破伤风梭菌广泛分布于自然界，存在于人和动物肠道中，随粪便排出体外。菌体呈细长杆状，经 24 小时培养后，所有菌体均可产生芽孢。芽孢的抵抗力强，能耐煮沸 15~90 分钟；若无日光直接照射，该菌在土壤中可生存数年之久；在 5% 苯酚、1%升汞和 2%过氧化氢中可分别于 10~15 小时、2~3 小时和 24 小时内被杀灭。培养早期革兰氏染色呈阳性，24 小时后往往变成阴性，芽孢不着色，无荚膜，大部分有鞭毛，能运动。破伤风梭菌专性厌氧，可在普通琼脂平板上生长，在血液琼脂平板上有明显溶血环。最适生长温度为 35~37℃，最适 pH 为 7.0~7.5。

【流行病学】

破伤风是与创伤相关联的一种特异性感染，可发生在各种创伤后，各种类型的创伤均可被破伤风梭菌污染。用泥土、积尘、香灰、柴灰等敷伤口者更易致病。中耳炎、粪便污染、压疮，以及拔牙、宫内放环等也可引起本病。一些发展中国家由于未普及破伤风疫苗注射和无菌器械接生，新生儿破伤风呈地方性流行。随着新法接生和预防接种的广泛开展，新生儿破伤风的发病率逐渐降低。在撒哈拉沙漠以南地区，不规范的包皮环切和接生是破伤风的重要原因。毒品注射也是破伤风感染的危险因素。患本病后无持久免疫力，可再次感染。1 岁以下儿童和 65 岁以上老年人更易感。

【发病机制与病理】

破伤风梭菌经各种创口入侵人体；芽孢仅在缺氧条件下生长，伤口有坏死组织、混杂泥土或其他异物，或伴需氧菌如葡萄球菌等的混合感染，均易形成厌氧环境。

破伤风梭菌产生两种毒素，即破伤风溶血素（tetanolysin）和破伤风痉挛毒素（tetanospas）。破伤风溶血素可破坏血细胞和其他一些细胞，可引起创口局部溶血和组织损伤，造成缺氧环境而利于细菌生长。破伤风痉挛毒素为破伤风梭菌主要致病因子。痉挛毒素为一种金属蛋白酶，通过切割抑制性中间神经元的胞膜蛋白产生毒性作用，导致对运动神经和自主神经负向调节能力的异常。

破伤风的潜伏期与创伤部位、机体免疫状态及毒素量等因素有关。毒素产生后,首先向周围扩散,侵入肌肉组织,进而与神经节苷脂结合并沿着与神经冲动相反的方向向上传递,传递速度为每天 75~250mm。创伤若在四肢或躯干,毒素可经前根、前角进入脊髓节段,最后进入大脑。创伤若位于头部或颈部,毒素则可直接通过运动神经进入脑神经核。如果毒素量大,还会经淋巴和血流扩散,部分进入血液循环的毒素又进入组织,但毒素只有进入肌肉后才能同运动神经末梢接触,并与神经节苷脂结合,再进入神经细胞。毒素结合神经细胞后,可干扰神经递质的释放,阻断抑制性神经冲动,造成肌肉的持续紧张强直和腺体分泌过多,还可形成许多高度敏感的兴奋灶,稍受刺激便发出兴奋冲动,从而出现阵发性的剧烈痉挛。

破伤风引起的病理变化较少,且缺乏特异性。脑及脊髓可见充血或出血,偶有脑水肿。大脑半球可见广泛散在性血管周围脱髓鞘和神经胶质增多。运动神经细胞水肿,核周染色质溶解,也可见肝浊肿、肾充血、心包和胃肠道黏膜出血等。

【临床表现】

潜伏期通常 3~21 天(平均为 10 天),可短至 1~2 天,长者达数月,绝大多数病例在 14 天内发病。新生儿破伤风的潜伏期为 5~7 天。

临床表现有两组症状,即神经系统脱抑制的表现及自主神经失调。

神经系统脱抑制:起病急缓不一,早期可有全身不适、头痛、颈痛、肩痛、肢体疼痛、咀嚼不便等,继而出现肌强直和肌痉挛。前者表现为张口困难和牙关紧闭、腹肌坚如木板、角弓反张等。肌痉挛系阵发性,自每日数次小发作至频繁大发作不等,全身肌群均可受累;可自发,也可由外界刺激而引起。面肌出现特征性的痉挛(苦笑面容),表现为口角向上、外牵引、双眉上举,前额出现皱纹,说话不清。咽肌和胸肌痉挛会导致吞咽困难、饮水咳呛、喉头阻塞、发绀等,并影响通气功能。肛门和膀胱括约肌痉挛常引起顽固性便秘和尿潴留。剧烈痉挛常伴有抽搐、呼吸困难,可导致窒息及心力衰竭等。肌强直在痉挛间歇期仍继续存在,为本病的特征之一。

自主神经失调:表现为不稳定的高血压、心动过速、心律不齐、外周血管收缩、大汗及发热等,与儿茶酚胺释放过度相关。

如新生儿破伤风发生于出生后 12 小时内,角弓反张等出现于 48 小时内,易发生窒息致死。

除重症者外,患者的神志始终清醒,体温正常或仅有低热。大多病例经 10 天左右的积极治疗后可好转,表现为痉挛发作次数减少,肌强直程度减轻,张口困难一般最后消失。病程 1 周至 2 个月不等,大多为 2~4 周。

根据病情轻重,本病可分为轻、中、重三型。

(一)**轻型** 潜伏期 10 天以上,症状于 4~7 天内逐渐发展,每天肌痉挛发作不超过 3 次。牙关紧闭及颈肌强直均较轻,无吞咽困难。

(二)**中型** 潜伏期 7~10 天,病情在 3~6 天内达到高峰,出现牙关紧闭、吞咽困难和全身肌肉强直性痉挛,后者发作频繁(每天 3 次以上)且剧烈。

(三)**重型** 潜伏期短于 7 天,病情于 3 天内即发展至高峰,本型与中型的主要区别在于本型有呼吸困难,且可发生窒息、高热及交感神经功能亢进如多汗、肢端发冷、血压升高、心动过速、阵发性期前收缩等。肌痉挛发作频繁,可数分钟发作一次或呈持续状态,多于发病后 24~48 小时内出现。

破伤风临床类型有 3 种:①局限性破伤风,见于创伤部位或面部咬肌;②头面部破伤风,头部外伤所致,面、动眼及舌下神经瘫痪者为瘫痪型,而非瘫痪型则出现牙关紧闭、面肌及咽肌痉挛;③全身性(普遍性)破伤风,包括新生儿破伤风。全身性破伤风最为常见,占临床病例的 80% 以上。局限性和头面部破伤风均可演变为全身性破伤风。

【并发症】

并发症有吸入性肺炎、肺不张、过高热、心力衰竭、血栓栓塞(肺栓塞等)、胃肠道出血、骨折、低凝血酶原血症、代谢性碱中毒、交感神经功能亢进及吉兰-巴雷综合征等。

【诊断与鉴别诊断】

破伤风症状比较典型,诊断大多无困难,如有外伤史、曾以柴灰等敷伤口、旧法接生等均有参考价值。如出现牙关紧闭、角弓反张、肌痉挛、压舌板试验阳性等即可确诊。创伤分泌物培养虽有助于诊断,但临床症状更为重要。临床分离阳性率仅30%,且正常人群也可分离出此菌。少数成人破伤风患者无明确外伤史,或患者难以回忆,且其临床表现也极不典型,很易误诊。破伤风应与下列疾病相鉴别:

(一)**引起张口困难或肌疼痛强直的局部疾病** 扁桃体周围脓肿、咽后壁脓肿、牙及牙龈病变、颞颌关节病、腮腺炎等可引起张口困难,但这些病例并不伴有颈肌强直及全身肌肉强直性痉挛,但可见局部炎症病灶。

(二)**各种化脓性脑膜炎和脑炎** 化脓性脑膜炎也常有全身性痉挛(阵发性抽搐),但脑脊液有特征性改变,新生儿化脓性脑膜炎常表现为前囟饱满。脑炎患者可出现全身性痉挛和张口困难,但神志改变、脑脊液变化均有助于鉴别。

(三)**番木鳖碱中毒** 其发病机制和临床症状与破伤风相似,不同的是痉挛间歇期肌肉完全松弛。马钱子、农药等暴露史,牙关紧闭出现较晚等特点均有助于鉴别。

(四)**其他** 手足搐搦症的强直性痉挛主要发生于手足,且血钙常降低,束臂加压试验多阳性。狂犬病虽可有咽肌痉挛及吞咽困难,但一般无全身肌痉挛,且有恐水症状而无牙关紧闭。子痫、癔症、僵人综合征亦需与本病区别。

【预后】

破伤风的平均病死率(包括各型及各年龄组)为 20%~30%,重症患者的病死率可高达 70%,新生儿及老年人的病死率较高。新生儿破伤风远期随访表明,智力及体格发育均受影响。病死率高低与起病急缓成正比,而与潜伏期长短成反比,潜伏期短者,预后差,潜伏期超过 10 者,病死率较低。

以下情况常提示预后不佳:阵发性痉挛频繁,于发病后 48

小时内即出现者;开放性骨折、深刺伤、严重烧伤、坏疽、流产等基础上发生者;过高热,或有交感神经功能亢进、中毒性心肌炎等。

呼吸道并发症,如窒息、吸入性肺炎、肺不张、气道内分泌物阻塞等可致死。其他致死原因尚有继发感染、顽固性痉挛所致的全身衰竭和心力衰竭、肺栓塞等。

【治疗】

破伤风属于急诊,入院治疗后的处理措施有:①伤口处理;②中和毒素;③防止窒息;④防治并发症;⑤减轻患者痛苦;⑥防止复发。应同时使用破伤风疫苗。

(一)伤口处理　伤口需及时彻底清创,清除一切坏死组织、异物、碎骨等,以防止破伤风梭菌在腐败的组织内繁殖。扩创宜在镇静剂、肌肉松弛剂、抗生素等应用后 1~2 小时进行。术后用 3% 过氧化氢或 1∶4 000 高锰酸钾溶液湿敷,伤口不宜缝合或包扎。伤口深者可在伤口周围注入 1 万~2 万 U 抗毒素后再行扩创。

(二)免疫制剂应用　受伤后是否应用破伤风类毒素(TT,即破伤风减毒疫苗)或破伤风免疫球蛋白(tetanus immu-noglobulin,TIG),见表 10-10-37-1。

表 10-10-37-1　受伤后免疫制剂的应用

破伤风类毒素应用史	轻伤或清洁伤口		严重创伤、伤口污染	
	TT	TIG	TT	TIG
不详或注射不足 3 次	用	不用	用	用
注射 3 次以上	不用	不用	用	用

注:TT.破伤风类毒素;TIG.破伤风免疫球蛋白。

TIG 使用方法:我国用量较国外为大,剂量一次 500 ~ 3 000U,分三等分注入 3 个不同部分,加大剂量并不能提高疗效。鞘内或脑池内给药的疗效并不肯定。TIG 过敏反应少见,效价高,半衰期长(3~4 周)。

以往沿用的破伤风抗毒素(tetanus antitoxin,TAT)为动物源性制剂,过敏发生率达 5%~30%,有人认为 TAT 的危险性比破伤风本身还大,许多国家已禁用。

(三)抗菌治疗　青霉素 G 每日剂量为 1 000 万~1 200 万 U,静脉滴注,疗程 10 天,有报告称加用甲硝唑每天 2g 可提高存活率。头孢菌素、碳青霉烯类、大环内酯类抗菌药物均可供选用。

(四)控制肌肉痉挛　地西泮剂量为 40~60mg,分 4~6 次肌内注射,中、重型患者的用量可增至 100~400mg(2~8mg/kg),分次静脉内缓注或滴注。破伤风患者对该类药物的耐受性较大,所需剂量较大。儿童每次量为 0.5~1.0mg/kg,每天 3~4 次。劳拉西泮(lorazepam)及咪达唑仑(midazolam)也可选用,两者需静脉滴注。其他药物可选用:①苯巴比妥,是安全而较有效的镇静剂,成人每次为 0.1~0.2g(儿童为 3~5mg/kg),每 8~12 小时肌内注射 1 次;②氯丙嗪,每次成人量为 25~50mg,儿童为 0.5~1.0mg/kg,肌内注射或静脉滴注,每天 3~4 次,可与地西泮、苯巴比妥等交替使用;③10% 水合氯醛,痉挛严重者可临时加用,成人每次 10~20ml,儿童 0.5ml/kg 或每岁 1ml,口服或保留灌肠。可选用丙泊酚,其起效速,维持时间短。

虽然深度镇静会增加患者病死率,但在常规镇静剂不能有效控制重症持续性痉挛性抽搐时,深度镇静加大剂量肌肉松弛剂可帮助患者度过危急状态,应加用机械通气以提高救治成功率。

病室宜保持安静、温暖,避免各种刺激如阵风、强光、声响等。已应用大剂量中枢抑制剂和肌肉松弛剂者,则不必置患者于暗室内。

(五)呼吸道的监护　牙关紧闭、喉头痉挛均会造成无效

通气,应行插管及气管切开,以改善通气功能。

(六)纠正交感神经兴奋　因交感兴奋而致心动过速、心律失常、多汗等的治疗仍无固定方案,可选用可乐定静脉注射,为每次 3~4μg/kg 置 20~40ml 5% 葡萄糖液内缓慢注射,能吞咽者可予口服,每次 0.075~1.5mg,每天 3 次。另可用艾司洛尔,开始剂量为 2.5μg/(kg·min),每隔 5 分钟增加 50μg/(kg·min),直至心率减慢 15%,最大量为 300μg/(kg·min)。拉贝洛尔也可用,但有发生猝死的报告。

(七)支持治疗　破伤风患者常因吞咽困难而造成营养不良,必要时可用静脉插管给予高营养。为防止坠积性肺炎,应清洗口腔并勤翻身,后者还可防止压疮的发生。尿潴留时采用留置导尿管,腹胀者可安置肛管导气。监护肾脏功能和功能锻炼以防止肌肉挛缩等均很重要。

(八)其他　肾上腺皮质激素可用于重型而伴有高热、心肌炎等的患者,氢化可的松每天剂量为 200~300mg。

【预防】

预防接种是预防本病的主要措施,外伤后伤口正确处理是预防本病的关键。妊娠前或妊娠期间母体接种破伤风类毒素,推广新法科学接生等措施均有助于预防孕妇和新生儿破伤风。

(一)基础免疫　儿童用吸附百日咳、白喉及破伤风类毒素混合剂皮下或肌内注射,第 1 年 2 剂,各 0.5ml,间隔 4~8 周,第 3 剂于第 2 剂后 6~12 个月完成。

(二)加强免疫　每 10 年注射 0.5ml,如 15 岁、25 岁、35 岁时各加强 1 次。

推荐阅读

FINKELSTEIN P,TEISCH L,ALLEN C J,et al. Tetanus:a potential public health threat in times of disaster[J]. Prehosp Disaster Med,2017,32(3):339-342.

第三十八节　厌氧菌感染

陈　澍　翁心华

厌氧菌(anaerobe)是正常菌群的主要组成部分,它可引起人体任何组织和器官的感染。由厌氧梭状芽孢杆菌所致的特殊病症如气性坏疽、破伤风、肉毒食物中毒等早为临床医师所熟知和重视,而由无芽孢厌氧菌所引起的感染则常被忽视和漏诊。厌氧菌在细菌感染性疾病病原中的重要地位已受到广泛重视。

【病原】

厌氧菌是一类只能在低氧分压的条件下生长,而不能在空气(或含18%氧气)和/或10%二氧化碳浓度下的固体培养基表面生长的细菌。按其对氧的耐受程度的不同,可分为专性厌氧菌、微需氧厌氧菌和兼性厌氧菌。常见的临床厌氧菌(脆弱拟杆菌,产黑素拟杆菌)属于专性厌氧菌。

厌氧菌的菌种分类:共31个属,245余种和亚种。按革兰氏染色可分为常见的四大类。

1. 革兰氏阳性球菌　7个属,18个种。致病菌有消化球菌、消化链球菌、微需氧及厌氧链球菌(分布于皮肤、口腔、肠道、阴道)。

2. 革兰氏阴性杆菌　13个属,70个种和亚种。致病菌有脆弱拟杆菌、产黑素拟杆菌、核梭形菌、坏死梭形菌等(前者分布于肠道,后三者位于皮肤、口腔和上呼吸道)。

3. 革兰氏阴性球菌　3个属,3个种。主要有碱性和极小韦荣球菌(见于口腔、肠道、阴道)。

4. 革兰氏阳性杆菌　分为有芽孢菌和无芽孢菌。前者1个属,78个种;致病菌有破伤风梭菌、产气荚膜杆菌(A、C、F)、肉毒杆菌,以后发现艰难梭菌(见于土壤、腐败食品、人和动物肠道)。无芽孢者包括7个属,76个种;主要有放线菌、蜘蛛网菌、丙酸杆菌、真杆菌、乳酸杆菌、双歧杆菌(分布于皮肤、口腔、肠道、阴道)。

厌氧菌常作为正常菌群广泛存在于人体皮肤和腔道的深部黏膜表面。在不同的部位其分布量及种菌相差甚大(表10-10-38-1)。

1. 上呼吸道　口腔、鼻腔、口咽、鼻咽隐藏着复杂的菌群,它们在不同的部位各不相同,通常称为微生态环境。唾液中的细菌含量约10^8/ml,其中一半为厌氧菌,主要为韦荣球菌。牙缝中的细菌含量高达10^{12}/ml,99.9%为厌氧菌。在上呼吸道中较重要的致病厌氧菌为消化链球菌、梭杆菌和拟杆菌等。在健康人群中,鼻窦、咽鼓管和喉部以下的呼吸道通常认为几乎是无菌的。

2. 胃肠道　消化道不同部位细菌含量及类型差异很大,由于胃酸的存在其菌量较少是容易理解的,然小肠部位菌量较少显然与其肠蠕动有关,肠蠕动使绝大多数细菌被送入下段肠道。末端回肠及结肠由于其活动性相对较差及氧化还原电势较低,粪便细菌含量高达10^{12}/g,且99.9%为厌氧菌;最重要和最常见的厌氧细菌是拟杆菌(*Bacteroides*),普雷沃菌(*Prevotella*),梭状芽孢杆菌(*Clostridium*)和消化链球菌(*Peptostreptococcus*)。

表 10-10-38-1　正常菌群的分布

解剖部位	总量(菌量/g 或 ml)	比例(厌氧:需氧)
上呼吸道		
鼻腔洗液	$10^3 \sim 10^4$	(3~5):1
唾液	$10^8 \sim 10^9$	1:1
牙表面	$10^{10} \sim 10^{11}$	1:1
牙缝	$10^{11} \sim 10^{12}$	1 000:1
消化道		
胃	$10^2 \sim 10^5$	1:1
小肠	$10^2 \sim 10^4$	1:1
回肠	$10^4 \sim 10^7$	1:1
结肠	$10^{11} \sim 10^{12}$	1 000:1
女性生殖系统		
宫颈内膜	$10^8 \sim 10^9$	(3~5):1
阴道	$10^8 \sim 10^9$	(3~5):1

3. 生殖道　女性生殖道的菌群其稳定性远逊于消化道。在阴道和宫颈部细菌含量变化相当大,可在$10^5 \sim 10^{11}$/ml波动,受月经周期的影响。其主要的厌氧菌为乳酸杆菌、消化球菌、拟杆菌等。

4. 皮肤　皮肤菌群的厌氧菌主要为痤疮丙酸杆菌,但会阴部皮肤和下肢的一些部位的皮肤有结肠菌群中的部分细菌,如拟杆菌和梭形杆菌等。

【发病机制】

厌氧菌感染常为内源性,即自身菌群造成的感染,当然梭状芽孢杆菌所致组织毒性综合征,如肉毒食物中毒、产气荚膜梭菌的食物中毒,以及一些外源性细菌感染所致的气性坏疽等应属例外。皮肤黏膜屏障功能的减退及正常菌群定植位置的变化是造成绝大多数厌氧菌感染简单而又重要的发病机制。氧化还原电势(Eh)的降低有利于组织内厌氧菌的繁殖,造成Eh降低的原因主要为供血不足、组织坏死,或同时存在需氧菌或兼性厌氧菌。因此凡属影响血供的血管性疾病(包括动脉硬化)、药物注射(如肾上腺素或奎宁注射)后产生局部组织坏死、恶性肿瘤(如淋巴组织增生性或邻近黏膜面的肿瘤等易引起局部血管阻塞、缺血缺氧、组织坏死及黏膜破损而有利于厌氧菌的繁殖)、冷冻、休克、水肿、外伤(特别是腹部、盆腔和牙齿的外伤)、外科操作(如拔牙等)、异物等均有利于厌氧菌感染的发生。患有糖尿病、严重肝病、肝硬化、尿毒症、压疮溃疡、肢体坏疽等疾病,以及长期接受免疫抑制剂、氨基糖苷类抗生素、肾上腺皮质激素、抗代谢药物、放射治疗和器官移植等患者,发生厌氧菌感染的机会增多。

厌氧菌可借助其侵袭力和毒素致病,某些厌氧菌可借其产生的毒素、黏因子、酶或代谢产物使其毒力增高,如梭状芽孢杆

菌产生的 α 毒素为一强力的卵磷脂酶,具溶血和引致坏死的作用。某些菌株尚产生溶血素、弹力纤维酶、明胶酶、脱氧核糖核酸酶等。革兰氏阴性厌氧杆菌和需氧菌一样亦产生内毒素,但其化学构成不同于大肠埃希菌。某些厌氧菌还能产生神经氨酸酶、纤维蛋白溶解酶、丁二酸、透明质酸酶、胶原酶、纤溶酶等。多数产黑素拟杆菌和其他一些厌氧菌具高度蛋白质分解活性,对多种蛋白质,包括酪蛋白、纤维蛋白、免疫球蛋白、胶原等均有作用。拟杆菌、消化链球菌和梭形杆菌属可产生肝素酶而加速凝血,因而易引起化脓性血栓性静脉炎,导致迁徙性脓肿。脆弱拟杆菌尚因含多糖荚膜,可促进脓肿的形成,具有较强的致病力,并可产生 β-内酰胺酶,对某些抗生素耐药。韦荣球菌、双歧杆菌、真杆菌、丙酸杆菌、乳酸杆菌等菌属为致病力较弱的条件致病菌。

混合感染时需氧菌因消耗氧产生的低氧还原电位则有利于厌氧菌的生长、繁殖。

【临床表现】

厌氧菌可引起任何部位和脏器的感染,但以胸腔、腹部和盆腔感染为多见,占这些部位感染的 70%~93%,但 1/3~2/3 为混合感染。

(一) 中枢神经系统感染

1. 脑脓肿 厌氧菌是脑脓肿的主要致病菌,入侵途径和原发病灶为:①中耳炎(常为慢性)和乳突炎最为常见,经直接蔓延而累及脑部。脑脓肿常位于颞叶或小脑等处,致病菌以拟杆菌为多见,其次为梭形杆菌和厌氧球菌或链球菌,梭状芽孢杆菌亦偶有所见。②血源播散致脑脓肿,常为多个,并常见于灰质和白质交界处,其感染可源于肺或胸腔感染,最常见的致病菌为梭形杆菌,偶见梭状芽孢杆菌。③鼻窦炎可经直接扩散而引起脑脓肿,后者主要见于额叶和颞叶,致病菌以拟杆菌为最多见。④其他尚有外伤、先天性心脏病(右向左分流)、口腔或牙齿感染、扁桃体或咽部炎症、感染性心内膜炎等。

临床表现主要为占位性病变症状,有头痛、精神障碍、脑神经麻痹、视乳头水肿等,偶尔可有偏瘫。毒血症状可以不明显,亦不一定有发热。脑 CT、脑磁共振成像(MRI)、脑血管造影等有助于诊断与定位。脑脊液检查可见蛋白质增加、糖正常,白细胞数可轻度增多。如脓肿溃破入脑室则可迅速出现化脓性脑膜炎和颅内压增高症状。

2. 脑膜炎 厌氧菌很少引起脑膜炎,厌氧菌脑膜炎仅占细菌性脑膜炎的 1% 左右。

(二) 口腔与呼吸系统感染

1. 口腔与上呼吸道感染 包括口腔及附属性结构的厌氧菌感染。牙髓炎、根尖周或牙龈脓肿、下颌周腔隙感染常呈连续性,通常先有牙髓炎,然后发展为根尖周炎,再发展至由沿下颌骨插入的筋膜形成的潜在腔隙。此外,扁桃体炎、扁桃体周脓肿、咽峡炎、颈静脉血栓性静脉炎、樊尚咽峡炎、慢性鼻窦炎、慢性中耳炎、乳突炎等也均与厌氧菌有关。常见的致病菌为梭形杆菌和消化链球菌,其次为拟杆菌。在牙和牙龈感染中,产黑素普雷沃菌为重要的致病菌,但因其培养条件复杂而不易

检出。

2. 胸腔内感染 厌氧菌肺和胸膜感染相当常见,除吸入性(最为常见)者外,肺部感染亦可为血源性。厌氧菌胸腔感染大多为混合性,细菌种类自 2 种至 9 种不等,其中包括需氧菌和兼性菌,但也可获厌氧菌纯培养。

肺部感染可表现为吸入性肺炎(aspiration pneumonia)、肺脓肿(pulmonary abscess)、脓胸,以及所引起的支气管胸膜瘘等化脓性并发症。吸入性肺炎有与急性肺炎的典型症状,难与一般细菌性肺炎鉴别,但病程相对慢性化,早期往往缺乏厌氧菌感染特征性症状如恶臭痰、组织坏死物的咳出。但病程后期一旦有脓肿形成和多发性肺坏死,常有高热、腐臭脓痰、大量腐肉组织的脱落随痰咳出。半数患者可伴有脓胸。患者常有体重下降、贫血等消耗性改变。肺脓肿病变多见于下坠肺叶段,如上叶的背段、下叶的尖段和后基段及两肺的下叶底部等。致病菌多为混合性(半数可获得厌氧菌的纯培养),常见厌氧菌为梭形杆菌、拟杆菌、消化链球菌、消化球菌、丙酸杆菌、真杆菌等,需氧菌为金黄色葡萄球菌、链球菌和大肠埃希菌等革兰氏阴性杆菌。尤其是医院内获得的吸入性肺炎和肺脓肿等,其致病菌以厌氧菌合并革兰氏阴性菌或金黄色葡萄球菌更为多见。

纵隔炎常由食管穿透感染,咽后脓肿,化脓性腮腺炎,牙源脓肿引起。主要的致病厌氧菌包括拟杆菌属、消化链球菌属、紫单胞菌属、梭形杆菌属。纵隔炎常为继发感染,大多数为心血管外科手术后,其次是食管穿孔。治疗包括外科手术、抗感染治疗、支持治疗。

(三) 腹腔内感染 正常肠道含有大量厌氧菌,腹腔内感染常伴有肠内容物的污染,故具有以下两个特征:①厌氧菌分离率高,常见者为脆弱和其他拟杆菌、梭形杆菌、梭状芽孢杆菌、消化链球菌和消化球菌、真杆菌等。病菌种类取决于感染或手术部位,上消化道以来自口咽部的兼性革兰氏阳性菌为多,回肠下部为过渡性区域,厌氧菌和兼性菌各半,结肠则以厌氧菌为多,尤其拟杆菌为多见。②常为多种细菌的混合感染。

诱发因素或原有疾病为外伤、结肠癌、胰腺癌和肾癌、肠道手术、阑尾穿孔、肝硬化伴原发性腹膜炎、腹膜透析术后感染、肠道血管性病变或肠梗阻、慢性溃疡性结肠炎、术前以氨基糖苷类抗生素作肠道消毒准备等。

腹腔内感染初起时可表现为腹膜炎(弥漫性或局限性),继而局限化并形成脓肿,后者可位于腹腔内、腹膜后或内脏间。部分病例伴有菌血症,以拟杆菌为多见。

1. 肝脓肿(liver abscess) 肝脓肿者脓液培养有 40%~60% 可无细菌生长,有关细菌学证实其中大多数为厌氧菌,其常见的致病菌为拟杆菌、梭形杆菌和厌氧链球菌、梭状芽孢杆菌等。临床表现和需氧菌肝脓肿相同,基础疾病有胃肠道手术、炎症或穿孔、胆道感染、糖尿病等。脓液具臭味,脓腔内有气体,脓液涂片有细菌而一般培养阴性。

2. 胆道感染 正常胆囊壁和胆汁一般无细菌生长或含少量非致病菌,但约 50% 结石症患者胆囊内可有细菌寄殖,主要为大肠埃希菌和肠球菌属,老年者尤然。结石引起胆总管梗阻

时,细菌培养阳性率增高,在厌氧菌中以厌氧链球菌和梭状芽孢杆菌为多见,后者的检出率可达 20% 以上,尤其在胆囊积脓时,在老年糖尿病患者,胆囊炎可呈气肿性,全身毒血症状较重,X 线检查可见胆囊内有明显气体形成或气液平,多数由梭状芽孢杆菌引起。

3. 阑尾炎 正常阑尾中可培养到大肠埃希菌、需氧链球菌、双歧杆菌和拟杆菌、梭形杆菌等。阑尾炎的致病菌以脆弱拟杆菌为多见,占 25%～90%。

4. 肠道感染 主要由产气荚膜杆菌引起急性食物中毒性感染及艰难梭菌引起的假膜性肠炎。

（四）女性生殖道和盆腔感染 几乎所有非性传播造成的女性生殖道感染均包括了厌氧菌感染,早期研究认为主要是革兰氏阳性厌氧球菌所致,嗣后的研究表明革兰氏阴性厌氧菌也相当常见,20 世纪 70 年代以后的研究认为主要是脆弱拟杆菌和大肠埃希菌。有利于上述细菌入侵引起感染的诱发因素为:局部供血不足;存在损伤或坏死组织;存在异物如子宫内避孕器;外源性微生物生长繁殖造成组织破坏,为下生殖道正常菌群的入侵创造条件如妊娠、流产、恶性肿瘤和子宫纤维瘤、放射治疗、妇产科手术、子宫颈电烙术等。

厌氧菌引起的多种女性生殖道感染包括子宫内膜炎、子宫肌炎、子宫旁结缔组织炎、盆腔蜂窝织炎和脓肿、盆腔血栓性静脉炎、阴唇脓肿、巴氏腺炎和脓肿、阴道炎、阴道壁脓肿、输卵管炎或脓肿、卵巢脓肿、剖宫产后伤口感染、脓毒性流产、产褥热、绒毛羊膜炎等。多数为混合感染,厌氧菌和需氧菌掺杂。

（五）皮肤和软组织感染 厌氧菌性皮肤和软组织感染的病原大多为混合性,常见于手术、创伤和缺血的部位,致病菌常为内源性者,在身体易受污染的解剖部位,如肠道或盆腔手术伤口、会阴、压疮等处受染机会较大。其特征为常有腐臭分泌物、产气、广泛组织坏死,并有延伸至皮下组织和筋膜面形成窦道的倾向。多数由需氧和厌氧菌混合感染,严重的可导致感染性坏疽、坏死性蜂窝织炎、坏死性筋膜炎等。

（六）血流感染和感染性心内膜炎 血流感染的病原中,厌氧菌占 1%～17%,新生儿厌氧菌血流感染的发病率尤高。成人厌氧菌血流感染易感因素有恶性肿瘤、血液系统疾病、器官移植、近期有胃肠道或产科手术、肠梗阻、糖尿病、脾切出术后、使用糖皮质激素或细胞毒性药物。

入侵途径以胃肠道及女性生殖道为主,次之为压疮溃疡或坏疽。致病菌以拟杆菌,尤以脆弱拟杆菌为多见,其他还有消化链球菌属、梭菌属、梭杆菌属,多数为混合感染。

临床表现同需氧菌败血症,常有发热、白细胞计数增高、感染性休克(30%)和弥散性血管内凝血。黄疸发生率高,可达10%～40%。易并发迁徙性化脓性病灶(10%～28%)和脓毒性血栓性静脉炎(5%～12%)。败血症可呈暴发型伴高的病死率,如产气荚膜梭菌败血症,常有溶血、黄疸、休克和肾衰竭,病情危重。近年来也发现部分败血症病情轻微,无严重的毒血症表现。

厌氧菌引起心内膜炎发生率占心内膜炎的 1.5%～10%,并有日益增多的趋势。常见的病原为拟杆菌、梭形杆菌、梭状芽孢杆菌、角化丙酸杆菌、微需氧和厌氧链球菌。入侵途径主要为口腔,较少见的为胃肠道。临床表现不同于一般亚急性细菌性心内膜炎,多见于无原发心脏病患者。厌氧菌侵入正常的瓣膜,且常引起栓塞、瓣膜破坏。更严重的并发症为心肌脓肿或瓣膜及其他支持结构的破坏或穿孔,常引起心力衰竭。如系厌氧或微需氧链球菌所致者则类似草绿色链球菌,也可入侵原有病变的瓣膜。

（七）骨和关节感染 厌氧菌性骨髓炎较为少见,通常可分放线菌性与非放线菌性两种。前者主要见于颌骨和脊椎骨,其次尚有肋骨、颅骨、长骨、短骨等,可同时伴有其他厌氧菌和需氧菌的混合感染。丙酸杆菌属感染往往有关节创伤、手术、假肢移植史,拟杆菌属感染常有远距感染灶,梭杆菌属感染常有口咽部感染。感染过程常呈亚急性或慢性。在颌部或颈部有典型硬块,并有经常流脓并排出"硫磺颗粒"的窦道。非放线菌性厌氧菌骨髓炎以厌氧和微需氧链球菌所致者为多见,余依次为梭杆菌、脆弱拟杆菌、产黑素普雷沃菌、其他拟杆菌、梭菌等。可由附近感染或血行传播而来。易发生于糖尿病患者。厌氧菌和需氧菌骨髓炎在临床上不易区别,但厌氧菌感染的全身症状较轻,有半数患者有恶臭分泌物,亦可有坏死组织脱落、软组织积气和脓肿形成等。

厌氧菌同样也较少引起化脓性关节炎,多由梭杆菌、脆弱拟杆菌与产黑素普雷沃菌、消化链球菌、梭状芽孢杆菌等引起。多累及较大关节,依次为膝、髋、肘、胸锁骨、肩、骶髂等。与骨髓炎不同的是培养常获厌氧菌纯培养。胸锁骨和骶髂关节为厌氧菌关节炎的两个好发部位,因此在败血症过程中,如出现上述部位的关节炎症,尤其是口咽部感染灶为细菌入侵门户时,应考虑到坏死梭杆菌为可能致病菌。脓液腐臭或局部积气而一般培养阴性时常提示为厌氧菌所致。

（八）尿路感染 尿路远端、会阴、阴道和外生殖道可有厌氧菌寄殖,且厌氧菌易进入膀胱,但很少引起尿路感染(仅 1% 左右)。值得注意的是排出的尿标本检出厌氧菌可能系来自正常尿道,计数可达 10^3～10^4/ml,甚至更多,故不能认为是感染的依据。尿液标本应自耻骨上膀胱穿刺取得。

厌氧菌引起的尿路感染有尿道炎、尿道周围炎、尿道周围蜂窝织炎和脓肿伴坏死或形成多发性瘘、尿道球腺炎、膀胱炎(包括坏死性和气肿性)、前列腺炎(偶尔呈坏死性并积脓)、迁徙性肾脏感染(有败血症时常伴积脓)、肾周脓肿、肾盂积脓、腹膜后积脓、肾切除伤口感染、肾移植感染、化脓性血栓性肾静脉炎、膀胱坏疽、会阴脓肿或坏疽、尿路各部位气性坏疽、睾丸脓肿等。

尿路厌氧菌感染常伴肾结石、恶性肿瘤、尿路梗阻、肾结核和先天性尿路解剖畸形。常见的致病菌为拟杆菌、消化链球菌和乳酸杆菌、梭形杆菌等,往往同时有需氧菌混杂。厌氧菌尿路感染的来源有:①尿路本身病变使内源性菌群入侵而引起感染;②由邻近器官如子宫、肠道等上升感染所致;③血源性播散、尿道损伤(如挤压尿道、留置导尿等)可促使细菌由尿道进入膀胱。休克和尿道梗阻均有利于厌氧菌的增殖。

【实验室检查】

（一）标本的采集与运送　由于无芽孢厌氧菌为人体正常菌群，且在一定范围内为优势菌远多于需氧菌，因此一切可能污染正常菌群的标本都不宜作厌氧菌检测，无菌的体液、血液和无菌位置的吸出物或活检材料是较好的标本。

样品运输的最佳方法是使用厌氧运输管迅速送检，当样品需要保存一段时间时专门的运输设备可提供一种无氧环境，并使用指示剂（例如刃天青），以记录厌氧条件。

（二）培养和鉴定　厌氧菌接种后应放入厌氧培养装置和仪器中以维持厌氧环境。目前临床常用的厌氧培养装置有厌氧罐或厌氧缸、厌氧袋和厌氧箱或厌氧室3种系统，三者对厌氧菌检出率基本相同，但以厌氧罐最简便实用。培养一般需1周以上才能作出结论。

厌氧菌的常规鉴定包括菌落形态、溶血性、色素产生、荧光检测、生化反应、动力、毒力试验等；一般实验室可以鉴别大多数厌氧菌。质谱分析技术速度快，准确性高，在很多实验室中已经作为常规的厌氧菌鉴定方法。

此外抗原、毒素和PCR技术也已运用于临床，敏感性与特异性均令人满意。

由于大多数厌氧菌具有可预测的敏感性和高昂的测试成本，虽然厌氧菌药敏试验已标准化，但临床实验室运用并不广泛。

【诊断】

厌氧菌感染诊断的确立有赖于特征性临床表现及可靠的细菌学检查结果。在临床上提示厌氧菌感染的线索是：

1. 脓液或渗出液有腐败性臭味或甜味，此为最重要的临床线索。但必须提到的是某些厌氧菌如革兰氏阳性厌氧菌可不产生臭味，厌氧菌感染灶不与体外相通时也可以不具有臭味。

2. 某些特殊部位的感染如拔牙后下颌蜂窝织炎、牙感染、吸入性肺炎、肺脓肿、脑脓肿（brain abscess）、腹膜炎、腹腔内脓肿、肠道或产道手术或创伤后伤口感染、宫颈炎、输卵管卵巢脓肿、产后感染、感染性流产、肛周脓肿、人或动物咬伤后感染，以及接近黏膜面的感染，均应高度怀疑为厌氧菌或混合感染。

3. 感染时有组织坏死、坏疽、气体形成、假膜形成或在恶性肿瘤坏死的基础上发生感染，或在渗出物中有硫磺颗粒（放线菌），或血性渗出物呈黑色，在紫外线下显示荧光（产黑色素普雷沃菌可产生黑色素）。

4. 伴有脓毒性栓塞性静脉炎，易招致远处脏器单个或多发的迁徙性脓肿。

5. 某些特异的临床综合征如气性坏疽、放线菌病、破伤风、肉毒食物中毒和假膜性肠炎等。

细菌学检查提示厌氧菌感染的线索是：

1. 脓性标本常规培养无细菌生长，但革兰氏染色却见到大量细菌，且形态上较一致。

2. 在硫乙醇酸钠液体或琼脂深处的厌氧带有菌落生长，常提示为厌氧菌生长。

3. 培养物产气并有腐败的恶臭。

4. 在含有100μg/ml卡那霉素和新霉素的培养基中有革兰氏阴性杆菌生长。

5. 在厌氧琼脂平板上有典型菌落，刚长出的产黑素普雷沃菌菌落在紫外线下呈红色荧光。

【治疗】

厌氧菌感染的治疗应根据其临床表现、感染的部位、细菌种类决定其治疗方案，然其共同的原则为建立不利于厌氧菌生长繁殖的环境（包括外科治疗）和选择有针对性的抗菌药物。对少数产外毒素的厌氧菌感染如破伤风、肉毒杆菌食物中毒，宜同时应用抗毒素。对严重感染患者应加强支持疗法、酌情输血浆或全血，积极治疗原发病症。

（一）破坏厌氧环境　包括局部病灶的切开引流、坏死组织的清除、明显肿胀伴气体形成病变组织的减压，以及并存的恶性肿瘤、异物、梗阻、血栓的去除等。为控制感染扩散和减轻毒血症，必要时施行截肢、子宫切除等手术。浅表厌氧菌感染局部可用过氧化氢溶液冲洗。高压氧治疗适用于骨及软组织厌氧菌感染患者。

（二）抗菌治疗　抗菌药物的选用应根据细菌培养及药敏试验的结果而定，但由于厌氧菌培养需要一定的时间和条件，在临床上常在获得实验室结果以前医师已作出厌氧菌治疗的重要决定，故国际临床实验室厌氧菌药敏试验标准化工作组委员会认为厌氧菌的药敏试验不应列为常规，只有在以下几种情况下例外：①确定新抗菌药物的抗菌活性；②监测不同地区厌氧菌对常用抗菌药物敏感性的差异；③在某些特殊感染中如厌氧菌脑脓肿、心内膜炎、骨关节感染、难治性复发性菌血症等作为治疗药物选择的指导。厌氧菌感染抗菌药物的选择可根据感染部位的不同作出初步的推断，一般横膈上下的致病菌有较大差别，膈以上（包括中枢神经系统、头颈部和胸膜肺）的致病菌对青霉素大多敏感；膈以下的感染如腹腔内和女性生殖道感染，脆弱拟杆菌为常见致病菌。有人将厌氧菌体外抗菌活性（表10-10-38-2）作为治疗时药物选择的参考。

表10-10-38-2　抗厌氧菌药物疗效评价

药物	评价
疗效确切	
甲硝唑	除微需氧链球菌（如米氏链球菌）、丙酸杆菌和放线菌属；对大多数革兰氏阴性厌氧菌株均有杀菌活性
碳青霉烯	尽管在近期已有报道脆弱拟杆菌菌株中发现了一种可裂解碳青霉烯的新型β-内酰胺酶，但本品对大多数拟杆菌仍具有很好的抗菌活性。
β-内酰胺加β-内酰胺酶抑制剂	在β-内酰胺中添加β-内酰胺酶抑制剂可显著提高对产生β-内酰胺酶的厌氧菌的活性

续表

药物	评价
疗效稍弱	
克林霉素	脆弱拟杆菌属:19%~60%的菌株耐药;除产气荚膜梭菌外,其他梭菌也对本品耐药
头孢西丁	脆弱拟杆菌属:0%~23%的菌株不敏感;对梭状芽孢杆菌的活性较差
疗效不确切	
青霉素	对大多数产生青霉素酶的厌氧菌(包括大部分脆弱拟杆菌和许多产黑色素拟杆菌)无活性
头孢菌素	对绝大多数厌氧菌无效,其体外活性比青霉素G低
四环素	对包括脆弱拟杆菌的大多数厌氧菌均无效,相对而言多西环素和米诺环素活性较好高
万古霉素	对革兰氏阳性厌氧菌有活性;对革兰氏阴性厌氧菌无活性
大环内酯类	对许多梭杆菌属和一些脆弱拟杆菌属无活性
氟喹诺酮类	其中莫西沙星的抗厌氧菌活性最强,但耐药性增加显著,美国传染病学会(IDSA)《复杂腹腔内感染诊治指南》中不再推荐莫西沙星治疗腹腔感染
替加环素	对某些厌氧菌有活性,包括对β-内酰胺类、克林霉素和喹诺酮类耐药的脆弱拟杆菌
基本无效	
氨基糖苷	
复方磺胺甲噁唑	
氨曲南	

现将常用的抗厌氧菌药物分别介绍如下:

1. 甲硝唑　本品属硝基咪唑类化学合成药,为杀菌剂,对大多数厌氧菌均有杀菌作用。厌氧菌的低氧化还原电势能还原甲硝唑的硝基,产生细胞毒物质,抑制细菌DNA的合成,促使细菌死亡。甲硝唑被还原的中间产物对氧十分敏感,在有氧环境下易失活,故只对厌氧菌发挥作用,对微需氧菌的作用不稳定,对兼性菌和需氧菌则无效。在临床上,甲硝唑对厌氧菌引起的腹腔内感染、女性盆腔感染、脑脓肿和骨髓炎等常有良好疗效。某些胸膜肺部感染疗效差,可能与微需氧菌混合感染有关。厌氧球菌对甲硝唑亦较敏感。

甲硝唑浓度≤8mg/L时,能抑制95%的脆弱拟杆菌和几乎

全部产黑色素普雷沃菌;浓度为≤2mg/L时,对梭状芽孢杆菌有抑制作用;浓度为≤1mg/L时可抑制梭杆菌。放线菌属、乳酸杆菌属、丙酸杆菌属对甲硝唑大多耐药。

甲硝唑的组织分布好,能透过血脑屏障。其给药途径与剂量:静脉滴注剂量7.5mg/kg,每6~8小时1次,1日量不能超过4g。疗程一般可为7~10日,也可视病情而定。口服生物利用度高,剂量0.4~0.6g,每日3次,疗程同前。

替硝唑与奥硝唑的抗厌氧菌谱与甲硝唑基本相同。但口服相同剂量后的血药浓度略高,半衰期稍长,不良反应较少。

2. 克林霉素和林可霉素　克林霉素是林可霉素的半合成衍生物,其抗菌作用与临床疗效均优于林可霉素。克林霉素对大多数厌氧菌包括消化球菌、消化链球菌、拟杆菌、梭杆菌、真杆菌、丙酸杆菌和大多数放线菌属均有良好的抗菌活性。已报告20%~30%脆弱拟杆菌对本品耐药,某些梭杆菌特别是产气荚膜梭菌亦耐药。克林霉素对大肠埃希菌和兼性革兰氏阴性菌很少有活性,故在治疗混合性感染时应加用其他抗菌药物如氨基糖苷类抗生素。厌氧菌腹腔感染、女性盆腔感染、皮肤和软组织感染、骨和关节感染均可采用克林霉素治疗,对厌氧菌引起的胸膜肺部感染,克林霉素的疗效优于青霉素类。本组药物难以透过血脑屏障;长期应用易引起腹泻和艰难梭菌所致的假膜性肠炎。常用剂量为1.2~1.8g/d,分2~3次静脉滴注,疗程可视病情而定。

3. 氯霉素　体外试验表明氯霉素对需氧菌与厌氧菌的抗菌谱广,除少数产气荚膜梭菌外,对拟杆菌和大多数其他厌氧菌均有良好的抗菌活性,且易透入各种体液、组织中,包括脑脊液。对大肠埃希菌等肠杆菌科细菌、链球菌也有一定活性。故临床上本品常用于原因尚未明的严重厌氧菌感染,其疗效肯定。尤其是中枢神经系统感染,本品由于其血液系统副作用临床使用减少,但仍不失为良好的选用药物,本品也可用于治疗呼吸道和腹腔内的厌氧菌感染和混合感染。常用剂量为每日2g,分次静脉滴注,疗程视病情而定。

4. β-内酰胺类抗生素　消化球菌、产气荚膜梭菌、梭菌、放线菌等对青霉素和头孢菌素较敏感,而脆弱拟杆菌对青霉素、羧苄西林、替卡西林、头孢唑林及二代、三代、四代头孢菌素如头孢噻肟、头孢哌酮等均耐药,故这些药物的疗效均令人失望,此与多数脆弱拟杆菌存在β-内酰胺酶有关,使用β-内酰胺酶抑制剂(如克拉维酸和舒巴坦)联合制剂可使阿莫西林、替卡西林、氨苄西林、头孢哌酮等抗生素的抗菌谱增广,抗菌作用显著增强,从而对多种产β-内酰胺酶的细菌产生明显协同作用,现有制剂有阿莫西林/克拉维酸、替卡西林/克拉维酸、氨苄西林/舒巴坦、头孢哌酮/舒巴坦等,可用于脆弱拟杆菌等感染。根据美国8个医学中心1981—1986年对脆弱拟杆菌的体外药敏检测,发现在β-内酰胺类抗生素中活性最强的为亚胺培南、替卡西林/克拉维酸联合制剂、头孢西丁等,上述药物能耐厌氧菌产生的β-内酰胺酶,故对拟杆菌有较好的活性。

5. 红霉素　本品的抗菌作用逊于克林霉素,两者有交叉

耐药性。主要作用于厌氧球菌,仅用于口咽部感染。

6. 万古霉素和去甲万古霉素 对各种革兰氏阳性菌包括球菌与杆菌均有强大抗菌作用,最低抑菌浓度(MIC)大多为 0.06~5mg/L,为快效杀菌剂。口服对艰难梭菌所致的假膜性肠炎具极好的疗效。成人剂量每日 0.5~2.0g,分次口服,疗程 7~10 日。

7. 四环素类 抗厌氧菌作用较氯霉素、克林霉素和甲硝唑差,但对放线菌属和痤疮丙酸杆菌则有较强的抗菌活性,因此除放线菌病外临床上一般不用于厌氧菌感染的治疗。本类药物中以多西环素和米诺环素疗效相对较好。

8. 氟喹诺酮类 大多数氟喹诺酮类药物对厌氧菌的作用较差或不稳定,唯有莫西沙星对厌氧菌具有良好的抗菌活性,但是由于此类药物的滥用,近年的耐药性有上升趋势。

9. 氨基糖苷类 对厌氧菌是无效的,而且某些厌氧菌的发生和本类抗生素有关,由于氨基糖苷类抑制了一些有益菌,助长了厌氧菌的发生。

厌氧菌感染部位的不同,其致病菌种类也不相同,故治疗药物选择上有一定的特殊性,下面将不同部位感染的药物选择分别列于后:

1. 口腔厌氧菌感染 致病菌为口腔寄殖菌群,主要为消化球菌、消化链球菌、梭杆菌属、韦荣球菌属、口腔拟杆菌及真杆菌属等。首选青霉素,次选红霉素等大环内酯类或克林霉素。

2. 呼吸系统厌氧菌感染 主要致病菌为消化链球菌、产黑色素普雷沃菌、梭杆菌属、梭菌属和脆弱拟杆菌,多数为混合感染。首选克林霉素,次选氯霉素或甲硝唑,均宜与氨基糖苷类抗生素联合。

3. 腹腔内厌氧菌感染 常见致病菌为脆弱拟杆菌、产气荚膜梭菌和厌氧球菌,常与兼性菌混合。首选甲硝唑或克林霉素,次选氯霉素,均宜与庆大霉素等氨基糖苷类联合。

4. 妇产科厌氧菌感染 主要致病菌为厌氧链球菌、拟杆菌、梭杆菌和梭菌,可有兼性菌混合感染。首选青霉素类,次选克林霉素或甲硝唑,可与氨基糖苷类联合。也可选用头霉素类、β-内酰胺类/β-内酰胺酶抑制剂复合制剂等。

5. 中枢神经系统感染 常见致病菌为消化链球菌、梭杆菌、脆弱拟杆菌,部分呈混合感染。首选氯霉素加青霉素类,或甲硝唑加青霉素类。剂量均宜大。

6. 骨与关节厌氧菌感染 较少见,致病菌以拟杆菌为主,首选克林霉素,次选氯霉素或甲硝唑。

7. 皮肤软组织厌氧菌感染 常由产气荚膜梭菌、厌氧球菌引起。首选青霉素,次选克林霉素。

8. 艰难梭菌所致假膜性肠炎 首选万古霉素(口服)或甲硝唑。停用相关广谱抗菌药物和采用粪移植等方法恢复肠道正常微生态同样重要。

(三)其他支持与对症治疗 包括维持水、电解质平衡,输血,纠正休克,患肢的固定等亦属重要。并发血栓性静脉炎或弥散性血管内凝血时有应用肝素等抗凝剂的指征。局部可用

3%过氧化氢溶液冲洗和全身给氧,重症患者可考虑高压氧舱治疗。

【预防】

应防止体内正常厌氧菌群或体外厌氧菌带入伤口、闭合空腔或其他可能招引感染的部位。对外伤伤口,最有效的预防感染措施是尽快彻底清创、去除异物与死腔、重建良好的血供。如患者需要转送,不能立即进行清创,则可予以预防性应用抗生素;腹部贯穿性外伤,尤其是累及结肠时,有应用抗生素预防的指征。慢性病灶如慢性中耳炎、鼻窦炎、乳突炎的积极治疗可预防颅内厌氧菌感染。体弱、神志不清或有吞咽困难者进食时应注意防止吸入。有瓣膜病变的心脏病者行牙齿外科手术或瓣膜修复术时应给予预防性抗菌治疗。为预防产后败血症应注意胎膜早破、产程延长和产后出血的处理。

推荐阅读

COOLEY L,TENG J. Anaerobic resistance:should we be worried?[J].Curr Opin Infect Dis,2019,32(6):523-530.

第三十九节 败 血 症

徐 斌 张文宏

败血症(septicemia)是指病原菌侵入血流并快速繁殖后所引起的全身性重症感染。病原菌最常见为细菌,也可为真菌、分枝杆菌等,多为单一病原菌感染,也可以出现复数菌感染。临床表现为急性起病,寒战,高热,呼吸急促,心动过速,以及皮疹,关节肿痛,肝脾大等。病情进展时可出现重要脏器功能损害、血流动力学改变等重症表现,导致脓毒症(sepsis)、感染性休克(septic shock)。败血症是一种严重的血流感染(bloodstream infection,BSI),病死率仍较高,一旦进展至感染性休克,病死率可接近 40%。

2016 年第 3 版脓毒症和感染性休克定义国际共识会议上更新了脓毒症和感染性休克的概念,脓毒症定义为由感染引起的宿主反应失调所导致的威胁生命的脏器功能不全,感染性休克定义为脓毒症患者即使充分的液体复苏仍需要使用血管活性药物以维持平均动脉压>65mmHg 且血乳酸水平>2mmol/L。脓毒症的致病菌可局限在某一部位,即为局灶感染;也可侵入血液循环,即为败血症。而菌血症(bacteremia)是指少量致病菌侵入血液循环,迅即被人体防御系统所清除,不引起或仅引起短暂、轻微的全身炎症反应。

【病原】

(一)致病菌的流行特征

1. 致病菌的分布 败血症的病原大多数为细菌,其中以需氧菌为主,厌氧菌和真菌相对少见,少数情况下,病毒、分枝杆菌、支原体等也可引起血流感染。在不同时期、不同地区及抗菌药物应用情况的不同,败血症的致病菌种类及比例差异很大。社区获得性败血症的致病菌以大肠埃希菌、肺炎链球菌、

溶血链球菌、金黄色葡萄球菌和沙门菌最为常见,致病菌谱和耐药情况大致保持稳定。根据我国 2018 年 CHINET 的数据显示,医院获得性败血症的常见致病菌依次为大肠埃希菌(23.05%)、肺炎克雷伯菌(15.45%)、表皮葡萄球菌(10.46%)、金黄色葡萄球菌(7.71%)、人葡萄球菌(7.08%)、屎肠球菌(3.9%)、鲍曼不动杆菌(3.2%)、铜绿假单胞菌(2.9%)。厌氧菌的检出率为 5% 左右,除了腹腔感染、妇产科疾病等常见因素外,近年出现了一些新的特点,如老年人居多,且半数为恶性肿瘤患者,以血液系统和消化道恶性肿瘤多见。病原菌以脆弱拟杆菌为主,梭菌属及消化链球菌属增多,而消化链球菌属对甲硝唑的抗菌活性下降,部分为厌氧菌和需氧菌混合感染。真菌败血症以念珠菌属为主,白念珠菌仍占第一位,但占比已降至 50% 以下,非白念珠菌的构成比正在显著上升,我国以近平滑念珠菌为多见,其他较少见的真菌尚有新型隐球菌、曲霉菌、粗球孢子菌、毛孢子菌等。分枝杆菌血流感染主要见于免疫功能受损的患者,包括结核分枝杆菌、非结核分枝杆菌,后者以鸟分枝杆菌最常见。此外,还有一些相对少见细菌如布鲁氏菌、奴卡菌、单核细胞性李斯特菌等所致败血症。

2. 致病菌的耐药性　目前全球范围内致病菌的耐药性呈增加趋势,出现了多重耐药(MDR)、广泛耐药(XDR)乃至全耐药(PDR)菌株,给败血症等严重感染的临床治疗带来挑战,造成了严重健康威胁和社会经济负担。

病原体的耐药性可分为天然耐药和获得性耐药,前者指某一种属的病原体由于其结构和生理特殊性而对特定抗感染药物固有耐药,如替加环素对于铜绿假单胞菌天然耐药、嗜麦芽窄食单胞菌对碳青霉烯类天然耐药、克柔念珠菌对氟康唑天然耐药;获得性耐药是由于病原体发生基因突变或获得外源性耐药基因所致,相关机制包括药物灭活酶的产生、抗菌药物作用靶位改变、外膜通透性改变、主动外排系统等。抗菌药物的不恰当使用或滥用、院内耐药菌防控措施缺失或不到位等因素的存在,均可使细菌和真菌通过筛选、诱导和质粒介导等方式获得耐药性。

临床中最常见的革兰氏阳性耐药菌株包括耐甲氧西林金黄色葡萄球菌(MRSA)、耐万古霉素肠球菌属(VRE)、耐青霉素肺炎链球菌(PRSP)等;革兰氏阴性耐药菌株主要见于产超广谱 β-内酰胺酶(ESBLs)、头孢霉素酶(AmpC)、碳青霉烯酶的肠杆菌科细菌和不发酵糖细菌等。我国 2018 年 CHINET 的数据显示,血液标本中分离的肺炎克雷伯菌、铜绿假单胞菌、鲍曼不动杆菌对碳青霉烯类药物的耐药比例分别为 34.0%、29.2%、78.9%,而 MRSA 对于万古霉素、利奈唑胺均敏感,屎肠球菌对万古霉素、利奈唑胺的耐药率分别为 1.2%、0.2%。肺炎链球菌、草绿色链球菌等社区获得性败血症常见菌株对青霉素敏感性呈下降趋势,且出现了耐万古霉素草绿色链球菌株。念珠菌属中白念珠菌虽然对氟康唑、两性霉素 B、氟胞嘧啶大多敏感,非白念珠菌对氟康唑的敏感性下降更为显著,且唑类药物(如氟康唑、伏立康唑)之间出现交叉耐药,2018 年 CHIF-NET 的数据显示,白念珠菌和近平滑念珠菌的唑类耐药

率<6%,光滑念珠菌对于氟康唑耐药率可达 12.3%,近平滑念珠菌对于伏立康唑的耐药率为 1.9%。随着棘白菌素类药物使用的增加,出现了耐棘白菌素类药物及耐多药的念珠菌,主要为光滑念珠菌。

(二) 常见致病菌特点

1. 致病菌的种类与原发感染病灶、入侵途径有着密切关系　通常由皮肤软组织、手术后伤口感染引起的败血症,以葡萄球菌属最为常见;泌尿道感染所致败血症多为大肠埃希菌、变形杆菌属、金黄色葡萄球菌、肠球菌属等;若为留置导尿、尿路手术后败血症,可能致病菌为肠杆菌科细菌、铜绿假单胞菌、肠球菌属和真菌;腹腔、盆腔、肝胆系统的常为肠杆菌科细菌和厌氧菌。严重烧伤后败血症致病菌以葡萄球菌属、铜绿假单胞菌、鲍曼不动杆菌多见,也可为肠杆菌科细菌及真菌等。应用导管及输液装置者可能有葡萄球菌属、肠杆菌属、念珠菌属。肺部感染所致败血症的致病菌因感染方式不同而不同,社区获得性肺炎者为肺炎链球菌、流感嗜血杆菌、金黄色葡萄球菌等;医院获得性肺炎者主要为革兰氏阴性杆菌;吸入性肺炎应包括厌氧菌;若为气管切开或使用机械通气患者,多为肠杆菌科细菌、铜绿假单胞菌和金黄色葡萄球菌。

2. 不同人群感染的致病菌也有所不同　成人以肺部、泌尿生殖系统及胆系感染多见,所以肠杆菌科细菌、肠球菌属及厌氧菌所致败血症较小儿多见;儿童中则以肺炎链球菌、金黄色葡萄球菌、大肠埃希菌败血症更为常见;新生儿免疫功能不完善,细菌入侵门户多,其病原菌以表皮葡萄球菌、金黄色葡萄球菌、B 组溶血性链球菌、大肠埃希菌多见;女性由于尿路感染多于男性,大肠埃希菌败血症明显较男性为多。糖尿病伴有菌尿患者易发生肠杆菌科细菌败血症。严重烧伤或免疫功能严重低下者还可见由两种或两种以上致病菌同时或先后感染的复数菌败血症。医院散发感染败血症的病原菌主要为凝固酶阴性葡萄球菌、金黄色葡萄球菌、肠杆菌属、肠球菌属、铜绿假单胞菌、念珠菌属等;医院局部流行菌株败血症主要为铜绿假单胞菌、克雷伯菌属、沙雷菌属、肠杆菌属、不动杆菌属、凝固酶阴性葡萄球菌、金黄色葡萄球菌、肠球菌属、念珠菌,其耐药性也最显著,尤其是重症监护室中获得的病原菌。免疫缺损患者特别是粒细胞缺乏患者,易发生耐药的革兰氏阴性杆菌、葡萄球菌属和真菌败血症。

【发病机制与病理】

致病菌经各种途径进入血液循环后是否能引起败血症,主要与致病菌的致病力、人体免疫防御功能相关。少量病菌进入血液循环后,如人体的免疫功能正常,可迅速被清除。当人体免疫防御力减弱或病原菌致病力强时,则机体无法有效清除病原菌而产生败血症。

(一) 病原菌的致病力　主要与细菌的数量、毒力相关,其中毒力包括侵袭力和毒素。侵袭力包括黏附素、抗吞噬的荚膜或微荚膜、侵袭性物质(侵袭素、侵袭性酶、整合素与细胞骨架)、生物被膜。毒素主要包括外毒素、内毒素,其中外毒素主要由革兰氏阳性菌和少数革兰氏阴性菌产生,毒性强,组织

选择性高,分为神经毒素、细胞毒素、肠毒素;内毒素为革兰氏阴性菌细胞壁的固有成分脂多糖,细菌死亡崩解时大量释放出,刺激炎症介质的释放、启动凝血系统、激活补体,可导致微循环障碍而发生休克、DIC 等。引起败血症的细菌的数量与毒力成反比。同一种病原体可同时具备多种毒力因素,如肺炎克雷伯菌可产生内毒素并具有荚膜,而金黄色葡萄球菌具有血浆凝固酶、α 溶血素和肠毒素等多种酶和毒素。念珠菌属、隐球菌等真菌同样也具有黏附素、侵袭性酶、荚膜等多种毒力因素。

(二)人体的免疫防御反应

人体免疫防御反应主要涉及解剖屏障、免疫屏障。败血症常发生于解剖屏障和免疫屏障破坏的高危人群。

1. 皮肤及黏膜的防御作用 ①皮肤:挤压皮肤炎症或脓肿,可使局部防御功能破坏,细菌易入侵。严重烧伤时皮肤创面为细菌入侵敞开门户,皮肤坏死和血浆渗出又为细菌繁殖创造了良好的环境。②尿路黏膜:凡是有导致尿路黏膜出现损害的因素,病原体均可侵入血流,见于长期导尿管留置或膀胱镜等侵入性操作时。③血管:主要见于静脉导管长期留置所导致的败血症,留置动脉导管也可引起败血症。静脉药瘾者是 BSI 的高发人群。④腹腔:引流不畅的腹腔感染如梗阻性化脓性胆管炎、重症胰腺合并胰腺假性囊肿感染等易突破局部黏膜而使病原体侵入血液循环。⑤胃肠道:所有可引起肠道菌群易位的因素均可使肠道内的病原体进入血液并导致败血症。⑥呼吸道:长期机械通气可导致呼吸道黏膜屏障受损,病原体可因此进入血流。

2. 全身性免疫反应 部分原发疾病可引起免疫功能异常,并某些致病菌感染的发生,如①各种黏膜分泌物中分泌型免疫球蛋白减少;②急性白血病及肿瘤化疗;③多发性骨髓瘤及慢性淋巴细胞性白血病者体液免疫受损,易感染有荚膜的细菌;④霍奇金淋巴瘤,AIDS 和器官移植者细胞免疫功能缺损;⑤脾切除及镰状细胞病患者因补体功能受损,也易感染有荚膜细菌。

各种慢性疾病,如肝硬化、糖尿病、肾病综合征等由于代谢紊乱、免疫球蛋白合成减少、粒细胞吞噬功能和单核巨噬细胞系统功能减弱等而易致细菌感染。

3. 医源性因素 随着新的诊疗方法和药物不断出现和应用,由此所引起的医源性感染得到临床更多的关注。抗肿瘤药、糖皮质激素等传统免疫抑制剂和生物制剂如英夫利西单抗、利妥昔单抗等均可削弱细胞免疫和体液免疫功能。各种创伤性诊断和治疗手段如插管检查、内镜检查、长期留置静脉导管、长期导尿管留置、胆道和输尿管支架的置入、透析疗法和各种手术等,都可因人体皮肤和黏膜等生理屏障破坏、局部生物膜的形成等因素而易使细菌进入血液循环。

(三)败血症的病理生理 败血症的病理生理过程为多因素综合作用的结果,微生物及其胞壁产物包括革兰氏阴性菌的脂多糖、革兰氏阳性细菌的肽聚糖、胞壁酸复合物及真菌的甘露聚糖、荚膜多糖等为病原菌特异的病原相关分子模式,可被宿主效应细胞的先天模式识别受体所识别,由此触发细胞内大量信号通路激活,从而在转录和翻译水平上调控炎症介质的表达,激活补体、凝血系统等全身免疫系统来清除病原菌,但产生的各种生物活性物质的过度表达,也可进一步导致原发性细胞损伤、组织器官功能障碍和衰竭,以及感染性休克、DIC 的发生。

(四)病理 病原菌的毒素可致组织和脏器细胞变性、坏死,心、肝、肾等脏器的实质细胞有混浊肿胀,灶性坏死和脂肪变性。毛细血管受损造成皮肤黏膜瘀点、皮疹和肺间质水肿。有些细菌如化脓性球菌引起的败血症,可形成肺、肝等迁徙性脓肿,并可引起骨髓炎、心内膜炎等。

【临床表现】

败血症多起病急骤,发病前常有原发感染灶或引起感染的诱因,而无特异的临床表现,轻者仅具全身性感染症状,重者可造成脏器功能损害及感染性休克、DIC 发生。各种致病菌所造成的败血症,既具有相同的临床表现,彼此间又有一定的差异性。

(一)主要临床表现

1. 毒血症 发热和寒战是败血症的常见症状,热型以弛张热和间歇热多见,少数呈稽留热、不规则热或双峰热,后者多见于革兰氏阴性杆菌败血症。部分患者体温不升甚至低于正常,以老年体弱者、慢性重症疾病及免疫力严重低下者多见,且预后不佳。

2. 过度换气和精神状态改变 过度换气是败血症极其重要的早期体征,甚至可出现在发热和寒战前,由于过度换气,可导致呼吸性碱中毒。早期精神状态改变仅表现为定向障碍或性格改变,后期可出现显著的感觉迟钝,甚至昏迷。常无神经系统的定位体征,精神状态改变尤易发生于婴幼儿、老年人及原有中枢神经系统疾病患者。

3. 皮疹 部分患者可出现皮肤损害,表现多种多样,以瘀点最为多见,多分布于躯干、四肢、眼结膜、口腔黏膜等处,为数不多。葡萄球菌和链球菌败血症可有瘀点、猩红热样皮疹、脓疱疹等。铜绿假单胞菌败血症可出现"牛眼样"皮损,称为坏疽性深脓疱(ecthyma gangrenosum),从水疱发展而来,皮损呈圆形或卵圆形,直径 1~5cm,边缘隆起,周围皮肤呈红斑和硬结或红晕样改变,中心为坏死性溃疡。

4. 关节症状 多见于革兰氏阳性球菌、脑膜炎球菌、产碱杆菌等败血症,表现为大关节红、肿、热、痛和活动受限,少数患者出现关节腔积液、积脓。

5. 肝脾大 多数患者仅出现轻度肝脾大,中毒性肝炎或肝脓肿时肝大显著,伴触痛,有压痛和叩击痛,部分患者有轻至中度黄疸。

6. 迁徙性病灶 为细菌栓子栓塞于身体各组织器官所致。多见于病程较长的革兰氏阳性化脓性球菌和厌氧菌败血症,少数革兰氏阴性杆菌如肺炎克雷伯菌、鼠伤寒沙门菌等所致败血症也可引起迁徙性病灶或损害。较常见迁徙性病灶有皮下脓肿、肺脓肿、肝脓肿、化脓性关节炎、骨髓炎等。金黄色葡萄球菌、念珠菌等败血症还可发生感染性心内膜炎,伴有心脏扩大、心功能不全及血管栓塞等表现。

7. 感染性休克 见于1/5~1/3败血症患者。有些败血症起病时即表现为休克或快速(数小时内)发展为休克,但多数先有血流动力学改变(如血压不稳),数小时后才出现休克。表现为烦躁不安、面色苍白、口唇发绀、皮肤花斑、四肢厥冷、脉搏细速、尿量减少及血压下降。

(二) 常见败血症的临床特点

1. 金黄色葡萄球菌败血症 较常见(20%~30%),半数以上为医院感染。原发病灶常为疖、痈、鞍裂等皮肤及伤口感染或留置导管,而从呼吸道入侵者多数为机体防御功能低下的医院感染。常在原发病灶出现后1周内发生,急性起病,寒战高热,皮疹多见,形态多样。关节症状比较明显,主要为大关节,有疼痛,局部有时伴红肿。迁徙性损害是金黄色葡萄球菌败血症的特点,常见多发性肺部浸润,甚至脓肿形成,其次有肝脓肿、骨髓炎、关节炎、皮下脓肿等。有文献结合尸检报告,金黄色葡萄球菌败血症并发心内膜炎者可高达8%,多累及主动脉瓣。因此,如患者发热不退、有进行性贫血、反复出现皮肤瘀点、有内脏血管栓塞、血培养持续阳性等,应考虑心内膜炎的存在,需进一步作超声心动图等检查以明确诊断。对于那些小的赘生物,或发生在右侧心脏瓣膜赘生物,经食管心脏超声更易发现。感染性休克较少见。

2. 凝固酶阴性葡萄球菌败血症 占10%~15%,其中70%以上为医院感染,尤其多发生于大医院,常见于体内异物留置者,如静脉导管、人工关节、人工瓣膜、起搏器。血浆凝固酶阴性的葡萄球菌正常存在于人体皮肤、黏膜表面,同时可黏附于人工假体装置及导管表面并繁殖,且分泌一种黏质覆盖在表面,黏附性强且具有抵抗吞噬细胞及抗菌药物的作用。

由于凝固酶阴性葡萄球菌为正常皮肤表面的细菌,血培养阳性常难以鉴别是污染或感染而致。如患者有人工假体装置或免疫缺陷者,应多考虑感染;如假体装置局部疼痛、有压痛、导管进入皮肤处有红肿、人工关节功能障碍、人工瓣膜者有新出现的心脏杂音或多发性栓塞发生,都是感染的有力证据。

3. 肠球菌属败血症 在医院感染的败血症中可占10%左右,其中约77%为医院感染。泌尿生殖道、消化道及血管导管是其常见的入侵途径,易发生于消化道肿瘤及腹腔感染的患者。由于好发于免疫低下患者,且对多种抗菌药物耐药,病情多危重。

4. 革兰氏阴性杆菌败血症 约占40%,好发于医院感染。以胆道、呼吸道、泌尿道、肠道和大面积烧伤感染时多见。一般以突起寒战开始,发热以间歇或弛张热多见,部分患者可有体温不升、双峰热、相对缓脉等。40%左右的患者可发生休克,约1/3患者于病程早期(1~5日)出现,持续时间长,有低蛋白血症者更易发生。严重者出现多器官功能障碍,伴有心力衰竭、急性呼吸窘迫综合征、急性肾衰竭、DIC等,病情危重。肺炎克雷伯菌败血症可出现迁徙性病灶。铜绿假单胞菌

败血症以继发于严重免疫低下及大面积烧伤者更为多见,临床表现较一般革兰氏阴性杆菌败血症凶险,可有较特征性中心坏死性皮疹。革兰氏阴性杆菌败血症发生休克、DIC、黄疸等较多见。

5. 厌氧菌败血症 占7%~10%,常因厌氧培养不普及而漏诊。易与需氧菌掺杂一起,引起复数菌败血症。患者多为新生儿及严重免疫低下患者,主要为腹腔感染,其次为女性生殖道、压疮及呼吸道感染。临床表现与需氧菌败血症基本相似,可有高热,毒血症状重,部分患者出现黄疸(10%~40%)和贫血,其脓性分泌物呈腐败性臭味,含有气体,并可有假膜形成。临床上也易发生感染性休克与DIC,易引起血栓性静脉炎,所产生的肝素酶可使肝素降解而促凝,有利于脓毒性血栓形成,脱落后可致迁徙性病灶。可引起较严重的溶血性贫血、心内膜炎等。

6. 真菌性败血症 好发于医院感染和免疫低下人群,主要是念珠菌。诱因为长期应用广谱抗菌药物、糖皮质激素、免疫抑制剂、留置导管、腹部外科手术及侵袭性检查等。病初进展常缓慢,临床表现无特异,早期全身毒血症状较轻,常被原发病及伴发细菌感染表现所掩盖。当真菌播散时,全身各脏器、组织可有多发性小脓肿,病情常会迅速恶化,出现神志淡漠、嗜睡和感染性休克。眼底镜检查视网膜和脉络膜上常有小的、白色发亮的圆形隆起。除血培养外,痰、尿、咽拭子等培养常可获同一真菌。

7. 其他 单核细胞性李斯特菌引起的败血症常见于新生儿、老年人、孕妇和免疫功能缺陷者,可通过粪-口传播。孕妇感染后可通过胎盘或产道传播给胎儿或新生儿,前者引起流产,后者导致新生儿全身播散性感染。近年来发现婴幼儿鼠伤寒沙门菌败血症的病死率高达40%,以腹泻为早期症状,以后有多脏器损害,出现感染性休克、DIC、呼吸衰竭、脑水肿等临床表现。

(三) 特殊类型的败血症

1. 新生儿败血症 指出生后第1个月内的感染。葡萄球菌、大肠埃希菌、B组溶血性链球菌等为常见病原。由母亲产道感染、吸入感染羊水、脐带或皮肤等感染而入侵。临床表现为食欲减退、呕吐腹泻、精神萎靡、呼吸困难、黄疸、惊厥等,仅部分患者有发热,由于新生儿血脑屏障功能尚不健全,因此,25%~30%的患者感染可扩散到中枢神经系统。

2. 老年人败血症 好发于医院感染,以革兰氏阴性杆菌常见,肺部感染后发生败血症的机会较青年人多,从压疮入侵者也不少。起病急骤,发热为主要表现,热型多样,可为稽留热、弛张热或不规则热,易出现神志改变,如谵妄、表情淡漠等;一旦出现少尿、低血压等休克表现或DIC征兆,往往提示预后欠佳。若发生心内膜炎,预后更差。

3. 烧伤后败血症 常于烧伤后36小时组织液由外渗开始回收时细菌随之而入,多发生于急性感染期(23.4%)、创面修复期(42.5%)和残余创面期(24.1%)。耐药的金黄色葡萄球菌和铜绿假单胞菌是主要病原菌,且常发生混合感染。临床表

现较一般败血症为重,可出现过高热、休克、中毒性心肌炎、中毒性肝炎等,部分患者体温不升,病死率较高。

4. 医院感染败血症 不同时期、大小不同的医院,其医院感染败血症所占比例可有较大的差异,绝大多数存在严重的基础疾病,部分为医源性感染,如免疫抑制剂的应用、气管切开、导尿、静脉内留置导管、透析疗法和各种手术等。常见病原菌为凝固酶阴性葡萄球菌、金黄色葡萄球菌、铜绿假单胞菌、不动杆菌等。由于患者的基础健康情况差,免疫功能低下,耐药情况严重,感染危重且治疗效果差。血液系统肿瘤化疗或骨髓移植后出现粒细胞缺乏者易继发败血症,入侵途径以肺、齿龈、皮肤软组织、肛周等,致病菌以不动杆菌属、铜绿假单胞菌、葡萄球菌及真菌多见,由于机体免疫明显低下,感染后病情进展迅速,病死率高。

输液引起的败血症常与所输液体被污染或留置导管感染有关。液体内细菌以肺炎克雷伯菌及聚团肠杆菌生长最快,24小时内细菌数可达 $10^5/ml$($>10^6/ml$ 时液体可变混浊)。静脉高营养液中含有丰富的葡萄糖,真菌易于生长。全血则因存在抗体且保存于低温,细菌不易生长,若发生污染则多为耐药细菌,如大肠埃希菌或铜绿假单胞菌,病情极为严重。

导管相关性血流感染(catheter related bloodstream infection,CRBSI)是指留置血管内导管患者,临床出现脓毒症的表现,同时外周静脉血培养和导管尖端培养出相同的细菌或真菌;或者从导管内采集静脉血培养和外周静脉血培养出相同的细菌或真菌,且导管内采集静脉血标本定量培养的菌落计数是外周静脉血培养菌落计数的 3 倍以上,或导管内静脉血培养出现阳性结果早于外周静脉血培养 2 小时以上,则可诊断为 CRBSI。病原菌以凝固酶阴性葡萄球菌为最多,鲍曼不动杆菌、铜绿假单胞菌及念珠菌的分离率近年来有所增加。

【实验室检查】

(一)一般检查 外周血常规检查通常可见白细胞总数明显升高,一般为($10\sim30$)$\times10^9/L$。中性粒细胞百分比增高,可出现核左移及细胞内中毒性颗粒。机体反应较差者和少数革兰氏阴性杆菌败血症的白细胞总数可不升高,甚至降低,但中性粒细胞分类多数增高,此类患者预后往往较差。少数败血症患者可有血小板减少及凝血机制异常,此时应警惕 DIC 的发生。重型患者可出现脏器功能障碍,其检查指标可参见第十四篇第二章第二节"感染性休克"。

(二)病原学检查 血培养是确诊败血症的主要依据。目前血培养方法已主要采用全自动血培养监测系统,不仅减少标本污染机会,还提高检测阳性率和缩短检测时间。由于患者血液中病原菌浓度水平很低,为获得较高的阳性率,宜在抗菌药物应用前及寒战、高热时,10 分钟内从不同部位(左、右侧)采集血液标本 2 次,每次 $20\sim30ml$ 分送需氧菌和厌氧菌培养,必要时还可送真菌培养,$4\sim6$ 小时后可再采集 1 次血标本。厌氧血培养不仅可培养专性厌氧菌,还能培养出兼性厌氧菌。此外,如果患者使用过抗菌药物,要用含树脂或活性炭的中和抗生素培养瓶采样。儿童、婴幼儿采血量最大不超过总血容量的

1%。对于导管相关性败血症,若为外周导管,应在无菌状态下拔除导管,并剪下 5cm 导管头端进行半定量培养。若使用中心静脉导管或静脉留置管,可经导管和外周静脉同时采血作细菌定量培养。骨髓培养有较高的阳性率。脓液、胸腔积液、腹水等均应作涂片和培养,均有参考价值。分离到细菌后应作药敏试验,体外细菌药敏试验与临床疗效的符合率一般为 80%。

阳性血培养的意义一定要结合临床来判断。通常认为污染可能性大的细菌有类白喉棒状杆菌、微球菌、丙酸杆菌属等,凝固酶阴性葡萄球菌也易造成污染。如果多次血培养中仅 1 次阳性的污染可能大(阳性预测值 $5\%\sim20\%$),如果 2 次或 2 次以上血培养阳性,提示感染的可能性大(阳性预测值 98%)。穿刺部位严格的消毒措施仍是防止污染的关键;另一方面,血培养阴性也不能完全除外败血症,尤其是采血前已用过抗菌药物者。多次血培养可增加阳性检出率,如果 1 次血培养,阳性率仅为 65.1%,连续 2 次血培养的阳性率可增加至 80.4%,3 次血培养的阳性检出率可高达 95.7%。当普通血培养阴性又疑似败血症时需采用特殊培养基,以培养出某些特殊病原,如 L型细菌、军团菌、分枝杆菌、巴尔通体及真菌等。

(三)其他检查 随着分子生物学技术的进展,在病原体的快速、精准检测方面进展显著。基于巢式 PCR 技术是一种不需培养的快速病原体检测方法,不需标本前处理,可在 1 小时左右对采自血液等标本的特定病原体进行检测,敏感度和特异度均较高。宏基因组二代测序(metagenomic next generation sequencing,mNGS)目前已在临床上广为使用,对于部分生长条件苛刻、生长周期长、数量少、临床鉴定困难的病原体的检测具有一定优势,同时也能对耐药基因进行检测,这种技术也存在一些不足,如检测结果依赖于临床医师的解读、检测周期需要 2 天、不同的核酸抽提方法可以影响检测结果、费用贵等。另外,一些感染早期诊断相关的生物标志物,如 C 反应蛋白(CRP)、血清降钙素原(PCT)和中性粒细胞 CD64 的测定对败血症的早期判断有一定临床参考价值。CRP 可反映感染诱发的炎症反应程度,但不具特异性。PCT 的升高与细菌感染的严重程度密切相关,但 PCT 诊断血流感染的敏感度和特异度仍偏低,在自身免疫性疾病、血液透析、心源性休克、创伤后全身炎症反应综合征等情况下易出现假阳性,尚不能作为败血症的主要诊断依据。中性粒细胞 CD64 表达水平在细菌感染中具有较高的敏感度和特异度,其阴性预测值更高,但当存在粒细胞减少或缺乏时,可影响其诊断价值。

【诊断与鉴别诊断】

(一)诊断依据 凡急性发热患者,白细胞总数及中性粒细胞明显升高,而无局限于某一系统的急性感染;或有胆道、尿路等原发感染灶,但不能用以解释患者全身严重毒症状时,应考虑败血症的可能。凡新近有皮肤感染、外伤,尤其是有挤压疮疖史者;或有尿路、胆道、呼吸道等感染病灶;或各种局灶感染虽经有效抗菌药物治疗,而体温仍未能控制者,均应高度怀疑有败血症的可能。若病程中出现皮疹、肝脾大、迁徙性脓肿或感染性休克等时,则败血症的临床诊断基本成立。血或骨

髓培养阳性为败血症确诊的重要依据。

（二）鉴别诊断

1. 成人斯蒂尔病　青少年多见。属过敏反应性疾病，以发热、皮疹、关节痛和白细胞增多四大表现为特点，临床表现酷似败血症。但与败血症不同之处有：①体温虽高，热程虽长，可长达数周至数月，但无明显毒血症状，且可自行缓解；②皮疹虽短暂，但可反复多次出现；③血象中白细胞总数及中性粒细胞虽增多，但嗜酸性粒细胞一般不减少，也不消失；④反复血培养阴性，抗菌药物治疗无效。但该病没有特异性诊断手段，须除外其他疾病后尚可考虑。

2. 恶性淋巴瘤　多见于青壮年，起病急，有不规则发热伴畏寒，常进行性消瘦、贫血及衰竭，肝脾进行性增大，出血倾向较明显。外周血三系明显减少，血培养阴性，血液和骨髓涂片及淋巴结活检有助于诊断。

3. 其他　尚需与风湿热、伤寒、血行播散性肺结核、部分病毒感染、系统性红斑狼疮、皮肌炎、疟疾、血小板减少性紫癜等鉴别。

【预后】

病死率达 30%～40%。影响预后的因素主要有：①老年人和儿童病死率高；②医院感染败血症的病死率较高；③真菌败血症和复数菌败血症的病死率较高；④有严重并发症患者的病死率较高，如发生感染性休克者病死率为 30%～50%，并发肾衰竭者病死率高达 61.5%，发生迁徙感染者病死率也较高；⑤有严重基础疾病患者，如恶性肿瘤、肝硬化、糖尿病、AIDS 等均增加了预后的严重性；⑥在药敏报告之前及时选用正确的抗菌药物可显著降低病死率。

【治疗】

败血症是全身性感染，病情发展迅速，损害遍及各组织和脏器，因此，除积极控制感染和治疗原发疾病之外，尚须针对其并发症如感染性休克、DIC、肾功能不全、ARDS 等而采取相应的综合治疗措施。

（一）一般治疗和对症治疗　卧床休息，给予高热量和易消化的饮食；高热时以物理降温为主，补充适量维生素，维持水、电解质和酸碱平衡，纠正低蛋白血症，必要时给予输白蛋白等支持治疗。加强护理，尤其是口腔的护理，以免发生真菌性口腔炎。同时，还应注意继发性肺炎和压疮等防治。

（二）抗菌药物的治疗

1. 治疗原则及方法　一旦临床诊断败血症，应①在给予抗菌药物前应尽可能留取血液或导管尖端、脓液等原发感染病灶标本送检，并进行病原菌的药敏试验；②注意经验治疗时机，当临床诊断败血症，同时患者出现血流动力学不稳定、重要脏器功能损害等重症表现时，应尽早经验性予以抗感染治疗，并根据病原学及药敏结果进一步调整；③根据药物的 PK/PD 选择抗菌药物，血流感染患者应选择表观分布容积低的药物以保证有足够的血药浓度；④合理的治疗措施包括覆盖可疑致病菌、使用杀菌药物、静脉途径给药、给药剂量足够（必要时可增加给药频率或首剂予以负荷剂量）；⑤联合治疗；⑥疗程通常为

2 周，以下情况时可延长至 4 周或更长：感染性心内膜炎或血栓性静脉炎、血管内存在人工植入物、初始治疗后 2～4 天血培养仍阳性、存在血源性迁移灶、停药后 72 小时内复发的血流感染等。

2. 抗菌药物的选择

（1）经验性治疗：由于败血症病情危急且病原菌无法在短期内检出，在临床诊断败血症并留取标本后，尽早给予经验性抗菌药物治疗。应根据当地具体的病原菌流行情况及耐药性选用合适的抗菌药物。若考虑为社区获得性败血症，通常给予抗菌谱较广的一种或两种药物联合治疗，可选择一种合适的广谱青霉素（如哌拉西林、哌拉西林/他唑巴坦、替卡西林/克拉维酸）或第 2～4 代头孢菌素，也可以再联合应用氨基糖苷类或氟喹诺酮类抗菌药物。当考虑为医院获得性败血症时，应注意耐药菌感染可能，我国院内血流感染革兰氏阴性菌主要为不发酵菌和肠杆菌科细菌，且多为 MDR 和 XDR 菌株，故可经验性选择 β-内酰胺类/酶抑制剂联合氨基糖苷类或选择碳青霉烯类联合氨基糖苷类。若考虑存在真菌败血症相关危险因素，可选用棘白菌素、三唑类或两性霉素 B 脂质体等抗真菌药物。新生儿败血症宜选用青霉素及头孢菌素类药物，如氨苄西林等或加用头孢曲松治疗，避免应用氨基糖苷类，一旦使用应进行血药浓度及肾功能监测，应注意给药剂量和方法不同于成人。而一旦病原菌明确，应根据药敏结果再适当调整用药。

（2）葡萄球菌败血症：葡萄球菌败血症的治疗应根据药敏结果、患者基础情况，以及有无迁徙性病灶、过敏史等选用合适药物治疗。若为甲氧西林敏感株，应首选半合成青霉素如苯唑西林和氯唑西林；若青霉素过敏或不能耐受半合成青霉素，可选用万古霉素（或去甲万古霉素）或头孢唑林，其他可选用药物包括替考拉宁、克林霉素、头孢洛林等药物治疗。对于 MRSA 及 MRSE 败血症，万古霉素的 MIC<1μg/ml 时，首选万古霉素（或去甲万古霉素），MIC>2μg/ml 时，提示对万古霉素的抗菌活性降低，应换用其他药物包括利奈唑胺、达托霉素、特拉万星、头孢洛林等。万古霉素血药谷浓度是指导剂量调整最关键和最实用的方法，首次谷浓度测定应在第 5 次给药前，有效血药谷浓度为 15～20mg/L，疗程中应间断监测血药谷浓度。疗效不佳或持续血培养阳性时需明确有无感染性心内膜炎和/或其他部位迁徙性病灶，必要时外科手术或清创（心脏瓣膜置换术、脓肿引流术等）并延长疗程。目前一些新药如利奈唑胺、达托霉素，以及奎奴普丁/达福普汀、头孢洛林等对于革兰氏阳性球菌均有较好的疗效。达托霉素作为 MRSA 败血症的拯救治疗选择，适用于万古霉素治疗失败、糖肽类不能耐受或肾功能不全患者，因为既往万古霉素治疗失败或 MRSA 菌株对万古霉素中敏是达托霉素耐药的重要危险因素，应确认达托霉素的敏感性，同时，达托霉素的剂量应考虑增加至 8～12mg/（kg·d），或者可以联合头孢洛林。由于利奈唑胺是抑菌药物，疑诊 CRB-SI、心内膜炎时不应单独使用。

（3）其他革兰氏阳性球菌败血症：以链球菌和肠球菌属多

见。A 组溶血性链球菌通常对青霉素敏感，B 组链球菌的敏感性略差，因此，前者可单用青霉素 G 或阿莫西林，亦可选用第一代头孢菌素、克林霉素或者万古霉素等，而治疗后者宜加用氨基糖苷类，应避免使用氟喹诺酮类、四环素类。耐青霉素肺炎链球菌首选第三、四代头孢菌素，或大剂量阿莫西林、万古霉素、利奈唑胺等，或联合利福平治疗。肠球菌属主要包括粪肠球菌和屎肠球菌，其中粪肠球菌对于氨苄西林或青霉素耐药较少见，而屎肠球菌耐药更多见，当肠球菌属对青霉素敏感时，可选择氨苄西林联合氨基糖苷类药物，若对青霉素耐药，可选用万古霉素（去甲万古霉素）或替考拉宁联合氨基糖苷类，但应警惕肾毒性的发生，当对万古霉素耐药时，首选达托霉素联合氨苄西林或者头孢洛林治疗。

（4）革兰氏阴性菌败血症：应参照体外药敏试验结果选择合适抗菌药物。临床常选用广谱青霉素类，第三、四代头孢菌素，氨曲南，碳青霉烯类或 β-内酰胺类/β-内酰胺酶抑制剂复方制剂，可联合应用氨基糖苷类或氟喹诺酮类抗菌药物。产 ESBLs 革兰氏阴性杆菌所致者，碳青霉烯类为可靠的抗菌药物，β-内酰胺酶抑制剂复方制剂仍具较高敏感性，氨基糖苷类药物主要用于联合治疗。产 AmpC 酶革兰氏阴性杆菌在 β-内酰胺类抗生素中只有第四代头孢菌素与碳青霉烯类敏感，对氨基糖苷类、喹诺酮类的敏感率可在 70% 左右，两者可作为联合用药，除头孢他啶/阿维巴坦外，现有 β-内酰胺酶抑制剂复方制剂、头霉素对产 AmpC 酶细菌感染无效。MDR 铜绿假单胞菌可选用抗假单胞菌 β-内酰胺类联合氨基糖苷类或抗假单胞菌喹诺酮类，广泛耐药者可加用多黏菌素。耐药鲍曼不动杆菌可选用头孢哌酮/舒巴坦、替加环素、米诺环素、多西环素、多黏菌素等的两药联合治疗，舒巴坦常需较高的剂量。嗜麦芽窄食单胞菌可选用头孢哌酮/舒巴坦、复方磺胺甲噁唑、氟喹诺酮、氨曲南或替加环素治疗。耐碳青霉烯酶类肠杆菌科细菌（carbapenem-resistant enterobacteriaceae，CRE）对各类抗菌药物的耐药性高，常呈现广泛耐药趋势，目前对 CRE 敏感性相对较高的药物为多黏菌素和替加环素，需要与其他药物联合治疗，临床上常用方案为以多黏菌素或替加环素为主，联合碳青霉烯类、磷霉素、氨基糖苷类等药物，或者替加环素联合多黏菌素方案。头孢他啶/阿维巴坦对于产丝氨酸碳青霉烯酶（主要为 KPC）的致病菌具有非常高的抗菌活性，可单独用于治疗，但对于产金属碳青霉烯酶的致病菌敏感性较差，需同时联合氨曲南治疗，该药物因对鲍曼不动杆菌的抗菌活性较差而一般不作为治疗选择。

（5）厌氧菌败血症：首先要清除病灶或行脓肿引流以改变厌氧环境。抗菌药物可选用甲硝唑、替硝唑、氯霉素、克林霉素、头孢西丁或亚胺培南。由于多为需氧菌或兼性厌氧菌的混合感染，因此，通常需同时对需氧菌进行有效的抗菌治疗。

（6）真菌败血症：念珠菌血症首选卡泊芬净或米卡芬净，其次可选用氟康唑、两性霉素 B 及其脂质体、伊曲康唑注射液、伏立康唑、氟胞嘧啶等药物治疗，氟胞嘧啶不宜单独使用，严重者可联合用药。

（7）其他：单核细胞性李斯特菌对青霉素高度敏感，常选用青霉素或氨苄西林与庆大霉素联合。鼠伤寒沙门菌易于耐药，宜根据药敏结果选择用药，一般对第二、三代头孢菌素和氟喹诺酮类药物高度敏感。

（三）治疗局部感染病灶及原发病　条件许可时应尽早处理原发感染灶。化脓性病灶应尽可能地给予切开引流，清除坏死组织和异物。梗阻性胆道或泌尿道感染者应解除梗阻。药物或疾病所致免疫抑制状态应考虑停用或减量使用免疫抑制剂，积极控制基础疾病。静脉留置导管相关败血症，目前主张对于外周静脉导管和短期使用的中心静脉导管应及早拔除或更换，长期留置导管若病情严重或有并发症者，也应拔除导管。

【预防】

（一）控制传染源　医院高危者常规筛查多重耐药病原菌以早期发现和及时隔离，减少交叉感染及败血症的发生可能。医护人员慢性带菌者应暂时调离病房并给予积极治疗。避免滥用抗菌药物和免疫抑制剂，减少耐药菌株的产生及二重感染的发生。抗菌药物应用期间严密观察有无继发真菌感染，如有发生，需及时处理。加强压疮的防治。

（二）切断传播途径　医护人员必须严格执行消毒隔离制度及无菌操作规程，强化手卫生措施，防止院内交叉感染。严格规范各种侵袭性操作指征，加强各类留置导管的局部消毒、无菌防护及定期更换等。尽量缩短患者住院时间，减少院内感染机会。

（三）保护易感人群　积极治疗可伴发免疫功能缺陷的原发疾病。及时处理局部损伤，以免发生感染。加强围生期保健工作，产前行阴道分泌物检查，如培养发现 B 组溶血性链球菌应及时治疗，以免新生儿受染。对新生儿室、烧伤病房及血液恶性肿瘤接受化疗者或骨髓移植者宜采取防护性隔离，预防医院感染的发生。加强营养支持，提高机体免疫力。

（四）病原菌及其耐药性监测　建立和完善医院感染监控系统，通报各地细菌、真菌感染及其耐药情况，合理使用抗菌药物，减少耐药菌株的发生。建立全国性细菌、真菌耐药监测网，及时掌握细菌耐药性变迁动态，制定与指导临床合理使用抗菌药物的指南，以及追踪和控制多重耐药菌株的流行。

推荐阅读

1. HU F,ZHU D,WANG F,et al. Current status and trends of antibacterial resistance in China[J]. Clin Infect Dis,2018,67(S2):S128-S134.
2. Chinese XDR Consensus Working Group,et al. Laboratory diagnosis,clinical management and infection control of the infections caused by extensively drug-resistant Gram-negative bacilli:a Chinese consensus statement [J]. Clin Microbiol Infect,2016,22 Suppl 1:S15-S25.

第十一章　真菌性疾病

第一节　概　　论

朱利平

临床真菌病可根据侵犯的部位不同而分为浅部和深部真菌病两大类。浅部真菌病是由皮肤癣菌侵犯皮肤、毛发和指（趾）甲，寄生或腐生于表皮角质、毛发和甲板的角蛋白组织中所引起的一类疾病，简称为癣，其中包括头癣、体股癣、手足癣、甲癣和花斑癣等。而深部真菌病则是指侵犯角质层以下的皮肤、皮下组织或全身各系统组织器官的真菌感染，近年来改称为侵袭性真菌病。根据真菌致病性的特点，又可分为条件致病菌和非条件致病菌，条件致病菌主要好发于免疫功能低下人群，尤其是在医院内的危重病患者。

众所周知侵袭性真菌病发病率呈明显上升趋势，且病死率长期居高不下，已成为诸多学科共同关注的问题。致病性真菌仍以念珠菌和曲霉最为常见，其次为隐球菌、毛霉、肺孢子菌等。好发于血液系统恶性肿瘤、骨髓移植、实体器官移植、大剂量糖皮质激素使用等免疫功能低下人群，以及中央静脉导管留置、腹部外科手术等生理屏障破坏患者。与此同时，随着国内和国际间人员的频繁互动，一些在南美等地区多见的非条件致病菌所致感染，如组织胞浆菌病、粗球孢子菌病等在国内也屡见诸报道。此外，艾滋病患者并发机会性真菌感染如隐球菌病和马尔尼菲篮状菌病等也相当多见。因此，侵袭性真菌病是我们目前所面临的重大挑战。但值得庆幸的是，已有较多新型抗真菌药物不断问世，如两性霉素 B 脂质体、伊曲康唑的水溶制剂、伏立康唑、泊沙康唑、艾沙康唑、卡泊芬净、米卡芬净、阿尼芬净等，为侵袭性真菌病的有效治疗带来了希望。在此基础上，欧美、澳大利亚、日本等地相继出台并更新侵袭性真菌病的诊断和治疗指南，我国众多学科也先后制订和更新相应的诊断和治疗原则与共识，为规范和提高对侵袭性真菌病的认识，降低其发病率和死亡率起到关键性作用。

【侵袭性真菌病的临床诊断策略】

侵袭性真菌病如侵袭性肺曲霉病等病情凶险，进展迅速，早期诊断、早期治疗已成为降低病死率的关键。但因其临床表现并无特异性，传统培养耗时较长，且敏感性也不够，而组织病理活检也因病情危重难以广泛开展。虽然如此，近 20 年来在诊断技术的认识上有了很大提高：①胸部高分辨率 CT 所表现的晕征（halo sign）、新月征（crescent sign），为侵袭性肺曲霉病早期特征性改变，在粒细胞缺乏患者其阳性率可高达 80% 以

上，具有重要的诊断价值。但近年也应注意到晕征、新月征在非粒细胞缺乏患者并不多见，还应与原发病或细菌、结核及其他真菌感染相鉴别。此外，在血液病患者治疗中胸部 CT 新出现所谓的"反晕征（reversed halo sign）"特征性病灶时，即肺部病灶中心为低密度结节样损害，周围有环状高密度影，应高度疑及肺部侵袭性丝状真菌病的可能。②血清曲霉特异性半乳甘露聚糖抗原试验（GM 试验），主要应用于干细胞移植和血液恶性肿瘤接受高强度化疗患者，给侵袭性真菌病的早期诊断和治疗带来很大提高，已成为临床诊断的重要依据之一，并有研究指出 GM 的动态监测还可作为感染患者疗效及预后评估的重要参数。但 GM 试验的敏感度和特异度差异较大，敏感度为 30%~100%，特异度 38%~98%，究其原因主要与结果的假阳性和假阴性有关，假阳性可发生在使用阿莫西林/克拉维酸、哌拉西林/他唑巴坦等抗菌药物，或进食某些食品时，且与马尔尼菲篮状菌、拟青霉、组织胞浆菌等有交叉抗原反应。另有报道在造血干细胞移植（hematopoietic stem cell transplantation，HSCT）患者移植后 100 天内，或出现慢性肠道移植物抗宿主病（graft versus host disease，GVHD）时，也会有假阳性发生。假阴性则经常发生在抗真菌药物治疗后，包括预防用药和经验性治疗时。此外，还有报道 GM 试验检测烟曲霉感染的敏感性较非烟曲霉低。虽然血清 GM 试验存在一定的不足之处，但近年来人们研究发现，GM 试验也可应用于侵袭性肺曲霉病患者的肺泡灌洗液检测，多项临床前瞻性对照研究及荟萃分析结果显示，其敏感度和特异度均较血清标本高，动物实验还证实肺泡灌洗液 GM 阳性结果出现时间要较同步血清检测早，提示肺泡灌洗液 GM 检测更符合我们所期望的早诊断、早治疗目标，成为侵袭性肺曲霉病早期诊断的又一有效方法。③血清真菌特异性抗原 (1,3)-β-D-葡聚糖检测（G 试验），对于侵袭性真菌病的诊断也有一定的帮助，其敏感度为 47%~64%，特异度 88%，但透析、溶血、黄疸患者，或输注白蛋白、丙种球蛋白，甚至某些细菌感染会导致其假阳性。④近年来陆续报道应用免疫层析胶体金方法诊断侵袭性曲霉病、隐球菌病，该方法可以特异性检测患者血清、脑脊液和尿液等临床标本，方法快速简便，能在 15 分钟内分别对曲霉、隐球菌作出特异性诊断，具有很好的实用价值；分子诊断技术也一直令人期待，新近实时 PCR 诊断侵袭性曲霉试剂盒在国外已批准临床使用，能达到早期快速诊断的目标，此外一些新型分子诊断技术如基质辅助激光解吸电离飞行时间质谱（MALDI-TOF-MS）、病原体宏基因组学检测技术，又称宏基因组二代测序（metagenomic next generation sequence，mNGS）也已开始试用于临床诊断和分子鉴定，为侵袭性真菌病

的早诊断、早治疗提供了可能。因此目前在侵袭性真菌病的诊断策略上提出了分级诊断理念,主要根据宿主高危因素(如持续粒细胞缺乏、实体器官移植等)、临床特征[临床症状、体征及影像学特征性改变(晕轮征、新月征)等]、微生物学检查(痰和肺泡灌洗液的真菌涂片、培养、血清曲霉特异 GM 试验、血清真菌特异 BG 试验等)和组织病理学改变(病理切片和组织真菌培养)的结果,制订出相应的临床诊断策略。具体如下:①拟诊(possible),同时符合宿主发病危险因素、临床特征;②临床诊断(probable),同时符合宿主发病因素、临床特征和微生物学非确诊检查结果阳性者;③确诊(proven),无菌体液或组织标本真菌培养阳性和/或组织病理见真菌感染特征性改变者。此外,还需与细菌、结核、放线菌、奴卡菌等感染性疾病,以及恶性肿瘤、结节病等非感染性疾病相鉴别。

【抗真菌药物治疗基本原则】

我们在选择抗真菌药物时主要根据以下两方面来考虑:首先,应尽可能多收集一些临床真菌感染的微生物学证据,积极开展呼吸道等临床标本的真菌涂片、培养,以及胸部 CT 的动态监测,有条件的单位还可进行 GM 试验和 G 试验,一旦明确病原菌即可根据感染部位、感染严重程度、患者基础情况、病原菌种类及其药敏结果等情况来确定个体化的治疗方案。其次,对于严重感染患者,在病原菌未明确前,可给予经验性抗真菌治疗,待明确病原菌后,根据经验治疗的疗效和药敏试验结果调整用药。严重感染者应选择静脉给药,必要时可联合用药。在应用抗真菌药物的同时,应积极治疗可能存在的基础疾病,增强机体免疫功能。有指征时需进行外科手术治疗。此外,每个抗真菌药物都有其独特的抗菌谱、药效和药代动力学特点,以及不同程度的毒副作用,加之许多真菌感染高危患者常合并其他疾病,需要接受多种药物治疗,因此抗真菌药物的合理选择和应用尤为重要。两性霉素 B 仍然是我们不可或缺的一线抗真菌药物,如隐球菌性脑膜炎的治疗,尽管氟康唑能很好地透过血脑屏障,但迄今为止两性霉素 B 仍是隐球菌性脑膜炎治疗的首选药物,同时也对毛霉感染治疗有效,但其不良反应大大制约其广泛应用,特别是危重患者都存在不同程度的重要器官功能障碍。两性霉素 B 脂质体虽能显著降低其不良反应,但费用相对昂贵,使其应用受到一定限制。目前治疗侵袭性真菌病常用的还有三唑类、棘白菌素类和嘧啶类抗真菌药物,但有一点是值得注意的,即现有的任何一种抗真菌药物都不能对所有真菌具有抗菌活性,每种药物的局限性就应加以规避。如氟康唑对克柔念珠菌天然耐药,对光滑念珠菌抗菌活性差,对丝状真菌不具抗菌活性;伏立康唑对毛霉无效,两性霉素 B 对葡萄牙念珠菌、土曲霉、黄曲霉活性差;卡泊芬净、米卡芬净对隐球菌、镰刀霉、毛霉无效。选择合适的抗真菌药物时还需考虑抗菌活性以外的诸多因素。如同治疗细菌感染一样,给药途径和药物清除途径通常是药物选择时重要的考虑因素,尤其是真菌感染明确时更是如此。在真菌易感的患者中,经常存在胃肠道黏膜不完整、肝肾功能不全和静脉通路受限等问题。因此,正确评价这些药物的吸收、分布、代谢、排泄等药代动力学特点至关重要。

【抗真菌药物治疗策略】

根据前述分级诊断,采取相应的抗真菌药物分级治疗策略,包括预防治疗、经验性治疗、诊断驱动治疗和确诊治疗,由此参照指南选择相应治疗药物。

(一)预防治疗　主要针对血液病中易发生侵袭性真菌病的极高危患者,如急性髓性白血病和异基因造血干细胞移植患者,首选药物为泊沙康唑口服悬液,其次包括伊曲康唑、米卡芬净、卡泊芬净、伏立康唑等。在二级预防治疗中,推荐伏立康唑、泊沙康唑、卡泊芬净等治疗。对于实体器官移植的部分高危患者,也推荐抗真菌药物的预防治疗,但不同器官移植患者其预防药物选择也不完全相同,如肝移植出现肾衰竭需要血液滤过治疗者、再次肝移植术、暴发性肝衰竭、终末期肝病模型(model for end-stage liver disease, MELD)评分 ≥30 等患者,其继发真菌感染以念珠菌和曲霉为主,药物选择除了考虑其抗真活性外,还要考虑其不良反应和药物相互作用,故主要推荐氟康唑用于念珠菌病高危患者的预防,棘白菌素类用于念珠菌和曲霉的高危患者预防。肺移植高危患者曲霉最为多见,其次为念珠菌,主要选用伏立康唑或伊曲康唑预防,也可选用棘白菌素类药物预防。小肠或胰腺移植的围手术期,以念珠菌感染多见,对于其高危人群多采用氟康唑预防治疗;而普通心脏、肾移植患者通常不建议常规抗真菌药物预防。入住 ICU 患者通常不建议抗真菌药物常规预防治疗,但也有认为十二指肠穿孔、腹部大手术患者可酌情考虑氟康唑预防。

(二)经验性治疗　是指有侵袭性真菌病高危因素患者,已出现感染临床特征并有真菌感染可能时采取的抗真菌治疗。较多见于血液恶性肿瘤高强度化疗或异基因造血干细胞移植患者,因持续发热伴粒细胞缺乏,充分抗细菌药物治疗无效时给予抗真菌治疗,亦称之为发热驱动治疗。此类患者因曲霉最常见,其次为念珠菌,药物选择主要针对曲霉,同时也需对念珠菌有效,推荐选用伏立康唑或棘白菌素类药物。这种治疗策略的最大好处是可以尽早控制侵袭性真菌感染,降低病死率,最大弊端则是其中有相当一部分患者并非真菌感染,从而导致过度治疗,增加药物耐药性、不良反应和费用。为尽可能减少过度治疗的可能性,目前更主张在治疗前应积极寻找更多的诊断依据,随着诊断依据的增多,治疗的针对性就越强。另美国国立综合癌症网(National Comprehensive Cancer Network, NCCN)肿瘤相关感染的临床实践指南中,推荐持续粒细胞缺乏伴发热患者,如果发现口腔念珠菌病,可早期给予氟康唑经验性治疗。

经验性治疗也可用于非粒细胞缺乏的高危患者,多见于 ICU 或实体器官移植患者,以念珠菌常见,但有多项临床研究显示其疗效并不理想,因而欧洲重症与感染学会不建议对这类患者常规推荐经验性治疗。但有研究表明念珠菌所致感染性休克患者,若 24 小时之内未开始治疗,其病死率高达 97.6%。因此,发热伴念珠菌病高危因素患者,出现血流动力学不稳定时,应在 24 小时内及时给予棘白菌素类药物的经验性抗真菌治疗。

（三）诊断驱动治疗（又称抢先治疗） 是指有侵袭性真菌病高危因素患者，出现感染的临床特征，并有病原学非确诊检查阳性结果时给予的抗真菌治疗。目前念珠菌非确诊检查主要为真菌 G 试验，此外甘露聚糖抗原/抗体检测、mNGS 检测等病原学检测方法已在进一步临床研究中，有望成为新的诊断手段。虽然现有真菌 G 试验因临床检测阳性预测值较低，但为提高其诊断驱动治疗的效率，有研究指出真菌 G 试验结合念珠菌评分和定植指数，可显著提高侵袭性念珠菌病诊断效率。因此，对于有念珠菌高危因素患者，通常以下几项判断很重要：①是否念珠菌病的高危易感人群；②是否存在多次、多部位念珠菌定植；③是否真菌 G 试验的持续异常；④是否经充分抗细菌治疗仍持续发热；⑤病情危重与否。对于病情危重患者推荐棘白菌素类药物；对于病情相对稳定、近期未使用过唑类药物或已知氟康唑敏感菌株，也可以考虑足量氟康唑治疗；如果为耐药菌株，可选用伏立康唑或两性霉素 B 治疗。抗真菌治疗 5 天左右应进行初步疗效评估。侵袭性肺曲霉病的辅助检查有胸部 CT 特征性的晕征、新月征，以及血清曲霉 GM 试验，主要对血液恶性肿瘤高强度化疗或异基因造血干细胞移植等患者，发生粒细胞缺乏时的临床早期诊断和治疗有很大帮助，可显著降低病死率。对于非粒细胞缺乏患者，仅 5% 左右会出现肺影像学特征性改变，且血清 GM 试验存在更多的假阳性和假阴性，因此诊断非常困难。而支气管肺泡灌洗液 GM 试验在非粒细胞缺乏患者中具有较高敏感性，因此，被推荐应用于侵袭性肺曲霉病的诊断驱动治疗。治疗药物选择上，首选伏立康唑，其次伊曲康唑、卡泊芬净、米卡芬净、两性霉素 B 脂质体等。

（四）确诊治疗 侵袭性念珠菌病的确诊治疗有以下三点值得关注，其一，血培养阳性患者应尽早抗真菌治疗，通常建议 12~24 小时内用药，因为有研究显示，尽早治疗可以显著降低病死率。药物以棘白菌素类为首选，包括卡泊芬净、米卡芬净。氟康唑作为次选方案，主要用于病情较轻，且未预防或经验性使用氟康唑者。其二，深静脉导管尽可能拔除，虽然对于导管拔除与否目前尚存争议，但大多数专家推荐对于确诊的导管相关性念珠菌血症，一定要拔除深静脉导管；对于近平滑念珠菌或白念珠菌血症也应拔除导管；对于非粒细胞缺乏患者，疑及导管所致念珠菌血症，也应尽早地拔除导管，而对于粒细胞缺乏的血液病患者，不强烈推荐，但也可考虑导管的拔除。其三，对于持续流血感染患者，还应注意是否产生耐药菌株，尤其是要除外念珠菌所致感染性心内膜炎、眼内炎、骨髓炎、肝脾脓肿等可能。对于侵袭性曲霉病的确诊治疗，根据各治疗指南首选药物是伏立康唑，其次为艾沙康唑、两性霉素 B 脂质体、棘白菌素、伊曲康唑注射液；如果疗效不佳可考虑卡泊芬净、米卡芬净或两性霉素 B 脂质体的补救治疗。此外，难治性曲霉感染的外科手术治疗也是一种补救治疗选择，尤其是脑曲霉病，联合手术治疗的疗效要优于单纯药物治疗。近年来较多报道慢性肺曲霉病，以亚洲人群更为多见，治疗疗程更长，需要 6 个月以上。此外，近年来半侵袭性的支气管曲霉病、非侵袭性的变应

性支气管肺曲霉病报道也越来越多，已引起临床医师的广泛关注。

推荐阅读

DONNELLY J P, CHEN S C, KAUFFMAN C A, et al. Revision and update of the consensus definitions of invasive fungal disease from the European organization for research and treatment of cancer and the mycoses study group education and research consortium [J]. Clin Infect Dis, 2020, 71（6）: 1367-1376.

第二节 念 珠 菌 病

黄海辉 汪 复

念珠菌病（candidiasis）指念珠菌属所引起的急性、亚急性或慢性感染，通常累及皮肤、黏膜，亦可累及内脏和各个系统器官而造成严重后果，是目前发病率最高的深部真菌病。

【病原与流行病学】

念珠菌属于酵母菌，又称假丝酵母菌。能引起人和动物感染的有 10 余种，但超过 90% 的侵袭性感染通常由 5 种常见的念珠菌所致，分别为白念珠菌、光滑念珠菌、热带念珠菌、近平滑念珠菌、克柔念珠菌，其中以白念珠菌毒力最强，也最为常见，其他致病念珠菌属尚有热带念珠菌、吉利蒙念珠菌、葡萄牙念珠菌、挪威念珠菌、皱褶念珠菌等。念珠菌属广泛存在于人体和环境中，是人体正常菌群之一，定植于人体与外界相通的各个器官，包括口咽部、鼻咽部、胃肠道、前尿道和阴道等。内源性感染是主要的感染途径，可以引起皮肤黏膜感染或涉及某些脏器的侵袭性念珠菌病。在侵袭性真菌病（invasive fungal disease, IFD）中念珠菌属是最常见的机会性真菌。在 ICU 患者、实体器官移植和造血干细胞移植受者的 IFD 中念珠菌属所致者占 42%，在医院获得血流感染（bloodstream infection, BSI）中念珠菌属占病原菌的 9%，居第四位。

侵袭性念珠菌病对患者的预后影响显著，美国报道侵袭性念珠菌病的年死亡率为 0.4/10 万，有报道其归因病死率成人为 15%~25%，新生儿和儿童为 10%~15%。侵袭性念珠菌病可使入住 ICU 和住院时间分别增加 12.7 日和 15.5 日，并增加了医疗费用。发生侵袭性念珠菌病的主要危险因素包括念珠菌定植、接受广谱抗菌药物治疗、使用中央静脉导管、全胃肠外营养、胃肠道或心脏外科手术、住院时间延长、入住 ICU、烧伤、早产、中性粒细胞减少、糖皮质激素应用、HIV 感染、糖尿病等。

近年来在临床分离的念珠菌属中，白念珠菌所占比例呈下降趋势。由 41 个国家共 142 个中心参加的 ARTEMIS 全球念珠菌属耐药监测研究结果显示在 1997—2007 年的 10.5 年期间白念珠菌在念珠菌属中所占比例自 70.9% 降至 62.9%~65.0%，而近平滑念珠菌、热带念珠菌和光滑念珠菌等非白念珠菌略呈上升。中国医院侵袭性真菌监测网（the China Hospital Invasive Fungal Surveillance Net, CHIF-NET）在 2009—2014

年 5 年期间数据显示,自血培养标本分离的念珠菌属中白念珠菌占 32.3%、近平滑念珠菌占 28.9%、热带念珠菌占 17.5%、光滑念珠菌占 11.5%、季也蒙念珠菌占 3.1%。然而在某些科室和人群中白念珠菌所占比例下降明显。如 ICU 和某些免疫缺陷人群中的资料显示非白念珠菌检出率上升明显,据报道在 ICU 念珠菌血症患者中,白念珠菌仅占 40%,近平滑念珠菌、光滑念珠菌和热带念珠菌各占 23%、15% 和 9%。非白念珠菌检出比例上升可能与氟康唑应用、手术和年龄>65 岁有关。

【发病机制】

念珠菌感染的来源可以是外源性的,如产妇分娩时新生儿自母体阴道中获得念珠菌,念珠菌阴道炎通过性交可传染给男方引起念珠菌龟头炎。念珠菌感染亦可自医院环境获得。但大部分感染属于内源性感染,即自身口咽部、消化道、阴道等处的念珠菌正常菌群因内外环境改变和人体免疫功能下降而转为致病相,从而引起感染。念珠菌本质上是条件致病菌。感染的发生取决于病原体、宿主及环境多种因素相互作用的结果。

病原体因素包括念珠菌的数量、毒力、入侵途径等。入侵体内的第一步为念珠菌菌体黏附于宿主的上皮细胞上。随后菌体产生芽管,进入细胞内。芽管延长形成菌丝,同时释放多种因子、念珠菌毒素及蛋白酶等,引起组织损伤。宿主因素包括皮肤黏膜屏障是否完整有效。烧伤、大面积创伤、皮肤黏膜局部环境的改变特别是 pH 的变化、外界各种理化因子的刺激都可破坏皮肤黏膜的屏障作用。使用糖皮质激素、广谱抗菌药物引起的菌群失调、应用免疫抑制剂、放疗、化疗、恶性肿瘤、白血病、器官移植等所引起的机体免疫功能的损伤增加了患者对念珠菌属的易感性。此外,一些疾病如糖尿病、氮质血症、肝病、锌缺乏等也有利于念珠菌感染发生,特别是 HIV 感染所致的 CD4 淋巴细胞缺乏,可导致患者完全丧失对念珠菌的抵抗力。

【临床表现】

念珠菌感染无性别差异,可累及任何年龄组,可侵犯人体几乎所有的组织和器官。现分述如下:

1. 口咽部念珠菌病　以口腔念珠菌病最为常见。口腔念珠菌病常见于舌、软腭、颊黏膜、齿龈、咽部等处。黏膜表面覆盖灰白色假膜,边缘清楚有红晕。假膜易刮取,留下湿润的红色糜烂面,可轻度出血,严重者可产生局部溃疡或坏死。患者自觉疼痛、吞咽困难、食欲缺乏。口腔念珠菌病以儿童和老年人最为多见。新生儿多在出生 1 周后出现。假膜可长满整个舌面,引起肿胀,影响吞咽甚至呼吸。向下可延及气管、食管,向外延至口角。长期使用广谱抗菌药物、糖皮质激素、免疫抑制剂、化疗、放疗及白血病、恶性肿瘤等患者,若出现口腔白念珠菌病,应高度警惕可能伴有呼吸道、消化道甚至播散性念珠菌病,应及时作进一步真菌检查。口腔毛状黏膜白斑为特异性的艾滋病早期体征,表现为口腔、舌部假膜性白斑,稍隆起,尤多见于两侧舌缘,表面呈毛状。

2. 食管念珠菌病　主要见于恶性肿瘤和艾滋病患者。表现为食管痉挛、吞咽困难、胸骨后灼痛感,偶可引起上消化道大量出血。食管镜检可见黏膜上白色斑块及广泛炎症。

3. 阴道念珠菌病　为仅次于细菌性阴道病的阴道感染。表现为阴道壁充血水肿,阴道黏膜覆盖灰白色假膜,形态同口腔念珠菌病。阴道分泌物增多,白而黏稠,也可稀薄甚至脓性,典型者伴有豆渣样白色小块。累及外阴时可见红斑、糜烂、溃疡和皲裂。病变可扩展至肛周甚至整个会阴部。外阴部红肿、烧灼感和剧烈瘙痒是本病的突出症状。日久可因搔抓刺激而产生湿疹样变。阴道念珠菌病更多见于妊娠期妇女,也常见于糖尿病患者,其他诱因包括穿着不透气的紧身裤和使用广谱抗菌药物等。可通过性交感染男方,引起念珠菌龟头炎或包皮龟头炎,包皮过长者易感染。

4. 念珠菌血症　单次或多次血培养念珠菌阳性但无器官受累的证据。多见于粒细胞缺乏者或其他高危患者,留置静脉导管也可能是一个原因。最常见的临床表现为发热,常可超过 38℃。偶有畏寒、寒战或血压降低。

5. 急性播散性念珠菌病　临床表现为持续发热、广谱抗菌药物治疗无效。依累及部位不同可表现为脑膜炎、脑脓肿、脑炎、心肌炎、心内膜炎、骨髓炎、关节炎、肌炎等。30%非粒细胞缺乏者出现眼内炎,表现为视物模糊、眼疼痛。眼科检查可见视网膜炎、脉络膜炎、玻璃体脓肿甚至前房脓肿等,单侧或双侧,可导致失明。约 10%的患者可累及皮肤,表现为边缘清楚的痛性红色丘疹,可伴坏死性焦痂,还可有深部脓肿、坏疽性深脓疱样损害、蜂窝织炎、结节等,血小板减少者可有紫癜。皮损真菌检查阳性。静脉注射被念珠菌污染的海洛因液,会出现类型特别的播散性念珠菌病。表现为注射后数小时突然寒战、发热、伴头痛和肌痛,发热时间持续 1~3 天。90%患者随后出现皮肤损害,2 周至数月后 20%~30%的患者可出现骨、关节病变,以肋软骨受累为特征性表现。40%~60%的患者于发热后的 1~2 周出现眼内炎。

6. 慢性播散性念珠菌病　又称肝脾念珠菌病。当白血病患者经治疗缓解、白细胞数恢复正常,而体重持续下降时则应高度怀疑本病。常同时累及其他器官。患者肝肿大,自觉腹痛。血碱性磷酸酶可明显升高,其余肝功能指标正常或轻度异常。CT、MRI 或超声检查可见肝脏和/或脾脏中有小的、周边分布的、靶状脓肿(又称牛眼征)。

7. 泌尿系统念珠菌病

(1)肾念珠菌病:约 80%播散性念珠菌病累及肾脏,少数为泌尿道的上行感染所致。主要症状为发热、寒战、腰痛和腹痛,常导致肾脓肿形成或因菌块阻塞导致肾盂积水或无尿。婴儿常有少尿或无尿。尿常规检查可见红细胞、白细胞、蛋白和管型。尿液直接镜检和培养念珠菌阳性。若中性粒细胞减少患者伴发热和念珠菌尿,应高度怀疑播散性念珠菌病的可能。

(2)念珠菌膀胱炎:念珠菌性膀胱炎症状与细菌性膀胱炎相似,可出现尿频、尿痛、尿急及血尿等。尿液念珠菌检查阳性。膀胱镜检可见膀胱壁上白色假膜,除去后易出血。

8. 下呼吸道念珠菌病　原发性支气管和肺部念珠菌病罕见。肺念珠菌病多为血源播散性念珠菌病累及肺部的表现。

9. 念珠菌骨髓炎和关节炎　念珠菌骨髓炎主要见于中性粒细胞减少及低体重新生儿所患播散性念珠菌病的血行播散，偶可见于外伤或外科手术的直接接种。临床表现与细菌性骨髓炎相似，表现为局部疼痛，可形成瘘管，有溶骨现象，但常无发热。好发于腰椎和肋骨。念珠菌关节炎可见于关节治疗术后如抽吸关节液、关节内注射或人工关节植入手术等，但多为播散性念珠菌病的血行播散。临床表现同急性细菌性关节炎。

10. 念珠菌心内膜炎　多见于心脏瓣膜病、静脉注射毒品、接受心脏手术或心导管检查的患者。起病突然或隐匿。有发热、食欲减退、乏力和体重下降、贫血等。50%～90%的患者出现心脏病理性杂音，30%～50%的患者脾大。

11. 念珠菌脑膜炎　多见于已有念珠菌感染的低体重新生儿、衰弱者或神经外科手术者，但更多见于播散性念珠菌病患者。病程慢性，临床表现与细菌性脑膜炎相似。

12. 念珠菌眼内炎　可通过血行播散或手术时直接接种感染。表现为视物模糊、漂浮盲点和眼痛。视网膜检查见源于脉络膜视网膜的眼内白色棉花球样损害，且进展迅速累及玻璃体。

13. 腹腔内念珠菌感染　一般见于血液透析、胃肠道手术和腹腔脏器穿孔患者。先前应用抗菌药物为危险因素。感染一般局限于腹腔，胃肠道穿孔者播散性感染发生率为25%。慢性腹膜透析患者播散者极少。婴幼儿播散相对多见。念珠菌感染亦可累及胆囊和胆管。

【实验室检查】

包括常规微生物学方法、组织病理学检查、免疫生化方法和分子生物学方法。

（一）常规微生物学方法　①镜检见假菌丝或菌丝与芽孢并存是念珠菌属的特征。非无菌部位临床标本直接镜检见假菌丝及孢子，提示该菌处于生长繁殖较旺盛状态，虽不可据此诊断念珠菌感染，但综合患者的宿主因素、临床表现、影像学和其他实验室检查结果仍可作为考虑侵袭性念珠菌病疑似病例因素之一。②临床标本真菌培养：无菌部位所取标本如血液、脑脊液、胸腔积液、腹水、关节腔液、活检组织等培养阳性有诊断意义。开放部位标本如痰液、支气管肺泡灌洗液、粪便、尿液等培养阳性应结合直接镜检结果判断。若两者皆阳性，一般可将培养分离的念珠菌视为致病菌。若直接镜检未见假菌丝，则应对培养阳性的结果进行慎重考虑，不可简单地视为致病真菌。

（二）组织病理学检查　深部念珠菌病的组织反应不具特征性。一般呈急性化脓或坏死，可有多个脓肿或微小脓肿，内含大量中性粒细胞、假菌丝和孢子。正常无菌部位组织病理显微镜检有典型念珠菌假菌丝及孢子，培养呈阳性者可确诊为侵袭性念珠菌病。

（三）免疫生化方法　包括组织胞浆抗原检测、甘露聚糖检测和G试验等。国内现有的血清G试验可作为诊断念珠菌病的辅助指标之一。假阳性见于输注白蛋白或球蛋白、血液透析、输注抗肿瘤的多糖类药物、外科手术后早期等。

（四）分子生物学方法　二代测序技术可以直接检测临床标本，但其结果解释及诊断价值评估需结合临床谨慎进行。T2 Candida Panel可快速[(4.4±1.0)h]直接检测血液标本中的常见念珠菌。

【诊断】

根据患者有否宿主高危因素、临床表现和真菌学依据，进行分层诊断：①拟诊（possible），同时具有宿主危险因素和临床特征者；②临床诊断（probable），拟诊基础上兼有微生物学非确诊检查结果阳性；③确诊（proven），临床诊断基础上无菌体液或组织标本真菌培养为念珠菌和/或组织病理见侵袭性念珠菌病特征性改变。确诊病例的诊断，可有或无宿主因素或者其他临床特征。但血培养有念珠菌属的患者需有与分离真菌感染相符的临床症状和体征。

【治疗】

（一）治疗原则　抗真菌治疗应综合考虑罹患念珠菌病部位（病种）、感染念珠菌菌种、患者的基础病和危险因素、药物的抗真菌作用和PK/PD特点进行抗真菌治疗，并优化给药方案。对病原菌已明确的确诊和临床诊断病例，可进行针对病原菌的抗真菌治疗；对拟诊侵袭性念珠菌病病例可予以经验治疗；对具有侵袭性真菌病高危因素的患者，如有迹象提示侵袭性真菌病存在时，可予先发治疗。

（二）念珠菌病的治疗策略

1. 预防性治疗　ICU侵袭性念珠菌感染的预防推荐氟康唑，可用于侵袭性念珠菌病高发成人ICU中的高危患者（超过5%）。棘白菌素类可作为备选方案。推荐ICU患者每日用洗必泰沐浴，业已证明可以减少包括念珠菌血症的发生率。

2. 经验治疗　对于有侵袭性念珠菌病高危因素及不明原因发热的危重患者，应当根据临床危险因素和侵袭性念珠菌感染的标志物和/或无菌部位的培养结果等进行评估，及时给予经验治疗。对于有上述危险因素和有感染性休克临床症状的患者应尽早开始经验抗真菌治疗。在ICU非粒细胞缺乏患者疑似念珠菌病的首选经验治疗是棘白菌素类。氟康唑可作为近期无吡咯类暴露且无氟康唑耐药菌株定植患者的备选方案。两性霉素B脂质体可用于不能耐受其他抗真菌药物的患者。对疑似侵袭性念珠菌病经验治疗有改善的患者推荐疗程为2周。对经验抗真菌治疗4～5天无临床应答的患者及抗真菌治疗后始终无侵袭性念珠菌感染证据，或具有很高阴性预测值的非培养检测结果阴性时，应考虑停止抗真菌治疗。

3. 先发治疗　在具有侵袭性真菌病高危因素患者中，如有侵袭性真菌病的临床影像学或实验室检查中替代指标呈阳性，提示侵袭性真菌病存在时，可予先发抗真菌治疗。

4. 病原治疗　对已明确病原菌患者的抗真菌治疗，念珠菌菌种的不同是选择治疗药物的重要考虑因素之一。因为不同菌种对各类抗真菌药药敏情况存在差异。

由于真菌病原流行病学不完全相同，且有些抗真菌药物在新生儿中的有效性和安全性尚未建立，所以新生儿念珠菌病预防和治疗选用药物与成人并不完全相同。

（三）各种念珠菌病的抗真菌治疗方案（不包括新生儿）

1. 念珠菌血症

（1）非粒细胞缺乏患者念珠菌血症的治疗：初始治疗推荐棘白菌素类。氟康唑可作为备选方案，但限于非危重患者和氟康唑敏感念珠菌感染患者。建议对所有血源性和其他临床分离的念珠菌进行吡咯类药敏试验。对于前期使用棘白菌素类治疗的患者、感染光滑念珠菌或近平滑念珠菌的患者，应该进行棘白菌素类药敏试验。如果分离的念珠菌对氟康唑敏感（如白念珠菌）并且患者病情稳定，初始抗真菌治疗后随访血培养阴性，可以由棘白菌素类改为氟康唑继续治疗（通常在5~7天内）。如为光滑念珠菌感染，除非药敏试验提示对氟康唑或伏立康唑敏感，才可更换为更高剂量的氟康唑。如果患者不能耐受或无法获得上述抗真菌药物或耐药，可以选用两性霉素B脂质体。使用两性霉素B脂质体治疗5~7天后，对氟康唑敏感的念珠菌感染患者，病情稳定，且在抗真菌治疗后随访血培养阴性时，推荐更换为氟康唑继续治疗。对于可疑对吡咯类和棘白菌素类药物耐药的念珠菌感染患者，推荐使用两性霉素B脂质体。伏立康唑作为初始治疗较氟康唑没有明显优势，伏立康唑口服制剂推荐用于克柔念珠菌感染的菌血症降阶梯治疗方案。对于无明显迁徙病灶的念珠菌血症，建议疗程为念珠菌从血液清除并且念珠菌血症临床症状缓解后2周。

（2）粒细胞缺乏患者念珠菌血症的治疗：初始治疗推荐棘白菌素类药物。两性霉素B脂质体为有效方案，但因其潜在毒性临床少用。氟康唑可用作非危重症和无吡咯类暴露患者的备选方案。氟康唑可用于持续粒细胞缺乏、病情稳定、敏感菌株感染且血培养转阴患者的降阶梯治疗。伏立康唑可用于需要覆盖曲霉的情况。粒细胞缺乏念珠菌血症患者，病情稳定、念珠菌已从血液中清除，并且分离的念珠菌对伏立康唑敏感，推荐伏立康唑用于降阶梯治疗。克柔念珠菌感染时建议使用棘白菌素类、两性霉素B脂质体或伏立康唑。无迁移病灶的念珠菌血症推荐最短疗程为2周，自血培养转阴和临床症状缓解后开始计算。对于持续性念珠菌血症患者，如预估计为长期粒细胞缺乏可考虑输注粒细胞集落刺激因子（granulocyte colony stimulating factor，G-CSF）。

（3）导管相关性念珠菌血症：确诊者一定要拔除或置换深静脉导管；而对于非粒细胞缺乏患者，当疑及导管所致念珠菌血症，也应尽早拔除导管。而对于粒细胞缺乏且未确定导管相关性感染的恶性血液病患者，也可考虑拔除导管；当导管不能拔除或置换时，建议首选棘白菌素类药物或两性霉素B脂质体，因两者均对生物膜有较强抗真菌活性。

2. 心血管系统念珠菌病

（1）念珠菌心内膜炎：自体瓣膜心内膜炎的初始治疗，建议两性霉素B脂质体±氟胞嘧啶，或大剂量棘白菌素类。对于氟康唑敏感的念珠菌感染患者，若病情稳定，且血培养阴性，推荐使用氟康唑，作为降阶梯治疗方案。对伏立康唑和泊沙康唑敏感而对氟康唑不敏感的念珠菌，口服伏立康唑作为降阶梯治疗。推荐行瓣膜置换术；术后抗真菌治疗至少6周，对于存在瓣周脓肿或其他并发症的患者抗真菌治疗时间需更长。对于无法进行瓣膜置换术的患者，如分离菌株对氟康唑敏感，建议长期使用氟康唑抑制性治疗。人工瓣膜心内膜炎治疗同自体瓣膜心内膜炎，可用氟康唑长期治疗预防复发。

（2）心内植入物相关感染的治疗：对于起搏器和植入式心脏除颤器相关感染，应移除植入装置。治疗同自体瓣膜心内膜炎。如果感染局限在发生器囊袋（generator pockets），取出装置后，至少抗真菌治疗4周。对于累及导线的感染，电极取出后抗真菌治疗至少6周。不能取出的心室辅助装置，治疗同自体瓣膜心内膜炎。如果分离菌株对氟康唑敏感，只要植入装置未取出，建议使用氟康唑长期抗真菌治疗。

（3）念珠菌化脓性血栓性静脉炎的治疗：如有可能应拔除导管，切开、引流或者切除静脉。治疗选用两性霉素B脂质体或氟康唑或棘白菌素类，疗程至少持续至念珠菌血症消除后2周。两性霉素B或棘白菌素类初始治疗有效，临床病情稳定，若念珠菌对氟康唑敏感，可改用氟康唑作为降阶梯治疗。血栓消失，并且临床和培养结果支持，可以作为停止抗真菌治疗的指征。

3. 中枢神经系统念珠菌病初始治疗 推荐两性霉素B脂质体±氟胞嘧啶。初始治疗有效的患者，降阶梯治疗推荐氟康唑。治疗应持续到所有的症状、体征、脑脊液异常和影像学异常恢复。如可行，建议取出感染的中枢神经系统内置人物，包括脑室引流管、分流管、刺激器、神经假体重建装置和释放化疗药物的高分子聚合晶片。若脑室内置人物不能取出，可将两性霉素B脱氧胆酸盐通过脑室置入物通路直接脑室内给药。

4. 念珠菌眼内炎 所有念珠菌血症患者均应由眼科医师作视网膜检查，需要确定粒细胞缺乏患者在治疗的第1周内是否发生眼内炎；对于粒细胞缺乏的患者，建议推迟到粒细胞恢复后再进行眼底检查。

念珠菌脉络膜视网膜炎的治疗，如敏感可选用氟康唑或伏立康唑。如耐药，选用两性霉素B脂质体静脉滴注±氟胞嘧啶。如黄斑受累或伴有玻璃体炎，抗真菌治疗同上，并予以玻璃体内注射两性霉素B脱氧胆酸盐或伏立康唑。伴玻璃体炎者应考虑玻璃体切割术。疗程至少4~6周，最终需要通过反复的眼科检查确定病变痊愈。

5. 念珠菌骨关节感染

（1）念珠菌骨髓炎的治疗：氟康唑疗程6~12个月；棘白菌素类至少治疗2周，继以氟康唑，疗程6~12个月。备选方案为两性霉素B脂质体至少2周，继以氟康唑疗程6~12个月。所有病例均需进行外科处理。

（2）念珠菌关节炎的治疗：氟康唑6周或棘白菌素类2周，继以氟康唑至少4周。备选方案为两性霉素B脂质体，治疗2周后改氟康唑，治疗至少4周。所有念珠菌关节炎病例建议进行外科处理，人工装置相关念珠菌关节炎需取出人工装置。对于人工装置无法取出但分离菌对氟康唑敏感者，推荐氟康唑治疗。

6. 慢性播散性（肝脾）念珠菌病初始治疗 选用两性霉素

B 脂质体或棘白菌素类数周后改口服氟康唑,主要用于对氟康唑敏感的念珠菌病患者。治疗应持续到影像学病变吸收,通常需要数月。对于需要接受化疗或造血干细胞移植的患者,抗真菌治疗应该在高风险期持续应用以减少复发。对于持续发热的患者,可考虑短期(1~2 周)使用非甾体抗炎药或糖皮质激素。

7. 泌尿道念珠菌病

(1) 无症状念珠菌菌尿:若条件允许,建议去除诱因,如拔除导尿管,通常不建议抗真菌治疗。但粒细胞缺乏患者和极低体重新生儿的治疗参照念珠菌血症的治疗。对于需要进行泌尿系手术的患者建议手术前后数天给予口服氟康唑或两性霉素 B 脱氧胆酸盐。

(2) 症状性念珠菌膀胱炎:对于氟康唑敏感念珠菌,建议口服氟康唑疗程 2 周。对于氟康唑耐药的光滑念珠菌,建议两性霉素 B 脱氧胆酸盐疗程 1~7 天,或者口服氟胞嘧啶疗程 7~10 天。若为克柔念珠菌感染,建议两性霉素 B 脱氧胆酸盐,疗程 1~7 天。如果可能,强烈建议拔除导尿管。针对氟康唑耐药菌导致的膀胱炎,如光滑念珠菌和克柔念珠菌,每日给予两性霉素 B 脱氧胆酸盐,连续膀胱冲洗 5 天。

(3) 有症状的念珠菌肾盂肾炎:对于氟康唑敏感菌株,推荐口服氟康唑疗程 2 周。对于氟康唑耐药的光滑念珠菌,推荐两性霉素 B 脱氧胆酸盐疗程 1~7 天±氟胞嘧啶。氟康唑耐药的光滑念珠菌,也可单用口服氟胞嘧啶,疗程 2 周。若为克柔念珠菌感染,建议两性霉素 B 脱氧胆酸盐,疗程 1~7 天。强烈建议解除尿路梗阻,对于留置肾盂造瘘管或输尿管支架患者,如可行应考虑取出或更换。

8. 腹腔内念珠菌感染的治疗 对胃肠道手术时放置的腹腔引流管内念珠菌阳性者并不宜予抗真菌治疗,但对有腹腔内感染临床证据及有念珠菌感染高危因素的患者,包括最近腹部手术、吻合口漏或坏死性胰腺炎的患者,应考虑经验性抗真菌治疗。腹腔内念珠菌感染的治疗应包括控制感染源、适当的引流和/或清创。抗真菌治疗的选择同念珠菌血症或 ICU 非粒细胞缺乏患者的经验性治疗。疗程依据感染源是否充分控制和临床治疗反应而定。

9. 肺念珠菌病 自呼吸道分泌物分离的念珠菌通常为定植菌,很少需要抗真菌治疗。血行播散性念珠菌病继发的肺炎应按播散性念珠菌病予以抗真菌治疗。

10. 口咽部念珠菌病 轻症患者可用克霉唑锭剂,或咪康唑口腔黏膜黏附片,疗程 7~14 天。备选方案为制霉菌素混悬液,或制霉素锭剂,疗程均为 7~14 天。中重度感染患者,口服氟康唑,疗程 7~14 天。对氟康唑治疗后复发病例,可予伊曲康唑口服液或泊沙康唑混悬剂,疗程 28 天。氟康唑治疗后复发病例备选方案为伏立康唑或两性霉素 B 脱氧胆酸盐口服混悬液,另一备选方案是静脉滴注棘白菌素类或静脉滴注两性霉素 B 脱氧胆酸盐。复发性感染病例如需要予以氟康唑长期抑制治疗。HIV 感染患者,强烈建议抗反转录病毒治疗(ART)以减少念珠菌复发。义齿相关的念珠菌病,抗真菌治疗的同时,消毒义齿。

11. 食管念珠菌病 通常需要全身抗真菌治疗。内镜检查前可给予诊断性抗真菌治疗。口服氟康唑,疗程 14~21 天。无法耐受口服治疗的患者,静脉滴注氟康唑,或棘白菌素类。无法耐受口服治疗的备选方案是两性霉素 B 脱氧胆酸盐。患者一旦可耐受口服,应考虑降阶梯口服氟康唑。经氟康唑治疗后复发的病例,可予以伊曲康唑口服液或伏立康唑口服或静脉滴注,疗程 14~21 天。氟康唑治疗后复发病例的备选方案,推荐棘白菌素类治疗 14~21 天,或两性霉素 B 脱氧胆酸盐,疗程 21 天。氟康唑治疗后复发病例,也可口服泊沙康唑混悬液或泊沙康唑缓释片剂。复发性食管念珠菌病病例,长期抑制治疗可给氟康唑。对于 HIV 感染患者,强烈建议进行 ART,以减少念珠菌感染复发。

12. 外阴及阴道念珠菌病的治疗 单纯性念珠菌阴道炎的治疗,局部抗真菌药物是最佳选择。单剂氟康唑口服,可作为单纯性念珠菌阴道炎的备选方案。对于严重的急性外阴阴道炎,推荐氟康唑口服。对光滑念珠菌外阴阴道炎,选用硼酸明胶胶囊经阴道局部给药,疗程 14 天。对光滑念珠菌感染的另一备选方案是用制霉菌素阴道栓剂,疗程 14 天。针对光滑念珠菌感染的第三种方案是每日单用氟胞嘧啶霜或前者联合两性霉素 B 霜剂,疗程 14 天。复发性念珠菌阴道炎,先局部用药或口服氟康唑治疗 10~14 天,然后口服氟康唑每周 1 次,治疗 6 个月。

推荐阅读

1. XIAO M,SUN Z Y,KANG M,et al. Five-year national surveillance of invasive candidiasis:species distribution and azole susceptibility from the China Hospital Invasive Fungal Surveillance Net(CHIF-NET)study [J].J Clin Microbiol,2018,56(7):e00577-18.

2. PAPPAS P G,KAUFFMAN C A,ANDES D R,et al. Clinical practice guideline for the management of candidiasis:2016 update by the Infectious Diseases Society of America[J]. Clin Infect Dis,2016,62(4):e1-e50.

3. DONNELLY J P,CHEN S C,KAUFFMAN C A,et al. Revision and update of the consensus definitions of invasive fungal disease from the European Organization for Research and Treatment of Cancer and the Mycoses Study Group Education and Research Consortium[J]. Clin Infect Dis,2020,71(6):1367-1376.

4. 中国成人念珠菌病诊断与治疗专家共识组.中国成人念珠菌病诊断与治疗专家共识[J].中华内科杂志,2020,59(1):5-17.

第三节 隐 球 菌 病

朱利平

隐球菌病(cryptococcosis)是由隐球菌所致全身感染性疾病,主要侵犯中枢神经系统和肺脏,亦可侵犯皮肤、黏膜、骨骼及肝脏等组织、器官。该病好发于艾滋病、实体器官移植,以及其他免疫功能低下人群,也可发生在免疫功能正常患者。多见于成年人,临床感染常呈亚急性或慢性过程,该病极易误诊、漏诊,而早期诊断和积极治疗可显著降低病死率。

【病原】

隐球菌属(*Cryptococcus*)至少有 30 个种,其中具有致病性的主要是新型隐球菌(*C. neoformans*)和格特隐球菌(*C. gattii*),过去分别称之为新生隐球菌新生变种和新生隐球菌格特变种,其他种类隐球菌如罗伦隐球菌、浅白隐球菌等偶有引起人类感染,而我们通常所指隐球菌主要是新型隐球菌。隐球菌呈圆形或椭圆形,直径一般在 4~6μm,个别可达 20μm,大小为红细胞的 2~3 倍。能保留革兰氏染色,过氧化物酶-抗过氧化物酶(peroxidase-anti-peroxidase,PAS)染色菌体呈红色,菌体被宽厚的荚膜所包裹(图 10-11-3-1),荚膜比菌体大 1~3 倍,芽殖方式繁殖。隐球菌在普通培养基生长良好,生长最适宜温度为 30℃左右,且能在 37℃生长,而非致病性隐球菌在 37℃不能生长。能同化 D-葡萄糖、D-半乳糖、蔗糖、麦芽糖等,而不能同化乳糖、蜜二糖。其氮源主要为含氮有机化合物,但不利用缬氨酸,也不能还原硝酸盐。绝大多数隐球菌产生尿素酶,在隐球菌胞内有酚氧化酶,能作用于多巴、单酚或双酚化合物,产生黑色素(melanin),保护自身在宿主体内存活,同时又有致病性。

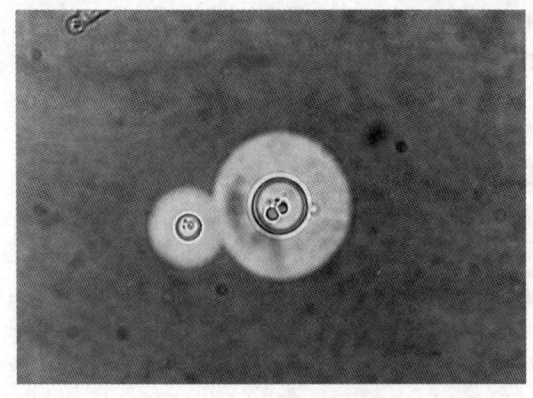

图 10-11-3-1 新型隐球菌(在墨汁涂片中,显示荚膜)

隐球菌荚膜的主要成分荚膜多糖是确定血清型特异性的抗原基础,并与其毒力、致病性及免疫原性密切相关。荚膜多糖主要成分为葡萄糖醛酸木糖甘露聚糖(GXM),其他还有少量半乳糖醛酸木糖甘露聚糖(GalXM)、甘露糖蛋白(MP)等。根据隐球菌荚膜多糖的生化特性将其分为 2 个种和 4 个血清型:①新型隐球菌,血清型为 A 和 D 型;②格特隐球菌,血清型为 B、C 型。隐球菌血清型分布特点以血清型 A/D 最为多见,呈全球性分布,AIDS 患者绝大多数为 A 型;B/C 型格特隐球菌相对少见,B 型主要分布在热带、亚热带地区,澳洲多见,C 型主要出现在美国。我国则以血清型 A 型为主,较少为 B、D 型。此外,隐球菌的基因型主要分为新型隐球菌 VN Ⅰ、Ⅱ型、Ⅳ型、VN B 型和格特隐球菌 VG Ⅰ、Ⅱ、Ⅲ、Ⅳ型。

【流行病学】

隐球菌病在世界各地均有发生,可发生在任何年龄组,多

见于 20~50 岁,儿童相对少见,男性多于女性,呈散发性分布。在非洲和东南亚地区,隐球菌病仍然是 AIDS 患者最常见的机会性感染。我国自 1948 年杨国亮教授在上海发现隐球菌病以来,全国大部分省、市均陆续有报道,且呈逐年增多的趋势,主要发生于有免疫功能低下基础疾病及糖皮质激素长期使用等基础上,艾滋病相关隐球菌病近年来也在增多。但值得注意的是,欧美等地的流行病学数据显示,在非艾滋病相关隐球菌性脑膜炎患者中,多数患者有免疫功能低下基础疾病,仅 7%~32%患者免疫功能正常;而我国患者及新加坡华裔患者的数据显示,有高达 50%~77%的隐球菌性脑膜炎患者为免疫功能正常者,然而新近研究表明部分所谓免疫功能正常患者存在潜在免疫遗传缺陷。此外,格特隐球菌虽好发于澳洲等热带、亚热带地区,但 1999 年在加拿大温哥华岛首次出现格特隐球菌暴发流行,10 年后该地区格特隐球菌感染发病率呈明显上升的趋势,并在与之毗邻的美国北部地区也有新发病例的出现。

(一)传染源 鸽粪是新型隐球菌临床感染的重要来源,鸽子是本菌的携带者,鸽子的嘴喙、双足均可分离到本菌,但鸽子自身却并无隐球菌感染。此外,其他禽类如鸡、鹦鹉、云雀等排泄物也可分离出隐球菌,而土壤中的病原菌则是鸽粪等鸟类排泄物污染所造成。桉树是格特隐球菌的主要传染源。澳洲的动物树袋熊则是格特隐球菌的携带者,在其爪、粪便中均可分离到本菌。

(二)传播途径 隐球菌病主要是从呼吸道吸入,导致肺部感染,进而播散全身;皮肤伤口接种是导致感染的潜在入侵途径;消化道也可能是引起感染的另一途径。一般认为人与人、人与动物之间并不传播。

(三)易感人群 人群普遍易感,但好发于 HIV 感染、实体器官移植、血液系统疾病及造血干细胞移植、自身免疫性疾病、糖皮质激素和免疫抑制剂使用、糖尿病、原发性 CD4+ T 细胞减少症等免疫功能低下患者。

【发病机制与病理】

隐球菌病的发病机制是多因素的,与病原菌的菌量、毒力及机体免疫状态等因素密切相关。

(一)病原菌的致病性 隐球菌荚膜多糖和黑色素是其主要致病因子,荚膜多糖能抑制中性粒细胞的吞噬作用,削弱 T 细胞特异性免疫应答,并诱导产生抗原特异性免疫耐受,从而使其能在体内存活;黑色素是由隐球菌的酚氧化酶将人体内的左旋多巴、多巴胺等酚化而来,能清除宿主效应细胞产生的过氧化物和其他氧化物,保护隐球菌免受攻击。此外,还可产生磷脂酶,能裂解磷脂所产生的各种生物活性化合物,改变感染的微环境,有利于隐球菌在宿主体内存活。

隐球菌还具有嗜中枢神经系统特性,通过血行播散最易侵犯中枢神经系统,往往首先累及脑底池引起脑膜炎,然后经血管周围间隙扩散至脑实质引起脑膜脑炎;还可产生多发性小囊,内含大量酵母菌,称为假性囊肿,并进一步发展形成隐球菌肉芽肿。隐球菌易侵犯中枢神经系统的原因并不十分清楚,可

能通过以下 3 种机制通过血脑屏障:①跨细胞膜转运机制,隐球菌黏附于脑微血管内皮细胞表面,通过诱导内皮细胞骨架重组,被内皮细胞内化并从内皮细胞对侧释放;②细胞旁扩散转运机制,隐球菌通过改变脑微血管内皮细胞之间的紧密连接,直接跨越血脑屏障进入中枢神经系统引起感染;③"特洛伊"木马机制,隐球菌被吞噬细胞吞噬后仍可存活,并以此为载体通过血脑屏障。

（二）宿主的免疫作用　越来越多的研究表明,特异性细胞免疫和体液免疫均可发挥抗隐球菌作用,细胞免疫是机体抵抗隐球菌感染最重要的防御机制。艾滋病患者 CD4$^+$ T 细胞减少后最易感染隐球菌病,也从另一角度证实细胞免疫所起的重要作用。隐球菌侵入呼吸道后,宿主肺泡内巨噬细胞、树突状细胞、上皮细胞、内皮细胞等固有免疫细胞在抗体和补体的介导下,通过调理素依赖的和非调理素依赖的途径,与隐球菌表面抗原表位结合,同时巨噬细胞和树突状细胞又可作为抗原呈递细胞,启动适应性免疫应答,两者协同作用吞噬和清除病原菌。因此,免疫功能正常患者隐球菌感染多呈自限性、亚急性或慢性经过,而免疫抑制患者常表现为进行性、播散性感染。人体中枢神经系统的胶质细胞是构成血脑屏障、脑-脑脊液屏障的重要部分,可阻止隐球菌进入脑实质,该细胞能产生大量细胞因子和一氧化氮以抑制隐球菌生长。脑血管周围的小神经胶质细胞、巨噬细胞在防御隐球菌感染方面也起着重要作用,但脑脊液中缺乏可溶性抗隐球菌抗体、补体激活系统,且脑脊液中的多巴胺成为隐球菌产黑色素的底物,使其致病性增强。此外,当宿主免疫功能重建后还会因炎症反应增强,而引起不同程度免疫重建炎症综合征(immune reconstitution inflammatory syndrome,IRIS)的发生。

本病的病理改变主要为胶质性和肉芽肿性病变。胶质性病变是由成堆的隐球菌菌体在组织内发生黏液样变性而形成。肉芽肿性病变主要由组织细胞、淋巴细胞、成纤维细胞及巨噬细胞组成,在肉芽肿中隐球菌较少。细胞免疫功能低下患者,特别是艾滋病患者的炎症反应轻微,仅见吞噬细胞浸润,病变较为弥散;而机体免疫功能正常患者,炎症反应明显,可见大量淋巴细胞和活化的吞噬细胞浸润,病变相对局限。病原体主要见于组织细胞和巨噬细胞内,HE 染色呈浅蓝色至粉红色,直径 $2 \sim 20 \mu m$,不同形态孢子,其外周常包裹 $2 \sim 10 \mu m$ 厚的荚膜,黏蛋白卡红染色呈鲜红色,阿尔新蓝(Alcian blue)染色呈蓝色,六胺银(GMS)染色则呈黑色。

中枢神经系统病变主要侵犯脑(脊)膜及脑(如大脑的各部位、间脑、脑干、小脑等),导致脑组织充血、水肿,以及继发于血管病变所致脑梗死软化灶。此外,还可形成颅内肉芽肿、脑积水。肺部病变可见多数黄白色或灰白色结节,两肺上下叶、肺门及胸膜均可累及。切面呈黏液胶冻状,可见肺泡扩张,中间充满了大量隐球菌。其他如肾脏病变在肾实质的表面可见散在的泡状突起,肾小球可见隐球菌。皮肤隐球菌也可出现胶质性和肉芽肿性皮损。

【临床表现】

（一）肺部感染　参见第十三篇第三章第八节"支气管-肺真菌病"中的相关内容。

（二）中枢神经系统感染　多见于成年人,起病隐匿,表现为慢性或亚急性过程,少数免疫功能低下患者可急性起病,病死率高。绝大多数患者有头痛,甚至是最早或唯一症状,在确诊前 1~20 周(平均 6 周)出现。初起为间歇性,以后持续并进行性加重,后期头痛剧烈,难以忍受。常伴有发热,体温一般在 39℃ 以下,少数患者可出现高热,发热是艾滋病患者并发隐球菌性脑膜炎的最早症状之一。在病程中部分患者可出现视物模糊、畏光、视力下降,甚至完全失明,可能与隐球菌直接侵犯视神经通道受损、视神经炎、视神经萎缩、脉络膜视网膜炎及颅内压升高有关。除视神经受累外,其他脑神经也会受累,表现为复视、听力下降、偏瘫、共济失调、腱反射亢进或减弱,以及局灶性神经系统的定位体征等。近年来越来越多的研究发现,在治疗过程中有部分患者会出现不同程度的 IRIS,即经抗真菌治疗病情缓解后再次临床表现加重或恶化,但病原菌培养阴性,提示与免疫恢复过程中局部出现显著炎症反应而引起的免疫损伤有关,在艾滋病相关隐球菌性脑膜炎患者中更为常见。

根据临床症状、体征和颅脑影像学改变,一般可分为 3 种临床类型:①脑膜炎型,临床最为常见,病变主要侵犯脑膜,临床主要表现为脑膜刺激征和脑脊液异常;②脑膜脑炎型,艾滋病患者最为多见,除脑膜病变外,还有脑实质的损害,可出现相应部位的症状和体征;③肉芽肿型,相对少见,可因颅内肉芽肿压迫脑神经造成相应的神经系统症状和体征。尽管隐球菌性脑膜炎以脑膜炎型多见,然而约 2/3 患者脑膜刺激征缺如或不明显。此外,HIV 感染或严重免疫功能低下者,常伴有严重颅外播散性感染,包括隐球菌血症、淋巴结炎等。

（三）隐球菌血症　好发于免疫功能低下患者,常伴发隐球菌性脑膜炎、肺隐球菌病或局部脓肿等,临床症状无特征性,可以有发热,也可以体温正常,病情相对较重,治疗疗程相对较长,确诊有赖于血培养阳性。故对于肺隐球菌病、隐球菌性脑膜炎患者,无论有无发热,在治疗前均应行血培养;培养阳性患者要查找潜在免疫功能低下病因、局部感染灶及可能累及的器官。

（四）皮肤和黏膜隐球菌病　多见于播散性隐球菌病患者的皮肤、黏膜受累,但近年来原发病例也屡见报道,尤其是原发性皮肤软组织隐球菌病,以免疫功能正常者多见。皮损为丘疹、痤疮样脓疱或脓疡,易溃烂。在原发接种感染的患者中多表现为局限的下疳型。黏膜损害呈结节性、肉芽肿性或溃疡性损害,多见于齿龈、舌、咽、扁桃体、鼻腔、上颌窦等处的黏膜。

（五）骨、关节隐球菌病　骨隐球菌病的发病率为 5%。全身骨骼均可累及,以脊椎最为多见,其次有颅骨、胫骨、肋骨、髂骨、股骨等。70%以上患者骨骼病变为单一性,患处肿痛,有触痛。影像学呈溶骨性破坏,伴周围软组织炎性肿胀,边缘无纤维组织增生。关节很少受累,常继发于邻近的骨骼病变,可有瘘管形成,病变进展缓慢。

（六）**其他**　由于隐球菌可通过呼吸系统、血液、淋巴系统或局部侵入等方式感染,因此全身各脏器均可累及,如甲状腺、胃、肾上腺、前列腺等。各感染部位所引起的临床表现并无特异性,极易引起临床误诊或漏诊。

【实验室检查】

（一）**常规检查**　外周血白细胞数正常或轻度增高,少数患者明显增高,且以中性粒细胞增多为主。脑脊液压力明显增高,大多数高于 20cmH_2O,甚至 30cmH_2O 以上,脑脊液外观清澈、透明或微混。细胞数轻至中度增多,以单个核细胞增多为主。蛋白含量轻或中度增高,少数患者可以明显增高。糖含量可显著降低,甚至为0。然而免疫功能低下或艾滋病患者脑脊液常规、生化检查可以正常或仅轻度异常。

（二）**真菌学检查**

1.**直接镜检**　脑脊液墨汁涂片镜检方法简便、迅速,约70%隐球菌性脑膜炎患者可获阳性结果。一些急性重症感染的患者,外周血、支气管肺泡灌洗液、骨髓涂片也可发现隐球菌。此外,活检组织病理切片镜检可获阳性结果。但由于技术原因,人工读片时易误诊,因此,该方法不能直接作为病原菌的确诊依据,应行进一步鉴定。

2.**真菌培养**　培养仍然是确诊的"金标准",需时 2~5 天,由于脑脊液中隐球菌含量较少,因此,需多次培养以提高阳性率。由于隐球菌可以全身播散感染,因此,疑及或确诊隐球菌病患者,血液、支气管肺泡灌洗液、尿液、活检组织等可疑病灶标本分离培养具有重要的临床意义。

3.**抗原检测**　主要是检测隐球菌特异性抗原荚膜多糖,已作为临床的常规诊断方法,包括乳胶凝集试验法、ELISA 和侧流免疫层析法(又称胶体金免疫层析法),不仅能检测血清和脑脊液标本,还能检测支气管肺泡灌洗液、肺穿刺吸出物及尿液中的隐球菌抗原。其中胶体金免疫层析法最简便、特异、快速,且在感染早期就能检测到,尤其是脑脊液检测敏感度、特异度极高。但血、脑脊液低滴度时也存在一定的假阳性,如类风湿因子阳性、肿瘤、慢性脑膜炎、系统性红斑狼疮、结节病等患者,以及丝孢酵母等真菌感染也可发生血清抗原交叉反应。此外,也有一定的假阴性,特别是肺部隐球菌病患者,阴性时不能完全除外感染。

（三）**影像学检查**　隐球菌病的影像学表现多样,在不同的病程或病理阶段,其改变各有不同,缺乏特异性,因此有影像学异常时应考虑到隐球菌病可能,尤其是肺部和中枢神经系统病变,隐球菌特异性抗原筛查有助诊断。

【诊断与鉴别诊断】

隐球菌病的诊断需结合患者临床表现及辅助检查结果综合分析,确诊有赖于从各种标本中分离出隐球菌,或病理检查发现隐球菌特征性改变。其中脑脊液或其他标本墨汁涂片镜检、培养,以及隐球菌特异性荚膜多糖抗原检测是诊断隐球菌病的有效方法。此外,组织活检病理和培养也有助于确诊。中

枢神经系统以外的隐球菌病应注意排除中枢神经系统受累的可能。

隐球菌性脑膜炎应与结核性脑膜炎、化脓性脑膜炎、病毒性脑炎及脑肿瘤等相鉴别。肺隐球菌病应与肺结核、肺曲霉病、肺癌等肺部疾病相鉴别。其他部位隐球菌病与其他疾病相鉴别的关键仍然是组织病理和组织培养。

【治疗】

隐球菌病的治疗包括抗真菌药物治疗、对症治疗、免疫制剂治疗、手术治疗及原发病的治疗等。

（一）**抗真菌药物治疗**

1.**隐球菌性脑膜炎**　目前国际上关于隐球菌性脑膜炎治疗主要参照 2010 年美国感染病学会隐球菌病诊治指南,主要将隐球菌性脑膜炎治疗分为三期,采用三种不同的治疗策略,分别为急性期的诱导治疗(induction therapy)、稳定期的巩固治疗(consolidation therapy),以及慢性期的维持治疗(maintenance therapy)。同时又根据患者的不同特点划分为三种人群,即艾滋病、实体器官移植及其他人群,由此分别制订出不同的治疗方案。2018 年 WHO 针对艾滋病相关隐球菌性脑膜炎患者再次更新其治疗方案,主要是缩短两性霉素 B 的疗程,增加氟康唑的治疗剂量。

我国 2010 年发布隐球菌病诊断与治疗专家共识,2018 年又针对隐球菌性脑膜炎制定临床诊治专家共识。国内学者结合自己的临床经验,多主张两性霉素 B 采用低剂量(每日剂量低于 0.7mg/kg)、长疗程(2~3 个月)方案,以降低其严重不良反应,并获得较好疗效。两性霉素 B 建议从小剂量开始,初始剂量 5mg,加入 5% 葡萄糖液 500ml 内避光缓慢静脉滴注(6~8 小时),若无严重不良反应,次日起剂量即可增至 0.5~0.7mg/(kg·d)维持治疗,疗程长短主要根据疗效来判断,一般需 2~3 个月,累计总量 2~3g 方能取得较好的疗效,与此同时,为减少该药物的即刻输液反应,可加入地塞米松(1mg/d)静脉滴注。另也推荐初始两性霉素 B 治疗 4 周以上,待病情稳定后改用氟康唑 600~800mg/d 巩固治疗。如果患者不能耐受两性霉素 B 或治疗不佳患者,也可以给予氟康唑 600~800mg/d 静脉滴注。以上方案均推荐联合氟胞嘧啶 100mg/(kg·d)分 4 次口服,但需观察其不良反应,动态监测血常规和肝、肾功能。此外,近年来有报道两性霉素 B 联合氟康唑、氟胞嘧啶治疗方案,或使用伏立康唑治疗方案有效,但尚有待今后更多临床研究证实。对于一些难治性隐球菌性脑膜炎患者,既往也采用两性霉素 B 鞘内注射治疗,由于其严重不良反应,现不作常规推荐。通常初始治疗的疗程 4 周以上,巩固治疗的疗程 6 周以上,但应根据患者症状、体征、脑脊液检查及颅脑影像学检查综合判断,对于严重免疫功能低下患者疗程应适当延长。由于很多患者合并肺隐球菌病或血隐球菌多糖荚膜抗原滴度很高,故常常巩固治疗后会参照肺隐球菌病给予氟康唑 400mg/d 长程治疗。对于艾滋病患者主张两性霉素 B 联合氟胞嘧啶初始治疗 4 周以上,病情稳定后改用氟康唑 600~800mg/d 巩固治疗 6 周以上,然后给予氟康唑 200~400mg/d 维持治疗 1 年以上。为避免 IRIS

的发生,对于艾滋病相关隐球菌性脑膜炎患者建议抗真菌治疗4~6周后开始 HIV 的 ART 治疗(扩展阅读10-11-3-1)。

扩展阅读10-11-3-1 隐球菌性脑膜炎抗真菌药物治疗方案

2. 肺隐球菌病 见第十三篇第八章第八节"支气管-肺真菌病"的相关内容。

3. 隐球菌血症 血培养阳性往往提示为播散性感染,建议治疗方案参照隐球菌性脑膜炎治疗方案。

4. 皮肤、骨骼等其他隐球菌病 建议全身用药或联合局部手术治疗,治疗方案参照隐球菌性脑膜炎治疗方案。

(二)对症治疗

1. 降颅内高压 降颅内高压是降低早期病死率的关键。常用的降颅内压药物是20%甘露醇或甘油果糖快速静脉滴注;对于顽固性颅内高压者,可每日或隔日行腰穿放脑脊液。恶性颅内高压患者可考虑腰大池置管持续脑脊液外引流,或安装头皮下储液囊脑脊液脑室外引流术,或行脑室-腹腔分流术(VP分流术)。

2. 纠正电解质紊乱 在治疗过程中以低钾血症发生率最高,由于患者纳差,钾盐摄入减少,同时恶心、呕吐,尤其是两性霉素 B 可引起钾盐的丢失过多,导致顽固性低钾血症。因此在治疗过程中应密切监测血钾,及时补充钾离子。

3. 其他 输注两性霉素 B 时即刻反应如寒战、发热、头痛等症状的处理,发生静脉炎的局部处理,以及动态监测药物引起的血细胞、肝、肾、心脏等功能损害。同时应注意加强营养,原发基础疾病的治疗等。

【预后】

未经抗真菌药物治疗的隐球菌性脑膜炎患者均会死亡,治疗后仍有10%~40%的病死率。部分患者治愈后留有严重的后遗症,包括视力丧失、脑积水、智能减退等。临床经验表明,有以下因素者预后不佳,病死率高:①急性起病;②意识障碍是早期病死率高的最重要因素;③数周才明确诊断;④出现明显的神经系统定位体征如偏瘫、癫痫等;⑤有显著脑积水;⑥发生播散性隐球菌病;⑦脑脊液细胞数在一定程度上反映了机体对感染的应答能力,细胞总数低于 20×10^6/L;⑧血、脑脊液隐球菌抗原滴度显著增高;⑨脑脊液蛋白含量>10g/L;⑩糖含量持续低下,经治疗后仍无回升;⑪严重免疫功能低下。

【预防】

1. 注意个人和环境卫生,忌食腐烂水果,做好卫生宣教工作,加强家鸽和广场鸽饲养的卫生管理,及时处理鸽粪,防止鸽粪污染空气。

2. 对于高危人群如恶性肿瘤、长期大剂量应用糖皮质激素、自身免疫性疾病、实体器官移植、艾滋病及特发性 CD4+T 细胞缺乏症等患者,应避免高危环境,如流行区域的鸟排泄物或某些树木的接触,同时应高度警惕隐球菌感染发生的可能。

3. 艾滋病的防治也极为关键,艾滋病的控制将大大降低隐球菌感染的发生。早期发现,及时 ART 治疗是预防感染的最佳方法。

推荐阅读

1. 刘正印,王贵强,朱利平,等.隐球菌性脑膜炎诊治专家共识[J].中华内科杂志,2018,57(5):317-323.
2. ZHU L P,WU J Q,XU B,et al. Cryptococcal meningitis in non-HIV-infected patients in a Chinese tertiary care hospital,1997-2007[J]. Med Mycol,2010,48(4):570-579.

第四节 曲霉病

朱利平

曲霉病(aspergillosis)是由各种曲霉所致,曲霉可侵犯皮肤、黏膜、肺、脑、眼、耳等全身各部位,但以肺和鼻窦最为常见。由于免疫状态不同,其临床表现也各不相同。免疫功能正常者,以非侵袭性曲霉病为主,如曲霉可成为致敏原引起变应性疾病,或寄生后形成慢性肉芽肿病,曲霉毒素也会引起急性中毒或癌变。免疫功能低下者,以侵袭性曲霉病为主,可呈现急性或亚急性侵袭性病变,尤其是骨髓或器官移植、高强度化疗等患者,常引起严重的侵袭性曲霉病,病死率高达63%~92%,但该病经早期诊断和积极治疗可明显提高患者的生存率。

【病原与流行病学】

曲霉属(Aspergillus)是一种腐生丝状真菌,广泛存在于自然环境中,易在土壤、水、食物、植物和空气中生存。曲霉属的半知菌亚门、丝孢菌纲、丝孢菌目、丛梗孢科仅有无性期。曲霉属的子囊菌亚门、不整子囊菌纲、散囊菌目、散囊菌科存在有性期。目前已知曲霉属有近200种,其中致病性曲霉至少有30种,临床菌株主要为烟曲霉(A. fumigatus)、土曲霉(A. terreus)、黄曲霉(A. flavus)、构巢曲霉(A. nidulans)、黑曲霉(A. niger)等。曲霉特征性结构为分生孢子头和足细胞,前者包括分生孢梗茎、顶囊、瓶梗、梗基和分生孢子,后者为转化的厚壁、膨化菌丝细胞。分生孢子可大量释放到空气中,孢子直径为 2~10μm,容易悬浮在空气中并存活很长时间。

曲霉最适生长温度为 25~30℃,而致病性曲霉能在 35~37℃生长,烟曲霉耐热性更高,在 40~50℃也能生长,多数致病性曲霉繁殖力强,培养仅需 36~48 小时,少数菌种则需数日或数周。在培养基中均形成丝状菌落,菌落和分生孢子的形态、颜色,以及有性孢子的形态各不相同,常以此进行菌种的鉴定。曲霉在组织内常见为无色分隔的菌丝,典型者呈45°分支,菌丝分隔有助于与接合菌相鉴别。

曲霉感染的病原菌以烟曲霉最为常见,可引起各种类型的曲霉病。鼻窦曲霉感染通常为烟曲霉和黄曲霉所致。播散性曲霉病病原主要为烟曲霉、黄曲霉等。曲霉球常由黑曲霉、烟曲霉等所致。土曲霉偶可引起脑曲霉病。变应性支气管肺曲霉病的病原菌包括烟曲霉、黄曲霉、赭曲霉、构巢曲霉、黑曲霉、土曲霉和棒状曲霉等。黑曲霉以定植方式更为多见,外耳道感染也可见。

由于干细胞移植、实体器官移植、肿瘤化疗、大剂量广谱抗菌药物的广泛应用,以及糖皮质激素、免疫抑制剂的长期应用等因素,侵袭性曲霉病的患病率和病死率均呈显著上升趋势。目前侵袭性曲霉病已成为粒细胞缺乏患者继发感染的重要死亡原因,尤其是白血病、骨髓移植或实体器官移植患者。此外,非烟曲霉(non-fumigatus aspergillus)如黄曲霉、黑曲霉、土曲霉等引起的侵袭性曲霉病有明显上升趋势,对传统抗真菌药物的敏感性在下降。

【发病机制与病理】

曲霉为条件致病菌,主要经空气传播,所产生的分生孢子进入上呼吸道后,可长期黏附和寄生于鼻腔、鼻咽和口咽部的黏膜上,而不引起任何症状。当鼻窦局部有慢性炎症、外伤,窦腔内有病理性分泌物潴留,或鼻内通气引流受阻时,就可以发生各种曲霉病。与此同时,曲霉的分生孢子吸入后可沿气道寄生,并可侵入肺泡,形成各型肺曲霉病。

曲霉致病主要有两种方式。一种为变应性疾病,如变应性鼻-鼻窦曲霉病,具有特应性变应性体质的个体,暴露于有曲霉存在的外部环境中,曲霉抗原刺激机体产生 IgE 介导的 I 型和 IgG 介导的 III 型过敏反应,引起大量嗜酸性粒细胞聚集并释放炎症介质,黏膜水肿,导致窦口阻塞,有鼻中隔偏曲和鼻甲肥大的患者尤易发生窦口阻塞。窦内缺氧状态又有利于曲霉繁殖,进一步刺激鼻窦黏膜而加重炎症反应,形成一个恶性循环。窦腔内变应性黏蛋白逐渐增多、扩张,可压迫破坏骨质。变应性支气管肺曲霉病也有类似的病理过程,属于曲霉特异性 IgE、IgG 介导的过敏反应,气道黏膜受损,黏液产生过多,两者导致黏液嵌塞,中心性支气管扩张等。另一种则为侵袭性致病方式,如侵袭性鼻-鼻窦曲霉病、侵袭性肺曲霉病等,由于皮肤、黏膜等完整的防御屏障受损和/或机体免疫功能低下(尤其是中性粒细胞缺乏和吞噬细胞功能减退),导致吸入的曲霉孢子和菌丝不能被杀灭而发生侵袭性病变。与此同时,曲霉及其在体内外生长繁殖过程中产生的多种代谢产物,如粘帚霉毒素、烟曲霉素、烟曲霉酸等均具有致病性,增强曲霉的识别、黏附和穿透组织作用,并降低呼吸道黏膜纤毛运动及损害其上皮细胞,还通过非特异性抑制单核巨噬细胞的吞噬、杀菌功能,降低调理作用来逃避宿主的防御系统,有利于曲霉的繁殖和侵袭。侵入组织的菌丝具有嗜血管特性,导致血管栓塞和组织梗死。当机体免疫力严重低下或缺陷时,更可发生播散性病变,侵犯胸膜、心包膜,形成胸腔、心包积液,也可经血流播散至其他器官,如心脏瓣膜、肝脏、肾脏、脑、骨骼、胃肠道等。

组织病理改变主要有慢性非特异性炎症、肉芽肿反应、凝固性坏死、化脓性炎症及血管炎性病变。急性侵袭性病变以凝固性坏死和血管炎性改变为主,在坏死组织中可见菌丝,凝固性坏死往往是病情迅速进展的标志。慢性侵袭性病变则以慢性化脓性炎症及肉芽肿反应为主,也可伴有慢性非特异性炎

症,或发生凝固性坏死及真菌性血管炎改变;在化脓灶或多核巨细胞中往往能找到真菌菌丝和孢子,在嗜酸性坏死组织周围可见真菌菌丝及巨噬细胞等炎症细胞;肉芽肿改变提示患者对真菌有一定的免疫力,疾病进展缓慢。变应性鼻-鼻窦曲霉病患者的变应性黏蛋白有其特征性病理改变,可见大量嗜酸性粒细胞和夏科-莱登(Charcot-Leyden)结晶,真菌菌丝散布于黏蛋白周围。

【临床表现】

曲霉病可发生在任何年龄、性别和种族,尤以农民、建筑工人、园艺工人及免疫功能低下人群多见。临床分为:

(一)**肺曲霉病** 由非侵袭性曲霉病和侵袭性肺曲霉两大类组成。前者包括外源性变应性肺泡炎、变应性支气管肺曲霉病、曲霉致敏的支气管哮喘、慢性肺曲霉病、寄生性支气管曲霉病。后者包括急性、亚急性肺曲霉病、侵袭性气管支气管曲霉病和阻塞性支气管曲霉病等。

(二)**鼻-鼻窦曲霉病** 在真菌性鼻-鼻窦炎中以曲霉感染最为常见,最常侵犯上颌窦、筛窦,偶可累及额窦和蝶窦等。临床分型与肺曲霉病相似,包括非侵袭性和侵袭性两大类。

1. 非侵袭性鼻-鼻窦曲霉病

(1)变应性鼻-鼻窦曲霉病:最为常见,好发于具有特应性变应性体质的青壮年,常有反复发作的鼻窦炎、鼻息肉或哮喘史。通常出现间歇性单侧或双侧鼻塞、头痛;鼻腔、鼻窦内存在含变应性黏蛋白,呈黄绿色、极其黏稠的分泌物;真菌涂片或培养阳性,是该病的重要特征。CT 扫描显示鼻窦中央密度增高影。变应性黏蛋白不断堆积,可导致窦壁骨质变薄、变形和扩张。病变波及眼眶时可出现突眼症状,波及颅内可引起相应定位体征。

(2)鼻窦曲霉球:女性多见,病程较长,多为单发,常有头痛、鼻塞、流脓涕、鼻分泌物恶臭等。鼻内镜检查可见黏膜肿胀、黏稠或块状分泌物,CT 扫描可见鼻窦内全部或大部分为密度不均的结节状或团块状高密度影,部分患者可见钙化灶。

(3)寄生性鼻-鼻窦曲霉病:多无临床症状,常在鼻内镜检查时发现鼻腔和鼻窦内黏膜样痂皮堆积,取其作组织病理学检测可见到真菌菌丝,培养为曲霉生长,进一步可发展为曲霉球。

2. 侵袭性曲霉病

(1)急性侵袭性鼻-鼻窦曲霉病:主要见于骨髓移植、粒细胞缺乏或高强度肿瘤化疗等免疫功能严重低下者。多急性起病,常有发热、流涕、头面部肿痛,30%~50%患者会出现骨质破坏,硬腭和鼻甲出现坏死性损害等,向上可蔓延至眼眶,累及眼球,导致突眼、视力丧失,并可进入脑内,迅速昏迷。向外可造成面组织的毁形性破坏,临床酷似鼻毛霉病,应注意鉴别。

(2)慢性侵袭性鼻-鼻窦曲霉病:多见于糖尿病等免疫功能低下患者,病变进展缓慢。早期症状类似于慢性鼻炎、鼻窦炎,有顽固性鼻塞、流脓涕、涕中带血,有时鼻分泌物还带有黑色痂块或灰绿色曲霉团块,自觉鼻内有异样臭味,并伴有单侧面部不适、头痛等。数月或几年后才出现严重侵袭性病变,当侵犯眼眶时会出现眶周肿胀、突眼、眼眶疼痛等。侵犯颅底时

会出现头痛,甚至意识模糊、癫痫、偏瘫等。鼻窦黏膜内、血管内或骨质内可见曲霉菌丝。

(3)肉芽肿型侵袭性鼻-鼻窦曲霉病:与慢性侵袭性鼻-鼻窦曲霉临床表现非常相似,主要差别在于组织病理可见肉芽肿性慢性炎症改变。因此,也有学者建议将其归于慢性侵袭性鼻-鼻窦曲霉病。

(三)播散性曲霉病 本病可发生于任何年龄,常继发于急性白血病、骨髓移植、系统性红斑狼疮、实体器官移植,或长期使用糖皮质激素或细胞毒药物患者,偶有发生在免疫功能正常患者,系曲霉大量暴露所致。曲霉主要自肺部病灶侵入血液循环,也可经烧伤创面、消化道病灶、破损的皮肤黏膜侵入血流,继而播散至全身各器官。

1. 曲霉感染性心内膜炎 在真菌性心内膜炎中占20%~30%,以烟曲霉、黄曲霉多见,病死率极高。临床表现以发热常见,由于曲霉多累及主动脉瓣和二尖瓣,赘生物通常大而质脆,故大多数患者会出现大动脉栓塞,包括肺、脑、肾等脏器的血管栓塞,甚至为首发表现。心脏超声检查有助于早期发现,而血培养阳性有临床诊断价值,但阳性率仅为8%。

2. 脑曲霉病 在侵袭性曲霉病中脑曲霉病占10%~25%,病死率高达85%~100%。入侵途径主要经鼻-鼻窦曲霉感染直接蔓延所致,亦有患者经肺曲霉病血行播散所致,少数患者由颅脑外伤或手术直接侵入造成。由鼻窦、乳突来源的曲霉颅内感染,患者往往有鼻窦炎、中耳炎、乳突炎病史,并可引起相邻部位颅底骨质的破坏,影像学上可见硬脑膜脓肿及局部硬脑膜强化。如果由肺部来源的曲霉感染者,多有免疫功能低下的基础病因,且肺部有相应的临床症状及影像学改变。脑曲霉病的症状、体征无特异性,可表现为脑膜炎、脑炎、脑脓肿、肉芽肿和曲霉性动脉炎等,主要有头痛、癫痫发作、偏瘫或意识障碍等脑神经定位体征或感觉异常,病初甚至无发热或仅有低热,约1/4患者可迅速出现深昏迷。肉芽肿型脑曲霉病既可见于免疫功能低下患者,也可见于免疫功能正常患者,常误诊为颅内肿瘤。因曲霉有嗜血管组织特性,常侵犯血管,引起血管栓塞,造成血供部位缺血、坏死,故其最为常见的表现为出血性梗死灶和脑脓肿形成。脑曲霉患者脑脊液培养阳性率低,颅脑外伤或手术直接侵入者,或病灶累及脑室或脑膜者可培养阳性。

3. 肝曲霉病 常为全身播散性感染的一部分,主要表现为腹痛、黄疸和肝触痛,相当一部分患者可无症状,仅出现肝功能异常,如谷丙转氨酶升高等,腹部CT扫描可发现肝内数个小的透光性损害。偶有单发病灶,超声表现为等低回声、边界不清的团块状病变,组织培养和病理学检查有助于确诊。

4. 骨曲霉病 在侵袭性曲霉病中占2.6%~5.6%,常发生在免疫功能低下患者,如血液恶性肿瘤、实体器官移植、糖尿病、糖皮质激素使用者多见,血行播散为主,病原菌以烟曲霉、黄曲霉为多,儿童则以慢性肉芽肿病多见,病原菌以黑曲霉、黄曲霉为多。也有部分患者免疫功能正常。感染部位以椎体、颅骨、鼻窦、肋骨和长骨多见,骨髓炎患者局部疼痛明显,但无明显局部红肿,局部皮肤温度不高,叩痛阳性,确诊有赖于组织病理学或组织培养。

(四)其他 如皮肤、外耳道、眼曲霉病等。原发性皮肤曲霉病少见,患者多免疫功能正常,常有外伤史。皮损多表现为丘疹或乳头增殖性肉芽肿,有时为结节,表面皮肤水肿、呈紫色,无特异性。烧伤患者的创面有大量渗液,曲霉可在创面大量繁殖,进而侵入深部组织甚至引起曲霉播散性感染。导管插管插入部位的皮肤可因曲霉侵入而形成紫红色硬斑块,进而发展成溃疡、坏死并覆以黑痂,成为曲霉侵入血液循环引起播散性感染的门户。约5%急性侵袭性曲霉病可血行播散至皮肤。皮损常为单个或多个丘疹,迅速成为脓疱并发展成溃疡,中央坏死结黑痂,周围隆起,有时呈大片。耳曲霉病大都为寄生性,曲霉刺激外耳道皮肤,出现瘙痒、烧灼样或针刺样疼痛,听力下降、耵聍增多,并有异味。直接镜检耵聍可见曲霉的特征性结构分生孢子头。将耵聍除去后,其下皮肤充血潮红。如病变累及鼓膜可见鼓膜充血,若鼓膜穿孔,则可侵入中耳引起中耳炎。眼曲霉病以角膜炎最常见,易感于外伤或角膜手术后。60%真菌性角膜溃疡为曲霉所致,烟曲霉为主,其次为黄曲霉。表现为局部疼痛、畏光、流泪等角膜刺激症状,程度较轻。检查可见睫状充血或混合充血,如不及时治疗可致失明。还可发生眼内炎、眼睑炎、泪囊炎或脉络膜炎,甚至眼球脓肿,表现为眼球突出,亦可造成失明。

【真菌学检查】

(一)直接镜检 取痰、脓液、耵聍、皮损溃破分泌物、支气管肺泡灌洗液或活检组织标本等直接镜检。显微镜下见45°分枝的无色有隔菌丝。取自空气流通、供氧充足的痰液、脓腔、空洞中的标本有时可见曲霉分生孢子头。

(二)培养 室温沙氏培养基上菌落生长快,毛状,有黄绿色、黑色、棕色等。镜下可见分生孢子头和足细胞等曲霉特征性结构。由于曲霉无处不在,故临床上不能仅仅根据痰培养阳性就诊断为曲霉感染。痰培养对某些情况下(尤其是粒细胞缺乏伴发热)有较好的阳性预测值,而敏感度仅为8%~34%,确诊仍有赖于组织标本。真菌培养比较耗时,而且需要进一步进行菌种鉴定。支气管肺泡灌洗液取材较困难,疾病早期培养阳性率低,但其阳性可作为肺曲霉病临床诊断的主要指标。组织或无菌体液培养阳性可确诊。

(三)血清学检测

1. 曲霉特异性抗体检测 主要应用于免疫功能正常者,方法有免疫双扩散试验(ID)、对流免疫电泳(CE)或乳胶凝集试验(LPA)等。曲霉特异性IgE检测可用于变应性曲霉病的诊断,阳性率70%以上;而曲霉特异性IgG主要用于慢性肺曲霉病的诊断,阳性率大于90%。

2. 特异性抗原检测 血清曲霉特异性抗原(半乳甘露聚糖)检测,简称GM试验,主要应用于血液系统恶性肿瘤或实体器官移植患者侵袭性曲霉病的早期诊断,具有较好的敏感度和特异度,用于其他患者的敏感度和特异度有所下降。方法有酶联免疫吸附试验(ELISA)和乳胶凝集试验,近年资料还显示可用于支气管肺泡灌洗液、脑脊液等临床标本的检测,有较好的临床价值,建议每周 2 次动态监测。此外,还有 G 试验,对包括曲霉和念珠菌在内的临床常见侵袭性真菌病的诊断有参考价值。

(四)组织病理学检查 曲霉病的组织病理反应一般为化脓性或混合性炎症反应。曲霉的组织相为无色分隔的菌丝,宽 $3\sim7\mu m$,一般粗细均匀,典型呈 45° 分支。病理组织中多数曲霉菌丝经 HE 染色可见,但在坏死组织中菌丝颜色较淡,不易分辨,可加用 PAS 或 GMS 染色。肉芽肿型鼻-鼻窦曲霉病患者病灶软组织中见慢性肉芽肿性炎症伴大量多核巨细胞反应,肉芽肿无干酪样坏死,多核巨细胞中见变性的曲霉菌丝。

(五)核酸检测技术 目前已在临床开展者主要为病原体宏基因组学检测技术,又称宏基因组二代测序(metagenomic next generation sequence,mNGS),该技术不需要培养可以直接检测临床标本,尤其是对一些病因不明的感染或已使用抗感染药物治疗后,仍有一定检测阳性率,为疑难、少见感染病的病原学诊断提供新型的辅助诊断技术。此外还有应用实时 PCR 技术对血液、支气管肺泡灌洗液中曲霉特异性 DNA 片段进行检测,具有较好的敏感度和特异度,目前国内尚未在临床常规应用。

【诊断和鉴别诊断】

(一)变应性曲霉病 变应性鼻-鼻窦曲霉病诊断标准包括病史、皮试及血清学证实的 I 型过敏反应,经病理证实鼻腔、鼻窦内存在变应性黏蛋白,组织学或真菌培养发现黏蛋白中有真菌菌丝,并排除其他病原及侵袭性真菌感染。

(二)侵袭性曲霉病 由于曲霉感染的临床表现不具特异性,往往又易被原发病或继发细菌、病毒感染所掩盖,加上传统的真菌培养阳性率较低,有些部位培养阳性也很难确立是定植或侵袭或污染,因此临床诊断非常困难,甚至有时在尸检时才发现死因为侵袭性曲霉病。正确的诊断建立在对患者的临床表现、实验室检查、影像学所见和基础疾病等多种因素综合考虑的基础上,从临床无菌标本中分离出曲霉,或在病理组织中发现曲霉菌丝可确诊为侵袭性曲霉病,仅血清学试验阳性或非无菌体液分离出曲霉,可考虑为临床诊断,还需要和细菌、其他真菌感染,以及肿瘤等非感染性疾病相鉴别。

【预后】

病情轻重不一,非侵袭性疾病进展缓慢,病情相对较轻,而侵袭性疾病进展较快,尤其是免疫功能严重低下患者,病情可迅速恶化,病死率极高。

【治疗】

曲霉病的治疗应在去除诱发因素、治疗原发疾病、增强免疫的基础上进行。根据不同的感染部位和类型,选用不同的治疗方法。必须尽早诊断、及时治疗,并在治疗同时纠正其免疫缺陷,如纠正其粒细胞减少,减少糖皮质激素的用量等。

(一)肺曲霉病的治疗 参见第十三篇第八章第八节"支气管-肺真菌病"。

(二)鼻-鼻窦曲霉病 变应性鼻-鼻窦曲霉病治疗应联合手术与药物治疗,应用鼻内镜术切除鼻息肉,保持引流通畅,彻底清除变应性黏蛋白和病变鼻窦黏膜,同时口服糖皮质激素,可减轻炎症、消除水肿,有效地防止复发,一般泼尼松 $20\sim30mg/d$,见效后开始减量。抗真菌药物目前主张应用伏立康唑、伊曲康唑治疗。寄生性鼻-鼻窦曲霉病、鼻窦曲霉球可采用鼻内镜手术清除病灶,并用生理盐水反复冲洗。急性侵袭性鼻-鼻窦曲霉病积极全身用药和手术治疗非常重要,可选用伏立康唑、伊曲康唑或两性霉素 B 及其脂质体抗真菌治疗,窦内清创术应在中性粒细胞数恢复正常后进行,以避免其他并发症的发生。慢性侵袭性鼻-鼻窦曲霉病需伏立康唑、伊曲康唑治疗,疗程 6 个月以上,并应用鼻内镜手术彻底清除所有坏死和肉芽组织,充分引流和保持气道通畅。

(三)脑曲霉病 可选用伏立康唑、伊曲康唑、泊沙康唑或大剂量两性霉素 B 脂质体静脉滴注,联合手术切除病灶或清除鼻窦等邻近部位的感染灶,可明显改善其预后。

(四)曲霉感染性心内膜炎 首选伏立康唑,在内科积极抗真菌药物治疗的基础上,行心脏瓣膜置换术,术后继续抗真菌治疗,以减少复发。

(五)肝曲霉病 由于肝曲霉病多由消化道经门脉系统侵袭,或系统性曲霉病肝脏累及,因此肝曲霉病推荐首选抗真菌药物内科保守治疗,而手术治疗适合于肝内外胆管阻塞或内科保守治疗失败者。可选择药物包括伏立康唑、伊曲康唑、泊沙康唑、两性霉素 B 及其脂质体、卡泊芬净、米卡芬净等。

(六)骨曲霉病 首选伊曲康唑注射液、伏立康唑或两性霉素 B 抗感染治疗,联合外科手术去除病灶效果更佳。值得注意的是两性霉素 B 对土曲霉和黑曲霉的抗菌活性稍差,在药物选择时应加以注意。

(七)皮肤、眼、耳等曲霉病 继发性皮肤曲霉病应参照侵袭性肺曲霉病,给予积极的抗真菌药物治疗,如伏立康唑、伊曲康唑、两性霉素 B、卡泊芬净等,原发者除药物治疗外,还可局部清创治疗。眼内炎可选用两性霉素 B 或伏立康唑静脉治疗,若需手术治疗还可局部注射两性霉素 B。角膜炎应局部应用两性霉素 B 滴眼液治疗,也可局部或全身应用伏立康唑治疗,同时根据病情选择不同手术治疗。外耳道曲霉感染可局部外用硼酸、醋酸灌洗液,或唑类抗真菌软膏。难治性或有鼓膜穿孔,可予以伏立康唑、伊曲康唑或泊沙康唑治疗。其他部位侵袭性感染通常应用全身抗真菌药物治疗,外科手术对于骨骼、烧伤创面、硬膜外脓肿、心内膜炎等侵袭性曲霉病的治疗也都至关重要。

【预防】

加强医院感染管理,严格执行消毒隔离制度,以及规范无菌操作规程。尽可能减少灰尘飞扬,尤其是医院在装修和重建期间,应尽可能地减少施工对周围环境的污染。

对于高危人群如骨髓移植、高强度化疗、粒细胞缺乏等患者应减少空气中曲霉孢子的吸入,应勤洗手,不吸烟,保持室内清洁、干燥,定期更换枕头,避免接触花卉、腐败的植物(如树叶、谷物和蔬菜等),不宜进入花园、建筑工地等曲霉高污染区域。若不可避免到可疑环境,应戴好标准口罩。移植患者应动态监测肺部 CT 变化、血清曲霉特异性抗原等。此外,对于免疫功能严重低下患者原发病的积极治疗,以及抗真菌药物的预防性应用也非常重要。

推荐阅读

ULLMANN A J, AGUADO J M, ARIKAN-AKDAGI S, et al. Diagnosis and management of Aspergillus diseases: executive summary of the 2017 ESC-MID-ECMM-ERS guideline [J]. Clin Microbiol Infect, 2018, 24 (S1): e1-e38.

第五节 毛 霉 病

沈银忠　潘孝彰

毛霉病(mucormycosis)是由毛霉亚门(Mucorales)真菌引起的系统性感染。本病起病急,病情进展很快,病死率极高,主要累及鼻、眼、脑、肺、消化道和皮肤等组织器官,也可呈播散性感染。

【病原与流行病学】

能引起毛霉病的真菌属于接合菌门-毛霉亚门。常见的包括米根霉、小孢根霉、伞枝横梗霉、卷曲毛霉等。毛霉广泛存在于自然界中。在 25~55℃下,毛霉可以在绝大多数的培养基中生长。在 37℃下,1~7 天内毛霉可以形成白色、灰色、褐色伴有绒毛结构的菌落,并很快布满整个培养皿。显微镜下可见毛霉的特殊结构:宽大菌丝(10~50μm),不分隔或极少分隔,伴有直角形的分枝,菌丝分枝角度从 45°到 90°不等。毛霉常侵犯血管,尤其是动脉,在动脉内形成血栓,引起组织梗死、出血和炎症。

在真菌感染中,毛霉占 8.3%~13%,居假丝酵母菌和曲菌后,位居第 3 位。毛霉为条件致病菌,在正常情况下,存在于人鼻咽部,免疫功能健全的人群很少感染。当机体处于免疫低下时,机体通过吸入孢子或血源途径而感染。发病的危险因素有糖尿病、恶性血液病、器官移植、铁过载、艾滋病、营养不良,以及应用免疫抑制剂、细胞毒药物、糖皮质激素和去铁胺等药物。毛霉病可累及任何组织器官,其中肺和鼻窦为最常见也是最早感染的部位。食入或外伤接种也是常见的感染途径。人与人或人与动物间不会传播,但需注意预防医源性感染。

【临床表现】

(一)鼻-眶-脑毛霉病(rhino-orbital-cerebral mucormycosis) 该型起病急、发展快且预后凶险,多见于白血病化疗后、移植后人群。菌丝可侵入血管、侵蚀骨质,引起鼻中隔、腭部和眼眶或鼻窦周围组织进行性坏死,导致黑痂、溃疡、局部红肿热痛、脓性分泌物产生,常伴有头痛和发热。累及眶内组织时可表现为眶尖综合征。毛霉侵入颅内时常波及第Ⅲ、Ⅳ、Ⅴ、Ⅵ对脑神经和海绵窦、颈内动脉分支,出现相应受支配组织功能受损。CT 检查可发现骨质破坏。脑脊液检查对诊断意义不大。本型病死率高达 80%~90%。

(二)肺毛霉病(pulmonary mucormycosis) 肺毛霉病常见于肿瘤和器官移植患者。临床表现与侵袭性曲霉病相似,包括发热、咳嗽、咯血、呼吸困难、胸痛及白细胞升高等,累及肺动脉时可引起大咯血。CT 表现大多非特异,各叶均可受累,与曲霉病、肺部肿瘤有时难以鉴别。感染早期可出现反晕征,后出现渗出性阴影和软组织密度的肿块影,最后出现中心坏死和空气新月征。也可表现为胸腔积液。在不能排除肺毛霉感染时,应行鼻窦、眼眶、颅脑 CT 检查。

(三)胃肠道毛霉病(gastrointestinal mucormycosis) 因摄入污染了真菌孢子的食物所致。原发性感染多与营养不良有关,尤其是儿童患者。严重胃肠功能紊乱者也易患病。临床表现为腹痛、不典型的胃溃疡表现、腹泻、呕血和黑便等。严重者可发生肠穿孔,导致腹膜炎、脓毒血症或出血性休克。此型在成人中相对少见,而在婴幼儿,尤其是 1 月龄以下的幼儿中,相对多见。

(四)播散性毛霉病(disseminated mucormycosis) 病原菌常从皮肤外伤处经血流播散及其他器官,可广泛地播散至肺、肾、胃肠、心及脑等,脑部最常受累,且较难诊断。心脏受累者在冠状动脉内可发生真菌栓塞。从脏器播散至皮肤者少见。

(五)皮肤毛霉病(cutaneous mucormycosis) 该型是毛霉病中最轻的一种类型,常由外伤、手术等引起,胰岛素注射处或导管插入口处均可发生毛霉感染。皮损形态多样,可为脓疱、脓肿、结节、水疱等,临床上以坏死性皮损多见。此型多见于免疫功能正常者。自然灾害后较多见。

(六)其他类型毛霉病(miscellaneous mucormycosis) 无基础性疾病而发生单一器官感染者,包括脑、心脏、腹膜、肾、膀胱等,可见于静脉注射吸毒人群。临床表现均无特异性,诊断困难。

【实验室检查】

(一)直接镜检 痰、脓液、鼻分泌物、病灶坏死组织、支气管肺泡灌洗液等加 5%~10% KOH,镜下可见宽大少隔直角分枝菌丝。滴加氯唑黑、钙荧光白或次日再次检查玻片可以提高检出率。

(二)真菌培养 菌落生长快,多呈长毛状。具有特征性孢子囊和孢子囊孢子。若同一患者不同部位的标本同时检出毛霉或同一标本多次培养出毛霉时,意义更大。痰液、支气管肺泡灌洗液、血液的培养阳性率均较低。出现阳性培养结果时要注意排除污染因素。

(三)组织病理 组织病理多表现为化脓性炎症、脓肿形成和化脓性坏死等,坏死组织中有菌丝。血管可见血管壁坏死和真菌性栓塞,常累及较大血管。纤维支气管镜活检的诊断率较高,特别是糖尿病患者。疑难病例可使用免疫组化方法。

(四)抗原检测 G 试验、GM 试验无助于毛霉病的诊断。

(五)核酸检测技术 可在高危人群中连续检测血清样本中毛霉基因,以缩短诊断时间。

【诊断与鉴别诊断】

毛霉病的诊断应结合临床表现、病理、实验诊断等方面进行综合分析。尽早取材进行真菌学检测是诊断的关键,组织标本中若有直径大小各异的,大而无分隔菌丝和直角分枝菌丝等对诊断均有重要意义。许多坏死碎片中存在真菌,要非常仔细地检查组织标本以提高检出率。CT扫描和X线检查需关注有无骨质破坏和重要脏器受累,若提示累及眶内或颅内,应进一步行磁共振检查。

鼻-眶-脑毛霉病应与眼眶蜂窝织炎、鼻脑曲霉病、海绵窦血栓形成和无色丝孢霉病相鉴别。肺毛霉病应与细菌性肺炎、肺曲霉病和肺无色丝孢霉病鉴别。

【治疗】

毛霉病属于严重的真菌感染,早期诊断和早期治疗至关重要。治疗原则包括尽早手术切除病灶、早期系统性使用足量抗真菌药物、逆转潜在的免疫缺陷状态。首选两性霉素B脂质体[≥5mg/(kg·d)],不能耐受两性霉素B或临床表现好转后可使用艾沙康唑(isavuconazole)或泊沙康唑(posaconazole)。联合抗真菌治疗的价值仍待进一步研究和证实。局限的肺毛霉病可考虑肺叶切除,鼻-眶-脑毛霉病需辅以外科清创术。

推荐阅读

CORNELY O A, ALASTRUEY-IZQUIERDO A, ARENZ D, et al. Global guideline for the diagnosis and management of mucormycosis:an initiative of the European Confederation of Medical Mycology in cooperation with the Mycoses Study Group Education and Research Consortium[J]. Lancet Infect Dis,2019,19(12):e405-e421.

第六节 组织胞浆菌病

陈明泉 施光峰

组织胞浆菌病(histoplasmosis,HP)有2种类型,以美洲型为多见,称为荚膜组织胞浆菌病、经典组织胞浆菌病或小型组织胞浆菌病。另一类型称杜波伊斯组织胞浆菌病、非洲型组织胞浆菌病或大型组织胞浆菌病。除均累及单核巨噬细胞系统外,两者的流行地区和临床表现都有所不同。

组织胞浆菌病主要流行于美洲大陆、东南亚、非洲等,在我国引起发病并传染的组织胞浆菌主要为荚膜组织胞浆菌荚膜变种,呈地区性分布,主要是长江流域的九省,多雨潮湿的中南、华东和西南感染率较高,且很多患者缺乏疫区接触史。本病临床表现多样,以发热、肝脾大、血细胞减少为多见,确诊需病原学证据。

一、荚膜组织胞浆菌病

【病原】

荚膜组织胞浆菌(*Histoplasma capsulatum*)为双相型真菌,当环境温度低于35℃时,以霉菌形式(菌丝相)存在,形成球形小分生孢子(2~6μm);在组织内温度为35~37℃时,则形成酵母型(组织相),为2~4μm的卵圆形微小酵母,通过出芽繁殖,常寄身于巨噬细胞内,也可在单核细胞、中性粒细胞内或细胞外。

【流行病学】

荚膜组织胞浆菌系土壤腐生菌,鸟粪和蝙蝠粪是重要的病菌载体,故常生长于洞穴、学校操场、鸡舍、鸟巢、腐木和陈旧的建筑中。搅动这些场所会导致孢子的吸入而引起感染,也可经皮肤、胃肠黏膜感染。但人际间或人与动物之间并不直接传播。

人群普遍易感,尤以免疫缺陷者、婴幼儿和老年患者最为多见,男性多于女性。一些特定职业者,如矿工、农民、建筑工人、地理学家,或是爱好野营、洞穴探险及鸟类爱好者更易感染。除感染人类之外,荚膜组织胞浆菌还可侵犯狗、猫、鼠、鸡、马等动物,尤以狗最为敏感。

本病遍及全球,主要集中在北美洲和中美洲,是美国常见的地方性真菌感染病因。我国首例患者系输入性病例,于1955年在广州发现,系一从流行区归国的华侨。近年来多地陆续有病例报告。

【发病机制与病理】

荚膜组织胞浆菌的分生孢子及菌丝体的碎片吸入肺泡后,多数被机体非特异性防御机制清除,一部分可在中性粒细胞或肺泡巨噬细胞内转化为酵母型而致病。病原体能够在巨噬细胞内生存并随之通过肺门、纵隔淋巴结,到达肝脾形成结节,在免疫功能缺陷者尚可通过血流播散至全身网状内皮系统。这样的播散可能发生在绝大多数感染者中,但并不会产生症状。数周过后,针对组织胞浆菌的T细胞特异性免疫反应被巨噬细胞激活而杀死细胞内病原体。

荚膜组织胞浆菌是一类典型的主要通过细胞介导的免疫反应来清除的胞内病原体。因此,绝大多数重症患者存在本身的细胞免疫功能缺陷。该菌引起巨噬细胞死亡并释放出酵母型病原体再感染其他巨噬细胞。随炎症反应增强可形成肉芽肿或坏死,常为干酪样,较难与结核病变区别。病变范围由吸入的分生孢子数量和宿主免疫状态所决定。在艾滋病患者,吸入少量孢子即能导致严重的肺炎或急性播散型组织胞浆菌病,而免疫功能正常的个体需吸入大量的孢子才能导致严重的致死性肺炎。

绝大多数病情具有自限性,愈合方式有钙化和纤维化。但对于免疫缺陷患者可能成为其致死性的感染因素。免疫正常者的再感染往往较初次感染轻。潜伏感染的再激活可见于细胞免疫缺陷患者,多有数年前到过流行区的病史。

【临床表现】

(一)无症状型 患者无任何症状及体征,而组织胞浆菌素皮肤试验或补体结合试验阳性证实有过感染。X线检查可见肺部或其他内脏有钙化灶。

(二)急性肺型 一次接触大量组织胞浆菌的患者可在7~21天后出现临床症状,平均潜伏期为2周。有症状者常表现为发热、畏寒、疲劳、干咳、前胸不适及肌痛，并经过数周自限性病程后恢复。5%~10%患者有结节性红斑伴关节炎或关节痛。胸片中可发现单叶或者多叶肺结节性浸润。其表现应与皮炎芽生菌肺炎、肺炎支原体肺炎、军团菌肺炎和衣原体肺炎相鉴别。如出现肺门或纵隔淋巴结肿大，应高度怀疑组织胞浆菌病。由于流行区重叠、均有户外活动史及类似的影像学表现，其与急性皮炎芽生菌肺炎很难鉴别。如果患者有免疫缺陷基础，急性肺型感染往往是致死性的，以高热、畏寒、呼吸困难、咳嗽为突出表现。胸片提示弥漫性肺部浸润，并很快出现呼吸衰竭。

（三）慢性肺型 慢性空洞型肺组织胞浆菌病为进展性和致命性，几乎都发生在慢性阻塞性肺疾病的老年患者。症状包括发热、疲劳、厌食、体重减轻、咳浓痰和咯血。胸片通常可发现单侧或双侧上肺叶多发空腔和双下肺叶广泛纤维化，进而形成支气管胸膜瘘和气胸。

慢性肺组织胞浆菌病和肺结核、其他真菌性肺炎（特别是芽生菌和孢子菌丝感染），以及非结核分枝杆菌感染通常也有类似症状、体征和影像学改变。

（四）播散型 有症状的播散型组织胞浆菌病最常发生在免疫抑制的患者，多无短期组织胞浆菌接触史，系潜伏在体内的组织胞浆菌复燃引起。CD4$^+$T细胞计数低于150/μl的艾滋病、新生儿，以及血液系统恶性肿瘤、接受器官移植后，或服用糖皮质激素或抗肿瘤坏死因子都是急性播散型组织胞浆菌病的高危因素。症状和体征包括畏寒、发热、厌食、体重减轻、低血压、呼吸困难，肝脾大和皮肤黏膜损害。全血细胞减少、胸片出现弥漫性的肺浸润、弥散性血管内凝血和急性呼吸衰竭都相当常见。这些表现需与细菌性败血症或病毒感染鉴别。在艾滋病患者中，其鉴别诊断应包括巨细胞病毒感染、鸟-胞内分枝杆菌复合群等非结核分枝杆菌感染和结核病。

慢性进行性播散型组织胞浆菌病是一类致命疾病，通常见于中老年，并无已知的免疫缺陷疾病。表现为发热、盗汗、体重减轻、厌食及疲劳。患者慢性起病，肝脾大和皮肤黏膜溃疡常见，有一小部分患者还表现为肾上腺功能减退。血沉增快、碱性磷酸酶增高、全血细胞减少，以及胸片中出现弥散型的点网状浸润是该病的典型改变。诊断该病应先除外血行播散性肺结核、淋巴瘤和结节病。

播散型感染可侵犯几乎所有的器官系统。如出现不能解释的低血压、低钠血症和高钾血症，应考虑肾上腺功能不全。腹部CT可见明显增大的肾上腺。中枢神经系统感染的临床表现为脑膜炎或者是在磁共振成像中显示局灶性损害，这类改变在艾滋病患者中更常见。皮肤损害同样也在艾滋病患者中常见，可表现为丘疹、脓疱或者是溃疡。组织胞浆菌性心内膜炎罕见，5%~10%的患者可有心包炎，引起心包炎的原因是对相邻纵隔淋巴结的组织胞浆菌病发生的免疫反应，很少由微生物播散进心包腔导致。

目前仅是假设存在眼组织胞浆菌病。基于在流行区居住和组织胞浆菌素皮肤试验诊断的组织胞浆菌病并发的视力表

失是脉络膜炎引起的，而不是因为眼内病原体感染。而所谓的组织胞浆菌斑点（Histo spots）不是荚膜组织胞浆菌眼部活动性感染的表现，不应予抗真菌药物治疗。

【实验室检查】

（一）直接镜检 血、脓液、痰、皮肤黏膜损害刮取物，以及淋巴结、肝、脾、骨髓等抽吸物等均应过碘酸希夫（PAS）、吉姆萨（Giemsa）或瑞特（Wright）染色，油镜下可见2~4μm直径卵圆形出芽细胞，常群聚于吞噬细胞内。阳性率最高的送检标本是骨髓，其次是肺、淋巴结、血涂片、皮肤黏膜活检组织、肝组织等。痰或支气管肺泡灌洗液阳性率较低。

（二）培养 标本接种于沙氏琼脂室温培养为霉菌相，镜检见菌丝和形态特殊的齿轮状分生孢子。霉菌相的组织胞浆菌与皮炎芽生菌、金孢子菌和赛多孢菌的某些种很难区别。脑心浸膏琼脂37℃培养呈酵母相，镜检见酵母样孢子是直接镜检所见。组织样本、支气管肺泡灌洗液、痰和血均可用于培养，一般需要6周时间才能获得结果。联合直接镜检和培养可提高诊断敏感性。

（三）组织病理 组织反应视感染时间和病变程度而异。陈旧损害中大多有组织胞浆菌球或钙化结节，内有少量病原菌，周围多有纤维化。非急性播散型病例为上皮样细胞肉芽肿形成。吞噬细胞、中性粒细胞等细胞内含有孢子，但数目较少，大小也有不同。急性播散型感染患者的肺、肝、脾、骨髓和淋巴结中有大量组织细胞浸润。播散型感染常可在骨髓和肝组织找到酵母相组织胞浆菌。组织活检找到2~4μm的卵圆形微小酵母有助于快速诊断，但常规染色不能发现，需PAS、吉姆萨或瑞特染色。

（四）血清学试验

1. 组织胞浆菌素皮肤试验 使用1:（100~1 000）稀释液0.1ml皮内注射，48小时后局部红肿>5mm者为阳性，主要用于流行病学的调查而不用于诊断。

2. 以组织胞浆菌素作抗原的免疫扩散（ID）和补体结合（CF）试验 80%患者可呈阳性。CF滴度至少1:32，或4倍以上升高可提示有活跃的感染。ID试验较CF试验更具特异性，但CF试验敏感性更高。组织胞浆菌感染后2~3周呈现阳性，而且感染后CF抗体常持续多年低滴度阳性。在淋巴瘤、结核、结节病、其他真菌感染中，CF试验可出现假阳性。在急性肺型感染中其培养往往是阴性的，诊断主要依靠血清学试验。而免疫缺陷患者不能产生有效的免疫应答，血清学试验对诊断帮助不大。

3. 抗原检测 适合免疫功能低下者如艾滋病患者，血清阳性率为85%，尿为95%，也可用于脑脊液和支气管肺泡灌洗液的病原菌检测。急性弥漫性肺型患者有75%尿抗原检测阳性，而轻症肺型或慢性肺型抗原检测常阴性。抗原交叉反应见于芽生菌病，类球孢子菌病和青霉病。而抗原的水平常在成功治疗后转为阴性。

（五）核酸检测技术 利用组织胞浆菌特异性引物PCR扩增可用于组织胞浆菌病的快速诊断，近年随着高通量基因检

测技术的发展,广泛应用于感染性疾病的诊断中,尤其采用骨髓标本作二代测序检测可有较高的灵敏度和特异度。

【诊断与鉴别诊断】

本病的诊断较为困难,常被误诊、漏诊。有流行区接触史,尤其是近期内有密切接触鸟粪、鸡粪者,出现发热、咳嗽、贫血、肝脾大和全身浅表淋巴结肿大者要高度怀疑组织胞浆菌病。有细胞免疫缺陷,CD4$^+$T细胞<150/μl,应视为高危人群。确诊主要依靠病原学检查或病理学确认的细胞内孢子。

本病临床表现和组织病理酷似马尔尼菲篮状菌病,且两者流行区域重叠,必须注意鉴别,真菌检查结果可最后明确诊断。肺组织胞浆菌病主要应与肺结核及其他真菌所引起的感染相鉴别。播散型感染所致的肝脾大、全身淋巴结肿大、贫血等应与内脏利什曼病、淋巴瘤、传染性单核细胞增多症、布鲁氏菌病等鉴别。

【预后】

急性肺组织胞浆菌病通常是自限性疾病,那些需要治疗的患者一般都对抗真菌药治疗反应良好。但慢性空洞型肺组织胞浆菌病的患者疗效通常不佳,最主要原因是患者原有肺部疾病基础差。播散型组织胞浆菌病,甚至是晚期艾滋病患者,对于抗真菌治疗通常有较好的治疗反应。老年慢性进行性播散型组织胞浆菌病患者对于治疗的反应通常较慢,但一般也都有疗效。如及时、积极治疗效果好,60%~90%可治愈,但有复发可能,不治疗者病死率高达75%。

【治疗】

组织胞浆菌病的有效治疗药物包括两性霉素B、两性霉素B脂质体、两性霉素B脂质复合物及伊曲康唑等。

两性霉素B是重度肺型或播散型组织胞浆菌病的首选治疗药物,口服伊曲康唑可在两性霉素B治疗获得有效反应后维持应用。口服伊曲康唑可作为轻中度组织胞浆菌病治疗的首选药物。伊曲康唑口服制剂包括胶囊和口服液两种剂型。胶囊吸收较差,应与食物一起服用以提高其消化吸收。在使用制酸剂、H$_2$受体阻滞剂或质子泵抑制剂的患者,不建议使用胶囊,因这些制剂会降低其吸收。因此,应尽可能使用其口服液。氟康唑疗效不如伊曲康唑,非艾滋病的播散型组织胞浆菌病患者可予氟康唑800mg/d,诱导治疗12周后改400mg/d。新型唑类抗真菌药物伏立康唑和泊沙康唑体外对组织胞浆菌有抗菌活性,也成功治疗了一小部分患者,但由于资料有限,目前和氟康唑一起仅作为二线药物选用。有报道用于器官移植后患者效果较好,有效抗真菌治疗成功率约95%。未有研究证实棘白菌素类药物可以用于本病治疗。

1. 急性肺组织胞浆菌病

(1) 中重度及严重患者:两性霉素B脂质体3.0~5.0mg/(kg·d),静脉滴注1~2周,继用伊曲康唑口服液200mg,每天3次,用3天后改200mg,每天2次,疗程12周。对于肾毒性风险低的患者,可用普通两性霉素B代替两性霉素B脂质体,剂量为0.7~1.0mg/(kg·d)。对于有肺部并发症患者,如低氧血症或呼吸窘迫,可在开始抗真菌治疗的1~2周予甲泼尼龙琥珀

酸钠0.5~1.0mg/(kg·d)静脉滴注。

(2) 轻到中度患者:通常不需要治疗。若症状持续超过1个月,给予伊曲康唑口服液200mg,每天3次,用3天后改200mg,每天1~2次,疗程6~12周。

2. 慢性空洞型肺组织胞浆菌病 伊曲康唑口服液200mg,每天3次,用3天后改200mg,每天1~2次,疗程至少12个月。考虑到复发的危险性,建议疗程为18~24个月。

3. 播散型组织胞浆菌病 病死率高,一旦诊断成立应迅速开始治疗。根据患者的临床表现、基础疾病等选择合适的药物、剂量及给药途径。

(1) 对于轻到中度的急性播散型患者和绝大多数慢性进行性播散型患者给予伊曲康唑口服液200mg,每天3次,用3天后改200mg,每天2次,疗程至少12个月。

(2) 对于中重度及严重患者推荐两性霉素B脂质体3.0~5.0mg/(kg·d),静脉滴注1~2周,继用伊曲康唑口服液200mg,每天3次,用3天后改200mg,每天2次,疗程至少12个月。对于肾毒性风险低的患者,可用普通两性霉素B代替两性霉素B脂质体,剂量为0.7~1.0mg/(kg·d)。

(3) 免疫抑制患者如果免疫抑制因素不能去除,应考虑终身每天口服伊曲康唑口服液200mg治疗。免疫缺陷患者如出现中重度症状应给予两性霉素B 0.7~1mg/(kg·d)治疗。对于多数患者都可在病情改善且能服用口服药后改为伊曲康唑治疗。如果单用两性霉素B治疗,总剂量应达35mg/kg。

(4) 对于特殊人群,如接受干细胞和实体器官移植的患者、正在服用肾毒性药物及先前出现过肾功能不全的患者,应考虑改用两性霉素B脂质体。

(5) 中枢神经系统感染者,给予两性霉素B脂质体5.0mg/(kg·d),总剂量175mg/kg,静脉滴注4~6周,序贯口服伊曲康唑200mg,每天2~3次,疗程至少12个月,或脑脊液异常包括组织胞浆菌抗原水平缓解。

4. 免疫缺陷患者的预防性用药 对于怀疑组织胞浆菌感染的HIV/AIDS患者,应同时抗真菌治疗和HAART抗病毒治疗,以改善预后。在组织胞浆菌病发生率>10/100人年艾滋病患者的流行区,如其CD4$^+$T细胞计数低于150/μl,应考虑伊曲康唑200mg/d预防性治疗。

二、非洲型组织胞浆菌病 (African histoplasmosis)

该病由杜波伊斯组织胞浆菌(*Histoplasma duboisii*)所致,主要流行于非洲,国内1991年报告首例。

该菌是荚膜组织胞浆菌的变种,两者的菌落和镜下形态相同,不能区别。但该变种在组织中的形态特殊,可见卵形、双折光胞壁的孢子,直径12~15μm,有时呈链状,位于成堆巨噬细胞和吞噬细胞内,外观有时似皮炎芽生菌但芽颈不宽。

肺部吸入孢子可能是本病的主要致病途径。

与荚膜组织胞浆菌不同,仅少数患者表现为肺部慢性进行

性或空洞性病变。临床主要表现为皮肤、淋巴结和骨感染,病程缓慢。皮肤损害多见于面部和躯干,多形性,以丘疹为多。好侵犯骨为本病的特点之一,约30%患者发生骨髓炎,几乎任何部位骨骼都可累及。感染可波及骨周软组织形成皮下脓肿和窦道,也可累及邻近关节形成关节炎。播散型感染为本病最严重的表现,大多呈急性进行性和消耗性。除广泛皮肤和骨骼受累外,患者有发热、消瘦、贫血、衰弱、肝脾及全身浅表淋巴结肿大,可形成冷脓肿。

治疗同荚膜组织胞浆菌病,必要时可辅以手术治疗。若不及时治疗,多在数周或数月内死亡。少数良性播散型者可存活多年。

推荐阅读

SANGUINETTI M,POSTERARO B,BEIGELMAN-AUBRY C,et al. Diagnosis and treatment of invasive fungal infections:looking ahead[J]. J Antimicrob Chemother,2019,74(Suppl 2):ii27-ii37.

第七节 马尔尼菲篮状菌病

卢洪洲

马尔尼菲篮状菌病(*Talaromyces marneffei*,曾称马尔尼菲青霉菌,*Penicillium marneffei*)是由马尔尼菲篮状菌引起的一种系统性地方真菌病。近年来随着艾滋病广泛流行,本病已经成为居住或旅行于东南亚地区及中国南方地区艾滋病患者较为常见的机会性真菌感染之一。

【病原】

马尔尼菲篮状菌是迄今所发现的极少数能使人致病的篮状菌之一,属于条件致病性真菌。马尔尼菲篮状菌被认为是发菌科(Trichocomaceae)、篮状菌属(*Talaromyces*)中唯一的人类致病病原体。1956年Marneffei Hubert首次从竹鼠肝脏中分离成功确定其为该病原体宿主,近期在我国南方地区进行的一项研究显示自然环境中银星竹鼠(*Rhizomys pruinosus*)携带该病原体比率高达8.2%。

马尔尼菲篮状菌是篮状菌属中唯一已知的温度敏感的双相型真菌,可在细胞内生长。25℃培养环境下病原体呈青霉相,培养48小时后菌落大小为1~3mm,呈灰白色,少数见棉花样菌丝;72小时后菌落迅速增大变红,少数菌落表面呈黄绿色丝绒状。继续培养菌落颜色进一步加深至葡萄酒样,并逐渐弥散到培养基中。取菌落压片后置高倍镜下观察,可见大量帚状枝,两轮生,少数单轮生。35℃环境下培养时呈酵母相。培养48小时菌落大小1~2mm,灰白色,表面光滑;培养72小时后菌落明显增大,扁平、中心较湿润,无色素产生。酵母相菌落涂片作糖原染色,可观察到圆形或卵圆形菌体,大小稍不一,直径约3μm,呈腊肠状,少数有横隔。继续35℃环境培养,酵母相菌落可转变为青霉相。

【流行病学】

人感染马尔尼菲篮状菌病例首次报道于1973年。本病主要流行于东南亚地区,尤其多见于泰国和越南,我国南方地区包括广东、广西、香港和台湾等也是该病流行区域。1988年美国首次报道HIV感染合并马尔尼菲篮状菌病,目前该疾病已成为东南亚地区HIV感染者常见机会性感染之一,患者通常伴有CD4$^+$T细胞明显降低。一项在我国广州进行的流行病学研究显示:在该地区2004—2011年间8 131名HIV感染者血清中马尔尼菲篮状菌特异性甘露糖蛋白(*Talaromyces marneffei*-specific mannoprotein)阳性率高达9.36%,进一步研究显示该病多发于气候潮湿的雨季,此外CD4$^+$ T细胞计数下降与发病风险存在相关。除HIV感染者外,马尔尼菲篮状菌还可见于流行地区中合并其他原因导致免疫功能缺陷患者或免疫功能正常的儿童和成年人。目前认为马尔尼菲篮状菌可通过消化道或呼吸道感染人体并致病,人暴露于流行地区土壤中的病原体(尤其当潮湿雨季时)是该病重要的危险因素。

【临床表现】

马尔尼菲篮状菌感染临床表现与隐球菌等其他真菌病原体相似,并无特异性,常见有发热、皮疹、贫血、体重减轻、皮下组织和深部软组织脓肿,肝、脾及淋巴结肿大等。其中皮肤损害最为常见,高达70%患者可出现不同程度皮肤病变。典型皮肤病变与传染性软疣相似,表现为丘疹伴中央坏死凹陷,呈脐状。皮疹常见于面部、耳、上肢末端和躯干,上颚和咽喉部也可累及。约半数马尔尼菲篮状菌感染者可出现血流感染,而合并HIV感染者中比例更高,可达70%以上。约1/3患者可累及肺部,症状类似于其他病原体所致的肺部感染,可有发热、咳嗽、胸痛,伴咯血与呼吸困难等不适。肺部感染个体症状严重程度不一,与感染波及范围相关。肺部X线可见局灶性炎症浸润、空洞性病变、双肺网状结节状影,严重者可出现空洞聚集如蜂窝状表现。此外少数马尔尼菲篮状菌感染者可出现骨质破坏,一旦发生往往提示病情严重,预后不佳。常见累及部位有椎骨、颅骨、肋骨等。患者可出现骨痛、关节功能障碍等临床症状,影像学检查可发现病变部位出现典型骨质损坏表现。

【诊断与鉴别诊断】

马尔尼菲篮状菌病缺乏特异性的临床表现,极易漏诊误诊。就诊患者出现长期发热、呼吸道症状、肝脾或淋巴结肿大、贫血、真菌样皮疹,且居住在流行区及近期流行区旅行归来或从事相关实验室的工作者,均应考虑本病可能,应尽早进行真菌培养和病理组织活检。血或其他体液标本培养结果及外周血涂片、组织病理学检查证实马尔尼菲篮状菌感染均可作为确诊的依据。采集马尔尼菲篮状菌感染者外周血进行涂片检查,可见中性粒细胞胞质内及细胞外均可见新月体状酵母样真菌,病原体内可见酒红色颗粒,PAS染色结果为阳性而革兰氏染色阴性。病理组织活检可见化脓性与肉芽肿性病变,病变组织中巨噬细胞内有病原体存在。马尔尼菲篮状菌显微镜下形态与荚膜组织胞浆菌极其相似,临床上可使用GMS染色方法进行鉴别。马尔尼菲篮状菌培养是最为可靠的确诊依据,采集患者骨髓和淋巴结培养的阳性率最高（100%），其次是皮肤组织（90%）和血液（76%）。

【治疗】

（一）抗真菌治疗　两性霉素 B 可有效治疗马尔尼菲篮状菌严重感染，而唑类抗真菌药物多用于轻或中度感染患者。一项非随机临床研究中，74 例 HIV 感染合并播散性马尔尼菲篮状菌病患者接受两性霉素 B[0.6mg/(kg·d)]或者两性霉素 B 脂质体[3~5mg/(kg·d)]治疗 2 周后换用伊曲康唑口服液（400mg/d）口服治疗 10 周，结果显示该治疗方案有效率高达 97%。但若不采取维持治疗，约半数患者可在 6 个月内出现复发。目前建议马尔尼菲篮状菌病合并 HIV 感染的患者需使用伊曲康唑（200mg/d）维持治疗，视为二级预防措施。对于艾滋病合并马尔尼菲篮状菌病的患者而言，在抗真菌治疗的同时，应进行 HAART，建议治疗后 CD4$^+$T 细胞计数>100/μl，且能持续 6 个月以上者，可停用二级预防治疗措施；如 CD4$^+$T 细胞计数再次<100/μl，则需重新开始口服伊曲康唑以防复发。单独使用伊曲康唑治疗马尔尼菲篮状菌病，效果不佳。有报告称伏立康唑、棘白菌素等对本病有良好的治疗作用，但仍缺乏大规模的临床研究资料，尚需进一步研究。

艾滋病合并马尔尼菲篮状菌病患者在接受 HAART 后可出现免疫重建炎症综合征，一般情况下给予对症治疗即可，重症患者可给予短期的激素治疗。有专家建议抗真菌治疗 2 周后再进行 HAART 可减少免疫重建炎症综合征的发生风险。对于初始治疗失败的患者目前尚无有效的替代治疗方法，一般而言仍应给予两性霉素 B 和伊曲康唑进行规范治疗。治疗过程中需监测患者依从性，注意伊曲康唑与其他药物之间的相互作用，并选用生物利用度高的伊曲康唑制剂。由于唑类药物有致畸作用，合并妊娠者需注意避免使用该类药物。

（二）对症支持治疗　本病治疗过程中应当注意纠正中性粒细胞缺乏、免疫功能抑制状态等疾病诱因。药物治疗同时给予营养支持，嘱患者进食高蛋白、高营养食物，提高机体抗病能力。

【预后】

马尔尼菲篮状菌病病情发展快，患者若未及时接受治疗，病死率高。即使接受有效的抗真菌治疗，艾滋病合并马尔尼菲篮状菌病的病死率仍高达 20%。患者治愈出院后需嘱其定期门诊随访，注意本病复发可能。艾滋病合并马尔尼菲篮状菌病患者规范抗真菌治疗后需给予口服伊曲康唑维持治疗预防复发，可根据 CD4$^+$T 细胞计数指导停药。

推荐阅读

1. LE T, VAN KINH N, CUC N T, et al. A Trial of itraconazole or amphotericin B for HIV-associated talaromycosis[J]. NEJM, 2017, 376(24): 2329-2340.

2. 中华医学会热带病与寄生虫学分会艾滋病学组. 艾滋病合并侵袭性真菌病诊治专家共识[J]. 中华临床感染病杂志, 2019, 12(4): 253-267.

第八节　芽生菌病

朱　敏

芽生菌病（blastomycosis）是芽生菌引起的化脓性肉芽肿性疾病。原发感染部位常为肺部，可播散至其他组织和器官，尤其是皮肤和骨等。

【病原与流行病学】

病原菌为皮炎芽生菌（*Blastomyces dermatitidis*）和 *gilchristii* 芽生菌（*B. gilchristii*），为土壤腐生菌，但不易从土壤中分离出来。感染为外源性，多因肺部吸入孢子引起。芽生菌病被称为地方病，因其分布于美国和加拿大，故又称北美芽生菌病。世界其他地区的散发病例往往能追溯出曾去过流行地区或接触过来自流行地区污染物品的历史。但近些年来，非洲和拉丁美洲一些国家也开始出现本地病例的报道。

任何年龄都可患病，以 20~40 岁最为多见。发病与人种无关，但男性与女性的比例相差很大，约为 9∶1。没有人与人或人与动物之间直接传染的报道。

【发病机制与病理】

芽生菌的分生孢子经肺部吸入机体后由各种吞噬细胞所吞噬，小部分存活的分生孢子迅速转化为酵母样，对抗吞噬细胞的杀菌作用增强，从而感染机体。部分病例病原菌可经血液播散，导致皮肤、骨等其他部位感染。

无论局限性或系统性芽生菌病都引起混合性化脓性肉芽肿性反应。依感染部位和时间不同，可能以一种反应为主。新近的损害一般表现为化脓性，有中性粒细胞浸润和脓肿形成。随着病程延长，损害表现为局限性或弥漫性上皮样细胞肉芽肿，有时伴中央脓肿和干酪化，与慢性活动性结核常难以区别。

肺部感染的组织反应可从急性化脓性到慢性肉芽肿性改变，淋巴结可累及。病程久者有局灶性或弥漫性纤维化。

早期皮肤损害示真皮和皮下有微脓肿。久者皮损有脓肿和肉芽肿形成，伴轻度纤维化。表皮有假上皮瘤样增生，似肿瘤。巨细胞内或脓肿内有单细胞、厚壁、出单芽的孢子，直径 8~15μm，芽颈宽。HE 染色不均匀，胞质与胞壁分离，留有空隙。PAS 或 GMS 染色更为清楚。

芽生菌组织相应与无荚膜的新型隐球菌、未发芽的巴西副球孢子菌、杜波伊斯组织胞浆菌和念珠菌的组织相进行鉴别。新型隐球菌出芽，但芽颈细，黏蛋白卡红染色荚膜呈红色，具鉴别意义。副球孢子菌多个出芽。杜波伊斯组织胞浆菌芽颈细，有母子细胞等。念珠菌可同时见到芽孢和假菌丝。

【临床表现】

（一）原发性肺芽生菌病　由吸入真菌孢子而引起。症状似肺结核或肺组织胞浆菌病。有咳嗽、胸痛、低热等。常累及两侧肺，但很少形成空洞。多数病例可自愈，仅少数转变为播散性芽生菌病。肺部感染主要包括：①急性感染，仅有 50% 的患者出现症状，潜伏期 30~45 天。症状和体征类似流感和细菌性肺炎,表现为突发的发热、寒战、胸痛、关节痛、肌肉酸痛等。早期多为干咳,后期可有脓痰。肺部 X 线表现为致密的肺部浸润影,胸腔积液少见或量很少,肺部淋巴结少见。部分病例可自愈。②慢性感染,大部分患者属于此种类型。临床表现类似结核、肿瘤或其他真菌感染,如发热、体重减轻、慢性咳嗽、咯血等。肺部最常见 X 线表现为肺泡浸润伴或不伴空洞形成,肿块表现类似肺部肿瘤,如果出现大量的胸腔积液则提示预后不佳。③急性呼吸窘迫综合征(ARDS),常在数天内死亡,死亡率超过 50%。弥漫性肺浸润和呼吸衰竭类似艾滋病晚期患者。

（二）肺外芽生菌病　直接接种导致的肺外芽生菌病少见,多为播散性所致。

1. 皮肤芽生菌病　是最为常见的芽生菌肺外感染。皮损主要有两种类型:疣状和溃疡。疣状皮损更为常见,为灰色至紫色、色泽边界清楚的、类似鳞状细胞癌样的皮损,皮损边缘可有脓肿形成,脓液易查到菌丝。溃疡表现为边界清楚、边缘高起,易出血,可形成窦道。病变缓慢地向四周扩展,中央有退行倾向或形成萎缩性瘢痕,其上又可有新的皮损发生。局部淋巴结常不肿大。自觉症状轻微,间有低热。皮损内病原菌较少,不易检见。

2. 芽生菌性骨感染　占所有芽生菌感染的 1/4,所有骨骼均可累及,常见为脊柱、骨盆、颅骨、肋骨等。活检可见肉芽肿形成、化脓性病变及坏死等。X 线可见边界清楚的溶骨性改变。患者通常伴有局部软组织的脓肿和窦道形成。

3. 泌尿生殖道感染　10%～30% 的芽生菌病患者可累及泌尿生殖道,主要侵犯前列腺和附睾。主要表现为排尿不畅、前列腺肿胀疼痛及脓尿等。尿液真菌培养可见芽生菌生长。

4. 中枢神经系统感染　发病率低,通常表现为脓肿和脑膜炎。诊断和治疗一般均需外科的介入。

【实验室检查】

（一）血清学试验　用于诊断、疗效评估和疾病预后的判断。多采用补体结合试验。

（二）直接检查　取脓液、痰、尿、脑脊液、皮损边缘刮取物等加 10% KOH 液或真菌荧光染液,镜下见单个厚壁 8～15μm 直径的球形孢子,出单芽,芽颈宽,具特征性。无菌丝形成。

（三）真菌培养　取标本接种于沙氏琼脂培养基置室温或脑心浸膏血琼脂中,37℃ 中至少培养 4 周。芽生菌为双相菌,菌落生长慢。25℃ 时呈菌丝相,菌落为白色棉花样,镜检见菌丝和小分生孢子。37℃ 培养为酵母相,菌落呈奶油色或棕色,镜检有芽颈宽的芽孢。

【诊断与鉴别诊断】

根据临床表现、真菌直接镜检和组织病理检查发现芽颈宽的孢子,培养为双相菌即可确定诊断。

芽生菌病应与结核、梅毒、恶性肿瘤、肺脓肿及其他肺部感染、硅沉着病、骨膜炎、骨髓炎、球孢子菌病、副球孢子菌病、孢子丝菌病、念珠菌病及其他一些相关疾病相鉴别。发现特征性芽颈宽的孢子为诊断的主要依据。

【治疗】

1. 两性霉素 B　适用于严重的芽生菌肺部感染、播散性感染、累及中枢神经系统及具有潜在免疫抑制的患者。中枢神经系统感染首选两性霉素 B 脂质体,因其具有良好的血脑屏障穿透性。

2. 唑类抗真菌药物　伊曲康唑为轻中度、非中枢神经系统芽生菌感染的一线药物,以及两性霉素 B 诱导治疗后的降阶药物。新型唑类抗真菌药物伏立康唑、泊沙康唑对皮炎芽生菌具有良好的抗菌活性,伏立康唑也可用于中枢神经系统感染。

3. 糖皮质激素　系统使用糖皮质激素可以降低芽生菌引起的 ARDS 的死亡率,但存在争议。

4. 外科治疗　局限性病灶可予以切除。脓肿应切开引流。

推荐阅读

ZHU D,CHEN H,YU L. Probable pulmonary blastomyomycocis in an immunocompetent person[J]. Int J Infect Dis,2017,59:86-89.

第九节　球孢子菌病

朱　敏

球孢子菌病(coccidioidomycosis)系球孢子菌引起的极具传染性的感染性疾病。多数表现为良性、具自限性的急性呼吸道感染。少数呈慢性播散性,累及皮肤、皮下组织、内脏和骨骼。

【病原与流行病学】

病原菌为粗球孢子菌(Coccidioides immitis)和 posadasii 球孢子菌(C. posadasii)。球孢子菌病为区域性流行病,几乎流行于西半球,半干旱至干旱地带,美国西南部、墨西哥北部,以及美国中部和南部一些地区,前者局限于南加利福尼亚和北墨西哥,后者见于其他所有流行区域。流行区外的散发病例多有去过流行区或接触过来自流行区的污染物品史。

球孢子菌为双相真菌。实验证明,在自然界任何 pH 值的土壤里或在自然界的任何温度中,球孢子菌都能生长,但传染区灌溉良好、营养丰富的土壤中却分离不出该菌。在自然界中以关节菌丝存在。其菌丝相的关节孢子会随风飘浮,极具传染力。通过呼吸进入肺部或外伤接种进入体内,所以为外源性感染。男女老少皆可发病,但男性多于女性,以青壮年和野外工作者居多,其中有色人种更易患播散性感染。哺乳动物也可罹及,但不在人与人或人与动物之间直接传播。

1958 年在天津发现我国首例原发性皮肤球孢子菌病,患者为归国华侨,曾在流行区居住过。近年来,我国又有数例系统性和播散性球孢子菌病的报道,多有流行区经历史,表现为发热、肺部症状和体征及皮疹等。

【临床表现】

（一）肺球孢子菌病　约 60% 患者无任何症状,仅球孢子菌素试验阳性表明曾有过感染。另外 40% 患者有症状,在感染 7～21 天后出现,轻者仅如上呼吸道感染,重者有低热、咳嗽、畏寒、厌食、盗汗、头痛、咳黏液性脓痰有时伴血丝。少数一开始即表现为渗出性胸膜炎。胸口有缩窄感。偶尔有持续性严重疼痛，似冠状动脉闭塞、肋骨骨折或肾结石等。X线显示肺部正常至广泛浸润，肺中叶和下叶有局限性结节，可大至直径2~3cm，常单个，愈后有钙化点。

在上述症状出现的开始几天中，约50%病例发生皮肤红斑或斑丘疹，另有3%皮损表现为结节性红斑或多形红斑。疼痛性结节出现时有发热，小腿部多见，也偶见于臀部、大腿和头皮等处。一般2~3天后消退，留下色素沉着。结节在数周后可再度出现。多形红斑好发于手掌边缘、脸、颈、上肢等处，也可表现如结膜炎或关节炎样。有时两种皮损可同时存在。有过敏性皮疹的患者被认为免疫力正在增强，一般不会发展成系统性或播散性感染。

原发性肺球孢子菌病一般2~3周后即可痊愈。若6~8周后仍有症状和体征，则可能为播散性球孢子菌病。患者有持续性发热、厌食、迅速消瘦、发绀、乏力、呼吸困难，咳脓性痰可伴血丝等，多在数月至1年余内死亡。

（二）播散性感染 球孢子菌的播散性感染与宿主密切相关。可播散至肺、皮肤、骨骼、关节和其他内脏等。若呈粟粒性播散，患者有高热、寒战、大量出汗、虚脱，多在数周内死亡。多数患者均有有症状的肺部球孢子菌感染。免疫抑制、肿瘤等均是易感染因素。怀孕易导致播散性感染。常见的播散感染部位为皮肤、皮下组织、骨骼及关节，约占50%。但就单个器官而言，脑膜是最常见的播散感染部位，通常在起始感染的6个月内出现。脑脊液检查可见其中白细胞和蛋白量增高而葡萄糖下降。嗜酸性粒细胞增多少见，但如果出现则强烈提示球孢子菌性脑膜炎诊断。球孢子菌可播散到机体的任何器官。

【实验室检查】

（一）外周血象 白细胞升高尤其是中性粒细胞计数增加。嗜酸性粒细胞计数增多明显。血沉持续加快。

（二）真菌直接检查 取痰、脓液、脑脊液、关节液等加10% KOH液直接镜检可见圆形厚壁孢子称球囊，20~80μm大小，其内充满内孢子。内孢子直径2~4μm，与组织病理所见相同。

（三）真菌培养 球孢子菌为双相菌。标本接种于沙氏琼脂室温培养为菌丝相，3~4天即有棉花样菌落生长，日久呈粉末样。镜检有大量关节孢子和关节菌丝。关节孢子具强烈的传染力。故一切操作都必须在保护罩中进行。标本接种于富营养培养基37℃培养呈酵母相，镜下形态与组织相相同。

（四）粗球孢子菌素皮肤试验 适用于普查。阳性表示过去或现在有粗球孢子菌感染。如果症状继续存在或加重但皮肤试验转为阴性则表示病情恶化。

（五）血清学试验 用于诊断、预后判断和观察患者对治疗的反应，偶可与组织胞浆菌病和芽生菌病出现交叉反应。常用的血清学试验有免疫扩散试验和补体结合试验。沉淀试验和乳胶凝集试验适用于疾病的早期诊断。荧光抗体染色对病理标本和培养的菌落具有诊断和鉴别价值。外抗原试验用于

培养的菌丝相菌落的菌种鉴定和鉴别。

（六）组织病理 损害呈急性化脓性反应，有大量中性粒细胞浸润。有时有干酪样坏死。脓肿内可找到病原菌的球囊，含有内孢子。随着孢子的不断发育，组织反应也逐渐由急性化脓性变为慢性肉芽肿性，伴淋巴细胞、上皮样细胞、大单核细胞、组织细胞、浆细胞及异物巨细胞浸润。病原菌常见于巨细胞内或其周围肉芽肿组织内。上皮细胞可肥大增生。

淋巴结呈脓肿或肉芽肿改变，有病原体发现。骨有脓肿、坏死或空洞形成，内有肉芽肿组织填塞，有病原体存在。

组织内病原体表现为孢子，又称球囊（spherule）或内孢囊，20~200μm大小，含有2~5μm直径的内孢子，球囊有4种形态，代表不同的发育阶段。

1. 未成熟的球囊较小，呈圆形。球囊内可有也可没有均质的细胞质。

2. 正在成熟的球囊呈圆形或椭圆形，厚壁。可能在靠近胞壁处有细胞质。

3. 成熟的球囊为圆形厚壁。直径20~200μm，含2~5μm大小单细胞的内孢子。

4. 塌陷的球囊形状不定，为囊壁破裂后释放内孢子后所遗留，多无内孢子。

HE染色能使内孢子和囊壁着色但较淡。PAS染色能使内孢子着色但不能使囊壁着色。最佳染色为GMS染色，能使内孢子和囊壁都着色且对比鲜明，易于观察。

【诊断与鉴别诊断】

诊断除依据典型的临床表现外，必须在标本中检见粗球孢子菌的内孢囊，内含内孢子，培养证实为双相菌。仅根据直接镜检和病理组织中病原菌的形态即可确定菌种。

球孢子菌和鼻孢子菌的组织十分相似，应注意鉴别。鼻孢子菌的球囊远大于球孢子菌的球囊，含内孢子数目也多。

任何人只要在流行区居住过或访问过，若患有感染性疾病都应考虑球孢子菌病的可能。若肺部感染5~6周后仍不见好转，X线显示肺部出现急性进行性肺实变或在肺尖及肺尖下部有结核样浸润伴模糊的斑点、纤维化、空洞、纵隔淋巴结肿大及骨与关节累及，都应疑及播散性球孢子菌病。

本病应与感冒、流感、梅毒、支气管炎、肺炎、结核、恶性肿瘤、脑肿瘤、脑脓肿、脑膜炎、骨髓炎及其他深部真菌病如芽生菌病、隐球菌病、孢子丝菌病、组织胞浆菌病、鼻孢子菌病、足菌肿和放线菌病等相鉴别。

【治疗】

1. 多数原发性肺球孢子菌病不需要特别治疗，但应休息和予以支持疗法。如有发热、体重减轻、乏力数周至2个月不能缓解者需治疗。播散性病例应给予及时和足够的全身抗真菌治疗。需要时辅以外科手术。

2. 两性霉素B及其脂质体有效。两性霉素B与5-氟胞嘧啶（5-FC）有协同作用。两性霉素B主要用于播散性感染。

3. 伊曲康唑口服液200mg，每日2次，或采取200mg静脉滴注，每日2次，连用3~12个月。

4. 氟康唑每日 400mg，顿服，80％有效。对中枢神经的球孢子菌感染，需长期服用。

推荐阅读

GARCIA GARCIA S C,SALAS ALANIS J C,FLORES M G,et al. Coccid-ioidomycosis and the skin:a comprehensive review[J]. An Bras Dermatol,2015,90(5):610-619.

第十节　副球孢子菌病

朱　敏

副球孢子菌病（paracoccidioidomycosis）又称南美芽生菌病，为原发于肺部的慢性肉芽肿性疾病，由副球孢子菌引起。可累及黏膜、皮肤、淋巴结和内脏，患者多有其他疾病如锥虫病、肠蠕虫病、血吸虫病、营养不良、结核等。

【病原与流行病学】

副球孢子菌病流行于中南美洲，从墨西哥（北纬 23°）到阿根廷（南纬 34°）等国，其中某些国家尚未见报道，如智利、苏里南、大部分加勒比岛等。病原菌为巴西副球孢子菌（*Paracoccidioides brasiliensis*）和 lutzii 副球孢子菌（*P. lutzii*）。副球孢子菌病的传染来源尚不清楚，但与吸入孢子有关。有些患者喜用草棍剔牙、咀嚼生菜或有拔牙史。本病原发于肺部，由吸入孢子所致，为外源性感染。发病年龄多在 30~50 岁，男性多见。没有人与人之间直接传染的报道，也不像其他系统性真菌病可感染动物。患者大多预后良好，只有少数病例发展成系统性感染。本病在我国尚未发现。

【临床表现】

（一）**亚临床感染**　无临床表现，主要是通过副球孢子菌素皮肤试验确诊，或少数因有肺部的 X 线表现而发现。病原菌处于潜伏状态，并可于数年后激发形成有症状性的副球孢子菌病。因此在某些非该病的流行区也可偶见此种病例。

（二）**有症状性感染**　临床症状随患者的年龄而变化。

1. 青少年型　主要侵犯儿童和免疫功能不全的患者，男女均可，占总病例的 10％。累及单核巨噬细胞系统，导致肝脾大、淋巴结肿大。可有皮肤损害，通常为多发性。可伴有发热、乏力、体重减轻。骨骼累及可见于严重的亚急性病例。呼吸系统累及少见，高密度 CT 检查可发现肺部异常，呼吸道分泌物可查见真菌。

2. 慢性成年型　为常见类型，占总病例 80％~90％。多见于与农业生产相关的男性，男女比约为 15∶1。临床表现为迁延的肺部疾病和肺外表现，主要是黏膜和皮肤损害，反复的溃疡、肉芽肿形成及浸润。流涎、语言障碍、发声困难是常见症状。局部淋巴结肿大可自发形成窦道。肾上腺也可受到累及导致功能受损。严重者可累及中枢神经系统。肺部 X 线多表现为间质性改变，累及双侧的中、下叶，一半的病例可出现肺纤维化的并发症。

【实验室检查】

（一）**直接检查**　黏膜刮取物、脓液、痰、淋巴结抽吸物或刮取物等加 10％ KOH 液直接镜检，可见多芽厚壁的圆形孢子，形态与组织病理中所见相同。

（二）**培养**　标本接种于沙氏琼脂和血琼脂上，分别置室温和 37℃培养。因巴西副球孢子菌生长缓慢，所以培养至少需 4 周。室温培养呈菌丝相，见棉花样的菌落，菌丝分枝分隔。37℃培养呈酵母相，菌落酵母样，镜检见圆形厚壁、单芽或多芽的大分生孢子，形态与组织病理所见相同。

（三）**血清学检查**　常用补体结合试验和免疫扩散试验，用于诊断和预后判断。血清学试验有重要意义。

（四）**组织病理**　与球孢子菌病和芽生菌病相似，副球孢子菌病的组织病理主要为化脓性肉芽肿。有多形核白细胞浸润。病理切片中病原体为酵母样孢子。圆形或椭圆形，5~60μm 大小。厚壁，胞质 HE 染色呈嗜碱性，常与胞壁分离形成空隙。孢子单细胞，单芽或多芽，芽颈细，有时呈管状。多芽孢子形态有两种。一种子细胞和母细胞大小相差悬殊。母细胞呈球形，远远大于子细胞，但子细胞即芽孢大小一致，使整个孢子外形如船舶的水手轮状，具特征性。另一种孢子的子细胞略大，且子细胞大小形态也不一致。大的芽孢可达 10μm。

在病理组织中，常不易见到典型的水手轮状孢子。这是因为芽孢着生于母细胞的各个方向，不在一个平面内，故一个切面中很难全部切到，有时只能见到 1~2 个芽孢。常需连续切片以寻找典型的水手轮状孢子。

芽孢有时会脱落。脱落的芽孢直径为 2~5μm，散在于组织中。有时 2~3 个成链，似假菌丝。染色宜用 PAS 或 GMS 染色。

【诊断与鉴别诊断】

诊断除根据临床表现外，应以发现病原菌为主，培养为双相菌。一般仅根据直接镜检或组织病理检查中发现典型的水手轮状大分生孢子即可确诊。

皮肤型副球孢子菌病应与皮肤利什曼病、雅司、皮肤结核、肿瘤及其他深部真菌病如组织胞浆菌病、放线菌病、芽生菌病、球孢子菌病、隐球菌病等相鉴别。

系统性感染应与黑热病、肿瘤、淋巴结核、结核性腹膜炎、霍奇金淋巴瘤等相鉴别。

【治疗】

1. 复方磺胺甲噁唑（SMZ-TMP），2 片，每日 2~3 次口服。疗程 3~5 年，HIV 阳性者可终身使用，作抑制治疗。

2. 首选伊曲康唑口服液，0.1~0.2g/d，至少 6 个月。有效率95％，复发仍有效。

3. 两性霉素 B，累积总用药剂量 30mg/kg，用于重症病例或不能耐受其他药物的患者，75％有效。

推荐阅读

DE ALMEIDA JN,Jr,PECANHA-PIETROBOM P M,COLOMBO A L. Paracoccidioidomycosis in immunocompromised patients:a literature review[J]. J Fungi (Basel),2018,5(1):2.

第十一节　孢子丝菌病

朱　敏

孢子丝菌病(sporotrichosis)系由申克孢子丝菌复合体引起的皮肤、皮下组织和附近淋巴系统的亚急性和慢性感染。偶可播散至骨骼和内脏。病程慢性,大多预后良好。

【病原与流行病学】

病原菌主要为申克孢子丝菌复合体(Sporothrix schenckii complex),是双相型真菌,广泛分布于自然界,尤其是热带和亚热带地区,如巴西、印度、墨西哥等。孢子丝菌复合体目前有6个种,分别为:申克孢子丝菌、球形孢子丝菌、巴西孢子丝菌、墨西哥孢子丝菌、白孢子丝菌及卢艾里孢子丝菌。我国多为球形孢子丝菌。病原菌可以腐生在活着或死亡的植物上。常因外伤后,土壤、木片或植物上的病原菌直接进入皮肤而引起感染。故患者多为农民、园艺师等。任何年龄都可发病,但多数患者为青壮年,男性多于女性。

孢子丝菌也可感染动物包括猫、狗、马、驴、兔、骆驼、骡、猪、海豚、鱼、家禽、狐、鹦鹉、鼠等。昆虫如蝇、蜂、跳蚤、蚁中也有检获的报道。曾有巴西暴发猫孢子丝菌感染的报道。临床上相当部分患者可追溯出昆虫叮咬、猫抓伤、鼠咬伤史等。通过呼吸道吸入孢子而致病的极少见。

【发病机制与病理】

孢子丝菌侵入体内首先被巨噬细胞所吞噬。体外试验研究发现一氧化氮(NO)是杀菌的一种重要介质,但小鼠实验研究发现抑制体内NO的产生反而使小鼠对孢子丝菌的抵抗力增强,因此有人认为体内NO系统的激活可能与免疫抑制有关。在免疫方面,机体对孢子丝菌的抵抗主要是细胞免疫起着主要作用。研究发现CD4[+]T细胞减少或缺如均可导致孢子丝菌感染的加重。在细胞免疫中还有许多细胞因子的参与,如IFN-γ、TNF-α、IL-10等。病原菌侵入机体进入血管后,可与血管壁上的纤连蛋白、层粘连蛋白或胶原黏附,被内皮细胞所吞噬,通过胞吞/胞吐等作用机制,起到跨血管转移,从而病原菌进入组织,引起炎症反应及组织破坏而致病。

各型孢子丝菌病一般都表现为混合性化脓性肉芽肿性炎症反应,常伴纤维化。这种混合性炎症反应并无特异性,常与其他一些真菌感染和细菌感染如结核、土拉菌病、梅毒等相似。在普通HE染色下,组织中很难发现病原菌或仅发现组织的肉芽肿改变。采用PAS或GMS染色可发现特殊的雪茄样、梭形或卵圆形孢子。HE染色有时可见特征性的星状体,中央为单个或出芽的孢子,常不明显。外围有星状放射的嗜伊红的冠,称何博礼(Splendore-Hoeppli)现象,可达100μm。星状体非孢子丝菌病特有,但有提示意义。

病程大于6个月的慢性皮肤损害有不同程度的纤维化。炎症反应相对较轻,病原体也较少,较难发现。

肺损害为局灶性肉芽肿。中央大片干酪样坏死,外围有上皮样细胞和巨细胞,最外围为成纤维细胞浸润。病原菌常位于干酪样物质、巨细胞和上皮样细胞内。

播散性皮肤损害与原发性皮肤损害组织病理相似,但包含的病原体更多,尤其在巨细胞内可见大量孢子。

卢艾里孢子丝菌极为罕见。引起的孢子丝菌病临床表现无法与申克孢子丝菌鉴别,但组织中卢里变种孢子较大,15~20μm或更大,厚壁,裂殖或出芽,培养可最后鉴别。

【临床表现】

孢子丝菌病可分为皮肤型和皮肤外型感染。皮肤型孢子丝菌病好发于身体暴露部位如上肢、面部和下肢等,多为单侧。潜伏期一般为7~30天,可长至半年或根本无法追溯外伤史。皮肤外感染主要包括肺部、骨、关节及脑膜和播散性感染等,多继发于皮肤型,极少数可为肺部吸入孢子而感染,或血源播散感染。

(一)　固定型皮肤孢子丝菌病　又称局限性孢子丝菌病,约占皮肤型损害的60%。皮损固定于初疮部位,不再沿淋巴管继续播散。固定型的皮损形态多种多样。典型病变开始为结节,后呈下疳样。皮损多见于面部和四肢。

(二)　淋巴管型皮肤孢子丝菌病　又称淋巴管型,约占皮肤型损害的40%。临床表现具特征性。初发损害常位于手、前臂、踝和小腿等处,多为单侧。早期为无痛结节,后结节逐渐扩大并与皮肤粘连,中央坏死,形成溃疡,表面有稀薄的脓液,边缘隆起,称为初疮,又称孢子丝菌性下疳,可持续数月。同时,沿淋巴管走向先后出现新的结节,排列成串状,皮损之间连接的淋巴管变硬呈索状。损害一般不超过腋下或腹股沟,通常不累及淋巴结,一般也不引起血行播散。淋巴管型损害在面部表现为放射状排列,在鼻周和眼睑部则常为环形或半环形,与引流的淋巴管不呈带状分布有关。

(三)　黏膜型　可为原发,由吞咽污染蔬菜、水果或接触有孢子丝菌的污水而引起;也可继发于播散性孢子丝菌。病变多累及口腔、咽部、鼻部的黏膜或结膜。开始为红斑,后成溃疡,有少量脓液渗出,日久局部增生呈乳头瘤样。临床表现似咽喉炎、舌炎、口炎、喉炎、鼻炎、结膜炎等,常伴疼痛,愈后有瘢痕但较柔软,一般不影响功能,瘢痕中仍可发现病原体,局部引流淋巴结可肿大。患者常成带菌者。

(四)　其他类型　包括皮肤外型和播散型孢子丝菌病,较为罕见,可伴有或不伴有皮肤损害。

1. 播散型孢子丝菌病较少见,约占0.9%。多为细胞免疫功能缺陷,如艾滋病或糖尿病等患者。起病急性或隐匿,可继发于皮肤淋巴管型,但多数未发现原发皮损。损害为全身播散性的皮下结节,由血液循环播散引起。结节可溃破成溃疡或形成脓肿。患者多呈急性病容,若不及时治疗,多于数周或数月内死于恶病质。

2. 骨关节孢子丝菌病可为直接接种孢子或为血源性播散而感染,后者更为常见。有时可见皮肤有孢子丝菌病的损害,可累及骨骼,波及骨膜、滑膜、肌腱、肌肉等,引起残毁性关节炎。有关节肿痛及运动受限等症状。

3. 肺部孢子丝菌病罕见,可为吸入孢子丝菌而感染,症状似肺结核。好发于肺上叶,表现为亚急性或慢性的炎症反应,X 线检查可见纤维化结节影或空洞形成,有肺门、气管及支气管淋巴结肿大。

4. 眼及附件感染包括眼睑、结膜、泪囊等,多为原发性感染。损害为溃疡或树胶肿样,常无局部淋巴结肿大。

5. 其他尚可引起肾盂肾炎、睾丸炎、附睾炎、乳腺炎等,偶可感染肝、脾、胰腺、心肌、甲状腺、脑及脑膜等。

【实验室检查】

直接光镜下检查临床标本阳性率极低,不作为孢子丝菌病的常规诊断。培养方法简便,孢子丝菌容易生长,阳性率高,疑似孢子丝菌病应以培养确诊。将活检组织、穿刺液或引流液接种于沙氏(Sabouraud's dextrose agar,SDA)培养基于 25~30℃下培养,通常 3~5 天可见菌落生长,一般培养观察 4 周,在该培养温度下菌落呈菌丝相生长。同时应将标本或病原菌转接于BA(biomalt agar)培养基 35~37℃下培养,菌落生长应为酵母相。在 37℃生长是其致病的重要条件,如果在该温度下无菌生长,应怀疑污染可能。培养物可进一步进行真菌学的鉴定或PCR 等分子生物学鉴定。

孢子丝菌的乳胶凝集试验试剂盒已有商品供应,在某些高发地区已采用。该方法不仅可用于孢子丝菌病的诊断,同时还可用于疗效观察。此外,还有应用病原菌细胞壁多糖成分、病原菌外分泌蛋白,通过酶免疫分析等方法检测孢子丝菌的报道。还有研究人员采用巢式 PCR 方法对活检组织进行孢子丝菌 18S rDNA 检测来诊断孢子丝菌病。

【诊断与鉴别诊断】

淋巴管型孢子丝菌病根据皮损沿淋巴管呈带状分布的典型表现就可作出初步诊断,真菌培养有孢子丝菌生长即可确诊。组织病理见孢子或星状体有诊断意义。

淋巴管型孢子丝菌病应和一些损害沿淋巴管呈条状分布的疾病,如原发性皮肤球孢子菌病、游泳池肉芽肿(swimming pool granuloma)相鉴别。其中游泳池肉芽肿病原菌为海分枝杆菌(Mycobacterium marinum)或堪萨斯分枝杆菌(Mycobacterium kansasii),脓液中直接检查和培养可见抗酸杆菌,碘化钾治疗无效,对异烟肼不敏感。其余病多属于真菌感染,临床症状和真菌学检查可供鉴别。

一些孢子丝菌病的皮肤损害呈恶性肿瘤样,组织病理又显示为假上皮瘤样增生,所以易被误认为恶性肿瘤而行外科切除或截肢,应特别注意,真菌培养可鉴别。

其他需要鉴别的疾病有结核、梅毒、土拉菌病、足菌肿、皮肤癣菌深部感染、脓皮病和炭疽、鼻疽等。

【治疗】

1. 碘化钾以往为治疗皮肤型孢子丝菌病的首选药物,有特效。一般用 10%碘化钾液,每次 10ml,每日 3 次,饭后或与牛奶同服。开始可小剂量,逐渐增加以使患者逐步适应,避免不良反应。碘化钾对胃黏膜有刺激作用,有时产生恶心、呕吐、腹痛、腹泻等。口服后口中还有金属味。部分患者腮腺会肿胀如腮腺炎。对口服碘化钾不能耐受者,可用 5%碘化钠液,每日 1 次,10~20ml,静脉注射,连续 15~30 日。少数患者对碘过敏,引起眼睑肿胀、打喷嚏、流泪、头痛、咽炎、喉炎等似患感冒症状,称"碘伤风",应停止服药。碘化钾治疗应持续至皮损全部消退后至少 1 个月,以免复发。

2. 伊曲康唑为目前治疗各型孢子丝菌病,以及对碘化钾过敏、无效或有结核者的首选用药,每日 100~200mg,通常连服3~9 个月。

3. 氟康唑每日 400~500mg,疗程视临床反应而定。

4. 特比萘芬应保留为二线治疗药物。每次 250mg,每日1~2 次,连服 3~8 个月。

5. 局部一般不需处理,若有溃疡可外用新霉素软膏或湿敷。

6. 局部温热疗法有效适用于皮肤损害数目较少,对碘剂过敏或无效者。方法为采用各种热源对皮肤损害加温,以能耐受为度,每日 2~4 次,每次 30 分钟。

7. 皮肤外型孢子丝菌病使用碘化钾一般无效,严重患者在急性期使用两性霉素 B 0.7~1mg/(kg·d),总量 1~2g,或两性霉素 B 脂质体 3~5mg/(kg·d)。病情改善后可改为伊曲康唑 0.4g/d。需要时可结合手术清创。近来有研究者发现泊沙康唑对小鼠孢子丝菌系统性感染具有非常好的疗效。

推荐阅读

RODRIGUES A M,DE HOOG G S,DE CAMARGO Z P. Sporothrix species causing outbreaks in animals and humans driven by animal-animal transmission[J]. PLoS Pathog,2016,12(7):e1005638.

第十二节 暗色丝孢霉病

朱 敏

暗色丝孢霉病(phaeohyphomycosis)系暗色孢科真菌所引起的皮下组织和系统性感染。这些真菌的组织相均为棕色分隔的菌丝。

【病原与流行病学】

病原菌暗色孢科真菌为土壤腐生菌和植物病原菌。许多为实验室常见的污染菌,在人体表面也会短暂停留。当机体免疫功能低下,或患糖尿病、白血病及其他危重疾病或长期使用免疫抑制剂、皮质激素、广谱抗生素时,病原菌可经肺、皮肤伤口或其他途径进入人体引起感染,并经血液循环播散至全身。其中一些种具亲神经性,易侵犯脑和脑膜,引起中枢神经系统病变。近年来,随着大量新疗法和新药物的广泛使用及艾滋病的出现,暗色丝孢霉病也逐渐增多,新的病原菌不断被发现。目前已有 100 余种,分布于 60 多个属的暗色孢科真菌能引起暗色丝孢霉病,主要病原菌有外瓶霉(Exophiala)、瓶霉(Phialophora)、链格孢(Alternaria)、枝孢霉(Cladosporium)、尾孢霉

（*Cercospora*）、弯孢霉（*Curvularia*）、茎点霉（*Phoma*）、长蠕孢（*Helminthosporium*）、德勒霉（*Drechslera*）、离蠕孢（*Bipolaris*）、明脐霉（*Exserohilum*）等。

【临床表现】

（一）过敏性疾病 致病菌种相对较少，如链格孢与某些哮喘病例有关，离蠕孢和弯孢霉与过敏性鼻窦炎和过敏性支气管肺炎有关。以往认为曲霉是引起过敏性鼻窦炎最常见的病原菌，但目前研究发现其大部分病例与暗色真菌过敏有关。

（二）局限性感染 ①浅表感染：包括黑毛结节菌病、掌黑癣及甲真菌病。诊断可通过真菌直接镜检和培养而确立。②角膜炎：暗色真菌引起的角膜炎仅次于镰刀菌和曲霉，居第三位，占8%~17%。约一半的病例与角膜外伤有关。③皮下感染：多分布于暴露部位，常为孤立、深在的皮下或肌肉的脓肿，无明显炎症。脓肿内有稀薄脓液，常不破溃。有时为皮下囊肿，称暗色真菌囊肿。囊肿内有渗出物。局部淋巴结可肿大。患者常有外伤史如切割伤、竹木刺伤等。少数病例呈肉芽肿性损害，表面颗粒状肿胀，有时有痛感。免疫功能不全的患者可致播散性感染。④肺炎：通常见于免疫功能不全的患者，临床表现包括肺炎、肺部孤立性结节等，支气管内膜损伤可导致咯血。⑤脑脓肿：罕见的致死性疾病，但一半以上的患者未见有基础性疾病，可能是通常亚临床肺部病灶血源播散而来。损害通常为单个，临床表现为头痛、神经功能缺陷及癫痫三联症。

（三）播散性感染 较少见。多见于免疫功能不全的患者。与其他真菌播散性感染不同的是，该病的血真菌培养阳性高。

【实验室检查】

（一）真菌直接检查 取脓肿或脓肿抽取物及刮取物加10% KOH液直接检查，见棕色分隔或分枝的菌丝。

（二）真菌培养 将上述标本接种于沙氏琼脂上，室温培养，可见不同形态的棕黑色菌落。镜检有棕色的菌丝和孢子。根据菌丝形态、镜下特征，有时辅以必要的温度试验、生化试验等可鉴定菌种。

（三）组织病理 损害局限于真皮和皮下组织，罕见累及表皮。损害常单个，外围大量胶性结缔组织。中央液化，含脓液或渗出物，呈囊肿样，环以很宽的肉芽肿组织带。有多量巨细胞、上皮样细胞、中性粒细胞，偶见嗜酸性粒细胞。在中央坏死区和肉芽肿组织边缘易发现棕色分隔的菌丝，菌丝长短不定，分枝或不分枝，直径2~6μm，有些菌丝分隔稠密且在分隔处收缩。有时含有厚壁、肿胀、气泡样细胞，直径25μm或更大，似厚壁孢子。菌丝偶呈奇形怪状。

病理组织HE染色能清楚显示棕色菌丝。一般不需特殊染色。

内脏包括脑感染损害为混合性化脓性肉芽肿性反应伴脓肿形成。脓肿为单个或多个，直径可达5cm。中心区为中性粒细胞和坏死细胞的碎片，外围多核巨细胞、上皮样细胞、浆细胞和淋巴细胞。棕色菌丝多见于脓液内，也可见于肉芽肿壁的巨细胞中。菌丝或成根或成堆，棕色，分隔，呈串珠样。

【诊断与鉴别诊断】

直接检查或组织病理检查中发现棕色分隔菌丝即可诊断为暗色丝孢霉病，但不能确定菌种，必须进行真菌培养。无菌部位标本中培养分离出暗色孢科真菌有诊断意义。取之与外界相通部位标本如痰中培养分离出暗色孢科真菌并不一定有临床意义，除非反复培养阳性且为同一菌种，并应结合直接检查、组织病理检查、临床表现和病史综合判断。

暗色丝孢霉病本身并无特异性症状，临床表现与其他许多皮肤和内脏疾病相似，所以组织病理检查和真菌学检查是最主要的诊断和鉴别依据。

【治疗】

皮损若仅局限于皮下组织且孤立散在，宜早期彻底手术切除。氟康唑和棘白菌素类对暗色真菌疗效不佳。对外瓶霉引起的感染，氟胞嘧啶和两性霉素B效果较好。而部分暗色真菌对两性霉素B不敏感。目前推荐暗色丝孢霉病应先选择伊曲康唑或伏立康唑。伊曲康唑100~400mg，每日顿服，疗程视临床反应而定，一般至少6个月。伏立康唑的有效率约44%；有用伏立康唑加特比萘芬治疗成功的报道，亦有用泊沙康唑治疗暗色真菌所致的脑脓肿成功的报道。

推荐阅读

CAVIEDES M P,TORRE A C,ELICECHE M L,et al. Cutaneous phaeohyphomycosis[J]. Int J Dermatol,2017,56(4):415-420.

第十三节 透明丝孢霉病

朱 敏

与众多暗色孢科真菌引起的暗色丝孢霉病相对应，由众多具无色菌丝的真菌所引起的感染则被称为透明丝孢霉病(hyalohyphomycosis)。采用这个新术语的目的在于阻止真菌病名的不断增多，因为具有无色菌丝的真菌种类繁多，如果其中的每一个种所引起的感染都给予一个名称，那么真菌病病名的数目就极度膨胀，烦琐累赘，给学习和互相交流带来了诸多不便。

到目前为止，已列入透明丝孢霉病的病原菌已超过40个种，分布在至少23个属，主要有镰刀菌、赛多孢菌、拟青霉、青霉、短帚霉等。

曲霉在组织中也表现为无色的菌丝，因曲霉是一个很大的属，病原菌多，已有专门的名称命名为曲霉病，故曲霉病不再归入无色丝孢霉病的范畴。

赛多孢菌感染主要病原菌为尖端赛多孢菌（*Scedosporium apiospermum*），又称尖端单孢子菌。其有性期属子囊菌的波氏霉样菌（*Pseudallescheria boydii*）或称波氏假阿利什菌，此菌广泛存在于自然界尤其是土壤中。外伤接种、吸入空气中的孢子或吸入污染的污水等可引起感染。

尖端赛多孢菌引起的人类感染最常见的是真菌性足菌肿。病变部位排出的颗粒为白色。可破坏组织和其下的骨骼。

第二位的感染为肺部感染。临床表现如肺结核或肺曲霉病,可散播至脑。有时有肺真菌球形成。部分患者有污水溺水史。

其他部位感染有骨髓炎、关节炎、角膜感染、脑占位性病变、内眼炎、鼻窦炎、心内膜炎等,可发展成致命的播散性感染。

多育赛多孢菌(*S. prolificans*)目前被命名为 *Lomentospora prolificans*,引起的感染较少见,但对目前所使用的抗真菌药物均不敏感。

【诊断】

临床标本包括脑脊液直接镜检可见到无色分枝分隔的菌丝,镜下形态与曲霉不能鉴别,培养可确定菌种。

【治疗】

局灶性感染宜手术切除并联合应用抗真菌药物。可静脉给予伏立康唑,首日 6mg/kg,每 12 小时 1 次,以后 4mg/kg,每 12 小时 1 次。或口服伊曲康唑口服液 0.2g,每日 2 次;泊沙康唑 0.4g,每日 2 次。对两性霉素 B 常耐药,其他抗真菌药物多无效。伏立康唑体外抗菌活性比伊曲康唑和泊沙康唑强,复旦大学附属华山医院和国际上曾报道用伏立康唑治疗播散性和中枢神经系统感染成功的病例。

推荐阅读

TORTORANO A M, RICHARDSON M, ROILIDES E, et al. ESCMID and ECMM joint guidelines on diagnosis and management of hyalohyphomycosis: Fusarium spp., Scedosporium spp. and others [J]. Clin Microbiol Infect, 2014,20(Suppl 3):27-46.

第十四节 肺孢子菌病

卢洪洲

肺孢子菌病是由肺孢子菌(pneumocystis)感染机体引起的疾病。肺孢子菌肺炎(pneumocystis pneumonia,PCP)是肺孢子菌感染所导致的最为常见的疾病,多发生于免疫功能缺陷患者,尤多见于艾滋病患者。

【病原】

1909 年肺孢子菌被首次发现,只不过彼时的研究者误认其为克氏锥虫(*Trypanosoma cruzi*)生活史中的某种新形态。1912 年法国巴斯德研究所的 Delanoës 等提出肺孢子菌是一种新物种,曾被认为是某种原虫,因而也曾名为肺囊虫或肺孢子虫。直到近年,分子生物学研究分析显示,肺孢子菌的超微结构,以及基因和编码蛋白均更类似于真菌。肺孢子菌具有严格的宿主特异性,为了避免混淆,特别将人肺孢子菌病的病原体命名为耶氏肺孢子菌(*Pneumocystis jiroveci*),以区别感染啮齿类动物的卡氏肺孢子菌(*Pneumocystis carinii*)。

肺孢子菌在繁殖及生长过程存在两种不同形式:滋养体和包囊。肺孢子菌滋养体直径为 1~4μm,最外层为质膜,无坚硬细胞壁。滋养体通过二分裂等方式进行增殖,包囊为圆形,直径可达 8~10μm,由单倍体滋养体接合生殖后形成。显微镜下

观察成熟包囊内可见 8 个孢子,有坚硬的包囊囊壁。囊壁主要成分为(1,3)-β-D-葡聚糖,功能为支持和稳定包囊。成熟包囊破裂后释放出新的滋养体,继续生活史。患者体内肺孢子菌主要以滋养体形态为主,包囊仅占 10% 左右。

【流行病学】

1942 年,van der Meer 和 Brug 等人首先报道了一种流行于欧洲早产、营养不良婴幼儿的间质性肺炎。1952 年,尸检结果确认了肺孢子菌是导致此类肺炎的病原菌。随后,PCP 病例主要存在于血液系统恶性肿瘤患者中。20 世纪 80 年代,伴随艾滋病的流行,PCP 发病率显著上升。耶氏肺孢子菌在免疫功能正常者体内,多表现为不引起症状的肺部定植菌。当宿主免疫功能下降时,潜伏在肺内或新入侵的肺孢子菌得以大量繁殖,诱发炎症,导致 PCP。在 PCP 预防用药及抗反转录病毒疗法应用前,艾滋病患者中约 70% 会发生 PCP,病死率高达 10% ~ 20%。预防用药及抗反转录病毒疗法应用后,PCP 的发生率显著下降。

非 HIV 感染者发生 PCP 的主要危险因素包括长期应用糖皮质激素及细胞免疫功能受损。导致免疫功能受损的因素包括:服用免疫抑制剂、恶性肿瘤(特别是血液系统的恶性肿瘤)患者、造血干细胞或实体器官移植受者、先天性免疫功能缺陷及严重营养不良等。

【发病机制与病理】

肺孢子菌经呼吸道吸入肺内,黏附于 I 型肺泡上皮细胞。肺泡巨噬细胞是宿主内的主要嗜菌细胞,艾滋病及恶性肿瘤患者等,其肺泡巨噬细胞功能受损,无法有效清除肺孢子菌,促进了 PCP 的发生。主要表面糖蛋白(major surface glycoprotein,MSG)是肺孢子菌表面含量最丰富的抗原物质,变异的 MSG 可帮助肺孢子菌逃避宿主的免疫反应。

在和肺孢子菌的相互作用过程中,肺泡巨噬细胞和上皮细胞会产生大量促炎的趋化因子、细胞因子及炎症介质。激活的 CD4$^+$T 细胞在肺孢子菌抗原的作用下,可活跃复制并产生 IFN-γ 及淋巴细胞趋化因子,进一步募集和激活单核细胞、巨噬细胞等免疫效应细胞,参与免疫炎症反应。PCP 病情严重时,过多的中性粒细胞浸润可通过释放蛋白酶、氧化物及阳离子蛋白,直接损伤肺泡上皮细胞和毛细血管内皮细胞,导致弥漫性的肺泡损害和气体交换功能受损,进而导致呼吸衰竭。

PCP 的肺部组织病理学表现具有特征性。患者肺组织标本行 HE 染色后,可见肺泡内充满泡沫样、嗜酸性渗出液。严重者表现为肺组织水肿、肺纤维化及透明膜形成等间质性病变。

【临床表现】

(一) **肺孢子菌肺炎** 免疫功能正常者感染肺孢子菌多无明显的临床表现或仅有轻微的临床症状。

艾滋病患者合并 PCP 多逐渐起病,数天至数周内出现包括发热(80% ~ 100%)、干咳(95%)和呼吸困难(95%)在内的典型临床表现。呼吸困难等症状逐渐加重,严重者发生呼吸窘迫。查体可发现 80% 以上的患者有超过 38℃ 的体温升高,60%

以上存在呼吸急促,肺部听诊较少闻及干湿啰音。部分患者症状较为隐蔽。脓痰、寒战和胸痛等在 PCP 患者中并不常见。5%～10%患者可无症状。

严重艾滋病合并 PCP 患者在抗 PCP 治疗的同时予以高效抗反转录病毒治疗(HAART),并在治疗 3～6 周后出现原有肺部感染加重,这和抗反转录病毒治疗后机体免疫功能重建所引发的免疫反应相关。

非艾滋病患者出现 PCP 时,多呈爆发性的呼吸衰竭伴有发热和干咳,病情重且进展较迅速,预后差。多见于长期应用糖皮质激素等免疫抑制药物的患者,临床症状严重程度随着免疫抑制剂用量的减少而上升,这是由于随着免疫抑制剂用量的减少而导致炎症反应增强。不过,近年来随着对非 HIV 感染者出现 PCP 临床意识的提高,早期诊断和干预的患者可表现为轻到中度的呼吸困难和咳嗽。几乎所有 PCP 患者均存在低氧血症或肺泡-动脉血氧分压差($P_{A\text{-}a}O_2$)升高。

(二)肺外感染　肺孢子菌肺外感染极少发生,相较于肺部感染其发病率仅为其千分之一,通常见于晚期艾滋病患者,以及接受氨苯砜和喷他脒对 PCP 进行二级预防者。肺外肺孢子菌感染发生时,肺孢子菌肺炎并不一定同时发生或曾经发生。目前所报道肺孢子菌肺外感染部位包括眼、耳、中枢神经系统、骨髓、淋巴结甚至多器官播散性感染,多因在组织中找到肺孢子菌包囊或滋养体而确诊。

【实验室检查】

(一)血气分析　PCP 最显著的实验室检查异常为低氧血症,轻度($PaO_2 > 70mmHg$ 或 $P_{A\text{-}a}O_2 < 35mmHg$)、中度($P_{A\text{-}a}O_2 < 45mmHg$)而重度($PaO_2 < 70mmHg$ 或 $P_{A\text{-}a}O_2 > 45mmHg$)。疑为 PCP 的患者,入院时必须进行血气分析以评估病情。

(二)外周血检测　在 HIV 感染者中,乳酸脱氢酶(LDH)升高(>5 000mg/L)常可作为可能存在 PCP 的提示。β-D-葡聚糖试验(简称 G 试验)阳性对于诊断 PCP 有一定提示意义。合并 PCP 的艾滋病患者,其外周血 CD4$^+$ T 细胞计数多小于 200/μl。

(三)肺弥散功能检查　肺一氧化碳弥散量(D_LCO)用于衡量身体通过肺泡毛细血管膜转移氧气的能力。若患者 D_LCO 正常(≥70%预计值),PCP 可能性极低。

(四)影像学检查

1. 胸片　胸片典型表现为双肺弥漫性实质和/或间质浸润,呈点状或磨玻璃样模糊影,一般由肺门向外扩展的蝶形影有明显的融合趋势。X 线改变可归纳为 4 种类型:①肺间质浸润;②轻度弥漫性肺渗出性病变;③中度融合性肺实变;④重度弥漫性肺实变。此外,也可有一些非典型的表现如结节影、肺大疱或囊肿、上叶局限病灶及气胸等。HIV 感染者发生气胸时应考虑 PCP 可能。一般无空洞、淋巴结肿大及胸腔积液。

2. 高分辨率胸部 CT　对胸片正常或不典型者,高分辨率 CT 有助于发现病变。其典型改变是肺部磨玻璃样阴影。肺部高分辨率 CT 呈阴性结果者,PCP 可能性小。

3. 核医学检查　PCP 患者的肺组织可摄取放射性核素标

记的单克隆抗体。常用的标记物有^{67}Ga、^{111}In 和^{99}Tc。如果扫描阴性,诊断 PCP 的可能性较小。

(五)病原学检查

1. 病原体检测　从呼吸道或肺组织标本中检出包囊是确诊依据。各种病原体检测方法的敏感性见表 10-11-14-1。①痰液检查:痰液检查方便且廉价,盐水雾化诱导排痰可大大提高检出率。②支气管肺泡灌洗术:支气管肺泡灌洗大大提高了肺孢子菌的检出率,阳性率达 30%～70%。③其他:支气管镜适用于轻中度患者。

表 10-11-14-1　检测 PCP 各种方法的敏感率及评价

技术	敏感率/%	评价
自然排痰	10～30	很少使用
诱导排痰	10～97	许多医院采用
非纤支镜灌洗	可变	少数医院应用。比纤支镜操作简单
纤支镜		
洗涤	30～70	很少使用
刷洗	30～70	很少使用
支气管肺泡灌洗	95～99	根据病情选用
经气道活检	70～90	很少用于诊断 PCP
开胸活检	99	很少使用

2. 病原体染色方法　甲苯胺蓝染色、六胺银染色只能检出包囊,吉姆萨染色、Diff-Quick 染色、免疫荧光技术可以同时检出包囊和囊内孢子。①六胺银(GMS)染色:是检查包囊的最好方法。包囊多呈塌陷形空壳或乒乓球样外观,直径为 2～5μm,囊内容物不着色。同时作吉姆萨染色,可以提高特异性。②吉姆萨染色:包囊呈圆形或椭圆形,直径为 1.5～4μm,囊壁不着色,胞质呈淡蓝色,核为蓝紫色,有 4～8 个深红色囊内孢子,形态多样,胞质为淡蓝色,核为深紫色。该方法操作简便,但敏感性较低。③其他染色:甲苯胺蓝染色和 Diff-Quick 染色只能缩短染色时间,并不能提高敏感性。免疫荧光技术快速方便,现逐渐被采用,其敏感性高,但存在假阳性。

3. 核酸检测技术　可用于检测的标本有肺组织活检标本、支气管肺泡灌洗液、痰液、口腔含漱液等。宏基因组二代测序检测可用于检测上述标本(如肺组织标本,支气管肺泡灌洗液,痰液等),在少部分呼吸道感染患者的血液标本中也可检测到 PCP 序列。因该技术通过单次检测可检测到多种合并感染病原体,所以在 PCP 通常存在的免疫抑制人群中有重要价值。

【诊断】

根据流行病学接触史、临床表现及实验室检查结果,可作出诊断。

值得注意的是,艾滋病患者合并 PCP 的同时,13%～18%还存在合并感染。艾滋病患者出现肺部症状,还应与结核分枝杆菌感染、非结核分枝杆菌感染、组织胞浆菌等其他真菌感染、巨细胞病毒性肺炎、流感病毒性肺炎、肺卡波西肉瘤等相互鉴别。

【预后】

PCP 如不治疗，其病死率接近 100%。早期抗真菌治疗可有效降低患者的病死率。艾滋病患者经积极抗肺孢子菌治疗后病死率可降低至 15% 以下，然而严重肺孢子菌感染导致患者出现呼吸衰竭相关病死率仍高达 60%。非艾滋病患者发生肺孢子菌病经治疗后病死率高达 40%。

【治疗】

（一）对症治疗 卧床休息，吸氧、改善通气功能，注意水和电解质平衡。

（二）病原治疗 首选复方磺胺甲噁唑（复方新诺明，SMZ-TMP），片剂含磺胺甲噁唑（SMZ）400mg 及甲氧苄啶（TMP）80mg，注射剂每 1ml 含 SMZ 400mg 及 TMP 80mg。轻至中度患者一般口服 TMP $15\sim20$mg/(kg·d) 和 SMZ $75\sim100$mg/(kg·d)，分 $3\sim4$ 次用，疗程 21 天。重症患者应静脉用药，剂量同口服。治疗期间应注意电解质监测和随访，老年及肾功能不全患者易发生高钾血症。对于重症患者，如一般情况极差，可考虑加用卡泊芬净（首日负荷量 70mg，以后每天 50mg），疗程 14 天。替代治疗方案有三：克林霉素 $600\sim900$mg，静脉滴注，每 $6\sim8$ 小时 1 次，或 450mg 口服，每 6 小时 1 次；联合应用伯氨喹 $15\sim30$mg，口服，每天 1 次，疗程 21 天；也可用氨苯砜 100mg，口服，每天 1 次；联合应用甲氧苄啶 $200\sim400$mg，口服，每天 $2\sim3$ 次，疗程 21 天；还可用喷他脒，$3\sim4$mg/kg，每天 1 次，缓慢静脉滴注（60 分钟以上），疗程 21 天。

（三）糖皮质激素治疗 中重度 PCP 患者（$PaO_2<70$mmHg 或 $P_{A\text{-}a}O_2>35$mmHg），早期（72 小时内）可口服泼尼松 40mg，每天 2 次，5 天后改为 20mg，每天 2 次，又 5 天，再改为 20mg，每天 1 次至抗 PCP 结束；如静脉用甲泼尼龙，用量为上述泼尼松的 75%。激素应在早期应用，可部分免除使用呼吸机、降低病死率。

（四）呼吸机辅助呼吸 若呼吸困难进行性加重，应给予无创呼吸机辅助呼吸。仍无法维持正常血氧饱和度时，应给予气管插管或切开，由呼吸机辅助通气。一般选择同步间歇指令通气（synchronized intermittent mandatory ventilation，SIMV）模式。注意机械通气的气道护理，并检测患者的血气等指标，及时调整呼吸机参数。

PCP 的疗程一般为 21 天，在疗程中应及时复查胸部 X 线片或胸部 CT，如病灶明显吸收，疗程足后可改为预防用药，如病灶仍无明显好转，应继续治疗，同时应排除合并其他的机会性感染。

（五）抗 HIV 治疗 PCP 的患者的 CD4[+]T 细胞计数均 <200/μl，故应选择适当的时机开始抗 HIV 治疗，但应该防止药物毒性的叠加。对于一般情况尚可，经抗 PCP 治疗后病情改善明显者，可尽早开始抗病毒治疗，通常在抗 PCP 的 2 周内启动。但病情危重，极度消耗，一般情况差的患者应暂缓。

（六）药物不良反应及处理 SMZ-TMP 在艾滋病患者中不良反应有皮疹（包括 Stevens-Johnson 综合征）、发热、粒细胞减少、血小板减少、氮质血症、肝损害及高钾血症等。

（七）治疗失败时的处理 临床治疗失败是指在 $4\sim8$ 天的抗 PCP 治疗后患者的临床症状及血气分析指标显示患者的呼吸功能恶化。此时需作以下考虑：①患者是否同时合并其他呼吸道疾病，可行纤维支气管镜检查，以进一步明确，必要时加用其他治疗；②首选药物出现治疗相关性毒性时应换用替代治疗药物；③如未加用激素治疗，在开始治疗的 $3\sim5$ 天患者可能出现病情加重，但在加用激素后可逆转，这是由于治疗导致的肺内病原体溶解，引起炎症反应；④中至重度患者无效率约 10%，此时可选替代药物取代首选药，此类患者的预后极差。

（八）孕妇及新生儿用药 妊娠期妇女的诊断及治疗与未妊娠妇女相同。妊娠期妇女首选的治疗药物为 SMZ-TMP，当患者不能耐受或疗效不佳时可给予替代治疗。在妊娠的头 3 个月应用 TMP 可能导致胎儿畸形，故早期妊娠应避免应用。在临产前应用磺胺或氨苯砜有可能导致新生儿黄疸。动物实验证实喷他脒具胚胎毒性，但并不会导致胎儿畸形。辅助应用激素的原则与未妊娠的妇女相同，如在妊娠 $6\sim9$ 个月应用时则需密切监测孕妇的空腹及餐后血糖，可能出现糖耐量的异常。患肺炎的孕妇易出现早产，妊娠 20 周后患肺炎的患者应监测子宫收缩情况。

首选预防药物为 SMZ-TMP，早期妊娠选用相对安全的喷他脒喷剂，避免全身用药。

【预防】

预防性用药是预防肺孢子菌病的主要措施。

艾滋病患者是肺孢子菌病的高危人群。艾滋病患者 PCP 的发病率与 CD4[+]T 细胞计数密切相关，CD4[+]T 细胞计数低于 200/μl 者必须予以预防性用药。CD4[+] 细胞计数虽大于 200/μl 的艾滋病患者，但若 CD4[+] 细胞百分比低于 14% 或曾发生过艾滋病相关性机会性感染的患者也应予以预防性用药。

儿童的 CD4[+]T 细胞计数随着年龄变化有较大波动，因此艾滋病未成年患者预防性用药的时机需根据患者的年龄作相应调整。

对长期（大于 6 周）同时使用 2 种免疫抑制剂和同时使用 2 种及 2 种以上免疫抑制剂（如糖皮质激素、磷脂酶抑制剂、西罗莫司、利妥昔单抗等）的患者都需予以药物预防，SMZ-TMP 已成为高危患者预防 PCP 的首选药物。

推荐阅读

1. VINDRIOS W，ARGY N，GAL S L，et al. Outbreak of Pneumocystis jirovecii Infection Among Heart Transplant Recipients：Molecular Investigation and Management of an Interhuman Transmission[J]. Clin Infect Dis，2017，65(7)：1120-1126.

2. 卢洪洲. 艾滋病及其相关疾病临床路径[M]. 2 版. 上海：上海科学技术出版社，2015.

3. 中华医学会感染病学分会艾滋病丙型肝炎学组，中国疾病预防与控制中心. 中国艾滋病诊疗指南（2018 版）[J]. 中华传染病杂志，2018，36(12)：705-724.

第十二章 螺 旋 体 病

第一节 概 述

潘孝彰

本章将介绍由螺旋体所致的诸多疾病,螺旋体(Spirochaeta)是细长、弯曲的原核单细胞生物,常呈螺旋状运动,全长3～500μm。

螺旋体在生物学中的地位乃介于细菌与原虫之间。与细菌的相似之处是:两者均有细胞壁,壁内都含有脂多糖和胞壁酸,具有细菌的所有内部结构(无鞭毛),均以二分裂方式繁殖,对抗生素敏感;而与原虫的相似之处是:体态柔软,胞壁与胞膜间由弹性轴丝环绕,借助轴丝的屈曲和收缩,螺旋体可活泼地运动。但在分类学上更接近于细菌,常归属在细菌的范畴。

螺旋体广泛分布在自然界和动物体内,分5个属,即疏螺旋体属(Borrelia),又名伯氏疏螺旋体(B. burgdorferi),密螺旋体属(Treponema),钩端螺旋体属(Leptospira),脊螺旋体属(Cristispira),螺旋体属(Spirochaeta)。前三属致病,后二属不致病。

密螺旋体属有8～14个较细密而规则的螺旋,故名。对人类最重要的是梅毒螺旋体(Microspironema pallidum),是古老疾病梅毒的病原;该螺旋体透明,不易着色,故又称苍白密螺旋体(Treponema Pallidum)。雅司密螺旋体(Treponema pertenue)、品他密螺旋体(Treponema carateum)在形态上很难和梅毒螺旋体区分,前者感染引起雅司。

疏螺旋体属有5～10个稀疏而不规则的螺旋,其中以莱姆病螺旋体(Lyme disease spirochete)最为重要,是20世纪70年代发现的新种,引起莱姆病,是以蜱为传播媒介的自然疫源性疾病。在疏螺旋体中,该新种最长(20～30μm)且最细(0.2～0.3μm)。其次是回归热螺旋体(Borrelia recurrentis),可引起回归热,而樊尚疏螺旋体(Borrelia vincenti)常与其他菌共生,共同引起咽峡炎、溃疡性口腔炎等。

钩端螺旋体属的螺旋数目较多,比密螺旋体更细密而规则,菌体一端或两端弯曲呈钩状,该属中的部分种在人及动物中可引起钩端螺旋体病。

在诸多螺旋体感染中,以梅毒、莱姆病和钩端螺旋体病最为重要,我国梅毒的发病率在40/10万左右,在全国2/3的省、自治区的调查中均证实有莱姆病存在,而钩端螺旋体病曾在中国南方大规模流行,目前发病率已降低至千分之几的范围内,但仍有散发。莱姆病的发病率不明,森林和灌木林区的发生机会仍很高。

各种螺旋体病的发病机制各异,而每个病的分期分型均很复杂,深刻认识乃有助于早期诊断和鉴别诊断。及时的抗生素治疗,对于上述螺旋体病均有良效。

第二节 梅 毒

梁 俊 徐金华

梅毒(syphilis)是由梅毒螺旋体引起的一种慢性、系统性的性传播疾病。可分为获得性梅毒和先天性梅毒(胎传梅毒)。梅毒可通过性、血液和母婴途径传播。早发现并进行规范治疗,可治愈。若不经有效治疗,将发生心血管梅毒、神经梅毒、流产、死产、胎儿宫内发育不全、胎传梅毒等严重后果。

【病原】

苍白密螺旋体苍白亚种(梅毒螺旋体)是其病原体。梅毒螺旋体是一种小而纤细的螺旋状微生物,长5～15μm,直径约0.2μm,活体平均有8～14个规则的螺旋。因其透明而不易被染色,在普通显微镜下不易发现,只有暗视野显微镜、免疫荧光或Fontana镀银染色等特殊染色才能观察到。梅毒螺旋体的基本结构为原生质的圆柱体,由内膜(质膜)、外膜和由肽聚糖构成的薄细胞壁所包绕。两端各有3条周质鞭毛,盘绕原生质柱,而向另一端延伸。周质鞭毛使螺旋体保持运动。其运动缓慢而有规律,有3种运动方式:旋转、伸缩、蛇行。梅毒螺旋体的自然宿主有人、某些猴类及类人猿。梅毒螺旋体虽可在家兔睾丸中生长繁殖,但不能在体外长时间培养。梅毒螺旋体生长缓慢,在活体内的传代时间为30～33小时,繁殖方式主要为横断分裂。

梅毒螺旋体对外界因素均极为敏感,离开人体很快死亡,其生存最适温度为37℃。煮沸、干燥、肥皂水及一般消毒剂等很容易将其杀死。不耐热,加热至42℃2个小时可将其杀死,100℃时立即死亡;但耐低温,在0℃时可存活48小时,置于−78℃数年仍具有传染性。

【流行病学】

20世纪初,梅毒袭击了整个欧美,约10%的人群被感染。30—40年代,中国梅毒猖獗,部分地区5%～10%人群感染梅毒。40年代,青霉素的发现对梅毒的治疗产生了划时代的影响。此后,在WHO的倡导下梅毒的发病率大幅下降。1964年中国宣布成为世界上基本消灭梅毒的唯一国家,这一壮举为新中国的公共卫生事业添写上了极其浓重的一笔。然而80年代,梅毒在我国重新出现,90年代再次流行。根据各级疾病预防控制信息系统进行的网络直报统计,我国梅毒报告发病率由2000年6.43/10万增至2018年36.62/10万,年均增长10.15%。在不同地区,梅毒发病差异很大。高发地区主要为西北地区、闽江地区、长江三角洲、珠江三角洲等。报告病例数女性多于男性。

人群对梅毒螺旋体普遍易感,主要通过性接触和母婴传播,性活跃人群和性乱人群是主要的靶人群。

【发病机制】

动物实验证实,梅毒螺旋体接种后数分钟可入血,数小时进入深部组织,并且具有广泛的侵袭性。其确切的致病机制至今仍不明。

梅毒螺旋体通过肉眼可见或不可见的皮肤黏膜损害进入人体,首先附着于人体细胞。研究显示,梅毒螺旋体重组蛋白能结合基质纤维结合蛋白及层粘连蛋白,在接受甲基趋化蛋白等的作用下,利用梅毒螺旋体周质鞭毛的高度活动性通过旋转等运动穿越细胞外基质附着于上皮细胞、内皮细胞和成纤维样细胞的表面,以及血清中的某些成分和细胞外基质;梅毒螺旋体还能诱导真核细胞产生基质金属蛋白酶-1,后者可破坏胶原,促使梅毒螺旋体对组织的侵犯,造成局部组织细小血管的血管内膜炎。肿胀的小动脉及其增殖的血管内皮细胞阻断或减少了感染局部的血供,可能是形成一期梅毒下疳和溃疡的原因。此时,机体的固有免疫和适应性免疫被激活,在梅毒螺旋体感染局部有大量T淋巴细胞和巨噬细胞浸润,浸润局部的IFN-γ、IL-12高表达。特异性体液免疫也在梅毒螺旋体感染不久即建立,感染6天时可在外周血中监测到梅毒螺旋体特异性IgM和IgG抗体。与此同时,梅毒螺旋体在局部的聚集也达高峰,在随后的5天内梅毒螺旋体在调理素的作用下可被巨噬细胞吞噬,部分梅毒螺旋体被清除,下疳消退。野生型梅毒螺旋体能诱导毛细血管内皮细胞表达黏附分子,吸引多形核白细胞到感染局部,进而吞噬并杀灭病原体。被降解的梅毒螺旋体所释放的脂蛋白与Toll样受体-2结合,并激活局部朗格汉斯细胞。活化的朗格汉斯细胞能吞噬梅毒螺旋体,将其提呈至淋巴结等T细胞富含区,并产生炎症因子。朗格汉斯细胞的延迟成熟导致炎症应答缓慢,使部分梅毒螺旋体逃逸机体的免疫清除,越过局部淋巴结,通过血流迅速入血和深部组织,导致早期感染播散,并使梅毒螺旋体有机会在宿主产生有效炎症应答前侵犯各器官组织,引起宿主慢性化感染。

梅毒螺旋体的免疫逃逸还可能与下列因素有关:①梅毒螺旋体可感染中枢神经系统、眼、胎盘等"免疫豁免"区,天然免疫监视作用在这些组织相对较弱。②梅毒螺旋体在人体处于潜伏期时代谢极为低下,传代也非常缓慢,极少量的梅毒螺旋体不足以激发机体的免疫应答。③机体的重要防御机制之一是通过转铁蛋白和乳铁蛋白俘获游离铁从而阻碍细菌生长,而梅毒螺旋体可干扰转铁蛋白和乳铁蛋白的功能,阻止这些蛋白获取游离铁;此外,由于梅毒螺旋体缺乏电子传输链,因此其生存所需的铁远少于其他细菌。④梅毒螺旋体外膜蛋白含量少,因此其表面的抗原表位极少,也是其逃逸免疫监视的重要因素。⑤梅毒螺旋体外的重复蛋白K(TprK)与该螺旋体的保护有关,编码该蛋白的基因在某些情况下发生细微变化可导致梅毒螺旋体的免疫逃逸。

【病理】

梅毒的基本病理损害为细小血管的血管内膜炎。各期皮肤梅毒的基本病变主要为血管外周的淋巴细胞和浆细胞浸润,静脉和动脉周围炎,血管壁增厚、增生以致阻塞性动静脉内膜炎。

在下疳期,螺旋体附着于淋巴管、毛细血管、静脉壁及糜烂边缘。早期有中性粒细胞浸润,稍晚代之以淋巴细胞和浆细胞,继而血栓形成或阻塞性淋巴管炎,晚期则有轻微纤维性变。

二期斑疹时,毛细血管及浅表血管显著扩张,内皮细胞增生及轻度水肿,外周有稠密的淋巴细胞和浆细胞浸润。较晚或丘疹期细胞浸润更为稠密,范围更大。

三期梅毒血管变化更显著,动、静脉内膜炎及巨细胞浸润更为突出。在溃疡损害的边缘有明显的表皮增生,其基底及周围可有继发性中性粒细胞浸润,恢复期有显著纤维性变。在梅毒瘤中,皮下组织常有坏死,显示结核样结构,中心有干酪样坏死,绕以上皮样细胞、巨细胞、浆细胞和淋巴细胞。

胶原和弹力纤维遭受不同程度的破坏,坏死处的网状纤维也遭受相当程度的破坏,在表皮下环绕血管及皮肤附件均为增厚的网状纤维膜。

【临床表现与分期】

梅毒分获得性和先天性(胎传)两种,前者主要经性接触传播,后者是螺旋体从母体通过胎盘累及胎儿。获得性梅毒又分为早期和晚期梅毒。早期梅毒是指病程在感染梅毒螺旋体2年内,包括一期、二期和早期潜伏梅毒,一、二期梅毒可重叠出现。晚期梅毒的病程在2年以上,包括三期梅毒、心血管梅毒、晚期潜伏梅毒等。神经梅毒在梅毒早晚期均可发生。先天性梅毒又分为早期(出生后2年内发病)和晚期(出生2年后发病)先天性梅毒。所有潜伏梅毒是指未经治疗,无临床症状,梅毒血清学试验阳性,脑脊液检查正常的患者。

(一)获得性梅毒

1. 一期梅毒(皮肤)硬下疳 为感染后3周左右局部出现无痛性皮损,潜伏期2~4周。常为单发,也可多发。初为粟粒大小结节,后可发展成直径1~2cm的圆形或椭圆形浅表性溃疡。典型的硬下疳界限清楚、边缘纽扣状隆起,疮面清洁;触诊浸润感,软骨样硬度;无明显疼痛或轻触痛,多见于外生殖器部位。常伴腹股沟或患部近淋巴结肿大,可为单侧或双侧,相互孤立而不粘连,无痛,质中,其表面皮肤无红肿热。

2. 二期梅毒(皮肤)获得性二期梅毒发生于感染后3个月左右,可有发热、乏力等非特异性症状,主要表现为全身皮肤、黏膜梅毒疹。二期梅毒皮损可模拟任何皮肤损害,以掌跖部铜红色、脱屑性皮疹或外阴、肛周湿丘疹或扁平湿疣为其特征性损害。以玫瑰糠疹样或银屑病样皮肤损害为常见,患者一般无自觉症状,可有瘙痒。口腔黏膜斑、虫蚀样脱发易被忽视。脓疱型梅毒疹又称恶性梅毒,少见并易被误诊。

若一、二期梅毒损害同时发生于同一患者,归入二期梅毒范畴。二期复发梅毒皮损数目较少,皮损形态奇特,常呈环状或弓形或弧形。当梅毒患者同时合并有HIV感染时,一、二期梅毒损害将加重并变得不典型。

一、二期梅毒可出现全身无痛性浅表淋巴结肿大,侵犯骨关节时出现夜间疼痛加剧的梅毒性骨(炎)关节炎,侵犯眼、神经及其他内脏系统时出现相应系统损害症状。一、二期梅毒若不治疗,皮损可以自行消退,进入潜伏状态。

3. 三期梅毒(皮肤) 三期梅毒又称晚期梅毒,一般发生于感染螺旋体2年以后,病变可波及全身组织和器官。三期梅毒可表现为皮肤黏膜和其他脏器不可逆性损害。

皮肤黏膜损害包括结节性梅毒疹和梅毒树胶肿。结节性梅毒疹是位于大关节附近的皮内或皮下的成群结节或片块,如黄豆至葡萄大小或更大,数个至数十个不等,以面部和四肢多见;分布不对称,排列成环形或多环形,触之坚实,呈红铜、暗红或棕红色。在发展过程中损害可形成溃疡,愈合形成萎缩性瘢痕和暂时性色素沉着,临床罕见。

梅毒树胶肿初起时为皮下结节,逐渐向上扩大,与皮肤及周围组织粘连,坚硬;其后中心逐渐软化、破溃,形成有凿缘的溃疡,无自觉症状,损害常为单个,愈后形成萎缩性瘢痕,目前临床少见。

三期梅毒可有骨、眼、心血管、神经系统、呼吸道、消化道、泌尿生殖系统、内分泌腺及骨骼肌等各脏器受累并出现相应临床表现,其中以眼、神经系统、心血管受损的危害最大、后果最严重,临床也较常见。

(1) 眼梅毒:梅毒性眼病可以发生在梅毒的任何时期,分先天性和后天获得性。先天性眼梅毒少见,相对以间质性角膜炎常见。后天获得性眼梅毒因不具特征性易被临床漏诊、误诊。获得性眼梅毒在二期梅毒中的发生率为4.6%,在三期梅毒中为2.5%~5%,HIV感染者中为9%。梅毒螺旋体侵犯眼时可以模拟任何眼疾,视力损害可以出现在梅毒的任何阶段,可以表现在眼球的任何层次受损,包括前葡萄膜炎(眼痛、畏光、流泪、视力下降、睫状充血或混合充血、房水混浊、角膜后有沉着物、虹膜肿胀、纹理不清、瞳孔后粘连等)、中葡萄膜炎、后葡萄膜炎(视力严重减退、眼前闪光和黑影飞舞、玻璃体混浊、脉络膜血管扩张、渗透性增加、组织浸润水肿)、全层葡萄膜炎、脉络膜视网膜血管周围炎和视神经炎(视力进行性减退、视神经萎缩)等,以葡萄膜炎多见,视神经炎少见。

(2) 神经梅毒:各期梅毒均可发生神经系统损害,分为5种主要类型,即无症状神经梅毒、脑脊膜梅毒、脑膜血管梅毒、脑实质梅毒(麻痹性痴呆和脊髓痨)和树胶样肿性神经梅毒。早期指梅毒螺旋体仅累及脑脊膜及其血管,包括脑脊膜梅毒、脑膜血管梅毒;晚期则指脑和脊髓实质的累及,包括麻痹性痴呆和脊髓痨等。但早期和晚期神经梅毒的划分在时间上并无明确的定义,对有症状的神经梅毒而言,脑脊膜梅毒、脑膜血管梅毒、脑实质梅毒为一个病谱,常有部分重叠。

1) 脑脊膜梅毒:常在感染后2个月至2年发病。

A. 梅毒性脑膜炎:无菌性脑膜炎是早期梅毒的常见表现之一,一般发生在感染后6个月内或在二期梅毒疹存在时。可出现发热、头痛、恶心、呕吐、颈项强直、精神异常等。克尼格

(Kernig)征阳性和视乳头水肿等。部分患者可出现脑神经麻痹,受累频度依次为Ⅱ、Ⅵ、Ⅷ、Ⅶ对脑神经。脑脊液检查提示白细胞增多,以淋巴细胞为主,蛋白水平升高,但通常糖含量正常;脑脊液中梅毒抗原和抗体阳性,血清梅毒抗体阳性。

B. 梅毒性硬脊膜炎:少见,表现为臂和手放射痛、感觉异常、腱反射消失和肌肉萎缩,受累部位以下节段感觉缺失、强直性轻瘫和颈项强直。

2) 脑血管梅毒:常在感染后4~7年发病,其病理基础是中、小动脉的梅毒性动脉内膜炎或动脉周围炎,血管内膜纤维细胞增生,外膜纤维化,淋巴细胞、浆细胞浸润,造成管腔狭窄、动脉梗死等,出现闭塞性脑血管综合征。常伴有脑膜炎前驱症状,前驱症状还可有人格改变、情绪不稳定、眩晕、失眠、癫痫发作、意识改变等。青壮年卒中高度怀疑本病。

A. 脑膜血管梅毒:表现为偏瘫、截瘫、失语、癫痫发作、阿-罗瞳孔(Argyll Robertson pupil:瞳孔小而固定,散瞳药不能散大瞳孔,对光反射消失,调节反射存在)等。

B. 脊髓脑膜血管梅毒:少见,基本过程是慢性脊髓脑膜炎,引起脊髓实质退行性变。严重时可出现横断性脊髓炎表现。

3) 脑实质梅毒:常在感染后4~7年发病,脑实质梅毒包括麻痹性痴呆和脊髓痨,男性多见。

A. 麻痹性痴呆:为大脑皮质弥漫性的实质性损害而导致进行性精神衰退和神经病变。精神症状包括注意力不集中、烦躁、情绪变化无常、兴奋、躁狂或抑郁、妄想、智力减退、判断力与记忆力认知功能的进行性下降、人格改变;随着病情的发展,出现精神病样症状和痴呆。

B. 脊髓痨:为脊神经后根及脊髓后索发生变性及萎缩所致。可发生闪电样痛(多见于下肢),感觉异常(束带感、蚁走感、感觉过敏),触、痛觉及温度觉障碍,深感觉减退及消失,位置觉和震动觉障碍导致宽基步态和龙贝格(Romberg)征阳性,腱反射减弱及消失,共济失调,阿-罗瞳孔,排尿困难,尿潴留及性欲减退,内脏(胃、喉、膀胱或直肠)危象,夏科特(Charcot)关节(无痛,非炎症,关节肿胀、变形,累及髋、膝和踝关节,反复损伤致骨生长过度)和肢端神经病性穿通性溃疡。典型三联症包括闪电样疼痛、感觉障碍和尿潴留,最常见和最早出现的三联症为瞳孔异常、下肢反射消失和龙贝格征阳性。

神经病变症状包括阿-罗瞳孔、震颤、言语与书写障碍、发音不清、共济失调、腱反射障碍、肌无力、癫痫发作、四肢瘫痪及大小便失禁等。

4) 树胶样肿性神经梅毒:罕见,包括脑树胶样肿和脊髓树胶样肿。脑树胶样肿的表现类似脑肿瘤、脑脓肿或脑结核病变,而脊髓树胶样肿实际上就是脊膜肉芽肿,出现相应部位的占位压迫症状。

5) 视神经萎缩:少见,表现为进行性视力丧失。

(3) 心血管梅毒:我国心血管梅毒报道罕见,可表现为单纯性主动脉炎(以升主动脉受累多见,一般无症状,体征缺乏特异性)、主动脉瓣闭锁不全(轻者无症状,重者因冠状动脉血流减少而引起心绞痛,持久的主动脉瓣反流引起左心室负荷加

重,逐渐出现左心衰竭)、主动脉瘤(不同部位的动脉瘤压迫相应的周围脏器和组织产生相应的症状和体征,主动脉瘤破裂出血可导致死亡)、主动脉或冠状动脉口狭窄(可有心绞痛、持续心力衰竭)和心肌树胶样肿(一般无症状)等。

(二)先天性(胎传)梅毒 多发生于妊娠4个月之后。螺旋体经胎盘进入胎儿血流,引起胎儿的全身性感染。

早期先天性梅毒临床表现:一般在2岁以内发病,类似于获得性二期梅毒,发育不良,皮损常为红斑、丘疹、扁平湿疣、水疱-大疱;梅毒性鼻炎及喉炎;骨髓炎、骨软骨炎及骨膜炎;可有全身淋巴结肿大、肝脾大、贫血等。

晚期先天性梅毒临床表现:一般在2岁以后发病,类似于获得性三期梅毒。出现炎症性损害[间质性角膜炎、神经性耳聋、鼻或腭树胶肿、克勒顿关节(Clutton's joints)、胫骨骨膜炎等]或标记性损害[前额圆凸、马鞍鼻、佩刀胫、胸锁关节骨质肥厚、哈钦森(Hutchinson)齿、腔口周围皮肤放射状皲裂等]。

【实验室检查】

(一)梅毒螺旋体暗视野检查 暗视野显微镜下典型的梅毒螺旋体白色发光,螺旋较密而均匀。运动规律,运动性较强。通过暗视野显微镜直接从病灶渗出物或组织中检出梅毒螺旋体可确诊早期梅毒。

(二)梅毒血清学检查 人体感染梅毒螺旋体后4~10周,血清中可产生一定量的抗类脂质抗原的非特异性反应素(主要是IgM、IgG)和抗梅毒螺旋体抗原的特异性抗体。血清学检查是辅助诊断梅毒的重要手段。

1. 非梅毒螺旋体血清学试验 是使用心磷脂、卵磷脂及胆固醇作为抗原的絮状凝集试验。反应素与心磷脂形成抗原抗体反应,卵磷脂可加强心磷脂的抗原性,胆固醇可增强抗原的敏感性。当抗原与抗体(反应素)混合发生反应时,后者即黏附在胶体微粒的周围,形成疏水性薄膜。由于摇动、碰撞,颗粒与颗粒互相黏附而形成肉眼可见的颗粒凝集和沉淀,即为阳性反应。阳性者将血清稀释作定量试验。性病研究实验室(venereal disease research laboratory,VDRL)试验、不加热的血清反应素(unheated serum regain,USR)试验、快速血浆反应素环状卡片试验(rapid plasma reagin circle card test,RPR)和甲苯胺红不加热血清试验(tolulized red unheated serum test,TRUST)等均为此类试验,用作初筛和观察疗效,判定复发及再感染。非梅毒螺旋体血清学试验检测假阳性结果可出现在很多与梅毒无关的疾病或情况下,如HIV感染、自身免疫性疾病、免疫接种、妊娠、注射吸毒和老年人等。因此,非梅毒螺旋体血清学试验检测阳性者需用梅毒螺旋体血清学试验检测。

非梅毒螺旋体血清学试验检测的抗体滴度可能与疾病的活动度相关,并可用于治疗后的随访,因此应以定量形式报告检测结果。VDRL和RPR的检测结果同样有效,由于RPR滴度常比VDRL略高,因此这两个试验的定量结果不能直接进行比较。由于患者血清中抗心磷脂抗体过多,免疫复合物形成减少,不出现凝集,可致假阴性结果,称前带现象(prozone phenomenon)。

2. 梅毒螺旋体血清学试验 采用梅毒螺旋体作抗原,检测血清中抗梅毒螺旋体特异性IgG或IgM抗体,其敏感度和特异度均较高。荧光密螺旋体抗体吸收(fluorescent treponemal antibody absorption,FTA-ABS)试验,梅毒螺旋体颗粒凝集(treponema pallidum particle agglutination,TPPA)试验,梅毒螺旋体血凝试验(treponema pallidum hemagglutination assay,TPHA),各种酶联免疫试验、化学发光免疫分析、免疫印迹试验、快速梅毒螺旋体抗体检测等均为此类试验,用于确诊梅毒。无论有无治疗或病情变化,梅毒螺旋体抗体检测在多数患者体内将终身阳性,因此梅毒螺旋体抗体滴度无法评估疗效。

【诊断】

主要依据病史、临床表现、实验室检查来诊断。询问病史极为重要,包括不洁性接触史、性伴侣情况、既往性病史、现病史、婚姻史、分娩史等;如为胎传梅毒,还应询问双亲的性病史及家庭其他成员受染情况。临床检查应系统、全面,必要时请专科协助检查。诊断梅毒时明确分期十分重要,因为不同期的梅毒治疗方案不同。

(一)诊断分类

1. 一期梅毒 临床表现有下疳,实验室检查暗视野显微镜检查梅毒螺旋体阳性,或非梅毒螺旋体血清学试验阳性和梅毒螺旋体血清学试验阳性。

2. 二期梅毒 感染不足2年,临床上有全身散发皮损、实验室检查非梅毒螺旋体血清学试验阳性和梅毒螺旋体血清学试验阳性;部分患者可有暗视野显微镜检查阳性。

3. 三期梅毒(晚期梅毒) 感染长于2年,有三期梅毒临床表现,实验室检查非梅毒螺旋体血清学试验阳性和梅毒螺旋体血清学试验阳性;部分患者可有组织病理学异常或镜检可见皮损中梅毒螺旋体银染阳性。

4. 隐性梅毒(潜伏梅毒) 无梅毒的临床表现,实验室检查非梅毒螺旋体血清学试验和梅毒螺旋体血清学试验均阳性,在过去2年内有明确的高危性行为史而2年前无高危性行为史,或在过去2年内有符合一期或二期梅毒的临床表现,称为早期隐性梅毒;在过去2年内无高危性行为史而2年前有高危性行为史,或在过去的2年前有符合一期或二期梅毒的临床表现,为晚期隐性梅毒。

(二)神经梅毒 分为有症状神经梅毒和无症状神经梅毒。

1. 有症状神经梅毒 确诊病例:有精神、神经系统临床表现,同时符合非梅毒螺旋体血清学试验及梅毒螺旋体血清学试验阳性;脑脊液梅毒螺旋体血清学试验阳性(如FTA-ABS、有TPPA等)和VDRL阳性。

疑似病例:有精神、神经系统临床表现,同时符合非梅毒螺旋体血清学试验阳性及梅毒螺旋体血清学试验阳性;脑脊液梅毒螺旋体血清学试验阳性(如FTA-ABS、有TPPA等)和脑脊液VDRL阴性,但白细胞计数≥10×10⁶/L,或蛋白量>500mg/L,且无其他引起这些异常的原因。

2. 无症状神经梅毒 确诊病例和疑似病例符合上述条件,但无精神、神经系统临床表现。

（三）眼梅毒 同时符合非梅毒螺旋体血清学试验及梅毒螺旋体血清学试验阳性，并有眼葡萄膜炎、视神经炎且无其他原因引起这些眼疾。

（四）心血管梅毒 同时符合非梅毒螺旋体血清学试验及梅毒螺旋体血清学试验阳性，并有单纯性主动脉炎或主动脉瓣闭锁不全或主动脉瘤或主动脉、冠状动脉口狭窄或心肌树胶样肿，且无其他原因引起心血管的这些异常。

（五）先天性梅毒 确诊病例：①生母为梅毒患者，胎儿出生时有明确的梅毒临床表现；可有暗视野显微镜检查阳性或非梅毒螺旋体血清学试验或梅毒螺旋体血清学试验阳性；②生母为梅毒患者，胎儿出生时无梅毒临床表现，但分泌物中暗视野显微镜检查阳性；③生母为梅毒患者，胎儿出生时无梅毒临床表现，非梅毒螺旋体血清学试验抗体滴度高于母亲4倍或以上，伴梅毒螺旋体血清学试验阳性；④生母为梅毒患者，胎儿出生时无梅毒临床表现，在以后的随访中非梅毒螺旋体血清学试验抗体由阴转阳或滴度升高，伴梅毒螺旋体抗原血症。

疑似病例：孕前和/或孕期未经正规驱梅治疗的梅毒孕母所生产的所有新生儿。

【鉴别诊断】

（一）一期梅毒

1. 典型的硬下疳非常具有特征性，无需鉴别；硬下疳初期或合并其他病原体感染、病程迁延、免疫力极度低下等各种原因导致的不典型硬下疳需与软下疳、生殖器疱疹、性病性淋巴肉芽肿、糜烂性龟头炎、白塞病、固定型药疹等发生在外阴部的红斑、糜烂和溃疡相鉴别。

2. 梅毒性腹股沟淋巴结肿大需与软下疳、性病性淋巴肉芽肿引起的腹股沟淋巴结肿大及转移癌肿相鉴别。

（二）二期梅毒

1. 梅毒性斑疹需与玫瑰糠疹、银屑病、扁平苔藓、手足癣、白癜风、花斑癣、药疹、多形红斑、远心性环状红斑等相鉴别。

2. 梅毒性丘疹和扁平湿疣需与银屑病、体癣、扁平苔藓、毛发红糠疹、尖锐湿疣等相鉴别。

3. 梅毒性脓疱疹需与各种毛囊炎、脓疱病、臁疮、雅司等相鉴别。

4. 黏膜梅毒疹需与传染性单核细胞增多症、地图舌、鹅口疮、扁平苔藓、麻疹、化脓性扁桃体炎等相鉴别。

5. 梅毒性脱发需与斑秃相鉴别。

（三）三期梅毒

1. 结节性梅毒疹 需与寻常狼疮、结节病、瘤型麻风病等相鉴别。

2. 树胶肿 需与寻常狼疮、瘤型麻风病、硬红斑、结节性红斑、慢性皮肤溃疡、脂膜炎、癌肿等相鉴别。

3. 神经梅毒 临床表现没有特异性，因此要与各种神经系统疾病和精神疾患相鉴别。梅毒性脑膜炎需与各种病原体感染导致的脑膜炎相鉴别。脑膜血管梅毒需与各种原因引起的脑卒中相鉴别。脑实质梅毒需与癫痫发作、脑肿瘤、脑动脉硬化相鉴别。其导致的麻痹性痴呆需与阿尔茨海默病（老年性

痴呆）、慢性酒精中毒、精神分裂症、忧郁症等相鉴别。脊髓痨需与埃迪（Adie）综合征、糖尿病性假脊髓痨、疱疹病毒感染等各种原因导致的下肢神经痛等相鉴别。

4. 眼梅毒 可以表现为眼球的任何层次受损，因此眼梅毒应与各种类型的眼疾相鉴别。

5. 心血管梅毒 梅毒性主动脉瘤需与主动脉硬化症相鉴别。梅毒性冠状动脉病需与冠状动脉粥样硬化相鉴别。梅毒性主动脉瓣闭锁不全需与感染性心内膜炎、先天性瓣膜畸形等引起的主动脉瓣闭锁不全相鉴别。

【治疗】

（一）一般原则 ①及早发现，正规治疗，愈早治疗效果愈好；②剂量足够，疗程规则，不规则治疗可增多复发及促使晚期损害提前发生；③治疗后要经过足够时间的追踪观察；④对所有性伴侣同时进行检查和治疗。

（二）药物治疗方案 早期梅毒（包括一期、二期及病程<2年的潜伏梅毒）的治疗方案见表10-12-2-1。

表10-12-2-1　早期梅毒治疗方案

推荐方案
普鲁卡因青霉素G 80万U/d,肌内注射,连续15日;或
苄星青霉素240万U,分为两侧臀部肌内注射,每周1次,共1次,有专家认为因我国的早期梅毒定义为感染病原体后2年,有些国家定义为1年,因此建议可增加一次治疗,即
苄星青霉素240万U,分为两侧臀部肌内注射,每周1次,共2次
替代方案
头孢曲松0.5g~1g/d,每日1次,肌内注射或静脉给药,连续10日
对青霉素过敏者用以下药物
多西环素每次100mg,每日2次,连服15日;或
盐酸四环素每次500mg,每日4次,连服15日（肝、肾功能不全者禁用）

晚期梅毒（三期皮肤、黏膜、骨骼梅毒，晚期潜伏梅毒或不能确定病期的潜伏梅毒）及二期复发梅毒的治疗方案见表10-12-2-2。

表10-12-2-2　晚期及二期复发梅毒治疗方案

推荐方案
普鲁卡因青霉素G 80万U/d,肌内注射,连续20日为1个疗程,也可考虑给第2个疗程,疗程间停药2周;或
苄星青霉素240万U,分为两侧臀部肌内注射,每周1次,共3次
对青霉素过敏者用以下药物
多西环素每次100mg,每日2次,连服30日;或
盐酸四环素每次500mg,每日4次,连服30日（肝、肾功能不全者禁用）

心血管梅毒治疗方案见表10-12-2-3。

表10-12-2-3 心血管梅毒治疗方案

推荐方案

如有心力衰竭,首先治疗心力衰竭,待心功能可代偿时,可注射青霉素,但从小剂量开始以避免发生吉-海反应,造成病情加剧或死亡

水剂青霉素G,第1日10万U,1次肌内注射;第2日10万U,每日2次肌内注射;第3日20万U,每日2次肌内注射;自第4日起按下列方案治疗:普鲁卡因青霉素G,80万U/d,肌内注射,连续20日为1个疗程,共2个疗程(或更多),疗程间停药2周;或

苄星青霉素240万U,分为双侧臀部肌内注射,每周1次,共3次

青霉素过敏者用以下药物

多西环素每次100mg,每日2次,连服30日;或

盐酸四环素每次500mg,每日4次,连服30日(肝、肾功能不全者禁用)

神经梅毒、眼梅毒治疗方案见表10-12-2-4。

表10-12-2-4 神经梅毒、眼梅毒治疗方案

推荐方案

水剂青霉素G,1 800万~2 400万U静脉滴注(300万~400万U,每4小时1次),连续10~14日。必要时,继以苄星青霉素G,每周240万U,肌内注射,共3次。或

普鲁卡因青霉素G,240万U/d,1次肌内注射,同时口服丙磺舒,每次0.5g,每日4次,共10~14日。必要时,继以苄星青霉素G 240万U,每周1次,肌内注射,共3次

替代方案

头孢曲松,每日2g,每日1次,静脉给药,连续10~14日

对青霉素过敏者用以下药物

多西环素每次100mg,每日2次,连服30日;或

盐酸四环素每次500mg,每日4次,连服30日(肝、肾功能不全者禁用)

先天性梅毒治疗参照儿科相关书籍。

青霉素是所有类型梅毒的首选和最有效治疗药物,仅在青霉素过敏的情况下,才考虑使用其他抗生素。红霉素类药物的耐药株在世界各地有增长趋势,我国采用头孢曲松治疗早期梅毒有效,与四环素及多西环素均为替代药物。

首剂驱梅药物治疗数小时后可发生吉-海反应(Jarisch-Herxheimer reaction),并在24小时内消退。全身反应似流感样,包括发热、怕冷、全身不适、头痛、肌肉骨骼痛、恶心、心悸等。此反应常见于早期梅毒,反应时梅毒皮损可加重。在晚期梅毒中发生率虽不高,但反应较严重,特别是在心血管梅毒和

神经梅毒患者中可危及生命。为减轻此反应,可于治疗前口服泼尼松,每日30~40mg,分次给药,驱梅治疗后2~4日逐渐停用。此反应还可致孕妇早产或胎儿宫内窒息,应给予必要的医疗监护和处理,但不应因此不治疗或推迟治疗。

(三)特殊情况的处理

1. **妊娠期梅毒** 对曾分娩过早期先天性梅毒儿的母亲,虽无临床体征,血清反应也阴性,仍需进行适当的治疗。治疗原则与非妊娠患者相同,但禁用四环素、多西环素。治疗后每月作一次定量非梅毒螺旋体血清学试验,观察有无复发及再感染。孕妇梅毒在其妊娠末3个月再次应用1个疗程的驱梅治疗。

对青霉素和头孢类药物过敏者,在停止哺乳后,要用多西环素复治。早期梅毒治疗后分娩前应每月检查1次梅毒血清反应,如3个月内血清反应滴度不下降2个稀释度,或上升2个稀释度,应予复治。分娩后按一般梅毒病例进行随访。

2. **梅毒患者合并HIV感染** ①所有HIV感染者应作梅毒血清学筛查,所有梅毒患者应作HIV抗体筛查;②常规的梅毒血清学检查无法确定诊断时,可取皮损活检,作免疫荧光染色或银染色找梅毒螺旋体;③所有梅毒患者,凡合并HIV感染者,应考虑作腰椎穿刺检查脑脊液以排除神经梅毒;④梅毒患者合并HIV感染是否要加大剂量或疗程治疗梅毒仍不明确,对一期、二期及隐性梅毒建议检查脑脊液以排除神经梅毒,若不能实现,则建议用神经梅毒治疗方案来进行治疗;⑤对患者进行密切监测及定期随访。

【随访和预后】

梅毒经足量规则治疗后,应定期随访,包括全身体检和复查非梅毒螺旋体血清学试验。

(一)早期梅毒 随访2~3年,第1次治疗后每隔3个月复查1次,1年后每半年复查1次。治疗早期梅毒有效的评估标准:皮损消失,临床症状控制或消失,同时驱梅治疗结束后3个月,患者的非梅毒螺旋体血清学试验滴度较治疗前下降4倍或以上。如非梅毒螺旋体抗原血清学试验由阴性转为阳性或滴度较前次升高4倍以上,属血清复发;或有临床症状反复,属临床复发;遇到这两种情况,首先考虑是否有再感染可能,若确是复发,要排除神经梅毒或HIV感染可能,排除后应加倍用量复治。

(二)晚期梅毒 需随访3年或更长,第1年每3个月复查1次,以后每半年复查1次。对血清固定者,如临床上无复发表现,并除外神经、心血管及其他内脏梅毒,可不必再治疗,但要定期复查血清反应滴度。

(三)心血管梅毒及神经梅毒 需随访3年或更长,除定期作血清学检查外,还应同时由专科医师合作进行终身随访,根据临床症状进行相应处理。

神经梅毒治疗后的第1年内每3个月复查1次,包括血清学及脑脊液检查,以后每半年复查1次,直到脑脊液正常。脑

脊液中细胞计数是判断疗效的敏感指标。如果最初的脑脊液检查细胞数升高,则应每隔 3 个月复查 1 次脑脊液细胞计数,直到细胞计数正常。如果在治疗后 6 个月脑脊液细胞计数不下降,或者在 2 年后脑脊液仍未完全恢复正常,则应该考虑复治。

梅毒主动脉瓣闭锁不全、冠状动脉口狭窄、梅毒性主动脉瘤及部分有症状的神经梅毒等,虽经充分治疗,其症状和体征也难以完全改善。

少数患者在正规治疗后,非梅毒螺旋体抗体滴度下降至一定程度即不再下降,且长期维持(甚至终身),即为血清固定现象。血清固定的机制尚不清楚,对于血清固定者应进行全面体检,包括 HIV 检测、心血管系统、神经系统和脑脊液检查,以早期发现无症状神经梅毒或心血管梅毒。

【预防】

避免高危性行为,成人有活动性梅毒时治疗前避免与婴幼儿密切接触。提倡使用安全套。应通知梅毒患者的所有性伴侣,进行相应的检查和治疗。

推荐阅读

WORKOWSKI K A,BOLAN G A. Centers for Disease Control and Prevention. Sexually transmitted diseases treatment guidelines,2015[J]. MMWR Recomm Rep,2015,64(RR-03):1-137.

第三节 雅 司

梁 俊 徐金华

雅司(yaws)是由雅司螺旋体感染所致,主要累及皮肤、骨及软骨,属热带病,呈地方性、接触性、慢性特征。如不治疗,将产生局部外形性损害,后果严重。

雅司螺旋体与梅毒螺旋体在形态上难以区分,且二者基因序列的同源性达 99.8% 以上。常通过皮肤接触直接传播,流行于温暖和潮湿的热带地区,以经济落后地区,15 岁以下的青少年和儿童多见。我国于 1941 年起报道有雅司流行。1949 年后,政府采取一系列防治措施,该病于 60 年代中期即被彻底消灭。至今,这一疾病在中国大陆再无流行的报道。故本节简叙之。

雅司主要流行于热带高温潮湿地区,中美洲、南美洲、非洲等许多国家,澳大利亚北部,东南亚的斯里兰卡、泰国、印尼、菲律宾、印度、缅甸、老挝和越南,均有地区性流行。20 世纪 50 年代,WHO 发起了全球性消灭雅司等病的运动,曾使雅司在全球的发病率大大下降,但未彻底消灭。70 年代,中非共和国的俾格米人(矮人)曾发生广泛感染,约有 50% 的人群患雅司,1977—1980 年 WHO 在这一地区开展大规模群众性治疗雅司,但 1992 年再次流行。近年来雅司不仅在中非地区流行,在西方也时有报道。

雅司的发病机制至今尚不完全清楚,当雅司螺旋体经破损皮肤进入体内,乃激发机体固有免疫,使巨噬细胞、中性粒细胞及 NK 细胞等聚集于感染局部以清除病原体,如病原体未被彻底清除,残留的螺旋体会再激化体内抗原特异性免疫,T/B 淋巴细胞活化、增殖,并分化为效应细胞,以进一步清除病原体,其后,仍未被清除的病原能长期潜伏,激发迟发型过敏反应,引发三期雅司的树胶肿等,此乃免疫原性损伤。

雅司的临床表现类似梅毒,病程分三期。雅司螺旋体感染后,经过 10~90 天(平均 20 天)的潜伏期,在感染部位形成丘疹性损害。一期主要是发生于全身皮肤的单发丘疹、结节、溃疡,以四肢和头部多见;二期表现为多发性角化过度性丘疹,累及骨及骨膜可有剧烈疼痛及水肿;三期主要表现为慢性骨炎、骨膜炎导致的破坏性损害。

在一、二期雅司皮损中,螺旋体镜检可呈阳性,但形态上无法与梅毒螺旋体区分,也可以用核酸技术检测雅司螺旋体。在雅司发生 1~2 个月后,血清螺旋体试验呈现阳性。

雅司的诊断主要基于以下 3 点:①感染发生于流行区;②临床上有典型的乳头瘤样损害;③血清学螺旋体抗原试验阳性。

雅司主要与梅毒鉴别,前者初期皮损主要见于非性接触的暴露部位,而后者初期皮损发生于生殖器等性接触部位;前者皮损消退时间常较后者长且愈合后留有瘢痕;前者见于儿童,后者主要见于性活跃年龄的中青年。

青霉素仍然是治疗雅司的首选药物。一期雅司成人用苄星青霉素 G 240 万 U,分两侧臀部肌内注射,单次给药。具体治疗剂量及用法,参见本章第二节"梅毒"治疗部分。近年来青霉素治疗雅司被报道有耐药,有报道阿奇霉素单剂(30mg/kg,最大剂量 2g)用于治疗雅司便捷有效,邻近我国的南亚地区有雅司流行,因此应对我边境地区人民特别是医务人员普及雅司知识,进行雅司防治教育。

推荐阅读

MITJÀ O,MARKS M,KONAN D J,et al. Global epidemiology of yaws:a systematic review[J]. Lancet Glob Health,2015,3(6):e324-e331.

第四节 莱 姆 病

陈 澍 翁心华

莱姆病(Lyme disease)是一种蜱媒螺旋体病,是最常见的人兽共患病之一。通常以具特征性的皮损伴流感样或脑膜炎样症状起病,继而可出现神经系统、关节、心脏等多脏器的慢性损害。

【病原】

本病由疏螺旋体属(Borrelia,以前称为 Borrelia burgdorferi

sensu lato)中的 6 个种引起,其中最常见的是伯氏疏螺旋体（Borrelia burgdorferi,旧称 Borrelia burgdorferi sensu stricto）、伽氏疏螺旋体（B. garinii）和阿氏疏螺旋体（B. afzelii）三型。其中美国流行伯氏疏螺旋体,关节的症状较为突出;伽氏疏螺旋体和阿氏疏螺旋体分布于欧亚大陆,神经系统的表现更为明显。

伯氏疏螺旋体长度为 8 ~ 30μm,宽度约为 0.2μm,光学显微镜无法看到未染色或革兰氏染色的螺旋体,菌体有两个像革兰氏阴性菌一样的细胞膜,但它们的鞭毛位于内膜和外膜之间为其特点。

莱姆病病原体的基因组包含约 1 000kb 的小线性染色体,以及多达 21 个线性和环状质粒,总计 400 ~ 500kb。其中一个线状质粒的基因编码了它外膜的两种主要蛋白,即 31kD 的外膜蛋白 A(ospA)和 34kD 的外膜蛋白 B(ospB)。上述两种蛋白可产生特异性 IgG 和 IgA 抗体,可用于流行病学调查和诊断。

【流行病学】

（一）传染源　本病的传染源主要是野生和驯养的哺乳动物。啮齿动物中的白足鼠也比较重要。哺乳动物中,鹿本身并不是莱姆病最主要的传染源,但鹿是硬蜱最主要的宿主,因此具有重要意义。人体内虽可分离到病原体,但可能不是主要的传染源。鸟类亦可为蜱的宿主。

（二）传播途径　几种近缘的硬蜱为主要传播媒介。在美国有丹明尼硬蜱（Ixodes dammini）、肩突硬蜱（Ixodes scapularis）、太平洋硬蜱（Ixodes pacificus）;在欧洲为蓖籽硬蜱（Ixodes ricinus）;在亚洲主要为全沟硬蜱（Ixodes persulcatus）。另外肩突硬蜱、美洲钝眼蜱、血红扇头蜱等也可能为传播媒介。我国北方以全沟硬蜱为主,南方主要为粒形硬蜱和二棘血蜱。在蜱的生活周期中,蛹期的蜱是疾病的主要传播者。致病螺旋体主要在蜱的中肠发育。蜱叮咬宿主时,可通过带菌的肠内容物反流、唾液或粪便而传播病原体。除蜱外,本病也可能由其他节肢动物或昆虫传播。

（三）易感人群　人群普遍易感,居住在森林地带和乡村者更易发病。发病常与旅行、野营、狩猎有关。

（四）流行特征　莱姆病在全世界广泛分布,除南北极外,各大洲均有病例报告,但主要集中在北半球。我国 22 个省市 60 个县区的流行病和血清学调查,证实林区均存在莱姆病,平均感染率为 5.1%。全年 3 月至 12 月虽均可发病,但以 6、7 月份最为多见,这与蜱的季节性活动有关。任何年龄均可发病,男、女发病数无明显差别。在高发区的流行病学研究发现,5% ~ 8% 居民有亚临床感染,显性感染与隐性感染之比为 1 : 1。

【发病机制与病理】

当人的皮肤被蜱叮咬以后,疏螺旋体即侵入皮肤,在局部繁殖引起慢性游走性红斑,然后通过淋巴扩散（局部淋巴结肿大）,或随血流播散到其他脏器,导致多处病变。在病程早期可从血或皮肤标本中获得螺旋体,数月后在脑脊液、关节液标本

中亦可发现。此外,从患者的滑膜、心肌、视网膜、肌肉、骨、脾、脑、肝等组织都可发现病原体,并可长期潜伏或持续地出现症状。

在早期,患者单核细胞对伯氏疏螺旋体抗原反应很弱,远低于有丝分裂原引起的正常反应,而抑制细胞的活力却远高于正常。数周后,单核细胞对螺旋体及有丝分裂原的反应逐渐增高,抑制细胞活力下降。反应 B 细胞活力增高,表现为血清冷沉淀球蛋白阳性、循环免疫复合物阳性等,提示体液免疫加强。当关节炎、脑膜炎出现后,单核细胞可以渗入关节腔液及脑脊液中。在疾病的后期,B 细胞活力又下降。慢性关节炎等持续性症状与自身免疫高度相关,T 淋巴细胞在其中起主要作用。

慢性移行红斑的组织切片仅见上皮增厚,轻度角化伴单核细胞浸润和表皮层水肿,无化脓性或肉芽肿反应。关节炎患者可见滑膜液中含淋巴细胞和浆细胞,少数患者发生膝关节增生性侵蚀性滑膜炎,伴血管增生、骨与软骨的侵蚀。心、肝、脾、胆、淋巴结均可受累。

【临床表现】

潜伏期 3 ~ 32 日,多数为 7 ~ 9 日。病程迁延数年,临床表现有高度的差异,轻者为亚临床感染或仅累及一个系统,重者可同时出现皮肤、神经系统、关节、心脏等多脏器的损害。任何一个系统的受累均可呈暂时性、再发和慢性化的特点。地域不同,临床特征亦可不同,在美国关节炎更多见,而欧洲则以神经系统改变更常见。一般可分为以下三期:

（一）第一期（早期局部损害期）　发生于感染后数日至数周,主要表现为特征性的游走性红斑（erythema migrans,EM）,发生率约 80%,好发于大腿、腋窝、腹股沟等部位。开始时是一个红色斑疹或丘疹;3 ~ 33 日（平均 7 ~ 9 日）后,皮疹逐渐扩大形成一片大的圆形皮损,外缘有鲜红边界（一般扁平,偶可隆起）,中央呈退行性变,红环皮损内又形成几圈新的环状红圈,呈靶形。皮损早期中央有时呈致密性红斑、硬变、疱疹、坏死,常有灼热感,偶有疼痛、瘙痒。皮损逐日增大,直径 6 ~ 68cm,平均 16cm。一般经 2 ~ 3 周皮损自行消退,偶留有瘢痕与色素沉着。

其他表现包括乏力、全身关节肌肉酸痛、淋巴结肿大等类病毒感染样症候群。

（二）第二期（早期播散期）　本期发生于感染后数周至数月,主要表现为多个 EM 伴有急性神经系统或心脏受累。

神经系统损害包括淋巴细胞性脑膜炎、单侧或双侧脑神经麻痹（尤其是面神经）、神经根病（Bannwarth 综合征）、周围神经病变等;其中脑膜炎,脑神经病,运动或感觉神经根神经病是本病经典三联征。

心脏表现包括轻度房室传导阻滞,有时伴有心律失常。在极少数情况下,也有因莱姆病引起的心源性猝死的报道。

（三）第三期（晚期）　晚期莱姆病在感染发作后数月至数年发生,可能没有一、二期莱姆病的病史。晚期莱姆病患者

最常见的特征是一个或几个关节的关节炎,或神经系统表现;在欧洲,患者可能会出现慢性皮肤病变。

1. 关节表现 发生率为 50%～80%。通常在 6 个月内出现,早期可与 EM 同时出现,迟者可在其后 14 个月发生。通常从 1 个或少数几个关节(单侧、非对称性)开始,初呈游走性,可先后累及多个关节,以膝关节最多,次为肩、肘、踝、髋及颞下颌关节,偶见指、趾关节受累。受累膝关节多表现为肿胀与发热,很少发红,偶有少量积液。其余关节可以运动时疼痛为唯一症状。初发关节症状一般持续 1 周,个别长达 6 个月。多数复发,复发者不一定在原关节,且受累关节数多于原发;复发关节症状持续时间较短。约 10% 患者单侧或双侧膝关节持续疼痛,行走困难,并有关节肿胀、滑膜肥大等慢性炎症表现,持续 1 年以上。有时损害可侵蚀软骨和骨,甚至使关节致残。一部分患者在疾病的早期,除典型的关节症状外,还可有肌腱、腱鞘、肌肉或骨骼游走性疼痛,可持续数小时至数日。

2. 神经系统表现 莱姆病晚期的神经系统表现与早期不同。发生率为 10%～15%,其中以脑脊髓膜炎、脑炎、脑神经炎及运动感觉神经炎最常见。舞蹈病、小脑共济失调、脊髓炎亦可发生。多数表现为神经系统广泛受累、病变重叠出现。少数为局限性神经系统受损,其中面神经瘫痪最多见,并以单侧受累为主。疼痛性神经根炎常表现为胸、腹部的带状剧烈疼痛,夜间发作,可移行至其他部位,严重者影响睡眠,症状持续数周至数月不等。

在欧洲,神经系统的 Bannwarth 综合征常见,表现为神经炎性的疼痛、无头痛性的脑脊液淋巴细胞增多,有时可伴脑神经炎。此综合征又称为蜱源性脑膜多神经炎或慢性淋巴性脑膜炎。近年来发现,莱姆病尚可引起慢性的神经病变,轻症患者后期可有持续数年的周期性四肢感觉异常,而体检无神经系统的异常发现,但受累神经有传导异常。螺旋体亦可侵入中枢神经系统,引起慢性进展性的脑脊髓炎、痉挛性下肢瘫痪、横贯性脊髓炎、痴呆等。个例报道在患莱姆病脑膜炎 6 年之后出现伴有失语的局灶性脑炎。也有报道莱姆病脑膜炎长达 15 年者,伴四肢瘫痪、痴呆及神经性耳聋。

3. 皮肤表现 慢性萎缩性肢端皮炎(acrodermatitis chronica atrophicans,ACA)是莱姆病晚期罕见的皮肤损害,原因不明。皮损为紫癜样皮疹,逐渐融合成片状损害,可有萎缩,呈瓷白色,好发于下肢末端。

(四)先天性感染 一些早期病例报告和小型研究表明,母亲莱姆病和先天性畸形或胎儿死亡之间存在联系。然而,最近的研究并未支持妊娠期莱姆病与胎儿不良结局有关。目前尚无明确的先天性莱姆病证据。如果得到适当治疗,怀孕期间发生的莱姆病并不易导致先天性异常或胎儿死亡。怀孕前被诊断和治疗过莱姆病的妇女无须担心。

【诊断】
临床表现与流行病学资料是本病的诊断主要依据。EM 尤具重要诊断价值。美国疾病控制与预防中心关于莱姆病的诊断标准有下列 5 项:

1. 有慢性游走性红斑。

2. 全身症状 反复发作的非对称性关节肿和关节炎,淋巴细胞性脑膜炎,脑神经根炎(特别是面神经麻痹),神经根炎,脑脊髓炎;急性起病的一过性高度房室传导阻滞。

3. 流行病学暴露史 指发病前 30 天内曾到过树林、灌木丛或草地等潜在性的蜱栖息地。

4. 曾去过流行区 指既往该地区至少有 2 例莱姆病确诊病例,或有蜱叮咬史者显示有蜱传播伯氏疏螺旋体感染的血清学证据。

5. 实验室检查 从感染组织或体液中分离到莱姆病螺旋体,或从血清、脑脊液中检测到高滴度特异性抗体或双份血清特异性抗体滴度有增高,并排除了梅毒和已知可引起假阳性的生物学原因。

具备上述 5 项中 3 项或 3 项以上者即可诊断为莱姆病。

早期慢性游走性红斑患者的血清抗疏螺旋体抗体阳性率为 53%～67%,晚期患者为 90%～100%。特异性 IgM 抗体通常在发病后第 3～6 周达到高峰。特异性 IgG 抗体水平高峰一般出现在神经和关节病变阶段,并可长期持续。如 IgM 检测长期阳性而 IgG 检测阴性,需考虑假阳性可能,这种情况在自身免疫性疾病、传染性单核细胞增多症、梅毒患者中可出现。慢性脑膜炎患者脑脊液抗螺旋体水平升高,有诊断价值。ELISA 较为灵敏,特异性抗体效价大于 1:200 即具诊断价值。此外,近年免疫印迹法也应用于临床检测,敏感性比 ELISA 高。值得注意的是感染后有一窗口期,约 4 周后才能出现 IgM 类抗体,而 IgG 类抗体则在急性感染后 6～8 周才出现,且早期抗生素治疗可能影响机体的抗体应答,致使血清学检查持续阴性结果。

血、脑脊液、皮肤活检标本培养阳性,则可确诊,皮肤活检培养阳性率显著高于前两者。但培养检查历时较长(一般需要 1～2 个月),阳性率低,在临床上难以广泛应用。核酸检测在莱姆病第二期以后可得到阳性结果,其中以滑膜囊液最理想,敏感性 50%～70%。

【治疗和预防】
本病可有特效治疗,必须指出,处于疾病不同时期抗菌药物的选择与疗程略有不同,具体应用可参照表 10-12-4-1。本病伴高度房室传导阻滞者除应用抗菌治疗外,同时给予监护,在完全性房室传导阻滞或心功能减退者单用抗菌药物治疗 24 小时内未缓解者,可用泼尼松短期治疗,每日 40～60mg 分次口服,病情缓解后减量,慢性关节炎功能显著受损者可作滑膜切除术。

本病的预防主要在于防止蜱的叮咬。注意个人防护。被蜱叮咬后,当满足以下所有条件时,可用单剂多西环素预防性治疗:①被吸血后 36 小时以上才将蜱移除;②目前处于蜱移除后的 72 小时以内;③当地蜱的伯氏疏螺旋体携带率高于 20%;④没有多西环素禁忌证。

表 10-12-4-1　莱姆病的药物预防和治疗

目的	药物	成人剂量	儿童剂量	疗程	不良反应	备注
预防用药						
蜱叮咬	多西环素	200mg 口服	≥8 岁,4mg/kg,最大剂量不超过 200mg/d	单剂	妊娠、哺乳期、8岁以下儿童禁用,日光性皮炎、假膜性肠炎	
治疗用药						
游走性红斑(EM)	多西环素	每次 100mg 口服,每天 2 次	≥8 岁,4mg/kg 分 2 次服用,最大剂量不超过 100mg/d	14 天	妊娠、哺乳期、8岁以下儿童禁用,日光性皮炎、假膜性肠炎	与食物和较大量的液体同服可减少消化道反应
	阿莫西林	每次 500mg 口服,每天 3 次	50mg/(kg·d),分 3 次口服,单次最大剂量 500mg	14 天	皮疹、腹泻、假膜性肠炎	
	头孢呋辛	每次 500mg 口服,每天 2 次	30mg/(kg·d),分 3 次口服,单次最大剂量 500mg	14 天	皮疹、腹泻、假膜性肠炎	
EM 伴心脏传导阻滞	头孢曲松	2g 静注,每天 1 次	50~75mg/kg 静注,每天 1 次(最大剂量 2g)	14 天	皮疹、腹泻、假膜性肠炎	使用方便
	头孢噻肟	每次 2g 静注,每 8 小时 1 次	150~200mg/(kg·d),分 3~4 次静注(每天不超过 6 000mg)	14 天	皮疹、腹泻、假膜性肠炎	
EM 伴面神经瘫痪	多西环素	每次 100mg 口服,每天 2 次	≥8 岁,4mg/kg 分 2 次服用,最大剂量不超过 100mg/d	14 天	妊娠、哺乳期、8岁以下儿童禁用,日光性皮炎、假膜性肠炎	其他药物更为常用
	阿莫西林	每次 500mg 口服,每天 3 次	50mg/(kg·d),分 3 次口服,单次最大剂量 500mg	14 天	皮疹、腹泻、假膜性肠炎	
	头孢呋辛	每次 500mg 口服,每天 2 次	30mg/(kg·d),分 2 次口服,单次最大剂量 500mg	14 天	皮疹、腹泻、假膜性肠炎	
EM 伴脑膜炎	头孢曲松	2g 静注,每天 1 次	50~75mg/kg 静注,每天 1 次(最大剂量 2g)	14 天	皮疹、腹泻、假膜性肠炎	
	头孢噻肟	每次 2g 静注,每 8 小时 1 次	150~200mg/(kg·d),分 3~4 次静注(每天不超过 6 000mg)	14 天	皮疹、腹泻、假膜性肠炎	

推荐阅读

1. 谢春燕,刘晓青,胡国良. 莱姆病的流行病学研究进展[J]. 现代预防医学,2015,42(9):1559-1561.
2. SANCHEZ E,VANNIER E,WORMSER G P,et al. Diagnosis,treatment, and prevention of Lyme disease,human granulocytic anaplasmosis, and babesiosis:a review[J]. JAMA,2016,315(16):1767-1777.
3. MELIA M T,AUWAERTER P G. Time for a different approach to Lyme disease and long-term symptoms[J]. N Engl J Med,2016,374(13): 1277-1278.

第五节　回　归　热

卢洪洲

回归热(relapsing fever)是由回归热螺旋体经虫媒传播引起的急性传染病,其临床特点为急起急退的发热、全身肌肉酸痛、一次或多次复发、肝脾大等。依传播媒介之异,该病有虱传和钝缘蜱传回归热之分,曾在我国流行的以虱传回归热为主。现仍要警惕输入性病例。

【病原】

引起回归热的螺旋体均属螺旋体科（Spirochaetaceae），疏螺旋体属（Borrelia）。引起虱传回归热者只有1种，即回归热螺旋体。导致蜱传回归热的螺旋体约有20种，依媒介昆虫软体蜱的种类命名，如达氏、麝鼠勺、波斯、拉氏、赫氏、帕氏疏螺旋体等。许多啮齿类动物及一些小动物均是疏螺旋体的储存宿主。

两种螺旋体形态基本相同，革兰氏染色阴性，长5~40μm，宽0.2~0.5μm；具有3~10个粗大而不规则的螺旋，两端尖锐，在外周血涂片中极易找到，暗视野下可见灵活的螺旋状活动，向各方向作快速旋转游动。该螺旋体体壁不含脂多糖，但有内毒素样活性。

该螺旋体在一般培养基上不生长，培养基须含血液、腹水或兔肾组织碎片，常用含兔血的BSK-H(barbour stoenner-kelly-H)完全培养基，置于微需氧环境，37℃下2~3日可见繁殖。在鸡胚绒毛尿囊膜上生长良好。该螺旋体对干燥、紫外线、热和多种化学消毒剂均较敏感，但耐低温，在血凝块中于−73℃时可存活数月之久。虱传和蜱传回归热的病原间有交叉免疫反应。

【流行病学】

虱传回归热曾是全球性流行病，流行季节为冬春季。本病的流行常与饥荒、战争、不良卫生条件、居住拥挤等社会条件有关。在两次世界大战期间，本病曾发生过大流行，死亡百万人。本病常与虱传流行性斑疹伤寒同时流行。由于体虱消失，虱传回归热现仅流行于非洲东北部及部分南美洲国家。

（一）传染源 患者是虱传回归热的唯一传染源，以人-体虱-人的方式传播。啮齿目、兔形目动物和患者是蜱传回归热的主要传染源。

（二）传播途径 体虱是虱传回归热的主要媒介，其他尚有头虱、臭虫等。当虱吸吮患者血液后，螺旋体在5~6日后即自虱胃肠道进入血液中大量繁殖，人被虱叮咬后因抓痒将虱体压碎，螺旋体自体腔内逸出，随皮肤创面进入人体，也可因污染手指接触眼结膜或鼻黏膜侵入体内。蜱是蜱传回归热的主要传播媒介，蜱因叮蛰感染的啮齿类动物、人而携带病原体。该蜱刺蛰再吸人血时，可将病原体注入人体。蜱粪便和体腔内（压碎后）的病原体也可经皮肤破损处侵入体内。患者血液在发作间歇期仍具传染性，故输血亦可传播本病。母婴传播也可引起新生儿回归热。

（三）易感人群 人群对本病普遍易感，男女老幼的发病率无明显差别。某些山区居民或山区、洞穴探险者由于接触蜱的机会较多，相对容易感染蜱传回归热。患病后的免疫力短暂，半年后多可再感染。

【发病机制与病理】

螺旋体自皮肤、黏膜侵入体内后，即在血液循环中迅速繁殖生长。病原体可捕获宿主的补体因子H(CFH)及C4结合蛋白(C4BP)等以抑制机体补体系统激活，从而逃避宿主的免疫杀伤。侵入体内的螺旋体浓度可达10^3~10^5/μl，从而导致螺旋体血症，并可激活多种炎症介质，如凝血因子、前激肽释放酶及

补体系统等；另外可激活单核巨噬细胞，使其释放白细胞致热原和凝血因子Ⅲ等。人体免疫以体液免疫为主，产生IgM和IgG为主的特异性抗体，而溶菌素、凝集素、制动素等可辅助单核巨噬细胞吞噬和溶解螺旋体，此时高热可骤退，进入间歇期，但肝、脾、脑、骨髓中的病原体并未被完全杀灭，且可经抗原变异成为变异株，后者能抵抗原来的抗体，当螺旋体繁殖到一定数量后，可再次入血引起第二次发热（回归热）。病原体可和血纤维蛋白溶酶原结合，引起纤维蛋白酶的激活并溶解基底膜，除损害毛细血管内皮细胞之外，还可破坏红细胞导致溶血性贫血、黄疸和出血等。导致每次复发的螺旋体均为新种，复发的次数越多则变种亦越多。反复发作多次后，及至机体产生足够的免疫力，螺旋体则可被全部杀灭，疾病方可痊愈。某些患者的免疫反应不易清除在眼、脑、脑脊液处的病原体，螺旋体可在这些部位存活数年，在免疫力低下时可再次发作。

螺旋体对脏器的损伤主要见于脾、肝、肾、心、脑、骨髓等，以脾的变化最显著。脾脏增大，质软，有散在的梗死、坏死灶及滤泡灶性脓肿，偶可产生自发性脾破裂。镜检可见巨噬细胞、浆细胞等浸润和单核巨噬细胞系统增生。肝脏时可增大，可见散在的坏死灶、出血、弥漫性充血和浊肿性退行性变。心脏有时呈弥漫性心肌炎，有网状细胞浸润和间质性病变。肾浊肿、充血，血管内有时可找到病原体。肺可有出血。骨髓显著充血，幼粒细胞高度活跃，在外周血液内可见螺旋体被白细胞吞噬现象。脑充血水肿，有时出血。

【临床表现】

潜伏期长短不一（2~21天），虱传回归热平均潜伏期为8天，蜱传回归热为7天。绝大多数起病急骤，缓慢起病者较多见于蜱传回归热。可有1~2天前驱期，如头痛、乏力、低热、恶心、呕吐等。虱传回归热体温多于1~2天内迅速升至40℃左右，多伴有畏寒、寒战，大多呈稽留热，少数为弛张热或间歇热。蜱传回归热症状较轻，体温多为不规则间歇热，上呼吸道症状多。剧烈头痛及全身肌肉骨骼疼痛为本病突出症状，尤以腓肠肌为著。部分可伴有恶心、呕吐、腹泻、腹痛、咽痛、关节痛、咳嗽、斑疹、颈部僵硬等。高热期间可有呼吸急促、心动过速、脱水、神志不清、谵妄、抽搐、眼球震颤、胸膜刺激征等（虱传型30%、蜱传型8%~9%）。早期可出现轻度鼻出血、镜下血尿；后期因肝脏损害可出现持续性鼻出血及广泛性瘀斑，胃肠道出血、泌尿道和颅内大出血也有报道。面部及眼结膜常充血、畏光。肺底闻及啰音、胸痛伴胸膜摩擦音、奔马律及室性期前收缩等。约3/4的虱传型病例出现脾大，而蜱传型者脾大仅占1/3；约2/3的虱传型病例肝大伴压痛，重症病例可出现黄疸。尤其是在经过反复几次发热后，常出现较大肝脏损害。蜱传型约1/5患者出现肝大，有黄疸者约1/10。部分回归热患者淋巴结也肿大。发病2~7天后（虱传型平均在5天，蜱传型平均在3天），绝大多数患者出现自发危象，表现为寒战、僵直、体温上升、代谢加快，随后体温下降、出汗、外周血容量减少，甚至休克。这种危象可致高达10%的患者死亡。随后进入无热间歇期，可有直立性低血压，多数患者感乏力、精神萎靡，但大部分

症状消退,肝脾缩小,黄疸亦见减轻。无热期(蜱传型平均 7 天,虱传型平均 9 天)后多数患者有复发,此时全部症状再度出现,复发除第 1 次以外大多症状较轻,病程也较短,间歇期则逐次延长。虱传型复发 1 次者约 50%,2 次者约 20%,2 次以上者 1%~2%,无复发者约 25%。蜱传型的复发较虱传型少,一般复发 3~9 次,有多至 14 次者。回归热可引起神经系统的症状,主要包括谵妄、面部麻痹、假性脑膜炎、脑膜脑炎等,有时可发生神经根病,且通常发生于第二次发热之后。蜱传回归热侵犯中枢神经系统者较虱传回归热少见,且很少有持久性后遗症。

【并发症】

患者病程中易并发支气管肺炎,为常见致死原因。孕妇易发生流产、早产或死产及致死性的新生儿感染。脾出血、脾破裂、阑尾炎样急性腹痛偶有发生。此外,尚可有弥散性血管内凝血、中耳炎、结膜炎、虹膜炎、虹膜睫状体炎、脉络膜炎、视网膜炎、腮腺炎、多发性关节炎、脑膜脑炎、脑神经炎、心内膜炎、心肌炎等。蜱传回归热的并发症以眼部及神经系统症状为突出,局限性偏瘫、失语、脑神经麻痹等常在反复几次发热后出现,并可成为后遗症。

【实验室检查】

(一) **外周血象及血生化检查** 白细胞计数多升高,甚至可达 25×10^9/L,蜱传型中 2/3 和虱传型中 1/3 的患者白细胞总数在正常范围内,中性粒细胞比值和计数常升高,淋巴细胞比值和计数多减少。贫血在多次复发后显著,血小板可减少,出血时间、凝血时间均在正常范围,但凝血酶原时间及活化部分凝血活酶时间常延长。血生化检查并非特异,肝功能异常伴黄疸常可见到。

(二) **病原学** 由于本病患者发热期血清中含有大量病原体,故在发热期取血(或骨髓)作涂片或血厚涂片用瑞特-吉姆萨染色、吖啶橙染色或在暗视野检查,可发现典型的密螺旋体(蜱传型的血中病原体常较少)。离心浓缩后染色可提高检出率。但外周血涂片的检出率不高,不宜用于间歇期患者的诊断。定量黄色层分析(quantitative buffy coat analysis,QBC)可见较多螺旋体。尿与脑脊液偶亦可检出病原体,故可作涂片检查或动物接种。

(三) **血清免疫学试验** 发热期取血清作补体结合、凝集、制动和杀螺旋体等试验,以检测血清特异性的抗螺旋体 IgM、IgG。但由于病原体种株不同,变异多,灵敏度不高,且与引起莱姆病、钩端螺旋体及梅毒等其他螺旋体属有交叉反应,故特异性也不高。螺旋体特异性蛋白检测有较高的特异性,且可将螺旋体鉴定至种。

(四) **分子生物学检查** 分子生物学检查显著增高灵敏度和特异度,可将螺旋体鉴定至种,可采用多重 PCR、荧光定量 PCR 等法。

【诊断与鉴别诊断】

季节、地区、个人卫生情况、野外作业史、有无携带体虱、蜱等均有重要参考价值。临床表现如骤然起病,发热,甚至高热,严重全身肌肉关节酸痛、腓肠肌剧痛拒按、剧烈头痛、鼻出血、肝脾大、皮疹或黄疸,均属典型症状,也有助于诊断。当发热呈回归型而有多次复发时则诊断可基本成立。血、尿、脑脊液等标本中或动物接种后发现回归热病原体,或分子生物学方法测到特异性 DNA 或 RNA 均可确诊。

本病尚应与流行性斑疹伤寒、莱姆病、钩端螺旋体病、登革热、流行性出血热、伤寒、肺炎鉴别。

【治疗】

对于确诊或高度怀疑的回归热病例应及时治疗,主要包括一般对症治疗和抗菌药物治疗。

(一) **一般治疗和对症治疗** 高热时卧床休息,给以高热量流质饮食,酌情补液,保持大便通畅。自发危象及赫氏反应出现高热时注意及时物理降温。发生神经精神症状时,给予镇静药物。热退时注意休克及循环衰竭可能。毒血症严重时可采用肾上腺皮质激素短程口服或静注。

(二) **抗菌治疗** 青霉素(氨苄青霉素)、四环素、氯霉素、红霉素、多西环素或头孢曲松等抗生素均为特效药物,能清除血液内螺旋体。虱传回归热可单次给药,蜱传回归热则需根据病情决定疗程,大多需 7~10 天。疑有颅内感染或病情严重时,应静脉用抗菌药物,体温控制或病情缓解后可改为口服,据病情疗程可延长至 14 天或更长。部分回归热患者在给药后 12 小时内可发生赫氏反应,尤其是给予四环素类药物后。

【预后】

预后取决于治疗的早晚、年龄及有无严重并发症等。儿童预后良好,但老年衰弱、孕妇及 1 岁以下婴儿的预后不良。并发严重黄疸、支气管肺炎、心内膜炎、脑膜脑炎等患者病情险恶。及时使用抗生素进行抗病原体治疗,病死率小于 5%;未治者虱传型和蜱传型的病死率分别为 10%~70% 和 4%~10%。未经特效治疗的回归热患者,其眼和神经系统后遗症较多见。

【预防】

在整个流行过程中切断传播途径是预防本病的关键措施,控制传染源也需同时进行。目前尚无有效的保护人群的人工免疫方法。

(一) **管理传染源** 患者必须住院隔离至体温正常后 15 天,接触者灭虱后需观察 14 天以彻底灭虱。蜱传型的主要传染源是鼠类,必须大力开展防鼠、灭鼠及预防蜱、灭蜱工作。

(二) **切断传播途径** 用各种方法杀灭蜱、虱。患者沐浴更衣,毛发部位需清洗多次,并于衣服及毛发内喷洒杀虫剂如 1%~3% 的马拉硫磷等。

蜱主要存在于地面、屋角和道路两侧,可定期喷洒杀虫剂,如马拉硫磷、二嗪农及毒杀蜱等。

(三) **保护易感者** 主要为个人防护,灭虱时要穿防护衣,在野外作业时必须穿防蜱衣,口服多西环素可有效预防本病的发生。

推荐阅读

MAFI N,YAGLOM H D,LEVY C,et al. Tick-borne relapsing fever in the

White Mountains，Arizona，USA，2013-2018［J］. Emerg Infect Dis，2019，25（4）：649-653.

第六节　钩端螺旋体病

黄玉仙

钩端螺旋体病（leptospirosis），简称钩体病，是由致病性钩端螺旋体（简称钩体）通过感染动物的尿液、组织直接或由感染动物的尿液污染水、土壤，间接传染给人的急性感染性疾病。临床表现多样，早期以钩端螺旋体败血症，中期以多器官损害和功能障碍，后期以各种过敏反应后并发症为特点。轻者似流行性感冒，重者多脏器受损。主要病理变化是全身毛细血管中毒性损伤。钩体病是世界上分布最广泛的动物源性疾病之一。

【病原】

钩体可分为致病性钩体（即问号钩端螺旋体，*Leptospira interrogans*）和非致病性钩体（腐生的双曲钩端螺旋体）。问号钩体为本病的病原，外形呈细长丝状、圆柱形、螺旋盘绕细密，有12~18个或更多的螺旋，犹如拉开的弹簧样。钩体的一端或两端弯曲成钩状，使钩体呈 C 或 S 字形，钩体长度不一，一般为4~20μm，平均6~12μm。直径为 0.1~0.2μm。钩体运动活泼，沿长轴旋转运动，两端柔软，中央部分僵直，有较强的穿透力。

问号钩体，革兰氏染色不易着色，常用镀银染色法，把钩体染成褐色。钩体在暗视野显微镜下较易看到发亮的活动的螺旋体。电镜下观察到钩体结构主要由外膜、内鞭毛（轴丝）及柱形原生质体（原浆柱）组成。外膜主要由外膜蛋白 OmpL1 和脂蛋白 LipL32、LipL41 等，以及脂多糖和类脂等组成，是一相对较复杂的蛋白结构，具有抗原性，是抗体和补体作用的部位。外膜蛋白在钩体黏附、免疫和致病、免疫保护等过程中可能起着重要作用，是重要毒力因子。

钩体培养需氧，有一定营养要求，在常用的柯氏（Korthof）培养基中生长良好，孵育温度28℃左右较为适合，但生长缓慢，接种后3~4天开始繁殖，1~2周后，液体培养基呈半透明云雾状混浊生长。

钩体对理化因子的抵抗力较其他致病螺旋体强，在水或湿土中可存活数周至数月，这对该微生物的传播有重要意义。钩体对干燥、热、日光直射的抵抗力均较弱，在干燥环境下数分钟或在 56℃ 10 分钟、60℃ 10 秒即可被杀死，钩体极易被稀盐酸、70%乙醇、漂白粉、甲酚、苯酚、肥皂水和 0.5%升汞灭活。

目前对钩体常用的分类法为血清学分类法和基因分类法。

血清学分类法是以脂多糖 O 作为抗原的分类法，通过血清凝集试验和凝集素交叉吸收试验，将血清学关系极为密切的菌株归属于同一个血清型，又将血清学关系密切的血清型归属于同一个血清群。目前，全世界已发现 24 个血清群 300 多种不同血清型钩体，至今仍不断有新的血清型钩体报道。我国问号钩体可分为 18 个血清群 76 个血清型，是世界上发现血清型最多的国家。常见的有黄疸出血型、犬型、秋季热型、波摩拿型、流感伤寒型、澳洲型及七日热型。

基因分类是以基因序列为基础应用 DNA-DNA 杂交技术和16S rRNA 测序方法对钩体进行分子分型，将钩体分为致病性、中间型和腐生型三大类。中间型钩体为条件致病菌，偶尔对人和动物致病，而腐生型钩体无致病性。

自 2003 年由我国科学家完成钩体第 1 株全基因组序列到目前在美国国家生物技术信息中心（National Center for Biotechnology Information，NCBI）数据库已完成近 600 株钩体的全基因组序列，研究人员通过比较分析致病性、中间型和腐生型钩体的基因，基因组含 3.7~4.6Mbp 碱基，致病性钩体由一个大染色体（CⅠ）和一个小染色体（CⅡ）构成。通过基因组分析，发现了与钩体合成代谢、趋化性、脂多糖、黏附、溶血素蛋白、出凝血、外膜蛋白（OMPs）、信号调控系统及防御功能有关的基因簇，有助于阐明钩体的致病机制、基因组多态性、分子进化特征和规律。

【流行病学】

（一）传染源　鼠和猪是两个最主要传染源，一旦感染问号钩体后，对生存无明显影响，但肾脏可长期带菌并不断从尿液排菌。它们的带菌率、带菌的菌群分布和传播途径等因地而异。根据 2009 年全国钩体病监测分析，国内的主要鼠种以黑线姬鼠最多，其次为四川短尾鼩和黄胸鼠，但各省鼠种构成情况有所不同。其中黑线姬鼠、黄胸鼠等带菌率较高，排菌时间长，所带菌群亦多。猪作为储存宿主和传染源起着重要作用，因为猪携带的菌群与人的流行菌群完全一致，猪的特点为：①分布广、数量多；②与人接触密切，猪尿能污染居民点内各种水源；③带菌率高，排菌时间长（370 日以上）；④尿量大，尿内钩体数量也多；⑤猪圈一般多潮湿多水，泥土和积水内存在大量钩体。此外，犬、牛、羊、狗等也是重要的传染源。近年发现蛇、鸡、鸭、鹅、蛙、兔、刺猬等动物有可能是钩体的储存宿主。

（二）传播途径

1. 经皮肤传播　钩体在野生动物体内长期存在，它可以传染给家畜，通过家畜再传染给人；鼠和猪的带菌尿液污染水和土壤等，人群经常接触疫水和土壤，钩体经破损皮肤侵入机体。与疫水等接触时间愈长，次数愈多，土壤环境偏碱，气温22℃以上等因素，均有利于传染。

2. 经消化道、呼吸道和生殖系统黏膜传播　当饮大量水后胃酸被稀释，吃了被鼠和猪的带菌尿液污染的食品或未经加热处理的食物后，钩体容易经消化道黏膜入侵体内。

3. 其他途径　从家畜羊水、胎盘、脐血、乳汁及流产胚胎的肝肾组织中都能分离出钩体，说明有可能通过哺乳及经胎盘感染而发病。也可能通过吸血节肢动物如蜱、螨等吸血传播。

（三）易感人群　人群对本病普遍易感，常与疫水接触者多为农民、渔民、下水道工人、屠宰工人、兽医、野战军人及饲养员等，因而从事农业、渔业劳动者发病率较高。从外地进入疫区的人员，由于缺乏免疫力，比本地人易感。病后可获较强的同型免疫力。在气温较高地区、屠宰场、矿区等，终年可见散发病例。

（四）流行特征　本病遍布全球，主要侵袭动物数量大的农村地区,热带和亚热带的城市贫民区,洪水、地震等自然灾害常可促使钩体病暴发流行。据统计,目前全球每年发病人数约103万,重症人数30万~50万。菲律宾、圭亚那、印度、肯尼亚、老挝、尼加拉瓜及泰国等国在洪水后都曾发生过钩体病暴发。我国近几年发病率有显著下降趋势。2019年1—7月中国钩端螺旋体病发病人数为72例,死亡人数为2人。钩体病疫情主要发生在长江以南的省份(自治区),如四川、云南、湖南、江西、广西、广东、福建、贵州等8省(自治区),病例中农民、学生、工人、自由职业者居多,60~75岁老年发病数最高,男性高于女性。

好发季节为7—9月份,8—9月份达高峰,因而有"打谷黄""稻瘟病"之称。近30年的监测发现,约5年有一次大规模的流行。

根据我国钩体病的流行特点,大致可分4个主要流行形式。①雨水型:降雨连绵之时,村庄内外积水,带菌动物的粪尿外溢,污染环境。②稻田型:鼠类是稻田型流行的主要传染源,鼠在稻田中偷吃稻谷,排尿于田中,农民接触疫水而感染。③洪水型:当洪水泛滥,有钩体存在的畜舍、厕所等被冲溢,使水被污染。多呈暴发流行,猪为主要传染源。④散发型:因钩体带菌动物种类繁多,分布较广,故很多场所可被污染。一般无明确接触史,临床表现复杂多样,常被误诊。我国雨水型和洪水型主要由波摩拿型引起,稻田型主要由黄疸出血型起。

【发病机制与病理】

(一)发病机制 目前,钩体致病机制尚未完全阐明,可能与感染的菌型、菌量及机体免疫反应有关。

钩体的致病过程分三个阶段。首先钩体自皮肤破损处或各种黏膜侵入人体后,经淋巴管或小血管而达血液循环和全身各脏器(包括脑脊液和眼部)并迅速繁殖引起菌血症。钩体因具特殊的螺旋状运动,且分泌透明质酸酶,因而穿透能力极强,可在起病1周内引起严重的感染中毒症状,并引起肝、肾、肺、肌肉和中枢神经等系统病变。其基础病变是全身毛细血管损伤,轻者病理改变虽轻微,但中毒性微血管功能的改变仍显著。电镜下可见线粒体普遍肿胀,嵴突减少,糖原减少及溶酶体增多。第二阶段是脏器功能损伤。各脏器损害的严重程度因钩体菌型、毒力及人体反应的不同,表现可复杂多样,病变程度轻重不一,按病变突出的脏器的不同而分为不同的临床类型,如肺弥漫性出血型、黄疸出血型、肾衰竭型和脑膜脑炎型等。第三阶段是中后期凝集抗体清除钩体并与免疫病理性损伤有关。

通过对钩体基因组研究发现,钩体外膜蛋白与钩体的黏附、免疫和致病性密切相关,例如钩体外膜蛋白毒性成分可引起肾小管损伤,导致小管间质肾炎。钩体外膜蛋白lipL32通过Toll样受体依赖的途径活化κ基因结合核因子(NF-κB)、丝裂原激酶途径,释放细胞因子,对肾小管造成损伤并因此影响钠的重吸收。一些细胞因子在重症患者中表达高,IL-1β、TNF-α和IL-10/TNF-α比例与疾病的严重程度相关。钩体表面蛋白Lsa21主要存在于致病性钩体株上,能够与宿主的层粘连蛋白、胶原蛋白Ⅳ和血浆纤维素层粘连蛋白结合,与钩体对机体的黏附有关。感染诱发的免疫主要是体液免疫,具有钩体血清型特异性。钩体能直接活化血纤维蛋白溶原变成血纤维蛋白溶酶,从而促进机体出血。同时研究也发现,宿主HLA-DQ6等位基因与钩体的易感性有关。

(二)病理 一般情况下,毒力较强的黄疸出血型、秋季热型、澳洲型、犬型等型钩体所致感染,常引起黄疸、出血和肾衰竭;而流感伤寒型、七日热型,特别是波摩拿型等毒力较低。

1. **肺脏** 主要病变为出血,以弥漫性出血最为显著。是人体对毒力强、数量多的钩体所引起的全身强烈反应,有时类似过敏反应。肺弥漫性出血的原发部位是毛细血管,开始呈少量点状出血,后范围逐渐扩大,融合成片或成团块。组织学检查可见到肺组织毛细血管完整,但极度充血、淤血以致溢血。支气管腔和肺泡充满红细胞,部分肺泡内含有气体,偶见少量浆液渗出。肺水肿极少见。肺出血呈弥漫性分布,胸膜下多见。肺比正常重1~2倍。当肺内淤积大量血液时,使血管壁持久缺氧,如果再合并心肺功能障碍,更促进肺弥漫性出血加重。

2. **肾脏** 钩体病的肾脏病变主要是肾小管上皮细胞变性、坏死。部分肾小管基底膜破裂,肾小管管腔扩大、管腔内可充满血细胞或透明管型,可使管腔阻塞。肾活检可见间质性肾炎,后者是钩体病的基本病变。电镜下小球内皮细胞无改变,可见免疫复合物和补体沉积在肾小球基底膜上。肾间质呈现水肿,有大单核细胞、淋巴细胞及少数嗜酸性粒细胞和中性粒细胞浸润。个别病例有小出血灶。多数肾组织内可找到钩体。肾小球病变一般不严重,有时可见囊内出血,上皮细胞浊肿。

3. **肝脏** 肝组织损伤轻重不一,病程越长,损害越重。病变轻者外观无明显异常,显微镜下可见轻度间质水肿和血管充血,以及散在的灶性坏死。严重病例出现黄疸、出血,甚至肝衰竭。镜下可见肝细胞退行性变、脂肪变、坏死,严重的肝细胞排列紊乱;电镜下可见肝窦或微细胆小管的绒毛肿胀,管腔闭塞。肝细胞呈分离现象,在分离的间隙中可找到钩体。本病的黄疸可能由于肝脏的炎症、坏死,毛细胆管的阻塞及溶血等多种因素所致。由于上述原因,以及由此引起的凝血功能障碍,临床上可见严重黄疸、出血,甚至造成急性肝衰竭。

4. **心脏** 心肌损害是钩体病的重要病变。心包有少数出血点、灶性坏死。间质炎症和水肿。心肌纤维普遍浊肿,部分病例有局灶性心肌坏死及肌纤维溶解。此外有全身毛细血管的损伤。

5. **其他器官** 脑膜及脑实质可出现血管损害和炎性浸润。硬膜下或蛛网膜下常可见到出血,脑动脉炎、脑梗死及脑萎缩。镜下脑及脊髓的白质可见淋巴细胞浸润。肾上腺病变除出血外,多数病例有皮质类脂质减少或消失。皮质、髓质有灶性或弥散性炎性浸润。

6. **横纹肌病变** 以腓肠肌改变最明显,三角肌、胸大肌及背部肌肉也可出现病变。肉眼可见骨骼肌点状出血。光镜下可见横纹消失、出血,并有肌质空泡、融合,致肌质仅残留细微粒,或肌质及肌原纤维消失,而仅存肌膜轮廓的溶解性坏死。在肌肉间质中可见到出血及钩体。

【临床表现】

潜伏期2~26日,一般1~2周。国内将本病的发展过程分为早期、中期和后期。此种分期对指导临床实践,特别是早期诊治具有重要的意义。

(一)早期(钩体血症期) 多在起病后3日内,本期突出的表现是:

1. 发热 多数患者起病急骤,伴畏寒及寒战。体温短期内可高达39℃左右。常见弛张热,有时也可呈稽留热,少数为间歇热。

2. 头痛 较为突出,全身肌痛,以腓肠肌或颈肌、腰背肌、大腿肌及胸腹肌等部位常见。

3. 全身乏力 特别是腿软较明显,有时行走困难,不能下床活动。

4. 眼结膜充血 有两个特点,一是疼痛或畏光感而无分泌物;二是持续充血,在退热后仍持续存在。

5. 双侧腓肠肌压痛 偶尔单侧,程度不一。轻者仅感小腿胀,轻度压痛,重者小腿痛剧烈,拒按不能走路。

6. 全身表浅淋巴结肿大 发病早期即可出现,多见于腹股沟、腋窝淋巴结。如黄豆或蚕豆大小,有压痛,但无炎性充血,亦不化脓。

本期还可同时出现消化系统症状如恶心,呕吐,纳呆,腹泻;呼吸系统症状如咽痛,咳嗽,咽部充血,扁桃体肿大。部分患者可有肝、脾大,出血倾向。极少数患者有中毒精神症状。

(二)中期(器官损伤期) 患者经早期的钩体血症之后,在起病后3~14日,出现器官损伤表现,如咯血、肺弥漫性出血、黄疸、皮肤黏膜广泛出血、蛋白尿、血尿、管型尿和肾功能不全、脑膜脑炎等。临床表现可分流感伤寒型、肺出血型、黄疸出血型、肾型和脑膜脑炎型等。

1. 流感伤寒型 多数患者以全身症状为特征。起病急骤,发冷,发热(38~39℃),头痛,眼结膜充血,全身肌痛尤以腓肠肌为显著,并有鼻塞、咽痛、咳嗽等。临床表现类似流行性感冒、上呼吸道感染或伤寒。无黄疸,也无中枢神经系统症状,脑脊液正常,肺无明显病变,是早期钩体血症的继续。自然病程5~10日。也有少数严重患者,有消化道、皮肤、阴道等处出血;部分严重患者以胃肠道症状为主,如恶心、呕吐、腹泻。可有低血压或休克表现。

2. 肺出血型 在钩体血症基础上,出现咳嗽、血痰或咯血。根据胸部X线片病变的程度和广度,以及心肺功能表现,临床上可分肺普通出血型与肺弥漫性出血型。

(1)肺普通出血型:临床与钩体血症类似,伴有不同程度咯血或血痰,胸部体征不显,X线片显示轻度肺部病变(肺部纹理增加),如不及时治疗,也可转为肺弥漫性出血型。

(2)肺弥漫性出血型(原命名为肺大出血型):在钩体侵入人体后,经过潜伏期和短暂的感染早期2~3日后,突然进入面部苍白,以后心率和呼吸增快,心慌、烦躁不安,最后进入循环与呼吸衰竭。双肺布满湿音,咯血进行性加剧,但也可无咯血。主要为广泛的肺脏出血,是近年来无黄疸型钩体病引起死亡的常见原因。X线片显示双肺广泛弥漫性点片状阴影。患

者在临终时大量鲜血从口鼻涌出,直至死亡。如能及时应用青霉素和氢化可的松治疗,多数患者在3~5日内自觉症状改善,体征亦迅速缓解,肺部病灶多在2~4日内可完全消散。这可能是由于机体对病原体及其有毒物质的过敏反应所致。

本型尚可分三期,但三期并非截然分开。①先兆期:患者面色苍白(个别也可潮红),心慌,烦躁。呼吸、心率进行性加快,肺部逐渐出现啰音,可有血痰或咯血,X线胸片呈纹理增多,散在点片状阴影或小片融合。②极期:如未及时治疗,可在短期内面色转极度苍白或青灰,口唇发绀,心慌,烦躁加重,呼吸、心率显著加快,第一心音减弱或呈奔马律,双肺湿啰音逐渐增多,咯血不断。X线胸片显示点片状阴影扩大且大片状融合。③垂危期:若未能有效地控制上述症状,患者可在短期内(1~3小时)病情迅速进展,由烦躁不安转入昏迷。喉有痰鸣,呼吸不整,极度发绀,大口鲜血连续不断地从口鼻涌出(呈泡沫状),心率减慢,最后呼吸停止。

3. 黄疸出血型 原称魏尔病(Weil disease),多由黄疸出血型钩体引起。临床以黄疸出血为主,病死率较高。本型可分为三期,即败血症期、黄疸期和恢复期。于病后3~7日出现黄疸,80%病例伴有不同程度的出血症状,常见有鼻出血,皮肤和黏膜瘀点、瘀斑,咯血,尿血,阴道流血,呕血,严重者消化道出血引起休克而死亡,少数患者在黄疸高峰时同时出现肺大出血,但不如无黄疸型的肺大出血急剧凶险。本型的肝脏和肾脏损害是主要的,可有高胆红素血症,一般总胆红素超过正常5倍以上,而谷草转氨酶增高很少超过5倍。70%~80%的病例累及肾脏,肾脏变化轻重不一,轻者为蛋白尿、血尿、少量白细胞及管型。病期10日左右即趋正常。严重者发生肾功能不全、少尿或无尿、酸中毒、尿毒症昏迷,甚至死亡。肾衰竭是黄疸出血型常见的死因,占死亡病例的60%~70%。本型20%~30%的病例尚可出现脑膜刺激症状。2007—2011年广西钩端螺旋体病疫情报告显示当地以黄疸出血型为主。

4. 肾衰竭型 临床症状以肾脏损害较突出,表现为蛋白尿、血尿、管型尿、少尿、尿闭,出现不同程度的氮质血症、酸中毒。氮质血症一般在病期第3日开始,7~9日达高峰,3周后恢复正常。本型无黄疸,故易与黄疸出血型的肾衰竭鉴别。严重病例可因肾衰竭而死亡。

5. 脑膜脑炎型 所有散发型无菌性脑膜炎病例中,钩体病脑膜炎型占5%~13%。临床上以脑炎或脑膜炎症状为特征,剧烈头痛、全身酸痛、呕吐、腓肠肌痛、腹泻、烦躁不安、神志不清、颈项强直和克尼格征阳性等。在免疫期前脑脊液中细胞数可以不高,一般(10~数百)×10⁶/L,偶尔可达1 000×10⁶/L;蛋白呈弱阳性;糖和氯化物往往正常或降低。

(三)恢复期或后发症期 热退后各种症状逐渐消退,但有少数患者经几日到3个月,再次发热,出现症状,称后发症。

1. 后发热 在第1次发热消退后1~5日,发热再现,一般在38~38.5℃,半数患者伴有外周血嗜酸性粒细胞增高,无论用药与否,发热均在1~3日内消退。极个别患者可出现第3次发热(在起病后18日左右),3~5日内自然消退。

2. 眼后发症 多见于北方,可能与波摩拿型有关。常发生于病后 1 周至 1 个月,以葡萄膜炎、虹膜睫状体炎、脉络膜炎为常见,巩膜表层炎、球后视神经炎、玻璃体混浊等也有发生。

3. 神经系统后发症

(1) 反应性脑膜炎:少数患者在后发热同时伴有脑膜炎症状,但脑脊液检查正常,可自愈。

(2) 脑动脉炎:又称烟雾病,见于钩体波摩拿型病例,是钩体病神经系统中最常见和最严重并发症之一。发病率占钩体病的 0.57%~6.45%。15 岁以下儿童占 90%,余为青壮年。男女发病率无差别。发病高峰较当地钩体病流行迟 1 个多季度,即 10—12 月份,最长为病后 9 个月出现症状。表现为偏瘫、失语、多次反复短暂肢体瘫痪。脑血管造影证实颈内动脉床突上段和大脑前中动脉近端有狭窄,多数在基底节有一特异的血管网。尸检脑组织中偶可找到钩体,预后较差。

除上述神经系统后发症外,尚有周围神经受损、脊髓横贯性损害的报道。

4. 胫前热 极少数患者的两侧胫骨前皮肤于恢复期出现结节样红斑,伴发热,2 周左右消退。可能与免疫反应有关。

【实验室检查】

(一) 常规检查与血生化检查 无黄疸病例的外周血白细胞总数和中性粒细胞数正常或轻度升高;黄疸病例的白细胞计数大多增高,半数在 (10~20)×10⁹/L,最高达 70×10⁹/L,少数病例可出现类白血病反应。中性粒细胞增高,多数在 81%~95%;出血患者可有贫血、血小板减少,最低达 15×10⁹/L。尿常规检查中 70% 的患者有轻度蛋白尿,白细胞、红细胞或管型出现。黄疸病例有胆红素增高,2/3 的病例低于 342μmol/L,最高达 1 111μmol/L。一般在病期第 1~2 周内持续上升,第 3 周逐渐下降,可持续到 1 个月以后,血清转氨酶可以升高,但增高的幅度与病情的轻重并不平行,不能以转氨酶增高的幅度作为肝脏受损的直接指标。50% 的病例有肌酸激酶增高,平均值是正常值的 5 倍,值得重视。

(二) 特异性检测

1. 病原体分离 钩体不易着色,一般显微镜很难观察到,必须采用暗视野显微镜直接查找钩体。在发病 10 日内可从血液及脑脊液中分离出钩体。第 2 周尿中可检出钩体。钩体培养需要特殊的培养基。

最近用超速离心集菌后直接镜检法、荧光抗体染色法、原血片镀银染色法及甲苯蓝染色等方法直接检查病原体,可达到快速诊断目的,阳性率在 50% 左右,有助于早期诊断。

动物接种是分离病原体的可靠方法,将患者的血液或其他体液接种于动物(幼年豚鼠和金黄地鼠)腹腔内,晚期病例可用尿液接种于动物腹部皮下。接种 3~5 日,用暗视野显微镜检查腹腔液,亦可在接种 3~6 日时取心血检查。动物接种的阳性率较高,但所需时间较长,花费较大。

2. 血清学试验

(1) 显微凝集试验 (microscopic agglutination test,MAT):是血清学诊断的"金标准"。用钩体标准株或者当地流行菌株的活体做特异性抗原,分别与患者不同稀释度的血清混合,在 37℃ 孵育 2 小时后用暗视野显微镜观察,若待测血清中有相应抗体,则可见钩体凝集成小蜘蛛状。一般感染后 5~7 日可出现抗体,首发症状出现后 10~12 日抗体可阳性。间隔 2 周测双份血清,效价增高 4 倍以上为阳性。抗生素的治疗可延迟抗体的产生。

(2) 酶联免疫吸附试验 (enzyme-linked immunoadsordent assay,ELISA):与 MAT 法相比,其敏感性更高,易于标准化,适于大批量标本的检测。ELISA 法检测血清中的钩体 IgM 抗体可用于钩体病的早期诊断,一般首发症状出现 6~8 日后,便可检测到。IgM ELISA 的灵敏度为 96.6%,特异度为 93.3%。

3. 早期诊断 近年来开展了灵敏度高、特异性强的分子生物学检测技术。

(1) 实时荧光定量 PCR 技术:具有快速、特异、高通量、检测自动化,无须扩增而避免 PCR 污染等特点,得到广泛应用。目前 Bourhy 等以 lipL32、16S rRNA 等作为目标基因进行实时 PCR 检测,可作为早期诊断的方法之一。

(2) 二代测序技术:2014 年该技术首次成功用于美国 14 岁男孩钩体病的诊断,但其检测费用高,目前该方法仅用于个别病例钩体的检测。

【诊断与鉴别诊断】

本病临床表现非常复杂,因而早期诊断较困难,容易漏诊、误诊。临床确诊需要有阳性的病原学或血清学检查结果,而这些特异性检查往往又需时日。所以为了确定诊断,必须结合流行病学特点、早期的临床特点及病原检测等三方面进行综合分析,并与其他疾病鉴别。

(一) 发热 应与其他急性发热性疾病鉴别的有伤寒、流感、上呼吸道感染、疟疾、急性血吸虫病、恙虫病、肺炎、流行性出血热、败血症、传染性单核细胞增多症及巨细胞病毒感染等。除依靠临床特点外,流行病学病史往往为鉴别诊断提供重要的线索。

(二) 黄疸 应与黄疸型肝炎鉴别。肝炎是以食欲缺乏等消化道症状为显著,无结膜充血和腓肠肌压痛、白细胞计数正常或减低、肝功能转氨酶明显异常、肌酸激酶不增高。流行病学史和血清学试验可资鉴别。

(三) 肾炎 有肾脏损害而无黄疸的钩体病患者需与肾炎相鉴别。钩体病具有急性传染性热性发病过程,有结膜充血、肌痛明显,血压多正常,无水肿。

(四) 肌痛 应与急性风湿热相鉴别。急性风湿热的疼痛多为游走性的关节疼痛,而钩体病的肌痛以腓肠肌为甚。

(五) 出血 出血需与上消化道出血、血尿、白血病、血小板减少及再生不良性贫血等疾病鉴别,可通过外周血象及骨髓检查、消化道内镜检查等手段与出血性疾病相鉴别。咯血应与肺结核、支气管扩张、肿瘤等疾病鉴别,通过肺部 X 线摄片或 CT 等检查加以区分。

(六) 咳嗽、咯血 应与肺结核、支气管扩张、严重急性呼吸综合征 (SARS)、肿瘤等疾病鉴别。

(七) 肺炎 钩体病的肺出血型常被误诊为肺炎休克型。因此临床应从流行病学、病史及短期内动态观察症状和肺部湿啰音的发展加以区别。若 X 线肺部动态检查发现其阴影迅速扩展、融合,对本病诊断具重要价值。

(八)脑膜脑炎　脑膜脑炎型钩体病与流行性乙型脑炎都在夏秋季流行,均无疫水接触史,亦无全身酸痛、腓肠肌压痛、结膜充血及淋巴结肿大等。乙型脑炎病情凶险,抽搐、昏迷等脑部症状比钩体病明显,尿常规、肝功能多正常。

【并发症】

发生于疾病早期和中期者称为并发症,发生于晚期者称为后发症。本症的并发症仍以眼部和神经系统为主。

【预后】

本病因临床类型不同,病情轻重不一,因而预后有很大的不同。轻型或亚临床病例预后良好,病死率低;而重症病例如肺大出血,休克,肝、肾衰竭,微循环障碍,急性胰腺炎,中枢神经系统严重损害等病死率高。如能在起病 2 日内应用抗生素及对症治疗,则病死率可降至 6% 以下。无黄疸型钩体病在国内外的病死率最低为 1%~3%。有眼和神经系统并发症者可长期遗留后遗症。

【治疗】

(一)对症支持疗法　急性期应卧床休息,病情严重者更应绝对卧床休息;给予高热量、维生素 B 和 C,以及易消化的饮食;保持水、电解质和酸碱平衡;出血严重者应立即输血并及时应用止血剂。肺弥漫性大出血者,应使患者保持镇静,酌情应用镇静剂(氯丙嗪 25mg 或异丙嗪 50mg)肌内注射或静脉滴注,也可联合使用,必要时重复使用。肾上腺皮质激素(氢化可的松 200mg)应及时静脉滴注。避免使用肝、肾损伤的药物。

(二)抗菌治疗　抗菌疗法是钩体病最基本的治疗措施。青霉素的早期(发病 7 日内)应用可使患者提前退热、缩短病期、降低死亡率、防止和减轻病情的迅猛发展。

青霉素 G 的首次剂量虽有争议,但多采用 40 万 U,以后每日 120 万~160 万 U,分 3~4 次肌内注射。重症病例剂量加大至每日 160 万~240 万 U,分 4 次肌内注射。当前未发现对青霉素耐药的钩体菌株。非重症病例可口服选用多西环素(每次 0.1g,每日 2 次)、阿莫西林(每次 0.5g,每 6 小时 1 次)等药物。第三代头孢菌素如头孢曲松及喹诺酮也有抗微生物作用。避免选用对肝、肾有毒性的药物。

赫氏反应多发生于首剂青霉素 G 注射后 30 分钟至 4 小时内,其发病机制十分复杂,不仅与钩体"毒素"有关,且与钩体致病因子诱导过量细胞因子释放(特别是肿瘤坏死因子)相关。研究证实钩体含有 2 个青霉素结合蛋白基因,可能与钩体病使用青霉素引起的赫氏反应密切相关。

赫氏反应的症状为突然寒战、高热、头痛、全身酸痛,心率、呼吸加快,原有的症状加重,并可伴有血压下降、四肢厥冷、休克、体温骤降等,一般持续 30 分钟至 1 小时,偶可导致肺弥漫性出血,应立即应用氢化可的松 200~300mg 静脉滴注或地塞米松 5~10mg 静脉注射,并用镇静降温、抗休克等治疗。

(三)后发症治疗　一般多采取对症治疗,重症患者可用肾上腺皮质激素以加速恢复。

1. **葡萄膜炎**　用 1% 阿托品溶液滴眼扩瞳,每日数次,如虹膜粘连不能充分扩大瞳孔,可选用强力散瞳剂(1% 阿托品、2% 利多卡因、0.1% 肾上腺素等量混合)0.1ml 结膜下注射。扩瞳后每日用 1% 阿托品点眼 1~3 次,至痊愈后 2 周。眼部热敷,每日 2~4 次,每次 20 分钟。局部用可的松滴眼或结膜下注射。重症患者可口服肾上腺皮质激素。另可选用非甾体抗炎药点眼等。治疗均无效时可用免疫抑制剂。

2. **脑动脉炎**　多采取大剂量青霉素、肾上腺皮质激素等。亦可用血管扩张剂如尼莫地平、阿米三嗪/萝巴新等。争取尽早治疗,以防后遗症。

【预防】

(一)管理传染源　疫区内灭鼠,管理好猪、犬、羊、牛等家畜。应与兽医部门联合,搞好动物宿主的检疫工作。发现疫情,应将动物隔离,并对其排泄物如尿、粪等进行消毒。

(二)切断传播途径　应与农业、水利部门配合,对流行区的水稻田、池塘、沟溪、积水坑及准备开荒的地区进行调查,因地制宜地结合水利建设对疫源地进行改造;家畜中因猪分布广、带菌高,是广大农村引起钩体病暴发流行的主要传染源。应加强猪的粪便管理、修建猪圈,不准畜粪、畜尿进入附近池塘、稻田和积水中;对污染的水源、积水可用含氯石灰(漂白粉)及其他有效药物进行喷洒消毒;管理好饮食,防止带菌鼠的排泄物污染食品。

(三)保护易感人群

1. **个人防护**　在流行区和流行季节,禁止青壮年及儿童在疫水中游泳、涉水或捕鱼。与疫水接触的工人、农民应穿长筒靴和戴胶皮手套,并防止皮肤破损、减少感染机会。

2. **预防用药**　对实验室、流行病学工作人员及新进疫区的劳动者,以及感染本病者但尚无明显症状时,可每日肌内注射青霉素 80 万~120 万 U,连续 2~3 日,或多西环素 0.2g,每日 1 次口服,连服 5~7 日,作为预防用药。

3. **疫苗免疫**　疫苗是预防钩体病的重要方法。我国于 2007 年已将钩体疫苗列入扩大国家免疫规划项目中,建议在重点地区对高危人群开展该疫苗应急接种。我国目前研制的疫苗有:①菌体灭活疫苗,目前中国使用钩体疫苗为包含 6~8 种中国主要流行菌型的灭活菌体疫苗,被注射者可产生对同型钩体的免疫力,维持 1 年左右。预防接种宜在本病流行前 1 个月进行。动物使用疫苗并不能防止肾脏排菌及带菌。②外膜疫苗,与菌体疫苗比较,具不良反应低、免疫效果好的特点。免疫后 1、3、6 个月外膜疫苗 1 针组的抗体几何平均滴度(geometry mean titer,GMT)均高于菌体疫苗 2 针组的 2~3 倍。③在外膜抗原的研究基础上,亚单位疫苗、基因工程疫苗、DNA 疫苗都在研究过程中。

推荐阅读

SENAVIRATHNA I,RATHISH D,AGAMPODI S. Cytokine response in human leptospirosis with different clinical outcomes:a systematic review[J]. BMC Infect Dis,2020,20(1):268.

第十三章 寄生虫性疾病

第一节 概 述

程训佳 张文宏

寄生虫病是社会可持续性发展和实现全球同一健康目标的关键阻碍之一。寄生虫病是当前包括中国在内的热带、亚热带地区，尤其是"一带一路"沿线国家广泛流行的一类重要的感染性疾病。我国寄生虫病的总体感染率与数十年前相比已大幅降低，但由于我国不同地区经济和社会发展不平衡，寄生虫病种及感染情况差异较大，且人口基数巨大，我国寄生虫感染总人数依然众多，而且在今后相当长的时间内，寄生虫病在我国的流行仍会存在。这些寄生虫病严重地危害人类健康，属常见病。另外，昆虫作为感染性疾病的传播媒介能引起虫媒病。本章将叙述由各种寄生虫所致的传染病，包括虫媒病。

寄生虫可分成原虫、蠕虫和能传播疾病的昆虫等，故对人的危害主要包括原虫和蠕虫所致的寄生虫病，以及昆虫所致虫媒病两大类。寄生虫的数量庞大，个体变异和种群差别又较大，若以虫种所致疾病进行分类，则蠕虫和原虫分别引起相应的蠕虫病和原虫病；若依寄生虫致病特点，可分成机会致病性寄生虫和非机会致病性寄生虫；机会致病性寄生虫所致疾病往往在患者免疫力低下时发生，如人类免疫缺陷病毒感染者或艾滋病患者，器官移植、骨髓移植后长期应用免疫抑制剂者，肿瘤化疗或长期使用糖皮质激素者等。若根据寄生虫病传播的特点，又可分成在人类和脊椎动物之间自然传播的人兽共患寄生虫病和因摄入了含寄生虫感染期的食物而感染的食源性寄生虫病。尚有一些自生生活的寄生虫可以侵入人体营寄生生活，造成宿主严重疾病甚至死亡。

2000 年世界卫生组织（WHO）将包括疟疾、血吸虫病、利什曼病、淋巴丝虫病、河盲症、非洲锥虫病和美洲锥虫病 7 种寄生虫病列入对人类危害最严重的 10 种热带病，并且提出了"被忽视的热带病和寄生虫病"的概念，这些疾病大多流行了数世纪，传播过程常涉及其他动物或媒介。新发和再现寄生虫病，前者指新识别的寄生虫病；后者是指已被认定的寄生虫病，但发病率很低，不再是公共卫生问题，后因病原产生抗药性、变异、进化，导致人体再次易感，流行范围扩大、宿主数量增加，再次引起局部和世界范围内公共卫生问题。

不同寄生虫的致病机制各异，所致病变累及不同器官会引起一系列症状。以蠕虫病为例，蠕虫可利用吸盘、皮棘、口中切器等固着于宿主组织，导致局部组织出血、炎症或溃疡等；幼虫移行、虫卵堆积于某器官，会造成不同脏器的破坏、发生炎症、囊肿或肉芽肿等；虫荷增大时，会发生机械性致病作用，如蛔虫病、猪囊尾蚴病（囊虫病）、棘球蚴病（包虫病）等；蠕虫还与宿主争夺营养，如钩虫、蛔虫、绦虫等；最后，虫体的毒素，如线虫幼虫蜕皮液、囊虫和包虫的囊液均可引起宿主的过敏反应。而原虫多寄生在宿主的细胞内，原虫大量增殖可以引起细胞破坏，出现相应的临床症状。例如，疟原虫在红细胞内裂体增殖引起疟疾发作；肠道内原虫大量增殖不仅可以引起组织破坏甚至会播散至全身各个器官形成相应的脓肿；有些原虫还有吸盘可以附着在肠绒毛表面，使绒毛萎缩，而影响肠道吸收功能。另外，一些原虫也是重要的机会致病病原体，当机体免疫力下降或者受损时，可能出现相应的临床症状。宿主的反应也很重要，诸如血吸虫尾蚴所致的皮炎、蛔虫幼虫及肺吸虫在体内的移行、组织中的虫卵堆积等均可引起炎症和肉芽肿；利什曼原虫寄生于人类的巨噬细胞可以引起肝、脾和淋巴结肿大等。

寄生虫引起的疾病临床表现多样，临床诊断需要结合寄生虫感染的特征、流行病学特点进行综合考虑；对无症状携带者、隐性感染等的明确诊断需要免疫学方法。寄生虫学诊断方法主要包括病原学检查、免疫学检测和分子诊断等。主要的病原学检查主要有粪便生理盐水直接涂片法，其可能检测到各种寄生虫虫卵和一些肠道寄生的原虫滋养体，而粪便碘液染色法则可检测原虫的包囊；外周血/骨髓涂片检测血液或者红细胞内的病原体，其他包括排泄物、分泌物的病原体检查。免疫和分子诊断在寄生虫病或寄生虫感染的诊断和鉴别诊断中具有非常重要的意义。免疫学的方法可以应用抗原检测患者体内的抗体或者应用抗体检测患者体内的循环抗原，可以特异、敏感诊断寄生虫病或者感染，不仅可以让患者得到及时的治疗，而且还可以避免药物的滥用，对于及时、合理治疗寄生虫病是必不可少的。常用的方法有间接免疫荧光抗体检测技术，其尽管并不是新的方法，但是特异性强、敏感性高、速度快；可以根据血清的稀释度来判断感染的程度；酶联免疫吸附试验（ELISA），其方法简单、快速，特异性好，在检测中可以应用血清、脑脊液检测抗体，以及粪便、脑脊液和新鲜血清检测抗原，应用范围非常广泛，目前商品化的寄生虫病试剂盒大多属于 ELISA 检测方法。而斑点印迹类似 ELISA 的原理，将抗原样品固相化在醋酸纤维素膜或硝酸纤维素膜上对抗原固定化基质膜进行抗体的检测和分析。抗原可以是纯化的天然抗原、纯化的重组蛋白，来结合患者血清相应抗体，最后通过酶标二抗辅以的底物显色。其方法简单、快速，检测不需要特殊的设备,如果抗原的特异性好,就可以达到高敏感和特异的水平,可检测血清、脑脊液中特异性的抗体。可以应用于血吸虫病、肝吸虫病、肺吸虫病、棘球蚴病、一些原虫病的诊断和鉴别诊断。

随着现代医学和各种新兴技术的发展,以及与免疫学方法相互结合,新的免疫学方法更为敏感、快速、高通量。例如,抗寄生虫的特异性抗体用胶体金或者胶体硒标记,这种抗体可与血液标本中的寄生虫抗原相结合形成抗原抗体复合物,抗原抗体复合物在层析过程中可以被另一种固定在硝酸纤维素膜上的抗寄生虫的特异性抗体捕获,从而在膜上出现肉眼可见的沉淀带。这样可以在30分钟以内获得结果。而分子生物学的诊断方法还是检测寄生虫混合感染和亚临床感染病例的最有效的方法。病原体的靶基因聚合酶链反应(PCR)扩增具有敏感性高、特异性强、快速等优点,整个反应过程是在PCR仪上自动进行的。除了常规PCR,尚有巢式PCR、复合PCR等多种PCR技术用于寄生虫感染的诊断。理论上说,只要标本中存在几个拷贝的寄生虫基因就可通过基因扩增等方法获得核酸的特异的DNA序列。PCR方法还是目前公认的敏感性高及特异性好的诊断方法。所有的诊断中寄生虫病的病原学诊断具有非常重要的临床意义,发现病原是临床诊断的重要依据;同时有助于合理用药,防止误诊;另外,病原上明确诊断,也防止不必要的医院内交叉感染。

值得一提的是一个成功的临床诊断,除了需要在患者血液涂片、粪便涂片或其他排泄物涂片中检查到病原体,还需要与所谓的假性寄生虫进行鉴别,例如粪便中的真菌、植物颗粒、食物残渣、脱落的细胞,血涂片中的血小板、染色颗粒等。

外周血中嗜酸性粒细胞升高是蠕虫感染的主要标志。然而原虫感染与嗜酸性粒细胞升高之间并不相关,尤其是细胞内寄生或侵入组织的原虫;嗜酸性粒细胞升高的程度也因不同的个体而异。一般而言,嗜酸性粒细胞升高的意义在急性期高于慢性期;但应与其他疾病相鉴别,如过敏性哮喘、嗜酸性粒细胞性白血病、一些器官的肿瘤、结缔组织病等。寄生虫病有地方性特点,在热带地区居住或者曾在热带地区居住过的人,有嗜酸性粒细胞增高,则应重点考虑寄生虫病。

寄生虫病或感染的治疗或者诊断性治疗中需要各种特异性的抗寄生虫药物。不同于抗细菌感染的抗生素,抗寄生虫病的药物往往是广谱的治疗性药物;患者在治疗时根据其病情和药物的特性,可以选择口服、静脉注射、肌内注射给药;另外,也可以根据需要进行局部给药,提高治疗效果。儿童寄生虫病或感染的治疗剂量可以根据体重进行计算。一些抗原虫药物包括抗疟药物,其中要注意的是需要根据疟原虫生活史特点进行选择,治疗中注意配伍用药;抗巴贝虫病药物选择与疟疾有相似性,往往需要阿托伐醌配伍其他的青蒿素类衍生物。抗蠕虫药物选择相对局限,其中抗日本血吸虫病药物、绦虫病和猪囊尾蚴病(囊虫病)的首选药物还是以吡喹酮及其异构体为主,但是治疗肝片形吸虫病的首选药物是三氯苯达唑;对肠道寄生的线虫,苯并咪唑类驱虫药是临床上很重要的

广谱抗蠕虫药物,包括甲苯咪唑、阿苯达唑、噻苯达唑及氟苯达唑等。目前应用广泛的是甲苯咪唑、阿苯达唑和噻苯达唑,这类驱蠕虫药的特点是广谱、高效和低毒。

在感染性疾病中,由节肢动物经生物性方式传播的虫媒病占特殊的地位,且数量达半数以上。媒介节肢动物不仅在人与人之间传播疾病,也是动物与动物之间传播疾病,乃至在动物与人之间传播疾病。节肢动物既可作为疾病的传播媒介,又可作为病原体的储存宿主。例如,蚊传播疟疾、淋巴丝虫病、乙型脑炎、登革热、登革出血热和黄热病;蚤是鼠疫的传播媒介;虱则传播多种立克次体和螺旋体疾病;蜱传播包括病毒、立克次体、原虫等数十种病原体,所以虫媒病在传染病疾病的诊断和鉴别诊断中是需要关注和重视的疾病。

第二节　阿米巴病

张文宏

阿米巴病(amebiasis)是溶组织内阿米巴引起的疾病。多数情况下,原虫寄居于大肠腔内,呈无症状定植状态;也可侵入肠壁,引起腹泻、痢疾甚至结肠炎。如病原体由肠道经血流侵入肝脏(亦可经局部直接蔓延)、肺及脑等肠外组织,则产生相应脏器的阿米巴病,最常见者为阿米巴肝脓肿。此外,肠阿米巴还可侵犯邻近部位如皮肤、女性宫颈与阴道等。

一、阿米巴肠病

阿米巴肠病是溶组织内阿米巴引起的肠道感染,以近端结肠和盲肠为主要病变部位。绝大部分感染者为无症状携带,有症状者典型表现为腹泻和下腹痛,易于复发,变成慢性。

【病原】

溶组织内阿米巴有包囊期和滋养体期两种形态。包囊具有感染性,随粪便污染的食品或水经口摄入,少见情况下随肛门-口性接触传播。包囊可以耐受胃部酸性环境,在小肠中脱囊而出形成滋养体。滋养体直径为20~50μm,具有侵袭性,可以侵入肠黏膜。侵入组织的阿米巴滋养体活动性强,光镜下可见虫体伪足定向活动,胞质中除核和食泡外,常有被吞噬的红细胞、组织碎屑和细胞碎片,是识别滋养体的重要标志,有重要的诊断价值。滋养体排出体外后一般30分钟内死亡,即使摄入人体内也无法耐受胃酸环境。

滋养体可以下移至大肠形成包囊前期,未成熟包囊有1~3个核、糖原空泡和拟染色体,通过二次有丝分裂形成4核包囊,其他成分逐渐消失。在肠蠕动力正常或慢性感染情况下,原虫以包囊形式排至体外。包囊直径10~16μm,具有保护性外壁,囊壁厚125~150nm,对外界环境抵抗力较强,如饮水消毒所含余氯及胃酸不能将其杀灭,在适宜条件下可保持感染性数日至1个月,并能在不同pH和渗透压下生存,干燥或冰冻情况下存活数日,60℃时仅存活10分钟。在组织器官中滋养体不形成包囊。

【流行病学】

（一）**流行概况** 本病分布遍及全球,世界卫生组织估计全球每年约有 5 000 万有症状溶组织内阿米巴感染病例,其中阿米巴肠病和阿米巴肝脓肿最常见。每年约有 4 万人死于阿米巴病,多见于发展中国家。流行区包括墨西哥、印度、非洲、南美洲和中美洲、亚洲,在卫生和社会经济环境较差的地区更多见,也是国际旅行归来者腹泻的常见原因之一。男性患者较女性患者多见,尤其阿米巴肝脓肿的发病率男性是女性的 7 倍,原因不明。近年来,阿米巴感染率在男性同性恋中特别高,欧美、日本为 20% ~ 30%,故被列为性传播疾病(sexually transmitted disease,STD)。

（二）**流行环节**

1. 传染源 人是溶组织内阿米巴的主要宿主和储存宿主。慢性患者、恢复期患者及无症状包囊携带者是重要传染源。急性阿米巴痢疾患者排出的滋养体传播意义不大。

2. 传播途径 大多由吞入污染包囊的食物和水而感染。污染的手、苍蝇、蟑螂等可携带包囊而传播疾病。水源污染可引起地方性流行。男性同性恋者则由于粪-口传播而造成阿米巴病的流行增加。

3. 易感人群 各年龄组人群普遍易感。感染后即便有高滴度抗体出现,也无保护作用,重复感染十分常见。

【发病机制与病理】

溶组织内阿米巴的侵袭能力受基因表达水平调控,其滋养体几乎可以破坏人体所有组织,往往穿透肠上皮表面的黏蛋白层而开始其侵袭过程。滋养体通过半乳糖和 N-乙酰-D-半乳糖胺特异性凝集素黏附于结肠上皮,启动宿主细胞凋亡并被吞噬。基本病理病变是组织溶解性坏死。好发部位依次为盲肠、升结肠、直肠、乙状结肠、其余结肠、阑尾和回肠末端。急性期病变起初为较小的散在的浅表糜烂,进而形成阿米巴病特有的口小底大的烧瓶样溃疡,基底为黏膜肌层,腔内充满棕黄色坏死物质,内含溶解的细胞碎片、黏液和滋养体。而溃疡间的黏膜大多完好,病变部位易有毛细血管血栓形成、出血及坏死,溃疡较深时可腐蚀血管,引起大出血,甚至穿破浆膜层。慢性期肠黏膜上皮增生,溃疡底部出现肉芽组织,溃疡周围有纤维组织增生,组织破坏与愈合常同时存在,使肠壁增厚、肠腔狭窄。

溶组织内阿米巴感染可引起体液和细胞免疫反应。IgM 型抗体见于病变活动期,IgG 型抗体可持续至病变愈合后数年,但均无保护作用;而感染后在肠道黏膜出现的分泌型 IgA 具有防止复发的作用。细胞介导的免疫反应对清除感染、促进病变愈合及防止复发可能有一定作用。

【临床表现】

潜伏期长短不一,数日至数周,大多 3 周以上。

（一）**无症状肠腔内阿米巴** 最常见的阿米巴感染类型,80%溶组织阿米巴感染者为无症状感染,但可排出包囊,具有流行病学意义。4% ~ 10% 的患者可以在 1 年内发展为侵袭性感染。

（二）**普通型** 腹泻和下腹痛是最常见的阿米巴肠病症状。若局限于盲肠、升结肠,或溃疡较小时,患者仅有大便习惯改变,或偶有便血。阿米巴痢疾或结肠炎是阿米巴肠病的典型表现,通常感染后 3~4 周起病,一般无发热,呈间歇性腹泻,发作时有腹胀、轻中度腹绞痛,大便每日数次至十余次,间歇期大便基本正常。典型的阿米巴痢疾大便量中等,腥臭,血性黏液样便,呈果酱样。体征仅有盲肠、升结肠部位轻度压痛,偶有肝大伴压痛。症状可持续数月至数年,有时可自然缓解,但易因疲劳、饮食不节等而复发。

（三）**暴发型** 即中毒型阿米巴肠病,少见,但病情较重,死亡率超过 40%。该型易见于体质虚弱、营养不良、孕妇或服用激素者。半数以上起病突然,高热,大便每日十几次以上,排便前有较长时间剧烈的肠绞痛,伴里急后重,粪便量多,呈黏液血性或血水样,并有呕吐、失水,迅速发生虚脱,后期可有肠出血、肠穿孔。体检见腹胀明显,有弥漫性腹部压痛,有时相当显著,甚而疑为腹膜炎,肝大常见。

【并发症】

（一）**肠道并发症** 阿米巴肠病常见的肠道并发症包括肠出血、肠穿孔、中毒性巨结肠、阑尾炎和非痢疾性结肠病变(包括阿米巴瘤、肠道阿米巴性肉芽肿、纤维性狭窄)等。

（二）**肠外并发症** 阿米巴滋养体可自肠道经血液、淋巴蔓延至远处器官而引起各种肠外并发症,如肝、肺、胸膜、心包、脑、腹膜、泌尿生殖道及邻近皮肤等,形成脓肿或溃疡,以肝脓肿最常见(参见本节"二、阿米巴肝脓肿")。

1. 肺、胸膜阿米巴病 发生率仅次于阿米巴肝脓肿,大多由阿米巴肝脓肿直接蔓延所致,故常见于右侧。可表现为支气管肝瘘、胸膜渗液、脓胸、肺脓肿、肺实变等,有的仅有胸痛、咳嗽、血痰。痰及胸腔积液中偶可找到阿米巴滋养体。胸膜炎时有大量胸膜渗液,胸腔积液呈巧克力色有助于诊断。

2. 心包阿米巴病 多由左叶阿米巴肝脓肿穿入心包或者右侧阿米巴胸膜炎蔓延所致,可导致心脏压塞,是本病最危险的并发症。具有心包炎的症状及体征,如心前区痛、气短、心悸、心包摩擦音,同时伴有肝脓肿的各种表现。

3. 脑阿米巴病 罕见。多继发于肠、肝、肺阿米巴病,经血流而至脑部,形成脑脓肿,其症状与细菌性脑脓肿相似。脑实质有多发性出血、软化及小化脓灶。CT 上病灶不规则、无包囊或周围增强。活组织中可找到阿米巴滋养体。

4. 阿米巴腹膜炎 由肝脓肿或肠道溃疡穿破或直接蔓延所致,可表现为弥漫性或局限性腹膜炎。

5. 泌尿道、生殖系统阿米巴病 泌尿道症状有腰痛,尿呈米汤样等。膀胱受累时有尿痛、尿急,尿液混浊血性,可见阿米巴滋养体。阿米巴宫颈炎及阴道炎多有疼痛伴血性或脓血性分泌物,宫颈阴道分泌物涂片或活检可见滋养体。

6. 皮肤阿米巴病 罕见。常见于会阴、肛周皮肤,继慢性痢疾感染、内脏阿米巴穿破或手术引流后局部感染,形成溃疡及肉芽肿。皮损边缘清楚,暗红色,略高于皮面,易出血,迅速扩大,溃疡内可找到滋养体。

【实验室检查】

（一）**血常规**　白细胞总数和分类正常,暴发型和有继发细菌感染时白细胞总数和中性粒细胞比例增高,慢性患者有轻度贫血。

（二）**粪便检查**　新鲜粪便中见到吞噬红细胞的滋养体或在活检组织中见到滋养体是确诊的最可靠依据。粪便检查时应挑选含血、黏液部分,反复多次检查,采用浓缩法,可提高阳性率。慢性患者粪便中可查获包囊。

（三）**抗原检查**　溶组织内阿米巴感染时,病程超过1周者,检测血清抗体敏感性约为65%,但抗体阳性的患者可为既往感染。在非流行区出现阳性反应高度支持阿米巴病诊断,而在流行区则血清学阴性提示可排除阿米巴病诊断。亦可检测粪便阿米巴抗原,敏感性约为80%,且操作方便,尤其适合在炎症性肠病患者中筛查阿米巴患者。

（四）**分子生物学检查**　PCR方法扩增粪便标本中的DNA,检测到溶组织内阿米巴特异性DNA是目前最为敏感和特异性的诊断方法,同时可用于鉴别其他非致病阿米巴,如迪斯帕内阿米巴。

（五）**纤维肠镜检查**　有症状的病例中见有大小不等的散在溃疡,中心区有渗出,边缘整齐,周围有时可见一圈红晕,溃疡间黏膜正常,溃疡边缘部分涂片及活检可见滋养体。

（六）**其他**　在合适的培养基中可培养成功,但不作为常规临床诊断方法。宏基因组二代测序技术亦可用于辅助诊断。

【诊断与鉴别诊断】

由于本病症状轻重不一、缺少特征性,故对慢性腹泻或有不典型腹部症状,而病因尚未明确者,均应疑及本病。典型的阿米巴肠病起病较慢,中毒症状较轻,并有反复发作倾向,有果酱样大便时诊断不难。但确诊有赖于粪便或组织中找到病原

体。不典型病例需借助分子生物学、血清学、结肠镜检等手段。临床上高度怀疑而不能确诊时,可用特效、窄谱杀阿米巴药作诊断性治疗,如效果明显亦可确诊。

本病以慢性腹泻为主要症状时应与细菌性痢疾等侵袭性肠道细菌感染、血吸虫病、慢性非特异性溃疡性结肠炎等鉴别;以非痢疾症状为主要表现时需注意与肠结核、结肠癌、克罗恩病等鉴别。

【预后】

阿米巴病的预后一般良好。与病程长短、有无并发症、是否及早诊断和及时有效的治疗有关。

【治疗】

（一）**一般治疗**　急性期患者应卧床休息,肠道隔离,根据病情给予流质或少渣饮食,慢性患者应避免刺激性食物,注意维持营养,大量腹泻者纠正水、电解质紊乱。

（二）**抗病原治疗**　大多数抗阿米巴药物不能对所有部位的病原均有杀灭作用。对侵入组织的阿米巴有杀灭作用者称组织内杀阿米巴药,如依米丁、去氢依米丁、氯喹、四环素等;对肠腔内阿米巴有作用者称肠内抗阿米巴药,如巴龙霉素、二氯尼特,以及目前较少使用的双碘喹啉。以甲硝唑为代表的硝基咪唑类药物对肠内、外病变均有作用。为取得最佳疗效,可联合用药。轻型阿米巴肠病和慢性阿米巴肠病时甲硝唑、二氯尼特、巴龙霉素等均可选用,寻找和去除转成慢性的原因。急性阿米巴肠病原则上采用组织内杀阿米巴药物,同时加用腔内杀虫剂,疗程结束后随访粪便检查,每月1次,连续3次,以确定是否清除病原,必要时应予复治。严重阿米巴痢疾患者和暴发型阿米巴肠病可静脉内应用甲硝唑,也可选用依米丁或去氢依米丁,合并抗生素治疗。所有排包囊者均应治疗(表10-13-2-1)。

表 10-13-2-1　各型阿米巴病常用方案

感染类型	抗阿米巴药物	剂量
无症状肠道定植有包囊排出者	巴龙霉素	25~35mg/(kg·d),分3次给药,连用7日
	或二氯尼特(二线用药)	每次500mg口服,每日3次,连用10日
侵袭性直肠结肠炎及肠外阿米巴病(肝脓肿)	甲硝唑	每次500~750mg,口服,每次3次,连用7~10日
	或替硝唑	2g/d,口服,每日1次,连用3日
	继而加用巴龙霉素	25~35mg/(kg·d),分3次给药,连用7日
	或二氯尼特(二线用药)	每次500mg口服,每日3次,连用10日
	若甲硝唑不能耐受,则采用依米丁*	每日1mg/kg,连用5日
	加巴龙霉素或二氯尼特*	巴龙霉素:25~35mg/(kg·d),分3次给药,连用7日;二氯尼特:每次500mg口服,每日3次,连用10日
	或四环素	每次250mg,每日4次,连用15日
	加氯喹(二线用药)	(基质)第1日600mg,第2日300mg,此后每次150mg,每日3次,连用14日

注:*目前依米丁及二氯尼特未在国内上市。

（三）**并发症的治疗** 有细菌混合感染时加用适当的抗生素，肠出血时及时输血，肠穿孔时及时进行手术治疗，并应用甲硝唑及广谱抗生素。阿米巴性脓胸如脓液或积脓甚多者，应尽早进行胸腔闭式引流术。因胸膜增厚包裹肺脏引起不张者可行纤维剥脱术。阿米巴性心包炎出现心脏压塞使心脏舒张受限，致使回心血量减少而导致循环衰竭者，应尽早行心包引流术。

【预防】

讲究饮水饮食卫生，加强粪便管理，治疗无症状的包囊携带者。相关的疫苗正在研发中。

二、阿米巴肝脓肿

阿米巴肝脓肿是阿米巴肠病最常见的并发症，以长期发热、右上腹或右下胸痛、全身消耗及肝大压痛等为主要临床表现，且易导致胸部并发症。

【发病机制与病理】

阿米巴肝脓肿的发病与阿米巴肠病有密切关系。临床上阿米巴肠病伴肝脓肿者占 1.8%~46%，一般约 10%。多见于中年男性，纵酒、饮食不当、营养障碍、肝区外伤及其他感染削弱人体抵抗力时均可诱发本病。

阿米巴原虫通常经门静脉到达肝脏，亦可通过肠壁直接侵入肝脏或经淋巴系统进入肝脏。脓肿初起无明显的壁，其边缘碎屑中可见到滋养体，后可有结缔组织形成薄厚不一的壁。脓肿中央为一大片坏死区，呈巧克力酱样，质黏稠或稀薄。脓肿以外的肝脏正常。阿米巴病从不导致肝硬化。慢性脓肿常继发感染，若脓肿穿破，则感染率更高。感染后脓液呈黄色或黄绿色，味臭，脓细胞数量增多。脓肿形成使肝脏增大，包膜受牵张而引起肝区疼痛。

脓肿部位以肝右叶顶部居多，脓肿向上增大，往往与膈肌粘连，使右侧横膈抬高，导致反应性胸膜炎及右下肺受压，故疼痛常随呼吸或咳嗽增剧，并可放射至右肩部。因原虫经门静脉血行播散，早期以多发性小脓肿常见，后融合成单个大脓肿，易向周围器官或组织穿破。

【临床表现】

阿米巴肝脓肿患者临床表现与病程、脓肿大小及部位、有无并发症有关。可在暴露后数月至数年后发病，大多数患者不伴有阿米巴肠病的症状，但暴发型阿米巴肠病的患者可同时有阿米巴肝脓肿。患者多缓慢起病，发热以间歇型或弛张型居多，有并发症时体温常达 39℃ 以上，并可呈双峰热。体温大多午后上升，傍晚达高峰，夜间热退时伴盗汗。肝区痛为本病重要症状，常呈持续性钝痛，深呼吸及体位变更时加剧。右叶顶部脓肿可刺激右侧膈肌，引起右肩痛，或压迫右下肺引起肺炎或胸膜炎征象。脓肿位于肝下部时可引起上腹痛和右腰痛。左叶肝脓肿约占 10%，患者有中上腹或左上腹痛，向左肩放射，剑突下肝大或中、左上腹包块，易向心包或腹腔穿破。本病主要体征为右上腹饱满、压痛、肌肉紧张及肝区叩痛。肝脏常呈弥漫性增大，病变所在部位有明显的局限性压痛及叩击痛。部分患者肝区有局限性波动感。黄疸少见且多轻微，多发性脓肿

患者黄疸的发生率较高。慢性病例呈衰竭状态，消瘦、贫血、营养性水肿，发热不明显。部分晚期患者肝大质坚，局部隆起，易误为肝癌。阿米巴肝脓肿的主要并发症为继发细菌感染及脓肿向周围组织穿破。

【实验室检查】

（一）**血常规** 急性期白细胞总数增高，中性粒细胞 80% 左右，有继发感染时更高，嗜酸性粒细胞不高。病程较长者白细胞计数大多接近正常或减少，贫血较明显，血沉增快。

（二）**粪便检查** 少数患者可查获溶组织内阿米巴。

（三）**肝功能检查** 碱性磷酸酶增高最常见，胆固醇和白蛋白大多降低。

（四）**血清学检查** 同阿米巴肠病，抗体阳性率可达 90% 以上。阴性者可在 7 日后复查，如阴性基本可排除本病。

（五）**肝脏显影** B 型超声显像敏感性高、准确方便，是诊断肝脓肿的基本方法。脓肿所在部位显示与脓肿大小基本一致的液平段，可作穿刺或手术引流定位，可作动态观察。CT、肝动脉造影、放射性核素肝扫描、磁共振均可显示肝内占位性病变，对阿米巴肝病和肝癌、肝囊肿鉴别有一定帮助（图 10-13-2-1）。

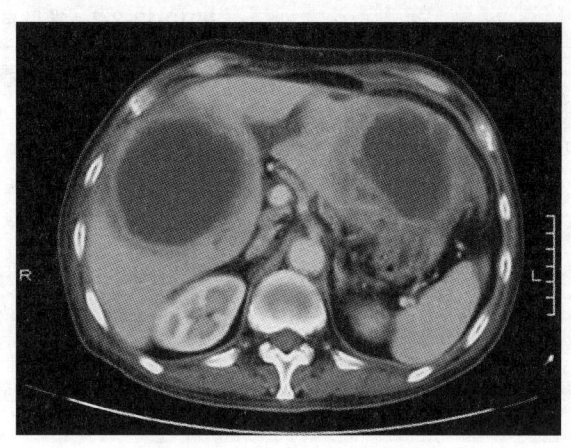

图 10-13-2-1 阿米巴肝脓肿

（六）**X 线检查** 常见右侧膈肌抬高，运动受限，胸膜反应或积液，肺底有云雾状阴影等。偶尔在平片上见肝区不规则透光液-气影，颇具特征性。

（七）**分子生物学检测** 对穿刺的肝脓液进行分子生物学检测可显著提高诊断的敏感性。

【诊断与鉴别诊断】

本病诊断基本要点为：①有上腹痛、发热、肝大和压痛；②X 线检查右侧膈肌抬高、运动减弱；③超声波检查显示肝区液平段。若肝穿刺获得典型的脓液，脓液中找到阿米巴滋养体，或超声提示阿米巴肝脓肿同时血清学检查阳性均提示阿米巴肝脓肿，可进行抗阿米巴肝脓肿治疗。本病应与原发性肝癌、细菌性肝脓肿、肝棘球蚴病等疾病鉴别。

【治疗】

（一）**内科治疗**

1. 抗阿米巴治疗 组织内杀阿米巴药为主，肠内杀阿米

巴药为辅以达根治(参见本节"一、阿米巴肠病")。目前大多首选甲硝唑,剂量每次500~750mg,每日3次给药,疗程10日,如临床需要可重复疗程。治愈率90%以上。无并发症者服药后72小时内肝痛、发热等情况明显改善,肝大、压痛、白细胞增多等随之恢复,脓腔4个月左右吸收。第二代硝基咪唑类药物,如替硝唑,2g/d口服,每日1次,疗程5日。少数单用甲硝唑疗效不佳者可换用氯喹或依米丁,但应注意前者有较高的复发率,后者有较多心血管和胃肠道反应。治疗后期应常规加用一疗程肠内抗阿米巴药二氯尼特或巴龙霉素,以根除。

2. 肝穿刺引流　对恰当的药物治疗5~7日、临床情况无明显改善,或肝局部隆起显著、压痛明显,有穿破危险者采用穿刺引流。穿刺最好于抗阿米巴药物治疗2~4日后进行。穿刺次数视病情需要而定,每次穿刺应尽量将脓液抽净,脓液量在200ml以上者常需在3~5日后重复抽吸。经导针引导作持续闭合引流的介入性治疗,可免去反复穿刺、继发性感染的缺点。

3. 抗生素治疗　混合感染时,选用适当的抗生素全身应用。

(二) 外科治疗　阿米巴肝脓肿需手术引流者一般<5%。

其适应证为:①抗阿米巴药物治疗及穿刺引流失败者;②脓肿位置特殊,贴近肝门、大血管或位置过深(>8cm),穿刺易伤及邻近器官者;③脓肿穿破入腹腔或邻近内脏而引流不畅者;④脓肿有继发细菌感染,药物治疗不能控制者;⑤多发性脓肿,使穿刺引流困难或失败者;⑥左叶肝脓肿易向心包穿破,穿刺易污染腹腔,也应考虑手术。

三、自由生活阿米巴感染

近年来发现一些自由生活阿米巴(free living ameba),即在泥土或水中自由生活的细小的阿米巴,可偶然侵入人体引起机会性感染,包括以福氏耐格里原虫(Naegleria fowleri)为主要病原的原发性阿米巴脑膜脑炎(primary amebic meningoencephalitis,PAM)、棘阿米巴原虫(Acanthamoeba),以及狒狒巴拉姆希阿米巴(Balamuthia mandrillaris)所引起的亚急性肉芽肿性阿米巴脑炎(granulomatous amebic encephalitis,GAE)。自由生活阿米巴所致感染虽发病率很低,但诊断困难,特别是脑膜脑炎的病死率高,快速病原学分子检测可能有助于诊断。目前报道的自由生活阿米巴感染引起相关疾病及诊疗方案见表10-13-2-2。

表10-13-2-2　常见自由生活阿米巴感染引起的疾病

病原体	疾病	流行病学	临床表现	诊断	临床病程	治疗
福氏耐格里阿米巴	原发性阿米巴脑膜脑炎	暴露于天然温泉、淡水或微咸水	起病急,突发头痛、低热,可有咽痛或鼻炎,部分有嗅觉减退、颞叶受损症状。继之剧烈、持续的头痛,发热加重,伴呕吐、颈项强直,常在第3日出现神志不清、昏迷,后期可出现局部定位体征	脑脊液涂片找阿米巴原虫,PCR	发病后1~2周内死亡	两性霉素B
棘阿米巴	角膜炎	角膜创伤,通常与隐形眼镜有关	早期以流泪、异物感为主要症状,基质浸润斑、上皮细胞受累的树枝状病损而无明显角膜溃疡形成为特征。晚期以角膜环状浸润为特征	角膜搔刮物或活检病理检查或培养可找到阿米巴原虫	亚急性	米替福新或伏立康唑
棘阿米巴	肉芽肿性阿米巴脑炎	免疫缺陷(器官移植,HIV/AIDS)	病原可能先引起皮肤、鼻窦或肺等处的局部感染,后经血源播散至中枢神经系统,引起精神异常、抽搐、偏瘫、视力障碍等局灶性损害	脑组织活检,皮肤结节或溃疡活检-免疫荧光或PCR	亚急性	喷他脒、氟康唑或伊曲康唑联合氟胞嘧啶及磺胺嘧啶治疗
狒狒巴拉姆希阿米巴	肉芽肿性阿米巴脑炎	免疫缺陷及免疫正常者		脑组织活检见包囊,免疫荧光或PCR	亚急性	氟胞嘧啶、喷他脒、氟康唑和磺胺嘧啶联合阿奇霉素或者克拉霉素治疗、米替福新
双核匀变虫	阿米巴脑炎	单个病例,无免疫缺陷	头痛、呕吐、恐水、意识丧失;颅内占位	脑组织活检病理见双核阿米巴		阿奇霉素、喷他脒、伊曲康唑或氟康唑及氟胞嘧啶

推荐阅读

YANAGAWA Y, NAGATA N, YAGITA K, et al. Clinical features and gut microbiome of asymptomatic Entamoeba histolytica infection [J]. Clin Infect Dis, 2020: ciaa820.

第三节 疟 疾

王新宇 陈澍 翁心华

疟疾(malaria)是疟原虫所引起的传染病,临床上以间歇性寒战、高热、出汗和脾大、贫血等为特征。恶性疟易造成疟疾凶险发作,导致脑、肺、肾等脏器的严重损害。

【病原】

寄生于人类的疟原虫有五种,即恶性疟原虫(*Plasmodium falciparum*)、间日疟原虫(*P. vivax*)、三日疟原虫(*P. malariae*)、卵形疟原虫(*P. ovale*)和诺氏疟原虫(*P. knowlesi*)。在导致人类罹患疟疾的五种疟原虫中,恶性疟原虫最致命,诺氏疟原虫引起的疟疾也可导致危及生命的疾病。虽然间日疟原虫引起的重度疾病和死亡很罕见,但也已有报道。

各种疟原虫的生活史均可分为无性生殖(裂体增殖)与有性生殖(孢子增殖)两个阶段,即所谓世代交替。无性生殖在人体内进行;有性生殖除小部分在人体红细胞内发育外,大部分在雌性按蚊体内完成。

(一)疟原虫在人体内的发育

1. 肝细胞内的发育 在肝细胞内的发育时期称红细胞外期。子孢子(sporozoite)随按蚊唾液注入人体后,经血液循环到达肝脏,并侵入肝细胞。子孢子细胞会分裂增殖数千倍,直到形成成熟的组织裂殖体(schizont)。肝脏内的裂殖体会在6~30日后破裂,裂殖体破裂会释放数以万计的裂殖子(merozoite)进入血流,侵入红细胞,开始红细胞内期或无性生殖期。间日疟原虫和卵形疟原虫感染时,部分疟原虫在肝脏中保持休眠状态,即休眠子(hypnozoite),可在数月或者1年后被再激活而引起远期复发。恶性疟原虫和三日疟原虫没有休眠子,所以没有复发。

2. 红细胞内的发育 可分为裂体增殖和配子体的形成两个阶段。

(1)红细胞内裂体增殖:红细胞外期所产生的裂殖子侵入红细胞后会继续发育,经历环状体和滋养体(trophozoite)阶段,形成成熟的裂殖体(无性生殖形式);此过程诺氏疟原虫需24小时,间日疟原虫、卵形疟原虫和恶性疟原虫需48小时,三日疟原虫则需72小时。

在红细胞内寄生的疟原虫通过胞口摄入血红蛋白,消化血红蛋白,将血红蛋白分解为血红素和珠蛋白,血红素最后形成疟色素。在红细胞内裂体增殖过程中,疟色素逐渐融合成团,随裂体增殖完成后被排入血流。被感染的红细胞破裂后,裂殖子会继续无性生殖循环并感染新的红细胞。

(2)配子体的形成:少数裂殖子会分化为雄性或雌性配子体(有性生殖形式),这些配子体并不引起症状。间日疟原虫配子体约2日发育成熟出现于外周血液中,恶性疟原虫配子体主要在骨髓组织内发育,经8~10日发育成熟后才见于外周血液中。成熟的雌性和雄性配子体会在血流中循环,直到被叮咬吸血的按蚊摄入。疟原虫在红细胞内约经过数代裂体增殖后,少部分分化成配子体,这些配子体一直在血液中循环,直至被按蚊摄取以继续传播周期。配子体在外周血液中的存活时间较短,如恶性疟原虫1~2个月,间日疟原虫约3日。

(二)疟原虫在蚊体内的发育 患者的血液被雌蚊吸入胃内后,原虫无性体被消化、破坏,配子体则继续发育并进行配子生殖。这些有性生殖形式的疟原虫会在按蚊的中肠完成其生活史(包括动合子期和囊合子期),并发育增殖为子孢子。子孢子会迁移至按蚊的唾液腺,并通过再次叮咬而感染他人。

【流行病学】

(一)传染源 疟疾患者和无症状的带虫者是主要传染源,尚有一些储存宿主如猩猩、短尾猿等。雌性按蚊为传播媒介。

(二)传播途径 疟疾是通过雌性按蚊的叮咬传播的,国内传播疟疾的主要媒介为中华按蚊、微小按蚊、雷氏按蚊。疟疾流行病学的主要决定因素是虫媒的数量(密度),叮人习惯(室内或室外)及雌性按蚊媒介的寿命。其他相对罕见的传播机制包括母婴传播、输血、共用被污染的针头、器官移植和医院内传播。

(三)易感人群 初生婴儿不论在疟区或非疟区,对疟原虫普遍易感。居住于流行地区的患者会在反复感染后对疟疾临床发作部分免疫;保护性免疫的程度与传播的强度成比例,并且会随着年龄增长而增加。在疟疾高度流行的地区(如撒哈拉以南非洲地区),个体在到达成年早期时就获得了近乎完全的临床疾病抵御能力。而在低传播地区(如东南亚),个体进入成年期后仍有发生临床疾病和致命性疾病的风险,称为"半免疫者"。去往感染疟疾高发地区的旅行者一般既往无疟疾感染史,有的在离开疫区后免疫力消失;他们在感染恶性疟原虫后发生重型疟疾的风险极高。因此,对有疫区旅行史的所有发热患者均应考虑疟疾的可能。

(四)流行特征 在2018年,全球近一半的人口处于疟疾风险中。大多数病例和死亡发生在撒哈拉以南非洲。2018年,估计有2.28亿疟疾病例,估计的疟疾死亡人数为405 000。恶性疟原虫在撒哈拉以南非洲,新几内亚和伊斯帕尼奥拉岛(海地和多米尼加共和国)最为常见;间日疟原虫在美洲和西太平洋更为普遍。三日疟原虫不常见,在大多数流行地区都有发现,特别是在撒哈拉以南非洲。卵形疟原虫较不常见,在非洲以外地区相对少见,占分离株的不到1%。在马来西亚、菲律宾、泰国和缅甸的患者中,已经通过分子生物学方法鉴定了诺氏疟原虫。

我国现阶段的疟疾病例基本为境外输入,2017—2020年我国已连续4年未出现本地病例,实现消除疟疾目标,并于2021年6月30日获得了世界卫生组织的消除疟疾认证。我国消除疟疾工作成果显著,但境外输入病例的管理需进一步加强。

【发病机制与病理】

疟疾的临床发作是由疟原虫的红细胞内裂体增殖所引起,而引起疟疾发作的原虫血症最低值称为发热阈。随复发或再感染次数增多,人体免疫力逐步提高,发热阈值数亦随之提高。临床上出现的典型寒战、高热,是因裂殖体发育成熟破裂,裂殖子、疟原虫的各种代谢产物,残余的和变性的血红蛋白,以及红细胞碎片等进入血流所致。

残留的细胞膜和疟原虫色素晶体会被循环中的巨噬细胞吞噬,这是激活免疫级联反应的重要刺激因子。此外,游离血红素也被释放到外周血中,是内皮细胞激活的重要刺激;某些患者还会发生内皮细胞损伤。

疟原虫寄生在红细胞内,并大量破坏红细胞,机械性破坏是贫血发生的主要机制。红细胞溶解会刺激机体释放促炎症细胞因子,包括肿瘤坏死因子(TNF)。TNF抑制造血,也促成贫血。肝脏和脾脏会随时间推移而增大,脾脏可能会大幅增大。疟疾患者会发生脾功能亢进(机制包括脾脏对血细胞隔离增加和血小板生存期缩短),而且感染恶性疟原虫时血小板会沉积在纤维蛋白血栓和隔离于微血管中的疟原虫附近,两者可共同引起血小板减少症,并刺激其产生内源性致热原。内源性致热原与疟原虫的代谢产物共同作用于下丘脑体温调节中枢,引起发热。疟色素不引起发热。因原虫裂殖体成熟时间不一,间日疟、三日疟、恶性疟的发作时间也随之而异。

细胞内的疟原虫能以数种方式改变红细胞。疟原虫通过将葡萄糖无氧酵解形成乳酸而获得能量,这可能会造成低血糖症和乳酸酸中毒的临床表现。疟原虫能降低红细胞膜的变形能力,导致溶血和脾清除加快,从而可能促成了贫血。疟原虫还会改变未感染的红细胞,例如恶性疟原虫的糖基化磷脂酰肌醇附着于红细胞膜,这些改变可能促成了未感染红细胞的清除增加,并可能促进了贫血。

重度疟疾性贫血(severe malaria anemia,SMA)最常见于疟疾传播水平非常高的地区,幼儿和妊娠女性最多见。人类SMA的潜在病因可能包括:感染红细胞的血管外清除和/或血管内破坏;未感染红细胞的清除;单核巨噬细胞系统的激活;红细胞生成抑制伴红细胞生成异常。

恶性疟原虫感染红细胞与血管内皮结合会导致其被隔离在小血管中,从而使疟原虫在其生活史中有很长一段时期并不存在于外周循环。这会导致血流部分受阻、内皮屏障破坏和炎症。微血管疾病的机制包括红细胞表面形成黏性凸起和玫瑰花结反应。黏性凸起由疟原虫产生的蛋白质和人源性蛋白质结合构成。其中疟原虫蛋白包括恶性疟原虫红细胞膜蛋白1(plasmodium falciparum erythrocyte membrane protein 1,PfEMP-1)等。这种凸起能结合毛细血管和微静脉中多种细胞上的受体,包括内皮细胞。当感染红细胞黏附于未感染红细胞并形成玫瑰花结状团块时,即为玫瑰花结反应,其团块会阻塞微循环并促成微血管疾病。凸起内的PfEMP-1会与未感染红细胞表面的受体相互作用,从而介导玫瑰花结反应。

疟疾患者发生急性肾损伤(acute kidney injury,AKI)一定程度是由于感染的红细胞引起了机械性阻塞;免疫介导的肾小球病变和肾脏微循环改变引起的体液丢失也促进AKI加重。三日疟原虫长期感染还可能导致免疫复合物的形成和沉积,从而引起肾功能受损和肾衰竭。

【临床表现】

蚊传间日疟潜伏期为10~20日,三日疟为20~28日,恶性疟为10~14日,卵形疟的潜伏期同间日疟,诺氏疟的潜伏期尚未完全明了。我国东部和东北部存在着长潜伏期的间日疟,潜伏期大致为8~10个月。输血疟系人体直接受疟原虫滋养体的感染而引起,潜伏期长短与血中疟原虫数量有关,自3日至41日不等,一般为7~14日。先天性疟疾系经受损胎盘而直接感染滋养体所致,故潜伏期较按蚊叮咬感染者为短。

疟疾的临床表现因地域、流行状况、免疫状态和年龄差异而有所不同。根据疟疾是否有并发症,目前将疟疾分为无并发症疟疾和有并发症疟疾两类。有并发症疟疾的临床表现可预示预后不良;对于此类患者,应该进行快速、彻底的评估并立即给予治疗。

无并发症疟疾可由任何一种疟原虫感染而发生。虽然恶性疟原虫致病力最强,但通常不可能单独依靠临床来确定疟疾感染种类。疟疾的始发症状无特异性,可包括发热、心动过速、呼吸过速、寒战、全身不适、疲劳、出汗(发汗)、头痛、咳嗽、厌食、恶心、呕吐、腹痛、腹泻、关节痛和肌痛。通常,患者反应灵敏且可以口服药物,初步可判定为无并发症的疟疾。

在疟疾感染早期,患者多表现为每日不定时发热。无免疫力患者和儿童的体温可能升至40℃以上,并且可能伴有心动过速和/或谵妄。任何一种疟原虫所致疟疾患儿均可见热惊厥。然而,全身性癫痫发作和恶性疟相关,并且可能预示将发生脑型疟。感染较后期,被感染的红细胞破裂,同时发生裂殖体破裂和裂殖子自红细胞内释放。间日疟、卵形疟为隔日发热,三日疟为隔2日发热。相比恶性疟,间日疟或卵形疟中更常发生有规律间隔期的发热。随着早期诊断和治疗的改进,这种周期性发热的传统描述并不常见。

体格检查可发现轻度贫血及脾肋下可触及,也可发生轻度黄疸。疫区其他方面健康的人中经常发现有脾大,这种情况可能是由于反复疟疾感染或其他原因所致的感染所致。多次疟疾暴露后脾常由于梗死而萎缩以至不可触及。在未免疫的急性疟疾患者中,数日后脾脏可能变得可触及。

重症疟疾的常见并发症包括:

1. 脑型疟　表现为意识受损、谵妄和/或癫痫发作的脑病,少见局灶性神经病学体征。可能逐渐发作也可能在惊厥后突然发作。严重程度取决于综合因素,包括疟原虫毒力、宿主免疫应答及症状发作至开始治疗之间的时间。脑型疟的危险因素包括年龄(儿童及老年人)、妊娠、营养状况不良、HIV感染、宿主遗传易感性及脾切除史。在成人中,脑型疟在无免疫力人群中比生活在疟疾高流行区(在这些地方脑型疟更多见于儿童)的人群中更常见。

2. 低血糖　重型疟疾的常见并发症。低血糖发生的原因包括肝糖异生作用减少、肝糖原储备耗尽、宿主葡萄糖消耗增加,以及奎宁诱导高胰岛素血症等。低血糖和预后不良有关,特别是儿童和妊娠妇女。

3. 酸中毒　重型疟疾致死的重要原因,可由多种因素导致,包括宿主组织中(疟原虫在此干扰微循环血流)的无氧酵解、疟原虫产生乳酸盐、低血容量、肝及肾乳酸盐清除不全等。重度酸中毒的预后不良。

4. 肾损伤　在重型恶性疟成人患者中常见,在儿童中相对罕见。肾衰竭的发病机制可能与红细胞黏附滞留干扰肾微循环流动和代谢有关,也可能和低血容量及溶血相关。尿液中可能出现大量血红蛋白和疟色素,这种情况继发于血管内溶血。该不常见的综合征称为“黑尿热”,表现为多次恶性疟发作后出现极深色尿液;该病死亡率高。肾损伤病理表现为急性肾小管坏死。

5. 非心源性肺水肿　可见于重型恶性疟成人患者。其发病机制可能和肺内被寄生的红细胞黏附滞留和/或细胞因子诱导的肺血管系统渗漏有关。甚至在抗疟治疗数日后仍可能发生该并发症,并可因过度大量的静脉输液而加重。非心源性肺水肿也可以发生于无其他方面并发症的间日疟患者。

6. 血液系统异常　居住在疫区的患儿因多次疟疾发作可导致慢性重度贫血。无免疫力者及不稳定传播地区的人群可能发生急性贫血。在疟疾情况下导致贫血的因素包括被寄生的红细胞溶血、红细胞的脾滞留和清除增加伴变形性减小、细胞因子抑制造血、红细胞生存期缩短、反复感染及无效治疗。重型疟疾患者中有不到5%发生有弥散性血管内凝血证据的出血。

7. 肝功能障碍　溶血所致的轻度黄疸在疟疾中常见。溶血、肝细胞损伤及胆汁淤积所致重度黄疸可见于恶性疟原虫感染,这一表现在成人中较儿童中更常见。

8. 合并感染　重型疟疾可能并发细菌血流感染,尤其在儿童中。在流行地区,沙门菌属菌血症和恶性疟原虫感染相关。肺部感染和插管导致的泌尿道感染在失去意识3日以上的患者中常见。全身性癫痫发作后可发生吸入性肺炎。

重症疟疾的体格检查可见苍白、瘀点、黄疸、肝大和/或脾大。

感染的再燃和复发均表现为临床症状好转后疾病再发。再燃最常发生在数日或数周内;复发常发生在数周或数月内。再燃是指由于治疗或宿主免疫应答无效,疟原虫残留在血流中但不能检测到,后又再次增殖造成发病的情况。复发是指新的休眠子自肝细胞中释放,从而引起另一次新的原虫血症。感染恶性疟原虫是引起再燃性感染的常见原因,恶性疟原虫耐氯喹株可在服药后1周内再燃。三日疟原虫红细胞内期可以极低密度生活在人体内50年以上。间日疟原虫和卵形疟原虫因为有休眠子存在,在初次血液阶段感染治愈后数月可以引起复发。

【实验室检查】

常规实验室检查结果对疟疾无特异性。可用于寄生虫学诊断的临床方法包括显微镜检查(染色血涂片中观察到寄生虫),以及检测抗原或抗体的快速诊断性试验(rapid diagnosis test,RDT)。

1. 采用光学显微镜在吉姆萨染色血涂片上检测疟原虫是诊断疟疾的标准方法。镜检不仅可鉴定疟原虫种类,还能量化寄生虫血症。在非流行区的实验室内,标本制备和结果判读的技术差异可影响检测结果,并且较少接触热带感染性疾病的实验室可能会出现误诊。有2种血涂片可用于疟疾显微镜检查:薄血片和厚血片。薄血片能保持红细胞的完整性和形态学特征,因此可在红细胞内看到疟原虫。薄血片还可鉴别所感染疟原虫的种类,以及计算寄生虫密度。厚血片制备需要机械性溶解红细胞,因此可不受细胞结构干扰而直接观察疟原虫。厚血片显微镜检查可检查相对大量的血液,主要用于筛查有无寄生虫和估计寄生虫密度。

血涂片判读最好用油镜在100倍镜下观察疟原虫,应检视200~500个视野或检查20~30分钟。如果怀疑疟疾而初次血涂片检查呈阴性,应于随后48~72小时再次涂片检查。一旦确诊疟疾并开始治疗,应进行连续涂片检查,以监测寄生虫学应答和确保感染消退。无论是在初始诊断时(若给予了抢先治疗)还是随访期间,抗疟治疗可能会改变疟原虫的形态学表现,从而影响血涂片对疟原虫的识别。

2. 检测疟原虫抗原的RDT在资源有限的流行区正成为愈发重要的疟疾诊断方法。RDT可提供定性结果,但不能提供关于寄生虫密度的定量信息。RDT可检测以下一种或多种抗原:富组氨酸蛋白2(histidine rich protein 2,HRP2)、疟原虫乳酸脱氢酶(plasmodium lactate dehydrogenase,pLDH)和醛缩酶。

3. 核酸检测常作为一项“金标准”用于抗疟药、疫苗的有效性研究,以及其他诊断性试剂的评估。通过PCR检测到低于显微镜检查或RDT检测阈值的低密度疟疾感染仍可促进疟疾传播。

【诊断】

1. 病史与流行病学资料　一般而言,若患者有发热(体温≥37.5℃)和相关流行病学暴露时(居住于或前往疟疾流行地区),应疑诊疟疾。若症状符合疟疾的表现,并且疟疾诊断性试验呈阳性,则可确立疟疾的诊断。

2. 临床表现　疟疾没有具备确诊意义的临床症状或体征,准确诊断依赖于检测疟原虫。

3. 若临床怀疑恶性疟原虫感染但没有寄生虫学诊断方法可用,可作出推定性诊断并启动经验性治疗。

4. 重症恶性疟一般定义为具有严重表现和/或重要器官功能障碍证据的急性疟疾。

【鉴别诊断】

临床表现典型者诊断并不困难,症状不典型者应与下列疾病鉴别:

1. 登革热　登革热也可导致伴随发热的不适、头痛、乏力、腹部不适和肌痛。由登革热引起的肌痛通常比疟疾所致肌痛更严重。由血清学检查来确定诊断。

2. 脑膜炎 疟疾中头痛可能会很严重,尽管没有细菌性或病毒性脑膜炎的颈僵硬或畏光。与脑膜炎球菌败血症不同,疟疾并不伴皮疹。通过腰椎穿刺来确定细菌性脑膜炎的诊断。

3. 肺炎 肺炎的临床表现包括发热、咳嗽、呼吸困难和痰液产生。肺炎患者可能有肋间凹陷及其他呼吸困难体征。通过胸片和痰液培养可确定肺炎的诊断。

4. 血流感染所致脓毒症 由血流感染导致的脓毒症可能表现为发热、心动过速和神志改变。诊断需要进行血培养。

5. 伤寒、副伤寒 伤寒的临床表现包括发热、心动过缓、腹痛和皮疹。需要通过粪便和/或血液培养来确定诊断。

6. 钩端螺旋体病 钩端螺旋体病伴有发热、寒战、肌痛和头痛。钩端螺旋体病引起的肌痛通常比疟疾中的严重;钩端螺旋体病可能也伴有皮肤或黏膜上的点状出血。可通过血清学检查来确定诊断。

7. 病毒性出血热 病毒性出血热伴有发热、不适和全身症状。该病可能伴有皮肤或黏膜上的点状出血;对于疟疾,这种表现仅出现于重型疟疾中且罕见。通过免疫学检测或核酸检测可以确定诊断。

【治疗】

一般治疗同其他急性传染病,包括休息、半流质饮食等。若临床怀疑有恶性疟原虫感染但无法立即获得寄生虫学诊断,则可以开始抗疟治疗以预防病情进展成重症疾病,并设法尽快获得确诊,同时应注意治疗可能影响后续诊断性试验的准确度。

(一) 非恶性疟的治疗 非恶性疟的治疗包括治疗红细胞内期型。此外,治疗间日疟原虫和卵形疟原虫引起的感染需要根除肝脏内的休眠子,以防止感染复发。

非恶性疟的药物治疗包括氯喹或复方青蒿素。在没有恶性疟流行且氯喹耐药率较低的地区,可以使用氯喹治疗并持续监测。治疗氯喹抗药性非恶性疟的首选方案是基于青蒿素的联合疗法(artemisinin-based combination therapy, ACT)。其他具有抗氯喹耐药性非恶性疟的有效药物包括阿托伐醌-氯胍、甲氟喹,或者奎宁联合四环素或多西环素。

对于间日疟和卵形疟,无论是在疟原虫传播率高或低的地区,都需要抗复发治疗来根除肝内期间日疟原虫和卵形疟原虫潜伏的休眠子。在发热消退及确定葡萄糖-6-磷酸脱氢酶(G6PD)活性正常后,应给予具有抗休眠子作用的抗疟药物。具有抗休眠子作用的抗疟药包括伯氨喹和他非诺喹(tafeno-quine)。

可用伯氨喹 14 日方案联合适当的抗间日疟药物(例如,氯喹或 ACT)来根除休眠子。伯氨喹可用于 6 月龄以上并且 G6PD 活性正常的非妊娠个体。伯氨喹的剂量取决于疟原虫虫株和地理位置。为防止热带型间日疟原虫感染复发,伯氨喹的剂量为 0.5mg 基质/(kg·d),共用 14 日。对于在温带地区感染的卵形疟原虫和间日疟原虫,伯氨喹预防复发的剂量为 0.25mg 基质/(kg·d),连用 14 日。

他非诺喹可用于 G6PD 活性经定量检测达到正常活性 70% 以上的个体。对于间日疟原虫感染,给予他非诺喹单剂 300mg 联合氯喹治疗。

混合感染包括恶性疟的患者应接受抗恶性疟根治性治疗。在间日疟原虫和恶性疟原虫都流行的地区,若疟原虫虫种诊断不可靠,应采取一种抗恶性疟和非恶性疟均有效的方案(如 ACT)。间日疟或卵形疟患者也应使用伯氨喹,以防止复发,前提是无 G6PD 缺乏症。

(二) 无并发症恶性疟的治疗 对于氯喹耐药流行地区的无并发症恶性疟原虫(或种属不明)疟疾的治疗,WHO 将下列 ACT 用作一线治疗:蒿甲醚-本芴醇、青蒿琥酯-阿莫地喹、青蒿琥酯-甲氟喹、双氢青蒿素-哌喹和青蒿琥酯-磺胺多辛-乙胺嘧啶(SP)。

ACT 副作用小,能有效对抗各个红细胞内阶段(无性繁殖)的疟原虫,并且是所有抗疟药中清除最迅速的。青蒿素类药物与另一种半衰期长于青蒿素的药物联用,目的是预防青蒿素类药物耐药,同时延长清除寄生虫血症药物浓度的维持时间。青蒿素类药物单独使用可能会导致疟疾再燃(治疗失败)。

在传播率低的流行区域,为使经治恶性疟原虫感染的传播性进一步降低,WHO 赞成对非妊娠成人和 6 个月及以上的儿童在抗疟治疗首日使用伯氨喹(0.25mg/kg,单次剂量)。对于需要使用相对低剂量的伯氨喹来降低传播性的患者,无须进行 G6PD 检测。

对于流行区域以外的再燃(治疗失败)患者,如果初始治疗药物耐药,则更换一种抗疟方案。此外,还应评估是否混合感染了间日疟原虫或卵形疟原虫,因为这两种疟原虫的休眠子可导致疟疾复发。若识别出这些混合感染,则需使用针对无性繁殖期的药物及能杀灭休眠子的伯氨喹。

(三) 重症恶性疟的治疗

1. 一般原则 治疗疟疾最重要的是提供及时有效的治疗药物,同时给予支持治疗以处理危及生命的疾病并发症。应该根据需要给予支持措施,如吸氧、通气支持、心脏监测和脉搏血氧测定。在此期间,应放置静脉导管,并应采集指尖血液样本进行床旁检测(POCT)。应该每 2~4 小时对患者重复 1 次临床评估,以及时发现和处理并发症(可能时,在重症监护情况下进行)。如果开始治疗后昏迷评分降低,则检查应集中于癫痫发作、低血糖或贫血加重的可能性上。

2. 抗疟疾治疗 治疗重型疟疾的胃肠外药物有两大类:金鸡纳生物碱(奎宁和奎尼丁)和青蒿素衍生物(青蒿琥酯、蒿甲醚和蒿乙醚)。比较奎宁和青蒿素的数据表明,对于成人和儿童重型恶性疟患者的治疗,采用静脉青蒿琥酯更好。如果没有静脉青蒿琥酯,则静脉奎宁仍是首选的药物;蒿甲醚是一种合理的替代治疗。

青蒿琥酯由于其水溶性好,它是起效最快的青蒿素类化合物。静脉青蒿琥酯的标准给药方案包括 5 次剂量:首剂 2.4mg/kg,然后在 12 小时和 24 小时用 2.4mg/kg,随后为 2.4mg/kg,一日 1 次。青蒿琥酯的给药不需要针对肝或肾衰竭进行调整。青蒿素相关的最常见不良反应包括恶心、呕吐、厌食和头晕。

应在治疗期间监测疟原虫血症,以证实机体对治疗有适当的反应。推荐每日复查血涂片,以记录疟原虫密度的下降,直至变为阴性或治疗的第 7 日(如果患者在疟原虫血症完全清除之前出院)。

一般而言,基于青蒿素的单药治疗的总疗程为 3 日;WHO 推荐采用静脉青蒿琥酯治疗至少 24 小时,然后使用 1 个疗程的口服青蒿素复方药物以完成治疗。

3. 支持治疗　重型疟疾所致死亡可发生在发病数小时内。及时评估和开始抗疟治疗至关重要,并同时给予支持治疗以处理危及生命的疾病并发症。

重型疟疾的肺部并发症包括肺水肿、急性呼吸窘迫综合征(ARDS)和下呼吸道感染。治疗需求可能从辅助供氧到机械通气不等。

神经系统并发症包括意识改变、癫痫发作和昏迷。临床评估包括完整的体格检查、Blantyre 昏迷评分计算、眼底镜检查和腰椎穿刺。苯二氮䓬类药物是治疗癫痫发作有用的一线药物。在无临床癫痫发作的情况下,不应常规给予癫痫预防。

血液系统并发症包括严重贫血和凝血功能障碍。关于输血的决策应该根据个体患者的情况来制定。在疟疾和艾滋病常见的地区,输血存在重要的风险。

低血糖(血糖<2.2mmol/L)是疟疾的一个常见并发症,并且是严重疾病的一个标志;对于病情突然恶化的任何患者,均应怀疑低血糖。应迅速为低血糖患者建立起静脉通路,随后给予其 50%葡萄糖(1ml/kg),15 分钟后复查血糖。

低血容量的评估应个体化进行。重型疟疾患者的血管内容量状态不确定,感染疟疾的成人似乎比儿童患者更易发生液体过载。容量不足(因此加重肾功能障碍)与水中毒(有肺及脑水肿风险)之间只有一线之隔。

急性肾衰竭的情况下,开始肾脏替代治疗(如可行)是恰当的。

【预后】

间日疟与三日疟的预后良好。恶性疟易有凶险发作,尤其是脑型疟,若不予早期及时治疗,病死率很高,脑型疟的病死率甚至可达 15%~20%;黑尿热的病死率为 25%~30%。诺氏疟病死率约 2%。

【预防】

(一) 控制传染源　治疗急性疟疾以减少传播,使用抗疟疾药物治疗急性疾病是必不可少的,尽管由于大多数抗疟疾药物不能消除配子体细胞,因此它们在流行地区对疟疾传播和控制的作用有限。大规模药物管理(mass drug administration,MDA)运动可以迅速减少低传播地区的疟疾流行,特别是在恶性疟原虫耐药性高发的情况下。

(二) 灭蚊　蚊媒控制方法包括使用杀虫剂处理的蚊帐(insecticide-treated net, ITN),室内杀虫剂残留喷洒(indoor residual spray, IRS),幼虫控制和遗传控制方法。自有效的杀虫剂可用于成年按蚊以来,ITN 和 IRS 已成为控制蚊媒的最重要措施。疟疾控制的遗传策略包括使用雄性蚊子引入遗传因素,以防止卵孵化,阻止幼虫存活或产生无法传播人类疾病的成虫。尽管进行了多年的研究,但基因控制仍然是一个有前途的研究主题。

(三) 保护易感者

1. 避免蚊虫叮咬　裸露皮肤上使用的驱虫剂可用于防止蚊虫叮咬。有效的驱虫剂包括合成制剂,例如避蚊胺、派卡瑞丁(KBR3023)和驱蚊酯。驱蚊剂预防疟疾的功效因传播的蚊媒而异。

2. 预防用药　在季节性疟疾传播地区,对 6 岁以下儿童(IPTc)进行间歇性预防治疗(intermittent preventive treatment,IPT)已被证明是有效的;不论是否出现疟疾症状,在传播(雨季)期间应定期施用抗疟疾药物以预防疟疾。IPT 还可有效降低孕妇(IPTp)感染疟疾的风险。对于 IPTc,世界卫生组织推荐在非洲具有高度季节性传播的地区进行季节性疟疾化学预防,即在传播季节,6 岁以下儿童每月使用 1 次阿莫地喹联合磺胺多辛-乙胺嘧啶;对于 IPTp,推荐至少给予 3 剂磺胺多辛-乙胺嘧啶进行预防,最好尽早在中期妊娠产前检查时给药且至少给予 3 剂,每剂给药至少间隔 4 周。每剂剂量为 1 500mg 磺胺多辛/75mg 乙胺嘧啶。

3. 疫苗接种　成功的疟疾疫苗具有减轻因疟疾引起的全球疾病负担的潜力。开发中最领先的疫苗是 RTS,S/AS01 疫苗。"RTS"代表衍生自环子孢子蛋白的"重复 T 表位","S"代表源自乙型肝炎表面抗原的 S 抗原,"AS01"是专有佐剂。截至 2015 年 10 月,免疫战略咨询专家组(Strategic Advisory Group of Experts,SAGE)和疟疾政策咨询委员会(Malaria Policy Advisory Committee,MPAC)并不建议广泛使用 RTS,S/AS01 疫苗,而是建议试点实施研究以指导有关后续部署的决策。

4. 旅行者的疟疾感染预防　疟疾是旅行返回者出现发热和严重疾病的重要原因。每年上报至中国疾病预防控制中心(Center for Disease Control and Prevention,CDC)的输入性疟疾病例约为 2 600 例,其中一半以上为恶性疟原虫感染所致。疟疾的风险评估需要参考最新的疟疾流行地图,详细评估行程计划。

对前往疟疾传播地区的旅行者应进行相关建议,指导防蚊措施,以及告知其在需要时依从抗疟疾化学预防。然而,旅行者也应该了解没有任何化学预防方案可保证完全防护;旅程中或返程后出现发热是医疗急症,需要紧急就诊。旅行者应接受有关防止按蚊叮咬措施的指导,包括避免于黄昏至黎明时段去户外、穿着减少皮肤暴露面积的衣物、使用驱虫剂(如避蚊胺或派卡瑞丁)、待在有恰当防蚊网或有空调的室内,以及睡觉时使用经杀虫剂(如扑灭司林)处理过的蚊帐。对于因前往疟疾传播地区而具有疟疾感染风险的旅行者建议采取化学预防。由于疟疾传播和抗疟药耐药性方面存在差异,应结合具体行程来选择化学预防用药。

推荐阅读

1. 张丽,丰俊,周少森,等.2018 年全国疟疾疫情特征及消除工作进展[J].中国寄生虫学与寄生虫病杂志,2019,37(3):241-247.

2. KARUNAJEEWA H,JAMES R. Primaquine for Plasmodium vivax malaria treatment[J]. Lancet,2020,395(10242):1971-1972.

3. Eckl J. Malaria eradication[J]. Lancet,2020,395(10233):e72.

4. LLANOS-CUENTAS A,LACERDA M V G,HIEN T T,et al. Tafenoquine versus primaquine to prevent relapse of Plasmodium vivax malaria[J]. N Engl J Med,2019,380(3):229-241.

5. LOVER A A,BAIRD J K,GOSLING R,el al. Malaria elimination:time to target all species[J]. Am J Trop Med Hyg,2018,99(1):17-23.

第四节 利 什 曼 病

徐 斌 施光峰

利什曼病(leishmaniasis)是由利什曼原虫引起的以白蛉(sandfly)为传播媒介的地方性寄生虫病,是全球最被忽视的传染病之一。根据原虫感染部位的不同,利什曼病主要分为三种类型,即内脏利什曼病(visceral leishmaniasis),也称黑热病(kala-azar)、皮肤利什曼病(cutaneous leishmaniasis)和黏膜利什曼病(mucosal leishmaniasis)。部分病例可同时累及皮肤核黏膜,称为黏膜皮肤利什曼病(mucocutaneous leishmaniasis)。利什曼病广泛分布于除澳大利亚和南极洲以外的大陆的热带和亚热带地区,波及全球近 98 个国家,超过 1 200 万人感染此病。全球有 1/10 人口是可能受感染的危险人群。由于存在大量动物保虫宿主,故防治难度较大。它被 WHO/TDR(Tropical Disease Research,热带病研究)列为严重危害人类的十大热带病之一。

【病原】

利什曼原虫归类于原生动物亚界,动体目,锥虫科,利什曼属。分为利什曼亚属和维纳尼亚亚属两大类,进一步又可分为 30 种利什曼原虫,其中约 20 种能致病。我国主要的利什曼原虫种类为杜氏利什曼原虫和婴儿利什曼原虫。

利什曼原虫寄生于人体组织巨噬细胞内,属于组织细胞内鞭毛虫。白蛉吸食储存宿主的血液时,无鞭毛体进入白蛉体内,转变为迅速分裂的前鞭毛体,随后当白蛉在叮咬人体时,前鞭毛体从白蛉消化道释出并反流至人体血液循环,前鞭毛体随即入侵巨噬细胞,形成无鞭毛体后在细胞内复制,然后无鞭毛体不断入侵新的巨噬细胞,如此周而复始。

【流行病学】

(一)传染源 内脏利什曼病是人兽共患病,原虫能感染多种哺乳动物,理论上都可作为保虫宿主而存在。在偏远的地区原发于犬科野生动物如狐、狼、豺等中流行。人类活动范围扩大、人类进入自然疫源地,使这一野生动物疾病逐渐转向人类和家犬。

但 HIV/利什曼原虫共感染患者为重要的传染源。另外,有研究显示患者和亚临床感染者可能是南亚内脏利什曼病最重要的传染源。

(二)传播途径 白蛉是利什曼病的媒介昆虫,主要通过雌性白蛉叮咬传播。通过输血及共用吸毒注射用品,甚至垂直传播引起的感染也有报道,但流行病学意义不大。

(三)流行特征 作为一种人兽共患病,大多数情况下动物作为传染源(主要指犬类),但也可见人作为传染源的情况。不同的利什曼原虫有相应但不限定某一种传播方式,具体传播方式分为:

1. 自然疫源性传播 人在野外环境中偶然被白蛉叮咬而受到感染。但目前未能证明任何一种野生动物是稳定持续的传染源。

2. 半野生环境下传播(peridomestic transmission) 由家养或放养动物为传染源传播给人类。在该传播模式下,犬类是唯一有充分证据的原始传染源。

3. 人际间传播 主要是人的疾病,犬类很少感染,患者为主要传染源,常出现大的流行。患者以年龄较大的儿童和青壮年占多数,婴儿极少感染。HIV/利什曼原虫共感染患者已成为重要的传染源。

(四)流行特征 全球利什曼病每年有 150 万~200 万新发病例,其中 90% 以上病例分布于印度、孟加拉国、苏丹、南苏丹、埃塞俄比亚、巴西等 6 国。我国以内脏利什曼病为主,皮肤利什曼病有散发报道。内脏利什曼病主要见于我国中西部地区,局部有疫情暴发和流行区复燃,总体下降趋势,呈散发性低水平流行态势。

利什曼病全年均有发病,我国除新疆伽师县以 10—11 月为发病高峰外,其余地区多为 3—5 月。新疆、甘肃、四川、陕西、山西、内蒙古、河南 7 省(自治区)为我国利什曼病的流行区,病例数占全国 98.1%。我国病例中男女性别比为 1.6∶1,主要发病年龄为 20 岁以下(占 73.4%),以 5 岁儿童最多(占 54.9%),随年龄增加,发病例数呈逐渐降低的趋势。非流行区病例基本为输入性。非流行区病例主要是去流行区务工的成年人,而流行区则以婴幼儿为主。

我国的内脏利什曼病根据感染的利什曼原虫种属、传染源及传播媒介,可分为人源型内脏利什曼病(anthroponotic visceral leishmaniasis,AVL)、山丘型内脏利什曼病(mountainous sub-type of zoonotic visceral leishmaniasis,MST-ZVL)、荒漠型内脏利什曼病(desert sub-type of zoonotic visceral leishmaniasis,DST-ZVL)。AVL 主要分布在新疆,为杜氏利什曼原虫感染所致,患者为储存宿主,长管白蛉和中华白蛉为媒介;MST-ZVL 为婴儿利什曼原虫感染所致,犬为主要宿主,中华白蛉为媒介;DST-ZVL 主要流行于西北荒漠地区,亚历山大白蛉和吴氏白蛉为媒介,储存宿主尚不明确(表 10-13-4-1)。

表 10-13-4-1　利什曼病流行特征

利什曼原虫虫株	流行区	疾病名称
嗜内脏虫株		
杜氏利什曼原虫（*L. donovani*）	南亚、中国	内脏利什曼病
		黑热病后皮肤利什曼病
		淋巴结型黑热病
婴儿利什曼原虫（*L. infantum*）	中东、中亚、中国	内脏利什曼病
		皮肤利什曼病
嗜皮肤虫株		
热带利什曼原虫（*L. tropica*）	西印度，西非、北非的部分地区	皮肤利什曼病
硕大利什曼原虫（*L. major*）	西亚、中亚、北非和撒哈拉以南非洲	皮肤利什曼病
埃塞俄比亚利什曼原虫（*L. aethiopica*）	非洲东部包括埃塞俄比亚、乌干达、肯尼亚	皮肤利什曼病
		弥散性皮肤利什曼病
墨西哥利什曼原虫（*L. mexicana*）	中美和南美的北方部分	皮肤利什曼病；偶见弥散性皮肤利什曼病
嗜黏膜虫株		
巴西利什曼原虫（*L. braziliensis*）	中美洲、南美洲	黏膜皮肤利什曼病

【发病机制与病理】

利什曼原虫前鞭毛体经白蛉叮咬注入皮下组织，少部分被中性粒细胞破坏，大部分被网状内皮系统的巨噬细胞所吞噬并在其中繁殖，导致机体单核巨噬细胞大量反应性增生，累及肝、脾、淋巴结。细胞增生和充血是肝、脾、淋巴结肿大的基本原因。利什曼原虫不断繁殖，抗原刺激淋巴细胞，激活多克隆 B 细胞使浆细胞大量增生，从而分泌免疫球蛋白、特异性抗体及各种类型自身抗体，特异性抗体在宿主杀伤原虫的过程中起一定的作用，但对所致疾病并无控制和保护作用。另外，由于粒细胞和其他免疫活性细胞的减少，机体免疫功能低下而易继发感染。

皮肤利什曼病的病理表现为在单核巨噬细胞内发现无鞭毛体及伴随的肉芽肿性炎症反应。特殊类型的皮肤利什曼病中，弥漫性皮肤利什曼病炎症反应低下，见大量含有原虫的巨噬细胞，坏死及溃疡缺如。相比皮肤利什曼病，黏膜利什曼病的病灶炎症反应强烈，原虫数量稀少，吉姆萨染色常不能发现原虫，有时与黏膜恶性肿瘤难以鉴别。病灶为溃疡及肉芽组织形成，多核巨细胞及淋巴浆细胞浸润，假性上皮瘤样增生伴角化珠，黏膜下区找到含有原虫的巨噬细胞。内脏利什曼病患者病理显示脾脏白髓显著萎缩，伴胸腺依赖区坏死和纤维化，淋巴细胞减少而含有原虫的组织细胞聚集和浆细胞增生，红髓则有大量浆细胞和组织细胞，脾血窦内皮细胞增生。淋巴结副皮质区小淋巴B细胞消失，浆细胞和组织细胞增生。

人体对利什曼原虫无先天免疫力，故利什曼病多见于婴儿及儿童。细胞免疫起主要作用，抗体也参与免疫应答。虽然体内抗体可达到高水平，但病情却继续恶化。T 淋巴细胞数量及转化能力均较正常人为低，提示在发病期细胞免疫呈抑制状态。感染杜氏利什曼原虫后临床上极少自愈。但内脏利什曼

病愈后则可产生稳固的获得性免疫，能够抵抗同种利什曼原虫的再感染。内脏利什曼病患者对利什曼抗原刺激的淋巴细胞反应为分泌 IFN-γ 和 IL-4 的混合反应型，而皮肤利什曼病患者则为分泌 IFN-γ 型。内脏利什曼病患者血清中的免疫球蛋白增加和特异性抗体出现最为明显，黏膜皮肤利什曼病次之，皮肤利什曼病患者的抗体水平大都很低。

【临床表现】

人受到利什曼原虫感染后临床表现多样，从无症状携带者到黏膜皮肤利什曼病，甚至内脏利什曼病。不同类型的利什曼病由相应种类的原虫感染引起，但各种利什曼原虫感染所致的临床表现又有相当大的重叠。

（一）皮肤利什曼病　通常表现为慢性无痛性皮损，大于 10% 的皮肤利什曼病患者可出现黏膜累及、弥散性和播散性皮肤利什曼病，以及复发性皮肤利什曼病等并发症。任何种类的利什曼原虫感染均可引起。大多数患者感染后并无临床症状，潜伏期差异较大（2~8 周），病变常位于身体暴露处，如面部、颈部和手臂，在白蛉叮咬处的皮肤形成一瘙痒性小红斑，随后形成炎性丘疹，并在 2 周到 6 个月的时间内逐渐破溃形成典型皮肤病灶，溃疡较大且伴突起的边界。病灶一般在 2~15 个月内自愈，但可遗留大小不等的凹陷瘢痕。自愈后患者对利什曼原虫具有终身免疫力（可能不局限于原来感染的原虫种类）。

复发性皮肤利什曼病（leishmaniasis recidiva）是较为严重的类型，病程迁延，造成严重皮肤损害甚至毁容，并且极难治愈。通常表现为在身体暴露部位缓慢发展的瘢痕病灶，周围有疾病活动。病灶内原虫稀少，十分容易误诊。

弥散性皮肤利什曼病（diffuse cutaneous leishmaniasis, DCL）见于细胞免疫缺陷者如 HIV 患者，特征为全身至少两处不相邻

的皮肤区域上出现多形性病灶,主要为痤疮样或丘疹形态,病灶内原虫少见。29%的患者同时存在黏膜损害。全身散在斑疹、丘疹和结节,或皮肤弥漫浸润性病变,当头面部皮肤受累时临床表现类似结核样麻风病。黏膜病变局限于口唇及鼻腔黏膜边界,病灶内富含原虫,不会发生溃疡,未经治疗无法自愈,以现有任何药物治疗后都很容易复发。

（二）黏膜利什曼病　大多由巴西利什曼原虫感染引起。1%~10%的患者在局灶性皮肤利什曼病痊愈后1~5年内发生黏膜受累,25%的皮肤利什曼病起病之初已有黏膜病变。黏膜利什曼病常造成口鼻、咽部黏膜和软腭损害,甚至累及上呼吸道,无法自愈且治疗十分困难。继发性细菌感染常见,反复发生的肺炎为死亡最常见的原因。

（三）内脏利什曼病　多由杜氏利什曼原虫、婴儿利什曼原虫感染引起。主要症状为发热(可伴寒战),体温可达39℃以上,多为反复不规则发热,少数病例体温呈双峰热、弛张热或间歇热型,多伴有纳差、咳嗽、腹胀、消瘦、恶心、畏寒和腹泻。主要体征为贫血(100%)和脾大(90%以上),脾大一般在发热1~2周后出现,随病程进展,脾大发展迅速,可表现为巨脾。在流行地区,内脏利什曼病可进展缓慢,经历10天到1年的潜伏期后出现长期不规则发热伴畏寒、寒战、肝脾大、渐进性贫血、淋巴结肿大及消耗症状;面部、四肢及腹部皮肤颜色变深,因而得名"黑热病"。散发病例急性起病,感染3周到2年后突然出现畏寒、发热、体重迅速减轻,易出现溶血性贫血、急性肾功能不全和黏膜出血等少见并发症。内脏利什曼病未经治疗,死亡率超过90%。此外,内脏利什曼病还可表现为单纯淋巴结受累肿大而肝脾不大,称之为淋巴结型利什曼病。

（四）黑热病后皮肤利什曼病(post kala-azar dermal leishmaniasis,PKDL)　成功治疗黑热病后2~7年,5%~10%的患者会发生PKDL,甚至在治疗黑热病过程中即可出现。临床表现为色素缺失的皮疹或红色斑疹,随后形成丘疹或结节样浸润,有时与麻风病和白癜风混淆。PKDL可能累及口腔、生殖器黏膜及结膜,PKDL一般不会自愈。

（五）特殊人群利什曼原虫感染表现

1. HIV感染者　在利什曼病流行地区,2%~12%的患者同时感染HIV利什曼病已被视作免疫缺陷相关的机会性感染。合并HIV感染者大多表现为内脏利什曼病,伴或不伴皮肤表现,其治疗应答率低下、复发率高,进一步加重免疫缺陷相关临床表现,治疗耐受性也较差。HAART虽能延长复发间隔时间,但不能有效阻止利什曼病复发(尤其当CD4$^+$T细胞计数小于200/μl时),需要在首次成功治疗后继续间断给予预防性抗原虫治疗,直到当CD4$^+$T细胞计数大于200/μl持续6个月。

2. 其他免疫缺陷人群　器官移植并发利什曼病的数量正逐渐增长,自20世纪90年代初以来,报道的病例数已上升3倍。肾移植患者占多数(77%),其余为肝移植和心脏移植等,绝大多数表现为内脏利什曼病。治疗成功率及复发率明显优于HIV感染者。

【实验室检查】

（一）一般检查　内脏利什曼病患者血常规大多有不同程度的三系下降,其中贫血最为常见(>90%)。骨髓象提示白细胞毒性变、巨核细胞成熟障碍、缺铁性贫血。外周血多克隆免疫球蛋白升高为其特征性实验室检查特点。部分患者可出现自身抗体阳性。

（二）病原学检查　骨髓、淋巴结和脾脏穿刺液镜检仍是内脏利什曼病最可靠的确诊实验,上述检查特异度均较高,但敏感度有差异,骨髓穿刺液最常用,敏感度53%~86%,淋巴结穿刺液敏感度仅为53%~65%,脾脏穿刺液虽然敏感度93%~99%,但因不安全而少用。皮肤病灶镜检或培养敏感度较低(15%~70%),结合免疫荧光技术可提高检出率。瑞特染液或吉姆萨染液染色后,无鞭毛体细胞质呈淡蓝色或淡红色。内有一个较大的核,近圆形,呈红色或紫色。动基体位于核旁,着色较深,近深紫色,细小、杆状。如果取材得当,各种基于PCR的检测方法敏感度和特异度接近100%,并可进行种属鉴定,因此,在皮肤利什曼病等局部组织标本中原虫数量较少的情况下可考虑采用PCR明确诊断。

（三）特异性抗体检测　血清学检查是目前诊断利什曼病,尤其是内脏利什曼病的重要方法,其中以基于rK39抗原的快速检测应用最为广泛,在国内也广为应用。rK39是从恰氏利什曼原虫克隆的一段含有39个氨基酸的保守序列,其基因片段重组抗原即rK39,rK39在易造成内脏利什曼原虫病的种属中以保守抗原的形式存在。免疫层析法和ELISA均是检测循环中针对rK39的IgG抗体的可靠手段,且操作简单、价格低廉,易在基层使用。抗体检测不能区分治疗后疾病的复发、在高度流行区不能区分现症感染与无症状携带,HIV/利什曼原虫共同感染者中,由于免疫系统受到抑制,抗体阴性不能排除感染。

（四）抗原检测和分子生物学检测　乳胶凝集试验检测尿中原虫抗原特异度虽较高,但敏感度变异较大,对于HIV感染者仍为较可靠的诊断试验方法。分子生物学检测可选择PCR,有报道应用二代测序等方法成功诊断常规检查未能明确的病例。

【诊断与鉴别诊断】

患者居住于疫区或曾前往疫区旅行,出现长期不规则发热伴寒战、肝脾大、进行性贫血、淋巴结肿大及消耗症状或有相应的皮肤黏膜表现,根据实验室检查结果(病原学/抗体)可予以确诊。黏膜皮肤利什曼病主要鉴别真菌或不典型分枝杆菌感染、梅毒、结核样麻风病、寻常型狼疮、皮肤黏膜恶性肿瘤。内脏利什曼病鉴别疟疾、斑疹伤寒、布鲁氏菌病、组织胞浆菌病、马尔尼篮状菌病及各种血液系统疾病。

【治疗】

利什曼原虫感染具有显著临床异质性,应根据基础疾病、发病区域、累及部位、初治或复治等情况以确定治疗方案。在非内脏利什曼病流行区,内脏利什曼病的抗利什曼原虫治疗方案较为简单,包括锑剂和非锑剂。非锑剂主要是选用两性霉素B脂质体或两性霉素B治疗,因其疗效好而不良反应较少,目前已成为一线用药。

（一）内脏利什曼病的治疗　内脏利什曼病治疗的唯一选择是全身性抗利什曼原虫药物应用,对于脾功能亢进严重的患者,在权衡利弊后可考虑脾切除。出于治疗耐药病例或预防耐药性、缩短疗程、减少不良反应的考虑,可根据患者具体情况考虑联用两种抗利什曼原虫药物。临床治愈表现为发热消退、脾脏回缩、血常规回升,但有时脾脏无明显回缩而其他临床情况明显好转。病原学治愈以治疗后利什曼原虫完全消失为标志,患者临床治愈时很少伴随病原学治愈,这可能是利什曼病治愈后复发的原因之一。

1. 五价锑剂　五价锑剂作为一线用药已有 70 多年历史,锑剂在我国仍是首选治疗药物,具有便宜易得、应用经验丰富等特点,但该药毒副作用大,对于年龄小于 2 岁或大于 45 岁、伴严重营养不良或病情进展者,可出现致死性副作用,同时,在流行区域耐药现象明显增加,治疗失败率可达 60%。现有制剂为葡萄糖酸锑钠(sodium stibogluconate,SSG)和葡甲胺锑酸盐,常用方案为"六日方案":SSG 总量 120~150mg 锑/kg(成人),200~240mg 锑/kg(儿童),平分为 6 剂,每日肌内注射或静脉注射 1 次,一个疗程 6 天;体质较差或病情危重者采用"三周方案":SSG 总量 133mg 锑/kg(成人),200mg 锑/kg(儿童),平分为 6 剂,每周肌内注射或静脉注射 2 次,一个疗程 3 周。经过一个疗程未痊愈或治愈后再复发者,补救治疗首选两性霉素 B,或可在锑剂"六日方案"基础上总量加大 1/3,疗程延长至 8 天。锑剂的主要不良反应是心脏毒性,当 Q-T 间期延长 >0.5 秒时会显著增加发生严重或致死性心律失常的风险,应用期间应检测心电图。五价锑剂治疗无绝对禁忌证,即使危重患者和孕妇也可使用。

2. 两性霉素 B 及其脂质体　两性霉素 B 及其脂质体(L-AmB)治疗内脏利什曼病疗效显著、复发率低,且复发后使用两性霉素 B 治疗仍有效。在非流行区和广泛锑剂耐药地区,已成为一线用药。两性霉素 B 脂质体方案推荐为:(WHO 方案)L-AmB 3~5mg/(kg·d),静脉滴注,疗程共 3~5 天(累积剂量最高 15mg/kg);(北美方案)L-AmB 3mg/(kg·d),静脉滴注,第 1~5、14、21 天,共给药 7 次(累积剂量 21mg/kg)。两性霉素 B 脱氧胆酸盐(普通两性霉素 B)推荐方案为:从 1mg/d 起,逐渐加量至 0.5mg/(kg·d),从 0.5mg/(kg·d)起,共用药 20 天。使用两性霉素 B 时,应密切监测不良反应,根据检测结果调整剂量及用药间隔。为减轻或预防副作用,每次静脉滴注时间应大于 6 小时。

3. 其他非锑剂　其他非锑剂类药物还包括喷他脒、米替福新及巴龙霉素,可作为二线用药,一般用于其他治疗无效者的补救方案,但这些药物目前国内未提供。抗真菌药物如泊沙康唑、伊曲康唑及氟康唑亦有治疗成功的报道。

（二）皮肤利什曼病及黏膜利什曼病的治疗　治疗随病情轻重不同、虫种差异而存在相应变化。治疗方式主要包括创口处理、全身性治疗(锑剂、两性霉素 B、米替福新)、局部治疗(外涂巴龙霉素、锑剂病灶内注射)等。利什曼亚属原虫导致的单纯皮肤利什曼病仅需局部病灶内锑剂注射或者物理治疗。而维纳尼亚亚属原虫导致的皮肤利什曼病,因可能并发严重的黏膜病变,须接受系统性治疗。

PKDL 治疗方案可选两性霉素 B 或锑剂方案,临床推荐:L-AmB 方案,2.5mg/(kg·d),连用 20 天;锑剂方案,20mg/(kg·d),连用直到治愈或疗程达 2 个月;两性霉素 B 方案,0.5mg/(kg·d),连用 20 天。因 PKDL 极少复发,临床情况改善即可停药。

（三）耐药问题　在利什曼病流行地区,由于广泛使用锑剂,近 10 年来锑剂耐药日趋严重。尽管有两性霉素 B 治疗失败的报道,但临床尚未分离出两性霉素 B 的耐药株。但有研究发现,锑剂抵抗的原虫也对两性霉素 B 存在不同程度的抵抗。

【预防】

目前,尚未开发出针对利什曼原虫的有效疫苗。室内滞留喷洒和使用含有长效杀虫剂的蚊帐能减少利什曼病的发病率。受感染的犬类很难通过治疗根除,检测并捕杀感染犬只实施困难,使用含有驱虫剂的项圈更为实际。尽管各种防控措施的研究和实施已有 50 多年历史,利什曼病的流行状况并未得到根本改善。原因在于利什曼原虫在自然界和人类之间的传播循环非常复杂,远非任何单一的传播模式所能解释。利什曼病主要流行于贫困落后地区,改善当地的经济和卫生条件是减少利什曼病最重要的手段。

推荐阅读

1. 《中华传染病杂志》编辑委员会. 中国利什曼原虫感染诊断和治疗专家共识[J]. 中华传染病杂志,2017,35(9):531-518.

2. VAN GRIENSVEN J,DIRO E. Visceral leishmaniasis:recent advances in diagnostics and treatment regimens [J]. Infect Dis Clin N Am,2019,33(1):79-99.

第五节　贾第虫病

陈　澍　翁心华

贾第虫病(giardiasis)是蓝氏贾第鞭毛虫(Giardia lamblia)寄生于人体小肠所致的疾病,临床表现以腹泻为主,是日托中心暴发及国际旅客患病的重要原因。蓝氏贾第鞭毛虫也是常见的 HIV/AIDS 合并感染的机会致病性病原体。

【病原】

蓝氏贾第鞭毛虫为单细胞原虫,其生活史可分为滋养体和包囊两个时期。滋养体呈倒置的纵切半梨形,背面呈半球形,腹面扁平,有吸盘,借此吸附于肠黏膜上。有 4 对鞭毛,运动活泼。包囊呈椭圆形,成熟包囊含 4 个细胞核,有厚囊壁。对外界抵抗力强,在冷水、温水中可存活 1~3 个月,但加热至 50℃则立即死亡,在含氯 0.5% 的水中可活 2~3 日。包囊可随粪便排出体外。

【流行病学】

患者和带包囊者为传染源。通过 3 种途径传播:水传播,食物传播或粪便传播。水源污染可造成局部流行,在儿童中从手到口传播亦属可能,也可以通过异性或同性恋肛交接触传播。动物感染者在人类疾病中的意义仍不清楚,海狸、猫是可能的保虫宿主。

贾第虫病呈世界性分布,据报道,在卫生条件差的地区,贾第虫病的患病率高达 20%~40%。在全球范围内,它是 5 岁以下儿童(仅次于轮状病毒和隐孢子虫)的第三大腹泻病病原体,每年报告超过 3 亿例;也是美国、加拿大和欧洲的国际旅行者中公认的最常见肠道疾病病因之一。2015 年全国人体重要寄生虫病现状调查显示,我国蓝氏贾第鞭毛虫感染率为 0.60%,加权感染率以西藏最高,为 1.0%。

【发病机制与病理】

本病的发病机制尚未完全阐明。胃酸缺乏和免疫功能低下可能为诱因因素。近年研究发现贾第鞭毛虫感染可以破坏小肠上皮的紧密连接、诱导上皮细胞的凋亡,并导致钠离子依赖的 D-葡萄糖吸收下降、电解质分泌增加而引起腹泻、吸收不良等症状。细菌、真菌感染者病情可加重。胰腺外分泌功能障碍者可出现类口炎性腹泻及脂肪痢。原虫可入侵胆总管引起胆道感染。

感染后无持久免疫力;贾第虫病不是 HIV 感染患者肠炎的主要原因。

【临床表现】

贾第鞭毛虫感染以无症状带虫者居多。少数发病者潜伏期为 9~15 日。急性期典型症状是暴发性恶臭水泻,伴有胃肠胀气及上中腹痉挛性疼痛、臭屁、嗳气、恶心、厌食、呕吐、疲劳等,无脓血便,罕有黏液血便。慢性期表现为间歇性稀便,黄色泡沫状,亦具恶臭,可伴有上腹部不适、体重减轻、乏力等症状。

在少数患者中,持续感染与吸收不良可导致体重减轻;慢性贾第虫病可能会影响儿童的生长发育;罕见的情况下还会出现胆囊炎、阑尾炎、胰腺功能受损,以及荨麻疹、口疮性溃疡、反应性关节炎或滑膜炎等超敏现象。

【诊断】

本病临床表现无特异性,常用诊断试验包括抗原检测、核酸检测和粪便显微镜检查。抗原和核酸检测比粪便显微镜检查更敏感。

粪便直接涂片及醛醚或硫酸锌浓集法可确诊。急性期水样便中可找到滋养体;在成形粪便中一般只能找到包囊,包囊以用碘液染色检查为佳。因包囊可周期性地在粪便中出现,故以间日送验粪便为妥。在粪检阴性的可疑病例,可采用十二指肠引流液检查或肠检胶囊法。

已开发出许多针对囊肿或滋养体抗原的抗体的免疫测定法用于粪便分析。可用的试剂盒包括直接免疫荧光测定法(direct immunofluorescent assay,DFA)、免疫色谱测定法和酶联免疫吸附测定法(enzyme linked immunosorbent assay,ELISA),敏感度和特异度均大于 90%。核酸扩增试验(nucleic acid amplification test,NAAT)已开发用于检测粪便样本中,以及水中的贾第鞭毛虫和其他病原体。

【治疗】

用于贾第虫病初始治疗的优选药物包括替硝唑和硝唑尼特。对于年龄≥3 岁的患者,首选替硝唑;对于 12 至 36 个月大的患者,推荐使用硝唑尼特。鉴于有关小于 12 个月大的患者使用替硝唑和硝唑尼特的数据有限,这些患者可使用甲硝唑。备选药物有龙霉素。用法见表 10-13-5-1。

表 10-13-5-1　贾第虫病患者用药

药物	剂量	
	成人	儿童
首选药物		
替硝唑	口服 2g,单剂	≥3 岁:口服 50mg/kg,单剂(最大剂量 2g)
硝唑尼特	500mg/次,2 次/d,连服 3 天	1~3 岁:100mg/次,2 次/d,连服 3 天 4~11 岁:200mg/次,2 次/d,连服 3 天 ≥12 岁:与成人剂量相同
替代药物		
甲硝唑	500mg/次,2 次/d;或 250mg/次,3 次/d;连服 5~7 天	15mg/(kg·d),分 3 次口服,连服 5~7 天(每剂最多 250mg)
阿苯达唑	400mg/次,1 次/d,连服 5 天	10~15mg/(kg·次),1 次/d,连服 5 天(每剂最多 400mg)
甲苯达唑	200mg/次,3 次/d,连服 5 天	口服 200mg/次,3 次/d,连服 5 天
巴龙霉素	10mg/(kg·次),3 次/d,连服 5~10 天	10mg/(kg·次),3 次/d,连服 5~10 天
呋喃唑酮	100mg/次,4 次/d,连服 7~10 天	8mg/(kg·d),分 4 次口服,连服 7~10 天(每剂最多 100mg)

【预防】

对患者(尤其是带虫者)的彻底治疗,注意个人卫生和饮食卫生、加强水源保护等为预防本病的重要措施。为预防本病水源性暴发流行,自来水要充分采用凝固(絮凝)、沉淀和过滤等方法作常规处理。益生菌制剂可能为安全、有效的预防药物,有限的证据表明鲍氏酵母菌对该病有一定预防效果。对旅游者个人防护宜将饮用水煮沸 10 分钟,或用碘化物净化。淡水蛤可作为水源贾第鞭毛虫污染的生物监测。

推荐阅读

SHANE A L, MODY R K, CRUMP J A, et al. 2017 infectious diseases society of America clinical practice guidelines for the diagnosis and management of infectious diarrhea[J]. Clin Infect Dis, 2017, 65(12): e45-e80.

第六节 弓 形 虫 病

卢洪洲

弓形虫病(toxoplasmosis)又称弓形体病,是一种全球性分布的人兽共患寄生虫病。其病原体刚地弓形虫(*Toxoplasma gondii*),是一种专性胞内寄生原虫,除人类外,还可感染其他哺乳类、鸟类等温血动物。1908 年,Nicolle 和 Manceaux 最先在北非刚地梳趾鼠(*Ctenodactylus gondii*)中分离并描述此原虫,因而得名。孕妇可因感染弓形虫而致流产、早产、畸胎甚至死胎。而免疫功能低下者(如器官移植受者或艾滋病患者),潜伏弓形虫感染可再度激活,引起严重中枢神经系统感染,甚至播散全身。

【病原】

弓形虫属顶复动物门,类椎体纲,球虫亚纲,真球虫目,肉孢子虫科,弓形虫亚科,弓形虫属,目前认为只有刚地弓形虫一种。弓形虫在整个生活史发育过程中需要中间宿主和终宿主两种宿主。家猫等猫科动物是弓形虫的终宿主。中间宿主主要为温血脊椎动物,包括哺乳类、鸟类和人等,也可感染鱼类、爬行类等冷血动物。弓形虫整个生活史包括速殖子、包囊、裂殖体、配子体和卵囊等五个形态阶段。

当中间宿主吞食卵囊、包囊和假包囊后,在肠道内释放出子孢子、缓殖子和速殖子,侵入肠壁经淋巴和血液循环进入单核巨噬细胞系统内寄生,并扩散至全身各器官组织。一个膨胀的吞噬细胞内有十数个虫体,速殖子(tachyzoite)占据了整个宿主细胞的细胞质,这个被宿主细胞膜包绕的速殖子群落,由于没有真正的囊壁,称作假包囊。宿主细胞膜破裂,速殖子释出,并侵犯周围细胞,造成组织坏死。在宿主免疫力正常时,虫体不进行快速增殖,而是在细胞内缓慢增殖并形成包囊(cyst),具有一层由虫体分泌而成的嗜银性和富有弹性的坚韧囊壁,包囊体积逐渐增大,可超过 100μm,内含数千个虫体,称为缓殖子(bradyzoite)。包囊破裂释放出缓殖子,后者再入侵其他健康细胞重复上述过程。

当猫科动物吞食卵囊或含有包囊、假包囊的其他动物组织后,子孢子、缓殖子或速殖子在小肠逸出,可侵入小肠上皮细胞内发育,形成裂殖体(schizont)。裂殖体成熟以后胀破上皮细胞放出裂殖子(merozoite),后者再侵入新的肠上皮细胞重复上述过程,称为裂体增殖时期。猫科动物也可作为中间宿主。肠上皮细胞内的虫体经过几代裂体增殖后,部分裂殖子向配子(gamete)方向发育,形成大(雌)小(雄)配子。雌雄配子结合形成合子,最终发育成卵囊(oocyst),从肠道排出体外。卵囊随粪便排出体外后仍继续发育,在适宜温度和湿度下孢子化,最终形成含有两个孢子囊(共含有 8 个子孢子)的成熟卵囊。

【流行病学】

(一)传染源 猫和猫科动物为重要传染源。其他哺乳动物和禽类等也是重要储存宿主。有实验发现 1g 猫粪中可有数百万到数千万个卵囊。除孕妇可经胎盘传染给胎儿外,患者作为传染源的可能性甚小。

(二)传播途径 ①先天性弓形虫病系通过胎盘垂直传染:孕妇在妊娠期初次受染,无论为显性或隐性,均可传染胎儿。但一般仅传染一胎。②后天获得性弓形虫病主要经口感染:误食被猫粪中感染性卵囊污染的食物和水,或未煮熟的含有包囊或假包囊的肉、蛋或未消毒的奶等均可感染。与猫、狗密切接触亦可感染。此外,尚可通过输血及器官移植而传播。

(三)易感人群 人类对弓形虫普遍易感。动物饲养员、屠宰工人、兽医等易受感染。新感染的孕妇,其胎儿感染率较高。接受免疫抑制剂者、恶性肿瘤、器官移植和艾滋病等免疫功能低下者可使隐性感染急性发作。

(四)流行特征 弓形虫病呈世界性分布,人群感染普遍。据血清学调查,欧美地区人群弓形虫血清抗体阳性率为 25% ~ 50%,巴西部分地区血清阳性率高达 78%。国内自 1957 年首先从猫和兔中分离出弓形虫,1964 年首先发现人感染弓形虫病例。我国弓形虫血清抗体阳性率在 0.33% ~ 11.76%。中国孕妇血清阳性率为 10% 以下,低于国外报道。孕妇急性感染率为 0.3%,与国外报道相似。但随着近年宠物饲养增多,弓形虫感染率呈上升趋势。在艾滋病患者中,有 6% ~ 10% 并发弓形虫病。对于 CD4$^+$T 细胞计数<100/μl,血清弓形虫抗体阳性的艾滋病患者,若不及时接受抗病毒治疗或预防药物,有高达 30% 会因为潜伏感染再激活导致弓形虫病,主要累及中枢神经系统。

【发病机制】

弓形虫病的严重程度取决于虫体与宿主相互作用的结果。在感染初期,机体无特异性免疫,包囊、假包囊和卵囊进入肠道后,于小肠内释放出速殖子等,后者侵入肠上皮细胞,再经局部淋巴结或直接进入血液循环入血引起虫血症,播散至全身组织器官。速殖子期是弓形虫急性期的主要致病阶段,由于虫体在细胞内大量繁殖,致使宿主细胞破裂,释出速殖子,后者又感染其他细胞,如此反复,终致局部组织坏死及急性炎症反应。弓形虫血症一般持续数周,随着机体免疫力的产生和增强,血内弓形虫可逐渐减少直至消失。在特异性免疫力的作用下,速殖子在细胞内的增殖被抑制乃形成包囊,病变趋于静止,进入隐性感染状态。特异性免疫形成虽可有效地限制感染的发展和新感染的形成,但并不能彻底消除体内弓形虫。艾滋病患者由于细胞免疫功能严重受损,潜伏性感染可再激活,此时缓殖子释出并重新发育成速殖子,损坏细胞并引起播散性病灶。释出的缓殖子除可引起前述急性病变外,还可引起迟发型过敏反应,导致严重的过敏性坏死和强烈的炎症反应,形成肉芽肿样炎症病变。

弓形虫可以侵犯人体任何组织或器官,好发部位包括脑、眼、淋巴结、心、肺和肝。弓形虫病最基本的病理表现为细胞破坏,组织坏死,坏死组织周围有急性炎症反应,表现为水肿和单核细胞浸润,可以有少量白细胞浸润。

【临床表现】

绝大多数弓形虫感染都是隐性感染,不表现任何症状。新近初次感染或潜伏虫体活化所致的弓形虫病可呈现各种不同的临床表现,尤其是在免疫缺陷患者中,表现往往比较严重。

（一）先天性弓形虫病　系弓形虫感染的孕妇将虫体经胎盘传给胎儿。受染孕妇约90%无任何临床表现,常通过血清学筛查或产前检查发现胎儿缺陷而诊断。不论有无症状,孕期感染弓形虫的孕妇,均可通过胎盘将弓形虫传给胎儿,一般只传一胎,连续两胎感染者很少。免疫功能正常的孕妇,首次孕期弓形虫感染发生母婴传播的概率约为29%。胎盘屏障在孕早期对胎儿的保护效果最佳,但一旦发生感染,胎儿病情多较重,可致胎儿脑积水、小脑畸形、小眼畸形,造成孕妇流产、早产或死胎。孕中期胎儿感染率约30%,产前数周可上升至90%。孕晚期感染的新生儿,80%多无症状。孕前感染弓形虫,一般不会传染给胎儿。

受感染存活婴儿,在出生后数月甚至数年出现症状。约19%婴儿出生后1年内可出现一种或多种临床表现,其中14%出现眼部感染表现,9%出现中枢神经系统症状。中枢神经系统以小头畸形、脑积水、大脑钙化灶为多见,伴精神、运动障碍。而眼部感染表现为视网膜脉络膜炎,可伴有全身性症状。

另部分婴儿出生后即有发热、皮疹、呕吐、腹泻、黄疸、肝脾大、贫血和癫痫等症状,长大后常伴有智力低下、先天性畸形,如硬腭裂或软腭裂、兔唇、脊柱裂、脑脊膜膨出、双多囊肾、联体畸胎及两性畸形等。若婴儿出生时即出现症状或发生畸形者病死率为12%,而存活者中80%有精神发育障碍,50%有视力障碍。

（二）获得性弓形虫病　系指出生后从外界获得的感染,临床上占绝大多数。获得性弓形虫病临床表现无特异性,因虫体侵袭部位和机体免疫力及反应性的不同而各异。近年来发现,弓形虫感染所致疾病的严重程度,可能与感染虫株的基因型相关。西欧国家地区发生的弓形虫病大多症状轻微,主要流行虫株为基因2型。而在南美洲和中美洲等地发生的弓形虫病,脉络膜视网膜炎发生率更高,流行虫株基因型多为不典型基因型。

免疫功能正常者感染弓形虫后多无症状,但约20%个体可出现急性全身感染症状,多自限性,持续数周乃至数月。急性期最常见症状是淋巴结肿大,约占90%,常累及双侧颈部,质韧,大小不一(不超过3cm),无压痛,不化脓,可伴有全身症状。累及腹膜后或肠系膜淋巴结时,可有腹痛。

在免疫缺陷患者可累及心脏,使心脏扩大或表现为心肌炎、心包炎等,也可侵犯呼吸道,引起支气管炎和肺炎。肝炎、

多发性肌炎、胸膜炎、视网膜脉络膜炎等则较少见。

弓形虫眼病患者可表现为视力突然下降、视物模糊、眼前黑影、眼红、畏光,一般无眼痛,也有出现斜视、眼肌麻痹、虹膜睫状体炎、白内障、视神经炎和视神经萎缩等,伴有全身反应或多器官损伤。弓形虫眼底病变为多灶性的黄白色渗出,动脉呈节段状,静脉周围伴有白鞘,视网膜水肿,病灶大而且厚,常发生在陈旧性病灶边缘或在旧瘢痕上发生,与正常视网膜界限分明,且不伴有玻璃体炎。

恶性肿瘤、器官移植、长期接受免疫抑制剂、放射治疗等医源性免疫受损者、先天性免疫缺陷者、后天获得性免疫缺陷者,如艾滋病患者等均易发生急性弓形虫感染,或致潜伏感染再激活,或使原有感染恶化。

免疫缺陷患者中枢神经系统累及最多见,主要表现为弥漫性脑炎、脑膜炎、脑膜脑炎、癫痫发作和精神异常等。弓形虫脑炎与脑膜脑炎可呈急性或亚急性。症状体征有高热、头痛、嗜睡、昏迷、偏瘫、失语、视野缺损、癫痫发作、脑膜刺激征、颅内高压、精神障碍、脑神经损害等,也可表现脑干、小脑或基底节等受损的症状和体征。弓形虫脑炎患者脑脊液检查多显示球蛋白试验阳性,细胞数稍增高,一般为(100~300)×10^6/L,淋巴细胞为主,蛋白含量增加,葡萄糖含量正常或下降。弓形虫脑炎是艾滋病患者最常见的原虫感染,在高效抗反转录病毒治疗(HAART)应用之前,血清弓形虫抗体阳性而又未接受预防性用药的艾滋病患者,一年内弓形虫脑炎发生率约为33%。患者的CD4^+T淋巴细胞计数多数在100/µl以下,>200/µl者很少发生。

弓形虫肺炎很难与耶氏肺孢子菌肺炎鉴别,胸片表现为弥漫性肺间质浸润,肺泡灌洗液或痰中经吉姆萨染色可找到弓形虫。

【实验室检查与辅助检查】

传统病原学诊断费时,检出率低,易漏诊,而血清学检测的特异度和敏感度又不尽如人意。随着分子生物学迅猛发展,核酸分子杂交、聚合酶链反应及芯片技术等在弓形虫感染的实验诊断中得到越来越多的应用。

（一）病原检查

1. **直接镜检**　取急性期患者血液、骨髓、脑脊液、支气管肺泡灌洗液、眼房水、羊水等作涂片,或活组织切片,作瑞特-吉姆萨染色镜检,找到弓形虫速殖子或包囊,即可诊断。使用弓形虫抗血清的过氧化物免疫酶标记法可以提高阳性率。

2. **动物接种或组织培养**　取待检体液或组织悬液,接种于小白鼠腹腔内,可产生感染并找到病原体,第一代接种阴性时,应盲传3次;或作组织(猴肾或猪肾细胞)培养,以分离、鉴定弓形虫。但敏感性低、耗时、操作困难。

3. **DNA杂交技术**　国内学者首次应用^32P标记弓形虫特异DNA,与患者外周血细胞或组织的DNA进行分子杂交,出现特异性杂交条带或斑点者为阳性,特异度和敏感度均高。

4. **聚合酶链反应(PCR)方法**　PCR可用于检测患者血液、脑脊液、房水及支气管肺泡灌洗液中的弓形虫DNA。PCR

具特异、敏感和快速等优点，但易出现假阳性。脑脊液弓形虫PCR检测特异度高（96%~100%），但敏感度低（50%），尤其在已启动抗弓形虫治疗者。

（二）免疫学检查

1. 抗体检测　酶联免疫吸附试验（ELISA）是目前最常用的方法之一，用于检测患者体内特异性抗体，间接免疫荧光抗体试验（indirect immunofluorescent antibody test，IFAT）也可应用。急性期症状出现1周后，IgM抗体产生并持续增加，特异性IgG抗体在感染后2周左右出现，抗体水平在8周左右达到高峰，并终身保持阳性。如果患者存在IgM抗体而IgG抗体阴性，则应考虑弓形虫急性期感染可能，应在2周后再次进行抗体检测，IgG抗体转阳可明确诊断。对于潜伏感染再激活的患者，血清IgM多阴性而IgG抗体阳性，单独IgG阳性不能区分现症感染和过往感染，在免疫缺陷患者中，需进一步行PCR或组织学检查查找病原学证据。

2. 抗原检测　系用免疫学方法检测宿主细胞内的病原（速殖子或包囊）和血清及体液中的代谢或裂解产物（循环抗原，CAg），是早期诊断和确诊的可靠方法。CAg可采用对流免疫电泳、琼脂双扩散方法、单克隆抗体ELISA（McAb-ELISA）、单克隆抗体或多克隆抗体的双夹心ELISA（ABC-ELISA）等免疫学方法检测，是早期确诊弓形虫感染的可靠方法。

（三）皮内试验　以受染小白鼠腹腔液或鸡胚液作抗原。常出现延迟性、结核菌素反应。可用作流行病学调查。目前应用不多。

（四）其他　CT或MRI检查在诊断弓形虫病，尤其是脑部感染中具有重要的价值。CT结果常显示为一个或多个低密度病灶，增强扫描呈环状或结节样增强。最常受累部位是基底节。头颅MRI较CT更敏感，典型的MRI表现为颅内多发长T_1和长T_2信号。艾滋病患者合并弓形虫病多有中枢神经系统损害的表现和影像学改变，典型影像学表现包括：头颅CT为一个或多个低密度病灶，增强扫描呈环状或结节样增强；典型MRI表现为颅内多发长T_1和长T_2信号。T_1加权图像上呈现较小的椭圆形低信号，周围环绕水肿所致的高信号区。T_2加权图像上呈现较小的椭圆形低信号，内有点状高信号，周围水肿带呈高信号。

确诊依靠脑活检。由于影像学上的类似表现，本病需与原发性中枢神经系统淋巴瘤鉴别。正电子发射断层显像（PET）及单光子发射计算机断层显像（SPECT）检查有助于两者之间的鉴别。

【诊断与鉴别诊断】

弓形虫病诊断比较困难，在组织、体液或有核细胞中找到游离的或细胞内速殖子可以明确诊断。在组织中找到包囊或培养分离到弓形虫，只能说明既往感染，必须辅以高滴度的抗体才能诊断为活动性感染。

抗体检测应同时采用两种方法，检测两种体液，高滴度抗体或2~3周后抗体滴度增长4倍以上者，提示活动性感染。但由于艾滋病患者弓形虫病多是潜伏感染复发，不出现IgM抗体，<1/3的患者IgG滴度增高，所以抗体检测对活动性感染诊断价值有限。

免疫功能正常者出现淋巴结肿大及发热等全身症状，需要和EB病毒感染、巨细胞病毒感染、HIV感染急性期、猫抓病及非感染性疾病，如淋巴瘤等进行鉴别。先天性弓形虫病需与其他疾病引起先天性感染进行鉴别，包括巨细胞病毒感染、单纯疱疹病毒感染、风疹病毒感染或梅毒等。

弓形虫脑炎应和其他颅内占位病变鉴别，如结核性脑膜炎、隐球菌性脑膜炎、脑脓肿、美洲锥虫病等。

【治疗】

急性弓形虫病症状多为自限性，绝大多数免疫功能正常的非怀孕成人不需要特殊治疗。对于病程长（持续数周）、病情重的患者，特别是出现了并发症者，推荐接受治疗。

目前用于治疗弓形虫病的药物包括磺胺嘧啶、乙胺嘧啶、磺胺二甲嘧啶、SMZ-TMP和克林霉素。这些药物阻断虫体叶酸代谢，抑制速殖子增殖，但不能杀灭速殖子，对包囊无效。因此本病复发率高。

（一）免疫功能正常者的治疗　当全身症状重，持续时间久或累及重要脏器时需要治疗。实验室和输血引起的急性感染者，因病情严重也需要治疗。治疗方案：乙胺嘧啶负荷量2mg/（kg·d），用药2天，以后25~50mg/d维持，联合磺胺嘧啶100mg/（kg·d）（最大剂量4~8g/d，分4次口服），为减少血液系统不良反应，合用甲酰四氢叶酸10~20mg/d，疗程2~4周。不能耐受和磺胺过敏者可以选用克林霉素300mg，每6小时1次，联合乙胺嘧啶。SMZ-TMP对于弓形虫脑炎亦有效，且副作用小。对于弓形虫眼病，有进行性视力减退和青光眼时，需维持治疗以防止复发。当累及黄斑、视神经和黄斑乳头束时应使用泼尼松80~120mg/d，玻璃体内注射克林霉素和地塞米松也有效。

先天性弓形虫病需要乙胺嘧啶、磺胺嘧啶、亚叶酸（甲酰四氢叶酸）联合治疗。孕妇弓形虫病的治疗同非孕期弓形虫病。阿奇霉素和阿托伐醌（atovaquone）对弓形虫有效，但仅限用于不能耐受标准治疗方案的患者。

（二）艾滋病患者弓形虫病的治疗　若患者尚未开始抗HIV药物治疗则需要尽快启动HAART。

急性期：首选方案为乙胺嘧啶负荷量200mg，即刻口服，此后根据体重调整剂量。体重<60kg者，乙胺嘧啶50mg每日1次口服+磺胺嘧啶1 000mg每6小时1次口服；体重≥60kg者，乙胺嘧啶75mg每日1次口服+磺胺嘧啶1 500mg每6小时1次口服。疗程至少6周。重症患者和临床、影像学改善不满意患者，疗程应延长至6周以上。为减少血液系统不良反应，合用甲酰四氢叶酸10~25mg/d，或50mg每日1~2次。不能耐受磺胺者可以选用克林霉素600mg每6小时1次，联合乙胺嘧啶。

首选方案疗效欠佳者，备选方案有：①SMZ-TMP（SMZ 25mg/kg+TMP 5mg/kg，每日2次）；②阿托伐醌1 500mg每日2次口服+乙胺嘧啶（联合甲酰四氢叶酸）；③阿托伐醌1 500mg每日2次口服+磺胺嘧啶；④阿托伐醌1 500mg每日2次口服

⑤乙胺嘧啶(联合甲酰四氢叶酸)+阿奇霉素 900~1 200mg 每日 1 次口服。弓形虫脑炎时不推荐预防使用抗癫痫药。有癫痫表现者,抗癫痫药需在整个疗程中持续使用。除非颅内压高,否则不使用糖皮质激素。

维持治疗:由于药物对包囊无效,因此停药后易复发,需要维持治疗。首选乙胺嘧啶 25~50mg/d,联合磺胺嘧啶 2~4g/d,甲酰四氢叶酸 10~25mg/d。备选方案有:克林霉素 600mg 每 8 小时 1次,联合乙胺嘧啶 25~50mg/d+甲酰四氢叶酸 10~25mg/d;SMZ-TMP 1 片,每日 2 次;阿托伐醌 750~1 500mg 每日 2 次口服+(乙胺嘧啶 25mg+甲酰四氢叶酸 10mg)每日 1 次口服;阿托伐醌 750~1 500mg 每日 2 次口服+磺胺嘧啶 2~4g/d;阿托伐醌 750~1 500mg 每日 2 次口服。当 CD4$^+$T 细胞计数升至 200/μl且超过 6 个月可终止维持期治疗,如 CD4$^+$T 细胞计数低于 200/μl,需重新启动维持治疗。

【预后】
本病预后取决于宿主免疫功能状态及受累器官。严重先天性感染预后多较差。免疫功能缺陷者(如艾滋病、恶性肿瘤、器官移植等),弓形虫病易累及多器官并呈全身播散,预后较差。免疫功能正常者多预后良好。眼部弓形虫病常反复发病。

【预防】
(一) 控制传染源 控制病猫;加强对可疑动物的检测和隔离;对肉类加工厂建立必要的检疫制度;妊娠妇女应作血清学检查;妊娠初期感染者应作人工流产,中、后期感染者应予治疗;供血者血清学检查弓形虫抗体阳性者不应供血;器官移植者血清抗体阳性者亦不宜使用。

(二) 切断传播途径 孕妇不养猫,不要让猫舔手、脸及食具;勿与猫、狗等密切接触,防止猫粪污染;加强卫生宣传教育、搞好环境卫生和个人卫生。

(三) 艾滋病患者的预防 弓形虫抗体阴性的 HIV 感染者应避免弓形虫感染。具体措施包括:肉类食物应在-20℃冷藏;食用时需要煮熟(至少 60℃以上)以杀灭组织中的包囊;蔬菜、水果要清洗干净;不要用未煮熟的肉类食物喂猫。接触生肉或土壤后要洗手。

血清弓形虫抗体阳性的 HIV 感染者,当 CD4$^+$T 细胞计数<100/μl 时,应开始药物一级预防。常选用 SMZ-TMP 每日 1 片,或每周 3 次,每次 2 片。不能耐受者可选用乙胺嘧啶 25mg/周,联合氨苯砜 100mg 每周 2 次,或阿托伐醌。血清弓形虫抗体阴性的 HIV 患者,当 CD4$^+$T 细胞计数<100/μl 时,要重新测定弓形虫抗体,若抗体阳性,也要开始一级预防。当 CD4$^+$T 细胞计数>200/μl 超过 6 个月时可停止二级预防。

推荐阅读

DUNAY I R,GAJUREL K,DHAKAL R,el al. Treatment of toxoplasmosis: historical perspective, animal models, and current clinical practice[J]. Clin Microbiol Rev,2018,31(4):e00057-17.

第七节 人类非洲锥虫病

陈轶坚 王明贵

人类非洲锥虫病(human African trypanosomiasis,HAT)亦称睡眠病(sleeping sickness),是由布氏锥虫的罗得西亚亚种或冈比亚亚种所致的中枢神经系统感染性疾病,流行于非洲。早期临床表现为长期不规则发热、全身淋巴结炎,晚期可出现严重头痛、反应迟钝、嗜睡以至昏迷。如未治疗或未充分治疗,死亡率极高。

【病原】
布氏锥虫罗得西亚亚种或布氏锥虫冈比亚亚种均可引起人类非洲锥虫病,其在人体主要寄生于血液和组织间隙。舌蝇叮咬患者时,锥虫即随血到达蝇胃中,繁殖发育后移行到唾液腺发育成为感染性锥虫,通过叮咬正常人传播本病。

【流行病学】
锥虫病借舌蝇(采采蝇)传播,人对锥虫普遍易感。锥虫病仅发生于非洲。冈比亚锥虫病分布于非洲中部和西部,传染源为人,呈慢性病程,表现为晚期中枢神经系统疾病,淋巴结病变明显。罗得西亚锥虫病分布于非洲东部,传染源除人外,尚有某些野生动物如羚羊、山羊、猴等,呈急性病程,表现为早期中枢神经系统疾病,淋巴结病变轻。

【发病机制与病理】
锥虫侵入人体后,先在血液和淋巴系统寄生繁殖(早期、Ⅰ期),后进入中枢神经系统(晚期、Ⅱ期)。绝大部分组织损伤和病理变化系由免疫反应引起。病理变化为 B 淋巴细胞增生,形成早期的淋巴结病变和脑、心脏等的淋巴细胞浸润,并可导致免疫球蛋白增加和免疫复合物的出现,免疫复合物可引起广泛病变。

【临床表现】
锥虫病的潜伏期通常为 2~3 周,可短至 7 日。

(一) 入侵部位病变 舌蝇叮咬后 1~2 周,局部皮肤出现暗红色疼痛性结节,质地较硬,称锥虫下疳,数周后消退,局部淋巴结常肿大。

(二) 血液淋巴期 即锥虫病早期或Ⅰ期,舌蝇叮咬后数周或数月,在局部繁殖的锥虫大量进入血液循环和淋巴系统,出现发热、淋巴结肿大、剧烈头痛、关节痛,心率异常增快。

(三) 脑膜脑炎期 即锥虫病晚期或Ⅱ期,此期以中枢神经系统症状为主。罗得西亚锥虫病神经系统症状出现较早,冈比亚锥虫病出现较晚。患者表情淡漠、言语不清、肌肉震颤、步态不稳、妄想、狂躁,以及抽搐等其他脑膜脑炎或脑脊髓膜炎的表现等。

【实验室检查】
外周血白细胞总数正常,淋巴细胞相对增多,血沉显著增快。血浆白蛋白降低,以 IgM 增高为主的免疫球蛋白增多,脑脊液蛋白及细胞数明显升高。冈比亚锥虫病的血清学诊断方法包括锥虫病卡片凝集实验(card agglutination test for trypano-

somiasis，CATT），可作为筛选检查，在未稀释全血标本中敏感度可达87%~98%。血液、脑脊液、淋巴结穿刺液、下疳渗出液和骨髓作涂片可发现病原体。

【诊断】

曾在流行地区居住者，有硬性下疳、反复发热、心动过速、颈后淋巴结肿大、剧烈头痛、嗜睡、昏迷表现者，应考虑本病的可能，确诊有赖于查见锥虫。血、颈淋巴结抽吸物或脑脊液标本中有锥虫证据，且脑脊液中发现锥虫和/或脑脊液白细胞大于5个/μl，则确认进入晚期。

【预后】

早期患者治疗后一般皆能迅速而完全地恢复。晚期患者已有神经系统损害和免疫反应出现者，治愈率仅30%，可有永久性神经系统后遗症，且有复发可能。

【治疗】

1. 硝呋莫司-依氟鸟氨酸（nifurtimox-eflornithine） 对早、晚期的冈比亚锥虫病皆有效，能迅速清除血及脑脊液中的虫体，特别适用于晚期冈比亚锥虫病。

2. 喷他脒（pentamidine） 即戊烷脒，用于早期冈比亚锥虫病的治疗。可出现恶心、呕吐、低血压及心动过速，多为一过性。

3. 舒拉明（suramin） 为早期罗得西亚锥虫病的首选药物。舒拉明可引起严重的不良反应，表现为恶心、呕吐、抽搐及休克，给药时必须有医师在场严密观察。本品有肾毒性，可引起蛋白尿、管型尿等。

4. 美拉胂醇（melarsoprol） 对两种锥虫病的各期皆有效，因毒性较大，一般仅用于罗得西亚锥虫病晚期患者。

5. 非昔硝唑 临床研究证实口服非昔硝唑在治疗晚期冈比亚锥虫病的有效性和安全性与硝呋莫司-依氟鸟氨酸治疗类似。

【预防】

及早发现、隔离和有效地治疗患者，控制本病的主要传染源是预防锥虫病的重要措施。消灭舌蝇和防止舌蝇叮咬也是防止本病的关键。

推荐阅读

1. KENNEDY P G E. Update on human African trypanosomiasis（sleeping sickness）[J]. J Neurology，2019，266（Suppl 1）：2334-2337.

2. BOTTIEAU E，CLERINX J. Human African trypanosomiasis progress and stagnation[J]. Infect Dis Clin N Am，2019，33（1）：61-77.

3. WANG X，RUAN Q，XU B，et al. Human African trypanosomiasis in emigrant returning to China from Gabon，2017[J]. Emerg Infect Dis，2018，24（2）：400-402.

第八节 隐孢子虫病

卢洪洲

隐孢子虫病（cryptosporidiosis）是由顶复（原虫）亚门隐孢子虫属原虫感染所引起的人兽共患肠道寄生虫病。隐孢子虫病被世界卫生组织列为全球最常见六大腹泻病之一，并于1986年被认为是艾滋病的定义性疾病之一。随着艾滋病的广泛流行，人隐孢子虫和贝氏等孢子球虫成为艾滋病患者最常见的肠道寄生虫。隐孢子虫病是重要的机会致病性原虫病，接受器官移植的患者长期大剂量应用免疫抑制剂，可增加隐孢子虫的感染风险。

【病原】

隐孢子虫属原虫中含28个有效种，70多个基因型，可感染包括哺乳动物、鸟类、两栖类、鱼类等几乎所有类型脊椎动物。引起人类致病的主要是微小隐孢子虫和人隐孢子虫，占人体感染隐孢子虫的90%，人隐孢子虫主要感染人类而微小隐孢子虫还可导致其他动物感染。

隐孢子虫可在同一宿主体内完成生活史，不需要中间宿主。生活史包括无性生殖（裂体增殖和孢子增殖）和有性生殖（配子生殖）两个阶段，成熟卵囊为感染阶段。成熟卵囊囊壁光滑透明，内含4个月牙形子孢子和1个结晶状残余体。卵囊被人误食后，在小肠消化液的作用下发生脱囊，子孢子逸出，侵入肠上皮细胞的微绒毛区形成纳虫空泡。纳虫空泡内的虫体进行裂体增殖，发育成滋养体，滋养体经3次核分裂，发育成Ⅰ型裂殖体，再经2次核分裂发育为Ⅱ型裂殖体。成熟的Ⅱ型裂殖体含有4个裂殖子，释放后可以侵入肠上皮细胞进一步发育成雄配子体和雌配子体。雌、雄配子体结合形成合子，经孢子增殖发育成卵囊。薄壁卵囊在肠内，脱囊逸出子孢子侵入肠上皮细胞，形成宿主的自体感染。厚壁卵囊形成成熟的4个孢子后，随粪便排出体外，在不同温度环境下可保持数月活性。整个生活史需5~11天。

【流行病学】

（一）传染源 已感染的动物和人是本病的主要传染源，其粪便或呕吐物中包含具感染性的卵囊，后者污染水源和食物就可造成疾病的流行。

（二）传播途径 主要经摄入被污染的水和食物传播，包括粪-口和手-口途径。水源污染是引起本病流行的主要原因，多因摄入被卵囊污染的饮水、娱乐用水（如游泳池水、喷泉等）而感染。与动物密切接触可造成感染。成人在给感染隐孢子虫的患儿换尿布时也可能被感染。甚至有食物源性传播和经空气传播的可能性。性伴侣之间的舔肛行为也可导致传播。

（三）易感人群 人群对隐孢子虫普遍易感，尤其是婴幼儿、免疫功能抑制人群（接受抗肿瘤化疗、肾脏透析、器官移植后接受免疫抑制剂或者甾体类激素治疗的患者），以及免疫功能缺陷人群（如HIV感染者/艾滋病患者）。

（四）流行特征 隐孢子虫病为全球性流行。欧美等工业化发达国家，免疫功能正常的腹泻患者中，隐孢子虫感染率在1%~3%，而发展中国家的这一比例达7%~10%。若对人群的血清特异抗体进行检测，美国有25%~60%居民体内存在隐孢子虫的特异性抗体，说明曾经感染过隐孢子虫，而部分发展中国家血清抗体阳性者可高达65%~95%。虽然各年龄层人群均可感染隐孢子虫,但儿童感染最为常见,全球均有隐孢子虫病在日托中心暴发的报道。一般年龄越小,感染率和发病率越高,且症状重,病死率高。在撒哈拉沙漠以南的非洲及南亚地区,每年各有290万和470万小于2岁的婴幼儿发生隐孢子虫相关腹泻,共造成约20.2万婴幼儿死亡。

【发病机制与病理】

隐孢子虫感染导致腹泻病的具体发病机制尚未完全阐明,其导致的分泌性腹泻可能和肠道吸收障碍有关。隐孢子虫寄生于小肠上皮细胞刷状缘形成纳虫空泡,导致肠黏膜表面出现凹陷,肠黏膜绒毛发生萎缩、变短或融合脱落,正常功能如水钠吸收等均发生障碍,从而发生腹泻。寄生虫可在肠腔内迁移,并累及胆道系统,引起狭窄和胆管炎。肠道内虫量越多,小肠的形态学变化和功能异常越显著,但是感染及炎症的严重程度和疾病的临床表现并不平行。

隐孢子虫的毒力及宿主的免疫状态可能是不同患者疾病严重程度及病程各异的原因。在免疫功能正常的患者,虫体通常局限在小肠,而在免疫功能受损者虫体感染可累及从食管至直肠的整个胃肠道,甚至肝胆管系统及呼吸道的上皮细胞。虫体寄生部位的薄壁卵囊能造成自身重复感染,导致肠黏膜表面积缩小、黏膜酶(如乳糖酶等)分泌减少,引起顽固性腹泻。

T淋巴细胞相关的细胞免疫反应对控制感染尤为重要,因而细胞免疫功能缺陷的艾滋病患者,特别是那些 $CD4^+T$ 细胞计数小于 $100/\mu l$ 者,疾病更为严重。细胞病变部位病理检查可见局部有单核细胞和淋巴细胞浸润,早期可检出 IgA、IgM,后期可检出 IgG,但是滴度低,不足以控制和清除感染。

【临床表现】

该病可表现为无症状感染、轻微腹泻或严重肠炎伴或不伴有胆道累及。隐孢子虫也可感染呼吸道上皮引起呼吸系统症状。

隐孢子虫感染引起分泌性腹泻,其潜伏期为2~28天,一般为7~10天。免疫和营养状况正常者呈自限性、水样腹泻,一般无脓血,可有黏液,日排便2次至20余次,病程通常为7~14天,最短1~2天,也有病程持续2个月的报道。常伴有恶心、纳差、腹痛和低热。免疫功能缺陷患者或婴幼儿,腹泻程度严重,常表现为霍乱样水泻或喷射性水样泻,体液丢失严重,病程长达数月。在艾滋病患者尤为严重,病死率可高达50%。隐孢子虫所致腹泻,占艾滋病相关腹泻的15%以上,除非患者的免疫缺陷得到改善或纠正,否则感染可持续存在,导致持续的顽固性腹泻。由于肠道吸收功能障碍,常引起继发的对脂肪、D-木糖、维生素 B_{12} 吸收不良的临床表现。此外隐孢子虫还可感染胆道系统及胰腺导管,病程较长的患者可发生胆管炎和胰腺炎,临床上出现与之相关的右上腹触痛、黄疸和腹水等。

除胃肠道症状外,也可累及呼吸系统和关节。

【诊断与鉴别诊断】

在患者粪便、小肠抽吸液、胆道分泌物、活检组织或呼吸道分泌物中检查到卵囊即可确诊。镜检前需用改良的抗酸染色法(Ziehl-Neelsen 或 Kinyoun 改良染色法)染色,以便发现粪便或组织中卵囊(大小在 $4.5\sim5.5\mu m$)。需要反复收集粪便标本进行检测。多种浓集方法可提高检出率。基于单克隆抗体的直接免疫荧光染色检测的敏感性和特异性均较高,已被越来越多地用于隐孢子虫卵囊的检测。ELISA 检测粪便中的隐孢子虫抗原的敏感性高于镜检,但由于试剂不同导致检测和诊断标准不一,仅作为辅助诊断。通过 PCR 或 DNA 探针检测在粪便中检测到隐孢子虫基因核酸,也有助于诊断。

影像学无特征性的表现。腹部平片和 CT 扫描可见非特异性的肠管扩张、气-液平面及肠蠕动中断等。累及胆囊者可见胆囊扩大,胆囊壁增厚,肝内、肝外胆管扩张,胆总管正常或者狭窄。胆管造影可见胆总管呈串珠状或者乳头状狭窄。

诊断不明确的患者可行肠道活检。在肠道的上皮细胞中发现隐孢子虫。呼吸系统受累者可行支气管肺泡灌洗或者肺活检,在洗出液、支气管黏膜细胞或巨噬细胞内可找到隐孢子虫。

需与以腹泻为主要症状的其他疾病进行鉴别,如阿米巴痢疾、贾第虫病、微孢子虫病、环孢子虫病、等孢子球虫病、细菌性痢疾和轮状病毒腹泻等。

【治疗】

目前尚无治疗隐孢子虫病的特效药物。免疫功能正常者大多症状轻微,可自行缓解,必要时给予对症支持治疗即可。严重腹泻(腹泻量>10L/d)的患者需要加强支持疗法。止泻剂的应用虽重要,但不一定有效。洛哌丁胺或吗啡的酊剂可减轻症状。此外应对患者的体征、脱水表现、电解质及体液的丢失情况进行监测,行相应的支持治疗,部分患者还应给予胃肠外营养。

硝唑尼特(nitazoxanide,NTZ)是美国食品药品监督管理局(FDA)批准的唯一可用于治疗隐孢子虫病的药物,用于1岁以上患者。可缩短病程,降低虫荷。儿童的剂量:1~3岁儿童100mg,每12小时1次,连用3天;4~11岁儿童200mg,每12小时1次,连用3天。12岁以上患者,一般应用剂量为500mg,每12小时1次,连服3天。无法获得或耐受硝唑尼特的患者,还可选用巴龙霉素、螺旋霉素和阿奇霉素等作为抗隐孢子虫药物,对减轻腹泻和减少卵囊排出有一定作用,不过缺乏相关临床证据。

乙酰螺旋霉素联合大蒜素用于吸毒者的隐孢子虫感染,有效率(粪便虫卵检测转阴)达到92.1%,效果优于单独使用乙酰螺旋霉素(76.7%)及单独使用大蒜素者(76.2%)。

艾滋病患者使用硝唑尼特疗效尚不明确。合并隐孢子虫感染的艾滋病患者须尽早接受抗病毒治疗。如果患者 $CD4^+T$ 细胞计数恢复缓慢且症状持续存在,可考虑加用硝唑尼特或其他抗生素。

【预防】

隐孢子虫主要经水传播,需要加强饮用水、娱乐用水的管理和监测。经常用肥皂和水清洗双手。避免饮用未经煮沸的水,避免吞入娱乐场所的水,避免食用未经煮熟的食物。避免发生可能接触到排泄物的性行为,如口-肛门接触等。在旅行过程中不要饮用未经处理过的河、湖、井、泉中的水,不要饮用未经处理的冰或自来水。将水煮沸至少 1 分钟或者使用孔径小于 1μm 的过滤器进行过滤均可去除水中的卵囊。加强患者和患畜的粪便管理,防治水源和食物污染。加强食物操作人员、兽医、动物饲养员、HIV 感染者/艾滋病患者及其他免疫缺陷人群的检查。

目前尚无有效的药物或疫苗可以预防隐孢子虫病的发生与复发。

推荐阅读

BOUZID M,KINTZ E,HUNTER P R,et al. Risk factors for Cryptosporidium infection in low and middle income countries:A systematic review and meta-analysis[J]. PLoS Negl Trop Dis,2018,12(6):e0006553.

第九节 巴贝虫病

邵凌云 翁心华

巴贝虫病(babesioasis,piroplasmosis)是由红细胞内寄生的巴贝虫属通过硬蜱叮咬感染所致的人兽共患寄生虫病。巴贝虫病在年轻人和健康人中表现为轻度流感样症状,但在脾切除后或免疫缺陷患者及老年人中则可发展成为疟疾样表现,以间歇热、脾大、黄疸及溶血等为特征。

【病原】

巴贝虫原虫是寄生于脊椎动物红细胞内的蜱媒原生动物,属于梨浆虫目(Piroplasmida)巴贝虫科(Babesiidae)的巴贝虫属(Babesia)。不同种类原虫可对相应的脊椎动物致病,故有牛、马、犬、羊、猪等各种巴贝虫病。巴贝虫可分为小型及大型两类虫种,通常小型直径为 1~3μm,包括田鼠巴贝虫(B. microti)、分歧巴贝虫(B. divergens)、猎户巴贝虫(B. venatorum)等,可引起人巴贝虫病;大型直径为 3~5μm,包括牛巴贝虫(B. bovis)、马巴贝虫(B. canis)等。

巴贝虫在脊椎动物的红细胞内寄生阶段是进行无性的出芽生增(budding)过程,它们不断地使红细胞破裂而游离到血液中,再侵入其他红细胞内而扩大其感染。这些含有原虫的红细胞被蜱类摄入后,只要红细胞仍然保持完好形态,原虫即可在红细胞内发育到有性阶段而形成合子(zygote)。从破裂的蜱肠上皮细胞逸出而进入整个蜱体腔的弯体虫,当进入蜱涎腺细胞时,即经裂体生殖(schizogony)而呈半圆梨形体。此时原虫随蜱吸血感染给脊椎动物时,即可从动物血液涂片上见到原虫。

【流行病学】

（一）传染源 本病为典型的动物源性疾病,其传染源存在于患畜、带虫的啮齿动物及媒介蜱类。表面健康的无症状带虫者供血时,则对接受输血者也构成传染。

（二）传播途径 人被带原虫的蜱类叮咬而致感染发病。亚洲人群的巴贝虫感染多以全沟硬蜱、嗜群血蜱及卵形硬蜱等为主要媒介。输血时输入带虫者的血液亦为传播途径之一。此外,本病可通过母婴传播感染婴儿。

（三）易感人群 人群普遍易感,而脾切除后及免疫缺陷者尤为易感。从事畜牧业者为有职业倾向的感染对象。

（四）流行特征 巴贝虫寄生于脊椎动物的红细胞内,呈世界性分布。1888 年 Babes 发现动物感染巴贝虫以来,已知巴贝虫属中有 100 余种感染野生动物和家畜。近年来,其地理分布正在扩大,中国、埃及、南非、澳大利亚、巴西、日本、韩国等相继报道了人类巴贝虫病病例。中国常见感染人体的巴贝虫包括田鼠巴贝虫、猎户巴贝虫及分歧巴贝虫,主要分布于浙江、云南和广西等省(自治区)。人群的流行模式大体有 3 个类型:①发生于畜间流行之后的人巴贝虫病,家畜感染后仅出现原虫血症而无临床症状,通过蜱类媒介可将分歧巴贝虫感染给人,常发生于农牧场;②由啮齿类田鼠巴贝虫感染人类所致,症状轻重不一,曾从无症状的供血者血液中分离出原虫;③通过带虫的全血、冰冻红细胞或血小板经由输血感染给受血者。

【发病机制与病理】

巴贝虫专性寄生于宿主红细胞,因此原虫对宿主红细胞的破坏是导致巴贝虫病的主要机制。与疟原虫不同,巴贝虫的繁殖为非同步性,因此其原虫血症及临床表现无周期性规律。巴贝虫在繁殖过程中产生氧化代谢产物,可导致红细胞膜的破坏,进而产生新抗原,从而形成 IgG 抗体和补体的结合位点,进一步激活脾脏巨噬细胞对感染红细胞的吞噬作用,吞噬细胞的增殖可导致脾大。抗体可以造成红细胞破坏导致溶血性贫血,血红蛋白释放而入血,出现血红蛋白尿。

电镜下观察,田鼠巴贝虫的裂殖子首先用其前端贴近红细胞。当迅速侵入红细胞时,带进部分红细胞膜,使其凹入而形成空泡。直到红细胞膜裂解时,空泡随之消失。原虫则分布于胞质中,终致红细胞发生溶解,见于重症者。大量含有原虫的红细胞集聚于小血管和毛细血管壁上,引起血液淤积和毛细血管堵塞,受侵器官出现局部缺血直至发生组织坏死。肝脏窦状隙血液淤积可导致肝肿胀、细胞变性乃至坏死,以中心静脉周围最为多见。在肝、脾中常可看到吞噬红细胞现象,肝、脾、骨髓等造血组织增生。

【临床表现】

潜伏期通常为 1~6 周,输血感染者可长达 9 周。

发病初期症状轻重悬殊。根据病情轻重,可分为轻型、中型和重型。慢性患者的原虫血症可持续数月以至数年。

轻型:表现为轻型流感样症状,可能仅有低热或体温正常,略有疲惫和不适感、轻微头痛、虚弱乏力及食欲缺乏等。多在 2 周内消失。

中型:起病急骤,高热达 39~40℃,畏寒、寒战,大汗不止。头痛剧烈,肌痛,甚至周身关节疼痛。有时精神抑郁或烦躁不安,神志恍惚。可能出现恶心、呕吐,但无脑膜刺激症状。脾脏有轻度至中度增大,淋巴结无异常。无发疹现象。

重型:起病时临床表现同中型。危重患者,溶血性贫血发展迅速,伴发黄疸、蛋白尿、血尿、血红蛋白尿及肾功能障碍等。

有脾脏摘除史的患者临床表现常较严重。重型多于起病后 5~8 天内死亡。

不同巴贝虫感染的临床表现有所不同。95%的田鼠巴贝虫感染发生在脾脏正常者，主要是轻中症病例，潜伏期过后，出现持续几周、类似疟疾的非周期自限性发热（38~40℃）。原虫血症发生率为 1%~8%。少数可出现重症表现。83%的分歧巴贝虫感染发生在脾切除者，常呈暴发性发病，在被感染蜱叮咬后 1~3 周内出现症状，常表现为严重的血管内溶血伴血红蛋白尿、黄疸，伴持续高热（40~41℃），严重者迅速发展至肾衰竭，病死率达 42%。原虫血症可高达 85%。

【并发症】

急性呼吸衰竭、弥散性血管内凝血（DIC）、充血性心力衰竭是严重巴贝虫病常见的并发症。其他较常见的并发症是急性肾衰竭和心肌梗死。亦可发生肝功能异常。

【实验室检查】

薄血片吉姆萨染色后巴贝虫形态典型，易辨别。在镜下呈细小圆形状或卵圆形的环状体，成熟的巴贝虫呈梨状、马耳他十字状。巴贝虫引起的原虫血症密度一般为 1%~10%，在重症患者中可达到 80%。因此在诊断巴贝虫病时需多次血涂片检查，每次涂片至少观察 300 个视野，以提高检出率。血涂片染色观察法在熟练的镜检人员操作下，诊断的敏感性可达到 10^5~10^6（即当 10^5~10^6 的红细胞中存在一个巴贝虫时即可被检出）。

原虫培养主要用于动物巴贝虫病的诊断，在人巴贝虫病中可用于无症状者或低原虫血症患者的诊断。培养方法包括动物体内接种和人工培养基体外培养两种方法，培养周期一般需要 7~10 天。

间接免疫荧光抗体试验（IFAT）是诊断田鼠巴贝虫感染通用的血清学方法。但分歧巴贝虫抗体需在血红蛋白尿出现 7~10 天后才可检测得到，所以血清学检测无法用于快速诊断分歧巴贝虫感染。且单次血清学阳性无法区分活动感染和既往感染，恢复期血清抗体滴度较急性期升高 4 倍以上有助于诊断活动感染。

PCR 检测巴贝虫 18S rRNA 基因敏感性高，可快速诊断。18S rRNA 基因扩增在每微升血含有 5~10 个原虫即可检测得到。且在血涂片阴性时，PCR 法仍可用来确定有无持续感染。

【诊断与鉴别诊断】

通常在血涂片中发现巴贝虫而确诊。

若血涂片未发现原虫，而临床症状高度怀疑巴贝虫病时，可通过 PCR 检测巴贝虫 18S rRNA 基因的方法来协助诊断，并可鉴别巴贝虫的种属。

田鼠巴贝虫感染亦可通过 IFAT 方法检测 IgG 抗体来判断，抗体滴度≥1∶64 具有诊断价值，恢复期抗体滴度较急性期升高 4 倍以上可协助确定诊断。抗体滴度≥1∶1 024 表示活动感染或新近感染，在 8~12 个月后逐渐消失。田鼠巴贝虫感染还可通过基于人工合成多肽的 ELISA 检测，可用于大规模的血清学调查。

本病在不同人群及不同巴贝虫感染中的表现差别很大。轻型应与流行性感冒、疲劳综合征等进行鉴别；中重型应与疟疾、立克次体病等相鉴别。人巴贝虫病的症状与疟疾相似，但前者发热没有疟疾中所呈现的周期性。病原检查对于症状相似疾病的鉴别至关重要。

【预后】

轻、中症者须及时诊治，可获根治而无后遗症。重症出现溶血、肾衰竭且有脾摘除史者，预后不良，病死率约 5%。慢性患者中出现原虫血症，可持续 2 年至数年之久。

【治疗】

（一）一般与对症治疗 有高热剧痛者予以解热、镇痛处理。有明显溶血者，可予输血。注意休息、饮食。

（二）抗病原治疗 有症状的患者，但血涂片和 PCR 检测巴贝虫为阴性，则不宜给予抗病原治疗；只有在检测到巴贝虫的有症状患者中，才给予抗原虫治疗。

轻中症者可选用阿托伐醌+阿奇霉素治疗 7~10 天，阿托伐醌 750mg，每 12 小时 1 次，阿奇霉素第 1 天 500~1 000mg，第 2 天开始 250~1 000mg/d。该方案在清除原虫血症方面与克林霉素+奎宁相仿，且耐受性更好。另外，有报道双氢青蒿素哌喹片（每片含双氢青蒿素 40mg 和哌喹 320mg）2 片，每天 2 次，口服 4 天，与克林霉素和阿奇霉素同时应用治疗巴贝虫病，可使患者的血涂片持续恢复正常。其他青蒿素衍生物，如青蒿琥酯、蒿甲醚等亦可用于治疗巴贝虫病。

重症田鼠巴贝虫病应给予克林霉素+奎宁联合治疗，克林霉素 300~600mg，每 6 小时 1 次，静脉注射 7~10 天，奎宁 650mg，每 6~8 小时 1 次，口服 7~10 天。对于该方案治疗失败者，可给予阿奇霉素+奎宁治疗。治疗期间，应每天监测血细胞比容和原虫血症，直至症状消失且原虫血症<5%。

即便按照标准方案治疗获得了满意疗效，巴贝虫感染仍可持续或复发，标准治疗 1 个月后的 DNA 阳性率达 36%，多见于年龄>50 岁、有脾切除史、有恶性肿瘤史、HIV 感染者或接受免疫抑制治疗者。这部分人群的治疗通常需 6 周以上，应在血涂片阴性后 2 周方可停药。初始治疗后 3 个月，而血涂片或 DNA 检测仍阳性者应考虑再治疗。

（三）红细胞交换（red cell exchange，RCE） 起源于欧洲对分歧巴贝虫病的治疗。对非田鼠巴贝虫感染及高密度原虫血症者（>10%），特别是<2 岁或>70 岁、免疫缺陷者、脾切除者或有感染导致的器官衰竭者，红细胞交换是抢救治疗的基本措施，已成功用于高水平原虫血症或已发生呼吸衰竭、有显著溶血、肾衰竭和 DIC 的病例。红细胞交换的机制可能是：①去除了感染的红细胞，减少原虫负荷和中断了红细胞感染的循环；②去除了致炎细胞因子，特别是促成全身性炎性应答和激发组织损伤的肿瘤坏死因子-α 和干扰素；③血液交换可阻止寄生红细胞在易感组织聚集及防止局部缺血的形成。

【预防】

避免 5 月份至 9 月份媒介蜱类活动季节进入疫区。对家畜要定期灭蜱，加强畜间检疫，早期发现患畜，采取有效隔离措施,并给予积极治疗。消除家栖和野生的啮齿动物,并尽量避免与之接触。集体和个人均应采取防蜱措施,如注意从衣服上检蜱、穿着防护衣袜、使用杀蜱和驱蜱剂。对疫区的献血者,应进行认真的检查,任何有疑似病史及久住疫区者不宜献血。

推荐阅读

1. CHEN Z, LI H, GAO X, et al. Human babesiosis in China: a systematic review [J]. Parasitol Res, 2019, 118(4): 1103-1112.
2. KRAUSE P J. Human babesiosis [J]. Int J Parasitol, 2019, 49(2): 165-174.

第十节 肝片形吸虫病

李 谦 翁心华

肝片形吸虫病(hepatica fascioliasis)是由肝片形吸虫(fasciola hepatica)寄生于人体肝脏胆管所致的人兽共患病,多因生食含有感染期囊蚴的水生植物而感染。以突发高热、右上腹部疼痛、胃肠道症状、肝大为主要临床表现。

【病原】

片形吸虫,是寄生于哺乳动物肝脏胆管内的大型吸虫。目前已发现有9种,以肝片形吸虫和巨片形吸虫2种最为重要。肝片形吸虫的成虫虫体背腹扁平如叶片状,活体时为淡红色,死后呈灰白色。虫体大小因宿主、寄生虫数和虫龄等不同而有差异,一般成虫体长约3cm,宽约1.3cm。虫体体表有鳞状皮棘,随着虫龄增长而逐渐脱落。虫卵较大,呈椭圆形,淡黄褐色。平均为0.145mm×0.086mm。巨片形吸虫较肝片形吸虫体型更大、更长,虫体尾端与肝片形吸虫也有明显不同。片形吸虫的成虫寄生于终宿主牛、羊等哺乳动物及人肝脏胆管内。虫卵由胆汁入肠腔后随粪便排出体外,在水中可孵化为毛蚴,侵入中间宿主椎实螺体内后,经胞蚴、母雷蚴、子雷蚴和尾蚴4个阶段发育成尾蚴,从螺体内逸出后附着在物体表面形成囊蚴,尤其是水草上。当牛、羊等动物吃草、饮水时吞食囊蚴即受感染,囊蚴进入宿主小肠上段后1小时内因消化液的作用可脱囊而出,虫体快速穿过肠壁进入腹腔。基本上2天内便可进入肝实质,在肝脏组织中游走大约6周,脱囊后的虫体还可经肠系膜静脉或淋巴管进入胆管,在移行过程中,部分童虫可在脑、眼、肺、皮下等脏器处异位寄生,造成损害。

【流行病学】

(一)传染源 病牛、病羊是肝片形吸虫病重要的传染源。患者和其他哺乳动物同样可以传播此病,而且是有效保虫宿主。

(二)传播途径 肝片形吸虫的中间宿主是淡水椎实螺。人体感染与生活环境条件和卫生习惯有关,主要是生吃含有囊蚴的水生植物或喝了被囊蚴污染的水源(小溪、沟渠水等)。多为偶发,散在性分布。

(三)易感人群 不论男女老幼均普遍易感。

(四)流行特征 是一种人兽共患寄生虫病,以羊和牛的感染率高。肝片形吸虫病为世界性分布,除了南极洲外,其他各洲均有分布,多见于低收入的农业地区。我国主要分布于江西、广西、湖北、福建、云南等21个省、市、自治区,多呈地方性流行。

【发病机制与病理】

肝片形吸虫的童虫在经小肠、腹腔向肝内移行时,可造成机械损害及化学性刺激。肝组织可表现出广泛炎症。虫体进入胆管后,因虫体吸盘和皮棘等长期机械刺激及代谢产物的毒性物质作用,可致慢性胆管炎、慢性肝炎和贫血等现象,胆汁淤积可致黄疸。片形吸虫可产生代谢产物和分泌物质两种毒素,使患者体温升高、白细胞增加、贫血及扰乱中枢神经系统的全身中毒现象,并可致溶血或水肿。童虫移行时从肠道携带各种致病细菌,如大肠埃希菌等,在肝脏及其他脏器中可形成脓肿。虫体长期寄生和摄取营养可致患者营养障碍、贫血和消瘦。

急性期(肝实质阶段),吸虫缓慢通过肝实质迁移形成多个小孔和空穴,引起寄生虫性肉芽肿,周围环绕着较多单核细胞、嗜酸性粒细胞浸润,周围肝实质有炎症纤维化。2~3个月后,肝脏萎缩变硬,小叶间结缔组织增生,此阶段称为胆管期(慢性期)。

【临床表现】

肝片形吸虫病临床上可分为3个病期。少数为无症状带虫者。

1. **急性期** 幼虫移行期,亦称侵袭期。童虫在组织中移行引起损伤。一般发生在感染后2~12周,持续1~2周,突发高热、腹痛,腹痛以右上腹为主,常伴有呕吐、腹泻或便秘,血嗜酸性粒细胞增高。部分患者还可出现过敏反应。

2. **潜隐期** 感染数月后,虫体已进入胆管。患者的急性症状减退,无明显不适或稍有胃肠道不适症状。

3. **慢性期** 胆管炎和胆管上皮增生阶段,亦称阻塞期。主要有右上腹痛或胆绞痛、恶心、乏力、贫血、黄疸和肝大等表现。以贫血最为常见,因成虫所致胆管广泛出血及成虫吸血所致。影像学检查可表现为肝脏增大,肝实质内散在多发斑片状低密度影,边界不清,相互融合为簇状或/和隧道样病灶。

异位寄生:肝片形吸虫还可引起异位损害,童虫在移行时可随血流到达脑、肺、胃及皮下等处。有生食牛、羊肝习惯的地方,虫体可寄生在咽部,引起咽部肝片形吸虫病。

【诊断】

患者来自片形吸虫病流行区,有不明原因发热、消瘦、肝区或上腹部疼痛、黄疸及嗜酸性粒细胞增高,应考虑本病可能。免疫学方法可检测抗原或抗体。确诊有赖于成虫或虫卵的检出。粪便虫卵检测是最常用的片形吸虫病原学诊断方法,通过肝内病灶活检发现片形吸虫成虫或虫卵也可确诊。

【治疗】

(一)病原治疗 三氯苯达唑对片形吸虫3个成长阶段的虫体都有杀灭功效,且安全性高。三氯苯达唑通过干扰片形吸虫成虫和童虫的微管蛋白结构和功能,抑制水解蛋白酶释放而使虫体死亡。剂量是 10mg/(kg·d),顿服,2 天一疗程。在广谱驱虫药中,首推奈托比胺(netobimin)和路沙苯咪唑(Lusabendazol),它们都是苯并咪唑类药物。奈托比胺的代谢产物为丙硫苯咪唑及砜与亚砜。

（二）一般治疗　症状明显者应卧床休息,给予营养及水分。合并感染的患者应加用抗菌药物治疗。

（三）手术治疗　患者胆道病变严重,抗感染效果不佳时,需考虑手术切除治疗。

【预防】

做好卫生宣传工作,不吃生或半生的水生植物,不喝生水等。杀灭患者和患畜粪内的片形吸虫卵是消灭传染源的重要措施。屠宰场内畜粪及废弃肝脏应在集中发酵处理或加工后才可利用。消灭中间宿主椎实螺是切断片形吸虫发育和传播的主要环节。铲除中间宿主椎实螺的滋生地,是防治片形吸虫病的基本且行之有效的方法。

推荐阅读

NYINDO M,LUKAMBAGIRE A H. Fascioliasis:an ongoing zoonotic trematode infection[J]. Biomed Res Int,2015,2015:786195.

第十一节　血 吸 虫 病

王新宇　施光峰

血吸虫病(schistosomiasis)是由寄生性血吸虫感染引起的疾病。引起血吸虫病的寄生虫生活在某些类型的淡水螺体内。尾蚴(血吸虫的感染性形式)从螺体排出可污染水源。如果人的皮肤接触到污染水源,尾蚴钻入皮肤,则可感染血吸虫。我国流行的血吸虫病是日本血吸虫病(schistosomiasis japonica)。

【病原】

引起人类感染的血吸虫有 5 种。其中 3 个主要种类为日本血吸虫(S. japonicum)、曼氏血吸虫(S. mansoni)和埃及血吸虫(S. haematobium)。一般来说,日本血吸虫和曼氏血吸虫引起肠道感染,而埃及血吸虫引起泌尿生殖道感染。较少见的 2 个种类为湄公血吸虫(S. mekongi)和间插血吸虫(S. intercalatum);这 2 种血吸虫都有肠道和肝脏亲嗜性。

血吸虫的生活史比较复杂,既需要中间宿主也需要终宿主。虫卵被感染的人或动物宿主通过粪便(曼氏血吸虫和日本血吸虫)或尿液(埃及血吸虫)排入淡水中,这是血吸虫生活史的开始。虫卵孵化出毛蚴,毛蚴最多可存活 7 天,直到钻入螺类中间宿主体内。在螺类宿主体内的时期包括产生两代胞蚴,然后产生尾蚴,尾蚴在 4~6 周后排入水中。尾蚴在水中最长可存活 2 天,但在从螺类排出的最初数小时内对人类的感染力最强。尾蚴钻入人类皮肤,蜕去尾巴,变成童虫,童虫随循环至肝脏,在此经过 2~4 周发育为成虫。

成虫经门脉血流逆行至小肠和结肠的肠系膜小静脉(日本血吸虫和湄公血吸虫)、结肠的肠系膜小静脉(曼氏血吸虫和间插血吸虫),或膀胱静脉丛(埃及血吸虫)。雄虫形成一个凹槽供雌虫寄居其内。1~3 个月后,雌虫(长 7~20mm)在肠系膜或膀胱血液系统小静脉中产卵。虫卵移行至肠腔(曼氏血吸虫和日本血吸虫)或膀胱和输尿管(埃及血吸虫),分别由粪便和尿液排出。成虫一般存活 5~7 年,但最长能活 30 年。

【流行病学】

日本血吸虫感染主要发生于中国的长江流域、菲律宾的南部和东部岛屿,以及印度尼西亚的苏拉威西岛中部。曼氏血吸虫感染可见于大部分撒哈拉以南非洲地区、南美洲西部(主要是巴西)和部分南加勒比海群岛。埃及血吸虫感染主要发生于整个撒哈拉以南非洲地区、沿底格里斯河和幼发拉底河的中东地区,以及阿拉伯半岛南部地区。间插血吸虫感染见于非洲中部刚果、加蓬和喀麦隆的部分地区。湄公血吸虫感染发生于老挝和柬埔寨的湄公流域(及支流)地区。

撒哈拉以南的非洲地区血吸虫病患病率最高。据估计,全球有超过 2 亿血吸虫感染者,每年血吸虫病造成的死亡可多达 20 万例。

中华人民共和国成立初期调查表明日本血吸虫病在我国长江流域及其以南的 12 个省(市)的部分地区流行,钉螺面积达 148 亿 m²;12 省区累计查出患者 1 200 多万,其中有症状者约 40%,晚期患者约为 5%,受威胁的人口在 1 亿以上。经过几十年来的有效防治,我国血吸虫病得到了有效控制。但近年来由于自然、生物、人口流动、社会经济、政策保障等因素变化较大,一些地方呈现出老疫区血吸虫病疫情扩散蔓延,血吸虫病传播控制和传播阻断的地区疫情回升态势,各地输入性血吸虫病病例增加,我国的血吸虫病防治工作还任重而道远。

（一）传染源　本病的传染源为患者和保虫宿主,视不同流行区而异。日本血吸虫、湄公血吸虫和间插血吸虫是人兽共患寄生虫,具有广泛的哺乳类动物宿主。曼氏血吸虫感染主要发生在人类。在某些地区已发现了人类混合感染不同血吸虫的情况,主要为曼氏血吸虫和埃及血吸虫。

（二）传播途径

1. 适宜的淡水　血吸虫病的传播必须要有人类与淡水接触。血吸虫感染往往发生在农村地区;城市地区通常缺少螺类中间宿主赖以繁衍的淡水条件。水稻种植是东亚和非洲部分地区的一种重要暴露来源。在非洲,海拔超过 1 800m 的地区一般不会发生血吸虫病,因为血吸虫在螺类中间宿主中完成生命周期对水温有最低要求。

2. 中间宿主的存在　每种人血吸虫种属都需要特定的螺类(软体动物)种属:曼氏血吸虫—双脐螺属;埃及血吸虫和间插血吸虫—水泡螺属;日本血吸虫—钉螺属;湄公血吸虫—拟钉螺属。这些螺类需要特定的生存环境,极少共生。螺类种属的分布很大程度上决定了当地流行的血吸虫种属。

3. 接触疫水　血吸虫病的传播必须要有人类与淡水接触。虫卵被感染的人或动物宿主通过粪便(曼氏血吸虫和日本血吸虫)或尿液(埃及血吸虫)排入淡水中。

（三）**易感人群**　人对血吸虫普遍易感，多数感染者无症状。感染的自然病程取决于首次暴露的年龄、持续暴露的强度、针对重复感染的免疫力产生及遗传易感性。通常，感染强度在 20 岁前逐渐增加，随后在成人期下降到非常低的水平，这可能与获得性免疫力的产生有关。

【发病机制与病理】

血吸虫感染全过程中，在来自尾蚴、童虫、成虫和虫卵抗原刺激下，宿主发生一系列免疫应答并诱发相应的病理变化。成虫摄入宿主蛋白，并用宿主抗原包被自身，从而能够长时间存活于血流中而逃避免疫攻击。

虫卵移行通过组织，可被捕获，引起炎症反应，并随后造成纤维化。虫卵游走在内脏静脉系统中，可能栓塞肝、肺、脾、脑和脊髓血管；较少见的栓塞部位包括皮肤和腹膜表面。被捕获的虫卵分泌蛋白和糖类，诱发宿主免疫应答，引起嗜酸性肉芽肿性反应：在肠道，炎症可引起溃疡、出血和瘢痕形成；在肝脏，门静脉周围纤维化（称为干线型肝纤维化）可引起门静脉高压，随后可产生食管静脉曲张；在膀胱，虫卵引起肉芽肿性炎症、溃疡，以及膀胱和输尿管壁慢性息肉形成，可与恶性肿瘤相似。另外，血吸虫病引起的慢性炎症与膀胱癌的发生相关。在急性血吸虫感染期或慢性感染早期根除成虫通常可以使泌尿道和肠道病变完全消退。

【临床表现】

血吸虫感染临床上可分为急性、慢性和晚期三种类型，以及异位损害。

（一）**尾蚴性皮炎**　尾蚴钻入皮肤通常不会引起注意。一些个体在淡水中游泳后可出现痒疹［"游泳者痒疹（swimmer's itch）"］，这是一种局灶性皮炎，在幼虫钻入处可出现瘙痒性丘疹或荨麻疹。这种皮疹是反复暴露引起的过敏反应（不会出现于初次暴露），通常见于足部或小腿。

（二）**急性血吸虫病综合征**　急性血吸虫病综合征（又称为片山热）是一种血吸虫抗原和循环免疫复合物引起的全身性过敏反应，发生在感染后 3~8 周。急性血吸虫病只发生在初次感染埃及血吸虫、曼氏血吸虫和间插血吸虫时，而感染日本血吸虫可重复多次出现。临床症状与寄生虫开始产卵的时间一致，此阶段抗原负荷急剧增加。最常见于无免疫力的宿主（如旅行者），其占据了超过半数的感染者。

临床表现包括突然出现发热、荨麻疹和血管性水肿、寒战、肌痛、关节痛、干咳、腹泻、腹痛和头痛。可仅出现一种或少数几种上述症状，并不一定都会出现发热。症状通常相对较轻，可经数日至数周自行缓解。偶有持续性表现，包括体重减轻、呼吸困难和慢性腹泻。罕见情况下可出现提示脑炎的神经系统症状。

在症状出现后数日内外周血几乎都会出现嗜酸性粒细胞计数升高（>$1×10^9$/L）。有咳嗽和/或呼吸困难的患者胸片可能显示有斑片状浸润。

（三）**慢性血吸虫病**　慢性感染最常见于流行地区中有持续性暴露的个体。然而，短暂暴露者（如旅行者）也可发生慢性感染。疾病严重程度与沉积于组织中的虫卵数目、其分布的解剖部位、感染的持续时间和强度，以及宿主的免疫应答有关。

慢性感染的症状通常出现较为隐匿。临床表现取决于感染血吸虫种属的器官亲嗜性。可能受累的重要器官有肠道、肝脏、脾脏、泌尿生殖道、肺和中枢神经系统。

观察到的其他与血吸虫病有关的临床表现有贫血、营养不良、生长迟滞和劳动力丧失。

1. **肠血吸虫病**　肠血吸虫病由曼氏血吸虫、日本血吸虫、间插血吸虫和湄公血吸虫感染引起，偶可由埃及血吸虫感染引起。最常见的症状包括慢性或间歇性腹痛、食欲不良和腹泻。在严重感染者，慢性结肠溃疡可能导致肠出血和缺铁性贫血。沉积在肠壁的虫卵周围发生肉芽肿性炎症，可引起肠息肉和异型增生。也可出现肠道狭窄。罕见情况下炎性肿块可引起肠梗阻或急性阑尾炎。

2. **肝脾血吸虫病**　肝脾血吸虫病由曼氏血吸虫、日本血吸虫、间插血吸虫和湄公血吸虫感染引起，偶可由埃及血吸虫感染引起。根据年龄和感染持续时间，肝脾血吸虫病包括两个阶段。

在儿童和青少年，主要的病理改变为肝脏门静脉周围窦前隙中虫卵周围的非纤维化肉芽肿性炎症。肝左叶增大，边缘锐利；脾大，可延伸至脐下，在一些病例可达盆腔。一般没有明显的肝功能障碍征象。超声检查显示门静脉周围间隙增宽，这在重度感染者中更为明显。在此阶段，治疗可逆转大部分改变。

在慢性感染成人（可能具有遗传易感性），主要的病理改变为门静脉周围间隙胶原沉积，引起门静脉周围纤维化（又称为干线型肝纤维化）。这可引起门静脉闭塞、门静脉高压伴脾大、门腔静脉分流和胃肠道静脉曲张。体格检查可发现肝脏质硬、有结节。肝细胞功能不受损害。

在日本血吸虫和曼氏血吸虫感染的晚期阶段，超声检查可显示支流门脉周围纤维化。也可观察到脾大、门静脉增宽和侧支血流出现。CT 和 MRI 显示肝实质不均匀、门脉周围纤维化和静脉侧支循环形成。在此阶段，治疗仅可逆转部分改变。

3. **肺部并发症**　血吸虫病肺部表现最常见于由曼氏血吸虫、日本血吸虫或埃及血吸虫慢性感染引起的肝脾型血吸虫病患者。窦前型门静脉高压的出现可以引起门体侧支循环血管形成，为血吸虫虫卵进入肺循环引起栓塞提供了一条通道。虫卵可停留在肺小动脉（直径 50~100μm），产生肉芽肿性肺动脉内膜炎，然后形成肺动脉高压和肺源性心脏病。疾病进展可能引起心脏扩大与肺动脉增宽。这些表现见于疾病终末期，通常无法逆转。呼吸困难是最主要的临床表现。胸片显示细小的粟粒结节。

在一些患者，启动抗血吸虫治疗可能促使成虫栓塞在肺部，引起咳嗽、哮鸣和胸片示肺部浸润性改变。其机制可能涉及机体对暴露的或由死亡虫体释放的抗原产生的免疫应答。这些表现一般具有自限性，可继续进行抗血吸虫治疗。

4. **泌尿生殖系统血吸虫病**　泌尿生殖系统血吸虫病由埃及血吸虫感染引起。可导致不孕不育，并增加 HIV 传播风险。

在感染早期,虫卵经尿液排出,患者出现镜下或肉眼血尿和/或脓尿。血液通常见于末段尿(终末血尿),但重症患者可出现全程血尿。男性患者可出现精血症。

在慢性感染早期,虫卵引起膀胱壁和输尿管壁的肉芽肿性炎症、溃疡和假性息肉形成,这些表现可在膀胱镜检查中观察到,与恶性肿瘤相似。怀疑恶性肿瘤时对这些病灶进行活检可意外发现血吸虫虫卵。泌尿道的超声表现通常与感染负担密切相关。在出现纤维化和钙化前进行治疗可逆转大部分泌尿道病变。

有长时间的感染时常见排尿困难和尿频症状。在此阶段,膀胱壁发生纤维化并可能钙化,产生特征性的影像学表现。静脉肾盂造影(intravenous pyelography,IVP)可显示输尿管狭窄。肾脏和膀胱超声检查可见由肉芽肿导致的膀胱壁不规则。也可发现肾盂积水、膀胱息肉和肿瘤。接着可发生膀胱颈梗阻、输尿管积水和肾盂积水,引起肾衰竭。细菌二重感染可以引起急性肾盂肾炎。长期感染也与膀胱癌的发生有关,尤其是同时暴露于其他致癌物(如烟草)时。

女性的生殖器表现可能有外阴、阴道和宫颈的肥大和溃疡性病变。卵巢或输卵管也可受累,导致不孕。男性的生殖器表现可能有附睾、睾丸、精索或前列腺受累。治疗可部分逆转生殖器病变。生殖器血吸虫可能是HIV感染的独立危险因素。

血吸虫病可能产生多种肾小球病理表现。无症状的自限性肾小球病在血吸虫感染者中相对常见,在由曼氏血吸虫及埃及血吸虫(相对少见)慢性感染的患者中,部分可见持续性或进行性肾小球病。宿主对寄生虫的免疫应答是肾小球肾炎的重要促发因素。

5. 神经系统血吸虫病 即使是在感染负担相对较低的个体(包括旅行者),血吸虫病也可引起严重的神经系统并发症。神经系统血吸虫病可累及脊髓(引起急性脊髓病变)和/或脑组织;脊髓病变较脑病多见。成虫栓塞脊髓或脑微循环,随后释放虫卵,引起强烈的炎症性肉芽肿反应,导致局部组织破坏和瘢痕形成。脊髓受累表现为快速进展的横贯性脊髓炎,通常发生于髓内,但偶可累及髓外,主要影响脊髓圆锥和马尾。患者可有下肢疼痛、下肢运动障碍、膀胱麻痹和肠功能紊乱。脑血吸虫病可以造成颅内单个或多个病灶,引起多种症状,包括癫痫、运动和/或感觉功能受损,或小脑症状。

【并发症】

(一)病毒性肝炎 相比单纯感染乙型肝炎病毒或曼氏/日本血吸虫的患者,合并感染两种病原体的患者病情更严重,预后也更差。国内报道晚期病例乙型肝炎感染率可达31%~60%,明显高于慢性血吸虫病患者和自然人群。

与单纯感染丙型肝炎病毒(HCV)者相比,合并感染HCV和血吸虫病的患者肝脏病变似乎更严重。这可能是由于血吸虫感染影响了机体对HCV抗原的细胞免疫应答,引起HCV RNA水平增加,加速肝病进展。

(二)疟疾 疟疾和血吸虫病在许多地区共同流行。研究显示,合并感染这两种疾病可能增加肝脾血吸虫病的并发症发

生率,改变宿主对血吸虫抗原的免疫应答。另外,合并感染者发生肝细胞癌的风险可能增加。

(三)菌血症和细菌尿 虫卵移行通过组织可引起结肠或泌尿道炎症,导致菌血症和/或细菌尿。可发生任何细菌性微生物感染,包括反复感染沙门菌。伤寒合并血吸虫病时,患者长期发热,中毒症状一般不显著,血嗜酸性粒细胞一般不低,单用抗生素治疗效果不显著,需同时治疗血吸虫病才能控制病情。

【实验室检查】

(一)实验室改变 血嗜酸性粒细胞增多见于30%~60%的患者。嗜酸性粒细胞增多在急性血吸虫病感染综合征中非常常见,是一种过敏反应,最常见于新感染的旅行者。嗜酸性粒细胞增多的程度取决于感染的阶段、强度和持续时间。

神经系统受累的患者,可在脑脊液中发现嗜酸性粒细胞。慢性肠道或泌尿道血吸虫病引起失血时,患者可出现贫血。感染负担较重时,肠血吸虫病患者的粪便隐血试验可呈阳性。

对于肝脾血吸虫病患者,由于脾隔离症出现脾脏扩大,继而产生门静脉高压,可能观察到血小板减少。罕见肝酶升高,即使确诊有血吸虫病引起的肝纤维化。

血尿和/或白细胞尿在埃及血吸虫感染中常见。

(二)粪便和尿液检查 通过显微镜检查鉴定粪便或尿液样本中的血吸虫虫卵是诊断血吸虫病的"金标准"。它也可以用于物种鉴定和测量寄生虫负荷。显微镜的敏感性在轻度感染和急性感染中较低。

在粪便中可以找到曼氏血吸虫、日本血吸虫、埃及血吸虫、湄公血吸虫和间插血吸虫的虫卵(尽管埃及血吸虫主要存在于尿液中)。在地方性环境中,改良加藤厚涂片法(Kato-Katz方法)是一种常见的浓涂技术,使用5mg大便用低倍镜检查。最好的检测阈值为单张玻片每克粪便中有20个虫卵。改良加藤厚涂片法适用于高流行地区的流行病学研究,但不适用于个别患者的轻度感染。

大多数旅行诊所使用粪便浓缩技术来提高对每克粪便10个虫卵的检测阈值的敏感性。事实证明,FLOTAC粪便浓缩方法对曼氏血吸虫的虫卵检测要比改良加藤厚涂片法更为灵敏,检测阈值为每克2个虫卵。Mini-FLOTAC方法是可以用于人口调查的进一步发展。每天必须排泄3 000~6 000个虫卵才能达到此检测阈值,该阈值在感染后6~12周后发生。

日本血吸虫常用的粪检方法为尼龙绢集卵孵化法。集卵后取沉渣孵化可节省人力、时间、器材和用水量,并提高检出阳性率。

埃及血吸虫的虫卵通常存在于尿液中。尿液显微镜检查在上午10:00至下午2:00之间采集的样本的检查灵敏度最高。通过检查离心或过滤尿液(最小体积10ml)后的沉淀物,可以大大提高灵敏度。

在肺部受累的个体中,可能在支气管镜清洗或经支气管活检中检出。

经验丰富的显微镜学家可以区分成功治疗后可能会排泄

一段时间的活卵(包含活毛蚴)和无活性的虫卵(空壳卵)。将虫卵放入水中可以证明其生存能力,可以对其进行"孵化"。

在流行地区确定感染强度很重要,因为寄生虫负担与并发症的可能性相关。肠道血吸虫病的强度分为轻度(每克最多100个卵),中度(每克100~400个卵)或重度(每克>400个卵)。尿血吸虫病的强度分为轻度至中度(最多50个卵/10ml)或重度(>50个卵/10ml)。

(三)血清学检查 在缺乏显微镜检测卵的情况下,血清学检查是一种有用的诊断工具,尤其对于较低寄生虫负荷的旅行者而言。通常,血清学检查在急性感染期间呈阴性,而在暴露后6~12周或更长时间呈阳性。通常在检测到虫卵之前就可以检测到抗体。

可用的检测方法包括ELISA,放射免疫检测,间接血凝,蛋白质印迹(Western印迹)和补体固定。血清学检查使用各种各样的血吸虫抗原,包括成虫的提取物,尾蚴抗原或卵提取物,例如曼氏血吸虫可溶性卵抗原(SmSEA)。大多数抗体测试方法都不是种特异性的,通常被用作血吸虫感染的筛选试验。

通常,抗体滴度与寄生虫负荷无关。抗体阴性试验可用于排除地方性感染。没有一种测试可以区分先前的感染和活动性疾病。抗体在成功治疗后仍会持续数月至数年。

(四)抗原检测 可溶性血吸虫抗原滴度与感染强度和疾病的临床严重程度密切相关。它们也可用于评估治疗效果,因为抗原的转阴表明可以治愈。成功治疗后的5~10天,抗原检测结果变为阴性。

在活动性感染期间,血液中存在两种肠道相关的血吸虫糖蛋白——循环阳极抗原(circulating anodic antigen,CAA)和循环阴极抗原(circulating cathodic antigen,CCA),并通过尿液排泄。检测水溶性抗原是鉴定活动性感染的有用方法。暴露后早期可检测到CAA。抗原检测的灵敏度接近或优于粪便或尿液浓度检测虫卵的方法,结合这些技术和/或浓缩这些可溶性抗原可提高低强度感染的敏感性。

(五)分子检测 已经开发出用于粪便、尿液和血清的PCR检测方法,用于诊断血吸虫病。属特异性的血吸虫体PCR检测可与其他蠕虫的PCR检测结合使用(多重PCR),其灵敏度高于显微镜检查。在地方性环境中,PCR检测可以测量寄生虫的负荷,也可以用作定量检测。PCR分析有助于物种鉴定。脑脊液的PCR诊断神经血吸虫病也可能有用。

(六)活检 活检可用作异位疾病表现的诊断工具。在肠道血吸虫病的情况下,即使在没有息肉的情况下,对直肠或结肠黏膜的活检也可能显示出特征性肉芽肿,这些虫卵包埋在黏膜中。浅表直肠活检的组织病理学比粪便显微镜检查更为敏感,即使多个粪便标本为阴性,也可能显示虫卵。

在泌尿生殖道血吸虫病的情况下,大多数情况下不需要膀胱镜检查和膀胱活检,但如果怀疑诊断并在尿液中未发现卵,则可以进行膀胱镜检查。尿道息肉的活检可能显示出特征性肉芽肿,包埋在黏膜中的卵周围有明显的嗜酸性粒细胞增多。

【诊断与鉴别诊断】

(一)诊断方法 旅游归来者的诊断方法与地方病诊断方法不同。在归来的旅行者中,血清学检查是最有用的检查,但不能反映出持续感染的确切证据。在生活在流行地区的个体中,应通过显微镜确定虫卵检测和抗原检测的寄生虫负荷。显微镜检查(粪便或尿液)和抗原检测(尿液中)可用来确定感染的负荷,尽管这些对早期感染的预防作用较小。显微镜和PCR测定法用于确定感染种类。

(二)鉴别诊断

1. **急性血吸虫病** 急性血吸虫病必须与疟疾、伤寒和其他沙门菌感染区分开。必须与血吸虫病区分开的其他疾病包括肠胃炎、布鲁氏菌病、钩端螺旋体病和阑尾炎。

2. **嗜酸性粒细胞增多** 嗜酸性粒细胞增多症和发热可发生在吸虫病的环境中,如支气管扩张和筋膜炎,以及滴虫病,热带嗜酸性粒细胞增多症,内脏幼虫移行,以及肝吸虫和肺吸虫感染。嗜酸性粒细胞增多症也可能发生在类圆线虫病和由于钩虫、板口线虫和蛔虫引起的感染中。

3. **嗜酸性粒细胞增多,发热和脑膜炎体征** 嗜酸性粒细胞增多,发热和脑膜炎体征的鉴别诊断包括神经血吸虫病、嗜酸性粒细胞增多性脑膜炎、神经囊虫病和球虫病。这些可能会根据临床病史、影像学和脑脊液检查相互区分。

4. **血红蛋白尿** 必须将埃及血吸虫引起的血吸虫病与其他血红蛋白尿病因区分开,包括尿路感染、急性肾炎、肾结核和泌尿生殖道癌症。生殖器血吸虫病的鉴别诊断还包括其他不孕原因。

5. **腹部症状** 在曼氏血吸虫或间插血吸虫感染的情况下出现的腹部症状可能表明存在消化性溃疡、胆道疾病或胰腺炎。下腹部疾病要排除在外,包括各种形式的痢疾、贾第虫病和溃疡性结肠炎。

6. **肝脾大** 肝脾疾病的鉴别诊断包括热带脾大,是一种慢性疾病,可能是反复发作的疟疾和夸大的免疫反应所致。由于门静脉周围纤维化引起的门静脉高压明显脾脏增大,必须与内脏利什曼病、慢性白血病、骨髓增生综合征和地中海贫血区分开。

7. **瘙痒性皮疹** 尾蚴性皮炎(游泳者痒疹)应与其他皮肤病学实体区分开,包括海水浴皮疹、热浴盆毛囊炎、皮肤上的幼虫偏头痛、水痘和接触性皮炎。非感染性病因包括药物反应或其他毒素摄入,肾上腺功能不全和风湿病,例如皮肌炎和系统性红斑狼疮。还应考虑过敏和血液系统疾病。

【治疗】

血吸虫病的治疗具有三个目的:逆转急性或早期慢性疾病,预防与慢性感染相关的并发症,以及预防神经血吸虫病。治疗的目标是通过减少虫体的体内负荷来减少产卵量。即使没有彻底根除蠕虫,这也可以降低发病率和死亡率。治疗的益处包括门静脉周围纤维化和门静脉高压的消退,肾盂积水的逆转。治疗不能够逆转肝或尿路晚期纤维化或逆转继发性并发症,例如食管静脉曲张或肺源性心脏病。

（一）尾蚴性皮炎 尾蚴性皮炎通常是由非人类血吸虫物种引起的；人类不是合适的宿主，因此生物体在皮肤中死亡。皮疹通常会在几天内清除。治疗包括对症治疗瘙痒。

（二）急性血吸虫病综合征 急性血吸虫病综合征的初始治疗包括用皮质类固醇减轻炎症。皮质类固醇的最佳剂量和持续时间尚不确定；每天泼尼松龙 20~40mg 治疗 5 天通常足以抑制症状。随后应使用吡喹酮治疗。

由于吡喹酮治疗可能会加重急性血吸虫病症状，因此最佳时机尚不确定。一般而言，当感染已确定且蠕虫已完全成熟时，吡喹酮的治疗在暴露后至少 4 周后最有效。急性症状消失后，最好使用吡喹酮治疗，其后 4~6 周重复治疗。吡喹酮只在急性症状缓解后才开始使用，并应与皮质类固醇同时使用。皮质类固醇可降低吡喹酮的血浆水平，尽管有关吡喹酮的剂量是否需要在皮质类固醇治疗中调整的数据有限。

（三）慢性感染的治疗 血吸虫病患者应接受吡喹酮治疗。一般而言，已知近期接触的患者应推迟治疗，直到可以进行诊断血清学和/或显微镜检查（通常在接触后 6~12 周为阳性）。具有相关暴露和可适应的临床症状的患者可以先用皮质类固醇治疗，然后一旦确诊并且蠕虫已经足够成熟以成功治疗，则随后再施用吡喹酮。

对近期感染的患者服用吡喹酮可能会在治疗后的几天内诱发急性血吸虫病症状。但是，吡喹酮给药前的长时间延迟（感染后长达 12 周）可能增加神经血吸虫病发展的风险。

吡喹酮改变了成虫的外皮结构并增加了钙离子的渗透性。钙离子积累在细胞质中，导致肌肉收缩和随后的瘫痪。对被膜的损伤还诱导了宿主对寄生虫抗原的免疫反应。因此，吡喹酮的功效取决于感染的寄生虫负荷和宿主的免疫防御作用。

在流行地区，吡喹酮单剂可治愈 85% 以上的病例；在尚未治愈的个体中，吡喹酮可将寄生虫负担减少 90% 以上。残留感染患者的再治疗进一步提高了治愈率。在寄生虫负荷较低的旅行者中，单剂量的吡喹酮通常足以将蠕虫负担降低到可以忽略的水平。

吡喹酮用于治疗因埃及血吸虫、曼氏血吸虫或间插血吸引起的感染的剂量为 40mg/kg（一剂或两剂）。日本血吸虫或湄公血吸虫感染的剂量为 60mg/kg（分 2 次）。初始剂量 2 周后再重复一次吡喹酮可提高治愈率并改善曼氏血吸虫感染的强度，尽管这不是标准做法。

治疗后的随访包括监测临床表现，嗜酸性粒细胞计数（嗜酸性粒细胞增多症患者），以及显微镜检查粪便或尿液中的卵。在寄生虫负荷高的人群中，医学成像技术（腹部超声或磁共振成像）对于记录经过反复大规模治疗后尿路病变和门静脉肝病的长期逆转至关重要。嗜酸性粒细胞水平在治疗后不久可能会升高，然后在数周内下降。

治疗后持续 3 个月以上的嗜酸性粒细胞增多可能反映了寄生虫负担的减少不足和/或可能表明存在额外的蠕虫感染。

在流行地区，应在治疗后 6 周内进行粪便或尿液的后续显微镜检查以评估治愈情况。在非流行地区，因为再感染风险

小，可在治疗后 3~6 个月进行显微镜检查随访。虫卵的排泄可能会在治疗后持续数周，并且很难区分活卵和死卵。此外，治疗可能会导致未杀死的成年蠕虫暂时停止产卵。

如果初始治疗后 6~12 周存在活卵，因此需要用吡喹酮重复治疗。可以服用相同剂量的吡喹酮（对于因埃及血吸虫、曼氏血吸虫或间插血吸虫引起的感染，为 40mg/kg；对于因日本血吸虫或湄公血吸虫引起的感染，为 60mg/kg）。在再治疗中增加剂量似乎不能获益。

（四）神经系统血吸虫病 神经血吸虫病是由于成虫蠕虫栓塞到脊髓或大脑微循环后发展而来的，随后虫卵释放导致强烈的炎症反应，并引起局部组织破坏和瘢痕形成。会导致脑部疾病或脊髓病，后者更为常见。

吡喹酮（单剂 40mg/kg）可引起炎症反应，使神经系统症状反常恶化，因此应在皮质类固醇治疗开始后几天服用。及时使用皮质类固醇（泼尼松 1~2mg/kg）对于预防由于强烈的炎症反应而引起的不可逆的组织损伤至关重要。吡喹酮可能足以消除成虫和停止产卵，但并不能灭活埋在异位部位的卵。在伴有癫痫发作的情况下，应进行抗惊厥治疗。

部分抗疟药物如蒿甲醚、青蒿琥酯、甲氟喹和奎宁等均对血吸虫也有效。青蒿素衍生物作用于未成熟血吸虫的葡萄糖代谢，可用于非常早期的感染。甲氟喹对成熟蠕虫的作用有限。在吡喹酮中添加甲氟喹或青蒿琥酯无益。吡喹酮与蒿甲醚的组合可能会提供一些益处。

（五）对症治疗 肝脾血吸虫病可导致严重的门静脉高压和胃肠道出血。在患有门静脉高压的已确定肝纤维化的患者中，曲张静脉出血是最常见的并发症。治疗选择包括外科门体腔分流术或脾切除术的食管胃血运重建术。最佳方法尚不确定（见第十五篇第八章第一节"肝硬化及其并发症"）。

泌尿生殖道血吸虫病可在男孩和女孩的童年时期引起生殖器病变。该病增加了女性的阴道黏膜脆弱性和出血性，并且在一些研究中发现其与 HIV 感染增加有关。尽管生殖器病变是慢性的，但人们认为吡喹酮的早期和反复治疗可以大大降低艾滋病病毒的发生率。生殖器血吸虫病与女性不育症有关。

在没有已知肾脏疾病的情况下患有肝脾血吸虫病的患者，需要通过测量血清肌酐尿液试纸（以评估是否存在蛋白尿和/或血尿）对肾脏功能障碍进行年度筛查。如果观察到尿量尺结果异常，则应检查尿沉渣，并用尿蛋白与肌酐之比定量尿蛋白。

【预防】

流行地区的血吸虫病控制策略包括水卫生，大规模治疗和疫苗开发。这些措施有助于根除日本血吸虫病，已在中国被采纳为国家战略。

（一）控制传染源 在流行区，对患者进行普查和同步治疗。吡喹酮虽是治疗血吸虫病的有效药物，但因其仅对刚钻入皮肤的早期童虫（虫龄 3~6 小时）和成虫有效，故无预防作用。通过保持较低的寄生虫负荷和增加对再感染的抵抗力，反复进行大规模治疗可大大降低血吸虫病的患病率和发病率。没有针对血吸虫病的有效疫苗。

（二）**切断传播途径** 消灭螺类是控制血吸虫病的重要措施。在水网地区可采取改造螺类滋生环境的物理灭螺法，如土埋法等。在湖沼地区可采用垦种、筑坝的方法，在居民点周围建立防螺带等。还可结合水利、水产养殖水淹灭螺，适用于湖沼地区和山区。化学灭螺可结合物理灭螺进行，采用氯硝柳胺等药物，该药杀螺效力大，持效长，但作用缓慢，对螺卵、尾蚴也有杀灭作用。

（三）**保护易感人群** 加强卫生宣教、改变接触疫水的行为。尽量减少与含有传染性小虫幼虫的淡水接触。通过提供安全的水源并进行适当的污水控制，以及在进行淡水接触时进行有关穿防护服和鞋类的社区教育，可以减少与淡水的直接接触。其他措施可能包括用毛巾擦干裸露的皮肤和/或在接触淡水后使用驱虫剂 DEET（N,N-二乙基间甲苯胺）。

推荐阅读

1. MELTZER E,SCHWARTZ E. Schistosomiasis:current epidemiology and management in travelers[J]. Curr InfectDis Rep,2013,15(3):211-215.
2. SOENTJENS P,CLERINX J,AERSSENS A,et al. Diagnosing acute schistosomiasis[J]. Clin Infect Dis,2014,58(2):304-305.

第十二节　肝吸虫病

王新宇　潘孝彰

华支睾吸虫（*Clonorchis sinensis*），亦称肝吸虫（liver fluke）的成虫寄生于人体的肝胆管内引起华支睾吸虫病（clonorchiasis sinensis），亦称肝吸虫病。是一种重要的食物源性寄生虫病。另外，后睾吸虫属（*Opisthorchis*）主要寄生在禽兽体内，有些虫种也能感染人类，引起相应疾病。

【**病原**】

华支睾吸虫胚胎卵先经释放进入胆管，随后混于粪便中。虫卵被螺类（第一中间宿主）摄入，并在其体内释放出毛蚴，毛蚴在其体内完成几个发育阶段（胞蚴、雷蚴和尾蚴）。尾蚴从螺类体内释放到淡水中，随后侵入淡水鱼（第二中间宿主）软组织，在其内形成囊蚴。动物或人类摄入生的、未熟透的、盐渍、腌制或烟熏的淡水鱼就会感染。囊蚴在宿主十二指肠内脱囊，并上移至胆管。发育为肝吸虫成虫约需1个月。成虫通常寄居于中小胆管，偶尔寄居于胆囊或胰管。成虫在人胆道中可存活20~30年。

【**流行病学**】

（一）**地理分布** 华支睾吸虫，流行于东亚地区，尤其是中国、日本、越南和韩国；其在俄罗斯联邦东部地区也有流行。全世界估计超过3 500万人感染此寄生虫，6亿人面临感染风险。华支睾吸虫在我国分布极为广泛，但在不同流行地区的患病率差异很大，广东、广西和海南等省（自治区）为重流行区，其次为黑龙江、辽宁、吉林、台湾和香港。据估算我国华支睾吸虫感染者超过1 500万。

后睾吸虫病常由猫后睾吸虫（*O. felineus*）和麝猫后睾吸虫（*O. viverrini*）引起。猫后睾吸虫见于东南亚、中欧及东欧。一些地区的患病率达40%~95%，感染者估计超过1 600万。麝猫后睾吸虫流行于泰国、越南、柬埔寨和老挝，在缅甸也有报道。

（二）**传染源** 肝吸虫病为人兽共患的寄生虫病，除人感染外，华支睾吸虫寄生于食鱼的哺乳类动物，狗和猫是最常见的储存宿主，后睾吸虫感染猫、狗和其他食鱼的哺乳类动物，而这些动物充当了储存宿主。

（三）**传播途径** 主要通过食入含有华支睾吸虫囊蚴的生或半生的鱼和虾而感染。

（四）**易感人群** 人对该虫普遍易感，我国南北两端感染率高，这与当地的饮食习俗有关。在有食生鱼习惯的广东等地区感染率随年龄的增加而升高。前往流行地区的旅行者或来自这些地区的移民可能感染肝吸虫，并将其带入非流行地区。含有活囊蚴的冷冻、干制或腌制鱼类出口到非流行地区，所以从未到过流行地区的人偶尔也会感染。人感染肝吸虫后可产生抗体，但不能预防再感染。

【**发病机制与病理**】

当胆管中寄生的虫数少时一般并无临床症状，当胆管被大量虫体和虫卵长期阻塞后，由于虫体和虫卵的机械刺激，以及代谢排泄物的毒性作用，胆管上皮细胞脱落，管壁增厚，管腔逐渐狭窄，加上虫体及虫卵造成的阻塞，引起胆汁淤积。胆管可明显扩张。扩张的胆管压迫肝组织加上虫体、虫卵毒素的刺激，肝细胞出现营养不良、脂肪变性、萎缩、坏死甚至可发生门脉性肝硬化。偶可由于长期胆汁淤滞，演变成胆汁性肝硬化。胆管阻塞常继发细菌感染，导致胆管炎、胆囊炎、胆管源性肝脓肿等。死亡碎片、虫卵、脱落的胆管上皮细胞还可成为胆石的核心。成虫偶可寄生在胰腺管内，引起胰管炎和胰腺炎。

肝吸虫感染致癌机制不明，但可能涉及慢性刺激、炎症、一氧化氮形成、蛋白失调、药物代谢酶类的激活和寄生虫分泌产物。麝猫后睾吸虫感染者可能存在某些细胞因子基因多态性，导致细胞因子生成异常，纤维化和胆管细胞癌风险增加。

【**临床表现**】

（一）**感染程度** 后睾吸虫和华支睾吸虫感染的临床表现相似。感染者大多没有症状且为良性病程。随着感染的强度及持续时间增加，症状性感染及并发症的发生风险也增加。"轻度"感染（每克粪便中吸虫<100个或虫卵≤1 000个）很少引起症状。即使患者为重度感染，也只有约10%出现症状。

（二）**感染分期** 可以分为急性期与慢性期。

1. **急性肝吸虫病** 肝吸虫感染的病理及临床后果与累积感染的程度及持续时间有关。在急性华支睾吸虫感染者中，吸虫数量往往较少，因此不会引起症状。5%~10%的患者感染相对较严重，并且存在非特异性症状，例如右上腹疼痛、消化不良、腹泻、肠胃气胀和乏力。猫后睾吸虫感染较常引起急性症状，通常在进食严重感染的未熟透鱼类后10~26天出现，表现为高热、厌食、恶心、呕吐、腹痛、不适、肌肉、关节痛和荨麻疹。

患者可能出现淋巴结肿大和肝大伴压痛。急性期症状通常持续 2~4 周。循环血中嗜酸性粒细胞水平通常较高。3~4 周后常可在粪便中检出虫卵。

2. 慢性肝吸虫病　症状可发生于感染病程后期,乃因成虫引起了慢性机械性损伤和物理性胆管梗阻,尤其是成虫负荷较高者。表现为乏力、消化不良、头晕、眩晕、消瘦、水肿、贫血等,儿童患者有生长发育障碍。左叶肝大,质多偏硬,有压痛。重复感染可导致门脉性肝硬化。

【并发症】

胆结石、急性胆囊炎及化脓性胆管炎最为常见,流行区有虫地域的发病率明显高于无虫地域,其次为肝脓肿、胆道狭窄,偶尔并发门脉性肝硬化,食管静脉曲张和破裂,成虫阻塞造成梗阻性黄疸,进而可致胆汁性肝硬化。在流行地区,胆管细胞癌发病率很高。成虫阻塞胰管时可引起胰管炎及胰腺炎。

【实验室检查】

(一) 血液检查　外周血嗜酸性粒细胞比例可能增多(通常高达 10%~20%),血清 IgE 水平升高。

(二) 虫卵检查　在粪便、十二指肠抽吸液或胆汁标本中发现虫卵即可确诊。感染后大约 4 周,可在粪便中发现虫卵。检测感染的"金标准"是福尔马林乙酸乙酯浓集法(FECT)。轻度感染时可能无法发现虫卵,虫卵可能只有在浓集样本中检出。显微镜下难以区分华支睾吸虫虫卵与后睾吸虫虫卵。通常根据暴露地区或成虫形态来区分肝吸虫属。

(三) 免疫诊断　目前免疫学方法已被广泛应用。常用的方法有皮内试验、间接血凝试验、间接免疫荧光抗体试验、酶联免疫吸附试验(ELISA)。其中 ELISA 是目前较为理想的免疫检测方法,但检测结果也存在一定假阳性,与其他寄生虫存在部分交叉反应。

(四) 核酸诊断　已研发出基于聚合酶链反应(PCR)的方法,从而检测粪便中的麝猫后睾吸虫虫卵、猫后睾吸虫虫卵和华支睾吸虫虫卵。相比标准的粪便镜检,每克粪便样本中虫卵数量大于 1 000 个、介于 200~1 000 个和小于 200 个时,PCR 法的敏感度分别为 100%、68% 和 50%。

(五) 影像学　诊断华支睾吸虫病或后睾吸虫病的有效影像学方法包括超声、CT、MRI、胆管造影和经内镜逆行胰胆管成像(endoscopic retrograde cholangiopancreatography,ERCP)。

无论患者有无症状,超声均可能查见异常。超声表现包括胆囊增大和/或胆泥沉积、胆管炎症和/或纤维化,以及肝大。超声还可能检出肝吸虫的聚集体,表现为胆管内无声影的回声灶。超声异常表现一般在治疗后恢复正常。在流行地区,吡喹酮治疗 1 年后发现胆囊内有浮动回声灶时,可能提示活动性华支睾吸虫病。

研究发现 CT 比超声更能敏感评估复发性胆管炎,因为 CT 可以检出与复发性化脓性胆管炎相关的肝内小胆管扩张及增厚。MRI 也有助于诊断,可在患者中检出肝内胆管轻度扩张、管壁信号增强和管壁增厚、肝内胆管充盈缺损和管道狭窄,以及肝外胆管扩张。肝胆恶性肿瘤见于约 1/3 的患者。

内镜或 ERCP 可能发现成虫。胆管造影可见肝内胆管扩张,其中有细长的充盈缺损,伴管壁迂曲不规则。

【诊断】

在粪便、十二指肠抽吸液或胆汁标本中发现虫卵即可确诊。已经制定血清学诊断方法,但尚未普及,影像学检查是有用的辅助诊断工具。

一旦诊断为华支睾吸虫病或后睾吸虫病,应提示对家庭成员行粪便显微镜检查和血细胞计数,以评估嗜酸性粒细胞增多。存在嗜酸性粒细胞增多但粪便镜检结果阴性时,超声检查有助于诊断。

【鉴别诊断】

1. 病毒性肝炎、肝硬化　多有肝炎的一般症状,肝脏呈弥漫性增大伴压痛(可有脾大),并不以左叶增大为主。肝功能损害、病原血清学标志的检测及肝穿刺组织病理检查皆有助于诊断。

2. 原发性肝癌　病情多迅速恶化、肝痛较显著,肝脏进行性增大,表面可触及明显结节及肿块。甲胎蛋白显著增高,肝脏核素扫描、CT 或 MRI 检查有诊断价值。

3. 肝片吸虫病　肝片吸虫病的临床表现包括发热、右上腹疼痛、肝大和偶见的黄疸。通过 CT 显示肝脏低密度病变、粪便镜检及血清学检测,可区分肝片吸虫病与其他肝吸虫所致感染。

4. 血吸虫病　慢性血吸虫病的临床表现包括门静脉高压征象、肝功能检测结果异常及嗜酸性粒细胞增多。血清学和/或显微镜检查可以确诊。

5. 类圆线虫病　类圆线虫病的临床表现包括腹痛、腹泻、厌食、恶心、呕吐和嗜酸性粒细胞增多,但也可能只有嗜酸性粒细胞增多而无其他症状。血清学和/或显微镜检查可以确诊。

6. 蛔虫病　异位蛔虫病可致肝外胆道梗阻,临床表现为腹痛和黄疸。血清学检测、显微镜检查和/或 ERCP 可以确诊。

7. 胆总管结石　胆总管结石的临床表现包括右上腹疼痛,以及符合胆汁淤积的肝功能检查结果(胆红素和碱性磷酸酶升高)。超声检查可以确诊。

8. 胆管细胞癌　胆管细胞癌的临床表现包括黄疸、瘙痒、白陶土样便、深色尿、腹痛、体重减轻和发热。肝功能检测可见胆汁淤积的特点。诊断工具包括磁共振胆胰管成像和肿瘤标志物检测。

9. 原发性硬化性胆管炎　原发性硬化性胆管炎的临床表现包括乏力、瘙痒、黄疸、肝大和脾大。肝功能检测可见胆汁淤积的特点。胆管造影可以确诊。

【预后】

无症状型或轻症患者经治疗后预后良好。如能避免重复感染,重症患者甚至已发展到肝硬化阶段者,经有效药物治疗后一般情况和肝脏病变均可获得明显好转。华支睾吸虫病合并病毒性肝炎时,后者的症状往往较重,病程迁延,肝功能也不易恢复正常。

【治疗】

（一）病原治疗

1. 吡喹酮　华支睾吸虫病的首选治疗为吡喹酮（一次25mg/kg，口服，一日3次，连用1~2日）。小型随机试验数据表明，此方案的治愈率>90%。后睾吸虫病的标准治疗方案为吡喹酮，一次25mg/kg，口服，一日3次，连用1~2日。吡喹酮的副作用包括头痛、头晕、失眠、恶心和呕吐。尽管粪便中的虫卵常在治疗1周内消失，但临床感染症状可能需要数月才会缓解。

2. 替代药物　替代药物包括阿苯达唑或甲苯达唑。阿苯达唑（一日10mg/kg，与高脂饮食同服，连用7日）对华支睾吸虫病疗效良好（治愈率>90%），对后睾吸虫病也有一定疗效（治愈率63%）。甲苯达唑（一日30mg/kg，连用20~30日）对后睾吸虫病的治愈率为89%~94%。三苯双脒治疗后睾吸虫病的效果不亚于吡喹酮。两项随机试验纳入了麝猫后睾吸虫轻度感染的老挝儿童及成人，结果发现三苯双脒≥100mg的疗效良好。

（二）其他治疗　华支睾吸虫病合并急性或慢性胆囊炎、胆总管炎或胆道结石时，需要抗菌药物、胆管引流和/或手术。重度感染有较重营养不良或肝硬化者，应予以支持疗法，如增强营养、保护肝脏和纠正贫血等。

【预防】

华支睾吸虫病预防重点在于：①开展宣传教育，预防感染的方法包括烹调淡水鱼或冷冻处理（内部温度达到-20℃，至少持续7日），严格的卫生措施也能减少传播。②普查与普治，在流行区实行计划驱虫，以及采取以大量人口为对象的驱虫治疗。在后睾吸虫病流行地区，采用吡喹酮（单剂，40mg/kg）群体治疗有效。

推荐阅读

1. QIAN M B,UTZINGER J,KEISER J,et al. Clonorchiasis［J］. Lancet,2016,387(10020):800-810.

2. LAI D H,HONG X K,SU B X,et al. Current status of Clonorchis sinensis and clonorchiasis in China［J］. Trans R Soc Trop Med Hyg,2016,110(1):21-27.

第十三节　肺吸虫病

沈银忠　潘孝彰

肺吸虫病（paragonimiasis）又称肺并殖吸虫病，属人兽共患蠕虫病，为卫氏并殖吸虫（*Paragonimiasis westermani*）、斯氏狸殖吸虫（*P. skrjabini*）等并殖吸虫寄生人体所致的一种自然疫源性疾病。人因生食或半生食含囊蚴的溪蟹或蝲蛄而感染。卫氏并殖吸虫所致疾病以肺内型为主，表现为咳嗽、胸痛、咳铁锈色痰等，肺外型可累及脑、脊髓、腹腔、皮下等部位并引起相应的表现。斯氏狸殖吸虫所致疾病以肺外型为主，表现为童虫或幼虫在体内移行而引起皮下游走性包块及幼虫移行症，包块内无成虫，痰中也无虫卵。

【病原】

并殖吸虫因其成虫雌雄生殖器官并列而命名。迄今全世界报告的虫种达50种（其中有同物异名），其中公认对人体有致病力的虫种有卫氏并殖吸虫、斯氏狸殖吸虫、宫崎并殖吸虫、异盘并殖吸虫、菲律宾并殖吸虫、克氏并殖吸虫、非洲并殖吸虫、双侧宫并殖吸虫、墨西哥并殖吸虫。卫氏并殖吸虫和斯氏狸殖吸虫为我国主要致病虫种。

卫氏并殖吸虫的生活史包括成虫、虫卵、毛蚴、胞蚴、母雷蚴、子雷蚴、尾蚴、囊蚴、后尾蚴和童虫等发育阶段，后尾蚴、童虫和成虫阶段存在于终宿主体内。虫卵主要随痰咳出（有咽痰习惯的患者虫卵也可随粪便排出），入水中在适宜温度下约经过3周孵化成毛蚴。毛蚴侵入第一中间宿主淡水螺内经过胞蚴、雷蚴等发育和无性增殖最后成为许多尾蚴。尾蚴从螺体逸出可入侵第二中间宿主淡水蟹或蝲蛄的体内发育成为囊蚴。人若进食含有囊蚴的淡水蟹或蝲蛄时，囊蚴随之进入消化道，经消化液作用脱囊成为童虫。童虫的活动能力很强，可穿过肠壁到腹腔浆膜表面匍匐，其中多数童虫沿肝表面向上移行，直接贯穿膈肌而达胸腔，进而侵入肺内发育为成虫。少数滞留于腹腔内的童虫可继续发育，并穿入肝脏浅层或大网膜发育成为成虫；偶可沿纵隔内大血管根部及颈内动脉周围软组织向上移行，经破裂孔而侵入颅中窝，再经颞叶、枕叶的底部侵入脑组织。虫体侵入器官或组织后除引起局部病变外，还可以继续穿行到其他部位而引起病变。有些童虫可终身穿行于身体各组织间直至死亡。

【流行病学】

（一）传染源　人体如感染斯氏狸殖吸虫，因虫体一般不能在人体内发育成熟产卵，故虽可致病但不能成为传染源，而猫科、犬科、灵猫科、鼬鼠科等动物是重要的传染源。卫氏并殖吸虫在人体内可发育为成虫并产卵，可成为传染源。

（二）传播途径　本病的传播需通过中间宿主。第一中间宿主有20多种螺类，第二中间宿主为溪蟹和蝲蛄，溪蟹或蝲蛄死后肢体碎裂，囊蚴可污染水源。流行区居民因饮用含囊蚴的生水而感染。在流行区，居民生食及半生食溪蟹或蝲蛄而感染。囊蚴在含14%乙醇的黄酒中需120小时才被杀死，在酱油（含盐16.3%），10%~20%盐水或醋中，部分能存活24小时以上，而腌蟹及醉蟹一般不超过24小时，因而仍具有感染能力。如加热不足，蟹体内囊蚴未能全部被杀死，则热吃也会引起感染。

（三）易感人群　人群普遍易感。

（四）流行特征　本病流行甚广，主要分布于亚洲。美洲、非洲及大洋洲亦有人体或动物感染的报道。我国并殖吸虫病分布广泛。浙江和东北各省老疫区以卫氏并殖吸虫病为主；而四川、贵州、湖南、湖北、江西、河南和山西等省则以斯氏狸殖吸虫病为主。儿童发病率较成人高。

【发病机制与病理】

卫氏并殖吸虫可在人体内完整地发育为成虫,囊蚴在人消化道中,幼虫脱囊并钻过肠壁进入腹腔,在各脏器间游走,约2周后沿肝脏向上移行,穿过膈肌而达胸腔,侵入肺形成囊肿,在内发育为成虫。从吞入囊蚴至成虫产卵约需2个月。以肺部病变为例,病理可分为三个阶段。

(一)组织破坏期 虫体移行时会穿破组织而引起线状出血或隧道样损伤,并可破坏组织,形成窟穴状病灶。

(二)囊肿期 窟穴内大量嗜酸性粒细胞浸润,组织坏死液化形成囊肿,其周界清楚,呈结节状或球状囊肿,其外围为纤维性囊壁和肉芽组织。囊腔内含有特殊的棕褐色或青灰色、芝麻酱状黏稠液体。镜检可见坏死组织、夏科-莱登结晶、虫体和虫卵。虫体有游走习性,故可离开原囊肿,并在其附近形成新囊肿,相互间有"隧道"相通。如囊肿与支气管相通,则其内容物可随痰咳出。

(三)纤维瘢痕期 上述囊肿内的虫体死亡或游走他处,或由于囊肿通过支气管与外界相通,其内容物逐渐排出,最后囊肿被肉芽和纤维组织所填充形成纤维化和瘢痕。也可有钙化。

虫卵的致病作用不及幼虫和成虫重要,幼虫及成虫移行可引起明显的组织破坏。卫氏并殖吸虫卵可见于虫囊、脓肿及囊间"隧道"内,成虫所穿过的组织内也可见虫卵,虫卵也可随血流播散至心、脑、肾、肝和脾等处,由于虫卵在人体内不能发育为毛蚴,又无可溶性抗原分泌,所以组织反应轻微。但幼虫在移行过程中,腺体分泌物及虫体机械运动会导致周围组织产生炎症反应,进而出现浆膜腔积液、粘连。

人体不是斯氏狸殖吸虫的适宜宿主,虫体侵入人体后不易发育为成虫和产卵,故组织中多为童虫。斯氏狸殖吸虫引起的全身和局部过敏反应均较强烈,血和组织中嗜酸性粒细胞明显增高。肺损害相对较轻,但多发、游走性皮下结节甚为多见,肝损害、脑内伴蛛网膜下腔出血等也较常见。斯氏狸殖吸虫成虫主要寄生在果子狸、犬、猫等哺乳动物,大多数以童虫阶段寄生于人体,偶见成虫寄生于肺。

主要受累器官的病理特点和发病机制如下:

(一)肺 肺的病变主要由卫氏并殖吸虫引起,多在两肺中下野外带。病灶多为囊性病变,自米粒大小至2cm左右不等,虫体在肺内的移行可引起支气管扩张、支气管肺炎、支气管胸膜瘘、间质性肺炎、自发性气胸、咯血等。合并细菌感染时可表现为肺脓肿。胸膜常受累,表现为单侧或双侧的胸膜炎、胸腔积液。心包也可受累,形成心包积液。

(二)肝脏 斯氏狸殖吸虫童虫常侵入肝脏,引起明显损害,较卫氏并殖吸虫多见。病灶多位于肝包膜下,可为隧道状或类圆形。可累及局部血管。

(三)脑及脊髓 中枢神经系统的病变可为囊肿型,亦可为萎缩型。前者常呈多房,后者可为局限性或弥漫性。脑部病变以颞叶或枕叶囊肿为多,亦可侵及内囊、基底节和侧脑室。囊肿周围水肿,局部可有出血灶,慢性阶段可形成结节、钙化

灶。多个囊肿常集簇存在。当脑脊液循环受阻时,可出现脑室萎陷或扩大。脊髓病变少见,为虫体移行至脊髓硬膜外腔或蛛网膜下腔形成囊肿压迫脊髓所致。

(四)皮下结节或包块 一般为长形无痛游移性包块。病理检查示典型嗜酸性肉芽肿,其中心为灰黄色豆渣样坏死组织,含夏科-莱登结晶。卫氏并殖吸虫所致的结节内可找到成虫、童虫或虫卵;在斯氏狸殖吸虫所致的皮下包块中仅能查见未成熟的虫体。

【临床表现】

多数慢性起病,且早期症状不明显,故潜伏期不易确定。症状多数在感染后3~6个月(1个月至数年)内出现。脑型症状较肺型晚出现。严重感染者可在一次大量生食溪蟹或蝲蛄后数日内即出现急性症状。

(一)全身性症状及体征 急性期患者较突出。斯氏狸殖吸虫病(paragonimiasis skrjabini)患者全身症状常见,表现为畏寒、发热、头昏、纳差、乏力、腹痛、腹胀等,2~3周后出现胸痛、胸闷、咳嗽等症状,可出现荨麻疹。

(二)呼吸系统症状 卫氏并殖吸虫最常寄生于肺部,咳嗽为最早出现的症状,晨间较剧,初为干咳,以后有咳痰,一般每日50~100ml,多为白色黏稠状且带腥味。时有特征性的铁锈色痰或烂桃样痰,与虫卵排出相关。病程中常有痰中带血或咯血。如有继发感染,则痰量增多且呈脓性。仅部分斯氏狸殖吸虫病患者痰中偶带血丝,典型的铁锈色痰或大量咯血少见,胸痛及胸腔积液多见,呈单侧或双侧,也可左右侧交替出现。胸腔积液量一般不多,但也有量多者,呈草黄色或血性,偶为乳白色;可呈包裹性积液,遗留胸膜增厚。

(三)消化系统症状 疾病早期较为多见。常见者有腹痛、腹泻、恶心、呕吐、便血等,程度不一。腹腔内囊肿偶可与肠壁粘连,并向肠内破溃,出现棕褐色黏稠脓血样或芝麻酱样粪便,粪中可能找到虫卵。脐周或下腹(以右下腹为多)可有压痛,一般无肌紧张,偶可扪及结节或包块,肿块有时被误认为结核病或淋巴瘤。偶因大网膜、大小肠、肝、脾、膈肌等处产生广泛粘连引起肠梗阻,并可产生腹水,渗出液中以嗜酸性粒细胞为主。

(四)神经系统症状 以卫氏并殖吸虫引起者多见,该虫种所致疾病中10%~20%为脑型。该型表现为:

1. 颅内压增高症状 如头痛、呕吐、反应迟钝,单纯头痛可为唯一表现。另有视力减退、视乳头水肿等,多见于早期。

2. 脑组织破坏的症状 如瘫痪、感觉缺失、失语、偏盲等,见于疾病后期。

3. 刺激性症状 如癫痫、肢体感觉异常等,此乃因病变接近皮质所致。

4. 炎症性症状 如畏寒、发热、头痛、脑膜刺激征等,大多见于早期。

5. 蛛网膜下腔出血 斯氏狸殖吸虫病多见,卫氏并殖吸虫病(paragonimiasis westermani)偶见。表现剧烈头痛、呕吐,严重者可出现昏迷。脑膜刺激征阳性。脑脊液呈血性、嗜酸性粒

细胞明显升高。

波及眼部时可表现为眼球凸出，视力障碍，眼球活动受限。多见于斯氏狸殖吸虫病，偶可见于卫氏并殖吸虫病。

脊髓型肺吸虫病的症状由脊髓受压所致，运动障碍如下肢无力、行动困难等最早出现，也较普遍；下肢麻木或马鞍区麻木感等感觉异常。腰痛、坐骨神经痛和排尿排便困难等则表现为进行性加重，最后出现截瘫。斯氏狸殖吸虫引起脑脊髓型病变者较卫氏并殖吸虫少。

（五）**皮下结节或包块**　卫氏并殖吸虫病中 1%～20% 的患者有皮下结节，早发者在感染后 2 个月出现，迟者可于 3 年余才出现。多见于下腹部至大腿之间，常位于皮下深部肌肉内，肉眼不易发现，触诊可及。直径在 1～2cm，大者较软，小者较硬。大多能活动，亦可相连成串，略有压痛与痒感。结节内可发现童虫、成虫或虫卵。斯氏狸殖吸虫病的主要临床表现就是皮下包块，其发生率达 50%～80%。多见于腹部，次为胸背部、腹股沟、大腿、阴囊、精索、腘窝、腋窝，甚至位于头颈和眼睑等部位，皮下包块呈游走性。包块自黄豆、核桃至鸭蛋大小，一个或数个不等。初起时边界不清、有显著水肿，其后逐渐缩小变实。包块消退后可残留纤维组织，新老包块间时可扪及纤维条索状块。包块中无虫卵。

（六）**肝脏表现**　卫氏并殖吸虫与斯氏狸殖吸虫均可引起肝脏损害，但以斯氏狸殖吸虫多见，大多为疾病早期表现。表现为乏力、纳差、发热、腹痛、腹泻，少数可伴腹水，肝常增大，质中等或偏硬，压痛不著，伴肝功能损害及 γ-球蛋白增高等。

（七）**心包表现**　见于斯氏狸殖吸虫病，可占 5%～19%，以儿童为主，卫氏并殖吸虫也可引起，可呈缩窄性心包炎表现。

（八）**其他**　浆膜腔炎症及积液，包括心包、腹腔。腹痛和腹部包块，可为脾脏、肠系膜淋巴结等腹部器官组织受累所致。肾脏也可受累，可有血尿，尿中可有虫卵。

【**实验室检查**】

（一）**血常规**　白细胞总数可正常或增高。嗜酸性粒细胞增多，急性期尤高，又以斯氏狸殖吸虫病更为明显。血沉可中度至高度升高。但并非每位患者都会出现特征性的血常规改变。

（二）**虫卵检查**　卫氏并殖吸虫病患者大多有肺部病变，痰检可见嗜酸性粒细胞、夏科-莱登结晶与虫卵，使用齐-内染色虫卵检出率高者可达 85%。随吞咽进入消化道的虫卵，可使用改良加藤厚涂片法镜检，阳性率也可达 15%～40%。

（三）**虫种鉴定**　虫种的鉴定有赖于形态学和分子生物学技术。

（四）**病理检查**　活检如发现嗜酸性肉芽肿、夏科-莱登结晶或坏死窦道即可诊断，发现斯氏狸殖吸虫的童虫，卫氏并殖吸虫成虫或虫卵价值更大。浆膜腔积液可表现为嗜酸性粒细胞增多。

（五）**免疫学检查**　目前常用的抗体检测方法有：

1. 酶联免疫吸附试验（ELISA）　用成虫可溶性蛋白抗原检测血清中的抗体，阳性率约为 91%，与姜片虫病、血吸虫病及

囊虫病有交叉反应，常用于现场调查。

2. 金标免疫渗透法　该法简易快速，适用于诊断和疗效考核。

3. 皮内试验　阳性率达 93%，原理为注入的抗原与肥大细胞表面 IgE 结合，引起局部皮肤过敏反应，可用于筛选试验，与其他吸虫病也有交叉反应。

抗体可在疾病治愈后长时间存在，抗体检测不适于评估疗效。

检测抗原的方法有单克隆抗体 ELISA，用于检测循环抗原，效果好，但单克隆抗体的获得较难。

【**影像学检查**】

（一）**肺部病变**

1. 浸润期　表现为直径 1～2cm 大小的云絮状、边缘模糊、密度不均、也可呈圆形或椭圆形浸润阴影，多在中下野，单侧或双侧均可，但以单侧居多。病灶位置变化多样。

2. 囊肿期　表现为大小不一的结节阴影，或含有空泡的团块阴影，边缘锐利，圆形或椭圆形，单房或多房，可见类似于扩张的支气管的"隧道"影，可垂直于正常的支气管。

3. 硬结期　表现为纹理增粗增多，呈条索状或致密斑点状阴影。

各期常伴有腋窝、纵隔淋巴结肿大。

（二）**膈肌、胸膜病变**　膈肌可示局限性隆起，多见于右侧。除胸膜增厚与粘连外，尚可见胸腔积液（右侧多见）、气胸、肺萎陷、纵隔胸膜粘连等。斯氏狸殖吸虫病患者胸腔积液多见，而上述典型肺部 X 线变化极少见，部分患者可见小片浸润阴影，但胸腔积液多见。

（三）**脑脊髓型病变**　CT 检查可见多发的囊状、隧道样、片状病灶，增强可见单发或集中的多发环形强化。磁共振可见囊状的长 T_1 长 T_2 信号，囊壁光滑，周围常有水肿，可为局限性或大片水肿，颅压升高可有脑疝表现。病灶内部和周围可有出血、梗死灶，也可表现为蛛网膜下腔出血或动脉瘤。可作脑血管造影、脊髓造影等以显示病变和阻塞部位。脑膜可有增厚。脊髓受累时为受压迫、水肿表现。

【**诊断和鉴别诊断**】

诊断依据为：①有生食或半生食溪蟹或蝲蛄，或饮用生水史；②有长期咳嗽、咳铁锈色痰或癫痫、头痛、瘫痪等，或有持续的嗜酸性粒细胞增多并排除其他寄生虫病，或有游走性皮下结节或包块等；③痰、粪或各种体液内找到虫卵，或皮下结节等活检找到虫卵、童虫或成虫是确诊的依据。免疫学检测的特异度和敏感度高，有助于诊断（对病原学诊断比较困难的斯氏狸殖吸虫病尤为重要）。

本病极易误诊，提高对本病的认识是诊断的前提。本病应与以下疾病鉴别：

（一）**肺结核和结核性胸膜炎**　肺吸虫病的误诊率高达 40%，其中半数误为结核病，但后者的铁锈色痰极少，且病灶多在肺尖和上肺野。结核性胸膜炎往往同时有肺结核病灶，胸腔积液以淋巴细胞为主，而肺吸虫所致胸膜炎的胸腔积液中嗜

酸性粒细胞较多。胸腔积液或痰液中发现肺吸虫虫卵可确诊。流行病学资料对诊断肺吸虫病有重要参考价值。

（二）**支气管炎和肺炎**　支气管炎和肺炎患者血中嗜酸性粒细胞的比率不高，且无流行病史。

（三）**脓肿**　可结合影像学、血常规判断。存在脓肿时发热和中性粒细胞升高更为明显。

（四）**脑型血吸虫病和囊虫病**　均可引起癫痫、颅内压增高、瘫痪等，但各有不同流行病学史。血吸虫病多有不同程度的肝脾大，粪检或直肠黏膜活检和免疫学检查可确诊。脑囊虫病若伴皮下结节，活检可明确诊断。脑脊液抗体检测有助于鉴别。

（五）**肿瘤**　不洁食物摄入史、肺部病变、嗜酸性粒细胞增多、病原和免疫学及病理检查等有助于鉴别。颅内肿瘤常有明显的占位效应。

（六）**病毒性肝炎、肝硬化**　病原血清学标志的检测均有助于诊断鉴别。

【预后】

本病的预后视致病虫种、寄生部位、感染轻重及治疗早晚的不同而异。一般预后较好，但脑脊髓型预后较差，可致残。斯氏狸殖吸虫较少侵犯脑部，童虫寿命较短，较易恢复，后遗症少，故预后较佳。早期治疗效果好。

【治疗】

（一）**病原治疗**

1. 吡喹酮　对卫氏并殖吸虫和斯氏狸殖吸虫均有良好作用。治疗后，患者血痰消失，痰中虫卵阴转，肺部病变吸收好转，皮下包块消退，胸腔积液消失。剂量为25mg/kg，每日3次，连用3日，不良反应轻微，总剂量为225mg/kg。脑型患者间隔1周可重复1个疗程。

2. 三氯苯哒唑　对卫氏并殖吸虫和斯氏狸殖吸虫均有良好作用，且疗程短，耐受性好。剂量为10mg/kg，每日1次，连用2日。

（二）**对症和手术治疗**　脑型出现顽固性癫痫发作、较大血肿、发生脑疝者，以及脊髓型出现有压迫症状且病变不属萎缩型者可行手术治疗。肺部病灶多为散在性，不宜手术治疗。皮肤结节（或包块）于药物治疗后，可逐渐消失，通常不需手术。有大量心包、胸腔、腹腔积液时需酌情放液，出现缩窄性心包炎时可行心包切除术。

【预防】

在流行区加强卫生宣传教育，不生饮溪水，不吃生的或半生的溪蟹和蝲蛄，改变吃醉蟹、腌蟹的习惯。积极治疗患者，对患者的家属进行筛查。对患病的家猫、家犬等也应治疗。加强粪便管理和无害化处理，以减少对河流和所灌溉种植物的污染。开展鲶鱼及鸭的饲养以消灭第一、二间宿主。

推荐阅读

LIU Y, TIAN X. Tunnel sign [J]. Am J Respir Crit Care Med, 2019, 199 (6):795-796.

第十四节　姜片虫病

王新宇　施光峰

姜片虫病（fasciolopsiasis）是由布氏姜片虫（*Fasciolopsis buski*）寄生于人体小肠所引起。人多因生食附有姜片虫囊蚴的菱角、茭白、荸荠、藕等水生食物而感染。患者常有腹痛、腹泻、消化不良、肠功能紊乱及吸收不良等表现。实验证实姜片虫尾蚴亦可在水面成囊，故饮用河塘自然水也可能引起感染。姜片虫病的流行常与种植、生食水生植物和养猪业密切相关。

【病原】

姜片虫是寄生于人体的最大肠道吸虫，虫体肥厚，肉红色，质地柔软，生姜状，大小为(2~7)cm×(0.8~2)cm，经甲醛及乙醇固定后呈灰白色，质地变硬、极似姜片。虫体前端及腹面各有一吸盘。雌雄同体，每日产卵15 000~25 000个。虫卵棕黄色，椭圆形，大小约130μm×80μm，是人体最大的寄生虫卵。虫卵随粪便排出入水中，在适宜的温度（26~32℃）与湿度下，经3~7周孵出毛蚴，侵入扁卷螺淋巴腔隙内，经胞蚴、雷蚴等阶段发育为尾蚴。尾蚴的逸出与温度、光线、氧气有关。温度适宜（24℃左右）时，尾蚴大量逸出，温度过高（>34℃）或过低（<22℃），尾蚴逸出减少，甚至停止逸出。尾蚴多在夜间逸出。逸出的尾蚴多数在水生植物上形成囊蚴。一个感染螺一夜最多可逸出尾蚴并形成囊蚴约150个。囊蚴在潮湿的情况下活力较强，对干燥及高温的抵抗力较弱。人生食红菱、荸荠等时用齿啃皮而吞入囊蚴。囊蚴在十二指肠内脱囊，囊内的后尾蚴游离出来后吸附在小肠黏膜上吸取营养，经1~3个月发育为成虫。从囊蚴进入人体至发育为成虫产卵需2~3个月，成虫可存活1~2年，长者可达4年余。

【流行病学】

（一）**传染源**　人和猪为主要宿主。猪因其青饲料含囊蚴而感染。青饲料如水浮莲、浮萍、蕹菜等常种植于猪舍附近，以猪粪为肥料，或冲洗猪舍污水流入种植区，而扁卷螺又以此环境为滋生地，由此而提供完成姜片虫生活史各期所需的环境和条件。

（二）**传播途径**　流行区生食水生植物，如菱、藕、荸荠等，饮用含囊蚴的生水也可感染。

（三）**易感人群**　人对姜片虫普遍易感。5~20岁感染机会多，故患病最多。感染大多发生在采菱季节（7~9月份）。

（四）**流行地区**　姜片虫感染在远东地区很普遍，尤其是在人类饲养猪和食用淡水植物的地区。国内流行于从云南到河北一线的地区，以水乡为主要流行区。在有中间宿主和媒介水生植物存在的情况下易造成本病流行。

【发病机制与病理】

姜片虫寄生于小肠内，感染重者亦可见于胃幽门部和结肠内，少者数条、多者数以百千计。在其吸附处肠黏膜可见充血、肿胀、黏液分泌增多等炎症反应，有时有出血和溃疡形成。但病变一般较钩虫引起者轻。虫数多时偶可阻塞肠道。姜片虫的代谢产物可引起宿主的过敏反应和毒性反应,重度感染者常有水肿、腹水和营养不良。

【临床表现】

姜片虫病通常无症状。当确实出现症状时,通常是在严重感染的情况下,发病通常是在暴露后 30~60 天。症状是由于炎症、溃疡和微脓肿所致,这些肿块可能在吸虫附着于肠道的位置。可能会发生厌食、呕吐、腹泻、腹痛和吸收不良的表现。由于明显的蛋白质损失,吸收不良有时非常严重,以致引起水肿和腹水。维生素 B_{12} 缺乏症和贫血也可能发生。偶有大量吸虫导致肠梗阻或穿孔。可存在明显的外周嗜酸性粒细胞增多。

【诊断】

流行区感染史有重要参考意义。若有消化不良、慢性腹泻、营养障碍、水肿,则应考虑本病的可能。确诊有赖于粪便或其他体液中成虫或虫卵的检出。成虫长度为 2~7.5cm,宽度为 1~2.5cm。采用涂片法和沉淀法,一次粪检三张涂片法大多可检出虫卵,虫卵少者可用沉淀法。改良加藤厚涂片法查虫卵,每克粪便虫卵数(eggs per gram,EPG)<2 000 者为轻度感染,>10 000 者为重度感染,2 000~10 000 为中度感染。通常,仅凭形态无法将它们与肝片形吸虫区别开。

【治疗】

重症患者于驱虫治疗前宜先改善营养、纠正贫血。虽然没有评估治疗或剂量的随机试验,但吡喹酮仍是首选药物。文献报道吡喹酮 15mg/kg,1 次顿服或分上、下午 2 次分服,治愈率可达 100%。世界卫生组织建议所有肠道吸虫的治疗剂量为 25mg/kg,顿服。治疗后次日死亡的吸虫可从粪便中排出。在重度感染的情况下,治疗可能导致肠梗阻。

【预防】

加强卫生宣教,勿啖食带皮壳的生菱、生荸荠等,食前充分洗净,并经沸水浸烫去皮后再吃。养殖水生植物及青饲料的池塘内禁止施用新鲜粪肥,必须经无害化灭卵处理后施用。

推荐阅读

1. SRIPA B,KAEWKES S,INTAPAN P M,et al. Food-borne trematodiases in Southeast Asia epidemiology,pathology,clinical manifestation and control[J]. Adv Parasitol,2010,72:305-350.

2. SINGH U C,KUMAR A,SRIVASTAVA A,et al. Small bowel stricture and perforation:an unusual presentation of Fasciolopsis buski[J]. Trop Gastroenterol,2011,32(4):320-322.

第十五节　绦　虫　病

陈　澍　翁心华

寄生人体的绦虫主要有四大类,即带绦虫、膜壳绦虫、棘球绦虫和裂头绦虫。棘球绦虫感染导致棘球蚴病,是我国牧区的常见疾病;膜壳绦虫(Hymenolepis)以成虫寄生于人体可自体感染,不需中间宿主,是人类常见肠道传染病;裂头绦虫以局部敷贴生蛙肉而致眼内感染最为常见,本文从略。

带绦虫是一种肠道寄生蠕虫,成虫阶段寄生人体所致的疾病称为绦虫病(taeniasis),而幼虫阶段寄生于人、畜组织器官所致的疾病称为囊虫病(cysticercosis)。

【病原】

引起人类疾病的带绦虫主要包括牛带绦虫(Taenia saginata,又称肥胖带绦虫)、猪带绦虫(T. solium,又称链状带绦虫)和亚洲带绦虫(T. asiatica)。成虫为乳白色,扁长如带状,可分头节、颈节、体节三部分。头节为其吸附器,上有四个吸盘;颈节具有生发功能;体节可分为未成熟、成熟和妊娠三种节片。不同虫种在形态上略有不同。绦虫一般长为 2~7 米,有长达 25 米的牛带绦虫的报告。

带绦虫的成虫均寄生于人体小肠上部,头节多固定于十二指肠和空肠曲下 40~50cm 处,其妊娠节片内充满虫卵(每一孕节中含有虫卵数多达数万个),常单独(或数节相连)从链体脱落随粪便排出,也可自动排出体外,在土壤中虫卵可生存数周之久。成熟的虫卵被中间宿主牛或猪吞食后,卵壳在十二指肠内被肠液消化,六钩蚴即行脱出,借助其小钩和穿刺腺穿过肠壁,随血与淋巴循环到达周身各处,发育成为囊虫。猪常吞食粪便中的妊娠节片,故其感染常甚严重。含大量囊虫的猪肉俗称"米猪肉"。人进食未煮熟、含有囊虫的牛肉或猪肉,经消化液作用,囊虫中的头节在肠中翻出吸附于肠壁,颈节逐渐分裂形成连串的体节,经 2~3 个月发育为成虫。牛带绦虫成虫寿命较长,甚至可长达 60 年以上;猪带绦虫成虫寿命可在 25 年以上。人体不但是猪带绦虫的终宿主,也可成为中间宿主,发生囊虫病。亚洲带绦虫是 1989 年在对中国台湾高山族居民进行调查时首次证实,其后在我国多个省份均有报道,生物学特性类似于牛带绦虫。偶有不同虫种混合感染的报道。

【流行病学】

绦虫在国内分布较广,见于东北、华北、河南、江苏、云南、广西、贵州、青海、西藏等地,少数民族地区尤多。据 2015 年的全国统计带绦虫感染率为 0.36%,全国加权感染人数为 366 247 人,加权感染率为 0.06%。加权感染率前三位的省份(自治区)分别是西藏自治区、四川省和云南省。有 19 个省未发现带绦虫感染。造成绦虫病感染和流行的因素是:①饮食习惯与烹调方法,某些地区惯以新鲜牛肉加盐晒干,放入坛内,加大米饭发酵,做成酸牛肉取食而感染。亦有生熟菜用同一砧板,从生肉脱落的囊虫污染熟食,致素食者亦可得病。南方人喜食猪肉,故以感染链状绦虫者为多,如在上海地区,猪带绦虫远较牛带绦虫为多,两者比例为 7.1:1。西南及西北地区则以牛带绦虫病居多,其患病率 5~8 倍于猪带绦虫病。②饲养方法,东北地区常将猪成群放牧,因此吞食人粪机会较多,其囊虫感染率高,感染程度亦较重。

绦虫病患者的年龄不拘,但以 21~40 岁为多见。婴儿则极罕见。男性较女性稍多,但在少数地区肥胖带绦虫病者以女性居多。

【临床表现】

潜伏期2~3个月,临床症状视其感染虫数和种类而异。大多系单虫感染,但在流行区约半数患者呈多虫感染,每人平均多达8条,最多达30条。国外有报道竟达150条之多。短膜壳绦虫一般无中间宿主,可自身感染虫卵,故虫数较多,多者可达3万余条。

症状多属轻微,以大便中发现虫体节片最为常见,约占98%。肥胖带绦虫的妊娠节片常在大便时成串排出,患者可有轻度肛痒。妊娠节片自肛门排出尚能收缩活动。

腹痛见于1/3~1/2病例,通常并不剧烈,呈隐痛性质,一般限于上腹部或脐周。部分患者有腹泻、食欲亢进、恶心、体重减轻等症状;少数患者有头痛、乏力、便秘、头晕、神经过敏等。血常规多正常,约1/4病例有嗜酸性粒细胞轻度增高。

短膜壳绦虫感染患者的临床症状略多,有时酷似十二指肠溃疡。

【并发症】

阑尾炎可能为其并发症,在阑尾中可发现虫卵或大量节片,一般常见于肥胖带绦虫病者。猪带绦虫病患者可并发猪囊尾蚴病(囊虫病),参见本章第十六节"猪囊尾蚴病(囊虫病)"。

【诊断】

(一)虫体排出　粪便中有白色面条状或带状能活动的虫体排出,可作出诊断。检查妊娠节片内子宫分支的数目与形状有助于鉴别绦虫的种类。

(二)粪便与肛拭检查　因妊娠节片脱离母体后能伸缩活动,同时将子宫内虫卵散布于肠道粪便中,故在患者的粪便中大多可找到绦虫虫卵。尤以粪便厚涂片的检出阳性率较高。绦虫虫卵呈深黄色,外有辐射纹厚壳,内含六钩蚴,以三对小钩为其特征。链状绦虫与肥胖带绦虫的虫卵完全相同,镜检不能鉴别其种类。短膜壳绦虫的虫卵呈透明圆形或椭圆形,有一层胚膜,胚膜外有很薄的卵壳,其胚膜与卵壳之间有多根丝状物自两极伸出,卵内六钩蚴与其他绦虫者相似。长膜壳绦虫和克氏假裸头绦虫的虫卵略大,卵壳稍厚,内侧附有半透明内膜,胚膜两端无极丝。粪便查获绦虫虫卵时即可确诊为绦虫病。

肛拭检查对肥胖带绦虫感染诊断的正确率比粪便查卵高,而链状绦虫感染的肛拭检查阳性率远较肥胖带绦虫感染者为低。

(三)免疫学和分子生物学检查　已开发出免疫学和分子生物学方法来提高诊断灵敏度,包括检测粪便样品的ELISA和粪便中卵的DNA杂交技术。此外,PCR限制性片段长度多态性(restriction fragment length polymorphism,RFLP)方法,物种特异性DNA探针,环介导等温扩增(loop mediated isothermal amplification,LAMP)和嵌套/多重PCR已可以区分三种绦虫虫种。但尚未在临床广泛使用。

【预后】

本病的病程虽长,但预后多良好。链状绦虫病并发脑囊虫病者预后较差。

【治疗】

驱绦虫药物种类较多,经治疗绝大多数能迅速排出虫体而痊愈,偶有未经治疗绦虫自动排出而痊愈者。

(一)吡喹酮　本品为广谱驱虫药物,对带绦虫、膜壳绦虫、裂头绦虫病疗效均高,为治疗绦虫病的首选药物。剂量按15~25mg/kg计算(儿童以15mg/kg为宜),一次口服。据报道对感染较严重的短膜壳绦虫病的治愈率可达93%~98%。服药后偶有头昏、眩晕、乏力等不适,但数日内可自行消失。

(二)苯并咪唑类药物　有甲苯达唑(mebendazole)、阿苯达唑(albendazole)等,均为广谱驱虫药物。甲苯达唑300mg,每日2次,疗程3日,疗效可达100%。对猪带绦虫也极有效,副作用少,优于其他药物,排出体节完整。治疗短膜壳绦虫病、长膜壳绦虫病的疗程可延长至5日。动物实验本品有致畸作用,故不宜用于孕妇。

阿苯达唑治疗肥胖带绦虫和猪带绦虫的疗效与剂量、疗程有关,若剂量为800mg/d,共2日,其疗效分别为88.9%与70%。若剂量提高到1 200mg/d,共3日,其疗效则分别为95%与92%。本品对短膜壳绦虫亦有驱虫作用,剂量为800mg/d,共3日,治愈率为67%。本品亦不宜用于孕妇。

(三)氯硝柳胺(niclosamide)　即灭绦灵,本品对猪带绦虫、肥胖带绦虫和短膜壳绦虫均有作用,但疗效较吡喹酮、甲苯达唑为逊,可作为次选药物。绦虫头节和近端节片接触药物后即被杀死,头节脱离肠壁而排出。因死虫易被消化,应用泻剂后粪内头节和节片往往不能识别。副作用甚轻,合并心、肝、肾等疾病的患者或孕妇均可应用。

成人(猪带绦虫病和肥胖带绦虫病患者)可空腹口服2g,分2次服,间隔1小时,药片宜嚼碎。猪带绦虫感染者服药前宜给止吐剂。服药后2小时给服硫酸镁导泻以驱出全部未消化的虫体。短膜壳绦虫感染患者宜采用7日疗法,第1日2g,第2~7日每日1g(儿童酌用半量),1个月后再复治1次,以消灭后成熟的幼虫。

(四)槟榔及南瓜子联合疗法　我国学者首先使用,槟榔对绦虫的头部及前段节片有瘫痪作用,南瓜子则使绦虫中、后段节片瘫痪,两者合用可使整个虫体变软,借小肠蠕动,随粪便排出体外。成人空腹口服50~90g南瓜子仁粉(如带皮南瓜子,则为80~125g),2小时后服槟榔煎剂(干燥细片80g加水500ml煎至150~200ml的滤液)。再过半小时后服50%硫酸镁50~60ml。一般在3小时内即有完整而活动的虫体排出。

不论应用何种驱虫剂,应注意下列几点:

1. 驱虫后应留24小时全部粪便,以寻找虫头,未获虫头者不一定表示治疗失败,因虫头不一定在治疗当日排出,或驱虫剂使虫头变形而不易辨认。

2. 给链状绦虫病患者驱虫时,应尽量预防呕吐反应,以免虫卵反流入胃而导致囊虫病,故服药前宜给止吐剂;服药后则给泻剂,以利肠腔内体节的完全排出。

3. 治疗后3~4个月未发现虫卵,可视为治愈;若出现虫卵或体节,则应复治。

【预防】

(一)早期、彻底治疗绦虫病患者　对屠宰场工作人员应予定期检查和及时彻底治疗。加强牛、猪的管理,提倡牛有栏,猪有圈,做到人畜分开。

(二)大力开展卫生宣教　移风易俗,提高整个民族的文化、卫生水平。提倡不吃生的或半生不熟的猪肉和牛肉。一般囊虫在71℃5分钟即死亡,而煮肉失去红色呈一致性灰色时即达到这一温度(但大块肉的内部常不易达到此温度)。切生熟菜的刀和砧板应严格分开,避免污染。短膜壳绦虫可经自身虫卵感染,应提倡便后、饭前洗手,不吃生的未煮熟的蔬菜。

(三)肉品的检验　牛、猪的咬肌、心肌、舌肌、肩胛肌是囊虫检出较多的部位。对受染的屠体通常采用冰冻或煮熟的方法有效地杀死囊虫,−10℃3~10日可杀死囊虫。

推荐阅读

龙昌平、钱颖骏、李调英,等.中国西部地区带绦虫病流行形势及防治研究进展[J].中国寄生虫学与寄生虫病杂志,2014,32(3):229-233.

第十六节　猪囊尾蚴病(囊虫病)

陈澍　翁心华

猪囊尾蚴病(cysticercosis)是猪带绦虫(猪肉绦虫)的幼虫(囊尾蚴)寄生于人体各组织所引起的疾病,也称囊虫病,分别于2010和2014年被世界卫生组织和联合国粮农组织,列为被忽视的热带病(neglected tropical diseases,NTDs)和被忽视的人兽共患病(neglected zoonotic diseases,NZDs)。囊虫病呈世界性分布,在许多地区仍是一种重要公共卫生问题。本病包括神经囊虫病(neurocysticercosis,NCC)和神经系统外囊虫病。NCC又分为脑实质、脑室内,蛛网膜下腔,脊髓疾病;神经系统外囊虫病主要累及皮肤肌肉和眼部。

【病原】

猪带绦虫虫卵自粪便排出时业已成熟,内含六钩蚴,外有厚壳,对外界抵抗力强。人进食附有虫卵的蔬菜或瓜果后,六钩蚴在十二指肠内孵化,钻入肠壁,随后进入肠系膜小静脉及淋巴循环,进而被输送至全身,虫体逐渐长大,2个月后头节上出现小钩与吸盘,10周左右囊虫发育成熟。

囊虫常被宿主所形成的囊壁所包绕,囊壁结构视其寄生部位、时间及囊虫存活与否而有所不同,通常分为两层,内层呈玻璃样变,外层为细胞浸润(急性期以中性粒细胞及嗜酸性粒细胞为主,慢性期以淋巴细胞及浆细胞为主)。囊壁与虫体之间有囊腔,内含囊液。虫体系头向内凹的囊虫头节。囊虫大小一般与普通胶囊相似,位于疏松的结缔组织与脑室中者多呈圆形,在肌肉中则略伸长,在脑室底部者可达2.5cm,并有分支或葡萄样突起,称葡萄状囊尾蚴。囊虫的寿命甚长,一般为3~10年,个别可长达20年或以上,检验囊虫死活可采用胆汁孵育法,观察其蠕动力与头节是否伸出。

【流行病学】

(一)传染源　猪带绦虫病者是囊虫病的唯一传染源。患

者粪便中排出的虫卵对本人及其周围人群均有传染性。猪带绦虫在人体小肠内寄生时间越长,发生囊虫病的危险性越大。

(二)传播途径　人体囊虫病的感染方式有3种:①内源性自身感染,即由于呕吐等逆蠕动使妊娠节片或虫卵反流入胃,这种方式的感染较重,囊虫可遍布全身肌肉、皮下组织和脑部;②外源性自身感染,即患者手指污染本人粪便的虫卵,再经口感染,据国内报道,囊虫病合并猪带绦虫病者占囊虫病的28.6%~67.3%,可见自身感染有相当的重要性;③异体感染,即患者本人并无肠绦虫病,因摄入染有他人粪便中猪带绦虫虫卵的食物而感染。

(三)易感人群　囊虫病患者以21~40岁青壮年为多,男女之比约为1:1。

(四)流行特征　在我国,囊虫病曾是重要的公共卫生问题之一,随着经济社会的发展和寄生虫病防控工作的开展,目前该病在全国范围内呈低水平流行,但西南局部地区仍呈高流行状态。

【发病机制与病理】

六钩蚴侵入组织后引起局部组织反应。初期为中性粒细胞和嗜酸性粒细胞浸润,继则以浆细胞和淋巴细胞为主,并有成纤维细胞增生。随后幼虫为纤维被膜所包围而形成包囊。其病理变化视囊虫寄生部位、数量和局部组织反应而不同。寄生部位以脑、皮下组织、肌肉和眼部为多。

脑囊虫的发病率颇高,占囊虫病的60%~80%。六钩蚴可通过血流进入脑实质,大多寄生于大脑皮质邻近运动中枢。亦可由脉络膜丛进入脑室系统及蛛网膜下腔。常引起脑脊液循环阻塞与脑积水。囊虫位于小脑延髓池、脑桥小脑三角等部位时常伴有继发性增生性蛛网膜炎。弥漫性脑囊虫病患者脑内含大量囊虫,可产生广泛脑组织破坏与炎症病变。周围脑组织在急性期有水肿、坏死,镜下有炎症细胞浸润;慢性期有萎缩、异物反应和机化。我国学者发现脑囊虫病与流行性乙型脑炎之间存在着密切联系,在一般尸检中脑囊虫的发现率仅为0.014%~0.46%,而流行性乙型脑炎的尸检中则发现率可高达30%~33%。有囊虫病的病侧脑组织软化灶常较对侧为多。

位于皮下组织及肌肉的囊虫,死亡后常有钙盐沉积。位于眼部的囊虫常寄生于玻璃体、眼球肌肉、眼结膜下等处,视网膜囊虫病的发病率在27%左右。

【临床表现】

潜伏期自吞食虫卵至囊虫形成约需3个月。囊虫病的临床表现视囊虫寄生部位、数量及人体反应而不同。

(一)脑囊虫病　临床症状极为复杂多样,从全无症状至引起猝死不等。通常病程缓慢,多在5年以内,个别长达17~21年。按其临床症状不同可分为下列几型:

1.癫痫型　以反复发作各种类型的癫痫为特征,约半数可表现为单纯大发作,此外尚有失神、发作性幻视、视物变形、幻嗅、精神运动性兴奋及各种局限性抽搐和感觉异常。癫痫大发作的发生频率较低,大多在3个月以上,部分患者甚至若干年才发作一次,约1/10患者的癫痫发作有自行缓解倾向。

2. 脑膜炎型 以急性或亚急性脑膜刺激征为特点,长期持续或反复发作。起病时有发热,一般在38℃左右,持续3~5日。脑脊液可呈炎症改变,压力增高,细胞数(10~100)×10⁶/L,以淋巴细胞为主;蛋白量增高;糖定量大多正常,个别可低于2.22mmol/L(40mg/dl),易误诊为结核性脑膜炎或病毒性脑膜炎。

3. 颅内压增高型 以急性起病或进行性加重的颅内压增高为特征。头痛甚为突出,常伴呕吐、复视、视乳头水肿或继发性视神经萎缩,视力及听力减退。颅内压增高多由于多发包囊在颅底引起炎症粘连所致。包囊在第四脑室阻塞正中孔造成脑脊液循环障碍,可表现为间歇性剧烈头痛、呕吐、眩晕发作,常因体位改变而诱发,称为布伦斯征(Bruns's sign)。

4. 痴呆型 此型患者有进行性加剧的精神异常及痴呆,半球实质内有密集的包囊,可能与囊虫引起广泛脑组织破坏和脑皮质萎缩有关,不一定有颅压增高。个别患者因幻觉、迫害妄想而自杀。

5. 脊髓型 由于囊虫侵入椎管压迫脊髓,产生脊髓受压征。临床表现为截瘫、感觉障碍、大小便潴留等。

脑囊虫病各型间可相互交叉或转化。多数脑囊虫病同时存在皮下囊虫结节,结节可在脑部症状发生前或后出现,个别患者在皮下结节出现后22年始出现癫痫发作。

(二)皮下组织和肌肉的囊虫病 囊虫结节的数目可自1~2个至数百、数千个不等,头部、躯干较多,四肢较少。皮下结节可自由移动,与皮肤组织不粘连,不痛不痒,也无炎症反应及色素沉着。结节可陆续分批出现,亦可逐渐自动消失。个别患者可出现假性肌肥大。

(三)眼囊虫病 可发生于眼的任何部位,如玻璃体、视网膜下、眼球肌肉或结膜下等,以发生在玻璃体最为常见,几近半数,其次为视网膜;可为单侧或双侧,多系1个,也有数个者。眼底检查:玻璃体内可见大小不等的圆形或椭圆形浅灰白包囊,周围有虹晕光环,并可见到虫体蠕动。囊虫在眼内可存活1~1.5年。虫活时患者尚可耐受,死亡则成为强烈刺激,引起色素层炎、视网膜脉络膜炎或化脓性全眼炎等。

【诊断与鉴别诊断】

脑囊虫病的诊断比较复杂,需综合考虑流行病学、临床表现及实验室检查等多种因素。在我国东北、西北、华北等地区的农村,凡具癫痫发作、颅内压增高、精神障碍三大症状者,应首先考虑本病。具有本病临床表现,如伴有皮下结节或有肠绦虫病史,是诊断的有力证据。在实验室检查中,以影像学检查和免疫学检查最具价值。头颅平片可发现已钙化的囊虫结节,阳性率为10%左右。CT的阳性率可高达90%以上。不同病期的脑囊虫在CT上的表现差异很大。当囊虫寄生于脑实质时,典型的有以下4种表现:①小的钙化灶或肉芽肿,反映死亡的囊虫;②圆形的低密度灶,造影后不被增强,反映活的虫体;③低密度或等密度的病灶,造影后有环状强化,反映囊虫导致的脑部炎症;④大脑弥漫性水肿,伴有脑室缩小及多发的造影后可增强的小结节(造影前不能发现)。当虫体寄生于蛛网膜下腔时,CT主要表现为脑脊液通路受阻引起的脑水肿,蛛网膜炎引起的大脑幕和脑底池异常增强,以及多发性的脑梗死和脑桥池、交叉池、大脑侧裂等处的低密度灶。

MRI图像早期囊虫存活时在T₁加权上呈低信号区,在T₂加权上呈高信号区。脑室内囊虫在MRI图像上囊虫包囊呈低信号区,囊虫的头节则表现为高信号的斑点状结节。一般来说,MRI较CT对蛛网膜下腔、脑干、小脑及脑室内的囊虫病诊断敏感率更高,且能分辨头节的死活,具有考核疗效的作用。

补体结合(CF)、间接血凝试验(IHA)、酶联免疫吸附试验(ELISA)等免疫学方法也有一定诊断价值。血清CF的阳性率为70%~80%,脑脊液CF阳性率则为80%~90%,阳性强度与囊虫数量有关。

皮下结节应常规做活组织检查,病理切片中见到囊腔中含有囊虫头节为特征。

2017年,Del Brutto等专家团队重新修订了脑囊虫病的诊断标准,使诊断更为简单。见表10-13-16-1和表10-13-16-2。

表 10-13-16-1 脑囊虫病诊断标准

绝对标准
来自脑或脊髓病变活组织检查的寄生虫的组织学证明
发现视网膜下囊虫
在神经影像学发现囊性病变内头节的确凿证据
神经影像学标准
主要标准:
囊性病变(没有可确认的头节)
增强病变
蛛网膜下腔多发囊性病变
典型的脑实质内钙化
确认标准:
囊虫药物治疗后囊性病变消退
单个小增强病灶的自发消退
连续神经影像学检查发现囊肿迁移
次要标准:
阻塞性脑积水或基底软脑膜异常增强
临床/流行病学暴露标准
主要标准:
通过良好标准化的免疫诊断试验检测特异性囊虫抗原或抗体
中枢神经系统外的囊虫病
家庭接触猪带绦虫感染
次要标准:
临床表现提示神经囊虫病
先前或目前居住在囊虫病流行地区的个人

表 10-13-16-2 脑囊虫病的诊断

确诊标准

　一个绝对标准

　两个主要的神经影像学标准加上任一临床/流行病学
标准

　一个主要的神经影像学标准和一个确认性神经影像学
标准,加上任何临床/流行病学暴露标准

　一个主要的神经影像学标准加上两个临床/流行病学暴
露标准(包括至少一个主要标准),并排除产生类似神
经影像学发现的其他病理学

疑似诊断

　一个主要的神经影像标准加上任何两个临床/流行病学
暴露标准,或

　一个较小的神经影像学标准加上一个主要的临床/流行
病学暴露标准

【预后】

弥漫性脑囊虫病伴痴呆者预后不良。脑囊虫病伴流行性
乙型脑炎者病死率很高。眼囊虫病如能及时手术摘除,则预后
良好。视网膜囊虫病如经久不治可致失明。

【治疗】

(一)病原治疗　吡喹酮是治疗囊虫病的重要药物,经过
数年来的临床实践证明,吡喹酮对皮肤肌肉型囊虫病可达
100%的治愈率,对脑囊虫病亦可达90%左右。但脑囊虫病者
在疗程中或治疗后常出现颅压增高、癫痫发作加重现象,故对
治疗对象选择宜审慎,疗程中宜辅用脱水剂与抗惊厥药物。对
治疗剂量国内外报道不尽一致,对单纯皮肤肌肉型囊虫病者可
采用总剂量按120mg/kg计算,3~4日内分次口服;脑囊虫病者
若无明显颅内压增高时可采用总剂量180mg/kg,3~4日内分
次口服,亦有报道60mg/(kg·d),15~30日为一疗程。根据病
情2~3周后可重复1个疗程。因皮肤肌肉型囊虫病患者有潜
在性脑囊虫之可能,故各型患者均宜住院治疗。眼囊虫病者服
用吡喹酮后局部炎症反应较剧,增加手术的复杂性,应列为禁
忌。有精神障碍与痴呆表现的脑囊虫病者,吡喹酮治疗易诱发
精神异常,亦不宜采用。

阿苯达唑近年来已被证明为治疗囊虫病的有效药物,对皮
肤肌肉型囊虫病的治愈率可达100%左右,脑囊虫病的有效率
可达90%。治疗脑囊虫病者的剂量为每日18mg/kg,10日为1
个疗程。皮肤肌肉型剂量为每日15mg/kg,服法与疗程同前,
2~3周可重复1个疗程,视病情可重复2~3个疗程。亦有人建
议本品每日15mg/kg连续给药1个月,常可提高疗效。本品治
疗的副作用较吡喹酮为轻,但也可有头痛、发热、皮疹、肌痛、癫
痫、视力障碍等副作用,长期应用者可发生肝功能异常。副作
用重者可加用地塞米松和甘露醇。

(二)手术治疗　位于皮质、脑实质的多发性囊虫,为了解
除症状、保存视力,多采用颞肌下减压术,术后再配合药物治

疗。对软脑膜有广泛粘连,特别是颅后窝粘连有不同程度积水
者,可根据具体情况,将有关囊虫摘除,并作脑脊液分流术。

由于吡喹酮等驱虫治疗可导致严重眼内炎症,故所有患者
均应进行眼科检查,一旦发现眼球内囊虫尤应及早手术治疗,
可获痊愈,切不可以先行吡喹酮等驱虫治疗。

【预防】

加强饮食卫生,不吃未煮熟的蔬菜。对猪带绦虫病患者应
进行早期和彻底的治疗。

推荐阅读

1. GARCIA H H,NASH T E,DEL BRUTTO O H. Clinical symptoms,diag-
nosis,and treatment of neurocysticercosis[J]. Lancet Neurol,2014,13
(12):1202-1215.

2. WHITE A C,Jr,COYLE CM,RAJSHEKHAR V,et al. Diagnosis and
treatment of neurocysticercosis:2017 clinical practice guidelines by the
Infectious Diseases Society of America(IDSA)and the American Society
of Tropical Medicine and Hygiene (ASTMH)[J]. Clin Infect Dis,2018,
66(8):e49-e75.

第十七节　棘球蚴病(包虫病)

邵凌云　翁心华

棘球蚴病(echinococcosis),或称包虫病,是一种人兽共患
病,为棘球属(Echinococcus)虫种的幼虫感染所致的慢性寄生虫
病。在我国,幼虫期能感染人的棘球绦虫主要有细粒棘球绦虫
(Echinococcus granulosus,Eg)和多房棘球绦虫(E. multilocularis,
Em)两种,分别引起细粒棘球蚴病和多房棘球蚴病,分别又称
囊型棘球蚴病(cystic echinococcosis,CE)和泡型棘球蚴病(alve-
olar echinococcosis,AE)。

【病原】

细粒棘球绦虫长仅2~7mm,由1个头节和3个体节组成。
成虫寄生于狗的小肠内,但狼、狐、豺等野生动物亦可为其终宿
主。虫卵呈圆形,胚膜较厚,其形态与带绦虫虫卵相似,对外界
抵抗力较强。当虫卵随狗粪便排出体外,污染牧场、畜舍、蔬
菜、土壤和饮水,被人或羊等其他中间宿主吞食后,经肠壁血管
进入血液循环到达肝、肺等全身各个器官发育为棘球蚴。狗吞
食含有棘球蚴的中间宿主的内脏后,原头蚴进入小肠肠壁隐窝
内发育为成虫(经7~8周)而完成其生活史。

多房棘球绦虫的终末宿主以狐、狗为主,幼虫即泡球蚴主
要寄生在中间宿主啮齿动物或人体的肝脏。

【流行病学】

本病呈全球性分布,主要流行于畜牧地区,中国人群包虫
血清学阳性率约10%。全国有23个省(自治区)有病例报道,
其中以新疆、内蒙古、甘肃、宁夏、青海、西藏、四川、陕西为多
见。2014年度全国法定传染病报告棘球蚴病共计发病人数
3 363例。

（一）**传染源**　本病的主要传染源为狗。狼、狐、豺等虽也为终宿主，但作为传染源的意义不大。在流行区的羊群中常有棘球蚴病存在，而居民常以羊或其他家畜内脏喂狗，使狗有吞食棘球蚴的机会，感染常较严重，肠内寄生虫数可达数百至数千，其妊娠节片具有活动能力，可爬在皮毛上，并引起肛门发痒。当狗舔咬时把节片压碎，粪便中虫卵常污染全身皮毛，如与其密切接触，则甚易导致感染。

（二）**传播途径**　直接感染主要由于与狗密切接触，其皮毛上虫卵污染手指后经口感染。若狗粪中虫卵污染蔬菜或水源，尤其人畜共饮同一水源，也可造成间接感染。还可因生产活动而接触畜群，比如挤羊（牛）奶、剪羊毛、加工皮毛等而感染。在干旱多风地区，虫卵随风飘扬，也有经呼吸道感染的可能。

（三）**易感人群**　人感染主要与环境卫生及不良卫生习惯有关。患者以农民与牧民为多，兄弟民族远较汉族为多。因棘球蚴生长缓慢，一般在儿童期感染，至青壮年期才出现明显症状。男女发病率无明显差别。

【发病机制与病理】

虫卵经口在胃及十二指肠消化，六钩蚴脱壳逸出，借小钩先吸附于肠黏膜，经肠壁进入肠系膜小静脉而到达门静脉系统，幼虫大多数被阻于肝脏，少数可通过肝静脉、经下腔静脉、右心而抵达肺部，极少数经肺入侵循环系统。故包虫寄生部位以肝脏占首位（75%~78%），肺次之（10%~15%）。

六钩蚴脱壳逸出后，6~12小时到达肝脏，其周围有大单核细胞及嗜酸性粒细胞浸润。如不被单核细胞所破坏，则第4日即长成40μm的幼虫，第3周末幼虫直径为2mm，并转变为囊状体，即棘球蚴。感染后5个月其直径仅1cm。多数幼虫在5年左右死亡，但部分则继续生长形成巨大囊肿，容积从数百乃至数千毫升不等。囊肿分内、外两囊，内囊为虫体本身，外囊为宿主组织形成的纤维包膜，两者间有轻度粘连，内有来自宿主的微血管供给营养。囊壁向囊腔芽生出成群的细胞，形成许多带小蒂的育囊（brood capsule）、子囊（脱落的育囊）和原头蚴（protoscolex）。游离于囊液中的育囊、原头蚴、子囊统称为棘球蚴砂（hydatid sand）。棘球蚴穿破而囊液溢出时，原头蚴可在邻近组织形成新囊肿。较大较老的包囊中，囊壁具相当厚度而与周围组织粘连，囊液亦具相当密度与张力，数百个子囊相互撞击或囊壁震动时可产生棘球蚴震颤。

【临床表现】

本病可在人体内数年至数十年不等。临床表现视其寄生部位、囊肿大小及有无并发症而异。

（一）**肝棘球蚴病**　肝棘球蚴囊极度肿大时右上腹出现肿块，患者有饱胀感，并可有压迫症状。囊肿大多位于右叶，且多位于表面，仅1/4位于左叶。囊肿位于右叶中心部时肝脏呈弥漫性增大，向上发展压迫胸腔可引起反应性胸腔积液、肺不张等；向下向前发展则向腹腔鼓出。大多数患者体检时发现肝脏极度肿胀，局部有囊肿感。少数病例叩打囊肿后可触及震颤。

通常由细粒棘球蚴所致称为囊型棘球蚴病，又称单房型包虫病；而由多房棘球蚴所致的称为泡型棘球蚴病，又称多房型包虫病，简称泡球蚴病（alveococcosis）。棘球蚴增殖方式呈浸润性，酷似恶性肿瘤。肝泡球蚴尚可通过淋巴或血路转移，继发肺、脑泡型棘球蚴病。故有恶性棘球蚴病之称。

（二）**肺棘球蚴病**　肺组织较为松弛，故棘球蚴囊生长较快，常有干咳、咯血等症状。2/3患者病变位于右肺，且以下叶居多。在无并发症的病例胸部X线检查可见单个或多个圆形、卵圆形或多环形、边缘清晰而光滑的肿块（有继发感染时边缘模糊）。囊肿随呼吸而变形，罕见钙化，大小不一，最大者可占一侧肺野。囊肿穿破，囊液完全排出，在X线上呈空洞型；囊肿破入胸腔时可发生严重液气胸。约半数患者的囊肿破入支气管，囊液咳出而自愈。偶可因囊液大量溢出而引起窒息。

（三）**脑棘球蚴病**　发病率低（1%~2%），多见于儿童，以顶叶为常见，临床表现为癫痫发作与颅内压增高症状。包囊多为单个，多数位于皮质下，病变广泛者，可累及侧脑室，并可压迫、侵蚀颅骨，出现颅骨隆凸。

（四）**骨骼棘球蚴病**　较为罕见，国外报道占全身棘球蚴病的1%~2%，国内报道远低于国外，仅占0.2%左右。以骨盆和脊椎发生率最高，感染通常从骨端开始，疏松海绵骨首先受侵。由于骨皮质坚硬、骨髓腔狭小呈管状，限制棘球蚴的发展，故病程进展缓慢，晚期可能出现病理性骨折、骨髓炎或肢体功能障碍。

此外，心包、肾、脾、肌肉、胰腺等棘球蚴病均属少见，其症状似良性肿瘤。

人感染本病后，常因少量抗原的吸收而致敏，如囊肿穿破或手术时囊液溢出可致皮疹、发热、气急、腹痛、腹泻、昏厥、谵妄、昏迷等过敏反应，重者可死于过敏性休克。

【并发症】

并发症常为患者就诊时的首发病症。主要并发症为：①囊肿穿破，肝棘球蚴囊可因外伤或穿刺而破裂。破入腹腔时可误诊为急腹症，有剧烈腹痛伴休克，继而出现过敏症状，因此，肝穿刺在肝棘球蚴病患者应视为严格的禁忌证。②感染，1/5~1/4肝棘球蚴囊有继发感染，感染多来自胆道。肺棘球蚴囊并发感染者亦颇常见。感染可促使棘球蚴死亡，但亦明显加重病情。

【影像学检查】

包括X线检查、超声检查、CT、MRI和PET/CT检查等。影像学检查虽为诊断棘球蚴病的重要手段，但在判断结果时，应相互结合并进行全面分析才有助于诊断。如胸部X线片有助于肺棘球蚴病的定位，B型超声检查有助于流行区人群棘球蚴病的普筛、手术前棘球蚴囊肿的定位及手术后的动态观察。肝棘球蚴病者在肝CT上显示大小不等的圆形或椭圆形低密度影，囊肿内或囊壁可出现钙化，低密度影边缘部分显示大小不等的车轮状圆形囊肿影，提示囊内存在着多个子囊。MRI检查在肝脏内部病灶的定性及定位方面更加准确，PET/CT检查可从功能代谢变化方面对病灶有无扩散进行评估。

【实验室检查】

（一）血常规 嗜酸性粒细胞增多见于半数病例，一般不超过10%，偶可达70%。棘球蚴囊肿破裂或手术后，血中嗜酸性粒细胞常有显著增高现象。

（二）皮内试验 又称Casoni试验。以囊液抗原0.1ml注射于前臂内侧，15~20分钟后观察反应，阳性者局部出现红色丘疹，可有伪足（即刻反应），2~2.5小时后开始消退，12~24小时继以出现红肿和硬结（延迟反应）。当患者血液内有足量抗体时，延迟反应常不出现。在单纯性病例，即刻反应和延迟反应均呈阳性。在穿刺、手术或感染后即刻反应仍为阳性，但延迟反应常被抑制。皮内试验阳性率为80%~90%。囊虫病、结核病、肝癌等患者可出现假阳性。

（三）血清试验 血清免疫试验用于检测患者血清抗体，试验方法多种，但以间接血凝试验（IHA）和ELISA最为常用。阳性率90%左右，亦可出现假阴性或假阳性反应，与囊虫病患者血清的交叉反应率可高达20%~30%。近年来为提高检测的敏感度和特异度，采用的ABC-ELISA方法，利用亲和素和生物素的高亲和力，可使敏感度提高3~80倍；McAb-ELISA方法以单克隆抗体代替多克隆抗体，可提高检测的特异度。

（四）分子生物学检测 反转录PCR可检出肝棘球蚴特异性mRNA，可有效提高诊断率。

（五）病理学检查 在患者排泄物、活组织检查标本或手术切除组织中发现棘球蚴的囊壁、子囊、原节或头钩等，是棘球蚴病诊断的"金标准"。

【诊断与鉴别诊断】

（一）流行病学资料 本病见于畜牧区，患者大多与狗、羊等有密切接触史。

（二）临床征象 上述患者如有缓起的腹部无痛性肿块（坚韧、光滑、囊样）或咳嗽、咯血等症状应疑及本病，并进一步作X线片、超声检查、CT和磁共振等检查以助确立诊断。

（三）实验室检查 皮内试验的灵敏性强而特异性差。血清学检查易受所用抗原、操作方法、皮内试验等的影响。分子生物学检测可提高诊断率，病理学检查是棘球蚴病诊断的"金标准"。

本病应与肝脏非寄生虫性良性囊肿、肝脓肿、肠系膜囊肿、巨型肾积水、肺脓肿、肺结核球、脑瘤、骨肿瘤等鉴别，根据各种疾病自身的特点一般不难作出诊断。

【预后】

本病的预后取决于棘球蚴囊的部位、大小及有无并发症等因素。脑及其他重要器官的棘球蚴病预后较差。

【治疗】

肝棘球蚴病应强调早期发现，早期诊断，早期治疗。目前最有效也是唯一可根治的方法是手术切除，药物治疗通常被用作辅助治疗。手术治疗应该在充分考虑患者安全的情况下尽可能完整切除肝棘球蚴病灶。没有症状且手术又不能根治的患者，可选用药物治疗控制病情的发展。肝移植是晚期肝棘球蚴病的另一种选择。

（一）囊型棘球蚴病的治疗

1. 常规外科手术治疗 外科手术为根治本病的首选方法，应争取在压迫症状或并发症发生前施行。术时先用细针将囊液抽去（慎防囊液外溢），然后将内囊摘除。内囊与外囊仅有轻度粘连，极易剥离，常可完整取出。肺、脑、骨等部位的棘球蚴病亦应行摘除手术。目前主张外科手术联合药物治疗，可取得良好效果。推荐术前联合用药3个月，并且术后继续药物治疗至少1个月。

在手术摘除棘球蚴内囊之前，向棘球蚴囊内注入10%甲醛溶液（福尔马林）以助杀死原头蚴，由于本品对肺组织具有刺激性和偶有的中毒副作用，故尤其不适用于破裂性肺或肝棘球蚴囊肿。国外有人采用西曲溴铵（cetrimide）杀原头蚴，并认为是毒性低、效果好的理想杀原头蚴剂，用于人体棘球蚴囊摘除术前，分2次注入囊内适量的0.1%西曲溴铵，每次历时5分钟，可明显减少术后复发。

2. 微创治疗 包括PAIR术和腹腔镜手术。PAIR（puncture,aspiration,injection,re-aspiration）术即棘球蚴囊肿的穿刺、引流、局部杀棘球蚴药物的注射及再穿刺。荟萃分析显示，联合阿苯达唑或甲苯达唑的PAIR术较常规外科手术更为安全、有效，具有住院时间短、病死率及复发率低的优点。腹腔镜手术与传统开腹手术相比具有创伤小、住院时间短等优点，但由于棘球蚴病的治疗仍然存在着术中播散、术后复发等严重并发症，以及复杂部位的病例选择等问题。因此，目前多与有效的抗棘球蚴药物联合应用。

3. 抗棘球蚴药物治疗 按照世界卫生组织意见，阿苯达唑和甲苯达唑均列为抗棘球蚴的首选药物。阿苯达唑问世后，在治疗棘球蚴病方面有取代甲苯达唑的趋势，阿苯达唑吸收较好，其血清浓度比甲苯达唑高100倍。棘球蚴囊液中浓度比甲苯达唑高60倍。在治疗囊型棘球蚴病时，国际上推荐的剂量与疗程为8~15mg/（kg·d）连续4周，停药2周，可反复治疗3~4个疗程。目前我国研制出的阿苯达唑乳剂，在动物实验和患者治疗中均证实较阿苯达唑片剂有更高的生物利用度和治疗效果。阿苯达唑乳剂10~12.5mg/（kg·d）连续治疗3个月为1个疗程，治疗1~4个疗程后随访2~4年的远期治愈率为74.1%，而阿苯达唑片剂仅为36%，且乳剂的不良反应轻微。

（二）泡型棘球蚴病的治疗 首先应以根治性切除为主，辅以抗棘球蚴药物化疗，主要目的在于预防术后复发。而对于大部分无法根治切除的病例，有效的化疗则可抑制寄生虫的生长，从而使临床症状缓解及病灶缩小等，进而提高存活率。泡型棘球蚴病较为罕见，由于其近似恶性肿瘤的生物学特性，临床可根治性切除率极低。因此，国外对于病灶仅局限于肝脏而无远隔脏器转移的病例多采用肝脏移植以达到根治的目的。

对于药物治疗，国内有人建议采用长期较大剂量的阿苯达唑治疗泡型棘球蚴病，每日剂量为20mg/kg，疗程可为17~66个月（平均为36个月）。经长期的随访，发现CT扫描显示明显进步，大部分病例原病变区域全部钙化而获痊愈，有效率达91.7%。也可以考虑应用阿苯达唑乳剂。一般患者对长期治疗均能耐受,未见严重的毒副作用,但治疗过程中需随访肝、肾功能与血常规。孕妇忌用。

【预防】

本病为人兽共患疾病,中间宿主包括家畜和野生动物,其预防不仅是生物学范畴内的一个复杂问题,而且也是一个严重的社会问题,应采取综合措施。

(一)加强流行区犬的处理和管制 犬为预防人体棘球蚴感染的关键性一环。在棘球蚴流行区野犬应一律灭绝,对家犬严加限制,对必用的牧羊犬、猎犬或警犬等必须挂牌登记。定期驱绦虫应列为常规制度。

(二)严格肉食卫生检疫 肉联厂或屠宰场要认真执行肉食的卫生检疫,病畜肝、肺等脏器感染棘球蚴,必须妥善进行无活化处理,采用集中焚烧、挖坑深埋、药液消毒等法,切忌喂狗。

(三)强化健康教育,强化监测工作 教育方式可多样化,内容要简单、通俗易懂、讲求实效,并要充分发动群众,做到家喻户晓,人人皆知。

推荐阅读

1. 包虫病诊断标准[J].热带病与寄生虫学,2018,16(1):56-61.
2. 李玉民,任志俭.肝包虫病的诊断与治疗进展[J].中华消化外科杂志,2018,17(12):1141-1144.

第十八节 钩 虫 病

邵凌云 翁心华

钩虫病(ancylostomiasis)是由钩虫寄生于人体小肠所引起的疾病,临床上以贫血、营养不良、胃肠功能失调为主要表现,重者可致发育障碍及心功能不全。

寄生于人体的钩虫主要为十二指肠钩口线虫(*Ancylostoma duodenale*)与美洲板口线虫(*Necator americanus*)。偶可寄生于人体的还有锡兰钩口线虫(*Ancylostoma ceylanicum*)和犬钩口线虫(*Ancylostoma caninum*)等。巴西钩口线虫(*Ancylostoma braziliense*)的感染期幼虫虽可侵入人体,但一般不能发育为成虫。

【病原】

在我国,寄生于人体的钩虫主要是十二指肠钩口线虫与美洲板口线虫。钩虫大小略似细小的绣花针,虫体呈半透明淡红色(但死后呈灰白色)。雌雄异体,雌虫较雄虫大,雄虫尾端有交合刺。成虫寄生于人体小肠,多在空肠上部;十二指肠及回肠的上、中部也可见到。钩虫以其口腔吸咬肠黏膜为食。雌虫成熟交配后,在肠内产卵,十二指肠钩虫每条每日平均产卵10万~30万个,美洲钩虫为5 000~10 000个。

钩虫的生活史包括人体内和体外两个阶段,不需任何中间宿主。①人体外的发育阶段:虫卵随宿主粪便排出体外,散布于温暖而潮湿的泥土中;卵内细胞不断分裂,24小时内发育为幼虫并很快自卵壳脱出形成杆状蚴;经数次蜕皮形成具有感染性的丝状蚴。丝状蚴对外界抵抗力很强,在适宜环境中能生存

4个月,但遇日光暴晒则易死亡。②人体内发育阶段:具有感染性的丝状蚴潜伏在潮湿的泥土内,或随雨水、露水爬至植物茎叶上,聚集在农作物的水滴内,当人接触泥土或农作物时,丝状蚴利用其活跃的穿刺能力,迅速钻入皮肤,经皮下毛细血管或淋巴管,随血流达右心,再沿肺动脉进入肺毛细血管,然后穿过肺泡毛细血管至肺泡,沿细支气管,借助于上皮的纤毛运动经支气管、气管到达喉部;随宿主的吞咽动作而进入食管,经胃抵达小肠,发育为成虫。自丝状蚴钻入皮肤,直至成虫在肠内产卵的发育过程需35~50日。在人体内钩虫成虫,70%~80%存活期约为1年。但十二指肠钩虫的存活期可为5~8年,美洲钩虫可为5~6年。偶有报道钩虫能存活15年。

【流行病学】

(一)传染源 钩虫病患者和钩虫感染者。

(二)传播途径 以皮肤接触感染为主,手指间和脚趾间的皮肤是最常见的侵入部位。有生食被污染的蔬菜者可经口感染。

(三)易感人群 人对钩虫普遍易感。一般以青壮年为多,儿童较少。男性患者居多,但部分地区性别视职业而异,如植桑区女性感染率较高,而矿区患者则主要为男性。

(四)流行特征 本病流行极广,几乎遍及全球。我国除西藏和西北诸省、自治区外,其他各省、自治区均有不同程度的分布与流行,以海南、广西、四川、福建较重。国内大部分地区为两种钩虫混合感染,北方以十二指肠钩虫感染为多,在南方个别地区则以美洲钩虫感染为主。本病的分布及流行与气候关系甚为密切,气候温暖、雨量充沛均适宜于钩虫卵在泥土中生长发育。在一些矿区井下,由于气温高、湿度大,如遭粪便污染也易造成流行。各流行区钩虫感染与发病有明显的季节性,在同一地区农民受染季节比较恒定。

2006年中国疾病预防控制中心将钩虫病纳入了全国重点传染病和病媒生物监测体系,在全国建立的22个监测点显示,钩虫感染率从2006年的8.88%下降到2013年的2.04%,下降幅度为77.03%,重度感染者比例从2006年的1.80%下降到2013年的1.07%,下降幅度为40.56%。2015年全国人体重要寄生虫病现状调查显示,人群钩虫感染率约1.12%,加权感染率为2.62%。全国19个省(市、自治区)发现钩虫感染,加权感染率前三位的省份(市)分别是四川省、海南省和重庆市。感染率最高的是80~84岁年龄组。其中单纯十二指肠钩虫感染有6个省,11个省既有十二指肠钩虫感染,又有美洲钩虫感染,仅仅2个省为单纯美洲钩虫感染。

【发病机制与病理】

感染性钩蚴侵入皮肤时可引起钩蚴性皮炎。当钩蚴移行至肺时可引起肺部病变及炎症。但钩虫引起的主要病理损伤系由成虫在肠道吸血所致。由我国学者采用犬钩口线虫所作的活体观察,每条钩虫每日吸血量为0.01~0.04ml。国外学者采用放射性核素标记红细胞观察美洲钩虫每日吸血量为0.02~0.1ml。加之钩虫常更换咬附部位,由钩虫分泌的抗凝物质可使原咬附伤口继续渗血。如感染钩虫具有相当数量,即可

造成患者贫血。此种慢性失血不仅可以造成患者营养不良,儿童生长发育障碍,严重者可引起贫血性心脏病,危及患者生命。

钩虫引起的肠道病变主要是广泛分布的出血点及黏膜糜烂。黏膜有嗜酸性粒细胞浸润及退行性变。心肌显示肥大及脂肪性变。其他器官亦可见因营养不良所致的退行性改变及脂肪性变。

【临床表现】

钩虫病的症状主要由钩蚴及成虫所致,但成虫所致的症状较为长久和严重。

（一）钩蚴所致的症状

1. 皮炎　在钩蚴侵入处皮肤,初有奇痒和烧灼感,继而出现小出血点、丘疹或小疱疹,俗称"粪触块""粪毒""粪疙瘩"。皮炎多发生在手指或足趾间、足背、踝部等,数日内可消失。抓痒可继发细菌感染、局部淋巴结肿大,偶可出现一过性荨麻疹。

2. 呼吸系统症状　受染后3~5日,患者常有咳嗽、喉痒、声嘶等;重者呈剧烈干咳和哮喘发作,表现为嗜酸性粒细胞增多性哮喘,痰内可出现血丝。胸部X线检查示肺纹理增多或肺门阴影增生,偶可引起短暂的肺浸润性病变。呼吸系统症状大多持续数日自行消失,长者可达1~2个月。

（二）成虫引起的症状　粪便中有钩虫卵而无明显症状者称"钩虫感染",粪便中有钩虫卵又有明显临床症状者称"钩虫病"。

1. 消化系统症状　初期患者先有食欲亢进,但劳动力反而减退,或有上腹部不适、隐痛等。后期常因贫血、胃酸降低而出现食欲减退、恶心、呕吐、腹痛、腹泻或顽固性便秘。重度感染者,大便隐血可呈阳性。有些患者喜食生米、生豆、生果、茶叶,甚至泥土、瓦片、碎纸、木炭等,通常称为"异嗜症"。

2. 血液循环系统症状

（1）贫血:多见于受染后10~20周。贫血症状的轻重与血红蛋白下降的水平和速度有关。重度贫血患者皮肤呈蜡黄色,而黏膜(结膜、甲床)苍白。

（2）循环系统症状:贫血的程度直接影响循环系统,特别是心脏代偿功能。轻者血红蛋白>90g/L,仅有轻度头昏、乏力、活动时轻度气促、心悸等;中度感染者血红蛋白多在50~90g/L,患者皮肤黏膜苍白,下肢轻度水肿,不活动亦感气急、心悸、四肢无力、耳鸣、眼花、头昏等,心率增快,心脏轻度扩大,有收缩期杂音;重度感染者的血红蛋白<50g/L,皮肤黏膜极度苍白,全身水肿显著。轻度活动后感严重气急、心悸及心前区疼痛,脉搏快而弱,全心扩大,有明显收缩期杂音以至舒张期杂音。

3. 其他　儿童重症患者,可有生长发育障碍、智力减退、性发育不全、侏儒症等表现。成年患者亦常有闭经、阳痿、性欲减退、不育等;严重感染的孕妇易引起妊娠中毒症、早产、死胎等。

【实验室检查】

（一）血液　红细胞计数减少,血红蛋白量及血细胞比容降低,属小细胞低色素性贫血。嗜酸性粒细胞及白细胞总数初期增加,后期贫血显著时嗜酸性粒细胞及白细胞总数逐渐减少。血浆白蛋白及血清铁含量降低。间接免疫荧光试验特异

性低。

（二）粪便　粪便涂片或漂浮法可找到钩虫卵。其主要方法有:①直接涂片法,有薄涂片与厚涂片两种,后者的阳性率高于前者;②漂浮检查法,钩虫卵较轻,在饱和盐水内漂浮于表面易于查出,此法正确率高;③虫卵计数法,仅用于调查研究和疗效考核,一般以每克粪便<2 000个为轻度感染,2 000~10 000个为中度感染,重度感染则>10 000个虫卵;④钩蚴培养法,虫卵在一定温度条件下可孵出钩蚴,故可用培养法检出钩蚴,其检出率较涂片法与漂浮法均高,尚可鉴别虫种;⑤改良加藤厚涂片法,使用定量板甘油玻璃纸透明计数,稳定性较好,方法简便,而且可以进行感染度估计,但必须掌握透明时间,一旦虫卵透明过度,便不易检出。

【诊断与鉴别诊断】

在农村、矿区等流行地区曾接触污染钩蚴土壤或生食污染钩蚴的蔬菜,并有钩蚴皮炎及咳嗽、哮喘等病史者;有贫血、劳动力减退、消化道症状如食欲怪癖、上腹部隐痛不适等者;婴幼儿有营养不良、发育迟缓等者,均应疑及本病,并进行粪便检查以确定诊断。

钩虫贫血系小细胞性贫血,当患者贫血程度与粪便中虫卵计数不相称时,需与其他低色素性贫血相鉴别。

【预后】

重度感染伴营养不良、贫血性心脏病心力衰竭时,如予积极补充营养、纠正贫血、控制心力衰竭、症状控制后驱虫,并杜绝重复感染,则预后仍属良好。

【治疗】

（一）一般治疗　贫血和低蛋白血症是本病的主要表现,故给予足量的铁剂,补充高蛋白饮食对改善贫血与消除症状甚为重要。治疗参见第十六篇第二章第四节"缺铁性贫血和其他低色素性贫血"。

一般病例宜于驱虫治疗后补充铁剂,但重度感染伴严重贫血者,宜先予纠正贫血。输血仅适用于孕妇或严重贫血者;已合并有贫血性心脏病心力衰竭者,输血有助于改善心功能。

（二）驱虫治疗　驱虫药物种类很多,常需多次反复治疗才能根治。两种钩虫对驱虫药物的敏感性有显著差异。现将常用的各种驱虫药物分别介绍如下:

1. 阿苯达唑　本品适用于各型钩虫病,成人常用400mg顿服,隔10日再服1次,或每日200mg,连服3日。12岁以下儿童减半量。虫卵阴转率达90%以上,副作用轻。复方阿苯达唑由阿苯达唑和噻嘧啶组成,每片含阿苯达唑67mg,噻嘧啶250mg。其与阿苯达唑交替使用,并结合综合防治措施,可使钩虫感染率下降90%以上。

2. 甲苯达唑　对虫卵发育亦有抑制作用。驱钩虫的成人剂量为每次100~200mg,日服2次(分早晚空腹或半空腹服用),连服3~4日。儿童、老年、体弱者剂量和疗程酌减。治疗后十二指肠钩虫阴转率为75%~100%,平均为95%,美洲钩虫的阴转率为67.6%~86.6%,平均为77.2%。药物的副作用轻微。但本药作用慢,能引起蛔虫游走,服药后有口吐蛔虫现象,

在大规模治疗中应予注意。如与噻嘧啶等药物合用可缩短疗程,并可提高疗效,防止蛔虫游走。严重心脏病、肝脏病患者本药应慎用。

3. 双羟萘酸噻嘧啶(pyrantel pamoate) 即噻嘧啶,成人常用量为 10mg/kg,临睡前服,连服 2～3 日,十二指肠钩虫阴转率可在 95% 以上,美洲钩虫阴转率在 85% 以上。本药副作用轻,常见有恶心、呕吐、腹痛、腹泻等。对冠心病、消化性溃疡、急性肝炎、肾脏病、活动性肺结核咯血等患者慎用。妊娠早期应用本药可致流产。复方噻嘧啶则为噻嘧啶与奥克尔太混合压片,每片含两者各 150mg,每日 2 次,每次 3 片,连服 2 日,疗效优于噻嘧啶。

近年来认为氟苯达唑 100mg/d,连服 3～4 日,奥苯达唑(oxibendazole)10mg/kg,每日 1 次,连服 2～3 日均有较好的疗效。近有报道三苯双脒驱虫优于阿苯达唑。

(三) 钩蚴移行症的治疗 钩蚴进入皮肤后 24 小时内,尚有大部分停留在局部,故可采用物理、化学等方法治疗钩蚴所致的皮炎,如采用左旋咪唑涂肤剂(左旋咪唑 750mg 加 70% 二甲亚砜水溶液 100ml)。轻者一日涂擦 3 次即可,重症需连续涂药 2 日才获效。皮肤透热疗法亦可采用,包括热浸法,用 53℃ 热水浸 2 秒,间歇 8 秒,持续 25 分钟。热敷法,温水温度同前,用多层纱布或毛巾作湿敷。热熏法是用艾卷或草纸卷点火,在患部熏烫 5 分钟;或用理发电吹风吹 3 秒,间歇 7 秒,连续 19 秒,上述方法可起止痒、局部消炎的作用。

【预防】

消灭钩虫病必须采取综合性防治措施:①粪便管理,此系防止和消灭钩虫病的关键,目的在于杀灭粪便中的钩虫卵,可采用粪尿混合贮存、高温堆肥、三坑式沉淀密封粪池、密封沼气粪池等。②普查普治,宜集中在冬季进行,因为冬季低温,不利于钩虫病流行。治疗后应在 2 个月内进行复查,未治愈者需复治。③个人防护,在易感季节,尽量安排在不易感染的作物区劳动。提倡穿鞋下地下矿。局部用药有 25% 白矾水、2% 碘液、石菖蒲头酊(用石菖蒲头与乙醇按 1∶2 浸泡)、左旋咪唑涂肤剂。

推荐阅读

1. 张东行,吴方伟. 中国钩虫病防治进展[J]. 中国热带医学,2019,19(2):188-191.
2. 陈颖丹,臧炜. 我国土源性线虫病监测现状及今后监测工作重点[J]. 中国血吸虫病防治杂志,2015,27(2):111-114.
3. BETHONY J,BROOKER S,ALBONICO M,et al. Soil-transmitted helminth infections:ascariasis,trichuriasis,and hookworm[J]. Lancet,2006,367(9521):1521-1532.

第十九节 蛔 虫 病

邵凌云 翁心华

蛔虫病(ascariasis)是蛔虫寄生于人体所引起的疾病。除肠道症状外,有时可引起严重的并发症,如胆道蛔虫病、肠梗阻等。

【病原】

蛔虫(似蚓蛔线虫,*Ascaris lumbricoides*)是寄生于人体内最大的线虫之一。雌雄异体。成虫呈乳白色,有时微带粉红色。头尾两端较细,形似蚯蚓。雄虫较小,尾端卷曲有交合刺两枚。雌虫较大,尾部垂直。虫卵有受精卵及未受精卵之分,只有受精卵才能进一步发育、具感染能力。虫卵能耐干燥与寒冷,对一般消毒剂不敏感,但加热 55℃ 15 分钟即死亡。

蛔虫不需中间宿主即可完成生活史。雌雄交配后,雌虫产卵,平均产卵每日 20 万枚。受精卵随粪便排出,若温度(22～24℃)和湿度合适,25～26 天后即具有感染性。此种虫卵被人吞食后,大部分被胃酸杀死,仅少数进入小肠,卵壳易被肠液消化,幼虫脱壳而出,侵入肠黏膜经毛细血管入门静脉,经肝、下腔静脉、右心达肺。幼虫在肺泡内发育,然后顺小支气管、气管,向上移行至咽喉部再被吞下,经胃到达小肠,发育为成虫。自吞食感染性虫卵至成虫产卵需 2 个月左右。蛔虫在人体内的生存期为 1～2 年。

【流行病学】

肠道蛔虫感染者及患者为本病的传染源。实验证明人蛔虫与猪、犬等动物肠道蛔虫可交叉感染。感染性虫卵经口吞入为主要传播途径。生食未洗净的瓜果、蔬菜是受染的重要因素,污染虫卵的手指也易将虫卵带入口内。人对蛔虫普遍易感,儿童感染率尤高。本病无明显季节性,农村的发病率高于城市。

2006 年中国疾病预防控制中心将蛔虫病纳入了全国重点传染病和病媒生物监测体系,在全国建立的 22 个监测点显示,蛔虫感染率从 2006 年的 10.10% 下降到 2013 年的 0.76%,下降幅度为 92.48%,重度感染者比例从 2006 年的 2.51% 下降到 2013 年的 1.16%,下降幅度为 53.78%。2015 年全国人体重要寄生虫病现状调查显示,我国蛔虫加权感染率为 1.36%,加权感染人数为 8 826 171 人。感染率前三位的省份(市)分别是四川省、贵州省和重庆市;以 10～14 岁年龄组的加权感染率最高,为 2.20%。

【发病机制与病理】

(一) 幼虫的致病作用 幼虫移行所引起的组织损伤和炎症反应,其发生机制与过敏反应有关。蛔虫初次感染后分泌抗原物质,宿主产生 IgE 和 IgM,可引起 I 型和 III 型过敏反应;抗原亦可引起淋巴细胞的转化和巨噬细胞移动抑制。蛔蚴重度感染时,幼虫通过毛细血管、左心进入体循环,侵入淋巴结、甲状腺、胸腺、脾脏、脑、脊髓等处,引起相应的异位病变,也可达肾脏,经尿道排出;或通过胎盘,到达胎儿体内。偶有眼内寄生的报道。

(二) 成虫的致病作用 蛔虫以小肠乳糜液为营养,同时可产生毒性作用、损伤肠黏膜及引起营养不良。其毒性作用可能是抗原(来自活的或死的蛔虫)的吸收,引起 IgE 介导的过敏反应。

蛔虫对肠壁的机械性刺激或损伤,偶可引起机械性或痉挛性肠梗阻、肠扭转或肠套叠。蛔虫具有乱窜钻孔的习性,受刺激(如高热、驱虫不当等)后易在肠中乱窜而引起各种严重并发症,以胆道蛔虫症最为常见。胆道中的虫卵、炎性渗出物或蛔虫的残片可成为胆结石的核心,诱发胆石症。蛔虫尚可钻入阑尾、胃肠减压管等部位,甚至可钻入气管而引起窒息。

人感染蛔虫后,可产生一定的免疫力,即血液内可出现特异性抗体——沉淀素。特异性抗体和浸润细胞共同作用,可部分杀死幼虫。新近研究显示,人蛔虫感染后机体免疫状态的改变,可能导致女性生育能力提高。

【临床表现】

人感染蛔虫后,可不产生症状,称为蛔虫感染。但儿童、体弱或营养不良者出现症状的机会较多。

(一)幼虫所致的症状 短期内吞食大量感染性虫卵时,约1周后出现咳嗽、哮喘、气急、发热、血丝痰等症状。重者有咯血、胸痛、呼吸困难伴发绀。血液中嗜酸性粒细胞增多,痰液中有大量嗜酸性粒细胞,并可查见蛔蚴。X线示两侧肺门阴影增深,肺野有点状或絮片状阴影。以上症状与X线改变一般在1~2周内可自行消退,称为"暴发性蛔虫性哮喘病"。

(二)成虫所致的症状 儿童患者以腹痛较为常见,位于上腹部或脐周,常反复发作。有时伴食欲缺乏、恶心、呕吐、腹泻及便秘。严重感染者,尚可引起营养不良、智力和发育障碍。有时可出现精神不安、烦躁、磨牙、瘙痒、惊厥等。部分患者可出现过敏反应,如血管神经性水肿、顽固性荨麻疹等。

【并发症】

(一)胆道蛔虫病 是最常见的并发症。以青壮年农民为多,女性多于男性。腹痛常突然发作,以剑突偏右侧阵发性绞痛为特点,可有钻顶感,患者常坐卧不安伴全身冷汗、面色苍白。疼痛可放射至右肩及背部,同时常有呕吐,吐出胆汁及蛔虫。腹痛间歇期患者安然无恙。若虫体完全钻入胆道,甚至进入胆囊,疼痛反而减轻,但炎症现象进一步发展,表现为明显的固定压痛、发热、血白细胞计数增多,或可出现黄疸。蛔虫深入肝内胆小管时则可引起肝脓肿。

(二)蛔虫性肠梗阻 多见于6~8岁学龄儿童。急起中腹部阵发性绞痛、呕吐、腹胀、便秘等为主要表现。半数患者可吐出蛔虫。腹部触诊可触及条索状块物,按之有活动感,系缠结成团的蛔虫。部分患者有腹肌紧张、压痛并出现肠型、肠鸣音亢进。

(三)肠穿孔及腹膜炎 多数继肠梗阻而发生,亦可由蛔虫穿破肠道手术缝合处、伤寒患者病变肠壁或外伤而引起,穿孔部位大多在回盲部,以腹痛、腹膜刺激征、血白细胞总数及中性粒细胞增高为主要特点。腹部X线摄片可见气腹。

蛔虫卵尚可形成结核样肉芽肿,累及腹腔内各器官,如腹膜、胰腺、肝、脾、肾及肠表面等。症状并无特异性,仅有剖腹及活组织检查才获确诊。偶尔在耳、上颌窦、眼、输卵管、气管、支气管、睾丸鞘膜腔、胸腔可见有蛔虫异位寄生。

【诊断】

肠道蛔虫病的确诊需依靠吐虫排虫史,或大便涂片镜检发现蛔虫卵。如体内仅有雄虫或不成熟雌虫寄生而粪便中虫卵阴性时,亦可试行驱虫治疗。蛔虫性哮喘的诊断应结合流行病学资料,一般亦不难。

典型胆道蛔虫病一般诊断并不困难,胆汁检查发现虫卵可作为佐证。B超检查可能有助于诊断。在急腹症中(尤其在农村)应谨慎除外蛔虫性肠梗阻、肠穿孔的可能。

【治疗】

(一)驱虫治疗

1. **阿苯达唑** 本品系广谱驱虫药,更适用于多种肠线虫混合感染者,用于治疗蛔虫病,阴转率与剂量有关,400mg顿服阴转率为100%,300mg顿服的阴转率为88.8%。本品无明显副作用,少数可见头痛、恶心、呕吐、腹泻等。孕妇忌用。治疗中可引起虫体躁动,诱发蛔虫窜入胆道等引起并发症的危险。

2. **双羟萘酸噻嘧啶(噻嘧啶)** 成人每次剂量为10mg/kg(一般为500mg),晚间顿服,疗程1~2日。其作用优于哌嗪,但与后者不同的是作用快,先引起蛔虫显著收缩,以后麻痹不动。本品为广谱驱虫剂,更适用于钩虫混合感染。副作用轻微,偶尔可引起头痛、恶心、呕吐、腹泻等,肝功能不正常者慎用。

3. **甲苯达唑(甲苯咪唑)** 本品为广谱驱虫药,可使虫体麻痹,口服后吸收少(吸收率低于0.3%)。成人每次200mg顿服,疗程1~2日。副作用轻微,极个别病例在服药后第2~3日出现轻微头昏、上腹不适等,不予处理可自行消失。本药作用较缓慢,同样有引起蛔虫游走导致并发症的不良反应。

4. **左旋咪唑** 本品价格低廉,服用方便。成人一次口服150mg,儿童按2~3mg/kg计算,临睡前1次顿服,或早晚2次分服。本品可使虫体肌肉麻痹,故可起到制止蛔虫窜动,防止胆道蛔虫病的作用。本品的副作用少而轻微,常见者有头晕、头痛、失眠等,停药后即消失。

5. **哌嗪(piperazine)** 或称哌哔嗪,常制成枸橼酸盐(即驱蛔灵)和磷酸盐等制剂。枸橼酸哌嗪120mg约相当于磷酸哌嗪100mg。本品在虫体神经肌肉接头处发挥抗胆碱作用,阻断神经冲动的传递,使肌肉麻痹,虫体不能附着于宿主肠壁,随粪便排出体外。口服后吸收迅速,主要由胆道排泄。成人每次量3~3.5g,连服2日;或每次1g,一日3次,连服3日。儿童按每日150mg/kg计算,每日总量不超过3g。体弱儿童剂量酌减。基于阿苯达唑等问世,目前本品已少应用。

6. **伊维菌素** 国外已用于次选药物,剂量为100~200μg/kg,3日为一疗程。

临床为增强疗效及互补药物优缺点,主张给予复合制剂。如由阿苯达唑及噻嘧啶组成的复方阿苯达唑,不仅驱虫效果好,而且消除了蛔虫窜动的副作用,已获得广泛应用。

(二)蛔虫并发症的治疗 除急性阑尾炎或并发化脓性胆管炎、坏死性胰腺炎,以及肠穿孔腹膜炎需尽早手术治疗外,均以姑息治疗为主。具体包括解痉、止痛、驱虫或纤维内镜取虫,可获得满意疗效。

【预防】

蛔虫病的预防以粪便管理切断其污染环境的途径为主。开展群体性的大规模驱虫治疗,可以明显降低感染率,减少传染源。改善环境卫生,养成良好的卫生习惯,注意饮食及饮水卫生,对防治蛔虫感染亦有重要作用。

推荐阅读

1. 陈颖丹,臧炜. 我国土源性线虫病监测现状及今后监测工作重点[J]. 中国血吸虫病防治杂志,2015,27(2):111-114.

2. BLACKWELL A D, TAMAYO M A, BEHEIM B, et al. Helminth infection, fecundity, and age of first pregnancy in women[J]. Science, 2015, 350(6263):970-972.

第二十节　蛲　虫　病

王晓红

蛲虫病(enterobiasis)是一种因蛲虫(*Enterobius vermicularis*, pinworm)寄生于人的肠道而引起的寄生虫病,多见于年幼儿童,成人亦可患病,在家庭、托幼机构和小学中可引起流行。在世界各地,该病所致的肛周瘙痒高达50%。

【病原】

蛲虫成虫虫体细小,呈乳白色线头样。雌虫长8~13mm,宽0.3~0.5mm,中部大,尾端细;雄虫长2~5mm,宽0.1~0.2mm,尾部向腹部卷曲。蛲虫虫卵呈长圆形,约$27\mu m \times 56\mu m$大小,两侧不对称,一侧稍扁。虫卵壳稍厚,无色透明。虫卵具有传染性,在人体外有很强抵抗力,阴湿环境更适合其生存,在皮肤和甲缝中可存活10日,室内环境可存活2~3周。高温(煮沸)、5%苯酚(苯酚)、10%甲酚皂溶液可杀灭虫卵。

成虫一般寄生于盲肠、结肠及回肠下段,附着在肠黏膜上,蛲虫头部钻入肠黏膜吸取营养,可引起细小溃疡,但不深入肠壁损害深层组织。雌雄交配后,雄虫很快死亡而被排出体外,雌虫子宫内充满虫卵,在肠腔温度和低氧环境中一般不排卵或仅产很少虫卵,当宿主睡眠时肛门括约肌松弛,雌虫向下移行至肛门外,于肛周和会阴皮肤皱褶处产卵,每条雌虫产卵万余个,雌虫排卵后随即死亡。虫卵在排出6小时内形成卵胚,成为感染期虫卵,可自肛周皮肤散落在衣裤、床单、被褥、尘埃及空气中。虫卵被人体吞食后在十二指肠孵出幼虫,在小肠上段经二次蜕皮后于1~2个月发育为成虫,向下移行并寄生于回盲部及大肠,雌虫寿命约1个月。从食入感染期虫卵至虫体发育成熟产卵需15~28日。停留在肛门部位的虫卵也可在局部孵化成幼虫,经肛门移行直肠引起逆行感染。

【流行病学】

人是蛲虫唯一的自然宿主。传染源为蛲虫感染者,最常见的传播途径是经肛门-手-口途径感染。由于蛲虫在人体的生活史特点,极易导致感染者自体反复感染和异体交叉感染。搔抓肛周皮肤和触摸污染衣裤、床上用品及其他物品后的手(尤其是指甲内)带有感染期虫卵,不但可传染给他人,也可导致自体感染。偶可经吸入而摄入虫卵感染。

蛲虫感染分布遍及全世界,发达国家蛲虫病也很常见。各年龄均可发病,感染率农村高于城市,儿童高于成人,尤以集体机构的儿童感染率为高。2015年全国人体重点寄生虫病现状调查显示,3~6岁儿童蛲虫感染率为3.43%,儿童蛲虫感染呈现下降趋势。

【临床表现】

多数患者呈无症状感染。主要症状为肛周和外阴部位夜间瘙痒,导致睡眠不安、失眠。幼儿常表现为烦躁不安、熟睡中突然惊哭躁动,食欲减退、消瘦。一些患儿可出现夜间磨牙、异嗜症状。个别患者可出现呕吐、恶心、腹痛等不适。

雌虫或孵化的幼虫移行侵入泌尿生殖器官发生异位感染较少见,刺激尿道可致遗尿症,侵入尿道、膀胱可引起尿道刺激症状,可引起阴道炎、子宫内膜炎、输卵管炎,出现相应症状;有报道可导致急性阑尾炎,但仍存在争议。由于搔抓可导致肛周皮肤继发细菌感染。

【诊断】

凡有夜寐不安、夜惊及肛门周围瘙痒症状者,结合有不洁卫生生活环境及可疑接触史,应疑及本病。确诊需找到蛲虫成虫或虫卵。肉眼观察:患者入睡2~3小时后可肉眼观察肛周是否有蛲虫成虫;显微镜检查虫卵:多采用透明胶纸粘拭法,于清晨排便前将透明胶纸粘拭肛周区域,然后置显微镜下镜检。建议分别进行至少3次晨检。近来也有采取指甲下样本进行虫卵镜检的方法。蛲虫成虫及虫卵在粪便中少见,故不建议检测粪便。蛲虫仅生活于胃肠道,故无血清学检测诊断方法。蛲虫病通常不引起嗜酸性粒细胞计数或血清IgE水平显著升高。

【预防】

加强培养个人卫生习惯十分重要,尤其是儿童养成勤洗手、洗澡,勤换内衣裤,勤剪指甲,纠正吸吮手指的不良习惯等。在家庭内或集体儿童机构内患者及密切接触者(包括儿童和成人)应在同一时间内进行治疗,以避免交叉传染及重复感染。衣被可置沸水中浸泡或蒸煮高温灭卵。

【治疗】

确诊后应立即进行治疗。治疗药物可选用甲苯咪唑(100mg)、阿苯达唑(成人400mg,12岁以下儿童200mg)、双羟萘酸噻嘧啶(11mg/kg,最大剂量1g),均为单次口服给药,由于再感染和自身感染的发生率高,故2周后再重复用药1次。上述药物2岁以下慎用,孕妇避免使用。

肛周奇痒可于每晚睡前清洗肛门周围后在皮肤上涂3%噻嘧啶软膏连续1周;或用噻嘧啶栓剂,每晚1粒塞入肛门内,连用3~5日;也可用蛲虫油膏,内含有3%百部浸膏及0.2%甲紫,连续10~30日,有杀虫和止痒作用。

推荐阅读

Centers for Disease Control and Prevention. Parasites-enterobiasis (also

known as pinworm infection）［EB/OL］.（2020-09-28）［2020-10-07］. htps://www.cdc.gov/parasites/pinworm/index.html.

第二十一节　鞭虫病

李　宁　施光峰

鞭虫病（trichuriasis）是由毛首鞭形线虫（*Trichuris trichiura*）寄生人体盲肠和升结肠所引起，多数患者无明显症状，感染严重者可有腹痛、腹泻，甚至贫血、直肠脱垂等症状。

【病原】

鞭虫形似马鞭，前部细长，约占虫体长的3/5，后部较粗。雄虫尾端向腹面作环状卷曲；雌虫尾端钝圆。成虫长约4cm，主要寄生于盲肠。感染后60~70日雌虫开始产卵，每日产卵3 000~20 000个，虫卵随粪便排出，在湿温土壤中2~4周内发育为感染期卵（内含丝状蚴）。感染期卵随食物或饮水进入人体，经胃及胰液作用1小时，幼虫在小肠内孵出，自肠腺隐窝侵入肠黏膜，摄取营养，发育为成虫；继而下行，10日左右移行至盲肠。自吞入感染期卵至发育为成虫产卵约需1个月或更长时间，成虫在体内可活1~3年。

【流行病学】

人鞭虫仅寄生于人的肠道，故患者是唯一传染源。主要通过粪-口途径传播，因进食沾染感染期虫卵的饮食而感染。鞭虫病的传播与卫生条件较差有关，可感染所有年龄段的个体。因为儿童的暴露风险高且部分保护性免疫被认为是随着年龄的增长而产生的，所以儿童较易感。鞭虫病在热带地区最常见。我国在距今2 000余年前西汉古尸中即发现有鞭虫寄生，我国鞭虫病分布较广，是一种常见肠道蠕虫病，尤以农村为多。2015年全国人体重要寄生虫病现状调查显示，我国鞭虫感染率为0.36%，加权感染人数为6 602 163人，加权感染率为1.02%。感染率前三位的省份是四川省、海南省和云南省；以10~14岁年龄组的加权感染率最高，为2.13%。在鞭虫病流行地区，治疗后再感染较常见。恰当处理人类粪便和保持良好的卫生条件可以阻断鞭虫病传播。

【发病机制与病理】

鞭虫寄生于盲肠和升结肠，在重度感染时，其寄生部位可延及横结肠、降结肠及直肠，甚至回肠远端。成虫细长的前部完全留在上皮层内，其后部则穿通上皮游离于肠腔内。机械性损伤是人鞭虫致病的主要原因。结肠镜检可见黏膜表面水肿充血，重度感染者有出血或溃疡。病理组织变化仅见于上皮层或固有层。隐窝和腺体有时增生，固有层可有单核细胞增多、嗜酸性粒细胞浸润。部分患者肠壁增厚，并有肉芽肿形成。严重者可引起出血性结肠炎、肠黏膜脱落。成虫寄生于盲肠，吸取组织液和血液为食，其吸血量每日每虫为0.005ml，如寄生虫数>1 000条时，可引起缺铁性贫血。

【临床表现】

一般轻度感染的患者多无明显症状。儿童严重感染病例，每克粪便虫卵>10 000，大量成虫寄生时，可有下腹阵痛和压痛、慢性腹泻、粪便带血或隐血，常有夜间排便。严重感染的患儿可有直肠脱垂、贫血、营养不良、体重减轻和发育迟缓。大量缠结成团的鞭虫可引起急性盲肠梗阻。鞭虫感染可诱发或加重其他疾病，如阿米巴痢疾、细菌性痢疾、阑尾炎等。异食癖和杵状指是其诊断的潜在线索。血嗜酸性粒细胞明显增多，可达10%~15%。感染严重者可有贫血和低蛋白血症。

【诊断】

确诊依据是粪检查到虫卵。直肠镜检或在脱垂的直肠上也可见到大量鞭虫。本病应与细菌性痢疾和阿米巴痢疾相鉴别。

【治疗】

重症患者有营养不良、贫血、水肿、直肠脱出者应卧床休息，加强支持和对症治疗。

鞭虫病的治疗重在驱虫疗法：甲苯达唑，口服，一次500mg，一日1次，连用3日；或一次100mg，一日2次，连用3日，治愈率在70%~90%。阿苯达唑，一次400mg，空腹口服，一日1次，连用3日，治愈率为80%。由于阿苯达唑疗效较低，应作为二线治疗，但若未排除同时感染钩虫，可使用阿苯达唑。严重感染患者（每克粪便中至少有1 000只虫卵）需要采用5~7日的治疗方案。

另外，阿苯达唑+奥克太尔的疗效优于甲苯达唑或阿苯达唑单独治疗。虽然伊维菌素对鞭虫病的有效性不及甲苯达唑或阿苯达唑，但其（一日1次，200μg/kg）仍有一定抗鞭虫病活性。研究显示伊维菌素+阿苯达唑的疗效优于单用阿苯达唑。

妊娠期间（尤其在妊娠早期）应避免使用甲苯达唑和阿苯达唑。对患鞭虫病的妊娠期女性进行治疗的风险必须与延迟治疗的风险相权衡。如果患者无明显症状，可将治疗推迟至分娩后。

【预防】

同蛔虫病。加强个人卫生和饮食卫生，保护饮用水的洁净，加强粪便管理。此外，服用驱虫药、饮用洁净水和改善厕所可以降低鞭虫感染风险。

推荐阅读

1. SPEICH B，AME S M，ALI S M，et al. Oxantel pamoate-albendazole for Trichuris trichiura infection［J］. N Engl J Med,2014,370(7):610-620.
2. SPEICH B,ALI S M,AME S M,et al. Efficacy and safety of albendazole plus ivermectin, albendazole plus mebendazole, albendazole plus oxantel pamoate, and mebendazole alone against Trichuris trichiura and concomitant soil-transmitted helminth infections:a four-arm,randomised controlled trial［J］. Lancet Infect Dis,2015,15(3):277-284.

第二十二节　粪类圆线虫病

李　宁　施光峰

粪类圆线虫病（strongyloidiasis）是由粪类圆线虫（*Strongy-*

loides stercoralis）寄生于人体小肠内，其幼虫可侵入肺、脑、肝、肾等组织器官所引起。粪类圆线虫幼虫经皮肤或黏膜侵入人体，主要临床表现为侵入处皮疹、移行期的肺部损害及肠道寄生期的腹泻等。粪类圆线虫能在人体内繁殖产生感染期蚴（丝状蚴），不同于其他蠕虫，其可在宿主体内不断进行内源性自身感染，因此在不再与外源性感染蚴接触的情况下，该虫可在人体内持久存在。

【病原】

粪类圆线虫首先由 Normand（1876）在越南的法国士兵粪便中发现，尸检中又在肠道、胆道、胰腺管中发现许多线虫。该虫为兼性寄生虫。生活史较复杂，包括自生世代和寄生世代。

1. 自生世代　在土壤中进行。杆状蚴吸取土壤中有机物为生，1~2 日内经 4 次蜕皮发育为自由生活的成虫。雄虫约 0.7mm×（0.04~0.05）mm 大小，尾端向腹面卷曲，有交合刺两根，引带相连。雌虫约 1.0mm×（0.05~0.075）mm 大小，尾端较尖细，成熟雌虫子宫内含虫卵 4~16 个，后者孵化为杆状蚴。环境适宜时自生世代的生活环可继续多次。如环境不适，杆状蚴蜕皮 2 次，发育为丝状蚴（具传染性），通过皮肤或黏膜侵入人体，开始寄生生活。

2. 寄生世代　丝状蚴侵入人体后，进入皮下小血管，经血液循环，由右心至肺，继而穿破肺泡毛细血管进入肺泡。多数幼虫由下呼吸道上升，经咽喉部吞下至消化道，定居于小肠（主要在十二指肠与空肠上部），发育成熟。寄生世代只发现有雌虫，行孤雌生殖。寄生世代雌虫较细长，约 2.2mm×（0.03~0.074）mm 大小，雌虫多埋于肠黏膜内，并在其中产卵，每条雌虫日可产卵 50 个。数小时后孵出杆状蚴，自肠黏膜逸出，随粪便排至体外。在特殊情况（如便秘、肠炎、营养不良、接受免疫抑制治疗后）下杆状蚴可在体内迅速发育为丝状蚴，钻入肠壁、侵入血液循环，引起内源性自身感染；或丝状蚴随粪便排出时，自肛周皮肤再次侵入，进入血液循环，此为外源性自身感染。

【流行病学】

患者是主要传染源。患者离开流行区后，其体内感染可持续多年，症状可不明显。主要通过皮肤或黏膜接触污染土壤而感染；在患者体内又可有自身感染这一特殊感染方式。人群普遍易感，免疫缺陷患者（如白血病、艾滋病患者）易有重度感染，致死率高达 60%~85%。另外，接受供体器官的实体器官移植受者具有潜在的供体衍生的类圆线虫病的风险。

本病主要分布于热带和亚热带的农村地区，这些地区的总体患病率可能超过 25%，次为温带地区，例如北美、南欧、日本和澳大利亚，我国以广西、云南等地报道的病例较多。

【发病机制、病理与临床表现】

大多数类圆线虫感染病例中可能无症状或仅有非特异性的症状。临床常见：急性感染，感染局部皮肤损害，可表现为局部水肿或荨麻疹，可有干咳、腹泻、便秘或厌食症，由于机体有效的免疫应答，感染可被清除；慢性自身感染，通常无症状或轻度胃肠道和/或皮肤症状，呼吸道症状较少见，可持续数年（甚至数十年）；播散性超重度感染（disseminated hyperinfection），见

于长期应用肾上腺皮质激素等免疫抑制剂而致免疫功能低下者，类圆线蚴全身性播散，患者可死亡。

（一）皮肤损害　丝状蚴侵入皮肤时可引起局部水肿充血、瘙痒和斑丘疹，搔破后可引起继发感染。亦可出现复发性荨麻疹，常累及臀部、腕部等。幼虫游走时可引起特征性皮疹，称为 Larva currens，为类圆线虫自身感染引起的肛周荨麻疹带形皮损。

（二）肺部损害　感染后 3~4 日幼虫移行至肺部时，可引起刺激性干咳、气促、咯血等。重症患者（多为雌虫定居于支气管上皮所致）可发生支气管肺炎，痰中可找到幼虫。

（三）肠道损害　轻症以卡他性肠炎为主；中等型表现为水肿性肠炎，黏膜水肿、增厚、皱襞减少；重型表现为溃疡性结肠炎，病变可波及胃。肠壁损害中可找到虫体。胃肠道症状主要表现为腹泻，可与便秘交替，尚可有恶心、腹痛等。重者可出现血性黏液便，麻痹性肠梗阻，电解质紊乱、脱水、衰竭等。健康人感染后可无症状，或仅有轻度腹泻、腹痛等，但此种感染有潜在危险性。在疾病、营养不良或接受免疫抑制治疗的情况下，体内杆状蚴可迅速发育成为具侵袭力的丝状蚴，引起重度自身感染（可为全身播散性），患者可因呼吸衰竭或休克等而死亡。急性期嗜酸性粒细胞常增多（可达 30% 以上），但重症播散型者可不增多甚至减少。血清 IgE 在半数患者可升高。

（四）其他表现　粪类圆线虫可引起泌尿系统感染，表现为尿频、尿急、尿道灼痛。嗜酸性粒细胞增高，无发热、腰痛、血尿等，经抗菌治疗无效。该虫还有引起颅脑感染的相关报道，其主要引起颅内高压症状，在脑脊液中可检出粪类圆线虫丝状蚴。

【诊断】

本病临床表现不典型，半数以上感染后无症状，故确诊主要根据流行病学资料、粪便检查和血清学检查。新鲜粪便检查虽简单易行，但粪类圆线虫幼虫间歇性从粪便排出，且为数甚少。诊断没有"金标准"，一次粪检阳性率甚低，需以连续 3 次粪检的结果为准。粪便中幼虫为数甚少时可采用贝氏幼虫浓集法。此外亦可采用平皿培养法。贝氏幼虫浓集法系取粪便 20~25g 与炭末混合，置于含温水漏斗纱布上，漏斗下接平皿，幼虫在光与温度刺激下，穿过布层入水，在沉渣中可发现活动幼虫。重症播散型患者支气管灌洗液、痰液、尿、脑脊液、腹水等中亦可找到杆状蚴或丝状蚴。血清免疫学检查包括免疫荧光抗体试验（以粪类圆线虫和鼠类圆线虫的丝状蚴为抗原）和酶联免疫吸附试验（ELISA），特异度和敏感度均较高，可用于粪类圆线虫过筛试验，为有效的辅助诊断方法。但仍需反复多次粪便浓集法检查，以检出杆状蚴为准。粪便 ELISA 具有较高敏感度（83%~93%）和特异度（95%~98%）。但是不能区分过去感染还是现在感染。免疫检测还包括间接免疫荧光抗体试验（IFAT）和蛋白质印迹法（Western blot）。近年，实时定量 PCR（real-time PCR，RT-PCR）技术检测粪便样品中粪类圆线虫 DNA 作为诊断检测方法。

值得注意的是，大约有一半的患者都有嗜酸性粒细胞增多

症,但在重症播散型类圆线虫病时却少有增高,因此嗜酸性粒细胞不作为确诊类圆线虫病的主要依据。

【治疗】

对于有症状和无症状的个体,无论其免疫状况如何,均应采用驱虫药治疗。治疗的目标是治愈,以防止在慢性自身感染的情况下发展为严重疾病。

(一)病原治疗 甲苯达唑,剂量为300mg,每日3次,共3日,疗效为62.5%,该药可与左旋咪唑合用(复方甲苯达唑),可提高疗效,减少其副作用。噻苯达唑25mg/kg,每日2次,连服3日;重症播散型感染患者连服5~7日。副作用较大,肝肾功能不全者忌用,治愈率可达90%左右。

阿苯达唑10mg/kg,日服2次,连服7日,在重度感染者也可取得良好疗效。但其疗效一般(38%~45%),作为替代药物。

伊维菌素(ivermectin),对免疫力正常患者,采用两剂治疗方案(每日200μg/kg,共2日),对于免疫功能低下者,采用四剂量方案(每日200μg/kg,连续2日,在2周内重复1次),持续免疫抑制的患者可能需要更长的治疗时间。国外伊维菌素应用较普遍,可用于重症播散型感染及耐药患者。在我国由于伊维菌素来源有限,对用阿苯达唑或噻苯达唑治疗无效的类圆线虫病患者或超重度感染者可选用伊维菌素。

与其他蠕虫感染的治疗相比,类圆线虫病的治疗更为困难,因为很难将体内虫体完全清除。仅依赖于随访粪便检查阴性结果来判定感染治愈是不可靠的,还需要结合血清学检测才更加可靠。

对重症感染病例疗程可延长、重复治疗或联合用药,如阿苯达唑+左旋咪唑联合治疗。

(二)支持治疗 重症患者有营养不良、贫血、水肿或脱水者应予输液、输血,纠正水电解质紊乱,积极防治休克、呼吸衰竭等。驱虫前忌用免疫抑制剂以防自身感染和感染扩散。

【预防】

目前尚无针对该病的预防性药物和疫苗。患者应彻底治疗以防止反复自身感染。高危人群进行免疫抑制治疗前应进行相关检查,恰当处理患者排泄物是阻断类圆线虫病传播的重要措施。避免皮肤直接接触含丝状蚴的土壤可以预防感染。加强粪便管理和个人防护很重要。

推荐阅读

1. SCHÄR F, TROSTDORF U, GIARDINA F, et al. Strongyloides stercoralis:global distribution and risk factors[J]. PLoS Negl Trop Dis,2013,7(7):e2288.

2. KROLEWIECKI A, NUTMAN T B. Strongyloidiasis:a neglected tropical disease[J]. Infect Dis Clin North Am,2019,33(1):135-151.

第二十三节 旋毛虫病

李 宁 施光峰

旋毛虫病(trichinosis,trichinellosis)是由旋毛虫(*Trichinella spiralis*)引起的人兽共患寄生虫病,流行于哺乳类动物间,人因生食或半生食含旋毛虫包囊的猪肉等而感染。主要临床表现为胃肠道症状、发热、肌痛、水肿和血嗜酸性粒细胞增多等。由于近年贸易活动的频增和部分肉品检验管理的疏漏,本病似有逐年上升的趋势。

【病原】

旋毛虫雌虫长3~4mm,雄虫长仅1.5mm,通常寄生于十二指肠及空肠上段肠壁,交配后雌虫潜入黏膜或达肠系膜淋巴结,排出幼虫。后者由淋巴管或血管经肝及肺入体循环散布全身,但仅到达横纹肌者能继续生存。以膈肌、腓肠肌、颊肌、三角肌、二头肌、腰肌最易受累,其次为腹肌、眼肌、胸肌、颈肌、臀肌等,亦可波及呼吸肌、舌肌、咀嚼肌、吞咽肌等。于感染后5周,幼虫在纤维间形成0.4mm×0.25mm的橄榄形包囊,3个月内发育成熟(为感染性幼虫),6个月至2年内钙化,但因其细小,X线不易察见。钙化包囊内幼虫可活3年(在猪体内者可活11年)。成熟包囊被动物吞食后,幼虫在小肠上段自包囊内逸出,钻入肠黏膜,经4次蜕皮后发育为成虫,感染后1周内开始排出幼虫。成虫与幼虫寄生于同一宿主体内。旋毛虫幼虫在宿主肌肉内的存活能力很强,尽管包囊已经钙化,但是其内的幼虫可以继续存活,有记载人体内幼虫最长可以存活30年。

【流行病学】

(一)传染源 猪为主要传染源,其他肉食动物如鼠、猫、犬,以及多种野生动物如熊、野猪、狼、狐等亦可感染并可通过相互残杀吞食或吃了含有旋毛虫包囊的动物尸体而感染。鼠类是本病重要寄生宿主。许多昆虫(如蝇蛆和步行虫)也能吞食动物尸体内的旋毛虫包囊,并能使包囊的感染力保持6~8天,因而也可能成为易感动物的传染源。

本病有两个传播环,即家养动物环和野生动物环。人为此两个传播环的旁系,属于偶见宿主,在无人类感染的情况下,这两个传播环均能各自运转。

(二)传播途径 人因吞食含包囊的猪肉、狗肉、羊肉或野猪肉等而感染。暴发流行与进食未经完全煮熟的生肉有密切关系。

(三)易感人群 人对本病普遍易感,发病率与年龄、性别、季节无明显关系,主要与感染度有关。感染后可产生显著的免疫力,再感染者病情远较初次感染者为轻。

(四)流行特征 旋毛虫病散在分布于全球,以欧美的发病率为高。国内主要流行于西部,云南发病率最高(8.43%),然后是内蒙古(6.37%)、四川(5.35%)。发病率最低的是辽宁(0.26%)。近年各地调查,猪的感染率一般为0.1%~0.2%,某些地区检出率可达2%或7%,个别地区送宰的猪群检出率竟高达50%。鼠的感染率和感染度亦较高较重。

【发病机制、病理与临床表现】

旋毛虫病的潜伏期一般为5~15天,平均10天左右,但也有短为数小时,长达46天者。一般潜伏期越短,病情越重。

旋毛虫对人体致病作用的强弱与摄入幼虫包囊数量、活力,以及宿主的免疫功能状态等因素有关。轻者可无症状,重者可因而致死。按旋毛虫在人体的感染过程可分为下列三期：

（一）**侵入期（小肠期，约1周）** 脱囊幼虫钻入肠壁发育成熟，引起广泛的肠黏膜充血水肿、出血甚至浅表溃疡。约半数患者感染后1周内有恶心、呕吐、腹泻（稀便或水样便，日3~6次）、便秘、腹痛（上腹部或脐部为主，呈隐痛或烧灼感）、食欲缺乏等胃肠道症状，伴有乏力、畏寒、发热等。少数患者可有胸痛、胸闷、咳嗽等呼吸道症状。

（二）**幼虫移行期（2~3周）** 感染后第2周，雌虫产生大量幼虫，侵入血液循环，移行至横纹肌，所经之处可发生血管性炎症反应，引起显著异性蛋白反应。出现弛张型高热，持续2日至2个月不等（平均3~6周）。部分患者有斑丘疹、荨麻疹或猩红热样皮疹。幼虫可侵犯任何横纹肌引起肌炎；肌细胞横纹消失、变性，在幼虫周围有淋巴细胞、大单核细胞、中性和嗜酸性粒细胞，甚至上皮样细胞浸润；临床上有肌肉酸痛，局部有水肿，伴压痛与显著乏力。肌痛一般持续3~4周，部分可达2个月以上，可表现周身严重疼痛，包括限制呼吸或舌移动。有皮疹者大多出现眼部症状，除眼肌痛外，常有眶周水肿、面部水肿、球结膜充血、视物不清、复视和视网膜出血等。重度感染者肺、心肌和中枢神经系统亦被累及，相应产生灶性（或广泛性）肺出血、肺水肿、支气管肺炎甚至胸腔积液；心肌、心内膜充血、水肿，间质性炎症甚至心肌坏死、心包积液；非化脓性脑膜脑炎和颅内压增高等。血嗜酸性粒细胞常显著增多（除极重型病例外）。

（三）**肌内包囊形成期（感染后1~4个月）** 随着肌内包囊形成，急性炎症消退，全身症状减轻，但肌痛可持续较久，然无转为慢性的确切依据。重症患者可呈恶病质、虚脱，或因毒血症、心肌炎而死亡。

【**实验室检查**】

（一）**血常规** 早期移行期白细胞计数及嗜酸性粒细胞显著增多，达（10~20）×10^9/L，在病程第3、4周，嗜酸性粒细胞比例最高增至20%~90%，但重症患者可不增加。

（二）**肌肉活组织检查** 感染后第4周取三角肌或腓肠肌（或水肿、肌痛最显著的部位）近肌腱处肌肉一小片，置两玻片中压紧，低倍镜下观察，可见蜷曲的幼虫，虫体周围有大量炎症细胞包绕，形成小型肉芽肿。肌肉活检受摘取组织局限性的影响，在感染早期及轻度感染者不易检出幼虫。感染较轻镜检阴性者，可将肌片用胃蛋白酶和稀盐酸消化，离心沉淀后检查幼虫，其阳性率较压片法高。

（三）**免疫学检查** 旋毛虫抗原可分为虫体抗原、虫体可溶性抗原（分为感染性幼虫虫体可溶性粗抗原和自感染性幼虫虫体杆细胞内α颗粒提取的可溶性抗原两种）、表面抗原（自虫体表面提取或剥离的可溶性抗原），以及排泄分泌抗原（或称代谢抗原）。国内外试用过多种免疫学检查方法，包括皮内试验、间接免疫荧光抗体试验（IFAT）、间接血凝试验（IHA）、酶联免疫吸附试验（ELISA）及间接免疫酶染色试验（IEST）等。其中后四种的特异性强、敏感性高，且可用于早期诊断。

1. IFAT 对早期和轻度感染均有诊断价值。以全幼虫作抗原，在幼虫皮层周围或幼虫口部有荧光沉淀物者为阳性反应。患者于感染后2~7周可出现阳性反应。

2. IHA 用冻干致敏绵羊红细胞、以IHA检测患者血清中抗体。用滤纸干血滴代替血清，结果无显著差异，适用于流行病学调查。

3. ELISA 敏感性高于IFAT。常采用以虫体生理盐水浸出液为抗原。

4. IEST 用感染鼠肌肉冰冻切片作抗原，以IEST检测患者血清中抗体。血清学试验于感染后2~4周开始阳性，感染后7周多全部阳性。反应如由阴性转为阳性，或抗体效价4倍升高者尤有诊断价值。

近年国内外已成功地制备旋毛虫幼虫单克隆抗体。采用虫体可溶性抗原、排泄分泌抗原结合单克隆抗体、多克隆抗体间接双抗体夹心ELISA法检测患者血清中循环抗原，抗原阳性结果提示为现症感染，与血清学抗体检查比较，更具疗效考核价值。

5. 免疫层析试纸条 胶体金标SPA和旋毛虫ES抗原建立的免疫层析试纸条，集中了免疫反应与色谱层析的特点，对被检测的旋毛虫抗体起到浓缩、聚集作用，并能加快反应速度，特异性和敏感性与ELISA基本一致，且操作简便，是一种较理想的旋毛虫病免疫学诊断方法。

（四）**其他检查** 旋毛虫循环抗原在血清中含量通常很低，因此检测循环抗原并未在临床上推广。PCR检测血液中旋毛虫DNA仅对免疫功能低下者或在感染早期抗体检测阴性时有一定价值。

【**诊断与鉴别诊断**】

诊断依据：①病前1~2周（1~40天）摄食未煮熟的肉类史；②临床特点主要为发热、肌肉疼痛和水肿、皮疹等，初期可有胃肠道症状，血白细胞总数和嗜酸性粒细胞显著增多等，血沉通常在正常范围内，血清肌酸磷酸激酶和乳酸脱氢酶明显升高表明虫体累及了大范围的肌肉组织；③确诊有赖于肌肉活检找到幼虫或/和血清学检查。

本病表现为高热、肌痛时常被误诊为流感，尤其是在冬季。长期腹泻易被误诊为沙门菌病、志贺菌病或其他消化道感染。嗜酸性粒细胞增多伴有肌痛和炎症反应时，应与嗜酸性粒细胞增多性肌痛综合征（如毒油综合征等）鉴别；伴发热时应与其他蠕虫病（如急性华支睾吸虫病、并殖吸虫病及血吸虫病等）鉴别。眼眶周围和面部水肿伴发热时应与急性肾小球肾炎、血清病、过敏反应、多发性肌炎、肌炎及结节性动脉周围炎等鉴别。剧烈头痛伴有昏迷、嗜睡、脑膜刺激征时，应与感染性脑膜炎和脑病鉴别。结膜出血、皮肤出血瘀点伴发热，应与钩端螺旋体病、细菌性心内膜炎及斑疹伤寒等鉴别。此外，该病早期还应与上呼吸道感染等相鉴别；在急性期还应与风湿病、成人斯蒂尔（Still）病及变应性血管炎等相鉴别。流行病学资料对鉴别诊断有重要参考价值。

【治疗】

（一）**一般治疗**　症状明显者应卧床休息，给予充分营养和水分。肌痛显著可予水杨酸制剂改善症状。有显著异性蛋白反应或心肌、中枢神经系统受累的严重患者，可给予肾上腺皮质激素，最好与杀虫药同用。一般泼尼松剂量为 20~30mg/d，连服 3~5 日，必要时可延长；亦可用氢化可的松 100mg/d，静脉滴注，疗程同上。

（二）**病原治疗**　苯咪唑类药物中以阿苯达唑为首选，其疗效好、副作用轻。国内采用剂量为 15mg/(kg·d)、24~32mg/(kg·d)，分 2~3 次口服，每疗程 5 日（长者 10 日）的不同方案，均取得良好疗效。必要时间隔 2 周可重复 1~2 个疗程。一般于服药后 2~3 日体温下降、肌痛减轻、水肿消失，少数病例于服药后第 2~3 日，体温反见升高，发生类赫氏反应，为虫体死亡引起异性蛋白反应所致。噻苯达唑对成虫和幼虫（移行期和包囊期）均有杀灭作用；剂量为 25mg/kg，每日 2 次，疗程 5~7 日，必要时间隔数日后可重复治疗；本品偶可引起头晕、恶心、呕吐、腹部不适、皮炎、血压下降、心率减慢、血清转氨酶值升高等反应，加用泼尼松可减轻反应。甲苯达唑对各期旋毛虫幼虫的疗效可达 95%，对成虫疗效略低；成人剂量为 100mg，日服 3 次，疗程 5~7 日（幼虫）或 10 日以上（成虫）。氟苯达唑 200mg，每日 1 次，以后 400~600mg/d，疗程至少 10 日。阿苯达唑和甲苯达唑均可能具有致畸性，故在孕妇和 2 岁以下儿童禁用。噻嘧啶（pyrantel）因在胃肠道内吸收较差而被推荐用于治疗孕妇和 2 岁以下的儿童旋毛虫病患者，但其疗效目前尚不确定。有症状的孕妇患者应住院治疗，噻嘧啶 10mg/kg，疗程 1~3 日。

【预防】

1. **加强卫生宣教**　不吃生的或未煮熟的猪肉及其他哺乳类动物肉或肉制品是最简单而有效的预防措施。旋毛虫幼虫的致死温度是 55℃，因此必须加热到肉类中粉红色液体消失。

2. **控制和管理传染源**　改善养猪方法，提倡圈养，病猪隔离治疗；灭鼠，防止鼠粪污染猪圈；饲料煮熟以防猪的感染。

3. **加强肉类检验和处理**　未经检验的肉类不准出售。库存猪肉经低温冷冻处理，在 -15℃ 冷藏 3 周，或 -20℃ 冷藏 24 小时，可杀死幼虫。

4. **暴露后预防**　可在暴露后 6 日内给予预防旋毛虫病，应用甲苯达唑（5mg/kg，每日 2 次，连续 5 日）。

推荐阅读

1. 朱敬,卫荣华.免疫酶染色试验与环幼沉淀试验诊断旋毛虫病的研究[J].中国热带医学,2014,14(2):45-48.
2. 赵葛,杨文涛,王春风,等.旋毛虫对宿主免疫应答调节机制的研究进展[J].中国寄生虫学与寄生虫病杂志,2013,31(2):75-77.
3. FABER M,SCHINK S,MAYER-SCHOLL A,et al. Outbreak of trichinellosis due to wild boar meat and evaluation of the effectiveness of post exposure prophylaxis,Germany,2013[J]. Clin Infect Dis,2015,60(12):e98-e104.

第二十四节　丝　虫　病

金嘉琳　张文宏

丝虫病（filariasis）为丝虫寄生于淋巴组织、皮下组织或浆膜腔所致的寄生虫病。该病对人体的危害性较大，其中淋巴丝虫病于 1995 年被世界卫生组织定为第二大致残病因。20 世纪 50—60 年代我国丝虫病流行广泛，70 年代以来我国加强了丝虫病的防治，采取以乙胺嗪（diethylcarbamazine）消灭传染源为主导的防治对策，继之以系统监测，并于 2006 年全国范围内消除了丝虫病，2007 年 5 月，世界卫生组织确认我国消除丝虫病，并成为全球第一个消除淋巴丝虫病的国家。

丝虫病主要感染成年人，以男性较为多见。对人致病的丝虫有 8 种，其中寄生于淋巴系统的丝虫有 3 种，即班氏丝虫、马来丝虫和帝汶丝虫；寄生于皮下组织的亦有 3 种，包括盘尾丝虫、罗阿丝虫和链尾丝虫；寄生于腹腔或其他浆液腔的有 2 种，即常现丝虫和欧氏丝虫。我国的丝虫病最常见者为淋巴丝虫病，主要由班氏丝虫、马来丝虫两种所致。各类丝虫病的特性见表 10-13-24-1。

表 10-13-24-1　各类丝虫病特性

病原	周期性	分布	媒介物	成虫部位	微丝蚴部位
班氏丝虫	夜间型	世界各地	库蚊	淋巴组织	
		南美洲、亚洲	伊蚊		
		印度、中国、	伊蚊		血液循环
		印度尼西亚			
	亚周期型	南太平洋	伊蚊	淋巴组织	
马来丝虫	夜间型	东南亚、印度	按蚊	淋巴组织	血液循环
		印度尼西亚			
	亚周期型	印度尼西亚	曼蚊	淋巴组织	
		东南亚			

续表

病原	周期性	分布	媒介物	成虫部位	微丝蚴部位
帝汶丝虫	夜间型	印度尼西亚	伊蚊	淋巴组织	血液循环
罗阿丝虫	昼夜型	非洲西部	虻	皮下组织	血液循环
盘尾丝虫	无	拉丁美洲中南部、非洲	蚋	皮下组织	皮肤、眼
欧氏丝虫	无	拉丁美洲中南部、加勒比海岛	蠓	不明确	血液循环
常现丝虫	无	拉丁美洲、非洲	蠓	体腔、肠系膜、肾周组织	血液循环
链尾丝虫	无	非洲西中部	蠓	皮下组织	皮肤

淋巴丝虫病

淋巴丝虫病(lymphatic filariasis)系由班氏丝虫、马来丝虫和帝汶丝虫寄生于淋巴组织所致的疾病。早期主要表现为淋巴管炎和淋巴结炎,晚期则出现淋巴管阻塞所引起的一系列症状、体征。班氏丝虫易于波及生殖泌尿系统的淋巴管和淋巴结,而马来丝虫和帝汶丝虫都不侵犯生殖泌尿器官。

【病原】

(一)成虫　成虫虫体呈线状、乳白色、表面光滑。班氏微丝蚴和马来微丝蚴两者大小、体态、体核形态等均有显著不同,帝汶微丝蚴和马来微丝蚴在形态上颇为相似。

(二)微丝蚴　系雌虫子宫内卵发育而成,自母体逸出后可停留于淋巴液中,但大多数立即进入血液循环。

(三)生活史　班氏丝虫和马来丝虫的生活史大致相同,包括两个阶段和需要两种不同的宿主,一个阶段发生在蚊体内,另一个阶段发生在宿主人体内。

1. 蚊体内生活史　当蚊叮吸含微丝蚴的人血时,微丝蚴即被吸入蚊胃中,多数在胃内被消灭,部分随蚊的排泄物排出,剩留的微丝蚴进入胸肌发育成为感染期幼虫移行至下唇。发育时无增殖。

2. 人体内生活史　蚊虫再次吮吸人血时,感染期幼虫自蚊下唇逸出,迅速侵入附近淋巴管,并移行至大淋巴管及淋巴结发育为成虫。雌雄成虫交配后,雌虫即产生微丝蚴。

【流行病学】

(一)传染源　血中有微丝蚴的患者和无症状的带虫者是两种丝虫病的主要传染源。班氏丝虫主要感染人,感染班氏丝虫和马来丝虫的动物也可成为传染源。

(二)传播途径　丝虫病系通过蚊叮咬而传播。淋巴丝虫病的媒介蚊有按蚊、伊蚊、库蚊和曼蚊。

(三)易感人群　男女老幼均易感,但以男性常见。

(四)流行特征　截至2018年,据报道全球有52个国家和地区有淋巴丝虫病流行,共有淋巴丝虫感染者1.2亿,其中90%为班氏丝虫病。估计全球有受威胁人口8.86亿。

【发病机制与病理】

淋巴丝虫病的早期病理变化为淋巴管炎和淋巴结炎,晚期则为淋巴循环阻塞的后果。病变主要由成虫引起,幼虫也有一

定的作用。微丝蚴与丝虫病的主要病变关系不大,但可引起"热带嗜酸性粒细胞增多症";大量微丝蚴在短期内死亡时,可产生全身过敏反应和局部损伤性炎症。

幼虫和成虫的代谢产物和死亡成虫的分解产物,均能引起局部淋巴管炎、淋巴结炎、肉芽肿病变和全身过敏反应。炎症的反复发作导致淋巴窦纤维组织增生、淋巴管管壁变厚而造成淋巴结阻塞。成虫死亡时,引起剧烈炎症反应、组织坏死,并有大量嗜酸性粒细胞积聚,可形成嗜酸性脓肿。

淋巴循环发生阻塞后,在阻塞部位以下的淋巴管压力增高,形成淋巴管曲张甚至破裂,淋巴液流入周围组织或器官。除机械性阻塞外,淋巴管瓣膜受到丝虫破坏后形成的淋巴循环动力学改变,也可引起淋巴回流障碍和淋巴滞留。

【临床表现】

(一)潜伏期(微丝蚴血症前期)　自感染期幼虫侵入人体至血液内发现微丝蚴为止,一般为半年左右。此时多无明显症状,少数受感染者可出现荨麻疹、轻度腹股沟淋巴结肿痛或精索肿痛、短期发热及血中嗜酸性粒细胞增多等。

(二)微丝蚴血症期　潜伏期后血中出现微丝蚴,数目逐渐增多,至一定密度后趋于相对稳定。此期一般仅有发热和淋巴系统炎症或无任何症状,如不加治疗此期可维持10年左右,甚至终身。

(三)急性炎症期　急性炎症期主要表现为淋巴组织的急性炎症,如淋巴管炎、淋巴结炎、精索炎、附睾炎、睾丸炎、丝虫热等。急性期炎症发作的特点为周期性,每隔2~4周或每隔数周发作1次,有时呈现不定期发作,其发作的诱因与运动及劳累密切相关,并以夏季较常见。

1. 急性淋巴管炎和淋巴结炎　此为急性期的主要临床表现,多发于下肢,常呈周期性发作。有高热(39~40℃),局部淋巴结肿大、疼痛,淋巴管肿胀、压痛。

2. 精索炎、附睾炎、睾丸炎　见于班氏丝虫病,表现为反复发作的发热和一侧自下腹股沟向下蔓延的阴囊疼痛,并放射至大腿内侧。炎症于数天内自行消退,但也可重复发作。

3. 丝虫热　主要由深部淋巴管及淋巴结炎引起,表现为周期性发热,最高体温可达40℃,伴有寒战,部分患者仅表现为低热,并无局部急性淋巴管炎和淋巴结炎的临床表现。

4. 肺嗜酸性粒细胞浸润症　有报道将本症称之为"隐伏

的丝虫病",该病是由于微丝蚴在肺组织内寄生,机体对在肺内移行的微丝蚴产生高度反应引起的综合征。临床表现有发热、畏寒、咳嗽、哮喘,呼吸困难等,部分患者可有荨麻疹及血管性水肿,外周血中嗜酸性粒细胞可明显增多(大于 3×10^9/L),胸片检查可见网状斑块阴影,血清抗微丝蚴抗体阳性有助于诊断,确诊有赖于肺活检及有效的治疗反应。

(四)慢性炎症期 由于炎症反复发作,淋巴管增生形成肉芽肿和纤维组织最终引起淋巴管阻塞,产生以下症状和体征。

1. 淋巴结肿大和淋巴管曲张 阻塞的淋巴结肿大系由反复发作的淋巴结炎和淋巴结内淋巴窦曲张形成。腹股沟处肿大的淋巴结和其周围向心性淋巴管曲张常形成肿块,扪诊似海绵样包囊,伴有硬核感。

2. 乳糜尿 也为班氏丝虫病常见的晚期症状,发生率约为2%,多呈间歇性发作,严重者为持续性。

3. 淋巴腹水 乳糜腹水和乳糜腹泻在班氏丝虫病患者中,均甚少见。心包或胸腔乳糜积液亦有报告。

4. 象皮肿 为3种淋巴丝虫病的最常见晚期症状,在高度流行区成人发病率可高达30%。象皮肿多见于下肢,其次为阴囊和上肢。生殖器官的象皮肿仅见于班氏丝虫病。

5. 其他 班氏丝虫病患者可有肾功能损害。超过半数的微丝蚴血症患者有血尿(多为镜检血尿)和/或蛋白尿。

【实验室检查】

(一)白细胞计数与分类 病程早期白细胞总数可增至 $(10\sim20)\times10^9$/L,嗜酸性粒细胞显著增多,有继发细菌感染者中性粒细胞增多。

(二)病原学检查

1. 微丝蚴的发现 于夜晚10时至次日晨2时采取耳垂血,观察活动的微丝蚴。对于血中微丝蚴较少的患者,可取静脉血2ml加蒸馏水或醋酸溶血,离心取沉渣作涂片染色检查。

2. 成虫检查 对血中微丝蚴阴性,但有症状、体征的患者,可以大剂量乙胺嗪作诊断性治疗后2~14天内出现的淋巴结节进行活检,寻找成虫。

(三)免疫学试验 对丝虫病流行病学调查与诊断有参考价值的免疫学方法有皮内试验、血清抗体及抗原检测等。

(四)其他 乳糜尿患者进行逆行肾盂造影可见肾盏或肾周有造影剂外溢现象,淋巴管造影显示腹主动脉旁淋巴结和腰干淋巴管异常等。

【诊断和鉴别诊断】

(一)诊断

1. 临床诊断 曾在流行区旅居,有反复发作的淋巴结炎、逆行性淋巴管炎、乳糜尿、精索炎、象皮肿等临床表现者,即可考虑丝虫病可能。

2. 实验室诊断 外周血液中找到微丝蚴,丝虫病的诊断即可确立。

3. 治疗性诊断 微丝蚴阴性者可采用大剂量乙胺嗪作治疗性诊断,如出现发热、淋巴系统反应和结节,诊断即可成立,

必要时可作结节活检寻找成虫。

4. 淋巴管造影 丝虫病患者淋巴管造影结果常显示输入的淋巴管扩张,输出的淋巴管狭窄,淋巴结实质有缺损现象。

(二)鉴别诊断 丝虫病急性期的淋巴管炎和淋巴结炎应与细菌性感染者相区别。精索炎和附睾炎应与附睾结核鉴别。乳糜尿虽多见于丝虫病,但也可由结核、肿瘤、棘球蚴病及其他因素造成的腹膜后淋巴系广泛破坏,使淋巴通路受阻而引起。

【治疗】

(一)病原治疗

1. 乙胺嗪 乙胺嗪为治疗淋巴丝虫病的选用药物,其对伊维菌素敏感丝虫的微丝蚴有较强的杀灭作用。但对清除成虫无效。推荐剂量为每日 6mg/kg 口服,疗程2周。乙胺嗪治疗过程中,由于大量微丝蚴被杀灭后释放异性蛋白可引起过敏反应,过敏反应于服药后6~8小时出现,高热一般持续2~3天。抗组胺药物、阿司匹林、泼尼松等可减轻或预防反应。

有活动性肺结核、严重心脏病、肾病、肝病和急性传染病者,以及3个月以下、8个月以上的孕妇和月经期妇女均应暂缓治疗。儿童应先驱蛔虫,以防蛔虫性急腹症的发生。

2. 伊维菌素 本品能有效地清除班氏微丝蚴,对马来丝虫微丝蚴作用较弱,对清除成虫无效。本品的成人剂量为 $100\sim440\mu g/kg$,联合阿苯达唑 400mg,均单次口服。儿童伊维菌素剂量为 $200\sim400\mu g/kg$。应用伊维菌素后由于虫体的崩裂导致过敏反应,可予以抗组胺药物或类固醇激素治疗。

3. 多西环素 多西环素每日 100~200mg,疗程4~6周。(扩展阅读10-13-24-1)

扩展阅读10-13-24-1 各类丝虫病临床表现及治疗

(二)对症治疗

1. 急性淋巴管炎、淋巴结炎、精索炎、附睾炎等单纯由丝虫引起者病程自限,口服解热镇痛剂或泼尼松可使症状缓解,有继发性细菌感染时需应用抗菌药物。

2. 乳糜尿发作时应卧床休息,少食脂肪,多饮水。全身用药疗效不满意者可用1%~2%硝酸银或12.5%碘化钠溶液作肾盂加压灌注有一定即时效果。进行肾蒂淋巴管结扎或淋巴管-静脉吻合术可使乳糜尿得以消除或缓解。

3. 鞘膜积液、淋巴阴囊和阴囊象皮肿应用外科治疗有一定效果。

4. 下肢象皮肿可采用绑扎疗法等;以微波和白日加用绑扎治疗慢性淋巴肿或象皮肿也获得满意疗效。手术治疗象皮肿易有复发。

【预防】

(一)控制传染源 血中有微丝蚴的患者和无症状的带虫者是丝虫病的主要传染源,在流行区进行普查、普治是控制传染源,预防丝虫病的重要措施。

（二）消灭传播媒介　在流行区开展群众性防蚊灭蚊工作,消灭丝虫病传播的媒介。

（三）积极开展丝虫病防治的监测工作　我国已经成功消灭了丝虫病,在消灭丝虫病后很少发现新发病例,但仍需密切监测。

推荐阅读

中华人民共和国卫生部. 中国消除淋巴丝虫病报告[M].北京:人民卫生出版社,2007.

第二十五节　幼虫移行症

王新宇　朱利平

幼虫移行症(larva migrans)是指动物蠕虫幼虫在人体内不能发育为成虫,而在局部或全身移行所引起的病变。由于动物蠕虫幼虫侵入人体后,不能成熟产卵,人成为一种特殊的但是非正常宿主,幼虫虽可以存活,但不能继续发育成为成虫,长期保持幼虫状态,称为转续宿主(transport host),也是异常的偶然宿主。各种动物线虫、吸虫与绦虫的幼虫均可引起幼虫移行症。临床表现视病变部位而不同,可分为皮肤幼虫移行症与内脏幼虫移行症两大类。

一、皮肤幼虫移行症

皮肤幼虫移行症(cutaneous larva migrans,CLM)是一种由游走性红色线性轨迹或匐行性皮肤轨迹组成的临床综合征;匐行疹是CLM的另一种说法。CLM最常见的原因是人体感染了狗或猫钩虫的幼虫,这类钩虫包括巴西钩口线虫或犬钩口线虫。

导致CLM的钩虫分布在世界各地;气候较温暖的地区感染率更高,特别是在热带和亚热带国家,以及美国东南部地区。易感人群包括旅行者、儿童、游泳者和体力劳动者,他们的活动导致皮肤接触被污染的土壤。在那些从热带地区归来的游客中,CLM是皮肤病的常见原因。

人体皮肤与被动物粪便污染的土壤接触数小时后,感染部位出现红色丘疹,1~5日内幼虫开始在皮内移行,形成匐行疹。皮疹红色,线状,略高出皮肤表面,伴奇痒,尤于夜间为甚,以足部皮肤多见;搔抓后引起继发细菌感染者并不少见。

基于临床病史和体格检查可诊断。感染的患者通常接触过被污染的土壤或沙子(赤足行走或躺在沙土上),并且在皮肤上有特征性的匐行性病变。皮肤镜可用于辅助诊断。

进行驱虫治疗有助于缓解症状和减少继发细菌感染。首选治疗是伊维菌素(200μg/kg,一日1次口服,持续1~2日)。钩虫性毛囊炎患者应使用2剂伊维菌素治疗。阿苯达唑(一日400mg,口服,持续3日)可作为备选治疗。对于广泛性或多发性病变的患者,可给予阿苯达唑7日疗法。症状通常在治疗后1周内消失;经常是瘙痒比皮炎更早平息。除抗寄生虫药之外,使用抗组胺药有助于缓解瘙痒。

二、内脏幼虫移行症

内脏幼虫移行症(visceral larva migrans,VLM)指动物蠕虫幼虫在人体内移行时侵入肺、肝、脑、眼等内脏引起的病变。幼虫也可从内脏移行至皮下组织,引起嗜酸细胞肉芽肿,形成皮下结节或包块。临床上以发热、肺部症状多见,血嗜酸性粒细胞增高、肝大为主要临床表现的一组综合征。

（一）肺蛔虫蚴移行症　动物蛔虫蚴尤其猪蛔虫(Ascaris suum)蚴可引起肺蛔虫蚴移行症。人蛔虫蚴感染也可致本病。感染方式主要是生食污染猪或人蛔虫虫卵而未经洗涤块根植物。除散发病例外,可集体感染而暴发流行。发病人群儿童多于成人。

潜伏期3~15日,症状可轻重不一,有阵发性咳嗽,多为刺激性干咳。可有发热、胸闷、荨麻疹和皮疹。哮喘发作严重者出现呼吸困难。X线检查显示双肺有片、絮状浸润阴影。外周血中白细胞总数升高,嗜伊红细胞明显升高。本病的病程较短,多为1~2周,反复感染者的病程可持续较长时间。

根据流行病学集体发病史、呼吸道症状、胸部X线检查和血嗜伊红细胞增多,在流行时容易诊断。如能在痰液、胃液中找到蛔虫蚴可确诊。治疗方法因症状轻重而异,症状较轻的人都不需要驱虫药治疗。症状通常是自限性的,并在几周内消失。嗜酸性粒细胞的消除可能在许多月后变得缓慢得多,这可能是由于死幼虫不断进行的抗原刺激所致。阿苯达唑(400mg,每日2次,5~7日为一个疗程)对本病有显著疗效,呼吸道症状可迅速改善,血嗜伊红细胞也显著下降。在严重呼吸道受累的情况下,需要同时使用泼尼松[0.5~1mg/(kg·d)]。

（二）肺丝虫蚴移行症　肺丝虫蚴移行症是由动物犬恶丝虫(Dirofilaria immitis)的微丝蚴移行至人体肺脏所引起的疾病。微丝蚴不出现于血液,而存在于内脏器官和组织内,故亦称潜隐性丝虫病。本病主要流行在亚洲、非洲、大洋洲的热带和亚热带地区,我国福建、四川、贵州、黑龙江等地亦有见到。发病者以农民、居民为多。

在人类中,幼虫寄居在肺动脉分支中。可引起梗死或肉芽肿,这可能导致胸部X线检查显示结节或腔的出现,并可能与肺肿瘤相混淆。大多数人感染后无症状。由于其他原因在进行胸部成像时会发现感染。一些患者出现胸痛,咳嗽,咯血,发热和不适。

根据半年前于有蚊季节在丝虫病流行区旅居被蚊叮咬史,以后出现长期阵发性咳嗽、哮喘史、外周血嗜酸性粒细胞增多、胸部X线呈结节性阴影。血犬恶丝虫抗原的补体结合试验或间接免疫荧光抗体检测阳性者可协助诊断,聚合酶链反应也用于诊断和物种鉴定。肺叶切除、皮下及眼结膜结节等处术后病理检查发现虫体可予确诊。治疗包括对蠕虫的简单摘除或完整的手术切除。不需要针对丝虫病的特殊药物治疗。如果不治疗,病变会钙化。

（三）弓蛔虫病　弓蛔虫病(toxocariasis)是国内外宠物

犬、猫传播的人兽共患病中所致 VLM 中最多见的疾病。犬弓首线虫(*Toxocara canis*)是最常见的病原体,其次为猫弓首线虫(*T. cati*)、狮弓首线虫(*T. leonine*)等。人通过摄入土壤中或手和其他污染物上的感染性虫卵而致病,可出现发热、肝大、肺炎、脑膜炎、脑膜脑炎,血嗜酸性粒细胞增高、高免疫球蛋白血症,病程迁延长,可致儿童眼内炎症甚至失明等严重病变。

幼虫经常位于肝脏中,肝表现可能包括肝大或结节性病变。轻度感染可能无症状。重度感染可能导致发热、厌食、不适、烦躁不安,肝大和瘙痒性荨麻疹样皮损。眼部幼虫移行是由于幼虫在眼睛中的定位及幼虫周围的肉芽肿性反应所致。常见症状为单侧视力障碍和斜视,可致完全的视力丧失。

典型的临床表现,伴有白细胞增多,嗜酸性粒细胞增多和高免疫球蛋白血症(IgE 和 IgG 水平升高),应怀疑内脏幼虫移行。可以通过酶联免疫吸附测定抗体测定法确诊,该方法可检测针对弓首线虫幼虫分泌抗原的人 IgG 抗体。

症状较轻的人可能不需要驱虫药治疗,因症状常自限。对于中重度症状的患者,可使用阿苯达唑(400mg 口服含脂肪餐,每天 2 次,连续 5 天)。如果严重呼吸道、心肌或中枢神经系统受累,建议同时使用泼尼松[0.5~1.0mg/(kg·d)]治疗。

预防需要良好的卫生习惯,宠物粪便的及时处理及宠物的常规驱虫。接触宠物或有高土壤污染风险的区域(例如运动场和沙箱)后,应鼓励洗手。

(四)广州管圆线虫病 广州管圆线虫(*Angiostrongylus cantonensis*)最早由我国学者陈心陶在广东发现而命名。广州管圆线虫是嗜酸性粒细胞增多性脑膜炎的最常见寄生虫病原。广东管圆线虫具有嗜神经性。由广州管圆线虫引起的嗜酸性粒细胞增多性脑膜炎主要发生在东南亚,但也发生在越南南部,以及整个太平洋盆地,包括印度尼西亚、菲律宾、中国、日本、巴布亚新几内亚、夏威夷和几个较小的太平洋岛屿。近年来我国广州和温州有病例报告;北京曾出现局部小范围暴发流行。本病预后大多良好。少数病例可有复发。感染严重者可瘫痪、嗜睡、昏迷甚至死亡。

广州管圆线虫是寄生在鼠肺动脉内的一种线虫。成虫在鼠肺毛细血管内产卵,并在鼠肺内发育成为成熟卵后第一期幼虫从卵内钻出,进入呼吸道,沿气管移行至咽喉,再吞入消化道,随粪排出。幼虫被软体动物(中间宿主)吞食或主动钻入其血液、内脏、肌肉等处发育,感染 2 周后,经过 2 次蜕皮,成为第三期幼虫,对人和鼠具有感染力。人吞食后致病。

潜伏期 3~36 天,平均 2 周。感染通常表现为短暂性脑膜炎,部分表现为涉及脑、脊髓和神经根的严重疾病。剧烈头痛是 90%以上患者最常见的症状,通常为额叶、枕叶或双颞叶。脑脊液压力通常升高。腰椎穿刺通常可以缓解头痛。颈部僵硬,恶心,呕吐和感觉异常也很常见。

外周血嗜酸性粒细胞明显升高,超过 10%,多数在 20%~79%。脑脊液蛋白浓度通常升高,但葡萄糖浓度正常或仅有轻度降低。酶联免疫吸附试验、间接免疫荧光抗体检测,测得血清和脑脊液广州管圆线虫抗体阳性时可作辅助诊断。MRI 的

T_1 加权成像可能显示苍白球和大脑脚有高信号强度;钆增强的 T_1 加权成像可能显示柔脑膜强化、脑室扩张和大脑及小脑半球内点状区域异常强化;T_2 加权成像可能显示高信号。

颅内管圆线虫病的治疗包括支持性措施。在没有再感染的情况下,随着时间的流逝,幼虫会死亡,随之而来的炎症也会消退。镇痛药,皮质类固醇和定期放脑脊液可缓解颅内压升高引起的症状。由于虫体死亡释放引起炎症反应,为减少死亡虫体崩解而诱发的严重炎症反应,通常加用糖皮质激素类药物。

(五)异尖线虫病 异尖线虫病是由异尖线虫(*Anisakis*)的幼虫寄生在人体消化道引起的疾病。病原主要为简单异尖线虫第三期幼虫。成虫寄生于海洋哺乳动物的胃,如鲸、海豚、海豹、鲨鱼等。全球有 20 多个国家或地区的上百种鱼寄生有异尖线虫或伪地新线虫,我国东海、南海、渤海、黄海近海域有数十种鱼,北部湾有 20 种鱼。人类感染病例在日本最多,其次为荷兰、朝鲜、美国、法国、德国、英国、西班牙等国,我国近年亦有发现。

本病的感染条件决定于海鱼肉内是否带虫和人们是否生食。食用未煮熟的、生的或腌制的感染鱼会感染人类。鲑鱼、鲱鱼、鳕鱼、鲭鱼和鱿鱼可传播异尖线虫病。摄入后,幼虫会穿透人的胃和肠黏膜。但由于寄生虫不在自然宿主中而死亡。垂死的生物体引起炎症反应,组织脓肿以嗜酸性粒细胞为主。在某些情况下,幼虫会穿透肠壁并在腹膜腔内形成脓肿。

主要的临床综合征包括胃、肠、胃肠外和过敏性疾病。胃异尖线虫通常在生鱼摄入后 1~8 小时内发展,其特征是急性上腹痛、恶心和呕吐。食入生鱼后,通常会在 5~7 天后出现肠异位症,并可能伴有严重的腹痛、腹胀和明显的引起肠梗阻的炎性肿块。血液或黏液也会引起腹泻。嗜酸性胃肠炎或小肠结肠炎也可能发生。如果累及回盲区,可能会出现类似阑尾炎的综合征。可能发生从轻度荨麻疹到支气管收缩、血管性水肿和过敏性休克的过敏反应。

根据流行病学资料有食生鱼等情况,腹痛部位在胃部周围,可作胃镜探查;若幼虫钻入肠道、其他脏器组织等处,则诊断较难,血清 ELISA、间接免疫荧光抗体等检测可辅助诊断。组织病理检查发现异尖线虫幼虫则可确诊。

物理清除寄生虫(通过反流、内镜检查或手术)可治愈。对于已经穿过肠道、大网膜、肝脏或胰腺的蠕虫,可能需要手术治疗。已有报道使用阿苯达唑(400mg 口服,每天 2 次,连续 3~21 天)的成功治疗经验。

三、皮肤、内脏(混合型)幼虫移行症

(一)曼氏裂头蚴病 曼氏裂头蚴病(sparganosis mansoni)系曼氏迭宫绦虫(*Spirometra mansoni*)的裂头蚴移行于眼部、皮下组织或脑、肾、肺等脏器所致疾病。曼氏迭宫绦虫较少寄生于人体。

曼氏裂头蚴病呈世界分布,以日本、朝鲜、印度尼西亚及马来西亚等东南亚国家多见。国内多见于广东、吉林、湖南、福建和海南等省。感染途径:①大多数病例以蛙肉敷贴于皮肤创

伤、眼疾、齿部位而受感染，或蛇肉敷贴齿，从口腔黏膜侵入；②生食或半生食含裂头蚴的蝌蚪、蛙肉、蛇肉、鸡肉等感染；③饮用或接触带原尾蚴剑水蚤的生水，原尾蚴可经消化道、皮肤或伤口侵入体内而感染。

皮下裂头蚴病可出现于身体的任何部位，包括面部、腹壁、胸壁、乳房、阴唇、阴囊和下肢。病变可能持续数月或数年无症状。在组织标本中找到或手术取出该虫，可诊断皮下裂头蚴病。当患者存在缓慢移行性皮下结节且有相关流行病学危险因素（包括相关地理、饮食和暴露史）时，可作出推定临床诊断。

眼裂头蚴病可表现为眼睑肿胀、结膜下水肿或眶内肿块。症状包括流泪及眼部瘙痒、疼痛和发红。眼眶裂头蚴病患者常可出现嗜酸性粒细胞增多。CT或MRI可显示类似于肿瘤的肿块样结构。在组织标本中找到或手术取出该寄生虫，可诊断眼裂头蚴病。

对于皮下裂头蚴和眼裂头蚴治疗方法包括手术取出幼虫；在不取出幼虫的情况下给予抗寄生虫治疗通常无效。应将整个幼虫都取出；如果其头部和原头蚴未取出，则其仍可存活且可能导致疾病复发。

脑脊髓裂头蚴病的病变可出现于脑或脊髓的任何部位，随后可能有神经系统后遗症，常见癫痫发作、头痛和偏瘫。脑裂头蚴病的MRI表现可能包括聚集的环状强化（通常为3~6个珠状环），病灶呈隧道样强化，以及影像学病灶随幼虫的移行而迁移。脑脊液分析可能显示淋巴细胞或嗜酸性粒细胞增多。如果可行，治疗方法应包括手术取出幼虫。如果无法手术取虫，则需要每个月重复给予吡喹酮，直至影像学检查显示活动性病变消失。

内脏裂头蚴病是由裂头蚴在胸腔或腹腔内移行和生长导致。肺裂头蚴病可累及气道、肺实质、胸膜和肺血管。影像学检查可能显示边界不清、管状或圆形的复杂囊性肿块。通常根据相应的临床和影像学表现作出诊断，而流行病学和血清学证据支持诊断；在手术切除的组织中找到绦虫则可确诊。治疗方法应首选手术取出幼虫。无法行根治性手术的患者，需要给予大剂量吡喹酮治疗。

（二）棘颚口线虫病　棘颚口线虫病（gnathostomiasis spinigera）系由棘颚口线虫（*Gnathostoma spinigerum*）幼虫侵入人体所致的幼虫移行症。本病主要分布在亚洲，以日本和泰国最严重。近年来我国浙江、福建、上海等地区发病率亦有增加。

颚口线虫幼虫移行可导致局部肿胀，通常持续1~2周，伴有水肿、疼痛、瘙痒及红斑。病变开始于摄入寄生虫后3~4周，但肿胀可在数月至数年后出现。可能有一只或多只寄生虫参与致病，并且可移行至全身上下各组织，包括中枢神经系统、胃肠道、泌尿生殖道、肺部及眼部。根据有生食或半生食淡水鱼、泥鳅、鳝鱼、鸡、鸭、猪、蛇、青蛙等肉史；皮肤反复出现匐形疹、移行肿块；发热或内脏、肌肉、中枢神经系统受累表现，结合血清学或病理活检可协助诊断或确诊。

手术摘除病灶内幼虫是主要治疗方法。可采用阿苯达唑每次400mg，每日1次顿服，疗程7~14日。个别反复出现匐形疹、移行肿块或脑、肺部实质脏器病变者可重复数疗程。

（三）斯氏狸殖吸虫病　斯氏狸殖吸虫病为由寄生狸、猫的斯氏狸殖吸虫（*Paragonimus skjabini*）幼虫侵入人体所致，主要见于我国。有生食或半生溪蟹、蝲蛄史。临床表现为游走性皮下肿块或结节，胸肺型多侵犯肺部，引起肺部浸润、多房囊样、硬结或钙化、粟粒状阴影，发生咳嗽、咳痰、痰中带血丝，偶可引起大咯血、液气胸。侵犯胸膜则出现胸腔积液，严重者伴胸闷、气促，也可侵犯肝脏、中枢神经系统及眼眶。手术摘除肿块，内脏移行病灶可服用吡喹酮治疗。

推荐阅读

FUCHIZAKI U，NISHIKAWA M. Images in clinical medicine. Gastric Anisakiasis［J］. N Engl J Med，2016，375（7）：e11.

第十四章　感染性腹泻

第一节　人杯状病毒肠炎

王晓红

人杯状病毒（human caliciviruses，HuCV）包括诺如病毒（norovirus，NV）和札如病毒（sapovirus，SV），是引起人类非细菌性急性胃肠炎的重要病原，在世界各地广泛传播。诺如病毒和札如病毒曾被称为诺沃克样病毒（Norwalk-like virus，NLV）和札幌样病毒（Sapporo-like virus，SLV）。

【病原】

NV为单股正链RNA病毒，长7.3~7.5kb，无包膜，球形，直径26~34nm。根据完整衣壳蛋白1（capsid protein 1，VP1）的氨基酸多样性分为7个基因组（GⅠ~GⅦ），其中仅GⅠ、GⅡ和GⅣ型可感染人。GⅡ.4亚型及其突变株是目前全球广泛流行的优势毒株，但自2014年以来GⅡ.17变异株引起的暴发疫情大幅增加。NV类似流感病毒可发生抗原漂移，一般每隔2~3年有新的病毒株出现。

SV具有典型的杯状结构形态，直径为30~38nm。根据

VP1 氨基酸多样性分为 5 个基因组（GⅠ~GV），已知 GⅠ、GⅡ、GⅣ和 GV 可感染人。

【流行病学】

在世界范围内 NV 是病毒性胃肠炎暴发流行的最常见病因（90%以上），在所有病因引起的胃肠炎中近半数为 NV 所致，NV 也是发达国家及发展中国家 5 岁以下儿童散发性胃肠炎的重要病因，随着世界范围内轮状病毒疫苗的有效使用，NV 正逐渐取而代之成为儿童急性胃肠炎的首位病因。国内自 1995 年从河南腹泻患儿标本中检测到 NV 以来，全国各地暴发疫情逐年上升。NV 胃肠炎暴发流行尤其多见于人群聚集场所。欧美国家 NV 疫情主要发生于养老机构和医院机构，而我国则主要发生于幼托机构和学校。

NV 通过粪-口途径进入体内，既可以通过人传人即接触患者或排泄物污染的环境传播，也可通过食物和水源传播，此外经呕吐喷出的气溶胶颗粒可经非肠道途径传播。在幼托机构和学校暴发疫情调查显示人传人为主要传播方式。食物和水源污染易导致暴发流行。

隐性感染者及健康携带者均可成为传染源。NV 致感染量很低（≥18 个病毒颗粒），而患者发病后的排病毒量较大（每克粪便含 10^5~10^{11} 病毒颗粒），提示该病毒具有极高的传播危险性。NV 全年可发生流行，但在温带地区高发季节为寒冷季节。SV 也可引起胃肠炎暴发流行，但较 NV 少见。

血清流行病学研究显示学龄儿童几乎都感染过 HuCV，抗体阳性率随年龄增长而升高。发展中国家血清抗体阳性率高于发达国家。我国有研究显示 3 岁时 96% 以上儿童感染过 HuCV，在儿童中不仅有 NV 感染，也有 SV 感染。即使儿童时期几乎都已感染过 HuCV，但是所有年龄人群对 HuCV 依然易感，这与 HuCV 流行株具有高度变异性及感染后缺乏持久免疫保护有关。

【发病机制与病理】

病毒受体是宿主细胞感染病毒的主要因素，众多研究表明人类组织血型抗原（histo-blood group antigens，HBGAs）在 NV 感染中起重要作用，是 NV 结合的受体，决定了个体对特异性病毒株的易感性。HBGAs 是低聚糖与蛋白或脂质结合的复合物，表达于红细胞、呼吸道、泌尿生殖道和消化道黏膜上皮。

志愿者感染后肠道活检，观察到临床和亚临床感染病例均可出现胃肠道组织病理改变，主要部位在空肠。肠绒毛变钝，但是黏膜仍完整，肠壁固有层可见单核细胞及中性粒细胞浸润。电镜下上皮细胞同样完好无损，微绒毛缩短，细胞间隙变宽。上述病变在病毒攻击后 24 小时内发生，持续时间不等，通常在起病 2 周后消失，但是部分空肠改变可持续长达 6 周。腹泻患者可出现一过性刷状缘酶活力降低包括碱性磷酸酶、海藻糖酶。急性期，肠腔内的液体量有不同程度增加，但空肠活检标本中环磷酸腺苷酶水平正常，未检测到肠道毒素，因此目前对于病毒导致腹泻、呕吐的机制仍不明确。2 周后肠道吸收功能和刷状缘酶水平恢复正常。

志愿者试验研究显示感染后可获得短暂免疫（数月），但是免疫力与抗体水平并无明显相关性，推测肠道非免疫机制可能参与抵御重复感染，但非持久性。

【临床表现】

潜伏期通常为 24~48 小时。约 1/3 感染者为无症状。大多起病急，最常见症状为呕吐，尤其多见于儿童，部分患者可伴有腹泻，成人较儿童多见，稀便或水样便，量中等，无血便，少部分病例可出现低、中度发热。病程短，2~3 天症状多自行缓解。免疫功能不全的老年患者病情可较严重，易发生脱水甚至死亡或病程迁延致慢性胃肠炎。免疫抑制患者粪便排病毒时间可延长。NV 和 SV 胃肠炎临床表现相仿，后者表现略轻。

【实验室检查】

粪便常规无明显红、白细胞。免疫电镜可发现病毒颗粒，但不适合临床应用。目前可采用酶免疫法（enzyme immunoassay，EIA）检测粪便标本 GⅠ 和 GⅡ NV 抗原，特异性高，但敏感性较差。RT-PCR 方法的特异性和敏感性俱佳，可用于粪便标本 NV 和 SV 检测。

【诊断】

主要依据流行季节、地区特点、发病年龄等流行病学资料、临床表现及实验室常规检测结果进行诊断。如果同期出现呕吐、腹泻患者，呕吐患者占患者半数以上，粪便及血常规检查无特殊发现，排除常见细菌、寄生虫及其他病原感染者可初步诊断为 HuCV 感染。在粪便标本或呕吐物中检出 HuCV 可以确诊。

【治疗】

至今无特异性抗病毒药。主要为对症和支持治疗，轻症不治自愈，脱水严重病例及时输液、纠正水电解质和酸碱平衡失调。世界卫生组织推荐的口服补液盐适合于轻、中度脱水者，有良好效果。患者应予床边隔离。

【预防】

加强饮食、饮水及个人卫生。疫苗仍在研制中。

第二节　轮状病毒肠炎

王晓红

轮状病毒（rotavirus）肠炎主要发生在婴幼儿，常由 A 组轮状病毒引起，是 5 岁以下儿童急性胃肠炎的主要病因。B 组轮状病毒可引起成人腹泻，首先在中国报道。

【病原】

轮状病毒于 1973 年最早由 Bishop 等从澳大利亚腹泻儿童肠活检上皮细胞内发现，形态如车轮状，故名为"轮状病毒"。轮状病毒属于呼肠病毒科的轮状病毒属。成熟的病毒颗粒无包膜，呈二十面体，直径约 100nm，核心为 11 个片段的双链 RNA 病毒基因组，编码 6 种结构蛋白（VP1~VP4、VP6 和 VP7）和 6 种非结构蛋白（NSP1~NSP6），VP1、VP2 和 VP3 分布在病毒核心层，中层为具有抗原性的 VP6，最外层由 VP7 和 VP4 组成。根据 VP2 和 VP6 抗原性差异，将病毒分为 A~G 7 个血清组，其中 A、B 和 C 组可感染人类和动物，其他组仅见于动物。

A 组致病性最强,是婴幼儿腹泻的主要病因,可导致严重脱水。B 组轮状病毒曾在我国引起成人腹泻流行,C 组可引起儿童及成人轻度腹泻。

目前 A 组轮状病毒依据 VP7 和 VP4 的 RNA 基因序列已发现有 32 种 G 基因型和 47 种 P 血清型。全球致人类轮状病毒腹泻的病毒流行株 90% 以上为 G1P[8]、G2P[4]、G3P[8]、G4P[8]、G9P[8]、G12P[6]或 P[8]的组合基因型。

轮状病毒可被乙醚、氯仿、蛋白酶、50℃ 15 分钟灭活。

【流行病学】

A 组轮状病毒是全球 5 岁以下儿童重症腹泻的首要病原。儿童轮状病毒感染的发病率在发达国家和发展中国家近似。发展中国家约 3/4 的儿童在 12 月龄之前发生轮状病毒腹泻,而发达国家儿童发病通常延后至 2~5 岁。重症腹泻主要集中在 6~24 月龄婴幼儿。世界卫生组织 2013 年数据显示全球 5 岁以下儿童每年死于轮状病毒腹泻约 215 000 例,多发生于发展中国家。在中国,超过 40% 的住院腹泻患儿和 30% 的门诊腹泻患儿为轮状病毒感染所致。

轮状病毒腹泻在温带地区冬季最为流行,热带地区终年发病。

病毒主要通过粪-口途径传播,急性期粪便排病毒量可高达 10^{11}/ml,而极少病毒量即可导致感染。患者和无症状感染者为主要传染源。水源污染可导致暴发流行。新生儿及小婴儿受母传抗体保护,故发病少,症状轻,常呈不显性感染。感染轮状病毒后多数患者可免于再次感染,再次感染者多呈无症状或轻症感染。

成人轮状病毒腹泻在中国内地首先发生,后相继在中国香港、尼泊尔、欧洲、美洲均有小流行,发病高峰年龄在 21~30 岁。

各地区流行优势株随年份有不同变化。国内自 1982 年以来主要以 G1 型为主,G3 型次之,2001 年以后 G3 型转为主要流行型别,但是近几年 G9 型呈现上升趋势,成为主要流行型别;P 基因型以 P[8]和 P[4]为主。

【发病机制与病理】

轮状病毒腹泻的发病机制尚未完全明确。疾病早期肠道分泌、动力及通透性改变,继之发生吸收不良,均促使腹泻发生。病毒非结构蛋白 4(nonstructural protein 4,NSP4)是一种病毒肠毒素,在细胞外可抑制葡萄糖与钠的偶联转运,刺激磷脂酶 C,产生 1,4,5-三磷酸肌醇,导致钙离子内流和细胞内储存钙释放,细胞内钙水平升高激活阴离子通道呈分泌状态,因此可能介导了早期的分泌性腹泻。病毒感染刺激肠神经系统(enteric nervous system,ENS)导致肠蠕动增加,推测可能通过 NSP4 起作用。感染后肠黏膜病变和双糖酶抑制可导致吸收障碍及渗透性腹泻。感染后机体可出现短暂的病毒血症。

轮状病毒在小肠绒毛顶端的成熟上皮细胞内复制,感染的肠道缺乏肉眼可见的组织损害,镜下仅见轻微的肠细胞空泡样变性、肠细胞缺失和单核细胞浸润,还可发生如绒毛脱落和隐窝增生等明显改变。

临床严重程度和肠道病变程度之间无直接关联,但是与粪便中病毒 RNA 载量相关。感染后可以表现为无症状,因此病毒株的毒力和机体的免疫力均可影响病情。营养不良患儿常发生严重腹泻,且小肠细胞的恢复延缓。中和抗体的阳性率随年龄的增长而增加。

【临床表现】

潜伏期估计 1~3 天。病情轻重不等,轻者可呈无症状感染,严重者可出现重度脱水,甚至导致死亡。患者常突然起病,呕吐常为首发症状,多伴有发热,继之出现水样泻;呕吐和发热可持续 2~3 天,腹泻每日可多达 10~20 次,重者伴有脱水及电解质紊乱。病程一般 5~7 天。大部分患儿粪便排毒时间持续 10 天,极少数可长达 57 天。免疫功能低下者可发生慢性轮状病毒性肠炎,粪便长期排病毒。年龄至 5 岁的儿童几乎均获得对轮状病毒的免疫力,5 岁以上重症病例少见。

成人轮状病毒肠炎症状较轻,但在老年人中有发生重型腹泻者。

除胃肠炎外,在一些其他病症如呼吸道感染、坏死性小肠结肠炎、心肌炎、惊厥和脑膜脑炎等病例也可检测到轮状病毒,由于轮状病毒感染普遍存在,因此认为偶合症的可能性更大,尚不能确立为病原。尽管曾发生疫苗相关肠套叠,但是并未显示肠套叠与轮状病毒自然感染相关。

【实验室检查】

粪常规正常或偶有少许白细胞。外周血白细胞计数正常。发现少数病例转氨酶轻度升高。

轮状病毒可采用多种方法进行检测,包括抗原检测方法、RT-PCR、电镜、免疫电镜、聚丙烯酰胺凝胶电泳(polyacrylamide gel electrophoresis,PAGE)检测病毒基因组 RNA 和病毒培养。目前临床广泛采用 ELISA 检测粪便(或肛拭子)轮状病毒,敏感性及特异性强;也可采用乳胶凝集法,简便易行,不受条件设备限制,但敏感性略低。

尽管有很多方法可检测血清、粪便及唾液中轮状病毒抗体,但是由于该病病程短,呈自限性,所以抗体检测用作临床诊断的意义有限。感染 5 日后可测得血清特异性 IgM 抗体,2~4 周后出现特异性 IgG 抗体。咽部分泌物中能测得特异性 IgA。

【诊断与鉴别诊断】

诊断主要依据临床表现及粪便轮状病毒检测。婴幼儿发病的季节性有重要参考价值。

【治疗】

轮状病毒胃肠炎病程为自限性,脱水是导致重症及死亡的主要原因,因此主要治疗是纠正脱水及维持电解质平衡。轻中度脱水优先选择口服补液;重度脱水,严重呕吐,伴电解质紊乱者给予静脉补液。针对儿童目前推荐采用低渗口服补液盐(245mOsm/L)配方预防和纠正脱水,有助于缩短腹泻持续时间,减少粪便排出量及呕吐次数,减少静脉补液;腹泻患儿腹泻开始后可给予补锌,6 月龄以上每天补充元素锌 10~20mg,共 10~14 天,已证实补锌可缩短腹泻病程,促进康复,尤其是营养不良及可能锌缺乏的患儿。消旋卡多曲(脑啡肽酶抑制剂)作用于肠神经系统,可抑制肠道过度分泌,临床研究显示其具有减少排便量及缩短腹泻病程的疗效。其他治疗如口服蒙脱石散及益生菌等,有助于减少腹泻量及缩短病程。

【预防】

疫苗是预防轮状病毒腹泻尤其是重型腹泻最主要的措施,世界卫生组织推荐将轮状病毒疫苗纳入儿童扩大免疫接种计划中。目前注册使用的疫苗包括多价疫苗和单价疫苗,均为口服减毒活疫苗,具有良好的保护效果和安全性。轮状病毒疫苗尚未纳入国内免疫规划。

第三节 其他病毒性胃肠炎

王晓红

一、腺病毒胃肠炎

20世纪60年代在腺病毒(adenovirus)呼吸道感染流行时已注意到发生胃肠炎的情况,至1976年正式明确腺病毒是人类急性胃肠炎的病原之一。

腺病毒为平均直径70~90nm的二十面体,为对称、无包膜的双链DNA病毒,基因组长36kb。病毒表面衣壳由252个亚单位(240个六邻体,12个五邻体)和突出在外的纤突结构组成。六邻体参与病毒颗粒的稳定和组装,五邻体具有细胞穿透功能,纤突含血凝素,后者可与受体结合。人腺病毒依据血凝素凝集特点分为7个群(A~G)及70个以上的血清型。导致急性胃肠炎的主要为40和41型(F群),故又称为肠腺病毒。近年还发现3型(B群)等其他非肠腺病毒与腹泻相关。

腺病毒对酸稳定,56℃ 30分钟或75℃ 30秒即可灭活。由于其不含脂质,故对脂溶性物质如胆盐的抵抗力强,并易在肠道中存活。

和轮状病毒胃肠炎相同,40和41型感染肠细胞导致绒毛萎缩和隐窝细胞代偿性增生,继而发生吸收障碍和液体丧失。感染后多数会出现特异性抗体,特异性的中和抗体能预防同型病毒的再感染。

腺病毒胃肠炎主要引起2岁以下婴幼儿急性胃肠炎,在婴幼儿急性胃肠炎中占5%~15%。腺病毒胃肠炎大多呈散发,也可在幼托机构中引起暴发流行;可发生院内感染,隐性感染率较高,没有明显季节性。

潜伏期8~10天。临床表现类似于轮状病毒感染,主要症状是腹泻,呈水样便或稀便,量多少不一,大多有呕吐,持续1~2天,少数有发热。疾病呈自限性,平均病程8~12天。成人一般有保护性,很少引起腹泻,但是可引起艾滋病患者及免疫抑制者发病,病情重且常迁延不愈。

诊断主要依赖于病原学检测。可采用ELISA和RT-PCR方法检测粪便中腺病毒。

腺病毒胃肠炎病情不重,一般不治自愈。主要是对症治疗及必要的支持疗法。有轻-中度失水可口服补液,重度失水宜静脉补液。

二、星状病毒胃肠炎

星状病毒为单股正链RNA病毒,病毒颗粒无包膜,呈二十面体对称,直径28~30nm,电镜下形如星状故名星状病毒(astrovirus)。已明确病毒基因组的结构和全序列。根据衣壳蛋白序列,人星状病毒(HAstV)分为经典型和新型,经典型分为8种基因型(HAstV-1~HAstV-8),HAstV-1型流行最为广泛,目前仍然是我国的主要流行株,新型主要分为墨尔本株(HAstV-MLB)和弗吉尼亚/人-貂-绵羊样株(VA/HMO)。

星状病毒胃肠炎在世界各地均有流行,主要发生于儿童,以2岁以下婴幼儿多见,也可发生老年人和免疫抑制人群感染。在儿童无菌性急性腹泻中的检出率为2%~9%,感染后大多呈无症状感染。以粪-口途径传播,食物和水源污染可导致暴发流行,幼托机构、医院、护理院、学校及军队有暴发流行报道。温带地区星状病毒胃肠炎多发生于冬季,与轮状病毒相似。

星状病毒感染的确切发病机制尚未明确。动物感染时发现小肠绒毛缩短,固有层轻度炎症细胞浸润。感染可导致肠双糖酶活性降低,引起渗透性腹泻,类似于轮状病毒感染。

潜伏期3~4天。临床表现似轮状病毒胃肠炎,但是相对较轻。主要表现为水样腹泻、头痛、乏力和恶心,可有低热,呕吐较少见。病程一般在5天以内,少数长达1周。免疫抑制感染者病情较重,病程及排毒时间延长。

星状病毒腹泻患者粪便排病毒量大,因此可以直接电镜检查或采用免疫电镜及免疫荧光技术检测。采用酶免疫法(EIA)检测星状病毒抗原,其敏感度(91%)和特异度(98%)均优于免疫电镜。RT-PCR技术已经被广泛使用,较免疫电镜和酶免疫法更敏感。

病程为自限性,主要采取对症和支持治疗,维持水电解质平衡。感染后对同型病毒有短期保护力。

第四节 各种大肠埃希菌所致腹泻

王晓红

大肠埃希菌(Escherichia coli)是人和动物肠道正常菌群的主要成员,其中一些带有致病基因的菌株可以导致肠道感染,故称之为致泻性大肠埃希菌(diarrheogenic Escherichia coli,DEC)。根据DEC毒力因子、致病性、流行病学特征及临床表现等可分为肠致病性大肠埃希菌(enteropathogenic Escherichia coli,EPEC)、肠产毒性大肠埃希菌(enterotoxigenic Escherichia coli,ETEC)、肠侵袭性大肠埃希菌(enteroinvasive Escherichia coli,EIEC)、肠出血性大肠埃希菌(enterohemorrhagic Escherichia coli,EHEC)及肠集聚性大肠埃希菌(enteroaggregative Escherichia coli,EAEC)。

一、肠致病性大肠埃希菌腹泻

肠致病性大肠埃希菌(EPEC)在20世纪40年代被明确为是导致新生儿和婴儿院内及社区获得性腹泻暴发流行的主要

病因,但在发达国家已很少见有流行,在发展中国家仍是婴儿严重腹泻的主要病因。

基于 EPEC 携带的毒力基因不同,将 EPEC 分为典型致病性大肠埃希菌(tEPEC)和非典型致病性大肠埃希菌(aEPEC)。主要区别在于 tEPEC 含有编码紧密素(eaeA)和束状菌毛(BFP)的基因,而 aEPEC 仅含有 eaeA 基因。tEPEC 主要引起 1 岁以内婴儿腹泻,而 aEPEC 可引起各年龄人群及成人 HIV/AIDS 患者腹泻。近些年 aEPEC 作为新的肠道致病菌在世界各地广为流行,甚至超越 tEPEC。

EPEC 不产生目前已知的毒素。黏附和脱落(attaching and effacing,A/E)损伤是 EPEC 感染的典型组织病理学变化。由质粒编码形成 BFP 和染色体致病岛 LEE 位点编码的 III 型分泌系统(T3SS)、大肠埃希菌分泌蛋白 A(E.coli secreted protein A,EspA)菌丝、紧密素及相应受体等共同参与了 A/E 损伤的发病机制。细菌首先通过 BFP 和 EspA 菌丝黏附到上皮细胞表面,通过 T3SS 将易位紧密素受体(Tir)和效应蛋白等分泌入宿主细胞,启动细胞信号途径,致使细胞骨架发生改变,肌动蛋白解聚和微绒毛脱落,最终在细菌黏附处形成杯状基底,使细菌能更紧密地黏附上皮细胞。可出现肠绒毛萎缩,黏膜变薄,固有膜炎症表现,并有不同程度隐窝细胞增生。形态学改变伴随黏膜刷状缘酶分泌减少,导致肠道吸收功能障碍和腹泻。

EPEC 感染主要是通过人与人之间传播,医院仍是感染的来源之一。

临床表现不典型,很难与其他腹泻鉴别。主要为水样腹泻,可伴有低热和呕吐。重者可导致脱水。病程迁延者可导致体重下降和营养不良。

目前对 EPEC 的分子生物学检测主要采用 DNA 探针或 PCR 方法。可以检测编码紧密素的 eaeA 基因、编码 BFP 结构亚单位的 bfpa 基因和编码志贺毒素的 stx 基因(证实不产志贺毒素的依据)。临床微生物实验室大多仍依赖血清型鉴定方法对分离菌株进行初步鉴定。

治疗主要是对症,有脱水者予以纠正。轻症患者不需抗菌药物治疗,重症患者采用有效抗菌药物治疗可缩短病程,但是该菌已出现对多种抗菌药物耐药的现象。

二、肠产毒性大肠埃希菌腹泻

肠产毒性大肠埃希菌(ETEC)是发展中国家细菌性腹泻和旅行者腹泻的主要病原之一。ETEC 主要引起小肠分泌性腹泻。

定植因子和肠毒素是该菌的致病因子。已经发现人类 ETEC 定植因子包含多个家族数十个种类,在细菌表面形如菌毛、纤丝样结构或非菌毛结构,它们决定了 ETEC 对小肠上皮细胞的黏附能力。定植因子使细菌定植在小肠黏膜,但并不侵袭上皮细胞层,因此无黏膜病变也不产生菌血症。ETEC 产生两种不同的肠毒素,即耐热肠毒素(ST)和不耐热肠毒素(LT)。菌株可分别产生 ST 或 LT,也可同时产生两种毒素。LT 在结构和抗原性方面与霍乱毒素相似。ETEC 在小肠定植后释放 LT,

LT 的 B 亚单位不可逆地结合 GM1 神经节苷脂,亚单位 A 则激活腺苷酸环化酶,导致 cAMP 增加,刺激隐窝细胞氯化物分泌并抑制氯化钠在绒毛顶端吸收,导致水样便。ST 是低分子量肽,在小肠可逆性抑制鸟苷酸环化酶,导致 cGMP 增加,使细胞内钙水平升高,与 LT 有协同作用。

患者及带菌者为主要传染源,在发展中国家多因水源、食品、牛奶、饮料等污染而发生暴发流行。腹泻和无症状感染最常见于温暖季节。产 ST 的 ETEC 在夏季更常见,而产 LT 的 ETEC 常无季节性。ETEC 主要引起 2 岁以下的小儿腹泻,在发展中国家儿童腹泻中占 15%~50%。感染后个体可获得对肠毒素和定植因子的抗体,居住于流行地区的人群具有一定的肠道免疫力。ETEC 菌株表达的定植因子类型不同,可能是导致发展中国家儿童反复发生 ETEC 腹泻的原因。缺乏特异免疫力者赴高发地区旅行,极易获得 ETEC 感染导致腹泻。

ETEC 感染后可呈无症状携带,也可导致严重的霍乱样腹泻。潜伏期数小时至 2 天。常以突发水泻起病,粪便不带有血或黏液,粪检无白细胞。腹泻轻重不一,轻者可能只有数次腹泻,重者犹如霍乱,发生中至重度脱水,甚至危及生命,尤其多见于婴幼儿、老年人及营养不良者。其他症状可有恶心、呕吐及低热。疾病一般呈自限性,病程一般在 5 天内。

目前 ETEC 的鉴定有赖于肠毒素 LT 和/或 ST 及编码肠毒素的毒力基因的检测,可采用 ELISA 及 PCR 等方法检测,但是大多数临床微生物实验室尚未开展。

治疗措施同霍乱。最重要的是纠正和维持液体平衡。轻、中度失水可采用口服补液,重者住院静脉输液,维持水电解质及酸碱平衡。轻者可不用抗菌药物。旅行者腹泻可推荐使用抗菌药物,氟喹诺酮类是目前首选药物,可采用环丙沙星 500mg 每 12 小时 1 次,1 天,通常 24 小时缓解。肠道不吸收抗菌药物利福昔明被认为与氟喹诺酮类有同样的效果,200mg 每天 2 次,共 3 天。儿童经验性推荐服用阿奇霉素 10mg/(kg·d),2 天。

三、肠侵袭性大肠埃希菌腹泻

肠侵袭性大肠埃希菌(EIEC)主要在大龄儿童及成人中致病,曾有在学校、部队、社区及医院内流行的情况,但散发病例较多。临床表现类似细菌性痢疾。

EIEC 菌株与志贺菌属在生化特性、发病机制及临床特征方面非常相似。不同于其他大肠埃希菌,EIEC 通常无动力,不发酵乳糖,赖氨酸脱羧酶阴性。与志贺菌属的鉴别要点主要是 EIEC 菌株能发酵葡萄糖和木糖。EIEC 感染菌量估计约 10^6 个细菌,明显高于志贺菌属,故易感性低于志贺菌属。EIEC 菌株有较大的侵袭质粒,编码 T3SS,使细菌能侵入肠上皮细胞,逃避吞噬细胞,细菌在细胞质内繁殖并在细胞与细胞间播散。EIEC 毒力基因的表达弱于志贺菌属,因此很少引起重症疾病,不引起溶血性尿毒综合征(hemolytic uremic syndrome,HUS)。患者结肠黏膜和黏膜下急性炎症表现,伴局部上皮细胞脱落,通常无深部及全身扩散。

EIEC 肠炎潜伏期一般为 1~3 天,起病急,以水样泻起病,可进展至以严重腹部绞痛、发热、里急后重和频繁少量黏液血便为特征的痢疾表现。粪便见大量白细胞。病程可自限,一般 7~10 天。

根据临床表现难以与细菌性痢疾鉴别。依据培养菌株的生理及生物化学特征与其他致泻性大肠埃希菌及志贺菌属进行鉴别,可选择乳糖阴性菌落,采用 DNA 探针或 PCR 方法检测毒力相关基因(如 *ipaH* 基因)以确认。

抗菌药物治疗可缩短病程,但治疗前需排除产志贺毒素大肠埃希菌(STEC),避免诱发 HUS。

四、肠出血性大肠埃希菌腹泻

肠出血性大肠埃希菌(EHEC)指能引起人类出血性肠炎的一类大肠埃希菌,最早分离于 1975 年。大多数感染由 O157:H7血清型所致,该菌在 1982 年美国一次出血性结肠炎流行中首次报道后,已有 30 个国家报道发生流行。1999—2000 年我国江苏、安徽及河南三省的部分地区曾 2 次暴发 O157:H7感染性腹泻流行。2011 年 5 月至 7 月德国北部暴发一起出血性大肠埃希菌肠炎流行,先后波及欧洲和北美 16 个国家,病原菌证实为 O104:H4,感染病例 4 075 例,死亡 50 例,病死率 1.2%,并发 HUS 908 例,是迄今为止全球范围内最严重的 EHEC 食源性疾病暴发事件。

EHEC 血清型至少有 146 种,常见有 O157、O26、O111 等,而 O104:H4既往引发人类感染较罕见。EHEC 生化特性与其他大肠埃希菌相似,可在 pH 很低的环境中长期存活,温度≥70℃死亡。牛为该菌的自然储存宿主。EHEC 对人类有高度易感染性。通过摄入污染的食物和水或人与人密切接触获得感染。多起暴发流行均因食用未煮熟的牛肉制品或生食污染的蔬菜(芽苗菜等)所致。有水源污染导致暴发流行的报道。EHEC 菌株感染量很低,估计低于 100 个细菌,有利于细菌的传播。

EHEC 的关键致病力是能在肠上皮形成黏附与脱落损伤病变,并能产生由细菌噬菌体编码的志贺样毒素(Stx),包括 Stx1 和 Stx2,故又属于 STEC 菌株。志贺毒素能阻断蛋白质合成,造成肠黏膜上皮细胞破坏,导致肠黏膜发生溃疡、出血,表现为出血性腹泻;毒素进入血流,导致血管内皮细胞损伤、溶血和血小板减少,发生血栓性微血管病变如 HUS 等。

O104:H4菌株除血清型与 O157:H7存在差异外,在毒力基因方面也存在很大差异。全基因组测序证明 O104:H4是由 EAEC 获得 Stx2 基因的噬菌体及耐药基因等遗传物质进化而来,从而表现出 EHEC 的致病特点。

EHEC O157:H7感染潜伏期数天(2~12 天)。临床表现以突发腹部绞痛起病,继而出现水泻,1~3 天后多数病例进展为血水样便,鲜红色,量中等。少数患者有低热。大多数病例约病程 1 周后病情好转,但有 5%~10%病例可发生 HUS。乙状结肠镜检查见肠黏膜充血、水肿,肠壁张力低下。钡剂灌肠 X 线检查可见升结肠及横结肠黏膜下水肿。

HUS 为 EHEC 感染的主要并发症,发生率为 5%~10%,多见于幼儿;但是 2011 年德国 O104:H4暴发流行时 HUS 发生率高达 25%,且以成人为易感人群,女性为主。HUS 可在腹泻起病后的 2~14 天内发生,主要表现为急性肾衰竭、微血管内溶血性贫血及血小板减少。该并发症所致的病死率为 3%~5%,25%幸存者遗留慢性肾病表现(高血压、蛋白尿和肾功能不全)。

腹泻伴腹痛患者病程中一旦出现肉眼血便,应疑似 EHEC 感染。需及时送粪便培养,常规使用山梨醇麦康凯琼脂培养分离 O157:H7菌落。有多种免疫学方法可用于检测菌体抗原 O157 和鞭毛抗原 H7。可采用酶免疫方法测定志贺毒素或用 PCR 方法检测 Stx 基因。

EHEC 感染主要采取对症支持治疗。抗菌药物有可能使细菌过度表达和释放志贺样毒素,而高水平志贺样毒素可导致病情加重,增加 HUS 发生的危险性,因此是否使用抗菌药物仍存在争议。鉴于大多数患者病程自限,因此原则上不采用抗菌药物治疗。

对确诊 O157:H7感染病例应采取消化道消毒隔离措施,连续 2 次培养阴性可解除隔离。食品安全是预防的主要措施。

五、肠集聚性大肠埃希菌腹泻

肠集聚性大肠埃希菌(EAEC)被认为是儿童急性腹泻、儿童及 HIV 感染者迁延性腹泻及旅行者腹泻的常见致病菌。发展中国家或地区多见,有数据显示 EAEC 在发展中国家和发达国家急性腹泻儿童中的发生率分别为 15%和 4%。EAEC 通过污染的食物和水传播,经粪-口途径感染。危险因素包括摄入污染食物和水、卫生状况低下、到发展中国家旅游、宿主易感性和免疫抑制。

EAEC 导致腹泻的发病机制不明,菌株的侵袭性和致病力具有多样性与复杂性。EAEC 与细菌具有特殊黏附特征,在细胞表面呈"叠砖样"聚集。一些 EAEC 菌株可产生一些细胞毒素,引起分泌性腹泻。致病过程可能通过集聚性黏附菌毛(AAF)黏附于肠黏膜,人类 EAEC 感染有限研究显示细菌并非紧密黏附或具有侵袭性,细菌和宿主细胞作用产生的黏液在肠细胞表面形成生物膜,细菌可定植其中,分泌释放的一些因子及毒素引发炎症反应。

潜伏期 8~52 小时。由于宿主易感性、免疫反应程度、菌株毒力和菌量等因素,症状轻重不一,可有无症状感染。最常见的表现是水样分泌性腹泻,可有黏液,便血少见,可伴有恶心、呕吐、腹痛和低热。病程大多呈急性自限性,部分患者可进展为迁延性腹泻,多见于 1 岁以内的婴儿。营养不良者由于无法修复被损害的黏膜,易形成迁延性或慢性腹泻。

对于儿童急性腹泻或近期旅行者,儿童或 HIV 感染迁延性腹泻者,均需怀疑 EAEC 感染。鉴定 EAEC 的"金标准"是体外细胞培养黏附试验,观察是否出现典型的集聚性黏附(aggregative adherence,AA)模式,但限于研究。目前采用 DNA 探针和 PCR 方法有助于对菌株的确认。

病程通常自限,口服补液治疗有效。EAEC 常对多种抗菌药物耐药。有报道 HIV 感染者和旅游者 EAEC 感染用氟喹诺酮类治疗有效。

第五节 空肠弯曲菌肠炎

王晓红

空肠弯曲菌(*Campylobacter jejuni*)是 Dekeyser 和 Butzler 等于 1972 年自腹泻患者粪便中分离出的肠道致病菌,目前是世界范围内引起急性细菌性肠炎的主要病原。世界卫生组织在 1980 年将空肠弯曲菌病归类为常见的食源性疾病。

【病原】

空肠弯曲菌为革兰氏阴性菌,菌体细小(直径 0.3~0.6μm)弯曲,有鞭毛,能运动,在 42℃ 微需氧环境生长最好。在干燥及冰冻环境下易死亡,但是在保存于 4℃ 的乳品、其他食品或水中可存活数周。巴斯德消毒可有效杀灭细菌,对一般消毒剂敏感。基于菌体抗原(O)可分为 90 种以上血清型,而依据不耐热抗原(荚膜和鞭毛)可分为 50 余种血清型。

【流行病学】

空肠弯曲菌感染为人兽共患疾病,广泛存在于家畜、家禽及各种野生动物的肠道内。人类对空肠弯曲菌普遍易感,在发达国家是引起儿童及成人细菌性腹泻的最常见致病菌之一,较细菌性痢疾多见,在发展中国家其发病率几乎同细菌性痢疾。发达国家以青少年发病为多,发展中国家以 5 岁以下儿童为主。

食物和水源污染是本病的主要传播途径。空肠弯曲菌肠炎大多呈散发流行,多数散发感染是在处置或食用家禽类制品后获得,偶可因奶制品或水源污染引起暴发流行。人与人之间传播很少见。接触宠物或其他动物也可获得感染。全年均可发病,以夏秋季为主。

急性期排菌 2~3 周。发展中国家人群因反复暴露而对空肠弯曲菌的免疫水平较高,恢复期排菌时间较短。

【发病机制与病理】

空肠弯曲菌经口摄入感染,是否发病与摄入菌量、菌株毒力及宿主免疫相关。空肠弯曲菌对胃酸敏感,因此引起胃酸降低的因素(药物等)及疾病易导致发病。空肠弯曲菌感染后在富含胆汁的小肠中增殖,然后侵犯空肠、回肠及结肠。肠黏膜病变明显,呈弥漫性出血、水肿、渗出性病变。镜检下,肠固有层大量中性粒细胞、单核细胞浸润,小肠绒毛变性、萎缩。肠黏膜甚至可见溃疡及小脓肿。病变缺乏特异性,可类似于炎症性肠病表现。

细菌侵入黏膜上皮细胞层是致病的关键。细菌的鞭毛、外膜蛋白、脂多糖(LPS)或脂寡糖(LOS)、荚膜多糖等在细菌附着和定植宿主肠道上皮细胞中起重要作用,表面抗原为主要的黏附素。空肠弯曲菌能产生一种或数种外毒素,如细胞致死性膨胀毒素,能阻止细胞分裂,导致细胞死亡,并激发宿主产生细胞因子 IL-8,导致局部炎症发生。

空肠弯曲菌的 LPS/LOS 的核心寡糖外核末端区域与人神经节苷脂 GM1 具有相同的结构,通过分子模拟机制导致吉兰-巴雷综合征发生。

宿主因素对于临床感染预后起到至关重要的作用,相同菌株个体之间疾病程度轻重不一。感染后可获得短期保护,可产生血清特异性 IgA、IgG 和 IgM 抗体及消化道特异性分泌型 IgA 抗体。发展中国家感染后发病的比率随年龄增长而降低,提示有个体免疫力获得。HIV 感染者空肠弯曲菌感染率显著升高,提示细胞免疫参与了感染的预防和控制。

【临床表现】

潜伏期平均 2~4 天(1~7 天)。症状轻重不一,可以呈无症状感染,偶可发生严重脓毒血症及死亡。发展中国家无症状感染多见。空肠弯曲菌肠炎的临床表现与其他肠道细菌感染如沙门菌、志贺菌属和出血性大肠埃希菌 O157∶H7难以鉴别。常见症状为腹泻、乏力、发热和腹痛。大便次数可多达每天 10 次以上,糊状、稀水样或肉眼血便。半数以上患者有发热。腹痛可较重,有时可成为主要症状。呕吐少见。大多数患者病程短暂,1 周内症状可自行缓解,少数病程可达 10 天或出现复发。

多数患者粪便常规检查可见白细胞,外周血白细胞计数可升高。乙状结肠镜检查显示结肠非特异性炎症改变。

空肠弯曲菌肠炎局部并发症少见,严重感染可导致胃肠道大出血和中毒性巨结肠改变,并发胆道感染可导致胆汁淤积性肝炎、胆囊炎或胰腺炎。肠道外感染极少见。空肠弯曲菌感染后并发症主要是吉兰-巴雷综合征,发生率为 1/2 000,一般在肠道感染起病后 1~3 周发生。

【诊断与鉴别诊断】

空肠弯曲菌确诊仍有赖于粪便培养。取新鲜粪便(2 小时内)在暗视野显微镜下观察到急速运动的弯曲菌时可疑似诊断;粪便弯曲菌乳胶凝集试验是通过免疫学方法直接检测嗜热弯曲菌混合物,无法分辨是何种嗜热弯曲菌,阳性可辅助临床快速疑似诊断,粪便中菌量少时易出现假阴性。

【治疗】

大部分空肠弯曲菌肠炎病例不需要治疗,因为病程短,临床表现轻且可自限。抗菌药物治疗可缩短病程,用药指征和对象主要是高热、血便、病程超过 1 周、病情恶化或复发,以及婴儿、老年、孕妇及免疫抑制患者。抗菌药物首选大环内酯类,疗程 5~7 天。空肠弯曲菌对喹诺酮类耐药性日益增加,对氨苄西林、阿莫西林和头孢菌素类耐药,因此以上药物不适用于治疗空肠弯曲菌感染。

第六节 弧菌、耶尔森菌及气单胞菌所致腹泻

王晓红

一、各种致病性弧菌所致腹泻

弧菌种类甚多,有些引起人类威胁性腹泻,有些属自限性

腹泻。本节主要描述除霍乱弧菌 O1 群和 O139 型（见本篇第十章第八节"霍乱"）及副溶血性弧菌（见本篇第十章第六节"细菌性食物中毒"）以外的其他致腹泻弧菌。

（一）非 O1 群霍乱弧菌　又称不凝集弧菌，本群形态和生化反应与霍乱弧菌相似，但不能被 O1 群霍乱多价血清凝集。已发现有 137 个血清型（O2～O138 型）。夏秋季发病为主，牡蛎带菌率较高，是非 O1 群霍乱弧菌疾病的主要感染来源，蛤蚌等贝壳类和蟹类中也可发现。有报道可引起暴发流行和散发性胃肠炎。这些菌群可产生数种毒素如肠毒素、细胞毒素和溶血素等，一些菌株具有侵袭性，因此可引起不同类型感染。非 O1 群霍乱弧菌感染主要引起急性胃肠炎，肠道外感染可有胆道感染、菌血症、腹膜炎、皮肤软组织感染、尿路感染及肺炎等，多发生于有基础疾病患者如肝硬化和糖尿病等。能产生霍乱毒素样肠毒素的菌株致病力强，患者病情较重，体质虚弱或免疫低下者可致死。

胃肠炎患者发病 72 小时前多有食用生蚝等海鲜史，潜伏期 6～12 小时至 3 天。临床表现有腹泻、恶心及呕吐，少数有发热及腹部绞痛，粪便呈水样，也可有血便或黏液便。腹泻病程一般在 1 周内，病程自限，预后好，不推荐用抗菌药物治疗。严重感染者应合理使用抗生素。

（二）其他致病性弧菌　引起人类疾病的弧菌种类甚多。这些弧菌生活于海水或淡水，发病以沿海地区为多，多见于夏秋季，有些菌株除引起腹泻外，尚可导致败血症及其他脏器感染。

1. 河弧菌（Vibrio fluvialis）　河弧菌为一种嗜盐的革兰氏阴性菌。该菌广泛分布于海水和稍带盐分的港湾水及河水中。河弧菌在弧菌中是仅次于霍乱弧菌和副溶血性弧菌的致病性弧菌，在世界各地均有引起胃肠炎散发或暴发流行的报道。人类各年龄段均易患，但以成人为主。河弧菌感染有明显的季节性，夏季为感染高峰，流行地区以沿海地区为主。主要通过摄入污染的水和食物经口感染，以海产品为主。如果伤口接触感染可引发蜂窝织炎。河弧菌感染的发病机制尚未明确，但是已知可产生的毒力因子有溶血素、金属蛋白酶、与霍乱毒素相似的肠毒素样物质及细胞毒素等。

急性胃肠炎的临床表现与霍乱相似，主要表现为水样便，严重腹泻者可出现脱水，甚至低血容量性休克。与霍乱不同之处是部分患者可出现血便，粪便中有白细胞和红细胞。部分患者伴有腹痛，少数可出现发热。病程数天。河弧菌还可引起败血症、胆道感染、腹膜炎及伤口感染所致蜂窝织炎等。

治疗以对症治疗为主，及时补充液体，轻中度以口服补液为主，重症患者需静脉补液并维持电解质平衡。有报道河弧菌对多种抗菌药物耐药包括 β-内酰胺类、复方磺胺甲噁唑、氯霉素、卡那霉素、红霉素、阿奇霉素、环丙沙星和多黏菌素 B 等。抗生素选用应根据药物敏感试验。

2. 拟态弧菌（Vibrio mimicus）　其形态和生长特性与霍乱弧菌相同，生化特性类似，均为非嗜盐菌，但不发酵蔗糖。该菌在河水和海水中均可生存，可自水生动物中分离出。此菌能产生类似于霍乱毒素的肠毒素（ST 和 LT），可引起人类腹泻。除腹泻患者外还从败血症患者和伤口感染者中培养分离到该菌。

胃肠炎潜伏期 3～72 小时，有恶心、呕吐、头痛、腹痛、腹泻，大便呈稀水状，少数呈脓血便。病程 5～6 天。

3. 霍利斯弧菌（Vibrio hollisae）　霍利斯弧菌为嗜盐菌，呈杆状或弧形，单鞭毛，在 1%～6% 氯化钠海盐平板上生长良好，菌落四周有微弱的溶血环。本菌存在于海水中。患者病前大多有进食未煮熟的牡蛎、蛤、贝类等海产品史，也有皮肤创口接触海水及海产品后引起的局部皮肤感染。发病以青壮年为多。潜伏期短，为 2～26 小时（平均 6～10 小时），临床表现主要为水样腹泻，严重者可呈霍乱样腹泻。少数出现黏液及血便。有报道霍利斯弧菌感染引起败血症。大多需补液纠正失水及电解质。

4. 溶藻弧菌（Vibrio alginolyticus）　溶藻弧菌为海水中常见嗜盐性弧菌，形态、生长及生化特性与副溶血性弧菌相似，无盐培养基中不生长。该菌致病因子主要包括外毒素、内毒素、胞外蛋白酶及黏附素等。外毒素主要为肠毒素和溶血素，可能是引起腹泻的主要原因。在温带气候温暖的季节在贝类中大量繁殖，并可污染食物，引起腹泻和食物中毒。皮肤破损处接触海水后，常引起软组织炎及败血症。在海水中游泳、捕鱼者可发生中耳炎和外耳炎。

5. 创伤弧菌（Vibrio vulnificus）　创伤弧菌为一种嗜盐性弧菌，其特性类似于副溶血性弧菌和溶藻弧菌，但发酵乳糖，在无盐培养基上不生长。1979 年被归入弧菌属。有人认为本菌系条件致病菌，大多数患者存在基础疾病，尤其多见于肝硬化、血色病、慢性肾衰竭和免疫抑制的患者。可以产生不同的毒素，致病与脂多糖、荚膜多糖、铁、金属蛋白酶、溶细胞素和其他毒素有关。

因感染途径不同，人类创伤弧菌感染可呈 3 种临床类型。①原发性败血症：通常经胃肠道途径获得感染，与生食牡蛎等相关。常在进食后 24 小时发病。高热，寒战，无明显局部感染灶，脓毒血症的死亡率高达 50%，大多数于 48 小时内死亡。②伤口感染：蜂窝织炎，为直接接触细菌所致，发生组织坏死和继发菌血症，伤口感染的病死率为 25%。③胃肠炎：呕吐，腹泻或腹痛，粪便可培养出细菌，血培养阴性。免疫功能正常者的胃肠炎常呈急性起病，可自限，病死率约 1%。

除病情重且有全身感染，或为免疫抑制患者外，胃肠炎患者一般不常规使用抗菌药物治疗。具有潜在性肝病患者感染后死亡率高，因此该类人群应告知避免进食生海鲜食品，尤其是牡蛎。

6. 弗尼斯弧菌（Vibrio furnissii）　弗尼斯弧菌可引起急性胃肠炎。此病首先发现于亚洲一些国家，其后扩散至西方国家，可呈暴发或散发流行。为旅游者腹泻的病原之一。此菌生化特性除可分解葡萄糖产气外其余与河弧菌相似，可产生肠毒素。临床上以腹泻及腹痛为主，伴恶心及呕吐，一般不发热。有严重致死病例报道。

二、小肠结肠炎耶尔森菌肠炎

致人类肠病的耶尔森菌主要为小肠结肠炎耶尔森菌（*Yersinia enterocolitica*）。引起的主要临床疾病包括小肠结肠炎、肠系膜淋巴结炎、末端回肠炎、败血症及反应性关节炎等一些免疫反应性疾病。不同于鼠疫耶尔森菌，小肠结肠炎耶尔森菌很少引起死亡。

小肠结肠炎耶尔森菌属革兰氏阴性肠杆菌属。非乳酸发酵，尿素试验阳性，25℃时有动力，37℃时无动力。目前发现小肠结肠炎耶尔森菌有 60 多个血清型和 6 种生物型（1A、1B、2、3、4、5）。其中 O:3、O:9、O:5,27、O:8、O:13a、O:13b、O:20、O:21 等血清型对人有毒力，1A 生物型均为非致病性菌株，1B、2、3、4、5 型中大多数为致病性菌株。临床分离的菌株多数为血清型 O:3、O:5,27、O:8、O:9 和生物型 2、3 和 4。世界各地流行菌株不同，我国主要为 O:3、O:9 血清型。致病性小肠结肠炎耶尔森菌大多存在一个 70kb 毒力质粒（pYV），根据其携带毒力基因情况将小肠结肠炎耶尔森菌分为致病性与非致病性菌株。毒力质粒编码关键的黏附蛋白（YadA）和一些膜效应蛋白（Yops）。这些致病因子可抵抗多形核粒细胞的吞噬作用，具有细胞毒性，能启动单核细胞凋亡，抑制 TNF-α，可干扰血小板凝聚及补体活性。染色体相关的毒力因子包括黏附蛋白 Inv 和 Ail 等。小肠结肠炎耶尔森菌可产生类似于大肠埃希菌的耐热肠毒素，但尚未证实其在致腹泻机制中的重要性。脂多糖内毒素的生化特性同其他革兰氏阴性菌。

小肠结肠炎耶尔森菌作为一种人兽共患病病原在动物中广泛存在，已发现 30 多种动物携带该菌，主要动物宿主为猪，对人类威胁最大。儿童和成人均为易感人群，儿童更为常见。大多数小肠结肠炎发生于 5 岁以下儿童，而肠系膜淋巴结炎和末端回肠炎多见于大龄儿童和年轻人。大多数食源性感染呈散发性，但多个国家有暴发流行报道，我国于 20 世纪 80 年代曾发生 2 次食源性小肠结肠炎耶尔森菌腹泻暴发流行。

传播途径主要为食源性传播，通过摄入污染的食物而感染，通常为未煮熟的猪肉。由于细菌能在 4℃下生存和缓慢繁殖，因此冷藏肉可以是感染源。人与人之间传播较少，可经带菌者的手污染食物导致感染，有医院内感染的报道。症状性感染者可大量排菌长达 2~3 周。未治疗者可携带和排菌 2~3 个月。

小肠结肠炎耶尔森菌经消化道感染，感染菌量一般需要 10⁹ 个细菌。细菌经口摄入后到达小肠，与肠黏膜黏附，侵犯肠黏膜和集合淋巴结。感染可导致回肠末端黏膜溃疡、集合淋巴结坏死和肠系膜淋巴结肿大。严重病例可发生肠系膜血管栓塞、小肠坏死和出血。阑尾组织大多正常或轻度炎症。败血症可导致不同器官脓肿形成（如肺、肝、脑膜炎）。

潜伏期 4~7 天。胃肠炎临床表现与其他细菌性胃肠炎难以鉴别。约 2/3 症状性感染为小肠结肠炎。临床特征为发热、腹泻和腹痛，1/4 患者有血便。15%~40% 病例有恶心和呕吐。病程一般持续 1~3 周。粪便中可见白细胞、红细胞和黏液。严重病例可发生肠穿孔和出血。肠系膜淋巴结或末端回肠炎主要见于大儿童和青少年，可表现为发热、右下腹痛和、压痛及白细胞升高，临床表现与急性阑尾炎难以鉴别。败血症少见但易发生于免疫力低下、老年人和血色病患者。脓毒血症患者可并发肝或脾脏脓肿、脑膜炎或心内膜炎等，病死率可达 50%。

发热、腹泻或腹痛起病后数天至 1 个月内，部分患者可发生反应性多关节炎和结节性红斑。

诊断依赖粪便、血或其他临床标本的细菌培养。

小肠结肠炎和肠系膜淋巴结炎病程多自限，抗菌药物并不能有效缩短病程，因此不建议常规使用。免疫抑制患者、败血症或肠外感染者建议使用抗菌药物。一些菌株可产生 β-内酰胺酶。重症感染可选择广谱头孢菌素、氨基糖苷类、喹诺酮类或碳青霉烯类等抗菌药物。有脱水及电解质紊乱者宜及时纠正。

三、气单胞菌肠炎

气单胞菌（*Aeromonas*）为革兰氏阴性杆菌，环境中普遍存在，广泛分布于淡水和海水中，水生动物如贝壳类海产品中的检出率很高。与人类感染关系密切的主要有嗜水气单胞菌、豚鼠气单胞菌和温和气单胞菌，主要引起腹泻，除肠道感染外，还可导致伤口和软组织感染及免疫抑制人群深部器官感染和脓毒血症等。其他气单胞菌一般仅为无症状携带。气单胞菌的致病毒力因子主要有外毒素、胞外酶和膜表面黏附因子等。

国内腹泻粪便检出率为 4%~11.9%。临床分离菌多数为亲水气单胞菌、豚鼠气单胞菌和温和气单胞菌。各地区分离的优势菌株有差异。肠炎全年发病，以夏季为高峰，其时气单胞菌在水中的浓度最高。各年龄组易患，以儿童多见。多为散发病例，餐饮食物和饮用水污染可导致暴发流行。近年来被认为是亚洲、非洲及拉丁美洲旅行者腹泻的病因之一。

胃肠道感染临床表现轻重不一，均有腹泻，多为水样便；部分患者可表现为痢疾样腹泻，出现血便或黏液便，伴里急后重；大多伴有腹痛和发热，半数患者有呕吐。粪便检查可发现白细胞。少数病例可发生严重腹泻需要住院。病程大多自限，一般为 1 周，但是 1/3 儿童腹泻可持续 2 周以上。成人中有急性腹泻后转为慢性结肠炎的报道。

以支持及对症治疗为主。气单胞菌耐药性逐渐增加，尤其对磺胺类、β-内酰胺类、喹诺酮类等，并出现多重耐药，可根据经验或药敏试验选用抗菌药物。

推荐阅读

1. TIAN Y, CHUGHTAI A A, GAO Z, et al. Prevalence and genotypes of group A rotavirus among outpatient children under five years old with diarrhea in Beijing, China, 2011-2016［J］. BMC Infect Dis, 2018, 18（1）:497.

2. QIU F Z, SHEN X X, LI G X, et al. Adenovirus associated with acute diarrhea: a case-control study［J］. BMC Infec Dis, 2018, 18（1）:450.

第七节 旅行者腹泻

王新宇 潘孝彰

旅行者腹泻(traveler's diarrhea,TD)是感染性腹泻的特别类型,是指在旅行期间或结束后,每日有 3 次及以上排便不成形者。从资源丰富地区到资源有限地区旅行的人中,TD 是最常见的疾病。

TD 的风险因旅行目的地不同而有显著差异,卫生条件较差的地区风险最高。TD 风险最高的地区包括印度、尼泊尔、西非/中非国家。鉴于全球每年超过 1 亿的旅行者从发达国家到发展中国家旅行,TD 对于人类健康和全球经济有着重要影响。

TD 是一种感染性疾病,多种细菌、病毒和寄生虫均可导致。急性病例最常由细菌病原体导致。总体而言,最常见的病原体是肠产毒性大肠埃希菌(ETEC),但病原体的分布有一定的地区差异。例如,弯曲杆菌是东南亚最常见的病原体。有持续症状的患者,更常与寄生虫有关。

ETEC 引起的经典型 TD 一般会有不适、厌食和腹部痉挛,随后突发水样腹泻。该疾病通常呈自限性,症状持续 1~5 日。不太常见的结肠炎的症状(里急后重、排便急迫感、绞痛和血性腹泻)、嗳气或大量的水样腹泻可能反映了 TD 是由其他感染性病原体引起的。

当资源丰富地区的旅行者去资源有限地区旅行期间或返回后的短时间内出现大便不成形,即可诊断为 TD。TD 通常由患者自我诊断。通常没有必要确定感染性病原体。微生物学诊断性检查通常仅用于存在全身性疾病、发热和结肠炎、上肠道症状为主(贾第虫病最有可能)及近期使用过抗生素的患者。

和其他腹泻的治疗相同,TD 患者首先应注意水与电解质平衡。根据疾病的严重程度,补液可以用一般液体或者是口服补液溶液。抗生素治疗可将 TD 的持续时间从数日缩短至 1~2日。旅行期间使用抗生素的指征为:发生显著干扰旅行目的的

任何严重程度的腹泻或出现严重腹泻,严重腹泻的特征为每日排泄 4 次以上不成形大便、发热或便中带血、脓或黏液。抗生素的获益应与其潜在风险相权衡,其潜在风险包括不良反应和促进细菌耐药。了解关于旅行目的地特异性病原体的最新信息,对于选择合适的抗感染治疗药物至关重要。自我治疗,单剂的喹诺酮药物通常足够,如果症状 24 小时内无缓解,应该完成 3 日的疗程。在东南亚和南亚地区,由于对喹诺酮耐药的空肠弯曲菌相关腹泻病例数明显上升,赴该地区的旅行者应该选择阿奇霉素进行自我治疗。利福昔明(年龄≥12 岁的儿童和成人一次 200mg,一日 3 次,持续 3 日)是一种非吸收性利福霉素,它已被证实可有效治疗由非侵袭性大肠埃希菌菌株引起的 TD。

对于腹泻持续 10~14 日或经抗生素治疗未改善的患者,不太常见的或抗生素耐药的病原体可能是其病因。评估这些患者时重点应识别感染性病原体,从而给予有针对性的治疗。除了大便培养以外,还应包括检查大便是否存在寄生虫虫卵和虫体。

预防 TD 的最重要策略是旅行期间慎重选择食物和饮水。基本建议包括:食物必须彻底煮熟且趁热食用;水果必须在临食用前削皮;摄入经巴氏消毒的奶制品。应饮用瓶装饮料。如果没有清洁水源,可进行水净化。鉴于药物潜在的副作用,以及发病后对于治疗大多迅速有效,不推荐在普通的旅行者中间使用预防性用药。对于艾滋病患者和接受免疫抑制剂治疗的患者(如炎症性肠病及移植后患者),由于腹泻可能导致更严重的后果,可以采用每日 1 次喹诺酮口服的预防性抗生素,但通常不应该超过 2 周的时间。

推荐阅读

RIDDLE M S,CONNOR B A,BEECHING N J,et al. Guidelines for the prevention and treatment of travelers' diarrhea:a graded expert panel report [J]. J Travel Med,2017,24(suppl 1):S57-S74.

第十五章 人兽共患病

金嘉琳

人兽共患病(zoonosis),按照世界卫生组织和联合国粮农组织的定义,是指"人和脊椎动物由共同病原体引起的,又在流行病学上有关联的疾病",即指脊椎动物与人类之间自然传播和/或感染的疾病,由病毒、细菌、衣原体、立克次体、螺旋体、真菌、寄生虫等病原体引起的各种疾病的总称。目前,人兽共患病有 200 多种,占新发传染病总数的 60%。我国法定报告的传染病有 39 种,其中有 13 种为人兽共患病,人兽共患病的报告病死数占法定报告病死数的 30% 左右。在过去 30

年中,平均 1~2 年就有一种新的能够影响人类健康的传染病出现,在这些新发传染病中有 75% 是人兽共患病。

(一) 常见的人兽共患病病原体分类(按照病原体种类)

1. 由细菌引起的人兽共患病 如鼠疫、炭疽、结核、布鲁氏菌病、莱姆病等。

2. 由病毒引起的人兽共患病 如艾滋病、流感、出血热、流行性乙型脑炎、疯牛病、狂犬病、戊型肝炎等。

3. 由衣原体引起的人兽共患病 如鹦鹉热等。

4. 由立克次体引起的人兽共患病　如 Q 热等。

5. 由真菌引起的人兽共患病　如隐球菌病、念珠菌病、皮肤真菌病、孢子丝真菌病等。

6. 由寄生虫引起的人兽共患病　如弓形虫病、旋毛虫病、日本血吸虫病、绦虫病等。

（二）人兽共患病的传播途径　人兽共患病可以通过直接接触、动物叮咬、食入、吸入、节肢动物媒介等方式进行传播。因此，户外活动，接触和吸入传染性颗粒，昆虫叮咬，接触已被感染的人血制品，接触和食用被动物污染的水及未充分制作的肉、蛋、奶制品、鱼和贝壳等，都能使人兽共患病的发生风险增加。此外，农民、宠物饲养者、猎人、实验室科研人员、洞穴探险者等，发生人兽共患病的风险也大于一般群体。免疫功能障碍宿主如脾切除者、接受移植者、艾滋病患者及孕妇和胎儿等，接触这些不同的传染性病原体时，更易发生临床病变。

（三）人兽共患病的流行特点

1. 与畜牧业的发展有关　畜牧业发展，畜禽养殖量增加，伴随人兽共患病发生的概率也增加。比如，布鲁氏菌病的流行和羊养殖业的发展密切相关。

2. 与季节和地域有关　人兽共患病有很多为自然疫源性疾病，因此有一定的季节性和地域性。

3. 与社会因素有关　比如同样是养殖大省，而布鲁氏菌病发生率不一定相同，和羊养殖户的饲养环境和条件、养殖者的卫生习惯、自我保护意识等均有关。

4. 与职业有关　人兽共患病的高发人群有一定职业性，如从事饲养、动物食品加工、实验室工作的人员及兽医等常常为高发人群。

（四）人兽共患病的传播途径　常见的宠物相关人兽共患病传播途径详见下表（表 10-15-0-1）。

表 10-15-0-1　常见的宠物相关人兽共患病的传播途径

储存宿主	感染性唾液	粪便	气溶胶	蜱或蚤叮咬	污染的尿液	直接接触	其他
猫	汉赛巴尔通体引起猫爪热、多杀巴斯德菌感染、狂犬病、二氧化碳噬纤维菌感染、兔热病、牛痘	沙门菌感染、弯曲菌感染、隐孢子虫感染、蓝氏贾第鞭毛虫感染、猫弓首线虫感染、棘球绦虫病、刚地弓形虫病、巴西钩口线虫病、犬复孔绦虫病	支气管炎鲍特菌感染、Q 热	莱姆病、埃立克体病、巴贝虫病、鼠疫耶尔森菌病	钩端螺旋体病	申克孢子丝菌病、犬小孢子菌病	
狗	狂犬病、巴斯德菌感染、二氧化碳噬细胞菌感染、布鲁氏菌病	沙门菌感染、弯曲菌感染、蓝氏贾第鞭毛虫感染、犬弓首线虫病、犬钩口线虫感染、棘球绦虫病、犬复孔绦虫病	支气管败血症性波氏杆菌感染、Q 热	莱姆病、落基山斑点热、埃立克体病、巴贝虫病、兔热病、鼠疫耶尔森菌病、犬恶丝虫病、利什曼病	钩端螺旋体病	耐甲氧西林金黄色葡萄球菌感染	通过污染的狗食传播：沙门菌感染
马	狂犬病	沙门菌感染、弯曲菌感染、隐孢子虫感染、贾第虫病、艰难梭菌感染	马红球菌感染、布鲁氏菌病、Q 热				通过蚊子传播马脑炎
兔子							源于野生兔的人兽共患病有兔拉热
鹿、绵羊、牛和山羊							痘病毒感染

续表

储存宿主	感染性唾液	粪便	气溶胶	蜱或蚤叮咬	污染的尿液	直接接触	其他
啮齿类动物（仓鼠、沙鼠、豚鼠、小鼠、大鼠、草原土拨鼠等）	兔热病、鼠咬热，罕见狂犬病	沙门菌感染、汉坦病毒感染	淋巴细胞性脉络丛脑膜炎、猴痘、牛痘、癣菌病、绦虫病（短膜壳绦虫和长膜壳绦虫）及兽疥癣			淋巴细胞性脉络丛脑膜炎、猴痘、牛痘、癣菌病、绦虫病（短膜壳绦虫和长膜壳绦虫）及兽疥癣	
鸟类							通过体液传播：鹦鹉热、新型隐球菌病、禽流感 通过鸟类环境传播：荚膜组织胞浆菌 通过野鸟传播：西尼罗河病毒
鱼类							海分枝杆菌感染
爬行动物和两栖动物（龟、蛇、鬣鳞蜥（iguanas）或蜥蜴等）							沙门菌感染引起肠道感染最常见，还有耶尔森菌感染、弯曲菌感染、迟缓爱德华氏菌感染、毗邻单胞菌感染、气单胞菌感染等

（五）被忽视的人兽共患病（neglected zoonotic diseases,NZDs）　相对于艾滋病、结核和疟疾三大传染病来说，某些人兽共患病发病率较低，造成的危害为慢性，且不易诊断，常被社会忽视，尤其是在医疗设备欠缺的国家和地区。被忽视的人兽共患病指的是与贫困有关，严重威胁禽畜饲养户和发展中国家贫困人口生存的人兽共患病。这些疾病病因不同，但都是危害严重，不仅造成禽畜及畜产品的损失，且危害人类特别是贫困地区畜禽养殖户居民的健康，造成社会经济负担加重，劳动力缺失。因此需要引起重视，加强对这些疾病的全面控制。2010年世界卫生组织发布的第三次关于被忽视的人兽共患病报告中列出了12种疾病：裂谷热、人类非洲锥虫病、狂犬病、牛结核病、布鲁氏菌病、炭疽、钩端螺旋体病（钩体病）、囊虫病、棘球蚴病（包括囊型棘球蚴病和泡型棘球蚴病）、利什曼病、肝片吸虫病。其中只有裂谷热在我国不存在，人类非洲锥虫病罕有输入性病例。

推荐阅读

1. CHIKEKA I,DUMLER J S. Neglected bacterial zoonoses[J]. Clin Microbiol Infect,2015,21(5):404-415.

2. SEYEDMOUSAVI S, GUILLOT J, TOLOOE A, et al. Neglected fungal zoonoses:hidden threats to man and animals[J]. Clin Microbiol Infect,2015,21(5):416-425.

3. CANTAS L,SUER K. Review:the important bacterial zoonoses in"One Health"concept[J]. Front Public Health,2014,2(144):144.

第十一篇

化学、物理因素所致疾病

第一章 概 论

周志俊 邹和建 周元陵

在日常生活和职业活动中,物理、化学因素引起的疾病并不少见,但该类疾病受到的重视程度远不如感染性疾病、代谢性疾病、肿瘤性疾病及神经精神疾病等。

物理因素中,异常气象条件(如高温、高湿、低温、高气压、低气压)、噪声、振动、非电离辐射(如可见光、紫外线、红外线、射频辐射、激光等)、电离辐射(如 X 射线、α 射线、β 射线、γ 射线等)可对人体产生危害。除了激光是由人工产生之外,其他因素在自然界中均有存在。正常情况下,有些因素是人体生理活动或从事生产劳动所必需的,如气温、可见光等。每一种物理因素都具有特定的物理参数,如表示气温的温度,振动的频率和速度,电磁辐射的能量或强度等。这些参数决定了物理因素对人体是否造成危害及危害程度的大小。在许多情况下,物理因素对人体的损害效应与物理参数之间不呈直线的相关关系,常表现为在某一强度范围内对人体无害,高于或低于这一范围才对人体产生不良影响,并且影响的部位和表现形式可能完全不同。物理因素一般有明确的来源,在空间中的强度一般是不均匀的,多以发生装置为中心,向四周传播。如果没有阻挡,则随距离的增加呈指数衰减。有些物理因素,如噪声、微波等,可有连续波和脉冲波两种传播形式。不同的传播形式使得这些因素对人体危害的程度有较大差异。人体在接触高温、低温、噪声等物理因素后,大都会产生适应现象。可以利用此适应现象来保护职业人群,但要注意,这种保护现象仅在一定的范围内有效,不能忽视积极的预防策略。化学因素包括有机、无机化学物质,如过量接触(摄入)均可引起健康损害。各种化工原料、产品、中间体、农药(包括杀虫剂、杀菌剂、杀螨剂、除草剂、灭鼠剂、植物生长调节剂)、药物、有毒植物、动物毒素,如因误食误服,意外接触暴露,均可造成急慢性中毒。部分化学品可以诱发肿瘤发生。在一定条件下,经生物体吸收后,引起生物机体功能性或器质性损害的外源性化学物质,称为毒物。

除了食品、饮水污染外,毒物常以气体、蒸汽、烟、雾或粉尘的形态存在于空气中(多数为生产车间的空气中),主要经呼吸道、皮肤或消化道进入体内,其危害程度与毒物的挥发性、溶解性和固态物的颗粒大小等有关。毒物污染皮肤后,按其理化特性和毒性的不同,或引起腐蚀或刺激作用,或产生过敏反应。有些脂溶性毒物对局部皮肤虽无明显损害,但可经皮肤吸收,造成全身性中毒。

在职业活动中产生或存在的,可能对职业人群健康、安全和作业能力造成不良影响的因素或条件统称为职业病危害因素。在职业活动中,由于职业性有害因素等多种因素的作用导致劳动者罹患某种疾病或潜在疾病显露、原有疾病加重,称为职业相关疾病,其中部分列入我国职业病名单,为法定职业病。违反操作规程、生产设备故障,化学物跑冒滴漏,以及疏于防护为职业相关疾病发生的常见原因。生产性毒物经消化道进入人体而引起中毒者较为少见,常由于毒物污染食品或吸烟等所致。从生产车间排出的废气、废水和废渣中的毒物,除了直接影响工人健康外,还能影响生态,危及周围居民的健康。

理化因素引起的疾病表现多样,常涉及多个临床学科,如噪声聋属于耳鼻咽喉科疾病,化学性眼灼伤为眼科急诊。其他学科,如职业病科、重症医学科、呼吸科、血液科、神经内科等都会发现由理化因素引起的疾病,只是开始诊治阶段可能没有与理化因素联系起来而已。由于毒物本身的毒性和毒作用特点、接触剂量等各不相同,中毒的临床表现多种多样,尤其是多种毒物同时作用于人体时更为复杂,可累及全身各个系统,出现多脏器损害。同一毒物可累及不同的靶器官,不同毒物也可损害同一靶器官而出现相同或类似的临床表现。

理化因素所引起的疾病往往有较为明确的接触史,职业因素所致者有明确的职业接触史,因此常能给疾病诊断提供有利的线索。有些化学物中毒,因事先不知或未能意识到已经接触,患者常不能提供有毒有害化学物的接触史,此类中毒称为"隐匿性中毒"。另外,有的患者能主诉接触化学物,但不知化学物的具体名称,此时经过仔细询问病史,了解接触过程、环境,结合化学物分析鉴定(如能获取化学物样本),现场职业卫生学调查和患者生物样本毒物分析及有关实验室检查,常可明确引起中毒的原因及化学品。

由于理化因素引起的疾病通常病因明确,诊断相对容易。仔细的病史询问、体格检查、现场职业卫生学调查及毒物鉴定检测是正确诊断及鉴别诊断的关键。部分化学物中毒时,患者有特殊的面容或气味,应引起足够重视。

如果考虑疾病的发生与职业因素相关,尤其涉及职业病诊断时,应该严格按照《中华人民共和国职业病防治法》及其配套的法律法规执行,无职业病诊断资质的医生不得作出职业病的诊断,可直接注明某某因素引起。由患者另行申请相关的职业病诊断。

通常,理化因素引起的疾病,特别是急性发作性疾病的发生取决于下列三个主要条件。①有害因素的性质:有害因素的理化性质和作用部位与发病密切相关。如电磁辐射透入组织的深度和危害性,主要决定于其波长。毒物的理化性质及其对组织的亲和性与毒性作用有直接关系。一般物理因素常在接触时有作用,脱离接触后体内不存在残留;而化学因素在脱离接触后,作用还会持续一段时间或继续存在。有时心理因素亦可成为病因,临床上不应忽视。②作用于人体的剂量:除了生物因素进入人体的量还无法估计外,物理和化学因素对人体的危害,都与剂量有关,故在作出诊断时,应有接触剂量(作用浓度或强度)的估计。一般作用剂量是接触浓度/强度与接触时间的乘积,可表达为剂量=浓度×接触时间。所以要了解每个接触者的接触浓度,并询问其接触时间。我国公布的职业卫生标准《工作场所有害因素职业接触限值》,就是指这些危害因素一般不致引起健康损害的限量。有些毒物能在体内蓄积,故少量、长期接触,最终也可能引起健康损害以致出现某种疾病。有些毒物虽然本身不能在体内蓄积,但其所引起的功能性改变是可以累积的,例如大多数物理性职业病危害因素长期接触都能产生不良影响。在无法估计接触剂量时,可用接触时间粗略估计危害因素的强度。因环境中存在的量相同,长时间的与短时间的接触后果不同。认真查询与某种因素的接触时间及接触方式,对诊断具有重要价值。③人体的健康状况:人体对危害因素的防御能力是多方面的。某些物理因素停止接触后,被扰乱的生理功能可以逐步恢复。但对进入人体内的毒物,则需通过解毒和排毒过程,以消除其毒作用。一些毒物可被体内的酶转化,经过水解、氧化、还原和结合等方式,大多成为低毒或无毒物而排泄。也有些先经过转化使其毒性增加,然后再继续解毒而排出。如果接触者先天性缺乏某些代谢酶或者由于代谢酶的多态性变异,就会形成对某些毒物的高易感性。毒物的代谢主要在肝脏内进行,如果肝脏功能受到损害,这种解毒过程就会受到影响;肾功能不全者,影响毒物排泄,不但使原有疾病加剧,还可能发生与接触因素有关的疾病。

职业卫生工作中对职业病危害因素作业人员进行上岗前、在岗期间和离岗时的职业健康检查,其目的就是发现生产过程中有职业病危害因素的职业禁忌证和疑似职业病,以便更合适地安排工作岗位,保护职工健康。从诱发疾病的三个主要条件来看,职业病具有下列五个特点:①病因有特异性,在控制接触后可以控制或消除发病。②病因大多可以检测,一般有接触水平(剂量-反应)关系(少数情况例外,如对三氯乙烯的过敏反应,跟接触水平无关)。③在不同的接触人群中,常有不同的发病集丛(cluster)。④如能早期诊断,合理处理,预后较好。但仅治疗患者,无助于保护仍在接触职业病危害因素人群的健康。⑤大多数职业病,目前尚缺乏特效治疗措施,应着重于保护人群健康的预防措施。如硅沉着病患者的肺组织纤维化是不可逆的,因此只能用防尘措施、依法实施卫生监督管理、加强个人防护和健康教育,才能预防并消除硅沉着病。

理化因素所引起的疾病的治疗可分为病因治疗、对症治疗和支持治疗三类。①病因治疗的目的是尽可能消除或减少致病的物质基础,并针对毒物致病的机制进行处理。要迅速脱离污染环境(施救者务必注意自身防护)。如化学物质引起的,应迅速脱去污染的衣物,清洗污染的皮肤、毛发;误服化学物、药物引起的中毒,应根据毒物的作用特点确定是否采取催吐、导泻等方法,减少毒物吸收,促进毒物排泄。部分化学物中毒有特效的解毒药物,应及时使用。必要时,可采用合适的血液净化疗法。②及时、合理的对症处理是缓解毒物引起的主要症状、促进机体功能恢复的重要措施。要预防继发感染。重症患者应加强生命体征监护。③支持治疗能改善患者的全身状况,促进康复。

部分化学物中毒时,发病即刻症状可较轻,或开始症状较重,以后迅速缓解,但随着时间的推移,疾病可迅速加重,称为"潜隐期",应该根据毒物特性,加强必要的观察。

理化因素所引起的急性发作的疾病常为意外事故、工作或生活中疏忽大意所致。很多疾病如果能够注意个人防护和劳动保护,完全可以避免发生。因此严格执行操作规程、加强职业安全意识教育,对该类疾病的预防至关重要。

理化因素所致疾病的预防应强调三级预防,特别是与工作场所中职业病危害因素相关的疾病。第一级预防又称病因预防,是从根本上杜绝危害因素对人体的影响,即改进生产工艺和生产设备,合理利用防护设施及个人防护用品,以减少接触机会和降低接触水平。对处于高危状态的个体,应根据《职业健康监护技术规范》进行职业健康检查,有职业禁忌证者,不应从事相关作业。第二级预防是早期检测人体受到危害因素所致疾病的早期表现。定期进行生产环境中职业病危害因素的监测和对接触者的定期健康检查,以早期发现病损,及时预防、处理。此外,还有长期病假或外伤后复工前的检查及离岗时的检查。第三级预防是在相关的疾病发生后,予以积极治疗和合理的促进康复处理。包括:①对已受损害的接触者应调离原有工作岗位,并予以合理的治疗;②根据接触者受到损害的原因,对生产环境和工艺过程进行改进,既治疗患者,又治理环境;③促进患者康复,预防并发症。

推荐阅读

1. 李德鸿,赵金垣,李涛.中华职业医学[M].2版.北京:人民卫生出版社,2019.

2. 邬堂春,牛侨,周志俊,等.职业卫生与职业医学[M].8版.上海:复旦大学出版社,2017.

第二章　急性中毒的处理

万伟国　徐麦玲

化学中毒(poisoning)指化学物质进入机体后由于其直接的化学作用引起的机体功能、结构损伤甚至造成死亡的疾病状态,简称中毒。引起化学中毒的物质称为毒物;毒物范围广泛,任何外源性化学物质甚至内生性物质,只要达到一定剂量都可以成为毒物。急性中毒是指短时间内或一次超量暴露于毒物而造成人体器官质性的损害,通常起病急骤、病情凶险,系内科急症。一般来说,急性中毒具有明确的剂量-效应关系,抢救不及时会导致快速死亡。

【诊断】

常见的非职业中毒毒物包括药物、环境毒物(有毒动物、植物、汽车尾气、生活用煤气等)、生活化学品(洗涤剂、食物添加剂、化妆品、家用杀虫剂等)、嗜好品(烟、酒、毒品等)。目前镇静安眠药、毒品、毒蕈及农药中毒是最常见的中毒。

职业性中毒以下比较常见。①重金属类:铅、汞最常见,曾有生活性铊中毒。②有机溶剂类:普遍具有麻醉作用,如汽油、苯引起中毒性脑病,甲醇、三氯乙烯引起中毒性神经病变。③刺激性气体:轻者引起上呼吸道刺激,重者致喉水肿、喉痉挛、支气管炎、肺炎、肺水肿,甚至急性呼吸窘迫综合征(acute respiratory distress syndrome,ARDS),常见的酸类、氯气、光气、有机氟气体等。④窒息性气体:直接妨碍氧的供给、摄取、运输、利用,如一氧化碳、硫化氢和氰化氢;冬季在密闭环境长时间洗浴也会因为水蒸气含量增高引起相对缺氧而引起窒息。⑤农药类:有机磷、有机氟、氨基甲酸酯、拟除虫菊酯类、沙蚕毒素类等,既可引起职业中毒,也可引起非职业中毒;百草枯中毒引起急性肺部病变,死亡率非常高。⑥杀鼠剂:如使用最广泛的抗凝血剂溴敌隆,痉挛型神经兴奋剂氟乙酰胺、毒鼠强等,硫脲类安妥,有机磷酸酯类毒鼠灵,氨基甲酸酯类灭鼠安,无机化合物如磷化锌等。⑦天然植物:如红海葱、马钱子碱等。⑧其他:如苯的氨基硝基化合物,除较强的肝、肾毒性外,容易引起高铁血红蛋白血症和溶血,如苯胺等;砷化氢同样。

有的急性中毒,通过陪伴人叙述病史,诊断已能确立;但大多数需进一步探索,以取得确切证据。病史询问应包括发病时间、起病经过、健康状况、工种及饮食、服药史等。必要时调查中毒现场,寻找毒源与疾病因果关系的证据:疾病发生过程中急性中毒的规律;临床表现与毒物的靶器官作用相符合;病情严重度与估计吸收毒物的剂量一致。再根据患者面容、呼出气味、特殊体征及排泄物性状等,结合病史综合分析,作出诊断。反复呕吐者应考虑金属、强酸、强碱或药物过量(如阿司匹林)等中毒;惊厥者需除外中枢神经兴奋剂如士的宁或樟脑等中毒;昏迷或思睡者要警惕镇静药物过量;瞳孔放大者应疑及阿托品、可卡因或麻黄碱中毒;瞳孔缩小者应高度怀疑吗啡、有机磷农药中毒;皮肤黏膜发绀伴呼吸困难,可能为亚硝酸盐或苯胺等苯的氨基-硝基化合物中毒所致的高铁血红蛋白血症;皮肤黏膜樱桃红色常为急性一氧化碳中毒;颜面潮红常见于阿托品、河鲀毒中毒。诊察时应尽早选择性采集标本,例如呕吐物或腹泻物、血、尿、唾液及剩余食物,并送鉴定。下列疾病引起的昏迷,如低血糖昏迷、糖尿病酮症酸中毒、脑血管意外、脑外伤、癫痫发作后、肝性脑病或尿毒症性昏迷、脑膜炎、电解质紊乱等,与急性中毒昏迷容易混淆,应做好鉴别诊断。急性中毒伴有下列任何一种临床表现时,均应视为危重病例:深度昏迷、高血压或血压偏低、高热或体温过低、呼吸功能衰竭、肺水肿、吸入性肺炎、心律失常、精神激动、癫痫发作、抗胆碱能综合征、少尿或肾衰竭。

【排毒方法】

(一)毒物吸收前的处理

1. 阻止毒物的吸收

(1)脱离现场:如毒物系由皮肤吸收,应立即脱去污染衣服,用大量微温水冲洗皮肤,特别注意毛发、指甲等部位。对不溶于水的毒物,可用适当溶剂,例如用聚乙烯乙二醇(PEG400或PEG300)冲洗酚类毒物,也可用适当的解毒剂加入水中冲洗。毒物污染眼内,必须立即用清水或生理盐水冲洗,至少10分钟。如呼吸道吸入有毒气体(氯气、一氧化碳等),应立即撤离中毒现场,加强通风,积极吸氧,以排除呼吸道内残留毒气。

(2)设法阻滞毒物吸收:口服中毒者停服可疑药物,给予洗胃、导泻。由于疗效差且有误吸危险,既往广泛使用的催吐(用压舌板等刺激咽后壁以催吐,口服酒石酸锑钾、吐根糖浆、阿扑吗啡)不再推荐。洗胃的有效性及必要性近来也频被质疑。确实需要洗胃时,必须由专业人员进行。患者取坐位,危重患者取头低脚高卧位,头偏向一侧。正确掌握洗胃技术。密切观察患者反应,防止窒息或胃内容物反流入肺。操作要轻巧迅速,不得过分用力,以免部分胃内容物进入小肠,影响洗胃效果。每次灌洗液量为300~400ml(神志不清者可减为100~300ml)。胃内容物要尽量抽净,反复灌洗,直至洗出胃液清晰为止。一般成人共需洗胃液5~10L。灌洗液要稍加温,近37℃,防止洗胃后体温过低和水中毒,否则患者可突然发生阵挛性抽搐。洗胃过程中,万一患者发生惊厥或窒息,应立即停止洗胃,并予以相应治疗。昏迷患者如必须洗胃,取头低位,左侧卧位,用细的胃管自鼻孔插入,用注射器抽吸胃内容物,再注入少量液体(100~300ml),反复灌洗。

常用洗胃液有以下几种:

1)鞣酸:有效浓度为 30~50g 鞣酸溶解在 100ml 水中,以沉淀阿扑吗啡、藜芦碱、士的宁、辛可芬生物碱、铝、铅及银盐等。

2)高锰酸钾:能较好中和士的宁、毒扁豆碱、奎宁及烟碱等化学物,浓度以 1:(5 000~10 000)为好。切勿使高锰酸钾直接接触口腔以免发生糜烂。

3)牛奶或生蛋清:牛奶与水等量混合可缓和硫酸铜、氯酸盐等化学物的刺激作用。生蛋清可吸附砷,并沉淀汞。

4)2%~5%碳酸氢钠溶液:沉淀生物碱,也可结合某些重金属及降低有机磷农药杀虫剂毒性。

5)钙盐(10%葡萄糖酸钙或 5%氯化钙):稀释 5~10 倍,用于氟化物或草酸盐中毒。

6)氧化镁/氢氧化镁:中和酸性物质如阿司匹林、硫酸、草酸及其他矿物质等。

7)淀粉溶液(米汤、面糊、1%~10%淀粉):中和碘,用其彻底洗胃,直至洗出液清晰,不显现蓝色为止。

8)氯化钠:1%~2%溶液常用于毒物不明的急性中毒。生理盐水可用于砷化物及硝酸银中毒。

9)药用炭混悬液(0.2%~0.5%):强力吸附剂,可阻滞毒物吸收,适用于有机及无机毒物。洗胃结束后,将药用炭稀释搅拌后由胃管内灌入(1~2g/kg)。多用于治疗服用过量卡马西平、氨苯砜、苯巴妥、奎宁或茶碱等药物,最好在服药 1 小时,最多不超过 4 小时内服用效果较好。对氰化物无效。肠梗阻为使用药用炭的禁忌证。

应在催吐、洗胃后尽快给患者硫酸钠 15g,以加速毒物从肠道排出。

洗胃禁忌证:①深度昏迷,洗胃时可引起吸入性肺炎。②估计服毒时间超过 4 小时,除非为抗胆碱能药物中毒,因此类毒物可延迟胃内容物进入小肠。③强腐蚀剂中毒,可能引起食管及胃穿孔。④挥发性烃类化学物(例如汽油)口服中毒,如果反流吸入,可引起类脂性肺炎。⑤休克患者血压尚未纠正者。⑥严重食管静脉曲张。上述禁忌证都不是绝对的,应根据患者情况,酌情处理。例如三氧化二砷呈粒状,易进入胃肠皱襞,4 小时后可能还有残留在胃内;镇静和麻醉药物可减少胃肠蠕动,使毒物在胃肠保留时间较长。

导泻及灌肠:多数毒物可经小肠及大肠吸收,或引起肠道刺激症状。故除催吐及洗胃外,尚需要导泻和灌肠,使已进入肠道的毒物尽快排出。对腐蚀性毒物中毒或患者极度虚弱时,导泻和灌肠是禁忌的。导泻药物以硫酸钠溶液为佳,每次剂量 15~30mg,加水 200ml 口服(目前药用国内仅有 1.0g 胶囊制剂,对于导泻可能不一定合适);尚可用甘露醇或山梨醇口服导泻。

油剂泻药能溶解某些毒物(如酚类),不宜应用。当毒物已引起严重腹泻时,不必再予以导泻。灌肠适用于毒物已服用数小时而导泻尚未发生作用时。对抑制肠蠕动的毒物(如巴比妥类和吗啡类)摄入或重金属所致的中毒,灌肠尤为必要。灌肠用 1% 微温皂水,约 5 000ml,做高位连续清洗。药用炭加入灌肠液中,可促使毒物吸附后排出。但国外文献不推荐常规联合使用导泻药和药用炭灌肠治疗,也不推荐单独使用导泻和灌肠治疗。

(3)特殊毒物中毒的处理:如氟化物中毒使用钙剂湿敷、口服或静脉注射,口服可溶性钡化合物中毒给予硫酸钠溶液洗胃,口服铊中毒者服用普鲁士蓝溶液等。有条件采用此类处理可取得更好疗效,但并非中毒救治效果的决定因素。

(4)全胃肠道清洗:即经口或胃管快速注入大量的聚乙二醇溶液-电解质平衡液(成人 1~2L/h,学龄前儿童 500ml/h),不应作为常规使用,仅适用于严重、中毒 6 小时以上、吸收缓慢、不被药用炭吸附的毒物(如锂、铁)及肠内滞留时间长的药物。由于冲洗液为平衡的电解质溶液,且水分不被吸收,故冲洗后无全身液体或电解质的积累或丢失。如果出现肠梗阻、肠穿孔、肠麻痹和消化道出血、血流动力学不稳定及在呼吸道无保护措施的情况下禁止全胃肠道清洗。

2. 加强毒物清除

(1)稀释:如补液、饮水有助于稀释血液中的毒物。积极补液是促使毒物随尿排出的最简单措施。补液速度可每小时 200~400ml。先以 5%葡萄糖 500ml 静脉滴注,继以 5%葡萄糖生理盐水及 5%葡萄糖 500ml 交替滴注。补液内加适量氯化钾。

(2)利尿:有助于排出毒物、防治水潴留引起的脑水肿、肺水肿等并发症。常静脉注射呋塞米 20~40mg。经补液和利尿后,水溶性的、与蛋白结合较弱的化合物(如苯巴比妥、甲丙氨酯、苯丙胺及锂盐)易从体内排出。碱化尿液可使有些化合物(如巴比妥酸盐、水杨酸盐及异烟肼等)离子化而不易在肾小管内重吸收。酸化尿液如应用维生素 C 8g/d,使尿液 pH<5,或氯化铵 1.0~2.0g,每 6 小时口服或静脉滴注,可促使有些毒物(如苯丙胺等)加速排出,但因存在急性肾功能不全、酸碱和电解质失衡等,目前多不推荐使用。强化利尿排毒可能出现循环体液过量、脑水肿、肺水肿、高钠血症、低钾血症等严重并发症,需注意避免。

(3)对症支持治疗:改善肾脏灌注,保护肾脏功能,加强毒物排泄;合理补给营养,减少代谢废物及氧自由基生成。

(4)血液净化治疗为中毒的重要治疗措施。适应证有:①毒物或其代谢产物能被透析清除出体外者;②估计中毒剂量大,预后严重者;③发生急性肾衰竭者。应争取在中毒后 8~16 小时内采用,疗效较佳。相对禁忌证有:①严重心功能不全;②严重贫血或出血;③高血压患者收缩压超过 220mmHg (29.3kPa)。常用血液净化方法有:

1) 血液透析(haemodialysis,HD):用透析器进行透析或超滤,适用于水溶性大、有较小分布容积、蛋白结合力小的分子量<500的小分子和部分中分子毒物。如对乙酰氨基酚(扑热息痛)、水杨酸盐、非那西汀、苯巴比妥、甲丙氨酯、水合氯醛、海洛因、氟乙酰胺、甲醛、甲醇、乙醇、乙二醇、溴剂、异丙醇、苯丙胺、锂盐、异烟肼、苯妥英钠、铊、砷、铁、钾、钡、四氯化碳、硼酸盐等。脂溶性毒物的透析效果差,如格鲁米特等。与蛋白紧密结合的毒物如镉、汞等重金属、短效作用的巴比妥盐类、吩噻嗪类药物、阿米替林等抗抑郁药及地西泮类药物等疗效也不佳;地高辛因分布容积大而疗效不佳。

2) 血液灌流(haemoperfusion,HP):血液在体外直接流经药用炭、树脂、氧化淀粉等吸附剂,将血液中的毒物吸附,以达到净化血液的目的。本法对去除脂溶性化合物、大分子物质或与蛋白结合率高的毒物,效果较好。药用炭和中性树脂对有机磷和有机氯农药、苯酚、甲醇、乙醇、巴比妥类、格鲁米特等有较高的亲和力,可达到较好的清除作用。以往在茶碱过量、毒蕈、百草枯、眠而通中毒中广泛使用,实际上可为吸附材料吸附的物质几乎都可以列入适用范围。血液灌流不能去除尿素、水分及电解质,同时血液中的血小板、葡萄糖、二价阳离子也可被吸附破坏,故在操作过程中应严密监测,并给予补充。

3) 血液滤过(haemofiltration,HF):通过模仿正常肾小球的滤过原理,以对流的方式清除血液中的水分和有毒物质。只有分布容积小、可为活性炭吸附的物质才能被清除。毒物的清除效率主要取决于超滤容量及筛选系数,对中分子毒物有较高的清除率,对小分子毒物的清除率不如血液透析。对于协助肾功能严重不全、无尿患者排出体内多余水分及废物、维持生命有重要作用。

4) 血浆置换(plasma exchange,PE):将血液引入血浆交换装置,在废弃大量血浆的同时,回输大量新鲜血浆或血浆制品,以达到净化目的。本法可用于清除分子量较大、血浆蛋白结合率>60%的毒物中毒,但分布容积很小。此法较安全,但需要消耗大量血浆和血制品,并有传播病毒性疾病(病毒性肝炎、艾滋病等)的危险,限制了其在中毒临床的应用。主要用于砷化氢和苯的氨基硝基化合物中毒的救治。

5) 腹膜透析(peritoneal dialysis,PD):利用腹膜作为半渗透膜,通过透析液的定时更换达到清除体内代谢产物、毒性物质及纠正水、电解质紊乱的目的。急性中毒时可进行全日持续性透析(1 500~2 000ml,2~3小时更换)。由于其疗效不如上述血液透析等,仅在缺乏血液净化设备的医疗单位作为临时替代方案。

临床工作中,经常联合以上几种方法,如血液透析联合血液灌流是治疗严重的未知毒物中毒患者,尤其合并肾衰竭、酸碱失衡、电解质紊乱和水钠潴留的较好方式。持续性血液净化技术是通过弥散和/或对流及吸附机制缓慢、连续地进行溶质交换和水分清除的一种方法,是各种危重症和多器官功能障碍综合征患者的重要支持疗法,临床常用连续性静脉-静脉血液滤过(continuous veno-venous haemofiltration,CVVH),且常与血液透析等传统血液净化方式联合,对急性重症中毒的治疗发挥了积极的作用。

6) 分子吸附再循环系统(molecular adsorbents recirculating system,MARS):是一种非生物型人工肝支持系统,由血液循环、白蛋白循环和透析循环三个循环系统组成,主要用于肝衰竭伴有明显内环境紊乱或肾衰竭伴肝性脑病的患者。但MARS价格昂贵,新型的不需要白蛋白启动的MARS——普罗米修斯系统开始应用,较MARS能更有效地清除白蛋白结合毒素和水溶性物质。

(二) 毒物吸收进入机体后的处理

1. 充分利用机体的非特异性解毒机制

(1) 增强肝脏解毒功能:使用增强肝脏生物转化功能的药物,如还原型谷胱甘肽、乙酰半胱氨酸、葡萄糖醛酸、硫代硫酸钠溶液、ATP、维生素C等;还可使用诱导机体大量生成毒物代谢酶(如细胞色素P450)的药物苯巴比妥等。

(2) 抑制肝脏的不良转化途径:防止少数化学物经代谢后毒性增强,如对硫磷经肝脏氧化为对氧磷,毒性大幅提高,临床上可以设法阻遏此类不良代谢途径。氟乙酰胺中毒可予乙酰胺、乙醇与之竞争结合;甲醇中毒需经肝脏代谢为甲醛、甲酸,可予醇脱氢酶抑制剂4-甲基吡唑,或注射乙醇与之竞争醇脱氢酶。

2. 启用特异性解毒机制或解毒药

(1) 减少毒物在体内吸收或产生低毒化合物:钙剂用于治疗氟化物、乙二醇、草酸中毒,硫酸钠溶液用于可溶性钡化合物中毒,口服普鲁士蓝治疗急性铊中毒。

(2) 生成特异性络合剂或吸附剂:①氰化物中毒时予高铁血红蛋白形成剂;②直接针对毒物的解毒剂:如二巯丙磺钠用于急性汞、砷中毒,依地酸钙钠(EDTA)用于铅中毒,喹胺酸用于钍、钚、铀等中毒,去铁胺针对急性铁中毒,对氨基水杨酸钠治疗锰中毒。

(3) 针对毒物的生理作用。①有机磷中毒解毒剂:氯解磷定等胆碱酯酶复能剂的使用,阿托品、盐酸戊乙奎醚、东莨菪碱等抗胆碱能作用;②醇脱氢酶抑制剂:4-甲基吡唑抑制醇脱氢酶,治疗甲醇、乙二醇中毒;③维生素B_6:针对偏二甲基肼、异烟肼等肼类中毒,补充因肼类抑制而减少的吡多醛;④维生素K_1:针对茚满双酮类(敌鼠钠等)和双香豆素类(华法林等),拮抗其对维生素K的抑制作用;⑤钾盐:如氯化钾、枸橼酸钾等,主要针对可溶性钡化合物、棉酚等引起的严重低钾血症;⑥氧气:纠正窒息性毒物引起的缺氧,如一氧化碳、氰化物、硫化氢等中毒;⑦其他:如乙酰半胱氨酸、蛋氨酸用于乙酰氨基酚解毒,毒扁豆碱用于抗胆碱能药物(阿托品)中毒,氟马西尼用于苯二氮䓬类(安定类)解毒等。常见毒物中毒的特异解毒剂见表11-2-0-1。

表 11-2-0-1 常用解毒药物作用、剂量一览表

药名	作用机制	用途	用法	备注
二巯丙醇(BAL)	含活性巯基,夺取已与酶系统结合的金属,形成无毒络合物,由尿排出	对急性砷、汞中毒有显效。对锑、金、铋、铬、镍、镉、铜、铀中毒也有效。慢性中毒的疗效不佳	第 1 天:2.5~3mg/kg 肌内注射,每 4~6 小时 1 次;第 2~3 天,每 6~12 小时 1 次,以后每 12 小时 1 次,共 10~14 天	有血压升高、心悸、恶心、呕吐、流涎、腹痛、视力模糊、手麻等不良反应,对肝、肾功能有害
二巯丁二钠(Na₂DMS)	同上	对锑的解毒作用较 BAL 大 10 倍;铅中毒疗效与 CaNa₂EDTA 相似;汞中毒疗效与二巯丙磺钠相似;对砷、铟、镉、铜、镍也有作用	每天 1~2g,静脉注射或肌内注射,3~5 天为一个疗程,间隔 3~4 天,可重复使用	可有口臭、头痛、恶心、乏力、四肢酸痛,与注射过速有关
二巯丁二酸(DMSA)	同上	对多种金属有促排作用,主要用于铅、汞、砷中毒	1~2g 口服,每天 3 次,3 天为一个疗程	同上,但轻微
二巯丙磺钠(Na-DMPS)	同上	对砷、汞中毒效果好,对铜、铬、铋、锑及²¹⁰钋中毒也有效,疗效较 BAL 好	5%溶液 2~3ml 肌内注射,以后每次 1~2.5ml,每 4~6 小时 1 次,1~2 天后,每次 2.5ml,每天 1~2 次,共 1 周	可有恶心、心动过速、头晕等,但很快消失;个别有过敏反应
青霉胺(二甲基半胱氨酸)	对某些金属有较强的络合作用	对铜、汞、铅等重金属有较强的络合作用,但不及 CaNa₂EDTA 和二巯丙磺钠	每次 0.2~0.3g 口服,每天 3 次,3 天为一个疗程,间歇 3~4 天后重复治疗,共 1~3 个疗程	发热、皮疹、白细胞减少等不良反应;长期服用有视神经炎及肾病综合征;口服前做青霉素过敏试验
间-二巯基琥珀酸	络合作用	驱汞	每次 0.5g,口服;每天 3 次,5 天为一个疗程	
对氨基水杨酸钠(PASNa)	同上	驱锰	2~3g,每天 3~4 次,口服,3~4 周为一个疗程;或 6g 加入 5%葡萄糖液 500ml,静脉滴注,3 天为一个疗程	
依地酸钙钠(乙二胺四乙酸钙二钠,CaNa₂EDTA)	与多种重金属结合成稳定的络合物,随尿排出	对铅中毒有特效;对钴、铜、铬、镉、锰、镍也有效;用于放射性核素(如镭、钚、铀、钍等)反应也有效	每天 1g 静脉滴注,或 0.25~0.5g 肌内注射,每天 2 次,3~4 天为一个疗程,间隔 3~4 天可重复应用	短暂头晕、恶心、关节酸痛及乏力等不良反应;大剂量可损害肾小管;个别有过敏反应
二乙烯三胺五乙酸三钠钙(喷替酸钙钠,促排灵,DTPA-CaNa₃)	同上,与重金属络合后,较 CaNa₂EDTA 稳定	对铅、铁、锌、钴、铬等有效,对钇、铈、钚、铀、锶、钍、钪、镅等放射性核素也有效	每次 0.25~0.5g 肌内注射,每天 2 次,3 天为一个疗程;每天 0.5~1.0g 静脉滴注,剂量可逐渐增大,3 天为一个疗程	不良反应同 CaNa₂EDTA,但较重;剂量过大,可引起腹泻
喷替酸锌钠(新促排灵,DTPA-ZnNa₃)	同上,毒性为 DTPA-CaNa₃ 的 1/10	促进放射性核素内污染钚、镅排出,效果良好	0.5~1.0g,肌内注射,每天 1 次,3~5 天为一个疗程	

药名	作用机制	用途	用法	备注
巯乙胺(盐酸半胱胺,β-巯基乙胺)	解除某些金属对细胞内酶的活力的抑制;应用本药后,接受放射剂量可产生游离羟基(—OH),有抗氧化作用	用于急性四乙铅中毒,解除症状较好;也用于放射性核素、氟乙酰胺、溴甲烷、对乙酰氨基酚(扑热息痛)等中毒	静脉注射盐酸盐 0.1~0.2g,每天 1~2 次,症状改善后减量;也可加入 5%~10% 葡萄糖中静脉滴注;治疗慢性中毒,每次肌内注射 0.2g,每天 1 次,共 10~20 天为一个疗程	注射过快,可出现呼吸抑制;注射时宜平卧;肝肾功能不良者忌用
盐酸 L-半胱氨酸	参与细胞的还原过程和肝内的磷脂代谢	放射性核素反应;锑中毒	每次肌内注射 0.1~0.2g,1~2 次/d	
喹胺酸(螯合羧酚)	促排谱较广的螯合剂	对钚、钍、锆、铀有显著促排作用,对铍也有促排作用	0.5g 肌内注射,每天 2 次,连用 3 天,停 4 天为一个疗程	不良反应少
去铁胺(去铁敏)	与铁有络合作用	铁中毒的有效解毒剂,慢性铁蓄积性疾病	肌内注射:开始 1.0g,以后每 4 小时 1 次,每次 0.5g,2 次注射后,每 4~12 小时 1 次,1 天总量不超过 6.0g;静脉注射剂量同上,速度保持在每小时 15mg/kg	视力模糊、腹泻、腹部不适、腿肌震颤等,静脉给药偶见低血压、心悸、休克
羟乙基乙二胺三乙酸(HEDTA)	络合剂	促进体内铜铁排出	1.0g 口服,每天 3 次	不良反应同依地酸钙钠
二乙基二硫代氨基甲酸钠	是与镉、镍结合的络合剂	治疗急性羰基镍中毒和慢性镉中毒有显著效果	每次 0.5g,每天 3~4 次,口服	与等量碳酸氢钠溶液同服,可减轻胃肠道反应
氯化钾	纠正可溶性钡盐引起的低钾血症	急性可溶性钡盐中毒	每天静脉补钾量可达 6~10g,危重者可超常规剂量使用	使用时严密监测心电图和血钾
碘解磷定(吡啶-2-甲醛肟碘甲烷,2-PAM-I)	在体内与磷酰化胆碱酯酶中的磷酰基结合,而将胆碱酯酶游离,恢复其水解乙酰胆碱的活性	对内吸磷、对硫磷、三硫磷、焦磷酸四乙酯(简称特普)的解毒效果好;对敌百虫、敌敌畏中毒所致的酶活性下降恢复效果较差;对乐果、马拉硫磷酶恢复无效。对慢性中毒无效	根据中毒程度,予以 0.4~1.6g 静脉注射,必要时 2~6 小时重复或静脉滴注给药维持,每小时 0.4g,共 4~6 次	注射过速有眩晕、视力模糊、恶心、呕吐、心动过缓。严重者有阵挛性抽搐及呼吸抑制
氯解磷定(吡啶-2-甲醛肟氯甲烷,2-PAM-Cl)	同上	同上	肌内注射 0.25~0.75g,必要时 2 小时后重复 1 次;重度中毒,静脉注射 0.75~1.0g,半小时后可重复	毒性较 2-PMA-I 低,针剂溶液较稳定
阿托品	为抗胆碱药,能解除平滑肌痉挛,抑制腺体分泌,兴奋呼吸中枢	治疗有机磷农药杀虫药中毒,以对抗乙酰胆碱的毒蕈碱样作用	1~2mg,皮下注射,每 1~2 小时 1 次;重度中毒 2~10mg,立即静脉注射,以后 1~5mg 静脉注射,每 10~30 分钟 1 次,直至阿托品化	与胆碱酯酶复能剂合用,有协同作用

续表

药名	作用机制	用途	用法	备注
盐酸戊乙奎醚	新型抗胆碱药拮抗M_1、M_3受体、N受体和中枢症状,对M_2受体拮抗作用弱	治疗有机磷农药中毒	轻度中毒 2mg;中度中毒 4mg;重度中毒 6mg 肌内注射。1 小时后可重复 1/2 量	与胆碱酯酶复活剂合用,有协同作用,不增加心率,不扩大瞳孔
亚甲蓝	可作为电子传递者,在辅酶Ⅱ-高铁血红蛋白还原酶作用配合下,使高铁血红蛋白复原为正常血红蛋白	用于治疗苯胺、硝基苯、三硝基甲苯、亚硝酸钠、硝酸甘油、硝酸银、苯醌、间苯二酚等中毒引起的高铁血红蛋白血症	60~100mg 缓慢静脉注射,如果效果不显,可在 30~60 分钟后重复 1 次	过量可引起恶心、腹痛、眩晕、头痛及神志不清等不良反应
甲苯胺蓝	还原高铁血红蛋白	同上	4%本品 10~20ml 缓慢静脉注射,必要时 30~60 分钟重复 1 次	偶见恶心、排尿痛,尿呈蓝绿色
硫堇	同上	同上	0.2%本品 10~20ml 缓慢静脉注射,必要时 30~60 分钟重复 1 次	尿呈黑色
亚硝酸钠	使血红蛋白氧化为高铁血红蛋白,与氰离子形成氰化高铁血红蛋白,使细胞色素氧化酶活性不受影响	氰氢酸及氰化物中毒	3%溶液 10~20ml(6~12mg/kg)缓慢静脉注射(按 2ml/min 的速度推入)	静脉注射过快,可引起血压骤降。本品仅用于现场紧急抢救
4-二甲氨基苯酚(4-DMAP)	高铁血红蛋白形成剂	氰化物中毒	10%本品 2ml 肌内注射,紧接着 50%硫代硫酸钠溶液 20ml 静脉注射	严禁同时应用亚硝酸盐类药物
硫代硫酸钠	在酶的参与下,与体内游离的氰离子相结合,变为无毒的硫氰酸盐,排出体外而解毒	同上	50%溶液 20~40ml 缓慢静脉注射,必要时 1 小时后重复注射半量或全量。一般紧接着亚硝酸钠注射后应用	静脉注射过快可有血压下降
乙酰胺(解氟灵)	化学结构和氟乙酰胺相似,能竞夺酰胺酶,使氟乙酰胺中毒时不产生氟乙酸,消除氟乙酸对三羧酸循环的毒性作用	氟乙酰胺中毒	2.5~5.0g 肌内注射,每天 2~4 次,或每天 0.1~0.3g/kg,分 2~4 次注射,一般连续注射 5~7 天	本品与解痉药及半胱氨酸合用,疗效更好
N-乙酰半胱氨酸		对乙酰氨基酚中毒	首次 140mg/kg,口服,继之 70mg/kg,每 4 小时 1 次	16 小时内最有效
硫酸鱼精蛋白		肝素过量所致出血	首剂 20mg/min,静脉注射,2 小时内不宜超过 100mg	注射速度不宜过快,<50mg/10min,与青霉素类及头孢菌素类存在配伍禁忌
葡萄糖酸钙		维拉帕米中毒	10% 10~20ml,静脉注射	5 分钟以上
盐酸烯丙吗啡(纳络芬)	有对抗吗啡作用	急性吗啡中毒	静脉注射或肌内注射 5~10mg,必要时隔 10~15 分钟重复应用,总量不超过 40mg	有眩晕、嗜睡、乏力、出汗、感觉异常、幻视等不良反应

药名	作用机制	用途	用法	备注
纳洛酮	化学结构与吗啡相似,对阿片受体亲和力比吗啡大	阿片碱类解毒剂,急性酒精中毒	肌内注射或静脉注射,每次 0.4~0.8mg,必要时每 15~30 分钟重复一次	具有促醒、抗休克保护脑细胞等作用,也用于脑外伤、脑梗死、休克、呼吸衰竭等病症
维生素 K_1	促使凝血时间和凝血酶原时间正常化	抗凝血杀鼠剂中毒华法林中毒	10~20mg 肌内注射,每天 1~3 次,严重者可 120mg 加入补液中静脉滴注,日总量可达 300mg	监测凝血时间和凝血酶原时间
氟马西尼(flumazenil)	特异性苯二氮䓬类受体拮抗剂,能快速逆转昏迷	苯二氮䓬类中毒	首剂 0.2mg,以后每隔 1 分钟可追加 0.1mg,总量不超过 1mg	同时有三环类抗抑郁剂过量患者,可能引起癫痫发作

3. 其他非特异性干预措施

(1)阻遏炎症反应:炎症反应是包括中毒在内的许多疾病的共同病理基础。百草枯中毒时就由于"炎症风暴"的影响,导致肺的急性损伤乃至发展为纤维化。临床上常予以糖皮质激素、非甾体抗炎药、阻遏白细胞激活药物如己酮可可碱、甲基黄嘌呤氨茶碱、氨苯砜等。近年来随着免疫学的发展,对于"炎症风暴"中各细胞因子的代谢途径了解比较深刻,细胞因子如肿瘤坏死因子、白细胞介素 1 和 6、补体 C5 等的抑制剂在急性中毒治疗中得到应用,其中以肿瘤坏死因子抑制剂治疗百草枯中毒比较成熟。

(2)维持微循环功能:化学性 ARDS、一氧化碳迟发脑病等均与微循环功能紊乱有关,给予合理脱水、缓慢补液、血管扩张剂、抗凝剂的使用等均需要考虑。

(3)防止机体缺氧及严格防止过量给氧:防止机体缺氧主要是防止由此造成的活性氧损伤;过度给氧同样在于防止活性氧损伤。临床上存在"氧滥用"的情况,造成"眼型氧中毒""肺型氧中毒"和"脑型氧中毒",所以氧疗时需要控制吸氧浓度和时间。具体见本篇第五章第五节"氧中毒"。

(4)稳定内环境:维持机体内环境稳定是 20 世纪开始被认知,其中积极防止缺血缺氧、能量耗竭、酸碱失衡、水钠潴留已为广大医务人员熟识。近年来还强调积极防止细胞内钙超载,建议早期使用钙通道阻滞剂。

(5)清除活性氧和氧自由基:此观点早已深入人心,常用药物为维生素 C、E、超氧化物歧化酶、巴比妥类、氯丙嗪、异丙嗪、硒化合物和糖皮质激素。近来有新型抗氧化物出现,如还原型谷胱甘肽、辅酶 Q10、依达拉奉、乌司他丁、a 硫辛酸等,在众多化学物中毒的救治中广泛使用,但尚缺乏高质量的随机对照临床试验证实疗效。

【支持疗法】

大多数毒物尚无有效拮抗剂和特异性解毒剂,抢救措施主要依靠及早排毒及积极支持疗法。维持患者的生命仍是急性中毒的救治基础。患者一旦出现呼吸、心搏停止,必须立即进行复苏处理。否则,再有效的解毒剂亦无济于事。急性中毒常用的支持疗法及其处理原则有以下几点。

(一)氧疗

1. 鼻导管给氧　不影响患者饮食,易接受。吸氧浓度(%)= 21+氧流量(L/min)×4。一般氧流量 4~6L/min,供氧浓度可达 37%~45%,氧流量>7L/min 以上时,对鼻腔产生刺激,患者不易接受。新出现的高流量呼气湿化治疗仪,氧流量最高可达到 50L/min 而不产生明显鼻腔刺激,值得在中毒救治中尝试。

2. 面罩给氧　封闭式面罩不利于 CO_2 排除,不宜使用。开放式面罩最高氧浓度可达 80%,同时没有 CO_2 潴留,较普通鼻导管给氧效果好,但影响患者饮食、饮水。由于高流量呼吸湿化治疗仪的出现,面罩给氧的重要性下降。

3. 机械通气　当化学物中毒引起 ARDS 时,常需要机械通气加压给氧。常采用无创正压通气,减少气管插管或气管切开等人工通道,避免引起继发感染等并发症。常用的机械通气模式有呼气末正压通气(PEEP)、双水平正压通气(BiPAP)、高频通气和持续性正压通气(CPAP)。具体参见第十三篇第十四章"呼吸衰竭"。

4. 体外膜氧合(ECMO)　是针对严重心肺功能衰竭的核心支持手段,近年来得以大规模用于危重患者的救治,急性中毒患者可以尝试。

5. 高压氧治疗　在超过 101.33kPa(1 个大气压)的环境下吸入纯氧,称为高压氧治疗。高压氧治疗的基本原理是提高血氧张力,增加血氧含量,从而提高组织内氧的弥散和有效弥散距离。当组织水肿,毛细血管与周围组织间距离增加,高压氧通过血氧张力提高,使血液中的氧从毛细血管向远处细胞弥散能力大为加强。高压氧治疗已广泛用于急性中毒,一般用压力 254kPa(2.5 个大气压)面罩间歇吸氧 20 分钟,吸空气 10 分钟,交替 4~6 次。每日 1~2 次。主要适应证有:①急性一氧化碳中毒,高压氧加速碳氧血红蛋白解离和清除,具有解毒和治疗的双重作用;②急性硫化氢、氰化物中毒,纠正缺氧,改善脑水肿;③急性中毒性脑病,利用高压氧在组织中弥散,增加脑部供氧,并可使脑血管收缩,有利于脑水肿消退。

(二)肾上腺糖皮质激素 可增强机体应急能力,改善毛细血管通透性,减少液体渗出,抑制神经垂体分泌抗利尿激素,增加肾血流量和肾小球滤过率,以及稳定细胞膜和溶酶体,减少细胞损伤。用于中毒性脑病、肺水肿、急性呼吸窘迫综合征、中毒性肝病、急性肾功能不全及化学物引起的溶血性贫血。治疗原则是早期、足量、短程。以下以刺激性化学物中毒为例阐述。

1. 早期应用 早期是指在吸入刺激性化学物后出现接触反应时,或脱离接触毒性气体现场时,或在潜伏期内即预见性用药,以防止肺水肿的发生。

2. 足量 是指救治初次使用的激素剂量须足以达到防治肺水肿的高峰浓度,具体剂量依据患者症状、肺部体征、胸部CT/X线征象、动脉血气分析结果而定,而不是无依据地大剂量应用。以临床最常用的地塞米松为例,一般每日剂量接触反应 <10mg,轻度中毒 10~20mg,中度中毒 30~60mg,重度中毒 >60mg。由于地塞米松对下丘脑-垂体-肾上腺轴抑制比较明显,水钠潴留也比较明显,可以换用相当剂量的氢化可的松琥珀酸钠(同样需要注意水钠潴留)或甲泼尼龙。其中首剂至少需要使用全天剂量的一半,静脉推注或快速滴注,以尽快发挥糖皮质激素的作用。多次小剂量使用糖皮质激素的疗效远不如少次足量的疗效明显。减量时需注意,不可减量太快,需有逐渐递减的过程,否则会引起病情反复。

3. 疗程 多数学者认为激素治疗疗程为短程,3~5 天后停药。但临床实践中此类短程疗法,因激素减量过早、剂量减少太快,出现病情"反跳"致渗出增多或渗出吸收停止的报道,甚至造成病情恶化,救治无效而致死亡。国内有采用中长疗程(平均 36 天)较大剂量激素取得良好效果的文献报道。总之,激素的应用疗程原则应依据病情而定,以短程为主,但不一味强调短程。

中毒性脑病、肺水肿、急性呼吸窘迫综合征、中毒性肝病、急性肾功能不全及化学物引起的溶血性贫血等其他具体化学物中毒时糖皮质激素的使用仍应遵循上述"早期、足量、短程"的原则,具体需以中毒毒物的特性决定。激素减量过早、过快、增减幅度过大均会引起病情反跳、恶化。如苯的氨基-硝基化合物中毒,激素的使用需依据溶血的情况而定。另外,有些化学物中毒的同时,可能出现免疫损伤,完全缺乏中毒所特有的剂量-效应关系,则其激素的使用原则又另当别论。如三氯乙烯导致的药疹样皮炎,虽名为"皮炎",实为化学物导致的超敏反应,可以引起全身多器官功能衰竭,实际是临床上的药疹伴嗜酸粒细胞增多和系统症状(drug rash with eosinophilia and systemic symptoms,DRESS)。

(三)其他对症支持疗法

1. 低血压 常见于镇静药、催眠药、抗精神病及抗抑郁药

物中毒,作用机制是综合性的,均应予以积极调整。如中心静脉压偏低时,充分补液是最好的治疗方法;由中枢抑制药物引起的休克,血管活性药物常有效;吩噻嗪类药物可阻滞 α 肾上腺素能神经,导致周围血管张力降低而引起低血压,应使用 α 肾上腺素能药物(如重酒石酸去甲肾上腺素或盐酸去氧肾上腺素)较为有效。

2. 心律失常 有些毒物影响心肌纤维的电作用,或由于心肌缺氧或引起代谢紊乱而发生心律失常或传导阻滞,治疗方法参见第十二篇第三章"心律失常"。

3. 心搏骤停 除因严重缺氧外,也可能由于某些毒物的直接心脏毒作用,引起阿-斯综合征,如急性有机磷杀虫剂或有机溶剂中毒。汽油、苯等化学物刺激 β 肾上腺素受体,能突然导致原发性心室颤动而致死;三氯甲烷(氯仿)、氟乙酸、氟乙酰胺等严重中毒时,也可因直接作用于心肌,引起心室颤动导致死亡;可溶性钡盐、氯化汞等可引起低钾血症,诱发严重心律失常而猝死;高浓度氯气吸入,可因迷走神经反射增强而导致心搏骤停。心搏骤停时应迅速施行心肺脑复苏,复苏开始迟早与复苏成功率的关系甚为密切。具体治疗方法参见第十二篇第五章"心搏骤停和心脏性猝死"。

4. 急性呼吸衰竭 毒物抑制呼吸中枢而导致肺换气不足及二氧化碳潴留、也可因中毒后呼吸肌麻痹或肺水肿而引起急性呼吸衰竭。中毒性肺水肿多由肺毛细血管内皮细胞与肺泡上皮细胞受刺激性气体损伤引起。因麻醉剂过量而抑制呼吸中枢,可用纳洛酮 0.4mg 静脉注射。抢救中毒性肺水肿,应积极氧疗,配合加压辅助呼吸及大剂量肾上腺糖皮质激素注射(参见第十三篇第七章第一节"肺水肿")。

5. 中毒性脑病 主要由亲神经毒物引起,如一氧化碳、二硫化碳、四乙基铅、锰、有机汞、砷、苯、麻醉剂、催眠药、镇静药及其他中枢神经系统抑制药物。有脑水肿、昏迷时,应积极应用脱水疗法,以甘露醇快速静脉滴注及地塞米松静脉推注最快捷。尚可用强力利尿剂及降温疗法。纳洛酮在酒精中毒、脑外伤、呼吸衰竭等病症中被广泛应用,具有促醒、抗休克、保护脑细胞等作用。高压氧治疗急性一氧化碳中毒性脑病,疗效显著。

惊厥为中毒性脑病的常见表现,但必须与吩噻嗪过量引起的张力障碍及锥体外系反应相鉴别。张力障碍可经肌内注射苯海拉明 25mg 纠正。抗抑郁药及吩噻嗪类药物均能直接引起惊厥。此外,常见的尚有一氧化碳、氰化物、士的宁、印防己毒素、樟脑、异烟肼及有机磷杀虫剂中毒。肌内注射苯妥英钠为药物中毒所致癫痫的最理想药物,一般情况下,地西泮、苯巴比妥不用于昏迷患者,因可进一步加深中枢神经系统的抑制作用。

6. 抗胆碱能综合征 阿托品、吩噻嗪类、抗抑郁药、抗组胺药、毒蕈及颠茄中毒时,患者可表现为抗胆碱能综合

征:皮肤干燥、发红、轻度发热、尿潴留、神志不清、心动过速及轻度血压升高;并可有视力模糊、瞳孔散大、情绪易激动,甚至惊厥、昏迷等。这类药物尚可引起房性及室性心律失常,并有传导阻滞,具有奎尼丁样作用。水杨酸毒扁豆碱为胆碱酯酶抑制剂,可用于暂时性逆转抗胆碱能药物所致的周围及中枢神经系统与心脏方面的毒性作用,但水杨酸毒扁豆碱本身有一定毒性,宜谨慎使用;注射过快也可引起惊厥,有哮喘的患者禁用。

7. 高热 以高热为主要表现的化学物中毒有五氯酚钠、二硝基苯酚、水杨酸盐及三环类抗抑郁药,直接作用于体温调节中枢而引起发热。这类高热必须用物理降温,如无禁忌,可同时使用氯丙嗪药物降温。

8. 急性肾衰竭 约20%的中毒性肾病发生急性肾衰竭,氯化汞、四氯化碳、乙二醇、砷化氢、铋、铀等急性中毒引起的急性肾衰竭的发生率更高。主要治疗措施是血液或腹膜透析(参见第十七篇第四章"血液净化疗法")。此外,控制水分、电解质平衡、纠正酸中毒、处理氮质血症及防止继发感染等都极为重要。

推荐阅读

1. 黎敏,宋维. 国外急性中毒治疗的研究进展[J]. 中华灾害救援医学,2015,3(6):348-353.
2. 朱朝晖,杨旭峰. 急性中毒患者预后影响因素分析[J]. 解放军医药杂志,2016,28(5):97-100.
3. 董建光,高萌,鲁晓霞,等. 经皮扩张气管切开术用于中毒危重患者的探讨[J]. 军事医学,2018,42(11):877-878.
4. 任引津,张寿林,倪为民,等. 实用急性中毒全书[M]. 北京:人民卫生出版社,2003.
5. OLSON K R. Poisoning and drug overdose[M]. 6th ed. New York:Simon Schuster Company,2011.
6. 闫丽丽,李思惠,孙道远,等. 院内救治[M]//李思惠. 刺激性化学物中毒诊断与救治. 北京:人民卫生出版社,2017:50-60.
7. 赵金垣. 职业中毒总论[M]//李德鸿,赵金垣,李涛. 中华职业医学. 2版. 北京:人民卫生出版社,2019:357-372.

第三章 药物中毒

薛 愉 徐麦玲

第一节 阿片类药物中毒

阿片(opium)类药物是从罂粟种子荚乳胶中提取的生物碱及其体内外的衍生物,如吗啡、海洛因、可待因、复方樟脑酊和罂粟碱,其他合成或半合成的阿片衍生物包括芬太尼、美沙酮、羟考酮和氢考酮。阿片主要有效成分为吗啡,约占10%,长期应用有成瘾性。这类药物在中枢神经系统刺激特异性阿片受体,抑制大脑皮质高级中枢、延髓呼吸中枢和兴奋催吐化学感受区,引起镇静及呼吸抑制。吗啡使脊髓的兴奋性增强,提高胃肠道平滑肌及其括约肌张力,减低肠道蠕动,对支气管、胆管、输尿管平滑肌也有类似作用。大剂量吗啡抑制延髓血管运动中枢和释放组胺,使周围血管扩张,导致低血压和心动过缓。吗啡中毒量成人为0.06g,致死量为0.25g;干阿片的致死量为吗啡的10倍。可待因中毒剂量为0.2g,致死量0.8g。原有慢性病如肝病、肺气肿、支气管哮喘、贫血、甲状腺或慢性肾上腺皮质功能减退等患者均更易发生中毒。与酒精饮料同服,即使治疗剂量吗啡,也有发生中毒可能。巴比妥类及其他催眠药物与本类药均有协同作用,合用时应谨慎。

【临床表现】

轻度急性中毒患者有头痛、头晕、恶心、呕吐、兴奋或抑制。患者有幻想、失去时间和空间的感觉,并有便秘、尿潴留及血糖增高、血压下降和脉搏减慢。重度中毒时有昏迷、瞳孔针尖样大小和高度呼吸抑制三大特征。当脊髓反射增强时,常出现惊厥、牙关紧闭和角弓反张。呼吸先变浅而慢,后出现叹息样呼吸或潮式呼吸,常并发肺水肿。最后发生休克、瞳孔散大。尿及胃内容物检测毒物,有助于诊断。慢性中毒表现为食欲缺乏、便秘、消瘦、衰老及性功能减退。戒断药物时有精神萎靡、呵欠、流泪、冷汗、失眠,以致虚脱等表现。

【治疗】

尽快排除毒物。中毒已较久的口服患者,由于幽门痉挛,可能有少量药物长时间贮留在胃内,仍应洗胃。呼吸抑制时可用阿托品刺激呼吸中枢,并保持呼吸道通畅和积极有效吸氧。纳洛酮为阿片类药物中毒的首选特效药,每次0.4~0.8mg;如呼吸功能未得到改善,可隔2~3分钟重复注射给药,如给药10mg后还未见反应,需考虑诊断是否有误。纳美芬和纳曲酮是较新的阿片类拮抗剂,它们的半衰期比纳洛酮长。不推荐对不明原因昏迷的患者常规使用上述长效阿片类拮抗剂。重度中毒患者可联合予血液透析和血液灌流治疗。慢性中毒治疗,在2~3周内逐渐撤药,同时用巴比妥类和其他镇静剂对症处理。

第二节 巴比妥类药物中毒

本类药物系巴比妥酸(barbiturate)的衍化物,常用作催眠,也有抗癫痫及麻醉诱导作用。误用过量或自杀吞服过多,可引起急性中毒。虽然巴比妥酸盐在临床上已被苯二氮䓬类药物所取代,但巴比妥酸盐中毒仍然可见。

巴比妥酸盐可与中枢神经系统中 γ-氨基丁酸(gamma-aminobutyric acid,GABA)敏感离子通道上的特定位点结合,使氯离子流入细胞膜,进而使突触后神经元过度极化,引起突触抑制,从而出现催眠和较弱的镇静作用。巴比妥酸盐还能阻断中枢神经系统谷氨酸(主要兴奋性神经递质)受体。高剂量巴比妥酸盐影响条件反射、非条件反射和共济协调等作用;并可直接抑制延髓呼吸中枢,导致呼吸衰竭;抑制血管运动中枢,使周围血管扩张,发生休克。各种巴比妥类药物根据活性和服药后的睡眠时间长短,分为长效、中效、短效和超短效类。巴比妥酸盐作用时间长短与中毒预后的相关性仍有待明确。药物作用时间除与半衰期部分相关,还取决于组织结合和分布。脂溶性高者(如司可巴比妥)容易进入脑组织,因而作用发生快;脂溶性低者(如苯巴比妥)则发生作用慢。

【临床表现】

口服苯巴比妥 2~5 倍催眠剂量后,患者入睡,推之可醒,反应迟钝、言语不清、有判断力和定向力障碍。当口服 5~10 倍催眠剂量后,患者沉睡或进入昏迷状态,强刺激虽能唤醒,但非全清醒,不能言语,随即又沉睡,呼吸减慢,眼球有震颤。如口服苯巴比妥达 10~20 倍催眠剂量,则患者深度昏迷,呼吸浅而慢,有时呈潮式呼吸。由于药物对下丘脑垂体系统的作用,抗利尿激素分泌增加,可致少尿。昏迷早期有四肢强直,腱反射亢进,锥体束征阳性;后期则全身弛缓,各种反射消失,瞳孔缩小,无对光反射。低温在深昏迷患者中常见。患者长期应用本类药物后突然停药,可出现戒断症状如焦虑、痉挛、谵妄、幻觉妄想等。血液、呕吐物及尿液的巴比妥类药物测定,有助于确立诊断。

【治疗】

巴比妥酸盐中毒尚无特效解毒剂,重点在于维持呼吸、循环和泌尿系统功能。近年来没有证据表明使用活性炭可以改善临床结果,单一剂量的活性炭仅推荐在过量服用巴比妥酸盐一小时内使用。评估气道和呼吸状况,必要时进行气管插管,尽快纠正低氧血症和酸中毒。对所有精神状态改变的患者给予纳洛酮。获取直肠温度以检查体温过低,如果患者体温过低,立即开始小心地复温(参见第十四篇第四章"高温与低温综合征"),但过程需谨慎以避免引起血压下降。如果患者有低血压或出现低血容量性休克,应积极开展液体治疗。静脉补液,同时密切观察尿量。予碳酸氢钠溶液碱化尿液,利于毒物排出。尿量要求每小时在 150~250ml,必要时维持利尿。严重的中效类药物中毒或肾功能不全者,可考虑血液透析疗法,促使体内过多毒物排出。短效类药物中毒,利尿和透析的效果不理想。病情严重或有肝功能不全时,可试用血液灌流。

第三节 苯二氮䓬类抗焦虑药中毒

苯二氮䓬类(benzodiazepines,BZDs)药物包括有氯氮䓬、硝

西泮、氟西泮、奥沙西泮、阿普唑仑和三唑仑等。本类药物主要作用于边缘系统(尤其是杏仁核),其次是间脑。药理机制主要为与中枢神经系统内特异性苯二氮䓬受体结合,促进中枢抑制性递质 γ-氨基丁酸释放并与相应受体结合,增加突触后膜氯离子通道的开放,产生抑制性突触后电位,出现镇静、抗忧虑和横纹肌松弛作用,达到催眠效应。苯二氮䓬类药物过量引起脑内 β-内啡肽释放增加,作用于中枢神经系统及心血管系统的吗啡受体,引起中枢抑制、呼吸抑制,心脏抑制导致心率减慢、血压下降,大剂量可致昏迷和呼吸停止。临床上主要用于镇静、催眠及抗癫痫。这类药物的中毒剂量和治疗剂量比值非常高,氯氮䓬(利眠宁)成人的治疗口服量 5~50mg,最小致死量约 2g。地西泮的成人最小致死量约 1g。

【临床表现】

药物过量副作用有嗜睡、眩晕、运动失调,偶有中枢兴奋、锥体外系障碍及一时性精神错乱。口服中毒剂量后可有昏迷、血压降低及呼吸抑制。长期服用 BZDs 并产生依赖的人,停止服用会导致戒断综合征,表现为焦虑、易怒、精神错乱、癫痫和睡眠障碍。阿普唑仑停药综合征可能特别严重,伴有谵妄、精神病和肾上腺素增高。

【治疗】

与任何药物过量一样,第一步是评估患者的气道、呼吸和循环,并根据需要迅速处理这些问题。BZDs 过量治疗的核心是充分的支持治疗和监护。单剂量活性炭不推荐常规使用,因为其风险远大于益处,药物导致的精神状态改变会增加口服活性炭给药后误吸的风险。氟马西尼(flumazenil)是一种竞争性的 BZDs 受体拮抗剂,是唯一有效的 BZDs 特异性解毒剂,拮抗 BZDs 对中枢的镇静和催眠作用,达到催醒作用。然而,它在急性 BZDs 中毒的应用仍有争议。常见不良反应包括躁动和胃肠道症状,严重不良反应包括室上性心律失常和惊厥。氟马西尼不能持续逆转 BZDs 引起的中枢性呼吸抑制,在一项大型多中心研究中,超过一半的患者在使用后出现再次中枢抑制。在长期使用 BZDs 的人群中,氟马西尼可能诱发 BZDs 停药反应和癫痫发作,一般不作为长期使用患者的戒断治疗药物。另外,氟马西尼也不建议在有潜在癫痫风险的患者中使用,包括有癫痫病史、脑外伤,同时服用 BZDs 和三环类抗抑郁药或有潜在诱发惊厥可能的药品。氟马西尼推荐用于既往未长期使用 BZDs 的患者。血液透析、血液滤过或血液灌流不能净化血液中的本类药物。

第四节 吩噻嗪类抗精神病药物中毒

吩噻嗪类(phenothiazines)抗精神病药物按侧链结构不同分为三类:①脂肪族类,如氯丙嗪;②哌啶类,如硫利达嗪;③哌嗪类,如奋乃静、氟奋乃静、三氟拉嗪等。广泛用于治疗精神病,抑制狂躁不安。自杀过量常见,由于本类药物具有高的毒性和治疗比值,急性过量引起死亡并不多见。本类药物口服后有抑制肠蠕动作用,肠内可滞留很长时间。吸收后分布于全身,以脑和肺组织中含量最多,吩噻嗪类药物主要作用于网状

结构，以减轻焦虑紧张、幻觉妄想和病理性思维等精神症状。本组药物又能抑制脑干血管运动和呕吐反射，以及阻断α肾上腺素能受体，具有抗组胺、抗胆碱能作用和奎尼丁样膜抑制作用。吩噻嗪类不宜与肾上腺素合用，以免引起肾上腺素作用逆转，致严重低血压。

【临床表现】

本类药物最常见的不良反应：①帕金森综合征；②静坐不能；③急性张力障碍反应，如斜颈、吞咽困难、牙关紧闭、行动迟缓等。尚可有心动过速、直立性低血压、口干、无汗、尿潴留。大量服用时发生急性中毒：低温或高温、血压下降甚至休克、昏迷、呼吸停止、心律不齐及癫痫发作。心电图常见 Q-T 间期延长、ST-T 波改变，偶见 QRS 增宽。用本药治疗的慢性精神病患者可能发展到抗精神病药恶性综合征（neuroleptic malignant syndrome，NMS）：高热、强直、昏迷，伴大量出汗、乳酸酸中毒及横纹肌溶解。

吩噻嗪类药物引起的药物性猝死值得警惕。过量或联合用药、窒息、低血压和血管栓塞等都可能成为猝死的原因。老年人常规剂量或过量服用吩噻嗪类药物后，因过度镇静、延髓抑制可导致猝死。这类药与抗帕金森病药或阿托品类药联合使用时，因其协同作用可发生麻痹性肠梗阻而间接导致猝死，有便秘倾向的老年患者特别容易发生。服用氯丙嗪数周后会产生耐受性，患者可出现严重低血压危象，并导致不可逆性休克而猝死。这种情况也可见于患者用药初期及药量骤增或更换药物时。

【治疗】

无特效解毒药，以对症支持治疗为主。活性炭仍然是胃肠道净化的首选方法。抗精神病药通常与活性炭结合良好，应尽快按标准剂量服用。多剂量活性炭效果有限，如果出现肠梗阻不能使用，也不推荐吐根糖浆催吐。癫痫的治疗是逐步进行的，首先是苯二氮䓬类药物，然后是巴比妥类药物。严重低血压的初始治疗包括等渗性氯化钠溶液，如果不能改善或出现心源性休克的症状，则需要血管收缩药，首选去甲肾上腺素。β肾上腺素能受体兴奋剂如异丙基肾上腺素与多巴胺，应避免应用，可能会进一步降低血压。如患者表现出 NMS，体温升高，应立即采取降温措施。严重高热应积极和迅速处理，如冰浴浸泡。丹曲洛林可以作为恶性高热合并骨骼肌肉强直患者的辅助治疗药物。溴隐亭和金刚烷胺是中枢多巴胺能激动剂，可有效逆转由抗精神病药引起的多巴胺能阻滞。它们对治疗 NMS 有效，但通常在几天内缓慢起效。控制后缓慢撤药，以防复发。左旋多巴是帕金森病患者在突然停止多巴胺能治疗后出现 NMS 的常见治疗方法。治疗奎尼丁样心脏毒作用（Q-T 间期延长、QRS 波增宽）可用 5%碳酸氢钠溶液 250ml 静脉输注；纠正心律不齐，以利多卡因最为适当。这类药物不能有效地经血液透析、血液过滤或血液灌流清除。

第五节　三环类抗抑郁药中毒

三环类抗抑郁药（tricyclic antidepressants）有阿米替林、丙米嗪、多塞平、氯米帕明、马普替林等，主要作用于间脑（特别是下丘脑）及边缘系统"情绪中枢"发挥调节作用，用于对抗情绪低落、忧郁消极及解除抑制。它们具有抗胆碱能作用及抑制神经元摄取儿茶酚胺，引起心动过缓和轻度高血压；阻断周围α受体肾上腺素能神经而致血管扩张；具有奎尼丁样的膜抑制作用，引起心肌抑制和心脏传导紊乱。本类药物的抗胆碱能作用，可延迟药物在胃内的排空；治疗量和中毒量接近，一般摄入 10～20mg/kg 就有生命危险。

【临床表现】

抗胆碱能作用：谵妄、昏迷、瞳孔扩大、视力模糊、眼压升高、皮肤黏膜干燥、出汗减少、体温升高、心动过速、肠鸣音减少或消失、尿潴留，可出现肌肉阵挛或肌颤。心血管毒性：血压先升高后降低，可突然虚脱或心脏搏动停止。典型心电图改变为窦性心动过速伴 P-R、QRS 及 Q-T 时间延长、各种房室传导阻滞和/或多型性室性心动过速。可因心室颤动而发生猝死。慢的心律失常提示严重的心脏毒作用。严重低血压往往起因于心肌抑制，一些患者可发生进行性不可逆性心源性休克而死亡。癫痫发作常见，且顽固而持久。患者肌张力升高，出汗减少，可致严重高热、横纹肌溶解、脑损伤、多系统功能衰竭而死亡。

【治疗】

本类药物可使胃排空延迟，活性炭减少三环类抗抑郁药的吸收，故摄入后 12 小时仍有积极使用活性炭吸附的必要。无特效解毒药，对症支持治疗为主。心律失常和癫痫发作最易发生在过量服药的前 6～8 小时。严重室性心律失常时，首选注射利多卡因，需警惕癫痫的发生；不宜用普鲁卡因胺。有 QRS 间期延长或低血压的患者，给予碳酸氢钠溶液静脉滴注，维持动脉血 pH 7.50～7.55，通过增加细胞外 Na⁺ 浓度和提升 pH 在快速钠通道上的直接作用，来逆转膜抑制作用。纠正低血压，拟交感神经药物应尽量避免使用，必要时可用去甲肾上腺素。对缓慢的心律失常和高度房室传导阻滞，应及早考虑临时心脏起搏。癫痫发作时，可用苯妥英钠治疗，避免应用西泮类及巴比妥类药物。对危及生命的严重中毒患者可考虑应用血液灌流联合血液透析。

第六节　苯丙胺中毒

苯丙胺类物质是一组具有类似化学结构的中枢神经系统兴奋剂，包括苯丙胺［安非他明（amphetamine），苯齐巨林（benzedrine）］、甲基苯丙胺（methamphetamine，MA，俗称冰毒）、亚甲基二氧甲基苯丙胺（methylenedioxymethamphetamine，MDMA，俗称摇头丸）及其他一些精神兴奋剂。此类药物为非儿茶酚胺拟交感神经药物，具有中枢神经兴奋作用。主要通过中枢神经系统激活交感神经系统，释放大量去甲肾上腺素和多巴胺，抑制神经元对儿茶酚胺的再摄取，或抑制单胺氧化酶，而兴奋α及β肾上腺素能神经末梢，刺激中枢神经系统、心脏和呼吸系统。治疗剂量可减少疲乏和产生欣快的感觉，临床上用于治疗发作性睡眠、麻醉药及其他中枢神经抑制药中毒、精神抑郁症、儿童注意力不集中、单纯性肥胖等。因具有兴奋作用、欣快感和降低食欲的作用,导致滥用。20世纪90年代以来,滥用增长势头迅猛,"摇头丸"较"冰毒"更广泛,且其每片的剂量不一,易导致中毒的发生。本药起效时间和服毒后主观感受与服毒剂量和个体敏感性有关。苯丙胺中毒量与治疗量接近,敏感者2mg即可发生中毒。一般中毒剂量为一次15~20mg,成人最小致死量约为250mg,静脉快速注射120mg,即可致死。

【临床表现】

急性中毒以中枢神经系统表现为主。有情绪激动、欣快、多语、焦虑不安、兴奋躁动、幻想及谵妄。兴奋后,发生意识模糊和昏迷,呼吸浅表,甚至癫痫发作。可有显著高血压或血压偏低、心动过速、心律失常,甚至循环衰竭,急性心肌缺血及梗死,颅内出血。摇头丸中毒由一次大量摄入所致,特别是与酒精混合使用时表现为头痛、头昏、恐惧、幻觉和四肢抖动,还可出现发热、大汗、心率增快、呼吸加快、血压升高、肌肉紧张、视物模糊,甚至惊厥发作。严重中毒者可发生脑水肿、中毒性肝炎、高热、低钠血症、DIC、急性肾衰竭、猝死。长期滥用苯丙胺可致体重下降、心肌病、妄想、偏执狂样精神病(苯丙胺性精神病),后者表现为精神激动、幻听、幻视及类偏执狂妄想。

【治疗】

在急性口服摄入患者,使用活性炭进行胃肠净化。胃灌洗通常是没有必要的,除非在摄入后不久立即出现危及生命的中毒时,可以进行。疑似填塞体内贩毒者,可行肠灌洗。躁动或癫痫持续发作需要进行苯二氮䓬类药物滴定。严重的心律失常可能需要心脏复律、除颤和抗心律失常药物治疗。持续的血压增高会增加心血管的风险。初始可以使用苯二氮䓬类药物通过镇静来控制血压。难治性高血压并产生器官毒性(如心脑血管事件、心肌缺血/梗死)可静脉注射酚妥拉明、硝普钠或硝酸甘油。避免使用β受体阻滞剂,以防止血管收缩。α肾上腺素能和β肾上腺素能拮抗剂可用于控制心动过速。心源性肺水肿可用硝酸甘油和利尿剂治疗。严重高热伴精神运动性躁动患者需要迅速进行神经肌肉松弛和降温,可选用丹曲洛林。发病后15~20分钟内控制体温,可防止多器官功能衰竭和死亡。氟哌啶醇可用于生命体征稳定,无发热的躁动患者在苯二氮䓬类药物治疗基础上的辅助治疗。

第七节 阿托品、颠茄、曼陀罗及莨菪中毒

阿托品(atropine)是从颠茄、曼陀罗、莨菪等植物中提取的生物碱。曼陀罗为茄科曼陀罗属草本植物,其根、茎、叶、花及果实均含有阿托品、莨菪碱、东莨菪碱等生物碱。莨菪根茎中所含的生物碱主要是莨菪碱、阿托品、东莨菪碱。

本类药物经胃肠道吸收迅速,局部黏膜也可吸收,在24小时内,体内的阿托品有4/5随尿排出,东莨菪碱则排泄缓慢。它们为抗胆碱能神经系统的药物,能阻断许多胆碱能节后纤维

所引起的反应。小剂量阿托品可轻度兴奋高级神经中枢、下丘脑和延髓,大剂量对中枢神经系统的作用则由兴奋转抑制。东莨菪碱的治疗剂量具有安定、镇静作用,但兴奋呼吸中枢。阿托品能拮抗胆碱类药物引起的血管扩张和血压骤降。阿托品和东莨菪碱能强烈抑制汗腺、唾液腺、泪腺、支气管腺等腺体的分泌作用,使瞳孔扩大和眼压升高。过量治疗应用或误服阿托品制剂,误食曼陀罗果浆或叶,外敷曼陀罗叶或颠茄膏等由皮肤吸收均可引起中毒。成人应用阿托品5~10mg即可引起明显中毒症状,最小致死量为80~150mg。我国特产茄科植物山莨菪中提取的生物碱山莨菪碱的作用与本类药物相似。

【临床表现】

阿托品或颠茄中毒时,患者极度口渴、咽喉干燥、充血、瞳孔扩大、皮肤干热发红,动作笨拙,可有排尿困难。严重中毒者有脉速、体温可升至40℃以上,并有幻觉、谵妄、不安、强直性或阵挛性惊厥,最后出现昏迷、呼吸浅表等危重征象。莨菪碱的作用与阿托品相似,但一般不表现为阿托品的中枢兴奋作用。曼陀罗中毒多在吞食果酱后0.5~3小时出现与阿托品中毒相似的症状,但不发热,皮肤不发红是其特点。中毒症状可持续几小时或几天。

【治疗】

口服中毒用4%的鞣酸溶液洗胃。水杨酸毒扁豆碱0.5~2mg缓慢静脉注射,每分钟不宜超过1mg,以逆转抗胆碱能症状,必要时可重复注射,成人总量可用至5mg。严重时可用毛果芸香碱每次5~10mg,每隔5~15分钟皮下注射1次,直至症状减轻为止;新斯的明,肌内注射,成人每次0.5~1mg,每3~4小时1次。患者出现躁狂、惊厥时,可选用地西泮、氯丙嗪或副醛。阿托品中毒后期,吗啡或长效巴比妥类药物因有增强中枢神经系统的持久抑制作用,不应使用;发生中枢神经系统抑制时,可酌情用兴奋剂如硫酸苯丙胺或苯甲酸钠咖啡因等。

第八节 瘦肉精中毒

瘦肉精是一类药物,任何能够促进瘦肉生长、抑制肥肉生长的物质都可以叫做"瘦肉精"。2011年国务院食品安全委员会办公室发布的《"瘦肉精"专项整治方案》中详细列出了瘦肉精目录。通过食用含瘦肉精残留的动物内脏或肉类,可导致人体中毒发生。瘦肉精的代表品种为克伦特罗(氨哮素、克喘素)。克伦特罗为强效选择性β_2受体激动剂。进入人体后肠道吸收快,12~20分钟起作用,2~3小时血浓度达峰,作用维持时间2~4小时,半衰期为35小时,清除5个半衰期(97%)需5~8天。主要通过肾脏排除。

【临床表现】

病情的轻重与进食量有关,潜伏期15分钟至6小时不等。消化道症状一般不明显,而以心血管、神经系统表现为主:心悸、心动过速、多汗、肌肉震颤、肌无力,甚至不能站立、肌痛、头痛、眩晕、恶心、口干、失眠、呼吸困难、神经紧张、皮肤瘙痒等;

中毒严重者可发生惊厥、高血压危象。症状持续时间 90 分钟至 6 天。心电图检查绝大部分患者出现窦性心动过速，可出现 T 波改变和 ST 段下移；严重者可发生室上性期前收缩和心房颤动。实验室检查可发现心肌酶升高、血糖和游离脂肪酸升高、血钾降低。血钾、血镁、血磷酸盐降低时，有可能导致心脏猝死。最可靠的诊断指标是中毒者的血、尿及所进食动物组织中的克伦特罗含量检测。临床诊断主要依靠中毒者有进食动物内脏或肉类的历史，出现头晕头痛、恶心呕吐、心慌、肌肉震颤等症状时，应高度警惕"瘦肉精"中毒。

【治疗】

无特效解毒药，以对症支持治疗为主。早期给予洗胃、导泻；对已进入血中的药物采取输液和强化利尿的方法加速药物清除。症状轻者给予一般镇静剂可控制症状。症状严重时：惊厥者可给予地西泮静脉推注；血压过高时适当降压治疗；快速心律失常时应用 β 受体阻滞剂等。血钾水平检测和补钾尤为重要。

推荐阅读

1. 菅向东，杨晓光，周启栋. 中毒急危重症诊断治疗学[M]. 北京：人民卫生出版社，2009.
2. PENNINGA E I，GRAUDAL N，LADEKARL M B，et al. Adverse events associated with flumazenil treatment for the management of suspected benzodiazepine intoxication-a systematic review with meta-analyses of randomised trials[J]. Basic Clin Pharmacol Toxicol，2016，118(1)：37-44.
3. LIEBELT E L. Cyclic antidepressants[M]//HOFFMAN R S，HOWLAND M A，LEWIN N A，et al. Goldfrank's toxicologic emergencies. 10th ed. New York：McGraw-Hill，2015.
4. RICHARDS J R，ALBERTSON T E，DERLET R W，et al. Treatment of toxicity from amphetamines，related derivatives，and analogues：a systematic clinical review[J]. Drug Alcohol Depend，2015，150：1-13.
5. MATSUMOTO R R，SEMINERIO M J，TURNER R C，et al. Methamphetamine-induced toxicity：an updated review on issues related to hyperthermia[J]. Pharmacol Ther，2014，144(1)：28-40.

第四章　农药中毒

万伟国　徐麦玲

农药是指用于预防、控制危害农业、林业的病、草、虫、鼠和其他有害生物及有目的地调节植物、昆虫生长的化学合成或者来源于生物、其他天然物质的一种物质或者几种物质的混合物及其制剂，包括杀虫剂、杀螨剂、杀菌剂、除草剂、植物生长调节剂、杀线虫剂和杀鼠剂等。杀虫剂应用占 70% 以上，中毒病死率达 10%，常见杀虫剂包括有机磷酸酯类、氨基甲酸酯类、拟除虫菊酯类和沙蚕毒素类等。近年来除草剂百草枯中毒成为中毒病例最多、死亡率最高的农药中毒。

第一节　有机磷酸酯类农药中毒

有机磷酸酯类农药（organophosphorus pesticides）常见剧毒类有甲拌磷、内吸磷、对硫磷，高毒类有甲胺磷、氧乐果、敌敌畏；中度毒类有乐果、敌百虫（美曲磷酯）；低毒类有马拉硫磷、辛硫磷。草甘膦属有机磷除草剂，但不抑制胆碱酯酶。生产、运输、使用或防护不当，可发生急、慢性中毒，也可因误服、自服或摄入污染食物引起急性中毒。

【毒作用机制】

本类农药简称"有机磷"农药，易挥发、有蒜臭味。酸性环境中稳定，遇碱易分解。经皮肤、呼吸道、消化道吸收，随血流分布到全身组织器官，在脂肪组织中储存。多种酶参与其体内代谢转化，如水解磷酸酯键的酯酶、羧酯水解酶、谷胱甘肽转移酶等。代谢产物与羧酸、巯基、葡萄糖醛酸、谷胱甘肽等结合失去抑制胆碱酯酶（choline esterase，ChE）的能力，经尿排出。

有机磷农药通过亲电子性磷与 ChE 结合，形成磷酰化 ChE，抑制 ChE 特别是乙酰胆碱酯酶（acetylcholine esterase，AChE）的活性，使 AChE 失去分解乙酰胆碱的能力，乙酰胆碱在生理效应部位积蓄，产生胆碱能神经过度兴奋的表现。有机磷农药可以形成肝肠循环，由肠道再吸收，抑制新生成的 ChE，导致中毒症状迁延，甚至反跳。

某些有机磷可与脑和脊髓中的"神经毒酯酶"（neurotoxic esterase，NTE）结合，使 NTE 老化，抑制轴索内 NTE 的活性，使轴浆运输的能量代谢发生障碍，轴索退行性变化，继发脱髓鞘病变，引起迟发性神经毒作用。还可干扰神经轴索内钙离子/钙调蛋白激酶 Ⅱ，使神经轴索内钙稳态失衡，导致轴索变性和迟发性神经病。

【临床表现】

（一）急性中毒　经口中毒潜伏期 5~10 分钟，首发症状有恶心、呕吐，全身症状与摄入量呈正相关。经皮肤或呼吸道中毒者，潜伏期长，症状较轻。

1. 胆碱能危象　①毒蕈碱样作用：多汗、缩瞳、流涎、恶心、呕吐、腹痛、腹泻、二便失禁、支气管平滑肌痉挛、支气管分泌物增多、心率下降。重者出现肺水肿。②烟碱样作用：肌张力增强、肌纤维震颤、肌束颤动、心率加快，甚至全身抽搐，可因呼吸肌麻痹而死亡。③中枢神经系统效应：头昏、头痛、眼花、软弱无力、意识模糊，甚至昏迷、抽搐，可因中枢性呼吸衰竭而死亡。

急性中毒诊断分级以临床表现为主，ChE 活力测定作为参考。轻度中毒：轻度中枢神经系统和毒蕈碱样症状，全血或红细胞胆碱酯酶活性50%～70%；中度中毒：除上述表现外，伴有肌颤、大汗淋漓等烟碱样症状，胆碱酯酶活性30%～50%；重度中毒：昏迷、抽搐、肺水肿、呼吸肌麻痹等，胆碱酯酶活性<30%。

2. 中间综合征（中间期肌无力综合征，intermediate syndrome，IMS）　发生率约7%。主要表现为第Ⅲ～Ⅶ和第Ⅸ～Ⅻ对脑神经支配的肌肉、屈颈肌、四肢近端肌肉及呼吸肌的力弱和麻痹。诊断要求肌无力累及部分脑神经支配的肌肉、屈颈肌及四肢近端肌肉和呼吸肌这三组肌肉或其中两组肌肉，且肌力降至3级或以下。

IMS多发生在急性中毒后24～96小时，个别短至10小时，长达7天。临床上分为：①轻型，屈颈肌、四肢近端肌力弱和/或部分脑神经支配的肌肉力弱；表现为不能抬头、睁眼、张口和咀嚼，上下肢抬举、吞咽和伸舌困难，声音嘶哑、复视、转动颈部和耸肩力弱等。②重型，呼吸肌力弱和/或因第Ⅸ及Ⅹ对脑神经支配的肌肉力弱引起的上气道通气障碍；表现为呼吸肌麻痹，胸闷、气憋、发绀、呼吸肌活动减弱、呼吸浅速。迅速发展为呼吸衰竭是IMS的主要死因。

IMS一般持续2～3天，个别长达1个月。肌力恢复顺序分别为脑神经支配的肌肉、呼吸肌和肢体近端肌肉及屈颈肌。

3. 迟发性、多发性周围神经病变（organophosphate induced delayed polyneuropathy，OPIDP）　少数急性中毒患者在急性症状恢复后2～4周，出现进行性肢体麻木、刺痛，呈对称性手套、袜套型感觉异常，伴四肢无力，双手不能持物，双下肢行走困难，肢体萎缩无力。重症患者出现轻瘫或全瘫，四肢远端肌肉萎缩，四肢腱反射减弱或消失，足背屈无力或足下垂，下肢病变重于上肢病变，6～12个月逐渐恢复。肌电图提示失神经电位和运动神经传导速度明显减慢。

4. 非神经系统损害表现

（1）心肌损害：心电图显现期前收缩、传导阻滞、ST-T波改变、QT间期延长等，严重者发生尖端扭转型室性心动过速或心室颤动而死亡，QT间期延长者预后差；心肌酶活性均有不同程度升高，持续而极度升高者预后不佳，但不能仅根据单纯肌酸激酶（creatine kinase，CK）升高而诊断心肌损害，一般CK-MB/CK大于10%方可诊断；肌钙蛋白判断心肌损伤的价值大于心肌酶谱。血清心肌酶及肌钙蛋白与急性有机磷农药中毒病情严重程度呈正相关。

（2）肝脏损害：血清转氨酶升高，少数严重患者出现肝大、黄疸等。

（3）肾脏损害：蛋白尿、血尿、尿β_2微球蛋白升高，个别重症发生急性肾衰竭。

（4）急性胰腺炎和腮腺炎：多呈无痛性，血清淀粉酶和脂肪酶升高，CT影像学出现相应改变。淀粉酶升高者易发生呼吸衰竭。

（5）横纹肌溶解症：重度中毒易发生横纹肌溶解症，常伴有严重肺水肿并发呼吸肌麻痹、呼吸衰竭、心搏骤停及急性肾衰竭。

（6）血液系统异常：中重度中毒患者可出现凝血酶原时间（prothrombin time，PT）、部分凝血活酶时间（activated partial thromboplastin time，APTT）、凝血酶时间（thrombin time，TT）明显延长，D-二聚体、纤维蛋白原降解产物（fibrin degradation product，FDP）水平明显升高，呈低凝血状态，有出血倾向。外周血中性粒细胞/淋巴细胞比值在中重度中毒患者中随病情严重程度增加而降低，且与胆碱酯酶水平呈负相关，可以作为除胆碱酯酶外的另一个参考指标。

（二）慢性中毒　长期低浓度接触是否存在慢性中毒，尚无定论。部分有眼周围神经病变。一般认为慢性接触者血ChE可明显抑制，但症状体征较不明显，脱离接触后ChE可缓慢恢复。

有机磷农药中毒的诊断和处理可见国家职业卫生标准GBZ 8—2002《职业性急性有机磷杀虫剂中毒诊断标准》。

【实验室检查】

ChE活性下降并不与病情轻重完全平行。AChE能真正反映中毒程度。血、尿、胃液等生物样品中检出农药及其代谢产物，对中毒诊断和鉴别诊断有指导意义。

【治疗】

（一）迅速清除毒物，阻止毒物继续吸收　皮肤接触中毒，迅速脱去污染衣服，彻底清洗皮肤、毛发、指甲；口服中毒除常规洗胃外，可用2%～5%碳酸氢钠溶液洗胃（敌百虫忌用，可转化为毒性更强的敌敌畏），后用甘露醇或硫酸镁溶液导泻。留置胃管间断洗胃较常规一次性洗胃疗效佳，同时胃管内常灌注蒙脱石散剂。

（二）特效解毒剂应用

1. 抗胆碱能药物

（1）阿托品和莨菪碱类：有效阻断毒蕈碱样作用和解除呼吸中枢抑制。阿托品用量：轻度中毒2mg；中度中毒2～4mg；重度中毒3～10mg，肌内注射或静脉注射。必要时每15分钟1次。根据有无异常分泌、体温及脉搏调整阿托品量。既往强调"阿托品化"造成许多阿托品过量，甚至中毒，文献提出按"阿托品化定量观察指标评分系统"来判别阿托品化。静脉阿托品微量泵持续输注方式给药较传统间断静脉给药方式疗效好、副作用少，也有文献强调需间断使用静脉注射达阿托品化后再予微量泵持续输注方式。山莨菪碱在解除平滑肌痉挛、减少分泌物、改善微循环、调节体温方面优于阿托品，且无中枢兴奋作用。阿托品对中枢神经系统症状的缓解作用有限，可给予东莨菪碱0.3～0.6mg/30～60min，直到神志逐渐清楚，面色潮红，瞳孔散大，分泌物减少，肺啰音明显减少至消失，烦躁不安后逐渐减量至停用。

（2）盐酸戊乙奎醚（长托宁）：作用于中枢神经（M_1）受体和平滑肌、腺体（M_3受体）；对心脏和神经元突触前膜自身受体（M_2受体）无明显作用；对中枢M受体和烟碱（N）受体均有作用，能有效防治中枢性呼吸衰竭；外周抗N受体作用。不致心率加快和心肌耗氧增加，引起尿潴留的程度较轻。与阿托品比较，长托宁用药量减少和给药间隔时间延长，可显著减少中间综合征的发生。轻度中毒2mg；中度中毒4mg；重度中毒6mg，肌内注射,1 小时后给予首剂的 1/2,以尽快达到"长托宁"化:口干、皮肤干燥、肺部啰音减少或消失、精神神经症状好转。维持量 1~2mg,每 6~12 小时 1 次。有文献支持先予阿托品治疗快速达到阿托品化后,再用小剂量阿托品、长托宁联合应用维持阿托品化,较起始就两者联合的效果更好,不良反应更少。

2. 肟类复能剂 氯解磷定(PAM-Cl)、碘解磷定(PAM-I)使抑制的 ChE 复能,减轻或消除烟碱样作用,应及早、足量、重复应用。中毒 24 小时后 ChE 老化率达 97%,已不能被复能剂复能。因贮存在组织中的有机磷再入血,可使复能的 ChE 再次被抑制,使症状反复、病情恶化,故应重复持续用药。PAM-Cl 首剂 15~30mg/kg 静脉注射,首剂后 2~4 小时以 500mg/h 维持,直至症状消失,血 ChE 活力稳定在正常值的 50%~60% 以上。PAM-Cl 可肌内注射,肝脏代谢快,在体内无蓄积作用,是治疗有机磷农药中毒的首选药物。肟类复能剂尚有重活化

ChE 以外的解毒作用,能迅速、充分恢复已衰竭的呼吸中枢和呼吸肌的神经肌肉传递功能。阿托品或长托宁与肟类复能剂的联合应用,有互补、增效作用。敌敌畏、敌百虫等有机磷农药对肟类复能剂恢复胆碱酯酶的疗效稍差,应以阿托品或长托宁治疗为主;肟类复能剂对乐果、氧化乐果等中毒后机体胆碱酯酶恢复无效,但对解除烟碱样作用有效,即所谓的"非胆碱酯酶重活化效应",故在积极使用阿托品等抗胆碱药物的基础上,仍应继续肟类复能剂的治疗。

3. 复方制剂 解磷注射液(2ml/支),每支含阿托品 3mg、苯那辛 3mg、氯解磷定 400mg。首次剂量:轻度中毒 1/2~1 支肌内注射,中度中毒 1~2 支肌内注射,重度中毒 2~3 支。解磷注射液所含氯解磷定不足,需另加:轻度中毒 0~0.5g,中度中毒 0.5~1.0g,重度中毒 1.0~1.5g。

特效解毒剂的治疗剂量见表 11-4-1-1。

表 11-4-1-1 有机磷中毒解毒剂的剂量和用法

药品	轻度中毒	中度中毒	重度中毒
阿托品	1~2mg 肌内注射,必要时 1~2 小时后 0.5~1.0mg	2~4mg 肌内注射或静脉滴注,10~20 分钟后重复 1 次	5~10mg 肌内注射或静脉滴注,以后每 5~10 分钟 3~5mg
长托宁	2mg 肌内注射,0.5~12 小时后给予首剂的 1/4~1/2 量	4mg 肌内注射,0.5~12 小时后给予首剂的 1/4~1/2 量	6mg 肌内注射,0.5~12 小时后给予首剂的 1/4~1/2 量
PAM-I	0.5g 缓慢静脉注射,必要时 2 小时后重复 1 次	0.5~1.0g 缓慢静脉注射,1~2 小时后重复 1 次,亦可静脉滴注维持	1.0~2.0g 缓慢静脉滴注,0.5 小时后重复 1 次,以后 0.5g/h 静脉注射或静脉滴注
PAM-Cl	0.25~0.5g 肌内注射,必要时 2 小时后重复 1 次	0.5~0.75g 肌内注射或静脉注射,1~2 小时后重复 1 次,以后每 2 小时重复 1 次	0.75~1.0g 肌内注射或静脉注射,0.5 小时可重复 1 次,以后每 2 小时重复 1 次
解磷注射液	0.5~1 支肌内注射	1~2 支肌内注射或静脉注射,1 小时后重复 1 次	2~3 支肌内注射或静脉注射,1 小时后重复 1~2 支

注:非口服中毒者阿托品及氯解磷定、碘解磷定用量明显低于口服中毒者,且 ChE 活力恢复明显早于口服中毒者。

(三)血液净化 对治疗重症有机磷农药中毒疗效显著,可选用血液灌流加血液透析。早期、反复应用,能有效清除血液中和蓄积组织中释放入血的有机磷农药。血浆置换可与血液灌流加血液透析的疗效相当,主要用于危重且常规治疗无效的患者。近来有血浆置换联合血液灌流治疗的报道。

(四)对症支持 出现呼吸肌麻痹,及早行气管插管或切开,保持气道通畅,予以辅助呼吸,直至自主呼吸稳定。严重中毒者,积极防治肺水肿、脑水肿,心电监护,加用糖皮质激素。及时纠正电解质紊乱和酸碱失调。发生 OPIDP 者的处理见第二十三篇第十章"周围神经病"。持续碱化血液(静脉滴注碳酸氢钠溶液使血 pH 维持在 7.4~7.5)有益于治疗有机磷中毒。

第二节 氨基甲酸酯类农药中毒

氨基甲酸酯类农药(carbamate pesticides)常见品种有西维因、叶蝉散、呋喃旦、速灭威、涕灭威等。本类农药无特殊气味,酸性条件下稳定,遇碱易分解。毒性较有机磷农药低,其中涕灭威毒性剧烈,且耐碱。生产或使用不当,误服或口服自杀可致中毒。

【毒作用机制】

本类农药可经皮肤、呼吸道、消化道吸收,在组织器官中浓度明显低于血液和体液,经尿排出 24 小时可排出摄入量的 70%~80%。毒作用与有机磷农药相似,直接抑制胆碱酯酶(ChE)活性,但抑制可逆。

【临床表现】

接触后 2~4 小时发病,口服中毒则在数分钟至半小时内发病。临床表现与有机磷中毒相似,以毒蕈碱样效应为主。表现为头昏、眩晕、眼花、恶心、呕吐、腹痛、腹泻、多汗、流涎、瞳孔缩小等。轻度中毒,2~3 小时自行恢复;中度中毒,出现肌颤、心搏减慢、支气管分泌物增多。大剂量口服可发生肺水肿、脑水肿、昏迷和呼吸抑制等重度中毒。有迟发性周围神经病的报道。诊断和处理见国家职业卫生标准 GBZ 52—2002《职业性

急性氨基甲酸酯杀虫剂中毒诊断标准》。

【治疗】

迅速彻底清除毒物。眼污染者用生理盐水或2%碳酸氢钠溶液冲洗；口服中毒，用清水或2%~4%碳酸氢钠溶液洗胃，洗胃后用硫酸镁、硫酸钠或甘露醇溶液导泻。治疗首选阿托品，不强调阿托品化，阿托品0.6~0.9mg口服或0.5~1mg肌内注射，必要时重复1~2次。重症患者可适当增加阿托品剂量。盐酸戊乙奎醚首剂推荐剂量：轻度0.5~1.5mg肌内注射；中度1.5~3.5mg肌内注射；重度3.5~6.0mg。此后每隔0.5~12小时使用首剂量的1/4~1/2，直至症状消失。

本类农药中毒不主张用肟类复能剂，因肟类复能剂与大部分氨基甲酸酯类农药结合后的产物会增加毒性，降低阿托品的治疗效果；且本类农药中毒后，被抑制的ChE活性恢复快（但亦有延迟恢复的病例报道）。如本类农药与有机磷农药混配中毒，则往往先有较短的氨基甲酸酯类农药中毒阶段，继之出现较长而严重的有机磷农药中毒过程，可先用阿托品类，后酌情使用肟类复能剂。

第三节　拟除虫菊酯类农药中毒

拟除虫菊酯类农药(pyrethroid pesticides)在酸性环境中稳定，遇碱则易分解。化学结构不含氰基者为Ⅰ型，如苄呋菊酯、氯菊酯、丙烯菊酯等，为低毒性；含氰基者为Ⅱ型，如溴氰菊酯(deltamethrin)、戊氰菊酯（速灭菊酯、fenvalerate）、氯氰菊酯(cypermethrin)等，属中等毒性。家用灭蚊药多为此类农药。

【毒作用机制】

本类农药经皮肤、呼吸道、消化道吸收，在肝内经酯酶和混合功能氧化酶作用而降解。Ⅱ型在体内的代谢和排泄较慢，毒性较大，属神经毒性物质，其作用于神经细胞膜的钠通道，导致钠离子通道m闸门关闭延迟，去极化延长，保持小量钠离子内流，形成去极化后电位和重复去极化；另有认为本类农药可能抑制中枢神经细胞膜的γ-氨基羟丁酸受体，使γ-氨基羟丁酸失去对脑的抑制功能，从而使脑兴奋性相对增高。

【临床表现】

生产性中毒的潜伏期为4~6小时，表现为皮肤、黏膜刺激症状：颜面部皮肤麻木、烧灼、刺痒或蚁行感；流泪、结膜充血、咽喉不适、咳呛等，少数皮肤接触部位出现红色丘疹，伴奇痒，全身症状较轻。口服中毒者于10分钟至1小时发病，先为上腹部灼痛、恶心、呕吐等，继而食欲缺乏、精神萎靡或肌束震颤，部分患者口腔分泌物增多，尚可有胸闷、肢端麻木、心慌、视物模糊、多汗等表现，部分中毒患者可见四肢大块肌肉出现粗大的肌束震颤。重度中毒者意识模糊或昏迷，阵发性四肢抽搐、角弓反张、呼吸困难、肺水肿而致死。抽搐频繁者每日可达10~30次，每次持续30~120秒，镇静解痉剂疗效不佳。拟除虫菊酯与有机磷混配中毒时，临床表现与有机磷农药中毒无异。有报道单纯拟除虫菊酯类农药中毒病例出现类似有机磷农药中毒的表现，可有瞳孔缩小、多汗、甚至胆碱酯酶活力下降。有

报道急性中毒引起脑白质病变及肌张力障碍。

本类农药慢性接触中毒引起运动神经元损害：肢体和躯干肌束萎缩，上肢举重物困难、步态不稳；舌肌萎缩，构音困难、言语障碍；颌反射、腱反射亢进，未见病理反射。

诊断、治疗见国家职业卫生标准GBZ 43—2002《职业性急性拟除虫菊酯中毒诊断标准》。

【治疗】

对症支持治疗为主。迅速清除毒物，皮肤污染致中毒者用清水或2%~4%碳酸氢钠溶液反复冲洗污染的皮肤，维生素E油剂搽涂皮肤。口服中毒者，2%~4%碳酸氢钠溶液或清水洗胃，洗胃后灌入药用炭，再用50%硫酸镁溶液导泻，忌用油类泻药。严重中毒，可用血液灌流净化血液。对症治疗：口腔分泌物多者，阿托品0.5~1mg肌内注射或皮下注射；肺水肿时阿托品用量可增至1~2mg，不宜阿托品化；阵发性抽搐、角弓反张者可用西泮类或巴比妥类药物，及时控制抽搐是中毒抢救的关键之一。与有机磷农药混配中毒时，应先治疗有机磷中毒，并辅以对症治疗。

第四节　沙蚕毒类中毒

沙蚕毒类农药(neriestoxin insecticides, NTXI)是以沙蚕毒(nerisetoxin, NTX)为原型研制的具有杀虫活性的系列仿生农药，属广谱、高效、低残留杀虫剂。常用产品有杀虫双及其单钠盐杀虫单和多噻烷等。本类农药属神经毒物。

【毒作用机制】

NTXI经皮肤、呼吸道和消化道吸收，分布到全身各脏器，以肾最多，胆汁浓度高于其他体液。NTXI在体内转化为NTX，再进一步转化为二氢沙蚕毒(dihydronereistoxin, DHNTX)。NTX和DHNTX在体内发挥毒性作用。在肝内经氧化、甲基化解毒，绝大部分由尿排出体外。

NTX化学结构与乙酰胆碱相似，与乙酰胆碱受体结合，阻滞神经肌肉传导，拮抗乙酰胆碱作用，致骨骼肌松弛；抑制突触前释放ACh，引起外周性呼吸肌麻痹，是中毒致死的主要原因。大剂量摄入，通过血-脑屏障，兴奋中枢神经系统引起抽搐。NTXI对乙酰胆碱酯酶有轻度竞争性抑制；大剂量NTXI可兴奋M-乙酰胆碱受体，引起支气管、胃肠、子宫平滑肌痉挛、腺体分泌增加，加重气道阻塞，使瞳孔缩小。

杀虫双所含二甲胺基可将血液中血红蛋白氧化为高铁血红蛋白；其含有的硫代硫酸盐阴离子可与人体细胞色素氧化酶中的铁离子形成络合物，影响该酶活性。

【临床表现】

急性中毒多由口服引起，少数由喷洒农药时吸入或大面积皮肤污染所致。口服中毒大多在0.5~1小时发病，生产性中毒大多在暴露后2~4小时发病。

中毒初期出现恶心、呕吐、流涎、腹痛、腹泻等症状，再出现头昏、头痛、多汗、胸闷、肌束颤动等神经系统表现。重者出现烦躁不安、抽搐、意识障碍，甚至昏迷，瞳孔缩小，可因呼吸肌麻

痹致呼吸衰竭而死亡。可发生心、肝、肾等多脏器损伤。全血胆碱酯酶轻度下降，但多在正常值的50%以上。

杀虫双轻度中毒出现轻微发绀、兴奋、呼吸浅表、血压下降等；中度中毒，发绀明显、胸闷、神志不清、循环呼吸衰竭。长期生产接触可引起接触性皮炎。

【治疗】

用清水或碱性溶液清洗污染皮肤和黏膜。口服中毒用1%硫酸铜25~50ml催吐后，清水或2%碳酸氢钠溶液洗胃。硫酸铜可抑制NTXI经胃肠道的转化，降低本类农药毒性。

含巯基化合物如二巯丙磺钠能恢复被NTX阻遏的神经肌肉接头的冲动传递，拮抗呼吸抑制作用，但对中枢神经系统症状无治疗作用。重度中毒可予二巯丙磺钠治疗，0.25g静脉注射或肌内注射，后每6小时1次，共1~2次。单由本类农药引起中毒时，禁用胆碱酯酶复能剂。

毒蕈碱样症状明显者，可用小剂量阿托品类，亦有使用盐酸戊乙奎醚治疗。

杀虫双口服中毒宜用0.02%高锰酸钾溶液洗胃，高锰酸钾能迅速将杀虫双分解为无毒或低毒的硝酸盐、硫酸盐等。只有明确检测到高铁血红蛋白才考虑给予亚甲蓝治疗，并给予氧疗及必要的对症支持治疗。血液灌流可取得良好的救治结果。

第五节 百草枯中毒

百草枯(paraquat)是目前最常用的快速、触杀、灭生性除草剂。

【毒作用机制】

百草枯属中等毒类，酸性环境稳定，遇碱易分解，经胃肠道、皮肤及呼吸道吸收。进入人体后，迅速分布到全身各器官组织，以肺和骨骼中浓度最高，大部分5天内经肾脏以原形由尿排出。百草枯的毒作用机制主要有：①自由基学说。百草枯作为电子受体，作用于细胞内的氧化-还原过程，产生超氧阴离子自由基 O_2^-、H_2O_2、OH^- 等，导致细胞膜脂质过氧化，破坏细胞结构和功能；诱导线粒体内膜 Ca^{2+} 依赖的渗透性增加，导致膜去极化、解耦联和基质肿胀，从而引起线粒体不可逆损伤，并可对DNA造成氧化性损伤，诱发细胞凋亡和基因表达异常，进而造成肺泡上皮细胞和血管内皮细胞功能受损。②全身炎症学说，以巨噬细胞为主的效应细胞释放大量炎性因子，包括TNF-α、IL、IFN-γ、磷脂酶 A_2 等，炎性介质、趋化因子等使中性粒细胞、单核巨噬细胞等在组织内聚集、浸润、活化，进一步释放氧自由基、蛋白水解酶等，加重组织损伤。③补体活化。百草枯中毒后，肺组织中C3a和C5a表达增加，募集和活化白细胞与内皮细胞，增强肺泡毛细血管通透性，上调黏附分子和细胞因子的表达，进而介导肺炎。④对细胞信号转导通路的影响。影响丝裂素活化蛋白激酶(mitogen-activated protein kinases, MAPKs)和核因子κB(nuclear factor-κB, NF-κB)通路，引起肺损伤，促进多种促纤维化细胞因子如转化生长因子(transforming growth factor-β₁, TGF-β₁)、结缔组织生长因子、血小板衍生生长

因子(platelet derived growth factor, PDGF)等作用，激活相关信号通路如 TGF-β₁/Smad3 和 Notch1，导致肺发生上皮间充质转化，肺纤维化形成。病理改变：早期肺泡充血、水肿、炎症细胞浸润，晚期肺间质纤维化。低剂量摄入(<16mg/kg)，由于进展性的肺纤维化和呼吸衰竭，在数天后死亡。口服百草枯剂量与死亡率呈明显正相关，尤其水剂型，人的经口致死量为20%百草枯溶液5~15ml或40mg/kg，10ml以上的死亡率达30%，100ml以上几乎达100%。

【临床表现】

本品通过皮肤和呼吸道吸收，全身症状较轻；严重中毒都由口服引起，以肺损伤为主的心、肝、肾等多脏器功能衰竭是导致死亡的主要原因。

（一）局部刺激 皮肤接触部位发生接触性皮炎、皮肤灼伤、溃疡，继发感染。高浓度本品污染指甲，指甲可出现白点、横断、脱落；眼睛引起结膜、角膜灼伤，并形成溃疡；呼吸道吸入后，鼻、喉产生刺激症状、鼻出血等。

（二）消化道 口服后，出现口、咽喉烧灼感、口腔黏膜糜烂溃疡、恶心、呕吐、腹痛、腹泻，甚至呕血、便血、胃穿孔等。重症患者有肝区疼痛、肝大、触痛、黄疸及肝功能异常。出现淀粉酶和脂肪酶升高的患者预后差。

（三）肺 病变突出且严重。患者诉胸闷、咳嗽，出现进行性呼吸困难和发绀。两肺可闻及干、湿啰音。重者24小时内出现肺水肿、肺出血，1~3天内可因ARDS死亡。部分患者急性中毒控制后1~2周内发生肺间质进行性纤维化，呼吸窘迫又现，并进行性加重，致呼吸衰竭死亡。X线肺部检查：早期可无异常，后出现弥漫性斑片状或网状阴影。CT检查：早期(<7天)主要表现为双肺纹理增多增粗、双肺胸膜下区分布为主的磨玻璃密度增高影；中期(7~14天)以双肺广泛分布的磨玻璃样改变为主，同时伴肺纤维化、肺实变、双侧胸腔积液及心包积液；晚期(>14天)主要表现为双肺胸膜下间质纤维化。百草枯中毒肺内变化主要为肺内磨玻璃影进展为实变影，再转变为肺纤维化的过程。肺部CT表现轻重与口服百草枯剂量相关。导致患者死亡的主要原因为早期急性肺损伤及后期肺部发生纤维化引起的呼吸衰竭。肺功能检查表现为弥散障碍、中度气道阻塞和/或限制性通气异常。偶有发生食管破裂、纵隔气肿、皮下气肿和气胸的报道。

（四）泌尿系统 可出现尿频、尿急、尿痛等膀胱刺激征及尿常规异常，甚至发生急性肾衰竭。

（五）其他 可发生中毒性心肌炎、精神神经症状（抽搐、昏迷等），个别患者发生高铁血红蛋白血症、溶血性贫血。

诊断和处理见国家职业卫生标准GBZ 246—2013《职业性急性百草枯中毒的诊断》。

【治疗】

治疗原则为减少毒物吸收、促进体内毒物清除和对症支持治疗。彻底清洗被污染的皮肤、黏膜和眼睛，同时积极预防局部感染。经口中毒者立即催吐，用清水或2%碳酸氢钠溶液彻底洗胃，洗胃时应避免引起食管或胃穿孔。然后用30%漂白土、皂土

或药用炭60g灌胃,以吸附胃肠内的百草枯,再予以硫酸镁、硫酸钠或20%甘露醇溶液导泻,重复应用,直至粪便中出现吸附剂。对于口腔黏膜水肿、糜烂、溃疡、严重进食困难者,可保留胃管或胃镜下放置空肠管进行胃肠营养支持。基层单位可就地取清洁黏土调成混悬液,灌服,再用硫酸镁溶液导泻以清除毒物。近来蒙脱石散剂作为漂白土、皂土的替代药物应用较多,且效果更好。早期、反复应用血液净化或血浆置换治疗,可使预后改观,应在中毒后6~12小时内进行,血液灌流联合血液透析(HP+HD)、连续性静脉-静脉血液滤过(HP+CVVH)、连续性肾脏替代治疗(HP+CRRT)较单纯血液灌流疗效好。

防治肺损伤:及时给予抗氧化剂,如维生素E、维生素C、乙酰半胱氨酸、还原型谷胱甘肽等。褪黑激素可通过清除羟基、过氧化氢、过氧亚硝酸盐阴离子等直接发挥抗氧化作用。当$PaO_2<5.3kPa(40mmHg)$或发生ARDS时,可吸入>21%氧浓度的气体,或用呼气末正压呼吸给氧。早期应用糖皮质激素和免疫抑制剂,如硫唑嘌呤、环磷酰胺等,抑制炎症,以减轻肺水肿和阻断肺纤维化病变。肿瘤坏死因子α抑制剂有较多成功救治百草枯中毒的病例报道,静脉输注治疗的英夫利昔单抗较皮下注射的依那西普疗效更佳。其他免疫抑制剂如环孢素、长春新碱、秋水仙碱也有应用有效的报道。吡非尼酮和尼达尼布作为特发性肺纤维化的治疗药物已经得到批准,动物实验对百草枯中毒所致肺纤维化有一定疗效,但尚未见到临床应用的报道。

中毒剂量和接毒后就诊时间及首次行血液净化治疗的时间是影响预后的重要因素。有研究认为入院首次血清肌腱蛋白C浓度是急性百草枯中毒患者预后的独立危险因素;也有研究认为中性粒细胞/淋巴细胞比率增高对急性百草枯中毒患者30天死亡风险有良好的预测价值。对于经抢救治疗存活的患者,遗留严重肺纤维化时,肺移植也许是唯一有效方法,需要选择合适的移植时间窗,加强供受体病原菌检测、排出体内储存池的百草枯等术前措施,可提高百草枯中毒肺移植成功率。

第六节 杀鼠剂中毒

杀鼠剂(rodenticide)根据作用机制、化学结构分为7类。①抗凝血杀鼠剂:使用最广泛,如敌鼠、杀鼠灵(华法灵)、氯鼠酮、溴敌隆等;②痉挛型神经兴奋剂:如氟乙酰胺、氟乙酸钠、毒鼠强等;③硫脲类:如安妥、抗鼠灵等;④有机磷酸酯类:如毒鼠灵、除毒灵等;⑤氨基甲酸酯类:如灭鼠安、灭鼠腈等;⑥无机化合物:如磷化锌、硫酸钡、三氧化二砷等;⑦天然植物:如红海葱、马钱子碱等。灭鼠多用毒饵法,可因误食中毒,也有自杀、他杀中毒者。

(一) 敌鼠 敌鼠化学结构与双香豆素相似。纯品及其钠盐敌鼠钠均难溶于水,可溶于酒精等有机溶剂,稳定性好,长期保存不变性。属高毒类。

本品易经胃肠道、呼吸道(粉末)及皮肤吸收,通过肝微粒体酶羟基化。人体内半衰期为15~20天。在体内通过与维生

素K的竞争作用,取代生物酶中的维生素K,引起维生素K缺乏,使肝脏合成凝血酶原及凝血因子Ⅶ、Ⅸ和Ⅹ前体中谷氨酸转变为γ-羟基谷氨酸而减少,凝血时间及凝血酶原时间延长,并可破坏毛细血管通透性。

中毒方式以经口中毒为主,多因食用路边摊贩烧烤的牛、羊肉等引起中毒。早期有恶心、呕吐、腹痛、头晕、乏力等症状,1~3天出现出血症状。轻者多在损伤处如创口、刷牙后出现渗血不止;重者呈自发性全身出血症状,可因内脏器官大出血,导致出血性休克,或颅内出血,甚至死亡。尚有少见的肌间隙出血的报道。

治疗除尽早催吐、洗胃、导泻以清除毒物外,应及早足量使用特效拮抗剂维生素K_1 10~20mg肌内注射或静脉注射,每天2~3次,直至凝血酶原时间恢复正常。重者维生素K_1可120mg/d静脉滴注,有文献提出每天100~200mg维生素K_1持续静脉滴注较小剂量治疗的疗效更佳,常需要突破维生素K_1注射液说明书标注的24小时不超过40mg的使用限制。可输注新鲜血或凝血酶原复合物,以迅速止血。该类毒物半衰期长,维生素K_1的治疗(维生素K_3、维生素K_4的疗效欠佳)常需持续2个月以上,甚至长达半年,并予以对症支持治疗。

(二) 安妥 安妥纯品为白色结晶,工业品为灰色或灰褐色结晶粉末。性质稳定,受潮结块,再研碎仍不失效。安妥的毒性因动物种类而异,对人类毒性较小,成人口服致死量为1~40g,敏感者0.5g也可致死。安妥经胃肠道、呼吸道吸收,分布于肺、肝、肾及神经系统,大部分由尿排出。安妥对黏膜有刺激作用,主要损害肺毛细血管,增加其通透性,引起肺水肿、肺出血、胸膜炎和胸腔积液。也可致肝、肾变性坏死。可破坏胰岛β细胞,影响糖代谢,引起糖尿。

吸入安妥粉尘引起的中毒一般较轻,有恶心、气短、体温下降等。口服中毒时,首先出现口部烧灼感、恶心、呕吐、口渴、胃灼热、头晕、乏力、躁动,数小时内血糖呈一过性升高。严重中毒时,刺激性咳嗽,咳出粉红色泡沫痰,呼吸困难、发绀、肺水肿、胸腔积液、抽搐、昏迷。部分患者出现肝大、黄疸、血尿及蛋白尿等。

治疗以对症为主。催吐、洗胃、导泻可用清水或生理盐水。忌用碱性溶液和油类溶液。积极防治肺水肿,可应用糖皮质激素。必要时使用呼气末正压呼吸。半胱氨酸100mg/(kg·d)肌内注射;或还原型谷胱甘肽300~600mg肌内注射或静脉注射,可降低硫脲衍生物的毒性;10%硫代硫酸钠溶液20~30ml静脉注射可降低安妥毒性。

(三) 灭鼠优 又名抗鼠灵。为淡黄色粉末。属高毒类,人中毒的最小剂量为5.6mg/kg。主要经胃肠道吸收,通过肝脏微粒体代谢,代谢产物可由尿和胆汁排出。灭鼠优破坏胰岛β细胞及葡萄糖代谢;抑制烟酰胺代谢,造成B族维生素严重缺乏,使中枢和周围神经肌肉接头部、自主神经和心脏传导等方面发生障碍。口服中毒早期以胃肠道症状为主:恶心、呕吐、腹痛、食欲减退,数小时后出现直立性低血压、晕倒、尿潴留、四肢疼痛性感觉异常、感觉缺失、肌力减退、行走困难、小脑性共

济失调、视觉障碍等神经系统症状。严重者可发生昏迷、癫痫样大发作，因呼吸、循环衰竭死亡。中毒早期出现短暂低血糖，以后出现高血糖，常伴发酮症酸中毒，并见血清淀粉酶和脂肪酶活性增高。口服中毒时，及时催吐、洗胃、导泻。控制高血糖。早期给予足量烟酰胺（200~400mg），加入补液中，每天1~2次。禁用烟酸，以免因血管扩张而使血压控制复杂化。

（四）毒鼠强 毒鼠强（tetramethylene disulfotetramine）化学名为四亚甲基二砜四胺，系无臭、无味的白色粉末。本品为中枢神经系统刺激剂，属剧毒类灭鼠剂，人的口服致死量为0.1~0.2mg/kg。本品经胃肠道、呼吸道吸收，以原形由尿排出。因阻断γ-氨基丁酸受体而拮抗γ-氨基丁酸的作用，刺激中枢神经系统，对脑干有强烈刺激作用，引起阵发性痉挛。此作用为可逆性抑制。在体内可引起二次中毒。绝大多数中毒由误食或自服被毒鼠强污染的食物所致。

急性口服中毒的潜伏期为10~30分钟，也有个别长达13小时。消化系统表现有恶心、呕吐、上腹部烧灼感、腹部胀痛；严重者发生呕血。神经系统表现为头痛、头晕、口唇麻木、躁狂等，严重中毒者可突然晕倒、癫痫样大发作，发作可持续数分钟至10多分钟，一天发作数次至数十次。可因剧烈抽搐、昏迷、强直性惊厥，导致呼吸衰竭而死亡。脑电图可见α波部分受抑制，出现中波幅δ波和θ波。循环系统表现有胸闷、心悸感，可有不同程度的窦性心动过缓，甚至慢到每分钟30次，并发阿-斯综合征。心电图示ST-T改变、QT间期延长，心律失常，有不同程度的心肌酶升高，大多表现为CK增高而CK-MB不高，或者虽然CK-MB也增高，但CK-MB/CK的比值<10%，与肌肉抽搐有关，在没有心电图或肌钙蛋白检测的情况下，不应轻易诊断为心脏损害。也有肝大、触痛发生，伴肝功能异常。肝脏活检主要为肝细胞变性和脂肪浸润，伴间质炎症。个别患者出现肉眼血尿、无尿，血尿素氮、肌酐升高，发生急性肾衰竭。呼吸衰竭是毒鼠强中毒死亡的主要原因。

口服中毒者应及时催吐、洗胃，留置胃管24小时反复洗胃；胃管内灌入药用炭50~100g，并予50%硫酸镁溶液或20%甘露醇导泻，减少毒物吸收，防止二次中毒合并多脏器功能衰竭。巴比妥类、苯妥英钠或地西泮控制抽搐，保护脑、心、肝、肾等脏器功能。呼吸衰竭发生时，予气管插管或气管切开，机械通气。多次血液灌流、血液透析、血浆置换在重度中毒治疗中疗效明显，即使中毒已48小时，疗效仍可靠。二巯丙磺钠或二巯丙醇治疗毒鼠强中毒的报道增多，尚不能确定其具有特效解毒作用。

（五）氟乙酰胺 氟乙酰胺（fluoroacetamide）又名敌蚜胺、氟素儿，具有高毒性，人口服致死量为2~10mg/kg。为无臭、无味的白色结晶。性质稳定，长期保存或煮沸、高温、高压处理，毒性不变。常因误服本品或食用本品毒死的禽畜引起中毒。也可经皮肤吸收引起中毒，并造成死亡。氟乙酰胺进入体内后经脱氨形成氟乙酸，干扰正常的三羧酸循环，导致三磷酸腺苷合成障碍及枸橼酸在体内蓄积；丙酮酸代谢受阻，正常氧化磷酸化障碍；氟乙酸可直接损害中枢神经系统、心血管系统和消

化系统，甚至呼吸抑制而死亡。氟乙酸与体内钙离子结合，使血钙下降；引起糖代谢紊乱。

急性中毒的潜伏期与吸收途径及摄入量有关，一般为10~15小时。

临床表现：

1. 神经系统 轻者头晕、头痛、乏力、倦怠、四肢麻木、易激动，出现烦躁不安、肌肉震颤、肢体阵发性抽搐；重者意识模糊以致昏迷，大小便失禁，腱反射亢进及肌张力增高。抽搐是氟乙酰胺中毒最突出的表现，来势凶猛，反复发作，进行性加重，常导致呼吸衰竭而死亡。有脱髓体变性的病例报道。

2. 心血管系统 心悸、心搏加快、心音低钝，严重者发生心室颤动或心搏骤停。心电图QRS低电压、QT间期延长、ST段改变，可出现U波。

3. 消化系统 口服中毒者有口渴、食欲缺乏、恶心、呕吐，伴血性呕吐物，上腹烧灼样疼痛，也可有腹泻，肝功能损害发生。

4. 其他 反复抽搐者体温升高，并有血清CK、AST、LDH升高。部分患者可出现肾脏损害。也可有血糖、血钠、血钙降低。

皮肤污染者，立即脱去污染的衣服，彻底清洗污染的皮肤；口服中毒者应彻底洗胃并给予生蛋清或氢氧化铝保护胃黏膜。特效解毒药是乙酰胺（acetamide）又名解氟灵。成人每次2.5~5.0g，每天2~4次，肌内注射；重症患者可给予5.0~10.0g，一般连用7天。无乙酰胺时可用无水乙醇抢救：无水乙醇5ml溶于10%葡萄糖100ml，静脉滴注，每天2~4次。亦有使用谷氨酰胺治疗的病例报道。对症支持治疗的重点是控制抽搐，防治脑水肿，保护心脏。大剂量葡萄糖及能量合剂治疗，可明显改善中毒症状。重度中毒可实施血液灌流治疗，必要时可重复血液灌流，以避免"二次中毒"。

推荐阅读

1. 中国医师协会急诊医师分会. 急性有机磷农药中毒诊治临床专家共识（2016）[J]. 中国急救医学，2016,36（12）:1057-1065.

2. 管华月. 毒鼠强中毒致死103例死因鉴定研究[J]. 临床医学，2015（z2）:350-351.

3. 廖信彪，罗斌，余彦耿，等. 氟乙酰胺中毒致死的人体器官病理形态学观察[J]. 中国法医学杂志，2015,30（6）:579-583.

4. 张建川. 血液灌流技术治疗急性重度杀虫双中毒的疗效分析[J]. 中外医疗，2018,37（12）:103-105.

5. 中国医师协会急诊医师分会. 急性百草枯中毒诊治专家共识（2013）[J]. 中国急救医学，2013,33（6）:484-489.

6. 闫永吉，范亚丽，李双，等. 百草枯中毒所致肺损伤的新药治疗研究进展[J]. 中国药理学及毒理学杂志，2018,32（12）:959-963.

7. 余翔，陆志前. 百草枯中毒早期胸部CT表现与临床预后的相关性分析[J]. 安徽医药，2019,23（6）:214-1217.

8. 龙剑海，孙亚威，邱泽武. 影响抗凝血杀鼠剂中毒患者维生素K1维持剂量的多因素分析[J]. 中华危重症医学杂志（电子版），2016,9（2）:87-90.

第五章　有害气体中毒

邹和建

第一节　刺激性气体中毒

刺激性气体多在工农业生产环境中遇到,亦可因意外事故危害周围人群。刺激性气体主要对呼吸道黏膜、眼及皮肤有直接刺激作用。吸入刺激性气体后,轻者表现为上呼吸道刺激或支气管炎症状,重者产生中毒性肺炎或中毒性肺水肿,且可发展为急性呼吸窘迫综合征(ARDS)。损害的严重程度主要取决于吸入气体的理化特性、浓度及吸入时间的长短。

【种类】

常见的刺激性气体有:①酸类蒸汽,无机酸如硫酸、硝酸、盐酸、氢氟酸;有机酸如甲酸、乙酸、丙酸、乙二酸、丙烯酸等。②成酸氧化物,如二氧化硫、三氧化硫、二氧化氮、四氧化二氮等。③氨及胺,如氨、甲胺、乙胺、丙烯胺等。④光气。⑤卤代烃类,如八氟异丁烯、氟光气、聚四氟乙烯裂解气、溴甲烷、氯化苦等。⑥酯类,如硫酸二甲酯、醋酸甲酯等。⑦醛类,如甲醛、乙醛、丙烯醛等。⑧醚类,如氯甲甲醚等。⑨金属与类金属化合物烟尘,如羰基镍、氧化镉等。

呼吸道损伤与气体的浓度、水溶性和暴露时间有关:①高水溶性刺激性气体,有氯气、氨气、二氧化硫等。这类毒物在水中的溶解度大,在眼和上呼吸道的潮湿组织表面很快溶解,形成酸或碱类物质,产生速发的、强烈的刺激作用。临床表现主要为刺激症状。如大量吸入出现肺水肿时常无潜伏期。②低水溶性刺激性气体,如氮氧化物、光气、硫酸二甲酯、有机氟裂解气、羰基镍等。因溶解度小,对上呼吸道的刺激作用相对较小,气体吸入量相对增多,且易进入呼吸道深部,因而引起中毒性肺炎、肺水肿的可能性大,发病有一定的潜伏期。

【临床类型】

(一) **中毒性呼吸道炎症**　大多由水溶性较高的刺激性气体引起。吸入后立即出现黏膜刺激症状。临床表现有鼻炎、咽炎、声门水肿及气管、支气管炎等症状。长期反复吸入低浓度刺激性气体可引起慢性鼻炎、支气管炎、支气管哮喘或慢性阻塞性肺疾病(chronic obstructive pulmonary disease,COPD)。

(二) **中毒性肺炎**　刺激性气体进入呼吸道深部,易引起肺实质的炎症反应。中毒性肺炎的症状除上呼吸道刺激症状外,主要表现为胸闷、胸痛、气急、剧咳、咳痰,有时痰中带有血丝。白细胞总数和中性粒细胞比例均增高,2~3天内可恢复正常,如白细胞持续增高,则有继发细菌感染的可能。X线征象可有局部片状阴影和密度不高的点状阴影,肺纹理增粗,边缘不整,上肺野较为清晰。肺CT主要表现为肺纹理增粗模糊,大

小不一的多发或弥漫性实变影,磨玻璃样改变等。

(三) **中毒性肺水肿及ARDS**　刺激性气体吸入引起的呼吸系统疾病中,以中毒性肺水肿及ARDS最为严重,ARDS往往由肺水肿发展而来。吸入水溶性小的刺激性气体后,即刻黏膜刺激症状较轻,仅有呛咳、胸闷及恶心,阳性体征很少,仅咽部及眼结膜充血,偶闻干啰音。脱离接触后上述症状可明显减轻或基本消失(假愈期),但经数小时至数十小时后,病情突然加重,出现胸闷、咳嗽加重,且有呼吸困难、发绀、烦躁、咳粉红色泡沫痰,两肺可闻及弥漫性湿啰音。部分患者急性暴露于某些气体(如氨、氮氧化物、二氧化硫、汞)10~14天后,发展为闭塞性细支气管炎,呼吸困难呈进行性加剧,进而演变为ARDS,如不及时抢救,可因呼吸循环衰竭而危及生命;吸入水溶性大的刺激性气体后,则立即出现明显的眼和上呼吸道黏膜刺激症状,随即出现肺水肿的症状和体征,进而可发展为ARDS。危重患者可并发喉水肿、纵隔气肿、气胸、肺不张。肺CT符合肺水肿和ARDS改变。

【诊断】

根据刺激性气体吸入史、临床表现、实验室检查及影像学检查,一般不难诊断。但疑似与职业因素有关,应由具有职业病诊断资质的医疗机构及具有职业病诊断资质的医师依据国家职业卫生标准作出诊断。

【治疗】

立即脱离刺激性气体环境,任何吸入有毒物质后出现呼吸道症状的患者应观察72小时,警惕ARDS发生。即使当时临床表现轻微,亦应卧床休息,保持安静、密切观察72小时。有气急、胸闷等症状时,均应给予氧疗。肺水肿时吸入有机硅消泡剂(二甲基硅酮),以清除气道水泡,增加氧吸入。治疗方法主要取决于临床症状,并不因吸入剂而异。治疗目的是确保足够的氧合和肺泡通气。轻症病例使用支气管扩张剂和氧疗。如咳嗽频繁,并有气急、胸闷等症状,可用0.5%异丙基肾上腺素1ml和地塞米松2mg,加水至3ml雾化吸入,需要时应用解痉、祛痰、抗感染药物。重症病例伴气道阻塞者可行气管插管或气管切开和机械通气。吸入损伤引起的ARDS目前无循证证据支持高剂量糖皮质激素。在急性期得到控制后,医师必须对反应性气道功能障碍、闭塞性细支气管炎伴或不伴机化性肺炎、肺纤维化和迟发性ARDS的发生保持警惕。

【预后】

大多数人完全康复,但有些人存在可逆性气道阻塞(反应性气道功能障碍综合征)或限制性异常和肺纤维化的持续性肺损伤。在机体修复过程中,可发生闭塞性细支气管炎合并机化

性肺炎。少数患者出现晚期肺纤维化。

第二节 氰化物中毒

吸入性氰化物中毒主要见于事故或意外,主要化学物为氰化氢。亚铁氰化物和铁氰化物一般条件下是低毒的,但在加热或遇酸作用后能生成剧毒的氰化氢。

【毒作用机制】

氰化氢通过呼吸道进入体内后析出氰离子,迅速与细胞线粒体内氧化型细胞色素氧化酶的三价铁结合,阻止了氧化酶中三价铁的还原,也就阻断了氧化过程中的电子传递,使组织细胞不能利用氧,形成细胞内窒息。

【临床表现】

吸入高浓度氰化氢气体可引起猝死。非猝死型患者呼出气中有苦杏仁气味。根据中毒的轻重程度可分别表现为眼和上呼吸道刺激症状,进而出现呼吸困难,并有胸闷、头痛、心悸、心率增快,皮肤黏膜呈樱桃红色,随即出现强直性和阵发性痉挛,甚至角弓反张。如不及时抢救,患者昏迷加重、血压骤降、呼吸浅而不规则,出现发绀、反射消失,很快呼吸先于心搏停止而死亡。

【治疗】

氰离子在体内易与三价铁结合,在硫氰酸酶参与下再同硫结合成毒性很低的硫氰酸盐从尿排出。高铁血红蛋白形成剂和供硫剂联合应用可达到解毒目的。

急性中毒时治疗:

1. 使患者迅速脱离中毒现场,眼污染时用大量清水冲洗。

2. 立即将亚硝酸异戊酯 $1 \sim 2$ 支放在手帕中压碎,给患者吸入 $15 \sim 30$ 秒,间隔 $2 \sim 3$ 分钟再吸 1 支,直至静脉注射亚硝酸钠为止。

3. 立即用 3% 亚硝酸钠 $10 \sim 15ml$,加入 25% 葡萄糖液 20ml,静脉缓慢注射,不少于 10 分钟。注射时注意血压,如有休克先兆,应停止应用本药。

4. 紧接着用同一针头,以相同速度注入 50% 硫代硫酸钠溶液 $20 \sim 40ml$。必要时可在 1 小时后重复注射半量或全量。轻度中毒者单用此药即可。

5. 4-二甲氨基苯酚(4-dimethylaminophenol,4-DMAP)和对氨基苯丙酮(P-aminopropiopheaone,PAPP)为高铁血红蛋白生成剂。轻度中毒口服 4-DMAP 及 PAPP 各 1 片;较重中毒立即肌内注射 10% 4-DMAP 2ml;重度中毒立即用 10% 4-DMAP 2ml 肌内注射,50% 硫代硫酸钠溶液 20ml 静脉注射,必要时 1 小时后重复半量。4-DMAP 和 PAPP 效价高,作用快,副作用小。应用 4-DMAP 和 PAPP 者严禁再用亚硝酸类药品,防止高铁血红蛋白形成过度(发绀症)。

第三节 一氧化碳中毒

在化学工业中,合成光气、甲醇、羰基镍等都需一氧化碳

(carbon monoxide,CO)作为原料。在生产和生活中,凡含碳物质燃烧不完全时,均可产生 CO 气体,如炼钢、炼焦、矿井放炮、内燃机排出的废气等。生产过程中防护不周或通风不良可发生急性一氧化碳中毒(carbon monoxide poisoning)。家庭用煤炉、煤气或天然气热水器产生的 CO 及煤气泄漏,则是生活性中毒最常见的原因。

【毒作用机制】

CO 经呼吸道吸入后,立即与血红蛋白结合形成碳氧血红蛋白(HbCO)。CO 与血红蛋白亲和力较 O_2 大 $200 \sim 300$ 倍,HbCO 解离速度又仅为氧合血红蛋白 1/3 600。HbCO 不仅不能携带氧,而且还影响 HbO_2 的解离,阻碍氧的释放和传递,导致低氧血症,引起组织缺氧。CO 可与肌球蛋白结合,影响细胞内氧弥散,损害线粒体功能。CO 还与线粒体中细胞色素 a_3 结合,阻断电子传递链,延缓还原型辅酶 I(NADH)的氧化,抑制细胞呼吸。急性 CO 中毒导致脑缺氧后,脑血管迅即麻痹扩张,脑容积增大。脑内神经细胞 ATP 很快耗尽,钠钾泵不能运转,细胞内钠离子积累过多,结果导致严重的细胞内水肿。血管内皮细胞肿胀,造成脑血液循环障碍,进一步加剧脑组织缺血、缺氧。由于酸性代谢产物增多及血-脑屏障通透性增高,发生细胞间质水肿。由于缺氧和脑水肿后的脑血液循环障碍,可促使血栓形成、缺血性软化或广泛的脱髓鞘变,致使一部分急性 CO 中毒患者经假愈期,随后又出现多种神经精神症状的迟发性脑病。

【临床表现】

轻度中毒者有头痛、眩晕、乏力、心悸、恶心、呕吐及视力模糊。病情严重时皮肤、口唇黏膜、甲床偶可呈现樱桃红色,呼吸及心率加快,四肢张力增强,意识障碍程度达深昏迷或去大脑皮质状态。最终因呼吸循环衰竭而死亡。部分病例可并发筋膜间隙综合征,如受压部位出现皮肤大水疱和红肿及感觉运动障碍等症状。$3\% \sim 30\%$ 严重中毒患者抢救苏醒后经 $2 \sim 60$ 天的假愈期,出现迟发性脑病的症状,表现为痴呆木僵、定向障碍、行为异常、帕金森综合征、偏瘫、癫痫、感觉运动障碍。长期低浓度接触可出现头晕、头痛、失眠、乏力、记忆力减退等症状。

【诊断】

根据 CO 接触史和中枢神经损害的症状和体征,诊断一般并不困难。病史询问有困难时,应与脑血管意外、脑膜脑炎、糖尿病酮症酸中毒等相鉴别。血中碳氧血红蛋白(HbCO)测定有确定诊断价值。正常人血液中 HbCO 含量可达 $5\% \sim 10\%$(尤以吸烟者为多),轻度 CO 中毒者 HbCO 在 $10\% \sim 30\%$,中度中毒 $30\% \sim 50\%$,严重中毒时在 50% 以上,但 HbCO 含量与临床症状间可不完全呈平行关系。职业性 CO 中毒的诊断参见国家职业卫生标准 GBZ 23—2002《职业性急性一氧化碳中毒诊断标准》。

【治疗】

积极纠正缺氧和防治脑水肿:

1. 脱离现场 立即使中毒者脱离中毒现场,移至空气新鲜处,保持呼吸道通畅。

2. 吸氧 以提高吸入气中的氧分压。对昏迷或有昏迷史的患者,以及出现明显心血管系统症状、HbCO 明显增高(一般>25%)者,应给予高压氧治疗。高压氧治疗可以使血液中物理溶解氧增加,供组织、细胞利用,并使肺泡氧分压提高,可加速 HbCO 的解离,促进 CO 清除,其清除率比未吸氧时快 10 倍,比常压吸氧快 2 倍。高压氧治疗不仅可缩短病程,降低病死率,还可减少或防止迟发性脑病的发生。

3. 防治脑水肿 急性中毒后 2~4 小时即可出现脑水肿,24~48 小时达高峰,可持续多天。应及早应用高渗脱水剂、利尿剂和糖皮质激素(如地塞米松,20~40mg/d)等药物,以防治脑水肿,促进脑血液循环,维持呼吸循环功能。并予对症治疗和支持治疗。

4. 休息及密切观察 经抢救苏醒后,应绝对卧床休息,密切观察 2 周,加强护理,及时发现并治疗迟发性脑病。

第四节 急性硫化氢中毒

硫化氢(hydrogen sulfide,H_2S)是具有刺激性和窒息性的无色气体。低浓度接触仅有呼吸道及眼的局部刺激作用,高浓度时全身作用较明显,表现为中枢神经系统症状和窒息症状。硫化氢具有"臭蛋样"气味,但极高浓度很快引起嗅觉疲劳而不觉其味。采矿、冶炼、甜菜制糖、制造二硫化碳、有机磷农药,以及皮革、硫化染料、颜料、动物胶等生产工业中都有硫化氢产生;有机物腐败场所如沼泽地、阴沟、化粪池、污物沉淀池等处作业时均可有大量硫化氢逸出,作业工人中毒并不少见。

【毒作用机制】

硫化氢通过呼吸道进入机体,与呼吸道内水分接触后很快溶解,并与钠离子结合成硫化钠,对眼和呼吸道黏膜产生强烈的刺激和腐蚀作用。硫化氢吸收后主要与呼吸链中细胞色素氧化酶及二硫键(—S—S—)起作用,影响细胞氧化过程,造成组织缺氧。吸入极高浓度时,强烈刺激颈动脉窦和主动脉体的化学感受器,反射性地引起呼吸停止;也可直接引起呼吸中枢麻痹,导致窒息,造成"闪电型"(或称"电击样")死亡。

【临床表现】

按吸入硫化氢浓度及时间长短不同,临床表现轻重不一。轻者主要是刺激症状,表现为流泪、眼刺痛、流涕、咽喉部灼热感,或伴有头痛、头晕、乏力、恶心等症状。检查可见眼结膜充血、肺部可有干啰音,脱离接触后短期内可恢复;中度中毒者黏膜刺激症状加重,出现咳嗽、胸闷、视物模糊、眼结膜水肿及角膜溃疡,有明显头痛、头晕等症状,并出现轻度意识障碍,肺部闻及干性或湿性啰音,胸部 X 线片显示肺纹理增多或有片状阴影;重度中毒出现昏迷、肺水肿、呼吸循环衰竭;吸入极高浓度(1 000mg/m³ 以上)时,可出现"闪电型死亡"。严重中毒可有心肌损害如心肌梗死样表现和发生神经精神后遗症。

【诊断】

根据硫化氢接触史和黏膜刺激症状、呼吸系统症状可以作出诊断。考虑职业因素引起的职业中毒时,按国家职业卫生标准 GBZ 31—2002《职业性急性硫化氢中毒诊断标准》进行诊断。

【治疗】

一般采用综合疗法,以对症治疗为主。吸氧:高流量(100%)氧气是硫化氢中毒的主要治疗方法。支持性治疗包括积极通气和对急性肺损伤患者可能采用正压通气。低血压患者应给予静脉输液和血管升压药。根据动脉血气和血清乳酸值校正酸中毒。维护重要脏器功能。对有肺水肿、脑水肿、循环功能障碍、肺部感染者给予相应治疗。基于氰化物和硫化氢毒性的相似性,高铁血红蛋白形成剂可减轻硫化氢毒性,但亚硝酸钠在急性硫化氢中毒时的应用及疗效尚有争议,仅在致死性硫化氢中毒患者中考虑使用。

第五节 氧 中 毒

氧是人类及绝大部分生物赖以生存的重要物质。缺氧可使机体产生一系列损害,但人体吸入过多的氧也将导致一系列生理功能紊乱和脏器功能损害,甚至导致死亡,称为氧中毒(oxygen poisoning)。临床上纯氧吸入、高压氧(hyperbaric oxygen,HBO)治疗、潜水作业、高气压作业、宇宙飞行等吸氧情况下,均有可能发生氧中毒。

【毒作用机制】

氧中毒的发生与吸入气体中氧绝对分压(氧压)及吸入时间有关,并不取决于吸入气中的含氧百分比。在 1 个大气压(atmosphere absolute,ATA)时,空气中氧压为 21kPa。常压下吸入纯氧时,氧压一般不超过 100kPa;当氧压大于 100kPa 时称为高压氧。在呼吸气中氧压低于 50kPa 时,不会出现任何不适;当氧压超过 50kPa 时,在连续呼吸达到一定时程后,轻者可暂时干扰正常生理功能,重者可引起人体生理功能丧失,组织结构变化,临床出现窒息、惊厥、中毒性休克,直至死亡。目前认为氧中毒对人体的危害主要归因于细胞内产生的氧自由基或活泼性氧合物,包括单态氧(O_2)、超氧化物(O_2^-)、过氧化氢(H_2O_2)、氢氧基(HO·)、过氧化物、氢氧化物、一氧化氮(NO)、脂质环氧化物及次氯酸等。正常情况下,体内代谢可产生少量自由基,但较快被体内抗氧化物质如巯基化合物、维生素 E 和 C、硒、辅酶 Q,以及通过超氧化物歧化酶、谷胱甘肽还原酶、过氧化物酶等的作用而降解灭活。当体内氧压过高,组织细胞内氧大量增加时,形成的自由基和活泼性氧化物超过组织细胞灭活能力,即可导致细胞膜脂质过氧化反应,使细胞膜结构受损,通透性增加;细胞内蛋白质构型改变,巯基酶失活,脱氧核糖核酸(DNA)损伤;细胞内呼吸链受损,细胞内谷胱甘肽氧化过程中的氧化还原状态的改变、线粒体吡啶核苷酸、还原型辅酶 I(NADH)产生氧化,从而导致能量生成和细胞代谢障碍。其他与氧中毒有关的机制包括 HBO 对组织器官的直接毒性作用、神经-体液因素参与等。

【临床表现】

临床上根据主要累及器官不同,将氧中毒分为肺型、脑型及眼型氧中毒。当吸入 60~100kPa O_2 时,其毒性主要表现为视觉功能受损(眼型);100~200kPa 时,表现为呼吸功能受损(肺型);达到 300kPa 以上时,主要出现中枢神经系统症状、体征(脑型)。这一人为划分并不说明各型之间的症状、体征是相互独立的,只是突出的症状、体征不同而已。氧中毒的发生尚受诸多因素影响如睡眠、体质差异、代谢营养、药物因素、环境温度、劳动强度的不同,其发生及临床表现存在相当大的个体间差异和个体本身不同时间的差异。

1. 肺型氧中毒 吸入 100~200kPa O_2 时,早期症状为吸氧过程中出现胸骨后不适、疼痛,吸气时加重,频繁咳嗽。进行性呼吸困难,甚至出现 ARDS。肺活量(vital capacity,VC)是监测肺型氧中毒程度最灵敏的指标,早期即可出现 VC 减低,并随着症状加重而不断下降。脱离 HBO 后,尽管症状可在较短时间内恢复,但 VC 还会继续有所下降,需 1~3 天后才能完全恢复。

2. 脑型氧中毒 发生于吸入达 300kPa O_2 以上时,可分为三期。

(1)前驱期:大多表现为自主神经系统功能紊乱。患者面色苍白、出冷汗、恶心、眩晕、胸骨后痛、欣快或烦躁不安、幻听、幻视、心悸不适,进而出现面肌阵挛、震颤、呼吸脉搏加快、血压升高,少数患者出现虚脱。

(2)惊厥期:突然出现癫痫大发作,全身呈强直性或阵挛性抽搐,每次持续 10~60 秒,知觉丧失,大小便失禁。此时如脱离 HBO 环境,可在 5~10 分钟后逐渐恢复知觉。严重者还会发作 1~2 次。回到常压后仍有意识模糊,可能逐渐清醒并诉疲劳、头痛、恶心。

(3)昏迷期:如惊厥后仍暴露在 HBO 中,即可反复发作进入昏迷期,部分患者因呼吸衰竭而死亡。

3. 眼型氧中毒 长期吸入 60~100kPa O_2 时,可十分缓慢地发病。典型改变为视网膜萎缩及晶体后纤维组织增生,导致周边视野缩小,继而中心视力及色觉呈进行性减退,严重时可发展为双目失明。新生儿尤其是早产儿因体内缺乏维生素 E 及谷胱甘肽,使机体对氧毒性易感性增加,吸氧后血氧浓度过高可使发育中的视网膜血管收缩,引起视网膜毛细血管坏死、阻塞、增生和纤维渗出,如不及时停止吸氧或降低氧分压,可造成远期视力障碍,甚至失明。因此新生儿吸氧时氧浓度不宜超过 40%。

【治疗与预防】

治疗关键在于及时发现并去除引起氧中毒的环境(病因)。高压氧舱治疗中发生氧中毒应立即中压缩空气通风换气,降低舱内氧浓度,或立即降低舱压,均可使氧分压迅速下降。但是患者惊厥时,呼吸肌不能动作,此时过快减压,可诱发肺气压伤。

脑型氧中毒:可采用地西泮 10mg,缓慢静脉注射,1 小时后可重复给药,也可采用苯妥英钠、苯巴比妥等抗惊厥药。惊厥时应防止患者身体及舌的意外损伤。

肺型氧中毒:轻者数小时即可恢复,重者用抗生素预防肺部感染,加强支持治疗,促进肺部病变吸收。

眼型氧中毒:重在预防,在长时间吸氧治疗过程中应定时检查眼底,一旦出现眼底血管痉挛及视力下降、模糊,应立即停止吸氧或将氧浓度降至 40% 以下(1ATA 条件下)。

氧疗中应注意:

1. 吸入高压氧的时间必须严格限制,吸入 100kPa 氧分压的时间一般不应超过 8 小时,原则上应采用间断吸氧。

2. 长期氧疗时吸氧不宜超过 50kPa,尤其是使用呼吸机时,应注意监测氧分压。

3. 利用紧闭麻醉机进行人工呼吸时,因氧浓度过高,故使用时间不宜过久,一般以 24 小时为限。

4. 弥漫性肺泡充血、水肿并有严重缺氧时,因治疗需要必须吸入高浓度氧时,应注意积极治疗肺水肿及炎症,以缩短吸入高浓度氧的时间。

推荐阅读

1. 中华人民共和国卫生部. 职业性急性化学物中毒性呼吸系统疾病诊断标准(GBZ 73—2009)[S]. 北京:中国标准出版社,2009.
2. ABIGAIL R L. Irritant gas inhalation injury [EB/OL]. [2020-9-23]. https://www.merckmanuals.com/professional/pulmonary-disorders/environmental-pulmonary-diseases/irritant-gas-inhalation-injury.

第六章 有机溶剂中毒

周元陵 李秀菊

第一节 苯 中 毒

苯(benzene)是从煤焦油分馏及石油裂解所得的芳香烃类化合物,为无色透明、有芳香气味的油状液体。易燃、易爆、易挥发。苯是常用的有机溶剂、稀释剂和化工原料之一。短期内吸入大剂量苯蒸汽,可引起以中枢神经系统抑制为主要临床表现的急性苯中毒;较长时期接触苯蒸汽可引起以造血系统损害为主要临床表现的慢性苯中毒。

【毒作用机制】

苯主要以蒸汽形式经呼吸道吸入,皮肤仅少量吸收,以液态形式经消化道吸收完全。进入体内的苯,部分以原形经呼吸道呼出;部分在肝脏代谢,通过微粒体混合功能氧化酶羟化,转化为酚、对苯二酚、邻苯二酚、氢醌等。苯还可代谢转化为环氧化苯。代谢产物与硫酸根、葡萄糖醛酸结合为苯基硫酸酯及苯基葡萄糖醛酸酯,从肾脏排出。

苯的中毒机制尚未完全阐明。苯为亲脂性化学物,可抑制神经细胞氧化还原功能,影响神经递质,麻醉中枢神经系统,引起急性中毒。

慢性毒作用机制主要有:①酚类为原浆毒,直接抑制造血细胞的核分裂,对增殖活跃的骨髓造血细胞有明显的抑制作用;②干扰细胞因子对骨髓造血干细胞的生长和分化调节,造成骨髓基质损伤;③氢醌与纺锤体纤维蛋白共价结合,抑制细胞增殖;④对造血微环境的影响,苯及其代谢产物损伤网状内皮细胞,削弱其维持干细胞复制的支架功能,或干扰骨髓细胞分泌造血生长因子;⑤苯的活性代谢物与DNA共价结合形成加合物,代谢产物氧化产生的活性氧对DNA造成氧化损伤,诱发突变或染色体损伤;⑥对苯毒性的遗传易感性,如细胞色素氧化酶P4502E1、髓性过氧化物酶、依赖还原型辅酶Ⅰ醌类氧化还原酶1、谷胱甘肽硫转移酶M1和T1等毒物代谢酶的基因多态性;⑦癌基因激活和抑癌基因低表达,苯可激活癌基因 ki-ras、p53,同时,可促使抑癌基因 p15、p16 低表达,导致造血细胞生长和增殖异常。

近期研究表明,DNA甲基化和miRNAs异常表达可能与人体对慢性苯中毒易感性有关。

【临床表现】

急性中毒主要为中枢神经系统抑制。轻者酩酊状,头痛、头晕、恶心、呕吐、黏膜刺激症状,伴意识模糊、嗜睡等轻度意识障碍。重者出现肌肉震颤或强直、谵妄、昏迷,可因呼吸中枢麻痹或循环衰竭死亡。短时间内接触高浓度苯蒸汽可引起猝死。

慢性中毒除影响神经系统外,主要影响造血系统。神经系统最常见的表现为神经衰弱综合征和自主神经功能紊乱。个别患者可有肢端感觉障碍,出现痛、触觉减退、麻木,亦可出现多发性神经炎。造血系统损害是慢性苯中毒的主要特征,以白细胞减少和血小板减少常见;中性粒细胞内可出现中毒颗粒和空泡,粒细胞明显减少易致反复感染;血小板减少可有皮肤黏膜出血倾向,女性月经过多;个别有嗜酸性粒细胞增多或有轻度溶血。重者可致全血细胞减少和再生障碍性贫血。苯还可引起骨髓增生异常综合征。苯所致白血病以急性髓系白血病为主,包括粒系、红白血病和单核系,淋巴细胞和慢性粒细胞性白血病较少。

【诊断】

急性苯中毒是指短时间内吸入高浓度苯蒸汽或误服含苯有机溶剂,出现以中枢神经系统麻醉作用为主要临床表现的中毒性疾病,可根据苯接触史、中枢神经系统为主的临床表现及相关实验室检查结果,排除其他疾病引起的中枢神经系统损害,方可作出诊断。慢性苯中毒是较长时间接触苯蒸汽,以造血系统损害为主要临床表现的中毒性疾病。可根据苯接触史、造血系统损害为主的临床表现及相关实验室检查,包括骨髓穿刺检查,排除其他原因引起的血象、骨髓象改变,方可作出诊断。职业性苯中毒的诊断须按照国家职业卫生标准 GBZ 68—2013《职业性苯中毒的诊断》执行,苯所致白血病的诊断需按照 GBZ 94—2017《职业性肿瘤的诊断》执行。

血苯测定可较全面反映苯接触程度;尿酚能反映苯的接触水平,但特异性相对较低,它易受含有氨基酸的食物的影响。血苯和尿酚在脱离苯接触后短期内即恢复正常。有文献提示尿黏康酸与接触苯的水平有良好的剂量-反应关系,可替代尿酚作为苯的生物学监测指标。

【治疗】

苯中毒无特效解毒剂,主要抢救措施是将患者尽快脱离中毒现场,移至空气新鲜处,脱去污染衣服,以温肥皂水清洗皮肤,注意保暖。昏迷患者则应保持其气道通畅并辅助其增加呼吸力度,防治呕吐物窒息。如心跳、呼吸暂停,应进行心肺复苏,慎用肾上腺素,以免发生心室颤动(简称室颤)。抽搐或肌肉痉挛者可使用镇静剂和苯巴比妥。烦躁不安者可肌内注射异丙嗪。防治脑水肿并给予对症支持治疗。白细胞减少可试用鲨肝醇、维生素 B$_4$、谷胱甘肽等。慢性中毒应脱离苯接触,给予综合性对症支持治疗。对造血系统各系细胞的损害进行相应治疗(参见第十六篇"血液系统疾病")。

第二节　汽　油　中　毒

汽油(gasoline,petrol)系无色或淡黄色液体,易挥发、易燃、有芳香气味。是性质不一的烃类化合物的混合物,主要成分为 C$_4$ ~ C$_{12}$ 脂肪烃和环烷烃类,含少量芳香烃和硫化物。

【毒作用机制】

汽油主要以蒸汽形态经呼吸道吸收,经皮肤吸收较少,亦可误服经消化道吸收或液体误吸入肺。汽油主要以原形经肺排出,小部分氧化后与葡萄糖醛酸结合,经肾排出。汽油毒性取决于其化学成分和物理性质,含不饱和烃、芳香烃及硫化物多,其毒性较大;挥发性大,危害性也大。其毒作用机制尚未阐明。汽油主要作用于神经系统,引起神经功能紊乱,低浓度引起条件反射的改变,高浓度可致呼吸中枢麻痹。汽油有去脂作用,使细胞内类脂质平衡发生障碍;抑制单胺氧化酶,使5-羟色胺氧化降解速度减慢而蓄积,影响神经递质功能;汽油可引起周围神经病,可能与所含正己烷有关。对造血系统的影响取决于其芳香烃含量。对皮肤黏膜有一定刺激作用。

【临床表现】

急性轻度汽油中毒表现为头晕、乏力、恶心、呕吐、震颤、酒醉感等轻度麻醉作用。可引起流泪、咳嗽、眼结膜充血等黏膜刺激症状。急性重度汽油中毒极为少见,表现为谵妄、昏迷、抽搐或肌肉痉挛。少数引起中毒性脑病、中毒性精神疾病或中枢性高热,CT 显示脑白质区密度降低,也可伴有肝大、肝功能异常,个别病例可有多发性周围神经炎病变。误服时有腹痛、腹泻及消化道出血。汽油误吸,可发生呼吸道刺激及呼吸困难,甚而寒战高热。因吸入量不同,可致支气管炎、肺炎,甚至肺水肿及渗出性胸膜炎。肺炎以右下叶多见。X线检查,数小时后可见与肺门相连的炎症性浸润阴影。

慢性中毒主要为类神经症、自主神经功能紊乱及多发性周围神经病。部分患者有癔病样症状。个别可引起肾脏损害、内分泌改变、性欲减退,女工月经紊乱和不良妊娠结局。皮肤接触可致局部干燥皲裂、角化,个别可引起急性皮炎、毛囊炎及湿疹(参见国家职业卫生标准GBZ 27—2002《职业性溶剂汽油中毒诊断标准》)。

【治疗】

急性中毒按一般麻醉性气体中毒处理,防治脑水肿。吸入性肺炎可应用肾上腺糖皮质激素和抗生素及对症支持治疗。误服者用植物油或温水洗胃,保护肝、肾功能。慢性中毒给予对症支持治疗。

第三节　氯代烃类化合物中毒

氯代烃类化合物(chlorinated hydrocarbons,CHC)多为液体或固体,少数为可液化气体。包括氯代烷烃如氯仿(chloroform)、四氯化碳(carbon tetrachloride)、二氯甲烷(dichloromethane)等;氯代烯烃如氯乙烯(chloroethylene)、三氯乙烯(trichloroethylene)、氯丁二烯(chloroprene)等;氯代芳香烃如氯苯(chlorobenzene)、多氯联苯(polychlorinated biphenyls,PCBs)等。CHC常用作溶剂和化工原料。

【毒作用机制】

CHC及其分解产物可经呼吸道、皮肤及消化道吸收。有麻醉和刺激作用,损害中枢神经和呼吸系统。对皮肤黏膜有刺激,可引起肾小管上皮和心肌损害。一般含氯较多或烯烃类化合物毒性较高。主要是中枢神经系统的麻醉作用和周围神经损害,但较突出的是肝损害。CHC在肝细胞内质网经羟化酶作用,产生自由基,致脂质过氧化,改变膜结构完整性,溶酶体破裂和线粒体损伤及细胞内钙流失控,引起肝细胞坏死,甚至损害DNA致细胞突变。

【临床表现】

不同种类CHC对人体的毒性差异较大。吸入高浓度蒸汽后,迅速出现昏迷、抽搐等急性中毒症状,可发生脑水肿、肺水肿及呼吸肌麻痹。稍高浓度吸入,有精神抑制、神志模糊、恶心、呕吐、腹痛、腹泻等表现。中毒第2~4天呈现肝、肾损害。严重时出现腹水、暴发性肝衰竭和肾衰竭。经口中毒,肝脏损害明显。慢性中毒表现为神经衰弱综合征及胃肠功能紊乱,少数可有肝大、肝功能异常,严重者可发展为肝硬化。长期接触氯乙烯可引起肢端溶骨症、肝血管肉瘤;接触三氯乙烯可出现非剂量依赖性药疹样皮炎,多合并肝功能损害;长期接触三氯乙烯增加患帕金森病的风险,与三氯乙烯及其代谢产物损伤黑质纹状体多巴胺能神经元相关。

【治疗】

神经系统及肝、心、肾损害多对症治疗。口服中毒以液体石蜡或植物油洗胃。忌用肾上腺素及含乙醇药物,以防室颤。

出现肾衰竭,可做血液净化或腹膜透析治疗。三氯乙烯药疹样皮炎治疗应早期、足量使用糖皮质激素,规则减量。

第四节　二硫化碳中毒

二硫化碳(carbon disulfide,CS_2)为无色易挥发液体,有芳香甜味。工业品有烂萝卜气味。多用作化工原料和溶剂,用于粘胶纤维、四氯化碳、农药等生产。

【毒作用机制】

CS_2主要经呼吸道吸收,亦可经皮肤和胃肠道吸收。进入体内的CS_2,10%~30%经肺排出,70%~90%肾脏排出。CS_2中毒机制尚未阐明,主要可能机制:①CS_2与吡哆胺反应,减弱维生素B_6依赖酶类的活性,如转氨酶;②二硫代氨基甲酸酯与微量元素络合,使酶失去活性,干扰能量及儿茶酚胺代谢,损害神经系统;③二硫代氨基甲酸盐分解,生成亲电性的异硫氰酸盐和异氰酸盐,与蛋白质亲核部分结合,引起神经细丝蛋白共价交联,阻碍轴浆运输,导致轴索变性;④抑制单胺氧化酶活性,使脑中5-羟色胺积蓄,损害神经系统功能;⑤抑制肝脏脂质降解、抑制血浆脂蛋白酶和脂质清除因子活性,致胆固醇增高、脂蛋白和脂类代谢紊乱,产生玻璃样变、动脉硬化。

【临床表现】

急性中毒呈麻醉作用。轻者酒醉状态,有感觉异常和精神症状。重者脑水肿,出现兴奋、谵妄、昏迷,可因呼吸中枢麻痹死亡。个别可有中枢及周围神经损伤后遗症。慢性中毒主要损害神经精神和心血管系统。神经精神系统早期为精神症状,继之多发性神经炎、脑神经病变,重者有锥体外系损害。精神症状不一,轻者情绪、性格改变,重者有躁狂抑郁型精神病。多发性神经炎早期呈手套、袜套型,沿桡、尺、坐骨及腓神经疼痛。后骨间肌和鱼际肌萎缩,步态不稳,跟腱反射消失。如基底节受损可发生帕金森病,个别有脑萎缩。心血管系统有脑、视网膜、肾和冠状动脉等类似粥样硬化的损害,血胆固醇升高。吸入高浓度CS_2可出现肝大、肝功能异常和视功能障碍(参见国家职业卫生标准GBZ 4—2002《职业性慢性二硫化碳中毒诊断》)。

脑电图、肌电图及眼底荧光摄影,反映中枢和周围神经系统损害及血管硬化的早期改变。

【治疗】

防治脑水肿及对症支持治疗。

第五节　甲　醇　中　毒

甲醇(methyl alcohol)为无色有酒精气味易挥发液体,极易溶于水。用于甲醛、醋酸、塑料、防冻剂等生产,亦用作溶剂。

【毒作用机制】

甲醇可经呼吸道、消化道及皮肤吸收。主要分布于脑脊液、血、胆汁和尿液中,骨髓和脂肪组织中最低。体内氧化和排泄缓慢,蓄积作用明显。毒作用机制:①对神经系统的麻醉作用;②与生物膜形成氢键,并与巯基作用,损伤线粒体和生物膜;③引起蛋白质、核酸变性、聚合、碎裂;④经脱氢酶作用,代谢为甲醛、甲酸,抑制氧化酶系统,引起需氧代谢障碍,体内乳酸及其他有机酸积聚,引起酸中毒;⑤甲醇及其代谢物甲醛、甲酸在眼组织和房水内含量较高,影响视网膜和视神经细胞线粒体功能,抑制细胞色素氧化酶和氧化磷酸化过程,致代谢障碍,引起视网膜细胞、视神经损害。

【临床表现】

急性中毒引起中枢神经系统、眼部损害及代谢性酸中毒。见于大量吸入甲醇蒸汽或误服所致。潜伏期8~36小时。早期呈酒醉状态,头昏、头痛、乏力、视力模糊和失眠。严重时谵妄、意识模糊、昏迷等,可出现脑水肿,甚至死亡;眼睛疼痛、复视,甚至失明。眼底检查视网膜充血、出血、视神经乳头苍白及视神经萎缩等。个别有肝、肾损害。慢性中毒以皮肤局部脱脂和皮炎为主。二氧化碳结合力降低,血气分析可见pH降低、SB减少及BE负值增加等。血液甲醇、甲酸和乳酸测定有利于明确诊断和指导治疗(参见国家职业卫生标准GBZ 53—2017《职业性急性甲醇中毒的诊断》)。

【治疗】

口服中毒以1%碳酸氢钠溶液洗胃,以4%碳酸氢钠溶液250ml静脉滴注纠正酸中毒,重者行血液净化治疗,指征:①血液甲醇>15.6mmol/L或甲酸>4.34mmol/L;②严重代谢性酸中毒;③视力严重障碍或视乳头视网膜水肿。

建议早期使用乙醇治疗,以阻断甲醇在体内的代谢。乙醇口服或与10%葡萄糖溶液配成10%浓度静脉滴注,血液甲醇浓度<6.24mmol/L时,可停用乙醇。防治脑水肿等。皮肤损害做对症治疗。

第六节　二甲基甲酰胺中毒

二甲基甲酰胺(dimethylformamide,DMF)是一种无色、有鱼腥味的液体,作为化工原料和溶剂,广泛用于有机合成、染料、制药、树脂、皮革等生产。

【毒作用机制】

DMF蒸发可经呼吸道吸收,液体可经皮肤及消化道吸收。对皮肤和黏膜有刺激作用。

DMF的毒作用机制尚未完全明确,目前认为与其代谢产物有关。DMF在细胞色素P450加单氧酶2E1催化下,其甲基羟基化,生成N-甲基-N-甲醇酰胺(N-hydroxymethyl-N-methyl-formamide,HMMF),HMMF部分脱羟甲基,分解成甲基甲酰胺(N-methylformamide,NMF)和甲醛,NMF可羟化,分解成甲酰胺(formamide,F),少部分DMF以原形经肾脏排出。NMF或HMMF生成N-甲基氨基甲酰半胱氨酸过程中的活性中间产物具有亲电性,可与蛋白质、DNA、RNA的亲核中心共价结合,造成肝肾损伤。亦有研究提示DMF影响细胞的增殖分化和干扰细胞的Na^+/H^+交换,引起细胞内pH改变,导致胃黏膜

刺激性损伤及肝脏损害;另外,DMF影响肝细胞钙稳态并抑制肾Ca^{2+}-ATP酶活性,使钙稳态失调而致肝肾损害。DMF对机体的细胞和体液免疫及单核巨噬细胞系统也有不同程度的损伤。

【临床表现】

(一)急性中毒　吸入高浓度DMF或皮肤大面积污染可引起急性中毒。发病潜伏期与接触量和接触时间有关,一般为6~12小时。吸入中毒时,有眼及上呼吸道刺激症状,表现为眼结膜、咽部充血及不适,头痛、头晕、嗜睡;以消化道和肝损害症状最为突出,患者有恶心、呕吐、食欲缺乏、便秘、腹痛等。持续性或阵发性上腹部或脐周痛,进食后加重,压痛较轻,无肌卫及反跳痛,可与外科急腹症鉴别。肝脏损害较为明显,患者乏力,右上腹胀痛,黄疸,肝脏肿大,压痛明显,肝功能异常。重度急性中毒:表现为急性重度中毒性肝病,或急性中度中毒性肝病,伴急性糜烂性胃炎或急性出血性胃肠炎。心电图出现一过性心肌损害、束支传导阻滞、心率及心律异常(参见国家职业卫生标准GBZ 85—2014《职业性急性二甲基甲酰胺中毒的诊断》)。

(二)慢性作用　长期接触DMF可出现上呼吸道刺激症状及神经衰弱症候群。低浓度长期接触,出现恶心、呕吐、食欲缺乏、腹痛、便秘等症状。长期超阈限值接触,可出现肝功能异常、蛋白尿及心电图改变。

【治疗】

DMF中毒无特效解毒剂。中毒发生后应及时脱离现场,皮肤及眼部受污染后,用大量清水彻底冲洗。治疗原则为保肝、护胃、解痉止痛及对症支持治疗。腹痛可选用阿托品、山莨菪碱(654-2)、制酸剂及胃黏膜保护剂。还原性谷胱甘肽、甘草酸苷、多烯磷脂酰胆碱等可用于防治肝功能损害。短时应用糖皮质激素可迅速减轻肝脏、心脏、肾脏等的中毒性病变,必要时用地塞米松20~40mg/d,疗程2~3天,但应与制酸剂、胃黏膜保护剂合用。皮肤损害严重者可用依沙吖啶湿敷、曲咪新乳膏治疗。长期接触者如出现明显的神经衰弱症候群或肝脏病变,应脱离接触,对症治疗。

推荐阅读

1. 李德鸿,赵金垣,李涛,等.中华职业医学[M].2版.北京:人民卫生出版社,2019.

2. GROSS S A,PAUSTENBACH D J. Shanghai health study(2001-2009): what was learned about benzene health effects?[J]. Crit Rev Toxicol, 2018,48(3):217-251.

3. EKPENYONG C E,ASUQUO A E. Recent advances in occupational and environmental health hazards of workers exposed to gasoline compounds[J]. Int J Occup Med Environ Health,2017,30(1):1-26.

4. ZAKHAROV S,HLUSICKA J,NURIEVA O, et al. Neuroinflammation markers and methyl alcohol induced toxic brain damage[J]. Toxicol Lett, 2018,298:60-69.

第七章 金属中毒

李秀菊 徐麦玲

第一节 铅 中 毒

铅为灰白色软金属,铅中毒(lead poisoning)以无机铅中毒多见,主要累及造血、神经、消化、肾脏、心血管、生殖系统及对子代造成影响。职业性铅中毒主要经呼吸道吸收,可发生于铅矿开采及冶炼、铸件、浇板、焊接、喷涂、蓄电池制造、油彩、印刷、汽车维修等行业;生活性铅中毒主要经消化道吸收,多见于服用含铅的中药,长期饮用含铅锡壶中的酒或误食铅污染食物;含铅的废气、废水、废渣等污染大气、水源和农作物,是近年来报道较多的环境污染问题,儿童胃肠道对铅的吸收率高,排泄率低,成为铅污染的易感人群,啃嚼涂有含铅油漆的玩具或家具等是儿童常见的接触方式,且学龄前儿童是发生铅中毒的高危人群。铅的有机化合物四乙基铅(tetraethyl lead)是无色油状液体,挥发性强,作为汽油添加剂以提高汽油的辛烷值、改善其抗爆震性能,可引起中枢神经系统损害。

【毒作用机制】

呼吸道吸入的铅有 40%~50% 进入血液循环,先和血细胞结合,并随血液流动完成铅在人体组织内的再分布,以磷酸氢铅、甘油磷酸化合物、铅-蛋白复合物或铅离子状态分布于全身各组织,主要在细胞核和细胞质的可溶性部分及线粒体、溶酶体、微粒体。几周后约 95% 的铅以不溶性的正磷酸铅 $[Pb_3(PO_4)_2]$ 沉积于骨骼系统,以长骨小梁最多。仅 5% 左右的铅存留于肝、肾、脑、心、脾、基底核、皮质、灰白质等器官和血液中。血液中的铅约 95% 分布在红细胞膜上。骨铅与血铅处于一种动态平衡,当血铅达到一定程度,可引起急性中毒症状。吸收的铅主要通过肾脏排出(75%以上),约 30μg/d;部分经粪便、乳汁、胆汁、月经、汗液、唾液、头发、指甲等排出。血铅的半衰期约 19 天,软组织铅约 21 天,骨铅约 20 余年。人口服铅的最小致死量为 5mg/kg。

铅中毒机制主要有:

(一)造血系统损害 铅引起血红素合成障碍,抑制 δ-氨基 γ-乙酰丙酸合成酶、δ-氨基 γ-乙酰丙酸脱水酶,使 δ-氨基 γ-乙酰丙酸(aminolevulinic acid, ALA)合成卟胆原受阻,血、尿中 ALA 含量增多;铅抑制粪卟啉原氧化酶,阻碍粪卟啉原Ⅲ氧化为原卟啉Ⅸ,使血、尿粪卟啉Ⅲ增多;铅抑制亚铁螯合酶,阻碍原卟啉Ⅸ与二价铁(Fe^{2+})结合成正铁血红素,红细胞原卟啉(erythrocyte protoporphyrin, EPP)量增加,EPP 与锌离子(Zn^{2+})结合成锌卟啉(zinc protoporphyrin, ZPP)亦相应增加,其余以游离原卟啉(free erythrocyte protoporphyrin, FEP)存在于红细胞

内。铅中毒患者血中 ZPP、FEP、ALA、粪卟啉增多,尿 ALA 和粪卟啉排出增加(图 11-7-1-1)。铅对幼红细胞嘧啶 5'-核苷酸酶有抑制作用,使大量嘧啶核苷酸蓄积在细胞质内,阻碍微粒体 RNA 的降解,致嗜碱性点彩细胞增多。铅阻碍原卟啉与铁结合,铁以铁蛋白形式沉积在骨髓幼红细胞内,形成环形铁粒幼细胞。铅抑制红细胞膜 Na^+-K^+-ATP 酶活性,使红细胞内 K^+ 逸出,导致红细胞膜崩解;铅与红细胞表面的磷酸盐结合形成不溶性磷酸铅,使红细胞机械脆性增加,引起溶血。铅中毒贫血还可能与肾脏的红细胞生成素产生不足和原始红细胞成熟障碍相关。

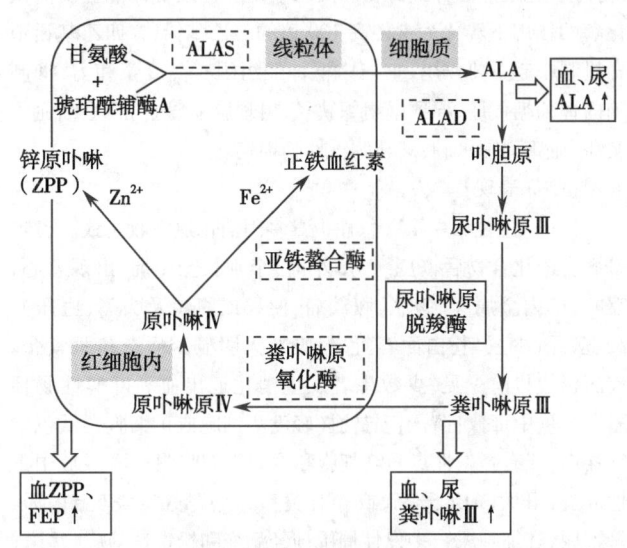

图 11-7-1-1 铅毒作用部位
虚线方格内为铅可能抑制的酶。ALAD. γ-酮戊酸脱水酶;ALAS. δ-氨基-γ-酮戊酸合成酶。

(二)神经系统损害 铅可损伤血-脑屏障和血-脑脊液屏障,增加屏障通透性。铅可诱导海马神经元凋亡。铅致体内 ALA 增多,ALA 与 γ-氨基丁酸(GABA)化学结构相似,竞争性抑制、阻断 GABA,干扰神经功能。除了影响神经递质的储存和释放外,铅可影响递质受体,如 N-甲基-D-天冬氨酸受体。铅通过破坏钙稳态,引起细胞内钙超载。铅可致周围神经施万细胞(Schwann cell)肿胀,节段性脱髓鞘和轴索改变,使神经传导速度减慢,甚至周围神经麻痹。

(三)肾脏损害 铅损害肾小管上皮细胞线粒体的功能,抑制 Na^+-K^+-ATP 酶,干扰肾素-血管紧张素系统。急性铅中毒肾病主要引起近曲小管重吸收功能缺陷,表现为范科尼综合征(Fanconi syndrom);慢性铅中毒肾病指长期铅暴露后所致进展

缓慢的肾小管慢性间质纤维化和炎症细胞的浸润,进而导致肾脏破裂和高血压等。

（四）消化系统损害　铅抑制巯基有关的酶,产生自由基引起过氧化损伤,上调促凋亡蛋白 Bax 表达,并使肝内小动脉痉挛导致局部缺血,严重中毒时可发生中毒性肝炎,表现为转氨酶升高、黄疸和肝脏肿大。

（五）心血管系统损害　铅能抑制心肌兴奋性、减慢心肌传导、影响心肌收缩,甚至导致高血压、心功能障碍和动脉硬化等。

（六）生殖毒性及子代影响　铅可抑制下丘脑-垂体-睾丸轴,干扰促性腺激素的释放。铅可直接损害睾丸支持细胞,干扰雄激素分泌,降低睾酮浓度,导致精液量减少,精子活动和活力下降。铅可致子宫和卵巢功能紊乱,雌激素和孕激素合成减少,卵泡刺激素分泌增加,致女工不育、流产、早产、畸胎及死胎等。铅可由母体经胎盘进入胎儿,或由乳汁进入新生儿体内,表现为出生缺陷及中枢神经系统损害。

四乙基铅毒作用机制:为无色、油状、略有水果味的液体,易挥发,是剧烈的神经毒物。四乙基铅在肝微粒体混合功能氧化酶的作用下转化为毒性高 100 倍的三乙基铅,在四乙基铅中毒机制中起主要作用,它与中枢神经组织有高度亲和力,抑制脑内葡萄糖代谢,导致脑组织缺氧,出现脑血管扩张、毛细血管淤滞、血管周围水肿,甚至弥漫性脑损伤。

【临床表现】

（一）急性铅中毒　急性中毒多因消化道吸收所致。患者口服含铅化合物后,短者 4~6 小时,个别长至 1 周,出现恶心、呕吐、口内金属味、腹胀、腹绞痛、便秘或腹泻及头痛、血压升高、多汗、少尿、苍白面容等,但腹部无明显痛点和肌紧张。齿龈铅线目前少见,少数患者发生消化道出血和麻痹性肠梗阻。严重中毒数日后出现贫血(轻度小细胞或正细胞性低色素性贫血,伴有嗜碱性点彩红细胞和网织红细胞明显增多)、中毒性肝炎(肝大、ALT 升高,或伴有黄疸)、中毒性肾炎(蛋白尿、管型尿、红细胞尿)、多发性周围神经病变和铅毒性脑病(痉挛、抽搐,甚者谵妄、高热、昏迷和循环衰竭)。

（二）急性四乙基铅中毒　短期内接触大量四乙基铅所致,潜伏期短至 30 分钟,长至 1~3 天,部分亚急性中毒者潜伏期为数周。急性四乙基铅中毒主要表现为精神障碍,早期可出现失眠、多梦、头痛等神经症样症状,进一步可出现易兴奋、易怒、焦虑或淡漠、对答迟滞等情感障碍,严重者表现为精神错乱、幻觉、妄想、人格改变、暴力行为等精神病性症状,可出现癫痫样发作,甚至昏迷。可出现自主神经功能紊乱,部分患者可出现"三低"征——基础体温、血压、脉搏降低,或"一低"或"两低"。脑电图出现脑波节律紊乱,少数人可失去 α 波,出现"平坦波"。重度中毒者的脑 MRI 扫描可见白质脱髓鞘病变。

（三）慢性铅中毒　职业性铅中毒以慢性中毒居多。非职业性慢性中毒可因长期用含铅锡壶饮酒、服用含铅中成药及环境污染所致。早期常见头痛、头昏、乏力、失眠、多梦、健忘等神经症的症状。可因缺钙、饮酒、创伤、感染、发热等诱发症状加

重,或出现腹绞痛或铅麻痹。周围神经病变、腕下垂、脑病等典型症状现已罕见。轻度中毒可有食欲缺乏、腹胀、腹隐痛、便秘等消化道症状。亚临床患者的神经系统表现仅在神经肌电图检查时有周围神经感觉和运动神经传导速度减慢。肾脏的损害早期主要在肾小管:尿中出现低分子量 β_2-微球蛋白、糖尿,N-乙酰-β-D-葡萄糖苷酶(NAG)活性增高,尿 6-酮前列腺素 1a(6-keto-PGF1a)排出量减少和凝血烷胺(TXB_2)排出量增加。早期肾脏损害经驱铅治疗可恢复,后期可发生肾小管萎缩、间质纤维化,甚至肾小球硬化,可导致肾功能不全。妇女可不育、流产、早产、死胎。男性精液中精子减少、活动减弱和形态改变。

【实验室检查】

血铅职业接触限值为 1.9μmol/L(400μg/L),增高提示新近有铅接触,但不一定与体内铅总量相关。尿铅职业接触限值 0.34μmol/L(70μg/L),增高的意义与血铅相同,易为环境因素污染,并受尿量和肾功能影响,波动较大。我国 ZPP 的诊断值为 2.91μmol/L(13μg/g Hb)、尿 ALA 的诊断值为 61μmol/L(8mg/L),超过说明有铅过量吸收。脱离铅接触,尿粪卟啉在数日后即可转为阴性或弱阳性,ZPP 和 FEP 可持续增高 2~3 个月,是铅接触较持久和灵敏的指标。中毒患者血中点彩红细胞可增多,常呈低色素性贫血。急性四乙基铅中毒患者血铅、尿铅值可升高。无周围神经病临床表现的铅中毒患者存在运动神经传导速度减慢和运动神经远端潜伏期延长。

【诊断】

职业性铅中毒诊断根据职业史、现场职业卫生学调查、临床表现和实验室检查结果进行。生活性铅中毒所致腹绞痛,应与内、外科急腹症,如急性胃肠炎、出血性肠炎、急性胆囊炎、急性胰腺炎、消化道溃疡穿孔、急性阑尾炎等鉴别。周围神经病变与肾功能损害要除外药物性、糖尿病、血管病变等疾病。ED-TA 驱铅试验对诊断铅中毒有很大的参考价值:依地酸钙钠(CaNa$_2$-EDTA)1g,分两次肌内注射或加入葡萄糖内缓慢静脉注射或静脉滴注,收集 24 小时尿测定尿铅量,正常人尿铅量不超过 1.45μmol/L(0.3mg/L),若 ≥3.86μmol/L(0.8mg/L)或 4.82μmol/24h(1.0mg/24h)有诊断价值。铅中毒诊断和分级见国家职业卫生标准 GBZ 37—2015《职业性慢性铅中毒的诊断》。四乙基铅中毒诊断见 GBZ 36—2015《职业性急性四乙基铅中毒的诊断》。

美国 CDC 制定的儿童铅中毒诊断标准:无论是否有相应的临床症状体征和其他血液生化改变,当血铅水平 ≥100μg/L(0.48μmol/L),即为儿童铅中毒。我国儿童高铅血症和铅中毒依据儿童静脉血铅水平进行诊断。2006 年,卫生部《儿童高铅血症和铅中毒分级和处理原则》规定:正常,静脉血铅 ≤99μg/L;高铅血症,连续两次静脉血铅平均为 100~199μg/L;铅中毒,连续两次静脉血铅水平 ≥200μg/L;并依据血铅水平分为轻、中、重度铅中毒。轻度铅中毒:血铅水平为 200~249μg/L;中度铅中毒:血铅水平为 250~449μg/L;重度铅中毒:血铅水平 ≥450μg/L。

【治疗】

（一）清除毒物 经呼吸道吸入者，应立即脱离有毒环境，换洗衣服，清洗皮肤；经消化道吸收者，立即用1%硫酸镁或硫酸钠溶液洗胃，以形成难溶性铅盐，防止铅大量吸收，并给予硫酸镁溶液导泻。洗胃后，可灌服药用炭吸附毒物，由大便排出。

（二）驱铅治疗 铅中毒的特效解毒药为金属络合剂。络合剂不能移出骨铅。络合剂治疗后体内铅再分布，可使血铅水平反弹，症状复发，可再予络合剂治疗。使用络合剂时，可能将其他微量元素同时排出体外，应予以补充。根据络合剂驱铅作用强弱，排列如下：

1. 钙促排灵（CaNa₃-DTPA） 1g加入5%葡萄糖液250ml，静脉滴注，每天1次或0.25～0.5g，肌内注射，每天2次，连用3天，停4天为1个疗程。共2～4个疗程。

2. 依地酸钙钠（CaNa₂-EDTA） 静脉滴注，剂量、疗程同CaNa₃-DTPA。

3. 二巯丁二钠（Na₂DMS） 剂量、用法同CaNa₃-DTPA。

4. 二巯丁二酸（DMSA） 0.5g口服，每天3次，疗程同CaNa₃-DTPA，给药方便，在排铅的同时不排出锌、铜等人体必需的矿物质。

5. 新型驱铅药物 纳米碳酸钙进入体内置换铅形成碳酸铅，通过阻断肝胆循环，使铅元素无法被肠道重吸收，并通过粪便排出体外，产生的游离钙可补充铅中毒造成的钙流失；非特异性的肠道吸附剂，如吸附树脂、果胶等，初步实验证实可显著提高尿铅，降低血铅水平，尚未进入临床使用。

铅性脑病宜用二巯丙醇（BAL）和EDTA联合治疗。BAL 4mg/kg，每4～6小时1次，肌内注射；EDTA 12.5mg/kg，每天2次，加入5%葡萄糖溶液中静脉滴注，治疗3～5天。

（三）对症治疗 腹绞痛可用阿托品0.5mg或654-2 10mg肌内注射或10%葡萄糖酸钙10ml静脉注射。重症铅性脑病患者应予肾上腺皮质激素、脱水剂降低颅内压等。其余治疗包括纠正贫血、营养神经、保护肝肾心肌功能及抗氧化治疗、对症支持治疗。

（四）急性四乙基铅中毒 无特效解毒药，主要是避免刺激、保持安静、镇静、营养脑细胞、防治脑水肿等对症支持治疗。高压氧治疗对精神神经症状的控制、智能的恢复有益。巯乙胺可与四乙基铅结合，阻止四乙基铅透过血-脑屏障。

预防职业性铅中毒要控制熔铅炉温在400～500℃以下。减少或消除铅尘和铅烟，采用密闭操作或吸风回收。宣传禁用含铅锡壶盛酒和服过量含铅药物。国内已全面推广使用无铅汽油，儿童铅中毒的发生率已明显下降。车间空气中铅浓度国家卫生标准，时间加权平均容许浓度：铅烟<0.03mg/m³，铅尘<0.05mg/m³；四乙基铅（皮）<0.005mg/m³。

第二节 汞 中 毒

汞为银白色液态金属，常温下易蒸发，主要以蒸汽形式经呼吸道进入人体。除金属汞外，汞的无机化合物包括硫化汞（HgS）、氯化亚汞（Hg₂Cl₂）、氯化汞（HgCl₂，升汞）、砷酸汞（HgAsO₄）、雷酸汞[Hg(ONC)₂]、氰化汞[Hg(CN)₂]等。这些化合物可解离出汞离子，毒性与金属汞相近。汞的有机化合物包括烷氧基汞（甲氧基硅酸乙基汞等）、苯基汞（硝酸苯汞、醋酸苯汞、氯化钾酸苯汞等）、氯化甲基汞、磷酸乙基汞等。汞中毒（mercury poisoning）主要是生产中长期吸入汞蒸汽或汞化合物粉尘所致，多为慢性中毒，以精神神经异常、口腔炎、震颤为主要症状，并可累及呼吸道、胃肠道、肾脏。大剂量汞蒸汽吸入或汞化合物摄入则发生急性中毒。皮肤破损或溃烂部位用汞制剂涂抹也可致中毒。职业性汞中毒常见于汞矿开采、汞合金冶炼、金银提取、真空汞照明灯、仪表、温度计、补牙、雷汞、颜料、制药、核反应堆冷却剂等生产过程中，生活性汞中毒见于使用美白祛斑类化妆品、染发剂或误服含汞物质等。

【毒作用机制】

金属汞主要以蒸汽形式经呼吸道进入人体，胃肠道吸收甚微，不引起中毒。汞蒸汽具有脂溶性，可以迅速弥散，透过肺泡被吸收，吸收率可达70%以上。进入体内的汞首先分布在红细胞和血浆中，随血液循环到达全身，最初集中在肝脏，随后转移至肾脏，主要在肾皮质，以近端小管上皮细胞内含量最多，肾脏积蓄量达体内总汞量的70%～80%，主要在肾脏近曲小管，缓慢排泄，半衰期约60天。汞被氧化成二价汞离子（Hg²⁺），在血液中大部分汞与血红蛋白结合，组织中与蛋白质结合而蓄积。Hg²⁺可通过血-脑脊液屏障进入脑组织，小脑和脑干中最多，并长期蓄积。也可经胎盘进入胎儿体内，造成胎儿生长受限，甚至死亡。

汞及其无机化合物进入体内后，以Hg²⁺发挥毒作用。Hg²⁺易与蛋白质巯基结合，使与巯基有关的细胞色素氧化酶、丙酮酸激酶、琥珀酸脱氢酶等失去活性；攻击膜结构中巯基基团，造成功能和结构损伤，阻碍细胞生物活性和正常代谢。Hg²⁺可致细胞外Ca²⁺大量进入细胞内，引起"钙超载"，损伤细胞功能。Hg²⁺与体内蛋白结合，可由半抗原成为抗原，引起变态反应，发生肾病综合征；高浓度汞可直接导致肾小球免疫损伤；汞与体内金属蛋白结合，干扰肾小管细胞溶酶体结构和生物功能；汞可减少卵巢激素分泌，致月经紊乱和异常妊娠。汞由唾液排出，与口腔内食物残渣分解产生的硫化氢结合生成硫化汞，对口腔黏膜有强烈刺激作用。成人口服HgCl₂的中毒量为0.1g，致死量为0.2～0.5g，小儿为0.1g。

【临床表现】

（一）急性汞中毒 靶器官主要是肾，其次是脑、肺、消化道（包括口腔）及皮肤。患者口服HgCl₂等汞化合物后，数分钟到数十分钟即引起急性腐蚀性口腔炎和胃肠炎，口腔和咽喉灼痛，并有恶心、呕吐、腹痛、腹泻。呕吐物和粪便常有血性黏液和脱落的坏死组织，可伴周围循环衰竭和胃肠道穿孔、泛发性腹膜炎，3～4天后（严重的在24小时内）可发生少尿型急性肾衰竭，可伴肝脏损害。

短期内吸入高浓度汞蒸汽，最初仅口中有金属味，继而头昏、头痛、恶心、呕吐、腹痛、腹泻、乏力、全身酸痛、畏寒、发热，颇似金属烟热,伴皮疹。呼吸系统出现咳嗽、咳痰、胸痛、呼吸困难、发绀等,肺部有不同程度的干、湿啰音,胸部 X 线检查可见广泛不规则阴影,呈急性支气管炎、间质性肺炎等表现,少数病例可出现呼吸窘迫综合征。消化道出现齿龈红肿出血、口腔黏膜溃疡、牙根松动、食欲减退、恶心、呕吐、腹痛、腹泻等,多伴浅表性淋巴结肿大。有肝大、黄疸、肝功能异常的报道。肾脏表现早期有蛋白尿、管型尿等,严重者可发生急性肾衰竭。可有失眠,少有抽搐、昏迷或精神失常表现。部分患者汞暴露后可发生接触性皮炎,甚至剥脱性皮炎,多为泛发性红斑或斑丘疹,可融合成片或形成水疱,愈后遗有色素沉着。

亚急性汞中毒的基本表现与急性汞中毒相同,但程度较轻,发病较缓慢。

(二)慢性汞中毒　汞的慢性毒性靶器官主要是脑、消化道及肾脏,大多由长期吸入汞蒸汽引起,少数由应用汞制剂所致。首发神经症表现,如头昏、健忘、多梦、心悸、多汗、情绪不稳定等。病情发展到一定程度时,出现三大典型表现:易兴奋症、意向性震颤和口腔炎。

1. **易兴奋症**　是慢性汞中毒的精神症状。表现多样,如失眠或嗜睡,心情抑郁、孤僻而又急躁,易紧张激动、发怒,不能自控等性格和情绪发生明显变化,甚至可有幻觉。精神异常和性格改变具有一定的诊断价值。

2. **意向性震颤**　手指、舌尖、眼睑明显震颤,以手及手指颤最突出。初呈细小震颤,进而呈粗大抖动式震颤,并可累及手臂,甚至两脚和小腿,被人注意和激动时更明显,甚至生活难以自理,书写、饮水、进食、穿衣、走行均发生困难,越想加以控制,震颤越明显。

3. **口腔炎**　口中有金属味,唾液增多,黏膜充血、溃疡,齿龈肿胀、渗血,牙齿松动、脱落。齿龈可出现蓝黑色的汞线,现已罕见。

随着工业卫生水平的提高,典型病例已不多见。此外,可有无症状的肾脏近曲小管损伤,出现低分子蛋白尿、管型尿,或呈肾炎、肾病综合征表现;可有性功能减退、月经失调、流产、甲状腺功能亢进等;汞沉着致"汞晶状体炎"在眼晶体前房的棕色光反射可持久存在;可引起周围神经损害,表现为肢体感觉障碍,肌肉长期、剧烈、自发性刺痛或烧灼痛,神经肌电图见外周神经传导速度减慢,传导波幅降低,潜伏期延长。

【实验室检查】

尿汞和血汞测定一定程度上反映体内汞的吸收量,可作为急性汞中毒的依据,但与慢性汞中毒的临床症状和严重程度常无平行关系。尿汞正常值因地区而异,国内尿汞正常参考值≤2.25μmol/mol 肌酐(4μg/g 肌酐);唾液汞 ≤ 0.25μmol/L(0.05mg/L);发汞≤4mg/100g;长期从事汞作业劳动者尿汞增高是指高于其生物接触限值 20μmol/mol 肌酐(35μg/g 肌酐),但尿汞含量并不能反映慢性汞中毒最重要的靶器官脑中汞的积蓄程度;血汞目前无正常值,临床上常不检测,评估比较难。慢性汞中毒患者可有脑电图波幅和节律电活动改变,周围神经传导速度减慢。血中 α_2 球蛋白和还原型谷胱甘肽增高,血中

溶酶体酶、红细胞胆碱酯酶和血清巯基等活性降低,尿 β_2 微球蛋白含量、尿-N-乙酰-β-D-葡萄糖苷酶升高。

【诊断】

急性汞中毒的诊断主要根据职业史或摄入毒物史,结合临床表现和尿汞或血汞测定(明显增高)而确立。慢性汞中毒的诊断,应强调接触史,临床有精神神经症状、口腔炎和震颤等主要表现,并需除外其他病因引起的类似临床表现。尿汞和血汞等测定值增高对诊断有辅助意义。驱汞试验可用二巯丙磺钠0.25g,肌内注射;或二巯丁二钠 0.5g,静脉注射,如注射后尿汞排出量>45μg/d,可作为重要的辅助诊断依据。职业性汞中毒的诊断和处理见国家职业卫生标准 GBZ 89—2007《职业性汞中毒诊断标准》。

【治疗】

(一)急性汞中毒　口服汞化合物引起的急性中毒,应立即洗胃。先口服生蛋清、牛奶或药用炭,50%硫酸镁溶液导泻。洗胃过程中要警惕消化道被腐蚀而穿孔可能性。

驱汞治疗:①二巯丙磺钠为首选驱汞治疗药物,首剂 5%溶液 2~3ml 肌内注射;以后 1~2.5ml,每 4~6 小时 1 次,1~2 天后 2.5ml,每天 1 次,疗程 1 周左右。必要时可 1 个月后再行驱汞。常见副作用有头晕、头痛、恶心、食欲减退、无力等,偶尔出现腹痛或低钾血症,少数患者出现皮疹,个别发生全身过敏性反应或剥脱性皮炎。②二巯丙磺钠过敏的患者可用二巯丁二钠,每次 0.5g 肌内注射,每天 2 次,为防止疼痛可加 2%普鲁卡因 2ml(须做普鲁卡因皮试)。首次 2g 缓慢静脉注射(不宜静脉滴注),以注射用水 10~20ml 稀释后注射,以后每次 1g,每小时 1 次,共 4~5 次。常见副作用有口臭、头痛、恶心、乏力、四肢酸痛等反应,可于数小时内自行消失。③急性肾衰竭时,尿量≤400ml/d 者不宜驱汞治疗。血液灌流或血液透析能有效移去血汞,并帮助患者度过急性肾衰竭期。重症汞中毒时应尽早应用。同时监测肝肾功能和血汞、尿汞。

重症患者给予对症治疗:补液、纠正水、电解质紊乱,口腔护理,并可应用糖皮质激素,改善病情。发生接触性皮炎时,可用 3%硼酸湿敷。出现肌肉长期、剧烈、自发性刺痛或烧灼痛,己酮可可碱可减轻或缓解疼痛。

(二)慢性汞中毒　驱汞原则:小剂量、间歇用药。5%二巯丙磺钠 2.5~5.0ml,肌内注射,每天一次,连续 3 天,停药 4 天,为 1 个疗程,一般用药 2~3 个疗程。二巯丁二钠、二巯丁二酸亦为常用驱汞药物,剂量见本章第一节"铅中毒"。汞性口腔炎者注意口腔卫生,给予 2%碳酸氢钠溶液或 0.02%氯己定溶液、盐水等含漱。苯海索治疗震颤常效果不明显。早期患者经驱汞治疗,症状可减轻或消失,汞毒性肾损伤的可逆性较大,但汞中毒性脑病难以治愈。

(三)汞中毒的预防　含汞装置应尽量密闭,生产过程尽量自动化;汞作业场所禁止吸烟、进食、喝水,班后及时漱口、淋浴;车间墙壁、地面、操作台的表面应光滑,无裂隙,便于清扫除汞,如有汞散落,可铺撒碘化钾或用硫黄覆盖生成碘化汞或硫化汞,再收集清除;车间温度不宜超过 15~16℃,以减少

汞蒸发。车间空气中汞浓度的国家卫生标准,金属汞时间加权平均容许浓度(permissible concentration-time weighted average,PC-TWA)为 0.02mg/m³、短时间接触容许浓度(permissible concentration-short term exposure limit,PC-STEL)为 0.04mg/m³;有机汞化合物(按 Hg 计)PC-TWA 为 0.01mg/m³、PC-STEL 为 0.03mg/m³。

咬破水银温度计的处理:嘱患者迅速吐出水银及玻璃碴并漱口。若已吞下,可服生蛋清或牛奶,蛋白质能与汞结合,以延缓汞的吸收并排出体外。金属汞经消化道吸收甚微,不会引起中毒,可经粪便自行排出。但散落的汞易挥发经呼吸道吸收,需参照上文收集后放入密闭容器中,交由环保部门处理,注意开窗通风。

第三节 锰 中 毒

锰(Mn)为浅灰色光泽的硬脆金属,主要以蒸汽、烟尘的形式经呼吸道吸收,经消化道及皮肤吸收甚微。急性锰中毒(manganese poisoning)是因口服高锰酸钾所致急性腐蚀性胃肠炎或吸入高浓度氧化锰烟雾所致支气管炎、肺炎。慢性锰中毒见于长期吸入锰烟尘的工人,临床表现以神经系统损害为主,特别是锥体外系损害,可伴精神情绪障碍。锰矿开采、焊接及钢材、染料、干电池生产等行业易出现锰中毒。

【毒作用机制】

锰主要通过呼吸道吸收,锰烟及小于 5μm 的锰尘由肺泡壁吸收,被巨噬细胞吞噬,经淋巴管入血,以三价锰形式在血液中转运,在肝中与 β₁ 球蛋白结合为一种特殊的转移蛋白"转锰素",迅速转移到富有线粒体的细胞中,蓄积在肝、胰、肾、心和脑中。锰首先沉积在苍白球,随后沉积在黑质、纹状体、松果体、嗅球,纹状体致密部是锰中毒首先退化的部位。锰大多经胆汁分泌到消化道,90%以上随粪便缓慢排出,10%由尿排出。体内锰清除半衰期约 40 天。

锰可破坏中枢神经细胞内的多巴胺脱羧酶,使多巴胺过氧化,5-羟色胺和多巴胺含量减少,诱导多巴胺能神经元凋亡,使黑质、纹状体多巴胺终端谷氨酸释出增多,增强谷氨酸对终端的兴奋作用,减少 γ-氨基丁酸能神经元合成 GABA,使体内保持神经元兴奋与抑制平衡的神经递质代谢发生紊乱。锰代谢过程中产生单电子转移,自由基增多,诱发氧化应激,产生大量活性氧(reactive oxygen species,ROS),消耗脑内谷胱甘肽(glutathione,GSH),降低细胞抗氧化能力。所有脑细胞中,神经元细胞谷胱甘肽含量最低,最易受到氧化损伤。锰在富含线粒体的神经细胞和神经突触中抑制三磷酸腺苷合成,影响能量产生,干扰细胞膜对钙的转运,使细胞内钙增加,进而激活钙依赖蛋白酶、核酸酶和磷酸酶,导致细胞变性,同时促使自由基生成。内质网是负责蛋白质折叠和钙存储的主要场所,内质网应激导致内质网腔打开引起蛋白质的积累,锰可诱发内质网应激介导纹状体神经细胞的凋亡。

病理改变主要可见脑胶质细胞增生,局限于苍白球和黑质网状带神经元变性。局部血管有充血、管壁增厚、血栓形成及周围组织水肿和淋巴细胞浸润等。由于血管病变进一步加重了神经细胞和神经纤维的损伤。严重锰中毒可引起肾小管上皮细胞退行性变、肝脂肪变性、心肌和肌肉纤维水肿和退行性变、肾上腺缺血和部分坏死。

【临床表现】

(一)急性锰中毒 口服浓度大于 1% 高锰酸钾溶液引起口腔黏膜糜烂、吞咽障碍、恶心、呕吐、胃部疼痛;口服 4%~5% 高锰酸钾溶液可产生强烈的腐蚀作用:唇、舌、口腔、咽喉黏膜水肿、糜烂,腹痛、呕血、便血,甚至休克,可因循环衰竭致死;喉水肿可致窒息。高锰酸钾的腐蚀性致命量为 5~19g。在通风不良条件下电焊作业,吸入大量氧化锰烟雾可发生"金属烟热",表现为咽痛、咳嗽、气急、肌肉痛,甚至寒战、高热,症状一般在 24~48 小时内消退;短期内吸入大量锰化合物粉尘,少数人可出现锰毒性肺炎,表现为呼吸困难,胸部 X 线片显示两肺散在点片状阴影。

(二)慢性锰中毒 一般接触锰烟、锰尘 3~5 年或更长时间发病,最短可至 1~5 个月。早期表现为神经症和自主神经功能障碍,继而激动、多汗、欣快、情绪不稳定,瞬目减少、肌张力增高、齿轮样强直,手指细小震颤、腱反射亢进。后期出现典型帕金森病综合征:说话含糊不清、面部表情减少、动作笨拙呈"慌张步态"、肌张力呈"齿轮样"增强、下肢无力和沉重感,静止性震颤累及下颌、颈部和头部,于精神紧张时加重,不自主哭笑、唱歌、跳舞、记忆力显著减退、智能下降、强迫观念和冲动行为等精神症状和共济失调体征。可有好发于晚间的肌肉痉挛,以腓肠肌阵发性痉挛多见。体征可见蹲下易于跌倒、闭目难立、单足站立不稳、轮替缓慢。少数患者可有手套袜子样分布的感觉障碍,浅反射由引出转向迟钝、消失,深反射由正常转向活跃、亢进。

【实验室检查】

正常人尿、粪、血、头发中锰含量因不同地区和饮食习惯等影响,各地相差很大,需参照本地区正常值。国内报道:尿锰 0.002~0.05mg/L;粪锰 10~182mg/kg;血锰 0.02~0.05μg/L;发锰正常上限男性 1.59mg/kg,女性 3.93mg/kg;脑脊液中锰含量仅 0.015~0.127μmol/L。

锰中毒时可有尿 17-酮类固醇及多巴胺代谢产物高香草酸、香草扁桃酸含量增多。肌电图检查可见周围神经传导速度异常。脑电图可见 α 波减少,波幅偏低,θ 波或 δ 波增多。MRI 可见纹状体(尾状核和豆状核)、苍白球和黑质 T₁ 加权像信号异常增强,晚期可见脑室扩大、脑萎缩。脑血流图和脑多普勒检查显示脑血管痉挛和弹性改变。

【诊断】

慢性锰中毒的诊断应根据密切的锰接触史和以锥体外系损害为主的临床表现,参考现场空气中锰浓度测定及尿锰、粪锰等结果,并与其他病因引起的帕金森病、脑炎后遗症、老年性震颤、脑动脉硬化等疾病鉴别。锰中毒的诊断可见国家职业卫生标准 GBZ 3—2006《职业性慢性锰中毒诊断标准》。

【治疗】

急性口服高锰酸钾中毒应立即用温水洗胃，口服大量稀释的维生素C溶液以减轻组织氧化，口服牛奶、蛋清保护胃黏膜。喉水肿引起窒息时，立即气管切开，吸氧及对症治疗。氧化锰烟雾引起的"金属烟热"可对症处理，防治继发感染。慢性锰中毒早期可行驱锰治疗，但对神经症状效果不佳，如依地酸钙钠、喷替酸或二巯丁二钠等，剂量、方法和疗程参照本章第一节"铅中毒"，对氨基水杨酸钠（Na-PAS）也有驱锰作用。出现帕金森病症状时，可用左旋多巴、金刚烷胺、苯海索、多巴胺受体激动剂等药物治疗。近期有用5-羟色氨酸（5-羟色胺的前体）治疗后症状改善的报道。另有神经节苷脂属于新型脑代谢保护剂，可以降低毒物对神经系统功能的伤害，也有利于受损组织的重生与恢复。

车间空气中锰及其化合物浓度的国家卫生标准，PC-TWA为 $0.15mg/m^3$。

第四节 镉 中 毒

镉为银白色软金属，是人体非必需元素，多以硫化物形式存在，常与锌、铅、铜等元素并存。镉工业上主要用于电镀、制备镍-镉或银-镉电池，镉冶炼、焊接、切割和浇铸轴承表面、制造颜料、合金和焊条、核反应堆的中子吸收剂等，硬脂酸镉也常用作塑料稳定剂。镉中毒（cadmium poisoning）主要由吸入镉烟尘或镉化合物粉尘引起。有色金属矿产开发和冶炼排出的废气、废水和废渣及石油等燃料燃烧排出的烟气，可造成镉的环境污染。急性镉中毒以呼吸系统损害为主要表现，慢性镉中毒引起以肾小管病变为主的肾脏损害，亦可引起肺部、骨骼损害。

【毒作用机制】

镉及其化合物经呼吸道、胃肠道进入人体。吸入的镉在呼吸道吸收缓慢，吸收率在10%～40%，其中10%～50%滞留于肺。镉在消化道的吸收率与其溶解度有关，一般在1%～6%。镉经皮肤吸收极微。吸收的镉90%～95%在红细胞内，经血液循环分布到全身组织器官，在肝、肾及其他组织中主要与金属硫蛋白（metallothionein，MT）结合，形成镉金属硫蛋白（MT-Cd），蓄积于肝、肾等组织。肝内镉含量随着时间延长递减，而肾镉含量渐增加，可占全身镉总量的1/3。体内镉主要由肾排出，胆汁、乳汁排出少量。肠道吸收的镉70%～80%经粪便排出。镉可通过胎盘影响胎儿。除MT-Cd外，血液中尚含有高分子蛋白结合镉（HMDP-Cd）、非蛋白质小分子镉结合物（LMW-Cd）。在红细胞中尚有与血红蛋白结合的镉。HMCP-Cd具有主要毒作用。

镉与酶类的巯基结合或将其替代，降低机体抗氧化酶的活性，使机体清除自由基的能力下降；镉能占据钙离子通道，与 Ca^{2+} 竞争 Ca^{2+}-ATP 酶的结合位点，抑制 Ca^{2+}-ATP 酶活性，引起细胞内 Ca^{2+} 浓度增加，并替代 Ca^{2+} 与钙调蛋白结合，激活钙调蛋白依赖型激酶，干扰细胞内与钙有关的信息传递系统；钙在进入细胞前与细胞表面的孤儿受体（orphan receptor）上的抗原决定簇胞外锌位点结合，也干扰细胞钙代谢；镉能诱导 MT 参与镉在机体内的吸收、运转、排泄和蓄积；镉能引起 DNA 单链断裂，并损伤 DNA 修复系统，导致细胞凋亡。镉刺激动脉血管平滑肌细胞导致血压升高。镉还刺激儿茶酚胺合成酶活性使多巴胺水平增高、抑制 Na^+-K^+-ATP 酶、含锌的酶、氨基酸脱羧酶、过氧化酶等活性，特别是亮氨酰基氨肽酶受抑制，使蛋白质分解。细胞内 Cd^{2+} 能取代 Ca^{2+} 与肌动蛋白、微管、微丝相结合，破坏细胞骨架完整性，损伤细胞功能。

镉在肝内损伤肝细胞线粒体功能、干扰酶活性，引起肝功能障碍。在肾脏，镉可与细胞膜相互作用，产生脂质过氧化；含锌酶中的锌被镉取代，使酶活性受到抑制，从而干扰肾脏对蛋白质的分解代谢和重吸收功能，导致肾小管功能异常；在间质性肾炎的基础上，镉进一步滞留，引起肾小球滤过率下降；或镉对肾小球的直接毒作用，造成肾小球通透性增高，致肾小球性蛋白尿在早期单独出现。镉抑制 α_1 抗胰蛋白酶，诱发肺气肿。继发于肾小管损害引起的钙、磷和维生素D代谢障碍，出现骨骼病变；镉抑制 1,25-二羟基胆骨化醇的合成，导致维生素D活性障碍，致骨盐代谢障碍，钙、磷吸收降低和尿钙、磷排泄增加，及成骨细胞形成障碍，并可抑制骨赖氨酰氧化酶，引起骨胶原成熟障碍，导致骨质疏松和骨软化症。镉可干扰锌、铜、铁、钙的吸收，有性腺毒、胚胎毒和致突变作用。镉可使肠道吸收铁减少，使红细胞脆性增加，而出现贫血。

【临床表现】

（一）食入性急性镉中毒 多因食入镀镉容器内的酸性食物所致，经数分钟至数小时出现症状，表现酷似急性胃肠炎，可因失水而发生虚脱，甚至急性肾衰竭而死亡。成人口服镉盐的致死剂量在 300mg 以上。

（二）吸入性急性镉中毒 因吸入高浓度镉烟尘或镉化合物烟雾所致，先有上呼吸道黏膜刺激症状，脱离接触后好转。经4～10小时的潜伏期，出现咳嗽、胸闷、呼吸困难，伴寒战、发热、背部与四肢肌肉和关节酸痛，胸部 X 线检查有片状阴影和肺纹理增粗。严重患者出现急性肺水肿，可因呼吸及循环衰竭死亡。少数病例急性期后发生肺纤维化，遗留肺通气功能障碍。少数合并肝、肾损害。

（三）慢性镉中毒 长期过量接触镉，主要引起肾脏损害，极少数严重的晚期患者可出现骨骼病变。吸入中毒尚可引起肺部损害。

1. 肾脏损害 早期肾脏损害表现为近端肾小管重吸收功能障碍，尿中出现低分子蛋白（β_2 微球蛋白、视黄醇结合蛋白、溶菌酶和核糖核酸酶等），还可出现葡萄糖尿、高氨基酸尿和高磷酸尿。肾小球损害可出现高分子量蛋白（如白蛋白、转铁蛋白等）排泄增加。晚期患者出现慢性肾衰竭。即使脱离接触，肾功能障碍仍将持续存在。长期接触镉的工人，肾结石的发病率增高。

2. 肺部损害 为慢性进行性阻塞性肺气肿、肺纤维化，最终导致肺功能减退。明显的肺功能异常一般发生在尿蛋白出现后。

3. 骨骼损害及痛痛病(Itai-Itai disease) 镉致骨骼损害通常是严重慢性镉中毒的迟发表现,也是"痛痛病"的主要特征。20 世纪 40 年代后期,日本富山县神通川流域出现"痛痛病",患者大多是妇女,在镉污染区居住 30 年以上,其主要特征是全身骨剧痛,伴不同程度骨质疏松、骨质软化、多发性骨折和严重肾小管功能障碍综合征,尿检有低分子量蛋白尿、尿钙和尿磷酸盐增加,尿 β_2-微球蛋白增加,血镉增高、血钙降低。研究表明"痛痛病"是由于神通川上游的神冈矿山废水污染水源引起的镉中毒造成的。

4. 其他 慢性中毒患者常伴有牙齿颈部黄斑(镉环)、嗅觉减退或丧失、鼻黏膜溃疡和萎缩、轻度贫血,偶有食欲减退、恶心、肝功能轻度异常、体重减轻和高血压。

【实验室检查】

尿镉含量与体内镉负荷和肾脏镉浓度有关。正常值上限 5μmol/L 肌酐(2μg/g 肌酐)。尿镉可反映近期镉接触情况和一定程度上反映体内镉负荷,特别是肾脏镉水平,也可用于慢性镉中毒的临床诊断。血镉主要反映近几个月内镉接触的水平,停止接触后迅速下降。世界卫生组织建议个体血镉临界值为 45nmol/L(5μg/L)(石墨炉原子吸收光谱法)。

慢性镉中毒时,尿镉排出量可减少,尿 α_1 微球蛋白出现,尿中尚可有 β_2 微球蛋白、尿视黄醇结合蛋白、N-乙酰-β-氨基葡萄糖苷酶、肠碱性磷酸酶、γ-谷氨酰转移酶、7-H-糖蛋白和葡萄糖胺聚糖等排出增加和白蛋白出现。

【诊断】

急性镉中毒,根据接触史和呼吸道症状、胃肠道表现,实验室检查等进行诊断。慢性镉中毒除职业史和临床症状外,结合胸片、肺功能、肾小管功能和尿镉等作出诊断。食入性急性中毒应与食物中毒、急性胃肠炎等鉴别;吸入性急性中毒应与上呼吸道感染、心源性肺水肿等相鉴别。慢性镉中毒需与其他重金属或药物致肾功能障碍鉴别。职业性镉中毒的诊断见国家职业卫生标准 GBZ 17—2015《职业性镉中毒的诊断》。

【治疗】

(一)急性中毒 口服中毒尽早用温水洗胃、导泻,并予补液,纠正水、电解质紊乱;急性吸入中毒治疗参照本篇第五章第一节"刺激性气体中毒"。重症患者可予血液透析治疗,同时给予驱镉治疗。驱镉治疗可选用依地酸钙钠(参见本章第一节"铅中毒"),若有肾脏损害时,宜半量给予。

(二)慢性镉中毒 传统的络合剂如依地酸钙钠不能进入细胞膜直接动员组织细胞内的镉,而且与络合剂结合的镉使肾镉积蓄量增加,加重肾毒性。慢性镉中毒尚未找到有效的驱镉药物,仍以对症及营养干预治疗为主,如补充锌、硒、铁、钙、维生素 C 等维生素类抗氧化剂。姜黄素是一种自由基清除剂,具有卓越的抗氧化能力,能够缓解多种急性和慢性肾脏疾病的肾损伤。姜黄素(200mg/kg 和 400mg/kg)与维生素 C(100mg/kg)的组合可以有效防止镉诱导的氧化损伤。"痛痛病"患者用维生素 D 每日 20 000U 口服或每周 60 000U 肌内注射和钙剂治疗,并补充蛋白质,同时苯丙酸诺龙 10mg,肌内注射,每周 1~2 次,可缓解症状。

车间空气中镉及其化合物浓度的国家卫生标准,PC-TWA 为 $0.01mg/m^3$、PC-STEL 为 $0.02mg/m^3$。

第五节 铍 中 毒

铍是一种银灰色高硬度的碱土金属,高熔点、低电导率、高强度和刚度、高导热性,表面能形成致密的氧化保护层,广泛用于核工业、航天工程、通信业、电子行业、金属合金、生物医学和半导体工业中。急性铍中毒(beryllium poisoning)系大量吸入铍及其化合物的烟尘、蒸汽所致,临床表现为化学性支气管炎和肺炎。慢性铍中毒引起以肺肉芽肿和肺纤维化病变为主的全身性疾病,又称铍病(berylliosis)。

【毒作用机制】

铍主要以粉尘、烟雾、蒸汽形式经呼吸道吸收。铍及其化合物在胃肠道摄取率不超过 0.2%;可经破损皮肤吸收,引起局部病变。铍及其化合物能抑制碱性磷酸酶、磷酸葡萄糖变位酶、透明质酸酶及三羧酸循环中的脱氢酶等重要酶系统,影响组织细胞的代谢功能。

吸入不溶性铍化合物常滞留于呼吸道、肺和肺淋巴结;可溶性铍化合物主要蓄积在肝、脾、肾和骨骼。吸收的铍化合物从尿中排出慢,可长达数年,甚至数十年,沉积于肺的铍排出更慢,毒性较强。

急性铍病表现为非特异性呼吸道化学性炎症和全身中毒,存在明显剂量-效应关系,与铍化合物的溶解度和酸性强度有关,溶解度越大,酸根离子越强,化学性炎症越严重。慢性铍病是由细胞介导的迟发型变应性疾病,是铍特异的 $CD4^+T$ 细胞在疾病部位累积,以非干酪样肉芽肿形成为病理特征的多系统损害,肺部病变最为严重。接触剂量与病情不一定平行。铍作为半抗原与肺内的一些未知蛋白质结合,致敏辅助 T 淋巴细胞(Th^+),并经铍处理后 Th^+ 增殖,直至在巨噬细胞表面与 II 级抗原相联系,Th^+ 激活巨噬细胞,并加速其分化,成为上皮样细胞。由于铍很少被排泄,这种免疫反应持续,形成肉芽肿。肉芽肿中上皮样细胞和淋巴细胞产生的纤维基因因子,使纤维添补,胶原产生,最后结疤、萎缩,导致肺功能障碍。铍接触引起的皮炎也具有变态反应性质。人白细胞抗原 HLA-DPBI Glu69 特异性基因表达与慢性铍病有关。铍暴露还可以引起癌症(如肺癌),已被国际癌症中心明确为人类致癌物。

【临床表现】

(一)急性铍病 多由于吸入高浓度可溶性氟化铍和硫酸铍的烟尘、粉尘或蒸汽引起,主要损害呼吸系统。经 3~6 小时的潜伏期,出现发热、全身酸痛、乏力、头痛、头昏等类似金属烟热的症状,数小时后上述症状渐缓解,继而出现胸闷、胸痛、气短、咳嗽,咳痰,痰可带血丝。肺部可有干、湿啰音。严重中毒患者出现呼吸窘迫、发绀、体温升高、脉搏加快,两肺布湿啰音,肺部 X 线显示肺门影扩大,两肺散布多发性斑片状或弥漫性云絮状阴影或大片致密阴影。少数患者愈后残存少量点状或条索状阴影，或转化为慢性铍病。少数患者可出现肝大、压痛，肝功能异常，甚至出现黄疸。

（二）慢性铍病 常因长期吸入氧化铍、含铍磷光剂和金属铍引起。一般在接触铍后数年发病，甚至 30 年才发病。临床表现主要为乏力、消瘦、食欲缺乏、胸闷、胸痛、咳嗽、气急；后期出现呼吸困难、发绀、缺氧、肺源性心脏病、心力衰竭。病情常因劳累、呼吸道感染、妊娠、手术、创伤等诱因加重。胸部 X 线表现：两肺野可见弥漫性细小的颗粒阴影，直径约 1mm，较多分布的结节可伴肺门淋巴结增大；或整个肺野纹理增多，呈现网状交织结构，可夹杂颗粒和结节阴影，直径 2～5mm。晚期因广泛纤维化，使肺门上提，叶间裂移位或发生气胸。肺功能检查可有通气功能明显减退、换气功能障碍、一氧化碳弥散功能下降。血气分析示动脉血氧饱和度下降。

（三）铍的皮肤病变 包括皮炎、皮肤溃疡和肉芽肿。铍皮炎系接触性或过敏性皮炎，分布在暴露部位及用手抓被铍污染的部位，呈红斑、丘疹或疱疹，有烧灼感和剧痒，脱离铍接触后 3～7 天消退。铍溃疡多发生在手、腕、前臂等处易擦伤部位，溃疡周围组织增生，边缘隆起、坚硬，中心凹陷，状如鸟眼，一般经 1～6 个月愈合，留瘢痕。铍肉芽肿是因铍化合物进入皮下，致深层肉芽肿形成，并缓慢生长；或由铍溃疡周围皮肤逐渐生长，遮盖溃疡面，下面发生皮肤肉芽肿。

【实验室检查】

尿铍测定，正常为阴性。慢性中毒者可为 0～5μg/L。铍特异性淋巴细胞转化试验、铍激活活性玫瑰花和白细胞移动抑制试验阳性，皮肤斑贴试验阳性。尚有血清 γ 球蛋白、免疫球蛋白（IgG、IgA）增高等。

【诊断】

急性铍病可根据高浓度铍吸入史，结合临床表现和胸部 X 线片进行诊断。慢性铍病起病缓慢，呼吸系统症状无特异性，诊断主要依据确切的铍接触史和胸部 X 线片征象。肺功能障碍和特异性细胞免疫学指标阳性有助于诊断，尿铍增高和皮肤斑贴试验阳性对诊断有参考价值。胸膜和肺活检的肉芽肿病理报告和组织中检出铍存在，可明确诊断。慢性铍病的肺部病变应与尘肺、肺结核、肺泡癌、肺真菌感染等相鉴别。职业性铍病的诊断及处理可见国家职业卫生标准 GBZ 67—2015《职业性铍病的诊断》。

【治疗】

（一）急性铍病 卧床休息，吸氧等对症处理，可参照本篇第五章第一节"刺激性气体中毒"。

（二）慢性铍病 无特效解毒药，以对症治疗为主。应及时停止铍接触。泼尼松每日 15～30mg，30～45 天为 1 个疗程，每年 2 个疗程，连续 2～5 年；或 3 个月 1 个疗程，病情好转后渐减量，至维持量每日 5mg，长期服用。皮肤局部治疗，接触性皮炎用炉甘石洗剂或肾上腺皮质激素软膏。铍溃疡的主要处理是洗洁创面。皮肤肉芽肿或皮下结节可行手术切除。

车间空气中铍及其化合物浓度的国家卫生标准，PC-TWA 为 0.000 5mg/m³，PC-STEL 为 0.001mg/m³。

第六节 镍及羰基镍中毒

一、镍中毒

镍为银白色金属。镍中毒（nickel poisoning）系吸入镍及其化合物粉尘引起，临床表现为呼吸系统刺激症状及皮肤损害。工业上，制作各种镍合金、镀镍作业、制造含镍器皿和材料、镍镉电池等均可能接触到镍。

【毒作用机制】

镍是人体内的必需微量元素，主要通过食物由胃肠道吸收。食物中的可溶性镍化合物在胃肠道吸收率仅 5%，金属镍基本不被吸收。少量金属镍粉及镍化合物可缓慢地被呼吸道吸收，长期沉积于肺及淋巴结，可致弥漫性纤维化，器官旁淋巴结增大。二价镍离子可经汗腺导管和毛囊开口处穿透入皮肤，并与角蛋白结合。进入血液的镍与白蛋白结合运载到各组织，在肾蓄积最多，其次是肝、肺、垂体。吸入的可溶性镍化合物约 60% 由尿排出；经口食入的镍约 90% 由粪便排出，另 10% 经尿排出。少量镍由汗液、唾液、毛发、指甲排出。

镍属致敏物，接触皮肤或进入体内，与大分子蛋白结合，形成具有免疫原性的复合物，致敏 T 细胞，导致机体产生细胞介导的皮肤接触过敏反应和抗体介导的速发和迟发性哮喘反应。镍及其化合物可抑制 ATP 酶，使血管内皮细胞 ATP 酶活力降低，致血管壁通透性增加，肺、脑等组织水肿、出血。镍拮抗胰岛素可致血糖增高；干扰垂体功能，使 ACTH 分泌增加，催乳素分泌减少，肾上腺皮质和甲状腺功能降低。镍可刺激骨髓或通过促红细胞生成素的增加，诱发红细胞增多症。镍作业工人鼻腔癌和肺癌发病率增加。

【临床表现】

（一）呼吸道损害 吸入高浓度镍及其化合物粉尘引起上呼吸道炎、肺泡炎、肺间质纤维化和肺金属（镍）沉着症。患者有咳嗽、咳痰、胸闷、胸痛、哮喘。胸部 X 线片可见肺纹理增多、肺门增宽等。从事镍电解和电镀工人因长期接触硫酸镍及镍蒸汽，可发生刺激性鼻咽炎、鼻窦炎等，有咽痛、咽部异物感，出现嗅觉丧失和鼻中隔穿孔。呼吸道过敏者，出现支气管哮喘或肺嗜酸性粒细胞增多症。

（二）皮肤损害 多见于暴露部位。常在接触后 2 个月内发生。皮损性质为红斑、丘疹、丘疱疹，常奇痒，称"镍痒症"。长期反复接触，皮损呈慢性化过程，有苔藓样变或色素沉着。脱离接触后，皮损经数周或数月后自愈。个别报道出现荨麻疹样皮炎。

【实验室检查】

尿镍正常值为 0.075μmol/L（4.4μg/L），范围 0～0.187μmol/L（0～11.0μg/L）；血镍正常值为 0.0817μmol/L（4.8μg/L），范围 0.049～0.119μmol/L（2.9～7.0μg/L）。镍中毒时，尿镍和血镍均可增高。镍皮肤过敏试验可证实患者对镍过敏。

【诊断】

根据职业史、生产环境和职业流行病学调查、临床表现，参考血镍、尿镍定量结果，综合分析，排除其他呼吸道和皮肤病，方可诊断。

【治疗】

二乙基二硫代氨基甲酸钠（DDC）、N-苯甲基-D-葡萄糖胺二硫代氨基甲酸钠（BGD）、二巯基丁二钠（DMSA）均能促进镍的排泄，仅 BGD 能降低脑镍含量。早期、适量、短程应用糖皮质激素，可减轻肺部渗出性损害。镍皮炎可按一般接触性皮炎处理。肺金属（镍）沉着症一般不需要特殊治疗，要及时脱离粉尘作业环境，适当增加营养及对症处理，定期拍片体检，动态观察肺部 X 线的改变。

二、羰基镍中毒

羰基镍是金属镍与羰基（=CO）在一定压力下反应而成的液态金属化合物，略带黄色、易挥发。羰基镍中毒（nickel carbonyl poisoning）以呼吸系统损害为主。工业上羰基镍用于提炼高纯度镍粉、有机合成橡胶、石油催化剂等。

【毒作用机制】

羰基镍挥发性强，蒸汽可迅速由呼吸道吸收，皮肤也有少量吸收。进入体内后，约 1/3 以原形在 6 小时内由肺呼出，其余部分在细胞内逐渐分解为镍离子和一氧化碳。Ni^{2+} 与细胞内核酸、蛋白质结合，逐步转移到血浆中，与白蛋白结合，随血流分布到各个器官，以肺、肝、脑的含量最高。吸入 6 天后几乎全部由尿和粪便排出，体内无蓄积性。羰基镍属高毒物质。急性中毒的主要病变在肺，其次为脑、肝及肾上腺。羰基镍吸入后可迅速穿透肺泡壁，并以整个分子形式作用于肺毛细血管内皮细胞，抑制细胞中含巯基的酶，引起肺毛细血管通透性增加，血浆液体漏出；同时脂溶性的羰基镍很容易进入深部呼吸道，穿透细胞壁，进入细胞内，产生大量高活性氧自由基，由氧化应激和脂质过氧化损伤 Ⅰ 型和 Ⅱ 型肺泡上皮细胞，破坏肺泡表面活性物质，发生肺泡水肿。羰基镍影响 RNA 聚合酶活性，干扰 RNA 合成。影响线粒体 Ca^{2+}-Mg^{2+}-ATP 酶钙离子泵，胞质内游离钙超载致细胞损伤。急性羰基镍中毒可见肝小叶中央区淤血、坏死；大脑皮质血管扩张、出血，尤以白质部分明显。

【临床表现】

短时内大量吸入羰基镍，引起急性中毒。早期症状：吸入后 5~30 分钟内出现头晕、头痛、步态不稳、眼痛、流泪、咽痛、干咳等黏膜刺激表现。脱离接触后，症状迅速好转。晚发症状：早发症状好转，经 6~36 小时静止期，出现气短、咳嗽加重、胸闷、咳粉红色泡沫痰、发绀、端坐呼吸、烦躁不安等急性呼吸损伤为主的表现，两肺有大量干、湿啰音等肺水肿征象，尚可发生急性呼吸窘迫综合征、昏迷、血压下降。一般早发症状越严重者，越易出现晚发症状或晚发症状更明显。

【实验室检查】

可见白细胞和中性粒细胞数增高。胸部 X 线片可见片状渗出阴影。尿镍通常在中毒后迅速增高，并在 1~2 天达最高峰，7~

10 天后恢复正常。尿镍的正常值为 $<0.187\mu mol/L(11.0\mu g/L)$。

【诊断】

除职业接触史外，血镍、尿镍测定可判定患者有无过量羰基镍接触。急性职业性羰基镍中毒的诊断见国家职业卫生标准 GBZ 28—2010《职业性急性羰基镍中毒诊断标准》。

【治疗】

急性吸入患者，即使无症状，亦需密切观察至少 48 小时。皮肤接触者除去被沾染的衣物。中毒患者以对症治疗为主。肺水肿处理可参照本篇第五章第一节"刺激性气体中毒"。

第七节 砷和砷化氢中毒

一、砷中毒

砷俗称砒，为银灰色晶体，毒性很小，其化合物都有毒性。砷中毒（arsenic poisoning）主要由砷化合物引起。急性砷中毒主要表现为呼吸、消化、神经损害；慢性砷中毒以皮肤、周围神经及肝脏损害为主要表现。三价砷化合物的毒性较五价砷为强，以毒性较大的三氧化二砷（俗称砒霜）中毒为多见，多系口服中毒，口服 0.01~0.05g 即可发生中毒，致死量为 0.76~1.95mg/kg。焙烧含砷矿石、制造合金、玻璃、陶瓷、印染、含砷医药和农药生产及长期服用含砷药物（如牛黄解毒片）均可引起砷中毒。地方性砷中毒主要有饮水型和煤烟型两种，以饮水型多见。无机砷可引起肺癌和皮肤癌。

【毒作用机制】

砷化合物可经消化道、呼吸道和皮肤吸收。肠道吸收率可达 80%。进入体内的砷 95%~97% 迅速与红细胞血红蛋白中的珠蛋白结合，24 小时内分布到全身各组织器官。砷进入体内后，在红细胞内被砷酸盐还原酶还原为三价砷，然后被肝细胞摄取，在甲基转移酶的催化下生成单甲基胂酸，进一步生成二甲基胂酸，经胆汁和尿液排出体外。三价砷易与巯基结合，可长期蓄积在富含巯基的毛发和指甲的角蛋白中。砷还可通过胎盘屏障损害胎儿。

砷可直接损伤小动脉和毛细血管壁，并作用于血管舒缩中枢，导致血管通透性增加，有效血容量减少；与酶中的巯基结合，干扰酶活性，如丙酮酸氧化酶、6-磷酸葡萄糖脱氢酶、细胞色素氧化酶等，并取代生化反应中的磷酸而引起氧化磷酸化解偶联，干扰氧化还原反应和能量生成，导致多脏器系统损害；质谱和代谢组学筛选与氧化应激有关的代谢产物（苯乙醛含量升高，还原性谷胱甘肽和丙氨酸含量降低），提示自由基致脏器损伤；与 DNA 聚合酶结合，干扰 DNA 合成和修复，从而抑制细胞分裂和增殖，造成 DNA 复制和转录错误；改变 DNA 甲基化状态，从而导致基因表达异常；组蛋白修饰模式异常影响氧化应激通路、DNA 甲基化等关键基因的表达，参与砷中毒的发生。

三氧化二砷和三氯化砷对眼、上呼吸道和皮肤均有刺激作用。

【临床表现】

（一）**急性砷中毒** 多为误服或自杀吞服可溶性砷化合物引起。口服后 10 分钟~5 小时出现多脏器损害表现。

1. **急性胃肠炎** 咽喉、食管烧灼感、声嘶、恶心、呕吐、腹痛、腹泻、"米泔"样粪便有时带血，重症患者出现水样便、血便，可致失水、酸中毒、电解质紊乱和循环衰竭、肾前性肾功能不全等。

2. **神经系统** 头痛、头昏、乏力，口周围麻木、全身酸痛。重症患者烦躁不安、谵妄、妄想，四肢肌肉痉挛，意识模糊，以至昏迷、呼吸中枢麻痹死亡。急性中毒后 3 天~3 周出现迟发性多发性周围神经炎：肌肉疼痛、四肢麻木、针刺样感觉异常、上下肢无力，由肢体远端向近端呈对称性发展，以后感觉减退或消失，重症患者有垂足、垂腕，伴肌肉萎缩，跟腱反射消失，神经肌电图可见失神经电位，感觉神经与运动神经的神经传导速度减慢。

3. **心肌损害** 多在急性中毒早期即出现，心悸、胸闷伴心肌酶谱升高和心电图异常（ST-T 改变、心律失常、传导阻滞等）。

4. **其他脏器损害** 主要表现有咳嗽、打喷嚏、胸痛、呼吸困难，甚至咽喉、喉水肿，以致窒息。消化道症状发生较晚且较轻。皮肤接触部位可有局部瘙痒和皮疹，一周后出现糠秕样脱屑，继之局部色素沉着、过度角化。急性中毒后 40~60 天，几乎所有患者的指、趾甲上都有 1~2mm 宽的白色横纹（Mess 纹），随指甲生长移向指尖，约 5 个月后消失。尚可发生中毒性肝炎（肝大、肝功能异常、黄疸等）、肾脏损害（少尿、尿中出现红细胞、白细胞、管型等）、贫血、白细胞减少或增多等。

（二）**慢性中毒** 除神经症外，突出表现为多样性皮肤损害，好发在胸背部皮肤皱褶或湿润处。皮肤干燥、粗糙，可见丘疹、疱疹、脓疱，少数人有剥脱性皮炎。日后，皮肤呈黑色或棕黑色散在色素沉着斑。毛发有脱落，手和脚掌有角化过度或脱皮。典型的表现是手掌的尺侧缘、手指的跟部有许多小的、角样或谷粒状角化隆起，俗称"砒疗"或"砷疗"，可融合成疣状物或坏死，继发感染，形成经久不愈的溃疡，可转变为皮肤原位癌。指甲失去光泽，变厚而脆。指甲出现米氏线，为砷吸收的证据。黏膜受刺激，可引起鼻咽部干燥、鼻炎、鼻出血，甚至鼻中隔穿孔；可有结膜炎、齿龈炎、口腔炎和结肠炎等。砷中毒可致慢性中毒性肝炎，极少数发展成肝硬化；可有四肢麻木、感觉减退等周围神经损害表现。无明显临床中毒症状的接触砷的工人经神经传导速度测定可发现神经传导速度减慢。慢性砷中毒所致皮肤癌和肺癌为我国法定职业性肿瘤，见国家职业卫生标准 GBZ 94—2017《职业性肿瘤的诊断》。

【实验室检查】

急性砷中毒患者尿砷于中毒后 12 小时即明显增高，停止接触 2 天即可下降 19%~42%。正常人群的尿砷均值为 1.73μmol/L（0.13mg/L）。发砷可作为慢性砷接触指标，正常值为 0.686μg/g，高于 1μg/g 应视为异常。血砷：急性中毒时升高，其正常水平为 0.13~8.54μmol/L。

【诊断】

急性砷中毒的诊断可根据摄食或接触史，临床出现急性胃肠炎、意识障碍、肝和肾功能损害等进行。急性砷中毒初起应与感染性急性胃肠炎鉴别。慢性砷中毒多表现为皮肤黏膜病变、多发性神经炎、肝功能损害和蛋白尿等，应与其他病因所致的临床表现鉴别。指（趾）甲出现米氏线，说明有砷吸收。尿砷超过 2.66μmol/L（0.2mg/L）提示有过量砷吸收。职业性砷中毒的诊断见国家职业卫生标准 GBZ 83—2013《职业性砷中毒的诊断》。

【治疗】

经口中毒，应及早用温水、生理盐水或 1%碳酸氢钠溶液洗胃，随后灌入药用炭 30g、氧化镁 20~40g 或蛋清；也可立即口服新配制的氢氧化铁，使其与砷形成不溶性的砷酸铁，再给予硫酸钠溶液导泻。

急性砷中毒有特效解毒药，二巯丙磺钠、二巯丁二钠等都有较好的驱砷效果；青霉胺也有一定的驱砷作用（剂量、方法、疗程参见本章第一节"铅中毒"），应尽早应用。注意防治和纠正脱水、休克及电解质紊乱。重症患者应尽早予以血液透析，可有效清除血中砷，并防治急性肾衰竭。

慢性砷中毒的治疗：解毒剂应用方法见慢性铅、汞中毒，二巯丙醇因形成脂溶性二巯丙醇-As 复合物，可透过血-脑屏障，而不予推荐。EDTA 驱砷无效。皮肤或黏膜病损处可用 2.5%二巯丙醇油膏或地塞米松软膏。迟发性多发性周围神经病变予对症处理。

砷性皮肤原位癌常为多发性，局部切除不能完全防止复发和转移。

二、砷化氢中毒

砷化氢又名砷化三氢，是某些生产过程中生成的废气，稍有大蒜臭气味，是很强的溶血性毒物。砷化氢中毒（arsine poisoning）大多因含砷矿渣处理不当，遇水产生砷化氢气体或因向金属废渣中加入硫酸提取硫酸锌等过程中产生砷化氢，经由呼吸道吸收侵入人体。除小部分以原形由呼吸道呼出外，绝大部分（95%~99%）与红细胞中血红蛋白结合，形成砷-Hb 复合物及砷的氧化物，随血流分布到全身各脏器，若肾功能未受损害，则由肾脏排出体外。砷化氢与含巯基酶的还原型谷胱甘肽（GSH）结合，使红细胞内 GSH 含量下降，产生的 H_2O_2 等氧自由基不能及时清除；砷化氢抑制红细胞过氧化氢酶，使过氧化氢蓄积，导致红细胞膜脂质过氧化，破坏红细胞膜稳定性，引起溶血。红细胞大量破坏后砷-Hb 复合物、红细胞碎片、血红蛋白管型等阻塞肾小管及砷化氢对肾脏的直接毒作用，导致急性肾衰竭。溶血后可引起继发性多脏器系统损害。砷化氢对全身各组织器官，如中枢神经、肺、心、肝、肾、胃肠道等都有极强的直接毒性。

暴露在 25~50ppm（1ppm = $1cm^3/m^3$）的砷化氢 30 分钟可导致死亡，吸入 250ppm 砷化氢可导致立即死亡。砷化氢中毒潜伏期随吸入浓度和时间而不同，潜伏期越短，病情越严重。

临床表现以急性溶血为主。吸入 3~7 小时后出现头痛、头昏、畏寒、发热、恶心、呕吐和腰酸痛，胸闷、呼出气带蒜味。继之出现酱油色尿、贫血、黄疸、肝脾大、肾区叩痛、肝区胀痛。严重患者 3~12 小时出现少尿或无尿，急性肾衰竭。可有中毒性心肌损害。

实验室检查：红细胞及血红蛋白进行性降低，白细胞升高，网织红细胞在病程中渐升高；尿中出现蛋白、隐血，红细胞阴性或轻度阳性，尿胆原呈强阳性；血清胆红素及结合胆红素明显升高。甚者出现肾功能损害或衰竭及肝功能损害，血钾升高，可因室颤或心搏骤停而死亡，此为少尿期主要死因。血、尿砷测定超过当地正常值。

急性砷化氢中毒的诊断：根据接触史、急性溶血性贫血表现，尿砷增高可确诊。鉴别诊断：早期与感冒、急性胃肠炎鉴别；出现黄疸后与急性病毒性肝炎鉴别。诊断见国家职业卫生标准 GBZ 44—2016《职业性急性砷化氢中毒的诊断》。

急性砷化氢中毒所致溶血具有自限性，一般 24~72 小时内自行停止，以对症支持治疗为主。控制溶血和防治急性溶血后引起的各种病变，尤其是急性肾衰竭，可早期、短程、大剂量使用肾上腺皮质激素；补液利尿，碱化尿液；维持水、电解质及酸碱平衡，保护肝肾功能、营养心肌。重度贫血患者应输注洗涤红细胞。重症患者采用血液净化疗法。急性期不主张应用络合剂驱砷，急性期过后，肾功能恢复正常后，可考虑适量应用，同时注意动态监测血尿常规、肝肾功能。银杏富含黄酮等成分，可诱导抗氧化酶的活性，减轻氧化损伤，可酌情使用。

第八节 其他常见金属元素中毒

一、钒及其化合物

钒(vanadium,V)是光亮的银白色金属。金属钒毒性很低，钒化合物属中等毒类，包括钒铁合金、钒的氧化物、钒酸盐，以五价钒(V_2O_5)毒性最大。主要经呼吸道吸收，消化道吸收率很低，皮肤吸收甚少，主要经尿液排出体外，其次经粪便排出。急性中毒潜伏期从十几分钟到几小时不等，表现为眼和呼吸道刺激症状、干咳、气喘等，严重者发生支气管肺炎，个别出现支气管哮喘发作；"绿舌"在部分急性中毒患者中出现，其本身并无毒理学意义，且与中毒程度无关；个别发生肝、心、肾损害；皮肤接触可呈湿疹样皮炎；严重者可发生非心源性肺水肿，全身荨麻疹。慢性中毒以呼吸系统损害最重，甚至发生慢性弥漫性间质性肺纤维化，常伴心血管系统受累；约 30% 接触者发生接触性皮炎和过敏性皮损。尿钒增加具有诊断意义，反映近期接触情况。国内报告尿钒的正常参考值为 <1.3μg/g 肌酐，血钒 <10μg/L。急性钒中毒无特效解毒剂，对症治疗为主。大剂量维生素 C 可使五价钒还原为四价钒，减轻毒性。重症患者应早期足量应用糖皮质激素；$CaNa_2$-EDTA 可加速钒的排出。氯化铵酸化尿液可促进排钒。职业性钒中毒的诊断及处理可见国家职业卫生标准 GBZ 47—2016《职业

性急性钒中毒的诊断》。

二、锡及其化合物

锡(tin,Sn)是银白色微带蓝色的金属，无机锡及其化合物的毒性很小，摄入后主要由粪便排出体外。有机锡化合物作为塑料热稳定剂，广泛应用于塑料生产、加工行业，可由呼吸道、消化道和完整皮肤进入体内，溶于脂肪组织，极易通过血-脑屏障，抑制脑细胞线粒体的氧化磷酸化过程，影响 5-羟色胺的合成和正常代谢，引起脑水肿和脑实质损害，主要经肾脏和消化道排出。三甲基锡中毒主要影响边缘系统，重者可累及小脑，引起定向力障碍、共济失调、激动、攻击行为、癫痫、肝功能异常及低钾血症、低钙血症、心肌损害等临床表现；三乙基锡具髓鞘毒性，中毒特点为弥漫性脑水肿，表现为意识障碍及颅内高压(视乳头高度水肿或出血，去大脑强直状态、脑疝等)。三烷基锡、四烷基锡对皮肤黏膜有刺激作用，严重者发生肺炎、肺水肿，并引起边缘系统和小脑为主的神经系统损害：共济失调、定向障碍、肢体抽搐、眼球震颤、嗜睡、昏迷，甚至呼吸停止；二烷基锡主要损伤肝胆系统：肝大、肝功能异常，以及胆道功能异常，个别发生肾功能异常，常伴明显低钾血症。中毒后的病程长，常遗留头痛、头昏、心悸、恐惧，记忆力恢复慢。有机锡接触尚可致接触性皮炎、荨麻疹等。慢性中毒表现为神经症。当锡尘或烟雾被吸入或沉积于肺部时，可产生密 X 线阴影，称为金属(锡)沉着症，脱离作业后，肺部病变有不同程度减轻或消失。有机锡化合物中毒无特效解毒剂，以对症治疗为主，重点防治脑水肿，有效补钾能控制病情反复。职业性三烷基锡中毒的诊断见国家职业卫生标准 GBZ 26—2007《职业性急性三烷基锡中毒诊断标准》。

三、铊及其化合物

铊(thallium,Tl)是一种浅蓝白色柔软的重金属。金属铊基本无毒，铊化合物属高毒类，通常以 Tl^+ 或 Tl^{3+} 形态存在，Tl^{3+} 毒性高于 Tl^+，为强烈的神经毒物，可引起严重的肝肾损害。铊主要化合物有氧化物、硫化物、卤化物、硫酸盐、碳酸盐和醋酸盐等。急性中毒大多为误服或使用含铊化合物的药物引起，职业性急性铊中毒少见，主要吸入大量含铊烟尘或蒸汽。铊对人的致死量与治疗量非常接近，成人最小致死量为 12mg/kg，5~7.5mg/kg 可致儿童死亡。铊中毒机制目前公认的主要有：铊对钾离子的竞争性抑制作用；铊与蛋白质或酶分子巯基结合，抑制其生物活性；与体内维生素 B_2(核黄素)牢固结合，干扰维生素 B_2 代谢，导致类似维生素 B_2 缺乏症；铊具有明显的细胞毒性，抑制细胞有丝分裂，干扰 DNA 的合成；铊对神经系统的损害与脂质过氧化作用相关；铊可通过血-脑屏障，在脑内蓄积，产生神经毒作用。急性中毒早期为消化道症状，临床表现酷似胃肠炎，重症患者表现为腹绞痛、出血性胃肠炎。数天后出现明显的神经系统障碍，可累及中枢神经系统，表现为中毒性脑病；周围神经系统表现为多发性脑神经(Ⅰ、Ⅲ、Ⅴ、Ⅶ、Ⅸ、Ⅹ)麻痹和周围神经病变，神经肌电图显示神经源性损害；部分

患者可有关节、肌肉疼痛、乏力和皮疹、痤疮样角化，可有肝、肾、心、肺损害。常于中毒后 10~14 天毛发脱落，但眉毛内 1/3 常不脱落。中毒后 4 周指(趾)甲出现白色横纹(Mees 纹)。急性重度中毒后常留有不同程度的后遗症。慢性中毒多由工业含铊废水污染水源或土壤引起。起病缓慢，早期症状不典型，类似神经症，随后出现对称性肢体感觉、运动障碍和视神经炎、晶状体混浊等神经系统症状，伴明显脱发，但不破坏毛囊，接受治疗后毛发可重新生长。后遗症主要表现为反应迟钝、记忆力和智能减退、性格改变、四肢震颤、共济失调、视力下降及周围神经病变。神经-肌电图显示神经源性损害。正常人尿中几乎测不到铊，尿铊超过 200μg/L 有诊断意义。急性铊中毒的常规治疗一般有催吐、洗胃、利尿、导泻等，也可选择活性炭吸附治疗，传统的金属络合剂对铊中毒治疗无效，普鲁士蓝可用于治疗口服急性铊中毒，但我国尚未将其纳入国家药品管理范围。危重患者血液灌流治疗。铊中毒的诊断、处理见国家职业卫生标准 GBZ 226—2010《职业性铊中毒诊断标准》。

四、铬及其化合物

铬(chromium, Cr)为银灰色质脆而硬的金属，是人体必需微量元素，铬本身无毒性，铬化合物均有毒性。铬化合物可经呼吸道、胃肠道、破损皮肤进入人体。六价铬化合物毒性较大，具有刺激性和腐蚀性。急性中毒系吸入大量铬化合物的粉尘或烟雾，或误服所致。吸入中毒者出现明显呼吸道刺激症状，并可致过敏性哮喘；口服中毒除胃肠道症状外，由于频繁呕吐、腹泻、血便可致脱水、休克，继而肝、肾、造血系统损害。长期接触铬化合物的粉尘或烟雾，致皮肤黏膜损害，表现为鼻干、鼻痛、嗅觉减退、鼻黏膜红肿等，严重者鼻黏膜糜烂、溃疡，甚至穿孔、嗅觉减退，称"铬鼻病"。可伴小气道功能损害。典型皮肤溃疡发生在手暴露部位，直径为 2~5mm，边缘隆起，呈苍白或暗红色，中央凹陷，表面不平，可有 1~2 个，愈合缓慢。六价铬还原到三价铬产生的中间物可对 DNA 发生氧化损伤。接触部位易发生癌症，职业性六价铬接触所致肺癌诊断见国家职业卫生标准 GBZ 94—2017《职业性肿瘤的诊断》。也可有肝脏损害及肾脏损害。急性口服中毒立即用温水洗胃，50%硫酸镁溶液导泻，牛奶和蛋清保护胃黏膜，保护肝肾功能；吸入中毒后，呼吸道症状明显者可用 5%碳酸氢钠溶液雾化吸入及对症治疗，哮喘者可予以糖皮质激素治疗。皮肤接触后应立即用清水清洗。急性中毒解毒药可用二巯丙醇或二巯丙磺钠。皮炎、铬鼻病等给予局部处理。铬鼻病的诊断见国家职业卫生标准 GBZ 12—2014《职业性铬鼻病的诊断》。

五、钡及其化合物

钡(barium, Ba)为一种稍有光泽的银白色金属，金属钡几乎无毒，可溶性钡化合物有毒。钡化合物广泛应用于陶瓷、玻璃工业、钢材淬火、医用造影剂、农药等，常见的钡化合物有氯化钡、碳酸钡、硫酸钡、醋酸钡、硝酸钡、硫化钡等。硫酸钡、碳酸钡几乎不溶于水，碳酸钡溶于盐酸形成氯化钡则具毒性。氯

化钡的口服中毒量为 0.2~0.5g，致死量为 0.8~1.0g。钡离子与钾离子空间结构相近，竞争性抑制细胞膜上的钾离子通道，阻止钾离子从细胞内转运至细胞外；钡离子可刺激肾上腺髓质分泌儿茶酚胺，活化腺苷酸环化酶，促进 ATP 转化为第二信使 cAMP，增进细胞膜上的 Na⁺-K⁺-ATP 酶活性，加速细胞外钾离子主动转运，持续由胞外泵入胞内；恶心、呕吐、腹泻等胃肠道刺激症状可致钾离子从胃肠道丢失，进一步降低血清钾离子浓度。低钾血症可致中毒性心律失常(见国家职业卫生标准 GBZ 74—2009《职业性急性化学物中毒性心脏病诊断标准》)、低钾心电图改变、肌肉麻痹，甚至呼吸肌麻痹，急性钡化合物中毒死亡原因多为恶性心律失常和呼吸肌麻痹。急性中毒发生时，应严密监测血钾、心电图，及时、足量应用氯化钾，纠正低钾血症和控制心律失常。急性钡化合物中毒时，不推荐应用硫酸钠或硫酸镁溶液，因形成的不溶于水的硫酸钡可能沉积于肾脏，导致急性肾衰竭，并引起致命的高钾血症；只有经口中毒，推荐口服硫酸钠溶液，形成硫酸钡通过粪便排出体外。出现呼吸肌麻痹，血气分析提示呼吸衰竭时，应及时行机械通气。中/重度患者，早期给予血液净化治疗。急性钡化合物中毒的诊断见国家职业卫生标准 GBZ 63—2017《职业性急性钡及其化合物中毒的诊断》。钡粉尘的长期接触可导致金属(钡)肺沉着症，自觉症状轻微，一般无气促或呼吸困难，胸部 X 线表现为肺门密度增高，双肺野弥漫分布粟粒状、密度较高、边缘清晰的圆形小阴影，肺功能检查多无明显异常，是可以自愈的良性病变。

六、铜及其化合物

铜(cuprum, Cu)为棕红色的有色金属，是人体必需的微量元素。铜的粉尘或烟雾形态由呼吸道吸收，成为一种致敏原；铜化合物主要由消化道进入人体。人体由食物摄取的铜约80%经小肠黏膜吸收，进入血液的铜与白蛋白及门静脉系统的氨基酸结合，进入肝脏后与 α 球蛋白结合形成铜蓝蛋白，随血液分布到全身，约有 20%储存在肝内，过量的铜约 90%经胆汁由粪便排出。通过肾由尿排出仅占 2%~4%。铜的烟、尘对上呼吸道及皮肤黏膜有刺激作用，引起金属烟热，表现为接触铜烟、尘后数小时内骤起发病，出现头晕、疲倦、乏力、胸闷、气急、肌肉痛、关节痛、发热、血白细胞数增多，较重者伴有畏寒、寒战。可有皮炎和湿疹。接触高浓度铜化合物溶液可致皮肤坏死。食入铜绿污染食物或用硫酸铜催吐不当，经 5~10 分钟迅速出现剧烈呕吐，呕吐物呈蓝色或绿色，口腔黏膜染蓝色，口内有金属味，食管及胃有烧灼感，剧烈腹痛、腹泻，甚者急腹痛、呕血、便血、休克。2~3 天后因溶血或肝细胞损伤而出现肝大、黄疸、肝功能异常，可发生溶血性贫血、血红蛋白尿，部分患者发生急性肾小管坏死，急性肾衰竭。一次摄入铜超过 15mg 即可发生急性中毒，病情严重程度与摄入和吸收量有关。大量、长期吸入铜的烟尘，过量的铜可使蛋白变性，肝脏过量储存铜可致肝细胞坏死，临床出现肝区疼痛、黄疸，肝功能异常，尿铜排出增高。口服铜盐中毒的治疗：0.1%亚铁氰化钾 600ml 洗胃或硫代硫酸钠溶液洗胃，使产生不溶性亚铁氰化铜而沉淀，并口

服牛奶、鸡蛋清以保护胃黏膜。依地酸钙钠（CaNa$_2$-EDTA）、二巯丙磺钠和青霉胺对体内的铜有促排作用。同时予对症支持治疗。

七、硒及其化合物

硒（selenium,Se）为无色晶体，有三种同素异形体，具有带酸味的刺激性气体。元素硒无毒，毒性大小根据硒化合物种类不同而有显著差异，其中硒化氢毒性最大，主要经呼吸道吸入；二氧化硒、三氧化硒、亚硒酸盐等易经呼吸道和消化道吸收，毒性较强，硒取代正常代谢中的硫，抑制含硫氨基酸酶的作用，干扰细胞代谢。硒吸收后主要经肾脏随尿排出体外。气态的硒化物对皮肤黏膜有很强刺激性，可引起急性皮炎和灼伤。急性硒中毒由过度暴露于硒烟雾或口服过量硒化物引起。前者表现同"刺激性气体中毒"，个别严重者可发生中毒性肺水肿，呼出气带蒜味；口服中毒引起严重腐蚀性胃肠炎，发生休克，甚至死亡。毒物吸收后可引起全身中毒症状：食欲缺乏、无力、关节疼痛、口腔金属味、指甲脆裂、毛发脱落等。慢性硒中毒由长期接触硒化物粉尘、烟雾或过量补充含硒药物引起，表现为上呼吸道刺激症状或胃肠功能紊乱和神经症。地方性硒中毒是由于某些地区土壤、饮水和食物中含硒量过高而引起，表现为毛发脱落、指（趾）甲粗裂或脱色、四肢感觉迟钝、腱反射亢进，重症患者出现四肢弛缓性瘫痪（软瘫）。高硒地区居民可有牙釉质破坏、龋齿、硬腭黏膜黄色斑块、贫血等表现。硒中毒无特效解毒剂，以对症支持治疗为主。

推荐阅读

1. 董建光,冯书芳,李盟,等.铅中毒的诊断及治疗[J].灾害医学与救援,2018,7(1):61-64.
2. CHIBOWSKA K,BARANOWSKABOSIACKA I,FALKOWSKA A,et al. Effect of lead(Pb) on inflammatory processes in the brain[J]. Int J Mol Sci,2016,17(12):2140.
3. 何剪太,朱轩仪,巫放明,等.铅中毒和驱铅药物的研究进展[J].中国现代医学杂志,2017,(27):53-57.
4. 郝凤桐.特效解毒剂的临床应用[J].职业卫生与应急救援,2017,35(1):23-27.
5. 赵金垣.临床职业病学[M].2版.北京:北京大学医学出版社,2010.

第八章　强酸类中毒

万伟国

强酸类中硫酸（sulfuric acid）、硝酸（nitric acid）、盐酸（hydrochloric acid）三种无机酸毒性最强，氢氟酸（hydrofluoric acid）及铬酸（chromic acid）毒性也较强，而有机酸如醋酸（acetic acid）、甲酸（formic acid）、草酸（oxalic acid）等的腐蚀作用较弱。经口服用或呼吸道吸入大量酸雾可致中毒。皮肤接触可致腐蚀性灼伤。

【毒作用机制与临床表现】

强酸灼伤皮肤创面干燥，边缘分界清楚，肿胀较轻。灼伤的痂皮或焦痂色泽随酸的种类而异，如硝酸为黄色，硫酸为黑色或棕色，盐酸为灰棕色，氢氟酸为灰白色。氢氟酸可溶解脂肪和脱钙，造成持久的局部组织坏死；重者溃疡长期不愈合，损害可深达骨膜，甚至使骨骼无菌性坏死。氢氟酸中毒（即使是局部灼伤）常可合并急性氟中毒，造成表皮、真皮及皮下组织及肌层液性坏死，出现低钙血症、低镁血症，引起室性心律失常，甚至出现心搏骤停，心肌酶谱可明显升高。草酸可结合钙质并使细胞质灭活而妨碍肌肉收缩，皮肤及黏膜发生粉白色顽固溃烂。酸接触皮肤后多即刻有疼痛，但氢氟酸接触皮肤后疼痛不明显，一般在1~8小时后才出现疼痛。铬酸接触引起溃烂及水疱，并导致全身中毒。

强酸酸雾吸入呼吸道有刺激作用，引起呛咳、咳泡沫状痰，痰带血丝等。浓度较高时可发生喉痉挛或支气管痉挛，并导致化学性肺炎，严重者可导致多器官功能障碍综合征。高浓度硝酸烟雾与空气接触释出二氧化氮，吸入后刺激支气管黏膜和肺泡细胞，导致肺水肿。铬酸雾反复接触后可发生鼻中隔穿孔。

口服强酸后，口腔黏膜糜烂，产生不同色泽痂皮。食管及胃黏膜严重腐蚀，受损组织收缩变脆，严重时1~2天内可发生穿孔。患者口、咽、喉、食管、胃均有剧烈灼痛；持续性恶心呕吐，呕吐物内含有血液和黏膜组织。虽有口渴，但因喉水肿和痉挛，吞咽困难。严重者可致窒息。由于大量强酸吸收入血，可有酸中毒。肝、肾均呈明显损害征象。广泛组织坏死及剧痛可导致休克，患者逐渐出现意识障碍，终至呼吸中枢麻痹而死亡。经积极治疗而恢复的患者，可因瘢痕组织收缩而致食管及胃狭窄或粘连性肠梗阻等后遗症。草酸口服后引起低钙血症，可致手足搐搦。

酸所致化学性眼灼伤：主要为角膜、结膜烧伤。轻度为结膜充血水肿、角膜薄雾状混浊，重度结膜呈灰白色、角膜呈磨玻璃样混浊，特重度角膜烧伤呈瓷白色，不见瞳孔，感觉消失。

国家职业卫生标准《职业性化学性眼灼伤的诊断》对化学性眼灼烧的分级可作参考。

GBZ 54—2002《职业性化学性眼灼伤诊断》标准保留有化学性结膜角膜炎：有明显的眼部刺激症状，如眼痛、灼热感或异物感、流泪、眼睑痉挛、结膜充血、角膜上皮脱落等。荧光素染色有散在的点状着色。裂隙灯下观察以睑裂部位最为明显。

GBZ 54—2017《职业性化学性眼灼伤的诊断》标准删除了化学性结膜角膜炎,这是从职业病的特殊诊断起点考虑的,但在日常生活中化学性酸灼伤仍然可以引起角膜结膜炎。

GBZ 54—2017《职业性化学性眼灼伤的诊断》对化学性眼灼伤分级如下:

1. 壹级眼灼伤　具备以下任何一项者:①眼睑皮肤充血、水肿、水疱;②结膜充血、出血、水肿;③角膜上皮损伤(上皮缺损),损伤未累及角膜缘,无角膜缘外周缺血。

2. 贰级眼灼伤　具备以下任何一项者:①角膜上皮部分缺损,角膜基质浅层水肿混浊,但仍可见虹膜纹理;②角膜缘损伤(角膜缘处上皮荧光素染色阳性或角膜缘附近有缺血表现)累及范围大于1个钟点并小于等于3个钟点。

3. 叁级眼灼伤　具备以下任何一项者:①角膜上皮全部缺损,角膜基质深层水肿混浊,看不清虹膜纹理,可看见瞳孔;②角膜缘损伤(角膜缘处上皮荧光素染色阳性或角膜缘附近有缺血表现)累及范围大于3个钟点并小于等于6个钟点。

4. 肆级眼灼伤　具备以下任何一项者:①眼睑皮肤、皮肤下组织、肌肉损伤,以及深部睑板的损伤,修复期出现瘢痕性睑外翻,和/或瘢痕性睑内翻,睑裂闭合不全;睑缘畸形、睫毛脱失或乱生;或结膜出现坏死,修复期出现睑球粘连。②角膜全层混浊呈瓷白色,看不见虹膜纹及瞳孔,或出现角膜穿孔。③角膜缘损伤(角膜缘处上皮荧光素染色阳性或角膜缘附近有缺血表现)累及范围大于6个钟点并小于等于9个钟点。

5. 伍级眼灼伤　具备以下任何一项者:①继发性青光眼;②角膜缘损伤(角膜缘处上皮荧光素染色阳性或角膜缘附近有缺血表现)累及范围大于9个钟点并小于12个钟点。

6. 陆级眼灼伤　角膜缘损伤(角膜缘处上皮荧光素染色阳性或角膜缘附近有缺血表现)累及范围达到12个钟点,即角膜缘损伤累及角膜缘全周。

【治疗】

(一)皮肤灼伤　立即用大量流动清水冲洗,一般20~30分钟。硫酸灼伤应先吸附创面硫酸。草酸及氢氟酸灼伤,局部及静脉注射10%葡萄糖酸钙。氢氟酸皮肤灼伤,使用氢氟酸烧伤治疗液(5%氯化钙 20ml、2%利多卡因 20ml、二甲亚砜 60ml 及地塞米松 5mg)湿敷创面可起较好作用,手足部氢氟酸烧伤采用葡萄糖酸钙凝胶治疗,可显著缓解疼痛,促进创口愈合。化学性灼伤使用"万能洗消液"敌腐特灵冲洗,对酸、碱灼伤均有良好治疗作用。敌腐特灵对酸、碱两性物质均有中和作用,尤其与酸中和时不产生热量,可避免因清洗产生的热量而加剧损伤,能明显降低血清 TNF 和 IL-6。对于深度创面,应早期采用切削痂,清除坏死组织,避免向深部渗透。对于植皮时机则有争议,有文献认为对于小面积深Ⅱ度与Ⅲ度

酸烧伤,临床切削痂后延期植皮较立即植皮效果好。对于皮肤缺损患者,采用腹部带蒂皮瓣治疗手及前臂烧伤后皮肤软组织缺损有一定疗效。有文献支持2 940nm 铒点阵激光较单纯药物对面颈部酸烧伤患者治疗的临床效果更好,尚待更多研究证实。

(二)浓酸雾吸入　引起呼吸道损伤的处理原则参见本篇第二章"急性中毒的处理"及第五章第一节"刺激性气体中毒"。

(三)口服中毒　一般禁忌催吐及胃管洗胃,不宜用碳酸氢钠溶液。

1. 即刻口服 10%氢氧化铝凝胶、2.5%氧化镁溶液或 7.5%氢氧化镁混悬液 60ml。内服润滑剂如生蛋清 60ml 调水或牛奶 200ml,再服植物油 100~200ml。

2. 立即补液,除葡萄糖生理盐水外,应用碱性药物,如 5%碳酸氢钠溶液 250~500ml 或 1.87%乳酸钠 500ml,拮抗酸中毒。发生休克则输血和注射右旋糖酐及人工代血浆。铬酸中毒用 5%硫代硫酸钠溶液静脉注射。氢氟酸中毒后最初 3 小时补钙需充分。

3. 对剧痛、频繁呕吐、喉痉挛、呼吸困难均须积极对症处理。

4. 为预防消化道瘢痕形成,口服中毒后第 2 天起,口服泼尼松每次 10mg,每日 3 次,共 2 周,或静脉滴注相当剂量的激素。为预防食管狭窄应及早考虑扩张术,对于酸灼伤引起的幽门梗阻,也可采用胃镜下支架置入治疗。

近来文献提倡使用较软的洗胃管谨慎手工洗胃并保留胃管,可及时吸出坏死组织,达到适当减压,防止穿孔及毒物吸收;病情稳定后还能经胃管做鼻饲又能起防止食管狭窄的作用;也可为将来做食管扩张术保持一条方便之路。此管通常插2~3个月,直至能正常进食,食管及胃不会再挛缩狭窄为止。但尚未得到普遍认可。

(四)眼灼伤　除冲洗液可使用 5%碳酸氢钠溶液外,其余与碱所致化学性眼灼烧类似,具体参见本篇第九章"强碱类中毒"。

推荐阅读

1. 王大军. 腹部带蒂皮瓣治疗手及前臂皮肤软组织烧伤缺损的疗效观察[J]. 临床医药文献杂志,2016,3(3):479-481.

2. 眭怀清,梁拥军,郭新. 葡萄糖酸钙凝胶治疗手足部氢氟酸灼伤的疗效观察[J]. 医学理论与实践,2016,29(2):213-214.

3. 郑玉红. 2940nm 铒点阵激光与单纯药物对面颈部酸烧伤患者的疗效比较[J]. 河南医学研究,2016,25(6):1071.

第九章　强碱类中毒

万伟国

强碱类化学物中以氢氧化钠(sodium hydroxide)、氢氧化钾(potassium hydroxide)等腐蚀作用最强,氢氧化钙(calcium hydroxide)和氢氧化铵(氨水,ammonium hydroxide)腐蚀作用较弱,但均可造成程度不同的皮肤、黏膜及眼结膜等的灼伤。氧化钠(sodium oxide)和氧化钾(potassium oxide)虽属盐类,但溶于水则易转化为碱。中毒原因主要是经口误服,接触皮肤及眼部可发生灼伤。高浓度的氨气吸入也可严重损伤呼吸道。

【毒作用机制与临床表现】

强碱类化学物能溶解蛋白及胶原组织,形成碱性蛋白化合物,并能皂化脂肪,使组织细胞脱水。皂化时产生热量可使深层组织坏死,因而灼伤初期的程度常不易估计,严重者后期可达Ⅲ度灼伤。局部肿胀明显,丧失液量多,故碱烧伤患者成人总面积超过20%、儿童超过10%时要谨防因补液不足而发生休克。

口服强碱后,口腔黏膜呈红色或棕色,有水肿、溃疡。口腔、食管、胃有强烈烧灼痛。腹部绞痛,反复呕吐,吐出血性胃内容物,并有血性腹泻。声音嘶哑、语言障碍及吞咽困难。全身有碱中毒,出现手足搐搦。重症发生休克和昏迷,为早期死亡原因。后期可因继发感染、胃肠道出血及急性肾衰竭而危及生命。食管和胃黏膜病变较深,后遗狭窄很常见。

氨为强烈刺激性气体,吸入高浓度氨(ammonia)可因反射性声门痉挛而呼吸骤停。一般先有一过性眼和上呼吸道刺激症状,如呛咳、流泪、流涕和咽干等,很快出现不同程度喉阻塞和支气管肺损害,如气管-支气管炎、支气管肺炎、肺水肿、急性呼吸窘迫综合征,并可并发气胸、纵隔气肿,甚至引起窒息。极易继发肺部感染而发生肺脓肿,常伴有眼、皮肤黏膜灼伤等。参见国家职业卫生标准GBZ 14—2015《职业性急性氨中毒的诊断》。

碱所致化学性眼灼伤:化学性眼灼伤中,碱所致较酸更严重,占化学性眼灼伤的70%~80%。碱性化学物质能与组织细胞中的脂质发生皂化反应,形成的化合物既有水溶性又有脂溶性。多数患者主诉眼烧灼感、畏光流泪、异物感、刺痛、视物模糊、睁眼困难等。检查:视力不同程度下降,眼睑红肿触痛,部分形成水疱及溃破,球结膜水肿、充血,结膜下出血,角膜上皮剥脱,部分基质层浑浊,内皮皱褶,少数出现晶体白色块状混浊、眼底视网膜黄斑区水肿、光反射弥散等。烧伤分度依照我国1982年眼外伤与职业性眼病协作小组通过的分度标准。Ⅰ度:上皮损伤脱落,角膜表层轻度混浊,角膜缘无缺血;Ⅱ度:角膜基质浅层水肿,未累及深层,角膜缘缺血<1/4;Ⅲ度:基质浅层水肿,深层也可受损,混浊明显,角膜呈毛玻璃状,虹膜隐约

可见,角膜缘缺血1/4~1/2;Ⅳ度:角膜全层受累,呈瓷白色混浊,虹膜看不清,缺血>1/2。

【治疗】

(一)皮肤黏膜灼伤　现场立即用大量流动水冲洗,清洗的同时即可清除腐皮,以防碱性物质继续皂化加深创面。冲洗时间至少为20分钟(碱灼伤所需冲洗时间比酸灼伤稍长),再用1%硼酸液冲洗创面。冲洗期间应不断用试纸测定创面的中和情况,直到创面的碱性逐渐减弱后停止冲洗。跟酸灼伤一样,可使用"万能洗消液"敌腐特灵冲洗。经局部洗消处理后,应尽早争取早期削痂或切痂,切削痂后24小时予生物敷料覆盖创面,并延迟48小时植皮,这较传统早期植皮具有植皮成活率高、创面恢复效果好、缩短愈合时间的优点。

(二)口服中毒　迅速吞服食用醋、1%醋酸中和。接着服用生蛋清及橄榄油等植物油。禁忌洗胃或导泻。支持疗法为补液纠正脱水,防止休克及肾衰竭。当穿孔危险期过后,应尽早做食管扩张术,胃镜下气囊扩张术的疗效可能更好。如吞咽困难发生较早,可先放置保留胃管,以阻止食管完全狭窄。酌情应用肾上腺皮质激素,以减轻瘢痕形成。对于形成气管-食管瘘的患者,采用镍钛合金被膜支架联合治疗可获较好疗效。

(三)急性吸入性氨中毒　如发生肺水肿,应及早做气管切开,吸出大量的呼吸道分泌物及脱落的假膜,以保持呼吸道通畅,预防窒息。早期施行雾化吸入,可减轻呼吸道灼伤程度。参见本篇第五章"有害气体中毒"。

(四)碱所致化学性眼灼伤的处理

1. 冲洗应更彻底　至少冲洗15~30分钟,尤其需充分暴露穹窿部,清除可能隐藏的碱性物质。清洗液使用清水或平衡液均可,清洗液总量需达1 000ml(每只眼至少500ml),清洗时间及清洗液的总量比清洗液的品种更重要。对石灰灼伤,应先将石灰粉末擦拭干净,清除结膜囊残留的石灰,以0.4%乙二胺四乙酸钠溶液冲洗,既能中和碱性物质,又能溶解钙盐,再用大量流水冲洗,以免石灰遇水生热,加重灼伤。重度灼伤(Ⅲ、Ⅳ度)患者需要考虑局麻下球结膜放射状切开,辅以平衡液冲洗,以有效清除结膜下碱性液体,对减少张力和改善角结膜血供有好处。早期前房穿刺对角膜碱烧伤的治疗有积极作用,并且进行多次穿刺后效果更佳。

2. 抗炎抗感染治疗　早期可用妥布霉素地塞米松滴眼液滴眼,每日3~4次,以减轻炎症反应,消除水肿。严重者全身合并应用抗生素预防感染。或糖皮质激素滴眼液和抗生素滴眼液分别使用。也可以使用他克莫司滴眼液、2%环孢素滴眼液治疗,减轻眼碱烧伤的炎症反应,降低青光眼的发生率,促进角

膜溃疡愈合和角膜上皮修复,减少因角膜缘烧伤所导致的并发症。在眼碱烧伤后应用皮质类固醇要严格掌握其适应证,应用一周左右要暂停,角膜上皮愈合后再第二次应用,而且要低浓度局部使用,促进角膜水肿混浊消失,抑制角膜血管增生。但已发生角膜感染形成溃疡的病例,糖皮质激素应慎用。

3. 散瞳 以托吡卡胺滴眼液滴眼,每日 3~4 次,减轻虹膜刺激症状;无效时可用阿托品眼膏散瞳,每日 1 次;必要时可结膜下注射强力散瞳剂,以防止虹膜后粘连。

4. 胶原酶抑制剂 2%乙酰半胱氨酸眼液滴眼,每 2 小时 1 次;石灰烧伤合用 0.3%依地酸二钠溶液滴眼,每日 4~6 次。

5. 维生素 C 维生素 C 注射液 2~4g 静脉滴注,每日 1 次,可连续应用 2~3 周。局部可球结膜下注射维生素 C 25~50mg,每日或隔日 1 次。

6. 肝素 结膜苍白缺血者于结膜下注射肝素 375U,每日或隔日 1 次,缺血改善即停止。也可以玻璃酸钠滴眼液内加入注射用肝素 375U 配成混合滴眼液滴眼,每小时 1 次,缺血改善即停止。

7. 自体血清 结膜下注射自体血清 1~2ml,每日或隔日 1 次,宜于烧伤早期即 1 周内使用。

8. 促进角膜愈合药物 如碱性成纤维细胞表皮生长因子滴眼液及角膜营养剂小牛血去蛋白眼用凝胶等,也可以使用表皮生长因子联合纤维链接蛋白治疗。

9. 手术治疗 对结膜、角膜大片坏死者,可将坏死组织切除,根据病情做自体结膜瓣覆盖、羊膜移植覆盖或行角膜移植术角膜缘干细胞移植、板层或穿透性角膜移植术等。

推荐阅读

1. 中华人民共和国国家卫生和计划生育委员会. 职业性急性氨中毒的诊断(GBZ 14—2015)[S]. 北京:中国标准出版社,2015.
2. 李俊,岳江涛,郝艳梅,等. 延迟植皮术在碱烧伤治疗中的临床应用体会[J]. 宁夏医学杂志,2017,39(4):350-351.
3. 罗益文,万尚韬,李婷. 他克莫司点眼液治疗碱烧伤[J]. 中山大学学报(医学科学版),2017,38(5):784-790,796.
4. 阿布都赛米·阿布都热衣木,玉苏甫,李凯,等. 小儿食道化学性碱烧伤内镜下气囊扩张治疗分析[J]. 中华胃食管反流病电子杂志,2018,5(4):164-166.
5. 冯博. 角膜碱性烧伤的治疗进展[J]. 临床医药文献电子杂志,2019,6(40):196-197.

第十章 急性酒精中毒

周元陵 徐麦玲

急性酒精中毒(acute alcoholic intoxication,alcoholism)是指一次性或短时间内摄入大量酒精或含酒精饮料后出现的中枢神经系统功能紊乱状态,行为和意识异常,重度中毒损伤脏器功能,导致呼吸循环衰竭,进而危及生命。成人一次口服最低致死剂量为酒精 250~500ml。

【毒作用机制】

进入人体的酒精约 20%在胃内吸收,80%在十二指肠及小肠吸收。空腹饮酒时,约 1.5 小时内,95%以上的酒精被吸收,2.5 小时全部吸收。胃内食物可延缓酒精吸收。胃肠道吸收的酒精 90%~98%由门静脉入血液循环。过量酒精进入人体,超过肝脏的氧化代谢能力,在体内蓄积,易通过血-脑屏障进入大脑。此时,下丘脑释放因子促使腺垂体释放内源性阿片样物质,其中作用最强的是 β-内啡肽;乙醇的代谢产物乙醛在体内与多巴胺缩合成阿片样物质,直接或间接作用于脑内阿片受体,使患者先兴奋后抑制,继之皮质下中枢、小脑、延髓血管运动中枢和呼吸中枢相继受到抑制,严重急性中毒时,可发生呼吸、循环衰竭。

乙醇的代谢产物乙醛对肝脏有直接毒作用,可作用于线粒体、微管及质膜等引起肝细胞退变;与各种蛋白质结合,形成乙醛复合体,产生新抗原刺激物,可引起肝细胞变性、坏死。乙醛代谢产物乙酸入血后,通过黄嘌呤氧化酶转化为超氧化物,导致脂质过氧化,破坏细胞膜脂质,促进肝损伤。酒精和乙醛均可直接损伤胃黏膜,导致胃黏膜糜烂出血。

【临床表现】

急性酒精中毒临床表现因人而异,中毒症状出现的时间不尽相同,与饮酒量、血中乙醇浓度呈正相关,也与个体敏感性有关。急性酒精中毒以神经系统和消化系统症状为主。中枢神经系统损害分为三期。

(一)兴奋期 血液酒精含量在 200~999mg/L。患者出现头昏、乏力、自控力丧失,自感欣快、言语增多,面色潮红或苍白,呼出气带酒味。

(二)共济失调期 血液酒精含量在 1 000~2 999mg/L。患者动作不协调,步态蹒跚、语无伦次,可出现眼球震颤、复视、躁动。

(三)昏迷期 血液酒精含量大于 3 000mg/L。患者沉睡,颜面苍白、体温降低、皮肤湿冷、口唇发绀,严重者昏迷,出现潮式呼吸、心率加快、大小便失禁,因呼吸衰竭死亡。亦可因咽部反射减弱,饱餐后呕吐,导致吸入性肺炎或窒息而死亡。亦有继发腔隙性脑梗死和急性酒精中毒性肌病(触痛、肌痛、肌肿胀、肌无力等)的报道。因酒精抑制糖原异生,肝糖原下降,引起低血糖,加重昏迷。

肝脏损害表现为肝区疼痛、肝脏肿大、肝功能异常等。

患者呼出气、呕吐物有酒味,血、尿中测得乙醇,均有助于诊断。

类双硫仑(双硫醒)反应:患者在应用某些药物过程中饮酒或饮酒后应用某些药物出现类似服用戒酒药双硫醒(disulfiram,又名双硫仑、戒酒硫)后饮酒的反应,多在饮酒后半小时内发病,主要表现为面部潮红、头痛、胸闷、气短、心率增快、四肢乏力、多汗、失眠、恶心、呕吐、视物模糊,严重者血压下降及呼吸困难,可出现意识丧失及惊厥,极个别引起死亡。除双硫仑外,甲硝唑、呋喃唑酮、甲苯磺丁脲、氯磺丙脲及一些具有甲硫四氮唑侧链的头孢菌素(如头孢美唑、头孢孟多、头孢哌酮、头孢甲肟、头孢替安、拉氧头孢等)均可引起本反应。

【治疗】

纯急性轻度酒精中毒不需要治疗,可居家观察,保暖、防止呕吐误吸等,类双硫仑反应严重者宜早期对症处理。

酒精吸收迅速,单纯酒精中毒无须催吐、洗胃和活性炭灌服。洗胃应评估病情,符合以下条件之一者建议洗胃:①饮酒后 2 小时内无呕吐,病情可能恶化的昏迷患者;②同时存在或高度怀疑其他药物或毒物中毒;③已留置胃管特别是昏迷伴休克患者。洗胃液一般用 1% 碳酸氢钠液或温开水,每次入量不超 200ml,总量 2 000~4 000ml。

美他多辛是乙醛脱氢酶激活剂,每次 0.9g,静脉滴注,哺乳期、支气管哮喘禁用。补充维生素 B_1、B_6、C 和烟酰胺等。纳洛酮能解除酒精对中枢神经系统的抑制,缩短昏迷时间,疗效不同可能与种族差异、用量有关。中度中毒首剂用 0.4~0.8mg 加生理盐水 10~20ml,静脉推注,必要时加量重复;重度中毒首剂 0.8~1.2mg 加生理盐水 20ml,静脉推注,用药后 30 分钟神志未恢复可重复 1 次,或 2mg 加入 5% 葡萄糖或生理盐水 500ml 内,以 0.4mg/h 速度静脉滴注或微量泵注入,直至神志清醒为止。慎用镇静剂,烦躁不安或过度兴奋特别是有攻击行为可肌内注射地西泮。H_2 受体拮抗剂或质子泵抑制剂可用于保护胃黏膜。合并感染可使用抗生素,但需防止类双硫仑反应的发生。对症支持治疗可使用中药醒脑静催醒。

血液净化疗法(首选血液透析)的指征:①血乙醇(酒精)含量超过 87mmol/L(4 000mg/L);②呼吸循环严重抑制的深昏迷;③酸中毒(pH≤7.2)伴休克表现;④重度中毒出现急性肾功能不全;⑤复合中毒或高度怀疑合并其他中毒并危及生命。

推荐阅读

1. HOSSEINI N,SHOR J,SZABO G. Alcoholic hepatitis:a review[J]. Alcohol Alcohol,2019,54(4):408-416.
2. 急性酒精中毒诊治共识专家组. 急性酒精中毒诊治共识[J]. 中华急诊医学杂志,2014,23(2):135-138.
3. 吴垣奎.纳洛酮治疗急性酒精中毒疗效观察[J].临床合理用药,2019,12(5A):57-59.

第十一章　动物毒中毒

周元陵　徐麦玲

第一节　毒蛇咬伤

毒蛇咬伤(venomous snakebite)是人体被毒蛇咬伤,毒液经伤口进入人体,引起的急性全身中毒性疾病。目前全球有毒蛇 660 余种,剧毒蛇近 200 种。我国有毒蛇 60 余种,剧毒蛇 10 余种。全球每年约 540 万人被蛇咬伤,其中毒蛇咬伤 270 万人,死亡 8.1 万~13.8 万人,致残 40 万人。我国每年蛇咬伤 10 万人次,死亡率为 5%~10%,剧毒的眼镜王蛇咬伤死亡率达 90%以上。

【病因与毒作用机制】

毒蛇咬人时,毒液经排毒导管输送至毒牙,注入创口,经淋巴和血液循环扩散,引起局部和全身中毒症状。毒液成分复杂,含有蛋白质(近 30 种酶和毒素)、小分子肽(神经毒性多肽、膜活性多肽)、氨基酸、碳水化合物、脂类、核苷、生物胺类(组胺、精胺及 5-羟色胺)及金属离子(Na^+、K^+、Ca^{2+}、Mg^{2+}、Cu^{2+}、Zn^{2+} 等)。大多数酶系蛋白水解酶、卵磷脂酶 A、透明质酸酶等,主要毒作用是引起局部毛细血管和组织损伤、坏死、水肿、疼痛,引起血凝障碍或纤溶作用。蛇毒主要有神经毒、血液毒和细胞毒。金环蛇、银环蛇以神经毒为主;蝮蛇、五步蛇、竹叶青、烙铁头等以血液毒为主;海蛇以细胞毒为主;眼镜蛇、眼镜王蛇及蝮蛇兼有神经毒和血液毒。

毒液进入人体,经淋巴和血液分布到各器官,以肾脏最多,脑部最少,主要以肝脏代谢,肾脏排泄,部分由肝脏排泄。一般 72 小时后,毒性成分在体内仅剩微量。

(一)神经毒　系由 15~18 种氨基酸、60~74 个氨基酸链结合而成的肽链,具有神经肌肉传导阻滞作用,引起横纹肌弛缓性瘫痪,导致呼吸肌麻痹,是临床上主要致死原因。神经肌肉阻滞作用的部位和方式主要有两种类型:

1. 突触后作用(箭毒样作用)　蛇毒作用于突触后运动终板烟碱型乙酰胆碱受体,阻止乙酰胆碱的去极化作用,阻断神经肌肉传导,导致骨骼肌松弛,类似箭毒的作用。眼镜蛇、眼镜王蛇、银环蛇的 α-神经毒素,海蛇及蝰蛇科和响尾蛇科极个别蛇毒的突触后神经作用明显。

2. 突触前作用　蛇毒作用于运动神经末梢突触前膜,抑制线粒体 Ca^{2+} 蓄积和乙酰胆碱释放,引起突触前膜传导抑制,导致神经肌肉传导阻滞;或通过影响 Na^+、K^+ 通道,影响动作电位在轴突的传导,亦可溶解轴突中磷脂,引起突触膜紊乱,影响神经肌肉传导。银环蛇的 β-神经毒素,蝰蛇、响尾蛇和海蛇蛇毒的突触前神经毒作用明显。

3. 其他机制　巴基斯坦蝰蛇蛇毒引起周围神经传导阻滞;印度环蛇、南美响尾蛇蛇毒中的酸性毒蛋白,不影响乙酰胆碱的受体作用,但阻断神经肌肉突触后传导。

蛇毒作用于自主神经系统,抑制颈动脉窦化学感受器,加重缺氧,导致呼吸衰竭;兴奋肾上腺髓质神经受体,释放肾上腺素,血压升高;胃肠道平滑肌兴奋性先增高后抑制,发生肠麻痹;作用于延髓,抑制血管运动中枢,引起外周血管扩张,血压下降;抑制呼吸中枢,引起呼吸衰竭;破伤风样毒作用,引起张口困难,颈项强直。

(二) 血液毒

1. 凝血毒和抗凝血毒　蛇毒促凝因子可促使凝血和微循环血栓形成,引起弥散性血管内凝血(DIC);类凝血酶具有类似凝血酶活性,既可促进纤维蛋白单体生成,又可激活纤溶系统,在蛇毒纤维蛋白溶解酶的共同作用下引起去纤维蛋白血症,亦称类 DIC 反应;蛇毒可溶解纤维蛋白原或抑制纤维蛋白活性,促使纤溶酶原变成纤溶酶,阻抑 V 因子,阻凝血酶形成等,导致出血。蛋白水解酶能破坏细胞间基质蛋白,损伤组织和血管壁;磷脂酶 A_2 可使毛细血管内皮细胞肿胀、溶解,使基底膜中糖蛋白、纤维连接蛋白、Ⅵ型和 Ⅴ型胶原及其他基质成分分解,导致毛细血管壁通透性改变、组织水肿、出血和坏死。

2. 溶血毒　蛇毒中的磷脂酶 A_2 可使红细胞膜的卵磷脂变成溶血卵磷脂,溶解红细胞膜,引起溶血甚至急性肾衰竭。有些毒蛇含有直接溶血因子,溶解红细胞膜,如蝰蛇、五步蛇蛇毒。

3. 心脏血管毒　蛇毒中的蛋白酶可诱导组胺和血管活性物质释放;磷脂酶 A_2 诱导组胺、5-羟色胺、肾上腺素、缓动素等释放,干扰血管系统,引起血压下降。少数蛇毒可引起心肌细胞膜持久的不可逆的去极化,使心肌变性、坏死、出血,导致心律失常甚至心搏骤停。

(三) 细胞毒　蛇毒中透明质酸酶使伤口局部组织透明质酸解聚、细胞间质溶解,组织通透性增大,促使蛇毒更易于经淋巴管和毛细血管进入血液循环,引起全身中毒症状;蛋白水解酶损害血管和组织,诱导组胺、5-羟色胺、肾上腺素等多种血管活性物质释放;心脏毒素(或称为膜毒素、肌肉毒素、眼镜蛇胺等)造成细胞破坏、组织坏死,引起局部肿胀、皮肤软组织坏死,甚至大片坏死,可深达肌肉筋膜和骨膜,亦可直接引起心肌细胞变性坏死。

【临床表现】

蛇毒直接进入血液循环,患者可在短时间内死亡。毒蛇咬伤后,首先出现头痛、头昏、恶心、呕吐、出汗和感觉异常等症状,此后才出现蛇毒中毒的临床表现。

(一) 神经毒表现　主要由金环蛇、银环蛇、眼镜蛇咬伤引起。一般咬伤局部症状不明显,仅有麻痒感。1~3 小时后出现全身中毒症状,如视力模糊、眼睑下垂、声音嘶哑、言语和吞咽困难、流涎、共济失调和牙关紧闭等。严重者肢体弛缓性瘫痪、惊厥、昏迷、休克、呼吸肌麻痹,以致呼吸衰竭。救治时间在毒蛇咬伤后 6 小时内,呼吸衰竭的发生率为 7.0%;超过 6 小时的患者,呼吸衰竭的发生率达 39.8%。患者若能度过 1~2 天的呼吸衰竭危险期,神经系统症状大多能消失。

(二) 血液毒表现　主要由蝰蛇、五步蛇、竹叶青等毒蛇咬伤引起。咬伤后局部症状明显:肿胀、剧痛伴有出血、水肿和组织坏死。肿胀可迅速蔓延到整个肢体,伴附近淋巴结肿痛。蝰蛇毒常致皮肤局部缺血,呈干性坏死;眼镜蛇毒因有直接细胞毒作用,局部常呈湿性坏疽,伴继发感染。全身症状有畏寒、发热、恶心、呕吐、心悸、烦躁不安、谵妄、便血、血尿,甚至血压下降、少尿、无尿。全身皮肤可出现瘀点、瘀斑、黄疸。心脏受累者,有胸闷、心悸、气短等表现;听诊可闻及单心音、奔马律、心律失常;心电图可出现异位心律、ST 段下移、T 波平坦或倒置、Q-T 间期延长、心脏传导阻滞等。严重患者可因肺出血、颅内出血、消化道大出血、循环衰竭、休克及心搏骤停死亡。

(三) 细胞毒　海蛇蛇毒除有神经毒作用外,对横纹肌细胞有严重毒性,一般在毒蛇咬伤后 2 小时内出现肌肉酸痛、乏力,继之出现肌红蛋白尿和高钾血症,导致急性肾衰竭、严重心律失常和周围型呼吸衰竭,可发生猝死。病愈后,肌力恢复需数月。

(四) 混合毒　主要由眼镜蛇、眼镜王蛇、蝰蛇咬伤引起。但各自的临床表现主次不同,眼镜蛇以神经毒为主,蝰蛇以血液毒为主。

毒蛇咬伤后,症状的轻重与毒蛇的种类、伤口的深浅、毒蛇注毒量、毒液的吸收量和中毒时间的长短有关。

【诊断】

有毒蛇咬伤史,伤口留有 1~4 个大而深牙痕,并伴有局部和全身症状,有助于毒蛇咬伤的诊断。陪同者将咬人的蛇一起带来,则可明确诊断。

伤口多有麻木或剧痛感,并逐渐加重,伤肢迅速肿胀,伤口出血少许或出血不止,部分伤口出现水/血疱和瘀斑、溃疡和坏死;但金环蛇和银环蛇咬伤后无明显的伤口局部症状。

【治疗】

毒蛇与无毒蛇咬伤不易鉴别,一旦发生蛇咬伤,均应按照毒蛇咬伤处理,包括早期结扎、扩创排毒、局部用药、抗血清应用及对症支持治疗等。患者应保持安静,避免慌张激动。

(一) 伤口局部处理　立即在伤口近心端、肿胀部位上方缚扎,每隔 15~20 分钟放松 2~3 分钟,同时冲洗、清洁伤口。然后沿牙痕作"十"字或"一"字形切开,用负压吸引排毒。创口用1:1000高锰酸钾或过氧化氢冲洗,也可用清水或肥皂水冲洗。如有折断的毒牙残留在伤口,必须取出。根据局部反应大小,用相应的抗蛇毒血清2ml或用胰蛋白酶2 000U,或10%~15%依地酸二钠4ml,分别与0.25%~0.5%普鲁卡因溶液5~20ml、地塞米松5mg配伍,于牙痕中心及周围注射达肌层,或在结扎的上方做环行封闭。胰蛋白酶是一种广谱解毒剂,宜早用,重症病例可反复应用。

(二)抗蛇毒血清的应用 抗蛇毒血清是中和蛇毒的特效解毒药,应遵守早期用药、同种专一、异种联合的用药原则。抗蛇毒血清皮试不能预测过敏反应,但仍应皮试阴性使用;对皮试阳性者,考虑缓慢滴注或脱敏用药。我国是单价抗蛇毒血清,初始剂量2~4支,根据中毒严重程度决定增量与否。有凝血障碍者,每6~8小时监测临床和实验室指标,根据检查结果可考虑每次追加剂量2支,至少2~3次。抗蛇毒血清溶于5%葡萄糖盐水中,于健侧肢体缓慢静脉注射或滴注。眼镜王蛇咬伤使用抗银环蛇毒血清,必要时加用抗眼镜蛇毒血清;海蛇咬伤使用抗眼镜蛇毒血清,必要时加用抗银环蛇毒血清。

(三)中医中药 中医对蛇伤有独特研究,如季德胜蛇药片等,其他中医中药亦有不少药剂配方,对轻中度中毒者可能有一定的疗效。南通蛇药、上海蛇药和季德胜蛇药等用于治疗蝮蛇咬伤;湛江蛇药治疗眼镜蛇、眼镜王蛇咬伤;红卫蛇药治疗五步蛇咬伤。可局敷和口服。

(四)对症支持治疗

1. **防治呼吸衰竭** 发现呼吸肌麻痹,及时行气管插管或气管切开,保持呼吸道通畅,人工加压呼吸或机械通气(参见第十三篇第十四章"呼吸衰竭")是抢救毒蛇咬伤成功的关键。新斯的明能对抗蛇毒的神经毒引起的横纹肌弛缓性瘫痪,可酌情使用。

2. **纠正低血压和休克** 应用低分子右旋糖酐、输血、输液等,补充血容量;纠正酸中毒;酌情选用升压药如多巴胺、间羟胺等(参见第十四篇第二章"休克")。

3. **防治急性肾衰竭** 当患者出现肾衰竭时,应根据尿量控制进液量。早期应用利尿剂。尿闭伴尿毒症、高血钾时,应予血液净化治疗(参见第十七篇第四章"血液净化疗法")。

4. **心搏骤停** 施行心肺脑复苏(参见第十二篇第五章"心搏骤停和心脏性猝死")。

5. **防治感染** 出现继发感染时,应积极治疗,预防多脏器功能衰竭。避免使用肾毒性药物,以免加重肾脏损害。

6. **其他** 糖皮质激素可减轻炎症反应、溶血反应和过敏反应,降低毛细血管通透性,减轻局部肿胀和出血,应早期应用。低分子右旋糖酐和碳酸氢钠溶液可减轻急性溶血和血红蛋白对肾脏的损害。654-2可改善微循环,增加肾小球滤过率,防止肾衰竭。

【预后】

及时处理伤口,早期、足量静脉给予抗蛇毒血清,可使毒蛇咬伤的病死率明显下降。若缺乏相应的抗蛇毒血清,则可对症和支持治疗,预后多不佳。婴儿被毒蛇咬伤或咬伤部位接近心脏者,病情多更为严重。出现呼吸肌麻痹、心功能衰竭、肾衰竭、严重出血倾向者,预后不佳。

第二节 毒虫咬伤

毒虫咬伤(poisonous insect bite)是指被有毒虫类叮咬而引起的中毒性疾病,常有局部反应和全身症状。毒虫咬伤的临床表现和预后与毒液性质、注入量、靶器官和人体敏感性有关。

一、蜂类蜇伤(bee sting)

常见蜇人蜂类有胡蜂、蜜蜂、蚁蜂、细腰蜂、丸蜂及黄蜂等。其腹部末端有毒螯和毒刺。毒刺刺入皮肤,将毒液注入人体,引起局部反应和全身症状。蜂毒成分复杂,主要为酶类(透明质酸酶、磷脂酶A_2、组氨酸脱羧酶等)、肽类、非酶蛋白质、氨基酸和生物碱(组胺、儿茶酚胺、5-羟色胺等)的混合物。蜜蜂的毒液呈酸性,含有神经毒素、溶血毒素;胡蜂等的毒液呈碱性。

蜂类蜇伤发病机制主要有血管内溶血、选择性阻滞受体、过敏反应、降低动脉血压、横纹肌溶解、影响细胞间和细胞内信号传导和诱导细胞凋亡等。

蜂类蜇伤后,人体生物活性物质大量释放时,短时间内出现血压下降、休克、呼吸困难甚至衰竭。蜇伤后,一般局部红肿、疼痛、瘙痒,少数有水疱或坏死,数小时后即自愈,很少出现全身中毒症状。群蜂多次蜇伤,可迅速出现发热、头痛、恶心、呕吐、腹泻,甚至肌肉痉挛、昏迷等全身症状。严重者可出现肾脏(少尿、无尿、血尿)、肝脏、血液(溶血、弥散性血管内凝血)、胃肠道(呕血、黑便)、心脏(心悸、心律失常)、呼吸道(气急、呼吸困难)、急性胰腺炎、腮腺炎、胸腹水等多器官功能障碍甚至衰竭(MODS)而死亡。蜂毒中还含有一种抗原性蛋白,能引起严重变态反应,出现荨麻疹、喉水肿、支气管痉挛,可因过敏性休克、窒息致死。

蜂类刺伤后,患者应保持镇静,结扎被刺肢体的近心端。如有毒刺和毒囊遗留在伤口处,立即用针挑出,局部用弱酸性或弱碱性溶液冲洗和冷敷。严重过敏时,常规应用1:1 000肾上腺素0.5ml皮下注射,并静脉注射糖皮质激素,服用抗组胺药物。严重呼吸困难,可使用支气管扩张剂(氨茶碱)。肌肉痉挛者,静脉注射10%葡萄糖酸钙10ml。全身中毒症状明显者,按"毒蛇咬伤"治疗原则处理。发生MODS的患者应早期使用血液净化疗法,延缓MODS进展,降低致死率。

二、毒蜘蛛蜇伤(poisonous spider sting)

绝大多数蜘蛛有毒。我国约有蜘蛛3 000种,剧毒蜘蛛10余种,以黑寡妇蜘蛛毒性最强。蜘蛛有一对角质螯,分泌少量毒液,其成分主要为胶原酶、蛋白酶、磷脂酶及透明质酸酶等。

含有神经毒素和组织溶解毒素。神经毒素主要为黑寡妇蜘蛛毒素(latrotoxin),作用于神经肌肉突触,使阳离子通道相继打开,钙离子大量流入,引起乙酰胆碱从突触小泡释放,致肌肉过多去极化,自主神经和大脑皮质神经元过度亢奋;神经毒素与神经肌肉胞突结合膜结合,刺激中枢神经、周围神经和自主神经;组织溶解毒素可引起组织坏死、血管炎,产生全身症状。

蜇伤后30~60分钟,伤口局部可见2个红点,周围红肿、隆起、剧痛,继之出现红斑、水疱。全身症状一般出现在蜇伤后2~3小时,有寒战、发热、头昏、头痛、乏力、恶心、呕吐、流涎、多汗,并伴有颈、胸、腹肌痉挛性疼痛,甚至类似急腹症或四肢肌肉颤动。严重者可见血小板减少、溶血性贫血、急性肾衰竭、弥散性血管内凝血及呼吸窘迫等。出现蛋白尿,转氨酶、乳酸脱氢酶和肌酸磷酸激酶升高。3~5天后出现坏死的痂皮,痂皮下常有深部溃疡,易继发感染。致死性并发症多见于小儿和老人。

毒蜘蛛蜇伤后,应立即缚扎咬伤部位近心端,每隔15分钟放松1分钟,同时处理伤口,用胰蛋白酶加0.5%普鲁卡因在伤口周围做环形封闭,抽吸毒液;在伤口未出现水疱和焦痂前,口服氨丙砜50~100mg/d,有利于伤口愈合。治疗以糖皮质激素、呋塞米、维生素 B₁₂、抗生素、哌替啶等抗过敏、抗感染、解痉镇痛、利尿排毒等为主。肌肉痉挛明显者,静脉注射10%葡萄糖酸钙10ml,必要时可重复;肌肉松弛剂如地西泮(安定)类的应用可降低葡萄糖酸钙的使用频率;抗胆碱能药物也可使用。肾上腺糖皮质激素用于减轻全身症状和局部反应,用量不宜过大。脑水肿、昏迷者用20%甘露醇250ml静脉滴注。抗菌药物用于继发感染的预防。积极预防溶血、急性肾衰竭及弥散性血管内凝血。亦可内服或外敷季德胜蛇药或南通蛇药等。

三、蝎子蜇伤(scorpion sting)

蝎子蜇伤是由蝎子的尾钩刺入皮肤,释放毒液而引起的中毒性疾病。蝎子有一对毒腺和尾刺,刺入时,毒液通过尾钩进入人体。蝎毒为低分子量、无色的酸性蛋白,主要毒作用为神经毒、胆碱能作用和肾上腺素能作用;亦有出血、溶血和凝血作用、心脏毒和血管收缩毒作用。神经毒素与神经细胞钠通道结合,使神经肌肉结合部、副交感神经、肾上腺素能神经末梢和肾上腺髓质的突触前活性增强。

刺伤局部常迅速出现剧烈疼痛,持续数分钟至24小时,但局部常无明显红肿。全身症状多见于儿童,病情进展迅速,有流泪、流涎、大汗、全身肌肉痉挛、血压升高,重症患者可发生心肌损伤、心律失常、休克、肺水肿甚至呼吸肌麻痹而死亡。个别患者血糖升高,出现糖尿、血尿、黑便等,甚至并发弥散性血管内凝血。

蝎子蜇伤后,应尽早取出蝎子尾刺,用吸奶器或拔火罐吸出毒液。以1:5 000高锰酸钾溶液、5%碳酸氢钠溶液或肥皂水冲洗伤口后,予以局部冰敷,抗生素预防感染。肌肉痉挛时,静

脉注射10%葡萄糖酸钙10ml。如有抽搐,可静脉注射地西泮10~20mg。全身症状明显者,可酌情使用糖皮质激素和抗组胺类药物。阿托品、普萘洛尔、酚妥拉明等可预防低血压、肺水肿及呼吸肌麻痹等。吗啡和巴比妥类药物慎用。

四、蜈蚣咬伤(centipede bite)

蜈蚣的第一对足又称毒螯、腭牙,与毒腺相通。蜈蚣毒液呈酸性,成分与蜂毒类似,含有酶类(酯酶、蛋白酶、透明质酸酶等)、多肽类、组胺样物质、溶血性蛋白质和蚁酸等毒素。蜈蚣咬伤的临床症状与蜈蚣大小、注入的毒液量有关。伤口局部红肿、灼痛、奇痒,甚至出现水疱、瘀斑、组织坏死,以及伤口附近的局部淋巴管炎。全身反应一般较轻微,可有头痛、眩晕、畏寒、发热、恶心、呕吐、组织坏死和肌肉痉挛等,严重者出现谵妄、全身麻木,甚至出现急性肾衰竭和昏迷。个别患者可发生过敏性休克,甚至死亡。轻症患者数日后症状可消失,重症患者多为儿童,可危及生命。局部处理和全身治疗与蜂类蜇伤相同。可用3%氨水或5%~10%碳酸氢钠溶液冲洗伤口。用0.5%~1%的普鲁卡因或1%吐根碱局部封闭。全身症状处理以维持血压、保持呼吸道通畅和其他对症支持治疗为主。

第三节 蟾蜍毒中毒

蟾蜍毒中毒(bufo poisoning)是因摄食污染蟾蜍毒素的蟾蜍肉或服用过量含蟾蜍毒的中成药(如六神丸、金蟾丸、沙药水等)引起的中毒性疾病。

蟾蜍耳后腺和皮肤腺能分泌毒素。毒素的主要成分:①蟾蜍毒素和蟾蜍配基,统称蟾毒素,为二烯醇化合物。还含有有机碱、蟾蜍毒内脂、甾醇、有溶血和凝血作用的黏液质等成分。其作用类似洋地黄,通过兴奋迷走神经,影响心肌,引起心律失常;有刺激胃肠道、抗惊厥和局部麻醉作用。②儿茶酚胺类化合物,引起血管收缩,血压升高。③吲哚烷基胺类化合物,引起幻觉,对周围神经有类似烟碱样作用。

蟾蜍毒中毒多在进食后0.5~1小时发病,出现剧烈恶心、呕吐、腹痛、腹泻等消化道症状。神经系统表现有头痛、头昏、嗜睡、口唇四肢麻木、出汗、膝反射迟钝或消失;同时可出现各种心律失常。心电图改变酷似洋地黄中毒,有各种传导阻滞、异位期前收缩、心房颤动,以及ST段压低和T波改变。可发生心源性脑缺血综合征、血压下降和休克。蟾蜍素溅入眼内,可引起眼睛红肿甚至失明。少数患者在使用含蟾毒素的药物过程中发生剥脱性皮炎。

蟾蜍毒中毒主要给予对症治疗,类似洋地黄中毒表现时,口服或静脉滴注氯化钾1~2g;出现房室传导阻滞时,肌内或皮下注射阿托品0.5~1.0mg;严重病例可加用静脉滴注异丙基肾上腺素,并纠正水、电解质紊乱。早期可使用血液灌流、连续性肾脏替代治疗(CRRT)等血液净化疗法。心律失常和循环衰竭

等处理见相关章节。蟾蜍毒液溅入眼内时,立即用3%硼酸溶液或清水冲洗不少于15分钟。

第四节　河鲀毒素中毒

河鲀毒素中毒(tetrodotoxin poisoning)是因进食河鲀鱼后发生的以感觉障碍、瘫痪、呼吸衰竭等为主要症状的急性中毒性疾病。河鲀毒素有河鲀毒和河鲀酸,主要存在于河鲀的卵巢、脾脏、肝脏、血筋、眼睛、鳃耙、皮肤、精巢、胃肠和血液中,河鲀鱼肉一般无毒,但双斑圆鲀的肌肉有毒,暗色东方鲀的肾脏有剧毒。河鲀毒素成分为氨基过氢喹氮杂茂化合物($C_{11}H_{17}N_3O_8$),有箭毒样作用。毒素的毒性很稳定,用盐腌、日晒、煮沸,甚至高压718Pa、高温121℃均不能完全破坏。河鲀毒素被食入后,极易从胃肠道吸收,并迅速以原形从肾脏排出。

河鲀毒素通过与钠离子通道受体结合,阻断电压依赖性钠通道,选择性地抑制钠离子通过神经细胞膜,阻止钠离子进入细胞内,从而阻滞动作电位,导致与之相关的生理活动障碍,主要是神经肌肉麻痹;毒素作用于脑干、运动神经、感觉神经和自主神经系统,引起中枢神经、肌肉神经、心血管和胃肠道功能障碍。先引起感觉障碍,后致运动神经麻痹、呼吸肌麻痹,最终导致周围性呼吸衰竭。严重中毒者出现脑干麻痹,导致中枢性呼吸、循环衰竭而死亡。河鲀毒素对呼吸和心血管系统的抑制是对中枢和周围神经共同作用的结果。对胃肠道有局部刺激作用。

进食带有河鲀毒素的鱼肉后0.5~3小时内迅速发病。先出现上腹部不适、恶心、呕吐、腹痛、腹泻,甚至便血等胃肠道症状,继而出现神经麻痹症状,表现为口唇、舌尖肢端麻木,甚至全身麻木、四肢无力、眼睑下垂、共济失调、瘫痪、腱反射消失、呼吸困难。重度中毒患者呼吸表浅不规则、发绀、言语不清,甚至呼吸中枢和血管运动中枢麻痹,因呼吸肌麻痹、心搏骤停或休克而死亡。大部分患者的心电图显示不同程度的房室传导阻滞。死亡一般多发生在中毒后4~6小时。

河鲀毒素中毒无特殊解毒剂。毒素在体内解毒和排泄很快,如发病后8小时未死亡,大多能康复。一旦发生河鲀毒素中毒,应尽快给予各种排毒措施和以维持呼吸道通畅为主的对症支持治疗。早期口服1%硫酸铜100ml,或皮下注射阿扑吗啡5~6mg催吐(中枢性呼吸衰竭者禁用),并以1:5 000高锰酸钾或0.5%药用炭洗胃,再口服硫酸镁溶液15~30g导泻。同时给予补液、利尿,促进河鲀毒素排出。可用L-半胱氨酸50~100mg/d,加入补液中静脉滴注。肌肉麻痹者可肌内或皮下注射士的宁2~3mg,每天3次。重症病例则加用肾上腺糖皮质激素;呼吸衰竭、休克、心搏骤停时,参照相关章节进行抢救。病情特重的患者可进行血液透析或血液灌流治疗。

第五节　鱼　胆　中　毒

鱼胆中毒(fish bile intoxication)指因食用鱼胆引起,以肝、肾、脑、心、神经和心血管系统病变为主的急性中毒性疾病。鱼胆汁中含有毒性极强的蛋白质分解物,即胆汁毒素(icthyogalltoxin),不易被乙醇和热破坏;鲜鱼胆汁中含有胆酸、水溶性鲤醇硫酸酯钠,后者抑制细胞色素氧化酶,影响细胞呼吸链,导致细胞停止呼吸,钙离子内流,溶酶体膜稳定性降低,引起细胞损伤。鱼胆汁中还含有多种致敏物质,如氢氰酸、组胺等。鲩鱼胆汁中毒的试验动物体内发现氧自由基增多,自身氧化性细胞损伤可能是鱼胆中毒致多脏器损伤的机制之一。鱼胆中毒引起的肾脏损伤表现为肾小管上皮细胞变性、坏死、脱落形成管型,阻塞肾小管,肾小管基底膜断裂,使肾小管内液反漏入间质,造成肾间质水肿,肾小球有效滤过率下降,导致少尿、无尿甚至急性肾衰竭;引起肝小叶中心性坏死、消化系统病变、心肌间质水肿、脑细胞水肿等多器官损伤或衰竭。

鱼胆中毒最先出现恶心、呕吐、腹痛、腹泻等消化道症状,多发生在生食鱼胆后30~90分钟,迟者可8小时后发病。重度中毒者可伴有呕吐咖啡色液体和排出酱油样稀水大便;6~12小时后出现巩膜黄染、肝区胀痛、食欲下降、尿色深黄;8~18小时后腰部酸胀疼痛、少尿或无尿、肾区叩痛,伴胸闷、心悸、气促、发生急性肾衰竭。偶有吞服鱼胆后发生中毒性脑病(四肢抽搐、呕吐白沫、不省人事)。辅助检查可见尿常规、肝肾功能异常、血清肌酶升高,心电图出现ST-T改变、QT间期延长,可有异位搏动、房室传导阻滞等。患者可因发生肝、肾、心等多器官功能衰竭而死亡。

鱼胆中毒无特殊解毒剂。应及时彻底洗胃,5%碳酸氢钠溶液100~150ml灌胃,每2小时1次,直至呃逆、干呕消失。吞服鱼胆后24小时就诊的患者,仍应给予洗胃。同时补液、利尿,促进毒物排泄。纠正水、电解质紊乱,保护肝、肾功能,避免使用肾毒性抗生素。危重患者应加用肾上腺皮质激素,并对症支持治疗。早期应用血液净化疗法,鱼胆中毒的预后明显改善。

推荐阅读

1. World Health Organization. Snakebite envenoming[R/OL]. (2019-04-08)[2020-09-23]. https://www.who.int/news-room/fact-sheets/detail/snakebite-envenoming.

2. 中国蛇伤救治专家共识专家组. 2018年中国蛇伤救治专家共识[J]. 中华急诊医学杂志,2018,27(12):1315-1322.

3. Editorial. Snakebite-emerging from the shadows of neglect[J]. Lancet, 2019,393(10817):2175.

4. 黄明伟,李秀花,孔来法,等. 毒蛇咬伤治疗进展[J]. 中华危重症医学杂志(电子版),2018,11(5):301-303.

5. 娄真帅,李倩. 蜂蜇伤发病机制和临床治疗的研究现状[J]. 锦州医科大学学报,2019,40(2):104-108.

第十二章　植物毒中毒

第一节　毒蕈中毒

万伟国　徐麦玲

　　毒蕈（poisonous mushroom/toadstool）中毒常由采食毒性较小但烹调不当的蕈类或误食外观与无毒蕈相似的毒蕈所致。中毒高峰季节为6—9月,云南、贵州、四川和广西等地区为中毒高发地,多呈家族聚集型中毒。

【毒作用机制与临床表现】

　　毒蕈中毒临床上有6型,以肝脏损害型和呼吸循环衰竭型最为严重,各型临床表现有交叉。

　　（一）胃肠炎型　几乎所有毒蕈中毒首先表现为轻重不一的胃肠炎。致严重胃肠炎的有毒红菇（Russula emetica）、毒粉褶菌（Rhodophyllus sinuatus）、白乳菇（Lactarius piperatus）。胃肠刺激物为类似于树脂毒性物质或含苯酚、甲酚的化合物。摄入后0.5~1小时出现恶心、呕吐、腹痛、腹泻,严重时有腹绞痛、频繁水样腹泻,有时带血。胃肠黏膜充血、水肿和出血,可因失水、电解质紊乱、谵妄、昏迷、休克致死。一般病程短,恢复较快,预后良好。

　　（二）神经精神型　主要毒蕈有纹缘鹅膏菌（Amanita spreta）、褐云斑鹅膏菌（Amanita porphyria）、毒蝇伞（Amanita muscaria）等。毒性物质有毒蝇碱、色胺类化合物（蟾蜍素、光盖伞素、光盖伞辛）、致幻素（裸伞素）等。毒蝇碱是致精神兴奋的主要毒素;乙酰胆碱刺激副交感神经,出现副交感神经兴奋症状;有类似阿托品的毒作用。蟾蜍素有明显色幻觉作用。光盖伞毒引起视觉、听觉和味觉紊乱,人格改变,并有交感神经兴奋作用。橘黄裸伞（Gymnopilus spectabilis）和细网牛肝菌（Boletus satanas Lenz）中的毒素可引起幻觉、共济失调、幻视,中毒潜伏期1~6小时,除胃肠道症状外,亦有出汗、流涎、流泪、心动过缓、瞳孔缩小等毒蝇碱样症状。脑电图检查以δ、θ波为背景,有较多的棘波、尖波和棘、尖慢综合波。

　　（三）肝脏损害型　主要毒蕈有致命鹅膏菌（Amanita virosa Lam）、灰花纹鹅膏菌（Amanita fuliginea）、白毒鹅膏菌（Amanita verna）等。毒素有鬼笔毒肽、鹅膏毒肽和毒伞素等。毒素化学性质稳定,一般烹调不能破坏,易溶于水。鬼笔毒肽和毒伞素与丝状肌动蛋白F-actin结合形成毒肽复合体,损害肝细胞内质网,大剂量摄入1~2小时内可致死亡;鹅膏毒肽主要抑制真核细胞RNA聚合酶,显著减少肝糖原,导致肝细胞坏死,并兼有肾脏、心脏和神经毒作用。肝脏损害型可分为潜伏期、胃肠炎期、假愈期、内脏损害期、精神症状期和恢复期。患者在中毒性胃肠炎后,有1~2天的假愈期,几乎无症状或感觉轻微

乏力、不思饮食,而血清转氨酶已升高。典型表现为恶心、呕吐、腹部不适、食欲缺乏、肝区疼痛、肝大和压痛,出现黄疸和出血倾向,凝血酶原时间延长,一般2~3周后渐趋正常。重症患者出现"胆酶分离",预后不佳。少数患者呈暴发性经过,因昏迷、呼吸衰竭而死亡。本型是最严重的毒蕈中毒之一,常可导致多系统器官功能损伤,甚至衰竭。少数患者发生心律失常、少尿、尿闭。

　　（四）溶血型　主要毒蕈有鹿花蕈（Gyromitra esculenta）、纹缘毒伞（Amanita spreta）。毒素有马鞍酸、鹿花蕈素、毒伞溶血素等。除破坏红细胞外,亦可溶解肌肉,偶致中毒性心肌炎。该型中毒潜伏期长,中毒后先有胃肠炎症状,1~2天内出现进行性贫血、黄疸加深,伴血红蛋白尿。严重溶血或伴肌肉溶解,引起继发性肝脏损害、急性肾衰竭、死亡。某些毒素可引起继发性血小板减少,出现出血倾向。

　　（五）呼吸循环衰竭型　引起中毒的主要是亚稀褶黑菇（Russula subnigricans）、稀褶黑菇（Russula nigricans）,主要毒素是红菇素。临床表现为急性肾衰竭、中毒性心肌炎和呼吸肌麻痹,死亡率较高,但肝功能正常。潜伏期短则0.5~1小时,长则1~10天。

　　（六）光过敏皮炎型　主要毒蕈有胶陀螺菌（Bulgaria inguinans）和叶状耳盘菌（Cordierites frondosa）,毒素作用类似于光过敏性物质卟啉。潜伏期1~2天,主要表现为阳光照射部位如面部和手臂红肿,口唇肿胀外翻,同时出现火烧般及针刺样疼痛。一般随毒性消失或服用抗过敏药而痊愈。

【诊断】

　　毒蕈中毒多起病有呕吐、腹泻等消化道症状。详细询问采摘、食用鲜蕈史,同食者相继发病,症状类同,应考虑毒蕈中毒可能。如从现场收集鲜蕈,加以鉴定（非简单根据外观判断）,或用以喂食动物,证实其毒性,则诊断更明确。毒蕈中毒需与急性胃肠炎、食物中毒、菌痢、霍乱等疾病相鉴别。

【治疗】

　　（一）清除毒物　1:5 000高锰酸钾、1%~4%鞣酸溶液、0.5%活性炭混悬液或浓茶反复洗胃,继以口服药用炭和硫酸镁溶液导泻,清除未吸收毒素。同时补液利尿,促使毒物排出体外。摄入24小时后来医院者,给予高位灌肠。血液灌流和血液透析技术清除毒蕈毒素,疗效肯定,且可治疗并发的急性肾衰竭和水、电解质紊乱及酸碱平衡失调。对中、重型中毒患者应尽早采用血液灌流联合血液透析、血浆置换、持续性肾脏替代等治疗。

　　（二）解毒药

　　1. 抗胆碱药　对抗毒蕈碱样作用,以阿托品为主。剂量

0.5~1.0mg,皮下注射,每0.5~6小时1次。必要时可加大剂量或静脉注射。本品对中毒性心肌炎的房室传导阻滞也有效。亦可应用盐酸戊乙奎醚肌内注射,轻者1~2mg,中度中毒2~4mg,重症4~6mg,每8~12小时1次。

2. 巯基类络合剂 如二巯丙磺钠、二巯丁二钠等。5%二巯丙磺钠5ml肌内注射或加入葡萄糖液20ml中静脉注射,每天2次,疗程5~7天。

3. 对症治疗

(1) 中毒性心肌炎、严重肝脏损伤和出血倾向的患者,可应用糖皮质激素、细胞色素C、腺苷蛋氨酸等改善中毒症状;维生素K₁增加凝血因子合成,预防DIC发生;肝细胞生长素促进受损肝细胞的修复。严重肝脏损害型患者使用组合型人工肝治疗技术也具有显著疗效。

(2) 发生溶血者,5%碳酸氢钠溶液250ml静脉滴注,每天1~2次,必要时可考虑血浆置换治疗。

(3) 积极纠正水、电解质和酸碱紊乱。

(4) 呼吸衰竭患者予机械辅助呼吸治疗。

【预后】

毒蕈中毒的严重性取决于毒蕈的种类、毒素的毒性和摄入量等。儿童及老年人预后较严重。一般病死率不高,但肝脏损害型和呼吸循环衰竭型病死率可达50%~90%。

【预防】

不随便采摘、食用野蕈,尤其野外无毒蘑菇常与有毒蘑菇混生,无毒蘑菇易受有毒蘑菇菌丝的污染,食用仍有中毒的危险。发生毒蕈中毒时,对同食而未发病的人也应加以观察,并做相应的排毒、解毒处理,以防其发病或减轻病情。

第二节 木薯中毒

万伟国

木薯(manihot utilissima)的根、茎和叶含有氰苷,遇水水解产生游离的氢氰酸。木薯中毒一般为生食或加工不当食后引起。食生木薯50g即可引起中毒,500g可有严重中毒。中毒症状常在进食木薯2~3小时后出现,首先有黏膜刺激甚至腐蚀症状、咽喉瘙痒、灼热感,继而恶心、呕吐、腹泻、水样便、乏力、心跳加快、血压升高、发绀。重症患者可闻及苦杏仁味,癫痫发作,甚至意识丧失、大小便失禁、休克、呼吸困难和肺水肿、昏迷并发生痉挛,常因呼吸肌麻痹而死亡。头颅MRI检查可有异常信号病变。除催吐、洗胃、导泻外,应按氰化物中毒抢救原则治疗。出现呼吸衰竭,应插管机械辅助呼吸治疗。预防木薯中毒,除不可生食外,要注意熟食加工方法。

第三节 白果中毒

万伟国

白果(semen ginkgo)为银杏科植物银杏的种子。白果肉质外皮含白果酸、氢化白果酸、氢化白果亚酸、白果醇,核仁含白果酚、银杏毒、氰苷及白果酸。有毒成分为白果酸、白果醇、白果酚、银杏毒和氰苷。白果酸和银杏毒有溶血作用,并可引起中枢神经系统和胃肠道损伤,偶有末梢神经功能障碍。白果中毒儿童多见,大多由生食或食未熟透的白果引起,一般中毒剂量为10~50颗。

白果中毒主要引起消化系统和神经系统病变,中毒症状发生在进食白果1~12小时后。消化道症状如恶心、呕吐、腹痛、腹泻、食欲缺乏;神经系统症状可有精神呆滞、反应迟钝、乏力、嗜睡,亦可烦躁不安、恐惧怪叫、惊厥、肢体强直。轻微刺激即可引起抽搐,为神经系统最具特征性的表现,继之四肢无力、瘫痪。重者发生呼吸困难、肺水肿以致呼吸衰竭和昏迷。接触核仁和肉质外皮,可发生接触性皮炎。实验室检查无特殊异常。有明显昏迷和神经系统症状者,脑电图表现为弥漫性慢波,可作为判断毒素对脑功能影响的指标。治疗系对症处理,立即催吐、洗胃、导泻、补液等。将患者置于安静室内,避免因各种刺激而引起惊厥,予地西泮0.2~0.5mg/kg静脉注射;反复抽搐者给予咪达唑仑30mg以1~4mg/h剂量维持。呼吸衰竭患者需气管插管机械通气治疗,脑水肿者予甘露醇、利尿剂等对症处理,严重患者予血液透析治疗。预防白果中毒主要是教育儿童不可生食,即使熟食也要煮透,食量不可过多,吃时要除去肉中绿色的芽胚。采集时避免与种皮接触。

第四节 发芽马铃薯中毒

万伟国

马铃薯(solanum tuberosin)未成熟或发芽的块根含有毒物质龙葵素、龙葵碱、毒茄碱、胰蛋白酶、糜蛋白酶、胞质素和细胞凝集素。可溶于水,遇醋酸极易分解,高热、煮透亦能解毒。龙葵素的毒作用机制主要有:①抑制体内胆碱酯酶活力;②类似皂苷样作用,溶解红细胞;③对胃肠黏膜有强烈刺激作用。龙葵碱具有腐蚀性、溶血性,对运动中枢及呼吸中枢有麻痹作用。每100g成熟马铃薯含龙葵碱仅5~10mg;未成熟、青紫皮的马铃薯或发芽马铃薯含龙葵碱增至25~60mg,甚至高达430mg。龙葵全草和发芽变绿的山药中亦含有龙葵素。

急性发芽马铃薯中毒多发生在春季,一般在食后数十分钟至数小时发病。临床表现:①轻度中毒以消化系统症状为主,咽喉部及口腔灼烧,恶心、呕吐,腹痛,腹泻,偶有黏液血便等。反复多次或剧烈吐泻可致脱水、电解质失衡、血压下降等。②严重中毒以神经系统症状为主,耳鸣、畏光、头痛、眩晕、发热、瞳孔散大、呼吸困难、颜面青紫、口唇及四肢末端呈黑色;严重可昏迷、抽搐,可因呼吸中枢麻痹而死亡。③引起肠源性青紫病。切开马铃薯发芽部分,于芽附近滴加几滴硝酸;或取中毒者呕吐物/胃肠内容物少许,滴加几滴硝酸,立即呈现玫瑰红色,即为含有龙葵素,可作为临床龙葵素中毒快速定性检测。发现中毒后,应立即用1:5000高锰酸钾或0.5%鞣酸溶液或浓茶洗胃,并用植物油、液状石蜡等油类导泻剂导泻。补充液体,纠正失水。呼吸困难时,积极给氧和应用适量呼吸兴奋剂。呼吸中枢麻痹予以机械呼吸。预防中毒尤为重要,未成熟青紫皮和发芽马铃薯不可食用。少许发芽马铃薯应深挖发芽部分,并浸泡半小时以上,弃去浸泡水,再加水煮透,倒去汤汁才可食用。煮马铃薯时可加些米醋,使毒汁遇酸分解。

第五节　亚硝酸盐中毒

万伟国

亚硝酸盐中毒(nitrite poisoning),常见的是亚硝酸钠、亚硝酸钾中毒,中毒途径主要为经口摄入。主要接触机会:误将其作为食盐使用;进食苦井水、放置过久的腌制食品或添加剂超标的熟食肉类;大量食用富含硝酸盐和亚硝酸盐的新鲜腌制咸菜或变质陈腐的韭菜、菠菜、卷心菜、萝卜、莴苣等。食堂或餐饮业误用常引起群体性中毒事件。亚硝酸盐吸收后使血红蛋白二价铁氧化为三价铁,形成高铁血红蛋白。临床表现为不同程度的发绀,重度中毒患者出现意识障碍和昏迷。一般在食后1~3小时起病,短则仅10~15分钟,长则可达20小时。中毒的临床表现参见第十六篇第二章第八节"血红蛋白病"。严重缺氧可致心肌损伤(表现为心肌酶谱和肌钙蛋白 cTnI 升高及各种心律失常)、意识障碍和昏迷,甚至有迟发性脑病的报道。亚

硝酸盐中毒可分为轻、中、重度中毒。血高铁血红蛋白的测定有助于急性亚硝酸盐中毒的诊断,脉搏碳氧血氧仪可用于快速测定高铁血红蛋白饱和度,确诊有赖呕吐物或食物中亚硝酸盐的检测。上述检测有困难时,尿液亚硝酸盐检测强阳性有助于诊断,尤其尿液稀释后亚硝酸盐仍呈强阳性或呕吐物、胃洗出物、血液等以尿液分析仪测定为强阳性。治疗以亚甲蓝为主,大剂量维生素C可作为辅助治疗,参见第十六篇第二章第八节"血红蛋白病"。有作者加用山莨菪碱治疗取得良好疗效。有意识障碍、昏迷者可用纳洛酮治疗。需注意氧疗和其他对症支持治疗。预防亚硝酸盐中毒应不食变质陈腐的蔬菜和新近腌制的咸菜、苦井水、过夜的蒸锅水。食堂或餐饮业需注意避免误将亚硝酸钠当作食盐使用。

推荐阅读

1. 刘延辉.急诊救治亚硝酸盐中毒的临床分析[J].临床医药文献杂志,2015,2,(19):3921,3924.
2. 朱立革,赵久阳.不同的血液净化疗法治疗毒蕈中毒的临床疗效评价[J].大连医科大学学报,2019,41(1):22-26.
3. 严永俊.人工肝治疗野生菌中毒的临床观察[J].中外医疗,2019,39(9):73-75.

第十三章　高原病和减压病

周志俊　宣丹旦

第一节　高　原　病

海拔3 000m以上的地区称为高原地区,高原空气稀薄,氧分压低。在海平面上温度0℃时,大气压为101.2kPa,大气氧分压为21.2kPa,正常人肺泡气氧分压为14kPa,动脉血氧分压为13.3kPa。海拔增加至3 000m时,大气压降至77.3kPa,大气氧分压为14.7kPa,肺泡氧分压为8.26kPa。长期生活在低海拔地区的人,快速进驻海拔3 000m以上的高原地区后,呼吸、循环、血液、内分泌及中枢神经系统在短时间内受缺氧及低压、寒冷、干燥、强紫外线等高原环境因素影响,出现头昏、头痛、恶心、呕吐等一系列综合征,称为高原病(high altitude sickness)或高原适应不全症,或称高山病(mountain sickness)。

【发病机制】

低氧性肺动脉高压是高原适应生理的重要环节,显著的肺动脉高压是高原病的重要发病机制。高原地区,大气与肺泡中氧分压之差随着海拔的增加而缩小,影响肺泡气体交换、血液携氧和结合氧在组织中释放的速度,致使机体供氧不足,产生缺氧。初登高原者,由于低氧而通过外周化学感受器(主要为

颈动脉窦)间接刺激呼吸中枢引起早期通气增加,机体可吸入更多的氧气以进行代偿。这是人体对高原低氧的适应过程,需1~3个月可逐渐过渡到稳定适应,称为高原习服。个体的适应差异极大,一般在海拔3 000m以内能较快适应。登高速度与劳动强度也能影响高原反应的发生速度和严重程度,寒冷、饥饿、疲劳、精神因素、身体素质差或患上呼吸道感染、心血管疾病、代谢障碍、呼吸及神经系统疾病者易诱发高原病。

急性高原病的发生机制尚不完全清楚。低氧引起神经激素释放和血流动力学变化,继之微血管床灌注过度,毛细血管流体静压增加、毛细血管渗出,水肿随即发生。低氧诱导脑血管舒张或其血管舒张效应物如一氧化氮通过激活微血管系统产生头痛,头痛又引起其他症状。缺氧引起肺小动脉收缩痉挛,肺循环阻力增加,导致肺动脉高压和肺毛细血管通透性增高,加上缺氧引起的淋巴循环障碍,最终促发肺水肿。持续的血管舒张、脑自主调节受损、脑毛细血管压增高等血流动力学因素均可能促进水肿形成。低氧环境使血管内皮细胞处于病理状态下,功能发生紊乱,分泌的各种调节因子失衡如一氧化氮和前列环素的合成和释放量减少,内皮素-1、血栓素 A_2 和炎性因子表达量升高,进而导致血管通透性增高,抗氧化能力降

低,最终引发高原肺动脉高压、高原肺水肿、高原脑水肿。

慢性高原病是高原地区危害人体健康的常见病,以红细胞过度增生和低氧血症为特征,其发生存在种群和个体差异,是环境因素和遗传因素共同作用的结果。

【临床表现与治疗】

（一）急性高原病

1. 急性高原反应　由低海拔地区进驻高海拔地区数小时到数天内出现头痛、头昏、恶心、呕吐、胸闷、气短、发绀、乏力、食欲缺乏、睡眠障碍、尿少等,经休息或对症处理后,上述症状数日内可缓解或消失。其诊断主要依靠患者的主观症状与体征,目前国内有中国高原病评分系统,国际上有路易斯湖评分标准(Lake Louise Scoring System,LLSS);还有用视觉评分量表,以及参照血氧饱和度、心率、血压、血儿茶酚胺水平等客观指标。急性高原反应多发生在 24 小时内,一般在 1~2 周内即能适应。症状重者可对症治疗,吸氧。药物治疗可采用乙酰唑胺 0.25g 口服,每天 2~4 次,登高原前 2 天起服至登高原后 3 天。钙通道阻滞剂硝苯地平、长效性 β_2 受体激动剂沙美特罗及地塞米松使用可以阻止疾病进展,其他药物如非甾体抗炎药及利尿剂等也可应用。

2. 高原肺水肿　近期抵达海拔 3 000m 以上高原,具有以下表现之一者:①静息状态时出现呼吸困难、发绀、咳嗽、咳白色或粉红色泡沫状痰;②胸部 X 线检查,以肺门为中心向单侧或双侧肺野的片状或云絮状阴影,常呈弥漫性、不规则分布,亦可融合成大片状;可见肺动脉高压及右心增大征象。病理检查双肺散在片状出血区,肺泡内有纤维蛋白渗出和透明膜形成,毛细血管极度扩张、充血,并有微血栓形成。

增加氧供是高原肺水肿的最佳治疗手段。吸氧或降低海拔高度可增加动脉血氧分压、减少肺动脉压,有利于脑组织功能改善。早期充分吸氧,氧流量每分钟 6~8L。有肺水肿者,绝对卧床休息,保暖,有条件时使用高压氧。防止上呼吸道感染。严禁大量饮水。呋塞米 20~40mg 静脉注射或 40~80mg 口服,每天 2 次,为期 2~3 天。利尿期间宜补钾并观察脱水情况。烦躁不安和呼吸频率加快时,可用吗啡 5~10mg 皮下或静脉注射。静脉滴注肾上腺糖皮质激素可减少毛细血管渗出及解除支气管痉挛。如症状仍不缓解,可采用气管插管,持续性正压通气并充分给氧。有呼吸和心力衰竭时,应立即采用相应治疗,病情稳定后,转至海拔较低处。

3. 高原脑水肿　又称高原昏迷或高原脑病。发病率低但较易引起死亡,见于快速进入 4 000m 以上(少数人在海拔 3 000m 即可发生)高原者。发病急,多在夜间。主要表现有:①剧烈头痛、呕吐,可伴有不同程度精神症状,如表情淡漠、精神抑郁或欣快多语、烦躁不安,或有步态蹒跚、共济失调;②不同程度意识障碍如嗜睡、朦胧状态、意识混浊甚至昏迷,可出现脑膜刺激征、锥体束征;③眼底检查出现视乳头水肿和/或视网膜渗出、出血。

治疗应首先连续给氧(95% 氧和 5% 二氧化碳),清醒后仍应间断给氧。应用高渗葡萄糖、甘露醇、肾上腺糖皮质激素、细胞色素 C 等积极治疗以减轻脑水肿,降低脑细胞代谢,提供能量以促进恢复。酌情使用中枢神经兴奋剂如盐酸山梗菜碱(洛贝林)、尼可刹米等。注意水、电解质和酸碱平衡及必要的抗感染措施。必要时可采用气管插管,过度通气,以降低颅压。病情稳定后转到低地继续治疗。国内研制成功的轻便折叠加压舱,其内部模拟高度可以降至海平面,可起到较好治疗作用。

（二）慢性高原病　凡高原反应持续 3 个月以上不消退者称为慢性高原反应。慢性高原病(又称蒙赫病),指抵达高原后半年以上方发病或原有急性高原病症状迁延不愈者,少数高原世居者也可发病。通常发生在 20~50 岁男性。按临床表现分为五种类型,各类型间表现互有交叉,大多数病例是以肺动脉高压和心脏改变为主的混合型。

1. 慢性高原反应　有些患者虽在高原居住一定时间,但高原反应症状始终迁延存在,常出现神经衰弱综合征,可有心律失常或短暂性昏厥。对症治疗用维生素 B_6、溴剂等。

2. 高原心脏病　小儿多见,由于对缺氧的代偿能力较差,缺氧引起肺血管痉挛、硬化,使肺动脉压增高。右心室因持续负荷过重而增大,导致右心衰竭。血压增高及血液黏稠度增加等也影响左心室,造成整个心脏肥大和全心衰竭。缺氧也可导致心肌细胞的浊肿、灶性坏死和心肌纤维断裂等。临床症状有发绀、气急、水肿、阵发性咳嗽、精神萎靡等。高原心脏病分级:①轻度,肺动脉平均压>20mmHg 或肺动脉收缩压>30mmHg,且胸部 X 线片、心电图、超声心动图检查有一项以上显示右心增大;②中度,肺动脉平均压>40mmHg 或肺动脉收缩压>60mmHg,右心增大,活动后乏力、心悸、胸闷、气促,并有发绀、轻度肝大、下垂性水肿,肺动脉瓣第二心音亢进或分裂;③重度,肺动脉平均压>70mmHg 或肺动脉收缩压>90mmHg,稍活动或静息时出现心悸、气短、呼吸困难,明显发绀、肝大、下垂性水肿、少尿等。治疗重点是纠正心力衰竭和防治感染。如对症治疗后肺动脉高压仍持续存在,需加用降低肺动脉压力的药物,如 5-磷酸二酯酶抑制剂、内皮素受体拮抗剂和前列环素等。

3. 高原红细胞增多症　红细胞与血红蛋白增多是一种代偿改变。久居高原,缺氧刺激使红细胞生成素增多;β_2 肾上腺素能受体参与红细胞生成素的产生。红细胞增多,引起血液黏稠度增高,全血比黏度增高,致循环阻力增加,加重心脏负荷和组织缺氧,产生一系列症状。诊断标准:海拔 2 500m 以上,男性 Hb≥210g/L,女性 Hb≥190g/L。紧急治疗可以静脉放血 300~400ml,可使症状暂时缓解,以转低海拔地区治疗为宜。

4. 高原高血压症　移居高原 1 年内为适应不稳定期,血压波动明显,而以升高者居多。肾素分泌增加,血液黏稠度增高等,均可能对高血压形成有影响。临床表现与慢性高原反应相似,主要为神经衰弱综合征,很少引起心、肾损害。返回低地后,血压很快恢复正常。

5. 高原低血压症　与长期低氧所致组胺含量增多及肾上腺皮质功能减退有关。久居和世居高原者的醛固酮分泌量显著减少,从而导致血压偏低。多数无需特殊治疗,对症状明显者可酌情对症处理。

职业性高原病的诊断有些特殊条件,具体可见国家职业卫生标准 GBZ 92—2008《职业性高原病诊断标准》。

【预防】

1. 对进入高原地区人员,应进行全面体格检查。凡妊娠妇女及有明显心、肺、肝、肾等疾病,高血压Ⅱ期,患有癫痫、严重神经衰弱,消化道溃疡活动期,严重贫血者,不宜进入高原地区。

2. 防止急性高原病最好的办法是逐渐登高、逐渐适应。升至海拔 2 500m 以上高度后每 24 小时内的上升高度不能超过 600m,每增加 600~1 200m 就应增加 1 天时间适应。

3. 药物预防可适当采用载氧适应,即在驻地出发前 1 天或当天,腰间皮下注氧 600~1 200ml,该方法效果肯定,这是急进高原人群的首选应急措施。载氧加药物预防急性高原病的效果更好。乙酰唑胺用法同前。红景天、丹参、藏天露泡腾片、复方党参片、参芪花粉片、丹参滴丸、诺迪康胶囊等中药,可防止急性高原病发生,但缺乏严格的临床研究。

4. 初入高原,应减少体力活动,多食碳水化合物类、多种维生素和易消化食品。禁止饮酒。注意保暖,防止急性上呼吸道感染。有高山病症状者,睡眠时最好采取半卧位,以减少右心静脉回流和肺毛细血管充血。

5. 注意早期症状,及时就医,阻止进展。初入高原者一旦出现剧烈头痛、频繁呕吐、烦躁等,要立即就医。

第二节　减　压　病

减压病(decompression sickness,DCS)旧称沉箱病(caisson disease)、潜水员病(diver disease),指人体在高气压环境下停留一定时间后,在转向正常气压时,因减压过速,气压降低幅度过大所引起的一种疾病。此时人体组织和血液中原来溶解的氮气,游离为气相,形成气泡,导致血液循环障碍和组织损伤。飞行员自地面(常压)迅速飞向 8 000m 的高空(低压)时,若座舱密闭不严,也能发生减压病,属于航空病中的航空减压病。

【发病机制】

水下作业时,身体每下潜 10m,大致相当于增加一个大气压的压力,所增加的压力称附加压。附加压和地面大气压的总和,称总压或绝对压。机体在高气压环境下,肺泡内各种气体分压随之增高,并立即与吸入压缩空气中各种气体的分压相平衡。因肺泡内气体分压高于血液中气体压力,气体便按照波义耳定律,相应地增加了在血液中的溶解量,再经血液循环运送至各组织。其中大部分氧及二氧化碳迅速被血红蛋白及血浆内成分所吸收,仅少量以物理状态游离于体液中。由于氮在各组织中溶解度不同,在组织中分布也不相等。氮在脂肪中溶解度约为血液中的 5 倍,故大部分氮集中于脂肪和神经组织中。

当人体从高气压环境逐步转向正常气压时,体内多余的氮便由组织中释放而进入血液,并经肺泡逐渐缓慢地排出体外,并无不良后果。但当减压过速,氮无法继续维持溶解状态,在几秒至几分钟内游离为气相,则以气泡形式聚集于组织和血液

中。在脂肪少而血流通畅的组织中,氮气泡多在血管内形成栓塞,阻碍血液循环。脂肪较多且血液循环较少的脂肪组织、外周神经髓鞘、中枢神经白质、肌腱和关节囊的结缔组织等,则脱氮困难。除了血管内的气泡外,氮气泡往往聚积于血管壁外,挤压周围组织和血管,并刺激神经末梢,甚至压迫、撕裂组织、造成局部出血等症状。氮气泡还可引起血管痉挛,导致远端组织缺氧、水肿及出血。组织缺氧及损伤后细胞释放出的钾离子、肽、组胺类物质及蛋白水解酶等又可刺激产生组胺及 5-羟色胺,致使血管平滑肌麻痹,微循环血管阻塞等,进而减低组织与体液内氮的脱饱和速度。因液气界面作用,可继发一系列病理生理反应,使减压病的临床表现显得很复杂。

骨骼是一个不能扩张的组织。股骨、肱骨、胫骨等长骨内黄骨髓含脂量高,血流很缓慢,减压时会产生多量气泡,直接压迫骨骼内的血管;骨骼营养血管内的气栓与血栓,容易造成局部梗死,最终缓慢地引起无菌性的缺血性骨坏死。此外,脂肪栓塞、血小板凝聚、气体引起渗透压改变、自体免疫等在骨坏死中也起一定作用。

【临床表现】

绝大多数患者症状发生在减压后 1~2 小时内,长者达 6 小时,甚至 36 小时。减压愈快,症状出现愈早,病情愈重。减压病分为急性减压病和减压性骨坏死。急性减压病可以累及皮肤、骨骼、神经、循环、消化等多系统;减压性骨坏死一般属于慢性病变,主要病变在股骨、肱骨和胫骨。

(一)**皮肤瘙痒、丘疹、大理石斑纹**　瘙痒可发生在局部或以皮下脂肪较多处为重,由气泡刺激皮下末梢神经所致。由于皮肤血管被气泡栓塞,可见缺血(苍白色)与静脉淤血(青紫色)共存,呈大理石斑纹。大量气体在皮下组织聚集时,也可形成皮下气肿。

(二)**肌肉骨骼系统**　约 90% 的病例出现肢体疼痛。轻者有劳累后酸痛,重者可呈搏动、针刺或撕裂样难以忍受的剧痛。患肢保持弯曲位,以求减轻疼痛,又称屈肢症或弯痛(bends)。疼痛部位在潜水作业者以上肢为多,沉箱作业则以下肢为多。局部检查并无红肿和明显压痛。

减压性骨坏死(无菌性骨坏死)是指潜水员或高气压作业人员由于减压不当,体内形成气泡栓塞,引起骨或骨髓细胞缺血性坏死的一种病症,是潜水高气压作业人员常见的职业性疾病。发病与潜水员工龄、年龄、潜水深度、下水频度、水下劳动强度、水下停留时间、出水减压程序和多次患过急性减压病明显有关。如累及骨关节面时,能引起明显疼痛和活动障碍。

(三)**神经系统**　大多损害在脊髓,因该处血流灌注较差,特别是供血较少的胸段。可发生截瘫,四肢感觉及运动功能障碍,以至尿潴留或大小便失禁等。如不及时进行有效的治疗,病变可长期存在。由于脑部血液供应丰富,脑部病变较少。如脑部血管被气泡栓塞,可产生头痛、眩晕、呕吐、运动失调、偏瘫,重者昏迷甚至死亡。特殊感觉器官受累,可产生内耳眩晕综合征、神经性耳聋、复视、视野缩小、视力减退等。

(四)**循环、呼吸系统**　血液循环中有多量气体栓塞时,可

引起心血管功能障碍,如脉搏增快、黏膜发绀等,严重者并发低血容量休克。淋巴管受侵,可产生局部水肿。如大量气体在肺小动脉及毛细血管内栓塞时,可引起肺梗死或肺水肿。

（五）其他 如大网膜、肠系膜及胃血管中有气泡栓塞时,可引起腹痛、恶心、呕吐或腹泻甚至肠穿孔、肠麻痹等。患者可有发热。也有致耳气压伤的报道,患者双耳耳鸣、耳闷、听力下降,纯音气导电测听检查显示其阈位移明显。

大深度氦氧饱和潜水中,引起高压神经综合征易致神经冲动及痉挛,且对潜水员的神经和心理产生影响,如认知能力显著下降。在高压下,心动过缓,肺功能降低。精液质量发生变化及某些激素水平和免疫指标下降。

【诊断】

有潜水作业、沉箱作业、特殊的高空飞行史,且未遵守减压规定,并出现氮气泡压迫或血管栓塞症状和体征者,均应考虑为减压病。可参见国家职业卫生标准 GBZ 24—2017《职业性减压病的诊断》。

急性减压病依据症状轻重,可分成轻度、中度和重度三级。轻度表现为皮肤症状,如瘙痒、丘疹、大理石样斑纹、皮下出血,水肿等;中度主要发生于四肢大关节及其附近的肌肉关节痛;重度凡出现神经系统、循环系统、呼吸系统和消化系统障碍之一者。

采用多普勒气泡检测仪,能在症状未发生前就及时在心前区大血管内发现流动气泡。本病疼痛症状须与一般外伤和炎症相鉴别。其他潜水疾病如肺气压伤、急性缺氧、氧中毒及氮麻醉等必须与潜水减压病鉴别。

减压性骨坏死诊断,除了高气压作业史外,多数还有急性减压病史。影像学改变是主要的诊断依据,X 线、CT、MRI 影像学检查见到较特征性的骨质破坏表现。MRI 检查为肱骨或股骨头坏死诊断的"金标准",推荐的序列为 T_1WI、T_2WI、T_2WI 抑脂冠状位及轴位扫描。需排除骨岛等正常变异和能引起缺血性骨坏死的其他病史。

【治疗】

（一）特效治疗 及时送入加压舱中再加压是治疗减压病唯一有效的方法,可使90%以上的急性减压病获得治愈。加压治疗越早越好,以免时间过久招致组织严重损害而产生持久的后遗症。注意再加压治疗的压力不宜过高,避免氧中毒发生。患者出舱后,应在舱旁观察6~24小时,如症状复发,应立即再次加压治疗。

（二）常压吸氧 在减压病急救过程中,常压纯氧吸入非常重要,可以使很多症状得到缓解。纯氧可促进惰性气体经肺部排出,保持组织与肺泡间的惰性气体分压差,加速惰性气体从气泡向组织、组织向肺部的扩散,从而促进气泡消除。

（三）药物治疗 加压治疗只能排除气泡的栓塞作用,难以解决继发的生化变化及功能障碍。药物作为辅助疗法,一般应在减压病刚发病时就给药。常用药物有血液扩容剂如低分子右旋糖酐、血浆和生理盐水,除了使血液扩容外,尚可抑制血小板黏附和聚集,减少血小板因子的活性,从而阻止血凝,改善

症状和体征。乙醇不但是有效的消泡剂,还能抑制血小板黏附到气泡壁上,使血小板数明显上升,潜水员出水后迅速饮 50 度白酒 75~150g 治疗急性减压病,在无加压舱的边远地区更有实际意义。小剂量阿司匹林可抑制血小板的聚集和释放作用,在减压病的加压治疗基础上应用抗血小板药如 GPⅡb/Ⅲa 受体拮抗剂替罗非班等可防止血栓形成。肾上腺糖皮质激素可恢复毛细血管的正常通透性,减少血浆渗出,缓解脑和脊髓水肿。

（四）对症治疗 如有肌肉关节痛,在再加压后,可进行全身热水浴,并可用按摩及理疗等。有气急者,除再加压外,须保持安静,适量给氧吸入及进行并发症的治疗。

【预防】

（一）技术革新 采用管柱钻孔法及沉井代替沉箱,使工人在常压下工作,从根本上消灭减压病。氮氧潜水(nitrox diving,含氮 67.5%、氧 32.5%)可缩短减压时间,有利于预防减压病。

（二）潜水作业现场必须预置加压舱,严格遵守减压规则 潜水作业严格管理,严禁快速回升。通过培训让潜水人员认识其作业规程标准化的重要性,重视水中上升的程序。上升速度以 8m/min 为宜,愈低的上升速度可使潜水员有愈多的时间让肺适应不同的压力,以避免肺受伤(破裂)引起的空气栓塞。减压方案常以减压表或减压软件形式呈现,其背后则是以各种模型实现的计算方法为基础。减压模型可分为传统溶解相气体模型和现代自由相气泡模型 2 类,两者的区别在于计算减压负荷的方法不同。前者在计算减压负荷时,主要基于组织惰性气体过饱和程度,建议减压第一站靠近水面;而后者则基于过饱和导致的气泡数目或气泡体积,建议减压第一站深度较深为好。

（三）健康监护 凡患有听觉器官、心血管系统、消化系统、呼吸系统、神经系统及皮肤疾病者,均不宜从事高压环境工作。重病后、体力衰弱者、远期骨折者、嗜酒者及肥胖者也均列为就业禁忌。由于减压性骨坏死可以在停止潜水作业 2 年后才在 X 线上出现阴影,因此,脱离高气压作业者进行健康检查的期限应延长至 3 年。

（四）保健措施

1. 对潜水员尤其新潜水员,要进行医学防治知识教育,使潜水员了解减压病的发病原因及预防方法。

2. 工作前应充分休息,防止过度疲劳;不饮酒和少饮水。工作后应立即脱下潮湿的工作服,饮热茶,洗热水浴,在温暖的室内休息半小时以上,以促进血液循环,使体内多余的氮加速排出。

3. 每天应保证高热量(一般每天 3 600~4 000kcal)、高蛋白、中等脂肪饮食,并适当增加各种维生素,尤其是维生素 E。

推荐阅读

1. 吴薇,秦晓洪,曾宪容. 急性高原病的诊断研究进展[J]. 西北国防医学杂志,2018,39(7):488-490.

2. 魏冠平,黄煜,何庆.高原疾病的种类、发病机制及治疗药物[J].安徽医科大学学报,2019,54(5):830-832.

3. 方以群,李慈,陈伯华,等.减压性骨坏死概述(上)[J].人民军医,2014,57(12):1302-1303.

4. 方以群,李慈,陈伯华,等.减压性骨坏死概述(下)[J].人民军医,2015,58(1):33-34.

5. 朱成杰,周潘宇.军队飞行员高空减压病的诊断与防治研究进展[J].人民军医,2019,62(3):197-204.

第十四章 放 射 病

天然和人工放射性物质及核反应堆、加速器等人工辐射源,在核素衰变和核反应等过程中产生的高速粒子(如 α 粒子、β 粒子、质子、电子和重粒子等带电粒子及中子等)和高能电磁辐射(X 射线、γ 射线),能直接(带电粒子辐射)或间接(X 射线、γ 射线、中子)逐出受照物质中原子或分子一个或多个电子,使其电离,统称为电离辐射(ionizing radiation)。其中带电粒子电离能力强、穿透力弱,如 α 粒子可被一张纸阻挡,β 粒子能被铝板阻挡。X 射线和 γ 射线电离能力弱,但穿透力强,需铅块屏蔽。中子电离能力和穿透力都强。电离辐射作用于人体时,电离作用可导致 DNA 等生物分子化学键断裂而破坏,造成细胞死亡和组织损伤,导致机体代谢功能障碍,所致疾病为放射病(radiation sickness)。根据电离辐射来源与作用方式,可分为外照射放射病和内照射放射病,前者由体外照射所致,主要与辐射贯穿能力有关,如 X 射线、γ 射线和中子;后者是由沉积于体内组织器官的放射性核素内照射(α 粒子、β 粒子)所致,主要与其高电离密度有关。根据辐射剂量、作用时间和发病缓急,外照射放射病又分为急性和慢性两类。

第一节 外照射急性放射病

高建军 王洪复

人体一次或短时间内(数天)分次受到大剂量电离辐射外照射作用所致全身性疾病,为外照射急性放射病(acute radiation sickness from external exposure),简称为急性放射病(acute radiation sickness,ARS)。急性放射病为辐射生物学确定性效应(deterministic effects),致病阈剂量为1Gy,随剂量增加,损伤程度加重。辐射敏感性较高的个体,受照剂量在 0.6~0.8Gy 时也有发生轻度急性放射病者。

【病因】

由大剂量 γ 射线、X 射线和中子等照射人体所致,主要发生在核武器爆炸、核反应堆失控、核燃料加工和处理事故及钴-60(^{60}Co)、铯-137(^{137}Cs)、加速器等辐照装置意外辐射事故中。放射源 Co-60、Cs-137、铱-192(^{192}Ir)丢失,捡拾后携带者和周围人员急性或亚急性放射病事例也时有发生。临床上应用造血干细胞移植治疗白血病等恶性肿瘤时,以 γ 射线或 X 射线做全身照射(total body irradiation,TBI)或全淋巴照射(total lymphoid irradiation,TLI)预处理,可造成医源性急性放射病。

【发病机制】

γ 射线、X 射线和中子等贯穿机体,作用于体内生物靶分子,由电离和激发导致化学键断裂、分子结构改变和生物活性丧失(原发作用),或通过水分子电离产生大量的瞬时自由基,如·OH、H·、O_2^-、HO_2·和水合电子(e_{aq}^-)等,继而损伤生物靶分子(继发作用),致使细胞 DNA 断裂、膜结构功能破坏、线粒体功能障碍等,干扰细胞代谢活动,激发细胞应激反应和过量炎症因子产生,造成大量细胞损伤甚至死亡,进而导致组织、器官及机体代谢功能障碍。

人体受到一定剂量照射后,各组织器官损伤的严重程度存在较大差异,与其组成细胞(特别是干细胞)辐射敏感性和器官修复代偿能力等有关。不同组织器官辐射敏感性列于表 11-14-1-1。大剂量照射后,辐射敏感组织内实质细胞明显减少、再生障碍,常代以纤维组织;间质中血管内皮细胞损伤肿胀而纤维组织增生,致管腔狭窄,导致微循环障碍;血管损伤和凝血机制障碍导致出血综合征。机体免疫功能显著下降、皮肤或肠道等上皮组织屏障功能破坏,易继发感染。系统性感染、弥漫性炎症反应和重要组织干细胞损伤加重辐射效应,可致放射性多器官衰竭(radiation-induced multi-organ failure)。

表 11-14-1-1 不同组织器官辐射敏感性

辐射敏感性	组织器官
高度敏感	淋巴组织、胸腺、骨髓、胃肠上皮、性腺、胚胎
中度敏感	角膜、晶状体、结膜、内皮细胞、皮肤上皮、唾液腺和肾、肝、肺组织上皮细胞
轻度敏感	中枢神经系统、内分泌腺(性腺除外)、心脏
不敏感	肌肉、软骨、骨、结缔组织

【临床表现】

依据辐射剂量、基本病理改变和临床表现等,急性放射病可分为骨髓型、肠型和脑型三种类型,具有病因明确、起病急、病情随辐射剂量增大而加重及病程呈阶段性发展等临床特点。病情严重程度主要与受照剂量有关,辐射剂量率、照射方式和剂量分布情况对病情也有一定影响。遭受低于致死剂量照射所致典型急性放射病病程可分为初期、假愈期、极期和恢复期四个阶段。

（一）骨髓型急性放射病（bone marrow form of acute radiation sickness） 受照剂量在 1~10Gy，基本病理改变为骨髓造血组织损伤，临床主要表现为白细胞减少、感染和出血，依病情可分为轻、中、重和极重四度。经积极治疗可渡过极期，甚至不出现出血、感染等极期症状，预后较好，是核辐射应急救治重点。

1. 轻度 受照剂量在 1~2Gy，症状轻，无明显分期。初期可出现乏力、不适和食欲减退等症状。外周血白细胞在正常范围或 1~2 天内一过性升高，淋巴细胞绝对值 3 天内在 1×10^9/L 以上。假愈期症状不明显。极期可出现轻度恶心或呕吐、低热，外周血白细胞和血小板轻度降低，白细胞最低值在 3×10^9/L，血小板最低值在 50×10^9/L，无出血症状。骨髓象改变轻，早期呈粒系造血活跃，粒红比例增加。经治疗和休息，一般在 1~2 个月逐渐恢复。

2. 中度 受照剂量在 2~4Gy，症状较明显，病程分期清楚。照后 2~3 小时出现头昏、乏力、食欲减退、恶心、呕吐等初期症状，可有心悸、失眠、发热（38℃左右）等。外周血白细胞照后反应性升高，24 小时恢复原来水平，淋巴细胞绝对值 3 天内降至 0.75×10^9/L 左右。3~4 天进入假愈期，持续 3~4 周，患者除感轻度疲倦外，无明显其他症状。临近极期时出现脱发，继以高热、感染和出血，并伴精神萎靡、明显乏力、食欲差等极期症状。感染多发生在口咽部，如牙龈炎、咽峡炎、扁桃体炎、口腔黏膜溃疡等，严重时发生肺炎、尿路感染、肠道感染等。出血多见于皮肤易摩擦部位，皮肤毛细血管负压脆性试验阳性。外周血白细胞、血小板照后 5 周左右达最低值，白细胞为 2×10^9/L 左右，血小板为 30×10^9/L 左右。可出现轻度或中度贫血。经积极治疗，2 个月左右进入恢复期，症状减轻，全身情况逐渐好转，可较长时间存在轻度贫血。生殖功能恢复需 1 年以上。

3. 重度 受照剂量在 4~6Gy，为半数致死剂量范围，症状明显，病情较重。初期除头昏、乏力、食欲减退等症状外，较早出现呕吐，连续 3~5 次，可出现腹泻和腮腺肿痛。外周血白细胞在照后反应性升高后逐渐降低，1 周内降至 2.5×10^9/L，淋巴细胞绝对值 3 天内降至 0.5×10^9/L。假愈期持续 2~3 周，可出现度发热，外周血白细胞可出现一过性回升。极期症状恶化，出现明显毛发脱落、精神萎靡、恶心呕吐、厌食、消瘦、高热和出血。免疫功能明显下降，发生口腔、呼吸道和肠道感染，甚至败血症，体温达 39~40℃。皮肤和黏膜出现瘀点、瘀斑和渗血，甚至出现柏油样便。外周血细胞进行性急剧减少，照后 1 个月左右可降至最低值，白细胞为 1×10^9/L 或以下，血小板低至 10×10^9/L。严重的感染和出血常致死亡。经积极治疗，患者可渡过极期进入恢复期，白细胞和血小板逐渐回升，一般状况好转，存在中度贫血，多继发骨质疏松，易发生脆性骨折。生殖功能恢复需 2 年以上，甚至造成不育。

4. 极重度 受照剂量在 6~10Gy，为绝对致死剂量，病情发展快，症状重，病程短，死亡率高。照后 1 小时内即出现频繁呕吐、腹泻，腮腺肿痛。照后数小时外周血白细胞出现短暂升高，随后迅速减少，1 周左右可降至 1×10^9/L 以下，淋巴细胞绝对值 3 天内降至 0.25×10^9/L。假愈期不明显，照后第 2 周即进入极期，出现拒食、呕吐、腹泻、高热、感染和水、电解质代谢紊乱。外周血白细胞急剧减少，照后第 2 周可降至 0.5×10^9/L 或以下，血小板降至 10×10^9/L 以下。患者迅速消瘦、精神萎靡，并发严重感染、出血和多脏器功能衰竭而死亡。经造血生长因子或造血干细胞移植治疗，可能存活。患者恢复较差，常残留造血功能和免疫功能低下、继发性白内障、口咽干燥、骨质疏松和生殖功能丧失等后遗症。

（二）肠型急性放射病（intestinal form of acute radiation sickness） 受照剂量在 10~50Gy，为超致死辐射剂量，病情凶险，发展快，预后差。基本病变为肠黏膜广泛水肿、出血和坏死脱落。照后半小时内即出现频繁呕吐、腹痛、腹泻和水、电解质代谢严重紊乱。受照后 8~12 小时外周血淋巴细胞绝对值降至 1×10^9/L 以下，3 天内降至 0.25×10^9/L 以下。无明显假愈期，经 3~5 天症状稍缓解后，迅速进入极期，症状加重，反复呕吐，呕吐物含胆汁或血性液体。腹泻可日达 20 余次，呈喷射状、血水样便，伴里急后重，有时可见脱落肠黏膜组织，常可发生肠麻痹、肠套叠、肠穿孔和腹膜炎等并发症。外周血白细胞下降明显，1 周内可降至 1×10^9/L 以下。由于顽固呕吐、腹泻，患者出现严重脱水、酸中毒、尿闭和微循环障碍，并在 2~3 周内因心、肺和胃肠等多脏器功能衰竭而死亡。

（三）脑型急性放射病（cerebral form of acute radiation sickness） 受照剂量在 50Gy 以上，基本病变为脑组织损伤，病情发展快，病程短。主要表现为意识障碍和站立不稳、步态蹒跚、头部摇摆、左右摇晃等共济失调，以及肌张力增加、肢体震颤、不规则抽搐、眼球震颤等中枢神经系统功能障碍症状。多在 1~3 天内发生昏迷、循环衰竭、休克而死亡。

有学者将辐射剂量在 20~50Gy 全身照射，出现以心脏、血管损伤为基本病变的急性放射病，称为心血管型或毒血症型急性放射病。主要表现为明显急性循环衰竭，多死于心源型休克。欧美学者称急性放射病为急性放射综合征（acute radiation syndrome，ARS），并根据突出症状和体征等进行分型和分级评估，包括：神经血管型（N1~4）、胃肠型（G1~4）、皮肤型（C1~4）和造血型（H1~4），便于应急救治早期医学安排。

不均匀照射情况下，局部剂量较大时可同时造成皮肤损伤和相应局部组织器官急性损伤，如骨组织、甲状腺、晶状体、肺、膀胱等。初期皮肤红斑是急性放射病诊断指标之一。受照皮肤初期呈刺痒、灼热感，表浅血管扩张、充血，出现红斑、水肿。几天后进入假愈期，症状缓解，红斑消退。2~3 周进入极期，出现真性红斑、水疱、溃疡，可合并感染。恢复期皮肤色素沉着，残留不同程度皮肤萎缩和瘢痕。严重时溃疡可长期不愈或反复发生，形成慢性放射性皮肤损伤。

【诊断】
遵照国家职业卫生标准 GBZ 104—2017《职业性外照射急性放射病诊断》中的诊断原则，依据受照史、辐射剂量估算、临床表现、辅助检查，并结合健康档案加以综合分析。受照史不明情况下，不均匀照射患者中曾因脱发、皮肤灼伤而误诊为丹毒,或因高热、出血、白细胞和血小板降低误诊为传染病或再生障碍性贫血。淋巴细胞染色体畸变检测(出现双着丝粒或环状染色体)有利于鉴别。由捡拾放射源照射造成携带者和周围人员(家属)放射损伤,就诊者常存在聚集性分布的特点。

(一)辐射剂量估算　可根据个人佩戴的剂量仪和对手表红宝石或与患者同时受照射的有机纽扣、陶瓷等其他物品做热释光或电子自旋共振(ESR)测定,估算辐射剂量。必要时做现场模拟测试。在不均匀照射条件下,可估算患者各部位辐射剂量,再按红骨髓造血干细胞存活计权法,计算出等效全身均匀剂量。对受照射损伤者生物样品进行测定,以估算其辐射剂量,称为辐射生物剂量计(radio-biodosimetry)。如淋巴细胞染色体畸变分析,检测双着丝粒和环状染色体畸变率,可估算

0.5~5Gy 的照射剂量。淋巴细胞的微核率检测、早熟染色体凝聚(premature condensation chromosome,PCC)分析和荧光原位杂交(fluorescence in situ hybridization,FISH)技术等也可应用于辐射剂量估算。

(二)早期临床症状　各型急性放射病主要临床诊断依据见表 11-14-1-2。早期症状的早晚、频次对病情判断十分重要,照后数小时眼睑和皮肤明显充血,提示受到 4~6Gy 照射。如 1 小时内频繁呕吐、腹泻,出现腮腺肿痛和颜面皮肤充血,提示可能受到 8Gy 以上照射。在不均匀照射病例中,如腹部受照剂量较大,也可出现明显胃肠道症状;头部受照剂量较大,可出现较频繁呕吐、头痛、视物异常、畏光流泪、结膜充血等,应注意鉴别。

表 11-14-1-2　各型急性放射病的临床诊断依据

临床表现		骨髓型				肠型	脑型
		轻度	中度	重度	极重度		
辐射剂量/Gy		1~2	2~4	4~6	6~10	>10	>50
初期	呕吐	−	+	++	+++	+++	+++
	腹泻	−	−	−~+	+~++	+++	+~++
	肌张力增强、共济失调、震颤	−	−	−	−	−	+++
极期	开始时间/d	不明显	20~30	15~25	<10	3~6	立即
	口咽炎	−	+	++	++~+++	−~++	−
	最高体温/℃	<38	38~39	>39	>39	↑或↓	↓
	脱发	−	+~++	+++	+~+++	−~++	−
	出血	−	+~++	+++	+~+++	−~++	−
	柏油样便	−	−	++	+++	−~++	±
	血水样便	−	−	−	−	+++	+
	腹泻	−	−	++	+++	+++	+++
	拒食	−	−	−~+	++	+	−
	衰竭	−	−	++	+++	+++	+++
淋巴细胞最低值/(×10⁹/L)(照后 1~2 天)		1.2	0.9	0.6	0.3	<0.3	<0.3
白细胞最低值/(×10⁹/L)		>2.0	1.0~2.0	0.2~1.0	<0.2		
血小板最低值/(×10⁹/L)		50	30	10	<10		
受照剂量下限/Gy		1.0	2.0	4.0	6.0	10.0	50.0

注:+、++、+++分别表示轻、中、重;↑表示升高;↓表示降低。

(三)实验室检查

1. 外周血象　外周血淋巴细胞和白细胞下降快慢与幅度反映受照剂量和病情严重程度。受照后 8~12 小时淋巴细胞绝对值降至(1.2~1.7)×10⁹/L,提示受照剂量为 5~9Gy,降至 1×10⁹/L 以下,提示受照剂量大于 10Gy。肾上腺皮质激素使用会抑制淋巴细胞产生,致其计数偏低,评估时需加以考虑。

2. 骨髓象　中度以下骨髓型患者受照后 1 周内骨髓象多

呈增生活跃,重度以上者则为骨髓抑制。骨髓有核细胞分裂指数下降为 1‰,提示可能受半致死剂量照射,降为 0 可能受致死剂量照射。

3. 血尿生化指标　早期出现血清淀粉酶、肌酸激酶、丙二醛含量增高或尿 β-氨基乙磺酸(牛磺酸)、β-氨基异丁酸、肌酸排泄量增加对判断伤情有一定意义。

核临界事故辐射中包含瞬发中子和 γ 射线,中子贯穿力

强、电离密度高,辐射损伤重,事故点 3m 内人员常为致死性照射。核武器和核反应堆爆炸时,在放射性物质沾染地区作业或停留过久人员,除遭受大剂量 γ 射线、中子外照射导致急性放射病外,还可遭受放射性核素经呼吸道、消化道和伤口进入体内的污染,导致内照射损伤(参见本章第三节"内照射放射病")。

【治疗】

骨髓型轻度急性放射病一般无需特殊治疗,住院观察 3 个月左右,加强营养,结合补益气血中药调理,促进康复。骨髓型中、重度和极重度急性放射病是主要治疗对象,应采取严格防感染隔离措施(收入层流病房、体表消毒、肠道灭菌等),以保护和促进造血功能恢复为主,针对不同阶段临床特点予以综合治疗。轻度肠型放射病,在抗感染、抗出血和造血干细胞移植基础上,积极纠正水、电解质平衡,促进肠黏膜再生,可延长生命。

(一) **初期** 及早应用抗辐射损伤药物,如苯甲酸雌二醇(1mg,肌内注射,立即)、雌三醇(10mg,肌内注射,立即)等。尽早应用抗氧化和自由基清除剂,如还原型谷胱甘肽(GSH)、硫辛酸、维生素 E、维生素 C、β-胡萝卜素等,剂量宜大。改善微循环障碍、防止微血栓形成、预防 DIC,可应用 10% 低分子右旋糖酐 500~1 000ml,加 2~4ml 丹参注射液,静脉滴注。氢化可的松(200~300mg+5% 葡萄糖 500ml,静脉滴注)可减轻炎症反应,减少渗出,防止早期出血,应用于极重度骨髓型和肠型急性放射病早期治疗。患者有烦躁、呕吐等症状时,应用镇静、止吐等药物。对全身受照剂量大于 3Gy,或大于 2Gy 合并创伤和烧伤时,或大于 2Gy 的 60 岁以上老年人和 12 岁以下儿童骨髓型急性放射病患者应尽早(24 小时内)应用集落刺激因子 rhG-CSF 或 rhGM-CSF[5μg/(kg·d),皮下注射],外周血中性粒细胞值上升达 1×10⁹/L 时,渐减量或停药。必要时可联合应用干细胞生长因子(SCF)、促红细胞生成素(EPO)、白介素 11(IL-11)、促血小板生成素(TPO)或 TPO 受体激动剂等。造血生长因子治疗无效,且无严重复合伤的极重度偏重(>9Gy 辐射剂量)骨髓型和轻度肠型急性放射病,可选择人类白细胞抗原(HLA)相容的合适供者,进行同种外周血或脐血造血干细胞移植,以照后 10 日内为宜(参见第十六篇第十一章"造血干细胞移植")。间充质干细胞(mesenchymal stem cells,MSCs)共移植可促进造血干细胞归巢,诱导免疫耐受,并促进多脏器损伤修复。

(二) **假愈期** 以保护造血功能,预防感染和出血为主。加强营养,给予高热量、高蛋白、富含维生素类易消化食物。谷氨酰胺(20~40g/d)早期应用有助于改善胃肠功能。保护造血功能可用维生素 B₆、叶酸、次黄嘌呤核苷(肌苷)、核苷酸、三磷腺苷、辅酶 A,以及六味地黄丸、生脉散、黄芪当归汤等益气养阴补血中药。预防感染需严格采取消毒隔离措施,清除已存在感染灶,并注意眼、鼻、口腔和肛周清洁和消毒,可局部应用抗生素,注射丙种球蛋白等。当白细胞低于 3×10⁹/L 时,预防性应用抗菌药物,以针对革兰氏阳性细菌为主,如复方新诺明。预防出血可应用维生素 C、维生素 P、酚磺乙胺和他汀类药物等,女性患者月经前可用丙酸睾酮 50mg,肌内注射。当白细胞

低于 2×10⁹/L,血小板低于 50×10⁹/L 时,可输注经 γ 射线 15~25Gy 照射的新鲜全血 200~300ml。血管紧张素转换酶抑制剂(ACEI)如卡托普利和血管紧张素 Ⅱ 受体拮抗剂(ARB)如氯沙坦,对肺、肾和皮肤辐射损伤有一定防护作用。

(三) **极期** 加强抗感染和抗出血,促进造血功能恢复,并注意纠正水、电解质紊乱,给予全身支持治疗。根据细菌学检查或对感染源估计,应用广谱抗菌药物,特别是针对革兰氏阴性细菌药物。可几种抗生素交替配伍使用,量宜大,以静脉给药为主。需积极防治真菌和病毒感染,如肺曲霉菌、白假丝酵母菌(白念珠菌)、疱疹病毒、巨细胞病毒等。药物可含漱、雾化吸入或全身应用。必要时静脉滴注大剂量人丙种球蛋白或胎盘球蛋白,以提高机体被动免疫力。抗出血可预防性应用维生素 C、维生素 P、维生素 K₃ 和酚磺乙胺等,必要时静脉滴注肾上腺色素缩氨脲(安络血)和 6-氨基己酸。如白细胞低于 1×10⁹/L,血小板低于 20×10⁹/L 或有严重出血,可输注 γ 射线照射的新鲜全血或血小板悬液。对拒食患者,应静脉补给营养。需控制输液量和速度,防止肺水肿。胃肠症状明显的患者需注意缓解胃肠症状,防止肠套叠。

(四) **恢复期** 需防止再感染,提高免疫功能和促进造血功能恢复。可给予复合维生素、植物多糖和补益气血中药制剂等,必要时可应用蛋白同化激素,如苯丙酸诺龙。应重视骨质疏松、骨坏死等治疗,并及时评估心、肺和肾等重要器官功能,预防和处理辐射晚期效应。应积极进行心理疏导和干预,缓解紧张、恐惧和失望等心理问题。

重视急性放射性皮肤损伤治疗,保护创面,预防感染。皮肤潮红或红斑者尽早消炎止痛,给予局部抗组胺或皮质类固醇类药物。出现水疱且张力较大时,可穿刺排液,如伴明显炎症可剪除疱皮,局部使用抗生素和含维生素 B₁₂ 溶液外敷。早期应用生物敷料封闭坏死或溃疡创面可有效缓解疼痛,创面较大(>3cm)时,应择机手术切除和植皮。

推荐阅读

1. 卫生部卫生标准委员会. 放射性疾病诊断标准应用指南[M]. 北京:中国标准出版社,2013.

2. SINGH V K,GARCIA M,SEED T M. A review of radiation countermeasures focusing on injury-specific medicinals and regulatory approval status:part II. Countermeasures for limited indications,internalized radionuclides,emesis,late effects,and agents demonstrating efficacy in large animals with or without FDA IND status [J]. Int J Radiat Biol,2017,93(9):870-884.

3. DAINIAK N. Medical management of acute radiation syndrome and associated infections in a high-casualty incident [J]. J Radiat Res,2018,1(59):54-64.

4. FARESE A M,BENNETT A W,GIBBS A M,et al. Efficacy of Neulasta or Neupogen on H-ARS and GI-ARS mortality and hematopoietic recovery in nonhuman primates after 10-Gy irradiation with 2.5% bone marrow sparing [J]. Health Phys,2019,116(3):339-353.

第二节 外照射慢性放射病

陈红红 邵松生

人体在较长时间内连续或间断受到较高年剂量的外照射,达到一定累积剂量后引起以造血组织损伤为主,并伴有其他系统改变的全身性疾病,为外照射慢性放射病(chronic radiation sickness from external exposure),又称外照射慢性放射综合征(chronic radiation syndrome from external exposure)。它是辐射致人类的确定性效应,其严重程度随照射剂量增加而加重,且有剂量阈值。局部放射损伤如放射性皮肤损伤、放射性白内障等,不属于外照射慢性放射病的范畴。

【病因】

在长期接触 X 射线、γ 射线或中子等辐射源过程中,放射工作人员因违反操作规程或缺乏防护措施,累积受到一定剂量的外照射,可引起机体的放射损伤。

【临床表现】

外照射慢性放射病的临床特点是:起病慢、病程长;症状多、阳性体征少;症状的消长、白细胞数的升降常与接触射线的时间长短和剂量大小有关。

1. 多数患者有乏力、头昏、睡眠障碍、记忆力减退和心悸等自主神经系统功能紊乱表现。少数患者有内分泌异常和性功能障碍。

2. 早期无特殊体征。病情明显时可伴有出血倾向,如牙龈渗血、鼻出血、皮下瘀点、瘀斑等;或可见到毛发脱落、手部皮肤干燥、皲裂、角化过度、指甲增厚,甚至出现长期不愈合的皮肤溃疡和在此基础上的癌变(国家职业卫生标准 GBZ 106—2020《职业性放射性皮肤疾病诊断》)。少数眼部受照剂量≥1Gy 的患者可出现放射性白内障(国家职业卫生标准 GBZ 95—2014《职业性放射性白内障的诊断》)。

【实验室检查】

1. 血象和骨髓象 白细胞数量的变化是接触射线后最常见的表现,是较简便而实用的客观诊断指标之一。白细胞总数可逐渐降至正常值以下,以后波动于正常值下限,或无感染情况下逐渐增至 $11.0×10^9/L$ 以上,持续时间较长,而后降至正常范围内波动,但多数仍偏低,以粒细胞减少为主。

血小板减少一般较白细胞减少发生迟,少数患者可仅见血小板减少。

骨髓检查早期无明显变化,稍晚期可有粒细胞系为主的增生低下或成熟障碍和巨核细胞减少、有丝分裂指数下降、畸形分裂细胞增多等。

2. 染色体检查 外周血淋巴细胞染色体畸变分析是检测辐射损伤较为敏感的指标。稳定性染色体型畸变率增高而又没有其他影响因素,应考虑受到一定剂量慢性照射的可能。

3. 眼晶状体检查 射线对晶状体的损害为具有形态特征的后极后囊下皮质混浊,形成放射性白内障,可出现不同程度的视力障碍。

4. 内分泌系统和生殖系统 部分患者后期可有肾上腺皮质功能减退,甲状腺功能减退。精液检查和阴道涂片细胞学检查也可显示功能减退。

【诊断】

外照射慢性放射病的症状无特异性,也无特异性诊断指标。根据超剂量限值的照射史,结合临床表现和实验室检查进行综合分析,在排除其他疾病后,方能作出诊断。

国家职业卫生标准 GBZ 105—2017《职业性外照射慢性放射病诊断》规定的诊断依据为:在较长时间内(一般≥5 年)连续或间断受到年剂量≥0.25Gy 且全身累积剂量≥1.5Gy 的照射,同时根据实验室检查和临床症状体征等异常程度进行 I 度和 II 度的分度诊断(表 11-14-2-1)。

表 11-14-2-1 外照射慢性放射病分度诊断

分度	实验室检查	临床表现	脱离射线及治疗后恢复情况
I	白细胞计数持续<$3.5×10^9/L^a$	自主神经系统功能紊乱表现	减轻或恢复
II	白细胞计数持续≤$3.0×10^9/L^a$,伴有血小板减少; 骨髓增生不良; 至少一个系统的功能异常:免疫、性腺、甲状腺、神经、心血管和消化系统	有较持久的神经衰弱症状和明显的出血倾向	恢复缓慢

注:[a]6~12 个月内检查 10 次以上。

【鉴别诊断】

造血系统改变应与慢性苯中毒、原因不明的白细胞或血小板减少症、再生障碍性贫血、骨髓增生异常综合征和脾功能亢进等引起的血液学变化相鉴别。临床症状应与神经衰弱、内耳眩晕症、更年期综合征等疾病相鉴别。

【治疗原则】

暂时脱离射线或调离放射性工作。各种血细胞减少和出血凝血障碍,按血液病相应原则处理。给予维生素 C、维生素 E、含硒药物及有清除自由基功能的中草药(如五味子)等有助于机体康复。

【预防】

1. 放射工作人员应严格遵守操作规程和防护规定以减少不必要的照射。妊娠的最初 3 个月应避免接触射线。

2. 按国家有关规定进行严格的上岗前体检。血液系统疾病、活动性肺结核、糖尿病、肾小球肾炎、内分泌系统疾病等,均属接触射线禁忌证。

3. 放射工作人员在岗期间,定期进行健康检查,建立个人健康和剂量档案,并与上岗前比较,以判断其从事放射工作的适任性。

推荐阅读

1. 中华人民共和国国家卫生健康委员会.职业性放射性皮肤疾病诊断(GBZ 106—2020)[S].北京:中国标准出版社,2020.

2. 中华人民共和国国家卫生和计划生育委员会.职业性放射性白内障的诊断(GBZ 95—2014)[S].北京:中国标准出版社,2014.

3. 中华人民共和国国家卫生和计划生育委员会.职业性外照射慢性放射病诊断(GBZ 105—2017)[S].北京:中国标准出版社,2017.

第三节 内照射放射病

陈红红 邵松生

内照射放射病(radiation sickness from internal exposure)是因过量摄入放射性核素使机体受到较高剂量内照射,出现该种核素靶器官特征性损伤,并伴有类似外照射放射病的全身性表现。内照射损伤效应不仅取决于进入体内的放射性核素的量,还与核素产生的射线性质、物理半衰期长短、体内代谢动力学密切相关。α 衰变的核素危害最大,β和 γ 衰变次之。

【病因】

意外核事故或战时核袭击后在污染区停留过久,生产和使用非密封放射性物质过程中缺乏防护措施,放射性核素可通过消化道、呼吸道和完好/损伤的皮肤一次或多次进入体内,其摄入量超过相应年摄入量限值的几十倍以上,可引起内照射损伤。

【临床表现】

内照射放射病的临床表现有其自身特点:由于体内滞留的放射性核素不断释放射线,形成持续照射源,直至衰变完全或全部从体内排出为止,以致病程迁延;而且内照射放射病不仅与放射性核素在体内的分布密切相关,还与放射性物质进入和排出体内的途径有关。

1. 全身均匀分布的核素(^{3}氢、^{40}钾、^{87}铷、^{137}铯等)引起以造血组织损伤为主,并伴有其他系统改变的全身性疾病。

2. 选择性分布的放射性核素以靶器官的损害为主要临床表现。亲骨型核素(^{90}锶、^{226}镭、^{239}钚、^{147}钷)对骨髓造血功能和骨骼的损伤较为严重,晚期可诱发骨肿瘤,绝大部分是骨肉瘤,主要在肢体、骨盆,其次是脊柱。沉积于单核巨噬细胞系统的核素(^{232}钍、^{144}铈、^{210}钋、^{147}钷)对肝、脾损伤较重,引起中毒性肝炎或肝硬化,晚期可诱发肝肿瘤,主要是血管内皮细胞瘤、胆管癌和肝细胞癌。亲肾型核素(^{238}铀、^{106}钌等)可引起肾脏损

害,出现肾功能不全。沉积于甲状腺的核素(^{131}碘、^{132}碘、^{125}碘等)可引起甲状腺炎、甲状腺结节或甲状腺功能低下,晚期可诱发甲状腺癌。

3. 难转移的放射性核素初始入体途径可出现局部损伤表现,如吸入所致的损伤主要表现为呼吸道损伤;当通过皮肤/伤口污染进入体内,局部皮肤可出现干燥、皲裂、角化过度,甚至出现长期不愈的溃疡或放射性皮肤癌。

4. 某些核素的放射性较弱,进入体内主要产生化学毒性。如^{238}铀、^{232}钍对机体的损伤,主要是化学损害,晚期才出现辐射损伤作用。

【实验室检查】

1. 放射性监测是最有价值的诊断手段。内污染监测主要有两种测量方法,一是直接测定全身或局部器官内放射性核素的体外测量法,它适用于释放 γ 射线、特征 X 射线和正电子等的放射性核素,如^{131}碘、^{60}钴、^{137}铯等;二是对人体排泄物或其他生物样品中的核素进行分析的离体测量法,如测定尿中^{238}铀、^{232}钍、^{3}氢;测定粪便中^{226}镭、^{90}锶;测定呼出气中的^{222}氡含量,估算其母体核素在体内的含量等。

2. 针对放射性核素在体内的选择性蓄积部位及器官,做相应的功能检查,如亲骨型核素做骨髓检查和 X 线骨骼摄片,亲肾型核素做肾功能检查。

【诊断】

内照射放射病是极为少见的疾病,依据国家职业卫生标准GBZ 96—2011《内照射放射病诊断标准》,其诊断应经物理、化学等手段监测证实,在一次或短时间内有过量放射性核素进入体内,或者在较长时间内连续多次进入体内,其摄入量达到或超过使5%的受照人群产生严重确定性效应的阈值摄入量(I_{05})或器官组织的待积相对生物效应(RBE)-加权吸收剂量$[AD_{T,05}(\Delta=30d)]$。

该标准参照国际原子能机构(IAEA)和 WHO 联合出版物(IAEA-TECDOC-1432)给出了 α、β/γ 辐射体吸入或食入致造血损伤的剂量阈值 $AD_{T,05}(30d)$为 0.5~8Gy,致甲状腺功能衰退和急性甲状腺炎的 $AD_{T,05}(30d)$分别为 2Gy 和 60Gy;α、β/γ辐射体吸入致肺炎的 $AD_{T,05}(30d)$为 30~100Gy;β/γ 辐射体吸入或食入致消化道损伤的 $AD_{T,05}(30d)$为 20~24Gy。

【治疗原则】

1. 除一般治疗和外照射放射病相同外,还应采用减少放射性核素吸收和加速其排出的特殊治疗措施,尽快尽早处理以减少内照射剂量是取得较好疗效的关键。

2. 经胃肠道食入的放射性核素于摄入后 4 小时以内,可通过催吐、洗胃、服沉淀剂和吸附剂等方法,摄入放射性核素超过 4 小时应导泻剂,以缩短核素在肠道内的停留时间和减少胃肠道内的吸收。锶、钡、镭等可用硫酸钡、磷酸三钙、氢氧化铝凝胶等沉淀剂或用吸附剂药用炭处理,褐藻酸钠对阻止锶、镭等放射性核素从胃肠道吸收有特效,预

防应用优于治疗效果。

3. 经呼吸道吸入的放射性核素,应及时用棉签拭去鼻腔内污染物,用1%麻黄碱滴鼻或上呼吸道喷0.1%肾上腺素溶液使血管收缩,然后用生理盐水反复冲洗。也可用祛痰剂使残留在呼吸道内的放射性核素随痰排出。

4. 已沾染放射性核素的皮肤应及时用肥皂或去污肥皂(EDTA 或 DTPA 肥皂)进行洗消;对伤口可用大量生理盐水反复冲洗,必要时尽早清创,但应根据伤口所处部位的功能、污染核素的毒性程度及污染量等多种因素加以考虑。

5. 已进入体内的放射性核素,应及时选用适合的促排药物加速其从体内排出(表 11-14-3-1)。促排治疗同时加用高渗葡萄糖、甘露醇等利尿药,有利于放射性核素迅速随尿排出,减轻对肾的损害。如 ^{3} 氢进入体内后,通过及时大量饮水和口服氢氯噻嗪,可使尿 ^{3} 氢排出明显增加。

表 11-14-3-1 几种放射性核素的临床损害和治疗

核素	临床损害	治疗
^{238}铀(^{238}U)	早期以化学损害为主,晚期为辐射损害。损害脏器主要是肾脏、骨骼,其后依次为肝和脾等	立即静脉滴注1.4%碳酸氢钠溶液,或口服碳酸氢钠片
^{232}钍(^{232}Th)	急性中毒主要是化学毒,慢性中毒以辐射损伤为主。主要蓄积/损害部位是肝、脾、淋巴结和骨髓	中毒早期和首次给药宜用喷替酸钙钠(CaNa$_3$-DTPA,促排灵)注射液,持续给药宜用喷替酸锌钠(ZnNa$_3$-DTPA,新促排灵)注射液
^{226}镭(^{226}Ra)	主要沉积于骨骼,可引起骨痛、牙痛。常见有股骨头的无菌坏死	经口摄入者,立即服用褐藻酸钠糖浆。沉积在骨骼中的镭采用脱钙疗法,可服甲状旁腺素、氯化铵和低钙膳食
^{239}钚(^{239}Pu)	70%沉积在骨骼,以胸腰椎为主,引起骨痛和病理性骨折;其次为肝脏,出现肝功能障碍乃至晚期发生肝硬化和肝肿瘤	用喷替酸钙钠和喷替酸锌钠注射液治疗,与钍中毒治疗相同。伤口污染可溶性钚可用含 DTPA 钙钠盐(pH 3~5)和利多卡因的生理盐水冲洗创面
^{137}铯(^{137}Cs)	主要蓄积于肌肉,部分进入红细胞。可出现肝功能损害和血象异常	首选服用普鲁士蓝(即亚铁氰化铁),或口服氯化钾
^{90}锶(^{90}Sr)	主要蓄积于脊柱和肋骨,导致造血功能障碍	口服褐藻酸钠糖浆或氢氧化铝凝胶。肌内注射酰丙胺膦(S186)。中药鸡内金每日服用 30~50g 生药的水煎液。于中毒 2 周后用氯化铵配合低钙饮食的脱钙疗法
^{210}钋(^{210}Po)	主要蓄积部位为肝、脾、骨髓和肾等,可引起血细胞减少、中毒性肝炎、肝硬化和肝肿瘤	首选静脉注射二巯丙磺酸钠,或二巯丁二钠
^{131}碘(^{131}I)	蓄积器官为甲状腺,可发生甲状腺炎、甲状腺功能减退、甲状腺结节,甚至甲状腺癌	成人口服 130mg 碘化钾,儿童服用 32.5~65.0mg,摄入 ^{131}I 的同时或摄入前 12 小时服用效果最佳,^{131}I 进入体内 4 小时以上则效果不明显
^{35}磷(^{35}P)	主要蓄积于骨骼,其中在骨髓及骨生长活跃部位的沉积量比骨皮质多;其次是肝脏及肌肉等。可引起出血综合征、骨骼破坏,诱发骨肉瘤	口服磷酸铝,或静脉滴注磷酸钠,在 4~6 小时内缓慢输完

【预防】

1. 改进操作工艺,改善安全防护设备,健全防护制度,严格遵守操作规程,防止放射性核素对工作人员的内污染。

2. 对可能摄入放射性碘者,可预先服用碘化钾,也可服抑制甲状腺激素合成的药物。有可能吸入 ^{239} 钚气溶胶者,事先可喷雾吸入 10%~20% 喷替酸钙钠溶液。

3. 按国家有关规定进行严格的上岗前、在岗期间职业健康检查,建立个人健康和剂量档案。凡有肺功能不全的慢性肺部疾病患者,禁忌从事需采取呼吸防护措施的放射工作;凡有暴露部位严重皮肤疾病患者、怀孕期和哺乳期妇女,禁忌从事开放型放射性核素操作的工作;其他禁忌证与涉及密封放射源工作的人员相同。

推荐阅读

1. 中华人民共和国卫生部. 内照射放射病诊断标准(GBZ 96—2011)[S]. 北京:中国标准出版社,2011.

2. FAO,IAEA,ILO,et al. Criteria for use in preparedness and response for a nuclear or radiological emergency[M]. Vienna:IAEA,2011.

3. NCRP. Management of persons contaminated with radionuclides:handbook[M]. Bethesda:NCRP,2008.

第十五章　肺尘埃沉着病

洪群英

肺尘埃沉着病(pneumoconiosis,又称尘肺病或尘肺)是在职业活动中长期吸入不同致病性的生产性粉尘并在肺内潴留而引起的以肺组织弥漫性纤维化为主的一组职业性肺部疾病的统称。在国家卫生和计划生育委员会、国家安全生产监督管理总局、人力资源和社会保障部及全国总工会于 2013 年 12 月 23 日联合颁布的国卫疾控发〔2013〕48 号《职业病分类和目录》中,属法定尘肺病的共 13 种,即矽肺(现称硅肺、硅沉着病)、煤工尘肺、石墨尘肺、炭黑尘肺、石棉肺、滑石尘肺、水泥尘肺、云母尘肺、陶工尘肺、铝尘肺、电焊工尘肺、铸工尘肺及根据《尘肺病诊断标准》和《尘肺病理诊断标准》可以诊断的其他尘肺病。截至 2017 年,我国累计报告职业病病例 95 万余例,其中尘肺病 85 万余例,占比 89.8%,主要是硅沉着病和煤工尘肺。2018 年全国共报告各类职业病新病例 23 497 例,其中职业性尘肺病 19 468 例,是我国危害最严重和最常见的职业病。

尘肺病的病程和临床表现取决于患者在生产环境中所接触矿物粉尘的性质、浓度、接尘工龄、防护措施、个体特征,以及患者有无合并症等,不同种类的尘肺病差异较大。患者早期可无症状,随疾病进展临床表现为非特异性的咳嗽、气促、胸闷等。尘肺病早期影像学检查多表现为两肺弥漫分布的圆形或不规则小阴影,随疾病进展,表现为小阴影聚集或形成大阴影。病理损害包括结节、尘斑、弥漫性纤维化,各种病理改变常常混合存在。国家职业卫生标准 GBZ 70—2015《职业性尘肺病的诊断》规定:根据可靠的生产性矿物性粉尘接触史,以技术质量合格的 X 射线高千伏或数字化摄影(DR)后前位胸部 X 线片表现为主要依据,结合工作场所职业卫生学、尘肺流行病学调查资料和职业健康监护资料,参考临床表现和实验室检查,排除其他类似肺部疾病后,对照尘肺病诊断标准片,方可作出尘肺病的诊断。诊断医师应严格按照诊断标准,根据胸部 X 线片小阴影的总体密集度,小阴影分布的肺区范围,有无小阴影聚集、大阴影、胸膜斑等,将尘肺病诊断为一期、二期和三期。近年来,越来越多的研究表明肺部 CT 平扫相较于胸部 X 线片对尘肺的诊断有更好的敏感性及检出率,在检出直径<1.5mm 的圆形小阴影上更有优势。更易检出位于心脏及纵隔后、脊柱或纵隔旁的大阴影,以及肺尖或锁骨后的融合小阴影,对肺气肿、肺大疱、胸膜斑的检出和发现大阴影内的空洞、钙化等影像方面明显优于 X 线片。但目前尚无尘肺的 CT 诊断标准。

尘肺病不仅患病人数多,而且危害大,是严重致劳动能力减低、致残和影响寿命的疾病。迄今国内外均没有针对尘肺纤维化有效的治疗药物和措施。由于尘肺病患者呼吸系统的清除及防御机制受损,常常发生各种并发症/合并症,如肺部感染、气胸、肺结核、慢性阻塞性肺疾病和慢性肺源性心脏病等,此是尘肺病情恶化和死亡的主要原因。

尘肺病的治疗首先是加强全面的健康管理,并积极开展综合治疗(对症治疗、并发症/合并症治疗、康复治疗)。一旦明确诊断,患者应及时脱离粉尘作业;加强自我健康管理,主要是戒烟,避免生活性粉尘接触,加强营养和养成良好的生活习惯。必要时可采用平喘、化痰、止咳等药物减轻临床症状,呼吸困难和缺氧时需考虑合理氧疗。积极预防和治疗并发症/合并症,根据病情需要抗感染、改善呼吸功能、控制心力衰竭等。尘肺病康复治疗是与临床治疗并重的一种系统治疗,其中呼吸康复是尘肺康复治疗中最基本的组成要素,包括呼吸控制训练、呼吸肌训练、胸廓放松训练、咳嗽训练、体位排痰法、力量耐力训练和有氧运动(全身性呼吸体操),目的在于增强呼吸肌功能,储备和发挥呼吸代偿潜能,增加肺活量、改善缺氧,缓解症状。总之,应通过积极的综合治疗以延缓病情进展、延长患者寿命、提高生活质量。

控制尘肺病的发生关键在于预防。生产经营者、组织者应认真贯彻"预防为主"的卫生方针,积极采取"革、水、密、风、护、管、教、查"八字综合防尘措施(即改革生产工艺、湿式作业、密闭尘源、加强通风、加强个人防护、加强防尘管理、加强防尘宣传教育、加强健康检查),建立有效的防尘系统,提升防尘措施的有效性,以保障作业者的身体健康。

第一节　硅沉着病

硅沉着病(silicosis)又称硅肺,是尘肺中最严重的一种类型,由长期吸入含有游离二氧化硅(SiO_2)的粉尘所引起。患者肺部有广泛的结节性纤维化,严重时影响肺功能,丧失劳动能力。

【病因】

硅沉着病的病因是吸入游离二氧化硅及含游离二氧化硅的粉尘,其中石英最常见。游离二氧化硅在自然界中分布很广,约 95% 的矿石中含有游离二氧化硅。通常将接触含有 10% 以上游离二氧化硅的粉尘作业称为硅尘作业。常见的硅尘作业,包括在采矿、开山采石、挖掘隧道时,从事凿岩、爆破等作业,轧石、粉碎、制造玻璃、搪瓷和耐火材料时的拌料,铸造业中的碾砂、拌砂、造型、砌炉、喷砂和清砂等工种。

接触石英粉尘后快者不到 1 年,慢者十多年甚至数十年可以发生硅沉着病。短期内吸入大量二氧化硅粉尘,即使脱离接触,也可能在若干年后出现晚发型硅沉着病。一般说来,含游离二氧化硅 80% 以上的粉尘,往往在肺部引起典型的以结节为主的弥漫性胶原纤维改变,病情进展较快,且易发生融合。游离二氧化硅低于 80% 时,病变不太典型,病情进展较慢。低于 10% 时,则主要引起间质纤维改变,发展更慢。国外一般分三型:①速发型(acute silicosis):接触极高浓度游离二氧化硅粉尘,在很短时间,甚至 1 年内发病,因广泛肺泡内硅蛋白沉着致急性呼吸衰竭,常导致死亡;②激进型(accelerated silicosis):接触较高浓度游离二氧化硅粉尘,开始接尘后 5~10 年发病;③普通型(classic silicosis):接触一定浓度游离二氧化硅粉尘,一般在接尘后 20 年以上发病。呼吸系统有慢性病变,如慢性鼻炎、慢性支气管炎、肺气肿、肺结核等,患者的防御功能较差,气道黏液-纤毛的活动较弱,在同一环境中较健康者更易发病。

【发病机制】

迄今关于硅沉着病发病机制仍未完全阐明,虽曾提出多种假设,如机械刺激学说、化学中毒学说和硅酸聚合学说、免疫学说等,但均未能全面阐明硅沉着病发生的机制。目前认为肺泡巨噬细胞在硅沉着病的发病过程中起关键性作用。硅尘沉积在肺泡表面后,早期引起巨噬细胞、中性粒细胞、上皮细胞、肺泡表面蛋白和肺泡表面活性物质增加。这些改变有助于清除尘粒和降低尘粒的毒性,减少尘粒进入肺间质的机会。在硅尘作用下,肺泡巨噬细胞吞噬硅尘后,二氧化硅表面的硅烷醇基团与肺泡巨噬细胞内的次级溶酶体膜上脂蛋白中受体形成氢链,改变膜的通透性,促使膜裂解;次级溶酶体中的尘粒和水解酶被释放入胞质,使线粒体受损害,促使肺泡巨噬细胞崩解死亡;同时,硅尘与巨噬细胞质膜和溶酶体膜相互作用,引起细胞膜的脂质过氧化,过氧化物在巨噬细胞膜上蓄积,诱发细胞的不可逆损伤,最终细胞死亡。肺泡巨噬细胞破坏、崩解后,释放出多种细胞因子,包括白细胞介素 1(IL-1)、成纤维细胞生长因子(FGF)、肿瘤坏死因子(TNF)、转化生长因子 α(TGF-α)、转化生长因子 β(TGF-β)及核因子-κB(NF-κB)等。这些因子参与刺激成纤维细胞增生,从而促进胶原形成。另外,肺泡 I 型上皮细胞在二氧化硅作用下,可发生变性肿胀及崩解脱落,当肺泡 II 型上皮细胞不能及时修复时,基底膜受损,暴露间质,进一步激活成纤维细胞增生。肺泡细胞功能改变及受损后,启动免疫系统,形成抗原抗体复合物,后者沉积在胶原纤维上成为结节的玻璃样物质。巨噬细胞溶解后释放的硅尘又可被其他巨噬细胞吞噬,造成细胞损伤自溶,如此周而复始,即使脱离粉尘环境后,病变仍可持续进展。

【病理】

硅沉着病的基本病理病变包括尘肺结节、尘性弥漫性纤维化及尘斑,这三种病理改变常常混合存在。

(一)尘肺结节 典型的尘肺结节病灶呈类圆形、境界清楚、色灰黑、触摸有坚实感。镜检:为硅结节,即具有胶原纤维核心的粉尘性病灶;或为混合尘结节,即胶原纤维与粉尘相间杂,但胶原纤维成分占 50% 以上的病灶;或为硅结核结节,即硅结节或混合尘结节与结核性病变混合形成的结节。

(二)尘性弥漫性肺纤维化 呼吸细支气管、肺泡、小叶间隔、小支气管和小血管周围、胸膜下区因粉尘沉积所致的弥漫性胶原纤维增生。

(三)尘斑 肉眼观察病灶呈暗黑色、质软、境界不清、灶周多伴有扩大的气腔(灶周肺气肿)。镜检:病灶中网织纤维、胶原纤维与粉尘相间杂,胶原纤维成分不足 50%。病灶与纤维化肺间质相连呈星芒状,常伴灶周肺气肿。

(四)尘性块状纤维化 肉眼观察病变为 2cm×2cm×2cm 以上的灰黑色或黑色、质地坚韧的纤维性团块。镜检:为尘肺结节融合或大片尘性胶原纤维化,或为各种尘肺病变混杂交织所组成。

(五)粉尘性反应 肺、胸膜、肺引流区淋巴结粉尘沉积、巨噬细胞反应、轻微纤维组织增生等。

【临床表现】

硅沉着病患者一般在早期可无症状或症状不明显,随着病变发展,症状增多,主要表现如下:

(一)咳嗽、咳痰 由于粉尘刺激和呼吸道炎症而咳嗽,或有反射性咳嗽。咳嗽的程度和痰量的多少与支气管炎或肺部继发感染密切相关,但与硅沉着病的病变程度并不一致。少数患者可有痰血。如有反复大量咯血,则应考虑合并结核或支气管扩张。

(二)胸痛 40%~60% 患者有针刺样胸痛。多位于前胸中上部的一侧或两侧,与呼吸、体位及劳动无关,常在阴雨天和气候多变时出现。

(三)胸闷、气急 程度与病变范围和性质有关。病变广泛和进展快,则气急明显,并进行性加剧。这是由于肺组织广泛纤维化,肺泡大量破坏,支气管狭窄及胸膜增厚和粘连,导致通气和换气功能损害的结果。患者尚可有头昏、乏力、心悸、胃纳减退等症状。

早期硅沉着病患者体检常无异常发现。重度硅沉着病时由于结节融合,肺组织收缩,可有气管移位和叩诊浊音。健侧和/或两下肺可有相应的代偿性气肿或肺气肿体征。

【合并症与并发症】

(一)肺结核 是硅沉着病常见的合并症,发生率为 20%~50%。尸检较生前 X 线片上发现的更多,占 36%~75%。随硅沉着病的病情加重,合并率增加,且出现结核空洞的比率明显增高。合并肺结核常促使硅沉着病患者死亡,对硅沉着病患者威胁很大,是影响预后的主要因素之一。

硅沉着病患者之所以容易合并结核,可能与下列因素有关:①硅沉着病患者抵抗力降低,易受结核分枝杆菌感染;②肺间质广泛纤维化,造成血液淋巴循环障碍,降低肺组织对结核分枝杆菌的防御功能;③硅尘对巨噬细胞有一定毒性,削弱巨噬细胞吞噬和灭菌能力,促使结核分枝杆菌在组织中生长及播散。

合并肺结核常伴结核中毒症状,红细胞沉降率(简称血沉)增加,痰中可找到结核分枝杆菌。结核空洞常较大,形态不规则,多为偏心,内壁有乳头状凸起,形如岩洞。结核病变周围胸膜增厚。因两肺广泛纤维化,影响血供和抗结核药物疗效。

（二）**慢性阻塞性肺疾病和肺源性心脏病**　由于机体抵抗力降低及两肺弥漫性纤维化，使支气管狭窄，引流不畅，易继发细菌和病毒感染，并发慢性支气管炎和肺气肿，肺功能减退，导致严重缺氧和二氧化碳潴留，发生呼吸衰竭。重度硅沉着病可伴有肺动脉高压，导致肺源性心脏病。严重感染可引起右心衰竭。

（三）**自发性气胸**　用力憋气或剧咳后，肺大疱破裂，造成张力性自发性气胸。因胸膜粘连，气胸多为局限性，并常被原有呼吸困难症状所掩盖，有时经 X 线检查才被发现。气胸可反复发生或两侧交替出现。因肺组织和胸膜纤维化，破口常难以愈合，气体吸收缓慢。

【诊断】

硅沉着病的诊断不仅是医学问题，还涉及职业卫生和法律问题。确切、可靠的生产性粉尘接触史是诊断尘肺病的基本条件。临床检查和实验室检查重点是排除其他胸部 X 线片表现与尘肺病相类似的疾病和进行鉴别诊断。

（一）**X 线检查**　目前诊断硅沉着病，主要依据胸部 X 线片表现。GBZ 70—2015《职业性尘肺病的诊断》适用于国家职业病分类与目录中规定的多种尘肺的诊断。其具体标准如下：

1. **一期尘肺**　有下列表现之一者：①有总体密集度 1 级的小阴影，分布范围至少达到 2 个肺区；②接触石棉粉尘，有总体密集度 1 级的小阴影，分布范围只有 1 个肺区，同时出现胸膜斑；③接触石棉粉尘，小阴影总体密集度为 0，但至少有两个肺区小阴影密集度为 0/1，同时出现胸膜斑。图 11-15-1-1 为硅沉着病一期。

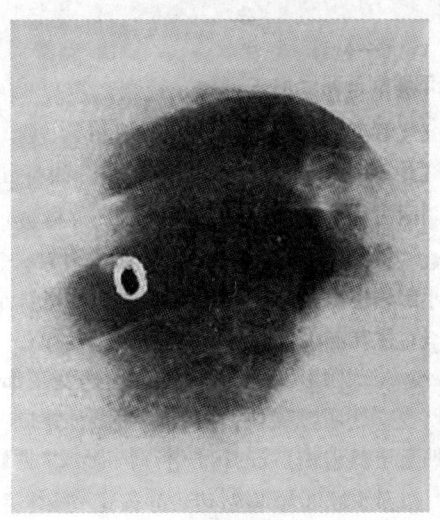
（底片放大）

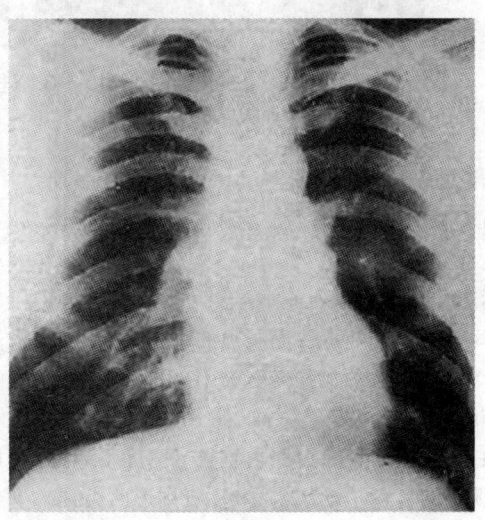
（大片）

图 11-15-1-1　硅沉着病一期
磨石粉和开磨粉机 6 年。

2. **二期尘肺**　有下列表现之一者：①有总体密集度 2 级的小阴影，分布范围超过 4 个肺区；②有总体密集度 3 级的小阴影，分布范围达到 4 个肺区；③接触石棉粉尘，有总体密集度 1 级的小阴影，分布范围超过 4 个肺区，同时出现胸膜斑并已累及部分心缘或膈面；④接触石棉粉尘，有总体密集度 2 级的小阴影，分布范围达到 4 个肺区，同时出现胸膜斑并已累及部分心缘或膈面。图 11-15-1-2 为硅沉着病二期。

3. **三期尘肺**　有下列三种表现之一者：①有大阴影出现，其长径不小于 20mm，短径大于 10mm；②有总体密集度 3 级的小阴影，分布范围超过 4 个肺区并有小阴影聚集；③有总体密集度 3 级的小阴影，分布范围超过 4 个肺区并有大阴影；④接触石棉粉尘，有总体密集度 3 级的小阴影，分布范围超过 4 个肺区，同时单个或两侧多个胸膜斑长度之和超过单侧胸壁长度的 1/2 或累及心缘使其部分显示蓬乱。图 11-15-1-3 为硅沉着病三期。

尘肺病 X 线影像学改变是一个渐变的过程，动态系列胸部 X 线片能系统地观察病变演变过程，更准确地判定小阴影的性质，能为诊断提供更为可靠的依据。

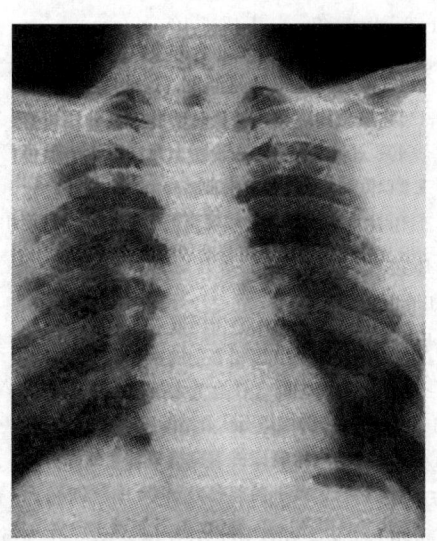

图 11-15-1-2　硅沉着病二期
玻璃拌料 10 年。

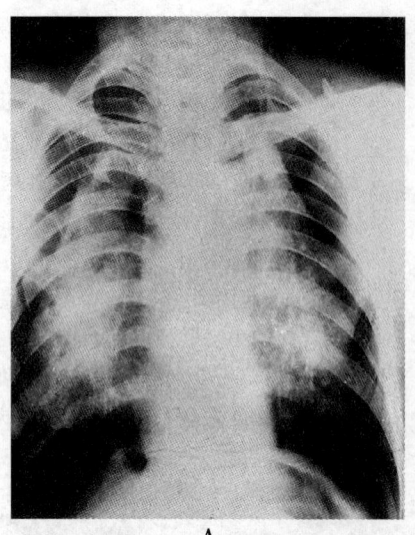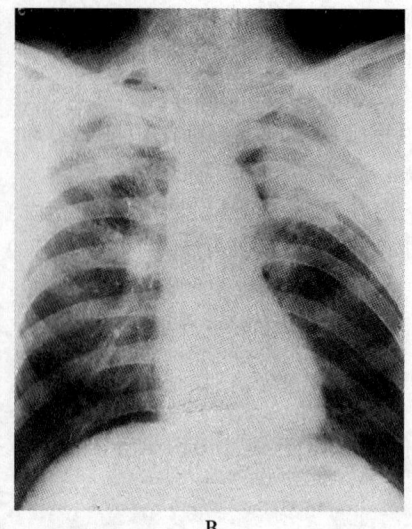

图 11-15-1-3　硅沉着病三期
A.并发两侧气胸(铸钢清砂 3 年,精修 4 年);B.大块融合(铸钢清砂 12 年)。

尘肺病诊断结论的表述为"职业性+具体尘肺病名称+期别",如职业性硅沉着病壹期,职业性煤工尘肺贰期等。未能诊断为尘肺病者,应表述为"无尘肺"。

在使用上述标准时,应根据下列各种概念:

1. 肺区 在胸部 X 线片上,将肺尖至膈顶的垂直距离等分为三,用等分点的水平线将左右肺野各分为上、中、下 3 个肺区,左、右共 6 个肺区。

2. 小阴影 指在胸部 X 线片上,肺野内直径或宽度不超过 10mm 的阴影。小阴影的形态可分为圆形和不规则形两类,按其大小各分为三种。圆形小阴影以英文字母 p、q、r 表示。p:直径最大不超过 1.5mm;q:直径大于 1.5mm,不超过 3mm;r:直径大于 3mm,不超过 10mm。不规则形小阴影以英文字母 s、t、u 表示。s:宽度最大不超过 1.5mm;t:宽度大于 1.5mm,不超过 3mm;u:宽度大于 3mm,不超过 10mm。

小阴影的形态及大小的判定以相应标准片所示为准。阅读胸部 X 线片时应记录小阴影的形态和大小。胸部 X 线片上的小阴影几乎全部为同一形态和大小时,将其字母符号分别写在斜线的上面和下面,例如 p/p、s/s 等;胸部 X 线片上出现两种以上形态和大小的小阴影时,将主要形态和大小的小阴影字母符号写在斜线上面,次要的且有相当数量的另一种写在斜线下面,例如 p/q、s/p、q/t 等。

小阴影密集度 指一定范围内小阴影的数量。密集度可简单地划分为 4 级。①0 级:无小阴影或甚少,不足 1 级的下限;②1 级:有一定量的小阴影;③2 级:有多量的小阴影;④3 级:有很多量的小阴影。小阴影密集度是一个连续的由少到多的渐变过程,为客观地反映这种改变,在 4 大级的基础上再把每级划分为 3 小级,即 0/−、0/0、0/1 为 0 级,1/0、1/1、1/2 为 1 级,2/1、2/2、2/3 为 2 级,3/2、3/3、3/+为 3 级,目的在于提供更多的信息,更细致地反映病变情况,进行流行病学研究和医学监护。

判定肺区密集度要求小阴影分布至少占该区面积的 2/3;小阴影分布范围是指出现有密集度 1 级及以上小阴影的肺区数。总体密集度是指全肺内密集度最高肺区的密集度,是在对小阴影密集度分肺区判定的基础上对全肺小阴影密集度的一个总体判定,以 4 大级分级表示。

3. 大阴影 指肺野内直径或宽度大于 10mm 的阴影。

4. 小阴影聚集 在胸部 X 线片上,肺野内出现局部小阴影明显增多聚集成簇的状态,但尚未形成大阴影。

对于硅沉着病来说,接触含硅量高和浓度大的粉尘时,往往以圆形和类圆形阴影为主,最早出现在两肺中下野的内中带,并逐渐向上扩展;也有首先出现在两上肺的。在含硅量低或吸入混合性尘的情况下,多以类圆形阴影为主(即所谓网状阴影)。硅沉着病的大阴影是局部阴影增多、密集、最后融合,常见于两肺上野外带,轮廓清楚,两肺对称呈翼状或八字形。融合块向内向上收缩,使肺门牵拉移位。肺门阴影常增大、增密,有时出现淋巴结蛋壳样钙化,是淋巴结包膜下钙质沉着所致。肺纹理增多、增粗。

(二)实验室检查　硅沉着病一般常规检查无特殊意义。实验室检查重点是排除其他肺部疾病。

(三)肺功能测定　早期患者肺功能损害不明显。随着肺纤维组织增多、弹性减退,肺活量减低。随病情进展,第 1 秒用力呼气容积及最大通气量也减少,残气量及其占肺总量的比值增加,可有限制性通气功能障碍。合并支气管改变时可有阻塞性通气功能障碍。肺气肿越严重,这些改变也越明显,且引起弥散功能障碍。静息时动脉血氧分压可有不同程度降低。肺功能测定在诊断上意义不大,但可作为硅沉着病患者劳动能力鉴定的依据。目前,尘肺患者致残能力鉴定的依据是国家标准《劳动能力鉴定——职工工伤与职业病致残等级》(GB/T 16180—2014)。

(四)支气管肺泡灌洗液检测及经支气管镜肺活检　可辅

助硅沉着病的诊断和鉴别诊断。鉴于小片活检肺组织不能全面反映肺组织的病变程度，故不能作为尘肺病理诊断的依据。但在小片活检肺组织标本中观察到尘肺结节、尘性弥漫性肺纤维化、尘斑等尘性病变，病灶经偏光显微镜检查可见石英尘粒，对解释影像学改变具有辅助支持的作用，可作为诊断和鉴别诊断的参考依据。小片活检肺组织未发现尘性病变也不能作为排除尘肺病的依据。

【鉴别诊断】

1. 需与硅沉着病结节影相鉴别的疾病有以下几种，包括急性血行播散型肺结核、肺含铁血黄素沉着症、结节病、肺泡微结石症及结缔组织病等。

2. 硅沉着病的块状病变需与肺结核球、肺癌等相鉴别。

【治疗】

硅沉着病是严重的职业病，一旦发生，即使脱离接触仍可缓慢进展，迄今无满意的治疗方法。尘肺病患者应及时脱离粉尘作业，并根据病情需要进行综合治疗。

目前尚无能使硅沉着病病变完全逆转的药物。汉防己甲素（粉防己碱）是从防己科千金藤植物粉防己块根中提取的双苄基异喹啉类生物碱，能直接或间接地抑制胶原基因的转录，从而抑制细胞增殖；降低胶原合成，抑制硅沉着病病变中胶原蛋白的合成及成纤维细胞的增殖；亦可使细胞分泌前胶原的功能减弱，胶原的合成受阻，并使肺胶原纤维松散、降解等，长期以来用于尘肺病的治疗。用药方法：口服，每次 60~100mg，1天 3 次，服用 6 天，停药 1 天，疗程 3 个月；或每次 40~60mg，1天 3 次，疗程 3 个月。根据病情需要，可以多疗程服药，建议 1 疗程治疗后休息 1 个月。不良反应偶见轻度嗜睡、乏力、腹胀，停药后可消退。严重肠道疾病及肝功能不全者慎用。近几年，一些地方开展了全肺大容量灌洗治疗尘肺的研究和临床治疗工作。早期通过肺灌洗排出尘肺患者肺泡内沉积的硅尘和大量的能分泌纤维化介质的尘细胞，对改善患者近期临床症状、肺功能和 X 线表现有一定疗效，但对其能否改善预后、延缓或阻滞纤维化进展和长期疗效目前尚缺乏循证医学证据。临床需权衡利弊，严格掌握全肺灌洗的适应证和禁忌证。

【预防】

硅沉着病缺乏有效特异的治疗，其病理变化是不能逆转的。控制或减少硅沉着病发病，关键在于防尘并加强劳动保护。凡有活动性肺内外结核，以及各种呼吸道疾病患者，都不宜参加硅尘工作。如发现有疑似硅沉着病，应重点密切观察和定期复查；如确诊硅沉着病，应即调离硅尘作业，根据劳动能力鉴定，安排适当工作，并做综合治疗。有硅尘的厂矿要做好预防结核工作，以降低硅沉着病合并结核的发病。

第二节 石 棉 肺

石棉肺（asbestosis）是长期吸入大量石棉粉尘引起的尘肺，主要病变是肺部广泛的间质纤维化及胸膜增厚，肺功能受到明显影响，易并发肺部感染和肺癌或胸膜间皮瘤。

【病因】

石棉是一类特殊的具有纤维结构且能分解为细纤维的矿物。从化学成分来看，石棉是二氧化硅、氧化镁、氧化钙（铁或铝）和结晶水等组成的硅酸盐，主要有两大类：蛇纹石类（温石棉）和角闪石类（青石棉、铁石棉等）。温石棉是全世界产量最高的一种，占 93%，纤维长、柔软和有弹性。角闪石石棉纤维粗糙、挺直和坚硬。石棉纤维一般长几微米至 5mm，直径为 10~60μm，最细的在 0.3μm 以下。

石棉在工业上广泛用于制造绝缘电器材料、压力板、刹车板（片、带）、密封垫、石棉瓦和隔热保温材料。在粉碎、筛选石棉和石棉加工（弹松、梳棉、纺织）时，可产生大量粉尘。

【病理和病理生理】

石棉肺的主要病理改变是弥漫性肺间质纤维化。石棉纤维进入细支气管和肺泡后被巨噬细胞吞噬，短纤维（<5μm）不致纤维化，长纤维（>30μm）使尘细胞行动不便，最终死亡，石棉纤维再被吞噬。这些过程反复发生，导致弥漫性间质纤维化。由于机械刺激，石棉纤维引起细支气管黏膜出血、阻塞性细支气管炎和上皮脱落性肺泡炎、终末细支气管和肺泡壁弥漫性结缔组织增生、间质和胸膜纤维化。在壁胸膜可出现不含细胞的胶原性结缔组织的胸膜斑。病变以两侧肺底部最为明显，向上逐渐减轻，与硅沉着病发展不同。纤维化周围可见代偿性肺气肿，肺气肿往往在上肺野更为明显。两肺可有不典型的小结节。与其他尘肺不同，肺门淋巴结肿大及进行性大块纤维化不明显。温石棉柔软，易在上呼吸道阻留，所致纤维化较轻。另外，接触石棉尘者，肺内可产生石棉小体（asbestos body）。长 15~150μm，宽 1~5μm，呈哑铃状或蝌蚪状，苏木精-伊红染色（hematoxylin and eosin staining，HE staining）为金褐色细杆状结构。一般认为石棉引起红细胞破裂，铁离子和蛋白质以黏多糖为基质，吸附到石棉纤维上形成石棉小体。

迄今石棉肺发病机制不甚清楚。除了机械刺激作用外，石棉刺激巨噬细胞释放活性氧（O_2^-、OH^-）和细胞因子（IL-1β、IL-6、TNF-α、PDGF）等是主要发病机制。活性氧作用于生物膜上不饱和脂肪酸，导致膜的脂质过氧化，而使膜及 DNA 受损；细胞因子作用于成纤维细胞，促使细胞增生，胶原蛋白合成增加，导致肺纤维化。有研究发现吸烟可促进石棉肺的进展，推测其原因可能与吸烟减弱石棉吸入后的清除有关。

肺组织广泛纤维增生和胸膜增厚，限制肺脏扩张，引起限制性通气功能障碍。肺活量明显降低，残气正常或略升高，第 1 秒用力呼气容积（FEV_1）占用力肺活量比值可不受影响。肺泡和毛细血管壁增厚，导致肺弹性减退，气体分布不均，呼出气肺泡氧浓度差增加，导致通气与血流比例失调和弥散功能障碍。这种弥散功能障碍在本病最为突出，往往在胸部 X 线片能显示病变前，即已存在。肺顺应性降低。早期在运动时出现低氧血症，逐渐于静息时亦发生。并发肺气肿时，残气和残气占肺总量百分比增高，FEV_1 降低，故可有混合性通气功能障碍。另外，由于细支气管周围巨噬细胞浸润及纤维化扩展至邻近间质，石棉肺早期也可出现混合性通气功能障碍。

【临床表现】

石棉肺起病多隐匿,往往在接触石棉粉尘 10 年后发病。早期症状很轻,仅有轻微咳嗽,随病情进展出现气急、咳嗽、咳痰、胸痛等,可较早出现活动时气急、干咳。气急往往较 X 线片上纤维化改变出现早。吸气时可听到两肺基底部捻发音或干、湿啰音。严重病例呼吸明显困难,有发绀、杵状指,并出现肺源性心脏病等表现。

石棉肺患者易并发呼吸道感染、自发性气胸、肺源性心脏病等。合并肺结核的发病率较硅沉着病为低,约 10%,且病情进展缓慢。

石棉为国际上公认的致癌物,肺癌是石棉肺的严重并发症,青石棉致癌性比温石棉大 6 倍。我国的尘肺流行病学资料显示,622 例石棉肺患者死因分析表明死于肺癌者占 27.17%。吸烟对石棉接触者的肺癌发生起协同作用,吸烟的石棉肺工人比不吸烟不接触石棉者肺癌相对危险度增加 24.6 倍。间皮瘤是极少见的肿瘤,在石棉工人中,发生率很高,主要发生在胸膜和腹膜。一般在接触石棉尘 35~40 年后发病,发病与工龄长短

及粉尘浓度关系密切,与吸烟无关。以青石棉和铁石棉引起间皮瘤较多,可能与其坚硬挺直而易穿透到肺的深部有关。石棉所致肺癌、胸膜间皮瘤的诊断见国家职业卫生标准 GBZ 94—2017《职业性肿瘤的诊断》。

【诊断】

根据长期石棉粉尘接触史,典型的肺和胸膜 X 线表现,结合临床表现、肺功能改变及痰与支气管肺泡灌洗液(BALF)中检出石棉小体,排除其他疾病后可作出石棉肺的诊断。X 线片上以间质纤维改变的类圆形阴影为主。在两肺中下部的肺底、肺门附近较多,同时可见 1mm 大小的颗粒阴影。随病情进展,可呈蜂窝状,两肺满布不规则类圆形影。病变后期,肺门周围的广泛类圆形阴影与肺门和心脏影连接一起,加上胸膜和心包膜的粘连,其状似所谓的蓬发状心影。此外,石棉肺时,肺的中下部透亮度较低,而上部增高(图 11-15-2-1)。长期接触石棉粉尘可引起胸膜改变,如弥漫性胸膜增厚、局限性胸膜斑。胸膜斑系指肺野内除肺尖部和肋膈角区以外出现的厚度大于 5mm 的局限性胸膜增厚,或局限性钙化胸膜斑块。

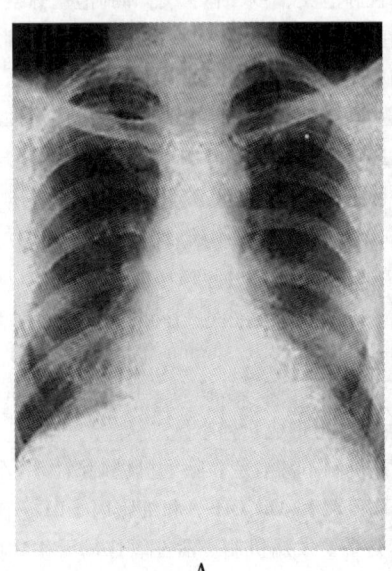 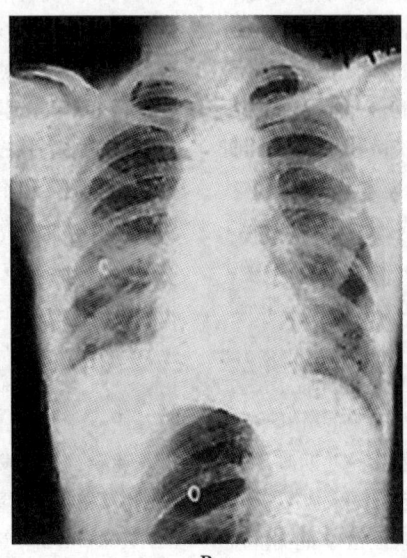 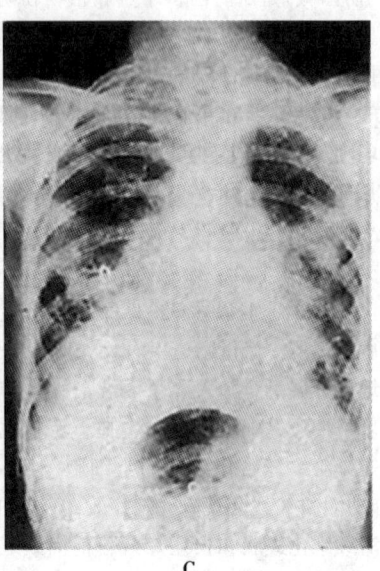

A B C

图 11-15-2-1　石棉肺
A.一期(接触石棉原料 12~14 年);B.二期(石棉纺纱 18 年);C.三期(接触石棉原料在 20 年以上)。

石棉肺分期诊断标准应根据国家职业卫生标准 GBZ 70—2015《职业性尘肺病的诊断》,可见硅沉着病诊断中 X 线检查。对有较长石棉接触史(一般专业工龄在 10 年以上)的工人,如有典型下胸部双侧捻发音(多在吸气末出现),根据肺功能动态观察(至少有限制性改变的某些证据),结合 X 线片改变,可考虑石棉肺诊断。

【治疗与预防】

目前尚无有效药物治疗石棉肺。综合治疗与硅沉着病相同。一经诊断,即应脱离粉尘接触。目前,我国石棉粉尘危害仍没有得到有效控制,特别是石棉开采与选矿企业作业场所粉尘危害问题仍然十分突出。石棉不仅可引起尘肺,且可致癌,因此防尘措施应更严格。同时,对石棉作业工人要加强宣传吸

烟危害,说服工人戒烟并对该人群进行长期健康随访。

第三节　煤工尘肺

煤工尘肺(coal worker's pneumoconiosis,CWP)是煤矿工人长期吸入生产环境中的粉尘(硅尘和煤尘)所引起的尘肺。由于工人吸入煤尘和硅尘的时间和量各异,其病变程度和临床表现也不一致。煤工尘肺一旦发生,即使脱离接触粉尘,仍可缓慢进展。

【病因】

煤工尘肺病因明确,即长期吸入煤尘所致。煤层是夹埋在岩层中的,因此开采时要在岩层中凿岩掘进以打巷道,再在煤

层中采煤。岩尘中含游离二氧化硅 $10\%\sim80\%$，一般为 $30\%\sim50\%$；煤尘中含少量（$1\%\sim5\%$）游离二氧化硅。煤矿工人工种多不固定，既接触煤尘、又接触硅尘可引起煤硅肺（anthracosilicosis），纯煤粉尘吸入引起煤肺（anthracosis），岩石粉尘引起硅沉着病，煤矿工人中尘肺以煤硅肺最为常见。煤工尘肺的发病受多种因素影响，如累计接尘量、年龄和煤的品级。多项研究表明，免疫介导机制在煤工尘肺发病中也发挥了重要作用，有报道煤工尘肺患者存在 Th1/Th2 平衡紊乱。

【病理与病理生理】

煤工尘肺的发病年龄一般较长，均在 $15\sim20$ 年或者更长，病程发展比较缓慢。其病理改变随吸入的硅尘和煤尘的比例不同而表现各异。主要病理改变有煤尘纤维灶（或称煤斑）、灶性肺气肿、煤硅结节、弥漫性纤维化和大块纤维化。

以吸入煤尘为主时，在呼吸性细支气管周围形成弥漫性煤尘细胞灶和煤尘纤维灶，以网状纤维为主，病灶边有肺气肿；煤尘和硅尘同时存在时，形成以肺间质为主的弥漫性煤尘灶和弥漫性间质纤维化，部分病例有少量煤硅结节，其核心为不规则排列的胶原纤维。病变继续发展，结节融合，融合灶大于 2cm 者，称为大块纤维化。

大块纤维化是煤工尘肺的晚期表现，但不是晚期必有的表现。它一般出现在两肺上叶或下叶上部，右肺多于左肺，呈圆形或类圆形。大块纤维化的组织结构，以弥散性纤维化为主，在纤维组织中和病灶周围有很多煤尘；有的间质纤维化和煤尘形成结节。病灶周围可见明显的代偿性肺气肿，也见肺边缘性气肿。

大块纤维化时，通气量的减退与纤维团块大小有关。若病变超过 5cm 或一侧肺的 1/3，可使支气管、细支气管变形狭窄，气流阻力增加，FEV_1 占用力肺活量的百分比降低。残气量和残气量占肺总量的百分比可增加；但有时因较多肺组织实变或含气量减少，残气量反而减少。

【临床表现】

早期多无症状。病程进展缓慢，并发呼吸道感染和慢性阻塞性肺疾病时，有较明显咳嗽、咳痰和呼吸困难。有大块纤维化时，一般咳少量痰。有呼吸道感染时，可咳出大量黏液样和灰白色痰，很少咯血。有时因缺血性坏死组织进入支气管，引起阵发性咳嗽，咳出较多含煤尘和胆固醇结晶的黏液，随后咳少量痰。体征无异常，偶可闻及干啰音。伴阻塞性支气管炎时，啰音较多。大块纤维组织收缩，使气管偏向患侧，在吸气和呼气时可闻干鸣音。

【诊断】

根据职业史、临床表现和胸部 X 线片改变，在排除其他疾病诊断基础上可确定诊断。

煤工尘肺胸部 X 线片的表现特点为：①肺门淋巴结很少肿大；②肺纹理明显紊乱；③在纹理间可见小圆形或类圆形结节阴影，直径 $1\sim2mm$，密度较淡，边缘较模糊，分布以上肺为主，以后累及中下肺内中带。圆形阴影周围有局部肺气肿。大块纤维化的直径大小不等，甚至可超过一侧肺的 1/3。有缺血性坏死或合并结核时，易形成空洞。由于大块纤维化的收缩，可引起余肺代偿性充气过度，使未受累的肺细小阴影较前减少。

早期煤工尘肺的肺功能无明显改变。由于接触煤尘时间长久，常因吸烟、反复感染影响呼吸道，以阻塞性通气障碍最多见。煤工尘肺患者的第 1 秒用力呼气容积、用力肺活量、最大呼气中期流速均有所下降，并且随病情的进展呈渐进性下降。肺气肿时残气量和肺总量增加。弥散量减少与病变范围有关。单纯性煤工尘肺弥散功能尚属正常范围。p 型小圆形阴影较 q 型的弥散功能改变显著，系肺毛细血管容积减少所致。随病情进展，肺顺应性降低。肺泡-动脉血氧分压差在运动时增加，动脉血氧分压降低。晚期可见肺动脉高压和肺源性心脏病。

【治疗】

煤工尘肺目前尚无确切有效的治疗药物。定期体检、早期发现患者并及时脱离粉尘作业是积极预防和治疗煤工尘肺的重要手段。对伴有慢性阻塞性支气管炎、肺心病和肺结核者应给予相应治疗。

推荐阅读

1. 中华人民共和国国家卫生和计划生育委员会. 职业性尘肺病的诊断（GBZ 70—2015）[S]. 北京：中国标准出版社，2015.

2. 中华人民共和国国家卫生和计划生育委员会. 职业性尘肺病的病理诊断（GBZ 25—2014）[S]. 北京：中国标准出版社，2014.

3. 中华预防医学会劳动卫生与职业病分会职业性肺部疾病学组. 尘肺病治疗中国专家共识（2018 年版）[J]. 环境与职业医学，2018，35（8）：677-689.

4. BACCHUS L，SHAH R D，CHUNG J H，et al. ACR Appropriateness criterias occupational lung diseases[J]. J Thorac Imaging，2016，31（1）：W1-W3.

第十六章　淹　溺

朱会耕

淹溺（drowning）是指人淹没于液性介质中，液性介质充满呼吸道和肺泡，或因惊恐、寒冷、异物等刺激，引起喉、支气管反射性痉挛、声门关闭及液性介质中杂物堵塞呼吸道，从而导致肺的通气及换气功能障碍并窒息。淹溺是意外伤害死亡的重要原因之一,更是 15 岁以下儿童意外伤害的首要死因。淹溺主要包括淡水淹溺和海水淹溺。

【病理生理】

(一) **缺氧** 缺氧是淹溺后最主要的病理生理改变。水进入呼吸道后,稀释肺泡表面活性物质,导致肺泡塌陷和肺不张。肺顺应性降低、通气血流比例失调和肺内分流,造成低氧血症,进而引起弥散性器官功能障碍。低氧血症和酸中毒是肺损伤的主要致病因素。

(二) **酸碱及水、电解质平衡紊乱** 吸入肺部的淡水可被重吸收到血液循环,导致血液稀释和高血容量。海水淹溺则反之,循环血容量被吸入肺泡,导致血液浓缩和低血容量。

(三) **低温综合征** 低于 35℃ 为低温,可造成机体高凝状态、高血糖、血流缓慢和心律异常,是导致淹溺死亡的重要原因之一。人体在水中的热量丧失速度是空气的 33 倍,儿童因皮下脂肪组织较薄更易发生。当深部体温(直肠温)下降到 35℃ 以下时,引起机体功能改变,如心血管系统先是血管收缩、血压升高和心率加快,当体温低于 28℃ 时可出现室颤和心搏停止;呼吸系统可出现肺高通气表现但氧弥散和氧合效应下降;中枢神经系统脑电活动减少;低温性利尿致低血容量等。

(四) **冷休克反应** 冷休克反应是皮肤冷热感受器刺激的一种反射,引起体感介导的心动过速、呼吸喘息、无法控制的过度通气、外周血管收缩和高血压。

(五) **潜水反射** 潜水反射是因面部三叉神经受刺激后引起的反射,表现为呼吸抑制、外周血管收缩和心动过缓,通常儿童易发。冷水和淹溺者的恐惧可加重潜水反射。潜水反射对机体有防御作用,首先保证重要脏器的血供和减少氧耗。潜水反射和低温相互作用,可使淹溺者处于低氧耗和低代谢状态。

(六) **毛细血管渗漏综合征** 外源性水广泛地损伤了肺部毛细血管,使毛细血管通透性显著增加。毛细血管渗漏综合征是一种突发的、可逆性毛细血管高渗透性,血浆迅速从血管渗透到组织间隙。引起迅速出现的进行性全身性水肿、低蛋白血症、血压及中心静脉压均降低、体重增加、血液浓缩,严重时可发生多器官功能衰竭。

(七) **围营救期虚脱** 有些淹溺者(甚至意识清醒者)被营救到岸上后可以突发虚脱和致命性的心律失常而死亡,这种现象命名为围营救期虚脱。淹溺的水温越低越容易发生此现象。

营救出水面后的虚脱多发生于复温时,复温可松弛低温时极度收缩的外周血管,淹溺者可因血管舒张和低温性血容量不足而发生虚脱。营救前虚脱是指有意识的淹溺者在得知要被营救出水平面的瞬间发生虚脱。低温时心肌舒张,血液黏滞度增加,冠状动脉血流下降,儿茶酚胺尤其去甲肾上腺素分泌增加,以维持冠状动脉的血供。淹溺者一旦得知要被营救,可能交感神经兴奋性下降和儿茶酚胺分泌减少,导致冠状动脉循环血量下降而发生虚脱。导致刚营救出水面时虚脱的因素较多,

主要是躯体离开水面后外周帮助静脉回流的静水压骤失,血液因重力作用而潴留在外周血管,静脉回心血量瞬间减少。

(八) **由于淹溺的水所含的成分不同,引起的病变亦有差异**

1. **淡水淹溺** 淡水进入血液循环,引起高血容量,稀释血液,即低渗状态,水中毒,引起低钠、低氯和低蛋白血症。血液循环的红细胞,在低渗血浆中破碎引起血管内溶血,溶血后引起高钾血症,使心搏骤停;过量的游离血红蛋白堵塞肾小管,引起急性肾衰竭。水进入呼吸道后影响肺通气和气体交换;水损伤气管、支气管和肺泡壁的上皮细胞,并使肺泡表面的活性物质减少,引起肺泡塌陷,进一步阻滞气体交换,造成全身严重缺氧。

2. **海水淹溺** 海水约含 3.5% 氯化钠及大量钙盐和镁盐,是高渗液体,造成体内高渗状态是其主要病理生理。海水淹溺后,除少数因喉头、气管反射性痉挛引起急性窒息外,导致死亡的主要原因是海水淹溺肺水肿(PE-SWD)。海水淹溺后绝大部分患者均有肺损伤,并继发肺水肿,甚至海水型呼吸窘迫综合征(SW-RDS)。海水中的矿物质和微生物可直接或间接引起肺部结构和功能损害,海水的直接肺损伤作用较淡水更为严重。肺泡上皮细胞和肺毛细血管内皮细胞受海水化学性刺激及损伤后,大量蛋白质及水分向肺间质和肺泡腔内渗出引起肺水肿,同时引起低血容量。高钙血症可使心搏缓慢、心律失常、传导阻滞,甚至心搏停止。高镁血症可抑制中枢和周围神经,肌张力降低,扩张血管和降低血压。

(九) **过敏反应** 自然界中的水含有各种杂质,淹溺液体性质不同,所含有的溶质也不同;这些物质进入人体后,如果机体对其中某种物质致敏,可能会发生急性过敏,如患者上岸后出现大面积荨麻疹、剧烈咳嗽、喘息、呼吸困难、喉头哮鸣,最危险的情况就是过敏引发的急性喉水肿造成的气道梗阻窒息,及过敏性休克。

【临床表现】

患者常有意识不清,呼吸、心搏微弱或停止。皮肤黏膜苍白和发绀,四肢厥冷。口、鼻充满泡沫或污泥、杂草,腹部常隆起伴胃扩张。在复苏过程中,可出现各种心律失常、肺水肿表现,甚至心力衰竭、ARDS、脑水肿、溶血性贫血、急性肾衰竭或 DIC 等各种临床表现。肺部感染较为常见。

轻者可有头痛、视觉障碍、剧烈咳嗽、胸痛、呼吸困难、咳粉红色泡沫样痰,海水淹溺者口渴明显,严重者出现精神状态改变、烦躁不安、抽搐、昏迷、心搏呼吸骤停。体征有颜面肿胀、青紫、球结膜充血、口鼻腔充满泡沫样液体或污泥、呼吸表浅、急促或停止,肺部可听到干、湿性啰音,心律失常,心音微弱或消失,腹部膨隆,四肢厥冷。根据有淹水病史和见证人即可诊断淹溺,但确定淹溺诊断时要注意有无其他器官损伤(如头、颈、胸、腹部损伤)。

【辅助检查】

动脉血气分析显示低氧血症、高碳酸血症和呼吸性酸中毒,可合并代谢性酸中毒。淡水淹溺,出现低钠低氯血症,溶血时引起高钾血症,尿中游离血红蛋白阳性。海水淹溺,血钠、血氯轻度增高,并可伴血钙、血镁增高。

肺部 X 线表现有肺门阴影扩大和加深,肺间质纹理增深,肺野中有大小不等的絮状渗出或炎症改变,或有两肺弥漫性肺水肿的表现。

常见的心律失常是心动过缓、房室传导阻滞、心房颤动、心动过速、T 波改变等。

【治疗】

(一)现场救护 现场救护是淹溺者能否抢救成功的关键。通过有效的人工通气迅速纠正缺氧是淹溺现场急救的关键。无论是现场第一目击者还是专业人员,初始复苏时都应该首先从开放气道和人工通气开始。一旦将患者救上岸,应在不影响心肺复苏的前提下,尽可能去除湿衣服,擦干身体,防止患者出现体温过低(低于 32℃)。

(二)呼吸、心搏停止者应立即进行心肺脑复苏 淹溺者如存在意识完全丧失伴大动脉搏动消失,心搏停止,应立即行人工呼吸和胸外心脏按压。参见第十二篇第五章"心搏骤停和心脏性猝死"。

(三)复温 有意识的体温下降者,去除湿衣服后给予厚毛毯裹盖。深部体温下降的无意识者应送到有体外复温设施的医院。

(四)维持水、电解质平衡 淡水淹溺时,适当限制入水量并积极补充氯化钠溶液,对血液稀释者,可静脉滴注高渗氯化钠溶液。海水淹溺时,不宜限制补液量,但绝对不可输盐水。血浓缩及血容量减少者,可输 5% 葡萄糖或血浆加以纠正。如溶血明显,则宜输血。

(五)对症治疗 吸入或静脉滴注 β 受体激动剂解除支气管痉挛;肾上腺糖皮质激素防止脑水肿、肺水肿、ARDS 及减轻机体的溶血反应等。纳洛酮竞争性阻断腺垂体释放的 β-内啡肽引起的呼吸抑制、高碳酸血症和窒息。

(六)淹溺性肺水肿的治疗 高压氧和机械通气均可改善淹溺性肺水肿的缺氧和减轻肺水肿,但机械通气的效果优于高压氧。

一旦出现 ARDS,应尽早进行机械通气,可提高抢救成功率。多数患者需要气管插管或切开行有创正压机械通气。淹溺致 ARDS 患者大量肺泡塌陷,肺容积减少,常规或大潮气量通气易导致气压伤。

治疗有效药物和方法还有:①东莨菪碱和山莨菪碱,东莨菪碱作用于 M 胆碱受体,可稳定细胞膜及溶酶体膜,抑制白细胞聚集及多种体液因子的释放,降低血管通透性,改善微循环,抑制腺体分泌,解除平滑肌痉挛,并有抗休克的作用。山莨菪碱能减轻肺水肿和缺氧程度。②一氧化氮(NO)吸入可解除支气管平滑肌痉挛,改善肺通气功能,有利于提高 PaO_2 和 SaO_2。NO 通过肺泡壁弥散入肺内阻力较小的血管壁平滑肌,使血管松弛、扩张,降低肺血管阻力。但 NO 易与血红蛋白结合,将血红素中的二价铁氧化为三价铁,形成高铁血红蛋白,因此吸入时要注意低浓度、短时间。③肺泡表面活性物质。④早期行肺灌洗可改善海水淹溺性肺水肿和减轻炎症反应。经纤维支气管镜支气管肺泡灌洗可通过冲洗减少气道黏膜及肺泡表面刺激性物质,减少肺泡渗出,使肺泡内水分减少,从而改善换气功能;并可清除小气道内黏液栓、分泌物及误吸异物等,通畅小气道,改善通气功能;还可清理气道内有毒物质及病原体,有利于控制感染。

体外膜氧合(extracorporeal membrane oxygenation,ECMO)技术对于难治性心搏骤停、难治性低氧血症和长时间淹没在冰水中患者有一定效果,但是生存率仍然很低。

(七)并发症的防治 防治继发感染。并发感染常见的部位是肺部,其他还可有脑脓肿和脓毒血症。ARDS、脑水肿、急性肾衰竭、横纹肌溶解、DIC 及心律失常,心力衰竭等并发症的处理见相关章节。

【预后】

决定淹溺者预后的因素主要是缺氧的严重程度和持续时间,以及淹溺者的基础情况:溺水的时间、水温、溺水者年龄、复苏抢救的速度。其中水下淹溺时间为主要因素,小于 5 分钟预后较好,而大于 25 分钟致死概率高。

【预防】

在日常生活中应注意如下对策:

1. 在海滩、水池边等地需加强对儿童的监管。不宜让婴幼儿、行动不便的老人及残疾人独自留于水池中。

2. 保障水域安全性是降低溺水发生率的一项重要举措。游泳者应在限定范围内游泳并有专业救生员监护。参加水上游玩时需穿救生衣。

3. 进行游泳培训及急救技能培训。

4. 掌握心肺复苏的基本技术。

推荐阅读

1. QUAN L,BIERENS J,LIS R,et al. Predicting outcome of drowning at the scene:a systematic review and meta-analyses[J]. Resuscitation,2016,104:63-75.

2. WANG Y,DU M,HAO Z,et al. Causes of death in children aged < 15 years in the Inner Mongolia Region of China,2008-2012[J]. Glob J Health Sci,2016,8(9):76-82.

3. DOWD M D. Dry drowning:myths and misconceptions[J]. Pediatr Ann,2017,46(10):e354-e357.

第十七章 电 击 伤

朱会耕

电击伤(electrical injury)是指超过一定强度的电流或电能量(静电)通过人体导致的机体损伤或器官功能障碍。身体某部位直接接触电流或被雷电击中,电流通过中枢神经和心脏时,可引起呼吸抑制、心室颤动或心搏骤停,造成死亡或假死;电流局限于一侧肢体,可造成该肢体残疾。

常见原因有:①主观因素。在工作中没有严格执行安全操作规程和安全用电制度,日常生活缺乏用电知识或疏忽大意。②客观因素。高温、高湿场所、腐蚀性化学车间、多雨季节等,使电气绝缘性降低,容易漏电;电器及线路老化未及时维修;或暴风雨刮倒电线杆、电线断裂下落、火灾时电线烧断及被雷电击中等。

【发病机制】

外界电流接触人体时,人体便成为电路中导体的一部分。电流通过入口迅速向体内邻近组织扩散导电,电流可致细胞内外离子平衡失调,并产生电流、电渗、电热等反应,从而导致组织器官损害。对人体引起损伤的程度,与电流的性质(直流或交流)、强度、频率、电压的高低,接触部位的电阻,接触时间的长短,电流在人体内的径路等有关。

(一)电流的性质和频率 人体对交流电耐受性比直流电差,所以交流电引起的损伤比直流电严重。小于250V的直流电很少引起死亡,而交流电在50V以上即可产生危险。特别是15~50Hz的低频交流电对人体造成的损伤最大,可引起肌肉强直、受损;对心脏危害大,易致室颤而立即死亡。

(二)电流强度 一般2mA以下的电流仅产生麻刺感。10~25mA时,手指肌肉产生持续的收缩,难以自主脱离电源,可引起剧痛和呼吸困难。50~80mA的电流可引起室颤和呼吸肌麻痹。

(三)电压的高低 电压越高损伤越严重。36V以下是安全电压;220V电流能引起室颤;1 000V以上电流可使呼吸中枢麻痹而致死;220~1 000V的电流可同时影响心脏和呼吸中枢。但在潮湿环境下接触12V电压也可能产生危险。

(四)触电部位的电阻 在一定的电压下,进入机体的电流强度与接触部位的电阻成反比。人体各组织的电阻,由大到小依次为皮肤、骨、脂肪、皮肤、肌肉、神经、血管、血液。皮肤电阻变化很大,冬季干燥时高,出汗、潮湿时降低;角质层厚的足掌和手掌电阻最大。电流在体内一般沿电阻小的组织前行,引起损伤。

(五)电流作用的时间 时间越长,损伤越严重。如高压电流通过人体时间小于0.1秒,不会引起死亡;超过1秒,可能导致死亡。

(六)电流通过人体的途径 凡电流通过心、脑等重要脏器往往有生命危险,如由一手进入,另一手通出,可致室颤或心搏骤停。若电流由一足进入,另一足通出,则可发生不同程度的损伤。

【临床表现】

(一)电击伤 电击伤主要有全身表现和局部表现。

1. **全身表现** 电休克导致呼吸肌麻痹和心搏停止。临床上分为轻型、重型和危重型三型。①轻型:触电后,因肌肉强烈收缩,有可能人体很快被弹离电流。患者表现惊慌,四肢软弱,面色苍白,头晕,心动过速,表情呆滞,呼吸急促。皮肤灼伤处疼痛,可发生期前收缩。②重型:患者神志不清,呼吸不规则,增快变浅,心率加快,心律不齐,或伴有抽搐,休克。有些患者可转入"假死"状态:心跳呼吸极其微弱或暂停,心电图可呈室颤。经积极治疗,一般也可恢复,或遗留有头晕、耳鸣、眼花、听觉或视力障碍等。③危重型:多见于高压电击伤,或低压电通电时间较长。患者昏迷,呼吸、心搏停止,瞳孔扩大。

2. **局部表现** 低压电烧伤:创口小,有焦黄/灰白色创面。高压电烧伤:面积不大,但可深达肌肉、骨骼、血管、神经,一处进口,多处出口,肌肉呈夹心性坏死,组织继发性坏死、出血,截肢率高。电击时因肌肉剧烈收缩的机械暴力,可致关节脱位和骨折;枕叶、颞叶的永久性损害可致失明或耳聋,少数出现短期精神失常。脊髓损伤可致肢体瘫痪和侧索硬化症。

(二)闪电损伤 当人被闪电击中,心搏和呼吸常立即停止。皮肤血管收缩呈网状图案,为闪电损伤特征。其他临床表现与电击伤相似。

(三)电热灼伤 主要为电接触烧伤。常有入口和出口两个伤面,皮肤入口灼伤比出口处严重。电流的直接作用和热能作用,可使局部组织温度升高,迅速引起组织"炭化",使人体肌肉、脂肪及深部软组织被电热灼伤,引起组织缺血、坏死且伴血管损伤,血栓形成,血液循环障碍,加重局部损伤。因此,不能单从体表皮肤损伤范围估计电损伤的范围和严重程度,24~48小时后周围组织开始发红、肿胀、炎症反应,一周左右损伤组织开始出现坏死、感染,甚至发生败血症。

腹部电热灼伤可导致胆囊坏死、肠穿孔、胰腺炎、肠麻痹、肝脏损害、肾损伤,或因血浆肌球蛋白增高,导致急性肾衰竭等。电流通过头部可致白内障。

(四)并发症 中枢神经系统后遗症有失明或耳聋(枕叶与颞叶的永久性损伤所致)。少数可出现短期精神失常。电流损伤脊髓可致肢体瘫痪,血管损伤可致继发性出血或血供障碍,局部组织灼伤可致继发性感染。触电而从高处跌下,可伴有脑外伤、胸腹部外伤或肢体骨折。

(五) 辅助检查

1. 实验室检查 电击伤患者一般在24~48小时会出现以心脏损害及肾衰竭为主的并发症,具体表现为严重室性心律失常、心电图异常改变、心肌标志物和心肌酶谱的急剧改变、肾功能标志物增高。CK-MB、cTnT、cTnI是反映心肌损伤的特异性标志物,在血液中浓度升高表明由于电击伤导致了心肌细胞的损伤。AST、LDH、Mb及CK是心肌非特异性标志物,也存于骨骼肌和组织中,由于电击所致烧伤可深入到神经肌肉内部,引起组织坏死,向血液中释放。因此cTnI、CK-MB的升高来源于心肌损伤;AST、CK、LDH、Mb的急剧上升,来源于肌肉与心肌的同时损害引起的共同释放。

2. 心电图改变 包括各种心律失常如室性期前收缩、室性心动过速、心律不齐及各种传导障碍、ST段和T波改变。上述改变可以是一过性的,也可以是永久性的。

【诊断】

根据有明确的电接触史和临床表现即可诊断电击伤。诊断时应注明高压电击伤或低压电击伤、电击伤的部位(入口、出口)、范围等。

【治疗】

抢救触电者务必争分夺秒。具体措施如下:

(一) 保证急救现场的安全 当发现触电患者后,立即用绝缘物(如干燥的木棒、竹竿或橡胶塑料制品)分离患者与电源;有可能时,立即切断总电源。

(二) 轻症患者 对意识清醒,仅有乏力、心慌、全身软弱的轻症患者,在严密观察下卧床休息数天一般可恢复,给予对症支持治疗。

(三) 现场心肺复苏 对呼吸、心搏停止者,立即进行心肺复苏。①对电击伤患者,尽管呼吸、心搏停止较长时间也应尽最大努力积极抢救。②早期应及时给予气管插管、机械通气为患者提供有效的通气保障。③心肺复苏配合电击除颤是最为有效的复苏措施。复苏过程中,如心搏微弱而非室颤者禁忌电除颤。④如电流进出口在上肢,心脏多呈松弛状态,可心内注射肾上腺素1mg或10%氯化钙5~10ml。如电流进出口分别在上下肢,心脏多呈收缩状态,应注射阿托品1~2mg为宜。⑤防治脑缺氧,用甘露醇、甘油果糖、高渗氯化钠溶液减轻脑水肿,降低颅内压。

(四) 严密观察病情变化,防治各种并发症 监护心电、呼吸、血压,监测肝、肾功能,预防伤口处血管破裂大出血,特别是伤后2~3周血管坏死部位脱落发生的继发性大出血。

(五) 诊断、抢救致命的合并伤 颅脑外伤、骨折、腹部闭合性损伤如肝破裂等,这些合并伤如不及时抢救均可在短时间内致死。

创面处理:电流通过人体损伤远较体表烧伤为重。肢体环形电击伤,早期切开减张、抬高患肢对保留肢体有重要意义。早期扩创,有效地覆盖创面,彻底切除坏死组织。对暴露的血管、神经干、肌肉及骨关节用皮瓣修复。

休克期的防治:电击伤尤其是高压电击伤常有肌肉大片烧毁,甚至累及骨骼,失液量大,比一般热力烧伤易发生休克,要适当增加液体量,并同时应用5%碳酸氢钠溶液碱化尿液,纠正水、电解质和酸碱平衡失调,监测每小时尿量50~100ml以上,应用利尿剂,防止急性肾衰竭。

截肢问题:截肢指征必须严格掌握,除肢体全部坏死或严重感染,无法修复或威胁生命外,一般尽可能保留肢体,恢复功能。需要截肢者,应以肢体肌肉坏死平面决定截肢平面,不宜过于保守,坏死组织需要彻底切除,以免术后导致感染或出血,而再次截肢。

电击伤创面继发性出血的处理:电击伤出血的主要原因是电流对血管内膜和弹力层的损伤,同时坏死组织溶解,血管内压力增高或感染侵蚀受损血管等,均可导致血管破裂出血,原则上应结扎或缝扎止血,结扎或缝扎血管宜在血管健康的组织中进行,否则会有再次出血的危险创面感染、大量肌肉坏死是阻碍创面愈合的重要原因,封闭持续负压引流技术(vacuum sealing drainage, VSD)通过负压充分引流炎性渗液、感染坏死组织,降低组织充盈度,改善微循环,提高局部组织的含氧量及抗感染能力,能够有效促进创面愈合。

(六) 高压氧治疗 电击伤患者一旦经心肺复苏后,只要生命体征稳定,高压氧治疗越早越好,特别是在脑水肿发生前行高压氧治疗,以改善脑组织供氧,促进脑功能恢复,减少后遗症发生。

【预防】

首先应以预防为主,普及用电知识,用电时规范操作,普及触电现场抢救方法;定期对线路和电器设备进行检查和维修;避免带电操作;救火时先切断电源。雷雨时忌在田野中行走或在大树下躲雨。医疗用电器仪表,应使用隔离变压器,使漏电电流控制在10μA以下。高压电周围应配置防护栏,并要有明显警示标志。

推荐阅读

1. STEPHEN Z, JOHN A S, MICHAEL A D. Atrial fibrillation with rapid ventricular response resulting from low-voltage electrical injury[J]. J Emerg Med,2013,45(5):e149-151.

2. KYOUNG-HA P, SANG-JIN H, HYUN-SOOK K, et al. Functional changes of the myocardium in survivors of high-voltage electrical injury[J]. Crit Care,2013,17(1):R26.

3. JESSICA G S, SHAHRIAR S, MARC G J. Review of adult electrical burn injury outcomes worldwide:an analysis of low-voltage vs high-voltage electrical injury[J]. J Burn Care Res,2017,38(1):e293-e298.

第十八章　噪　声　病

周元陵

噪声是指人们不需要的,影响生活、工作和学习,对人体生理状态有干扰作用的声音。噪声除了对人体有特异性的听觉系统损伤作用外,还对中枢神经、心血管、内分泌及消化系统等产生损伤。因此,噪声病(noise-induced disease)是以听觉器官受损为主,并伴有听觉外系统损伤的全身性疾病。其临床表现与噪声的强度、频谱、类型、接触时间和方式及个体对噪声的易感性有关。

【发病机制】

(一) 生理解剖机制　长期接触高强度噪声,多出现2 000Hz 以上的高频听力损伤,早期以 3 000~4 000Hz 为主,可能是外耳道对 2 000~6 000Hz 的声音有共鸣作用。中耳更易传导高频声波;耳蜗基底部有一狭窄区,主要感受 4 000Hz 左右的高频声波,此处血液循环较差,易受淋巴液振动的冲击,该处基底膜受到振动时的振幅最大,强而频繁的声负荷集中于此,使螺旋器病变多发生在基底部。因此,耳蜗基底部受损最早,主要表现为高频听力下降。

(二) 机械冲击机制　高强度噪声刺激,可引起毛细胞不同程度的机械性损伤、前庭窗及毛细血管破裂,严重时可见螺旋器从基底膜上剥脱。病理检查发现螺旋器毛细胞肿胀、变性、萎缩或消失,电子显微镜检查可见毛细胞线粒体肿胀,内质网增生。

(三) 代谢失衡机制　噪声可引起内耳感音细胞代谢增强,耗氧增加,血流减少,活性氧自由基大量产生,细胞内 Ca^{2+} 负荷增大,神经递质消耗增加,致使氧张力降低,酶活性下降,影响了毛细胞的呼吸和代谢,导致细胞的变性坏死,从而引起感音性耳聋。

(四) 分子遗传机制　噪声病的发生发展与某些遗传因素和环境因素的交互作用密切相关。

1. 遗传易感性　①氧化应激基因:线粒体基因 *mtDNA4977* 片段、谷胱甘肽硫转移酶 M1(*GSTM1*)基因、抗氧化基因对氧磷酶 2(*PON2*)、超氧化物歧化酶 2(*SOD2*)、过氧化氢酶(*CAT*)、谷胱甘肽过氧化物酶 1(*GPX-1*)基因多态性;②钾离子循环基因:钾离子通道基因 *KCNE1*、*KCNQ1*、*KCNQ4* 等;③DNA 甲基化相关基因:DNA 甲基转移酶 1 基因(*DNMT1*)等;④热应激蛋白基因:热应激白 70 基因(*HSP70*),包括 *HSP70-1*、*HSP70-2* 和 *HSP70-hom* 等;⑤ 单基因遗传性耳聋基因:原钙黏蛋白(*PCDH15*)、钙黏蛋白 23(*CDH23*)和肌球蛋白(*MYH14*);⑥年龄相关的听力损失位点基因:*Ahl1* 的高表达小鼠对噪声更为敏感,而 *Ahl3* 对噪声的影响具有拮抗作用。

2. 细胞信号通路　①Janus 蛋白酪氨酸激酶 2/信号转导和转录激活子 3(JAK2/STAT3)信号通路的抑制可有效降低小鼠外耳毛细胞 ROS 水平,并降低其对听力损伤的敏感性;②蛋白激酶 C 信号通路:激活的蛋白酶 C 可保护内耳细胞凋亡,其机制与丝氨酸-苏氨酸激酶的磷酸化及其下游抗凋亡信号通路的激活有关;③半胱氨酰白三烯及其受体的信号转导通路:研究表明,小鼠暴露于噪声 3 天后,半胱氨酰白三烯 I 型受体表达增加,其表达部位主要位于螺旋韧带和 Corti 器,同时也伴随5-脂氧化酶和半胱氨酰白三烯(Cys-LT)水平增加。

3. 细胞凋亡　①耳蜗毛细胞凋亡是由于早期的细胞膜通透性增加,细胞体和细胞核固缩,细胞凋亡蛋白激活;毛细胞凋亡是由细胞缺氧、氧自由基产生过量,细胞连接蛋白损伤而诱发。②凋亡调控机制失调:噪声损伤既能够引起凋亡促进基因的表达,如 *BAD* 和 *Birc5*,也能引起凋亡抑制基因的改变,如 *Bcl2* 和 *Mcl1*。

(五) 耳蜗免疫炎症机制　耳蜗血迷路屏障可阻止免疫细胞及免疫蛋白进入耳蜗。噪声暴露后屏障被破坏,循环血液中的单核细胞进入耳蜗组织,并分化为巨噬细胞,参与清除死亡细胞、分泌炎性因子、促进组织愈合。

声音引起的神经冲动,从内耳感受细胞传导到大脑高级听觉中枢,神经通路终止于听觉中枢皮质。沿着主要听觉通路的某些神经纤维上行到中脑,终止于网状结构后,还能将冲动传递到自主神经系统,从而激发腺体、心血管、胃肠及生殖等系统的功能变化。噪声作用于中枢神经系统,使大脑皮质的兴奋和抑制平衡失调,引起脑血管张力发生变化,神经细胞边缘出现染色质的溶解。这些变化,早期可以复原。如果不能及时恢复,就会形成牢固的兴奋灶,累及自主神经系统,并有类神经症的表现。

噪声对心血管系统的影响是由于在噪声的作用下,机体反应性去甲肾上腺素分泌增加,直接作用于心肌和血管壁,引起血管收缩反应增强,血压升高,同时,肾上腺素分泌增加,引起心率加快。释放的儿茶酚胺使细胞膜通透性发生改变,血清镁含量增高,红细胞镁含量减少,尿镁排出量增多,细胞镁呈负平衡,使心肌镁减少和钙增加。

噪声与化学性或物理性职业病危害因素混合接触,如有机溶剂、窒息性气体、重金属、高温和振动等,或有吸烟、饮酒等不良生活方式,可加重噪声对听觉系统及听觉外系统的慢性损伤,产生协同作用。

【临床表现】

噪声对听觉系统的损害,主要表现为听阈升高、听敏感度下降。

噪声性听力损伤,起病缓慢。先呈生理性反应,渐进至病理性损伤。生理性听力反应过程为:

1. 听觉适应 短时间接触噪声后,主观感觉耳鸣、听力下降,检查发现听阈提高 10dB(A)以上,脱离噪声环境数分钟后,即可恢复。

2. 听觉疲劳 较长时间停留在强噪声环境,听力明显下降,听阈提高超过 15dB(A)甚至 30dB(A)以上,脱离噪声环境需较长时间(数小时到十数小时)才能恢复听力,称暂时性听阈位移(temporary threshold shift,TTS),属功能性变化。如继续接触强噪声,生理性听力反应可发展为病理性永久听力损害,听力下降无法恢复,称永久性听阈位移(permanent threshold shift,PTS)。随着接触噪声的时间延长,常在数年后出现听远距离低声讲话有困难,继而发展到听近距离大声讲话也感觉模糊不清。当双耳高频(3 000Hz、4 000Hz、6 000Hz)平均听阈≥40dB(A),且听力下降发展到影响语频(500Hz、1 000Hz、2 000Hz)时,主观感觉语言听力明显下降,日常语言交谈听觉障碍,纯音听力检查中较好耳语频(500Hz、1 000Hz、2 000Hz)和高频 4 000Hz 听阈加权值在≥26dB(A)时,即为职业性噪声聋。听力损伤初期除多有耳鸣外,主观症状不明显,多在体检时发现听力曲线在 3 000~6 000Hz 处的高频段出现"V"形下陷。听力损伤进一步发展,"V"形下陷增大变宽,听力曲线从低频到高频,呈斜坡形下降,气导、骨导听力均有减退,多为两侧对称性耳聋,一般相差不大于 10dB(A),在某种特殊接触条件下可出现单侧性耳聋。急性噪声性听力损伤又称爆震性聋,多因爆破、火器发射或其他突然发生的巨响所致。原因除强大的噪声(超过 140dB)作用外,尚有冲击波的影响,出现剧烈的耳鸣、头痛、听力丧失及眩晕、呕心、呕吐等症状。体检可发现鼓膜破裂,听骨链错位或断裂,耳蜗螺旋器毛细胞损伤,鼓室、内耳出血。听力曲线表现为高频段(2 000Hz 以上)听力下降,下降程度随病情而异。

噪声不仅会引发神经系统相关症状,而且会导致心理健康水平、认知能力和工作效率下降。人在噪声环境中,心情烦躁,注意力不集中,反应迟钝,模拟学习和思维能力、视觉感知和空间位置的判别、感知运动速度、手部快速运动的准确度及眼手协调功能都明显下降。接触噪声后,主诉头晕、头痛、耳鸣、心悸及睡眠障碍等类神经症表现。脑电图检查显示 α 节律减少或消失,β 节律增加。噪声对心血管系统的影响主要表现为血压和心率的改变,多数研究提示噪声是引起血压升高的独立因素,但有明显的个体差异,且噪声与血压升高之间有噪声剂量的累积效应。长期接触噪声可使血压升高,常以舒张压为主。噪声对心率的影响表现为单一的噪声作用使脉率减慢,若噪声与全身振动联合作用,则脉率加快。接触噪声者心电图检查可发现 ST 段和 T 波呈缺血型改变,还可出现窦性心律不齐、心动过速、QRS 时限延长等。噪声对消化系统的影响,表现为胃液分泌减少、胃肠蠕动减慢、食欲减退,人呈消瘦型。噪声作业工人胃溃疡患病率较高,多有胃肠功能紊乱。噪声对前庭和视觉功能的作用,表现为眩晕和眼球震颤,严重时出现身体平衡失调和空间定向功能障碍。噪声对内分泌和免疫功能的影响,表现为血中的儿茶酚胺分泌量增加,尿中香草扁桃酸(vanilmandelic acid,VMA)排出量增加;若间断性接触噪声,可见尿中 17-羟皮质类固醇排出增高。部分研究发现,噪声接触可引起体液免疫功能下降,如血清 IgA、IgG 和 IgM 水平下降。接触强烈生产性噪声,可使妊娠反应、妊娠高血压综合征、自然流产、过期产、早产和低体重儿发生率明显升高,而月经功能的变化主要表现为痛经、月经周期紊乱和经量改变。

【诊断与鉴别诊断】

我国实施的国家职业卫生标准 GBZ 49—2014《职业性噪声聋的诊断》中的诊断原则为根据连续 3 年以上职业性噪声作业史,出现渐进性听力下降、耳鸣等症状,纯音测听为感音神经性聋,结合职业健康监护资料和现场职业卫生学调查,进行综合分析,排除其他原因所致听觉损害,方可诊断。诊断分级中,双耳高频段(3 000Hz、4 000Hz、6 000Hz)平均听阈≥40dB(HL),较好耳语频(500Hz、1 000Hz、2 000Hz)和高频 4 000Hz 听阈加权值 26~40dB(HL)为轻度噪声聋,41~55dB(HL)为中度噪声聋,≥56dB(HL)为重度噪声聋。

由于噪声对不同年龄、性别个体的影响存在差异,故纯音测听结果应根据国家职业卫生标准 GB/T 7582—2004《声学 听阈与年龄关系的统计分布》进行年龄性别修正。

噪声病对听觉外系统的影响具有明显的非特异性,应主要与心血管系统、内分泌系统等失调进行鉴别,重点是原发病史与噪声的职业接触史。对噪声引起的听觉外系统影响的诊断,应特别慎重,必须排除原有疾病及其他有害的职业及环境等因素的作用,鉴别诊断显得更为重要。对听觉内系统的影响应主要与药物性耳聋、感染性耳聋及突发性耳聋等进行鉴别,重点是服药、感染及其他原发病史或诱因与职业性噪声接触史及接触水平分析,纯音测听分析或脑干诱发电位分析也是鉴别诊断的重要手段。

职业性噪声聋诊断过程中时有伪聋或夸大聋现象的发生,这些情形可以通过纯音听阈测试结果的重现性,以及声导抗测试、耳声发射、听性脑干反应、40Hz 听觉相关电位、听性稳态反应等客观检查指标加以鉴别。

【治疗与处理原则】

噪声聋至今尚无有效的治疗方法,通常使用改善微循环、促进神经营养代谢、清除氧自由基等药物。如烟酸和其他 B 族维生素,中药黄芪、丹参等亦有帮助。α-硫辛酸、D-蛋氨酸、辅酶 Q10、N-乙酰半胱氨酸等能改善噪声引起的氧化应激和功能损伤。高压氧治疗能改善内耳微循环,减轻耳蜗损伤,促进听力损伤的恢复。

对噪声的非特异性作用,以对症处理为主。严重者应调离接触噪声岗位,给予适当休息。

【预防措施】

噪声危害的控制措施:①控制和消除噪声源,如疏通通道、润滑机械和无声液压等技术的应用;②控制传播途径,如采用隔音、消音和吸音的技术,控制噪声传播;③加强个体防护,如耳塞、耳罩等。④加强监督监管,通过合理的城市及企业生产环境的规划和布局来控制和防制噪声污染。

推荐阅读

1. 李德鸿,赵金垣,李涛,等.中华职业医学[M].2版.北京:人民卫生出版社,2019.

2. MIRZA R,KIRCHNER D B,DOBIE R A,et al. Occupational noise-induced hearing loss[J]. J Occup Environ Med,2018,60(9):e498-e501.

3. 姜晓琴,顾明华,章敏华.客观听力组合测试在噪声聋诊断中鉴别伪聋和夸大性聋的应用初探[J].中国工业医学杂志,2017,30(1):73-76.

第十九章 晕 动 病

邹和建

晕动病(motion sickness)是汽车、轮船、飞机等交通工具运行时所产生的颠簸、摇摆或旋转等任何形式的加速运动,刺激人体的前庭神经而发生的疾病。临床表现为前庭-自主神经功能障碍症状。

【发病机制】

晕动病的发病主要与前庭功能受影响有关。前庭器内耳膜迷路的椭圆囊和球囊的囊斑感受上下、前后、左右直线运动,三个半规管毛细胞感受旋转运动。当囊斑或毛细胞受到运动刺激后,可产生神经冲动依次由前庭神经传至前庭神经核,再传至小脑和下丘脑。这些前庭冲动的产生、传递和接收存在个体差异,每个人对这些前庭刺激的最大耐受强度和时间存在一个阈值,称为致晕阈值,如果刺激超过了个体的阈值,则可引起晕动病。晕动病可能与视觉有一定关系,小脑受刺激亦可能为本病的机制。此外,高温、高湿、通风不良、噪声、特殊气味(如汽油)、情绪紧张、睡眠不足、过度疲劳、饥饿或饱餐、身体虚弱、女性经期、妊娠、内耳疾病等均易诱发本病。

【临床表现】

本病常在乘车、航海、飞行数分钟至数小时后发生。初时感觉上腹不适,继有恶心、面色苍白、出冷汗,随即有眩晕、精神抑郁、唾液分泌增多和呕吐。可有血压下降、呼吸深而慢、眼球震颤。严重者因呕吐引起失水和电解质紊乱。症状一般在停止运动或减速后数十分钟至几小时内消失或减轻,一般不超过3天。亦有持续数天后恢复,并伴有精神萎靡、四肢无力、食欲减退。重复运行或加速运动后,症状可再度出现,但经多次发病后,症状反可减轻,甚至不发生。

【鉴别诊断】

(一)内耳眩晕病 由于内耳膜迷路水肿而致发作性眩晕、波动性耳聋和耳鸣,可行前庭功能、听力、耳蜗电图检查协助诊断。

(二)前庭神经炎 可能是前庭神经元病毒感染所致,以突发性眩晕和自发性眼震伴恶心、呕吐为表现。眩晕持续时间较长,多为摇摆不稳感,亦可呈旋转性,有自愈倾向。

(三)椎基底动脉供血不足 多为椎动脉受压所致,或因支配椎动脉的交感神经丛受刺激引起动脉痉挛性缺血。多在头部体位改变时,突发短暂眩晕,可先有视物模糊、复视或黑矇,动脉磁共振可帮助诊断。

【治疗与预防】

现有的各种治疗方法都是缓解症状。发病时,患者宜闭目仰卧。建议寻找一个不容易动的位置,尽可能睡觉,保持足够的通风,避免饮酒和不必要的食物和饮料。同时可选用下列抗组胺和抗胆碱能药物:氢溴酸东莨菪碱(scopolamin hydrobromide),0.3~0.6mg,每日3次。不良反应有口干、嗜睡、视物模糊。青光眼患者忌服。茶苯海明(theohydramin),每次口服25~50mg,每日3次。不良反应有嗜睡。倍他司汀(betahistine)每次口服4~8mg,每日3次。盐酸美克洛嗪(meclizine hydrochloride),每次口服25mg,每日3次。不良反应有嗜睡、视物模糊、口干、疲乏。

对于延缓症状或预防症状发生,可采用以下方法:在旅行前0.5~1小时先服用一次上述药物,可减轻症状或避免发病。在没有上述药物的情况下,太阳穴、人中部位涂抹风油精、清凉油,有一定的治疗、预防作用。

推荐阅读

1. HROMATKA B S,TUNG J Y,KIEFER A K,et al. Genetic variants associated with motion sickness point to roles for inner ear development,neurological processes and glucose homeostasis[J]. Hum Mol Genet,2015,24(9):2700-2708.

2. GOLDING J F,GRESTY M A. Pathophysiology and treatment of motion sickness[J]. Curr Opin Neurol,2015,28(1):83-88.

第十二篇

循环系统疾病

第一章 概 论

葛均波 陈灏珠 施海明

循环系统由心脏、血管和调节血液循环的神经体液等组成。其功能是为全身组织器官运输血液,通过血液将氧、营养物质、酶和激素等供给组织,并将组织代谢废物运走,以保证人体进行正常新陈代谢。此外,循环系统尚有内分泌功能。循环系统疾病也称心血管疾病,包括上述所有器官的疾病,在内科疾病中占较大比重,属常见病,且较严重,其中以心脏病最为多见,明显地影响患者的劳动力,导致较高的病死率和病残率。因此,积极防治和研究循环系统疾病,对保障人民健康和维护社会生产力有重要意义。

【循环系统疾病的流行病学】

20世纪初,引起人类死亡的主要疾病是感染性疾病,随着经济发展和医学的进步,感染性疾病逐步得到控制。心血管疾病(包括脑血管意外)的死亡人数自20世纪50年代起已经超过了肿瘤、结核、腹泻和肺炎所引起的死亡总和,成为发达国家的“第一杀手”。在心血管疾病中,高血压病和冠状动脉粥样硬化性心脏病(简称冠心病)是最常见的病种。西方发达国家最先认识到了心血管疾病的危害性,积极控制高血压、冠心病的危险因素,并且伴随着治疗学的发展,新型药物、新型治疗手段日新月异。1970—2002年,心脏病死亡率已下降52%,卒中死亡率下降63%。这种死亡率的下降归功于预防工作的改善及治疗方法的进步,群体发病率和病死率都在降低。其结果是人均期望寿命延长,带病生存期延长,老年心血管病的并发症——心房颤动(简称房颤)和慢性充血性心力衰竭日益增多,它们都严重危害人类健康。20世纪末,国际心血管病专家Braunwald预言,房颤和慢性充血性心力衰竭将是21世纪心血管领域的主要堡垒。

我国工业化晚于西方发达国家,近三十年来随着经济建设的发展,卫生事业的进步,人民生活水平的改善,平均寿命的延长,饮食习惯的改变,心血管疾病的患病率、死亡率和死亡占比持续升高。对部分城市的调查显示:20世纪50年代心血管病死亡率为47.2/10万,在死因构成比中占6.61%,列第五位;20世纪60年代为36.05/10万,占6.72%,列第五位;20世纪70年代为115.74/10万,占19.49%,列第二位;20世纪80年代为119.34/10万,占21.49%,成为第一位。20世纪90年代以来的统计资料显示,虽然城市和农村的疾病构成有一定差异,但无论城乡,心血管疾病的死亡率均占首位。既往临床最常见的风湿性心脏病(简称风心病)在减少,人群中的患病率明显下降,冠心病已成为最常见的心脏病。根据《中国心血管健康与疾病报告2019》数据显示,我国冠心病的患病率和死亡率处于持续上升阶段,推算我国冠心病现患人数为1 100万;2017年城市居民冠心病死亡率为115.32/10万,农村居民冠心病死亡率为122.04/10万,农村地区冠心病死亡率高于城市,男性高于女性。最近几十年来住院心脏病患者病种中慢性非感染性疾病如冠心病、高血压病和心肌病等在增多;与感染有关的风湿性心脏病、肺源性心脏病和梅毒性心脏病则在减少,但与病毒感染有关的心肌炎却在增加。

【循环系统的解剖生理特点】

心脏、大血管及其分支直至交织如网的毛细血管,构成循环的管道系统。毛细血管网遍布全身各部位的器官和组织中。循环系统的运输功能是通过心脏的泵血功能来维持。

(一)心脏(heart) 处于循环系统的中心,由左、右心房和左、右心室四个心腔,以及左、右房室瓣和半月瓣四个瓣膜组成(图12-1-0-1)。其有节律地收缩和舒张,如同泵一样推动血液循环:将自腔静脉回流来的含氧量低的血液(血氧饱和度66%～88%)泵入肺动脉;又将自肺静脉回流来的在肺泡壁毛细血管氧合后含氧量高的血液(血氧饱和度95%～100%)泵入主动脉,供应全身脏器。心脏泵血源于心肌细胞的舒缩。构成心脏重量一半以上的是圆柱状的心肌细胞,其中心房肌细胞较小,心室肌细胞较大。心房和心室肌细胞有横纹并分叉,细胞外为功能复杂的细胞膜(肌膜),内有束状肌原纤维(图12-1-0-2)。肌膜凹陷形成管状结构(横管),横管延伸于细胞外间隙与细胞内部。一些肌细胞可有几个细胞核。丰富的线粒体散布在肌原纤维间和紧靠肌膜下,其功能是产生三磷酸腺苷(ATP)以满足维持心脏舒缩功能和离子梯度的能量需要。心肌舒缩的基本单位是组成肌原纤维的肌节(图12-1-0-2)。肌节由粗细两种肌丝交错排列构成:粗肌丝为肌凝蛋白,位于肌节中央;细肌丝为肌动蛋白,位于肌节的两旁,并与肌凝蛋白部分重叠。在肌动蛋白上还有两种调节蛋白——肌钙蛋白与原肌凝蛋白的复合体,在心肌舒张时它们阻碍了肌动蛋白与肌凝蛋白的结合,使两者保持分离状态,肌节弛展。当心肌细胞除极时,膜外的钙离子随同钠离子内流,经肌膜进入肌管系统(肌质网和横管系统),刺激肌质网终池中储存的钙离子大量释放,后者作用于调节蛋白复合体,使肌动蛋白上的受点暴露,肌凝蛋白的球形末端遂与之结合,形成横桥,位于两旁的肌动蛋白向肌节中央滑行,导致肌节缩短、心肌收缩,在此过程中肌丝相互滑过而没有肌动蛋白和肌凝蛋白个体分子的实际缩短,该过程称为兴奋-收缩耦联(图12-1-0-2)。此后,钙离子与调节蛋白复合体分离,排到肌管系统和肌膜外,调节蛋白遂作用于肌动蛋白的受点上,使收缩蛋白间横桥分离,肌动蛋白向两旁滑行回复原位,肌节弛展,心肌舒张。心肌在收缩和舒张过程中需

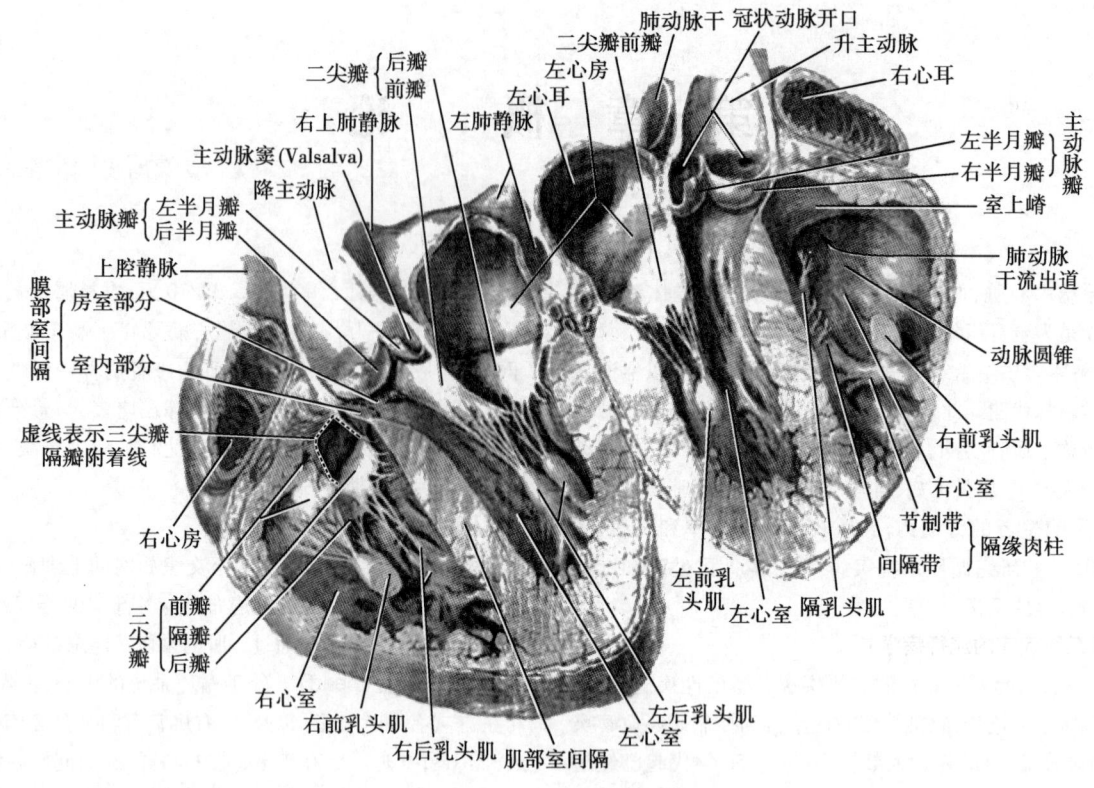

图 12-1-0-1　心脏的斜切面

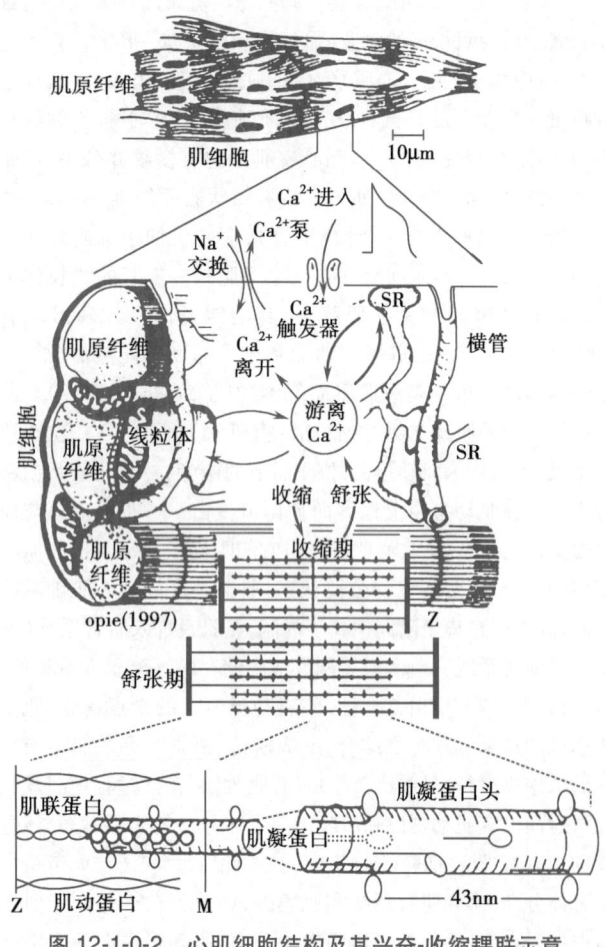

图 12-1-0-2　心肌细胞结构及其兴奋-收缩耦联示意
SR. 肌质网。

消耗能量,且舒张时所耗能量较收缩时更多,所消耗能量由肌凝蛋白 ATP 酶作用于线粒体制造出 ATP 而得。

心脏有节律地舒缩主要是特殊心肌细胞组成的起搏传导系统——包括窦房结、结间束、房室结、房室束、左右束支及其分支和浦肯野纤维网的作用。该系统能节律地发放冲动,并将冲动迅速传到普通心肌细胞使之兴奋而收缩,其中以窦房结最富含起搏细胞,具有最高的自律性(automaticity)。

心脏本身的血供主要来自起源于主动脉根部的左、右冠状动脉,其大分支分布于心肌表面,小分支进入心肌,经毛细血管网汇集成心脏静脉,最后形成冠状静脉窦进入右心房。

（二）血管(vessels)　是循环系统的周围结构,为运输血液的管道,包括动脉、毛细血管和静脉。动脉将血液从心脏输向组织,管壁含有较多的肌纤维和弹力纤维,具有一定的张力和弹性,又称"阻力血管(resistance vessels)";毛细血管将小动、静脉相连,在组织中呈网状分布,管壁仅由一层内皮细胞和少量纤维组织构成,血液在此可直接与组织进行物质交换:提供氧、激素、酶、维生素和其他营养物质;运走代谢产物和二氧化碳,故毛细血管又称"功能血管(functional capillaries)",其渗透性和静水压与血液胶体渗透压调节着血液与组织间的液体平衡。静脉将血液从组织汇入心脏,管壁较薄、管腔较大,又称"容量血管(capacitance vessels)"。血管内皮细胞除了是一道天然屏障外,还能分泌激素、细胞因子,在调节血管舒缩、维持正常凝血功能等方面起重要作用。

（三）调节血液循环的神经体液因素　心脏虽有自律性,但整个循环系统的功能受神经体液因素的调节:①交感神经通过兴奋心脏肾上腺素能 β_1 受体,使心率加速、传导加快和心脏收缩力增强,α 受体兴奋后使周围血管收缩(α 和 β_2 受体兴奋使冠脉血管和骨骼肌内血管舒张);②副交感神经通过兴奋乙酰胆碱能受体,使心率减慢、传导抑制、心脏收缩力减弱和周围血管扩张;③激素、电解质和一些代谢产物是调节循环系统的体液因素:儿茶酚胺、钠和钙等起正性心率和心缩作用,而乙酰胆碱、钾和镁等起负性心率和心缩作用;儿茶酚胺、肾素、血管紧张素、精氨酸升压素、血栓烷 A_2、内皮素等使血管收缩,而激肽、环磷酸腺苷、ATP、前列环素(PGI_2)、组胺、酸性代谢产物等使血管扩张。

在通常安静的情况下,成人心脏每分钟搏动 60~100 次;每次从左、右心室分别搏出 60~70ml 血液(心搏量),每分钟从心室排出约 5L 血液(心排血量),如以体表面积校正则为 2.6~4.0L/(min·m²)(心脏指数)。当运动时,通过神经体液调节,心排血量可增加到 20L/min,为正常时的 4 倍,因此心脏功能有很大的储备。

近年来由于心钠素、内皮素等的发现,认为循环系统不仅是一个血流动力学系统,而且是人体内一个重要内分泌系统;现已证明,整个循环系统包括心脏、血管平滑肌细胞、内皮细胞甚至血管周围组织的细胞,都有内分泌功能,对心血管的活动起到调节作用。

【循环系统疾病的诊断与分类】

循环系统疾病的诊断和分类应包括病因、病理解剖和病理生理三个方面(表 12-1-0-1)。

表 12-1-0-1 循环系统疾病的诊断分类

病因诊断	病理解剖诊断	病理生理诊断
(一)先天性	(一)心脏和大血管各种先天性畸形	(一)心力衰竭
(二)风湿性	(二)心内膜病变	(二)肺水肿
(三)动脉粥样硬化性	1. 心内膜炎	(三)休克
(四)高血压性	2. 心内膜纤维增生	(四)心绞痛
(五)肺源性	3. 心瓣膜病	(五)乳头肌功能不全
(六)病毒和立克次体性	(1)瓣膜狭窄	(六)高血压
(七)细菌和真菌性	(2)瓣膜关闭不全	(七)高动力循环状态
(八)梅毒性	(3)瓣膜脱垂	(八)阿-斯综合征
(九)寄生虫性	(4)瓣膜撕裂	(九)心脏神经症
(十)内分泌和代谢病性	(三)心肌病变	(十)心律失常
(十一)贫血性	1. 心脏增大	1. 窦性心动过速
(十二)维生素 B_1 缺乏性	2. 心肌炎	2. 窦性心动过缓
(十三)肾脏病性	3. 心肌病	3. 窦性心律不齐
(十四)结缔组织病性	4. 心肌梗死(坏死)	4. 病态窦房结综合征
(十五)药物(或化学物)中毒性	5. 心肌硬化(纤维化)	5. 游走心律
(十六)物理因素性	6. 心脏破裂	6. 期前收缩
(十七)神经官能性	7. 乳头肌和腱索断裂	7. 阵发性心动过速
(十八)遗传性	8. 室壁瘤	8. 非阵发性心动过速
(十九)原因不明性	(四)心包病变	9. 心房扑动和颤动
(二十)其他	1. 心包炎	10. 心房紊乱心律
	2. 心包积液、积血或积脓	11. 心房分离
	(五)冠状动脉病变	12. 房室脱节
	1. 粥样硬化	13. 脱逸搏动
	2. 血栓形成	14. 房室交界处心律
	3. 栓塞	15. 反复心律
	4. 狭窄或闭塞	16. 心室自主心律
	5. 炎症	17. 心室扑动和颤动
	6. 夹层	18. 心室紊乱心律
	7. 痉挛	19. 窦房传导阻滞
	(六)心脏肿瘤	20. 心房内传导阻滞
	(七)血管病变	21. 窦室传导
	1. 动脉硬化	22. 房室传导阻滞
	2. 动脉炎	23. 心室内传导阻滞
	3. 动脉瘤	24. 预激综合征
	4. 动脉栓塞或血栓形成	25. 其他
	5. 动脉中膜囊样变性	
	6. 静脉血栓形成	
	7. 静脉炎	

病因诊断说明疾病的基本性质,可分为先天性和后天性两大类。病因与疾病的发展、转归、预防和治疗有重要关系,故需放在诊断的第一位。在我国所见的各种心脏病的病因,随地区和年代不同而有所变化。

病理解剖诊断列为诊断的第二位,可表明各种病因所引起的病理解剖改变。其与疾病的临床表现、预后密切相关,对准备施行手术治疗的病例更具有重要意义。

病理生理诊断列为诊断的第三位,可表明各种循环系统疾病所发生的病理生理变化而导致的功能改变。其反映疾病的程度和对整个机体的影响,是判断劳动力的主要根据。如心脏功能分级(cardiac function classification),一般按患者能胜任多少体力活动来判断,国际上称为纽约心脏病协会(NYHA)分级:① I 级:体力活动不受限制,一般体力活动不引起症状;② II 级:体力活动稍受限制,不能胜任一般的体力活动,可引起呼吸困难、心悸等症状;③ III 级:体力活动大受限制,不能胜任较轻的体力活动,可引起心力衰竭症状和体征;④ IV 级:体力活动能力完全丧失,休息时仍有心力衰竭症状和体征。

因此,循环系统疾病完整的诊断应包括病因、病理解剖和病理生理三个方面,举例如下:

1. 风湿性心脏病(病因诊断)。
2. 二尖瓣狭窄(病理解剖诊断)。
3. 心脏增大(病理解剖诊断)。
4. 心房颤动(病理生理诊断)。
5. 心力衰竭(病理生理诊断)。
6. 心脏功能第 IV 级(病理生理诊断)。

【循环系统疾病的诊断方法】
首先注重全面的病史询问和体格检查,然后再根据情况做实验室检查和 X 线、心电图、超声心动图等其他辅助检查,有些患者需做血流动力学等方面的检查。近年来,CT、MRI、核素等影像技术的发展为心血管疾病的诊断提供了快捷无创的手段;快速发展的心导管技术也已成为心血管疾病诊断和治疗的重要手段,在临床上广泛应用。

(一)病史和症状
1. 呼吸困难(dyspnea)　是患者对机体缺氧的主观感受。急性肺水肿、肺栓塞可表现为突发的呼吸困难,慢性心功能不全的呼吸困难可在数周或数月中逐渐加重,是左心功能不全、肺淤血的主要症状。轻者仅表现为劳累性呼吸困难(exertional dyspnea)或阵发性夜间呼吸困难(paroxysmal nocturnal dyspnea);重者呼吸困难持续而需端坐呼吸(orthopnea),可伴有哮鸣,需注意与支气管哮喘鉴别。呼吸困难也常由呼吸系统疾病如气胸、肺炎、慢性阻塞性肺病等引起,需要鉴别。

2. 胸痛或胸部不适　胸痛是心脏疾病常见的症状,但可引起胸痛的非心脏疾病亦很多,如胸壁、肋间神经、肺部、食管或颈椎疾病都可引起胸痛,需注意胸痛的不同特征进行鉴别。如心绞痛(angina pectoris)是冠状动脉供血不足的主要症状,为胸骨后的压迫或紧缩感,向左肩及左上肢放射,严重时右臂和右胸也可受累,持续约 2~5 分钟。发作前常有诱因。发作时患者多不敢继续活动,而胸痛多于停止活动或含服硝酸甘油后即消失。询问患者时宜让患者自己详细描述,避免暗示。急性心肌梗死(acute myocardial infarction,AMI)时的胸痛性质与心绞痛相似,但历时长,可达数小时以上。急性心包炎的胸痛多在左前胸,与体位有关。主动脉夹层时的胸痛常为持续性撕裂样,向后背放射。

3. 心悸(palpitation)　是一种以心慌为特征的主观不适感,可见于所有类型的心律失常,如心动过速、异位搏动,高动力循环状态和突然发生的心动过缓。

4. 水肿(edema)　为组织间隙水分含量过多所致,一般为皮下水肿,呈凹陷性。心脏性水肿常从下肢开始,一般是对称的,早期仅于日间活动后出现,休息一夜后消失。长期卧床者水肿发生在背部和骶部皮下。

5. 发绀(cyanosis)　为缺氧的表现,当血液中还原血红蛋白增多(超过 50g/L 时),即可出现发绀。可分中心性和末梢性两种:前者系由于右向左分流的先天性心脏病或肺部疾病静脉血未得到充分氧合所致;后者系由于周围循环血流缓慢,组织从血中摄取氧过多所致,常见于心力衰竭时。贫血患者由于血红蛋白量低,即使严重缺氧可无发绀。长期中心性发绀常伴有杵状指(趾)。

6. 晕厥(syncope)　为脑组织暂时性缺血所引起的短暂意识丧失,心源性晕厥常为心排血量突然减少所致。如由于心搏骤停而发作者,称为心源性脑缺血综合征,即阿-斯综合征(Adam-Stokes syndrome),常伴有抽搐;如因反射性周围血管扩张或急性大量失血引起脑缺血而发生者,称为血管性晕厥。此外,血压陡然增高造成脑血管痉挛、颅内压增高或脑水肿时,也可引起晕厥。

7. 咳嗽和咯血　虽是肺部疾病的常见症状,但心脏病发生肺淤血(肺静脉高压)、肺水肿、肺梗死或呼吸道受压(主动脉瘤形成)时都可发生。

过去史中应注意风湿热、咽炎、扁桃体炎、慢性支气管炎和性病等病史。还应了解过去是否发现有心脏病及其诊断和处理经过。家族史中要注意有无遗传倾向的心血管病:如高血压病、原发性肥厚型心肌病、动脉粥样硬化、马方综合征等,系统回顾中需特别注意糖尿病、甲状腺疾病、肾脏疾病等病史。

(二)体征
1. 心脏的体征
(1)望诊:左心室扩大时心尖搏动向左下移位并呈弥散性;左心室肥厚时心尖呈抬举性搏动;右心室肥厚或扩大时,心前区有抬举性或弥散性搏动;大量心包积液时心尖搏动消失。自幼患心脏病者,心前区常隆起。
(2)触诊:震颤是器质性心脏病的表现。如心室间隔缺损在胸骨左缘第 3、4 肋间有收缩期震颤;动脉导管未闭在胸骨左缘第 2 肋间有连续性震颤;主动脉或肺动脉瓣狭窄分别在相应的瓣膜区触到收缩期震颤;二尖瓣狭窄或关闭不全在心尖区触到舒张期或收缩期震颤。

此外,触诊还可发现梗阻性肥厚型心肌病时心尖的双搏动、室壁瘤时的心尖反搏动、第三或第四心音引起的舒张早期或收缩期前的搏动。

（3）叩诊：可了解心脏浊音界的大小。有明显肺气肿者心脏浊音界常不易叩出。心脏移位时浊音界移位，应与心脏浊音界扩大相鉴别。

（4）听诊：具有重要诊断价值。听诊内容包括心音的异常，有无额外心音、杂音和心律失常等。

1）心音强度改变：二尖瓣狭窄、PR 间期缩短和期前收缩时，第一心音增强；在二尖瓣关闭不全、PR 间期延长和心肌病变时第一心音减弱。

在高血压或主动脉硬化时，主动脉瓣区第二心音增强；肺动脉高压时，肺动脉瓣区第二心音增强，在主动脉瓣或肺动脉瓣狭窄时，第二心音减弱。此外，交感神经兴奋、甲状腺功能亢进、发热、贫血时的高心排血量状态及胸壁较薄的儿童和瘦长型成人中，第一、第二心音均可增强。而在肺气肿、左侧胸膜炎、心包积液或缩窄性心包炎和肥胖者中，第一、二心音均减弱。

2）心音分裂（splitting of heart sounds）：正常人，尤其是青年和儿童，吸气时可有第二心音分裂。在右束支传导阻滞、心房间隔缺损和肺动脉瓣狭窄时由于肺动脉瓣延迟关闭，以及二尖瓣关闭不全或缩窄性心包炎时由于主动脉瓣提前关闭，可引起第二心音分裂。第一心音分裂多见于完全性右束支传导阻滞，偶见于严重二尖瓣狭窄和室性期前收缩。

此外，完全性左束支传导阻滞、人工右心室起搏时可产生第一和第二心音的逆分裂，即分裂在呼气时明显而吸气时减轻甚或消失。严重主动脉瓣狭窄也可引起第二心音逆分裂。

3）收缩期额外音：收缩早期喀喇音（又称收缩喷射音），是紧接在第一心音之后的高频爆裂样声音，见于主动脉或肺动脉瓣轻中度狭窄、原发性肺动脉扩张、高血压或肺动脉高压等。在相应的半月瓣区听到，主动脉收缩喷射音尚可传导到心尖区。

收缩中、晚期喀喇音，是出现在收缩中或晚期的高频爆裂样声音，在心尖或胸骨左下缘听到。见于二尖瓣脱垂综合征和乳头肌功能失调，也可由心外因素所致，如胸膜心包粘连、左侧气胸、心脏附近组织的碰撞等，此时其音响的强弱可随呼吸与体位的改变而改变。

在完全性房室传导阻滞或心室激动逆传到心房时，当心房收缩发生在心室收缩期时，尚可能闻及收缩期心房音。

4）舒张期额外音：舒张期三音律，即舒张期奔马律，为增强的第三或第四心音或两者重叠所形成，心率常同时增快；如增强的第三和第四心音同时出现，则形成舒张期四音律。见于严重心肌受损和心力衰竭时。但在正常青少年、二尖瓣关闭不全者可有第三心音；老年人及 PR 间期延长者可有第四心音，要注意鉴别。

开瓣音（opening snap）：主要见于二尖瓣狭窄而瓣叶活动度尚佳时，在心尖区和胸骨左缘第 4 肋间处听到。音调呈拍击样，出现在第二心音主动脉瓣成分之后平均 0.07 秒处。

心包叩击音（pericardial knock）：见于缩窄性心包炎，系由于舒张期心室急速充盈被迫骤然停止所致。

肿瘤扑落音（tumor plop）：为心房黏液瘤舒张期肿瘤脱入心室，其蒂突然拉紧或肿瘤碰撞房、室壁所致（图 12-1-0-3）。

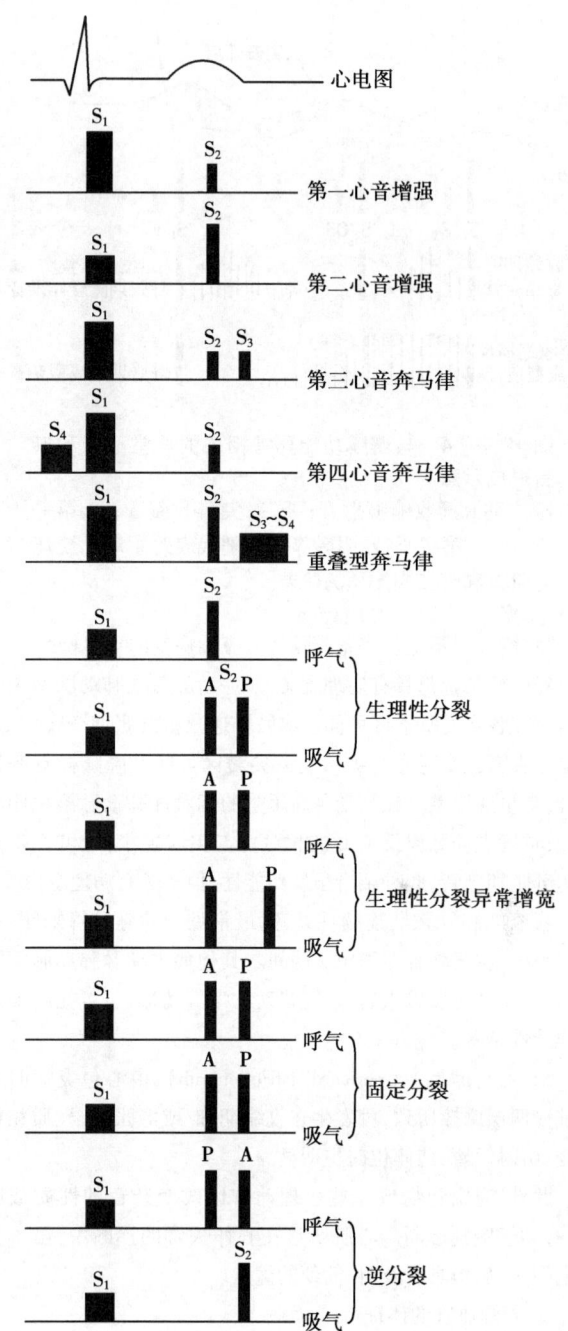

图 12-1-0-3 异常心音示意

S_1. 第一心音；S_2. 第二心音；S_3. 第三心音；S_4. 第四心音；A. 主动脉瓣；P. 肺动脉瓣。

5）心脏杂音（cardiac murmur）：心脏杂音有收缩期、舒张期、收缩和舒张双期杂音三种。先天性心脏病和心瓣膜病多具有特征性的心脏杂音，是诊断的重要依据（图 12-1-0-4）。

收缩期杂音虽不一定表明心脏不正常，但常是主动脉瓣狭

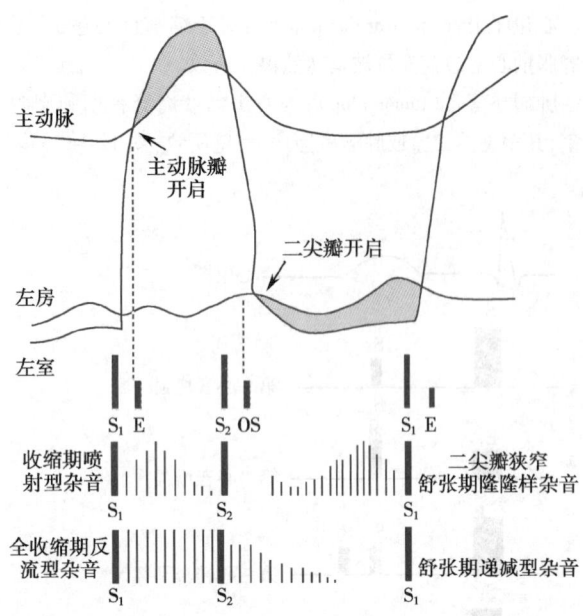

图 12-1-0-4　与瓣膜功能异常相关的异常心音和杂音形成示意

E. 主动脉瓣收缩喷射音；OS. 二尖瓣开瓣音；S_1. 第一心音；S_2. 第二心音；阴影部分分别代表跨主动脉瓣压力阶差和跨二尖瓣压力阶差。

窄、房室瓣关闭不全及房室间隔间分流性病变的重要特征。

舒张期杂音都具有病理意义，如主动脉瓣或肺动脉瓣关闭不全时在各自的听诊区可闻及吹风样递减型舒张期杂音；二尖瓣或三尖瓣狭窄时在心尖区或三尖瓣区可闻及隆隆样舒张期杂音，常呈递增型。在肺动脉高压时的相对性肺动脉瓣关闭不全；或重度主动脉瓣反流时的相对性二尖瓣狭窄，也可产生相应的舒张期杂音，此种杂音虽属功能性，但显然有病理意义。

收缩期和舒张期连续性杂音，最常见于动脉导管未闭，呈机器声样，位于胸骨左缘第 2 肋间。其他如主动脉肺动脉间隔缺损、主动脉窦瘤破入右心、冠状动脉瘘等畸形，也可在胸前产生连续性杂音。

6) 心包摩擦音（pericardial friction rub）：由心包炎症时心包脏壁两层摩擦所致，可发生在收缩期和/或舒张期，性质粗糙多变，历时短暂，前倾位时更明显。

此外，应用药物或一些生理动作以改变杂音的性质或响度，有助于鉴别诊断。心脏听诊在心律失常的诊断中，虽不如心电图正确，但具有及时、简便的优点。

2. 周围血管的体征

（1）动脉：周围动脉搏动的幅度常反映心搏量的多少，脉律可反映心律，如在心律失常时可呈二联脉、间隙脉、短绌脉等。

水冲脉（water hammer pulse）：脉搏洪大、起落明显，伴脉压显著增大，见于重度主动脉瓣关闭不全及粗大的动脉导管未闭。

双峰脉（bisferious pulse）：脉搏二起一落，主要见于梗阻性肥厚型心肌病。

交替脉（alternating pulse）：脉搏强弱交替出现，见于左心室衰竭。

奇脉（paradoxical pulse）：脉搏于吸气时减弱甚至触不到，见于心脏压塞，也可发生在气道阻塞或上腔静脉阻塞时。

此外，上、下肢或两侧脉搏显著不等，提示主动脉缩窄或多发性大动脉炎；周围动脉弯曲伸长提示动脉硬化；发现异常的搏动性肿块，提示动脉瘤的可能。

（2）静脉：主要观察颈静脉充盈的水平。患者取最能清楚看到颈静脉搏动的体位，测出颈静脉内充盈血柱的顶端和胸骨角的垂直距离，加上 5cm（相当于胸骨角与右心房中心的距离），即可估计出中心静脉压。在右心衰竭患者中，如在肝区加压 30～60 秒，可见颈静脉充盈水平升高，为肝颈静脉反流征（hepatojugular reflux）。

此外，用袖带血压计测定动脉血压已成为常规检查，有时进行直接穿刺，测定动脉内压、周围和中心静脉压。应用漂浮导管测定肺毛细血管楔压已成为重要的监测指标。

（三）实验室检查　除常规血、尿检查外，尚有多种实验室检查有助于本系统疾病的诊断。包括反映糖和脂质代谢失常的血糖和脂类测定；反映心肌坏死的肌钙蛋白、肌酸磷酸激酶及肌红蛋白测定；反映心脏功能的脑钠肽（BNP）或氨基末端脑钠肽原（NT-proBNP）；肝、肾功能、电解质测定，血液 pH 测定及血液气体分析；以及反映细菌感染的体液培养；反映各种微生物感染的血清抗体测定（如抗链球菌溶血素"O"、抗链球菌激酶、抗透明质酸酶、C 反应蛋白、病毒中和抗体等）；各种内分泌病的有关测定等。

（四）辅助检查

1. X 线胸片　可了解心脏、主动脉和肺门血管的情况，包括心脏的大小、形态，结合食管吞钡摄片可了解左心房大小，主动脉壁钙化提示主动脉硬化。还可以了解是否有肺部淤血、胸腔积液等情况。

2. 心脏电学检查

（1）心电图（electrocardiogram，ECG）：可反映心脏激动时心肌除极、复极和激动传导等电活动。对诊断各种心律失常、心肌供血不足、心肌梗死很有价值；能显示左、右心室和心房肥大、因而有助于多种心血管疾病的诊断。此外，它还能反映某些内分泌、电解质失调和药物对心肌的影响。对危重患者的床旁连续 ECG 监测，有助于及时发现和处理严重心律失常，避免不良后果。ECG 负荷试验有助于冠心病心肌缺血的诊断，对心血管病患者的康复指导及劳动力及预后的判断。ECG 信号可通过有线或无线通讯设施进行传送，尤其近年来互联网+ECG 技术的发展，已有穿戴式心电图，可用于家庭监测，心脏预警，显著提高心律失常的检出率及高危患者的识别和及时救治。

（2）心电向量图（vectorcardiogram）：是一种将空间的心电活动方向和量记录在垂直交叉于空间一点的 X、Y、Z 三个轴所形成的三个平面上，即把立体的心电向量环在水平面、侧面和额面上的投影描记下来，可作为 ECG 图形的解释和补充。因其他诊断技术如超声心动图、心脏电生理检查等的发展，该技术临床上已较少应用。

（3）动态心电图（ambulatory electrocardiogram）：又称 Holter 心电图，可记录日常生活中一定时间内（24~72 小时或更长时间）的全部 ECG 波形，报告心搏总数、异常心律的类型和次数、最快与最慢心率及 ST 段的改变。可评估各种心律失常，并可将异常心电图与患者当时的活动情况或症状对照分析，因此对于下列情况具有重要价值：①心悸、晕厥的鉴别诊断；②病态窦房结综合征，尤其是慢快综合征的诊断；③提高心肌缺血的检出率；④监测急性心肌梗死后的心律变化，发现和防治猝死高危对象；⑤评价抗心律失常和抗心绞痛药物的临床疗效，为临床药理学研究的重要手段。

（4）植入型心电记录器（insertable loop recorder）：可植入患者左胸皮下，长期留置（最长 3 年）。主要用于不明原因晕厥患者的诊断。除可根据患者症状主动触发记录器记录心电图外，该记录器本身也能根据其感知的心电事件，及时自动触发记录器记录。

（5）食管导联心电图（esophageal lead electrocardiogram）：是将食管导联电极从口腔送入食管，达到心脏水平时所记录到的 ECG，相当于在心房和心室表面记录。对 P 波的显示尤其清楚，因此有助于鉴别复杂的心律失常。

（6）心腔内心电图（intracardiac electrocardiogram）：是将带电极的心导管通过静脉或动脉插入心腔内所记录到的 ECG。目前主要用于安置人工心脏起搏器时帮助判断导管电极的位置。

（7）房室束电图又称希氏束电图（His bundle electrogram）：可用心腔内电极接触房室束直接记录，也可用信号叠加等方法从体表记录。一般还同步记录一个导联的体表 ECG。显示出每一心动周期中心房、房室束、心室的除极波，即 A、H、V 波顺序出现。其中 H 波振幅小，历时短，波形陡，因而不难辨认，其方向可直立、双相或倒置（图 12-1-0-5）。有时在 H 波之后，V 波之前尚可记录到振幅较 H 波更小、历时更短的右束支（RB）或左束支（LB）除极波。

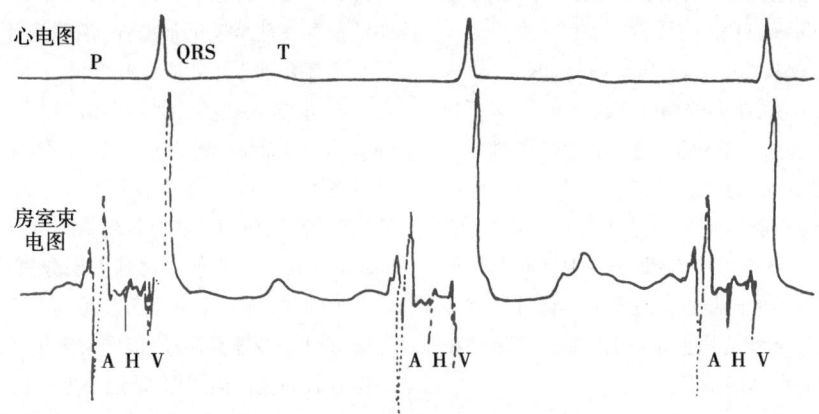

图 12-1-0-5　正常房室束电图（记录片速 100mm/s）
心率 82 次/min，PR 间期 185 毫秒，PA 间期 30 毫秒，AH 间期 100 毫秒，HV 间期 50 毫秒，A 波呈多相，H 波主要向下，V 波主要向上。

房室束电图的临床应用价值主要在于：①判断房室阻滞的部位；②诊断疑难的心律失常；③配合心房快速人工起搏，诊断不同类型的预激综合征；④评价药物对心脏传导功能的影响。

（8）临床心脏电生理检查（clinical cardiac electrophysiological study）：是同时用多根（4~6 根）电极心导管分别置于右心房、冠状静脉窦、三尖瓣环和右心室，进行人工心脏起搏、心腔内心电图、房室束电图和体表心电图同步记录的电生理检查。结合程序刺激法可测定窦房结功能，心房、房室结、室内传导系统功能，以及额外通道的前向和逆向不应期等。在预激综合征患者和有过快速心律失常的患者中，通过诱发快速心律失常，可研究其发生机制。晚近也可直接记录窦房结电图，以区别窦房结的冲动形成异常和冲动传导异常。

（9）心音图、颈动脉与颈静脉波图、心尖搏动图检查：由于该类检查耗时、敏感性及特异性差，临床已很少应用。

3. 超声心动图检查　超声心动图方便、快速，可床旁检查，是评价心脏、血管的形态及功能的重要辅助检查技术。心血管

超声诊断方法和技术目前有 8 种：

（1）M 型超声心动图（M mode echocardiogram）：以单声束经胸探测心脏，获得位移曲线来显示心内结构间距离改变与时间之间的关系，但显示心内解剖结构、形态及毗邻关系方面有局限性。

（2）二维超声心动图（two-dimensional echocardiogram）：通过机械式或相控阵电子扇扫技术，在选定的部位如胸骨旁、心尖部，按不同的方向对心脏做"切面"解剖。获得一系列有规律的标准图像，提供直观的心内结构及毗邻关系的断层图像，图像可迅速实时供动态观察，是协助诊断心血管系统的形态和功能改变的重要手段。负荷超声心动图（药物或运动负荷）有助于检测心肌缺血，评价心肌存活性。

（3）声学造影超声心动图（contrast echocardiogram）：通过注入含有微小气泡的液体于血液中，借超声波对气体的强反射性，呈现出密集的"云雾影"，借此来观察血流的动向，了解可能存在于心内或大血管内的分流，协助诊断复杂的心脏畸形。晚

近还发展了记录心肌灌注声学造影图像的技术。

（4）多普勒超声心动图（Doppler echocardiogram）：根据多普勒效应，用一定发射频率的超声波来探测心脏及大血管中的血流情况，借回波频率的增减可了解血流的方向；借回波与发射波的差额可了解血流的速度。目前发射波有两种：①脉冲波（pw）；②连续波（cw）。前者可用于定位取样测定，后者能进行最大速度定量分析，可无创伤性地估测心内压力。其信号输出有两种：①频谱分析：用横轴表示时间；纵轴表示差额或流速；矢状轴表示强度，以灰阶显示。②彩色显示：将回波的差额资料经自相关分析和彩色编码处理，把彩色的血流信号实时叠加在黑白的二维结构显像上，给人以直观心脏大血管内的血流之感，被称为无创伤性心血管造影术。

（5）三维超声心动图（three-dimensional echocardiogram）：近几年超声诊断技术发展迅速，在二维超声心动图的基础上，利用一定数量的二维图像，经过计算机重建，按三维空间的关系组成静态的三维图像。三维图像与时序结合，再经过计算机处理构成一个心动周期的动态的三维图像，称为四维图像（four-dimensional echocardiogram）。

（6）组织多普勒成像技术（tissue Doppler imaging, tissue Doppler echocardiography）：与传统多普勒检查技术不同，以低速运动（<10cm/s）的心肌组织为观察对象，将回波信号通过降低总增益和经过滤波器方法输送到自相关器估计速度，以二维彩色图像或频谱曲线形式将心脏运动的信息实时地显示出来。用于分析局部的、区域性的心脏功能，有助于鉴别诊断局部的心肌功能障碍，评价室壁运动的同步性。近年来影像分析软件的发展，进一步拓宽了二维超声心电图的功能，如斑点追踪技术，提供了更丰富的心室舒缩功能信息。

（7）经食管超声心动图（transesophageal echocardiogram）：将超声探头送入食管内，可克服经胸透声差的局限性，提供更精确的心脏结构显像，对瓣膜赘生物、左心房血栓及主动脉夹层形成的诊断具有重要价值，可用于心脏手术监护，包括经导管主动脉瓣置入术、二尖瓣修复术等。

（8）腔内超声显像（intraluminal ultrasound imaging）：采用导管技术，将带有微型化超声探头的导管送入心腔或血管腔内（包括冠状动脉），可进行心腔内和血管腔内的超声显像。心腔内超声显像可用于指导某些介入操作如房间隔穿刺、射频消融术等，而血管内超声显像不仅能了解血管壁粥样硬化斑块的组织声学特征，并能为介入治疗时器械的选择，以及支架植入治疗效果的评价，提供有力的帮助。

选用或联合应用上述超声诊断技术，可以判断：①心脏及大血管的解剖结构改变及空间关系，心脏及大血管腔内有无瘤、赘生物、血栓、异物、积液等的异常回声；②心脏及大血管的生理功能改变，评价心室的整体与局部功能等。加之超声检查安全、无创、可重复，其已成为诊断和鉴别心血管系统疾病的重要手段。

4. 放射性核素检查 主要包括心肌灌注显像（myocardial perfusion imaging）和核素心血池显像（cardiac blood pool imaging）。前者是用^{201}铊、^{99m}锝-甲氧基异丁基异腈（^{99m}Tc-MIBI）或^{99m}锝-Teboroxime使正常心肌显影，而缺血或坏死区不显影的"冷区"显像法；或是用^{99m}锝焦磷酸盐（^{99m}Tc-PYP）或^{111}铟-抗肌凝蛋白抗体（^{111}In-antimyosin）使新鲜坏死心肌显影，而正常心肌不显影的"热区"显像法。成像方法目前多采用单光子发射计算机断层显像术（single photon emission computed tomography, SPECT）。诊断心肌缺血性病灶时一般以负荷试验（活动平板运动、踏车运动或双嘧达莫、腺苷、多巴酚丁胺静脉注射）与心肌显像相结合，影像呈可逆性缺损变化为缺血性病灶，呈不可逆性（固定）缺损变化者多说明病变是瘢痕或坏死性病灶。因严重缺血而处于冬眠状态（hibernation）或顿抑状态（stunned）的心肌细胞仍有活力（viability），缺血明显改善后可完全恢复功能。鉴别心肌细胞是否有活力可用^{201}铊延迟到18小时甚至72小时显像法或再注射后重复显像法。但目前最准确的方法是正电子发射断层显像术（positron emission tomography, PET），以18-氟-脱氧葡萄糖（18-FDG）为示踪剂探测病灶区心肌的糖代谢活动，如在心肌灌注血流减低的状况下糖代谢活动存在甚至较正常增强，说明病灶区心肌有活力，糖代谢活动不存在则为坏死或瘢痕组织。

5. 多排螺旋电子计算机断层扫描（multidetector spiral computed tomography, MSCT） CT可评价心包，显示心脏及邻近器官的关系，心包的增厚及钙化提示缩窄性心包炎。近年来MSCT诊断已应用于心血管病临床，特别是CT心血管造影（CT angiography, CTA），使主动脉夹层分离诊断水平得到提高。对比剂增强的多排CT可用于显像冠状动脉的管腔，也称为冠状动脉CTA。多排螺旋CT能同时采集多层平行、等间距的图像，根据心脏的横截面图像，通过心电门控和部分扫描图像重建算法可获得二维和三维的冠状动脉图像，但三维重建并不能给出更多的信息。64排螺旋CT的扫描速度可基本满足冠状动脉显像的需要，但需要控制心率，不能用于有心律失常者；128排或双源螺旋CT的时间分辨率更高，冠脉的显像质量更好（图12-1-0-6），为再提高CTA图像质量，常需用短效的β受体阻滞剂，将检查时的心率控制在60~70次/min以下。目前已有320排CT用于临床，可在一个心动周期内完成心脏扫描，使冠状动脉CTA检查不再受心律失常的限制。CT对冠状动脉钙化的检测敏感性非常高，但明显的钙化及图像噪声等可影响图像质量，钙化病变影响CTA对管腔狭窄程度的判断。CTA对冠状动脉病变诊断的阴性预测价值高，可用于排除冠状动脉病变，但对狭窄程度的判断准确性不够，目前还不能用冠状动脉CTA对冠状动脉的狭窄程度进行准确分级。然而，不同于经导管的冠状动脉造影显像技术，CTA除了显示经对比剂充盈的管腔形态外，还可直接显示管壁上的斑块本身。

CTA能清楚显示冠状动脉开口位置，可诊断冠状动脉开口异常，并观察异位起源的冠状动脉起始段走向与心脏大血管的关系。可诊断冠状动脉-肺动脉瘘。多见于前降支中段的心肌桥，在多排CT上表现为壁冠状动脉的表面有厚度和范围不同的心肌纤维覆盖，但尚不能测定壁冠状动脉的收缩期受压程

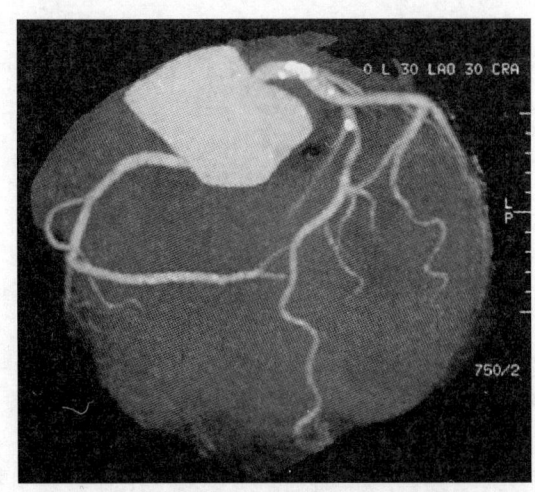

图 12-1-0-6　双源 CT 冠状动脉造影显像
提示左主干远端及前降支近端有钙化斑块。

度。目前冠状动脉 CT 还不能可靠地诊断支架内再狭窄,但可评价支架边缘再狭窄。由于桥血管受心脏搏动的影响较小,CT 对桥血管的显像质量较高,对其通畅性评价的准确性也较高,但对冠状动脉上吻合口狭窄和远端冠状动脉病变的判断存在局限性。术中使用的金属夹可影响图像质量。近年来软件技术的发展,CTA 尚可测定靶血管的冠状动脉血流储备分数(fractional flow reserve,FFR),指导冠状动脉介入治疗的决策。

对患冠心病可能性小的人群,CTA 检查阴性者可除外冠状动脉病变。CTA 已成为广泛应用的无创性冠状动脉显影技术,然而 CTA 相对较大剂量的放射性暴露和使用对比剂相关的不良反应需要引起临床医师的重视。

6. 磁共振成像(magnetic resonance imaging,MRI)　用于心血管系统的磁共振成像也被称为心脏磁共振(cardiac magnetic resonance,CMR),CMR 能全面显示心脏房室大小、室壁厚度及心包等,动态电影能准确判断心脏整体和节段运动,此外,对左心室的环缩功能、长轴的短缩功能及室壁增厚率等均可进行定性和定量分析,从而定量评价节段性及整体的左心室功能。对比剂(最常使用含钆元素的螯合剂)增强的心肌灌注扫描及延迟强化,能评价心肌缺血和识别存活心肌。

CMR 常使用 T$_2$ 序列扫描进行磁共振冠状动脉造影(magnetic resonance coronary angiography,MRCA),在使用钆螯合剂的基础上进行的 MRCA 发展迅速,可以显像冠状动脉管腔的三维或四维的图像,MRCA 可直接通过扫描时检测到的心脏活动进行门控,无需 ECG。由于冠状动脉本身较细,扭曲和结构复杂,且有心脏搏动和呼吸的影响,目前 MRCA 对判断冠状动脉病变的严重程度还存在一定的困难。然而,MRCA 对冠状动脉畸形的诊断有重要的价值,它提供的三维图像可以清晰地显示异位起源于主动脉或肺动脉的冠状动脉开口、其走向,以及它与主动脉、肺动脉等大血管的关系。MRCA 可得到较好的静脉桥血管图像,并判断桥血管是否通畅,但对桥血管和远端吻合口的狭窄程度难以直接测定。MRCA 可以测定冠状动脉血流速度,在使用冠状动脉阻力血管扩张剂腺苷后,还可以测定冠

状动脉的血流储备,和有创的冠状动脉内多普勒血流速度测定方法得到的结果相似,可用于无创评价冠状动脉循环生理功能。MRCA 能显像动脉管壁,提供研究动脉粥样硬化病变的机会,包括斑块的负荷、性质、管壁运动特性和内皮功能等,但目前资料主要来源于主动脉和颈动脉的研究。

CMR 没有放射线,相对安全。但与冠脉 CTA 相比,MRCA 价格昂贵,检查过程中有噪声的影响,一些金属植入物的安全性也受到关注,因此在临床上未得到广泛应用。目前临床上所使用的植入物包括人工金属瓣、血管内支架和整形科的植入材料都是 MRI 安全的。有研究显示,在植入冠脉支架后任何时间进行 MRI 检查是安全的,但有些脑血管的金属夹子可能存在安全问题。MRI 产生的强磁场会干扰心脏起搏器等电子产品的性能和程序,起搏电线也可能会发热,尽管已可行 MRI 检查的起搏器进入临床,目前大多数患者使用的植入型起搏器和心脏复律除颤器仍是 MRI 检查的禁忌。

7. 心脏导管检查(cardiac catheterization)　利用有创的心导管技术和 X 线显像设备,可将导管送入心腔或大血管,进行压力和血氧测定,进行心腔、大血管及冠状动脉的造影,可通过活检钳行心内膜心肌活检(endomyocardial biopsy),通过病理检查诊断心内膜和心肌病变。对肺高压患者,可行急性血管反应试验,指导临床用药方案。因此,心导管检查技术对诊断先天性心脏病、心瓣膜病、冠心病、心包病变、心肌病、肺高压等很有价值。

右心导管检查常采用周围静脉穿刺的方法,可选用的穿刺入路包括股静脉、肘静脉、颈内静脉和锁骨下静脉,可将导管送达右心房、右心室、肺动脉直至嵌入肺小动脉,或经房间隔穿刺入左心房。左心导管检查采用经周围动脉穿刺方法,可选用的穿刺入路包括股动脉、桡动脉、肱动脉,个别也有使用尺动脉,可将导管逆血流送入主动脉及左心室,偶尔可经静脉途径穿刺房间隔行左心导管检查,尤其是左心房造影和压力测定。利用血流导向气囊漂浮导管[balloon tipped flow-directed catheter,又称斯旺-甘兹导管(Swan-Ganz catheter)],可以不在 X 线透视下,借其顶端附有的可充气小气囊(当导管送达右心房时充气),随血流而顺序进入右心室、肺动脉,直至肺小动脉,是床旁血流动力学监测的重要手段。

(1) 血流动力学诊断:心导管检查可直接提供下列血流动力学资料。

1) 压力资料:心腔内的压力曲线(pressure curve)在心房、心室及大动脉内,各呈现特征性的波形(图 12-1-0-7)。静脉压力曲线的形态与心房的压力曲线相似。正常时各心腔压力的测值见表 12-1-0-2。压力曲线形态或测值异常有助于心血管疾病的诊断:如心房压增高伴 a 波高大见于房室瓣狭窄或心室高压;心房压增高伴 v 波高大见于房室瓣关闭不全;心室收缩压增高,曲线顶峰圆或尖,或呈等边三角形,见于主动脉瓣或瓣上、下狭窄或大动脉内压力的增高;心室舒张压增高见于心力衰竭;肺微血管压力及其曲线变化可反映左心房的相应变化。在缩窄性心包炎和限制性心肌病时,心房和心室舒张压增高,

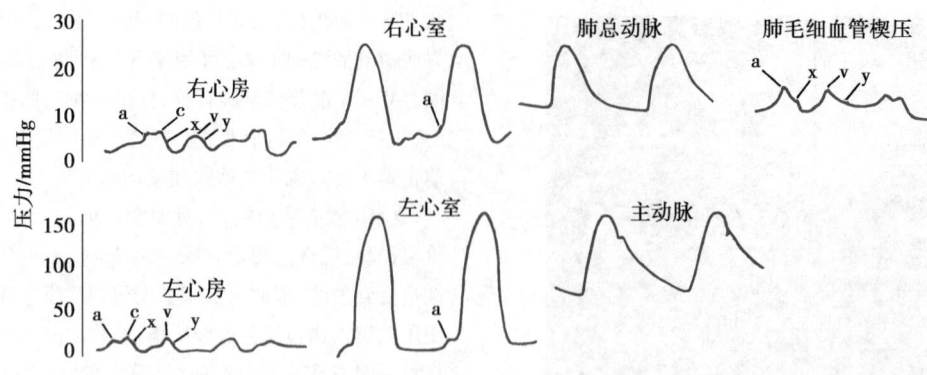

图 12-1-0-7　右心房、右心室、肺总动脉、左心房、左心室和主动脉压力曲线示意

并可显现特征性的 M 型心房压力曲线（a 波和 v 波均增高）和"平方根号"型心室压力曲线（舒张早期下陷、后期高原波）。在狭窄性病变时，将心导管从狭窄远端抽回狭窄近端，进行连续的压力曲线记录，可得到典型的压力阶差曲线，测出压力阶差。

表 12-1-0-2　心导管在各腔的正常压力测值

部位	压力	正常值/mmHg
右心房	平均压	0~5
右心室	收缩压	18~30
	舒张压	0~5
肺动脉	收缩压	18~30
	舒张压	6~12
	平均压	10~18
肺微血管	平均压	6~12
左心房	平均压	4~8
左心室	收缩压	90~140
	舒张压	0~10
主动脉	收缩压	90~140
	舒张压	60~90
上腔静脉	平均压	3~6
下腔静脉	平均压	5~7

2）血氧资料：通过心导管可在各心腔取血测定血氧饱和度（blood oxygen saturation）和血氧含量。正常时腔静脉、右侧心腔及肺动脉的血氧饱和度在 64%~88%，肺微血管血平均为 98.2%，体循环动脉血为 95%~99%。血氧含量以 Vol% 计：右心房不高于上腔静脉 1.9，右心室不高于右心房 0.9，肺动脉不高于右心室 0.5。如血氧含量在某心腔内较其上游心腔高出上述限度，则说明在该心腔水平有自左至右的分流。如动脉血氧饱和度低于 89%，则说明有右至左的分流存在。

3）计算心排血量、分流量、血管阻力、瓣口面积和心室做功等：用上述血氧资料，再做氧消耗量测定，通过 Fick 公式可以计算出心排血量，心排血量除以体表面积可得心脏指数［正常值为 2.6~4.0L/（min·m²）］，心排血量除以每分钟心搏数可得心搏量。对先天性心脏病有血液分流的患者，用该公式分别计算出体循环血流量、肺循环血流量和有效肺循环血流量，可推算出左至右和右至左分流的分流量。用上述压力和心排血量资料可计算出肺循环和体循环动脉的阻力。通过 Gorlin 和 Gorlin 公式可计算出各瓣膜的瓣口面积。此外，还可计算左、右心室的做功，心室压力上升速度 dp/dt 等。

4）指示剂稀释曲线测定：通过心导管，将一定量的指示剂（如染料、放射性核素、氢、温热或冷液体等）注入血流后，在特定部位观察其在血液中的稀释过程，记录稀释曲线，有助于发现左至右或右至左的分流，以及计算心排血量（cardiac output，CO）。用温度稀释曲线测定心排血量最为常用。

（2）选择性心血管造影：采用数字减影血管造影（digital subtraction angiography，DSA）技术，可行心脏、主动脉和冠状动脉造影。

1）选择性心脏和大血管造影（selective cardiovascular angiography）：应用高压注射器将一定量的造影剂（0.5~0.7ml/kg）在数秒钟内经心导管注入选定的心腔或大血管中，使心脏或大血管腔显影。可检测心脏和大血管的解剖和功能变化，包括心脏舒缩动作失调、心血管腔间有无分流、大血管和瓣膜有无狭窄和/或关闭不全、估测瓣膜的反流量、计算心室的射血分数等。

2）选择性冠状动脉造影（selective coronary angiography，CAG）：用一些特殊造型的导管送入冠状动脉开口处，手推注射对比剂，使冠状动脉及其分支显影。是目前诊断冠状动脉畸形和狭窄性病变的定部位、定程度的主要方法（图 12-1-0-8），同时也是指导冠心病介入治疗和冠脉旁路移植的主要手段。

（3）腔内显像技术：

1）血管腔内超声显像（intravascular ultrasound，IVUS）：是腔内超声显像（参见前文"超声心动图检查"）技术用于冠状动脉；可以精确地了解冠状动脉血管壁和管腔的变化（轴向分辨率为 100μm），了解病变的性状，定量测定狭窄程度，指导介入治疗器械选择，监测并发症并评价介入治疗效果。

2）光学相干断层扫描（optical coherence tomography，OCT）：OCT 成像原理和 IVUS 相似，只是用红外光代替超声，其

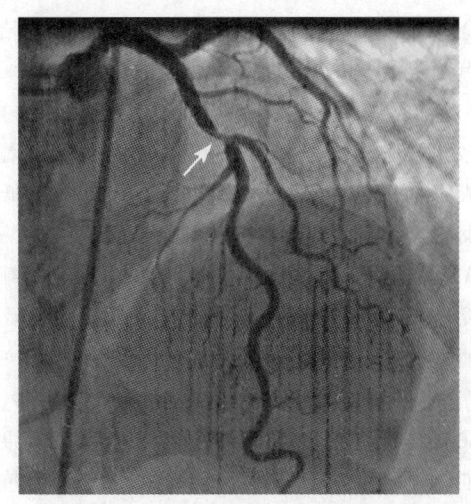

图 12-1-0-8　选择性冠状动脉造影
一例左冠状动脉造影图像提示前降支近段狭窄病变（箭头）。

轴向分辨率约为 $10\sim15\mu m$，较 IVUS 提高 10 倍。因此，OCT 可提供接近于组织学检查的超高分辨率的图像，对管腔表面结构，如斑块破裂、溃疡、糜烂、夹层、血栓等的检出率高于 IVUS，对支架表面内膜覆盖情况的评价也优于 IVUS，缺点是穿透力有限。

3）血管镜（angioscopy）：血管镜只能提供管腔表面的形态学资料，并不能观察到管壁内病变深部的结构，也不能进行病变狭窄程度的定量分析，因此该技术在临床上并未得到广泛的接受，不过血管镜对某些病变如血栓的识别能力有独特的优势。

（4）冠状动脉生理功能评价技术：包括基于冠状动脉内血流速度测定得到的冠状动脉血流储备（coronary flow reserve，CFR）和基于冠状动脉内压力测定得到的血流储备分数（fractional flow reserve，FFR）。

1）冠状动脉血流储备：CFR 是指冠状动脉最大血流量与基础血流量之比，可基于冠状动脉内血流速度测定而得到。将多普勒导丝送入冠状动脉内特定部位，测定基础冠状动脉血流速度后，给予最大程度扩张冠状动脉阻力血管的药物（常用冠脉内注射腺苷）后，测定充血状态的冠状动脉血流速度，两者的比值即 CFR，反应冠脉循环在负荷状态下血流增加的储备能力。CFR 同时受心外膜冠脉狭窄病变和微血管功能的影响。无心外膜冠脉狭窄病变情况下，CFR 的降低提示存在微循环功能障碍。CFR 的缺点是缺乏明确的正常值，由于受微血管功能影响，限制了其在指导和评价临界病变介入治疗中的应用价值。

2）冠状动脉血流储备分数：FFR 的定义是指存在狭窄病变的情况下，该冠状动脉所供心肌区域能获得的最大血流与同一区域理论上正常情况下所能获得的最大血流之比。将压力导丝送至冠脉狭窄病变远端，在冠状动脉阻力血管最大程度扩张情况下，狭窄病变远端所测定的压力与主动脉压力之比即为FFR。常用静脉滴注腺苷的方法诱导冠脉阻力血管的扩张。FFR 的正常值为 1，不受微血管功能的影响，反映的是狭窄病变

本身对冠脉供血功能影响的程度。一般认为，FFR<0.80 者提示冠脉狭窄病变可引起心肌缺血。FFR 已被接受用于评价临界病变的功能意义并指导治疗方案的选择。

【循环系统疾病的防治】
首先应着重病因的预防和治疗。有许多循环系统疾病，其病因和发病机制已阐明，如针对其病因进行干预，疾病是可以预防或治愈的。例如梅毒性心血管病、维生素 B_1 缺乏性心脏病、贫血性心脏病、感染性心内膜炎、内分泌和代谢病性心脏病等。积极防治链球菌感染和风湿热，风湿性心瓣膜病可以得到预防。慢性肺源性心脏病也可通过积极防治慢性支气管炎而减少。但有些循环系统疾病的病因和发病机制还未完全了解，防治存在困难，如常见的高血压病和动脉粥样硬化，较常见的原发性心肌病等，目前对这些疾病的防治主要在于针对其危险因素和可能的发病因素。如对动脉粥样硬化危险因素的控制（戒烟、治疗高脂血症、高血压和糖尿病等）可以降低动脉粥样硬化及其并发症的发生。尤其是他汀类药物的应用，对冠心病的防治起非常重要的作用。动脉粥样硬化相关的疾病在心血管系统疾病中占很大比例，积极防治动脉粥样硬化对降低我国心脑血管疾病的发病起重要作用。

循环系统疾病的病理解剖变化，已有不少可用外科手术纠治。在一般麻醉下，可施行未闭动脉导管的结扎或切断术、二尖瓣狭窄交界分离和缩窄性心包炎的心包剥离术等。随着心脏直视手术和血管外科手术的发展，大多数先天性心血管畸形可以施行手术纠治；各种心瓣膜病可以施行瓣膜修复术或人造瓣膜替换。动脉病，包括冠状动脉病，可行动脉内膜剥脱、病变切除、同种血管、自体血管或人造血管移植或旁路等手术。心肌梗死的并发症如心室壁瘤、室间隔穿孔、乳头肌断裂等，亦可考虑手术治疗。病变严重、不能修复的心脏，可施行心脏移植术（cardiac transplantation）。

近年来心血管病介入治疗（cardiovascular interventional therapy）发展迅速，提供了较外科手术创伤性小且效果也好的治疗手段，除了可纠治病理解剖变化外，还可以治疗各种心律失常、心力衰竭、高血压。包括：经导管闭合心房间隔缺损、未闭的动脉导管及部分室间隔缺损，经皮穿刺球囊导管瓣膜成形术治疗二尖瓣和肺动脉瓣狭窄（治疗主动脉瓣狭窄的效果则较差）；经导管主动脉瓣置入术治疗主动脉瓣狭窄和经导管二尖瓣修复术治疗二尖瓣关闭不全，是近年来应用于介入治疗心脏瓣膜疾病的新方法，国内已逐步开展这些新技术。冠心病的介入治疗近年来发展非常迅速，支架的广泛应用使成功率大大提高，药物洗脱支架的应用降低了远期再狭窄率。针对快速性心律失常，包括大多数的室上性和室性心动过速、部分心房扑动、心房颤动和室性期前收缩，可以施行射频、激光、直流电、冷冻、化学物等的介入消融治疗，植入起搏器治疗缓慢性心律失常的技术已非常成熟，植入型心律转复除颤器（implantable cardioverter defibrillator，ICD）可终止危及生命的室性快速心律失常，预防心源性猝死的发生。心脏再同步化治疗（cardiac resynchronization therapy，CRT）可辅助治疗慢性心力衰竭。室间隔

化学消融可治疗梗阻性肥厚型心肌病。左心耳封堵术,可用于不能应用口服抗凝药物的持续性非瓣膜病房颤患者,以预防脑卒中的发生。心尖部室壁瘤封堵术,可替代外科室壁瘤切除术。

循环系统疾病的病理生理变化常较迅速且严重,但给予紧急处理和合理调整,常可奏效。且随着新技术、新疗法的创用,疗效不断提高。慢性心力衰竭的治疗除了纠治病因外,可用神经内分泌调节药物、利尿和血管活性药物治疗。神经内分泌调节药物主要是肾素-血管紧张素-醛固酮系统(renin-angiotensin-aldosterone system,RAAS)阻断药和交感-肾上腺系统阻断药,前者包括血管紧张素转换酶抑制剂(angiotensin-converting enzyme inhibitor,ACEI)和血管紧张素Ⅱ受体阻滞药(angiotensin receptor blocker,ARB),以及醛固酮拮抗药,不仅可有效地缓解心力衰竭患者的症状,而且可能延长寿命,血管紧张素受体脑啡肽酶抑制剂较ACEI类药物依那普利,能进一步改善左心室射血分数降低的心力衰竭患者的预后。β受体阻滞剂在心力衰竭治疗中的地位已经确立,可缓解症状,降低猝死的发生。利尿纠正水钠潴留是急、慢性心力衰竭治疗的基础。静脉应用血管活性药物主要用于急性心功能不全和慢性心力衰竭急性加重期。传统强心药物如洋地黄类主要用于伴有室上性快速心律失常(尤其是心房颤动)的中、重度收缩性心力衰竭。其他正性肌力药物,如拟交感胺类的多巴胺和多巴酚丁胺,磷酸二酯酶抑制剂氨力农、米力农等仅适用于急性心力衰竭或慢性心力衰竭急性发作期的短期应用以改善血流动力学及症状,尤其是低心排血量综合征者;作用强而奏效速的祥利尿药和静脉用血管扩张剂,使急性肺水肿的治疗更为有效。心脏再同步化治疗适用于左心室射血分数(left ventricular ejection fraction,LVEF)≤35%、左心室舒张末期内径≥55mm、优化药物治疗后NYHA心功能仍为Ⅲ或Ⅳ级,且心脏不同步(完全性左束支传导阻滞,QRS>120毫秒)的窦性节律患者。CRT可使心力衰竭患者总病死率和住院率显著降低,改善预后,并提高生活质量。外科手术术用于治疗心力衰竭的心室减容术、机械辅助循环、心脏移植术等。

对心律失常的治疗,除一些"老药新用"收到显著的效果(包括利多卡因、溴苄胺、苯妥英钠、索他洛尔等),一些较常用的抗快速心律失常药物,如丙吡胺、莫雷西嗪、美西律、普罗帕酮、氟卡尼、胺碘酮、维拉帕米、地尔硫草和胺碘酮仍在应用外,新的制剂如治疗室上性心律失常的腺苷、伊布利特(ibutilide)、多非利特(dofetilide)和尼非卡兰(nifekalant)等陆续问世,临床应用获得显著的效果,但它们都有致心律失常的不良反应,用药时要予以注意。电子仪器(包括电复律器、人工心脏起搏器和ICD等)及其他新技术,如射频消融术和外科手术治疗的发展和应用,为治疗严重心律失常提供了有力的武器。

对心绞痛的药物治疗,除传统应用的硝酸酯类外,应用β受体阻滞剂和钙通道阻滞剂,收到了良好的疗效。对急性冠脉综合征的治疗近年来有了长足的进展。抗栓、抗缺血和介入治疗的综合应用显著改善了患者的预后。对急性ST段抬高型心肌梗死患者进行心电和/或血流动力学的监护,早期采用包括药物溶栓和急诊经皮腔内冠状动脉介入治疗在内的再灌注治疗,及时处理心律失常、心源性休克和心力衰竭,已显著提高了治疗的成功率。新型抗血小板和抗凝药物的应用降低了缺血事件的发生,新型的溶栓药物如基因重组组织型纤溶酶原激活剂(r-tPA)、尿激酶前体(SCUPA)、甲氧苯基化链激酶纤溶酶原激活剂复合物(APSAC)、rPA、nPA、TNK-tPA、吸血蝙蝠tPA、基因重组葡萄球菌激酶等,正在不断推出。

治疗高血压病的药物品种较多,包括ACEI/ARB、钙通道阻滞剂、β受体阻滞剂、利尿药、α受体阻滞剂等,危险度分层在不断改进,强调联合用药,平稳达标。此外,非药物性抗高血压疗法得到了重视。

包括他汀类、胆固醇吸收抑制剂和前蛋白转化酶枯草溶菌素9\kexin9型(PCSK9)抑制剂等有效降低胆固醇的药物能降低与动脉粥样硬化相关的疾病发生率。

在循环系统疾病的治疗中,发掘祖国医药学宝库,中西医结合,也取得了不少成绩。用活血化瘀、芳香温通、宣痹通阳、滋阴理气等中医治则,单味中草药如毛冬青、丹参、川芎、葛根、参三七、瓜蒌、麝香、银杏叶等制剂,复方中药如冠心苏合丸、麝香保心丸、苏冰滴丸、丹参滴丸、宽胸气雾剂等,治疗冠心病心绞痛和心肌梗死,收到了一定的效果。独参汤、参附汤、生脉散、四逆汤等治疗并发于心肌梗死的心源性休克,降低了心肌梗死的病死率。附子注射液或口服人参附子治疗病态窦房结综合征,常略啉治疗心律失常,黄芪治疗病毒性心肌炎等也收到了良好的疗效。

【展望】

目前,循环系统疾病在国内外都受到重视,对本系统疾病的防治和研究被列为医学界的主要任务之一。分子生物学手段在心血管方面的应用虽然较其他学科晚,但发展迅速,由此产生了分子心脏病学(molecular cardiology),其任务是从分子水平研究心血管系统的结构、功能及调节规律,研究心血管病的病因、发病机制,从而提供新的诊治方法,可能成为心血管疾病治疗史上的又一次革命,改变人们对心血管病的传统认识和诊疗模式。心血管系统基因结构和表达的异常是心血管病发病最根本的原因,人类基因组计划的实施,越来越多的心血管系统基因得到克隆和分析,将为心血管病的研究提供基础。近年来的研究表明,低密度脂蛋白受体、多种载脂蛋白、脂蛋白脂酶、胆固醇转换酶等基因结构和/或表达的异常是高血脂和动脉粥样硬化的发病原因,β-肌球蛋白重链、肌钙蛋白、原肌凝蛋白基因结构异常可以引起家族性心肌肥厚,dystrophin基因结构异常可以产生扩张型心肌病等。

基因工程产品如基因重组组织型纤溶酶原激活剂、基因重组尿激酶和链激酶等已造福了很多心血管患者。转基因猪的成功,将为心脏移植提供广阔前景。低密度脂蛋白受体基因治疗家族性高胆固醇血症已获成功,冠状动脉再狭窄基因治疗也在研究中。基因和干细胞疗法被用于终末期冠心病的治疗,如将血管内皮生长因子(VEGF)注射在缺血心肌范围内,可促使生长出新的血管,从而改善心肌缺血;干细胞移植治疗急性心肌梗死显示出可以促进梗死区心肌和血管再生并改善心脏功能的作用,可望成为治疗终末期心脏病的新手段,不过这些新技术尚在初步临床试用阶段,效果尚待观察。药物基因组学(pharmacogenomics)是20世纪90年代末发展起来的基于功能基因组学与分子药理学的一门科学,研究基因序列的多态性与药物效应多样性之间的关系,即研究基因本身及其突变体对不同个体药物作用效应差异的影响,以此为平台开发新药、指导个体化合理用药、提高用药的安全性和有效性。

推荐阅读

1. 陈灏珠. 实用心脏病学[M]. 5版. 上海:上海科技出版社,2016.
2. ZIPES D P,LIBBY P,BONOW R O,et al. Braunwald's heart disease [M]. 11th ed. Philadelphia:Elsevier Saunders,2018.
3. GOLDMAN L,SCHAFER A I. Goldman-Cecil medicine[M]. 26th ed. Philadelphia:Elsevier Saunders,2019.

第二章 心功能不全

周京敏 姜 红 蔡廼绳

第一节 急性心力衰竭

急性心力衰竭(acute heart failure)临床上以急性左心衰竭最为常见,急性右心衰竭则较少见。急性左心衰竭指急性发作或加重的左心功能异常所致的心肌收缩力和/或舒张功能降低、心脏负荷加重,造成心排血量骤降、肺循环压力突然升高、周围循环阻力增加,引起肺循环充血而出现急性肺淤血、肺水肿并可伴组织器官灌注不足和/或心源性休克的临床综合征。急性右心衰竭指某些原因使右心室心肌收缩力急剧下降或右心室前后负荷突然加重,从而引起右心排血量急剧减低的临床综合征。急性心力衰竭(简称心衰)可以突然起病或在原有慢性心衰基础上急性加重。

【病因】
(一) **急性左心衰竭的常见病因**

1. 慢性心衰急性加重(参见本章第二节"慢性心功能不全"中的病因)。

2. 急性弥漫性心肌损害引起心肌收缩无力,如急性冠脉综合征、急性重症心肌炎、药物所致的心肌损伤与坏死、围生期心肌病。

3. 急性血流动力学障碍

(1) 急起的心脏容量负荷加重:如外伤、急性心肌梗死或感染性心内膜炎引起的瓣膜损害、腱索断裂,左心室乳头肌功能不全,室间隔穿孔,主动脉窦瘤破入心腔,人工瓣膜急性损害及过快或过多静脉输血或输入含钠液体。

(2) 急性起病或加重的机械性阻塞引起心脏排血受阻,如重度主动脉瓣或二尖瓣狭窄;心室流出道梗阻、心房内血栓或黏液瘤嵌顿;肺动脉栓塞。

(3) 高血压危象。

(4) 主动脉夹层。

(5) 急性起病的心室舒张受限制,如急性大量心包积液或积血、心脏压塞,快速的异位心律等。

(6) 严重的心律失常,如心室颤动(简称室颤)及其他严重的室性心律失常、显著的心动过缓等,使心脏暂停排血或排血量显著减少。

(二) **急性右心衰竭的病因** 急性右心衰竭多见于右心室梗死、急性大块肺栓塞和右侧心瓣膜病。

【临床表现】

急性心力衰竭表现为迅速发生或在慢性心衰基础上急性加重的心衰症状和体征。病情严重程度可不同,从劳累性呼吸困难逐渐加重到急性肺水肿和心源性休克。

(一) **急性肺水肿(acute pulmonary edema)** 为急性左心衰竭最常见的表现。典型发作为突然、严重气急;每分钟呼吸可达30~40次,端坐呼吸,阵阵咳嗽,面色灰白,口唇青紫,大汗,常咳出泡沫样痰,严重者可从口腔和鼻腔内涌出大量粉红色泡沫液。发作时心率、脉搏增快,血压可升高,正常或低于正常。两肺可闻及广泛的水泡音和/或哮鸣音。心尖部可听到奔马律,但常被肺部水泡音掩盖。X线片可见典型蝴蝶形大片阴影由肺门向周围扩展。

急性肺水肿在早期肺间质水肿阶段时可仅表现为气促、咳嗽、心率增快、心尖部奔马律和肺部哮鸣音,X线片显示上肺静脉充盈、肺门血管模糊不清、肺纹理增粗和肺小叶间隔增厚。间质肺水肿如不能及时诊断并采取治疗措施,可以发展成肺泡性肺水肿。

(二) **休克** 由心排血量突然且显著减少引起的休克,称为心源性休克(cardiogenic shock)。临床上除休克外,多伴有心功能不全。

(三) **晕厥** 心排血量明显减少引起脑部缺血而发生的意

识丧失,称为心源性晕厥(cardiogenic syncope)。如晕厥不及时恢复可出现四肢抽搐、呼吸暂停、发绀等表现,称为阿-斯综合征(Adams-Stokes syndrome)。主要见于急性心脏排血受阻或严重心律失常。

(四) 心脏骤停 为严重心功能不全的表现,参见本篇第五章"心脏骤停和心脏性猝死"。

【诊断与鉴别诊断】

根据患者病史、症状和体征、相关检查结果(包括心电图、胸部 X 线检查,有条件可做心脏超声检查)可作出初步诊断。脑钠肽(brain natriuretic peptide,BNP)和/或氨基末端 BNP 原(N-terminal pro-brain natriuretic peptide,NT-proBNP)测定可进一步确定诊断。如 BNP<100ng/L 或 NT-proBNP<300ng/L,急性心衰可能性很小,其阴性预测值为 90%;如 BNP>400ng/L 或 NT-proBNP>1 500ng/L,急性心衰可能性很大,其阳性预测值为 90%。

急性左心衰竭应与可引起明显呼吸困难的疾病,如支气管哮喘和哮喘持续状态、急性大块肺栓塞、肺炎、严重的慢性阻塞性肺病(COPD)尤其伴感染等相鉴别,还应与其他原因所致的非心源性肺水肿(如急性呼吸窘迫综合征)及非心源性休克等疾病相鉴别。

【治疗】

(一) 心源性晕厥发作的治疗 彻底治疗在于去除病因,如手术解除流出道梗阻、切除血栓或肿瘤、控制心律失常发作等。

(二) 心源性休克的治疗 参见第十四篇第二章"休克"和本篇第九章第三节"急性冠脉综合征"。

(三) 急性肺水肿的治疗

1. 置患者坐位或半卧位,两腿下垂,减少下肢静脉回流。

2. 给氧与机械通气 指端血氧饱和度<90%者需给氧。面罩给氧较鼻导管给氧效果好。临床症状严重而且氧分压显著降低者应给予双相间歇气道正压通气(BiPAP)或持续气道正压呼吸(CPAP)。

3. 出入水量管理 肺淤血、体循环淤血及水肿明显者应严格限制饮水量和静脉输液速度,对无明显低血容量患者的每天摄入液体量一般宜在 1 500ml 以内。保持每天水出入量负平衡约 500ml,以减少水钠潴留、缓解症状。3~5 天后,如淤血、水肿明显消退,应减少水负平衡,逐渐过渡到出入水量平衡。在水负平衡下应注意预防低血容量、低血钾和低血钠等。

4. 镇静 用于急性肺水肿,吗啡 3~5mg,静脉注射,亦可皮下或肌内注射,可迅速扩张体静脉、减少静脉回心血量,降低周围动脉阻力、减轻左心室后负荷,增加心排血量,还能减轻烦躁不安和呼吸困难。慎用大剂量,因可促使内源性组胺释放,使外周血管扩张导致血压下降。伴 CO_2 潴留者则不宜应用,可产生呼吸抑制而加重 CO_2 潴留。伴明显和持续低血压、休克、意识障碍、COPD 等患者禁忌使用。老年患者慎用或减量。亦可应用哌替啶 50~100mg 肌内注射。

5. 支气管解痉剂 一般应用氨茶碱 0.125~0.25g 以葡萄

糖溶液稀释后静脉推注(10 分钟),4~6 小时后可重复一次;或以 0.25~0.5mg/(kg·h)静脉滴注。亦可应用二羟丙茶碱 0.25~0.5g 静脉滴注,速度为 25~50mg/h。此类药物不宜用于冠心病如急性心肌梗死或不稳定型心绞痛或伴心动过速的患者。

6. 血管扩张药物 扩血管药物可减轻心脏负荷但是否应用取决于收缩压水平。收缩压>110mmHg 的急性心衰患者通常可以安全使用;收缩压在 90~110mmHg 之间的患者应谨慎使用;而收缩压<90mmHg 的患者则禁忌使用。临床常用硝酸酯类、硝普钠、重组人 BNP(rhBNP)、乌拉地尔、酚妥拉明,用药期间应密切监测血压,及时调整剂量(用法详见本篇第二十六章第四节、第六节内容)。有显著二尖瓣或主动脉瓣狭窄者慎用血管扩张药物。

7. 静脉注射利尿药 首选呋塞米,先静脉注射,亦可应用托拉塞米静脉注射。应用时需注意以下问题:①对血压偏低的患者(收缩压<90mmHg),尤其是急性心肌梗死或主动脉瓣狭窄引起的肺水肿应慎用,以免引起低血压或休克;②严重低钾血症或酸中毒患者不宜应用,且对利尿药反应甚差;③大剂量和较长时间的应用可发生低血容量和低钾血症、低钠血症;④应用过程中应监测尿量,并根据尿量和症状的改善状况调整剂量。

8. 正性肌力药物 适用于低心排血量综合征,可保证重要脏器的血流供应,缓解组织低灌注所致的症状。血压较低伴心排出量降低或低灌注时应尽早使用,对血管扩张药物及利尿药不耐受或反应不佳的患者尤其有效,血压正常又无器官和组织灌注不足的急性心衰患者不宜使用。当器官灌注恢复和/或循环淤血减轻时则应尽快停用。

正性肌力药物虽可较快改善急性心衰患者的血流动力学和临床状态,但也有可能诱发一些不良的病理生理反应,甚至导致心肌损伤和靶器官损害,应用时需全面权衡(用法详见本篇第二十六章第六节内容)。

(四) 急性右心衰竭的治疗

1. 右心室梗死伴急性右心衰竭

(1) 扩容治疗:如存在心源性休克,在监测肺毛细血管楔压的基础上予以大量补液,可应用羟乙基淀粉、低分子右旋糖酐或生理盐水 20ml/min 静脉滴注,直至肺毛细血管楔压(pulmonary capillary wedge pressure,PCWP)上升至 15~18mmHg,血压回升和低灌注症状改善。24 小时的输液量大约在 3 500~5 000ml。对充分扩容而血压仍低者,可给予多巴酚丁胺或多巴胺。如在补液过程中出现左心衰竭,应立即停止补液。若此时动脉血压不低,可小心给予血管扩张药。

(2) 禁用利尿药、吗啡和血管扩张剂,以避免进一步降低右心室充盈压。

(3) 如右心室梗死同时合并大面积左心室梗死,则不宜盲目扩容,以免诱发急性肺水肿。如存在严重左心室功能障碍和PCWP 升高,不宜使用硝普钠,考虑主动脉内球囊反搏治疗。

2. 急性大块肺栓塞所致急性右心衰竭 参见本篇第十三

章第一节"急性肺源性心脏病"的治疗。

3. 右侧心瓣膜病所致急性右心衰竭 右心衰竭的治疗主要应用利尿药,以减轻水肿;但要防止过度利尿造成心排血量减少。

(五) 急性心力衰竭的其他治疗 药物治疗后病情仍不能控制时酌情考虑采用下述治疗。

1. 主动脉内球囊反搏术(intra-aortic balloon pump,IABP) 是一种有效改善心肌灌注同时又降低心肌耗氧量和增加 CO 的治疗手段。适用于:①急性心肌梗死或严重心肌缺血并发心源性休克,且不能由药物治疗纠正;②伴血流动力学障碍的严重冠心病(如急性心肌梗死伴机械并发症);③心肌缺血伴顽固性肺水肿。禁忌证包括:严重的外周血管疾病、主动脉瘤、主动脉瓣关闭不全、活动性出血或其他抗凝禁忌证及严重血小板缺乏。

2. 气管插管和人工机械通气 应用指征为心肺复苏时、严重呼吸衰竭经常规治疗不能改善者,尤其是出现明显呼吸性和代谢性酸中毒并影响到意识状态的患者。

3. 血液净化治疗 包括血液滤过(超滤)、血液透析、连续血液净化和血液灌流等。对急性心衰有益,但并非常规应用手段。出现下列情况之一可考虑采用:①高容量负荷如肺水肿或严重的外周组织水肿,且对袢利尿药和噻嗪类利尿药抵抗。②低钠血症(血钠<110mmol/L)且有相应的临床症状如神志障碍、肌张力减退、腱反射减弱或消失、呕吐与肺水肿等;上述两种情况应用单纯血液滤过即可。③肾功能进行性减退,血肌酐>500μmol/L 或符合急性血液透析指征的其他情况。

4. 心室机械辅助装置 此类装置有体外膜肺氧合(extra-corporeal membrane oxygenation,ECMO)、心室辅助泵(如可置入式电动左心辅助泵、全人工心脏)。在积极纠治基础心脏病的前提下,短期辅助心脏功能,可作为心脏移植或心肺移植的过渡。

5. 外科手术 急性冠脉综合征并发心源性休克,在严重冠状动脉左主干或多支血管病变,不能行冠状动脉支架术和溶栓治疗无效的情况下,可行急诊手术。对心肌梗死后大的室间隔穿孔合并心源性休克的患者,急诊手术是一有效方法。急性主动脉夹层患者(尤其 I 型)因高血压危象和主动脉瓣反流可出现急性心衰,一旦确诊应立即手术。其他疾病如主动脉窦瘤破裂、心脏内肿瘤(如左心房黏液瘤)及心脏内巨大血栓形成(在左心房或肺动脉)等均会造成瓣膜反流或流出道梗阻,可引起急性心衰,需要立即手术。

(六) 急性心力衰竭合并症的处理

1. 肾衰竭 检测肾功能损伤标志物可早期识别急性心衰患者合并的肾功能不全。

(1) 血清肌酐(SCr):最为常用,男性≥115~133μmol/L、女性≥107~124μmol/L 即为轻度升高,中、重度肾衰竭患者>190~226μmol/L。

(2) 肾小球滤过率(eGFR):较 SCr 更敏感,在肾功能减退早期(代偿期)eGFR 下降而 SCr 正常;当 eGFR 降至正常的

50%以下时,SCr 才开始增高。因此,SCr 明显高于正常时往往肾功能已严重损害。目前国内外均建议采用 eGFR 评价肾功能,适合中国人群的改良计算公式为:eGFR [ml/(min/1.73m^2)] = 175×SCr(mg/dl) – 1.154×年龄(岁) – 0.203×(0.79 女性)。

中至重度肾衰竭患者对利尿药反应降低,在加大剂量并加用多巴胺仍不能有效消除水肿时,宜做血液滤过。

严重的肾衰竭应作血液透析,尤其对伴低钠血症、酸中毒和难治性水肿者。

2. 肺部疾病 合并存在的各种肺部疾病均可加重急性心衰或使之难治。如为 COPD 伴呼吸功能不全,在急性加重期首选无创机械通气,安全有效;对急性心源性肺水肿也很有效。

3. 心律失常 常见快速性心律失常有房颤(新发房颤伴快速心室率或慢性房颤的急性心率加快)、单纯窦性心动过速、频发室性期前收缩、持续和非持续性室速。无论是原发心律失常诱发急性心衰,还是急性心衰引起快速性心律失常,后果都是加重血流动力学障碍和恶化心律失常。

窦性心动过速、非阵发性交界性心动过速的处理以减慢心室率为主,重在基础疾病和心衰的治疗。新发的快速房颤可加重血流动力学障碍,一旦出现低血压、肺水肿、心肌缺血,应立即电复律;如病情尚可或无电复律条件或电复律后房颤复发,则选用胺碘酮静脉复律或维持窦性心律;慢性房颤治疗以控制心室率为主,首选地高辛或毛花苷 C 静脉注射,如洋地黄控制心率不满意,也可静脉缓慢注射(10~20 分钟)胺碘酮 150~300mg,其目的是减慢心率,而不是复律。急性心衰中房颤一般不选用 β 受体阻滞剂减慢心率,但对二尖瓣狭窄所致的快速房颤,其他药物无效时可考虑应用。

急性心衰患者频发或连发室性期前收缩很常见,一般不选用抗心律失常药物,如有低钾血症,应补钾、补镁,应及时纠正。如并发持续性室速,无论单形或多形性,血流动力学大多不稳定,并易恶化成室颤,首选电复律纠正,但电复律后室速易复发,可加用胺碘酮静脉注射负荷量150mg(10 分钟)后静脉滴注 1mg/min×6h,继以 0.5mg/min×18h。室颤者电除颤后需应用胺碘酮预防复发。利多卡因在心衰中可以应用,但静脉剂量不宜过大,75~150mg(3~5 分钟)静脉注射,继以静脉滴注 2~4mg/min,一般维持 24~30 小时。心衰中的室速不能应用普罗帕酮。

伴缓慢性心律失常患者,如血流动力学状态不受影响则无须特殊处理,造成血流动力学障碍加重或恶化时,如三度房室传导阻滞、二度 II 型房室传导阻滞及心室率<50 次/min 钟的窦性心动过缓且药物治疗无效时,建议置入临时心脏起搏器。

(七) 病情稳定后的后续处理 急性心衰经治疗血流动力学稳定后应尽早启用改善预后的药物治疗,包括 ACEI/ARB、β 受体阻滞剂、醛固酮受体拮抗剂、钠葡萄协同转运蛋白 2 抑制剂(SGLT-2 抑制剂)。沙库巴曲缬沙坦比 ACEI 更好地改善心衰预后,可替代 ACEI/ARB 用于心衰治疗,在使用 β 受体阻滞剂后仍然窦性心律超过 75 次/min 或不能耐受 β 受体阻滞剂治疗的患者可加用伊伐布雷定治疗控制过快的心率。

急性心衰经治疗稳定后的 1~3 个月仍存在较高的心衰再次恶化和死亡的风险,称为心衰的易损期(vulnerable phase),宜 1~2 周内密切随访并调整相应的治疗。BNP/NT-proBNP 测定可用于评估病情的变化,与基础水平相比,出院时水平未下降或降幅低于 30%,即便症状有所缓解,仍可能提示预后不良,需继续积极治疗。

第二节 慢性心功能不全

慢性心功能不全(chronic cardiac insufficiency)出现症状时称慢性心力衰竭(chronic heart failure),是多种病因所致心脏疾病的终末阶段,是心脏结构或功能疾病损伤心室充盈和/或射血能力而造成组织淤血和/或缺血的一种复杂的临床综合征。

【病因】

成人慢性心力衰竭的病因主要是冠心病、高血压、瓣膜病和扩张型心肌病。其他较常见的病因有心肌炎和先天性心脏病。较少见的病因有心包疾病、甲状腺功能亢进与减退、贫血、维生素 B_1 缺乏症、动静脉瘘、心房黏液瘤和其他心脏肿瘤、结缔组织疾病、高原病及少见的内分泌病等。

上述病因,可通过下列机制损害心脏功能,引起心力衰竭。

(一)原发性心肌收缩力受损 如心肌缺血和梗死、心肌炎症、变性或坏死(如风湿性或病毒性心肌炎、白喉性心肌坏死)、心肌病等,可使心肌收缩力减弱而导致心力衰竭。

(二)压力负荷(后负荷)过重 体循环及肺高压,左、右心室流出道狭窄,主动脉或肺动脉瓣狭窄等,均能使心室收缩时阻力增高、后负荷加重,引起继发性心肌舒缩功能减弱而导致心力衰竭。

(三)容量负荷(前负荷)过重 瓣膜关闭不全,心内或大血管间左至右分流等,使心室舒张期容量增加,前负荷加重,也可引起继发性心肌收缩力减弱和心力衰竭。

(四)高动力性循环状态 主要发生于贫血、体循环动静脉瘘、甲状腺功能亢进、维生素 B_1 缺乏症所致心脏病等。由于周围血管阻力降低,心排血量增多,也能引起心室容量负荷加重,导致心力衰竭。

(五)心室前负荷不足 二尖瓣狭窄,心脏压塞和限制型心肌病等,引起心室充盈受限,体、肺循环淤血。

【诱因】

心力衰竭加重或急性发作常有以下诱发因素:

(一)感染 最常见为呼吸道感染,其他有风湿热、泌尿道感染、感染性心内膜炎等。

(二)过度体力活动和情绪激动

(三)钠盐摄入过多

(四)心律失常 特别是快速性心律失常,如伴有快速心室率的房颤、房扑。

(五)妊娠和分娩

(六)输液 输液(特别是含钠盐的液体)、输血过快和/或过多。

(七)药物作用 ①抑制心肌收缩力的药物,如 β 受体阻滞剂应用不当,某些抗心律失常药物(如奎尼丁、普鲁卡因胺、维拉帕米等),抗肿瘤药物等;②引起水钠潴留,如肾上腺皮质激素等。

(八)其他 出血和贫血、肺栓塞、室壁瘤等。

【病理解剖】

慢性心力衰竭的病理解剖学改变包括:心脏本身的代偿性病理改变,如心肌肥厚和心腔扩大等;长期静脉压增高引起的器官淤血性病理改变;心房、心室附壁血栓、静脉血栓形成。心腔内附壁血栓常见于左、右心耳和左心室心尖部。左侧心脏附壁血栓脱落,可引起体循环动脉栓塞,如脑、肾、四肢、脾和肠系膜的梗死。右侧心腔附壁血栓脱落引起肺栓塞的较少见。静脉血栓多见于下肢静脉,可引起肺栓塞和不同程度的肺梗死。

【病理生理】

(一)代偿机制 在心力衰竭的发生和发展过程中,可出现一系列代偿过程,其中以神经体液调节最为显著,早期可能改善心力衰竭的血流动力学,但长期过度代偿反而有害。

1. Frank-Starling 机制 心功能不全时心脏的前负荷增加,心室舒张末期容积增加。心腔扩大拉长了心肌纤维,在一定的范围内可使心肌收缩加强,增加心搏量,起到代偿作用。临床上常用心室舒张末期压(即充盈压)来表示心室前负荷,用心室功能曲线(图 12-2-2-1)来表示前负荷与心搏量的关系。对左心室而言,舒张末期压在 15~18mmHg 时,心搏量达峰值。前负荷不足或过度,均可导致心搏量减少。心功能不全时,心功能曲线向右下移位,心搏量随前负荷的增加明显减小。

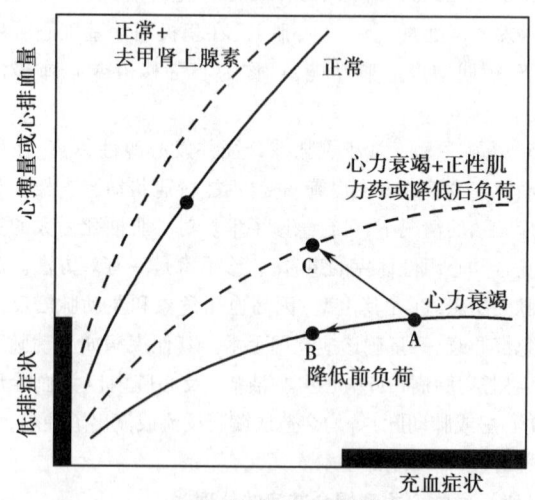

图 12-2-2-1 左心室收缩功能曲线

2. 心肌肥厚 当心脏后负荷增高时,心肌肥厚是主要代偿机制。心肌肥厚时心肌细胞数并不增加,以心肌纤维增多为主。细胞核及作为供给能源的线粒体也增大和增多,但程度和速度均逊于心肌纤维的增多,心肌整体能源不足,继续发展终至心肌细胞坏死。

3. 神经激素系统激活

（1）交感神经-肾上腺系统激活：心搏量的降低或低血压通过动脉压力感受器引起的压力感受器反射激活交感神经-肾上腺系统，使儿茶酚胺分泌增多，产生下列改变：①心肌 β_1 受体兴奋，心率增快，心肌收缩力增强，在一定限度内可使心搏出量增加；②α_1 受体兴奋，外周血管收缩，静脉收缩使回心血量增多，选择性小动脉收缩则起到维持血压并保证重要脏器血供的作用；③肾交感神经活性增高导致肾灌注压下降，刺激肾素释放，激活肾素-血管紧张素-醛固酮系统（RAAS）。血浆去甲肾上腺素（norepinephrine，NE）水平增高程度反映交感神经-肾上腺素系统激活程度。这些改变短期内可部分代偿心力衰竭血流动力学异常，但长期持续的增高可加重心肌缺血，引起心律失常，也可引起 β 受体功能及密度的改变。人类心脏含 β_1、β_2 和 β_3 受体。正常时，以 β_1 作用为主（正常心室肌 β_1 与 β_2 受体分布比例为 77%∶23%），但心力衰竭后可引起选择性 β_1 受体的下调而相对保留 β_2 受体，β_3 受体的基因表达和蛋白水平也上调。β_3 受体介导的负性肌力作用可能是对交感神经系统自身引起的正性肌力作用的负反馈。心力衰竭早期 β_3 受体代偿性增加可能避免进一步细胞损害，但当心力衰竭发展到一定阶段，这种代偿性变化可能就变得不再适宜，持久的负性肌力作用加剧了心力衰竭的发展。

（2）RAAS 激活：心力衰竭时肾血流灌注降低及肾小球旁器中 β_1 交感受体的刺激是 RAAS 激活的主要机制。RAAS 被激活后，血管紧张素转换酶（ACE）活性增强，致血管紧张素 Ⅰ 转变为血管紧张素 Ⅱ（AT Ⅱ）增多，导致循环阻力增加，并激活醛固酮系统，引起钠水潴留，使左心室充盈压增高，加重心力衰竭。AT Ⅱ 和醛固酮促使心肌增厚、血管平滑肌增生、血管内皮细胞凋亡等发生一系列变化。

（3）利钠肽类（natriuretic peptide）：主要包括心钠肽（atrial natriuretic peptide，ANP）、BNP 和 C 型利钠肽（C-type natriuretic peptide，CNP）。压力负荷增加和机械牵拉机制激活分泌，生理作用是扩张血管，增加排钠，对抗 AT Ⅱ、内皮素等引起的水钠潴留，对心功能不全起到一定的代偿。

（4）其他体液因子和细胞因子的改变：

1）血管升压素：由下丘脑分泌，心搏量下降或低血压严重影响组织灌注时，通过神经反射作用，血管升压素分泌增多。发挥缩血管、抗利尿、增加血容量的作用。但过强的作用可导致稀释性低钠血症。

2）内皮素：有内皮素-1（ET-1）、ET-2 和 ET-3 三种，是强烈的血管收缩剂，并参与心肌细胞的病理肥大、纤维化。心力衰竭时循环内皮素水平升高，并与患者肺血管阻力、肺动脉压和预后相关。

3）炎性细胞因子：如肿瘤坏死因子-α（TNF-α）能诱发心力衰竭，在体外能减少细胞内 Ca^{2+}。炎性细胞因子白介素-1 能诱导心肌细胞肥厚和一氧化氮（NO）合酶表达，使 NO 水平升高，NO 能减弱心肌细胞对 β 肾上腺素能激动剂的正性变力性效应，促进心肌细胞肥大与凋亡。

4. 心肌能量代谢变化 正常的心脏能量代谢对维持心脏功能具有重要意义。尤其心肌收缩是主动耗能的过程，但心肌不能储存大量脂肪、糖原和磷酸肌酸，为满足收缩和舒张的能量需要，心脏必须不断地生成 ATP。肥厚衰竭心肌的能量和底物代谢发生变化，心肌能量生成和利用障碍，促使左心室收缩功能进行性恶化。

（二）心脏重构 心脏重构指心肌及其间质为适应增加的心脏负荷，细胞结构、功能、数量及遗传表型等方面发生了适应性、增生性的变化，导致心脏的大小、形状和功能发生改变。心脏重构是引起心力衰竭进行性进展的病理生理基础，主要包括结构重构和电重构。结构重构表现为心肌细胞肥大，胶原沉积和由于组织坏死和/或凋亡而发生的心肌细胞减少，常表现为心肌肥厚、心室腔增大和心室形态的变化。电重构表现为离子通道的改变、缝隙连接分布的改变和连接蛋白分布的不均一性等，导致静息膜电位和动作电位时程改变，引起心肌电活动的不均一性，致心律失常。

（三）舒张功能改变 心室充盈量减少、弹性回缩力降低和心室僵硬度增加都可以引起心室舒张功能降低。心脏舒张功能不全可分为两大类，一种是主动舒张功能障碍，当能量供应不足时，主动舒张功能即受影响，如冠心病有明显心肌缺血时，在出现收缩功能障碍前即可出现舒张功能障碍。另一种是由于心室肌的顺应性减退及充盈障碍，主要见于心室肥厚，当左心室舒张末压过高时，肺循环出现高压和淤血，即舒张性心功能不全，此时心肌收缩功能尚可，心排血量无明显降低。

【临床表现】

通常将 LVEF≤40% 的心力衰竭定义为射血分数下降的心力衰竭（heart failure with reduced ejection fraction，HFrEF，即收缩性心衰），LVEF 在 41%~49% 的为射血分数轻度降低的心力衰竭（heart failure with mildly reduced ejection fraction，HFmrEF），LVEF≥50% 为射血分数保留的心力衰竭（heart failure with preserved ejection fraction，HFpEF）。HFpEF 是临床最常见的心衰类型，多发于老年、女性、高血压、糖尿病和房颤患者。

各类心衰的临床表现类同，但有心衰临床表现的并非仅左室功能的异常。临床上习惯于按心力衰竭开始发生于哪一侧心脏和淤血主要表现的部位，将其分为左侧心力衰竭、右侧心力衰竭和全心衰竭。心力衰竭开始或主要发生在左侧心脏并以肺充血为主要表现的称为左侧心力衰竭；开始或主要发生在右侧心脏并以肝、肾等器官和周围静脉淤血为主要表现的，称为右侧心力衰竭。两者同时并存的称全心衰竭。

（一）左侧心力衰竭 左心室衰竭多见于高血压心脏病、冠心病、主动脉瓣病变和二尖瓣关闭不全。二尖瓣狭窄时，左心房压力明显增高，也有肺充血表现，但非左心室衰竭引起，因而称为左心房衰竭。

1. 症状

（1）呼吸困难：是左侧心力衰竭最主要的症状。肺充血时肺组织水肿，气道阻力增加，肺泡弹性降低，吸入少量气体就使肺泡壁张力增高到引起反射性启动呼气的水平，这就造成呼吸困难,特点是浅而快。根据肺充血的程度不同,呼吸困难有下列不同表现形式。

1)劳力性呼吸困难:肺轻微充血时仅在剧烈活动或体力劳动后出现呼吸急促,如登楼、上坡或平地快走等活动时出现。随肺充血程度加重,逐渐发展到更轻的体力活动后,甚至休息时,也发生呼吸困难。

2)端坐呼吸:一种由于平卧时出现呼吸困难而必须采取的高枕、半卧甚至坐位以解除或减轻呼吸困难的状态;最严重的即使端坐床边,两腿下垂,上身向前,双手紧握床边,仍不能缓解。

3)阵发性夜间呼吸困难:是左心室衰竭早期的典型表现。呼吸困难可连续数夜,每夜发作或间断发作,多在夜间熟睡1~2小时后,患者因气闷、气急而惊醒,被迫坐起,可伴阵咳、哮鸣性呼吸音或泡沫样痰。发作较轻者采取坐位后十余分钟至一小时内呼吸困难自动消退,患者又能平卧入睡,次日白天可无异常感觉。严重者可持续发作,阵阵咳嗽,咳粉红色泡沫样痰,甚至发展成为急性肺水肿。

(2)倦怠、乏力、运动耐量下降:为心排血量低下、骨骼肌血供不足的表现。

(3)陈-施呼吸(Cheyne-Stokes respiration):见于严重心力衰竭。呼吸有节律地由暂停逐渐增快、加深,再逐渐减慢、变浅,直到再停,约半至1分钟后呼吸再起,如此周而复始。发生机制是心力衰竭时脑部缺血和缺氧,呼吸中枢敏感性降低所致。脑缺氧严重的患者还可伴有嗜睡、烦躁、神志错乱等精神症状。陈-施呼吸提示预后不良。

2.体征

(1)原有心脏病的体征。

(2)左心室增大:心尖搏动向左下移位,心率增快,心尖区有舒张期奔马律,肺动脉瓣区第二心音亢进,其中舒张期奔马律最有诊断价值,在患者心率增快或左侧卧位并作深呼气时更易听到。左心室扩大还可致相对性二尖瓣关闭不全,产生心尖区收缩期杂音。

(3)交替脉:脉搏强弱交替。轻度交替脉仅能在测血压时发现。

(4)肺部啰音:两侧肺底细湿啰音是左侧心力衰竭的重要体征之一。阵发性呼吸困难或急性肺水肿时可有粗大湿啰音,满布两肺,可伴哮鸣音。

(5)胸腔积液:左侧心力衰竭患者中约25%有胸腔积液。胸腔积液可局限于肺叶间,或呈单侧或双侧胸腔积液。

(二)右侧心力衰竭　从临床和病理生理角度大致分为三类:①右心室压力负荷和/或容量负荷过度,如肺动脉高压、三尖瓣反流、复杂先天性心脏病等;②右心室心肌病变,如右心室心肌梗死、右心室心肌病等;③心包疾病和体循环回流受阻,如缩窄性心包炎、三尖瓣狭窄等。

1.症状　主要由慢性持续淤血引起各脏器功能改变所致,如长期消化道淤血引起食欲缺乏、恶心、呕吐等;肾脏淤血引起尿量减少、夜尿多;肝淤血引起上腹饱胀,甚至剧烈腹痛,

长期肝淤血可引起黄疸。

2.体征

(1)原有心脏病的体征。

(2)心脏增大:以右心室增大为主者可伴有心前区抬举性搏动。心率增快,部分患者可在胸骨左缘相当于右心室表面处听到舒张早期奔马律。右心室明显扩大可致功能性三尖瓣关闭不全,产生三尖瓣区收缩期杂音,吸气时杂音增强。

(3)静脉充盈:颈外静脉充盈为右侧心力衰竭的早期表现。半卧位或坐位时在锁骨上方见到颈外静脉充盈,或颈外静脉充盈最高点距离胸骨角水平10cm以上,都表示静脉压增高,常在右侧较明显。严重右侧心力衰竭静脉压显著升高时,手背静脉和其他表浅静脉也充盈,合并三尖瓣关闭不全时,并可见静脉搏动。

(4)肝大和压痛:出现较早,大多发生于皮下水肿之前。肝大剑突下较肋缘下明显,质地较软,具有充实饱满感,边缘有时扪不清,叩诊剑突下有浊音区,且有压痛。压迫肝脏(或剑突下浊音区)时可见颈静脉充盈加剧(肝颈静脉反流现象)。随心力衰竭的好转或恶化,肝大的程度可在短时期内变化。右心衰竭突然加重时,肝脏急性淤血,引起肝脏急剧增大,肝小叶中央细胞坏死,可伴有右上腹与剑突下剧痛和明显压痛、黄疸。长期慢性右侧心力衰竭引起心源性肝硬化时,肝扪诊质地较硬,压痛可不明显,常伴黄疸、腹水。

(5)下垂性水肿:早期水肿常不明显,多在颈静脉充盈和肝大较明显后才出现。先有皮下组织水分积聚,体重增加,到一定程度后才引起凹陷性水肿。水肿最早出现在身体的下垂部位,起床活动者以脚、踝内侧和胫前较明显,仰卧者骶部水肿;侧卧者卧侧肢体水肿显著。病情严重者可发展到全身水肿。

(6)胸腔积液和腹水:胸膜静脉回流至上腔静脉、支气管静脉和肺静脉,右侧心力衰竭时静脉压增高,可有双侧或单侧胸腔积液。双侧胸腔积液时,右侧量常较多,单侧胸腔积液也以右侧为多见,其原因不明。胸腔积液含蛋白量较高(约2~3g/100ml),细胞数正常。大量腹水多见于三尖瓣关闭不全、三尖瓣下移和缩窄性心包炎,亦可见于晚期心力衰竭。

(7)心包积液:右侧心力衰竭或全心衰竭时可有心包积液,一般不引起心脏压塞。

(8)发绀:长期右侧心力衰竭患者大多有发绀,可表现为面部毛细血管扩张、青紫和色素沉着。发绀是血供不足时组织摄取血氧相对增多,静脉血氧低下所致。

(9)晚期患者可有明显营养不良、消瘦甚至恶病质。

【辅助检查】

(一)心电图检查　心力衰竭并无特异性的心电图表现,但心电图正常者心力衰竭诊断可能性小,常见心室肥大、心肌劳损、心室内传导阻滞、期前收缩等。

(二)X线检查　左侧心力衰竭肺静脉充盈期在X线检查时仅见肺上叶静脉扩张、下叶静脉较细,肺门血管阴影清

晰。在肺间质水肿期可见肺门血管影增粗、模糊不清,肺血管分支扩张增粗或肺叶间淋巴管扩张。在肺泡水肿阶段,开始可见密度增高的粟粒状阴影,继而发展为云雾状阴影。急性肺水肿时可见自肺门伸向肺野中部及周围的扇形云雾状阴影。此外,左侧心力衰竭有时还可见到局限性肺叶间、单侧或双侧胸腔积液;慢性左侧心力衰竭患者还可有叶间胸膜增厚,心影可增大。

(三)超声心动图检查 可测量心腔大小和心脏功能及心脏瓣膜的结构和功能及心包的情况。正常 LVEF>50%。左心室收缩功能不全时,LVEF 下降,左心室舒张功能不全时,E 峰下降,A 峰升高,E/A 比值下降、E/A<1.2。

(四)静脉压测定 肘静脉压超过 14cm 水柱或压迫肝脏30 秒~1 分钟后上升 1~2cm 水柱以上,提示有右侧心力衰竭(我国 1 425 例正常成年人测定正常范围 3~14cm 水柱,平均9.9cm 水柱)。

(五)化验检查 ①右心衰竭患者血清胆红素和丙氨酸氨基转移酶(ALT)可增高。一旦心力衰竭改善,肿大的肝脏可恢复正常,黄疸消退,血清转氨酶也在 1~2 周内恢复正常;②血肌酐和尿素氮也可增高,可有轻度氮质血症;③可有轻度蛋白尿、尿中有少量透明或颗粒管型和少量红细胞。

(六)生物学标志物检查 BNP/NT-proBNP 水平会有不同程度的升高,并与心力衰竭严重程度正相关。BNP<35ng/L或 NT-proBNP<125ng/L,心力衰竭可能性很小,其阴性预测值为 94%~98%。

【心功能的判定与分级】

(一)NYHA 心功能分级 NYHA 心功能分级是美国纽约心脏协会据患者自觉症状制定的分级(表 12-2-2-1)。是临床判断心功能的重要指标。需要注意的是心力衰竭患者的 LVEF与心功能分级症状并非完全一致。

表 12-2-2-1 NYHA 心功能分级

分级	症状
Ⅰ级(轻度)	体力活动不受限,一般体力活动不引起明显的气促、疲乏、心悸或心绞痛
Ⅱ级(轻度)	轻度体力活动受限,休息时无症状,日常活动量可引起明显的气促、疲乏、心悸或心绞痛
Ⅲ级(中度)	体力活动明显受限,休息时可无症状,轻于日常活动即可引起明显的气促、疲乏、心悸或心绞痛
Ⅳ级(重度)	不能进行任何体力活动,休息时也有症状。任何体力活动均会引起不适。如无须静脉给药,可在室内或床边活动者为Ⅳa级,不能下床并需静脉给药支持者为Ⅳb级

2005 年美国心脏病学会/美国心脏协会(ACC/AHA)心力衰竭指南将心力衰竭分为 4 个阶段(表 12-2-2-2)。

表 12-2-2-2 心力衰竭的阶段划分

阶段	定义
A(前心衰阶段)	患者为心衰高危人群,尚无心脏结构或功能异常,也无心衰症状和/或体征
B(前临床心衰阶段)	患者从无心衰症状和/或体征,但已发展成结构性心脏疾病
C(临床心衰阶段)	患者已有基础的结构性心脏疾病,以往或目前有心衰症状和/或体征
D(难治性终末期心衰阶段)	患者有进行性结构性心脏疾病,虽积极的内科治疗,休息时仍有症状,且需要特殊干预

NYHA 分级是对阶段 C 与 D 的患者症状严重性的分级。针对阶段 A 和阶段 B 应早期采取措施,可减少或延迟心力衰竭的发生。心衰一旦发生,病情发展可通过治疗减缓,但一般不会自动逆转。

(二)6 分钟步行试验 在平坦的地面划出一段长 30m(100 英尺)的直线距离,患者在其间往返走动,步履缓急由患者根据自己的体力决定,患者可根据体力暂时休息或中止试验,6 分钟后试验结束。活动距离<150m 为重度心衰,150~450m 为中重度心衰,>450m 为轻度心衰。该活动距离与预后相关,6 分钟步行距离<300m,提示预后不良。虽然患者在 6 分钟内步行的距离可能受到医师诱导或主观能动性的影响,影响预后判定的因素也需要进一步明确,但此方法简便、易行,可为临床提供参考,有助于对心功能的估计和指导利尿剂的应用。

(三)液体潴留及其严重程度判断 短时间内体重增加是液体潴留的可靠指标,故体重测量是有效的判断方法。

【诊断与鉴别诊断】

(一)诊断 心衰的诊断包括心衰的症状、体征,以及心脏结构与功能异常的客观证据。左侧心力衰竭的诊断依据为原有心脏病的证据和肺循环充血的表现。右侧心力衰竭的诊断依据为原有心脏病的证据和体循环淤血的表现,且患者大多有左侧心力衰竭的病史。血浆生物学标志物 BNP/NT-proBNP 的测定有重要作用。一般认为 BNP<35pg/ml,NT-proBNP<125pg/ml 可排除慢性心衰的诊断。

(二)鉴别诊断

1. 左心衰的鉴别诊断 呼吸困难是左侧心力衰竭的早期症状,应与呼吸系统疾病,如阻塞性肺气肿、肺功能不全、肥胖或身体虚弱等鉴别。肺底湿啰音应与慢性支气管炎、支气管扩张或肺炎鉴别。

2. 右心衰的鉴别诊断 下肢水肿应与静脉曲张、静脉炎、肾脏疾病或肝脏疾病、淋巴水肿和药物所致等鉴别,这些疾病通常不伴颈静脉充盈。下肢水肿还可发生在久坐或月经前后、妊娠后期;妇女原因不明性下肢水肿亦不少见。另外,肝大应与血吸虫病、肝炎等鉴别。少数情况下,颈静脉充盈可由肺气肿或纵隔肿瘤压迫上腔静脉引起。胸腔积液可由胸膜结核、肿瘤和肺梗死引起;腹水也可由肝硬化、低蛋白血症、腹膜结核、肿瘤引起。

3. HFpEF 的鉴别诊断　HFpEF 的症状和体征等和 HFrEF 相比没有差异,而超声心动图上左心室收缩功能正常或轻度异常(LVEF>50%),通常不伴有左室腔的明显增大(左心室舒张末期容积指数<97ml/m²)。临床疑似 HFpEF 患者,可行超声心动图负荷试验观察心室舒张功能指标的变化(E/e′≥15,三尖瓣血流反流速度>3.4m/s),或侵入性血流动力学检查观察静息和负荷时左室舒张末压(LVEDP≥16mmHg)和肺毛细血管楔压(PCWP≥15mmHg)的变化用于诊断。

【并发症】

血流迟缓和长期卧床可导致下肢静脉血栓形成,继发肺栓塞和肺梗死,此时可有胸痛、咯血、黄疸、心力衰竭加重甚至休克等表现。左、右心腔内附壁血栓可分别引起体循环和肺动脉栓塞;体循环动脉栓塞可致脑、肾、脾、肠系膜梗死及上、下肢坏死。有卵圆孔未闭者,体循环静脉血栓脱落形成的栓子可能在到达右心房后穿过未闭的卵圆孔到达左心房,再经左心室进入体循环,形成所谓反常栓塞(paradoxical embolism)。长期卧床患者特别是有肺水肿者极易并发呼吸道感染,特别是支气管肺炎。

【防治】

慢性心力衰竭的治疗是以拮抗神经内分泌系统过度激活为主的综合性治疗策略,治疗目标不仅要改善症状、提高生活质量,更要针对心肌重构的机制,延缓心肌重构的进展,从而降低心力衰竭的病死率和住院率。

(一) 心力衰竭一般治疗

1. 去除或缓解基本病因　所有患者都应对心力衰竭的基本病因和危险因素进行评价并积极治疗。原发性瓣膜病伴 NYHA Ⅱ级及以上心力衰竭,主动脉瓣疾病伴晕厥、心绞痛的患者均应予以手术修补或瓣膜置换。冠心病心力衰竭患者,冠状动脉血运重建有望改善心功能。其他包括有效控制高血压、甲状腺功能亢进的治疗、室壁瘤的手术矫正等。

2. 消除心力衰竭的诱因　如控制感染、治疗心律失常特别是心房颤动伴快速心室率;纠正贫血、电解质紊乱、注意是否并发肺梗死等。

3. 改善生活方式　降低新的心脏损害危险性,如戒烟、戒酒,肥胖患者应减轻体重。低盐、低脂饮食,重度心力衰竭患者应限制入水量并每日称体重以早期发现液体潴留。

4. 吸氧和运动的指导　没有必要经常吸氧,适当运动训练提高运动耐力。

5. 密切观察病情演变及定期随访。

6. 避免应用某些药物　如非甾体抗炎药物吲哚美辛、Ⅰ类抗心律失常药及大多数的钙通道阻滞剂。

(二) HFrEF 的药物治疗

1. 利尿药

(1) 利尿药种类:利尿药减轻水肿改善症状的疗效肯定,

但对心力衰竭远期转归的影响(如生存率等)不明(用法详见本篇第二十六章第三节"利尿剂")。

(2) 合理应用利尿药

1) 适应证:有液体潴留证据或原先有过液体潴留者均应给予利尿药。

2) 剂量和维持:通常从小剂量开始,如呋塞米 20mg/d,氢氯噻嗪 25mg/d,逐渐增加剂量直至尿量增加,体重每日减轻 0.5~1.0kg。一旦病情控制(肺部啰音消失、水肿消退、体重稳定),即可以最小有效量长期维持。在长期维持期间,仍应根据液体潴留情况调整剂量。

3) 制剂的选择:仅有轻度液体潴留而肾功能正常的患者,可选用噻嗪类,尤其适用于伴有高血压的患者。氢氯噻嗪 100mg/d 已达最大效应(剂量-效应曲线已达平台期),再增量亦无效。有明显液体潴留者,特别当合并肾功能受损时宜选用袢利尿药,如呋塞米。呋塞米的剂量与效应呈线性关系,增加剂量的范围较大。

4) 利尿药抵抗及处理:随着心力衰竭的进展,肾脏灌注压下降,eGFR 下降,而中心静脉压增高使肾静脉压也随之升高,肾脏灌注压差降低,尿量进行性减少,加之肠管水肿或小肠低灌注,药物吸收延迟,此时需要加大利尿药剂量。当使用大剂量也无反应时称为利尿药抵抗。此时可用下法:①静脉给予利尿药如呋塞米持续静脉滴注(1~5mg/h);②2 种或 2 种以上利尿药联合应用;③应用增加肾血流的药物,如短期应用小剂量的多巴胺或多巴酚丁胺[2~5μg/(kg·min)];④超滤。

(3) 利尿药治疗的不良反应

1) 电解质丢失:利尿药可引起低钾、低镁血症而诱发心律失常。合并使用 ACEI/ARB,并给予保钾利尿药特别是醛固酮受体拮抗药螺内酯常能预防钾、镁的丢失,较补充钾盐、镁盐更为有效,且易耐受。

出现低钠血症时应注意区别缺钠性低钠血症和稀释性低钠血症,因两者治疗原则不同。部分心衰患者食欲较差,钠摄入减少,长期限盐及使用大剂量利尿药,导致血钠水平真正降低,即缺钠性低钠血症。此种患者的尿钠浓度常小于 25mmol/L,尿渗透压小于 100mOsm/kg,患者通常伴有恶心和嗜睡,明确诊断后,应给予高渗盐水静脉输注,根据血钠水平决定补钠浓度和剂量。稀释性低钠血症又称难治性水肿,见于心力衰竭进行性恶化患者,此时钠、水都潴留,但水潴留多于钠潴留,故属高容量性低钠血症。尿少而比重偏低,治疗应严格限制入水量,并按利尿药抵抗处理,血管升压素 V₂ 受体拮抗剂(托伐普坦,常用起始剂量 15mg/d,可增加到 60mg/d)常有好的效果。

2) 神经内分泌激活:使用利尿药可激活内源性内分泌系统,特别是肾素-血管紧张素系统(RAS)。因而,利尿药应与 ACEI/ARB 及 β 受体阻滞剂联合应用。

3) 低血压和氮质血症:大量利尿可引起低血压和损害肾功能,但低血压和氮质血症也可能是心力衰竭恶化的表现。心力衰竭患者如无液体潴留、低血压和氮质血症可能与容量减少有关,如血压和肾功能变化显著或产生症状,则应减少利尿药用量。如果患者有持续性液体潴留,低血压和氮质血症则有可能是心力衰竭恶化和外周有效灌注量降低的反映,应继续维持所用的利尿药,并短期使用能增加器官灌注的药物如多巴胺或多巴酚丁胺。

2. 正性肌力药物

(1) 洋地黄类:洋地黄作为传统的正性肌力药,应用于心力衰竭的治疗已有200余年。其中,地高辛是唯一经过安慰剂对照临床试验(Digoxin Investigation Group trial,DIG)评估,也是唯一被美国 FDA 确认能有效治疗慢性心力衰竭的洋地黄制剂。虽然长期应用不能提高心力衰竭患者的生存率,但可改善症状,增加活动能力(用法参见本篇第二十六章第六节"洋地黄类及其他正性肌力药物")。

1) 合理应用:洋地黄的适应证是伴有室上性快速心律失常(尤其是心房颤动)的中、重度收缩性心力衰竭。在利尿药与 ACEI 联合治疗的基础上加用地高辛可进一步降低心力衰竭恶化率。不推荐地高辛用于无症状的左心室收缩功能障碍(NYHA 心功能 I 级)的治疗,在右心衰竭(慢性肺源性心脏病)或急性心肌梗死所致的心力衰竭中效果有限,可能增加死亡。

临床上,静息时心室率60~70 次/min,日常活动后不超过90 次/min 常表示维持量适当。心房颤动或心房扑动伴心室率超过100 次/min 时,大多表示洋地黄量不足。

2) 洋地黄中毒处理:一旦诊断,应立即停药。轻度毒性反应如胃肠道、神经系统和视觉症状,一度房室传导阻滞、窦性心动过缓和偶发室性期前收缩等心律失常表现,停药后均可自行缓解。对快速性心律失常者,如血钾浓度低则可用静脉补钾,如血钾正常可使用苯妥英钠或利多卡因。电复律一般禁用,因易致心室颤动。阿托品静脉注射常用于治疗洋地黄中毒引起的二度或二度以上的窦房或房室阻滞,如心室率慢则宜给予临时心室起搏。

(2) 其他正性肌力药:包括多巴胺、多巴酚丁胺、米力农和左西孟旦,对慢性心衰患者均不宜长期应用(参见本篇第二十六章第六节"洋地黄类及其他正性肌力药物")。

3. 血管紧张素转换酶抑制剂(ACEI)

(1) 适应证:①所有左心室收缩功能不全所致的心力衰竭(LVEF<40%),除非有禁忌证或不能耐受治疗。无症状性心功能不全(NYHA 心功能 I 级)亦应使用,可预防和延缓发生心力衰竭。②适用于慢性心力衰竭(轻、中、重度)的长期治疗,不能用于抢救急性心力衰竭或难治性心力衰竭正在静脉用药者。需注意疗效常在数周或数月后才出现,即使症状未改善,仍可降低疾病进展的危险性。

(2) 用法及不良反应(参见本篇第二十六章第二节"肾素-血管紧张素-醛固酮系统抑制剂")。

4. 血管紧张素受体阻滞剂(ARB)　因为 ACEI 改善心衰患者预后证据充分,对以往没有使用过 ACEI 的患者,不宜首先使用 ARB 治疗,耐受 ACEI 的患者不宜换用 ARB 代替。但因其他原因已使用 ARB 且心衰控制良好者不必改用 ACEI。ARB 适用于因为血管性水肿或顽固性咳嗽而不能耐受 ACEI 的患者。与 ACEI 一样,ARB 也可以引起低血压、肾功能恶化和高血钾。不推荐联合应用 ARB 和 ACEI 治疗心衰(用法参见本篇第二十六章第二节"肾素-血管紧张素-醛固酮系统抑制剂")。

5. β 受体阻滞剂　β 受体阻滞剂对心力衰竭治疗有效,包括选择性 β_1 受体阻断药(例如美托洛尔和比索洛尔)和全面阻滞肾上腺素能 α_1、β_1 和 β_2 受体的 β 受体阻滞剂(例如卡维地洛)。

适应证:所有慢性收缩性心力衰竭,NYHA 心功能 Ⅱ、Ⅲ 级患者,LVEF<40%且病情稳定者均可使用,除非有禁忌证或不能耐受。应尽早开始并在利尿药的基础上加用,尽可能合用 ACEI 或 ARB 或沙库巴曲缬沙坦。NYHA 心功能 Ⅳ 级患者,如病情稳定,无体液潴留,体重恒定,且无须静脉用药者,可在严密监护下,由专科医师指导使用。

β 受体阻滞剂有强大的负性肌力作用,治疗初期对心功能有抑制作用,但长期治疗(≥3 个月)则改善心功能,使 LVEF 增加。因此不能应用于急性失代偿性心力衰竭、难治性心力衰竭需静脉使用正性肌力药和因大量液体潴留需强力利尿者。

开始使用和剂量递增 β 受体阻滞剂时应注意患者生命体征和症状的变化。可能出现以下不良反应:①体液潴留和心力衰竭恶化:一般不需要停止治疗,通过强化常规治疗就可以取得较好效果;②乏力:大多无须治疗,必要时可采取减少 β 受体阻滞剂或伴随的利尿药剂量,但如伴有外周低灌注,则应当停药;③心动过缓和传导阻滞:低剂量时不易发生,但在增量过程中,危险性亦逐渐增加,如心率<55 次/min 或出现二度及以上窦房、房室传导阻滞应减量或停用;④低血压:β 受体阻滞剂,特别是同时阻滞 α 受体的药物,如卡维地洛,可引起低血压,通常无症状,有时出现眩晕、头晕目眩或视力模糊。卡维地洛扩血管作用常常出现在首次使用或增加剂量的24~48 小时,而重复使用该剂量时,该副作用逐渐减退。有容量不足的患者可以减少利尿药剂量而缓解低血压症状。出现低灌注时需要静脉使用正性肌力药物。正性肌力药应使用不依赖于 β 受体的正性肌力药物(例如磷酸二酯酶抑制剂、左西孟旦),一旦病情稳定,应尽早恢复使用 β 受体阻滞剂。

可根据患者的耐受性、用药后心率下降的情况并参考临床试验所用的目标剂量确定患者的剂量。一旦达到了合适剂量,应当长期使用。由于 β 受体阻滞剂个体差异很大,治疗应个体化。

6. 醛固酮拮抗药　心力衰竭时,心室醛固酮(aldosterone,ALD)生成及活化增加,且与心力衰竭的严重程度成正比。醛固酮除引起低镁、低钾外,还可致自主神经功能失调,即交感神经激活而副交感神经活性降低,更重要的是促进心室重构,特别是心肌纤维化,从而促进心力衰竭的发展。醛固酮拮抗药阻断醛固酮的效应。

心力衰竭患者短期应用 ACEI 时,可降低血醛固酮水平,但长期应用,血醛固酮水平却不能保持稳定、持续的降低,即所谓"醛固酮逃逸现象"(ALD escape)。因此如能在 ACEI 基础上加用醛固酮拮抗药,能进一步抑制醛固酮的有害作用,可望有更大的益处。

近期或当前在休息状态下仍有心衰症状的患者（NYHA 心功能Ⅱ～Ⅳ级），使用地高辛、利尿药、ACEI/ARB 和 β 受体阻滞剂后不能缓解，可加用小剂量的螺内酯。治疗前，患者血钾应小于 5.0mmol/L，血清肌酐小于 191μmol/L，并在治疗期间密切监测这两项指标，减少或停止使用补钾药物。如血钾水平超过 5.4mmol/L，应当降低螺内酯用量。如果出现严重高钾血症或疼痛性乳腺增生症，应停药。新型的醛固酮拮抗药依普利酮（eplerenone）可减少男性乳腺增生的副作用，能减少收缩性心力衰竭患者和 NYHAⅡ级患者的死亡风险和住院风险，对轻度心力衰竭也能获益。

7. 窦房结 I_f 通道抑制剂 伊伐布雷定为选择性窦房结 I_f 通道抑制剂，可以减慢窦性节律，在已优化 ACEI 和 β 受体阻滞剂治疗基础上，对窦性心率大于 70 次/min 的收缩性心力衰竭患者有益，能使心血管死亡或心力衰竭住院数量显著减少，改善心衰患者的预后。

8. 沙库巴曲缬沙坦 沙库巴曲缬沙坦是一个由沙库巴曲和缬沙坦两种成分构成、具有脑啡肽酶抑制和血管紧张素Ⅱ的 AT_1 受体阻断作用的药物。在慢性收缩性心衰和急性心衰经治疗血流动力学稳定的患者，沙库巴曲缬沙坦能较 ACEI（如依那普利）更好改善心衰预后，已成为收缩性心衰的优先治疗选择（用法参见本篇第二十六章第六节"洋地黄类及其他正性肌力药物"）。

9. 钠-葡萄糖共转运蛋白-2 抑制剂（SGLT-2i） SGLT-2 主要在肾脏表达，生理状态下，约 90% 的葡萄糖通过肾脏近曲小管被重吸收，SGLT-2i 通过阻断近曲小管 S1 段 SGLT-2 对葡萄糖的重吸收而使葡萄糖从尿液排出，达到降糖的作用。SGLT-2i 尚有排钠、减重的作用，在糖尿病和非糖尿病心衰患者，SGLT-2i 有降低心衰死亡风险和住院风险的作用。

10. 鸟苷酸环化酶激动剂 一氧化氮-环鸟苷酸-蛋白激酶（NO-c GMP-PK）信号通路下调参与心肌重构和血管收缩的发生，维利西呱是一种口服可溶性鸟苷酸环化酶激动剂，可用于恶性慢性心力衰竭和左心室射血分数（LVEF）降低的患者，降低心衰住院和死亡的风险。

（三）HFmrEF 的治疗 目前倾向性认为 HFmrEF 的药物治疗类比 HFrEF。

（四）HFpEF 的治疗

1. 寻找和治疗基本病因 如有效控制血压，减轻心肌肥厚、主动脉瓣换瓣术治疗主动脉瓣狭窄、冠状动脉血运重建或冠状动脉旁路移植术改善心肌缺血等。

2. 降低肺静脉压 限制钠摄入量、使用利尿药以减少静脉回流，但需从小剂量开始避免左心室充盈量和心排血量的明显降低。

3. β 受体阻滞剂 可通过减慢心率、延长舒张期改善舒张功能。降低血压、减轻心肌肥厚的作用也对舒张功能的改善有重要作用，特别适用于高血压、冠心病合并房性或室性心律失常时。

4. 钙通道阻滞剂 可降低血压，改善左心室舒张早期充

盈，减轻心肌肥厚，尽管有一定程度的负性肌力作用，维拉帕米和地尔硫䓬可通过减慢心率而改善心肌的舒张功能。

5. RAAS 拮抗药 包括 ACEI、ARB 和醛固酮拮抗药。不但可降低血压，且对心肌局部的 RAAS 也有直接作用，但缺少改善预后的证据。

6. 沙库巴曲缬沙坦 可使 BNP 降解减少，发挥利钠肽系统扩张血管、利尿和抗心肌重构等作用，有助于减轻患者的症状，减少心衰住院风险。

7. 钠-葡萄糖共转运蛋白-2 抑制剂（SGLT-2i） 可通过减重、排钠、利尿的作用减轻患者的症状，减少住院和死亡的风险。

8. 洋地黄 洋地黄可增加细胞内钙负荷，对左心室舒张功能有弊无利，除房颤患者外，一般不用于 HFpEF 的治疗。如患者并发房颤，应尽可能在短期内转复窦性节律，必要时可使用直流电复律。

9. 抗心律失常药物 心律失常，尤其是快速性心律失常对 HFpEF 患者的血流动力学常产生很大影响，故预防心律失常的发生对 HFpEF 的患者有重要意义。临床常用的药物以Ⅱ类、Ⅲ类和Ⅳ类最为常用，可根据不同患者特点选用。

（五）慢性收缩性心力衰竭合并室性心律失常的治疗

1. 药物治疗 心力衰竭患者可伴有频发、复杂性心律失常并可能与猝死危险有关，但几乎所有抗心律失常药物的临床试验都显示虽然药物可有效减少室性异位心律但并不降低猝死危险。相反，由于这类药物的负性肌力及致心律失常作用可能使死亡率增高。除 β 受体阻滞剂外，迄今尚未证实抗心律失常药物治疗可显著降低病死率、改善心力衰竭预后。因此对无症状、非持续性室性心律失常不主张积极抗心律失常治疗。对有记录证实为持续性室性心动过速、心室颤动、曾经猝死复苏的患者，以及伴明显血流动力障碍的短阵室性心动过速患者，Ⅲ类抗心律失常药物胺碘酮可抑制心律失常且不增加心力衰竭患者的死亡危险性，通常剂量为 0.2g，每日 3 次，口服 5～7 日；然后 0.2g，每日 2 次，口服 5～7 日；随后用 0.2g，每日 1 次维持。如治疗有效可试用 0.2g，每日 1 次，每周 5 日，直至减量为 0.2g，隔日 1 次。但胺碘酮对预防心力衰竭猝死或延长生存方面尚无确切的证据。应注意寻找和去除各种可能引起心律失常的原因，如心力衰竭未控制、心肌缺血、低钾、低镁血症；药物的致心律失常作用，特别是各种正性肌力药物。

2. 植入型心律转复除颤器（ICD） 参见本篇第六章"植入型心脏电子装置和体外心脏电复律"。

（六）难治性心力衰竭的治疗 症状持续且对各种治疗反应差的充血性心力衰竭称为难治性或顽固性心力衰竭。其治疗包括既往诊断和治疗的重新评估，使用静脉药物治疗及非药物治疗。

1. 既往诊断和治疗的重新估价 包括心力衰竭的病因和诱因，尤其是可治疗的病因和使心力衰竭持续的心外因素，如冠心病、心瓣膜病、感染性心内膜炎及甲状腺功能亢进或减退、各类贫血等。

2. 静脉血管扩张剂和正性肌力药物 顽固性心力衰竭患

者一般需静脉使用正性肌力药物（多巴胺、多巴酚丁胺、米力农或左西孟旦）和血管扩张剂（硝酸甘油或硝普钠）以改善心脏功能、并稳定临床状况。一旦病情稳定，应当采用口服药物改善症状。只有在多次治疗病情仍然不稳定的情况下才考虑连续静脉治疗。需要强调的是，即使是严重心力衰竭的患者，也不主张长期静脉用药。

3. 明显水钠潴留、利尿药效果差者应及早血液净化治疗。

4. 心脏再同步化治疗（CRT）　参见本篇第六章"植入型心脏电子装置和体外心脏电复律"。

5. 心脏移植　是目前治疗顽固性心力衰竭唯一成熟的外科方法。心脏移植适应证主要是心脏功能严重受损的患者，最大运动氧耗量小于 15ml/min（或小于预计正常值的 50%）或长期依赖于静脉正性肌力药物的患者。目前存在的主要问题是移植心脏的来源，排异反应，需长期服用免疫抑制剂与巨大的经济负担。

6. 体外循环支持装置　可用于严重心脏事件后患者（例如心脏部分切除术后休克、心肌缺血）或准备进行心脏移植的患者。左心室辅助设备提供了血流动力学支持，可以植入体内使患者可以走动并出院。

7. 干细胞移植　干细胞作为细胞治疗或组织器官替代治疗的种子细胞被寄予厚望，但真正用于临床，尚有许多科学问题亟待解决。

推荐阅读

1. 中华医学会心血管病学分会,中华心血管病杂志编辑委员会.中国心力衰竭诊断和治疗指南 2018［J］.中华心血管病杂志,2018,46（10）：760-789.

2. PONIKOWSKI P,VOORS A A,ANKER S D,et al. 2016 ESC Guidelines for the diagnosis and treatment of acute and chronic heart failure：The Task Force for the diagnosis and treatment of acute and chronic heart failure of the European Society of Cardiology（ESC）Developed with the special contribution of the Heart Failure Association（HFA）of the ESC［J］. Eur Heart J,2016,18（8）：891-975.

3. YANCY C W,JESSUP M,BOZKURT B,et al. 2016 ACC/AHA/HFSA Focused Update on New Pharmacological Therapy for Heart Failure：An Update of the 2013 ACCF/AHA Guideline for the Management of Heart Failure：A Report of the American College of Cardiology/American Heart Association Task Force on Clinical Practice Guidelines and the Heart Failure Society of America［J］. J Am Coll Cardiol, 2016, 68（13）：1476-1488.

第三章　心律失常

第一节　概　　述

宿燕岗　李志善

心脏不断规律、协调地进行收缩和舒张交替活动是心脏实现泵血功能、推动血液循环的必要条件，而这些机械活动均由心脏的电活动所激发。心脏的电活动起源于窦房结，后者的冲动先扩布到右、左心房，然后到达房室结，再沿房室束及左右束支、浦肯野纤维网传导激动心室肌，使得心房和心室顺序收缩和舒张。凡由于心脏内冲动的发生与传播不正常而使整个心脏或其一部分的活动变为过快、过慢或不规则，或者各部分活动的顺序发生紊乱时，即形成心律失常（cardiac arrhythmia）。

【与心律失常有关的心脏解剖与生理】

（一）心脏的传导系统解剖　心肌按其组织结构和功能特点可粗略地分为两大类型：一类是普通的心肌细胞，占心肌组织的大部分，具有兴奋性和传导性。另一类是特殊分化了的心肌细胞，组成心脏的特殊传导系统，它们除具有兴奋性和传导性之外，还具有自动产生节律性兴奋的能力，故又称为自律细胞。心脏特殊传导系统主要包括窦房结（sino-atrial node，SAN）、房室交界（又称房室结区，atrio-ventricular node，AVN）、房室束（又称希氏束，His bundle）、左右束支及其分支，以及浦肯野纤维网。窦房结位于右心房与上腔静脉交界处的前外侧，是控制心脏正常活动的起搏点；房室结区（房室交界）位于冠状静脉窦和三尖瓣环之间，Koch 三角区内，向前上延续成房室束，其从房室结延伸出后，穿过中央纤维体（穿行部），越过房室环，走行于膜部室间隔的后缘，至肌部室间隔的顶部先分出左束支（left bundle branch，LBB）的后分支，再分出左束支的前分支（此段称为分叉部），本身延续成右束支。左束支后分支粗短，呈扇形分支，左束支前分支和右束支细长。两侧束支于心内膜下走向心尖方向并再分支，互相交织成网状，并垂直向心外膜侧延伸，称为浦肯野纤维网，深入心室肌内（图 12-3-1-1）。

窦房结主要含有 P 细胞和过渡细胞。P 细胞是自律细胞，位于窦房结中心部分；过渡细胞位于周边部分，不具有自律性。房室结区是心房和心室之间的特殊传导组织，是心房兴奋传入心室的通道，它主要包括以下三个功能区域：房结区、结区和结希区。房结区和结希区都具有传导性和自律性；而结区仅有传导性，无自律性，激动传导在结区延迟最明显。窦房结、房室结和房室束主干多由右冠状动脉供血。房室束分支部分、左前分支和右束支血来自左冠状动脉前降支，而左后分支则由左冠状动脉回旋支和右冠状动脉供血。

（二）心肌细胞的电生理基础　心肌细胞电生理基础为经心肌细胞膜的跨膜离子流。

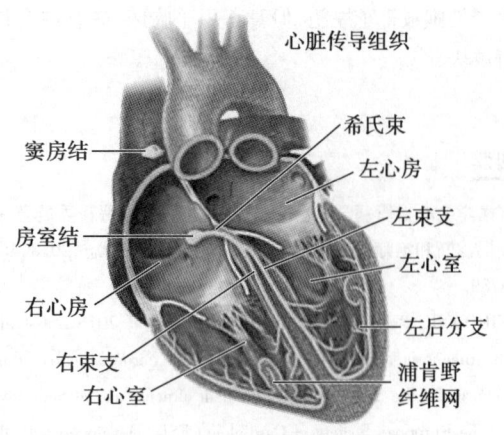

图 12-3-1-1　心脏传导系统解剖示意

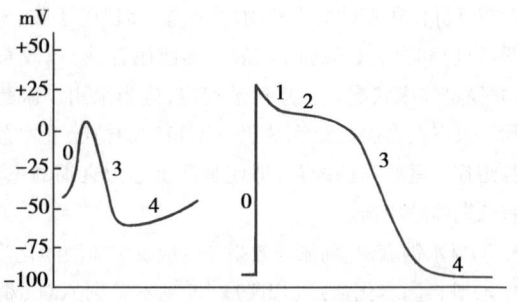

图 12-3-1-2　心肌细胞的动作电位、不应期（左）和膜反应曲线（右）

细胞属于慢反应细胞。

（2）1期：又称快速复极初期，由钾外流形成，历时10毫秒，膜电位由+30mV迅速下降至0mV左右。

（3）2期：又称平台期（plateau），由慢钙内流和缓慢钾外流平衡形成，维持膜电位接近0mV。此期持续约100~150毫秒，是心肌动作电位持续时间长的主要原因。窦房结P细胞没有明显的1期和2期。

（4）3期：又称快速复极末期，随着复极化过程的进行，再生性外向钾流随时间递增，此时慢钙通道失活，内向离子流减弱至终止，膜内电位由0mV左右较快地下降至静息电位水平，完成复极化过程，占时约100~150毫秒。

自0期起始至3期结束所需时限称为动作电位时限（action potential duration，APD）。在复极化过程的大部分时间中，心肌细胞不能被新的刺激激活，这也是产生不应期（refractory period）的原因。

（5）4期：在心室肌细胞或其他非自律细胞，4期膜电位稳定在−90mV左右的静息电位水平，由外向背景钾流维持。自律细胞在4期开始缓慢自动除极（舒张期除极），达到阈电位水平时则诱发产生一个动作电位。钾外流随时间的进行性衰减是窦房结P细胞4期除极的最重要的离子基础。

慢反应细胞（窦房结和房室结的结区细胞）动作电位曲线与其他部位不同：0期除极缓慢、振幅低，1、2、3期分期不明显，4期自动除极斜率大，动作电位时限短（无明显平台期）（图12-3-1-3）。慢反应细胞自律性较高，传导性能差，易发生传导障碍；快反应细胞则传导性能可靠。

随着心肌细胞电生理研究的深入，对心肌细胞膜的离子通道及其离子流的作用又提出一些新概念，分子生物学和遗传性疾病研究了解到了与离子通道相关的一些基因，如 *SCN5A*（hH1）为编码 I_{Na} 的基因等。

（三）心肌细胞的电生理特性　心肌细胞有自律性、兴奋性、传导性和收缩性，前三者与心律失常关系密切。

1. 自律性（automaticity）　具有自律性的心肌细胞包括窦房结、房室交界、希氏束和浦肯野系统的细胞。自动节律的频率（起搏频率）取决于最大舒张期膜电位水平、阈电位水平和4期自动除极速率三个因素，其中4期自动除极速率对其影响最大（图12-3-1-4）。窦房结细胞的起搏频率最高，约100次/min，

1. 膜内外离子浓度差　心肌细胞膜上有离子通道，每一种通道只允许一种或数种离子通过，即所谓选择通透性。心肌细胞膜的选择通透性能使细胞膜内外各种离子浓度存在差别，如心肌细胞膜内钠、钙离子浓度远低于膜外，而钾离子浓度则远较膜外高，形成膜内外不同离子的浓度差，因而也使膜内外保持一定的电位差。离子的跨膜转运称为离子流（ion current）。外向电流导致膜内电位向负电性转化，促使膜复极；内向电流导致膜内电位向正电性转化，促使膜除极。离子是否能跨膜转运取决于相应的离子通道是否开放及其开放的程度。

2. 离子通道　心肌细胞膜上的离子通道有两大类：由跨膜电位决定的电压门控通道（voltage-gated channel）及由各种化学物质（如各种受体的配体）决定的化学门控通道（chemically-gated channel）。在动作电位发生机制中，电压门控通道起主要作用，神经体液介质则可改变化学门控通道的通透性。

3. 膜电位　心肌细胞膜的内外存在一定的电位差，称为跨膜电位（transmembrane potential）或膜电位。细胞膜内电位较膜外为负的现象，称为极化。非自律细胞处于静息状态时，外流和内流的离子所携带的总的电荷量是相等的，因此膜电位是稳定的；而自律细胞到达最大复极电位后，膜电位并不稳定于这一水平，随着自动除极的进行，膜电位逐渐衰减。

4. 动作电位　心肌细胞兴奋过程中产生除极和复极的一系列电位变化称为动作电位。按照动作电位特征，可将心肌细胞分为快反应细胞和慢反应细胞。前者包括心房、心室肌（非自律细胞）和浦肯野细胞（自律细胞），后者包括窦房结和房室结的结区细胞。快反应细胞的动作电位振幅大、除极迅速，复极缓慢，传导兴奋的速度快；慢反应细胞动作电位振幅小，除极缓慢，传导兴奋的速度慢。

根据心肌细胞动作电位特征将其分为5期：0期（除极），1、2、3期（复极）和4期（静息或电舒张期）（图12-3-1-2）。

（1）0期：又称除极相，心肌细胞受阈值刺激（阈电位，threshold potential，TP）兴奋时发生除极，膜内电位由静息电位迅速上升。对于心室肌等快反应细胞而言，0期去极化是由于细胞膜上的快钠通道开放、Na^+快速内流引起；而窦房结P细胞则由于细胞膜上的慢钙通道开放，Ca^{2+}的缓慢内流形成，故P

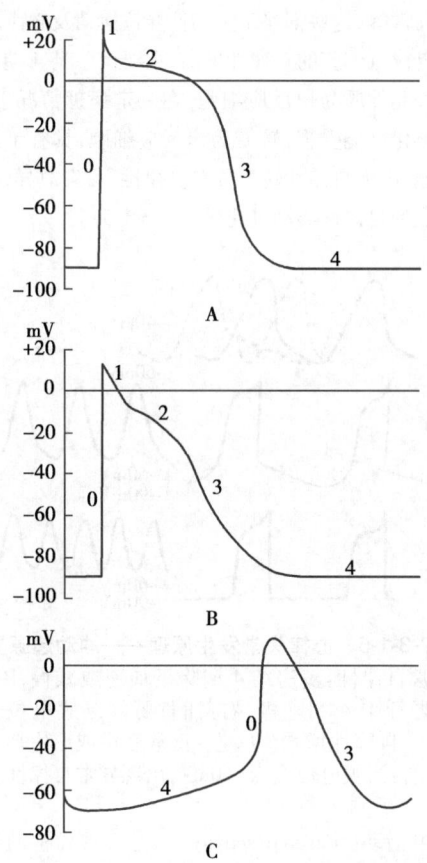

图 12-3-1-3　不同心肌细胞动作电位曲线
A. 心室肌细胞（快反应细胞）的动作电位曲线；B. 心房肌细胞（快反应细胞）的动作电位曲线；C. 窦房结细胞（慢反应细胞）的动作电位曲线。

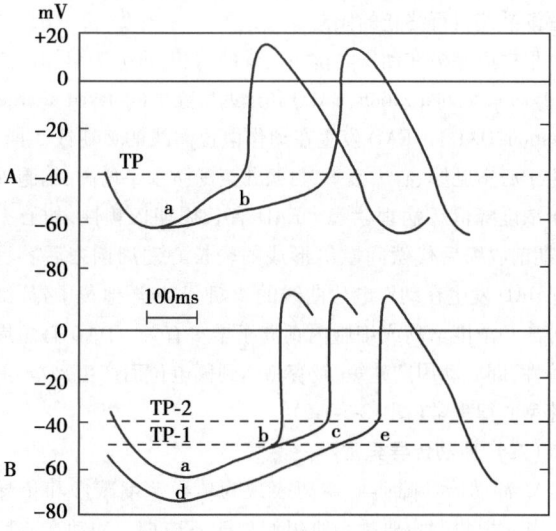

图 12-3-1-4　影响自律性的因素
A. 4 期自动除极速率由 a→b，自律性降低，起搏频率减慢；B. 阈电位负值减小（由 TP-1→TP-2）和/或舒张期最大复极电位负值增大（由 a→d），自律性降低，起搏频率减慢。TP. 阈电位水平。

房室交界细胞的起搏频率为 40~50 次/min，浦肯野细胞为 30 次/min。因此，窦房结是控制正常心脏活动的起搏点（最高起搏点），它所引起的心脏搏动节律称为窦性节律（sinus rhythm），其他部位的自律细胞称为潜在起搏点（latent pacemaker），所引起的心脏搏动节律称为异位节律（ectopic rhythm）。

2. 兴奋性（excitability）　心肌的兴奋性是指心肌具有对刺激产生反应的能力，又称为应激性，能引起动作电位的最低强度的刺激称为阈值刺激。心肌细胞的兴奋性受下列因素影响：

（1）膜电位：在一个心电周期中，从 0 期除极到 3 期复极化至-60mV 前，无论多强的刺激也不能产生新的动作电位，称为有效不应期（effective refractory period）。从有效不应期完毕（膜内电位约-60mV）至复极化基本完成（-80mV）这一时间，称为相对不应期（relative refractory period）。当膜内电位由-80mV 恢复至-90mV 这一时段内，低于阈值的刺激亦可引起细胞兴奋，即超常期，然后兴奋性恢复正常。此外，在相对不应期开始初有一个短暂的时间，在此期间应用较强的刺激容易诱发出心脏的纤维性颤动，称易损期（vulnerable period）。心率缓慢、低钾血症和Ⅲ类抗心律失常药物作用都可使动作电位时限延长，不应期也相应延长。

（2）膜反应性：不同膜电位时心肌细胞的除极反应，称为膜反应性，可用膜反应曲线表示（图 12-3-1-2）。心肌细胞 0 期除极速度快且振幅高者，膜反应性强，兴奋性高；反之，则膜反应性弱，兴奋性低。

（3）静息电位和阈电位间差距：静息电位和阈电位之间差距越小，心肌的兴奋性就越高，反之亦然。

3. 传导性（conductivity）　影响传导性能的主要因素：①动作电位 0 期除极的速度和幅度：速度越快或幅度越大，传导速度就越快。②邻近未兴奋细胞膜的兴奋性。③心肌纤维的物理性能：直径大的细胞、心肌纤维走向和结构一致者，传导速度快。浦肯野纤维传导速度最快（4 000mm/s）；房室结区细胞传导速度最慢（20~200mm/s）。然而冲动在房室交界延搁一段时间（房室延搁）具有重要生理意义，即允许血液从心房进入心室，使心室有足够的时间充分接纳血液。

支配心脏的神经是交感神经和副交感神经。心交感神经节后纤维组成心脏神经丛，支配心脏各个部分，其节后纤维末梢释放去甲肾上腺素，可导致窦房结和异位起搏点自律性增高，冲动传导加快，心肌收缩力加强。支配心脏的副交感神经是迷走神经，节后神经纤维支配窦房结、心房肌、房室交界、房室束及其分支。迷走神经末梢释放乙酰胆碱，可降低窦房结自律性、延长房室交界不应期、缩短心房不应期等。自主神经在多种心律失常的发生中起着重要作用。

【心律失常的分类】

心律失常分类繁多。按其发生原理可分为冲动起源异常和冲动传导异常两大类；按起源部位则可分为窦性、房性、房室交界性和室性心律失常，常可归纳为室上性和室性心律失常。按心律失常时心率的快慢可分为快速型和缓慢型心律失常。有些学者还提出按心律失常时血流动力学是否稳定、循环障碍的严重程度和预后,将心律失常分为良性和恶性两大类,或分为致命性、潜在致命性和良性三类。以上分类方法分别或联合应用,有助于依据心律失常的不同发生原理、频率及其严重程度,指导医师选择适时而恰当的治疗。

(一)冲动起源异常

1. 冲动自窦房结发出　①窦性心动过速;②窦性心动过缓;③窦性心律不齐;④窦性停搏。

2. 冲动自异位节律点发出

(1)被动性异位心律:①房性逸搏及心房逸搏心律;②房室交界性逸搏及房室交界性逸搏心律;③室性逸搏及心室逸搏心律。

(2)主动性异位心律:①期前收缩(分为窦房结性、房性、房室交界性、室性);②阵发性心动过速(分为室上性和室性);③非阵发性心动过速(分为房性、房室交界性和室性);④扑动(分为心房扑动和心室扑动);⑤颤动(分为心房颤动和心室颤动)。

(二)冲动传导异常

1. 干扰及干扰性房室分离

2. 心脏传导阻滞

(1)窦房传导阻滞。

(2)房内及房间传导阻滞。

(3)房室传导阻滞:①一度房室传导阻滞(PR 间期延长);②二度房室传导阻滞(不完全性房室传导阻滞);③三度房室传导阻滞(完全性房室传导阻滞)。

(4)室内传导阻滞:①左束支阻滞(不完全性、完全性);②右束支阻滞(不完全性、完全性);③分支阻滞(左前分支阻滞、左后分支阻滞)。

(5)各种异常旁路参与传导:如预激综合征。

(三)冲动起源异常与冲动传导异常并存　反复心律和并行心律等。

(四)人工心脏起搏参与的心律　为 DDD(R)和 VVI(R)起搏器所具有的算法与自身心律的相互影响所致。

【心律失常的发生机制】

与心脏电生理特性密切相关,可分为冲动起源异常和冲动传导异常。实际上,目前临床上尚不能判断大多数心律失常的确切电生理机制,但随着细胞电生理学和分子生物学的技术进展,愈来愈多的心律失常机制被阐明,甚至确定了其异常的基因、离子通道改变和离子流机制。

(一)冲动起源异常

1. 自律性异常　正常情况下,窦房结的冲动频率最高。在较快的窦性心律下,异位的自律细胞无法释放冲动,只有当窦房结频率减慢或冲动被阻滞时,异位的冲动才有可能夺获心脏,例如当窦率极缓、窦性停搏、窦房传导阻滞时可出现房性、房室交界性、室性逸搏心律,这种情况属于被动性异位搏动及心律。当异位自律细胞的频率超过窦房结频率时,异位自律点发出的冲动可成为心脏的主导节律,例如房性、房室交界性、室性期前收缩,加速性房室交界或心室自主心律、房性或室性快

速型心律失常等,这些都属于主动性异位搏动及心律。

异位自律点细胞的自律性增高,主要由于其 4 期自动除极速率加快。此外原为快反应细胞,在一定病理情况下,由于其细胞膜的极化性能受损,转变为慢反应细胞,具有了舒张期自动除极性能,由无自律性转为具有自律性,可发放异位搏动,甚至形成异位的自律性心动过速(图 12-3-1-5)。

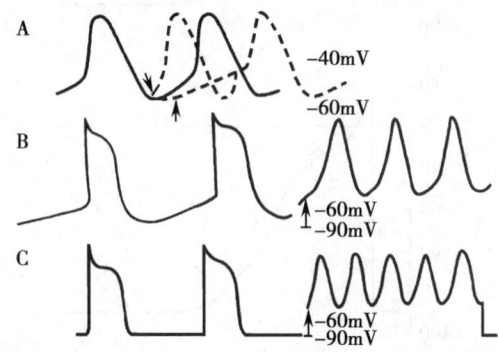

图 12-3-1-5　心律失常发生原理——冲动起源异常
A. 正常自律性:窦房结 4 期除极加速或减慢;B. 左:浦肯野纤维 4 期除极;右:浦肯野纤维膜电位变为 −60mV,自律性增强。C. 左:正常心房或心室肌无自律性;右:当膜电位变为−60mV,出现异常自律性。

2. 触发活动(triggered activity)　是一种异常的细胞电活动,其并非细胞膜的 4 期自动除极,而是在动作电位的复极过程中或复极刚完毕后出现的膜电位振荡(膜电位负值减小),称为振荡性后电位(oscillatory afterpotential)或称后除极(afterdepolarization),后者达到阈电位时则可发生一次新的除极和兴奋反应,从而形成触发活动。触发性心律失常可被电刺激诱发和终止,心动过速的间期与诱发的期前刺激联律间期成正比,并有逐渐减速自行终止的倾向。

根据后除极在动作电位中出现的时相,可分为早期后除极(early afterdepolarization,EAD)和延迟后除极(delayed afterdepolarization,DAD)。EAD 发生在动作电位曲线的 2 期或 3 期,多发生于心室肥厚、心力衰竭、血浆儿茶酚胺水平增高、细胞外钾离子浓度降低等病理状态。EAD 有长周期依赖性,如心率减慢、期前收缩后代偿间歇等形成的较长心动周期之后容易发生。DAD 发生在动作电位曲线的 4 期,多与洋地黄中毒、细胞外钾离子浓度增高或细胞内钙离子增多有关。DAD 有短周期依赖性,即心动周期越短,越容易达到阈电位而产生兴奋,形成快速型心律失常(图 12-3-1-6)。

(二)冲动传导异常

1. 冲动传导障碍　主要表现为传导速度减慢和传导阻滞。其主要机制主要是心肌组织处于不应期。冲动在心肌细胞中连续性传导的前提条件是各部位组织在冲动抵达之前已脱离不应期而恢复到应激状态,否则冲动的传导将发生延迟(相对不应期)或阻滞(有效不应期)。另外,其他机制尚有递减性传导和不均匀传导。

2. 传导途径异常　各种类型的旁路参与的房室传导可引

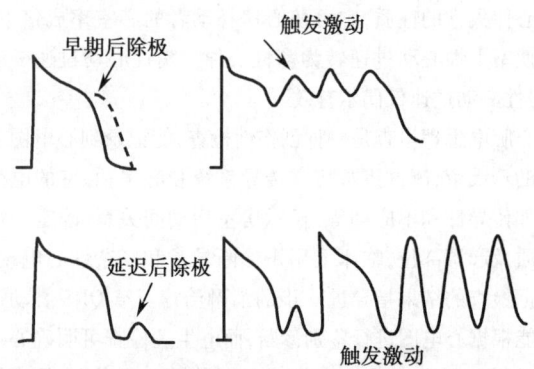

图 12-3-1-6　早期后除极与延迟后除极触发导致冲动发生异常(触发激动)

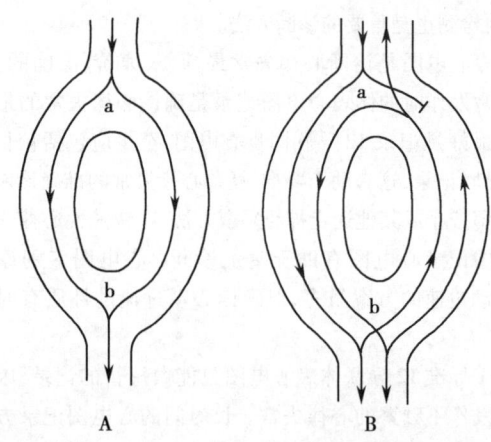

图 12-3-1-7　心律失常发生原理——单向阻滞与折返激动

折返激动原理示意:A.解剖上或功能上的双重传导途径,因其传导能力相同,冲动同时由 a 传导至 b 处。B.右侧单向阻滞,冲动经左侧径路由 a 传导至 b 处,若单向阻滞部位不应期缩短,恢复了应激性,则冲动可经右侧径路由 b 逆传至 a 处,这样就形成了一次折返激动。此时若左侧径路亦恢复应激性,折返激动周而复始,形成环形心动过速;B 图为常见折返环路示意。

起组织激动时间和顺序发生异常,形成不同类型的异常心律。如通过经典的房室旁路下传可形成 PR 间期缩短、QRS 波出现心室预激波(WPW 综合征),心房-希氏束旁路下传可形成 PR 间期缩短但不伴有心室预激波(短 PR 间期综合征,LGL 综合征)。

3.折返激动和环形运动　冲动在传导过程中,途经解剖性或功能性分离的两条或两条以上径路时,在一定条件下冲动可循环往复,即形成折返激动。折返激动是心律失常的重要发生机制,临床常见的各种阵发性心动过速、心房扑动或颤动均与折返激动相关。折返环路、单向阻滞和缓慢传导是折返发生的基本条件。

(1)折返环路:存在解剖上或功能上相互分离的径路(折返环)是折返激动形成的必要条件。冲动从一条途径传出,又从另一条途径返回,形成环形折返径路。这一传导途径可以是成形的解剖结构,如房室结区或其周围的组织内等;但也可以是功能性的传导途径,例如普通心肌,只是在电生理功能条件适合时成为折返的径路。

(2)单向阻滞:若两条径路传导能力相同,不能形成折返活动。当折返环的两条径路中有一条发生单向阻滞,冲动进入折返环后,只能循一个径路前传,前传的波峰除了可从共同出口传出外,还可以从另一径路返回,而发生单向阻滞的径路如能允许激动逆传,则会完成一次折返活动。

(3)环形径路中有慢传导区,且不应期较短:传导速度缓慢则传导运行时间长,不应期短则环形径路的应激性和传导性恢复得快,可再次应激传导。冲动在前向传导径路中发生延缓(亦可称为慢径),延缓的时间足以使发生单向阻滞部位的组织恢复应激性,冲动得以逆传。因慢径不应期往往较短,故逆传的冲动又可沿慢径前传,从而形成环形运动(图 12-3-1-7)。后者之所以能环行不歇,必须是环行冲动的波峰和波尾之间有可激动间歇。

当异位起搏点周围既有传入阻滞,又有传出阻滞,窦房结主导节律点的冲动不能传入异位节律点,异位节律点的冲动亦不能每个都传播出去激动心脏,故异位节律点保持自身独立激动,形成并行心律。

(三)冲动起源异常和冲动传导异常并存　异常冲动发生

与冲动传导异常相互作用可改变异常冲动的传入或传出阻滞程度,使异常冲动发生加速、减速、拖带或完全抑制,临床上表现为快慢不等的各种心律失常。

【心律失常的病因】

可分为遗传性和后天获得性。

遗传性心律失常多为基因突变导致的离子通道病,使得离子流发生异常。目前已经明确的遗传性心律失常有长 QT 间期综合征、短 QT 间期综合征、Brugada 综合征、儿茶酚胺敏感性室性心动过速、早期复极综合征等,另一部分心房颤动、预激综合征患者也发现了基因突变位点。另外,进行性心脏传导疾病、肥厚型心肌病、致心律失常性心肌病和左室致密化不全等心肌病也被认为与遗传有关。2019 年中国《单基因遗传心血管病基因诊断指南》指出对于临床上确定或者怀疑遗传性心律失常疾病为病因的 SCD 患者或幸存者及其直系亲属,应加强离子通道病和心肌病基因检测,并在专业临床中心接受评估。

后天获得性心律失常中,病因又可分为心脏本身、全身性和其他器官障碍的因素。心脏本身的因素主要为各种器质性心脏病,包括冠心病、高血压心脏病、风湿性心脏病、瓣膜病、心肌病、心肌炎等。全身性因素包括药物毒性作用、各种原因的酸碱失衡及电解质紊乱、神经与体液调节功能失调等。心脏以外的其他器官在发生功能性或结构性改变时亦可诱发心律失常,如甲状腺功能亢进等。此外,胸部手术、麻醉过程、心导管检查及各种心脏介入性治疗等均可诱发心律失常。在健康人群中的心律失常也不少见,部分心律失常病因不明。

【心律失常的诊断】

心律失常的诊断主要依靠心电图,其他诊断和评估方法还有心脏电生理检查、运动试验和直立倾斜试验等。对于特殊患者,基因检测也是重要的诊断方法。

体表心电图是诊断心律失常最简便、廉价、准确的方法。心律失常发作时的体表心电图记录是确诊心律失常的最重要依据。最好是记录 12 导联同步心电图,至少应包括较长的 Ⅱ 或 V_1 导联记录,这有助于疑难、复杂心律失常的准确诊断。用颈动脉窦按摩或其他迷走神经兴奋方法,在快速性心律失常发作过程中记录心电图有助于鉴别诊断。心电图鉴别诊断宽 QRS 心动过速的方案虽多,但确诊心动过速的性质有时仍有困难。

由于标准 12 导联体表心电图只能做短暂的记录,因此难以捕捉发作不频繁的心律失常。长时间的心电图记录方法包括动态心电图(Holter 监测)、有线/无线(包括手机)心电监测及可植入型心电事件记录器等。这些新近出现的新型心电监测技术,包括体外事件记录仪、体外循环记录仪和植入型心电记录仪等,提高了监测设备的持续时间和机动性,大大增加了检出心律失常发作的概率,在不明原因卒中、晕厥和心悸诊断中具有重要意义。2009 年和 2018 年 ESC 晕厥诊断与处理指南中,对不明原因的反复晕厥患者或有晕厥再发高危因素的患者,植入型心电记录仪均为 Ⅰ 类适应证,B 级证据。植入型心脏电子装置(如起搏器和心脏转复除颤器)亦有记录腔内心电图的功能,可通过程控调出这些信息。

仔细的病史询问与体格检查也能为心律失常的诊断提供一些线索。发作时有无心悸、脉搏整齐与否等有助于判断心律失常的存在。当心律整齐且在正常范围时,绝大多数为窦性心律,亦可见于房性心动过速伴 2:1 房室传导,或心房扑动伴 4:1 房室传导。当心率快速而规则时常为窦性心动过速、室上性心动过速、心房扑动伴 2:1 房室传导或室性心动过速。一般窦性心动过速心率多在 150 次/min 以下,而心率在 150 次/min 左右者需考虑心房扑动伴 2:1 房室传导的可能。心率为 180 次/min 左右者,多为阵发性心动过速,心率快速且非常匀齐者多为室上性心动过速;心率快速而略有不齐者,可能为室性心动过速,结合基础心脏疾病及发作时的血流动力学表现有助于两者的鉴别。当心率缓慢且规则时多数为窦性心动过缓,也可能是完全性房室传导阻滞伴房室交界性或室性逸搏,以及室上性节律伴以固定比例(如 2:1、3:1)的房室传导关系。不规则的心律中以期前收缩最为常见,亦可以是窦性心律不齐、不完全性房室传导阻滞、窦房传导阻滞等情况。快而不规则者最常见的是心房颤动、心房扑动,也可见于窦性心动过速伴期前收缩、房性心动过速伴不完全性房室传导阻滞;慢而不规则者以心房颤动伴缓慢心室率、窦性心动过缓伴窦性心律不齐、窦性心律合并不规则窦房或房室传导为多见。心律规整而第一心音强弱不等、大炮音,尤其是伴颈静脉间断不规则增强者,提示房室分离,多见于完全性房室传导阻滞或室性心动过速。当房颤患者心律突然变为匀齐者,除恢复窦律外,尚需警惕房颤伴三度房室传导阻滞、房扑规则传导和室性心动过速(包括加速性室性自主节律)的可能。

观察颈动脉窦按摩对快速型心律失常的影响有助于鉴别

诊断心律失常的性质,它可使心房扑动者的心室率成倍下降,还可使室上性心动过速转为窦性心律。窦性心动过速一般无效,房性心动过速仅偶尔有效。

心脏电生理检查是一种创伤性检查,能记录到心电图不能显示的希氏束,测试正常房室传导系统和心房、心室的电生理性能如传导性和不应期等,显示房室活动间关系,确定心律失常性质及起源部位,临床上用于诊断异常和复杂性心电现象,并根据检查的结果指导进一步的消融治疗。窄 QRS 心动过速大多能根据心电图进行鉴别诊断,而电生理检查可明确心动过速的机制。宽 QRS 心动过速,尤其是伴前向预激者,较难根据心电图与室性心动过速鉴别,电生理检查则能准确鉴别。此外,还能在心律失常发作间歇,应用程序电刺激方法诱发快速性心律失常,了解其发病机制。近年来推出的三维标测系统(CARTO、Ensite 等)可记录立体的心脏电解剖图,尤其是与 CT 或 MRI 等心脏影像相结合,有助于准确判断心律失常的起源、传导途径和机制,从而指导有效的经导管消融治疗。有创性电生理检查已被公认为大多数快速性心律失常诊断的"金标准",适用于心电图无法确诊的任何心律失常。

心律失常发作间歇期的体检应着重于评价有无高血压、冠心病、瓣膜病、心肌病等器质性心脏病的依据。常规心电图、超声心动图、运动平板试验、心血管造影等检查有助于确诊或排除器质性心脏病。

【心律失常的预后】

与心律失常本身及其有无器质性心脏病有关。发生于无器质性心脏病基础上的心律失常包括期前收缩、室上性心动过速和心房颤动,大多预后良好。但低血钾、长 QT 间期综合征患者发生室性期前收缩,易演变为多形性室性心动过速或心室颤动。预激综合征患者发生心房扑动或心房颤动时心室率往往很快,易引起严重血流动力学甚或心室颤动,但大多可经直流电复律和药物治疗控制发作,并可应用导管消融技术根治。室性快速性心律失常和心率极度缓慢的完全性房室传导阻滞、心室自主节律、严重的病态窦房结综合征等,可迅速导致循环功能障碍而立即威胁患者的生命。房室结内阻滞与三分支阻滞所致的房室传导阻滞的预后有明显差别,前者预后较好而后者预后差,需植入心脏起搏器。发生在器质性心脏病基础上的心律失常,如本身不引起明显血流动力学障碍,预后一般良好;但如基础心脏病严重,尤其是伴心功能不全或急性心肌缺血者,预后一般较差。

近 20 年来发展了许多有创和无创性检查方法,旨在预测心力衰竭和心肌梗死后心律失常患者的预后、指导抗心律失常药物的应用及作为心脏性猝死危险程度分层的依据。这些检查包括 24 小时动态心电图、心电图运动负荷试验、心率变异性、QT 间期离散度、T 波电交替、Tp-Te、平均信号心电图(心室晚电位)、心率震荡、压力发射敏感度及程序电刺激诱发心律失常等。然而长期随访发现它们单独或联合应用,预测心脏性猝死的准确率低,目前尚不能在临床上作为主要预测指标应用。

【心律失常的防治】

心律失常是否需要治疗取决于患者有无相关症状及基础心脏疾病。其治疗包括病因治疗、发作时心律失常的控制与预防复发、去除病灶和改良基质等。

心律失常从无症状到立即致死，临床表现多样。针对危及生命的恶性室性心律失常，如心室颤动/扑动、影响血流动力学的持续室性心动过速/房颤伴旁道下传等，应立即采取电复律等紧急措施；而针对不影响血流动力学/无症状/无明确器质性心脏病的患者，应主要针对原发疾病而非心律失常本身治疗。

主要包括药物和非药物治疗方法，当然，对于常见的期前收缩等，解释期前收缩的良性预后，避免紧张及过度关注等也是非常重要的治疗方法。

（一）药物治疗 传统上，心律失常采用药物治疗。药物治疗缓慢性心律失常一般选用增强心肌自律性和/或加速传导的药物，如拟交感神经药（异丙肾上腺素等）和迷走神经抑制药（阿托品等），但存在副作用及疗效不肯定等弊端。终止和预防快速性心律失常发作可选用各种抗心律失常药物，其基本电生理作用是影响心肌细胞膜的离子通道，通过改变离子流而改变细胞的电生理特性。

目前抗心律失常药物广泛使用的仍然是 20 世纪 60 年代的 Vaugham Williams 分类法（参见本篇第二十六章第七节"抗快速心律失常药物"）。

实际上，与其他心力衰竭、高血压等药物治疗的迅速发展不同，抗心律失常药物的发展明显滞后。国内目前可应用的抗心律失常药物屈指可数，有些曾经广泛使用的"老药"如 Ⅰ a 类药物已基本淘汰或无药，因此可供医师选择的药物并不多。然而科学家们始终未停止过探索和开发新的抗心律失常药物。初见成效的药物有：①多通道阻滞剂，如胺碘酮的同类药决奈达隆（dronedarone）已被 FDA 批准用于房颤治疗；②心房选择性多通道阻滞剂，如维纳卡兰（vernakalant）被 FDA 批准用于房颤治疗；③晚钠电流（I_{NaL}）抑制剂，如雷诺嗪被 FDA 批准用于心绞痛治疗，同时具有抗房颤和抗室速作用；④选择性起搏电流（I_f）抑制剂，如伊伐布雷定（ivabradine）可用于减慢窦性心率；⑤单纯的钾离子通道阻滞剂，尼非卡兰（nifekalant）用于其他药物无效或不能使用情况下危及生命的室速、室颤。

按照经典的 Vaugham Williams 分类法，很多抗心律失常药物已经不能被归类。有鉴于此，2018 年中英科学家联合提出了抗心律失常药物的最新分类系统，总结了目前已知和潜在抗心律失常药物的最新、最全面的分类，充实并扩展了药物的范围，并且保留了广泛接受的经典 Vaughan Williams 分类的原有架构和简便易行的特征。首先，其增加了 0 类——HCN 通道阻滞剂（伊伐布雷定）、V 类——机械敏感性通道阻滞剂、Ⅵ类——缝隙连接通道阻滞剂、Ⅶ类——上游靶点调节器等类别。同时新的分类系统对原有的四类药物进行了更新和细化：①在 Ⅰ 类原有的三个亚类的基础上，新增了 Ⅰ d 类（晚钠电流阻滞剂——雷诺嗪）；②将 Ⅱ 类重新定义为自主神经的抑制剂和激活剂，具体分为 Ⅱ a 类（非选择性 β 和选择性 $β_1$ 肾上腺素能受体阻滞剂）、Ⅱ b 类（非选择性 β 肾上腺素能受体激动剂）、Ⅱ c 类（毒蕈碱 M_2 受体抑制剂）、Ⅱ d 类（毒蕈碱 M_2 受体激动剂）；③将 Ⅲ 类定义为钾通道抑制剂和开放剂，除了原有的非选择性钾通道阻滞剂（如胺碘酮），选择性 I_{Kr} 阻滞剂（如多非利特）外，还新增了 I_{Ks}、I_{Kur}（维那卡兰）、I_{to}（替地沙米），I_{KATP}（尼可地尔）、I_{KACh}（BMS914392）等钾通道的相关药物；④Ⅳ类被界定为 Ca^{2+} 稳态相关的分子靶点药。现将新的抗心律失常药物分类系统、作用靶点及临床应用归纳于表 12-3-1-1。

表 12-3-1-1 抗心律失常药物现代分类系统

分类	亚类	药理靶点	举例药物	临床应用	可能机制
0 类		超极化激活环核苷酸门控通道（HCN 通道）阻滞剂			
		HCN 介导的起搏电流（I_f）阻滞	伊伐布雷定	稳定型心绞痛和心率 ≥ 70 次/min 的慢性心衰；心动过速	降低窦房结自律性
Ⅰ类		电压门控 Na^+ 通道阻滞剂			
	Ⅰa	Nav1.5 通道开放；中速解离；常伴 K^+ 通道阻滞	奎尼丁 阿义马林 丙吡胺	室上性心动过速、房颤复发；室速、室颤（包括 SQTS 和 Brugada 综合征）	降低异位心室/心房自律性；减慢旁路传导；延长不应期；降低折返发生率
	Ⅰb	Nav1.5 通道开放；快速解离；窗电流	利多卡因 美西律	室性快速性心律失常（室速、室颤），特别是心肌梗死后	降低异位心室自律性；减少 DAD 相关触发活动；将单向阻滞改变为双向阻滞，减少折返，特别是缺血状态下部分除极的心肌

续表

分类	亚类	药理靶点	举例药物	临床应用	可能机制
I 类	I c	Nav1.5 通道失活；慢速解离；	普罗帕酮 氟卡尼	室上性快速性心律失常（房性心动过速、房扑、房颤、旁路参与的心动过速）；无结构性心脏病且对其他治疗无效的室性快速性心律失常、室早、儿茶酚胺敏感性多形性室速	降低异位心室/心房自律性；减少 DAD 相关触发活动；将单向阻滞改变为双向阻滞，减少折返；减慢传导、降低兴奋性，特别在快速心率下通过抑制传导阻断折返通路
	I d	Nav1.5 晚电流	雷诺嗪	稳定性心绞痛、室速、快速性心律失常	缩短动作电位恢复时间，减少 EAD 相关触发活动
II 类　自主神经抑制剂和激动剂					
	II a	非选择性 β 和选择性 β₁ 肾上腺素能受体阻滞剂	非选择性 β 受体阻滞剂：卡维地洛、普萘洛尔、纳多洛尔 选择性 β₁ 受体阻滞剂：阿替洛尔、比索洛尔、艾司洛尔、美托洛尔、塞利洛尔	窦性心动过速或其他类型心动过速，包括室上性快速性心律失常（房速、房扑、房颤）；房颤的心率控制和室性快速性心律失常（室速、室早）；阿替洛尔、普萘洛尔、纳多洛尔也用于 LQTS，纳多洛尔可用于儿茶酚胺敏感性多形性室速	降低 SAN/AVN 自律性；降低异位心室/心房自律性；降低 EAD 或 DAD 相关触发活动；抑制 SAN 折返；抑制 AVN 传导而终止折返
	II b	非选择性 β 肾上腺素能受体激动剂	异丙肾上腺素	完全房室阻滞患者起搏器植入前，增加室性逸搏频率；获得性的，特别是药物相关心动过缓所致尖端扭转型室性心动过速	增加室性逸搏自律性；抑制心动过缓所致 EAD 相关触发活动
	II c	毒蕈碱 M₂ 受体抑制剂	阿托品 东莨菪碱 山莨菪碱	轻中度症状性窦性心动过缓；希氏束水平以上/AVN 传导阻滞，如血管迷走晕厥或急性下壁心肌梗死	增加 SAN 自律性；增加 AVN 传导
	II d	毒蕈碱 M₂ 受体激动剂	氨甲酰胆碱、毛果芸香碱、乙酰甲胆碱、地高辛	窦性心动过速或室上性心动过速	降低 SAN 自律性或折返；抑制 AVN 传导，终止折返
	II e	腺苷 A₁ 受体激动剂	腺苷、ATP	急性终止 AVN 相关心动过速及 cAMP 介导室性心动过速；房速与窦速鉴别	降低 SAN 自律性；降低 AVN 传导，终止折返；降低 EAD/DAD 相关触发活动
III 类　K⁺ 通道阻滞剂和开放剂					
电压门控 K⁺ 通道阻滞剂	III a	（1）非选择性 K⁺ 通道阻滞剂	氨巴利特 胺碘酮 决奈达隆	无结构性心脏病或有陈旧性心肌梗死的室速患者；伴 WPW 综合征的快速性心律失常；房颤伴房室旁路传导；室颤与室早；与室上性心律失常和房颤相关的快速性心律失常	延长动作电位恢复时间；延长不应期，降低折返；胺碘酮可减慢窦房结频率和房室传导

分类	亚类	药理靶点	举例药物	临床应用	可能机制
电压门控 K$^+$ 通道阻滞剂	Ⅲa	（2）Kv11.1 介导的快速 K$^+$ 电流（I$_{Kr}$）阻滞剂	多非利特 伊布利特 索他洛尔 尼非卡兰	无结构性心脏病或有陈旧性心肌梗死的室速患者；伴 WPW 综合征的快速性心律失常；房颤伴房室旁路传导；室颤与室早；与室上性心律失常和房颤相关的快速性心律失常	延长动作电位恢复时间；延长不应期，降低折返趋势
		（3）Kv7.1 介导的慢速 K$^+$ 电流（I$_{Ks}$）阻滞剂	尚无临床批准使用药物		延长动作电位恢复时间；延长不应期，降低折返趋势
		（4）Kv1.5 介导的超快速 K$^+$ 电流（I$_{Kur}$）阻滞剂	维纳卡兰	快速转复房颤	心房特异性作用：延长动作电位恢复时间；延长不应期，降低折返趋势
		（5）Kv1.4 和 Kv4.2 介导的瞬时外向 K$^+$ 电流（I$_{to1}$）阻滞剂	替地沙米（上市申请中）	房颤紧急复律	延长动作电位恢复时间；延长不应期，降低折返趋势
代谢依赖的 K$^+$ 通道开放剂	Ⅲb	Kir6.2（I$_{KATP}$）开放剂	尼可地尔 吡那地尔（研制中）	尼可地尔：稳定型心绞痛（二线用药） 吡那地尔：治疗高血压	潜在缩短动作电位恢复时间
传递依赖的 K$^+$ 通道阻滞剂	Ⅲc	GIRK1 和 GIRK4（I$_{KACh}$）阻滞剂	BMS914392（上市申请中）	心房颤动	降低窦房结自律性

Ⅳ类　Ca^{2+} 触控调节剂

分类	亚类	药理靶点	举例药物	临床应用	可能机制
膜表面 Ca^{2+} 阻滞剂	Ⅳa	（1）非选择性膜表面 Ca^{2+} 阻滞剂	苄普地尔	心绞痛；潜在治疗室上性快速性心律失常	降低 AVN 传导，终止折返；减少 EAD/DAD 相关触发活动
		（2）Cav1.2 和 Cav1.3 介导的 L 型钙电流（I$_{CaL}$）阻滞剂	苯烷胺类：维拉帕米 苯噻嗪类：地尔硫䓬	无结构性心脏病的室上性心律失常和室性心动过速；房颤心率控制	降低 AVN 传导，终止折返；减少 EAD/DAD 诱导的触发活动
		（3）Cav3.1 介导的 T 型钙电流（I$_{CaT}$）阻滞剂	尚无临床批准药物		
细胞内 Ca^{2+} 阻滞剂	Ⅳb	（1）肌浆网 RyR2-Ca^{2+} 通道阻滞剂	氟卡尼 普罗帕酮	儿茶酚胺敏感性多形性室速	减少 DAD 相关触发活动
		（2）IP$_3$R-Ca^{2+} 通道阻滞剂	尚无临床批准药物		
	Ⅳc	肌浆网 Ca^{2+}-ATP 酶激活剂	尚无临床批准药物		减少 DAD 相关触发活动
	Ⅳd	膜表面离子交换（SLC8A）抑制剂	尚无临床批准药物		减少 EAD/DAD 相关触发活动
	Ⅳe	磷酸激酶和磷酸化酶抑制剂，增加/降低胞质 Ca^{2+} 调控蛋白磷酸化水平	尚无临床批准药物		减少 EAD/DAD 相关触发活动

续表

分类	亚类	药理靶点	举例药物	临床应用	可能机制
V类	机械敏感性通道阻滞剂				
		TRPC3/TRPC6阻滞剂	邻氨基苯甲酸（研发中）		减少DAD相关触发活动
VI类	缝隙连接通道阻滞剂				
		Cx（Cx40，Cx43，Cx45）阻滞剂	甘珀酸，又名生胃酮（研发中）		减慢心室/心房传导；减慢旁路/AVN传导
VII类	上游靶向调节剂				
		（1）ACEI	卡托普利，等	高血压，心力衰竭；潜在抑制心律失常产生基质	减轻电生理和结构重构，减少折返趋势
		（2）ARB	氯沙坦，等	高血压，心力衰竭；潜在抑制心律失常产生基质	减轻电生理和结构重构，减少折返趋势
		（3）ω-3脂肪酸	廿二碳五烯酸，廿二碳六烯酸	减少心肌梗死后心因性死亡、卒中及心律失常发生	减轻电生理和结构重构，减少折返趋势
		（4）他汀类	各种他汀类药物	减少心肌梗死后心因性死亡、卒中及心律失常发生	减轻电生理和结构重构，减少折返趋势

常用的抗心律失常药物及其用法参见本篇第二十六章第七节"抗快速心律失常药物"。

值得注意的是，严重心力衰竭、心源性休克，严重肝肾功能损害，严重窦房结功能障碍，二度或三度房室传导阻滞及双分支阻滞等均为上述抗心律失常药物的禁忌证（除了VII类上游靶点调节剂的应用不受缓慢型心律失常限制）。此外，某些药物尚有其特有的禁忌证，如β受体阻滞剂禁用于末梢循环灌注不良、严重的周围血管疾病、支气管哮喘及严重的慢性阻塞性肺疾病患者；胺碘酮则慎用于有甲状腺功能异常史或已有功能异常、碘过敏、QT间期延长者。另外，由于负性肌力等原因，心功能不全患者的抗心律失常药物通常只能选择II类和胺碘酮，而急性心肌梗死患者禁用Ic类药物。

循证医学证据表明，任何抗心律失常药物均可能存在致心律失常作用，对于多数快速性心律失常长期应用抗心律失常药物治疗虽然可改善患者的症状，但并未改善其预后。几乎所有的抗心律失常药物都不能增加患者生存率，有时甚至还可增加患者的死亡率。心肌受损范围愈大和/或心功能损害程度愈严重，抗心律失常药物成功预防心律失常复发的可能性愈小。因此，一般而言，无器质性心脏病基础，有无明显相关症状的"良性"心律失常，诸如期前收缩等，无须特殊治疗。只有对于症状严重者方可考虑应用抗心律失常药物。

对于房颤患者，尚需根据 CHA_2DS_2-VASc 评分进行栓塞风险评估，对于卒中高危患者给予抗凝治疗。新型口服抗凝药（如达比加群、利伐沙班、阿哌沙班、艾多沙班）已被推荐替代华法林用于非瓣膜病房颤的抗凝治疗，且其适用范围正在逐步扩大。在一些合并特殊临床事件（如因ACS行冠状动脉支架置入术后），采用氯吡格雷联合低剂量利伐沙班（15mg，每日1次）或达比加群（150mg，每日2次）双联治疗可相对三联治疗减少出血风险。目前，新型口服抗凝药已具备了特异性拮抗剂。当存在致命性出血或需要行紧急操作时，可应用 idarucizumab 对达比加群逆转药效（I类推荐），应用 andexaneralfa 对利伐沙班或阿哌沙班逆转药效（IIa类推荐）。由于新型口服抗凝药主要经过肾脏代谢，需根据肾功能调整药物剂量。

（二）非药物治疗　反射性兴奋迷走神经方法（压迫眼球、按摩颈动脉窦、捏鼻用力呼气和屏气等）可用于终止多数阵发性室上性心动过速，可在药物治疗前或同时采用。

电复律及电除颤疗效迅速、安全可靠，对于血流动力学不稳定的各种快速室上性和室性心律失常，电复律应为首选治疗方式，但不能防止复发。

心脏起搏器是治疗缓慢型心律失常的唯一可靠方法，用于治疗症状性心动过缓。近年来随着起搏器技术的不断发展，其适应证亦在不断拓宽，包括双心室同步起搏治疗（CRT）心力衰竭、应用特殊起搏模式治疗血管迷走性晕厥、双腔起搏纠正梗阻性肥厚型心肌病的血流动力学障碍等。长使用寿命（13年左右）、MRI兼容和远程监测的起搏器都已在国内广泛应用，无导线起搏器也已在国内开展，后者避免了起搏导线及囊袋的潜在并发症。

植入型心律转复除颤器（ICD）可有效降低心脏性猝死（SCD）的死亡率，疗效显著优于抗心律失常药物，包括二级和一级预防。但国内ICD的应用，尤其是一级预防远远不足，今后应加强这方面的工作。目前全皮下ICD（S-ICD）也在国内开始应用，在保证除颤疗效的前提下避免了除颤导线可能产生的并发症，只是目前尚不能应用于需要心脏起搏或抗心动过速起搏治疗及双室同步起搏的患者。

对于恶性室性心律失常应重在管理。2015 年 ESC 及 2017 年 AHA/ACC/HRS 版《室性心律失常管理和心源性猝死预防指南》重点关注内容为 SCD 的预防。建议所有的急性心肌梗死患者早期（出院前）评估左室射血分数（LVEF），在心肌梗死后 6~12 周再次评估 LVEF，以评估是否有 ICD 一级预防的潜在必要；对左室射血分数保留的心肌梗死患者或其他原因不明的晕厥患者，可以考虑使用带程序性心室刺激的电生理检查；推荐新型计算方程用于肥厚型心肌病患者的风险分层。

经导管消融术所采用的能量包括射频、冷冻、激光、化学、微波和超声等，其中应用最广泛的为经导管射频消融术（radiofrequency catheter ablation，RFCA）。对预激综合征和/或房室折返性心动过速、房室结折返性心动过速、心房扑动和房性心动过速等，治疗成功率高、并发症低，已成为反复发作患者的首选治疗。RFCA 对特发性左室或右室室性心动过速、束支折返性心动过速等均有较好的治疗效果，但对伴有器质性心脏病的室性心动过速，则必须在抗心律失常药物和植入 ICD 后应用以减少发作。

近年来，随着对房颤发生机制认识的深入和导管消融技术的不断完善和改进，导管消融术治疗心房颤动取得了良好的疗效。根据 2020 年 ESC 房颤管理指南，有症状的阵发性心房颤动患者经 I 类或者 Ⅲ 类抗心律失常药物治疗不能很好地控制心房颤动症状时，推荐射频导管消融术（I 类推荐，A 级证据）；导管消融可以作为一线治疗预防心房颤动复发，改善症状，作为部分症状性阵发性心房颤动患者除药物治疗外的另一种选择（Ⅱa 类推荐，B 级证据）。房颤导管消融还需考虑各个电生理中心和术者的经验、房颤持续时间、左房大小、是否合并器质性心脏病等，以提高房颤导管消融治疗的成功率。

经皮/导管左心耳封堵术是近年来发展的通过微创导管术封堵左心耳，以达到预防房颤患者血栓栓塞的新技术，是一种一次性、局部的治疗。左心耳封堵术已被作为口服抗凝药有禁忌的高危卒中房颤患者或服用抗凝药物仍然发生卒中患者预防卒中的可选方案。

外科手术治疗心律失常包括切断异常房室旁路或房室交界区的折返环路来治疗阵发性室上速；迷宫手术治疗心房颤动；左侧心脏交感神经切除术（left cardiac sympathetic denervation，LCSD）治疗先天性长 QT 综合征；室壁瘤切除手术治疗相关的室性心动过速等。其中已有不少被介入治疗取代。

遗传性心律失常患者的治疗方案各不相同，从药物治疗和生活方式改善到植入 ICD 乃至 LCSD。随着分子生物学的进展和基因工程技术的进步，基因治疗心律失常亦在探索之中，如通过基因工程的方法进行生物起搏，通过基因敲除技术去除致病基因，治疗遗传性心律失常如长 QT 综合征、短 QT 综合征、Brugada 综合征等，期待更多研究和临床实践，使患者更多受益。

推荐阅读

1. LEI M，WU L，TERRAR D A，et al. Modernized classification of cardiac
antiarrhythmic drugs[J]. Circulation，2018，138（17）：1879-1896.

2. MALHEW S T，PO S S，NADANI U. Inappropriate sinus tachycardia-symptom and heart rate reduction with ivabradine：A pooled analysis of prospective studies[J]. Heart Rhythm，2018，15（2）：240-247.

3. EDER P，MOLKENFIN J D. TRPC channels as effectors of cardiac hypertrophy[J]. Circ Res，2011，108（2）：265-272.

4. AL-KHATIB S M，STEVENSON W G，ACKERMAN M J，et al. 2017 AHA/ACC/HRS guideline for management of patients with ventricular arrhythmias and the prevention of sudden cardiac death：Executive summary：A Report of the American College of Cardiology/American Heart Association Task Force on Clinical Practice Guidelines and the Heart Rhythm Society[J]. Heart Rhythm，2018，15（10）：e190-e252.

第二节　窦性心律失常

秦胜梅

窦性心律是指激动起源于窦房结，并控制整个心脏电活动的主导节律，可分为正常窦性心律和窦性心律失常（sinus arrhythmia）两大类。正常窦性心律的频率在青少年和成年人为 60~100 次/min。窦性心律受多种因素影响，如迷走与交感神经、体位、情绪、体力活动、体温、代谢与药物等，窦房结及其周围的病变可影响窦性心律的频率。由窦房结冲动过快、过慢或不规则，或窦房结冲动传出障碍所致心律失常称为窦性心律失常，包括窦性心动过速、窦性心律不齐、窦性心动过缓、窦性停搏、窦房传导阻滞和病态窦房结综合征，其中窦性心动过缓、窦性停搏、窦房传导阻滞是病态窦房结综合征的一种常见表现，是窦房结功能障碍的证据。

【类型】

（一）窦性心动过速（sinus tachycardia）　窦性心动过速指窦性心律的频率在成人超过 100 次/min。窦性心动过速在多数情况下是交感神经兴奋性相对或绝对增高的结果，例如运动、寒冷或兴奋时，某些药物如肾上腺素、阿托品使用时或甲状腺功能亢进（简称甲亢）、贫血、发热时出现，降低交感神经兴奋的措施、停用相关药物或治疗原发病可以改善，不需要针对窦性心动过速进行特殊治疗；也有少数窦性心动过速属于病理性，其中包括不适当窦性心动过速（inappropriate sinus tachycardia IST）和窦房结折返性心动过速（sinoatrial reentry tachycardia）。

不适当窦性心动过速（inappropriate sinus tachycardia，IST）又称非阵发性窦性心动过速，临床上相对少见，表现为休息时心率持续增快或窦性心律的增快与体力、情感、病理或药物的作用程度不成比例，患者可有心悸、气短、虚弱、疲劳、头晕或晕厥症状。多见于青年女性，通常没有器质性心脏病。目前 IST 尚无国际统一的定义，普遍接受的诊断标准：①慢性窦性心动过速；②排除了引起窦性心动过速的继发因素；③日间静息心率 ≥100 次/min，holter 平均心率 ≥95 次/min；④心率对轻微的活动或情绪波动反应过度；⑤心动过速中 P 波的形态与正常窦性心律一致。

窦房结折返性心动过速(sinoatrial nodal reentrant tachycardia, SNRT)又称为阵发性窦性心动过速,是指折返激动发生在窦房结内及其毗邻的心房组织之间。占阵发性室上性心动过速的5%~10%,可见于任何年龄,大多发生在伴有器质性心脏病的老年人,常见于病态窦房结综合征及冠心病患者。心动过速发作呈阵发性,突发突止;每次发作持续时间不等,发作时心率为100~200次/min,多数为100~130次/min;P波形态与窦律下P波形态一致或相似,可由房性期前收缩触发或终止,也可通过增加迷走神经兴奋性终止。发作时的症状决定于发作时的心室率、持续的时间及伴有的基础心脏病的情况,多数为心悸、气短、胸闷、头昏,仅少数伴有血流动力学障碍。

(二)**窦性心律不齐(sinus arrhythmia)** 指窦性心律显著不等,相邻心动周期的差值>120。可分以下三类:①呼吸性窦性心律不齐,心率吸气时快而呼气时慢,暂停呼吸时心律不齐消失,多见于儿童。②非呼吸性窦性心律不齐,心率快慢改变与呼吸周期无关,较常见于心脏病患者或与服用洋地黄类药物有关;但有非呼吸性窦性心律不齐不代表患器质性心脏病,有呼吸性或非呼吸性窦性心律不齐不代表窦房结功能障碍。③心室周期性窦性心律不齐,主要见于高度或完全性房室传导阻滞时,围绕心室搏动的PP间距均较无心室搏动的PP间距为短,机制不明,可能心室收缩改善了窦房结血供,暂时性增加了窦房结放发冲动的频率。

(三)**窦性心动过缓(sinus bradycardia)** 窦性心动过缓指窦性心律的频率低于60次/min。心外原因常见于以下几种情况:①生理性:常见于年轻人、运动员和睡眠状态,由迷走神经兴奋性增高引起;②迷走神经中枢兴奋性升高:中枢神经系统的炎症、肿瘤或外伤引起颅内压升高、黄疸或精神分裂症导致迷走神经兴奋发生窦性心动过缓;③反射性迷走神经兴奋:如按压眼球、按压颈动脉窦、刺激咽后壁、屏气、剧烈咳嗽、做Valsalva动作,也可见于胃扩张、肠梗阻、泌尿系结石、胆结石等疾病,可引起反射性迷走神经兴奋诱发心动过缓;④代谢降低:可见于甲状腺功能减退症、垂体功能低下、重度营养不良、低温;⑤药物:某些药物可以使迷走神经兴奋性升高或直接抑制窦房结功能而引起窦性心动过缓,如利血平等降压药物、麻醉药物、多数的抗心律失常药物等;⑥某些传染病:如伤寒、白喉等;⑦某些电解质紊乱如高钾血症;⑧家族性窦性心动过缓;⑨某些植物:黄夹竹桃叶子或籽等。心内原因多见于窦房结炎症、缺血或退行性变引起的窦性心动过缓。

(四)**窦性静止或窦性停搏(sinus arrest or sinus pause)** 窦性静止是指窦房结在一个或多个心动周期内不产生冲动,常与窦性心动过缓同时存在,发生时的基本心律应为窦性心律,为病态窦房结综合征的主要表现之一。窦性静止发作时心电图表现为较长时间内无P波发生,PP间期显著延长,长的PP间距与基本的窦性PP间距之间无倍数关系,长PP间距中可出现一个或多个房室交界处或室性逸搏心律控制心室。2~3秒的窦性静止可见于11%以上的正常人和1/3的运动员,与迷走神经兴奋性过高有关,大于3秒的窦性停搏极少见于正常

人,常提示窦房结功能障碍。病因很多,可由窦房结本身的疾病引起:如炎症、缺血、手术创伤、退行性变或遗传因素引起,也可由药物、高血钾、心肌炎、心肌病、冠心病等引起,也可见于30%的睡眠呼吸暂停综合征患者。

(五)**窦房传导阻滞** 参见本章第六节"心脏传导异常"。

(六)**病态窦房结综合征(sick sinus syndrome, SSS)** 简称病窦综合征,是指窦房结及其周围组织的病变所引起的激动发生和/或传出障碍,可产生多种缓慢性心律失常如窦性心动过缓、窦性停搏、窦房传导阻滞。大多于40岁以上出现症状,60岁以上患者多见。

当间断的窦性心动过缓与房性快速性心律失常同时存在时,称为心动过缓—心动过速综合征,简称慢快综合征,是病态窦房结综合征的一种常见的临床表现。最常见的房性快速性心律失常为阵发性房颤,其次为房速、房扑,偶尔也可以出现房室结折返性心动过速、房室折返性心动过速或窦房结折返性心动过速。窦房结功能障碍与房性快速性心律失常间的关系还不是很清楚。除了不同程度的窦性心动过缓外,慢快综合征的患者在房性快速性心律失常结束后可出现窦性静止,这是由于窦房结及其周围组织受到抑制所致。

【病因】

(一)**窦房结本身病变** 特发性退行性变是窦房结功能障碍的常见原因,比例为22%~45%。缺血性病因占1/3,其他如心肌病、先天性心脏病、长期高血压、浸润性疾病(淀粉样变性、结节病)、结缔组织病、甲状腺功能减退、纤维化与脂肪浸润、硬化与退行性变及某些感染、创伤等也能损伤窦房结功能,使窦房结内纤维组织增多,P细胞数量减少,导致窦房结起搏功能障碍。离子通道与结构蛋白的基因缺陷也与窦房结功能障碍的发生有关,如SCN5A、HCN4、KCNQ1等基因突变常表现为窦性心动过缓、窦性停搏、窦房传导阻滞或上述几种心律失常同时存在。

窦房结功能障碍往往与房性心动过速同时存在,机制可能有两种,其一,窦房结功能障碍的患者在心房似乎存在着更广泛的病变,表现为心房广泛低电压、P波时限延长等,有报道称与心房心肌病有关;其二,慢性的心房扩张、神经体液激活也可以引起房性心动过速。

(二)**外源性因素** 多见于药物和自主神经的影响,可参见本节上文"【类型】"中"窦性心动过缓"部分)。

【临床表现】

(一)**窦性心动过速** 临床上一般无症状,也可有心悸、气短、虚弱、疲劳、头晕或晕厥症状,因人而异。

(二)**窦性心动过缓** 窦性心动过缓临床上一般无症状、症状轻微或某些非特异症状,且间断出现,部分患者可表现为运动耐力下降或乏力、记忆力减退、头昏、易怒或夜间觉醒。病程通常较长,症状反复发作,临床上难以记录到相关的心律失常。活动后的胸闷乏力易与冠心病或肺部疾病症状混淆。

(三)**窦性心律不齐** 常无临床症状,经常是在患者自己测脉搏时发现心律不齐或体检时发现,有时可有心悸的感觉。

（四）窦性静止 心脏电活动依靠下级起搏点发出，过长时间的窦性静止如无房室交界处或心室逸搏发生则患者可出现头晕、黑矇或晕厥，严重者可发生阿-斯综合征。

（五）病态窦房结综合征 晕厥发生率最高，可表现为头昏、晕厥前症状或晕厥、胸痛、心力衰竭等。头昏、晕厥常发生在房性心动过速终止后的长间歇时，房性心动过速易引发胸痛或气急、胸闷等症状。在少数阵发性房颤患者中，卒中是首发症状。

【诊断】

（一）心电图

1. 窦性心动过速 心电图特征：①P波为窦性；②成人窦性P波的频率>100次/min。在生理情况下，窦性心率可达到100~150次/min，很少超过160次/min。

2. 窦性心动过缓 心电图特征：①P波为窦性；②成人窦性P波的频率<60次/min。

3. 窦性心律不齐 心电图特征：①P波为窦性；②在同一心电图导联上PP间期不等，相差>0.12秒。

4. 窦房结内游走节律 心电图特征：①P波为窦性，但在同一导联上窦性P波可有轻度异常；②多有窦性心律不齐。

5. 窦性停搏 心电图特征：①长的PP间期内无P-QRS-T波；②长的PP间期与短PP间期不成整倍数关系。大于3秒的停搏很少见于正常人。

6. 病态窦房结综合征 心电图特征：①自发的持续性窦性心动过缓；②窦性停搏和窦房传导阻滞；③窦房传导阻滞合并房室传导阻滞；④间断性房性快速性心律失常（心房扑动和心房颤动等）与窦性或交界区心动过缓相交替（慢快综合征）。

（二）电生理检查 如果心电图能够证实窦性心律失常与症状相关，不需要再行侵入性检查。对于有症状但心电图未发现或证实窦性心律失常是产生这些症状的原因，可以采用电生理检查来评估窦房结功能。无症状的窦性心律失常也不需要进一步检查，只需要定期随访。

1. 固有心率（intrinsic heart rate，IHR） 指在没有自主神经影响下窦房结的自身节律，静脉给予普萘洛尔0.2mg/kg，注射速度为1mg/min，10分钟后静注阿托品0.04mg/kg，2分钟内静注完，30分钟内的最高窦性心率为IHR。预期IHR的计算方法为118.1-(0.57×年龄)。对于小于45岁的患者，预期IHR 95%的可信限为±14%，大于45岁的患者为±18%。病窦综合征患者的IHR低于预期值，该指标特异性好但敏感性差。

2. 窦房结恢复时间（sinus nodere covery time，SNRT） SNRT是指起搏对窦房结超速抑制结束至窦房结功能恢复正常的时间。应用不同频率起搏记录多个SNRT敏感性可达85%以上。

检查前停服一切抗心律失常药物5个半衰期以上，当日在空腹情况下进行检查。置入心内或食管电极导管（最好置于窦房结附近以减少脉冲传入时间对SNRT的影响），用快于自身心率10次/min的频率进行心房递增起搏，每次持续30~60秒，每次频率递增10~20次/min，每次起搏后休息60秒，直至

起搏周长达300毫秒。从最后一个心房刺激信号测量到第一个恢复窦性P波的起始点，是为窦房结恢复时间，以测得的最长窦房结恢复时间为准，参考值：SNRT≤1 500毫秒。从SNRT中减去起搏前窦性周期时限为校正窦房结恢复时间（corrected sinus recovery time，CSNRT），参考值：CSNRT<550毫秒。

3. 窦房传导时间（sinoatrial conduction time，SACT）窦房结的兴奋传导到心房的时间，可通过对心房程序期前刺激拟具有不完全代偿的期前收缩进行测定和计算，参考值：SACT<150毫秒。

对上述电生理指标评估窦房结功能的评价不一，一般认为测定结果在正常范围不能否定诊断，结果显著超过正常高限者往往有相关的临床症状，有参考价值。

【治疗】

由生理或心外因素所致者，大多不需特殊治疗。无症状者可定期随访，暂时不需治疗。由心脏病或心外因素引起，主要治疗原发病，去除外在病因。

（一）窦性心动过速 治疗时应以去除病因为主，如控制心力衰竭，补充血容量，控制甲亢等，必要时可给以镇静剂或β受体阻滞剂。慢性不适当窦性心动过速可用β受体阻滞剂或钙通道阻滞剂（非二氢吡啶类）单用或联合应用；有报道适量的运动锻炼也能减慢不适当窦性心动过速的心室率，改善生活质量；窦房结If通道选择性抑制剂伊伐布雷定，能单纯减慢心率而不影响心内传导及无负性肌力作用，指南建议伊伐布雷定可用于β受体阻滞剂已达推荐剂量或最大耐受剂量，心率仍然≥70次/min，EF<40%且持续有症状的心衰患者（见《中国心力衰竭诊断和治疗指南2018》）。对于药物治疗无效且症状明显者或因药物副作用不能耐受时，可考虑应用导管消融技术行窦房结改良。

（二）窦性心动过缓 对无症状或症状较轻的单纯窦性心动过缓患者可以不用处理，有症状时可给予对症治疗，常用药物有阿托品0.3~0.6mg，每日3次，或沙丁胺醇2.4mg，每日3次口服。上述药物通常短时间使用。心率缓慢伴相关症状者，应接受起搏器治疗。

（三）病态窦房结综合征 病因治疗：针对不同的病因采取改善心肌供血、增加心肌营养、纠正电解质平衡等治疗。对症治疗：对急性缓慢心律失常造成的血流动力学障碍可以用山莨菪碱、阿托品、麻黄碱及异丙肾上腺素纠正，对快速心律失常应尽量避免使用有减慢心率及传导作用的药物。安装起搏器是解决该病的最佳方法。病窦综合征患者有心房颤动或心房扑动发作时，不宜进行电复律，除非已植入起搏器。

对于伴有与心动过缓相关症状的慢快综合征患者，传统的治疗是植入起搏器后如仍有房性心动过速发作，可选择服用抗心律失常药物或射频消融治疗。

第三节 逸搏和逸搏心律

林贻梅 李志善

逸搏是基本心搏延迟或阻滞，下级潜在起搏点被动地发出

冲动产生的心搏。临床上最常见到的是房室交界处逸搏，其次为室性逸搏，房性逸搏少见。连续发生 3 次或以上的逸搏称为逸搏心律。逸搏和逸搏心律是具有保护作用的生理现象。

（一）**房室交界处、室性和房性逸搏**　房室交界处逸搏的心电图表现为长间歇后出现 QRS 波群，形态与窦性 QRS 波相同或稍不同（图 12-3-3-1）。逸搏周期固定，多在 1.2~1.5 秒。QRS 波前或后可有倒置 P 波，亦可有窦性 P 波与逸搏呈干扰分离。室性逸搏的心电图表现为长间歇后出现宽大畸形的 QRS 波，QRS 时限一般>0.12 秒，少数发生于束支近端的室性逸搏，其 QRS 波畸形可不明显。逸搏周期多在 1.5 秒以上，很少有逆传 P′波。房性逸搏少见，可发生于右心房、左心房或呈多源性，心电图表现为延迟出现的个别或多个、一种或多种畸形 P′波，PR 间期>0.12 秒，逸搏周期固定于 1.2 秒左右（多源性时周期不等），QRS 波与基本心律相同。

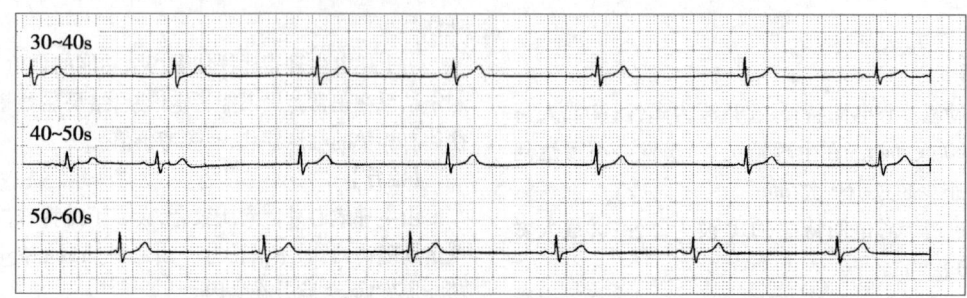

图 12-3-3-1　窦性心动过缓伴房室交界处性逸搏，不完全性房室分离

（二）**房室交界处逸搏心律**　3 次或以上连续出现的房室交界处逸搏称为房室交界处逸搏心律。常见于窦房结自律性降低或二度以上窦房或房室传导阻滞。亦见于迷走神经张力增高、病窦综合征、麻醉、洋地黄、奎尼丁等药物中毒，以及冠心病、心肌炎、心肌病等。

心电图示慢而规则的 QRS 波群，心率 40~60 次/min，有时亦可有逸搏节律逐渐加快的所谓节律加热现象。房室交界处冲动控制心房和心室活动时，P 波不见或呈房室交界处型，即 P 波在Ⅱ、Ⅲ、aVF 导联上倒置，aVR 上直立。QRS 波群形态与窦性心律时相同。P 波与 QRS 波群的关系主要取决于前向与逆向传导的相对时间关系，P 波可能在 QRS 波群之前、中或后。

房室交界处冲动控制心室活动，而窦房结或心房异位起搏点控制心房活动时，心室被房室交界冲动激动，处于不应期，对下传的窦房结冲动不能应激；同样，逆传的房室交界处冲动，也不能使处于不应期的心房应激，房室各自独立活动，相互干扰冲动的传导，形成了房室分离的现象，称为干扰性房室分离（图 12-3-3-2）。有时个别窦房结冲动可在心室脱离不应期时下传激动心室，形成心室夺获；同样，个别房室交界处冲动逆传使脱离不应期的心房激动时可形成心房夺获。当一次逸搏和一次夺获交替出现时，称为逸搏夺获二联律。干扰性房室分离大多短暂，本身无重要临床意义，但常使心电图复杂化。干扰性房室分离在一段较长时期内有或无夺获的分别称为不全性和完全性干扰性房室分离。

冠状窦心律和左心房心律曾被认为是分别起源于冠状窦和左心房的房室交界处逸搏心律的特殊类型。其共同心电图特征为 P 波呈逆传型（P 波在Ⅱ、Ⅲ、aVF 导联倒置），PR 间期>0.12 秒，心率 40~50 次/min。左心房心律时，P 波在Ⅰ、V_6 和/或其他心前区导联也倒置，而在 V_1 则呈钝圆尖角型双峰。目前统称为房室交界处心律。临床意义同房室交界处心律。

逸搏和房室交界处心律的临床意义决定于其病因和基本心律。由迷走神经张力增高、窦性心动过缓所致的短暂发作，大多无重要性，无须特殊处理；持久发作则提示有器质性心脏

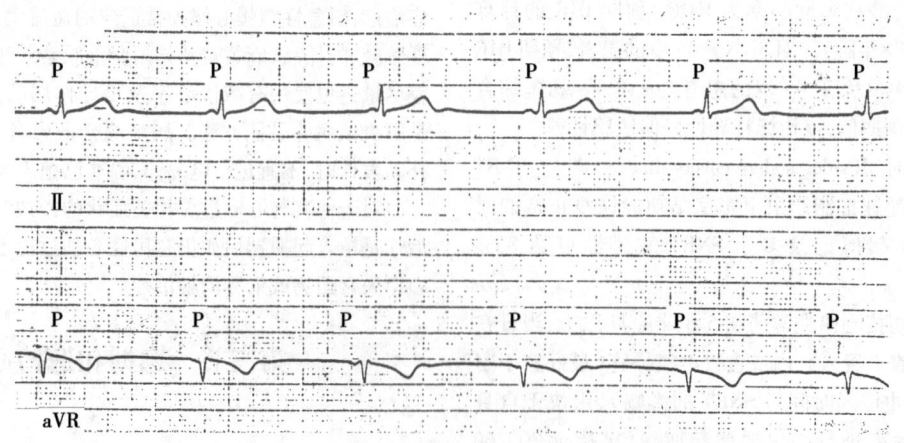

图 12-3-3-2　非阵发性房室交界处心律，完全性房室分离

病,药物引起窦房结功能低下或房室传导障碍,治疗应首先针对病因,对心率过缓或伴心室停搏等逸搏功能障碍的患者,应考虑植入人工心脏起搏器。

(三) 游走心律 心脏的起搏点在窦房结、心房及房室交界处游走的心律,称为窦房结与房室交界处游走心律。基本心律大多为窦性心动过缓或不齐,多与迷走神经张力改变有关,亦可见于病窦综合征(SSS)。心电图表现为 P 波形态变化于窦性心律与房室交界处心律之间,P 波形态可直立、倒置或缺如,或呈心房融合波。PR 间期亦多有相应变化。

(四) 心室自主心律 逸搏心律起源于希氏束分支以下潜在起搏点者称为心室自主心律或心室逸搏心律。心室率 30~40 次/min,起搏点接近束支远端时,心率可在 30 次/min 以下。多见于上级起搏点如窦房结和房室交界处起搏功能障碍或上级起搏点冲动下传受阻时,亦见于高血钾、奎尼丁等药物中毒及临终前。心电图示 QRS 波群宽而畸形(起源于束支近端者畸形可不明显),心室率缓慢,心律规则或不规则。高血钾或临终前的心室自主心律,QRS 可呈多种形态,其时限可达 0.16 秒以上,心室率极慢而不规则,心排血量因而显著下降,可致低血压、休克或阿-斯综合征。发生在希氏束分支以下阻滞所致三度房室传导阻滞的心室逸搏心律,频率较慢,且不稳定,容易突然发生心室停搏。

第四节 期 前 收 缩

林贻梅 李志善

期前收缩,又称过早搏动,简称早搏,是一种提早的异位心搏。按起源部位可分为房性期前收缩、房室交界性期前收缩和室性期前收缩三种。期前收缩是最常见的异位心律,可发生在窦性或异位心律的基础上。可偶发或频发,可以不规则或规则地在每一个或每数个正常搏动后发生,形成二联律或联律性期前收缩。

【病因】

期前收缩可发生于正常人。但心脏神经症与器质性心脏病患者更易发生。情绪激动,精神紧张、疲劳、消化不良、过度吸烟、饮酒或喝浓茶等均可引起发作,亦可无明显诱因。洋地黄、锑剂、奎尼丁、拟交感神经类药物、氯仿、环丙烷麻醉药等毒性作用,缺钾及心脏手术或心导管检查都可引起。冠心病、晚期二尖瓣病变、心肌病、心肌炎、甲状腺功能亢进性心脏病、二尖瓣脱垂、心力衰竭等常易发生期前收缩。

【发病机制】

(一) 异常自律性 ①在某些条件下,如窦性冲动到达异位起搏点处时由于韦金斯基现象,使该处阈电位降低及舒张期除极坡度改变而引起期前收缩;②病变心房、心室或浦肯野纤维细胞膜对不同离子通透性的改变,使快反应纤维转变为慢反应纤维,舒张期自动除极加速,自律性增强,而产生期前收缩。

(二) 折返现象 环形折返激动是心动过速中最常见的发生机制,如果在一次折返激动后,折返环路各部分的电生理特性(如不应期和传导速度)不匹配,则环形折返激动不能持续,只引起一次期前收缩。如折返途径相同则期前收缩形态一致,如折返激动的传导速度一致,则期前收缩与前一搏动的配对时间固定。

(三) 平行收缩 期前收缩与前面的 QRS 波群无固定间期,但期前收缩之间有固定规律,最长的期前收缩间距与最短期前收缩间距之间呈整倍数关系,且常出现室性融合波。

(四) 触发激动 见本章第一节图 12-3-1-6。

(五) 机械反馈学说 认为心肌细胞存在牵张激活通道,增加左心室容量可激活更多的牵张通道,因此心脏扩大者易发生室性心律失常。室性期前收缩后的代偿间歇使舒张期延长可导致成对室性期前收缩,心肌梗死后的瘢痕组织在收缩期向外凸出所形成的牵张是引起室性心律失常的原因。

【临床表现】

期前收缩患者可无临床症状,亦可有心悸或心跳暂停感。频发的期前收缩可致乏力、头晕等症状(因心排血量减少引起),原有心脏病患者可因此而诱发或加重心绞痛或心力衰竭。部分患者因频繁发作的期前收缩导致严重焦虑、失眠等不适,从而形成恶性循环使室性期前收缩更为频繁,从而导致患者的生活质量下降。

听诊可发现心律不规则,期前收缩后有较长的代偿间歇。期前收缩的患者第一心音多增强,第二心音多减弱或消失。期前收缩呈二联或三联律时,可听到每两或三次心搏后有长间歇。期前收缩插入两次正常心搏间,可表现为三次心搏连续。脉搏触诊可发现间歇脉搏缺如。

【心电图表现】

期前收缩的共同心电图特征为较基本心律提早的一次或多次 P-QRS 波群。

(一) 房性期前收缩 P′波提早出现,形态与窦性 P 波不同,PR 间期>0.12 秒。QRS 波大多与窦性心律的 QRS 波相同。有时稍增宽或畸形,伴 ST 及 T 波相应改变者则称之为心室内差异性传导(图 12-3-4-1),需与室性期前收缩鉴别,房性期前收缩伴心室内差异传导时畸形 QRS 波群前可见提早畸形的 P′波。提早畸形 P′波之后也可无相应的 QRS 波,称为阻滞性房性期前收缩,需与窦性心律不齐或窦性静止鉴别。房性期前收缩冲动常侵入窦房结,使后者提前除极,窦房结自发除极再按原周期重新开始,形成不完全性代偿间歇,偶见房性期前收缩后有完全性代偿间歇。

(二) 房室交界性期前收缩 除提早出现外,其心电图特征与房室交界处逸搏相似,提早出现的异位 P′波在 Ⅱ、Ⅲ、aVF 导联倒置,提示其起源于房室交界区(图 12-3-4-2)。期前收缩冲动侵入窦房结的形成不完全性代偿间歇,不干扰窦房结自发除极的则形成完全性代偿间歇。

(三) 室性期前收缩 QRS 波群提早出现,其形态异常,时限大多>0.12 秒,T 波与 QRS 波主波方向相反,ST 随 T 波移位,其前无 P 波。发生于束支近端处的室性期前收缩,其 QRS 波群可不增宽。室性期前收缩后大多有完全代偿间歇。基本

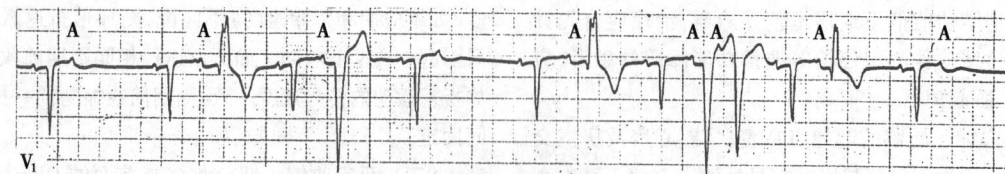

图 12-3-4-1　频发房性期前收缩伴室内差异性传导

频发房性期前收缩（标记 A）提前的畸形 P′在前一次心搏 T 波上，下传 QRS 波与窦性不同的为室内差异性传导，第 1 个和第 8 个标记 A 其后无 QRS 波为阻滞性房性期前收缩。

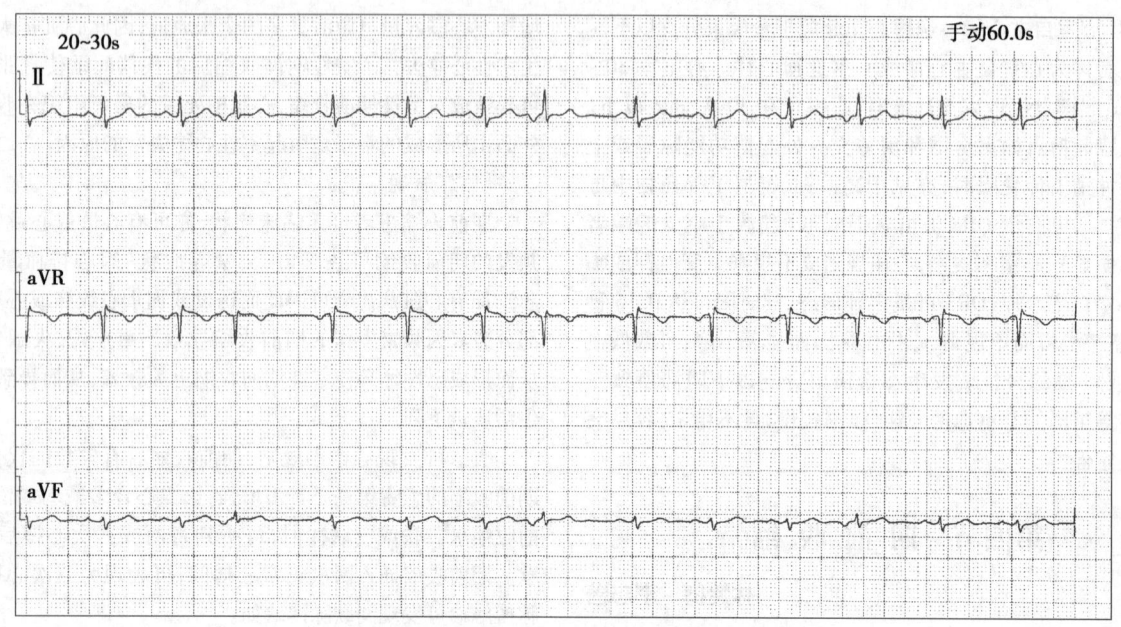

图 12-3-4-2　房室交界性期前收缩

心率较慢时，室性期前收缩可插入于两次窦性心搏之间，形成插入型室性期前收缩。偶见室性期前收缩逆传至心房的逆行 P′波，常出现于室性期前收缩的 ST 段上。

房性及室性期前收缩，按其与基本心律的关系有两种类型，以室性期前收缩为例：

1. 配对型　所有期前收缩和其前一个 QRS 波有固定距离，此型多见（图 12-3-4-3）。

2. 平行收缩型　见图 12-3-4-4。

研究发现上述规律可由于窦性或异位冲动，在保护性传入阻滞区缓慢递减传导，而在阻滞远端产生阈值下电位，影响平行心律异常冲动形成的自发除极，使之提早、延迟或完全被抑制，而有所改变，称为电张电流调变的平行心律（electrotonic modulated parasystole）。

房性或室性期前收缩有时由两个以上异位起搏点产生，心电图表现为两种或两种以上不同形态、配对间期不等的期前收缩，称为多源性期前收缩。连续两次的期前收缩称为连发，三次及以上的期前收缩称为短阵心动过速。

【临床意义】

正常人和无器质性心脏病患者的各类期前收缩大多无临床意义。虽然既往把频发和复杂性室性期前收缩（室性期前收缩连发、多源性室性期前收缩、R 在 T 上的室性期前收缩）与演变为致命性室性快速心律失常预测相关联，但后者的发生主要取决于有无器质性心脏病和心脏病类型及其程度。发生在下列背景下的室性期前收缩，演变为室性心动过速或心室颤动的可能性大，如急性心肌梗死、冠心病心肌缺血、心肌病、低血钾、洋地黄中毒、抗心律失常药物的毒性作用及特发或继发性长 QT 间期综合征（LQTS）等。长期频发的室性期前收缩可致心腔扩大引起心肌病，其心脏征象和临床表现与扩张型心肌病一致，称为心动过速性心肌病（tachycardia cardiomyopathy，TCM），对于每天室性期前收缩≥总心率 5% 的人，即使没有任何症状，需要跟踪随访，以防室性期前收缩诱发 TCM；如果左心室功能已经降低，而且找不到其他导致心力衰竭的病因，应考虑室性期前收缩诱发的 TCM。

频发房性期前收缩多见于二尖瓣病变和甲状腺功能亢进的患者，多源性房性期前收缩常为心房颤动的前奏。

【治疗】

应根据有无器质性心脏病，是否影响心排血量及发展成为严重心律失常的可能性而决定治疗原则。无器质性心脏病的期前收缩，大多不需特殊治疗。有症状者宜解除顾虑，由紧张过度、情绪激动或运动诱发的期前收缩可试用镇静剂和 β 受体阻滞剂。对于频繁发作，症状明显或伴有器质性心脏病的患

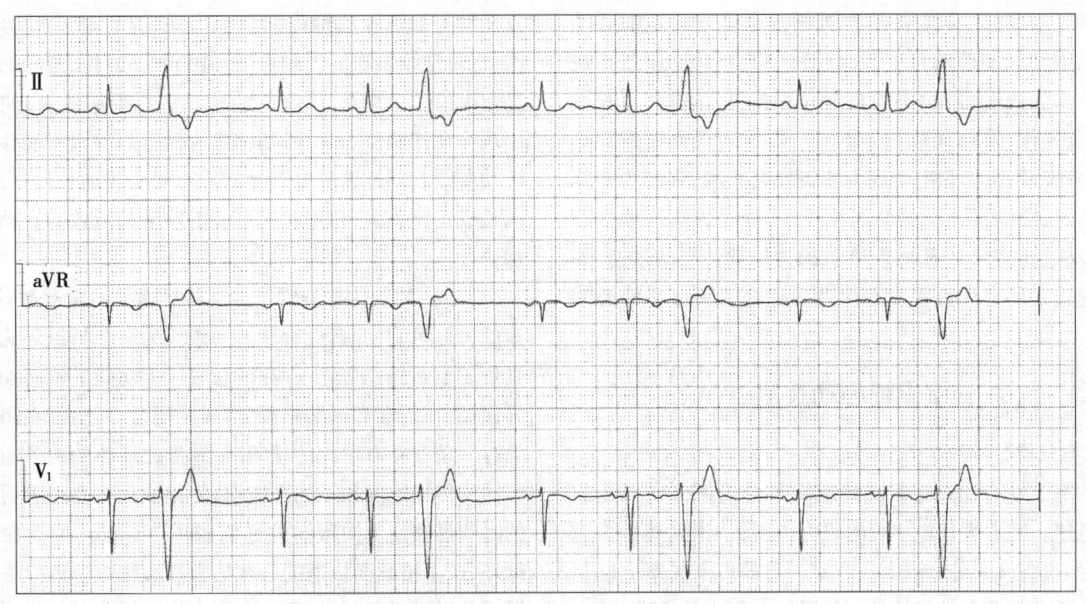

图 12-3-4-3　配对型室性期前收缩呈三联律

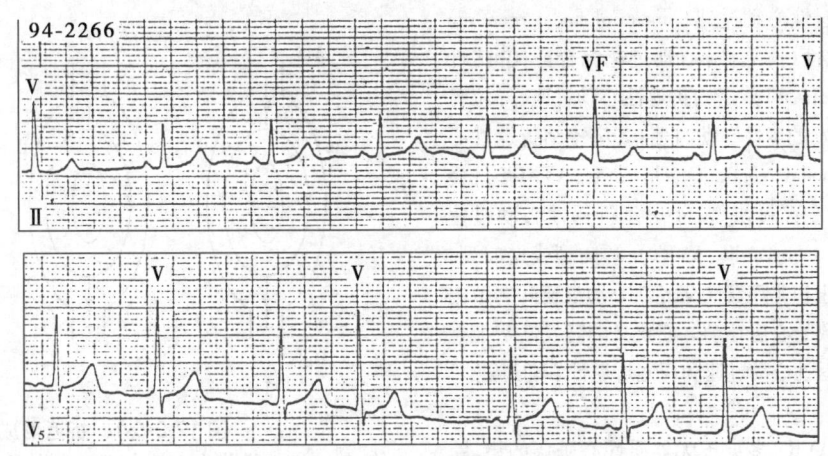

图 12-3-4-4　平行收缩型室性期前收缩
期前收缩与前一心动无固定配对时间,期前收缩发生迟者与窦性激动相遇形成室
性融合波(Ⅱ导联第 6 个心动)。

者,宜尽快找出期前收缩发作的病因和诱因,给予相应治疗,同时正确识别其潜在致命可能。

对于可诱发诸如室上速、房颤的房性期前收缩应积极治疗。

不伴有器质性心脏病的室性期前收缩,其治疗终点是缓解症状。伴有器质性心脏病的室性期前收缩,根据病史、室性期前收缩的复杂程度、左心室射血分数,参考信号平均心电图和心率变异性分析进行危险分层。高危患者加强治疗。

除病因治疗外,可选用抗心律失常药物治疗,房性和房室交界处期前收缩大多选择作用于心房和房室交界处的Ⅰa、Ⅰc、Ⅱ、Ⅳ类药物,而室性期前收缩则多选用作用于心室的Ⅰ类和Ⅲ类药。对于期前收缩患者,应综合考虑患者长期应用抗心律失常药物治疗的风险和收益,伴有心力衰竭和心肌梗死的患者禁用Ⅰ类抗心律失常药物。有潜在致命危险的室性期前收缩常需紧急静脉给药。急性心肌梗死初期可选择静脉内使用

胺碘酮或利多卡因。心肌梗死后若无禁忌,则常用 β 受体阻滞剂或胺碘酮治疗。长 QT 间期综合征患者禁用Ⅰ类药,原发性长 QT 间期综合征患者可选用 β 受体阻滞剂、苯妥英钠或卡马西平,继发性者在病因治疗的基础上,宜用异丙肾上腺素或心房或心室起搏治疗。

射频消融术是除抗心律失常药物外另一种有效治疗室性期前收缩的方法。目前认为可对频发室性期前收缩并伴有临床症状、多次室速、室颤均由相似的单形性室性期前收缩诱发,以及因频发室性期前收缩出现心动过速性心肌病患者行射频消融治疗。

第五节　异位快速心律失常

林佳雄　西　雁　朱文青

异位快速心律失常是指窦房结以外部位起源的快速心律

失常,如心房、房室结、希氏束-浦肯野纤维系统或心室的心动过速、扑动、颤动及加速的自主节律。其中的心动过速是指短阵或持续发作的快速而基本规则的异位心律,持续时间可长可短,可以反复发作,发作间隙长短不一。临床表现为突发突止者,称之为阵发性心动过速;表现为非突发突止者,称之为非阵发性心动过速;心动过速持续时间小于30秒的为非持续性心动过速;心动过速持续时间大于30秒的为持续性心动过速;如果心动过速连发偶有少许窦性心律者则称之为无休止性心动过速。

一、室上性心动过速

【概念与分类】

传统的室上性心动过速定义是起源于希氏束分支以上部位的心动过速。随着现代电生理的研究进展,认识到其折返途径涉及心房、房室交界处、希氏束、心室。目前广义的室上性心动过速包含所有起源和传导途径不局限于心室内的心动过速,包括:①窦性快速性心律失常:生理性窦性心动过速、不恰当窦性心动过速、窦房结折返性心动过速(sinoatrial nodal reentrant tachycardia,SNRT)、体位性(直立性)心动过速综合征;②房性心动过速(atrial tachycardia,AT):房内折返性心动过速、异位自律性增高或触发机制引发的房性心动过速;③房室结折返性心动过速(atrioventricular nodal reentrant tachycardia,AVNRT):慢快型、慢慢型、快慢型和左侧慢快型;④房室折返性心动过速(atrioventricular reentrant tachycardia,AVRT):顺向型或逆向型;⑤自律性交界性心动过速和非阵发性交界性心动过速。本节内容不包括房内大折返所致的心房扑动。而狭义的阵发性室上性心动过速特指房室结折返性心动过速和房室折返性心动过速。

【病因】

常见的AVNRT和AVRT多见于无器质性心脏病的患者,而AT多见于器质性心肺疾病的患者,如心脏瓣膜病、冠心病、高血压性心脏病、肺源性心脏病和心肌病及心包疾病等;亦见于甲亢、酒精或药物毒性反应、心力衰竭和开胸手术后;应用洋地黄过程中由窦性心律转为AT伴有房室传导阻滞是洋地黄中毒的特征性表现。室上性心动过速的发病率大约2.5‰。

【发病机制】

冲动频率异常和传导异常是阵发性室上性心动过速发生的两个基本发生机制。

(一) 冲动频率异常　包含自律性增强和触发活动。自律性增强见于本身具有自律性的正常细胞,以及原来无自律性的快反应细胞在病理情况下转变为慢反应细胞,从而成为具有自律性的异位不正常细胞。正常和不正常的自律性细胞的4相自动除极速度加快,即4相自律性增加导致冲动频率增快,心动过速发生。自律性增强的心动过速不能被电刺激诱发或终止,对超速起搏的反应是超速抑制或无任何反应。另外,在某些实验条件下的心房组织中可以见到触发活动,即自发激动的动作电位之后出现一慢的除极波,当其达到阈电位时可引起另一次动作电位,因此也被认为是冲动频率异常的另一机制。触

发活动与细胞膜的慢内向电流有关,这种触发活动可发生一次,也可连续多次。当触发活动由其前的自发激动的后电位在动作电位的2相及3相引起,称之为早期后除极;如果后除极出现在动作电位的4相,则称之为延迟后除极。能够诱发触发活动所致心动过速的电刺激的配对间期或周长,与心动过速的周长成正比关系;超速起搏可使触发活动所致的心动过速频率加快。

(二) 冲动传导异常　冲动传导途径的异常是引起心动过速的另一机制,即折返机制。一般认为一个折返环的形成需要具备三个条件:①至少存在两条或以上功能上或解剖学上的传导途径,在近端和远端相聚,形成一闭合环路;②在闭合的环路上有一条存在有单向传导阻滞;③形成环路的两条通路上存在不同的传导速度和不同不应期,使得冲动在非阻滞通道上传导的时间足够使单向阻滞的通路脱离不应期。冲动在环内反复循环,产生持续而快速的心律失常。心脏电生理检查时期前刺激或分级递增起搏能诱发或终止快速性折返性心律失常(图12-3-5-1)。

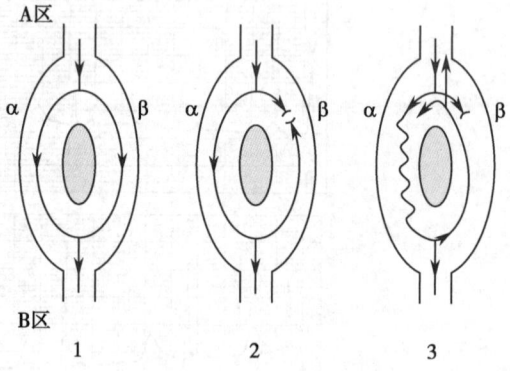

图12-3-5-1　折返形成示意

1. α与β径路为A区与B区间的两条传导通路,均能将激动从A区传导到B区;2. β径路发生阻滞,A区激动经α径路传导到B区;3. β径路仍阻滞,但α径路出现传导延缓,激动经α径路逆向传导β径路,再激动α径路形成折返。

室上性心动过速时,折返可发生在窦房结与邻近心房肌间、心房内、房室结内(包含或不包含临近的心房组织),或房室间(经旁路)任何一处,折返形成产生心动过速。房室结内的快径与慢径路(可能存在多个)间电生理特征上差别(前者传导速度快、不应期长,而后者传导速度慢、不应期短)为折返的基础,环形运动可以在快径与慢径之间或不同慢径之间进行,从而导致AVNRT的发生。旁路与正常房室传导系统间电生理特性的差别是经旁路传导的房室间折返的基础。常见的环行运动方向为自房室结下传至心室再沿旁路逆传至心房(顺向型AVRT),也有经旁路下传至心室再经希氏束逆传的(逆向型AVRT)(详见本章第六节中的"预激综合征"部分)。局部心肌缺血、坏死或纤维化病变所致心肌细胞电生理特性改变,与邻近正常心肌间存在差别,为心肌内折返形成的有利基础(图12-3-5-2)。心房病变可使相应心肌细胞静息膜电位下降,由快反

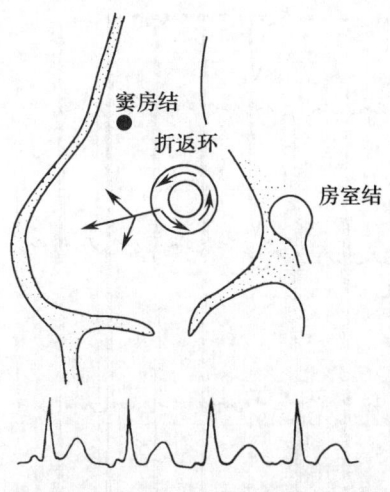

图 12-3-5-2　心房内折返性心动过速

应细胞转为具慢反应细胞电生理特性时,传导减慢并有异常自律性。早期后除极触发激动可由细胞外钙离子增高、儿茶酚胺等药物作用引起;而延迟后除极触发激动则可能与洋地黄中毒有关。在以上机制中,以折返机制多见,且以房室结折返和房室折返最多见,本文将重点讨论 AVNRT 和 AVRT。

【具体类型】

（一）窦性心动过速　见本章第二节"窦性心律失常"。

（二）房性心动过速

1. 心房内或窦房结折返性心动过速　心房内折返性心动速的折返环可在心房内任何区域内。窦房结折返性心动过速（SNRT）是指发生在窦房结区域的阵发性折返性心动过速,占阵发性室上性心动过速的 2% 不到,有学者建议将窦房结折返性心动过速归为心房内折返性心动过速的一种特殊类型。其心房激动顺序与窦房结一样。而发生于远离窦房结区域的心房内折返比窦房结折返更为常见,也更多见于有心脏疾病的患者。心房折返性心动过速的心率变化范围较大,窦房结折返时的心率较其他形式的心房折返慢,平均 130 次/min,远离窦房结的心房内折返频率通常较快,心率范围在 120~240 次/min。因心率范围

有明显重叠,不能根据心率来区分二者。SNRT 可发生在任何年龄,无性别差异。由于发作时心率不十分快,症状可不明显。心电图表现符合窦性心动过速,心动过速发作时有以下特点:可以为房性期前收缩、心房调搏、室性期前收缩、心室调搏诱发或终止;不依赖心房内传导延缓或房室传导阻滞,常伴二度 I 型房室传导阻滞而不影响心动过速;P 波形态和激动顺序与窦性搏动相同;兴奋迷走神经可终止心动过速发作。如心房激动顺序与窦房结异样则为心房内折返性心动过速。常见于有器质性心脏病的患者,其折返环可位于心房内任何部分。发作可阵发或持续无休止,常伴与心动过速相关的症状。心动过速发作时有以下特点:可因心房刺激落在心房相对不应期内新形成心房内传导延迟而诱发;心房激动顺序与窦性搏动顺序不同;可有房室传导阻滞而不影响心动过速;兴奋迷走神经可终止心动过速发作,也可能不终止（图 12-3-5-3）。

2. 自律性房性心动过速　自律性增强是房性心动过速（AT）的常见机制之一,较其他机制的 AT 更不容易治疗。自律性房性心动过速可以是心房内单个病灶所致,但可以有多个病灶发生。临床上可表现为慢性和持续性发作,但最常见的表现方式为短暂发作,常与心肌梗死、心功能不全、慢性肺部疾病的恶化、急性感染、饮酒和各种代谢紊乱有关,而儿茶酚胺释放、低氧血症、心房扩大和药物也是重要的影响因素。静息时自律性 AT 的频率通常比心房内折返性心动过速慢,一般在 100~175 次/min,由于其受儿茶酚胺的影响显著,运动时心率可达 250 次/min,若心动过速持续存在,可导致心动过速性心肌病的发生。自律性 AT 的临床和电生理特点可表现为:①呈现慢性或持续性快速性房性心动过速,心房率变化较大,逐渐加快或减慢,存在温醒现象（指心率逐渐加快到最快频率）;②心房内激动顺序与窦性不同;③程序刺激不能诱发或终止心动过速,迷走神经刺激不能终止房速,而腺苷能短暂地减慢心动过速的频率;④电生理检查排除了 AVNRT 或 AVRT。常见的起源部位是界嵴、心耳、Koch 三角、肺静脉和冠状静脉窦（图 12-3-5-4）。

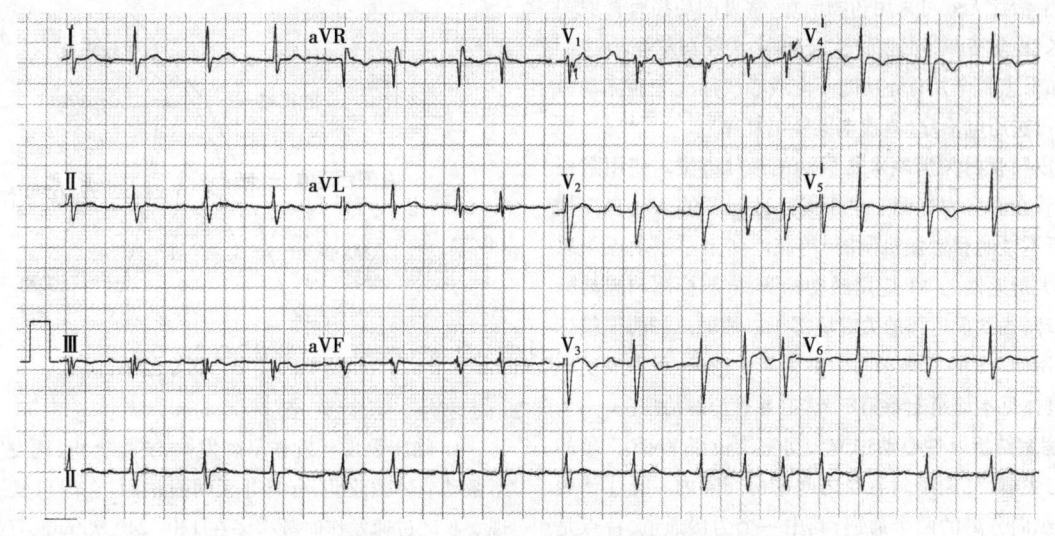

图 12-3-5-3　左房瘢痕相关的房内折返性心动过速伴有房室传导阻滞

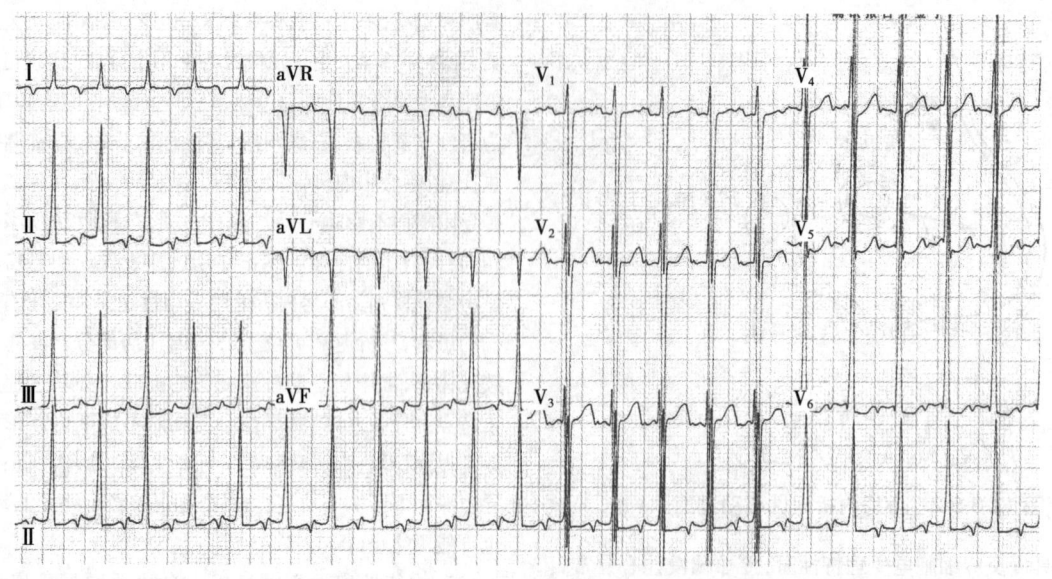

图 12-3-5-4　起源于左下肺静脉前下缘开口处的持续性房速

3. 触发机制引起的房性心动过速　多见于洋地黄中毒，而且多伴有房室传导阻滞。另可发生在运动、某种疾病或药物引起的儿茶酚胺过量、应用肾上腺素能药物等情况下。典型的触发性心律失常能被程序性刺激诱发和终止。快速起搏对诱发和刺激比期前刺激更为有效，经常需要应用外源性儿茶酚胺等药物增加诱发的成功率。刺激迷走神经、腺苷、维拉帕米和β受体阻滞剂都能终止这类心动过速。

由于折返激动和触发活动在电生理学上鉴别有困难，目前多数学者将 AT 分为自律性的 AT 和非自律性 AT（包括折返激动和触发激动）。

对 AT 的治疗手段包括药物、电治疗、经导管消融及外科手术等。

临床上治疗首先采用兴奋迷走神经的方法，有部分患者可能有效，如采用瓦氏动作（Valsalva 动作）、咳嗽、呕吐反射、按压眼球和按摩颈动脉窦，后两种方法对老年人应慎用。

如果以上治疗无效可采用药物治疗，常见的药物有普罗帕酮、维拉帕米、地尔硫䓬、洋地黄类、胺碘酮、美托洛尔等。

同样，如果患者合并有心功能不全或心绞痛或有血流动力学的变化则可选用电治疗（直流电同步电复律）。

选择经皮导管射频消融术是根治的最佳方案。使用数根多极标测导管在心房内标测。对于局灶性起源的 AT（自律性增强的、微折返性的和触发机制的）寻找心房最早激动点予以消融。对于大折返性的 AT 应用激动标测、电压标测和起搏标测确定折返环，找到折返环的关键峡部予以消融。目前三维标测系统的应用使 AT 的标测和消融更为简便精确，手术成功率明显提高，具体见本篇第七章第三节"心导管消融治疗"。

（三）房室结折返性心动过速　房室结位于 Koch 三角的前方，位于二尖瓣、三尖瓣附着缘之间的房间隔内。既往认为房室结内有纵向分离的两个通道，其中一个为慢通道，特点是传导慢、不应期短，位于后间隔近冠状窦口处，另一个为快通

道，特点是传导快、不应期长，位于房间隔前上部，房室结内纵向分离的两个通道导致了房室结折返的发生，但这一观点后来受到质疑。心脏外科手术和经导管射频消融房室结周围心房组织（结周组织）能根治 AVNRT，表明结周组织参与了 AVNRT 折返环的形成。晚近的解剖学和心脏电生理研究发现，位于后间隔的房室结慢径存在两条后延伸，右侧后延伸在三尖瓣环和冠状静脉窦（coronary sinus，CS）口之间，左侧后延伸沿房间隔下行到 CS 近段的上方二尖瓣环附近。右侧后延伸在解剖发育上通常较左侧后延伸为长，有更明显的递减传导特征和更长的传导时间，是 AVNRT 功能和解剖上的主要发病基质，其与左后延伸在电生理上的差异是慢慢型和快慢型 AVNRT 形成的基质。解剖学上的两个及多个通道和电生理特性成为临床上 AVNRT 的基础（图 12-3-5-5）。目前 AVNRT 折返环可确定的参与部分有房室结、慢径、快径（或另一慢径）和结周心房组织，但确切的折返环目前尚无定论。

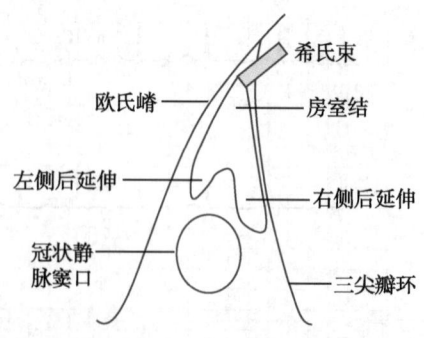

图 12-3-5-5　房室结解剖示意

1. 临床表现　发作呈阵发性，突发突止，诱发因素多为情绪激动或体位改变，有时并无明显诱因，在静息状态下亦可出现。心动过速发作时频率多在 130～240 次/min，且持续时间较短。在无器质性心脏病的年轻人，大多仅有突然心悸感。反

之,在有器质性心脏病的患者,心动过速频率超过160次/min,且持续发作时间较久的,可引起心脑等器官供血不足,导致血压下降、头昏、黑矇甚至晕厥、阿-斯综合征发作,以及心绞痛、急性心力衰竭,甚至猝死。心动过速有多次发作倾向,起始发作间歇较长,以后逐渐缩短,发作频繁时可一日数次。

2. 临床上AVNRT有四种类型(图12-3-5-6)。

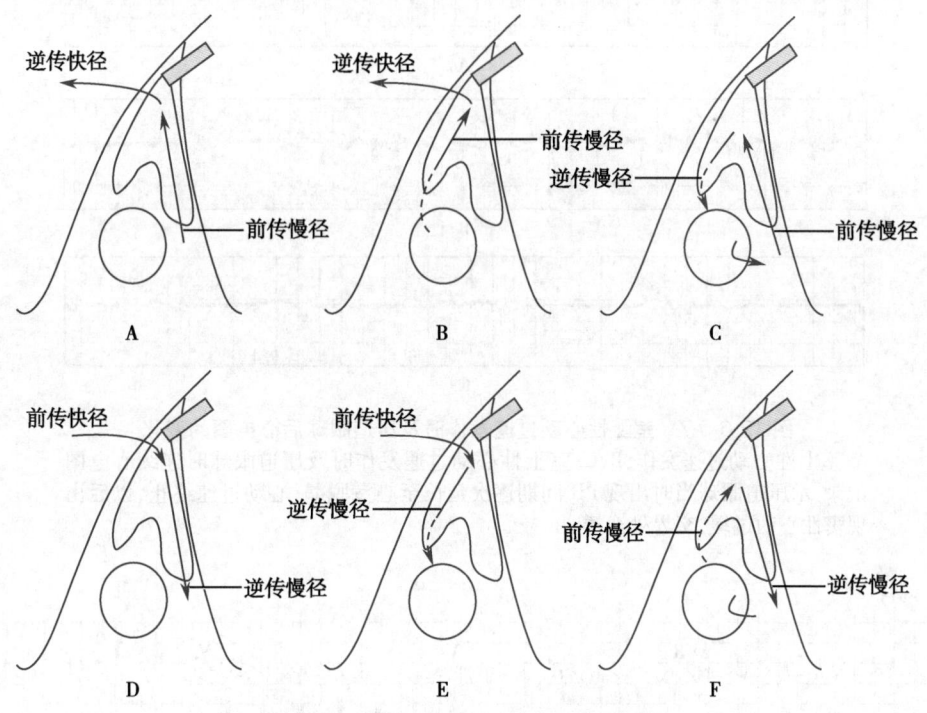

图 12-3-5-6 房室结折返性心动过速的类型
A. 典型的慢快型 AVNRT,房室结右后延伸前传,房室结快径逆传;B. 左侧慢快型 AVNRT,房室结左后延伸前传,房室结快径逆传;C. 慢慢型 AVNRT,房室结右后延伸前传,左后延伸逆传;D. 快慢型 AVNRT,房室结快径前传,房室结右后延伸逆传;E. 房室结快径前传,房室结左后延伸逆传;F. 房室结左后延伸前传,右后延伸逆传。

(1) 慢快型 AVNRT:又称典型 AVNRT,房室结右后延伸前传,房室结快径逆传,占90%左右。可能的折返环:房室结快径逆传后先激动心房右侧前间隔,经左房间隔或左房传导到CS近端,通过CS与右房结周组织相连接,再沿房室结右后延伸前传到房室结的快径。

(2) 左侧慢快型 AVNRT:房室结左后延伸前传,快径逆传,罕见。该型患者通常在右侧消融慢径失败,在左侧后间隔或二尖瓣环左后游离壁心房侧消融成功。可能的折返环:快径逆传与典型 AVNRT 相同,经左房间隔或左房传导到CS近段的左后间隔或后游离壁,再激动房室结左后延伸前传到快径。

(3) 慢慢型 AVNRT:经房室结右后延伸前传,左后延伸逆传,少见。可能的折返环:房室结左后延伸逆传激动CS口顶部的心房肌组织,经CS肌组织激动三尖瓣环和CS口之间的右心房,再沿右后延伸前传到房室结,激动左后延伸。

(4) 快慢型 AVNRT:较少见。可能有三种机制:①房室结快径前传,房室结右后延伸逆传,与典型慢快型 AVNRT 折返环相同,但激动顺序相反;②房室结快径前传,房室结左后延伸逆传,与左侧慢快型 AVNRT 折返环相同,但激动顺序相反,也称为左侧变异性快慢型 ANVRT;③房室结右后延伸前传,右后延伸逆传,与慢慢型 AVNRT 折返环相同,但激动顺序相反,也称

为变异性快慢型 AVNRT。

3. 常见的 AVNRT 的心电图特点 ①心动过速多由房性或交界性期前收缩所致,诱发的期前收缩 PR 间期较长。②室上性的 QRS 波群,频率 130~240 次/min,偶见频率慢至 100~120 次/min。③不同次的发作,AVNRT 的频率可以是不同的,即使同一次发作,观察较长时间中可以发现前后频率也可有不同。④发作和终止常为突然性,期前收缩或应用刺激迷走神经的方法可终止发作(图12-3-5-7)。⑤如在发作终止后发现有一过性一度房室传导阻滞或在正常情况下进行心电图检查时发现有一度房室传导阻滞,常常提示发生的心动过速为 AVNRT。⑥慢快型者,逆行 P 波可落在 QRS 波群起始部、中部或终末部,部分病例的 Ⅱ、Ⅲ、aVF 导联上有逆向的 P 波(假 s 波),而 V₁ 导联上有假 r 波,RP<PR;慢慢型者,逆行 P 波可落在 QRS 波后的 ST 段上,部分患者的逆行 P 波可落在 QRS 波群中或终末部,RP<PR;快慢型者,逆行 P 波可落在 ST 段或在 T 波上,RP>PR。慢慢型或快慢型的逆行 P 波在 Ⅱ、Ⅲ、aVF 导联上呈倒置状,而 V₁、V₂ 和 aVL 导联直立(图12-3-5-8)。⑦AVNRT 可伴有功能性束支传导阻滞而表现为宽 QRS 波心动过速(右束支阻滞或左束支阻滞图形),但由于希氏束(His 束)和下方的心室不参与折返环,故束支传导阻滞并不影响心动过速的频率。

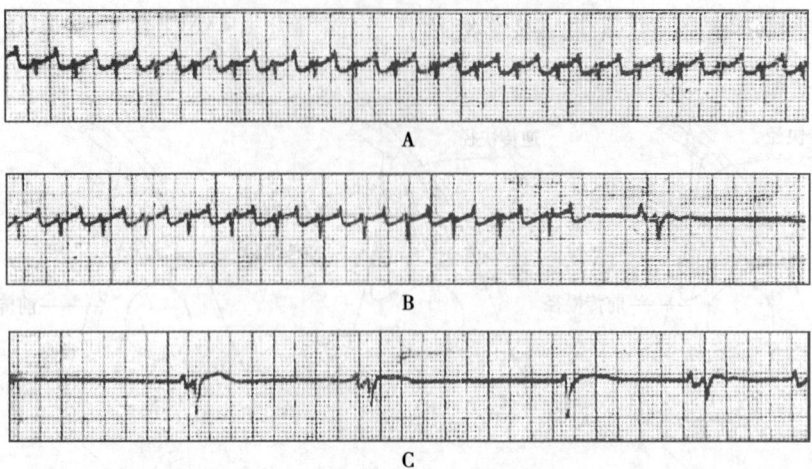

图 12-3-5-7　室上性心动过速发作时及压迫眼球后心电图的变化
A. 室上性心动过速发作；B、C. 室上性心动过速发作时及压迫眼球时连续心电图记录,示压迫眼球当时出现 PR 间期逐次延长至心室脱漏,心动过速终止,以后出现窦性心动过缓,交界处逸搏。

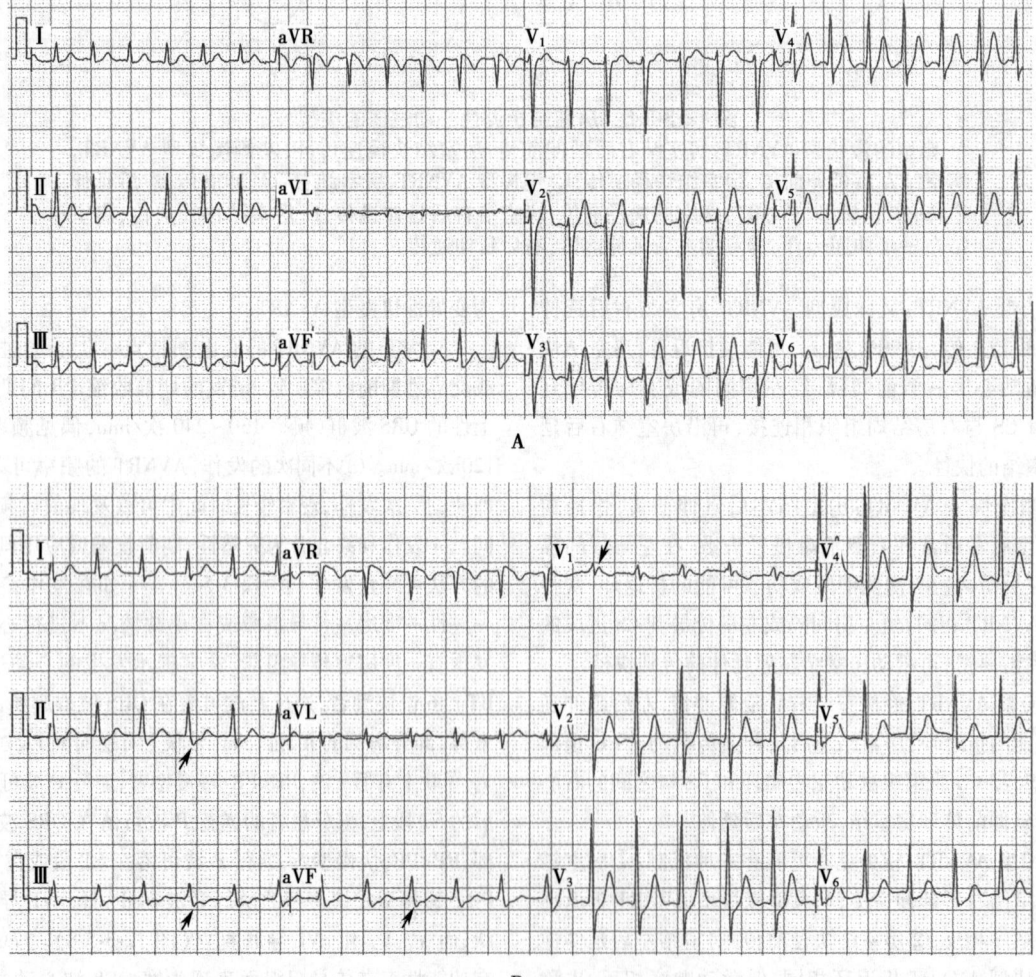

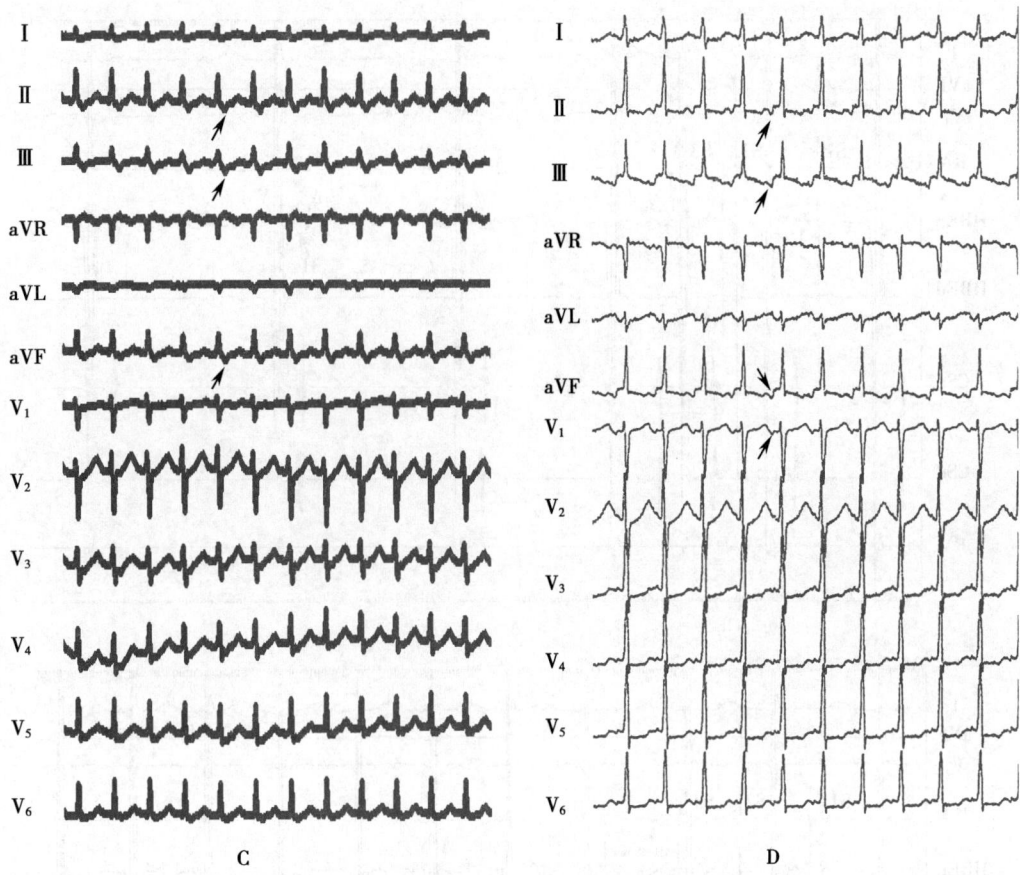

图 12-3-5-8 房室结折返性心动过速的心电图表现

A.慢快型,逆行 P 波落在 QRS 波群中;B.慢快型,逆传 P 波落在 QRS 波终末部,Ⅱ、Ⅲ、aVF 导联上有逆向的 P 波(假 s 波),而 V₁ 导联上有假 r 波,RP<PR;C.慢慢型,逆传 P 波紧随 QRS 后的 ST 段上,在 Ⅱ、Ⅲ、aVF 导联上呈倒置状,RP<PR;D.快慢型,逆行 P 波落在 T 波上,在 Ⅱ、Ⅲ、aVF 导联上呈倒置状,而 V₁ 导联直立,此时 RP>PR。所有诊断均经心电生理检查证实。

4. AVNRT 的临床电生理特点

(1)心房和/或心室扫描可发现 AH(HA)时间出现跳跃式延长达 50 毫秒以上,一般跳跃在 70～130 毫秒,也有跳跃达 200 毫秒以上的(图 12-3-5-9)。

(2)AH 或 HA 跳跃延长后可出现室上速。

(3)慢快型 AVNRT 发作时希氏束电图可见 V、A 波融合或叠加,希氏束电位位于其前,AH 间期明显大于 HA 间期,且≥200～220 毫秒;慢慢型 AH 间期通常大于 HA 间期,且≥200～220 毫秒,部分患者的 V、A 波可融合或叠加,此时可根据心房激动顺序和激动时间来鉴别慢慢型或慢快型 AVNRT;快慢型 AH 间期通常小于 HA 间期,且<200 毫秒。

(4)少数情况下 AVNRT 可出现房室关系呈 2:1 或 1:2 关系、房室文氏传导和房室分离现象等。

5. 治疗

(1)一般治疗:首先针对基本病因和诱因,如充血性心力衰竭、心肌梗死、缺氧、电解质紊乱、药物中毒等原因。如无任何诱因,则可使患者安静、休息,有条件给予吸氧和镇静剂,部分患者可自行恢复窦性心律。

(2)物理治疗:经过上述处理心动过速仍存在,则可采用物理的方法——兴奋迷走神经的方法,如 Valsalva 动作、咳嗽、呕吐反射、按压眼球(按压时应用力适当)和按摩颈动脉窦(对老年人应慎用),按压和按摩均应仅按单侧,切忌两侧同时按压。

(3)药物治疗:上述处理后心动过速仍存在,可选择药物治疗。可首选腺苷静脉推注,由于该药有抑制窦房结的作用,静脉推注后可能会出现一过性窦性静止,故在老年人中应用要小心。若无效可选用非二氢吡啶类钙通道阻滞剂(禁用于低血压和射血分数降低的心力衰竭患者)或 β 受体阻滞剂(禁用于失代偿性心力衰竭),如维拉帕米 5mg 静脉缓慢推注(稀释后应用),如 20 分钟后仍不能终止,可追加一次,总量不超过 15mg 为安全。严禁在短时间内将非二氢吡啶类钙通道阻滞剂与 β 受体阻滞剂联合应用。如以上药物仍无效,可改用普罗帕酮、奎尼丁、普鲁卡因胺、丙吡胺或胺碘酮(参见本篇第二十六章第七节"抗快速心律失常药物")。

恢复窦性心律后,对于发作较少症状不明显的患者,如果不愿行导管消融手术或有手术禁忌,可口服维拉帕米、地尔硫草或 β 受体阻滞剂预防发作。对于反复发作,或发作时症状明

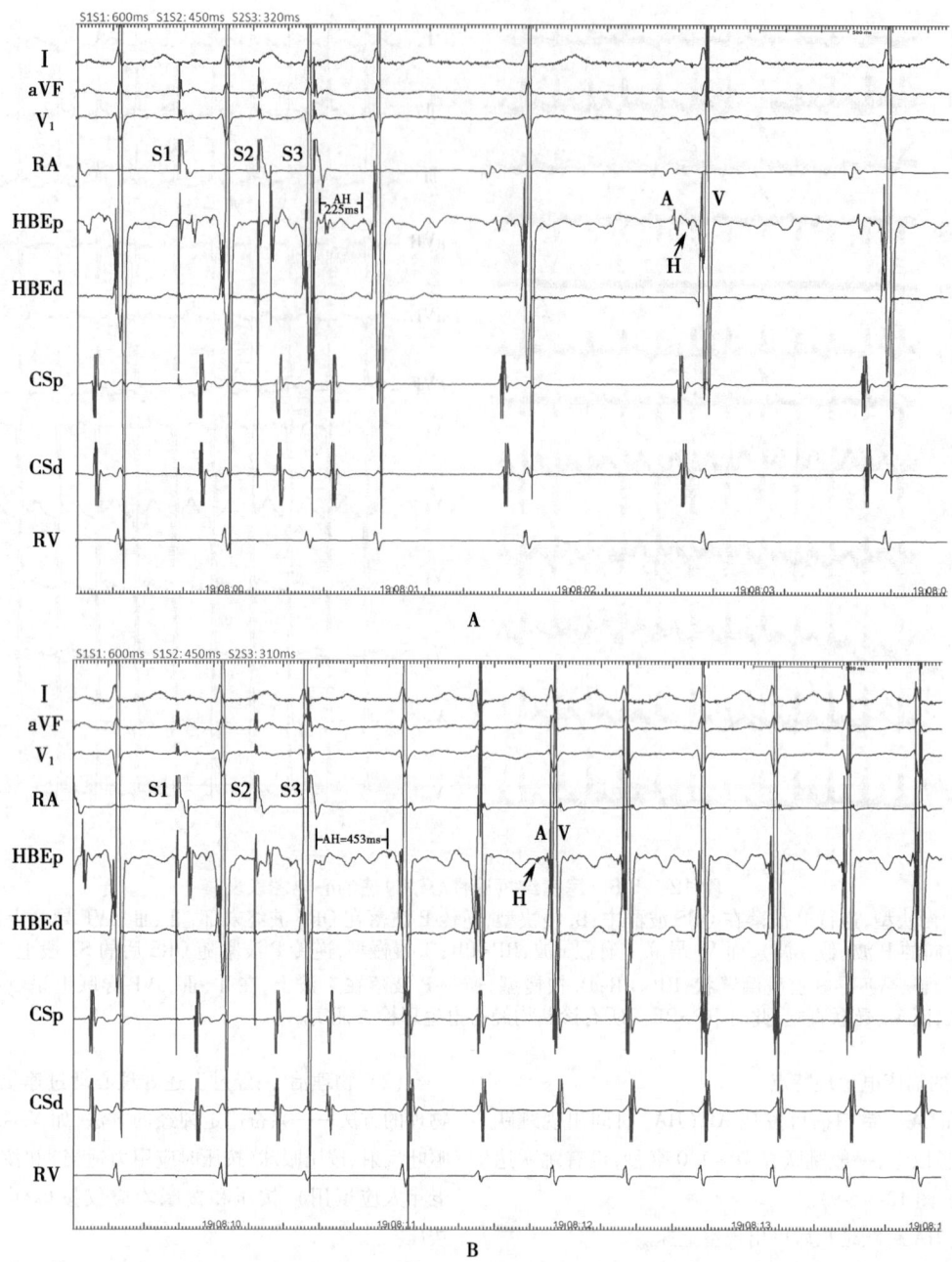

S1S1:600ms　S1S2:450ms　S2S3:320ms

A

S1S1:600ms　S1S2:450ms　S2S3:310ms

B

图 12-3-5-9　房室结折返性心动过速的电生理特点

图中从上向下依次为体表心电图的 I、aVF 和 V₁ 导联、右房电极（RA）、希氏束电极（HBE）、冠状静脉窦电极（CS）和右室电极（RV）；p. 近端电极；d. 远端电极。

电生理检查中心房期前刺激（S1、S2、S3）时，当 S3 从 320ms 缩短为 310ms 时，AH 时间跳跃延长 228ms 并诱发慢快型 AVNRT，A 波和 V 波融合，前方可见希氏束电位，AH 间期明显大于 HA 间期（A 为心房电位；H 为希氏束电位；V 为心室电位）。

显，或口服药物无效的患者，推荐行导管消融手术。

（4）电复律：如药物治疗无效或患者出现血流动力学改变（血压下降或出现心力衰竭或合并有心绞痛等）可选择或直接进行同步直流电复律。如条件和技术水平许可，亦可选择进行食管调搏复律。

（5）导管消融治疗：参见本篇第七章第三节"心导管消融治疗"。

（四）**房室折返性心动过速**　见本章第六节中的"预激综合征"。

（五）**自律性交界性心动过速和非阵发性交界性心动过速**　自律性交界性心动过速极为罕见，发作特点：频率多在 140～270 次/min；可能因房室文氏传导出现 RR 间期不等；可见到房室分离；有时可诱发出多形性室速；程序刺激不能终止。目前对该类室上速的确切机制不清楚，可能与房室交界区自律细胞的异常兴奋有关，可通过导管消融治疗。非阵发性交界性心动过速参见本节"三、加速的异位自主节律"。

【鉴别诊断】

（一）**窦性心动过速** 心率在 140~160 次/min 的窦性心动过速较难与室上性心动过速鉴别。突发突止的发作史、心率固定不变而心律绝对规则、兴奋迷走神经可使发作中止的，以室上性心动过速的可能为大。窦性心动过速大多逐渐增快或逐渐减慢，心率常有变动，兴奋迷走神经不能中止发作。

房性心动过速伴 2:1 房室传导阻滞时，心室率多在 100 次/min 左右，心电图中半数 P 波可埋没在 QRS 波群中，因而常被误诊为窦性心动过速。鉴别诊断应注意在心电图显示 P 波清楚的导联中找出 P 波的频率及其与 QRS 波群的关系。

（二）**心房扑动** 心房扑动大多伴 2:1 房室传导，心室率 140~160 次/min。心房活动在心电图上表现为规则的锯齿形扑动波，可被误诊为室上性心动过速。兴奋迷走神经可使心室率减半或减慢，心电图显示明确的锯齿形心房扑动波有助于确诊。少数房性心动过速的心房率可快达 300 次/min，与心房扑动接近，同时伴 2:1 房室传导，此时较难与心房扑动鉴别。

（三）**窄 QRS 心动过速的鉴别诊断** 对于窄 QRS 波心动过速（QRS 波≤120 毫秒），根据心电图可作出初步诊断（图 12-3-5-10）。有些特殊心电图表现可以起到提示作用:存在房室分离，有可能是自律性交界性心动过速或非阵发性交界性心动过速（有时交界区起搏点只控制心室，窦性激动控制心房）、极少数 AVNRT（折返环向心房或心室某一侧传导出现阻滞，导致心房率与心室率的不等，可出现房室关系呈 2:1 或 1:2 关系、房室文氏传导和房室分离现象等）、结-束纤维或结-室纤维参与的折返性心动过速（折返环向心房传导时发生阻滞，参见本章第六节"预激综合征"）或高位间隔起源的室速（参见本节"室性心动过速"）;心动过速时 P 波形态与窦性心律时相似，考虑窦房结或窦房结旁起源的房速;心动过速时出现束支传导阻滞而导致心动过速频率减慢的，提示房室折返性心动过速。根据体表心电图有时不能作出明确诊断，如图 12-3-5-10 中所示规则的长 RP 窄 QRS 波心动过速最可能的诊断是房速，但不能除外持续性交界区折返性心动过速（permanent junctional reciprocating tachycardia,PJRT），参见本章第六节中的"预激综合征"或不典型 AVNRT。以上各种情况需靠心内电生理检查才能确诊。

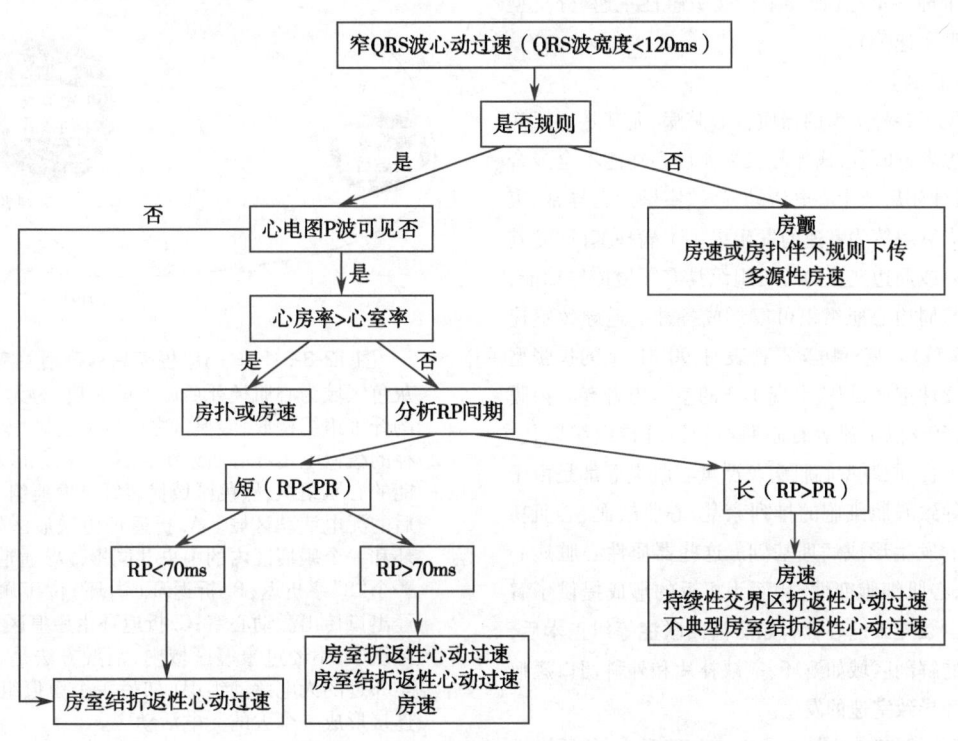

图 12-3-5-10 窄 QRS 波心动过速的鉴别诊断流程

二、室性心动过速

【概念与分类】

室性心动过速（ventricular tachycardia,VT），简称室速，是指起源于心室、自发、连续 3 个或 3 个以上、频率大于 100 次/min 的期前搏动组成的心律。如果是心脏电生理检查程序刺激所诱发的，则必须持续 6 个或 6 个以上连续的心室搏动。室速多见于有器质性心脏病患者，发作时间稍长，常常伴有血流动力学的改变，因此，临床上情况都表现较为紧急，是心血管病常见的急症之一。

室速的分类有多种方法，一般根据发病机制可分为自律性、折返性和触发性室性心动过速。其他分类方法有:

（一）**根据室速持续时间分类**

1. **持续性室速** 指室速的持续时间达到或超过 30 秒，或虽未到 30 秒但出现严重的血流动力学改变。

2. **非持续性室速** 室速的持续时间未达到 30 秒，在 30 秒内能自行终止者。

（二）根据室速的发作形态分类

1. 单形性室速　指室速发作时，其 QRS 波形态稳定而单一，大部分室速为此类。根据 QRS 形态又可分为右束支阻滞（right bundle branch block，RBBB）型室速和左束支阻滞（left bundle branch block，LBBB）型室速，RBBB 型室速病灶位于左室，LBBB 型室速病灶多数位于右室，少数位于左室间隔附近。

2. 多形性室速　指室速发作时，其 QRS 波形态不同。一般认为，连续 5 个以上 QRS 波形态不稳定且无明确的等电位线和在多个同时记录的导联上 QRS 波不同步，称为多形性室速。其中包括尖端扭转型室速。

（三）根据室速病因分类　冠心病性室速、药物性室速、再灌注性室速、心肌病室速、致心律失常型右心室心肌病的室速等。

（四）根据室速是否合并有器质性心脏病分类　临床上又可分为病理性室速和特发性室速。

（五）其他分类　临床上还有一些特殊类型的室速。例如具有遗传背景特征的室速（长 QT 间期综合征、短 QT 间期综合征及 Brugada 综合征等，详见本章第七节）；具有特殊临床特征和心电图及心电生理的室速（如儿茶酚胺敏感性室速、分支型室速和尖端扭转型室速等）。

【病因与发病机制】

室速大多数见于各种类型的器质性心脏病，尤其是心肌病变广泛而严重的患者，如冠心病伴心肌梗死后心功能不全或合并室壁瘤者，心肌梗死后产生心电活动异常、室壁运动异常、束支传导异常及心力衰竭等为室速的发生提供了病理基础，尤其是心肌梗死区域内或周边残存的心肌组织具有缓慢传导功能，梗死区域自身或与周边心肌组织可以形成各种折返导致室速的发生（图 12-3-5-11）。流行病学资料表明，90% 以上的扩张型心肌病存在有持续性室速，尸检发现 1/3 的室速患者有心内膜广泛的瘢痕形成，50% 以上患者有心肌组织被纤维组织取代。右心室心肌发育不良、肥厚型心肌病及严重心肌炎等都是由于心肌本身的病变导致心肌细胞的排列紊乱，心肌缺血、心肌功能下降等为室速的发生形成病理基础。这些器质性心脏病心室肌内瘢痕形成，心肌细胞变性，从而为折返的形成提供了解剖学上的基础。少数先天性心脏病如法洛四联症等纠正术后，在没有传导功能的解剖区域如瓣环、室缺补片和外科切口瘢痕之间可形成折返环导致室速的发生。

少数室速见于无明确器质性心肌病变的正常人，如原发性 QT 间期延长综合征、二尖瓣脱垂等。洋地黄毒性反应、拟交感神经药物过量及抗心律失常药物、三环类抗忧郁药导致的继发性 QT 间期延长、锑剂和氯喹及低血钾或低血镁所致 QT 间期延长等。

此外，低温麻醉、心肺手术或心导管的机械性刺激也可导致各种室速。室速的电生理机制大多为折返，其折返环大多位于心室，少部分室速有左、右束支参与折返。少数属异常自律性或后除极继发激动，这类室速通常不能为电生理的程序刺激所终止。

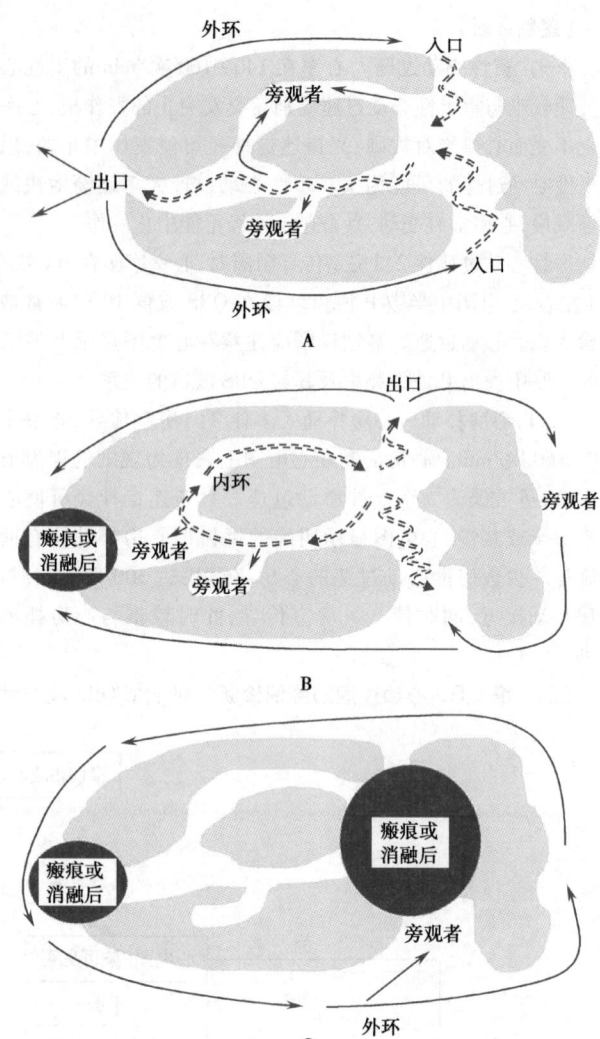

图 12-3-5-11　心肌梗死后瘢痕相关室速示意

灰色区域为心肌梗死后产生的瘢痕，为无电活动功能的纤维组织构成，瘢痕区之间的白色区域为梗死后残存的缓慢电传导心肌组织，瘢痕外白色区域为正常功能的心肌组织，黑色区域代表纤维瘢痕组织或经消融后的无电活动区域。A. 折返环由瘢痕区外的两个外环和一个瘢痕区内的中央共同慢传导通道组成，形成一个"8"字折返；B. 折返环（内环）位于瘢痕区域内，经出口传出激动心室；C. 折返环由瘢痕区外的一个外环组成，不经过瘢痕区域内，消融方法是将该瘢痕区与邻近的无电活动组织（如另一个瘢痕组织或瓣环）连接形成一个大的无电活动区。

入口：缓慢电传导的开始；出口：缓慢电传导的结束和正常心肌激动的开始，相当于室速 QRS 波的起始部分，有时折返可以存在多个出口，从多个部位激动邻近的正常心肌，出现多形性室速；旁观者：不参与折返环的心肌组织，可以是正常心肌，也可以是缓慢电传导心肌；虚线代表缓慢电传导。

【临床表现】

室速的诱因常为心肌缺血、心功能不全、电解质紊乱等，亦可无明显诱因。发作时症状与心动过速所致血流动力功能障碍程度密切相关，而后者又受患者年龄、有无器质性心脏病基础、基础心功能状态、心动过速频率及重要器官基础血供状态等因素影响。室速发作时,血流动力功能障碍程度多较严重,心脑器官供血不足表现常较明显。

临床症状可有心悸、胸闷、气促、胸痛、头晕、黑矇;严重者可有晕厥、休克、阿-斯综合征发作,甚至猝死。体格检查可发现患者精神紧张,神情淡漠,甚至昏迷;有的患者脉搏不易扪及,有的出现脉搏短绌、交替脉,有的出现血压下降或测不出;如有房室分离,颈静脉搏动可见大炮 A 波、第一心音强弱不等、偶及大炮音;心律一般较齐,但也有心律不齐,心率一般在130~200 次/min,有时肺部可闻及哮鸣音、湿啰音等。

兴奋迷走神经的措施大多不能终止室性心动过速发作。

【心电图表现】

1. QRS 波呈室性波形,增宽而变形,QRS 时限>0.12 秒(图 12-3-5-12);少数起源于希氏束-浦肯野纤维系统的室速可不超过 0.12 秒。

2. 常有继发性 ST-T 改变。

3. 心室频率为 140~200 次/min(图 12-3-5-13),规则或略不规则,偶见 R-R 间距相差达 0.33 秒。

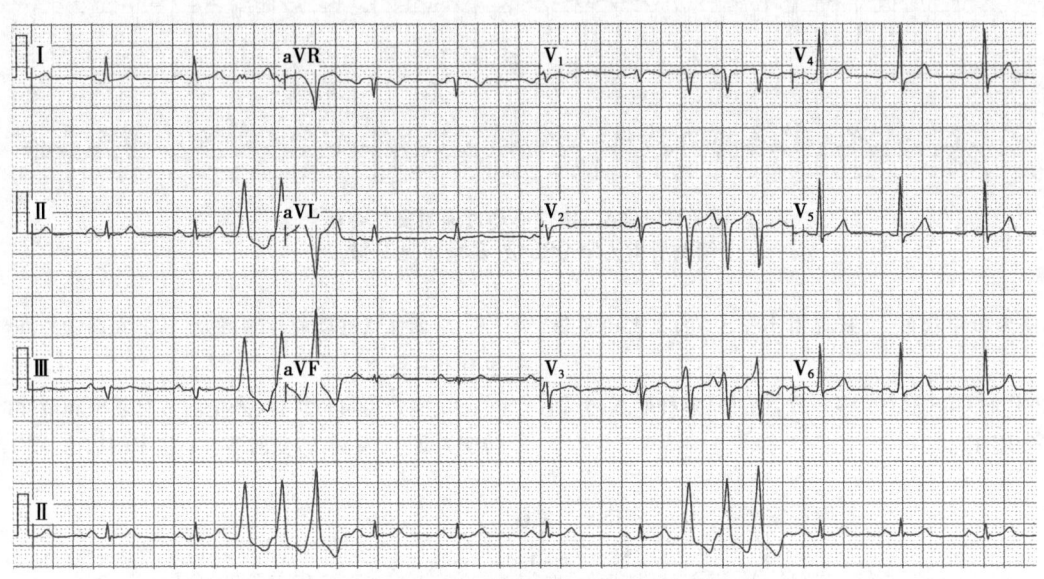

图 12-3-5-12 非持续性室性心动过速

4. 窦性心律可持续单独存在,形成房室分离(图 12-3-5-13)。

5. 偶尔窦性 P 波下传夺获心室,形成一次提早出现的窄 QRS(心室夺获),其形态与窦律时 QRS 相同或略有差别(合并频率依赖性室内差异传导);有时窦性 P 波夺获部分心室,与室性异位搏动形成心室融合波,后者形态兼有窦性和室性 QRS 的特征(图 12-3-5-14)。心室的夺获和融合波是诊断室速的有

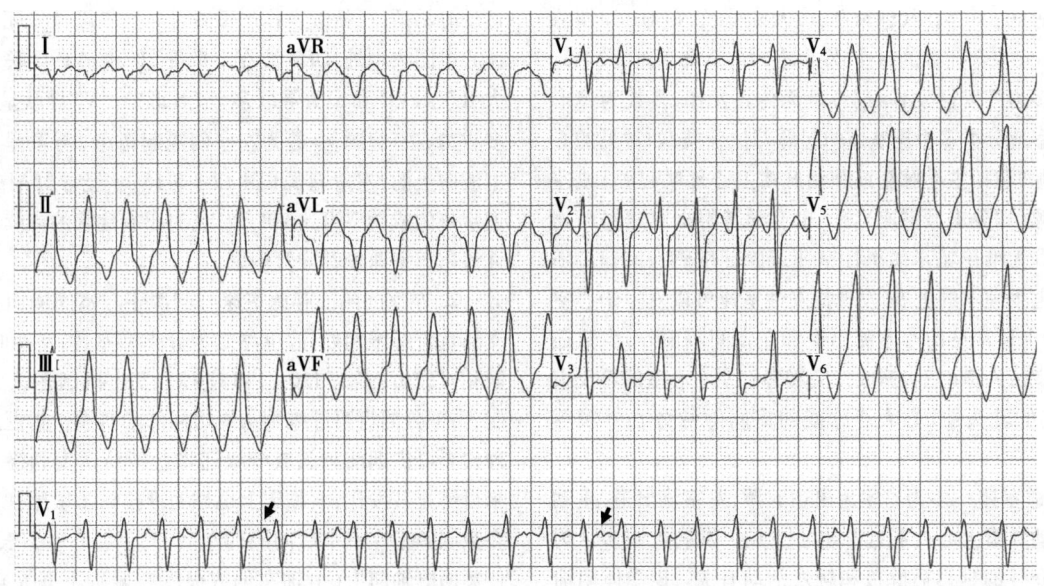

图 12-3-5-13 持续性室性心动过速
可见房室分离(箭头所指为 P 波)。

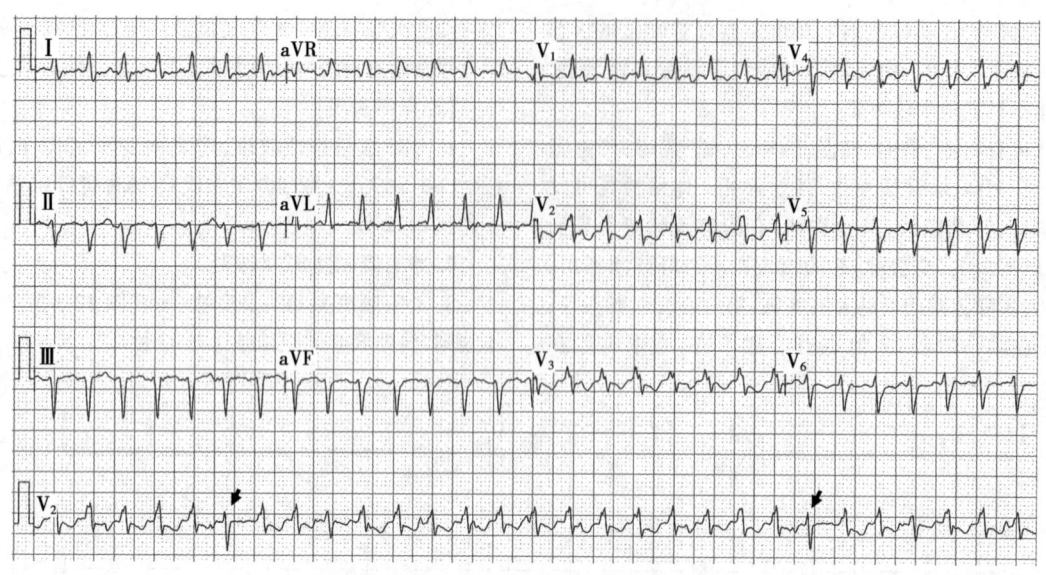

图 12-3-5-14　室性心动过速时窦性夺获
箭头所指为窄 QRS 波,其前可见 P 波。

力证据,但临床发生率很低,文献报道小于 5% 的患者可见该现象。

6. 室速发作时 QRS 形态大多一致,也可具多种形态,分别称为单形和多形室速。

7. 室速常被期前收缩诱发,其形态通常与期前收缩一致,也有不一致的。

8. 室速可自行终止,终止前常有频率和节律的改变;也可转变为室扑、室颤,转变前多有心室率的加速(图 12-3-5-15)。

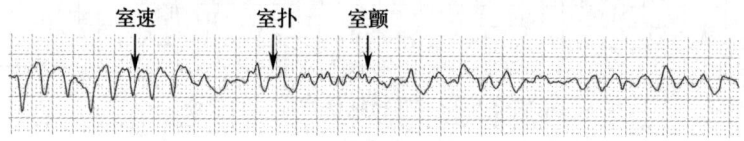

图 12-3-5-15　室速、室扑、室颤的转变

【特殊类型】

(一) 特发性室速　指发生在目前临床诊断技术未能明确有器质性心脏病、不存在代谢紊乱,以及除外长、短 QT 间期综合征或 Brugada 综合征等的室速,发生率约占全部室速的 10%。特发性室速多为阵发性发作,也可呈无休止发作,多数为单形性。特发性室速分类多根据室速的起源部位分类,如常见的心室流出道来源(包括主动脉瓣或肺动脉瓣上心外膜起源)或左室间隔面来源(即分支型室速)等。也有学者根据室速对药物的反应将其分为维拉帕米敏感性室速或腺苷敏感性室速。随着现代临床电生理学的进展,发现特发性室速可以发生于心室多个部位,除上述常见的心室流出道和左室间隔面外,少数还可起源于心室流入道(三尖瓣或二尖瓣旁)、左右心室的希氏束旁、左右心室的乳头肌、心大静脉或前室间静脉旁心外膜等部位。

1. 流出道室速　多为右室流出道起源,左室流出道、主动脉瓣上和肺动脉瓣上心外膜起源也不少见。发病机制多认为与儿茶酚胺介导的延迟后除极和触发活动有关。β 受体阻滞剂或腺苷可能终止心动过速。临床上也称为腺苷敏感型室速或儿茶酚胺敏感型室速。电生理检查时不易被期前刺激诱发,

但可以被心房或心室分级递增起搏所诱发,静脉应用异丙肾上腺素更易诱发。室速多表现为单型性反复发作,中青年多见,运动时易诱发,持续发作严重者可导致晕厥及猝死。除上述室速心电图表现外,QRS 波在下壁 II、III 和 aVF 导联上表现为高大 R 波,aVR 和 aVL 导联多呈 QS 形态。V₁ 导联呈 LBBB 型的多数为右室起源,少数为左室间隔起源;V₁ 导联呈 RBBB 型或主波向上的,左室起源(图 12-3-5-16)。经导管消融治疗流出道室速的成功率可达 90% 以上,对于有症状的持续性或非持续性流出道室速推荐导管消融。

2. 左室间隔面起源室速　起源于左室间隔面左束支的分支浦肯野纤维网处,故也称之为分支型室速,室速时 QRS 波时限相对较短,多为 120~140 毫秒。发生机制多认为是折返机制,由部分浦肯野纤维网与周边局部心肌发生折返所致。电生理检查可被期前刺激或分级递增起搏所诱发和终止。维拉帕米可终止其发作,故临床上也称为维拉帕米敏感性室速。室速多数起源于左室中后间隔的左后分支处,心电图表现为 RBBB 伴额面电轴向上(电轴左偏或极度右偏),下壁导联 QRS 波主波朝下;少数起源于左前分支处,心电图表现为 RBBB 伴额面电轴向下(电轴右偏),下壁导联 QRS 波主波朝上;极少数可起

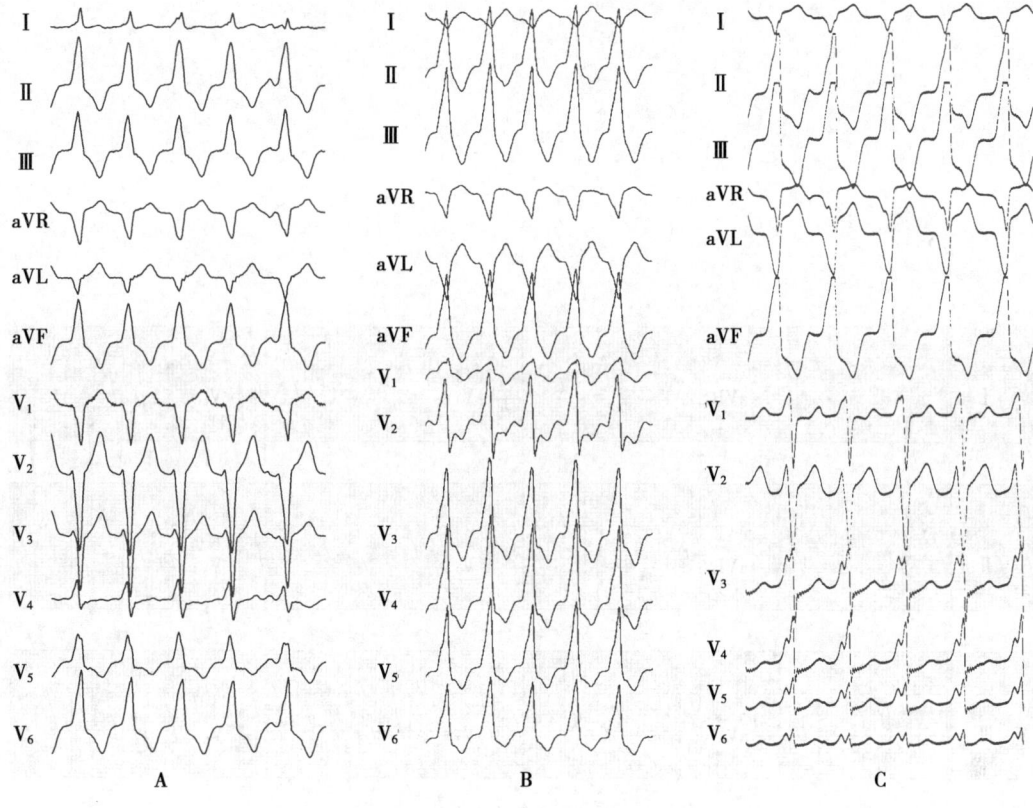

图 12-3-5-16 流出道室速

Ⅱ、Ⅲ 和 aVF 导联 QRS 波高大 R 波，aVR 和 aVL 导联 QRS 波 QS 形；
A. 右室流出道来源；B. 左室流出道来源；C. 主动脉瓣上心外膜起源。

源于左室高位间隔的分支，邻近希氏束，QRS 波较窄，有的可小于 0.12 秒，电轴正常或右偏，下壁导联 QRS 波形态与室速的出口有关，此类室速临床上有时难以与室上性心动过速鉴别，需做电生理检查明确（图 12-3-5-17）。左室间隔面起源室速多发于中青年，男性多见，多数表现为持续单形性发作；极少数可呈无休止发作，药物或电击复律也无法维持窦性心律；偶见 QRS 波呈多形性，时而呈右束支阻滞+左前分支阻滞型，时而呈右束支阻滞+左后分支阻滞型，可能的机制是折返环靠近左前分支和左后分支交界处，折返环有时出口于左后分支，有时出口于左前分支。分支型室速预后大多良好，发生晕厥猝死风险低。经导管射频消融术可根治该类型室速，成功率可达 95%。

器质性心脏病患者因心肌病变累及流出道或左室间隔面，有时发作的室速 QRS 波形态类似于特发性室速的心电图表现，如致心律失常型右心室心肌病的病变可累及右室流出道，或法洛四联症外科术后患者右室流出道瘢痕折返等，都可以导致右室流出道来源的室速；部分冠心病心肌梗死患者由于左室间隔面心内膜缺血，导致部分浦肯野纤维网及周边组织变性，可以发作出 QRS 波为呈右束支阻滞+左前（或左后）分支阻滞的室速。故临床上在诊断特发性室速前需确认无其他可能病因存在。

（二）致心律失常型右心室心肌病伴发的室速 致心律失常型右心室心肌病（arrhythmogenic right ventricular cardiomyopathy，ARVC）（详见本篇第十七章第四节"致心律失常型右心室

心肌病"）伴发的室速是目前我国较常见的器质性心脏病室速，多发于中青年，运动可触发，临床上常以室速为首发症状。早期通常没有症状，但有猝死风险。发作多折返性机制，以非流出道来源的多形性右室室速多见，严重者可发生室颤。心电图窦性心律时可表现为完全性或不完全性右束支传导阻滞，V₁~V₃ 导联 QRS 波时限>110 毫秒，V₁、V₂ 导联 QRS 波终末可见 epsilon 波（出现于约 30% 的患者，为紧跟 QRS 波群的低幅棘波或震荡波，可持续几十毫秒，是部分右室心肌细胞除极较晚而形成），右心导联 T 波倒置。室速发作时 QRS 大多呈 LBBB 型，下壁 Ⅱ、Ⅲ 和 aVF 导联为 QS、rS 或 RS 型（图 12-3-5-18）。抗心律失常药物可控制发作但常不能预防复发，猝死率高，临床上多选用Ⅲ类抗心律失常药物。发作频繁者可考虑射频消融，因心外膜瘢痕多于心内膜，室性心律失常常起源于心外膜，有时需行心外膜标测和消融。但由于此病为进展性疾病，消融后疾病进展导致新的病灶形成而出现室速复发。故常规建议 ICD 植入，导管消融一般不作为第一选择。

（三）心肌梗死伴发的室速 心肌梗死伴发的室速是心肌梗死患者猝死的主要因素。急性心肌梗死尤其前壁梗死患者，由于心肌缺血坏死、交感神经兴奋和缺血再灌注损伤等，可导致局部心肌自律性增高、触发活动出现及折返形成导致室速发作，并极易转变成室扑、室颤导致猝死。存活患者经过血运重建和抗心律失常药物等积极治疗后大多病情逐渐稳定。而心肌梗死后的室速绝大多数为折返性机制（见图 12-3-5-11）。由

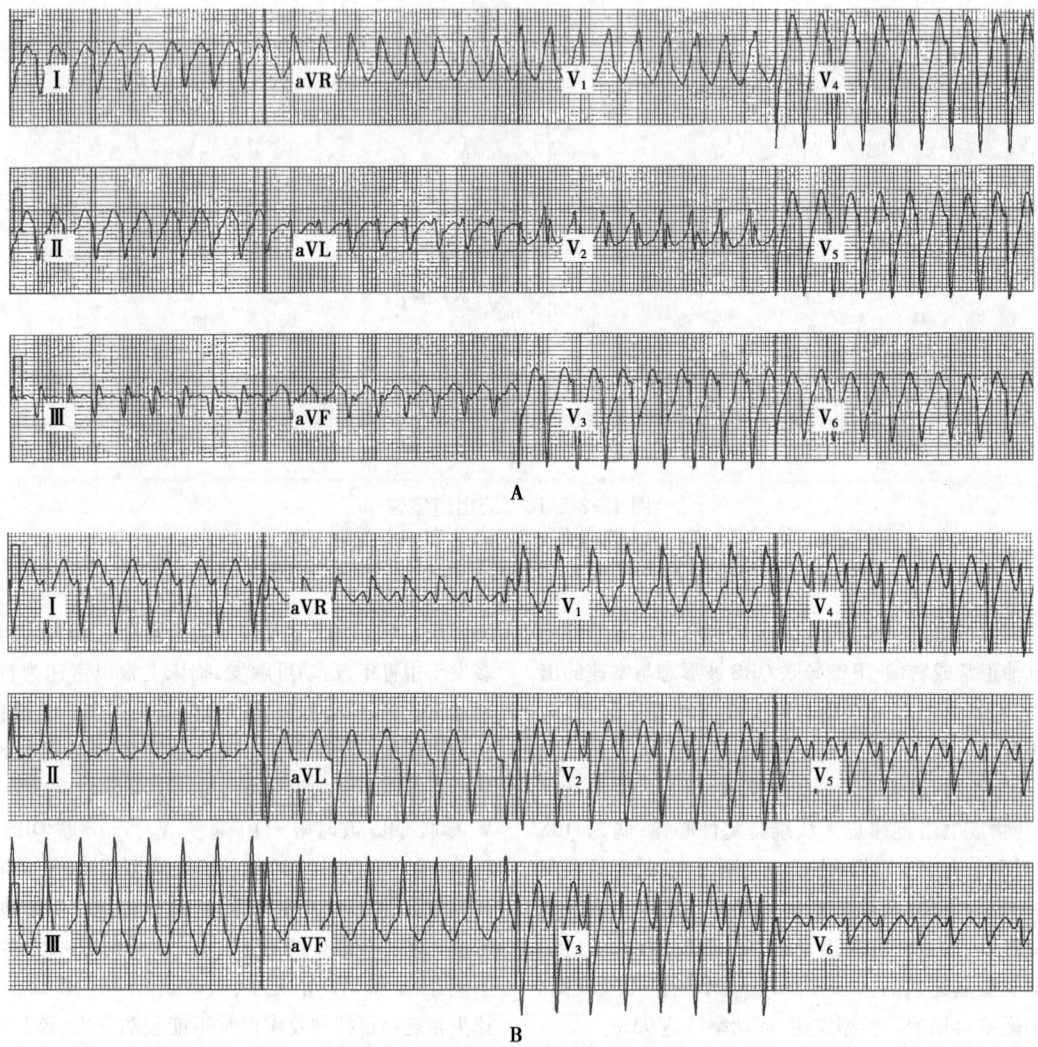

图 12-3-5-17　分支型室速

A. QRS 波呈完全性右束支传导阻滞伴电轴极度右偏,下壁Ⅱ、Ⅲ和 aVF 导联主波向下,室速来源于左后分支;B. QRS 波呈完全性右束支传导阻滞伴电轴右偏,下壁Ⅱ、Ⅲ和 aVF 导联主波向上,室速来源于左前分支。

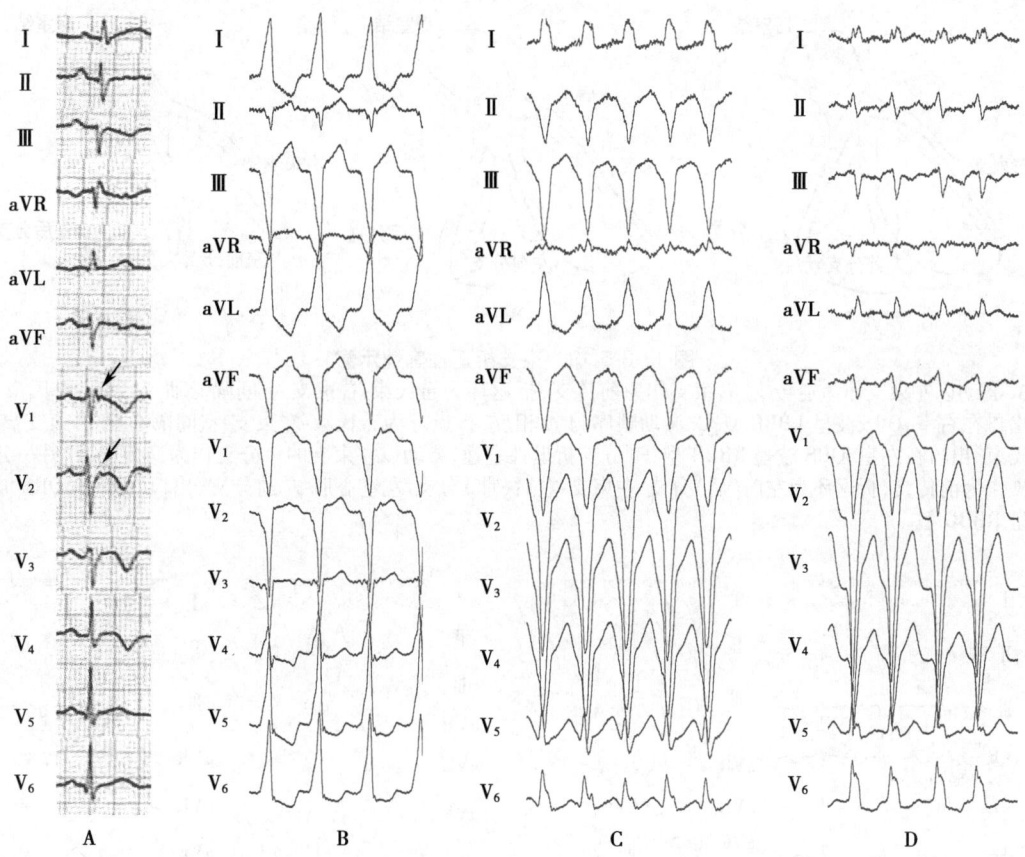

图 12-3-5-18　致心律失常型右心室心肌病的心电图表现

A. 窦性心律,V_1、V_2 导联 QRS 波终末可见 epsilon 波(箭头所示);B、C、D. 电生理检查诱发出的三种形态室速,其中 B 和 C 为临床记录到的室速。

于梗死部分及周边心肌组织内交错存在缺血变性、坏死和存活的心肌细胞,导致缓慢传导的形成,从而出现折返性室速。心肌梗死后室速也可以由非折返性机制引起,表现为反复发作的非持续性的单形性室速。随着我国人民生活水平的提高,急性心肌梗死救治成功率的提高,今后心肌梗死后室速的发病率会逐渐增加。心肌梗死后室速的抗心律失常药物一般选择 β 受体阻滞剂和Ⅲ类抗心律失常药物(胺碘酮、索他洛尔等)预防和治疗。出现持续性室速的患者一般建议 ICD 植入,对于反复发作的药物控制不佳的室速可以考虑导管消融以减少发作。

(四)束支折返性室速　束支折返性室速是目前唯一明确了折返环路的室速,其折返环由希氏束远段、左右束支、浦肯野纤维系统和部分心室肌构成。希氏束-浦肯野纤维系统的传导异常是导致室速的关键因素。室速常见于扩张型心肌病和缺血性心肌病,患者多伴有左心功能障碍和充血性心力衰竭。正常情况下希氏束-浦肯野纤维系统电生理特性为传导速度快,不应期长,很难维持持续的室速折返环。但在心肌疾病患者中,希氏束-浦肯野纤维系统存在器质性或功能性的传导延缓和/或单向阻滞,构成了持续性室速的基础:当心室期前收缩在右束支的不应期出现,导致激动经左束支缓慢逆传到希氏束,再从已经在不应期中恢复的右束支下传激动心室,即逆传由左束支参与,前传由右束支参与,加上希氏束远段和部分心室肌构成了稳定折返,导致室速持续发作。束支折返性室速约占扩张型心肌病单形性室速的 30%~50%,但仅占缺血性心肌病单形性室速的 5%~6%,因为缺血性心肌病的单形性室速多为瘢痕折返性导致(同心肌梗死后的室速)。束支折返性室速发作时心率可超过 200 次/min,由于常伴有严重器质性心脏病,容易引起晕厥和猝死,获得每位患者发作室速发作的心电图较为困难。窦性心律时的心电图常可见到Ⅰ度房室传导阻滞,QRS 波明显增宽,多伴有束支传导阻滞或室内传导阻滞。束支传导阻滞并不意味着真正的完全阻滞,而是功能性的传导延缓或单向传导阻滞。室速发作时心电图的 QRS 波以 LBBB 型最常见(右束支前传伴左束支逆传),RBBB 型少见(左束支前传伴右束支逆传、左前分支前传伴左后分支逆传或左后分支前传伴左前分支逆传,后二者室速发作时右束支为旁观者,不参与折返,又称作分支折返性室速。见图 12-3-5-19)。心电生理检查时可见窦性心律下 HV 时间明显延长,大多于 60 毫秒;室速诱发后每个心室激动前均有稳定的希氏束电位或束支电位,且 HV 间期多较窦性心律时明显延长。抗心律失常药物治疗束支折返性室速的效果差,常需频繁的电复律治疗,但导管射频消融(根据折返环选择性消融某一束支,多消融右束支,少数患者消融左前分支或左后分支)能根治此类室速(图 12-3-5-20)。消融后远期可能发生完全性房室传导阻滞,或发作其他瘢痕相关的室速和心力衰竭而导致死亡,故绝大多数患者需要植入 ICD 或带有除颤功能的心脏再同步化治疗。

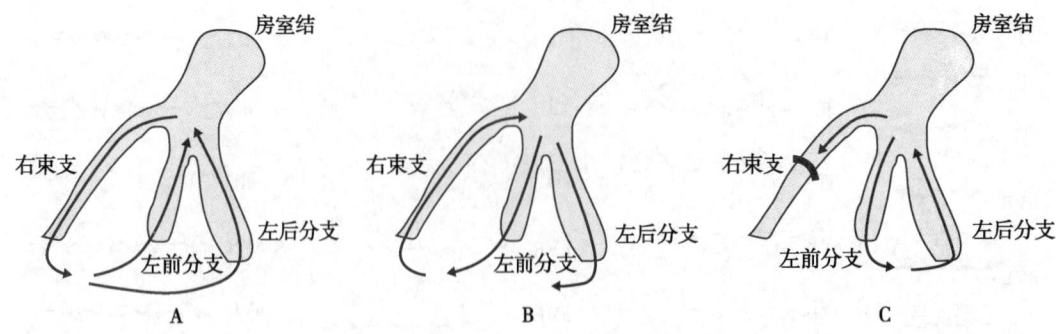

图 12-3-5-19　束支折返性室速示意

A.激动以左束支作为逆传支,右束支作为前传支,折返环为希氏束-右束支-室间隔心肌-左束支-希氏束,出口在右室,QRS 波呈 LBBB 型;B.激动顺序与 A 相反,折返环为希氏束-左束支-室间隔心肌-右束支-希氏束,出口在左室,QRS 波呈 RBBB 型;C.分支折返性室速,激动以左束支的一分支作为逆传支,以另一分支作为前传支,折返环为左前(后)分支-左束支-左后(前)分支-左室心肌-左前分支,出口在左室,QRS 波呈 RBBB 型。

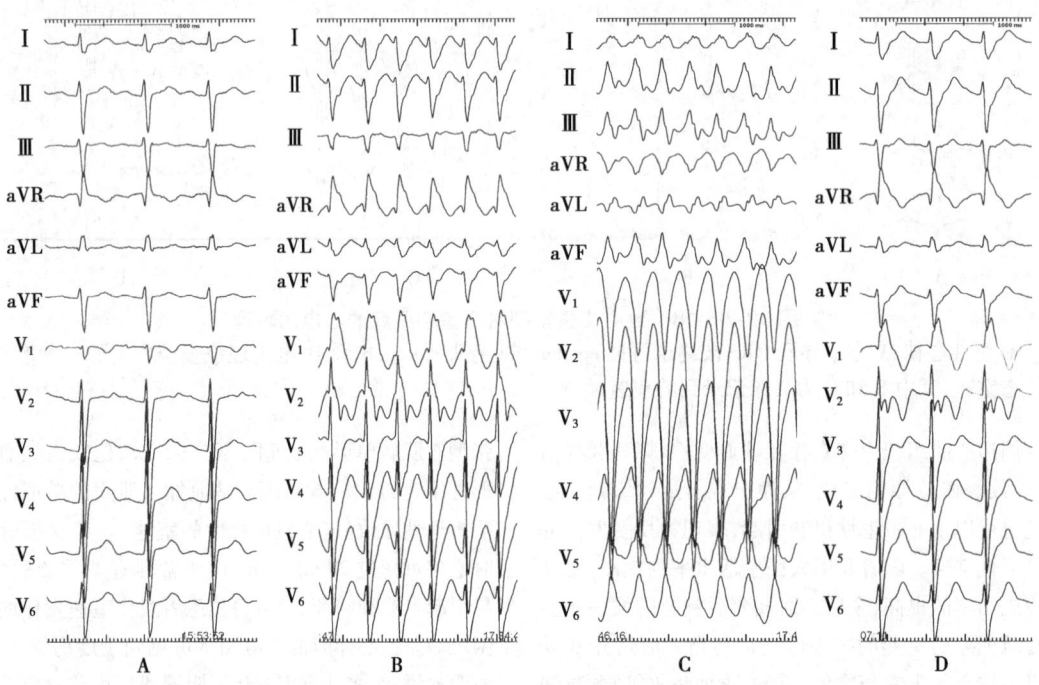

图 12-3-5-20　束支折返性室速心电图表现

扩张型心肌病患者,因心悸、晕厥行心电生理检查。A.窦性心律,一度房室传导阻滞(PR 间期为 220ms);B.心室期前刺激诱发出右束支阻滞型室速,短阵发作不能持续;C.继续心室期前刺激,诱发出典型的左束支阻滞型的束支折返性室速,能持续发作;D.电生理检查证实为束支折返性室速,行右束支消融后,B 和 C 两种室速不再能被诱发。

（五）儿茶酚胺敏感性多形性室速　是一种少见的原发性、遗传性、家族性的心律失常,由染色体上基因突变引起,多见于无器质性心脏病的儿童或青少年,30%有家族性猝死特征。临床表现为反复发作的交感神经兴奋(运动或情绪紧张)诱发的双向性多形性室速、晕厥和猝死(图 12-3-5-21)。患者的心脏结构正常,静息状态下心电图可无明显异常,QT 时限多在正常范围,部分可为窦性心动过缓。多在儿童早期出现,表现为不明原因的晕厥或猝死,以晕厥为就诊症状的患者常因其不发作的心电图多正常而易误诊为血管迷走性晕厥或癫痫。运动负荷试验或异丙肾上腺素滴注可诱发室速,故对不明原因

晕厥患者,尤其存在明显的肾上腺素促发因素的,应该常规行运动负荷试验。动态心电图和植入型循环记录器也有助于诊断,可以发现与运动和情绪刺激相关的室速等。诊断上除上述临床表现外,除外其他引起室性心律失常的因素,可以考虑诊断儿茶酚胺敏感性多形性室速。对有不明原因的家族猝死史的患者,应进行运动负荷试验和基因筛查。治疗上患者应谨慎地避免所有形式的剧烈运动和情绪激动。药物首选 β 受体阻滞剂。应用 β 受体阻滞剂的患者若仍有持续性室速、室颤等发生,应植入 ICD 治疗。部分患者联合应用 β 受体阻滞剂和维拉帕米可能有效。左侧交感心脏神经节去除术是通过非开胸手

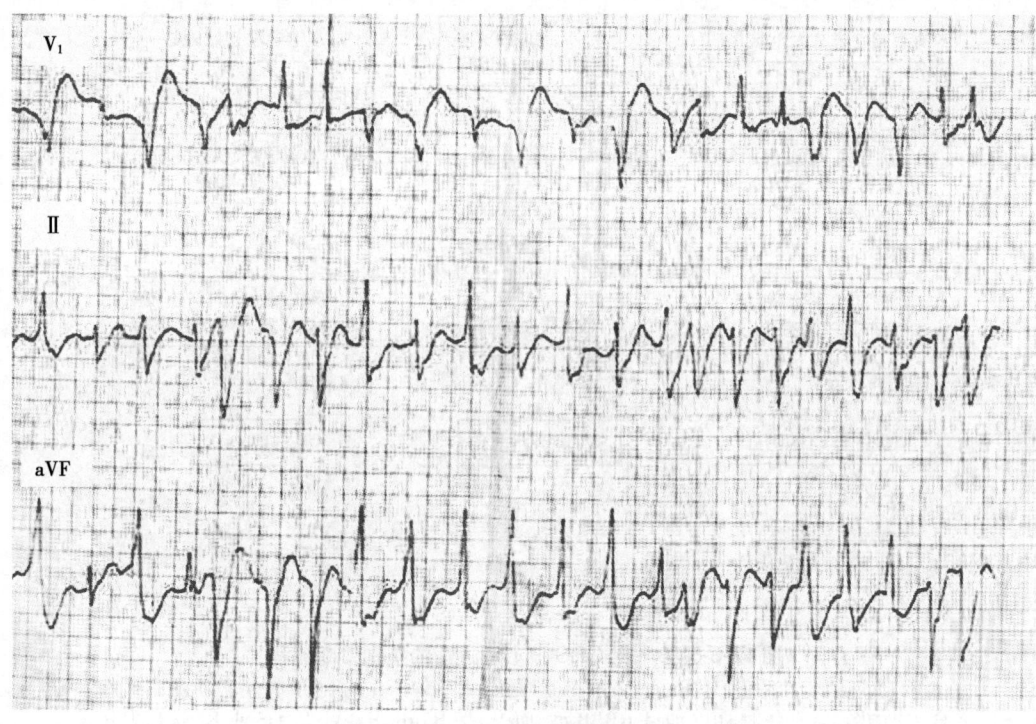

图 12-3-5-21　儿茶酚胺敏感性多形性室速
图示典型的双向性室速。

术,切除支配心脏的一些交感神经分支,以减少肾上腺素的释放。临床研究发现术后仍有近一半患者复发应激诱发的心律失常,但对服用 β 受体阻滞剂后仍症状严重的或 ICD 植入后电击治疗频繁的患者,左侧交感心脏神经节去除术仍是一个很重要的治疗手段。

(六)尖端扭转型室速　是较为严重的一种室性心律失常。常见于原发性或继发性 QT 间期延长,前者如长 QT 间期综合征,后者发生于低钾血症、低镁血症、抗心律失常药物(如奎尼丁、胺碘酮)或其他药物如氯喹、三环类抗抑郁药等药物使用时,也可见于严重心动过缓时。发作时呈室性心动过速特征,一般发作时间不长,非持续性,常在十几秒内自行停止,但较易复发,也可演变为室颤。发作频率约 200 ~ 250 次/min,QRS 波呈多形性,增宽变形的 QRS 波群围绕基线不断扭转其主波的正负方向,主波方向时而向上,时而向下,每连续出现3~10 个同类的波之后就会发生扭转,翻向对侧。临床上常表现为反复发作心源性晕厥或阿-斯综合征(图 12-3-5-22)。

【宽 QRS 波心动过速的鉴别诊断】

宽 QRS 波心动过速(QRS 波>120 毫秒)发作时如果 RR 间期较不规则,则应考虑伴有束支传导阻滞或前传旁路的房颤或房扑、房速伴不规则房室下传。RR 间期规则或较规则的宽 QRS 波心动过速,除了室速外,还可能是室上速伴束支传导阻滞、伴频率依赖性室内差异性传导或伴前传旁路,相互间的鉴别常有一定困难。从四十年前起就有学者提出心电图鉴别诊断方案,但鉴别要点均相对复杂烦琐。直到 1991 年 Brugada 等提出 4 步鉴别诊断法,鉴别室速与室上速伴差异性传导或束支传导阻滞的方法才有所简化。其后为进一步鉴别室速与室上速经旁路前传,Brugada 等又提出三步法。这些鉴别方法虽已简化,但仍比较复杂。2007 年 Vereckei 等提出四步法新流程将 Brugada 方法有所简化,在此基础上,又于 2008 年提出了更为简便的 aVR 单导联诊断新流程。根据新旧流程分别做出心电图诊断,再经心电生理检查验证,发现 aVR 单导联诊断新流程的准确率明显高于 Brugada 方法(图 12-3-5-23)。aVR 单导联诊断新流程中省略了房室分离及特殊 QRS 波图形标准,因为 Vereckei 等发现省去房室分离等标准并不影响新流程的敏感性和准确性。临床实践及文献报道证实,aVR 单导联诊断新流程更为简单实用,易学且准确性高。

【治疗】

室速的治疗应该采用个体化方案,综合考虑多种因素,包括心律失常的种类、基础疾病和诱因等,同时要根据病情考虑抗心律失常治疗可能带来的获益与风险。根据不同的患者,不同的类型,是否合并有器质性心脏病,以及发作时血流动力学的状态来评估和选择治疗方案。

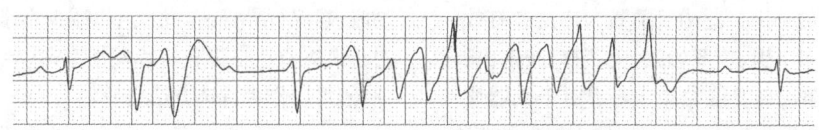

图 12-3-5-22　尖端扭转型室性心动过速

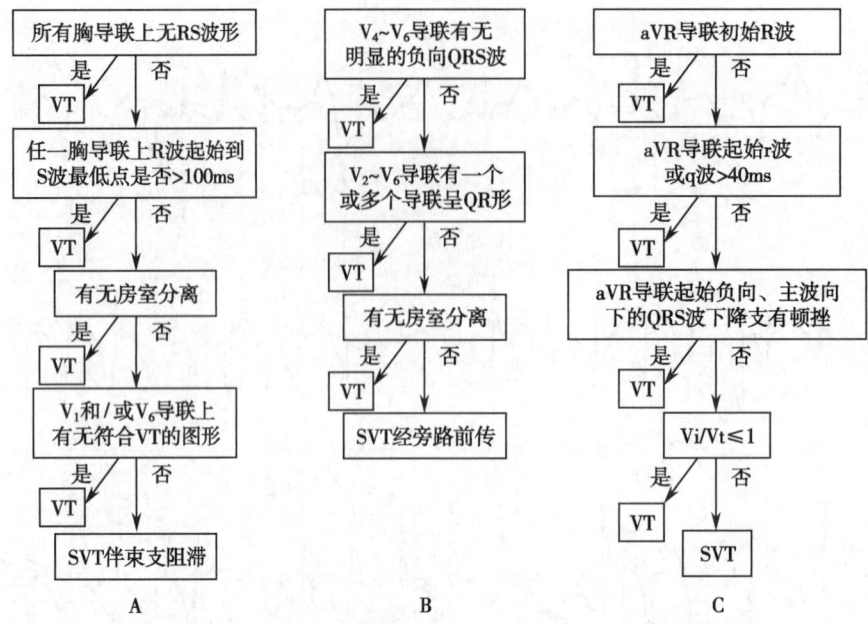

图 12-3-5-23 宽 QRS 波心动过速的鉴别诊断流程

A. Brugada 四步流程图;B. Brugada 三步流程图;C. Vereckei 的 aVR 单导联新流程。符合 VT 的图形:发作时 QRS 波呈 RBBB 型,而 V_1 呈 R、qR、Rs,V_6 呈 QS 或 R/S<1;发作时 QRS 波呈 LBBB 型,而 V_1 或 V_2 的 R 波宽>30ms,或 RS 间期>60ms,V_6 呈 QR 或 QS,诊断室速。Vi/Vt 为 QRS 波初始 40ms 的激动速率(Vi 值)/QRS 波终末 40ms 的除极速率(Vt);VT 为室速;SVT 为室上速。

(一) 急性发作期的处理

1. 临床血流动力学不稳定者应立即行电转复,能量开始选用 150~200J,效果不佳时能量应及时加大,情况紧急时可直接选用 300~360J。

2. 如果临床血流动力学尚稳定者,可先选用抗心律失常药物治疗,无效时再选择电复律,也可直接选择电复律。可首选胺碘酮,其有效率文献报道可达 70%,尤其对冠心病所致室速。也可选用利多卡因,其有效率在 40%~50%。索他洛尔静脉注射的转复率也可达 65% 左右。对特发性室速(分支型室速)应用维拉帕米静脉注射终止室速效果可达 90% 以上。

3. 积极处理病因,控制诱因,防止再次发作,如急性冠脉综合征引起的室速应尽快且完全的行血运重建术,由低钾或低镁血症诱发室速的患者及时纠正电解质紊乱,药物导致的室速患者可以考虑使用药物的拮抗剂或加快药物从体内排出,严重心动过缓伴发尖端扭转型室速患者可以考虑应用加快心率的药物或安装心脏起搏器。

(二) 慢性期的处理 该期主要为预防室速的发作,并预防由此而引起的猝死并发症。治疗原则包括基础疾病的治疗、抗心律失常药物的治疗、导管消融治疗、外科手术治疗及 ICD 植入治疗等。

1. 抗心律失常药物的选用 此为目前最为广泛和有效的治疗方法之一。常用利多卡因、普罗帕酮、美西律、胺碘酮、索他洛尔、硫酸镁、β 受体阻滞剂及维拉帕米等。对于无器质性心脏病患者偶发的非持续性室速原则上不用抗心律失常药物;症状明显的无器质性心脏病室速患者的口服药物,大多数可首选 β 受体阻滞剂、普罗帕酮、美西律等。对于器质性心脏病室速患者,CAST 研究发现 I 类药物虽然能有效地抑制心律失常的发生,但增加了心律失常的相关性死亡和总体死亡率,故推荐使用 III 类抗心律失常药物,尤其是冠心病患者更是首选胺碘酮或索他洛尔。尽管 β 受体阻滞剂抗心律失常作用效果较差,但大量的临床试验结果证实其可以改善心脏病患者的预后,可以作为联合用药的理想药物。有时患者植入 ICD 后并发电风暴,可以联合使用 III 类药物和 I 类药物(如胺碘酮联合普罗帕酮、美西律联合索他洛尔)、β 受体阻滞剂联合胺碘酮等,以减低电风暴的发生。联合应用时需密切监测心电图和心脏功能,许多患者常因联合使用药物导致不良反应的增加而不得不停止使用。

2. 导管消融治疗 导管消融术对合并有器质性心脏病患者的室速效果较差,但对无休止室速或 ICD 植入术后频发持续性室速及电风暴患者,如果其他方法无效,导管消融可以一试,特别是对瘢痕折返性室速,导管消融能减少或终止持续性室速的反复发作,显著减少 ICD 的电击治疗。近年随着电生理标测和导管消融技术的进步,对器质性心脏病的室速消融成功率有所提高。晚近专家共识建议对于器质性心脏病伴有复发症状性单形性室速的患者,如果药物治疗无效、禁忌或不能耐受药物时,建议行导管消融治疗,以减少室速的复发和 ICD 的放电。对于无器质性心脏病的特发性室速,导管消融成功率高,并发症低,可以作为首选方法之一。

3. 外科手术治疗 对于心肌梗死后形成较大室壁瘤或 ARVC 存在右室较大室壁瘤病灶的患者,需要行室壁瘤切除时,如果伴发有室速,可以在术中直视下对室速进行标测,切除室速相关病灶,或直视下消融。对无器质性病变的心脏可行心内膜或心外膜标测对相应病灶进行切割和消融。有报道进行颈胸交感神经结切除对长 QT 间期综合征有效。还有文献报道对肥厚型心肌病的肥厚的室间隔进行切除可预防其猝死。左侧交感心脏神经节去除术是儿茶酚胺敏感性多形性室速治疗的一种选择。

4. ICD 植入治疗 该装置为各大指南推荐的治疗有危及生命的室性心律失常的首选方法。对持续性和反复发生的室速效果较好,但必须注意的是该方法仅仅是治疗室速而对病因无效,且价格昂贵。ICD 植入后还应同时进行药物治疗以预防和减少室速发作。如果 ICD 植入加药物治疗患者仍频发持续性室速,可以考虑进行导管消融治疗以减少室速发作和 ICD 的电击治疗。

三、加速的异位自主节律

为潜在起搏点自律性的加速,亦称非阵发性心动过速。心率常在 70~130 次/min,偶有慢至 60 次/min 或快达 140 次/min者。由于频率与窦性心率接近,发作的开始和中止常不易被察觉,因而有"非阵发性"之称。按冲动发生部位可分为房室交界处、心室性和心房性三类,心房性罕见。

【病因与发病机制】

加速的异位自主心律主要见于急性心肌炎、急性心肌梗死、洋地黄毒性反应、心脏手术及麻醉过程中。发生机制为自发或触发的自律性增高。

【临床表现与心电图表现】

加速的异位自主心律本身并无特殊临床表现,发生于心房颤动时,可使心室律由不规则转为规则。心电图表现,除心率较快外,与交接处心律或室性心律相同。常与窦性心律呈不全性或完全性干扰性房室分离,窦性心率超过异位心律的频率时,异位心律被抑制。

【诊断与鉴别诊断】

诊断主要依据心电图表现,并以此与下列情况相鉴别:窦性心动过速,心率相似但起搏点不同;阵发性异位心动过速,起搏点相似,心率明显快于非阵发性者;高度房室传导阻滞,有房室分离表现,但心房率大多超过心室率,而加速的异位自主心律心室率则大多超过心房率。

【治疗】

主要针对病因进行治疗。对心功能良好的患者,心动过速本身多不影响血流动力状态,极少发展为严重心律失常。发生在器质性心脏病心功能不全的患者时,应积极治疗病因,防止导致心力衰竭等严重后果。

四、心 房 扑 动

心房扑动(atrial flutter, AFL),简称房扑,是一种起源于心房的异位性心动过速,是心房快速而规律的电活动,频率在250~350 次/min,至少在一个体表心电图导联上心房波间无明确的等电位线。它导致快而协调的心房收缩,心室律多数呈规则(房室传导比例多为 2:1~4:1),少数呈不规则比例传导(房室传导比例不匀),心室率常在 140~160 次/min,房扑分为阵发性和持续性两种类型,其临床发生率较房颤少。房扑的发生常提示合并有器质性心脏病。

【病因】

1. 器质性心脏病 最常见于风湿性心脏病,以二尖瓣狭窄者最为多见,也可见于心肌病、心肌炎、冠心病、高血压心脏病、慢性肺源性心脏病、病态窦房结综合征、某些先天性心脏病(尤其是房间隔缺损)、肺栓塞、慢性缩窄性心包炎、急性心包炎等。

2. 心外疾病 最常见的为甲状腺功能亢进症,其他原因还有心胸外科手术后、心导管检查、糖尿病性酸中毒、低血钾、低温、缺氧、急性胆囊炎、胆石症、烧伤、全身感染、蛛网膜下腔出血,尤其是原有器质性心脏病患者更易发生。精神过度紧张、激动、过度疲劳等均可诱发心房扑动。

3. 药物 药物引起者较少见,但可见于洋地黄中毒。

房扑偶见于无器质性心脏病的正常人。

【发病机制】

目前认为系心房内环形折返机制所致房扑,此外局灶性异位起搏点自律性增高所致也可能是因素之一。

根据房扑大折返环路的缓慢传导区是否位于三尖瓣环与下腔静脉交接的峡部,将心房扑动分为:①典型房扑(图 12-3-5-24、图 12-3-5-25),又称峡部依赖性心房扑动,即 Ⅱ、Ⅲ、aVF导联 F 波向下的 Ⅰ 型房扑;②非典型房扑,又称非峡部依赖性房扑,即 Ⅱ、Ⅲ、aVF 导 F 波向上的 Ⅱ 型房扑。

【临床表现】

房扑大多数为阵发性,常突然发作、突然终止,每次发作可持续数秒、数小时、数天。若持续时间超过 2 周即为持续性发作,又称慢性房扑。个别病例有达数年者。房扑也可由房颤转变而来。心房扑动如为持续性者,则大多变为慢性(永久性)房颤。阵发性房扑也有部分可转为慢性房颤。

临床上有无症状取决于是否存在基础心脏病和心室率的变化。当房室传导比例为 3:1 与 4:1 时,其房扑的心室率接近正常值,故而对血流动力学影响较小,症状可无或轻,或仅有轻微的心悸、胸闷等;当房室传导为 2:1 甚至达 1:1 时,心室率可超过 150~300 次/min,血流动力学可明显受累,患者可出现心悸、胸闷、头晕、精神不安、恐惧、呼吸困难等,甚至可诱发心绞痛,特别是老年患者或原有心脏病较严重者,心室率显著的增快可诱发或加重心力衰竭的发生。

体检可发现:①如患者房室呈规律传导(2:1或3:1),此时表现为心律整齐;当呈 2:1~4:1 甚或 4:1~6:1 不同比例交替下传时,则表现为心律不齐。此时听诊第一心音强弱不等、间隔不一,应与心房颤动鉴别。②运动可加速心房扑动的房室传导比例,如由 4:1 变为 2:1 传导,心室率可增快并可成倍增加;当停止运动后,心室率又可逐渐恢复到原来的心率值。③压迫颈动脉窦可抑制心房扑动的房室传导比例,使 2:1 变为 3:1 或

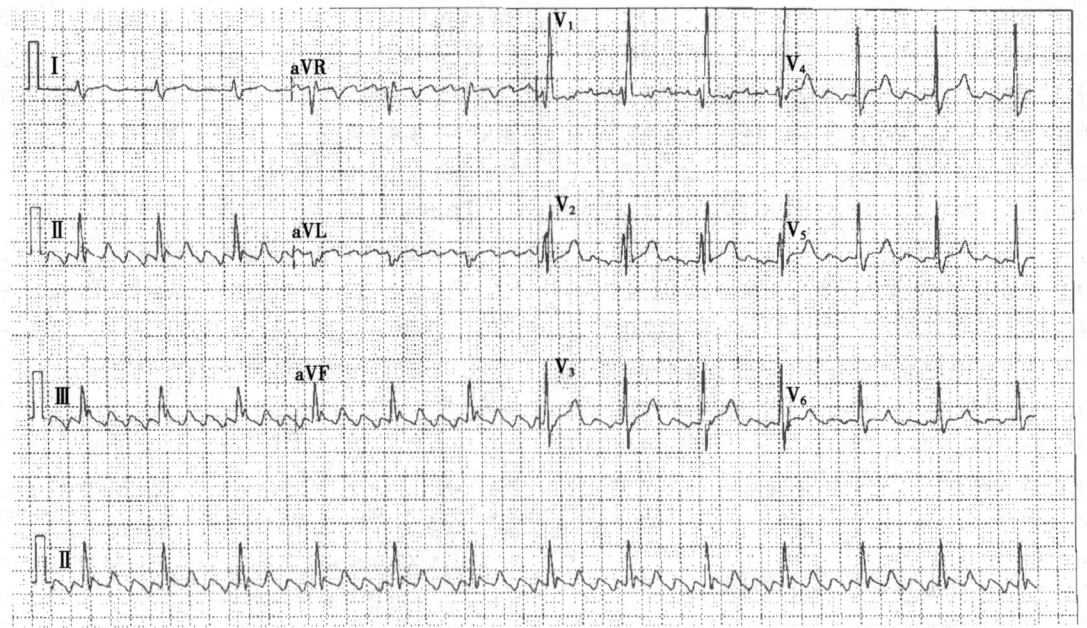

图 12-3-5-24 心房扑动呈 3∶1 房室下传

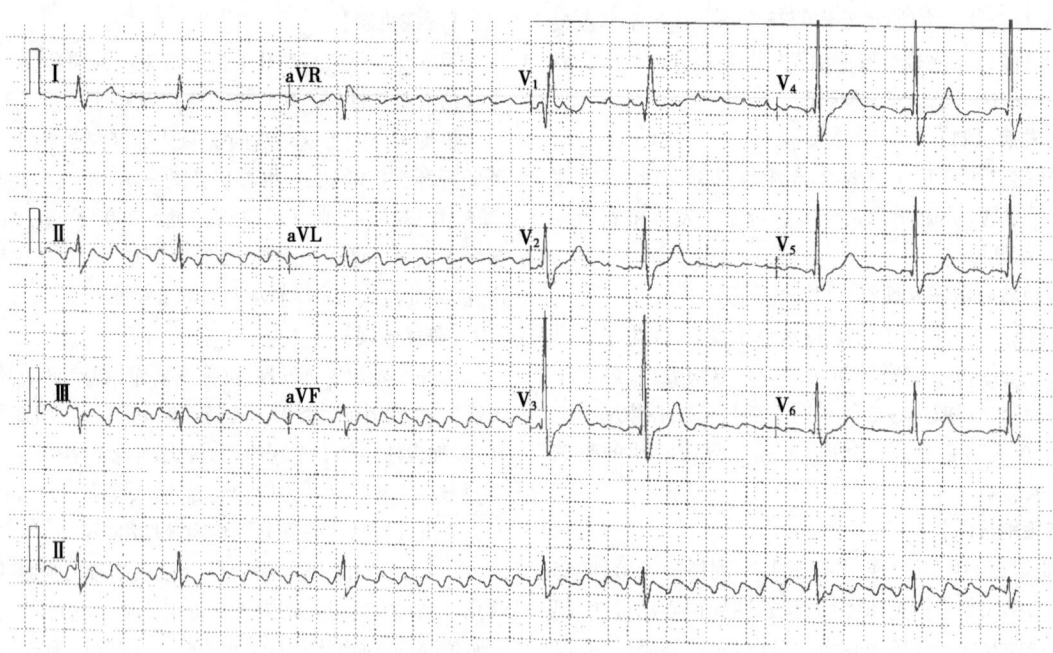

图 12-3-5-25 慢性心房扑动呈不同比例房室下传

4∶1等,心室率变慢。停止压迫颈动脉窦后即可恢复原来的心率。

【心电图特点】

1. 窦性 P 波消失,代之以连续(无等电位线)形态、振幅相同、间距相等,频率为 250~350 次/min 呈锯齿状或波浪状(F 波)。

2. QRS 波群形态与窦性相同,有时因 F 波的影响,QRS 波群形态可稍有差异。

3. 常见房室传导比例为 2∶1,也可呈 3∶1、4∶1,房室传导比例不固定者心室律可不规则。

4. 有时 F 波频率和形态不是绝对规则,称不纯性房扑或心房扑动-颤动。

【鉴别诊断】

(一) 房扑呈规律房室传导时应与其他规则的心动过速进行鉴别 心室率 150 次/min 左右的房扑需与窦性心动过速和室上性心动过速鉴别。仔细寻找心房活动的波形及其与 QRS 波群的关系,辅以减慢房室传导以暴露扑动波的措施,不难作出鉴别。房扑与心房率在 250 次/min 左右且伴有 2∶1 房室传导阻滞的房速有时难以鉴别。

(二) 当房扑呈不规则的房室传导时应与房颤及频发期前

收缩或室上性心动过速等心律失常进行鉴别 心电图检查可以作出诊断。

【治疗】

房扑的治疗主要分为两方面：

（一）病因治疗 由于房扑大多系器质性心脏病所致。因此,治疗原发病很重要。有时当原发病未能纠正,心房扑动虽用药物控制但很易反复发作。

（二）对症治疗 房扑时心室率常明显增快,故原则上除了对极短阵发作的房扑且无器质性心脏病依据的患者可以观察外,对其他患者均应及时纠正,使心房扑动转为窦性心律,至少也应将其心室率控制在正常范围内。

近年来文献报道房扑发生栓塞事件的风险与房颤相似,也应参考房颤进行正规的抗凝治疗。发生持续性房扑(超过72小时)后如需要转律,更应该进行正规的抗凝治疗后再行转复(药物或电转复)。

1. 终止发作

（1）电复律术:房扑电复律是最有效的方法,成功率可高达94%~100%。最适用于持续性房扑而药物治疗无效者。对于预激综合征合并房扑,或伴有明显血流动力学障碍需要紧急复律的房扑,宜首选电复律治疗。急性心肌梗死伴房扑者由于心室率过快也应用电复律。通常应用25~50J即可成功转复心房扑动。

电复律的缺点:复发率高,约有20%的患者在复律后数天内又复发。文献报道转复后又复发者,在3个月内者约有20%,在3个月后约有50%,在1年后者为66%。复发率与心房扑动持续时间的长短有关,持续时间长的复发率高。故在复律后应服用抗心律失常药物进行预防。

（2）药物转复:药物对心房扑动转律效果欠佳,目前尚无特别有效的药物。伊布利特和维纳卡兰等对房扑的转复带来希望,文献报道有效率可高达50%~70%。但在国内尚无维纳卡兰。目前国内主要应用的药物包括:胺碘酮、普罗帕酮、索他洛尔、伊布利特(用法参见本篇第二十六章第六节"洋地黄类及其他正性肌力药物")。

2. 预防发作 在应用上述药物转复有效后可以继续口服此类药物维持窦律。如不能转复为窦性心律,但有一定的降心室率作用,可改为口服。此外,如上述药物无效不能转复,则以控制心室率为主。可以选择的药物有地尔硫䓬和维拉帕米,β受体阻滞剂与地高辛合用对维持窦律和控制心室率均有较好的效果。

3. 根治疗法

（1）外科手术:手术分隔病灶心房,维持窦性心律下传心室,或造成完全性房室传导阻滞之后安装心脏起搏器,以达到控制心室率的目的,此方法已极少用于临床。

（2）经导管射频消融术:典型房扑(Ⅰ型房扑、峡部依赖性房扑)消融成功率>90%,复发率为10%左右。消融靶点在下腔静脉开口和三尖瓣环之间的峡部,即是房扑折返环的解剖关键部位,行线性消融,实现峡部双向性传导阻滞(见文末彩图12-3-5-26)。非典型心房扑动(Ⅱ型房扑、非峡部依赖性房扑)消融成功率稍低,近年来随着三维标测技术的普及和普通电生理检查方法相结合,更准确定位折返环的路径、主要峡部和屏障,可选择合理精准的消融路径。

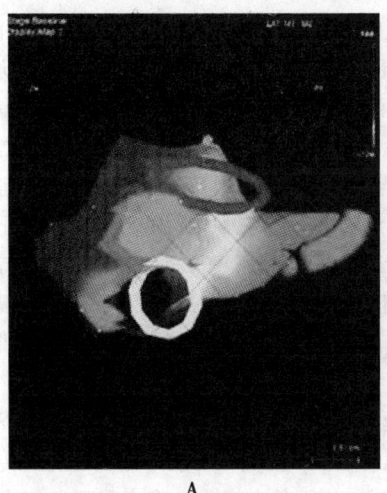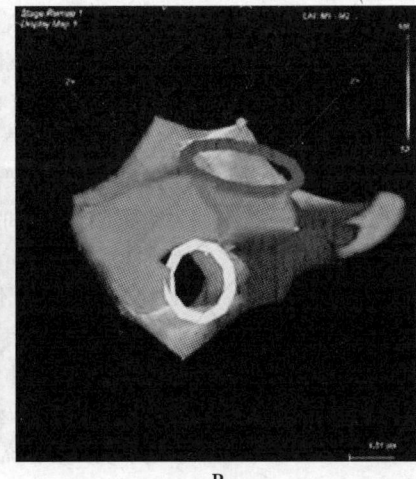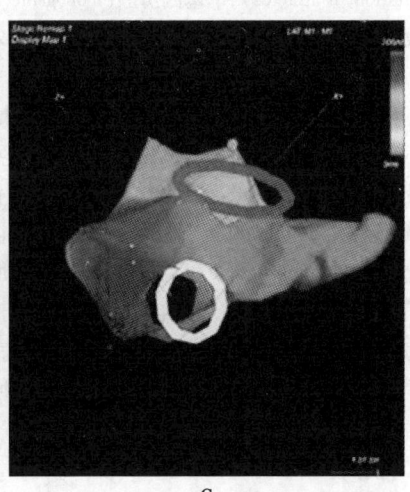

| A | B | C |

图12-3-5-26 峡部双向性传导阻滞

A.心房扑动时激动沿三尖瓣峡部呈逆时针方向传导;B.消融峡部后右房下起搏见传导不能从峡部传导呈顺钟向传导;
C.消融峡部后冠状静脉窦起搏传导仍然不能通过峡部,激动沿逆钟向方向传导。

五、心房颤动

【定义与分类】

心房颤动(atrial fibrillation, AF)简称房颤,是临床上最常见的心律失常之一。是指规则有序的心房电活动丧失,由心房主导折返环引起许多小折返环导致的房律紊乱,是最严重的心房电活动紊乱。心房无序的颤动失去了有效的收缩与舒张,心房泵血功能恶化或丧失。由于可引起严重的并发症,如心力衰竭和动脉栓塞,因此严重威胁人类健康。

近年来,随着研究的深入,欧洲、美国心脏病学会上更新了房颤管理指南,按照房颤发作的频率和持续时间进行分类已成为共识,该分类方法有助于指导房颤的临床管理,一般分为阵发性房颤、持续性房颤、长程持续性房颤、永久性房颤 4 类,定义如下:

1. 阵发性房颤(paroxysmal atrial fibrillation)　房颤持续短于 48 小时,可自行终止。虽然房颤发作可能持续到 7 日,但 48 小时是个关键的时间点,有重要的临床意义。超过 48 小时,房颤自行终止的可能性会降低,如转复需考虑抗凝治疗。

2. 持续性房颤(persistent atrial fibrillation)　房颤持续超过 7 日,一般不能自行转复为窦律,药物复律成功率低,常需要直接电转复。

3. 长程持续性房颤(long-standing persistent atrial fibrillation)　房颤持续时间超过 1 年,采用节律控制策略等可以维持窦性心律者。

4. 永久性房颤(permanent atrial fibrillation)　是指房颤经过药物或电治疗后不能转为窦性心律或 24 小时内又复发为房颤,医生和患者共同决定放弃恢复或维持窦性心律的一种类型,反映了患者和医生对于房颤的治疗态度,而不是房颤自身的病理生理特征,如重新考虑节律控制,则按照长程持续性房颤处理常需要控制心室率和抗凝治疗。

另一种分类方法主要依据房颤的病理生理机制分为器质性心脏病后房颤(atrial fibrillation secondary to structural heart disease)、局灶性房颤(focal atrial fibrillation)、多基因房颤(polygenic atrial fibrillation)、外科术后房颤(postoperative atrial fibrillation)、瓣膜病房颤(valvular atrial fibrillation)、运动员房颤(atrial fibrillation in athletes)、单基因房颤(monogenic atrial fibrillation)。虽没得到广泛应用,但对临床决策可能具有一定的指导价值。

【流行病学】

尽管房颤是很常见的心律失常,但在健康人群中的发生率并不高。而随着年龄的增长,房颤发生率呈急剧性的增加。据统计,房颤总体人群患病率为 0.4% ~ 1.0%。截至 2015 年全球房颤患者估测约 3 550 万例,我国约 800 万 ~ 1 000 万例。60 岁以上者在 2% ~ 4%,60 岁以后每 10 年发病增加 1 倍,80 岁以后发病率可达 8% ~ 10%,且各年龄段男性均高于女性。不同地区的患病率及发病率不同。亚洲人群房颤患病率及发病率均较北美或欧洲地区低,相对危险为 0.78,但这种差异可能与亚太地区低估其房颤患病情况相关。

【病因】

房颤无论性别、年龄、有无器质性疾病均可发生。但老年人居多。引起房颤的病因很多,主要为心脏本身的疾病。发达国家以冠心病、心肌疾病为主,发展中国家则以风湿性心脏瓣膜病为最多。少数房颤找不到明确病因被称为孤立性房颤或特发性房颤。常见病因如下。

1. 高血压　高血压在房颤原因中的比率为 9.3% ~ 22.6%,房颤的发生与高血压病所致肥厚心肌的心电生理异常、肥厚心肌缺血及肥厚心肌纤维化有关。由于心肌肥厚及纤维化,心室顺应性减退,心房压升高及左心房扩大,加上心肌缺血,从而诱发房性电生理紊乱而导致房颤。

2. 冠心病　在冠状动脉造影中显示有明显冠状动脉狭窄者中发生房颤者占 0.6% ~ 0.8%,急性心肌梗死者房颤的发生率占 10% ~ 15%。

3. 风湿性心脏瓣膜病　风湿性心脏瓣膜病仍是房颤的常见原因,尤其多见于二尖瓣狭窄合并关闭不全。其中二尖瓣狭窄患者中 41% 合并有房颤。患者发生房颤的平均年龄大约为 37 岁,以女性居多。

4. 肺源性心脏病　肺源性心脏病发生房颤的报道为 4% ~ 5%。常呈阵发性,其原因与肺内反复感染、长期缺氧、酸中毒及电解质紊乱有关。

5. 先天性心脏病　在先天性心脏病中房颤主要见于房间隔缺损。

6. 心肌病　各种类型的心肌病均可以发生房颤,发生率在 10% ~ 50%,成人多见,儿童也可发生。以原发性扩张型心肌病为主,约占 20%。

7. 甲状腺功能亢进　房颤是甲亢的主要症状之一,甲亢患者中房颤的发生率在 15% ~ 20%,老年人甲亢者可能存在心肌的器质性损害,易发生慢性房颤。房颤可能成为有些患者的首发表现。

8. 预激综合征　需要提及的是虽然预激综合征的主要表现是阵发性房室折返性心动过速,但其合并房颤的机会很高。文献报道预激综合征同时发生房颤的机会约占 12% ~ 18%。一般认为心室预激的房颤发生率与年龄有关,在儿童患者很少发生,而高龄患者则合并房颤发生率较高。

【发病机制】

目前的研究发现房颤的发生机制主要涉及两个基本方面。一是房颤的触发因素。包括交感和副交感神经刺激、心动过缓、房性期前收缩或心动过速、房室旁路和急性心房牵拉等。二是房颤发生和维持的基质。心脏具有发生房颤的基质是房颤发作和维持的必要条件,以心房有效不应期的缩短和心房扩张为特征的电重构和解剖重构是房颤持续的基质,重构变化可能有利于形成多发折返子波。此外,还与心房某些电生理特性变化有关,包括有效不应期离散度增加、局部阻滞、传导减慢和心肌束的分隔等。目前认为房颤是多种机制共同作用的结果。

(一) 折返机制

1. 多发子波折返　Moe 及其同事于 1955 年提出的多发子波折返学说占据着统治地位。他们认为波阵面在心房内传播的过程中分裂成几部分,从而各自产生具有自我复制能力的“子波”。任一时刻出现的微波的数量取决于心房不同部分的不应期、质量及传导速度。异位局灶快速冲动发放引起的单个或成对的房性期前收缩或心动过速是房颤最常见的一个触发因素。房性期前收缩可引起心房内多个子波折返而导致房颤。

2. 自旋波折返　20 世纪 80 年代末,Winfree 等提出了颤动的自旋波折返假说,认为自旋波的产生与波裂现象有关。心脏通常被点兴奋源产生的环形波或线性兴奋源产生的平面波所控制。兴奋波的去极化波阵面之后紧随着复极化带,波阵面与其复极化波尾之间的距离为波长。平面波和环形波的波阵面上所有点向前扩散的速度相对恒定,这样,波阵面不可能与复极化波尾相遇。然而,如果心肌兴奋性恢复不一致,波阵面与复极化波尾可能在某一特定点遭遇而发生波裂。波裂形成时,波阵面曲率达到最大限度,以致兴奋波被迫开始围绕某一小区域旋转。这一由未被兴奋的可兴奋心肌组织构成的区域即为自旋波核心或转子。

(二)触发机制 早在1953年Scherf等就提出异位局灶自律性增强是房颤发生机制的假说。Haissaguerre等首先采用导管射频消融异位局灶和/或其冲动引起的房性期前收缩来治疗阵发性房颤取得了成功,并发现肺静脉的异位兴奋灶可通过触发和驱动机制发动和维持房颤,而绝大多数异位兴奋灶(90%以上)在肺静脉内,尤其左、右上肺静脉。肺静脉内心肌袖(myocardial sleeve)是产生异位兴奋的解剖学基础。组织学上可看到肺静脉入口处的平滑肌细胞中有横纹肌成分,即心肌细胞呈袖套样延伸到肺静脉内,而且上肺静脉比下肺静脉的袖套样结构更致更完善,形成心肌袖。腔静脉和冠状静脉窦在胚胎发育过程中亦可形成肌袖,并有这种可以诱发房颤的异位兴奋灶存在。异位兴奋灶也可以存在于心房的其他部位,包括界嵴(crista terminalis)、房室交界区、房间隔、Marshall韧带和心房游离壁等。

(三)自主神经机制 心房肌的电生理特性不同程度地受自主神经系统的调节。许多研究发现自主神经张力改变在房颤中起着重要作用。Coumel等称其为神经源性房颤,并根据发生机制的不同将其分为迷走神经性房颤和交感神经性房颤两类。前者多发生在夜间或餐后,尤其多见于无器质性心脏病的男性患者;后者多见于白昼,多由运动、情绪激动和静脉滴注异丙肾上腺素等诱发。迷走神经性房颤与不应期缩短和不应期离散性增高有关;交感神经性房颤则主要是由于心房肌细胞兴奋性增高、触发激动和微折返环形成。而在器质性心脏病中,心脏生理性的迷走神经优势逐渐丧失,交感神经性房颤变得更为常见。

(四)心房重构 房颤的自然病程是一种进行性疾病,常由阵发性房颤向持续性房颤进展。房颤的发生可改变心房原有的电学和结构学特性而形成重构。心房重构早期表现为以电生理及离子通道特征发生变化的电重构,晚期则表现为心房肌和细胞外基质等的纤维化、淀粉样变、细胞凋亡等组织结构改变的结构重构。电重构在房颤的发生和发展中也起着重要的作用,房颤时心房有效不应期的缩短可导致房颤的发作频率增加,发作持续时间延长,即使没有器质性病变者,仅电重构也能使房颤发作并持续。电重构的主要机制是离子通道的重构。多数学者认为短暂外向性钾电流通道、L型Ca^{2+}通道及电流密度的下调,在心房电重构的发生和维持中发挥着重要的作用。结构重构主要表现为心房肌细胞超微结构的改变,包括心房肌细胞退行性变、内质网的局部聚集、线粒体堆积、闰盘非特化区增宽及糖原颗粒替代肌原纤维。除心肌细胞改变外,房颤患者的心房肌间质也有明显变化,可导致间质纤维增生,心房增大。

(五)遗传学基础 房颤具有一定的遗传性,具有家族性房颤史者,若一级亲属诊断为房颤,则本人罹患房颤的风险增加约40%。家系研究、人群研究和基因组学研究分别发现一些与离子通道、转录因子相关的基因突变或多态性位点,其与房颤的相关性尚待进一步证实。

(六)其他 房颤时心房肌组织肾素-血管紧张素-醛固酮系统活性增高,刺激肾素-血管紧张素-醛固酮系统引起细胞内钙浓度升高、细胞肥大、凋亡、细胞因子释放、炎症、氧化应激,并对离子通道和缝隙连接蛋白产生调节作用,促进心房结构重构和电重构,有助于房颤的发生和维持。房颤患者血清炎性因子水平升高,心房肌组织存在炎性细胞浸润,提示炎症与房颤之间可能存在相关性。此外,房颤患者心房肌组织中存在明显的氧化应激损伤改变,其与产生活性氧族的基因表达上调有关。

【临床表现】

房颤的临床表现为多样性,既可有症状,也可无症状,即使对于同一患者亦是如此。房颤的症状取决于发作时的心室率、心功能、伴随的疾病、房颤持续时间及患者感知症状的敏感性等多种因素。大多数患者感觉有心悸、呼吸困难、胸痛、疲乏、头晕和黑矇等症状,部分患者还有多尿表现。部分房颤患者无任何症状,仅仅是在体检或偶然的机会出现房颤的严重并发症,如卒中、栓塞或心力衰竭时才被发现。有些患者有左心室功能不全的症状,可能继发于房颤时持续的快速心室率。晕厥并不常见,但却是一种严重的并发症,常提示存在窦房结障碍及房室传导功能异常或存在房颤转律过程中血栓形成后脱落或过长间隙所致。

2020年ESC房颤指南继续沿用《2016年欧洲房颤管理指南》中将患者房颤的症状严重性通过改良的EHRA评分法进行表达(表12-3-5-1)。

表12-3-5-1 房颤症状的改良EHRA评分法

改良EHRA评分	症状	描述
1	无	无任何症状
2a	轻	日常生活不受影响
2b	中	日常生活需不受影响,但受房颤症状困扰
3	重	日常生活受限于房颤症状
4	致残	日常生活因房颤症状而终止

【心电图表现】

房颤的心电图表现(图12-3-5-27)为:①P波消失代之以大小、形态及时限均不规则的颤动波(f波);频率在350~600次/min,f波可以相当明显类似不纯扑;也可以纤细而难以辨认。②R-R间距绝对不规则。

房颤时的心室率取决于房室结的电生理特性、迷走神经和交感神经的张力水平,以及药物的影响等。如果房室传导正常,则伴有不规则的快速心室反应;如果合并房室阻滞,由于房室传导系统发生不同程度的传导障碍,可以出现长RR间期。

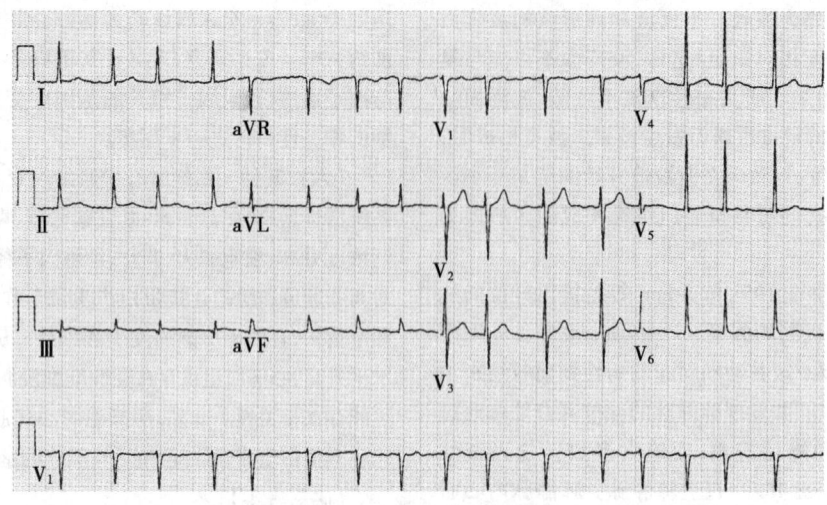

图 12-3-5-27　心房颤动
图中所示为 P 波消失，出现不规则的 f 波，心室率不整。

但是，房颤时由于房室传导组织生理不应期的干扰、连续的隐匿性传导、睡眠时迷走神经张力增高及影响心脏自主神经张力的因素亦可造成室上性激动延迟或不能下传引起长 RR 间期。房颤患者发生长间歇较为常见，所以普通心电图上出现长 RR 间期，不能轻易地诊断为房颤合并高度房室传导阻滞。患者在清醒状态下频发 RR 间期≥3.0 秒，同时伴有与长 RR 间期相关症状者，作为房颤治疗时减药、停药或植入心脏起搏器的指征可能更有价值。房颤时如果出现规则的 RR 间期，常提示房室阻滞、室性或交界性心律。如出现 RR 间期不规则的宽 QRS 波群，常提示存在房室旁路前传或束支阻滞。

【鉴别诊断】

（一）心房颤动伴室内差异性传导与室性期前收缩的鉴别　室性期前收缩的特点为：①V1 导联 QRS 波呈单向或双向型，V6 呈 QS 或 rS 型；②以左束支阻滞多见；③有固定的联律间期，后有完全性代偿间歇；④畸形 QRS 波的起始向量与正常下传者不同。

（二）心房颤动伴室内差异性传导与室性心动过速的鉴别　①前者的节律大多绝对不规则：心率极快时才基本规则，而后者基本规则（RR 间期相差仅在 20~40 毫秒）或绝对规则。②前者 QRS 时限多为 120~140 毫秒，易变性大；而后者 QRS 时限可大于 140 毫秒，如>160 毫秒则肯定为室性心动过速，此外易变性小。③前者无联律间期也无代偿间歇，后者有联律间期并固定，发作终止后有代偿间歇。④前者无室性融合波而后者有。⑤V1~V6 导联 QRS 波方向一致，都向上或都向下，高度提示室性心动过速。⑥出现连续畸形 QRS 波时，如电轴发生方向性改变者，多为室性心动过速（扭转型室性心动过速）。

（三）预激综合征合并心房颤动与室性心动过速的鉴别　室性心动过速的特点是：①心室率在 140~200 次/min，大于 180 次/min 者少见；②心室节律可稍有不齐或完全整齐，R-R 间期相差仅 0.02~0.04 秒；③QRS 波很少呈右束支阻滞图形，

无预激波；④可见到心室夺获，有室性融合波；⑤室性心动过速发作前后的心电图可呈现同一形态的室性期前收缩。

预激综合征伴心房颤动的特点（图 12-3-5-28）是：①心室率多在 180~240 次/min；②心室节律绝不规则，RR 间期相差可大于 30~100 毫秒；③QRS 波宽大畸形，但起始部可见到预激波；④无心室夺获故无室性融合波；⑤发作前后，心电图可见到预激综合征的图形。

【治疗】

治疗的主要原则有：①尽量寻找引起房颤的基本病因并加以治疗，如纠正心脏瓣膜病变，控制高血压，纠正低血压，改善心脏功能、缓解心肌缺血，控制甲状腺功能亢进等；消除易患因素。②转复和维持窦性心律。③预防复发。④控制心室率。⑤预防栓塞并发症，减少病残率提高患者生活质量，延长生命。

（一）病因治疗及高危因素控制　房颤的病因治疗至关重要，积极治疗原发性心脏病才容易使房颤转复为窦性心律，并使之转复后长期维持。即使不能治愈病因，能解除血流动力学异常也很重要。在冠心病、心肌病等情况下，如心肌缺血改善、心力衰竭纠正、房颤转复的机会增加并能长时间维持窦性心律。风湿性心脏病二尖瓣狭窄并房颤患者，实行手术去除病因后许多患者能在复律后长期维持窦性心律。

研究显示，多个危险因素与房颤发作、相关并发症发生及导管消融术后复发风险增加相关。其中包括可干预的临床危险因素：高血压、糖尿病、心肌梗死、心脏瓣膜病、慢性阻塞性肺病、慢性肾病、肥胖、耐力运动、睡眠呼吸暂停、甲状腺功能异常、吸烟、饮酒；不可干预的临床危险因素：年龄、性别、家族史、种族、身高、基因及一些实验室检查指标，如左心室肥厚、左心房增大、左心室短轴缩短率降低、C 反应蛋白升高、血浆脑钠肽升高等。对可干预危险因素进行有效的管理，是房颤整体管理的重要组成部分。

（二）药物治疗　心房颤动的药物治疗包括药物复律、控

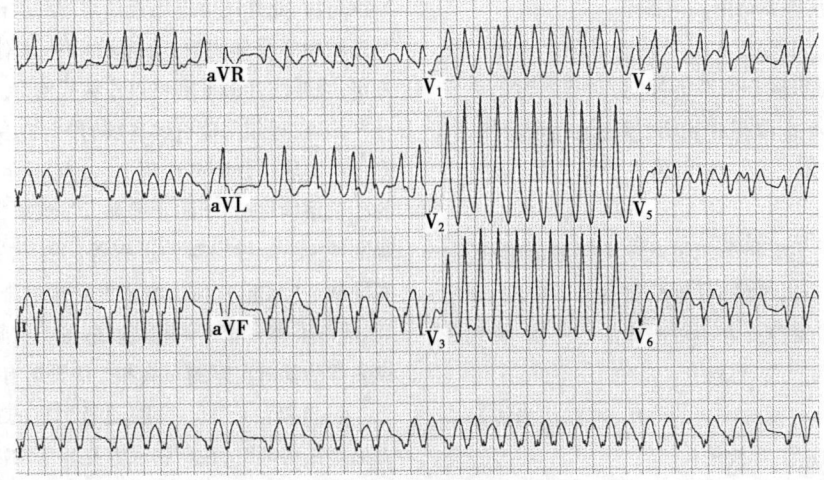

图 12-3-5-28 心房颤动合并预激综合征
图中所示为心房颤动,快速性心室率(绝对不齐),合并有预激综合征。

制心室率及抗凝。

1. 药物复律 目前国内临床上常用于复律的药物有胺碘酮、普罗帕酮、多菲利特、伊布利特等。

(1) 药物复律的适应证:①持续性房颤小于半年,且经超声检查证实心房内无血栓;②对于阵发性房颤患者,在房颤发作或发作间歇期均可以治疗;③电复律后用药物维持窦性心律。

(2) 药物的选择:在心房颤动进行药物复律时应该遵守的临床选药原则是:

1) 无器质性心脏病的阵发性心房颤动及有器质性心脏病(但非冠心病亦不伴左心室肥厚)的阵发性心房颤动者,可首选 Ⅰc 类药如普罗帕酮,次选索他洛尔、伊布利特(ibutilide)。若仍无效,可选用胺碘酮,但也可作为首选。

2) 有器质性心脏病或心力衰竭者:胺碘酮为首选药。

3) 冠心病(包括急性心肌梗死)合并心房颤动者:应首选胺碘酮,次选索他洛尔。

4) 迷走神经介导性心房颤动:选用胺碘酮,或胺碘酮与氟卡尼联合应用,也可用丙吡胺。

应该注意的是对器质性心脏病合并心房颤动患者,尤其是冠心病和心力衰竭患者,应尽量选用胺碘酮、索他洛尔,避免使用Ⅰa类(奎尼丁)和Ⅰc类(普罗帕酮)药物。

胺碘酮静脉注射转复房颤的成功率为 34%~69%,口服转复成功率在 15%~40%,但由于其严重副作用临床应用受到限制。

普罗帕酮静脉注射可以转复房颤,对近期发生者效果较好,其特点是不良反应较少,对合并器质性心脏病者应慎用。

针对心房颤动,目前的认识和治疗的建议(2018 年版)认为经选定的近期发作的房颤且无明显结构性或缺血性心脏病的患者,经安全性评价后,可考虑单次口服氟卡尼或普罗帕酮("口袋药"方法)用于患者自我复律(Ⅱa 类推荐,证据级别B)。在症状发作不频繁的特定阵发性房颤患者中,已在医院通过监测确认下述药物有效且安全后,可由患者在家中自行服用单剂量氟卡尼(200~300mg)或普罗帕酮(450~600mg)以恢复窦性心律。

目前很少应用奎尼丁和普鲁卡因胺进行转复,主要是考虑其严重的不良反应,丙吡胺和索他洛尔转复房颤效果不确定。

近年来,新药在房颤转复中逐渐占有一定地位,如决奈达隆和维纳卡兰等对房颤的转复有较好的疗效。

决奈达隆是一种新型Ⅲ类抗心律失常药物,其结构与胺碘酮结构相似,但不含碘,心外不良反应少,常用剂量为 400mg,每日 2 次,临床试验显示其能降低房颤患者心血管病的住院率和心律失常的病死率,但维持窦律的有效性不及胺碘酮,指南推荐为轻或无器质性心脏病非永久性房颤的一线用药,但禁用于心功能 NYHA Ⅲ~Ⅳ级心衰和新近(4 周内)仍有失代偿的心衰患者。

维纳卡兰(vernakalant)是目前市场上第一个心房选择性的房颤治疗药物,其同时作用于钠离子和钾离子通道。该药经过肝脏色素 P_{450} 2D6 同工酶代谢,半衰期大约在 4~8 小时,不受年龄、肾功能及其他药物等影响。该药引起室性心律失常的副作用发生率低。目前维纳卡兰被欧盟批准用于新近发生房颤(非外科手术患者发作时间≤7 天,手术后患者发作时间≤3 天)的成年患者的复律治疗。

伊布利特起效快,对近期发生的房颤疗效较好,转复率 25%~50%,平均转复时间<30 分钟。转复房扑有效率高于房颤。电复律前应用伊布利特治疗能提高房颤患者经胸电复律的有效性。对病程较长的持续性房颤转复效果差。

2. 控制心室率 对于已不适合药物转复或药物及电复律转复失败的老年患者,治疗目的则是控制心室率。目前常用药物有:

(1) 洋地黄:对于有明显症状或伴有血流动力学变化的快速房颤,应及时控制心室率,洋地黄是最常用于减慢心率的药物,包括西地兰(需要注意的是西地兰有加速旁道传导功能的作用对于预激综合征伴房颤要慎用）、地高辛。

（2）β受体阻滞剂：此药也常用于减慢房颤患者的心室率，主要用于增强运动时房颤心室率的控制，对静息时的心室率也有控制作用并可使心室律相对规则，可与地高辛合用，其作用机制为直接抑制房室传导。常用药为美托洛尔、阿替洛尔、比索洛尔等。

（3）钙通道阻滞剂：主要指非二氢吡啶类钙通道阻滞剂，如维拉帕米、地尔硫䓬（硫氮䓬酮）可延长房室结不应期，减慢房室结传导速度，可减慢安静及运动时房颤的心室率，特别是当患者合并有支气管炎支气管哮喘时。

（4）胺碘酮：因其具有预防猝死的作用，可以作为控制心室率药物之一。临床上应用，疗效较佳。

（5）非药物治疗：当药物控制不满意时，可采用经导管消融房室结，并植入永久性心脏起搏器来达到控制心室率的目的（参加本篇第七章第三节"心导管消融治疗"）。

3. 预防房颤的复发 即复律后窦性心律的维持。无论是药物复律还是电转复窦性心律后，都需要药物来维持窦性心律，如不维持1年内房颤的复发率可达70%～75%。一般来说，所有用于复律的药物均可用作预防房颤的复发。在选用抗心律失常药物预防房颤复发时，除了应注意患者的年龄（>60岁）、基础心脏病类型、病变程度、房颤持续的时间（≥3～6个月）、心功能（Ⅲ级以上）之外，还要评估药物的有效性、安全性及耐受性。现有的抗心律失常药物在维持窦性心律中，虽可改善患者的症状，但有效性差，副作用较多，且不降低总死亡风险。选择药物应在考虑其疗效的同时注意以下问题：①脏器的毒性反应：普罗帕酮、氟卡尼、索他洛尔、多菲利特、丙吡胺对脏器的毒性反应相对较低；②致心律失常作用：一般说来，在结构正常的心脏，Ⅰc类药物很少诱发室性心律失常。在有器质性心脏病的患者中致心律失常作用的发生率较高，其发生率及类型与所用药物和本身心脏病的类型有关，Ⅰ类药物一般应当避免在心肌缺血、心力衰竭和显著心室肥厚情况下使用。

因此，具体用药原则的共同特点如下：①若无器质性心脏病，首选Ⅰc类药物；索他洛尔、多菲利特、丙吡胺可作为第二选择。②若伴高血压，药物的选择与①相同，若有左心室肥厚存在，有可能引起尖端扭转型室性心动过速，故胺碘酮可作为第二选择；但对有显著心室肥厚（室间隔厚度≥14mm）的患者，Ⅰ类抗心律失常药不适宜。③若伴心肌缺血，避免使用Ⅰ类药物，可选择胺碘酮、索他洛尔，也可选择多菲利特与β受体阻滞剂合用。④若伴心力衰竭，应慎用抗心律失常药物，必要时可考虑应用胺碘酮，或多菲利特加一个适当的β受体阻滞剂。⑤若合并预激综合征，应首选对房室旁路行射频消融治疗。⑥对迷走神经性房颤，丙吡胺具有抗胆碱能活性，疗效肯定；不宜使用胺碘酮，因该药具有一定的β受体阻断作用，可加重该类房颤的发作；对交感神经性房颤，β受体阻滞剂可作为一线

治疗药物，此外还可选用索他洛尔和胺碘酮。⑦对孤立性房颤可先试用β受体阻滞剂；普罗帕酮、索他洛尔和氟卡尼的疗效肯定；胺碘酮和多菲利特仅作替代治疗。

此外，近年来流行的房颤的"上游治疗"对预防复发有一定作用。即通过预防高血压、心功能不全、炎症或外科术后房颤的心肌重构，进一步阻止房颤发生或减少房颤的发作频次及延缓发展为持续性房颤的进程等。主要方法有血管紧张素转换酶抑制剂（ACEI）、血管紧张素受体阻滞剂（ARB）、醛固酮拮抗剂、他汀类和多聚不饱和脂肪酸等。文献证据显示这些非抗心律失常药物对房颤的一级和二级预防有一定作用。

4. 抗凝治疗 心房颤动最严重的并发症就是血栓栓塞，无论是在房颤时、在药物或电复律前均需要进行抗凝治疗。老年房颤患者并发血栓栓塞的年发病率达5%，为非房颤患者的6倍。房颤时心房失去有效的收缩，血液在心房内瘀滞，有利于血栓的形成。血栓脱落后随血流移动导致全身不同部位的栓塞。因此，需积极予以抗凝治疗。

2020年ESC最新指南继续沿用2010年ESC指南对卒中和血栓栓塞的危险分层所提出的CHA_2DS_2-VASc积分（表12-3-5-2）。

表 12-3-5-2 指南推荐的 CHA_2DS_2-VASc 积分

危险因素	积分/分
慢性心力衰竭/左心室功能障碍（C）	1
高血压（H）	1
年龄≥75岁（A）	2
糖尿病（D）	1
卒中/TIA/血栓栓塞史（S）	2
血管疾病（V）	1
年龄65～74岁（A）	1
性别（女性）（Sc）	1
最高积分	9

对于如何选择口服抗凝药物，2020年ESC指南根据CHA_2DS_2-VASc积分提出的新建议（表12-3-5-3）。对于具体患者而言，抗栓治疗的选择应基于卒中、血栓栓塞和出血的绝对风险及风险获益比。

对于所有房颤患者开始抗凝治疗之前均应进行出血风险评估，仍建议使用HAS-BLED出血风险积分（表12-3-5-4），包括高血压、肝肾功能损害、卒中、出血史、国际标准化比率（international normalized ratio,INR）波动、老年（如年龄>65岁）、药物（如联用抗血小板药或非甾体抗炎药）或嗜酒，评价房颤患者出血风险，积分≥3分时提示"高危"，出血高危患者无论接受华法林还是阿司匹林治疗，均应谨慎，并在开始抗栓治疗之后定期复查。对于非瓣膜性房颤患者，权衡低INR时卒中风险和高INR时出血风险，指南仍推荐控制INR 2～3。

表 12-3-5-3　房颤患者卒中预防的建议

推荐	推荐等级	证据水平
所有男性,CHA$_2$DS$_2$VASc 评分等于 2 的房颤患者均建议使用口服抗凝药物	I	A
所有女性,CHA$_2$DS$_2$VASc 评分大于 3 的房颤患者均建议使用口服抗凝药物	I	A
男性,CHA$_2$DS$_2$VASc 评分等于 1 的房颤患者可以根据患者的个体化因素及患者本身的意愿给予口服抗凝药物	IIa	B
女性,CHA$_2$DS$_2$VASc 评分等于 2 的房颤患者可以根据患者的个体化因素及患者本身的意愿给予口服抗凝药物	IIa	B
华法林(维持 INR2.0~3.0 或更高)被推荐用于有中-重度二尖瓣狭窄或机械瓣换瓣术后的患者	I	B
房颤使用口服抗凝药物的患者如无 NOAC(阿哌沙班、达比加群、艾多沙班、利伐沙班)的禁忌证,应该首选 NOAC,次选华法林	I	A
如果患者使用的是华法林应该密切检测 INR,并保证治疗窗内时间(TTR)尽可能高	I	A
如果患者使用的是华法林,即使有良好的依从性,但治疗窗内时间(TTR)仍不满意,NOAC 无禁忌证,建议换用 NOAC,或根据患者意愿换用 NOAC	I	A
合用口服抗凝药物和抗血小板药物将明显地增高房颤患者的出血风险,如无另外明确需要使用抗血小板药物的指征,应该避免合用抗血小板药物	III	B
无论男女房颤患者如无卒中风险因素不应该使用口服抗凝药物或抗血小板药物	III	B
不推荐单纯使用抗血小板药物用于房颤卒中的预防,无论卒中风险的高低	III	A
不建议机械瓣(B 级证据)或者中-重度二尖瓣狭窄(C 级证据)的房颤患者中使用 NOAC(阿哌沙班、达比加群、艾多沙班、利伐沙班)	III	B、C
终末期慢性肾脏病或正在透析的房颤患者,直接凝血酶抑制剂达比加群、Xa 因子抑制剂利伐沙班和艾多沙班不被推荐,因为缺乏获益大于风险的临床试验证据	III	C

表 12-3-5-4　HAS-BLED 出血风险积分

字母	临床特点	积分/分
H	高血压	1
A	肝肾功能异常(各 1 分)	1 或 2
S	卒中	1
B	出血	1
L	INR 值波动	1
E	老年(如年龄>65 岁)	1
D	药物或嗜酒(各 1 分)	1 或 2
		最高值 9

目前预防房颤血栓形成的药物有华法林和新型口服抗凝药物。普通肝素或低分子肝素为静脉和皮下用药,一般用作华法林的短期替代治疗或华法林开始前的抗凝治疗。需要强调抗血小板药物不但无法预防房颤卒中,反而易增加出血事件。

已经上市的新型抗凝药物有达比加群酯、利伐沙班、艾多沙班和阿哌沙班,它们可阻断凝血瀑布中某一关键环节,从而达到抗凝疗效。由于新型抗凝药在治疗过程中不需要常规监测凝血功能,大出血发生率较华法林明显下降,便于患者长期服用。

目前用药主要为:

(1)华法林:为香豆素类口服抗凝药物(作用机制参见本篇第二十六章第八节"抗血小板聚集、抗凝和溶栓药")。

华法林代谢受到药物、食物和酒精等影响;服用华法林时,不同患者和同一患者不同时间 INR 波动较大。近期发表的临床对照试验中,仅 60%~65% 的时间内 INR 控制在 2~3,而在实际应用中,这一数字可能低于 50%,在我国则更低。若 INR 达到治疗范围的时间低于 60%,有可能完全抵消服用华法林的获益。队列研究显示 INR 在 1.5~2.0 时,卒中风险升高两倍,故不建议 INR<2.0。

华法林抗凝治疗的效益和安全性取决于抗凝治疗的强度和稳定性。欧美国家的临床试验证实抗凝强度为 INR 2.0~3.0 时,可以有效预防脑卒中事件,使脑卒中年发生率从 4.5% 降至 1.5%,相对危险性降低 68%,但并不明显增加脑出血的风险。如 INR 低于 2.0,则出血并发症少,但预防血栓形成的作用显著减弱;INR 高于 4.0,血栓形成减少,但出血并发症显著增多。

（2）达比加群酯（dabigatran etexilate）：作用机制参见本篇第二十六章第八节"抗血小板聚集、抗凝和溶栓药"。文献报道口服小剂量（110mg，每日 2 次）预防房颤患者血栓事件的有效性与华法林相似，并可降低大出血的发生率，而大剂量（150mg，每日 2 次）与华法林相比可进一步降低脑卒中和系统性血栓栓塞事件，大出血发生率与华法林相当。由于有固定剂量服用，且不用检测 INR，故可较方便地用于房颤患者的抗凝治疗。

（3）利伐沙班（rivaroxaban）：选择性 Ⅹa 因素抑制剂作用机制参见本篇第二十六章第八节"抗血小板聚集、抗凝和溶栓药"。ROCKET-AF 研究发现利伐沙班在预防非瓣膜病房颤患者血栓事件方面疗效不差于，甚至优于华法林，且安全性更好。

（4）阿哌沙班（apixaban）：选择性 Ⅹa 因子抑制剂。文献报道，不适合接受华法林治疗的心房颤动人群中，阿哌沙班在减少卒中和系统栓塞方面的疗效优于阿司匹林，而安全性相似；在至少有 1 个危险因素的心房颤动人群中进行的与华法林的对照试验中，阿哌沙班可减少卒中和栓塞事件，主要是减少出血性卒中，同时减少重要出血和全因死亡。

（5）艾多沙班：选择性 Ⅹa 因子抑制剂，主要用于伴有一个或多个风险因素的非瓣膜性房颤成人患者，预防卒中和体循环栓塞。ENGAGE AF TIMI-48 研究证实艾多沙班在房颤患者中疗效不劣于华法林，且安全性更好。该研究非劣效性分析显示，艾多沙班 60mg（若患者的 CrCl 为 30～50ml/min、体重 ≤ 60kg 或合用强 P-糖蛋白抑制剂，则需减量至 30mg）组主要有效性终点（卒中和体循环栓塞）不劣于华法林；艾多沙班 60mg 组较华法林降低大出血风险 20%，其他致死性出血、颅内出血等均较华法林明显降低，证实其安全性显著优于华法林。此外，东亚人群亚组分析显示，艾多沙班较华法林使东亚人群全因死亡相对风险降低达 37%。

（三）非药物治疗

1. 同步直流电复律　通过电除颤复律器，使房颤转复为窦性心律。其原理是瞬间内给予心脏以强大电能使心房肌细胞在短时间内同时除极，消除颤动波，从而重建窦性心律。采用同步电复律装置以 R 波触发复律器，放电分为体外和体内复律。优点：安全、迅速、成功率高。电复律成功后血流动力学明显改善，心脏射血分数明显增加，患者症状减轻、生活质量改善。

择期电复律的适应证：①房颤病史短，半年内效果好，最多不超过 1 年；②应用抗心律失常药但室率控制不佳者；③左心房内径≤45mm，心胸比例<0.55；④风湿性二尖瓣狭窄，矫正术后，仍有房颤者；⑤甲亢症状已控制的房颤；⑥冠心病高血压病引起的房颤。

电转复前需常规使用抗心律失常药物，使体内维持一定的血药浓度预防复律后房颤的复发，同时提高转复的成功率。复律前对患者进行麻醉使患者安静，以减少患者不适感。复律过程中，应给予心电、血压及呼吸监护并准备好抢救设备及药品，除颤能量一般为 100～150J，个别达 200～300J。并发症少见，偶有栓塞的报道，发生率为 1%～2%。故而有些学者认为转复前宜抗凝治疗。

2. 射频消融治疗　近年来导管消融治疗在维持窦性心律和改善生活质量等方面显示出了优于抗心律失常药物治疗的一致研究结果，新的消融能源（冷冻消融等）对房颤治疗的安全性和有效性临床研究得到进一步证实。

（1）阵发性房颤：多中心随机临床试验结果均表明导管消融对于阵发性房颤在维持窦性心律、减少房颤负荷、改善症状和运动耐量、提高生活质量等方面均明显优于抗心律失常药物，对于多个行肺静脉电隔离术式的临床研究所进行的荟萃分析也支持以上结果。大量研究证实，导管消融作为阵发性房颤的起始治疗安全有效，已成为阵发性房颤一线治疗。

（2）持续性房颤：随着一系列临床试验的发布及导管消融经验的积累，导管消融在持续性房颤治疗中的作用得到了肯定。一般认为，无心房器质性病变或病变轻微、左心房内径<45mm、房颤持续时间较短、年龄<65 岁、心房波相对"不碎"者可从导管消融中获益。长程持续性房颤：在有经验的中心常规将导管消融用于长程持续性房颤的消融，并取得一定成功率，但常需多次消融。消融术式也较复杂，除肺静脉电隔离外，多需标测并消融肺静脉外的触发灶、café 电位及左房顶线、后壁线、二狭线及三狭线等，消融时间通常延长，消融伴随的风险也较单纯肺静脉电隔离稍高。

（3）房颤合并心衰：近年来导管消融房颤在合并心衰者中取得明显疗效，其成功率与无心衰房颤者相近，维持窦性心律组术后左心室功能、运动耐量及生活质量明显改善，而围手术期并发症的发生率与无心衰者相比差异无统计学意义。目前指南推荐房颤合并心衰选择射频消融的推荐级别为 ⅡA 类。需注意的是，由于心脏重构及常合并器质性心脏病，心衰患者房颤复发率及并发症发生率较高。选择导管消融需考虑的因素：影响患者适应证选择和导管消融结果的因素包括年龄、左心房大小、房颤类型、房颤持续时间、有无二尖瓣反流及其程度、有无基础心血管疾病及其严重程度、术者经验等。对于左心房直径>55mm、心房肌纤维化、房颤持续时间过长和伴有明确器质性心脏病而未完全纠正者，导管消融术后复发率高于无这些伴随情况的房颤患者。

房颤行导管消融术的建议：

Ⅰ类：症状性阵发性房颤患者，若经至少一种 Ⅰ 类或 Ⅲ 类抗心律失常药物治疗后效果不佳或不能耐受者，可行导管消融（证据级别 A）。

Ⅱa 类：①反复发作、症状性阵发性房颤患者，使用 Ⅰ 类或 Ⅲ类抗心律失常药物之前，导管消融可作为一线治疗（证据级别 B）；②症状性持续性房颤患者，使用抗心律失常药物治疗后无效或不能耐受者，导管消融可作为合理选择（证据级别 B）；③症状性持续性房颤患者，使用抗心律失常药物治疗之前，权衡药物与导管消融风险及疗效后，导管消融可以作为一线治疗（证据级别 C）；④伴有心衰、肥厚型心肌病、年龄>75 岁的房颤患者，在应用抗心律失常药物之前或之后均可考虑行导管消融，但须慎重权衡导管消融风险及疗效（证据级别 B）；⑤伴有快慢综合征的房颤患者,导管消融可为合理治疗选择(证据级别 B);⑥对于职业运动员考虑到药物治疗对运动水平的影响,导管消融可以作为一线治疗(证据级别 C)。

Ⅱb 类:①对于症状性、长程持续性房颤患者,无论之前是否接受过抗心律失常药物治疗,权衡药物与导管消融风险及疗效后,均可行导管消融(证据级别 C);②对于一些无症状阵发性或持续性房颤患者,权衡导管消融风险及疗效后,均可行导管消融(证据级别 C)。

Ⅲ 类:存在抗凝药物治疗禁忌的房颤患者选择导管消融(证据级别 C)。

执行上述建议时,需充分考虑到术者及所在中心的经验、患者的风险/获益比、影响房颤成功转复和维持窦性心律的影响因素、患者的意愿。存在左心房/左心耳血栓是房颤导管消融的绝对禁忌证。

与普通消融治疗一样也会出现心脏压塞、血栓栓塞、肺静脉狭窄等并发症,其发生率分别为 1%、0.5%和 1%。尽管发生率很低,但偶尔也会出现像心房-食管瘘或死亡等严重并发症。

3. 冷冻球囊消融治疗　这是近年来兴起的新能源消融治疗的方法之一,通过球囊封堵肺静脉,在球囊内释放液态一氧化二氮,使周围组织冷冻、细胞坏死形成瘢痕。与射频消融相比,冷冻球囊用于肺静脉消融具有导管稳定性更好、产生的瘢痕边界连续均匀、瘢痕表面心内膜损伤小、相邻组织完整性好、患者不适感少等优点。多项研究提示,冷冻球囊消融在肺静脉隔离率及窦性心律的维持上,与射频消融相似;主要并发症发生率也相似。二代冷冻球囊在一代球囊的基础上有所改进,球囊的冷冻区从赤道区扩展到了整个远侧半球。多中心随机临床试验"FIRE AND ICE"中,对于药物难治性阵发性房颤,冷冻球囊的有效性和整体安全性不劣于射频消融。随访中冷冻球囊消融组的再次消融、直流电复律、全因再入院率、心血管疾病再入院率显著少于射频消融组;改善生活质量两者类似。冷冻球囊消融治疗阵发性房颤已被证实安全、有效,在持续性房颤中的应用尚待进一步研究。

隔离肺静脉时,肺静脉口良好的封堵有利于阻断血流,使组织温度下降,从而形成连续的透壁损伤。为减少膈神经损伤的风险,在右侧肺静脉消融时,应注意在消融位点以上起搏膈神经,并持续触诊膈肌跳动,一旦膈肌跳动减弱,应立即停止消融,应尽可能在前庭部消融,避免在肺静脉内置入过深。

由于其操作方法简单,手术时间明显缩短,且学习曲线短,故已成为许多术者的首选。随着病例数的增加,同样不可避免地出现各种并发症,主要有肺静脉狭窄、心脏压塞及膈神经的损伤等,近来也有报道出现心房食管瘘的严重并发症。

4. 左心耳结扎或封堵或切除　在房颤的治疗中左心耳的结扎及切除仅仅是在心脏外科手术时的一种选择。而近年来左心耳封堵的技术不断成熟和发展,临床应用日益广泛。2020年欧洲房颤管理指南仍建议左心耳封堵仅仅是对于不能耐受长期抗凝药物治疗的补充,而不是替代抗凝药物的首选治疗(表 12-3-5-5)。

表 12-3-5-5　房颤患者左心耳的处理建议

推荐	推荐等级	证据水平
经过手术结扎或切除左心耳后,仍建议对有卒中风险的房颤患者给予口服抗凝药物预防卒中	I	B
左心耳封堵建议仅用于有卒中风险,但有长时间抗凝禁忌证的患者(例如既往有危及生命的出血但无可纠正的出血因素)	Ⅱb	B
在进行其他心脏手术时对于房颤需要卒中预防的患者推荐同时结扎或切除左心耳	Ⅱb	B
在进行经胸房颤手术时对于房颤需要卒中预防的患者,推荐同时结扎或切除左心耳	Ⅱb	B

5. 外科治疗　主要术式为"迷宫术"。其主要是通过一系列切口打断常见的折返环,建立一条特殊的传导通路使心房电活动同步,以消除房颤,该手术既保留了窦房结至房室结的"走廊"又使窦房结的冲动能传导到各心房肌组织使心房肌能收缩一致。

迷宫术对恢复窦性心律是非常有效的,临床报道有效率可达 90%以上,但其缺点是需开胸及心肺体外循环,切开/缝合方法复杂、手术时间长、并发症较多。

此外,近年来,不同能量(如冷冻、射频和微波等)的应用,使得经心外膜进行线性消融成为可能;经胸腔镜微创手术进行心耳摘除术和心外膜线性消融及心外膜肺静脉隔离术也取得较好的疗效。大大地缩短手术时间,显著减少并发症。目前,该方法的适应证主要为有需要进行心脏外科手术同时合并有房颤者,需要与其他心外科手术(如瓣膜置换、冠状动脉搭桥)一起实施。

6. 起搏治疗　临床上对于一些合并有快速室性心律失常的慢性房颤患者,如植入心脏起搏器(VVI 或 VVIR 型),有助于改善心脏功能并为使用抗心律失常药物提供条件。最近也有学者对快速心室率(药物不能控制)合并有心功能不全的患者通过消融房室结植入起搏器治疗也取得较好的效果。

近年来,心脏起搏技术的发展,使起搏治疗预防房颤成为可能,预防房颤起搏模式和/或心房多部位起搏结合可以减少房颤发生的负荷。目前起搏治疗预防房颤的适应证是有心动过缓植入起搏器指征的房颤患者。

六、心室扑动和心室颤动

心室扑动(ventricular flutter),简称室扑,心室颤动(ventricular fibrillation，VF），简称室颤，均属致命性心律失常，如不治疗，3~5分钟内可致命。发作时心室激动程序打乱，心室肌快而微弱地规则或不规则活动，严重影响心室的排血功能，其结果是心室无排血，心音和脉搏消失，血压测不出，心脑等器官和外周组织血液灌注停止，阿-斯综合征发作和猝死。室扑是室颤的前奏，而室颤则是导致心源性猝死的常见心律失常，也是临终前循环衰竭的心律改变。

【病因与发病机制】

目前多数人认为心室扑动是心室肌产生环形激动的结果。其发生一般具有两个条件：一是心肌明显受损，缺氧或代谢失常；二是异位激动落在易颤期。由于心室扑动的心脏失去排血功能，因此，常不能持久，如果不能很快恢复，便会转为室颤而死亡。

突然意外地发生于无循环衰竭基础的原发性室颤（primary ventricular fibrillation）多见于有结构性心脏病的患者，尤多见于冠心病。亦见于无结构性心脏病者，可短阵或持久发作，复苏和治疗及时又恰当的，存活的可能大。临终前室颤一般难以逆转。

室颤的电生理机制大多为多个微折返环，主导环折返和中心漂移的螺旋波折返可能起重要作用。有利于折返的病变心肌和临时发生的触发因素可能是原发性室颤的发生机制。细胞内钙离子聚集、自主神经张力波动、代谢改变、自由基作用都可能对心肌缺血时发生的室颤有重要影响。

原发性室颤的病因：①冠心病，尤其是急性冠脉综合征（如不稳定型心绞痛、急性心肌梗死）、梗死后心功能不全、室壁瘤等。②心肌病，多见于右心室心肌病，亦见于缺血性或非缺血性扩张型心肌病、肥厚型心肌病；Brugada综合征，其他离子通道病等。③瓣膜病，尤其是主动脉瓣狭窄或关闭不全并发心绞痛或心功能不全的患者。④严重心动过缓，可由病窦综合征或完全性房室传导阻滞引起。⑤并发心房颤动或心房扑动的预激综合征。⑥洋地黄或肾上腺素类药物过量。⑦电击或雷击。⑧低温。⑨原因不明，所谓特发性室颤（idiopathic ventricular fibrillation）。

【心电图表现】

（一）心室扑动

1. 无正常的QRS-T波群，代之以连续快速而相对规则的大正弦波。

2. 扑动波频率达150~300次/min，大多200次/min（图12-3-5-29）。快速室速与室扑的鉴别有时困难。

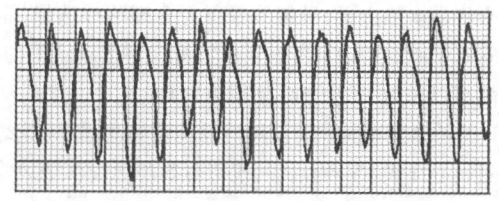

图12-3-5-29　心室扑动

（二）心室颤动

1. QRS-T波群完全消失，出现不规则、形态振幅不等的低小波（<0.2mV）。

2. 频率达200~500次/min（图12-3-5-30）。有时室颤波细，多见于室颤持续较长后，复苏成功率低。

原发性室颤不仅可发生在有结构性心脏病患者并发持续单形室速或短阵多形室速的基础上，还常见于无结构性心脏病者短阵多形性室速发作后，如先天性和继发性QT时限延长综合征、短QT间期综合征、短联律间距多形性室速及Brugada综合征等（参见本章七节"与心律失常有关的综合征"）。

短联律间距多形性室速的病因不明，室速多为短阵发作，可自动终止或演变为室颤。室速均由短联律间距（0.28秒左右）的室性期前收缩诱发，发作时心电图也呈尖端扭转型，室率极快。但发作间歇期除可见联律间距短的多形性室性期前收缩外，心电图基本正常，无QT延长，亦无异常T或U波。终止发作可选用维拉帕米、胺碘酮或利多卡因等。预防发作推荐ICD植入。

【治疗】

（一）急性发作　一旦室扑和室颤发生后应立即进行抢救，因为此刻的循环是无效的，应该力争在数分钟内建立有效的呼吸和循环，否则将发生脑细胞的不可逆性损伤，最终导致死亡。有条件时应立即施行电复律术。由于室颤和室扑的发作是无先兆的，任何地方任何条件下均可发生，故很可能在无任何医疗条件的情况下进行抢救，则应遵循心肺复苏的原则进行。具体步骤为C（chest compressions）：胸外按压，心前区叩击等；A（airway）：保持呼吸道通畅，清除呼吸道异物；B（breathing）建立有效的呼吸包括进行人工呼吸等；D（drug）：药物治疗，以肾上腺素为主要的复苏药物应用；E（electrocardiogram）：进行心电监护；F（fibrillation）：进行非同步电除颤复律术；G（gauge）：对病情进行一次全面的评估；H（hypothermia）：低温疗法；I（intensive care）：进行重症监护和相应治疗。具体步骤、治疗参见本篇第五章"心脏骤

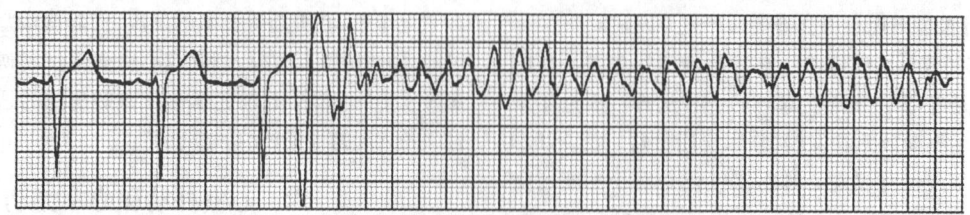

图12-3-5-30　心室颤动

停和心脏性猝死"。

（二）预防 在成功抢救后，应该寻找发生的病因，针对病因进行治疗（如电解质的紊乱、药物中毒、其他外界因素及急性心肌梗死等），纠正电解质紊乱、解毒及重新建立心脏血液循环（冠脉血运重建术等）。

如果病因为非一过性或不可逆性疾病所致的室扑和室颤，则应该在抢救成功后及时植入 ICD。

最近的报道，对原发心脏电生理异常者，可选择进行射频消融治疗，部分患者应用 β 受体阻滞剂或胸部交感神经节切断术进行预防，有一定效果。

在心脏无法修复并有条件时可适当时机进行心脏移植术。

推荐阅读

1. BRUGADA J，KATRITSIS D G，ARBELO E，et al. 2019 ESC Guidelines for the management of patients with supraventricular tachycardia：The Task Force for the management of patients with supraventricular tachycardia of the European Society of Cardiology（ESC）[J]. Eur Heart J，2020，41（5）：655-720.

2. HINDRICKS G，POTPARA T，DAGRES N，et al. 2020 ESC Guidelines for the diagnosis and management of atrial fibrillation developed in collaboration with the European Association of Cardio-Thoracic Surgery（EACTS）[J]. Eur Heart J，2020，42（5）：373-498.

3. JANUARY C T，WANN L S，CALKINS H，et al. 2019 AHA/ACC/HRS Focused Update of the 2014 AHA/ACC/HRS Guideline for the Management of Patients With Atrial Fibrillation：A Report of the American College of Cardiology/American Heart Association Task Force on Clinical Practice Guidelines and the Heart Rhythm Society[J]. J Am Coll Cardiol，2019，74（1）：104-132.

第六节　心脏传导异常

柏　瑾　林佳雄　罗心平

心脏传导异常指由解剖或功能失常造成持久或暂时性冲动传导异常，其主要表现为传导阻滞。传导阻滞表现为传导时间延长，部分或全部传导中断。

传导阻滞分生理性和病理性。由于冲动到达过早引起的传导阻滞，如阻滞性房性期前收缩、干扰性房室分离等属生理性阻滞。病理性传导阻滞则是由传导系统的器质性或功能性改变所引起的。传导阻滞按发生的部位可分为窦房传导阻滞，房内传导阻滞，房室传导阻滞和室内传导阻滞。房室传导阻滞中，阻滞可发生于房室结、希氏束或左右束支。

传导阻滞按阻滞程度可分为三度。一度传导阻滞表现为传导时间延长，但无传导中断；二度传导阻滞有莫氏Ⅰ型和莫氏Ⅱ型两种形式：莫氏Ⅰ型的特征为传导时间逐次延长直至一次传导中断；莫氏Ⅱ型的特征为在传导中断前后无传导时间的改变。二度传导阻滞中，阻滞程度达到 3:1 或以上，则称为高度传导阻滞；三度传导阻滞指所有冲动都不能被传导，又称完全性传导阻滞。

一、窦房传导阻滞

窦房结产生的冲动不能使心房除极或使心房除极延迟，称为窦房传导阻滞（sinoatrial block）。

【心电图表现】

主要表现为窦性 P 波及相继的 QRS 波缺如。二度Ⅰ型窦房传导阻滞表现为 PP 间期和相应的 RR 间期逐次缩短直至 P-QRS 波缺如出现长间期。二度Ⅱ型窦房传导阻滞表现为显著延长的 PP 间期，其长度是窦性心律 PP 间期的两倍或数倍。二度窦房传导阻滞 2:1 传导则在心电图上不能与窦性心动过缓相鉴别。一度窦房传导阻滞在心电图上不能诊断。三度窦房传导阻滞时 P 波完全消失，出现逸搏心律，心电图上亦难以诊断（图 12-3-6-1）。

【病因与治疗】

急性窦房传导阻滞的病因有急性心肌梗死，急性心肌炎，瓣膜置换术（尤其主动脉瓣置换术），药物（洋地黄、β 受体阻滞剂、非二氢吡啶类钙通道阻滞剂，抗心律失常药物等），电解质紊乱（如高钾血症），迷走神经张力过高。慢性窦房传导阻滞常见于冠心病，心肌病，迷走神经张力过高，甲状腺功能减退，睡眠呼吸暂停综合征或原因不明的病态窦房结综合征。窦房传导阻滞的治疗与病态窦房结综合征相仿。对于无症状患者，往往无须治疗。急性发作伴有症状或血流动力学异常，如去除可逆因素无效，需考虑阿托品、茶碱、异丙肾上腺素、钙剂治疗，如无效则需行临时起搏器植入治疗。对于慢性窦房传导阻滞，如无症状可以随访不治疗，如有相关症状则应埋藏式起搏器植入治疗。

二、心房内传导阻滞

心房内传导阻滞（intra-auricular block）是以 P 波增宽为心电图表现，P 波时限超过 0.12 秒，波峰有切迹，电压可增高或

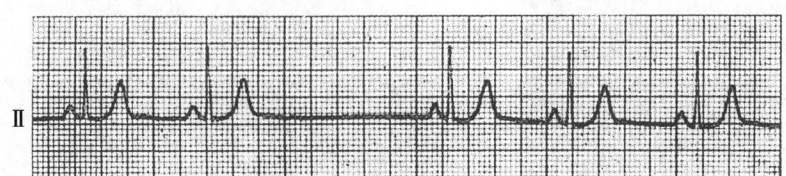

图 12-3-6-1　窦房传导阻滞
图示长 PP 间期恰好为窦性心律 PP 间距的 2 倍。

不增高。见于各种病因引起的心房扩大和心房肌梗死（图12-3-6-2）。

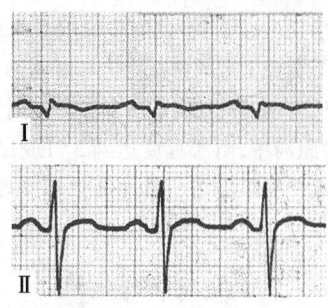

图 12-3-6-2　心房内传导阻滞

图示 P 波增宽，多个切迹（Ⅱ），但振幅不增高，Ⅰ 导联可见心肌梗死的心电图表现。

三、房室传导阻滞

心房激动向心室传导延迟或完全不能传至心室称为房室传导阻滞（atrioventricular block）。房室传导过程中（心房内、房室结、房室束及束支-浦肯野系统）任何部位的传导障碍都能引起房室传导阻滞。

【病因与病理】

（一）**局灶性或弥漫性炎性病变**　如心肌炎，淀粉样变性，心脏结节病，风湿性疾病。

（二）**感染**　细菌性心内膜炎，Lyme 心肌炎，急性风湿热等。

（三）**心肌缺血或坏死性变**　如急性心肌梗死，不稳定型和变异型心绞痛，缺血性心肌病。

（四）**传导系统或心肌退行性变**　如 Lev 病，Lenegre 病。

（五）**医源性**　药物（洋地黄、β 受体阻滞剂、非二氢吡啶类钙通道阻滞剂，抗心律失常药物等），心脏手术引起的传导系统损伤，如心脏手术（尤其瓣膜手术）、经皮主动脉瓣植入（TAVR）术、射频消融术、室间隔化学（酒精）消融术等。

（六）**先天性心脏传导系统缺损**　可单独存在，或合并其他先天性心脏病，如大血管错位、室间隔或心内膜垫缺损等。

（七）**迷走神经张力升高**　如睡眠呼吸暂停，高强度体育训练等。

（八）**代谢性或内分泌病变**　如甲状腺功能异常，肾上腺疾病（嗜铬细胞瘤，醛固酮减少症）。

（九）**其他**　如淋巴瘤，神经肌肉疾病。

【心电图表现】

（一）**一度房室传导阻滞**　指每个心房冲动都可激动心室，但 PR 间期延长（在成人超过 0.20 秒，儿童超过 0.18 秒）（图 12-3-6-3）。PR 间期延长可源于房室结、希氏束-浦肯野纤维或上述两个部位。如体表心电图中 QRS 波形态和时间正常，则房室传导延迟一般源于房室结内。如 QRS 波呈束支阻滞型，则传导阻滞可发生于房室结和/或希氏束-浦肯野纤维。

（二）**二度房室传导阻滞**　指间歇出现 P 波后无 QRS 波群，P 波与 QRS 波之间可呈规则或不规则比例，QRS 波群形态正常，或呈束支阻滞型，通常指心房频率＜100 次/min 时。二度房室传导阻滞分为两型。莫氏Ⅰ型的特征为 PR 间期逐次延长直至 P 波不能下传，RR 间期逐次缩短直至心室脱漏，P 波与 QRS 波群的比例大多不规则；莫氏Ⅱ型的特征为心室脱漏前 PR 间期固定。Ⅰ型阻滞又称为文氏阻滞。持续 2:1 房室传导阻滞时较难区别Ⅰ型或Ⅱ型（图 12-3-6-4）。

（三）**高度房室传导阻滞**　二度Ⅱ型房室传导阻滞呈 3:1 或 3:1 以上比例，称为高度房室传导阻滞（图 12-3-6-5）。

（四）**三度（完全性）房室传导阻滞**　所有 P 波不能下传至心室，心房和心室各自由独立的起搏点控制，房室分离，P 波

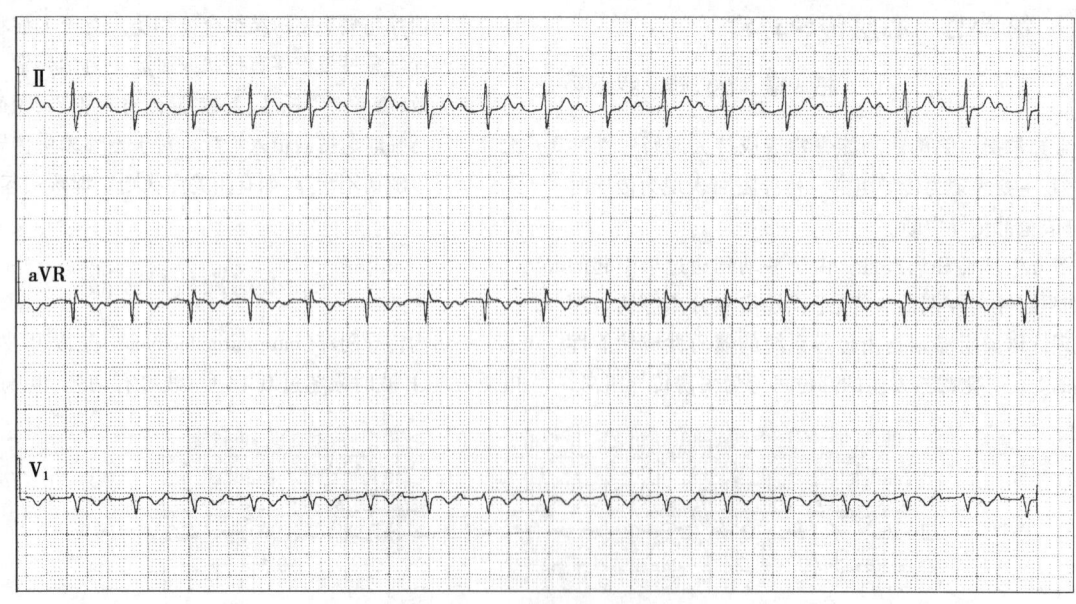

图 12-3-6-3　一度房室传导阻滞

图示 PR 间期延长。

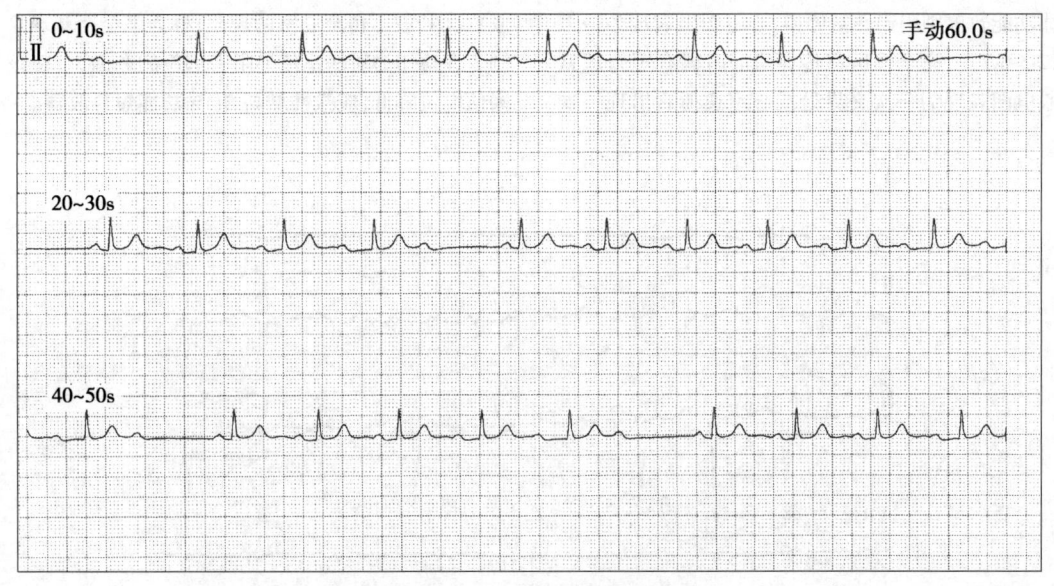

图 12-3-6-4 二度 I 型房室传导阻滞

图示不典型文氏周期,心室脱漏前一个心搏 PR 间期延长显著,使 RR 相应延长,因而不见典型文氏周期 RR 逐次缩短的特征。

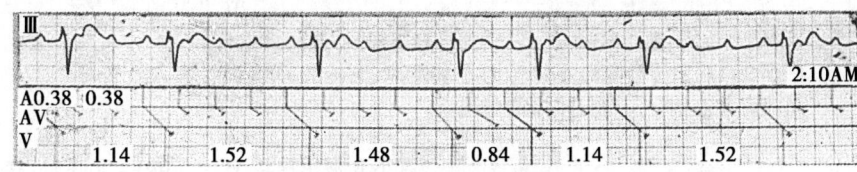

图 12-3-6-5 高度房室传导阻滞

窦性心动过速 2:1~4:1房室传导阻滞。

与 QRS 波群无固定关系。PP 和 RR 间期则基本规则,PP 间期短于 RR 间期,如两者差异不大,可通过上肢运动,站立或行走来增快 P 波频率以鉴别。心室由交界处或心室自主心律控制,前者频率 35~50 次/min,后者小于 35 次/min(图 12-3-6-6)。QRS 波群形态与心室逸搏点部位有关。在左束支的,QRS 波群呈右束支阻滞型;在右束支的,QRS 波群呈左束支阻滞型。心

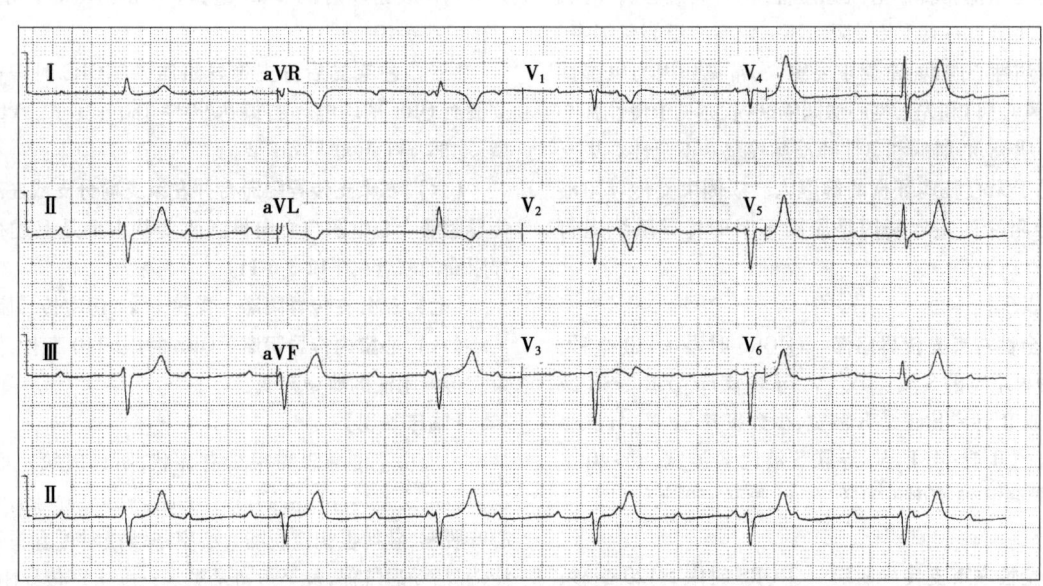

图 12-3-6-6 三度房室传导阻滞

图示 PP 间距和 RR 间距比较固定,但 P 波和 QRS 波互不相关,P 波频率较 QRS 波频率快,QRS 波较宽,说明为心室起搏点所控制。

室逸搏点自律功能暂停则引起心室停搏，心电图上表现为一系列 P 波（图 12-3-6-7）。完全性房室传导阻滞时偶有短暂超常传导表现。心电图表现为一次交界处或心室逸搏后出现一次

或数次 P 波下传至心室的现象，称为韦金斯基现象。其发生机制为逸搏作为对房室传导阻滞部位的刺激，可使该处心肌细胞阈值电位降低，应激性增高，传导功能短暂改善。

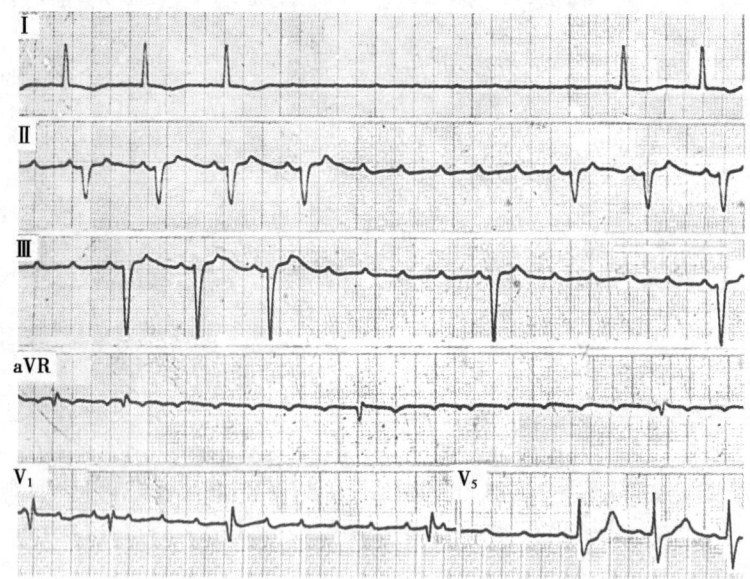

图 12-3-6-7　三分支传导阻滞，心室停搏发作

图示 2:1 房室传导阻滞突然转为心室停搏，下传的 QRS 波呈右束支传导阻滞合并左前分支传导阻滞的表现。

四、心室内传导阻滞

　　心室内传导阻滞（intraventricular block），指房室束分支以下的传导障碍。正常冲动经房室束及三分支系统几乎同时到达心室肌，室内传导时间 0.08 秒左右，不超过 0.10 秒。

　　【病因与临床意义】

　　左束支传导阻滞常提示心肌弥漫性病变，如冠心病、心肌病或主动脉瓣狭窄。右束支传导阻滞不一定有广泛心肌损害，如不伴其他器质性心脏病，常无重要意义，常见病因为风湿性心脏病（简称风心病）和先天性心房间隔缺损，亦见于慢性肺心病、冠心病、心肌炎、心肌病和急性肺动脉栓塞。不全性右束支传导阻滞可见于无心脏病证据的健康人。双侧束支传导阻滞和三分支传导阻滞的主要病因是原因不明的传导系统退行性变。

　　【心电图表现】

　　（一）完全性右束支传导阻滞　①QRS 时限 ≥120 毫秒；②I 导联有明显增宽的 S 波；③V₁、V₂ 导联呈 rsr′、rsR′、rSR′ 或偶尔呈 qR，r′ 或 R′ 通常比正常 R 波宽，少数患者 V₁、V₂ 导联呈宽大而有切迹的 R 波；④I、V₆ 导联 S 波比 R 波宽，或 >40 毫秒；⑤V₅、V₆ 导联 R 波宽度正常，但在 V₁ 导联 >50 毫秒（图 12-3-6-8）。

　　（二）完全性左束支传导阻滞　①QRS 时限 ≥120 毫秒；②I、aVL、V₅、V₆ 导联 R 波宽大有切迹，S 波常不存在或偶呈 RS 型；③I、V₅、V₆ 导联无 Q 波，aVL 导联可能会因心肌病理原因出现窄 Q 波；④V₅、V₆ 导联 R 波达峰时间 >60 毫秒，但当

有小 R 波出现在 V₁、V₂ 和 V₃ 导联时，其达峰时间正常；⑤ST 和 T 波与 QRS 波群主波方向相反（图 12-3-6-9）。

　　（三）不全性左或右束支传导阻滞　同完全性左、右束支传导阻滞，但 QRS 时限 110~119 毫秒。

　　（四）左束支前分支传导阻滞　①QRS 时限 <120 毫秒；②额面 QRS 平均电轴 -45°~-90°；③aVL 导联呈 qR 型（小 q，大 R），R 波达峰时间 ≥45 毫秒；④II、III、aVF 导联呈 rS 型（图 12-3-6-10）。

　　（五）左束支后分支传导阻滞　①QRS 时限 <120 毫秒；②额面 QRS 平均电轴右偏达 90°~180°；③I、aVL 导联呈 rS 型；④III、aVF 导联呈 qR 型。

　　（六）右束支传导阻滞合并左束支前分支或左束支后分支传导阻滞　心电图与心向量图改变基本上是上述相应束支传导阻滞的联合（图 12-3-6-11）。

　　（七）三分支传导阻滞　参见上文"房室传导阻滞"部分。

　　（八）心室内传导阻滞　QRS 时限 >110 毫秒，但无左或右束支传导阻滞的典型改变。

　　【临床表现】

　　一度房室传导阻滞很少有症状，听诊时第一心音可略减弱。二度房室传导阻滞则可有心脏停顿或心悸感，听诊可发现心音脱漏，脉搏也相应脱漏。心室率缓慢时可有头晕、乏力，易疲倦、活动后气促，甚至短暂晕厥。三度房室传导阻滞时，除上述症状外，还可能进一步出现心、脑血供不足的表现，如智力减退、心力衰竭等。听诊时心率慢而规则，35~50 次/min，第一心音强弱不等，强的心音又称"大炮音"。此外尚可有收缩压增

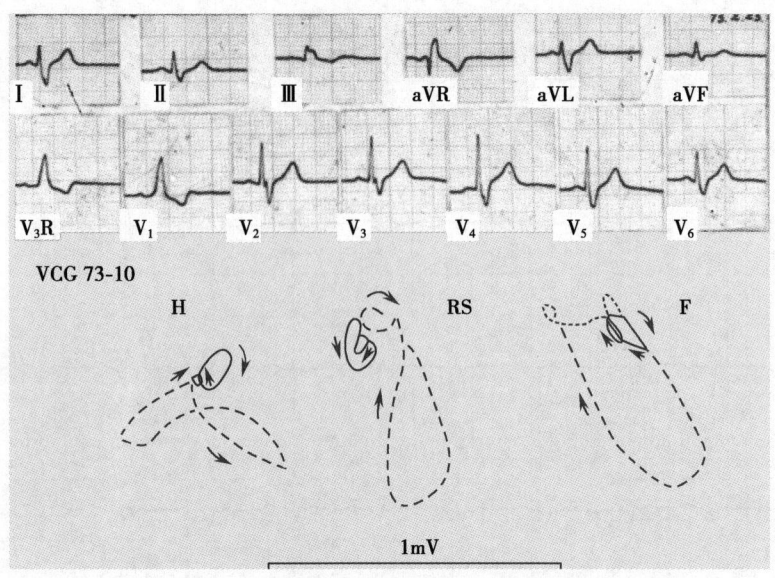

图 12-3-6-8　完全性右束支传导阻滞的心电图和心向量图

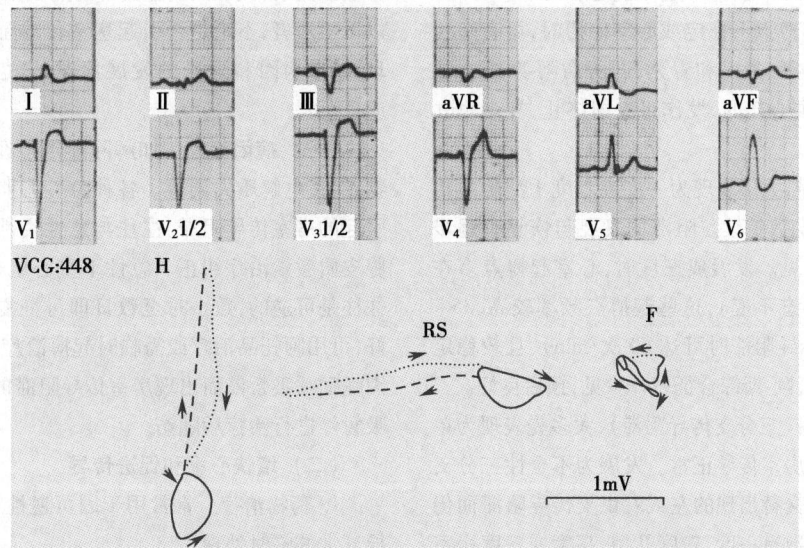

图 12-3-6-9　完全性左束支传导阻滞的心电图和心向量图

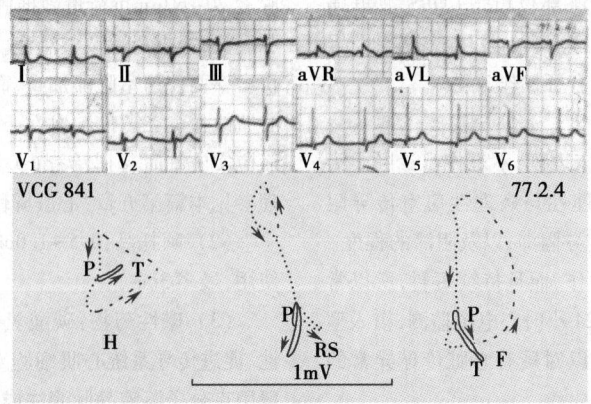

图 12-3-6-10　左束支前分支传导阻滞的心电图和心向量图

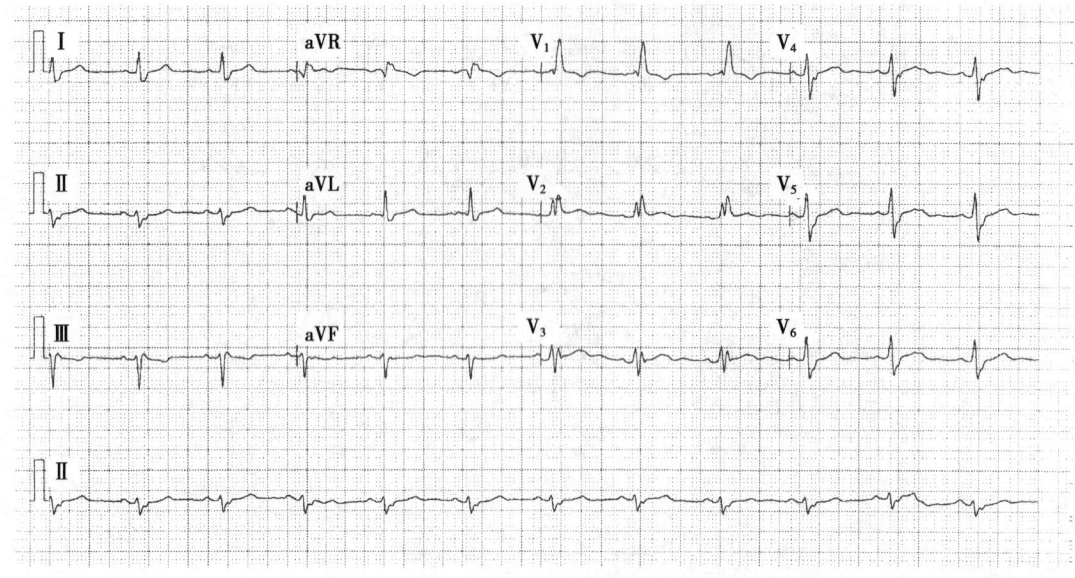

图 12-3-6-11　右束支传导阻滞合并左束支前分支传导阻滞

高、脉压增宽、颈静脉搏动、心音不一致,以及心脏增大。

心室率过慢、心室起搏点不稳定或心室停搏时,可有短暂的意识丧失,甚至出现晕厥、抽搐和青紫,即所谓阿-斯综合征发作。迅速恢复心室自主心律的,发作可立即终止,神志也立即恢复,否则可导致死亡。

房室束分支以上阻滞,大多表现为一度或二度Ⅰ型房室传导阻滞,病程一般短暂,少数持续。阻滞的发展与恢复有逐步演变过程,突然转变的少见。发展成三度时,心室起搏点多在房室束分支以上(QRS 形态不变),这些起搏点频率较高,35~50 次/min(先天性房室传导阻滞时可达 60 次/min),且较稳定可靠,因而患者症状较轻,阿-斯综合征发作少见,预后良好。

房室束分支以下阻滞(三分支传导阻滞),大多先表现为单支或二束支传导阻滞,而房室传导正常。发展为不全性三分支传导阻滞时,少数人仅有交替出现的左或右束支传导阻滞而仍然保持正常房室传导,多数有一度、二度Ⅱ型、高度或三度房室传导阻滞,下传的心搏仍保持束支传导阻滞的特征。早期房室传导阻滞可间断发生,但阻滞程度的改变大多突然。转为三度房室传导阻滞时,心室起搏点在阻滞部位以下(QRS 波群畸形),频率慢(28~40 次/min),且不稳定,容易发生心室停搏,多见有乏力、气短等临床症状,阿-斯综合征发作常见。

【诊断】

根据典型心电图改变并结合临床表现,不难作出诊断。为估计预后并确定治疗,尚需区分生理性与病理性房室传导阻滞、房室束分支以上阻滞和三分支传导阻滞,以及阻滞的程度。

心脏传导异常常常是间歇性发作,而且持续短暂,所以常规心电图检查有时不易发现诊断。24 小时心电图监测,植入型心脏监测器和心脏电生理检查等可以对疑有心脏传导异常的患者进行进一步的检查。

【治疗】

房室束分支以上阻滞形成的一至二度房室传导阻滞,并不影响血流动力状态者,主要针对病因治疗和随访。房室束分支以下阻滞者,不论是否引起房室传导阻滞,均必须结合临床表现,基础病因和阻滞的发展情况,考虑是否有起搏治疗的适应证。

(一)病因治疗　如解除迷走神经过高张力、停用有关药物、纠正电解质失调等。各种急性心肌炎、心脏直视手术损伤引起的房室传导阻滞,往往与急性炎性水肿有关,可试用肾上腺皮质激素治疗纠正。急性下壁心肌梗死所致房室传导阻滞往往是可逆的,数小时至数日即可恢复,心肌再灌注后预后良好,可用阿托品治疗或需临时起搏治疗,多不需永久起搏治疗。因睡眠呼吸暂停而出现房室传导阻滞的患者,则应针对睡眠呼吸暂停进行治疗后随访。

(二)增快心率和促进传导

1. 药物治疗　常常用于因可逆性或急性原因所致心脏传导异常的临时处理。

(1)拟交感神经药物:常用沙丁胺醇 2~4mg/次,3~4 次/d。预防或治疗房室传导阻滞引起的阿-斯综合征发作,异丙肾上腺素 20~60μg 负荷量静推后续用 10~20μg,或 1~20μg/min 静脉滴注,根据心率调整滴速。但需注意的是过量不仅可明显增快房率而使房室阻滞加重,而且还能导致严重室性异位心律或心肌缺血。在急性缺血性心脏病发生时应避免使用该类药物,而应实施临时起搏治疗(关于阿-斯综合征发作的其他紧急处理参见本篇第五章"心脏骤停和心脏性猝死")。

(2)阿托品:0.5~1.0mg 静脉注射,间隔 3~5 分钟可重复使用,最多 3mg。

(3)碱性药物:碳酸氢钠或乳酸钠有改善心肌细胞应激性、促进传导系统心肌细胞对拟交感神经药物反应的作用,一般用克分子溶液静脉滴注或推注,尤其适用于高血钾或伴酸中毒时。

2. 人工心脏起搏器治疗　心室率缓慢并影响血流动力学

状态(如黑矇,晕厥和心衰)的二至三度房室传导阻滞,尤其是阻滞部位在房室束分支以下,如急性发作(如发生在急性心肌炎、急性心肌梗死或心脏手术损伤时),均有用药物和临时起搏器治疗支持的指征。持续高度或三度房室传导阻滞伴有心、脑供血不足症状、活动量受限,心功能异常或有过阿-斯综合征发作者,均应考虑采用埋藏式起搏器植入治疗(详见第六章第一节"人工心脏起搏")。

束支阻滞不影响房室传导功能时,本身无须特殊治疗。三支阻滞导致房室阻滞时的治疗如上述。二支阻滞(右束支合并左束支前或后分支阻滞)的治疗尚有争论,目前倾向于对伴晕厥或近乎晕厥者,或 HV 间期延长达 100 毫秒以上者采用起搏器治疗。

五、预激综合征

预激综合征(pre-excitation syndrome)是指在正常的房室传导系统之外存在附加连接组织(房室旁路),使部分或全部心室或心房肌,在正常房室传导系统顺传或逆传的激动抵传心室或心房之前,提早出现了心电激动,是一种房室间传导异常的现象。在一定条件下,无论房室旁路呈前向传导或是逆向传导,均可导致房室折返性心动过速(atrioventricular reentrant tachycardia,AVRT)的发作,是临床上一种常见的心律失常类型。

旁路的形成是心脏发育过程中遗留的。在胚胎发育早期,房室心肌是相连的,发育中内膜垫和房室沟组织形成中央纤维环和房室环,隔断了房室间心肌的联系,房室传导只能经正常的房室结和希氏束。但发育过程中,有时会遗留一些散在的房室间相连的心肌,成为异常的房室旁路。经心电图检测房室旁路的发生率为 0.01%~3.1%。尽管旁路的发生率随年龄的增加而下降,但心电图检测房室旁路存在或旁路导致的 AVRT 患者可见于各年龄段人群。预激综合征大多数发生在无器质性心脏病患者,少数发生于先天性或后天性心脏病患者。

根据旁路所处的解剖部位和不同电生理特征表现,可以分成两种类型:普通旁路导致的典型预激综合征和特殊旁路导致的变异型预激综合征,后者包括短 PR 综合征和 Mahaim 纤维参与的预激综合征(图 12-3-6-12)。

(一)典型预激综合征 Wolff、Parkinson 和 White 于 1930 年把一种特殊类型的心电图表现和临床上心动过速现象联系

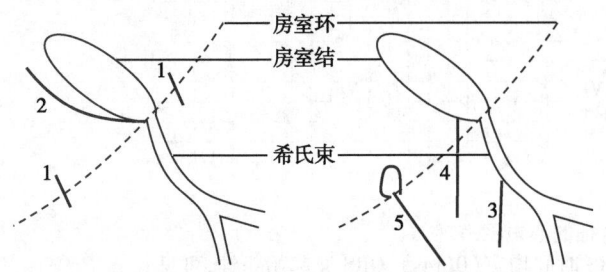

图 12-3-6-12 房室旁路示意
1. Kent 束;2. 房希旁路或 James 纤维;3. 束室纤维;
4. 结束纤维或结室纤维;5. 房束纤维或房室纤维。

在一起,作为一个完整的综合征首次报道,以后该类型的预激综合征称为 WPW 综合征。此型是所有预激综合征中最为常见的一种,男性多于女性,各年龄组均有发病,但发病率随年龄增大而降低。

器质性心脏病中,Ebstein 畸形最常发生 WPW 综合征,发生率达 5%~25%,而且都是右侧房室旁路(WPW 综合征 B 型)。在室间隔缺损、大动脉转位及二尖瓣脱垂患者,预激综合征的发生率也比普通人群为高。其他心血管疾病预激综合征的关系不确定。

1. 解剖学基础 WPW 综合征的旁路是一组起源于近房室环的心房侧、以肌束形式穿过房室沟、末端连接心室的工作肌细胞,由 Kent 最早在哺乳类动物心脏发现,故也称 Kent 束(见图 12-3-6-12),故 WPW 综合征亦可称为 Kent 束型预激综合征。根据房室旁路的位置可将之分为游离壁旁路和间隔旁路,前者位于左右房室环的游离壁,后者位于间隔区,并可进一步分为前、中和后间隔旁路。前间隔旁路(位于上间隔旁)指位于希氏束旁的旁路,消融靶点图如可记录到希氏束电位,也可称为希氏束旁路。一般认为二尖瓣环的前间隔处是纤维三角,不会产生心肌纤维,所以左前间隔处不会产生房室旁路。后间隔旁路(位于下间隔旁)指位于冠状静脉窦口附近及其后方的三角形区域,包括左右后间隔和冠状静脉窦口内、心中静脉和冠状静脉窦憩室内的旁路,但均不超过冠状静脉窦口上缘。中间隔(真间隔)旁路位于希氏束以下和冠状静脉窦口以上,是真正的间隔旁路。相当一部分的 Kent 束以一定的角度斜跨房室环,其心房插入点与心室插入点在房室环水平上差距可以超过 2cm,在心脏电生理检查和经导管消融术中需注意这一解剖特点,以精确定位旁路的位置。

房室旁路存在时,心房激动分别经旁路与正常房室传导途径激动心室。心房激动经旁路迅速传达旁路的心室端,旁路室端心室肌提早激动,然后沿邻近心室肌在心室内缓慢传导。而经正常途径传导的心房激动在房室结内传导缓慢(生理性房室结内递减性传导),但此后快速沿希氏束-浦肯野纤维系统(希普系统)激动两侧心室。两者融合形成的心室肌激动,起始部分由旁路传导的激动组成,其余则由正常途径传导的激动组成。同样,心室激动可分别经旁路和正常途径逆传,先后激动心房,形成融合的心房激动。经旁路激动心室肌的早晚和多少与激动分别由旁路和房室结抵心室的时间差相关。房室结传导减慢如房室阻滞时,心室可能全部由旁路激动。相反,当房室结传导加速或旁路房端距窦房结较远(如左侧旁路),则心室大部由正常途径激动,心室预激波可不明显。压迫颈动脉窦、Valsalva 动作、应用洋地黄等减慢房室结传导的措施,可增大心室预激波;而运动、深吸气等增快房室结传导的措施则使心室预激波减小或消失。房性期前收缩、快速高位心房起搏刺激或邻近旁路心房端的起搏刺激均可使心室预激波增大。

2. 心电图特征和分型 预激综合征使心房激动由旁路下传,使心室某一部分心肌预先激动,这部分心室肌的预激,构成了短 PR 间期、宽大畸形 QRS 波及预激的 δ 波为特征性的心电

图表现。预激的心室肌兴奋组成了 QRS 波起始部粗钝的预激波(δ 波),此波不仅占据了 PR 间期的一部分,使 PR 间期缩短,且使 QRS 波变成宽大畸形的室性融合波(由旁路下传的预激心室肌的兴奋波和由正常房室传导系统下传的心室肌兴奋波构成)。

预激综合征的心电图特征为:①PR 间期<0.12 秒;②QRS 时限>0.10 秒;③QRS 波起始粗钝,称为 delta 波(δ 波),或预激波;④PJ 间期一般是正常的,约 0.27 秒,在同一患者,尽管不同时间心电图表现预激的程度不同,但 PJ 间期保持不变;⑤可有继发性 ST-T 改变。

根据胸前导联心电图的表现,常将 WPW 综合征分为两型,即 A 型和 B 型(图 12-3-6-13)。A 型是指预激波在胸前 V₁ 至 V₅ 导联中都呈正向,QRS 波也以 R 波为主。B 型是指预激波在 V₁ 导联为负向,QRS 波以 S 波为主,V₄ 至 V₆ 导联中预激波和 QRS 波都呈正向。随着心脏电生理和导管消融技术的发展,目前认为,预激综合征的心电图表现对提示旁路的位置有帮助,预激综合征 A 型提示旁路位于左房室间,B 型提示旁路位于右房室间,Ⅱ、avF 导联高 QRS 波提示旁路位于房室环前部,而Ⅱ、avF 导联 QRS 主波负向为主提示旁路位于房室环后部。

体表心电图定位房室旁路有一定局限性,如仅适用于预激波大的显性预激,且无器质性心脏病基础或多条旁路存在时。精确定位宜进行电生理检查。

其他可能的心电图表现:①隐匿性预激综合征,预激波不存在或较小,预激综合征的心电图特征不明显。可能由于旁路心房端距窦房结较远或旁路前向传导阻滞。国内资料表明半数以上旁路呈隐匿性,窦律时心电图正常,心动过速发作呈顺向型 AVRT。②间歇性预激综合征,预激波间歇出现,可能由于旁路不完全前向传导阻滞(图 12-3-6-14)。③手风琴现象,预激波在一连串心搏中逐次变大或变小,QRS 波群增宽程度随之改变,犹如手风琴的合拢与展开,称为手风琴现象。常见于 WPW 伴房颤发作时,为预激程度改变所致。④多条旁路,具有两条或以上不同部位旁路时,不同时期记录的心电图可有两种或以上不同的预激表现。

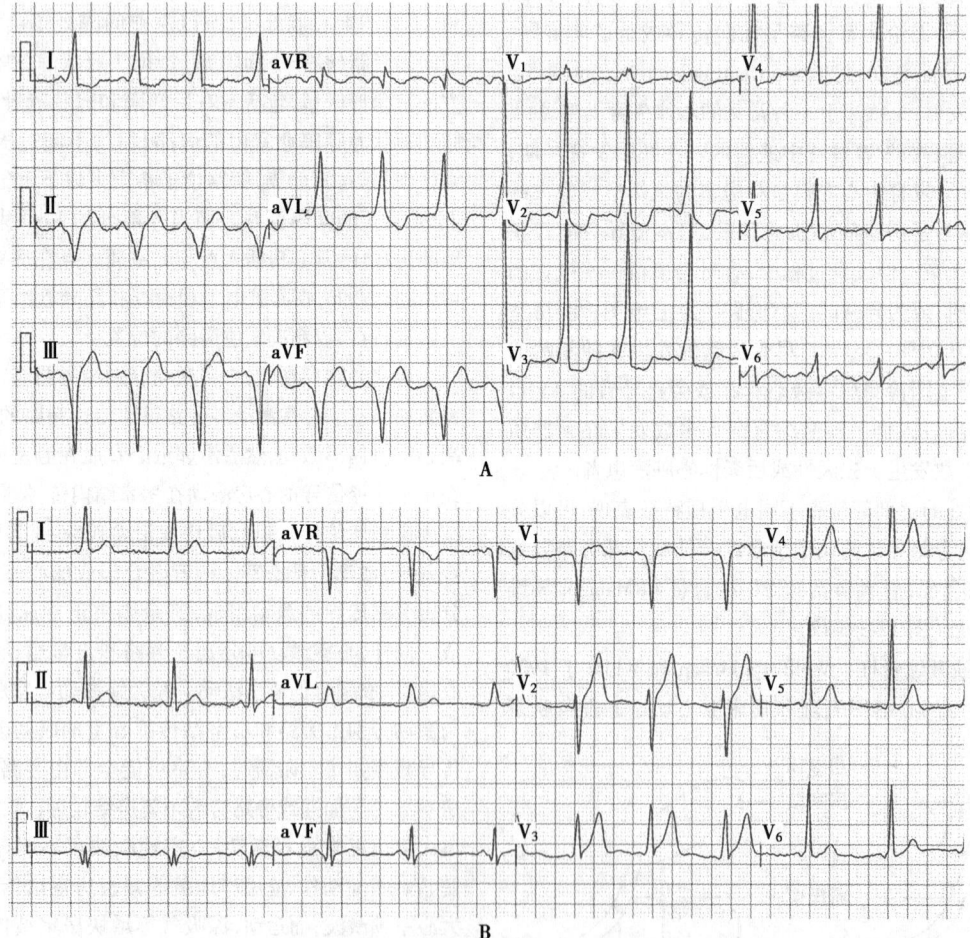

图 12-3-6-13　预激综合征的心电图表现

A. A 型预激综合征:可见 P-R 间期缩短(0.11s),QRS 时间增宽(0.14s),QRS 波起始粗钝,可见预激波,V₁~V₅ 导联中都是正向,QRS 波也是以 R 波为主;B. B 型预激综合征:可见 QRS 波起始粗钝,可见预激波,预激波在 V₁ 导联为负向,QRS 波以 S 波为主,但 V₄~V₆ 导联中预激波和 QRS 波为正向。

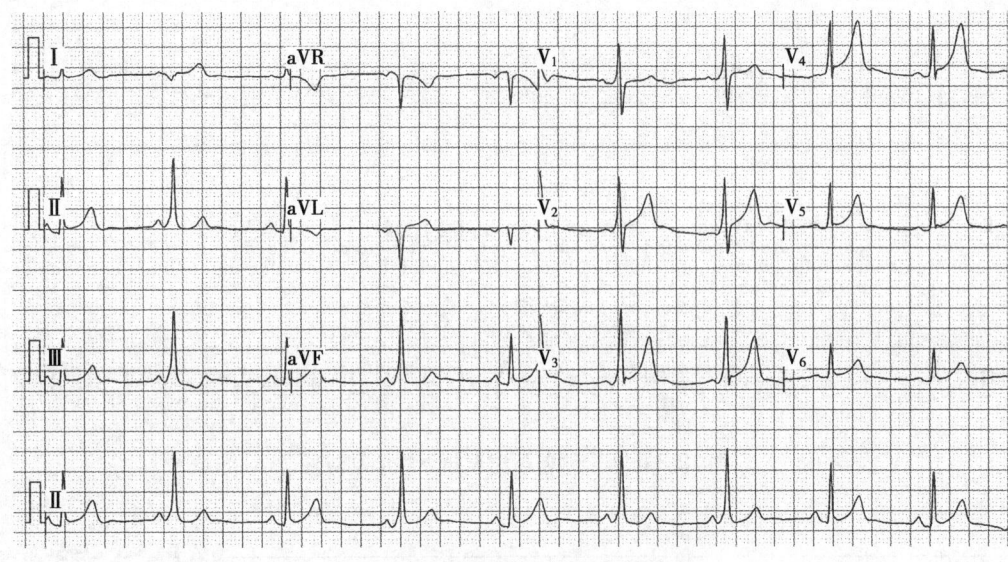

图 12-3-6-14　间歇性预激综合征

3. WPW 综合征伴发的快速型心律失常　WPW 综合征患者可以发生多种快速型心律失常,多数情况下旁路参与心动过速,但有时仅作为旁观者不参与心动过速的构成,但参与心动过速时的房室传导(图 12-3-6-15)。

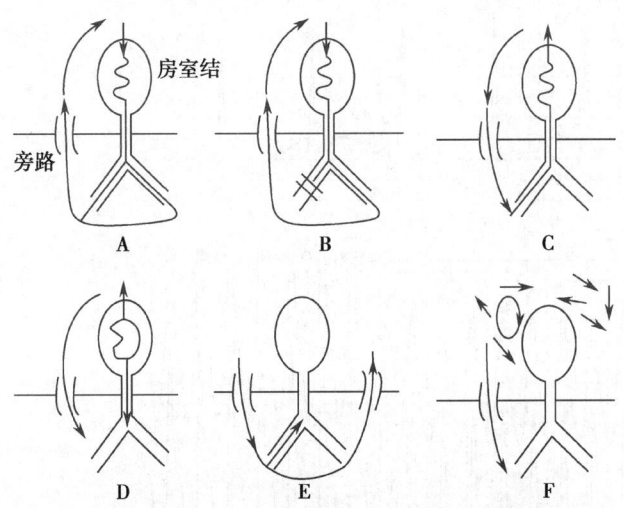

图 12-3-6-15　房室旁路伴发的快速型心律失常
A. 顺向型 AVRT;B. 顺向型 AVRT 伴束支传导阻滞;C. 逆向型 AVRT;D. 房室结折返性心动过速伴预激综合征;E. 多旁路参与的 AVRT;F. 房速、房扑或房颤伴预激综合征。

(1)阵发性室上性心动过速:是 WPW 综合征患者最为常见的心律失常类型,产生的机制是由于激动在旁路和正常通路之间发生了折返运动。正常的房室结-希氏束通路与旁路构成房室间的两条传导通路,房室结属慢反应纤维,传导速度较慢,不应期较短,有频率依赖性传导速度递减特征。旁路是普通心肌,属快反应纤维,传导速度较快而不应期较长。房性期前收缩可能在旁路前传受阻(处于不应期时)而沿房室结-希氏束前向传导,再经旁路逆传,从而导致 AVRT 的发生。这种 AVRT

在临床上有两种类型:

1)顺向型 AVRT:最为常见。折返激动的运行方向为:激动从心房传导至房室结-希普系统,激动心室后,经旁路逆传至心房。由于心室激动是从房室结-希普系统下传的,因而心动过速呈窄 QRS 波图形,只有当伴有束支传导阻滞(功能性或持久性)或心室内传导阻滞时,才呈宽 QRS 图形,但没有预激波,心室激动后经旁路快速激动心房,故 RP<PR(图 12-3-6-16)。

2)逆向型 AVRT:较少见,激动运行的方向与顺向型心动过速方向相反,即激动从心房传导至房室旁路,激动心室后,经房室结-希普系统逆传至心房。由于心室激动是从房室旁路开始的,因而心动过速时 QRS 波宽大畸形,并呈完全预激,如果能辨认出逆传的心房波,则 RP>PR(图 12-3-6-17)。

某些 WPW 综合征患者会存在两条或两条以上的房室旁路,这些旁路之间有时也可发生折返而形成心动过速,此时心动过速的心电图表现类似逆向型 AVRT。临床明确心动过速是由两条旁路所致需要心脏电生理检查确定(图 12-3-6-18)。

临床有时还可见到 WPW 综合征患者发生房室结折返性心动过速(atrioventricular nodal reentrant tachycardia,AVNRT),此时,房室旁路不参与折返。心脏电生理检查可明确诊断。

WPW 综合征患者发生 AVRT 时,可伴有束支传导阻滞。如果间歇性预激或隐匿性预激时的窦性心律心电图提示存在束支传导阻滞,QRS 波形态与心动过速时一致,则可以做出 AVRT 伴束支传导阻滞的诊断。少部分室上性心动过速患者在 AVRT 发作时 QRS 波有时呈窄 QRS 波型,有时呈束支传导阻滞型。如果呈束支传导阻滞型心动过速的频率较窄 QRS 波时减慢,则可以做出 AVRT 的诊断,且旁路位于束支传导阻滞一侧(如心动过速时出现右束支传导阻滞时频率减慢,则旁路位于右侧),因为一侧束支出现传导阻滞时同侧的心室激动延迟,导致 AVRT 整个折返环的激动时间延长。

持续性交界区折返性心动过速(permanent junctional reciprocating tachycardia,PJRT)是一种无休止或近乎无休止的室上

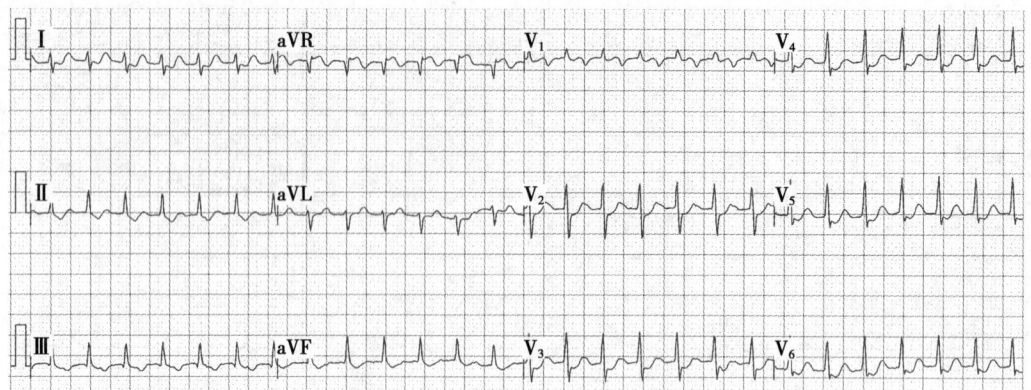

图 12-3-6-16　顺向型房室折返性心动过速

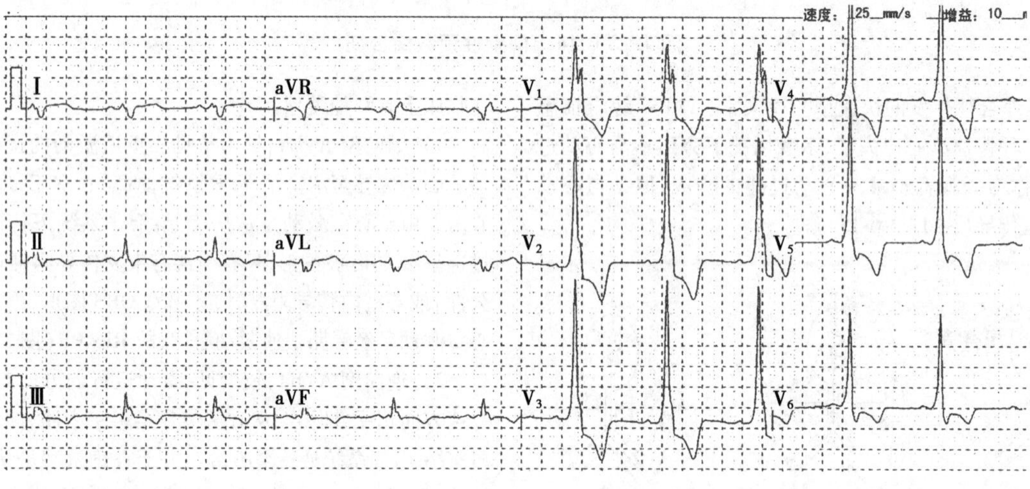

A

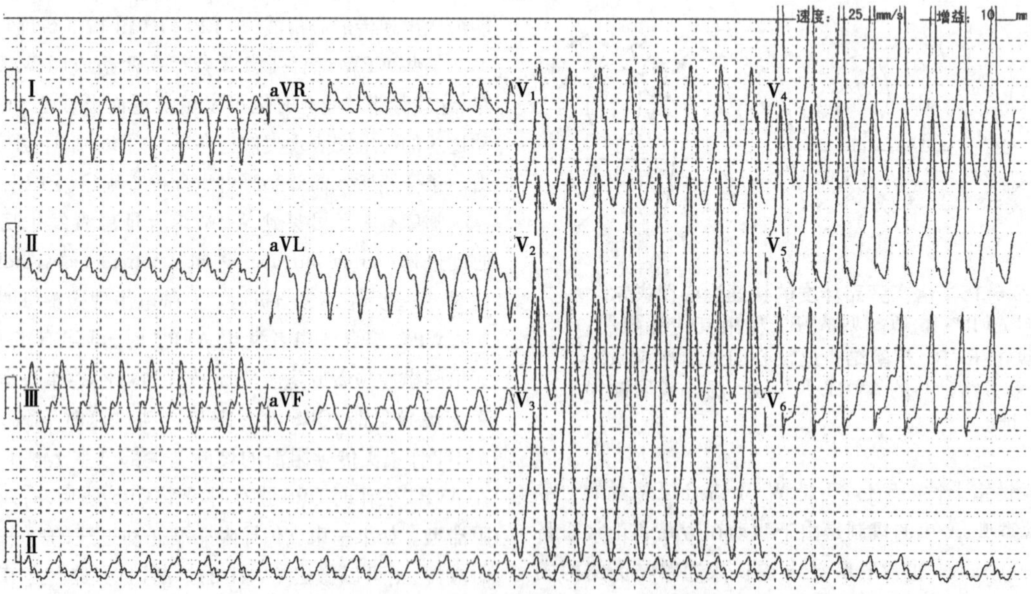

B

图 12-3-6-17　逆向型房室折返性心动过速

A 和 B 为同一患者心动过速发作前后心电图。A. 窦性心律,预激综合征;B. 逆向型房室折返性心动过速发作。

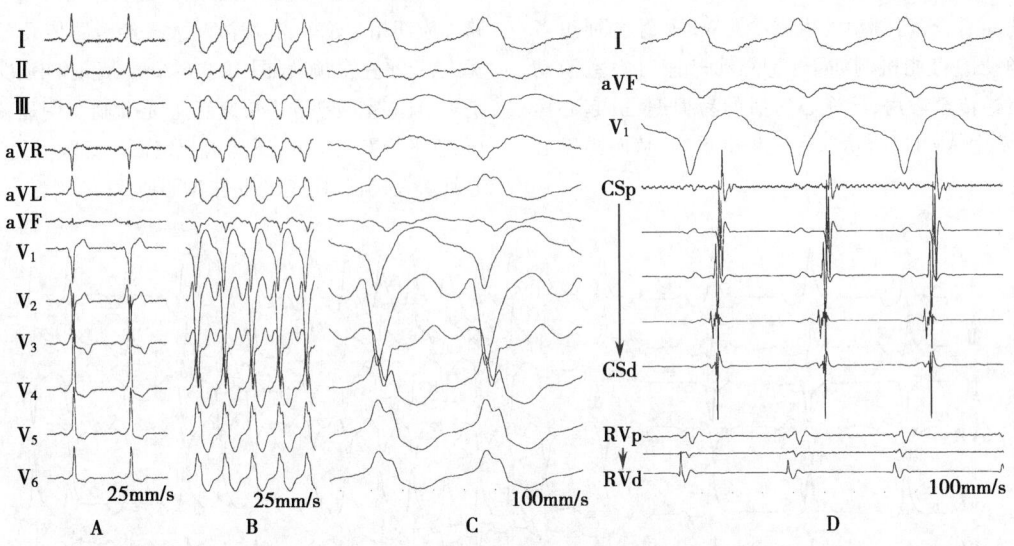

图 12-3-6-18　双旁路参与的房室折返性心动过速

A. 预激综合征的体表心电图,提示右侧旁路;B. 室上性心动过速发作,右侧旁路前传;C. 室上性心动过速,纸速 100mm/s;D. 电生理检查见冠状静脉窦远端(CSd)电极心房逆传激动早于近端(CSp),提示心动过速时左侧旁路逆传。RVp 和 RVd 分别代表右室电极导管近端和远端。

性心动过速,是由一种少见的具有缓慢传导与递减传导性能的隐匿性房室旁路(慢旁路)参与的 AVRT。与典型的房室旁路由普通心肌构成,传导速度较快而不应期较长不同,慢旁路具有缓慢传导与递减传导特性,旁路内存在慢反应细胞,可能是房室结组织异位的结果。慢旁路主要位于房室环的右后间隔部位,但其他位置也可出现,多为单旁路,也可有多条慢旁路并存,或和快旁路并存。在房室结的前传功能未受损的情况下,慢旁路无前传功能,而正常房室传导功能受损时可能会使慢旁路前传功能显现。PJRT 发生时房室结是心动过速折返环的前向传导支(前传),慢旁路是折返环的逆向传导支(逆传),表现为顺向型 AVRT。心电图通常表现为窄 QRS 波心动过速;由于逆传为慢旁路所致,故 RP>PR;慢旁路多位于右后间隔,逆传

的 P 波在下壁导联(Ⅱ、Ⅲ、aVF 导联)多呈负向(图 12-3-6-19)。心电图表现常与低位右房后间隔来源的房速或不典型AVNRT 类似,常需心内电生理检查鉴别。PJRT 的频率为 130~240 次/min。可发生在各年龄组,但一般多见于儿童和青少年。患者可因长期心动过速出现心动过速性心肌病,导致心功能不全,可能被误诊为扩张型心肌病。

（2）房性心律失常:如心房颤动、心房扑动或房性心动过速等。WPW 综合征患者心房扑动或房性心动过速发生较少,但心房颤动发生却较多,文献报道心房颤动发生率为 11%～39%。提示 WPW 综合征和心房颤动有内在联系的证据有:①WPW 综合征患者中,高血压、冠心病、风心病、心肌病、甲状腺功能亢进等的比例并不比普通人群高,但心房

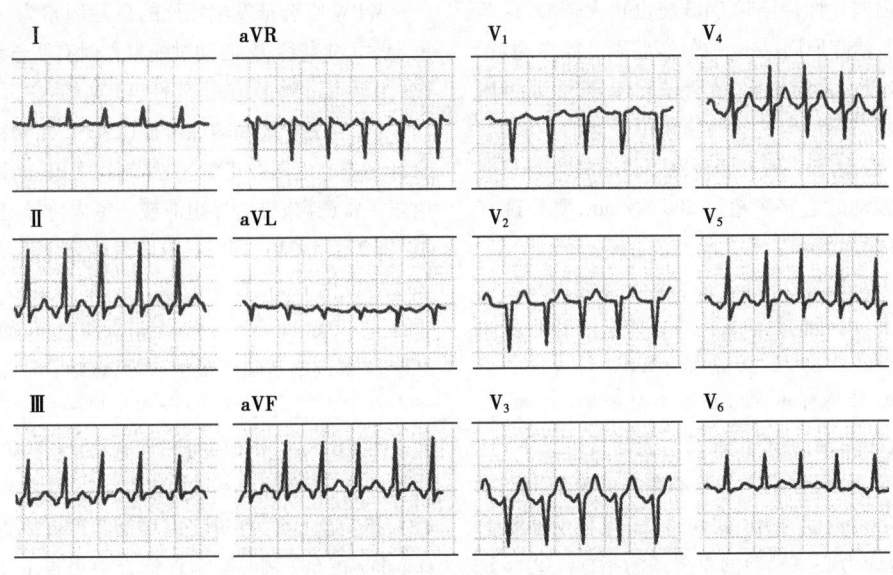

图 12-3-6-19　持续性交界区折返性心动过速

颤动的发生率却高于普通群体；②旁路经外科手术切除或经导管消融消除后，心房颤动发生减少。WPW 综合征患者易发生心房颤动的可能机制如下：①心动过速时心室激动从心室经旁路逆传至心房，恰逢心房肌的易损期，引起心房颤动；②经常发生 AVRT，心房肌易发生电重构，从而易于心房颤动的发生。

预激综合征伴发心房颤动和心房扑动时由于心房率快，旁路不应期相对较短，心房激动大多经旁路传导至心室，QRS 波宽大，近乎完全预激（图 12-3-6-20）。此时，不仅心房主动收缩消失，且心室激动顺序快速紊乱，心排血量明显减少，可致低血压、近乎晕厥或晕厥，还能引起室颤。房颤反复发作还可引起心脏扩大或心动过速性扩张型心肌病。

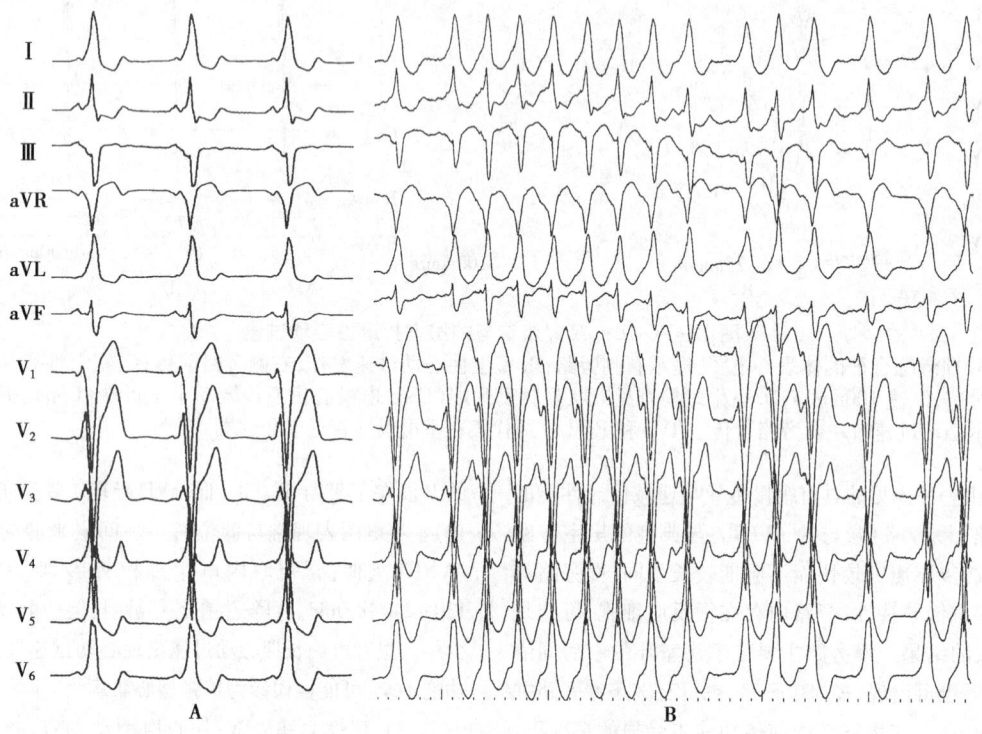

图 12-3-6-20　预激综合征伴发心房颤动
A. 窦性心律时预激综合征的体表心电图；B. 心房颤动发作，房室传导经旁路下传，RR 间期绝对不齐，QRS 波宽大畸形，类似窦性心律时的 QRS 波群。

WPW 综合征发生心房颤动时，从旁路下传的激动形成的 QRS 波宽大畸形，而不存在旁路的心房颤动从房室结-希普系统下传，若发生心室内差异性传导时 QRS 波也宽大畸形，这两种情况临床意义不同，治疗原则也不一样，需鉴别。如洋地黄、维拉帕米类药物可减慢房室结传导，改善差异传导，因而可用于经房室结下传的差异传导；但这些药物缩短旁路的不应期，有利于激动经旁路下传，因而在激动经旁路下传时应当禁忌使用。一般认为，心房颤动时心室率超过 200 次/min，要怀疑有激动从旁路下传的可能。

（3）心室颤动和猝死：WPW 综合征患者心源性猝死发生率较普通人群高，在 3～10 年的随访研究中，WPW 患者心源性猝死的发生率为 0.15%～0.39%。猝死作为 WPW 综合征的首次表现很少见。WPW 综合征患者发生猝死的原因，推测是：①心房颤动蜕变导致心室颤动，心房颤动时激动从旁路下传，由于旁路不应期短，RR 间期也缩短，快速心室率可蜕变为心室颤动。有研究报告，心房颤动时 RR 间期≤250 毫秒是预激综合征患者心房颤动蜕变为心室颤动的重要预测指标。②部分 WPW 综合征患者，无心房颤动发作史，而以心室颤动为首发表

现，其发生机制尚不明确，也许合并存在的器质性心脏疾病在心室颤动的发作中也发挥作用。

WPW 综合征发生猝死的危险因素为：①房颤时，最短 RR 间期≤250 毫秒；②心动过速发作时有明显症状；③存在多条旁路；④Ebstein 畸形；⑤家族性 WPW 综合征，该类型临床罕见。

（二）短 PR 间期综合征（L-G-L 综合征）　短 PR 间期综合征是指心电图在正常窦性节律时 PR 间期<0.12 秒，QRS 波时限正常（伴束支传导阻滞或心室内传导阻滞者例外），无预激波（图 12-3-6-21），同时伴有阵发性室上性心动过速的综合征。该综合征由 Lown、Ganong 和 Levine 于 1952 年首次作为综合征报道，故又称 Lown-Ganong-Levine 综合征，简称 L-G-L 综合征。

1. 解剖学基础　最早认为，该综合征中 PR 间期缩短是由于存在房室结内旁路，因旁路传导较房室结快，故 PR 间期缩短。对 PR 间期缩短曾有三种看法：①房室结内特殊的传导快速的纤维，所谓的房室结内旁路。②心房-希氏束旁路（房希旁路），指发自心房、跨过房室结插入希氏束近端的旁路。Brechenmaker 在 687 例心脏病理检查中报告了 2 例这样的旁路，可以解释一部分患者的 PR 间期缩短的解剖基础，目前尚无该旁

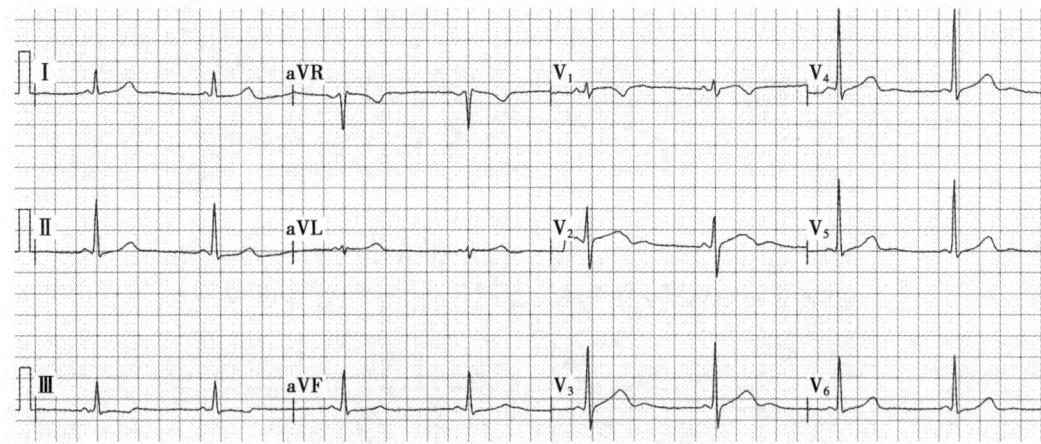

图 12-3-6-21　短 PR 综合征窦性心律时心电图
窦性心律,PR 间期 105ms,QRS 波时限 90ms。

路参与折返性心动过速发生的电生理证据。③James 纤维,指发自心房、跨过房室结的主要递减传导区域、但仍插入房室结的纤维,但有人认为房室结结构复杂,这只是房室结的一个正常部分,其功能尚未确定。

由于确定以上旁路存在的证据太少,且房室结传导受自主神经张力的影响,后来有人提出交感神经张力升高和房室结解剖结构小也是 L-G-L 综合征患者 PR 缩短的机制。随着心脏电生理学的发展,对 L-G-L 综合征的认识也更加全面。L-G-L 综合征有以下电生理特征:①AH 间期<60 毫秒;②心房起搏频率≥200 次/min 时,仍能保持 1:1 房室传导;③心房起搏频率增快时(300 毫秒),AH 可有延长,但增加的幅度不大,一般不超过 100 毫秒。因此,目前的看法是,L-G-L 综合征是加速的房室传导,并且加速发生在房室结,故也称为加速的房室结传导,其心房传导和希普系统传导是正常的。

2. 临床电生理特征　主要以 AVNRT 为主,在电生理检查时表现出房室结双径路传导的特征,与 PR 间期正常者的 AVN-RT 相同。

在部分病例可能合并存在房室旁路,从而发生 AVRT。少数患者可发生心房扑动/颤动。

(三) Mahaim 纤维参与的预激综合征　是由 Mahaim 纤维形成的心室预激,发生率低,占心室预激患者中的 3%以下。心电图特征为:①PR 间期正常,甚至可长于正常;②QRS 波时间延长;③QRS 起始部可无预激波或轻度预激波;④可伴有继发性 ST-T 改变。

1. 解剖学基础　Mahaim 纤维仅有前传功能,且具有递减性传导的特征。主要位于右侧,故其形成的 AVRT 呈完全性左束支型的心电图表现。目前从解剖和电生理特征上将 Mahaim 纤维分为三种类型:①束-室纤维:Mahaim 纤维起源于希氏束或右束支,终止于右心室游离壁,心电图上可有预激表现,但不能引起心动过速。②结-束纤维或结-室纤维:Mahaim 纤维起源于房室结的慢径,终止于右束支远端或右心室近三尖瓣处。心动过速的环路由旁路前传至右束支或右心室,经希氏束、房室结逆传,可有房室分离,说明心房不是折返环的一部分,因此左

束支阻滞型心动过速酷似室性心动过速,需做电生理检查鉴别。③房-束纤维或房-室纤维:Mahaim 纤维起点在右心房游离壁的房室瓣附近,跨过三尖瓣环,根据旁路的终点部位,分为房-束纤维(终止于右束支远端)和房-室纤维(终止于右心室游离壁近三尖瓣环)。其构成的心动过速环路与结-束、结-室旁路相似,但心房是折返环路的必需成分,故无房室分离的表现。心动过速的每一个周期中都存在逆行 P 波,需仔细辨认。组织学已经证实,该种纤维的近端结构(位于三尖瓣环部分)类似于房室结,是产生递减传导的部位;远端类似于希氏束或左右束支,插入右束支远端或右心室近三尖瓣环处,可以产生 Mahaim 纤维电位,故可以认为该纤维是"附加的房室传导系统"。

2. 临床电生理特征　Mahaim 纤维参与的心动过速,是经旁路下传的、心电图呈宽 QRS 波的折返性心动过速,其体表心电图的特征是心动过速呈左束支阻滞图形,且多数电轴左偏(图 12-3-6-22)。这类心动过速,由房束纤维所致者占 81%~88.5%,由房室纤维所致者占 11.5%~19%,而由结束或结室纤维的旁路所致的心动过速罕见。Mahaim 纤维可见于伴有其他房室旁路或房室结双径路的患者。

在心脏电生理学上,Mahaim 纤维有以下特征:①右心房前侧壁下部起搏可形成心室预激,在给予心房程序期前刺激时,随刺激 S_1S_2 间期的逐渐缩短,心室预激程度逐渐增加,直至心室完全预激。②当快速心房起搏导致心室完全预激时,12 导联体表心电图 QRS 波形态与心动过速的图形完全一样,提示心动过速的激动是经旁路前传至心室。③心室刺激时,不能发现旁路具有逆向传导现象。④在心动过速时,于房室结不应期起搏心房游离壁可提前重建心动过速周期。⑤在心动过速或右心房起搏使心室呈预激图形时,于右心房前侧壁下部至右心室最早激动之处可记录到 Mahaim 纤维产生的旁路电位(图 12-3-6-23)。消融该电位可消除心动过速的发作。

3. 临床表现

(1) 阵发性心悸:是预激综合征最主要的临床表现,为发生 AVRT 所致。其特征是突然发作,突然终止。发作时患者主诉突发心悸或心跳增快,常伴胸闷、头昏、出汗和面色苍白,严

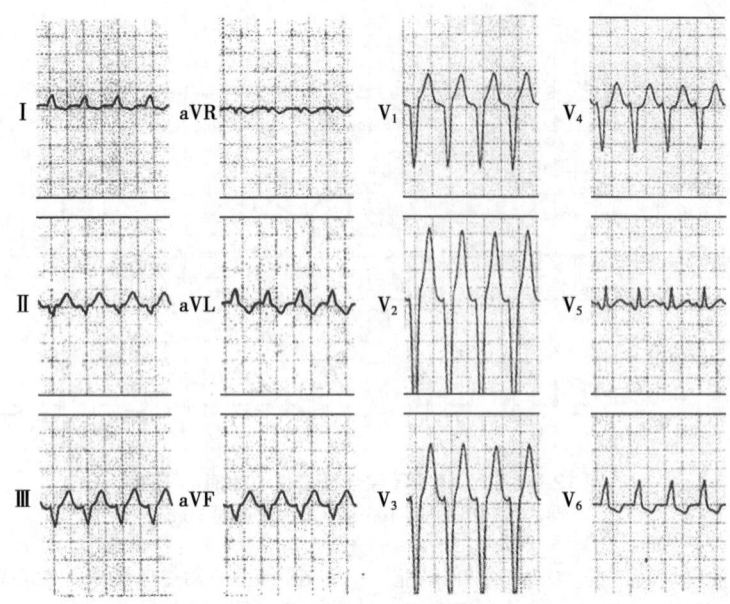

图 12-3-6-22　Mahaim 纤维参与的房室折返性心动过速

心动过速时 QRS 波宽大畸形，呈左束支传导阻滞型。

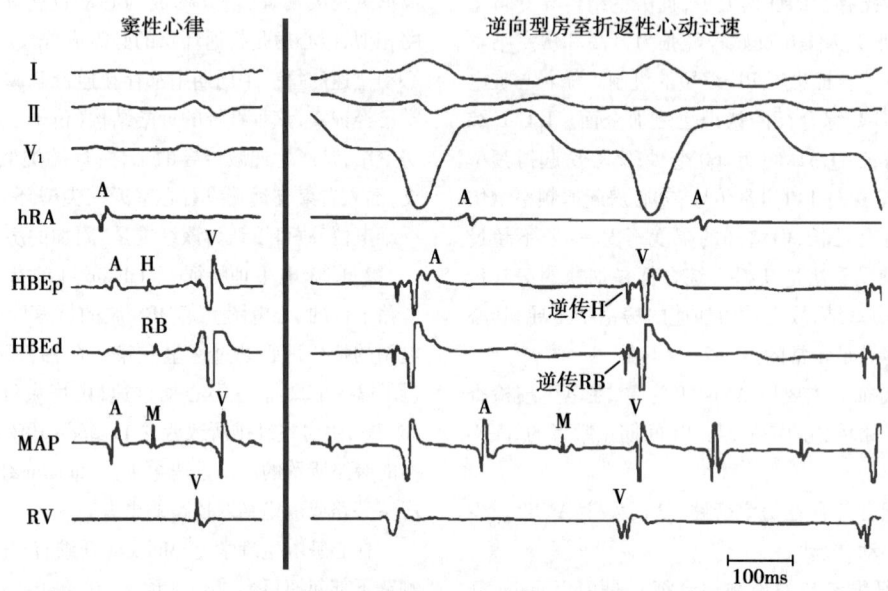

图 12-3-6-23　Mahaim 纤维电位图

心脏电生理检查时心腔内心电图，从上到下依次为体表心电图的 Ⅰ 导联、Ⅱ 导联、V_1 导联、高位右房电图（hRA）、希氏束电图（HBE，p 近端，d 远端）、标测导管记录的电图（MAP）和右室电图（RV）。左图为窦性心律时，标测导管（MAP）在三尖瓣环游离壁侧标测到 Mahaim 电位（M），该电位晚于希氏束电位（H）；右图为逆向型房室折返性心动过速发作时，房室前传经 Mahaim 纤维下传到右束支（RB）远端，激动心室的同时经右束支、希氏束和房室结依次逆传回心房。A. 心房电位；V. 心室电位。

重者可发生心绞痛，甚至晕厥。心悸持续时间不等，可数分钟，也可数小时，甚至数天。部分患者症状发作前可有明显诱因，如情绪激动、焦虑、酗酒、睡眠不佳、生活规律改变等，也可在运动中或运动后发作。

（2）心功能不全：最常见于 PJRT。在心动过速发作频率较快、发作时间较长或并存器质性心脏病的患者，由于快速心律失常影响心脏排血功能，患者可表现心功能不全。患者有呼吸困难、血压下降，或有下肢水肿。体检时发现心率增快（可>200 次/min），心音低钝，双肺出现湿啰音。在少数心动过速频繁发作达数月或数年的患者，心脏可扩大而呈扩张型心肌病的表现，临床以慢性心功能不全表现为主，称为心动过速性心肌病。

（3）晕厥：是预激综合征并发快速性心律失常的主要临床表现之一，老年患者更易发生。其发生机制主要有：①心房扑动或心房颤动时心室率突然增快而致心排血量下降，脑供血不足引起黑矇或晕厥；②心动过速突然终止伴较长时间的心脏停搏（>3秒）而引起晕厥。

（4）猝死：是预激综合征较少见的表现，其发生原因目前多认为是心房颤动经房室旁路前向传导引起极快的心室反应并蜕变为心室颤动所致。心房颤动持续发作，心室率过快诱发心功能不全和心肌缺血也是机制之一。合并器质性心脏病的预激综合征患者，因心律失常发生后很快发生心功能不全，如不能及时控制快速心律失常，常短时间内患者死亡。运动性猝死也是预激综合征的常见表现之一，可能与运动状态下交感神经张力增高易化房室旁路传导能力和降低心室颤动阈值有关。

4. 诊断与鉴别诊断 阵发性心悸，多数突发突止，心悸发作时和转复窦性心律后心电图检查基本可以作出诊断，确诊需电生理检查。

（1）预激综合征的诊断与鉴别诊断：显性预激的诊断根据心电图特征。

1）束支传导阻滞：预激综合征患者有时会和束支传导阻滞相混淆，特别是 B 型预激易被误诊为左束支传导阻滞。当然，预激综合征患者有时也合并束支传导阻滞。此时束支传导阻滞侧心室被旁路预激时，束支阻滞的心电图表现会被掩盖。从心电图的表现而言，预激综合征和束支传导阻滞的鉴别要点见表 12-3-6-1。

表 12-3-6-1 预激综合征和束支传导阻滞的鉴别要点

	WPW 综合征	束支传导阻滞
P-R 间期	<0.12s	>0.12s
QRS 时间	预激波的存在使 QRS 波≥0.12s，但异常宽大者少见	常>0.12s，异常宽大者多见
QRS 波形态	起始部有预激波	呈挫折粗钝，但起始部无预激波
QRS 波形可变性	可变性大，可以变宽大畸形，也可变为正常	一般恒定，或随病程略有改变
伴发的心律失常	往往有室上性心动过速发作	多无心动过速发作

2）心肌梗死：有时负向预激波很像 Q 波，易与心肌梗死相混淆，如 B 型 WPW 综合征的 $V_1 \sim V_3$ 导联呈 QS 型貌似前间壁心肌梗死。显性预激综合征还能掩盖心肌梗死的心电图表现。当预激所致的 QRS 向量指向左心室腔时，左室壁心肌梗死所致的 Q 波会被掩盖。通过仔细病史询问，确定有无可靠的心肌梗死病史、症状，有无心电图的动态演变过程，以及必要时的心肌酶学检查足以明确。

3）A 型预激综合征与右心室肥厚的鉴别：除了观察 PR 间

期和 QRS 时限、预激波特点外，还要注意是否有电轴右偏，V_5、V_6 导联出现深 S 波等。

4）孤立、间歇出现的预激需与出现于心室舒张晚期的室性期前收缩鉴别：通过延长单个导联心电图记录时间，观察 P 波和室性期前收缩的关系，以及压迫颈动脉窦使窦性心率减慢观察 P 波和室性期前收缩的关系，可以鉴别。

（2）预激综合征伴心动过速的诊断与鉴别诊断：预激综合征伴发的心动过速发作可表现为窄或宽 QRS 心动过速。窄 QRS 心动过速的鉴别诊断与宽 QRS 心动过速的鉴别诊断详见本篇第三章第五节中的"室上性心动过速"和"室性心动过速"。根据体表心电图做出的诊断不一定准确，有时需电生理检查帮助鉴别。

5. 治疗

（1）典型 WPW 综合征：伴发室上性心动过速发作时的急性期治疗，可以参考本篇第三章第五节室上性心动过速部分，如兴奋迷走神经，或应用药物治疗，但需考虑到药物对旁路前传的影响。腺苷应谨慎用于 AVRT，因其有导致快速房颤的潜在可能。房颤伴快速心室率也可能诱发心室颤动，因此应随时进行电复律。在顺向型和逆向型 AVRT 中，药物治疗可以针对折返环的一个组成部分，房室结（β 受体阻滞剂、地尔硫䓬、维拉帕米等），或旁路（伊布利特、普鲁卡因胺、普罗帕酮等）。逆向型 AVRT 与恶性 WPW 综合征相关，由旁路快速前向传导所致，因此主要作用于旁路的药物应作为首选。此外，在同时应用旁路作为顺行和逆行传导支的逆向型 AVRT 中，作用于房室结的药物是无效的。在药物难治性逆向型 AVRT 中，可以考虑使用胺碘酮。

对于显性旁路伴有心房扑动/颤动的患者，传统上认为应选用 I 类抗心律失常药物和 III 类抗心律失常药物，避免应用有减慢房室结传导的药物，如洋地黄，维拉帕米类药物。2015 年美国和 2019 年欧洲的《室上性心动过速管理指南》中均指出，对于预激伴有房颤患者，静脉用胺碘酮、静脉或口服 β 受体阻滞剂也可能引起极快的旁路传导和血流动力学改变，因此应该避免。血流动力学稳定的患者应该静脉使用伊布利特或普鲁卡因胺；能够影响旁路传导的药物，如普罗帕酮或氟卡尼也可以使用，但应该谨慎使用，因为它们也会对房室结传导产生影响。而对于血流动力学不稳定的患者，产生循环功能障碍或存在有心力衰竭、心绞痛等时应予以紧急电复律治疗。

静脉注射抗心律失常药物需同时考虑到药物的副作用及患者自身疾病情况，如维拉帕米或地尔硫䓬的静脉注射禁用于低血压和射血分数降低的心衰患者；静脉注射 β 受体阻滞剂禁用于失代偿性心力衰竭；静脉注射伊布利特禁用于 QTc 延长的患者；静脉注射普鲁卡因胺延长 QTc，但程度远远小于 III 类抗心律失常药物；对于缺血性或结构性心脏病患者，禁用普罗帕酮和氟卡尼；静脉注射胺碘酮会延长 QTc，但很少引发尖端扭转性室速。

心动过速经治疗转复窦性心律后，如果预激合并症状性逆向型 AVRT 的患者不愿或不能进行消融治疗时，若已排除结构性或缺血性心脏病,可口服主要作用于旁路的普罗帕酮或氟卡尼。对于预激性房颤,应注意不要将其转化为心房扑动,并诱导1:1传导。如果静息心电图上没有观察到预激的迹象,除普罗帕酮或氟卡尼外,也可以考虑使用β受体阻滞剂、地尔硫草或维拉帕米口服。

对室上性心动过速反复发作、药物治疗不满意或不愿药物治疗,或发作时有血流动力学障碍的患者,应行导管消融治疗。目前导管消融可根除99%以上的患者心动过速的发作,成为根治旁路的首选方案。对于PJRT患者,如不进行干预,绝大多数将发展成心动过速性心肌病,因而一旦发现,应尽早行导管消融进行根治治疗。对于已有心动过速性心肌病的患者,成功消融可使大多数患者心脏缩小,心功能恢复。对于预激综合征(显性或隐匿性旁路)合并阵发性房颤患者,应推荐进行旁路消融,但国内外指南都没有具体指出是应仅行旁路消融,还是应同时进行旁路和房颤的消融。结合近年文献和我们的经验,对于旁路合并阵发性房颤患者,应根据患者实际情况综合考虑,如果旁路消融后房颤发作可能性仍较大的患者,如伴有频发房性期前收缩、短阵房速,房颤频繁发作,年龄大于50岁且危险因素较多的患者,可以考虑同时行旁路和房颤的消融,而年龄低于50岁的无明显危险因素的患者应先进行旁路消融,再严格随访。

对于无症状预激综合征的患者,目前的共识是:考虑到预激综合征可能导致恶性心律失常,应该对于这类患者进行危险分层。静息心电图或动态心电图监测中有间歇性预激表现,或运动试验中预激突然消失的患者,说明其旁路的不应期较长,发生恶性心律失常可能性较小,提示为低危患者,可以定期随访。其他患者可考虑通过电生理学检查(经食管调搏电生理检查或心内电生理检查)来进行危险分层。若电生理学检查发现高危特征(旁路前传不应期≤250毫秒、诱发出房颤时的最短RR间期≤250毫秒、多旁路、可诱发旁路介导的心动过速等),应对旁路进行导管消融。对于从事高危职业(如飞行员等),或是竞技运动员的无症状预激综合征患者建议导管消融。另外有研究证明显性预激导致的心室电激动的不同步与左心室功能障碍有关,特别是在无症状性预激的儿童患者中。如果在预激和左室功能障碍之间存在关联,应考虑导管消融治疗。

(2) L-G-L综合征:L-G-L综合征伴有AVNRT者,药物治疗可选用Ⅰ类抗心律失常药物,β受体阻滞剂和钙通道阻滞剂治疗。伴有心房扑动/颤动、心室率快时可选用Ⅰ类抗心律失常药物或Ⅲ类抗心律失常药物,如胺碘酮。也可以将导管消融治疗作为首选方案。

(3) Mahaim纤维参与的预激综合征:Mahaim纤维参与的心动过速的前向传导对腺苷敏感,但对钙通道阻滞剂和β受体阻滞剂不敏感,但后二者可影响房室结逆传从而可预防心动过速的发作。Ⅰa和Ⅰc类药物对减慢或预防心动过速有效。

导管消融可阻断Mahaim纤维从而可根除心动过速的发作。对于结束纤维或结室纤维,消融房室结慢径即可阻断旁路下传。对于房束纤维,需要在三尖瓣环旁标测到Mahaim纤维

电位予以消融,不能以旁路的心室插入点为消融靶点,因为容易损伤右束支导致右束支传导阻滞,使心动过速更易形成和维持。对于房室纤维,可以标测消融Mahaim纤维电位,也可以在三尖瓣环旁寻找纤维在心室的插入点(即心室的最早激动点)作为消融靶点。由于束室纤维不参与心动过速,无须导管消融。

第七节　与心律失常有关的综合征

罗心平

一、长QT间期综合征

长QT间期综合征(long Q-T syndrome,LQTS)是一组表现为心肌复极化时间延长的离子通道病的统称,1957年首先报道,发病率1/2 000。以心电图QT间期延长、尖端扭转型室性心动过速、晕厥、搐搦及猝死为临床特征。按病因可以分为先天性和获得性。心电图特征性为基础状态下QT间期延长(校正QT间期>480毫秒),T波异常和U波。在此基础上可以发生尖端扭转型室性心动过速(torsade de pointes,TdP),从而引起晕厥、抽搐和心脏性猝死。1966年法国学者Dessertenne首先描述TdP,是一种以QRS波群的方向和波形围绕等电位线上下扭转为典型特征的多形性室性心动过速。

【病因】

先天性长QT间期综合征与基因异常遗传有关。现已发现20个基因上的950多个突变可导致先天性LQTS,包括7个编码钾通道基因、4个编码或调控钠通道的基因、1个编码钙通道的基因及1个非编码离子通道基因。对患者进行基因检测时,发现已知的20个基因突变的阳性检出率为80%~85%,而将近15%~20%的LQTS患者的致病基因仍未知。LQTS通常是一种单一突变遗传疾病,但也有少数病例可见多种突变发生在一个或多个基因上,占LQTS患者总数的5%~10%;有多种基因突变的LQTS患者可能比单一突变的患者表现出更长的QTc。

如按突变基因分型,目前至少已发现了17种LQTS的类型(表12-3-7-1),其中常见的是1~3型(LQT1,LQT2,LQT3),占所有患者的92%。其中LQT1和LQT2分别为编码钾离子通道的基因KCNQ1和KCNH2突变所致。LQT3为钠通道相关基因SCN5A突变。QT间期延长的本质是心肌细胞动作电位时程的延长。SCN5A突变携带者可以分别或同时出现多种疾病的表现,包括LQTS、Brugada综合征、传导延缓、病态窦房结综合征及房颤等,这一现象被称为SCN5A重叠综合征。与Brugada综合征相反,SCN5A基因导致的钠通道蛋白突变为功能获得性突变,导致晚钠电流等内向电流增强。KCNQ1和KCNH2为功能丧失性突变,导致钾通道I_{Ks}和I_{Kr}等外向电流减弱,这些都可导致动作电位时程的延长,在心电图上表现为长QT间期。早期后除极(early after-depolarization,EAD)是TdP发作的主要触发机制。期前收缩后长间歇增加了复极离散和EAD的幅度,容易形成折返激动,诱发TdP发生。

表 12-3-7-1　已知的 LQTS 突变基因和相关的通道蛋白

LQTS 分类	突变基因	突变蛋白	离子流	概率
Romano-Ward 综合征				
LQT1	*KCNQ1*	Kv7.1	↓I_{Ks}	40%~55%
LQT2	*KCNH2*	Kv11.1	↓I_{Kr}	30%~45%
LQT3	*SCN5A*	Nav1.5	↑I_{Na}	5%~10%
LQT4	*ANKB*	锚蛋白	↓协调 Ncx 和 Na/K ATP 酶	罕见
LQT5	*KCNE1*	MinK	↓I_{Ks}	罕见
LQT6	*KCNE2*	MiRP1	↓I_{Kr}	罕见
LQT7	*KCNJ2*	Kir2.1	↓I_{K1}	罕见
LQT8	*CACNA1C*	Cav1.2	↑I_{Ca}	罕见
LQT9	*CAV3*	微囊蛋白 3	↑I_{Na}	罕见
LQT10	*SCN4B*	Na 通道 β4-亚单位	↑I_{Na}	非常罕见
LQT11	*AKAP9*	Yotiao	↓I_{Ks}	非常罕见
LQT12	*SNTA1*	互养蛋白-α1	↑I_{Na}	非常罕见
LQT13	*KCNJ5*	Kir3.4	↓I_{K-ACh}	非常罕见
LQT14	*CALM1*	钙调蛋白 1	Ca^{2+}信号功能失调	罕见
LQT15	*CALM2*	钙调蛋白 2		罕见
Jervell 和 Lange-Nielsen 综合征				
JLN1	*KCNQ1*	Kv7.1	↓I_{Ks}	罕见
JLN2	*KCNE1*	MinK	↓I_{Ks}	罕见

　　获得性 LQTS 患者平常 QT 间期正常,心肌细胞离子通道潜在的功能异常是基础,在一定条件下,由药物、代谢和其他心脏疾病等继发因素诱导而表现出 LQTS。致 QT 间期延长药物包括部分抗心律失常药(奎尼丁、普鲁卡因胺、索他洛尔、多菲利特、胺碘酮)、抗组胺药、抗抑郁药、抗感染药物(大环内酯类、喹诺酮类、吡咯类抗真菌药物)等。代谢因素主要为电解质紊乱(低血钾、低血镁、低血钙)及肝肾功能异常等。心力衰竭、心肌缺血、心动过缓、心肌炎和心肌病等也可作为获得性 LQTS 的病因。

【临床表现】

　　先天性 LQTS 根据临床表现可分为 Jevell-Lange-Nielsen(JLN)综合征和 Romano-Ward 综合征(RWS)。前者罕见,幼年发病并伴有先天性耳聋,而后者往往在 40 岁前出现症状。各型 LQTS 主要临床表现为由尖端扭转型室速、室颤造成的头晕、晕厥、癫痫样发作和心脏性猝死。家族中有无法解释的晕厥和猝死需排查本病。基因突变的类型和临床特征之间也存在一定相关性。恶性心律失常在运动中诱发的多为 LQT1,由突发噪音(尤其产后)诱发为 LQT2 的典型表现,而睡眠或休息时发生则多见于 LQT3。临床事件发生时心电图常表现

为心率加快,U 波振幅增高,QTU 间期延长,然后出现 TdP,表现为一系列增宽变形的 QRS 波群,以每到 3~10 个心搏围绕基线不断扭转其主波的正负方向,可自行终止或转为心室颤动(图 12-3-7-1)为特征。

【心电图表现】

　　诊断 LQTS 首先是需要正确测量 QT 间期,一般选择 II 或 V_5 导联测量。通常用 Bazett 公式来计算校正的 QT 间期,即测得的未校正的 QT 间期除以 RR 间期的平方根(以秒为单位)。美国心脏协会/美国心脏病学学会 2010 年发表的院内获得性 LQTS 防治建议中,推荐 QTc 正常值男性为 470 毫秒,女性为 480 毫秒。不论女性或男性,QTc>500 毫秒都属于明显的异常。10%(LQT3)~37%(LQT1)的患者在基础状态下 QTc 可在正常范围。站立、运动、儿茶酚胺类药物可诱发 QTc 的延长。心电图上 LQT1 的心电图常表现为宽底 T 波,而 LQT2 的 T 波电压较低,伴有切迹或双向,LQT3 具有长等电位线后出现窄底 T 波的特征(图 12-3-7-2)。如能记录到发生临床事件时尖端扭转型室速的心电图则更有临床价值。

【诊断】

　　上述特征性临床表现、家族史、心电图 QT 间期延长和基因

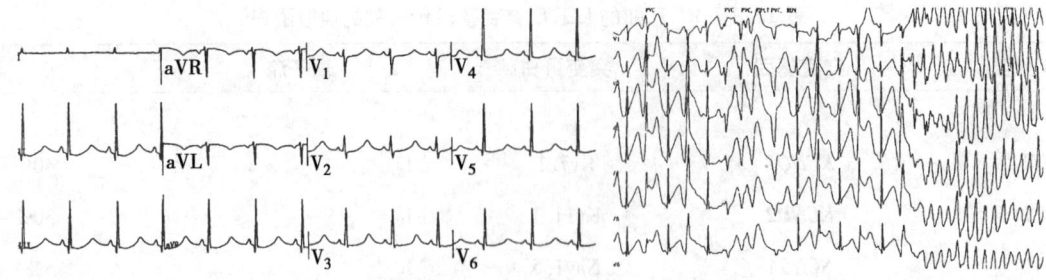

图 12-3-7-1　LQT1 型患者植入 ICD

47 岁女性,不明原因反复晕厥,行运动平板试验前 QTc 为 600ms,运动诱发 TdP,后转为室颤,予电复律终止,基因学诊断提示 LQT 1 型。

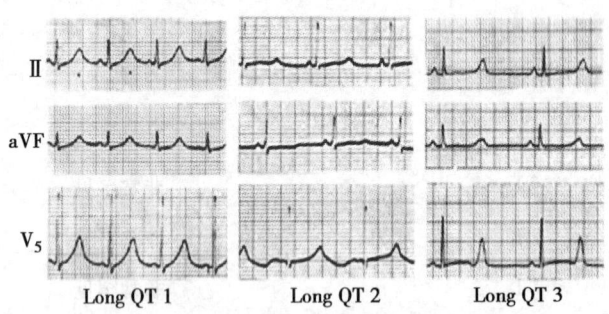

图 12-3-7-2　LQT1~3 型患者的特征性心电图表现
LQT1(左)T 波宽大,LQT2(中)T 波双相,LQT3(右)T 波延迟出现。

检查有助于 LQTS 的诊断。目前常用 Schwartz 诊断标准(表 12-3-7-2)。根据 2013 年 HRS/EHRA/APHRS 联合专家共识的标准,遗传性 LQTS 的诊断标准包括:①12 导联心电图上 QTc>500 毫秒,并具备以下 1 种或多种情况,可确诊:a. 无 QT 间期延长的继发原因、Schwartz 风险评分≥3.5 分;b. 存在至少一个基因上的明确致病突变;c. 无 QT 间期延长的继发原因。②12 导联心电图上 QTc 在 480~499 毫秒,并具备以下情况时,可诊断:有晕厥史、无 QT 间期延长的继发原因、基因筛查未在已知基因上发现致病突变。对于 QTc 处于临界值的患者(440 毫秒<QTc<470 毫秒),需进一步做运动试验、动态心电图(Holter)及基因筛查,以获得充分的诊断依据。

【基因检测】

基因检测是 LQTS 诊断的重要依据,在 QTc 超过 470 毫秒的人群中有 43% 可发现 LQTS 相关基因突变。对已知 LQTS 患者进行基因检测时,发现已知基因突变的阳性检出率为 80%~85%,多为常染色体显性遗传,即患者突变遗传给后代的概率大约是 50%。

以下情况推荐进行 LQT1~3(*KCNQ1*、*KCNH2*、*SCN5A*)的基因检测:①基于病史、家族史及心电图表型(静息 12 导联心电图和/或运动或儿茶酚胺应激试验)心脏病专家高度怀疑 LQTS 的患者;②无症状的特发性 QT 间期延长者(其中青春前期 QTc>480 毫秒或成人 QTc>500 毫秒,排除继发性 QT 间期延长因素,如电解质异常、药物因素、心肌肥厚、束支传导阻滞等)(Ⅰ类推荐)。

表 12-3-7-2　1993 年 Schwardz LQTS 的临床诊断标准

诊断标准	计分/分
心电图标准	
A. QTc*	
≥480ms	3
460~470ms	2
450ms(男性)	1
B. 尖端扭转性室速(TdP)	2
C. T 波交替	1
D. 3 个导联中 T 波有切迹	1
E. 心率低于同龄正常值	0.5
临床病史	
A. 晕厥** 有应激	2
无应激	1
B. 先天性耳聋	0.5
家族史***	
A. 家族中有确诊的 LQTS 患者	1
B. 直系亲属中有 30 岁以下不明的心脏猝死	0.5

注:≤1 分,LQTS 可能性小;2~3 分,诊断为临界型;≥4 分,诊断可能性大。* QTc 采用 Bazett 公式计算,$QTc=QT/\sqrt{R-R}$;** 如果 TdP 与晕厥同时存在,计分只取二者之一;*** 如果某一家族成员同时具备 A、B 二项,计分只取之一。

以下情况可考虑进行 LQT1~3 基因检测:①无症状特发性 QT 间期延长者,其中青春前期 QTc>460 毫秒,成人 QTc>480 毫秒(Ⅱb 类推荐);②已在先证者发现 LQTS 致病基因突变者,推荐其家族成员及相关亲属进行该特定突变的检测(Ⅰ类推荐);③对药物诱发 TdP 的先证者应考虑行基因检测(Ⅱb 类推荐);④如果 LQT1~3 突变检测阴性,但有 QTc 间期延长,应考虑基因再评价,包括重复基因检测或进行其他更多致病基因检测(Ⅱb 类推荐)。鉴于目前心血管疾病基因检测已市场化的条件下,心电图 QT 延长的患者均可考虑基因检测。

【危险评估】

(一) 先天性 LQTS 的危险因素

1. 特定的基因突变,包括罕见的 JLN 综合征,Timothy 综合征(LQT8),或常见类型中某些特定位点的突变。

2. 已证明 QTc>500 毫秒是任何类型 LQTS 的危险因素，当 QTc>600 毫秒时风险极大。

3. 存在两个或两个以上明确的相关基因突变的患者。

4. 存在 T 波电交替的患者。

5. 发生晕厥和心搏骤停的患者，特别是幼年发生事件和使用 β 受体阻滞剂时仍出现事件的患者。

（二）获得性 LQTS 的危险因素

1. 药物 抗心律失常药物导致 QT 间期延长伴发 TdP 比较常见，发生率为 1%～10%。阻滞钠通道和钾通道并延长 QT 间期的药物如奎尼丁和丙吡胺，以及钾通道阻滞剂如索他洛尔、多非利特、伊布利特等都可延长 QT 间期并诱发 TdP。胺碘酮虽然延长 QT 间期，但所致 TdP 的发生率较低。非抗心律失常药物也能引起 QT 间期延长并发生 TdP，但低于抗心律失常药。部分引起获得性 LQTS 的药物见表 12-3-7-3。

表 12-3-7-3 可引起获得性 LQTS、TdP 的药物

药物分类	药物名称
抗心律失常药	丙吡胺（disopyramide）、普鲁卡因胺（procainamide）、奎尼丁（quinidine）、索他洛尔（sotalol）、伊布利特（ibutilide）、多非利特（dofetilide）
抗生素	红霉素（erythromycin）、克拉霉素（clarithromycin）、司帕沙星（sparfloxacin）、喷他脒（pentamidine）、卤泛群（halofantrine）、氯喹（chloroquine）
抗心绞痛药	苄普地尔（bepridil）
胃肠动力药	西沙必利（cisapride）
抗精神病药	氟哌啶醇（haloperidol）、氯丙嗪（chlorpromazine）、美索达嗪（mesoridazine）、硫利达嗪（thioridazine）
镇痛、镇静、麻醉剂	左美沙酮（levomethadone）、美沙酮（methadone）、氟哌利多（droperidol）
抗肿瘤药	三氧化二砷（arsenic trioxide）
神经系统用药	匹莫齐特（pimozide）

2. 性别、年龄 女性住院患者发生的风险比男性患者高出 2 倍，年龄大于 65 岁的患者比年轻患者更易发生 TdP。

3. 其他心脏疾病 心肌缺血、心肌梗死、心肌炎、心衰等病理生理改变可引起复极异常。窦性心动过缓和心脏传导阻滞患者容易由长-短周期诱发 Tdp。

4. 其他临床疾病和代谢因素 常见有中枢神经系统疾病如脑卒中、蛛网膜下出血，代谢性疾病如高血糖、糖尿病、甲状腺功能低下，感染性病和肿瘤，发热、酗酒等。低血钾已确知为 TdP 的危险因素。低血钾抑制 I_{Kr} 通道钾外流，延长 QT 间期，增加复极离散。低血钙虽也延长 QT 间期，但主要延长的是 ST 段，有罕见病例报告发生。慢性心衰使用利尿剂发生的 TdP

与低血钾和低血镁有关。

5. 潜在基因异常 基因突变所致亚临床遗传性 LQTS 是药物性 LQTS 的重要危险因素之一。

【治疗】

按照 HRS/EHRA/APHRS 联合专家共识的建议，LQTS 的治疗包括药物和非药物治疗两个方面。如无室性心律失常发作的临床证据且无猝死家族史者仅需随访。对于出现临床症状的长 QT 间期综合征患者的治疗包括：①规避引起 QT 延长的因素，包括避免相关药物使用和电解质紊乱；②给予最大耐受剂量的 β 受体阻滞剂，可降低心脏事件的发生率；③对发生过恶性心律失常的患者，应该植入 ICD；④针对 β 受体阻滞剂无效或拒绝 ICD 植入的高危患者，可行左心交感神经切除术（LCSD）。

β 受体阻滞剂是一线治疗选择，可显著降低心脏事件发生率。治疗量的 β 受体阻滞剂对绝大多数的 LQT1 患者有保护作用，应将缓释的普萘洛尔或纳多洛尔作为首选药物，同时应强调 β 受体阻滞剂的足量使用。普萘洛尔［2～4mg/（kg·d）］和纳多洛尔［1～1.5mg/（kg·d）］在抑制心脏事件方面优于美托洛尔。如普萘洛尔的通常用量可从 10mg，每日 3 次起始，每隔 5～7 日加量 5mg，直至患者能耐受的最大剂量。美托洛尔和阿替洛尔由于疗效不佳通常不作为首选药物使用。β 受体阻滞剂治疗在 LQT1 和 LQT2 中较 LQT3 的效果更加明显。

所有发生过心脏事件的患者均适合接受 ICD 治疗，特别是在使用 β 受体阻滞剂后仍发生晕厥的患者。ICD 适应证为：①所有经历药物治疗后仍发生心脏骤停的患者；②未经过药物治疗发生心脏骤停，不存在可逆的因素，如低钾血症；③尽管服用了足量的 β 受体阻滞剂，仍发生晕厥，患者不愿意选择 LCSD；④服用了 β 受体阻滞剂及曾行 LCSD，但仍发生晕厥；⑤少数无症状患者，但 QTc>550 毫秒，并且有明显心电异常的信号（如 T 波改变）或者其他证据表明具有高危因素（如长时间的窦性停搏合并 T 波形态异常）。对于未发生恶性心律失常的患者，ICD 适用于评估危险较高的患者。包括双位点突变和 JLN 综合征等。考虑到 ICD 植入本身的风险，对于无症状的患者，需严格进行个体化评估，包括疾病相关猝死风险，手术相关风险及患者个人意愿。对于未使用 β 受体阻滞剂情况下发生事件的 LQT1 的婴幼儿，也可以予以 β 受体阻滞剂+LCSD 的治疗方案。

LCSD 目前可以通过开放手术或胸腔镜实施，切除胸腔 3～4 交感神经节，可用于 ICD 频繁放电，拒绝或当前状况不能植入 ICD 的患者。特别适合因体格大小不适合 ICD 植入的高危婴幼儿患者，或存在哮喘等 β 受体阻滞剂使用禁忌的患者。

对于药物引起的获得性 LQTS 及 TdP 发作的患者，应静脉注射硫酸镁（Ⅱa 类，证据级别 B 级）。无论血镁水平高低，静脉注射硫酸镁均是终止 TdP 的一线药物。以硫酸镁 1～2g 加入 5% 葡萄糖液稀释至 10ml，5～20 分钟注入，如果 TdP 发作仍持续，必要时可再重复静脉注射硫酸镁 2g，方法同前。以后可以采用硫酸镁持续静脉滴注（2g 硫酸镁加入 100～250ml 液体

中),直至 TdP 消失。使用硫酸镁时一般不需监测血镁的水平。获得性 LQTS 致 TdP 往往合并低血钾。药物和低血钾协同可使 TdP 的发生率增加。因此积极补钾也是治疗措施之一;尽管支持的证据有限,仍建议将血钾水平保持至 4.5~5.0mmol/L(Ⅱb 类,证据级别 C 级)。抗心律失常药在获得性 LQTS 和 TdP 中的治疗价值有限。虽然有建议可以考虑使用利多卡因和美西律,但这不是治疗和预防的主要措施。

对心动过缓和明显长间歇依赖者可考虑经静脉心房或心室临时起搏,起搏频率维持 80 次/min 左右,某些患者可能需要更快的频率,若有指征,应该进行永久起搏。

【心脏事件的预防】

LQT1:运动及游泳是心脏事件常见的诱发因素,男性患者多在 15 岁前发病。因此,必须限制患者从事竞争性体育运动、游泳、潜水等。LQT2:运动中发病少见,夜间电话铃声、闹钟、警车及救护车声音是发病的常见诱因,需要避免。在就诊时,应告知患者避免使用导致 QT 间期延长并诱发 TdP 的药物,并告知其他相关的药物和潜在的药物相互作用的信息。应提供可延长 QT 间期作用的药物列表(www.qtdrugs.org),并在病例中记录药物获得性 LQTS 的病史。如果患者病史或家族史中出现过不明原因的晕厥或过早猝死,建议对所有的一级亲属进行 12 导联心电图检查,并应考虑进行先天性 LQTS 的基因检测。必要时应植入 ICD 预防心脏性猝死。

二、短 QT 间期综合征

短 QT 间期综合征(short Q-T syndrome,SQTS)是一种具有遗传特性,心脏结构正常、以短 QT 间期为特征,并可导致室性心动过速和/或心室颤动及心源性猝死等恶性心律失常的综合征。由于医学界认识该疾病时间较短,发患者数较少,因此目前将 SQTS 定为少见疾病。

【遗传发病机制】

目前已发现 9 个基因 22 个突变可能参与 SQTS 发病。由于对 SQTS 发病机制的认识非常局限,目前尚不能通过基因筛选来识别 SQTS 高危人群。

【临床表现】

短 QT 间期综合征心电图以 QT 间期明显缩短、胸导联 T 波对称性高尖为特征,患者心脏结构通常无明显异常,40% 的患者无症状,其余患者临床表现各异,可出现心悸、黑矇、昏厥、猝死。猝死可为 SQTS 的首发症状,常见于出生后第一年和20~40 岁患者。由于该疾病和家族遗传相关,因此一旦怀疑本病,建议对整个家系进行遗传学调查。

(一) 心电图特征

1. QT 间期明显缩短　但具体标准和测量方法一直存有争议。和正常 QT 间期的健康人群相比,心率快慢对 SQTS 患者 QT 间期长短的影响较小。健康个体当心室率减慢时,QT 间期延长,心室率增加时,QT 间期缩短,但是 SQTS 患者当心室率缓慢时,尽管其 QT 间期轻度延长,但仍低于正常 QT 间期,即便心室率明显增加,SQTS 患者的 QT 间期仍无明显缩短。因此和健康人群相比,

采用 Bazett 公式计算 QTc 时有可能会导致过度校正的结果:心率较慢者,会误诊为 SQTS;心率较快者,又会漏诊 SQTS。建议在测量和计算 QT 及 QTc 时,患者的心率在 50~70 次/min。目前采用的标准为:①QTc≤340 毫秒(Class Ⅰ C);②或 QTc≤360 毫秒并有下列一项或多项者:a. 发现确定的致病基因;b. 有 SQTS 家族史;c. 有 40 岁左右猝死家族史;d. 室性心动过速/心室颤动发作幸存,且无器质性心脏病者(Class Ⅱ a C)。

2. T 波高、窄、尖　有学者认为心前区导联高尖 T 波是遗传性 SQTS 典型的心电图改变(图 12-3-7-3)。

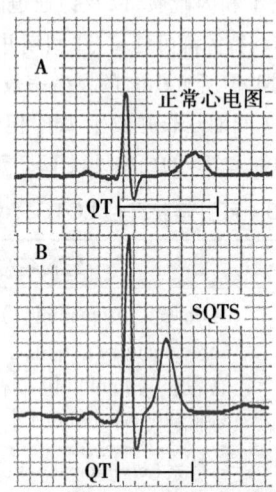

图 12-3-7-3　SQTS 与正常心电图比较
A. 正常心电图;B. SQTS 心电图。

3. 其他表现　Ⅱ 导联、V_3 导联(部分患者可在 V_2~V_6 导联)、aVF 导联 PQ 段压低超过 0.05mV;过早复极等(图12-3-7-4)。

(二) 临床表现

1. 心脏骤停　是 SQTS 最常见的临床症状,常常发生在婴幼儿 SQTS 患者中,有学者认为这是婴幼儿猝死综合征的原因之一。

2. 黑矇、昏厥　可见于任何年龄 SQTS 患者,昏厥的发生可能与自限性室速/室颤有关。

3. 心悸　与患者发生心房颤动或者室性期前收缩有关。SQTS 心房颤动可见于非常年轻的患者,可能与患者心房有效不应期缩短有关。

(三) 影像学检查及运动平板试验　心脏 X 光片、心脏超声、心脏 MRI、运动平板试验均无器质性心脏病证据。

(四) 电生理检查　患者心房、心室有效不应期均明显缩短,绝大多数 SQTS 患者可诱发出室颤。对部分伴有阵发性心房颤动者,心房程序刺激期间可诱导出心房颤动。尽管电生理检查对 SQTS 患者心源性猝死的预测价值不高,但一旦发现 QTc≤340 毫秒,应将其视为心源性猝死的高危人群。必须指出的是,目前能预测 SQTS 患者猝死的唯一因素为既往有心源性猝死未遂史。

【诊断与鉴别诊断】

SQTS 的诊断应结合临床症状、家族史、QTc、致病基因分析

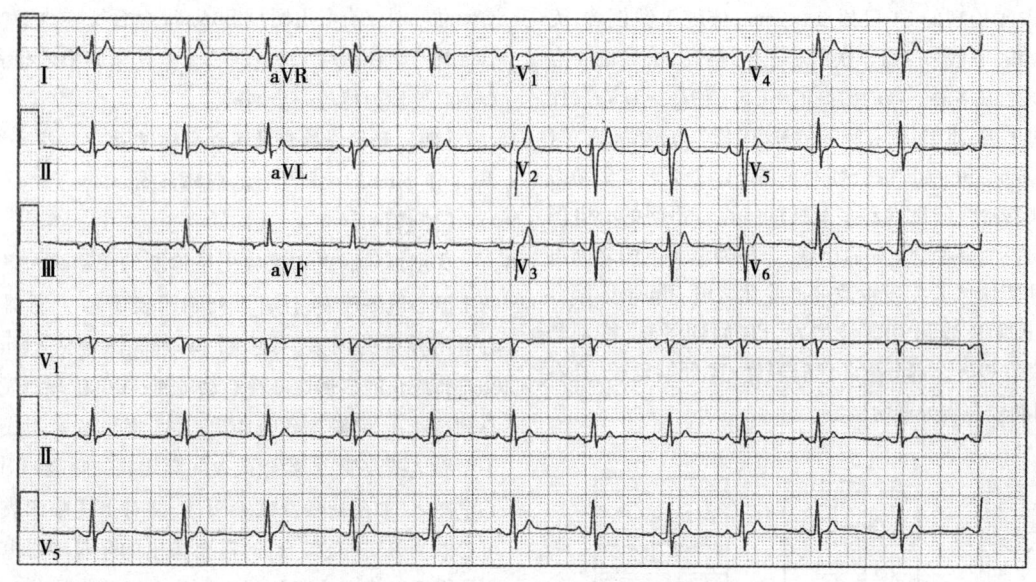

图 12-3-7-4 一例 SQTS 患者心电图表现

患者,女,16 岁(后被证明 *KCNH2* 基因突变),心率 68 次/min,QT 间期 280ms,I、aVL、V_2~V_6 导联 PQ 段压低。

等因素综合考量。如果患者心电图 QTc≤340 毫秒或者 QTc≤360 毫秒,但伴有下列一项或多项指标异常时(基因分析、家族史、临床表现)应考虑 SQTS 的诊断。SQTS 患者常伴有心脏性猝死家族史,临床表现为心悸、阵发性房颤、晕厥、反复发作的室速/室颤,但患者无器质性心脏病的客观证据。对出现缓慢心室率心房颤动的新生儿、对儿童等非常年轻的房颤患者应提高 SQTS 诊断的警惕性。在诊断 SQTS 时必须排除洋地黄中毒、电解质紊乱(高钙血症、高钾血症)、低温、急性心肌梗死超急性期、脑血管意外、酸中毒、甲状腺功能亢进症等疾病引起QT 间期继发性缩短的其他疾病。

SQTS 需要和少数 Brugada 综合征相鉴别。部分 Brugada 综合征其 QT 间期较短、V_1~V_3 导联 ST 段抬高不明显,对于这类患者可通过药物激发试验来鉴别:应用钠通道阻滞剂后,V_1~V_3 ST 段抬高者则为 Brugada 综合征,否则为 SQTS。

【治疗】

安装 ICD 是目前 SQTS 患者首选的治疗方法。无症状SQTS 患者,ICD 的疗效仍待进一步研究,但无症状 SQTS 患者如果有心源性猝死家族史,也应考虑安装 ICD。对拒绝安装ICD 和不适宜安装 ICD 的幼儿患者可采用药物治疗,首选药物为奎尼丁,也可使用索他洛尔(对 *KCNH2* 基因型患者无效),其他可供选择的药物包括氟卡尼、伊布利特、卡维地洛、倍他乐克、普罗帕酮、胺碘酮等,但这些药物并不能明显增加 QT 间期,也缺乏相应的临床研究。

三、Brugada 综合征

Brugada 综合征(Brugada syndrome)为遗传性离子通道疾病,其主要特征为:①心脏结构及功能正常;②特征性右胸导联(V_1~V_3)ST 段抬高,伴或不伴右束支传导阻滞;③伴有因致命性室性快速心律失常或心室颤动发作而引起的反复昏厥和猝死。本病于 1992 年由西班牙学者 Brugada P 和 Brugada J 两兄弟首先提出,1996 年日本 Miyazaki 等将此病症命名为 Brugada 综合征。

【流行病学】

Brugada 综合征的发病率约为 5/10 000,但因 Brugada 波呈动态变化,且常为隐匿性,因此 Brugada 综合征的确切发病率难以统计。流行病学发现亚洲人群 Brugada 综合征发病率明显高于西方人群,尤以东南亚国家发病率最高。Brugada 综合征多见于男性,男女之比为(8~10):1,可在任何年龄起病,但多发于 30~40 岁。

【发病机制】

Brugada 综合征为常染色体显性遗传,但半数以上患者呈散在发病。目前为止已发现至少 12 个致病基因参与了 Brugada 综合征的发病,基因型阳性的患者中以 *SCN5A* 和 *CACN1Ac* 最多,其中,*SCN5A* 可能与我国 Brugada 综合征的发病相关。必须指出的是,基因筛选对当前治疗选择、预后预测的价值有限。

【临床表现】

患者多为青年男性,常有晕厥或心脏猝死家族史。昏厥或猝死多为首发症状,其猝死多不伴有胸闷、胸痛等心肌缺血症状,发作前常无先兆,多在夜间睡眠(夜间 22:00 至清晨 8:00 频率较高)或静息状态下发生,部分患者可在发热、过量饮酒及暴食后发病。发作间期可无任何症状。常规检查多无异常,发作时心电监测多为多形性室性心动过速或心室颤动。20% 的 Brugada 综合征患者伴有室上性心律失常。

【辅助检查】

(一)心电图特征 Brugada 综合征心电图可分为 3 个亚型(图 12-3-7-5)。I 型:右胸导联以"穹隆型"ST 段抬高为特征,表现为J点或抬高的ST段顶点≥2mm,伴随T波倒置,无明显的等电位线;Ⅱ型:右胸导联"马鞍形"抬高,抬高的J点(≥2mm)后继之以逐渐下降的抬高的ST段(抬高≥1mm),伴随正向或双向T波;Ⅲ型:为右胸前导联ST段"马鞍型"或"穹窿型"抬高<1mm。Brugada综合征心电图ST段改变常呈动态变化,并具有隐匿性、间歇性和多变性的特点。不同的心电图类型可以在同一个患者身上先后出现,三种类型心电图之间可以自发或通过药物试验而发生改变。除此之外,Brugada综合征患者还常出现P波和QRS波增宽,PR间期延长,特别是SCN5A基因突变患者。部分患者伴有轻度QT间期延长,且右胸导联QT间期较左胸导联明显。

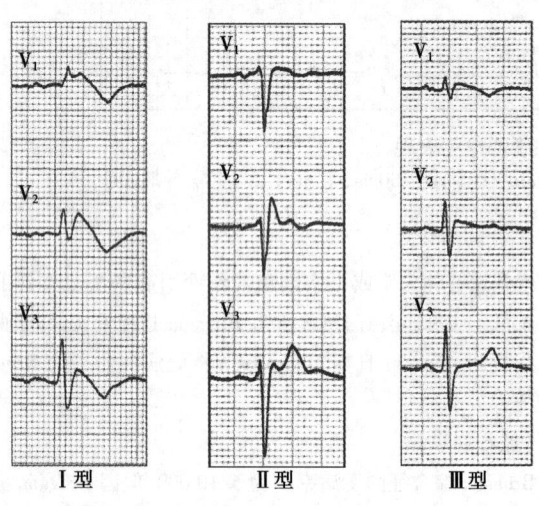

图 12-3-7-5 Brugada 综合征心电图分型

（二）**药物激发试验** 部分Brugada综合征患者无典型心电图变化,此时可通过药物激发试验进行诊断。目前资料显示,钠通道阻滞剂阿义马林可能是诊断Brugada综合征最为有效的药物。由于国内无静脉注射用钠通道阻滞剂,因此有学者建议使用普罗帕酮1~1.5mg/kg于5分钟内静脉注入,20分钟后患者如无不适,则可追加0.5mg/kg并于2.5分钟内静脉注入,总量<2mg/kg。在进行药物激发试验时,必须进行心电监护,并随时做好电复律的准备。当出现下列情况时,应诊断为药物激发试验阳性:①V_1~V_3导联ST段抬高绝对值>2mm(不论有无合并右束支传导阻滞);②Ⅱ和Ⅲ型心电图转为Ⅰ型心电图者;③ST段比试验前抬高2mm,虽无Ⅰ型Brugada心电图变化,也属试验阳性。进行药物激发试验时,如果出现下列情况,应立即停药:①出现Ⅰ型Brugada心电图变化;②Ⅱ型Brugada心电图ST段抬高≥2mm;③出现室性期前收缩或其他心律失常;④QRS时限增加≥基础状态130%。一旦出现严重室性心律失常,立即静脉注射异丙肾上腺素(1~3μg/min)。

（三）**心电生理检查** 对于所有有症状的患者或者无症状但有心源性猝死家族史的患者均应进行电生理检查,50%~70%患者通过电生理检查能诱发出多形性室性心动过速或心

室颤动。对仅有心电图呈Brugada综合征样改变(特发性Brugada样心电图改变),无症状、无猝死家族史的患者,电生理检查的必要性尚待进一步明确。

（四）**影像学检查及运动平板试验** 心脏X线片、心脏超声、心脏MRI均无器质性心脏病证据。

【诊断】

详细询问病史和家族史是诊断的关键。如患者出现典型的Ⅰ型心电图改变,且有下列临床表现之一,并排除其他引起心电图异常的因素,可诊断Brugada综合征:①记录到室颤;②自行终止的多形性室性心动过速;③电生理诱发室颤或室性心动过速;④心脏猝死家族史(<45岁);⑤家族成员有典型的Ⅰ型心电图改变;⑥晕厥或夜间濒死状的呼吸。对于Ⅱ和Ⅲ型心电图者,如药物激发试验阳性,并有上述临床表现之一者即可诊断为Brugada综合征,需要指出的是Ⅲ型心电图转变成Ⅱ型心电图不具有诊断价值。如无上述临床症状仅有特征性心电图改变不能诊断为Brugada综合征,应称为特发性Brugada样心电图改变。

下列情况均可引起"Brugada综合征样心电图改变",临床中应加以鉴别:①急性前间壁心肌梗死;②右束支传导阻滞;③左心室肥厚;④右心室梗死;⑤左心室室壁瘤;⑥早期复极综合征;⑦致心律失常型右心室心肌发育不良;⑧急性肺栓塞;⑨可卡因中毒;⑩杂环类抗抑郁药过量;⑪高钙血症;⑫高钾血症;⑬维生素B_1缺乏等。

【危险分层】

Brugada综合征及Brugada综合征样心电图改变患者可以根据是否出现临床症状、自发性或者药物诱发Ⅰ型心电图改变来进行危险分层;其他因素如有无心源性猝死家族史、基因分析等,或因临床证据相悖,或因价值不明确仅可做危险分层参考。荟萃分析发现,Brugada综合征患者恶性心律失常的发生率常因临床背景不同而差异显著,分析发现既往有心源性猝死者,其恶性心律失常的发生率为13.5%,既往有昏厥史者其恶性心律失常的发生率为3.2%,无症状者其恶性心律失常的发生率为1%,因此临床上如发现患者存在临床症状(如昏厥、猝死史),心电图表现为Ⅰ型心电图改变(自发或药物诱发),应视为高危患者。电生理检查在Brugada综合征患者危险分层中的价值,不同研究的结论并不完全一致。2013年HRS/EHRA/APHRS专家共识对自发或者药物诱发Ⅰ型Brugada综合征患者建议进行电生理检查,如果电生理检查结果阳性,则建议植入ICD。

近来,有学者对400例Brugada综合征患者进行了长期随访,并建立了危险分层积分系统,该积分系统包括6项临床指标,并代表不同的积分值(表12-3-7-4)。该系统发现Brugada综合征一旦诊断成立,即便其危险积分为0,但和正常人群相比,其猝死的风险仍较高,而且随着积分的增加,其5年、10年无事件生存率明显下降(表12-3-7-5)。

表 12-3-7-4　Brugada 综合征危险分层积分系统

危险因子	积分/分
自发 I 型心电图	1
一级亲属早期猝死家族史	1
电生理检查可诱发室性心律失常	2
昏厥史	2
病态窦房结综合征	3
心源性猝死复苏	4

表 12-3-7-5　不同危险分层 Brugada 综合征患者中长期无事件生存率

积分/分	1 年/%	5 年/%	10 年/%
0	100	98.4	97.2
1	100	96.4	96.4
2	97.4	90.8	90.8
3	88.7	83.4	83.4
4	91.2	75.2	70.1
≥5	79.3	68.2	61.4

【治疗】

对所有 Brugada 综合征患者都应提倡改善生活方式(如避免过量饮酒、暴饮暴食等)、戒绝毒品、及时处理发热、避免使用能诱发右胸导联心电图 ST 段抬高的药物[抗心律失常药物(诊断性用药除外)如阿义马林、氟卡尼、普鲁卡因胺、普罗帕酮;精神类药物如阿米替林、氯丙米嗪、地昔帕明、锂剂、洛沙平、去甲替林、奥卡西平、三氟拉嗪等;麻醉药物如丁哌卡因、普鲁卡因、丙泊酚等,其他药物如乙酰胆碱、麦角新碱等]。

(一)植入型心律转复除颤器(ICD)　植入 ICD 是目前唯一证实对 Brugada 综合征治疗有效且可减少心源性猝死风险的方法。对于既往有心源性猝死史、自发型持续性室速、室颤的 Brugada 综合征患者,应首选 ICD 治疗。自发 I 型心电图表现且既往有因室性心律失常导致昏厥的患者,也应考虑 ICD 治疗。无症状患者应进行电生理检查进行危险分层:对伴有自发 I 型心电图表现的无症状患者,如电生理检查诱发出室速或室颤者,应接受 ICD 治疗;应用钠通道阻滞剂后出现 I 型心电图表现的无症状患者,如该患者有猝死家族史,且电生理检查诱发出室速或室颤者,应植入 ICD;有自发 I 型心电图表现或钠通道阻滞剂诱发出 I 型心电图表现的无症状 Brugada 综合征患者,如仅有猝死家族史,由于这类患者心源性猝死的发生率较低,不建议植入 ICD,应严密随访;无症状且无猝死家族史,也应严密随访(图 12-3-7-6)。

(二)药物治疗　奎尼丁是 Brugada 综合征临床研究中使用最多的药物,但目前仍缺乏大规模、随机研究评价奎尼丁的疗效,也无证据表明奎尼丁可以减少 Brugada 综合征患者心源性猝死发生率。小规模研究发现,奎尼丁可纠正心电图上的异常,防止室颤的发生。临床上奎尼丁常用于不宜或不愿植入 ICD 的高危患者、植入 ICD 后多次放电的患者,或 Brugada 综合征电风暴患者。Brugada 综合征患者如合并室上性心律失常也

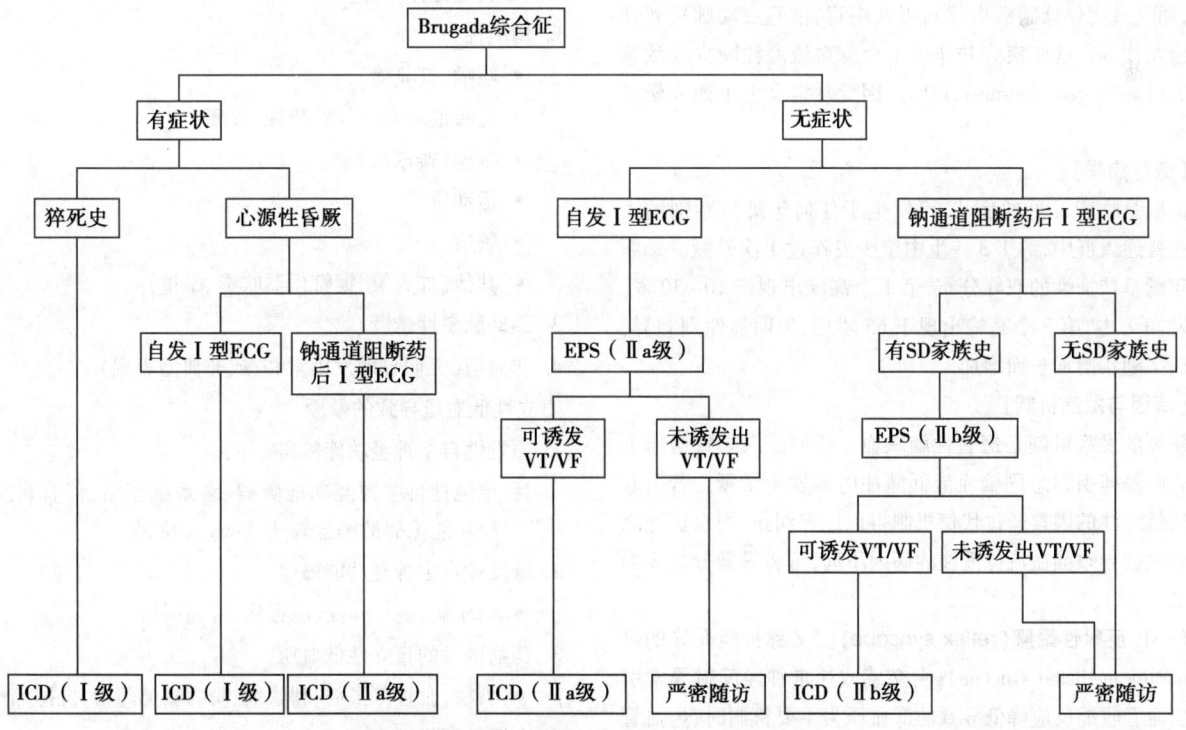

图 12-3-7-6　Brugada 综合征 ICD 治疗策略

EPS. 电生理检查;ICD. 植入型心脏复律除颤器;SD. 猝死;VT. 室性心动过速;VF. 心室颤动。

可使用奎尼丁。对有症状的儿童患者,如果伴有恶性心律失常,奎尼丁也被推荐为 ICD 的一个有效替代治疗方式,然而,最近 SABRUS 注册研究发现奎尼丁对预防 Brugada 综合征猝死无效。

异丙肾上腺素可有效控制 Brugada 综合征患者电风暴事件,因此在 Brugada 综合征患者发生电风暴时可将其作为首选药物。

其他 Ⅰ 类抗心律失常药物(如 Ⅰ c 类抗心律失常药物氟卡尼、普罗帕酮,Ⅰ a 类抗心律失常药物如普鲁卡因胺、丙吡胺)能够抑制钠离子内流,使 I_{to} 电流相对性增加,诱发室颤,因此对 Brugada 综合征患者禁忌使用。Ⅲ 类药物(胺碘酮)和 β 受体阻滞剂,对猝死无预防效果。

(三)射频消融治疗 初步研究发现经心内膜射频消融右心室流出道的前壁外膜,不但可以预防室速、室颤的发生,而且 Brugada 综合征患者的心电图也可转为正常,目前在国内外该类手术的长期疗效仍处于探索阶段,多中心随机研究目前正在进行中。对拒绝安装 ICD 的患者应首先考虑射频消融治疗。

推荐阅读

1. MILMAN A, ANDORIN A, GOURRAUD J B, et al. Age of first arrhythmic event in Brugada syndrome: data from the SABRUS (Survey on Arrhythmic Events in Brugada Syndrome) in 678 patients [J]. Circulation: Arrhythmia and Electrophy siology, 2017, 10(2): e005222.

2. SIEIRA J, CONTE G, CICOPNTE G, et al. A score model to predict risk of events in patients with Brugada Syndrome [J]. Eur Heart J, 2017, 38 (22): 1756-1763.

第四章 晕 厥

宿燕岗

晕厥(syncope)是由于一过性全脑血流低灌注导致的短暂性意识丧失(transient loss of consciousness, TLOC),特征为发生迅速、持续时间短暂并且能够自行完全恢复。TLOC 是一种临床综合征,可以由脑血流低灌注以外的其他多种疾病引起,例如脑震荡(外伤导致)、癫痫发作、代谢异常(如低血糖症,低血氧症,通气过度伴低碳酸血症),以及中毒、椎基底动脉短暂性脑缺血发作等。这些疾病并非由于全脑血流灌注减少导致意识丧失(loss of consciousness, LOC),因此从定义上不列入晕厥的范畴。

【流行病学】

晕厥是临床常见的症状,可发生于任何年龄与性别的人群。在普通人群中,约 1/3 一生中至少发作过 1 次晕厥。晕厥发病年龄呈特征性的双峰分布,第 1 个高峰出现于 10~30 岁,女性发病为主,第 2 个高峰出现于 65 岁后,无明显性别差异,且发病率随年龄增长而增加。

【病因与发病机制】

晕厥的发病机制是短暂性脑缺血。任何原因导致血压下降或心脏停搏引起急剧脑血流低灌注时即发生晕厥。若引起脑血流低灌注的因素通过代偿机制得以迅速纠正,则意识随之恢复。根据导致脑血流低灌注的病因不同,可将晕厥分为 3 类(表 12-4-0-1)。

(一)反射性晕厥(reflex syncope) 又称神经介导的晕厥(neurally mediated syncope),由交感或迷走神经反射异常引起。当血管收缩反应降低导致的低血压为主要机制时,为血管抑制型;当心动过缓或心脏收缩能力减弱为主要机制时,为心脏抑制型;两种机制均存在时则为混合型。

表 12-4-0-1 晕厥的病因分类

反射性(神经介导的)晕厥

1. 血管迷走性
   - 情绪介导,如恐惧、疼痛、晕血
   - 直立性体位介导
2. 情境性
   - 咳嗽、打喷嚏
   - 胃肠道刺激(吞咽、排便、腹痛)
   - 排尿(排尿后)
   - 运动后
   - 餐后
   - 其他(如大笑、铜管乐器吹奏、举重)
3. 颈动脉窦性晕厥
4. 非典型(无明显触发因素和/或非典型表现)

直立性低血压导致的晕厥

1. 原发性自主神经功能障碍
   - 单纯性自主神经功能障碍、多系统萎缩、伴有自主神经功能障碍的帕金森病、Lewy 体痴呆
2. 继发性自主神经功能障碍
   - 糖尿病、淀粉样变、尿毒症、脊髓损伤
3. 药物诱发的直立性低血压
   - 酒精、血管扩张剂、利尿剂、吩噻嗪类药物、抗抑郁药
4. 血容量不足
   - 出血、腹泻、呕吐等

续表

心脏性晕厥

1. 心律失常性晕厥

（1）心动过缓

- 窦房结功能不良（包括慢快综合征）
- 房室传导系统疾病
- 植入器械功能异常

（2）心动过速

- 室上性心动过速
- 室性心动过速（特发性、继发于结构性心脏病或离子通道病）

（3）药物导致的心动过缓或心动过速

2. 器质性心血管疾病性晕厥

（1）心脏性：心脏瓣膜病，急性心肌梗死/缺血，肥厚型心肌病，心脏肿物（心房黏液瘤，肿瘤等），心包疾病/压塞，先天性冠状动脉解剖异常，机械瓣膜功能不良

（2）其他：肺栓塞，急性主动脉夹层，肺动脉高压等

（二）直立性低血压与直立不耐受综合征（orthostatic hypotension and orthostatic intolerance syndromes） 此类晕厥与原发性或继发性自主神经衰竭（autonomic nervous failure，ANF）有关。ANF时交感神经反射通路传出活性慢性受损，因此血管收缩减弱，直立时血压下降，出现晕厥或近似晕厥。在病理生理上，反射性晕厥与ANF并无重叠，但二者的临床表现常有相同之处，有时鉴别诊断困难。直立不耐受综合征包括直立位时血液循环异常导致的一系列症状和体征，除晕厥以外其他的症状包括：头晕，先兆晕厥；虚弱、疲劳、心慌、出汗、视觉和听力异常等。

（三）心脏性晕厥（cardiac syncope） 心脏性晕厥包括心律失常性晕厥和器质性心血管疾病性晕厥，是导致晕厥病因中危险性最高、预后较差的一类。

1. 心律失常性晕厥 是心脏性晕厥最常见原因。心律失常类型包括病态窦房结综合征、房性快速心律失常突然终止时出现长间歇（快-慢综合征）、房室传导阻滞的严重类型（莫氏Ⅱ型、高度及完全房室传导阻滞）、阵发性室性心动过速等。值得注意的是，高度或三度房室传导阻滞的患者容易出现尖端扭转性室性心动过速，后者也是传导阻滞引起晕厥的常见原因而并非只源于单纯心脏停搏。如果心律失常引起的血流动力学异常持续存在，意识不能恢复，则发展为心脏性猝死（sudden cardiac death，SCD）。

2. 器质性心血管疾病性晕厥 最常见的为主动脉瓣狭窄、左室流出道梗阻、急性大面积心肌缺血及左房黏液瘤等。此时，除了短时间心排血量锐减外，常合并反射机制异常导致的血管扩张和/或原发性心律失常，此时晕厥发生机制更为复杂。

在以上3类病因中，反射性晕厥是最常见的病因，也是年轻人中最常见的晕厥原因；其次为心脏性晕厥。直立性低血压所致的晕厥多见于老年人（<40岁的患者少见）。老年患者通常病情复杂，晕厥原因往往并不单纯，且相关病史也不及年轻人群可靠，需要特别注意。

【临床表现】

晕厥发作前可有前驱症状，例如恶心、头晕、面色苍白、冷汗、疲劳感、视物模糊、心悸、耳鸣等，或难以描述的不适感。发作时表现为完全的意识丧失，呼之不应，持续时间短暂，一般不超过20秒，部分持续时间较长可达数分钟，伴有约肌松弛时可出现尿失禁，大便失禁与舌咬伤罕见，呼吸一般不受影响；若循环停止超过35~40秒，可能出现呼吸困难、发绀、瞳孔散大。

【诊断与病因诊断】

通过以下4个问题的答案有助于建立晕厥的诊断：

疾病发作时是否有完全的LOC？

是否迅速发作，持续时间短暂？

是否自行恢复意识，且恢复至完全正常，无后遗症？

是否伴有肌张力消失？

如果回答都为"是"，则诊断晕厥基本成立；如果至少有一项"否"，则诊断晕厥需谨慎，需鉴别与排除其他导致LOC的疾病。实际上，依靠详细的病史采集（包括有无先兆、有无久立或体位改变、周围环境及晕厥后肢体活动情况等），多数情况下能够大概判断晕厥的原因。

以下临床特征有助于明确发生晕厥的病因：

（一）反射性晕厥

1. 血管迷走性晕厥（vasovagal syncope） 晕厥由情绪紧张和长时间站立诱发，并有典型表现如伴有出汗、面色苍白、恶心及呕吐等先驱症状。多无明显摔伤，既往多有发作史（除非首次）。

2. 情境性晕厥 晕厥发生于特定触发因素之后（见表12-4-0-1）。

3. 颈动脉窦性晕厥（carotid sinus syncope，CSS） 又称颈动脉窦综合征，晕厥伴随转头动作、颈动脉窦受压（如局部肿瘤、剃须、衣领过紧）。

（二）直立性低血压导致的晕厥

1. 发生在起立动作后，多有先兆，但持续时间可较短。

2. 晕厥时记录到血压降低。

3. 发生在开始应用或调整引起血压降低的药物剂量之后。

4. 存在自主神经疾病或帕金森病。

5. 或有隐匿性出血（肠道出血、异位妊娠）。

（三）心脏性晕厥

1. 心律失常性晕厥 心电图有前述缓慢或快速心律失常表现，包括长QT间期综合征或短QT间期综合征、Brugada综合征等。

2. 器质性心血管疾病性晕厥 有相应的异常心脏超声等发现。通常以下情况考虑心源性晕厥：①年老时初发；②无任何先兆或先以心悸症状开始并迅速意识丧失者；③平卧或坐位时发生；④晕厥时发生较严重的摔伤（说明发生迅速）；⑤有心力衰竭或明显结构/器质性心脏病史。

【鉴别诊断】

TLOC 包括各种机制引起的,以自限性、短暂意识丧失为特征的所有临床病症,而晕厥只是 TLOC 的一种形式,需要与其他原因造成的意识丧失相鉴别。

（一）癫痫　大发作可导致跌倒、强直、阵挛、强直-阵挛或全身失张力发作。局灶性意识障碍性发作或失神发作可保持直立姿势或坐位。具体见表 12-4-0-2。即或如此,临床上长期将两者相互混淆的情况并非少见。

表 12-4-0-2　晕厥与癫痫发作的鉴别

临床特点	晕厥	癫痫发作
诱因	常有	很少有
诱因性质	因晕厥病因而异:如血管迷走性晕厥的常见诱因有疼痛、长时间站立、情绪因素等;情境性晕厥有特定诱因;直立性低血压的诱因主要为站立	最常见为闪光等视觉刺激
前驱症状	常有晕厥先兆,如自主神经激活症状(反射性晕厥)、先兆性偏头痛(直立性低血压)、心悸(心脏性晕厥)	癫痫先兆:重复性、特异性,如复视感、腹气上升感、嗅幻觉
肌阵挛	肢体抖动时间<10秒,无规律,不同步,不对称;发生在意识丧失开始之后	肢体抖动时间 20～100秒,同步,对称,偏侧;多与意识丧失同时出现;清晰的、持久的自动动作,如咀嚼或咂嘴
舌咬伤	少见,多为舌尖	舌侧多见,多为单侧
意识丧失持续时间	10～30秒	数分钟
发作后期	对周围环境无警觉<10秒,随后恢复全部	记忆缺失,数分钟内对事物不能回忆

（二）心因性 TLOC　心理性非癫痫发作和心理性假性晕厥(psychogenic pseudosyncope, PPS),表现分别类似癫痫和晕厥,但无明显躯体异常运动。

（三）其他　后循环短暂性脑缺血发作和锁骨下动脉窃血综合征患者伴有局灶性神经系统功能异常,蛛网膜下腔出血常伴剧烈头痛,引起 TLOC 时与晕厥有明显不同。

需与晕厥鉴别的病因见表 12-4-0-3。

【危险分层】

当初步评估后尚无法明确晕厥原因时,应立即对患者的主要心血管事件及 SCD 的危险进行评估(图 12-4-0-1)。对短期内高危的患者,建议立即住院和详细评估(表 12-4-0-4)。

表 12-4-0-3　晕厥的鉴别诊断

相关疾病	不符合晕厥的临床特征
癫痫	与癫痫发作的鉴别见表 12-4-0-2
PPS 或假性昏迷	每次发作持续时间数分钟至数小时,发作频率高,一天数次无反应丧失或记忆丧失
不伴 TLOC 的跌倒发作	无反应丧失或记忆丧失
猝倒症	跌倒发作伴迟缓性麻痹,对刺激无反应,但无记忆丧失
颅内或蛛网膜下腔出血	意识不是立即丧失,而是逐渐丧失,伴严重头痛和其他症状
后循环 TIA	局灶性症状和体征;多无意识丧失,如有则持续时间长
前循环 TIA	明显的局灶性神经症状和体征,无意识丧失
锁骨下动脉盗血综合征	局灶性神经系统症状与体征
代谢性疾病包括低血糖、缺氧、伴有低碳酸血症的过度通气,中毒	意识受影响的持续时间长,但多数不丧失
心脏骤停	意识丧失不能自行恢复
昏迷	意识丧失持续时间长

注:PPS. 心理性假性晕厥;TIA. 短暂性脑缺血发作。

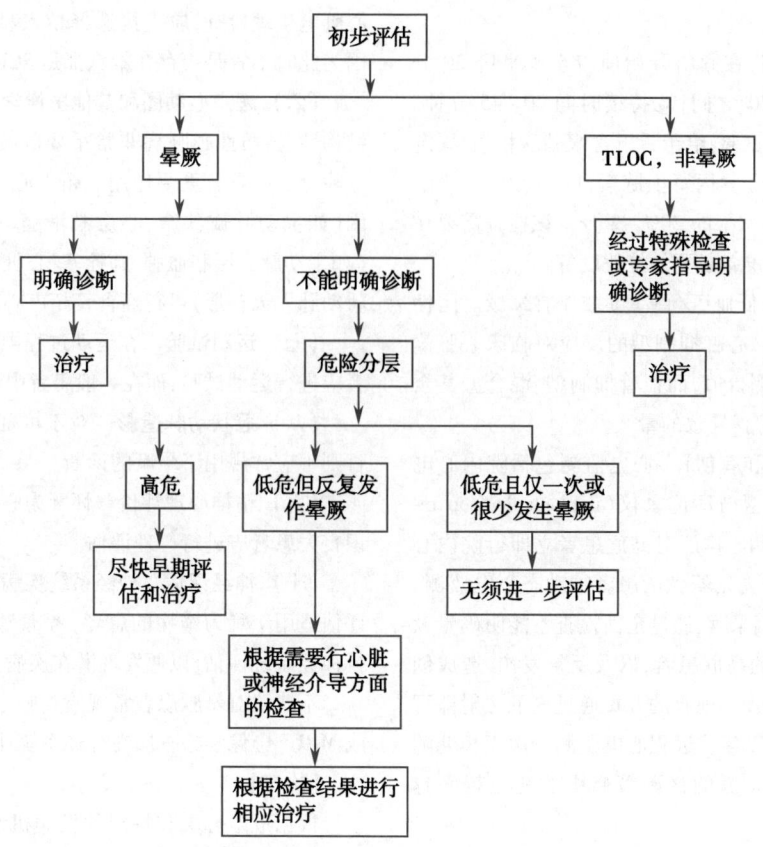

图 12-4-0-1 晕厥的诊断与危险评估流程

表 12-4-0-4 高危需要立即住院和详细评估的指标

严重的器质性心脏病或冠心病(心力衰竭,LVEF 降低或陈旧性心肌梗死)
提示心律失常性晕厥的临床或心电图特征,包括:

- 劳力或卧位时发生晕厥
- 晕厥之前感觉心悸
- 有 SCD 家族史
- 非持续性 VT
- 双束支阻滞(LBBB 或 RBBB 合并左前分支或左后分支阻滞)或其他室内传导阻滞伴 QRS 时限≥120ms
- 在没有应用负性变时性药物和体育训练的情况下,出现的窦性心动过缓(<50 次/min)或窦房传导阻滞
- 预激综合征
- QT 间期延长或缩短
- 伴 $V_1 \sim V_3$ 导联 ST 段抬高的 RBBB(Brugada 综合征)
- 右胸导联 T 波倒置,epsilon 波和心室晚电位提示 ARVC
- 严重贫血
- 电解质紊乱

注:SCD. 心脏性猝死;VT. 室性心动过速;LBBB. 左束支传导阻滞;RBBB. 右束支传导阻滞;ARVC. 致心律失常性右室心肌病。

【辅助检查】

除了常规的血液生化等检查,以下检查有助于明确晕厥的病因:

(一)颈动脉窦按摩(carotid sinus massage,CSM) 对年龄大于 40 岁,不明原因的晕厥患者建议进行 CSM 检查。当按摩颈动脉窦导致心脏停搏时间>3 秒和/或收缩压下降>50mmHg 时,诊断为颈动脉窦高敏感(carotid sinus hypersensitivity,CSH);当伴有晕厥时,则诊断为颈动脉窦性晕厥。检查时应分别在卧位和立位顺次按摩右侧和左侧颈动脉窦,10 秒内诱发晕厥症状即可作出诊断,整个过程要持续监测心率和血压。颈动脉有斑块的患者禁行 CSM,以免引起脑栓塞。

(二)直立位评价 由仰卧位变为直立位时胸部血液流向下肢,导致回心血量降低。当缺乏代偿机制时,血压下降可导致晕厥。目前有卧立位试验和直立倾斜试验两种检查方法。

1. 卧立位试验 用于诊断不同类型的直立不耐受综合征。对可疑直立性低血压者,在平卧位时和站立 3 分钟后用常规血压计分别测上臂血压,测量频率不应超过 4 次/min;如果需要,也可应用持续性无创血压监测。

诊断标准:阳性:出现症状性血压下降,与基线值相比收缩压下降≥20mmHg,或舒张压下降≥10mmHg。可疑阳性:出现无症状性血压下降,与基线值相比收缩压下降≥20mmHg,或舒张压下降≥10mmHg,或收缩压降至 90mmHg 以下。

2. 直立倾斜试验 怀疑反射性晕厥者建议进行直立倾斜

试验。

方法:①建立静脉通路,在倾斜开始前应至少平卧20分钟;②倾斜角度应在60°~70°之间;③持续时间20~45分钟。如不能诱发,可做药物激发试验:给予舌下含服硝酸甘油,固定剂量300~400μg;或静脉给予异丙肾上腺素,1~3μg/min,逐渐增加,使平均心率超过基线水平的20%~25%。该检查需要在心电和血压监测下进行,并准备必要的抢救设备。

诊断标准:出现反射性低血压/心动过缓伴有晕厥。阴性结果不能排除反射性晕厥。心脏抑制型的反应对临床心脏停搏导致的晕厥具有高度预测价值,而血管抑制型、混合型甚至阴性反应都不能排除心脏停搏导致的晕厥。

(三)心电监测(无创和有创)　心电监测包括院内心电监测、动态心电监测、植入型循环记录仪(implantable loop recorder,ILR)和远程心电监测。建议对高危患者立即行院内心电监测,对频繁发作晕厥或先兆晕厥的患者行动态心电监测。对高危反复发作的不明原因晕厥、经过全面检查不能明确晕厥原因或是否进行特殊治疗的高危者,以及反复发作、造成创伤者,建议植入ILR监测心律。现有的ILR通过皮下注射即可植入体内,监测时间可长达3年。远程心电监测适用于长期随访。目前延长监测时间在晕厥的诊断策略中的地位越来越重要。

(四)视频记录　分为家庭和院内视频,对晕厥和PPS的诊断价值大。与倾斜试验联合用来评价症状与血压和心率的相关性,鉴别血管迷走性晕厥(vasovagal syncope,VVS)和PPS。视频脑电图对精神性非癫痫发作的诊断价值最高。

(五)心脏电生理检查　电生理检查的敏感性和特异性不高。对于诊断可疑间歇性心动过缓(如间歇性房室及束支传导阻滞)及可疑心动过速患者的晕厥有一定价值。近年来大量无创长程心电监测技术的应用更加弱化了心脏电生理检查的应用。对左心室射血分数(LVEF)明显低下的晕厥患者不主张行

心脏电生理检查,应直接选择植入型心律转复除颤器(ICD),因为此时不管是否存在晕厥都是SCD的高危人群。

(六)超声心动图和其他影像学技术　超声心动图是诊断结构性/器质性心脏病非常重要的技术,在以LVEF为基础的危险分层中具有重要作用。超声心动图可明确少见的晕厥原因(如主动脉瓣狭窄、心房黏液瘤、心脏压塞等)。某些患者(如主动脉夹层和血肿、肺栓塞、心脏肿瘤、心包和心肌疾病、冠状动脉先天畸形)可行经食管超声心动图、CT和MRI检查。

(七)运动试验　在运动过程中或之后不久出现晕厥的患者应进行运动试验,而在一般患者中无运动试验指证。

(八)冠状动脉造影　对于可疑心肌缺血的患者可施行,否则不应常规用于晕厥的诊断。

(九)精神心理评价　怀疑为心理性假性晕厥的一过性意识丧失患者应进行心理评估。

(十)神经评估　神经系统疾病引起晕厥并不常见。神经评估适用于疑为癫痫的患者;考虑晕厥为ANF所致时建议进行神经系统评估,以便发现潜在疾病。

不建议对晕厥患者常规检查脑电图、颈动脉超声、头部CT或MRI。影像学检查应在神经系统评估后进行。

【治疗】

根据危险分层和特定的发病机制制订治疗方案(图12-4-0-2)。决定疗效的主要因素是晕厥发生的机制,而确定疗效的标准是观察治疗后症状是否复发,但对晕厥发作并不频繁的疗效判断需谨慎和客观。

(一)反射性晕厥　治疗目标主要是预防复发,改善生活质量。首次发生的反射性晕厥通常无须特殊处理。

1. 预防策略　教育是非药物治疗的基石,让患者相信这是一种良性情况,避免诱因,早期识别前驱症状,采取某些动作以终止发作(如仰卧位);患者应避免使用引起血压降低的药物。虽然引起该类晕厥的机制很多,但预防策略均适用。

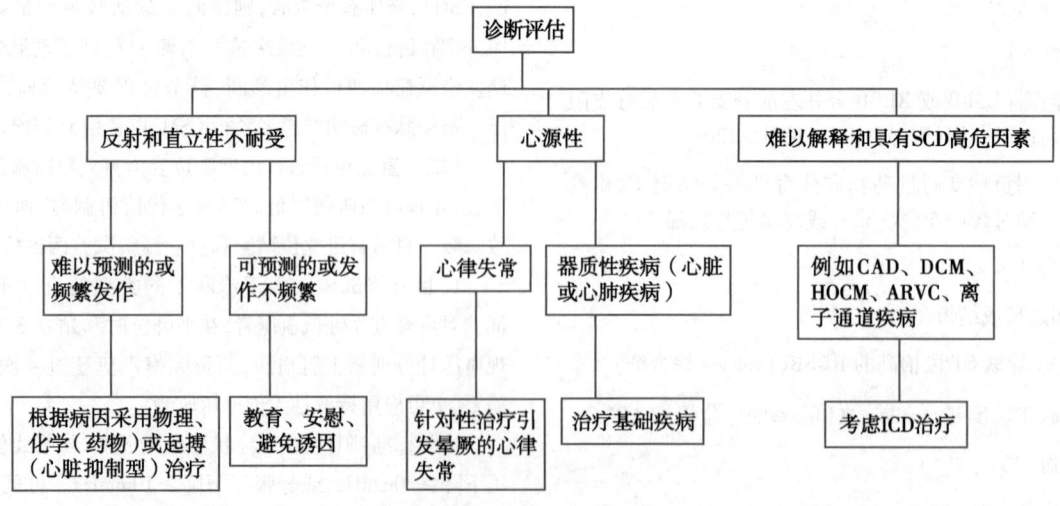

图12-4-0-2　晕厥的治疗原则

CAD. 冠状动脉疾病;DCM. 扩张型心肌病;HOCM. 梗阻性肥厚型心肌病;ARVC. 致心律失常性右室心肌病;SCD. 心脏性猝死;ICD. 植入型心脏复律除颤器。

2. 治疗和预防方法

（1）物理升压动作（physical counterpressure manoeuvre, PCM）：已成为反射性晕厥的一线疗法。双腿（双腿交叉）或双上肢（双手紧握和上肢紧绷）或训练马步动作，做肌肉等长收缩，在反射性晕厥发作时能显著升高血压，多数情况下可使患者避免或延迟意识丧失。对于直立位诱发血管迷走神经兴奋者，可行倾斜训练（头背部倚墙，双腿离开墙体 20cm 左右），并逐渐延长训练时间，可以减少晕厥复发。

（2）药物治疗：许多试图用于治疗反射性晕厥的药物疗效均欠佳，包括 β 受体阻滞剂、丙吡胺、东莨菪碱、茶碱、麻黄碱、依替福林、米多君、可乐定和 5-羟色胺重摄取抑制剂等。推荐在长时间站立或从事诱发晕厥的活动前 1 小时服用单剂量的药物（随身备 1 片药策略）。氟氢可的松与帕罗西丁长期治疗可能有效，但缺乏试验证据支持。

（3）心脏起搏：适用于发作时伴严重心动过缓或心脏停搏者。推荐植入有频率骤降功能或闭环刺激的双腔心脏起搏器。起搏治疗可有效改善缓慢心律失常相关症状，但不能纠正低血压相关症状。

（二）直立性低血压和直立性不耐受综合征

缺乏特异性治疗方法。

1. 非药物治疗 对无高血压的患者，应指导摄入足够的盐和水。睡眠时床头抬高可预防夜间多尿，改善夜间血压。老年患者的重力性静脉淤滞可使用腹带或弹力袜治疗。应鼓励有先兆症状的患者进行 PCM。

2. 药物治疗 在慢性 ANF 患者，α 受体激动剂米多君应作为一线治疗，可提高站立位血压，改善症状。剂量为每次 2.5~10mg，3 次/d，或临时用药进行预防，但仅对部分患者效果显著，不良反应有头皮发麻、毛发竖起和尿潴留。部分患者可用氟氢可的松，促进钠潴留和扩充液体容量。

（三）心脏性晕厥

1. 心律失常性晕厥 治疗主要是针对相关的心律失常和病因进行相应治疗。

（1）窦房结和/或房室传导功能异常：植入心脏起搏器。

对于合并 LVEF≤35% 的完全性左束支传导阻滞患者或预计心室起搏依赖的 LVEF<50% 患者，建议行心脏再同步化治疗而非普通的心脏起搏器。

（2）阵发性室上性心动过速和室性心动过速：对房室结折返性心动过速、房室折返性心动过速及典型心房扑动相关的晕厥患者首选导管消融。对于与心房颤动或者非典型心房扑动相关的晕厥患者的治疗应个体化。对于心功能受损且有晕厥的患者、非可逆性原因导致的室性心动过速或室颤的患者，应接受 ICD 治疗。

2. 器质性心血管疾病性晕厥 根据不同原因进行相应治疗。治疗目标不仅是防止晕厥再发，而且要治疗基础疾病和减少 SCD 的风险。

3. SCD 高危患者出现不明原因的晕厥 建议植入 ICD 以预防 SCD、降低总死亡风险。包括：①缺血性或非缺血性心肌病，LVEF≤35%；②高危肥厚型心肌病；③高危致心律失常性右室心肌病；④自发性 I 型 Brugada 综合征心电图改变者；⑤长 QT 间期综合征有高危因素时。

【预后】

晕厥的预后包括：①死亡风险及致命性事件：器质性心脏病及原发性心电疾病是晕厥患者发生 SCD 与死亡的最重要危险因素，其不良预后与基础疾病而非晕厥本身的严重程度有关；②晕厥合并的疾病：如原发性或继发性自主神经功能障碍导致的直立性低血压，其本身疾病预后就不佳；③晕厥导致的严重躯体损伤（如骨折、机动车事故等）。

推荐阅读

1. 中华心血管病杂志编辑委员会，中国生物医学工程学会心律分会，中国老年学和老年医学学会心血管病专业委员会，等.晕厥诊断与治疗中国专家共识[J].中华心血管病杂志，2019，47（2）：96-107.

2. BRIGNOLE M, MOYA A, DE LANGE F J, et al. 2018 ESC Guidelines for the diagnosis and management of syncope[J]. Eur Heart J, 2018, 39（21）：1883-1948.

第五章 心搏骤停和心脏性猝死

沈 伟 施海明

心搏骤停（sudden cardiac arrest, CA）系指心脏泵血功能的突然停止，造成全身血液循环中断、呼吸停止和意识丧失。CA 发作突然，如能在 4~6 分钟黄金时段及时救治可获存活，贻误者将发生生物学死亡，且罕见自发逆转者。心脏性猝死（sudden cardiac death, SCD）系指由于心脏原因所致的突然死亡。

患者常无任何危及生命的前期表现，在急性症状出现后 1 小时内死亡，属非外伤性自然死亡，特征为出乎意料的迅速死亡。具体条件包括：生前既往已知有先天性或后天获得性潜在致命心血管疾病的病史；或尸体解剖鉴定存在心血管疾病，并极可能是死亡的主要原因；或死后的检查鉴定排除明显心脏以外因素的可能,同时生前有致命性心律失常事件的发生。91%以上的 SCD 是心律失常所致,但某些非心电意外的情况,如心脏破裂、肺栓塞等亦可于 1 小时内迅速死亡,但其发生机制及防治则与心律失常性猝死相异。随着植入型心律转复除颤器(ICD)的临床应用,通过其监护系统对 SCD 的了解进一步加深。

【流行病学】

目前全球 SCD 的发生率并不确切,不同地域 SCD 的发生率各不相同。近年的文献报道,美国每年有 180 000~450 000 人发生 SCD,发生率的差异主要与对 SCD 的定义及研究方法有关。欧洲的 SCD 发生率与美国接近,每年 SCD 的发生率为(50~100)/10 万,有很大的地域差别。近 20~30 年来,随着对冠心病一级预防及二级预防工作的加强和冠心病病死率的下降,SCD 的发生率有所降低,但低于冠心病降低的幅度,仍是威胁人类健康的重大问题。

相对于西方国家,亚洲 SCD 的发生率较低。据来自日本等亚洲不同国家流行病学调查结果,每年 SCD 的发生率为(37~43)/10 万。我国 SCD 的发生率与此接近,每年约有 54 万人发生 SCD,总人数高于美国。

【危险因素】

(一)年龄、性别 年龄的增长是 SCD 的危险因素。在儿童 1~13 岁年龄组所有猝死的 19% 为心源性,青少年 14~21 岁年龄组 SCD 则占所有猝死的 30%。中老年中 SCD 占所有猝死的 80% 或 90% 以上,这在很大程度上与冠心病发病率随年龄而增加有关,因 80% 以上的 SCD 患者罹患冠心病。男性 SCD 发生率较女性高(约 4∶1),在 Framingham 研究中 55~64 岁男女发生率的差异更大(几乎达 7∶1),因为在这一年龄组男性冠心病患病率较女性明显增高。

(二)高血压与左心室肥厚 高血压是冠心病的危险因素,但高血压导致 SCD 的主要机制是左心室肥厚。Framingham 研究显示,左心室体积每增加 $50g/m^2$,SCD 的危险性增加 45%。

(三)高脂血症 低密度脂蛋白胆固醇(LDL-C)的增高与冠心病的所有临床类型均相关,包括 SCD。他汀类调脂药物可减少 30%~40% 冠心病死亡(包括 SCD)和非致死性心肌梗死的发生。

(四)饮食 许多流行病学资料均证实过多的饱和脂肪酸及过少的不饱和脂肪酸摄入均增加冠心病发病的危险,但未直接观察 SCD 的发生率。地中海饮食模式(蔬菜、水果、坚果、全谷物、鱼类的高比例摄入,红肉及加工肉类的低摄入)可能降低女性 SCD 的发生风险。

(五)运动 冠心病患者进行规律、中等程度的体力活动有助于预防 SCD 的发生,但剧烈运动有可能触发 SCD 和急性心肌梗死(AMI)。成人 11%~17% 的 SCD 发生在剧烈运动期间或运动后即刻,与发生心室颤动有关。

(六)饮酒 过度饮酒,尤其醉酒可增加 SCD 发生的危险性,在嗜酒者中常常发现 QT 间期延长,后者易触发室性心动过速或心室颤动。

(七)心率与心率变异度 心率增快是 SCD 的独立危险因素,其机制尚不明,可能与迷走神经张力的降低有关;心率变异性下降与 SCD 相关。

(八)吸烟 吸烟是 SCD 的触发因素之一,因吸烟易于增加血小板黏附,降低心室颤动阈值,升高血压,诱发冠状动脉痉挛,使碳氧血红蛋白积累和肌红蛋白利用受损而降低携氧能力,导致尼古丁诱导的儿茶酚胺释放。

(九)心力衰竭 左心室功能受损是男性 SCD 的重要危险因素。对于严重心力衰竭患者,非持续性室性心动过速是 SCD 发生率增加的独立因素。心力衰竭患者 SCD 发生风险增加 5 倍,死于心力衰竭的患者中,约 1/3 是由于 SCD。

(十)情绪与精神 对于冠心病及患有心脑血管异常(主动脉瘤、脑动脉瘤等)基础病的人群,在情绪激动、精神紧张等应激状态时,儿茶酚胺分泌量显著增加,除可引起恶性心律失常外,还可引起血压升高和微血管内血小板聚集作用加强,导致心脑血管恶性事件的发生,严重者可致心搏、呼吸骤停。

(十一)家族史 在某些患者中,家族史是重要的危险因素。已知某些单基因的疾病如长 QT 间期综合征、短 QT 间期综合征、Brugada 综合征、肥厚型心肌病、致心律失常性右心室心肌病、儿茶酚胺敏感性多形性室性心动过速(CPVT)等易致 SCD。

其他危险因素包括心室内传导阻滞、心房颤动、糖代谢异常、肥胖、慢性肾脏疾病、阻塞型睡眠呼吸暂停综合征等。

【病因与发病机制】

SCD 者绝大多数有心脏器质性病变,成年 SCD 患者中主要包括冠心病、肥厚型心肌病、心脏瓣膜病、心肌炎、非粥样硬化性冠状动脉异常、浸润性病变和心内异常通道。这些心脏器质性改变是室性快速心律失常的发生基础,而大多数 SCD 则是室性快速心律失常所致。一些暂时性因素,如心电不稳定、血小板聚集、冠状动脉痉挛、心肌缺血及缺血后再灌注等可使原有稳定的心脏功能及结构发生异常。某些因素如自主神经系统不稳定、电解质紊乱、过度劳累、情绪压抑及服用致室性心律失常的药物等,均可触发 SCD。

不同年龄的人群中发生 SCD 的原因存在差异。年轻人多是由于遗传性离子通道疾病、心肌病、心肌炎和药物滥用等原因;而老年人多是由于慢性退行性心脏改变,例如冠心病、心脏瓣膜病和心力衰竭等。

在世界范围内,特别是西方国家,冠心病导致的 SCD 最为常见,尤其在 AMI 的早期。在美国所有的 SCD 中,冠状动脉粥样硬化及其并发症所致者高达 80% 以上,心肌病(肥厚型、扩张型)占 10%~15%,其余 5%~10% 的 SCD 可由各种其他病因酿成(表 12-5-0-1)。

表 12-5-0-1　与心脏性猝死有关的心脏异常

（一）缺血性心脏病
1. 冠状动脉粥样硬化
（1）急性冠脉综合征：不稳定型心绞痛、急性心肌梗死
（2）慢性缺血性心肌病
2. 冠状动脉起源异常
3. 冠状动脉发育不全
4. 冠状动脉栓塞及其他机械性阻塞
5. 冠状动脉功能性阻塞
（1）冠状动脉痉挛
（2）心肌桥
6. 冠状动脉夹层
7. 冠状动脉炎
（二）非缺血性心脏病
1. 心肌病
（1）特发性扩张型心肌病
（2）肥厚型心肌病
（3）高血压性心肌病
（4）致心律失常性右心室心肌病
（5）左心室致密化不全
（6）酒精性心肌病
（7）产后心肌病
2. 浸润性和炎症性心脏病
（1）肉瘤样病
（2）淀粉样变
（3）血色沉着病
（4）心肌炎：病毒性、特发性巨细胞性、南美洲锥虫病（Chagas 病）
3. 心瓣膜病
（1）主动脉瓣狭窄/关闭不全
（2）主动脉瓣反流
（3）二尖瓣脱垂
（4）感染性心内膜炎
（5）人工瓣功能异常
4. 先天性心脏病
（1）法洛四联症
（2）大血管转位
（3）爱泼斯坦畸形
（4）肺血管阻塞性疾病
（5）先天性主动脉瓣或肺动脉瓣狭窄
5. 原发心电异常
（1）长 QT 间期综合征
（2）短 QT 间期综合征
（3）WPW 综合征
（4）先天性房室传导阻滞
（5）Brugada 综合征
（6）儿茶酚胺敏感性多形性室性心动过速
（7）特发性室颤
（8）早期复极异常
6. 药物和其他毒物诱发
（1）抗心律失常药物（Ⅰa、Ⅰc 和Ⅲ类）
（2）其他药物或毒物：红霉素、克拉霉素、美沙酮、阿司咪唑、特非那定、喷他脒、酮康唑、TMP-SMZ、精神药物（三环类抗抑郁药、氟哌啶醇、吩噻嗪类药物）、普罗布考、西沙普利、可卡因、氯喹、乙醇、磷酸二酯酶抑制剂、有机磷酸酯类、利尿剂
7. 电解质及代谢紊乱
（1）电解质紊乱：低钾血症、低镁血症、低钙血症
（2）代谢紊乱：神经性厌食和暴食症、液体蛋白饮食
8. 其他
（1）机械性阻塞：急性心脏压塞、大面积肺栓塞、急性心内血栓形成
（2）心脏破裂
（3）主动脉夹层动脉瘤
（4）中枢神经系统损伤
（5）心脏神经疾病

【病理】

冠心病是 SCD 患者最常见的病因，心搏骤停存活者中 40%～86% 发现有冠心病。在中国，SCD 患者有 50% 罹患冠心病，这一比例在日本为 50%～60%，在西方国家达到了 75%。SCD 患者中约 75% 具有两支以上的冠状动脉狭窄 ≥75%，15%～64% 具有新近冠状动脉血栓形成的证据。病理研究还表明，SCD 患者常有左心室肥厚，有既往心肌梗死病变和冠状动脉侧支循环不良；冠状动脉先天性异常、冠状动脉炎、冠状动脉痉挛、冠状动脉夹层分离、心肌桥等非冠状动脉粥样硬化性病变也时有发现；在心律失常或传导系统异常者的病理改变中可见细胞凋亡参与。

由于技术上的困难，对 SCD 患者心脏传导系统病理的研究至今报道不多。因 AMI 而猝死的患者中有房室结动脉狭窄者约占 50%，少数患者的梗死病灶直接累及房室结、房室束及其分支。心脏传导系统的纤维化很常见，但并不特异，可能是许多原因（如 Lenegre 和 Lev 病，小血管病变导致的缺血性损伤，以及炎症、浸润性病变等）的结果，其在 SCD 中的地位尚未肯定。急性炎症（如心肌炎）和浸润性病变（如淀粉样变、硬皮病、血色病等）均可损害房室结/束，导致房室传导阻滞。某些局部病损（如结节病、类风湿关节炎）也可影响传导系统。但由于常规尸检不包括细致的传导系统检查，上述病损可能被漏检。肿瘤对传导系统的局部损害（尤其是间皮瘤、淋巴瘤、癌肿，甚或横纹肌瘤、纤维瘤）也有报道。

【病理生理】

SCD 在病理生理上主要表现为致命性心律失常。75%～80% 的心搏骤停者首先记录到的心律失常是心室颤动（室颤），而持续性室性心动过速（室速）者不足 2%。缓慢性心律失常多见于重度充血性心力衰竭患者中。

（一）致死性快速性心律失常　慢性冠心病常有区域性心肌血供不足，从而有局部心肌的代谢或电解质状态的改变。应激时心肌需氧量增加，但病变的冠状动脉不能相应增加血供而导致心律失常或猝死。血管功能的变化（冠状动脉痉挛或冠状动脉侧支循环的改变）可使心肌面临暂时性缺血和再灌注的双重危害。冠状动脉痉挛的机制尚未完全阐明，但局部内皮细胞受损和自主神经系统活性变化起一定作用。此外，慢性冠状动脉病变内皮细胞的损害和斑块破裂而导致的血小板激活与聚集，不仅可导致血栓，而且可产生一系列生化改变，影响血管自身调节功能，导致室颤的发生。

急性心肌缺血可立即导致心肌的电生理、机械功能和生化代谢异常。在心肌细胞水平，急性缺血导致细胞膜完整性的丧失，从而导致 K^+ 外流和 Ca^{2+} 内流、酸中毒、静息跨膜电位降低、动作电位时间缩短及自律性增高。

冠状动脉阻塞的前 2 分钟缺血心肌的不应期缩短伴随动作电位时间缩短，但由于复极化完毕后仍有部分除极化的纤维处于不应激状态，最终不应期还是延长。这种复极后的不应性进一步导致缺血区及其周围的心电生理特性不协调，造成传导

明显延迟、单向传导阻滞和折返激动间联系受损。快速多形性室速和室颤是缺血早期的特征性心律失常，易致 SCD，多由传导速度不同步、缺血区及其周围存在绝对不应期的差异而容易引起折返所致。而冠状动脉阻塞后儿茶酚胺释放增多，则与自律性异常、触发活动等室性心律失常发生机制有关。室性快速心律失常亦常发生于再灌注期。再灌注时产生一系列的改变，其中 Ca^{2+} 持续内流起重要作用，它可导致心电不稳定，刺激 α 和/或 β 受体，诱发后除极而引起室性心律失常。此外，再灌注时超氧自由基的形成，血管紧张素转换酶活性改变及在缺血或再灌注时心内外膜下心肌的激动时间和不应期的差异，也可能是引起致命性快速性心律失常的机制。急性缺血时的心肌状态是另一个重要因素，下列情况的心肌特别容易因急性缺血而产生心电不稳定：①以往有过损伤而愈合的心肌；②慢性心肌肥厚；③低钾血症。上述情况加之急性缺血的触发，易产生心电异常，导致室颤（图 12-5-0-1）。

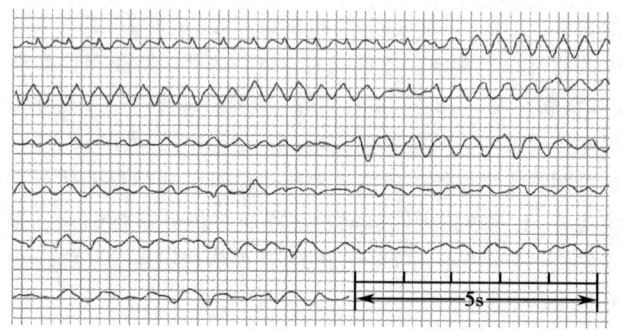

图 12-5-0-1　心室颤动型的心搏骤停
由上到下心电图示心室颤动波由粗到细。

（二）缓慢性心律失常和心室停搏　其病理生理变化主要是窦房结和/或房室结无正常功能时，下级自律性组织不能代之起搏所致。常发生于严重的心脏疾病，心内膜下浦肯野纤维弥漫性病变，缺氧、酸中毒、休克、肾衰竭、外伤和低温等全身情况导致细胞外 K^+ 浓度增高，浦肯野细胞部分除极，4 相自动除极的坡度降低，最终导致自律性丧失。此型心律失常系由于自主细胞的整体受抑，有别于急性缺血时的区域性病损。自主细胞功能受抑时对超速抑制特别敏感，因而在短阵心动过速后即发生长时间的心室停顿。后者导致局部高钾和酸中毒，使自主性进一步受抑，最终发生持久的心室停搏或室颤。

电-机械分离即心脏有持续的电节律性活动，但无有效的机械功能（图 12-5-0-2）。常继发于心脏静脉回流的突然中断，如大面积肺栓塞、人工瓣急性功能不全、大量失血和心脏压塞。也可为原发性，即无明显的机械原因而发生电-机械的不耦联。常为严重心脏病的终末表现，但也可见于急性心肌缺血或长时期心搏骤停的电击治疗后。虽其发生机制尚未完全明了，但推测与心肌的弥漫性缺血或病变有关；心肌细胞内 Ca^{2+} 的代谢异常，细胞内酸中毒和 ATP 的耗竭可能使电-机械不能耦联。

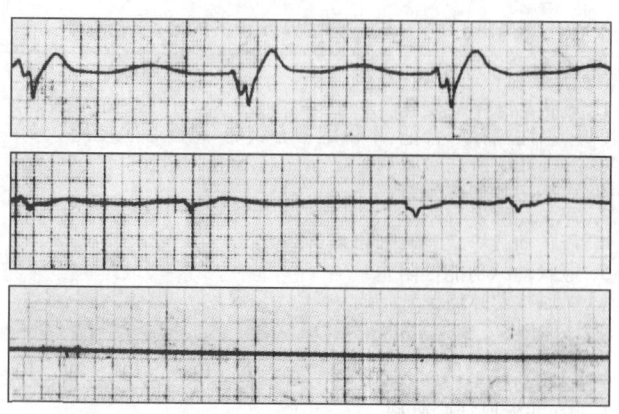

图 12-5-0-2　心室自主心律和心室停顿型心搏骤停
上两行心电图示缓慢的心室自主心律，心室率<30 次/min，第三行示心室停顿，心室电活动完全停止。

（三）自主神经系统与心律失常　交感神经兴奋容易引起致命性心律失常，而迷走神经兴奋对交感性刺激诱发的致命性心律失常具有预防和保护效应。如 AMI 能引起局部心脏交感与副交感神经去神经化，而对儿茶酚胺超敏，并伴有动作电位时间与不应期的缩短不同步，容易引发心律失常。预缺血能保存急性冠状动脉阻塞早期交感与副交感神经传出纤维的活性，而减少致命性心律失常的发生。

无论上述何种机制所致的心搏骤停，都标志着临床死亡。但从生物学观点来看，此时机体并未真正死亡，因为机体组织的代谢尚未完全停止，人体生命的基本单位——细胞仍维持着微弱的生命活动。如予及时、适当的抢救，尚有可能存活，尤其是突然意外发生的猝死。

在心搏和/或呼吸停止后，组织血流中断而无灌注，随即产生酸碱平衡和电解质失调，尤其是细胞内酸中毒和细胞外 K^+ 浓度增高。此外，氧自由基产生增多，其与生物膜的多价不饱和脂肪酸具有高度亲和力而相结合，造成细胞膜功能障碍，影响膜的通透性和多种酶的活性，Ca^{2+} 内流增加使细胞内 Ca^{2+} 增多，最终导致细胞死亡。此时可逆性的变化发展到不可逆的结局，进入生物学死亡。

人体各系统组织对缺氧的耐受性不一，最敏感的是中枢神经系统，尤其是脑组织，其次是心肌，再次是肝脏和肾脏，而骨骼肌、骨和软骨、结缔组织对缺氧的耐受性则较高。

当脑组织缺氧时，由于脑血管内皮细胞水肿致使脑血流机械性受阻，导致脑血管阻力增加和颅内压轻度增高，使脑灌注进一步减少。脑组织的重量虽仅占体重的 2%，但其代谢率高，氧和能量的消耗大，其所需的血液供应约相当于心排血量的 15%，耗氧量约占全身的 20%。然而，脑组织中氧和能量的储备却很少，对缺氧和酸中毒的易损性很大。循环停止后，脑组织所储备的腺苷三磷酸和糖原在数分钟内即耗尽。如体温正常，在心搏骤停后 8~10 分钟内，即可导致脑细胞的不可逆性损伤。

心脏在缺氧和酸中毒的情况下，心肌收缩力受到严重抑制，心肌处于弛缓状态，周围血管张力也减低，两者对儿茶酚胺的反应性大为减弱。此外,由于室颤阈值的降低,室颤常呈顽固性,最终心肌细胞停止收缩。

肝脏和肾脏对缺氧也较敏感。前者首先发生小叶中心坏死,后者则发生肾小管坏死而致急性肾衰竭。当动脉氧含量<9Vol%时,肝细胞不能存活。

上述重要脏器在缺氧和酸中毒时发生的病理生理过程,尤其是心脑的病变,可进一步加重缺氧和酸中毒,从而形成恶性循环。血液循环停止时间越长,复苏成功率越低、并发症越多。如循环停止后抢救不及时脑组织的缺氧性损伤往往变为不可逆性,为心搏骤停主要的致死原因;即使心搏呼吸暂时复苏成功,终可因脑死亡而致命;偶尔生命得以挽回,仍可因后遗永久脑损伤而造成残疾。故心搏骤停的抢救必须分秒必争。

【临床表现】

心搏骤停或 SCD 的临床过程可分为 4 个时期:

(一) 前驱期　许多患者在发生心搏骤停前有数天或数周,甚至数月的前驱症状,诸如心绞痛、气急或心悸的加重、易于疲劳,以及其他非特异性的主诉。这些前驱症状与 SCD 发生的时间先后和因果关系常难以确定。有资料显示 50%的 SCD 患者在猝死前一个月内曾求诊过,但其主诉常不一定与心脏疾病有关。在医院外发生心搏骤停的存活者中,28%在心搏骤停前有心绞痛或气急的加重,但前驱症状仅提示有发生心血管疾病的危险,不能预测 SCD 的发生。部分患者可无前驱症状,瞬即发生心搏骤停。

(二) 发病期　亦即导致心搏骤停前的急性心血管改变时期,为瞬间至持续 1 小时不等。由于猝死的病因不同,发病前的临床表现也各异。典型表现包括:严重胸痛,急性呼吸困难,突然心悸,持续心动过速或头晕目眩等。若心搏骤停瞬间发生,事前无预兆,则 95%为心源性,并有冠状动脉病变。从心脏猝死者所获得的连续心电图记录中可见在猝死前数小时或数分钟内常有心电活动的改变,其中以心率加快及室性期前收缩的恶化升级最为常见。猝死于室颤者,常先有一阵持续的或非持续的室速。这些以心律失常发病的患者,在发病前大多清醒并可以日常活动,发病期短。另有少部分患者以循环衰竭发病,在心搏骤停前已处于卧床状态,甚至已昏迷,其发病期长。在临终心血管改变前常已有非心脏性疾病,异常心电图以心室停搏多见。

(三) 心搏骤停期　意识完全丧失为该期的特征。如不立即抢救,一般在数分钟内进入死亡期,罕有自发逆转者。

心搏骤停的症状和体征依次出现如下:①心音消失。②脉搏扪不到、血压测不出。③意识突然丧失或伴有短阵抽搐。抽搐常为全身性,多发生于心脏停搏后 10 秒内,有时伴眼球偏斜。④呼吸断续,呈叹息样,以后即停止,多发生在心脏停搏后 20~30 秒内。⑤昏迷,多发生于心脏停搏 30 秒后。⑥瞳孔散大,多在心脏停搏后 30~60 秒出现。但此期尚未到生物学死亡,如给予及时恰当的抢救,有复苏的可能。

其复苏成功率取决于:①复苏开始的迟早;②心搏骤停发

生的场所;③心电活动失常的类型(室速、室颤、心室停搏抑或电-机械分离);④心搏骤停前患者的临床情况。如心搏骤停发生在可立即进行心肺复苏的场所,则复苏成功率较高。在医院或加强性监护病房可立即进行抢救的条件下,复苏的成功率主要取决于患者在心搏骤停前的临床情况:若为急性心脏情况或暂时性代谢紊乱,则预后较佳;若为慢性心脏病晚期或严重的非心脏情况(如肾衰竭、肺炎、败血症、糖尿病或癌症),则复苏的成功率并不比院外心搏骤停的复苏成功率高。后者的成功率主要取决于心搏骤停时心电活动的类型,其中以室速的预后最好(成功率达 67%),室颤其次(25%),电-机械分离的预后则很差。高龄也是影响复苏成功的一个重要因素。

(四) 生物学死亡期　从心搏骤停向生物学死亡的演进,主要取决于心搏骤停心电活动的类型和心肺复苏的及时性。室颤或心室停搏,如在前 4~6 分钟内未给予心肺复苏,则预后很差;如在前 8 分钟内未给予心肺复苏,除非在低温等特殊情况下,否则几无存活。从统计资料来看,目击者立即施行心肺复苏术和尽早除颤是避免生物学死亡的关键。心脏复苏后住院期死亡最常见的原因是中枢神经系统的损伤。缺氧性脑损伤和长期使用呼吸器的继发感染占死因的 60%,低心排血量占死因的 30%,因心律失常复发而致死者仅占 10%。

【治疗】

CA 的治疗就是通过人工的方法维持中枢神经系统、心脏和其他重要脏器的有效血液供应,同时尽快恢复自主循环。SCD 是一个全球面临的公共健康问题。我国 CA 患者的整体抢救水平远低于发达国家和地区,CA 患者神经功能良好的出院生存率仅为 1%左右。大量研究和实践证实,心肺复苏(cardiopulmonary resuscitation,CPR)是抢救 CA 最有效的措施。近 50 年来,随着心肺复苏指南的更新和持续质量改进,"早期识别求救、早期 CPR、早期除颤、早期救治"生存链模式的广泛应用显著提高了 SCD 患者的存活率。

(一) CPR 概述　CPR 是一系列提高 CA 后生存机会的抢救措施,主要包括基础生命支持(basic life support,BLS)和高级心血管生命支持(advanced cardiovascular life support,ACLS)。由于施救者、患者和可利用资源的差异,最佳 CPR 方法可能不同,但 CPR 的关键是如何尽早和有效地实施。成功的 CPR 需要一整套协调的措施,各个环节紧密衔接,即组成 5 环生存链(chain of survival)(图 12-5-0-3),生存链每个环节的成功依赖于前面环节的效果。2015 年美国心脏协会(AHA)心肺复苏指南强调先进行胸外按压(C),再行保持气道通畅(A)和人工呼吸(B)的操作,即 CPR 的程序是 C-A-B。但如果明确是由于窒息而造成的 CA,应进行传统 CPR 程序即 A-B-C。

(二) 基础生命支持(BLS)　BLS 是 CA 后挽救生命的基础,主要指徒手 CPR。BLS 的基本内容包括识别 CA、呼叫急救系统、尽早开始 CPR、迅速使用自动体外除颤器(automated external defibrillator,AED)除颤。2015 年 AHA 更新了 BLS 医务

院内心脏骤停

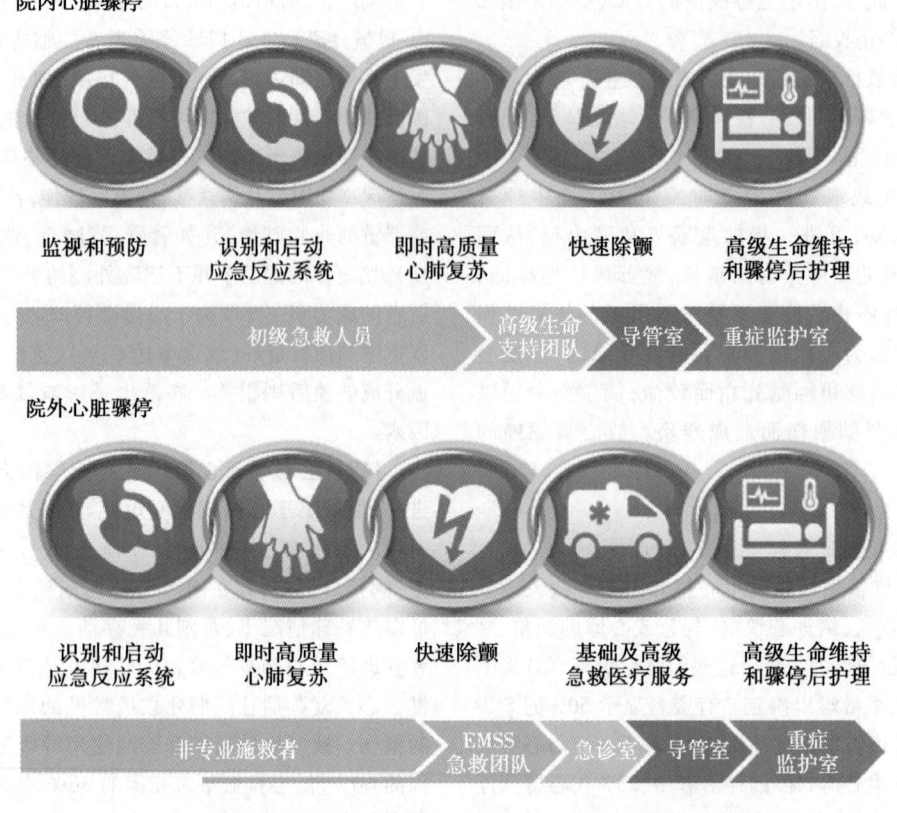

| 监视和预防 | 识别和启动应急反应系统 | 即时高质量心肺复苏 | 快速除颤 | 高级生命维持和骤停后护理 |

初级急救人员　高级生命支持团队　导管室　重症监护室

院外心脏骤停

| 识别和启动应急反应系统 | 即时高质量心肺复苏 | 快速除颤 | 基础及高级急救医疗服务 | 高级生命维持和骤停后护理 |

非专业施救者　EMSS急救团队　急诊室　导管室　重症监护室

图 12-5-0-3　院内心搏骤停（IHCA）与院外心搏骤停（OHCA）生存链
EMSS. emergency medical service system，急救医疗服务体系。

人员成人心搏骤停救治流程（图 12-5-0-4），供经 CPR 训练的医务人员、警察和消防队员等采用，未经训练的施救者要求尽快识别 CA 并呼叫急救系统，随之进行快速有力的胸外按压。BLS 流程能帮助单个施救者来区分优先次序，但如由多个施救者组成的团队进行 CPR，应同时进行各种措施。

1. 识别 CA　CA 的诊断一般不成问题，但需迅速判断。出现较早而可靠的临床征象是意识的突然丧失伴以大动脉（如颈动脉和股动脉）搏动消失，这两者的存在可确立 CA 的诊断。一般主张急救人员轻拍或摇动患者，呼喊患者，同时判断有无循环征象（包括有无扪及颈动脉搏动和患者任何肢体活动等）。对于婴儿患者，应拍打足底来判断意识。判断时间应限定在 5~10 秒。

在成人中以心音消失诊断 CA 并不可靠，血压测不出也未必都是 CA，因此对怀疑 CA 的患者反复听诊或测血压，反而会浪费宝贵的时间而延误复苏的进行，影响复苏后存活率。瞳孔变化的可靠性也较小，瞳孔缩小不能排除心搏骤停，尤其是在应用过阿片制剂或老年患者中；瞳孔显著扩大也不仅限于心搏骤停时，当心排血量显著降低、严重缺氧、应用某些药物如神经节阻断药及深度麻醉时，瞳孔也可扩大。

2. 启动急救医疗服务体系（emergency medical service system，EMSS）　即在不延误施行基础心肺复苏的同时，设法通过他人及现代通讯设备联系急症救护系统。需要专业的调度系统、快速反应的院前急救队伍和高效的转运、抢救体系，来应对

院外 CA 患者的抢救。对于院内 CA 患者，EMSS 还包括启动院内专用的应急体系，呼叫院内复苏小组或团队。

3. 实施高质量的 CPR（high-quality CPR）　旨在迅速建立有效的人工循环，给脑组织及其他重要脏器以氧合血液而使其得到保护（表 12-5-0-2 和表 12-5-0-3）。主要措施包括胸外按压、开放气道、重建呼吸，简称为 CAB（Chest compressions，Airway，Breathing）。

（1）重建循环——人工胸外按压：胸外按压可为心脏和大脑提供一定量的血流。成人 CA 最主要原因是致命性心律失常，此时循环支持比呼吸支持更重要。对院外成人 CA 的研究表明，如有旁观者及时进行胸外按压，可以提高存活率；开放气道和人工呼吸的操作往往会花费更多时间。另外，担心感染传染病等原因也降低未经训练旁观者的自信心和参与 CPR 的比例。基于上述原因，CPR 应先进行胸外按压，再进行开放气道和人工呼吸（C-A-B）。

胸外按压是指在胸骨下 1/2 中部进行有节奏的快速有力按压，通过增加胸腔内压和直接压迫心脏而产生血流。为达到最佳按压效果，如有可能应把患者仰卧位放置于坚硬的平面上（硬地或硬板）；施救者跪在患者右侧的胸部旁，或站在床旁；一只手的掌根放在患者胸骨中下部，两手重叠，手指离开胸部；以掌根部为着力点进行按压，身体稍前倾，使肩、肘、腕位于同一轴线上，并与患者身体平面垂直；用上身重力按压，按压与放松时间相同（图 12-5-0-5）。

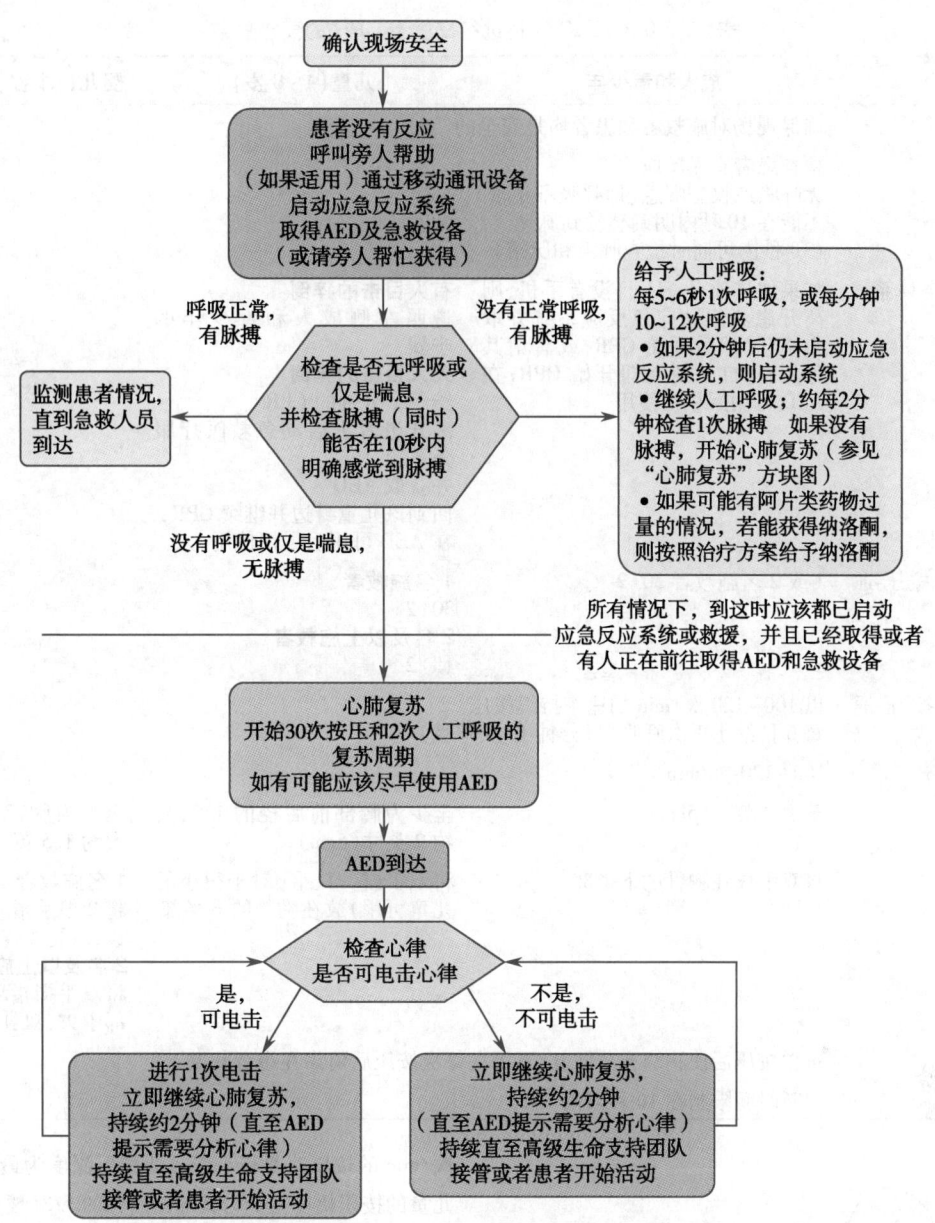

图 12-5-0-4　BLS 医务人员成人心搏骤停流程——2015 年 AHA 更新

表 12-5-0-2　BLS 中成人高质量 CPR 的注意事项

施救者应该	施救者不应该
以 100~120 次/min 的速率实施胸外按压	以少于 100 次/min 或大于 120 次/min 的速率按压
按压深度至少达到 2 英寸(5cm)	按压深度小于 2 英寸(5cm)或大于 2.4 英寸(6cm)
每次按压后让胸部完全回复	按压间隙倚靠在患者胸部
尽可能减少按压中的停顿	按压中断时间大于 10 秒
给予患者足够的通气(30 次按压后 2 次人工呼吸,每次呼吸超过 1 秒,每次须使胸部隆起)	给予过量通气(即呼吸次数太多,或呼吸用力过度)

表 12-5-0-3　BLS 人员进行高质量 CPR 的要点总结

内容	成人和青少年	儿童(1~8 岁)	婴儿(<1 岁,除新生儿以外)
现场安全	确保现场对施救者和患者均是安全的		
识别心搏骤停	检查患者有无反应 无呼吸或仅是喘息(即呼吸不正常) 不能在 10 秒内明确感觉到脉搏 (10 秒内可同时检查呼吸和脉搏)		
启动急救医疗服务体系	如果您是独自一人且没有手机,则离开患者启动应急反应系统并取得 AED,然后开始 CPR;或者请其他人去,自己则立即开始 CPR;在AED 可用后尽快使用	**有人目击的猝倒** 遵照左侧成人和青少年的步骤 **无人目击的猝倒** 给予 2 分钟的 CPR 离开患者去启动急救医疗服务系统 并获取 AED 回到该儿童身边并继续 CPR;在 AED 可用后尽快使用	
没有高级气道的按压-通气比	1 或 2 名施救者 30:2	**1 名施救者** 30:2 **2 名及以上施救者** 15:2	
有高级气道的按压-通气比	以 100~120 次/min 的速率持续按压 每 6 秒给予 1 次呼吸(每分钟 10 次呼吸)		
按压速率	100~120 次/min		
按压深度	至少 2 英寸(5cm)	至少为胸部前后径的 1/3,大约 2 英寸(5cm)	至少为胸部前后径的 1/3,大约 1.5 英寸(4cm)
手的位置	将双手放在胸骨的下半部	将双手或一只手(对于很小的儿童可用)放在胸骨的下半部	**1 名施救者** 将 2 根手指放在婴儿胸部中央,双乳头连线正下方 **2 名及以上施救者** 将双手拇指环绕放在婴儿胸部中央,双乳头连线正下方
胸廓回复	每次按压后使胸廓充分回复,不可在每次按压后倚靠在患者胸壁		
尽量减少中断	中断时间限制在 10 秒以内		

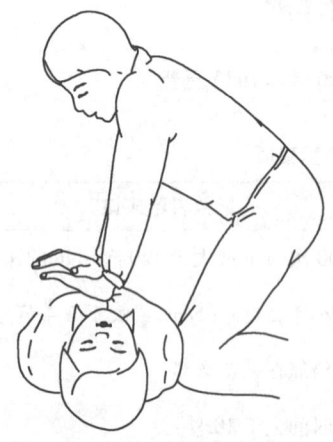

图 12-5-0-5　施行人工胸外按压术示意

急救者应该意识到胸外按压的重要性,遵循"快速按压、有力按压"的原则,按压速率 100~120 次/min。以足够的速率和幅度进行按压,保证每次按压后胸廓完全回复,放松时手掌不离开胸壁。按压深度成人维持在 5~6cm。最新研究显示,107 次/min 的按压速率和 4.7cm 的按压深度为最佳组合。婴儿和儿童的按压幅度至少为胸部前后径的 1/3(婴儿大约为 4cm,儿童大约为 5cm)。

在按压 1 分钟后,施救者通常会因疲劳导致按压频率和幅度下降,当有两名或以上的施救者在场时,应每 2 分钟(或者在每 5个 30:2 的按压:通气比例循环进行后)轮换一次以保证按压质量,每次轮换应在 5 秒内完成。非专业人员应尽量坚持 CPR 直至患者醒来或医务人员接手 CPR 或应用 AED;医务人员在开放气道或使用 AED 时应控制胸外按压中断时间不超过 10 秒。施救者应尽量避免因检查患者而中断胸外按压,按压分数(即胸外按压时间占整个 CPR 时间的比例)应≥60%,在搬动患者时很难进行胸外按压,因此一般都尽量就地行 CPR,除非环境不安全。

人工胸外按压不当可发生肋骨骨折、胸骨骨折、肋骨与肋软骨脱离、气胸、血胸、肺挫伤、肝或脾脏撕裂及脂肪栓塞等并发症。为减少并发症,按压时需注意:①按压部位不宜过高或过低,也不可偏于左右两侧,切勿挤压胸骨下剑突处;②在按压间歇的放松期,操作者虽不加任何压力,但仍宜将手置于患者胸骨下半部不离开其胸壁,以免移位;③按压需均匀、有节奏地进行,切忌突然急促的猛击。

(2) 开放气道:意识丧失患者的舌常后移而堵塞气道,通常施救者一手置于患者前额加压使头后仰,另一手向上抬颌,便可使下颌前移而舌根离开咽喉后壁,气道便可通畅,勿用力压迫下颌部软组织,以免反致气道梗阻。对疑有头颈部损伤者,可仅予托举下颌而不常规使头后仰,这样更安全(图 12-5-0-6)。

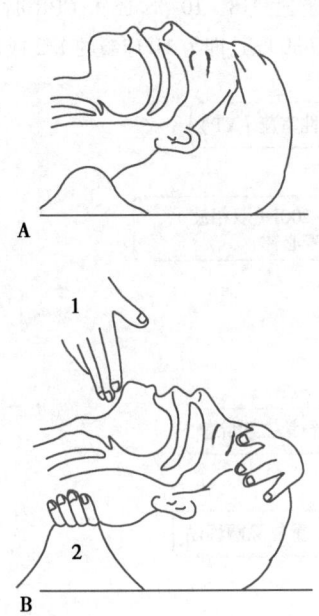

图 12-5-0-6 开放气道示意

A. 意识丧失者舌后移致气道堵塞;B. 畅通气道的手法示意:1. 托起下颌,2. 抬举后颈部。

对疑有气道异物者,应先以 Heimlich 手法操作以排出异物:操作者从患者背部双手环抱于患者上腹部,用力、突击性挤压。

(3) 重建呼吸——人工呼吸:如患者自主呼吸已停止,则应做人工呼吸,以口对口呼吸的效果最好。操作时,在上述开放气道的基础上,用置于患者前额的拇指与示指捏住其鼻孔,操作者在深吸气后,使自己的口唇与患者口唇的外缘密合后用力吹气,确保通气时可见胸壁隆起(图 12-5-0-7)。患者如有义齿可不必取出,因有利于口对口呼吸时的密合;但若义齿松动,则应取出为宜。若患者牙关紧闭,可改为口对鼻呼吸,即用口唇密合于患者鼻孔的四周后吹气。在进行人工呼吸时,需注意观察患者胸壁的起伏,感觉吹气时患者呼吸道的阻力和在吹气间歇有无呼气。

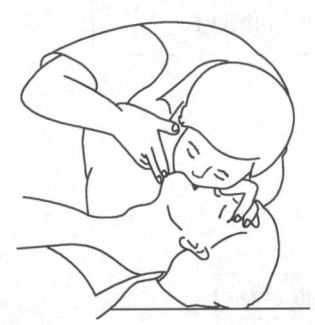

图 12-5-0-7 施行人工口对口呼吸示意

所有人工呼吸(无论是口对口,口对面罩,球囊-面罩,或球囊对高级气道)均应持续吹气 1 秒钟以上,吹气量为 6~7ml/kg(500~600ml),以保证有足量气体进入并使胸廓有明显抬高,这样可使患者呼吸道内维持一个正压。在复苏开始时,单人施救者应首先从进行 30 次胸外按压开始 CPR,而不是先进行 2 次通气;双人或以上复苏时建立了高级气道(例如气管插管、喉罩气道)后,医护人员可以每分钟 10 次进行人工呼吸,同时持续胸外按压。

在行口对口或口对鼻人工呼吸时,常可致胃胀气,后者使横膈抬高、肺容量减少,并可发生胃内容物反流导致误吸。应缓慢吹气,不可过快或过度用力,减少气道压峰值水平,可降低食管内压,减少胃胀气的发生。若患者因胃严重胀气而影响换气功能,应使患者侧转并压迫其上腹部使其胃气外排,再继续操作。

4. 体外除颤 成人心脏骤停时的心律主要是室颤,除颤复律的速度是 CPR 成功的关键。在可能的条件下,应在气管插管和建立静脉通道前先予以立即电除颤。当可以立即取得 AED 时,对于有目击的成人心脏骤停,应尽快使用 AED。对于心电监护的患者,从室颤到给予电击的时间不应超过 3 分钟。若成人在未被目击的情况下发生心脏骤停,或不能立即取得 AED 时,应该在他人前往获取及准备 AED 的时候开始 CPR;而且视患者情况,应在设备可供使用后尽快尝试进行除颤。在除颤前充电期间仍应持续胸外按压和口对口人工呼吸等基础 CPR 措施。若及时 CPR,并在 6~10 分钟内除颤,仍能保持神经系统的功能。

AED 应配置于公共场所,为及早除颤提供条件。性能改进的 AED 使首次电击即有很高的成功率。当首次电击失败,继续给予胸外按压可以改善氧供和养分运送至心肌,使得随后进行的电击成功率增加。

对于成人室颤或无脉性室速,若使用单向波除颤,能量为 360J;双相波除颤电击能量应根据除颤仪的品牌或型号进行选择,一般为 120J 或 150J;使用直线双向波形除颤则应选择 120J。后续电击应选择相同或更高的能量,如果施救者对于 AED 不熟悉,推荐使用 200J。对于儿童患者,初始能量为 2J/kg,第 2 次电击使用 4J/kg,后续电击能量应≥4J/kg,最高不超过 10J/kg 或成人最大能量。

5. 不同施救者的 CPR 策略 施救者在启动急救系统后要根据训练水平决定其操作的具体策略。

(1) 未经训练的普通施救者:目前只有极少数 CA 患者得到了旁观者实施 CPR 的救助。鼓励未经训练的普通人施救者对 CA 患者在第一时间实施仅做胸外按压的 CPR。强调"快速而有力地按压",也可根据急救专业人员的电话指令操作。施救者要持续不停地进行胸外按压,直至医务人员接管患者。

(2) 经过训练的非医务人员:建议经过训练的非医务人员如警察和消防员等在医院内和医院外均要施行胸外按压结合人工呼吸的 CPR;持续做 CPR 直至 AED 使用,或医务人员接管患者。

(3) 医务人员:所有的医务人员都应该经过 BLS 的培训,都应该能对 CA 的患者按 C-A-B 顺序进行 CPR 并正确使用 AED。鼓励团队分工合作,并根据最可能导致 CA 原因展开个体化施救。

（三）高级心血管生命支持（ACLS）　ACLS 是指由专业急救、医护人员应用急救器材和药品所实施的一系列复苏措施,主要包括人工气道的建立、机械通气、循环辅助仪器、药物和液体的应用、除颤复律和/或起搏、病情和疗效评估、复苏后脏器功能的维持等。良好的 BLS 是 ACLS 的基础。

1. 气道管理和通气　通气的目的是维持充足的氧合和充分排出二氧化碳。由于 CPR 期间肺处于低灌注状态,应避免过度通气,以免通气/血流比例失调。建立人工气道的方法包括球囊-面罩、口咽通气管、鼻咽通气管和气管插管等。CA 期间气道管理的最佳方法要根据施救者经验和患者具体情况而定,应权衡气管插管的利弊。紧急气管插管的指征:①对无意识的患者不能用球囊-面罩提供充足的通气;②气道保护反射丧失。

建立人工气道期间应避免长时间中断胸外按压。气管插管后每分钟给予通气 8 ~ 10 次,成人 CPR 时的潮气量约需 500 ~ 600ml(6~7ml/kg),即为 1L 球囊的 1/2 或 2L 球囊的 1/3。

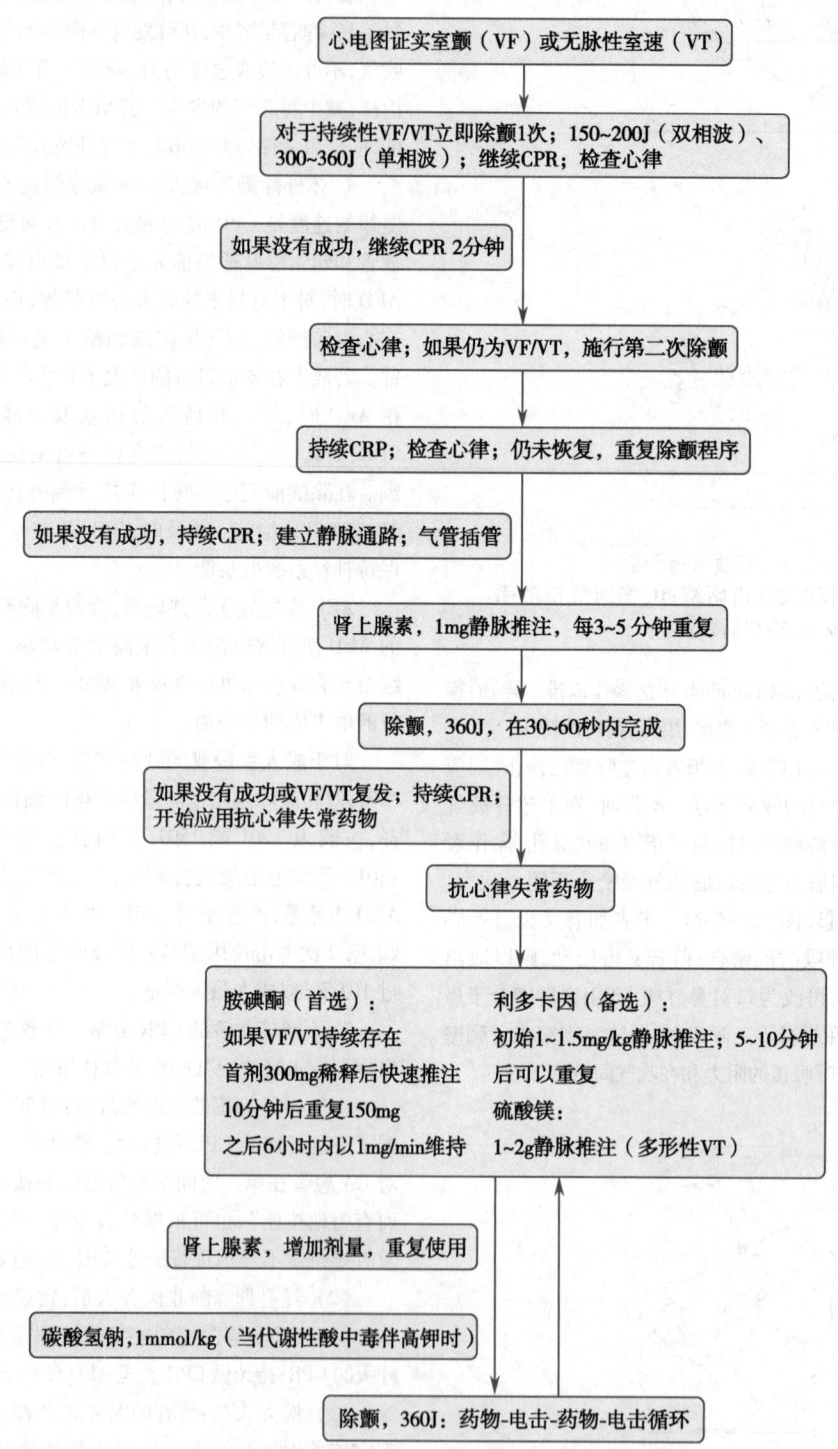

图 12-5-0-8　室颤或无脉性室速的 ACLS 处理流程

气道建立后的短时间内可给予100%纯氧。气管插管后有条件可应用CO_2波形图确定气管插管的位置,并根据呼出气体中CO_2分压值评估CPR的质量和自主循环是否恢复。

2. CA的高级处理 CA主要由四种心律失常引起:室颤、无脉性室速、心室停搏和无脉性电活动。高质量的CPR和在最初几分钟内成功除颤是ACLS成功的基础。

(1)致CA心律失常的处理(rhythm-based management of sudden cardiac arrest):

1)室颤或无脉性室速:抢救人员应立即应用AED给予一次电击,能量双相波为200J,单相波为360J。前-侧位是首选的电极位置,在不同情况下电极贴选择前-后、前-左肩胛下和前-右肩胛下位均是合理的。电击后立即从胸外按压开始继续进行2分钟CPR,再检查心律,如需要可再次电击。如果电击后室颤终止,但稍后室颤又复发,可按前次能量再次电击。治疗室颤或无脉性室速期间,医务人员必须保证CPR的其他操作如胸外按压和人工通气与电除颤之间的有效协调。在准备AED时不要停止CPR的操作,这一点十分重要。

当至少1次除颤和2分钟CPR后室颤或无脉性室速仍持续时,可给予肾上腺素。当室颤或无脉性室速对CPR、除颤和血管活性药均无反应时,可给予胺碘酮或利多卡因(图12-5-0-8)。

2)心室停搏或无脉性电活动:严重心动过缓、心室停搏和电-机械分离所致CA的处理见图12-5-0-9。一旦明确CA是由于这些情况所致,即无指征进行体外电除颤。正确的处理是给予继续人工胸外按压和机械通气,并尽量设法改善低氧血症和酸中毒。给予静注或心内注射肾上腺素和/或阿托品,也可试用体外或经静脉路径临时心脏起搏以期建立规则的心律。但这几种类型CA的预后很差,唯一例外的情况是由于气道阻塞所继发的心动过缓或心室停搏。此时如能及时用Heimlich手法去除气道异物,或必要时给予气管插管抽吸气道中阻塞的分泌物,CA有望立即恢复。

(2)CPR质量的监测:应常规行心电监测和脉搏血氧饱和度监测。建议有条件单位应用以下生理参数进行实时监测CPR质量,如按压频率及幅度、胸廓回弹恢复、按压中断持续时间、通气频率及幅度、呼气末二氧化碳分压($PetCO_2$)。对于插

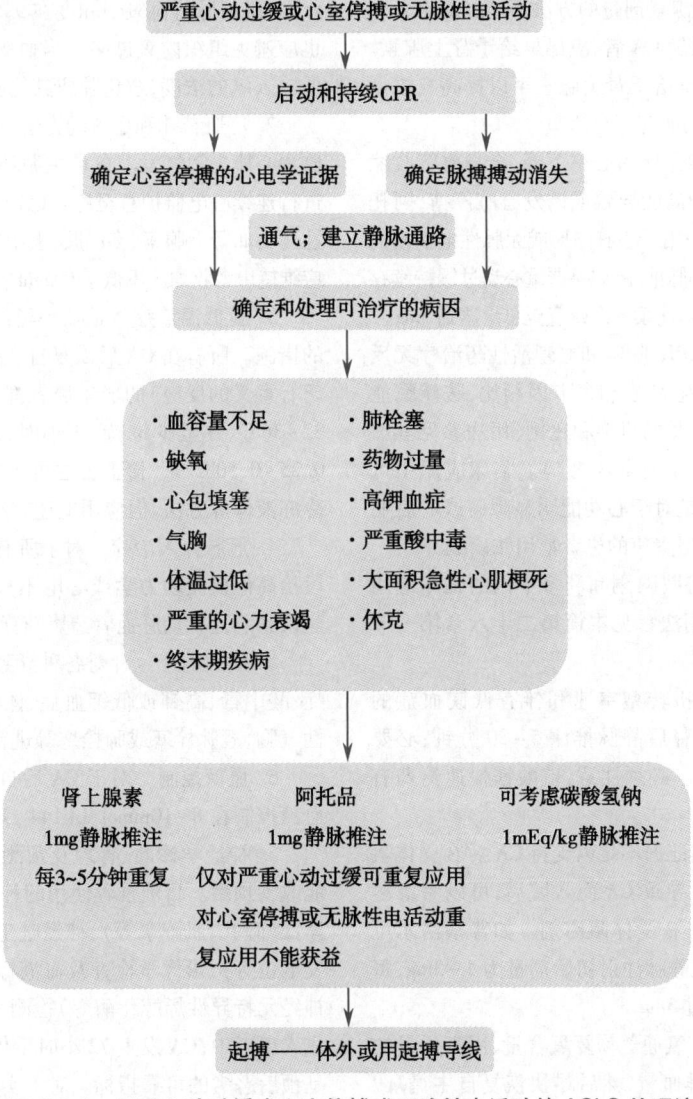

图12-5-0-9 严重心动过缓或心室停搏或无脉性电活动的ACLS处理流程

管患者,如果经 20 分钟 CPR 后,二氧化碳波形图检测的 Pet-CO_2 仍不能达到 10mmHg 以上,可将此作为决定停止复苏的多模式方法中的一个因素,但不能单凭此点就做决定。

冠脉灌注压是 CPR 质量评价的"金标准",但在临床实践中常难以获得,通常以舒张期的有创动脉血压作为参考和替代。脑部血氧饱和度监测可以了解 CPR 过程中实时的脑灌注及脑组织供氧情况,但还需进一步临床验证。心电滤波技术能够将按压干扰波形从心电监测的波形中滤除,在无须停止按压的情况下,即可判断心律失常类型,可显著提高按压分数及除颤成功率。

(3) CA 的常用药物:CA 期间用药的主要目的是促进自主心律的恢复和维持。药物应用可提高自主循环恢复率,并增加将患者送至医院进一步抢救的机会和比例,但不能改善脑功能恢复良好患者的长期存活率。

1) 肾上腺素:主要作用为激动 α-肾上腺素能受体,提高 CPR 期间的冠状动脉和脑灌注压。在 ACLS 期间,在至少 2 分钟 CPR 和 1 次电除颤后每 3~5 分钟应经静脉注射一次 1mg 肾上腺素。每次从周围静脉给药后应使用 20ml 生理盐水冲管,以保证药物能够到达心脏。递增肾上腺素剂量的方法不能提高患者存活率。因不可电击心律失常引发 CA 者,应尽早给予肾上腺素。大型的观察性研究发现,以及早给予肾上腺素可以提高自主循环恢复率、存活出院率和神经功能完好存活率。

2) 阿托品:能逆转胆碱能介导的心率下降、全身血管收缩和血压下降。迷走神经张力增高能导致或诱发心脏停搏,阿托品作为迷走神经抑制药,可考虑用于心脏停搏或无脉性电活动的治疗。CA 时推荐剂量为 1mg 静脉推注,如果严重心动过缓持续存在,可每 3~5 分钟重复使用一次,连续 3 次或直至总量达到 3mg。

3) 胺碘酮:可以用于对 CPR、除颤和血管活性药治疗无反应的室颤或无脉性室速,与安慰剂或利多卡因相比,胺碘酮能增加将患者送至医院进一步抢救的机会和比例(用法参见本篇第二十六章第七节"抗快速心律失常药物")。临床应用中可引起低血压和心动过缓,尤其是对于心功能明显障碍或心脏明显扩大者。需注意,尖端扭转型室速的患者禁用胺碘酮。

4) 利多卡因:最新指南将胺碘酮和利多卡因的临床应用作为无差别推荐,地位相同(用法参见本篇第二十六章第七节"抗快速心律失常药物")。

5) 硫酸镁:仅用于尖端扭转型室速和伴有低镁血症的 VF/VT。可用硫酸镁 1~2g 稀释后静脉推注 5~20 分钟;必要时 0.5~1.0g/h 静脉滴注维持。必须注意,硫酸镁快速给药有可能导致严重低血压和 CA。

6) β 受体阻滞剂:目前的证据不足以支持 CA 后 β 受体阻滞剂的常规使用,但因 VF/VT 导致 CA 而入院后,可以考虑尽早开始或继续口服或静脉注射 β 受体阻滞剂。如普萘洛尔可用于 VT 和长 QT 间期综合征,静脉注射初始剂量为 1~3mg,每 5 分钟可重复,最大剂量不超过 5mg。

7) 碳酸氢钠:用适当的有氧通气恢复氧含量、用高质量的胸外按压维持组织灌注和心排血量,然后尽快恢复自主循环,是恢复 CA 期间酸碱平衡的主要方法。目前尚无足够证据表明血液低 pH 值会影响自主循环恢复(restoration of spontaneous circulation,ROSC)、除颤成功率或短期存活率,所以只有在一定情况下,应用碳酸氢钠才有效,如患者原有代谢性酸中毒、高钾血症等。起始剂量 1mmol/kg,每 15 分钟给予 1/2 起始量,根据血气分析结果调整用量,避免发生碱中毒。

(4) 其他:溶栓治疗增加颅内出血风险,但怀疑或确定肺栓塞是 CA 的病因时,可考虑经验性溶栓治疗。CA 时不推荐常规使用起搏治疗。在儿童 ACLS 时是否使用抗心律失常药物,以及用药的时机和方式目前尚无最佳答案。

(四) 心脏复苏后的综合管理　心脏复苏成功后,需继续维持有效的循环和呼吸,防治脑缺氧和脑水肿,维持水和电解质平衡,防治急性肾衰竭及继发感染。自主循环恢复后,系统的综合管理能改善存活患者的生命质量。CA 后综合管理对减少早期由于血流动力学不稳定导致的死亡,晚期多脏器功能衰竭及脑损伤有重要意义。

1. 气体交换的最优化　气管插管患者应进行 CO_2 波形图监测。患者氧合情况要用脉搏血氧饱和度测定仪持续监测。在复苏的开始阶段可使用纯氧,但要逐步调整吸氧浓度到较低水平,维持脉搏血氧饱和度为 94%~99%。确保输送足够的氧,也应避免组织内氧过多。当血氧饱和度为 100% 时,应适当调低输入氧的浓度,避免肺或其他脏器发生氧中毒。

2. 心脏节律和血流动力学监测和管理　应评估生命体征及监测心律失常复发。在自主循环恢复后、转运及住院期间都要进行连续心电监护直至患者稳定。如需要可以静脉使用血管活性药物如肾上腺素、多巴胺、去甲肾上腺素等。在 CA 后救治中,应维持患者收缩压不低于 90mmHg,平均动脉压不低于 65mmHg。

3. 亚低温治疗　是唯一经过证实的能改善神经系统恢复的措施。所有在 CA 后恢复自主循环的昏迷(即对语言指令缺乏有意义的反应)的成年患者都应采用目标温度管理,选定在 32~36℃,并至少维持 24 小时,复温时应将升温速度控制在 0.25~0.50℃/h。降温方法可采用冰毯、大量冰袋或输注等渗冷冻液体等方法,但应用上述方法前应接受相关培训。

4. 冠脉介入治疗　对于所有 ST 段抬高的患者,以及非 ST 段抬高但血流动力学或心电不稳定,疑似心血管病变的患者,建议紧急冠状动脉血管造影,有问题者即行冠脉介入治疗。

5. 病因治疗　针对各种导致 CA 病因如低血容量、低氧血症、酸中毒、高钾或低钾血症、体温过低、中毒、心脏压塞、张力性气胸、冠脉栓塞或肺栓塞等进行治疗。

6. 血糖控制　对于 CA 后自主循环恢复的成人患者,应将血糖控制在 8~10mmol/L(144~180mg/dl)。

7. 神经学诊断、管理及预测　CA 后用神经保护药物并不能改善预后。目前推荐使用的神经功能评估方法有临床症状、体征(瞳孔、肌阵挛等)、神经电生理检查(床旁脑电图、体感诱发电位等)、影像学检查及血液标志物(如星形胶质源性蛋白、神经元特异性烯醇化酶等)检测。在昏迷且未经亚低温治疗的成人患者中,CA 发生 72 小时后仍无瞳孔对光反射及角膜反射是预后恶劣的可靠指标。对于实施亚低温治疗的患者,在体温恢复正常 72 小时后需再次评估。

（五）CPR 的其他方法　传统 CPR 是心脏骤停治疗的基本手段，心排血量仅为 CA 前心排血量的 25%~40%，仅能够为心脏和脑分别提供 CA 前血流灌注的 10%~30% 和 30%~40%，通过传统 CPR 治疗的 CA 患者仅有 47% 能够 ROSC，出院存活率仅为 8%~10.9%。因此，如何进一步提高心脏骤停患者的出院生存率和神经功能转归，是全球心肺复苏领域临床和科研的热点。体外心肺复苏（extracorporeal cardiopulmonary resuscitation，ECPR）是指在可逆病因（如大面积肺栓塞、深低温、心脏损伤、重度心肌炎、心肌病、充血性心力衰竭和药物中毒）能够去除的前提下，对已使用传统 CPR 不能恢复自主心律或反复心脏骤停而不能维持自主心律的患者，快速实施静动脉体外膜肺氧合、提供暂时的循环及氧合支持的技术。与传统 CPR 相比，ECPR 治疗的心搏骤停患者 ROSC 率可达 95%，出院生存率及出院患者的良好神经功能恢复率明显提高。由于该项技术的复杂性和昂贵成本，目前仅在国内部分医院得到应用，但规范性和经验积累还有限。

腹部提压 CPR 是我国自主研发的一种创新性复苏技术，采用腹部提压心肺复苏仪对腹部进行提拉与按压，通过使膈肌上下移动改变胸腹内压力，建立有效的循环和呼吸支持，与传统 CPR 协同发挥作用。开胸直接心脏按压 CPR 可能会为心脑提供接近正常的血流灌注，可用于某些特殊情况（如胸部穿透伤、肺栓塞或心脏压塞等），但不应作为复苏的最后补救措施。膈下抬挤 CPR 是由我国医生设计的开腹经膈肌抬挤心脏的 CPR 方法，如果患者开腹手术时出现 CA，可以使用此法。

【预防】

SCD 的一级预防是针对有 SCD 风险但尚未发生 CA 或致命性心律失常的人群，治疗措施用以降低发生 SCD 的风险。SCD 的二级预防是针对经历过 CA 或致命性心律失常的患者，治疗措施用以降低再次发生 SCD 的风险。

（一）CA 前期的预防　CA 前期是指患者未发生心搏、呼吸骤停前的时段。狭义的理解是指发生 CA 前极短暂的先兆症状时间，往往只有数分钟至数小时。这里定义的 CA 前期应该涵盖患者真正出现 CA 前的整个时间过程，这期间从个人到家庭、社区和医疗卫生服务系统乃至整个社会，每个相关要素的构成都会成为决定 CA 患者生存与否的关键。

CA 前期预防体系是指组建专家委员会制定相应的方案，相关部门配备防治器材，普及培训志愿者，筛选 CA 前期高危患者，评估其风险后及时采取干预措施，从而建立的一套有效运行的综合预防体系。该综合体系应该涵盖从个人到家庭，从社区到社会，从医院到整个医疗服务体系，从救护到医疗，从群体到个人，从健康个体到具体病患的多维立体预防体系。建立"家庭初级预防、社区中级预防、医院高级预防"的三位一体 SCD 预防急救新模式。

普及 OHCA 的科学和知识，提高居民健康和急救意识；充分利用社区医疗的一级预防和健康教育平台，开展形式多样、讲求实效的 CPR 普及培训；经过培训的各类社会人员都是第一反应者的最佳人选，培训人员的数量越大，第一反应者 CPR 的比例就会越高。AED 能够自动识别可除颤心律，适用于各类别的施救者使用；近年来欧美等国家能够迅速提升 OHCA 患者的抢救成功率，与 AED 在这些国家的广泛普及密切相关；我国仅在个别地区和场所（如机场）配置有 AED，应鼓励有条件的地区、社区、机关单位、家庭配备 AED 等急救装备。

CA 患者的生存率取决于是否有经过培训的医务人员和第一反应者在场施救，以及功能良好、环环相扣的生存链。对于院内医务人员的教育培训内容应该包括对 IHCA 患者的早期识别和处理，增加 CA 前的处理，减少 IHCA 数量，最终提高 IHCA 患者的出院生存率；应定期地对医护人员进行 IHCA 患者病情恶化早期识别能力的培训，除了标准的 ACLS 课程，还应模拟院内场景进行培训和演练，不断提高院内反应的速度和效能；要建立院内 CPR 的质量监测和控制体系，不断改进和提升院内团队的复苏质量和能力。

（二）CA 前期的预识　前期预识是指对于针对可能发生 CA 的高危患者进行预先性识别，及时采取可能的干预措施，预防 CA 或及早启动 CPR 流程。

溯源性预识就是要抓住 CA 的病原和病因，明确高危患者存在的危险因素，采取有针对性的预防措施。成人 OHCA 多为心源性 CA。心血管疾病是 CA 最常见且最重要的原因，其中以冠心病最为常见，尤其是 AMI 的早期。因此，对冠心病患者实施积极、有效的一级和二级预防措施意义重大。规范使用 β 受体阻滞剂、抗血小板药物、ACEI 类药物和调脂药物，及时行冠脉造影及经皮冠脉腔内成形术或冠脉旁路移植术，适时进行射频消融治疗，使用 ICD 能够预防和/或减少 CA 的发生。除了冠心病，其他心血管疾病也会引起 CA，如先天性冠脉异常、马方综合征、心肌病（扩张型心肌病、肥厚型心肌病等）、心肌炎、心脏瓣膜损害（如主动脉瓣病变及二尖瓣脱垂）、原发性心电生理紊乱（如窦房结病变、预激综合征、QT 间期延长综合征和 Brugada 综合征）、遗传性心律失常性疾病、中重度慢性心功能不全等。对这些患者也应该积极采取预防性措施，ICD 较其他方法能更好地预防心源性猝死的发生。基础疾病的治疗及抗心律失常药物（β 受体阻滞剂和胺碘酮）的应用也十分重要。此外，对有心源性猝死家族史、既往有 CA 发作史的患者也应该高度重视，采取必要的防护措施。

部分 CA 患者从心血管状态出现急剧变化到 CA 发生前的时间为瞬间至持续 1 小时不等；由于猝死的病因不同，发病期的临床表现也各异；典型的表现包括严重胸痛、急性呼吸困难、突然心悸、持续心动过速或头晕目眩。若 CA 瞬间发生，事先无预兆，则大部分是心源性的。在猝死前数小时或数分钟内常有心电活动的改变，其中以心率加快及室性异位搏动增加最常见；另有少部分患者以循环衰竭发病。此时尽快启动急救反应系统，采取一定的自救措施（休息、平卧、口服硝酸甘油等急救药物），或许能够争取部分宝贵的院前急救时间。

（三）CA 前期的预警　OHCA 多为心源性疾病所致，年轻人和年长者发生 CA 的原因不同。年轻人多表现为遗传性离子通道疾病和心肌病变引发的恶性心律失常，还有心肌炎和药物滥用等原因。而年长者则现为慢性退行性心脏改变，例如冠心病、心瓣膜病变及心力衰竭。所以作为不同的个体和人群，可供预测 CA 发生的机体特征也不尽相同。对没有已知心脏病的人群,筛查并控制缺血性心脏病的危险因素(血脂、血压、血糖、吸烟、体重指数)是最有效的 CA 预防措施。家族性猝死的研究成果提示基因学检测将成为预测 CA 的重要手段。左心室射血分数仍是目前唯一临床常用的 CA 预测指标。遗传性心律失常疾病的预测因子则有高度异质性,不同类型的遗传性心律失常预测因子不同。

IHCA 主要是由于非心源性病因所致,包括严重的电解质紊乱和酸碱平衡失调、窒息、各种原因所致的休克、恶性心律失常、药物过敏反应、手术、治疗操作、麻醉意外、脑卒中、药物过量、呼吸衰竭等。虽然 IHCA 也突然发生,但起病前往往存在基础疾病的恶化和演变过程,也会出现特异性的血流动力学不稳定改变,因此重视 CA 前疾病和主要生命体征(心电图、血压、心率、呼吸频率、血氧饱和度等)的监测,建立预警机制,早期干预、处理,也能够有效降低 IHCA 的发生率。

(四)　植入型心律转复除颤器(ICD)　临床的首要任务是识别猝死高危且可能从 ICD 获益的缺血性心脏病患者。建议患者心肌梗死后 6~12 周再次评估左室功能,以评估是否有指征植入 ICD 作为一级预防。AMI 后,随着左心室重构和心肌纤维化的进展及心脏瘢痕的形成,梗死区和梗死周边区域心肌细胞电生理特性的改变导致局部传导减缓或阻滞、不应期延长、复极不一致程度增加。这样,就形成了产生折返性室性心律失常的基质。恶性室性心律失常所致 SCD 的风险也将随之增加。ICD 治疗是预防这类恶性室性心律失常所致 SCD 最有效的方法。因此,在 AMI 后早期,对预防 SCD 来说,血运重建,预防和治疗心肌缺血进展和再梗死及机械并发症,控制心衰、改善左心室功能最为重要。而在 AMI 患者的长期管理中,在血运重建和根据指南的二级预防治疗基础上,对 SCD 高风险的患者,ICD 可以有效降低 AMI 后 LVEF≤35% 的患者在 2 年时的病死率,具有十分重要的意义。

症状性心力衰竭(NYHA Ⅱ~Ⅲ级)、最佳药物治疗≥3 个月后 LVEF≤35%、预期良好功能状态生存>1 年的患者,建议 ICD 植入以减少 SCD。非缺血性因素、QRS≥130 毫秒、最佳药物治疗≥3 个月后 LVEF≤30% 且有 LBBB,且预期良好功能状

态生存>1 年者,建议植入具有除颤功能的心室再同步化治疗起搏器(cardiac resynchronization therapy with defibrillator, CRT-D)以降低全因死亡率。

在新型治疗技术方面,医院可在经选择患者(常规疗法无效或禁忌时)中谨慎应用某些正在研究之中的新技术。首先是可穿戴式心脏复律除颤器,指南推荐左心室收缩功能不良(可在短时间内猝死且不适合植入 ICD),因感染不适宜安装 ICD 患者可考虑此类治疗。此外,还推荐皮下 ICD 作为经静脉除颤器的替代疗法,适用人群是因感染而需取出经静脉除颤器、静脉途径不畅通,并且需长期 ICD 治疗的年轻患者。

(五)　射频消融　对于心肌梗死后(瘢痕相关)无休止室速或电风暴,建议紧急实施导管消融;对于缺血性心脏病患者因持续室速而反复实施 ICD 电击者,建议导管消融;对于缺血性心脏病植入 ICD 患者,在首次发作持续性室速时,可考虑实施导管消融。症状性患者和/或使用 β 受体阻滞剂无效、右室流出道(RVOT)-室性期前收缩(PVC)高负荷所致左室功能降低者可接受 RVOT 或 PVC 导管消融治疗。对于特发性束支折返性左室流出道室速,应用维拉帕米无效或不能耐受,结合患者的意愿可考虑实施导管消融。

推荐阅读

1. 中国研究型医院学会心肺复苏学专业委员会. 2016 中国心肺复苏专家共识[J]. 解放军医学杂志,2017,42(3):243-269.
2. AL-KHATIB S M,STEVENSON W G,ACKERMAN M J,et al. 2017 AHA/ACC/HRS guideline for management of patients with ventricular arrhythmias and the prevention of sudden cardiac death[J]. Heart Rhythm, 2018,15(10):e190-e252.
3. KLEINMAN M E,GOLDBERGER Z D,REA T,et al. 2017 American Heart Association Focused Update on Adult Basic Life Support and Cardiopulmonary Resuscitation Quality [J]. Circulation, 2018, 137 (1): e7-e13.
4. 中华医学会急诊医学分会复苏学组,成人体外心肺复苏专家共识组. 成人体外心肺复苏专家共识[J]. 中华急诊医学杂志,2018,27(1):22-29.

第六章　植入型心脏电子装置和体外心脏电复律

宿燕岗　童步高

心血管植入型电子装置(cardiovascular implantable electronic device,CIED)是植入心脏和/或血管内电子装置的总称。它具有电子产品的一切特点,包括工作需要能源供应、具有电子电路及体外可程控其工作参数等。CIED 的特性决定了其与其他心内科植入物,如支架、各种封堵器等具有本质的区别。以往临床上都将植入体内、由脉冲发生器发出脉冲刺激心脏的装置称为心脏起搏器,相关书籍包括专业学会也曾以“心脏起

搏”(如“心脏起搏电生理学会”)来命名。但随着植入装置的发展,用“心脏起搏器”这个概念来命名包括心脏除颤器在内的植入装置的确存在词不达意的问题,而 CIED 则充分概括了该类装置的特性并逐渐被该专业的从业人员所使用。目前临床上常用的 CIED 包括心脏起搏器、植入型心律转复除颤器、心脏再同步化治疗起搏器、植入型心电记录仪、心脏收缩调节器和植入型压力监测器等,本章主要介绍前两者。另外,对体外心

脏电复律也进行简述。

第一节　人工心脏起搏

人工心脏起搏器是最常用的 CIED。通过脉冲发生器(简称起搏器,pacemaker)发放由电池提供能量的电脉冲,通过导线电极的传导,刺激电极所接触的心肌,使心脏激动和收缩,从而达到根治缓慢心律失常的目的。

心脏起搏疗法自 20 世纪 50 年代末问世已超过 60 年的历史,心脏起搏器已逐渐从单纯刺激心脏使其激动、免于心脏停搏的最初设计理念发展为具有治疗缓慢心律失常,存储、诊断快速心律失常信息,以及治疗非心律失常性疾病的一个自动化的电子装置。

【人工心脏起搏系统的组成】

主要包括两部分:脉冲发生器和导线(图 12-6-1-1)。常将前者单独称为起搏器,主要由电源和电子线路构成,能产生和输出电脉冲。导线(lead)是外有绝缘层包裹的导电金属线,其功能是将起搏器的电脉冲传递到心脏,并将心脏的腔内心电图传输到起搏器的感知电路。导线上无绝缘层覆盖的金属部分称为电极(electrode),它能将电脉冲传递给所接触的心肌并将感知到的心电信号发送回脉冲发生器。根据电极的数目,导线可分为单极和双极,目前临床上几乎都用双极导线。导线固定在心内膜上的方式有主动和被动两种,前者导线头端呈螺旋状,可主动旋进所接触的心内膜,而后者呈翼状,被动锚定在肌小梁上。由于生理性选择起搏部位的广泛应用及考虑今后导线拔除的难易性,主动固定导线的使用已成主流。

起搏系统常用术语:

1. 起搏阈值　是指能在心脏的不应期外持续有效地使心肌除极的最低电压或电流。在临床上,永久心脏起搏的阈值通常用电压(单位 V)或脉宽(单位 ms)表示。与起搏相关的问题包括起搏阈值增高或不能夺获。

2. 感知　是电极在所放置的心腔内探查到自主心肌除极波的能力。通常用感知灵敏度(单位 mV)的概念来表示。任何超过程控的感知灵敏度的信号都被认为是心脏的自身电活动。与感知相关的问题包括感知不良和感知过度。

3. 阻抗　通常反映电极导线的完整性。太高提示电极导线断裂(断路),而太低提示导线绝缘层破裂(短路)。通常植入手术中测试的起搏系统阻抗在 500~1 000Ω。

【人工心脏起搏器的代码与类型】

(一)起搏器的代码　1987 年北美心脏起搏电生理学会(NASPE)/英国心脏起搏与电生理学组(BPEG),在心脏病学会国际委员会(ICHD)1981 年制定的五位字母代码起搏器命名的基础上,制定了 NBG 代码(表 12-6-1-1)。

20 世纪 80 年代后所有起搏器均具有 M 和 C 功能,故代码Ⅳ常被单独用于标明是否具 R 功能。由于植入型心律转复除颤器(ICD)及射频消融的广泛开展,目前普通心脏起搏器不再用于治疗快速心律失常,因此代表抗心动过速和除颤功能的代码 V 已不再用于描述起搏系统。

(二)起搏器的类型

1. 根据起搏心腔分类　①单腔起搏器:如 AAI(R)、VVI(R)等,一根起搏导线,脉冲发生器只有 1 个接口,导线可植入心房(或)心室;②双腔起搏器:如 DDD(R),2 根起搏导线,脉冲发生器有 2 个接口,导线分别植入心房和心室;③三腔起搏器:主要指用于心衰的双室同步起搏器。脉冲发生器有 3 个接口,分别连接起搏右房、右室和左室(多通过心脏静脉)的电极导线。

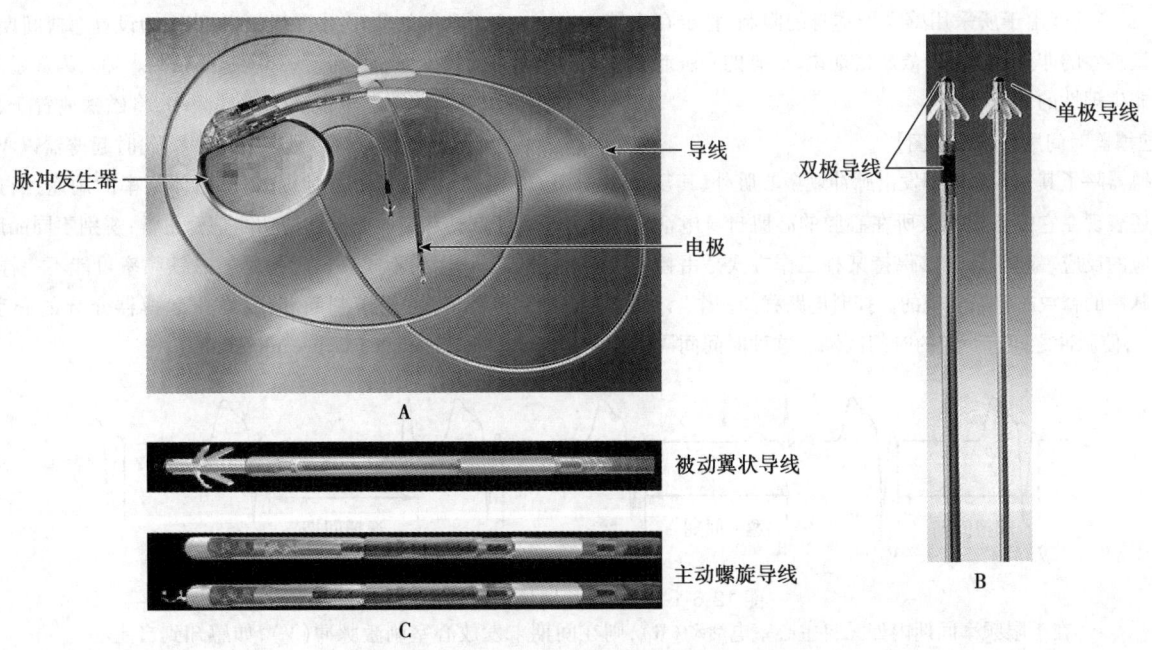

图 12-6-1-1　人工心脏起搏系统的组成和电极导线
A.起搏系统组成;B.单、双极导线电极;C.被动、主动导线。

表 12-6-1-1　NBG 起搏器五位代码命名

位置	Ⅰ	Ⅱ	Ⅲ	Ⅳ	Ⅴ
功能	起搏心腔	感知心腔	反应方式	程控、频率适应和遥测功能	抗心动过速和除颤功能
代	O	O	O	O	O
码	A	A	T	P	P
字	V	V	I	M	S
母	D	D	D	C	D
				R	
制造商专用	S=单腔(A 或 V)	S=单腔(A 或 V)			

注:表中自左至右,各个位置字母代表的意义为:

位置Ⅰ:表示起搏的心腔,分别由 A、V 和 D 代表心房、心室和双心腔;

位置Ⅱ:表示感知的心腔,分别由 A、V 和 D 代表心房、心室和双心腔,O 代表无感知功能;

位置Ⅲ:表示起搏器感知心脏自身电活动后的反应方式。T 表示触发型,I 表示抑制型,D 表示兼有 T 和 I 两种反应方式,O 为无感知后反应功能;

位置Ⅳ:代表起搏器程序控制调节功能的程度。分别有 O(无程控功能)、P(1~2 个简单的程控功能)、M(两种以上参数的多功能程控)、C(遥测功能)和 R(频率适应功能);

位置Ⅴ:代表抗快速心律失常的起搏治疗能力。有 O(无此功能)、P(抗心动过速起搏)、S(电转复)和 D(两者都有)。

2. 根据是否具有频率适应功能分类　①频率适应性起搏器:如常用的 AAIR、VVIR 和 DDDR;②非频率适应性起搏器,如常用的 AAI、VVI 和 DDD。

3. 根据起搏生理效应分类　①生理性起搏:即尽可能模拟窦房结和房室传导系统的生理功能,提供与静息和活动相适应的心率并保持房室同步,如 AAIR 和/或 DDDR;②非生理性起搏:如 VVI 起搏器,只是保证心室按需起搏,而房室之间的电机械活动不同步。

实际上,心脏起搏治疗都不可能是完全生理性的。如 DDDR 及 AAIR 起搏器,虽然房室同步,但无论心房起搏抑或心室起搏都存在左、右心房间或左、右心室间的不同步问题。另外,频率适应功能由于所采用感受器本身的限制,肯定存在特异性和敏感性的非生理弊端。故严格地说,所有的心脏起搏疗法都是非生理性的。

【起搏器时间周期与心电图】

起搏器除了其基本功能即发出脉冲刺激心脏外,其复杂性和灵巧性还表现在它能感知电极所在心腔的心肌自身电活动并做出相应的反应。起搏器能够保持某种工作方式是由控时电路控制脉冲的释放时机来实现的。控时电路犹如一个"计时器(timer)",使脉冲之间有一定的时间间隔。这种时间间隔的组

合称为起搏器的时间周期。后者对认识起搏心电图及判断起搏器工作正常与否都不可或缺。

(一)单腔起搏器的时间周期　以临床上常用的 VVI 起搏器为例(图 12-6-1-2)。

1. 起搏间期　亦称基础起搏频率,为连续两个刺激信号之间的时间距离。

2. 逸搏间期　刺激信号与其前自身心室搏动之间的距离。

3. 心室不应期　发放起搏脉冲或感知自身心室激动后心室感知放大器对外来信号不感知的一段时间。外来信号包括心室脉冲的后电位、T 波等信号。设置心室不应期的主要目的就是防止对这些信号的过感知,尤其是 T 波。

两个常用的参数:①滞后频率:当人为设置逸搏间期>起搏间期时的频率,此时,滞后频率<起搏频率。优点为鼓励自身心室激动,节省起搏器电能。②磁铁频率:将磁铁放置于起搏器囊袋之上就可使起搏器出现磁铁频率,此时起搏器以 VOO 或 DOO 模式(双腔起搏器时)起搏。磁体频率的用途:当自身心率大于起搏频率时判断起搏功能是否正常;辨别不同品牌起搏器的工具,因为不同公司起搏器的磁铁频率可能不一样;可诊断起搏器寿命;用于判断和/或终止起搏器介导的心动过速(pacemaker mediated tachycardia,PMT)。

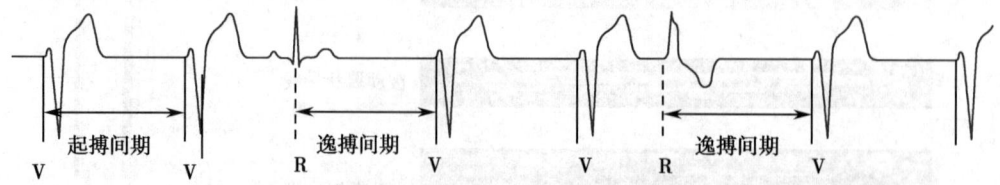

图 12-6-1-2　VVI 起搏模式时间间期

在下限频率间期内如无自主心室电活动(R),则在间期末发放心室刺激脉冲(V),如感知到自主心室电活动,则抑制心室脉冲的发放。起搏间期为两个 VV 期,而逸搏间期为 RV 间期,R 可为正常或异位心室激动。VVI 模式时,心房信号不被感知。V.心室起搏;R.自身心室除极。

（二）双腔起搏器的时间周期　以具有代表性的 DDD 起搏模式为例（图 12-6-1-3、图 12-6-1-4）。

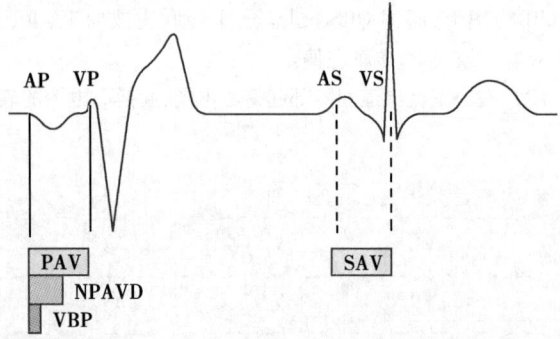

图 12-6-1-3　DDD 发放心房脉冲和感知心房信号后启动不同的时间间期
1. 发放心房脉冲后将启动 3 个时间间期：①生理性房室延迟（physiological AV delay，PAV）；②非生理性房室延迟（NPAVD）；③心室空白期（VBP）。2. 感知自身心房激动后将启动 1 个时间间期：生理性房室延迟（SAV）。AP. 心房起搏；VP. 心室起搏；AS. 心房感知；VS. 心室感知。

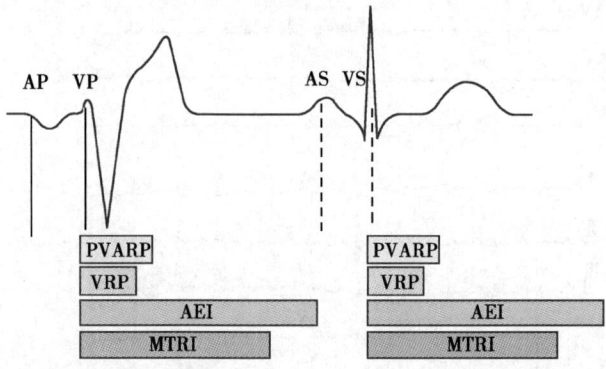

图 12-6-1-4　DDD 发放心室脉冲或感知心室信号后启动同样的时间间期
PVARP. 心室后心房不应期；VRP. 心室不应期；AEI. 心房逸搏间期；MTRI. 上限频率间期；AP. 心房起搏；VP. 心室起搏；AS. 心房感知；VS. 心室感知。

1. 房室延迟（atrio-ventricular delay，AVD）　起搏器的房室延迟相当于心脏的 PR 间期。为自感知心房激动或发放心房刺激脉冲到发放心室脉冲之间的间期。

2. 下限（低限）频率间期（low rate limit，LRL）　又称基础起搏频率。为两个心室或心房激动之间的最长间期。

3. 心房逸搏间期（atrial escape interval，AEI）　为起搏心室或感知心室自身电活动后到发放下一次心房脉冲（A 脉冲）之间的间期，亦称 VA 间期。若在 VA 间期内未感知到自身 P 波，则本次 AEI 末发放心房脉冲并启动 AVD；若在 VA 间期内感知到自身 P 波或 QRS 波，则本次 AEI 终止并重新开始新的时间周期。VA 间期=下限频率间期−房室延迟间期。

4. 心室空白期（ventricular blanking period，VBP）　是指紧跟一个心房刺激脉冲后，心室感知电路发生的短暂不应期。在此间期内，其他信号（包括心脏自身及外源信号）均不会被感知。

设置心室空白期的目的是避免心室电路感知 A 脉冲后抑制发放心室脉冲，是避免交叉感知（cross talk）的重要时间间期。

5. 心室不应期　同单腔心脏起搏器。

6. 非生理性房室延迟（non-physiological AV delay，NPAVD）　该间期位于心室空白期后与生理性房室延迟结束前（多在心房脉冲后 110 毫秒）的一段交叉感知窗口内，故称之为 NPAVD。如心室电路在 NPAVD 间期内感知到任何信号，不抑制心室脉冲的发放，而是将在 110 毫秒左右处触发起搏器释放心室脉冲，该脉冲称为心室安全起搏。

7. 心室后心房不应期（post ventricular atrial refractory period，PVARP）　为感知心室信号或发出心室脉冲后心房感知电路暂时关闭的一段间期，可程控。其意义是防止心房感知电路对心室起搏脉冲、QRS 波、室性期前收缩和逆行"P"的感知。如果不设置 PVARP，一旦心房电路感知到上述信号，则在 AVD 末发放心室脉冲，由此引发 PMT。

8. 总心房不应期（total atrial refractory period，TARP）　包括两部分，即 PVARP 和房室延迟，TARP = PVARP+AVD。因此，房室延迟间期内心房感知电路总是在不应期内。

9. 上限频率间期（upper rate limit，URL）　即最大心室跟踪频率，为限制心室跟踪过快的心房频率而设置，是心室最高的起搏频率。

目前的起搏器均可独立程控上限跟踪频率，即 URL 不是由 TARP 计算所得，而是上限跟踪频率间期>TARP（即上限跟踪频率<由 TARP 决定的上限频率），两者之差即为起搏文氏周期，这样可避免心室起搏频率的突然改变而引起患者不适。

发放心房脉冲及感知心房信号后启动的时间周期不同，而发放心室脉冲或感知心室信号后启动同样的四个时间间期。

在双腔起搏时间周期中，无论心房或心室在何处发生感知或发放脉冲，都将启动下一个时间周期。

DDD 双腔起搏的 4 种工作方式：①心房起搏、心室起搏：VA 间期内未感知到 P 波，发放心房脉冲后生理性房室延迟期（PAV）内未感知到 QRS 波；②心房起搏、心室感知：VA 间期内未感知到 P 波，PAV 内感知到 QRS 波；③心房感知、心室起搏：VA 间期内感知到 P 波，感知自身心房激动后生理性房室延迟间期（SAV）内未感知到 QRS 波；④心房感知、心室感知：VA 间期内感知到 P 波，SAV 内感知到 QRS 波（图 12-6-1-5）。

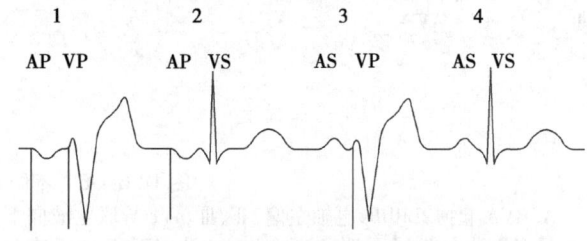

图 12-6-1-5　DDD 的 4 种工作方式
1. 心房起搏、心室起搏；2. 心房起搏、心室感知；3. 心房感知、心室起搏；4. 心房感知、心室感知。AP. 心房起搏；VP. 心室起搏；AS. 心房感知；VS. 心室感知。

（三）常见起搏心电图 起搏心电图是在原有病理性心电图的基础上添加了刺激信号及由此引起的心房和/或心室电活动的混合波形。它可掩盖原有心电图或使原有心电图变形，加之起搏器类型及可能出现的故障使起搏心电图变得比较复杂。

1. 起搏脉冲（钉样信号） 起搏器发出的脉冲会在体表心电图上表现为基线上的一条垂直线，称为起搏脉冲或钉样信号。通常单极电极脉冲振幅大，而双极电极脉冲振幅小。

2. 右室不同部位起搏心电图 如图12-6-1-6A～D。

（1）右心室心尖部（RVA）起搏心电图：呈左束支传导阻滞（LBBB）图形，起搏 QRS 波增宽，Ⅰ 导联主波向上，Ⅱ、Ⅲ、AVF 导联主波向下，电轴左偏。

（2）右心室流出道间隔部起搏心电图：起搏心电图的表现

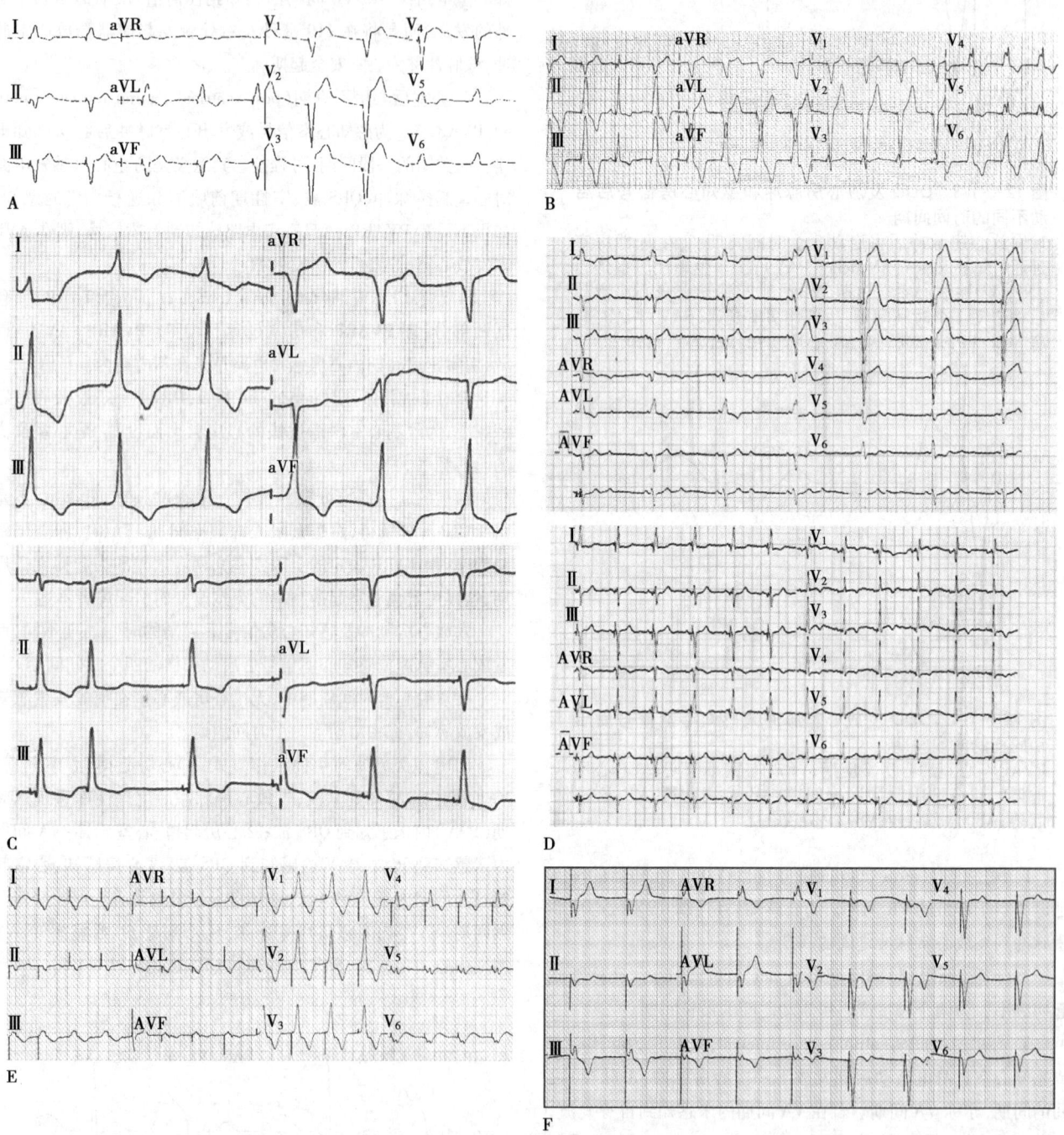

图 12-6-1-6 不同心室部位起搏心电图表现

A. RVA 起搏：LBBB，电轴左偏，Ⅱ、Ⅲ、aVF 导联主波向下；B. RVOT 间隔部起搏：LBBB 形态改变，电轴正常，Ⅱ、Ⅲ、aVF 导联主波向上，Ⅰ 导联主波低平或主波向下；C. 希氏束起搏：上图和下图分别为自身和起搏后图形，可见起搏的 QRS 波形与术前自身一致，起搏钉至 QRS 波起始存在等电位线；D. 左束支起搏：上图为二度 AVB 呈 2：1 传导，QRS 波时限 142ms；下图为术后心电图，呈不完全性 RBBB 图形，V₁ 导联呈 rSR′型，QRS 波时限 118ms；E. 左室侧后壁起搏：Ⅰ 导联向下，Ⅲ 导联向上，电轴右偏，V₁ 导联直立；F. 双室起搏：Ⅰ 主波向下，电轴右偏，V₁ 主波向上。

通常为 LBBB 图形,电轴右偏(RAD)或正常,I 导联主波向下,Ⅱ、Ⅲ、aVF 导联主波向上。

(3)希氏束起搏心电图:起搏脉冲后有等电位线,起搏 QRS 波形态与自身下传的 QRS 波形态完全一致(选择性希氏束起搏)或起始部稍顿挫(起搏 QRS 波仍很窄,室壁激动时间<70 毫秒),无等电位线(非选择性希氏束起搏)。

(4)左束支起搏心电图:因起搏左束支,因此起搏的 QRS 波呈完全右束支传导阻滞图形。通过设置合适的房室延迟时间,让右侧激动沿右束支下传时起搏 QRS 波可与自身激动的 QRS 相似。

3. 左室起搏心电图 左室电极可放置的范围很广,加之植入静脉的深浅差别,因此,左室起搏心电图的表现不一。最常见的左室侧后壁起搏的心电图(图 12-6-1-6E),I 导联向下,Ⅲ 导联向上,电轴右偏,V$_1$ 导联直立。

4. 双室起搏心电图 通常双室起搏的心电图特征为:I 导联多倒置,R/S≤1 或存在 Q 波,起搏电轴右偏或在无人区,V$_1$ 导联 R/S 可≥1(如左室电极位于后静脉或侧后静脉时)(图 12-6-1-6F)。

5. 右心房起搏心电图 与起搏电极在心房内的位置有关。右心耳起搏时 P 波形态与窦性 P 波相似,但通常较自身 P 波宽;而右房低位间隔起搏时 P 波窄,在 Ⅱ、Ⅲ 和 aVF 导联 P 波倒置(图 12-6-1-7)。

【起搏方式的选择】

根据患者缓慢心律失常特点和具体病情,起搏方式的选择亦不同。

(一)单腔起搏方式

1. AAI(R)模式 适应证为单纯病态窦房结综合征(SSS)而房室传导功能正常者。禁忌证为存在房室传导阻滞(AVB)和无 P 波者(心房颤动或心房静止)。

优点:①能保持房室同步,符合生理;②只用单根电极导线,植入简单;③价格便宜,使用寿命长;④导线不通过三尖瓣,因此不会引起三尖瓣反流。缺点:一旦今后出现房颤或房室传导阻滞则起搏失效。

需要注意的是,虽然发生房颤后起搏器不会再发放心房起搏脉冲(因自身房率>设置的起搏频率),但如不合并 AVB,则快速的房颤率会下传心室,患者的心室率不会再慢(称为"SSS

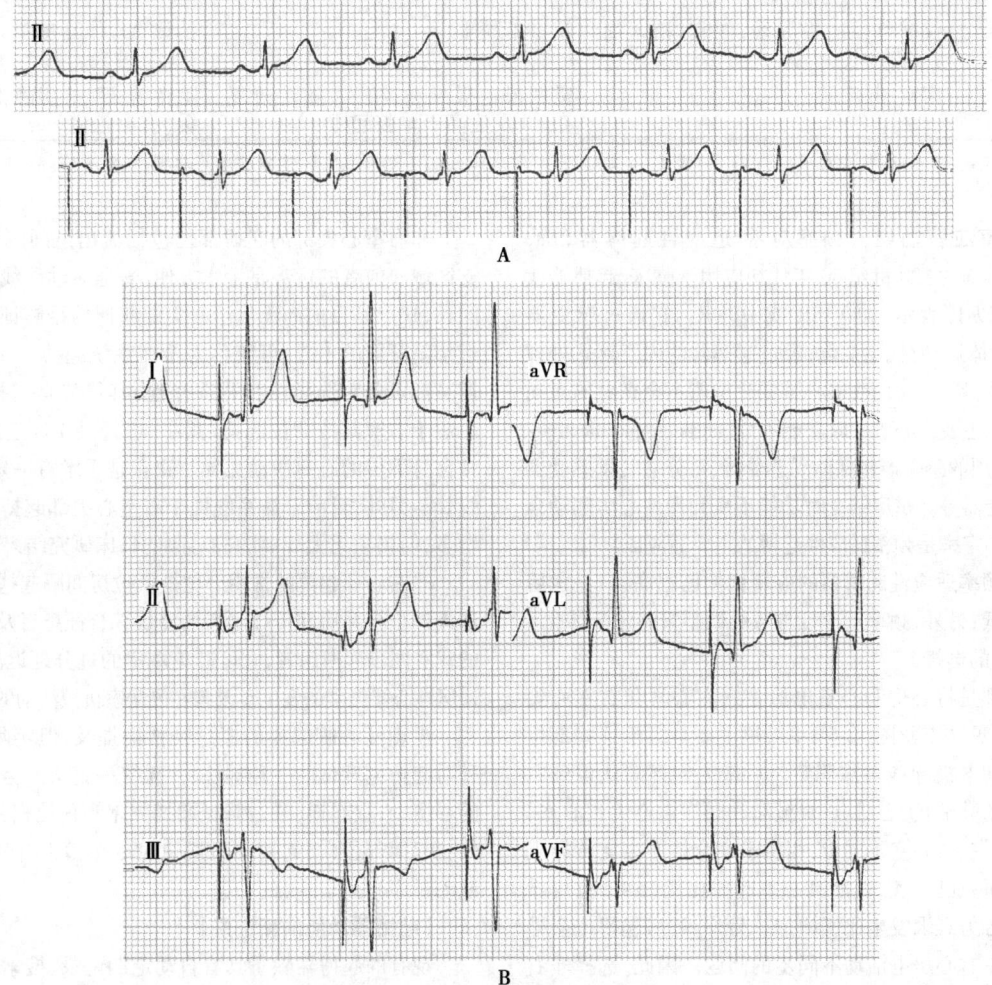

图 12-6-1-7 不同心房部位起搏心电图表现

A.右心耳起搏心电图:上图为自身 P 波,下图为心房起搏后,显示心房起搏的 P 波明显增宽;B. 低位房间隔起搏心电图:显示起搏 P 波在 Ⅱ、Ⅲ 和 aVF 导联倒置,且明显变窄。

的自愈"），此时也不再需要心脏起搏。

虽然 SSS 占植入永久心脏起搏器原因的 50%，但由于 1/3 患者在植入起搏器时已伴有不同程度的 AVB；另外，即使在植入起搏器时没有 AVB 但日后亦不能除外在本次起搏器寿命内存在发生 AVB 的风险（SSS 患者发生 AVB 的年发病率为 1%~5%）。因此，在临床上实际植入的 AAI 起搏器并不多。DAN-PACE 研究亦显示 SSS 患者应常规使用 DDDR 而非 AAIR。由于 AAI 是最生理的起搏模式，因此，如 SSS 患者能预测近期内不会出现房室传导阻滞（如相对年轻的患者），则应植入 AAI 而非 DDD 或 VVI 起搏器。

2. VVI（R）模式 又称 R 波抑制型心室起搏或心室按需型起搏。VVI（R）起搏产生的心律实际上是一种室性逸搏心律。其适应证为慢心室率的持续性心房颤动或心房静止。

优点：①只用单根电极导线，植入简单；②价格便宜，使用寿命长。缺点：主要为房室电机械活动不同步，由此可能会出

现起搏器综合征并促发快速房性心律失常的发生和持续。

一般而言，如无持续心房颤动或心房静止（即存在正常 P 波者），应当植入 DDD 模式而非 VVI。

其他诸如 AAT、AOO、VVT 和 VOO 等，可作为临时的程控模式用于特殊情况下的诊断和治疗，但不作为一种长期的起搏模式。

（二）双腔起搏方式 几乎均为 DDD 模式，又称房室全能型起搏。是具有房室双腔顺序起搏、心房心室双重感知、触发和抑制双重反应的起搏模式。适应证：SSS 和/或 AVB 患者是 DDD 起搏的适应证，而持续心房颤动和心房静止者（即无 P 波者）患者为非适应证。

优点：能最大限度地保持房室同步，符合生理。近年国内双腔起搏器的植入比例约占 80%。缺点：价格相对贵，使用寿命稍短于 SSI，手术相对复杂，心腔内导线（异物）多，随访较单腔起搏器复杂。

目前临床上常用的单、双腔起搏器的特点（表 12-6-1-2）。

表 12-6-1-2 临床常用不同类型起搏器的特点

模式	优点	缺点	使用指证
AAI（R）	仅需单根电极导线，便宜、生理、植入简单、寿命长	出现房室传导阻滞时不妥	不伴房室传导阻滞的 SSS
VVI（R）	仅需单根电极导线，便宜、植入简单、寿命长	房室不同步	持续 AF 伴高度 AVB、心房静止（无 P 波者）
DDD（R）	房室同步	需两根电极导线，植入、随访较复杂，并发症高于单腔起搏	除持续 AF、心房静止外的心动过缓（有 P 波者）

注：AAI（R）模式：心房起搏、心房感知；VVI（R）模式：心室起搏、心室感知；DDD（R）模式：房、室双腔顺序起搏、双重感知；AF：心房颤动；SSS：病态窦房结综合征。

（三）频率应答功能 频率应答/适应性起搏器（rate adaptive pacemaker）在 20 世纪 80 年代初应用于临床，起搏器代码中在第四位以 R 表示，如 VVIR 或 DDDR。它通过感受器（sensor）感知躯体运动/代谢变化，经过起搏器的内置算式处理后，相应增减起搏频率，从而改善心脏变时功能不全患者的运动耐量。其适应证主要为心脏变时功能不全（chronotropic incompetence）。目前常用的感受器包括体动感受器、每分通气量感受器及心肌阻抗感受器等。窦房结变时功能不良和慢性心房颤动合并明显缓慢的心室率是频率适应性起搏的主要适应证。

目前国内频率适应性起搏器的应用比例已很高，只是术后开启的比例较低；另外，频率适应性参数的调整策略须个体化。

【起搏部位的选择】

以往常规都是将心房和心室电极植入右心耳和右室心尖部的肌小梁中（见文末彩图 12-6-1-8），这主要是缘于这些部位容易被翼状被动电极导线可靠固定。后来人们逐渐认识到右室心尖部起搏的弊端：①心肌电、机械激动顺序由心尖到心底，与正常相反；②左、右心室不同步：相当于完全性左束支传导阻滞。多个临床研究已证实，长期高心室起搏比例（>40%）可导致心房颤动和心力衰竭发生比例增加。另外，右房起搏也会导致左侧房室和左右心房电活动不同步的问题。因此，选择非右室心尖部和非右心耳起搏部位逐渐受到重视，尤其是前者。当然，这主要针对起搏依赖且合并心功能减弱者，否则起搏部位对临床结果的影响并不大。

非右室心尖部的起搏部位包括流出道间隔部、His 及左束支区域。前者的优势是手术方便（普通主动导线即可），应用时间长，缺点是目前尚无优于心尖部起搏的足够证据。后两者是近年新开展的术式，可统称为希浦系统起搏。His 和左束支起搏又都可分为选择性和非选择性，其优势是起搏的 QRS 波明显短于右室其他部位起搏，其中，选择性 His 起搏的图形与正常自身下传的心室激动无异。缺点是手术有一定难度，学习曲线长。另外，目前希浦系统优于右室心尖部起搏的证据亦逐渐增多，但仍缺乏大规模随机对照的临床研究结果。

非右心耳起搏的常用部位是低位房间隔起搏。其主要适应证人群是合并房间传导阻滞的慢快综合征患者及心房起搏依赖的双室同步起搏患者，它可避免左房的过分延迟激动，对减少快速性心律失常的发生及改善左侧房室机械活动的同步性有益。

生理性心脏起搏的概念经常被提及，但实际上，它只是一种对起搏生理化的一种提法，并无统一定义。努力减少不必要的心房/心室起搏（通过降低起搏频率和程控相关时间间期）和改变起搏部位（当起搏不可避免时尽量模拟/保持心脏的正常激动顺序）是其主要的精髓。

【起搏器功能的新进展】

现有的起搏器除了具有自动定期记录、搜索患者心律和起搏器工作状态并自动调整起搏参数以适应患者的需要的自动化功能外，新近几年又有了很多新的进展，主要包括：

1. 兼容磁共振（MRI）起搏器 以往植入心脏起搏器后就

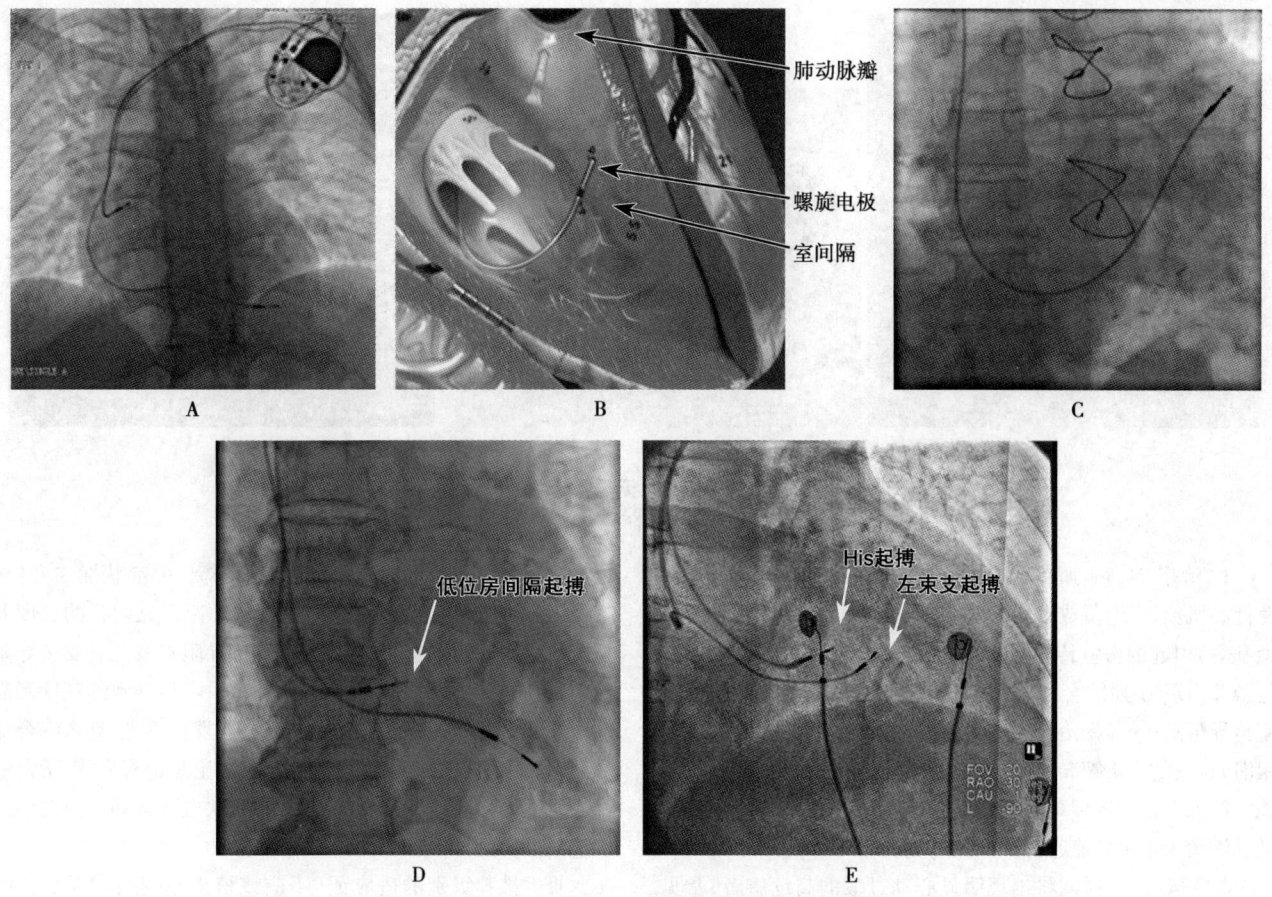

图 12-6-1-8　心房、心室电极放置的不同位置
A. 电极导线分别固定于右室心尖部和右心耳;B. 电极导线在右心室流出道间隔部示意图;C. 主动电极导线固定于流出道;D. 低位房间隔起搏;E. His 起搏及左束支起搏。

不能进行 MRI 检查,而植入心脏起搏器与需要进行 MRI 检查的人群是相重叠的(大多为中老年人)。如术后不能进行 MRI 检查将使这些患者失去了对肿瘤、头颅及骨科等系统疾病的精确诊断方法。目前各家公司都已上市能兼容 1.5T MRI、可全身扫描的起搏系统,国内也已广泛开展。相信将来能兼容 MRI 的起搏器是今后的标准配置。目前进行 MRI 检查时需临时程控为 MRI 检查模式(非感知模式),新近已有在进入磁共振环境下自动开启非干扰模式的起搏器问世并在国内临床上使用。

2. 远程随访(remote interrogation and monitor)功能　植入起搏器后如患者不来诊所就诊则医师并不能知晓起搏器工作正常与否,存在一定的安全隐患。通过远程监测系统医师可随时获得在全球任何地方植入心脏起搏器患者(只要有网络)的起搏系统、患者心律失常和心功能等信息,这些信息与患者来诊所通过程控仪获得的相关信息一致。多个临床研究证实远程询问/监测功能可减少患者随访次数,及时发现起搏系统问题。针对 ICD/CRT 者,可减少心脏事件的发生。目前尚不能对起搏系统进行远程程控。国内应用远程随访功能的起搏器多年,也制定了相应的专家共识。

3. 无导线起搏器(leadless pacemaker)　传统的起搏系统需要通过外周静脉植入电极导线,且需要在胸部做一囊袋放置脉冲发生器。导线及囊袋本身会产生潜在的并发症(导线断裂、静脉血栓、三尖瓣反流和囊袋感染等),处理棘手。无导线起搏器克服了这些弊端,将电池、电极及集成电路浓缩成胶囊大小的无导线起搏器(图 12-6-1-9)。它通过股静脉植入,无需导线及胸部的囊袋。2013 年正式在临床应用,国内在 2019 年末也已正式开始商用。目前只能进行单心室起搏(VVI)。已有通过感知心房机械活动后触发心室脉冲发放,达到房室同步的内置算法的无导线起搏器问世。主要的适应证包括持续房颤伴高度 AVB、偶尔需要心脏起搏的间歇缓慢心律失常及对美观等有特殊需求者。

【心脏起搏适应证】

人工心脏起搏分为临时和植入/埋藏型两种(后者经常被临床医生俗称为"永久性"起搏器,但并不妥当,易产生误解),它们分别有不同的适应证。

(一)临时心脏起搏适应证　临时心脏起搏是一种非永久性植入起搏电极导线的临时性或暂时性人工心脏起搏术,起搏器置于体外,待达到诊断、治疗和预防目的后,随即撤出起搏电极导线。起搏电极导线在体内的放置时间一般不超过 2 周,如仍需继续起搏治疗则应考虑植入埋藏型心脏起搏器。

任何症状性或引起血流动力学变化的心动过缓患者都是临时心脏起搏的适应证人群。通常临时心脏起搏的目的分为治疗、预防和诊断。

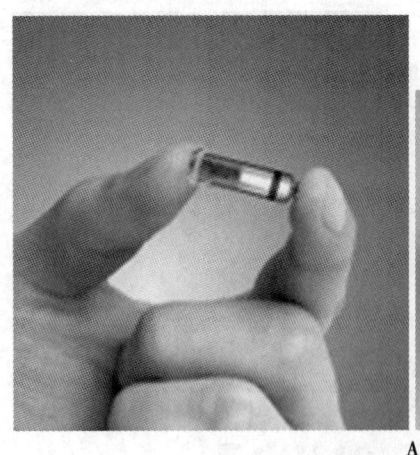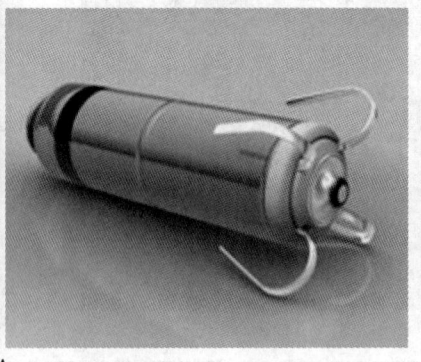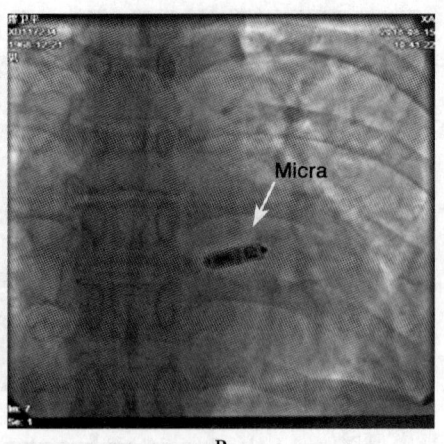

A   B

图 12-6-1-9　无导线起搏器
A. Micra 无导线起搏器;B. 术后 X 线影像。

1. 治疗　①阿-斯综合征发作:各种原因(急性心肌梗死、急性心肌炎、洋地黄或抗心律失常药物等引起的中毒、电解质紊乱等)引起的房室传导阻滞、窦房结功能衰竭而导致的心脏停搏并出现阿-斯综合征发作;②心脏直视手术引起的三度房室传导阻滞;③药物治疗无效的由心动过缓(如三度房室传导阻滞)诱发的尖端扭转型和/或持续性室性心动过速;④心律不稳定的患者在安置埋藏型心脏起搏器之前的过渡;⑤经导管主动脉瓣植入术中快速起搏。

2. 预防　①预期将出现明显心动过缓的高危患者,常见的有急性心肌梗死的某些缓慢心律失常(如急性下壁心肌梗死出现的房室传导阻滞)、心脏传导系统存在问题(如严重窦性心动过缓及双分支传导阻滞)的患者拟施行大手术及心脏介入性手术、疑有窦房结功能障碍的快速心律失常患者进行心律转复治疗、原先存在左束支阻滞的患者进行右心导管检查时;②起搏器依赖的患者在更换新脉冲发生器手术时的过渡。

3. 诊断方面　作为某些临床诊断及电生理检查的辅助手段。例如判断:①窦房结功能;②房室结功能;③预激综合征类型;④折返性心律失常。

(二)埋藏或植入型心脏起搏适应证　最新的国内外植入心脏起搏器指南分别由 2021 年中华医学会心电生理和起搏分会/中国医师协会心律学专业委员会和 2018 年 ACC/AHA/HRS 制定。实际上,由于起搏疗法是一个"古老"的成熟技术,因此,适应证的内容数十年来并无很大的更新。从实用角度出发,本节主要将起搏适应证归纳为心动过缓起搏和非心动过缓起搏两大类。不可逆性、症状性心动过缓(symptomatic brady-cardia)是心脏起搏最主要的适应证。症状性心动过缓是指直接由于心率过缓导致的心排血量下降、重要脏器和组织尤其大脑供血不足而产生的一系列症状,如一过性晕厥、近似晕厥、头晕和黑矇等;长期的心动过缓也可引起全身性症状,如疲乏、运动耐量下降及加重充血性心力衰竭等。

1. 心动过缓的起搏适应证　Ⅰ类推荐级别的适应证包括:①由于心动过缓导致症状者(症状性心动过缓);②由于某些疾病必须使用某些类型和剂量的药物治疗,而后者又可引起

或加重症状性心动过缓者;③任何阻滞部位的症状性二度(包括二度Ⅰ型)及以上房室传导阻滞;④无论有无症状的二度Ⅱ型及三度房室传导阻滞、交替性束支传导阻滞及三分支传导阻滞;⑤射频消融房室交界区及心脏外科手术后导致的三度和高度房室传导阻滞;⑥神经肌源性疾病(肌发育不良、克塞综合征等)伴发的高度或三度房室传导阻滞,无论是否有症状;⑦慢室率心房颤动并导致相关症状;⑧无心肌缺血下运动时出现的二度或三度房室传导阻滞。

Ⅲ类推荐级别的适应证(不应该植入)包括:①无症状的 SSS 或症状并非由心动过缓引起或非必须应用的药物引起;②无症状的一度房室传导阻滞和二度Ⅰ型房室传导阻滞;③束支/分支阻滞或伴有一度房室传导阻滞,但无症状(建议行电生理检查,如 HV 间期>70 毫秒,则建议植入起搏器)。

Ⅱ类推荐级别的适应证包括Ⅱa(应该植入)和Ⅱb(可以植入),为介于Ⅰ类(必需植入)和Ⅲ类(不应该植入)之间的所有临床情况。

与其他心律失常的治疗相比,对心动过缓的起搏治疗不需要在试用药物治疗后再采用,因此为首选疗法。以往起搏器是"救命"措施,但随着起搏器功能的升级和植入技术的提高,改善生活质量(如同其他多数其他疾病的治疗一样)是植入起搏器的最重要目的之一,而并非一定只是"救命"、预防"晕倒"的武器。

起搏器的适应证看似明确,但实际上有时是模糊的,如症状相关、变时功能不全等缺乏客观或可操作指标,不同患者症状变异很大。而窦性心动过缓与症状的相关性有时难以明确,尤其是这些需要植入起搏器的人群(老年人、合并其他心肺疾患等)。指南虽然提供了多数情况下的建议,但实际上不可能涵盖所有的临床情况。就某一个具体患者而言,植入型心脏起搏的指征并非总是明确的。不同医师对同样的传导系统病变在不同的临床状态下是否需要植入起搏器的观点也不尽相同,有时的确难以界定是否为心脏起搏治疗的绝对适应证。除上述指南外,医师应将患者作为一个整体来考虑,除心律失常外,患者的一般情况、年龄、共存的疾病、心理状况及患者意愿等均需综合考虑,最终做出是否植入心脏起搏器的决定。

我国总体植入起搏器的数量仍远低于欧美国家(欧洲为1 000 台/百万人口左右,我国为 40 台/百万人口左右)。

2. 非心动过缓的起搏适应证　以往心脏起搏仅用于治疗SSS、AVB 等缓慢性心律失常,目前起搏的适应证已从治疗心电衰竭发展到纠正心电紊乱(如预防阵发性房性快速心律失常),从治疗心电性疾病发展到治疗非心电性疾病(如治疗充血性心力衰竭)。非心动过缓起搏适应证包括:

(1) 预防阵发性房性快速心律失常(PAT):起搏治疗可通过起搏模式(AAI、DDD)、起搏部位(左右心房同步、右心房双部位及房间隔)及起搏器的特殊程序(包括持续动态的超速心房起搏和触发的超速心房起搏)来预防(而不是终止)PAT 的发生。目前尚不主张对无缓慢心律失常患者单纯为了预防PAT 而应用起搏疗法。

(2) 梗阻性肥厚型心肌病(HOCM):通过缩短起搏器的AV 间期以夺获右心室,从而改变左心室的激动顺序,使室间隔激动和收缩延迟,增加收缩期左心室流出道(LVOT)直径,减轻LVOT 梗阻。药物治疗无效的症状性 HOCM 患者,若静息或激发状态下存在显著的 LVOT 梗阻作为起搏治疗的Ⅱb 类指征(证据水平:A 级)。当存在猝死高危因素时(自发持续或非持续室性心动过速、左心室厚度≥30mm、晕厥史等),推荐植入ICD(如存在 LVOT 梗阻,应植入双腔 ICD)。

(3) 某些晚期心力衰竭:即双室再同步治疗,用于伴有束支传导阻滞的收缩性心衰患者。

(4) 长 QT 间期综合征:起搏治疗不仅能提高心率,减少心动过缓依赖性快速室性心律失常,同时也使患者能耐受较大剂量的 β 受体阻滞剂。但起搏治疗不能完全预防心脏性猝死,唯一肯定能预防心脏性猝死的方法是植入 ICD。目前,起搏联合应用 β 受体阻滞剂仅适用于拒绝应用 ICD,且心律失常呈明显停搏依赖性的患者。

(5) 神经介导性晕厥:如表现为心脏抑制型和混合型,可考虑植入心脏起搏器。

【人工心脏起搏系统植入方法】

起搏器的安置已从过去由心脏外科医师在手术室完成发展到现在的由心脏内科医师在放射科或导管室独立完成,由全身麻醉改为局部麻醉,人工心脏起搏系统的安置越来越普及和安全。必需的设备包括 C 臂 X 线机、起搏分析仪、心电监护仪、除颤器及必要的抢救药品。

(一) 临时性心脏起搏　有经皮起搏、经食管起搏、经胸壁穿刺起搏、开胸心外膜起搏和经静脉心内膜起搏等五种方法。最常用的仍然是经静脉心内膜起搏。可在床旁或放射科进行。

1. 床旁　如情况紧急或不便搬动患者时可在床旁进行。床旁进行的紧急临时心脏起搏注意事项:①静脉选择:多选用右侧颈内静脉或左右两侧锁骨下静脉穿刺,因其路径短且不易进入静脉分支;②通常电极导线前送过程中(据体外实测长度尚未到达心室部位时)不应遇到明显阻力,否则可能是电极导线未进入上腔静脉而误入颈部血管之故,此时应回撤电极导线并旋转后再送入;③在推送电极导线时应进行连续心电监测,如观察到室性期前收缩则提示进入右心室,或在持续保持起搏脉冲输出的情况下推送电极导线观察夺获心电图的图形来判断电极导线的位置;④可直接用带球囊的漂浮起搏电极导线沿血流漂送到右心室,目前最常用。

2. 在导管室或放射科　通常选择股静脉、锁骨下或颈静脉。要考虑是否日后需要安置永久性心脏起搏器,如是,尽量不用拟植入侧的锁骨下静脉或颈内静脉,以免发生静脉血栓或局部感染,影响日后起搏导线的放置。穿刺成功后通过Seldinger 技术送入临时起搏导线至右心室心尖部。固定良好后测试腔内心电图和起搏参数。

为临时心脏起搏设计的起搏器的输出电刺激强度通常用电流来表示,要求起搏阈值应<2mA,理想情况下<1mA。当存在心肌梗死、心肌缺血、使用抗心律失常药物、高钾血症等代谢紊乱情况时起搏阈值会升高。通常要求感知灵敏度>5mV。

经静脉临时起搏电极导线电极头端呈柱状,没有主动或被动固定装置,故不如植入型起搏电极导线固定稳定,发生电极导线移位的情况较永久心脏起搏常见。应加强术后心电监护,包括早期的起搏阈值升高、感知灵敏度改变及电极导线脱位等,尤其是起搏器依赖者。另外,由于电极导线通过穿刺点与外界相通,因此要注意局部清洁,避免感染,尤其是放置时间较长者。经股静脉临时起搏后患者应保持平卧位,静脉穿刺侧下肢制动。通常建议起搏电极导线不宜放置时间过长(一般<2周),以免感染、血栓栓塞等并发症。

目前不少中心针对预计临时起搏时间比较长的患者,选用常规的植入型起搏电极导线(非临时导线),通过上腔静脉入路植入心室,外接尚有电量的更换下来的脉冲发生器进行临时心脏起搏。优点是不影响患者术后的正常活动,导线脱位发生率低。

(二) 植入型心脏起搏　技术要点包括建立导线静脉入路、导线电极到位固定和起搏器的埋置。

1. 建立导线静脉入路　通常多首选习惯手对侧的头静脉或锁骨下/腋静脉(何者为首选依植入医师的习惯而定)。如不成功,再选择对侧的头静脉或锁骨下/腋静脉。

头静脉切开方法并发症(包括术中及术后)最少,但有时太细或走向畸形而不能送入导线,失败率为 10%~20%。如植入单腔起搏器,建议作为首选,但如若植入双腔起搏器,头静脉多不能同时容纳 2 根导线,此时,建议首选锁骨下/腋静脉。后者方便快捷,并发症包括误穿刺到锁骨下动脉、气胸、损伤臂丛神经等。自穿刺到送入导线的整个过程中不要遇到阻力(否则容易导致术中操作导线困难及日后易发生导线磨损),否则应重新选择穿刺位置。术后远期并发症主要为电极导线可能在锁骨下入口处发生磨损、断裂。

2. 导线电极到位固定

(1) 心室电极导线:多采用弯钢丝或回撤直钢丝的方法将导线通过三尖瓣口固定于右心室心尖部肌小梁中,也可采用主动螺旋固定电极将导线放置到右心室流出道间隔部或右室心尖部。要求 R 波振幅≥5mV,起搏阈值≤1V,斜率≥0.75V/s,阻抗在 500~1 000 Ω。当需要放置在希氏束或左束支区域时目前多使用 3 830 导线和 C315 鞘,需要在电生理标测下根据腔内图、起搏心电图及影像学定位等完成,相对复杂。

(2) 心房电极导线:常用"J"形被动固定电极导线或直的

主动电极导线,将其固定于右心耳梳状肌中,也可放置到低位房间隔。要求 P 波振幅≥2mV,起搏阈值≤1.5V,斜率≥0.5V/s,阻抗在 500~1 000 Ω。图 12-6-1-8A 显示了心房和心室电极导线的位置。

3. 起搏器的埋置 起搏器一般均埋于电极导线同侧的胸部筋膜下,如患者消瘦时也可埋植在胸大肌与胸小肌之间的筋膜层。电极导线与脉冲发生器相联后的多余导线压在脉冲发生器下。

【植入型心脏起搏的并发症及其处理】

(一) 与植入手术有关的并发症及其处理 多数并发症如术中仔细操作应当可以杜绝,有些则难以完全避免。发生率与植入医师的经验密切相关。

1. 心律失常 手术操作电极导线进入右心房、右心室后,往往因机械性刺激引起房和室性心律失常,其中,室性期前收缩几乎不可避免。实际上,它是术者判断电极位置的重要依据。一旦电极导线固定或撤离原部位,心律失常通常即可消失而无须特别处理。

2. 囊袋内局部出血 相对常见。依情况可采取观察、加压包扎或局部切开挤出积血等措施。

3. 锁骨下静脉穿刺并发症及其处理 时常能遇到。①气胸:少量气胸不需干预治疗,必要时抽气或放置引流管;②误入锁骨下动脉:应拔除针头和/或导引钢丝并局部加压止血(切勿插入扩张管),通常无需特殊处理。

4. 感染 少见。感染可能仅累及起搏器囊袋,也可累及整个系统,后者可引起感染性心内膜炎。处理:一旦证实感染应拔除起搏系统(包括导线和脉冲发生器),择期对侧植入新的起搏系统。

(二) 与电极导线有关的并发症及其处理

1. 阈值升高 电极接触的心内膜或心肌局部水肿、微脱位、心肌纤维化、坏死或电极导线本身的故障等有关。处理:通过程控增高能量输出,必要时需重新更换电极位置或电极导线。

2. 电极脱位和微脱位 明显移位时 X 线检查可以发现,而微脱位者 X 线透视可见电极头仍在原处,但实际已与心内膜接触不良。处理:通常需重新手术,调整电极位置。

3. 电极导线折断或绝缘层破裂 通常发生在电极导线经常屈曲处,如三尖瓣及锁骨下,也可由于缝线结扎过紧或术中误损伤。如阻抗很低则考虑绝缘层破损;如阻抗很高,则要考虑电极导线折断。处理:需重新植入新的电极导线。

4. 膈肌刺激 少见,主要是直接刺激膈神经或膈肌引起,右房外侧壁起搏相对多见。可能是心肌穿孔的征象。处理:降低起搏器能量输出。若症状持续存在,应重新调整电极位置。

5. 心脏穿孔 很少见。可在术中或术后出现。处理:应小心将导管撤回心腔,并严密观察患者血压和心脏情况。一旦出现心脏压塞表现,应考虑开胸行心包引流或作心脏修补。继续安置电极时应避免电极重新定位在原穿孔处。

(三) 与起搏系统有关的并发症及其处理

1. 起搏器综合征(pacemaker syndrome,PMS) 个别植入起搏器的患者会逐渐出现术前所不曾有过的活动后气急、乏力、胸闷和下肢水肿等心脏功能下降的临床表现,或这些症状在植入起搏器后加重,将其统称为起搏器综合征。主要产生的

原因包括:①房室不同步导致的传统的起搏器综合征:见于植入 VVI 起搏器者;②双室不同步导致的起搏器综合征,为右室起搏导致的心力衰竭,在植入 VVI 及 DDD 起搏器患者中可出现。当然,考虑起搏器综合征诊断的前提是存在足够高比例的心室起搏(至少>40%),否则心功能下降的原因难以归咎于心室起搏本身。

处理:采取减少右室起搏的措施(降低起搏频率,开启自动延长房室间期的算法等),必要时升级为 DDD(房室不同步引起者)或双室同步起搏器(双室不同步引起者)。

2. PMT 是双腔起搏器主动持续参与而导致的室性心动过速(心室起搏)。为心房电极感知到逆传的 P 波,启动房室延迟并在房室延迟末发放心室脉冲,后者激动心室后再次逆传至心房,形成环形运动性心动过速。室性期前收缩、心房起搏不良是诱发 PMT 的最常见原因。可通过程控为更长的 PVARP、适当降低心房感知灵敏度、延迟感知 AV 间期或启动起搏器对 PMT 的自动预防程序等预防。终止方法有起搏器上放置磁铁、延长 PVARP、程控起搏方式为心房无感知(DVI、VVI、DOO)、非跟踪方式(DDI)或启用起搏器具有的 PMT 自动识别的预防和终止程序。

【随访与常见故障处理】

与其他心脏介入治疗不同,成功完成心脏起搏器手术只是第一步,大量烦琐但很重要的工作是术后患者的长期随访。随访工作自植入当日开始并贯穿患者的一生。

(一) 随访周期和内容 "两头紧中间松"原则。出院后第 1 个月、第 3 个月各随访一次,以后每隔半年或 1 年随访一次,至起搏器预期寿命时加强随访。此外,患者自觉有症状时应随时来就诊。

随访内容包括病史、体检、常规体表心电图、动态心电图、X线胸片和应用程控器进行询问和程控等。另外,术后起搏系统的可能并发症也是随访的重要内容。

随着具有远程监测功能起搏器的使用,随访变得更加方便和及时,能实时发现患者起搏系统可能存在的故障并能及时进行处理。2019 年出台了《心血管植入型电子器械远程随访中国专家共识》,对远程随访进行了规范。

(二) 常见故障和处理 通常表现为无刺激信号、不能夺获或不能感知。

1. 无刺激脉冲 可能为下列常见原因之一:①过感知:如放置磁铁后可解决问题,则原因多半是过感知或使用了正常的一些起搏功能,例如滞后。可通过降低感知灵敏度来解决。②电极导线或起搏器故障:可能是由于与起搏器相联的螺丝松动或脱接、导线断裂或电池耗竭。处理:重新手术旋紧螺丝或更换起搏导线或起搏器。

2. 不能夺获 可能为下列原因之一:①起搏阈值升高:可临时提高输出电压,必要时更换起搏位置;②电极脱位或电池耗竭:根据具体原因采取提高输出电压、重新放置电极导线或更换起搏器。

3. 不能感知 即感知不良。可能为下列原因之一:①心内膜信号太小(电解质紊乱、酸中毒引起的暂时改变、心肌梗死或

心肌病引起的局部心内膜永久性改变）：此时需提高感知灵敏度，或更换起搏位置；②电极脱位、导线或起搏器故障：根据具体原因采取重新放置或更换电极导线或起搏器。

【心脏再同步化治疗（CRT）】

CRT 的疗效等已在心力衰竭治疗中提及，作为 CIED 重要的一部分，本节再简要介绍一下其工作原理及植入和随访等其他相关问题。

（一）CRT 的工作原理 某些晚期心力衰竭患者表现为左束支传导阻滞（CLBBB），左心室激动是通过肌细胞之间的连接而非浦肯野纤维传导，左心室各部分激动明显延迟且不同步。先激动的部位先收缩，而当该部位舒张时其他后激动的部位开始收缩，因此不同时相出现的心底部、心尖部和室间隔的不协调甚至矛盾性室壁运动，产生腔内血液分流，最终使原来整体的、迅速而同步的左心室收缩，变成缓慢的、不同步的心室节段性收缩。此时除了心脏收缩功能下降外，其收缩的不协调性使其工作效率也明显减低，这无异于雪上加霜。上述电-机械活动不同步导致的血流动力学障碍用传统的药物治疗不能解决。

CRT 是一种植入型电子装置，是在传统右心房、右心室双心腔起搏基础上增加左心室起搏，通过设定合适的房室及左右心室电脉冲的释放时机，纠正左侧房室和左、右心室收缩的不同步，提高心脏的做功效率，增加每搏量。CRT 用于治疗心力衰竭已近三十年的历史，多项大规模临床研究结果均证实：CRT 在充分的药物治疗基础上可进一步改善心功能，减少住院率，降低死亡率约 30%。

（二）CRT 适应证 最新的有关 CRT 适应证是 2016 年 ESC 制定的慢性心力衰竭诊治指南。Ⅰ类推荐级别适应证为：①窦律，QRS≥150 毫秒，LBBB，EF≤35%（药物优化后）的有症状心衰患者（A 级证据）；②窦律，QRS 为 130~149 毫秒，LBBB，EF≤35%（药物优化后）的有症状心衰患者（B 级证据）；③HFrEF（射血分数下降的心衰）患者，无论 NYHA 分级，若存在心室起搏适应证及高度房室传导阻滞，推荐使用 CRT 而不

是右心室起搏，以降低心衰发病率（A 级证据）。

据估测，我国每年适合 CRT 植入的患者约 30 万人，而 2018 年国内实际植入的 CRT 数量只有 5 000 例（同年美国植入 20 万台），植入数量微不足道。其原因与适应证未得到推广、医疗保险支付比例低、医师认识和技术水平等相关。应加强 CRT 适应证的宣传，使更多适应证心衰患者从 CRT 中获益。

（三）CRT 的分类 主要分为 CRT-P 和 CRT-D，前者为单纯的 CRT，即只有起搏功能，而后者为 CRT 和 ICD 合二为一，即具有除颤功能的心脏再同步化治疗（CRT-D）或称双室起搏的心律转复除颤器（biventricular cardioverter defibrillator）。表 12-6-1-3 列出了有关 CRT 和 ICD 的Ⅰ类指征。由此可见，ICD 的适应证实际上比 CRT 宽松。因此，具有 CRT 适应证的患者通常都有置入 ICD 的指征。

表 12-6-1-3 CRT 和 ICD 的Ⅰ类适应证

临床表现	CRT 指征	ICD 指征
基础病因	不限	不限
LVEF	≤35%	≤35%
NYHA	不限	Ⅱ~Ⅲ
QRS 波时限及形态	≥150ms，左束支传导阻滞	不限
心律	窦性	不限
充分的药物治疗基础上	是	未指明

注：CRT：心脏再同步化治疗；ICD：植入型心律转复除颤器；LVEF：左心室射血分数；NYHA：纽约心脏协会分级。

（四）CRT 植入方法及其并发症处理

1. 植入方法 同普通起搏器植入方法，只是多了左心室电极导线的植入步骤，后者包括心脏静脉的造影、靶静脉的选择和左心室电极导线的植入。图 12-6-1-10 显示了心脏静脉造影的结果和电极导线放置的位置。通常建议将左心室导线植入左室后静脉或侧后静脉，同时避免植入到心尖部。近年很多

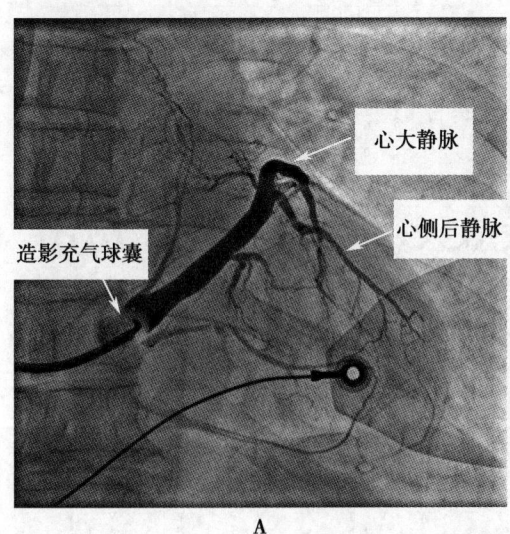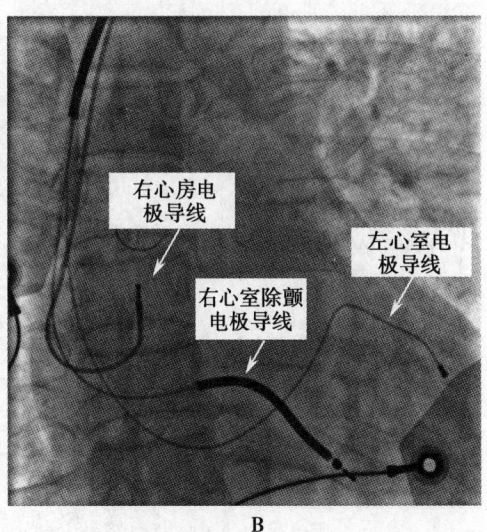

图 12-6-1-10 心脏静脉造影和电极导线的植入
A.经冠状静脉逆行造影的心脏静脉图；B.示同一患者植入右心房、右心室和左心室电极导线后前后位 X 线表现，其中左心室电极导线植入心脏侧后静脉，而右心室为除颤电极导线。

中心都在尝试用希浦系统起搏纠正左束支传导阻滞,同样能达到恢复双室同步机械活动的目的,初步临床结果显示疗效不差于传统 CRT。相关临床研究正在进行中。

2. 并发症　与植入普通起搏器不同,CRT 患者都是重度心力衰竭患者,因此围手术期需要加强监护。除了同普通起搏术中和术后相同的并发症外,尚有心脏静脉的相关并发症,包括心脏静脉夹层、静脉穿孔破裂和心脏压塞等。另外,膈肌刺激远比普通起搏常见。应根据具体情况作出相应处理。

(五) CRT 术后随访　除了与一般起搏器同样的随访内容外,其不同处包括以下几点:

1. 不同于一般的心脏起搏器治疗(尽量避免心室被起搏以符合生理),CRT 要求 100% 心室被起搏,否则不能达到双室同步电机械活动的目的。如患者存在持续房颤导致双室起搏比例下降,应消融房室结。目前有融合右室下传算法的脉冲发生器,左室起搏融合右室自身下传,省电的同时使起搏 QRS 波更窄,双室电机械活动更趋于同步,已逐渐在临床上推广使用。

2. 由于左、右心室电极位置、患者心脏大小及束支传导阻滞类型等,最好在心脏超声检查下优化起搏器的房室延迟和左、右心室发放脉冲的时机(V-V 间期)以达到最佳的血流动力学效果。其中,最主要的是房室延迟间期。目前很多公司的 CRT 产品都能通过常规的体外程控仪进行一键式自动间期优化,疗效与超声优化相当,但能明显节省时间和人力成本,值得常规进行优化。

3. 术后应继续包括药物在内其他心衰治疗措施。

4. 如植入 CRT-D,其 ICD 部分的随访和故障处理同普通 ICD,详见本章第二节"植入型心律转复除颤器"。

[附] 可植入型心电事件记录仪

由于晕厥发生的偶然性、短暂性和突发性等特点,因此多种诊断方法包括心电图、Holter、活动平板、倾斜试验和电生理检查等所能捕捉到的信息有限。植入型心电监护仪(insertable cardiac monitor, ICM)或植入型循环记录仪(implantable loop recorder, ILR)(图 12-6-1-11)可通过提供最长达 3 年的连续心

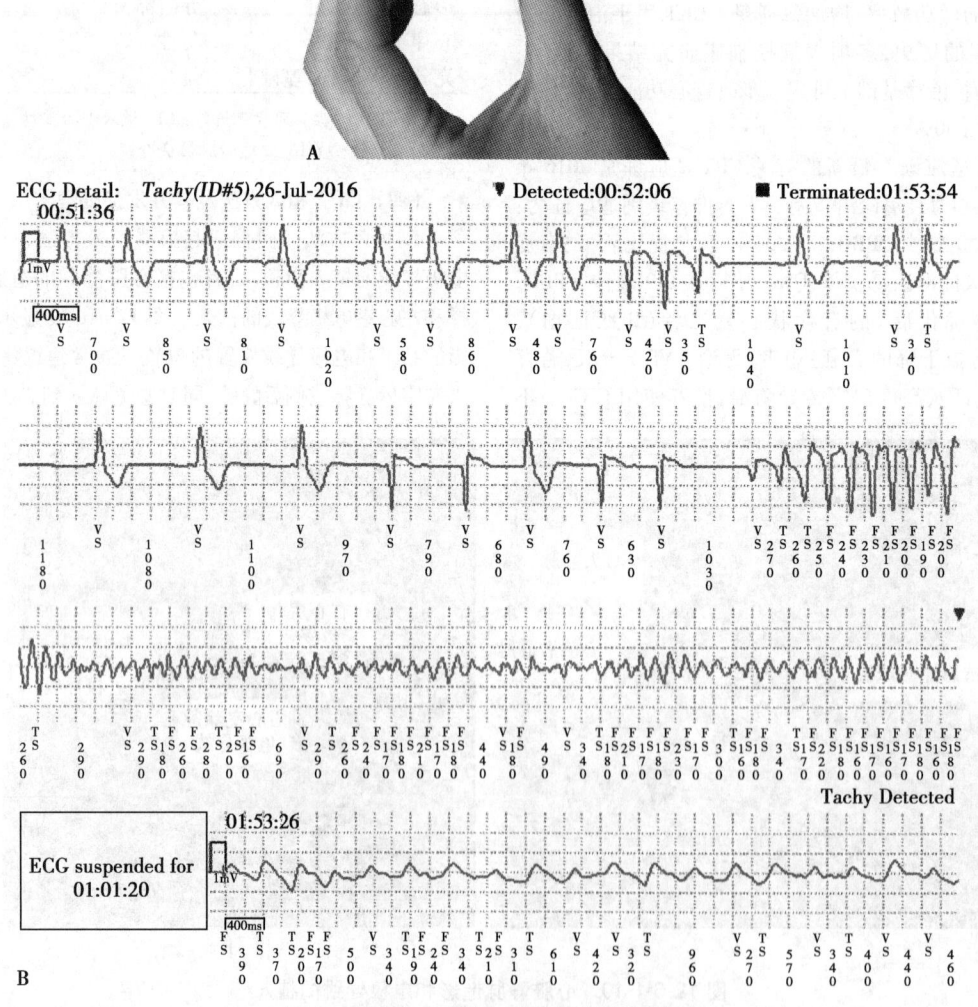

图 12-6-1-11　可植入型心电事件记录仪
A. 植入型心电事件记录仪外形;B. 记录到晕厥时心室颤动的发生。

电监测,能及时捕获和存储发作前后长达 42 分钟的 ECG,且具备无线传输功能,为疑及心律失常相关的不明原因晕厥提供了一种目前诊断成功率最高的检查手段,已在国内开始普及应用。2018 年 ESC 晕厥诊治指南中将高风险的不明原因晕厥列为植入型心电记录仪应用的 I 类适应证,A 级证据。

这种植入型电子装置可植入在患者胸部皮下,手术伤口极小,门诊手术即可完成。有患者激活和自动激活两种选择,后者可通过体外程控,预先设置自动激活记录心电信息的心动过缓和心动过速标准。

第二节　植入型心律转复除颤器

植入型心律转复除颤器(ICD)是一种能终止危及生命的室性快速心律失常的一个多功能、多程控参数的电子装置。通过置于心内膜的电极感知室性心动过速(VT)或心室颤动(VF),然后通过抗心动过速起搏或电除颤终止快速室性心律失常。ICD 不能预防只能治疗室性心律失常。

【组成】

类似于人工心脏起搏器,ICD 亦由脉冲发生器和电极导线组成。

（一）脉冲发生器　主要由电池、电容器和感知电路等组成。以往 ICD 系统应用的均为锂银钒氧化电池(Li/SVO),目前很多 ICD 都使用锂锰电池,其使用寿命明显延长,已达 8~10 年(与普通心脏起搏器相当)。电容器为 ICD 必需部件,因电池不能释放出足以达到除颤的高电压。电容器将 3~6V 的电压转换成为 750V 的高电压,这一过程在目前 ICD 中需 3~10 秒。

（二）电极导线　其功能是传输脉冲电流进行心脏除颤和起搏,并持续感知心脏自身电活动。以往都是使用的双除颤线

圈电极导线,即一个除颤线圈(右室线圈)位于电极导线的头端(植入到右心室),而另一个除颤线圈(上腔静脉线圈)置于锁骨下静脉和右心房间的任何部位。目前只有一个右室除颤线圈的单线圈除颤电极导线的应用越来越普遍,研究发现单线圈除颤导线的除颤阈值与双线圈导线无明显差别,但当今后需要移除导线时相对容易。图 12-6-2-1 显示了单及双线圈除颤导线术后 X 线胸部正位片。

全皮下 ICD(S-ICD)将除颤电极导线也植入皮下,导线不接触静脉和心脏,避免了相关的并发症。现有的临床研究证实,S-ICD 的疗效与传统的经静脉 ICD 无异,但相关并发症少。只是 S-ICD 不具备心脏起搏功能,因此只适用于无起搏或 ATP 需要的 ICD 适应证患者。2009 年正式上市应用,国内也已逐渐广泛开展。图 12-6-2-2 显示 S-ICD 术后 X 线影像。穿戴式体外除颤器(wearable cardioverter-defibrillators)在具有明确 ICD 指征,但同时又存在暂时的使用禁忌或不适用情况时使用。血管外除颤器(extravascular ICD)将除颤电极放置在胸骨后心脏前间隙内,既避免放置在心腔内,又能够起搏心脏。前者国外应用多年,但国内尚未开始应用,后者正在进行上市前临床工作,相信今后会在国内逐渐开展应用。

【功能】

ICD 具有快速心律失常检测和分层治疗功能(tiered therapy)。

（一）快速心律失常的检测　ICD 设置了多项检测判断快速室性心律失常的程序(算法),主要有:

1. 心率　是最主要的检测指标。ICD 系统可根据患者具体病情程控心动过速的检测频率,并对划分的每一个区给予不同的治疗(即分层治疗)。

2. 心率的猝发标准　用于鉴别窦性心动过速。后者的心率往往缓慢增加而 VT 多为突然增加。

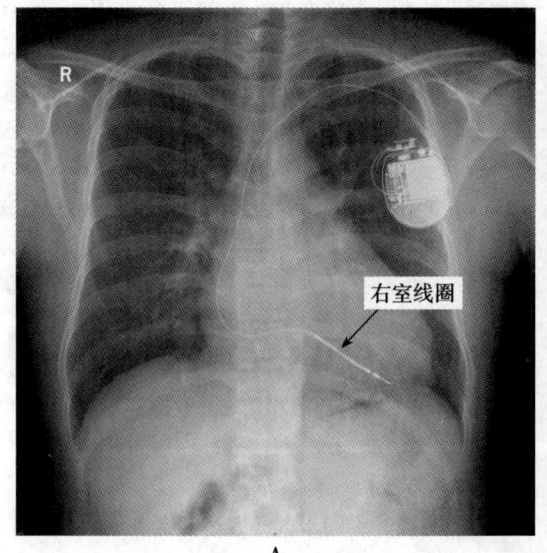
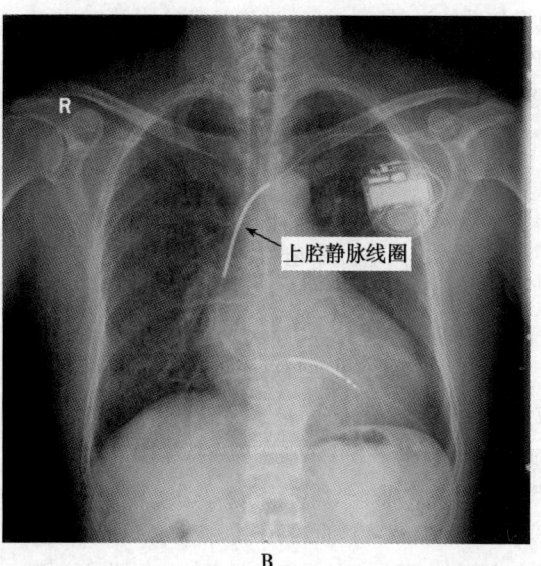

A　　　　　　　　　　　　　　B

图 12-6-2-1　单及双线圈除颤 ICD 术后 X 线胸部正位片
A. 单线圈除颤导线;B. 双线圈除颤导线。

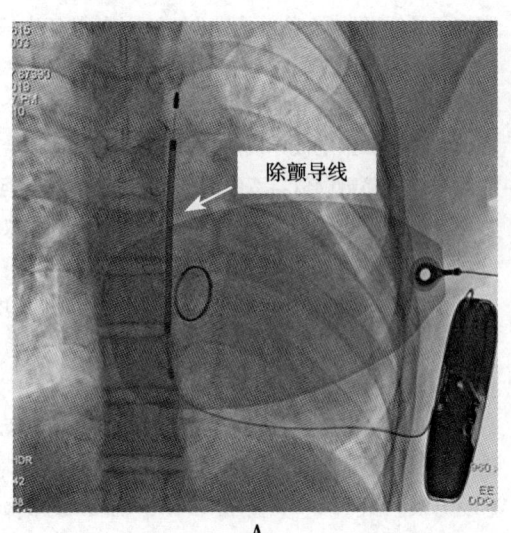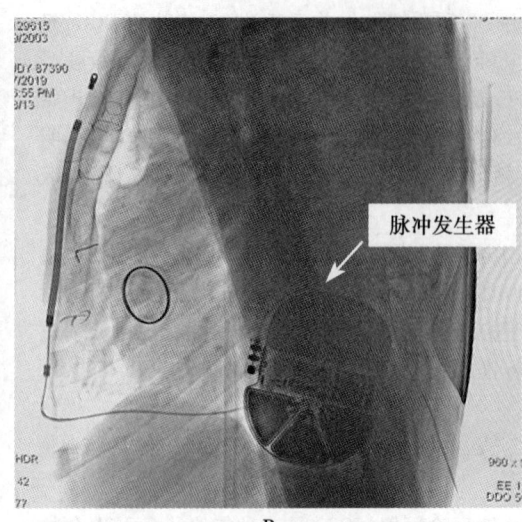

A   B

图 12-6-2-2 S-ICD 术后 X 线影像
A. 前后位;B. 侧位,可见除颤导线位于胸骨前方,心脏内无导线。

3. 心率的稳定标准 此标准只有在 VT 区计数的标准达标后才会被启动。目的是区别心室率很不稳定的心房颤动和室率相对稳定的 VT。

4. QRS 波宽度标准 多数室速 QRS 波比室上性心律时的 QRS 波宽。ICD 设定了能诊断为"室性"的 QRS 波的宽度。

5. 形态学 比较发作心动过速前后 QRS 波的形态(不仅仅是宽度)能协助鉴别发生的心动过速是 VT 和还是 SVT 伴束支传导阻滞或伴差异性传导或旁道下传。

6. 房、室频率标准 仅使用于双腔 ICD 或 CRT-D。通过心房和右室电极比较患者心动过速发生时心室率和心房率协作判断心动过速的来源。如室率(V)快于房率(A)(V>A),则判断为室速。

(二)分层治疗 最初 ICD 只有高能量除颤一种治疗形式,而今的 ICD 系统尚具有抗心动过速起搏(anti-tachycardia pacing,ATP)及治疗心动过缓等多种形式的分层处理能力。

ATP 终止室速的原理为脉冲刺激落入室速折返环路中的可激动间隙时,该部位产生的激动会产生前向或逆向阻滞从而终止室速。常用的抗心动过速的脉冲释放方式与电生理测试过程中的程控脉冲发放无异,包括短阵快速刺激(burst)、递减扫描刺激(scan)和固定间期扫描刺激(ramp)及它们之间的不同组合形式。如 ATP 治疗无效或加速了原有的 VT,则 ICD 可依程控设置进行电转复。图 12-6-2-3 示 ATP 及电击治疗成功实例。

【适应证】

ICD 的二级预防是指在发生心脏骤停或持续性 VT 的幸存者中预防 SCD 的发生。而一级预防是指未发生过心脏骤停或持续性 VT 的高危 SCD 患者,如心肌梗死、心力衰竭患者预防性应用 ICD。近年来一级预防植入 ICD 患者的比例明显增加,美国占到 80% 以上,国内近年也占到 60% 左右。

自 Mirowski 于 1980 年首次为一位心脏骤停幸存者植入

ICD 治疗取得成功后,ICD 治疗的适应证也在不断改变,其依据是大规模前瞻性随机对比研究及众多的回顾性分析。2017 年 AHA/ACC/HRS 在《室性心律失常管理和心源性猝死预防指南》制定的 ICD Ⅰ 类推荐级别的适应证如下:①非可逆性原因引起的室颤或血流动力学不稳定的持续性室速所致的心脏骤停(A 级证据);②伴器质性心脏病的自发性持续性室速,无论血流动力学是否稳定(B 级证据);③原因不明的晕厥,心电生理检查能诱发有血流动力学不稳定的持续性室速或室颤(B 级证据);④纽约心功能分级(NYHA)Ⅱ 级或 Ⅲ 级,LVEF≤35% 的非缺血性心肌病(B 级证据);⑤心肌梗死后 LVEF<35%,且心肌梗死病史 ≥40 天,NYHA Ⅱ 级或 Ⅲ 级(A 级证据);⑥心肌梗死后 LVEF<30%,且心肌梗死病史 ≥40 天,NYHA Ⅰ 级(A 级证据);⑦心肌梗死所致非持续性室速,LVEF<40% 且心电生理检查能诱发持续性室速或室颤(B 级证据)。其中,①~③为二级预防,而④~⑦为一级预防。2021 年发表的《植入型心律转复除颤器临床应用中国专家共识》增加了以疾病为单元(如缺血性和非缺血性心脏病等)的 ICD 适应证推荐。

根据上述指南,NYHA Ⅱ 级或 Ⅲ 级、LVEF≤35% 就是植入 ICD 的绝对适应证,无论是否存在室性心律失常、基础心脏疾病是缺血抑或非缺血。美国心脏性猝死每年 40 万例,植入 ICD 每年 20 万例,植入率 50%。而我国心脏性猝死每年 55 万例,植入 ICD 不足 4 000 例(2018 年)。价格昂贵和医师的认识不足仍然是限制我国患者应用 ICD 的主要原因。随着我国人民生活水平的日益提高,相信它在我国猝死高危人群中的应用会越来越多。

【植入方法】

手术操作基本同永久心脏起搏器。不同之处有以下两个方面。

1. 由于脉冲发生器的外壳通常被作为除颤电极的阳极,故 ICD 系统通常都放置在左侧以使除颤电流更合理地通过

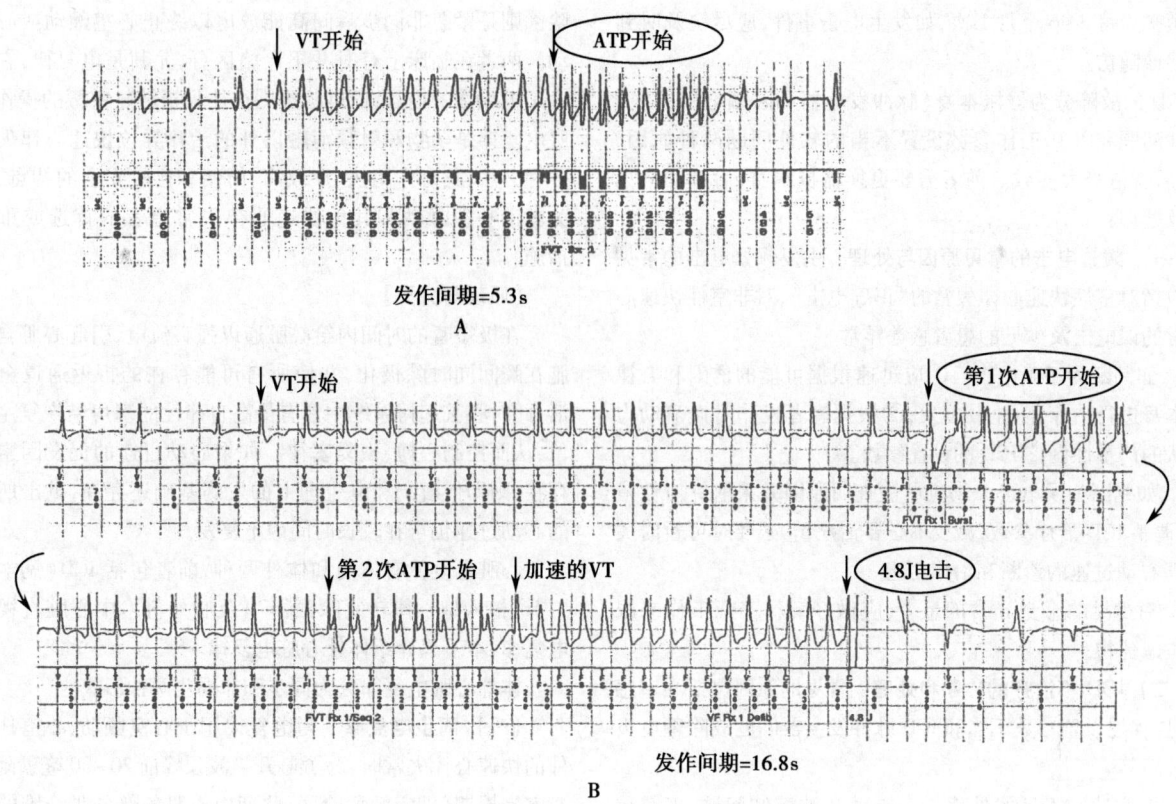

发作间期=5.3s

A

发作间期=16.8s

B

图 12-6-2-3　ATP 治疗室性心动过速图例

A. ATP 成功终止室速;B. 连续 2 阵 ATP 均不能终止室速,且第 2 阵 ATP 使室速频率加速,最后经 4.8J 低能量电击转复成功。ATP. 抗心动过速起搏;VT. 室性心动过速。

心脏。

2. 术中测定除颤阈值(defibrillation threshold,DFT)　是术中验证 ICD 能否识别及终止 VF 的一种测试。通常采用 T-shock 法(即 T 波易损期上用 1J 左右低能量电击诱发室颤)或交流(50Hz)刺激方法诱发室颤。图 12-6-2-4 显示了 DFT 测试过程。

越来越多的研究(尤其是 Simple 研究)证明术中进行 DFT 测试并非必需。目前的专家共识是针对一级预防患者可

不进行 DFT 测试,而针对二级预防患者则可由植入医师根据患者的具体情况来决定是否术中行 DFT 测试。对植入 S-ICD 的患者,无论一级预防还是二级预防,目前仍都建议行 DFT 测试。

【随访与常见故障处理】

相对于普通心脏起搏器,ICD 的随访更显重要。通常包括对疾病本身的管理和对 ICD 器械的管理。ICD 患者多有器质性心脏病,显然,对疾病本身的管理至关重要。针对器械本身,

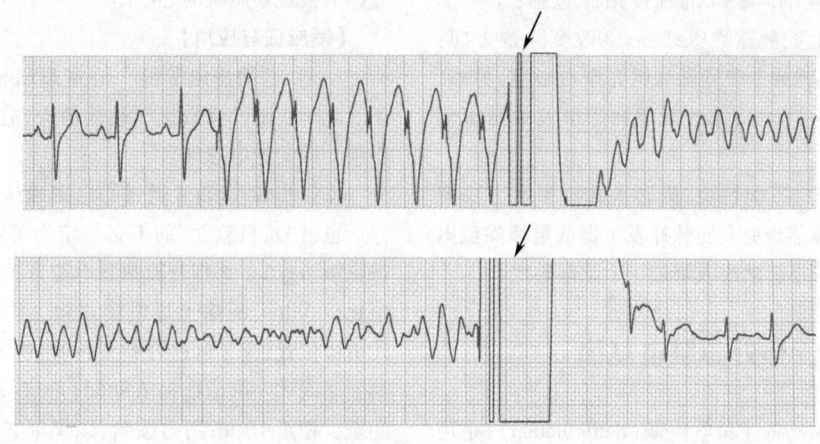

图 12-6-2-4　DFT 测试

第 1 个箭头示用 1J 能量在 T 波上电击成功诱发 VF,ICD 识别后在第 2 个箭头处发放电击并恢复窦性心律。DFT. 除颤阈值。

随访频率为每 3~6 个月 1 次,如发生电击事件,应尽快及时到医院就诊随访。

ICD 的故障分为器械本身(脉冲发生器和除颤电极导线)的硬件问题和 ICD 工作参数设置不当的软件问题两种原因。其中,后者占绝大多数。前者需要更换器械本身,后者的常见原因及处理:

(一)频繁电击的常见原因与处理　引发频繁电击的常见原因包括对室性快速心律失常的"正确电击"、对非室性快速心律失常的误电击及少见的患者感觉异常。

1. 如判断为正确电击　①应迅速根据可能的诱因和心律失常本身进行治疗,防止其复发;②根据患者发作时血流动力学症状的严重性调整 ICD 的设置参数。

2. 如判断为误电击　①应尽快查明原因并采取针对性措施;②调整 ICD 治疗参数,减少不必要治疗;③必要时可暂时关闭 ICD 心动过速的诊断和治疗功能。

3. 对少见的感觉异常的患者,应做好解释安抚工作或服用抗焦虑药物。

(二)ICD 不治疗的诊断和处理　常见的原因包括心室感知不足、程控设置参数不当和 ICD 脉冲发生器问题或除颤电极导线故障等。

1. 心室感知不足的处理　①如系 R 波感知问题,多需重置电极导线位置或另外再单独放置一根起搏感知导线;②导线本身或脉冲发生器故障时多需再重新更换新的电极导线或新的脉冲发生器。

2. 程控设置参数不当时需调整 ICD 设置的参数,如设置的频率相对于患者太高(如设置 VT 的诊断频率为 200 次/min,而患者发作 180 次/min 的 VT 时就出现明显血流动力学障碍),则应根据具体病情下调识别频率。

3. 脉冲发生器问题或除颤电极导线故障时,通常需要重新手术更换脉冲发生器或除颤电极导线。

(三)ICD 治疗无效的原因和处理　治疗无效包括 ATP 及电击治疗两部分。如 ATP 治疗无效可重新调整 ATP 参数,而电击治疗无效是危险的。采取的程控措施包括:①增加 ICD 放电能量;②关闭上腔静脉除颤线圈;③改变除颤方向:右心室至上腔静脉和机壳或上腔静脉和机壳至右心室,另外,可改变除颤极性为右心室阳极;④改变双向除颤波的脉宽和斜率。

如上述无创程控措施不能解决,则必须通过手术方法解决。包括:①更换为除颤能量更大的脉冲发生器或更换除颤电极导线位置;②附加除颤电极贴片或增加一个除颤导线。

第三节　体外心脏电复律

心脏电复律(cardioversion)和电除颤(defibrillation),是用高能电脉冲直接或经胸壁作用于心脏,使多种快速心律失常转变为窦性心律的方法。电复律是以自身的心电信号作为触发标志,同步瞬间高能放电以终止某些异位快速心律失常;而电除颤则是紧急非同步瞬间高能放电以终止心室颤动或心室扑动。两者在临床上有时并不严格区分,尤其是电复律,它也包含了电除颤的内容,而电除颤则往往只指转复室颤的操作。心脏电复律是药物和射频消融以外的治疗异位快速心律失常的一种方法,具有作用快、疗效高、简便和比较安全的特点,已成为救治心室颤动和其他快速心律失常患者的首选或重要的措施。

【原理与分类】

在极短暂的时间内给心脏通以强直流电,引起心脏自律细胞在瞬间同时除极化,并使所有可能存在的折返通道全部失活,此时心脏起搏系统中具有最高自律性的窦房结恢复主导地位,从而控制心搏,恢复窦律。如果心动过速的促发因素不复存在,则即使解剖和电生理上的发病基础还存在,电击所终止的心动过速仍可在较长时间内不复发。

心脏电复律有体内和体外两种,前者包括 ICD(见本章第二节"植入型心律转复除颤器")及心外科术中心脏直视下的电复律,本节只介绍体外心脏电复律。

体外心脏电复律分同步和非同步两种形式。

(一)同步电复律　当电复律用于心室颤动、心室扑动以外的快速心律失常时,为了避开 T 波顶峰前 20~30 毫秒附近的心室易损期(即室颤危险区,此期内心肌各部分肌纤维的不应期恢复不一致,受到刺激时易诱发恶性室性心律失常),脉冲的发放是利用心电图 R 波触发同步装置,使电刺激落入 R 波降支或 R 波起始后 30 毫秒左右处,相当于心室绝对不应期中,称为同步电复律。适用于存在 R 波的各种快速性异位心律失常,包括室性和室上性快速心律失常。

(二)非同步电除颤　不用同步触发装置,可随时在任何时间放电,仅用于 R 波不能分辨时,即心室颤动或心室扑动的电治疗。非同步电除颤是心室颤动唯一的有效治疗方法,必须尽快实施。现在的复律器均有可供选择的 R 波同步装置。根据需要可进行"非同步电除颤"及"同步电复律"。多数电复律器的复律电极可作为心电图导联电极,有利于抢救时直接通过复律电极观察患者的心电图。

【适应证与应用】

(一)非同步电除颤　心室颤动和心室扑动为绝对适应证。此时心脏的有效机械收缩消失,血液循环处于停顿状态,必须立即实施电除颤。

操作步骤:①首先通过心电图确认存在室颤(发生心脏骤停后也可"盲目除颤"而不必一定为了明确心脏骤停类型而延误除颤治疗)。②打开除颤器电源开关,将按钮置于"非同步"位置。③电极板涂上导电糊或包上浸有生理盐水的纱布垫。④电极位置:应尽量避开胸骨,两电极通常分别置于胸骨右缘第二肋间和左腋前线第五肋间(心底-心尖位),两个电极板之间至少相距 10cm;用力按紧,以保证其阻抗较低,有利于除颤成功。⑤按下"充电"按钮,将除颤器充电到 300J。⑥按下"放电"按钮,当观察到除颤器放电后再放开按钮。⑦放电后立即观察患者心电图,观察除颤是否成功并决定是否需要再次电除颤。

影响电除颤成功的主要因素是发生室颤的时间,1分钟内多能成功除颤,时间越长,除颤成功率越低。另外的影响因素包括既往有无器质性心脏病、心脏功能、颤动波的大小、酸中毒、低氧血症和电解质紊乱等。

（二）**同步电复律**　原则上,任何形式的心动过速,只要导致低血压、充血性心力衰竭等血流动力学障碍,而药物治疗又不能迅速奏效时,均应电击终止。转复成功后,患者的血流动力学状态几乎均能改善。它对终止折返性心动过速特别有效,如心房扑动、心房颤动、房室结折返性心动过速、预激综合征（WPW）伴折返性心动过速和室速。对异位节律性增高或触发机制所致的房性心动过速、非阵发性房室交界性心动过速、加速性室性自主节律等不适宜电转复治疗,因为此时即使心肌整体除极后,心搏仍可能被兴奋性增高的异位节律点控制。

下列临床情况适用于同步电复律:

1. 室性心动过速经药物治疗无效或临床情况严重,如伴急性心肌梗死、心力衰竭、休克、阿-斯综合征等需紧急处理者。所需能量约100~200J,即时成功率可达90%~97%。

应当指出,即使同步化、低能量也存在使室性心动过速转变为心室颤动的潜在危险,如洋地黄中毒所致的室性心动过速电击时就可能诱发心室颤动的发生。

2. 阵发性室上性心动过速经常规物理和药物治疗无效且伴有明显血流动力学障碍者,可考虑同步直流电复律。所需能量为50~100J。

3. 心房扑动药物治疗控制心室率通常较困难,有时药物达到中毒剂量时亦难以取得满意效果。对药物无效或伴有心室率快、血流动力学状态恶化的患者（如房扑近1∶1传导时）,宜同步直流电复律。成功率98%~100%,且需能量较小（50J左右）,可列为心房扑动的首选治疗方法。

4. 异位性心动过速性质不明（如室上性心动过速伴差异性传导或沿旁道下传或束支传导阻滞而与室性心动过速不能明确鉴别时）而导致用药困难且伴有明显血流动力学障碍者。

5. 心房颤动是电复律较常见的适应证。电击终止房颤的即时转复律较高,约为90%。所需能量为100~200J。

操作步骤基本同非同步电除颤,区别在于:①通常并非紧急,术前应做好充分准备,如签署知情同意、禁食、建立静脉通路等;②操作中宜将除颤电极（贴片）置于前后位（心尖-右肩胛骨）,可以提高除颤的成功率;③选择R波较高的导联,将电钮放在"同步"位置;④复律时静脉应用镇静或麻醉药物;⑤根据不同心律失常类型,选用不同的复律能量。

（三）**房颤的电复律问题**　心房颤动有下列情况者可考虑电复律:①心室率快、药物治疗无效。②房颤后心力衰竭或心绞痛恶化或不易控制。③持续房颤病程在一年以内且房颤前窦房结功能正常。④心脏、左心房扩大不明显（心胸比例<55%、左心房直径<45mm）;近年来对以心房大小、瓣膜病严重

程度来决定是否进行电击复律有不同意见,不少临床学家认为,对房颤患者都应给予一次电复律的机会。⑤二尖瓣病变已经手术纠治6周以上者;因二尖瓣分离术或人工瓣膜置换术6周内部分患者可自行恢复窦律,且6周内常因手术创伤未完全恢复而不易电击成功;亦有人认为应手术后3个月后再行电复律,此时左心房已缩小,电复律后不易复发。⑥甲状腺功能亢进患者已用药物控制,而心房颤动仍继续存在者。⑦预激综合征合并快速房颤且存在血流动力学障碍时。

房颤持续48小时以上或不能确定房颤时间,转复前应常规抗凝治疗。转复前应用华法林3周,转复成功后持续应用4周（新型口服抗凝药在房颤电复律前的应用尚缺乏足够临床证据）。如食管超声检查未见左心房和左心耳血栓者,房颤发作在48小时以内可不用抗凝治疗或静脉应用肝素后即行电转复,这样可降低由于房颤持续时间长带来的心房电和组织重构,利于复律后窦律的维持,减少住院天数及费用,是一种可行的方法。但复律后仍需抗凝4周,因为心房功能的恢复可能延迟至窦性心律恢复后3周。通常肝素和华法林联合治疗至少重叠72小时。实际上,根据$CHA_2DS_2\text{-}VASc$评分,很多患者电复律后都需要长期抗凝,因为现有的所有恢复、维持窦律的方法,包括药物、消融及电复律,都不能改变发生房颤的基质和机制,都存在今后房颤复发的问题。

心房扑动的抗血栓策略同心房颤动。

心房颤动电复律的治疗效果虽较药物治疗快速、转复率高,但长期窦律维持仍较低,约1/3~1/2的患者在1年内复发,10%患者在转复后24小时内复发。影响转复成功的因素包括心房颤动的持续时间、心房纤维化的程度、心房的大小和心脏功能等。

其他注意事项:①心房颤动伴心力衰竭者,先用强心、利尿药和血管扩张剂等纠正心力衰竭,待其基本稳定后再考虑房颤复律。严重的心力衰竭患者恢复窦性心律后由于恢复了房室同步,心房对心室的充盈较房颤时增加,有时反而会使心室舒张末期压力增加,导致或加重急性左心衰竭。复律前两天停用洋地黄类药物。②复律前测血清钾并纠正可能存在的低血钾。③复律前抗心律失常药物的应用:目的是在复律前在体内达到一定的血药浓度以利于复律后窦律的维持,同时明确对药物的耐受性。另外,亦有少数患者用药后可转复为窦律从而可免于电击。常用的可选择的药物包括胺碘酮、索他洛尔、伊布利特、氟卡尼和普罗帕酮,而β受体阻滞剂、钙通道阻滞剂和地高辛对复律无益。④复律后窦性心律的维持:复律后通常必须应用药物维持窦律,所用药物多与复律前相同。

近年来随着房颤消融疗法的广泛开展,电复律的应用明显减少。电复律临床应用时间长,经验多,花费少,技术门槛低,普及广,且电复律即刻转复窦律的成功率高,辅以综合治疗,可维持相当长时间的窦性心律。因此,在不具备消融条件的医院或患者不接受消融,电复律仍然是房颤患者恢复窦律值得尝试的有效疗法。

【禁忌证与非适应证】

下列情况禁用电复律：①洋地黄中毒引起的快速心律失常。洋地黄中毒时心脏对电击的敏感性增加，易导致恶性室性心律失常的发生。显然，发生心室颤动时例外。②窦房结功能不全之慢-快综合征者。③近期有动脉栓塞或经超声心动图检查发现心房内存在血栓而未接受抗凝治疗者。

房颤患者存在下列情况时不宜作电复律：①拟近期接受心脏外科手术者。②电解质紊乱尤其是低血钾，电复律应在纠正后进行。③甲状腺功能亢进伴房颤而未对前者进行正规治疗者。④左心功能严重损害者，因转复后有发生急性肺水肿可能；另外，心脏、心房明显增大（心胸比例>55%、超声左心房内径>45mm）者，即或成功转复但维持窦律的可能性不大。⑤复律后药物维持下又复发或不能耐受抗心律失常药物维持治疗者。⑥伴风湿活动或感染性心内膜炎而未控制的心脏病患者。⑦房颤为阵发性，既往发作次数少、持续时间短、预期可自动转复者（电复律并不能预防其复发）。

以上所列适应证和禁忌证都是相对的，应从每位患者的具体临床情况全面评估获益与风险，不能生搬硬套。

【并发症及其处理】

电复律安全高效。只要严格按照常规操作，并发症发生率很低。可能出现的并发症包括低血压、心律失常、急性肺水肿、栓塞、心肌损伤和皮肤灼伤等，如出现应及时作出适当的对症处理。

推荐阅读

1. PONIKOWSKI P, VOORS A A, ANKER S D, et al. 2016 ESC Guidelines for the diagnosis and treatment of acute and chronic heart failure: the task force for the diagnosis and treatment of acute and chronic heart failure of the european society of cardiology(esc). Developed with the special contribution of the heart failure association(hfa) of the esc[J]. Eur J Heart Fail, 2016, 18(8):891-975.
2. AL-KHATIB S M, STEVENSON W G, ACKERMAN M J, et al. 2017 AHA/ACC/HRS Guideline for management of patients with ventricular arrhythmias and the prevention of sudden cardiac death: a report of the American College of Cardiology/American Heart Association Task Force on Clinical Practice Guidelines and the Heart Rhythm Society[J]. J Am Coll Cardiol, 2018, 72(14):e91-e220.
3. KUSUMOTO F M, SCHOENFELD M H, BARRETT C, et al. 2018 ACC/AHA/HRS Guideline on the evaluation and management of patients with bradycardia and cardiac conduction delay: a report of the American College of Cardiology/American Heart Association Task Force on Clinical Practice Guidelines and the Heart Rhythm Society[J]. Circulation, 2019, 140(8):e382-e482.
4. 中华医学会心电生理和起搏分会, 中国医师协会心律学专业委员会. 植入型心律转复除颤器临床应用专家共识[J]. 中华心律失常学杂志, 2021, 25(4):244-256.

第七章　心血管病的介入治疗

心血管病的介入治疗指采用心导管技术将各种治疗用的器械送入心脏或血管等部位来施行治疗。经静脉心内膜人工心脏起搏术是应用最早和最广泛的一种心血管病介入治疗，其他常用的还有经皮冠状动脉介入治疗、心律失常的经导管消融治疗、经导管心脏瓣膜成形术、先天性心血管病的介入治疗、经导管心肌化学消融术和周围血管疾病的介入治疗等。

第一节　冠心病的介入治疗

葛均波　张　峰

经皮冠状动脉介入治疗（percutaneous coronary intervention, PCI），既往称为经皮腔内冠状动脉血管成形术（percutaneous transluminal coronary angioplasty, PTCA）是指经导管通过各种方法扩张狭窄的冠状动脉，从而达到解除狭窄、改善心肌血供的治疗方法。PTCA术由Gruentzig于1977年首先施行，该技术开始时仅为单纯使用球囊导管扩张冠状动脉狭窄病变，随着技术的发展，逐渐出现了冠状动脉内支架植入术、高频旋磨术、定向旋切术、药物球囊扩张及激光成形术等。临床上常需采用多种综合的技术达到治疗冠状动脉狭窄的目的。因此，目前更多采

用PCI这一术语，包括了各种冠状动脉介入治疗技术。

【经皮冠状动脉介入治疗的适应证】

PCI治疗的适应证应综合患者的症状，冠状动脉病变的部位、形态、程度及其支配心肌的范围，致残或致死的危险性，术者的经验及技术条件等多个方面考虑。对于稳定型冠心病，PCI治疗的目的包括改善症状和预后。具有下列特征者行PCI可改善预后：①左主干病变直径狭窄>50%；②左前降支近段狭窄>70%；③二支或三支冠状动脉直径狭窄>70%，且左心室功能受损（LVEF<40%）；④大面积心肌缺血（心肌核素等检测方法证实缺血面积大于左心室面积的10%）；⑤单支通畅冠状动脉直径狭窄>50%。具有下列特征的患者则可以通过PCI改善症状：任一冠状动脉直径狭窄>70%，表现为活动诱发的心绞痛或等同症状，并对药物治疗反应欠佳。对有典型心绞痛症状或无创性检查有心肌缺血证据的患者，以冠状动脉病变直径狭窄程度作为是否干预的决策依据时，病变直径狭窄程度≥90%时，可直接干预；当病变直径狭窄<90%时，建议仅对有缺血证据或冠状动脉血流储备分数（fractional flow reserve, FFR）<0.8的病变进行干预。

对非ST段抬高的急性冠状动脉综合征（acute coronary syndrome, ACS)患者应进行危险性分层,根据危险程度的不同来选择紧急(<2 小时)、早期(<24 小时)或者延迟(72 小时内)介入治疗策略;有下列情况者需要行紧急冠状动脉造影:①持续或反复发作的缺血症状且药物治疗无效;②心电图上 ST 段动态演变(压低>0.1mV 或短暂抬高);③血流动力学不稳定或心源性休克;④有严重可危及生命的室性心律失常或心脏骤停;⑤心肌梗死的机械并发症;⑥急性心力衰竭。

对于急性 ST 段抬高型心肌梗死(ST-segment elevation myocardial infarction,STEMI)患者,紧急行直接 PCI 术是恢复心肌再灌注的最有效手段。符合以下特征的患者应该尽快行急诊 PCI 治疗:①发病 12 小时内的 STEMI 患者。②院外心脏骤停复苏成功的 STEMI 患者。③存在提示心肌梗死的进行性心肌缺血症状,但无 ST 段抬高,出现以下一种情况的患者:血流动力学不稳定或心源性休克;反复或进行性胸痛,保守治疗无效;致命性心律失常或心脏骤停;机械并发症;急性心力衰竭;ST 段或 T 波反复动态改变,尤其是间断性 ST 段抬高。④STEMI 发病超过 12 小时,但有临床和/或心电图进行性缺血证据。⑤伴持续性心肌缺血症状、血流动力学不稳定或致命性心律失常。合并多支血管病变 STEMI 患者,行急诊梗死相关血管(infarct-related artery,IRA)血运重建同时,可根据非 IRA 病变严重程度和供血范围同期行血运重建,也可考虑出院前对非 IRA 病变行血运重建。

对于临界病变,需要结合患者临床症状、是否存在心肌缺血等决定处理策略,血管内超声检查(IVUS)和 FFR 测定有助于从形态学和功能学角度对这些病变做出进一步的评价,研究发现 IVUS 检查显示血管最小管腔面积<4mm²(左主干最小管腔面积<6mm²)和 FFR<0.75 与缺血相关,推荐进行介入治疗。左主干及多支血管病变的血运重建策略可参考病变复杂程度评分(如 SYNTAX 评分)和外科手术风险评分(如 EUROSCORE 评分),由包括心内科和心外科医师在内的多学科团队协作,以制订合理的治疗策略。

【经皮冠状动脉介入治疗的入路】

PCI 术的入路包括股动脉、桡动脉、肱动脉等,不同的血管入路各有优缺点。股动脉入路穿刺成功率高,因血管直径大而适合需要大腔指引导管的介入操作;缺点是术后需要下肢制动,留院观察时间长,局部出血并发症发生率较高,目前主要用于一些复杂的手术(如旋磨、慢性完全闭塞病变、分叉病变等)中。桡动脉入路的优点是止血方便,患者术后无须制动,局部出血并发症发生率低,可缩短住院时间;缺点是桡动脉容易痉挛,由于血管本身直径小而不适合需要较大直径指引导管(>7F)的复杂 PCI 术,目前绝大多数手术可通过桡动脉途径完成。个别情况下也可采用经肱动脉途径,但肱动脉压迫止血时要避免邻近神经的损伤,一旦发生血管并发症,可影响上肢供血。随着器械的改进,目前经桡动脉途径已成为多数 PCI 术的首选。

【常用的经皮冠状动脉介入治疗技术】

(一)经皮腔内冠状动脉球囊扩张血管成形术 将指引导管送至待扩张的冠状动脉口,再将相应大小的球囊导管沿导引钢丝送至欲扩张的病变处,根据病变的性质以不同的压力进行扩张(一般 4~10 个大气压),扩张的时间为 30~120 秒,可重复多次直到造影结果满意或辅以其他治疗措施。PTCA 扩大管腔的机制主要是斑块的机械性挤压和一定程度的斑块撕裂和夹层形成。

单纯球囊扩张血管成形术由于斑块撕裂和夹层形成,其发生冠状动脉急性闭塞的风险大,且由于球囊撤走后血管弹性回缩,导致术后再狭窄率高(术后 6 个月为 30%~50%),目前已很少单独使用,偶尔用于处理小血管或支架内再狭窄病变。

(二)冠状动脉支架植入术(coronary stenting) 1986 年 Puel 和 Sigwart 医师将第一枚冠状动脉支架应用于临床,改变了冠状动脉介入治疗的模式。支架能有效解决冠状动脉夹层,大大减少了 PTCA 术中急性血管闭塞的发生,显著提高了 PCI 术的安全性。与单纯球囊扩张相比,支架植入后可以阻止血管弹性回缩,支架术后不但即刻管腔面积更大,还降低了再狭窄风险,从而减少了靶病变再次血运重建(target lesion revascularization,TLR)的发生,显著改善了 PCI 术的疗效(图 12-7-1-1)。早期的支架内血栓发生率相当高,应用受到严格限制。但随着包括阿司匹林和血小板 P2Y₁₂ 受体拮抗剂(氯吡格雷、普拉格雷、替格瑞洛等)在内的双联抗血小板药物的应用、支架设计和治疗技术的提高,支架内血栓的发生率明显下降。目前,绝大部分患者(90%左右)在球囊扩张后或其他介入技术(高频旋磨、定向旋切等)预处理后均需要支架植入。

1. 支架的类型 目前临床上使用的支架主要包括金属裸支架(bare metal stent,BMS)和药物洗脱支架(drug eluting stent,DES),能完全降解的生物可降解支架(biodegradable scaffolds,BDS),即生物可吸收支架(bioresorbable scaffolds,BRS)也已开始用于临床。

尽管与单纯球囊扩张相比,BMS 术后的再狭窄率已明显降低,但 20%~30%(复杂病变中更高)的支架内再狭窄(in-stent restenosis,ISR)仍成为限制其疗效的主要因素。DES 将 ISR 进一步降低到 5%~10%,在近 10 年来得到了广泛的应用。为预防支架内血栓形成(stent thrombosis,ST),BMS 术后双联抗血小板药物使用至少 1 个月;由于可能延迟支架内皮化,DES 植入术后双联抗血小板药物使用至少 6~12 个月。因此,目前 BMS 更多地应用于无法长时间服用双联抗血小板药物(如出血高危、高龄等),或近期内拟择期行外科手术而需停服双联抗血小板药物的患者。对于血管直径较大、长度较短的病变,BMS 术后再狭窄率低,也是很好的选择。

DES 的共同特点是在支架表面涂有细胞毒性药物,可抑制平滑肌细胞过度增殖而减少内膜增生和支架内狭窄。常用的药物包括西罗莫司(及其衍生物)和紫杉醇,大部分 DES 使用具有良好生物相容性的涂层作为药物释放的载体。与 BMS 相比,第一代 DES 的晚期获得性支架贴壁不良和极晚期(1 年后)支架内血栓形成发生率有所增加,其机制可能与内皮化不全、内皮化延迟、多聚物涂层发生炎症反应等因素有关。目前,

813

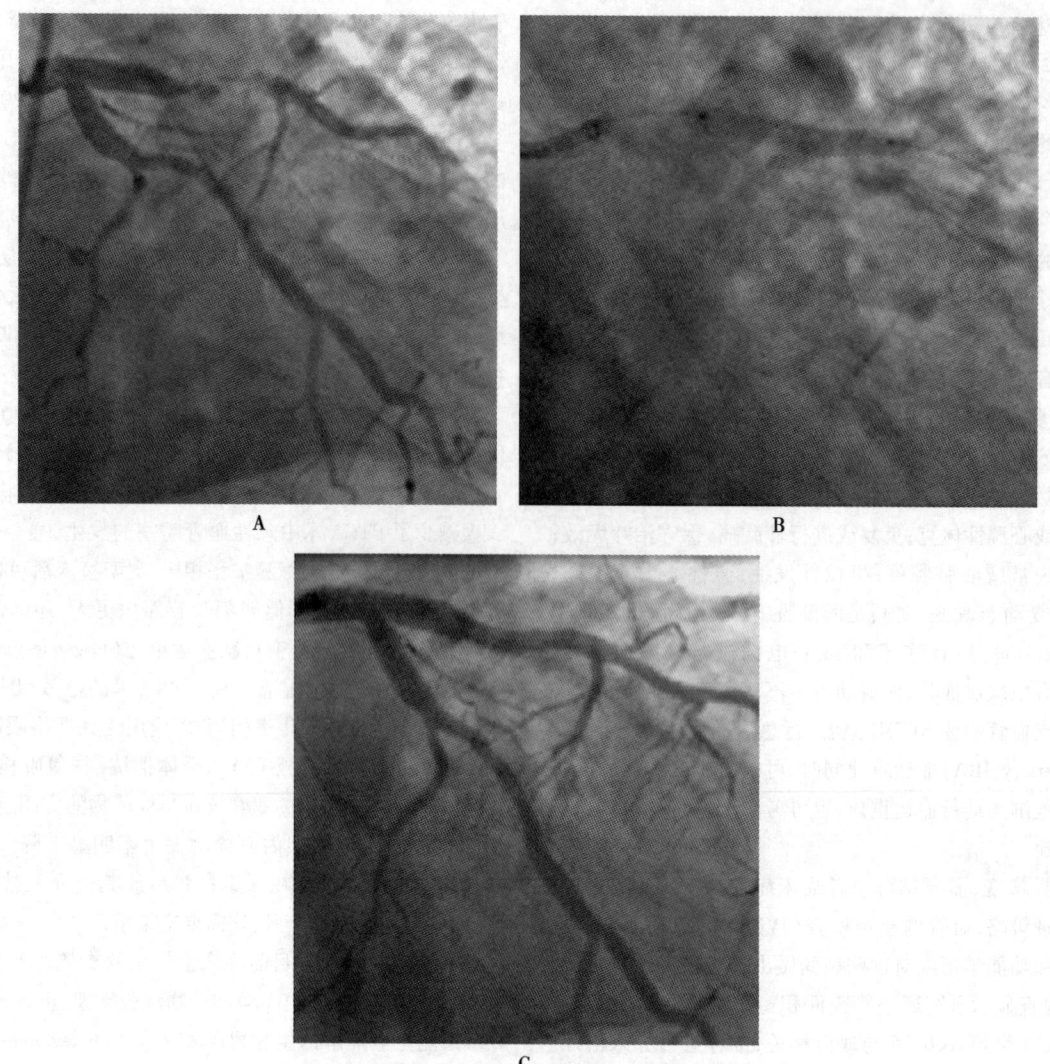

图 12-7-1-1　冠状动脉支架植入术
A. 冠状动脉造影图示前降支近中段次全闭塞;B. 支架释放中;C. 支架植入术后的造影表现。

不断有疗效和安全性更好的新型 DES 研制和应用于临床。BRS 采用在体内可降解的材料制成,早期利用其径向支撑力避免血管的急性闭塞,经过一段时间(3~5 年)后,支架材料可完全降解,体内无异物残留,冠脉的弹性可恢复正常;其缺点是支架外径大小和病变通过能力还有局限性,仅适用于一些简单病变,还不能用于所有的病变。

2. 支架植入术的适应证　早期的支架仅用于球囊成形术后血管急性闭塞、限制血流的内膜撕裂、再狭窄病变及其他介入技术治疗后残余狭窄严重的患者。目前支架被用于绝大部分的狭窄病变以降低再狭窄及改善预后。随着器械和技术的进步,支架植入的适应证逐渐扩大到慢性闭塞病变、分叉病变、长病变等复杂病变,以往认为是禁忌的病变,如左冠状动脉主干狭窄,也可用支架治疗,尤其是开口部及体部病变,或左主干合并单支血管病变等。

3. 围手术期和长期抗栓治疗　PCI 术时球囊扩张和支架植入等过程会导致血管内膜损伤、促凝物质暴露,激活血小板和凝血系统,再加上支架是异物,支架植入术后易发生支架内

血栓形成,尤其 DES 植入后导致内皮愈合不良和延迟,易导致血小板聚集而诱发血栓形成,甚至在 1 年后仍可发生支架内血栓。支架内血栓的相关因素除了支架本身外,还包括支架释放的技术、患者的合并症(如是否合并糖尿病、充血性心力衰竭等)、病变复杂程度(如钙化病变、分叉病变等)、患者对抗血小板药物的敏感性等。提高支架释放技术,如避免支架边缘夹层、使支架充分扩张和完全贴壁等措施可降低支架内血栓的发生率。围手术期抗凝和抗血小板药物治疗及术后长期抗血小板药物治疗对降低支架内血栓的发生率至关重要。

(1) 术前:推荐术前几天即开始常规服用抗血小板药物,或术前一天(至少 6 小时前)顿服负荷剂量的双联抗血小板药物,即阿司匹林(300mg)和血小板 $P2Y_{12}$ 受体拮抗剂(氯吡格雷 300~600mg、普拉格雷 60mg 或替格瑞洛 180mg)。

(2) 术中:静脉注射普通肝素(60~100IU/kg,维持 ACT 300~350 秒)仍是术中抗凝的最常用方案;低分子量肝素(low molecular weight heparin,LMWH)可以替代普通肝素用于术中抗凝;直接凝血酶原抑制剂比伐卢定(bivalirudin)用于术中抗

凝具有与肝素相同的疗效,但与肝素联合血小板糖蛋白Ⅱb/Ⅲa受体拮抗剂相比,更少引起出血。在未行PCI治疗的ACS患者,与LMWH相比,选择性Ⅹa因子抑制剂磺达肝癸钠(fondaparinux sodium)减少缺血事件的有效性相同,但由于缺乏Ⅱ因子抑制作用容易形成导管内接触性血栓,不能单独用于PCI术中的抗凝;在需要进行PCI时,术中应使用普通肝素等预防接触性血栓的发生。对于高血栓负荷ACS患者,术中和术后静脉应用血小板糖蛋白Ⅱb/Ⅲa受体拮抗剂能减少缺血性心血管事件的发生。

(3)术后:无论植入BMS或DES,均建议终身服用小剂量阿司匹林(81~100mg/d)。对植入BMS者,术后需要联合服用血小板P2Y$_{12}$受体拮抗剂(氯吡格雷75mg,每日1次、普拉格雷10mg,每日1次或替格瑞洛90mg,每日2次)至少1个月,植入DES者,双联抗血小板药物至少服用6个月至1年,对支架内血栓高危患者或重要部位,如左主干植入DES,可适当延长服用时间。目前对于支架术后双联抗血小板的时程逐渐倾向于个体化治疗,对于出血风险高而支架内血栓等缺血风险低的患者适当缩短双联抗血小板时间,而对于缺血风险高出血风险低的患者推荐适当延长双联抗血小板的时间以减少心脏不良事件的发生。氯吡格雷的抗血小板作用受肝脏代谢的影响,个体差异大,药物相互作用多。新型血小板P2Y$_{12}$受体拮抗剂普拉格雷和替格瑞洛疗效确切,不需要经过肝脏代谢,起效时间快,个体差异小,临床应用日趋增多,尤其在发生ACS需要抗血小板药物快速起效的患者中能够比氯吡格雷带来更多的获益,已作为ACS患者优先于氯吡格雷的推荐用药。

4. PCI术后监测 监测程度依据临床状况和PCI结果而不同。一般患者无需常规心电监护,但术后需随访ECG和心肌生物标志物。必须观察穿刺部位有否出血,避免骨-筋膜室综合征、腹膜后出血、动脉瘤等严重出血并发症的发生。发生低血压可能与出血、低容量、迷走神经功能亢进、心脏压塞等有关。应用大量对比剂或基础肾功能减退的患者术前、术后需充分水化,并随访肾功能。

5. 支架术后的远期效果及再狭窄 支架植入后的远期效果受诸多因素影响,包括病变特征(病变的位置、血管的直径、病变的长度、是否完全闭塞病变、钙化等)、患者特征(如糖尿病、急性冠脉综合征等)、植入支架的情况(类型、长度、数量、串联支架、分叉支架等)、支架植入时的操作因素(贴壁情况、扩张程度和对称性)及是否存在抗血小板药物抵抗和其应用直接相关。

(三)**高频旋磨术** 高频旋磨术(high frequency rotational atherectomy,HFRA)是采用超高速转动的磨头将动脉粥样硬化斑块研磨成极细小的微粒,从而消除斑块,增大管腔。研磨下的微粒直径相当于红细胞的大小,不会堵塞远端血管。HFRA的主要适应证为:①钙化病变;②球囊无法扩张的病变;③长病变;④开口处病变;⑤成角病变和分叉处病变;⑥慢性完全闭塞性病变;⑦支架内再狭窄病变。禁忌证为:①血栓性病变;②退行性变的静脉桥血管病变;③有严重螺旋性夹层征象的病变;④旋磨导丝无法通过的病变;⑤大于90°的成角病变。球囊无法通过或无法扩张的重度钙化病变最适合HFRA,大多数病例在旋磨后部辅以其他方法(球囊扩张、支架植入等)以达到残余狭窄<30%的目的并降低再狭窄的发生。若重度钙化病变未经旋磨术等充分预处理就植入支架容易出现支架扩张不全、贴壁不良,引起支架内血栓和再狭窄的发生。

(四)**冠状动脉内血栓抽吸术** 主要用于富含血栓的病变,尤其是STEMI患者的直接PCI术中。最常用的血栓抽吸方法,有机械性血栓抽吸和手动血栓抽吸两种。采用血栓抽吸后可降低局部血栓负荷,改善术后冠状动脉血流和心肌灌注,血栓抽吸过程中要注意避免血栓脱落到其他冠状动脉分支血管或体循环形成栓塞,目前常规血栓抽吸是否能降低患者的死亡率仍存在争议。

(五)**药物涂层球囊(drug-coated balloon,DCB)** 是基于普通冠脉扩张球囊,在球囊表面涂布紫杉醇等抗增殖药物,在扩张充盈时球囊与血管内膜接触,表面药物释放并转移至血管壁,起到抗血管内膜增殖、防止血管再狭窄的作用,无金属残留,减少内膜炎症反应,降低血栓形成风险,可缩短双联抗血小板治疗的时间,为患者保留了必要时的后续治疗机会。DCB可用于治疗支架内再狭窄病变、小血管病变、分叉病变等。需要充分的预处理以保证DCB治疗效果。

(六)**其他介入治疗技术** 经皮冠状动脉激光成形术(percutaneous transluminal coronary laser angioplasty,PTCLA)是一项采用经皮穿刺技术、利用光导纤维传输的激光能汽化冠状动脉内的狭窄病变从而增加或重建冠状动脉血流的介入性治疗技术。通过光导纤维,将高能激光传输至冠状动脉粥样斑块组织,通过光化学作用破坏分子键,光热学作用产生热能,光机械作用产生动能,最后将消融的斑块裂解为水、汽及微小颗粒,化解钙化病变和支架内狭窄的坚固纤维组织,从而消除或缩小斑块体积拓宽管腔,达到改善冠状动脉狭窄或阻塞的目的。除了消融动脉粥样硬化斑块,还具有促进血栓溶解和减少血小板聚集的作用,因此,可应用于ACS及大隐静脉桥血管病变等血栓性病变的介入治疗。

血管腔内碎石术(Intravascular Lithotripsy,IVL)是一种在低压扩张的球囊内使用声压波(也称为震波)对冠状动脉钙化病变进行预处理的新型介入治疗技术。该技术可选择性地在钙化病变内部碎裂钙化斑块(斑块仍留在原位),形成一系列微裂隙,从而改善血管顺应性,为后续球囊扩张和支架植入做好准备。

第二节 经皮瓣膜成形术和修复术

周达新 葛均波

一、经导管主动脉瓣置换术

经导管主动脉瓣植入术(transcatheter aortic valve implantation,TAVI)是指将组装好的主动脉瓣经导管植入到主动脉根部,替代原有主动脉瓣,在功能上完成主动脉瓣的置换,故也称经导管主动脉瓣置换术(transcatheter aortic valve replacement, TAVR)。近年来,国际上已趋向于把该技术称为TAVR。

自2002年Cribier等实施首例人体TAVR以来,TAVR在欧美国家迅速发展,至2019年底全球共完成了144 000例。在国内,2010年10月3日复旦大学附属中山医院葛均波院士完成了国内首例TAVR,至2019年底共完成了4 600例,其中2019年完成了2 600例;2020年完成5 000台;预计2021年可完成8 000台手术。目前国内已有200多个中心开展TAVR。现有四款国产自膨胀瓣膜和一款进口球囊扩张瓣膜获得批准临床使用。

【主动脉瓣狭窄的流行病学特点】

老年钙化性主动脉瓣狭窄(aortic valve stenosis, AS)是常见的老年心血管病之一,在西方国家,AS发病率65岁人群约2.0%,在≥85岁人群中约4%,AS是发病率仅次于高血压和冠心病的心血管疾病。在我国尚无AS流行病学数据。复旦大学附属中山医院单中心超声心动图数据库(纳入近30万例患者)分析提示,国内AS发病率可能低于国外,主动脉瓣反流(aortic regurgitation, AR)比AS常见。AS是一种进展性心血管疾病,一旦出现症状,预后很差。若不及时干预,患者中位生存期为2~3年。

【适应证】

根据2020年中国TAVR专家共识,适应证分为绝对适应证和相对适应证(表12-7-2-1),外科术后人工生物瓣退化作为TAVR的绝对适应证。

表12-7-2-1 经导管主动脉瓣置换术(TAVR)的适应证

	绝对适应证	相对适应证
重度主动脉瓣狭窄	+	+
明确相关症状	+	+
解剖学上合适	+	+
预期寿命超过1年	+	+
主动脉瓣	三叶式	二叶式或三叶式
年龄及外科手术风险	极高危者无年龄要求;中高危(STS评分>4分)年龄≥70岁	①二叶式:极高危者无年龄要求,其他患者≥70岁,由有经验中心或团队完成;②三叶式:低危且年龄≥70岁;③60~69岁由心脏专家团队判断适合TAVR

注:+符合。

【禁忌证】

包括:左心室内血栓、左心室流出道梗阻、30天内心肌梗死、左心室射血分数<20%、右心室功能不全、主动脉根部解剖形态上不适合TAVR。

【术前筛选】

TAVR术前筛选包括临床评估及影像学评估。临床因素评估包括:①是否需要瓣膜置换术;②是否为外科手术禁忌或高危;③有无TAVR手术禁忌证。

影像学评估是TAVR术前评估的重点,包括主动脉瓣膜、主动脉瓣环、升主动脉,冠状动脉高度,冠状动脉病变及外周动脉情况,判断是否适合TAVR及植入瓣膜的型号。评估手段包括:

(一)经胸超声心动图(TTE)或经食管超声心动图(TEE) 可评估心脏形态、功能、瓣膜功能及解剖、主动脉根部的解剖。部分患者瓣环的形态为椭圆形,使用常规二维超声心动图从单一切面测量瓣环不够准确,三维超声心动图可弥补该缺陷。

(二)多排CT(MSCT) 通过三维重建,可以多切面测量瓣环内径,观察瓣环的形状,并可在瓣环平面测量瓣环的周长继而计算瓣环内径。对于形态非圆形的瓣环,这种方法更为准确。此外,MSCT在评估是否合并冠脉疾病、瓣膜钙化程度、外周血管钙化情况、血管直径及测量冠状动脉高度等方面也极具价值,目前瓣膜的型号选择、入路选择大多根据MSCT的结果进行判断。

(三)动脉造影 主动脉造影结合球囊扩张,有助于选择瓣膜的型号、判断植入瓣对冠状动脉的影响。外周动脉造影可评估血管入路,冠脉造影可评估冠状动脉病变。

【并发症的预防及处理】

(一)传导阻滞 是TAVR最常见的并发症,新近研究发现,室间隔膜部长度、无冠瓣钙化容积等解剖因素是重要预测因素。避免将瓣膜支架放得太深(>6mm)、避免选择直径过大的瓣膜、对已存在RBBB的患者选用球扩式瓣膜、选择内径较小的扩张球囊等措施,可减少这一并发症的发生。

(二)瓣周漏 研究显示,中度以上瓣周漏和患者长期死亡率相关。瓣膜选择过小、钙化过于严重或巨大钙化团块、瓣膜植入过浅或过深是发生瓣周漏的危险因素。瓣膜植入后必须对是否存在瓣周漏及其程度进行评估,使用包括主动脉根部造影、血流动力学测定、超声多普勒等手段,对于中度以上瓣周漏,应积极干预。可使用球囊后扩张、再次植入瓣膜支架(瓣中瓣技术)、封堵器封堵等技术进行干预。严重者需外科干预。

（三）脑卒中 TAVR 相关的脑卒中可能是导管操作过程中使得主动脉瓣上钙化物质脱落造成。临床有症状的脑卒中发生率为 2%~3%，磁共振显像显示 TAVR 术后缺血性脑损伤常见（80%~90%）。TAVR 相关的脑卒中危险因素除了患者本身特性外，还包括球囊预扩张、输送系统在体内时间、快速起搏、瓣膜回收重置等手术因素。术中应避免反复操作，减少操作次数，这样可能减少卒中的发生。高危患者可考虑使用脑保护装置。临床研究显示，脑保护装置可以减少磁共振监测的脑损伤，但是否可以减少临床事件有待进一步研究。

（四）局部血管并发症 早期报道其发生率可达 10%。可能和入路血管的狭窄、钙化有关，避免选择内径过小、过于扭曲的入路血管，避免粗暴操作，可减少血管并发症的发生。一旦出现血管并发症，可采用外周血管球囊、外周覆膜支架，必要时进行血管外科手术处理。随着经验的积累、输送鞘管改进，该并发症明显减低。

（五）冠脉阻塞及心肌梗死 冠脉阻塞是 TAVR 少见的并发症（0.66%）。瓣膜支架放置过高、冠脉开口高度低（<12mm）、主动脉窦小（直径<30mm）、既往外科生物瓣置换是冠状动脉堵塞的主要危险因素。冠脉阻塞高风险者防治策略：①允许的情况下瓣膜选小一号、植入适度深一些，可降低冠脉堵塞的风险，但瓣周漏的发生可能会增多；②可行冠脉保护策略，包括在冠脉的预置导丝、球囊或支架；③若发生冠脉急性闭塞后，可行急诊冠脉介入或外科开胸手术进行搭桥手术进行补救。

（六）其他并发症

1. 心包积液发生率为 15%~20%，心脏压塞发生率在 2% 左右，为了减少该并发症的发生，应将加硬导丝头端塑型成圆圈状，进输送鞘管时应固定好加硬导丝。导丝跨瓣时，应避免用力过猛，引起主动脉窦部或者左心室穿孔。

2. 主动脉夹层、撕裂 是 TAVR 的致命并发症。缓慢推送输送系统、对于横位主动脉患者使用辅助装置、准确地测量主动脉瓣瓣环的大小、勿使用过大的扩张球囊可减少这一并发症的发生。

3. 瓣膜的脱落及移位 目前已少见。避免选择过小的瓣膜可防止该并发症的发生。

4. 急性肾功能损害 也是 TAVR 常见的并发症，且与患者预后相关。

【术后处理及随访】

1. 建议术后送至监护室，观察生命体征，创口是否出血。

2. 穿刺部位局部沙袋压迫 4 小时，下肢制动 24 小时，静脉给予抗生素 2 日防治感染。

3. 阿司匹林肠溶片 100mg/d，氯吡格雷 75mg/d，口服 6 个月；有心房颤动者推荐使用华法林抗凝治疗，INR 维持在 2~3 之间，同时停用阿司匹林肠溶片或者氯吡格雷。

4. 术后 24 小时，1、3、6 个月至 1 年复查心电图、超声心动图、心脏 X 线片及必要的检查。

二、经皮二尖瓣狭窄球囊扩张术

风湿性心脏病二尖瓣狭窄（mitral stenosis，MS）是最常见的瓣膜病之一，随着导管技术的发展，经导管二尖瓣成形术成为治疗的重要手段，包括球囊扩张术、金属扩张器扩张术，其中使用 Inoue 球囊系统的经皮球囊二尖瓣成形术（percutaneous balloon mitral valvuloplasty，PBMV）广泛应用于临床。

【适应证及禁忌证】

（一）适应证 ①二尖瓣瓣口面积（MVA）≤1.5cm²，瓣膜柔软，无钙化和瓣下结构异常；②窦性心律，无体循环栓塞史；③年龄在 50 岁以下。

（二）相对适应证 相对适应证包括二尖瓣瓣口面积≤1.5cm²，合并下列情况者：①二尖瓣瓣叶弹性较差及钙化，或透视下二尖瓣有钙化；②外科闭式分离术后或 PBMV 术后再狭窄；③合并轻中度二尖瓣关闭不全或主动脉瓣关闭不全；④心房颤动患者经食管超声心动图证实无左心房血栓（需抗凝治疗 4~6 周）；⑤合并仅限于左心房耳部的机化血栓，或无左心房血栓的证据，但有体循环栓塞史（需抗凝治疗 4~6 周）；⑥高龄患者；⑦中期妊娠；⑧急性肺水肿；⑨已治愈的感染性心内膜炎且经超声心动图证实无瓣膜赘生物。

（三）禁忌证 ①合并左心房新鲜血栓；②有活动性风湿病；③未控制的感染性心内膜炎或有其他部位感染性疾病；④合并中度以上的二尖瓣关闭不全、主动脉瓣关闭不全及狭窄；⑤瓣膜条件差，合并瓣下狭窄。

【并发症】

（一）心包积液、心脏压塞 多见于房间隔穿刺时，导管刺破心房、主动脉根部、心室而致。穿刺房间隔应在超声引导下进行，一旦出现心包积液，应中和肝素等对症处理，如病情严重，可心包穿刺引流、必要时可行介入或外科干预。

（二）栓塞 包括血栓栓塞和气体栓塞。术中应将导管系统充分排气并完全肝素化。高危患者如心房颤动患者，术前应予华法林抗凝，维持国际标准化比值在 2.0~3.0 之间 4 周以上，术前应行经食管超声心动图检查排除左心房、左心耳血栓。

（三）二尖瓣反流增多 多数 MS 伴发不同程度的二尖瓣反流（MR），多为轻至中度反流增多，严重者占 2%~7%。其机制可能与瓣膜质地差、过大的扩张球囊有关，导致瓣叶撕裂、腱索撕裂、瓣叶穿孔、乳头肌损伤和瓣叶后交界裂开致瓣叶对合不良。

（四）急性左心衰竭 部分患者由于平卧手术时间长、心率过快，部分患者扩张后二尖瓣严重反流所致，术前可预防性地给予利尿剂、减慢心律。一旦出现急性左心衰竭，可予利尿、扩血管等处理。

【术后处理及随访】

1. 术后穿刺部位局部压迫沙袋 4 小时，下肢制动 12~24 小时，静脉给予抗生素 2 日防治感染。

2. 术后低分子肝素抗凝逐步过度到华法林抗凝治疗。窦性心律者术后需要华法林抗凝治疗 2~4 周，心房颤动者需要终身抗凝治疗,INR 维持在 2~3 之间。

三、经导管二尖瓣反流介入治疗

二尖瓣反流的介入治疗有多种方法,目前主要有缘对缘夹合术和瓣环成形术,前者有 Mitraclip 系统、Valveclamp 系统,后者间接二尖瓣瓣环成形术有 Carillon 系统、Viacor PTMA 系统、Monarc 系统,直接二尖瓣瓣环成形术有 Mitralign 系统,大多处于研究阶段。获批临床应用的只有 MitraClip 系统,该系统已经获准在中国销售,2012 年复旦大学附属中山医院首先开展了该技术,该技术是在外科缘对缘二尖瓣修复术的启发下,使用二尖瓣夹合器(Clip),夹住二尖瓣前、后叶的中部,使二尖瓣孔由大的单孔变成小的双孔,从而达到治疗目的。

【适应证】

要求患者满足下列条件:①功能性、器质性中重度或重度二尖瓣反流(3~4 级)。②有症状、心脏扩大、心房颤动或肺动脉高压等并发症。③LVESD≤55mm、LVEF>25%,能平卧耐受心导管手术。④二尖瓣瓣口面积>4.0cm²。⑤无二尖瓣初级腱索断裂。⑥瓣叶 A2 和 P2 处无钙化、无严重瓣中裂。⑦二尖瓣反流主要来源于 A2、P2 之间,而不是其他位置。⑧瓣膜解剖结构合适:对于二尖瓣关闭时瓣叶被牵拉向心尖(见于功能性反流者)者,要求瓣尖接合长度>2mm,瓣尖接合处相对于瓣环的深度(接合深度)<11mm;二尖瓣脱垂呈连枷样改变者,要求连枷间隙<10mm,连枷宽度<15mm,后叶不能太短(<8mm)。

【禁忌证】

包括:①12 周内发生过急性心肌梗死。②需要行其他心脏手术。③30 天内行过任何血管内介入术或者外科手术。④LVEF<25% 或者 LVESD>55mm。⑤二尖瓣瓣口面积<4.0cm²。⑥瓣叶连枷宽度≥15mm 或连枷间隙≥10mm。⑦如果瓣叶被牵拉向心尖,接合长度<2mm 或深度>11mm。⑧严重二尖瓣瓣环钙化。⑨瓣叶解剖不利于二尖瓣夹的置入:A2、P2 区钙化,A2、P2 区外存在明显反流,双叶严重脱垂,缺少一级或二级腱索支持。⑩以前有二尖瓣手术史,或者目前已置入机械瓣或左心室辅助装置;心脏超声显示心脏内血栓、赘生物、肿块感染性心内膜炎、风湿性心脏病史;症状性房间隔缺损、卵圆孔未闭。

【并发症及处理】

并发症主要是导管手术、房间隔穿刺相关的并发症,其特殊并发症有:

1. 术后需要长时间的机械通气

2. 夹合器脱落造成栓塞。

3. 血栓、气体栓栓塞。

4. 损伤腱索及乳头肌,可导致二尖瓣反流加重及手术失效。

【术后处理】

由于夹合器是异物,放置于体内可能形成血栓而导致栓塞。术后需使用阿司匹林、氯吡格雷双联抗血小板 1~3 个月。如果患者有心房颤动,可行华法林抗凝治疗。

第三节　心导管消融治疗

朱文青

心导管消融(catheter ablation)是在心腔内放置多根多极电极导管,通过心脏电生理技术在心内标测定位后,将消融导管电极置于引起心律失常的病灶处或异常传导径路区域,应用高能电流、激光、射频电流、细胞毒性物质、冷冻及超声等方法,使该区域心肌坏死或损坏,达到治疗顽固性心律失常的目的。导管消融治疗快速性心律失常的机制:①阻断引起心动过速的折返环路,如房室旁路、房室结的慢径、峡部依赖性心房扑动的峡部及心肌梗死后室性心动过速的缓慢传导区等;②消除异位兴奋灶,如自律性增高的房性心动过速和右心室流出道室性期前收缩或室性心动过速等。

【心导管消融的能源】

(一)直流电消融　通过导管电极释放 200~400J 能量,产生高温、高压导致心脏内局部组织的凝固与坏死。但由于放电时有电火花的气泡形成,产生气压伤,可导致薄壁的心脏组织(冠状静脉或心房壁)的破裂。高电能多次消融对心肌有致心律失常作用。直流电消融产生的损害范围大,组织边界不清楚伴有不均匀的纤维化,对左心室功能抑制较大。患者需要在麻醉下进行。目前已被安全性较高且并发症较少的射频消融所替代。

(二)射频电消融(radiofrequency ablation,RFA)　射频电流是一种能够转换为电能量的电流形式之一。用于射频电消融的是一种电手术干燥效应的电流。以高频低功率双极方式释放,在局部组织产生阻抗性热效应,使心肌细胞内水分蒸发、干燥,形成范围小、边界清楚的圆形或卵圆形的凝固性坏死,不破坏周围正常组织。无气泡形成,也无血细胞的破坏。由于具有高频特性,不刺激神经、肌肉纤维,致心律失常作用轻,无左心室功能受抑,因此不需在麻醉下进行。心脏组织一般在 40℃ 以下无明显损伤,40~49℃ 则有可逆性损伤,而高于 70℃ 则可能发生坏死,温控导管电极(导管顶端带有热敏电阻)的问世,可减少阻抗的增高和电极周围血凝块的形成,有助于控制损伤范围的大小。因此,射频消融已取代直流电消融成为目前心律失常导管消融的主流。

(三)冷冻消融　在射频电消融研发之时,就已有用冷冻方法来进行消融治疗的研究,但因射频电消融的优点突出,冷冻消融未能成为主流,但它还是有一定的优势。冷冻消融在 -30℃ 时可造成局部心肌组织的功能丧失,但损伤为可逆性,在 -50℃ 时损伤多不可逆,故对于消融靶点周围存在重要组织时,如房室结双径路、希氏束旁道或冠状静脉旁的靶点(如心外膜旁道)可以考虑使用冷冻消融,在 -30℃ 时若慢径或旁道功能丧失而靶点旁的希氏束或心脏血管(特别是冠状动脉)未受损,则可以继续降低温度以造成不可逆损伤。冷冻消融时当温度下降至 0℃ 以下时,冷冻区域组织形成冰冻,使导管黏附于局部心肌,有利于导管的固定。由于冷冻消融损伤存在可逆性,故心律失常的复发率较射频消融高。而新近的一些研究（冰与火研究等）显示，房颤的冷冻球囊肺静脉隔离率及房颤复发率与射频消融相似，且心脏压塞、左房食管瘘等致命不良反应较之更低。

（四）冠状动脉内化学消融 用选择性冠状动脉微导管（直径约 1mm）通过冠状动脉内"标测"心律失常起源病灶或异常传导径路区心肌血供的关联血管，注入化学物质产生永久性心肌损害达到消融目的。近年来有人使用经皮冠状动脉室间隔支注射无水酒精消融心肌的方法治疗梗阻性肥厚型心肌病，取得较好疗效。

【心律失常的射频消融方法】

（一）房性心律失常的消融 适合导管消融的房性心律失常，包括异位节律兴奋性增高或折返性房性心动过速、窦房结折返性心动过速、不恰当窦性心动过速、典型或不典型心房扑动和心房颤动等。当药物治疗无效或不能耐受，或患者不希望长期药物治疗时可考虑该手术。手术的成功依赖于最早激动点的确定或折返环的确定。

不恰当窦性心动过速是在窦房结原发异常即内源性心率增加的基础上伴有心脏迷走反射传出的抑制和 β 肾上腺素刺激的高反应。窦房结改良术是指用导管消融窦房结上部的起搏点，即右心房界嵴的上侧部，而保留窦房结下部的起搏点，使心率减慢，达到治疗不恰当窦性心动过速的方法。

窦房折返性心动过速是指窦房结与邻近的心房组织间发生的激动折返所引起的心动过速，因窦房结是折返的一部分，所以心房激动所形成的 P 波与窦性心律时的 P 波形态完全一致或几乎相同。窦房折返性心动过速与不恰当窦性心动过速的区别在于前者是折返机制所致，故可被程序刺激所诱发和终止。导管消融时在窦房结附近记录到局部心房电位领先体表心电图 P 波起始点 35 毫秒以上处可作为放电的靶点。

异位节律兴奋性增高或微折返导致的房性心动过速在标测时均表现为局灶性。灶性房性心动过速多位于界嵴、房间隔、冠状静脉窦、上腔静脉、肺静脉、左右心耳和二、三尖瓣环旁。导管消融时寻找较体表 P 波起始点提前最多的位点进行消融。

大折返性房性心动过速和心房扑动是激动沿房内天然或后天形成的电学屏障进行折返的心动过速。这种电学屏障可以是先天的，如瓣环、大静脉入口等，也可以是后天因炎症、外科手术或消融后的瘢痕所致。典型心房扑动是右心房内大折返性心动过速，折返激动依赖于下腔静脉和三尖瓣环之间峡部的缓慢传导。近来的研究表明，部分依赖于三尖瓣环与下腔静脉之间峡部缓慢传导的心房扑动，其折返环可位于低位右心房或下腔静脉口附近，即心房扑动时心房激动能够横向通过界嵴或欧氏嵴。因缓慢传导区和产生隐匿拖带的部位都在下腔静脉和三尖瓣环之间的峡部，故有学者将此类心房扑动和典型心房扑动共同称为峡部依赖性心房扑动，线性消融三尖瓣峡部致消融线的双向阻滞可以根治这些心房扑动。环绕二尖瓣环或其他电学屏障的折返性房性心动过速和心房扑动一般多需三

维标测系统辅助标测并结合拖带方法判断折返环的部位，再根据具体情况制订消融径线进行消融。

自 1998 年发现肺静脉内的异位兴奋可以导致心房颤动以来，心房颤动的消融治疗得到迅速发展。从初始的肺静脉局灶性消融经过节段性肺静脉电隔离而发展为目前的左房线性消融等多种方法。由于灶性消融复发率高而节段性肺静脉电隔离容易导致肺静脉狭窄，故目前多采用左房线性消融，在肺静脉前庭与左心房交界处环状消融隔离双侧肺静脉，并根据患者具体情况增加复杂碎裂电位消融及左心房峡部和顶部的线性消融，必要时再增加右心房的线性消融和上腔静脉的电隔离。目前国内外心房颤动一次消融的成功率在 60%~70%。

（二）房室结内折返性心动过速的消融 房室结折返性心动过速（AVNRT）的电生理基础是存在功能上的快、慢通道。当快、慢通道的传导达到形成折返的条件时，发生 AVNRT。近年来解剖学和电生理研究发现 AVNRT 并非房室结内存在着解剖或功能上的双通道，而是房室结组织与结周组织的复杂交错导致了双通道的形成，故有学者将 AVNRT 称为房室交界性折返性心动过速（atrioventricular joint reentrant tachycardia，AVJRT）。

AVNRT 可以分为慢快型、慢慢型和快慢型。慢快型射频消融阻断快通道或慢通道均可打断折返环治愈心动过速。但慢慢型和快慢型消融快通道均无效，原因在于其折返环均不包含快通道。由于消融快通道发生房室传导阻滞的并发症较高（8%~10% 发生完全性房室传导阻滞），目前多采用慢通道消融的方法（图 12-7-3-1）。消融后心房程序刺激无 AH 间期跳跃性延长，不用及加用异丙肾上腺素情况下均不再能诱发出心动过速为成功标志。但个别病例消融后仍有 AH 间期跳跃性延长，如果加用异丙肾上腺素心房程序刺激仍不能诱发出心动过速也可判定为消融成功。

（三）房室折返性心动过速的消融 房室折返性心动过速（atrioventricular reentrant tachycardia，AVRT）是房室旁道参与的折返性心动过速，可分为顺向传导型（房室结下传旁道逆传）和

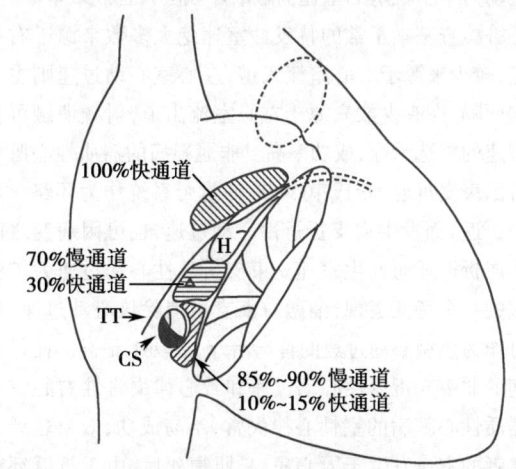

图 12-7-3-1 Koch 三角内快通道和慢通道分布示意
TT. Todaro 腱；CS. 冠状静脉窦；H. 房室结与房室束。

逆向传导型(旁道下传房室结逆传)。

形成房室折返性心动过速的旁道可位于房室的左右侧游离壁及间隔处,而间隔处的旁道又可位于间隔的前方、中部和后方,部分后间隔旁道可位于冠状静脉窦及其分支或憩室旁。因此,消融的关键在于确定旁道的位置,从而找出消融的理想位置。理想的消融位置是旁道与心室或心房连接的部位,并不完全位于房室沟旁,如心外膜旁道的心房或心室插入点多远离房室沟;心腔内记录到较预激波(即δ波)起点最提前的心室激动点(房室传导最快处)是旁道与心室的连接处,心室起搏下或顺向型心动过速时记录到心房最早激动点的部位为旁道和心房的连接处。将多极冠状静脉导管电极置入冠状静脉窦-心大静脉内,结合放置于希氏束和右心房的电极导管判断旁道的大体位置。隐匿性旁道可在右心室起搏或诱发心动过速时判断。对于左侧旁道,将可控曲度的消融导管从股动脉经主动脉逆行送至左心室,置于二尖瓣环下寻找靶点;或经股静脉途径穿过房间隔(房间隔穿刺)至左心房,置于二尖瓣环上寻找靶点。消融导管远端一对电极记录到左心房A波的幅度为心室V波振幅至少25%时,则可判定消融导管紧贴在二尖瓣环上。但左后间隔旁道靶点图的A波通常较小。对于右侧旁道,消融导管从股静脉进入右心房沿三尖瓣环上标测。消融导管电极记录到大的局部心房A波,且心室V波幅度至少为心房电位A波幅度的25%,则可判定消融导管紧贴在三尖瓣环上。消融成功的标志是显性旁道者,前向和逆向的传导均消失,隐匿性旁道者逆向传导不复存在,且均不能用心内程控刺激诱发房室折返性心动过速。射频消融治疗房室旁道安全有效,成功率近97%,复发率1%~3%,复发后可再次手术成功,目前已作为首选治疗。

(四)室性心动过速的消融　室性心动过速(简称室速)的射频消融成功率一般低于AVNRT和AVRT的射频消融,适用于能反复诱发的、室速形态单一的、呈持续性且发作时血流动力学稳定的患者,如特发性室速、束支折返性心动过速、先天性心脏病经矫正后的室速。而多形性室速、发作时心室率非常快血流动力学不稳定的室速消融治疗风险大且效果差。

心脏检查基本正常的特发性室速绝大多数来源于右心室流出道,较少来源于右心室流入道;左心室心动过速则主要来源于室间隔,亦有少数来源于左心室流出道,射频消融可作为该类室速的首选治疗,成功率高。非冠心病的器质性心脏病的室速可因束支折返(希氏束-束支-浦肯野系统作为环路一部分参与的折返)而发生束支折返性心动过速,也可因病变之间的瘢痕形成折返环而发生室速。束支折返性心动过速为扩张型心肌病的一个特征表现,消融右束支可消除该心动过速,射频消融可作为该型心动过速的首选治疗,成功率很高。而扩张型心肌病的非束支折返性心动过速和致心律失常性右心室心肌病等器质性心脏病的室性心律失常,不易成功,效果较差。冠心病患者的室速发生于冠心病、心肌梗死后,由于折返环难以确定,不易成功,效果较差。主要应用植入型心律转复除颤器(ICD)和药物联合治疗。对于室速频发考虑或已安装ICD的

患者,可以行消融治疗,改良引起室速的基质,减少室速的发生从而减少ICD的放电。这类冠心病室速患者可以在窦性心律下进行三维标测,对梗死区域内及其与周围正常心肌组织交界处的低电压、缓慢传导区进行消融,破坏引起室速的折返环,从而达到减少室速发生的目的。

对于非持续性室速,甚至伴有严重症状的室性期前收缩也可以射频消融治疗,特别是起源于流出道的室性期前收缩,成功率高。对于部分心室颤动的患者,心律失常共存有室性期前收缩和/或室性心动过速。心室颤动初始搏动的QRS波形态与室性期前收缩或室性心动过速时相同,有着共同的起源和解剖基质,其起源部位多在心室乳头肌周围的浦肯野纤维处。故将室性期前收缩或室性心动过速作为消融的靶点可以消除这类患者的心室颤动。

(五)并发症　射频消融并发症较少。有些与操作技术水平有关,包括完全性房室传导阻滞、血栓形成与栓塞、主动脉瓣穿孔、出血、血气胸、心肌损害和血清酶升高,严重的有心房、心室壁穿破以至心脏压塞、肺静脉狭窄和左心房食管瘘(见于房颤消融)等。术后口服阿司匹林50~150mg/d治疗1~3个月,防止血栓形成。房颤患者术后需服用华法林或新型口服抗凝药抗凝治疗2~3个月。应用超声心动图可以观察有无心内血栓形成及瓣膜损伤。消融后复发者可再次消融。

第四节　先天性心血管病的心导管介入治疗

周达新

先天性心脏病(congenital heart disease,CHD)种类繁多,常见的有心房间隔缺损、心室间隔缺损、动脉导管未闭、肺动脉瓣狭窄、主动脉瓣狭窄、大血管转位、肺静脉移位引流等,部分可通过介入治疗根治,少数需通过房间隔造瘘等姑息治疗,增加左右心的血液沟通,改善全身状况,为外科治疗争取时机。

一、心房间隔缺损的介入治疗

大部分继发孔型心房间隔缺损(atrial septal defect,ASD)可通过介入治疗达到根治。ASD患者症状与缺损大小、分流量相关,早期可无症状,多数患者在35岁后病情进展,后期可出现心律失常、脑卒中、心力衰竭等。

【介入治疗适应证及禁忌证】

(一)适应证　继发孔ASD,同时满足下列条件:①年龄≥3岁;②3mm≤ASD直径≤40mm;③右心容量负荷增加;④缺损四周残端边缘>5mm,二尖瓣残端>7mm,四周包括:冠状静脉窦,上、下腔静脉及肺静脉的距离≥5mm;⑤房间隔直径大于所选的封堵器直径。

(二)相对适应证　包括:①年龄≤2岁,但伴有右心室负荷明显增加;②ASD部分边缘残端缺如或不足5mm(不包括下腔静脉残端),但其他边缘良好;③特殊类型ASD如多孔型或筛孔型ASD;④伴有肺动脉高压,但QP/QS≥1.5,动脉血氧饱

和度≥92%；⑤缺损>36mm，其他条件符合适应证所选条件，无禁忌证所列条件。

（三）禁忌证　包括：①原发孔型 ASD 及静脉窦型 ASD；②感染性心内膜炎，体温正常未达 4 周以上者；③封堵器安置处有血栓存在，血管入路有血栓形成；④ASD 合并艾森门格综合征；⑤伴有与 ASD 无关的严重心肌疾患，心功能状态不适合介入治疗者；⑥患有出血性疾病，且有出血倾向者，未治愈的胃、十二指肠溃疡；⑦左（右）心房或左（右）心耳血栓形成者；⑧合并心脏疾病需外科手术者。

【介入器材选择】

Amplatzer ASD 封堵器及其类似的封堵器是目前使用最成熟、最多的是封堵器，形似双盘状，双盘的连接部位的"腰部"，左盘的直径比腰部直径大 14mm，右盘的直径比腰部直径大 10mm，腰部宽度为 4mm。根据封堵器腰部直径决定型号大小，从 4~40mm 且每一型号相差 2mm，该类型房间隔封堵器具有记忆功能，可多次回收再重新放置，输送鞘管从 6~17F，可根据封堵器选择不同的输送器。

【操作方法】

术前检查包括三大常规，生化检查及超声心动图（UCG）等，排除可能影响手术的病情。必要时可行经食管超声心动图（TEE）检查，按照适应证、禁忌证的要求对心脏结构进行全面评估。有心房颤动者可同期或分期进行射频消融术和左心耳封堵术。

封堵器选择：选择与 UCG 测得的缺损最大值相同或大 2~6mm 的封堵器，选择封堵器时还应参考房间隔的直径，不宜选择封堵器左盘直径大于房间隔直径的封堵器。选择与封堵器相匹配的输送鞘管，将封堵器固定在输送钢缆上，收入短鞘内，使用肝素盐水充分排气。

1. 麻醉　婴幼儿可采用静脉复合麻醉，成人和能配合操作的大龄儿童可用局部麻醉。

2. 穿刺股静脉，送入动脉鞘管，静脉推注肝素 100U/kg，2 小时后，每隔 1 小时追加 1 000U，婴幼儿追加负荷剂量的 1/4~1/3。维持 ACT 在 260 秒以上。

3. 常规右（左）心导管检查，测量上、下腔静脉、肺动脉、左心房的压力和血氧，计算分流量、肺血管阻力。

4. 将右心导管经 ASD 进入左心房，进入左上肺静脉，交换加硬导丝置于左上肺静脉内。

5. 封堵器的植入　沿交换导丝将输送鞘管送至左上肺静脉处，撤出扩张导管及导丝，排除输送器内的空气，将短鞘连接在输送器上，固定输送鞘管，缓慢推送封堵器，沿鞘管送入封堵器至左上肺静脉开口处，打开左心房侧封堵盘片及腰部，回撤鞘管，打开封堵器的右房侧盘片。

在 X 线下多角度观察封堵器的形态，后前位可见封堵器部分重叠，左前斜加头封堵器呈"工"字型展开，封堵器释放前需行牵拉试验。

UCG 术中监测，在胸骨旁大血管短轴切面，封堵器的左右盘片正对着主动脉，呈现"V"字形，轻轻牵拉输送钢缆，可见封堵器的右盘片变形，左盘片相对固定；心尖部四腔心切面，可见封堵器随着心房的活动而运动；剑突下切面，可以观察到房间隔的上、下腔静脉的残端。牵拉输送钢缆，可见封堵器的右盘片变形，左盘片相对固定，封堵盘片间有房间隔组织。

X 线、UCG、ECG 监测，封堵器位置合适，对周围组织无影响，逆时针旋转输送钢缆释放封堵器（图 12-7-4-1）。

【术后处理与随访】

1. 术后局部压迫沙袋 4 小时，卧床 12~24 小时，静脉给予抗生素 2 日防治感染。

2. 术后低分子肝素抗凝 48 小时。

3. 儿童，阿司匹林 3~5mg/（kg·d），口服 8 个月，不能耐受其副作用者，可使用氯吡格雷，1~2mg/（kg·d）；成人，建议

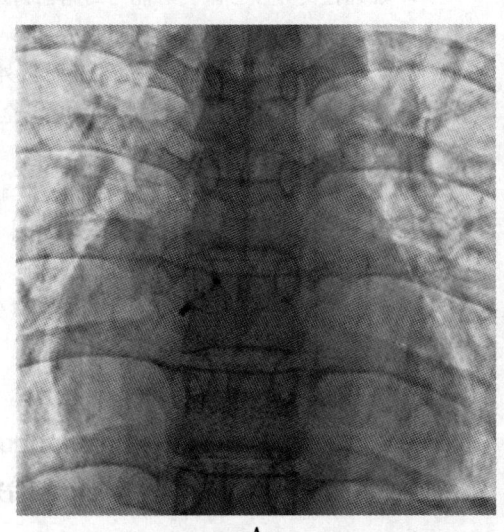 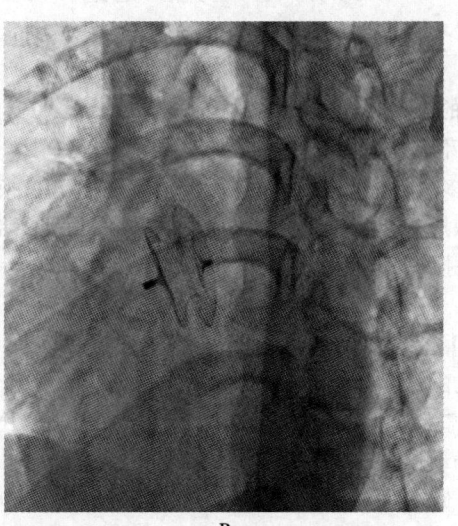

A   B

图 12-7-4-1　ASD 介入封堵示意
A. 后前位，封堵器左右盘片重叠；B. 左前斜位，盘片呈"工"字形展开。

第 1 个月服用肠溶阿司匹林 200mg/d,第 2 个月开始 100mg/d 连用 5~8 个月,封堵器直径 ≥30mm 者可酌情加服氯吡格雷 75mg/d,有心房颤动者推荐使用华法林抗凝治疗,INR 维持在 2~3 之间。

4. 术后 24 小时,1、3、6 个月至 1 年复查心电图、超声心动图、心脏 X 线片。

【并发症】

有残余分流、栓塞(包括血栓栓塞和气体栓塞)、心脏压塞、封堵器移位、滑脱、心律失常、主动脉-心房瘘等。

二、心室间隔缺损(ventricular septal defect,VSD)封堵术

【介入治疗适应证与禁忌证】

(一)适应证

1. 膜周部 VSD ①年龄:通常 ≥3 岁;②体重 ≥10kg;③有血流动力学改变的单纯性 VSD,如肺动脉压力升高,心脏扩大等,儿童直径>2mm,3mm<成人直径<14mm;④VSD 上缘距主动脉右冠瓣 ≥1mm,无主动脉右冠瓣脱入 VSD。

2. 肌部 VSD,儿童直径>2mm,成人>3mm。

3. 外科手术后残余分流。

(二)相对适应证 包括:①直径小于 3mm,无明显血流动力学异常的 VSD;②嵴内型 VSD;③感染性心内膜炎体温控制正常后 6 周以上;④VSD 上缘距主动脉右冠瓣 ≤2mm,无主动脉右冠窦脱垂,不合并主动脉瓣反流,或合并轻度主动脉瓣反流;⑤VSD 合并 PDA,PDA 有介入治疗的适应证;⑥伴有膨出瘤的多孔型 VSD。

(三)禁忌证 包括:①较大 VSD,封堵器影响到心脏结构、传导系统功能者;②未控制的感染性心内膜炎,或存在其他感染性疾病;③封堵器安置处有血栓存在,导管、导丝可能经过的路径中有血栓形成;④合并重度肺动脉高压,Qp/Qs<1.3,肺小动脉阻力在 8Wood 单位以上者;⑤合并其他不适合介入治疗疾病者,如肝、肾功能不全,心功能不全,新发生的脑血管意外,出血性疾病。

【介入器材的选择】

4~6F 动脉穿刺鞘管、4~6F 的右冠状动脉造影导管、4~6F 的猪尾巴导管、多功能导管、输送鞘管、亲水涂层 J 或直头交换导丝。室间隔缺损部位不同、形态各异,应准备各种类型封堵器材,如肌部缺损封堵器、对称型、偏心型、非对称型室缺封堵器。

【操作方法】

根据患者的配合程度,可选择局麻或静脉复合麻醉。

(一)心导管检查和心血管造影检查 先行右心导管检查,测量心腔、肺动脉的压力,如合并肺动脉高压者,应计算肺血管阻力和 Qp/Qs。左心室造影取左前斜 45°~60°+头位 15°~20°,可切线位显示 VSD 的位置和形态。

(二)封堵方法

1. 膜周部 VSD 封堵方法 建立动、静脉轨道:使用右冠状

动脉造影导管或剪切塑形的猪尾导管为指引导管。选择亲水涂成导丝,经过 VSD 进入右心室、肺动脉,或进入右心房,由股静脉经多功能导管插入圈套器,套住导丝,建立股静脉-右房-右室-VSD-左室-主动脉-股动脉导丝桥。

2. 输送长鞘的放置 将输送鞘管,沿导丝桥送至主动脉瓣上方,回撤扩张导管入长鞘内,推送导丝使输送鞘管到达左室心尖部,撤去导引导丝和扩张管。

3. 封堵器放置 将封堵器经过短鞘与输送杆相连接,排气,连接输送短鞘与输送长鞘,将封堵器送达输送长鞘末端,打开封堵器左盘片,轻轻回撤输送长鞘,使左盘与室间隔相贴,打开右盘片,完成封堵(图 12-7-4-2)。

在 X 线、超声心动图、心电图检查符合下列条件:①无左向右分流,即无明显残余分流;②封堵器对主动脉瓣无影响,不影响左心室流出道;③对三尖瓣无影响;④对右室流出道无影响;⑤对传导系统无影响。

【术后处理及随访】

1. 手术后 48 小时应用低分子肝素,抗生素静脉应用 2 天。

2. 术后口服阿司匹林小儿 3~5mg/(kg·d),成人 3mg/(kg·d),共 6 个月。

3. 术后 1、3、6、12 个月随访,复查心电图和超声心动图,必要行 X 线胸片。

【并发症与处理】

1. 传导阻滞 完全性房室传导阻滞少见,主要和封堵器对传导束的挤压摩擦有关;如术中出现完全性右束支传导阻滞或完全性左束支传导阻滞的患者,应回收封堵器。术后出现三度房室传导阻滞时,若心率在 55 次/min 以上,心电图 QRS 在 0.12 秒以内使用肾上腺皮质激素,严密观察,心室率过慢,出现阿-斯综合征时,需安置临时心脏起搏器,部分患者可以恢复。3 周后如仍未见恢复,可外科手术取出封堵器,修补 VSD,大部分患者可恢复传导。

2. 加速性交界性心律 可能与封堵器挤压周围传导组织有关,一般可恢复,很少会发展成三度房室传导阻滞。

3. 封堵器移位或脱落 可通过圈套器或外科手术取出。

4. 三尖瓣、二尖瓣腱索断裂及关闭不全 和操作不当有关。

5. 主动脉瓣反流 新出现的主动脉瓣反流与操作有关。

6. 心肌梗死 和导管、导丝误入冠状动脉有关。

7. 溶血 封堵器选择不当可造成溶血。治疗的措施包括:①控制血压;②止血药物的应用;③激素的应用;④碱化尿液。

8. 心脏破裂。

三、动脉导管未闭(patent ductus arteriosus,PDA)的介入治疗

【适应证及禁忌证】

(一)适应证 患有 PDA,年龄 ≥6 个月,体重 ≥8kg,不合并需外科手术的其他心脏畸形。

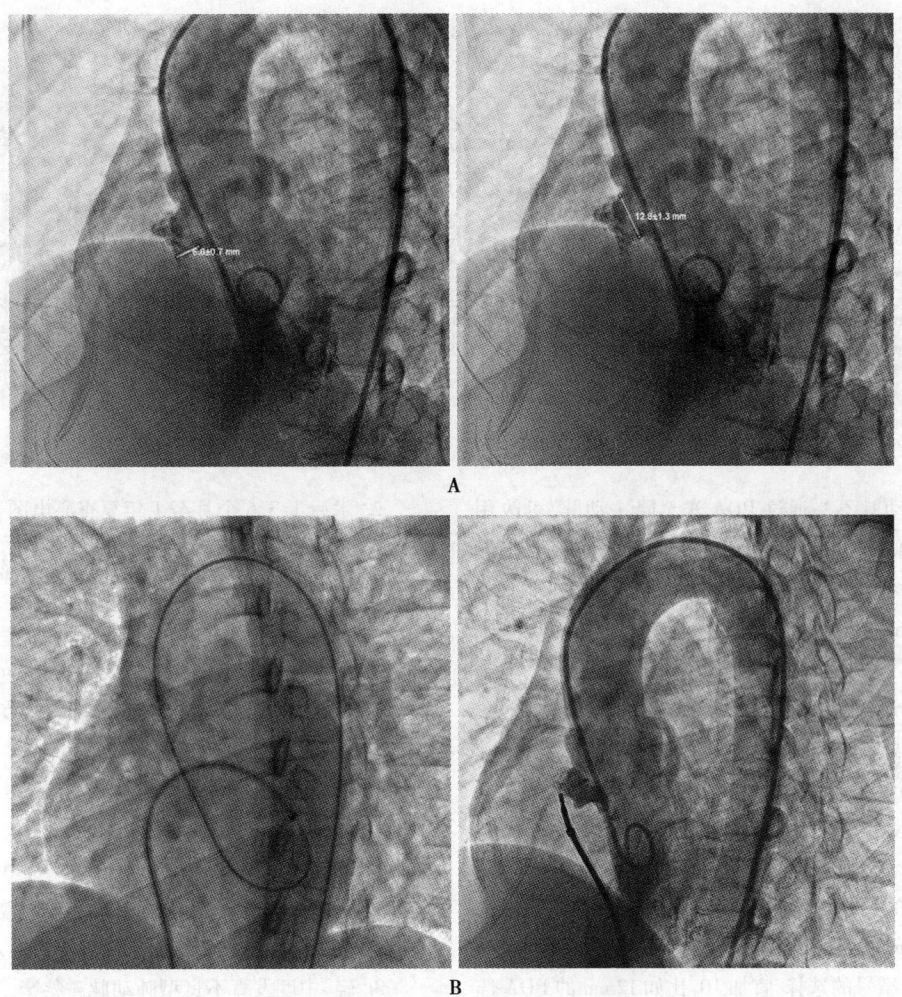

图 12-7-4-2　VSD 介入封堵示意
A. 造影示膜部瘤型 VSD，有多处分流，最大处为 3mm，瘤体深 7mm，直径 13mm；B. 选用
5mm 大小边 VSD 封堵器，使用亲水涂层超滑抗折鞘输送封堵器，成功封堵。

（二）相对适应证

1. 体重 3~8kg，具有临床症状和心脏超负荷表现，不合并需外科手术的其他心脏畸形。

2. "沉默型"PDA。

3. 合并感染性心内膜炎，但体温正常 4 周以上。

4. 合并需外科治疗的疾病，但因 PDA 的存在，外科手术存在风险，可先行 PDA 的介入治疗。

5. 合并轻-中度二尖瓣关闭不全、轻-中度主动脉瓣狭窄和关闭不全。

（三）禁忌证

1. 合并未控制的感染性心内膜炎，心脏瓣膜和导管内有细菌性赘生物。

2. 严重肺动脉高压出现右向左分流，肺总阻力>12Wood单位；介入治疗后肺动脉平均压下降<30%，且肺动脉平均压>60mmHg。

3. 合并需要外科手术矫治的心内畸形。

4. 依赖 PDA 存活的患者。

5. 合并其他不宜手术和介入治疗疾病的患者。

【介入器材选择】

（一）蘑菇型封堵器　最初由 Amplatzer 发明，近年来又推出可用于管状，不规则型 PDA 的封堵器（图 12-7-4-3）。国内也有类似封堵器问世。

（二）弹簧圈　有可控弹簧圈如 Detachable coil、Duct-Occlud coil 和不可控弹簧圈如 Gianturco coil，多用于最窄直径≤2.0mm 的 PDA，目前已经少用。

【操作方法】

1. 麻醉　根据患者的配合程度选择局部麻醉或全身麻醉。

2. 穿刺股动、静脉，送入止血的动脉鞘管，婴幼儿动脉应使用 4F 动脉鞘，可减少对动脉的损伤及预防血管的并发症。

3. 右心导管检查　使用右心导管测量肺动脉、右心室、右心房部位的压力，当肺动脉压力和主动脉压力接近时须计算体、肺循环血流量和体、肺循环阻力。

4. 左心导管检查　测量主动脉压力，使用猪尾巴导管进行主动脉峡部造影，了解 PDA 大小及形态。

5. 使用加硬直头交换导丝（0.35 或 0.38），经导管将导丝经肺动脉通过 PDA 送至降主动脉、腹主动脉处，固定导丝，撤

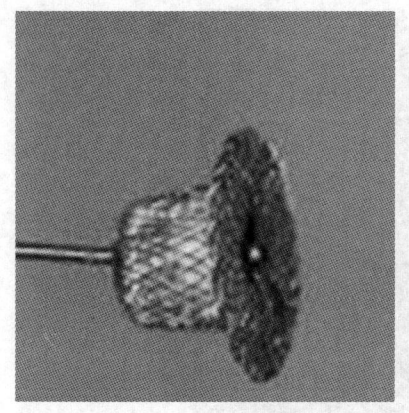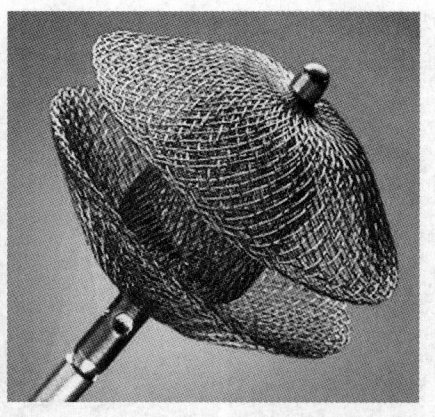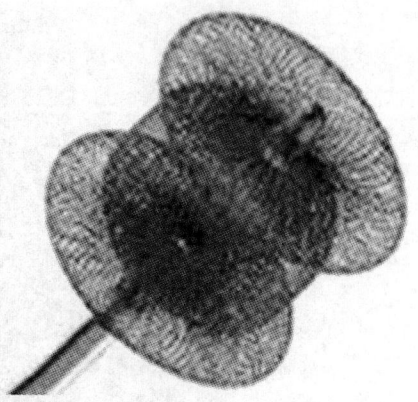

图 12-7-4-3　Amplatzer Duct Occluder Ⅱ 封堵器

出导管。导丝经肺动脉不易通过 PDA 送至降主动脉,可改用超滑导丝经主动脉侧经过 PDA 进入肺动脉,再用圈套器将导丝套出,建立股动脉-PDA-右心-股静脉的导丝桥。

6. 沿交换导丝送入适当的输送器至降主动脉后撤出扩张导管及交换导丝。

7. 将封堵器推送至降主动脉,打开封堵器主动脉侧的封堵盘,回撤封堵器,使之紧贴主动脉壁,回撤输送器鞘管,打开封堵器柄部,可见封堵器在动脉导管内并出现明显腰征,观察5~10 分钟,重复主动脉峡部造影,显示封堵器位置良好,无明显分流后可释放封堵器。

蘑菇状封堵器的选择:10mm 以下的 PDA,封堵器型号选择大一倍,比如 8mm 的 PDA,可选择型号 16 的封堵器;10mm以上的 PDA 封堵器型号的选择,宜加 10,比如 12mm 的 PDA 选择 22mm 的 PDA 封堵器;对于形状不规则的 PDA,要考虑封堵器可能会将 PDA 扩大,婴幼儿可选择成角 PDA 封堵器。

8. 弹簧圈堵塞法　经动脉放置弹簧圈:将传送导管放置在 PDA 处,选择恰当的弹簧圈及装置,连接到传送导管,将其送到传送导丝的顶端,小心将其送出导管端 2~3 圈,回撤全套装置,使弹簧圈封堵导管主动脉侧。

经静脉放置弹簧圈:方法同蘑菇型封堵法,将传送导管经右心室-肺动脉-放置在 PDA 处的主动脉侧,选择恰当的弹簧圈及装置,连接到传送导管,将其送到传送导丝的顶端,小心将其推送出导管顶端 2~3 圈,回撤全套装置。

先释放主动脉侧弹簧圈,再将端孔导管退至动脉导管的肺动脉侧,回撤导丝内芯,旋转传送装置,使弹簧栓子在肺动脉侧形成 1.5~2 圈,10 分钟后重复主动脉弓降部造影,显示弹簧圈位置合适、形状满意、无残余分流则可撤出装置,释放弹簧栓子。使用动脉法者若要在释放前明确封堵效果,可从传送导管内注入造影剂观察或者需从对侧股动脉穿刺,送入猪尾导管,行主动脉造影。

【术后处理及随访】

1. 术后 72 小时　局部压迫沙袋 4~6 小时,卧床 12 小时;要检查穿刺部位是否有出血,是否有溶血情况,复查心脏超声心动图,是否有残余分流,静脉给予抗生素 2 天。

2. 术后 1、3、6 个月至 1 年复查心电图、超声心动图。

四、经皮球囊肺动脉瓣成形术

肺动脉瓣狭窄(pulmonary valve stenosis,PS)是常见先天性心脏病,经皮球囊肺动脉瓣成形术(percutaneous balloon pulmonary valvuloplasty,PBPV)是其主要的治疗方法。

【适应证与禁忌证】

(一) 适应证　单纯肺动脉瓣狭窄,跨肺动脉压瓣压差≥40mmHg。

(二) 相对适应证

1. 跨肺动脉压差≥30mmHg,伴有症状者。

2. 重症肺动脉瓣狭窄伴心房水平右向左分流。

3. 轻、中度发育不良型肺动脉瓣狭窄。

4. 婴幼儿复杂先天性心脏病伴肺动脉瓣狭窄,暂不能进行根治术,应用经皮球囊肺动脉瓣成形术进行姑息治疗,缓解缺氧症状。

5. 肺动脉瓣狭窄经球囊扩张及外科手术后残余压力阶差。

6. 房、室间隔完整的肺动脉瓣膜性闭锁,右室发育正常或轻度发育不良,可先行射频打孔,再进行球囊扩张术。

7. 重症肺动脉瓣狭窄伴左室腔小及左室功能低下,可行逐步分次球囊扩张术。

(三) 禁忌证

1. 肺动脉瓣下漏斗部肌性狭窄;肺动脉瓣狭窄伴先天性肌性瓣下狭窄。

2. 重度发育不良型肺动脉瓣狭窄。

3. 极重度肺动脉瓣狭窄或室间隔完整的肺动脉瓣闭锁合并右心室依赖性冠状动脉循环。

4. 肺动脉瓣狭窄伴需外科处理的三尖瓣重度反流。

【术后处理及随访】

1. 术后局部穿刺处压迫止血。

2. 术后 1、3、6 及 12 个月行随访,复查心电图及超声心动图。

【疗效评价】

术后跨肺动脉瓣压差≤25mmHg,表明效果良好;跨瓣压差

≥50mmHg,如果扩张球囊的扩张直径未达到肺动脉瓣环的1.2~1.4倍,可考虑更换更大的球囊,如果已经达到肺动脉瓣的直径1.2~1.4倍,多为继发性瓣下肌性狭窄所致,不必更换过大的球囊,可以随访,瓣膜狭窄解除后,继发性肌性狭窄会逐渐消退,3个月后,如果跨瓣压差仍然大于40mmHg,可再行PBPV。

【并发症防治】

大量的临床实践表明,PBPV安全、有效,并发症发生率约5%,总死亡率<0.5%。而多见于新生儿、小婴儿及重症患者。

1. 下腔静脉、髂静脉损伤　多见于新生儿,可致腹腔积血、低血压及心搏骤停。

2. 肺动脉瓣环撕裂及出血　多系球囊选择过大。

3. 心脏压塞　少见,及时超声心动图检查,早期诊断是治疗的关键。

4. 三尖瓣反流　可能与球囊导管损伤三尖瓣有关。

5. 流出道痉挛、猝死　重度PS的患者,右心室流出道易激惹致痉挛、闭塞、猝死。重度PS者宜分次手术,避免对右心室流出道过度刺激。

6. 高度房室传导阻滞或加速性交界性心律　术中术后均可发生,一般可逐渐恢复。

五、经皮球囊主动脉瓣成形术

主动脉瓣狭窄(aoric valve stenosis,AS)可为先天性,也可以是获得性。成人AS最常见是先天性二叶式AS和老年性AS,近年来随着人口老年化,老年性钙化性AS成为常见病;据国外临床研究,老年性钙化性AS经皮球囊主动脉瓣成形术(percutaneous balloon aortic valvuloplasty,PBAV)对血流动力学、中长期生存率意义不大,但在某些情况下,PBAV仍然有一定的地位。

【介入治疗适应证与禁忌证】

（一）适应证

1. 跨主动脉瓣压差≥60mmHg,无主动脉瓣钙化,或伴有轻度钙化,无明显主动脉瓣反流。

2. 跨主动脉瓣压差≥50mmHg,合并劳力性呼吸困难、心绞痛、晕厥或先兆晕厥等症状,或者体表心电图左胸导联出现T波或ST段变化,同时无明显主动脉瓣反流。

（二）相对适应证

1. 重症新生儿主动脉瓣狭窄。

2. 隔膜型主动脉瓣下狭窄。

（三）禁忌证

1. 主动脉瓣狭窄伴中度以上主动脉瓣反流。

2. 发育不良型主动脉瓣狭窄。

3. 纤维肌性或管样主动脉瓣下狭窄。

4. 主动脉瓣上狭窄。

【常见并发症】

PBAV并发症发生率高,约40%,主要有心律失常、脑栓塞、周围动脉栓塞、主动脉瓣反流、心脏穿孔等。

六、先天性心血管复合畸形的介入治疗

先天性心血管复合畸形(combined congenital cardiovascular deformities)是指患者同时患有两种或两种以上心血管畸形的先天性心脏病。

随着现代导管技术的提高,在ASD、PDA、VSD、PS、AS、MS及血管瘘、先天性血管狭窄等介入治疗成功的基础上,先天性心脏复合畸形同期进行介入治疗成为可能;常见的复合畸形有:VSD合并ASD、VSD合并PDA、VSD合并PS、ASD合并PDA、ASD合并PS、ASD合并MS及主动脉缩窄合并PDA等。

总的原则是为患者提供一个安全、有效、经济的治疗方法。

1. 先难后易,如复杂的无法通过介入治疗,需外科手术,简单的也可同时在外科手术中得到治疗,如VSD合并ASD,应先行VSD介入治疗。

2. 先做对后续治疗无影响的,比如ASD合并肺动脉瓣狭窄,如果先封堵ASD,在行PS介入治疗时可能对ASD封堵器产生影响,故应先行PS介入治疗。

3. 不必强求一定要同期治疗,安全放在第一位,如重度PS合并ASD患者,如果患者合并继发性右室流出道肌性狭窄、三尖瓣反流,宜分次行介入治疗。

第五节　周围血管病的介入治疗

马剑英　葛均波

外周动脉的介入治疗包括头臂干动脉、颈动脉、锁骨下动脉、肾动脉、下肢动脉的介入治疗等。外周动脉狭窄最常见的原因是动脉粥样硬化,常见的危险因素包括吸烟、糖尿病、高血压、高血脂及高同型半胱氨酸血症等。

一、头臂干与锁骨下动脉介入治疗

头臂干和锁骨下动脉狭窄多是动脉粥样硬化所致,患者会出现头晕、眩晕,甚至晕厥,尤其是患肢用力的情况下。诊断需要通过多排CT血管造影(CTA)、磁共振及有创血管造影明确,对于外科搭桥治疗需要左侧乳内动脉搭桥的患者,建议术前常规行左锁骨下动脉造影,排除可能存在的狭窄,以防术后出现冠状动脉-锁骨下动脉窃血综合征。支架植入是首选的治疗方式,尤其是口部病变常有钙化,因为单纯球囊扩张后血管弹性回缩会比较严重。Takayasu动脉炎所致狭窄/闭塞的手术治疗需严格把握手术指征,控制原发病。

二、颈动脉介入治疗

颅外颈动脉粥样硬化狭窄占缺血性脑卒中的30%左右,狭窄程度较重的患者可以从早期干预中获益,手术治疗要比单纯药物治疗效果更好。对于有症状的患者,血管狭窄超过50%需颈动脉支架植入术或者颈动脉内膜剥脱术治疗,无症状的患者血管狭窄大于70%也可以考虑手术治疗。颈动脉介入治疗需要远端保护装置,以防术中栓子脱落引起较大面积的脑梗塞。

三、肾动脉狭窄介入治疗

肾动脉狭窄最常见的原因有动脉粥样硬化、肌纤维发育不良及 Takayasu 动脉炎。

对于 30 岁以前出现的高血压、55 岁以后出现的严重高血压患者，突然出现并持续恶化的不能控制的高血压，高血压抵抗，高血压伴随有急性器官衰竭（比如急性肾衰竭，急性失代偿心力衰竭，新发视觉或者神经障碍，和/或进展性肾病）；应用 ACEI 或 ARB 后出现氮质血症或肾功能恶化、无法解释的肾脏变形或者双肾大小相差 1.5cm 以上及突然出现不能解释的肺水肿（尤其是在氮质血症的患者中）需要评估肾动脉狭窄的情况。对于无法解释的肾功能不全、包括开始肾脏替代治疗的患者（透析或肾脏移植的患者）、无法解释的心功能不全及恶化性心绞痛患者进行肾动脉评估也是可以接受的。

【检查方法】

超声作为筛查方法。CTA 对于肾功能正常的患者可以作为筛查及确诊的方法，磁共振血管造影（MRA）推荐作为筛查和确诊的方法。当患者临床表现符合而无创检查不能确诊时需诊断性导管检查明确。

【治疗】

药物治疗包括应用降压药物控制血压。再血管化治疗主要针对出现上述临床表现而且血管狭窄超过 70%，或者静息状态下狭窄近远端的压差大于 20mmHg，尤其是合并反复无法解释的心力衰竭或严重、不能解释的肺水肿的患者，以及伴有肾动脉狭窄的不稳定心绞痛患者。再血管化治疗主要有介入治疗及外科手术治疗两种，对于动脉粥样硬化性口部狭窄首选支架治疗，而肌纤维发育不良导致的肾动脉狭窄处理主要是球囊扩张，必要时植入支架。

对于慢性肾功能不全，每天大于 1g 蛋白尿，弥漫性的血管病变，肾脏萎缩（直径小于 7cm），阻抗指数大于 0.8 时建议药物保守治疗。

四、下肢动脉狭窄介入治疗

【检查方法】

下肢动脉狭窄常见的原因有动脉粥样硬化、血栓栓塞、炎症或外伤等。其主要表现为间歇性跛行、静息痛及伤口不愈合等。通过检查测定踝臂指数（ankle-brachial index，ABI）可以早期发现可能存在的下肢动脉狭窄，ABI≤0.90 为异常，其中 0.41~0.90 为轻中度异常，≤0.40 为重度异常。节段性血压测定对于大致确定狭窄部位有帮助。超声多普勒、运动试验伴或不伴 ABI 测定及 6 分钟步行试验可以作为筛查及辅助诊断，明确诊断需要 MRA 或 CTA 检查，并可以确定狭窄的程度及部位。确诊需行下肢动脉造影检查。

【治疗】

首先需要对动脉粥样硬化的危险因素进行控制，对于通过运动或药物治疗后仍然存在症状的患者，需考虑造影检查，如果造影显示血管狭窄超过 75% 时需再血管化治疗，包括介入治疗及外科手术治疗。介入治疗常规球囊扩张后需要植入支架，目前仍然以裸支架为主，镍合金的支架较不锈钢支架具有更高的远期通畅率，最近有研究采用药物洗脱支架或药物洗脱球囊，可以降低远期再狭窄发生率。对于严重的肢体缺血患者，如果存活时间小于 2 年而且自身静脉不存在，可以先给予球囊扩张治疗改善远端血供；如果存活时间超过 2 年且存在自身静脉的情况下最好外科手术治疗。对于急性肢体缺血可以应用导管溶栓或者机械性血栓抽吸装置进行治疗。

第六节　心脏介入治疗新技术

沈　雳　潘文志

进入 21 世纪，心血管介入技术及器械突飞猛进，一些新的介入治疗技术逐渐在临床开展并推广，包括经导管瓣膜植入术、经导管二尖瓣介入治疗、左心耳封堵术、经导管肾交感神经消融术、经导管心室重建术等。其中，经导管主动脉瓣植入术及经导管二尖瓣介入治疗详见本章第二节"经皮瓣膜成形术和修复术"。

一、经皮肺动脉瓣植入术

经皮肺动脉瓣植入术（percutaneous pulmonary valve implantation，PPVI）是最先应用于临床的经导管瓣膜置换技术。它不仅能纠正右室流出道（right ventricular outflow tract，RVOT）狭窄，也可处理肺动脉瓣反流（pulmonary regurgitation，PR）。该技术是经外周静脉途径，通过导管将人工带瓣膜支架植入到自体肺动脉瓣处，代替已失去功能的肺动脉瓣，以达到治疗目的。国外的 Melody 经导管肺动脉瓣膜和 SAPIEN 瓣膜，两者均为球囊扩张式瓣膜，他们是最早研发也是目前最成熟的瓣膜系统。中国拥有大量的接受跨瓣补片后并发 PR 的先天性心脏病患者，他们的 RVOT 内径多在 29mm 以上，现有的 Melody 和 SAPIEN 瓣膜基本不适合我国患者。因此，中国自主研发了适合中国患者的自膨胀式肺动脉瓣膜 Venus-P，并在国内外开展多中心开展临床试验，其结果初步并得到国内外同行的认可。

【适应证】

①伴有 RVOT 狭窄的先天性心脏病外科矫治术后并发的中重度 PR。②患者有 RVOT 功能不全的相关症状，包括运动耐量下降、右心衰竭；或者患者无症状但有以下任一种情况：中度以上功能性三尖瓣反流；心脏磁共振成像测得的右心室舒张末期容积指数≥130ml/m²；MRI 测得的右心室射血分数<45%；QRS 波宽度≥160 毫秒；持续性房性或室性心律失常；解剖学上适合行 PPVI；年龄≥10 岁或体重≥25kg。

【禁忌证】

包括：①肺动脉高压［平均压≥25mmHg（1mmHg=0.133kPa）］；②严重肺动脉或分支狭窄；③解剖学评估不适合，包括血管入路无法送入瓣膜或 RVOT-PA 无法放置瓣膜，或者术前检查提示瓣膜支架有压迫冠状动脉可能；④存在心导管的手术禁忌。

二、经皮心室重建术

经皮心室重建术(percutaneous ventricular restoration,PVR)利用经导管在左心室心尖部植入心室隔离装置,以隔离异常收缩的无功能心室区域,从而减少左室容积,降低室壁张力,改善心力衰竭患者临床症状及心功能。心肌梗死后坏死的心肌逐渐被纤维瘢痕组织所替代,局部室壁变薄并向外膨出形成室壁瘤,引起左心室扩大和左心室收缩功能下降,导致心力衰竭相关症状。Parachute 是第一个基于导管技术设计的 PVR 装置,外形似降落伞,由含氟聚合物(聚四氟乙烯)薄膜覆盖在一个自膨胀镍钛合金锥形框架组成,可以放置到左室心尖部以替代僵硬的心肌瘢痕从而增加心室顺应性、消除室壁矛盾运动。PVR 是目前治疗陈旧性前壁心肌梗死合并室壁瘤和心力衰竭的一种崭新方法,由 Otasevic 于 2005 年首先施行,近年来在国内外逐渐开展。相较于传统外科左室重建术,PVR 术具有创伤小、并发症发生率低等优点。

【适应证】

①前壁心肌梗死后 60 天以上、已接受标准化药物治疗、纽约心脏协会(NYHA)心功能分级Ⅱ~Ⅳ级的心力衰竭患者;②左室前壁存在结构异常,无运动或反常运动;③15%≤LVEF≤35%;④影像学证实心尖部形态及大小符合 Parachute 要求。

【禁忌证】

①急性心肌梗死及血运重建治疗 60 天内;②冠状动脉未完全再血管化、存在前壁以外的室壁运动异常;③6 个月内发生过脑血管事件;④左心室或左心房血栓附着;⑤存在常规心导管手术或抗凝禁忌证;⑥具有人工机械二尖瓣或主动脉瓣;⑦存在中度以上二尖瓣或主动脉瓣反流或狭窄。

所有接受手术的患者术中予足量普通肝素抗凝(100IU/kg),延长活化凝血时间至>250 秒。术后低分子肝素皮下注射 3 天,第 2 天起口服华法林抗凝治疗 1 年,维持国际标准化比值(INR)于 2.0~3.0 之间。对于冠状动脉药物洗脱支架植入未满 1 年者,同时予以阿司匹林、氯吡格雷治疗至冠状动脉支架植入术后 1 年。

【疗效评估】

PVR 术后疗效的评估包括左心室容积,LVEF,NYHA 分级及 6 分钟步行距离等指标。短期随访结果表明 PVR 可以显著减少左心室容积,改善心室重构,缓解患者的临床症状。

【并发症及注意事项】

PVR 术常见并发症包括心脏瓣膜的损伤、心脏穿孔、诱发心力衰竭、局部血管损伤、出血及血栓栓塞等。该手术注意事项包括:①术中注意勿强行跨瓣或多次反复进退输送鞘管,输送鞘应尽量在瓣口中央跨瓣,以免损伤主动脉瓣。②心尖部局部梗死后的心肌组织可能较薄,注意导管操作勿损伤到这些组织以免心脏穿孔,输送鞘应在 6F 导管的引导下送入心尖部。③由于输送鞘较粗(14~16F),输送鞘跨瓣送入左心室后会导致主动脉瓣反流,对于本身心功能较差者,会引起低血压甚至急性心力衰竭,或者诱发恶性心律失常;术中应先将 Parachute

封堵伞装载后再送入输送鞘,输送鞘跨瓣后手术时间应尽量短,减少主动脉瓣反流时间。④由于使用的是 14~16F 输送鞘管,局部易出现血管并发症;伤口的闭合可通过血管闭合器或外科缝合。⑤术中应注意充分抗凝,术后患者应使用华法林抗凝 1 年,以防封堵伞伞面血栓的形成及栓塞的发生。

三、肾交感神经消融术

经导管肾交感神经消融(renal denervation,RDN)是指经导管通过各种形式能量,对走行于肾动脉外膜外侧的交感神经进行消融,降低肾交感神经活性,以期达到降低全身交感神经活性的目的。2009 年,Krum 首次将 RDN 术用于临床,开启了抑制交感神经活性的非药物治疗时代。现有研究显示,该技术安全性良好,除操作相关并发症外,未观察到包括新发动脉粥样硬化在内的,消融本身相关的血管及肾脏并发症。

【导管的类型】

根据消融能量来源不同,有射频消融导管、超声消融导管、冷冻消融导管及化学消融导管。其中射频消融导管在临床研究及应用中占据主导地位,现有的 RDN 相关临床证据中 90%以上的数据来自采用射频消融导管的临床研究。射频消融导管又存在单极、螺旋、篮状等多种形态。

对各种能量来源消融导管手术效果的比较,尚缺乏大规模临床试验证据,有少量研究证实冷冻消融及超声消融效果优于射频消融,但这些研究均存在样本量较小、缺少对照组、未使用盲法等设计缺陷。就不同形态的射频消融导管而言,与单极导管相比,多极导管在操作性及消融效果上的优越性得到了一致肯定。

【适应证】

作为一项尚处在研究中的技术,其适应证在探索中不断扩展,目前该技术临床主要应用于顽固性原发性高血压的治疗,对 2 型糖尿病、胰岛素抵抗、心律失常、心力衰竭、慢性肾功能不全的治疗亦有报道,但仅限于临床研究。

以 2013 年欧洲心脏病学会公布的《经导管肾交感神经消融术专家共识》为参考,RDN 适应证,包括:①顽固性高血压,即至少服用 3 种治疗剂量降压药(含一种利尿药)后收缩压仍≥160mmHg(糖尿病患者收缩压≥150mmHg)。②动态血压监测 24 小时平均收缩压≥130mmHg,日间平均收缩压≥135mmHg。③排除高血压继发因素。④双侧肾动脉无畸形,无狭窄,无粥样硬化斑块(导致管腔狭窄>50%),无副肾动脉,肾动脉主干长度>20mm,直径>4mm;无肾动脉介入治疗史。⑤肾功能无严重损害,eGFR≥45ml/(min·1.73m²)。此外出于安全性考虑,现已进行的临床研究还要求患者 6 个月内无心肌梗死、不稳定型心绞痛和脑血管意外病史;无严重的心脏瓣膜病变。

【术中镇静及镇痛】

由于肾交感神经常与痛觉神经 C 纤维伴行,行肾交感神经消融时,易造成对痛觉神经的刺激而使患者产生疼痛,且使用球囊导管进行消融时会阻断肾脏血流而产生疼痛,消融时可根据情况适当给予镇静、镇痛药物,咪达唑仑、吗啡、芬太尼、丙泊酚较为常用,最好由麻醉师协助完成。

【围手术期与长期抗栓治疗】

虽无对照研究的循证医学证据,但考虑到消融过程中会造成内皮损伤,激活血小板及凝血系统,建议术中静脉给予肝素 100IU/kg,术后口服阿司匹林 75~100mg/d,持续至少 4 周。

【术后监测】

监测程度根据患者情况及手术结果而定,一般患者无需常规心电监护。但仍需注意观察穿刺部位是否存在出血情况。术中需行多次肾动脉显影,术后应充分水化,并随访肾功能。

【术后远期效果与风险】

RDN 术后,通常患者血压不会出现即刻的明显下降,血压下降常于术后数周甚至数月后开始显现,且手术 1 年后部分患者血压仍有下降趋势。但目前所得的研究结果大多是基于患者服用多种降压药血压仍难以控制且术后治疗方案不变这一基础上获得的,对于 RDN 是否可减轻患者的用药负担甚至彻底治愈高血压,目前循证医学证据较少。此外,该技术应用于临床时间不长,最长研究随访时间为 3 年,其长期疗效和安全性尚待进一步评估。

四、经皮左心耳封堵术

心房颤动是最为常见的心律失常,房颤患者占整体人群的 1%~2%。房颤患者中风风险是正常人群的 4~5 倍。非瓣膜性房颤(NVAF)患者 90%的血栓来自左心耳,左心耳血栓栓塞的几率极高,同时引发很高的致死、致残率。已有临床研究表明,外科手术缝扎左心耳、经导管套扎左心耳及经导管封堵左心耳均可以有效的减少非瓣膜性房颤患者缺血性脑卒中的发生率,封堵左心耳预防脑卒中的疗效不劣于华法林。因此由于创伤更小,经导管左心耳封堵术(left atrial appendage closure,LAAC)作为一种预防房颤并发脑卒中的治疗方法逐渐被接受。近年来,经皮 LAAC 在 NVAF 患者的卒中预防方面取得长足进步,尤其是 PROTECT-AF、PREVAIL 研究的 5 年随访结果、EWOLUTION 注册研究结果公布之后,进一步奠定了 LAAC 在 NVAF 患者脑卒中预防中的地位。2019 年美国房颤管理指南

首次将高脑卒中风险、长期抗凝存在禁忌的心房颤动患者行 LAAC 列为 Ⅱ b 类适应证(证据水平 B)。左心耳封堵器类型包括内塞式封堵器和盘式封堵器,前者代表为 Watchman,后者为 LAmbre。

【适应证】

2019 年由中华医学会心电生理和起搏分会、中华医学会心血管病学分会和中国医师协会心律学专业委员会联合发布《左心耳干预预防心房颤动患者血栓栓塞事件:目前的认识和建议》,指出经皮左心耳封堵的适应证:CHA_2DS_2-VASc 评分男性≥2,女性≥3 的房颤患者,同时具有下列情况之一:①不适合长期口服抗凝者;②服用华法林,国际标准化比值(INR)达标的基础上仍发生卒中或栓塞事件者;③HAS-BLED 评分≥3。

【禁忌证】

①经食管超声心动图发现左心耳内血栓或重度自发显影;②严重的二尖瓣瓣膜疾病或中重度心包积液;③低危卒中风险(CHA_2DS_2-VASc 评分≤1 分);④凝血功能障碍;⑤近期活动性出血患者;⑥除心房颤动外同时合并其他需要继续华法林抗凝的疾病患者;⑦需要择期接受心外科手术者。

推荐阅读

1. 中华医学会心血管病学分会结构性心脏病学组. 经皮肺动脉瓣置入术中国专家建议[J]. 中国医学前沿杂志:电子版,2016,24(10):20-24.
2. JANUARY C T,WANN L S,CALKINS H,et al. 2019 AHA/ACC/HRS Focused Update of the 2014 AHA/ACC/HRS Guideline for the management of patients with atrial fibrillation:a report of the American College of Cardiology/American Heart Association Task Force on Clinical Practice Guidelines and the Heart Rhythm Society in Collaboration with the Society of Thoracic Surgeons[J]. Circulation,2019,140(2):e125-e151.
3. 黄从新,张澍,黄德嘉,等. 左心耳干预预防心房颤动患者血栓栓塞事件:目前的认识和建议—2019[J]. 中国心脏起搏与心电生理杂志,2019,33(5):385-401.

第八章 动脉粥样硬化

张书宁 葛均波 陈灏珠

动脉粥样硬化(atherosclerosis,AS)是一组称为动脉硬化的血管病中常见且最重要的一种,可累及心、脑、肾、眼等脏器及外周血管的动脉系统,是泛血管疾病(pan-vascular disease)的主要病理基础。动脉硬化的共同特点是动脉管壁增厚变硬,失去弹性和管腔缩小。AS 的特点是病变从动脉内膜开始,先后有脂质和复合糖类积聚、出血和血栓形成、纤维组织增生和钙质沉着,并有动脉中层的逐渐退变和钙化。由于在动脉内膜积

聚的脂质外观呈黄色粥样,因此称为动脉粥样硬化。

其他常见的动脉硬化类型还有小动脉硬化(arterioloscler-osis)和动脉中层钙化(蒙克贝格动脉硬化,Mönckeberg's arteri-osclerosis)。小动脉硬化主要累及糖尿病或高血压患者的小动脉。糖尿病患者的小动脉壁常出现玻璃样增厚、变性,管腔狭窄,引起弥漫性缺血,特别是在肾脏。高血压患者则常发生增生性小动脉硬化,通常出现管壁层状向心性增厚和管腔狭窄,

有时伴有纤维素样沉积物和血管壁坏死。动脉中层钙化好发于老年人的中型动脉,常见于冠状动脉、四肢动脉(尤其下肢动脉),管壁中层变质和钙盐沉积,多无明显症状而为 CT 或 X 线检查所发现。

【病因与发病情况】

本病是一种由多因素引起的,以高度特异性的细胞分子反应为特征的慢性炎症过程,这些因素称为危险因素(risk factor)或易患因素。

(一)血脂异常 血脂异常,尤其是低密度脂蛋白胆固醇(LDL-C)升高,是 AS 的最主要危险因素之一,此外,还包括血总胆固醇(TC)、极低密度脂蛋白胆固醇(VLDL-C)、甘油三酯(TG)、载脂蛋白(apo)B100 等致 AS 脂质的水平增高,以及高密度脂蛋白胆固醇(HDL-C)与其他的亚组分 HDL_2 和 apo A I 等抗 AS 脂质的水平降低。由 LDL 和 apo(a)组成的脂蛋白(a)[Lp(a)]水平增高,不仅是致 AS 的危险因素,而且有促血栓形成作用。

(二)高血压 冠状动脉 AS 患者 60%~70% 有高血压,高血压患者患冠状动脉 AS 较血压正常者高 4 倍。

(三)吸烟 吸烟人群冠状动脉 AS 的发病率和病死率可升高达 2~6 倍,且与每日吸烟支数成正比。

(四)糖尿病、胰岛素抵抗和代谢综合征 糖尿病患者 AS 的发病率较无糖尿病者高 2 倍,冠状动脉 AS 患者中糖耐量减退者颇常见。2 型糖尿病患者的血 LDL 颗粒较小而致密,血 HDL 常降低而 TG 多升高,是其易致 AS 的部分原因。有些危险因素如胰岛素抵抗、高血压、血脂异常和肥胖常常倾向于集中在一起出现,形成代谢综合征,其患冠状动脉粥样硬化性心脏病的风险是无代谢综合征者的 2 倍。

(五)超重和肥胖 体内脂肪过度积聚可导致胰岛素抵抗、高胰岛素血症、高血压和血脂异常,内脏脂肪组织还释放促炎细胞因子,因而 AS 的风险增加。

(六)不平衡膳食 总热量和钠摄入过多,常进食较多的动物性脂肪、胆固醇和反式脂肪酸者,以及蔬菜和水果摄入过少者易患本病。

(七)缺乏体力活动 适当的体力活动不但有维护血管内皮功能和抗氧化作用,还能降低升高的血压,减轻胰岛素抵抗,改善血脂,减少体重。约 1/3 冠心病死亡与缺乏体力活动有关。

(八)年龄 本病多见于 40 岁以上的中老年人。其实病理变化在青年期甚至儿童期即已开始,但在中老年期才出现临床表现。

(九)性别 男性多见,男女比例约为 2:1,女性于绝经期后雌激素分泌减少,发病迅速增多。

(十)遗传 与双亲中无心血管病(CVD)病史者相比,双亲中有早发 CVD 病史(一级男性亲属发病年龄<55 岁,一级女性亲属发病年龄<65 岁)者,未来发生心血管事件的比值比在男性是 2.6,女性是 2.3。

(十一)社会心理因素 心理应激(如抑郁、焦虑、A 型性格)可引起神经内分泌功能失调,血压升高和血小板反应性升高,从而促进 AS 形成。

(十二)促血栓形成状态 血纤维蛋白原和纤溶酶原激活物抑制剂-1(PAI-1)浓度增高可能促进血栓形成,而 AS 病变并发血栓形成后的愈合过程则可能促进斑块的生长。此外,血纤维蛋白原也是炎症的标志物。

(十三)高敏 C 反应蛋白(hsCRP)增高 hsCRP 增高反映持续存在的炎症,预示患者心肌梗死的风险增高,也与急性冠脉综合征(ACS)的结局相关。

(十四)肾功能不全 肾功能不全通过几种途径促进 AS 的发展,包括使高血压和胰岛素抵抗恶化,降低 apo A I 水平,增高 Lp(a)、同型半胱氨酸、纤维蛋白原和 hsCRP 的水平。

(十五)其他 ①高同型半胱氨酸血症:尽管曾有大量文献报道高同型半胱氨酸血症与冠状动脉事件相关联,但前瞻性研究未能证实高同型半胱氨酸血症在冠心病危险分层中的作用;②氧化应激:体内活性氧增加与心血管风险呈正相关。

AS 在发达国家仍是死亡和致残的主要原因。近 40 年来由于我国生活水平的显著提高,人民平均期望寿命增长,加之生活节奏和饮食结构的改变,本病现已成为我国人口死亡的首位病因。

【发病机制】

本病发病机制复杂,曾有多种学说从不同角度阐述。损伤反应学说认为各种危险因素对动脉内皮的损伤和脂质在动脉内膜层的积聚,导致动脉壁的慢性炎症反应,逐渐形成粥样斑块。

(一)内皮损伤 内皮细胞不仅是血液和血管壁之间的一层半透性屏障,还通过分泌扩血管物质(如一氧化氮、前列环素、内皮衍生的超极化因子)及缩血管物质(如内皮素)对血管进行局部调节。

在动脉的分支、分叉或弯曲处,由于血液湍流增加和切应力降低,内皮常有生理性的慢性轻微损伤,成为易于形成 AS 的部位。而高血压时局部增加的牵张应力、高胆固醇血症、富含 TG 的脂蛋白残余颗粒、糖尿病者血液中的高度糖化终末产物、吸烟者血内升高的一氧化碳、循环中血管活性胺类、免疫复合物和感染等均可引起内皮的慢性损伤。血管内皮损伤后能引起:①内皮对脂蛋白和其他血浆成分的通透性增加;②内皮对血管舒缩的调节作用改变,分泌扩血管物质减少,而缩血管物质增加;③内皮的抗血栓、促纤溶功能及抗炎、抗增殖、抗氧化功能紊乱;④内皮黏附分子的表达增加。

(二)脂质积聚 AS 中沉积的脂类,大多来自血浆中的 LDL-C,小而致密的 LDL-C 更容易进入内膜。进入动脉内膜的脂蛋白在脂蛋白酯酶等的作用下与细胞外基质中的蛋白多糖结合而滞留在动脉壁内,进而被氧化或糖化修饰。LDL-C 氧化修饰过程中的产物,通过诱导内皮细胞表达黏附分子(如细胞间黏附因子-1 和 P-选择素)而在单核细胞和 T 细胞的黏附募集中最先发挥作用。单核细胞黏附到内膜后,在单核细胞趋化蛋白-1 和白细胞介素(IL)-γ 等趋化因子的作用下穿过内皮进入动脉壁,然后在局部巨噬细胞集落刺激因子作用下促进细胞表面表达清道夫受体,氧化 LDL-C 与清道夫受体结合,被吞噬入细胞内。巨噬细胞大量吞噬脂质后最终变为巨噬泡沫细胞。

内膜中原有的及由中膜迁入的平滑肌细胞(SMC)亦吞噬脂质,巨噬泡沫细胞与这些 SMC 构成脂纹。脂纹中尚有少量 T 细胞。脂纹中的巨噬泡沫细胞离开动脉壁时,可以将脂质运出粥样硬化病变。当 AS 的危险因素得到控制时,脂蛋白进入内膜减少,脂纹可消退。当进入动脉壁的脂质超过由巨噬细胞或其他途径运出的脂质时,脂质便不断堆积而使脂纹发展成粥样斑块。

与 LDL 相反,HDL 则有抗 AS 作用。这是由于 HDL 接受巨噬细胞表面的特异性运输蛋白运送来的胆固醇,然后转运至肝脏,胆固醇在肝细胞内代谢为胆酸而分泌出去。另外,HDL 还有抗炎和抗氧化作用。

(三) 纤维粥样斑块形成 充满氧化修饰脂蛋白的巨噬细胞合成分泌很多生长因子和促炎介质,包括血小板源生长因子(PDGF)、成纤维细胞生长因子(FGF)、肿瘤坏死因子(TNF)-α、IL-1,促进斑块的生长和炎症反应。进入内膜的 T 细胞识别由巨噬细胞和树突状细胞提呈的抗原(如修饰的脂蛋白和病原体)而被激活,产生具有强烈致 AS 作用的细胞因子,如 γ 干扰素、TNF 和淋巴毒素等。而 LDL 抗体和调节性 T 细胞分泌的 IL-1 和转化生长因子(TGF)-β 起着抗 AS 免疫反应的作用。

在 PDGF 和 FGF 的作用下,SMC 从中膜迁移至内膜,并与内膜中原有的 SMC 一起在内膜中增殖。虽然通常增殖缓慢,但在某些情况下,如斑块破裂合并血栓形成时,SMC 在凝血酶等强力的促丝裂原的作用下,发生爆发性增殖。SMC 合成和分泌胶原、蛋白多糖和弹性蛋白,构成斑块的基质,使其结构加固;这些细胞外基质在基质金属蛋白酶等分解酶的催化下降解,从而维持其平衡,且有助于 SMC 从中膜向内膜迁移。细胞外的胆固醇晶体(来自血管内膜中与蛋白多糖结合的 LDL-C 或由坏死的泡沫细胞释出)积聚于基质间隙内构成斑块的脂质核心。SMC、胶原和单层内皮细胞构成了斑块的纤维帽。在斑块内过度表达的血管生长因子的刺激下,斑块内形成丰富的新生血管,易造成斑块内出血,并且这些新生血管为白细胞在斑块内的聚集提供了新的入口。当血管壁增厚时血管代偿性扩张,以保持动脉血管内径;当病变进一步扩大,血管不能再代偿性扩张,斑块便凸入管腔内形成"成熟"的斑块。典型病变包括偏心性增厚的内膜及其中间富含脂质的核。

【病理】

AS 主要累及体循环系统的大动脉(又称弹性动脉,如主动脉、颈动脉和髂动脉)和中动脉(又称肌性动脉,以冠状动脉和脑动脉罹患最多),而肺循环动脉极少受累,体循环的乳内动脉和桡动脉因分支少也极少受累。病变分布多为数处血管和相应器官同时受累,但有时亦可集中在某一器官的动脉,而其他动脉则正常。最早出现病变的部位多在主动脉后壁及肋间动脉开口等血管分支处;这些部位血压较高,管壁承受血流的冲

击力较大,因而病变也较明显。较小动脉,尤其是下肢动脉和心外膜冠状动脉的 AS,在吸烟者和糖耐量减退者中较为常见。

正常动脉壁由内膜、中膜和外膜三层构成(图 12-8-0-1)。内膜由单层内皮细胞和内皮下层构成。正常动脉内皮细胞对维持血管稳态至关重要。内皮下层为薄层疏松结缔组织,除含有胶原纤维和基质外,尚有少量 SMC。在肌性动脉的内皮下层与中膜之间有一层有孔的内弹力板。中膜位于内弹力板和外膜之间,在肌性动脉,中膜由 10~40 层斜行的 SMC 构成,并有数量不等的胶原、弹力纤维和糖蛋白等环绕 SMC;弹性动脉的中膜有 40~70 层弹性膜,弹性膜之间为成层的环形平滑肌细胞。外膜主要成分为胶原和糖蛋白,细胞成分很少,为成纤维细胞和柱细胞。肌性动脉的外膜与中膜间分隔着一层不连续的外弹力板。发生 AS 时,动脉壁出现脂质条纹(图 12-8-0-2),并可发展为纤维粥样斑块,在(纤维)粥样斑块的基础上伴发溃疡、出血、坏死、血栓形成等复杂情况则称为复合病变。主要由增生的 SMC 及结缔组织组成的内膜增厚,是血管内膜对机械损伤的一种适应性反应,并不专属于 AS。

AS 的病理分型(美国心脏协会 1995 年)见表 12-8-0-1。

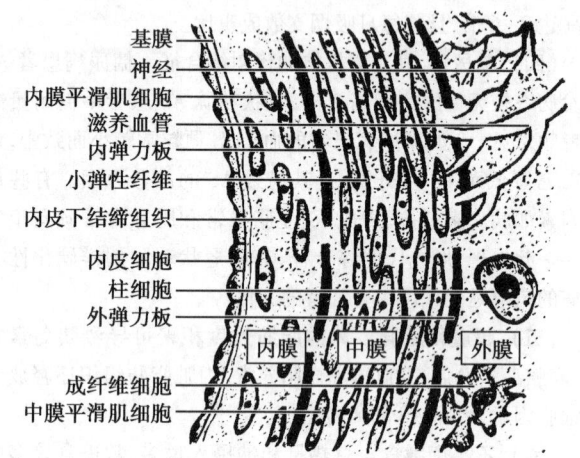

图 12-8-0-1　动脉壁结构示意
图示动脉壁内膜、中膜和外膜三层结构。

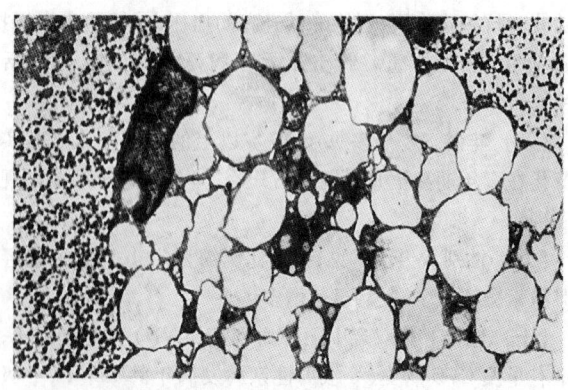

图 12-8-0-2　动脉粥样硬化早期病变透视电镜像
示人体主动脉脂纹中的泡沫细胞,细胞质内充满脂滴,胞核移位靠边(×6 500)。

表 12-8-0-1　动脉粥样硬化的病理分型

名称	主要组织学变化	示意图
Ⅰ型病变（起始病变）	常见于婴儿和儿童，内膜中有巨噬细胞吞饮脂质形成泡沫细胞，可积聚成脂质点	外膜／中膜／内膜／动脉管腔／单核细胞／泡沫细胞
Ⅱ型病变（脂质条纹）	主要由成层的巨噬泡沫细胞组成，内膜中 SMC 也含有脂质，细胞外有少量脂质沉积	平滑肌细胞／巨噬泡沫细胞
Ⅲ型病变（粥样瘤前期）	可见到 SMC 被大量的细胞外脂质所形成的脂小池包围，但尚未形成脂质核心	细胞外脂质／平滑肌细胞
Ⅳ型病变（粥样斑块或粥样瘤）	特征是细胞外脂质融合，形成脂质核心（脂核），内膜深部的 SMC 和细胞间基质逐渐为脂质所取代，在脂核外周有巨噬细胞、淋巴细胞和柱细胞，在内皮层的下方有少量 SMC，脂核的纤维帽尚未形成。此型病变易发生斑块破裂	细胞外脂质核心
Ⅴ型病变（纤维粥样斑块）	是在Ⅳ型的基础上同时有较明显的纤维增生，在脂核与内皮层之间形成纤维帽。分为 3 个亚型： Ⅴa 型是纤维粥样斑块，其脂核大小及纤维帽厚薄变化较大；不稳定斑块通常有较薄的非细胞性纤维帽和相对较大的脂质核心，其内充满巨噬细胞；因斑块内含脂量高而甚易破裂。而稳定斑块的纤维帽较厚且含有较多的 SMC，脂质核心则相对较小。 Ⅴb 型是钙化斑块，斑块内有明显的钙盐沉着。 Ⅴc 型是纤维斑块，斑块已纤维化，无脂核并含有极少量巨噬细胞	薄纤维帽／大脂质核心；厚纤维帽／小脂质核心
Ⅵ型病变（复合病变）	常有中膜钙化。分为 3 个亚型： Ⅵa 型指斑块破裂或溃疡，主要由Ⅳ型和 Ⅴa 型病变破溃而形成。 Ⅵb 型指壁内血肿，是由于 AS 斑块中出血所致。 Ⅵc 型指血栓形成，多由于Ⅳ或 Ⅴa 型损害破溃，形成附壁血栓。加重管腔的狭窄甚至使之闭塞。血栓机化后又可以再通	血管腔内血栓形成

受累动脉弹性减弱,脆性增加,易于破裂,其管腔逐渐变窄甚至完全闭塞,也可因中膜萎缩和弹力组织丧失引起动脉扩张,甚至形成动脉瘤。

视受累的动脉和侧支循环建立情况的不同,本病可引起整个循环系统或个别器官的功能紊乱:

1. 主动脉因 AS 而致管壁弹性降低,当心脏收缩时,它暂时膨胀而保留部分心脏所排出血液的作用即减弱,使收缩压升高舒张压降低而脉压增宽。主动脉形成粥样硬化性动脉瘤时,管壁为纤维组织所取代,不但失去紧张性而且向外膨隆。这些都足以影响全身血流的调节,加重心脏的负担。也可形成动脉夹层,如破裂可致死。

2. 内脏或四肢动脉管腔狭窄或闭塞,在侧支循环不能代偿的情况下,使器官和组织的血液供应发生障碍,产生缺血、纤维化或坏死。如冠状动脉 AS 可引起心绞痛、心肌纤维化或心肌梗死。

3. 动脉壁的弹力层和肌层被破坏,使管壁脆弱,在血压波动的情况下易于破裂出血。以脑动脉破裂引起脑出血和动脉瘤破裂而致死者为多见。

【分期】

根据 AS 对器官的影响,可分为 4 期:

（一）**无症状期或隐匿期**　对应于Ⅰ~Ⅳ型病变及大部分Ⅴa 型病变,此时管腔无明显狭窄,因此无器官或组织受累的临床表现。

（二）**缺血期**　对应于Ⅴb、Ⅴc 和Ⅵb 型病变及部分Ⅴa和Ⅵc 型病变,症状由于血管狭窄、器官缺血而产生。

（三）**坏死期**　对应于Ⅵc 型病变,由于血管内血栓形成致管腔闭塞而产生器官组织坏死的症状。

（四）**纤维化期**　长期缺血,器官组织纤维化和萎缩而引起症状。不少患者不经过坏死期而进入纤维化期,而在纤维化期的患者也可重新发生缺血期的表现。

【临床表现】

主要是有关器官受累后出现的病象。一般表现可有脑力与体力衰退,触诊体表动脉如颞动脉、桡动脉、肱动脉等可发现变粗、变长、迂曲和变硬。

（一）**主动脉粥样硬化**　大多数无特异性症状。叩诊时可发现胸骨柄后主动脉浊音区增宽;主动脉瓣区第二心音亢进而带金属音调,并有收缩期杂音。收缩压升高,脉压增宽,桡动脉触诊可类似促脉。

主动脉粥样硬化还可形成主动脉瘤,以发生在肾动脉开口以下的腹主动脉处为最多见,其次是主动脉弓和降主动脉。腹主动脉瘤多因体检时查见腹部有搏动性肿块而发现,腹壁上相应部位可听到杂音,股动脉搏动可减弱。胸主动脉瘤可引起胸痛、气急、吞咽困难、咯血、声带因喉返神经受压麻痹引起声音嘶哑、气管移位或阻塞、上腔静脉或肺动脉受压等表现。主动脉瘤一旦破裂,可迅速休克而致命。AS 也可形成动脉夹层分离,但较少见。

（二）**冠状动脉粥样硬化**　可引起心绞痛、心肌梗死及心肌纤维化等,将在第九章"冠状动脉粥样硬化性心脏病"中详述。

（三）**脑动脉粥样硬化**　脑缺血可引起眩晕、头痛与晕厥等症状。脑动脉血栓形成或破裂出血时引起脑血管意外,有头痛、眩晕、呕吐、意识突然丧失、肢体瘫痪、偏盲或失语等表现。脑萎缩时引起痴呆,有精神变态,行为失常,智力及记忆力减退以至性格完全改变等症状。

（四）**肾动脉粥样硬化**　可引起肾脏萎缩或顽固性高血压,年龄在 55 岁以上而突然发生高血压者,应考虑本病的可能。如有肾动脉血栓形成,可引起肾区疼痛、尿闭及发热等。

（五）**肠系膜动脉粥样硬化**　可能引起消化不良、肠道张力减低、便秘与腹痛等症状。血栓形成时,有剧烈腹痛、腹胀和发热。肠壁坏死时,可引起便血、麻痹性肠梗阻及休克等症状。

（六）**四肢动脉粥样硬化**　以下肢较为多见,尤其是腿部动脉,由于血供障碍而引起下肢发凉、麻木和间歇性跛行,即行走时发生腓肠肌麻木、疼痛以至痉挛,休息后消失,再走时又出现;严重者可有持续性疼痛,下肢动脉尤其是足背动脉搏动减弱或消失。动脉管腔如完全闭塞时可产生坏疽。

【辅助检查】

部分患者有脂质代谢失常,表现为血 TC、LDL-C、TG、apoB和 Lp(a)增高,而 HDL-C 和 apoA 降低。胸部 X 线片可见主动脉结突出,主动脉扩张与扭曲,有时可见片状或弧状的斑块内钙质沉着影;形成主动脉瘤时可见相应部位增大。选择性或数字减影法动脉造影,多排螺旋 CT 或 MRI 的血管造影及超声显像可显示 AS 和斑块所造成的管腔狭窄,梭形或囊样的动脉瘤病变,以及病变的所在部位、范围和程度,有助于确定介入或外科治疗的适应证和选择施行手术的方式。多普勒超声检查有助于判断颈动脉、四肢动脉和肾动脉的血流情况和血管病变。包括多普勒测压、光电容积描记法和空气容积描记法的多功能周围血管检查仪,在诊断周围血管闭塞方面与血管造影有很好的相关性。CT 和 MRI 有助于判断脑组织的病变情况。放射性核素检查有助于了解心、肾组织的血供情况。超声心动图检查、心电图检查及其负荷试验所示的特征性变化有助于发现心肌缺血。

有多种通过导管进行的影像技术用于识别容易破裂的易损斑块,包括血管内超声显像(IVUS)、血管镜、斑块温度图、光学相干断层成像(OCT)和弹性图。hsCRP 浓度>3mg/L 高度预示可能发生心血管事件。

【诊断与鉴别诊断】

本病发展到相当程度,尤其有器官明显病变时,诊断并不困难,多排螺旋 CT 血管造影及浅表动脉的超声显像有助于早期诊断。

主动脉 AS 引起的主动脉变化和主动脉瘤,需与梅毒性主动脉炎和主动脉瘤及纵隔肿瘤相鉴别;冠状动脉 AS 引起的心绞痛和心肌梗死,需与其他冠状动脉病变,如冠状动脉炎、冠状动脉先天性畸形、冠状动脉栓塞所引起者相鉴别;心肌纤维化需与其他心脏病特别是原发性扩张型心肌病相鉴别;脑动脉AS 所引起的脑血管意外,需与其他原因引起的脑血管意外相鉴别;肾动脉 AS 所引起的高血压,需与其他原因的高血压相鉴别;肾动脉血栓形成需与肾结石相鉴别;四肢动脉 AS 所产生的症状,需与其他病因的动脉病变所引起者相鉴别。

【预后】

本病预后随病变部位、程度、血管狭窄发展速度、受累器官受损情况和有无并发症而不同。脑、心、肾的动脉病变导致的脑血管意外、心肌梗死、心力衰竭或肾衰竭者，预后不佳。

【防治】

首先应积极预防 AS 的发生。治疗包括积极干预危险因素，改变生活方式包括饮食调整、戒烟限酒和有规律的体育锻炼，对血脂异常、高血压和糖尿病给予药物治疗，以减慢已存在斑块的进展，部分可能逆转。这些措施直接或间接地改善内皮功能，减轻炎症并改善临床结果。抗血小板药物对所有患者都有帮助。

（一）一般防治措施

1. 合理的膳食

（1）推荐大量减少饱和脂肪和糖类的摄入，增加水果、蔬菜和纤维的摄入，是控制血脂的基本条件。膳食总热量勿过高，以维持正常体重为度。国人正常体重指数（BMI）为 18.5~23.9kg/m², BMI≥24kg/m² 为超重，BMI≥28kg/m² 为肥胖。超重者应减少每日进食的总热量，食用低脂（脂肪摄入量不超过总热量的 30%，其中动物性脂肪不超过 10%）、低胆固醇（每日不超过 250~300mg）膳食，并限制酒和蔗糖及含糖食物的摄入。

（2）少量减少脂肪摄入似乎不会减轻或稳定 AS。有效的饮食改变需要将脂肪摄入限制在每天 20g 以内，包括多不饱和脂肪 6~14g，饱和脂肪 2g 以内，其余用单不饱和脂肪。

（3）补偿膳食中饱和脂肪的减少而增加碳水化合物的摄入，会使血 TG 水平升高、HDL 水平下降。因此，任何热卡缺少均须以摄入蛋白质和不饱和脂肪，而不是摄入碳水化合物来补偿。

（4）水果和蔬菜可能减少冠状动脉 AS 的危险。黄酮类植物化学物质（存在于红和紫葡萄、红葡萄酒、红茶和黑啤酒中）似亦有保护作用。

（5）增加纤维摄入能降低 TC 并可能对血糖和胰岛素水平产生有益的作用。推荐每天至少摄入 5~10g 可溶性纤维，可使 LDL-C 下降大约 5%。

（6）酒精虽可升高 HDL，但大量饮酒严重危害身体健康。根据 2011 年中国心血管病预防指南的建议，男性每天酒精摄入量应少于 25g，女性每天酒精摄入量应少于 15g。

2. 适当的体力活动 体力活动对预防肥胖、锻炼循环系统的功能和调整血脂代谢均有裨益，是预防本病的一项积极措施。体力活动应根据原来身体情况、活动习惯和心脏功能状态来决定，要循序渐进，以不引起不适感为原则。

对中、老年人提倡步行（每日至少 30 分钟，相当于 6 000 步以上快步走的中等强度运动）、保健体操、打太极拳等。

（二）药物治疗

1. 扩张血管药物 可用血管扩张剂（参见本篇第九章第二节"慢性冠状动脉综合征"和第二十四章第四节"闭塞性动脉硬化"）。

2. 调整血脂药物 正常成人血 TC<5.2mmol/L，LDL-C<3.4mmol/L，HDL-C>1.04mmol/L，TG<1.7mmol/L，非 HDL-C<4.1mmol/L。血脂异常的患者，除坚持饮食调节和体力活动外，还需要根据血脂异常的类型及缺血性心血管病发病危险高低，

选择合适的调脂药物，将降低血 LDL-C 作为首要目标，非 HDL-C 可作为次要目标，首选他汀类药物。表 12-8-0-2 来源于中国成人血脂异常防治指南（2016 年修订版）推荐的治疗目标。2019 年 ESC/EAS 血脂异常管理指南进一步降低了治疗目标值。建议极高危 ASCVD 患者 LDL-C 目标值为<1.4mmol/L（55mg/dl）。

表 12-8-0-2 不同 ASCVD 危险人群 LDL-C/
非 HDL-C 治疗目标值

危险等级	LDL-C	非 HDL-C
低危（10 年危险性<5%）	<3.4mmol/L（130mg/dl）	< 4.1mmol/L（160mg/dl）
中危（10 年危险性 5%~9%）	<3.4mmol/L（130mg/dl）	< 4.1mmol/L（160mg/dl）
高危（10 年危险性≥10%*）	<2.6mmol/L（100mg/dl）	< 3.4mmol/L（130mg/dl）
极高危（ASCVD）	<1.8mmol/L（70mg/dl）	< 2.6mmol/L（100mg/dl）

注：ASCVD. 动脉粥样硬化性心血管疾病；LDL-C. 低密度脂蛋白胆固醇；非 HDL-C. 非高密度脂蛋白胆固醇。

* 符合如下条件之一者直接列为高危人群：①LDL-C≥4.9mmol/L（190mg/dl）；②1.8mmol/L（70mg/dl）≤LDL-C<4.9mmol/L（190mg/dl），且年龄在 40 岁及以上的糖尿病患者。符合上述条件的极高危和高危人群不需要按危险因素个数进行 ASCVD 危险分层。

对于 ASCVD 10 年发病危险为中危的人群且年龄小于 55 岁者，如果具有以下任意 2 项及以上危险因素者，其 ASCVD 危险为高危。危险因素包括：①收缩压≥160mmHg 或舒张压≥100mmHg；②非 HDL-C≥5.2mmol/L（200mg/dl）；③HDL-C<1.0mmol/L（40mg/dl）；④体重指数（BMI）≥28kg/m²；⑤吸烟。

血 HDL-C<1.04mmol/L（40mg/dl）为异常低下，可作为已有心血管疾病的患者或尚无心血管疾病但已是高危患者的治疗指征。宜首先采用改善生活方式的措施，如无效选用烟酸或与他汀类合用以增高血 HDL-C 水平。贝特类药物也可升高 HDL-C。噻唑烷二酮类药物可使 HDL-C 升高 5%~15%。其他升高 HDL-C 的药物有胆固醇酯转运蛋白（CEPT）抑制剂。目前尚无升高 HDL-C 的药物治疗可改善心血管预后的确凿证据。

血 TG 水平在 1.70~2.25mmol/L 者为临界升高，可通过减轻体重、增加体力活动使其降低。对心血管病高危患者，血 TG 水平在 2.26~5.64mmol/L 者，在他汀类药物治疗的基础上，如未达到非 HDL-C（TC 减去 HDL-C）的目标值（LDL-C 目标值+0.78mmol/L），需加用烟酸类或贝特类药物。血 TG≥5.65mmol/L（500mg/dl）时，首选贝特类或烟酸类药物，使 TG 降低以预防急性胰腺炎。

调整血脂药物常用有下列 5 类：

（1）他汀类（statins）：为 3 羟 3 甲戊二酰辅酶 A（HMG-CoA）还原酶的竞争性抑制剂，抑制胆固醇合成，继而上调细胞表面 LDL 受体，LDL 的廓清加速，使血 TC 和 LDL-C 下降，也可使血 TG 和 VLDL-C 下降，而 HDL-C 和 apo A I 增高。他汀类药物还有抗炎作用，降低 hsCRP，还可稳定粥样硬化斑块，防止斑块破裂。常用的他汀包括瑞舒伐他汀、阿托伐他汀、匹伐他汀、普伐他汀、氟伐他汀、辛伐他汀、洛伐他汀等，血脂康含有天然

复合他汀,根据患者的 LDL-C 目标值和他汀类药物的降脂强度选择合适的药物。

(2) 贝特类(fibrate):主要通过激活过氧化物酶增殖体活化型受体 α(PPARα),减少肝脏合成内源性脂蛋白脂酶(LPL)抑制物 apoCⅢ,也刺激 LPL 的表达,从而增强脂蛋白脂酶的活性而降低血 TG,降低游离脂肪酸和 TC,使 HDL-C 增高。贝特类药还有降低血小板黏附性、增加纤维蛋白溶解活性和减低血纤维蛋白原浓度,从而有抑制血凝的作用。

(3) 烟酸(nicotinic acid)类:抑制肝脏合成 VLDL,抑制脂肪细胞释出游离脂肪酸,从而降低血 TG、TC 和 LDL-C,增高 HDL-C,并降低 LP(a)、扩张周围血管。

(4) 胆酸螯合剂(bile acid sequestrant):为阴离子交换树脂,服后吸附肠内胆酸,阻断胆酸的肠肝循环,加速肝中胆固醇分解为胆酸,与肠内胆酸一起排出体外,血 TC 因而下降,但增高血 TG。不经胃肠道吸收,全身不良反应少见,特别适用于高胆固醇血症的孕妇和儿童。

(5) 其他调脂药:

1) 前蛋白转化酶枯草溶菌素 9(PCSK9)抑制剂:是一类通过抑制 PCSK9 发挥降低 LDL-C 作用的单抗新药。包括依洛尤单抗(evolocumab)、阿利西尤单抗(alirocumab)等,可使 LDL-C 降低 55%~70%,同时降低 LP(a)。目前主要用于最大耐受剂量他汀类药物联合依折麦布治疗后 LDL-C 仍未达标或不耐受他汀者。

2) 依折麦布(ezetimibe):为选择性胆固醇吸收抑制剂,作用于小肠黏膜刷状缘,抑制肠黏膜吸收胆固醇。与他汀类合用不增加肌病和横纹肌溶解,但转氨酶增高稍多于单用他汀者。

3) 普罗布考(probucol):阻碍肝脏中胆固醇的乙酰乙酸酯生物合成阶段,可使血 TC 降低 20%~25%、LDL-C 降低 5%~15%、HDL-C 也明显降低,并有强抗氧化作用。

4) 多不饱和脂肪酸(polyunsaturated fatty acid,PUFA):主要是从鱼油中提取的长链 ω-3 脂肪酸:二十碳五烯酸(EPA)和二十二碳六烯酸(DHA),以及从植物油提取的 ω-6 脂肪酸:亚油酸。ω-3 脂肪酸制剂可降低血 TG,轻度升高 HDL-C 和 LDL-C,对 TC 的影响不定,并有抑制血小板聚集的作用。ω-6 脂肪酸制剂可降低 LDL-C,升高 TG。

5) 多廿烷醇(policosanol):是高级脂肪醇的混合物,主要成分为二十八烷醇,作用机制包括抑制胆固醇的生物合成,增加 LDL 与受体的结合和内化过程而促进 LDL-C 的分解代谢。可使 LDL-C 降低 20%~30%,TC 降低 15%~20%,HDL-C 升高 10%~15%。起始剂量 5mg/d,可增至 10mg/d,最大剂量 20mg/d。不良反应轻微。

6) 泛硫乙胺(pantethine):为辅酶 A 分子的组成部分,0.2g/次,3 次/d。

调整血脂药物需长期服用,有时还需两种或以上药物联合应用。应注意掌握好用药剂量和不良反应。宜从较小剂量开始,观察对药物的反应,在不引起严重不良反应的情况下增至足量以达到治疗目标。

常用调脂药的用法及不良反应参见本篇第二十六章第九节"调脂和抗动脉粥样硬化药物"。

3. 抗血小板药物 抑制血小板的黏附、聚集和释放功能,防止血栓形成。

(1) 环氧酶抑制剂:抑制花生四烯酸转化为前列腺素 G_2 和 H_2,从而使血小板合成血栓素 A_2 减少。常用小剂量阿司匹林。

(2) 血小板二磷酸腺苷(ADP)受体拮抗药:降低血小板黏附,延长出血时间。氯吡格雷(clopidogrel),起效快而副作用小,与阿司匹林联合用于 ACS 或植入支架的患者,或用于不能耐受阿司匹林的患者。普拉格雷(prasugrel),起效比氯吡格雷快,与阿司匹林联合用于植入支架的 ACS 患者;体重低于 60kg 者可考虑剂量为 5mg/d,缺血性卒中、TIA 或年龄>75 岁者不推荐使用;出血风险高于氯吡格雷。替格瑞洛(ticagrelor),是第一个可逆性 ADP 受体拮抗药,与阿司匹林联合被优先推荐用于 ACS 患者。

(3) 增加血小板内环磷酸腺苷药物:可延长血小板的寿命,抑制其形态变化、黏附和聚集。

(4) 血小板糖蛋白Ⅱb/Ⅲa(GPⅡb/Ⅲa)受体拮抗剂:阻断血小板聚集的最终环节,即阻断纤维蛋白原与 GPⅡb/Ⅲa 受体的结合,血小板的聚集和其他功能受抑制,出血时间延长。静脉用药常用制剂为阿昔单抗(abciximab,ReoPro),先注射 0.25mg/kg,然后静脉滴注 10μg/(kg·h)共 12 小时,作用可维持 3 日;尚有依替巴肽(eptifibatide)、替罗非班(tirofiban)和拉米非班(lamifiban),主要用于冠心病介入治疗中或治疗后;依替巴肽和替罗非班尚可用于不稳定型心绞痛或非 ST 段抬高型急性心肌梗死。不良反应主要为出血和血小板减少。

抗血小板药物的用法及不良反应参见本篇第二十六章第八节"抗血小板聚集、抗凝和溶栓药"。

4. 溶血栓和抗血凝药物 对动脉内形成血栓导致管腔狭窄或闭塞者,可用溶解血栓制剂继而用抗凝药物治疗(参见本篇第九章第三节"急性冠状动脉综合征")。

5. 其他药物 治疗高同型半胱氨酸血症主要是补充叶酸(1mg/d),同时适当补充维生素 B_6 和维生素 B_{12}。一些蛋白多糖制剂如硫酸软骨素 A 和硫酸软骨素 C 1.5g,3 次/d;冠心舒 20mg,3 次/d 等,通过调整动脉壁的蛋白多糖结构而起治疗作用。

(三) 手术治疗 包括对狭窄或闭塞血管,特别是冠状动脉、主动脉、肾动脉和四肢动脉施行再通、重建或旁路移植等外科手术。也可用球囊导管进行经皮腔内血管成形术、经皮腔内激光再通、经皮腔内 AS 斑块旋切或旋磨、经皮腔内血管成形术后放置支架、经皮腔内超声再通等介入性治疗(参见本篇第七章"心血管病的介入治疗")。

推荐阅读

1. 中国成人血脂异常防治指南修订联合委员会. 中国成人血脂异常防治指南(2016 年修订版)[J]. 中国循环杂志,2016,31(10):937-953.
2. MACH F,BAIGENT C,CATAPANO A L,et al. 2019 ESC/EAS Guidelines for the management of dyslipidaemias:lipid modification to reduce cardiovascular risk[J]. Eur Heart J,2020,41(1):111-188.

第九章　冠状动脉粥样硬化性心脏病

钱菊英　李　清　陈灏珠

第一节　概　　述

冠状动脉粥样硬化性心脏病（coronary atherosclerotic heart disease）简称冠状动脉性心脏病或冠心病（coronary heart disease，CHD），有时又被称为缺血性心脏病（ischemic heart disease，IHD）或冠状动脉疾病（coronary artery disease，CAD）。指由于冠状动脉粥样硬化使管腔狭窄或阻塞导致心肌缺血、缺氧而引起的心脏病，为动脉粥样硬化导致器官病变的最常见类型。由于具有共同的病理生理机制，均为冠状动脉疾病导致心肌缺血缺氧，近年又将冠状动脉微血管功能障碍或者冠状动脉痉挛也纳入冠心病的范畴，被称为非阻塞性冠心病（non-obstructive coronary artery disease），事实上这两种情况可和冠状动脉粥样硬化病变并存于同一患者。

除冠状动脉粥样硬化外，可以导致心肌缺血、缺氧的冠状动脉病变还有炎症（风湿性、梅毒性、川崎病和血管闭塞性脉管炎等）、痉挛、栓塞、自发性夹层、结缔组织疾病、创伤和先天性畸形等多种。但由于绝大多数（95%~99%）是由冠状动脉粥样硬化引起，因此用冠状动脉性心脏病或冠心病一词来代替冠状动脉粥样硬化心脏病，虽然不甚确切，在临床上还是可行的，且被普遍使用。

【流行病学】

本病多发生于 40 岁以上，男性多于女性，且以脑力劳动者居多，是工业发达国家的流行病，已成为欧美国家最多见的心脏病病种。但在发达国家冠心病的发病呈下降趋势。

冠心病是西方发达国家的主要死因，其年死亡数可占到总死亡数的 1/3 左右。但由于对本病二级预防的加强和干预措施的得力，自 1968 年后全球冠心病死亡率开始下降。但根据《中国心血管健康与疾病报告 2019》显示，我国冠心病的患病率和死亡率处于持续上升阶段：推算我国冠心病现患人数为 1 100 万；2017 年城市居民冠心病死亡率为 115.32/10 万，农村居民冠心病死亡率为 122.04/10 万，农村地区高于城市地区，男性高于女性。冠心病已经成为威胁我国人民健康的主要疾病。

【病因与发病机制】

本病是冠状动脉粥样硬化所致，发病机制亦即动脉粥样硬化的发展过程（参见本篇第八章"动脉粥样硬化"）。

【病理解剖与病理生理】

冠状动脉有左、右两支，开口分别在左、右主动脉窦。左冠状动脉有 1~3cm 长的主干，然后分为前降支和回旋支。前降支供血给左心室前壁中下部、心室间隔的前 2/3 及二尖瓣前外乳头肌和左心房；回旋支供血给左心房、左心室前壁上部、左心室外侧壁及心脏膈面的左半部或全部和二尖瓣后内乳头肌。右冠状动脉供血给右心室、心室间隔的后 1/3 和心脏膈面的右侧或全部。这三支冠状动脉连同左冠状动脉的主干，合称为冠状动脉的四支。

粥样硬化可累及四支冠状动脉中的任一支或同时受累。其中以左前降支受累最为多见，病变也最重。粥样斑块多分布在血管分支的开口处，且常偏于血管的一侧，血管横截面上呈新月形。

在正常情况下，通过神经和体液的调节，心肌的需血和冠状动脉的供血两者保持着动态的平衡。当血管腔狭窄<50%，心肌的血供未受影响。当冠状动脉管腔狭窄>50%~75%，安静时尚能代偿，而运动、心动过速、情绪激动等造成心肌需氧量增加时，可导致短暂的心肌供氧和需氧间的不平衡，称为"需氧增加性心肌缺血"（demand ischemia），这是引起大多数慢性稳定型心绞痛发作的机制。另一些情况下，由于粥样硬化斑块的破裂或出血、血小板聚集或血栓形成、粥样硬化的冠状动脉（亦可无粥样硬化病变）发生痉挛致冠状动脉管腔减小，均可使心肌氧供应减少，清除代谢产物也发生障碍，称之为"供氧减少性心肌缺血"（supply ischemia），这是引起大多数心肌梗死和不稳定型心绞痛发生的原因。但在许多情况下，心肌缺血是需氧量增加和供氧量减少两者共同作用的结果。心肌缺血后，氧化代谢受抑，使高能磷酸化合物储备降低，细胞功能随之发生改变。短暂的反复缺血发作可对随后的缺血发作产生抗缺血的保护作用以减少心肌坏死范围或延缓细胞死亡，称为"心肌预适应"（myocardial preconditioning）。而短暂的重度缺血后，虽然心肌的血流灌注和耗氧量已恢复，但仍可发生持久的心肌功能异常伴收缩功能的恢复延缓，称为"心肌顿抑"（myocardial stunning）。心肌长期慢性缺血，心肌功能下调以减少能量消耗，维持心肌供氧、需氧之间新的平衡，以致不发生心肌坏死；当心肌血流恢复后，心肌功能可延迟、完全恢复正常，此现象称为"心肌冬眠"（myocardial hibernation），也是心肌的自身保护机制。

【临床类型】

由于冠状动脉病变的部位、范围和程度的不同，本病有不同的临床特点。20 世纪 80 年代以来，随着基础和临床研究的不断深入，为适应冠心病诊疗理念的不断更新和便于治疗策略的制定，临床上提出两种综合征的分类：①慢性心肌缺血综合征（chronic ischemic syndrome）又称稳定型冠心病，包括隐匿型冠心病、稳定型心绞痛和缺血性心肌病等；②急性冠状动脉综合征（acute coronary syndrome，ACS）包括：非 ST 段抬高型 ACS（NSTE-ACS）和 ST 段抬高型 ACS（STE-ACS）两大类。前者包括：不稳定型心绞痛（unstable angina，UA）、非 ST 段抬高型心肌梗死（non-ST-segment elevation myocardial infarction，NSTEMI），后者主要是 ST 段抬高型心肌梗死（ST-segment elevation myocardial infarction，STEMI）。

但近年来越来越多的证据表明，部分冠心病患者虽有心肌缺血的症状和体征但无阻塞性冠状动脉疾病，有学者将此称为冠状动脉非阻塞性心肌缺血（ischemia with non-obstructive coronary artery，INOCA），提出了冠心病的新分型：

（一）慢性冠状动脉综合征（chronic coronary syndrome，CCS）　包括阻塞性冠状动脉疾病和 INOCA 两类。

（二）急性冠状动脉综合征　包括：①STEMI；②UA/NSTEMI；③冠状动脉非阻塞性心肌梗死（myocardial infarction with non-obstructive coronary artery，MINOCA）三类。

第二节　慢性冠状动脉综合征

慢性冠状动脉综合征（CCS）主要包括六种临床情况：伴稳定的心绞痛症状和/或呼吸困难的疑似 CAD 患者；新发心力衰竭或左室功能障碍的疑似 CAD 患者；ACS 后 1 年内或近期血运重建的无症状或症状稳定患者；初次诊断或血运重建 1 年以上的无症状或有症状患者；疑似血管痉挛或微血管疾病的心绞痛患者；筛查时发现的无症状 CAD 患者。

其中由阻塞性冠状动脉疾病所引起的临床情况主要包括：慢性稳定型劳力性心绞痛、缺血性心肌病、隐匿型冠心病和 ACS 之后稳定的病程阶段。而微血管心绞痛即 INOCA，虽然症状及治疗方面有许多共同之处，但其不需要血运重建，故不在此描述，参见本章第五节"其他类型的冠心病"。冠状动脉痉挛性心绞痛，因包括比较广的临床谱，可从无显著固定狭窄的变异型心绞痛到斑块破裂或糜烂引起的不稳定型心绞痛（参见本章第三节"急性冠状动脉综合征"）。

心绞痛（angina pectoris）是由于冠状动脉供血不足，心肌急剧的、暂时的缺血与缺氧所引起的临床综合征。

心绞痛可分为若干类型。目前多采用 WHO 分型和 Braunwald 分型。前者是按心绞痛的发作性质进行分型，后者则按心绞痛的发作状况进行分型。

【WHO 心绞痛分型】

1. 劳力性心绞痛（angina pectoris of effort）　是由运动或其他心肌需氧量增加情况所诱发的心绞痛。包括三种类型：①稳定型劳力性心绞痛；②初发型劳力性心绞痛；③恶化型劳力性心绞痛。

2. 自发性心绞痛（angina pectoris at rest）　与劳力性心绞痛相比，疼痛持续时间一般较长，程度较重，且不易为硝酸甘油所缓解。包括四种类型：①卧位型心绞痛（angina decubitus）；②变异型心绞痛（Prinzmetal's variant angina pectoris）；③中间综合征（intermediate syndrome，IMS）；④梗死后心绞痛（postinfarction angina）。

3. 混合性心绞痛（mixed type angina pectoris）　劳力性和自发性心绞痛同时并存。

【Braunwald 心绞痛分型】

1. 稳定型心绞痛（stable angina pectoris）。

2. 不稳定型心绞痛（unstable angina pectoris）。

3. 变异型心绞痛。

这两种分型表面上看是有区别的，但实际上又是相容的。WHO 分型中除了稳定型劳力性心绞痛外均为不稳定型心绞痛，此广义不稳定型心绞痛除去变异型心绞痛即为 Braunwald 分型中的不稳定型心绞痛。

一、稳定型心绞痛

即稳定型劳力性心绞痛，亦称普通型心绞痛，是最常见的心绞痛。指由心肌缺血缺氧引起的典型心绞痛发作，其临床表现在 1~3 个月内相对稳定，即每日和每周疼痛发作次数大致相同，诱发疼痛的劳力和情绪激动程度相同，每次发作疼痛的性质和疼痛部位无改变，疼痛时限相仿，用硝酸甘油后也在相近时间内发生疗效。

【发病机制】

稳定型心绞痛的发病机制主要包括：①斑块所致的心外膜动脉阻塞；②正常或有斑块的病变冠状动脉发生局灶性或弥漫性痉挛；③微血管功能障碍；④冠状动脉心肌桥。这些因素可以单独或相互作用，但冠状动脉粥样硬化斑块致管腔狭窄是最重要和最常见的因素，占 80%~90%。心肌缺血与缺氧所引起的稳定型心绞痛是由于血液供应和代谢需求之间的暂时不平衡所引起。在正常情况下，冠状动脉循环有很大的储备，在剧烈运动心率加快的同时，小冠状动脉扩张，冠状动脉循环阻力下降，冠状动脉循环血流量可增加到休息时的 6~7 倍。当大的心外膜冠状动脉管径狭窄超过 50% 时，对血流量产生相当的阻力，此时冠状动脉循环的最大储备量下降。然而由于缺血可激活自动调节机制，造成小冠状动脉扩张，使总的冠状动脉阻力趋于正常，静息血流量仍可保持正常；但当心脏负荷加重及心肌耗氧量增加超过小冠状动脉的扩张储备能力所能代偿时，则发生相对的心肌供血不足。这种由心肌需氧量的增加最终超过固定狭窄的冠状动脉最大供血能力所引起的心肌缺血是稳定型心绞痛最常见的机制。而冠状动脉痉挛（如吸烟过度或神经体液调节障碍）或暂时性血小板聚集、一过性血栓形成及狭窄局部血液流变学异常所致的血流淤滞等冠状动脉血流的动力性阻塞因素，可导致心肌供血的突然减少，这是产生心绞痛的又一重要因素。此外，突然发生循环血流量减少的情况下（如休克、极度心动过速等），心肌血液供求之间的矛盾加深，心肌血液供给不足，也可引起心绞痛。

产生疼痛的直接因素，可能是在缺血缺氧的情况下，心肌内积聚过多的代谢产物，如乳酸、丙酮酸、磷酸等酸性物质；或类似激肽的多肽类物质，刺激心脏内自主神经的传入纤维末梢,经上颈神经节至第5胸交感神经节和相应的脊髓段,传至大脑,产生疼痛感觉。这种痛觉常投射到与自主神经进入水平相同脊髓段的脊神经所分布的皮肤区域,称为"牵涉痛",故心绞痛常表现为胸骨后疼痛并放射至左肩、臂和手指。

【病理解剖与病理生理】

多数稳定型心绞痛患者的冠状动脉造影显示有单支或多支冠状动脉直径减少>70%的病变,但约15%的患者冠状动脉无显著狭窄,后一种情况提示这些患者的心肌血供和氧供不足可能是冠状动脉痉挛、冠状动脉微血管病变、血红蛋白和氧的离解异常、交感神经活动过度、儿茶酚胺分泌过多或心肌代谢异常等所致。存在心肌桥时冠状动脉在收缩期管腔明显受压也可导致心绞痛发生。

【临床表现】

典型稳定型心绞痛发作是劳力时突然发生的位于胸骨体上段或中段之后的压榨性、闷胀性或窒息性疼痛,亦可能波及大部分心前区,可放射至左肩、左上肢前内侧达无名指和小指,范围有手掌大小,偶可伴有濒死的恐惧感觉,严重者还可出汗,往往迫使患者立即停止活动直至症状缓解。疼痛历时1~5分钟,很少超过15分钟;休息或含用硝酸甘油片,在1~2分钟内(很少超过5分钟)消失。常在体力劳累、情绪激动、受寒、饱食、吸烟时发生,贫血、心动过速或休克亦可诱发。不典型的心绞痛,疼痛可位于胸骨下段、左心前区或上腹部,放射至颈、下颌、左肩胛部或右前胸,疼痛可很轻或仅有左前胸不适或发闷感。

心绞痛没有特异的体征,发作时,患者可表情焦虑,皮肤苍白、发冷或出汗,血压可略增高或降低,心率以增快居多,可闻及第三心音或第四心音,心尖区可有收缩期杂音(二尖瓣乳头肌功能失调所致)等。

根据诱发心绞痛的体力活动量,加拿大心血管病学会(CCS)将劳力性心绞痛的严重程度分为四级:①Ⅰ级:日常活动时无症状。较日常活动重的体力活动,如平地小跑步、快速或持重物上三楼、上陡坡等时引起心绞痛;②Ⅱ级:日常活动稍受限制。一般体力活动,如常速步行1.5~2km、上三楼、上坡等即引起心绞痛;③Ⅲ级:日常活动明显受限。较日常活动轻的体力活动,如常速步行0.5~1km、上二楼、上小坡等即引起心绞痛;④Ⅳ级:轻微体力活动(如在室内缓行)即引起心绞痛,严重者休息时亦发生心绞痛。

【诊断】

根据典型的发作特点和体征,含用硝酸甘油后缓解,结合年龄和存在冠心病危险因素,除外其他原因所致的心绞痛,一般即可建立诊断。体格检查对稳定型心绞痛的诊断无重要价值,但可发现基础心脏病的线索。

心绞痛患者发作时的表现常不典型,下列几方面有助于临床上判别心绞痛。

(一)性质　心绞痛应是压榨紧缩、压迫窒息、沉重闷胀性疼痛,而非绞痛,也非刀割样、尖锐刺痛或抓痛、短促的针刺样或触电样痛,或昼夜不停的胸闷感觉。在少数患者可为烧灼感、紧张感或呼吸短促伴有咽喉或气管上方紧榨感,不少患者表现为活动后呼吸困难。症状很少为体位改变或深呼吸所影响。

(二)部位　疼痛或不适处常位于胸骨或其邻近,也可发生在上腹至咽部之间的任何水平处,但极少在咽部以上。有时可位于左肩或左臂,偶尔也可位于右臂、下颌、下颈椎、上胸椎、左肩胛骨间或肩胛骨上区,然而位于左腋下或左胸下者很少。对于疼痛或不适感分布的范围,患者常需用整个手掌或拳头来指示,仅用一手指的指端来指示者极少。

(三)时限　多持续数分钟(3~5分钟),一般不会超过15分钟。疼痛持续仅数秒钟或不适感(多为闷感)持续整天或数天者均不似心绞痛。

(四)诱发因素　多与体力活动或情绪变化(过度兴奋、恐怖、紧张、发怒、烦恼等)有关。通常心绞痛或呼吸困难发生在心脏负荷加重的当时而非之后。饱餐、寒冷、感染等情况下心绞痛更易为上述情况所诱发。

(五)缓解方式　休息或舌下含用硝酸甘油片如有效,症状应于数分钟内缓解。在评定硝酸甘油的效应时,还要注意患者所用的药物是否已经失效或接近失效。

心电图检查是诊断心肌缺血最常用的无创性检查。所有患者应行静息心电图检查。静息心电图正常并不能除外心肌缺血,但它能提供患者罹患 CCS 的某些信息,如既往存在心肌梗死或复极异常等,也可作为患者病情发生变化时的心电参照。动态心电图有助于发现日常活动时心肌缺血的证据和程度及心律失常。心绞痛发作时心电图检查可见以 R 波为主的导联中 ST 段压低,T 波平坦或倒置,发作过后数分钟内逐渐恢复(图12-9-2-1)。可考虑进行心脏负荷试验,常用活动平板运动等动力性负荷试验(图12-9-2-2)。对不能进行运动试验的患者还可用药物负荷试验包括多巴酚丁胺试验等。

单光子发射计算机断层扫描(single photon emission computed tomography,SPECT)适用于不能充分运动的患者,能提供反映相关区域心肌血流的区域性示踪摄取影像。心肌灌注不足时,心肌灌注闪烁扫描可显示负荷时示踪剂摄取比静息时减少的影像,有助于诊断出静息时心肌无明显缺血的患者(见文末彩图12-9-2-3),它比心电图运动试验敏感性更高。放射药物锝99m(^{99m}Tc)是 SPECT 使用最广泛的示踪剂。铊201(^{201}Tl)因辐射量高目前已很少应用。新型的 D-SPECT 图像采集速度提高,辐射剂量降低,图像质量改善,且可进行心肌血流定量分析。正电子发射断层扫描(positron emission tomography,PET)除了评估心肌灌注外,还可以采用^{18}F-氟代脱氧葡萄糖(^{18}F-FDG)检测心肌存活性。PET 的图像质量、诊断准确性优于 SPECT,但后者价格相对便宜,应用更为广泛。

静息经胸超声心动图可帮助了解心脏结构和功能,有助于排除其他结构性心脏疾病,部分 CCS 患者可见局部心室壁活动异常。负荷超声心动图如运动或多巴酚丁胺等负荷试验只能以室壁增厚异常作为缺血的标志,心肌声学造影超声心动图还可额外评估心肌灌注水平,但其临床应用经验还不多。

胸部 X 线对于 CCS 患者不能为诊断或危险分层提供特征性信息,但有助于鉴别诊断肺部疾病和评估某些可疑心力衰竭。心脏磁共振(CMR)可同时获得心脏解剖、心肌灌注与代谢、心室功能及冠状动脉成像的信息。CMR 负荷试验,结合多

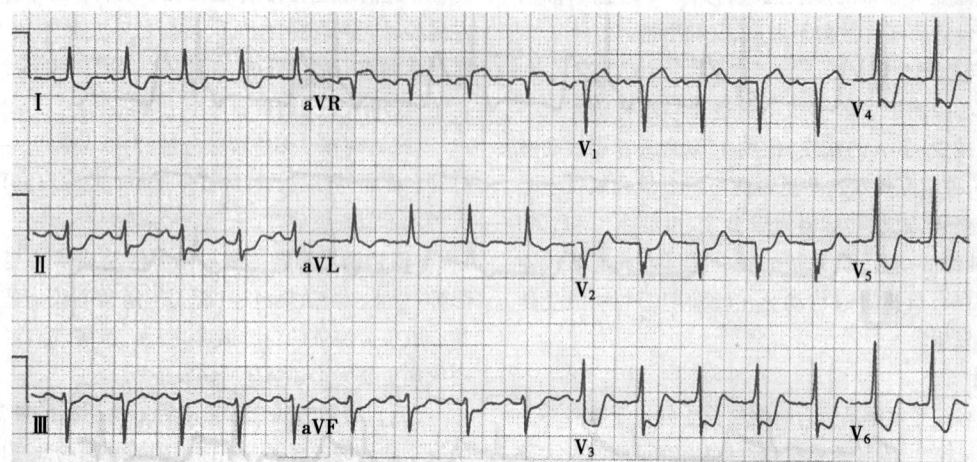

图 12-9-2-1　稳定型心绞痛症状发作时的心电图表现

图中除 aVR 及 V_1 导联外,各导联均可见不同程度的 ST 段压低。

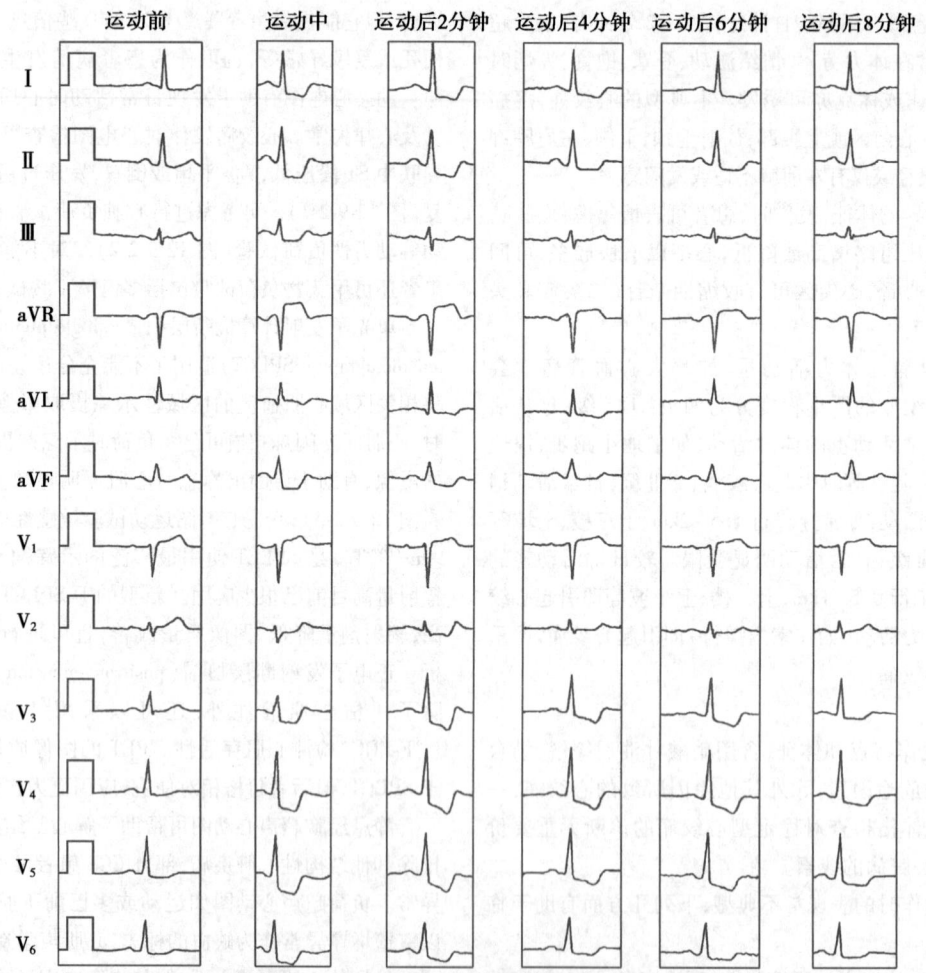

图 12-9-2-2　活动平板运动试验阳性的心电图表现

图示运动前心电图各导联无明显 ST-T 改变;运动时心电图除 V_1、aVR 导联外各导联 ST 段明显水平样下降;运动后 2、4、6 和 8 分钟时记录的心电图除 V_1、aVR 导联外各导联 ST 段下降尚未完全恢复。

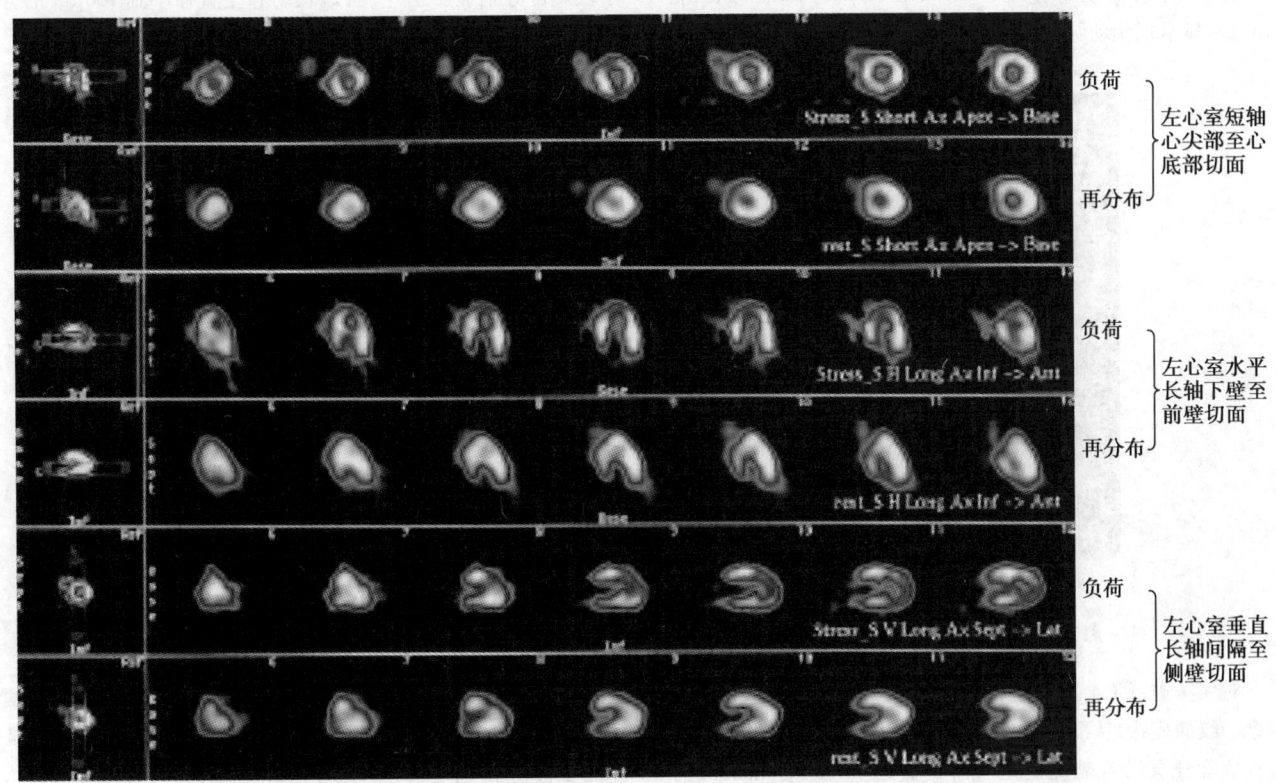

图 12-9-2-3　^{99m}Tc-MIBI 心肌单光子发射断层显像（负荷/静息一日法）

负荷态和再分布态各层面显示示左室前壁、心尖以及下壁近心尖处在负荷状态下表现为放射性稀疏和缺损，再分布状态下可见明显的放射性填充，为心肌缺血表现。其他各壁未见明显的放射性异常分布。负荷态可见左室心腔扩大。

巴酚丁胺灌注，能用来检测缺血诱导的室壁运动异常。冠状动脉 CT 血管造影（CTA）在条件控制良好的情况下，其诊断准确率可达 90% 以上，阴性预测值更高。而新近 320 排双源螺旋 CT 的出现，使其时间和空间分辨率更高，受心律的影响更小。目前采用有创的冠状动脉造影作为标准，它与冠状动脉 CTA 均是评估冠状动脉狭窄的形态学方法。不过，冠状动脉存在狭窄病变并不意味着心肌缺血，基于冠状动脉 CTA 的血流储备分数（CT-derived fractional flow reserve，CT-FFR）可评估心肌缺血，可用于筛选需要进行有创冠状动脉造影的患者。某些情况下，例如钙化会显著影响 CTA 对狭窄程度的判断，或支架术后需要复查等，冠状动脉 CTA 还不能完全取代选择性冠状动脉造影，只能作为一种重要补充（图 12-9-2-4）。

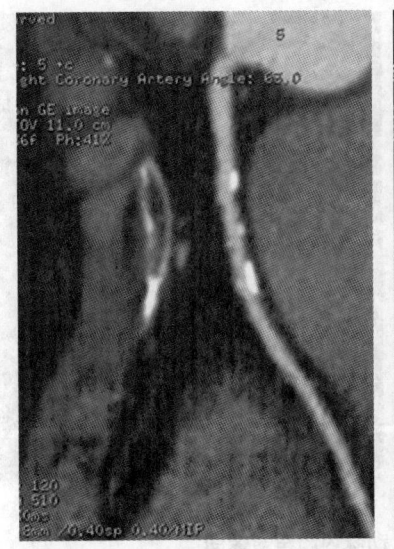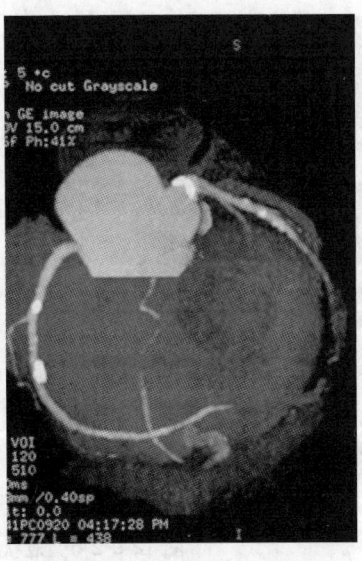

图 12-9-2-4　多排（320）双源螺旋 CT 冠脉造影和三维重建示冠状动脉
三支近中段均见管壁多处局限性增厚，伴斑块状钙化影

选择性冠状动脉造影（selective coronary arteriography，CAG）是显示冠状动脉粥样硬化性病变最有价值的有创性检测手段。可分别显影出左、右冠状动脉至直径小到 100μm 的分支，从而观察到冠状动脉的阻塞性病变（图 12-9-2-5）。

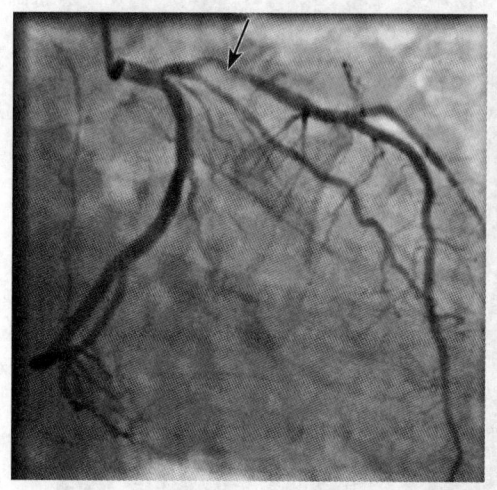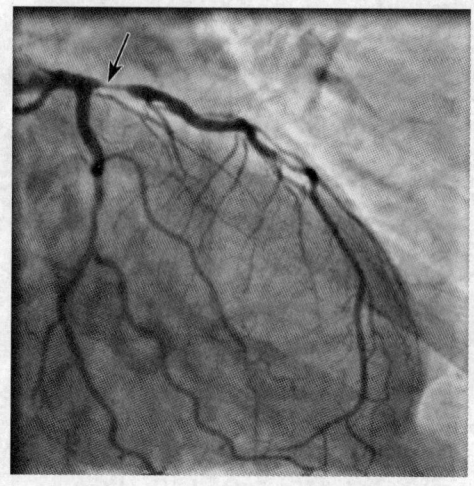

图 12-9-2-5 选择性左冠状动脉造影（右前斜位 30°+足位 30°）
示左前降支近段明显狭窄（箭头）。

对无法进行负荷影像学检查、左心室射血分数<50%且有典型心绞痛症状、从事特殊行业（如飞行员）的患者、经无创性检查危险分层后若需确定是否需行血运重建治疗和确诊为 CCS 的患者，均可直接行 CAG。

由于 CAG 只是通过造影剂充填的管腔轮廓反映冠状动脉病变，因此在定性和定量判断冠状动脉壁上的病变方面存在局限性。冠状动脉血管内超声（IVUS）成像能从血管腔内显示血管的横断面，不但显示管腔的狭窄情况，还能了解冠状动脉壁的病变情况（图 12-9-2-6）。光学相干断层扫描（OCT）与 IVUS 相比，分辨率更高，可用于显像病变的性质，不过穿透力较弱（图 12-9-2-7）。冠状动脉血管镜（coronary angioscopy）检查是直接观察冠状动脉管腔的方法，在显示血栓性病变方面有独特

的应用价值，但未在临床上广泛使用。血管内多普勒血流速度测定（intravascular doppler blood flow velocity measurement）则是采用多普勒原理，通过导管或导丝将换能器直接置入冠状动脉内测定血流速度的技术，能测定冠状动脉血流储备，评价微循环灌注情况等冠状动脉生理功能情况。基于冠状动脉内压力测定计算的冠状动脉血流储备分数（FFR）可用于评估心外膜血管狭窄病变的功能意义，建议针对直径狭窄<90%的病变测定 FFR 以评估病变是否导致心肌缺血，作为是否需要进行血运重建的重要参考。一般来说，FFR>0.80 的病变，可推迟血运重建并给予强化的药物治疗。

目前国内外指南均推荐对稳定型心绞痛疑诊患者的诊断检查应采取逐步决策的方法。传统胸痛包括典型心绞痛、非典

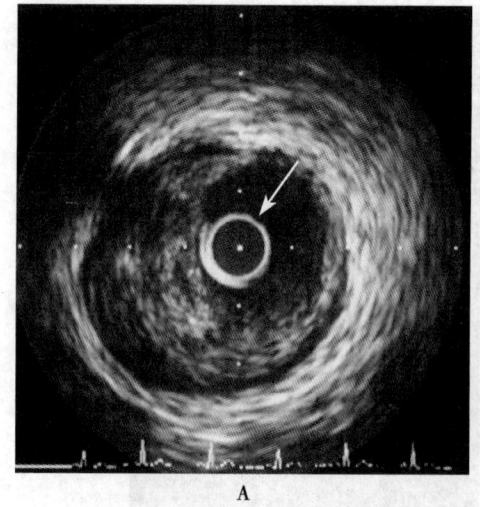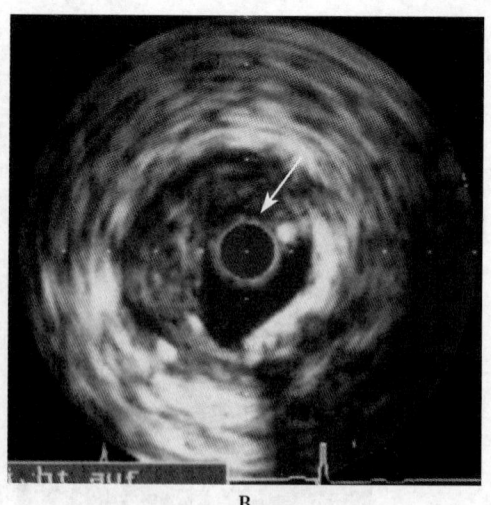

A   B

图 12-9-2-6 冠状动脉内超声显像图
A. 自 3~12 点部位的偏心性斑块；B. 向心性斑块，自 2 点至 6 点为钙化，表现为强回声，后方有声影。箭头所指为血管内超声导管。

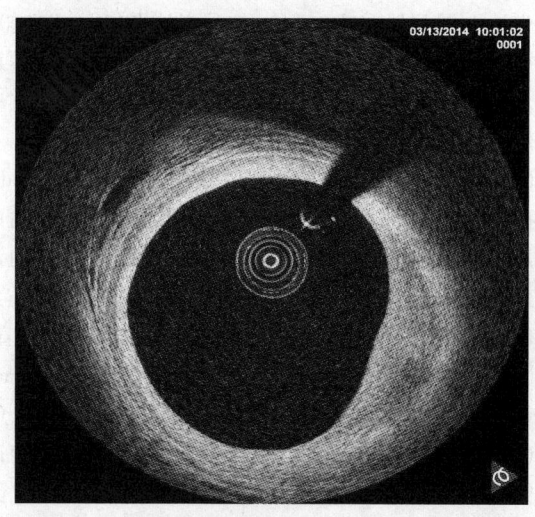

图 12-9-2-7 冠状动脉内光学相干断层扫描显像图
2~5 点处见冠状动脉钙化斑块。

型心绞痛和非心绞痛性胸痛,通过胸痛特点结合患者年龄、性别、症状特征来评估患者罹患稳定型心绞痛的验前概率(pre-test probability,PTP),即罹患稳定型心绞痛的临床可能性,根据PTP 决定后续诊断路径。2019 年欧洲心脏病学会(ESC)CCS诊断和处理指南更新了根据患者的症状、结合其年龄和性别得到的PTP(表 12-9-2-1)。

该指南也首次提出的冠心病的诊断流程可分为 6 步:第 1步:评估症状和体征,确定可能存在不稳定型心绞痛或其他形式 ACS 的患者;第 2 步:在没有不稳定型心绞痛或其他 ACS 的患者中,评估一般状况、生活质量和可能影响治疗决策的合并症;第 3 步:评估左室功能;第 4 步:估计冠脉狭窄可能性;第 5步:在上一步基础上,根据冠心病概率的高低决定检查项目;第6 步:确认冠脉狭窄后,确定患者的事件风险,根据以上检查和评估结果制定合适的治疗方案包括血运重建和积极的药物治疗。

表 12-9-2-1 有稳定性胸痛症状的患者的临床预测概率[a]

年龄/岁	典型心绞痛		非典型心绞痛		非心绞痛		呼吸困难[*]	
	男性/%	女性/%	男性/%	女性/%	男性/%	女性/%	男性/%	女性/%
30~39	3	5	4	3	1	1	0	3
40~49	22	10	10	6	3	2	12	3
50~59	32	13	17	6	11	3	20	9
60~69	44	16	26	11	22	6	27	14
>70	52	27	34	19	24	10	32	12

注:[a] 反映估算阻塞性冠状动脉疾病的 PTP。[*] 除经典的 Diamond、Forrester 法,呼吸困难项还包括仅有呼吸困难症状或以呼吸困难为主要表现者;验前概率(PTP)>15% 者首选非侵入性检查,介于 5%~15% 者进行冠心病的临床可能性评估后可考虑进行相应诊断性检查,PTP<5% 者只有在具备充分理由的情况下才应进行诊断性检查。

【危险分层】

对于稳定型心绞痛患者,应进行危险分层以指导治疗。危险分层主要依据临床情况、左心室功能、负荷试验的反应及CTA 或 CAG 等。低风险是指年死亡率<1%,中等风险指年死亡率 1%~3%,高风险指年死亡率>3%。

【鉴别诊断】

(一)心脏神经症 本病患者常诉胸痛,但为短暂(几秒钟)的刺痛或较持久(几小时)的隐痛,患者常喜欢不时地深吸一大口气或作叹息性呼吸。胸痛部位多在左胸乳房下心尖部附近,或部位不固定(参见本篇第二十章"心理和精神障碍与心血管病")。

(二)急性心肌梗死 本病疼痛部位与心绞痛相仿,但性质更剧烈,持续时间可达数小时,含服硝酸甘油多不能使之缓解,常伴有休克、心律失常和/或心力衰竭,并有发热。可有特征性的心电图和心肌损伤标志物的改变。

(三)心肌肌桥(myocardial bridge,MB) 临床上可表现为类似心绞痛的胸痛,心律失常,甚至心肌梗死或猝死。冠状动脉造影时可显示该节段收缩期血管腔被挤压,舒张期又恢复正常,被称为挤奶征(milking effect)(参见本章第五节"其他类

型的冠心病")。

(四)其他疾病引起的心绞痛 包括严重的主动脉瓣病变、风湿热或其他原因引起的冠状动脉炎,梅毒性主动脉炎引起冠状动脉口狭窄或闭塞,肥厚型心肌病肥厚心肌相对缺血,先天性冠状动脉畸形等引起的心绞痛,要根据其他临床表现来进行鉴别。

(五)肋间神经痛 本病疼痛常累及 1~2 个肋间,但并不一定局限在前胸,为刺痛或灼痛,多为持续性而非发作性,咳嗽、用力呼吸和身体转动可使疼痛加剧,沿神经行径处有压痛,手臂上举活动时局部有牵拉疼痛,故与心绞痛不同。

此外,不典型的心绞痛还需与带状疱疹、肋骨和肋软骨病变、食管病变、纵隔病变、食管裂孔疝、溃疡病、肠道疾病、颈椎病等所引起的胸、腹疼痛相鉴别。

【预后】

决定预后的主要因素为冠状动脉病变的严重程度和心功能状况。冠状动脉近端病变或多支严重病变、左室射血分数降低和心力衰竭患者预后差。

【防治】

对于稳定型心绞痛患者,药物治疗是基石。治疗目的的包

括:一是缓解心绞痛症状提高生活质量;二是预防心肌梗死、死亡等心血管事件,改善预后。治疗方法包括生活方式干预、健康教育、危险因素控制、遵循指南药物治疗和血运重建。对于CCS患者而言,需要根据患者的情况和倾向选择药物治疗。

(一) 一般治疗　发作时立刻停止活动,一般患者在休息后症状即可消除。平时应尽量避免各种诱发因素。治疗高血压、糖尿病、血脂异常、贫血、甲状腺功能亢进等相关疾病。

(二) 药物治疗

1. 缓解症状、改善缺血的药物治疗

(1) 硝酸酯类药物:为内皮依赖性血管扩张剂,能减少心肌需氧和改善心肌灌注,从而改善心绞痛症状。

1) 硝酸异山梨酯:包括二硝酸异山梨酯(isosorbide dinitrate)、单硝酸异山梨酯(isosorbide 5-mononitrate)。长效硝酸酯类仅适用于慢性长期治疗。每天用药时应注意给予足够的无药间期(8~10小时),以减少耐药性的发生(用法参见本篇第二十六章第四节"有机硝酸酯类药物")。

2) 硝酸甘油制剂:用2%硝酸甘油油膏或皮肤贴片(含5~10mg)涂或贴在胸前或上臂皮肤而缓慢吸收,适于预防夜间心绞痛发作。

在心绞痛发作时,可使用作用较快的硝酸酯制剂:①硝酸甘油:舌下含服,延迟见效或完全无效时提示患者并非患心绞痛或ACS可能。长期反复应用可产生耐药性,停用10小时以上,即可恢复疗效。②二硝酸异山梨酯:此外还有喷雾吸入制剂(用法参见本篇第二十六章第四节"有机硝酸酯类药物")。

(2) β受体阻滞剂:通过选择性抑制β肾上腺素能受体可减慢心率、降低心肌收缩力、降低血压以减少心肌耗氧量,还可通过延长舒张期以增加缺血心肌灌注,因而可以减少心绞痛发作和提高运动耐量。

本药可与硝酸酯制剂合用,但要注意:①两药有协同作用,因而始用剂量应偏小,以免引起直立性低血压等副作用;②停用本药时应逐步减量,如突然停用有诱发心肌梗死的可能;③支气管哮喘及心动过缓者不用为宜;④剂量应逐渐增加到发挥最大疗效,应用β受体阻滞剂治疗期间心率宜控制在55~60次/min(用法参见本篇第二十六章第一节"β肾上腺素能受体阻滞剂")。

(3) 钙通道阻滞剂(calcium channel blocker,CCB):主要通过扩张血管而降低外周血管阻力,尚有抑制心肌收缩力、扩张冠状动脉、解除冠状动脉痉挛及降低血液黏稠度、抗血小板聚集、改善心肌的微循环的作用;非二氢吡啶类CCB(维拉帕米及地尔硫䓬)具有对窦房结的抑制作用,能减慢心率。短效二氢吡啶类CCB会增加严重的不良心脏事件,不推荐使用。若β受体阻滞剂禁忌或不能耐受或达到最大耐受剂量效果仍不理想时,可选用CCB与长效硝酸酯类药物或联合应用。但β受体阻滞剂和非二氢吡啶类CCB合用时应谨慎,因常导致心动过缓及房室传导阻滞。CCB常用制剂有:①维拉帕米(verapamil);②地尔硫䓬(diltiazem,硫氮䓬酮);③硝苯地平(nifedipine)控释制剂,同类制剂有拉西地平(lacidipine)、乐卡地平(le-

rcanidipine)、贝尼地平(benidipine)、尼卡地平(nicardipine)、非洛地平(felodipine)、氨氯地平(amlodipine)等(用法参见本篇第二十六章第五节"钙通道阻滞剂")。停用本类药时也宜逐渐减量然后停服,以免发生冠状动脉痉挛。

(4) 代谢类药物:①曲美他嗪(三甲氧苄嗪,trimetazidine)通过抑制脂肪酸氧化、增加葡萄糖代谢而改善心肌对缺血的耐受性及左心功能,缓解心绞痛,无血流动力学影响,可与血流动力学药物合用,在传统治疗不能耐受时,可将曲美他嗪作为补充或替代治疗,但对帕金森病、运动失调(如震颤、肌肉强直、运动失调和腿多动综合征)和严重肾功能损害[GFR<30ml/(min·1.73m²)]属于禁忌证。口服40~60mg/d,分2~3次服用。②雷诺嗪(ranolazine):是一种选择性的慢钠电流抑制剂并具有改善心肌能量代谢的抗缺血特性,尤其适用于糖化血红蛋白(HbA1c)水平升高的患者。口服500~1 000mg,2次/d,雷诺嗪可延长QTc,因此有QT间期延长或与引起QT间期延长的药物联用时应谨慎。

(5) 窦房结抑制剂伊伐布雷定(ivabradine):可选择性抑制窦房结起搏电流If,降低窦性心率,从而延长心脏舒张期改善冠状动脉灌注,减低心肌氧耗量而对心肌收缩力和血压无影响,适用于对β受体阻滞剂或CCB不能耐受、禁忌或效果不佳(静息窦性心律且心率>60次/min)的患者,可单独应用或与β受体阻滞剂联合应用(用法参见本篇第二十六章第七节"抗快速心律失常药物")。

(6) 尼可地尔:是烟酰胺的硝酸酯衍生物,可扩张冠状动脉并可激活血管平滑肌ATP敏感性钾通道(KATP),可用于治疗微血管性心绞痛。当使用β受体阻滞剂禁忌、效果不佳或出现不良反应时,可使用尼可地尔缓解症状,口服5mg,3次/d,偶发的不良反应包括口腔、肠及肛门周围的溃疡。

2. 改善预后的药物治疗

(1) 抗血小板药物:阿司匹林(乙酰水杨酸)类制剂为环氧化酶(cyclyogenase,COX)抑制剂,通过抑制血栓烷A2(TXA2)的形成,可以抑制血小板在动脉粥样硬化斑块上的聚集,防止血栓形成,同时也抑制TXA2所导致的血管痉挛。每天小剂量(75~100mg)阿司匹林可降低稳定型心绞痛患者心肌梗死、脑卒中和心血管性死亡危险,无禁忌证或不良反应的患者均应长期服用。如存在阿司匹林禁忌证或不耐受,可用氯吡格雷(clopidogrel)或可逆性的COX抑制剂吲哚布芬(用法参见本篇第二十六章第八节"抗血小板聚集、抗凝和溶栓药")。未接受血运重建的稳定型冠心病,若无心肌梗死病史,仅需服用单药抗血小板。稳定型心绞痛接受冠状动脉介入治疗(percutaneous coronary intervention,PCI)的患者,建议给予双联抗血小板药物治疗(DAPT,即阿司匹林基础上合用P2Y₁₂受体拮抗剂)。植入药物洗脱支架后可接受DAPT(阿司匹林+氯吡格雷)6个月。能耐受DAPT且无出血并发症、其出血风险低而血栓风险高者,可考虑DAPT(阿司匹林+氯吡格雷)>6个月而≤30个月;择期PCI特定高风险的CCS患者(如有支架血栓史或左主干支架植入)可考虑应用替格瑞洛联合阿司匹林;根据

PEGASUS 研究,既往 1~3 年有心肌梗死病史且合并至少 1 项以上缺血高危因素(>65 岁、糖尿病、再梗死、多支病变、肾功能不全)的患者可考虑采用替格瑞洛(ticagrelor,60mg,2 次/d)联合阿司匹林治疗,最长可至 36 个月。双嘧达莫(dipyridamole,潘生丁)因可引起所谓的"冠状动脉窃血",不推荐使用。西洛他唑(cilostazol)是磷酸二酯酶抑制剂,也可在阿司匹林不耐受的患者中替代阿司匹林和 P2Y$_{12}$ 受体拮抗剂联合用于 PCI 术后患者的 DAPT(用法参见本篇第二十六章第八节"抗血小板聚集、抗凝和溶栓药")。存在胃肠道高出血风险患者,应加用质子泵抑制剂。

合并房颤的 CCS 患者,若 CHA$_2$DS$_2$-VASc 评分 ≥2 分(男性)或 ≥3 分(女性),推荐长期使用口服抗凝药,其中新型口服抗凝药(NOAC),优于华法林。稳定期患者可单独使用口服抗凝药。目前临床常用 NOAC 包括 Xa 因子抑制剂[利伐沙班(rivaroxaban)20mg,1 次/d;艾多沙班(edoxaban)60mg,1 次/d;阿哌沙班(apixaban)5mg,2 次/d]或 IIa 因子抑制剂[达比加群酯(dabigatran)110mg 或 150mg,2 次/d]。对于 PCI 术后合并房颤的患者,PCI 术后一段时间(一般 12 个月内)推荐应用 NOAC,并联合单个或双联抗血小板药物(具体用法和时间依据患者的出血风险和缺血风险的高低而定,三联治疗的时间一般不超过 4~6 周),联合治疗中建议利伐沙班 15mg、1 次/d,艾多沙班 60mg(如果 CrCl ≤50ml/min,体重 ≤60kg 或同时使用某些 P-糖蛋白抑制剂治疗,则剂量调整为 30mg),每日 1 次,阿哌沙班 5mg、2 次/d,或达比加群酯 150mg、2 次/d,而 P2Y$_{12}$ 受体拮抗剂首选氯吡格雷 75mg、1 次/d。

(2) 肾素-血管紧张素-醛固酮系统阻滞剂:所有稳定型心绞痛伴高血压、糖尿病、LVEF<40%、慢性肾病患者,如无禁忌证,均应接受血管紧张素转换酶抑制剂(ACEI)或血管紧张素 II 受体阻滞药(ARB),能显著减少心源性死亡、心肌梗死和脑卒中。不推荐 ACEI 联用 ARB。

(3) 调脂药物:CCS 患者如无禁忌,需依据其血脂基线水平首选起始剂量中等强度的他汀类调脂药物,根据个体调脂疗效和耐受情况,适当调整剂量。(用法和类别参见本篇第二十六章第九节"调脂和抗动脉粥样硬化药物")。推荐以 LDL-C 为首要干预靶点,目标值 LDL-C<1.8mmol/L,或对于 LDL-C 基线为 1.8~3.5mmol/L 的患者来说,降低 50%。最新的 2019 ESC 血脂管理指南中,对于确诊 CCS 的患者,建议 LDL-C 的目标值为<1.4mmol/L 且较基线降幅>50%。若 LDL-C 水平不达标或不耐受大剂量他汀类药物,可联合应用胆固醇吸收抑制剂依折麦布(10mg,1 次/d),必要时加用前蛋白转化酶枯草溶菌素 9 抑制剂(PCSK9 抑制剂):依洛尤单抗(evolocumab)或阿利西尤单抗(alirocumab),用法参见本篇第二十六章第九节"调脂和抗动脉粥样硬化药物"。

(4) β 受体阻滞剂:所有左心功能异常(LVEF<40%)伴心力衰竭或以往有心肌梗死者,如无禁忌证,应启动 β 受体阻滞剂治疗。糖尿病患者不是使用 β 受体阻滞剂的禁忌证。

(三) 血运重建治疗　对于稳定型心绞痛,需优先考虑血运重建治疗的临床情况包括:①心肌梗死后;②左心室功能不全;③多支血管病变和/或大范围心肌缺血(缺血面积超过 10%);④左主干病变;⑤除上述情况之外,对于优化药物治疗仍不能控制症状的患者,也应考虑进行血运重建治疗。可选的血运重建策略除经皮冠状动脉介入治疗、冠状动脉旁路移植手术外,还包括结合二者优势的杂交手术。

1. 经皮冠状动脉介入治疗(PCI)　用球囊导管行经皮冠脉血管成形术(PTCA)与药物疗法相比能使患者的症状迅速改善、生活质量提高(运动耐量增加),但是对远期心肌梗死的发生和死亡率无显著影响。随着新技术的出现,尤其是新型支架特别是药物洗脱支架和新型抗血小板药物的应用,介入治疗可明显降低患者的心绞痛症状,且再狭窄和靶病变需再次血运重建的发生率显著降低,第一代生物可降解支架可能增加晚期血栓的风险,需要密切随访并合理使用抗血小板药物。药物球囊可用于支架内再狭窄或小血管病变的治疗(参见本篇第七章"心血管病的介入治疗")。

2. 外科治疗　主要是施行主动脉-冠状动脉旁路移植手术(coronary artery bypass grafting,CABG)或内乳动脉远端-冠状动脉吻合术。

微创冠状动脉旁路手术,采用非体外循环心脏不停跳的方式,并发症少,患者康复快,因此已被普遍接受。而机器人辅助冠状动脉旁路术则完全腔镜化,手术创伤更小,术后恢复更快。对于病变解剖合适的患者,也可采用介入治疗和外科搭桥联合的杂交手术,一般右冠状动脉和回旋支病变采用药物洗脱支架的介入治疗,而前降支采用内乳动脉搭桥。

(四) 生活方式干预和危险因素控制　参见本章第四节"冠状动脉粥样硬化性心脏病的二级预防"。

二、隐匿型冠状动脉粥样硬化性心脏病

隐匿型冠心病(latent coronary heart disease)是无临床症状,但有心肌缺血客观证据(心电活动、心肌血流灌注及心肌代谢等异常)的冠心病,亦称无症状性冠心病。其心肌缺血的心电图表现可见于静息时,或在增加心脏负荷时才出现,常为动态心电图记录所发现,又被称为无症状性心肌缺血(silent myocardial ischemia,SMI)。这些患者经过冠状动脉造影或尸检,几乎均证实冠状动脉有明显狭窄病变。

【临床表现】
本病有 3 种临床类型:①完全的 SMI 即既往无冠心病病史,也无冠心病症状,但存在无症状心肌缺血;②心肌梗死后仍有 SMI 发作;③心绞痛患者伴发 SMI,此类患者临床最多见。

心肌缺血而无症状的发生机制尚不清楚,可能与下列因素有关:①生理情况下,血浆或脑脊液中内源性阿片类物质(内啡肽)水平的变化,可能导致痛阈的改变。这或许可以解释有些患者在缺血发作时,有时伴随疼痛,而有时无症状。②心肌缺血较轻或有较好的侧支循环。③糖尿病性神经病变、冠状动脉旁路移植术后、心肌梗死后感觉传入径路中断所引起的损伤及患者的精神状态等,均可导致痛阈的改变。由于无症状的患者可能

突然转为心绞痛或心肌梗死,亦可能逐渐演变为心肌纤维化出现心脏增大,发生心力衰竭或心律失常,个别患者亦可能猝死。

【诊断与鉴别诊断】

诊断主要根据静息、动态或负荷试验的心电图检查,或放射性核素心肌显像等检查发现患者有心肌缺血的依据,而无其他原因解释,又伴有动脉粥样硬化的危险因素。无创性的 CTA 也有诊断参考价值,进行选择性 CAG 检查或再加做 IVUS 或 OCT 可确立诊断。

鉴别诊断要考虑引起 ST 段和 T 波改变的其他疾病,如各种器质性心脏病,尤其是心肌炎、心肌病、心包病,电解质失调,内分泌病和药物作用等情况,都可引起心电图 ST 段和 T 波改变,但根据这些疾病和情况的临床特点,不难作出鉴别。心脏神经症患者可因肾上腺素能 β 受体兴奋性增高而在心电图上出现 ST 段和 T 波变化,应予鉴别(参见本篇第二十章"心理和精神障碍与心血管病")。

【预后】

完全无症状的患者预后与冠状动脉病变的范围、程度相关,而与有无症状无关。稳定型心绞痛患者合并 SMI 时,是否会影响患者的预后,目前尚有争论,但动态心电图监测时有频繁发作 ST 段压低,其随后发生心脏事件的风险比不发作者高。总缺血负荷(total ischemic burden)即有症状与无症状缺血之和可作为预测冠心病患者预后的指标。

【防治】

控制各种危险因素和采用防治动脉粥样硬化的各种措施防止动脉粥样硬化的进展和发生心血管事件是最重要的治疗手段。硝酸酯类、β 受体阻滞剂和 CCB 可减少或消除 SMI 的发作,联合用药效果更好。药物治疗后仍持续有心肌缺血发作者,应行冠状动脉造影以明确病变的严重程度,并考虑进行血运重建手术治疗。

三、缺血性心肌病

缺血性心肌病(ischemic cardiomyopathy,ICM)属于冠心病的一种特殊类型或晚期阶段,是指由于长期心肌缺血导致心肌局限性或弥漫性纤维化,从而产生心脏收缩和/或舒张功能受损,引起心脏扩大或僵硬、充血性心力衰竭、心律失常等一系列临床表现的综合征,其临床表现与特发性扩张型心肌病相似。

【病理解剖与病理生理】

ICM 主要由冠状动脉粥样硬化性狭窄、闭塞、痉挛和微血管病变所引起。心肌细胞的减少和坏死可以是心肌梗死的直接后果,也可因慢性累积性心肌缺血而造成。心肌细胞坏死、残存的心肌细胞肥大、纤维化或瘢痕形成及心肌间质胶原沉积增加等均可发生,成为 ICM 的一种结构模式,可导致室壁张力增加及室壁硬度异常、心脏扩大及心力衰竭等。病变主要累及左心室肌和乳头肌,也累及起搏和传导系统。心室壁上既可以有块状的成片坏死区,也可以有非连续性多发的灶性心肌损害存在。

近年来,已初步认为细胞凋亡即一种因环境刺激引起的受基因调控的非炎症性细胞死亡,是 ICM 的细胞学基础,而坏死则是细胞受到严重和突然损伤后所发生的死亡。细胞凋亡与坏死共同形成了细胞生命过程中两种不同的死亡机制。细胞凋亡可以由严重的心肌缺血、再灌注损伤、心肌梗死和心脏负荷增加等诱发,并可能对 ICM 的发生和发展产生重要影响。

此外,内皮功能紊乱可以促进 ICM 患者的心肌缺血,从而影响左心室功能。

【临床表现】

(一)心绞痛　心绞痛是 ICM 患者常见的临床症状之一,但并不是必有的症状,部分患者可无明显的心绞痛或心肌梗死史。随着心力衰竭症状的日渐突出,心绞痛发作逐渐减少甚至完全消失。

(二)心力衰竭　是 ICM 发展到一定阶段必然出现的表现,早期进展缓慢,一旦发生心力衰竭进展迅速。大多先出现左心衰竭。在心肌肥厚阶段,心脏顺应性降低,引起舒张功能不全。随着病情的发展,收缩功能也衰竭。然后右心也发生衰竭,出现相应的症状和体征。

(三)心律失常　可出现各种心律失常,这些心律失常一旦出现常持续存在,其中以期前收缩(室性或房性)、心房颤动和束支传导阻滞为多见。在同一个 ICM 患者身上,心律失常表现复杂多变。

(四)血栓和栓塞　发生心力衰竭时血栓和栓塞较常见,主要是由于心脏扩大、心房颤动,心腔内易形成附壁血栓;长期卧床而未进行肢体活动的患者易并发下肢静脉血栓形成。栓子脱落后发生肺、脑栓塞。

【诊断与鉴别诊断】

诊断主要依靠冠状动脉粥样硬化的证据和除外可引起心脏扩大、心力衰竭和心律失常的其他器质性心脏病。有下列表现者应考虑 ICM:①心脏有明显扩大,以左心室扩大为主;②超声心动图有心功能不全征象;③冠状动脉造影发现多支冠状动脉狭窄病变。但是必须除外由冠心病和心肌梗死后引起的乳头肌功能不全、室间隔穿孔及由孤立的室壁瘤等原因导致心脏血流动力学紊乱引起的心力衰竭和心脏扩大,它们并不是心肌长期缺氧缺血和心肌纤维化的直接结果。

鉴别诊断要考虑与其他原因导致的心肌病(特别是特发性扩张型心肌病、克山病等)、心肌炎、高血压心脏病、内分泌病性心脏病等鉴别。

【预后】

本病预后不佳,心脏显著扩大特别是进行性心脏增大,严重心律失常和射血分数明显降低为预后不佳的预测因素。死亡原因主要是进行性心力衰竭、心肌梗死、严重心律失常和猝死。

【防治】

早期的内科防治甚为重要,有助于推迟心力衰竭的发生发展。要控制冠心病危险因素,积极治疗各种形式的心肌缺血。治疗心力衰竭以应用 β 受体阻滞剂、ACEI(或 ARB)或血管紧张素受体-脑啡肽酶抑制剂(ARNI)——沙库巴曲缬沙坦、利尿药为主。正性肌力药可作为辅助治疗,但强心苷宜用短作用和排泄快速的制剂。应用曲美他嗪,可改善呼吸困难,解除残留的心绞痛症状并减少对其他辅助治疗的需要。对既往有血栓栓塞史、心脏明显扩大、心房颤动或超声心动图证实有附壁血栓者应给予抗凝治疗。心律失常中的病态窦房结综合征和房室传导阻滞而有阿-斯综合征发作者,宜及早安置埋藏式人工心脏起搏器;对室性心律失常首先要衡量药物治疗的获益/风险比值,症状显著而药物治疗利大于弊时选用β受体阻滞剂,忌用Ⅰ类抗心律失常药。胺碘酮的心脏副作用小,应优先选用。有相应指征的患者,可行 PCI 或 CABG。另外,对经内科系统治疗心力衰竭不能控制,又无外科手术矫正指征,预计生存时间不超过 48 小时者可给予左心室辅助装置,作为向心脏移植过渡的手段。晚期患者常是心脏移植手术的主要对象。此外,左心室减容术(left ventricular reduction)和动力性心肌成形术(dynamic cardiomyoplasty)对 ICM 患者的效果如何尚有待评价。近年来,新的治疗技术如自体骨髓干细胞移植、血管内皮生长因子(VEGF)基因治疗、肿瘤坏死因子(TNF)-α 抗体、选择性内皮素(ET)α 受体阻滞剂、人脑钠肽已试用于临床,为 ICM 治疗带来了新的希望。

第三节　急性冠状动脉综合征

急性冠状动脉综合征(acute coronary syndrome, ACS)指冠心病中急性发病的临床类型,包括 ST 段抬高型心肌梗死(STEMI)、非 ST 段抬高型心肌梗死(NSTEMI)、不稳定型心绞痛(UA)和冠状动脉非阻塞性心肌梗死(MINOCA)。STEMI 属于 ST 段抬高型 ACS(STE-ACS)(数字资源 12-9-3-1),小部分患者一过性 ST 段抬高但不伴有心肌坏死,为变异型心绞痛,NSTEMI 和 UA 合称非 ST 段抬高型 ACS(NSTE-ACS)。它们主要涵盖了以往分类中的 Q 波性急性心肌梗死(AMI)、非 Q 波性 AMI 和 UA。

数字资源12-9-3-1　心肌梗死:胸骨旁长轴切面可见左室后壁较室间隔显著变薄,增厚率显著降低,提示存在显著的室壁收缩活动降低(视频)

一、非 ST 段抬高型 ACS

NSTE-ACS 根据心肌损伤生物标志物测定结果分为 UA 与 NSTEMI,两者的发病机制和临床表现相似,但严重程度不同。其区别主要是缺血是否严重到导致心肌损伤,并且可以定量检测到心肌损伤的生物标志物。由于现代肌钙蛋白检测的敏感度提高,生物标志物阴性的 ACS 即 UA 越来越少见。

【发病机制】

NSTE-ACS 的病理生理基础主要为冠状动脉严重狭窄和/或易损斑块破裂或糜烂或侵蚀所致的急性血栓形成,伴或不伴血管收缩、微血管栓塞,导致病变血管完全性或非完全性闭塞,引起心肌缺血或坏死。与稳定斑块相比,易损斑块纤维帽较薄、脂核大、富含炎症细胞和组织因子。斑块破裂的主要机制包括:单核巨噬细胞或肥大细胞分泌的蛋白酶(如胶原酶、凝胶酶、基质溶解酶等)消化纤维帽使斑块纤维帽变薄;动脉壁压

力、斑块位置和大小、血流对斑块表面的冲击;冠状动脉内压力升高、血管痉挛、心动过速时心室过度收缩和扩张所产生的剪切力及斑块滋养血管破裂,诱发与正常管壁交界处的斑块破裂等。斑块糜烂和侵蚀多见于女性、糖尿病和高血压患者,易发生于轻度狭窄和右冠状动脉病变,此时血栓附着于斑块表面。NSTE-ACS 时,内皮功能不全促使血管释放收缩介质(如内皮素-1)、抑制血管释放舒张因子(如前列环素、内皮衍生的舒张因子),引起血管收缩。少数 NSTE-ACS 由非动脉粥样硬化性疾病所致,如其他原因导致的急性冠状动脉供血不足(血管痉挛性心绞痛、冠状动脉自发性夹层、冠状动脉栓塞和动脉炎),非冠状动脉原因导致的心肌供氧—需氧不平衡(低血压、严重贫血、高血压病、心动过速、严重主动脉瓣狭窄等)。

【病理解剖】

病变血管供血的心肌是否坏死取决于冠状动脉病变严重程度、持续时间和侧支循环的开放程度。如果冠状动脉闭塞时间短,累计心肌缺血<20 分钟,组织学上无心肌坏死,也无心肌酶或其他标志物的释出,心电图呈一过性心肌缺血改变,临床上就表现为 UA;如果冠状动脉严重阻塞时间较长,累计心肌缺血>20 分钟,组织学上有心肌坏死,血清心肌坏死标志物也会异常升高,心电图上呈持续性心肌缺血改变而无 ST 段抬高和病理性 Q 波出现,临床上即可诊断为 NSTEMI。NSTEMI 虽然心肌坏死面积不大,但心肌缺血范围往往不小,临床上依然很高危;这可以是冠状动脉血栓性闭塞已有早期再通,或痉挛性闭塞反复发作,或严重狭窄的基础上急性闭塞后已有充分的侧支循环建立的结果。NSTEMI 时的冠脉内附壁血栓多为白血栓;也有可能是斑块成分或血小板血栓向远端栓塞所致;偶有由破裂斑块疝出而堵塞冠脉管腔者被称为斑块灾难(plaque disaster)。

【临床表现】

以加拿大心血管病学会(CCS)的心绞痛分级为判断标准,NSTE-ACS 的临床表现一般具有以下三个特征之一:①静息时或夜间发生心绞痛常持续 20 分钟以上;②新近发生的心绞痛(病程在 2 个月内)且程度严重(CCS Ⅱ 或 Ⅲ 级);③稳定型心绞痛最近 1 个月内症状加重,且具有至少 CCS Ⅲ 级的特点(恶化性心绞痛);④心肌梗死后 1 个月内发作心绞痛。对拟诊 NSTE-ACS 的患者,体格检查通常无特殊表现。高危患者心肌缺血引起心功能不全时,可有新出现的肺部啰音或啰音增多、第三心音等。

【危险分层】

由于发病机制的不同,不同类型 ACS 的近、远期预后有较大的差别,因此对于 ACS 患者进行及时合理的风险评估,不仅有助于判断预后,更有助于选择合理的治疗策略。缺血危险评分的方法有很多种,推荐使用心肌梗死溶栓治疗临床试验(TIMI)评分(表 12-9-3-1)、全球急性冠状动脉事件注册研究(GRACE)风险积分(表 12-9-3-2A 和表 12-9-3-2B)。

出血是 NSTE-ACS 患者首要评估的不良事件之一,其发生率与患者远期预后呈正相关,所以对 NSTE-ACS 患者还强调出血危险评分,目前推荐 CRUSADE 出血危险评分(表 12-9-3-3)。

表 12-9-3-1　心肌梗死溶栓治疗临床试验（TIMI）评分

变量	分值/分
年龄≥65 岁	1
≥3 项冠心病危险因素（如冠心病家族史、高血压、高胆固醇血症、糖尿病或吸烟等）	1
已知有冠心病史（冠状动脉狭窄 50% 以上）	1
心电图 ST 段改变>0.05mV	1
近 24 小时内有严重的心绞痛发作（≥2 次）	1
近 7 天内有口服阿司匹林史	1
心肌损伤标记［肌钙蛋白 I（TNI）或肌钙蛋白 T（TNT）］升高	1

注：低危（0~2 分），中危（3~4 分），高危（5~7 分）。

表 12-9-3-2A　全球急性冠状动脉事件注册研究（GRACE）风险积分—院内评分（入院 24 小时内完成）

年龄/岁	得分/分	心率/（次·min⁻¹）	得分/分	收缩压/mmHg	得分/分	肌酐/（mg·dl⁻¹）	得分/分	Killip 分级	得分/分	危险因素	得分/分
<30	0	<50	0	<80	58	0~0.39	1	Ⅰ	0	入院时心脏骤停	39
30~39	8	50~69	3	80~99	53	0.4~0.79	4	Ⅱ	20	心电图 ST 段改变	28
40~49	25	70~89	9	100~119	43	0.8~1.19	7	Ⅲ	39	心肌坏死标志物升高	14
50~59	41	90~109	15	120~139	34	1.2~1.59	10	Ⅳ	59		
60~69	58	110~149	24	140~159	24	1.6~1.99	13				
70~79	75	150~199	38	160~199	10	2.0~3.99	21				
80~89	91	≥200	46	≥200	0	≥4	28				

危险级别	GRACE 评分/分	院内死亡风险/%
低危	≤108	<1
中危	109~140	1~3
高危	>140	>3

表 12-9-3-2B　全球急性冠状动脉事件注册研究（GRACE）风险积分—出院评分（出院前 1 周内完成）

年龄/岁	得分/分	心率/（次·min⁻¹）	得分/分	收缩压/mmHg	得分/分	肌酐/（mg·dl⁻¹）	得分/分	危险因素	得分/分
<30	0	<50	0	<80	24	0~0.39	1	充血性心力衰竭病史	24
30~39	0	50~69	3	80~99	22	0.4~0.79	3	住院期间未行 PCI	14
40~49	18	70~89	9	100~119	18	0.8~1.19	5	心肌梗死既往史	12
50~59	36	90~109	14	120~139	14	1.2~1.59	7	ST 段压低	11
60~69	55	110~149	23	140~159	10	1.6~1.99	9	心肌损伤标志物升高	15
70~79	73	150~199	35	160~199	4	2.0~3.99	15		
80~89	91	≥200	43	≥200	0	≥4	20		
≥90	100								

危险级别	GRACE 评分	出院后 6 个月死亡风险/%
低危	≤88	<3
中危	89~118	3~8
高危	>118	>8

表 12-9-3-3　CRUSADE 出血评分系统

参数	数值	计分/分
血细胞比容/%	<31	9
	31～33.9	7
	34～36.9	3
	37～39.9	2
	≥40	0
肌酐清除率/(ml·min^{-1})	≤15	39
	>15～30	35
	>30～60	28
	>60～90	17
	>90～120	7
	>120	0
心率/(次·min^{-1})	≤70	0
	71～80	1
	81～90	3
	91～100	6
	101～110	8
	111～120	10
	≥121	11
性别	男性	0
	女性	8
心力衰竭的表现	否	0
	是	7
血管疾病病史	否	0
	是	6
糖尿病	否	0
	是	6
收缩压/mmHg	≤90	10
	91～100	8
	101～120	5
	121～180	1
	181～200	3
	≥201	5

危险级别	Crusade 评分	出血风险/%
极低危	1～20	3.1
低危	21～30	5.5
中危	31～40	8.6
高危	41～50	11.9
极高危	51～91	19.5

【诊断与鉴别诊断】

（一）诊断　对年龄>30 岁的男性和>40 岁的女性（糖尿病患者更年轻）主诉符合上述临床表现的心绞痛时应考虑 ACS,但须先与其他原因引起的疼痛相鉴别。随即进行一系列的心电图和心肌标志物的检测,以判别为 UA、NSTEMI 抑或是 STEMI。

12 导联心电图应在患者就诊后 10 分钟内完成。如初始心电图不能确诊,但仍高度怀疑 ACS,应每隔 15～30 分钟再次行心电图检查,必要时应增加心电图导联(V_{3R}、V_{4R}、V_7～V_9)。ST-T 动态变化是 NSTE-ACS 最可靠的心电图表现。UA 发作时心电图可出现两个或更多的相邻导联 ST 段下移≥0.1mV 和/或对称性 T 波倒置;如心电图变化持续 12 小时以上,则提示可能发生 NSTEMI(图 12-9-3-1)。

cTn 是 NSTE-ACS 最敏感和最特异的生物标志物,也是诊断和危险分层的重要依据之一。cTn 增高或增高后降低,并至少有 1 次数值超过正常上限,提示心肌损伤坏死。cTn 升高也见于以胸痛为表现的主动脉夹层和急性肺栓塞、非冠状动脉性心肌损伤(如慢性和急性肾功能不全、严重心动过速和过缓、严重心力衰竭、心肌炎、卒中、骨骼肌损伤及甲状腺功能减退等),应注意鉴别。

与 cTn 比较,肌酸激酶同工酶(CK-MB)在心肌梗死后迅速下降,因此对判断心肌损伤的时间和诊断早期再梗死,可提供补充价值。与标准 cTn 检测相比,高敏肌钙蛋白检测对于急性心肌梗死有较高的预测价值,可减少“肌钙蛋白盲区”时间,更早地检测急性心肌梗死。

目前指南推荐通过检测高敏 cTn 对 NSTE-ACS 患者进行快速诊断筛查,即 0 小时和 1 小时或 0 小时和 3 小时的快速排查和确诊方案。如前两次 cTn 检测结果阴性但临床表现仍提示 ACS,则建议 3～6 小时之后再做一次检测。高敏 cTnT 或 cTnI 及 C 反应蛋白升高是诊断 NSTEMI 的重要指标。

对疑诊 ACS 的患者,总 CK、天冬氨酸氨基转移酶(AST、SGOT)和乳酸脱氢酶(LDH)不再作为心肌损伤检测的初始指标。

如患者无复发胸痛、心电图和肌钙蛋白结果正常,但仍怀疑存在 ACS,应行无创性的负荷试验诱发缺血,结果不明确再进一步考虑有创性检查。

需施行各种介入性治疗时,可先行选择性 CAG,必要时行 IVUS、OCT 或血管镜检查,明确病变情况。

冠状动脉痉挛(CAS)性心绞痛(变异型心绞痛)是特殊类型的不稳定型心绞痛。本病由 Prinzmetal 于 1959 年首次报道。典型 CAS 性心绞痛的病理基础是 CAS 导致冠脉完全或近乎完全闭塞,心绞痛发作具有显著的时间规律性,多在后半夜至上午时段发作,但也可发生于其他时间。发作时心电图呈一过性 ST 段抬高,T 波高耸,或 T 波假性正常化(图 12-9-3-2),常并发各种心律失常,严重时可导致猝死。非典型 CAS 性心绞痛的病理基础为冠状动脉痉挛导致不完全闭塞,或弥漫性痉挛,或完

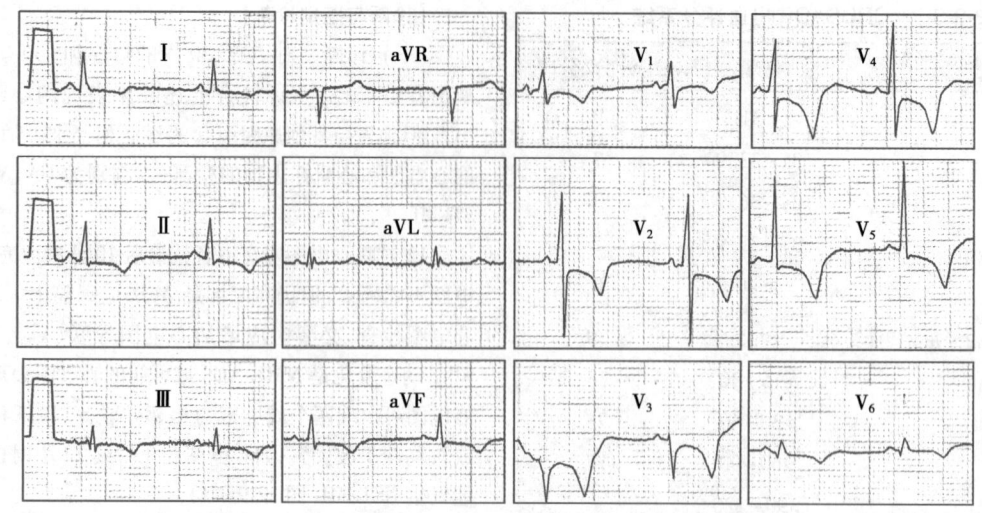

图 12-9-3-1　急性非 ST 段抬高型心肌梗死的心电图表现

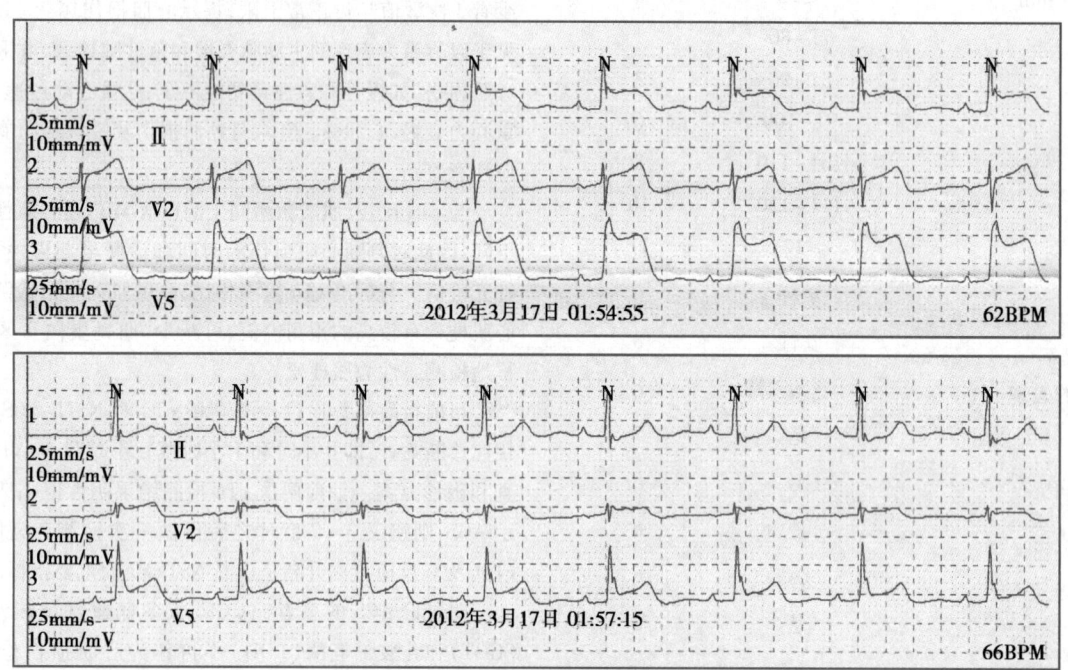

图 12-9-3-2　变异型心绞痛的心电图表现

本图为动态心电图记录,上图为心绞痛发作时心电图示模拟Ⅱ、V₂ 和 V₅ 导联 ST 段明显抬高;下图为症状缓解后心电图示上述导联 ST 段明显回落。

全闭塞但有侧支循环形成,产生非透壁性心肌缺血。临床表现为在静息状态尤其是空气不流通的环境下容易发作的轻度胸闷,伴有心电图 ST 段下移和/或 T 波倒置。CAS 患者的冠状动脉造影多可见动脉硬化斑块,常无显著狭窄,激发试验多诱发出局限性或节段性痉挛,除了心外膜大血管外,微血管也可以发生痉挛,此时冠状动脉造影无法识别,但可以记录到胸痛症状的发作伴有相应的心肌缺血性心电图改变。本病可通过非激发试验包括发作时心电图或动态心电图、联合负荷试验或激发试验(无创性或有创性)来明确诊断。吸烟是本病的重要危险因素,因此应予以戒烟、调脂、抗血小板和 CCB 为主的综合防治。长效 CCB 以地尔硫革和贝尼地平为首选,可以联合应用

硝酸酯类和/或尼可地尔;若合并显著冠脉狭窄或心肌桥,在使用 CCB 及硝酸酯类无效的情况下,方可考虑与 β 受体阻滞剂的联合应用。所有 CAS 患者均不主张单用 β 受体阻滞剂治疗。

（二）鉴别诊断

1. 主动脉夹层　向背部放射的严重撕裂样疼痛伴有呼吸困难或晕厥,无论心电图是否为典型的 AMI 表现,均应警惕主动脉夹层,必须在排除主动脉夹层尤其是 A 型夹层后方可启动抗栓治疗。后者也可延伸至心包,导致心脏压塞,或致冠状动脉开口撕裂引起冠状动脉闭塞而并发 AMI。主动脉 CT 造影或磁共振主动脉显像及超声心动图有助于明确诊断。

2. 急性肺动脉栓塞　肺动脉主干栓塞常可引起晕厥、胸痛、咯血、气急和休克,但有右心负荷急剧增加的表现。相应病史、心电图、D-二聚体检测、超声心动图及肺动脉 CT 造影有助于鉴别。

3. 急性心包炎　尤其是急性非特异性心包炎,表现为胸膜刺激性疼痛,向肩部放射,前倾坐位时减轻,部分患者可闻及心包摩擦音,心电图表现除 aVR 导联外的其余导联 PR 段压低、ST 段呈弓背向下型抬高,无面向和背向导联的镜像改变。

4. 急腹症　急性胰腺炎、消化性溃疡穿孔、急性胆囊炎、胆石症等,患者可有上腹部疼痛及休克,可能与 ACS 患者疼痛波及上腹部者混淆。但仔细询问病史和体格检查,进行针对性的特殊检查和实验室检查,有助于鉴别,心电图检查和血清肌钙蛋白、心肌酶等测定有助于 UA/NSTEMI 明确诊断。

5. 嗜铬细胞瘤　嗜铬细胞瘤因大量儿茶酚胺分泌导致冠状动脉痉挛、心肌耗氧量增加会引起心电图的 ST-T 改变、心肌坏死标志物升高和胸闷、胸痛等症状,类似 AMI。但嗜铬细胞瘤患者常有阵发性高血压伴心悸、多汗、头痛等特征性表现,冠状动脉也常无明显固定性狭窄。因此对于高血压患者,尤其年轻、阵发性高血压、血压波动大者,应与本病鉴别。

6. 其他疾病　急性胸膜炎、自发性气胸、带状疱疹等心脏以外疾病引起的胸痛,依据特异性体征、X 线胸片和心电图特征不难鉴别。

【预后】

约 30% 的 UA 患者在发病 3 个月内发生 MI,猝死较少见,其近期病死率低于 NSTEMI 或 STEMI。但 NSTE-ACS 的远期病死率和非致死性事件的发生率高于 STEMI,这可能与其冠状动脉病变更严重有关。

【防治】

NSTE-ACS 的治疗目标是快速解除心肌缺血状态,防止进一步演变成心肌梗死和死亡,并进行长期的二级预防。所有 NSTE-ACS 患者的初始治疗策略包括缺血指导策略即以往的"保守治疗策略"或早期侵入策略,应依据风险评估而定。

(一) 一般治疗　对于有 NSTE-ACS 相关症状(包括症状复发、心电图缺血样改变或者心肌肌钙蛋白阳性)的患者应收入冠心病监护病室,给予至少 24 小时的心电监护。病情稳定或血运重建后症状控制,应鼓励早期活动。应尽量对患者进行必要的解释和鼓励,使其能积极配合治疗而又解除焦虑和紧张,可以应用小剂量的镇静剂和抗焦虑药物(常用苯二氮䓬类)。保持大便通畅,如便秘可给予缓泻剂。仅有明确低氧血症(氧饱和度<90%)或存在左心室功能衰竭时才需辅助氧疗。最初饮食应以容易消化的流质、半流质为主,宜少量多餐,钠盐和液体的摄入量应根据汗量、尿量、呕吐量及有无心力衰竭而作适当调节。

(二) 抗栓治疗　患者应给予积极的抗栓治疗而非溶栓治疗。抗栓治疗包括抗血小板和抗凝两部分,可预防冠状动脉内进一步血栓形成、促进内源性纤溶活性溶解血栓和减少冠状动脉狭窄程度,从而可预防冠状动脉完全阻塞的进程和减少事件

进展的风险。

1. 抗血小板治疗

(1) 环氧化酶抑制剂:所有无禁忌证的 NSTE-ACS 患者起病后都应迅速给予阿司匹林,起始负荷剂量为 150~300mg/d(非肠溶型),首剂应嚼碎可加快吸收,以便迅速抑制血小板激活状态,以后改用小剂量 75~100mg/d,如无禁忌证或不耐受应无限期使用。吲哚布芬为可逆性 COX-1 抑制剂,且对前列腺素抑制率低,胃肠反应小,出血风险少,可考虑用于对阿司匹林有胃肠道反应或高出血风险的患者,负荷剂量 200mg,维持剂量为 100mg,2 次/d。对有胃肠道出血或消化道溃疡病史者,推荐联合用质子泵抑制剂。

(2) 二磷酸腺苷(ADP)$P2Y_{12}$ 受体抑制剂:所有 NSTE-ACS 患者(无论是接受药物治疗还是接受 PCI 或 CABG 后),只要无禁忌证,均应在阿司匹林基础上联合血小板 $P2Y_{12}$ 受体抑制剂治疗 12 个月,可以选择氯吡格雷或替格瑞洛(分类及用法参见本篇第二十六章第八节"抗血小板聚集、抗凝和溶栓药"),其中优选替格瑞洛,尤其是对于中高缺血风险(如 cTn 升高)的患者。在接受 PCI 且出血并发症风险不高的 NSTE-ACS 患者,氯吡格雷和普拉格雷之间也是优先选择普拉格雷,但普拉格雷不能用于既往有卒中或短暂脑缺血发作病史的患者。对于阿司匹林不能耐受的患者,氯吡格雷可替代阿司匹林作为长期的抗血小板治疗药物。肾功能不全 [eGFR<60 ml/(min·1.73m^2)] 患者无须调整 $P2Y_{12}$ 受体抑制剂用量。

建议所有 NSTE-ACS 患者均接受至少 1 年的 DAPT,但可根据个体缺血或出血风险的不同,缩短或延长 DAPT 的时间。能耐受 DAPT、未发生出血并发症且无出血高风险(如曾因 DAPT 治疗发生出血、有凝血功能障碍、需联合使用 OAC 等)的患者,DAPT 可维持 12 个月以上。DES 植入后接受 DAPT 且伴有出血高风险的患者,$P2Y_{12}$ 受体抑制剂可治疗 6 个月后停用。

(3) 血小板膜糖蛋白 Ⅱb/Ⅲa(GPⅡb/Ⅲa)受体拮抗剂:激活的 GPⅡb/Ⅲa 受体与纤维蛋白原结合,在血小板之间形成桥梁,导致血小板血栓形成,是血小板聚集形成血栓的最后通路。阿昔单抗(abciximab)是直接抑制 GPⅡb/Ⅲa 受体的单克隆抗体,在血小板激活起重要作用的情况下,特别是患者接受介入治疗时,该药多能有效地与血小板表面的 GPⅡb/Ⅲa 受体结合,从而抑制血小板的聚集,进一步降低血栓事件风险。目前建议对血栓负荷大的患者在 PCI 术中开始使用,阿昔单抗不推荐用于不准备行 PCI 的患者。合成的该类药物还包括替罗非班(tirofiban)和依替非巴肽(eptifibatide)。少数患者中,此类药物可引起血小板计数的明显降低,使用过程中需监测血常规(用法参见本篇第二十六章第八节"抗血小板聚集、抗凝和溶栓药")。

(4) 环核苷酸磷酸二酯酶抑制剂:目前西洛他唑预防 PCI 术后急性并发症的研究证据尚不充分,所以仅作为阿司匹林不耐受或氯吡格雷耐药患者的替代药物。

2. 抗凝治疗　除非有禁忌证,所有 NSTE-ACS 患者,无论初始治疗策略如何,应在抗血小板治疗的基础上常规接受抗凝

治疗,但成功的 PCI 治疗后如无特殊情况应停止抗凝治疗。抗凝治疗药物的选择应根据治疗策略及缺血和出血事件的风险。常用的抗凝药包括普通肝素、低分子肝素、磺达肝癸钠(fondaparinux sodium)和比伐卢定(bivalirudin)。

(1)磺达肝癸钠:是选择性 Xa 因子间接抑制剂。NSTE-ACS 患者整个住院期间或直至行 PCI 时,抗凝治疗优先推荐使用磺达肝癸钠;如应用磺达肝癸钠的患者接受 PCI 治疗,则术中需额外给予抗 IIa 因子活性的抗凝药[如普通肝素 70~100IU/kg(同时使用 GP IIb/IIIa 受体拮抗剂则剂量调整为 50~70IU/kg)或比伐卢定],否则存在导管内血栓形成的风险(用法参见本篇第二十六章第八节"抗血小板聚集、抗凝和溶栓药")。

(2)普通肝素和低分子量肝素(LWMH):拟行 PCI 且未接受任何抗凝治疗的患者使用普通肝素 70~100U/kg(如果联合应用 GP IIb/IIIa 受体拮抗剂,则给予 50~70U/kg 剂量),持续 48 小时或直至行 PCI。治疗过程中需注意开始用药或调整剂量后 6 小时测定部分激活凝血酶时间(APTT),根据 APTT 调整肝素用量,使 APTT 控制在 50~70 秒。但是,肝素对富含血小板的血栓作用较弱,且肝素的作用可由于肝素结合血浆蛋白而受影响。未口服阿司匹林的患者停用肝素后可能使胸痛加重,与停用肝素后引起继发性凝血酶活性增高有关。因此,肝素以逐渐停用为宜。LWMH 与普通肝素相比,具有更合理的抗 Xa 因子和 IIa 因子活性的作用,可以皮下应用,不需要实验室监测,较普通肝素有疗效肯定、使用方便的优点。目前推荐的 LWMH 主要为依诺肝素(enoxaparin)1mg/kg,皮下注射,每 12 小时 1 次(肌酐清除率<30ml/min 者则每天 1 次),整个住院期间应用(最多 8 天)或直至行 PCI 前 8~12 小时,接受 PCI 时再静脉给予 0.3mg/kg。如果接受 PCI 术前 8 小时之内使用过上述剂量的依诺肝素,则术中无须补充抗凝药物。其他 LWMH 还包括那曲肝素(fraxiparin 或 nadroparin)1ml/kg 或达肝素(fagmin 或 dalteparin)120U/kg(最大剂量 10 000U),皮下注射,每 12 小时 1 次。

(3)比伐卢定是直接抗凝血酶药物,在接受早期侵入性治疗的 NSTE-ACS 患者,应用比伐卢定,对于部分血栓负荷较重的患者,可以降低介入治疗围手术期急性冠状动脉血栓事件的风险且出血并发症少。因此目前推荐对于此类患者尤其出血风险高时,比伐卢定可替代普通肝素联合 GP IIb/IIIa 受体拮抗剂作为 PCI 术中抗凝用药(用法参见本篇第二十六章第八节"抗血小板聚集、抗凝和溶栓药")。

CHA₂DS₂-VASc 评分≥2 分(男性)或≥3 分(女性)的房颤、心脏机械瓣膜置换术后、合并无症状左心室附壁血栓或静脉血栓栓塞的 NSTE-ACS 患者,建议口服抗凝药(OAC)与抗血小板治疗联合使用,但需注意出血风险,服用华法林者需严密监测 INR,缩短监测间隔,应控制 INR 在 2.0~2.5。出血风险小的患者(HAS-BLED 评分<2 分),可使用 OAC、阿司匹林(75~100mg/d)和氯吡格雷(75mg/d)三联治疗 3 个月,3 个月后改为 OAC 加阿司匹林或氯吡格雷,12 个月后单 OAC,联合抗栓治疗中抗凝药优选新型口服抗凝药(NOAC,包括利伐沙班、达比加群酯、阿派沙班、艾多沙班,肾功能不全者调整剂量),推荐采用最低有效剂量(用法参见本篇第二十六章第八节"抗血小板聚集、抗凝和溶栓药")。对出血风险大(HAS-BLED 评分≥3 分)的患者,三联抗栓治疗的时间要缩短(1 个月或仅在围手术期使用 1 周)或使用 OAC 联合氯吡格雷的双联作为三联抗栓方案的替代。不建议三联抗栓治疗中使用替格瑞洛和普拉格雷。抗血小板药物和 OAC 联合治疗期间,应常规给予质子泵抑制剂降低消化道出血风险。

对于 PCI 后 NSTE-ACS 且 CHA₂DS₂-VASc 评分 1 分(男性)或 2 分(女性)的房颤患者,可将 DAPT 作为三联抗栓治疗的替代治疗。

(三)抗心肌缺血治疗

1. 硝酸酯类药物 对于反复发作的心绞痛患者,先给予舌下含服硝酸甘油 0.3~0.6mg(国内剂型为 0.5mg/片),每 3 分钟 1 次,共 3 次。出现持续缺血、高血压、急性左心衰竭的患者,在最初 24~48 小时的治疗中,静脉内应用硝酸甘油有利于控制心肌缺血发作,还可以通过降低心脏负荷与扩张血管等作用对心力衰竭和高血压患者发挥治疗作用(用法参见本篇第二十六章第四节"有机硝酸酯类药物")。目前推荐静脉应用硝酸甘油的患者症状消失 24 小时后,就改用口服制剂或应用皮肤贴剂。药物耐受现象可能在持续静脉应用硝酸甘油 24~48 小时内出现。由于在 NSTE-ACS 患者中未观察到硝酸酯类药物具有减少死亡的临床益处,因此在长期治疗中此类药物应逐渐减量至停用。近期使用过磷酸二酯酶抑制剂的患者禁用硝酸酯类药物。

2. 镇痛剂 如硝酸酯类药物不能使疼痛迅速缓解,应立即给予吗啡,10mg 稀释成 10ml,每次 2~3ml 静脉注射,必要时 5 分钟重复 1 次,总量不宜超过 15mg。吗啡的不良反应有恶心、呕吐、低血压和呼吸抑制。一旦出现呼吸抑制,可每隔 3 分钟静脉注射纳洛酮 0.4mg(最多 3 次)拮抗。使用 NSAIDs(除了阿司匹林)会增加主要不良心血管事件的风险,故不应早期使用。

3. β 受体阻滞剂 在无心力衰竭、低排出量状态、心源性休克风险或其他禁忌证(PR 间期>0.24 秒的一度或二度/三度房室传导阻滞但未安装起搏器等)的情况下,存在持续缺血症状的 NSTE-ACS 患者,应在最初 24 小时内早期口服 β 受体阻滞剂,并继续长期使用。急性期一般不需要静脉应用,除非患者有剧烈的缺血性胸痛或伴血压显著升高且其他处理未能缓解时。口服从小剂量开始(相当于目标剂量 1/4),逐渐递增,使静息心率降至 55~60 次/min。静脉用药多选择美托洛尔,静脉推注每次 5mg,共 3 次,如果心率低于 60 次/min 或收缩压低于 100mmHg,则停止给药,静脉注射总量为 15mg。末次静脉给药后应以口服制剂维持。

4. 钙通道阻滞剂（CCB） 在无相关禁忌证情况下,使用β受体阻滞剂和硝酸酯类药物后仍出现复发缺血症状,或有使用β受体阻滞剂禁忌证或不耐受,推荐给予非二氢吡啶类CCB治疗。短效二氢吡啶类CCB不建议用于NSTE-ACS患者。存在冠状动脉痉挛的患者可应用长效CCB。

5. 尼可地尔 可用于对硝酸酯类不能耐受的NSTE-ACS患者。

6. 肾素-血管紧张素-醛固酮系统抑制剂 如果不存在低血压（收缩压<100mmHg或较基线下降30mmHg以上）或其他已知的禁忌证,对于左心室EF≤40%、高血压、糖尿病、稳定的慢性肾功能不全（CKD）的NSTE-ACS患者,应给予口服ACEI或ARB。

（四）调脂治疗 NSTE-ACS患者应在入院24小时之内评估空腹血脂谱。如无禁忌证,无论血基线LDL-C水平和饮食控制情况如何,均建议早期和持续应用中高强度的他汀类药物,使LDL-C水平降至<1.4mmol/L（55mg/dl）并自基线降低50%,并长期使用他汀类药物。目前推荐的中高强度的他汀类药物主要包括阿托伐他汀20~80mg/d或瑞舒伐他汀10~20mg/d,剂量因人而异,要考虑患者的体重、肝功能、肾功能等情况。使用最大耐受剂量他汀后仍不能达标或不能耐受他汀者可使用其他降脂药物如胆固醇吸收抑制剂依折麦布和/或PCSK9抑制剂。甘油三酯显著升高者可加用贝特类药物。

（五）血运重建治疗 冠状动脉血运重建治疗包括:

1. 介入治疗 参见本篇第七章"心血管病的介入治疗"。依据对NSTE-ACS患者危险分层选择侵入性治疗策略。患者至少具备以下一项极高危标准者推荐立即（<2小时）行介入治疗:血流动力学不稳定或心源性休克;药物难治性胸痛复发或持续性胸痛;危及生命的心律失常;心肌梗死机械性并发症;急性心力衰竭伴顽固性胸痛或ST段下移或T波重复性动态变化,尤其是ST段抬高。患者至少具备以下一项高危标准者推荐早期（<24小时）行介入治疗:与心肌梗死对应的cTn升高或降低;ST段或T波动态演变（有症状或无症状）;GRACE评分>140。具备以下至少一项中危标准的患者推荐72小时内行介入治疗:患有糖尿病、肾功能不全[eGFR<60ml/(min·1.73m^2)];LVEF<40%或充血性心力衰竭;早期心肌梗死后心绞痛;最近行PCI;既往行CABG;109<GRACE评分<140,或者非侵入性检查时复发心绞痛或缺血。无上述危险指标及无症状复发的患者,推荐介入评估之前行非侵入性检查（优先选择影像学检查）。

2. 冠状动脉旁路移植术（CABG） 对于多支冠状动脉病变的患者,应根据临床情况、合并症及疾病严重程度（包括病变分布、病变特征和SYNTAX评分）选择血运重建策略,决定是否施行CABG。左主干或三支血管病变且LVEF<50%的患者（尤其合并糖尿病时）,CABG后生存率优于PCI。双支血管病变且累及前降支近段段伴LVEF<50%或无创性检查提示心肌缺血患者宜CABG或PCI。强化药物治疗下仍有心肌缺血而不能进行PCI时,可考虑CABG

（六）主动脉内球囊反搏（IABP） NSTE-ACS患者伴以下情况者可应用主动脉内球囊反搏:①尽管经过强化药物治疗仍持续缺血或缺血反复发作;②冠状动脉造影前后血流动力学不稳定或心源性休克的患者;③伴发心肌梗死机械并发症者。

二、ST段抬高型心肌梗死（STEMI）

近年来"心肌梗死通用定义"已更新至第4版。最新的心肌梗死定义是指急性心肌损伤[cTn增高和/或回落,且至少1次高于正常值上限（参考值上限值的99百分位值）],同时有急性心肌缺血的临床证据,通常将心肌梗死分为5型,详见表12-9-3-4。首次心肌梗死28天内再次发生的心肌梗死称为再梗死（re-infarction）,28天后则称为复发性心肌梗死（recurrent myocardial infarction）。以下内容主要阐述的是1型心肌梗死。

表12-9-3-4 第4版"心肌梗死通用定义"中心肌损伤和心肌梗死的通用定义

心肌损伤和心肌梗死的通用定义
心肌损伤的标准:
当心肌钙蛋白(cTn)值升高,且至少有一个值高于99%参考值上限(URL)时,可诊断为心肌损伤。如果cTn值有升高和/或下降,则心肌损伤是急性的。
AMI（1型、2型和3型MI）:
1型MI:由冠状动脉粥样硬化斑块急性破裂或侵蚀,血小板激活,继发冠状动脉血栓性阻塞,引起心肌缺血、损伤或坏死。
2型MI:与冠状动脉粥样斑块急性破裂或侵蚀、血栓形成无关,为心肌供氧和需氧之间失平衡所致。
3型MI:指心脏性死亡伴心肌缺血症状和新发生缺血性心电图改变或心室颤动,但死亡发生于获得生物标志物的血样本或有明确心脏生物标志物增高之前,尸检证实为MI。
当存在急性心肌损伤伴有急性心肌缺血的临床证据,且cTn值升高和/或下降、至少有一个值高于99%URL时,并至少存在如下情况之一,可诊断为AMI:

心肌损伤和心肌梗死的通用定义

- 急性心肌缺血症状;

- 新的缺血性心电图改变;

- 新发病理性 Q 波;

- 新的存活心肌丢失或室壁节段运动异常的影像学证据;

- 冠状动脉造影或腔内影像学检查或尸检证实冠状动脉血栓(不适用于 2 型或 3 型 MI)

与冠状动脉手术相关的 MI 的标准(4 型和 5 型 MI):

4a 型 MI:PCI 相关的 MI。

4b 型 MI:冠状动脉内支架或支撑物内血栓形成相关的 MI。

4c 型 MI:再狭窄相关的 MI。

5 型 MI:CABG 相关的 MI。

(1) 对于基线 cTn 值正常的患者,与冠脉手术相关 MI 的 cTn 值是人为定义的,在手术后≤48 小时内:cTn 值升高大于 99%URL 的 5 倍为 4a 型 MI;大于 99%URL 的 10 倍为 5 型 MI。

(2) 对于术前 cTn 值升高的患者,其中术前 cTn 值水平是稳定的(≤20%变化)或在下降,必须要满足升高>5 倍或>10 倍并表现为高于基线 20%变化的标准,方能诊断冠脉手术相关 MI。此外,至少要有如下一项:

- 新的缺血性 ECG 改变(这一标准仅与 4a 型 MI 相关);

- 发生新的病理性 Q 波;

- 影像证据显示新发的存活心肌丢失或与缺血病因一致的局部室壁运动异常;

- 冠状动脉造影发现有操作影响冠状动脉血流的并发症证据,如冠状动脉夹层、主要心外膜动脉或边支闭塞或移植血管闭塞、影响侧支循环或远端栓塞等。

(3) 如果 cTn 值已升高或正在升高,但低于原先指定的 PCI 和 CABG 相关 MI 的阈值,那么,孤立的新发生的病理性 Q 波符合诊断血运重建术相关的 4a 型 MI 或 5 型 MI 的标准

既往的或无症状/未识别的 MI 标准:

下述任一标准都符合既往或无症状/未识别的 MI 诊断:

- 在缺乏非缺血性原因的情况下,伴或不伴症状的异常 Q 波。

- 影像证据显示有存活心肌丢失或与缺血病因一致的局部室壁运动异常。

- 有心肌梗死已愈期或愈合期的病理表现

注:AMI. 急性心肌梗死;CABG. 冠状动脉旁路手术;ECG. 心电图;MI. 心肌梗死;PCI. 经皮冠状动脉介入治疗。

【病理解剖】

若冠状动脉管腔急性完全闭塞,导致所供区域心室壁心肌透壁性坏死,临床上表现为典型的 STEMI,即传统的 Q 波型 MI。在冠状动脉闭塞后 20~30 分钟,受其供血的心肌即有少数坏死,开始了 AMI 的病理过程。1~2 小时后绝大部分心肌呈凝固性坏死。坏死组织约 1~2 周后开始吸收,并逐渐纤维化,在 6~8 周后进入慢性期形成瘢痕而愈合,称为陈旧性或愈合性 MI。瘢痕大者可逐渐向外凸出而形成室壁膨胀瘤。梗死区附近心肌的血供随侧支循环的建立而逐渐恢复。病变可波及心包出现反应性心包炎,波及心内膜引起附壁血栓形成。在心腔内压力的作用下,坏死的心壁可破裂(心脏破裂),破裂可发生在心室游离壁、乳头肌或心室间隔处。

病理学上,MI 可分为透壁性和非透壁性(或心内膜下)。前者坏死累及心室壁全层,多由冠状动脉持续闭塞所致;后者坏死仅累及心内膜下或心室壁内,未达心外膜,多是冠状动脉短暂闭塞而后又开通的结果。不规则片状非透壁 MI 多见于 STEMI 在未形成透壁 MI 前早期再灌注(溶栓或 PCI 治疗)成功的患者。

STEMI 发生后数小时所作的冠状动脉造影显示,90%以上的 MI 相关动脉发生完全闭塞。少数 AMI 患者造影冠状动脉无明显狭窄病变,可能为血管腔内血栓的自溶、血小板一过性聚集造成闭塞或严重的持续性冠状动脉痉挛的发作使冠状动脉血流减少所致,也可见冠状动脉自发性夹层或壁内血肿。左冠状动脉前降支闭塞最多见,可引起左心室前壁、心尖部、下侧壁、前间隔和前内乳头肌梗死;左冠状动脉回旋支闭塞可引起左心室高侧壁、膈面及左心房梗死,并可累及房室结;右冠状动

脉闭塞可引起左心室膈面、后间隔及右心室梗死,并可累及窦房结和房室结。右心室及左、右心房梗死较少见。左冠状动脉主干闭塞则引起左心室广泛梗死。

MI 时冠状动脉内血栓既有白血栓(富含血小板),又有红血栓(富含纤维蛋白和红细胞)。STEMI 的闭塞性血栓是白、红血栓的混合物,从堵塞处向近端延伸部分为红血栓。

【病理生理】

(一)左室节段运动异常、整体收缩功能降低　MI 的病理生理特征是由于心肌丧失收缩功能所产生的左心室收缩和舒张功能降低、血流动力学异常和左心室重塑。

MI 的直接结果是梗死区心肌收缩功能丧失产生左心室节段收缩运动异常。当冠状动脉闭塞使前向血供终止后,MI 区心肌随即丧失收缩功能,相继出现下列不同程度的收缩功能异常:①收缩不协调(dyssynchrony),即与相邻节段正常收缩运动不同步;②收缩运动低下(hypokinesis),指收缩运动程度降低;③无收缩运动(akinesis),即收缩功能消失;④收缩矛盾运动(dyskinesis),即收缩期向外膨出,呈矛盾运动。同时,非 MI 区心肌出现代偿性收缩运动增强(hyperkinesis),这对维持左心室整体收缩功能的稳定有重要意义。倘若非梗死区有心肌缺血,即"远处缺血(ischemia at a distance)"存在,则收缩功能也可降低,主要见于非梗死区冠状动脉早已闭塞,供血主要依靠此次 MI 相关冠状动脉提供侧支供应者。同样,若 MI 区心肌在此次 MI(冠状动脉闭塞)以前就已有冠状动脉侧支循环形成,则对于 MI 区乃至左心室整体收缩功能的保护也有重要意义。

(二)左室重塑扩张与心力衰竭　急性 MI 时左心室重塑(LV remodelling)是指 MI 后所产生左心室大小、形状和组织结构的变化过程,亦即梗死区室壁心肌的变薄、拉长,产生"膨出",即梗死扩展(infarct expansion)和非梗死区室壁心肌的反应性肥厚、伸长,致左心室进行性扩张和变形伴心功能降低的过程。急性 MI 左心室重塑与临床上产生心脏破裂和真、假室壁瘤形成等严重并发症及心脏扩大、心力衰竭有关,是影响急性 MI 近、远期预后的主要原因之一。

影响梗死扩展的因素有:①梗死范围和透壁程度:大面积透壁梗死几乎无例外地会产生梗死扩展;②梗死部位:前壁和心尖部的梗死,因梗死范围大,心尖部室壁薄且弯曲度大而更易发生梗死扩展;③心脏负荷:MI 早期持续高血压和输液过多过快可增加心脏前、后负荷而促使梗死扩展;④室壁强度:心肌肥厚或因反复心肌缺血或梗死产生的瘢痕组织,可使局部的抗扩张强度增强,阻抑梗死扩展;⑤药物:MI 早期应用甾体类激素或非甾体抗炎药可抑制炎症反应和胶原形成,延长组织修复和瘢痕形成的时间,促进梗死扩展;⑥梗死相关冠状动脉(IRA)的再通和侧支循环形成情况:IRA 未再通,而又无侧支循环形成多有梗死扩展。

心肌肥厚是非梗死区重塑的主要表现,也是急性 MI 晚期重塑的特征。病理上表现为离心性肥厚,即既有肥厚,又有扩张;组织学上既有心肌细胞肥大和心肌间质增生,又有心肌细胞间的侧向滑行和心肌细胞本身变长。它始于 MI 早期,而且

贯穿在左心室重塑的全过程,是 MI 恢复以后产生左心室进行性扩大、收缩功能降低和心力衰竭的主要原因。

梗死扩展和心肌肥厚的共同结果,亦即 MI 左心室重塑的突出表现是左心室进行性扩张和变形(球形变),伴心功能进行性降低,最终导致心力衰竭的发生、进展、恶化和失代偿,直至死亡。

(三)心肌修复与再生、心肌干细胞移植　人左心室大约包含了 20 亿~40 亿个心肌细胞,而一次 MI 在几小时内就可以丢失掉 5 亿~10 亿个心肌细胞。一般认为成人心肌细胞缺乏增殖分化能力,心肌梗死后心肌细胞不能再生而被瘢痕组织替代,并逐渐发生心室重塑及心力衰竭。但近年来研究发现人类及其他哺乳动物的心脏在正常衰老及疾病过程中同样具有一定程度的再生能力,但这是一个非常有限而缓慢的过程,并不足以在心肌梗死或心脏受到其他损伤时修复心脏使心脏功能恢复正常。因此促进心肌细胞的再生、恢复有功能的心肌细胞数量、从根本上修复损伤的心肌组织就成为亟待发展的治疗策略。

大量动物实验发现,心肌干细胞移植可以增加细胞因子如血管内皮生长因子的释放,促进缺血区域新生血管的形成,改善心肌灌注,改善冬眠心肌和顿抑心肌的功能,减少心室扩张及心室重塑。然而,目前对干细胞移植的作用机制、远期疗效及安全性等方面仍存在一定争议,其相关研究仍处于审慎进行的状态。

【临床表现】

按临床过程和心电图的表现,本病可分为急性、演变期和慢性三期,但临床症状主要出现在急性期中,部分患者还有一些先兆表现。

(一)诱发因素　本病在春季和冬季发病较多,常在安静或睡眠时发病,以清晨 6 时至午间 12 时发病最多。剧烈运动、过重的体力劳动、创伤、情绪激动、精神紧张或饱餐、急性失血、休克、发热、心动过速等引起的心肌耗氧增加、血供减少可能是 MI 的诱因。在变异型心绞痛患者中,反复发作的冠状动脉痉挛也可发展为 AMI。

(二)先兆　半数以上患者在发病前数日有乏力、胸部不适,活动时心悸、气急、烦躁、心绞痛等前驱症状,其中以新发生心绞痛,或原有心绞痛加重为最突出。同时心电图示 ST 段一过性明显抬高或压低,T 波倒置或增高("假性正常化"),应警惕近期内发生 MI 的可能。

(三)症状　随梗死的大小、部位、发展速度和原来心脏的功能情况等而轻重不一。

1. **疼痛**　是最先出现的症状,疼痛部位和性质与心绞痛相同,但疼痛程度较重,范围较广,持续时间可长达数小时或数天,休息或含用硝酸甘油片多不能缓解,患者常烦躁不安、出汗、恐惧,有濒死之感。部分患者疼痛的性质及部位不典型,如位于上腹部,常被误认为胃溃疡穿孔或急性胰腺炎等急腹症;位于下颌或颈部,常被误认为牙病或骨关节病。少数患者无疼痛,多为糖尿病患者或老年人,一开始即表现为休克或急性心

力衰竭;也有患者在整个病程中都无疼痛或其他症状,而事后才发现患过MI。

2. 全身症状 主要是发热,伴有心动过速、白细胞增高和红细胞沉降率增快等,由坏死物质吸收所引起。一般在疼痛发生后24~48小时出现,程度与梗死范围常呈正相关,体温一般在38℃上下,很少超过39℃,持续1周左右。

3. 胃肠道症状 约1/3有疼痛的患者,在发病早期伴有恶心、呕吐和上腹胀痛,与迷走神经受坏死心肌刺激和心排血量降低组织灌注不足等有关;肠胀气也不少见;重症者可发生呃逆(以下壁心肌梗死多见)。

4. 心律失常 见于75%~95%的患者,多发生于起病后1~2周内,尤以24小时内最多见。急性期心律失常通常为基础病变严重的表现,如持续心肌缺血、泵衰竭或电解质紊乱、自主神经功能紊乱、低氧血症或酸碱平衡失调。各种心律失常中以室性心律失常为最多,危及生命的室速和室颤发生率高达20%。冠状动脉再灌注后可能出现加速性室性自主心律和室性心动过速,多数历时短暂,自行消失。室上性心律失常则较少,阵发性心房颤动比心房扑动和室上性心动过速更多见,多发生在心力衰竭患者中。窦性心动过速的发生率约为30%~40%,发病初期出现的窦性心动过速多为暂时性,持续性窦性心动过速是梗死面积大、心排血量降低或左心功能不全的反映。各种程度的房室传导阻滞和束支传导阻滞也较多,严重者发生完全性房室传导阻滞。发生完全性左束支传导阻滞(CLBBB)时MI的心电图表现可被掩盖。前壁MI易发生室性心律失常。下壁(膈面)MI易发生房室传导阻滞,其阻滞部位多在房室束以上处,预后较好。前壁MI而发生房室传导阻滞时,通常与广泛心肌坏死有关,其阻滞部位在房室束以下处,且常伴有休克或心力衰竭,预后较差。

5. 低血压和休克 疼痛期血压下降常见,可持续数周后再上升,未必是休克。如疼痛缓解而收缩压低于80mmHg,患者烦躁不安、面色苍白、皮肤湿冷、脉细而快、大汗淋漓、尿量减少(<20ml/h)、神志迟钝甚至晕厥,则为休克的表现。休克多在起病后数小时至1周内发生,见于6%~10%的患者,主要是心源性,为心肌广泛(40%以上)坏死、心排血量急剧下降所致,但需注意除外其他原因导致的低血压,如低血容量、药物导致的低血压、心律失常、心脏压塞、机械并发症或右心室梗死。

6. 心力衰竭 主要是急性左心衰竭,可在起病最初数日内发生或在疼痛、休克好转阶段出现,为梗死后心脏舒缩力显著减弱或不协调所致,发生率约为20%~48%。患者出现呼吸困难、咳嗽、发绀、烦躁等,严重者可发生肺水肿或进而发生右心衰竭的表现,出现颈静脉怒张、肝肿痛和水肿等。右心室心肌梗死者,一开始即可出现右心衰竭的表现。

发生于AMI时的心力衰竭称为泵衰竭,根据临床上有无心力衰竭及其程度,常按Killip分级法分级,第Ⅰ级为左心衰竭代偿阶段,无心力衰竭征象,肺部无啰音,但肺毛细血管楔压可升高;第Ⅱ级为轻至中度左心衰竭,肺啰音的范围小于肺野的

50%,可出现第三心音奔马律、持续性窦性心动过速、有肺瘀血的X线表现;第Ⅲ级为重度心力衰竭,急性肺水肿,肺啰音的范围大于两肺野的50%;第Ⅳ级为心源性休克,血压<90mmHg,少尿,皮肤湿冷、发绀、呼吸加速、脉搏快。

(四)血流动力学分型 AMI时及时进行血流动力学监测,能为早期了解心脏的泵血功能和及时治疗提供很重要的依据。Forrester等根据血流动力学指标肺毛细血管楔压(PCWP)和心脏指数(CI)评估有无肺瘀血和周围灌注不足的表现,从而将AMI分为4个血流动力学亚型。

Ⅰ型:既无肺瘀血又无周围组织灌注不足,心功能处于代偿状态。CI>2.2L/(min·m²),PCWP≤18mmHg(2.4kPa),病死率约为3%。

Ⅱ型:有肺瘀血,无周围组织灌注不足,为常见临床类型。CI>2.2L/(min·m²),PCWP>18mmHg(2.4kPa),病死率约为9%。

Ⅲ型:有周围组织灌注不足,无肺瘀血,多见于右心室梗死或血容量不足者。CI<2.2L/(min·m²),PCWP≤18mmHg(2.4kPa),病死率约为23%。

Ⅳ型:兼有周围组织灌注不足与肺瘀血,为最严重类型。CI≤2.2L/(min·m²),PCWP>18mmHg(2.4kPa),病死率约为51%。

由于AMI时影响心脏泵血功能的因素较多,因此Forrester分型基本反映了血流动力学变化的状况,但不能包括所有泵功能改变的特点。

(五)体征 AMI时心脏体征可在正常范围内,体征异常者大多数无特异性。心脏可有轻至中度增大;心率增快或减慢;心尖区第一心音减弱,可出现第三或第四心音奔马律。约10%~20%患者在发病后2~3天出现心包摩擦音,多在1~2天内消失,少数持续1周以上。发生二尖瓣乳头肌功能失调者,心尖区可出现粗糙的收缩期杂音;发生心室间隔穿孔者,胸骨左缘出现响亮的收缩期杂音,常伴震颤。右心室梗死较重者可出现颈静脉怒张,深吸气时更为明显。除发病极早期可出现一过性血压增高外,之后部分患者因伴有右室梗死、容量不足和心源性休克而出现一过或持续低血压。

【并发症】
MI的并发症可分为机械性、缺血性、栓塞性和炎症性。

(一)机械性并发症

1. 心室游离壁破裂 3%的MI患者可发生心室游离壁破裂,占MI患者死亡的10%,常在发病一周内出现。心脏破裂多发生在第一次MI、前壁梗死、老年和女性患者中。其他危险因素还包括MI急性期的高血压、既往无心绞痛和心肌梗死、缺乏侧支循环、心电图上有Q波、应用糖皮质激素或NSAIDs、MI症状出现后14小时以后的溶栓治疗。心室游离壁破裂的典型表现包括持续性心前区疼痛、心电图ST-T改变,迅速进展的血流动力学衰竭、急性心脏压塞和电机械分离,常在数分钟内死亡。亚急性左心室游离壁破裂(即血栓或粘连封闭破裂口)患者常发生突然血流动力学恶化伴一过性或持续性低血压,同时存在

典型的心脏压塞体征。

2. 室间隔穿孔 比心室游离壁破裂少见,约有 0.5%~2% 的 MI 患者会发生室间隔穿孔,常发生于 AMI 发病后 3~7 天,表现为临床情况突然恶化,并出现胸骨左缘突然出现粗糙的全收缩期杂音或可触及收缩期震颤,或伴有心源性休克和心力衰竭。超声心动图检查可定位室间隔穿孔和评估左向右分流的严重程度。

3. 乳头肌功能不全或断裂 乳头肌功能不全总发生率可高达 50%,二尖瓣乳头肌因缺血、坏死等使收缩功能发生障碍,造成不同程度的二尖瓣脱垂或关闭不全,心尖区新出现收缩期杂音或原有杂音加重(左心房压急剧增高也可使杂音较轻),可引起心力衰竭。乳头肌断裂极少见,多发生在二尖瓣后内乳头肌,故在下壁 MI 中较为常见。少数完全断裂者则发生急性二尖瓣大量反流,造成严重的急性肺水肿,约 1/3 的患者迅速死亡。

4. 室壁膨胀瘤(cardiac aneurysm)或称室壁瘤 多累及左心室心尖部,发生率 5%~20%,见于 MI 范围较大的患者,常于起病数周后才被发现。发生较小室壁瘤的患者可无症状与体征,但发生较大室壁瘤患者,可出现顽固性充血性心力衰竭及复发性、难治的致命性心律失常和血栓形成及栓塞。体检可发现心浊音界扩大,心脏搏动范围较广泛或心尖抬举样搏动,可有收缩期杂音。心电图上除了有 MI 的异常 Q 波外,约 2/3 患者同时伴有持续性 ST 段弓背向上抬高。X 线透视和摄片、超声心动图、放射性核素心脏血池显像、磁共振成像及左心室选择性造影可见局部心缘突出,搏动减弱或有反常搏动(数字资源 12-9-3-2、图 12-9-3-3)。室壁瘤按病程可分为急性和慢性室壁瘤。急性室壁瘤在 MI 后数日内形成,易发生心脏破裂和形成血栓。慢性室壁瘤多见于 MI 愈合期,由于其瘤壁为致密的纤维瘢痕所替代,所以一般不会引起破裂。

数字资源 12-9-3-2 室壁瘤:左室心尖部室壁显著变薄,收缩活动消失,部分节段呈矛盾运动(视频)

(二)缺血性并发症

1. 梗死延展(extension) 指同一梗死相关冠状动脉供血部位的 MI 范围的扩大,可表现为心内膜下 MI 转变为透壁性 MI 或 MI 范围扩大到邻近心肌,多有梗死后心绞痛和缺血范围的扩大。梗死延展多发生在 AMI 后的 2~3 周内,多数原梗死区相应导联的心电图有新的梗死性改变且肌钙蛋白或 CK-MB 升高时间延长。

2. 再梗死 多指 AMI 4 周后再次发生的 MI,既可发生在原来梗死的部位,也可发生在任何其他心肌部位。溶栓治疗再通的冠状动脉如果残存重度的狭窄病变,可能再次发生闭塞导致再梗死,而支架术后则可能因支架内血栓形成而引起同一部位甚至更大范围的再梗死。通常再梗死发生在与原梗死区不同的部位,诊断多无困难;若再梗死发生在与原梗死区相同的部位,尤其是反复多次的灶性梗死,常无明显的或特征性的心电图改变,可使诊断发生困难,此时迅速上升且又迅速下降的酶学指标如 CK-MB 比肌钙蛋白更有价值。CK-MB 恢复正常后又升高或超过原先水平的 50% 对再梗死具有重要的诊断价值。

(三)栓塞性并发症 MI 并发血栓栓塞主要有两种情况:心室附壁血栓脱落所致的体循环栓塞或下肢静脉血栓破碎脱落所致肺动脉栓塞。左心室附壁血栓形成在 AMI 患者中较多见,尤其在急性大面积前壁 MI 累及心尖部时,其发生率可高达 60% 左右,而体循环栓塞并不常见。附壁血栓的形成和血栓栓塞多发生在梗死后的第一周内。最常见的体循环栓塞为脑卒中,也可产生肾、脾或四肢等动脉栓塞;如栓子来自下肢深部静脉,则可产生肺动脉栓塞,存在卵圆孔未闭者,下肢深静脉血栓

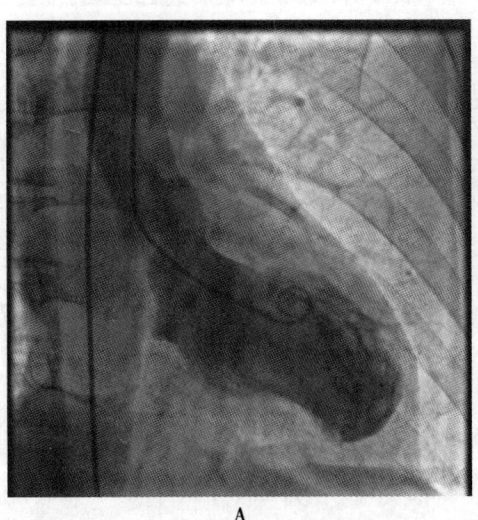
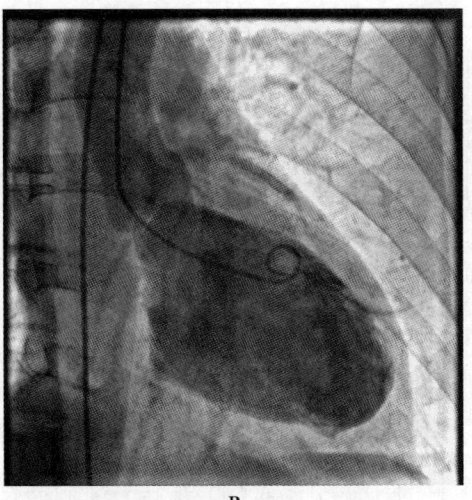

图 12-9-3-3 左心室室壁瘤的左心室造影(右前斜位)
A. 心脏收缩期左心缘外突,腔内充满造影剂;B. 心脏舒张期左心腔内充满造影剂,与收缩期比较,左心缘的变化不大。

也可导致体循环栓塞。

（四）炎症性并发症

1. 早期心包炎 发生于心肌梗死后 1~4 天内,发生率约为 10%。早期心包炎常发生在透壁性 MI 患者中,系梗死区心肌表面心包并发纤维素性炎症所致。临床上可出现一过性的心包摩擦音,伴有进行性加重胸痛,疼痛随体位而改变。

2. 后期心包炎(心肌梗死后综合征或 Dressler 综合征)发病率为 1%~3%,于 MI 后数周至数月内出现,并可反复发生。其发病机制迄今尚不明确,推测为自身免疫反应所致。临床上可表现为突然起病,发热、胸膜性胸痛、白细胞计数升高和红细胞沉降率增快,心包或胸膜摩擦音可持续 2 周以上,超声心动图常可发现心包积液,少数患者可伴有少量胸腔积液或肺部浸润。

【危险分层】

危险分层是一个连续的过程。STEMI 的患者具有以下任何一项者可被确定为高危患者:①高龄:尤其是老年女性;②有严重的基础疾病:如糖尿病、心功能不全、肾功能不全、脑血管病、既往心肌梗死或心房颤动等;③重要脏器出血病史:脑出血或消化道出血等;④大面积心肌梗死:广泛前壁 MI,下壁合并右室和/或正后壁 MI,反复再发 MI;⑤合并严重并发症:恶性心律失常、急性心力衰竭、心源性休克和机械并发症等;⑥院外心脏骤停。同时还应对患者进行缺血风险和出血风险评估。

【辅助检查】

（一）心电图检查 对疑似 STEMI 的胸痛患者,应在首次医疗接触(first medical contact,FMC)后 10 分钟内记录 12 导联心电图(下壁和/或正后壁心肌梗死时需加做 V_{3R} ~ V_{5R} 和 V_7 ~ V_9 导联,即 18 导联心电图)。首次心电图不能明确诊断时,需在 15~30 分钟后复查。与既往心电图进行比较有助于诊断。建议尽早开始心电监测,以发现恶性心律失常。

1. 特征性改变 在面向透壁心肌坏死区的导联上出现以下特征性改变:①宽而深的 Q 波(病理性 Q 波);②ST 段抬高呈弓背向上型[指相邻两个导联新发生的 ST 段抬高,J 点抬高的界限值:在 V_2 ~ V_3 导联 ≥0.2mV(男性),≥0.15mV(女性),和/或其他导联 ≥0.1mV];③T 波倒置,往往宽而深,两支对称。在背向梗死区的导联上则出现相反镜像的改变,即 R 波增高、ST 段压低和 T 波直立并增高。

2. 动态性改变 ①起病数小时内,可无异常或出现异常高大,两肢不对称的 T 波。②数小时后,ST 段明显抬高,弓背向上,与直立的 T 波连接,形成单向曲线。数小时到 2 天内出现病理性 Q 波(又称 Q 波型 MI),同时 R 波减低,为急性期改变;Q 波在 3~4 天内稳定不变,以后 70%~80% 永久存在。③如不进行治疗干预,ST 段抬高持续数日至 2 周左右,逐渐回到基线水平,T 波则变为平坦或倒置,是为亚急性期改变。④数周至数月以后,T 波呈 V 形倒置,两肢对称,波谷尖锐,为慢性期改变,T 波倒置可永久存在,也可在数月到数年内逐渐恢复(图 12-9-3-4、图 12-9-3-5)。合并束支阻滞尤其左束支阻滞时,在原来部位再次发生 AMI 时,心电图表现多不典型,不一定能反映 AMI 表现。

某些情况下心电图诊断可能有困难,需结合临床情况仔细判断。包括:①左束支传导阻滞。②右束支传导阻滞。③心室起搏。④轻微 ST 段抬高型心肌梗死:ST 段抬高幅度<0.1mV,常伴对应导联镜像性轻度 ST 段压低。⑤正常心电图:一些急性冠状动脉闭塞包括静脉桥和部分左主干的急性闭塞的患者无 ST 段抬高的初始心电图表现,这可能与出现症状后心电图检查时间有关。aVR 导联 ST 段抬高>1mm、Wellens 综合征和 deWinter 综合征应视为 STEMI 的等同心电图改变(图 12-9-3-6、图 12-9-3-7)。

3. 定位和定范围 STEMI 的定位和定范围可根据出现特征性改变的导联数来判断(表 12-9-3-5)。

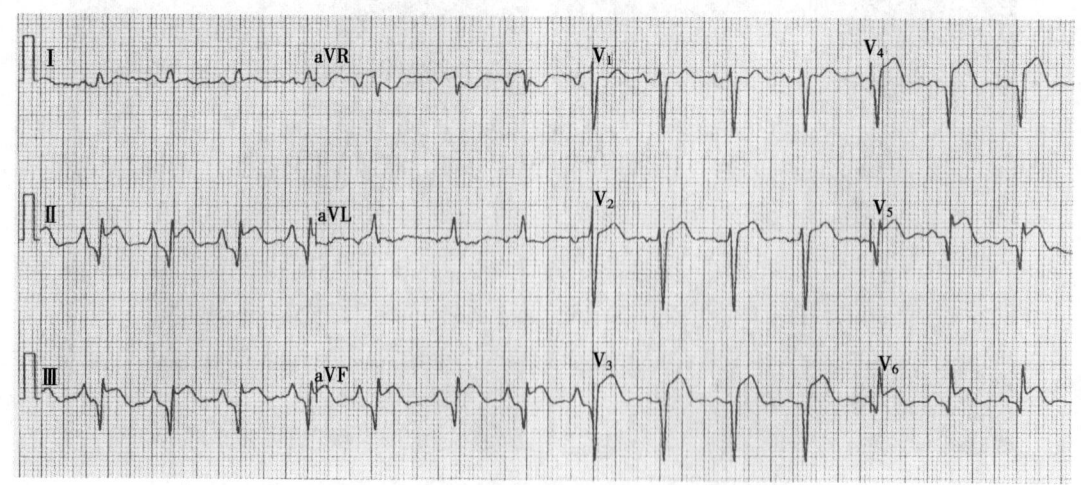

图 12-9-3-4 急性前侧壁和下壁心肌梗死的心电图表现
Ⅱ、Ⅲ、aVF、V_3 ~ V_6 导联 ST 段抬高,以及病理性 Q 波。

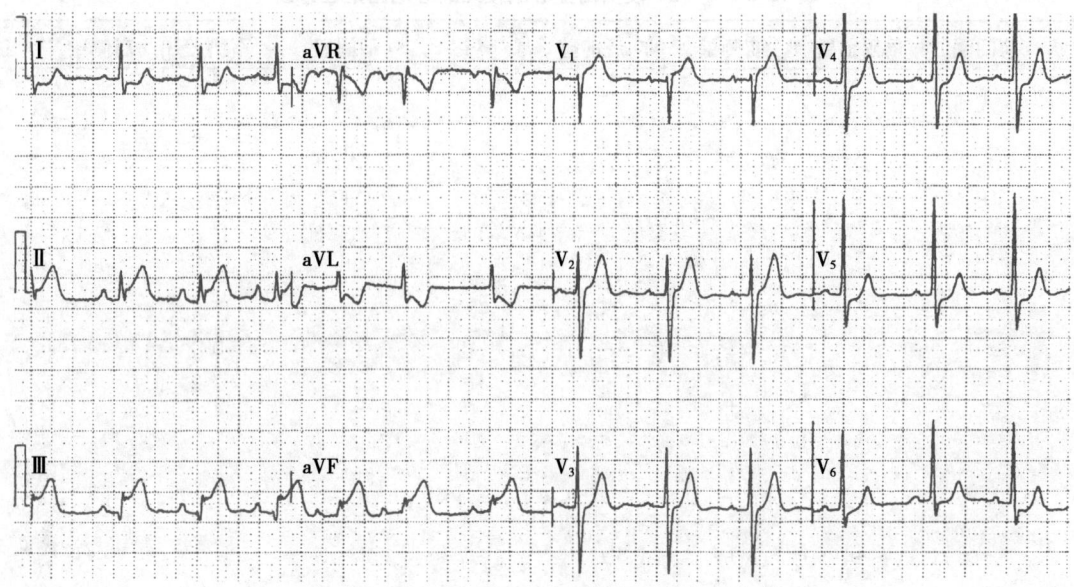

图 12-9-3-5　急性下壁心肌梗死的心电图表现

图示Ⅱ、Ⅲ、aVF 导联 ST 段抬高，Ⅲ导联 QRS 波呈 qR 型，Ⅰ、aVL 导联 ST 段压低。可见偶发房性早搏。

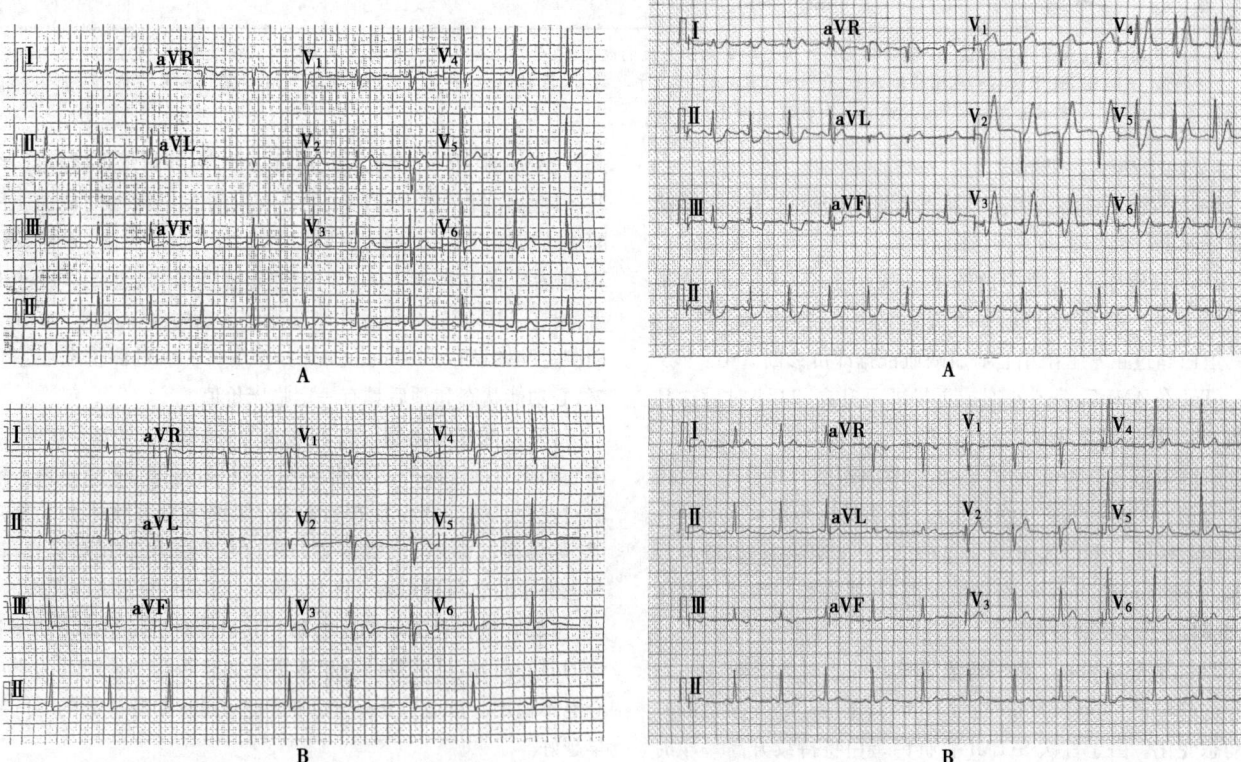

图 12-9-3-6　Wellens 综合征的心电图表现

A. 胸痛发作时心电图：窦性心律，Ⅱ、Ⅲ、aVF 导联 ST 段水平压低 0.5mm；B. 胸痛缓解后 5 分钟心电图：窦性心动过缓，Ⅱ、Ⅲ、aVF 导联 ST 段水平压低 0.5mm，V₂ ~ V₅ 导联 T 波双相。

图 12-9-3-7　de Winter 综合征的心电图表现

A. 胸痛发作时心电图：窦性心律，aVR 导联 ST 段抬高 2mm，V₂ ~ V₆ 导联 J 点下移、ST 段上斜型压低 ≤5mm 伴 T 波高尖，V₁、V₂ 导联呈 QS 型；B. 胸痛缓解后心电图正常。

表 12-9-3-5　ST 段抬高型心肌梗死的心电图定位诊断

导联	前间隔	局限前壁	前侧壁	广泛前壁	下壁*	下间壁	下侧壁	高侧壁**	正后壁***
V_1	+			+		+			
V_2	+			+		+			
V_3	+	+		+					
V_4		+		+					
V_5		+	+	+				+	
V_6			+	+				+	
V_7			+					+	+
V_8									+
aVR									
aVL		±	±		−	−	−	+	
aVF	…	…		…	+	+	+		−
I		±	+	±	−		−	+	
II					+	+	+		
III	…	…		…	+	+	+		

注:+为正面改变,表示典型 Q 波、ST 段抬高及 T 波倒置等变化;−为反面改变,表示与上述相反的变化;±为可能有正面改变;…为可能有反面改变。
* 即隔面,右心室 MI 不易从心电图得到诊断,但此时 CR_4(或 V_{4R})导联的 ST 段抬高,可作为下壁 MI 扩展到右心室的参考指标;** 在 V_5、V_6、V_7 导联高 1~2 肋间处有正面改变;*** V_1、V_2、V_3 导联 R 波增高。

（二）心肌标志物测定

1. 心肌损伤标志物测定　肌钙蛋白(troponin, Tn)是诊断心肌坏死最特异和敏感的首选标志物。

cTnT 在健康人血清中的浓度一般小于 0.03ng/ml,通常 AMI 后 3~4 小时开始升高,2~5 天达到峰值,持续 10~14 天;肌钙蛋白超过正常上限结合心肌缺血证据即可诊断 AMI。

cTnI 在 AMI 后 4~6 小时或更早即可升高,24 小时后达到峰值,约 1 周后降至正常。

肌红蛋白在 AMI 发病后 2~3 小时内即已升高,12 小时内多达峰值,24~48 小时内恢复正常,由于其出现时间均较 cTn 和肌酸激酶同工酶(CK-MB)早,故有助于早期诊断,但特异性较差,如慢性肾功能不全、骨骼肌损伤时,肌红蛋白水平均会增高,此时应予以仔细鉴别。

2. 血清酶学检查　CK-MB 在起病后 4 小时内增高,16~24 小时达高峰,3~4 日恢复正常。AMI 时其测值超过正常上限并有动态变化。由于首次 STEMI 后肌钙蛋白将持续升高一段时间(7~14 天),而 CK-MB 的升高持续时间较短,因此 CK-MB 适于诊断再发心肌梗死。连续测定 CK-MB 还可判定溶栓治疗后梗死相关动脉开通,此时 CK-MB 峰值前移(14 小时以内)。

3. 其他检查　为组织坏死和炎症反应的非特异性指标。AMI 发病 1 周内白细胞可增至 $(10~20) \times 10^9/L$,中性粒细胞多在 75%~90%,嗜酸性粒细胞减少或消失。红细胞沉降率增快,可持续 1~3 周。血清游离脂肪酸、C 反应蛋白在 AMI 后均增高。血清游离脂肪酸显著增高者易发生严重室性心律失常。

此外,AMI 时,由于应激反应,血糖可升高,糖耐量可暂降低,约 2~3 周后恢复正常。STEMI 患者在发病 24~48 小时内血胆固醇保持或接近基线水平,但以后会急剧下降。因此,所有 STEMI 患者应在发病 24~48 小时内测定血脂谱,超过 24~48 小时者,要在 AMI 发病 8 周后才能获得更准确的血脂结果。AMI 早期测定脑钠肽(brain natriuretic peptide, BNP)对评价左心室重塑、心功能状态和预后具有一定临床价值。

（三）超声心动图　有胸痛而无特征性心电图变化时,超声心动图有助于除外主动脉夹层。对 MI 患者,床旁超声心动图对发现机械性并发症很有价值,如评估心脏整体和局部功能、乳头肌功能不全、室壁瘤(图 12-9-3-8)和室间隔穿孔等。多巴酚丁胺负荷超声心动图检查还可用于评价心肌存活性。

（四）选择性冠状动脉造影　其最佳时机随患者发病至就诊的时间而异,且需要结合患者情况如是否合并血流动力学或心电不稳定。对适合直接 PCI 的患者,冠状动脉造影的时间越早越好。

【诊断与鉴别诊断】

依据典型的临床表现、特征性的 ECG 改变、血清心肌坏死标志物水平动态变化,STEMI 的确诊一般并不困难。无症状的患者,诊断较困难。凡年老患者突然发生休克、严重心律失常、心力衰竭、上腹胀痛或呕吐等表现而原因未明者,或原有高血压而血压突然降低且无原因可寻者,都应想到 AMI 的可能。此外,有较重且持续较久的胸闷或胸痛者,即使 ECG 无特征性改变,也应考虑本病的可能,都宜先按 AMI 处理,并在短期内反复

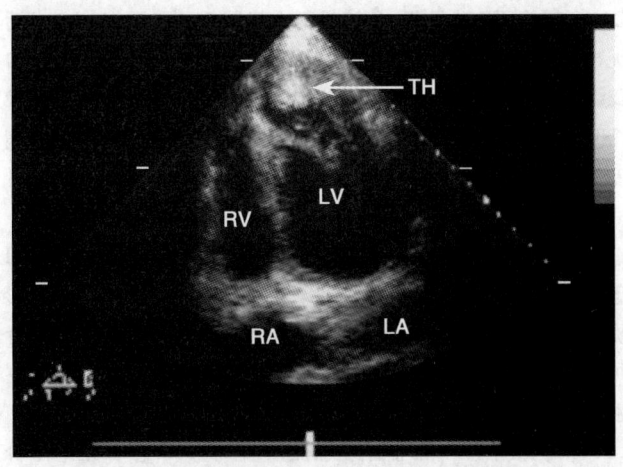

图 12-9-3-8　超声心动图心尖四腔心切面像
显示前壁心肌梗死后,心尖部室壁瘤形成,室壁瘤内有附壁血栓(箭头);LA. 左心房;LV. 左心室;RA. 右心房;RV. 右心室;TH. 血栓。

进行 ECG 观察和 cTn 或 CK-MB 等测定,以确定诊断。鉴别诊断参见本节"一、非 ST 段抬高型 ACS"。cTn 和 CK-MB 测定的诊断价值更大。

【预后】

STEMI 的预后与患者的危险分层密切相关。STEMI 再灌注治疗后梗死相关冠状动脉再通与否是影响 MI 急性期预后和长期预后的重要独立因素。

【防治】

治疗原则是早期、快速并完全地开通梗死相关动脉(infarct related artery,IRA),尽量缩短心肌缺血总时间,保护和维持心脏功能,挽救濒死的心肌,防止梗死面积扩大,缩小心肌缺血范围,及时处理各种并发症,防止猝死。

(一)一般治疗　参见本节"一、非 ST 段抬高型 NSTE-ACS"。

(二)再灌注治疗

1. 再灌注策略选择　①经救护车收治且入院前已确诊为 STEMI 的患者,若 120 分钟内能转运至 PCI 中心,首次医疗接触(FMC)至导丝通过 IRA 时间<120 分钟,应首选直接 PCI 治疗。若 120 分钟内不能转运至 PCI 中心,最好于入院前在救护车上开始溶栓治疗,根据溶栓结果进行后续处理。若患者就诊于无直接 PCI 条件的医院,从入院到转出的时间建议<30 分钟,根据我国国情,也可请有资质的医师到有 PCI 设备的医院行直接 PCI(时间<120 分钟),若预计转运行 PCI 的时间超过 120 分钟,应进行溶栓治疗,溶栓后再转运至有 PCI 能力的医院,根据溶栓是否成功行补救性 PCI(溶栓失败者)或常规冠脉造影(溶栓成功者)。②患者自行就诊于可行直接 PCI 的医院,应在 FMC 后 90 分钟内完成直接 PCI 治疗。再灌注治疗时间窗内,发病<3 小时的 STEMI,直接 PCI 与溶栓同效;发病 3~12 小时,直接 PCI 优于溶栓治疗,优选直接 PCI。溶栓成功的患者应在溶栓后 2~24 小时内常规行冠状动脉造影,如果有明显残余狭窄者行 PCI。溶栓失败的患者应立即行紧急补救 PCI(res-cue PCI)。

2. 介入治疗　参见本篇第七章"心血管病的介入治疗"。

3. 溶栓治疗　虽然近年来 STEMI 急性期行直接 PCI 已成为首选方法,但溶栓治疗具有快速、简便、经济的特点,在不具备 PCI 条件的医院或因各种原因使 FMC 至 PCI 时间明显延迟时,对有适应证的 STEMI 患者,静脉内溶栓仍是较好的选择。溶栓获益大小主要取决于治疗时间和达到的 TIMI 血流。在发病 3 小时内行溶栓治疗,其临床疗效与直接 PCI 相当。发病 3~12 小时内行溶栓治疗,其疗效不如直接 PCI,但仍能获益。发病 12~24 小时内,如果仍有持续或间断的缺血症状和持续 ST 段抬高,溶栓治疗仍然有效。LBBB、大面积梗死(前壁 MI、下壁 MI 合并右心室梗死)患者,溶栓获益最大。标准溶栓治疗目前仅用于 STEMI 患者,选择溶栓治疗的患者,尽可能缩短经心电图明确诊断至给予药物的时间,最好能在确诊后 10 分钟后启动溶栓。

(1)溶栓治疗的适应证:①发病 12 小时内,预期 FMC 至导丝通过 IRA 时间延迟大于 120 分钟,无溶栓禁忌证者;②发病 12~24 小时仍有进行性缺血性疼痛和至少 2 个胸导联或肢体导联 ST 段抬高>0.1mV,或血流动力学不稳定,无直接 PCI 条件者。随着 STEMI 发病时间的延长,溶栓治疗的临床获益会降低。

(2)溶栓治疗的禁忌证:①近 1 月内有活动性出血(胃肠道溃疡出血、咯血、痔疮出血等),做过外科手术或活体组织检查,心肺复苏术后(体外心脏按压、心内注射、气管插管),不能实施压迫的血管穿刺及外伤史者;②患者血压>180/110mmHg,或不能排除主动脉夹层分离者;③有出血性脑血管疾病史,或半年内有缺血性卒中史者;④对扩容和升压药无反应的休克;⑤妊娠、感染性心内膜炎、二尖瓣病变合并心房颤动且高度怀疑左心房内有血栓者;⑥糖尿病合并视网膜病变者;⑦出血性疾病或有出血倾向者,严重的肝肾功能障碍及进展性疾病(如恶性肿瘤)者。由于中国人群的出血性卒中发病率高,因此,年龄≥75 岁患者应首选 PCI,选择溶栓治疗时应慎重,酌情减少溶栓药物剂量。

(3)溶栓药物:①特异性纤溶酶原激活剂:可选择性激活血栓中与纤维蛋白结合的纤溶酶原,对全身纤溶活性影响较小,无抗原性,建议优先采用。重组组织型纤溶酶原激活剂(rt-PA)阿替普酶(alteplase)是目前最常用的溶栓剂。但其半衰期短,为防止 IRA 再阻塞需联合应用肝素(24~48 小时)。其他特异性纤溶酶原激活剂,采用基因工程改良的组织型纤溶酶原激活剂衍生物,溶栓治疗的选择性更高,半衰期延长,适合弹丸式静脉推注,药物剂量和不良反应均减少,使用方便,已用于临床的有瑞替普酶(reteplase)、兰替普酶(lanetoplase)和替奈普酶(tenecteplase,TNK-PA)等,均需要联合肝素(48 小时),以防止再闭塞。②非特异性纤溶酶原激活剂:常用的有尿激酶(UK 或 rUK)和尿激酶原,可直接将循环血液中的纤溶酶原转变为有活性的纤溶酶,无抗原性和过敏反应。但再通率低、使用不方便,不推荐院前溶栓使用。链激酶(或重组链激酶)也是非特异性纤溶酶原激活剂,由于存在抗原性和过敏反应,临床上已较少使用。

（4）给药方案:参见本篇第二十六章第八节"抗血小板聚集、抗凝和溶栓药"。

（5）溶栓治疗期间的辅助抗凝治疗:尿激酶和尿激酶原为非选择性的溶栓剂,故在溶栓治疗后短时间内（12小时内）不存在再次血栓形成的可能,对于溶栓有效的患者,溶栓结束后12小时皮下注射普通肝素7 500U或低分子量肝素,共3~5天。对于溶栓治疗失败者,辅助抗凝治疗则无明显临床益处。对于阿替普酶、瑞替普酶和替奈普酶等选择性的溶栓剂,溶栓使血管再通后仍有再次血栓形成的可能,因此在溶栓治疗前后均应给予充分的抗凝治疗,可根据病情选用普通肝素、依诺肝素或磺达肝癸钠。根据体重调整普通肝素剂量,推荐静脉弹丸式注射（60U/kg,最大剂量4 000U）,随后12U/kg静脉滴注（最大剂量1 000U/h）,持续24~48小时。维持活化的部分凝血酶原时间（APTT）为正常水平的1.5~2.0倍（约50~70秒）。亦可选择低分子量肝素替代普通肝素治疗,如根据年龄、体重和估算的肾小球滤过率（estimated glomerular filtration rate,eGFR）调整应用剂量,依诺肝素,首先静脉推注30mg,然后以1mg/kg的剂量皮下注射,每12小时1次;≥75岁者,不用静脉负荷剂量,直接0.75mg/kg的剂量皮下注射,每12小时1次,最长可使用8天。如eGFR<30ml/（min·1.73m^2）,则不论年龄,每24小时皮下注射1mg/kg。

不建议院前溶栓治疗患者常规使用磺达肝癸钠和比伐卢定进行抗凝治疗,应优选普通肝素或依诺肝素作为院前溶栓治疗的辅助抗凝药物。

（6）溶栓再通的判断指标:

1）直接指征:冠状动脉造影所示血流情况通常采用TIMI（thrombolysis in myocardial infarction）分级:根据TIMI分级达到2、3级者表明血管再通,但2级者通而不畅,3级为完全性再通,溶栓失败则梗死相关血管持续闭塞（TIMI 0~1级）。

2）间接指征:①60~90分钟内抬高的ST段至少回落50%;②cTnT峰值提前至发病12小时内,CK-MB酶峰提前到14小时内出现;③2小时内胸痛症状明显缓解;④治疗后的2~3小时内出现再灌注心律失常,如加速性室性自主心律、房室传导阻滞或束支传导阻滞突然改善或消失,或下壁MI患者出现一过性窦性心动过缓、窦房传导阻滞伴或不伴低血压。上述4项中,心电图变化和心肌损伤标志物峰值前移最重要。

4. 冠状动脉旁路移植手术（CABG）　对少数合并心源性休克、严重心力衰竭,而冠状动脉病变不适宜PCI者,或出现心肌梗死机械性并发症需外科手术修复时可选择急诊CABG。

（三）其他药物治疗

1. 抗血小板治疗　除非有禁忌证,所有患者应给予本项治疗。其用法见本节"一、非ST段抬高型ACS"。STEMI静脉溶栓患者,如年龄>75岁,则用氯吡格雷75mg(不用负荷剂量),以后75mg/d,维持12个月。在服用P2Y$_{12}$受体抑制剂而拟行CABG的患者应在术前停用P2Y$_{12}$受体抑制剂,择期

CABG需停用至少5天,急诊时至少停用24小时。CABG术后无出血性并发症的STEMI患者尽快(术后6~24小时)重启DAPT。阿司匹林联合替格瑞洛或氯吡格雷DAPT至少持续12个月,对合并糖尿病、肾功能不全、多支血管病变和周围血管病变等高危人群,也可考虑延长至24~30个月,如果超过12个月后继续使用替格瑞洛,建议剂量调整为60mg,2次/d。

在有效的双联抗血小板及抗凝治疗情况下,不推荐STEMI患者造影前常规应用GP Ⅱ b/Ⅲ a受体拮抗剂;高危患者或造影提示血栓负荷重、未给予适当负荷量P2Y$_{12}$受体抑制剂的患者可静脉使用替罗非班或依替巴肽。直接PCI时,冠状动脉内注射替罗非班有助于减少无复流、改善心肌微循环灌注。

2. 抗凝治疗　除非有禁忌证,所有STEMI患者无论是否采用溶栓治疗,都应在抗血小板治疗的基础上常规接受抗凝治疗。对于接受溶栓或未行再灌注治疗的患者,磺达肝癸钠有利于降低死亡和再梗死,而不增加出血并发症,使用最长8天,但不主张磺达肝癸钠单独用于STEMI直接PCI时,需联合普通肝素治疗,以减少导管内血栓形成发生。接受PCI治疗的STEMI患者,术中均应给予肠外抗凝药物,应权衡有效性、缺血和出血风险,选择性使用普通肝素、依诺肝素或比伐卢定。直接PCI尤其出血风险高时推荐应用比伐卢定作为术中抗凝用药。

若因非瓣膜性房颤或其他原因,正在接受口服抗凝药物治疗的患者发生STEMI时,建议行直接PCI,术中推荐肠外抗凝治疗,应避免使用GP Ⅱ b/Ⅲ a受体拮抗剂。STEMI缺血高危患者,术后抗栓方案(包括联合使用药物的类型,三联持续的时间等)取决于血栓栓塞风险和出血风险。如缺血风险明显大于出血风险,围手术期推荐三联抗栓治疗(口服抗凝药+阿司匹林+P2Y$_{12}$受体抑制剂),之后可三联抗栓直至1~3个月。具体用法及其他抗凝治疗见本节上文"非ST段抬高型ACS"。

3. 硝酸酯类药物　对于有持续性胸部不适、高血压、大面积前壁MI、急性左心衰竭的患者,在最初24~48小时的治疗中,静脉内应用硝酸酯类药物有利于控制心肌缺血发作,缩小梗死面积,降低短期甚至可能长期病死率。其用法见本节上文"非ST段抬高型ACS"。有下壁MI,可疑右心室梗死或明显低血压的患者(收缩压低于90mmHg),尤其合并明显心动过缓或心动过速时,硝酸酯类药物能降低心室充盈压,引起血压降低和反射性心动过速,应慎用或不用。无并发症的MI低危患者不必常规给予硝酸酯类药物。

4. 镇痛剂　选择用药和用法见本节上文"非ST段抬高型ACS"。

5. β受体阻滞剂　无禁忌证时,应于发病后24小时内常规口服,其用法见本节上文"非ST段抬高型ACS"段。

6. CCB　非二氢吡啶类CCB维拉帕米或地尔硫草用于急性期,除了能控制室上性心律失常,对减少梗死范围或心血管事件并无益处。因此,不建议对STEMI患者常规应用非二氢吡啶类CCB。但非二氢吡啶类CCB可用于硝酸酯和β受体阻滞剂之后仍有持续性心肌缺血或房颤房扑伴心室率过快的患者。STEMI合并难以控制的高血压患者,可在ACEI或ARB和β受

体阻滞剂的基础上应用长效二氢吡啶类 CCB。血流动力学表现在 Killip Ⅱ级以上的 STEMI 患者应避免应用非二氢吡啶类 CCB。不推荐使用短效二氢吡啶类 CCB。

7. ACEI 和 ARB 对于合并 LVEF≤40%或肺淤血,以及高血压、糖尿病和慢性肾病的 STEMI 患者,如无禁忌证,应该尽早并长期应用。给药时应从小剂量开始,逐渐增加至目标剂量,不推荐常规联合应用 ACEI 和 ARB。ARNI 可用于合并心力衰竭的 STEMI 患者。

8. 调脂治疗 见本节上文"非 ST 段抬高型 ACS"。

9. 醛固酮受体拮抗剂 STEMI 后已接受 ACEI 和/或 β 受体阻滞剂治疗,但仍存在左心室收缩功能不全(LVEF≤40%)、心力衰竭或糖尿病,且无明显肾功能不全[血肌酐男性≤221μmol/L(2.5mg/dl),女性≤177μmol/L(2.0mg/dl)、血钾≤5.0mmol/L]的患者,应给予醛固酮受体拮抗剂治疗。

10. 伊伐布雷定 可用于窦性心动过速但 β 受体阻滞剂禁忌且不适应使用非二氢吡啶类 CCB 的患者,2.5～7.5mg,2 次/d。

(四)抗心律失常治疗 参见本篇第三章"心律失常"。

1. 室性心律失常 再灌注治疗中及发病 24 小时内发生的室性心律失常是否需要进行干预治疗取决于持续时间和对血流动力学的影响,无症状且不影响血流动力学的室性心律失常不需要使用抗心律失常药物。发病 48 小时后非缺血诱发的持续室速或室颤需评价是否有安装植入型心律转复除颤器(ICD)的指征。反复发作室速和/或室颤的患者推荐早期行完全血运重建以解除潜在的心肌缺血。合并多形性室速或室颤的患者如无禁忌证应静脉使用 β 受体阻滞剂治疗;反复出现多形性室速或多次电复律后血流动力学仍不稳定伴反复室速的患者应静脉使用胺碘酮;如果 β 受体阻滞剂、胺碘酮及超速抑制治疗无效,可使用利多卡因治疗。应注意纠正电解质紊乱(尤其是低钾血症与低镁血症)。经完全血运重建及优化药物治疗后仍反复发作室速、室颤或电风暴的患者,可考虑在植入 ICD 后行射频消融治疗(参见本篇第五章"心脏骤停和心脏性猝死")。

2. 室上性快速心律失常 STEMI 时,房颤发生率为 6%～21%,但不需要预防性使用抗心律失常药物。急性期房颤的心室率控制比心律控制更为有效。如无心力衰竭或低血压时可静脉使用 β 受体阻滞剂控制心室率;当存在急性心力衰竭但不伴有低血压时可静脉给予胺碘酮控制心室率;同时存在急性心力衰竭和低血压时可考虑静脉使用洋地黄类药物控制心室率。地高辛不用于 STEMI 合并房颤的心律控制。伴房颤的 STEMI 患者如药物治疗不能控制快心室率或存在持续的心肌缺血、严重的血流动力学障碍或心力衰竭时,应立即行电复律;静脉胺碘酮有助于增加电复律的成功率,降低房颤再发风险(参见本篇第六章"植入性心脏电子装置和体外电复律")。应根据 CHA₂DS₂-VASc 评分决定是否需长期口服抗凝药。

3. 缓慢的窦性心律失常 除非存在低血压或心率<50 次/min,一般不需要治疗。对于伴有低血压的心动过缓(可能

减少心肌灌注),可静脉注射硫酸阿托品 0.5～1mg,如疗效不明显,几分钟后可重复注射,最好是多次小剂量注射。因静脉滴注异丙肾上腺素会增加心肌的氧需量和心律失常的危险,因此不推荐使用。药物无效或发生明显副作用时也可考虑应用人工心脏起搏器。

4. 房室传导阻滞 二度Ⅰ型和Ⅱ型房室传导阻滞及并发于下壁 MI 的三度房室传导阻滞心率>50 次/min 且 QRS 波不宽者,无须处理,但应严密监护。下列情况是安置临时起搏器的指征:①二度Ⅱ型或三度房室传导阻滞 QRS 波增宽者;②二度Ⅱ型或三度房室传导阻滞出现过心室停搏;③三度房室传导阻滞心率<50 次/min,伴有明显低血压或心力衰竭,经药物治疗效果差;④二度或三度房室传导阻滞合并频发室性心律失常。STEMI 后 2～3 周进展为三度房室传导阻滞或阻滞部位在希氏束以下者应安置埋藏式起搏器。

5. 心脏停搏 参见本篇第五章"心脏骤停和心脏性猝死"。

(五)抗低血压和心源性休克治疗 根据休克纯属心源性,抑或尚有周围血管舒缩障碍,或血容量不足等因素存在,而分别处理。

1. 补充血容量 约 20%的患者由于呕吐、出汗、发热、使用利尿药和不进饮食等原因而有血容量不足,需要补充血容量来治疗,但又要防止补充过多而引起心力衰竭。可根据血流动力学监测结果来决定输液量。如中心静脉压低,在 5～10cmH₂O(1cmH₂O=98.06Pa)之间,肺毛细血管楔压在 6～12mmHg 以下,心排血量低,提示血容量不足,可静脉滴注低分子右旋糖酐或 5%～10%葡萄糖液,输液后如中心静脉压上升>18cmH₂O,肺毛细血管楔压>15～18mmHg,则应停止。右心室梗死时,中心静脉压的升高则未必是补充血容量的禁忌。

2. 应用升压药 补充血容量,血压仍不升,而肺毛细血管楔压和心排血量正常时,提示周围血管张力不足,可选用血管收缩药:①多巴胺:<3μg/(kg·min)可增加肾血流量;严重低血压时,以 5～15μg/(kg·min)静脉滴注。②多巴酚丁胺:必要时可以 3～10μg/(kg·min)与多巴胺同时静脉滴注。③去甲肾上腺素:大剂量多巴胺无效时,也可以 2～8μg/min 静脉滴注。

3. 应用血管扩张药 经上述处理,血压仍不升,而肺毛细血管楔压增高,心排血量低,或周围血管显著收缩,以至四肢厥冷,并有发绀时,可用血管扩张药。血管扩张药要在血流动力学严密监测下谨慎应用,可选用硝酸甘油或二硝酸异山梨醇、硝普钠、酚妥拉明等。

4. 治疗休克的其他措施 包括纠正酸中毒、纠正电解质紊乱、避免脑缺血、保护肾功能,必要时应用糖皮质激素和洋地黄制剂。

5. 辅助循环装置 包括主动脉内球囊反搏术(IABP)和体外膜肺(ECMO)、左心室辅助装置、心室辅助系统或体外循环。IABP 对于因机械并发症导致血流动力学不稳定的 STEMI 合并心源性休克患者,可作为辅助治疗手段,但它不能改善 STEMI 患者的预后,不推荐常规使用。

(六)心力衰竭治疗 主要是治疗左心室衰竭(参见本篇

第二章"心功能不全")。治疗取决于病情的严重性。肺水肿且 $SaO_2<90\%$ 的患者应给予吸氧;呼吸窘迫(呼吸频率>25次/min 且 $SaO_2<90\%$)的患者在不伴低血压时可考虑使用无创通气支持;患者出现导致呼吸衰竭且无法耐受无创通气支持时,应有创通气治疗;肺水肿伴呼吸困难的患者,可以考虑使用阿片类药物缓解呼吸困难及焦虑症状。严重心力衰竭伴有难以纠正的低血压的患者可以考虑使用正性肌力药物,可静脉滴注多巴胺 $[5\sim15\mu g/(kg\cdot min)]$ 和/或多巴酚丁胺;存在肾灌注不良时,可使用小剂量多巴胺 $[<3\mu g/(kg\cdot min)]$。伴有难治性心力衰竭且对利尿剂反应不佳患者,可行超滤或血液净化治疗。血流动力学稳定,LVEF≤40%或心力衰竭的患者应尽早使用 ACEI/ARB 或 ARNI;病情稳定后应使用 β 受体阻滞剂;LVEF≤40%但不伴严重肾衰竭及高钾血症的患者应使用醛固酮受体拮抗剂。收缩压>90mmHg 合并心力衰竭患者,应给予硝酸酯类药物以缓解症状及减轻肺淤血;心力衰竭伴有收缩压升高的患者可考虑使用硝酸酯类药物或硝普钠 $[$ 常从小剂量(10μg/min)开始 $]$ 控制血压及缓解症状;伴有容量负荷过重症状/体征合并心力衰竭患者应使用利尿剂。经优化药物治疗 3 个月以上或 STEMI 发作≥6 周后仍有心力衰竭症状(心功能 Ⅱ~Ⅲ级)且 LVEF≤35%、预期寿命 1 年以上的患者,应植入 ICD 以降低猝死风险。存在持续性心肌缺血的患者应早期行冠状动脉血运重建治疗。

（七）**并发症治疗**　室壁膨胀瘤形成伴左心室衰竭或心律失常时可行外科切除术。并发心室间隔穿孔,如无心源性休克,血管扩张剂(例如静脉滴注硝酸甘油)联合 IABP 辅助循环有助于改善症状。紧急外科手术对合并室间隔穿孔伴心源性休克患者可提供生存的机会,对某些选择性患者也可行经皮导管室间隔缺损封堵术。乳头肌断裂致急性二尖瓣反流宜在血管扩张剂联合 IABP 辅助循环下尽早外科手术治疗。急性的心室游离壁破裂外科手术的成功率极低,几乎都是致命的。假性室壁瘤是左心室游离壁的不完全破裂,可通过外科手术修补。但 STEMI 急性期时因坏死组织脆软,使心外科早期手术难度增大,因此最佳手术时机尚未达成共识。对心肌梗死后心包炎的患者可给予抗炎治疗,优先选用大剂量的阿司匹林,且可考虑合用秋水仙碱。不推荐使用 NSAIDs 和糖皮质激素,因其可能干扰 STEMI 后心室肌的早期愈合。

（八）**右心室心肌梗死的处理**　右心室 MI 大多与下壁 MI 同时发生,易出现低血压,但很少伴发心源性休克。预防和治疗原则是维持有效的右心室前负荷,避免使用利尿剂和血管扩张剂(如硝酸酯类、ACEI/ARB 和阿片类)。经积极静脉扩容治疗,并最好进行血流动力学监测,肺毛细血管楔压如达 15mmHg,即应停止补液。若补液 1 000~2 000ml 血压仍不回升,应静脉滴注正性肌力药(如多巴酚丁胺或多巴胺)。合并高度房室传导阻滞时,可予以临时起搏。

（九）**康复和出院后治疗**　如患者病情允许,应在 STEMI 住院期间尽早开始康复治疗。患者住院期间进行运动负荷试验,客观评估运动能力,以指导日常生活或制定运动康复计划。

STEMI 后早期行心肺运动试验具有良好的安全性与临床价值。(参见本章第四节"冠状动脉粥样硬化性心脏病的二级预防")。

【**出院前评估**】

（一）**出院前的危险分层**　出院前应对 STEMI 患者进行危险分层以决定是否需要进行介入性检查。对早期未行介入性检查而考虑进行血运重建治疗的患者,应及早评估左心室射血分数和进行负荷试验,根据负荷试验的结果发现心肌缺血者应进行心导管检查和血运重建治疗。

（二）**左心室功能的评估**　左心室功能是影响 STEMI 患者预后最主要的因素之一。超声心动图检查有助于检测 MI 范围、附壁血栓、左心室功能和机械并发症。

（三）**心肌存活的评估**　STEMI 后左心室功能异常部分是由于坏死和瘢痕形成所致,部分是由存活但功能异常的心肌细胞即冬眠或顿抑心肌所致,后者通过血管重建治疗可恢复收缩功能,从而明显改善左心室功能。因此,鉴别纤维化心肌与存活心肌所导致的心室功能异常具有重要的预后和治疗意义。可选择负荷超声心动图或单光子发射计算机断层成像术,心脏磁共振和正电子发射型计算机断层显像对评价心肌的存活性有重要价值。

（四）**心律失常的评估**　动态心电图监测和心脏电生理检查是评价心律失常较为可靠的方法。对 MI 后显著左心室功能不全伴 QRS 波心动过速诊断不明或反复发作的非持续性室速患者、AMI 24~48 小时后出现的室颤、急性期发生严重血流动力学不稳定的持续性室速患者,建议行电生理检查。

三、冠状动脉非阻塞性心肌梗死（MINOCA）

MINOCA 是 2016 年由 ESC 工作组第一次正式提出的。人群中急性心肌梗死病例中 MINOCA 的比例应在 5%~15%,女性居多。

【**病因与临床表现**】

MINOCA 是一种由多种病因引起的综合征。

1. **斑块破损**　在 MINOCA 患者中很常见,约占 1/3。斑块破损会激活远端合并冠状动脉痉挛造成血栓形成,或自发溶栓造成瞬间形成血栓直接导致急性心肌梗死。斑块破损只能通过冠状动脉腔内影像加以确诊,其中,最推荐进行 OCT 造影,次选 IVUS。

2. **心外膜冠状动脉血管痉挛**　约 46% 的 MINOCA 患者在接受诱发检测时确诊存在冠状动脉血管痉挛。长时间血管痉挛性发作可导致 MINOCA。

3. **冠状动脉微血管功能紊乱**　目前仅有限的研究评价冠状动脉微血管功能紊乱在 MINOCA 患者中的作用,包括微血管心绞痛、微血管痉挛或冠状动脉慢血流灌注等。

4. **冠状动脉栓塞/血栓**　如合并微循环栓塞或存在心外膜冠状动脉血栓部分溶解易表现为 MINOCA,可以在有或没有高凝状态的情况下发生,在较年轻的女性患者中尤为常见。

5. **自发性冠状动脉夹层**　是造成 50 岁以下女性急性心肌

梗死发作的常见原因。尽管存在血流障碍,由于血管的缓变切面效应,大部分自发性冠状动脉夹层患者通常冠状动脉造影表现正常或接近正常状态。使用 IVUS 或 OCT 可确诊,为避免医源性地扩大夹层范围,首选 IVUS。

6. 氧供需不匹配　需针对存在明确诱因的 2 型心肌梗死的 MINOCA 人群的氧供需情况进行评价。

【诊断与鉴别诊断】

MINOCA 的确诊必须同时满足:①急性心肌梗死的诊断标准;②非阻塞性冠状动脉疾病的诊断标准;③无其他引起急性心肌梗死的特殊临床疾病,如肺栓塞,心肌炎等。急性心肌梗死的诊断标准参见本节上文"ST 段抬高型心肌梗死(STEMI)"。非阻塞性冠状动脉疾病的诊断标准是:冠状动脉造影显示,主要心外膜血管无阻塞性疾病(无≥50%的狭窄),包括以下三类患者:正常冠状动脉(无>30%的狭窄)、轻度冠状动脉狭窄(狭窄程度<30%)和中度冠状动脉狭窄(狭窄程度 30%～50%)。

临床诊断 MINOCA 后还要进行病因鉴别诊断,包括:斑块破裂、冠状动脉痉挛、冠脉血栓栓塞、冠状动脉夹层、微血管痉挛等。

此外,MINOCA 尚需与 Takotsubo 综合征相鉴别,后者左心室造影或超声心动图可见典型的左心室心尖部球形膨出伴收缩活动明显减弱或消失,且这种改变为可逆的(参见本篇第十七章"心肌病")。

【预后】

MINOCA 患者的预后取决于潜在的病因。大多数研究表明,MINOCA 患者的预后优于 STEMI 患者。但是 MINOCA 患者在随访期间发生事件的风险高于无心血管疾病的普通人群。此外,MINOCA 的院内死亡率预测因子与 STEMI 相似。

【治疗】

目前缺乏专门针对 MINOCA 的研究,因此缺乏基于循证证据的治疗方法。其治疗主要包括:①针对病因的治疗;②紧急支持治疗:主要是针对危及生命的心律失常或心源性休克;③心脏保护治疗,包括传统的药物(抗血小板、他汀、ACEI/ARB 和 β 受体阻滞剂)。MINOCA 的病因不同,治疗也存在差异。

第四节　冠状动脉粥样硬化性心脏病的二级预防

冠心病的二级预防,可减少动脉粥样硬化的危险因素,延缓和逆转冠状动脉病变的进展,防止斑块不稳定等所致的急性冠脉事件,从而大大降低心血管疾病致残率和病死率。

(一)非药物干预

1. 戒烟限酒　吸烟(包括被动吸烟)可导致冠状动脉痉挛,降低 β 受体阻滞剂的抗缺血作用,成倍增加 MI 后的病死率,应彻底戒烟,并远离烟草环境。严格控制酒精摄入,女性每天饮用酒精不超过 15g(相当于 50 度白酒 30ml),男性每天不超过 25g(相当于 50 度白酒 50ml)。

2. 运动和控制体重　患者出院前应进行运动耐量评估,并制定个体化体力运动方案。对于所有病情稳定的患者,建议每日进行 30～60 分钟中等强度的有氧运动(例如快步行走等),每周至少坚持 5 天。通过控制饮食与增加运动将体重指数控制于 24.9kg/m² 以下。

3. 情绪管理　注重患者的双心健康,评估患者的精神心理状态,识别可能存在的精神心理问题,并给予对症处理。

(二)药物治疗

1. 抗血小板治疗　所有冠心病患者除有禁忌证者外均应长期服用阿司匹林(75～150mg/d)治疗,有禁忌证者,可用氯吡格雷(75mg/d)或吲哚布芬(100mg,2 次/d)替代。

2. 肾素-血管紧张素-醛固酮系统抑制剂　若无禁忌证,所有伴有左心室收缩功能不全(LVEF<40%)、高血压、糖尿病或慢性肾脏疾病的患者均应长期服用 ACEI/ARB。无明显肾功能损害和高血钾的患者,经有效剂量的 ACEI/ARB 或 ARNI 与 β 受体阻滞剂治疗后其 LVEF 仍<40%者,可应用醛固酮拮抗剂治疗。

3. β 受体阻滞剂　若无禁忌证,所有患者均应长期服用 β 受体阻滞剂治疗,并根据患者耐受情况确定个体化的治疗剂量。

(三)控制心血管危险因素

1. 控制血压　目标血压为<130/80mmHg,年龄>80 岁的患者目标血压为<150/90mmHg。在保证血压(特别是收缩压)达标的前提下,需避免患者舒张压水平<60mmHg 和收缩压<110mmHg。降压药首选 β 受体阻滞剂、ACEI/ARB,必要时加用其他种类降压药物。

2. 调脂治疗　所有患者无论血脂水平如何,若无禁忌证或不能耐受均应坚持使用他汀类药物,将 LDL-C 控制在<1.8mmol/L(70mg/dl)。对既往有心肌梗死史、缺血性卒中史、合并症状性外周动脉疾病的患者,或 ACS 合并多个危险因素(如年龄≥65 岁、杂合子家族性高胆固醇血症、既往 CABG 或 PCI 手术史、糖尿病、高血压、吸烟及慢性肾脏病 3～4 期等)的患者,可考虑将 LDL-C 治疗目标值设定为 1.4mmol/L(55mg/dl)以下。若强化他汀治疗后 LDL-C 仍不能达标或不耐受大剂量他汀类药物,可联合应用胆固醇吸收抑制剂依折麦布和/或 PCSK9 抑制剂。

3. 血糖管理　对所有患者均应常规检测空腹、餐后血糖和糖化血红蛋白(HbA1c)。对于确诊糖尿病的患者,在积极控制饮食并改善生活方式的同时,可考虑应用降糖药物治疗。HbA1c 应控制在 7% 以下,有严重低血糖史、预期寿命较短、有显著微血管或大血管并发症,或有严重合并症、糖尿病病程长、口服降糖药或胰岛素治疗后血糖难以控制的患者可应用相对宽松的 HbA1c 目标值(如<8.0%)。部分胰高血糖素样肽-1 受体激动剂(GLP-1RA)如利拉鲁肽(liraglutide)、司美格鲁肽和钠-葡萄糖共转运蛋白 2(SGLT-2)抑制剂如恩格列净(empagliflozin)或达格列净(dapagliflozin)可降低患者主要不良心血管事件,应在二甲双胍治疗基础上优先联合应用。

第五节　其他类型的冠心病

姚　康　钱菊英

一、微血管性心绞痛

20世纪60年代起,随着冠状动脉造影逐渐开展及完善,临床疑诊冠状动脉粥样硬化性心脏病的患者能够通过冠脉造影使诊断明确,然而,临床工作中经常碰到患者呈典型劳力性心绞痛症状且心电图运动试验阳性,但行冠脉造影时并未发现明显的冠脉狭窄。1967年,Likoff等首先报道了一组有典型劳力性心绞痛,心电图运动试验阳性而冠状动脉造影正常的女性患者,引起了临床重视。1973年,Kemp等首先将此症候群命名为X综合征。为了与"代谢性X综合征"区分,又将X综合征称为心脏X综合征。1988年,Cannon等经过多年的研究和观察发现此类患者心内膜有斑块状纤维,无浸润物质,提示可能是微循环异常所致,故建议称为"微血管性心绞痛"(microvascular angina,MVA)。

【流行病学】

不同的研究人群报道的MVA发生有所差异,国外学者对于怀疑缺血性心脏病进行第一次冠脉造影的患者进行调查显示,23.3%的女性患者和7.1%的男性患者冠脉造影正常。另一项研究显示,胸痛患者行冠脉造影发现女性患者冠脉造影阴性的比例是男性患者的5倍(41% vs. 8%)。复旦大学附属中山医院对2005—2011年所有因劳力型胸痛行运动平板试验结果阳性并完成冠脉造影的患者进行分析,显示共602例患者中416例患者存在达到50%或以上程度的冠脉狭窄,冠脉正常或基本正常的比例为30.7%(185/602),男性患者发生率为23.8%(103/432),平均年龄为55.9岁,女性患者发生率为48.2%(82/170),平均年龄为58.5岁。各项结果均显示MVA在女性患者中发病率高于男性。

【病因与病理生理】

MVA的发病机制目前仍不清楚,但已经提出了几种理论。目前最主要的两种假设是:

(一)微血管功能障碍　冠脉循环由3种不同的血管组成,最近端血管为大的心外膜血管,直径从500μm～5mm不等,主要用于存储血液。毛细血管前动脉直径为100～500μm,主要维持血压及血流变化。最远端为肌间小动脉,根据组织氧耗需求提供血流。冠脉造影只能观察到大于500μm的血管,而无法观察的微血管对于调节冠脉的氧供、生长、炎症反应、抗凝及通透性等更为重要。

血管内皮细胞通过释放舒张和收缩因子来调节血流量,这些因子作用于冠脉平滑肌细胞,改变管腔内径和血流量从而引发胸痛症状和ST段改变。冠脉内皮细胞障碍引起收缩因子分泌过多而舒张因子分泌不足,小血管收缩引起心肌局部代谢产物腺苷的堆积,作用于心脏传入神经,引起疼痛。

Cannon等通过热稀释法测定静息和起搏时心大静脉血流量发现,起搏诱发典型心绞痛而冠状动脉造影正常的患者,心大静脉血流量的增加和冠状动脉阻力的降低均明显少于未诱发胸痛的患者,静脉注射麦角新碱后上述变化更为明显,而冠状动脉造影未显示任何心外膜大冠状动脉痉挛的征象,提示这类患者主要是由于小冠状动脉扩张贮备降低或收缩而导致的心肌缺血。此外,运动、心房调搏、使用血管扩张剂后虽然心外膜下冠状动脉无狭窄,但冠脉血流量却不能相应增加,心电图可有缺血性改变、节段性室壁运动及心肌灌注异常等情况,这些都反映出微血管的舒张功能障碍,对扩血管刺激反应性差,缩血管反应增强,引起小动脉血流储备降低。

(二)心脏疼痛敏感性异常　Shapiro等观察到MVA患者进行心导管检查过程中出现胸痛,发作性质与检查前类似,在将导管移动到上腔静脉与右心房之间或向右心房内注入生理盐水均能诱发相似的胸痛发作,因此,首次提出疼痛敏感理论。另一些研究指出,MVA患者可能对疼痛反应过度,MVA患者中疑病症、焦虑及惊恐发作均较常见。近年来陆续有报道指出痛觉异常、疼痛敏感性增高、精神心理障碍、自主神经功能失调、雌激素水平降低等可能参与MVA症状的发作。但上述相关发病原因报道较少,仅有的报道研究样本量也较小且无统一划分标准,因此目前仍缺乏大样本的循证医学证据。

【临床表现】

MVA的主要临床表现为发作性胸痛,其疼痛特点常为较典型的劳力性心绞痛,为劳力诱发的胸骨后或心前区疼痛或紧迫感,可向左肩、臂、颈或咽部放射,休息和含服硝酸甘油后数分钟可缓解。但有些患者胸痛持续时间可长达半小时以上,甚至部分患者胸痛不典型,表现为持续时间较长的闷痛。

【诊断与鉴别诊断】

临床上诊断MVA较为严格,目前通常采用的诊断标准有以下几点:①有典型劳力性心绞痛发作;②运动试验阳性(ST段缺血型压低>0.1mV);③左室功能正常;④冠状动脉造影正常;⑤麦角新碱激发试验阴性(排除大冠状动脉痉挛)。当具备上述各项时,临床上MVA的诊断可成立。诊断MVA需排除非心源性疾病(如胃肠道、骨骼肌、肺部及精神性疾病等),结构性或炎症性心脏疾病(瓣膜病、心包炎等),以及其他冠状动脉造影无明显狭窄病变但能引起胸痛的疾病,(如更年期综合征、自主神经功能紊乱等)。需要注意的是冠状动脉血流缓慢综合征——冠脉造影时末梢段血管显影延迟,尽管此类患者也存在微血管功能障碍,但因其具有男性患者发病率高,以静息或混合型心绞痛发作形式为主等特点,有学者建议称为"Y综合征",目前将其归为另一类疾病,不应诊断为MVA。

【治疗】

由于病理生理机制不清楚,传统的抗心绞痛药物治疗效果有限,目前对于MVA患者的治疗管理主要包括:抗缺血和镇痛药物治疗、非药物治疗和生活方式干预。

(一)抗缺血药物治疗

1. 硝酸酯类及尼可地尔　硝酸酯类体内代谢可促进一氧

化氮(NO)的产生,诱导冠状动脉扩张,目前虽无大型随机试验评价硝酸酯类对于 MVA 控制症状发作的疗效,但观察研究表明,硝酸酯类对减轻胸痛有一定的疗效。然而,硝酸酯类对于大、中动脉具有良好的扩张效应,对于 MVA 患者以微血管功能障碍为主的扩张效果有限。尼可地尔是 ATP 敏感的钾通道开放剂,对微血管具有较强的扩张作用,兼有类似硝酸酯类药物的扩张心外膜冠脉血管的作用,可用于微血管性心绞痛。

2. β受体阻滞剂 通过阻断儿茶酚胺诱导的心率、血压及心肌收缩力,β受体阻滞剂能降低心肌氧耗,改善 MVA 患者的症状、提高运动耐量。研究发现普萘洛尔及阿替洛尔较安慰剂能提高 MVA 患者运动耐量,新一代β受体阻滞剂——奈必洛尔及卡维地洛则具有额外的内皮依赖性舒张功能,已发现此类药物较传统β受体阻滞剂提高 MVA 患者循环中内皮功能相关参数,如血浆非对称二甲基精氨酸(ADMA)、精氨酸和 NO 水平,并提高运动负荷试验压力测试参数。

3. 钙通道阻滞剂 其对于 MVA 的治疗效果仍充满争议。维拉帕米、硝苯地平已被证明较安慰剂能减少心绞痛发作的频率,延长运动时间。然而,静脉注射地尔硫草不增加反而减少冠脉血流储备。此外,β受体阻滞剂已被证明较钙通道阻滞剂更有效。

4. 雷诺嗪 作为一种新型的抗心绞痛药物,慢性严重心绞痛患者使用雷诺嗪可增加活动量,且雷诺嗪被证实参与调控神经疼痛性电压门控钠通道,可能对 MVA 患者心绞痛有效。

5. 血管紧张素转换酶抑制剂(ACEI) ACEI 减少具有收缩血管的作用的血管紧张素Ⅱ生成,用于血压管理;并减少内皮缓激肽的降解,刺激 NO 和其他血管扩张剂的生产。西拉普利和依那普利可提高患者运动耐量、延迟运动试验中 ST 下移的时间及程度,而依那普利可提高患者循环中 NO 的比例。

6. 他汀类药物 除抑制 HMG-CoA 还原酶降低胆固醇外,还具有改善内皮依赖性血管舒张的作用,因此,他汀类药物可能对 MVA 患者有益。有报道称 MVA 患者服用他汀类药物后运动诱发的胸痛及肱动脉血流介导的扩张均有所改善,但他汀类药物尚不能作为 MVA 治疗的主要手段。

(二)镇痛药物治疗

1. 黄嘌呤衍生物 前文已提及疼痛反应过度作为 MVA 发病的原因之一,黄嘌呤衍生物作为腺苷受体阻断剂被认为可控制 MVA 患者的胸痛。与安慰剂比较,MVA 患者服用氨茶碱 3 周后,其 ST 段压低的频率及最大程度均无明显差异,但胸痛发作的频率减少,且引起胸痛的阈值提高。

2. 三环类抗抑郁药 除了控制 MVA 患者的抑郁外,由于再摄取具有抑制作用的神经递质——5-羟色胺和去甲肾上腺素,三环类抗抑郁药具有镇痛活性。对胸痛且冠脉造影正常患者的研究中,丙米嗪治疗期经历胸痛发作减少 52%。此外,患者对于右心室电刺激或冠脉内给予腺苷的疼痛敏感性显著改善。

(三)非药物治疗 认知行为疗法、神经刺激及星状神经节切除等对于 MVA 的疗效均有所报道,但目前为止尚不能作为 MVA 患者的主要治疗方式。

(四)生活方式干预 生活方式干预包括:运动训练、减肥、戒烟及地中海饮食等,而运动训练是唯一被详细评估过有效的干预方式。8 周的运动训练可增加运动能力并延缓运动诱发心绞痛的时间,运动训练也增加了内皮依赖性血流量。

【预后】

美国冠状动脉外科研究(CASS)注册登记的有心绞痛而冠状动脉造影无显著狭窄者,随访 7 年,其中 3 136 例冠状动脉造影正常者的存活率为 96%,915 例冠状动脉有轻变狭窄(<50%)者的存活率为 92%。另一项研究中的 1 491 例心绞痛症状和正常冠状动脉(没有大的心外膜动脉狭窄>25%),无心肌梗死存活率 5 年为 99%,10 年为 98%,均表明预后良好。复旦大学附属中山医院对 2005—2011 年间诊断为 MVA 的患者进行随访,平均随访 35.6(6~85)个月时发生心脏不良事件(包括心源性死亡、非致死性心肌梗死、需复苏的心脏骤停)比例为 2.2%(4/185),发作性胸痛的患者比例为 23.8%(44/185)。与早期研究结果基本相似,提示 MVA 预后相对良好,但胸痛症状容易反复。

然而,最近的研究证据则挑战了有心绞痛无冠脉阻塞的冠心病是一种良性疾病的观点。WISE 研究发现,女性中 5 年的心血管事件发生率分别为:在 222 例有胸痛症状的轻度狭窄(任何冠状动脉狭窄 1%~49%)患者中为 16%,318 例正常冠状动脉(各支血管均无狭窄)患者中为 7.9%,5 932 无症状患者中为 2.4%。

由于目前对于 MVA 的病理生理机制尚不清楚,因此,对于其治疗方案相对局限,疗效欠佳,生存预后各方说法不一,继续深入研究明确发病机制,找出影响预后的危险因素进行干预,改善患者的生活质量,提高远期生存是未来努力的方向。

二、冠状动脉心肌肌桥

【流行病学】

冠状动脉通常走行于心脏外膜组织的表面,当其某个节段走行于心肌中时,在心脏收缩期往往受到心肌组织的压迫而管腔缩窄,舒张期时压迫解除而恢复充盈,此现象称为冠状动脉心肌肌桥(myocardial bridge,MB),走行于心肌内的冠状动脉称为"壁冠状动脉"。1960 年,Portsmann 和 Iwig 首先报告了 MB 的冠状动脉造影表现,即挤奶征(milking effect):心肌收缩时左前降支出现阶段性、暂时性闭塞;尸体解剖心肌桥发生率在 15%~85%,而冠状动脉造影检出率在 0.5%~16% 之间,说明大部分 MB 没有临床意义,但严重的 MB 可产生心肌缺血,临床上表现为心绞痛、心律失常甚至心肌梗死或猝死。硝酸甘油和正性肌力药物能使收缩期肌桥段压迫增强。血管内超声显像能够精确了解壁冠状动脉解剖情况,提供 MB 独特的血管壁形态和功能情况。

MB 最常见于前降支中段,长度从 4~30mm 不等,冠脉造影和病理检查发现动脉粥样硬化较少累及肌桥段冠状动脉及远段血管,这种保护效应可能与血流切应力及血管超微结构改变等因素有关;而肌桥段近段由于逆向血流损伤内皮细胞,脂质沉积,动脉粥样硬化往往易于发生,甚至造成自发夹层、斑块破裂及血栓形成;钱菊英在国内首次开展我国人群心肌桥发生率的大规模临床研究,采用硝酸酯激发试验,对 5 525 例接受冠脉造影者研究发现,MB 发生率为 16.1%,且冠脉粥样硬化更容易发生在心肌桥近端(近端 vs. 远端:40.3% vs.5.5%),揭示了国人 MB 及其动脉粥样硬化的发病特征,该成果已成为了解中国人群心肌桥发生情况的重要窗口。

【诊断】

MB 可通过冠脉造影、血管内超声、血流多普勒及冠脉 CT 检出,冠脉造影需要至少一个投照体位上发现冠状动脉呈典型的一过性收缩期狭窄,舒张期往往管腔充盈良好,这种现象称之为挤奶征;对可疑患者,经冠状动脉给予血管扩张药物,如硝酸甘油,往往可见收缩期狭窄加重,进一步提高检出率。血管内超声及血流多普勒是 MB 检出及血流动力学评价的重要手段。葛均波等利用血管内超声及多普勒在国际上最早发现了具有高度敏感性和特异性的 MB 血管内超声特征——紧邻血管壁存在"半月形"无回声区域,这一发现使厚度在 150μm 以上 MB 的检出率接近 100%。他还发现了 MB 特异的多普勒血流"指尖现象",表现为舒张早期冠状动脉血流速度突然加快,形成突出的高峰,舒张中期血流逐渐下降,随后逐渐减缓构成舒张中晚期平台,当收缩一开始,血流速度再次迅速下降,并于 MB 近端出现逆向血流,心率增快可以进一步改变血流图形,使舒张早期血流峰值更高,舒张中晚期平台缩短,逆向血流增加。近年来,随着冠状动脉多排螺旋 CT 及双源 CT 使用增多,冠状动脉 CT 已成为心肌桥无创检出的重要手段,多排 CT 可以从多方位和角度观察肌桥情况,可对其长度、厚度及狭窄程度作出准确判断,是冠脉造影的有益补充。

【治疗】

有症状的 MB 首选药物治疗,药物治疗的目的主要是降低壁冠状动脉收缩期受挤压程度,改善冠脉的灌注。β 受体阻滞剂和非二氢吡啶类 CCB 可通过降低心肌收缩力、减慢心率、延长舒张期来减低壁冠状动脉受压、增加冠状动脉充盈时间,从而改善冠脉及心肌的灌注,减少心肌缺血的发生。在肌桥段植入支架后支架内再狭窄及血栓形成发生率高,且可能出现肌桥段血管破裂,国内钱菊英最早采用血管内超声评价 MB 节段壁冠状动脉的直径,并首次报道 MB 节段壁冠状动脉直径明显小于邻近参照冠脉节段,提示 MB 段血管存在发育不良,因此目前不主张冠状动脉支架植入作为治疗 MB 的常规手段;对药物治疗无效、收缩期冠状动脉造影显示狭窄程度大于 80%、舒张期仍有较重狭窄、存在心肌缺血或心肌梗死证据的 MB 患者,外科可进行肌桥段心肌松解术或冠状动脉搭桥手术。

推荐阅读

1. 中华医学会心血管病分会,中华心血管病杂志编辑委员会.急性 ST 段抬高型心肌梗死诊断和治疗指南(2019)[J].中华心血管病杂志,2019,47(10):766-780.
2. KNUUTI J,WIJNS W,SARASTE A,et al. 2019 ESC Guidelines for the diagnosis and management of chronic coronary syndromes[J]. Eur Heart J,2020,41(3):407-477.
3. TAMIS-HOLLAND J E,JNEID H,REYNOLDS H R,et al. Contemporary diagnosis and management of patients with myocardial infarction in the absence of obstructive coronary artery disease:a scientific statement from the American Heart Association [J]. Circulation. 2019, 139 (18): e891-e908.
4. THYGESEN K,ALPERT J S,JAFFE A S,et al. Fourth universal definition of myocardial infarction (2018)[J]. Eur Heart J,2018,40(3):237-269.
5. COLLET J P,THIELE H,BARBATO E,et al. 2020 ESC Guidelines for the management of acute coronary syndromes in patients presenting without persistent ST-segment elevation [J]. Eur Heart J, 2020, 42 (14): 1289-1367.

第十章　高　血　压

唐　斌　戚玮琳　李　勇

高血压是最常见的慢性非传染性疾病之一,也是心脑血管病最主要的危险因素,其脑卒中、心肌梗死、心力衰竭及慢性肾病等主要并发症致残、致死率高,严重消耗医疗和社会资源。高血压是一种由多种病因相互作用所致的复杂的以动脉血压持续升高为特征的进行性"心血管综合征"。

人群中血压水平呈连续性正态分布,正常血压和血压升高的划分并无明确界线,高血压的诊断标准是根据流行病学数据界定的。目前我国采用的血压分类和定义见表 12-10-0-1。高血压定义:在未使用降压药物的情况下,非同日 3 次测量诊室血压,收缩压≥140mmHg 和/或舒张压≥90mmHg;患者既往有高血压史,目前正在使用降压药物,血压虽然低于 140/90mmHg,也诊断为高血压。根据血压升高水平,又进一步将高血压分为 1、2、3 级。动态血压监测的高血压诊断标准为:平均收缩压/舒张压 24 小时≥130/80mmHg,白天≥135/85mmHg,夜间≥120/70mmHg。家庭血压监测的高血压诊断标准为≥135/85mmHg,与诊室血压的 140/90mmHg 相对应。还应根据血压水平、心血管危险因素、靶器官损害、临床并发症和糖尿病进行心血管危险分层,分为低危、中危、高危和很高危 4 个层次。

以上标准适用于 18 岁以上任何年龄的成人。儿童青少年高血压目前国际上采用 P_{90}、P_{95}、P_{99} 作为诊断标准;对个体而言,3 次不同时机测量的血压水平≥P_{95} 诊断为高血压,随后进行高血压程度的分级。

表 12-10-0-1　血压的分类和定义

类别	收缩压/mmHg		舒张压/mmHg
正常血压	<120	和	<80
正常高值	120~139	和/或	80~89
高血压			
1 级（轻度）	140~159	和/或	90~99
2 级（中度）	160~179	和/或	100~109
3 级（重度）	≥180	和/或	≥110
单纯收缩期高血压	≥140	和	<90

注：当收缩压和舒张压分属于不同分级时，以较高的级别作为标准。

正常血压和血压升高之间定义为"正常高值"。流行病学资料显示血压水平与心血管病发病和死亡的风险呈连续、独立、直接的正相关，血压>115/75mmHg 时，每增加 20/10mmHg，心、脑血管并发症发生的风险加倍。因此，当血压水平处于"正常高值"时，心血管风险提高。

临床上高血压可分为两类，第一类为原发性高血压（essential hypertension）又称高血压病（hypertensive disease），是一种以血压升高为主要临床表现，伴或不伴有多种心血管危险因素的综合征，占 90%以上。第二类为继发性高血压（secondary hypertension），由某种器质性疾病引起，病因明确，高血压仅是该种疾病的临床表现之一，占 5%~10%，如能及时治愈原发病，血压可能恢复正常。继发性高血压除了高血压本身造成的危害外，与之伴随的电解质紊乱、内分泌失衡、低氧血症等还可导致独立于血压之外的心血管损害，其危害程度较原发性高血压更大。

第一节　原发性高血压

高血压病是多种心脑血管疾病的重要病因和危险因素，是心血管疾病死亡的主要原因之一。各国医学界和卫生管理部门都高度重视高血压病的防治。高血压是我国人群脑卒中、冠心病发病和死亡的主要危险因素，我国高血压的最主要并发症是脑卒中，这些疾病将加剧可以预见的人口老龄化及劳动力人口降低所造成的经济和社会影响，高血压防治任务十分艰巨。1998 年原卫生部将 10 月 8 日定为我国"高血压日"，旨在推动和强化高血压的防治工作。

【流行病学】

心血管疾病是全球第一大死亡原因，每年导致 1 750 多万人死亡，占慢性病死亡人数的 46%，其中高血压并发症死亡 940 万，是影响全球疾病负担的首要危险因素。我国每年因心血管病死亡近 400 万人，心血管病死亡占总死亡人数的 40%以上、位居慢性病死因首位，50%~75%的脑卒中和 40%~50%的心肌梗死的发生与血压升高有关。据 2010 年全球疾病负担研究，

我国每年由于血压升高而导致的过早死亡人数高达 200 万，每年直接医疗费用达 366 亿元人民币。

高血压的患病率有地域、种族、年龄的差别，各国情况也不尽相同。总体上发达国家高于发展中国家。非洲裔美国人约为美国白人的 2 倍。高血压患病率、发病率及血压水平随年龄增加而升高，高血压在老年人较为常见，尤其收缩期性高血压。

近 50 年来，我国人群高血压患病率呈升高趋势，目前我国约有 2.7 亿高血压患者。1959 年、1979 年、1991 年我国居民高血压流行状况的调查，2002 年的中国居民营养与健康状况调查，2004—2013 年的中国慢性病及其危险因素监测的现场调查，2010—2012 年的中国居民营养调查和 2012—2015 年的中国高血压现状调查，显示我国成人高血压患病率已由 1959 年的 5.11%升至 2002 年的 18.8%，2012 年升至 25.2%，2015 年升至 27.9%（标化率 23.2%）；人群高血压患病率随年龄增加而显著增高，但青年高血压需值得注意；不同性别人群的患病率都呈上升趋势，男性高于女性；北方高南方低的现象仍存在，但目前呈现出大中型城市高血压患病率较高，如北京、天津和上海居民的高血压患病率分别为 35.9%、34.5%和 29.1%；农村地区居民的高血压患病率增长速度较城市快，2012—2015 年全国调查显示农村地区的患病率（粗率 28.8%，标化率 23.4%）首次超越了城市地区（粗率 26.9%，标化率 23.1%）；不同民族之间高血压患病率有差异，藏族、满族和蒙古族高血压的患病率较汉族人群高，而回族、苗族、壮族和布依族的患病率低于汉族人群。

2010 年全国学生体质调研报告显示我国中小学生的高血压患病率为 14.5%（男生 16.1%，女生 12.9%）。经过多时点测量血压得到的儿童高血压患病率为 4%~5%。肥胖是儿童高血压关联性最高的危险因素。住院高血压患儿以继发性高血压为主，且年龄低于原发性高血压儿童，肾源性疾病占首位。

我国高血压发病率随年龄增长而增加，1991—2000 年的研究随访显示男性和女性的累积高血压发病率分别为 28.9%和 26.9%。

我国 2015 年调查显示成人高血压的知晓率、治疗率、控制率分别为 51.6%、45.8%和 16.8%，较 2002 年的 30.2%、24.7%、6.1%有所提高。知晓率、治疗率、控制率均为女性高于男性，南方地区高于北方地区，城市治疗率显著高于农村，少数民族治疗率和控制率低于汉族。美国 2011—2012 年的高血压知晓率、治疗率和控制率分别达到 82.7%、75.6%和 51.8%。与发达国家相比，我国高血压患者数多，知晓率、治疗率和控制率仍处于较低水平，控制率地区差异大，防治任务艰巨。

高钠、低钾膳食是我国人群重要的高血压发病危险因素；超重和肥胖成为我国高血压患病率增长的又一重要危险因素。

同时，高血压危险因素，如吸烟、过量饮酒、高脂食物摄入、活动不足及总胆固醇升高等在人群中普遍存在，成为高血压、心肌梗死和卒中等心脑血管疾病的潜在威胁。

【发病机制】

高血压病的病因和发病机制虽有不少假设得到实验室和

临床的支持,但至今未明。参与血压调节的机制很多,有中枢神经和周围反射的整合作用,有肾脏作用,有神经活性因子的作用,还有体液和血管因素的影响,因此,血压水平的维持是一个复杂的过程。目前认为本病是在一定的遗传易感性基础上多种环境因素综合作用的结果。

(一)**遗传** 本病发病有较明显的家族集聚性。双亲均有高血压者子女的发病概率高达46%,其正常血压子女血浆去甲肾上腺素、多巴胺的浓度明显较无高血压家族史的对照组高,约60%高血压患者有高血压家族史。关于高血压的基因定位,约有30多个可能有关的染色体区段,分布在除了13和20号染色体以外的所有染色体上。高血压的基因关联研究涉及:交感神经系统、肾素-血管紧张素-醛固酮系统、离子通道或转运体、内皮素、利钠肽及脂质代谢等,如血管紧张素基因、血管紧张素转换酶基因、血管紧张素Ⅱ-1型受体(AT1)基因、内皮素-2基因、内皮型一氧化氮合成酶基因、心钠素家族基因等。高血压的基因定位结果不一致,候选基因筛查结果也不一致,虽然动物实验筛选出遗传性高血压大鼠株,但至今尚不能肯定高血压的相关基因。

高血压的遗传可能存在主要基因显性遗传和多基因关联遗传两种方式。血压升高是一组基因的作用。无论从候选基因、全基因扫描、中间表型、基因表达研究及啮齿类动物模型的比较基因学发现,血压调节的复杂性,阻碍了高血压单纯的遗传分析。

基因改变会影响个体药物的血药浓度和药物降压效果,通过检测药物的代谢、转运、靶点的基因,确定患者对药物的反应性,选择最合适的治疗方案,临床上根据个体的基因型选择用药方案、寻找基因差异可能是实现精准医疗的重要手段。

(二)**交感神经系统活性亢进** 神经系统可根据人体需要和环境刺激对心血管功能、包括血压进行快速精确的调节,对慢性长期的血压水平也有影响。交感神经系统及其相关的神经体液因子通过对周围血管和心脏的影响,对高血压的发生发展起着重要作用。精神源学说(psychogenic theory)认为患者在长期或反复的外因刺激下会出现较明显的精神紧张、焦虑、烦躁等变化,此时各类感受器传入的病理信号增加,大脑皮质兴奋、抑制平衡的机制失调以致不能正常行使调节和控制皮质下中枢活动的功能,交感神经活动增强,舒缩血管中枢传出的冲动以缩血管占优势,血浆儿茶酚胺浓度升高,阻力小动脉收缩。

交感神经过度激活是高血压发生和维持的关键因素,在代谢综合征、糖尿病、心力衰竭、终末期肾病和睡眠呼吸暂停综合征等疾病的发生发展中也可能起着重要的促进作用。抑制交感神经的过度激活被认为是治疗难治性高血压及其相关并发症的一个重要靶点。肾脏是人体调节血压的重要脏器。肾交感神经分为传出纤维和传入纤维,其中传出纤维过度激活产生和分泌过多的去甲肾上腺素,使肾血管收缩致肾血流量减少,进而激活肾素-血管紧张素-醛固酮系统,导致血管收缩、水钠重吸收增多;传入纤维的过度激活可通过中枢交感神经系统使全身交感神经活性亢进,从而引起肾脏、心脏和血管等靶器官的

结构和功能改变,导致高血压加剧和心力衰竭等。因此,理论上去肾交感神经可降低肾脏局部和全身的交感神经活性。肾交感神经纤维绝大部分以藤绕树式经肾动脉主干外膜进出肾脏,该解剖特点提示可通过微创技术选择性消融大部分肾交感神经纤维。

(三)**肾素-血管紧张素-醛固酮系统(RAAS)激活** 肾球囊细胞分泌的肾素可将肝脏合成的血管紧张素原转变为血管紧张素Ⅰ(angiotensin Ⅰ,Ang Ⅰ),经肺、肾等组织时在血管紧张素转换酶(ACE,又称激肽酶Ⅱ)的活化作用下转化成血管紧张素Ⅱ(Ang Ⅱ),在酶作用下脱去门冬氨酸转化成Ang Ⅲ,ACE还可促进缓激肽的分解。Ang Ⅱ也可经非ACE的途径形成将Ang Ⅰ转化成Ang Ⅱ,组织蛋白酶等可直接将血管紧张素Ⅰ转化成Ang Ⅱ、醛固酮。Ang Ⅱ是最重要的活性成分,通过和Ⅰ型受体结合,促使血管收缩,醛固酮分泌增加,水钠潴留,增加交感神经活力,最终导致血压上升。部分作用通过Ⅱ型受体调节。RAAS系统的过度活性导致高血压的产生。Ang Ⅱ、醛固酮等还是组织生长的刺激因素,Ang Ⅱ在高血压的发生发展、靶器官组织重构、出现并发症等环节中都有重要作用。

近年发现:①中枢神经、心脏、肾脏及肾上腺、血管壁等组织内存在RAAS;②Ang(3~8)、Ang(1~9)、Ang(1~7)、Ang(1~12)等RAAS新成分;③AT1、AT2和AT4(IRAP)亚型受体;④生成Ang Ⅱ的旁路途径;⑤ACE2 Ang(1~7)-Mas受体通路和RAAS双向调节机制;⑥心血管组织存在醛固酮受体,促使纤维化;⑦肾素-前肾素受体(RPR)或独立于Ang Ⅱ途径。上述发现提示RAAS对心脏、血管功能和结构的作用,可能在高血压的发生和维持过程中存在更大的影响。

(四)**胰岛素抵抗** 胰岛素抵抗(insulin resistance,IR)是指胰岛素促进葡萄糖摄取和利用效率下降,机体代偿性分泌过多胰岛素产生高胰岛素血症,以维持血糖稳定。在超重和肥胖,尤其是作为代谢综合征一部分的腹型肥胖者中高血压很普遍。约50%的高血压病患者中存在胰岛素抵抗,在肥胖、血甘油三酯升高、高血压与糖耐量减退同时并存的患者中最为明显。近年来认为胰岛素抵抗是2型糖尿病和高血压发生的共同病理生理基础。

胰岛素抵抗、高胰岛素血症和2型糖尿病密切相关,研究发现PPARγ基因突变者首先出现高胰岛素血症,继之出现高血压、低HDL-C,从另一侧面证实了其间的联系,提示高血压可能与代谢性疾病有关。

胰岛素抵抗血压升高的机制可能包括胰岛素水平升高影响Na^+-K^+ATP酶与其他离子泵促使胞内钠、钙浓度升高,并使交感神经活性上升,促进肾小管水、钠重吸收,提高血压对盐的敏感性,以及减少内皮细胞产生NO,刺激生长因子及增加内皮素分泌等。

(五)**钠过多** 人群的血压水平及高血压患病率与钠平均摄入量呈正相关,与钾盐摄入呈负相关,而膳食钠/钾比值与高血压的相关性更强。高钠、低钾膳食是我国多数高血压患者发病的主要危险因素。限制钠的摄入可改善高血压情况。肾血

管性高血压患者,高血钠可使病情恶化,减低钠盐摄入病情好转。钠潴留使细胞外液量增加,引起心排血量增高;小动脉壁的含水量增高,引起周围阻力增高;细胞内外钠浓度比值的变化而引起的小动脉张力增加等,都可能是发病机制。

体内钠过多除与摄入有关外,肾脏排钠障碍也是重要原因,正常人在血压上升时肾脏排钠排水增加,血压得以恢复正常,称为压力-钠利尿现象(Guyton 假设)。高血压患者在血压上升时肾脏不能排除体内多余的钠和水分,致使血压持续上升。除了肾本身先天和后天的结构功能异常可能影响这一过程外,许多神经体液因子如抗利尿激素、醛固酮、肾素、心房肽、前列腺素等也有影响。

实验室和临床研究发现,改变摄盐量和血钠水平,能影响一部分而不是全部个体血压水平,饮食中盐的致病是有条件的,对体内有遗传性钠运转缺陷使之对摄盐敏感者才有致高血压的作用。我国人群60%为盐敏感型。

(六)其他 血管表面内皮生成、激活和释放各种血管活性物质,氧化应激影响动脉结构和功能,动脉弹性减退,收缩压升高,舒张压降低,脉压增大;阻力小动脉结构和功能改变也会引起脉压增大。

细胞膜离子转运异常,细胞膜通透性增强,细胞内钠、钙离子浓度升高,激活平滑肌细胞兴奋-收缩耦联,血管收缩反应性增强,平滑肌细胞增生与肥大,血管阻力增高。

长期精神紧张、过量饮酒、缺少运动、吸烟、和睡眠呼吸暂停也易患高血压。

我国高血压患者存在高同型半胱氨酸(Hcy)、低叶酸现象,叶酸代谢中一种关键的调节酶亚甲基四氢叶酸还原酶(MTHFR)基因的677TT基因型在中国人群中频率高于其他国家人群,上述因素在血压增高的同时可能会增加脑卒中发生的风险。

【病理】

高血压早期无明显病理改变,长期出现病理改变。

(一)动脉

1. 小动脉 小动脉病变是高血压最重要的病理改变,早期小动脉痉挛,长期小动脉内膜玻璃样变,中层平滑肌细胞增殖、肥大而增厚,出现血管壁重构,为阻力小动脉非肥厚型重构和肥厚型重构;前者为管壁不增厚、血管的外径与内径缩小,见于大部分轻、中度高血压;后者为管壁增厚、血管内径缩小,多见于重度高血压,两者均表现为壁/腔比值增大,管壁纤维化、管腔狭窄呈不可逆病变,是各种应激情况下血压急剧上升的病理基础,可导致组织器官慢性缺血。急进型高血压病小动脉壁可在较短时期内出现纤维样坏死。各期的小动脉病变均可使管腔狭窄,促进高血压的维持和发展,周围组织和器官内的小动脉均可发生上述病变,以肾脏的细小动脉最为明显。

2. 大动脉 有粥样硬化与纤维性硬化两种类型,前者主要在冠状动脉、腹主动脉、股动脉、颈动脉,呈局灶性,病变主要在内膜层,引起管腔狭窄,导致组织缺血或梗死;后者分布呈弥漫性,病变累及动脉壁全层、以中层为主,引起管腔扩张,随着

年龄增长大动脉逐渐硬化,动脉顺应性减退,高血压本身也是动脉顺应性减退的一个因素,大动脉顺应性减退是发生心脑血管病事件重要的病理基础。高血压病后期,主动脉可发生中层囊样坏死和夹层分离,后者好发于主动脉弓和降主动脉交界处,亦可发生于升主动脉和腹主动脉,高压血液将主动脉内膜撕裂,血液进入中膜,使内膜和中膜分离形成假腔。

(二)心脏 左心室肥厚是高血压心脏特征性改变,心肌肥厚并不总与血压升高的程度呈正相关,全身小动脉管腔变窄导致周围血管阻力长期上升是左心室肥厚的原因之一。交感神经兴奋时释放的儿茶酚胺类物质可刺激心肌细胞蛋白质合成,而循环中与心肌局部RAAS的ATⅡ、醛固酮等除可刺激心肌细胞肥大外尚可使心肌细胞间的胶原增生。早期左心室以向心性肥厚为主,长期病变时心肌出现退行性变,心肌细胞萎缩、间质纤维化,心室壁由厚变薄,左心室腔扩大。心肌肥厚时冠脉血流储备下降,加之高血压时易有冠状动脉粥样硬化更促使心肌缺血而加重心脏病变。高血压时心肌的生理生化改变和心力衰竭时的变化十分相似,提示高血压时心肌肥大可能是一种心肌病的过程,如不治疗终将导致心力衰竭。心肌肥厚、左心室舒张期顺应性下降可致左心房扩大。

老年患者由于心肌细胞减少而胶原组织相对增加,心脏的收缩功能和舒张功能平时已有所下降,高血压时更容易出现心功能失代偿,由于心肌已有生理性丧失,高血压时不易出现心肌肥厚。

(三)脑 脑部小动脉出现从痉挛到硬化的一系列改变,脑血管结构较薄弱,发生硬化后更为脆弱,长期高血压时脑小动脉有微动脉瘤形成,易在血管痉挛、血管腔内压力波动时破裂出血,破裂常发生在内囊和基底节;在小动脉硬化的基础上有利于血栓形成而产生脑梗死,梗死后脑组织软化可出现梗死周围脑组织出血;脑小动脉闭塞性病变,引起针尖样小范围梗死病灶、为腔隙性脑梗死;颅内外粥样硬化动脉内壁的粥样斑块脱落可造成脑栓塞。高血压的脑血管病变容易发生在大脑中动脉的豆纹动脉、基底动脉的旁正中动脉和小脑齿状核动脉,脑卒中通常累及壳核、丘脑、尾状核、内囊等部位。

(四)肾 肾小动脉病变主要发生在入球小动脉,也涉及叶间小动脉,如无合并糖尿病较少累及出球小动脉,病变血管管腔变窄甚至闭塞,造成肾实质缺血、肾小球纤维化、肾小管萎缩,间质纤维化,肾皮质逐渐变薄。相对正常的肾单位可代偿性肥大。早期患者肾脏外观无改变,病变进展到相当程度时肾表面呈颗粒状,肾体积可随病情的发展逐渐萎缩变小。上述病理改变见于缓进型高血压病,病情发展缓慢,称为良性肾硬化(benign nephrosclerosis),但最终导致肾衰竭。

急进型高血压时入球小动脉中层发生纤维素样坏死,可直接延伸至肾小球毛细血管丛,使肾小球硬化。叶间、弓状动脉内膜细胞增生,胶原和纤维母细胞呈"洋葱皮"状的同心圆排列。病情发展快,短期内出现肾衰竭,称为恶性肾硬化(malignant nephrosclerosis)。

(五)视网膜 视网膜小动脉在高血压初期发生痉挛,以

后逐渐出现硬化,严重时发生视网膜出血和渗出、视神经乳头水肿。

(六)微循环　由微动脉、毛细血管和微静脉组成微循环,其管壁薄,由内皮细胞和1~2层平滑肌细胞组成,其改变包括内皮脱落、白细胞黏附和炎症反应,血管密度稀疏或扭曲、变形,形成微血管病变。微血管病是发生心、脑、肾病变的主要病理基础之一。

【临床表现】

根据起病和病情进展的缓急及病程的长短,高血压病可分为两型,缓进型和急进型,前者又称良性高血压,绝大部分患者属此型,后者又称恶性高血压,仅占本病患者的1%~5%。

(一)缓进型高血压病　多为青中年起病,有家族史者发病年龄可较轻。起病多数隐匿,病情发展慢,病程长。早期患者血压波动,血压时高时正常,在劳累、精神紧张、情绪波动时易有血压升高,休息、去除上述因素后,血压常可降至正常。随着病情的发展,血压可趋向持续性升高或波动幅度变小。患者的主观症状和血压升高的程度可不一致,约半数患者无明显症状,只是在体格检查或因其他疾病就医时才发现有高血压,少数患者则在发生心、脑、肾等器官的并发症时才明确高血压病的诊断。

早期患者由于血压波动幅度大,可有较多症状,而在长期高血压后即使在血压水平较高时也可无明显症状,因此,无论有无症状,都应定期检测患者的血压。

1. 神经精神系统表现　头痛、头晕和头胀是高血压病常见的神经系统症状,也可有头枕部或颈项扳紧感。高血压直接引起的头痛多发生在早晨,位于前额、枕部或颞部。高血压引起的头晕可为暂时性或持续性,伴有眩晕者较少,与内耳迷路血管障碍有关,经降压药物治疗后症状可减轻,但要注意有时血压下降得过快过多也可引起头晕。部分患者有乏力、失眠、工作能力下降等。

本病并发的脑血管病统称脑血管意外,俗称脑卒中或卒中,可分两大类:①缺血性脑梗死,其中有动脉粥样硬化血栓形成、间隙梗死、栓塞、暂时性脑缺血和未定型等各种类型;②脑出血,有脑实质和蛛网膜下腔出血。大部分脑血管意外仅涉及一侧半球而影响对侧身体的活动,约15%可发生在脑干,从而影响两侧身体。根据脑血管病变的类型、部位、范围和程度,临床症状有很大的差异,轻者仅出现一时的头晕、眩晕、失明、失语、吞咽困难、口角歪斜、肢体活动不便等,重者出现偏瘫、昏迷,甚至短期内死亡(参见第二十三篇第三章"急性脑血管病")。

2. 心血管系统　高血压时心脏最先受影响的是左心室舒张功能。左心室肥厚时舒张期顺应性下降、松弛和充盈功能受影响,甚至可出现在临界高血压和临床检查没发现左心室肥厚时,这可能是由于心肌间质已有胶原组织增加所致,但此时患者可无明显临床症状。出现临床心功能不全的症状多发生在高血压起病数年至十余年之后。在心功能代偿期,除有时感心悸外,其他心脏方面的症状可不明显。代偿功能失调时,则可出现左心衰竭症状,如阵发性夜间呼吸困难,在体力劳累、饱食和说话过多时发生气喘、心悸、咳嗽,严重时或血压骤然升高时发生肺水肿。反复或持续的左心衰竭,可影响右心室功能而发展为全心衰竭,出现尿少、水肿等症状。

在心脏未增大前,体检可无特殊发现,或仅有脉搏或心尖搏动较强有力,主动脉瓣区第二心音因主动脉舒张压升高而亢进。心脏增大后,体检可发现心界向左、向下扩大;心尖搏动强而有力,有抬举样;心尖区和/或主动脉瓣区可听到Ⅱ~Ⅲ级收缩期吹风样杂音。主动脉瓣区杂音是主动脉扩张,主动脉瓣顺应性下降,血流加快,导致相对性主动脉瓣狭窄所致。主动脉瓣区第二心音可因主动脉及瓣膜硬变而呈金属音调。心尖区杂音是左心室扩大导致相对性二尖瓣关闭不全或二尖瓣乳头肌功能失调所致,可有第四心音。由于高血压可促进动脉粥样硬化,部分患者可因合并冠状动脉粥样硬化性心脏病而有心绞痛、心肌梗死的表现。部分患者可有期前收缩、房颤等心律失常表现。

3. 肾脏表现　肾血管病变的程度和高血压程度及病程密切相关。高血压早期可无任何临床表现,实际上,血压未得到控制的本病患者均有肾脏的病变。随病程的进展可先出现微量白蛋白尿,继之蛋白尿,但如无合并心力衰竭和糖尿病者,24小时尿蛋白总量很少超过1g,控制高血压可减少尿蛋白。可有血尿,多为显微镜血尿,少见有透明和颗粒管型。肾功能失代偿时,肾浓缩功能受损,可出现多尿、夜尿、口渴、多饮等,尿比重逐渐降低,最后固定在1.010左右,称等渗尿。当肾功能进一步减退时,尿量可减少,血中尿素氮、肌酐常增高,酚红排泄试验显示排泄量明显减低,尿素清除率或肌酐清除率可明显低于正常,上述改变随肾脏病变的加重而加重,最终出现尿毒症。但是,在缓进型高血压病,患者在出现尿毒症前多数已死于心、脑血管并发症。

4. 其他　出现急性大动脉夹层者根据病变的部位可有剧烈的胸痛或腹痛;有下肢周围血管病变者可出现间歇性跛行。

(二)急进型高血压　在未经治疗的原发性高血压病患者中,约1%为急进型高血压,起病较急骤,也可发病前有病程不一的缓进型高血压病,典型表现为血压显著升高,舒张压多持续在130~140mmHg或更高。男女比例约3∶1,多在青中年发病,近年来此型高血压已少见,可能和早期发现轻中度高血压患者并及时有效的治疗有关。其表现基本上与缓进型高血压病相似,但症状和头痛等明显,病情严重、发展迅速、出现视网膜病变和肾功能很快衰竭。常于数月至1~2年内出现严重的脑、心肾损害,发生脑血管意外、心力衰竭和尿毒症。并常有视力模糊或失明,视网膜可发生出血、渗出物及视神经乳头水肿。由于肾脏损害最为显著,常有持续蛋白尿,24小时尿蛋白可达3g,并可有血尿和管型尿,如不及时治疗最后多因尿毒症而死亡。

(三)高血压危象　高血压危象(hypertension crisis)包括高血压急症(hypertensive emergency)和高血压亚急症(hypertensive urgency),两者区别在于前者有靶器官的急性损害。因严重程度不同,临床处理策略也不同。

高血压急症是指原发性或继发性高血压患者,在某些诱因作用下,血压突然和明显升高(一般超过 180/120mmHg),同时伴有进行性心、脑、肾等重要靶器官功能不全的表现。高血压急症包括高血压脑病、颅内出血(脑出血和蛛网膜下腔出血)、脑梗死、急性心力衰竭、肺水肿、急性冠状动脉综合征(不稳定型心绞痛、急性非 ST 段抬高和 ST 段抬高心肌梗死)主动脉夹层、子痫等,应注意血压水平的高低与急性靶器官损害的程度并非成正比。一部分高血压急症并不伴有特别高的血压值,如并发于妊娠期或某些急性肾小球肾炎的患者,但如血压不及时控制在合理范围内会对脏器功能产生严重影响,甚至危及生命,处理过程中需要高度重视。并发急性肺水肿、主动脉夹层、心肌梗死者,即使血压仅为中度升高,也应视为高血压急症。常见高血压急症的表现有:①加剧性的恶性高血压(accelerated-malignant hypertension),舒张压常>140mmHg,伴眼底视神经乳头水肿、出血、渗出,患者可出现头痛、呕吐、嗜睡、迷糊、失明、少尿甚至抽搐昏迷等;②血压明显升高并有脑、心、肾等严重病变及其他紧急情况,如高血压脑病、脑卒中、颅外伤、急性心肌梗死、急性心力衰竭、急性动脉夹层、急性肾炎、嗜铬细胞瘤、术后高血压、严重烧伤、子痫等。高血压脑病(hypertensive encephalopathy)可发生在缓进型或急进型高血压患者,当平均血压上升到约 180mmHg 以上时,脑血管在血压水平变化时可自主调节舒缩状态以保持脑血流相对稳定的功能减弱甚至消失,血管由收缩转为扩张,过度的血流在高压状态进入脑组织导致脑水肿,患者出现剧烈头痛、头晕、恶心、呕吐、烦躁不安、脉搏多慢而有力,可有呼吸困难或减慢、视力障碍、黑蒙、抽搐、意识模糊甚至昏迷,也可出现暂时性偏瘫、失语、偏身感觉障碍等。检查可见视神经乳头水肿,脑脊液压力增高、蛋白含量增高。发作短暂者历时数分钟,长者可数小时甚至数天。高血压急症的患者应静脉用药尽快地(以分钟、小时计)将血压控制到适宜的水平,否则患者可在数分钟或数小时内死亡。

高血压亚急症是指虽然血压明显升高,但无上述重要靶器官功能迅速恶化的临床表现,如无眼底改变也无心、脑、肾等脏器功能受损的症状等。这类患者目前没有证据表明紧急降压会带来益处,因此一般不需要紧急静脉用药,但应立即口服给药短期内(以天计)有效地控制血压,并密切随访,以防转变成高血压急症。

【物理学检查】

体格检查须按照血压测量规范进行,一般取坐位(必要时仰卧位)测量 3 次血压,每次测量与上一次测量间隔 1~2 分钟,计算 3 次血压测量值的平均值;应测量双侧上臂血压,如果双侧上臂血压水平不同,以较高一侧上臂血压记录为本次血压水平。

应测量身高、体重和腰围,检查颈动脉搏动是否对称或弥散,颈静脉是否显露或怒张,甲状腺大小、质地及是否有结节或血管杂音,仔细检查心、肺、腹部及下肢,注意外周血管搏动状况,腹部血管杂音,以及必要时测量双侧下肢动脉血压。同时应进行神经系统检查。

实验室检查可帮助原发性高血压病的诊断和分型,了解靶器官的功能状态及有无合并的疾病,有利于治疗时选择恰当的药物。血尿常规、肾功能、尿酸、血脂、血糖、电解质(尤其是血钾)、心电图、胸部 X 线与眼底检查应作为本病患者的常规检查。

(一)血常规 红细胞和血红蛋白一般无异常,但急进型高血压时可有 Coombs 试验阴性的微血管病性溶血性贫血,伴畸形红细胞,血红蛋白高者血液黏稠度增加,易有血栓形成并发症(包括脑梗死)和左心室肥大。

(二)尿液检查 早期患者尿常规正常,但此时可出现微量尿蛋白,24 小时尿或点尿法测定微量尿白蛋白/肌酐比增加(30~300mg/g)是肾脏损害的早期标志。肾浓缩功能受损时尿比重逐渐下降,可有微量尿蛋白、红细胞、偶见管型。随肾病变进展,尿蛋白量增多,24 小时尿蛋白超过 1g 以上提示肾脏受损明显,预后差。红细胞和管型也可增多,管型主要是透明和颗粒者。

(三)肾功能 多采用血尿素氮和肌酐来评估。早期患者检查并无异常,当肾实质受损到一定程度才开始升高。成人肌酐>114.3μmol/L,老年人和妊娠者>91.5μmol/L 时提示有肾损害。此时,估计肾小球过滤率(eGFR)是一敏感而实用的肾功能检测方法。

(四)胸部 X 线检查 可见主动脉,尤其是升、弓部迂曲延长,其升、弓或降部可扩张。可有左心室增大,有左心衰竭时左心室增大更明显,全心衰竭时则可左右心室都增大,并有肺淤血征象。肺水肿时则见肺门明显充血,呈蝴蝶形模糊阴影。应常规摄片检查,以便随访比较。

(五)心电图 心电图上左心室肥大兼有劳损是新发心房颤动、脑卒中、心力衰竭和心力衰竭死亡的不良预后指标,见于 5%~10% 的高血压患者。当左心室舒张顺应性下降,左心房舒张期负荷增加时,心电图可呈现 P 波增宽、切凹、PV1 的终末电势负值增大等改变。此表现甚至可出现在心电图发现左心室肥大之前。可有心律失常,如房性、室性期前收缩、心房颤动等。

(六)超声心动图 与心电图比较,超声心动图诊断左心室肥厚更敏感和可靠。可在 M 型超声曲线或从二维图进行测量,室间隔和/或左心室后壁厚度>13mm 者为左心室肥厚,左心室重量指数(LVMI)男性>125g/m²,女性>120g/m² 提示左心室肥厚,见于 30% 的普通患者和 90% 血压未控制的严重患者。高血压病时左心室肥大是对称性的,但有 1/3 左右以室间隔肥厚为主(室间隔和左心室后壁厚度比>1.3)。左心室肥厚早期虽然心脏的整体功能如心排血量、左心室射血分数仍属正常,但可有左心室收缩期和舒张期顺应性的减退,如心肌收缩最大速率(Vmax)下降、等容舒张期延长、二尖瓣开放延迟等。在出现左心衰竭后,超声心动图检查可发现左心室、左心房心腔扩大,左心室壁收缩活动减弱等。

(七)动态血压监测(ABPM) 可观察被测试者 24 小时

871

的血压变化,一般白昼每15~20分钟,夜间每20~30分钟测定血压一次,并可将各时间点测得的血压值连成曲线或取不同时段均值观察。本项检查有助于:①明确高血压的诊断,尤其是"白大衣高血压"(white coat hypertension)或"隐匿性高血压"(masked hypertension)。"隐匿性高血压"与"白大衣高血压"相反,是指医师检查时血压正常,而ABPM或家庭自测血压高于正常,该人群的靶器官损害和代谢异常高于正常人群,心血管的危险增加。②了解血压的昼夜变化。可将血压昼夜节律分为4种类型:a. 杓型:夜间血压较日间降低10%~20%;b. 非杓型:夜间血压下降不足10%;c. 深杓型:夜间血压降低超过20%;d. 反杓型:夜间血压高于日间血压。杓型者血压仍有昼间高夜间低的特点,约80%高血压患者属此型。而非杓型高血压者夜间血压下降不明显,一般认为非杓型高血压对靶器官的影响更大,更易发生心血管事件。ABPM还是发现夜间高血压的唯一方法。夜间高血压增加了已经积聚于心血管系统的血压负荷,其预测心血管事件的能力强于白天高血压和诊所血压。③反映血压变异性(blood pressure variability),即一定时间内血压波动的程度。血压变异性的研究主要来自数小时内动态血压监测,但也可在一次临床随诊中间隔数分钟测量,或家庭血压监测及临床复诊中间隔数天、数周和数月测量。在高血压患者,24小时血压变异独立于平均血压和靶器官损害及预后相关。④观察药物的疗效和安全性,评价抗高血压新药,可计算降压的谷/峰比值和平滑指数(smoothness index),分析高血压药物治疗时出现药物抵抗或低血压的原因等。ABPM还可观察情绪、活动改变时血压的变化以指导治疗。⑤预后的判断。ABPM诊断高血压的标准是24小时ABPM平均血压>130/80mmHg,白昼>135/85mmHg,夜晚>120/75mmHg,但AB-PM的实施方法和一些参数的标准尚未统一。

(八)家庭血压监测(HBPM)　家庭血压监测需要选择合适的血压测量仪器,并进行血压测量知识与技能培训:①使用经过验证的上臂式全自动或半自动电子血压计(英国高血压协会,美国仪器协会和欧洲高血压学会)。②家庭血压值一般低于诊室血压值,高血压的诊断标准为≥135/85mmHg;测量方案:目前还没有一致方案,一般情况建议,每天早晨和晚上测量血压,每次测2~3次,取平均值。③血压控制平稳者,可每周只测1天血压。对初诊高血压或血压不稳定的高血压患者,建议连续家庭测量血压7天(至少3天),每天早晚各1次,每次测量2~3遍,取后6天的血压平均值作为参考值。④家庭血压适用于:一般高血压患者的血压监测,"白大衣"高血压识别,难治性高血压的鉴别,评价长时血压变异,辅助降压疗效评价,预测心血管风险及评估预后等。⑤家庭血压监测是观察数日、数周甚至数月、数年间长期变异情况的可行方法。⑥对于精神高度焦虑患者,不建议家庭自测血压。

(九)眼底检查　测量视网膜中心动脉压可见增高,在病情发展的不同阶段可见下列的眼底变化:Ⅰ级:视网膜动脉痉挛。Ⅱ级 A:视网膜动脉轻度硬化;B:视网膜动脉显著硬化。Ⅲ级:Ⅱ级+视网膜病变(出血或渗出)。Ⅳ级:Ⅲ级+视神经乳头水肿。

(十)其他检查　患者可伴有血清总胆固醇、甘油三酯、低密度脂蛋白胆固醇的增高和高密度脂蛋白胆固醇及载脂蛋白A-I的降低。亦常有血糖增高和高尿酸血症。部分患者血浆肾素活性、血管紧张素Ⅱ的水平升高。

【高血压病的危险分层】

高血压是一种"心血管综合征"。虽然高血压是影响心血管事件发生和预后的独立危险因素,但是并非唯一的决定因素,大部分高血压患者常常同时并存其他心血管危险因素。因此,高血压患者的诊断和治疗不能只根据血压水平,必须对患者进行心血管综合风险的评估并分层。高血压患者的心血管综合风险分层,有利于确定启动降压治疗的时机,优化降压治疗方案,确立更合适的血压控制目标和进行患者的综合管理。

《2018中国高血压防治指南》根据以往我国高血压防治指南实施情况和有关研究进展,对影响风险分层的内容作了部分修改(表12-10-1-1),增加(130~139)/(85~89)mmHg范围;将心血管危险因素中高同型半胱氨酸血症的诊断标准改为≥15μmol/L;将心房颤动列入伴发的临床疾病;将糖尿病分为新诊断与已治疗但未控制两种情况,分别根据血糖(空腹与餐后)与糖化血红蛋白的水平诊断。将高血压患者按心血管风险水平分为低危、中危、中/高危、高危和很高危5个层次(表12-10-1-2)。

根据中医辨证可将本病分为三型:

1."肝"阳偏盛型　表现为头痛、性情急躁、失眠、口干苦、面红目赤、舌尖边红、苔黄、脉弦有力。

2."肝""肾"阴虚型　表现为头部空虚感,头痛、眩晕、耳鸣、面部潮红、手足心热、腰膝无力、易怒、心悸、乏力、失眠、健忘、舌红面干、薄苔或少苔、脉弦细或沉细。

3. 阴阳两虚型　表现为严重眩晕,走路觉轻浮无力,面色白、心悸、气促、面部或双下肢水肿、夜尿多、记忆力减退、畏寒,肢冷、腰膝酸软、胸闷、呕吐或突然晕倒,舌质白或无苔、脉沉紧。

【诊断与鉴别诊断】

高血压病的诊断应包括以下内容:①确诊高血压,即血压是否确实高于正常;②除外症状性高血压;③评估患者出现心血管事件的危险程度。

由于血压的波动性,应至少3次在非同日静息状态下测得血压升高时方可诊断高血压,而血压值应以连续测量三次的平均值计,须注意情绪激动、体力活动时会引起一时性的血压升高,被测者手臂过粗周径大于35cm时,明显动脉粥样硬化者气袖法测得的血压可高于实际血压。

家庭自测血压有重复性的特点,在评估血压水平、日间及昼夜变化和指导降压治疗上已成为诊所血压的重要补充,近年为世界卫生组织所推荐。一般使用符合国际标准的上臂式全自动或半自动电子血压计,在固定时段测量血压。家庭自测血压的高血压标准为135/85mmHg。

表 12-10-1-1 影响高血压患者预后的因素

心血管疾病的危险因素	靶器官损害(TOD)	伴发临床疾病(ACC)
• 高血压(1~3 级) • 男性>55 岁 • 女性>65 岁 • 吸烟或被动吸烟 • 糖耐量受损(2 小时血糖 7.8~11.0mmol/L 和/或空腹血糖异常 6.1~6.9mmol/L) • 血脂异常 TC>6.2mmol/L(240mg/dl) 或 LDL-C>4.1mmol/L(160mg/dl) 或 HDL-C<1.0mmol/L(40mg/dl) • 早发心血管病家族史 一级亲属 50 岁前心血管病史 • 腹型肥胖或肥胖 腹型肥胖腰围:男性≥90cm,女性≥85cm 肥胖 BMI≥28kg/m² • 高同型半胱氨酸血症(≥15μmol/L)	• 左心室肥厚 • 心电图:Sokolow-Lyon 电压>3.8mV 或 Cornell 乘积>244mV·ms • 超声心动图 LVMI:男≥115g/m²,女≥95g/m² • 颈动脉超声:IMT≥0.9mm 或动脉粥样硬化性斑块 • 颈-股动脉脉搏波速度≥12m/s(可选) • 踝/臂血压指数<0.9(可选) • eGFR 降低:30~59ml/(min·1.73m²)或血清肌酐轻度升高:男性 115~133μmol/L(1.3~1.5mg/dl) 女性 107~124μmol/L(1.2~1.4mg/dl) • 微量白蛋白尿:30~300mg/24h,或白蛋白/肌酐比:≥30mg/g	• 脑血管病 脑出血 脑缺血性卒中 短暂性脑缺血发作 • 心脏疾病 心肌梗死史 心绞痛 冠状动脉血运重建 慢性心力衰竭 心房颤动 • 肾脏疾病 糖尿病肾病 肾功能受损 包括 eGFR<30ml/(min·1.73m²)血肌酐升高: 男性>133μmol/L(1.5mg/dl) 女性>124μmol/L(1.4mg/dl) 蛋白尿>300mg/24h • 外周血管疾病 • 视网膜病变:出血或渗出,视神经乳头水肿 • 糖尿病: 新诊断:空腹血糖≥7.0mmol/L(126mg/dl)餐后血糖≥11.1mmol/L(200mg/dl) 已治疗但未控制:糖化血红蛋白(HbA1c)≥6.5%

注:TC. 总胆固醇;LDL-C. 低密度脂蛋白胆固醇;HDL-C. 高密度脂蛋白胆固醇;LVMI. 左心室重量指数;IMT. 颈动脉内膜中层厚度;BMI. 体重指数;eGFR. 估算的肾小球滤过率。

表 12-10-1-2 2018 年中国高血压防治指南对高血压患者的危险分层

其他危险因素和疾病史	血压			
	SBP130~139mmHg 或 DBP85~89mmHg	SBP140~159mmHg 或 DBP90~99mmHg	SBP160~179mmHg 或 DBP100~109mmHg	SBP≥180mmHg 或 DBP≥110mmHg
Ⅰ 无其他危险因素		低危	中危	高危
Ⅱ 1~2 个危险因素	低危	中危	中/高危	很高危
Ⅲ ≥3 个危险因素、靶器官损害慢性肾病 3 期或无并发症的糖尿病	中/高危	高危	高危	很高危
Ⅳ 临床并发症,慢性肾病≥4 期,或有并发症的糖尿病	高	很高危	很高危	很高危

注:高血压明确诊断后 10 年内发生主要心血管病事件危险的可能性:低危组<15%;中危组 15%~20%;高危组 20%~30%;很高危组则≥30%;SBP. 收缩压;DBP. 舒张压。

近年来"白大衣高血压""隐匿性高血压"和"假性高血压"备受关注。白大衣高血压的发生率各家报道不一,约为 30%,动态血压监测或家庭血压测定可明确诊断。隐匿性高血压的发生率 10%~30%,预后较白大衣高血压为差,对临床有靶器官损害而诊所血压正常的患者应考虑隐匿性高血压的可能,并行动态血压监测或家庭血压测定以明确诊断。假性高血压见于肱动脉明显硬化的老年人,即使气囊施加很高的压力也不能阻断肱动脉的血流,因此袖带血压水平高于肱动脉内直接测量值。在袖带血压读数高而无高血压性视网膜病变、心肌肥厚或长期高血压证据的患者,应怀疑假性高血压的存在。如实施降压治疗,过多的血压下降时往往会产生头晕、乏力等低血压的症状。

对 90% ~ 95% 的高血压患者来说,无法明确存在单一的可逆性致血压升高的病因,即继发性高血压患者在高血压人群中只是少数。因此,如果对每个高血压患者均彻底排查继发性高血压的病因,耗费巨大,且效益-成本比很低。但是在二种情况下却是至关重要:①初次评估时发现患者存在必须进一步检查的线索;②高血压进展严重以至多种药物强化治疗无效或者需要住院处理。

对突然发生明显高血压(尤其是青年人),高血压时伴有心悸、多汗、乏力或其他一些高血压病不常见的症状,上下肢血压明显不一致,腹部、腰部有血管杂音的患者应考虑继发性高血压的可能性,需作进一步的检查以资鉴别。此外,也要注意与主动脉硬化、高动力循环状态、心排血量增高时所致的收缩期高血压相鉴别。

【治疗】

(一)治疗目的和疗效指标 高血压是心、脑、肾等靶器官损害和全身动脉粥样硬化的主要危险因素,治疗高血压的最终目标是减少上述靶器官损害及其相关的不良事件和死亡。近年来的大样本临床试验结果显示,将高血压患者的血压控制在合适的水平(140/90mmHg 或以下)且长期维持,可以减少心脑血管事件及其相关死亡。因此,心脑血管事件(心肌梗死、脑卒中及心血管病死亡,也称"硬终点")的发生率是评价抗高血压治疗有效性的主要指标。

但是,高血压作为一种慢性心血管综合征,多数心血管事件在短期内的发生概率较低,通常需要大量病例和历时多年的临床试验才有足够的统计学把握度来确认这些"硬终点"是否减少。而基于对已有临床试验结果的分析,发现抗高血压治疗后患者血压的下降与心血管事件的减少有良好的相关性,因此目前认为可以将治疗后的血压下降幅度和血压值作为降压治疗有效性的"替代指标"。

长期的血压增高导致大、中型动脉和心、脑、肾等靶器官的损害,这些靶器官损害的程度与血压的增高程度和持续时间呈正相关关系,也与临床上心血管事件的发生率上升呈正相关。因此,通过观察降压治疗对靶器官损害的影响,也可以预测抗高血压对患者心血管预后的获益。以下指标可以作为衡量靶器官损害的指标:左心室肥厚、心脏收缩与舒张功能、新发生或复发性心房颤动;颈动脉内膜中层厚度(IMT)、动脉脉搏波速度;磁共振成像测定的新发生脑白质病变、认知功能分值;微量白蛋白尿或蛋白尿、肾小球滤过率或肌酐清除率。

(二)改善生活方式 即通过改变不良的生活方式来控制血压。适用于所有高血压患者(包括正常高值血压),应贯彻于高血压防治的全过程。主要措施包括:减少钠盐摄入(推荐每日食盐摄入量应少于6g),增加钾摄入;合理膳食、平衡膳食;控制体重(包括控制能量摄入和增加体力活动,重度肥胖者应在医师指导下减肥);不吸烟,戒烟,避免被动吸烟;不饮或限制饮酒;适当运动(中等强度,每周 4 ~ 7 次,每次 30 ~ 60 分钟);减轻精神压力,保持心态平衡。

(三)抗高血压药物治疗

1. **常用抗高血压药** 目前常用的一线降压物有 5 类:钙通道阻滞剂(CCB)、血管紧张素转换酶抑制剂(ACEI)、血管紧张素Ⅱ受体阻滞药(ARB)、利尿药和 β 受体阻滞剂。二线降压药尚有肾素抑制剂、α 受体阻滞剂、中枢交感神经激动剂、节后交感神经抑制剂,以及直接血管扩张剂等。表 12-10-1-3 列出目前常用的各种口服抗高血压药及其特点。

2. **药物治疗指征** 对于慢性高血压患者,降压药物治疗是控制血压、减少靶器官损害和预防心血管事件的重要手段。在开始药物治疗前,首先要对临床发现血压增高者进行正确的诊断和评估,包括:①血压升高的持续时间(是持续增高还是受到临时可变因素的影响而增高)及其增高程度,如患者已经在服用降压药,还要考虑药物的影响;②排除继发性高血压;③确定有无靶器官损害及其程度;④识别有无影响高血压患者发生远期心、脑、肾等事件的其他危险因素及疾病存在。据此对高血压患者的心血管事件风险作出全面评估(即危险分层)。

目前认为,高血压患者药物治疗的启动与否应当根据患者的心血管事件风险高低,结合其血压水平(而不是仅凭患者的血压)来决定。主张:①对危险分层为高危、很高危的高血压患者,一旦确诊,应立即开始降压治疗,同时对并存的其他心血管病危险因素和临床情况进行综合治疗。包括:所有 3 级高血压患者(不管有无其他危险因素、靶器官损害、临床并发症或合并糖尿病),伴有 ≥3 个心血管危险因素、慢性肾功能不全(CKD)3 期或靶器官损害、伴发临床疾病或伴糖尿病的 1、2 级高血压患者,以及部分伴有 ≥3 个心血管危险因素、CKD3 期、靶器官损害或无并发症的糖尿病、所有伴发临床疾病或有并发症糖尿病的血压在(130 ~ 139)/(80 ~ 89)mmHg 的血压高值患者。②对危险分层为中危的高血压患者,应先对其血压进行数周观察,并评估靶器官损害情况,然后决定是否开始药物治疗。包括:1、2 级高血压患者中无其他危险因素或仅有 1 ~ 2 个其他危险因素者,以及部分伴有 ≥3 个心血管危险因素、CKD3 期、靶器官损害或无并发症的糖尿病且血压在(130 ~ 139)/(80 ~ 89)mmHg 的血压高值患者。③对危险分层为低危的高血压患者,应先对患者进行较长时间(如 3 ~ 6 个月)的观察,反复测量血压,评估靶器官损害情况,然后决定是否及何时开始药物治疗。包括:1 级高血压患者中无其他危险因素或仅有 1 ~ 2 个其他危险因素且血压在(130 ~ 139)/(80 ~ 89)mmHg 的血压高值患者。

3. **目标血压** 关于原发性高血压患者长期降压治疗应达到的目标血压水平,由于血压与心血管病危险之间呈连续性相关,因此并没有最低血压阈值的存在。根据现有临床试验的证据,从治疗得益(减少硬终点)和安全性的角度考虑,目前将一般高血压患者的目标血压定为 140/90mmHg 以下,部分伴有糖尿病或蛋白尿的高危患者的靶目标定为 130/80mmHg 以下,80 岁以上的老年人收缩压定为 150mmHg 以下,如能耐受,还可以进一步降低。在整体上,提高高血压患者的血压达标率是降低高血压人群心血管事件的最主要途径;在个体治疗方案的制订上,应当结合患者的具体病情和对降压治疗的耐受性进行调整。

表 12-10-1-3 常用抗高血压药及其特点

药物类别		给药方法	降压作用	不良反应	临床应用	禁忌证	药物相互作用
利尿剂	噻嗪类	氢氯噻嗪 6.25～25mg/次,1次/d 氯噻酮 12.5～25mg/次,1次/d 吲哒帕胺 0.625～2.5mg/次,1次/d 吲哒帕胺缓释片 1.5mg/次,1次/d	单用小剂量每天一次均能有效降压。氢氯噻嗪作用达峰时间2小时,半衰期2.5小时,肾病、心力衰竭和老年人延长。氯噻酮作用达峰时间13.8小时,半衰期(47±22)小时,老年人延长	包括①血容量不足和低钠血症;②低血钾、高血钙;③升高空腹血糖;④性功能减退;⑤血尿酸增高。发生率与剂量有关,使用小剂量可使不良反应明显减少	可单用或与其他降压药合用(更多),尤其适用于老年人、单纯收缩期高血压或有心力衰竭者,也是治疗难治性高血压的基础药物。临床试验证实吲哒帕胺能显著减少脑卒中再发风险	对噻嗪类利尿药和磺胺药过敏者。低钾者利原发性醛固酮增多症患者禁用。糖尿病患者和有痛风史、高血钙者慎用	氢氯噻嗪和氯噻酮常与其他降压药合用:ACEI、ARB、钙通道阻滞剂等,可增强降压作用。吲哒帕胺与ACEI合用在临床试验中被证实能预防脑卒中复发。非甾体抗炎药能减弱噻嗪类的降压作用,后者与噻嗪类合用可增加疲乏感和嗜睡的不良反应
	保钾利尿药	氨苯蝶啶 25～100mg/d,分1～2次/d 阿米洛利 5～10mg/d,分1～2次/d	氨苯蝶啶作用达峰时间2.9小时,半衰期(4.2±0.7)小时,肾病患者延长	最常见的不良反应是恶心和皮疹,高血钾是最严重的反应。老年人合用氢氯噻嗪可出现低钠血症,氨苯蝶啶可于尿中析出,可能会诱发肾结石	通常与噻嗪类利尿药联合降压。阿米洛利也用于降压。用于治疗不能耐受螺内酯的醛固酮增多症患者的高血压	伴有糖尿病、肾功能不全的患者,以及正在服用ACEI和钾盐补充者慎用本药。痛风患者慎用。孕妇忌用	常与噻嗪类或襻利尿药合用,以减少后者的排钾作用
	盐皮质激素受体拮抗剂	螺内酯 20～60mg/d,分1～3次/d 依普利酮 50～100mg/d,分1～2次/d	螺内酯作用达峰时间1小时,半衰期(1.3±0.3)小时。依普利酮达峰时间(1.8±0.7)小时,半衰期4～6小时	血钾增高,男性乳房发育(螺内酯)	治疗双侧肾上腺皮质增生所致的醛固酮增多症,也用于治疗难治性高血压。对低血浆肾素和醛固酮水平较高的患者降压作用更强。依普利酮能有效地降低轻中度高血压患者的血压,尤其适用于高血压合并心功能不全者	高血钾和肾功能不全者禁用	同上

续表

药物类别	给药方法	降压作用	不良反应	临床应用	禁忌证	药物相互作用
利尿剂	呋塞米 20～80mg/d,分 1～2 次/d 托拉塞米 2.5～10mg,1 次/d	呋塞米达峰时间(1.4±0.8)小时,半衰期(1.3±0.8)小时 托拉塞米作用持续时间可达 12 小时	与噻嗪类利尿药相似。过度利尿可致低血压、低血钾。短效样利尿药(呋塞米)对代谢的影响小于长效制剂	适用于高血压伴有充血性心衰、其他原因引起的水肿及肾功能不全等情况。托拉塞米作用维持时间较长(可达 12 小时)	高尿酸血症,原发性醛固酮增多症增加尿钙排泄,不适用于骨质疏松症患者	影响前列腺素合成的药物(如非甾体抗炎药)可减弱本品的利尿作用
肾上腺素能受体阻断药 β 受体阻滞剂	阿替洛尔 12.5～50mg/d,分 1～2 次/d 美托洛尔平片 12.5～50mg/次,2 次/d 美托洛尔缓释片 47.5～190mg,1 次/d 比索洛尔 2.5～10mg,1 次/d 普萘洛尔 20～90mg/d,分 2～3 次/d 倍他洛尔 5～20mg/次,1 次/d	降压作用缓慢,1～2 周内起效。阿替洛尔达峰时间(3.3±1.3)小时,半衰期(6.1±2)小时。美托洛尔平片达峰时间(1.4±0.8)小时,半衰期(1.3±0.8)小时	以下反应在接受 β 受体阻滞剂的患者中更为多见:疲乏、运动能力减退,感觉体重增加、胰岛素敏感性减退,新发生糖尿病,血清甘油三酯增高和 HDL 胆固醇降低,血钾轻度增高。β 受体阻滞剂可以掩盖低血糖症状。正在接受糖尿病患者者,如发生低血糖,β 受体阻滞剂可延缓血糖的恢复	单用或与其他降压药合用,均能有效降压,尤其适用于伴有冠心病(劳累型心绞痛、心肌梗死后)、慢性心力衰竭、交感神经活性增高及高动力状态的高血压患者	以下情况禁忌使用 β 受体阻滞剂:正在发作期的支气管哮喘,二～三度房室传导阻滞,病态窦房结综合征,周围动脉血管疾病。慎用 β 受体阻滞剂的情况包括:慢性阻塞性肺病,1 型糖尿病,血脂异常,无冠状动脉狭窄的冠脉痉挛性心绞痛。运动员和从事重体力活动者	可与利尿剂、二氢吡啶类钙通道阻滞剂或受体阻滞剂合用。不宜与地尔硫䓬、维拉帕米合用。与利血平合用可导致心动过缓甚至晕厥。与伪麻黄碱、麻黄碱或肾上腺素合用可升高血压。慢性心衰患者应从小剂量开始,结合清晨静息心率和心力衰竭治疗的需求调整剂量

续表

药物类别	给药方法	降压作用	不良反应	临床应用	禁忌证	药物相互作用
肾上腺素能受体阻断药 α受体阻滞剂	多沙唑嗪 1~16mg/次,1次/d 特拉唑嗪 1~20mg/d,分1~2次/d 哌唑嗪 1~10mg/d,分2~3次/d 酚苄明 10~30mg/次,1~2次/d 酚妥拉明 25~50mg/次,3次/d	哌唑嗪等作用产生缓慢,用药4~8周后作用达高峰 酚妥拉明作用短暂,酚苄明作用维持24小时以上	服药后30~90分钟内可发生直立性低血压,尤其在血容量不足的患者服用短效的哌唑嗪之后。避免的方法是足量开始加量,服药前避免血容量不足	在临床试验中,α₁受体阻滞剂尚未提供其能降低高血压患者心血管事件(尤其心衰)的足够证据。因此,目前不作为一线降压药。适用于伴有前列腺肥大的高血压患者 酚苄明主要用于嗜铬细胞瘤高血压的治疗	有直立性低血压的老年高血压患者慎用	哌唑嗪可与利尿剂、β受体阻滞剂合用,以协同降压
α、β受体阻滞剂	拉贝洛尔 100~300mg/次,2次/d 卡维地洛 6.25~25mg/次,2次/d 阿罗洛尔 10~20mg/d,分1~2次/d 奈必洛尔 5~10mg/次,1次/d	拉贝洛尔每天口服2次能有效控制24小时血压,抑制血压晨峰。奈必洛尔除了减少主动脉僵硬度之外,还能降低增高的中央动脉收缩压	拉贝洛尔最常见的不良反应是直立性低血压,多见于大剂量应用时。其他不良反应,射应包括头皮发痒和支气管痉挛。最严重的不良反应是肝脏毒性。对血脂的影响小于β受体阻滞剂。有些患者服药后抗核抗体和抗线粒体抗体增高 与β受体阻滞剂不同,卡维地洛对胰岛素敏感性无害,对血脂影响较小	拉贝洛尔口服或静脉给药可用于治疗高血压急症(包括手术后高血压)和急性主动脉夹层。奈必洛尔对老年单纯收缩期高血压患者更有效。卡维地洛可改善心力衰竭患者的远期预后	正在发作期的支气管哮喘,二、三度房室传导阻滞,病窦综合征,周围动脉病	可与利尿剂合用,以协同降压,但应注意对血糖的不利影响

续表

药物类别	给药方法	降压作用	不良反应	临床应用	禁忌证	药物相互作用
中枢作用药物（中枢α₂激动剂）	甲基多巴 250~1000mg/d，分2~3次/d 可乐定 0.1~0.8mg/d，分2~3次（起始剂量0.075mg/次，每天2次；最多1.2mg/d）	甲基多巴服后4小时达最大降压作用，作用维持可达24小时。可乐定服后30分钟血压开始下降，2~4小时降压作用最大。作用维持8~12小时	甲基多巴具有镇静作用，其他包括：直立性低血压，体液潴留、网状内皮功能损害和多种自体免疫性不良反应（发热、肝损害）。可乐定可致嗜睡，口干，窦房结和房室结功能抑制，个别患者发生重度心动过缓	甲基多巴仅在妊娠高血压时考虑选用，而可乐定仅用于难治性高血压和高血压急症患者。正在服用可乐定的患者，突然停药可致血压反跳性升高（撤药反应），应立即给予可乐定或拉贝洛尔	孕妇不宜服可乐定，有肝病患者不宜服用甲基多巴	可与利尿剂和血管扩张剂合用。普萘洛尔、胍乙啶、溴苄胺和三环类抗忧郁药可对抗可乐定的降压作用，不宜合用。可与其他降压药物合用，但不能与单胺氧化酶抑制剂合用
直接血管扩张剂	肼屈嗪 12.5~50mg/次，2次/d 米诺地尔 5~100mg/次，1次/d	肼屈嗪服药后3~4小时作用达高峰，持续24小时。米诺地尔作用显著而持久，一次给药后降压作用可持续12小时以上	肼屈嗪的不良反应包括：①反射性交感神经兴奋；②狼疮样反应（与剂量有关，停药后消失）；③非特异性反应（食欲减退、恶心、呕吐、腹泻）。头痛、潮红、心动过速，可同时给予肾上腺素能抑制剂预防。米诺地尔最常见的不良反应是毛发增生，与其血管扩张作用有关，停药后逐渐消失	肼屈嗪目前推荐作为二线降压药，用于中重度高血压的治疗，可与β阻断药和利尿药合用。米诺地尔作用更强，持续时间更长。主要用于伴有肾功能不全的重度高血压，多数患者需联用利尿药和交感神经抑制剂	冠心病、心力衰竭、脑血管病变或肾功能减退者慎用。由于增加心排血量和脑血流，肼屈嗪忌用于主动脉夹层和近期脑出血患者。青光眼患者不宜服用	与利尿剂合用可增强降压作用。与非甾体抗炎药或拟交感胺类同用可使降压作用减弱。不宜与单胺氧化酶抑制剂合用

续表

药物类别	给药方法	降压作用	不良反应	临床应用	禁忌证	药物相互作用
钙通道阻滞剂(CCB)	二氢吡啶类 苯磺酸氨氯地平2.5~10mg/次,1次/d 硝苯地平普通片10~30mg/d,分2~3次/d;或缓释片5~40mg/次,2次/d;或控释片30~60mg/次,必要时可换用 非洛地平缓释片2.5~10mg/次(应整片吞服勿咬碎或咀嚼),1次/d 贝尼地平4~8mg/次,1次/d 拉西地平4~6mg/次,1次/d 乐卡地平10~20mg/次,1次/d 尼群地平20~60mg/d,分2~3次/d 尼卡地平40~80mg/d,分2次/d或缓释胶囊40~80mg/d,分2次/d 非二氢吡啶类 地尔硫䓬缓释片90~360mg/d,分1~2次/d 维拉帕米80~480mg/d,分2~3次/d或缓释片120~480mg/d,分1~2次/d	硝苯地平普通片口服后15~30分钟起效,1~2小时作用达峰,作用持续4~8小时。缓释片口服后,能维持最低有效血药浓度10mg/ml以上的时间达12小时,血药浓度逐渐增加,约6小时达平台,波动小,可维持24小时 尼群地平口服后30~60分钟起效,1~2小时达峰,持续6~8小时 非洛地平缓释片、尼卡地平缓释胶囊、地尔硫䓬缓释片和维拉帕米缓释片均可以每日服用一次 苯磺酸氨氯地平和乐卡地平半衰期长,每日口服一次,可以维持24小时降压作用 拉贝地平、乐卡地平和贝尼地平能从脂溶性结合部位缓慢释放至作用部位,发挥持久的降压作用,每日可服用一次	最常见的不良反应,为血管扩张和心动过速、潮红和心动过速。长效CCB的发生率低于短效CCB,二氢吡啶类CCB可致踝部水肿及牙龈增生,必要时可换用非二氢吡啶类CCB或与ACEI或ARB合用以减轻水肿。短效硝苯地平大剂量应用可能增加心肌梗死 非二氢吡啶类CCB可抑制窦房结功能,地尔硫䓬和心室功能,心脏传导窦房结功能,地尔硫䓬增生,维拉帕米易致便秘	一线降压药。CCB可与其他四类降压药合用,尤其适用于以下情况:老年高血压、单纯收缩期高血压、左心室肥厚、稳定型冠心病、冠状动脉或颈动脉粥样硬化、脑血管病及周围血管病	重度主动脉瓣狭窄及对CCB过敏者禁用。孕妇慎用。有心脏传导功能低下或窦房结导致心脏收缩功能不全心力衰竭者禁用。收缩性心力衰竭和维拉帕米、地尔硫䓬综合征伴心房颤动或扑动的预激综合征患者禁用维拉帕米 硝苯地平胶囊也曾被推荐舌下给药于高血压危象,但此种给药方式有引起血压过低的危险,已经不再推荐	可与利尿剂、ACEI合用,但应注意避免血压过低。与β受体阻滞剂合用可减轻二氢吡啶类CCB导致的心动过速,但可加重非二氢吡啶类CCB导致心动过速或缓慢诱发心力衰竭。收缩类CCB导致心力衰竭。通过肝脏P450酶系代谢的CCB,可与多种药物及西柚汁产生相互作用

续表

药物类别	给药方法	降压作用	不良反应	临床应用	禁忌证	药物相互作用
血管紧张素转换酶抑制剂（ACEI）	卡托普利 25~300mg/d,分2~3次/d 依那普利 1.25~20mg/次,2次/d 西拉普利 1.25~5mg/次,1次/d 贝那普利 5~40mg/d,分1~2次/d 培哚普利 4~8mg/次,1次/d 雷米普利 1.25~20mg/次,1次/d 福辛普利 10~40mg/次,1次/d 赖诺普利 2.5~40mg/次,1次/d 咪达普利 2.5~10mg/次,1次/d	卡托普利口服后15分钟起效,1~1.5小时降压作用达高峰,持续6~12小时。连续给药数周达最大降压作用。依那普利、贝那普利、赖诺普利、西拉普利、福辛普利、雷米普利口服后1小时左右起效,作用时间分别为4~6小时,2~4小时,6小时,2~4小时,3~7小时,4~6.5小时。降压作用可维持24小时	包括:①涉及ACEI的独特药理作用:首剂低血压反应(卡托普利),高血钾,影响肾功能(用药数周应从低剂量开始),急性肾衰退见于用药前肾脏低灌注的患者:合并心力衰竭,血容量不足,双侧肾动脉狭窄,但用药头2个月内血清肌酐增高不超过30%者不需停药),咳嗽(干咳)和支气管痉挛。②与其化学结构有关,主要见于卡托普利:味觉丧失、皮疹和白细胞减少	可与利尿药合用。尤其适用于以下情况:伴慢性心力衰竭、冠心病、心肌梗死后、颈动脉粥样硬化、房颤预防、糖尿病肾病、代谢综合征、蛋白尿或微量白尿者	对ACEI过敏者,孤立肾、移植肾、双侧肾动脉狭窄、严重肾功能减退者、血管神经性水肿及妊娠、哺乳妇女禁用	与利尿剂合用使降压作用增强,但应避免引起严重低血压。与其他扩血管药同用也可能导致从低血压,如拟合用,应从小剂量开始。与保钾利尿药合用可引起血钾增高。内源性前列腺素合成抑制剂如吲哚美辛可减弱其降压作用
血管紧张素Ⅱ受体阻滞药（ARB）	氯沙坦 25~100mg,1次/d 缬沙坦 80~160mg,1次/d 厄贝沙坦 150~300mg,1次/d 替米沙坦 20~80mg,1次/d 坎地沙坦 4~32mg,1次/d 奥美沙坦 20~40mg,1次/d	氯沙坦给药后降压作用可维持24小时左右。氯沙坦3~6周时降压疗效达高峰。缬沙坦单剂服药后2小时内出现降压作用,4~6小时内达高峰,降压作用可持续24小时以上。替米沙坦口服后3小时起降压作用,单次给药作用可持续24小时以上	包括高血钾(少见)、血管性水肿(罕见)。不良反应少于其他各类降压药	适用于伴左心室肥厚、心房颤动的预防,冠心病,脑血管病、代谢综合征、糖尿病肾病、微量白蛋白尿或蛋白尿患者。肾功能不全及因干咳不能耐受ACEI的患者	对ARB过敏者、孤立肾、移植肾、双侧肾动脉狭窄、严重肾功能减退者,以及妊娠、哺乳妇女禁用	与利尿剂同用降压作用增大;与保钾利尿剂、盐皮质激素拮抗剂,补钾药或含钾的盐代用品同用可引起血钾增高,尤其当肾功能损害时
血管紧张素受体脑啡肽酶抑制剂（ARNI）	沙库巴曲缬沙坦 50~200mg,2次/d	沙库巴曲缬沙坦降压起效快速,口服1周可达到80%降压幅度,4周达到峰作用	血管性水肿、低血压、肾功能损害、高血钾症	适用于高血压、心力衰竭,尤其是射血分数降低心力衰竭(HFrEF)	各种原因的血管性血肿史者、重度肝功能损害,胆汁性淤积,妊娠和哺乳期,以及存在ARB禁忌证者均禁用;与ACEI禁忌合用者均禁用;2型糖尿病患者禁忌合用阿利吉仑	与保钾利尿剂、盐皮质激素受体拮抗剂或补钾剂或含钾的盐代用品同用可引起血钾和血清肌酐增高,老年患者(包括者,血容量不足患者应用利尿剂)或肾功能损害者,合用NSAIDs可能导致肾功能恶化
直接肾素抑制剂	阿利吉仑 150~300mg,1次/d		血钾升高,腹泻	临床试验显示降压有效,但尚无对心血管事件有益的资料		可与氢氯噻嗪或缬沙坦合用以增强降压作用。与环孢霉素或伊曲康唑合用时,阿利吉仑血浓度显著增高

4. 抗高血压药物的选择原则 大量临床随机对照试验的结果表明,抗高血压治疗的主要得益来自降压本身,目前常用的一线抗高血压药都能有效地降低血压和减少心血管事件,因此,都能作为降压治疗的初始用药和维持用药(单用或互相联合)。经治医师应当熟悉常用抗高血压药物的药理特性(见表12-10-1-3),结合高血压患者的病史(并发症和降压药物的使用经验)、年龄、病理生理特点、伴随的其他危险因素、靶器官损害、合并其他临床疾病(尤其代谢异常)的情况,选择具体的抗高血压药物及起始剂量。

5. 联合用药问题 高血压联合用药的好处是:①提高降压疗效:原发性高血压患者血压增高涉及众多机制,而现有每一类降压药物的作用都不能覆盖所有的机制。联合用药可以同时干预数种机制,增强降压效果。不同降压药的作用达峰和持续时间不同,联合用药可以起到24小时平稳降压的作用,包括降低清晨高血压、夜间高血压。②合理使用不同类降压药物的联合,可以减少或不增加与药物相关的不良反应。如 ARB 与噻嗪类利尿剂联用可以减少低血钾的发生;β 受体阻滞剂与二氢吡啶类 CCB 联用可以减少心动过速;ACEI 或 ARB 与 CCB 联用可以减少下肢水肿等。其结果可能有利于提高患者对长期降压治疗的依从性,进一步达到保护靶器官损害和减少心血管事件的作用。

近年来的临床试验结果显示联合用药可以提高高血压患者血压控制的达标率。由于起始联合治疗较单药治疗使血压达标更早,因此推荐对心血管事件危险较高的高血压患者,即血压水平显著超过目标血压(收缩压超过 20mmHg 或舒张压超过 10mmHg 以上)或血压增高不显著但同时伴有多种危险因素、亚临床靶器官损害、糖尿病,或存在临床疾病者,联合治疗应考虑为首选。合理的联合治疗还可能具有降压以外的有益作用,联合使用对不同靶器官有保护作用的降压药可起到多重保护作用(如高血压合并冠心病及糖尿病肾病的患者)。在合理选择联合用药的基础上,固定剂量复方制剂的降压有效性和安全性在临床试验和临床实践中经过考验,逐渐得到认可。由于服用方便,患者服药依从性提高,从而使血压达标率也得以提高,最终达到减少心血管事件的目的。

由于以上证据多数来自临床试验而非临床实践,因此临床医师在治疗具体患者时还需结合多方面的因素(包括患者的特点和医师的经验、经济条件)做出联合用药的决策。联合降压药物治疗的缺点是,患者同时接受两种以上降压药治疗,可能增加不必要的药物暴露(如无效或增加不良反应);不同药物之间未知的不利相互作用;固定剂量复方制剂会失去一些临床用药的调整的灵活性,而为临床方便而设计的过多复方制剂又会使一线临床医师难以熟练应用。

6. 降压药物长期应用的原则 在治疗达到目标血压后,需要长期服药,并定期随访血压,监测其他危险因素和心血管疾病的变化,根据情况适当调整用药,规则服药,所用降压药的种类不宜频繁更换。高血压病患者通常需要终生的降压治疗。如果高血压病的诊断是正确的,中止治疗迟早会使血压恢复到治疗前的水平。然而,在长期的血压控制后,可以小心地逐渐减少药物的剂量和种类,尤其对那些能够实行严格的非药物治疗的患者。在"下阶梯"治疗时,必须持续地监测血压的变化。

(四)中西医结合治疗 根据中西医结合"病证结合"的原则,在对高血压患者进行降压治疗之外,尚可按症候对患者辨证分型,进行中医的辨证施治。

中医将高血压病患者按分为四种症候:肝火亢盛证、阴虚阳亢证、痰湿壅盛证、阴阳两虚证,进行辨证论治,对临床症状和体征(舌象、脉象)有一定的改善作用,使患者受益(尤其在已有靶器官损害和功能障碍的患者,如心力衰竭、脑卒中)。辨证论治,包括中药煎剂和中成药,都有很好控制血压的病例报道,但都只能对高血压早期(发病时间短)、血压不稳定的轻、中度高血压患者降压有效,而且在停药后多数人血压会回升。对于高血压时间长,血压较高时,仍应在改善生活方式治疗的同时,坚持西药抗高血压治疗,辅以中医中药,达到降压达标、改善症状、保护靶器官和减少心血管事件的综合目标。

(五)高血压急症和亚急症的治疗 高血压急症和亚急症曾被总称为高血压危象。高血压急症是指原发性或继发性高血压患者的血压急性、重度增高(如收缩压超过 180mmHg 或/和舒张压增高到 120~130mmHg 以上),同时伴有进行性心、脑、肾等重要靶器官损伤的表现,需要在数小时内降低血压以防止靶器官的进一步损害;如果患者的血压急性、重度增高,但无进行性靶器官损害的证据,需要在 24~48 小时内将血压逐渐下降达标,则为高血压亚急症。需要指出的是,血压的增高程度并不是区分高血压急症与亚急症的标准,在血压急性升高的同时是否出现重要靶器官功能不全的表现才是区分高血压急症与亚急症的唯一标准,因此,即使患者血压仅为中度增高,但是并发急性肺水肿、心肌梗死、主动脉夹层等重要靶器官损害,也应被视为高血压急症。

目前有数种注射用药可用于高血压急症的治疗(表 12-10-1-4)。

当血压急剧升高时,升高的压力超过脑动脉自身调节功能,脑组织过度灌注而发生脑水肿、颅内压升高而产生一系列高血压脑病的临床症状。慢性高血压患者发生这种情况的血压水平要比既往血压正常者高得多。如果不加以治疗,症状将进行性恶化,导致昏迷和死亡。高血压脑病患者在接受降压治疗后病情可迅速改善。首选治疗药物包括静脉使用拉贝洛尔、乌拉地尔或尼卡地平。硝普钠因可能引起颅内压升高而需要慎用。

对其他并发症的治疗,参见第二十三篇第三章"急性脑血管病"、本篇第二章"心功能不全"、第十七篇第三章"慢性肾脏病"等章节。

对高血压亚急症,则需要在 24~48 小时内使血压逐渐下降。即在发病后头几天对患者进行密切的随访。如果血压暂时升高的原因是容易识别的,如疼痛或急性焦虑,则合适的治疗是止痛药或抗焦虑药。如果血压增高的原因不明,可给予钙通道阻滞剂、ACE 抑制剂、ARB、α 受体阻滞剂、β 受体阻滞剂、利尿剂等各种降压药。硝苯地平、卡托普利、可乐定、拉贝洛尔、尼群地平和硝酸甘油在这类高血压治疗中的作用已被广泛认可。具体的药物要根据患者的基本病理生理学和临床特点、药物的作用机制和可能产生的不良反应来选用(表 12-10-1-5)。使用时必须密切注意血压的过度降低。

表 12-10-1-4 治疗高血压急症的静脉用药

药物	作用机制	剂量	起效时间	作用持续时间	副作用和特殊适应证
硝普钠	扩张动脉和静脉	$0.25 \sim 10\mu g/(kg \cdot min)$	即刻	停止输注后1~2分钟	恶心、呕吐、肌颤、出汗、低血压、硫氰酸盐中毒、高铁血红蛋白血症(罕见)。适用于大多数高血压急症、急性心力衰竭,注意颅内高压和氮质血症
硝酸甘油	扩张静脉和外周动脉	$50 \sim 200\mu g/min$	1~5分钟	5~10分钟	头痛、恶心、呕吐、心动过速、高铁血红蛋白血症,持续使用产生耐受性。尤其适用于伴冠状动脉缺血
肼屈嗪(肼苯达嗪)	血管扩张剂,以扩张小动脉为主	10~20mg 静脉注射必要时4~6小时后重复给药	5~30分钟	3~9小时	心率增快、头痛、潮红、心绞痛加重、狼疮样综合征。尤其适用于妊娠期高血压,子痫
尼卡地平	二氢吡啶类钙通道阻滞剂	$0.5 \sim 10.0\mu g/(kg \cdot min)$ 静脉注射	5~15分钟	4~6小时	头痛、心动过速、恶心、呕吐、潮红。适用于除急性心力衰竭外的大多数高血压急症,注意冠脉缺血
拉贝洛尔	α和β受体阻滞剂	10~15分钟内静注20~80mg,或 0.5 ~ 2.0mg/min 静脉滴注,24 小时不超过300mg	5~10分钟	3~10小时	恶心、头皮麻刺感或喉头发热、头晕、支气管痉挛、心动过缓、传导阻滞、直立性低血压。适用于除急性心力衰竭外的大部分高血压急症
乌拉地尔	α受体阻滞剂兼有中枢 5-羟色胺激动作用	首剂 12.5~25mg 随之5~40mg/h 静脉输注	1~5分钟	1~2小时	低血压、头痛、眩晕
酚妥拉明	α受体阻滞剂	首剂 5mg 缓慢静脉注射	1~2分钟	5~20分钟	心动过速、潮红、头痛、心绞痛。尤其适用于嗜铬细胞瘤
艾司莫洛	β受体阻滞剂	$250 \sim 500\mu g/(kg \cdot min)$ 1 分钟,随之 $50 \sim 100\mu g/(kg \cdot min)$ 持续静脉滴注	1~2分钟	10~30分钟	低血压、恶心,尤其适用于主动脉夹层

表 12-10-1-5 治疗高血压亚急症时常用的口服药

药名	作用机制	剂量/mg	说明
卡托普利	ACE 抑制剂	25~50	口服或舌下给药,最大作用见于给药后 30~90 分钟内。在体液容量不足者,易有血压过度下降。不推荐于肾动脉狭窄患者
硝酸甘油	血管扩张剂	1.25~2.5	舌下给药,最大作用见于15~30 分钟内。推荐用于冠心病患者
硝苯地平	钙通道阻滞剂	10	口服给药,30 分钟内起效。可致反射性心动过速、潮红、严重低血压。禁用胶囊
尼群地平	钙通道阻滞剂	5	舌下给药,45分钟内起效,可致严重低血压。不推荐用于高血压危象
拉贝洛尔	α和β受体阻滞剂	200~1 200	口服给药,禁用于慢性阻塞性肺病、充血性心衰恶化、心动过缓患者。可引起低血压、眩晕、头痛、呕吐、潮红
可乐定	中枢 α受体激动剂	0.1~0.4	口服给药,最大作用见于1~4小时内。副作用为嗜睡、眩晕、口干和停药后血压反跳
呋塞米	袢利尿药	40~80	口服给药。可继其他抗高血压药之后给药

【预防】

1. 胸怀开阔，精神乐观，注意劳逸结合，积极参加文体活动，脑力劳动者坚持做一定的体力活动等，有利于维持神经内分泌系统的正常功能；不吸烟、不酗酒，控制进食中的钠盐量，避免发胖等都对预防本病有积极意义。

2. 开展高血压知识的普及教育，在公共场所提供免费的血压测量，以早期和及时发现血压增高。

3. 鼓励个人和集体定期体格检查（尤其有高血压病或心脑血管疾病家族史者）测量血压。

第二节 继发性高血压

当高血压患者已经接受合理的联合降压药物治疗，且具有良好的治疗依从性，然而其血压仍未达到目标血压时，临床医师应该考虑该患者存在继发性高血压的可能。继发性高血压亦称症状性高血压，其存在明确的病因，高血压为器质性疾病的临床表现之一。继发性高血压在所有高血压患者中约占5%~10%。继发性高血压本身的临床表现与原发性高血压甚相似，但是由于两者的治疗方法不尽相同，且有些继发性高血压的病因是可以根除的；某些继发性高血压的基础疾病，如皮质醇增多症（库欣综合征）、嗜铬细胞瘤等可能伴发代谢异常、靶器官损害、血压变异性增加等，故此类患者为心血管性致残、致死事件的高危人群，因此在临床工作中，继发性高血压的诊断与鉴别对于是否能给予患者及时、正确的治疗尤为重要。

【病因】

引起继发性高血压的原因，可有以下几种：

（一）**肾脏疾病** 肾脏疾病引起的高血压，是症状性高血压中最常见的一种，超过90%以上的慢性肾脏疾病（CKD）患者在其整个病程中出现高血压，称为肾性高血压。包括：①肾实质性病变：如急性和慢性肾小球肾炎，慢性肾盂肾炎，妊娠高血压综合征，先天性肾脏病变（多囊肾、马蹄肾、肾发育不全），肾结核，肾结石，肾肿瘤，继发性肾脏病变（各种结缔组织疾病、糖尿病性肾脏病变、肾淀粉样变、放射性肾炎、创伤和泌尿道阻塞所致的肾脏病变）等；②肾血管病变：如肾动脉和肾静脉狭窄阻塞（先天性畸形、动脉粥样硬化、炎症、血栓、肾蒂扭转）；③肾周围病变：如炎症、脓肿、肿瘤、创伤、出血等。

（二）**内分泌疾病** 肾上腺皮质疾病包括库欣综合征、原发性醛固酮增多症、伴有高血压的肾上腺性变态综合征，肾上腺髓质疾病如嗜铬细胞瘤、肾上腺外的嗜铬细胞肿瘤都能引起症状性高血压。其他内分泌性的症状性高血压包括腺垂体功能亢进（肢端肥大症）、甲状腺功能亢进或减退、甲状旁腺功能亢进（高血钙）、类癌和绝经期综合征等。

（三）**血管病变** 如先天性主动脉缩窄、多发性大动脉炎等。主要引起上肢血压升高、下肢无脉或脉搏减弱。

（四）**使用导致血压增高的各种药物** 包括：①激素类；②麻醉剂与毒品；③影响交感神经系统的药物；④抗抑郁药物；⑤其他：如非甾体抗炎药（NSAIDs）（Cox-2抑制剂、布洛芬）、中草药等。

（五）**阻塞型睡眠呼吸暂停低通气综合征（OSAS）** 与高血压密切相关，不仅可作为血压正常个体将来发生高血压的预测因子，也是难治性高血压的常见原因。

（六）**颅脑疾病** 颅内肿瘤、脑炎、颅脑创伤等引起颅内压增高者，均可引起高血压。

【病理与发病机制】

肾性高血压主要发生于肾实质病变和肾动脉病变。前一类肾脏病理解剖的共同特点是：肾小球玻璃样变性、间质组织和结缔组织增生、肾小管萎缩和肾细小动脉狭窄。说明肾脏既有实质性损害也有血液供应不足这两种情况同时存在，后者为肾内血管病变所引起。后一类则病变在肾动脉，主要引起肾脏血流灌注减少而造成肾脏缺血。在以上病变造成肾缺血缺氧的情况下，肾脏可以分泌多种增高血压的因子，主要是肾小球旁细胞分泌大量肾素。过多的血管紧张素Ⅱ通过直接缩血管作用、刺激醛固酮分泌导致水钠潴留及兴奋交感神经系统等多种途径使血压增高。此外，氧化应激反应独立于肾素-血管紧张素-醛固酮（RAA）系统之外而发挥着缩血管、升高血压的作用。高血压反过来又可导致肾细小动脉病变，加重肾脏缺血。这样互相影响使血压持续增高。

皮质醇增多症（库欣综合征），又被分为ACTH依赖性与非ACTH依赖性病因所引起。前者是下丘脑-垂体或垂体以外的组织（如燕麦细胞、小细胞肺癌、支气管或胸腺良性肿瘤）分泌ACTH样物质刺激肾上腺皮质增生；后者大多数是源于肾上腺皮质自身发生肿瘤（如肾上腺腺瘤、肾上腺肉瘤、肾上腺大结节或小结节样增生）；上述病因均可以使调节糖类和盐类的肾上腺皮质激素分泌增多，导致水钠潴留而发生高血压。

嗜铬细胞瘤是起源于神经外胚层的肿瘤，通过释放过量儿茶酚胺和众多具有生理作用的活性肽而引起患者血压阵发性或持续性增高。值得注意的是，大约有10%患者的肿瘤是沿着交感神经节散发于肾上腺以外的，包括腹部、颈部、纵隔、膀胱及体内任何部位。

原发性醛固酮增多症由于肾上腺皮质增生或肿瘤导致的醛固酮自主性分泌过多，造成肾远曲小管排钾增多、体内钠和水潴留，进而使有效血容量增加和高血压。

肾上腺性变态综合征的高血压，是$C_{11\beta}$羟化酶失常致11去氧皮质醇及11去氧皮质酮增多的结果。也可由于$C_{17\alpha}$羟化酶不足而皮质醇及性激素减少，11去氧皮质酮、皮质酮及醛固酮分泌增多所致。

甲状旁腺功能亢进患者约1/3有高血压，与该病血钙增高引起肾结石、肾钙质沉积、间质性肾炎、慢性肾盂肾炎等肾脏病变有关。血钙增高对血管也有直接的收缩作用。有些患者的高血压在血钙降低后消失。腺垂体功能亢进症和糖尿病中，高血压较无此种疾病的人群中多数倍。绝经期综合征的高血压可能与卵巢功能减退,雌激素对大脑皮质、自主神经中枢的调节和对垂体的抑制减弱有关。

先天性主动脉缩窄和多发性大动脉炎,可在主动脉各段造成狭窄,如狭窄发生于主动脉弓的末部至腹主动脉分叉之间,其所引起的体循环血流量变化可使下肢血液供应减少而血压降低,大量血液主要进入狭窄部位以上的主动脉弓的分支,因而头部和上肢的血液供应增加而血压升高。由于狭窄部位以下的降主动脉与腹主动脉供血不足,且肾动脉的血液供应也不足,遂使肾脏缺血的因素亦参与了这类疾病高血压的形成。

OSAS 表现为睡眠中上呼吸道反复发生的机械性阻塞,其中至少有半数人血压增高,经手术或经鼻持续气道正压治疗血压可下降。本症不仅可通过心血管反射性调节机制的损伤和血管内皮功能障碍引起相当一部分患者血压增高,而且可通过兴奋交感神经、氧化应激、炎症和内皮功能障碍等机制对心血管功能和结构造成损害。

许多药物可以引起或加重高血压。免疫抑制剂如环孢素和皮质激素可使高达 80% 的接受器官移植者血压升高。非甾体抗炎药和 COX-2 抑制剂通过其抗肾脏前列腺素的作用使血压增高。高原病伴有的高血压,主要与高原气压及氧分压低致组织缺氧有关。

【临床表现】

继发性高血压的临床表现主要是有关原发病的症状和体征,高血压仅是其中的表现之一。

继发性高血压患者的血压特点可与原发性高血压相似,但又各有自身的特点。如嗜铬细胞瘤患者的血压增高常为阵发性,伴有面色苍白或潮红、出汗、心悸等交感神经兴奋的症状,在发作间期血压可以正常,甚至因直立性低血压而发生晕厥,但是也可能表现为持续性高血压,并无血压骤升的现象。而主动脉缩窄患者的高血压可仅限于上肢,本病的特点常是上肢血压高而下肢血压不高或降低,且上肢血压高于下肢,形成反常的上下肢血压差别(正常平卧位用常规血压计测定时下肢收缩压读数较上肢高 20~40mmHg)。测量血压可发现双上肢血压之间或上肢与下肢血压差距较大(>20mmHg)。

【诊断与鉴别诊断】

对于下列高血压患者应考虑继发性高血压的可能:①常规病史、体检和实验室检查提示患者有引起高血压的系统性疾病存在;②20 岁之前或 50 岁之后开始出现高血压;③高血压起病突然,或高血压程度严重且进展急剧,或高血压患者原来控制良好的血压突然恶化,难以找到其他原因;④顽固性或难治性高血压(即患者已经使用包含噻嗪类利尿剂在内的 3 种或 3 种以上、适当剂量的降压药物且服药依从性良好,但血压仍不能达到靶目标);⑤靶器官损害严重,与高血压不相称,宜进行深入仔细的病史询问,体格检查和必要的实验室检查。

在病史询问中,应特别注意询问各种肾脏病、泌尿道感染

和血尿史、肾脏病家族史(多囊肾),有无发作性出汗、头痛与焦虑不安(嗜铬细胞瘤),肌肉无力和抽搐发作(原发性醛固酮增多症)等。体检中注意有无皮质醇增多症的外表体征、有无扪及增大的肾脏(多囊肾)、腹部杂音的听诊(肾血管性高血压)、心前区或胸部杂音的听诊(主动脉缩窄或主动脉病),双上肢血压及股动脉搏动减弱、延迟或胸部杂音,下肢动脉血压降低(主动脉缩窄或主动脉病),神经纤维瘤性皮肤斑(嗜铬细胞瘤)等。靶器官损害的体征包括有无颈动脉杂音;运动或感觉缺失;眼底异常;心尖搏动异常;心律失常;肺部啰音;重力性水肿和外周血管病变的体征。除常规实验室检查外,根据不同的病因选作下列实验室检查项目:游离甲状腺激素(FT_3、FT_4)、甲状腺刺激素(TSH)、甲状旁腺激素,血浆肾素、血管紧张素、醛固酮、皮质醇、儿茶酚胺,经胸超声心动图和主动脉磁共振成像(MRI),肾血管 B 型超声波、磁共振血管造影(MRA)或 X 线电子计算机断层扫描血管造影(CTA),肾上腺 B 型超声波或薄层 CT 或核素检查等。

(一) 肾实质性疾病　肾实质疾病是继发性高血压最常见的病因,所引起的肾实质性占继发性高血压的 50%~70%,以慢性肾小球肾炎最为常见,其他包括结构性肾病和梗阻性肾病等,成人患者中多囊肾亦较为常见。因此,应对所有高血压患者初诊时进行尿常规检查,以筛查除外肾实质性高血压,同时进行尿微量白蛋白/尿肌酐及血肌酐检查并估算肾小球滤过率,评估肾功能分期。目前超声检查在肾脏的解剖诊断方面几乎已经完全取代了静脉肾盂造影,可以提供有关肾脏大小和形态、皮质厚度,有无泌尿道梗阻和肾脏肿块的所有必要的解剖学资料。功能方面的筛选试验包括尿蛋白、红细胞、白细胞和血肌酐浓度。应当对所有高血压患者进行这些检查。

(二) 肾血管性高血压　肾血管性高血压是继发性高血压的第二位原因,系由于单侧或双侧肾动脉主支管腔狭窄,导致肾脏血流灌注降低而引起高血压。绝大多数(90%)的狭窄病变是动脉粥样硬化所致,即老年人肾动脉狭窄多为动脉粥样硬化所致。在我国,大动脉炎是年轻人肾动脉狭窄的重要原因之一。纤维肌发育不良(FMD)(常见于年轻女性)较少见。突然发生或加重、难治的高血压提示肾动脉狭窄的存在。肾动脉狭窄表现包括腹部血管杂音、自发性低血钾和肾功能进行性减退。彩色多普勒超声(CDUS)能够发现肾动脉狭窄尤其是接近血管开口处的病变,不失为首选筛查 RAS 的方法。肾动脉血管造影虽然是确诊肾动脉狭窄的"金标准",但是为一种创伤性检查,故不应作为首选的诊断方法。以钆造影剂进行 MRA 诊断 RAS 的阳性似然比为 13.9,阴性似然比为 0.03,与 CTA 诊断肾动脉狭窄的准确性相似(阳性似然比为 13.4,阴性似然比为 0.06),但 MRA 无放射线损伤;且不含碘的造影剂对肾功能异常的患者亦无对比剂肾病的危险,虽然诊断的敏感性和特异性可能略有下降。

(三) 嗜铬细胞瘤　嗜铬细胞瘤是一种少见的继发性高血

压的病因,约占所有继发性高血压患者的 0.5%,可为遗传性或获得性。嗜铬细胞瘤患者约 70%有高血压,为稳定性或阵发性(伴有头痛、出汗、心悸和苍白等症状);超过 50%患者在阵发性血压增高的间歇期可出现直立性低血压。因此,对于高血压患者若发生直立性低血压,在除外降压药物治疗过度的基础上,需要着重考虑嗜铬细胞瘤的可能。由于嗜铬细胞瘤明显增加患者发生心血管事件的风险,且大部分高血压在手术切除肿瘤后得以根除,因此明确该病的诊断极为重要。应当首先进行生化检测以获得支持诊断的依据。血浆游离 3-甲氧基肾上腺素具有相对高的敏感性(96%)与特异性(89%),被认为是可以用来排除嗜铬细胞瘤的最佳筛选手段。若临床怀疑嗜铬细胞瘤的患者血浆 3-甲氧基肾上腺素浓度超过正常上限 4 倍以上,则患有该疾病的可能性几近 100%;若患者血浆 3-甲氧基肾上腺素浓度超过正常上限但低于上限值的 4 倍,则应进一步检测血浆儿茶酚胺与非 3-甲氧基肾上腺素的儿茶酚胺代谢物浓度,联合可乐定抑制试验协助诊断;给予可乐定后血浆儿茶酚胺水平显著下降被视为可乐定抑制试验阴性。一旦做出定性诊断后,还需要进行定位诊断。95%位于肾上腺附近,因常为体积较大的肿瘤,因此有时可通过超声波检查而被发现。CT 和 MRI 是较敏感的检查手段(敏感性 98%~100%)。[123]I 标记放射性核素扫描技术具有较高的诊断特异性,能够弥补 CT 或 MRI 特异性低的不足。近期研究表明绝大多数嗜铬细胞瘤均可以摄取[18]氟-2-脱氧-D-葡萄糖(^{18}F-FDG),因此使用[18]F-FDG 正电子发射断层扫描技术(PET)在评估成人嗜铬细胞瘤或副神经节瘤方面具有明显优势。

(四)皮质醇增多症(库欣综合征) 高血压在本病十分常见,约占 80%。需要对以下患者进行库欣综合征的筛查:①具有与年龄不相符的某些特征(如高血压、骨质疏松)。②出现库欣综合征的典型体形。③存在与肾上腺腺瘤共存的肾上腺意外瘤。24 小时尿氢化可的松浓度、过夜 1mg 地塞米松抑制试验和午夜血清可的松浓度,推荐作为筛查库欣综合征的首选方法。由于尿氢化可的松浓度的变异较大,至少需要收集 2 次标本进行测定。此外,2 天小剂量地塞米松抑制试验(每 6 小时给予 0.5mg,口服共 8 次)检测 2 天试验中第 2 天尿氢化可的松水平,也可以作为初筛方法;晚近也有采用后半夜血清或唾液氢化可的松作为诊断的更简单指标。经过过夜 1mg 地塞米松抑制试验(夜 23 时给予 1mg 口服),若患者血清可的松水平超过 50nmol/L(18ng/ml 或 1.8mg/dl),则提示库欣综合征。由于酗酒、严重抑郁、重度肥胖甚至糖尿病患者均可能存在功能性的可的松高水平状态。因此,在鉴别库欣综合征与可的松高功能状态时,需要采用一些二线检查方法,如:午夜血清可的松浓度、地塞米松-促肾上腺皮质激素释放激素试验及影像学检查,如肾上腺 CT 或垂体 MRI 等。

(五)原发性醛固酮增多症 目前认为,6%~10%的高血压患者、20%难治性高血压患者可能是由于原发性醛固酮增多症(PA)所致,在内分泌疾病中 PA 导致的继发性高血压最常见。PA 主要分为 5 型,在病因上,30%PA 是醛固酮瘤(多见于女性,男女比例为 1:2)、70%为肾上腺皮质增生(多见于男性,男女比例为 4:1),即原发性肾上腺皮质增生、糖皮质激素可抑制性原发性醛固酮增多症(GRA),以及特发性醛固酮增多症(IHA),罕见的是分泌醛固酮的肾上腺皮质癌。血醛固酮/肾素比值(ARR)是目前筛查 PA 的主要方法,然而年龄、体位、药物等因素可以影响 ARR 测定结果,且降低 ARR 诊断 PA 的敏感性和特异性。由于只有少数患者(9%~37%)存在低钾血症,故血清钾的检测不应再作为 PA 首选或重要的筛查试验。需要明确的是,ARR 增高并不能诊断 PA,应该进一步通过醛固酮抑制试验证实或排除 PA。2016 年"中国原发性醛固酮增多症专家共识"推荐 4 种确诊方法,包括氟氢可的松抑制试验(给予激素 4 天不能使血浆醛固酮水平降至阈值以下)、口服高钠饮食试验、生理盐水负荷试验及卡托普利抑制试验,其中氟氢可的松抑制试验确诊 PA 最敏感,但操作烦琐、准备时间较长,且国内无药,临床很少开展。口服高钠饮食试验除同样操作烦琐、准备时间长之外,在重度高血压、合并肾功能不全、心功能不全等患者中不宜进行。生理盐水试验的灵敏度及特异度较高,但在整个试验过程中需监测患者血压、心率等变化,对于血压难以控制、心功能不全及严重低钾血症的患者不应进行此项检查。卡托普利抑制试验操作简便、安全,但其诊断 PA 的灵敏度和特异度较其他 3 项试验为低,建议可在血压不易控制、合并心功能不全、严重低钾血症的高血压患者中进行。上述试验阳性的患者,还应该接受肾上腺薄层 CT 检查以除外肾上腺皮质癌。

(六)主动脉缩窄 先天性主动脉缩窄多发生在动脉导管或动脉韧带邻近区域的主动脉,男性患者多于女性,常常与其他先天性缺陷(如室间隔缺损、动脉导管未闭、二叶式主动脉瓣、二尖瓣或主动脉瓣狭窄)相关联;在儿童高血压患者中,主动脉缩窄是继发实质病变之后的第二位病因。多发性大动脉炎引起的主动脉狭窄多发生于降主动脉和腹主动脉,两者临床表现相似,都可造成患者上肢血压增高、下肢血压降低或无脉。由于儿童胸壁较薄,经胸超声心动图足以作为该疾病的诊断工具。对于成年人,胸部 X 线片无特异性诊断价值,主动脉 CTA 或 MRI 是目前常用而有价值的影像学检查。主动脉缩窄仅为形态学诊断,诊治过程中需谨慎区别是先天性主动脉缩窄抑或多发性大动脉炎等造成的继发性主动脉缩窄。

(七)睡眠呼吸暂停综合征 又称阻塞型睡眠呼吸暂停综合征(OSAS),是一种值得重视的继发性高血压的病因。当高血压患者主诉打鼾及白天嗜睡,伴睡眠时呼吸暂停等特点时,需怀疑 OSAS 的可能,尤其是对于 40~59 岁高血压患者、肥胖伴夜间高血压、难治性高血压均应疑及本症的存在。OSAS 可使患者正常的血压昼夜节律受损,导致动态血压监测显示为"非构型"或"反构型";而且该类患者的血压较难控制,较单纯性高血压患者更易发生靶器官损害和心脑血管事件。鉴于本病的特点是睡眠中上呼吸道吸气相陷闭引起呼吸气流停顿的反复发生,氧饱和度下降,故呼吸监测是诊断的主要工具;在上述检查费用或仪器条件受限的情况下,临床评价工具(如 Epworth 睡眠量表、睡眠呼吸暂停评分)也能够诊断中重度阻塞性睡眠呼吸暂停的患者。

【治疗】

继发性高血压的治疗,主要是针对其原发病。对原发病不能根治手术或术后血压仍高者,除采用其他针对病因的治疗外,可按治疗原发性高血压的方法进行降压治疗。

有关肾血管性高血压的介入治疗,目前认为应结合患者的病因、解剖和病理生理与临床病情综合评估,血运重建的指征包括:①肾动脉直径狭窄至少 50%,直径狭窄>70% 是比较可靠的解剖学指征。②具有确切的临床证据支持肾动脉狭窄与高血压、肾功能损害存在着因果关系。③临床上有重度高血压、恶性高血压、顽固性高血压,且患者只有一个肾脏缩小,不能耐受降压药物治疗;双侧 RAS 伴慢性肾功能不全;反复发作急性心力衰竭、难治性心力衰竭或难治性心绞痛。介入治疗已较外科手术血管重建更多选用;由于 FMD 患者绝大多数为青年人,血管成形术成功率高而操作并发症发生率较低,尤其考虑到年轻女性在妊娠期间使用 RAS 抑制剂受限等因素,目前血管重建作为治疗 FMD 高血压的主要手段,首选球囊扩张术,除非患者存在动脉瘤、动脉夹层等情况下才考虑支架植入。而对动脉粥样硬化性病变,术后 6 个月再狭窄发生率可高达 16%~48%,且 RAS 的解除与术后血压的正常化并无良好关联,提示对于此类患者,血运重建并没有改善肾脏血流低灌注。药物治疗作为肾血管性高血压的初始治疗仍然十分重要,近期的一项随机临床试验结果显示,对于粥样硬化所致 RAS 的老年患者,药物治疗在血压控制率和心血管死亡发生率方面与血运重建的效果相似,提示并非所有 RAS 的患者均需要血运重建。如果肾功能正常、血压得到控制、RAS 不严重,或高血压病程较长,则首选药物治疗。由于动脉粥样硬化病变有进展的高度危险,仍然需要强化生活方式的改变、抗血小板聚集药物、他汀类药物和多种降压药治疗。如无双侧 RAS,使用 ACE 抑制剂或 ARB 可以改善患者肾脏和心血管的预后,主要危险是狭窄后部位血流灌注显著减少导致的肾功能急性恶化和血清肌酐增高,但血清肌酐的变化可在撤药后恢复正常。

嗜铬细胞瘤的治疗是切除肿瘤。

对于醛固酮瘤及原发性肾上腺皮质增生患者,首选手术治疗,建议通过腹腔镜将患侧肾上腺全切,术前给予醛固酮受体拮抗剂(如螺内酯和依普利酮);如患者不愿手术或不能手术,则可予药物治疗。对于 IHA 及 GRA 患者,首选药物治疗,给予上述醛固酮受体拮抗剂治疗。

对于单纯性主动脉缩窄,尽早解除主动脉狭窄是主要治疗方法,采用传统手术切除主动脉缩窄段或介入球囊扩张、支架

植入术。患者在手术或介入治疗后,有可能仍然需要继续服用降压药物,钙通道阻滞剂、ARB、ACE 抑制剂、β 受体阻滞剂及利尿剂均可以被使用。

睡眠呼吸暂停综合征合并高血压的治疗,包括肥胖者减轻体重;使用持续气道正压通气改善患者夜间呼吸暂停和低通气;开展上呼吸道手术或使用口腔矫正器解除气道梗阻,进而纠正间歇性低氧血症;降压药物中 ARB、ACE 抑制剂、醛固酮受体拮抗剂及 β 受体阻滞剂均有证据可以有效降压;目前针对 OSAS 伴高血压的中医证候分型认识尚不统一,缺乏针对中医药治疗 OSAS 伴高血压的相关研究。

[附] 低血压

低血压一般是指成人收缩压<90mmHg(12.0kPa)和舒张压<50mmHg(6.6kPa)。

临床上,低血压表现为以下几种类型:

(1)普通型低血压:患者无器质性疾病表现,但多次测量血压均符合低血压标准。患者通常无自觉症状,也可偶有头晕、乏力。常见于瘦长体形或体质较弱的女性,预后良好。

(2)直立性低血压:当站立时,由于静脉回心血流量减少,心排血量下降,血压降低。此时患者出现头晕、心悸、虚弱、面色苍白、出冷汗。平卧后症状能迅速缓解或消失。这种情况多见于女性,常发生在饥饿、疲劳或炎热环境时,也可见于利尿剂、交感抑制剂使用时。

(3)特发性低血压:患者平卧时血压正常,但站立时血压立刻下降,收缩压和舒张压下降达 30mmHg 和 20mmHg 以上,而心率无改变。严重者可引起晕厥。

(4)继发性低血压:可见于脊髓结核、糖尿病性神经病变、脑部肿瘤、卟啉病、肾上腺皮质功能低下、心肌淀粉样变等。

(5)Muirhead 综合征:是见于严重肾功能不全患者的一种新的综合征,表现为严重且持久的低血压,患者神志清晰,但虚弱明显。其发生与肾髓质的间质细胞分泌的一种中性脂质(肾髓质素,medullipin)有关。肾髓质素经肝脏转化后具有利尿排钠、扩血管的作用。

低血压的治疗取决于低血压类型。功能性低血压一般不需要特殊治疗。直立性低血压产生症状时,应采取平卧位。特发性低血压患者可选用肾上腺皮质激素治疗,下肢试用绷带或弹性长袜。继发性低血压应治疗原发疾病。

推荐阅读

1. 中国高血压防治指南修订委员会. 中国高血压防治指南(2018 年修订版)[J]. 中华心血管病杂志,2019,24(1):1-46.
2. 中国心血管病报告编写组. 中国心血管病报告 2018[J]. 中国循环杂志,2019,34(3):209-220.

第十一章 心脏瓣膜病

黄国倩 程蕾蕾 舒先红

第一节 概 述

心脏瓣膜病(valvular heart disease,VHD)是指由于先天性发育异常或其他各种病变(如风湿性、退行性、感染等)引起心脏瓣膜及其附属结构发生解剖结构或功能上的异常,导致心脏血流动力学显著变化,并出现一系列的临床综合征。近年来我国风湿性 VHD 比例相对减少,老年性退行性 VHD 发病率趋于增加。

VHD 的诊断主要依靠临床评价和心脏超声。任何有病理性杂音的患者都应行心脏超声检查;对于确诊瓣膜病的患者,还应进一步评价病因、严重程度、进展、手术时机和风险,预防心内膜炎及风湿热,评价抗凝效果和出血、血栓栓塞并发症等。

瓣膜病的根治方法除瓣膜置换外,还包括瓣膜修复、各种外科微创手术及经导管介入术。这些新技术对瓣膜病的评价提出了新的要求,包括如评价反流的机制、预测可修复性、各种治疗的适应证和禁忌证、术中的监护和疗效评价、随访等。

第二节 二尖瓣狭窄

【病因与病理】

我国大多数二尖瓣狭窄(mitral stenosis,MS)是由风湿性心脏病所致,女:男为2:1。主要病理改变是瓣叶增厚,瓣膜交界粘连,瓣口变形和狭窄,腱索增粗、缩短、融合,病程后期可出现钙化点和/或结节,瓣叶活动受限。病变分为:①隔膜型:瓣体无病变或病变较轻,活动尚可;②漏斗型:瓣叶增厚和纤维化,腱索和乳头肌明显粘连和缩短,整个瓣膜变硬呈漏斗状,活动明显受限。常伴关闭不全。瓣叶钙化会进一步加重狭窄程度,甚至使瓣口呈孔隙样,导致左心房血流淤滞,血栓形成和栓塞。

老年退行性 MS 的发生呈上升趋势,主要病变为瓣环钙化,单纯瓣环钙化导致二尖瓣反流较为多见;当累及瓣叶时,瓣膜活动受限导致 MS;但无明显交界粘连,且瓣叶增厚和/或钙化以底部为甚,而风湿性 MS 则以瓣缘为主。

先天性 MS 较少见,如双孔二尖瓣、降落伞二尖瓣、拱形二尖瓣、二尖瓣瓣上环形狭窄等,由于瓣膜本身或附属结构发育异常导致的。其他少见病因包括结缔组织病(系统性红斑狼疮等)、浸润性疾病、心脏结节病、药物相关性瓣膜病等,表现为瓣叶增厚和活动受限,但一般狭窄程度较轻,极少有交界粘连。

【病理生理】

正常二尖瓣质地柔软,瓣口面积(mitral valve area,MVA)约 4~6cm²。当 MVA 减小至 1.5~2.0cm² 时为轻度狭窄;1.0~

1.5cm² 时为中度狭窄;<1.0cm² 时为重度狭窄。狭窄使舒张期血流由左心房流入左心室受限,左心房压力(left atrium pressure,LAP)增高,引起肺静脉和肺毛细血管扩张和淤血。当 MVA>1.5cm² 时,患者静息状态下无明显症状;但在跨二尖瓣血流增多或舒张期缩短(体力活动、情绪应激、感染、妊娠、心房颤动(atrial fibrillation,AF)可出现呼吸困难、咳嗽、发绀,甚至急性肺水肿。随着 MS 加重,静息状态下心排血量也降低,肺小动脉反应性收缩痉挛,继而内膜增生,中层肥厚,导致肺动脉压上升,肺血管阻力升高,长期的肺高压可致右心室(right ventricle,RV)肥厚、扩张,最终发生右心室衰竭,此时肺动脉压有所降低,肺循环血流量有所减少,肺淤血得以缓解。此外,左心房(left atrium,LA)扩大易致 AF,加重肺淤血或诱发肺水肿。

【临床表现】

(一) 症状 风湿性心脏病(简称风心病)MS 呈渐进性发展,早期为 20~40 年的缓慢发展期,临床上症状隐匿;病程晚期进展迅速,一旦出现症状,10 年左右即可丧失活动能力。无症状的 MS,10 年生存率>80%;而一旦出现严重症状,10 年生存率仅为 0~15%;伴有重度肺高压的 MS,平均生存时间不足 3 年。死亡原因中充血性心力衰竭占 60%~70%,体循环栓塞 20%~30%,肺栓塞 10%,感染 1%~5%。临床症状主要由低心排血量和肺血管病变所致,包括:疲乏、劳力性呼吸困难、夜间睡眠时及劳动后咳嗽、痰中带血或血痰;右心室衰竭时可出现食欲减退、腹胀、恶心等症状;部分患者以 AF 和栓塞症状起病。

(二) 体征 二尖瓣面容即两颧呈紫红色,口唇轻度发绀,见于严重 MS,四肢末梢亦见发绀。儿童患者可伴心前区隆起;胸骨左缘处收缩期抬举样搏动;胸骨左缘第 3 肋间心浊音界向左扩大,提示肺动脉和右心室增大。

心脏听诊:典型发现为局限于心尖区的舒张中晚期低调、递增型隆隆样杂音,左侧卧位时明显,可伴有舒张期震颤;心尖区第一心音(S1)亢进,呈拍击样;80%~85%的患者胸骨左缘第 3~4 肋间或心尖区内侧闻及紧跟第二心音(S2)后的高调、短促而响亮的二尖瓣开瓣音(opening snap,OS),呼气时明显,是隔膜型狭窄的前叶开放时发生震颤所致。存在 OS 和拍击样第一心音,高度提示瓣膜仍有一定的柔顺性,有助于诊断隔膜型 MS;肺高压时,肺动脉瓣区第二心音(P2)亢进、分裂;肺动脉扩张造成相对性肺动脉瓣关闭不全时,可闻及 Graham-Steel 杂音,即胸骨左缘第 2~4 肋间的高调、吹风样、递减型的舒张早中期杂音,沿胸骨左缘向三尖瓣区传导,吸气时增强;合并三尖瓣关闭不全时,可在三尖瓣区闻及全收缩期吹风样杂音,吸气时明显。

【物理学检查】

（一）X 线检查　左心缘变直,肺动脉主干突出,肺静脉增宽,右前斜位钡剂透视可见扩张的左心房压迫食管。LA 和 RV 明显增大致后前位片心影右缘呈双重影,肺门影加深,主动脉弓较小。左心室一般不大。左心房压力达 20mmHg 时,中下肺可见 Kerley B 线。长期肺淤血后含铁血黄素沉积,双下肺野可见散在点状阴影。老年患者常有二尖瓣环和瓣叶钙化。

（二）心电图检查　P 波增宽且呈双峰形,提示 LA 增大;合并肺高压时,显示 RV 增大,电轴右偏;晚期常合并 AF。

（三）超声心动图检查

1. 超声表现　风心病 MS 患者二维超声显示瓣膜增厚变形,回声增强,交界粘连,瓣膜开放受限,早期主要累及瓣缘及交界,瓣体弹性尚可,短轴瓣口呈鱼口状;长轴前叶开放呈圆顶状或气球样,后叶活动受限;晚期整个瓣叶明显纤维化、钙化,瓣膜活动消失,瓣膜呈漏斗状,腱索乳头肌也增粗粘连、融合挛缩。先天性 MS 可见瓣膜及瓣下结构的发育异常（如降落伞二尖瓣单组乳头肌畸形、双孔二尖瓣、二尖瓣瓣上环形狭窄等）。

彩色多普勒血流显像（color doppler flow imaging,CDFI）可见舒张期经二尖瓣口的细束的高速射流,在 LA 侧可出现血流汇聚,在 LV 侧出现五色镶嵌的湍流。二尖瓣口脉冲多普勒（pulse wave,PW）呈舒张期湍流频谱特征;连续多普勒（continous wave,CW）显示舒张期跨瓣峰值流速（V_{max}）升高,压力减半时间（pressure half-time,PHT）延长,跨二尖瓣峰值压差及平均压差升高。

其他间接征象包括:LA 增大,合并 AF 更加明显;LA 内血流淤滞,自发显影呈云雾状或伴血栓形成。经食管超声心动图（transesophageal echocardiography,TEE）对检测 LA 自发显影及血栓更敏感。左心室（left ventrical,LV）内径正常,或因充盈不足而偏小,收缩活动正常。肺动脉收缩压（pulmonary arterial systolic pressure,PASP）明显升高,可伴右房室增大和肺动脉扩张（数字资源 12-11-2-1~数字资源 12-11-2-3）。

2. MS 的定量评估和分级（表 12-11-2-1）　常用的定量指标包括二维直接描记 MVA、PHT 法估测 MVA 和二尖瓣跨瓣压差（mitral valve pressure gradient,MVPG）等。二维超声直接描记 MVA 是首选方法,对于瓣叶显示不清晰或人工机械二尖瓣置换术后的患者,可采取 PHT 估测 MVA 及测量 MVPG;同时,还应结合瓣膜的形态及活动度、LA 扩大程度、肺动脉压等指标综合判断。

数字资源 12-11-2-1　二尖瓣狭窄:胸骨旁长轴切面可见二尖瓣显著增厚,前叶开放圆隆。左心房增大,左心房内血液淤滞,呈云雾样（视频）

数字资源 12-11-2-2　二尖瓣狭窄:二尖瓣水平左室短轴切面,可见二尖瓣显著增厚,瓣口呈鱼嘴样改变（视频）

数字资源 12-11-2-3　二尖瓣狭窄:心尖四腔切面可见二尖瓣显著增厚,后叶相对固定,前叶开放受限、圆隆,左房内血液明显淤滞,二维可见瓣口喷射出与左房内一样的烟雾样射流,彩色多普勒显示二尖瓣瓣口花色湍流（视频）

表 12-11-2-1　二尖瓣狭窄分级

指标	轻度	中度	重度
MVA/cm²	>1.5	1.0~1.5	<1.0
MVPG/mmHg	<5	5~10	>10

注:MVA. 二尖瓣口面积;MVPG. 二尖瓣平均跨瓣压差。

【诊断与鉴别诊断】

典型的心脏杂音及超声心动图表现可明确诊断。超声有助于鉴别功能性 MS,例如二尖瓣口流量增大、重度主动脉瓣反流束沿二尖瓣前叶,导致的相对性二尖瓣狭窄。

【并发症】

（一）心律失常　房性心律失常最多见,晚期多合并持续性 AF。AF 可降低心排血量,诱发或加重心力衰竭,并改变杂音的强度。

（二）充血性心力衰竭和急性肺水肿　见于 50%~75% 的患者,为本病的主要死亡原因。急性肺水肿是重度 MS 的急重并发症,多见于剧烈体力活动、情绪激动、感染、突发心动过速、妊娠和分娩时。

（三）栓塞　以脑栓塞最常见,80% 有 AF。栓子多来自左心耳。经食管超声心动图是检出左心耳血栓的金标准。右心房来源的栓子可造成肺栓塞或肺梗死。

（四）肺部感染　肺静脉压增高及肺淤血导致易发肺部感染,并可诱发心力衰竭。

（五）感染性心内膜炎　较少见。

【治疗】

（一）随访　无症状的重度 MS、经皮球囊二尖瓣扩张术（percutaneous balloon mitral commissurotomy,PBMC）术后患者应每年随访心脏超声,一旦出现症状应及早干预;中度 MS 每 1~2 年随访心脏超声;轻度 MS 每 3~5 年随访心脏超声。

（二）药物治疗　避免过度运动;青少年患者应控制风湿活动;控制心力衰竭;合并 AF 时,控制心室率及抗凝治疗,狭窄解除前复律效果差。窦性心律如有血栓病史、发现 LA 血栓、LA 明显扩大（>50mm）或 TEE 显示 LA 自发显影时也建议抗凝治疗。

（三）介入和手术治疗　指征:MVA>1.5cm² 时通常不考虑干预。MVA≤1.5cm² 时,是否干预及干预方式的选择取决于患者的临床症状、临床和瓣膜解剖条件、其他瓣膜病变、外科手术风险。

治疗方法及选择：分为外科手术(闭式交界分离术、直视下交界分离术和二尖瓣置换术)及PBMC。当瓣膜解剖条件合适时，PBMC能使MVA扩大至2.0cm^{2}以上，有效地改善临床症状，具有安全、有效、创伤小、康复快等优点，已取代了外科交界分离手术。PBMC后再狭窄，如仍以交界粘连为主，临床情况良好，无禁忌证时也可尝试再次介入。

不利于PBMC的情况包括：老年、交界分离手术史、NYHAⅣ级、AF、严重的肺高压、Wilkins评分>8分、瓣口面积极小、严重的三尖瓣反流。PBMC的禁忌证包括：MVA>1.5cm^2、LA血栓、轻度以上二尖瓣反流、严重或双侧交界钙化、交界无粘连、合并严重的主动脉瓣或三尖瓣病变、合并冠心病需要旁路移植术。对于LA血栓，如非紧急手术，可给予抗凝治疗2~6个月后复查TEE，如血栓消失仍可行PBMC；如血栓仍存在考虑外科手术。

外科主要的手术方式为瓣膜置换，解剖合适的患者可考虑瓣膜成形术。闭式分离术目前很少用，瓣膜分离术后再次狭窄出现症状者应进行瓣膜置换。PBMC出现严重MR时也需手术处理。合并AF可在手术同时进行迷宫或消融手术。

第三节 二尖瓣关闭不全

【病因与病理】

二尖瓣装置由瓣叶、瓣环、腱索、乳头肌和相关左心室壁等成分组成。任何部分的缺陷均可导致二尖瓣关闭不全(mitral regurgitation，MR)。MR分为原发/器质性的和继发/功能性的。根据病程，可分为急性MR和慢性MR。

原发性的慢性MR在我国以风湿性最多见，常合并MS，病理特点为瓣叶增厚，挛缩变形，交界粘连，以瓣叶游离缘为显著；腱索缩短、融合，导致瓣叶尤其后叶活动受限，而前叶呈假性脱垂样。瓣膜变性(Barlow病/二尖瓣脱垂综合征、弹性纤维变性、马方综合征、Ehler's-Danlos综合征)和老年性瓣环钙化是欧美国家最常见的病因；其他病因还包括感染性心内膜炎、心肌梗死后乳头肌断裂、先天性畸形(二尖瓣裂缺、降落伞二尖瓣、双口二尖瓣畸形等，多见于幼儿或青少年)、结缔组织病(如系统性红斑狼疮、类风湿关节炎、强直硬化性脊椎炎)、心内膜弹力纤维增生症、药物性等；继发性MR的病因包括任何可引起LV明显扩大的病变，如缺血性心脏病及原发性心肌病，机制包括二尖瓣瓣环的扩张变形；乳头肌向外向心尖方向移位；瓣叶受牵拉而关闭受限；LV局部及整体功能的异常；LV重构和变形；LV运动不同步等。

急性MR多因腱索断裂，瓣膜毁损或破裂，乳头肌坏死或断裂及人工瓣膜异常引起，可见于感染性心内膜炎、急性心肌梗死、穿通性或闭合性胸外伤及自发性腱索断裂等。

【病理生理】

LV搏出的血流同时流入主动脉和LA，导致LV舒张期容量过负荷。慢性MR早期通过LV扩大及离心性肥厚来代偿，

根据Starling效应，前负荷增加及左心室舒张末期容积扩大导致心肌收缩增强，LVEF升高(>65%)，以维持前向的SV；LA和LV扩张还使得LAP和LV充盈压维持在正常范围，临床可无症状。经过数年的代偿期后，持续的容量过负荷最终导致心肌收缩受损，前向SV降低，LV充盈压和LAP升高，继而肺淤血。失代偿早期LVEF虽有所降低但仍维持在50%~60%，此时纠正MR，心肌功能尚可恢复，否则心功能损害将不可逆，LV显著扩张，LVEF明显降低，出现肺淤血和体循环低灌注等左心衰竭症状，晚期可出现肺高压和全心衰竭。

急性MR导致左心室容量负荷急剧增加，LV来不及代偿，心排血量明显降低，引起低血压甚至休克；同时，左心室舒张末期压、LAP和肺静脉压力急剧上升，引起严重的肺淤血，甚至急性肺水肿。

【临床表现】

(一) 症状 慢性重度MR一般6~10年出现LV功能异常或症状；一旦发生心力衰竭，则进展迅速。常见症状有：劳力性呼吸困难、端坐呼吸、疲乏、活动耐力显著下降。咯血和栓塞较少见。晚期出现肝淤血肿大及触痛，水肿，胸腔积液或腹水等右心衰竭表现。急性MR者常表现为急性左心衰竭或肺水肿及心源性休克。

(二) 体征 慢性MR者心界向左下扩大，心尖区可触及局限性收缩期抬举样搏动。心尖区可闻及全收缩期吹风样杂音，响度在3/6级以上，吸气时减弱。前叶损害为主时，杂音向左腋下或左肩胛下传导；后叶损害为主者，杂音向心底部传导。可伴有收缩期震颤。心尖区第一心音(S1)减弱或被杂音掩盖。功能性MR的杂音常不明显。由于LV射血期缩短，主动脉瓣关闭提前，导致第二心音(S2)分裂。严重MR可出现低调的第三心音(S3)。舒张期大量血液通过二尖瓣口导致相对性MS，心尖区闻及低调、短促的舒张中期杂音。出现OS提示合并MS。肺动脉瓣区第二心音(P2)亢进提示肺高压。右心衰竭时，可见颈静脉怒张，肝脏肿大，下肢水肿。

【物理学检查】

(一) X线检查 LA和LV明显增大，前者可推移和压迫食管。肺高压或右心衰竭时，RV增大。可见肺静脉充血、肺间质水肿和Kerley B线。

(二) 心电图检查 可有LV肥大和劳损；P波增宽且呈双峰形，提示LA增大；肺高压时可显示左、右心室肥大。慢性MR多有AF。

(三) 超声心动图检查

1. 超声表现 二维超声帮助明确病因，对病变进行定位和分区。风心病MR可见瓣膜增厚、挛缩变形、纤维化和/或钙化，交界粘连，以瓣缘为甚。瓣膜变性可见瓣膜增厚、冗长累赘，可同时伴腱索冗长纤细；当收缩期瓣体部凸向LA内，而闭合缘仍未超过瓣环水平，MR通常较轻；若闭合缘超过瓣环则提示二尖瓣脱垂，最常见于黏液样变性；瓣膜连枷指病变瓣膜活动异常，游离缘完全翻转到LA内，多伴腱索断裂及重度MR。老年性病变可见瓣环纤维化或钙化，严重时可累及瓣膜，导致

瓣叶增厚,活动受限。先天性 MR 可见瓣膜及瓣下结构的发育异常(如瓣膜短小、裂缺、腱索缺失、单组乳头肌、双孔二尖瓣等)。感染性心内膜炎可见赘生物、瓣膜穿孔、瓣膜瘤或脓肿。功能性 MR 瓣叶无器质性病变,但 LV 和瓣环明显扩张,LV 近于球形,收缩减弱,瓣膜闭合呈穹窿状,前叶受次级腱索牵拉时出现"海鸥征"(数字资源 12-11-3-1)。

CDFI 可见收缩期二尖瓣口出现五彩镶嵌的湍流进入 LA。根据反流的方向,分为中心型反流和偏心型反流。

数字资源 12-11-3-1　二尖瓣反流:心尖四腔切面可见左右心房增大,二尖瓣反流的湍流填充了整个左心房,右房内也有占心房面积约一半的三尖瓣反流引起的花色湍流(视频)

2. MR 严重程度的评估　心脏超声参数主要包括:反流束与左房面积比值、反流颈宽度、反流容积、反流分数和反流口面积,以及左心房和左心室的大小等(表 12-11-3-1)。

表 12-11-3-1　二尖瓣关闭不全分级

参数	轻度	中度	重度
反流束面积/左房面积/%	<20	20~40	>40
反流颈宽度/cm	<0.3	0.3~0.7	>0.7
反流容积/ml	<30	30~60	>60
反流分数/%	<30	30~50	>50
反流口面积/cm²	<0.2	0.2~0.4	>0.4

【诊断与鉴别诊断】

诊断主要根据典型杂音及超声心动图表现。超声有助于与生理性杂音、室间隔缺损、三尖瓣关闭不全等鉴别。

【并发症】

与 MS 相似,但出现较晚。感染性心内膜炎较多见,栓塞少见。急性 MR 可迅速发生急性左心衰竭甚至急性肺水肿,预后较差。

【治疗】

(一)随访　无症状、无心功能损害的轻度 MR 患者不需常规随访;稳定的中度 MR 每年临床随访,每 1~2 年复查心脏超声;无症状的重度 MR 且 LV 功能正常,应每 6 个月临床随访一次,每年复查心脏超声;若临床状况出现明显变化、有新发 AF、肺动脉压升高、超声与既往显著进展、心功能指标接近手术指征时需增加随访频率;重度 MR 如伴有 LV 扩大、收缩功能障碍或出现症状应尽早手术。

(二)药物治疗　主要是对症治疗。慢性 MR 应避免过度体力活动,限盐利尿,控制心衰;扩血管药物适用于治疗合并的高血压、晚期合并心衰又不适合手术的患者,或心衰患者术前过渡治疗以改善心功能,以及术后持续心衰患者;无心功能损害者或高血压的器质性 MR 不主张使用扩血管药物。已证实 ACEI 类或 ARB 类药物对于功能性或缺血性 MR 有益。洋地黄类药物宜用于心力衰竭伴快速 AF。合并 AF、严重心力衰竭、栓塞病史、LA 血栓及二尖瓣修复术后的 3 个月内的患者需抗凝治疗。

(三)手术治疗　手术指征:急性 MR 通常需要急诊手术。慢性器质性 MR 的手术指征包括:①出现症状;②无症状的重度 MR 合并 LV 功能不全的证据:LVEF≤60%,或者左心室收缩末期内径≥45mm;③无症状且无 LV 功能不全证据的重度 MR,如伴新出现的 AF 或 PASP>50mmHg 建议手术。存在严重的 LV 收缩功能障碍的患者(EF<30%),则手术风险极高。

手术方式:主要为外科治疗,术式包括二尖瓣修复术(瓣环成形术)、二尖瓣置换术。瓣膜修复术避免了人工瓣血栓栓塞-出血的并发症及感染的风险,具有更低的围手术期死亡率和更好的预后,是 MR 的首选术式。瓣膜置换时应尽可能保留瓣下组织,以利于术后心脏功能的改善。

近年来经皮二尖瓣病变介入治疗进展迅速,经导管二尖瓣钳夹术(MitraClip)是目前应用最广泛的方法,该术式通过夹住二尖瓣前叶与后叶的中间部分,人为形成双孔二尖瓣,有效地减少反流。正在研发的介入治疗方法还有 ValveClamp 夹合术、经导管二尖瓣环成形术、经导管和经心尖二尖瓣植入术等。这些微创治疗方法目前主要针对手术高风险或存在手术禁忌证的患者。

第四节　二尖瓣脱垂综合征

【病因与病理】

二尖瓣脱垂综合征(mitral valve prolapse,MVP)是指二尖瓣和/或瓣下装置病变,使瓣叶在收缩期越过瓣环突入左房,超过瓣环 2mm 及以上,以后叶脱垂多见。瓣叶可增厚或正常,MR 程度不等。其确切病因未明,可见于各年龄组,以年轻女性多见。连枷样二尖瓣(flail mitral valve)时二尖瓣前后瓣叶的瓣尖在收缩期不能对合,相互错开,指向左房。

原发性 MVP 综合征可为家族性或非家族性。1/3 患者无其他器质性心脏病;马方综合征等遗传性胶原病变、von Willebrand 病及其他凝血异常、原发性乳腺发育不良、多种结缔组织疾病(系统性红斑狼疮、强直性脊柱炎、结节性多动脉炎)、漏斗胸等常合并 MVP。病理改变包括二尖瓣黏液样变性,海绵层增生伴蛋白多糖堆积,并侵入纤维层,瓣叶心房面局限性增厚,表面纤维素和血小板沉积。瓣叶冗长累赘,在腱索间形成皱褶,收缩期向 LA 膨出呈半球状;腱索纤细冗长,扭曲,继之纤维化而增厚,以瓣叶受累最重处为显著;腱索异常使二尖瓣受力不匀,导致瓣叶受牵拉和松弛;黏液变性可致腱索断裂。瓣环扩大和钙化进一步加重反流的程度。

继发性 MVP 多见于风湿或病毒感染、冠心病、心肌病、先天性心脏病、甲状腺功能亢进等;多因对侧瓣叶关闭受限,正常的瓣叶呈"相对性"或"假性"脱垂,以前叶脱垂多见(参见本章第三节"二尖瓣关闭不全")。

【病理生理】

正常情况下,心室收缩时室内压上升,乳头肌协同收缩,拉紧腱索以防瓣叶翻入 LA;在腱索的牵引下,二尖瓣瓣叶相互靠近,瓣口关闭,此时瓣叶不超过瓣环水平。当二尖瓣的瓣叶、腱索、乳头肌或瓣环发生病变时,松弛的瓣叶在瓣口关闭后脱向 LA,致慢性 MR,其血流动力学影响与其他原因的器质性 MR 相同(参见本章第三节"二尖瓣关闭不全")。如出现腱索断裂,可出现急性的重度 MR。

【临床表现】

根据瓣叶结构异常的程度,MR 程度,不同 MVP 综合征患者的临床表现和预后呈现出广泛的差异。

(一)症状 多无明显症状。少数患者出现一过性症状,包括非典型胸痛、心悸、呼吸困难、疲乏、头晕、晕厥、血管性偏头痛、一过性脑缺血,以及焦虑紧张、惊恐发作等神经精神症状。

(二)体征 可伴直背、脊柱侧凸或前凸、漏斗胸等。典型听诊发现为心尖区或其内侧的收缩中晚期非喷射性喀喇音,为腱索突然拉紧,瓣叶脱垂突然中止所致;随即出现收缩晚期吹风样(偶可为雁鸣样)杂音,常为递增型,少数可为全收缩期杂音,并掩盖喀喇音。MR 越严重,收缩期杂音出现越早,持续时间越长。凡能使 LV 舒张期末容量减少的措施,如立位、屏气、心动过速、吸入亚硝酸异戊酯等,均可使收缩期喀喇音和杂音提前;反之,凡能增加 LV 舒张期末容量的因素,如下蹲、心动过缓、β 受体阻滞剂、升压药等,均可使收缩期喀喇音和杂音延迟。

【物理学检查】

(一)X 线检查 类似其他原因的器质性 MR,部分可见胸廓畸形。

(二)心电图检查 正常或非特异性 ST-T 段的改变,QT 间期可延长。可伴有各种类型的心律失常。

(三)超声心动图检查

1. 超声表现 可评估瓣膜的厚度、活动度、脱垂部位、瓣环和腱索情况、反流束的起源和朝向、定量反流的程度。反流程度的评价与其他器质性 MR 相同;但反流束多为偏心性(偏向健侧,如二尖瓣后叶脱垂,则 MR 沿二尖瓣前叶),连枷和腱索断裂往往合并严重 MR(数字资源 12-11-4-1、数字资源 12-11-4-2)。TTE 常低估反流程度。TEE 可以精确评价反流的程度、瓣膜的结构、脱垂的范围和分区、修复的可能、有助于术前制订手术方案。少数患者可合并多个瓣膜脱垂和关闭不全、主动脉扩张、房间隔瘤或Ⅱ孔型房间隔缺损。

 数字资源 12-11-4-1 二尖瓣脱垂:心尖四腔切面可见二尖瓣及其腱索冗长,后叶尤为显著,关闭时后叶脱垂,瓣膜高于瓣环连线(视频)

 数字资源 12-11-4-2 二尖瓣脱垂:经食管超声心动图左心室长轴切面显示二尖瓣前叶脱垂,二尖瓣重度反流(视频)

2. 二尖瓣脱垂定位 采用 Carpentier 命名法,前叶分为 A1、A2 及 A3,后叶分为 P1、P2 及 P3(图 12-11-4-1)。

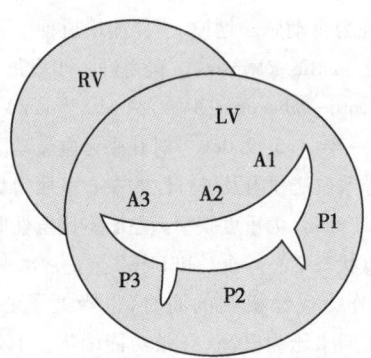

图 12-11-4-1 Carpentier 二尖瓣叶命名法

【诊断】

诊断主要根据典型的杂音及超声心动图表现。

【并发症】

合并严重 MR 者晚期可出现充血性心力衰竭;腱索断裂可导致急性的重度 MR,出现急性左心衰和肺水肿。感染性心内膜炎多见于有明显瓣膜结构异常和关闭不全的患者,但整体发生率并不高。心律失常多为良性,以室性心律失常和阵发性室上性心动过速最多见;单纯 MVP 中猝死较为罕见,除了家族性 MVP 和 LV 功能损害外,猝死的危险因素类似于非 MVP 人群。

【治疗】

绝大多数合并轻中度 MR,无症状或症状轻微者不需治疗,可定期随访;有症状者对症治疗,包括抗心律失常(可用 β 受体阻滞剂)、抗凝治疗(合并血栓栓塞危险因素者)等。胸痛可用 β 受体阻滞剂。硝酸酯类药物可加重脱垂,应慎用。有猝死危险因素或合并马方综合征者,应避免过度运动。严重 MR 需手术治疗,手术指征和方法与其他器质性 MR 相同。

第五节 主动脉瓣狭窄

【病因与病理】

主动脉瓣狭窄(aortic valve stenosis,AS)最常见的病因是先天性主动脉瓣畸形、老年性主动脉瓣钙化和风湿性 AS。

单纯风湿性 AS 罕见,几乎都合并二尖瓣病变及主动脉瓣关闭不全。病理变化为瓣叶交界粘连,瓣膜增厚,纤维化钙化,以瓣叶游离缘尤为突出。

三叶瓣的钙化性 AS 多见于老龄患者,近年来发生率呈上升趋势。发病机制可能与主动脉瓣应力和剪切力升高、湍流致血管内皮损伤、慢性炎症、RAS 激活、脂蛋白沉积、钙磷代谢紊乱、同型半胱氨酸水平、遗传等因素有关。一旦发生,病变呈进行性发展直至最终需要进行瓣膜置换。病理表现为瓣体部的钙化,很少累及瓣叶交界。钙化程度是临床转归的预测因子之一。

先天性 AS 可为单叶式,二叶式或三叶式,其中二叶式主动脉瓣(bicuspid aortic valve,BAV)最多,约占 50%。普通人群中 BAV 的发生率为 1%~2%,部分有家族史(染色体显性遗传)。

【病理生理】

早期表现为主动脉瓣增厚,不伴流出道梗阻,此阶段称为主动脉瓣硬化(aortic sclerosis)。病变进一步发展可导致主动脉瓣口面积(aortic valve area,AVA)减少。当 AVA 从正常(3~4cm^2)减少至一半(1.5~2.0cm^2)时几乎无血流动力学异常,进一步降低则导致血流梗阻及进行性的左心室压力负荷增加,当 AVA 减少至<1.0cm^2 为重度狭窄。左心室代偿性肥厚,收缩增强以维持静息状态下心排血量和 LVEF 至正常水平。

LV 肥厚作为代偿机制的同时,也降低了心腔顺应性,导致 LV 舒张期末压力升高,舒张功能受损。其次,LV 肥厚及室壁张力升高增加了心肌氧耗;LV 顺应性下降,舒张期末压力升高,增加了冠脉灌注阻力,导致心内膜下心肌灌注减少;此外,LV 肥厚还降低了冠脉血流储备,而肥厚心肌对缺血损害更加敏感,最终导致心肌纤维化,心室收缩和舒张功能异常。

AS 进一步加重时,心肌肥厚和心肌收缩力不足以克服射血阻力,心排血量减少,出现脑供血不足(头昏、晕厥)、心肌供血不足、心功能损害(心绞痛和呼吸困难等)的症状,最终 LV 扩大,收缩功能、跨瓣压差降低,LAP、肺动脉压、肺毛细血管楔压和右心室压上升。

【临床表现】

(一) **症状** AS 可历经相当长的无症状期,一旦出现症状,临床情况急转直下,若不及时手术,2 年生存率为 20%~50%。主要三大症状为劳力性呼吸困难、心绞痛、晕厥。早期表现多不典型,劳累、AF、情绪激动、感染等可诱发急性肺水肿;有症状的 AS 猝死风险升高。如未能及时手术,随病程发展和心功能损害加重,晚期出现顽固的左心衰竭症状和心排血量降低的各种表现,甚至右心衰竭的表现。

(二) **体征** 心脏浊音界可正常,心力衰竭时向左扩大。心尖区可触及收缩期抬举样搏动,左侧卧位时可呈双重搏动。胸骨右缘第 2 肋间可闻及低调、粗糙、响亮的喷射性收缩期杂音,呈递增递减型,第一心音(S1)后出现,收缩中期最响,以后渐减弱,主动脉瓣关闭(第二心音 S2)前终止。常伴有收缩期震颤。吸入亚硝酸异戊酯后杂音可增强。杂音向颈动脉及锁骨下动脉传导。杂音越长,越响,收缩高峰出现越迟,狭窄程度越重。合并心力衰竭后,杂音变轻而短促。瓣膜无明显钙化时(先天性 AS)可有收缩早期喷射音(主动脉瓣开瓣音);钙化明显时,主动脉瓣第二心音(A2)减弱或消失,亦可出现第二心音逆分裂。常可在心尖区闻及第四心音(S4),提示 LV 肥厚和左室舒张末压力升高。LV 扩大和衰竭时可有第三心音(舒张期奔马律)。

【物理学检查】

(一) **X 线检查** 左心缘圆隆,心影早期不大,继发心力衰竭时 LA 及 LV 扩大;可见主动脉瓣钙化、升主动脉扩张。晚期可见肺动脉主干突出,肺静脉增宽和肺淤血等征象。

(二) **心电图检查** 可见 LV 肥厚与劳损表现,多有 LA 增大。部分可见左前分支阻滞和其他各种程度的房室或束支传导阻滞,以及各种心律失常。

(三) **超声心动图检查**

1. **超声表现** 主动脉瓣硬化为钙化性 AS 的早期表现,主动脉瓣增厚,回声增强,可伴有局部钙化,多始于瓣叶根部,逐渐向瓣尖扩展;瓣膜活动略显僵硬,跨瓣 V_{max} 1.5~2.5m/s。随着病程进展,瓣膜钙化加重(但极少累及交界),活动受限,瓣口变形狭小,开放呈星形,跨瓣血流速度升高。

风湿性 AS 表现为交界粘连,瓣叶增厚、钙化,游离缘尤为突出,瓣口开放呈三角形。几乎都同时伴有二尖瓣风湿性病变(数字资源 12-11-5-1~数字资源 12-11-5-3)。

数字资源 12-11-5-1 主动脉瓣狭窄: 大动脉短轴切面可见主动脉瓣膜增厚,呈二叶式,且左右冠脉均位于关闭线左侧,为二叶横裂式,瓣口开放面积较小(视频)

数字资源 12-11-5-2 主动脉瓣狭窄: 本例为一例风湿性主动脉瓣膜病变,大动脉短轴切面可见主动脉瓣膜呈三叶式,瓣膜显著增厚僵硬,瓣膜开放受限(视频)

数字资源 12-11-5-3 主动脉瓣狭窄: 此例为一例二叶式主动脉瓣致狭窄病例,变异心尖五腔切面可见主动脉瓣关闭线偏心,且主动脉内血流呈明亮的高速湍流(视频)

80%的 BAV 为右冠瓣和左冠瓣融合而形成大的前瓣(发出两支冠状动脉)和小的后瓣,约 20%为右冠瓣和无冠瓣融合而形成大的右瓣和小的左瓣(各发出一支冠状动脉),左冠瓣与无冠瓣融合非常罕见。收缩期短轴图像见 2 个瓣膜及 2 个交界,瓣口开放呈"橄榄状"即可明确诊断。BAV 多合并升主动脉扩张。

无论何种病因,晚期严重狭窄的瓣膜明显钙化,融合成团,无法清楚区分瓣叶和交界;瓣叶活动明显受限,瓣口变形固定呈小孔状;CDFI 显示跨瓣膜的收缩期高速血流信号。CW 可定量狭窄程度;CW 还有助于和左心室流出道动力性梗阻进行鉴别。

2. **定量 AS 程度**(表 12-11-5-1) 常用指标有最大血流速度(V_{max})、平均跨瓣压差(MPG)、主动脉瓣口面积(AVA)(连续方程法)及体表面积标化的主动脉瓣口面积指数。应结合瓣膜钙化程度及活动度等间接征象进行综合判断,并考虑心脏

表 12-11-5-1　主动脉瓣狭窄程度分级

指标	轻度	中度	重度
主动脉瓣口最大流速/(m·s^{-1})	2.6~2.9	3.0~4.0	>4.0
主动脉瓣平均跨瓣压差/mmHg	<20	20~40	>40
主动脉瓣瓣口面积(连续方程法)/m²	>1.5	1.0~1.5	<1.0
体表面积标化的主动脉瓣瓣口面积/(cm²·cm^{-2})	>0.85	0.6~0.85	<0.6

功能、高动力状态、小心腔和过度肥厚、高血压、主动脉瓣反流、二尖瓣病变、升主动脉内径、体形等对测量结果的干扰。对于低流速、低压差的重度 AS(AVA≤1.0cm²，V$_{max}$<4.0m/s，MPG<40mmHg)且 LVEF 降低者，需要用多巴酚丁胺负荷超声试验鉴别，若负荷试验时，V$_{max}$≥4.0m/s，MPG≥40mmHg，AVA≤1.0cm²，提示真性重度 AS，应尽早手术治疗。若负荷试验时，V$_{max}$ 和 MPG 无明显改变，而 AVA>1.0cm²，则是假性重度 AS，可以选择药物治疗改善心功能。

【诊断与鉴别诊断】

发现典型的杂音及超声心动图表现可明确诊断。鉴别诊断主要依赖二维超声和 CDFI。

先天性主动脉瓣下/瓣上狭窄：多为固定性狭窄，超声可明确高速血流的部位，LVOT 及主动脉根部的形态。主动脉瓣下狭窄由异常隔膜或肌束引起，血流动力学特征与 AS 类似。主动脉瓣上狭窄不常见，如 Williams 综合征。

动力性主动脉瓣下狭窄：多见于特发性肥厚型主动脉瓣下狭窄、左心室小而厚的患者(如某些女性高血压)处于高动力状态下(应激、贫血、甲亢、发热、容量不足、运动等)、某些心尖部心肌梗死(基底段收缩代偿性增强过度)患者。梗阻主要发生在收缩中晚期，CW 呈特征性频谱曲线(峰值后移，收缩早期曲面朝上)；梗阻程度受到多种血流动力学因素(容量负荷、心率/律、心肌收缩力、β 受体阻滞剂等药物)影响而多变，甚至可呈间歇性或隐匿性。

【并发症】

①充血性心力衰竭：50%~70% 的患者死于充血性心力衰竭；②栓塞：多见于老年钙化性 AS，以脑栓塞最常见；瓣膜钙化本身不会导致栓塞，主要与合并升主动脉或颈动脉斑块有关；③感染性心内膜炎；④猝死：有症状的 AS 猝死风险升高；⑤主动脉急性并发症：BAV 合并升主动脉瘤者具有升高的主动脉破裂和夹层分离的风险；BAV 合并升主动脉瘤的患者中，主动脉夹层的患病率为 12.5%。

【治疗】

(一)随访　AS 进展速度存在显著的个体差异，对于症状可疑者，运动负荷超声心动图可以帮助判断。超声心动图随访频度为重度 AS 每年一次，中度每 1~2 年一次，轻度每 3~5 年一次。BAV 合并 AS 者还必须同时评价主动脉根部及升主动脉内径。BAV 的亲属中 9% 也有 BAV，即使无 BAV 的亲属，也有可能合并升主动脉病变，因此需对 BAV 的一级亲属进行超声筛查。

(二)药物治疗　无特异性治疗。避免过度的体力劳动和剧烈运动；合并高血压者积极控制血压。有症状但无法手术的患者可对症治疗，但预后极差。

(三)介入和手术治疗　指征：①AS 出现症状应尽快手术；②无症状的重度 AS 如 LVEF<50%，或是运动试验诱导出症状或血流动力学不稳定(血压异常反应)应尽快手术；③合并明显钙化、快速进展的中重度 AS 倾向于早期手术；④中重度 AS 如合并其他心脏手术指征(如升主动脉瘤、冠脉搭桥、其他瓣膜病变)应同时行主动脉瓣置换。极重度 AS(V$_{max}$≥5.5m/s)即使无症状也主张尽早手术。有心肌收缩储备的低压差 AS 主张手术治疗。

标准治疗为主动脉瓣置换术，适用于绝大多数有手术指征的患者。以人工机械主动脉瓣置换术多见。合并冠状动脉病变时，宜同时行冠状动脉旁路移植术。合并升主动脉扩张者如内径≥4.5cm，应同时行升主动脉人工血管置换术。在 BAV 换瓣的患者中 20% 需同时行升主动脉瘤手术。

介入治疗技术包括经皮主动脉球囊扩张术，和近年来发展起来的经导管主动脉瓣植入术(TAVI)。前者适用于儿童和青少年的非钙化性的先天性 AS。近年来，TAVI 适应证从高危患者向中低危患者中扩展，随着 TAVI 的材料学和介入技术的进一步发展，将有望成为主动脉瓣狭窄的主要治疗方式。

第六节　主动脉瓣关闭不全

【病因与病理】

主动脉瓣关闭不全(aortic regurgitation，AR)可因主动脉瓣本身病变和/或主动脉根部或升主动脉病变所导致。前者有老年性瓣叶钙化、BAV、风湿热、感染性心内膜炎、结缔组织疾病(如系统性红斑狼疮、类风湿关节炎)，以及其他原因(干下型室间隔缺损、主动脉瓣下狭窄、外伤、某些药物)；后者包括主动脉根部扩张/瘤、马方综合征、主动脉夹层、胶原血管病及梅毒。单纯因主动脉根部或升主动脉扩张所致而瓣膜自身无器质性病变的称为功能性 AR。急性 AR 多见于感染、外伤或医源性损伤及急性升主动脉夹层。急慢性 AR 也见于人工主动脉瓣并发症或感染(参见本章第十节"人工心脏瓣膜的术后管理和功能评价")。风湿热、BAV 及老年性瓣膜钙化的病理表现参见本章第五节"主动脉瓣狭窄"。

【病理生理】

慢性 AR 导致 LV 舒张期容量负荷加重，早期 LV 代偿性增大伴心肌肥厚,LV 心搏总量增加,以维持正常的前向 SV 和 LVEDP,此时心肌收缩功能和 LVEF 正常,临床无明显症状。

随着病情进展,心肌肥厚不再能对抗 LV 前后负荷的增加,进入失代偿期,LVEF 降低至正常低限,LV 收缩减弱使 SV 减少;LV 进一步扩张、肥厚,舒张末及收缩压力上升。心肌肥厚及收缩室壁张力升高增加了心肌耗氧,AR 使主动脉舒张压下降,冠脉灌注压降低;肥厚导致冠脉储备降低;这些因素导致心肌尤其是心内膜下心肌缺血,加重 LV 功能异常。LV 功能损害呈隐匿性的渐进过程,早期静息状态下无明显症状,运动后出现呼吸困难或心绞痛;若此时手术,心脏功能尚可恢复。

急性 AR,LV 无充足时间代偿骤增的容量负荷,引起急性左心功能不全。

【临床表现】

（一）症状　急性 AR 表现为急性左心衰竭或肺水肿、心源性休克、心肌缺血表现,甚至猝死。合并胸背痛需怀疑主动脉夹层可能。

慢性 AR 存在较长的无症状期,约 1/4 患者发展为隐匿性 LV 功能异常(平均历时 5.9 年,年发生率为 1.2%);隐匿性 LV 功能异常进展到出现症状一般需 2~3 年,年发生率>25%。无症状者死亡率(包括猝死)极低(<0.2%/年);一旦出现症状,死亡率>10%/年,心衰的发生率则>20%。常见症状为心悸、劳力性呼吸困难、胸痛、晕厥;其他还有疲乏、活动耐力显著下降、过度出汗,咯血和栓塞较少见。早期症状出现在运动或应激时,晚期可出现明显的左心衰及右心衰症状。

（二）体征　慢性 AR:心界向左下扩大,心尖搏动左下移位,范围较广,呈抬举性搏动。颈动脉搏动增强,并呈双重搏动。收缩压正常或稍高,舒张压明显降低,脉压增大。可出现周围血管征:水冲脉(Corrigan's pulse)、毛细血管搏动征(Quincke's pulse)、股动脉枪击音(Traube's sign)、股动脉收缩期和舒张期双重杂音(Duroziez's sign),以及头部随心搏频率的上下摆动(De Musset's sign)。典型杂音为主动脉瓣区舒张期高调递减型哈气样杂音,坐位、前倾、呼气末明显,多伴有舒张期震颤。风湿性者在胸骨左缘第 3 肋间最响,可沿胸骨缘下传至心尖区;升主动脉显著扩张者,杂音在胸骨右缘第 2 肋间最响。杂音持续时间越长,AR 越严重。杂音带音乐性质常提示瓣膜严重损害(如连枷、撕裂或穿孔)。严重 AR 还可闻及主动脉瓣区收缩中期喷射样、较柔和、短促的高调杂音(相对性 AS),向颈部及胸骨上凹传导,甚至伴收缩期震颤;AR 反流束冲击二尖瓣前叶,影响其开放可引起相对性 MS,心尖区可闻及柔和、低调的隆隆样舒张中期或收缩前期杂音(即 Austin-Flint 杂音),用力握拳时增强,吸入亚硝酸异戊酯时减弱;LV 明显扩大引起功能性 MR 时,可在心尖区闻及全收缩期吹风样杂音,向左腋下传导。瓣膜活动很差或反流严重时,主动脉瓣第二心音(A2)减弱或消失;合并左心功能不全时可闻及第三心音(S3)和第四心音(S4)。晚期可出现肺高压和右心衰竭体征(颈静脉怒张、肝脏肿大、下肢水肿)。

急性 AR 缺乏典型的体征和杂音:LV 无明显扩大,脉压可

正常,可无外周血管征,舒张期杂音柔和短促,甚至不能闻及,易低估反流程度。舒张期 LV 压力迅速升高使二尖瓣提前关闭,S1 通常较柔和,甚至消失。

【物理学检查】

（一）X 线检查　慢性 AR 时 LV 明显增大,升主动脉和主动脉结扩张,呈"主动脉型心脏"。透视下主动脉搏动明显增强,心影"摇椅样"摆动。可见主动脉瓣和升主动脉的钙化。晚期 LA 增大。合并肺高压或右心衰竭时出现相应改变。急性 AR,左心大小正常,可出现肺淤血和/或肺水肿。

（二）心电图检查　缺乏特异性,LV 肥大和劳损,电轴左偏;晚期 LA 增大。亦可见束支传导阻滞和房性或室性期前收缩。

（三）超声心动图检查　可以直接显示瓣叶数量和结构(二叶或三叶,瓣叶增厚钙化,活动度和脱垂),交界(有无融合,开放和对合情况),主动脉根部及升主动脉近端(瓣环、Valsalva 窦、窦干交界部),提示 AR 的病因和机制(数字资源 12-11-6-1、数字资源 12-11-6-2)。感染性心内膜炎可见赘生物、瓣膜穿孔、瓣膜瘤、主动脉瓣周脓肿及破溃后形成的痿道。主动脉瓣脱垂关闭时局部或整个瓣叶的游离缘超过瓣环水平,可合并其他瓣膜的脱垂,反流多为偏心性,朝向脱垂瓣叶的对侧;观察反流束的起源和朝向有助于判断脱垂部位。主动脉瓣连枷关闭时整个瓣叶翻转进入 LVOT,见于感染性心内膜炎、医源性损伤或外伤后。功能性 AR 无主动脉瓣结构异常,但主动脉根部明显扩张。瓣叶异常和升主动脉病变可并存,如马方综合征可同时存在主动脉瓣脱垂及主动脉根部瘤(见文末彩图 12-11-6-1)。AR 程度分级见表 12-11-6-1。

 **数字资源 12-11-6-1**　主动脉瓣关闭不全:胸骨旁长轴切面主动脉瓣瓣叶增厚,关闭线略偏心,且半叶体部略低于主动脉瓣环连线,彩色多普勒可见两束主动脉瓣反流(视频)

 **数字资源 12-11-6-2**　主动脉瓣关闭不全:心尖五腔切面可见明亮的红色为主的主动脉瓣反流信号,冲击对侧室壁后折返并达心尖水平(视频)

表 12-11-6-1　主动脉瓣关闭不全程度分级

指标	轻度	中度	重度
反流束宽度/左室流出道/%	<25	25~65	>65
反流束流颈/cm	<0.3	0.3~0.6	>0.6
压力降半时间/ms	>500	200~500	<200
反流量/(ml/每搏)	<30	30~60	>60
反流分数/%	<30	30~50	>50
反流口面积/cm²	<0.10	0.1~0.3	>0.30

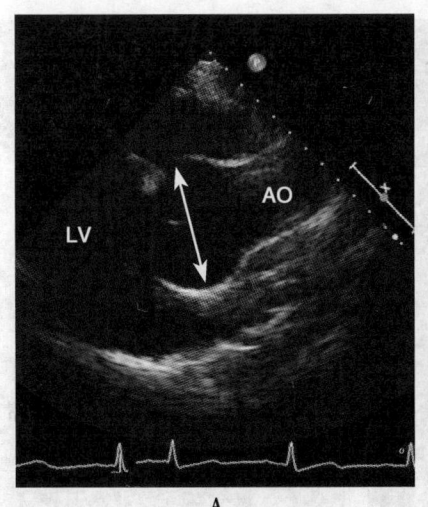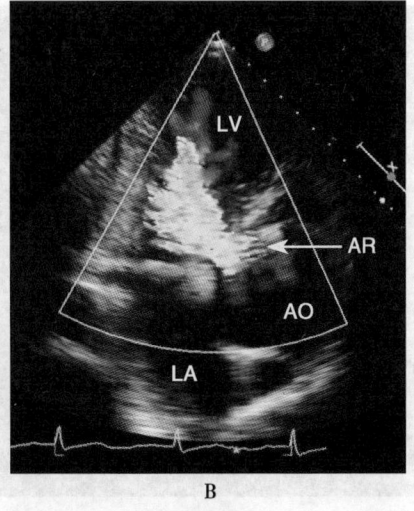

图 12-11-6-1　主动脉根部瘤合并主动脉瓣反流

A. 胸骨旁左室长轴切面二维图像显示主动脉窦干结合部近端瘤样扩张（双向箭头），而主动脉瓣叶无明显增厚；B. 心尖部左室长轴切面 CDFI 显示大量主动脉瓣反流。

（四）其他检查　CT 和 CMRI 并不常规用于评估 AR，但可完整评估主动脉，适用于合并升主动脉瘤或主动脉夹层的 AR 患者。

【诊断与鉴别诊断】

诊断主要根据典型的舒张期杂音和超声表现。超声有助于与肺动脉瓣关闭不全、乏氏窦瘤破裂、冠状动脉瘘等其他产生舒张期杂音的病变鉴别。

【并发症】

充血性心力衰竭见于晚期 AR，为本病的主要死亡原因；猝死见于有症状的 AR；急性主动脉综合征多见于马方综合征、BAV；感染性心内膜炎亦可见，栓塞少见。

【治疗】

（一）随访　无症状的轻度或中度 AR，超声心动图每 2~3 年重复一次。重度 AR，如无症状且 LV 功能正常者每年复查；LV 大小和功能指标接近手术指征复查间隔缩短（每 6 个月）。凡 AR 患者出现症状、LV 大小和/或功能恶化、主动脉进行性快速扩张时，应予密切随访；证实有手术指征应尽早手术。

（二）药物治疗　慢性 AR 应避免过劳及剧烈运动；梅毒性主动脉炎给予全疗程的青霉素治疗；风湿性心脏病应积极预防链球菌感染与风湿活动；合并高血压者应积极控制血压；ACEI 类药物用于合并心力衰竭但有手术禁忌的患者，心力衰竭患者术前过渡治疗，以及术后持续心功能异常者；无高血压或心力衰竭者，无使用扩血管药物获益的证据。马方综合征使用 β 受体阻滞剂可减缓主动脉扩张进展。

（三）手术治疗　手术指征：急性 AR 需急诊手术，术前禁用主动脉内球囊反搏（intra-aortic balloon counterpulsation，IABP）。慢性 AR 的手术指征包括：出现症状；无症状重度 AR 伴 LVEF≤50%，或 LV 明显扩大（LVEDD>70mm，或 LVESD>50mm 或>25mm/m²）；中度或重度 AR 行 CABG 术、升主动脉或

者其他瓣膜手术时，应同时做主动脉瓣手术。功能性 AR 的手术时机还需考虑基础病因、主动脉瘤内径、主动脉扩张速度、是否合并其他高危因素等。除常见的人工主动脉瓣置换术外，主动脉瓣修复术及介入治疗技术也被越来越多地用于临床；合并升主动脉病变时需同时处理两个病变。

第七节　三尖瓣病变

【病因与病理】

"原发性"或"器质性"的三尖瓣病变较少见，由三尖瓣本身先天或后天异常所致，病因包括先天畸形、外伤、放射治疗、药物、心脏起搏器和除颤器导线损伤、感染性心内膜炎、风湿热和黏液样变性等。其中，三尖瓣狭窄（tricuspid stenosis，TS）相对少见，三尖瓣关闭不全（tricuspid regurgitation，TR）较常见。风湿热可导致 TS 及 TR，几乎均伴二尖瓣病变。其他导致 TS 的病因包括：药物、Whipple 病、心内膜炎及大的右心房肿瘤。类癌综合征也可导致 TS 和 TR，但以 TR 为主。器质性的 TR 主要为先天畸形，如 Ebstein 畸形（图 12-11-7-1）或裂缺；近年来随着吸毒和心脏植入物增加，三尖瓣感染的发病率也在增加；其他引起 TR 的病因还包括心内膜心肌纤维化、三尖瓣脱垂、外伤及医源性损伤（如活检术、安装起搏器、右心导管术）所导致的瓣膜穿孔，连枷或受压等。

TR 多为"继发性"或"功能性"，常见于 MS、慢性肺源性心脏病、先天性心脏病、RV 心肌梗死及各种左心病变（如冠心病、心肌病、瓣膜病等）晚期，是由于右心扩大及右心功能不全，导致三尖瓣环扩张变形，使瓣叶对合缘接触面积减少，甚至无法对合；右心扩张，乳头肌移位还使得三尖瓣叶受到腱索及乳头肌牵拉，闭合受限，导致关闭不全。

【病理生理】

TS 可导致 RA 扩大，右心房压力（right atrium pressure，

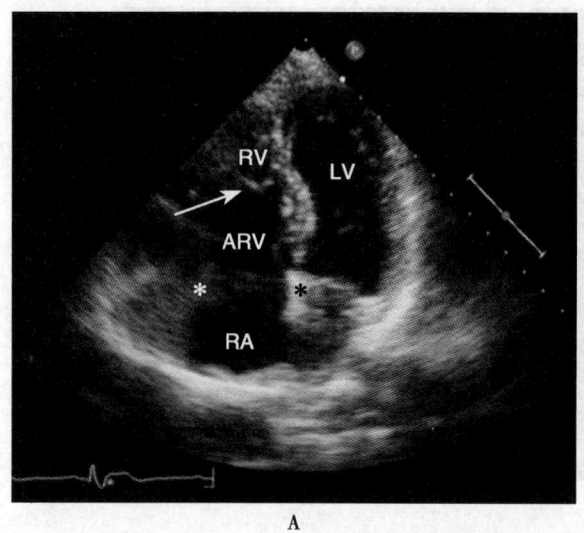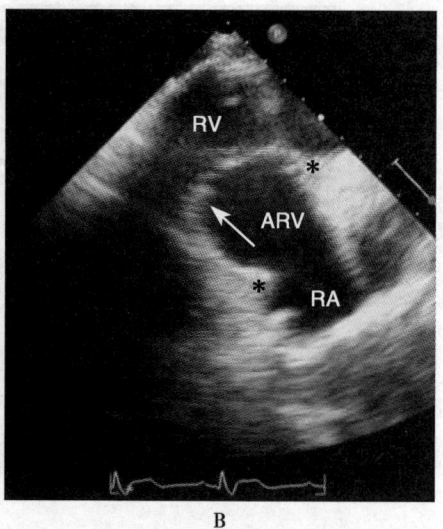

图 12-11-7-1　三尖瓣下移畸形（Ebstein 畸形）的二维超声心动图表现
A. 心尖四腔心切面，显示三尖瓣隔瓣明显下移（箭头所示），远离瓣环及二尖瓣前叶附着点（星号所示），将 RV 分为近端的房化右室和远端的功能右室，房化右室和右心房扩大；B. 右室流入道切面显示三尖瓣后叶下移（箭头），远离瓣环（星号）。ARV. 房化右室。

RAP）升高；而 LAP、肺动脉压和右心室压力无明显升高，RV 大小和功能可正常。当舒张期右房室间的平均压差超过 4mmHg 时，即可引起体静脉淤血，表现为颈静脉充盈、下腔静脉扩张、肝大、腹水和水肿等。严重 TS 可导致静息心排血量下降，运动时不增加。

TR 可导致 RA 及 RV 扩大，晚期导致 RV 功能衰竭，体循环淤血，心排血量下降；其代偿期较 MR 长。继发于严重肺高压的 TR 发展较快。

过去认为，功能性 TR 会在左心病变治疗（如左心瓣膜手术）后得到改善或消失；但新的证据显示，功能性 TR 是一种进行性发展的疾病，纠治左心瓣膜病变后并不一定改善，可最终发展为重度 TR，导致不可逆的右室功能损伤。预测左心瓣膜手术后 TR 持续或加重的危险因素包括：手术当时合并 TR 的严重程度、RV 严重扩张、慢性房颤。严重 TR 预后不佳。

【临床表现】
三尖瓣病变易被合并的左心（瓣膜）病变表现所掩盖而漏诊。

TS 早期即可出现体静脉淤血表现，如颈静脉充盈和搏动、顽固性水肿和腹水、肝脾大、肿大的肝脏可触及明显的收缩期前搏动、黄疸、消化道症状、严重营养不良。TS 导致心排血量降低可引起疲乏。TS 会减轻合并的 MS 的临床症状。心脏听诊胸骨左下缘有低调隆隆样舒中晚期杂音，吸气时增强，呼气或吸气后屏气（Valsalva 动作）时减弱。可伴收缩期前增强、舒张期震颤、偶有开放拍击音。P2 正常或减弱。MS 可掩盖 TS 的杂音。

TR 的耐受相对较好，存在较长的无症状期，尤其是轻度至中度的孤立 TR。主要症状包括心排血量减少表现，如乏力疲劳，运动耐量降低；合并二尖瓣病变者，肺淤血症状可因 TR 的发展而减轻，但乏力和其他低排症状更重。

体征：听诊可闻及胸骨左下缘全收缩期杂音，吸气及压迫肝脏后杂音增强；三尖瓣脱垂可在三尖瓣区闻及非喷射性喀喇音。严重的 TR 可有 S3 及三尖瓣区低调舒张中期杂音（相对性狭窄），颈静脉及肝脏搏动。TR 晚期右心衰竭后可出现体静脉淤血表现，如外周水肿、颈静脉怒张、脏器淤血（肝大）、腹水及房颤。

【物理学检查】
（一）X 线　TS 患者 RA 明显扩大，下腔静脉和奇静脉扩张，但无肺动脉扩张；TR 患者可见右房室增大，透视下 RA 收缩期搏动。TR 晚期可见奇静脉扩张和胸腔积液；有腹水者，横膈上抬。

（二）心电图 TS　可见 RA 肥大，Ⅱ 及 V_1 导联 P 波高尖；无 RV 肥大的表现。TR 可见 RV 肥厚劳损，RA 肥大；并常有右束支传导阻滞。

（三）超声心动图　风湿性病变可见三尖瓣增厚和/或钙化，交界粘连；反流为主者瓣膜挛缩变形，腱索缩短融合；狭窄为主者瓣叶活动受限，舒张期瓣尖开放呈穹窿样；常合并二尖瓣病变。类癌综合征三尖瓣增厚，纤维化，整个心动周期活动受限，瓣膜无法对合，存在明显缝隙；常合并肺动脉瓣异常。三尖瓣脱垂时关闭线位于瓣环以上，常累及隔瓣与前瓣，可伴发二尖瓣脱垂。三尖瓣腱索断裂导致连枷时，瓣叶游离缘收缩期完全反转入 RA。瓣叶连枷、穿孔还可见于胸部外伤（见文末彩图 12-11-7-2）、心肌活检或起搏器植入的医源性损伤及感染。感染性心内膜炎还可检测到赘生物。三尖瓣下移畸形可见隔瓣和后瓣附着点下移，远离瓣环，将 RV 分为功能 RV 和扩大的房化 RV。起搏器导线压迫瓣膜也可导致 TR。TTE 难以同时显示三个瓣膜，而实时 3D E-TEE 可更好地评估三尖瓣的解剖结构，对检测三尖瓣或右心植入物（如起搏导线）上赘生物，以及三尖瓣围手术期监测具有优势。

功能性 TR 瓣叶无明显异常,但 RV 明显扩大,功能减退;三尖瓣环扩大(舒张期内径≥40mm 或>21mm/m²);三尖瓣叶对合不良,可出现明显裂隙;或因瓣叶受乳头肌牵拉而关闭呈穹窿状,瓣叶对合点距瓣环平面>8mm(数字资源 12-11-7-1)。

数字资源 12-11-7-1　三尖瓣反流:心尖四腔切面可见三尖瓣反流呈蓝色为主的明亮花色湍流,几乎填充整个右房(视频)

CDFI 表现类似于二尖瓣病变,但定量诊断较难。正常心率下 MPG≥5mmHg 提示有临床意义的 TS。重度 TS 的间接征象为 RA 显著增大及下腔静脉增宽。

TR 反流的速度并不代表 TR 的严重程度。重度 TR 表现为:反流束面积>RA 面积的 30%,反流颈宽度≥7mm;反流频谱呈致密的三角形,提前达峰;肝静脉收缩期逆向血流。重度 TR 的间接征象有:三尖瓣连枷,关闭时有明显裂隙;下腔静脉内径≥21mm,深吸气塌陷<50%;右心显著扩大,室间隔反常运动(急性 TR 可正常)。右心不增大可除外慢性重度 TR。

TR 患者还应评价 RV 功能,如 RV 的面积变化分数(FAC)、三尖瓣环收缩期位移(TAPSE)和三尖瓣环的收缩期运动速度(S')等。

【诊断】

根据典型杂音及超声心动图表现。

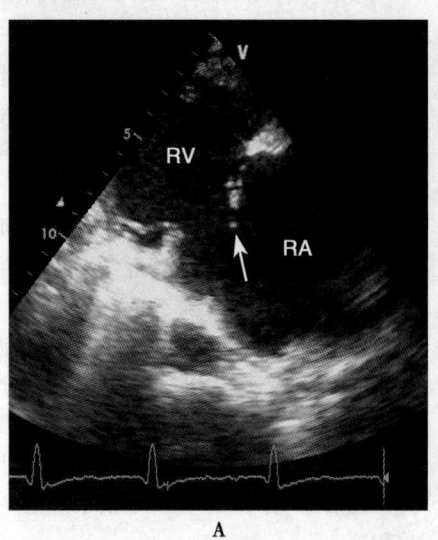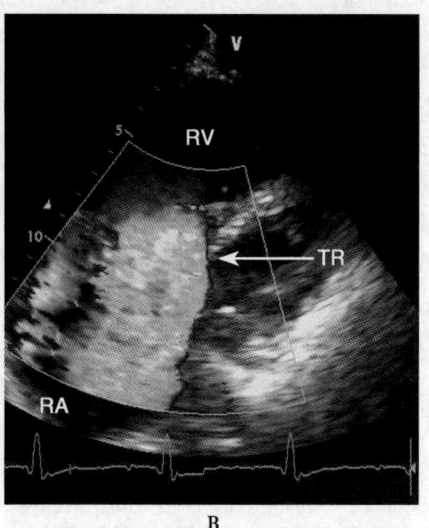

图 12-11-7-2　外伤后三尖瓣腱索断裂,连枷合并重度三尖瓣反流

A. 右室流入道切面二维图像,显示收缩期三尖瓣前叶呈连枷样改变,瓣尖进入右心房,并见断裂腱索残端附着(箭头所示),三尖瓣口无法闭合;B. 胸骨旁四腔心显示右房室增大,CDFI 可见大量的三尖瓣反流进入右心房。TR. 三尖瓣反流。

【治疗】

TS:限盐利尿可改善体循环淤血,但长期疗效不佳。可在左侧瓣膜手术同时处理三尖瓣,需行人工瓣膜置换时优选人工生物瓣。

TR:单纯的无症状的轻或中度 TR,无肺高压、右心无明显扩大或功能异常无须手术。重度 TR 出现症状,或右心进行性扩大及功能减退,或需要行左心手术时应同时对 TR 进行干预;在出现严重症状和严重的右心功能衰竭前早期手术可改善预后。原发性 TR 应依据瓣膜损坏的程度决定修补还是瓣膜置换。功能性 TR 的手术决策需综合考虑基础疾病、三尖瓣环扩张情况、肺血流动力学状态及 RV 功能等因素。重度 TR 晚期合并右心衰者主要依靠利尿剂降低容量超负荷来改善症状;肺高压患者,肺血管扩张剂可降低 TR 程度。

近年来,经导管三尖瓣介入技术的研究方兴未艾,临床试验的初步结果证实其安全有效,未来有望成为高危 TR 患者新的治疗选择。

第八节　肺动脉瓣疾病

【病因与病理】

肺动脉瓣狭窄(pulmonary stenosis,PS)几乎均为先天性,可为三叶、二叶、单叶或四叶式,少数患者(合并 Noonan 综合征时)伴有明显的瓣膜发育不良。可合并右心室流出道(right ventricular outflow tract,RVOT)多水平的狭窄或发育不良(漏斗部、瓣下、肺动脉瓣环、瓣上、肺动脉主干及分支);或作为复杂先心病的一部分(如法洛四联症、右心室双出口、单心室);Williams 综合征或 Noonan 综合征常合并外周肺动脉狭窄。可合并房间隔或室间隔缺损、主动脉骑跨和动脉导管未闭。获得性 PS 罕见,如风湿性、类癌综合征(多以反流为主)、累及右心室的梗阻性肥厚型心肌病和糖原贮积症等。前纵隔肿瘤压迫 RVOT 可导致相对性 PS。

肺动脉瓣关闭不全(pulmonary regurgitation,PR)多由肺动

脉总干扩张所致,多见于肺高压,其他病因有马方综合征、类癌综合征、先天性肺动脉瓣缺如或发育不良、感染性心内膜炎、医源性损伤、先天性 PS 或法洛四联症术后残余 PR。

【病理生理】

PS 导致 RV 压力过负荷,RV 肥厚,甚至继发流出道梗阻,最终导致右心衰竭。如合并房间隔缺损,可出现右至左分流。肺动脉压力通常正常或降低(心排血量减少)。严重 PS 导致肺灌注减少,氧合不足可导致发绀,合并动脉导管未闭可一定程度改善肺灌注和血氧。

PR 导致右心容量过负荷,其代偿期较 AR 长;晚期 RV 扩大、肥厚,右室收缩功能降低,最终出现右心衰竭表现,室性心律失常或猝死。继发于严重肺高压、急性反流或严重反流,进展较快。

【临床表现】

轻中度 PS 一般无明显症状,预后良好;重度狭窄者,运动耐量差,可有胸痛、头晕或晕厥、发绀等症状。主要体征是肺动脉瓣区喷射性收缩期杂音,随狭窄程度加重,杂音增强及响度达峰后移,P2 减弱伴分裂,吸气后更明显。肺动脉瓣区喷射性喀喇音表明瓣膜无重度钙化,活动度尚可。先天性重度狭窄者,早年即有 RV 肥厚,可致心前区隆起伴胸骨旁抬举性搏动。持久发绀者,可伴发杵状指(趾)。

PR 在未发生右心衰竭前无临床症状。主要体征为肺动脉瓣区舒张早期递减型哈气样杂音,可下传至第 4 肋间。伴肺高压时,P2 亢进、分裂。反流量大时,三尖瓣区可闻及收缩前期低调杂音。如瓣膜活动度好,可闻及肺动脉喷射音。

【物理学检查】

(一) X 线检查　RV 肥厚、增大。单纯狭窄者,肺动脉总干呈狭窄后扩张,肺血管影稀疏;PR 伴肺高压时,可见肺动脉段及肺门阴影尤其是右下肺动脉影增大。

(二) 心电图检查　RV 肥厚劳损、RA 增大。常见右束支传导阻滞。严重的 PS 或 PR 患者发生心律失常的风险增加。

(三) 超声心动图检查　狭窄的肺动脉瓣开放呈穹窿状,瓣膜发育不良时瓣叶增厚,活动度小,瓣环和肺动脉内径变小;钙化相对少见。介入术前需评价瓣环大小、瓣膜质地和钙化情况。CDFI 显示跨瓣膜的收缩期高速血流信号。重度 PS 常伴 RV 肥厚,可继发 RVOT 梗阻;晚期合并右心增大及右心衰竭。单纯瓣膜性 PS 常合并远端肺动脉扩张。

CDFI 检测到舒张期血流由肺动脉瓣反流入 RVOT 可确诊 PR。超声评价肺动脉瓣解剖形态和活动有助于了解反流机制,包括二叶式或四叶式畸形、肺动脉瓣发育不良、发育异常或缺如、瓣膜脱垂等。定量 PR 严重程度较难,CMRI 评价 RV 大小与功能可作为参考。继发于肺高压者常伴肺动脉扩张。

【诊断与鉴别诊断】

根据肺动脉瓣区典型杂音及典型超声心动图表现多可确诊。当超声不能明确 PS 的严重程度,或怀疑存在多处严重狭窄时,CT 或 CMRI 可作为替代的无创诊断方法。

【治疗】

新生儿严重的 PS 常需维持动脉导管开放才能存活;单纯

先天性 PS 的治疗主要是经导管球囊扩张;重度 PS 合并肺动脉瓣环发育不良、严重 PR、肺动脉瓣上或瓣下 PS 推荐外科手术治疗。

继发性的 PR 极少需要专门的处理,治疗原发性病变(如感染性心内膜炎)或引起肺高压的疾病可改善 PR。严重的 PR 需在出现不可逆的 RV 功能不全前积极干预。先天性心脏病(如法洛四联症或 PS)术后残留的重度 PR 可考虑肺动脉瓣置换(pulmonary valve replacement,PVR),或经导管肺动脉瓣植入术,后者有望成为外科手术高风险患者的替代疗法。

第九节　多瓣膜病

多瓣膜病(multivalvular disease,MVD),也称联合瓣膜病变,是指两个或两个以上的瓣膜同时存在病变,常见于风湿性瓣膜病变、感染性心内膜炎、瓣膜黏液样变性、马方综合征及其他结缔组织病变、退行性瓣膜病、类癌综合征等。复合瓣膜病是指同一个瓣膜同时存在狭窄和关闭不全,如 BAV 合并 AS 及 AR、风湿性 MS 合并 MR。

MVD 导致复杂的血流动力学改变,可掩盖或加重临床症状。对于多发瓣膜病变,除了要对病变的瓣膜分别评估外,更重要的是要综合考虑到不同瓣膜病变之间的相互影响,以及对血流动力学和心功能的影响。通常上游瓣膜病变会降低前向血流量,掩盖下游瓣膜的严重程度,如严重的右心瓣膜病变会导致低估左心瓣膜病变程度;严重的 MV 病变会导致低估 AV 病变程度。下游瓣膜病变也会影响对上游瓣膜病变评估,如严重的 AS 会导致 LV 压力增高,加重 MR,或是低估 MS 的狭窄程度。

复合病变也会对血流动力学造成影响,严重反流导致经瓣口的血流量增加,可高估瓣膜狭窄程度。复合瓣膜病变,虽然狭窄和反流的程度都是中度,但其病理意义可为重度。由于多普勒测量血流速度、压差、PHT 等指标均受到血流动力学的影响,因此定量复合病变和 MVD 应综合多个不同的参数,更多地参考瓣膜的解剖异常和活动情况,尽可能选择负荷依赖小的方法如瓣口面积描记法。

MVD 的病情比单一瓣膜病变更重,预后更差,手术决策需综合考虑不同瓣膜病变的整体后果,如症状、血流动力学指标及介入治疗或瓣膜修复的可能性。术前识别多个瓣膜受累十分重要,仅纠正某一瓣膜的病变,可能会明显加重另一瓣膜的血流动力学异常;如手术未能同时纠治所有严重的瓣膜病变,死亡率会明显增加;因此,MVD 患者术前应进行详细的临床评估和完整的多普勒超声评价,必要时行右心/左心导管和心室造影。联合瓣膜置换或三瓣膜置换的手术风险高,应考虑瓣膜修复或介入手术的可能。当一个瓣膜病变可介入治疗而另一个瓣膜需置换时,可先行介入,然后再重新评估症状及另一瓣膜病变的严重程度,决定立即还是延迟置换。

常见的联合/复合瓣膜病变包括:①AS+MS:约 1/3 的风湿性 MS 可同时累及主动脉瓣,MS 患者心排出量降低,导致低流量低压差 AS 而低估 AS 程度;而 AS 可导致 LVEDP 增高,可能低估 MS 程度。主动脉瓣区收缩期杂音和心尖区舒张期杂音均可减弱。②AR+MS:AR 可导致 MS 的舒张晚期杂音减弱或消失,AR 患者如 S1 增强并存在 OS,提示 MS 的可能;不宜用 PHT 评价 MS 程度;严重 MS 会降低前向血流,脉压增宽可不明显,导致低估 AR 程度。③AS+MR:AS 常与 MVP、瓣环钙化、风心病等导致的 MR,或功能性 MR 共存。AS 导致 LV 压力升高可加重 MR。MR 使 LV 前向心排血量减少更明显,LAP 及肺静脉压力明显升高,AF 使 AS 的血流动力学进一步恶化;MR 导致 LV 容量过负荷会掩盖 AS 引起的早期 LV 功能异常;重度 MR 可导致低流量低压差型 AS,影响 AS 程度的评估,超声及术中直视下评价主动脉瓣的结构有助于诊断 AS 程度,决定是否需置换主动脉瓣。鉴别 MR 是器质性的还是功能性,对临床处理非常重要;无明显结构异常的轻中度 MR 可能在 AVR 术后得到明显改善。④AR+MR:可见于风心病、黏液样退行性变或结缔组织疾病同时累及主动脉瓣及二尖瓣,导致双瓣膜脱垂或两个瓣环均显著扩张。LV 舒张期容量负荷大大加重,LV 扩张更加明显,易发生心力衰竭。继发于 LV 扩张的轻至中度的功能性 MR 常在 AVR 术后改善。⑤AS+AR:严重 AR 会因跨瓣流速和压差升高而高估 AS 程度,连续方程式测量 AVA 更加可靠。中度 AS 合并中度 AR 等同于重度病变。⑥MS+MR:MR 并不影响定量 MS,但不能用连续方程式法估测 MVA;合并轻度以上 MR 是 PBMC 的禁忌证之一。

第十节　人工心脏瓣膜的术后管理和功能评价

人工心脏瓣膜(prosthetic heart valve,PHV)的种类可分为机械瓣和生物瓣。前者优点是耐用,但需要终身抗凝,并可能引起出血-血栓栓塞并发症。后者按照来源可分为异种(猪瓣、牛心包瓣)、同种异体和自体瓣膜,或按其结构可分为带支架型、无支架型、新型的经导管植入瓣膜(transcatheter heart valve,THV);优点在于无须终身抗凝,但耐久性较差,使用年限在 10~15 年,尤其是换瓣时较年轻的患者可在术后早期发生瓣膜退化(structural valve deterioration,SVD)。通常<60 岁患者行主动脉瓣置换及<65 岁患者行二尖瓣置换时推荐使用机械瓣;>65 岁患者行主动脉瓣置换及>70 岁患者行二尖瓣置换时可考虑生物瓣。年龄居中者,应结合其他因素(能否充分抗凝、血栓栓塞的风险、出血的风险等)来选择人工瓣的种类。

PHV 的术后管理包括:定期随访、抗凝治疗、预防感染性心内膜炎、运动及妊娠的安全指导,以及并发症的监测和处理。

【PHV 的术后随访】

(一)术后首次随访　出院前或出院后 2~4 周内,目的为评价手术近期效果、评价人工瓣结构及功能,为以后提供基线参照。术后早期瓣周漏需评估再次手术的可能和必要,监测溶血,为日后可疑心内膜炎的诊断提供鉴别。

(二)后期随访　没有症状且术后首次心脏超声正常的机械瓣患者可每年临床随访一次。在无症状且无 LV 和 PHV 功能不全时,机械瓣患者不必每年常规行超声心动图检查。生物瓣的术后头五年内也无须每年常规行超声心动图检查。但如有新发的心脏杂音、临床状态恶化(出现不明原因的发热,呼吸困难等)、怀疑 PHV 完整性或功能出现问题时,应及时复查心脏超声。

(三)评价方法和内容　包括详细的病史采集和体检、血液生化指标(血常规、电解质、肾功能、乳酸脱氢酶、INR)、胸片、心电图及超声心动图。

TTE 可以了解心脏大小及功能、主动脉、其他瓣膜的功能、肺动脉压力;评价 PHV 的稳定性、瓣膜及瓣周的回声(有无钙化及异常回声)、瓣叶的活动度、反流部位及程度、是否存在瓣周漏;多普勒可定量测量瓣膜参数,包括跨瓣峰值速度、峰值压差、平均压差、瓣口面积(连续方程式法)及 DVI(多普勒速度指数)等,但易受心率(律)、心脏负荷和功能等多种因素的影响,应结合患者的临床情况和 PHV 型号,特别要与既往的检查结果相比较。人工瓣的声影会限制 TTE 对人工瓣瓣叶、赘生物、脓肿、血栓及人工二尖瓣反流的检测,当 TTE 图像质量不佳,或临床高度怀疑 PHV 功能异常而 TTE 结果不明确时,需进一步行 TEE 检查。

机械瓣均存在细小的多束功能性反流,其数量和部位取决于机械瓣的型号。多为中心性,起源于缝合线以内,源头细小、色彩单纯,持续时间短。病理性反流多合并血栓、瓣周漏、赘生物、生物瓣退化及瓣膜摇动。

人工瓣梗阻多表现为跨瓣速度/压差升高及有效瓣口面积减小。可见于血栓、人工瓣膜-患者不匹配(prosthesis-patient mismatch,PPM)、瓣周纤维组织增生、赘生物、LV 肥厚、高心排血量等,诊断常常需要 TEE,尤其当怀疑人工瓣感染或血栓形成时。

超声评价 THV 的方法和参数类似于外科手术植入瓣膜。同样也需要和与基线超声(介入术后 1~3 个月评估)相比较。TEE 具有重要价值。

【人工瓣的抗凝治疗】

所有机械瓣的患者终身都应接受口服华法林抗凝治疗,如因各种原因需间断时,应使用肝素或低分子量肝素作为过渡治疗。外科植入的人工生物二尖瓣或三尖瓣,或外科修复的二尖瓣或三尖瓣,在术后前 3 个月应进行华法林抗凝。外科植入的人工生物主动脉瓣或行保留瓣膜的主动脉手术,术后前 3 个月可口服低剂量阿司匹林(75~100mg/d)。TAVR 术后的前 3~6 个月应使用双联抗血小板治疗,继之以终生单剂抗血小板治疗;合并高出血风险的 TAVR 患者可考虑单剂抗血小板治疗。人工生物瓣患者如果合并血栓危险因素则应持续抗凝治疗。

抗凝的强度要考虑机械瓣的类型、位置、是否存在易患因素(如 AF、LVEF<30%、LA 扩大>50mm、LA 内浓密的自发显影、既往血栓栓塞史、任何程度 MS、高凝状态)等。推荐机械瓣 INR 控制在 2~3。INR 达标后仍发生血栓栓塞事件者,或合并冠心病的患者可在华法林基础上联合应用阿司匹林75~100mg,每日1次。口服的直接凝血酶抑制剂达比加群,Ⅹa因子抑制剂利伐沙班及阿哌沙班不能替代华法令治疗,不推荐用于PHV患者。

人工瓣患者接受非心脏手术,出血风险小且易于控制时不必中断抗凝,控制INR<2;出血风险大需暂停抗凝治疗,术前一周停用华法林及阿司匹林,改用静脉肝素替代至术前6小时;无出血性并发症则术后6~12小时重启肝素治疗,并尽早开始口服华法林;肝素需与华法林同时使用3~5天待INR连续2天达标后撤药。

机械瓣合并冠脉支架植入者应考虑三联治疗(阿司匹林75~100mg/d+氯吡格雷75mg/d+华法林)1个月;ACS、有解剖或手术特征提示高缺血风险压倒出血风险的患者,应延长三联疗法至6个月;如出血风险超过缺血风险,可用双联疗法(氯吡格雷75mg/d+华法林)1个月作为替代。机械瓣患者在PCI手术后应不间断抗血小板治疗持续12个月;当华法林与阿司匹林和/或氯吡格雷联合使用时,需仔细调整华法林的剂量使目标INR处于推荐目标范围的低区间部分。

抗凝治疗对于大多数心导管操作是安全的;房间隔穿刺、直接LV穿刺或心包穿刺则应控制INR<1.2并用静脉肝素进行过渡治疗。

对于机械瓣的育龄妇女,应告知妊娠可能面临的风险(流产、致畸、出血、PVT等),劝诫其避孕。机械瓣的妇女一旦妊娠,应予以连续、有效、有监控的抗凝,并尽可能避免胎儿畸形。但是,对于PHV妊娠期的抗凝,目前尚无满意的统一方案。华法林可致早期流产或胎儿畸形,妊娠前3个月应避免使用,而改用肝素或低分子肝素替代,至少每周测量aPTT,使其在给药中期达到正常对照的2倍;3个月后至孕36周可口服华法林,维持INR至2.5~3.5,至少每1~2周化验一次。36周后改为肝素过渡。推荐择期行剖宫产术,围手术期抗凝治疗和其他非心脏手术类似。

过度抗凝需要减少或暂停华法林,或口服维生素K来纠正;出血者需静脉给予凝血酶原复合物浓缩液或新鲜冷冻血浆,联合口服维生素K以立即逆转抗凝治疗。

【人工瓣预防感染性心内膜炎】
参见本篇第十五章"感染性心内膜炎"。

【人工瓣常见并发症】
包括血栓及出血事件、梗阻、反流、感染性心内膜炎、瓣膜毁损、溶血、人工瓣膜-患者不匹配、心功能不全、肺高压、猝死、心律失常等。早期并发症多与手术或瓣膜选择不当有关,感染和血栓形成少见;晚期的并发症常由于抗凝不当、感染、瓣周纤维组织增生、瓣膜的耐用性等有关;术后持续的心力衰竭、心律失常和肺高压通常是干预过迟,术前不可逆的心肌损害所导致(见文末彩图12-11-10-1)。TAVR术后的并发症包括:瓣膜的血栓形成及卒中风险、主动脉瓣周漏、高度AVB及永久起搏器植入及瓣膜的耐久性问题。

(一)人工瓣梗阻　常见原因包括血栓形成(prosthetic valve thrombosis,PVT)、PPM、瓣膜周围组织增生及赘生物等。腱索或线头导致瓣膜嵌顿和梗阻常因停机困难而需紧急处理,术中TEE可早期确诊。瓣膜周围纤维组织增生是一个慢性过程,多见于主动脉瓣位,比PVT发生晚,体形较大,活动度小,回声致密,较少有抗凝不足或周围栓塞表现,严重梗阻时需要手术治疗。

PVT是最常见的人工瓣并发症,好发于机械瓣,术后第一年为高发期。易患因素有:抗凝强度不足或终止(因非心脏手术或妊娠)、人工瓣膜种类(老式瓣膜)、瓣膜位置(右心人工瓣>左心,二尖瓣>主动脉瓣)、心脏血流动力学情况(低心排血量或AF)、存在心房血栓、既往栓塞事件、高凝状态(如妊娠等)。

典型的梗阻性PVT可在短期内出现明显的心力衰竭,可伴有呼吸困难、发热、栓塞;听诊人工瓣音的降低或消失,或出现新的瓣膜反流或梗阻的杂音;INR降低及D-二聚体升高。超声上表现为人工瓣活动度降低或消失,关闭不全和延迟开放,血栓回声,异常的跨瓣血流和中央反流,以及多普勒参数异常(跨瓣压差升高及有效面积减小等)。

PVT的治疗方式包括手术、溶栓、优化抗凝(肝素化+抗血小板治疗);选择取决于是否存在梗阻、人工瓣位置、血栓大小和临床状况是否稳定。梗阻性PVT、病情危重(NYHA Ⅳ级)或血栓较大者需要紧急手术;如存在手术高风险或无条件手术者可溶栓治疗;病情稳定、血凝块较小可选择优化抗凝治疗及密切随访,如血栓仍持续存在或反而增大,或反复出现血栓栓塞事件,则需考虑手术或溶栓。右心PVT首选溶栓。

(二)瓣周漏(paravalvular regurgitation,PVR)　术后早期的PVR十分常见,大多数是轻微或轻度的,不会进展,无血流动力学意义,不增加感染风险,偶可致溶血性贫血,通常不必处理;但严重者需再次手术。晚期出现的、新的、严重的PVR常由PHV结构损坏或感染所致(数字资源12-11-10-1)。经导管行PVR封堵避免了再次开胸手术的高风险,能有效缓解临床症状,可替代外科手术用于高危患者。三维超声可定位PVR的部位、大小及其与周围组织的关系,是封堵手术成功的关键。

数字资源12-11-10-1　人工二尖瓣瓣周漏彩色多普勒血流显像(CFI):心尖四腔切面可见左房显著增大,机械二尖瓣支架左外缘蓝色为主花色瓣周反流(视频)

(三)瓣膜毁损　机械瓣组件突然损坏极为罕见,可致猝死。瓣膜衰败是生物瓣的主要并发症,包括萎缩变薄、撕裂穿孔、增厚钙化,可导致严重的瓣膜反流。约1/3的生物瓣在植入后的10~15年发生损坏,尤其是二尖瓣位的猪瓣,以及换瓣时较年轻的患者。过去需再次开胸行瓣膜置换术,新近发展的经皮瓣中瓣介入技术可用于外科手术风险高且不耐受长期抗凝治疗的患者。

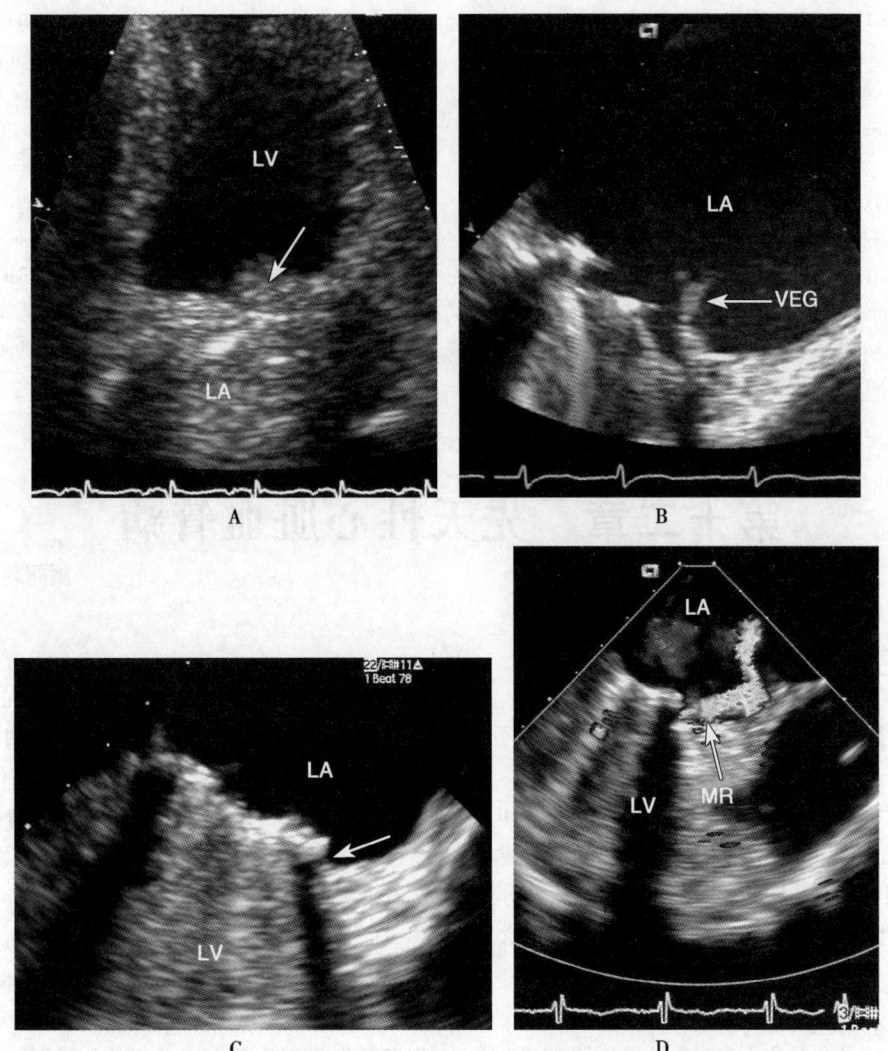

图 12-11-10-1　人工瓣常见并发症的超声心动图表现

A. 心尖四腔心切面(局部放大)显示人工机械二尖瓣血栓形成(箭头所示),为瓣口中等密度回声凸向心腔,实时图像还可见瓣叶活动异常和跨瓣血流梗阻;B. 经食管切面显示人工机械二尖瓣合并感染,箭头所指为瓣周左房面附着的赘生物,实时显示其高活动性;C、D. 为同一患者,经食管超声心动图显示人工机械二尖瓣瓣周漏,其中 C 为二维局部放大图像,显示瓣周回声中断(箭头所示),D 为 CDFI 显示源自漏口的反流束进入左心房(箭头)。MR. 二尖瓣反流;VEG. 赘生物。

(四) 人工瓣心内膜炎(prosthetic valve endocarditis, PVE)　人工瓣膜具有感染性心内膜炎的高风险。感染部位多为缝合圈;生物瓣可累及瓣叶;带瓣管道感染可累及远端吻合口或冠脉再植位置。赘生物可引起栓塞、瓣叶活动和功能异常,瓣环周围组织破坏会引起瓣周漏、脓肿和瘘管,破坏瓣膜的稳定性。

PVE 的临床表现和诊断标准与自体瓣膜心内膜炎相似,但更易出现新发的杂音或杂音性质改变、心衰及新的传导异常。TTE 是首选的检查方法,但敏感性较低,当临床可疑 PVE 而TTE 阴性时,须进一步行 TEE 检查。PET/CT 上感染灶可出现[18]F-FDG 浓聚区,可作为超声的替代诊断方法,尤其适用于诊断 PVE 和心脏植入电子设备感染。PVE 的感染更难控制,PVE 引起严重的心力衰竭、瓣膜松脱、脓肿和瘘管、反复栓塞、不能控制的感染或某些特殊病原感染是手术的指征。

(五) 溶血性贫血　主要由 PHV 反流或瓣周漏时红细胞机械性损伤所致,机械瓣多见。通常为轻度、亚临床的,临床表现包括贫血、黄疸、尿色加深、血乳酸脱氢酶升高。外周血涂片显示数量不等的破裂红细胞及其碎片。大多数患者口服铁剂治疗有效,偶尔需要输血。严重的瓣周漏或瓣膜损坏所致的溶血,或心力衰竭则需再次手术治疗。

推荐阅读

1. MITCHELL C, RAHKO P S, BLAUWET L A, et al. Guidelines for performing a comprehensive transthoracic echocardiographic examination in adults: recommendations from the American Society of Echocardiography [J]. J Am Soc Echocardiogr, 2019, 32(1): 1-64.

2. BAUMGARTNER H, HUNG J, BERMEJO J, et al. Recommendations on the echocardiographic assessment of aortic valve stenosis: a focused update from the European Association of Cardiovascular Imaging and the American Society of Echocardiography [J]. J Am Soc Echocardiogr, 2017, 30 (4): 372-392.

3. NISHIMURA R A, OTTO C M, BONOW R O, et al. 2017 AHA/ACC focused update of the 2014 AHA/ACC guideline for the management of patients with valvular heart disease: a report of the American College of Cardiology/American Heart Association task force on clinical practice guidelines [J]. J Am Coll Cardiol, 2017, 70: 252-289.

4. BAUMGARTNER H, FALK V, BAX J J, et al. 2017 ESC/EACTS Guidelines for the management of valvular heart disease. The Task Force for the Management of Valvular Heart Disease of the European Society of Cardiology (ESC) and the European Association for Cardio-Thoracic Surgery (EACTS) [J]. Eur Heart J, 2017, 38 (36): 2739-2791.

5. ZOGHBIW A, ASCH FM, BRUCE C, et al. Guidelines for the evaluation of valvular regurgitation after percutaneous valve repair or replacement. A Report from the American Society of Echocardiography Developed in Collaboration with the Society for Cardiovascular Angiography and Interventions, Japanese Society of Echocardiography, and Society for Cardiovascular Magnetic Resonance [J]. J Am Soc Echocardiogr, 2019, 32 (4): 431-474.

第十二章 先天性心脏血管病

董丽莉 舒先红 陈灏珠

第一节 概　述

先天性心脏血管病(congenital cardiovascular disease, CHD)简称先天性心脏病,是出生时即存在的心脏、血管结构和/或功能上的异常。它是因心脏血管在胚胎时期发育缺陷或部分发育障碍所造成,或出生后本应关闭的通道持续存在,是最常见而且病种繁多的先天性畸形。

【心脏的发生】

心血管系统是由中胚层分化而来。在胚胎的第15天,卵黄囊壁的胚外中胚层出现血岛(blood island),中央细胞、周边细胞、胚胎间充质细胞等逐渐形成原始心血管系统,第3周末开始血液循环。某些原因可致基因调控发生异常,就可发生各种类型的先天性心脏病。

【流行病学】

我国先天性心脏病患病率有随年龄增加而下降的趋势,出生成活婴儿为5.4‰(广东)~6.87‰(上海)、学龄前儿童3.1‰(成都)、学龄儿童2.39‰(合肥)~2.8‰(福州)、小学和中学生3.1‰(哈尔滨)~3.4‰(长治)、成人1.08‰(广东)。但在高原地区青海的中小学生中,患病率高达8.8‰~13.7‰。美国出生成活婴儿患病率约8‰,成人患病率为2.4‰(弗莱明翰)~2.8‰(芝加哥)。随着儿科心脏病学的迅速发展,患先天性心脏病的儿童经治疗后得以存活成长者增多,近年美国患先天性心脏病的成年患者总数已超过儿童患者。

【病因】

目前认为本病是多因素疾病,主要是遗传因素和子宫内环境因素相互作用的结果。

(一)遗传因素 已有许多证据表明遗传因素的重要性。患先天性心脏病的母亲和父亲其子女的患病率分别为3%~16%和1%~3%,远高于常规人群。有些先天性心脏病有显著的男女性别间发病差异。先天性心脏病中5%伴有染色体异常,3%伴有单基因突变。许多遗传性疾病伴有先天性心脏病,如21、18和13三体综合征、5染色体短臂缺失和性染色体异常、单基因突变中常染色体显性和隐性遗传病及X连锁遗传病都有很高的先天性心脏病患病率。

(二)子宫内环境因素

1. 子宫内病毒感染 妊娠初3个月内患风疹的母亲所产婴儿患肺动脉口狭窄和动脉导管未闭者多。其他病毒如巨细胞病毒、柯萨奇病毒、疱疹病毒等的感染也有致病可能。

2. 药物 妊娠早期用抗惊厥药尤其是苯妥英和三甲双酮,其他药物如锂盐、黄体酮、华法林和苯丙胺等也可致心血管畸形。

3. 高原环境 高原地区氧分压低,出生婴儿患动脉导管未闭和心房间隔缺损者较多。

4. 早产 早产儿尤其体重在2 500g以下者患心室间隔缺损和动脉导管未闭较多。前者与心室间隔在出生前无足够时间完成发育有关;后者与早产儿血管收缩反应在出生后还不够强,不足以使动脉导管关闭有关。

5. 其他因素 高龄(35岁以上)、营养不良、酗酒、患糖尿病、贫血、苯丙酮尿症、高钙血症的母亲,羊膜病变、胎儿受压、妊娠早期先兆流产,放射线的接触等都有致先天性心脏病的可能。

【分类】

传统分类是根据患者有否发绀,将先天性心脏病粗分为无发绀型和发绀型两大类。现多通过血流动力学检查,用病理解剖和病理生理相结合的方法来分类,有时可同时合并两种或以上的畸形。

(一)无分流类 左右两侧血液循环途径之间无异常的沟

通,不产生血液的分流,也无发绀。包括:

1. 发生于右心的畸形　有单纯肺动脉口狭窄、肺动脉瓣关闭不全、原发性肺动脉扩张、其他肺动脉畸形(肺动脉缺如、左肺动脉异常起源于右肺动脉等)、三尖瓣畸形、永存左侧上腔静脉、下腔静脉引流入奇静脉系统等。

2. 发生于左心的畸形　有主动脉口狭窄(主动脉瓣或瓣上、瓣下狭窄)、二叶(或单叶、四叶)式主动脉瓣畸形、主动脉-左室隧道、主动脉缩窄、二尖瓣狭窄、二尖瓣脱垂、二尖瓣叶裂缺、三房心、主动脉弓及其分支的畸形、冠状动脉起源异常等。

3. 其他　还有右位心、异位心和房室传导阻滞均可合并其他先天性心脏病。

(二)有左至右分流类　左右两侧血液循环途径之间有异常的沟通,使动脉血从体循环的动脉或心腔内不同部位分流入静脉血中,无发绀。包括:

1. 分流发生在心房水平　有心房间隔缺损、部分型肺静脉异位引流等。

2. 分流发生在心室水平　有心室间隔缺损(包括左心室-右心房通道)。

3. 分流发生在大动脉水平　有动脉导管未闭、主动脉-肺动脉间隔缺损等。

4. 分流发生在主动脉及其分支与右心之间　有主动脉窦动脉瘤破裂入右心,冠状动脉-右心室、冠状动脉-右心房、冠状动脉-肺动脉瘘等。

5. 分流发生在多处水平　有心内膜垫缺损、心房心室间隔联合缺损、心室间隔缺损伴动脉导管未闭等。

(三)有右至左分流类　左右两侧血液循环途径之间有异常的沟通,使静脉血从右侧心腔的不同部位分流入动脉血中,故有发绀(冠状动脉异常起源于肺动脉者除外),其中有些又同时有左至右分流,包括:

1. 肺血流量减少和肺动脉压减低者　有法洛四联症、大血管转位伴肺动脉口狭窄、右心室双出口伴肺动脉口狭窄、单心室伴肺动脉口狭窄、主动脉干永存而肺动脉细小、三尖瓣闭锁、三尖瓣下移畸形伴心房间隔缺损、肺动脉瓣闭锁、腔静脉引流至左心房、肺动静脉瘘等。

2. 肺血流量增加者　大血管转位、右心室双出口伴心室间隔缺损、主动脉干永存而肺动脉粗大、完全型肺静脉异位引流、单心室伴低肺动脉阻力、单心房、三尖瓣闭锁伴室间隔大缺损、心房间隔缺损伴腔静脉引流至左心房等。

3. 肺动脉压增高者　有艾森门格综合征、右心室双出口伴肺动脉阻力增高、主动脉瓣闭锁、二尖瓣闭锁、主动脉弓离断、大血管转位伴肺动脉高压、单心室伴肺动脉阻力增高、完全型肺静脉异位引流伴肺动脉阻力增高等。

【常见病种的年龄分布】

我国大系列的先天性心脏病病种资料分析显示:儿童尸检、儿童临床和成人临床中,常见的先天性心脏病排列顺位略有不同。儿童尸检资料示它们的常见顺序依次为心室间隔缺损、心房间隔缺损、主动脉缩窄、动脉导管未闭、大血管转位、肺

动脉口狭窄、法洛四联症和动脉干永存等。儿童临床资料则依次为动脉导管未闭、法洛四联症、心室间隔缺损、心房间隔缺损、肺动脉口狭窄、房室共道永存、艾森门格综合征、大血管转位和三尖瓣下移畸形等。成人临床资料则依次为心房间隔缺损、动脉导管未闭、心室间隔缺损、肺动脉口狭窄、法洛四联症、艾森门格综合征、主动脉缩窄、主动脉口狭窄、主动脉窦动脉瘤和大血管转位等。

常见先天性心脏病的病种在儿童与成人略有不同的原因,主要是有些畸形引起血流动力学改变较早和较显著,因而在儿童期即出现症状或并发症,引起病孩及其父母的注意,较早得到确诊。而有些畸形儿童期早期症状不明显,至成人期才发现。复杂而严重的畸形,在婴儿期即可引起机体所不能耐受的血流动力学改变,导致病婴的死亡。事实上先天性心脏病患者的死亡,主要发生在出生后数月的婴儿期中,因此而病殁的婴儿其病种又与儿童和成年期的有所不同。

【成人先天性心脏病患病情况】

随着检查方法和治疗技术的发展,先天性心脏病已可在婴儿或儿童期得到准确诊断和纠正性或姑息性手术治疗,从而也使成人先天性心脏病的患病情况发生很大变化。目前成人先天性心脏病患者可有以下几种情况:①未经手术治疗自然成长入成年期者;②在儿童期已经手术纠治得以成长达成年期者;③在儿童期经姑息性手术后得以进入成年期但尚需纠正性手术治疗者;④成年期发现需要或无需手术纠治者;⑤成年期发现但除非施行心脏移植术否则无法纠治者。这些情况不但使患先天性心脏病的成年人总数增多,而且患严重或复合病变的成年先天性心脏病患者数也增多。

值得注意的是,部分在儿童期纠正后先天性心脏病患者,其升高的肺动脉压力并未如期望的那样降为正常,而在成年期逐渐发展成为重度肺动脉高压。

【诊断方法的进展】

传统诊断先天性心脏病是根据病史、体征、胸部 X 线和心电图检查,它们都是无创性诊断方法,各有特点,对常见的先天性心脏病一般可以作出诊断。20 世纪 30 年代发明、40 年代推广应用的右心导管检查,开创了介入性心血管病诊断法的先河,在此基础上 20 世纪 50—60 年代相继发展了左心导管检查、选择性心血管造影、选择性指示剂稀释曲线测定。这些方法通过各心腔内压力的测定和血标本氧含量的分析,向各心腔注入指示剂观察其稀释情况,注射造影剂观察造影剂的流动和心血管腔的充盈显影情况,可以比较直接地了解患者的病理生理和病理解剖改变,有确诊和鉴别不同类型先天性心脏病的价值。

20 世纪 50 年代发明的超声心动图发展非常迅速,是诊断先天性心脏病第一线检查手段,主要用经胸二维和三维显像,也可用多平面经食管二维和三维显像,探查不同类型先天性心脏病的解剖和生理病变,其中彩色血流显像和实时动态三维显像诊断价值最大。

近 20 年来磁共振和 X 线、CT 断层显像发展迅速,可对心

脏进行从心底部到心尖部多层次的横切面和矢状面显像,有助于了解复杂的先天性心脏病的解剖结构。其中磁共振断层显像对软组织的显像较X线断层更佳;多排螺旋CT强化显像可显示不同时段对比剂出现的先后,通过三维重建,可清楚显示心脏的三维形态,诊断价值尤大。

外科手术和介入治疗对先天性心脏病不仅要求诊断出病变的性质及其所在部位,还要对病变的程度和范围提供资料,并对预后作出较为准确的判断,因而以上诊断方法应选择使用,互相补充。

【治疗措施的发展】

治疗先天性心脏病所引起的病理解剖和生理改变的根本办法是纠治心脏血管的畸形,主要方法有外科手术和介入治疗,服药治疗除极少数情况外(早产儿的动脉导管未闭可用吲哚美辛或阿司匹林促使其关闭)通常达不到此目的。外科矫治手术根据病孩情况可在学龄前或在婴儿期施行,不能耐受纠治手术的婴儿或儿童,可先行姑息性手术,为以后纠治手术创造条件。未能及时接受矫治手术的患者,部分发生严重肺动脉高压,个别经过靶向治疗肺动脉高压后,尚可施行矫治手术。晚期患者有些可考虑心肺联合移植手术治疗,或肺移植联合心脏矫治手术。

20世纪70年代以来开展以心导管术为基础进行介入治疗先天性心脏病的方法,经过多年的发展,已渐趋成熟,目前对动脉导管未闭、心房间隔缺损和心室间隔缺损可施行导管介入封堵术,对瓣膜狭窄或关闭不全可施行导管介入成形术或人工瓣膜植入术,对主动脉缩窄可施行成形术再加支架植入术。此类手术创伤性小,患者容易接受。上述外科手术或介入治疗中经食管超声心动图检查有助于指导手术的进行和判断手术的效果。

随着儿科心脏病学和分子生物学研究的发展,今后有可能在胚胎发育阶段即对先天性心脏病作出诊断并进行治疗,对一些简单的先天性心脏病,可尝试在出生前的胚胎时期进行介入干预。

【预后】

本病的预后随畸形的类别、严重程度及是否在合适的时机矫治有很大的差别。无分流类和有左至右分流类中病变程度较轻者预后一般较好,多数可以存活到成年,甚至到老年,而很少发生心力衰竭,但可并发感染性心内膜炎。上述类别中病变程度严重者,有右至左分流类和复合畸形者预后则较差,常难以存活到成年,有些在婴儿期中即已夭折。幼时发绀明显的先天性心脏病,一般只有法洛四联症能存活到成年。出生后半年内的婴儿期是本病患者病死率最高的时期。原有左至右分流的患者,一旦由于肺动脉高压而使分流方向逆转,预后就很差。

随着外科手术治疗、内科介入治疗、多种治疗肺动脉高压的靶向药物的问世及内科对心力衰竭和感染性心内膜炎治疗的进展,已使本病总的预后大为改观。

【预防】

预防本病主要在于优生优育,并在妊娠期中避免前述可以引起本病的各种危险因素,未施行手术治疗的患者要注意预防各种并发症。存活到成年期的患者,常遇到工作安排、婚姻和生育问题,宜根据其心脏功能情况来安排。无发绀的患者一般能胜任生育,但有先天性心脏病的父母其子女患先天性心脏病的机会较多。有右至左分流或合并重度肺动脉高压的患者妊娠存在风险。

第二节　无分流的先天性心脏血管病

一、单纯肺动脉口狭窄

单纯肺动脉口狭窄(isolated pulmonic stenosis)指以肺动脉口狭窄为唯一畸形的常见先天性心脏病。患者的心室间隔完整,但可伴有心房间隔缺损或卵圆孔未闭。

【病理解剖】

肺动脉出口处局部狭窄,包括右心室漏斗部狭窄、肺动脉瓣膜狭窄和肺动脉及其分支的狭窄。单纯肺动脉口狭窄绝大多数是瓣膜狭窄(约占75%),少数是漏斗部狭窄,肺动脉及其分支的狭窄最少见(图12-12-2-1)。

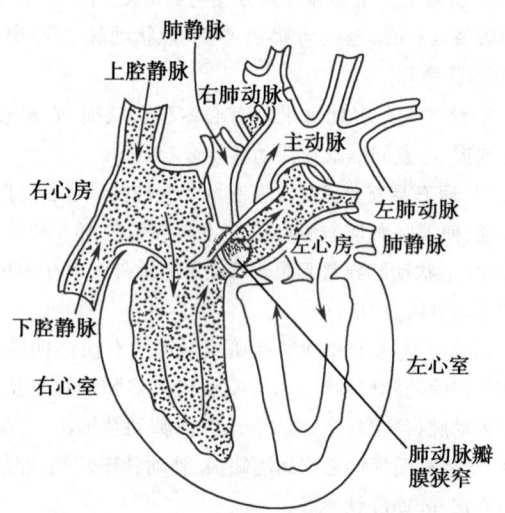

图12-12-2-1　瓣膜型单纯肺动脉口狭窄解剖和心脏大血管内血流情况示意

图示狭窄的肺动脉瓣3个瓣叶融合,只留下一个小孔,直径常只有2~4mm,妨碍血液从右心室进入肺动脉,肺动脉总干呈狭窄后扩张。心脏大血管内血液流动方向与正常时相同。本图心脏和大血管各部位均用文字标明,带蓝点的心血管腔表示流动着静脉血,不带蓝点的表示流动着动脉血,箭头所示为血液流动的方向。下文本章各示意图多略去标明部位的文字,请参阅此图。

【病理生理】

肺动脉口狭窄使右心室排血受阻,因而右心室的压力增高,肺动脉的压力则减低或尚正常。两者的收缩压差达10mmHg以上,甚至可能达到150~240mmHg。长时间的右心室负荷增加,引起右心室肥厚,最后可发生右心衰竭。在高度狭窄、右心室内压力显著升高的患者,右心房压力亦相应地增高并可超过左心房压力,如同时有心房间隔缺损或卵圆孔未闭,则可引起右至左分流从而出现发绀。

【临床表现】

(一)症状　轻度狭窄可无症状,重度狭窄在劳累后可引起呼吸困难、心悸、乏力、胸闷、咳嗽,偶有胸痛或晕厥。本病患者后期可有右心衰竭症状。偶可并发感染性心内膜炎。

(二)体征　最主要的是在胸骨左缘第2肋间有响亮(2~5级)而粗糙的收缩期吹风样杂音,呈喷射性,多数伴有震颤,向左锁骨下区传导,背部亦常可听到。狭窄愈重杂音愈响而高峰后移。肺动脉瓣区第二心音减轻而分裂。漏斗部狭窄时,杂音的最响处多在胸骨左缘第3、4肋间。肺动脉狭窄时,杂音常在腋部和背部处听到。轻、中度狭窄的患者,肺动脉瓣区在第一心音后可听到肺动脉收缩喷射音。此音仅发生于瓣膜型狭窄的患者,可能由右心室排血时引起扩大的肺动脉壁突然振动或瓣膜开启时振动所致。个别患者可在肺动脉瓣区听到由肺动脉瓣关闭不全引起的舒张期吹风样杂音。

【辅助检查】

(一)X线检查　轻度狭窄的患者,X线表现可能正常;中、重度狭窄患者,肺血管影细小,整个肺野异常清晰,肺动脉总干弧凸出(狭窄后的扩张)而搏动明显,但肺门血管搏动弱,右心室增大。漏斗部型狭窄和肺动脉型狭窄的患者,肺总动脉则多不扩大(图12-12-2-2)。

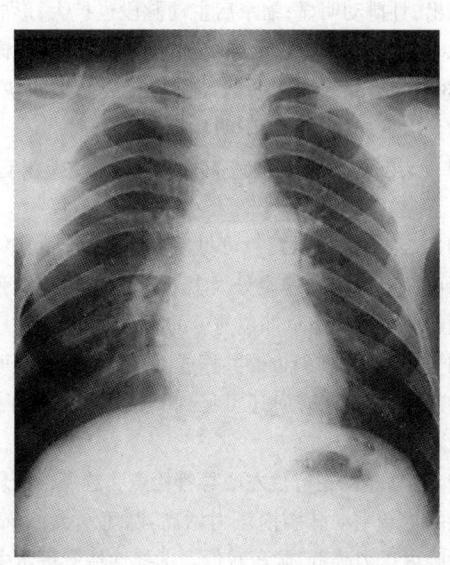

图 12-12-2-2　瓣膜型肺动脉口狭窄的X线正位像
示肺动脉总干弧显著膨隆,肺野异常清晰。

(二)心电图检查　心电图随狭窄的轻、重及其引起右心室内压力增高的程度而有轻重不同的4种类型:正常、不完全性右束支传导阻滞、右心室肥大和右心室肥大伴劳损。心电轴有不同程度的右偏。部分患者有P波增高,显示右心房肥大。

(三)超声心动图检查　瓣膜型狭窄者,二维超声示瓣膜增厚向肺动脉内呈圆顶状凸出,肺动脉总干扩张;漏斗部型狭窄者,在收缩期中可见瓣膜扑动。脉冲多普勒超声和多普勒彩色血流显像示肺动脉内有收缩期湍流,连续多普勒超声可探测右心室与肺动脉间的压力阶差(数字资源12-12-2-1)。

数字资源 12-12-2-1　肺动脉瓣狭窄:胸骨旁短轴切面显示肺动脉瓣稍增厚较冗长,开放呈圆顶状(视频)

(四)心脏导管检查　右心导管检查可发现右心室压力增高,肺动脉压力正常或降低。右心室与肺动脉的收缩压力阶差超过 10mmHg。此压力差可反映狭窄的程度,一般认为在40mmHg 以下为轻度狭窄,40~100mmHg 之间为中度狭窄,而100mmHg 以上为重度狭窄。将心导管从肺动脉撤至右心室进行连续测压记录,可从压力曲线的形态变化判别狭窄的类型(瓣上狭窄、瓣膜狭窄、漏斗部狭窄或它们的合并存在)。

(五)选择性心血管造影　通过右心导管将对比剂注入右心室,可显示对比剂在肺动脉瓣部受阻,瓣膜融合如天幕状,凸出于肺动脉腔内,瓣孔如鱼口状,对比剂由此喷出呈狭条形,然后扇状散开,肺总动脉扩张(瓣膜狭窄),或在右心室流出道中形成狭长阴影(漏斗部狭窄),或见肺动脉及其分支狭小(图12-12-2-3)。

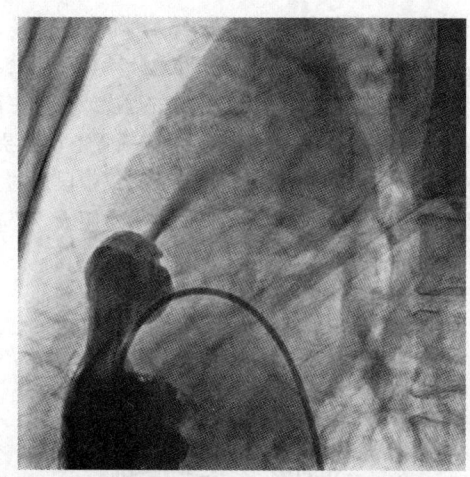

图 12-12-2-3　瓣膜型肺动脉口狭窄选择性右心室造影,左侧位 X 线片
示右心室流出道显像,肺动脉瓣呈隔膜型,开口明显狭窄,造影剂喷入肺动脉时,先呈线状然后扇形散开。

【诊断与鉴别诊断】
鉴别诊断要考虑到下列各病:

(一)心房间隔缺损　轻度肺动脉口狭窄的体征、心电图表现与心房间隔缺损颇有相似之处,要注意鉴别诊断(参见本章第三节中的"心房间隔缺损")。

(二)心室间隔缺损　漏斗部狭窄的体征与心室间隔缺损甚为相似,要注意鉴别诊断(参见本章第三节中的"心室间隔缺损")。

(三)先天性原发性肺动脉扩张　本病的临床表现和心电图变化与轻型的肺动脉瓣狭窄甚相类似,要注意鉴别诊断(参见本节中的"原发性肺动脉扩张")。

（四）法洛四联症 重度肺动脉口狭窄,伴有心房间隔缺损,而有右至左分流出现发绀的患者(法洛三联症),需与法洛四联症相鉴别(参见本章第四节中的"法洛四联症")。

【预后】

一般较好,重度狭窄的患者,可发生右心衰竭而死亡。

【治疗】

单纯的肺动脉瓣狭窄首选经皮肺动脉瓣球囊扩张治疗,其远期效果可与外科手术媲美,而术后关闭不全发生率低。伴有肺动脉发育不良、其他类型的肺动脉狭窄仍以外科治疗为主。主要施行手术切开瓣膜,或切除漏斗部的肥厚部分,附加扩大补片。下列情况是干预治疗的指征:①患者有明显的症状;②心电图或X线示显著右心室肥大;③静息时右心室与肺动脉间的收缩期压力阶差在40mmHg以上。肺动脉狭窄位于近端且狭窄段较短的患者,可施行手术治疗;经皮穿刺置入带球囊导管扩张并植入支架也可考虑应用。对于不施行手术治疗的患者,应密切注意预防感染性心内膜炎和心力衰竭的发生。

二、主动脉缩窄

主动脉缩窄(coarctation of aorta)是较常见的先天性血管畸形,多见于男性,男女比例为(4:5):1。

【病理解剖】

主动脉发生局限性狭窄(缩窄),缩窄部位绝大多数是在主动脉弓左锁骨下动脉开口的远端靠近动脉导管连接处。少数患者,缩窄可发生在左锁骨下动脉开口的近段或在降主动脉的一段中。不少患者伴有二叶式主动脉瓣、锁骨下动脉狭窄、动脉导管未闭、心房或心室间隔缺损等畸形。缩窄段后的主动脉常扩大或形成动脉瘤(图12-12-2-4)。左心室肥大。严重的缩窄可使主动脉腔完全闭塞不通,形成"主动脉弓离断"。

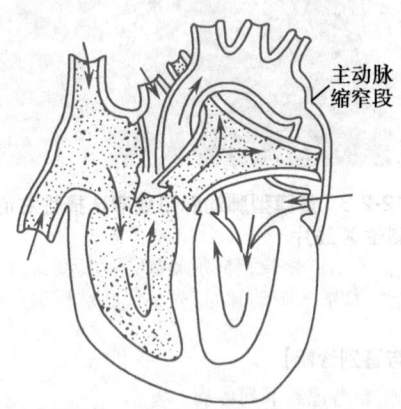

图示主动脉缩窄段在弓部左锁骨下动脉开口的远端。
图 12-12-2-4 主动脉缩窄解剖生理示意

【病理生理】

缩窄段的存在引起了血流动力学障碍:缩窄段以上(近端)血压升高,头部及上半身的血液供应正常或增加;缩窄段以下(远端)血压降低,下半身血液供应减少;在缩窄段上下动脉分支之

间发展广泛的侧支循环,主要是锁骨下动脉的分支(包括上肋间分支、肩胛部分支和乳房内动脉分支)与降主动脉的分支(包括肋间分支和髂外动脉分支)之间的吻合,借以维持身体下半部的血液供应。左心室逐渐肥大。

【临床表现】

在 15 岁之前,往往无明显的自觉症状;30 岁以后症状趋于明显。有由高血压引起的头痛、头胀、耳鸣、失眠等;下肢血供不足引起的下肢无力、冷感、酸痛、麻木等;以及由粗大的侧支循环动脉压迫脊髓而引起的下肢瘫痪,压迫臂神经丛而引起的上肢麻木与瘫痪等。本病可发生感染性动脉内膜炎、心力衰竭、脑血管意外、主动脉破裂等而危及生命。主要体征有:

1. 上肢血压高,而下肢血压显著地低于上肢(正常人用常规血压计测量时腘动脉收缩压较肱动脉收缩压读数高 20~40mmHg)。胸骨上窝和锁骨上窝常有显著搏动。腹主动脉、股动脉、腘动脉和足背动脉搏动微弱或不能触及。上肢血压增高常在 10 岁以后才明显。缩窄部位在左锁骨下动脉开口的近端者,左上肢血压可低于右上肢。

2. 侧支循环动脉曲张、搏动显著和伴震颤,较常见于肩胛间区、腋部、胸骨旁和中上腹部。

3. 心脏体征示心脏浊音界向左向下扩大。沿胸骨左缘、中上腹、左侧背部有收缩中后期吹风样杂音(2~4 级);肩胛骨附近、腋部、胸骨旁可听到侧支循环的收缩期或连续性血管杂音。

【辅助检查】

（一）X 线检查 可见:①左心室增大;②升主动脉扩大并略向右凸出,且搏动明显;缩窄后主动脉段也扩大,形成向左凸出阴影,如同时有左锁骨下动脉扩张,则形成"3"字形向左凸出的阴影;③肋骨下缘因曲张肋间动脉的侵蚀而呈凹缺状,出现在第三肋骨以下。在儿童常不明显。

（二）心电图 可正常或有左心室肥大或兼有劳损的表现。

（三）二维超声心动图 可见左心室向心性肥厚,在胸骨上窝探测可显示主动脉缩窄处及其相邻的主动脉扩张。连续波多普勒超声可探测缩窄部位前后的压力阶差。

（四）矢面和左前斜位磁共振或 CT 断层显像 可见主动脉缩窄的部位和形态,有时还可见到扩张的侧支循环血管(图12-12-2-5)。

（五）经动脉的逆行性左心导管检查和选择性造影 可发现缩窄段的近端主动脉腔内压力增高,脉压增大;缩窄段的远端主动脉腔内压力降低,脉压减低。选择性造影可示主动脉缩窄段(图 12-12-2-6A)。

【诊断与鉴别诊断】

诊断本病往往从年轻患者发现高血压开始,检查下肢动脉搏动情况与测定下肢血压可进一步提示本病的可能。本病需与高血压病或其他症状性高血压相鉴别。由后天性炎症引起的多发性大动脉炎可以导致主动脉炎症性的狭窄,其临床表现和辅助检查发现与先天性主动脉缩窄极相类似,甚其难鉴别。但前者狭窄段往往较长,且常是多处动脉受累,可作为鉴别诊断

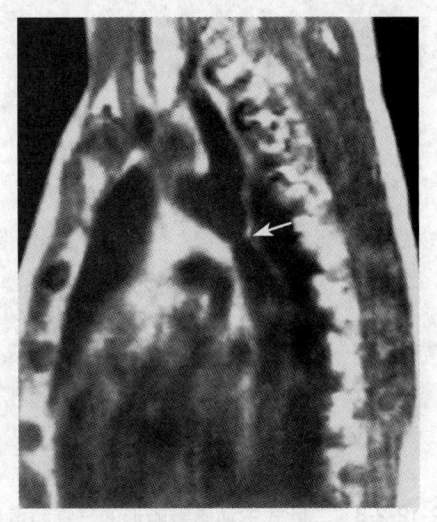

图 12-12-2-5　主动脉缩窄的胸主动脉矢面磁共振显像
图示主动脉缩窄(箭头所指处)。

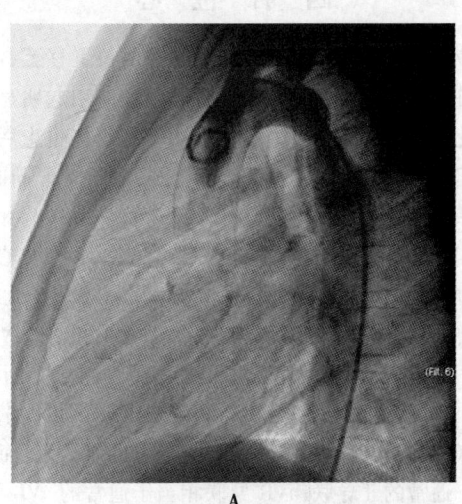

A

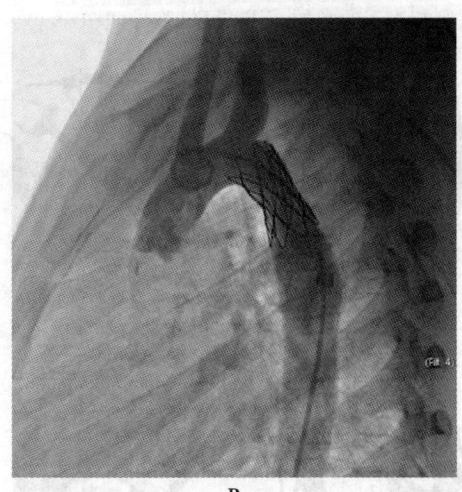

B

图 12-12-2-6　主动脉缩窄的主动脉造影
A.示主动脉缩窄段所在部位;B.示介入治疗放置支架后缩窄解除。

的参考。

【预后】

视病变轻重不同,成年患者平均自然寿命 40 岁左右,可发生心力衰竭、脑血管意外、主动脉破裂等而死亡。

【治疗】

1. 外科手术　将主动脉的缩窄部切除,然后作对端吻合;缩窄段较长切除后不能作对端吻合时,可行同种异体血管或人造血管移植;不能切除时也可行旁路移植术。手术以在 10~26 岁之间施行较好;30 岁以上者由于主动脉的弹性减弱,可能影响对端的吻合;10 岁以下者因主动脉尚在发育中,移植的血管可能以后因两端的主动脉逐渐长大而显得狭窄。但如症状明显,则在婴儿儿童期即应施行手术治疗。

2. 经皮穿刺置入带球囊导管进行扩张并植入支架治疗　可多次扩张的支架效果近年也得到确认。在儿童期进行第一次扩张,成年后进行第二次扩张,使因主动脉完全发育后扩张过的缩窄处显得相对较狭窄的血管得到成形(见图 12-12-2-6B)。

三、主动脉口狭窄

【病理解剖】

先天性主动脉口狭窄(congenital aortic stenosis)有三种类型:①主动脉瓣膜狭窄:瓣叶发育不全,多为二叶式畸形、增厚或融合成圆锥形结构,顶部留小孔,常在青年期即形成瓣膜钙化;②主动脉瓣下狭窄:是在瓣膜下左心室流出道中有隔膜或纤维嵴所致;③主动脉瓣上狭窄:由主动脉窦与升主动脉根部连接处,主动脉瓣之上,有向主动脉腔内突出的环或带所致,常呈漏斗型或隔膜型,也有整段动脉狭窄的。后两者均极少见(图 12-12-2-7)。

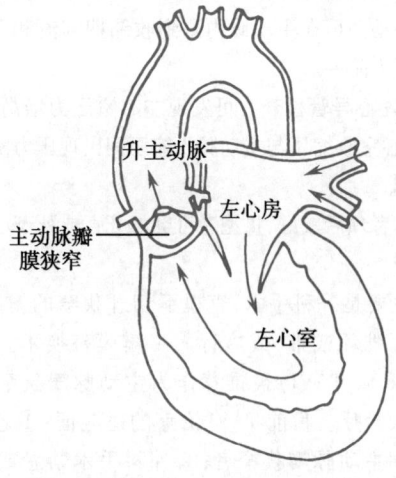

图 12-12-2-7　瓣膜型主动脉口狭窄解剖生理示意
图示主动脉瓣融合成圆锥形结构,顶部留小孔,升主动脉呈狭窄后扩张。

【病理生理】

主动脉口狭窄使左心室排血受阻,左心室压力增高而主动脉压力降低。左心室逐渐肥厚和扩大,最后发生心力衰竭。瓣膜狭窄的患者,升主动脉可发生狭窄后扩张。

【临床表现】

主动脉瓣膜狭窄多见于男性,瓣上狭窄常见于 Williams 综合征患者,该病为染色体 7q11.23 基因异常,可合并婴儿期高钙血症、身材矮小、智力发育迟缓、小精灵面容等。轻型的主动脉口狭窄可无症状。重度的主动脉口狭窄可影响患者的发育。常见的症状有乏力、心悸、气喘、晕厥和心绞痛等,可发生心力衰竭或并发感染性心内膜炎。体征有:脉搏迟滞而较弱,血压及脉压偏低,心浊音界向左增大,心尖区可见抬举性搏动。瓣膜狭窄的患者主动脉瓣区有响亮的收缩期吹风样喷射性杂音(3~5 级),多伴有震颤,杂音向颈动脉和心尖部传导,主动脉瓣区第二心音减弱或兼有分裂(逆分裂),有主动脉收缩期喷射音,少数患者还可听到由主动脉瓣关闭不全引起的舒张期吹风样杂音。瓣下狭窄时杂音位置较低,在胸骨左缘第 3~4 肋间处最响,向心尖部传导而较少向颈动脉传导,常无收缩期喷射音。瓣上狭窄时杂音在胸骨右缘第 1 肋间和右颈动脉上听到。第二心音可无变化。

【辅助检查】

(一)X 线片　示左心室增大。在瓣膜狭窄型可见升主动脉扩张或主动脉瓣瓣叶钙化阴影;瓣下狭窄型升主动脉不扩张,无主动脉瓣钙化影;瓣上狭窄型可见升主动脉扩张(沙漏型)或缩小(管型)。

(二)心电图　可正常,或有左心室肥大或兼劳损的表现,可有左心房肥大。

(三)超声心动图　可显示左心室和流出道肥厚。瓣膜狭窄型患者,二维超声心动图显示圆锥形结构的瓣膜在收缩期突入主动脉,动态三维超声心动图可清楚显示其异常结构(数字资源 12-12-2-2,图 12-12-2-8)。瓣下隔膜型狭窄患者可显示在左心室流出道内有一线状回声,主动脉瓣提早关闭并扑动。多普勒超声心动图可在主动脉内测到收缩期湍流和左心室与主动脉间的压力阶差。

(四)左心导管检查　可发现左心室压力增高,主动脉压力减低,左心室收缩压与主动脉收缩压间出现压力阶差。

【预后】

轻型患者预后较好,重型者可突然死亡或死于心力衰竭。

【治疗】

治疗主要是外科手术,直视下切开狭窄的瓣膜,切除瓣膜上下的纤维环或带,或施行人工瓣膜替换术。经导管主动脉瓣植入术(TAVI)被推荐作为主动脉瓣狭窄高危患者的有效介入治疗。目前 TAVI 治疗的适应证:①老年且症状严重的重度主动脉瓣狭窄者;②外科手术禁忌或预期手术风险过高者。

数字资源 12-12-2-2　二叶式主动脉瓣畸形:胸骨旁长轴切面显示主动脉瓣为二叶纵裂式,瓣膜增厚钙化,中度主动脉瓣狭窄(视频)

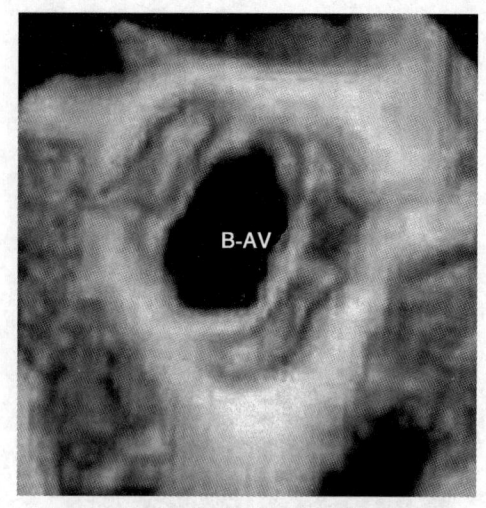

图 12-12-2-8　二叶式主动脉瓣畸形的三维超声显像
B-AV. 二叶式主动脉瓣。

四、右 位 心

右位心(dextrocardia)是心脏在胸腔的位置移至右侧的总称。心脏无其他先天性畸形的单纯右位心不引起明显的病理生理变化,也不引起症状,以后和常人一样可能也患后天性心脏病。但右位心常和较严重的先天性心血管畸形同时存在。右位心一般可分为三种类型(图 12-12-2-9)。

(一)真正右位心　心脏在胸腔的右侧,其心房、心室和大血管的位置宛如正常心脏的镜中像,亦称为镜像右位心。常伴有内脏转位,但亦可不伴有内脏转位。本型右位心除 X 线和超声心动图等检查示心影如正常心脏的镜像外,心电图示有特征性改变:Ⅰ导联 P 波和 T 波倒置,QRS 波以向下波为主,类似通常Ⅰ导联图形的倒影;Ⅱ导联相当于通常的Ⅲ导联,而Ⅲ导联则相当于通常的Ⅱ导联;aVR 导联相当于通常的 aVL 导联,而 aVL 导联则相当于通常的 aVR 导联;胸导联中 V_5、V_4、V_3、V_2、

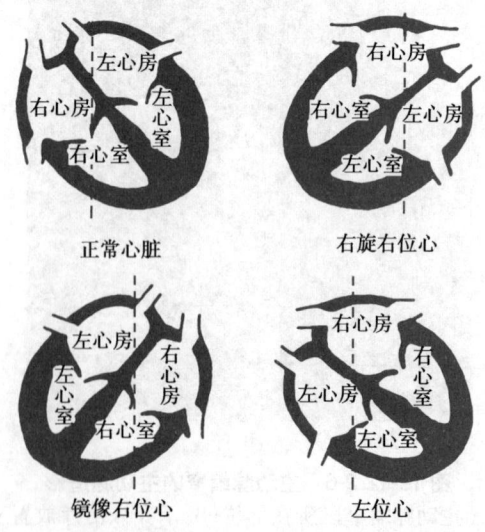

图 12-12-2-9　正常心脏、镜像右位心、右旋右位心和左位心解剖位置示意

V_1 和 V_{3R} 分别相当于通常的 V_{5R}、V_{4R}、V_{3R}、V_1、V_2 和 V_3，而 V_{4R} 和 V_{5R} 则分别相当于通常的 V_4 和 V_5（图 12-12-2-10）。

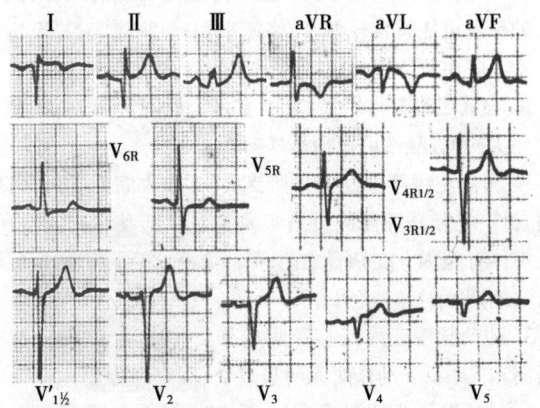

图 12-12-2-10　真正右位心（镜像右位心）的心电图表现

图示 I 导联 P 波倒置，QRS 波呈 Qr 型，T 波倒置为主，为通常 I 的倒影。aVR P 波双相，Rs 型，类似通常的 aVL，而 aVL P 波倒置，rS 型，T 波倒置，类似通常的 aVR。V_5、V_4、V_3、V_2 分别类似通常的 V_{5R}、V_{4R}、V_{3R}、V_1。V_1、V_{3R}、V_{4R}、V_{5R}、V_{6R} 则分别类似通常的 V_2、V_3、V_4、V_5 和 V_6。本图 aVR T 波倒置，V_{5R} 和 V_{6R} ST 段略压低，提示有心肌损害。

（二）右旋心（dextroversion of the heart）　心脏位于右胸，心尖虽指向右侧但各心腔间的关系未形成镜像倒转，为心脏移位并旋转所致，亦称为假性右位心。常合并有矫正型大动脉转位、肺动脉瓣狭窄和心室或心房间隔缺损。心电图示 I 导联 P 波直立而 T 波倒置，右胸导联 R 波较高，左胸导联 R 波较小其前有 Q 波，II、III 导联示有 Q 波。

（三）心脏右移　由于肺、胸膜或膈的病变而使心脏移位于右胸，心电图 I 导联中无异常变化。

不伴有其他先天性畸形的右位心无须特殊处理。

五、其他无分流的先天性心脏血管病

（一）原发性肺动脉扩张（idiopathic dilatation of the pulmonary artery）　指肺动脉总干扩大而无其他畸形，可能是胚胎发育期中，动脉干的分化不均，以致肺动脉较大而主动脉较小所致。患者多无症状。体检示心浊音界不增大，肺动脉瓣区有 3 级以下的收缩期吹风样杂音和收缩喷射音、第二心音分裂并略亢进。X 线示肺动脉段凸出，心影不大，肺血管影正常。心电图正常、超声心动图示肺动脉总干增宽，心导管检查无异常，心血管造影示肺动脉总干扩张。本病预后良好，无须特殊治疗。

（二）特发性肺动脉高压（idiopathic pulmonary hypertension）　指肺小动脉原发增生性病变所致的肺动脉高压，其病因可能是多方面的，先天性的肺小动脉病变是其中之一（参见本篇第十四章"肺高压"）。

（三）左侧上腔静脉永存（persistent left superior vena cava）　由胎儿期的左前主静脉与左 Cuvier 管不闭合而形成，多引流入冠状静脉窦。本病多合并其他先天性心血管畸形，但单纯性者不引起明显病理生理变化，也无明显症状和体征。X 线示半数患者主动脉弓的左上缘有新月状的血管影向上延至近左锁骨处，使上纵隔阴影呈 V 形增宽。心电图无变化，超声心动图可探测到扩张的冠状静脉窦。右心导管检查时如心导管进入畸形的左侧上腔静脉或心血管造影时显示此静脉则可确立诊断。单纯双侧上腔静脉无须治疗，但如果此静脉引流入左心房而引起发绀，可施行该静脉下端结扎术治疗。

第三节　有左至右分流的先天性心脏血管病

一、心房间隔缺损

心房间隔缺损（atrial septal defect, ASD）是成人中最常见的先天性心脏病，为胚胎发育过程中，房间隔的发生、吸收和融合出现异常，导致左、右心房之间残留未闭的缺损，女性较多见，男女比例约为 1:2～1:4。

【病理解剖】

心房间隔缺损有下列不同的解剖类型：

（一）第一孔未闭型缺损　也称原发孔型缺损，位于心房间隔的下部，一般较大，其下缘缺乏心房间隔组织，而由心室间隔的上部和二尖瓣环与三尖瓣环所组成；常伴有二尖瓣前瓣叶的裂缺，导致二尖瓣关闭不全，少数还有三尖瓣隔瓣叶裂缺。

（二）第二孔未闭型缺损　也称继发孔型缺损，位于心房间隔的中部卵圆窝处，直径较大，常在 1～3cm 之间，约占所有心房间隔缺损的 80%。部分患者缺损位置较低，下缘缺乏心房间隔组织，而连入下腔静脉入口处，称为低位缺损。

（三）高位缺损　位于心房间隔的上部，上缘连接上腔静脉开口处，也称静脉窦型缺损。

（四）冠状静脉窦部缺损　位于冠状静脉窦壁与左心房之间的异常沟通，完全缺如称为无顶冠状静脉窦综合征，此时若合并永存左上腔静脉直接汇流入左心房为 Raghib 综合征。

（五）心房间隔完全缺失　形成单心房，如心室间隔仍然完好，则形成一房二室的三心腔畸形。此种畸形极为少见，常有发绀，其临床表现与一般心房间隔缺损有所不同。

（六）卵圆孔未闭　胎儿期左、右心房之间有卵圆孔沟通，其由第一与第二房间隔交叠呈单向活瓣结构，引导下腔静脉来源的含氧血单向进入左心，出生后左心房压力高于右心房，其逐渐关闭。但仍有 20%～25% 的人虽然卵圆孔看似闭合，但仍残存细束缝隙样分流称为卵圆孔未闭。

心房间隔缺损患者 30% 可合并其他先天性畸形，如肺静脉异位引流入右心房、左侧上腔静脉永存、二尖瓣狭窄（包括后天性二尖瓣狭窄形成 Lutembacher 综合征）、肺动脉口狭窄、三尖瓣闭锁或三尖瓣下移畸形、二尖瓣脱垂等。

【病理生理】

左心房的压力通常高于右心房,故心房间隔缺损时常见左心房的血液分流入右心房。分流量的大小随缺损和肺循环阻力的大小、右心室的相对顺应性及两侧心房的压力差而不同。此时右心室额外接受由左心房分流入右心房的血液,故其容量负荷增加,排血量增大。肺循环的血流量增加,常达到体循环的2~4倍,体循环的血流量则正常或略降低。长期的肺血流量增加,可导致肺小动脉内膜增生,管腔狭窄,肺动脉阻力增高而出现显著的肺动脉高压(图12-12-3-1)。

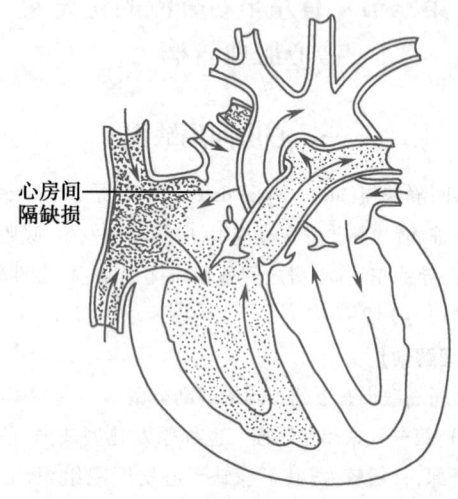

图 12-12-3-1　心房间隔缺损解剖生理示意
图示左心房的动脉血经心房间隔缺损分流入右心房,动静脉血液混合流动于右心房、右心室和肺动脉之中。图中上、下腔静脉和右心房上部用密集蓝点代表流动静脉血,左心房无蓝点代表流动动脉血,右心房下部、右心室和肺动脉的稀疏蓝点代表动静脉血混合流动。

本病心脏的增大以右心室与右心房为主,常肥厚与扩大并存,肺动脉及其分支扩大。左心室负荷不增加,流经左心房的血液虽然增加,但可通过心房间隔缺损和二尖瓣孔两个出口来排血,因此可不增大或左心房轻度增大。Lutembacher 综合征时右心室、右心房和肺动脉总干增大更明显,左心室每搏输出量减少显著。

合并显著的肺动脉口狭窄、三尖瓣闭锁或下移畸形、显著的肺动脉高压等,或合并右心衰竭时,右心房压力高于左心房,此时分流转为右至左,当动脉血氧饱和度低于85%时出现发绀。在高位和低位的缺损中,上腔静脉和下腔静脉的血液也可有一部分直接流入左心房,但一般不引起发绀。

【临床表现】

(一) 症状　本病症状轻重不一,轻者可全无症状,仅在检查时被发现。重者可表现为劳累后心悸、气喘、乏力、咳嗽和咯血。小儿则可能有喂养困难,频发呼吸道感染,甚至发育障碍。一般情况下,患者无发绀,但如有右至左分流时则可出现发绀。初生婴儿由于胎儿期的肺循环高阻力状态尚存在,也可能有短时期的右至左分流而有短暂的发绀。本病可发生阵发性室上性快速心律失常、心房扑动、心房颤动等心律失常,以30岁后多见。偶由于扩大的肺动脉压迫喉返神经而引起声音嘶哑。并发感染性心内膜炎者少见。后期可以出现心力衰竭。

(二) 体征　缺损较小的患者可能无明显的体征,而缺损较大的患者可能发育较差,体格瘦小,左前胸隆起,甚至胸脊柱后凸。心脏血管方面可出现下列体征。

1. 心脏浊音界可增大,右心室增大时在胸骨左缘、剑突下可见心尖搏动,触诊可及抬举样搏动。

2. 胸骨左缘第2肋间可听到2~3级收缩期吹风样杂音,为喷射性,是肺循环血流量增多及相对性肺动脉瓣狭窄所致,多数不伴有震颤。在杂音之前,第一心音之后可听到短促而高亢的收缩期喷射音(喀喇音)。

3. 肺动脉瓣区第二心音明显分裂并增强,此种分裂在呼吸周期和 Valsalva 动作时无明显改变(固定性分裂)。

4. 肺动脉压力明显升高时,在肺动脉瓣区可听到由于相对性肺动脉瓣关闭不全而引起的舒张期吹风样杂音,在胸骨左缘第3~5肋间可闻及2~3级三尖瓣反流收缩期杂音,呈吹风样,向心底部传导。

5. 第一孔未闭型伴有二尖瓣关闭不全的患者,在心尖区可听到收缩期吹风样杂音。

6. 周围动脉搏动较弱,颈静脉可能显示明显的a波。

【辅助检查】

(一) X 线检查　典型的改变有:肺野充血,肺动脉增粗,肺动脉总干弧明显凸出;肺门血管影粗而搏动强烈,形成所谓肺门舞蹈;右心房和右心室增大,主动脉弓影缩小。(图12-12-3-2)。

(二) 心电图检查　可有三种类型的变化:不全性右束支阻滞、完全性右束支阻滞和右心室肥大,而以前者为最多见。此外,心电图 P 波可能增高,心电轴可右偏,PR 间期可能延长。第一孔未闭型的患者 PR 间期延长,心电轴可左偏并可能有左心室肥大的表现(图12-12-3-3)。

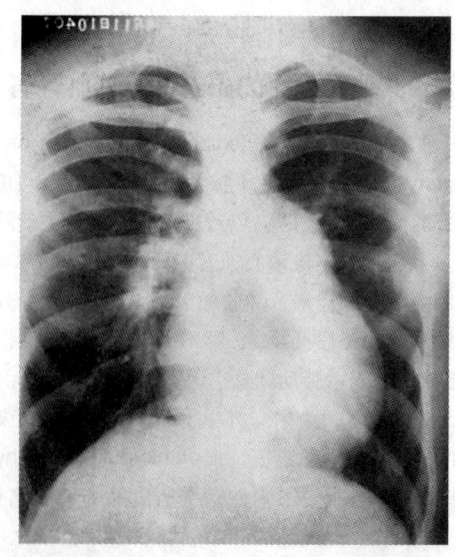

图 12-12-3-2　心房间隔缺损的 X 线像正位片
图示心影增大,主动脉结较小,肺动脉总干弧膨隆,肺门血管影粗,肺充血,肺野血管影增多。

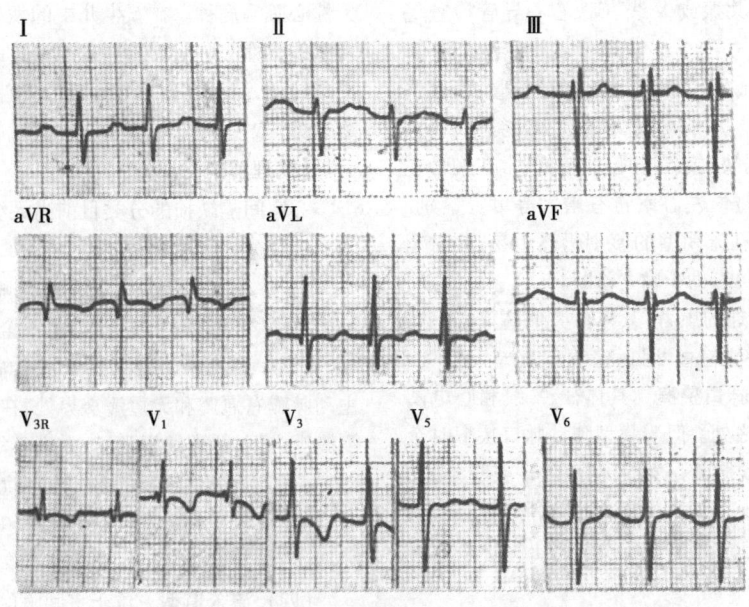

图 12-12-3-3　心房间隔缺损的心电图表现

图示 I 度房室传导阻滞及不完全性右束支传导阻滞。

（三）超声心动图检查　二维超声心动图可显示房间隔缺损处回声失落（数字资源 12-12-3-1，图 12-12-3-4），超声造影可进一步证实缺损的存在。彩色多普勒血流显像可显示分流的部位。而动态三维超声心动图还能立体显示其结构。

数字资源 12-12-3-1　房间隔缺损：房缺，继发孔型，胸骨旁四腔切面显示房间隔中段回声缺失（视频）

（四）磁共振电子计算机断层显像　磁共振断层显像可在不同水平显示心房间隔的缺损。

（五）超速螺旋电子计算机 X 线断层显像（CT）　通过多个切面的扫描可精确并系统地显示心房间隔的形态学特征。

（六）心脏导管检查　右心导管检查可发现从右心房开始至右心室和肺动脉的血液氧含量均高出腔静脉血的氧含量达 1.9Vol% 以上，说明在心房水平有左至右分流存在。

心导管可能通过缺损由右心房进入左心房。使用 Swan-Ganz 导管通过热稀释法可测定心腔、肺血管压力、心排血量，计算出阻力、分流量的大小，发现器质性或功能性的肺动脉口狭窄。

【诊断与鉴别诊断】

根据典型的体征和实验室检查结果，诊断本病不太困难，下列情况要注意鉴别。

（一）本病体征不很明显的患者需与正常生理情况相鉴别　胸骨左缘第 2 肋间闻及 2 级吹风样收缩期杂音，伴有第二心音分裂或亢进，在正常儿童中亦可见到，可行 X 线、心电图和超声

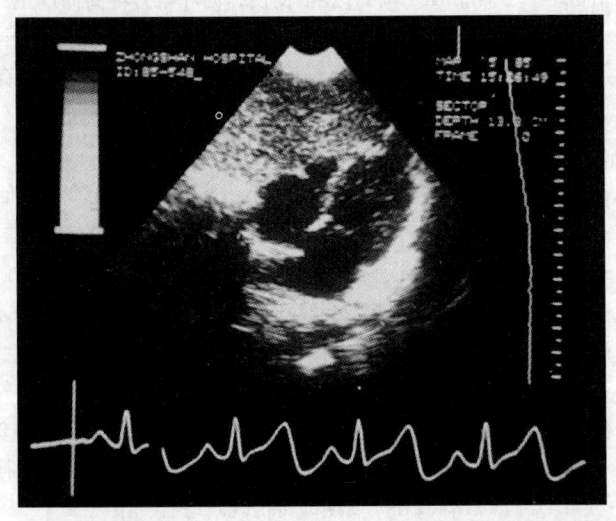

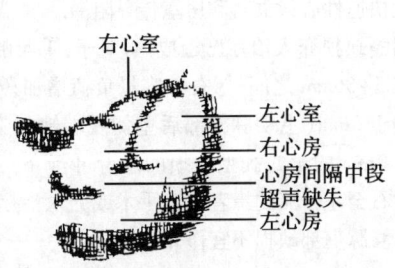

右心室
左心室
右心房
心房间隔中段
超声缺失
左心房

图 12-12-3-4　第二孔型心房间隔缺损的二维超声心动图剑突下四腔心切面像

显示心房间隔中段回声缺失。

心动图检查,或进一步作磁共振或 X 线、CT,右心导管检查等来确诊。

（二）较大的心室间隔缺损 因左至右的分流量大,其 X 线、心电图表现和有些体征与本病可极为相似,可能造成鉴别诊断上的困难。但心室间隔缺损杂音的位置较低,常在胸骨左缘第 3、4 肋间,且多伴有震颤,左心室常有增大等可资鉴别。在儿童患者,尤其是与第一孔未闭型的鉴别仍然不易,此时超声心动图、右心导管检查等可有助于确立诊断。

此外,左心室-右心房沟通的患者,其体征类似高位心室间隔缺损,超声心动图、右心导管检查可明确诊断。

（三）瓣膜型单纯肺动脉口狭窄 其体征、X 线和心电图的表现,与本病有许多相似之处。但瓣膜型肺动脉口狭窄时杂音较响,常伴有震颤,而肺动脉瓣区第二心音减轻或听不见;X 线片示肺野清晰,肺纹稀少,超声心动图见肺动脉瓣的异常,右心导管检查发现右心室与肺动脉间有收缩期压力阶差而无分流的证据,可资鉴别。

（四）部分型肺静脉异位引流 这种部分肺静脉异位引流入右心房或右心房附近静脉的畸形,产生在右心房部位左至右的分流,其所引起血流动力学的改变与心房间隔缺损极为相似。超声心动图未见房间隔处回声失落、肺静脉 CT 造影可清楚显示异位引流肺静脉的位置和形态。临床上常见右侧肺静脉异位引流入右心房与心房间隔缺损合并存在,右心导管检查时心导管可从右心房不经左心房而直接进入肺静脉,有助于确诊。

（五）特发性肺动脉高压 其体征和心电图表现,与本病颇相类似;X 线检查亦可发现肺动脉总干弧凸出,肺门血管影增粗,右心室和右心房增大;但肺野不充血或反而清晰。超声心动图、右心导管检查可发现肺动脉压明显增高而无左至右分流的证据。

【预后】

本病预后一般较好,平均自然寿命约 50 岁,亦有存活到 80 岁以上者。但缺损大者易致心律失常,如心房颤动,还可发生肺动脉高压和心力衰竭,预后差。第一孔未闭型缺损预后更差。

【治疗】

本病传统的治疗是外科手术修补。应用人工心肺装置进行体外循环,暂时中断心脏的血流,在直视下进行缺损修补,手术死亡率在 1% 以下。在手术后的 10~20 年内,约 5% 的患者可出现室上性快速性心律失常和房室传导阻滞。

目前房间隔缺损介入治疗已趋成熟,对于:①年龄≥3 岁;②缺损直径在 5~36mm 之间;③右心容量负荷增加;④缺损四周残端边缘大于 5mm（主动脉根部后壁侧残端缺如除外）、二尖瓣残端大于 7mm 的第二孔型缺损的患者可行介入治疗,肺动脉高压而致右至左分流的患者不宜手术或介入治疗,第一孔未闭型和冠状静脉窦部缺损不宜作介入治疗。

二、心室间隔缺损

心室间隔缺损（ventricular septal defect, VSD）是常见的先天性心脏病病种。在新生儿中的发生率约为 3.0‰~3.5‰,在儿童先天性心脏病尸检中最常见。一般所称心室间隔缺损是指单纯的,而不是合并其他畸形的心室间隔缺损。本病在男性略多见。

【病理解剖】

心室间隔缺损的分类目前尚无统一的方法,目前多将心室间隔缺损分为下列四种类型:

（一）室上嵴上型 位于室上嵴之上前,肺动脉瓣和主动脉瓣之下,可伴有主动脉瓣关闭不全。此型位置最高,较少见。

（二）室上嵴下型 位于室上嵴之下后,在左心室侧靠近主动脉瓣右冠瓣和无冠瓣交界处,在右心室侧可能伸延到三尖瓣瓣叶之下,此类缺损常见,大小不等,亦称膜部缺损。

（三）房室共道型 位于三尖瓣隔叶的下后,向前伸到左心室流出道,其上缘为三尖瓣瓣环,其下缘为室间隔的低部,较少见。

（四）流入道型 位于室间隔的流入道,即肌肉部缺损,较少见,可为单个的（相当于 Roger 病）或多个的缺损。

缺损的大小直径 0.2~3.0cm 不等,巨大的缺损或心室间隔缺失,则可形成极少见的单心室,如此时心房间隔完整则形成一室两房畸形（参见本章第四节"有右至左分流的先天性心脏血管病"）。

心室间隔缺损可与心房间隔缺损、动脉导管未闭、大血管转位、主动脉瓣关闭不全、肺动脉口狭窄等合并存在。

【病理生理】

在心室收缩期左心室压力高于右心室,故心室间隔缺损的常见分流是自左至右。分流量主要取决于缺损的大小和肺循环的阻力。缺损小、肺循环阻力增高者,肺循环血流量仅略大于体循环;缺损大和肺循环阻力低者,肺循环血流量可为体循环血流量的 3~5 倍。通过肺循环回到左侧心腔的血流相应地增多,因此缺损大者可显著地增加左心室负担,右心室负担亦加重,故左心室和右心室均可增大。肺循环血流量大又可使肺动脉压增高,并逐渐促使肺循环阻力增高而产生肺动脉显著高压,待肺动脉血压增高到等于或高于体循环血压时,则出现双向或右至左的分流而出现发绀,即形成所谓艾森门格综合征（图 12-12-3-5）。

【临床表现】

（一）症状 缺损小、分流量小的患者可无症状,生长发育不受影响。缺损大者可有发育不良、劳累后心悸、气喘、咳嗽、乏力、肺部感染等症状。后期可有心力衰竭。当肺动脉压显著增高而有右至左分流时可有发绀、杵状指（趾）。本病易于发生感染性心内膜炎,少数可伴有心脏传导阻滞。

（二）体征 本病的肺动脉高压,亦可由于先天性缺陷使胎儿期中肺循环的高阻力状态持续至出生后 1~2 年仍不转为低阻力状态而引起,病婴的肺小动脉中膜增厚,肺动脉阻力持续增高,在儿童期即可出现发绀。

1. 典型的体征是位于胸骨左缘第 3、第 4 肋间的响亮而粗糙的全收缩期吹风样杂音,其响度常可达 4~5 级,常将心音淹

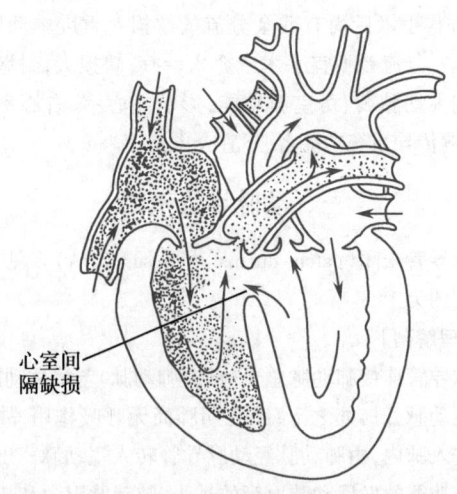

图 12-12-3-5　心室间隔缺损解剖生理示意
图示流动于左心室的动脉血(无蓝点)经心室间隔缺
损分流入右心室与静脉血(密集蓝点)混合,动静脉血
液混合流动于右心室上部和肺动脉中(稀疏蓝点)。

没,几乎都伴有震颤。此杂音可在心前区广泛传播也可较为
局限。

2. 缺损大的患者,发育较差,可有心脏增大,心尖搏动增
强,肺动脉瓣区第二心音亢进与分裂,心尖区有舒张期隆隆样
杂音(相对性二尖瓣狭窄)。

3. 肺动脉显著高压的患者,胸骨左缘第3、第4肋间的收
缩期杂音减轻,但在肺动脉瓣区可能有舒张期吹风样杂音(相
对性肺动脉瓣关闭不全),第二心音亢进,有右至左分流时有发
绀和杵状指(趾)。

【物理学检查】

(一) X线检查　缺损小的可无异常发现,缺损大的有肺
充血,肺血管影增粗,肺动脉总干弧凸出及左、右心室增大。肺
动脉显著高压时,有显著的右心室增大。

(二) 心电图检查　缺损小的心电图正常,缺损大的可示
左心室肥大,左、右心室均肥大,右束支传导阻滞等变化。肺动
脉显著高压时,心电图示右心室肥大伴有劳损。

(三) 超声心动图检查　可见心室间隔回声的连续性中
断,同时左心室内径增大,有时尚有左心房增大,右心室流出道
和肺动脉增宽,超声造影可进一步证实缺损的存在。巨大缺损
或单心室时则完全探测不到心室间隔的反射波。彩色多普勒
血流显像对探测小的缺损和对缺损的定位和分型很有价值(数
字资源 12-12-3-2)。

数字资源 12-12-3-2　室间隔缺损:嵴上
型室缺,胸骨旁长轴切面显示室间隔于紧
邻主动脉右冠瓣下小段回声缺失(视频)

(四) 磁共振电子计算机断层显像　横面磁共振断层显像
可从心室间隔的肌肉部显示到膜部,有助于缺损的定位和定量
(图 12-12-3-6)。

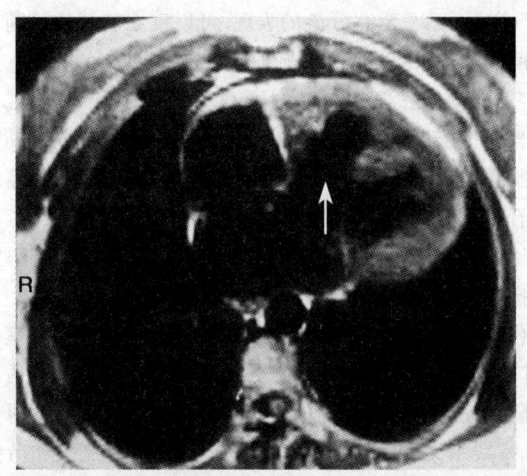

图 12-12-3-6　心室间隔缺损的心脏横面磁共振成像
图示心室间隔膜部有大缺损(箭头所指处)。

(五) 心脏导管检查　右心导管检查发现从右心室开始至肺
动脉,血液氧含量较右心房的血液氧含量高出 0.9Vol% 以上,即显
示在右心室水平有左至右分流。肺动脉和右心室压可增高。

(六) 选择性心血管造影　选择性左心室造影可见左心室
显影时右心室也显影,左心室造影可清楚显示室间隔缺损的大
小和形态(图 12-12-3-7)。

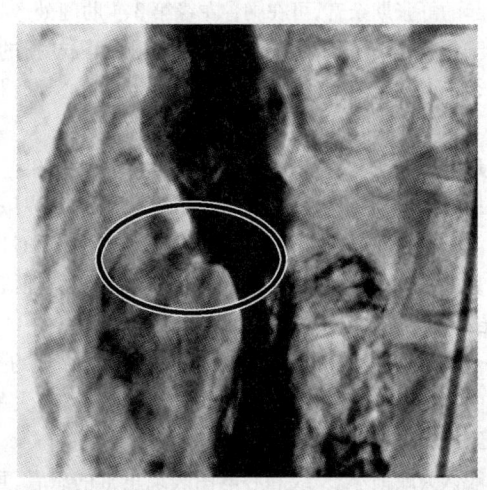

图 12-12-3-7　左前斜位左心室造影显示室间隔缺损
左心室造影可见对比剂通过心室间隔缺损进入右心室。

【诊断与鉴别诊断】

根据典型的杂音、X线和心电图检查的发现,诊断本病不
太困难,结合超声心动图,左、右心导管检查,大多可以确诊。
鉴别诊断要考虑下列各病。

(一) 心房间隔缺损　大心室间隔缺损,尤其在儿童患者,
需与心房间隔缺损相鉴别,其鉴别要点见本节"心房间隔缺损"。

(二) 肺动脉口狭窄　瓣膜型的肺动脉口狭窄的收缩期杂
音位于胸骨左缘第2肋间,一般不会与心室间隔缺损的杂音混
淆。漏斗部型的肺动脉口狭窄,杂音常在胸骨左缘第3、4肋间
听到,易与心室间隔缺损的杂音混淆。但前者肺循环不充血,
肺纹理稀少,右心导管检查可发现右心室与肺动脉间的收缩期

压力阶差,而无左至右分流的表现,可以确立前者的诊断。但心室间隔缺损和漏斗部型的肺动脉口狭窄可以合并存在,形成所谓"非典型的法洛四联症",且可无发绀,因此需加注意。

（三）主动脉口狭窄　瓣膜型主动脉口狭窄的收缩期杂音位于胸骨右缘第2肋间,并向颈动脉传导,易与心室间隔缺损的杂音相鉴别。但主动脉瓣下狭窄,则杂音位置较低,可在胸骨左缘第3、4肋间听到,又可能不向颈动脉传导,需与心室间隔缺损的杂音相鉴别。

（四）梗阻性肥厚型心肌病　肥厚型心肌病有左心室流出道梗阻者可在胸骨左下缘听到收缩期杂音,其位置和性质与心室间隔缺损的杂音类似,但此病杂音在下蹲时减轻,脉搏呈双峰状,X线示无主动性肺充血,心电图示左心室肥大和劳损的同时有异常深的Q波,超声心动图见心室间隔明显增厚、二尖瓣前瓣叶收缩期前移(SAM),心导管检查未见有左至右分流,而左心室与流出道间有收缩期压力阶差,选择性左心室造影示心室腔小、肥厚的心室间隔凸入心腔。

（五）心室间隔缺损伴有主动脉瓣关闭不全　室上嵴上型的心室间隔缺损,如恰位于主动脉瓣之下,可能将主动脉瓣的一叶拉下,或由于此瓣膜(通常是右冠瓣)下部缺乏组织支持被血流冲击进入左心室等原因,而产生主动脉瓣关闭不全。此时心室间隔缺损本身所引起的收缩期杂音,加上主动脉瓣关闭不全所引起的舒张期杂音,可在胸骨左缘第3、4肋间处产生双期杂音,类似于动脉导管未闭或主动脉-肺动脉间隔缺损的杂音。但本病杂音多缺乏典型的连续性,超声心动图和心导管检查可助鉴别。

【预后】

缺损不大者预后良好,其自然寿命甚至可达70岁以上;小的则有可能在5岁以前自行关闭。缺损大者1~2岁时即可发生心力衰竭,但以后可能好转数年。有肺动脉高压者预后差。

【治疗】

（一）外科手术　是传统治疗方法。在体外循环的条件下行缺损的直视修补。缺损较小的,可以直接缝合,较大的需要补上涤纶或心包补片。

一般认为缺损小、X线和心电图表现正常的患者,可不必施行手术治疗;肺动脉显著高压,引起了右至左分流的患者,不宜手术治疗。其他患者,包括肺动脉压正常而有中等量以上的左至右分流,肺动脉压显著增高但尚无右至左分流者,都可考虑手术治疗。手术宜在2~14岁间施行。左至右分流量大而婴儿期即出现心力衰竭者,可先行肺动脉环扎术作为姑息性治疗,以后再施行直视手术,但亦可在婴儿期中行直视纠正。不施行手术的患者要注意预防感染性心内膜炎。

（二）介入治疗　继房间隔缺损介入治疗之后,室间隔缺损的介入封堵治疗也趋于成熟。其适应证为:

1. 膜周部缺损　①年龄≥3岁;②体重≥10kg;③有血流动力学改变的单纯性缺损,直径>2mm(儿童),3~14mm(成人);④缺损上缘距主动脉右冠瓣≥1mm,无主动脉右冠瓣脱入。

2. 肌肉部缺损　儿童直径≥2mm,成人≥3mm。

3. 外科手术后尚有残余分流的缺损　重度肺动脉高压,伴有右至左分流者不宜手术或介入治疗;缺损大,封堵器放置后会影响主动脉瓣、房室瓣功能,影响左心室、右心室流出道者,或影响传导系统功能者,不宜介入治疗。

三、动脉导管未闭

动脉导管未闭(patent ductus arteriosus,PDA)多见于女性,男女比例约为1:3。

【病理解剖】

动脉导管连接肺动脉总干(或左肺动脉)与降主动脉,位于左锁骨下动脉开口处之下;胎儿期肺尚无呼吸作用,故大部分血液不进入肺内,由肺动脉经动脉导管转入主动脉。出生后随肺部呼吸功能的发展和肺血管的扩张,肺动脉阻力和压力迅速下降,动脉导管失去作用,且由于前列腺素E分泌减少等原因动脉导管发生收缩并逐渐闭塞。95%的婴儿在出生后1年闭塞(其中80%的婴儿在出生后第3个月闭塞),如此时仍未闭塞,即为动脉导管未闭。

未闭的动脉导管按形态分为管型、窗型、漏斗型和动脉瘤型四种类型,其长度2~30mm不等,直径1~10mm不等,窗型者则几乎没有长度,漏斗型者肺动脉端较窄,动脉瘤型极其罕见。本病可与其他先天性心脏血管病合并存在,常见的是主动脉缩窄、大血管转位、肺动脉口狭窄、心房间隔或心室间隔缺损等。

【病理生理】

分流量大小与导管粗细及主肺动脉压差有关,通常主动脉压高于肺动脉压,故无论在心脏收缩期或舒张期,血液的分流均由主动脉连续地流入肺动脉。肺循环接受右心室和主动脉两处的血流,肺血流量增多,常达体循环血流量的2~4倍,肺动脉及其分支扩大,回流至左心房和左心室的血液亦相应增加,左心室的负荷加重,左心室增大。由于在心脏舒张期中,主动脉血液仍分流入肺动脉,故周围动脉舒张压下降,脉压增宽(图12-12-3-8)。

未闭动脉导管较粗,分流至肺动脉血量大者可引起肺动脉压力轻度增高。开始时为动力性高压,久之肺小动脉管壁增厚、硬化,出现阻力性肺动脉高压。此时肺动脉压显著增高,甚至压力超过主动脉而发生右至左分流,出现发绀,因分流部位在降主动脉左锁骨下动脉远侧,故青紫仅见于下半身,称差异性青紫,晚期可出现口唇发绀、杵状指(趾)。

【临床表现】

（一）症状　随病变严重程度而不同。轻型者无症状,重者有乏力、劳累后心悸、气喘、胸闷、咳嗽、咯血等。少数有发育不良。部分可发生感染性动脉内膜炎,未经治疗的患者晚期可出现心力衰竭、肺动脉显著高压而有发绀、肺动脉或未闭的动脉导管破裂出血等。

（二）体征

1. 最突出的体征是在胸骨左缘第2肋间有响亮的连续性机器声样杂音,占据几乎整个收缩期与舒张期,在收缩末期最响并伴有震颤,向左上胸及背部传播。个别患者杂音最响位置可能

第十二章　先天性心脏血管病

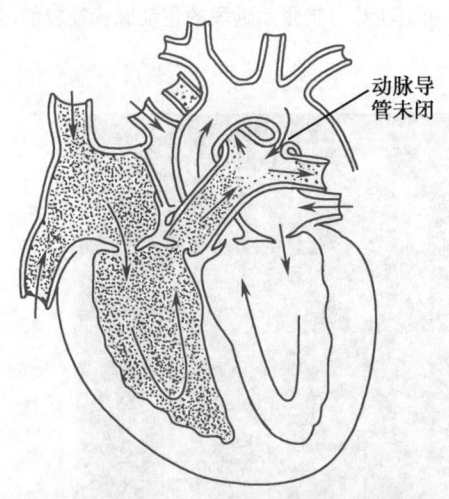

图 12-12-3-8　动脉导管未闭解剖生理示意
图示主动脉的动脉血(无蓝点)经未闭的动脉导管进入肺动脉,与其中的静脉血(密集蓝点)混合后向前流动(稀疏蓝点)。

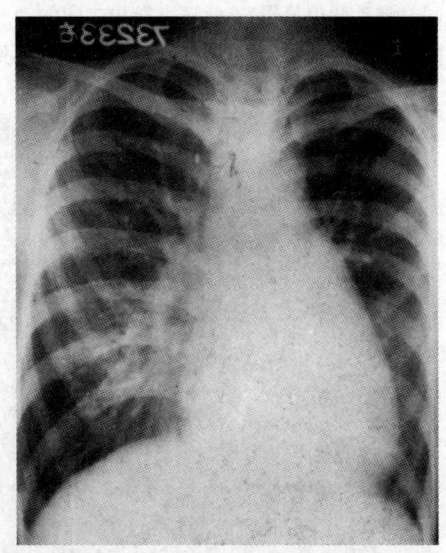

图 12-12-3-9　动脉导管未闭的 X 线正位片
图示左心室增大,主动脉增宽,肺动脉总干弧膨隆,肺门血管影增粗,肺充血。

　数字资源 12-12-3-3　动脉导管未闭:胸骨旁短轴切面显示肺动脉增宽,左肺动脉与降主动脉之间大段回声缺失(视频)

在第 1 肋间或第 3 肋间。在婴儿期、伴有肺动脉高压或并发充血性心力衰竭者,由于主动脉与肺动脉之间压力阶差发生变化,以致听诊时无此连续性杂音,而只有收缩期杂音或无显著杂音。

2. 分流量较大的患者可有心脏浊音界增大,心尖搏动增强(抬举样心尖搏动),心尖区有舒张期杂音(相对性二尖瓣狭窄),肺动脉瓣区第二心音增强或分裂(但多被杂音所掩盖而不易听到),类似主动脉瓣关闭不全的周围循环体征,包括舒张压降低、脉压增宽、水冲脉、毛细血管搏动和周围动脉枪击声等。

【辅助检查】

(一)　**X 线检查**　在分流量小的患者可无异常发现。在分流量较大的患者,可见肺充血、肺动脉影增粗和搏动强、肺动脉总干弧凸起、主动脉弓影明显、左心室增大。近半数患者可见主动脉在动脉导管附着处呈局部漏斗状凸起,称为漏斗征,其表现在正位片中为主动脉结阴影下方并不内收,而继续膨隆,肺门血管影增粗,肺充血向左外膨隆,随后再向内呈斜坡状移行于降主动脉阴影。在左前斜位片中见在降主动脉开始处主动脉骤然向内收缩。偶尔在左侧位片中可见在主动脉弓的下端附近有未闭的动脉导管小片钙化阴影(图 12-12-3-9)。

(二)　**心电图检查**　可有四种类型的变化:正常、左心室肥大、左右心室合并肥大和右心室肥大,后两者均伴有相应程度的肺动脉高压。

(三)　**超声心动图检查**　可见左心室内径增大、二尖瓣活动幅度及速度增加。二维超声心动图可能显示出未闭的动脉导管。彩色多普勒血流显像可探测到从降主动脉经未闭动脉导管进入肺动脉的血流,典型为高速连续性分流(数字资源 12-12-3-3)。

(四)　**心脏导管检查**　右心导管检查的主要发现是肺动脉血氧含量较右心室的血氧含量高出 0.5Vol% 以上,肺血流量增多,肺动脉和右心室压力可能正常或略为增高,心导管可能由肺动脉通过未闭的动脉导管进入降主动脉(图 12-12-3-10)。

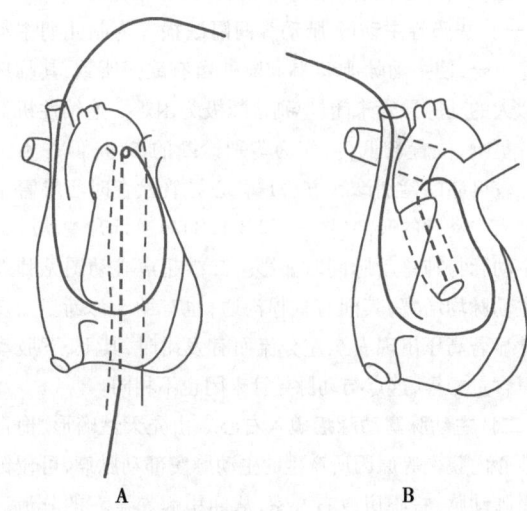

图 12-12-3-10　右心导管检查心导管通过未闭动脉导管和主、肺动脉间隔缺损进入主动脉示意
A. 自左贵要静脉送入心导管,心导管由肺动脉通过未闭动脉导管进入主动脉后折入降主动脉;B. 自右贵要静脉送入心导管,心导管由肺动脉通过主、肺动脉间隔缺损进入主动脉后折入升主动脉,其途径与左图不同。心导管进入主动脉后均用虚线来表示。

肺动脉压显著增高者可有双向或右至左分流,此时动脉血氧含量尤其是下肢动脉血氧含量降低。

(五)　**选择性心血管造影**　选择性主动脉造影可见主动脉

弓显影的同时肺动脉也显影,有时还可显出未闭的动脉导管和动脉导管附着处的主动脉局部漏斗状膨出,有时也可见近段的

升主动脉和主动脉弓扩张而远段的主动脉管径较细(图 12-12-3-11A)。

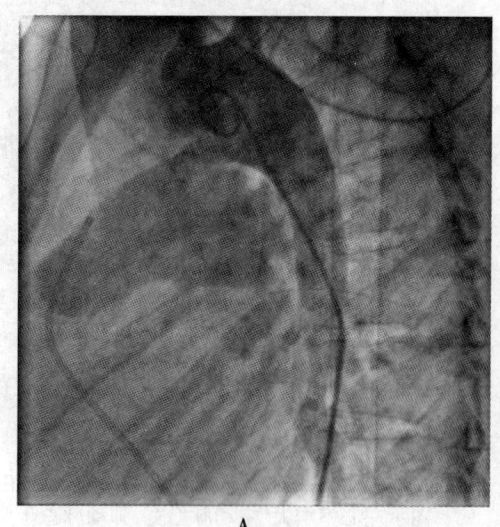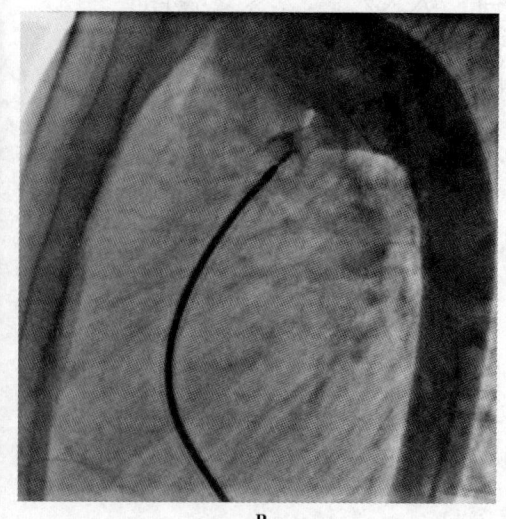

图 12-12-3-11　动脉导管未闭封堵术前后的主动脉造影
A. 主动脉造影显示主动脉显影的同时未闭的动脉导管和肺动脉显影,未闭的动脉导管呈漏斗状;
B. 主动脉造影显示未闭的动脉导管已封堵。

【诊断与鉴别诊断】

根据典型的杂音、X 线、心电图和超声心动图改变,一般可作出诊断;右心导管检查等可以进一步确诊。动脉导管未闭需与其他足以引起心脏连续性杂音的疾病相鉴别。

(一) 先天性主动脉-肺动脉间隔缺损　为胎儿期主动脉隔发育不全,使主动脉-肺动脉间隔处留有缺损所致,其临床表现类似大的动脉导管未闭,鉴别诊断极为困难。连续性机器声样杂音更响,位置较低,可作为鉴别诊断的参考,但并不很可靠。比较可靠的鉴别诊断方法是右心导管检查时心导管由肺动脉进入主动脉的升部(图 12-12-3-11B)。逆行升主动脉造影见升主动脉与肺总动脉同时显影。二维超声心动图见肺总动脉和主动脉均增宽,其间有缺损沟通,也有助于诊断。如发生肺动脉显著高压出现右至左分流而有发绀时,其上、下肢动脉的血氧含量相等,这点与动脉导管未闭也不相同。

(二) 主动脉窦动脉瘤破入右心　由先天性畸形、梅毒或感染性心内膜炎等原因所产生的主动脉窦部动脉瘤,可侵蚀并穿破至肺动脉、右心房或右心室,从而引起左至右的分流。其连续性机器声样杂音与动脉导管未闭极其类似,但位置较低 1~2 个肋间。本病多有突然发病的病史,如突然心悸、胸痛、胸闷或胸部不适,感觉左胸出现震颤等,随后有右心衰竭的表现,可助诊断。

(三) 室上嵴上型心室间隔缺损伴有主动脉瓣关闭不全　鉴别要点见本节上文中的"心室间隔缺损"。

(四) 其他　凡足以在左前胸部引起类似连续性机器声样杂音的情况,如冠状动静脉瘘、左上叶肺动静脉瘘、左前胸壁的动静脉瘘、左颈根部的颈静脉营营音等,也要注意鉴别。

【预后】

视分流量大小而定,分流小者预后好,许多患者并无症状且有些寿命如常人。但分流大者可发生心力衰竭,有肺动脉高压而发生右至左分流者预后均差。个别患者肺动脉或未闭动脉导管破裂出血可迅速死亡。易发生感染性心内膜炎。

【治疗】

外科手术是传统的治疗方法,结扎或切断未闭的动脉导管后修补,结扎后约有 10% 的患者可重新畅通。随着导管技术的发展,目前建议凡已确诊动脉导管未闭的患者,年龄≥6 个月,体重≥8kg,均应早期采取介入堵治疗,除非有禁忌证或合并需外科治疗的疾病。目前这种介入封堵技术能完全取代开胸手术。

严重肺动脉高压出现右至左分流,不宜封堵或手术治疗。合并感染性动脉内膜炎者需先予以治疗,待体温正常 4 周后再行介入或外科治疗。发生在早产婴儿的动脉导管未闭,可用影响前列腺素的药物吲哚美辛,每次 0.3mg/kg,或阿司匹林每 6 小时 20mg/kg,共 4 次治疗,动脉导管可能在 24~30 小时内关闭。

四、主动脉窦动脉瘤

主动脉窦动脉瘤(aortic sinus aneurysm)是一种少见的先天性畸形。患者男性多于女性。本病是在主动脉窦部包括右冠窦、无冠窦或左冠窦(极少)处形成动脉瘤,瘤体逐渐增大而突入心脏内,其后瘤体继续增大,瘤壁逐渐变薄而破裂。可破入右心房、右心室、左心房、肺动脉、左心室或心包腔,如破入心包腔可迅速导致死亡。临床上以右冠窦瘤破入右心(尤其是右心室,图 12-12-3-12)最为常见并具有独特的临床表现。本病常伴

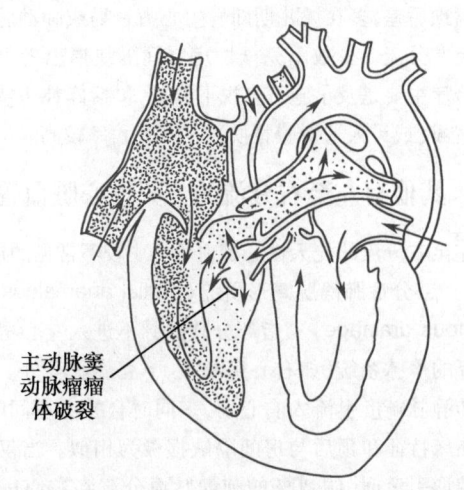

图 12-12-3-12　主动脉窦动脉瘤破入右心室的解剖生理示意
图示主动脉的动脉血（无蓝点）经过破裂入右心室的主动脉窦动脉瘤的裂口，流入右心室与静脉血（密集蓝点）混合进入肺动脉（稀疏蓝点）。

有心室间隔缺损。在动脉瘤瘤体未破裂前，一般无临床症状或体征。个别瘤体阻塞右心室流出道可产生肺动脉口狭窄的体征。破裂多发生在 20~67 岁之间，破裂的当时患者可突感心悸、胸痛或胸部不适、气喘、咳嗽，并感左胸出现震颤，随后逐渐出现右心衰竭的表现。但有些患者只有右心衰竭逐渐加重而无突然起病的感觉。

体征主要是在胸骨左缘第 3、4 肋间听到连续性响亮的机器声样杂音，在舒张期更响，伴有震颤；肺动脉瓣区第二心音亢进，心脏浊音界增大；舒张压降低，脉压增宽，有水冲脉和毛细血管搏动征；肝脏肿大，下肢常有水肿。X 线片示肺充血、左心室和右心室增大。心电图可正常、左心室肥大或左右心室合并肥大。二维超声心动图可显示主动脉窦增大，局部有囊状物膨

出，囊底有裂口。彩色多普勒血流显像可显示流经裂口的血液分流（数字资源 12-12-3-4）。右心导管检查和选择性指示剂稀释曲线测定可发现在右心房、右心室或肺动脉水平有左至右分流，同时该心腔压力增高。经动脉的逆行选择性升主动脉造影可显示出瘤囊（在瘤囊未破裂时），或见对比剂从升主动脉进入右心房、右心室或肺动脉，从而可判定主动脉-心脏瘘的部位所在（图 12-12-3-13A）。本病需与动脉导管未闭、主动脉-肺动脉间隔缺损、室上嵴上型心室间隔缺损伴有主动脉瓣关闭不全等相鉴别。

本病瘤囊一旦破裂，预后不良，多在数星期至数月内因心力衰竭而死亡。

本病可在体外循环的条件下，施行心脏直视手术治疗，切除破裂的瘤体，并予以修补缝合。手术疗效佳，故一旦确诊即宜尽早手术治疗，也可行介入封堵治疗（图 12-12-3-13B）。

数字资源 12-12-3-4　主动脉窦瘤：主动脉右冠窦瘤破入右室，胸骨旁短轴切面显示主动脉右冠窦瘤破口呈风袋状（视频）

五、心内膜垫缺损

心内膜垫是胚胎的结缔组织，参与形成心房间隔、心室间隔的膜部，以及部分二尖瓣和三尖瓣的瓣叶和腱索。心内膜垫缺损（endocardial cushion defect），又称房室间隔缺损，包括以房间隔以下、室间隔流入道部分、房室瓣发育不全为特征的异常（数字资源 12-12-3-5）。最重的（完全性）心内膜垫缺损形成房室共道永存（persistent common atrioventricular canal），最轻的（不完全性）房室间隔缺损为第一孔未闭型心房间隔缺损伴二尖瓣裂缺（参见本节"心房间隔缺损"），此两者之间有一些中间类型。

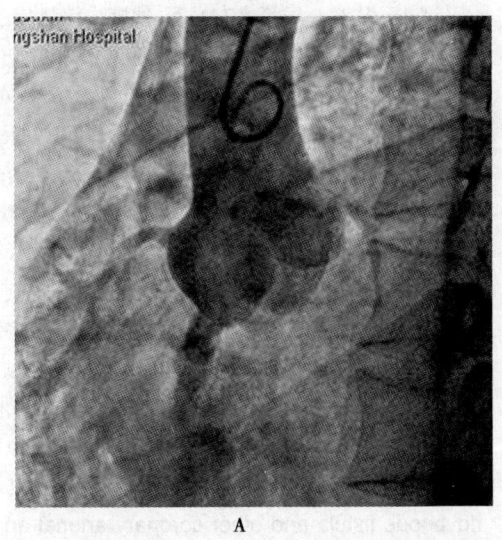 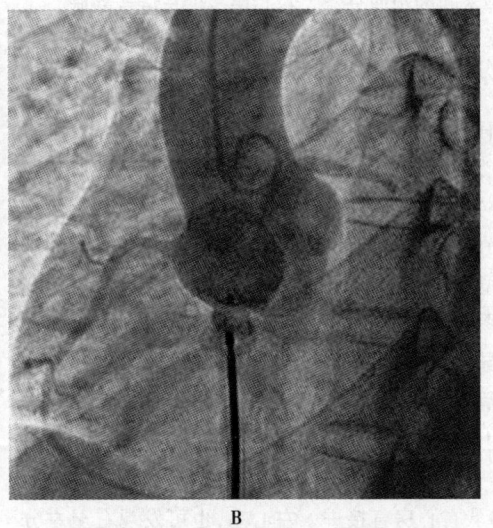

图 12-12-3-13　右主动脉窦动脉瘤破裂入右心室，介入治疗前后主动脉根部左前斜位造影
A. 示主动脉显影时造影剂经右主动脉窦动脉瘤的破口流入右心室；B. 示介入治疗后主动脉至右心室的分流消失。

数字资源 12-12-3-5 心内膜垫缺损,不完全型,心尖四腔切面显示房间隔下段回声缺失,二尖瓣根部残端缺如(视频)

完全性心内膜垫缺损的患者,心房间隔和心室间隔流入道联合形成大缺损,二尖瓣前瓣叶和三尖瓣叶畸形,或二尖瓣和三尖瓣共同形成一个房室瓣,并有房室瓣关闭不全,常合并左心室流出道狭窄。因此,患者不仅有左至右的分流,而且还有房室间的反流,甚至造成心房和心室间的交叉分流,如心室舒张期左心房血液流向右心室,收缩期左心室血液流向右心房。缺损甚大或伴有肺循环阻力增高时,可发生双向分流,常为在心房水平有左至右分流,心室水平有右至左分流。本病还常伴有其他畸形,如双侧上腔静脉、肺动脉口狭窄等(图 12-12-3-14)。

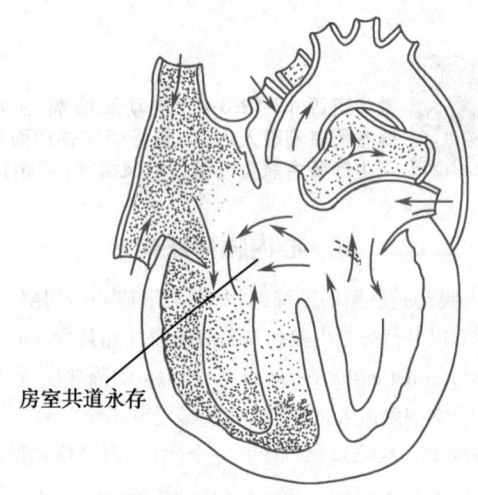

图 12-12-3-14 房室共道永存解剖生理示意

图示第一孔型心房间隔缺损,高位心室间隔缺损,二尖瓣前瓣叶和三尖瓣隔瓣叶缺损,造成房室间的沟通和二尖瓣及三尖瓣关闭不全,左心房、室的动脉血(无蓝点)经房室间的沟通分流入右心房、室,与后者静脉血(密集蓝点)混合(稀疏蓝点)进入肺动脉。左、右心室血液分别反流入左、右心房。

临床表现有乏力、发育不良、易患呼吸道感染、心力衰竭等,且常伴有先天性痴呆;有肺动脉高压或合并肺动脉口狭窄者还有发绀;心尖区可有全收缩期响亮而粗糙的吹风样反流型杂音。X 线片示心脏普遍增大,以心室增大为主,如有肺动脉高压则右心室增大显著、肺动脉结突出;其他变化类似心房间隔缺损。心电图示 PR 间期延长,电轴左偏,右心室肥大或不完全性右束支传导阻滞等表现。二维超声心动图示心脏四腔切面的十字交叉消失,4 个心腔均增大,房室瓣呈篷帆状或分裂状在心室间隔上穿过,或二尖瓣有裂缺并前移,进入左心室流出道,使其狭窄。右心导管检查示心房、心室水平有左至右分流,心导管极易从右心房直接进入左心室,也可发现右至左分流和肺动脉高压。选择性左心室造影可见由于房室瓣畸形使流出道呈"鹅颈状",对比剂经房室共道流入右心室或右心房,经房室瓣反流入左、右心房,以及显示房室瓣的畸形。

本病预后差,多在婴儿期即发生心力衰竭或肺动脉高压而出现右至左分流。少数不完全性房室间隔缺损患者可存活至成人。治疗主要是及早施行直视下修补,包括修补房室共道和重建房室瓣(或行人造瓣膜替换),手术死亡率较高。

六、其他有左至右分流的先天性心脏血管病

有左至右分流的先天性心脏血管病中较不常见的还有:

(一)**部分性肺静脉畸形引流**(partial anomalous pulmonary venous drainage) 指部分肺静脉不进入左心房而引流入体循环的静脉系统,如右心房和上、下腔静脉等处。常见的是右侧肺静脉畸形引流入右心房,多同时合并心房间隔缺损。本病的临床特征和预后与房间隔缺损极为相似。当仅有 1 根肺静脉畸形引流时,约 20% 的肺静脉血分流到右心房或腔静脉,不引起明显的血流动力改变,一般无症状。有 2 根以上肺静脉畸形引流,使 65% 的肺静脉血分流到右侧心脏时,可引起类似心房间隔缺损的血流动力改变和与心房间隔缺损相同的临床表现。其 X 线和心电图表现也和心房间隔缺损类同。心导管检查时心导管可从右心房或腔静脉进入畸形引流的肺静脉而达肺野。向有畸形引流肺静脉一侧的肺动脉注入对比剂后,可显影该侧肺静脉的畸形引流情况;注入指示剂后,可在周围动脉记录到左至右分流特征性的曲线且出现时间长。本病需与心房间隔缺损鉴别,检查首选肺静脉 CT 造影,可清晰显示肺静脉回流情况。本病的预后与心房间隔缺损相似。治疗是在学龄前后施行肺静脉改道手术,使其能回流到左心房。

(二)**左心室-右心房沟通**(left ventricular-right atrial communication) 是心室间隔缺损的一种特殊类型,缺损一般较小。由于三尖瓣位置低于二尖瓣,因而当室间隔缺损发生在最上部时,发生左心室-右心房的沟通,此时从左侧心腔看缺损在左心室流出道,但从右侧心腔看缺损在右心房底部近三尖瓣隔瓣叶附着处,常伴三尖瓣隔瓣叶裂缺。左心室血液部分分流入右心房,从右心房流入右心室,使肺血流量增多,可发生肺动脉高压,故其病理生理变化与心房间隔缺损相仿。缺损小者多无症状,缺损大者可能在婴儿期中发生心力衰竭。在胸骨左缘第 2、3 肋间有时还可能在第 4 肋间听到 3~4 级吹风样全收缩期杂音,伴有震颤,肺动脉瓣区第二心音亢进并分裂。X 线和心电图表现类似心房间隔缺损,但可有左心室增大。超声心动图可见收缩期血流从左心室至右心房分流。心导管检查示右心房水平有左至右分流,但左、右心房压有差别,说明左、右心房之间并无沟通。选择性左心室造影显示左心室显影的同时,增大的右心房同时显影,可以明确诊断。本病预后与心室间隔缺损相似。治疗是在学龄前进行直视下修补手术,通过切开右心房的途径进入,并对有畸形的三尖瓣同时予以修补。

(三)**冠状动静脉瘘和其他冠状动脉畸形**(coronary arteriovenous fistula and other coronary arterial anomaly) 冠状动静脉瘘是冠状动脉和冠状静脉的沟通。此时冠状动脉的血液直接流入心腔或冠状静脉,相当于在右心房水平产生左至右分流,同时由于这部分血液不流经心肌,可引起部分心肌缺血。

患者多无症状或有心悸、胸痛等。常由于胸前有连续性杂音而被发现,杂音所在部位视分流部位而不同,易被误诊为动脉导管未闭,但由于心肌收缩对瘘管的压缩作用,该杂音在舒张期较收缩期响。此外,该病患者周围动脉体征不明显。X线检查可能见肺血管影增加。心电图多无变化,少数可能有心肌缺血表现或见左心室或右心室肥大。心导管检查发现在右心房水平有左至右分流,但由于分流量较小往往由选择性指示剂稀释曲线测定才能查出。选择性升主动脉或冠状动脉造影可显示瘘的所在部位。预后一般较好,但也可能发生心肌缺血或心力衰竭。治疗是施行手术结扎,或经心导管行瘘管封堵。

其他冠状动脉畸形还有冠状动脉右心室瘘、冠状动脉右心房瘘、冠状动脉肺动脉瘘、冠状动脉异常起源于肺动脉等。

第四节　有右至左分流的先天性心脏血管病

一、法洛四联症

法洛四联症(tetralogy of Fallot)是联合的先天性心脏血管畸形,包括肺动脉口狭窄、心室间隔缺损、主动脉右移(骑跨于缺损的心室间隔上)和右心室肥大四种情况,其中主要的是心室间隔缺损和肺动脉口狭窄。本病是最常见的发绀型先天性心脏血管病。

【病理解剖】

本病的心室间隔缺损位于右心室间隔的膜部。肺动脉口狭窄可能为瓣膜、右心室漏斗部或肺动脉型,而以右心室漏斗部型居多。主动脉根部右移,骑跨在有缺损的心室间隔之上,故与左、右心室均有直接相连。右心室壁显著肥厚。本病合并有卵圆孔未闭或心房间隔缺损时称为法洛五联症,其临床表现与法洛四联症相仿。本病还可合并右位心、双侧上腔静脉、动脉导管未闭、部分性肺静脉畸形引流、房室共道永存、三尖瓣关闭不全等。

【病理生理】

由于肺动脉口狭窄造成血流入肺的障碍,右心室排出的血液大部分经由心室间隔缺损进入骑跨的主动脉,肺部血流减少,而动静脉血在主动脉处混合被送达身体各部,造成动脉血氧饱和度显著降低,出现发绀并继发红细胞增多症。肺动脉口狭窄程度轻的患者,在心室水平可有双向性的分流。右心室压力增高,其收缩压与左心室和主动脉的收缩压相等,右心房压亦增高,肺动脉压则降低(图12-12-4-1)。

【临床表现】

(一)症状　主要是自幼出现进行性发绀和呼吸困难,哭闹时更甚,伴有杵状指(趾)和红细胞增多。病孩易感乏力,劳累后的呼吸困难与乏力常使病孩采取下蹲位休息,部分病孩由于严重的缺氧而引起晕厥发作,甚至有癫痫抽搐。

(二)体征　可见发育较差,胸前部可能隆起,有发绀与杵

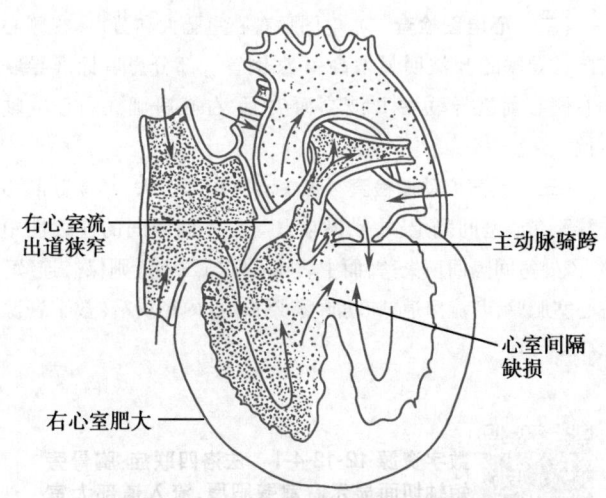

图12-12-4-1　法洛四联症解剖生理示意

图示肺动脉口狭窄主要为漏斗部型,同时肺总动脉也狭小,主动脉骑跨在有心室间隔缺损的两心室之上。右心室的静脉血(密集蓝点)排入肺动脉受阻,遂大量排入左心室和主动脉,使主动脉和左心室混入静脉血(稀疏蓝点)。

状指(趾)。胸骨左缘第2、3肋间有收缩期吹风样喷射性杂音,可伴有震颤。此杂音为肺动脉口狭窄所致,肺动脉口狭窄严重者此杂音几乎消失而可出现连续性杂音,为支气管动脉与肺血管间的侧支循环或合并的未闭动脉导管所引起。肺动脉瓣区第二心音减弱并分裂,但亦可能呈单一而响亮的声音(由主动脉瓣区第二心音传导过来)。心浊音界可无增大或略增大。心前区可有抬举性搏动。

【辅助检查】

(一)X线检查　肺野异常清晰,肺动脉总干弧不明显或凹入,右心室增大,心尖向上翘起,在后前位片上心脏阴影呈木鞋状。近1/4的患者可见右位主动脉弓(图12-12-4-2)。

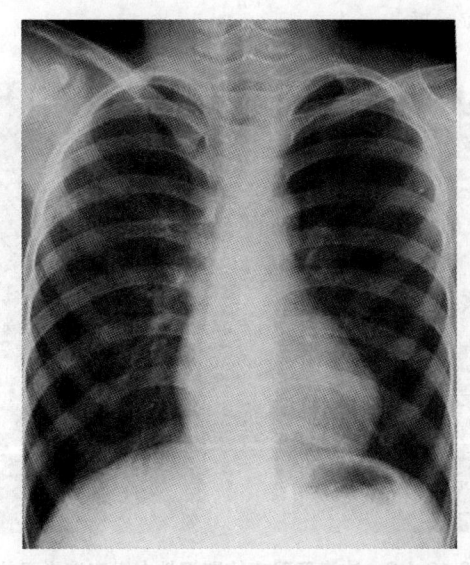

图12-12-4-2　法洛四联症的X线正位片

（二）**心电图检查** 心电图示右心室肥大和劳损,右侧心前区各导联的 R 波明显增高,T 波倒置。部分患者标准导联和右侧心前区导联中 P 波高而尖,示右心房肥大。心电轴右偏。

（三）**超声心动图检查** 见主动脉根部扩大,其位置前移并骑跨在心室间隔上,主动脉前壁与心室间隔间的连续性中断,该处室间隔回声失落,而主动脉后壁与二尖瓣则保持连续,右心室肥厚,其流出道、肺动脉瓣或肺动脉内径狭窄(数字资源12-12-4-1)。

数字资源 12-12-4-1 **法洛四联症:胸骨旁短轴切面显示右室壁肥厚,流入道部大室缺,右室流出道及肺动脉瓣狭窄(视频)**

（四）**磁共振断层显像** 显示扩大的主动脉窦骑跨于心室间隔之上,而心室间隔有缺损,肺动脉总干小,右心室漏斗部狭窄,肺动脉瓣环亦可见狭窄。

（五）**心脏导管检查** 右心导管检查可发现肺动脉口狭窄引起的右心室与肺动脉间收缩压阶差,心导管可能由右心室直接进入主动脉,动脉血氧饱和度降低至89%以下,心室间隔缺损较大的患者,主动脉、左心室与右心室的收缩压相等。通过右心导管分别向右心房、右心室和肺动脉注射指示剂,在周围动脉记录指示剂稀释曲线,有助于判定右至左分流的部位。

（六）**选择性心血管造影** 通过右心导管向右心室注射对比剂,可见主动脉与肺动脉同时显影,并可了解肺动脉口狭窄属瓣膜型、漏斗部型还是肺动脉型,此外,还有可能见到对比剂经心室间隔缺损进入左心室(图 12-12-4-3)。

（七）**血常规检查** 红细胞计数、血红蛋白含量和血细胞比容均显著增高。

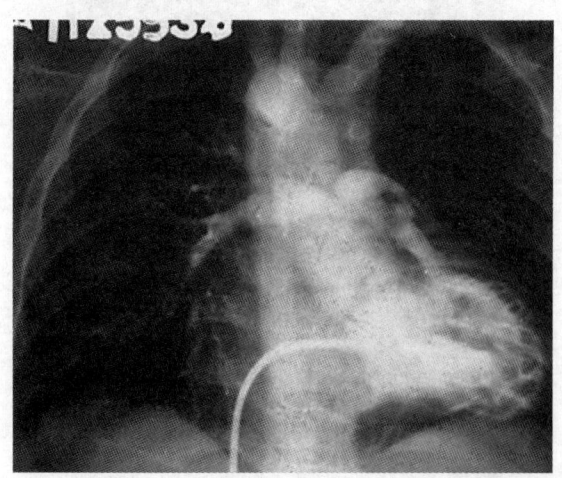

图 12-12-4-3 法洛四联症的选择性右心室造影正位片
图示右心室显影的同时,肺动脉和主动脉均显影,右心室流出道狭窄。

【诊断与鉴别诊断】
本病临床表现较具特征性,一般不难诊断,但需与其他有发绀的先天性心脏血管病相鉴别。

（一）**肺动脉口狭窄合并心房间隔缺损伴有右至左分流（法洛三联症）** 本病发绀出现较晚。胸骨左缘第 2 肋间的收缩期杂音较响,占时较长,肺动脉瓣区第二心音减轻、分裂。X线片上见心脏阴影增大较显著,肺动脉总干弧明显凸出。心电图中右心室劳损的表现较明显。超声心动图检查、右心导管检查或选择性心血管造影发现肺动脉口狭窄属瓣膜型,右至左分流水平在心房部位,可以确立诊断。

（二）**艾森门格综合征** 心室间隔缺损、心房间隔缺损、主动脉-肺动脉间隔缺损或动脉导管未闭的患者发生严重肺动脉高压时,使左至右分流转变为右至左分流,形成艾森门格综合征。本综合征发绀出现晚;肺动脉瓣区有收缩喷射音和收缩期吹风样杂音,第二心音亢进并可分裂,可有吹风样舒张期杂音;X 线检查可见肺动脉总干弧明显凸出,肺门血管影粗大而肺野血管影细小;超声心动图检查或右心导管检查发现肺动脉高压和相应的心脏畸形,可资鉴别。

（三）**大血管转位** 完全型大动脉转位时肺动脉源出自左心室,而主动脉源出自右心室,常伴有心房或心室间隔缺损或动脉导管未闭,患者出生时即有发绀,需与本病相鉴别(参见下文"完全型大动脉转位")。不完全型大动脉转位中右心室双出口患者的主动脉和肺动脉均从右心室发出,常伴心室间隔缺损,超声心动图和选择性右心室造影可确立诊断。

（四）**动脉干永存** 动脉干永存时只有一组半月瓣,跨于两心室之上,肺动脉和头臂动脉均由此动脉干发出,常伴有心室间隔缺损。法洛四联症患者中如肺动脉口病变严重,形成肺动脉和肺动脉瓣闭锁时,其表现与动脉干永存类似称为假性动脉干永存。须注意两者的鉴别。对此,超声心动图和选择性右心室造影很有帮助。

【预后】
本病预后差。死亡原因包括并发心力衰竭、脑血管意外、感染性心内膜炎、脑脓肿、肺部感染等。

【治疗】
本病的手术治疗有姑息性和纠治性两种:

（一）**分流手术** 在体循环与肺循环之间造成分流,以增加肺循环的血流量,使氧合血液得以增加。本手术并不改变心脏本身的畸形,是姑息性手术,但可为将来的纠治性手术创造条件。

（二）**直视下手术** 在体外循环的条件下切开心脏修补心室间隔缺损,切开狭窄的肺动脉瓣或肺动脉,切除右心室漏斗部的狭窄,是彻底纠正本病畸形的方法,疗效好,宜在 5~8 岁后施行,症状严重者 3 岁后即可施行。

二、埃布斯坦畸形

埃布斯坦畸形（Ebstein anomaly）,亦称三尖瓣下移畸形。是一种少见的先天性畸形。本病三尖瓣向右心室移位,主要是隔瓣叶和后瓣叶下移,常附着于近心尖的右心室壁而非三尖瓣的纤维环部位,前瓣叶的位置多正常,因而右心室被分为两个腔。畸形瓣膜以上的心室腔壁薄,与右心房连成一大心腔,是为"心房化的右心室",其功能与右心房相同;畸形瓣膜以下的心腔包括心尖和流出道为"功能性右心室",起平常右心室相同的作用,但心腔相对地较小。常伴有心房间隔缺损、心室间隔缺损、动脉导管未闭、肺动脉口狭窄或闭锁。可发生右心房压增高,此时如有心房间隔缺损或卵圆孔未闭,则可导致右至左分流而出现发绀(图12-12-4-4)。

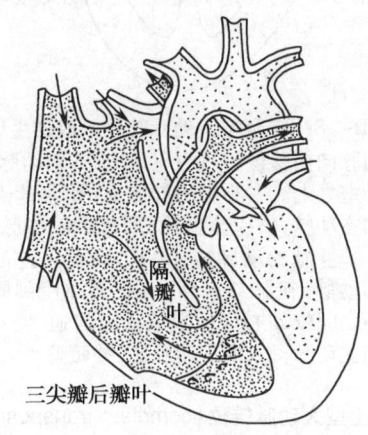

图 12-12-4-4 埃布斯坦畸形解剖生理示意
图示三尖瓣后瓣叶和隔瓣叶下移至右心室,部分右心室心房化,右心房增大,三尖瓣关闭不全,右心房压力增高。在有心房间隔缺损或未闭卵圆孔的情况下,右心房的静脉血(密集蓝点)可进入左心房与动脉血混合(稀疏蓝点)流入左心室和主动脉,有时左心房的动脉血亦可进入右心房。

症状轻重不一,包括心悸、气喘、乏力、头昏和右心衰竭等,约50%的患者有发绀,约20%的患者有阵发性快速心律失常史。体征示心脏浊音界明显增大,而心前区搏动微弱,心前区

可听到3、4个心音,第一心音可分裂,第二心音分裂而肺动脉瓣成分减轻,常有心房音。胸骨左下缘可有收缩期吹风样和舒张期隆隆样杂音。肝脏可肿大并有收缩期搏动。

X线片示心影增大常呈球形,搏动弱,右心房可甚大,肺血管影正常或减少。心电图示右心房肥大,完全性或不全性右束支传导阻滞,PR间期可延长,胸导联R波电压低,$V_1 \sim V_4$有ST段和T波改变等,约10%~25%的患者有B型预激综合征。超声心动图示三尖瓣隔瓣叶和后瓣叶下移、短小甚至缺如,前瓣叶大,发育不良,常有发育不良的短腱索连系前瓣叶体部与右心室游离壁,致前瓣叶呈"蓬帆样改变",关闭延迟且动作异常,右心房巨大(因包括心房化的右心室)(数字资源12-12-4-2,图12-12-4-5)。磁共振断层显像见巨大的右心房、三尖瓣瓣叶下移和右心室流入道的心房化(图12-12-4-6)。右心导管检查和指示剂稀释曲线测定示右心房腔甚大,压力增高,压力曲线的a波和v波均高大,心导管顶端要在心尖或流出道处才能记录到右心室型的压力曲线;在心房水平可发现右至左的分流;在心房化的右心室内可测到心房型的压力曲线,而同时测得的心腔内心电图则为右心室型的心电图(图12-12-4-7)。

数字资源 12-12-4-2 三尖瓣下移畸形:右室流入道切面显示三尖瓣后叶下移(视频)

本病有发绀者需与三尖瓣闭锁和其他发绀型先天性心血管病相鉴别,无发绀者需与心肌病和心包积液等相鉴别。

本病轻型者预后较好,心脏显著增大者预后差,70%的患者在20岁前由于右心衰竭或肺部感染而死亡。

治疗可行上腔静脉与右肺动脉吻合术、三尖瓣修补或人造瓣膜替换术,以后者效果最好。心脏增大、发绀或症状明显者为手术的指征。

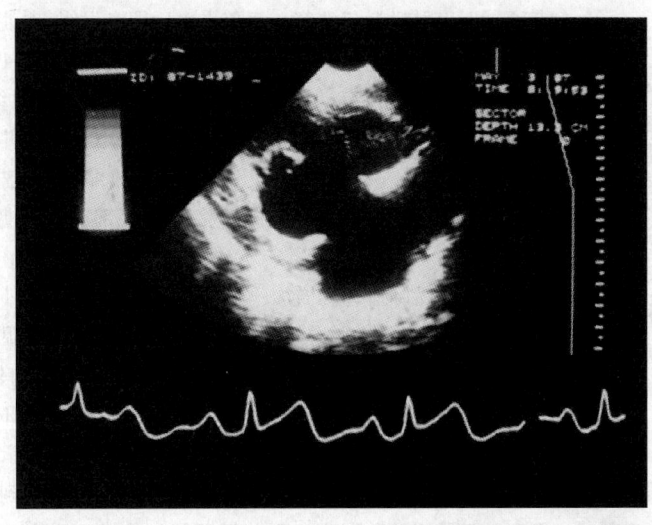
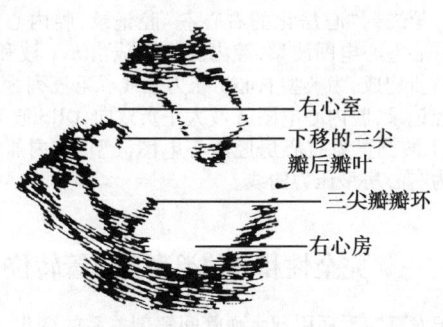

右心室
下移的三尖瓣后瓣叶
三尖瓣瓣环
右心房

图 12-12-4-5 埃布斯坦畸形二维超声心动图右心室流入道切面像
图示三尖瓣后瓣叶下移。

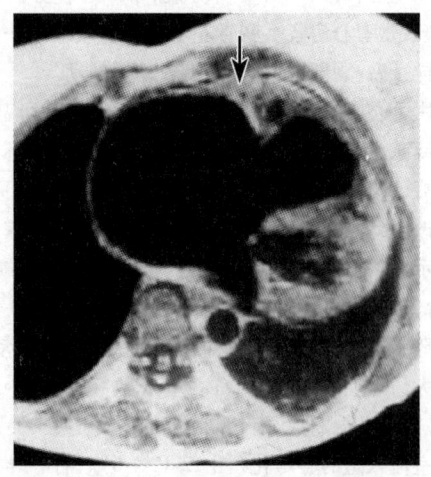

图 12-12-4-6　埃布斯坦畸形的心脏横面磁共振显像
图示右心房明显增大，箭头所指处为房室沟。

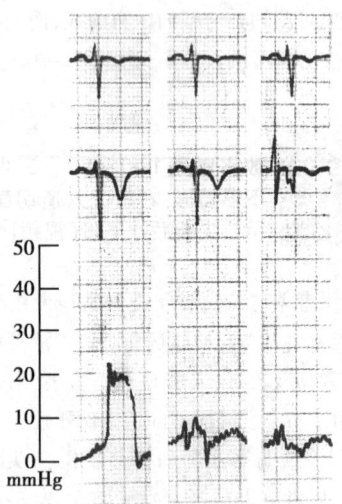

图 12-12-4-7　埃布斯坦畸形的右心房、室腔内心电图和压力曲线记录
图中第一行为体表心电图，第二行为心腔内心电图，第三行为腔内压力曲线记录（记录片速 25mm/s）。图示由左至右第一列为右心室腔记录，腔内心电图 A 波小、QRS 波为 rS 型、T 波倒置为右心室腔内心电图波型，腔内压力曲线呈高原型为典型右心室压力曲线。第二列"心房化的右心室"腔记录，腔内心电图为右心室心电图波型，腔内压力曲线由 a、v 波和 x、y 倾斜所构成，为典型右心房压力曲线。第三列为右心房腔记录，腔内心电图 A 波大正负双向，QRS 波为 QS 型、T 波倒置为右心房腔内心电图波型，腔内压力曲线为右心房型压力曲线。

三、完全性和其他类型大血管转位

由于发育畸形而引起大血管间解剖关系的变化，都可称为大血管转位（transposition of great vessels），包括完全型大动脉转位、矫正型大动脉转位、右心室双出口、大血管转位伴单心室等，其中以完全型大动脉转位最为常见（图 12-12-4-8）。

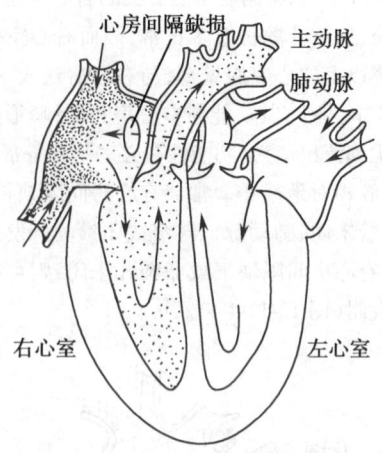

图 12-12-4-8　完全型大动脉转位的解剖生理示意
图示主动脉向前移位于右心室之上，肺总动脉向后移位于左心室之上。右心房的静脉血（密集蓝点）流入右心室和主动脉，供应全身后，回流到腔静脉又返回右心房。肺静脉的动脉血（无蓝点）流入左心房、左心室和肺动脉，在肺与氧结合后，又回流到肺静脉。此两循环之间依靠心房间隔缺损来沟通，使右心房、右心室和主动脉得以混入动脉血（稀疏蓝点）。

（一）完全型大动脉转位（complete transposition of great vessels）亦称右型大血管转位（D-transposition），此时主动脉自右心室发出，而肺动脉自左心室发出，主动脉位于肺动脉的前右。常伴有心房间隔缺损、心室间隔缺损、动脉导管未闭、肺动脉口狭窄、主动脉口狭窄、房室共道永存、三尖瓣闭锁等。大血管的完全错位，使从周围静脉回流的未氧合血，到右心房和右心室后不经肺而直接射入主动脉；从肺静脉回流的氧合血到左心房和左心室后，再射入肺动脉回到肺。大小循环之间互不沟通，患者将无法生存。心房间隔缺损、心室间隔缺损和动脉导管未闭等畸形的合并存在，足以沟通此两循环，但周围动脉的血氧含量仍低，其病理生理的改变取决于这些沟通的大小和是否同时有肺动脉口狭窄。病孩出生后即有发绀，婴儿期喂食困难，体重增长慢，气喘、咳嗽，易患呼吸道感染，常在 4 个月内出现心力衰竭。伴有动脉导管未闭的患者，下半身发绀较轻，杵状指（趾）常在半岁后才出现。心浊音界增大。合并心室间隔缺损者，胸骨左缘特别是第 3 肋间有全收缩期吹风样杂音，常有奔马律。合并肺动脉瓣狭窄者，则心底部有收缩期吹风样喷射性杂音。

X 线片见肺血管影增加（合并肺动脉口狭窄者例外），心底部血管影较窄，肺动脉总干弧消失，主动脉影小（侧位见升主动脉向前移位），左、右心室和右心房增大，左心缘长而向外侧凸，使心影如斜置的"鸡卵"，其尖端向左下方。体、肺循环间沟通小者，心电图常示右心室和右心房肥大，沟通大者常示双侧心室肥大。超声心动图示在同一探测部位中，同时能测到主动脉瓣和肺动脉瓣两种回声。磁共振断层显像横面示主动脉向前向右移位，矢面示主动脉在前从形态为右心室的心腔发出，而肺动脉在后从形态为左心室的心腔发出。右心导管检查示右心室压力增高,收缩压与主动脉收缩压相等,心导管可从右心室进入主动脉,也可能通过合并存在的沟通而得以进入所有四个心腔和两根大血管。血液分流情况随合并存在的沟通情况而异。选择性右心室造影,可见主动脉同时显影。

本病预后差,平均在出生后3~19个月内死亡,只有少数能存活至20~30岁。手术治疗需分两步进行,婴儿期先行闭胸式或开胸式的心房间隔缺损成形术,在心房间隔上造孔,增加两循环之间的沟通使病婴能生存。待成长至2~3岁时,施行直视下纠治术。

(二)矫正型大动脉转位(corrected transposition of great vessels) 亦称左型大血管转位(L-transposition),主动脉位于肺动脉的前左,在大血管转位的同时有心室和房室瓣的转位,由于心室的转位从功能上纠正了错位的大血管引起的血流异常。即周围静脉血回流到左心室(执行右心室的功能)喷入肺动脉;肺静脉血回流到右心室(执行左心室的功能)射入主动脉。患者无须依靠其他先天性的缺损来维持生命,多无症状,也无发绀,其本身无须治疗。但本病常合并其他畸形并引起相应的病理生理变化,需加以处理(图12-12-4-9)。成年患者常见解剖三尖瓣(执行二尖瓣功能)关闭不全,亦可有右心室(执行左心室功能)收缩功能不全,严重者可发展至心力衰竭。

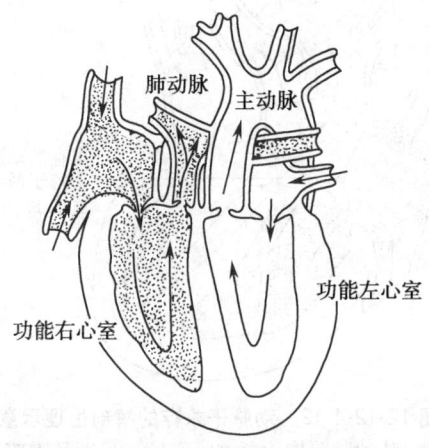

图 12-12-4-9　矫正型大动脉转位的解剖生理示意
主动脉向前移位于右心室,但右心室转向左侧并接受左心房来的动脉血(功能左心室);肺总动脉向后移位于左心室,但左心室转向右侧并接受右心房来的静脉血(功能右心室)。大血管虽然错位,但由于心室转位而得到纠正,心脏大血管内血流情况和正常时相同。

(三)右心室双出口(double outlet right ventricle) 由于大血管转位不够完全,以致主动脉和肺动脉都从右心室发出,或肺动脉骑跨在左、右心室之上;常同时伴有心室间隔缺损等畸形(数字资源12-12-4-3)。病孩出生后即有发绀。预后差。选择性右心室造影可明确诊断。婴儿期可行姑息性手术,2岁以后行纠治手术(图12-12-4-10)。

(四)大血管转位伴单心室(transposition with single ventricle) 这是左型或右型大血管转位伴有单心室畸形;除非

数字资源12-12-4-3　右心室双出口:胸骨旁短轴切面显示主动脉及肺动脉两大血管均起自右室(视频)

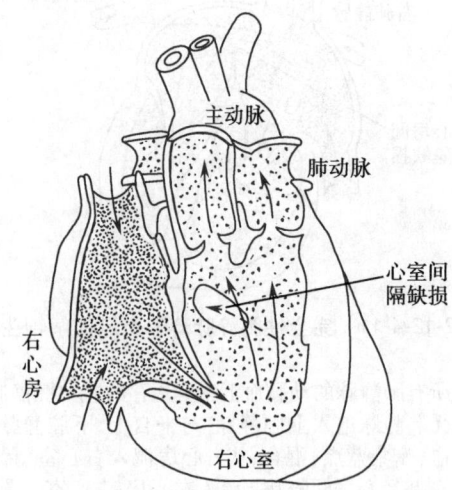

图 12-12-4-10　不完全型大动脉转位(右心室双出口伴心室间隔缺损)的解剖生理示意
主动脉向前移位于右心室之上,肺总动脉向后移但仍源出于右心室,形成右心室双出口。右心房的静脉血(密集蓝点)流入右心室后被同时送到主动脉和肺总动脉。心室间隔缺损的存在,使左心室的动脉血得以混入右心室中,从而也进入主动脉和肺总动脉(稀疏蓝点)。

有严重的肺动脉口狭窄,否则发绀不太严重。常同时伴有其他先天性畸形。预后差。右心导管检查和选择性右心室造影,可明确诊断。可行姑息性或纠治手术。

四、完全性肺静脉畸形引流

完全性肺静脉畸形引流(total anomalous pulmonary venous drainage),是肺静脉分别或总汇成一支后,引流到左无名静脉、上腔静脉、右心房、左侧上腔静脉、冠状静脉窦、奇静脉或门静脉等处,而非引流入左心房。由于右心房同时接受来自肺静脉和腔静脉的血液,血量将大增,若无房水平分流,左心房无血,患者无法生存。此类患者大多有心房间隔缺损或卵圆孔未闭,使混合于右心房的氧合和未氧合血液得以流入左心房,从而进入体循环动脉,供应身体各部。完全性肺静脉畸形引流到膈以下的静脉者,常易发生阻塞,导致肺静脉淤血,因而引起毛细血管后型肺高压(图12-12-4-11)。

患者有发绀、进行性呼吸困难、乏力、发育不良,可出现右心衰竭。体检可无特异性杂音或胸骨左缘第2肋间有收缩期吹风样喷射性杂音,肺动脉瓣区第二心音分裂并亢进,胸骨左下缘可能有舒张期隆隆样杂音,在相当于畸形引流部位的胸壁上可听到连续性血管杂音。心浊音界增大,心前区可有抬举性搏动,杵状指(趾)一般较轻。X线片示肺血管影增多,肺动脉总干弧凸出,右心室、右心房增大,畸形引流入上腔静脉的患者,上纵隔阴影增宽,整个心影呈"8"字形。心电图检查示右心

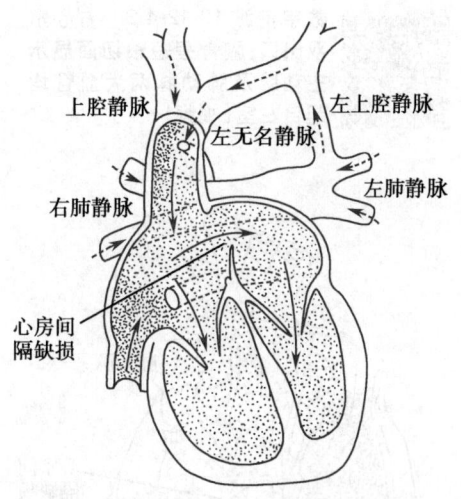

图 12-12-4-11　完全性肺静脉畸形引流的解剖生理示意

图示所有肺静脉的动脉血汇流至永存的左上腔静脉，经左无名静脉进入上腔静脉，与来自上、下腔静脉的静脉血（密集蓝点）混合，从右心房流入右心室（稀疏蓝点），并经心房间隔缺损流入左心房、左心室。图中未绘出主动脉和肺动脉，虚线箭头表示未剖开的血管内血流方向。

室和右心房肥大。超声心动图可显示位于左心房后的畸形肺总静脉，若经垂直静脉引流入头臂静脉者可见位于主动脉弓左前方的"静脉弓"。右心导管检查示右心房压力增高，其血氧含量亦高，肺血流量和肺动脉压力增高，周围动脉血氧含量低，心导管可进入畸形引流的肺静脉。

选择性肺动脉造影可显影肺静脉，从而显示其畸形引流的情况。

本病预后差，患者多在婴儿期死亡。偶有存活到青年期者。治疗主要是施行手术将畸形引流的肺静脉（肺总静脉）改道，使回流到左心房，手术宜及早在婴幼儿期施行。

五、动脉干永存

动脉干永存（persistent truncus arteriosus）是由于球嵴与球间隔发育缺陷，未能将原始动脉干分隔成主动脉和肺动脉，而留下共同的动脉干。永存的动脉干只有一组半月瓣，跨于两心室之上。从升部发出左、右肺动脉，从远端再发出头臂动脉，常同时有心室间隔缺损，可合并右位主动脉弓、单心室、主动脉弓闭锁或左侧上腔静脉永存。周围静脉血进入右心房、右心室后射入动脉干，肺血流量大增，其血流动力变化为大量左至右分流和较少量的右至左分流（图 12-12-4-12、图 12-12-4-13）。

患者有气喘、乏力、早期发生心力衰竭和肺动脉高压。可并发肺炎、感染性心内膜炎和脑脓肿等。发绀于出生后即有，胸骨左缘第 3、4 肋间有全收缩期吹风样杂音偶伴震颤，并可有叹气样舒张期杂音（主动脉瓣反流），胸骨左缘第 2、3 肋间可有收缩喷射音，第二心音增强并呈单一性。心尖可有舒张期杂音（相对性二尖瓣狭窄），胸骨右缘第 2 肋间可有收缩期杂音（动脉口相对狭窄）。

X 线片示左、右心室增大，肺血管影增多，肺动脉总干弧不见，"主动脉"影增宽而搏动强，可能见到左肺动脉位置靠近主动脉弓的水平，或见右位主动脉弓。心电图示左、右心室肥大和左心房肥大。超声心动图可显示心室间隔之上骑跨一个扩大的"主动脉"根部，但只见"主动脉"而不见"肺动脉瓣"的回声。磁共振断层显像示扩大的动脉干骑跨在心室间隔之上。

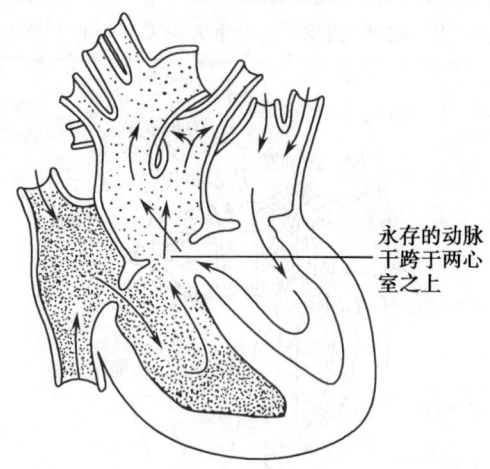

图 12-12-4-12　动脉干永存的解剖生理示意

图示主、肺动脉隔完全缺如，只有一个半月瓣跨于两心室之上，同时有心室间隔缺损。来自右心室的静脉血（密集蓝点）和来自左心室的动脉血（无蓝点）混合进入动脉干再流入主动脉和肺动脉（稀疏蓝点）。

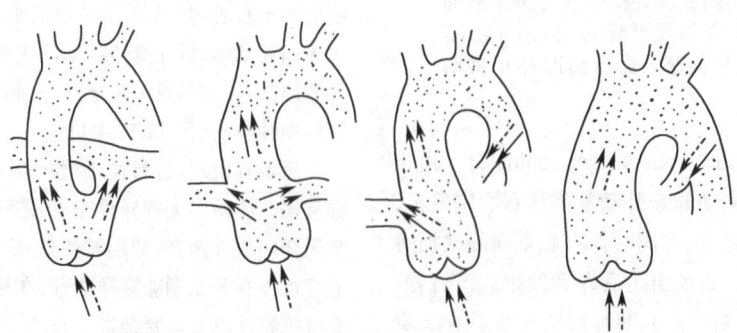

图 12-12-4-13　动脉干永存四种类型的解剖生理示意

图中实线箭头表示来自左心室的血液，虚线箭头表示来自右心室的血液。

动、静脉血混合于动脉干（稀疏蓝点）进入体循环和肺循环。

心导管检查和选择性指示剂稀释曲线测定示右心室压力增高，其收缩压等于周围动脉收缩压，右心室流出道血氧含量高，在大动脉水平有右至左分流，心导管可从右心室进入头臂动脉。选择性右心室造影显示一个动脉干，一组半月瓣和从动脉干分出的肺动脉。

本病预后差，多在出生后一年内死亡，存活至成年者极少。

有心力衰竭或临床情况恶化的婴儿，可施行肺动脉环扎术以减少肺动脉血流。在儿童期可考虑行纠治术，包括修补心室间隔缺损、右心室流出道成形、在右心室流出道与肺动脉之间移植带有主动脉瓣的一段同种异体主动脉或带有人造瓣膜的人造血管，建立分开的肺血流。

六、艾森门格综合征

艾森门格综合征（Eisenmenger syndrome）一词多用以指心室间隔缺损合并肺动脉显著高压伴有右至左分流的患者。推而广之，心房间隔缺损、动脉导管未闭、主动脉-肺动脉间隔缺损等发生肺动脉显著高压而有右至左分流时，都可有类似的临床表现，亦可以归入本综合征的范畴。因此本综合征可以称为肺动脉高压性右至左分流综合征。

【病理解剖】

原有的心室间隔缺损、心房间隔缺损、主动脉-肺动脉间隔缺损或未闭的动脉导管均颇大，右心房和右心室增大，肺动脉总干和主要分支扩大，而肺小动脉可有闭塞性病变。

【病理生理】

本综合征原有的左至右分流流量均颇大，及至肺动脉压逐渐增高，右心室和右心房压也逐渐增高，达到一定程度时，就使原来的左至右分流转变为右至左分流而出现发绀。此种情况发生在心室间隔缺损时多在20岁以后，发生在心房间隔缺损、动脉导管未闭时也多在青年期后。

【临床表现】

轻至中度发绀，于劳累后加重，原有动脉导管未闭者下半身发绀较上半身明显，逐渐出现杵状指（趾）。气急、乏力、头晕，以后可发生右心衰竭。体征示心脏浊音界增大，心前区有抬举性搏动，原有左至右分流时的杂音消失（动脉导管未闭连续性杂音的舒张期部分消失）或减轻（心室间隔缺损的收缩期杂音减轻），肺动脉瓣区出现收缩喷射音和收缩期吹风样喷射性杂音；第二心音亢进并可分裂，以后可有叹气样舒张期杂音（相对性肺动脉瓣关闭不全），胸骨左下缘可有收缩期吹风样反流性杂音（相对性三尖瓣关闭不全）。

【辅助检查】

X线片示右心室、右心房增大，肺动脉总干弧及左、右肺动脉均扩大，肺野轻度充血或不充血而血管变细，原有动脉导管未闭或主动脉-肺动脉间隔缺损者左心室增大，原有心室间隔缺损者左心室可增大（图12-12-4-14）。

心电图示右心室肥大及劳损，右心房肥大。超声心动图检查和磁共振断层显像可发现缺损所在部位。右心导管检查示肺动脉压显著增高和动脉血氧饱和度降低。此外，右心室、右

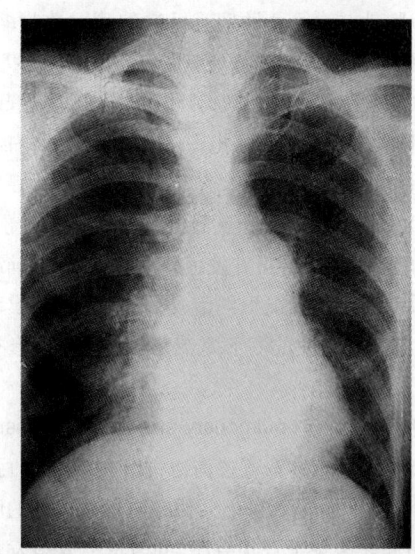

图 12-12-4-14　艾森门格综合征的 X 线正位片
图示右心室增大，肺动脉总干弧明显膨出，肺门血管影增多，肺野血管少，患者原有心室间隔缺损。

心房和肺动脉水平有右至左或双向分流，心导管可从该部位进入左侧心脏的相应心腔。选择性指示剂稀释曲线测定、超声心动图行右心声学造影或选择性心血管造影有助于确定右至左分流的所在部位。其中心血管造影对本综合征患者有一定的危险性，宜尽可能避免。

【鉴别诊断】

需与其他有发绀的先天性心脏血管病，特别是法洛四联症（参见本节上文的"法洛四联症"）相鉴别。

【预后】

本综合征一般已不宜行手术治疗或介入治疗以纠正其原有的畸形。治疗主要是针对肺动脉高压（参见本篇第十四章"肺高压"）及其引起的心力衰竭和防治肺部感染。原为动脉导管未闭的患者，如发绀不太重，可先试行阻断未闭动脉导管，观察肺动脉压，如肺动脉压下降，还可考虑施行未闭动脉导管的切断缝合或介入封堵术。原为心室间隔缺损的患者，有人主张施行间隔缺损处活瓣手术。原为心房间隔缺损的患者则不宜手术。近年有提出如无禁忌，估计其一年存活率低于50%的患者，可考虑心肺移植或肺移植同时纠治心脏畸形的手术。

七、其他有右至左分流的先天性心脏血管病

较不常见的有右至左分流的先天性心脏血管病还有：

（一）**法洛三联症（trilogy of Fallot）** 即肺动脉口狭窄合并心房间隔缺损（或卵圆孔未闭）有右至左分流。在肺动脉口狭窄很显著的患者，右心室血液排入肺动脉有困难，右心室压力增高，右心房压力亦逐渐增高。当右心房压力超过左心房压力时，右心房内血液将经心房间隔缺损（或将卵圆孔再行打开）流入左心房而出现发绀。本病发绀出现晚，在儿童期甚至成年才出现。在未出现发绀之前其临床表现与单纯性肺动脉口狭窄相似，出现发绀后则与法洛四联症相似。症状有发育差、气急、乏力、胸痛、头昏、晕厥，偶有下蹲习惯，可出现右心衰竭。

体征主要为胸骨左缘第 2 肋间有极响的喷射性收缩期杂音，伴有震颤；肺动脉瓣区第二心音减轻并分裂；有杵状指(趾)。X 线片示右心室和右心房增大，肺动脉总干弧明显凸出，肺门血管影小，肺野血管纹细。心电图示右心房肥大，右心室肥大和劳损。超声心动图显示肺动脉口的畸形情况，心房间隔的缺损和心房水平的右至左分流的血流情况。本病预后较差，易发生心力衰竭而死亡，可并发感染性心内膜炎、脑脓肿和肺部感染。治疗主要为直视下纠治，扩张狭窄的瓣膜和切除肥厚的心肌(常有继发性的右心室流出道肥厚)及修补心房间隔缺损。

(二) 肺动静脉瘘(pulmonary arterio venous fistula) 为肺动脉和肺静脉间的异常直接沟通，此时肺血管曲张或形成海绵状血管瘤，多为先天性畸形，偶亦可由后天性的肺部病变(如炎症)引起。多见于青年男性，可为单个或多发性。肺动脉血不经过肺泡的氧合而直接流入肺静脉，产生右至左分流。右至左分流量少者无症状，多者有发绀、气急、心悸、胸痛、咯血、头昏、晕厥、抽搐等。心脏浊音界可增大，动静脉瘘所在的相应部位处胸壁上听到连续性血管杂音，皮肤或黏膜可能有血管瘤。X 线检查示肺部有单个或多个分叶结节状搏动性阴影与肺血管影相连接，可有左心室增大。心电图可无异常变化或有左心室肥大。心导管检查除见右至左分流外，可无其他发现。肺动脉造影能清楚显示此动静脉瘘。预后视病变范围和严重程度而定。切除有动静脉瘘的肺叶或肺段为本病的治疗措施。

(三) 单心房(single atrium) 和单心室(single ventricle) 单心房患者心房间隔完全缺失，形成一房两室的三腔心。其病理生理与大型心房间隔缺损相似，但在心房水平有不同程度的右至左分流，较早发生肺动脉高压。临床表现与大型心房间隔缺损相似，但有轻度发绀和杵状指(趾)，心尖区可有全收缩期杂音(二尖瓣裂缺所致)。X 线表现也与心房间隔大缺损相似。心电图表现与房室共道永存患者类似，常出现房室交界性心律。超声心动图显示心房间隔完全缺失和在心房水平有双向

分流。磁共振断层显像可见一房二室的三腔心像。本病预后与大型心房间隔缺损相似。治疗是手术重建心房间隔。

单心室患者心室间隔完全缺失，形成两房一室的三腔心，常伴有大血管转位、肺动脉口狭窄等畸形。其病理生理与大型心室间隔缺损相似，但在心室水平有右至左分流，肺血流量增多；有肺动脉口狭窄者则右至左分流显著，肺血流量不增多或减少。临床表现与大型心室间隔缺损相似，同时有肺动脉口狭窄者有明显发绀类似法洛四联症；同时有大血管转位而无肺动脉口狭窄者发绀不太明显，心底部和心前区有收缩期杂音，第二心音响。X 线示心影增大，其左缘中部可见局部隆起。可有大血管转位的变化和肺血流增多，但有肺动脉口狭窄者肺血流不增多或减少。心电图变化较多可出现右心房或左心房肥大，右心室或左心室肥大。超声心动图和磁共振断层显像可显示心室间隔的缺失(数字资源 12-12-4-4)。本病预后差，常由于合并其他畸形在婴儿期死亡，偶可存活至成年。治疗在于手术重建心室间隔，并同时纠治其他合并存在的畸形。

数字资源 12-12-4-4　单心室，胸骨旁心尖切面显示左优势型单心室，双流入道，二尖瓣狭窄(视频)

推荐阅读

1. 潘翠珍,舒先红. 超声心动图在经导管心血管治疗中的应用[M].上海:上海科技出版社,2017.
2. THERRIEN J,MARELLI A J. Congenital heart disease in adults[M]// GOLDMAN L,SCHAFER A I. Goldman-Cecil Medicine. 26th ed. Philadelphia:Elsevier Saunders,2019:357-365.
3. BAUMGARTNER H,BACKER J D,BABU-NARAYAN S V,et al. 2020 ESC Guidelines for the management of adult congenital heart disease[J]. Eur Heart J,2020:ehaa554.

第十三章　肺源性心脏病

黄 东 樊 冰

肺源性心脏病(cor pulmonale)，简称肺心病，是指由支气管-肺组织、胸廓或肺血管病变致肺血管阻力增加，产生肺动脉高压(pulmonary arterial hypertension，PAH)，继而右心室结构或/和功能改变的疾病。根据起病缓急和病程长短，可分为急性和慢性肺心病两类。临床上以后者多见。

第一节　急性肺源性心脏病

急性肺源性心脏病(acute cor pulmonale)是指由于肺循环阻力突然增加，心排血量降低，引起右心室急剧扩张和急性右

心功能衰竭的临床病理生理综合征。

【病因】

引起急性肺源性心脏病的主要原因是肺动脉压的急性升高,当右心室无法适应肺动脉压升高时,会出现右心室扩张失代偿并不伴有右室壁肥厚为主要特征的疾病表现,常见病因包括肺动脉栓塞(pulmonary embolism,PE)和急性呼吸窘迫综合征(acute respiratory distress syndrome,ARDS)。其中肺动脉栓塞是以各种栓子阻塞肺动脉系统为其发病原因的一组疾病或临床综合征的总称,包括肺血栓栓塞症、脂肪栓塞、羊水栓塞、空气栓塞等。肺血栓栓塞症是肺动脉栓塞最常见的类型,也是导致急性肺源性心脏病的最主要原因。具体病因参见第十三篇第七章第二节"急性肺血栓栓塞症"。

【病理解剖与病理生理】

静脉血栓脱落后,可通过静脉系统到达肺循环,如果栓子为大块型,可以停留在肺总动脉分叉处或分别阻塞左、右肺动脉。小的栓子阻塞肺动脉及其分支达一定程度后,通过机械阻塞作用,加之神经体液因素(例如 5-羟色胺等缩血管物质的释放)和低氧所引起的肺动脉收缩,导致肺循环阻力增加、PAH,右心室后负荷增高,右心室扩张继而功能不全,回心血量减少,静脉系统淤血。右心室排血量减少,加上右心室扩张导致的室间隔移向左心室,可进一步降低左心室的前负荷,左心室充盈不足排血量减少,出现体循环低血压或休克;冠状动脉灌注压下降,心肌血流减少,加之右心室心肌需氧量增加,而右心室跨室壁张力增加,冠脉灌注减少,进一步导致氧供减少,心脏氧供氧需不平衡,出现心绞痛,极少患者可能因为肺动脉的扩张压迫冠状动脉左主干,引起心肌缺血。此外,肺栓塞后由于栓塞部位的肺血流减少,肺泡无效腔量增大,肺内血流重新分布,通气/血流比例失调,导致呼吸功能不全,出现低氧血症。若急性肺动脉栓塞后肺动脉内血栓未完全溶解,或反复发生栓塞,则可能形成慢性血栓栓塞性肺动脉高压,继而出现慢性肺源性心脏病,右心代偿性肥厚和右心衰竭。

ARDS 导致的急性肺源性心脏病是在肺泡损伤的基础上,出现急性肺循环损伤,主要机制有缺氧性肺血管收缩,炎性介质和缩血管物质导致肺血管收缩,间质性肺水肿导致肺血管受压,肺泡结构破坏和内皮细胞损伤,凝血功能紊乱导致肺小血管闭塞,以及肺血管重构导致肺循环阻力增加,右心室后负荷增加,右心室功能障碍甚至衰竭。其中 PAH 是 ARDS 导致急性肺源性心脏病的中心环节和先决条件。

【临床表现】

(一)症状 起病急骤,有呼吸困难、乏力、胸痛和窒息感。重者有烦躁不安、出冷汗、神志障碍、晕厥、发绀、休克等。可迅速死亡,亦可表现为猝死。如能度过低血压阶段,可出现肺动脉压增高和右心衰竭。亦可有剧烈咳嗽、咯血、中度发热等。

(二)体征 常见呼吸急促、肤色苍白或发绀、脉细速、血压低或测不到,心率增快等。心底部肺动脉段浊音可增宽,可伴明显搏动。肺动脉瓣区第二心音亢进、分裂,可有响亮收缩期喷射性杂音,三尖瓣区可有反流性全收缩期杂音。可出现阵

发性心动过速、心房扑动或颤动等心律失常。右心室负荷剧增时,可有颈静脉怒张、外周性水肿、胸腹腔积液、肝脏肿大等右心衰竭体征出现。与常见的左心功能不全相比,急性肺源性心脏病最后出现的体征才是肺底湿啰音。

(三)辅助检查

1. 血液检查 白细胞可正常或增高,红细胞沉降率可增快,血清肌钙蛋白、肌磷酸激酶(CK)、CK-MB 常正常或轻度增高。血浆 D-二聚体增高,如小于 500μg/L 提示无肺栓塞存在。血清脑钠肽(BNP)是反映心室牵拉的标志,其水平升高可作为诊断右心功能不全和肺栓塞病情评估的辅助指标。动脉血气分析动脉氧分压可降低或正常。

2. 心电图检查 最常见的改变为窦性心动过速。当有肺动脉及右心压力升高时,可出现 V_1~V_4 的 T 波倒置、完全或不完全性右束支传导阻滞、肺型 P 波,或出现 S_1-Q_{III}-T_{III} 的表现,也可表现为正常的心电图。上述变化多为一过性的,动态观察有助于对本病的诊断。

3. 胸部 X 线检查 急性肺源性心脏病本身 X 线表现的特异性不强:①栓塞部位肺血减少,上腔静脉影扩大,肺门动脉扩张,右肺下动脉横径可增宽,也可正常或变细;②肺梗死时可发现肺周围浸润性阴影,常累及肋膈角,患侧膈肌抬高及少量至中量胸腔积液;③心影可向两侧扩大。

4. 超声心动图 近年来,床旁重症超声的应用日益广泛,对于早期诊断高危型急性肺栓塞具有重要意义。经胸超声心动图可发现肺动脉高压,右心室扩大及肺动脉增宽,重度三尖瓣反流导致右房增大及下腔静脉随呼吸变异度消失等征象,有时可见右心室或肺动脉内游浮血栓,且有助于排除心脏压塞、严重左室功能不全等引起休克的其他疾病,尤其适用于血流动力学不稳定的重症患者。在 ARDS 及其合并症的诊疗中,床旁超声也可以辅助诊断监测右心功能,精准指导治疗方向并优化血流动力学。

5. CT 扫描 多排肺动脉增强 CT 扫描,目前已经取代肺动脉造影成为诊断肺栓塞影像学上的首选方法。CT 可显示肺栓塞的部位、形态和范围,表现为肺动脉内的充盈缺损或出现缺支、截断现象。

6. 放射性核素肺扫描 ^{99m}Tc-标记聚合人血清白蛋白肺灌注扫描是安全、无创且有价值的肺栓塞诊断方法,尤其是对于孕妇、碘造影剂过敏、严重肾功能不全等患者。典型所见是呈肺段分布的灌注缺损,不呈肺段性分布者诊断价值受限。肺灌注扫描的假阳性率较高,为减少假阳性可同时加做肺通气扫描以提高诊断的准确性。

7. 选择性肺动脉造影 是诊断肺栓塞最可靠的方法,如今已很少进行。这是因为新一代的多排 CT 扫描仪解决了大多数诊断上遇到的难题。然而,选择性肺动脉造影仍适用于准备进行介入治疗的患者,如导管介导的溶栓,吸栓或机械性血栓粉碎等。

8. 右心导管检查 是评估右室功能及肺循环的经典方法。通过漂浮导管可以监测中心静脉压、肺动脉压、肺动脉楔

压,采用热稀释法测量心排血量,计算每搏量和肺循环阻力等指标。既可作为诊断方法,也可作为监测方法。但由于其有创操作增加并发症的发生率,目前常用于重症患者床旁监测,以确定其严重程度并指导治疗。

【诊断】

急性肺源性心脏病需与其他原因引起的休克和心力衰竭,尤其是急性心肌梗死及心包压塞等相鉴别。肺动脉栓塞由于诊断困难,易被漏诊或误诊,因此非常重要的是提高对肺栓塞的诊断意识。若患者出现突发"原因不明"的气短,特别是劳力性呼吸困难,窒息、心悸、发绀、剧烈胸痛、晕厥和休克,尤其发生在长期卧床或手术后,应考虑肺动脉栓塞引起急性肺源性心脏病的可能;如发生体温升高,心悸、胸痛和血性胸腔积液,则应考虑肺梗死的可能。结合相关检查有助于诊断。诊断仍不明确时可行肺动脉增强 CT 扫描。

【治疗】

急性肺源性心脏病的治疗分为三个生理学目标:①降低右心室后负荷即降低肺动脉压:主要是治疗原发病。对于重度ARDS 患者导致急性肺源性心脏病应实施保护右心室通气策略,肺动脉栓塞性疾病应考虑针对原发病肺血管再通治疗。②优化右心室前负荷:急性肺源性心脏病患者右心室前负荷也常升高,甚至影响左心室充盈,适当的减少右心室前负荷治疗能改善血流动力学状态,但需要密切的监测及评估;方法可尝试利尿剂及肾脏替代治疗等。③改善右心室收缩功能:静脉应用正性肌力药物应为已出现血流动力学不稳定患者的抢救治疗措施,但不应常规给予,如多巴胺、多巴酚丁胺和左西孟旦。

大块肺动脉栓塞引起急性肺源性心脏病时,必须紧急处理以挽救生命。治疗措施包括:①一般处理:密切监测呼吸、心率、血压、心电图及血气等变化,为防止栓子再次脱落,绝对卧床,吸氧,保持大便通畅,勿用力排便,适当使用镇静药物缓解焦虑和惊恐症状,胸痛严重者予以止痛。②急救处理:右心功能不全如血压正常者,可予具有肺血管扩张作用和正性肌力作用的多巴酚丁胺和多巴胺,出现血压下降者,可用其他血管活性药物,如去甲肾上腺素,并迅速纠正引起低血压的心律失常,如心房扑动、心房颤动等。溶栓主要用于 2 周内的新鲜血栓栓塞,愈早愈好。主要用于心源性休克及/或持续性低血压的高危肺栓塞患者。溶栓治疗结束后继以肝素或华法林或新型口服抗凝药物抗凝治疗(参见第十三篇第十七章第二节"急性肺血栓栓塞症")。

外科疗法:①取栓术,仅适用于致命性肺动脉主干或主要分支堵塞的大面积肺栓塞,静脉溶栓失败或有溶栓禁忌的,以及需要进行右心房血块切除或关闭卵圆孔的患者;部分合并顽固性循环衰竭或心脏骤停者,可考虑体外膜肺氧合(ECMO)联合外科取栓术或经皮介入治疗。②植入下腔静脉滤网,其主要指征为:存在抗凝禁忌,充分抗凝治疗后肺栓塞复发等。

介入治疗:置入心导管粉碎或吸出栓子,同时可局部行溶栓治疗,本治疗不宜用于有卵圆孔未闭的患者,以免栓子脱落流入左心,引起体循环栓塞。

第二节 慢性肺源性心脏病

慢性肺源性心脏病(chronic cor pulmonale)在我国是常见病、多发病,平均患病率为 0.48%,病死率在 15% 左右,随年龄增加,发病率升高。患病率存在地区差异,北方地区高于南方地区,农村高于城市。吸烟者患病率高于不吸烟或戒烟者,男女无明显差异。冬、春季或气候骤变时易急性加重。个体易感因素、气道高反应性、环境因素、职业粉尘和化学物质、空气污染等与本病的发病密切相关。

【病因】

支气管-肺疾病最为常见,主要包括:①阻塞性肺疾病:COPD(慢性阻塞性支气管炎、肺气肿及其相关疾病)、支气管哮喘、肺囊泡化纤维化,支气管扩张,细支气管炎等,其中在我国80%~90%的慢性肺源性心脏病病因为 COPD;②限制性肺疾病:肺结核后遗症,肉瘤样病,肺尘病,药物相关性肺疾病,过敏性肺炎,结缔组织病,特发性肺间质纤维化,明确病因引起的肺间质纤维化等;③"中枢"性呼吸功能不全:中枢性肺泡通气不足,肥胖低通气综合征(以往称为 Pickwickian 综合征),睡眠呼吸暂停综合征等。

其次是肺血管疾病,包括特发性肺动脉高压、慢性血栓栓塞性肺动脉高压等。

胸廓运动障碍性疾病,例如,严重胸廓或脊椎畸形及神经肌肉疾患均可引起胸廓活动受限、肺受压、支气管扭曲或变形。

其他少见情况,例如肺泡低通气综合征,慢性高原缺氧暴露,肺发育不良等。

在上述四类疾病中,COPD、间质性肺病和睡眠呼吸暂停综合征最为多见。

【发病机制】

肺的功能和结构改变致肺动脉高压(pulmonary arterial hypertension,PAH)是导致肺心病的始动和核心条件。肺心病与肺动脉高压第三组相关,即继发于支气管-肺疾病或低氧血症的平均肺动脉压力(mean pulmonary artery pressure,mPAP)升高>25mmHg,且必须和特发性肺动脉高压(idiopathic pulmonary arterial hypertension,IPAH)及临界性肺动脉高压(第一组),肺静脉高压(第二组)及血栓栓塞性肺动脉高压(第四组)区别开来。(参见本篇第十四章"肺高压")

(一)肺动脉高压 慢性肺疾病时,许多原因可引起肺血管阻力增加。目前认为低氧、慢性炎症和解剖因素改变是导致PAH的主要因素。低氧使血管内皮细胞释放 NO 减少,而缩血管因子增加,肺血管平滑肌细胞收缩;缺氧又使肺血管内皮生长释放因子分泌增加,使血管平滑肌增殖,肺血管管腔变窄,血管阻力增加。慢性炎症使肺血管数量减少,肺微动脉原位血栓形成,更加重了 PAH。解剖因素如肺气肿、纤维化或者肺血管床减少或肺动脉和肺毛细血管受压也是 PAH 的重要原因。

(二)心脏负荷增加,心肌功能抑制 肺动脉高压增加了右心室的负荷,逐渐发生右心室肥厚。肺动脉高压早期,右心功能尚可代偿,随着病情进展,超过代偿能力,从而导致右心室扩张;超过代偿极限后则会出现右心衰竭。由于个体差异,从出现肺动脉高压到产生右心衰竭的间期有所不同,缺氧、反复感染、细菌毒素对心肌的作用、酸碱失衡、电解质紊乱、心电生理紊乱等均可加重心肌受损,促进右心衰竭的发生。

【临床表现】

本病病程进展缓慢,可分为代偿与失代偿两个阶段。

（一）**功能代偿期** 患者常有慢性咳嗽、咳痰或喘息史,逐步出现乏力、呼吸困难。体检示明显肺气肿表现,包括桶状胸、肺部叩诊呈过度清音、肝浊音上界下降、心浊音界缩小甚至消失。听诊呼吸音低,可有干湿啰音,心音轻,有时只能在剑突下听到。肺动脉区 $P_2>A_2$,三尖瓣区有明显心脏搏动感,出现收缩期杂音是病变累及心脏的主要表现。颈静脉可有轻度怒张,但静脉压并不明显增高。6 分钟步行试验是评价患者运动能力的简便方法,若 6 分钟步行距离小于 400m,患者的死亡及临床症状恶化风险明显升高。

（二）**功能失代偿期** 肺组织损害严重引起缺氧、二氧化碳潴留,可导致呼吸和/或心力衰竭。

1. 呼吸衰竭 多见于急性呼吸道感染后。缺氧早期主要表现为发绀、心悸和胸闷等。病变进一步发展时发生低氧血症,可出现各种精神神经障碍症状,称为肺性脑病(参见第十三篇第十四章"呼吸衰竭")。

2. 心力衰竭 亦多发生在急性呼吸道感染后,因此常合并有呼吸衰竭,以右心衰竭为主,可出现各种心律失常(参见本篇第二章"心功能不全")。体格检查可见肝颈静脉回流征阳性,下肢甚至躯干水肿,严重心力衰竭时出现腹腔积液、胸腔积液。

此外,由于肺源性心脏病是以心、肺病变为基础的多脏器受损害的疾病,在重症患者中,可有肾功能不全、弥散性血管内凝血、肾上腺皮质功能减退所致面颊色素沉着等表现。

【辅助检查】

（一）**血液检查** 红细胞计数和血红蛋白增高,合并呼吸道感染时,可有白细胞计数增高。血细胞比容正常或偏高,红细胞沉降率一般偏快;动脉血氧饱和度常低于正常,二氧化碳分压高于正常,以呼吸衰竭时显著。右心功能不全时,BNP 或 N-末端脑钠肽(NT-ProBNP)升高,尤其在严重 COPD 患者中更加明显。BNP 及 NT-ProBNP 的敏感性及特异性均较高,因此当其阴性时,可以排除患者有明显的 PAH。心力衰竭期亦可有丙氨酸氨基转移酶和血浆尿素氮、肌酐、血及尿 β_2 微球蛋白(β_2-M)增高等肝肾功能受损表现。

（二）**放射学检查** 胸部 X 线仍有价值,其诊断标准:①右肺下动脉横径≥16mm;②肺动脉中度凸出或其高度≥3mm;③右心室增大。通常分为三型:①正常型:心肺无异常表现;②间质型:非血管性纹理增多、粗乱,多见于肺下野或中下野,或兼有一定程度的肺气肿;③肺气肿型:表现为肺过度膨胀,肺血管纹理自中或内带变细、移位变形,有肺大疱或不规则局限透明区。但这些影像学改变的敏感性与特异性均较差。

CT 也可以用来评估 PAH 的严重程度,肺动脉直径与主动脉直径之比≥1,与 COPD 急性发作、mPAP 呈相关性。

（三）**心电图检查** 通过心电图发现右心室肥大具有较高的特异性,但其敏感性较差。表现为肺型 P 波,电轴右偏,顺钟向转位,V_1 导联 R/S≥1,V_5 导联 R/S≤1,RV_1+SV_5≥1.05mV;aVR 导联 R/S 或 R/Q≥1;$V_1~V_3$ 导联呈 QS、Qr 或 qr,$V_1~V_3$ 导联 ST 段压低或 T 波倒置等。

（四）**超声心动图** 超声心动图是评估肺动脉压力和右心功能的重要无创性检查方法。其诊断 PAH 的敏感性较差,但诊断右心室肥大的特异性高。慢性肺心病的超声心动图表现包括:①右心室流出道内径≥30mm;②右心室内径≥20mm;③右心室前壁厚度≥5mm 或前壁搏动幅度增强;④左、右心室内径比值<2;⑤右肺动脉内径≥18mm 或肺动脉干≥20mm;⑥右心室流出道与左心房内径比值>1.4;⑦肺动脉瓣曲线出现肺动脉高压征象(a 波低平或<2mm,或有收缩中期关闭征等)。

（五）**肺功能检查** 在心肺功能衰竭期不宜进行本检查,症状缓解期中可考虑测定。患者均有通气和换气功能障碍。表现为时间肺活量及最大通气量减低,残气量增加。

（六）**磁共振检查** 磁共振(MRI)检查能帮助诊断 PAH 及右心室结构和功能的改变。近年随着技术进步,MRI 运用逐渐增多,因为它可以产生右心室的最佳影像。MRI 测量的右心室游离壁容积与肺动脉压力之间有很好的相关性;在检测右心室功能改变方面有独特的优势。在慢性肺心病的患者中可见到:①肺动脉高压征象:主肺动脉和左右肺动脉主干增粗,管腔扩大,成人主肺动脉内径>30mm,或主肺动脉内径与升主动脉内径之比>1。②右心室测量:MRI 软组织对比度高,无论自旋回波还是快速成像技术,都能分辨高信号的心内膜和脂肪衬托下的心外膜及灰色中等信号的心肌组织,故 MRI 测量室壁厚度准确可靠。正常人舒张末期右心室壁厚度一般≤4mm。另外,MRI 还可以测量右心房腔内径,正常人舒张末期右心室三尖瓣口下 5mm 处,短轴径一般≤40mm,而右心房前后径≤30mm。肺心病时,上述指标超过正常标准。③右心室功能检查:MRI 测量右心室收缩和舒张功能方法简单,可精确算出心腔的体积及其变化。

（七）**右心导管检查** 右心导管检查是评估肺动脉压力的金标准。2011 年科隆会议共识认为 PAH 第三组的患者右心检查结果至少应符合下列标准中的 2 条:①mPAP>35mmHg;②mPAP≥25mmHg 且心排血量(CI)<2.0L/(min·m²);③肺血管阻力(PVR)>480dyn·s·cm⁻⁵。由于该检查有创且费用较高,而慢性支气管-肺疾病中 PAH 多为轻中度,且现有针对 IPAH 的治疗在此类患者中无明确指征,故不作为肺源性心脏病患者的常规检查项目,除非患者有肺移植准备或严重的右心功能不全表现。

【诊断与鉴别诊断】

（一）**诊断** 推荐按照以下标准进行诊断:

1. 患者有慢阻肺或慢性支气管炎、肺气肿病史或其他胸肺疾病病史(原发于肺血管的疾病如特发性肺动脉高压、栓塞性肺动脉高压等可无相应病史)。

2. 存在活动后呼吸困难、乏力和劳动耐力下降。

3. 出现肺动脉压增高、右心室增大或右心功能不全的征象,如颈静脉怒张、P₂>A₂、剑突下心脏搏动增强、肝大压痛、肝颈静脉回流征阳性、下肢水肿等。

4. 心电图、X线胸片有提示肺心病的征象。

5. 超声心动图有肺动脉增宽和右心增大、肥厚的征象。

符合1~4条中的任一条加上第5条,并除外其他疾病所致右心改变(如风湿性心脏病、心肌病、先天性心脏病)即可诊断为慢性肺心病。

(二) 鉴别诊断 ①冠状动脉粥样硬化性心脏病:慢性肺心病和冠状动脉粥样硬化性心脏病均多见于老年人,且均可有心脏扩大、心律失常及心力衰竭,少数患者心电图的胸导联上可出现Q波。但前者无典型心绞痛或心肌梗死的表现,其酷似心肌梗死的图形多发生于急性发作期严重右心衰竭时,随病情好转,酷似心肌梗死的图形可很快消失。②风湿性心瓣膜病:慢性肺心病的右房室瓣关闭不全与风湿性心瓣膜病的右房室瓣病变易混淆,但依据病史及临床表现,结合X线、心电图、超声心动图等检查所见,不难鉴别。③其他:原发性心肌病(有心脏增大、心力衰竭及房室瓣相对关闭不全所致杂音)、缩窄性心包炎(有颈静脉怒张、肝大、水肿、腹水及心电图低电压)及发绀型先天性心脏病伴胸廓畸形时,均需与慢性肺心病相鉴别。一般通过病史、X线、心电图及超声心动图检查等进行鉴别诊断。

【并发症】

最常见为酸碱平衡失调和电解质紊乱。其他尚有上消化道出血和休克,其次为肝、肾功能损害及肺性脑病,少见的有自发性气胸、弥散性血管内凝血等。

【治疗】

肺心病是原发于重症胸、肺、肺血管基础疾病的晚期并发症,因此积极防治这些疾病是避免肺源性心脏病发生的根本措施。应讲究卫生、戒烟和增强体质,提高全身抵抗力,减少各种呼吸道疾病的发生。对已发生肺心病的患者,应针对缓解期和急性期分别加以处理。呼吸感染是发生呼吸衰竭的常见诱因,故需要积极予以控制。

(一) 缓解期治疗 是防止肺心病发展的关键。

1. 一般治疗 ①长期氧疗可以明显改善有缺氧状态的慢性肺心病患者的生存率;②若出现心功能不全,应注意限盐、限水;③提高机体免疫力药物,如核酸酪素、气管炎菌苗、卡介苗素等;④冷水擦身和膈式呼吸及缩唇呼气以改善肺脏通气等耐寒及康复锻炼;⑤积极劝导戒烟,控制危险因素;⑥对于睡眠呼吸暂停综合征患者,建议坚持使用呼气末正压通气。

2. 药物治疗 目前尚无证据表明肾素-血管紧张素-醛固酮系统(RAAS)抑制剂对右心功能不全有效。另外根据现有资料,治疗肺动脉高压的常见血管扩张剂如磷酸二酯酶-5抑制剂,内皮素受体拮抗剂,前列腺素等,并不能显著改善肺源性心脏病患者的死亡率和临床症状。其他可以考虑使用的药物包括:

(1) 钙通道阻滞剂(CCB):有研究提示CCB可以作为肺血管扩张剂以提高患者的运动功能和生活质量,有研究支持的CCB包括非洛地平、氨氯地平、硝苯地平。但是考虑到CCB的系统性不良反应,如血压降低、水肿、头痛、面红等,须权衡利弊、慎重使用。

(2) 他汀类药物:一些研究认为此类药物,如普伐他汀,可以降低内皮素-Ⅰ水平,从而改善COPD患者的PAH和运动耐量。

3. 手术治疗 肺减容术或肺移植术可在严格评估适应证和禁忌证后采用。

(二) 急性期治疗

1. 控制呼吸道感染 呼吸道感染是发生呼吸衰竭和心力衰竭的常见诱因,故需积极应用药物予以控制。宜根据痰培养和致病菌对药物敏感的测定选用,但不要受痰菌药物试验的约束,早期开始经验性抗菌药物治疗。长期应用抗生素要防止真菌感染。一旦真菌已成为肺部感染的主要病原菌,应调整或停用抗生素,给予抗真菌治疗。

2. 改善呼吸功能,纠正呼吸衰竭 采取综合措施,包括缓解支气管痉挛、清除痰液、畅通呼吸道,可用盐酸氨溴素15mg,2次/d,雾化吸入;或60mg,口服2次/d。持续低浓度给氧,应用呼吸兴奋剂,BiPAP正压通气等,必要时施行气管切开、气管插管和机械通气治疗等。

3. 控制心力衰竭 轻度心力衰竭给予吸氧,改善呼吸功能,控制呼吸道感染后,症状即可减轻或消失。较重者需要加用以下药物予以控制:

(1) 利尿药:一般以间隙、小剂量呋塞米及螺内酯交替使用为妥,目的为降低心脏前、后负荷,降低心室充盈压,减轻呼吸困难。使用时应注意到可引起血液浓缩,使痰液黏稠,加重气道阻塞;电解质紊乱尤其是低钾、低氯、低镁和碱中毒,诱发难治性水肿和心律失常。

(2) 洋地黄类:呼吸功能未改善前,洋地黄类药物疗效差,且慢性肺源性心脏病患者肝、肾功能差,因此用量宜小,否则极易发生毒性反应,出现心律失常。急性加重期以静脉注射毛花苷C(西地兰)或毒毛花苷K为宜,见效快,可避免在体内蓄积,若心力衰竭已纠正,可改用地高辛维持。应用指征有:①感染已控制,呼吸功能已改善,利尿治疗后右心功能无改善者;②以右心衰竭为主要表现而无明显感染的患者;③合并室上性快速心律失常,如室上性心动过速、心房颤动(心室率>100次/min)者。

(3) 血管扩张剂:除减轻心脏的前、后负荷,还可扩张肺血管,降低肺动脉压。全身性血管扩张药大多对肺血管也有扩张作用,如直接扩张血管平滑肌药物肼屈嗪、α受体拮抗剂酚妥拉明、茶碱类等,均可不同程度地降低肺动脉压力。但应注意这些药物对心排血量及动脉血压的影响,应从小剂量开始。

4. 控制心律失常 除常规处理外,需注意治疗病因,包括控制感染、纠正缺氧、纠正酸碱和电解质平衡失调等。病因消除后心律失常往往会自行消失。此外,应用抗心律失常药物时还要注意避免应用β受体阻滞剂,以免引起气管痉挛。

5. 应用肾上腺皮质激素 在有效控制感染的情况下,短期大剂量应用肾上腺皮质激素对抢救早期呼吸衰竭和心力衰竭有一定作用。通常用氢化可的松 100~300mg 或地塞米松 10~20mg 加于 5% 葡萄糖溶液 500ml 中静脉滴注,每日 1 次,后者亦可静脉推注,病情好转后 2~3 天停用。胃肠道出血时肾上腺皮质激素的使用应十分慎重。

6. 并发症的处理 及时治疗并发症,如酸碱平衡失调和电解质紊乱、消化道出血、休克、弥散性血管内凝血等。

【预后与预防】

本病常年存在,但多在冬季由于呼吸道感染而导致呼吸衰竭和心力衰竭,病死率较高。1973 年前肺源性心脏病住院病死率在 30% 左右,1983 年已下降到 15% 以下,目前仍在 10%~15%,这与肺源性心脏病发病高峰年龄向高龄推移、多脏器合并症、感染菌群的改变等多因素有关,主要死因依次为肺性脑病、呼吸衰竭、心力衰竭、休克、消化道出血、弥散性血管内凝血、全身衰竭等。本病病程中多数环节是可逆的,因此需要积极控制感染、宣传戒烟、治理环境污染,这些对保护肺源性心脏

病者的肺功能有着重要意义。对已发生肺源性心脏病的患者,应针对病情加以处理,通过适当治疗,心肺功能都可有一定程度的恢复。

推荐阅读

1. KONSTANTINIDES S V, MEYER G, BECATTINI C, et al. 2019 ESC Guidelines for the diagnosis and management of acute pulmonary embolism developed in collaboration with the European Respiratory Society (ERS)[J]. Eur Heart J,2020,41(4):543-603.
2. PRINSK W, ROSE L, ARCHER S L, et al. Clinical determinants and prognostic implications of right ventricular dysfunction in pulmonary hypertension caused by chronic lung disease[J]. J Am Heart Assoc,2019, 8(2):e011464.
3. SAKAO S. Chronic obstructive pulmonary disease and the early stage of cor pulmonale:A perspective in treatment with pulmonary arterial hypertension-approved drugs[J]. Respir Investig,2019,57(4):325-329.

第十四章 肺 高 压

管丽华 周达新

肺动脉高压(pulmonary arterial hypertension,PAH)是以肺小动脉重构为特征,肺血管阻力(pulmonary vascular resistance,PVR)进行性升高并最终导致右心衰竭而死亡的一类恶性心脏血管性疾病,其发病率、致残率及病死率高。

【定义】

肺高压(pulmonary hypertension,PH):是指海平面状态下、静息时,右心导管测量肺动脉平均压(mean pulmonary arterial pressure,mPAP)≥25mmHg(1mmHg=0.133kPa),正常人 mPAP 为(14±3)mmHg,正常高限值是 20mmHg。

PAH:右心导管测定为毛细血管前 PH,即肺动脉楔压(pulmonary artery wedge pressure,PAWP)≤15mmHg 及 PVR>3Wood 单位。

特发性肺动脉高压(idiopathic pulmonary arterial hypertension,IPAH)是一类无明确原因、以 PVR 进行性升高为主要特征的恶性肺血管疾病。血流动力学符合 PAH 诊断标准。

2015 年欧洲心脏学会/欧洲呼吸学会(ESC/ERS)肺高压诊断治疗指南制定右心导管术评估 PAH 的血流动力学标准见表 12-14-0-1。

表 12-14-0-1 ESC/ERS 2015 年右心导管评估肺动脉高压的血流动力学标准

定义	特点	临床分类
肺高压(PH)	mPAP≥25mmHg	所有类型的肺高压
毛细血管前 PH	mPAP≥25mmHg PAWP≤15mmHg PVR>3Wood 单位	1 类动脉型肺高压 3 类肺部疾病所致的肺动脉高压 4 类 CTEPH 5 类原因不明和/或多因素所致的 PH
毛细血管后 PH	mPAP≥25mmHg PAWP>15mmHg	2 类左心疾病相关性 PH 5 类原因不明和/或多因素所致的 PH
单纯毛细血管后 PH	DPG<7mmHg 和/或 PVR≤3Wood 单位	
混合型 PH	DPG≥7mmHg 和/或 PVR>3Wood 单位	

注:DPG. 舒张压力梯度(肺动脉舒张压−平均肺小动脉楔压);PAWP. 肺小动脉楔压;PVR. 肺血管阻力;mPAP. 肺动脉平均压;CTEPH. 慢性血栓栓塞性肺动脉高压。

2018 年第六届世界肺高压大会（WSPH）提出推荐将第 1 大类毛细血管前 PH 的诊断指标前移，即 mPAP>20mmHg，PAWP≤15mmHg，PVR>3Wood 单位。大会发言者指出，根据既往 4 个临床研究在不同情况下 mPAP>20mmHg 与死亡风险增加相关。从已有的研究数据看，采用新的定义后，毛细血管前 PH 患者的绝对增长和相对增长分别为 1% 和 4.9%。

《中国肺高血压诊断和治疗指南 2018》继续沿用 2015 年 ESC 指南的诊断标准。

【临床分类】

2018 年 WSPH 肺高压的临床分类继续延续 2015 年 ESC 肺高压诊治指南的 5 大类框架。WSPH 对第 1 大类 PH 进行

了调整，增加具有血管反应性的 PAH 作为单独的一组（1.2）。大会将 2015 年 ESC 指南中临床分类的"肺静脉阻塞性疾病（PVOD）和/或肺毛细血管瘤（PCH）"及"新生儿持续性 PH"修正到第 1 大类，各作为单独的一组疾病（1.6 和 1.7，表 12-14-0-2）。

《中国肺高血压诊断和治疗指南 2018》的临床分类沿用了 2018 年 WSPH 临床分类的推荐，见表 12-14-0-2。

【危险因素】

2018 年 WSPH/《中国肺高血压诊断和治疗指南 2018》相对于 2015 年指南，对诱发 PAH 危险因素进行了更新，见表 12-14-0-3。

表 12-14-0-2　肺高压的临床分类（2018 年 WSPH/《中国肺高血压诊断和治疗指南 2018》）

1. 肺动脉高压（PAH）	3. 与呼吸系统疾病和/或缺氧相关的 PAH
1.1　特发性肺动脉高压（IPAH）	3.1　阻塞性肺部疾病
1.2　具有血管反应性的 PAH	3.2　限制性肺部疾病
1.3　遗传性肺动脉高压（HPAH）	3.3　其他同时存在限制性、阻塞性或是混合型通气功能障碍的肺疾病
1.3.1　*BMPR2* 基因突变	3.4　无肺部疾病的低氧
1.3.2　其他基因突变	3.5　肺部发育异常
1.4　药物和毒素所致	4. 慢性血栓栓塞性肺高压（CTEPH）及其他肺动脉阻塞疾病
1.5　相关因素所致 PAH	4.1　CTEPH
1.5.1　结缔组织病	4.2　其他肺动脉阻塞疾病
1.5.2　HIV 感染	4.2.1　中/高级别的肉瘤或血管肉瘤
1.5.3　门脉高压	4.2.2　其他恶性肿瘤：肾细胞癌，子宫癌，睾丸生殖细胞肿瘤，其他肿瘤
1.5.4　先天性心脏病（CHD）	4.2.3　非恶性肿瘤-子宫平滑肌瘤
1.5.4.1　艾森门格综合征	4.2.4　无结缔组织病动脉炎
1.5.4.2　左向右分流（未/已纠正）	4.2.5　先天性肺动脉狭窄
1.5.4.3　PAH 合并 CHD	4.2.6　血吸虫病-包虫病
1.5.4.4　术后 PAH	5. 未明确的和/或多种因素所致 PH
1.5.5　血吸虫病	5.1　血液学疾病：慢性溶血性贫血、骨髓增生性疾病、脾切除术
1.6　PVOD 和/或肺毛细血管相关 PAH（PCH）	5.2　全身性疾病：肺朗罕氏细胞瘤、淋巴管肌瘤病、结节病、戈谢病，糖原贮积症，神经纤维瘤病
1.7　新生儿持续性肺动脉高压（PPHN）	5.3　其他：纤维性纵隔炎、长期透析的慢性肾衰竭、阶段性 PAH
2. 左心疾病相关性 PH	5.4　复杂的 CHD
2.1　EF 保留的心力衰竭（HFpEF）	5.4.1　阶段性 PH：孤立性起源异常的肺动脉，肺动脉缺如，肺动脉闭锁合并 VSD 及主要的主肺侧枝血管，共同动脉干，其他
2.2　EF 下降的心力衰竭（HFrEF）	5.4.2　单心室：未修补/已修补的
2.3　瓣膜性疾病	5.4.3　弯刀综合征
2.4　先天性毛细血管后阻塞性疾病	
2.4.1　肺静脉狭窄（孤立性的、支气管肺发育不良、新生儿等相关的）	
2.4.2　三房心	
2.4.3　完全性肺静脉回流梗阻	
2.4.4　二尖瓣/主动脉瓣狭窄（包括瓣上/瓣下狭窄）	

注：EF. 射血分数；VSD. 室间隔缺损；HIV. 人类获得性免疫缺陷病毒。

表 12-14-0-3　诱发肺动脉高压形成的药物和毒物的相关程度

绝对相关	可能相关	绝对相关	可能相关
阿米雷司	可卡因	达沙替尼	圣约翰草
芬氟拉明	苯丙氨醇		博舒替尼
右芬氟拉明	L-色氨酸		治疗丙肝的 DAAs
甲基苯丙胺	苯丙胺类		来氟米特
毒油菜籽油	α 干扰素，β 干扰素		靛红（中药青黛）
苯氟雷司	某些烷基化疗药物		

注：DAAs. 直接抗病毒药物。

肺高压高危人群:①结缔组织病患者;②先天性心脏病患者;③特发性肺动脉高压患者及家族性肺动脉高压患者的直系亲属;④肝硬化患者;⑤溶血性贫血患者;⑥服用减肥药人群;⑦人类获得性免疫缺陷病毒(HIV)感染患者;⑧遗传性出血性毛细血管扩张症患者及亲属;⑨既往有静脉血栓栓塞史患者;⑩血吸虫感染过的患者。

【病因与发病机制】

PAH 的发生发展过程与肺血管重构密切相关,但其发病机制尚未完全阐明。目前认为肺血管重构是遗传因素(基因突变)、表观遗传因素(DNA 甲基化、组蛋白乙酰化、微小 RNA 等)、环境因素(低氧、氧化应激、机械剪切力、炎症、药物或毒物等)多种因素共同作用的结果。

多种血管活性因子如内皮素(ET)、血管紧张素Ⅱ、前列环素、一氧化氮(NO)等,多个信号通路如 MAPK 通路、Rho/ROCK 通路、PI3K/AKT 通路、骨形态发生蛋白(BMP)/转化生长因子β(TGF-β)通路等及离子通道(钾离子通道、钙离子通道)被认为在肺血管重构中发挥重要调节作用。经典三大途径见图 12-14-0-1。

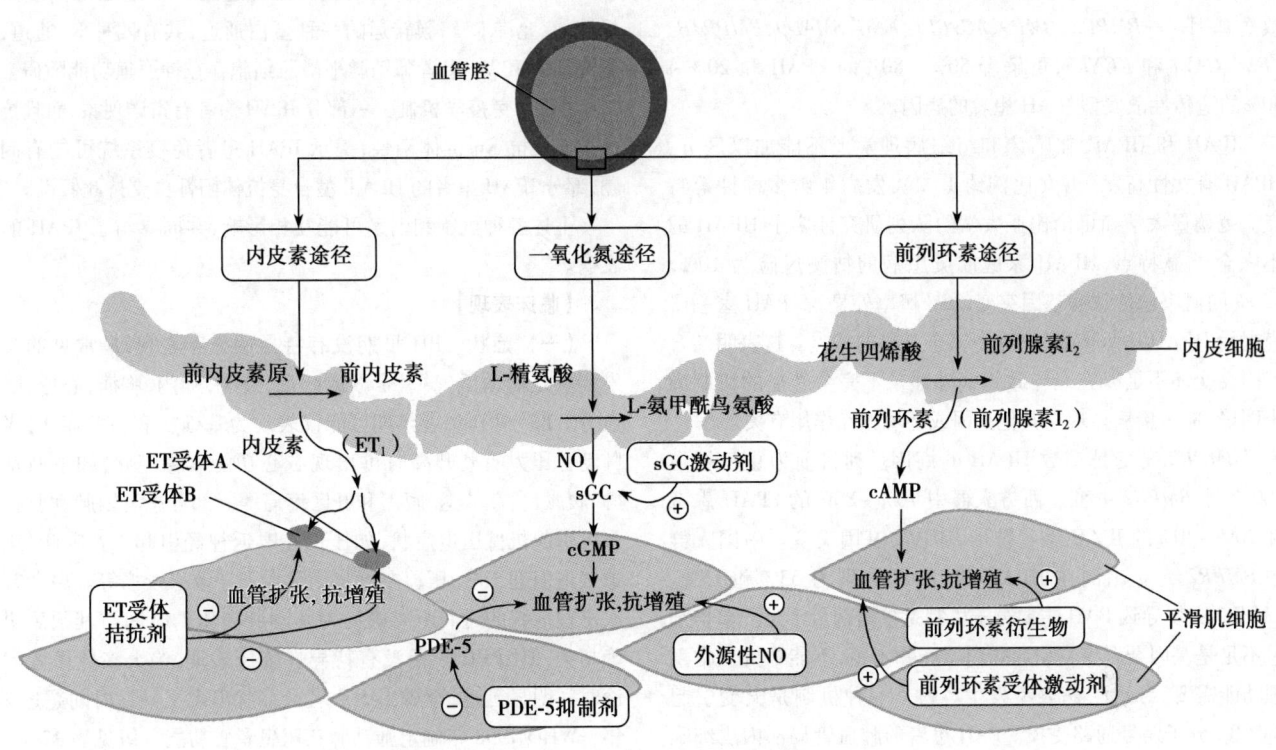

图 12-14-0-1 肺动脉高压发病机制经典三大途径

ET.内皮素;NO.一氧化氮;sGC.可溶性鸟苷酸环化酶;cGMP.环磷酸鸟苷;PDE-5.5 型磷酸二酯酶;cAMP.环磷酸腺苷。

(一) 内皮衍生的血管活性因子

1. 一氧化氮(nitricoxide, NO) NO 是短效亲脂自由基气体,正常生理条件下 NO 合酶(nitricoxidesynthase, NOS)催化左旋精氨酸转变为瓜氨酸产生 NO。NO 合成的关键酶有三种异构体:内皮型一氧化氮合酶(eNOS)、神经型一氧化氮合酶(nNOS)、诱导型一氧化氮合酶(iNOS)。eNOS 主要存在于内皮细胞中,是血管壁上 NO 的主要来源。NO 激活鸟苷酸环化酶(sGC),增加平滑肌的环磷酸鸟苷(cGMP),调控胞外钙离子浓度,进而引起平滑肌舒张导致血管扩张。由低氧和剪切力增加诱导的 eNOS 降低,导致 NO 减少,进而增加肺动脉平滑肌张力和增加无效收缩,表现为内皮依赖性血管舒张功能障碍。

2. 前列环素 花生四烯酸的环氧化酶代谢产物,包括前列腺素 E、地诺前列酮、前列环素[主要是前列腺素 I_2(PGI_2)]和血栓素 A_2 等。其中,地诺前列酮和血栓素 A_2 等可使血管收缩,前列腺素 E 和前列腺素 I_2 可使血管舒张。前列环素通过环磷酸腺苷(CAMP)依赖途径,发挥扩张血管、抑制平滑肌细胞增殖和抑制血小板聚集的作用。在 IPAH 患者前列环素降低,而血栓素 A_2 升高,中小肺动脉前列环素合成酶表达减少。

3. 内皮素(endothelin, ET) ET 是由 21 种氨基酸组成的肽类,其家族分为 ET-1、ET-2 和 ET-3 等,在肺血管中主要是 ET-1 发挥作用。血管内皮细胞受到某种刺激后可合成并释放 ET,ET 经内皮素转换酶作用后激活,激活后与其受体结合而发挥其生物学效应,包括血管的收缩、舒张、内皮细胞增生、血管壁增厚、纤维化等。ET-1 受体分为 ETA 和 ETB 受体,ETB 受体有两种亚型:ETB1 及 ETB2,ET-1 是至今发现的最强的缩血管因子,其缩血管效应是通过 ETA 和 ETB2 发挥作用,ETB1 则使血管产生舒张效应。Chanruck 研究表明,ET-1 在 PAH 发病中起重要作用,PAH 患者,ET 表达呈高水平,且其表达水平与病情呈正相关。

4. 其他血管活性因子 内皮细胞的损害是血管炎症的关

键,低氧或是持续高压剪切力活化内皮细胞表达一些特殊的蛋白质和标志物如表皮细胞黏附因子-1、VEGF 受体、E 选择素、组织因子等。内皮损伤后内皮屏障有所丢失,血管中的炎性介质和一些生长因子能直接作用于血管中、外膜,进一步加重 PAH 的形成。血浆血管性血友病因子(von Willebrand 因子)抗原水平是血管内皮细胞功能紊乱的一个标志物,在 IPAH 患者中其水平明显高于继发性肺动脉高压患者。

（二）遗传学机制 基因突变是部分 PAH 患者最根本的病因,基因检测可从分子水平确诊 PAH。IPAH 和家族性肺动脉高压(FPAH)均为单基因常染色体显性遗传,目前已知 9 个致病基因——BMPR2、BMP9、ACVRL1、ENG、SMAD9、BMPR1B、TBX4、CAV1 和 KCNK3,可解释 50%~80% 的 FPAH 和 20%~50% 的遗传性散发型 IPAH 患者的病因。

IPAH 和 HPAH 在临床和组织病理学上不能加以区分,HPAH 有女性高发(男女比例约 1:2),发病年龄多样性等特点。范德堡大学和哥伦比亚大学的队列研究证实了 HPAH 的不完全外显特点,HPAH 家庭成员患病的估测风险为 10%。(50% 的概率遗传致病基因突变,20% 概率外显)。PAH 家系研究揭示 HPAH 中 BMPR2 突变不完全外显的特点。这表明杂合基因突变还不足以完全导致该病外显。不完全外显的机制尚未明确,提示疾病显现与其他基因或环境相互作用有关。

BMPR2 突变是多数 HPAH 的病因。到目前为止已报道 300 多种 BMPR2 突变。西方人群中 70%~80% 的 FPAH 患者和 20%~40% 的 IPAH 患者携带 BMPR2 基因突变。中国人群中 BMPR2 突变比例在 HPAH 和 IPAH 分别为 53% 和 15%。BMPR2 突变导致 PAH 主要分子机制是单倍剂量不足。单倍剂量不足是基因杂合突变引起蛋白质产物不足,不能维持正常生理功能需要,导致疾病表型发生。另外一种机制是突变引起 BMPR2 分子信号通路受损。PAH 患者的肺血管局部内皮细胞和局部、远端平滑肌细胞呈现出单克隆细胞增殖,BMPR2 信号通路可能是影响肺动脉内皮细胞单克隆增殖的原因。

BMP9 是最新发现的 IPAH 致病基因。BMP9 基因突变使 IPAH 发病风险上升 22 倍,可解释 6.7% 中国 IPAH 患者的遗传病因。BMP9 突变的强烈致病性使其成为仅次于 BMPR2 排名第 2 的 IPAH 致病基因。

遗传性肺静脉闭塞病(PVOD)/肺毛细血管瘤(PCH)被认为是常染色体隐性遗传,基因测序显示 EIF2AK4 等位基因性突变存在几乎所有的家族 PVOD/PCH 患者及 9%~25% 的散发患者中。对于临床疑似 PVOD/PCH,推荐进行遗传学检测。

（三）血管壁平滑肌细胞钾离子通道 K⁺ 通道是高度选择性的、允许 K⁺ 跨膜转运的一种蛋白通道,共有四种 K⁺ 通道,研究证实 IPAH 患者肺动脉平滑肌细胞存在钾通道功能障碍。

（四）免疫学机制 一部分 IPAH 患者有雷诺现象,而且抗核抗体及抗 Ku 抗体阳性,提示 IPAH 患者免疫系统可能有问题,部分 IPAH 患者的 HLA Ⅱ 型自身抗体阳性也支持此假设。

上述各种机制和因素可能互相影响、共同参与了 IPAH 的发病。

【临床表现】

（一）症状 PH 早期没有特异性临床表现,最常见的首发症状是活动后气短,晕厥或眩晕,黑矇,胸闷,胸痛,心悸,咯血等。部分 PH 患者早期可能仅表现为基础疾病相关症状,当肺动脉压力明显升高时可出现右心功能衰竭症状,如下肢水肿、腹胀、食欲减退、腹泻和肝区疼痛等。部分患者因肺动脉扩张可引起机械压迫症状,如压迫左喉返神经引起声音嘶哑,压迫气道引起干咳,压迫左冠状动脉主干导致心绞痛等。患者首次出现症状的时间距离确诊为肺动脉高压的时间与其预后明确相关,但因 PH 早期没有特异性临床表现,绝大多数患者就诊时间明显延迟,至少 1/5 患者从症状出现至确诊时间超过 2 年。WHO 1998 年制定肺动脉高压患者心功能分级见表 12-14-0-4。一些临床症状和化验指标与患者的预后密切相关。

表 12-14-0-4 WHO 1998 年制定的肺动脉高压心功能分级

Ⅰ级	患者有肺动脉高压但是无体力活动受限。一般的体力活动不会引起呼吸困难、疲乏、胸痛或近乎晕厥
Ⅱ级	患者有肺动脉高压伴体力活动轻度受限。在静息状态下无不适,但是一般的体力活动即可造成患者呼吸困难、疲乏、胸痛或近乎晕厥
Ⅲ级	患者有肺动脉高压伴体力活动严重受限。在静息状态下无不适,低于正常体力活动量即可造成患者呼吸困难、疲乏、胸痛或近乎晕厥
Ⅳ级	患者有肺动脉高压且无法从事任何体力活动。该级患者表现有右心衰竭的体征,即使在静息状态下也可以表现有呼吸困难和/或乏力。任何体力活动都会增加患者的不适

1. 气促 最常见,标志右心功能不全的出现。有些患者出现活动后气促,甚至进餐时或进餐后出现气促。严重的肺动脉高压患者出现高枕卧位,甚至端坐呼吸,这是左心衰的经典症状,可能与左心室受到扩大的右心室的压迫变小,左心舒张功能减退有关。

2. 胸痛 约 1/3 肺动脉高压患者出现此症状。

3. 头晕或晕厥 多为活动时发生,儿童多见。在应用扩血管药物降低全身血压后会更明显。运动时不能提供额外心排血量时,出现劳力性晕厥。晕厥或眩晕的出现,标志患者心排血量明显下降,提示预后差,需高度重视。

4. 慢性疲劳 为非特异性症状,但常见。

5. 水肿 右心衰竭的表现。踝部和腿部水肿常见。严重肺动脉高压患者可有颈静脉怒张和腹部饱满感,食欲减退,肝淤血,可能出现胸腔积液和腹水。

6. 抑郁 疲乏可能导致抑郁,有些药物或者肺动脉高压疾病本身引起抑郁。

7. 干咳 比较常见,可能痰中带血(咯血)。

8. 雷诺现象(Raynaud phenomenon) 遇冷时手指末端变白,这在结缔组织疾病相关的肺动脉高压患者中常见,部分IPAH的患者也有该症状。

9. 其他 口唇和指甲发绀;体重减轻;脱发;月经不规则甚至停经。

（二）**体格检查** 肺动脉高压的体征多与右心衰竭有关,常见有口唇发绀,颈静脉充盈或怒张,肺动脉瓣区第二心音亢进,由于肺动脉瓣开放突然受阻出现的收缩早期喷射性咯喇音,血液反流通过三尖瓣引起的收缩期杂音,右心室肥厚导致胸骨左侧出现明显抬举性搏动,第三心音出现代表右心室舒张充盈压增高及右心功能不全,38%的患者可闻及第四心音奔马律,右心室充盈压升高可出现颈部巨大"a"波等。可出现腹水,下肢水肿,黄疸和发绀等体征。颈静脉检查还有助于判断右心房压力,右心房压力是判断患者预后的重要参数。

详细的体格检查有助于发现肺高压的病因,如发绀和杵状指可能提示艾森门格综合征或复杂先天性心脏病,其中差异性发绀和杵状趾是动脉导管未闭合并PAH的特征性表现;反复自发性鼻出血、体表皮肤毛细血管扩张提示遗传性出血性毛细血管扩张症。

【**辅助检查**】

（一）**心电图** 肺动脉高压特征性的心电图改变有:①电轴右偏;②Ⅰ导联出现s波;③右心室肥厚高电压,右胸导联可出现ST-T波低平或倒置。其发生机制是由于肺动脉高压造成右心室肥厚,心包心肌张力增加影响心肌供血。肺动脉阻力增加越高,增高的时间越短,心电图反映心肌缺血的敏感性越高。

（二）**胸部X线片** 肺总动脉及肺门动脉影扩张,伴外周肺血管稀疏("截断现象"),右心房右心室影扩大。还可发现原发性肺部疾病,胸膜疾病,心包钙化,或者心内分流性畸形可能,因为后者可出现肺血增多。但胸部X线平片正常并不能排除肺高血压。

（三）**超声心动图** 是筛选肺高压最重要的无创检查,各大指南推荐超声心动图作为一线的无创性辅助诊断检查以排查可疑的肺高压(1C)。更新后的超声心动图诊断肺高压的参考标准见表12-14-0-5。2018年WSPH及《中国肺高血压诊断和治疗指南2018》继续沿用该标准。其他超声心动图迹象见表12-14-0-6。

表 12-14-0-5 ESC 2015 年推荐的超声心动图诊断肺动脉高压的参考标准

肺高压可能性低度
三尖瓣反流速率≤2.8m/s,无其他超声心动图参数支持肺动脉高压
肺高压可能性中度
三尖瓣反流速率≤2.8m/s,有其他超声心动图参数支持肺动脉高压
三尖瓣反流速率2.9~3.4m/s,伴或不伴有其他超声心动图参数支持肺动脉高压
肺高压可能性高度
三尖瓣反流速率>3.4m/s,伴或不伴有其他超声心动图参数支持肺动脉高压

表 12-14-0-6 肺高压的其他超声心动图迹象

心室	肺动脉压	下腔静脉和右心房
右心室/左心室内径比>1.0	多普勒右心室流出道加速时间<105m/s和/或收缩中期咯喇音	下腔静脉直径≥21mm,吸气时塌陷(深吸气塌陷率<50%或是平静吸气时塌陷率<20%)
室间隔展平(收缩期和/或舒张期左心室偏心指数>1.1)	舒张早期肺动脉反流速率>2.2mm/s	右心房面积(收缩期>18cm^2)
	肺动脉直径>25mm	

（四）**右心导管检查与急性血管反应试验** 右心导管检查,是诊断和评价肺高压的"金标准"。可提供右心室和肺动脉的血流动力学情况,排除左-右心内分流和其他严重的左心疾病,以帮助查找PAH的原因,并且可行急性血管扩张试验。测定的项目包括:上下腔静脉压、右心房压、右心室压、肺动脉压、肺小动脉楔压(均为收缩压、舒张压、平均压)、心排血量、肺血管阻力(PVR)和体循环阻力、动脉及混合静脉血氧饱和度。平

均右心房压力升高和心指数降低是PAH患者生存的重要预测指标。通常情况下,PAWP低估左室舒张末期压力,右心导管测量还需计算跨肺压(TPG)和PVR。PVR>3Wood单位是诊断PAH的标准条件之一。舒张压力梯度(DPG)相对TPG很少受血流和充盈压的影响。对无心内或无大动脉分流患者,建议采用热稀释法测量心排血量,因为即使在低心排血量状态和/或严重三尖瓣反流患者中,该方法也可准确反映患者的实际心排

血量。一般至少测定 3 次取均值。而对分流性先天性心脏病应采用 Fick 法测定肺循环(Qp)和体循环血流量(Qs)。

急性血管扩张试验是选择出适合长期钙通道阻滞剂(CCB)治疗患者的必要手段,推荐在有经验的专科中心完成。最新指南推荐在 IPAH,HPAH,药物相关 PAH 患者行急性血管反应试验来指导 CCB 的应用。目前指南仍推荐吸入 NO、静脉依前列醇作为试验用药,腺苷或是吸入伊洛前列素可作为试验用药选择。我国专家学者通过中国人群的临床研究结果推荐吸入伊洛前列素作为首选试验用药,腺苷为第二选择试验用药。指南推荐试验用药见表 12-14-0-7。

表 12-14-0-7 推荐急性血管反应试验应用方案

药物	给药方法	半衰期	剂量范围(起始剂量~最大量)	增量方法	每次增加剂量所需时间
伊洛前列素	雾化吸入	5~25min	10~20μg(指雾化吸入装置剂量)	可以使用单一剂量	
依前列醇	静脉	3min	2~12ng/(kg·min)	2ng/(kg·min)	10min
腺苷	静脉	5~10s	50~350μg/(kg·min)	50μg/(kg·min)	2min
NO	吸入	15~30s	10~20ppm*	可以使用单一剂量	5min

注:* 1ppm=1cm³/m³。

终止急性血管反应试验的指征:①体循环收缩压下降超过 30% 或低于 85mmHg;②心率增加超过 40% 或大于 100 次/min;③心率低于 60 次/min 并出现体循环低血压症状;④发生不可耐受的不良反应;⑤肺动脉压下降达到目标值;⑥血管扩张剂已应用至最大剂量。

急性血管反应实验的阳性标准:ESC 于 2004 年制定的标准是:①mPAP 达到 ≤40mmHg;②mPAP 至少下降 10mmHg;③同时心排出量增加或不变。近年来一直延用该标准。

钙通道阻滞剂不能作为急性血管反应试验的药物。它对体循环的扩张作用强于对肺血管的作用,如果患者肺血管阻力固定,心排血量不能增加,可导致严重的低血压甚至猝死。

(五)**肺功能评价** 呼吸功能检查有助于发现潜在的肺实质或气道疾病。所有肺动脉高压患者初始检查应行包括一氧化碳弥散量(DLCO)检查的肺功能检查,了解有无换气功能障碍。大部分的 PAH 患者 DLCO 降低,低于 45% 预测值预后相对差。

(六)**肺通气/灌注(V/Q)显像** 对于不明原因的肺动脉高压的患者,建议行 V/Q 扫描,以排查慢性血栓栓塞引起的肺动脉高压。对于 CTEPH 筛查 V/Q 显像比 CT 肺动脉造影(CT-PA)敏感度更高,因此是筛查 CTEPH 的重要手段。V/Q 扫描正常可以基本排除 CTEPH,其敏感度 90%~100%,特异性 94%~100%。在肺动脉慢性血栓栓塞时呈某一区域的放射活性减弱,急性栓塞呈现完整的灌注缺损。部分 PAH 和 PVOD/PCH 也可出现小的外周肺野节段性灌注缺失。

(七)**睡眠监测** 约有 15% 阻塞性睡眠障碍的患者会合并肺动脉高压,必要时可对肺动脉高压患者进行睡眠监测。

(八)**胸部 CT** 胸部 CT 可提供关于心脏、血管、肺实质及纵隔病变的详细信息,主要用于 PH 病因诊断、肺血管介入影像学评估及评价预后。CT 平扫发现以下征象提示 PH 可能:肺动脉直径≥29mm;主肺动脉直径/升主动脉直径比值≥1.0;大于 3~4 个亚段的肺动脉直径/支气管直径比值>1。胸部高分辨率 CT 检查着重了解有无肺间质病变、PVOD/PC。对于可疑慢性血栓栓塞引起的肺动脉高压患者,建议行 CT 肺动脉造影检查(CTPA)。

(九)**肺动脉造影** 指征:①临床怀疑有 CTEPH 而无创检查不能提供充分证据;②临床考虑为中心型 CTEPH 而有手术指征,术前需完成肺动脉造影以指导手术;③临床诊断患者为肺血管炎,需要了解患者肺血管受累程度。

(十)**6 分钟步行距离试验(6-minute walk test)** 是评价慢性心力衰竭患者心功能的重要指标之一。1993 年 Bittner 根据病情将 6 分钟步行试验的结果分为 4 级(表 12-14-0-8)。

表 12-14-0-8 6 分钟步行试验结果的分级

分级	距离/m
Ⅰ级	<300
Ⅱ级	300~375
Ⅲ级	375~450
Ⅳ级	>450

(十一)**心脏 MRI 检查(CMR)** 心脏磁共振是目前无创评价右心大小、形态和功能的"金标准",具有较高的可重复性,可无创评估血流动力学状态、估测右心室每搏量、心排血量、肺动脉弹性和右心室质量。CMR 也可用于评价肺高血压患者病情严重程度及治疗效果。并且对可疑的先天性心脏病也能协助提供更多的诊断信息。对于疑诊肺动脉阻塞性疾病患者,注射对比剂或无对比剂磁共振肺动脉造影都具有一定诊断价值,尤其适合一些临床特殊情况,如孕妇、肾功能不全或对含碘对比剂过敏患者。

【诊断】

(一)**早期筛查** 肺动脉高压与多种疾病相关。结缔组织病、先天性心脏病、溶血性贫血、HIV 感染、遗传性出血性毛细血管扩张症、肝硬化、服用减肥药患者和 IPAH/FPAH 患者的亲属等,均是肺动脉高压危险人群。这类患者应定期进行超声心动图的筛查,必要时进行右心导管检查。

(二)**肺动脉高压诊断流程** 指南特别指出从超声心动图判定开始诊断流程,继以常见的病因检查,肺动脉高压诊断流程见图 12-14-0-2。

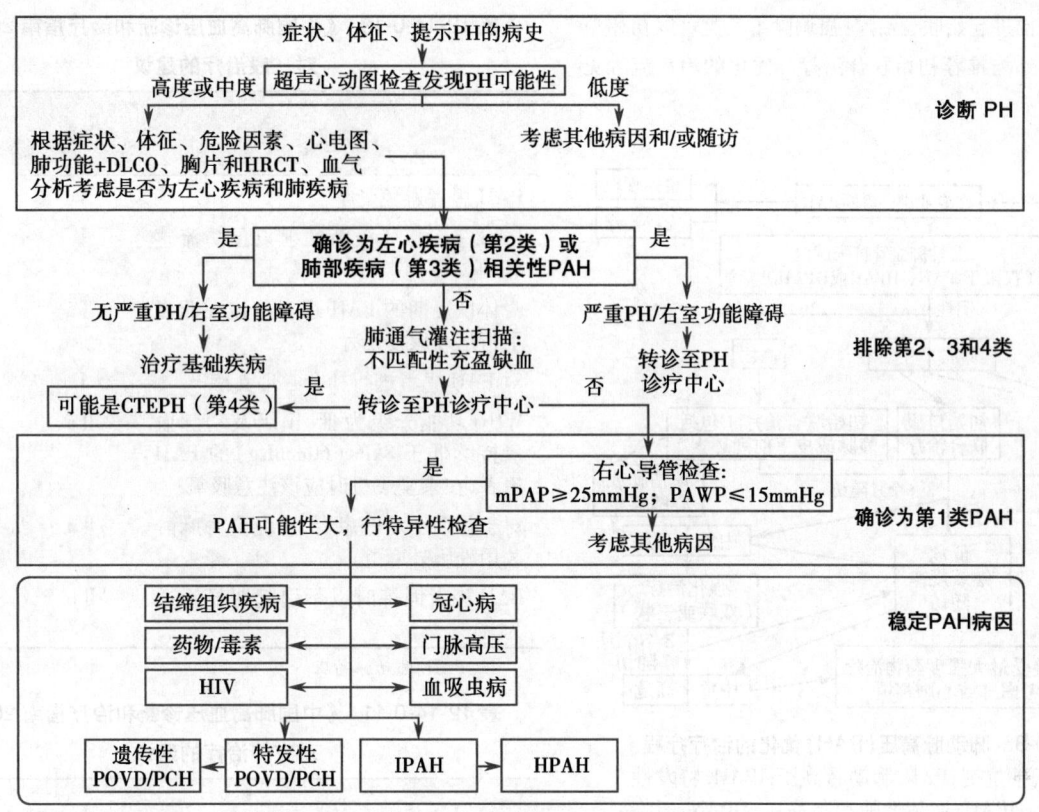

图 12-14-0-2 肺动脉高压诊断流程

PAH. 肺动脉高压；PH. 肺高压；DLCO. 一氧化碳弥散量；HRCT. 高分辨率计算机断层扫描；CTEPH. 慢性血栓栓塞性 PAH；mPAP. 平均肺动脉压；PWP. 肺楔压；POVD/PCH. 肺静脉栓塞性疾病/肺毛细血管瘤；HIV. 人类获得性免疫缺陷病毒；IPAH. 特发性肺动脉高压；HPAH. 遗传性肺动脉高压。

（三）**PAH 风险评估** 根据临床表现，生化标志，超声心动图和血流动力学的数据评估肺高压患者的严重程度。每 3~6 个月对病情稳定的患者进行结构性评估。2018 年 WSPH 在 2015 年 ESC 肺高压指南风险评估基础上进行了简化（表 12-14-0-9）。

表 12-14-0-9 2018 年 WSPH 肺动脉高压风险评估

影响预后的因素 （评估 1 年的死亡率）	低危<5%	中危 5%~10%	高危>10%
WHO 功能分级	I、II	III	IV
6 分钟步行试验	>440m	165~440m	<165m
血浆 BNP/NT-proBNP 水平	BNP<50ng/L NT-proBNP<300ng/ml	BNP 50~300ng/L NT-proBNP 300~1 400ng/ml	BNP>300ng/L NT-proBNP>1 400ng/ml
血流动力学参数	RAP<8mmHg CI≥2. 5L/（min·m²） SvO₂>65% 至少三种低风险预测指标 且没有高风险预测指标	RAP 8~14mmHg CI 2.0~2.4L/（min·m²） SvO₂ 60%~65% 介于低风险和高风险之间	RAP>14mmHg CI<2.0L/（min·m²） SvO₂<60% 至少两个高风险预测指标，包括 CI 和 SvO₂

注：BNP. 脑钠肽；CI. 心指数；RAP. 右心房压力；RA. 右心房；NT-proBNP. 氨基末端脑钠肽前体；SvO₂. 混合静脉氧饱和度。

【治疗】

以目标为导向的精准化治疗，尽早及尽可能地把所有 PAH 患者控制并维持在低危状态。第一步基本治疗，包括一般治疗，支持治疗，转诊肺高压专科中心，行急性血管反应试验明确是否有 CCB 治疗的适应证。第二步，对于血管反应试验阳性的患者给予高剂量的 CCB 治疗，急性血管反应试验阴性根据患者风险评估选择已经批准的 PAH 靶向药物，尽早启动靶向药物联合治疗。第三步，药物治疗无反应，考虑肺移植。

在 2015 年 ESC 肺高压指南，对于部分低危和所有中危患者，靶向药物序贯联合治疗和起始联合治疗是同等力度的推荐，WHO 功能分级 II 级即可启动联合治疗。2018 年 WSPH 及《中国肺高血压诊断和治疗指南 2018》基于循证医学依据进一步在中低危患者推进起始联合治疗:强调除了7类可以初始单药治疗的人群之外均推荐初始联合治疗。优化的治疗流程见图12-14-0-3。

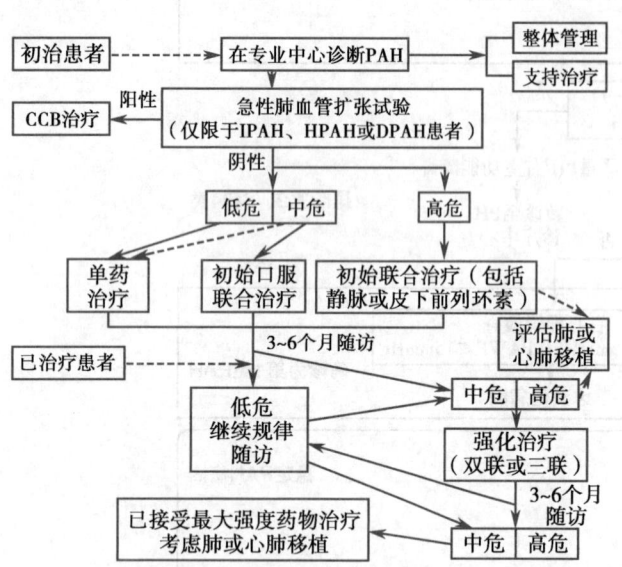

图12-14-0-3　肺动脉高压(PAH)优化的治疗疗程

CCB.钙离子拮抗剂;PAH.肺动脉高压;IPAH.特发性肺动脉高压;HPAH.遗传性肺动脉高压;DPAN.药物相关肺动脉高压。

七类推荐单药治疗的PAH患者:①急性血管扩张试验阳性的WHO功能分级Ⅰ/Ⅱ级IPAH/HPAH/DPAH且仅CCB治疗至少1年后持续血流动力学改善的患者。②长期(>5~10年)单药治疗,且稳定低危状态的患者。③>75岁的IPAH患者,存在多种心力衰竭风险因素(高血压、糖尿病、冠状动脉疾病、房颤、肥胖)且左室射血分数保持不变。④疑似或高度疑似肺静脉闭塞病或肺毛细血管瘤的PAH患者。⑤与HIV感染或门脉高压或未修复先天性心脏病相关的PAH患者。⑥极轻度PAH患者(如WHO功能分级Ⅰ级、PVR 3~4Wood单位、mPAP<30mmHg、超声心动图显示右心正常)。⑦联合治疗不适用或存在禁忌(如严重肝病)。

（一）基本治疗　基本治疗包括一般治疗和支持治疗。一般治疗包括体力活动及专业指导的康复锻炼,避免妊娠,计划生育,绝经后的激素治疗,择期外科手术的注意事项,预防感染,社会心理支持,治疗配合性,遗传咨询和旅行注意事项,对一般治疗的建议见表12-14-0-10。

支持治疗主要包括吸氧、利尿药、地高辛和口服抗凝药物等。主要是针对右心功能不全和肺动脉原位血栓形成。对支持治疗建议见表12-14-0-11。外科和心内介入治疗则主要为先天性心脏病患者进行封堵、修补或矫治术。

1. 氧疗　肺动脉高压患者吸氧治疗的指征是动脉血氧饱和度低于91%或动脉血氧分压<60mmHg,使得血氧饱和度>92%。先天性体-肺分流性心脏病相关肺动脉高压则无此限制,若艾森门格综合征者吸氧后氧饱和度上升5%,则建议其吸氧。

表12-14-0-10　《中国肺高血压诊断和治疗指南2018》对一般治疗的建议

建议	分类	证据水平
PAH患者避免受孕	Ⅰ	C
PAH患者接受疫苗注射以预防流感和肺炎	Ⅰ	C
身体恢复期的PAH患者应该在监督下行运动康复治疗	Ⅱa	C
对PAH患者进行社会心理支持	Ⅰ	C
WHO功能分级为Ⅲ、Ⅳ级及动脉血氧持续低于8kPa(60mmHg)的PAH患者,在乘坐飞机时应该注意吸氧	Ⅱa	C
对于择期手术的患者,避免全身麻醉改用硬膜外麻醉	Ⅱa	C
PAH患者锻炼时以不引起明显不适为宜	Ⅱb	C

注:PAH.肺动脉高压。

表12-14-0-11　《中国肺高血压诊断和治疗指南2018》对支持治疗的建议

建议	分类	证据水平
对于有右心衰竭和水肿征象的PAH患者,应该给予利尿药	Ⅰ	C
对于动脉血氧分压持续低于8kPa(60mmHg)的PAH患者,应该给予患者长期持续性氧疗	Ⅰ	C
对于IPAH、HPAH及食欲抑制剂相关性PAH的患者,应该给予口服抗凝剂的治疗	Ⅱb	C
合并矛盾性栓塞的艾森门格综合征、合并肺动脉原位血栓形成的PAH患者酌情抗凝治疗	Ⅱb	C
PAH患者纠正贫血和/或缺铁状态	Ⅱb	C
不推荐PAH患者使用ACEI、β受体阻滞剂,伊伐布雷定,除非合并高血压、冠心病、左心衰	Ⅲ	C

注:PAH.肺动脉高压;IPAH.特发性肺动脉高压;HAPH.遗传性肺动脉高压;ACEI.血管紧张素转化酶抑制剂。

2. 利尿药　对于合并右心功能不全或是水肿有水钠储留的肺动脉高压患者,应给予利尿药。常用利尿剂包括襻利尿剂和醛固酮受体拮抗剂。运用期间应密切监测血钾,并注意患者血压及有效血容量情况。

3. 地高辛及其他心血管药物　心排血量低于4L/min,或者心指数低于2.5L/(min·m²)是应用地高辛的绝对指征;另外,右心室明显扩张、基础心率大于100次/min、心室率偏快的心房颤动等均是应用地高辛的指征。地高辛可改善PAH患者心排血量,但长期疗效尚不清楚。除左心疾病所致肺高血压外,不建议对其他类型肺高血压患者应用血管紧张素转化酶抑制剂(ACEI)血管紧张素Ⅱ受体拮抗剂(ARB)、β受体阻滞剂、硝酸酯类药物和伊伐布雷定等药物。特殊情况需应用时应严密监测患者血压、心率和症状,避免PAH靶向药物和上述药物合用产生严重不良反应。

4. 口服抗凝药　CTEPH患者终生抗凝。建议IPAH、HPAH和减肥药相关PAH患者口服抗凝。对于存在肺动脉血栓或矛盾性栓塞的艾森门格综合征患者,在无明显咯血的情况下,可考虑口服抗凝剂。口服华法林,一般使国际标准化比值(INR)控制在2~3之间。新型口服抗凝药的治疗效果尚不明确。

5. 铁剂　缺铁在PAH患者中较为普遍,其可使PAH患者运动耐量下降,病死率增加,并且这种铁缺乏与贫血无关。铁缺乏患者可考虑铁替代治疗,推荐静脉注射铁剂。

6. 多巴酚丁胺　是重度右心衰竭(心功能Ⅳ级)和急性右心衰竭患者首选的正性肌力药物,主要作用于β_1受体,对β_2及α受体作用相对较小,直接激动心脏β_1受体以增强心肌收缩和增加搏出量,使心排血量增加。一般起始剂量为$2.5 \sim 10\mu g/(kg \cdot min)$,可逐渐加量到$15\mu g/(kg \cdot min)$。当$>15\mu g/(kg \cdot min)$时,需注意过大剂量仍然有可能加速心率并产生心律失常。

(二) 钙通道阻滞剂(CCB)　用于治疗轻度功能性PAH患者的一线用药,仅限于急性血管扩张试验阳性患者。急性血管扩张试验阳性PAH患者长期用CCB治疗5年生存率为97%。对于WHO分级Ⅰ级或是Ⅱ级的IPAH,HPAH和DPAH患者急性血管反应试验阳性的在用药后伴有明显的血流动力学改善或接近正常,建议持续应用高剂量的CCB(ⅠC)。在采用CCB治疗3个月后,应对患者进行密切随访再评估(包括右心导管)(ⅠC)。

CCB特别是选择性低的CCB具有显著的心脏负性肌力作用,可致显著的低血压。指南推荐高剂量使用CCB,鉴于PAH患者多数血压不高或是偏低,建议CCB的剂量逐渐滴定,防止低血压发生。常用的CCB有硝苯地平、地尔硫草、氨氯地平等,维拉帕米可能增加IPAH猝死率故禁用。具体用法参见本篇第二十六章第十节"治疗肺高压药物"。

(三) PAH靶向药物　具体参见本篇第二十六章第十节"治疗肺高压药物",靶向药物联合治疗的推荐见图12-14-0-4。

(四) 右心辅助装置　肺高血压合并严重右心衰竭且药物治疗效果不佳时可考虑使用体外膜肺氧合(ECMO)进行救治,但需提前明确下一步治疗方向,过渡到恢复或是过渡到肺移植或心肺联合移植。建议ECMO仅用于明确有恢复机会或等待移植的患者。

(五) 心房间隔造口术　足够剂量使用上述靶向药物联合治疗之后,患者仍无明显好转,即可推荐患者进行房间隔造口术。房间隔造口术目前仍然是作为肺移植前的过渡治疗方法。

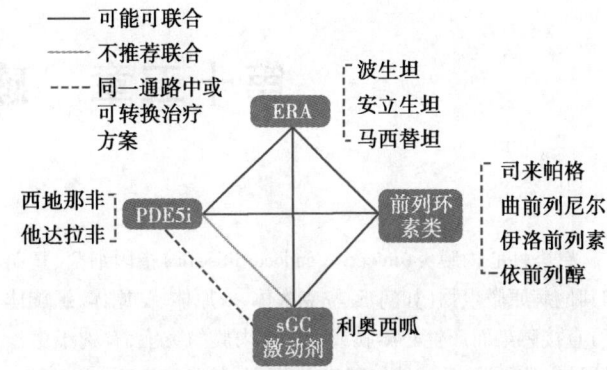

图 12-14-0-4　靶向药物联合治疗的推荐
ERA. 内皮素受体拮抗剂;PDE5i. 磷酸二酯酶5抑制剂;sGC. 可溶性鸟苷酸环化酶。

禁忌证:右心房压力>20mmHg,静息状态动脉血氧饱和度<90%。

(六) 肺或心肺联合移植　单侧肺移植、双肺移植、活体肺叶移植及心肺移植已在国外成熟应用于肺动脉高压患者的治疗,目前国内也在积极开展。主要指征:已充分内科治疗而无明显疗效的患者。肺移植技术明显延长了这些患者的寿命和生活质量。

(七) 肺动脉去神经术　我国研究者开展了一系列经皮肺动脉去神经术治疗肺高压患者的临床试验,发现部分患者心功能和血流动力学参数有所改善。

(八) 基因治疗　国外有成功报道,但是距离临床推广使用尚远。

推荐阅读

1. 中华医学会心血管病学分会肺血管病学组,中华心血管病杂志编辑委员会.中国肺高血压诊断和治疗指南2018[J].中华心血管病杂志,2018,46(12):933-964.

2. JANSA P,PULIDO T. Macitentan in pulmonary arterial hypertension:a focus on combination therapy in the SERAPHIN trial[J]. Am J Cardiovasc Drugs,2018,18(1):1-11.

3. HUMBERT M,COGHLAN J G,GHOFRANI H A,et al. Riociguat for the treatment of pulmonary arterial hypertension associated with connective tissue disease:results from PATENT-1 and PATENT-2[J]. Ann Rheum Dis,2017,76(2):422-426.

4. FERNANDES C J C D S,HUMBERT M,SOUZA R. Challenging the concept of adding more drugs in pulmonary arterial hypertension[J]. Eur Respir J,2017,50(3):1701527.

5. GALIÈ N,CHANNICK R N,FRANTZ R P,et al. Risk stratification and medical therapy of pulmonary arterial hypertension[J]. Eur Respir J,2019,53(1):1801889.

第十五章 感染性心内膜炎

杨 茗 何梅先

感染性心内膜炎(infective endocarditis,IE)指因细菌、真菌和其他病原微生物(如病毒、立克次体、衣原体、支原体、螺旋体等)直接感染而产生心瓣膜或心室壁内膜的炎症,有别于由于风湿热、类风湿、系统性红斑狼疮等所致的非感染性心内膜炎。

近年来随着抗生素广泛应用和病原微生物的变化,本病临床表现变得不典型。由于人口老龄化,风湿热减少,感染性心内膜炎的平均发病年龄有所增加,大于40岁的患者明显增加,且发病率随年龄增长而增长,在70~80岁时达最高,男女的比例约为2:1,女性患者预后较差。

【病因】

本病多见于器质性心脏病的患者。近年来大量研究证实了血流动力学因素、机械因素造成心内膜的原始损伤、非细菌性血栓性心内膜炎、暂时性菌血症及血液中致病微生物的数量、毒力、侵袭性和黏附于黏膜的能力均与IE的发病有关。

各种先天性心脏病中,动脉导管未闭、室间隔缺损、法洛四联症最常发生。在单个瓣膜病变中,二叶式主动脉瓣狭窄最易发生,瓣膜脱垂(主动脉瓣、二尖瓣)也易患本病。另外接受长时间经静脉治疗、静脉注射麻醉药成瘾、由药物或疾病引起免疫功能抑制的患者、人工瓣膜置换术后的IE和心血管植入型电子装置(cardiovascular implanted electronic device,CIED)性IE也有增多。在发达国家,二尖瓣脱垂是IE最常见的原因。肥厚型心肌病、冠心病罹患本病者也有报道。

近年来,由于广谱抗生素的普遍和过度使用,致病菌种也发生改变,过去罕见的耐药微生物病例增加。尽管目前甲型溶血性链球菌(草绿色链球菌)心内膜炎的比例有所下降,但链球菌包括各种不同类型的变异体及葡萄球菌仍是最常见、毒性最强的致病菌。葡萄球菌感染是医源性和静脉内药物滥用者的IE最主要的原因。CIEDs性IE多为表皮葡菌和金黄色葡萄球菌感染。真菌尤多见于心脏手术和静脉注射麻醉药物成瘾者中,长期应用抗生素或激素、免疫抑制剂、静脉导管输给高营养液等均可增加真菌感染的机会,其中以念珠菌属、曲霉菌属和组织胞浆菌属较多见。

在心瓣膜病损、先天性心血管畸形或后天性动静脉瘘的病变处,存在异常的血液压力阶差,引起局部心内膜的内皮受损,可形成非细菌性血栓性心内膜炎,涡流可使细菌沉淀于低压腔室的近端、血液异常流出处受损的心内膜上,引起IE。正常人可有少数细菌自口腔、鼻咽部、牙龈、检查操作或手术等伤口侵入引起菌血症,大多为暂时的,很快被机体清除,临床意义不大。但反复的暂时性菌血症使机体产生循环抗体,尤其是凝集素,它可促使少量的病原体聚集成团,易黏附在血小板-纤维素

血栓上面引起感染。也有人认为由于某些革兰氏阳性致病菌,如肠球菌、金黄色葡萄球菌,表皮葡萄球菌等,均有一种表面成分与心内膜细胞表面的受体起反应而引起内膜的炎症。血小板、血浆蛋白及血管内皮细胞与病原体间通过复杂的相互作用共同导致IE的发生。

【病理】

基本病理变化为在心瓣膜表面附着由血小板、纤维蛋白、红细胞、白细胞和感染病原体沉着而组成的赘生物。后者可延伸至腱索、乳头肌和室壁内膜。赘生物下的心内膜有炎症反应和灶性坏死。以后感染病原体被巨噬细胞吞噬,赘生物被纤维组织包绕,发生机化、玻璃样变或钙化,最后被内皮上皮化。但部分的赘生物愈合程度不一,有些愈合后还可复发,重新形成病灶。病变严重者,心瓣膜可形成深度溃疡,甚至发生穿孔。偶见乳头肌和腱索断裂。本病的赘生物较风湿性心内膜炎所产生者大而脆,容易碎落成感染栓子,随循环血流播散到身体各部产生栓塞,以脑、脾、肾和肢体动脉为多,引起相应脏器的梗死或脓肿。栓塞阻碍血流,或破坏血管壁,引起囊性扩张形成细菌性动脉瘤,常为致命的并发症。如脑部的动脉滋养血管栓塞而产生动脉瘤,往往可突然破裂而引起脑室内或蛛网膜下腔出血导致死亡。

本病常有微栓或免疫机制引起的小血管炎,如皮肤黏膜瘀点,指甲下出血,Osler结和Janeway损害等。感染病原体和体内产生相应的抗体结合成免疫复合物,沉着于肾小球的基底膜上,引起局灶性、弥漫性或膜型增殖性肾小球肾炎,后者可致肾衰竭。

【分类】

2015年欧洲心脏病学会(ESC)公布了新版IE预防、诊断与治疗指南,提出IE分类方法:

(一)根据感染的部位和是否存在心内异物将IE分为四类

1. 左心自体瓣膜IE(native valve endocarditis,NVE)。

2. 左心人工瓣膜IE(prosthetic valve endocarditis,PVE) 早期人工瓣膜IE:瓣膜置换术后<1年发生,晚期人工瓣膜IE:瓣膜置换术后>1年发生。

3. 右心IE。

4. 器械相关性IE 发生在起搏器或除颤器导线上的IE,伴或不伴有瓣膜受累。

(二)根据感染来源分类

1. 医疗相关性IE

(1)院内感染:患者在入院48小时以后出现IE相关的症

状和体征。

（2）非院内感染：患者在入院 48 小时以内出现 IE 相关的症状和体征：IE 发病前 30 天内接受家庭护理或静脉治疗，血透或静脉化疗；IE 发病前 90 天内入住急诊监护室，或护理院或长期住监护室。

2. 社区获得性 IE　患者入院 48 小时内出现 IE 相关症状和体征但不符合医疗相关性标准。

3. 经静脉吸毒者的 IE　没有其他感染来源的静脉吸毒者。

有以下情况者可认为属于活动性 IE：①患者持续性发热且血培养多次阳性；②手术时发现活动性炎症病变；③患者仍在接受抗生素治疗；④有活动性 IE 的组织病理学证据。

IE 的再发有两种情况：①复发：首次发病后<6 个月由同一微生物引起 IE 再次发作；②再感染：不同微生物引起的感染或首次发病后>6 个月由同一微生物引起 IE 再次发作。

【临床表现】

（一）发热　最常见，热型以不规则者为最多，可为间歇型或弛张型，伴有畏寒和出汗。低毒力致病菌的感染性心内膜炎者很少有寒战，体温大多在 37.5~39℃ 之间，偶可高达 40℃ 以上，也可仅为低热。3%~15% 患者体温正常或低于正常，多见于老年伴有栓塞或真菌性动脉瘤破裂引起脑出血和蛛网膜下腔出血及严重心力衰竭、尿毒症、和少数凝固酶阴性链球菌感染的自体瓣膜心内膜炎的患者。此外未确诊本病前已应用过抗生素、退热药、激素者也可暂不发热。

（二）贫血　是本病常见的症状之一，70%~90% 的患者有进行性贫血，有时可达严重程度。主要与感染抑制骨髓相关。

（三）疼痛　是另一常见表现，关节痛、低位背痛和肌痛在起病初期时较常见，主要累及腓肠肌和股部肌肉，踝、腕等关节，也可呈多部位关节受累。病程较长者常有全身疼痛。若有严重的骨疼，应考虑可能由于骨膜炎、骨膜下出血或栓塞、栓塞性动脉瘤压迫骨部或骨血管动脉瘤引起。

（四）心脏杂音的改变　由于瓣叶或瓣膜支持结构的损害，多出现瓣膜关闭不全的反流性杂音。在病程中杂音性质的改变是由于贫血、心动过速或其他血流动力学上的改变所致，往往是充血性心力衰竭的重要预兆。约有 15% 患者开始时没有心脏杂音，而在治疗期间出现杂音，少数患者直至治疗后 2~3 个月才出现杂音。

（五）皮肤黏膜损害　皮肤和黏膜瘀点、甲床下出血、Osler 结节、Janeway 损害及杵状指（趾）等皮损近年来发生率均有较明显下降。瘀点常成群也可个别出现，其发生率最高，但已由应用抗生素前的 85% 下降到 10%~40%。多见于眼睑结膜、口腔黏膜、胸前和手足背皮肤，持续数天，消失后再现，其中心可发白。全身性紫癜偶可发生。甲床下出血的特征为线状，远端不到达甲床前边缘，可有压痛。Osler 结节的发生率已由过去的 50% 下降至 7%~20%，呈紫或红色，稍高于皮面，直径

小约 1~2mm，大者可达 5~15mm，多发生于手指或足趾末端的掌面，大小鱼际肌或足底，可有压痛，常持续 4~5 天才消退。Osler 结节并非本病所特有，在系统性红斑性狼疮、伤寒、淋巴瘤中亦可出现。在手掌和足底出现小的直径 1~4mm 无痛的出血性或红斑性损害，称为 Janeway 损害，为化脓性栓塞引起。杵状指（趾）现已很少见。少数患者可有视网膜病变，表现为椭圆形黄斑出血伴中央发白，有时眼底仅见圆形白点称为 Roth 斑。但此种表现也可以出现在结缔组织疾病和血液病及严重贫血患者。脾常有轻至中度肿大，发生率已较前明显减少。

【并发症】

（一）充血性心力衰竭和心律失常　心力衰竭是本病常见的并发症和首要死亡原因。早期不发生，以后瓣膜被破坏、穿孔，以及其支持结构如乳头肌、腱索等受损，发生瓣膜功能不全，或使原有的功能不全加重，产生心力衰竭。感染影响心肌，如心肌炎症、局部脓肿、大量微栓子落入心肌血管，或较大的栓子进入冠状动脉引起心肌梗死等均可引起心力衰竭。其他少见的心力衰竭原因为大的左向右分流，如感染的瓦氏窦瘤破裂或室间隔被脓肿穿透。当感染累及心肌、侵犯传导组织时，可致心律失常。多数为室性期前收缩，少数发生心房颤动。主动脉瓣的心内膜炎或主动脉窦的细菌性动脉瘤，其病灶可侵袭到房室束或压迫室间隔引起房室传导阻滞和束支传导阻滞。

（二）栓塞现象　是仅次于心力衰竭的常见并发症。发生率为 15%~35%。受损瓣膜上的赘生物被内皮细胞完全覆盖需 6 个月，故栓塞可在发热开始后数天至数月内发生。早期出现栓塞者大多起病急，病情凶险。栓塞最常见部位是脑、肾、脾和冠状动脉。较大的脾栓塞可突然发生左上腹或左肩部疼痛，少量左侧胸腔积液和脾大，并有发热和脾区摩擦音。脾栓塞会进展为脾脓肿，常为草绿色链球菌或金黄色葡萄球菌亦可见肠球菌，革兰氏阴性需氧菌及真菌少见。本病痊愈后 1~2 年内仍有发生栓塞的可能，并不一定就是复发，需密切观察。偶可因脾破裂而引起腹腔内出血或腹膜炎和膈下脓肿。肾栓塞时可有腰痛或腹痛、血尿或菌尿，但较小的栓塞不一定引起症状，尿检查变化亦不多，易被漏诊。脑栓塞的发生率约 30%，好发于大脑中动脉及其分支，常致偏瘫。肺栓塞多见于右侧心脏心内膜炎，如果左侧心瓣膜上的赘生物小于未闭的卵圆孔时，则可到达肺部造成肺梗死，较小的肺梗死可无明显症状。冠状动脉栓塞可引起突发胸痛、心肌缺血或梗死、休克、心力衰竭、严重的心律失常甚至猝死。肠系膜动脉栓塞可引起腹痛，肠梗阻，粪隐血阳性或便血。四肢动脉栓塞可引起肢体疼痛、软弱、苍白而冷、发绀甚至坏死。中心视网膜动脉栓塞可引起突然失明。

（三）心脏内的其他并发症　心肌脓肿常见于金黄色葡萄球菌和肠球菌感染，特别是凝固酶阳性的葡萄球菌。可为多发性或单个大脓肿。心肌脓肿的直接播散或主动脉瓣环脓肿破入心包可引起化脓性心包炎、心肌瘘管或心脏穿孔。二尖瓣脓

肿和继发于主动脉瓣感染的室间隔上部脓肿，均可累及房室结和希氏束，引起房室传导阻滞或束支传导阻滞，宜及时做外科手术切除和修补。细菌毒素损害或免疫复合物的作用可致心肌炎。

（四）**细菌性动脉瘤** 以真菌性动脉瘤最为常见。主要常发生于主动脉窦，其次为脑动脉、已结扎的动脉导管、腹部血管、肺动脉、冠状动脉等。不压迫邻近组织的动脉瘤本身几乎无症状，可在破裂后出现临床症状。不能缓解的局限性头痛提示脑部有动脉瘤，局部压痛或有搏动性包块提示该处有动脉瘤存在。

（五）**神经精神方面的并发症** 发生率约 10%～15%，多见于金黄色葡萄球菌引起者。临床表现有头痛、精神错乱、恶心、失眠、眩晕等中毒症状；脑部血管感染性栓塞引起的一系列症状，以及由于脑神经和脊髓或周围神经损害引起的偏瘫、截瘫、失语、定向障碍、共济失调等运动、感觉障碍和周围神经病变。

其他并发症还有免疫复合物和血管炎性肾小球肾炎，肾动脉梗死，抗生素毒性，影像学检查引起的对比剂肾病诱发急性肾衰竭，发生率在 30%左右。

【实验室检查】

（一）**血培养** 约 75%～85%患者血培养阳性。阳性血培养是诊断本病的最直接的证据，而且还可以随访菌血症是否持续。急性患者宜在应用抗生素前 1～2 小时内抽取 2～3 个血标本，亚急性者在应用抗生素前 24 小时采集 3～4 个血标本。先前应用过抗生素的患者应至少每天抽取血培养共 3 天，以期提高阳性率。取血时间以寒战或体温骤升时为佳，每次取血 10～15ml 并更换静脉穿刺的部位，皮肤严格消毒。应用抗生素治疗的患者，取血量不宜过多，避免血液中过多的抗生素不能被培养基稀释，影响细菌的生长。要求常规作需氧和厌氧菌培养。在人工瓣膜置换，较长时间留置静脉插管、导尿管，有药物依赖者，应加做真菌培养。如血培养阴性患者，更应加强对真菌的培养。观察时间至少 2 周，当培养结果阴性时应保持到 3 周，确诊必须 2 次以上血培养阳性。动脉血培养阳性率并不高于静脉血。罕见情况下，血培养阴性患者，骨髓培养可阳性。阳性者应做各种抗生素单独或联合的药物敏感试验，以便指导治疗。血培养阴性，IE 的发生率为 2.5%～31%，最常见原因是血培养前应用过抗生素，另一常见原因是病原体为苛养微生物，易见于人工瓣膜、留置静脉导管、植入起搏器、肾衰竭或免疫抑制状态的患者。

（二）**常规临床检验** 红细胞和血红蛋白降低。偶可有溶血现象。白细胞计数在无并发症的患者可正常或轻度增高，有时可见到核左移。红细胞沉降率大多增快。半数以上患者可出现蛋白尿和镜下血尿。在并发急性肾小球肾炎、间质性肾炎或大的肾梗死时，可出现肉眼血尿、脓尿及血尿素氮和肌酐增高。肠球菌性和金黄色葡萄球菌性心内膜炎常可导致菌尿症，因此做尿培养也有助于诊断。

（三）**心电图检查** 一般无特异性。在并发栓塞性心肌梗死、心包炎时可显示特征性改变。在伴有室间隔脓肿或瓣环脓肿时可出现不全性或完全性房室传导阻滞、束支传导阻滞或室性期前收缩。颅内菌性动脉瘤破裂，可出现"神经源性"的 T 波改变。

（四）**放射影像学检查** 胸部 X 线检查仅对并发症如心力衰竭、肺梗死的诊断有帮助。计算机化 X 线断层显像（CT）或螺旋 CT 对怀疑肺栓塞或有较大的主动脉瓣周脓肿患者有助于诊断。磁共振成像（MRI）的诊断作用可能更大。

（五）**超声心动图检查** 能探测到赘生物所在部位、大小、数目和形态，对血培养阴性患者的检查很有诊断价值。经食管超声心动图（transesophageal echocardiography，TEE）检查显著优于经胸壁超声心动图检查（transthoracic echocardiography，TTE），检出率达 90%，能检出直径在 2mm 以上的赘生物。超声心动图还有助于诊断原来的心脏和瓣膜病变，能探测瓣膜破坏的情况，了解人工机械瓣膜或生物瓣的状况，各种心内并发症，以及瓣膜反流的严重程度和左室功能，可作为判断预后和确定是否需要手术的参考。超声心动图检查适应证：①一旦怀疑患者有 IE 可能，首选 TTE，应尽早检查（1 类推荐，B 级证据）；②高度怀疑 IE 而 TTE 正常时，推荐 TEE（1 类推荐，B 级证据）；③TTE/TEE 阴性但临床仍高度怀疑 IE 者，应在 7～10 天后再行 TTE/TEE 检查（1 类推荐，B 级证据）；④IE 治疗中一旦怀疑出现新并发症（新杂音、栓塞、持续发热、心力衰竭、脓肿、房室传导阻滞），应立即重复 TTE/TEE 检查（1 类推荐，B 级证据）；⑤抗生素治疗结束时，推荐 TTE 检查以评价心脏和瓣膜的形态学及功能（1 类推荐，C 级证据）。诊断 IE 的超声心动图主要标准是：赘生物、脓肿、人工瓣膜裂开（瓣周漏伴或不伴瓣膜的摇摆运动）。

（六）**心导管检查和心血管造影** 对诊断原有的心脏病变、估价瓣膜的病变程度、了解有无冠心病有帮助。它们可能使赘生物脱落引起栓塞，加重心力衰竭，须慎重考虑，严格掌握适应证。

（七）**血清免疫学检查** 常显示免疫功能的应激和炎症反应。本病亚急性病例病程长达 6 周者，50%类风湿因子呈阳性，经抗生素治疗后，其效价可迅速下降。有时可出现高球蛋白血症或低补体血症，常见于并发肾小球肾炎的患者，其下降水平常与肾功能不良保持一致。约有 90%患者的循环免疫复合物（CIC）阳性，且常在 100μg/ml 以上，比无 IE 的败血症患者高，具有鉴别诊断的价值。其他检查尚有真菌感染时的沉淀抗体测定、凝集素反应和补体结合试验。金黄色葡萄球菌的胞壁酸抗体测定等。

【诊断与鉴别诊断】

由于本病的"经典"临床表现已不常见，有些症状和体征在病程晚期才出现，患者多曾接受抗生素治疗和细菌学检查技术上的局限,给早期诊断带来困难。主张对患有瓣膜病、先天性心血管畸形、人工瓣膜置换术和安置心脏起搏器的患者,有不明原因发热达 1 周以上,应怀疑本病的可能,并立即做血培养,如兼有贫血、周围栓塞现象和杂音出现,应考虑本病的诊断。临床上反复短期使用抗生素,发热时常反复,尤在有瓣膜杂音的患者,应警惕本病的可能。

对不能解释的贫血,顽固性心力衰竭,卒中,瘫痪,周围动脉栓塞,人工瓣瓣口的进行性阻塞和瓣膜的移位、撕脱等均应怀疑本病。在肺炎反复发作,继而肝大,轻度黄疸,最后出现进行性肾衰竭的患者,即使无心脏杂音,亦应考虑有右侧心脏 IE 的可能。

推荐使用改良的 Duke 诊断标准(表 12-15-0-1)。明确诊断需满足下列 3 条之一:①符合 2 条主要标准;②符合 1 条主要标准和 3 条次要标准;③符合 5 条次要标准。

表 12-15-0-1　改良的 Duke 诊断标准

主要标准

1. 血培养阳性
   (1) 两次不同时间血培养标本出现同一典型的 IE 微生物
      A. 草绿色链球菌、牛链球菌、HACEK 属,或
      B. 社区获得性金黄色葡萄球菌或肠球菌而无原发感染灶,或
   (2) 与感染性心内膜炎相一致的微生物血培养持续阳性,包括
      A. 2 次至少间隔>12 小时的血培养阳性,或
      B. 所有 3 次,或≥4 次血培养中的大多数(首次和最后一次血培养时间间隔≥1 小时)
      C. 单次血培养伯纳特立克次体阳性或逆相 I IgG 抗体滴度>1∶800
2. 心内膜受累的证据(符合以下至少一项标准)
   (1) 超声心动图阳性表现,包括:赘生物、脓肿、新出现的人工瓣膜开裂
   (2) 新出现瓣膜反流(增强或改变了原来不明显的杂音)

次要标准

1. 易患因素　既往有心脏病病史或静脉药物成瘾者
2. 发热　体温≥38℃
3. 血管征象　主要动脉栓塞、脓毒性肺梗死、霉菌性动脉瘤、颅内出血、结膜出血、Janeway 结
4. 免疫系统表现　肾小球肾炎、Osler 结节、Roth 斑、类风湿因子等阳性
5. 微生物学证据　血培养阳性但不符合上述主要标准,或缺乏与 IE 病原体感染相符的血清学证据

疑似诊断需有下列 2 条之一:①符合 1 条主要标准和 1 条次要标准;②符合 3 条次要标准。

以发热为主要表现而心脏体征轻微者须与伤寒、结核、上呼吸道感染、肿瘤、胶原组织疾病等鉴别。以神经或精神症状为主要表现者,在老年人中应注意与脑动脉硬化所致脑血栓形成、脑出血及精神改变相鉴别。在风湿性心脏病基础上发生本病,经足量抗生素治疗而热不退,心力衰竭不见好转,应怀疑合并风湿活动的可能。发热、心脏杂音、栓塞表现有时亦须与心房黏液瘤相鉴别。

【治疗】

及早治疗可以提高治愈率,但在应用抗生素治疗前应抽取足够的血培养,根据病情的轻重,推迟抗生素治疗几小时乃至 1~2 天。明确病原体,采用最有效的抗生素是治愈本病最关键的因素。

本病的治疗经历了两次大的进展。一是抗生素的应用,二是外科手术的治疗。

(一) 药物治疗　IE 治愈的关键在于清除赘生物中的病原微生物。抗感染治疗基本要求是:①应用杀菌剂;②联合应用 2 种具有协同作用的抗菌药物;③大剂量,需高于一般常用量,使感染部位达到有效浓度;④静脉给药;⑤长疗程,一般为 4~6 周,人工瓣膜 IE 需 6~8 周或更长,以降低复发率。抗菌药物应根据药代动力学给药,大剂量应用青霉素等药物时,宜分次静脉滴注,避免高剂量给药后可能引起的中枢神经系统毒性反应,如青霉素脑病等。部分患者需外科手术,移除已感染材料或脓肿引流,以清除感染灶。

1. 经验治疗方案　在血培养获得阳性结果之前采用,适用于疑似 IE、病情较重且不稳定的患者。经验治疗方案应根据感染严重程度,受累心瓣膜的类型、有无少见或耐药菌感染危险因素等制定,分为自体瓣膜 IE(NVE) 及人工瓣膜 IE(PVE)。治疗应覆盖 IE 最常见的病原体。经验治疗推荐的治疗方案见表 12-15-0-2。

2. 葡萄球菌心内膜炎　治疗方案根据病原菌是否属甲氧西林耐药株而定(表 12-15-0-3)。由于青霉素耐药葡萄球菌已达 90% 以上,故在获知细菌药敏前经验治疗宜首选耐酶青霉素类,如苯唑西林、氯唑西林等联合氨基糖苷类。

3. 链球菌心内膜炎　按照草绿色链球菌对青霉素的敏感程度,治疗方案略有差异(表 12-15-0-4)。青霉素对草绿色链球菌最低抑菌浓度(MIC)<0.125mg/L 者为敏感株,MIC>0.125mg/L 而<0.5mg/L 者系相对耐药株,MIC>0.5mg/L 为耐药株。耐药株所致 IE,无论 NVE 或 PVE 均按肠球菌心内膜炎治疗方案,予以万古霉素或替考拉宁联合庆大霉素。

表 12-15-0-2 IE 的经验性治疗（等待血培养结果）

抗生素	剂量/给药途径	备注
NVE,严重脓毒症（无肠杆菌科细菌、铜绿假单胞菌属感染危险因素）		
万古霉素*	15~20mg/kg,每 8~12 小时 1 次,静脉滴注	需覆盖葡萄球菌属（包括甲氧西林耐药菌株）。如万古霉素过敏,改用达托霉素 6mg/kg,每 12 小时 1 次,静脉滴注
联合庆大霉素*	1mg/kg 理想体质量,每 12 小时 1 次,静脉滴注	如担心肾毒性或急性肾损伤,改为环丙沙星
NVE,严重脓毒症,并有多重耐药肠杆菌科细菌、铜绿假单胞菌感染危险因素		
万古霉素*	15~20mg/kg,每 8~12 小时 1 次,静脉滴注	需覆盖葡萄球菌属（包括甲氧西林耐药菌株）、链球菌属、肠球菌属、HACEK、肠杆菌科细菌和铜绿假单胞菌
联合美罗培南*	1g,每 8 小时 1 次,静脉滴注	
PVE,等待血培养结果或血培养阴性		
万古霉素*	1g,每 12 小时 1 次,静脉滴注	在严重肾损伤患者中使用小剂量利福平
联合庆大霉素*和利福平*	庆大霉素 1mg/kg,每 12 小时 1 次,静脉滴注,利福平 300~600mg,每 12 小时 1 次,口服或静脉滴注	

注:* 根据肾功能调整剂量;IE. 感染性心内膜炎;NVE. 自体瓣膜感染性心内膜炎;PVE. 人工瓣膜感染性心内膜炎。

表 12-15-0-3 葡萄球菌心内膜炎的治疗

抗生素	剂量/给药途径	疗程/周	备注
PVE,甲氧西林耐药、万古霉素敏感（MIC≤2mg/L）葡萄球菌或青霉素过敏者			
万古霉素	1g,每 12 小时 1 次,静脉滴注	6	根据肾功能调整剂量,并且维持谷浓度 15~20mg/L
联合利福平	300~600mg,每 12 小时 1 次,口服	6	如肌酐清除率<30ml/min,采用小剂量利福平
联合庆大霉素	1mg/kg,每 12 小时 1 次,静脉滴注	≥2	如无毒性症状或体征,继续完整疗程
PVE,甲氧西林耐药、万古霉素耐药（MIC>2mg/L）、达托霉素敏感（MIC≤1mg/L）葡萄球菌或不能耐受万古霉素者			
达托霉素	6mg/kg,每天 1 次,静脉滴注	6	如肌酐清除率<30ml/min,延长达托霉素给药间隔至每 48 小时 1 次
联合利福平	300~600mg,每 12 小时 1 次,口服	6	如肌酐清除率<30ml/min,采用小剂量利福平
联合庆大霉素	1mg/kg,每 12 小时 1 次,静脉滴注	≥2	如无毒性的症状或体征,继续完整疗程

注:MIC. 最低抑菌浓度;PVE. 人工瓣膜感染性心内膜炎。

表 12-15-0-4　链球菌心内膜炎的治疗

抗生素	剂量/给药途径	疗程/周	备注
相对敏感菌株			
青霉素*	2.4g,每 4 小时 1 次,静脉滴注	4~6	首选治疗方案,尤其是有艰难梭菌感染风险的患者
联合庆大霉素	1mg/kg,每 12 小时 1 次,静脉滴注	2	
营养不足和苛养颗粒链菌的治疗(营养变异链球菌)			
青霉素*	2.4g,每 4 小时 1 次,静脉滴注	4~6	首选治疗方案,尤其是有难辨梭菌感染风险的患者
联合庆大霉素	1mg/kg,每 12 小时 1 次,静脉滴注	4~6	
耐药菌株,青霉素过敏患者			
万古霉素	1g,每 12 小时 1 次,静脉滴注	4~6	根据当地建议给药
联合庆大霉素	1mg/kg,每 12 小时 1 次,静脉滴注	≥2	
替考拉宁	10mg/kg、每 12 小时 1 次×3 剂,继以 10mg/kg、每天 1 次静脉滴注	4~6	肾毒性高危患者首选
联合庆大霉素	1mg/kg,每 12 小时 1 次,静脉滴注	≥2	

注:所有药物剂量根据肾损伤调整;应监测庆大霉素、万古霉素和替考拉宁血药浓度;* 阿莫西林 2g、每 4~6 小时 1 次给药可用于替代青霉素 1.2~2.4g、每 4 小时 1 次给药。

4. 肠球菌心内膜炎　肠球菌属对多种抗菌药物呈现固有耐药,一些有效药物单用仅具抑菌作用,须联合用药达到杀菌作用并减少复发机会。粪肠球菌可对氨苄西林和青霉素呈现敏感,但其敏感性较草绿色链球菌差,屎肠球菌敏感性更低(表 12-15-0-5)。

表 12-15-0-5　肠球菌心内膜炎的治疗

方案	抗生素	剂量/给药途径	疗程/周	备注
1	阿莫西林	2g,每 4 小时 1 次,静脉滴注	4~6	用于阿莫西林敏感(MIC≤4mg/L),青霉素 MIC ≤4mg/L 和庆大霉素敏感(MIC≤128mg/L)菌株
	或青霉素	2.4g,每 4 小时 1 次,静脉滴注	4~6	PVE 疗程 6 周
	联合庆大霉素[a]	1mg/kg,每 12 小时 1 次,静脉滴注	4~6	
2	万古霉素[a]	1g,每 12 小时 1 次,静脉滴注	4~6	用于青霉素过敏的患者或阿莫西林或青霉素耐药菌株,保证万古霉素 MIC≤4mg/L
	庆大霉素[a]	1mg/kg 理想体重,每 12 小时 1 次,静脉滴注	4~6	PVE 疗程 6 周
3	替考拉宁[a]	10mg/kg,每天 1 次,静脉滴注	4~6	方案 2 的替换方案,见方案 2 的评价
	庆大霉素[a]	1mg/kg,每 12 小时 1 次,静脉滴注	4~6	保证替考拉宁 MIC≤2mg/L
4	阿莫西林[a,b]	2g,每 4 小时 1 次,静脉滴注	≥6	用于阿莫西林敏感(MIC≤4mg/L)和高水平庆大霉素耐药(MIC>128mg/L)

注:[a] 根据肾功能调整剂量;[b] 如菌株敏感,可增加链霉素 7.5mg/kg、每 12 小时 1 次,肌内注射;MIC. 最小抑菌浓度;PVE. 人工瓣膜感染性心内膜炎。

5. 革兰氏阴性需氧杆菌心内膜炎　应选用具抗假单胞菌活性的青霉素类或头孢菌素类联合抗假单胞菌氨基糖苷类,如哌拉西林联合庆大霉素或妥布霉素,或头孢他啶联合氨基糖苷类。革兰氏阴性杆菌对抗菌药的敏感性在菌株间差异甚大,宜根据细菌药敏结果选择用药。疗程至少 6 周,常需 6~8 周或更长。

心内膜炎也可由 HACEK 组细菌引起,早年此组细菌对氨苄西林敏感,近年来该细菌中产 β 内酰胺酶菌株渐增多,宜选用头孢曲松或头孢噻肟等第三代头孢菌素治疗。对非产酶株也可选用阿莫西林、氨苄西林联合氨基糖苷类抗生素,疗程应为 4 周,如为 PVE 者疗程至少 6 周,治疗初始联合庆大霉素 2 周。环丙沙星可考虑作为替换药物。

6. 其他病原体所致 IE

(1)真菌性心内膜炎:相对少见(1%~6%),以念珠菌属、曲霉属多见,其他真菌包括组织胞浆菌、隐球菌、芽生菌等。真菌性心内膜炎的诊断相当困难,如临床疑为 IE,但连续血培养阴性,应考虑真菌性心内膜炎可能。念珠菌心内膜炎血培养阳性率较高,其他如隐球菌、红酵母等酵母菌血培养阳性率也较高。真菌心内膜炎相对疗程长,预后差,易复发。

1)念珠菌心内膜炎:初始治疗选用棘白霉素类药物,剂量适当增加可获得更好疗效,或选用两性霉素 B 脂质体,或两性霉素 B 去氧胆酸盐,还可联合氟胞嘧啶,每日 4 次,提高疗效。初始治疗疗程应 6~10 周左右,待病情稳定、血培养阴性后,敏感菌株给予氟康唑每天 400~800mg(6~12mg/kg)降阶梯治疗,并建议尽早行瓣膜置换术,术后治疗至少 6 周,有瓣周脓肿或其他并发症者,疗程更长。

2)曲霉菌心内膜炎:初始治疗首选伏立康唑,疗程 4 周以上。治疗中需监测血药浓度,保证达到足够血药浓度;不能耐受或伏立康唑耐药者,可选用两性霉素 B 脂质体。病情稳定后应长期口服伏立康唑维持治疗,疗程至少 2 年以上。瓣膜置换术对于曲霉菌心内膜炎的成功治疗至关重要。

3)其他真菌性心内膜炎:药物选择可参照上述治疗方案及体外药物敏感试验。

(2)Q 热(query fever):Q 热是由贝纳柯克斯体(Coxiella burnetii)感染所致的一种人兽共患的自然疫源性疾病,又称 Q 热柯克斯体。以急性发热、头痛、肌痛、间质性肺炎等为主要表现,少数呈慢性经过,IE 是慢性 Q 热最主要的临床表现形式。患者多存在细胞免疫缺陷或基础心瓣膜损害及人工瓣膜等。Q 热心内膜炎血培养常为阴性,可有瓣膜赘生物形成。

治疗建议:①抗生素应用:多西环素 100mg、每 12 小时 1 次,联合氯喹 200mg、每 12 小时 1 次口服,至少 18 个月,能够有效杀菌并预防复发,有学者推荐治疗 ≥ 3 年。或多西环素 100mg、每 12 小时 1 次和环丙沙星 200mg、每 12 小时 1 次口服至少 3 年;②贝纳柯克斯体抗体滴度监测:治疗期间应该每 6 个月 1 次,治疗停止后每 3 个月 1 次,至少 2 年;③治愈标准:贝纳柯克斯体的 I 相 IgG 抗体滴度<1:800 和 I 相 IgM 和 IgA 抗体滴度<1:50,提示治愈。

(3)巴尔通体心内膜炎(Bartonella endocarditis):巴尔通体是一种兼性细胞内 G-短小杆菌,是引起血培养阴性 IE 的另一种常见病原体。最常见的巴尔通体心内膜炎是由五日热巴尔通体引起,其次是汉塞巴尔通体。前者可引起战壕热和 IE,通过体虱传播。感染的高危因素包括缺乏家庭关怀、免疫力低下、吸毒、嗜酒等。后者较少引起 IE。IE 是慢性巴尔通体感染的一种常见表现。

治疗建议:联合庆大霉素和一种 β 内酰胺类抗生素或多西环素治疗至少 4 周,通常 6 周以上。庆大霉素 1mg/kg、每 8 小时 1 次×4 周,联合阿莫西林 2g、每 4 小时 1 次×6 周或头孢曲松 2g、每天 1 次×6 周,均静脉滴注。若青霉素过敏则可使用多西环素 100mg、每 12 小时 1 次,口服 6 周。注意监测庆大霉素浓度。

(二)感染性心内膜炎的外科手术 外科手术主要适用于左心瓣膜 IE。

1. 适应证与手术时机 左心瓣膜 IE 累及二尖瓣约占 50%~56%,累及主动脉瓣约占 35%~49%,同时累及以上 2 个瓣膜的约占 15%。大约一半的 IE 患者由于存在严重并发症需手术治疗。活跃期(即患者仍在接受抗生素治疗期间)早期手术指征是心力衰竭、感染无法控制及预防栓塞事件(表 12-15-0-6)。活跃期接受手术治疗存在显著的风险。年龄本身不是禁忌证。

表 12-15-0-6 左心瓣膜心内膜炎的手术适应证与时机

外科推荐适应证	手术时机	推荐级别	证据水平
心力衰竭			
瓣膜急性反流或梗阻导致顽固性肺水肿或心源性休克	急诊	1	B
瘘入心腔或心包导致顽固性肺水肿或休克	急诊	1	B
瓣膜急性重度反流或梗阻,持续心力衰竭或心脏超声血流动力学恶化	急诊	1	B
瓣膜重度反流,无心力衰竭	择期	2a	B
不易控制的感染			
局灶型不易控制的感染(脓肿、假性动脉瘤、瘘管、赘生物增大)	亚急诊	1	B
持续发热或血培养阳性>7~10 天	亚急诊	1	B
真菌或多重耐药菌感染	亚急诊/择期	1	B
预防栓塞			
抗感染治疗后赘生物仍增大,1 次或以上栓塞事件	亚急诊	1	B
赘生物>10mm 伴其他高危因素	亚急诊	1	C
孤立性赘生物>15mm	亚急诊	2b	C

注:急诊手术,指 24 小时内的外科手术;亚急诊手术,指数天之内的外科手术;择期手术,指至少 1~2 周抗生素治疗后的外科手术。

（1）心力衰竭：心力衰竭是多数 IE 患者的手术适应证，并且是亚急诊手术的首要适应证。严重的主动脉瓣或二尖瓣关闭不全、心内瘘管或赘生物造成瓣膜梗阻，严重急性主动脉瓣或二尖瓣关闭不全虽然无临床心力衰竭表现，但超声心动图提示左心室舒张末期压力升高、左心房压力升高或中到重度肺动脉高压，均有手术适应证。

（2）感染无法控制：包括持续性感染（>7 天）、耐药菌株所致感染及局部感染失控是第二类常见的手术原因。

（3）体循环栓塞的预防：大部分栓塞发生在入院前，很难避免。抗生素治疗的第 1 周是栓塞发生风险的最高时期，行外科手术治疗来预防栓塞的发生获益最大。虽然证据表明赘生物体积与栓塞的风险直接相关，但在决定是否尽早手术时需全面考虑如下因素：是否存在陈旧栓塞、IE 的其他并发症、赘生物大小及活动度、保守外科治疗的可能性、抗生素治疗的持续时间。应权衡外科手术治疗的获益与风险，并且个体化评价患者的一般状况及并发症。

2. 手术病死率、致残率及术后并发症 IE 的手术病死率在 5%~15%，国内报道为 4.1%。抗生素治疗 1 周以内行手术治疗的患者，院内病死率为 15%，再发感染的发生率为 12%，术后瓣膜功能障碍发生率为 7%。病变仅局限于瓣膜结构，术中可完整清除感染组织的患者，手术病死率与常规瓣膜手术接近。导致死亡的原因主要是多器官功能衰竭、心力衰竭、难治性败血症、凝血障碍、卒中。

术后急性并发症常见的有：需应用补充凝血因子治疗的凝血障碍、因出血或心脏压塞导致的二次开胸、需要血液透析的急性肾衰竭、卒中、低心排综合征、肺炎、因切除主动脉根部脓肿导致房室传导阻滞需行起搏器植入。术前心电图显示左束支传导阻滞的，术后常需要植入埋藏式起搏器。

【入院和出院后的预后评估与转归随访】

（一）入院后的预后评估 IE 院内死亡率在 9.6%~26%，尽快确认高危患者有助于更加密切监测和更积极治疗。影响预后的主要因素：患者的临床基础状态、是否存在并发症及感染的微生物种类。

1. 临床基础状态 既往存在心脏病、瓣膜置换术后、心腔存在植入性装置、胰岛素依赖型糖尿病、肾脏疾病和肺部疾病、老年、自身免疫性疾病（系统性红斑狼疮等）、肿瘤（结肠癌等），常规抗生素治疗后仍持续发热及血培养阳性持续 10 天以上者预后差。

2. 并发症 伴心力衰竭、心脏局部结构毁损、肾衰竭、卒中、多器官栓塞、动脉瘤、菌血症性休克、局部无法控制的感染（心肌或瓣周脓肿，假性动脉瘤）及巨大的赘生物（>10mm）等，预后不良。

3. 微生物类型 金黄色葡萄球菌、真菌、革兰氏阴性杆菌、血培养不易发现的某些少见微生物（尿气球菌）、人类免疫缺陷病毒（HIV）合并感染等往往病情严重，预后差。

如果在上述 3 个方面各有 1 个以上危险因子，死亡或致残的风险高达 70%以上。例如 IE 合并心力衰竭、瓣周脓肿，致病菌是金黄色葡萄球菌，死亡风险最高，即使在感染已控制的情况下也需要手术挽救生命。

（二）出院后的转归随访 患者出院后转归与是否出现晚期并发症有关，主要并发症包括感染再发、心力衰竭、需外科换瓣手术及死亡。

1. 感染再发 概率为 2.7%~22.5%，分为复发和再感染。"复发"是指导致 IE 的病原体和上次 IE 相同，而"再感染"是指 IE 的病原体和上次感染的病原体不同。再发患者在检测到病原体和上次 IE 相同时，常难确定是上次 IE 的复发还是病原体的再感染，菌株分型技术有助于区分。当两次感染病原体无法确定或分子技术不可行时，可以根据第 2 次发病时间来做区分，一般而言，复发间隔时间要短于再感染，初次感染后 6 个月内再发的多为复发，6 个月后再发的多为再感染，建议 IE 菌株保存至少 1 年。

增加复发的相关因素包括：①抗感染治疗不恰当（类型、剂量、疗程）；②耐药菌，如布鲁氏菌、军团菌、衣原体、支原体、结核分枝杆菌、巴尔通体、贝纳柯克斯体、真菌；③静脉吸毒者多重微生物感染；④培养阴性行经验性抗感染治疗；⑤感染沿瓣周进展；⑥PVE；⑦持续出现感染转移灶（脓肿）；⑧常规抗感染方案抵抗；⑨瓣膜培养阳性。

如复发是由疗程不足或抗生素选择不佳所致，应根据致病菌和药敏试验选择抗生素，并需额外延长抗感染时间 4~6 周。再感染多见于静脉吸毒者（尤在初次感染后 1 年内）、PVE、持续血液透析患者及有多个危险因素者。再感染患者死亡率较高，常需要心瓣膜置换术。

2. 心力衰竭及需要心瓣膜手术 感染得到控制的患者，如果因心瓣膜破坏导致心力衰竭进行性加重，手术指征和传统瓣膜病相同。

3. 长期死亡率 出院后长期死亡率的主要影响因素包括年龄、并发症和心力衰竭，尤其在未手术患者，以上因素对死亡率的影响甚于感染本身。晚期死亡患者中仅 6.5%是由于感染再发。

4. 定期随访 应教育患者了解 IE 的相关症状和体征。如出现发热、寒战及其他感染征象时，要考虑到 IE 复发可能，需及时就诊。抗感染前行血培养。对高危患者需采取预防措施。为了监测心力衰竭的发生，需要在抗感染完成后进行临床心功能评估和经胸超声心动图检查，并定期随访，尤其在第 1 年随访期内。一般建议抗感染结束后第 1、3、6、12 个月进行临床评估、血液检查（白细胞计数、C 反应蛋白）及经胸超声心动图检查。

【预防】

预防措施主要针对菌血症和基础心脏病两个环节。菌血症是 IE 发生的必要条件，器质性心脏病患者为 IE 高危易感人群。

1. 预防和减少菌血症发生 一般措施是强调口腔、牙齿和皮肤的卫生，防止皮肤黏膜损伤后的继发性感染。尽可能避免有创医疗检查和操作，如必须进行，要严格遵循无菌操作规范。

2. 预防性应用抗生素 对高危人群如各种心脏瓣膜病、先天性心脏病、梗阻性肥厚型心肌病，以及风湿免疫性疾病而长期服用糖皮质激素治疗者及注射毒品的吸毒者，在做有创医疗检查和操作时需预防性应用抗生素。

（1）适用的人群和手术：①有人工瓣膜或人工材料进行瓣膜修复的患者；②曾患过 IE 的患者；③发绀型先天性心脏病未经手术修补者或虽经手术修补但仍有残余缺损、分流或瘘管、先天性心脏病经人工修补或人工材料修补 6 个月以内者，以及经外科手术和介入方法植入材料或器械后仍有残余缺损者。

（2）适用的检查和操作：口腔科操作菌血症的发生率为 10%~100%，故操作前 30 分钟需预防性应用抗生素。呼吸道的气管镜、喉镜、经鼻内镜；消化系统的胃镜、经食管心脏超声检查、结肠镜；泌尿生殖系统的膀胱镜、阴道镜等检查，目前没有相关证据表明可引起 IE，不推荐预防性使用抗生素。

推荐阅读

1. HABIB G，LANCELLOTTI P，ANTUNES M J，et al. 2015 ESC Guidelines for the management of infective endocarditis：The Task Force for the Management of Infective Endocarditis of the European Society of Cardiology（ESC）. Endorsed by：European Association for Cardio-Thoracic Surgery（EACTS），the European Association of Nuclear Medicine（EANM）[J]. Eur Heart J，2015，36（44）：3075-3128.

2. CAHILL T J，BADDOUR L M，HABIB G，et al. Challenges in infective Endocarditis[J]. J Am Coll Cardiol，2017，69（3）：325-344.

第十六章　心　肌　炎

陈瑞珍　杨昌生　杨英珍

心肌炎是由各种病原菌感染引发心肌细胞、心内膜、心外膜的炎症反应，其病理改变可呈局限性或弥散性，临床表现不具特异性，病原学证据常依赖心外发现，尸解组织病原学检测最为特异。

第一节　病毒性心肌炎

病毒性心肌炎（viral myocarditis，VMC）系由病毒感染所致的局限性或弥散性心肌炎性病变。大多数可自愈，部分迁延遗留各种心律失常，少数可演变为扩张型心肌病（dilated cardiomyopathy，DCM），导致心力衰竭甚至心源性猝死。

【流行病学】

VMC 可发生在各年龄段，以儿童和 40 岁以下的成年人居多，35% 的患者在 10~30 岁。男性略高于女性，多见于夏秋季。多为散发，偶有小范围暴发流行。我国湖北、云南等地曾发生小范围暴发流行，发病率为 26.8%~50%，病死率高达 23.6%。国外文献报道，急性病毒感染者中 VMC 发病率为 1%~5%，暴发时可达 50%。

【病原学】

几乎所有的人类病毒感染均可累及心脏致 VMC，其中以柯萨奇 B 组病毒最常见；近来腺病毒、人类细小病毒 B19、丙型肝炎病毒和人类疱疹病毒 6 型等也已成为心肌炎的重要病原体。

【发病机制】

病毒感染对心肌的直接损伤和继发免疫损伤是 VMC 发生发展的主要机制。

（一）**病毒的直接作用**　病毒经肠道或呼吸道感染后，经血液进入心肌，急性期病毒在心肌细胞大量复制，可导致心肌细胞损伤、凋亡和坏死。

（二）**病毒介导的免疫损伤作用**　固有免疫与适应性免疫均参与损伤，固有免疫可快速清除病毒，限制疾病发展，否则病毒大量复制可导致后续适应性免疫损伤。少数情况下，当病毒与心肌组织存在共同抗原或免疫介导的心肌损害，通过激活自身反应性 T 细胞和诱导抗心肌自身抗体产生，致心肌组织慢性持续损伤形成慢性心肌炎，甚至 DCM。

【病理】

病变较重者肉眼见心肌松弛，呈灰色或黄色，心腔扩大。病变较轻者大体检查无发现，仅在显微镜下表现为心肌纤维之间与血管四周结缔组织单核细胞浸润。心肌细胞可有变性或坏死。病变如在心包下则可合并心包炎，成为病毒性心包心肌炎。病变可累及心肌与间质及起搏传导系统，是心律失常的发病基础。

【临床表现】

取决于病变的广泛程度与部位。轻者几无症状，重者可表现为恶性心律失常、心源性休克甚至猝死。

（一）**症状**　多数患者在发病前有发热、全身酸痛、咽痛、腹泻等症状。常诉胸闷、心前区隐痛、心悸、乏力、恶心呕吐、头晕等。90% 左右以心律失常为主诉或首见症状，少数患者可发生晕厥或阿-斯综合征。极少数患者呈急性病程，出现急性心力衰竭或心源性休克。

（二）**体征**

1. 心脏增大　轻者心界不大，也可暂时增大后恢复。显著增大者反映心肌炎症范围广病变重。

2. 心率改变　心率增速与体温不相称，或心率异常缓慢。

3. 心音改变　第一心音可减低或分裂。心音呈胎心样。合并心包炎可及心包摩擦音。

4. 杂音　心尖区可有收缩期吹风样杂音或舒张期杂音，前者为发热、贫血、心腔扩大所致，后者因左心室扩大造成的相对性二尖瓣狭窄。杂音响度不超过 3 级，病情好转后消失。

5. 心律失常　以房性与室性期前收缩最常见，可出现病态窦房结综合征、高度/Ⅲ度房室传导阻滞、房颤、室速、室颤，甚者可导致猝死。

6. 心力衰竭 重症患者泵血功能障碍可出现急性心力衰竭,左右心可同时发生,易合并心源性休克。

【辅助检查】

(一) 血液检查 白细胞及 CD4$^+$T 细胞可增多,重症患者自然杀伤细胞(NK)、LAP$^+$调节性 T 细胞降低;急性期红细胞沉降率可增速,部分患者血清心肌标志物增高,以心肌肌钙蛋白 I 或 T、心肌肌酸激酶同工酶的定量测定增高最有诊断价值。

(二) 心电图

1. ST-T 变化 T 波低平或倒置常见,ST 段可有轻度移位。

2. 心律失常 除窦性心动过速与过缓外,异位心律与传导阻滞常见。房性、室性、房室交界性期前收缩均可出现,约 2/3 患者以室性期前收缩为主要表现。大多数期前收缩无固定联律间距,部分呈并行收缩。期前收缩可为单源性或多源性。室上性或室性心动过速较少见,但室速可引起晕厥。心房颤动与扑动也可见。室颤罕见但可致猝死。另可见一至三度窦房、房室传导阻滞及束支或分支传导阻滞。上述心律失常可合并出现,多于急性期发生,恢复期消失,也可随瘢痕形成而持久存在。

(三) 超声心动图 左心室扩张多不明显,可有收缩或舒张功能异常、节段性及区域性室壁运动异常、心肌回声反射增强和不均匀、右心室扩张及运动异常。三维超声心动图检查测量的射血分数更准确和客观。如果累及心包,可有不同程度心包积液。

(四) X 线检查 局灶性 VMC 无异常变化。弥漫性 VMC 或合并心包炎者心影增大,严重者可见肺淤血或肺水肿。

(五) 核素心肌灌注显像 病变心肌摄取核素能力下降,^{99m}Tc-MIBI 心肌灌注显像可显示心肌的血流灌注及心肌受损部位、程度。

(六) PET 扫描 18-氟标记的脱氧葡萄糖行正电子发射断层扫描(positron emission tomography using fluorine-18 labeled deoxyglucose,FDG-PET)成像已有报道,但相关资料较少。

(七) 磁共振成像(MRI) 心脏磁共振 T$_1$ 加权像局部心肌组织早期强化提示充血及毛细血管渗出,T$_2$ 加权像局部或整体心肌信号强度增加提示心肌组织水肿,而非缺血区域心肌组织钆剂延迟增强(LGE)提示坏死或瘢痕形成及心肌纤维化(图 12-16-1-1)。3 种检查中任意 2 种的结果呈阳性更有利于心肌炎的诊断。

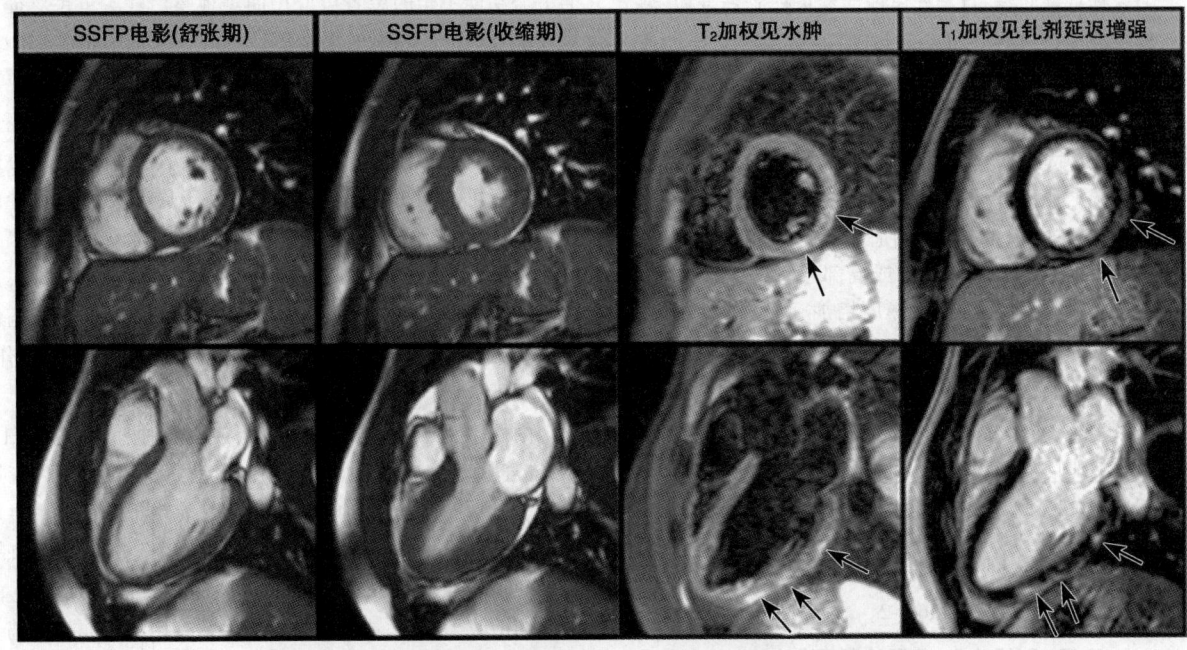

图 12-16-1-1 病毒性心肌炎的磁共振成像
A. T$_2$ 加权像心肌信号强度增加(箭头所示);B. 心肌组织钆剂延迟增强(LGE)(箭头所示)。

（八）病毒学检查　咽拭子、粪便或心肌组织中分离病毒，血清中检测特异性病毒抗体滴度，心肌活检标本中找到特异抗原或电镜下发现病毒颗粒，以及用 PCR 技术从血清、心肌组织中检测病毒 RNA 等可辅助诊断。

【诊断】

（一）临床诊断　见表 12-16-1-1。

表 12-16-1-1　临床诊断标准

Ⅰ. 临床症状及体征
上呼吸道、消化道感染后 1~3 周内出现以下临床表现：重度乏力、胸闷、胸痛、心悸、晕厥，下肢水肿；心脏扩大、第一心音减弱、舒张期奔马律、心包摩擦音等。

Ⅱ. 新出现的心电图改变

（1）异常 Q 波；

（2）二个以上导联 ST 段呈水平型或下斜型下移 ≥0.1mV 或 ST 段异常抬高；

（3）与体温不关联的窦性心动过速、窦性停搏、窦房传导阻滞或束支阻滞、一至三度房室传导阻滞、多源/成对室性期前收缩、自主性房性或交界性心动过速、持续性或非持续性室性心动过速、心房或心室扑动或颤动。

Ⅲ. 心肌损伤标志物升高

肌钙蛋白（I/T）升高，伴或不伴 CK-MB 升高

Ⅳ. 心脏超声、心脏磁共振提示心脏结构和功能异常

（1）不能解释的左心室和/或右心室结构和功能异常：全心室收缩或舒张功能异常或局部心室壁运动异常，伴或不伴心室扩大、室壁厚度增加、心包积液、心腔内血栓形成；

（2）心脏磁共振 T_2WI 成像示心肌水肿高信号、注射对比剂后早期 T_1WI 扫描发现高信号及延迟增强扫描发现非缺血性强化

注：对同时具有Ⅰ、Ⅱ[（1）（2）（3）中任何一项]，Ⅲ、Ⅳ[（1）（2）中任何一项]，在排除冠状动脉粥样硬化性心脏病、瓣膜病、甲状腺功能亢进等其他原因心肌疾病后临床上可诊断心肌炎。

（二）病因诊断　见表 12-16-1-2。

表 12-16-1-2　病因诊断标准

病毒检测

（1）在急性期从外周血白细胞、心内膜/心肌/心包活检组织或心包穿刺液中检测出病毒、病毒基因片段或病毒蛋白抗原；

（2）病毒抗体：第二份血清中同型病毒抗体滴度较第一份血清升高 4 倍（2 份血清应相隔 2 周以上）或一次抗体效价 ≥640 者为阳性，320 者为可疑阳性；

（3）病毒特异性 IgM 阳性（≥1∶320），发病 1 周内检测阳性率高

注：在符合心肌炎临床诊断标准基础上，如同时具有病因诊断中（1）者，从病原学上确诊急性病毒性心肌炎；如仅具有（2）（3）或之一者，在病原学上只能拟诊为急性病毒性心肌炎。

如患者有阿-斯综合征发作、充血性心力衰竭伴或不伴心肌梗死样心电图改变、心源性休克、急性肾衰竭、持续性室速伴低血压或心肌心包炎等一项或多项表现，可诊断为重症 VMC。对难以明确诊断者，可进行长期随访，有条件时可做心内膜心肌活检（EMB）进行病毒基因检测及病理学检查。

【病程与预后】

大多数 VMC 患者可以自愈，少数可发生高度或三度房室传导阻滞，需安装埋藏式心脏起搏器。少数呈急性暴发可致心力衰竭或猝死，也可有急性期后的持续心腔扩大和/或心力衰竭，类似 DCM。部分病程迁延遗留各种心律失常（如期前收缩、房室传导阻滞等）。

【治疗】

VMC 临床表现多样，根据病情程度治疗手段不同。

（一）一般治疗　注意休息，一般建议 3 个月内不要从事重体力劳动，进易消化和富含维生素和蛋白质的食物。促进心肌代谢药物，如三磷酸腺苷、辅酶 A、肌苷、环化腺苷酸、极化液、维生素 C、维生素 B、辅酶 Q10 等在治疗中有辅助作用。对合并心功能不全的患者可应用曲美他嗪治疗。黄芪对提高免疫功能及改善心功能效果显著。

（二）急性重症心肌炎治疗　出现下述情况建议应用激素：①严重毒血症；②心源性休克；③严重心力衰竭；④高度或完全性房室传导阻滞；⑤持续性室速及其他恶性室性心律失常。激素可抑制抗原抗体反应，有利于局部炎症和水肿的消失，虽可能延长病程，却能帮助患者渡过危险期，为抢救赢得时间。可甲泼尼龙 40~160mg/d 静脉推注，冲击治疗 3 天，危重者可延至 1 周左右；后改口服泼尼松龙 10~30mg/d，待病情稳定逐渐减量到停药。总疗程不应大于 1 个月，对反复发作、病情迁延不愈者，可考虑适当延长治疗。

丙种球蛋白可缓解免疫损伤，可应用人丙种免疫球蛋白 20~40g/d 静脉滴注，应用 3~5 天。如血流动力学不稳定，可应用多巴胺、去甲肾上腺素等血管活性药物；条件允许可应用主动脉内球囊反搏（intra-aortic ballon pump，IABP）或体外膜肺氧合（extracorporeal membrane oxygenation，ECMO），后者效果更好。

期前收缩频繁，或有快速心律失常者用抗心律失常药。如因高度房室传导阻滞、快速室性心律或窦房结损害而引起晕厥或低血压，则需用起搏或电复律，多数三度房室传导阻滞患者借起搏器渡过急性期后可恢复。

应及时控制心力衰竭，洋地黄类宜从小剂量开始用药。血管紧张素转换酶抑制剂（ACEI）、血管紧张素受体阻滞剂（ARB）、扩血管药和利尿药无禁忌也可应用。

第二节　立克次体性心肌炎

立克次体（rickettsia）侵入机体后随血流进入小血管内皮细胞繁殖，引起全身性血管炎，或者在白细胞内繁殖（无形体）。心肌受累时表现为间质性心肌炎，严重时可有心肌坏死。除抗菌和支持治疗外，重症患者可考虑短期应用肾上腺皮质激素。

（一）落基山斑点热（Rocky mountain spotted fever）
由立氏立克次体引起，可引起心内膜炎、心包炎和心肌炎，出现心动过速、重叠型奔马律和心尖部收缩期杂音，血中心肌标志物升高，心电图可有低电压、左心室肥厚、ST-T改变、QT间期延长、心动过速（窦性、房性或交界性）和一度房室传导阻滞，超声心动图可有左心室扩大、收缩活动减弱、射血分数下降。

（二）恙虫病（scrub typhus） 由恙虫病立克次体引起，心肌炎常出现在重症患者。可有与体温升高不相适应的相对性心动过缓或窦性心动过速，心电图出现非特异性ST-T改变、一度房室传导阻滞等。暴发性心肌炎者可出现左心室扩大、心力衰竭和休克。

（三）人嗜粒细胞无形体病（human granulocytic ana-plasmosis，HGA） 是由嗜吞噬细胞无形体感染外周血中性粒细胞引起，并发心肌炎者抗菌疗程应延长至30天。

（四）人单核细胞埃立克体病（human monocytic ehrlichi-osis） 是由查菲埃立克体感染巨噬细胞和单核细胞引起，病初误用复方新诺明者易并发心肌炎。

第三节 细菌性心肌炎

细菌感染时可以通过以下机制损害心肌：①直接侵入心肌；②释放毒素；③机体对细菌的免疫反应；④释放炎症介质。

细菌性心肌炎的常见病原体有葡萄球菌、链球菌、白喉棒状杆菌和伯氏疏螺旋体。产气荚膜梭菌感染可通过其释放的毒素损害心肌，心肌中可有气泡和脓肿形成。军团菌肺炎偶可合并暴发性心肌炎，肠炎沙门菌感染并发心肌炎时预后不佳。结核性心肌炎均为继发性，可发生心力衰竭，甚至猝死。

（一）白喉（diphtheria） 白喉性心肌炎是白喉患者死亡的最常见原因。多达1/4的白喉患者出现明显的心脏异常表现，且与局部感染病变的严重程度相关。心脏毒性可以表现为急性心力衰竭和休克；也可以比较隐伏，在病程的第1~2周出现进行性加重的呼吸困难和虚弱。体检可见心脏扩大、第一心音减弱、舒张期奔马律和肺淤血的表现。血清门冬氨酸氨基转移酶升高的水平与心肌炎的严重程度密切相关。心电图有ST-T改变、心律失常、房室传导阻滞。部分患者可有显著的心电图异常，而心肌炎的临床表现缺如。心电图出现完全性房室传导阻滞和左束支传导阻滞者，病死率高达60%~90%，幸存者多遗留永久性传导阻滞。治疗上应尽早使用抗毒素，并给予抗生素。支持治疗也很重要。

（二）链球菌感染（streptococcal infection） β溶血性链球菌感染时产生的毒素可以导致非风湿性心肌炎，常与急性感染（如咽炎、扁桃腺炎和猩红热）同时出现，或是在急性感染发生后的数天内出现。临床表现为胸部不适、呼吸困难、发绀、心率加快、低血压。心电图常见ST段抬高，可酷似急性心肌梗死。

（三）莱姆病（Lyme disease） 本病为蜱媒伯氏疏螺旋体感染，通常发生在夏季，表现为蜱咬后3~32天出现皮肤游走性红斑，持续数周后出现神经、关节和心脏异常。在未治疗的患者，约有10%心脏受累，最常见的是不同程度的房室传导阻滞，严重时发生晕厥。抗生素可以预防并发症发生、缩短病程。皮质激素也可以缩短心脏阻滞的病程。

（四）惠普尔病（Whipple disease，Whipple病） 本病系惠普尔养障体感染，可累及身体的多个部位（如胃肠道、关节、心、肺、脑、眼和浆膜腔）。瓣膜受累时可表现为主动脉瓣关闭不全和二尖瓣狭窄，可出现完全性房室传导阻滞，甚至发生明显的心力衰竭。

第四节 美洲锥虫病

美洲锥虫病（American trypanosomiasis）又称恰加斯病（Chagas disease），由枯氏锥虫感染引起。

【病原与流行病学】

枯氏锥虫主要通过锥蝽作为媒介进行传播。本病流行于从美国南部到阿根廷南部的美洲大陆地区，主要为农村地区的贫困人群。

【发病机制与病理】

在枯氏锥虫进入人体的皮肤黏膜入口处有炎症反应发生，锥虫在白细胞和皮下组织细胞内繁殖、间质水肿、淋巴细胞浸润、邻近淋巴结反应性增生。当锥虫循淋巴和血流播散后，常累及肌肉（包括心肌）和神经节。

慢性枯氏锥虫病的病理基础是体内持续存在的枯氏锥虫及与其相伴随的慢性炎症。心脏受累时出现心室壁变薄、双心室增大、心尖室壁瘤和附壁血栓。组织学上有广泛性淋巴细胞浸润、弥散性间质纤维化及心肌细胞萎缩。心肌组织内已难以找到锥虫，但有锥虫抗原和DNA。

【临床表现】

潜伏期1~3周，潜伏期过后可进入急性期，免疫抑制患者易使潜在的感染激发。大多数急性恰加斯病患者为儿童，由于症状无特异性，只有少部分患者得到诊治。最先出现的体征是皮肤破口处的硬结性红肿（美洲锥虫结），伴有局部淋巴结肿大。当锥虫从结膜侵入时，可出现单侧无痛性眶周及眼睑水肿、结膜炎及耳前淋巴结肿大，称为Romana征。随后出现发热、倦怠、厌食，以及面部和下肢水肿，也可出现全身淋巴结肿大和肝脾大。偶尔出现急性心肌炎或脑膜脑炎，多导致死亡。

在未经治疗的患者，症状常在数周至数月内逐渐消退。急性恰加斯病自发缓解后，进入隐匿期，患者血中可检出锥虫IgG抗体，但是没有心脏或胃肠道受累的表现。

约10%~30%的患者在急性感染后经过数年至数十年的隐匿期发展为慢性恰加斯病。心脏最常受累，出现扩张型心肌病、心律失常和血栓栓塞的症状。心力衰竭常是双侧性的，晚期患者右心衰竭更为明显。心电图常见右束支传导阻滞、房室传导阻滞、室性期前收缩、心动过速或心动过缓。心腔内附壁血栓脱落可导致体循环栓塞。慢性恰加斯病的主要死因是猝死，其次是心力衰竭和卒中。

【诊断】

确诊急性恰加斯病需要检测到枯氏锥虫。如取新鲜抗凝血或离心后的白细胞层可在显微镜下见到运动的锥虫。薄层或厚层血涂片吉姆染色也容易发现锥虫。PCR 检查枯氏锥虫 DNA 常可获得阳性结果。枯氏锥虫潜在感染激发的诊断则需要在系列标本检测时有寄生虫血症增加的证据,或者有极高的寄生虫负荷。

隐匿期和慢性期恰加斯病的诊断主要基于在外周血中检测到针对枯氏锥虫抗原的 IgG 抗体,需要使用不同的技术和抗原检测 2 次都为阳性才能诊断。

【治疗】

目前仅有硝呋噻氧和苄硝唑二种抗锥虫药物可以应用。在急性恰加斯病,硝呋噻氧显著缩短症状和锥虫血症的持续时间,降低死亡率,治愈率约 70%。苄硝唑的效果比硝呋噻氧稍好。这两种药物毒性均较大,常有严重的胃肠道反应和周围神经病变。

对儿童及青少年慢性感染者也应给予治疗。对小于 50 岁的隐匿期成人患者也推荐治疗,对 50 岁以上的隐匿期患者是否给予治疗则应权衡利弊,对出现心脏或消化道症状的慢性恰加斯病患者,抗锥虫治疗已无益处。

出现心力衰竭和心律失常应给予相应的治疗,有心腔内附壁血栓或心尖部室壁瘤者应启动抗凝治疗。对锥虫病导致的终末期心肌病患者可进行心脏移植,成功率较高。

【预防】

在恰加斯病流行地区控制枯氏锥虫传播主要依靠喷洒杀虫剂消灭住家范围内的锥蝽、改善居住条件、对易感人群进行教育,以及对献血者进行血清学筛查。

推荐阅读

1. COOPER L T J R,KNOWLTON K U. Myocarditis. [M]//MANN D L,ZIPES D P,LIBBY P,et al. Braunwald's Heart Disease-A Textbook of Cardiovascular Medicine. 11th ed. Philadelphia:Saunders, an imprint of Elsevier Inc,2018.

2. KIRCHHOFF L V,RASSI A J R. Chagas disease and African trypanosomiasis[M]//KASPER D,FAUSI A S,HAUSER S L,et al. Harrison's principles of internal medicine. 20th ed. New York:McGraw-Hill Education,2018:1601.

第十七章　心　肌　病

心肌病(cardiomyopathy)是一组异质性心肌疾病,包括心脏机械和电活动的异常,通常表现为心室不适当的肥厚或扩张,由多种病因导致。心肌病可局限于心脏,也可作为系统性疾病的一部分,常导致心血管性死亡或进展性心力衰竭。

2006 年美国心脏病学会临床心脏病、心力衰竭和移植委员会将心肌病分类为两类:原发性心肌病(主要累及心脏)和继发性心肌病(伴有其他器官系统受累)。原发性心肌病又被进一步分为遗传性、混合性、获得性心肌病。遗传性心肌病包括肥厚型心肌病、致心律失常右心室心肌病/发育不良、左心室心肌致密化不全、腺苷酸活化蛋白激酶(AMPK)相关性心肌糖原贮积病(PRKAG2)、传导缺陷、线粒体肌病及离子通道病。混合性心肌病包括扩张型心肌病和限制型心肌病。获得性心肌病包括心肌炎、应激性心肌病(章鱼壶心肌病)、围生期心肌病、心动过速性心肌病、胰岛素依赖型糖尿病母亲的婴儿所患的心肌病(表 12-17-0-1)。继发性心肌病是指伴有其他器官系统受累的心肌病,即以往所指的特异性心肌病,例如浸润性疾病、中毒性疾病、内分泌疾病、神经肌肉性疾病、自身免疫性疾病、癌症治疗并发症等累及心肌者。

表 12-17-0-1　原发性心肌病分类

遗传性原发性心肌病	儿茶酚胺性多形性室性心动过速(CPVT)
肥厚型心肌病(HCM)	"突然不明原因夜间死亡综合征"(SUNDS)
致心律失常右心室心肌病/发育不良(ARVC/D)	混合性(遗传性及非遗传性)原发性心肌病
左心室心肌致密化不全(LVNC)	扩张型心肌病(DCM)
糖原贮积症(PRKAG2)	限制型心肌病(RCM)
传导系统缺陷	获得性原发性心肌病
线粒体肌病	炎症性心肌病(心肌炎)
离子通道病	应激诱发的心肌病("Tako-Tsubo"心肌病)
长 QT 间期综合征(LQTS)	围生期心肌病
Brugada 综合征	心动过速性心肌病
短 QT 间期综合征(SQTS)	心内膜弹力纤维增生症

2007 年欧洲心脏病学会为了方便临床诊断和治疗，依据心室形态和功能将心肌病分为扩张型心肌病、肥厚型心肌病、致心律失常型右心室心肌病、限制型心肌病和未定型心肌病（包括心肌致密化不全和心尖球囊样综合征）五大类，每一类心肌病又分为家族性/遗传性和非家族性/非遗传性两种。

本章综合上述的分类方法，将分节介绍扩张型心肌病、肥厚型心肌病、限制型心肌病、致心律失常型右心室心肌病、心肌致密化不全、心尖球囊样综合征及继发性心肌病。

第一节　扩张型心肌病

陈瑞珍　潘翠珍　杨英珍

扩张型心肌病（dilated cardiomyopathy，DCM），其特征为单侧或双侧心室扩大和收缩功能受损，伴或不伴充血性心力衰竭。首发表现可包括房性和/或室性心律失常，在 DCM 的任何阶段均可发生猝死。DCM 是临床诊断中最常见的心肌病，也是造成心力衰竭和心脏移植的最主要原因。

【流行病学】

2002 年中国分层整群抽样调查 19 个地区 8 080 例正常人群 DCM 患病率约为 19/10 万；1990 年欧洲报道 DCM 的 5 年病死率为 15%~50%；2014 年中国一项报道显示 767 例 DCM 随访 52 个月病死率为 42.24%。

【病因与发病机制】

病因迄今未明，目前已发现本病与下列因素有关：

（一）**病毒感染**　动物模型显示嗜心性柯萨奇 B 组病毒（Coxsackievirus B，CVB）或脑心肌炎病毒（EMCV）感染引起的心肌炎可发展为扩张型心肌病。临床前瞻性随访观察提示急性病毒性心肌炎可转化为扩张型心肌病。总的报道约 15% 的心肌炎患者可演变为扩张型心肌病，但约 10% 的扩张型心肌病患者的心内膜心肌活检中呈现有炎症浸润的心肌炎证据。用分子生物学技术在本病患者的心肌活检标本中发现有肠道病毒 RNA 或巨细胞病毒 DNA，提示本病可能有感染的持续存在。心肌炎导致的心肌病是一系列心脏重构的病理反应，其中心肌纤维化的发生是关键，心肌局部微环境的改变和胶原合成与分解动态平衡之间的相互作用是病毒性心肌炎（viral myocarditis，VMC）向 DCM 演变的重要环节。

（二）**免疫功能异常**　在 DCM 患者血清中能检测到抗凝蛋白抗体、抗线粒体腺苷载体（ATP/ADP 载体抗体）、抗 M7 抗原抗体、抗 α-酮戊二酸脱氢酶支链复合物抗体、抗 β 受体（AR-β）抗体、抗心肌胆碱能受体（MR）主要是 M2R 抗体——一种特异的抗 G 蛋白结合受体抗体等增高。在本病患者中出现抗 AR-β 自身抗体增高可能是导致电生理不平衡而易发生心律失常的机制之一，血清中 MR 自身抗体的增高，减少 cAMP 而降低心肌收缩力。因此，抗体的产生可能是心肌受损的结果而非其原因。DCM 患者体内有人类白细胞因子（HLA）异常表达，包括 HLA-B27、HLA-A2、HLA-DR4、HLA-DQ4、HLA-DQ8 表达增加，HLA-DRW6 表达明显减少。这些都可能是扩张型心肌病的易感基因。在 DCM 患者心肌中有 T 细胞浸润，外周血中包括杀伤性 T 细胞（CD8$^+$）、辅助性 T 细胞（CD4$^+$）和自然杀伤细胞均有异常，由此发生细胞介导的免疫反应，引起血管和心肌损伤。

（三）**遗传基因**　通过家系调查和超声心动图对 DCM 患者家族筛查证实 25%~50% 的患者为家族性 DCM。目前已发现的家族性 DCM 遗传表型有下列特点：①遗传异质性：不同基因的多种突变均可致病；②遗传基因的外显不全：家族成员的患病比例不一致，很多 DCM 患者亲属仅在超声心动图上有轻微心脏异常，为无症状的致病基因携带者；③遗传方式多样：有常染色体显性遗传、隐性遗传、X 连锁遗传和线粒体遗传，其中常染色体显性遗传最为常见；④外显率呈年龄依赖性：0~20 岁占 10%，20~30 岁占 34%，0~40 岁占 60%，40 岁以上占 90%；⑤临床表型多样：一部分为单纯 DCM，一部分为电生理异常（如房室传导阻滞）。迄今已经确认的家族性遗传性扩张型心肌病致病基因超过 50 个，对这些主要突变基因进行检测可以帮助临床对有症状患者进行确诊，还可评估家族其他成员的患病风险，为早期干预治疗提供指导。

（四）**交感神经系统异常**　本病患者通过 β 受体兴奋收缩装置的 G-蛋白系统信号传输抑制的增强而导致心肌收缩功能减退。

（五）**其他**　内分泌异常、化学或毒素作用、心肌能量代谢紊乱，冠脉微血管痉挛或阻塞导致心肌细胞坏死、瘢痕等可能也是致病因素。

【病理】

心脏重量增加，外观心肌呈灰白色而松弛。四个心腔均可增大扩张，多见两心室腔明显扩大，可以左心室扩大为甚。二尖瓣、三尖瓣环扩大，乳头肌伸张。心腔内附壁血栓形成不少见，心腔内血栓脱落可导致肺栓塞或周围动脉栓塞。冠状动脉无明显狭窄。心肌纤维化常见，尤多累及左心室心内膜下心肌。心脏的起搏传导系统均可受到侵犯。本病的心肌显微镜检查缺乏特异性发现，可以见到心肌纤维肥大，细胞核固缩、变形或消失，细胞质内有空泡形成。纤维组织增多，因间质胶原组织增多或因局灶性心肌纤维被纤维组织替代所致。电镜检查见心肌细胞水肿，线粒体增多、增大或缩小，嵴断裂或消失。

【病理生理】

心肌收缩力减弱，心脏泵血功能障碍。早期由于反射性调节或神经兴奋，通过加速心率以维持足够的心排血量，后期随左心室排空受限，心室舒张和收缩末期容量增多、射血分数减少，心脏逐渐增大，产生相对性二尖瓣与三尖瓣关闭不全，导致充血性心力衰竭。此时，心室舒张末期压增高，尤以左心室为甚，心房压亦增高，肺循环和体循环静脉压增高、淤血；晚期由于肺小动脉病变和反复发生肺小动脉血栓栓塞而出现肺动脉压力明显增高，使右心衰竭更为明显。心肌肥大引起的相对性缺血缺氧时可出现心绞痛。心肌纤维化及由于心肌受损心室重构等影响心肌细胞内钙、钾等离子通道异常,可引起各种心律失常。

【临床表现】

各年龄均可发病,但以中年居多。起病多缓慢,患者常先被发现有心脏扩大,心功能代偿而无自觉不适。经过一段时间后症状逐步出现,这一过程有时可达 10 年以上。症状以充血性心力衰竭为主,其中以气急和水肿为最常见。最初在劳动或劳累后气急,以后在轻度活动或休息时也有气急,或有夜间阵发性气急。由于心排血量低,患者常感乏力。体检发现心率加速,心尖搏动向左下移位,可有抬举性搏动,心浊音界向左扩大,常可听得第三心音或第四心音,心率快时呈奔马律。由于心腔扩大,可有相对性二尖瓣或三尖瓣关闭不全所致的收缩期吹风样杂音,此种杂音在心功能改善后减轻。血压多数正常,但晚期病例血压降低,脉压小,出现心力衰竭时舒张压可轻度升高。脉搏常较弱,交替脉的出现提示左心衰竭,心力衰竭时两肺基底部可有湿啰音。右心衰竭时肝脏肿大,从下肢开始出现水肿,胸腔积液和腹水在晚期患者中不少见。各种心律失常都可出现,为首见或主要的表现,并有多种心律失常合并存在而构成比较复杂的心律,可以反复发生,有时甚顽固。高度房室传导阻滞、心室颤动、窦房传导阻滞或窦房结暂停可导致阿-斯综合征,成为致死原因之一。此外,尚可有脑、肾、肺等处的栓塞。

【辅助检查】

(一)**X 线检查** 示心影扩大,晚期外观如球形,说明各心腔均增大,外形颇似心包积液。少数患者以左心室、左心房或右心室增大为主,外观类似二尖瓣病变。主动脉一般不扩张。病程较长的患者常有肺淤血和肺间质水肿,两肺肋膈角处可有间隔线,肺静脉和肺动脉影可扩大;胸腔积液不少见。

(二)**心电图检查** 改变以心脏肥大、心肌损害和心律失常为主。左心室肥大多见,常合并心肌劳损,晚期常有右心室肥大;也可有左或右心房肥大。心肌损害常见,以 ST 段压低、T 波平坦、双相或倒置为主要表现,有时 T 波呈缺血型改变。

少数患者可有病理性 Q 波,类似心肌梗死,其部位多在前间隔(V_1、V_2 导联),可能为间隔纤维化所致。心律失常常见,以异位心律和传导阻滞为主。异位心律可来自心房、房室交界处或心室,由期前收缩逐步演变为心动过速,以至扑动或颤动,亦可有病态窦房结综合征表现、房室交界处逸搏和逸搏心律,或心室自身心律等。一至三度房室传导阻滞均可发生。心室内传导阻滞常见,左、右束支或左束支分支的传导阻滞都可出现。

(三)**超声心动图** 在本病早期即可见到心腔轻度扩大,尤其是左心室,后期各心腔均扩大,室壁运动普遍减弱。二尖瓣、三尖瓣收缩期不能退至瓣环水平,彩色血流多普勒显示二尖瓣和三尖瓣反流。左心室射血分数(LVEF)常减至 50% 以下,心肌缩短率减小。可有少量心包积液(数字资源 12-17-1-1、数字资源 12-17-1-2,文末彩图 12-17-1-1)。

 **数字资源 12-17-1-1** 扩张型心肌病:胸骨旁长轴切面可见左房左室扩大,左室壁径向收缩活动显著减弱,二尖瓣开放幅度小,关闭时不能完全退至瓣环(视频)

 **数字资源 12-17-1-2** 扩张型心肌病:心尖四腔切面可见左房室增大,右房室等比例增大,左室整体的收缩活动显著减弱,且室间隔收缩活动略欠协调,二尖瓣的运动幅度较小,右室的整体收缩活动也减弱(视频)

(四)**化验检查** ①cTnT、cTnI 是诊断心肌损伤的高敏感性、高特异性心肌损伤指标,DCM 病程中血清 cTnT 或 cTnI、CK-MB 增高常提示预后不良;②血浆脑钠肽(brain natriuretic peptide,BNP),尤其是氨基末端脑钠肽前体(NT-proBNP)水平与心力衰竭的严重程度相关,是 DCM 心力衰竭诊断的重要依据(参见本篇第二章"心功能不全")。

(五)**磁共振成像** 左心室腔扩大、室壁变薄及运动功能减低伴室间隔壁间强化是 DCM 常见的 CMR 征象。约 26%～42% 的 DCM 患者会出现 LGE,其中以室间隔细线状强化最常

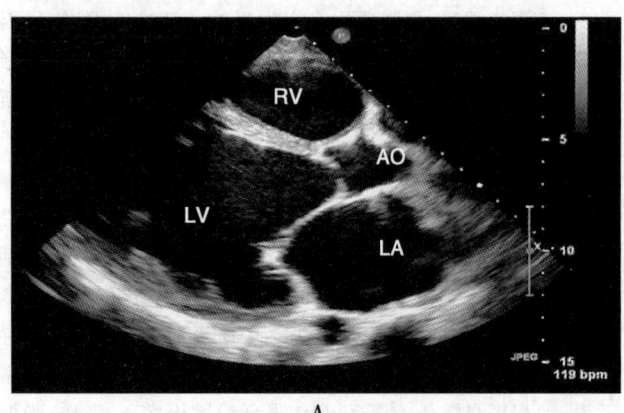 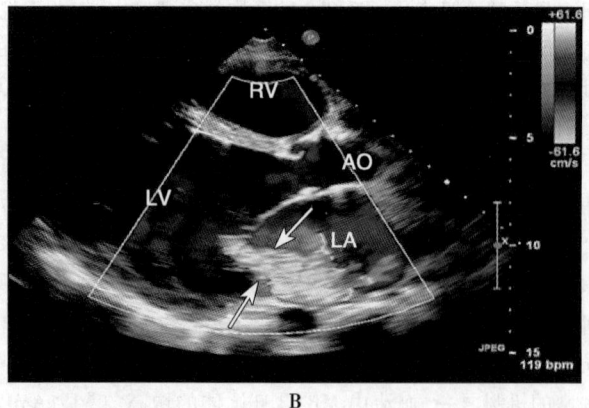

图 12-17-1-1 扩张型心肌病的超声心动图表现
A. 胸骨旁左室长轴切面,二维超声心动图显示左室明显扩大,关闭时二尖瓣不能退至瓣环水平;B. 同一切面,彩色多普勒示轻中度二尖瓣反流(箭头所示)。LA. 左心房;LV. 左心室;RV. 右心室;AO. 主动脉。

见,也可呈点片状或弥散状强化,多呈沿外膜下或中层内分布。LGE 与左心室壁所受应力及心肌质量密切相关,提示更严重的左心室重构。室间隔 LGE 的患者心源性猝死(SCD)发生率升高,尤其是在室间隔与游离壁同时 LGE 的患者。

(六)放射性核素心肌显像 ^{201}铊或^{99m}锝平面或单光子发射断层扫描(SPECT)心肌灌注显像可示左心室腔扩大,室壁变薄,部分病例显示有小斑块状稀疏或灌注缺损,放射性分布不均匀。

【诊断】

参照 2018 年中国扩张型心肌病诊断和治疗指南:

(一)临床表现 心脏扩大、心室收缩功能减低伴或不伴有充血性心力衰竭,常有心律失常,可发生栓塞和猝死等并发症。

(二)心脏扩大 心影可呈球形,X 线检查心胸比>0.5,超声心动图示全心扩大,尤以左心室扩大为明显,左心室舒张期末内径>2.7cm/m^2。

(三)心室收缩功能减低 超声心动图检测室壁运动弥漫性减弱,LVEF<40%、LVFS<25%,合并右室功能不全时 TAPSE<1.7cm。

(四)必须排除其他特异性(继发性)心肌病和地方性心肌病(克山病) 包括缺血性心肌病、围生期心肌病、酒精性心肌病、代谢性和内分泌性疾病如甲状腺功能亢进、甲状腺功能减退、淀粉样变性、糖尿病等所致的心肌病、遗传家族性神经肌肉障碍所致的心肌病、全身系统性疾病如系统性红斑狼疮、类风湿关节炎等所致的心肌病,以及中毒性心肌病等才可诊断特发性扩张型心肌病。

心内膜心肌活检。病理检查对本病诊断无特异性,但有助于与特异性心肌病和急性心肌炎的鉴别诊断。用心内膜心肌活检标本进行聚合酶链式反应(PCR)或原位杂交,有助于感染病因的诊断。基因检测有助于家族性 DCM 的诊断。

【鉴别诊断】

本病需与下列疾病相鉴别:

(一)冠心病 中年以上患者,若有心脏扩大、心律失常或心力衰竭而无其他原因者须考虑冠心病和心肌病。存在高血压、高血脂或糖尿病等冠心病易患因素,室壁活动呈节段性异常者有利于诊断冠心病。心肌活动普遍减弱则有利于诊断扩张型心肌病。由冠状动脉病变引起心肌长期广泛缺血而纤维化,发展为心功能不全时称之为"缺血性心肌病"。若过去无心绞痛或心肌梗死,则与扩张型心肌病难以区别,且扩张型心肌病亦可有病理性 Q 波及心绞痛,此时鉴别须靠冠状动脉造影。

(二)风湿性心脏病 DCM 亦可有二尖瓣或三尖瓣区收缩期杂音,听诊类似风湿性心脏病,但一般不伴舒张期杂音,且在心力衰竭时较响,心力衰竭控制后减轻或消失,风湿性心脏病则与此相反。DCM 常有多心腔同时扩大,而风湿性心脏病以左心房、左心室或右心室为主。心脏超声检查有助于鉴别诊断。

(三)左心室致密化不全 是一种较少见的先天性疾病,有家族发病倾向,其特征包括左心室扩大,收缩舒张功能减退,左心腔内有丰富的肌小梁和深陷其中的隐窝,交织成网状,其间有血流通过。伴或不伴右心室受累。病理检查发现从心底到心尖致密心肌逐渐变薄,心尖最薄处几乎无致密心肌组织。受累的心室腔内显示多发、异常粗大的肌小梁和交错深陷的隐窝,可达外 1/3 心肌。扩张型心肌病的左心室腔内没有丰富的肌小梁和交织成网状的隐窝,超声检查心脏 MRI 有助于诊断。

(四)继发性心肌病 全身性疾病如系统性红斑狼疮、硬皮病、血色病、淀粉样变性、糖原贮积症、神经肌肉疾病等都有其原发病的表现可资区别。

【预后】

预后取决于左心室功能和血流动力学的代偿、稳定性和恶化程度。一般与 NYHA 分级相平行,据国外资料统计 DCM 患者心功能 I 级者,1 年病死率为 10%;II 级者为 10%~15%;III 级者为 20%~25%;IV 级者达 50%。如 LVEF<25%预后很差。此外,左心室内径大小,右心室功能保持情况及血浆脑钠肽水平,心肌氧耗峰值等与预后均相关。近年来,由于治疗手段的改进,国内外 5 年存活率已明显提高,可达 65.5%~75%。

【防治】

由于病因未明,预防较困难。部分病例由病毒性心肌炎演变而来,因此预防病毒感染有实际意义。本病常伴有心力衰竭,呼吸道感染常为其诱发或加重的因素,应预防和及时治疗。

治疗以针对临床表现为主:

1. 注意休息及避免劳累,有心脏扩大或心功能减退者更应注意长期休息,防止病情恶化。

2. 治疗心力衰竭者原则与治疗一般心力衰竭相同(参见本篇第二章"心功能不全"),急性心衰或慢性心衰急性发作时采用正性肌力、利尿和扩血管药,由于心肌损坏较广泛,洋地黄类应用要谨慎。非洋地黄类正性肌力兴奋剂,如肾上腺素能受体兴奋剂和磷酸二酯酶抑制剂能短期静脉应用。利尿药有益,但在低肾小球滤过时,氢氯噻嗪可能失效,此时需用袢利尿药呋塞米等。螺内酯可以阻断醛固酮效应,对抑制心肌重构,改善预后有很好的作用。扩血管药,包括 ACEI/ARB/ARNI 都可用,须从小剂量开始,注意低血压。DCM 慢性心衰时用 β 受体阻滞剂有效,其机制可能是慢性心衰时肾上腺素能神经过度兴奋,β 受体密度下调,除了临床常用的高选择性 β$_1$ 受体阻断药,如美托洛尔、比索洛尔外,卡维地洛作为一种新型的非选择性肾上腺素受体阻断药无内在拟交感活性,避免了反射性交感神经兴奋所引起的周围血管收缩及外周阻力增加;此外,它有极强的抗氧自由基、调节细胞因子、抗心肌重构等多种作用。因此,已有许多学者将卡维地洛(10~25mg,口服,每日 2 次)用于治疗扩张型心肌病。此外,脑钠肽(BNP)类药物奈西立肽(nesiritide)可以均衡地扩张动脉和静脉,增加心排血量和尿量,可用于治疗急性心力衰竭。

3. 治疗心律失常,尤其有症状者需用抗心律失常药或电学方法治疗,对快速室性心律与高度房室传导阻滞而有猝死危险者治疗应更积极。

4. 有心腔明显扩大伴低射血分数、NYHA 心功能Ⅳ级、长期卧床,尤其是有血管栓塞史或深静脉血栓形成的患者可使用华法林或新型口服抗凝药。

5. 改善心肌代谢的药物,如维生素 C、三磷酸腺苷、辅酶 A、环化腺苷酸、辅酶 Q10、曲美他嗪等,抗病毒的干扰素都可作为辅助治疗。

6. 国内在中医药调节免疫、抗病毒、改善心肌代谢的基础上采用中西医结合治疗 DCM 方面取得了明显有益的效果。研究发现,黄芪、牛磺酸、生脉制剂等既能抗病毒,又能调节机体免疫,改善心脏功能的作用。

7. 心脏再同步化治疗主要适用于药物效果不佳、QRS 波群时限延长>150 毫秒、LVEF 值≤35%、QRS 波呈完全性左束支传导阻滞或心室内传导阻滞的 DCM 患者,可考虑安装左右心室同步起搏的双腔、三腔或四腔心腔起搏治疗 DCM 难治性心力衰竭,通过调整左右心室收缩顺序,改善心功能,缓解症状。对 LVEF≤35%或伴顽固性持续快速室性心律失常的患者可考虑安置植入型心律转复除颤器(ICD)。

8. 左心机械辅助循环是将左心的血液通过机械装置引入主动脉,以减轻左心室做功。为晚期 DCM 患者维持全身循环、等待心脏供体及不能进行心脏移植患者的一种有效治疗方法。

9. DCM 患者出现难治性心衰时,可考虑心脏移植。

第二节　肥厚型心肌病

邹云增

肥厚型心肌病(hypertrophic cardiomyopathy,HCM)是指并非完全因心脏后负荷异常引起的心肌肥厚,需除外高血压、主动脉瓣狭窄、浸润性疾病等因素导致的心肌肥厚。常见于左心室,以室间隔为主的不对称性肥厚,左心室腔容积正常或减小,病变也偶发于右心室。根据左心室流出道有无梗阻,分为梗阻性和非梗阻性 HCM。在 2017 年中国成人肥厚型心肌病诊断与治疗指南,按照超声心动图检查时测定的左心室流出道与主动脉峰值压力阶差(left ventricular outflow tract gradient,LVOTG),可将 HCM 患者分为梗阻性、非梗阻性及隐匿梗阻性 3 种类型。安静时 LVOTG≥30mmHg 为梗阻性;安静时 LVOTG 正常,负荷运动时 LVOTG≥30mmHg 为隐匿梗阻性;安静和负荷时 LVOTG 均<30mmHg 为非梗阻性。梗阻性、隐匿梗阻性和非梗阻性 HCM 患者比例约各占 1/3。此外根据肥厚部位,也可分为心尖肥厚、右心室肥厚和孤立性乳头肌肥厚的 HCM。

【流行病学】

肥厚型心肌病是导致年轻人猝死和继发性心衰的常见病因。北美、日本和中国的患病率相似,约为 0.2%。本病发病可为家族性亦可为散在性。女性患者症状出现较早也较重。临床病例中男性多于女性。各年龄均可发生,儿童期发病者死亡率较高,心肌肥厚在 40 岁以下者较 40 岁以上者更为严重。发病年龄越大者预后相对较好。

【病因】

病因仍不明确。目前认为遗传因素是主要病因,主要为常染色体显性遗传,偶见常染色体隐性遗传。约 60% 的成年 HCM 患者可检测到明确的致病基因突变,目前分子遗传学研究证实 40%~60% 为编码肌小节结构蛋白的基因突变。已发现至少 27 个致病基因与 HCM 相关,这些基因编码粗肌丝、细肌丝、Z 盘结构蛋白或钙调控相关蛋白。临床诊断的 HCM 中,5%~10% 是由其他遗传性或非遗传性疾病引起,包括先天性代谢性疾病(如糖原贮积病、肉碱代谢病、溶酶体贮积病)、神经肌肉疾病(如 Friedreich 共济失调)、线粒体疾病,系统性淀粉样变等,这类疾病临床罕见或少见。另外还有 25%~30% 为不明原因的心肌肥厚。值得注意的是,近年来研究发现约 7% 的 HCM 患者存在多基因或复合突变,发病可能较单基因突变者更早,临床表现更重,预后更差。

【病理】

病变以心肌肥厚为主,心脏重量增加。心肌肥厚可见于室间隔和游离壁,以前者为甚,常呈不对称(非同心)性肥厚,部位以左心室为常见,右心室少见。室间隔重度肥厚向左心室腔内突出,收缩时引起左心室流出道梗阻者,称为"梗阻性肥厚型心肌病"。室间隔肥厚程度较轻,收缩期未引起左心室流出道明显梗阻者,称为"非梗阻性肥厚型心肌病"。前乳头肌也可肥厚,常移位而影响正常的瓣膜功能。心肌高度肥厚时,左心室腔减小。不成比例的心肌肥厚常使室间隔的厚度与左心室后壁厚度之比>1.3,少数可达到 3。此外,以心尖区肥厚为特征的属于肥厚型心肌病中的特殊类型。

肌原纤维蛋白基因突变会导致心肌钙离子敏感性增强、ATP 酶活性改变,引起肌细胞能量代谢异常、舒张受损,从而导致心肌肥厚。这种肥厚往往是杂乱无序的心肌细胞增大。显微镜下可见心肌细胞排列紊乱,细胞核畸形,细胞分支多,线粒体增多,心肌细胞极度肥大,细胞内糖原含量增多。虽然肥厚是该病的显著特点,但纤维化和微循环障碍也可出现,而且在明显的肥厚发生前已可检测到间质纤维化,局灶的纤维化可以通过磁共振检测出来,这通常是导致室性心律失常发生的诱因。同时,心肌肥厚会使肌间血管的管腔减小,引起微循环障碍和心绞痛。随病程发展,心肌纤维化增多,心室壁肥厚减少,心腔狭小程度也减轻,甚至扩大,此为晚期表现。

【病理生理】

(一)左心室流出道梗阻　心室收缩时,肥厚的室间隔肌凸入左心室腔,使处于流出道的二尖瓣前叶与室间隔靠近而向前移位,引起左心室流出道狭窄与二尖瓣关闭不全,此作用在收缩中、后期较明显。左心室射血早期,流出道梗阻轻,射出约 30% 心搏量,其余 70% 在梗阻明显时射出,因此,颈动脉波示迅速上升的升支,下降后再度向上形成一切迹,然后缓慢下降。流出道梗阻指在收缩期左心室腔与流出道之间存在压力阶差,流出道与主动脉间无压力阶差。30% 的患者静息时即可发现左室流出道梗阻,还有 30% 的患者运动时可激发出流出道梗阻。左室腔面积减小或收缩力增加均会加重梗阻,如脱水、血管舒张药物,都有可能导致患者出现一过性的低血压甚至晕厥。

(二)舒张功能异常　肥厚的心肌顺应性减低,使心室舒张期充盈发生障碍,舒张末期压可以升高。舒张期心腔僵硬度增高,左心室扩张度减低,充盈速率与充盈量均减小,由此心搏量减少。

(三)心肌缺血　由心肌需氧超过冠状动脉血供,心室壁内张力增高等引起。

【临床表现】

主要症状为:①呼吸困难,多在劳累后出现,是由于左心室顺应性减低,舒张末期压升高,继而肺静脉压升高,肺淤血之故。与室间隔肥厚伴存的二尖瓣关闭不全可加重肺淤血。②心前区疼痛,多在劳累后出现,似心绞痛,但可不典型,是由于肥厚的心肌需氧增加而冠状动脉供血相对不足所致。③乏力、头晕与晕厥,多在活动时发生,是由于心率加快,使原已舒张期充盈欠佳的左心室舒张期进一步缩短,充盈不足更为明显,心排血量减低。活动或情绪激动时由于交感神经作用使肥厚的心肌收缩加强,加重流出道梗阻,心排血量骤减而引起症状。④心悸,由于心功能减退或心律失常所致。⑤心力衰竭,多见于晚期患者,由于心肌顺应性减低,心室舒张末期压显著增高,继而心房压升高,且常合并心房颤动。晚期患者心肌纤维化广泛,心室收缩功能也减弱,易发生心力衰竭与猝死。体检可发现心脏轻度增大,一般可听到第四心音。对于梗阻性肥厚型心肌病患者,在胸骨左缘第3~4肋间可听到粗糙的喷射性收缩期杂音,心尖部也可常听到收缩期杂音。由于心尖部二尖瓣关闭不全,这一杂音会随着心肌收缩力和左心室容量的变化而出现相应变化:当服用硝酸酯类药物时,会使左心室容量减少;或者做 Valsalva 动作时,胸腔压力增加,回心血量下降,均可导致杂音增强;反之,使用 β 受体阻滞剂或采取下蹲体位时,使心肌收缩力减弱、左心室容量增加,杂音就相应减弱。

【辅助检查】

(一)X 线检查　一般显示为左心室扩大,晚期患者还伴有左心房或右心室同步增大。主动脉不扩大,肺动脉段一般也无明显突出。

(二)心电图检查　心电图改变以左心室肥厚及左束支传导阻滞为主,常伴有心肌损伤和心律失常。由于心肌缺血,ST 段压低;对于心尖部局限性肥厚的患者,冠状动脉在心肌内分布异常可出现巨大倒置的 T 波;多数患者有异常 Q 波出现,V_5、V_6、aVL、I 导联上有深而不宽的 Q 波,反映不对称性室间隔肥厚,易误诊为心肌梗死;在 II、III、aVF、V_1、V_2 导联上也有病理性 Q 波,其发生可能与左心室肥厚后心内膜下与室壁内心肌中冲动不规则和延迟传导有关;此外,少数患者还有左心房异常波形,部分患者合并预激综合征。

(三)超声心动图　对于疾病诊断有重要意义(数字资源 12-17-2-1、数字资源 12-17-2-2)。①左心室肥厚,一般呈现为非对称性室间隔肥厚,舒张期室间隔厚度与心肌后壁之比≥1.3,肥厚也可限于心尖部。病变部位室壁运动幅度明显减低,收缩

数字资源 12-17-2-1　肥厚型心肌病:二尖瓣水平左室短轴切面可见除了部分的室间隔室壁厚度正常外,其余左室壁厚度均发生不同程度的增厚,其中下壁和下侧壁室壁增厚最为显著(视频)

数字资源 12-17-2-2　肥厚型心肌病:心尖四腔切面可见室间隔与左室侧壁均呈现不同程度的增厚,室间隔增厚更为显著,心肌的回声高低不均。心肌的径向收缩显著增强,尤其乳头肌水平以下的左室腔,在收缩期几乎闭合(视频)

期增厚率减小。心肌肥厚且有梗阻的患者,室间隔流出道向左心室内突出,严重者可出现收缩期心室腔明显变小甚至闭塞。②梗阻性肥厚型心肌病的另一特征,二尖瓣前叶或腱索在收缩期前移(SAM 征),造成左室流出道进一步狭窄和二尖瓣关闭不全。③左心室舒张功能障碍,包括顺应性减低,快速充盈时间延长,等容舒张时间延长。④应用多普勒法可以了解杂音的起源和计算梗阻前后的压力差。

(四)心导管造影和检查　心导管检查示左心室舒张末期压增高,有左室流出道梗阻者会在左心室腔与流出道之间存在收缩期压力阶差。左心室造影示心腔缩小变形,心室壁增厚,室间隔呈不规则性增厚且向内突入心腔,双心室同时造影可判断室间隔的肥厚程度。

【诊断】

目前,超声心动图检查是诊断该病经典的无创性检查方法,无论对梗阻性与非梗阻性的患者都有帮助,此外利用心导管检查显示左心室腔与流出道的压力阶差可以辅助诊断。而应用连续多普勒测量左心室流出道压差,结合影像上室间隔明显肥厚伴有二尖瓣前叶或腱索收缩期前移,可以区分梗阻性与非梗阻性心肌肥厚。心室造影对诊断也有价值。临床上在胸骨下段左缘有收缩期杂音应考虑本病,用生理动作或药物作用影响血流动力学而观察杂音改变有助于诊断。此外,考虑遗传因素导致肥厚型心肌病的发生,致病基因的突变筛查对于诊断也有重要意义。依据疾病先证者的 DNA 变异位点,遵循遗传规律用基因测序等技术评估家族成员的基因突变情况,可判断是否为突变携带者及预测发病的可能性。

【鉴别诊断】

(一)高血压心脏病　高血压患者的超声心动图也可出现左心室非对称性肥厚表现,易与本病的鉴别混淆。鉴别要点是高血压病患者,一般不出现左心室流出道梗阻,没有肥厚型心肌病的家族史;而肥厚型心肌病起病年龄一般较早,常伴有家族史等。

(二)心室间隔缺损　此病收缩期杂音部位相近,但为全收缩期,心尖区多无杂音,超声心动图、心导管检查及心血管造影可以区别。

(三)主动脉瓣狭窄　此病症状和杂音性质相似,但杂音部位较高,并常有主动脉瓣区收缩期喷射音,第二心音减弱。X 线示升主动脉扩张。生理动作和药物作用对杂音影响不大。左心导管检查显示收缩期压力阶差存在于主动脉瓣前后。超

声心动图可以明确病变部位。

（四）**运动型心肌肥厚**　高强度的运动训练也可能导致一定程度的心室肥大，与肥厚型心肌病的早期症状较难区分。但是，生理性心肌肥厚较为均一，很少出现非对称性肥厚，且没有舒张功能不全；而肥厚型心肌病由于心肌缺血会出现心脏磁共振钆对比剂延迟强化；此外，通过停止训练后心肌肥厚是否改善也可鉴别。

【防治】

尽量避免劳累、情绪激动和突然用力，同时预防患者发生猝死和卒中等。治疗策略上，增强心肌收缩力的药物如洋地黄类、异丙肾上腺素，以及动静脉血管扩张剂，如硝酸盐类药物和磷酸二酯酶抑制剂要慎用或不用。推荐 β 受体阻滞剂作为一线用药，可有效减慢心率，改善舒张功能，降低收缩力；对于症状严重者，剂量可加至最大耐受剂量，并考虑合用 L 型钙通道阻滞剂，维拉帕米 120~480mg/d，3~4 次口服，可使症状长期缓解，对血压过低、窦房功能或房室传导障碍者慎用。而对于不耐受或使用禁忌患者应考虑滴注地尔硫䓬改善症状。当左室射血分数（LVEF）<50%，除了应用 β 受体阻滞剂以外，可考虑加用 ACEI 或低剂量的袢利尿剂，以改善心力衰竭和降低死亡率。同时，对于左室流出道梗阻患者应考虑手术治疗，做室间隔肌纵深切开术和肥厚心肌部分切除术，部分患者需要同时进

行二尖瓣置换术或成形术以缓解症状。NYHA 功能分级 Ⅲ~Ⅳ级，且静息或刺激后左室流出道（LVOT）最大压差 ≥50mmHg 的患者，建议行室间隔消融手术改善症状。而对于手术禁忌患者，或术后发生传导阻滞风险较高者，应考虑房室顺序起搏，优化 AV 间期，以降低 LVOT 压差，促进药物治疗效果。对于 NYHA 功能分级 Ⅲ~Ⅳ级，且 LVEF<50% 的患者，推荐原位心脏移植手术（图 12-17-2-1）。

鉴于本病的发病机制不明确，且病程缓慢，多数患者在确诊时已经处于疾病的中晚期，因此本病的早期预防非常有意义。对于疑似患者年龄小于 60 岁者，应每年进行临床检查，包括询问详细的家属病史，超声心动图检查、24 或 48 小时动态心电图检查等，进行风险评估。此外，具有诊断资质的医院可以开展遗传咨询，筛查致病基因的工作。对于先证者明确携带致病的突变基因的患者，其家族成员要进行逐层遗传筛查；通过临床检查等方法进行风险评估，并长期随访。

第三节　限制型心肌病

陈瑞珍　潘翠珍　杨英珍

限制型心肌病（restrictive cardiomyopathy，RCM）是一种不常见的疾病，具有特征性的形态学和生理学变化，即原发性心肌和/或心内膜纤维化，或是心肌的浸润性病变，引起心脏充盈受阻，舒张功能障碍。

【流行病学】

任何年龄都可出现特发性 RCM，但老年人的发病率有所增加；该病在年长女性比男性中更常见。

【病因】

往往缺乏明确的病因。由于限制性生理功能还见于有许多其他疾病的患者，故 RCM 为一种排除性诊断。

【病理】

心脏外观轻度或中度增大，心内膜显著纤维化与增厚，以心室流入道与心尖为主要受累部位，房室瓣也可被累及，纤维化可深入心肌内。附壁血栓易形成。心室腔缩小。心肌心内膜也可有钙化。显微镜下见心内膜表层为玻璃样变性的纤维组织，其下为胶原纤维层，间有钙化灶，再下面为纤维化的心肌，心肌有间质水肿和坏死灶。心室病变主要在流入道并延伸到心尖，可累及乳头肌、腱索、二尖瓣和三尖瓣。

【病理生理】

心内膜与心肌纤维化使心室舒张发生障碍，还可伴有不同程度的收缩功能障碍。心室腔减小，心室的充盈受限；心室的顺应性降低，回血障碍，随之心排血量也减小，造成类似缩窄性心包炎时的病理生理变化。房室瓣受累时可以出现二尖瓣或三尖瓣关闭不全。

【临床表现】

起病比较缓慢。最常见的症状包括呼吸困难、外周性水肿、心悸、疲劳等。晚期可出现肝脾大、腹水和全身性水肿。脉搏正常或弱而快。颈静脉压可升高。S1 和 S2 正常，由于心室

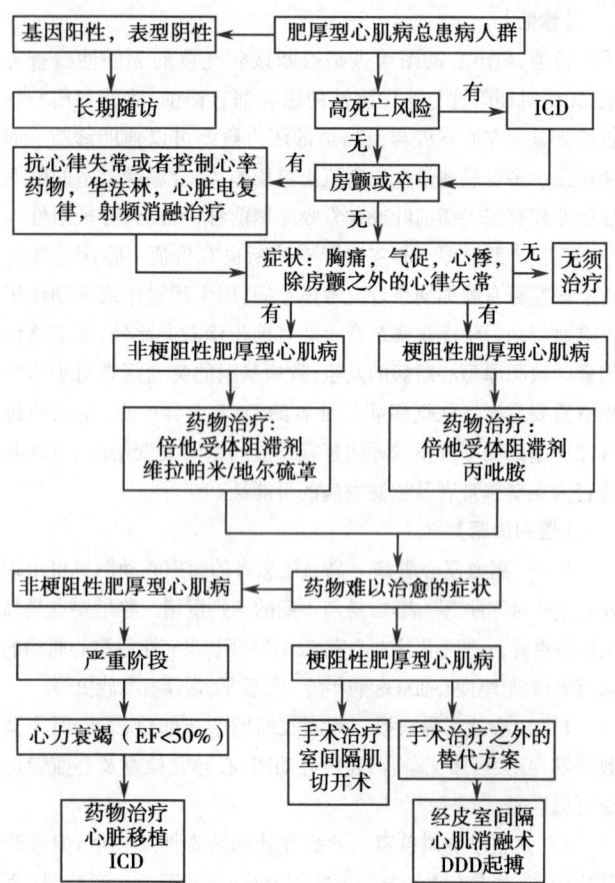

图 12-17-2-1　肥厚型心肌病的治疗策略
注：EF. 射血分数；ICD. 植入式复律除颤仪。

快速充盈突然中止,常出现 S3。功能性二尖瓣和三尖瓣反流的柔和收缩期杂音较为常见。心包积液也可存在。内脏栓塞不少见。

【辅助检查】

X 线检查示心影扩大,可能见到心内膜心肌钙化的阴影。心室造影见心室腔缩小。心电图检查示低电压,心房或心室肥大,束支传导阻滞,ST-T 改变,心房颤动,也可在 V_1、V_2 导联上有异常 Q 波。超声心动图可见下腔静脉和肝静脉显著增宽,心肌心内膜结构超声回声密度异常,呈毛玻璃样改变。左、右心房扩大,左、右心室腔不大或缩小,心尖部心内膜增厚,甚至心腔闭塞,形成一僵硬变形的异常回声区,使整个心腔变形。心室壁可以增厚,也可正常或厚度不均,室壁收缩活动减弱。当病变累及房室瓣时,可见二尖瓣和三尖瓣反流,心包膜一般不增厚(数字资源 12-17-3-1,图 12-17-3-1)。心导管检查示心室的舒张末期压逐渐上升,造成下陷后平台波型,以左心室为主者肺动脉压可增高,在右心室为主者右心房压力高,右心房压力曲线中显著的 v 波取代 a 波。收缩时间间期测定不正常。心脏磁共振 LGE 出现在 31.8% 的 RCM 患者中。

【诊断】

由于本病的早期临床表现不明显,诊断较困难。若心电图

数字资源 12-17-3-1 **限制型心肌病:心尖四腔切面可见左右心房均不同程度增大,左室心肌回声增强,呈毛玻璃样改变,心肌收缩活动尤其纵向收缩显著减弱(视频)**

示低电压、束支传导阻滞,收缩时间间期不正常;超声心动图发现心尖部心腔闭塞及心内膜增厚可确立本病的诊断。对于诊断困难病例可作心室造影和心内膜心肌活检。

【鉴别诊断】

(一)**缩窄性心包炎** 尤其以心室病变为主的病例,两者临床表现相似。有急性心包炎史、X 线示心包钙化,胸部 CT 或磁共振检查示心包增厚,支持心包炎。

(二)**非浸润性疾病** 肥厚型心肌病、硬皮病、弹力纤维性假黄瘤和糖尿病性心肌病。

(三)**浸润性疾病** 结节病、Gaucher 病、Hurler 综合征及脂肪浸润。

(四)**累积病** 血色病、法布雷(Fabry)病和糖原贮积病。

(五)**其他疾病** 心内膜心肌纤维化、辐射、化疗、嗜酸性粒细胞增多综合征、类癌心脏病、转移性癌及药物引起的纤维性内膜炎(5-羟色胺、美西麦角、麦角胺、汞剂和白消安)。

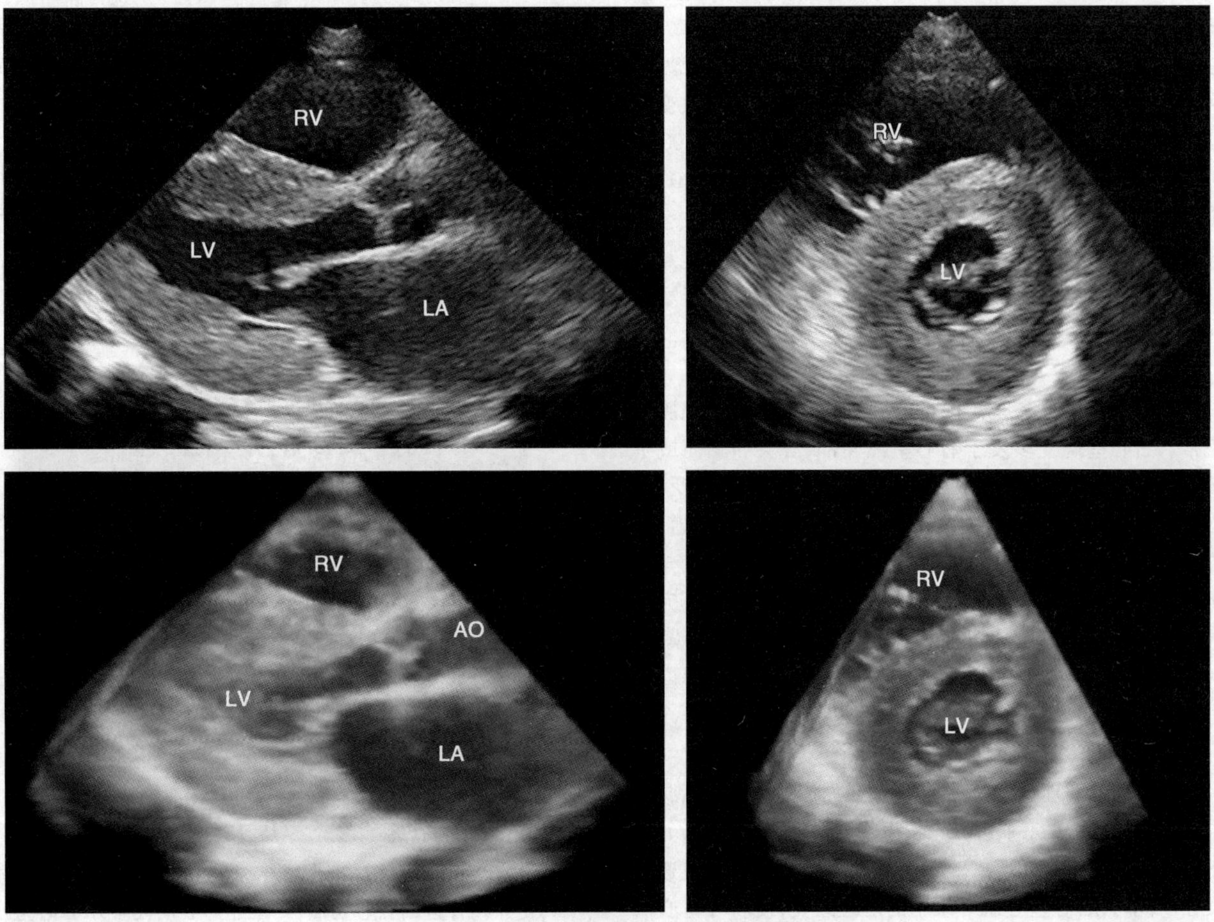

图 12-17-3-1 限制型心肌病的超声心动图表现
胸骨旁长轴切面及二尖瓣水平短轴切面显示左心室心肌壁增厚,呈毛玻璃样改变。LA.左心房;LV.左心室;RA.右心房;RV.右心室。

【治疗】

特发性 RCM 无特异性治疗。祥利尿剂可减轻体循环静脉淤血和肺静脉淤血,然而,RCM 患者需要较高充盈压以维持其心排血量,因此,应通过体检及测定血尿素氮和肌酐浓度来密切监测全身灌注情况,无其他原因的血肌酐和尿素氮水平升高提示灌注不足,应避免进一步利尿。降低心率的钙通道阻滞剂(如维拉帕米)通过控制心率增加充盈时间来改善舒张功能;β 受体阻滞剂可抑制代偿性交感刺激对心肌细胞功能的长期有害作用;ACEI/ARB 通过减少心肌血管紧张素 II 的产生而降低心肌僵硬度。地高辛增加细胞内钙离子,应谨慎使用。出现高度房室传导阻滞时需要安置埋藏式双腔起搏器。心房颤动患者应行抗凝治疗以降低发生血栓栓塞的风险。对难治性心力衰竭者行心脏移植。

【预后】

尽管目前研究数据有限,但症状性特发性 RCM 预后不良。

第四节 致心律失常型右心室心肌病

陈瑞珍 潘翠珍 杨英珍

致心律失常型右心室心肌病(arrhythmogenic right ventricular cardiomyopathy, ARVC),又称致心律失常型右心室发育不全(arrhythmogenic right ventricular dysplasia, ARVD),致心律失常型心肌病(arrhythmogenic cardiomyopathy),是一种临床少见的疾病,以起源于右心室的心律失常和右心室的特殊病理改变为特征。据估计,一般成人人群中 ARVC 的患病率约为 1/5 000~1/2 000,是年轻成人心脏性猝死(sudden cardiac death, SCD)的一个重要原因。

【病因与发病机制】

迄今不明。在临床上散发病例较多见,有些患者有家族史,提示其发病机制中遗传因素的作用。

【病理】

本病的病理改变主要集中在心外膜和心室肌,而心内膜结构正常。右心室病变多发于右心室漏斗部、心尖和膈面或下壁,通常称为"发育不良三角"或"危险三角",如病变广泛,则右心室明显扩大。本病的主要异常是右室流入道、流出道和/或心尖部的瘢痕形成,心肌被脂肪-纤维组织替代,此改变与部分尤尔畸形(Uhl's anomaly)(羊皮纸心脏)很相似,但又不完全相同,因为后者右心室的心肌缺如,而本病的右心室心内膜、心肌和心外膜各层仍能清楚辨认。部分患者同时有不同程度的左心室累及。

【病理生理】

基于本病的病理学改变,推测夹杂在无传导特性的脂肪和纤维组织中的孤立的心肌纤维会发生传导延缓,从而易与邻近的正常心肌间产生折返现象,致使右心室源性室性心动过速反复发作。同时,右心室心肌纤维中的病理改变,使右心室心肌薄弱,可导致右心室形态异常和机械收缩功能减低,从而引起一系列右心衰竭的临床表现。

【临床表现】

ARVC 的表现可多种多样,包括心悸、晕厥、胸痛、呼吸困难,以及在极少数情况下发生 SCD。然而很多患者数十年隐匿无临床症状,导致很难识别该病,尤其是无家族受累的散发病例。

【诊断】

在无明显器质性心脏病的、具有左束支传导阻滞图形的频发室性期前收缩或室性心动过速患者,应考虑本病。心电图表现为频发室性期前收缩或室性心动过速,且为左束支传导阻滞图形,可有右心室肥大,还可显示 QT 间期离散度增加。超声心动图提示右室流出道增宽伴右室功能减退和发现右室运动减弱、消失或室壁瘤形成(数字资源 12-17-4-1,图 12-17-4-1)。X 线检查正常或显示右心室扩大。核素心肌显像提示右心室扩大,射血分数下降。心血管造影可显示平均右心室收缩末期及舒张末期内径,右、左心室收缩末期及舒张末期内径之比和容积之比增大。在 ARVC 的诊断性评估中,CMR 成像是一项重要的检查方法。表现为整体和局部的心室扩张、室壁无运动或室壁运动障碍或右室收缩不同步,且合并右室舒张末期容积增大(男性 ≥ 110ml/m²;女性 ≥ 100ml/m²)或 RVEF 降低 ≤ 40%、心肌内脂肪、LGE,以及局部室壁变薄。多排计算机体层摄影(multidetector computed tomography, MDCT)可发现右心室腔增大、右室肌小梁形成增加、心肌内脂肪和贝壳波浪边形改变,可作为 CMR 的一项替代选择用于因起搏器或 ICD 植入而禁用 CMR 的患者。难治性室性心律失常的患者中,可能需要进行 EP 检查合并射频消融术。

数字资源 12-17-4-1 致心律失常型右心室心肌病:心尖四腔切面右房右室显著增大,右室壁显著变薄,右室收缩活动显著减弱。三尖瓣瓣环扩大,三尖瓣关闭时瓣口见显著缝隙,右室乳头肌功能不全导致三尖瓣启闭幅度减小(视频)

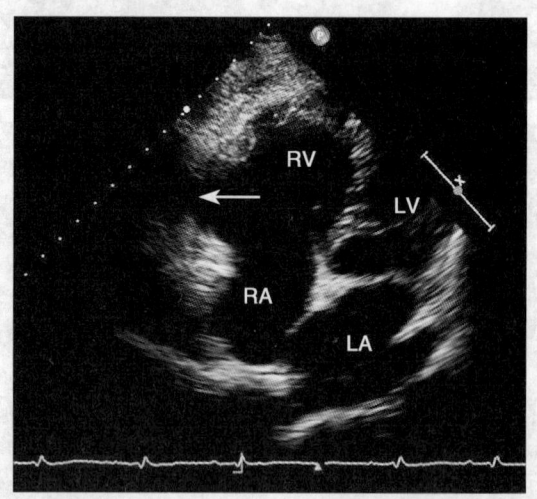

图 12-17-4-1 致心律失常型右心室心肌病超声心动图表现 变异胸骨旁四腔心切面,二维超声心动图显示右心室心底部瘤样膨出(箭头所示)。RA. 右心房;RV. 右心室;LA. 左心房;LV. 左心室。

ARVC 的鉴别诊断包括多种类型的先天性心脏病,特别是存在左向右分流的先天性心脏病、其他累及右室的心肌病、尤尔氏畸形、特发性右室心动过速、心肌炎和结节病。

【防治】

避免参加竞技性体育运动。治疗目标是控制心律失常,防止猝死。β受体阻滞剂有良好的风险-获益比。发生持续性室性心动过速(VT)或心室颤动(VF)的患者应将 ICD 作为 SCD 的二级预防。如果频发室性心律失常和 ICD 电击,可辅助抗心律失常药物治疗包括胺碘酮、索他洛尔等,效果不满意可考虑射频消融术。

【预后】

病程预后不定,猝死为主要死亡原因,多见于年轻人。

第五节　心肌致密化不全

陈瑞珍　潘翠珍　杨英珍

心肌致密化不全(noncompaction of ventricular myocardium, NVM),又称海绵状心肌(spongy myocardium)或心肌窦状隙持续状态(persisting sinusoids)。NVM 是一种散发性或家族性心肌病,特征为心肌小梁突出和小梁间隐窝深陷。可与其他先天性心脏畸形并存。所有病例均累及左心室,但右心室也可受累。该病的患病率估计为 0.014% ~ 1.3%。

【发病机制】

本病的发病机制目前尚不清楚,有非单一遗传背景,国外文献报道家族发病率为 44%,国内有报道为 11%。有研究发现,儿童发病与 Xq28 染色体 $G4.5$ 基因突变有关,成人发病与常染色体 11p15 关系密切。此外,肿瘤坏死因子转换酶异常、心内膜下心肌缺氧及多种致畸因素均可能参与本病的发生。

【病理解剖】

正常胚胎发育的第 1 个月,心脏冠状动脉循环形成前,胚胎心肌是由海绵状心肌组成,心腔的血液通过其间的隐窝供应相应区域的心肌。胚胎发育 5~6 周,心室肌逐渐致密化,隐窝压缩成毛细血管,形成冠状动脉微循环系统,致密化过程从心外膜到心内膜,从基底部到心尖部。本病表现为心室肌正常致密化过程停止,形成过多突起肌小梁和深陷的小梁间隙。本病可以是孤立的心脏病变,称为"孤立性心室肌致密化不全"。"心肌窦状隙持续状态"则常用来描述并发于复杂的发绀型先天性心脏病、左心室或右心室梗阻性病变和冠状动脉先天畸形患者。继发性心肌致密化不全为压力负荷过重和心肌缺血阻止正常胚胎心肌窦隙的闭合所致。但也有人认为此种深陷的间隙衬以内皮细胞,并与心内膜相延续,因此它并非心肌内的窦状隙。目前尚未明确孤立性和继发性心室致密化不全是否为同一种疾病。

患者心脏扩大、心肌重量增加、冠状动脉通畅。受累的心室腔内见多发、异常粗大的肌小梁和交错深陷的隐窝,病变可不同程度地累及心室壁的内 2/3,肥大肌束的细胞核异形,纤维组织主要出现在心内膜下,其间可见炎症细胞浸润。外层致密心肌厚度变薄,肌束行走及形态学基本正常,细胞核大小均匀。

【病理生理】

(一)心室收缩和舒张功能不全　舒张功能不全可能是由于异常的心室肌松弛和心腔内过多肌小梁产生心室充盈受限的联合作用所致。过多突起的肌小梁由于血流供需间的不匹配,产生慢性心肌缺血可能是发生进行性收缩功能不全的原因。

(二)心律失常　可能与肌束极其不规则的分支和连接,等容收缩时室壁张力增加,局部的冠状动脉灌注减低引起组织损伤和激动延迟等潜在的致心律失常原因有关。

(三)体循环栓塞　这可能由于心房颤动和深陷隐窝中的缓慢血流引起血栓形成、栓子脱落发生血栓栓塞而造成的。尸检中曾报道在肌小梁间隙内有血栓形成。

【临床表现】

本病分为左心室型、右心室型及双心室型,以左心室型最多见。心力衰竭、心律失常、血栓形成是本病的三大特点,临床表现无特异性。有些患者出生即发病,有些患者直到中年才出现症状或终身没有症状。临床表现主要有:①心力衰竭,可首发急性左心衰竭;②心律失常,包括快速性室性心律失常、束支传导阻滞,预激综合征等;③体循环栓塞;④异形面容,在本病的某些儿童中可以观察到非特异性面容,如前额突出、斜视、低耳垂、小脸面等。一些患儿可表现为胸痛、心音异常(包括心脏杂音)、心电图或超声心动图异常。

【诊断】

超声心动图是该疾病筛查和诊断的主要手段,主要的超声表现有:①心室腔内多发、过度隆突的肌小梁和深陷其间的隐窝,形成网状结构,称为"海绵样心肌",或"非致密心肌"(数字资源 12-17-5-1),病变以近心尖部 1/3 室壁节段最为明显,可波及室壁中段,一般不累及基底段。多累及后外侧游离壁,很少累及室间隔。病变区域室壁外层的致密化心肌明显变薄呈中低回声,局部运动减低。而内层强回声的非致密化心肌疏松增厚,肌小梁组织丰富,收缩期非致密化心肌:致密化心肌(NC:C)的最大比值大于 2 是 LVNC 最具鉴别性的特征。②彩色多普勒可测及隐窝间隙之间有低速血流与心腔相通。③晚期受累的心腔扩大,舒张及收缩功能受损。④少数患者可于病变区域的心腔内发现附壁血栓(见文末彩图 12-17-5-1)。与 CMR 相比,超声心动图在收缩末期低估了心肌 NC:C 比值。因此,CMR 在评估非致密化程度方面似乎优于标准的超声心动图。

【鉴别诊断】

本病要与下列疾病进行鉴别:

(一)扩张型心肌病　扩张型心肌病也可有较多突起的肌小梁,但数量上远不如本病且缺乏深陷的肌小梁间隙,室壁厚

数字资源 12-17-5-1　心肌致密化不全:心尖四腔切面可见乳头肌水平以下的左室腔肌小梁粗大,隐窝深陷,心肌呈海绵样改变(视频)

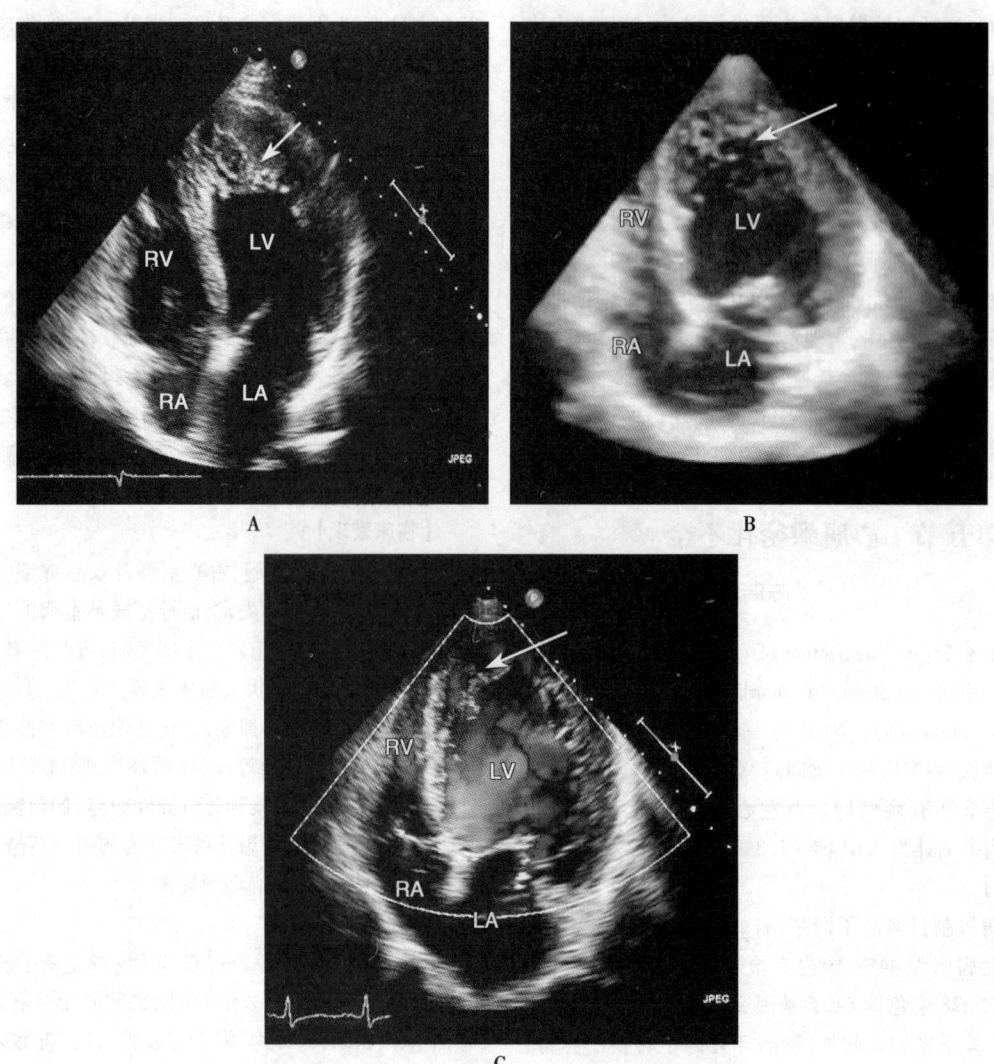

图 12-17-5-1　左室心肌致密化不全的超声心动图表现
A. 二维超声心动图显示左心腔内丰富的肌小梁组织（箭头所示）和隐窝；B. 实时三维超声心动图立体显示左心腔内丰富的肌小梁组织（箭头所示）；C. 彩色多普勒示左心室腔隐窝间隙之间的彩色血流（箭头所示）。LA. 左心房；LV. 左心室；RA. 右心房；RV. 右心室。

度均匀变薄也不同于本病的室壁厚度薄厚不均。

（二）**肥厚型心肌病**　肥厚型心肌病可以有粗大的肌小梁，但缺乏深陷的隐窝。

（三）**缺血性心肌病**　除 NVM 特征性超声表现外，NVM 患者的冠状动脉造影多显示正常，而缺血性心肌病的冠状动脉造影显示一支或多支冠状动脉明显狭窄。

（四）**心尖部血栓**　可被误诊为心肌致密化不全，但心尖部血栓回声密度不均匀，没有深陷的肌小梁间隙，血栓内没有彩色血流。

【治疗】

主要是支持对症治疗及抗凝治疗，持续室性心动过速可植入 ICD 以便在发作时及时转复，终末期心力衰竭可考虑心脏移植。

【预后】

预后与发病年龄及发病时的心功能有关，总体预后差，主要死因是猝死，顽固性心力衰竭。

第六节　获得性心肌病

黄浙勇

获得性心肌病指后天获得性因素引起的原发性心肌病。一旦病因纠正后，心肌疾病可缓解甚至治愈，因此早期诊断、及时处理病因极为重要。

一、心尖球囊样综合征

心尖球囊样综合征（apical ballooning syndrome）是一种与精神或躯体应激相关的、以暂时性左室心尖部和中部室壁运动异常为主要表现的一种心肌病。1990 年日本首次发现，因左心室造影发现左心室收缩末期呈圆底窄颈，形似捕捉章鱼的章鱼罐，而命名为"takotsubo"（章鱼罐）心肌病。因大部分起病与应激有关，又名应激性心肌病（stress cardiomyopathy）。其发病机制尚未完全阐明，可能与应激性儿茶酚胺风暴导致的直接心脏毒性、微血管功能障碍、冠脉痉挛和雌激素缺乏有关。心肌活检表现为室壁运动障碍部位心肌水肿和白细胞浸润。由于一般无心肌坏死和心肌纤维化，因此大多可迅速恢复，预后较佳。

临床表现类似于急性心肌梗死，如突发心绞痛样胸痛，心肌梗死样心电图表现和心肌标志物升高。不同之处有以下几点：①本病好发于绝经后女性，部分有心理或生理应激、急性脑卒中、嗜铬细胞瘤等诱因。②新出现的心电图异常包括 ST 段明显抬高、T 波倒置和 QRS 波异常，类似 ACS，但与冠状动脉支配范围不完全一致。③心肌损伤标志物升高程度往往较轻，与广泛的室壁运动异常不一致；但 BNP 升高程度相对显著，与广泛的室壁运动异常一致。④冠状动脉造影无显著冠状动脉狭窄，也无斑块破裂、残余血栓、夹层等征象。⑤超声心动图或左心室造影发现心尖部、中部室壁运动障碍，收缩末期心尖呈球囊样改变（图 12-17-6-1），范围超过单条冠状动脉支配的室壁，无法用冠脉疾病解释。心肌磁共振特点是出现 T_2 加权心肌水肿信号但无明显的心肌坏死和纤维化影像。最显著特征为心肌可逆性损伤，大多数患者左心室收缩功能在 4~8 周完全恢复，预后良好。

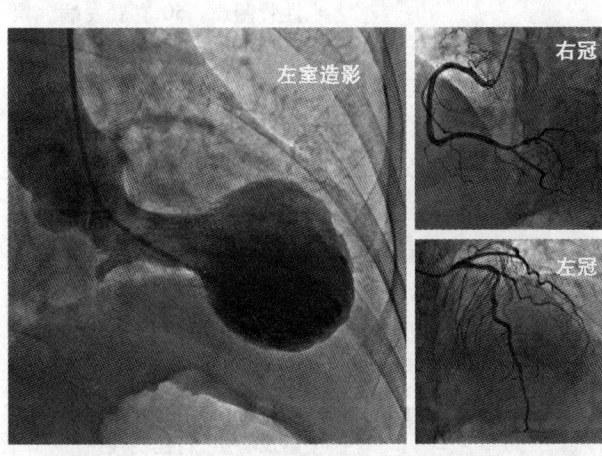

图 12-17-6-1　心尖球囊样综合征的左室造影和冠状动脉造影

心尖球囊样综合征尽管临床表现类似 ACS，但并不属于冠状动脉疾病，不需要抗斑块、抗血小板或抗心肌缺血治疗。其本质上属于心肌疾病，因此按照心力衰竭原则处理。血流动力学稳定者，常规使用 β 受体阻滞剂和血管紧张素转换酶抑制剂；急性左心衰者，可适当使用利尿剂、扩血管药物和正性肌力药物（慎用儿茶酚胺类）；严重血流动力学障碍者，可使用主动脉内球囊反搏或心室辅助系统（Impella）等机械循环辅助装置；极个别患者伴有左室流出道梗阻，此时治疗比较特殊：应该补液而禁用利尿剂；应该使用 β 受体阻滞剂而禁用正性肌力药；应该使用 Impella 而不是主动脉内球囊反搏。

心尖球囊样综合征尽管大多可完全恢复，但复发率高达10%。避免应激性诱因是预防复发的基础，β 受体阻滞剂长期维持有可能减少复发。

二、炎症性心肌病

炎症性心肌病（inflammatory cardiomyopathy）指心肌炎基础上并发心功能不全，可以认为是心肌炎和扩张型心肌病的中间阶段。详见急性心肌炎和扩张型心肌病章节。

三、围生期心肌病

围生期心肌病（peripartum cardiomyopathy，PPCM）指妊娠最后 1 个月至产后 5 个月内出现以左心室收缩功能障碍为主的心力衰竭，且无其他心力衰竭的病因存在。左心室不一定扩张，但 LVEF<45%。早期表现为下肢水肿、疲倦、劳力性呼吸困难等，与妊娠血容量增加的相关症状类似，易漏诊。治疗原则与扩张型心肌病类似，但需注意以下几点：①妊娠药物安全性。孕期禁忌使用潜在致畸性药物如血管紧张素转换酶抑制剂、血管紧张素受体阻滞剂和醛固酮拮抗剂；β 受体阻滞剂首选 $β_1$ 选择性制剂，减少对子宫舒缩活动的影响；噻嗪类和袢利尿剂、肼屈嗪和硝酸酯类等药物可安全使用。②常有高凝状态，LVEF<35%应考虑抗凝治疗。③发病可能与自身免疫和催乳素有关，因此在传统治疗基础上加用免疫抑制剂（如糖皮质激素和硫唑嘌呤）或催乳素释放抑制剂（溴隐亭）可能有效，但证据有限。

四、心动过速性心肌病

心动过速性心肌病（tachycardia cardiomyopathy，TCM）是由持续或频繁发作的心动过速引起心肌重构、心脏扩大和心功能不全，心动过速根治后心功能和心脏结构可得到不同程度的逆转。各种快速性心律失常如心房颤动、心房扑动、无休止室上性心动过速、室性心动过速和室早，当其频繁发作（如每天发作持续超过总时间的 10%~15%）均可以诱发心肌病。对持续心律失常伴有心功能不全的患者，应考虑心动过速性心肌病的可能。诊断主要根据心动过速和心力衰竭的先后顺序，以及治疗心动过速后心功能的恢复情况来判定。各种常规治疗心衰的药物对改善心衰有效，但关键是病因治疗，即射频或药物治疗心动过速。

五、酒精性心肌病

酒精性心肌病（alcoholic cardiomyopathy）指长期过量饮酒导致的以心脏扩大、心律失常和心功能不全为主要表现的继发性心肌病，戒酒后病情可自行缓解或痊愈。发病可能与乙醇及其代谢产物的直接心肌毒性、能量代谢障碍和维生素缺乏有关。起病隐匿，多发生于 30~55 岁男性，通常有 5~10 年以上过度嗜酒史，主要临床表现为心脏扩大和心功能不全，部分患者以心房颤动和冠状动脉痉挛为首发表现。该病是可逆性心肌病，治疗关键是尽早诊断并彻底戒酒。各种常规治疗心衰的药物对改善心衰有效，辅助性治疗包括心肌能量代谢和心肌营养药物（如曲美他嗪、左卡尼汀、辅酶 Q10、维生素 B 和 C）等。

第七节　继发性心肌病

原发性心肌病的病变局限于心脏，而继发性心肌病的心肌病变是全身系统性疾病的一部分。本类疾病累及心肌的程度和频度变化很大，常见病种见表 12-17-7-1。

浸润性和贮积性心肌病均有异常物质沉积，初期大多表现为室壁增厚（除血色病外），但前者沉积于细胞间隙，后者沉积于细胞内。其临床意义是浸润性心肌病（细胞间质）常常表现为心电图 QRS 低电压。

继发性心肌病的治疗整体上以治疗原发性疾病为主。其中 Fabry 病已有可治疗的特效药物，法布赞（fabrazyme）于 2003 年上市，获美国 FDA 和中国国家药品监督管理局（NMPA）批准，是具有长期疗效和安全性数据的酶替代疗法，适用于成人、8 岁及以上的儿童和青少年，通过替代 α-半乳糖苷酶 A，帮助清除血液、组织和血管壁中积聚的酰基鞘氨醇三己糖（globotriaosylceramide，Gb3），从而发挥疗效。

表 12-17-7-1　常见的继发性心肌病

分类	疾病
浸润性	淀粉样变、黏多糖病（包括 Hurler 病、Hunter 病等）
贮积性	血色病、糖原贮积症、Fabry 病（α 半乳糖苷酶缺乏导致糖鞘脂沉积）、类脂沉积症［Gaucher 病（糖脂沉积症）、Niemann-Pick 病（磷脂沉积症）］、Danon 病（溶酶体贮积病）
内分泌性	糖尿病、甲状腺功能亢进、甲状腺功能减退、甲状旁腺功能亢进、嗜铬细胞瘤、肢端肥大症
中毒性	药物（抗肿瘤药、抗精神病药、抗抑郁药等）、重金属（如钴、汞等）、化学物质
营养缺乏	贫血、脚气病（维生素 B_1 缺乏）、糙皮病（维生素 PP 缺乏）、坏血病（维生素 C 缺乏）、硒缺乏（克山病的可能病因）、肉毒碱缺乏、小儿恶性营养不良
结缔组织疾病	系统性红斑狼疮、类风湿关节炎、结节性多动脉炎、韦格氏肉芽肿、硬皮病、皮肌炎、结节病
神经肌肉疾病	Friedreich 共济失调、强直性肌营养不良、进行性肌营养不良、神经纤维瘤病、结节性硬化症

淀粉样变性心肌病

淀粉样变性心肌病（amyloidosis cardiomyopathy）是最常见的浸润性心肌病，细胞间隙沉积物为有毒的错误折叠的蛋白质，因其与碘接触后呈现类似淀粉的颜色反应，因此传统称为淀粉样物质。根据前体蛋白的种类分为 5 种类型（表 12-17-7-2）。

临床表现为限制性心肌病。一旦 50 岁以上患者出现难治性右心衰，伴有下列情况应该疑及本病：①超声心动图发现心肌肥厚，呈颗粒样回声增强，常伴程度不一的心包积液；②尽管心肌肥厚，但心电图出现"反常的"低电压；③尽管心肌肥厚，但血压不高甚至低血压；④伴有顽固性肾病综合征、巨舌征、眶周水肿紫癜、腕管综合征等心外表现。一旦疑诊本病即应进行活检

（心肌、腹壁脂肪、齿龈、直肠、肾或骨髓），刚果红染色阳性即可明确诊断。血清 M 蛋白、尿液免疫球蛋白轻链（κ/λ）增高、骨髓活检浆细胞数目异常增多≥10%，可诊断为原发性淀粉样变性。

疾病类型与治疗和预后密切相关，但根据临床特点和免疫组化诊断的准确率并不高，激光显微镜切割术联合质谱分析法检测淀粉样沉积物是目前诊断分型的"金标准"。

针对淀粉样物质形成的机制，本病的特异性治疗目前已有一些不同的方法可供选择，包括：①肝脏移植，从源头消灭异常沉积的 TTR；②TTR 稳定剂：可稳定 TTR 四聚体，从而减少 TTR 型淀粉样物质的形成，包括氯苯唑酸、二氟尼柳等，氯苯唑酸是国内上市的疗效最肯定的药物；③基因技术，如基因编辑、基因沉默剂等针对突变的基因治疗，目前尚待临床研究证实获益；④清除心脏淀粉样物质：如多西环素、牛磺熊去氧胆酸、绿茶等，对原发性心肌淀粉样变有益，对遗传性心肌淀粉样变的作用尚未被证实；⑤心脏移植，治标不治本，需配合其他治疗方法。

表 12-17-7-2　淀粉样变性的类型

分类	淀粉样物质	特点
原发性	免疫球蛋白轻链（AL）	最常见类型。浆细胞持续产生 κ/λ 链，少数伴发于多发性骨髓瘤。50 岁后发病。累及器官最多，可累及中枢神经以外的所有器官，50% 累及心脏，表现为快速进展性心衰，外周水肿突出。血清 M 蛋白、尿液中轻链（κ/λ）增高。无治疗平均存活时间 24 个月，若累及心脏仅为 9 个月
遗传性	突变的甲状腺素转运蛋白（TTR）	次常见类型。常染色体显性遗传，40 岁以后发病。常累及神经系统和心脏（尤其是传导系统）等，平均存活 7～10 年
老年性	野生型 TTR	多见于 70 岁以上人群，主要累及心房，病程良性
继发性	淀粉样物质 A	见于慢性感染和慢性炎症，常累及肝脏和肾脏，心脏受累少见
血透相关性	β_2 微球蛋白	β_2 微球蛋白在关节和骨骼异常沉积，心脏受累少见

推荐阅读

1. COOPER L T J R，KNOWLTON K U. Myocarditis［M］//MANN D L，ZIPES D P，LIBBY P，et al. Braunwald's Heart Disease-A Textbook of Cardiovascular Medicine. 11th ed Philadelphia：Saunders，an imprint of Elsevier Inc，2018：1617.

2. MCKENNA W J，ELLIOTT P M. Diseases of the Myocardium and Endocardium［M］//GOLDMAN L，SCHAFER A I. Goldman-Cecil Medicine［M］. 26th ed. Philadelphia：Elsevier，2019：297-313.

3. 杨杰孚，廖玉华，袁璟，等. 中国扩张型心肌病诊断和治疗指南［J］. 临床心血管病杂志，2018，34（5）：421-434.

第十八章 心 包 炎

王 蔚

正常心包是由脏层和壁层组成,二者之间为封闭的囊袋状心包腔,约含 10~50ml 的润滑液体。脏层心包由外纤维层和单层间皮细胞组成内浆膜层,紧贴于心脏和心外膜脂肪表面,折返后衬于外纤维层内面构成壁层心包。包裹了主动脉起始部和弓部连接处、肺动脉分叉处、肺静脉近端及腔静脉。心包血供来源于主动脉小分支、乳内动脉和膈肌动脉;心包由迷走神经、左侧喉返神经、食管神经丛及星状神经节、第一背侧神经节和横膈神经丛所支配。心包固定心脏于胸腔避免过度摆动,减少心脏与周围组织摩擦,阻止炎症和恶性肿瘤向心脏转移。并通过流体静力压,调节两个心室的压力和容量关系,防止心脏过度充盈和急性扩张,调节血流动力学。

先天性完全心包缺失很少见,可以没有任何临床表现,而部分心包缺失(尤其是环绕左房周围)与疝出和缩窄有关,可引起胸痛或猝死,一般通过 CT 和 MRI 可以诊断,心包的缺失可以通过外科手术来纠正。

获得性心包疾病可来源于各种病因,其病理生理改变和临床表现相似,通常表现为心包炎(pericarditis)、心包积液和/或缩窄性心包炎。根据病程可分为急性和慢性心包炎。

第一节 急性心包炎

急性心包炎(acute pericarditis)是心包膜急性炎症,可单独出现也可同时合并心肌炎和心内膜炎。急性心包炎常伴有胸痛和心包渗液(pericardial effusion)。

【病因】

心包炎的流行病学资料较少。在尸检中的发生率为2%~6%。

急性心包炎可来源于各种原发内外科疾病(表12-18-1-1),部分病因不明。目前仍以炎症为主,其中非特异性、结核性、化脓性和风湿性心包炎较常见。国外资料显示发达国家80%~90%心包炎为特发性,成年人以非特异性心包炎为主;10%~20%的心包炎与心脏损伤综合征、结缔组织病(尤其系统性红斑狼疮)或肿瘤有关。国内报告仍以结核性心包炎居多,其次

表 12-18-1-1 急性心包炎的病因分类

(一)感染性心包炎

1. 细菌性
   (1)化脓性如肺炎球菌、葡萄球菌、链球菌、革兰氏阴性菌、脑膜炎双球菌、淋球菌、土拉菌病、嗜肺军团菌、嗜血杆菌、梅毒等
   (2)结核性:结核分枝杆菌
2. 病毒性 柯萨奇病毒、ECHO 病毒、流感病毒、腮腺炎病毒、脊髓灰质炎病毒、疱疹病毒(包括 EB 病毒、巨细胞病毒、单纯疱疹病毒、带状疱疹病毒、人类疱疹病毒、卡波济肉瘤相关病毒等)、乙型肝炎病毒、人类免疫缺陷病毒等
3. 真菌性 如组织胞浆菌(更可能在免疫功能正常患者中出现)、曲霉菌、酵母菌、球孢子菌等
4. 其他 如立克次体、螺旋体、支原体、肺吸虫、阿米巴原虫和包囊虫、弓形体等

(二)非感染性心包炎

1. 自身免疫和自身炎症性疾病 系统性红斑狼疮、干燥综合征、类风湿关节炎、硬皮病、Churg-Strauss 综合征(过敏性肉芽肿性血管炎和伴有血管炎的嗜酸性粒细胞增多症)、胶原血管性疾病、结节病、风湿热、皮肌炎、白塞病、大动脉炎(Takayasu disease)、多关节炎、强直性脊柱炎、家族性地中海热、炎症性肠病
2. 肿瘤性 原发性如间皮瘤、肉瘤等较少见,继发于肺癌、乳腺癌、黑色素瘤、多发性骨髓瘤、白血病和淋巴瘤等肿瘤转移更多见
3. 代谢性 尿毒症、甲状腺功能亢进或减低、神经性厌食等
4. 外伤和医源性 包括胸部穿透伤、异物、医源性如心导管术后(冠脉介入治疗、起搏器导线穿孔、射频消融术后、左心耳封堵术等)、放射性损伤、肿瘤放疗后。心包切开综合征、心肌梗死后综合征
5. 药物相关(罕见) 某些药物如华法林和肝素引起血性心包积液;青霉素引起超敏性心包炎;普鲁卡因胺、肼屈嗪、苯妥英钠、异烟肼、甲基多巴等引起狼疮样综合征。抗肿瘤药如多柔比星和柔红霉素可引起心肌病而连带心包。下列药物,如胺碘酮,甲基麦角新碱,美沙拉嗪,氯氮平,米诺地尔,丹曲林,环丙酚,保泰松,噻嗪类利尿剂,链霉素,硫尿嘧啶,链激酶,对氨基水杨酸,磺胺类药物,环孢菌素,溴隐亭,细胞因子制剂(如重组人粒细胞-巨噬细胞集落刺激因子,抗 TNF 药物等)可引起嗜酸性粒细胞增多的过敏性心包炎
6. 其他 主动脉夹层、淀粉样变、肺动脉高压和慢性心力衰竭等

为非特异性心包炎。细菌感染的菌种变化较大。现艾滋病合并感染在某些地区已经成为心包炎的主要病因。除狼疮性心包炎外,男性发病率明显高于女性,成人较儿童多见。现今冠脉血运重建的推广和应用,心肌梗死后早期及晚期心包炎均大幅下降。心脏疾病引起的心包炎大多在发病的 1~2 天发生(占 10%~15%),而 10 天至 2 个月后发病率减少到 1%~3%。心肌梗死后心包炎(Dressler 综合征)常于心肌梗死后数周或数月发生,可能与自身免疫有关,且易复发。结缔组织病、肾衰竭、创伤、肿瘤、甲状腺功能减退、放疗及慢性渗漏(如主动脉瘤渗入心包)等也常有报道。两种少见的自身炎症性疾病如肿瘤坏死因子相关周期性综合征(TRAPS)和家族性地中海热都可以是以心包为靶器官,引发反复发热起病。大量的心包积液多见于肿瘤、心脏损伤或心脏手术后。

【病理解剖】

心包炎炎症反应的范围和特征随病因而异,可为局限性或弥漫性。病理变化有纤维蛋白性(干性)和渗出性(湿性)两种,前者可发展成后者。渗液可为浆液纤维蛋白性、浆液血性、出血性或化脓性等。炎症早期,渗出物含纤维蛋白、白细胞和内皮细胞,后液体增加,成为浆液纤维蛋白性渗液,量可达 2~3L,色清呈草黄色;约 2~3 周可吸收。结核性心包炎渗液多含大量浆液纤维蛋白或血性渗出物,可存在数月。化脓性心包炎渗液含大量中性粒细胞呈脓液。胆固醇性心包炎渗液含大量胆固醇呈金黄色。乳糜性心包炎渗液呈牛奶样。心包炎症可累及心肌。心包炎愈合后可出现不同程度心包增厚和粘连。急性纤维素性心包炎渗出物可完全吸收,也可机化,或形成瘢痕,心包钙化,最终发展成缩窄性心包炎。

【病理生理】

心包渗液是急性心包炎引起一系列病理生理改变的主要原因。心包渗液急速或大量积蓄,心包腔内压力上升,限制心脏的扩张,心室舒张期充盈减少,心排出量降低。此时机体通过升高静脉压增加心室充盈;增强心肌收缩力提高射血分数;加快心率增加心排出量;升高周围小动脉阻力以维持动脉血压,以此保持相对正常的心排血量。如果心包渗液继续增加,心包腔内压力进一步增高,代偿机制衰竭,心室舒张期缩短,心室充盈减少,射血分数下降;每分钟心排血量减少,最后动脉血压下降,循环衰竭,称为心脏压塞(cardiac tamponade)。

正常人吸气时动脉血压可轻度下降(降低不超过10mmHg),周围脉搏强度无明显变化。心脏压塞时,可出现吸气时脉搏强度明显减弱或消失,称为奇脉(paradoxical pulse)。

【临床表现】

(一)症状

1. 胸骨后、心前区疼痛 主要见于炎症纤维蛋白渗出阶段。急性心包炎胸痛,多为剧痛、刀割样痛;也可为钝痛或压迫样感。心前区疼痛常于体位改变、深呼吸、咳嗽、吞咽、卧位时加剧,尤抬腿或左侧卧位时甚,坐位或前倾位时疼痛可减轻。疼痛多局限于胸骨后或心前区,可放射到左肩、背部、颈部或上腹部,偶向下颌、左前臂和手放射。右侧斜方肌的疼痛系心包

炎特有症状,但少见。心包炎疼痛持续时间不等,也可无痛。小儿偶尔会有腹痛。心绞痛的部位与心包炎相似,但前者不受呼吸和体位的影响,持续时间较短,一般不超过 30 分钟,舌下含服硝酸甘油有效。继发于心脏病发作的急性心包炎,原发病(如急性心肌梗死)症状较重可掩盖心包炎的症状,而晚期并发的心包炎要与梗死后综合征相鉴别。

2. 心脏压塞 为呼吸困难、面色苍白、烦躁不安、发绀、乏力、上腹部疼痛、水肿,甚至休克。

3. 邻近器官压迫症状 肺、气管、支气管和大血管受压迫可引起肺淤血,出现呼吸浅快、呼吸困难。患者常自动采取前倾坐位。气管受压可产生咳嗽和声音嘶哑。食管受压可出现吞咽困难。

4. 全身症状 可伴发冷、发热、心悸、出汗、食欲缺乏、倦怠乏力等,与原发疾病症状常难区分。

(二)体征

1. 心包摩擦音 是急性纤维蛋白性心包炎的典型体征。60%~85% 的病例可听到心包摩擦音,呈抓刮样粗糙的高频声音;往往盖过心音且有较心音更贴近耳朵的感觉。典型的摩擦音可听到与心房收缩、心室收缩和心室舒张相一致的三个成分。但更多是心室收缩和舒张两个成分,呈来回样。此音开始出现和消失之前,可能只在心室收缩期听到。单一成分的摩擦音很少见,易被误认为心脏杂音。它在胸骨左缘第 3、4 肋间,胸骨下部和剑突附近最清楚。其强度受呼吸和体位影响,深吸气、身体前倾或俯卧位,并将听诊器胸件紧压胸壁时摩擦音增强。心包摩擦音常常仅出现数小时、也可以持续数天或数星期不等。当渗液出现,两层心包完全分开时,心包摩擦音消失;如两层心包有部分粘连,虽有大量心包积液,有时仍可闻及摩擦音。在心前区听到心包摩擦音,就可作出心包炎的诊断。

2. 心包积液量在 200~300ml 以上或渗液迅速积聚时产生以下体征:

(1)心脏体征:心尖搏动减弱、消失或出现于心浊音界左缘内侧处。心浊音界向两侧扩大、相对浊音区消失,患者由坐位转为卧位时第二、三肋间心浊音界增宽。心音轻而远,心率快。少数患者在胸骨左缘第三、四肋间可听得舒张早期额外音,即心包叩击音(pericardial knock),此音在第二心音后 0.1 秒左右,声音较响,呈拍击样,是由于心室舒张时受心包积液限制,血流突然中止,形成旋涡并冲击心室壁产生振动所致。

(2)左肺受压征象:大量心包渗液时,心脏向后移位,压迫左侧肺部,可引起左下肺叶不张。左肩胛角下常有浊音区、语颤增强,并可听到支气管呼吸音(Ewart 征)。

(3)心脏压塞征象:快速发生的心包积液,即使仅 100ml,即可引起急性心脏压塞,出现明显心动过速、血压下降和静脉压上升,甚至休克。当渗液积聚较慢时,除心率加速外,静脉压显著升高,可产生颈静脉怒张,呈现 Kussmaul 征,即吸气时颈静脉充盈更明显。还可出现奇脉。此外,可有肝大伴触痛,腹水,皮下水肿和肝颈静脉反流征阳性等体循环淤血表现。

【实验室检查】

（一）血液检查 化脓性心包炎时白细胞及中性粒细胞增多。血清谷草转氨酶、LDH 和肌酸磷酸激酶正常或稍高。红细胞沉降率和 CRP 可升高，脑钠肽可用来与限制型心肌病相鉴别。cTnT/I 检查可与急性冠脉综合征相鉴别。有研究显示约 32% 病毒性或特发性心包炎有 cTnI 升高，但与预后相关性不大。通过生化检查可以除外 AIDS、风湿热、各类感染、了解肝肾功能等，对病因诊断有一定的帮助。

（二）心电图检查 心电图变化多在胸痛后数小时或数日内出现。

1. 心电图演变

（1）ST-T 改变：①广泛 ST 段呈弓背向下样抬高，仅 aVR 和 V_1 除外。也可仅限于肢体导联，尤 ST_I、ST_{II} 或 ST_{II}、ST_{III} 抬高。T 波高尖，缺乏心肌梗死时的镜像部位 ST 段压低的规律。一般可持续 2 天~2 周左右。②几天后 ST 段回到基线，T 波低平。③多导联 T 波倒置，可持续数周、数月或长期存在。④T 波恢复直立，一般在 3 个月内。病变轻或局限时，ECG 可正常；经过抗炎治疗或慢性者，演变可不典型。心包炎期间出现 ECG 变化意味着靠近心外膜的心肌受损。急性心包炎中 V_6 导联 ST 段抬高与 T 波振幅之比超过 0.24，对鉴别早期复极有帮助。

（2）PR 段移位：除 aVR 和 V_1 导联外，PR 段压低，提示心包膜下心房肌受损。

（3）QRS 波低电压：肢体导联 R 波振幅<5mm，胸前导联 R 波振幅<10mm。

2. 电交替 P、QRS、T 波全部电交替为心脏压塞特征性表现。因大量心包渗液时，心脏似悬浮于液体中，当心脏以心率一半的频率作逆钟向转位然后回复，反复规律运动，即引起心脏电轴的交替改变。但肺心病、冠心病也可出现电交替现象。

3. 心律失常 以窦性心动过速多见，部分为房性心律失常，如房性期前收缩、房速、房扑或房颤。也有不同程度的房室传导阻滞。但持续性心律失常并不多见，出现各种心律失常往往提示合并心肌炎或其他心脏病存在。

（三）X 线检查 对无并发症的急性心包炎诊断价值不大。当心包渗液超过 250ml 以上时，可出现心影增大，右侧心膈角变锐，心缘正常轮廓消失，呈水滴状或烧瓶状，心影随体位改变而移动。部分可见胸膜受累伴胸腔积液，多见于左侧。透视或 X 线记波摄影可显示心脏搏动减弱或消失。X 线摄片显示心影增大但肺野清晰，或短期内数次摄片出现心影迅速扩大，可为诊断心包渗液提供早期和可靠线索，并与心力衰竭鉴别。

（四）超声心动图检查 当心包腔至少含 50ml 液体时，超声心动图可见液性暗区，可确定为心包积液。舒张末期右房塌陷（图 12-18-1-1）和舒张期右室游离壁塌陷（图 12-18-1-2）是诊断心脏压塞的最敏感而特异的征象。超声心动图可行床旁检查，是一种简便、安全、灵敏和快捷的无创诊断方法。

（五）放射性核素检查 用 ^{131m}铟或 ^{99m}锝标记人血清蛋白后进行心脏血池扫描，心包积液时显示心腔周围有空白区，心

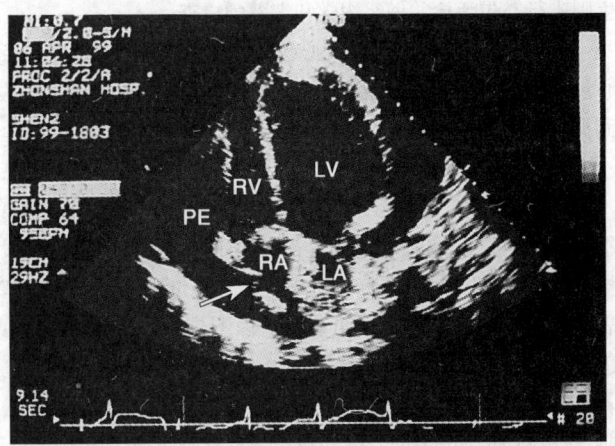

图 12-18-1-1 心包积液伴心脏压塞的二维超声心动图表现
心尖四腔型切面，箭头示右房侧壁舒张期塌陷。
PE. 心包积液；RA. 右心房；RV. 右心室；LA. 左心房；LV. 左心室。

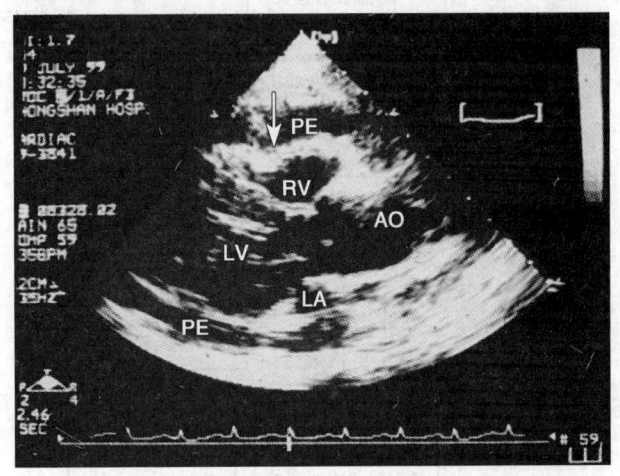

图 12-18-1-2 心包积液伴心脏压塞的二维超声心动图表现
胸骨旁长轴切面，箭头示右室前壁舒张期塌陷。
PE. 心包积液；RV. 右心室；LV. 左心室；LA. 左心房；AO. 主动脉。

脏可缩小也可正常，心脏外缘不规整（尤以右缘多见），核素扫描心影横径与 X 线心影横径的比值小于 0.75。核素镓扫描可显示发炎的心外膜。

（六）CT 和 MRI MRI 能清晰地显示心包积液的容量和分布情况，并可分辨积液的性质，如非出血性渗液大都是低信号强度；尿毒症、外伤、结核性液体内含蛋白和细胞较多，可见中或高信号强度。CT 显示心包厚度>5mm 可以诊断。若既无心包增厚也无心包积液则应诊断为限制型心肌病。

（七）心包穿刺及活检 对诊断困难或有心脏压塞征象者可行心包穿刺，将渗液作涂片、培养和找病理细胞，有助于病原学及病因学诊断。约 1/3 结核性心包炎患者心包渗液中可找到结核菌，腺苷脱氨酶（ADA）活性≥30U/L，具高度特异性，聚合酶链反应（PCR）亦有助于结核的诊断。若心包积液反复发

生则应行心包活检并做组织学和细菌学检查。

（八）心包镜检查 凡有心包积液需手术引流者，可先行心包镜检查。它可直接观察心包，在可疑区域做心包活检，从而提高病因诊断的准确性。

【诊断与鉴别诊断】

（一）诊断 急性心包炎的诊断可依据以下几个方面：①心包炎性胸痛；②心包摩擦音；③心电图出现新的广泛 ST 段抬高或 PR 段下移；④超声心动图显示有心包积液或心脏压塞表现。具有上述中两项即可确诊。以下作为一些附加证据：①血液检查：ESR、CPR、LDH、白细胞计数等炎症标志物增高。若 CK-MB 与 cTnI 等心肌损伤标志物增高则表明炎症累积心肌，应诊断为心包心肌炎；②心包积液检查确定病因（图 12-18-1-3）。另外，CT 或 MRI 对初步判断心包及心外膜的情况及确定病因有帮助。当病因难以诊断时，可考虑心包镜及心包活检来明确病因。

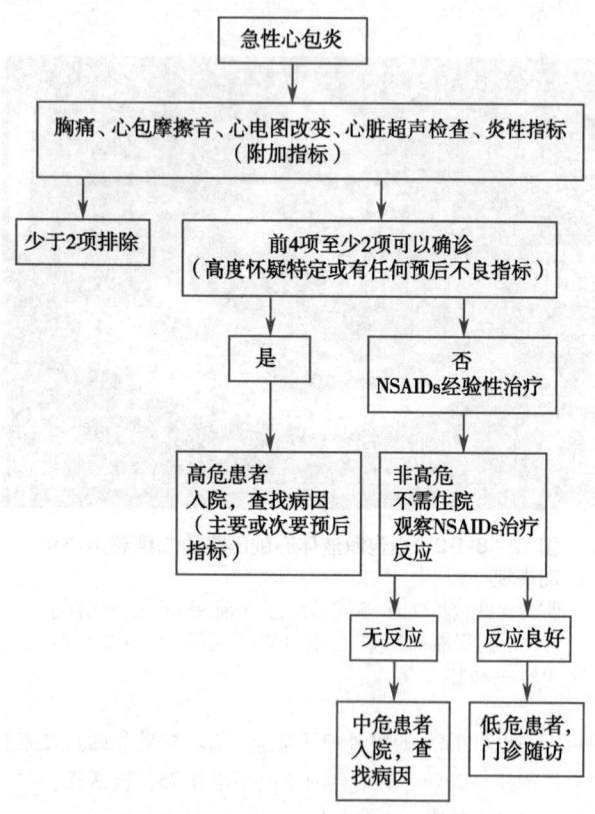

图 12-18-1-3 急性心包炎诊断流程

需要强调的是，仔细询问病史、详细体格检查对提供诊断依据依然占重要地位。

心包炎持续>4~6 周，但<3 个月没有缓解，诊断为持续性心包炎。

首次急性心包炎发作后，无症状持续 4~6 周或更长时间后再次出现症状为复发性心包炎。

心包炎症状持续时间大于 3 个月为慢性心包炎。

（二）鉴别诊断 心前区闻心包摩擦音，则心包炎诊断成立。在可能并发心包炎的疾病过程中，若出现胸痛、呼吸困难、

心动过速和原因不明体循环淤血或心影扩大，应考虑为心包炎伴有渗液的可能。渗出性心包炎与其他病因引起的心脏扩大常鉴别困难。颈静脉扩张伴有奇脉、心尖搏动微弱、心音弱、无瓣膜杂音、有舒张早期额外音；X 线检查示心脏正常轮廓消失、搏动微弱；心电图示低电压、ST-T 改变而 QT 间期不延长等有利于前者的诊断。非特异性心包炎与急性心肌梗死鉴别，前者起病前常有上呼吸道感染史，疼痛因呼吸、咳嗽或体位改变而明显加剧，早期出现心包摩擦音，血清谷草转移酶、乳酸脱氢酶、肌酸磷酸激酶及肌钙蛋白等血清学检查一般正常，心电图无异常 Q 波。若急性心包炎疼痛主要在腹部，可能被误诊为急腹症，详细的病史询问和体格检查可以避免误诊。急性心包炎还应与肺栓塞相鉴别，后者常有长期行动不便或卧床的特点，胸痛突发并伴有严重呼吸困难和低氧血症，可有咯血、发绀等，ECG 显示 I 导联 S 波加深、Ⅲ 导联 Q 波显著、T 波倒置等。下面列出了四种常见的急性心包炎的鉴别诊断（表 12-18-1-2）。

在临床上，一周之内的急性心包炎并不需要过多的检查，但症状持续超过一周应进行下列检查：血培养、痰找抗酸杆菌、结核菌素试验、抗链球菌素滴定、类风湿因子检查、各项风湿免疫指标、甲状腺功能检测、HIV 抗体、柯萨奇病毒、流感病毒、埃可病毒、心包积液中查找真菌和肿瘤细胞，对复发者和持续积液者可行心包活检。只有上述检查均阴性才可以考虑特发性心包炎。

【治疗】

急性心包炎治疗包括：治疗原发病、解除心脏压塞、对症治疗。患者宜卧床休息，直至胸痛消失与体温消退。对于运动员，专家共识确定至少需要停止运动 3 个月，直到症状缓解和恢复正常。

阿司匹林和其他非甾体抗炎药（NSAIDs）目前是心包炎的首选治疗。药物选择应考虑患者病史、合并症、曾经的用药史、伴随疾病状态及是否存在药物禁忌证等。一般建议，阿司匹林（750~1 000mg，每 8 小时 1 次）、吲哚美辛（25~50mg，每日 3 次）或布洛芬（300~800mg，每 6~8 小时 1 次），剂量可根据患者症状严重程度及对药物的敏感度来调节，使用时间 1~2 周或直至心包积液消失。因使用剂量较大，要注意保护胃肠道，预防消化道出血。常首选布洛芬。治疗有效后阿司匹林每 1~2 周减量 250~500mg，布洛芬每 1~2 周减量 200~400mg。疼痛严重时若必要还可使用吗啡类药物或左侧星状神经节封闭。风湿性心包炎时应加强抗风湿治疗，一般用肾上腺皮质激素较好。结核性心包炎时应尽早开始抗结核治疗，应足量和长疗程，直至结核活动停止后一年左右再停药（参见第十篇第十章第二十六节"结核病"）；有心包缩窄表现，应及时做心包切除。化脓性心包炎时应根据药敏选择有效足量抗生素，可考虑多次心包穿刺抽脓和心包腔内注入抗生素，若疗效欠佳，应及早考虑心包切开引流。非特异性心包炎和病毒性心包炎常常具有自限性，但易复发，必要时肾上腺皮质激素可能有效。

全身性皮质激素治疗不推荐作为急性心包炎的一线治疗，一般仅限于结缔组织病、自身免疫性疾病或尿毒症性心包炎，

表 12-18-1-2 四种常见心包炎的鉴别

鉴别点	风湿性心包炎	结核性心包炎	化脓性心包炎	非特异性心包炎
病史	起病前 1~2 周常有上呼吸道感染,伴有其他风湿病的表现,为全心炎的一部分	常伴有原发性结核病灶,或与其他浆膜腔结核同时存在	常有原发的感染病灶,伴明显的毒血症表现	起病前 1~2 周常有上呼吸道感染,起病多急骤,可复发
发热	多数为不规则的轻中度发热	低热或无发热	高热	持续发热,为稽留热或弛张热
胸痛	常有	常无	常有	常极为剧烈
心包摩擦音	常有	少有	常有	明显,出现早
心脏杂音	常伴有显著杂音	无	无	无
抗链球菌溶血素"O"滴定度	常增高	正常	正常或增高	正常或增高
白细胞计数	中度增高	正常或轻度增高	明显增高	正常或增高
血培养	阴性	阴性	可阳性	阴性
心包渗液				
量	较少	常大量	较多	较少~中等量
性质	多为草绿色	多为血性	脓性	草黄色或血性
ADA 活性	<30U/L	≥30U/L	<30U/L	<30U/L
细胞分类	中性粒细胞占多数	淋巴细胞较多	中性粒细胞占多数	淋巴细胞占多数
细菌	无	有时找到结核分枝杆菌	能找到化脓性细菌	无
心包腔空气注入术	心脏增大	心脏不大	心脏不大	心脏常增大
治疗	抗风湿病药物	抗结核药	抗生素	肾上腺皮质激素

以及 NSAIDs 禁忌或治疗失败者,或者症状持续存在及复发者。此时可与秋水仙碱同时使用,使用激素治疗时,建议中低剂量皮质类固醇[如泼尼松 0.2~0.5mg/(kg·d)],持续数周直到症状缓解和炎症指标正常化。然后每 2~4 周减量一次。

自 2004 年后,指南已推荐秋水仙碱为急性心包炎首发或复发的一线用药,作为 NSAIDs 的辅助治疗手段。患者体重 <70kg,推荐 0.5mg,每日 1 次,≥70kg 者 0.5mg,每日 2 次,使用 3 个月,可根据患者病情决定使用时间,并在最后几周改为隔天一次。对初发心包炎及预防反复发作者亦可考虑单用秋水仙碱(1~2mg/d)治疗,或与 NSAIDs 合用。使用秋水仙碱要注意药物的相互作用,比如合用他汀类降脂药要注意肌毒性。大环内酯类和环孢素可降低秋水仙碱的清除率。对于<5 岁的儿童、>70 岁的老年人、肾功能不全患者,要调整剂量。

另外替代疗法,包括硫唑嘌呤和其他免疫抑制剂药物,静脉注射人免疫球蛋白(400~500mg/kg)连续 5 天。其他生物制剂,例如皮下注射 anakinra 1~2mg/(kg·d),最高至 100mg/d。

其他治疗包括停用一切可疑药物(如苯妥英、普鲁卡因胺等)。避免应用抗凝剂(如华法林、肝素等),但继发于急性心肌梗死的心包炎和房颤者除外。在恢复期要避免剧烈运动。血清 CRP 检测可以用来指导治疗及评估治疗反应。

心包穿刺术适应证包括:①当心包渗液引起急性心脏压塞,需立即行心包穿刺放液以挽救生命;②虽积液量较少但需要穿刺抽液进行病因诊断。主动脉夹层是心包穿刺术的绝对禁忌证。相对禁忌证为:凝血功能异常;抗凝治疗中;血小板< 50 000/mm³;积液量少,局限在后壁或包裹性积液等。心包穿刺前应先做超声心动图检查确定穿刺部位和方向,并进行心电监护。可预防性使用阿托品,避免迷走性低血压反应。穿刺的常用部位有两处(图 12-18-1-4):①胸骨剑突与左肋缘相交的尖角处,针尖向上略向后,紧贴胸骨后面推进,穿刺时患者采取半卧位。②患者应取坐位,以左侧第五肋间心浊音界内侧 1~ 2cm,针尖向后向内推进,指向脊柱。心包穿刺时应注意无菌操作,进针应缓慢,每次抽液不宜过快过多,一般不超过 1L。需持续引流者每 4~6 小时放 1 次,每天引流量低于 25ml 后可考虑拔除引流管。

【预后】

主要决定于病因,大多数心包炎预后良好,并发于急性心

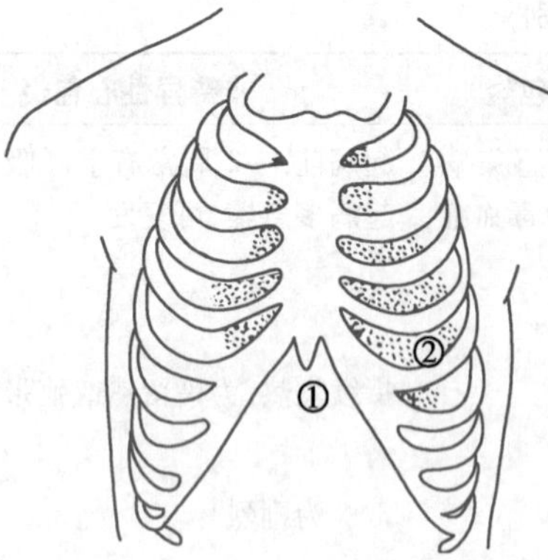

图 12-18-1-4 心包穿刺的常用部位
①胸骨剑突与左肋缘相交的尖角处;②左侧第五肋间
心浊音界内侧 1~2cm。

肌梗死、恶性肿瘤或系统性红斑狼疮等,则预后不良。

预后不良的预测指标:

主要指标:①发热>38℃;②亚急性起病;③大量心包积液;④心脏压塞;⑤阿司匹林或其他 NSAIDs 治疗至少一周无反应。

次要指标:①心肌心包炎;②免疫抑制;③创伤;④口服抗凝治疗。

2015 年 ESC 心包疾病指南中提出,常见病引起的心包炎病程相对缓和,病因检查的诊断获益不多,大多数可以门诊治疗。对有潜在病因或可能预后不良者才入院治疗。

第二节 慢性缩窄性心包炎

在急性心包炎症之后,心包可发生瘢痕粘连和钙质沉着。多数患者仅有轻微瘢痕形成,伴有局部或较为疏松粘连,心包无明显增厚,心功能不受损,称为慢性粘连性心包炎(chronic adhesive pericarditis),在临床上并无重要性。部分患者心包渗液长期存在,形成慢性渗出性心包炎(chronic effusive pericarditis),可能为急性非特异性心包炎的慢性过程,主要表现为心包积液,预后良好。少数患者由于形成了坚而厚的瘢痕组织,心包失去伸缩性,明显影响心脏收缩和舒张功能,称为缩窄性心包炎,它包括典型的慢性缩窄性心包炎(chronic constrictive pericarditis)和在心包渗液的同时已发生心包缩窄的慢性渗出性心包炎,后者在临床上既有心脏压塞又有心包缩窄的表现,并最终演变为典型的慢性缩窄性心包炎。本节主要讨论的是慢性缩窄性心包炎。

【病因】

缩窄性心包炎的病因多种多样(表 12-18-2-1)。大多继发于急性心包炎,但部分病例急性阶段症状不明显,待出现典型缩窄性心包炎表现时已失去原有疾病的病理特征,故病因较难确定。其中已知的结核性心包炎占多数,非特异性心包炎其次,现在肿瘤(如乳腺癌、淋巴瘤等)及放射治疗和心脏直视手术引起者在逐渐增多。风湿性心包炎很少引起心包缩窄。

慢性渗出性心包炎可多种病因,多与肿瘤、结核或甲状腺功能低下有关。部分炎症、尿毒症、新生物和创伤(包括心脏手术后和放射治疗)引起的缩窄性心包炎伴有心包渗液,也可以形成渗出性缩窄性心包炎。

表 12-18-2-1 缩窄性心包炎的病因

特发性:接近一半的病例

各种病毒感染后

结核性:在发达国家接近 15%,在发展中国家发病率更高

手术后:如心包切开综合征

曾有放疗史者(主要见于霍奇金病或者乳腺癌放疗后,其他肿瘤)

慢性肾衰在进行血液透析的患者

结缔组织病

心包肿瘤浸润

化脓性心包炎未能完全引流者

真菌或寄生虫感染

伴随急性心肌梗死或心肌梗死后综合征的心包炎

与石棉沉着病相关的心包炎

【病理解剖】

在慢性缩窄性心包炎中,心包脏层和壁层广泛粘连增厚和钙化,心包腔闭塞成为一个纤维瘢痕组织外壳,包裹压迫整个心脏和大血管根部,也可仅局限在心脏表面的某些部位,如房室沟或主动脉根部形成环状缩窄,尤其右心室表面,瘢痕往往更为坚厚,常为 0.2~2cm 或更厚。在多数患者中,瘢痕组织主要由致密胶原纤维构成,呈斑点状或片状玻璃样变性,常无特征性变化。部分患者心包内尚可找到结核性或化脓性肉芽组织。若发现外有纤维层包裹,内为浓缩血液成分和体液成分,提示心包内出血是形成心包缩窄的重要因素。

心脏外形正常或较小,心包病变常累及贴近其下的心肌。缩窄的心包影响心脏的活动和代谢,心肌组织学改变可见萎缩、纤维变性、慢性炎症、肉芽肿性改变、脂肪浸润和钙化等。

【病理生理】

缩窄性心包炎时心包已由坚硬的纤维组织代替,失去弹性,形成一个大小固定的心脏外壳,在心室舒张早期,血液能迅速地流入心室,但舒张中晚期心室的扩张突然受到心包限制,血液充盈受阻,心室内压力迅速上升。此时在颈静脉波上可见明显的"Y"倾斜的突然回升,同时突然受阻的血液冲击心室壁和形成旋涡而产生振动,在听诊时可闻及舒张早期额外音——心包叩击音。由于心室舒张期容量固定,心搏量降低并保持固定,只有通过代偿性心率加速,才能维持偏低的心排出量。当体力活动增加时,心排出量不能适应身体的需要,临床上就出现呼吸困难和血压下降。在心包缩窄后期,因心肌萎缩影响心脏收缩功能,心排出量减少更为显著。

Kussmaul 征是缩窄性心包炎的另一显著特征,即呼吸时胸腔内压力的变化不能传递到心包腔和心腔内,使吸气时体静脉和右房压不下降,入右房的静脉血流不增多,某些患者甚至吸气时体静脉压升高。Kussmaul 征也可见于慢性右心衰和限制

型心肌病中,但不出现在急性心脏压塞中。

缩窄性心包炎奇脉发生的机制基本上与心脏压塞时相同,但因心脏附近大血管粘连和心包腔闭塞使呼吸对心排出量的影响减少,奇脉的发生较心脏压塞时少见。

【临床表现】

缩窄性心包炎常起病隐匿。心包缩窄的表现出现于急性心包炎后数月至数十年,一般为 2~4 年。多左心功能正常,症状体征类似右心衰。

(一) 症状

1. 呼吸困难 劳累后呼吸困难常为缩窄性心包炎的早期症状,后期可因大量胸腔积液、腹水将膈肌抬高和肺部充血,以致休息时也出现呼吸困难,甚至端坐呼吸。

2. 胸痛 缩窄性心包炎较少胸痛。但由于心排血量减少或增厚的心包压迫心外膜的冠状动脉,也可导致心绞痛症状。

3. 全身症状 乏力、胃纳减退、眩晕、衰弱。还可有心悸、咳嗽等症状。慢性渗出性心包炎因心包内液体逐渐增多,症状轻且较少发生心脏压塞症状。

(二) 体征

1. 心脏本身的表现 心浊音界正常或稍增大。心尖搏动减弱或消失,大多数患者收缩期心尖负性搏动,心音轻而远。第二心音的肺动脉瓣成分可增强。部分患者在胸骨左缘第三、四肋间可听到一个在第二心音后 0.1 秒左右的舒张早期额外音(心包叩击音),性质与急性心包炎有心脏压塞时相似,但心包摩擦音较难听到。可有反射性心动过速,一般为窦律,也可出现各种期前收缩、房颤、房扑等异位心律。

2. 心脏受压后的表现 颈静脉怒张、肝大伴与颈静脉搏动一致的肝脏搏动、腹水、胸腔积液、下肢水肿等。患者腹水较皮下水肿出现得早,且量大。皮下水肿较迟且轻,主要分布于下肢及腰骶部。有时出现奇脉,脉压差变小。

【实验室检查】

(一) 血常规及生化检查 无特征性改变,可有轻度贫血。病程较久者因肝淤血常有肝功能损害,低蛋白血症,尤其白蛋白减少。部分患者因肾淤血可有持续性蛋白尿。

(二) 腹水和胸腔积液检查 通常为漏出液。静脉压显著增高,且在吸气时进一步上升(Kussmaul 征)。循环时间延长。

(三) 心电图检查 QRS 波群低电压,尤其肢体导联为甚;T 波平坦或倒置。两者同时存在是诊断缩窄性心包炎的强力佐证,仅有 T 波变化而无低电压对临床诊断有参考,仅有低电压而无 T 波改变则无意义。心电图的改变常可提示心肌受累的范围和程度。50%左右患者有 P 波增宽且有切迹,可有右室肥大或右束支传导阻滞,有广泛心包钙化时可见宽大 Q 波,约 1/3 的患者可以合并有心房颤动,尤其在久病和年龄较大的人群中。

(四) X 线检查 心包钙化是最可靠的 X 线征象,心包常呈不完整的环状,可伴有轻度心影扩大。心影常为普遍性增大并呈三角形或球形,心缘变直或形成异常心弓,如主动脉结缩短或隐蔽不见,左右心房、右心室或肺动脉圆锥增大,上腔静脉扩张。肺门影增大,肺血管充血,胸膜常增厚或有胸腔积液。X线透视或记波摄影可见心脏搏动减弱或消失。

(五) 超声心动图 是目前用于诊断最主要的无创伤手段。超声心动图可见心包增厚、粘连、反射增强,心房增大而心室不大,室壁舒张受限,室间隔舒张期成矛盾运动,以及下腔静脉和肝静脉增宽等表现。超声心动图可以了解心包积液的量,有否纤维组织包裹,增强的二尖瓣和三尖瓣多普勒 E 波会随呼吸而变化这一特征对诊断有帮助。B 超可见下腔静脉和肝静脉扩张。

(六) CT 显像 CT 检查对心包增厚具有相当高的诊断特异性和分辨率,一般心包约 3mm 厚,而缩窄性心包炎患者可达 6mm 或更厚。图像曲线呈现致密组织现象,可提示增厚(图 12-18-2-1)。CT 检查的缺点就是有一定的辐射。但其对鉴别先天性心包缺失和一些囊性改变更直观。

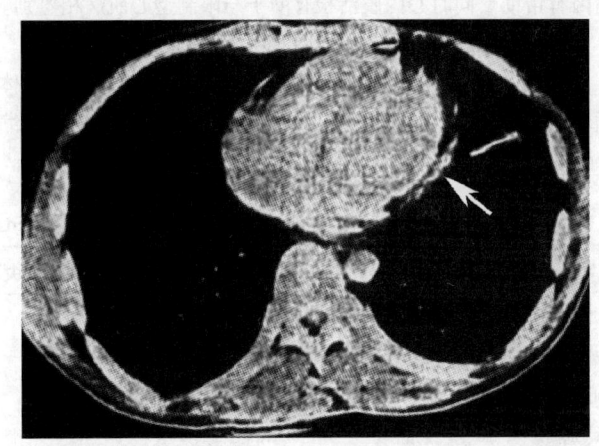

图 12-18-2-1 增强 CT 示左室外后方心包增厚(箭头处)达 6~7mm

(七) 心脏磁共振 磁共振显像可分辨心包增厚及有无缩窄存在。有些伴有明显缩窄症状的患者,心包仅有轻微增厚,心包的厚度并不与血流动力学的改变成正比(图 12-18-2-2)。心脏的磁共振检查可以准确区分混合性心包疾病(如心包心肌炎或者心肌梗死后心包损伤)。

(八) 心导管检查 心导管检查并不常规用于心包疾病的诊断。但心血管造影能显示各心腔的大小和在心动周期中形态的变化,从而估计心包的厚度和缩窄的程度。右心导管检查可发现肺微血管压、肺动脉舒张压、右心室舒张末期压、右心房平均压和腔静脉压均显著增高并趋向于相等,心排出量减低。右心室压力曲线呈舒张早期下陷和舒张后期的高原波。右室舒张末压是收缩压的 1/3,有轻微的肺动脉高压。右心房压力曲线呈 M 形,a 波与 V 波几乎是同等高度。此外,吸气后屏气时右心房压力曲线升高。这些特征与限制型心肌病相类似要加以鉴别,后者的右室收缩压明显升高(>60mmHg),左室舒张压超过右室舒张压 5mmHg。

(九) 核医学检查 目前 PET-CT 可以了解心包疾病的代谢情况,有助于肿瘤相关心包疾病的鉴别。并对治疗反应的评估提供帮助。

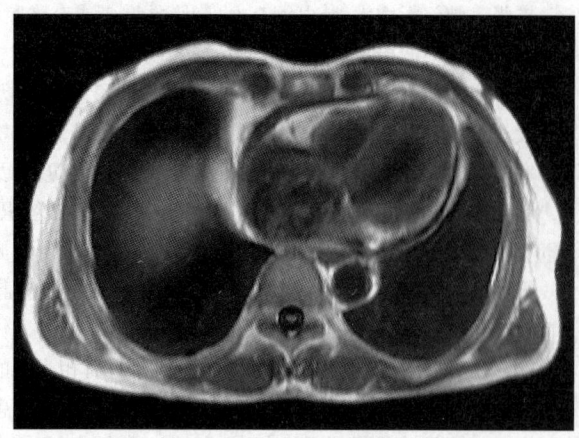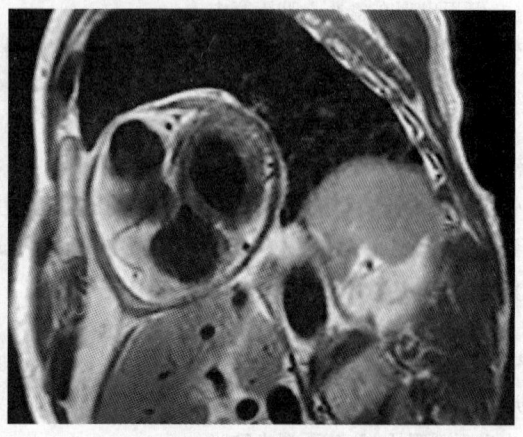

图 12-18-2-2 缩窄性心包炎:心包不均匀增厚,双心室舒张受限伴室间隔抖动

（十）活组织检查 心包活检或心包镜检查,对于了解患者病因有帮助。同时心内膜活检有助于与限制型心肌病相鉴别。

【诊断与鉴别诊断】

如患者有腹水、肝大、颈静脉怒张和静脉压显著增高等体循环淤血体征,而无显著心脏扩大或心瓣膜杂音时,应考虑缩窄性心包炎,如再有急性心包炎的过去史,心脏搏动减弱,听到心包叩击音,脉压变小、奇脉和下肢水肿,影像学检查发现心包钙化和心电图改变,常可明确诊断。进一步可通过 CT 或 MRI 明确有无心包增厚。个别不典型病例需进行右心导管检查。

缩窄性心包炎和限制型原发性心肌病的临床表现极为相似,鉴别往往甚为困难,表 12-18-2-2 可作为诊断的参考。

表 12-18-2-2 缩窄性心包炎和限制型心肌病的鉴别

鉴别项目	缩窄性心包炎	限制型心肌病
疲劳和呼吸困难	逐渐发生,后来明显	一开始就明显
吸气时颈静脉扩张	有	无
心尖搏动	常不明显	常扪及
奇脉	常有	无
二尖瓣与三尖瓣关闭不全杂音	无	常有
舒张期的心音	在第二心音之后较早出现,较响,为舒张早期额外音(心包叩击音)	在第二心音之后较迟出现,较轻,为第三心音,常可听到第四心音
X 线	心脏轻度增大,常见心包钙化	心脏常明显增大,无心包钙化,可有心内膜钙化
心电图	QRS 波群低电压和广泛性 T 波改变,可有心房颤动或提示左房肥大的 P 波改变	可有 QRS 波群低电压和 T 波改变,有时出现异常 Q 波,常有房室和心室内传导阻滞(特别是左束支传导阻滞)和心室肥大劳损,也可有心房颤动
收缩时间间期测定	正常	异常(PEP 延长,LVET 缩短,PEP/LVET 比值增大)
超声心动图		
心房显著扩大	不常见	常见
舒张早期二尖瓣血流速率	有明显的呼吸变化	随呼吸变化极小
彼此相反的心室充盈	有	无
血流动力学检查		
左、右室舒张末期压	相等[相差≤5mmHg(0.67kPa)]	相差>5mmHg(0.67kPa)
右室收缩压	≤50mmHg	>50mmHg
右室舒张末期压	>1/3 右室收缩压	<1/3 右室收缩压
计算机化断层显像	心包增厚	心包正常
心内膜心肌活组织检查	正常	异常
洋地黄治疗反应	静脉压不变	静脉压下降

由于缩窄性心包炎外科治疗常可得到良好的效果,而心肌病则预后不佳。因此,个别鉴别困难的病例应进行血流动力学和影像学(CT 或 MRI)检查,必要时作心内膜心肌活检。此外尚需与肝硬化、结核性腹膜炎及其他心脏病变引起的心力衰竭相鉴别。

【治疗】

患者应及早施行心包剥离术。手术前应加强支持疗法,改善患者一般情况,严格休息,低盐饮食,使用利尿剂或抽除胸腔积液和腹水。有心力衰竭或心房颤动的患者可适当应用洋地黄类药物。减慢心跳的药物如 β 受体阻滞剂和钙通道阻滞剂应该避免使用,因为多数的心动过速是一种代偿机制。大多数患者疾病会进行性加重逐渐出现心源性恶病质。

心包剥离手术不但可以提高心功能的等级,改善生活质量,还可以减少死亡率。病程过久,心肌常有萎缩和纤维变性,影响手术的效果。因此,只要临床表现为心脏进行性受压,用单纯心包渗液不能解释;在心包渗液吸收过程中心脏受压征象越来越明显;在进行心包腔注气术时发现壁层心包显著增厚;或 MRI 显示心包增厚和缩窄,若心包感染已基本控制,应及早争取手术。结核性心包炎患者应在结核活动已静止后考虑手术,以免过早手术造成结核的播散。如结核尚未稳定,但心脏受压症状明显加剧时,可在积极抗结核治疗下进行手术。因心脏长期受到束缚,心肌常有萎缩和纤维变性,所以手术后心脏负担不应立即过重,应逐渐增加活动量。静脉补液必须谨慎,避免引起急性肺水肿。由于萎缩的心肌恢复较慢,因此手术成功的患者常在术后 4~6 个月才逐渐出现疗效。

慢性渗出性心包炎查找病因对症处理即可。对心功能正常者,可以观察随访。如果有心衰症状,应进行相应治疗,有明确感染者要进行心包引流术。

【预后】

如能及早进行心包的彻底剥离手术,大部分患者可获满意的效果。少数患者因病程较久,有明显心肌萎缩和心源性肝硬化等严重病变,则预后较差。

推荐阅读

1. ADLER Y,CHARRON P,IMAZIO M,et al. 2015 ESC Guidelines for the diagnosis and management of pericardial diseases:The Task Force for the Diagnosis and Management of Pericardial Diseases of the European Society of Cardiology (ESC)Endorsed by:The European Association for Cardio-Thoracic Surgery (EACTS)[J]. Eur Heart J, 2015, 36 (42): 2921-2964.

2. LMAZIO M,GAITA F,LEWINTER M. Evaluation and treatment of Pericarditis:A systematic Review[J]. JAMA,2015,314(14):1498-1506.

第十九章　肿瘤和心血管疾病

李　剑

一、心脏肿瘤

心脏肿瘤在中世纪就已被发现,1954 年 Crafoord 使用人工心肺机切除了第一例心脏恶性肿瘤,但心脏肿瘤的最佳治疗方案,尤其是如何治疗恶性肿瘤仍然没有大样本研究以供支持,只能参考一些病例报道。尸检中发现心脏肿瘤的发病率约为0.02%,大约75%的肿瘤是良性的,其余25%的是恶性肿瘤。

原发性心脏肿瘤非常少见,尸检发现率约为 0.001%~0.030%。心脏原发性肿瘤中,良性肿瘤以左心房黏液瘤多见,恶性肿瘤以右心房肉瘤多见。机体其他恶性肿瘤转移至心脏通常是原发性的 20~40 倍。

与机体其他良性肿瘤不同,心脏原发良性肿瘤具有潜在的破坏性,能出现各种心脏的、全身的及栓塞的症状,有些甚至导致死亡(表 12-19-0-1)。

【临床表现】

肿瘤的临床表现缺乏特异性,主要取决于其部位(心包、壁间或腔内)、大小、侵袭性、活动度、生长速度等,而不是其组织病理学。心脏肿瘤可通过栓塞、影响瓣膜功能、侵犯心肌或邻近组织器官等多种方式引发症状。

(一)心脏表现

1. 左心房肿瘤　成人中 80%~90% 原发于左心房的肿瘤为良性的心脏黏液瘤。肿瘤通常带蒂、可活动,较大者可阻碍血流、阻塞二尖瓣口或充填整个心房,可能类似于二尖瓣疾病,导致心力衰竭和/或继发性肺高压相关症状。常发生于坐位或立位,卧位时可消除。堵塞二尖瓣口时出现心尖区舒张期隆隆样杂音;左心房增大伴肺淤血则出现第四心音及增强的第一心音。有时在第二心音后可闻及低调的肿瘤扑落音。

2. 右心房肿瘤　黏液瘤是最常见的右心房肿瘤。然而,据报道,肉瘤,尤其是脉管肉瘤,可源于右心房。右心房肿瘤所致的右心衰竭症状发展往往十分迅速,可有颈静脉充盈、水肿、肝大、上腔静脉综合征等表现。体检可发现三尖瓣区舒张期或收缩期杂音,随呼吸和体位变化,有时亦可闻及舒张期肿瘤扑落音。右心房高压使卵圆窝开放时即产生右向左分流,出现缺氧、发绀、红细胞增多。此外肿瘤碎片可能释放进入肺循环,引起肺栓塞症状。

表 12-19-0-1　美国原发性心脏肿瘤的患病情况*

性质	类型	检出率/%
良性肿瘤	黏液瘤	24.4
	乳头状弹性纤维瘤	8.4
	横纹肌瘤	6.8
	纤维瘤	3.2
	血管瘤	2.8
	脂肪瘤	8.4
	畸胎瘤	2.6
	房室结囊性瘤	2.3
	颗粒细胞瘤	<1
	淋巴瘤	<1
各类囊肿		16.7
恶性肿瘤	血管肉瘤	7.3
	横纹肌肉瘤	4.9
	间皮瘤	3.6
	纤维肉瘤	2.4
	淋巴瘤	1.3
	骨肉瘤	<1
	神经源性肉瘤	<1
	转移性畸胎瘤	<1
	胸腺瘤	<1
	平滑肌肉瘤	<1
	脂肪肉瘤	<1
	纵隔腔肉瘤	<1

注:* 基于美国军事病理研究所(AFIP,Armed Forces Institute of Pathology)对 533 例病例分析结果。

3. 心室肿瘤　腔内肿瘤影响心室充盈与射血时可引起左侧或右侧心力衰竭,临床表现为进展迅速的呼吸困难、肺水肿、晕厥、周围性水肿、肝大、腹水等。听诊可闻及收缩期或舒张期杂音、奔马律。

4. 心肌肿瘤　发生于心肌内的肿瘤(血管瘤、间皮瘤多见)常因肿瘤部位不同而产生各类心律失常,如心房颤动、阵发性房速、室性期前收缩、室颤、束支或房室传导阻滞,甚至引发阿-斯综合征、心源性猝死。肿瘤侵犯心肌可出现扩张型、限制型、肥厚型心肌病样表现,重者亦可引起心力衰竭。

(二)栓塞表现　心脏肿瘤表面的碎片或血栓脱落可引起栓塞,主动脉瓣和左心房肿瘤导致栓塞的风险最大。来自左心的栓子可引起体循环动脉栓塞,如内脏栓塞可引起相应器官梗死、出血及血管瘤;来自右心的栓子可引起肺栓塞、肺动脉高压,甚至肺源性心脏病。

(三)全身表现　心脏肿瘤可产生非心脏性全身表现,如:发热、关节痛、皮疹、雷诺现象、杵状指、恶病质等。实验室检查可发现:高球蛋白血症、红细胞沉降率加快、贫血或红细胞增多、血小板减少或增多、白细胞增多等。此类表现可能与肿瘤产物、IL-6 的合成与分泌及免疫反应有关。

(四)转移性表现　大多数原发恶性心脏肿瘤是在晚期全身播散性表现出现后才被发现。仅在少数情况下,会在早期出现转移性的继发表现。大多数原发心脏肉瘤如血管肉瘤、横纹肌肉瘤的转移部位是肺部、大脑和骨骼,也有报道可转移至肝、淋巴结、肾上腺、脾及皮肤等。

【辅助检查】

(一)心电图、X 线　心电图的发现往往是非特异性的,多为窦性心律,可有心房或心室肥大、ST-T 改变、各种心律失常等。胸部 X 线片也缺乏特异性。可呈类似心瓣膜病的心影特异性增大。肿瘤侵及心包时,可有心包积液。转移性肿瘤可有心包、胸腔积液、纵隔影增宽、肺门或纵隔淋巴结肿大。

(二)超声心动图　超声心动图可显示肿瘤的位置、形态、大小、内部回声及其与周围结构的关系,评价血流动力学改变,并对其进行初步定性诊断和鉴别诊断,可作为首选的影像学检查方法。经食管超声心动图则能显示心脏后部结构,提高对小肿块的检出率,并能对左心房黏液瘤尤其是其附着点进行更好的观察。

(三)磁共振成像(MRI)　心脏 MRI(CMR)的优势在于能根据心脏的轴线进行多种断面的成像,并提供心脏的精确三维信息,具有最佳的软组织对比度,可以更好地展现软组织特性。

(四)计算机体层成像(CT)　CT 在心脏肿瘤诊断的优缺点方面介于超声心动图及 MRI 之间。现代 CT 的空间分辨率优于 MRI,但不如超声心动图。

(五)正电子发射断层成像(PET)　PET 尤其是与 CT 结合时,可以作为一种观察葡萄糖代谢情况的重要辅助检查手段。最常用于确定转移性肿瘤患者的继发性心脏受累。此外,PET 还可用于诊断心房黏液瘤和房间隔脂肪瘤样肥厚。对于原发性恶性心脏肿瘤,寻找心外转移也很重要。

(六)心导管术　心导管术很少直接用于心脏肿瘤诊断,但可以用于排除成人冠脉疾病。此外,特殊情况下可用于确定肿瘤组织类型而进行心内膜心肌活检或计划手术切除心肌内肿瘤时行选择性冠脉造影。

(七)病理检查　瘤栓或肿瘤组织的病理检查可明确肿瘤的组织学来源和性质。

【常见的心脏肿瘤】

(一)良性肿瘤

1. 黏液瘤

(1)流行病学:黏液瘤是最常见的心脏原发性肿瘤,占原发性心脏肿瘤的 50%~70%,外科切除肿瘤的 90%,其平均发病年龄为 50 岁,其中 2/3 为女性。黏液瘤在儿童中也被发现,但仅占该年龄组的 10%。将近 75% 的黏液瘤发生在左心房,18%在右心房。黏液瘤的临床症状常表现为局部阻塞、栓塞和全身症状的三联症。1/3 的黏液瘤患者可发生体、肺循环栓塞,导致脑血管意外、肺动脉高压等表现。

(2)黏液瘤综合征(Carney syndrome):少于 10% 的黏液瘤有家族史,实质上是稀有的 Carney 综合征的一部分。这种罕见的遗传病包括心脏和皮肤黏液瘤,内分泌功能亢进(肾上腺,垂体,甲状腺,睾丸支持细胞),着色斑病样的皮肤色素沉着。Carney 综合征的原因是发生于染色体 17q22-24 上抑癌基因 PRKAR1A 上的突变。

2. 乳头状弹力纤维瘤(心内膜乳头状瘤)　乳头状弹力纤维瘤为最常见的心瓣膜肿瘤,占所有心瓣膜肿瘤的 3/4,患者平均发病年龄为 60 岁。肿瘤常为 1~2cm 大小,白色,海葵样的凝胶状结构,在血流中漂浮。

3. 脂肪瘤和房间隔脂肪瘤样肥厚(lipomatous hypertrophy of the interatrial septum,LHIS)　脂肪瘤和 LHIS 是来源于成熟脂肪细胞的良性增生。LHIS 影响房间隔,脂肪瘤与之不同,常封包在一个囊中。

4. 横纹肌瘤　横纹肌瘤是儿童最常见的原发性心脏肿瘤,约占全部心脏肿瘤的 40%~60%,罕见于成年人。严格来说,横纹肌瘤是横纹肌细胞的局灶性错构瘤样积累,而不是真正的肿瘤。横纹肌瘤最常发生于左心室心肌或室间隔。30% 的横纹肌瘤患者可伴结节硬化症、皮脂腺瘤和良性肾肿瘤。

5. 畸胎瘤　心脏畸胎瘤发病率极低,来源于生殖细胞,有包膜,约 2/3 发生于儿童,其性质由细胞分化程度决定。肿瘤一般由蒂附着于主动脉或肺动脉根部,多生长于心包,极少出现在心肌内或心腔内。肿瘤生长较快,体积大,易引起心脏受压及邻近肺动脉、主动脉和上腔静脉的梗阻。

6. 血管瘤　在心脏肿瘤中占比不超过 5%,近年来报道的患者数量有上升趋势,多数在体检或尸检中无意发现,可发生于各个年龄阶段。血管瘤可分为毛细管、海绵和动静脉 3 种类型,毛细管型呈局限性,海绵型和动静脉型呈浸润性生长,心脏血管瘤组织学表现与其他血管瘤相同。由于其多血管性和黏液基质存在,病理检查时有时被误诊为黏液瘤。

7. 心肌错构瘤　又称浦肯野细胞瘤,其通常是含有大量线粒体病变的小肿块,透明细胞内含糖原,PAS 反应呈阳性。心机错构瘤瘤体呈黄色结节,直径多为 0.1~1.5 cm,瘤体内可含坏死组织、脂肪、肌肉、骨化组织等,常引起难治性心动过速(包括室性心动过速),手术切除肿瘤或冰冻消蚀异位起搏点可以达到根治心律失常的目的。

(二) 恶性肿瘤　不同类型的肉瘤组成了所有心脏恶性肿瘤的 75%,可发生在任何心腔,最常见于右心房。未经治疗患者的生存期只有数月。

1. 血管肉瘤　血管肉瘤是最常见的心脏恶性肿瘤,在心脏原发性肿瘤中所占的比例仅次于黏液瘤,约占心脏恶性肿瘤的 30%,好发于中年男性。组织学检查显示梭形细胞浸润心肌,可见到细胞核深染和不同阶段的核分裂。本病一旦出现血流动力学损害,则进展迅速,手术、放化疗效果均有限,预后极差。

2. 横纹肌肉瘤　横纹肌肉瘤产生于心脏横纹肌,是发生仅次于血管肉瘤的心脏恶性肿瘤。横纹肌肉瘤在男性和女性中发病率一致。可被发现于任何心腔,单发或多发,且呈侵袭性生长。肉眼上表现为伴中心型坏死的软结节。这一侵袭性

肿瘤也可播散至邻近器官和浸润心包,胸膜及纵隔。

3. 纤维肉瘤　纤维肉瘤占所有心脏恶性肿瘤的 10%。起源于心脏结缔组织的成纤维细胞。与纤维瘤相比,纤维肉瘤优先发病于成年人且可能多发。纤维肉瘤是灰色、结节状、侵袭性的实性肿瘤。常发生于右心房且向心腔内生长,心包也可被渗透。

4. 平滑肌肉瘤　平滑肌肉瘤产生于心脏平滑肌,占所有恶性肿瘤的 9%。可在所有年龄组发现,男女发病率相同。其肉眼表现为延伸出心脏边界的柔软的组织块。组织学检查显示细长的紧密的梭状细胞穿插于少量细胞组成的区域中。

(三) 转移性肿瘤　心脏的转移性肿瘤发病率 20~40 倍于原发性肿瘤。近年来本病的患病率呈升高趋势,可能与原发部位肿瘤的治疗技术(如手术、放疗)的进步有关(表 12-19-0-2)。本病心外膜受累最为常见,其次为心肌,心内膜罕见。

表 12-19-0-2　心脏转移瘤的途径及常见疾病

转移途径	常见疾病
血行播散	恶性黑色素瘤
	肺癌
	乳腺癌
	胃肠道肿瘤
	泌尿系肿瘤
	各种肉瘤
淋巴道转移	白血病
	各种肉瘤
直接浸润	肺癌
	乳腺癌
	食管癌
	胸腺癌
静脉转移	肾脏肿瘤
	肾上腺肿瘤
	肝癌
	平滑肌肉瘤

【治疗】

对于大部分良性肿瘤,因有栓塞、心肌梗死、心律失常等并发症风险,原则上一经诊断如无禁忌证应立即手术,许多患者可望获得根治。

目前对心脏恶性肿瘤的治疗趋向于手术、放疗、化疗相结合的综合治疗方式。肉瘤是最常见的心脏原发恶性肿瘤,多数病例中难以完全切除。但即使部分切除,患者仍可获益。术后可考虑辅助以放疗和化疗,但多数疗效不佳,患者在化疗后早期有死亡风险。

对继发性心脏肿瘤,发现时多有广泛播散,治疗方案应根据原发肿瘤制定。如情况允许,可根据病灶状况行肿瘤完整切

除或姑息性减瘤术以求缓解症状、延长生命。

【预后】

心脏肿瘤发病率较低，但可导致栓塞、血流动力学梗阻等严重并发症，早期发现、诊断和治疗可显著改善患者的预后。良性心脏肿瘤的手术治疗效果良好，复发率非常低。心脏恶性肿瘤的预后极差，长期随访表明大部分患者死于远处转移，单纯的保守化疗和放疗患者平均生存期短于 1 年。

二、肿瘤与心血管疾病

随着肿瘤的筛查率和治疗手段日渐进步，许多肿瘤患者生存时间延长，预后明显改善。在年龄大于 65 岁的老年肿瘤患者中，心血管疾病可能是最终导致死亡的重要病因，肿瘤状态下心血管系统的微环境改变，肿瘤和心血管疾病预防和治疗全程的互相影响，又成为了临床考虑的新问题。本节的肿瘤特指非心脏性肿瘤。

（一）非心脏肿瘤与心血管疾病的关系 肿瘤与心血管病关系密切，肿瘤患者同时也是心血管疾病高风险的患者。二者关系体现在以下方面：

1. 肿瘤与心血管疾病存在共同可改变危险因素 年龄、饮食、家族史、饮酒、吸烟、超重/肥胖、久坐、血脂异常等危险因素，是许多肿瘤与心血管疾病发病的共同核心，并反映在遗传、细胞信号转导机制中，具有一定的生物学重叠。

2. 肿瘤与心血管疾病共同的分子和遗传途径 研究发现，全身氧化应激和慢性炎症反应能诱导 DNA 损伤并调节原癌基因和抑癌基因的表达，并驱动动脉粥样硬化的进展；腺苷酸活化蛋白激酶（AMP-activated protein kinase，AMPK）是大多数细胞代谢通路的共同环节，在抑制免疫细胞黏附、泡沫细胞形成、血管平滑肌增殖中均有关键作用，还能通过调节 PI3K，mTOR 和 p53 等信号转导途径抑制肿瘤细胞的恶性增长。此外，过氧化物酶体增殖物激活受体-γ（PPAR-γ）、脂肪酸合酶、纤溶酶原激活物抑制剂、脂肪因子等都被证明与心血管疾病和癌症的共同动态发展有关。

3. 肿瘤对心血管代谢的干扰作用 肿瘤具有干扰代谢的作用，罹患内分泌性肿瘤的患者，其血压、血脂、血糖异常的风险显著升高。对于现患乳腺癌患者，体重指数、总胆固醇水平和低密度脂蛋白水平均高于对照组，在明确诊断乳腺癌 2 年后，这些代谢指标水平仍会继续上升，成为动脉粥样硬化性心血管疾病（ASCVD）的高风险人群。

4. 肿瘤治疗的心脏毒性 癌症治疗相关不良反应主要有：心功能不全与心力衰竭、冠心病、心脏瓣膜病、心律失常、高血压、血栓栓塞性疾病、周围血管病和卒中、肺动脉高压、心包并发症。胸部和宫颈等部位的放射治疗也可诱发心血管损伤，是最严重的放射不良反应之一。损伤包括心包疾病、心肌病、传导障碍等。

5. 肿瘤对心血管自主神经功能的影响 肿瘤本身、化疗和放疗、与肿瘤相关的生活方式障碍及心因性因素，会使患者易患自主神经功能障碍。与非肿瘤对照组相比，肿瘤患者的静息心率升高，心率变异性降低，心率恢复异常。往往导致患者的运动受限和疲劳感，这些因素在一定程度上和死亡等不良后果相关。

（二）肿瘤患者的心血管病评估 肿瘤患者治疗全程需要进行完善的心血管疾病风险评估，各阶段评估内容各有侧重。

1. 治疗前心血管基线评估 在接受肿瘤治疗之前，对所有患者进行传统心血管疾病危险因素的评估，重点关注心功能、血压、血脂（尤其是 LDL-c）、血糖，并根据其后期拟定的治疗方案，筛选出罹患心功能障碍的高风险人群（如老龄患者、大量使用蒽环类药物与大剂量放疗的患者）。

2. 治疗期间的心血管监测 左心室射血分数（LVEF）下降作为心脏毒性的标志，应予以重点关注，此外二维斑点追踪和心肌损伤的血清标志物也可用于评估。

3. 长期心血管风险的监测 心血管疾病被发现是许多恶性肿瘤幸存者死亡的主要原因，在完成肿瘤治疗后的长期时间内，需要严格评估共同危险因素。对于高累积放化疗剂量的患者应持续评估心功能以监测迟发性的心脏毒性反应。

（三）肿瘤患者的心血管病管理 肿瘤和心血管疾病存在众多共同危险因素，治疗中遵循严格评估、改变共同危险因素、联合预防的原则。

1. 肿瘤治疗全程进行心血管疾病风险评估。

2. 共同可改变危险因素的管理 体重、血脂、血压、血糖、烟酒、久坐等生活方式改变对肿瘤等治疗和心血管疾病的防护均有极大获益。

3. CVD 和肿瘤的联合药物预防 越来越多的证据支持他汀类药物、ACEI/ARB 和阿司匹林等心血管药物在预防癌症中的作用。他汀类药物可以通过激活 AMPK 通路、抑制细胞周期蛋白依赖性激酶，上调肿瘤抑制因子抑制肿瘤细胞的增殖、侵袭和扩散，促进细胞凋亡；ACEI/ARB 类药物，通过 PPAR-γ 激活和 VEGF 表达，诱发肿瘤细胞的 DNA 损伤，抑制肿瘤分化和血管形成。

三、肿瘤治疗对心血管的影响

心血管疾病（cardiovascular disease，CVD）是肿瘤治疗中最常见的不良反应之一。既可表现为肿瘤的放射治疗或药物治疗对心脏的结构和功能的直接损害，也可以是原有的心血管疾病进展、加速。

（一）病理生理与诊治要点

1. 心功能减退和心力衰竭 是肿瘤治疗中最常见的心血管并发症。临床上出现的时间点可相差迥异：部分病例在肿瘤治疗早期即可发生，部分可在治疗数年后才表现出来。一些抗肿瘤药物如蒽环类，可导致进行性心脏重构，后期可发展为心肌病；另一些仅产生短暂性心肌功能损害，而无远期不良影响。

靶向药物如曲妥珠单抗、索拉非尼等也可引起左心射血分数的下降。

肿瘤治疗相关心肌功能不良定义为 LVEF 降低超过 10%，并低于正常下限。长轴整体收缩期应变（GLS）测定也有用于预测 LVEF 降低，比基线下降>15% 即可视为早期亚临床左室功能不全的标志。舒张性心功能不全常见，但目前不被用作改变治疗策略的依据。

2. 冠心病　5-氟尿嘧啶（5-FU）和它的口服剂型卡培他滨可以引发心肌缺血，发生率因剂量，给药途径等差异而不同，有报道可达 10%。顺铂可引发动脉血栓形成，进而导致心肌和脑血管缺血，发生率约 2%。发病机制包括促凝和直接内皮毒性作用。有报道顺铂治疗的睾丸癌存活者冠心病发生率较高，20 年内绝对风险超过 8%。

放疗相关性冠心病在淋巴瘤患者中常于初始治疗 15~20 年后才表现出来，且症状常不典型，隐匿型缺血似比传统冠心病患者多见，可能是由于放疗同时损伤了神经系统。此外，VEGF 抑制剂等靶向药物可以引起心肌梗死的发生率增加。

3. 瓣膜疾病　化疗药物不会直接影响心脏瓣膜。肿瘤患者发现瓣膜疾病可能由于下列原因：既往存在瓣膜疾病、放疗、感染性心内膜炎和继发于左室功能不全。放疗导致的心脏瓣膜疾病常见，发生率<10%，包括主动脉根部，二尖瓣环和二尖瓣叶的基底和中部纤维化和钙化，也可见于二尖瓣叶尖部和瓣叶连接部，这一点有助于与风湿病鉴别。肿瘤患者接受放疗时，应在基线及随访时作超声心动图，必要时 3D 超声心动图检查以评估瓣膜是否受损。

4. 心律失常　肿瘤患者可发生多种心律失常，包括窦速，缓慢型和快速型心律失常，传导障碍等。严重者可危及生命，或导致治疗方案更改。靶向药物如酪氨酸酶抑制剂可延长 QT 间期，索拉非尼可能引起心房颤动。

肿瘤治疗前和期间应评估 QT 间期和危险因素，QTc>500 毫秒和 ΔQT>60 毫秒应引起特别关注，以防发生尖端扭转型室速。在化疗前均需进行心电图和电解质检查，7~15 天后及前 3 个月内每月一次定期检测，患者如发生腹泻则应增加检测次数。

一般治疗为纠正致病因素（如电解质异常，合用的致 QT 延长的药物），若 QTc>500 毫秒或 ΔQT>60 毫秒，应暂停化疗，待纠正电解质异常和其他危险因素，QTc 正常后，可降低药物剂量重新恢复化疗，或考虑替代方案。

5. 高血压　高血压是肿瘤患者常见合并症。在靶向药物中，抗 VEGF 药物常可引起高血压。药物相关的高血压可发生于治疗初始直至一年后。治疗目标是使血压保持在 140/90mmHg 以下。建议将血管紧张素转换酶抑制剂、血管紧张素受体阻滞剂和非二氢吡啶类钙通道阻滞剂作为一线治疗药物。

6. 心包疾病　急性心包炎可见于多种化疗药物（主要为蒽环类，也可见于环磷酰胺、阿糖胞苷、博来霉素）应用后，累积发生率 2%~5%，超声心动图可用于诊断和评估心包疾病，心包渗液的治疗包括非甾体抗炎药物，秋水仙碱。大量心包积液和血流动力学不稳定者可能需心包穿刺或外科治疗。

7. 肺动脉高压　化疗药物达沙替尼可引起毛细血管前肺动脉高压，其具有可逆性，停药后肺动脉压力可恢复正常。

（二）预防和减轻肿瘤治疗的心血管并发症的策略

1. 预防肿瘤治疗相关心功能不良的策略　接受可能产生心脏毒性的肿瘤治疗前，如果患者基线时心脏毒性风险较高，包括既往存在的 CVD、既往曾接受含蒽环类药物化疗及患有多种心血管危险因素且控制较差，则应严格控制危险因子并且给予预防性心脏保护性药物治疗。

对于既往已有临床心衰或显著左室功能不全的患者，肿瘤科医师应与心脏专科医师共同评估化疗的风险-获益比，可考虑选择无或低心脏毒性的替代化疗药物，减少剂量及给予心脏保护药物。

如需要再次应用以往曾产生心脏毒性的药物时，强烈建议继续心脏保护药物治疗，包括血管紧张素转换酶抑制剂和 β 阻断剂。此外，良好的生活方式，包括健康饮食，戒烟，适量运动等也有益于心脏保护。

2. 预防血栓栓塞事件　化疗可增加静脉血栓栓塞的风险，对于血栓栓塞高危的化疗患者（如多发性骨髓瘤、转移性胰腺癌或肺癌），建议使用低分子量肝素作基础预防。对于一般肿瘤住院患者，一些荟萃分析显示，基础血栓预防并未带来显著获益，但许多指南仍主张使用，预先作个体化的获益-风险评估则更为合理。中心静脉置管的患者，肝素（有症状时）和华法林（无症状时）可显著减少深静脉血栓的发生。

3. 肿瘤存活者长期监控计划　不管是儿童还是成年患者，经受了蒽环类药物为基础的化疗后，都将终生面临进展为左室功能不全和心衰的风险。发病的潜伏期可长达 10 年以上，因此，对这些存活者应定期作心脏影像学和生物标志物（如 BNP）筛查。

经受纵隔放疗可能引发放射相关性瓣膜疾病，建议无症状患者，放疗后 10 年开始，然后每 5 年，定期作经胸超声心动图筛查。有症状患者应每年根据病史、体格检查结合超声心动图结果进行评估。经食管超声、3D 超声和 CMR 检查可提高影像质量。

推荐阅读

1. ARMENIAN S H, ARMSTRONG G T, AUNE G, et al. Cardiovascular disease in survivors of childhood cancer: insights into epidemiology, pathophysiology, and prevention[J]. J Clin Oncol, 2018, 36(21): 2135-2144.

2. CAMPIA U, MOSLEHI J J, AMIRI-KORDESTANI L, et al. Cardio-oncology: vascular and metabolic perspectives: a scientific statement from the American Heart Association[J]. Circulation, 2019, 139(13): e579-e602.

3. LYON A R, YOUSAF N, BATTISTI N M L. Immune checkpoint inhibitors and cardiovascular toxicity[J]. Lancet Oncol, 2018, 19(9): e447-e458.

第二十章 心理和精神障碍与心血管病

李高平

第一节 概 述

心血管系统与神经、精神与心理活动关系密切，互为相关疾病的改善或恶化因素已为广泛的临床观察所证实。尽管尚没有精准的实验模型依据予以揭示和证实，上述观察的生理学机制大致归结为：各种心理活动通过大脑皮质、下丘脑-垂体-肾上腺素轴和交感肾上腺素系统，后者通过改变交感和迷走张力平衡和压力感受器体系的敏感性，调整皮质醇和去甲肾上腺素的释放，对心脏功能和血管系统产生影响。反之，心血管系统的异常活动，可使患者产生不适以致病痛，对大脑产生影响，对个体形成心理和精神压力，进一步加重心血管系统异常，形成互为因果的双重促进机制。

心理因素和精神压力的长期持续，将对心血管系统的血流动力学、代谢和免疫等方面的功能产生有害影响。不良的心理和精神状态加重心血管疾病的病情和发展，成为心血管疾病的危险因素，甚至是独立危险因素。在应对各种心血管系统异常时，减少各种负面心理因素可减少患者对症状的主观感受，改善心血管系统症状。

近年来，与生活水平提高相伴而来的是健康意识的提高，其负面影响为疑病、恐病发生率增加。社会压力的增加、各种个人事件所导致的急慢性应激反应、人口老龄化使得精神障碍发生率增加，睡眠障碍相关的神经精神与心血管系统异常罹患数也有所增加，临床上可见心理疾病与心血管症状交织、伴发以致共病的数量大幅度上升。

临床上感受到轻微的心血管症状但缺乏客观证据者如心悸、胸闷、呼吸困难等，常与一定的心理和精神压力有关，如生活压力过大、不良的情绪体验、不良暗示与自我暗示、睡眠不足和一定程度的焦虑、沮丧、抑郁等，其治疗的关键在于心理疏导和否定性证据的展示，必要时可给予小剂量镇静剂如艾司唑仑（舒乐安定），口服 1~2mg，每日 1~3 次，可在短时间内缓解。临床上部分患者心理疾病明确但不具有器质性心血管疾病，出现以心血管系统常见症状为主诉的躯体表现，长期、持续且强烈存在者，可根据心理学上的"躯体化"（somatization）理论予以解释，属"躯体症状障碍"（ICD-10 诊断标准）的形式之一，称之为心脏神经症。

临床上长期存在的生活压力、工作紧张、A 型行为、精神应激、抑郁、焦虑等多伴有心血管系统症状，并成为冠心病、高血压甚至心力衰竭的独立危险因素；而急性精神应激和强烈情感

的爆发，可触发致死性心律失常和心脏性猝死。另一方面，轻微的心血管疾病即可引发的心理和精神障碍包括抑郁、焦虑，严重者可诱发认知障碍和谵妄等；急性心脏事件如心绞痛、严重心律失常发作，可激发焦虑和恐惧等，此时，有效的心理干预与心血管疾病的临床施治具有同等重要的意义，有助于减轻病情和改善预后，甚至成为平稳度过应激阶段和挽救生命的关键步骤。

第二节 心脏神经症

心脏神经症又称心脏神经官能症，是以心脏不适为主要表现的神经症，多发生于 30~50 岁的人群组，女性居多。患者具备较为确定的心理障碍如焦虑、抑郁、恐惧、强迫、疑病或情绪异常等，但以多样的心血管不适为主诉，包括心悸、心前区疼痛、气短等躯体症状为突出表现，病情顽固、迁延，反复求助于心内科医师，无视各种阴性检查结果和临床上无器质性心血管疾病的结论，一般的心理疏导和对症治疗不能有效缓解，临床上需长期的医患互动和心理干预，辅以必要的对症治疗。

【病因与发病机制】

目前较为普遍的观点认为心脏神经症为躯体障碍形式的自主神经功能紊乱，其发病与心理因素及一定人格基础相关。

精神与心理因素与本症的发病密切相关。个人对重大生活事件或境遇做出心理过度的应激反应，并表现为以心血管为主的躯体症状。这种反应与生活事件的严重程度有关，也与个体本身的心理素质有关，焦虑倾向人格特质者易发，其中"心理暗示"的作用尤为突出，如看到亲友中有严重心脏疾病或见闻心脏病患者猝死，或体检中对医师所说的"生理性杂音""窦性心律不齐"等发生误解，或被错误地诊断为"心脏病"后，造成精神负担加重、紧张和焦虑而诱发本症。此外，对自身的过度关注，可将某些功能改变，如过度劳累、体虚所引发的乏力和心跳，更年期内分泌失调所引发的不适误认为病理状态而致发病。

【临床表现】

（一）心血管症状 最常见的症状是心悸、心前区疼痛、气短或过度换气等，主诉多样、易变，时轻时重，少数病程可达数年至十余年之久。症状的发生直接或间接地与精神因素有关，如在受惊、情绪激动或久病等情况时出现，入睡前、欲醒和刚醒时，以及情绪波动等状态下最易发作，过度劳累或情绪改变可使之加重。

心悸最常见,是患者感觉到心跳、心前区搏动和心前区不适的症状,可出现心率增快和短暂的血压升高,偶有期前收缩或阵发性室上性心动过速,轻度活动可使心率不相称地明显增快等。

心前区疼痛的部位常不固定,大多为一过性刺痛,或持续隐痛,发作可持续数小时或数天,都与情绪波动有关,与体力活动无明显关系。

气短主要是患者主观上感到空气不足,呼吸不畅,呼吸频率常不增快。屋内人多拥挤或通风较差的地方容易引起发作。有时发生在夜间,发作时喜坐起来或起床开窗而在窗口深吸气。平时经常有叹息样呼吸,即深吸气后做一个长而带叹息样的呼气,自觉如此才能解除憋气感。较长时间深吸气可导致血中二氧化碳浓度降低,出现过度换气所致的呼吸性碱中毒,伴四肢麻木、手足搐搦、头晕等表现。

部分患者具有高动力循环的表现,如左心室射血速度增快,心排血量增加,动脉搏动增强,偶见收缩压升高,提示存在 β 肾上腺素能受体功能亢进,使用 β 受体阻滞剂可明显改善症状。

(二) 神经系统症状　以焦虑为主,也可有抑郁、恐惧、强迫等,大都与强烈的疑病恐惧有关,可伴有不同程度的失眠,严重者表情紧张,头晕、手掌汗多,此外尚有乏力、两手颤抖等。

(三) 体征与实验室检查　心血管系统体格检查大多正常,少数可见轻微血压升高、心率增快和偶发期前收缩。听诊可闻及心音增强或轻度心前区收缩期杂音。

少数患者的心电图可有窦性心动过速或 ST-T 改变,后者大多表现为非特异性的 ST 段 J 点压低或水平样下移,和/或 T 波低平、双相或倒置。运动负荷试验一般为阴性,偶见阳性者,服用 β 受体阻滞剂可使 ST-T 波改变恢复正常。

近年来,随着技术的快速发展,心血管系统相关实验室检查包括心电生理检查、心脏超声检查、冠状动脉造影等日趋精细、精准,其检查结果一般正常,少数患者可显示轻微的器质性病变,但不足以解释强烈的临床症状。

【诊断与鉴别诊断】

根据上述心血管系统功能失调的症状,加上明确的神经症表现,经详细的全身和心血管系统方面检查,证实并无器质性心脏病证据时,应考虑本病的诊断。

躯体疾病,尤其是器质性心脏病可因过激的反应导致出现神经功能紊乱,但因有关器质性病变证据明确,与本症的鉴别诊断并不困难。对可疑患者的诊断可采取观察性治疗和长期随访的方式对其进行追踪,暂不做结论。

本症应与下列情况鉴别。

(一) 器质性心脏病

1. 心律失常　器质性心脏病以频发、多源室性期前收缩和顽固性心动过速为主,严重者出现心房或心室扑动和颤动。部分以期前收缩为主要临床表现的轻微器质性心脏病,如心肌炎,可因缺乏实验室证据而与心脏神经症混淆,须经过长期随

访确诊。

2. 心绞痛　典型心绞痛多在体力活动的当时发作,部位大多固定,以胸骨后最常见,可放射至左肩和左臂。发作时胸部紧束感或压榨感明显,一般仅持续 2~3 分钟,停止活动或舌下含硝酸甘油片可中断发作,冠状动脉造影可明确诊断。

3. 心瓣膜病　除了较为典型的心脏杂音,常伴有不同程度的血流动力学改变,如体位性呼吸困难、下肢水肿等。一般情况下可通过超声心动图予以明确。

(二) 内分泌与代谢疾病　甲状腺功能亢进大多伴有甲状腺肿大,且甲状腺上有杂音及震颤,血清 T_3、T_4、游离 T_3(FT_3)、游离 T_4(FT_4)和甲状腺吸碘率增高。血清超敏促甲状腺激素(s-TSH)降低等。嗜铬细胞瘤心悸发作时除心率增快外大多伴有血压显著升高,尿中儿茶酚胺及其代谢产物增高,CT 检查发现肾上腺瘤样病变可确诊。

【防治】

本症的治疗原则与神经症相同,以心理治疗为主,辅以心血管系统对症治疗。必要时应邀请心理治疗专科医师参与诊治。首先,应该通过全面细致的心血管系统检查,排除器质性疾病的可能,以解除患者的"恐病"顾虑和由此而来的心理负担。其次,根据病情轻重在治疗初期适当地减轻或调整工作,合理安排生活,摒弃不良生活习惯,如熬夜、嗜烟酒等,适当参加体力活动,如户外散步等。

减轻症状可用下列方法:①改善焦虑或抑郁的药物,如氟哌噻吨美利曲辛片 1~2 片(复方制剂,每片含氟哌噻吨 0.5mg 和美利曲辛 10mg),每晨 1 次;②小剂量镇静剂,如地西泮、艾司唑仑等;③β 受体阻滞剂,如美托洛尔 2 次/d,每次 12.5~25mg 或琥珀酸美托洛尔缓释片 23.75~47.5mg,每日 1 次。美托洛尔具有中枢神经不良反应,如失眠或失眠加重等,可选用阿替洛尔等非脂溶性制剂,每天 50~100mg,分 1~2 次。

按照上述原则和方法治疗取得一定疗效后,不宜立即停止治疗,否则容易引起复发,并加重患者的顾虑,甚至丧失信心。一般应维持治疗至少 2~3 个月以上,以后逐渐停药。

推荐阅读

1. GAZIANO T A, PRABHAKARAN D, GAZIANO J M. Global burden of cardiovascular disease[M]//ZIPES D P, LIBBY P, BONOW R O, et al. Braunwald's heart disease. 11th ed. Philadelphia: Elsevier Saunders, 2018:1-18.

2. TULLY P J, TURNBULL D A, BELTRAME J, et al. Panic disorder and incident coronary heart disease: a systematic review and meta-regression in 1131612 persons and 58111 cardiac events[J]. Psychol Med, 2015, 45(14):2902-2920.

3. SMAARDIJK V R, LODDER P, KOP W J, et al. Sex- and gender-stratified risks of psychological factors for incident ischemic heart disease: systematic review and meta-analysis[J]. J Am Heart Assoc, 2019, 8(9):e010859.

第二十一章　主动脉疾病

第一节　主动脉炎

戴宇翔　朱军

主动脉炎(aortitis)可以由感染性(细菌)和非感染性(炎症)引起,造成动脉内膜和中膜的损害,主要影响升主动脉,引起升主动脉扩张,常并发主动脉瓣关闭不全,形成主动脉瘤,偶尔影响到主动脉主要分支血管造成狭窄或阻塞。

一、梅毒性主动脉炎

梅毒性主动脉炎(syphilitic aortitis)是梅毒螺旋体侵入人体后引起,临床表现为梅毒性主动脉炎,继而发生梅毒性主动脉瓣关闭不全,梅毒性主动脉瘤,梅毒性冠状动脉开口狭窄和心肌树胶样肿,统称为心血管梅毒(cardiovascular syphilis),为梅毒的晚期表现。绝大部分患者所患的是后天性,先天性者罕见。

【发病机制】

梅毒螺旋体大多通过性接触感染人体。从感染到晚期发生心血管梅毒的潜伏期为5~30年。男性多于女性。

梅毒螺旋体入血后,部分经肺门淋巴管引流到主动脉壁的营养血管引起闭塞性血管内膜炎,伴有血管周围浆细胞和淋巴细胞浸润,主动脉壁发炎累及动脉内膜和中膜,尤其中膜。升主动脉和主动脉弓最多累及,而极少侵入心肌或心内膜。主动脉中膜肌肉和弹性组织被破坏,为纤维组织所取代,也可出现巨细胞和梅毒树胶样病变。主动脉壁逐渐松弛,并可有钙化,导致主动脉瘤的形成。主动脉内膜出现"树皮"样改变是梅毒性主动脉炎的特征,但不能以此作为确诊的依据。

梅毒感染可以从升主动脉蔓延到主动脉根部,引起主动脉瓣瓣环扩大和主动脉瓣联合处的分离,从而产生主动脉瓣关闭不全。主动脉瓣支持组织受到破坏和主动脉瓣卷曲、缩短,导致严重的主动脉瓣反流。

【临床表现】

单纯性梅毒性主动脉炎多无症状。梅毒性主动脉瓣关闭不全是最常见的并发症。如果病变累及冠状动脉开口,可导致狭窄,可有心绞痛发作,甚至猝死。由于进展缓慢,常伴侧支循环形成,故极少发生大面积心肌坏死。左心衰竭一旦出现,病程进展较快。梅毒性主动脉瘤较少见。多发于升主动脉和主动脉弓,但不易发生夹层分离。主动脉窦动脉瘤是梅毒性动脉瘤中具有特征性的一种。累及心肌的树胶样肿(gummata of myocardium)极罕见。

【实验室检查】

梅毒螺旋体存在于动脉外膜层,采用聚合酶链反应(PCR)方法测定梅毒螺旋体的DNA,其诊断特异性强、敏感性高,能快速确诊。目前主要仍是用血清学检查来确诊梅毒螺旋体感染。包括VDRL(性病研究实验室)试验,荧光密螺旋体抗体吸附(FTA-ABS)试验及密螺旋体IgG抗体测定。

【辅助检查】

胸部CT和MRI检查能进一步筛查出胸部X线怀疑的梅毒性主动脉炎,尤其MRI能获得高分辨率静态影像,对胸主动脉病变有高度的诊断精确性。超声心动图(包括经食管超声)及主动脉造影可以了解主动脉扩张或膨出部位和大小、主动脉瓣反流程度、左室大小及心功能状况等。冠状动脉造影在本病冠状动脉狭窄仅限于开口处,而其他冠状动脉无狭窄病变,这与冠状动脉粥样硬化不同。

【诊断与鉴别诊断】

梅毒性心血管病患者有冶游史,有典型的梅毒或晚期梅毒临床表现,阳性的梅毒血清学反应,诊断不难。但应注意梅毒血清学的假阳性反应。另外需与风湿性瓣膜病和其他心脏疾病产生的杂音相鉴别。

心绞痛是梅毒性冠状动脉口狭窄最常见的临床表现,发病年龄比冠心病要早,常常夜间发作,发作时间持续较长。

【预后】

主要取决于有无严重的主动脉瓣关闭不全,心力衰竭或心绞痛发作。大多数患者在心功能失代偿后迅速恶化,重体力劳动者预后尤差。有冠状动脉开口闭塞或主动脉瘤者预后不良。

【治疗】

梅毒性主动脉炎一旦确立,必须进行驱梅治疗。青霉素是治疗梅毒的特效药物。治疗参见第十篇第十二章第二节中的"心血管梅毒治疗方案"。如有心力衰竭者须控制心力衰竭后再作驱梅治疗。如有神经梅毒或合并HIV感染,可大剂量青霉素静脉给药。梅毒性主动脉瘤,若有冠状动脉口病变,需手术治疗。

【预防】

梅毒是性传播疾病,禁止非法性交往是防止梅毒传播的必要措施。对早期梅毒患者应用青霉素治疗,并随访血清学试验,必要时重复治疗。

二、细菌性主动脉炎

【病因】

主动脉壁上原发性细菌感染罕见。常见细菌有葡萄球菌、链球菌、肺炎球菌、铜绿假单胞菌、沙门菌。沙门菌属易感染在有动脉粥样硬化的血管上,也可以黏附在正常的动脉壁上,并直接渗透完整的血管内膜。结核分枝杆菌的感染通常来自肺门淋巴结直接扩散引起的结核性主动脉炎。

【发病机制】

血源性播种在有血管内膜损伤或原有动脉粥样斑块的基础上,脓毒血症的栓子(例如感染性心内膜炎)进入动脉壁上营养血管内,邻近组织感染灶直接扩散到主动脉壁,外伤或血管检查内移植物微生物直接通过血液循环沉积,以及长期应用免疫抑制剂和免疫系统缺陷的患者容易受感染产生败血症引起化脓性主动脉炎。主动脉壁变薄形成囊性主动脉瘤,有很高的破裂率。结核性主动脉炎干酪样坏死的肉芽肿损害,影响主动脉壁中层形成假性动脉瘤,有穿孔的可能,偶尔侵入主动脉瓣瓣环和邻近组织。

【临床表现和诊断】

大多数患者有寒战、高热,多达50%的患者在病变部位有触痛及动脉瘤扩张的症状,在腹部有时可触到有触痛的腹块,中性粒细胞计数增高,血红细胞沉降率升高,血培养阳性对诊断有帮助。但约有15%病例发现血培养阴性,所以血培养阴性不能排除诊断。

超声心动图检查(包括经食管超声心动图检查)可以确立动脉瘤的诊断。CT扫描、MRI和主动脉造影同样可以做出诊断。

【防治】

感染性主动脉炎发展到主动脉瘤非常迅速,动脉瘤最后会破裂。沙门菌属感染和其他革兰氏阴性细菌感染,趋向于早期破裂和死亡,总死亡率超过50%,所以应早期诊断、早期治疗。静脉内应用足量高敏的抗菌药物,切除感染的主动脉瘤和周围组织,术后继续应用抗菌药物至少6周。

三、巨细胞性主动脉炎

巨细胞性主动脉炎是一种原因不明的全身性血管慢性炎症性疾病。该病比Takayasu动脉炎更常见,易发于50岁以后人群,女性多于男性。约15%病例累及主动脉和主动脉弓及其分支(颞动脉、颈动脉和冠状动脉),主动脉狭窄罕见,但升主动脉壁变薄可形成胸主动脉瘤,继发性主动脉瓣关闭不全。注意与Takayasu动脉炎的鉴别。

【临床表现】

发热、贫血、不适、体重减轻、头痛,视力障碍,局部颈动脉触痛、搏动异常。也可以发生主动脉瘤破裂,主动脉夹层分离和心肌梗死,卒中和肢体坏疽等。约30%病例有风湿样多肌病。

【诊断】

实验室检查红细胞沉降率(ESR)加快(>50mm/h),C反应蛋白浓度和血小板计数升高,ESR和C反应蛋白同时升高对诊断的敏感性和特异性更高。

病理学上首先是淋巴细胞浸润,几乎全身每个脏器的动脉内都能见到弹力层破坏,内、外膜增厚,局灶坏死和肉芽肿伴多核细胞浸润。颞动脉活检仍为诊断"金标准"。彩色多普勒超声图、CTA、MRI、MRA及PET有助于诊断。

【治疗】

早期主要包括大剂量的皮质类固醇治疗,阿司匹林治疗减少炎症引起的缺血并发症,免疫抑制剂不作为一线药物。进入病变静止期对血管狭窄或闭塞甚至主动脉瘤可选择手术治疗。

四、Takayasu 动脉炎

Takayasu动脉炎是一种病因不明的慢性纤维性血管炎(参见本篇第二十四章　第一节"多发性大动脉炎")。主要影响到主动脉及其主要分支锁骨下动脉和头臂动脉等。发病年龄<40岁,多见于女性。病理学上主动脉壁明显增厚,内、外膜纤维化,主要造成动脉狭窄性病变。

临床表现为发热、头痛、关节痛、体重减轻、臂部动脉搏动减弱,双臂之间收缩压差增大,上肢脉搏往往减弱或消失(称"无脉症")。锁骨下动脉或腹主动脉有杂音(要排除其他疾病引起的血管狭窄性杂音)。通过血管超声显像、血管造影、CTA、MRI及MRA有助诊断。

治疗在急性期主张用大剂量皮质类固醇,减轻病程进展,改善全身症状。静止期对狭窄血管可用经皮球囊成形术,也可行旁路术或血管重建术。

五、风湿性主动脉炎

强直性脊柱炎、赖特(Reiter)综合征、银屑病关节炎、白塞病、多发性软骨炎和炎症性肠道疾病等,可以合并主动脉炎累及升主动脉,甚至蔓延到主动脉窦、二尖瓣瓣叶及邻近心肌组织和心脏传导系统。在组织学上似梅毒性主动脉炎改变。临床上表现为主动脉瘤、主动脉瓣关闭不全和心脏传导阻滞。

第二节　主动脉瘤

李　剑　朱　军　陈世波

主动脉瘤是指主动脉壁局部的或弥漫性的异常扩张,一般较预期正常主动脉段直径扩大至少在1.5倍以上,压迫周围器官而引起临床症状,瘤体破裂为其主要危险。

【病因】

正常动脉壁中层富有弹力纤维,随每次心搏进行舒缩而传送血液。动脉中层受损,弹力纤维断裂,代之以纤维瘢痕组织,动脉壁失去弹性,不能耐受血流冲击,在病变段逐渐膨大,形成动脉瘤。

1. 动脉粥样硬化　为最常见原因。粥样斑块侵蚀主动脉壁,破坏中层成分,弹力纤维发生退行性变。多见于老年男性,男女之比为10:1左右。主要在腹主动脉,尤其在肾动脉至髂部分叉之间。

2. 感染　以梅毒为显著,常侵犯胸主动脉(参见本章"梅毒性主动脉炎")。败血症、心内膜炎时的菌血症使病菌经血流到达主动脉,主动脉邻近的脓肿直接蔓延,都可形成细菌性动脉瘤。致病菌以链球菌、葡萄球菌和沙门菌属为主。

3. 囊性中层坏死　较少见,病因未明。主动脉中层弹力纤维断裂,代之以异染性酸性黏多糖。主要见于升主动脉瘤,男性多见。遗传性疾病如 Marfan 综合征、Turner 综合征、Ehlers-Danlos 综合征等均可有囊性中层坏死,易致夹层动脉瘤。

4. 外伤贯通伤　直接作用于受损处主动脉引起动脉瘤,可发生于任何部位。间接损伤时暴力常作用于不易移动的部位,如左锁骨下动脉起源处的远端或升主动脉根部,而不是易移动的部位,受力较多处易形成动脉瘤。

5. 先天性　以主动脉窦瘤为主(参见本篇第十二章"先天性心脏血管病")。

6. 其他　包括巨细胞性主动脉炎、白塞病、多发性大动脉炎等。

【分类】

通常主动脉瘤可以根据其病因,病理基础,形态学和发生部位进行分类。

根据病因分为:①先天性动脉瘤:先天性主动脉中层发育不良导致动脉瘤形成;②动脉粥样硬化动脉瘤:动脉粥样硬化引起动脉壁薄弱、扩张而形成动脉瘤;③囊性中层坏死性动脉瘤:因中层退行性变而发生肌纤维断裂,动脉壁变薄扩张,形成动脉瘤;④创伤性动脉瘤:常发生于高速运动中突然停止,血流突然猛烈冲击血管壁,使主动脉壁部分断裂;⑤感染性动脉瘤:梅毒、细菌、霉菌或结核等感染,引起中层动脉炎,弹力纤维断裂而发生扩张或形成局限性囊性血肿。

根据病理结构分为:①真性主动脉瘤:动脉瘤累及血管壁全层,即其瘤壁有动脉壁的内膜和外膜组织。动脉瘤的囊由动脉壁的一层或多层构成。见于先天性、动脉粥样硬化、中层囊性坏死及梅毒感染引起的动脉瘤。②假性动脉瘤(pseudoaneurysm):由于外伤、感染等,血液从动脉内溢出至动脉周围组织内,血块及其机化物、纤维组织与动脉壁一起构成动脉瘤的壁。瘤壁无全层动脉结构,仅有内膜及纤维结缔组织。③夹层动脉瘤:因主动脉内膜破裂,血流由内膜破口流向中层,造成管壁剥脱形成血肿,并沿纵轴和血流方向伸延。也可与动脉腔构成双腔结构。

根据形态学分为:①梭形动脉瘤(fusiform aneurysm):较常见,瘤体对称性扩张涉及整个动脉壁周界,呈梭形或纺锤状;②囊状动脉瘤(saccular aneurysm):瘤体涉及动脉壁周界的一部分,呈囊状,可有颈,呈不对称外凸。粥样硬化动脉瘤常呈梭状,外伤性动脉瘤常呈囊状。

根据发生部位分为:①主动脉根部动脉瘤:病变范围自主动脉瓣环以上到冠状动脉开口以上 2cm;②升主动脉瘤:常累及主动脉窦,病变范围局限于冠状动脉开口以上至无名动脉的近端;③主动脉弓动脉瘤:病变位于主动脉弓部,可累及部分或全部头、臂血管及其开口;④降主动脉瘤:病变累及左锁骨下动脉以远至膈肌水平以上;⑤胸、腹部主动脉瘤:病变常位于膈肌附近,包括腹腔动脉、肠系膜上、下动脉及肾动脉;⑥腹主动脉瘤:病变位于腹腔各主要分支部位或自肾动脉以远达髂动脉分叉部。

【临床表现】

主动脉瘤的症状是由瘤体压迫、牵拉、侵蚀周围组织所引起,视主动脉瘤的大小和部位而定。胸主动脉瘤压迫上腔静脉时面颈部和肩部静脉怒张,并可有水肿;气管和支气管受压可引起咳嗽和气急;压迫食管引起吞咽困难;压迫喉返神经引起声音嘶哑。胸主动脉瘤位于升主动脉可使主动脉瓣环变形,瓣叶分离而致主动脉瓣关闭不全,出现相应杂音。多数进程缓慢,症状少,若急骤发生则可致急性肺水肿。胸主动脉瘤常引起疼痛,疼痛突然加剧预示破裂可能。主动脉弓动脉瘤压迫左无名静脉,可使左上肢静脉压比右上肢高。升主动脉瘤可侵蚀胸骨及肋软骨而凸出于前胸,呈搏动性肿块;降主动脉瘤可侵蚀胸椎横突和肋骨,甚至在背部外凸于体表;各处骨质受侵均产生疼痛。胸主动脉瘤破裂入支气管、气管、胸腔或心包可以致死。

腹主动脉瘤常见,病因以动脉粥样硬化为主,常有肾、脑、冠状动脉粥样硬化的症状。最初引起注意的是腹部搏动性肿块。较常见的症状为腹痛,多位于脐周或中上腹部,也可涉及背部,疼痛的发生与发展说明动脉瘤增大或小量出血。疼痛剧烈持续,并向背部、骨盆、会阴及下肢扩展,或在肿块上出现明显压痛,均为破裂征象。腹主动脉瘤常破裂入左腹膜后间隙,破入腹腔,偶可破入十二指肠或腔静脉,破裂后常发生休克。腹主动脉瘤压迫髂静脉可引起下肢水肿,压迫精索静脉可见局部静脉曲张,压迫一侧输尿管可致肾盂积水、肾盂肾炎及肾功能减退。

【诊断】

胸主动脉瘤的发现除根据症状和体征外,X 线检查可在后前位及侧位片上发现主动脉影扩大,在透视下可见到动脉瘤膨胀性搏动,但在动脉瘤中有血栓形成时搏动可不明显。主动脉瘤须与附着于主动脉上的实质性肿块区别,后者引起传导性搏动,主动脉造影可鉴别。超声心动图检查可发现升主动脉的动脉瘤,CT 对诊断也很有价值。

腹主动脉瘤常在腹部扪及搏动性肿块后发现,但腹部扪及搏动不一定是动脉瘤,消瘦、脊柱前凸者正常腹主动脉常易被扪及。腹部听到收缩期血管杂音,也可能由于肾、脾、肠系膜等动脉的轻度狭窄,未必来自主动脉,须加注意。超声检查对明确诊断极为重要,不少病例可在超声常规体检中发现。超声检查可以明确动脉瘤大小、范围、形态及腔内血栓。CT 检查更易发现腔内血栓及壁的钙化,并能显示动脉瘤与邻近结构如肾动脉、腹膜后腔和脊柱等的关系。磁共振成像(MRI)检查判断瘤体大小及其与肾动脉和髂动脉的关系上价值等同于 CT 及腹部超声。主动脉造影对定位诊断也有帮助,对于诊断不明确、合并肾动脉病变及准备手术治疗者仍主张做主动脉造影。

【预后】

据统计,腹主动脉瘤国内患病率约为 36.2/10 万,欧美国家 60 岁以上人群发生率可高达 2%~4%。由于存在潜在主动脉破裂的危险,自然病程中 5 年存活率仅为 19.6%。若不做手术,90%胸主动脉瘤在 5 年内死亡。栓塞为另一并发症。

【治疗】

对于瘤体直径小于 5cm 或因某种原因暂时不宜手术者,可采用非手术疗法。主要包括:适当休息;使用镇痛、镇静药物;控制血压及使用 β 受体阻滞剂,使收缩压维持在 100～120mmHg,以防瘤体发生破裂、出血,同时缓解或消除疼痛。

凡确诊为主动脉瘤,特别是瘤体直径大于 5cm 者,应及时争取手术治疗。对于瘤体增长迅速、疼痛剧烈、有破裂出血倾向或重要脏器供血不足表现者,更应积极准备,及早手术。

(一)手术治疗 包括动脉瘤切除与人造或同种血管移植术。对于动脉瘤不能切除者则可作动脉瘤包裹术。目前腹主动脉瘤的手术死亡率低于 5%。胸主动脉瘤的手术死亡率在 30%。动脉瘤破裂而不做手术者极少幸存,故已破裂或濒临破裂者均应立即手术。

(二)介入治疗 腔内放置血管内移植物(transluminal place endovascular grafts,TPEG)技术是一项简单有效的微创方法,尤其适用于严重并发症而不能耐受腹主动脉瘤切除术的高危患者。

第三节 主动脉夹层分离

朱 军 陈世波

急性主动脉综合征(AAS)包括主动脉夹层(aortic dissection,AD),主动脉壁内血肿(intramural aortic hematoma,IMH)和穿透性主动脉溃疡(penetrating ulcer,PAU)三种威胁生命的主动脉疾病。当主动脉内膜撕裂或者自身滋养血管(vasa vasorum)出血,血液聚集在中膜层时,形成 IMH。而 AD 是指主动脉中膜纵向破裂,主动脉壁层分离形成假腔并连通真腔。大多数始于内膜破裂,血流在中膜形成夹层。这一过程中可伴随主动脉破裂。夹层可以顺行或者逆行。夹层也可累及侧支,其他并发症包括心脏压塞、主动脉瓣反流及近端或远端的缺血综合征。中膜血栓导致的炎症反应可能引起血管平滑肌的坏死或凋亡及弹力纤维的变性,这可能是中膜破裂的潜在因素。

基于人口学的流行病学资料较少,而且就诊前部分患者即死亡或因误诊,本病真实发病率不详。据估计,欧美国家 AD 的年发病率在 2.6～6.0 人次/10 万人,春冬季较高,夏季最低。我国 AD 的发病率近年有上升趋势。我国台湾地区报道的年发病率约为 4.3 人次/10 万人,与欧美国家相近。我国大陆尚无相关流行病学调查结果。急性主动脉夹层国际注册研究(IRAD)显示,AD 患者的平均年龄为 63 岁,Stanford A 型占 60%～70%,男性约占 65%。中国主动脉夹层注册研究(Sino-RAD)中,AD 患者平均年龄为 51 岁,Stanford A 型约占 40%,男性占 76%。我国 AD 患者年龄较欧美国家年轻 10 岁以上。

【病因与发病机制】

病因未明。最常见的危险因素是高血压,尤其是血压未能控制的患者。临床与动物实验发现血压波动的幅度与 AD 相关。正常成年人主动脉壁耐受压力的能力较强,内壁裂开需

500mmHg 以上。因此,造成夹层分离的先决条件是动脉壁有缺陷,尤其是中膜层。AD 的高血压患者不少伴有囊性中层坏死。高血压并非引起囊性中层坏死的原因,但可促进其发展。一般而言,在年长者以中膜肌层退行性变为主,年轻者则以弹性纤维缺少为主。Marfan 综合征患者中主动脉囊性中膜变性坏死很常见,年轻时期即可发生 AD。转录因子 FOXE3 的突变也易于发生胸主动脉瘤和急性 AD,这显然与主动脉承受血液生物力学脉压的能力降低有关。妊娠期发生夹层的原因不明,推测可能内分泌变化使主动脉结构发生了改变。

AD 的主要易患因素包括:①主动脉壁张力的增加,如高血压、主动脉缩窄、胸部钝挫伤等;②主动脉壁结构异常,如动脉粥样硬化、遗传性结缔组织疾病(如 Marfan 综合征、Loeys-Dietz 综合征、Ehlers-Danlos 综合征等)、家族性遗传性 AD 或主动脉瘤、大动脉炎等;③其他因素如妊娠、烟酒、冠脉介入操作中医源性夹层等。我国多中心研究表明,高血压、Marfan 综合征、烟酒、先天性二叶式主动脉瓣、动脉粥样硬化等是国人发生夹层的主要独立危险因素。

少数 AD 无动脉内膜裂口者,则可能由于中层退行性变,病灶内滋养血管破裂出血所致主动脉壁内血肿。

【病理】

(一)病理特点 基本病变为囊性中层坏死。动脉中层弹性纤维有局部断裂或坏死,基质有黏液样变和囊肿形成。夹层常发生于升主动脉,此处经受血流冲击力最大,而主动脉弓的远端则病变少而渐轻。主动脉壁分离为两层,其间积血,该处主动脉明显扩大呈梭形或囊状。病变如涉及主动脉瓣环,则环扩大而引起关闭不全。病变可从主动脉根部向远处扩延,可达髂动脉及股动脉,亦可累及主动脉各分支,如无名动脉、颈总动脉、锁骨下动脉、肾动脉等。冠状动脉一般不受影响,但主动脉根部夹层血肿对冠脉口可有压迫作用。多数夹层有内膜横行裂口。常位于主动脉瓣上方,裂口也可有两处,夹层与主动脉腔相通。少数夹层内膜完整无裂口。部分病例外膜破裂而引起大出血,破裂处在升主动脉,出血易进入心包腔内,破裂部位较低者亦可进入纵隔、胸腔或腹膜后间隙。慢性夹层可形成一双腔主动脉。一个管道套于另一个管道之中,此种情况见于胸主动脉或主动脉弓的降支。

(二)病理分型 可以指导临床治疗方案制定和预后的评估。根据内膜撕裂部位和 AD 动脉瘤扩展范围(图 12-21-3-1),国际上最常应用 DeBakey 分型(DeBakey,1965)和 Stanford 分型(Daily,1970)。

1. **DeBakey 分型** 根据原发夹层破口的位置和累及范围分为 I 型、II 型、III 型。I 型:原发破口位于升主动脉或主动脉弓,夹层累及大部或全部胸升主动脉、主动脉弓、胸降主动脉、腹主动脉;II 型:原发破口位于升主动脉,夹层累及升主动脉,少数可累及主动脉弓;III 型:原发破口位于左锁骨下动脉以远,夹层范围局限于胸降主动脉为 IIIa 型,向下同时累及腹主动脉为 IIIb 型。

2. **Stanford 分型** 根据夹层的累及范围分为 A、B 两型。

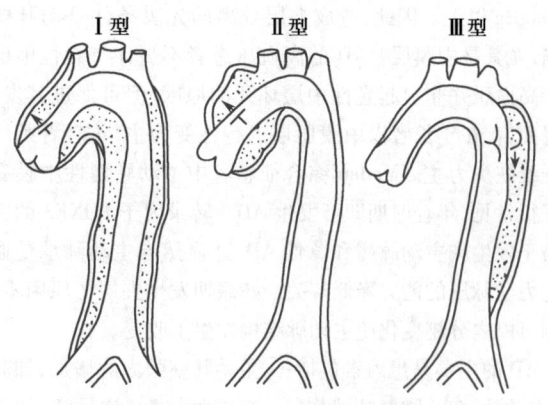

图 12-21-3-1 主动脉夹层的分型

凡是夹层累及升主动脉者为 Stanford A 型,相当于 DeBakey Ⅰ型和Ⅱ型。内膜撕裂可位于升主动脉、主动脉弓或近段降主动脉,扩展可累及升主动脉、弓部,也可延及降主动脉、腹主动脉。约占 AD 的 2/3;另外 1/3 夹层仅累及胸降主动脉及其远端,为 Stanford B 型,相当于 DeBakey Ⅲ型。内膜撕裂口常位于主动脉峡部,扩展仅累及降主动脉或延伸至腹主动脉,不累及升主动脉。

（三）分期 根据发病时间将 AD 进行分期。传统分期为急性期和慢性期。两周以内为急性期,超过两周为慢性期。虽然在进入慢性期后病情趋于稳定,其并发症发生率特别是主动脉破裂概率远低于急性期,但发病两周以上的并发症仍较高,使得传统分期对病情评估不足。因此,近年提出了诸多新的分期方法。2010 AHA 指南推荐:发病时间≤2 周为急性期,发病时间 2~6 周为亚急性期,发病时间>6 周为慢性期;2014 ESC 指南推荐:发病时间≤14 天为急性期,发病时间 15~90 天为亚急性期,发病时间>90 天为慢性期。目前,公认的急性期 AD 为发病时间在 2 周以内者。

【临床表现】

本病常发生于 50~70 岁患者,男女之比(2~3):1。随年龄增加而增大。女性患者预后较差。

（一）疼痛 最常见的初始症状,96% 的主动脉壁内血肿和夹层均可出现。夹层分离时,大多数患者突感疼痛发生,剧烈难以忍受,起病后即达高峰,呈锐利刀割或撕裂样。疼痛的部位和性质可提示夹层破口的部位及进展情况。Stanford A 型夹层常表现为前胸痛或背痛,Stanford B 型夹层常表现为背痛或腹痛,但两者疼痛部位可存在交叉。对于剧烈胸背痛且伴高危病史及体征者应怀疑夹层的可能;出现迁移性疼痛可能提示夹层进展,如出现下肢疼痛,则提示可能累及髂动脉或股动脉。少数起病缓慢者疼痛可不显著。孤立性壁内血肿极少引起疼痛以外的症状。

（二）心脏相关症状 心脏是主动脉近端夹层最常受累的器官。夹层可导致心脏正常解剖结构破坏或心脏活动受限从而引起相关症状:①夹层血肿累及主动脉瓣环或影响瓣叶的支撑,导致主动脉根部扩张、主动脉瓣对合不良等可引起急性主动脉瓣关闭不全,轻者无明显临床表现,重者可出现心力衰竭

甚至心源性休克;②夹层累及冠状动脉,特别是右冠状动脉开口,可表现为典型的急性心肌缺血或梗死、心力衰竭或恶性心律失常,极易与急性冠脉综合征混淆,应注意鉴别;③夹层破裂假腔渗漏或破入心包腔、胸膜腔可引起心包积血或心脏压塞及胸腔积液;④急性主动脉瓣关闭不全、急性心肌缺血或梗死及心包压塞常表现为心力衰竭。

（三）其他脏器灌注不良表现 AD 累及主动脉的其他重要分支血管可导致脏器缺血或灌注不良:①累及无名动脉或左颈总动脉可导致中枢神经系统症状,3%~6% 的患者可发生脑血管意外,表现为晕厥或意识障碍;夹层影响到脊髓动脉灌注时,脊髓局部缺血或坏死可导致下肢轻瘫或截瘫。②累及单侧或双侧肾动脉可有血尿、无尿、严重高血压甚至急性肾衰竭。③累及腹腔干、肠系膜上及肠系膜下动脉时可引起胃肠道缺血表现,如急腹症和肠坏死,部分患者表现为腹痛腹胀、黑便或血便;有时腹腔动脉受累引起肝脏或脾脏梗死。④累及单侧或双侧髂总动脉时可造成急性下肢缺血症状,如疼痛、股动脉搏动消失,下肢缺血坏死等。

（四）除上述症状外,疑似患者出现以下体征有助于临床诊断 ①血压异常:夹层常可引起远端肢体血流减少,导致四肢血压差别较大,出现所谓假性低血压。若测量的肢体是夹层受累一侧,将会误诊为低血压,从而导致误诊和误治。因此,应常规测量四肢血压。70% 患者初诊时血压升高。因剧痛患者有休克外貌,焦虑不安、大汗淋漓、面色苍白、心率加速,但血压常不低甚至增高,不少患者原有高血压,起病后剧痛使血压更高。有部分患者就诊时表现为低血压,此时应考虑心包压塞可能,预后不佳。②主动脉瓣区舒张期杂音且患者既往无心脏病史,则提示夹层所致急性主动脉瓣反流可能。③胸部体征:夹层大量渗出或者破裂出血时,可出现气管向右侧偏移,左胸叩诊呈浊音,左侧呼吸音减弱;双肺湿啰音提示急性左心衰。④腹部体征:导致腹腔脏器供血障碍时,可造成肠麻痹甚至坏死,表现为腹部膨隆,叩诊呈鼓音,广泛压痛、反跳痛及肌紧张。⑤神经系统体征:脑供血障碍时出现淡漠嗜睡、昏迷或偏瘫;脊髓供血障碍时,可有下肢肌力减弱甚至截瘫。

【辅助检查】

（一）实验室检查 血常规及血型、尿常规、肝肾功能、血气分析、血脂血糖、心肌标志物、凝血指标(包括 D-二聚体)、传染病筛查等,有助于鉴别诊断及评估脏器功能及手术风险,减少术前准备的时间。其中血浆 D-二聚体水平对夹层的诊断和鉴别诊断至关重要。快速升高且达峰值时,拟患 AD 的可能性增大,其他疾病则是逐渐增加。在发病第一小时诊断价值最高,24 小时内,当 D-二聚体达到临界值 500ng/ml 时,其诊断急性 AD 的敏感性为 100%,特异性为 67%。该检查的重要意义在于鉴别诊断,如果 D-二聚体水平低于 500ng/ml,则不太可能是急性,故可作为诊断的排除指标。D-二聚体阴性不能排除主动脉壁内血肿和穿透性溃疡。其他生物标志物有:反映内皮或平滑肌细胞受损的特异性标记蛋白,如平滑肌肌球蛋白重链和弹性蛋白降解产物;反映血管间质受损的钙调蛋白和基质金属

蛋白酶-9；反映炎症活动的 C 反应蛋白等。血浆 C 反应蛋白>15mg/dl 是 AD 患者低氧及预后不良的指标。心电图检查无特殊发现。如果病变累及冠状动脉时，可出现急性心肌缺血甚至急性心肌梗死改变。1/3 冠脉受累患者的心电图可正常。心包积血时可出现急性心包炎的心电图改变。

（二）影像学检查　其目的是要对主动脉进行整体综合评价，包括夹层受累的范围、形态、不同部位主动脉的直径、主动脉瓣及主动脉各分支受累情况、与周围组织的关系，以及夹层的其他相关表现如心包积液、胸腔积液及脏器缺血情况等。特别需要关注：①明确内膜片；②明确内膜破口的位置；③识别真腔与假腔；④明确夹层的累及范围；⑤明确主动脉窦、主动脉瓣累及情况；⑥主动脉一级分支受累情况及血流状态；⑦识别主要脏器的缺血情况；⑧识别心包积液、胸腔积液及程度；⑨识别主动脉周围出血与否；⑩识别扫描野内其他脏器的病变及性质。

1. 计算机断层扫描（CT）　是目前最常用于诊断 AD 的影像工具之一。由于其快速性及极高的敏感性和特异性而广泛应用于临床，已作为可疑 AD 患者的首选术前检查手段。我国专家共识推荐使用多排螺旋 CT 进行全主动脉及其一级分支血管的 CTA 检查（从胸廓入口上方至耻骨联合水平），既可评价头臂血管走行及受累情况，又可对某些需要介入治疗患者选择股动脉穿刺或切开入路提供详细信息。应采用心电门控 CTA 扫描以减少心脏及主动脉根部搏动所产生的伪影对主动脉根部及升主动脉的影响；同时对冠状动脉近段、主动脉窦及主动脉瓣进行评价，为 Stanford A 型夹层术前细化分型提供支持。对于 AD 术后存在可疑内漏的患者可进行延迟扫描，明确内漏的位置及程度。另外，多角度多平面三维重建可明确夹层各部位形态学改变。

2. 超声心动图　对 AD 的诊断准确性较 CT、MRI 略低，但便携性强，可用于各种状态围手术期患者的评价。经胸超声心动图（TTE）诊断 Stanford A 型夹层的敏感性 88%～98%，特异度 90%～95%，且可快捷识别并发症，评价主动脉瓣膜功能及主动脉窦受累情况，为制订手术方案提供帮助；Stanford B 型夹层的诊断灵敏度较低。但经食管超声心动图（TEE）结合实时彩色血流显像技术观察升主动脉夹层分离较可靠，对降主动脉夹层也有较高的特异性及敏感性。其检测 AD 的敏感性 97%～100%，内膜撕裂的敏感性 61%～73%，假腔内血栓 68%，主动脉瓣关闭不全和心包积液为 100%。当受患者体型、胸壁、肺部疾病等因素影响时，TEE 可提高诊断的准确性，由于是一种侵入性操作，对急性 AD 患者具有一定的风险，非全麻状态下不建议常规实施。有食管静脉曲张，肿瘤和食管狭窄为禁忌证，并发症有心动过缓，低血压，支气管痉挛等。

3. 磁共振成像（MRI）　对 AD 的诊断效率与 CTA 相似，敏感性，特异性均近乎 100%。除了形态学，还能对瓣膜功能、内膜片的摆动及通过破口的血流、真假腔内血流进行全面评价。目前被认为是诊断 AD 存在与否的"金标准"。但 MRI 扫描耗时较长，对于循环不稳定的患者难以耐受、配合。对于体内安

装起搏器和植入人工关节、钢针等金属物属禁忌证。对于碘过敏、肾功能损害、妊娠及甲状腺功能亢进或其他 CTA 检查相对或绝对禁忌的患者，MRI 可作为首选的替代检查手段。

4. 主动脉造影术（aortography）　曾是诊断 AD 的"金标准"，但对于内膜片、内膜破口及主动脉双腔的显示并不优于 CTA，而且作为一种有创性操作，对 Stanford A 型夹层的诊断存在巨大潜在风险。因此，目前血管造影不作为 AD 的常规检查手段，仅作为 Stanford B 型夹层行覆膜支架植入手术中的辅助检查。血管内超声可用来补充血管造影的不足。

【诊断】

急起剧烈胸痛、血压高、突发主动脉瓣关闭不全、两侧脉搏不等或触及搏动性肿块等应考虑此症。胸痛常被误诊为急性心肌梗死，但心肌梗死时胸痛开始不甚剧烈，逐渐加重，或减轻后再加剧，不向胸部以下放射，伴心电图特征性变化，若有休克外貌则血压常低，也不引起两侧脉搏不等，以上各点可鉴别。

当临床高度怀疑 AD 时，必须紧急通过影像检查确定或排除诊断。近年来各种影像检查方法对确立 AD 有很大帮助，经食管超声心动图是最快捷的检查手段。CT 提供补充信息。MRI 虽能提供详细的解剖学，但不容易即刻获得，而且很难在 MRI 检查室中提供所需的紧急护理。在横截面成像中，孤立性壁内血肿表现为环绕主动脉壁周围的新月状增厚，而不是被内膜片分离的真腔和假腔。

如胸痛位于前胸、有主动脉瓣区舒张期杂音或心包摩擦音、右臂血压低脉搏弱、右颈动脉搏动弱、心电图示心肌缺血或梗死提示夹层位于近端；如疼痛位于两肩胛骨间、血压高、左胸腔积液提示夹层位于远端。

诊断 AD 应考虑以下几个方面：夹层表现，升主动脉受累，夹层程度范围，破口部位，假腔内血栓，分支血管受累，主动脉瓣关闭不全，心包积液，冠状动脉累及情况。2017 年 AD 诊断与治疗规范中国专家共识提出急性胸痛疑似 AD 的患者诊断流程（图 12-21-3-2）。

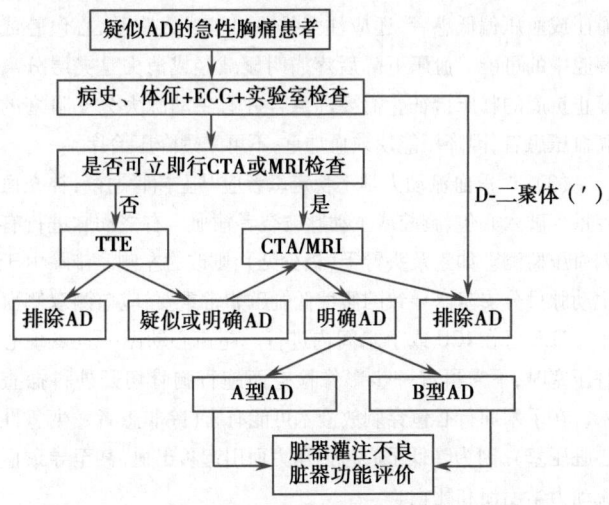

图 12-21-3-2　2017 年主动脉夹层诊断与治疗规范

【鉴别诊断】

AD 须与急性冠脉综合征,无夹层的主动脉瓣反流,无夹层的主动脉瘤,肌肉骨骼痛,心包炎,纵隔肿瘤,胸膜炎,胆囊炎,肺栓塞等相鉴别。

【治疗】

对于任何可疑或确诊主动脉壁内血肿或 AD 患者,应立即入住 ICU 进行监护治疗,而不是等待影像学检查确诊。治疗目的是减弱心肌收缩力、减慢左心室收缩速度(dV/dt)和减低外周动脉压。治疗目标是阻止其进一步进展,降低破裂的风险。尽管缺乏随机试验的结果,目前指南建议紧急药物治疗直接降低血压,通常使收缩压控制在 100~120mmHg,心率低于 60 次/min,同时保持大脑,心肾和其他器官的灌注。这样能有效地稳定或终止 AD 的继续分离,使症状缓解,疼痛消失。治疗分为紧急治疗与巩固治疗两个阶段。

（一）内科治疗

1. 紧急治疗

（1）缓解疼痛:剧烈疼痛可给予吗啡类药物止痛,并镇静、制动,患者应 ICU 内密切监护,注意神经系统、肢体脉搏、心音等变化,监测生命体征、心电图、尿量等,采用鼻导管吸氧,避免输入过多液体以免升高血压及引起肺水肿等。

（2）降压治疗:治疗的关键是控制血压和降低心率,对急性 Stanford A 型夹层患者,在发病 24 小时的超急性期积极降压治疗,可提高生存率。联合应用血管扩张剂和 β 受体阻滞剂,以降低血管阻力、血管壁张力和心室收缩力,控制收缩压于 100~120mmHg 之间以防扩展。可静脉给予 β 受体阻滞剂艾司洛尔先在 2~5 分钟内给负荷剂量 0.5mg/kg,然后以 0.10~0.20mg/(kg·min)静脉滴注。艾司洛尔的最大浓度为 10mg/ml,输注最大剂量为 0.3mg/(kg·min)。也可静脉应用美托洛尔及阻滞 α 和 β 受体的拉贝洛尔。维拉帕米、地尔硫䓬、硝苯地平等钙通道阻断剂尤其在支气管哮喘患者更为有利。如果 β 受体阻滞剂单独不能控制,可联合应用血管扩张剂。通常联合硝普钠,初始剂量为 25~50μg/min,调节滴速,使收缩压降低至 100~120mmHg 或足以维持尿量 25~30ml/h 的最低血压水平。正常血压或血压偏低者,还应注意排除血液进入胸腔、心包腔或假腔中的可能。血压下降后疼痛明显减轻或消失是夹层分离停止扩展的临床指征。需要注意合并有主动脉大分支阻塞的高血压患者,因降压能使缺血加重,不可采用降压治疗。

（3）严重血流动力学不稳定患者应马上插管通气,补充血容量。破入心包、胸腔或主动脉破裂者输血。右桡动脉进行有创血压监测。如累及头臂干(极少见),则改为左侧。排除由于主动脉弓分支阻塞导致的假性低血压非常重要,应监测双侧血压。TEE 可在 ICU 或手术间内进行。超声心动图一旦发现心脏压塞时,不需再进一步影像检查而施行胸骨切开外科探查术。在手术前行心包穿刺放液术可能有害(除非患者发生急性心脏压塞),因为降低了心包内压力而引起再出血,甚至导致血流动力学崩溃和死亡。

2. 巩固治疗　病情稳定后可改用口服降压药控制血压,

及时检查评估,决定下一步治疗方案。若内科治疗不能控制高血压和疼痛,或出现病变扩展、破裂、脏器缺血征象时应积极手术治疗。对近端,已破裂或濒临破裂夹层,伴主动脉瓣关闭不全者应手术治疗。对缓慢发展的及远端 AD,可继续内科治疗。为了达到收缩压低于 120mmHg,强调 β 受体阻滞剂作为首选药物,如疗效不满意,通常需要加用二种或三种降压药物。冠脉介入操作时发生的医源性 AD,开口支架植入保守治疗的短期和长期预后均良好。

（二）手术治疗　是 AD 最为有效并具有一定远期疗效的补救治疗,是彻底去除病灶,防止病变发展,抢救破裂、脏器缺血等并发症的根本方法。

对于急性 Stanford A 型夹层,虽经有效抗高血压治疗,其发生主动脉破裂或心脏压塞等致命并发症的危险性仍然很高(约90%)。故目前一经确诊,建议紧急外科手术修复。

降主动脉手术的死亡率很高,主动脉钳夹所致的急性缺血可造成截瘫、急性肾衰竭等严重并发症。近年微创血管腔内介入技术日趋优于外科手术,已广泛应用于 AD 的治疗。1994 年 Dake 实施了世界上首例胸主动脉腔内修复术(thoracic endovascular aortic repair, TEVAR)。由于其创伤小、恢复快、死亡率低等优点,TEVAR 已逐渐取代传统开胸手术,成为胸主动脉瘤和胸主动脉夹层的首选治疗方案。由于急性 B 型夹层发生危及生命的并发症的风险较低,通常药物治疗为主,因为在 B 型夹层的小型随机试验中,药物治疗加常规血管内修复术并未提高存活率。但如果 B 型夹层伴有主动脉破裂、远端器官灌注不良缺血等严重并发症,经药物治疗后夹层仍扩展蔓延、无法控制的高血压及疼痛剧烈者,则具有介入指证。

对孤立性壁内血肿,尤其是血肿很小和主动脉内径正常,进展为夹层或其他并发症的可能性低于初始夹层的患者。在一组东亚患者中,大多数壁内血肿可以消退,一般不必手术。在西方系列研究中,估计 10% 的血肿可自发消退,25% 至 50% 在后期随访中有进展。升主动脉的壁内血肿风险最高,通常建议手术。对于远端的壁内血肿,与远端夹层的处理相同,进展患者手术治疗。

【预后】

未经治疗的 Stanford A 型夹层在发病头 24 小时内的死亡率约为每小时 1%,无论何种类型的夹层,大多数患者的死亡发生在症状出现后一周内。视病变部位、范围及程度而异,越在远端,范围较小,出血量少者预后较好。起病 2 周以上就诊者多为慢性,预后较好。但无论药物治疗还是手术治疗的住院后存活患者,预后一般良好。患者在前二年内出现并发症的风险最高,而且一些夹层主动脉扩张进展通常无症状,因此在前 2 年内必须每半年间隔进行主动脉的影像学密切观察。此后,只要解剖结构稳定可以每年一次。持续血压控制可以降低患者的长期并发症风险。

推荐阅读

1. FRANK A. LEDERLE. Diseases of the aorta[M]//GOLDMAN L,SCHA-FER A I. Goldman-Cecil Medicine. 26th ed. Philadelphia:Elsevier,2019:440.

2. ANUM ARIF,AHSIN MANZOOR BHATTI. Abdominal aortic aneurysm:diagnosis and management NICE guideline[EB/OL].(2020-04-25)[2020-09-25]. https://www. researchgate. net/publication/340924208.

3. OHLE R,W. YAN J,YADAV K,et al. Diagnosing acute aortic syndrome:a Canadian clinical practice guideline[J]. CMAJ, 2020, 192(29):E832-E843.

4. 中国医师协会心血管外科分会大血管外科专业委员会. 主动脉夹层诊断与治疗规范中国专家共识[J]. 中华胸心血管外科杂志,2017,33(11):641-654.

第二十二章 心血管病与外科手术

颜 彦

随着人口老龄化及心血管疾病发病率增高,心脏病患者接受外科手术(包括心脏及非心脏手术)的机会也越多,由于手术可以增加心脏负担,增加围手术期及远期死亡率,因此,术前常需对患者手术的安全性和耐受性进行充分的评估,根据评估结果,对手术的必要性、手术的时机、术前的准备及术中与术后可能发生的情况提出相应的建议或治疗方案。

【手术的决定】

须从已有心血管疾病对手术带来的危险和外科情况对健康或生命的威胁两方面加以考虑。

(一) 根据手术的迫切性做决定

1. 紧急手术 外科情况不迅速处理即危及生命,例如内脏急性穿孔、大出血、主动脉瘤破裂等此时不必多考虑心脏状况,应尽可能作好准备,争取手术。

2. 择期手术 外科情况威胁生命非手术不能解决,但并非紧急,如某些恶性肿瘤,此时应尽早做好充分的准备后进行手术。

3. 一般手术 外科情况属一般慢性病或可用非手术方法治疗者,宜多考虑心脏情况,心脏病较重者尽量不做手术,或待心脏病好转后再考虑手术。

(二) 根据手术的危险性作决定

1. 高度危险性手术(心肌梗死或心源性死亡率常>5%)包括主动脉手术、外周血管手术、急诊大手术(特别对老年人危险性更大)、预计手术时间长伴体液转移多或失血量大的手术。

2. 中度危险性手术(心肌梗死或心源性死亡率在1%~5%)包括胸腔或腹腔内手术、颈动脉内膜切除术、头颈部手术、矫形外科手术、前列腺手术等。

3. 低度危险性手术(心肌梗死或心源性死亡率<1%)包括内镜手术、白内障手术、表皮手术及活检术、经尿道前列腺手术等。

【手术对心脏的影响】

(一) 麻醉 麻醉对心血管的影响:①麻醉药物对心血管的直接作用;②麻醉时通过自主神经系统的变化对心血管的间接作用。多数麻醉药物,尤其全身麻醉药,如氟烷、甲氧氟烷、异氟烷、恩氟烷、硫喷妥钠、普鲁卡因等抑制心肌收缩;如硫喷妥钠、普鲁卡因、氟哌啶、吗啡、哌替啶、芬太尼等引起血压下降。对有心脏病基础,尤其是心肌缺血明显或心功能较差的患者容易发生心脏并发症。此外,肌肉松弛剂如氯化琥珀胆碱可引起心动过缓或心跳暂停,还可使横纹肌释出钾引起高钾;筒箭毒碱使血压下降;泮库溴铵则使心率加快,血压及心排血量增高。麻醉师的技术水平在预防心血管并发症方面起着非常重要的作用。

(二) 手术操作 手术时创伤、失血及患者的应激反应会不同程度地对心脏产生负影响。失血量过多可致血压下降,严重时造成休克。血压下降使冠状动脉供血减少,心肌缺氧,易致心力衰竭、心律失常或休克。在心脏手术中,手术操作直接刺激心肌容易引起心律失常,在低温条件下手术更易发生。冠心病患者术后可发生急性心肌梗死。栓塞性并发症在心脏病患者也较多见。手术后感染,尤其呼吸道感染,常诱发心力衰竭发生。

【心脏危险性的术前评估与处理】

病史,尤其是手术史,与物理检查是评估的主要内容。如风险评估试验的结果不影响诊疗计划,则无须行该项检查。对患者手术的危险性要有充分的估计和评价。

(一) 冠心病

1. 危险性的评估

(1) 临床方面:冠心病是决定围手术期患病率与死亡率的重要因素。①有过心肌梗死者发生围手术期心肌梗死的危险性较无冠心病者高5~50倍。对于挽救生命的手术,必须及时施行而不应过分考虑心脏危险因素,然而对于择期手术,应将手术延迟到心肌梗死后6个月,在这期间将心血管危险因素稳定至长期的基础状态。如要施行的手术既非急诊手术也非择期手术(如严重的有症状的外周血管病或需切除的恶性肿瘤),应延迟手术至足够的时间以减轻心脏危险因素,多建议1至2个月后手术。②对心绞痛患者,应确定目前运动耐量状态及是否存在活动性心肌缺血。运动耐量好的稳定型者,可耐受大多数手术。已成功接受冠脉血运重建术者,包括冠状动脉旁路移植术(又称冠脉搭桥术)及经皮冠脉内介入治疗(PCI),能承受大多数非心脏手术且死亡率低。不应仅依据心绞痛发作的频度来评估,患者可因运动受限(如患骨、关节病或外周血管病变而减少运动量)以致心绞痛发作次数明显减少。有活动性心肌缺血者,手术风险高,应慎重,并需积极治疗改善缺血。

(2)心肌缺血的无创检测:运动平板试验是评估运动耐量的客观手段,特别是对病史不可靠者更有价值。但常规心电图运动试验的敏感性与特异性不够高,限制其在诊断冠心病中的作用。在运动试验中能达到较高心率及负荷者,围手术期心脏并发症少,运动耐量差者,发生心脏并发症的危险性大。运动能力是判断心脏并发症危险性的独立因素,但运动试验中的心电图改变则不是。因非心脏性因素不适合运动的患者(如间歇性跛行等运动障碍者),可用核素心肌显像、动态心电图监测或负荷心脏超声来评估围手术期的危险性。核素心肌显像能可靠识别出高危患者,对静息心电图异常或服用某些可使心电图发生变化的药物(如地高辛)而导致心电图监测不能可靠地检测心肌缺血的患者,用核素心肌显像更合适。动态心电图监测能识别出90%的将发生术后缺血并发症的患者。高达30%的术前或术后出现无症状的心肌缺血者将发生心脏事件,包括心肌梗死、不稳定型心绞痛、急性肺水肿或心源性死亡;相反,术中出现的无症状的心肌缺血对预后的判断价值不大。部分冠心病或有危险因子的患者,在发生术后严重心脏事件前1小时或更长时间出现无症状的心肌缺血,长时间的术后无症状的心肌缺血发作有高度发生主要临床事件的危险性。核素心血池显像对心脏危险性评估的价值尚不明确。负荷心脏超声在预测心脏并发症方面与核素心肌显像或动态心电图监测相似。近有研究表明,术前行冠状动脉计算机断层扫描血管造影(CCTA)可帮助甄别高危患者而降低手术风险,但也可能因过度诊断冠心病的严重性而不恰当地延迟手术,影响预后,所以需根据病情合理运用该项检查。

对心脏病患者术前危险性的评估,应结合病史及辅助检查全面考虑(图12-22-0-1)。

2. 降低冠心病围手术期危险性的方法

(1)药物:所有术前服用的心脏药物均应服用至手术的当天,术后能够进食时应立即恢复服药。无证据表明使用硝酸酯类药物可减少心脏事件,预防性静脉用硝酸酯类药物只限于高危者。心功能差或无创性心肌缺血检查呈阳性而处于高危者,应调整治疗方案,几周后重新评估心功能,心功能及心肌缺血的改善可降低心脏并发症的危险性。

2017年ESC最新STEMI指南建议对正在使用P2Y12拮抗剂的稳定或不稳定性冠心病患者拟行非急诊心脏手术,术前需停用替格瑞洛至少3天,氯吡格雷至少5天,普拉格雷至少7天。对冠脉支架植入术后拟行择期非心脏手术的患者,至少应在P2Y12受体拮抗剂服用1个月后进行;近期发生过心肌梗死或其他高缺血风险事件的口服双联抗血小板药物患者,择期手术应推迟至6个月以后;如围手术期必须停用口服抗血小板药物,可以考虑应用静脉抗血小板药物过渡,尤其是手术必须在支架植入术后1个月内进行时。

(2)冠脉血管重建术:无论是否计划手术,有指征行冠脉

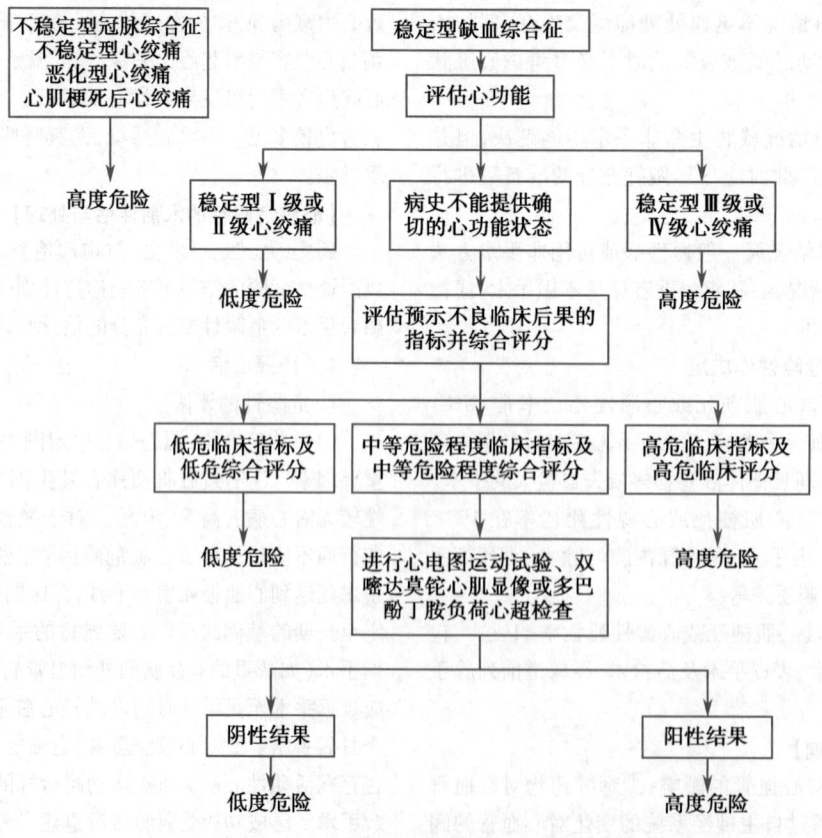

图 12-22-0-1 冠心病患者危险性评估流程图

造影和/或血管重建者,应首先接受这些心脏检查或治疗,高危者尤其如此。预防性冠脉血管重建术的作用尚有争议,除非是冠状动脉左主干狭窄,无证据表明术前血运重建治疗有益。已行 PCI 而需非心脏手术的处理建议见图 12-22-0-2。

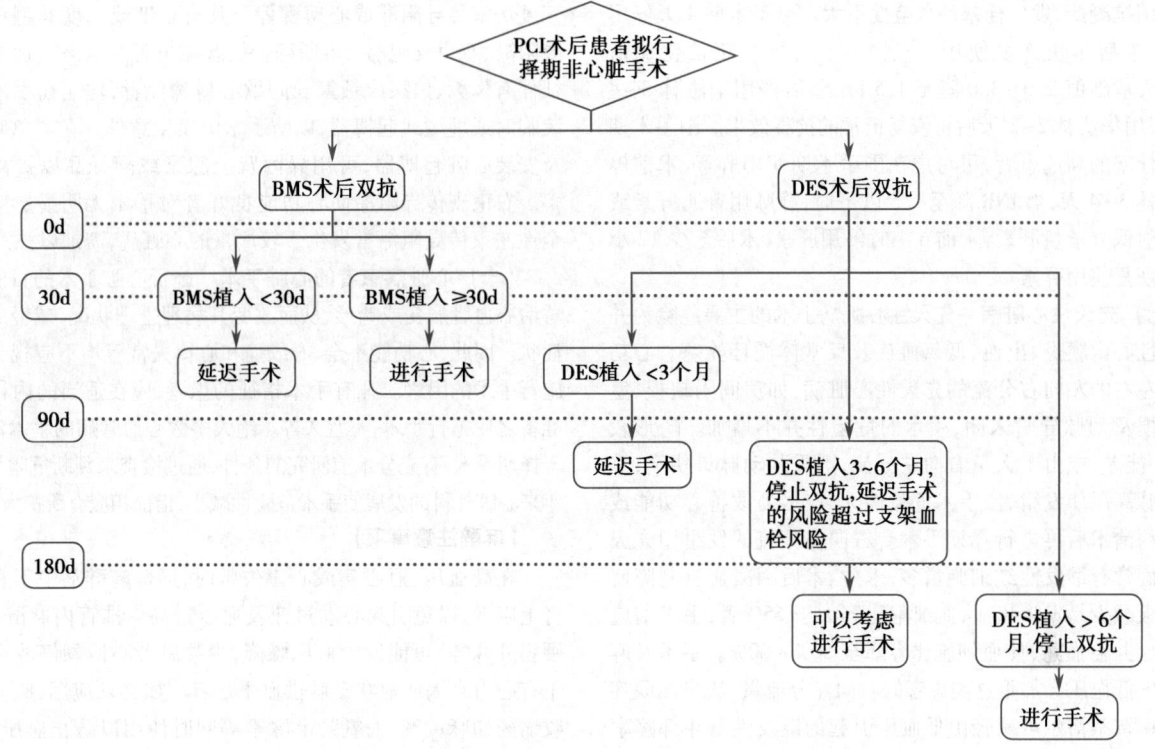

图 12-22-0-2　PCI 治疗后需非心脏手术的处理建议
BMS. 裸金属支架;DES. 药物洗脱支架

(二) 高血压　与血压正常者比较,高血压患者术后发生心脏并发症的危险性增加,主要原因是高血压患者中有较高的冠心病、左心室功能不全、肾衰竭或其他异常的发生率。轻中度高血压,如舒张压 <110mmHg,收缩压 <200mmHg,且无靶器官受累者,可安全地接受全麻和较大的非心脏手术。高血压患者的血压易于波动,在术中尤其是气管插管后血压可明显增高。轻中度高血压且无靶器官受损者没必要为有效控制血压而推迟手术至数周或数月后。术前有严重高血压者围手术期发生心肌梗死和心力衰竭的危险性增加,术前应控制好血压,硝普钠及拉贝洛尔因疗效好易于调节而常被选用。过去认为持续使用降压药增加围手术期低血压的发生率,但目前资料显示,降压药持续使用至手术时,可满意控制血压,无须过早停药。对于手术当日是否停用血管紧张素转化酶抑制剂(ACEI)或血管紧张素受体阻滞药(ARB)仍有争议,这两类药物可致严重的低血压而需使用血管升压素治疗,如停用,术后应尽快恢复。服用噻嗪类等利尿药的患者,常伴有不同程度的血容量不足,所以这些患者在手术的早期应积极补液。

(三) 瓣膜性心脏病　心脏瓣膜病变者进行手术的主要危险为心力衰竭,其他还有快速心律失常、栓塞及心内膜炎。若心功能在Ⅱ级以下,无风湿活动或严重心律失常,手术危险性并不比心功能正常者大。心功能在Ⅲ、Ⅳ级者手术危险显著增加,应在心功能改善以后再考虑手术。瓣膜狭窄性病变患者的手术风险远较关闭不全者大,重度主动脉瓣狭窄和重度二尖瓣狭窄者,最好先进行瓣膜纠治手术,然后再行择期手术。有风湿活动者,应待风湿活动控制后 2~3 个月再予考虑。心脏瓣膜(包括人造瓣膜)病患者手术前须给抗生素以预防感染性心内膜炎的发生。

(四) 充血性心力衰竭　充血性心力衰竭是围手术期危险性的重要决定因素,心功能越差死亡率越高。心力衰竭得到满意控制的患者术后发生肺水肿的危险性仍很高,但死亡率不增加,而心力衰竭不能控制者,如仍存在第三心音奔马律,两肺湿啰音,胸部 X 线片提示肺水肿,发生死亡的危险性高达 15%,术前应使用利尿药及降低后负荷的药物控制心力衰竭,但术前避免过度利尿以防术中因血容量不足而致低血压的发生,心力衰竭满意控制一周后再行手术最理想。需识别缺血及瓣膜病变等导致心力衰竭的病因,并作针对性处理,做好术前充分准备。洋地黄过量是最常见的引起医源性并发症原因之一,常与术中发生的有较高危险性的缓慢型心律失常有关,除非必须通过洋地黄化来控制心力衰竭,术前不主张洋地黄化。

(五) 肥厚型心肌病　肥厚型心肌病对低血容量的耐受性很差,血容量不足引起前负荷不足导致流出道梗阻加重,同样后负荷的下降也可导致流出道梗阻加重,在围手术期应避免这些情况的发生。如在术中及术后严密监护,发生严重心脏并发症的危险性不大。以往因顾忌腰麻降低外周血管阻力加重流出道梗阻的可能,将腰麻列为相对禁忌,但目前研究表明,腰麻并不增加肥厚型心肌病的心脏并发症。

（六）**人工心脏瓣膜** 大多数接受人工心脏瓣膜置换术的患者需长期服用抗凝药以防栓塞并发症，如抗凝药在手术期间继续使用，可能引起血肿及术后持续性出血的发生，围手术期暂停使用抗凝药，发生栓塞的危险性不大。可于术前4天停用华法林，术后尽快恢复使用，一般情况下，国际正常化比值（INR）从基础值2.0~3.0降至1.5以下，需停用华法林3~4天，而服用华法林2~3天后可恢复正常的抗凝效果。围手术期有发生栓塞的高危患者，可考虑在围手术期使用肝素，术前停用华法林3~4天，当INR降至1.5以下时，静脉用普通肝素或皮下注射低分子量肝素，术前6小时停用肝素，术后至少12小时以后恢复使用肝素。

（七）**先天性心脏病** 先天性心脏病手术的主要危险为并发感染性心内膜炎、出血、低氧血症及反常体循环栓塞。心功能Ⅱ级左右的左向右分流的先天性心脏病，如房间隔缺损、室间隔缺损及动脉导管未闭，手术的危险性并不增加。畸形较重，心功能差，或由于大量右向左分流，严重肺动脉口狭窄，重度肺动脉高压伴发绀者，手术危险性大，应尽力改善心功能或行畸形纠治术后再进行择期手术。右向左分流的发绀型先天性心脏病常有继发性红细胞增多，术中、术后因凝血机制障碍及血小板减少易发生出血，血细胞比容大于65%者，手术前应静脉放血并输血浆，使血细胞比容降至50%~60%。手术及麻醉过程中低血压会加重这类患者的右向左分流量，法洛四联症患者应用普萘洛尔可减轻由低血压引起的继发性漏斗部痉挛和右向左分流。所有先天性心脏病患者均应在术前使用抗生素，以预防感染性心内膜炎。

（八）**肺源性心脏病** 肺源性心脏病手术的主要危险为并发肺炎、肺不张及心力衰竭。心肺功能代偿较好，上数层楼梯不感到呼吸困难的患者一般可以耐受手术。吸烟患者应戒烟两周左右再进行手术，以减少肺部并发症。所有患者术前应进行肺功能检查以评价是否可以耐受手术。有下列检查异常者，手术危险性大：①最大通气量小于预测值的50%；②动脉血CO_2分压异常升高；③用力肺活量比值小于0.5；④最大呼气中段流速小于0.6L/min；⑤最大呼气流速小于100L/min；⑥肺活量小于1L；⑦心电图异常；⑧动脉血氧分压小于55mmHg；⑨使用支气管扩张剂后上述肺功能检查指标无明显改善；⑩核素肺通气灌注扫描异常。

（九）**心律失常** 心律失常可为器质性心脏病的临床表现，常为围手术期心脏并发症的信号。经仔细检查无器质性心脏病的室性期前收缩预后良好，不作为心脏并发症的危险因素。产生心律失常的基础心脏病与心脏并发症的关系较心律失常本身与并发症的关系更密切。在器质性心脏病者中，室性期前收缩或非持续性室性心动过速发作的次数与不良心脏结果无关，目前无证据显示术前用药积极控制无症状室性期前收缩及非持续性室性心动过速或预防性用药可降低围手术期心脏并发症。已满意控制心室率的慢性心房颤动，不需因手术而复律，只需术中及术后加强监护。在接受肺部手术的老年人、心瓣膜狭窄患者及以前发生过室上性快速性心律失常的患者术后最易发生室上性快速性心律失常，预防性使用洋地黄尚未证实，不应作为常规使用。β受体阻滞剂、钙通道阻滞剂及腺苷能有效地治疗室上性心动过速，可作为首选药物。

无症状的一度或二度房室传导阻滞及病态窦房结综合征一般可耐受手术，但在麻醉及手术时须防止刺激迷走神经出现三度房室传导阻滞或心搏骤停。凡有三度或二度Ⅱ型房室传导阻滞、双束支阻滞、阿-斯综合征既往史者及病态窦房结综合征伴有晕厥、黑矇或频繁长间歇心搏骤停者，均应在手术前安装临时或埋藏式起搏器，以防手术中发生意外。在紧急时来不及安装心脏起搏器，可用异丙肾上腺素或阿托品以提高心室率。右束支传导阻滞而心功能良好者对手术无明显影响。完全性左束传导阻滞常发生于较严重的心脏病，需加以注意。

（十）**心脏病患者的心脏手术** 施行心脏手术的目的在于矫治心血管病变或畸形，从而改变其病理生理状况，减轻或消除症状。因此，心功能不全、心绞痛和心律失常等均不应视为妨碍施行手术的因素。凡有手术指征的患者，应在适当的内科治疗准备之后施行手术，不宜久等。绝大多数心血管病的手术治疗属于择期手术，有充分术前研究的条件，通过检查来判断危险性。近年来心脏外科的发展使手术危险性减小，指征相应有所扩大。

【麻醉注意事项】

在高血压、冠心病或心律失常时，局部麻醉剂中不宜加入肾上腺素，以免引起心动过速及血压过高。椎管内麻醉（包括硬膜外麻醉）可能发生血压骤降，少数患者心搏骤停故不宜用于有心力衰竭或冠状动脉供血不足者。如必须应用，应与血管收缩药如麻黄碱、去氧肾上腺素等同时使用以防止血压下降。低位椎管内麻醉时，麻醉区以下血管扩张，血液积滞于下半身，对心力衰竭的患者可以减少肺水肿的威胁，若能适当防止血压骤降，可以考虑用于腹部、盆腔手术。时间不长的手术可用静脉注射硫喷妥钠或地西泮，心功能差或心肌缺血者对硫喷妥钠的耐受较差，故用量不宜太大，且应同时充分供氧，必要时给予辅助呼吸以防呼吸受抑制，影响心脏而致心搏骤停。时间长、范围大的手术需用气管内麻醉，但麻醉不宜过深，并应充分供氧，避免二氧化碳积滞。呼吸道疾病、呼吸道分泌物过多、气管导管放置不佳都可以引起缺氧，故呼吸道管理极为重要，否则可以导致心律失常和血压下降。肌肉松弛剂的应用有助于改善呼吸道功能。气管插管时容易引起迷走反射增强，出现窦性心动过缓或房室交界处脱逸心律，也可能发生心搏骤停，应做好抢救的准备，早期应用阿托品可以减少上述反应。

近年来，吗啡静脉给药用于心脏手术，因其抑制心肌轻，不使心肌对儿茶酚胺敏感，故麻醉时心血管功能稳定，其缺点为神志丧失不十分可靠，也不松弛肌肉。给吗啡时作气管插管、皮肤切开等操作可因刺激而引起血压增高和心动过速，故宜合用小量硫喷妥钠或氟烷以加深麻醉水平。吗啡扩张血管，因而减少心室充盈与心排血量，使部分心瓣膜病患者不能耐受。静脉注射吗啡过快可因组胺释出，周围血管扩张而致低血压，可经补充血容量纠正。吗啡抑制呼吸，可用有效的人工呼吸相助。一些新的麻醉药组合如芬太尼与氟哌啶醇、一氧化氮与泮库溴铵对心肌收缩抑制轻，适用于心功能受损者。发绀型先天性心脏病患者对手术和麻醉过程中出现的低血压耐受性差，故维持动脉压至关重要，一般不用有血管扩张作用的氟烷。氯胺酮有轻度的兴奋交感神经作用，可安全用于这类患者的麻醉。

腰麻及硬膜外麻醉会引起周围血管扩张、血压下降,使右向左分流量加重,加重患者的缺氧,应避免使用。巴比妥类对心脏和呼吸抑制轻,适合用麻醉前用药,抗胆碱能药也常用以减少分泌,防止心动过缓。

【术中血流动力学变化及心律失常的处理】

在手术过程中,收缩压常下降至 95~105mmHg 范围内,这种血压下降多为暂时性的,减轻麻醉深度、快速补液或静脉用交感神经兴奋剂常可恢复正常。缺血性心脏病发生严重的血压下降可导致冠状动脉血流减少引起心肌缺血,通常短暂的血压下降不会产生严重的心血管并发症,而严重或持续的血压下降,如较术前下降33%及持续10分钟以上将增加心血管并发症的发生率。在全麻过程中正压通气减少血液回流使心脏的前负荷降低,而停止正压通气时心室前负荷可能突然增加,可引发高血压或肺淤血。停止腰椎麻醉或硬膜外麻醉也可产生类似的生理变化。

在刺激迷走神经过程中,可出现短暂的心动过缓,如窦性心动过缓及交界性心律,减轻麻醉深度、注射阿托品或 β 受体激动剂,如异丙肾上腺素或肾上腺素多可恢复。循环血液中或心脏中交感神经末梢释放的儿茶酚胺对心肌的刺激以及低血容量或扩血管作用可致快速性心律失常。二尖瓣狭窄患者不能耐受心动过速,心动过速也可致冠心病患者发生心肌缺血,应避免并及时纠正。仅当心律失常导致血流动力学改变经调整麻醉深度或纠正缺氧、血容量不足、低血压或手术操作等诱发因素后仍不能恢复正常者,才应给予抗心律失常药物治疗,宜用静脉给药以求迅速起作用,药物治疗疗效不佳的快速心律失常可用电复律。如发生心搏骤停应立即进行心肺复苏的抢救。低温麻醉时心室颤动常见,一般在手术结束、复温后自行消失,否则用电击除颤。原用心脏起搏器的患者,要在术中力求保持其功能,按需型起搏器对电磁干扰敏感,可能由于电灼器等产生电磁干扰而丧失功能。为减少其影响,应使电灼器等尽量远离起搏器,且不要连续使用,每次时间不要超过1~2秒。必要时可用磁铁将起搏器转为固定频率起搏。

【术中监护】

有严重器质性心脏病的患者,在麻醉过程中必须进行心脏监护,包括心律、心率及动脉血压的直接记录。桡动脉通路的建立不仅可记录动脉内压力,而且为动脉血气分析取样提供方便。当出现外周动脉收缩时,间接测压(袖套),可能明显低估动脉血压。

对于高危冠心病患者,多导联心律与 ST 段监测已成为标准的监护内容,尽管术中出现的心肌缺血在预测不良心脏事件的准确性方面不如术前及术后发生的心肌缺血,长时间的术中心肌缺血与不良心脏事件有关。对术中肺动脉楔压与心排血量监测的价值尚有争议,目前认为在有严重左心室功能不全、严重主动脉瓣狭窄或不稳定型心绞痛以及接受高危手术时,行肺动脉楔压监测有价值。

【术后并发症的防治】

对心脏病症状较多、手术较大或进行心内直视手术的患者,术后应在加强病房内继续监护,直到病情稳定。监护的常规内容包括血压、脉搏、呼吸、尿量及比重、心电图、水电解质和酸碱平衡状况。心功能不稳定者继续监测中心静脉压、肺动脉压和肺毛细血管楔压,必要时测心排血量,计算心排血指数。冠心病患者,术后可能发生心肌梗死,且不少是无痛性心肌梗死。心动过速、低氧血症、低血压、低心排血量等为其诱因。一般在术后第 3 天为发生心肌梗死的高峰,故宜在术后监护至少 5 天。手术后频发的无症状性心肌缺血常是心肌梗死的先兆,应及时地给予治疗,包括纠正诱发因素、静脉滴注硝酸甘油和使用肝素制剂等。心肌梗死一旦发生,其处理与非手术患者相同。术后预防性使用小剂量肝素有助于减少血栓栓塞及心肌梗死并发症。

肺实质并发症在心脏病患者术后比非心脏病患者多见,可能与慢性肺淤血有关。麻醉的延续作用,肌肉松弛剂对呼吸肌的作用,切口的疼痛,气道内黏液阻塞和肺不张,小支气管痉挛,呼吸道感染,肺间质水肿,胸腔积液等都会引起肺功能减退,应及时查明原因,给以相应的处理,如吸引气道、给支气管解痉药物、控制感染、抽胸水等。心脏直视手术,尤其体外循环后可发生肺充血、肺水肿和出血,也可因表面活性物质减少而引起肺泡萎陷,导致通气和换气障碍。此种情况多见原有发绀如法洛四联症或有肺动脉高压者,须作血气分析,如见异常即做气管切开和辅助呼吸。

术后可能出现低血压及少尿,严重者发生低排血量综合征,表现有发绀、四肢厥冷、脉搏细弱、神志淡漠或烦躁不安。比较多见于有肺动脉高压或法洛四联症等直视手术以后。引起此种状况的原因主要是心功能低下与血容量不足。此时必须查明其主要原因:中心静脉压的测定有帮助,如低于 12cm 水柱,可以 20ml/min 的滴速静脉输入右旋糖酐 100~200ml,如中心静脉压上升 5cm 以上,可能是心功能不全,如升高不多,则应查明有否术后出血,然后补充血容量,根据不同情况给予输血、血浆或右旋糖酐,但应控制数量及速度,以免造成心脏负荷过重而致心力衰竭。心脏收缩功能衰竭时,须给氧,用正性肌力药物如洋地黄类、异丙肾上腺素等,以及利尿药。若遇到血压低下,中心静脉压高而心排血量低,除心肌收缩力减低外,也可能有周围血管阻力增加,此时须用血管扩张药如酚妥拉明等。此外,酸中毒、心律失常、心脏压塞等都可导致低血压,宜分别查明,相应处理。

术后非心脏手术患者的心律失常大多数由非心脏原因引起,如疼痛、焦虑、贫血、发热、感染、低氧血症、低或高血压、容量不足或过多、水电解质及酸碱平衡紊乱。故其治疗先应去除上述引起心律失常的因素,而后再考虑用抗心律失常药物。窦性心动过速,除非由心力衰竭引起,不主张用洋地黄。房颤较常见,尤其是老年人及在开胸或上腹部手术后,常与心功能不全、二尖瓣病变、容量负荷过重、肺炎、肺不张及肺梗死有关。治疗应首选 β 受体阻滞剂或非双氢吡啶类钙通道阻滞剂,如维拉帕米或地尔硫䓬,因洋地黄起效较慢等因素,只有当上述药物有禁忌时选用。房颤的转复宜在去除引起房颤的因素后进行,否则窦性心律不易维持。房扑则首选电复律,复律之后可用奎尼丁或普罗帕酮或胺碘酮维持。术后室上性心动过速的处理原则见图 12-22-0-3。

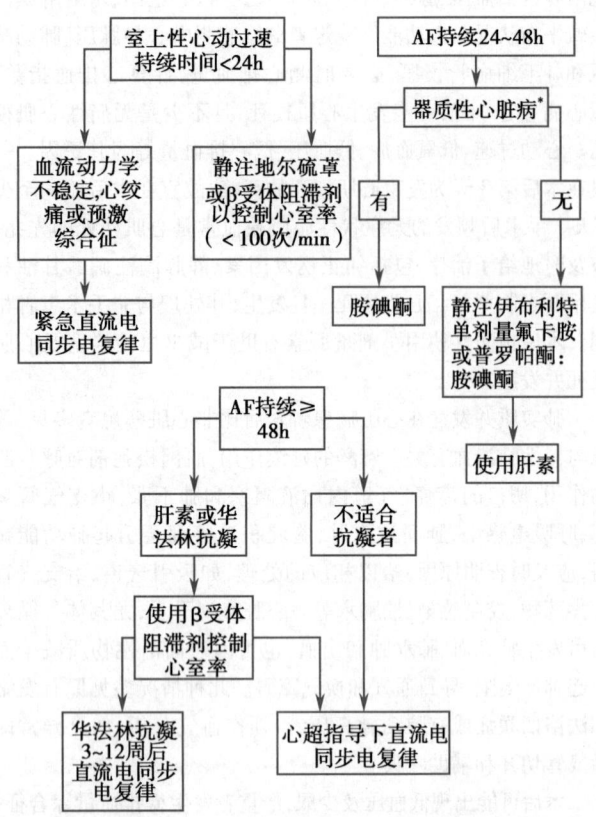

图 12-22-0-3 术后室上性快速型心律失常的处理

AF. 心房颤动或扑动;* 器质性心脏病定义为:左心室肥厚,室壁厚度>1.4cm,心瓣膜病变,冠心病或心力衰竭。

术后高血压常由焦虑、疼痛、低氧血症及停止正压通气后容量负荷过重引起,因此强调针对诱发原因的治疗。吸氧、止痛及利尿是常用的治疗术后高血压的有效方法,顽固高血压者,可静脉用硝普钠、拉贝洛尔。

术后心力衰竭除原有心功能不全者外,多数是由术后补液过多、过快引起,多发生在正压通气停止后或术后24~48小时。在这种情况下,静脉用利尿药最为有效。

手术后电解质平衡应加注意。术后易有稀释性血钠过低及缺钾,前者可在限制进水后逐步恢复,缺钾则须补钾。若少尿及肾功能不全须注意发生血钾过高。

手术后应注意预防感染,呼吸道感染最常见,也是诱发心力衰竭的重要因素,须用抗生素治疗。先天性心脏病或瓣膜病患者手术后应继续用足量抗生素以预防感染性心内膜炎。

手术时出血量多,体外循环中大量凝血因子被消耗,都会造成术后出血。术后出血不止须做凝血因子检查,决定输血浆、血液或纤维蛋白原。

心脏手术后数周至数月内,少数患者可有发热、胸痛、胸膜或心包摩擦音,并可有心包积液及心影扩大。心电图上示急性心包炎的ST-T改变。血沉常加快,白细胞计数增高,血中球蛋白增高(心包切开后综合征)。症状经10~20日可自行消退,也有持续更久或复发者。治疗可用肾上腺皮质激素、吲哚美辛或水杨酸类。心包积液量多者须穿刺抽液。

对人工瓣膜替换术后的患者要注意有否发生瓣周漏或瓣畸形,此两种情况常可因红细胞损坏而引起溶血和贫血。严重者须考虑重新更换人工瓣膜。

【β受体阻滞剂,阿司匹林、他汀和口服抗凝药在心脏病患者围手术期的应用】

目前,β受体阻滞剂在围手术期的作用尚有较多争议,POISE研究提示术前一天内使用β受体阻滞剂虽可预防非致死性心肌梗死,但增加低血压,心动过缓,中风及死亡的风险。有人建议术前较早时间(48小时以上)使用非大剂量的β受体阻滞剂可减低不良事件的发生。如何更合理使用β受体阻滞剂还有待于深入研究。近POISE-2研究发现术前及术后早期使用阿司匹林增加致命性大出血的发生率,而并不降低死亡率及非致死性心肌梗死的发生率,现建议术前72小时停服阿司匹林,需长期服用者,术后8~10天内重新服用,但该建议不适用于冠状动脉内植入金属裸支架6周内或药物洗脱支架一年内的患者。他汀类药物除了调节血脂外,还有抗炎及稳定斑块功能,目前有较多研究表明,术前(非心脏手术及介入手术)接受他汀治疗的患者围手术期心脏事件显著降低,对已使用他汀者应继续服用,高危患者术前应予他汀治疗。

2017年亚太心律学会(APHRS)房颤患者卒中预防共识建议,对口服华法林或非维生素K口服抗凝药(non-vitamin K OAC,NOAC)如达比加群、利伐沙班等患者接受计划内的外科手术,无需低分子量肝素(LMWH)或普通肝素(UFH)桥接;对于使用利伐沙班、阿哌沙班和艾多沙班的患者,低出血风险手术NOAC应停药24小时,高出血风险手术停药48小时,无论肾功能如何;对于肌酐清除率(Ccr)≥50ml/min、服用达比加群的患者,低出血风险手术应停药24小时,高出血风险手术停药48小时;Ccr 30~49ml/min、服用达比加群的患者,低出血风险手术应停药48小时,高出血风险手术停药96小时;低出血风险手术后24小时可重启NOAC,高出血风险手术后48~72小时可重启NOAC。

推荐阅读

1. FLEISHER LA, BECKMAN JA. Anesthesia and Noncardiac Surgery in Patients with Heart Disease//ZIPES DP, LIBBY P, BONOW RO, et al. Braunwald's Heart Disease [M]. 11th ed. Philadelphia: Elsevier Saunders, 2018: 102-116.

2. NÚÑEZ-GIL IJ, RIHA H, RAMAKRISHNA H. Review of the 2017 European Society of Cardiology's Guidelines for the Management of Acute Myocardial Infarction in Patients Presenting with ST-Segment Elevation and Focused Update on Dual Antiplatelet Therapy in Coronary Artery Disease Developed in Collaboration with the European Association for Cardio-Thoracic Surgery [J]. J Cardiothorac Vasc Anesth, 2019, 33(8): 2334-2343.

3. CHIANG CE, OKUMURA K, ZHANG S, et al. 2017 consensus of the Asia Pacific Heart Rhythm Society on stroke prevention in atrial fibrillation [J]. J Arrhythm, 2017, 33(4): 345-367.

第二十三章　心血管病与妊娠

严萍萍　范维琥

妊娠合并心血管疾病是产科常见高危妊娠,随着我国"三孩"政策实施,妊娠合并心血管疾病的孕产妇可能会增多。正常孕产妇可耐受妊娠期间的血流动力学改变,但这一生理性改变可能会导致合并心血管疾病的妊娠妇女临床情况恶化。妊娠期心血管疾病的诊治除需考虑母体的治疗效果与预后,还要考虑胎儿生长发育的安全性。

【分类】

妊娠合并心脏病临床上通常分为两类:①妊娠前已患心脏病:妊娠合并结构异常性心脏病,常见有先天性心脏病、瓣膜性心脏病、高血压、心肌病、冠状动脉疾病等。另一种为妊娠合并功能异常性心脏病,主要是各种无心血管结构异常的心律失常,如室上性心律失常、室性心律失常、各种传导阻滞等。②妊娠期间新发的心脏病:孕前无心脏病病史,在妊娠基础上新发生的心脏病如妊娠高血压、围生期心肌病、肺动脉栓塞等。

【妊娠期和分娩前后心血管系统的变化】

(一)妊娠期

1. 血容量变化　受孕后雌激素、黄体酮和醛固酮等分泌增加致水钠潴留;催乳素、孕酮刺激红细胞生成。妊娠 6 周起血容量逐渐增加,32~34 周达高峰,持续到足月,增加 50% 左右。血浆容量增加 50%~60%,血细胞增加 10%~20%,血液稀释,呈"妊娠期生理性贫血"。血红蛋白由 120~130g/L 降至 80~90g/L,产后 2~6 周恢复正常。

2. 血流动力学变化　休息时心排血量增加伴动静脉阻力降低是妊娠期主要血流动力学变化。心排血量在孕 10 周开始增加,20 周达高峰,比非孕时增加约 40%,体位改变可影响心排血量。妊娠期每搏输出量增多,而动脉压轻度降低,是由于雌激素水平增高,扩张外周血管,血液稀释及胎盘形成动静脉短路,使动脉压降低和脉压增大,可出现水冲脉、毛细血管搏动、股动脉处枪击音等外周血管征,常被误认为主动脉瓣关闭不全。妊娠期回流入下腔静脉的血增多和增大的子宫对下腔静脉的压迫,使下肢静脉压比正常高出 10~15mmHg,故 30% 的孕妇出现踝部和外阴水肿,常被误诊为心力衰竭。可致下肢静脉曲张形成血栓和肺栓塞。妊娠后期持续平卧有时可致晕厥,这是由于子宫压迫下腔静脉,致回心血量减少,心排血量下降和迷走神经兴奋,出现心动过缓、面色苍白、出汗、焦虑和低血压等,称为妊娠期卧位低血压综合征。左侧卧位和抬高下肢,上述症状可消失。妊娠期运动使心排血量增加有限,末 3 个月轻微活动子宫血流减少 25%,这可能使胎儿缺氧,因此孕期剧烈运动可危及胎儿。

3. 心脏改变　妊娠时为排出增多的血容量,心脏搏动增加 10~20 次/min,心脏做功增多致心肌轻度肥大。妊娠后期横膈被抬高,心脏被向上向左推移,心尖搏动位置比正常向左移位 2.5~3cm,第一心音增强,肺动脉瓣区第二心音增强。妊娠后期 90% 孕妇在心尖区可听到第三心音,10%~15% 可听到第四心音。由于心搏加强,血流加速,肺动脉瓣区在收缩早中期可听到 1~3 级吹风样收缩期杂音,有时可听到吹风样舒张期杂音,由肺动脉的生理性扩张引起。心音改变和杂音多在孕 12 周前后开始听到,产后即消失。有些正常孕妇的心电图Ⅲ导联有 Q 波,T 波倒置,深吸气后 Q 波可减小,T 波倒置减轻或转为直立,有些在 V_2 导联出现 R 波振幅增高,以上改变在产后均消失。

(二)分娩期　第一产程子宫收缩,每次收缩子宫排出约 500ml 血液进入循环,回心血量增加,心排血量暂时增加 20%,与产前相比,增加 40%。每次宫缩使右心房压力增高,平均肺动脉压增高 10%。第二产程产妇屏气用力,使肺循环压力增高。除子宫收缩外,腹壁肌与骨骼肌的收缩,更增加了周围循环阻力,心脏负担较第一产程加重。第三产程胎儿娩出,子宫骤然缩小,子宫血窦内大量血液涌入血液循环,同时子宫对下腔静脉压迫解除,大量血液回流心脏,增加回心血量;腹内压力骤减,血液回流到内脏血管床,回心血量减少。分娩期血流动力学的变化受麻醉和镇痛方式的影响。两者引起的血流动力学改变对防止心力衰竭的发生有重要意义。但对心脏病产妇,心功能已有明显损害者常不能承受而诱发心力衰竭,约 2/3 的危险发生在此期。

(三)产褥期　妊娠期一系列心血管变化不能立即恢复到孕前状态。产后 2 周内心排血量仍较正常多。产后 1~2 天,虽有分娩时失血,但组织内先潴留的水分进入血液循环,加子宫挤入循环中的血液,全身循环血量仍增加。待多余的水分经肾脏排出后,心脏的负担才逐渐减轻。血容量恢复孕前水平需 4~6 周。

心脏病产妇最危险的时期是妊娠晚期、分娩期、产褥期的最初 3 天,大多数严重并发症发生在分娩阶段及分娩后不久。

【妊娠期心脏病的诊断】

(一)病史　孕前已确诊心脏病,妊娠后维持原诊断;孕前无心脏病病史,其中小部分为漏诊的先天性心血管病如房间隔缺损、室间隔缺损,各种心律失常和孕期新发生的心脏病。问诊时应详细询问孕前心脏手术、家族性心脏病史。

(二)症状和体征　轻者无自觉症状,重者有乏力、心悸、气急、胸闷、水肿、咯血、头昏、晕厥等症状。不同种类的妊娠合并心脏病患者有其相应的不同体征。

（三）辅助检查

1. 心电图 常规心电图有助于诊断心律、心率、心肌缺血、心肌肥厚等。24 小时动态心电图有助于阵发性心律失常、隐匿性心肌缺血的诊断，提供心律失常的发生时间及与临床症状的相关程度及疗效的判断。

2. 超声心动图 任何不明原因或新出现的心血管疾病症状或体征的孕妇，应行经胸超声心动图检查，评估心脏和大血管的结构和功能。

3. 非增强的 MRI 用于复杂心脏病和主动脉疾病的诊断。

4. 血生化检测 心肌损伤标记物、BNP 或 NT-proBNP。

【心脏病患者妊娠后的处理】

心血管疾病的孕妇需进行动态风险综合评估，按严重程度分级管理。心脏病变轻、心功能 Ⅱ 级以下、无心力衰竭史或其他并发症者大多可耐受妊娠，但需充分告知妊娠的风险。

（一）妊娠期处理

1. 加强产前检查 妊娠是一个动态过程，不同孕周需重新评估，定期复查心电图、Holter、超声心动图、肌钙蛋白、BNP、电解质等，频率根据疾病的性质而定。mWHO（改良世界卫生组织）分级是目前最全面有价值的孕妇风险评估系统（表 12-23-0-1）。Ⅰ级：孕妇死亡风险未明显增加，心脏事件率 2.5%~5%，最低随访次数 1~2 次；Ⅱ级：孕妇死亡风险轻度增加，心脏事件率 5.7%~10.5%，每 3 个月 1 次；Ⅲ级：孕妇死亡风险显著增加，心脏事件率 19%~27%，每 1~2 个月 1 次；Ⅳ级：孕妇死亡率极高，心脏事件率 40%~100%，怀孕禁忌，需尽早终止妊娠，每月 1 次。

2. 减轻心脏负担 预防感染，纠正各种影响心功能的因素，避免过度劳累，防止情绪激动；加强营养，低钠饮食，避免体重过度增加。

表 12-23-0-1 mWHO 对患有心血管疾病妇女妊娠风险分级

Ⅰ级	无并发症的轻度肺动脉狭窄、PDA、二尖瓣脱垂；已成功修补的 ASD、VSD、PDA、肺静脉畸形引流；孤立性房性期前收缩或室性期前收缩
Ⅱ级	未手术的 ASD、VSD；法洛四联症修补术后；大部分室上性心律失常；无主动脉扩张的 Turner 综合征
Ⅱ~Ⅲ级	轻度左室收缩功能受损（EF>45%）；肥厚型心肌病；不能归属为 mWHO Ⅰ、Ⅳ 级的瓣膜病（轻度二尖瓣狭窄和中度主动脉瓣狭窄）；无主动脉扩张的马方综合征或其他 HTAD；主动脉内径<45mm 的二叶式主动脉瓣；主动脉缩窄矫正术后；房室间隔缺损
Ⅲ级	中度左心功能不全（EF 30%~45%）；PPCM 史但左室收缩功能正常；机械瓣置换术后；右心系统疾病但左心功能正常或轻度下降；Fontan 循环；未手术治疗的发绀型心脏病；其他复杂心脏病；中度二尖瓣狭窄、严重的无症状主动脉瓣狭窄；主动脉内径 40~45mm 的马方综合征或其他 HTAD，主动脉内径 45~50mm 的二叶式主动脉瓣，性腺发育不全伴 ASI 20~25mm/m²，主动脉内径<50mm 的法洛四联症；室性心动过速
Ⅳ级	肺动脉高压；严重左心功能不全（EF<30%）或 NYHA Ⅲ~Ⅳ级；PPCM 史伴左心缩功能减退；重度二尖瓣狭窄；重度有症状主动脉瓣狭窄；右心系统疾病伴中或重度心功能减退；主动脉内径>45mm 马方综合征或其他 HTAD，主动脉内径>50mm 二叶式主动脉瓣，性腺发育不全伴 ASI>25mm/m²，主动脉内径>50mm 的法洛四联症；血管性 Ehlers-Danlos；重度（再发）主动脉缩窄；有并发症的 Fontan 循环

注：PDA. 动脉导管未闭；ASD. 房间隔缺损；VSD. 室间隔缺损；HTAD. 遗传性胸主动脉疾病；PPCM. 围生期心肌病；ASI. 主动脉大小指数；EF. 左室射血分数。

3. 心力衰竭的处理 与一般心力衰竭处理原则相同，但孕妇对洋地黄的耐受性较差，ACEI 和 ARB 禁用。虽然某些药物对胎儿可能有危害，但应以孕妇的安全作为选择的目的。

4. 心律失常的处理 所有抗心律失常药物均应默认对胎儿有潜在毒性，头 3 个月风险最大，尽量避免，最后 3 个月可能会影响胎儿的生长发育和对胎儿产生致心律失常作用。全面评估妊娠期心律失常，区分心脏性或非心脏性病因，去除潜在的病因和诱因，如感染、贫血、电解质紊乱、药物和甲状腺功能异常等。只对持续性有症状或引起严重血流动力学改变或致命性心律失常才给予抗心律失常药物治疗。阵发性室上性心动过速转复首选迷走神经刺激，其次静脉使用腺苷，β 受体阻滞剂、地高辛也是一线用药，其他有普罗帕酮、索他洛尔等，血流动力学不稳定或预激综合征者首选电复律。室性心动过速者，有临床指征，建议在妊娠前接受消融治疗或植入 ICD，也可在怀孕的任何时候植入 ICD。血流动力学不稳定的室性心动过速患者首选电复律，血流动力学稳定者也可先给予药物治疗。一旦出现危及母体生命的心律失常，即使不推荐用于妊娠的药物也可以考虑应用。妊娠期心搏骤停的发病率约1/30 000，胸外按压与普通成人发生心搏骤停后的处理基本相同，最大的不同是进行心外按压时持续手动（双手或单手）让子宫离开中线位置，向左侧移位，以利下腔静脉血液回到心脏。妊娠期抗心律失常药物安全性评价见表 12-23-0-2。

表 12-23-0-2　妊娠期抗心律失常药物的应用及评价

药物	给药途径	临床应用	评价及 FDA 孕期分级
洋地黄	口服、静脉注射	阵发性室上性心动过速、控制慢性房颤和房扑的心室率	孕期使用是安全的,但可能出生体重儿;当同时用奎尼丁或维拉帕米等时应调整剂量。C
丙吡胺	口服	房性和室性快速心律失常	可致子宫收缩。C
普罗帕酮	口服、静脉注射	终止和预防室上性和室性快速心律失常	未发现动物的致畸,但人类资料有限。C
β 受体阻滞剂	口服、静脉注射	终止和预防房性和室性快速心律失常,控制房颤的心室率	长期可致胎儿子宫内生长迟缓、出生时低血糖、高胆红素血症。C
苯妥英钠	口服、静脉注射	洋地黄中毒所致和难治性室性心律失常	致胎儿畸形的危险性高。C
维拉帕米	口服、静脉注射	阵发性室上性心动过速、控制心房颤动的心室率	快速静脉内注射偶可引起母亲低血压,或胎儿窘迫。C
利多卡因	静脉注射	室性快速心律失常,洋地黄中毒所致室性心律失常	密切监测血药浓度下妊娠期应用是安全的,中毒剂量和胎儿酸中毒可抑制新生儿中枢神经系统和心血管系统。C

注:C. 动物实验研究证明对胎儿有不良反应,但在孕妇中尚无临床对照研究证实。孕产妇用药需要权衡利弊,利大于弊时方能应用。

5. 抗凝治疗　机械瓣置换、血栓栓塞及慢性心房颤动的妊娠妇女,应调整华法林。头 3 个月和孕 36 周开始改用低分子量肝素(LMWH)每日 2 次皮下注射(有条件者每周监测抗 Ⅹa 因子水平)或普通肝素(UFH),LMWH 目标剂量为用药 4~6 小时后抗 Ⅹa 因子水平达到 0.8~1.2U/L,孕 13~35 周仍口服华法林,终止妊娠前 3~5 天停华法林,改低分子量肝素或普通肝素,分娩前停低分子量肝素 12~24 小时以上,分娩前停普通肝素 4~6 小时以上,分娩后 24 小时子宫收缩好,阴道出血少者可恢复抗凝治疗。机械瓣患者,妊娠前 3 个月使用肝素会使人工瓣膜血栓形成的发生率增加,而华法林每天<5mg 时对胎儿的致畸率较低。应告知孕妇各种抗凝方法的优劣。

6. 高血压的管理　妊娠期间的高血压可能与妊娠无关,如原发性高血压、肾脏疾病、嗜铬细胞瘤或主动脉缩窄;也可能是妊娠的并发症。妊娠期高血压的诊断标准是血压 ≥140/90mmHg,血压≥160/110mmHg 为重度妊娠期高血压,妊娠期高血压主要是休息(侧卧为宜)、镇静(必要时睡前口服地西泮 2.5~5mg)、适度限制食盐摄入、酌情降压治疗;子痫前期主要预防抽搐,有指征地降压、利尿、镇静,防治严重并发症,适时终止妊娠;子痫者主要控制抽搐,病情稳定后终止妊娠;妊娠合并慢性高血压以降压治疗为主,预防子痫前期发生;慢性高血压并发子痫前期时治疗原则是兼顾慢性高血压和子痫前期的治疗。血压 ≥160/110mmHg 应进行降压药物治疗,血压 ≥140/90mmHg 的孕妇也可用降压药,未并发器官功能损伤者,血压控制在 130~155/80~105mmHg,并发器官功能损伤者,血压控制在 130~139/80~89mmHg。降压要平稳,不低于 130/80mmHg 以保证子宫-胎盘血流灌注。常用口服降压药有甲基多巴、拉贝洛尔、硝苯地平或硝苯地平缓释片、尼莫地平、尼卡地平片、肼屈嗪等,常用静脉制剂有拉贝洛尔、酚妥拉明(用法

参见本篇第十章"高血压")。一般不常规利尿剂降压,以防血液浓缩、有效循环血量减少和高凝倾向,当孕妇出现全身水肿、肺水肿、脑水肿、肾功能不全、急性心力衰竭时酌情使用呋塞米等。不推荐使用阿替洛尔和哌唑嗪,硫酸镁不作为降压药使用,妊娠期间禁用 ACEI 或 ARB。肺水肿或急性冠脉综合征时推荐静脉应用硝酸甘油,当出现其他降压药无效的高血压危象时,可使用硝普钠。

(二) 分娩期处理　一般认为低风险心功能 NYHA Ⅰ~Ⅱ级无产科并发症者可经阴道分娩,心功能Ⅱ级以上或心功能Ⅰ~Ⅱ级但合并产科问题者为剖宫产术的指征。第一产程吸氧并适当选择镇静止痛剂,有心力衰竭先兆时,可静脉注射毛花苷 C。第二产程避免过度屏气,考虑会阴侧切及产钳助产缩短产程,胎儿娩出后立即给产妇腹部沙袋加压和多头带包扎,防腹压骤减发生心力衰竭。第三产程防止出血,出血过多者可注射缩宫素,不宜使用垂体后叶素或麦角新碱。临产后常规应用抗生素预防产时、产褥感染及细菌性心内膜炎。

(三) 产褥期处理　产后三天严密观察,孕期使用抗凝剂者观察阴道出血量及宫底高度,产后 24 小时后确认子宫收缩好,无明显出血者恢复使用抗凝剂。产程开始至产后 3~5 天,常规使用抗生素。心功能Ⅲ级以上者劝止哺乳。

【妊娠合并心脏病的特殊问题】

(一) 心脏手术与妊娠　适合手术治疗的心脏病患者,一般在孕前手术治疗,妊娠期心脏手术少见。妊娠期手术一般不增加孕妇危险,但胎儿病死率达 20%,故适合经内科治疗无效但威胁母亲生命又不能终止妊娠的患者。避免孕 12 周内手术,心功能差者,宜先终止妊娠。妊娠中、晚期需行手术时,不需体外循环的简单手术,对母儿影响小,可在任何时间进行,不需终止妊娠。需在体外循环下进行的较复杂手术,争取待胎儿

成熟时,心脏手术和剖宫术一起进行。

（二）心脏移植后的妊娠　心脏移植术后的孕妇,定期监测环孢素浓度,维持 50~150mg/ml;如可能,作心肌活检,排除排异。一项 30 例心脏移植术后孕妇调查表明患者均耐受孕期血流动力学的改变,但母亲的并发症发生率高;无胎儿死亡,但 20% 胎儿生长迟缓,40% 早产,没有发现先天性畸形的新生儿,提示免疫抑制剂可能无致畸作用。但心脏移植患者产后可能会缩短寿命。

【围生期心肌病】

围生期心肌病(peripartum cardiomyopathy,PPCM)指在妊娠末 1 个月至产后 5 个月间发生的以左心室收缩功能减退和心脏扩大为主要表现的疾病,不同于扩张型心肌病,是一种独立的疾病,发病机制不清。已明确的高危因素包括黑色人种、多胎、多次妊娠、高龄、肥胖、糖尿病、营养不良等。患病率 1/4 000~1/1 485,有逐年增加的趋势,我国无确切的发病率。临床表现各异,易漏诊和误诊,部分患者可伴有体循环或肺循环栓塞的相应临床表现,甚至猝死。诊断标准:①既往无器质性心脏病;②妊娠最后 1 个月及产后 6 个月内,无任何原因突然或逐渐发生心悸、呼吸困难、端坐呼吸等心力衰竭症状;③X 线示心脏增大、肺淤血,超声心动图示左心室扩大伴 LVEF<45%,肌钙蛋白 T 可升高,BNP 或 NT-ProBNP 升高有助于诊断。

治疗:心力衰竭时可予洋地黄、利尿药和血管扩张剂。洋地黄无效者可用多巴胺、左西孟旦,孕期使用硝酸酯及肼屈嗪

是安全的,ACEI、ARB、沙库巴曲缬沙坦钠在妊娠期禁用,但分娩后是主要使用药物,螺内酯及伊伐布雷定孕期避免服用。无禁忌证时,选用选择性 β 受体阻滞剂,美托洛尔、拉贝洛尔、卡维地洛。上述治疗无效时,考虑地塞米松或泼尼松;免疫球蛋白治疗可能有益。射血分数<35% 的患者栓塞风险较高,建议低分子量肝素或华法林。临床研究提示溴隐亭、卡麦角林可改善部分患者左室收缩功能。溴隐亭推荐用法:急性期 2.5mg、每日 2 次,2 周后改为 2.5mg、每日 1 次,持续 6 周。重症者心力衰竭控制后终止妊娠,顽固性心力衰竭者建议心脏移植。50% 患者可完全恢复正常,但再次妊娠可复发。发病 6 个月后不能恢复正常者预后不良,避免再次妊娠,并予心力衰竭的长期治疗。

推荐阅读

1. 中华医学会妇产科学分会妊娠期高血压疾病学组. 妊娠期高血压疾病诊治指南[J]. 中华妇产科杂志,2015,50(10):721-728.

2. BAUERSACHS J,KÖNIG T,VAN DER MEER P,et al. Pathophysiology,diagnosis and management of peripartum cardiomyopathy:a position statement from the Heart Failure Association of the European Society of Cardiology Study Group on peripartum cardiomyopathy[J]. Eur J Heart Fail,2019,21(7):827-843.

3. REGITZ-ZAGROSEK V,ROOS-HESSELINK JW,BAUERSACHS J,et al. 2018 ESC guidelines on the management of cardiovascular diseases during pregnancy[J]. Eur Heart J,2018,39(34):3165-3241.

第二十四章　周围血管疾病

陆　浩　卜丽萍　戎卫海

第一节　多发性大动脉炎

多发性大动脉炎(Takayasu arteritis,TA)是一种原因未明,发生在主动脉和/或其主要分支的慢性非特异炎症性动脉疾病。受累血管产生狭窄或闭塞,少数可引起扩张或动脉瘤形成。本病的命名繁多,国外文献上一般称之为 Takayasu(高安)动脉炎,由于受累动脉的不同而产生不同的临床类型,其中以头和臂部动脉受累引起的上肢无脉症为最多,其次是降主动脉、腹主动脉受累的下肢无脉症和肾动脉受累引起的肾动脉狭窄性高血压,也可见肺动脉和冠状动脉受累。通常所称的"无脉症"(pulseless disease),大多是本病的头和臂部动脉受累的类型。

【发病情况】

本病以青少年多见,发病年龄多在 5~40 岁,30 岁以内占

70%,女性的患病率高于男性,约为 7:1~8:1,头臂型以女性居多,肾动脉型男女比例相仿。

【病因与发病机制】

本病的病因与发病机制尚不明确,可能与下列因素有关:①自身免疫性疾病。结核分枝杆菌、链球菌或立克次体等感染后引起主动脉及其分支动脉壁上的抗原抗体反应导致炎症;结缔组织病如风湿热、类风湿关节炎、红斑狼疮和颞动脉炎等。在患者血液中胎球蛋白、丙种球蛋白和免疫球蛋白 G、M 增高,抗主动脉壁抗体阳性,急性期血中可发现 Coombs 抗体和类风湿因子阳性,都提示本病可能属于自身免疫性疾病范畴。②遗传因素。有人认为本病与组织相容性抗原(HLA)系统中 BW40、BW52 位点有密切关系,属显性遗传。③内分泌失衡,雌激素水平高与本病发病有关。有实验证实高雌激素血症通过一氧化氮介质介导机制,引起血流动力学的一系列变化,是多发性大动脉炎血管重构的重要因素之一,由于管壁成分改变,

最终将造成动脉狭窄、阻塞或动脉瘤形成。复旦大学附属中山医院57例各期大动脉炎患者,雌激素及孕激素水平显著增高,且用抗雌激素药——他莫昔芬(三苯氧胺,tamoxifen citrate)有良好的防治作用。

【病理】

病变的血管呈灰白色,管壁僵硬、钙化、萎缩与周围组织粘连,管腔狭窄或闭塞,本病有两个临床阶段——早期的活动期和慢性血管阻塞期。早期是动脉周围及动脉外膜炎症,以后向血管中层及内膜发展,受累动脉各层均有大量的淋巴细胞及浆细胞浸润。慢性血管阻塞期的特点是病变动脉段的纤维增生导致血管腔的阻塞;病变呈多节段性,在两段病变之间的动脉壁可正常。晚期可并发局部动脉瘤形成、狭窄后扩张和钙化。头臂动脉型(上肢无脉症型)的受累动脉常为主动脉弓发出的三支大动脉,由锁骨下动脉伸展至椎动脉开口处,造成头、眼和上肢组织缺血。胸腹主动脉型(下肢无脉症型)的受累动脉为降主动脉和腹主动脉,常波及肾动脉、髂动脉等处,造成下肢血供不足,而上肢血压可显著增高。肾动脉型则病变主要累及一侧或两侧肾动脉,产生顽固性高血压。病变形成的过程中,同时有相应动脉的侧支循环形成。

此外,冠状动脉也可受累,典型表现为在开口处及其近端局限性病变。左、右冠状动脉可同时受累,但很少为弥漫性冠状动脉炎。近来发现肺动脉受累可达45%。

大动脉炎主要病理生理:一是病变远侧缺血,二是病变近侧高血压。动脉部分阻塞或完全闭塞,即阻碍其远侧部位血流的供应而产生缺血症状,根据阻塞部位和程度而有不同的影响。

【临床表现】

本病的发展大多较缓慢,亦偶有自行缓解者。据复旦大学附属中山医院171例患者的统计,平均病程为2~3年,最短者1个月,最长者达20年。

(一)全身性症状 在动脉炎活动期中出现,有发热、全身不适、食欲不振、出汗、苍白、消瘦等。可能伴有关节炎和结节性红斑等。患者可能有雷诺综合征表现和脾大。

(二)局部症状 根据受累血管的不同可分为五型。

1. 头臂动脉型 即上肢无脉症,占23%~33.3%。

(1)症状:由上肢、头、眼缺血所产生。工作时上肢易疲劳,并有疼痛、发麻或发凉感觉。这种现象常由锁骨下动脉、腋动脉或肱动脉阻塞所致,常为上肢间歇性"跛行"。当颈总动脉、无名动脉狭窄或闭塞时可出现头面部或脑部症状,如咀嚼时颊部肌肉疼痛,情绪易激动,有眩晕、头痛、记忆力减退、易昏厥、视力减退和一过性眼前发黑等。严重者可有精神失常、抽搐、偏瘫和昏迷。

(2)体征:单侧或双侧桡、肱、腋、颈或颞等的动脉搏动减弱或消失。上肢血压测不出或明显减低,或两臂收缩压持续相差>20mmHg,下肢血压正常或增高。但很少有上肢肌肉萎缩。43%~51.5%的患者两侧颈部、锁骨上和胸锁乳突肌外的三角区有连续性杂音或收缩期杂音。

2. 胸腹主动脉型 即下肢无脉症型,约占19.3%。

(1)症状:缺血产生下肢麻木、疼痛、发凉感觉,易疲劳,并可有间歇性跛行。上肢血压持续增高者可有高血压,甚至发生左心衰竭。

(2)体征:下肢从股动脉开始,可有一侧或两侧动脉搏动减弱或消失,血压测不出或明显降低,上肢血压增高。腹部或肾区可听到收缩期杂音。肩胛部附近、两肩胛间、胸部或胸骨旁,可听到连续性或收缩期杂音。

3. 肾动脉型 约占15.8%。

(1)症状:单独累及一侧或两侧肾动脉,均可有持续、严重而顽固的高血压。

(2)体征:四肢血压均明显增高,可有左心室增大或左心室衰竭的体征。上腹部或肾区可听到收缩期杂音。

4. 肺动脉型 有人报道本病中肺动脉受累高达14%~50%。病变一般累及大和中等大小的肺动脉。但63%的患者有肺动脉高压或右心室劳损,5%患者可伴有胸水。72%患者有肺动脉瓣区第2音亢进、收缩中期杂音及收缩喷射音等体征。

5. 混合型 约占31.6%~41.5%。病变同时累及上述两组或两组以上的血管。其症状或体征则随受累血管的不同而异。

此外,多发性大动脉炎引起的冠状动脉狭窄亦应该予以重视。早在1951年Frovig首先报道这一现象,1977年Lupi报道在107例多发性大动脉炎中,16例有冠状动脉狭窄,其中8例有心绞痛症状,累及冠状动脉时可产生心绞痛或心肌梗死。升主动脉受累后扩张可导致主动脉瓣关闭不全。

【实验室检查】

依据病史及临床表现,多发性大动脉炎的诊断一般并不困难,有针对性采用某些辅助检查对本病的确诊、判断疾病的早晚、活动期或静止期、病变程度以及范围有很大价值,并为治疗的选择提供可靠的依据。

(一)血液检查 多发性大动脉炎的病因未明,早期无特异性检查。在动脉炎活动期中,红细胞沉降率增快,抗链球菌溶血素"O"滴度增高,C反应蛋白阳性,白细胞计数增多。测定纤维蛋白原的变化和纤维蛋白的活性,有助于发现高凝状态。

(二)眼底检查 在头臂动脉型中可见视乳头苍白、视神经萎缩、视网膜动静脉不同程度的扩张和相互吻合,末梢血管阻塞。

(三)心电图检查 在胸腹主动脉型和肾动脉型中可见左心室肥大或伴有劳损。肺动脉型可见右心室肥厚伴劳损。

(四)X线检查 ①常规X线检查:在胸腹主动脉型和肾动脉型的胸片中可见左心室增大,前者肋骨下缘还有由于扩张的肋间动脉侵蚀所致的凹陷缺损,肺动脉型可见肺野外周纹理减少,肺动脉圆锥突出和右心室增大;②排泄性尿路造影:肾动脉型静脉造影可见两肾大小差异,患侧肾缩小,两侧肾盂显影时间和浓度差异及有侧支循环所致的输尿管压迹。

(五)不同类型的超声波血管测定仪 可以用于测定病变动脉及其远端动脉搏动强度、血流以及管径和管壁的厚度、有无动脉瘤形成等。该项检查为无创性,在临床上有很大的应用价值。

(六) 核素检查放射性核素肾图 显示患侧肾脏有缺血性改变。

(七) 脑血管彩色多普勒 颈动脉受累者可显示脑血流量减少和局部血管病变的状况。

(八) 肺扫描 用核素[113m]铟聚合大分子白蛋白扫描,肺动脉受累者可见肺野放射性分布有明显缺陷。

(九) 节段性肢体血压测定和脉波描记采用应变容积描记仪(SPG)、光电容积描记仪(PPG) 可测定同侧肢体相邻段血压或两侧肢体对称部位的血压差,>20mmHg 时提示压力降低的近端动脉狭窄或阻塞。

(十) 肾素活性测定 有助于预测手术的效果。

(十一) 红外线热像图 适应于小儿或不能作创伤性血管造影者。

(十二) 螺旋 CT 血管造影 可显示升主动脉、降主动脉及其分支的各种腔内病变(包括狭窄、闭塞、扩张及动脉瘤)。

(十三) 磁共振成像(MRI) 本法可观察到动脉壁异常增厚,受累的主动脉弓向上发出的三支大动脉、胸腹主动脉及肾动脉狭窄。这一技术使机体组织显像发展到解剖学、组织生物化学和物理学特性变化相结合的高度,使得许多早期病变的检测成为可能。

(十四) 选择性动脉造影 迄今仍然公认为诊断多发性大动脉炎的重要方法,可以清晰而正确地显示病变部位及其范围。

(十五) 数字减影血管造影(DSA) 应用计算机技术,探测注射造影剂前后所得影像差别,消除与血管图像无关的影像单独显示血管图像,目前已经运用于各种血管造影。与传统的动脉造影相比,图像更清晰,造影剂用量少,对肾功能损害小的优点。

【诊断和鉴别诊断】

根据病史以及特殊的体征。凡青年女性有下列一项或一项以上表现者,应考虑本病诊断:

1. 上肢和/或下肢、单侧或双侧的肢体出现缺血症状,伴有患肢动脉搏动的减弱或消失,血压低或不能测出者。

2. 脑部缺血症状,伴有一侧或两侧颈动脉搏动减弱或消失,以及颈部或锁骨上、下区有血管杂音者。

3. 持续、严重而顽固的高血压伴有上腹部或肾区 2 级以上高调血管杂音者。

4. 上肢脉搏消失伴有视力减退和眼底改变者。

5. 肺动脉瓣区、腋部和背部有收缩期杂音,伴肺动脉高压者。

(附 1990 年美国大动脉炎诊断标准,符合以下 3 条或更多者即可以诊断为大动脉炎:①发病年龄小于 40 岁;②肢端运动障碍,上肢多见;③上肢动脉搏动减弱;④两上肢血压差大于 10mmHg;⑤锁骨下动脉或主动脉区可以听到杂音;⑥动脉造影异常。)

本病需与血栓闭塞性脉管炎、闭塞性动脉粥样硬化、主动脉先天性畸形(如"不典型先天性主动脉缩窄")、胸廓出口综合征、创伤或主动脉受压等鉴别。

【治疗】

本病的病因未明,目前的治疗仍然是以对症治疗为主,可根据病情不同,采用相应的治疗方法。

(一) 活动期治疗 ①皮质激素类药物——免疫抑制剂:在动脉炎症活动全身症状明显时,用肾上腺皮质激素治疗,可控制炎症、改善症状,使病情趋于稳定,多主张长期小剂量激素,副作用小,症状控制理想,在使用皮质激素基础上也可加用免疫抑制剂,如甲氨蝶呤(MTX)10~25mg/周,对于改善症状控制病情发展有效;②血管扩张药物:在控制炎症发展基础上,辅助血管扩张药物,可以改善缺血症状;③降低血液黏滞度药物,近年有研究认为多发性大动脉炎患者存在高凝状态,低分子右旋糖酐、丹参都有一定的治疗作用;④抗血小板聚集药物肠溶阿司匹林等可以用作辅助治疗。评价疾病的活动性时,定期准确地了解主动脉及其分支的情况比监测实验室检查更为重要。

(二) 稳定期治疗

1. 血管扩张药物选用 目的是改善脑、肾等主要脏器缺血症状,控制顽固性高血压。①盐酸妥拉唑林,25~50mg,3 次/d;②烟酸,50~100mg,3 次/d;③盐酸酚苄明,10~20mg,2~3 次/d;④血管紧张素转化酶抑制剂,如:卡托普利,25~50mg,3 次/d;⑤己酮可可碱缓释片,400mg,2~3 次/d;⑥地巴唑,10mg,3 次/d。

2. 抗血小板聚集药物 参见本篇第二十六章第八节"抗血小板聚集、抗凝和溶栓药"。

3. 低分子右旋糖酐(分子量 2 万~4 万)500ml 或加入丹参 8~10 支静脉滴注,1~2 次/d,10~15 天为一个疗程。

(三) 手术治疗 适用在慢性期,病情稳定半年至一年而病变局限者;有严重脑、肾、肢体缺血,影响功能但脏器功能尚未消失者;有严重顽固性高血压,药物治疗无效者,主要的手术方式有血管旁路移植术,肾动脉严重狭窄导致肾功能受损者,可行自体肾移植术或肾切除术。

(四) 经皮腔内血管成形术(PTA) 可用于颈动脉、锁骨下动脉、肾动脉、髂动脉和股动脉狭窄者。如伴以支架植入,则疗效更佳。并发症包括穿刺部血肿、假性动脉瘤、远端动脉继发性血栓形成和血管破裂等。复旦大学附属中山医院治疗结果显示 80% 患者效果满意。

第二节 雷诺综合征

雷诺综合征(Raynaud's syndrome)以往称为雷诺病和雷诺现象,是血管神经功能紊乱所引起的肢端小动脉痉挛性疾病,以阵发性四肢肢端(主要是手指)对称的间歇发白、发绀和潮红为其临床特点,常为情绪激动和受寒冷所诱发。

【发病情况】

本病少见，多发生于女性，尤其是神经过敏者，男女比例为1:10。发病年龄多在20~40岁之间。在寒冷季节发作较重。

【病因】

病因未完全明确，可能与下列因素有关：①中枢神经系统功能失调，使交感神经功能亢进；②血液循环中肾上腺素和去甲肾上腺素含量增高；③病情常在月经期加重，妊娠期减轻，因此有人认为与内分泌有关；④肢体小动脉本身的缺陷，对正常生理现象表现出过度反应所致；⑤肢端小动脉对寒冷有过度反应；⑥遗传，部分患者有家族史；⑦免疫和结缔组织病，如硬皮病、系统性红斑狼疮、结节性多动脉炎、皮肌炎、类风湿关节炎、乙型肝炎抗原所致的血管炎、药物所致的血管炎以及Sjogren综合征等；⑧血清素或血栓素A₂等因子的释放引起血管收缩；⑨阻塞性动脉病变，如微循环栓塞、闭塞性动脉硬化、血栓闭塞性脉管炎等；⑩其他：物理因素，如震动性损伤、直接的动脉创伤、冻伤等；某些药物所致，如麦角、铅、铊、砷等中毒，聚氯乙烯、丙米嗪、β受体阻滞剂、细胞毒性药物、避孕药或雌激素等；影响神经血管的因素如颈肋、前斜角肌综合征、腕管综合征、胸廓出口综合征、拐杖使用不当压迫腋部、肿瘤压迫臂丛和锁骨下血管、颈椎病或髓核破裂、周围神经炎、脊髓空洞症或脊髓痨等；血液病，如血液中冷凝集素增多或冷球蛋白血症、血小板增多症、血管内凝血病变、血栓性或肝素诱发的血小板减少性紫癜、真性红细胞增多症、阵发性血红蛋白尿等。此外，如变异性心绞痛患者中26%有偏头痛，24%有雷诺综合征，提示本病患者中有一种多区域动脉痉挛的全身性缺陷；有报道本病与原发性肺动脉高压有关。

【病理】

病变初期，指、趾动脉无显著病理变化。后期可见动脉内膜增生、弹力膜断裂和肌层增厚等变化，使小动脉管腔狭小、血流减少。少数患者最后可有血栓形成，管腔闭塞，伴有局部组织的营养性改变，严重者可发生指（趾）端溃疡，偶有坏死。根据指动脉的病变状况，本征可分为梗阻型（62.6%）和痉挛型（37.4%）两大组。梗阻型有明显的掌、指动脉梗阻，多由免疫性疾病和动脉粥样硬化所伴随的慢性动脉炎所致。由于有严重的动脉梗阻，故室温时指动脉压明显降低。梗阻型对寒冷的正常血管收缩反应就足以引起发作。痉挛型无明显掌、指动脉梗阻，在室温时指动脉压正常，在临界温度（18~20℃）时才引起发作。痉挛型有异常的肾上腺素能受体改变，血小板上α₂受体活性明显增加，致使血管对冷刺激的敏感性增高。

【临床表现】

起病缓慢，一般在受寒冷后，尤其是手指接触低温后发作，故冬季多发。发作时手指肤色变白，继而发绀，常先从指尖开始，以后波及整个手指，甚至手掌。伴有局部冷、麻、针刺样疼痛或其他异常感觉，而腕部脉搏正常。发作持续3~10分钟后自行缓解，皮肤转为潮红而伴有烧灼、刺痛感，然后转为正常色泽。局部加温、揉擦、挥动上肢等可使发作停止。受累手指往往两手对称，小指和无名指常最先受累，以后波及其他手指，拇指因血供较丰富多不受累，下肢受累者少见。发作间歇期，除手足有寒冷感外无其他症状。

病程一般进展缓慢，约1/3患者发作频繁，每次持续可达1小时以上，常需将手（足）浸入温水中才能缓解，个别病情严重的患者，发作呈持续状态，间歇期几乎消失，有局部组织营养性变化，如皮肤萎缩或增厚，指甲呈纵向弯曲畸形，指垫消瘦，末节指骨脱钙，指尖溃疡坏损。

最常见为只有两手受累，有时两手和两足均受累。指或趾受累最严重的部分是最远端。

【实验室检查】

（一）激发试验　①冷水试验：将指（趾）浸于4℃左右的冷水中1分钟，可诱发上述典型发作；②握拳试验：两手握拳1.5分钟后，在弯曲状态下松开手指，也可出现上述变化。

（二）指动脉压力测定　用光电容积描记仪（PPG）测定指动脉压力同指动脉造影一样精确。如指动脉压低于肱动脉压40mmHg以上，则指示为梗阻型。

（三）指温与指动脉压关系测定　正常时，随着温度降低只有轻度指动脉压下降；痉挛型，当温度降到触发温度时指动脉压突然下降；梗阻型，指动脉压也随温度下降而逐渐降低，但在常温时指动脉压仍明显低于正常。

（四）指温恢复时间测定　浸冰水20秒使手指受冷降温后，指温恢复正常的平均时间为15分钟内，而本征患者常延长至20分钟以上。

（五）指动脉造影和低温（浸冰水后）指动脉造影　通过作上肢动脉造影，可了解指动脉情况。

（六）其他　血液抗核抗体、类风湿因子、免疫球蛋白电泳、补体、抗DNA抗体、冷球蛋白以及Coombs试验检查。

【诊断与鉴别诊断】

本病诊断主要根据典型的临床表现：①发作由寒冷或情绪激动所诱发；②两侧对称性发作；③无坏死或只有很小的指（趾）端皮肤坏死。结合激发试验和指动脉压测定可鉴别痉挛型和梗阻型；通过特殊血液检查，2%~5%患者可找到发病的原因。单侧病变常提示为继发性疾病。

本征主要与手足发绀症、网状青斑、红斑性肢痛症、腕管综合征、类风湿关节炎、手指钙化症和正常人暴露于冷空气中体表血管暂时痉挛的状况相鉴别。

【治疗】

雷诺综合征治疗的最重要方面是针对原发病的治疗，对症治疗分为药物疗法、血浆交换、肢体负压、生物反馈和手术，依据患者具体情况加以选用。

（一）药物治疗　用交感神经阻滞剂及其他血管扩张剂，以解除血管痉挛，降低周围血管对寒冷刺激的反应。可选用：

1. 钙通道阻滞药　二氢吡啶类钙通道阻断药是治疗本病最有效的药物。①硝苯地平对偶尔发作者可在接触寒冷环境前半小时到一小时口服10~20mg，发作频繁者应给缓释制剂30~90mg/d；②氨氯地平2.5~10mg/d；③非洛地平2.5~10mg/d；④地尔硫䓬（对心率快者）30~60mg，3~4次/d。

2. α 肾上腺素能受体拮抗药 ①盐酸妥拉唑林 25 ~ 100mg,4 次/d;②哌唑嗪 1~5mg,3 次/d;也可用特拉唑嗪等。

3. 硝酸甘油软膏 局部使用。

4. 前列腺素药 可静脉给药,如前列腺素(PGE₁)或前列环素(PGI₁),前者剂量为 10ng/(kg·min),静脉滴注数小时~3 天;后者 7.5ng/(kg·min),静脉滴注 5 小时,1 次/周,共 3 次。

5. 其他 二氢麦角碱、甲基多巴、利血平、三碘甲状腺原氨酸、胰舒血管素、β-组胺都可能有效。烟酸和罂粟碱虽是扩血管药物,但无益处。药物一般口服给予,必要时可肌内注射或静脉给药(如有相应制剂)。

(二)肢体负压治疗 患者取坐位,将患肢置入负压舱内。治疗压力为上肢 -100 ~ -65mmHg,一般为 -80mmHg;下肢 -130~-80mmHg,一般为 -100mmHg。1 次/d,10 ~ 15min/次,10~20 次为一个疗程,平均治疗 14 次。治疗原理为负压使肢体血管扩张,克服了血管平滑肌的收缩,动脉出现持续扩张。

(三)诱导血管扩张疗法 患肢及全身暴露在 0℃的寒冷环境中,而双手浸泡在 43℃的热水中,每次治疗 10 分钟。冷试验结果表明,治疗后肢端温度平均升高 2.2℃。其机制为通过条件反射,使患者再次暴露于寒冷环境中,肢端血管不再出现过度收缩反应。

(四)生物反馈疗法 将机体正常情况下非知觉或难以知觉的生物信息利用专门设备进行探查、放大,并通过记录和显示系统转变成信号,让患者感觉到这些功能变化,从而使其能把自己的某些感觉与躯体功能联系起来,并在某种程度上调节这种功能。

(五)手术治疗

1. 指征 ①病程>3 年;②症状严重,影响工作和生活;③药物治疗无效;④免疫学检查无异常发现。

2. 方法 ①交感神经切除术:上肢病变可考虑施行传统的或经胸腔镜上胸交感神经切除术,疗效 40%~60%,2~5 年后症状可复发,下肢病变可施行腰交感神经切除术;②掌和指动脉周围微交感神经切除术。

(六)病因治疗 可找到发病原因者,应予治疗。

【预防】

包括避免寒冷刺激和情绪波动;禁忌吸烟;避免应用麦角碱、β 受体阻滞剂和避孕药;明显职业原因所致者(长期使用震动性工具、低温下作业)尽可能改换工种。细心保护手指免受外伤,因轻微损伤容易引起指尖溃疡或其他营养性病变。冬季注意保暖,可饮少量酒。避免不必要的情绪激动和精神紧张。积极治疗原发病。

第三节 血栓闭塞性脉管炎

血栓闭塞性脉管炎(thromboangitis obliterans,TAO)是我国慢性周围血管疾病中最常见的病种。这是一种周围血管的慢性闭塞性炎症疾病,伴有继发性神经改变,主要发生于四肢的中、小动脉和静脉,以下肢尤为多见。其临床特点为患肢缺血、疼痛、间歇性跛行、受累动脉搏动减弱或消失,伴有游走性血栓性浅表静脉炎,严重者有肢端溃疡或坏死。

【发病情况】

本病多发生于体力劳动者,我国北方较南方多见,男性显著多于女性,患者绝大多数为中、青年男性,男女比例约为 29:1。复旦大学附属中山医院收治的 261 例患者中男性占 92%,女性仅占 8%。发病年龄多在 20~40 岁之间。冬季多发。

【病因】

本病病因还不明确,可能与下列因素有关:①吸烟。患者中吸烟者占 60%~95%,且戒烟可使病情缓解,再度吸烟又可使病情加重。②慢性砷中毒。在亚洲许多砷中毒高危地区,60%以上外周动脉疾病可能是由于血栓闭塞性脉管炎所致。在我国台湾西南地区,地方性砷中毒是一种地方性血栓闭塞性脉管炎,明显与饮用含砷量较高的井水有关。③内分泌紊乱。患者中男性占 90%以上,且都在青壮年时期发病,女性发病少且病情轻,提示性激素可能影响本病发生。④自体免疫。患者血清中免疫球蛋白 G、A 和 M 明显增高,而补体 CH50 和 C₃ 明显降低;患者血清和病变血管中有抗动脉抗体和对动脉有强烈亲和力的免疫复合物,以及弹性蛋白抗体等。⑤遗传因素。1%~5%患者中有家族史;患者中组织相容抗原 HLA-J-1-1、HLA-B5、HLA-BW54、HLA-BW52 和 HLA-A9 阳性率增高。⑥血液凝固性增高因素。复旦大学附属中山医院对 100 例患者检查结果显示其全血黏度和血浆黏度增高,提示存在高凝状态。⑦药物性脉管炎。有人提出丙硫氧嘧啶、肼屈嗪、集落刺激因子、别嘌醇、头孢克洛、米诺环素、青霉胺、苯妥英钠、异维 A 酸和甲氨蝶呤等可引起脉管炎,但大多数患者在停药后可消退。⑧其他。患肢受寒冻、潮湿或创伤,病毒或真菌感染和缺乏蛋白质、维生素 B₁ 和维生素 C 等营养不良,以及血管神经调节障碍使血管易处于痉挛状态,从而导致血栓形成,血管闭塞。

【病理】

病变主要发生在四肢血管,特别是下肢的中小型动脉,如下肢的胫前、胫后、足背和跖部等动脉,严重者可累及腘、股动脉。也可累及上肢桡动脉、尺动脉和指动脉。偶有累及内脏血管者。伴行的静脉可同时累及。肉眼可见动脉萎缩变硬,动静脉间有炎症性粘连,血管腔有血栓阻塞。阻塞呈节段性,同一血管可有多处阻塞,节段之间的血管壁可能正常。病变初期镜下可见动脉从内膜到外膜各层都有炎症(全动脉炎);周围组织有非特异性肉芽组织,其中有淋巴细胞、中性粒细胞、组织细胞、浆细胞和巨细胞浸润,伴有血管腔内血栓形成,血栓内可有微型脓肿形成。晚期,血栓机化,中层收缩,动脉周围广泛纤维化,动脉、静脉和神经被周围的致密结缔组织包裹,形成坚硬索条。静脉病变与动脉相仿。受累肢体可因局部营养障碍而发生肌肉萎缩、骨质疏松、指(趾)甲肥厚、皮肤萎缩、毛发脱落,晚期可出现溃疡和坏疽。

【临床表现】

多在寒冷季节发病,病程长而反复,病变常从下肢肢端开始,以后逐渐向足部和小腿发展。单独发生在上肢者较少见,累及脑、肠、心、肾等部位者更少见。本病按发展过程在临床上可分为三期。

（一）局部缺血期

1. 症状　往往在受寒冻或接触凉水后，觉足部麻木、发凉疼痛，走路时小腿酸胀、易疲劳，足底有硬胀感。症状逐渐加重，发生间歇性跛行。随病情发展，患者在静息时也出现下肢疼痛，足部抬高时加重，下垂时减轻。下肢抬高后皮肤苍白，下垂后潮红或发紫。40%~50%患者在发病前期或病程中小腿或足部可反复出现游走性血栓性静脉炎。

2. 体征　①患肢动脉搏动减弱或消失；②指压试验：指压指（趾）端后观察局部皮肤或甲床毛细血管充盈情况。如松压后5秒皮肤或甲床仍呈苍白或紫红色，指示动脉供血不足（>2秒即为异常）；③肢体抬高试验：抬高肢体（下肢70°~80°，上肢直举过头），持续60秒。如存在肢体动脉供血不足，则皮肤呈苍白；下垂肢体后，皮色恢复时间由正常的10~20秒延长到45秒以上，且颜色不均，呈斑片状；④静脉充盈时间：抬高患肢使静脉排空、塌陷，然后迅速下垂肢体，观察足背浅表静脉充盈情况。延长>15秒（正常应在15秒内充盈），常提示肢体动脉供血不足，部分患者可出现雷诺综合征表现；⑤血管通畅试验（又称艾伦试验，Allen test）：检查者用拇指压迫患者的桡动脉，来检查尺动脉的通畅度，也可以压迫尺动脉检测桡动脉的通畅性。

（二）营养障碍期　病情继续发展，患肢麻木、怕冷、发凉和静止时疼痛明显，夜间痛更甚。患肢动脉搏动消失，局部皮肤干燥，呈潮红、紫红或苍白色，汗毛脱落。小腿肌肉萎缩、松弛，体检提示患肢的动脉搏动消失，但尚未出现肢端溃疡或坏疽，交感神经阻滞后也会出现一定程度的皮温升高。

（三）坏死期　为病情晚期，患肢可因局部加温、药物刺激、拔甲、损伤等因素发生溃疡或坏疽，多局限在脚趾或足部，向上蔓延累及踝关节和小腿者很少见，为干性坏疽，但并发继发感染可变为湿性坏疽。当患肢溃烂后，创面可经久不愈，疼痛更剧。患者体力日衰、胃纳减退、消瘦无力，可伴有发热、明显贫血，甚至意识模糊，但发生败血症者很少见。

【实验室检查】

（一）皮肤温度　检查本病患者均有患肢皮肤温度的降低。

（二）超声血管检查　①患侧动脉搏动幅度降低，小于正常平均值的1/3或本人健侧肢体值的2/3；重者测不到搏动曲线；②血压法：正常人踝部血压>腕部血压，故血压指数（踝部压/腕部压）>1.0，本病血压指数<1.0，间歇性跛行时平均为0.59，而静息痛时仅0.25左右，有坏死者则降至0.05左右；③踏车运动试验：正常人踏车时踝部血压轻度增高，停踏1.5分钟后血压恢复正常，患者在踏车运动试验时踝部血压下降，休息后血压回升缓慢。

（三）小腿阻抗式血流图检查　患肢血流图的波形呈现峰值幅度降低，降支下降速度减慢，其改变程度与患肢病变程度平行。

（四）^{32}磷皮内廓清试验或^{133}氙小腿肌肉廓清试验　示患肢廓清时间延长。

（五）甲皱微循环检查　患趾（指）毛细血管内血流速度减慢。异型毛细血管祥明显增多，其周围有渗出或出血。

（六）生化检查　显示全血黏度增高、红细胞电泳时间延长，而血沉正常。①尿砷>2.66μmol/L（0.2mg/L）；②发砷>0.1mg/100g，均说明有过量砷吸收。

（七）活动平板运动试验　计算两侧踝肱指数（ankle brachial index，ABI）=踝部血压/肱动脉血压（参见本章第四节中的"超声血管检查"部分）。然后患者在速度为3.2km/h、斜率为5°的运动平板上步行。记录开始出现下肢肌肉酸胀疼痛等症状的时间（相对跛行时间）和因症状加剧无法行走而停止运动的时间（绝对跛行时间）。如果5分钟内无症状，则走满5分钟停止。平卧，测运动后2、5、10和20分钟时四肢的即时血压，直到下肢血压恢复到运动前水平的90%以上为止。结果：阳性标准为运动后下肢血压下降>20%，恢复时间一般>5min。

（八）红外线热像图　患肢缺血部位辉度较暗，出现异常"冷区"。

（九）动脉造影　选择性动脉造影可以确定阻塞的部位、范围、程度，以及了解侧支循环建立的情况，迄今仍然公认为诊断血栓闭塞性脉管炎的"黄金标准"。

（十）磁共振成像（MRI）　本法可观察到动脉壁异常增厚，利用血管内的留空现象进行图像整合，从而从整体上显示患肢动、静脉的病变节段以及狭窄程度，其显像效果一定程度上可以替代血管造影（尤其是下肢股腘段的动脉）。

（十一）数字减影血管造影（DSA）　在DSA上，血栓闭塞性脉管炎主要表现为肢体远端动脉的节段性受累，但有时也可同时伴有近端动脉的节段性病变。病变的血管一般呈狭窄或闭塞，而受累血管之间的血管壁完全正常，光滑平整。这与动脉硬化闭塞症的动脉扭曲、钙化以及虫蚀样变不同，可资鉴别。

【诊断与鉴别诊断】

年龄20~40岁的男性青壮年，有一侧或两侧下肢间歇性跛行，有腘或肱动脉以下动脉搏动减弱或消失等肢体动脉慢性缺血的临床表现，伴有游走性血栓性浅表静脉炎的病史，即应考虑本病的可能。

须与闭塞性动脉粥样硬化、多发性大动脉炎、急性动脉栓塞、糖尿病性坏疽、雷诺综合征、自身免疫性疾病等病变相鉴别。

【治疗】

（一）一般治疗　①戒烟：这是首先也是最为重要的，戒烟后不会发生新的病变，已有的病变也较少发展；②足部运动锻炼（Buerger运动练习法），促进侧支循环的建立。患者平卧，抬高患肢45°，维持1~2分钟，然后两足下垂于床边2~5分钟；同时两足和足趾向四周环旋活动10次，再将患肢放平休息2分钟，如此反复练习5次，每天数回；③保暖：由于血栓闭塞性脉管炎易在寒冷的条件下发病，因此患肢应当注意保暖。

（二）药物治疗

1. 低分子右旋糖酐　每个疗程结束后间歇7~10天可重

复。在急性发展期和溃疡、坏疽伴有继发感染时不宜应用。（参见本章第一节"多发性大动脉炎"）

2. 血管扩张药物　主要适用于有雷诺综合征伴溃疡的患者中，一般情况下对血管扩张药物如己酮可可碱缓释片（pentoxifylline）等的疗效尚有疑问。伊洛前列素（iloprost）在法国和德国进行多中心随机对照临床试验，对疼痛缓解和溃疡愈合有较好的疗效。

3. 止痛药物　疼痛明显者，可选用各种止痛药物；或用普鲁卡因穴位封闭、静脉封闭或股动脉周围封闭，甚至用腰交感神经阻滞、硬脊膜外麻醉等。

4. 肾上腺皮质激素　在病情急性发展阶段又无感染时，可考虑应用泼尼松 5~10mg 或地塞米松 0.75~1.5mg，3~4 次/d；或静脉滴注氢化可的松 100~200mg，1 次/d。泼尼松龙 20mg 动脉内注射，3~7 天内可使疼痛明显减轻或消失。

5. 抗菌药物　有局部或全身感染时，选用合适的抗菌药物治疗。

6. 二氧化碳治疗　95%二氧化碳 2ml/kg，动脉内注射；或 0.3ml/kg，肱动脉内注射。每周 1 次，4~8 次为一个疗程。一般治疗 1~2 个疗程。

7. 血液稀释疗法　放血 500ml 后缓慢注入等量预加温的 10%羟乙基淀粉（hetastarch，人造血浆），重复进行，维持血细胞比容至少降低 10%，3 周后停止治疗。

8. 高压氧治疗　1 次/d，每次 3~4 小时，10 次为一疗程，可进行 2~3 个疗程。

9. 血管内皮生长因子（VEGF）基因治疗　VEGF 是一种内皮细胞特异性的分裂原，可促进内皮细胞的黏附、迁移和增殖，目前尚无明确的治疗证据证实其临床疗效。

10. 如尿砷和发砷均高于正常，可试行慢性砷中毒的治疗方法，给予：①10%硫代硫酸钠 10ml，静脉注射，以辅助砷排泄；②5%二巯丙磺钠 2.5~5.0ml，肌内注射，1 次/d，连续 3 天，停药 4 天为一疗程。一般用 2~3 个疗程；③皮肤或黏膜损伤处可用 2.5%二巯丙醇软膏外涂。但上述疗法对本病是否有效尚待进一步探讨。

（三）介入治疗　主要是介入下肢血管插管溶栓，但疗效不确切。

（四）外科处理　①局部溃疡、坏疽的处理。②手术治疗经上述治疗无效者，可根据患者情况选作交感神经切除术、肾上腺部分切除术、动脉血栓内膜剥脱术、动脉旁路移植术等多种手术。

【预防】
戒烟和脱离接触砷的环境。其余参见本章第四节"闭塞性动脉硬化"。

第四节　闭塞性动脉硬化

闭塞性动脉硬化（arteriosclerosis obliterans）是动脉粥样硬化病变累及周围动脉并引起慢性闭塞的一种疾病。多见于髂总动脉、股浅动脉和腘动脉。由于动脉粥样斑块、动脉中层变性和继发性血栓形成，逐渐产生管腔狭窄或闭塞，造成患肢缺血等临床表现。主要临床表现有患肢发冷、麻木、疼痛、间歇性跛行、动脉搏动消失、肢体组织营养障碍、趾或足发生溃疡或坏疽。

【发病情况】
发病年龄多在 50~70 岁之间，男性多于女性，女性仅占 8%~10%。患者中 20%伴有糖尿病，糖尿病患者发生本病者比无糖尿病患者高 11 倍，且发病年龄更早，更易影响较小口径和较远侧部位的动脉。共存冠心病通常达 40%或以上，65 岁以上的男性至少 15%有共存颈动脉阻塞病变和腹主动脉瘤。

【病因】
本病是全身动脉粥样硬化的一部分，其病因与发病机制尚未完全阐明（参见本篇第八章"动脉粥样硬化"）。

【病理】
闭塞性动脉硬化多见于腹主动脉下端、髂动脉和股动脉，上肢动脉较少受累，偶尔可发生在锁骨下动脉近端和尺动脉。有些老年人或伴有糖尿病的患者，病变可先发生在较小的动脉，如胫前和胫后动脉。病变后期动脉常扩张、变硬，呈条索状或不规则扭曲。

动脉壁中的改变参见本篇第八章"动脉粥样硬化"。少数可导致动脉扩张，形成动脉瘤。

患肢的缺血程度取决于动脉闭塞的部位、程度、范围、闭塞发生速度以及侧支循环建立的代偿程度。血管狭窄不到 75%通常不影响肢体静息时的血流，血管狭窄 ≥60%在运动时才会发生肢体缺血。患肢组织缺血后皮肤萎缩变薄，皮下脂肪消失而由纤维、结缔组织所替代，骨质疏松，肌肉萎缩，并出现缺血性神经炎。后期可出现坏疽。

【临床表现】
本病的症状主要由于动脉狭窄或闭塞引起肢体局部血供不足所致。早期可表现为无症状的患肢脉搏减弱或局部杂音，仅在常规体检时被发现。最早出现的症状是患肢发凉、麻木或间歇性跛行。如腹主动脉下端或髂动脉发生闭塞，行走时整个臀部和下肢均有酸胀、乏力和疼痛，且可有血管源性勃起功能障碍的表现；症状发生在小腿，则可能为股动脉或腘动脉闭塞；如症状累及足或趾时，可能有低达踝部的动脉闭塞。上肢动脉硬化也可表现上肢间歇性跛行；可由于脑动脉盗血综合征而出现耳鸣、眩晕、构语障碍、复视、双侧视力模糊、单侧或双侧肢体感觉缺失，甚至昏厥。随着病情的发展，缺血程度加重，出现下肢持续的静息痛和患肢皮肤、肌肉营养障碍表现（参见本章第三节"血栓闭塞性脉管炎"）。后期可产生趾、足或小腿的干性坏疽和溃疡。糖尿病患者常有继发感染和湿性坏疽。患肢动脉搏动减弱或消失，血压降低或测不出；上肢病变时两臂血压相差 ≥20mmHg。

患肢动脉如部分阻塞，则在狭窄动脉区可听到血管的收缩期吹风样杂音，此时常指示管腔减少 ≥70%；少数可扪及动脉瘤，多见于腘窝或腹股沟韧带以下的股动脉部位。

患肢颜色改变,特别是足和趾在抬高时苍白,下垂时潮红、发紫,提示微循环水平的动脉缺血;两侧肢体皮温不同,患侧足变凉、变冷;"充血膝征":在股浅动脉远端或腘动脉近、中段阻塞时,患侧膝比健侧温暖,两膝温差可达 1.1~2.8℃。此征指示有来自股深动脉的膝周侧支循环。

【实验室检查】

(一)**一般检查** 包括血脂、血糖测定,心电图和运动试验检查等。

(二)**行走试验** 令患者在规定时间内做一定速度的原地踏步,直到出现跛行症状为止。根据肌肉酸痛、疲劳及紧固感出现的部位及时间,可初步提示病变的部位及严重度。

(三)**活动平板运动试验** 详见本章第三节"血栓闭塞性脉管炎"。

(四)**患肢抬高及下垂试验** 在暖室中,把肢体抬高到水平位以上1~2分钟,以观察足底面的皮色。正常者足底仍保持粉红色;患肢侧支循环不足时,则足底呈苍白;然后令患肢下垂,观察足背静脉充盈时间及足部发红时间。正常人静脉充盈时间≤15秒,发红时间<10秒。一般认为肢体发红时间≥15秒不恢复为中度缺血,≥30秒为明显缺血,≥60秒为重度缺血;静脉充盈时间延长>15秒也指示患肢动脉供血不足。

(五)**毛细血管充盈时间** 正常时压迫甲床或趾跖侧(或指掌侧)软组织后颜色立即恢复,如果颜色恢复>2秒应考虑为有缺血。患肢颜色恢复时间显著延长。

(六)**超声血管检查** ①测压法:患肢踝/肱指数<1,指数<0.4提示患肢有明显缺血;②彩色超声多普勒检查:可直接检出血管的狭窄程度和动脉粥样斑块的病变情况。

(七)**阻抗性容积描记术** 此法在鉴别正常、间歇性跛行与静息痛肢体时很有价值。

(八)**经皮组织氧张力测定(PtcO₂)** 此法是通过测定局部氧释放量来了解组织血液灌注情况。正常人 PtcO₂ 值为(60.7±7.48)mmHg,在站立时平均增加 10mmHg,而后缓慢下降,10分钟后回复到静息时水平。间歇性跛行者静息时 PtcO₂ 值接近正常,但运动后明显下降。静息痛者运动前 PtcO₂ 仅为(4.83±4.52)mmHg。

(九)**X 线检查**

1. 患肢平片检查 可发现动脉处有不规则的钙化斑,该处常提示为闭塞病变的部位。如动脉上看到有弥漫而均匀的薄层钙化,或动脉边缘呈齿状钙化影,则提示为动脉中层钙化。

2. 动脉造影 可了解患肢动脉的阻塞部位、范围和程度,以及侧支循环建立的情况。

3. 磁共振成像 对动脉内膜斑块、腹部较大动脉分支均能显像,特别能识别合并夹层分离或动脉瘤。

【诊断与鉴别诊断】

男性,50岁以上,有下肢或上肢慢性缺血症状且动脉搏动减弱或消失;X线片显示动脉壁内有斑片状钙化阴影者,均应怀疑本病的可能。动脉造影可以确诊。本病尚需与其他慢性动脉闭塞性病变相鉴别,包括血栓闭塞性脉管炎、多发性大动脉炎和结节性多动脉炎等。

【治疗】

(一)**一般治疗** 限制体力活动,卧床休息时应保持患肢低于水平面20°~30°稍稍下垂的位置;避免直接受热;戒烟;应进行规律的运动,患者在指导下行走,走到引起跛行痛的距离,然后停止行走并休息到症状缓解后,重新行走,运动时间每次约为30~45分钟,每周≥4次。通过锻炼可增加侧支循环,并使肌肉群功能增强;治疗高脂血症和控制糖尿病。

(二)**血管扩张药** 此类药物不能改善间歇性跛行,只能增加皮肤血流,可能加速少数伤口的愈合。在某种情况下,由于降低了动脉压和减少了侧支血流或使血流转向病变近侧的健康区域,而使远侧患肢部的灌注压降低,以致加重缺血性损害。口服己酮可可碱缓释片(pentoxifylline),400mg,2~3 次/d,可延长患肢运动时间和增加红细胞变形能力,降低血液黏滞度。

(三)**抗血小板聚集药** 参见本篇第二十六章第八节"抗血小板聚集、抗凝和溶栓药"。

(四)**抗凝治疗** 一般用于旁路术或经皮球囊扩张血管成形术(PTA)手术后,通常用华法林治疗。

(五)**血浆交换疗法** 参见本章第二节"雷诺综合征"。

(六)**手术治疗** 鉴于病变具节段性,且多发于大、中型动脉,故约80%患者可作手术治疗。手术适用于伴有严重静息痛、症状呈进行性加剧,有产生溃疡或坏疽可能者。腰交感神经节切除术可作为一种辅助性手术治疗方法,以增加患肢皮肤血流,促进皮肤溃疡愈合。大多数采用人造血管或自体大隐静脉旁路移植术。

(七)**介入治疗** 主要适用于狭窄段相对较短和血管尚未完全阻塞者。方法主要有 PTA 和支架植入术、经皮血管腔内旋切或旋磨术。介入治疗方法简便、病残率低、价廉、成功率高、可反复使用。被扩张的血管有良好的远期通畅率,但由于血栓形成、内膜和中层增生所致,1 年内再狭窄率仍高达 20%~30%。血管腔内支架人工血管置疗的方法主要用于腹主动脉和髂动脉段。适用于长段狭窄,并合并有短段闭塞者。

【预防】

主要在于预防动脉粥样硬化(参见本篇第八章"动脉粥样硬化")和避免应用收缩血管的药物。患肢应防止受冷,但不要烘热或晒太阳;不要两腿交叉而坐,保持患肢皮肤清洁和干燥;及时剪去趾甲,但不要损伤皮肤;不要穿太紧的鞋、袜,更不能赤脚走路;及时治疗鸡眼和胼胝,避免损伤,每周自我检查患足有无皲裂和伤口等,并及时局部用药治疗。

第五节 红斑性肢痛症

红斑性肢痛(erythermalgia)是一种肢端血管发生过度扩张所引起的疾病,临床上主要表现为在温热环境中阵发性肢端发红、皮肤温度增高和烧灼样疼痛。原发性者比较多见。

【发病情况】

本病属少见病。患者多为儿童或>40岁者。国外报道男性患者多于女性,约为2:1。但广州报告的433例患者中,青年女性最多,占92.86%,男女比例为1:13。

【病因与发病机制】

本病的病因和发病机制尚不清楚。有人认为是血管运动中枢的某些障碍所致,故受累部位常呈对称性分布。也可能是由于两侧肢体动脉的血流增加,皮肤发红而温度升高。扩张的小血管压迫和刺激神经末梢,引起烧灼样疼痛。也有人发现,本病与周围循环中5-羟色胺增高,或皮肤微血管对热的反应过度,缺乏血管正常收缩的对抗机制有关。此外,一些有害因子,如皮肤慢性炎症、紫外线损伤、受冻、烧伤和擦伤等,都可使皮肤微血管的紧张性消失而诱致本病。偶有遗传性。

【病理】

本病常无明显病理解剖变化,不伴有局部组织的器质性异常和营养性改变。发作时表现为局部毛细血管迅速扩张、充血,局部皮温升高(可达35~37℃),足背和胫后动脉搏动增强。

【临床表现】

起病急骤,主要累及双足,常在温热环境中肢体下垂、站立或运动时,引起发作或使发作加重。局部皮温超过临界温度时常引起发作,夜间发作常较白昼为重。发作时特点为两足对称性、阵发性剧烈疼痛,疼痛多为烧灼样,偶呈刺痛或胀痛。皮肤潮红充血,皮温增高伴出汗。足背和胫后动脉搏动增强。冷敷、抬高患肢或将足露出被外,局部温度低于临界温度后可使发作缓解,皮色恢复正常。疼痛通常局限于足的趾和趾端,较少见在手的相应部位。每次发作持续数分钟,甚至数小时,偶尔伴有局部水肿。发作间歇期,趾端常遗留有轻度麻木或疼痛感,但不伴有溃疡或坏疽等神经营养障碍。

【实验室检查】

①皮肤临界温度试验:将足或手浸泡在32~36℃水内,若有症状出现或症状加重即为阳性;②甲皱微循环检查:示毛细血管袢轮廓模糊、扩张,其内压力增高,给予热刺激后更为严重。

【诊断与鉴别诊断】

根据特征性的临床表现,红斑性肢痛症的诊断并不困难。本病大约60%为原发性。其他可由真性红细胞增多症、甲状腺功能亢进症、系统性红斑狼疮、原发性高血压、酒精中毒、恶性贫血、血栓闭塞性脉管炎、痛风、类风湿关节炎、静脉功能不全、与糖尿病有关的周围神经炎以及铊、汞或砷中毒和糙皮病等疾病所引起,称为"继发性红斑性肢痛症"。血管疾病经成功的动脉旁路移植术后,随着远端灌注压恢复,缺血区可有明显的反应性充血。上述现象称为"暂时性红斑性肢痛症",其表现可能持续数天甚至几周,应注意鉴别。

【治疗】

（一）热的脱敏 降低肢端血管对热的敏感性。先将患肢浸入临界温度以下的水中,然后逐渐升高水温直至出现轻微不适。每天浸泡并逐步提高水温,直到患者在临界温度以上的水

温中不引起发作为止。

（二）药物治疗

1. 阿司匹林 口服一次0.5~1.0g可预防疼痛发作数天。

2. 血管收缩剂 ①麻黄碱:口服25mg,3~4次/d;②肾上腺素:发作时喷雾吸入1:1000肾上腺素溶液;③马来酸美西麦角(methysergide maleate):开始口服8mg/d,以后逐渐减小剂量到2~4mg/d;每年应间断1~2个月,以避免腹膜后纤维化的副作用;④β受体阻滞剂:如普萘洛尔,口服10~30mg,3次/d,对部分患者有效。

3. 5%葡萄糖酸钙 20ml静脉注射,2次/d。

4. 普鲁卡因封闭 0.25%~0.5%普鲁卡因作患肢套式封闭,1~3次后症状可减轻。

（三）手术治疗 对内科治疗无效且严重到足以使劳动力丧失者,可考虑手术切断、压榨或将乙醇注入到胫后、腓总神经或腓肠神经,后两法可以导致足部皮肤麻醉持续达3~6个月。

【预防】

患者宜穿多孔的凉鞋,夜间睡眠时足部不宜覆盖,足部尽量避免暴露于温热的环境中,特别是干热。

第六节 手足发绀

手足发绀(acrocyanosis)是一种血管痉挛状态,特点为四肢皮肤呈持续、均匀的青紫色,伴有局部皮肤温度降低,而四肢脉搏正常。

【病因】

病因不明。有人认为部分患者至25岁左右时症状可明显缓解,故认为与内分泌功能失调有关。

【发病情况】

发病年龄多在20~45岁,以青年女性为多见。精神异常患者中发病率较高。

【病理】

本病的主要特点是在常温下持续的毛细血管前小动脉痉挛,导致血流减少、皮肤青紫和皮温降低,而静脉张力减低,产生继发性扩张。毛细血管中血液潴留,真皮乳头下静脉丛中含氧量低的血红蛋白量增加,引起皮肤青紫色。无缺血性神经营养障碍所致的溃疡或坏疽。

【临床表现】

四肢末端,特别是手和前臂有持续均匀的青紫,抬高患肢可使静脉扩张和皮肤青紫消失,患肢下垂可使青紫加重和静脉充盈过度。而足和腿受累较不显著,其他部位的皮色正常。青紫在寒冷环境中和情绪波动时加重,在温热环境中和运动时减轻,但通常不完全消失。局部加压后可产生白色斑点,消退缓慢。可能伴有手掌表面多汗,手指肿胀、麻木、僵硬感或局限性压痛。皮肤温度降低,而患肢脉搏正常。不发生溃疡或坏疽组织营养改变。

【实验室检查】

甲皱微循环检查示毛细血管袢较扩张,其内血流缓慢、停

滞,血色暗红。管袢周围可有渗出,造成管袢周围轮廓不清。冷刺激试验常呈阳性。

【诊断与鉴别诊断】

青年女性,持续出现手和/或足的青紫,患肢脉搏正常,无杵状指或心脏杂音,无慢性胸、肺疾病者即应考虑本病的可能。本病需与一些慢性器质性动脉疾病、心脏病特别是发绀型先天性心脏病,胸、肺疾病和全身性疾病所致的缺氧状态,以及正常人暴露于冷空气中体表血管暂时性痉挛的情况相鉴别。

【治疗】

通常不需要治疗,减少或防止受寒即可。必要时可考虑应用血管扩张剂治疗:①盐酸酚苄明和二氢麦角碱治疗(参见本章第二节"雷诺综合征");②环扁桃酯(cyclospasmol),口服 0.1~0.2g,3~4 次/d;③利血平,口服 0.25~0.5mg,3~4 次/d;④钙通道阻滞药:可根据心率快慢选用硝苯地平或地尔硫草治疗(参见本章第二节"雷诺综合征");⑤长效妥拉唑林,80mg,每 12 小时一次;⑥伴多汗症者可用山莨菪碱治疗,10mg,3 次/d;⑦α_1 受体拮抗剂也可减轻症状。严重者可行胸交感神经节阻滞术或切除术。

【预防】

避免寒冷。

第七节　网状青斑

网状青斑(livedo reticularis)是一种少见的功能性皮肤血管痉挛病,临床特点为肢体和/或躯干皮肤出现持续、对称的网状或斑片状青紫。其病因尚未明确。

【发病情况】

首次发病多在儿童或青春期,但多见于 20~30 岁,女性或皮肤较白的人较常见。无季节性差异。

【病理】

有特征性的皮肤循环血流动力学异常。局部皮肤微动脉痉挛引起皮肤缺血,而毛细血管和静脉的无张力性扩张以及局部循环淤滞,导致皮肤青紫。由于来自皮下组织的中央微动脉从下面穿入皮肤和中心区毛细血管的树枝状分支比周围毛细血管的张力稍大,血流稍快,造成青紫围绕着中间苍白区而呈网状改变。后期,微动脉管腔可因内皮增生和血栓形成而完全阻塞,导致梗死和皮肤溃疡。

【临床表现】

较轻型者易被遗漏或当作正常皮肤的变异。本病多发于外露的肢体部位,如手、前臂、踝部和小腿,但也可累及整个下肢或臀部,少数患者也可发生于颜面和躯干。皮肤呈持续、对称的网状或斑片状青紫,网状结构的中间皮色正常。青紫在寒冷环境中加重,抬高患肢和在温热环境中则减轻,但并不完全消失。检查患肢动脉搏动良好,亦无静脉功能不全的体征。一般无其他症状,有时可伴有多汗症,患肢发凉、麻木,足和腿的感觉异常或钝痛。偶尔,腿上的皮肤可有反复的溃疡形成,但足、趾的坏疽很少见。溃疡不易治愈。本病可分成三种类型:

①大理石样皮斑(cutis marmorata),婴儿多见,是较轻的一种。受冷后皮肤出现紫红色网纹或斑点状阴影,纹理较细。在温热环境中皮肤表现可逐渐消失;②特发性网状青斑,此型皮肤上紫红斑纹较明显,且范围较广,在温热环境中也不完全消失。伴有较高的原发性高血压发生率;③继发性网状青斑,常为全身性疾病的一个体征,如类风湿关节炎、风湿热、血小板增多症或特发性血小板减少性紫癜、白血病、某些神经系统疾病(如脑血管意外、反射性交感神经萎缩)、系统性红斑狼疮、结节性多动脉炎、冷球蛋白血症、金刚烷胺或 β 受体阻滞剂治疗等,又称为"症状性网状青斑",青斑常持久存在。

【诊断与鉴别诊断】

年轻患者,表现有四肢特别是下肢皮肤持续、对称的网状或斑片状青紫,而患肢脉搏正常时,即应考虑本病的可能。本病需与慢性冻疮、结节性血管炎、静脉功能不全、硬结红斑以及正常人暴露于冷空气中体表血管暂时性痉挛的情况相鉴别。

【治疗】

大多数患者无任何症状,无需特殊处理。有溃疡者宜卧床休息。下肢肿胀者可用弹力绷带包扎。也可用血管扩张剂,如盐酸酚苄明、环扁桃酯、硝苯地平和利血平等治疗(参见本章第二节"雷诺综合征"和第六节"手足发绀")。对下肢溃疡经上述治疗无效者,可考虑作腰交感神经切除术。对继发性患者的治疗应针对其基本病因。

【预防】

尽量避免肢体暴露于寒冷的环境,可减轻网状青斑的程度。

第八节　静脉血栓形成

静脉血栓形成(venous thrombosis)是静脉的一种急性非化脓性炎症,并伴有继发性血管腔内血栓形成的疾病。病变主要累及四肢浅表静脉或下肢深静脉。其临床特点为患肢局部肿痛、皮下可扪及有压痛的条索状物或伴有病变远端浅表静脉曲张等静脉回流受阻现象。可因血栓脱落而造成肺栓塞。

【发病情况】

本病的发生率因年龄增长、体重指数(BMI)增加和吸烟等因素而增加。年龄<80 岁的男性人群中 10.7%患有本病,80 岁人群的发病率是 30 岁人群的 30 余倍。手术、外伤、恶性肿瘤、妊娠、休克、心脏病、慢性阻塞性肺部疾病及系统性疾病如结缔组织病等,均是与本病相关的高危因素。

【病因】

(一)静脉壁损伤　静脉内壁为一层扁平的内皮细胞,其表面由含蛋白聚糖(proteoglycan)的多糖-蛋白质复合物(glycocalyx)所覆盖。内皮细胞表面的覆盖物中含有大量的肝素,具有良好的抗凝作用,并能防止血小板的黏附;正常的内皮细胞能分泌一系列的抗凝物质,如前列环素(PGI_2,前列腺素 I_2)、抗凝血酶辅助因子血栓调节素和组织型纤溶酶原激活物(t-PA)等。但在某些情况下,静脉内皮层可从抗凝状态转化为前凝血状态,内皮细胞产生组织因子、血管性血友病因子和纤维连接蛋白等,内皮层通透性增加,并可见到白细胞黏附于内皮细胞表面,而内皮细胞原有的抗凝功能受到抑制。炎症细胞对血栓形成起着触发和增强的作用,其分泌的白介素-1(IL-1)和肿瘤坏死因子(TNF)能促使纤维蛋白原沉积,并抑制纤维蛋白溶解;TNF可抑制内皮细胞血栓调节素的表达,使内皮细胞从抗凝状态转化为前凝血状态。此外,内皮细胞还能合成部分基底膜的组成部分,如第Ⅳ和第Ⅲ类胶原等。因此,完整的内膜是防止纤维蛋白沉积的必要条件。病理证实,在静脉入口和汇合处,管壁的结构最为薄弱,淤血可使静脉管腔扩大,薄弱的内膜上发生极为微小的裂伤,从而使血小板黏附,出现纤维蛋白沉积。

(二)**静脉血流缓慢** 因手术或重病卧床、心力衰竭、腹内压增高、下肢静脉曲张或因其他原因而长时间静坐后,均易引起深静脉血栓形成。静脉血流缓慢时可因组织缺氧导致细胞代谢障碍,使局部产生凝血酶积聚;并由于细胞的破坏而释出5-羟色胺和组胺,使内皮细胞收缩及其下方的基底膜裸露,使血流中的血小板黏附其上,引起凝血物质的释放和激活。

(三)**异常的血液高凝状态** 血细胞和血浆蛋白的改变,如血小板黏附性增高,血小板数增加,血浆纤维蛋白原增加,凝血因子增多和抗纤维蛋白溶酶尤其是α2巨球蛋白和α1胰蛋白酶抑制剂的含量增高等,有助于静脉血栓形成。其他如创伤、烧伤、分娩或严重脱水所致的血液浓缩;脾切除后血小板的急剧升高和红细胞增多症的血液黏滞度增高;因为内脏癌肿浸润组织及其破坏所释出的一些促凝物质,其中以肺癌最易引发本病;大型手术时对血小板的刺激,使血小板聚集;某些药物反应,如长期口服女性避孕药可降低抗凝血酶的水平,使深静脉血栓形成的发生率增高8倍;妊娠或某些感染等也可使血细胞凝集现象增多;家族性缺乏某种抗凝血因子的患者有反复发生血栓性静脉炎的倾向。

【易患因素】

(一)**年龄** 深静脉血栓可见于任何年龄的人群,但统计显示,随着年龄增大,发病率逐步增高,80岁人群的发病率是30岁人群的30倍。年龄对于深静脉血栓发病的影响是多方面的,年龄增加,易患因素也增加;实验表明,老年人血液中的凝血因子活性较高,小腿肌肉的泵作用减弱使得血液在比目鱼肌静脉丛和静脉瓣袋内淤滞较严重,因此深静脉血栓的发病率较年轻人高。

(二)**制动** 临床上长期卧床的患者容易患深静脉血栓。尸体解剖发现卧床0~7天的患者深静脉血栓的发病率为15%,而卧床2~12周的患者,深静脉血栓的发病率为79%~94%。中风患者中,下肢麻痹的患者,深静脉血栓的发病率为53%;而无下肢麻痹的患者,只有7%;在坐大途汽车和飞机旅行的人群中,深静脉血栓的发病率也较高。小腿肌肉的泵作用对于下肢静脉的回流起着重要的作用,制动后静脉回流明显减慢,从而增加了深静脉血栓的发生。

(三)**静脉血栓史** 大约有23%到26%的急性深静脉血

栓的患者既往有过静脉血栓的病史,这些新形成的血栓往往来自原来病变的静脉。研究发现,复发深静脉血栓的患者血液常呈高凝状态。

(四)**恶性肿瘤** 统计发现,19%~30%的深静脉血栓患者合并有恶性肿瘤,而肺癌是最容易引发深静脉血栓的一种恶性肿瘤,其他如泌尿生殖系统和胃肠道的恶性肿瘤也容易引发深静脉血栓。恶性肿瘤引发深静脉血栓的原因是多方面的,其中最重要的是恶性肿瘤能释放促凝物质,提高血液凝血因子的活性。另外,肿瘤的手术治疗以及化疗也是导致深静脉血栓的重要因素。

(五)**手术** 患者年龄、手术种类、创伤大小、手术时间以及术后卧床的时间等都影响深静脉血栓的发生。其中手术类型尤为重要。普外科手术术后深静脉血栓的发生率在19%左右,而神经外科手术在24%左右,而股骨骨折、髋关节成形术、膝关节成形术则分别高达48%、51%和61%。手术诱发的深静脉血栓的原因包括围手术期制动、术中和术后体内凝血、抗凝及纤溶系统异常以及静脉血管壁损伤。

(六)**创伤** 创伤死亡的尸体在解剖中发现有62%~65%的死者有深静脉血栓发生。由于创伤可以导致下肢骨折、脊髓损伤、静脉血管损伤需要手术治疗等,使创伤患者容易发生深静脉血栓。另外机体创伤后血液处于高凝状态,也促进血栓形成。

(七)**原发性血液高凝状态** 常见于有基因突变或遗传性抗凝物质缺陷的患者,在所有深静脉血栓的患者中约有5%~10%是由原发性血液高凝状态引起的。

(八)**怀孕** 孕产期妇女容易患深静脉血栓,女性深静脉血栓患者中有近一半发生在这一时期。孕期、分娩和产后三段时间均可发病,但以产褥期最为多见,发病率约为0.23%~0.61%,孕产期妇女深静脉血栓高发的原因可能与血液高凝及血流异常有关。增大的子宫压迫髂静脉以及下腔静脉,使静脉回流变慢,下肢静脉血液淤滞;而孕产期血液中的凝血因子浓度有所增加,抗凝物质水平有所降低,纤溶活性也受抑制,使孕产期妇女易患深静脉血栓。

(九)**口服避孕药** 早在20世纪60年代有报道口服避孕药容易引发深静脉血栓,现在已经证实育龄妇女的深静脉血栓中有1/4与应用避孕药有关,停用避孕药后由深静脉血栓引发的肺栓塞明显降低。雌激素还用于治疗男性前列腺肥大和女性更年期综合征,以及哺乳期妇女的退乳。这些人中深静脉血栓的发病率也较高。雌激素的作用有升高血液黏滞度,提高血液纤维蛋白原、血浆凝血因子的浓度,增加血小板的黏附性和聚集性;因此容易形成血栓。

(十)**血型** 现已发现血型与深静脉血栓存在一定的关系,A型血的人最容易患深静脉血栓,而O型血的人患病的风险最小。目前原因还未明了。

(十一)**人种** 深静脉血栓在欧洲的发病率较亚洲高得多,虽然种族差异可能导致群体凝血,但生活习惯以及饮食结构的不同同样也可能影响深静脉血栓的发生。

（十二）**中心静脉插管**　临床上中心静脉插管越来越多，尤其在上肢深静脉血栓的患者中有 65% 与中心静脉插管有关。静脉插管不仅损伤血管壁，同时在静脉插管表面也容易形成血栓。导管的种类对于深静脉血栓也有很大的影响；此外，导管口径、静脉插管次数、保留时间以及所灌注药物均会导致血栓形成。

（十三）**肠炎**　临床上常有报道肠炎患者合并肺栓塞，具体原因还不清楚，只是发现这些患者血液中血小板计数、凝血因子以及纤维蛋白原浓度明显升高。

（十四）**系统性红斑狼疮**　系统性红斑狼疮常合并动脉血栓形成、反复流产、血小板减少症及神经系统疾病等。这可能与活动期体内狼疮性抗凝血酶抗体及抗心肌磷脂抗体较高有关。其他一系列自体免疫性疾病患者也有类似情况。

（十五）**其他**　肥胖、静脉曲张以及心功能不全等与深静脉血栓形成的关系目前还有很多争论。

【病理】

目前认为血栓性浅表静脉炎和深部静脉血栓形成是一种疾病的两个不同阶段，且两者可相互转变。血栓性浅表静脉炎的病理变化特点是静脉壁有不同程度的炎症、增厚和血管腔内血栓形成。浅表静脉的血栓多与静脉壁紧粘，不易脱落。深部静脉血栓形成主要是因为静脉血流滞缓和血液高凝状态所致，血栓大部分由红细胞伴有少量纤维蛋白和血小板组成，血栓远侧端与血管壁仅有轻度粘连，而近侧端则漂浮在血管腔内，容易脱落而导致肺栓塞。静脉血栓形成后可产生肢体静脉回流障碍，远端静脉压增高和组织缺氧导致毛细血管静水压和血管壁通透性增加，出现浅表静脉曲张和肢体肿胀；在静脉血栓形成的同时，可伴有一定程度的动脉痉挛。在动脉搏动减弱的情况下可引起淋巴淤滞和回流障碍，从而加重肢体肿胀；此外，在静脉血栓形成过程中，静脉本身及其周围的炎症可引起患肢不同程度疼痛。

【临床表现】

（一）**血栓性浅静脉炎**（superficial thrombophlebitis）　多发生于四肢浅表静脉，如大、小隐静脉，头静脉或贵要静脉。急性期时患肢局部疼痛、肿胀，沿受累静脉的行径可摸到一条有压痛的索状物，其周围皮肤温度增高、稍红肿。一般无全身症状。1~3 周后静脉炎症逐渐消退，局部遗留有硬条索状物和皮肤棕色色素沉着，常经久不退。本病有复发倾向。

（二）**深部静脉血栓形成**（deep venous thrombophlebitis，DVT）　症状轻重不一，取决于受累静脉的部位、阻塞的程度和范围。有些患者可全无症状，而第一症状表现为大块肺栓塞，其炎症和血栓形成多发生于小腿静脉或腘静脉内，局部疼痛，行走时加重。轻者仅有局部沉重感、站立时明显。患肢肿胀，小腿肌肉、腘窝、腹股沟内侧等处有压痛。直腿伸踝试验（Homan 征）阳性，检查时让患者下肢伸直，将踝关节急速背屈时，由于腓肠肌和比目鱼肌被动拉长而刺激小腿中病变的静脉，引起小腿肌肉深部疼痛。同理，压迫腓肠肌试验（Neuhof 征）亦阳性。此外，常可见远侧静脉压增高所致的浅静脉曲张。

当静脉血栓延伸至髂静脉、股静脉时，患肢疼痛加剧，呈痉挛性痛，伴有凹陷性浮肿，出现股内侧及同侧下腹壁静脉曲张。发生于左侧者比右侧多 2~3 倍。检查时患侧股三角区有明显压痛，并可在股静脉部位摸到一条有压痛的索状物。同时，可伴有轻度的全身症状，如发热、乏力、心动过速，并有血白细胞增高和血沉增快等。当一侧髂静脉、股静脉血栓向下腔静脉延伸时，可出现上述两侧髂静脉、股静脉血栓形成的症状和体征。两下肢和外阴部均出现明显水肿，疼痛也向上扩展。后期，两侧腹壁、胸壁和臀部均有浅静脉曲张。但有时这种曲张的浅静脉可被明显的水肿所掩盖。偶可因下肢回流血量锐减而导致低血容量性休克。上肢深静脉和上腔静脉血栓形成较少见。

【实验室检查】

血栓性浅表静脉炎一般无需特殊实验室检查。深部静脉血栓形成时可作下列检查：

（一）**血液检查**　发生静脉血栓时 D-二聚体增高，其阳性预测值价值不大，但阴性预测值高达 97%~99%。

（二）**静脉压测量**　患肢的静脉压升高。正常站位时足背静脉弓的平均压力为 18.8cmH$_2$O，而颈静脉压力为 7cmH$_2$O。平卧位时在上、下肢的相当部位，下肢静脉压比上肢稍高。周围大静脉的正常压力平均为 6~12cmH$_2$O，但患肢常 >20cmH$_2$O。

（三）**非创伤性检查**

1. **放射性核素检查**　①放射性核素碘-125-纤维蛋白原摄取试验：局部血栓形成时，碘-125 标记的纤维蛋白原进入血栓内，使患病部位的放射性增高，此法特别适用于膝关节以下的静脉血栓的定位检查，但不适宜对腹股沟韧带以上的静脉血栓检查；②高锝-99m 酸盐法：左或右髂总静脉完全闭塞时，显影延迟 30 秒，本法适用于骨盆及下肢深静脉血栓形成的诊断；③锝-99m 大颗粒聚合白蛋白（MAA）或锝-99m 大颗粒微球体（MS）法检查：静脉无病变时，大隐静脉清晰可见，静脉有血栓时，阻塞部位有放射性降低或缺损区。

2. **超声血管检查**　利用多普勒原理来检测静脉阻塞，在采用改变静脉血流的各种动作时，如深呼吸、Valsalva 动作或腿部挤压，可检出存在阻塞的静脉；用彩色血流多普勒实时显像法对膝以上深静脉血栓形成有良好的灵敏度和特异度，可替代 X 线静脉造影检查。

3. **体积描记法**　包括电阻抗体积描记法（IPG）、应变体积描记法（SGP）、静脉血流描记法（PRG）和充血体积描记法（PPG）。血流是体内良好的电导体，电阻抗体积描记法的原理是通过测量电阻抗的改变来了解血容量的变化。此法适用于髂、股、腘静脉的急性血栓形成者，准确率可达到 96%。

4. **皮肤温度测定**　检测深静脉血栓形成：①用扫描照相机检测红外线放射的方法进行下肢皮肤温度标测；②液晶温度记录仪：可检出静脉炎所致的轻微皮温增高。

（四）**X 线静脉造影**　本法是诊断深部静脉血栓形成的"金标准"，它可显示静脉阻塞的部位、程度、范围和侧支循环血管建立的情况。具体方法是：①患者仰卧于 X 线检查平台上，头高足低,倾斜30°~45°;②踝部扎一根橡皮止血带,使其恰能阻断浅静脉回流;③用静脉留置针穿刺足背浅静脉后松弛止血带;④患者患肢呈悬垂状态,并略向外展;⑤静脉内注入造影剂约50ml;⑥在电视屏幕跟踪下,对小腿、膝、大腿做连续摄片;⑦当造影剂至髂静脉时,将检查平台倾斜度调整到60°,嘱患者尽量屏气,使造影剂在髂静脉内浓聚,再行髂静脉摄片。

下列征象提示有深静脉血栓形成:①静脉主干有固定的造影剂充盈缺损;②造影剂通过正常静脉的侧支,在血栓近端再显影;③小腿静脉丛一次造影可能无法显示全部,如反复多次造影,同一静脉始终部分显影,提示可能有静脉血栓存在。

(五)**磁共振静脉成像(MRV)** MRV对近端主干静脉(如下腔静脉、髂静脉、股静脉等)血栓的诊断有很高的准确率。

(六)**螺旋CT肺血管造影检查** 如阴性则可以排除明显肺栓塞。

【诊断与鉴别诊断】

根据浅表静脉区的红肿和扪及压痛的条索状物等特点,血栓性浅静脉炎的诊断即可确立。凡在术后、产后或因全身性疾病长期卧床的患者中,突然出现小腿深部疼痛、压痛、肿胀,Homan征和Neuhof征阳性时,应首先考虑小腿深部静脉血栓形成的可能。结合超声检查,放射性核素扫描和静脉造影即能确诊。但尚须与急性小腿肌炎、小腿蜂窝织炎、急性动脉栓塞和淋巴水肿等疾病相鉴别。

【治疗】

(一)**血栓性浅静脉炎的治疗** ①一般治疗:卧床休息,抬高患肢超过心脏水平,局部热敷,必要时可穿弹力袜或用弹性绷带包扎,避免久立或久坐;②药物治疗:吲哚美辛或阿司匹林。一般不必用抗生素或抗凝剂治疗。

(二)**深部静脉血栓形成的治疗** 深静脉血栓能导致致命性的肺梗死,因此治疗应该包括深静脉血栓本身和预防肺栓塞的治疗。急性期治疗方案主要有手术治疗和非手术治疗两种;慢性期治疗方法有药物治疗、手术治疗和压迫治疗。

1. 急性下肢深静脉血栓形成

(1)一般治疗:①卧床休息1~2周,可减轻疼痛,并使血栓紧粘于静脉壁的内膜上,抬高患肢有利于静脉回流,促使肿胀消退;②保持大便通畅,以免用力排便使血栓脱落导致肺栓塞;③起床后应穿有压差或无压差长筒弹力袜。

(2)抗凝治疗:抗凝治疗是深静脉血栓治疗中应用最早且最广泛的方法,抗凝本身不能使已经形成的血栓溶解,但它能抑制血栓的蔓延,配合机体自身的纤溶系统溶解血栓,同时减少肺栓塞的发生。抗凝时间可贯穿整个病程,一般需要1~2个月,严重患者可持续用半年至一年,有的需要终身服药抗凝。

常用药物参见本篇第九章第三节"急性冠状动脉综合征"。

(3)溶栓疗法:

1)静脉溶栓疗法:主要针对新鲜血栓,越早使用效果越好,适用于发病后24小时内。常用的药物有链激酶、尿激酶和重组组织型纤溶酶原激活剂(rt-PA),用法参见本篇第二十六章第八节"抗血小板聚集、抗凝和溶栓药"。

2)介入溶栓疗法:适用于发病后10天内或合并肺栓塞。方法:用尿激酶(UK)灌注。①高剂量法:导管到位后先行团注量灌注,15分钟内注入UK 25万U,然后以25万U/h速度连续静脉滴注4小时,以后剂量减为12.5万U/h静脉滴注;②低剂量法:先团注,15分钟内注入5万U,然后以5万U/h速度滴注;③中等剂量法:15分钟内团注10万U,然后以10万U/h滴注。UK的剂量范围为140~1 600万U,平均用量为400万U。静脉滴注时间为15~74小时,平均30小时。血栓溶解后,经导管团注肝素5 000U,然后以800~1 000U/h速度静脉滴注,以防血栓再形成。另一方案为UK 4 000U/min连续滴注,直至血运建立,再以2 000U/min静脉滴注,直至血栓完全溶解。溶栓率可高达88%。亦可考虑应用相应剂量的链激酶溶栓治疗。

(4)介入治疗:腔内法下腔静脉滤网置放术,目的是通过在下腔静脉内放置滤网,使下腔静脉血栓脱落后不至于引起肺栓塞。

(5)手术治疗:自20世纪70年代起,静脉血栓摘除术随着取栓后血栓复发的报道越来越多,使得人们对取栓术的价值提出质疑,而溶栓治疗的安全性逐步提高,也使得取栓手术受到一定限制。然而仍然有些学者认为取栓手术见效快、安全且简单,只要掌握好适应证,方法改进,并配合抗凝治疗,其成功率还是相当高的。

近年来,随着科技进步和腔内技术的发展,各种新型器材和介入下消除血栓的方法不断涌现例如经导管直接溶栓术、腔内超声血栓消融术、Amplatz血栓消融术、Oasis血栓消融术、药物-机械联合血栓切除术、血栓负压抽吸术等,未来会有更加多样化、有效化的器材和方法不断运用在临床上。

2. 慢性下肢静脉阻塞的治疗 物理治疗利用弹力绷带或弹力袜,能明显改善患者的症状,减轻患肢胀痛感,加速肿胀消退。药物治疗一般选择口服华法林、氯吡格雷等,近年来新型口服抗凝药(NOACs)因其不用监测INR的优势得到人们的喜爱,这类药物有达比加群、利伐沙班、阿哌沙班和艾多沙班等。腔内介入治疗主要针对大血管,利用静脉造影明确狭窄的部位后,用球囊导管扩张,并放置支架,恢复管腔内径。手术治疗主要是再建静脉旁路,主要有大隐静脉-腘静脉旁路术,耻骨上静脉旁路术和股-腔静脉等人造血管旁路术。

【预防】

避免输入对静脉壁有刺激的溶液,早期拔除静脉插管,积极治疗静脉曲张,对防止血栓性浅静脉炎或深静脉血栓形成有一定作用。对有深静脉血栓形成倾向而又须手术者,可在术前2小时采用低分子量肝素皮下注射,术后2次/d,持续5~7天,或术后第4天口服华法林,也可以口服新型抗凝药物达比加群、利伐沙班等;或手术前、后各用低分子右旋糖酐(分子量2万~4万)500ml静脉滴注,以后隔天一次,共3次;口服双嘧达莫或阿司匹林也有预防作用,但效果没有上述药物明确。手术时对邻近四肢或盆腔静脉周围组织的操作应轻巧,避免对静脉壁的损伤。术后避免在小腿或腘窝下垫枕,以免影响小腿静脉回流。对大手术后、产后或慢性疾病需长期卧床者,应鼓励患者在床上进行下肢的主动活动,并做深呼吸和咳嗽动作;必要时可作踝关节被动踏板运动,穿长筒弹力袜或采用充气长筒靴间歇压迫法和腓肠肌电刺激法;术后能起床者尽可能早期下床活动,促使小腿肌肉活动,增加下肢静脉回流。

推荐阅读

1. SCHULMAN S, AGENO W, KONSTANTINIDES SV. Venous thromboembolism:Past,present and future[J]. Thromb Haemost,2017, 117(7):1219-1229.

2. CAMPIA U,GERHARD-HERMAN M,PIAZZA G,et al. Peripheral Artery Disease:Past,Present,and Future[J]. Am J Med,2019,132(10): 1133-1141.

3. HUSSAIN MA, AL-OMRAN M, CREAGER MA, et al. Antithrombotic Therapy for Peripheral Artery Disease:Recent Advances[J]. J Am Coll Cardiol,2018,71(21):2450-2467.

第二十五章　心脏移植中的内科问题

王齐兵

心脏移植是一种将供体的健康心脏替代受体的衰竭心脏并赖以维持循环功能的外科治疗方法,一般适用于经内科优化药物治疗无效、预期寿命小于 1 年的终末期充血性心力衰竭患者。

【适应证与禁忌证】

心脏移植是治疗终末期心脏病如顽固性心力衰竭和/或无法外科矫正的复杂先天性心血管病的最后有效方法,非缺血性心肌病和冠心病是其主要病因。我国心脏移植注册数据显示,受体多为男性,平均年龄为 45 岁,主要病因为心肌病(约 80%)及冠心病(13%),其他为心脏瓣膜病、复杂先天性心脏病、再次心脏移植及心脏肿瘤等。在心脏移植术前,审慎选择潜在受体尤其对晚期心力衰竭患者进行预后评估和危险分层是筛选过程中的关键。

(一)适应证　通常下列标准为选择心脏移植受体的指征:

1. **绝对适应证**　①终末期心力衰竭[NYHA Ⅳ级,LVEF<20%;峰值氧耗 VO_{2max} <10ml/(kg·min)],经最佳内外科治疗无效,西雅图心力衰竭模型估计 1 年生存率<80% 或心力衰竭生存评分为中等/高风险;②心源性休克需持续静脉应用正性肌力药物支持或循环支持[主动脉内球囊反搏(IABP)或机械循环支持]以维持充足的器官灌注;③冠心病顽固性或重度心绞痛经皮介入或外科血运重建治疗无效,或为移植心脏冠状动脉血管病;④顽固性致命性心律失常对药物治疗、导管消融术、外科手术和/或植入式心脏除颤起搏器治疗无效;⑤选择性限制型和肥厚型心肌病患者且 NYHA 心功能Ⅲ~Ⅳ级;⑥评估术后药物治疗依从性及心理耐受性良好者。

2. **相对适应证**　①尽管充分药物治疗(包括 β 受体阻滞剂),患者日常活动仍明显受限,峰值氧耗(VO_{2max})为 11~14ml/(kg·min)(或<55%预测值);②复发性不稳定心肌缺血对其他干预治疗无效;③反复发作体液平衡/肾功能失调,非因患者药物治疗依从不良。

(二)禁忌证

1. **绝对禁忌证**　①患者存在影响长期生存的系统性疾病,无论心脏移植其预期寿命<2 年(如获得性免疫缺陷综合征、恶性肿瘤、系统性红斑狼疮、系统性肉芽肿或淀粉样变等仍处于活动期);②伴有其他重要脏器的不可逆性损害(如严重肝/肾功能障碍、阻塞性肺病);③不可逆的重度肺动脉高压(肺动脉收缩压>60mmHg,肺血管阻力>6 Wood 单位,平均跨肺压差>15mmHg);④供体与受体的 ABO 血型不配。

2. **相对禁忌证**　①年龄>72 岁;②任何活动性感染(心室辅助装置相关性感染除外);③活动性消化道溃疡病;④严重糖尿病伴有终末器官损害(神经病变、肾病或视网膜病变);⑤严重周围血管或脑血管疾病;⑥病态肥胖症或恶病质;⑦肾功能不全(血清肌酐>2.5mg/dl 或肌酐清除率<25ml/min);⑧严重肝功能障碍(血清胆红素>2.5mg/dl,血清转氨酶>3 倍正常值,INR>1.5);⑨严重肺功能障碍(F_{EV1}<40%正常值);⑩新近 6~8 周内肺梗死;⑪难治性高血压;⑫不可逆的神经性或神经肌肉疾病;⑬活动性精神病或心理疾病;⑭6 个月内有滥用药物、烟草或酒精史;⑮100 天内有肝素诱发的血小板减少症史。

【术前准备】

(一)供体的选择　供体心脏(供心)的选择标准为:①已证实脑死亡者,年龄一般<45 岁;②供体与受体之体重差<20%,男性供体平均体重 70kg 可适合任何受体;③供心冷缺血时间<4 小时,无长时间的心搏骤停、严重低血压或机械通气;④无糖尿病、严重高血压、高脂血症、恶性肿瘤、活动性感染或心脏病史;⑤心脏有关检查正常,包括心电图、胸部 X 线片、超声心动图甚至冠状动脉造影等。在选定供心后,还应进行一系列复杂的免疫评估,ABO 血型和抗体筛选、群体反应性抗体水平测定以及人类白细胞抗原(HLA)类型、淋巴细胞交叉试验、肝炎病毒、人类免疫缺陷病毒、巨细胞病毒及弓形体等病原微生物方面的检查,要求血型一致、淋巴细胞交叉试验阴性、无上述病原微生物存在的证据,HLA 可因供体短缺及匹配困难

免查。

在获取供心之前,对心脏供体的处理原则应包括恢复和维持血流动力学稳定,保持各重要器官如心脏的充足血液灌注,积极处理与脑死亡有关的并发症,预防性使用无肾毒性的抗生素。在获取供心之后,应在 4 小时内进行心脏移植术,以免供心冷缺血时间过长导致心肌损害。

(二)受体的准备 受体在等待心脏移植期间,应积极治疗心力衰竭及合并症,如联合应用血管紧张素转化酶抑制剂(ACEI)或血管紧张素受体阻滞药(ARB)或沙库巴曲缬沙坦、β受体阻滞剂和利尿剂以及正性肌力药物或血管活性药物等;近来还应用包括 IABP、体外循环、心室辅助装置及全人工心脏等机械辅助循环方法作为过渡治疗;为预防发生心脏性猝死,可给予积极抗恶性心律失常治疗如应用胺碘酮、经导管射频消融或植入心脏复律除颤器(ICD)等。另外,术前一般可预防性使用抗生素如万古霉素和头孢菌素,也有术前给予环孢菌素或硫唑嘌呤作为排斥反应的预防措施。

【术后监护处理】

鉴于心脏移植受体术后去神经化心脏的生理学特点及其在药物治疗反应上的差异,对其术后早期监护管理除侧重于监测和维持血流动力学稳定外,还应及时识别和处理心律失常、右心衰竭和肺动脉高压,注意监测、发现可能的急性排斥反应、感染及其他并发症等情况,并给予积极、有效的干预治疗。

(一)血流动力学处理 在术后早期,移植心脏常受一些重要病理生理因素(心脏去神经化、心肌损伤、心室负荷或心房功能、肺功能、激素环境等)的影响,出现短暂舒张性或限制型心功能障碍,逾半数有早期右心衰竭或低心排量,并可在数日或数周内消失,也可因排斥反应或心肌肥大而持续存在或反复发生,是围手术期死亡的重要原因(约占 1/4)。另外,血容量不足、心律失常、水电解质与酸碱平衡紊乱、感染及抑制心肌的药物等均可导致低心排血量[心指数<3.0L/(min·m²)]。对此,应采取适当的治疗措施,如可应用利尿剂、血管扩张剂、正性肌力药物或血管活性药物等。对经药物治疗无效者,可予机械辅助循环(IABP、ECMO 及心室辅助装置)或连续性肾替代治疗等支持措施,均有助于延长存活时间并减少围手术期死亡。

(二)心律失常处理 由于去神经化心脏对神经调节和体液调节的反应降低,可因缺氧、水电解质酸碱平衡紊乱、排斥反应、机械损伤等发生各种心律失常,半数以上可有窦性或交界性心动过缓、室性心律失常。对此,除纠正原因或诱因外,应给予适当的抗心律失常药物治疗,但使用剂量较原发心脏病时更大。如发生心动过缓,可经静脉输注异丙肾上腺素、茶碱或 β受体激动剂,必要时可行临时起搏治疗。

(三)排斥反应及防治 移植心脏排斥反应主要指由 T 淋巴细胞及巨噬细胞、细胞因子等参与的细胞免疫(T 淋巴细胞介导)和体液免疫(B 淋巴细胞介导)对心脏的损伤反应。排斥反应依据发生的时间、组织学及免疫学标准分为三类:超急性、急性和慢性排斥反应。

1. 超急性排斥反应 指移植心脏在循环重建后数分钟至数小时内突发移植物功能丧失,是由对血管内皮细胞上同种(异体)抗原的抗体所介导,激活补体介导的溶解反应,导致移植物微血管系统广泛血栓形成,使心脏移植物迅即崩溃衰竭。现今,基于 HLA 分型技术,超急性排斥反应已极为罕见。

2. 急性排斥反应或急性细胞介导的排斥反应 一种针对移植心脏由细胞因子——白介素-2 调控的 T-细胞激活所介导的炎症反应,表现为细胞间质中单核细胞(主要是淋巴细胞)浸润。一般常见于移植术后第 1 周至数年内,术后 1 年发生率可达 40%,但多数(>80%)发生于术后约 3 个月时。

3. 慢性排斥反应或称晚期移植物衰竭 指移植术后数月至数年内移植物功能发生不可逆性逐渐恶化至衰竭。在维持免疫抑制治疗的慢性期,心脏移植物功能障碍既与抗体介导的慢性排斥反应有关,也是缺血所致进展性移植物丧失的结果,表现为以移植物血管床的内膜增厚和纤维化所致的管腔阻塞为特征,是累及整个冠状动脉系统的弥漫性、对称性增生的过程,常称为心脏移植物血管病(cardiac allograft vasculopathy,CAV),常于移植术 1 年后发生。

4. 排斥反应的预防 心脏排斥反应仍是移植受体的主要致病和死亡原因,对术前免疫评估属于免疫高危的受体应及早预防应用免疫抑制治疗。

(1)急性细胞性(T 细胞介导)排斥反应:基本疗法是静脉或口服给予皮质类固醇、抗胸腺细胞球蛋白或鼠源性单克隆抗体 OKT3。在移植后早期,皮质类固醇+钙调神经磷酸酶抑制剂(环孢菌素或他克莫司)+抗增殖剂(吗替麦考酚酯或硫唑嘌呤)三联用药依然是最常用的免疫抑制预防方案。在术后即刻期间,免疫抑制剂可先经肠外给予并随即转为口服用药。许多移植中心,移植术前数小时即预防性给予大剂量皮质类固醇,静脉用药;随后改为口服,并在 6 个月内逐渐减量并最终完全停用。另外,一些免疫高危的亚组患者可早期应用各种诱导治疗以快速提高免疫耐受。既往主要应用马抗人胸腺细胞球蛋白或抗人 T 细胞 CD3 鼠单抗(OKT3),目前多被兔抗人胸腺细胞球蛋白(rATG)或抗 CD25 新型单克隆抗体(巴利昔单抗或达利珠单抗)替代。通常,对免疫高危而感染低危的患者选择应用 rATG 较佳,而对免疫低危而感染高危的患者应用抗 CD25 新型单克隆抗体。

(2)急性抗体介导(体液性)的排斥反应(antibody-mediated rejection,AMR):除了 T 细胞介导的细胞反应外,抗体也可介导移植排斥反应(如抗内皮细胞或抗-HLA 抗体),这也称为体液性或血管性排斥。目前,AMR 的最佳治疗方法尚不确切,是否仅对伴有移植物功能障碍和 AMR 组织学特征的患者启用也不清楚。有研究表明,血浆置换联合皮质类固醇和抗淋巴细胞抗体(抗胸腺细胞球蛋白或 OKT3)或可改善预后,使用环磷酰胺而非硫唑嘌呤进行维持治疗并不能阻止 AMR 继续发作。除上述疗法外,使用抗 B 细胞表面 CD20 的嵌合单克隆抗体——利妥昔单抗(Rituximab)治疗 AMR 的情况也有所增多。

5. 排斥反应的监测 目前对排斥反应的监测尚无可靠的临床及血清学标志物,心内膜心肌活检(endomyocardial biopsy,

EMB)仍是诊断急性排斥反应的"金标准"。EMB 根据国际心肺移植学会(ISHLT)的分级标准(表 12-25-0-1),判断排斥反应程度,并指导抗排斥反应治疗。在判定排斥反应的组织学分级时,应从心肌细胞变性和/或坏死、间质水肿、间质单核细胞浸润、转化淋巴细胞增加、血管改变等方面考量。此外,还应注意与再灌注或缺血性心肌损伤、感染性心肌炎、移植后淋巴细胞增殖反应及 Quilty 效应(淋巴细胞浸润而血管基质完整)相鉴别。

下列情况有助于早期识别排斥反应:①早期临床表现,全身症状如乏力、焦虑、嗜睡、食欲减退、低热、活动耐力下降或劳力性气促;心率增快、心律失常、舒张期奔马律或心包摩擦音等心脏症状或体征;②系列超声心动图显示左室舒张功能减退或心功能异常,心肌僵硬度增加,左室壁(室间隔)肥厚、回声增粗不匀,心内膜回声增强等;③心电图呈 QRS 电压下降;④免疫或炎症反应指标:外周血 T 淋巴细胞计数及其活化亚群、T 细胞受体-CD3 复合物及细胞因子水平增高、NK 细胞活性增强,以及 C 反应蛋白、肌钙蛋白、BNP/NT-proBNP 水平升高等。

表 12-25-0-1　心脏移植中细胞介导的排斥反应分级系统
(2004 年 ISHLT 分级)

0 级	无排异
1 级,轻度	间质和/或血管周围浸润,至多 1 个灶性肌细胞损害
2 级,中度	2 个或以上浸润灶,伴有肌细胞损害
3 级,重度	弥漫性浸润,伴有多灶性肌细胞损害(±水肿,±出血,±血管炎)

2013 年,ISHLT 推荐的急性 AMR 病理诊断标准:①光镜下,组织学标准包括血管内活化单核细胞如巨噬细胞聚集、肿胀或填充血管腔以及内皮细胞核增大、胞质突起膨胀,似有血管腔狭窄或闭塞。严重 AMR 可见间质水肿、出血、心肌细胞坏死、毛细血管破裂、混合炎症浸润、内皮细胞核固缩和/或核碎裂。②推荐进行 AMR 的免疫病理(石蜡切片免疫组化、冰冻切片免疫荧光)评估,有助于判断病理性 AMR 的严重程度。

AMR 比细胞性排斥反应的预后更差,一般在移植后 1 个月内发生,也可最早在 2~7 日内发病,晚至数月~数年后发病。AMR 所致的血流动力学障碍也更为严重,移植物功能障碍见于大约 2/3 的早期 AMR 发作,约半数件有血流动力学障碍(休克、低血压、心排血量降低和/或肺毛细血管楔压升高)。相对而言,移植物功能障碍在晚期排斥中并不常见(10%~15%)。

6. 排斥反应治疗　抗排斥反应的治疗应基于患者移植后时长、排斥反应严重程度、免疫抑制治疗史以及血流动力学状态等因素。目前,对排斥反应的免疫抑制治疗方案尚不统一,主要为联合或优化免疫抑制剂方案或增加维持剂量方案,对绝大多数患者有效:一般采用钙调神经蛋白抑制剂(calcineurin inhibitor,CNI)、吗替麦考酚酯/硫唑嘌呤/西罗莫司、皮质类固醇等三联药物治疗。

原则上,对有轻度排斥反应、血流动力学稳定、无移植物功能不全证据的患者,无须治疗;对有中度排斥反应、血流动力学稳定的患者,通常开始给予数天的静脉或口服高剂量皮质类固醇冲击治疗;对皮质类固醇无效或伴有血流动力学不稳定者,应加用抗淋巴细胞抗体如 OKT3 或抗胸腺细胞球蛋白。

(1)超急性排斥反应:常为暴发性,须用大剂量的皮质类固醇、环磷酰胺及去血浆疗法,但疗效差、死亡率高,通常需立即再次心脏移植。

(2)急性排斥反应:为最常见的排斥反应,多由细胞免疫介导,可于移植后任何时间发生,大多数无症状,仅在常规 EMB 监测时得以诊断。皮质类固醇通常是治疗急性排斥反应的首选药物,可给予大剂量皮质类固醇冲击治疗,甚或给予 OKT3、抗淋巴细胞球蛋白、全身淋巴结放疗,若治疗无效需考虑再次心脏移植。

对轻度排斥反应者,仅需增加环孢菌素剂量即可,一般不需增加其他免疫抑制药;若为持续性或反复发生者,也可加用甲氨蝶呤或给予全身淋巴结照射,同时应停用或减量硫唑嘌呤。若上述治疗无效,则应考虑再次心脏移植,但后果不良。对中度排斥反应者,可增加皮质类固醇剂量,静脉或口服用药,无效者可加用抗淋巴细胞药物。

(3)急性或慢性血管性排斥反应:是患者后期死亡的主要原因,目前两者均缺乏有效的防治手段。

【移植后并发症】

(一)感染　心脏移植受体因免疫抑制治疗而易发各种病原体感染,80%以上为细菌和病毒感染。常见病原体为葡萄球菌属、肠杆菌科、假单胞菌属、曲霉菌、深部念珠菌、放线菌属以及巨细胞病毒、单纯疱疹病毒、肺囊虫、弓形体等。最常见的细菌感染为院内经导管或输液管所致或为革兰氏阴性杆菌肺炎;最常见的病毒感染则为巨细胞病毒(CMV)、带状疱疹及单纯疱疹病毒感染。感染好发部位为肺、血液、泌尿系统、胃肠道和手术切口。术后半年为感染高发期,半数受体术后 1 年可发生感染,其中 1/3 为严重感染。细菌和霉菌感染多在术后 1 个月内发生;病毒感染多见于术后 2 个月以内;肺囊虫病多发于术后 2~6 个月;弓形体病多见于术后半年以内;术后 6 个月以上,感染发生率与普通人群类似。

感染是受体术后致病和死亡的常见原因(约占 20%),常需给予预防性或治疗性的抗感染治疗。因多数受体感染时无典型症状,故应定期拍胸部 X 线片,提取气管分泌物或其他相应标本进行细菌学或病毒学方面的检查,鉴别感染病原体,及时给予强力的抗生素或抗病毒治疗。

(二)移植心脏血管病　随着心脏移植受体生存率的改善,CAV 已成为主要的致病和死亡原因,其术后年发病率为 5%~10%,5 年发病率高达 50%,是影响受体中长期生存的重要因素。免疫因素如急性排斥反应损伤、HLA 失配数量增多等以及非免疫因素如 CMV 感染、供体或受体因素(如年龄、性别、移植前诊断)、外科因素(缺血-再灌注损伤)等均与发生 CAV 有关。

CAV 的确切发病机制尚不清楚。一般认为,免疫机制(淋巴细胞毒性抗体、T 淋巴细胞介导的血管内膜内皮炎)及上述非免疫因素可能参与造成血管内皮损伤、内膜平滑肌增生,以至冠状动脉阻塞,最终发生移植心脏衰竭。CAV 是冠脉血管内膜平滑肌细胞增殖造成的结果,其病理学特点有别于传统的粥样硬化性偏心病变,典型特征即为冠脉血管内膜弥漫性向心性增生、管腔狭窄,并累及从心外膜到心肌内的冠状动脉树全程,造成三级分支血管迅速变细、削减甚至管腔闭塞,晚期可有局灶性粥样硬化斑块、内膜增厚或二者并存,但侧支循环和钙化少见。

CAV 的临床表现可因冠状动脉去神经化在早期无心肌缺血症状,但也可首发急性心肌梗死、充血性心力衰竭、心律失常、室壁运动异常甚或猝死;后期可因心脏局灶性再神经化而出现心绞痛症状。CAV 可最早发生于术后 3 个月时,对其早期识别较难,冠脉造影仍是其可靠的检测手段。CAV 经冠脉造影检出率在术后 1 年为 20%、术后 5 年为 40%~50%,甚至在术后 1 年有 50% 患者可经血管内超声检出冠脉内膜异常增厚。近来研究表明,术后 1 年血管内超声(IVUS)检出冠脉血管内膜增厚至少 0.5mm 是发生 CAV 的可靠指标,是检测早期 CAV 的最敏感的显像技术;多巴酚丁胺负荷超声心动图显示室壁运动异常对检出 CAV 灵敏度和特异度甚至更好,是预测发生不良心脏事件的重要指标。

迄今,对 CAV 尚无有效的预防方法,免疫抑制治疗也并未影响 CAV 的发病率和病死率。近来有临床研究显示,钙通道阻滞剂(地尔硫䓬)、他汀类制剂、新型免疫抑制剂(西罗莫司或依维莫司)对预防 CAV 的发生或发展、减轻冠脉内膜增厚可能有一定作用。对确诊 CAV 的治疗似乎仅限于再次心脏移植和血运重建技术,再次心脏移植者 1 年生存率可达 80%。

(三)恶性肿瘤 移植受体术后由于长期免疫抑制治疗发生恶性肿瘤的风险和概率逐年成倍增加,约 3%~18% 者发生恶性肿瘤,是仅次于 CAV 的重要死亡原因(占 10%~23%)。其中,移植后淋巴细胞增生性疾病(post-transplant lymphoproliferative disorder,PTLD)和肺癌最为常见;皮肤恶性肿瘤也较为常见,且多为鳞状细胞癌;其他如卡波西肉瘤、非霍奇金淋巴瘤也较常见。PTLD 是一种致命性并发症,并与 EB 病毒感染密切相关,其发生率为 2%~6%,移植后 3~4 个月为高发期。临床研究显示,应用 OKT3 虽对减少排斥反应的发生有益,但使发生淋巴瘤的风险剧增。

对 PTLD 的初期治疗可采用减少免疫抑制治疗剂量、放射治疗、手术切除(孤立性病灶)、抗病毒治疗等方法,对顽固病例可应用积极的联合化疗、α 干扰素和抗 B 细胞抗体等免疫治疗措施等,但这类患者的死亡率仍高达约 80%。

(四)高血压、高脂血症及糖尿病 在移植术后 5 年时,超过 90% 的受体会出现高血压、至少 80% 有高脂血症以及 30% 以上有糖尿病。

1. 高血压 心脏移植受体几乎普遍出现高血压,这主要与使用 CNI 有关。其发病机制包括肾血管反应性和交感神经激活的改变,以及继发于心脏去神经化的心肾反射异常等,均可能导致盐敏感性高血压和液体潴留;皮质类固醇在其中的作用很小。

一般而言,受体血压持续高于 140/90mmHg 就应给予治疗。应用单一药物(如 ACEI/ARB 或 CCB)滴定治疗约对半数患者有效。应注意的是,环孢菌素联用 ACEI 易发生高钾血症,联用地尔硫䓬或维拉帕米时应减少剂量,初期还应密切监测环孢菌素血药水平。对难治性高血压,联合应用多种药物(ACEI/ARB 和 CCB)是常用的治疗策略,其中利尿剂常为必选药物,但一般避免使用β受体阻滞剂,因其对受体有降低运动耐力的倾向。

2. 高脂血症 高脂血症是心脏移植后最常见的代谢紊乱之一,见于 60%~80% 的移植受体,也是 CAV 和脑血管及周围血管病的致病因素。通常在术后 3 个月始出现总胆固醇、LDL-C 及甘油三酯升高,1 年后可略有下降。

中重度高胆固醇血症者一般需要应用他汀类制剂,术后早期应用可降低临床严重急性排斥反应的发生率,显著提高 1 年生存率,并使 5 年生存率受益。他汀类制剂联用环孢菌素可增加横纹肌溶解的风险,洛伐他汀联合吉非罗齐也可诱发横纹肌溶解,一般均应避免合用。对所有接受他汀类制剂的移植受体,建议定期检查肌酸激酶及肝功能。

3. 糖尿病 心脏移植受体术后糖尿病的发病率和死亡风险增加,这对受体生存和移植物生存的长期结果均有不利影响。近 20% 受体术后 1 年发生明显的糖尿病,但术后 5 年时仅有 15% 可最终确诊为糖尿病,这可能与皮质类固醇应用逐渐减少有关。很多新发糖尿病与术后早期使用大剂量皮质类固醇有关;CNI 可能也起重要作用,胰岛 β 细胞功能障碍似乎是其诱发新发糖尿病的主要机制。移植受体的糖尿病治疗目标水平和药物治疗方案与普通糖尿病患者相同。

(五)肾功能不全 移植术后由长期应用免疫抑制剂诱发的肾毒性仍然是一种严重的临床挑战。大规模注册病例分析的结果显示,非肾器官移植受体 10 年内发生慢性肾衰竭者为 16%。其中,环孢菌素慢性肾毒性以肾小球滤过率降低、入球小动脉病变及条状肾小管间质纤维化为特征。甚至,早于术后 3~6 个月时即可出现肾小球滤过率明显降低,使每年发生终末期肾病的风险成倍增加。CNI 如他克莫司导致的肾脏结构和功能异常与环孢菌素所致者相似,可使肾动脉血管收缩、内皮素-1(强烈缩血管)水平增高、NO 产生减少以及肾脏对血清渗透压变化的适应力改变等,一旦发生早期肾功能不全,进行性肾衰竭似不可逆。

目前,尚无预防或逆转肾毒性的有效方法,密切监测他克莫司或环孢菌素血药水平对阻止肾功能进行性下降至关重要。对高危患者,术后应延迟开始应用 CNI,而溶细胞诱导治疗(如 OKT3 或抗胸腺细胞球蛋白)可保护肾脏。

(六)痛风 痛风性关节炎是环孢菌素治疗中最常见的风湿性并发症,发生率为 8%~17%,通常累及多个关节,有肾功能不全和药物相互作用时可加快其临床病程。

一般而言,秋水仙碱对治疗急性痛风发作和预防复发有效,但在合用环孢菌素尤其在伴有肾功能不全时,有增加秋水仙碱诱发急性肌神经病的风险。在用秋水仙碱治疗时,应逐渐减量,同时密切监测环孢菌素血药水平,并评估是否有神经肌肉毒性征象。另外,别嘌醇与咪唑硫嘌呤合用时,可因阻断咪唑硫嘌呤代谢的黄嘌呤氧化酶途径而导致咪唑硫嘌呤中毒,有发生全血细胞减少症的致命危险。吗替麦考酚酯的代谢不参与黄嘌呤氧化酶途径,故可安全与别嘌醇合用。对伴有肾功能不全者,皮质类固醇可能是最安全有效的痛风治疗方法。原则上不用非甾体抗炎药,因其有促发环孢菌素诱导急性肾毒性的倾向。

【心脏移植结果】

在移植术后即刻,常可以观察到限制型血流动力学改变,并在数日至数周内逐渐减轻;约 10%~15%者在运动时发生慢性心脏限制型反应,出现乏力和呼吸困难。在没有副交感神经支配下,受体的静息心率通常为 90~115 次/min。由于 β 受体阻滞剂有可能损害心率对运动的反应,故其不应作为治疗该组群高血压的一线药物。上述血流动力学异常可经定期训练很大程度上恢复正常。

在移植术后第 1 年,绝大多数受体无功能受限,1/3 以上可恢复工作。基于总的抗排斥反应策略,移植受体的 1 年生存率可逾 80%、5 年者约为 70%、10 年者可达 50%以上。早期死亡原因主要是移植物衰竭、感染及排斥反应。其中,术后 30 天,非特异性移植物衰竭占死亡人数的 41%;术后第 1 年,非 CMV 感染是主要死因;术后 5 年,CAV 和晚期移植物衰竭、恶性肿瘤及非 CMV 感染则为突出死因。

推荐阅读

1. 中华医学会器官移植分会,中国医师学会器官移植医师分会.中国器官移植受者的高血压诊疗指南[J].器官移植,2016,7(4):255-262.
2. MEHRA MR,CANTER CE,HANNAN MM,et al. The 2016 International Society for Heart Lung Transplantation listing criteria for heart transplantation:A 10-year update[J]. J Heart Lung Transplant,2016,35:1.

第二十六章　心血管系统药物的临床药理

第一节　β 肾上腺素能受体阻滞剂

高秀芳　范维琥

β 肾上腺素能受体阻滞剂(β-blocker)简称 β 受体阻滞剂,最早应用于心绞痛和心肌梗死的治疗,其后被用于治疗高血压、肥厚型心肌病、心力衰竭等疾病,在心血管疾病治疗中占有重要地位。

【作用机制】

β 受体阻滞剂可减慢心率、降低心肌收缩力而降低外周动脉血压;同时降低静息和活动时心肌氧耗,抗心肌缺血。β 受体阻滞剂能阻断交感神经激活,长期治疗能使充血性心力衰竭患者在既往标准治疗的基础上进一步降低死亡率。β 受体阻滞剂有负性频率作用,在处理心律失常时也有一定地位。

【药理作用】

（一）分类

1. 1 类 β₁、β₂ 受体阻滞剂(非选择性受体阻滞剂)

（1）1A 类:无内在拟交感活性的 β 受体阻滞剂,如普萘洛尔、噻吗洛尔。

（2）1B 类:有内在拟交感活性的 β 受体阻滞剂,如吲哚洛尔。

2. 2 类 β₁ 受体阻滞剂（心脏选择性 β 受体阻滞剂） 由于此类药物对心脏 β₁ 受体选择性较高,治疗量时 β₂ 受体阻滞作用较弱,支气管痉挛等不良反应发生程度较轻。

（1）2A 类:无内在拟交感活性的 β₁ 受体阻滞剂,如阿替洛尔、美托洛尔、比索洛尔。

（2）2B 类:有内在拟交感活性的 β₁ 受体阻滞剂,如醋丁洛尔、塞利洛尔。

3. 3 类 α、β 受体阻滞剂,如拉贝洛尔、卡维地洛、阿罗洛尔。

（二）药代动力学特点　尽管 β 受体阻滞剂作为一大类药,治疗作用相似,但药代动力学有很大不同(表 12-26-1-1)。其芳环结构差异导致胃肠吸收程度、肝脏首关代谢、脂溶性、蛋白结合率和体内分布容积、生物转化、代谢产物活性和肾脏清除率等不同,这些都会影响临床疗效。

1. 普萘洛尔　普萘洛尔是高脂溶性药,口服后完全吸收,大部分经肝脏门静脉系统首关代谢,一般仅 25%能进入体循环。该药物肝脏清除能力个体差异很大,因此造成口服药物后不同个体血浆浓度差异很大(20 倍),临床治疗所需剂量范围大。与食物同用,能增加该药的生物利用度。其分布容积很大(4L/kg),血浆蛋白结合率 90%,大部分代谢产物经尿排出。它的肝脏清除能力受肝血流或同用其他影响肝脏代谢药物的影响。可用于治疗快速性心律失常、心绞痛、高血压和甲状腺功能亢进等。

表 12-26-1-1　常用 β 受体阻滞剂的药理特性

	内在拟交感胺活性	选择性	血浆半衰期/h		脂溶性	血浆蛋白结合率/%
			口服给药	静脉给药		
普萘洛尔	-	$β_1β_2$	2~3	2.5	+++	90
阿替洛尔	-	$β_1$	6~7	3.2		10
美托洛尔	-	$β_1$	3~5	3.6	+	12
比索洛尔	-	$β_1$	10~12		+	30
艾司洛尔	-	$β_1$		8min		55
拉贝洛尔	-	$αβ(1:4)$	6~8	3.4~4.5	+++	50
阿罗洛尔	-	$αβ(1:8)$	10		+	91
卡维地洛	-	$αβ(1:10)$	6~10		+	95

注:+阳性作用;-阴性作用。

2. 阿替洛尔　心脏选择性 $β_1$ 受体阻滞剂,水溶性,较难进入中枢神经系统。其口服吸收不完全(50%),但大部分吸收的药物都进入体循环,血浆浓度个体差异小。其清除半衰期为 6~7 小时,大部分以原型药物经尿排出,因此,在肾功能不全患者中容易蓄积,对肌酐清除率<35ml/min 者,需要调整剂量。阿替洛尔可用于治疗心绞痛、心肌梗死后二级预防和抗高血压治疗。但有关阿替洛尔对终点事件影响的临床试验都未证实其能减少心血管事件。阿替洛尔在我国临床应用远少于西方。

3. 美托洛尔　心脏选择性 $β_1$ 受体阻滞剂,口服后完全吸收,首关代谢,生物利用度低(40%),口服后不同个体血浆浓度差异很大(17 倍)。美托洛尔经肝脏 CYP2D6 代谢,仅 10% 以原型药物经尿排出。美托洛尔的达峰时间 3~4 小时,但在 CYP2D6 慢代谢人群中,达峰时间可达 7~8 小时。美托洛尔缓释制剂(琥珀酸美托洛尔),每天仅需一次用药。该药在急性心肌梗死患者中应用能显著降低病死率,具有良好心肌保护作用。可用于心绞痛、冠心病二级预防、慢性心力衰竭、快速性心律失常、高血压等。其静脉制剂,可用于急性心肌缺血和心肌梗死的治疗,5mg 静脉快速推注,每 5 分钟应用一次,最多可连用 3 次,但用药前心率应不低于 60 次/min、收缩压不低于 100mmHg。可继以口服制剂维持。

4. 比索洛尔　高度选择性 $β_1$ 受体阻滞剂,其 $β_1$ 选择性高于阿替洛尔、美托洛尔。比索洛尔口服吸收完全,生物利用度达 90%,50% 经肾脏排出,50% 经肝脏代谢为无活性物质。其血浆清除半衰期 10~12 小时。可用于高血压、快速性心律失常、心绞痛、冠心病二级预防、慢性心力衰竭等。

5. 艾司洛尔　一种选择性 $β_1$ 受体阻滞剂,快速起效、作用时间短。艾司洛尔静脉用药,在体内代谢迅速,清除半衰期约 8 分钟。在负荷量 0.5mg/kg,继以 0.05~0.3mg/(kg·min)的剂量静脉给药时,5 分钟内即可达到稳态血药浓度(如不用负荷量,则需 30 分钟达稳态血药浓度)。可用于控制快速性心律失常(例如用于控制心房颤动或心房扑动的心室率)、高血压,常用于急症和围手术期。

6. 拉贝洛尔　兼有 $α_1$ 和 $β_1$、$β_2$ 受体阻滞作用的药物。拉贝洛尔具有部分内源性拟交感活性,口服给药时,拉贝洛尔对 α 与 β 受体的阻滞作用之比为 1:3;静脉给药时为 1:7。拉贝洛尔具有部分内源性拟交感活性。口服制剂治疗高血压,大部分经消化道吸收,但因有首关代谢,生物利用度仅 20%~40%,绝大部分经肝脏生物转化,极少原型药物经尿排出,血浆清除半衰期 6~8 小时。拉贝洛尔静脉制剂供高血压急症时使用,静脉用药后 2~5 分钟即有降压作用,5~15 分钟达峰,持续 2~4 小时,心率不变或轻度减慢,心排血量不变。拉贝洛尔脂溶性低,很少经过胎盘,可用于妊娠高血压危象。

7. 阿罗洛尔　兼有 $α_1$ 和 β 受体阻滞作用,阻滞 α 和 β 受体作用强度之比为 1:8。无内在拟交感胺活性。口服吸收迅速,达峰时间约 2 小时,血中浓度半衰期约 10 小时。无肝脏首过效应。血浆蛋白结合率为 91%。连续给药时,无蓄积性。本药在肝脏中分布浓度最高,其次为肾脏、肺组织。本药经肝、肾代谢。可用于高血压、快速性心律失常、原发性震颤等。

8. 卡维地洛　兼有 $α_1$ 和 β 受体阻滞作用,其 β 受体阻滞作用较强,为普萘洛尔的 3 倍,拉贝洛尔的 33 倍。无内在拟交感胺活性,具有膜稳定性,以及抗氧化和抗炎症作用。卡维地洛口服吸收迅速,达峰时间 1~2 小时,脂溶性较高,广泛分布于血管外组织,蛋白结合率>95%,经肝 CYP2D6 和 CYP2C9 广泛代谢,血浆清除半衰期 6~10 小时。老年高血压患者中,卡维地洛药代动力学无明显变化,因此,中重度肾功能不全患者无须调整剂量。可用于慢性心力衰竭、高血压等。

(三) β 受体阻滞剂的基因多型性　基因多型性或合用其他影响肝代谢的药物都会影响美托洛尔、卡维地洛和普萘洛尔的代谢。美托洛尔主要通过细胞色素 P_{450} 酶 CYP2D6 进行氧化代谢,慢代谢型者(不到 10% 的白种人)药物清除半衰期较快代谢型者显著延长,因此每日服用一次即可,而快代谢者则需要每日 2~3 次用药。美托洛尔的代谢还受其他经 CYP2D6 代谢的药物影响。已有少量研究发现不同基因型的不稳定型心绞痛患者采用 β 受体阻滞剂治疗,生存率存在一定差异。

【临床应用】

(一) 抗心绞痛作用 β 受体阻滞剂是治疗心绞痛的重要药物,其抗心肌缺血的主要机制是:①降低心肌氧耗、降低心率、血压和心肌收缩力;②增加冠脉血流:通过减慢心率增加舒张期的灌注时间,增加侧支血流和缺血区域血供再分布;③预防或减少冠状动脉粥样硬化斑块破裂及血栓形成;④减少微血管的损伤;⑤稳定细胞和溶酶体膜;⑥抑制心肌细胞凋亡。

以安慰剂对照的不稳定型心绞痛和非 ST 段抬高型心肌梗死临床研究证实 β 受体阻滞剂能减少心肌梗死再发和反复发作心肌缺血,目前建议对这类患者,若无禁忌证,在症状出现 24 小时内加用口服 β 受体阻滞剂,并维持至出院后。

对于急性 ST 段抬高型心肌梗死,β 受体阻滞剂应用可分为两阶段:早期用药和长期用药。再灌注治疗时代前的临床研究发现 β 受体阻滞剂可通过减慢心率、降低氧耗和延长舒张期增加心内膜下血供,减少梗死面积,降低恶性心律失常发生。但在再灌注治疗时代,早期用药对部分患者可能有诱发心源性休克的风险,目前建议 ST 段抬高型心肌梗死早期应谨慎给予 β 受体阻滞剂静脉制剂,尤其是在合并心力衰竭、低血压或血流动力学不稳定的患者。用药期间若有不良反应发生或新出现 β 受体阻滞剂禁忌证,则应停药。早期未用静脉注射 β 受体阻滞剂或早期存在 β 受体阻滞剂禁忌的患者,应定期重新评估禁忌证,对合适患者尽早开始口服 β 受体阻滞剂治疗。

(二) 抗高血压作用 β 受体阻滞剂的降压疗效和副作用因药物种类和制剂不同而异,其降压作用具有相对平缓的量效曲线,血压下降同时不伴有周围血管阻力的降低。尽管 β 受体阻滞剂作为一级预防提供的心脏保护作用较其他降压药少,但它对高血压合并冠心病或心力衰竭患者进行二级预防有重要作用。与其他常用降压药物(利尿剂、硝苯地平类钙通道阻滞剂、血管紧张素转化酶抑制剂和血管紧张素 Ⅱ 受体阻滞剂)相比,β 受体阻滞剂具有潜在对糖耐量的影响(尤其与噻嗪类利尿剂合用时)、稍逊的卒中预防作用,以及不能有效降低中心动脉压。

(三) 抗充血性心力衰竭作用 β 受体阻滞剂虽有负性肌力作用,但广泛研究表明交感神经系统慢性过度激活在慢性充血性心力衰竭发病机制中占有重要地位,β 受体阻滞剂能减缓或逆转左心室重构,降低心力衰竭患者的病死率和病残率。现行慢性心力衰竭的治疗指南推荐,对目前或既往曾有心力衰竭症状、射血分数降低史的患者,在心力衰竭临床症状稳定时应给予 β 受体阻滞剂治疗,除非有禁忌证或不能耐受。一旦左心室收缩功能不全诊断明确,应尽早给予 β 受体阻滞剂治疗,而不应拖延至给予足够剂量的血管紧张素转化酶抑制剂(angiotensin converting enzyme inhibitor,ACEI)和利尿药后再加用。对症状轻微或无症状的左心室收缩功能不全患者,也应给予 β 受体阻滞剂治疗,旨在减轻左心室重构,延缓疾病发展。对美国纽约心脏病协会(NYHA)心功能Ⅳ级的心力衰竭患者,需待病情稳定(4 天内未静脉用药、已无液体潴留并体重恒定)后,在严密监护下由专科医师指导应用。急性心力衰竭患者不宜给予 β 受体阻滞剂治疗。β 受体阻滞剂能降低心力衰竭患者猝死的发生率。临床证实能显著降低慢性心力衰竭患者病死率的 β 受体阻滞剂有三种:比索洛尔、美托洛尔缓释片和卡维地洛。β 受体阻滞剂治疗心力衰竭时需从小剂量开始,若能耐受,则每 2 周左右逐渐递增,不宜加量太快,否则易导致体液潴留而加重心力衰竭症状。因此,在开始用药前需最佳化利尿药剂量,用药过程中若出现症状加重或体重增加,调整剂量并增加利尿药剂量。

(四) 抗心律失常作用 β 受体阻滞剂属于第二类抗心律失常药,能延长有效不应期。对房室折返型室上性心动过速,β 受体阻滞剂能改善 60%~80% 患者的症状,减少发作,尤其对伴有缺血性心脏病或充血性心力衰竭者更安全有效。静脉应用 β 受体阻滞剂还能有效控制心房扑动、心房颤动的快速心室率。对冠心病患者的室性心律失常,也有一定的抑制作用。

【剂量和不良反应】

(一) 剂量 β 受体阻滞剂治疗高血压、心绞痛和充血性心力衰竭的常用剂量见表 12-26-1-2,表 12-26-1-3。

表 12-26-1-2 β 受体阻滞剂治疗高血压或心绞痛的常用剂量

药物	治疗高血压的常用剂量	治疗心绞痛的常用剂量
普萘洛尔	10~50mg,3~4 次/d	5~50mg,3~4 次/d
阿替洛尔	25~100mg,2 次/d	50~200mg,2 次/d
酒石酸美托洛尔	25~100mg,2 次/d	25~100mg,2 次/d
琥珀酸美托洛尔	47.5~95mg,1 次/d	95~190mg,1 次/d
比索洛尔	2.5~10mg,1 次/d	5~10mg,1 次/d
艾司洛尔	0.5mg/kg 负荷,0.05~0.3mg/(kg·min)维持	
拉贝洛尔	100~400mg,2 次/d	
阿罗洛尔	10~15mg,2 次/d	
卡维地洛	6.25~25mg,1~2 次/d	

表 12-26-1-3 β 受体阻滞剂治疗充血性心力衰竭的常用剂量

药物	初始剂量	最大剂量
琥珀酸美托洛尔	11.875~23.75mg,1 次/d	190mg,2 次/d
比索洛尔	1.25mg,1 次/d	10mg,1 次/d
卡维地洛	3.125mg,2 次/d	25~50mg,2 次/d(若体重>85kg:50mg,2 次/d)

（二）**不良反应** β受体阻滞剂的主要不良反应有心动过缓、房室传导阻滞和负性肌力作用。所有β受体阻滞剂几乎都有致支气管痉挛的作用，但小剂量β$_1$受体拮抗剂的致气道痉挛作用最小，一般不易产生不良后果，而对慢性阻塞性肺疾病（COPD）者仍需慎用。其他副作用有疲乏，性功能障碍，对糖代谢和脂代谢的不利影响可能会削弱β受体阻滞剂降低心肌缺血患者心血管事件的有益作用。对于心功能不全患者，建议小剂量开始，逐渐递增剂量。

长期应用β受体阻滞剂治疗心绞痛的患者骤然停药可加重心绞痛的发生，甚至可引发心肌梗死和死亡。

β受体阻滞剂的主要禁忌证有支气管痉挛性疾病、心脏传导阻滞或病态窦房结综合征（未安装人工心脏起搏器）。胰岛素依赖性糖尿病患者需慎用。

第二节 肾素-血管紧张素-醛固酮系统抑制剂

高秀芳 范维琥

肾素-血管紧张素系统（renin-angiotensin system，RAS）是由肾素、血管紧张素及其受体构成的重要体液系统，在心血管活动和水电解质平衡调节中起十分重要的作用。RAS不仅存在于循环系统，而且还存在于心脏、肾脏、脑及血管局部。循环系统与局部RAS活性变化与高血压、充血性心力衰竭等心血管疾病的发生、发展密切相关。血管紧张素原在肾素（一种蛋白水解酶）的作用下转变为血管紧张素Ⅰ（angiotensin Ⅰ，Ang Ⅰ），后者在血管紧张素Ⅰ转化酶（ACE）的作用下转变为血管紧张素Ⅱ（Ang Ⅱ）。Ang Ⅱ生成除了ACE途径外，还可通过糜蛋白酶（chymase）途径生成：Ang Ⅱ或Ang Ⅰ可直接转化为Ang Ⅲ。Ang Ⅲ的生物学效应与Ang Ⅱ相似，其缩血管效应弱于Ang Ⅱ，但其促醛固酮分泌作用较强。肾素-血管紧张素-醛固酮系统抑制剂（renin-angiotensin-aldosterone system inhibitors，

RAASI）包括血管紧张素转化酶抑制剂（ACEI）、血管紧张素Ⅱ受体阻滞药（angiotensin Ⅱ receptor blocker，ARB）、盐皮质激素受体拮抗剂、直接肾素抑制剂、血管紧张素受体脑啡肽酶抑制剂。

一、血管紧张素转化酶抑制剂（ACEI）

【作用机制】

ACEI能抑制Ang Ⅱ的生成及其所介导的血管收缩（图12-26-2-1），减少缓激肽的降解，后者能促进扩血管因子（如一氧化氮和前列腺素等）生成。ACEI还能抑制组织（如心脏和肾脏局部）肾素血管紧张素系统，减少血管和心肌重构，减少炎症和血栓栓塞危险，延迟肾病的进展。所有这些药理机制使ACEI在高血压、心力衰竭等疾病治疗中占有重要地位。

【药理作用】

药代动力学特点：雷米普利拉（雷米普利的活性代谢产物）和群多普利酸在机体内清除较其他ACEI慢。在充血性心力衰竭患者中，药物吸收和生物转化减慢，起效慢，同时肾脏滤过率减少致药物清除减少，血浆浓度增高，作用时间延长。因此在有严重肾功能减退患者（肌酐清除率≤30ml/min），应减少ACEI的用量。但由于福辛普利、群多普利能同时经尿液和胆汁排泄，因此它们在肾功能损害患者中的清除率不受影响，一般不需调整剂量（表12-26-2-1）。

【临床应用】

（一）**高血压** ACEI能降低体循环外周血管阻力，降低不同类型高血压患者的收缩压、舒张压和平均压，是公认的一线降压药物。ACEI降压作用的量效关系曲线在低剂量时较陡直，此后趋于平坦。加用利尿药可增加ACEI的降压疗效。各种ACEI比较试验显示，在对等剂量时，其降压疗效和耐受性相当。与安慰剂相比，还能提供额外的心血管保护作用。

（二）**充血性心力衰竭** 除非有禁忌证，所有左室收缩功

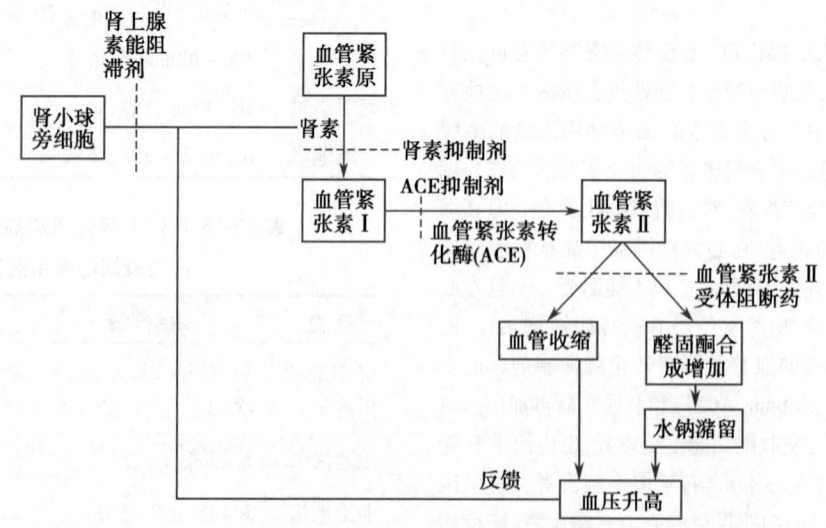

图12-26-2-1 肾素-血管紧张素-醛固酮系统示意图及四个可抑制其活性的作用环节（以虚线表示）

表 12-26-2-1　不同血管紧张素转化酶抑制剂的药代动力学特点

药物	前体药	血药峰浓度时间/h	血浆半衰期/h	作用持续时间/h	代谢脏器	蛋白结合率/%	绝对生物利用度/%
卡托普利	非	1	2.3	6~12	肝脏	30	70
依那普利	是	1	11	12~24	肝	50	40
赖诺普利	非	2~4	12~24	24~36	肾	少	25
喹那普利	是	2	1	24	肾	97	10~12
培哚普利	是	1	24	40	肾	30	65~70
雷米普利	是	1	9~18	>24	肾	36	50~60
福辛普利	是	1	11.5	>24	肝肾	95	36

能不全的患者,无论其是否有症状,都必须给予 ACEI 治疗。大量前瞻性、双盲、安慰剂对照研究已经证实 ACEI 治疗慢性心力衰竭患者有显著疗效:预防或延缓心力衰竭进展,减少猝死和心肌梗死的发生,降低住院率,提高生活质量。且高剂量较低剂量更能有效降低心力衰竭的住院率。

(三)冠心病 ACEI 用于急性心肌梗死患者能显著获益,尤其是合并高血压和糖尿病的患者。除非有心源性休克或严重低血压,心肌梗死急性期应尽早应用 ACEI,且应长期应用。

(四)糖尿病和肾功能不全 ACEI 能预防或延缓糖尿病肾病患者的进展,且 ACEI 对肾功能保护的作用,超越单纯降压所获益处。

【剂量与不良反应】

(一)剂量 ACEI 治疗高血压、心力衰竭的剂量见表 12-26-2-2。ACEI 治疗心力衰竭时,一般从小剂量开始逐渐递增,直至靶剂量(临床试验中证实能降低终点事件率的剂量),并维持使用。

表 12-26-2-2　ACEI 的治疗剂量和建议

药物	治疗高血压剂量	治疗心力衰竭的初始剂量	治疗心力衰竭靶剂量	肾功能不全时(CrCl 10~30ml/min)剂量
卡托普利	12.5~100mg,2~3次/d	6.25mg,3次/d	50mg,3次/d	6.25~12.5mg,2次/d
依那普利	2.5~40mg,1~2次/d	2.5mg,2次/d	10~20mg,2次/d	2.5~20mg,1次/d
福辛普利	5~40mg,1次/d	5~10mg,1次/d	40mg,1次/d	5~40mg,1次/d
赖诺普利	2.5~40mg,1次/d	2.5~5mg,1次/d	20~40mg,1次/d	2.5~5mg,1次/d
培哚普利	2~16mg,1次/d	2mg,1次/d	8mg,1次/d	2mg,1次/d
喹那普利	5~80mg,1次/d	5mg,2次/d	20mg,2次/d	2.5~5mg,1次/d
雷米普利	2.5~20mg,1次/d	1.25~2.5mg,1次/d	10mg,1次/d	1.25~5mg,1次/d
群多普利	1~8mg,1次/d	1mg,1次/d	4mg,1次/d	0.5~1mg,1次/d

(二)不良反应 ACEI 的副作用发生率在低水平范围内。常见副作用有:用药后轻度肌酐升高,部分原因可能是心功能改善,心排血量增加、肾脏灌注改善而出现,并非真正的肾功能不全,而有些与 ACEI 减少肾血流灌注而降低肾小球滤过率有关,需仔细区别。ACEI 可引起高钾血症,在慢性肾病患者或合并应用保钾利尿药、醛固酮拮抗药者中更多见。因此用药后一周需监测血钾水平和肾功能,如果血钾>6.0mmol/L,或血清 Cr 升幅>50%,或 Cr>265μmol/L(3mg/dl)应停用 ACEI。其他副作用,如味觉障碍、皮疹、咳嗽等都可在停药后恢复。ACEI 引起的血管性水肿发生率低,但严重时会致命,可发生于用药后的几周至几个月,对已知有血管性水肿病史的患者不宜再给予

任何一种 ACEI。ACEI 类药物有胎儿致畸作用。因此,ACEI 类药物的绝对禁忌证包括血管性水肿、ACEI 过敏、妊娠、双侧肾动脉狭窄、左心室流出道梗阻者。

二、血管紧张素受体阻滞药

【作用机制】

研究表明应用 ACEI 后,仍有部分 Ang Ⅰ 通过非 ACE 依赖途径转换成 Ang Ⅱ。血管紧张素受体阻滞药(ARB)能选择性地与 Ang Ⅱ 的 Ⅰ 型(AT_1)受体结合,因此,理论上可以全面阻断 Ang Ⅱ 的缩血管作用,包括:①血管平滑肌收缩;②快速加压反应;③缓慢加压反应;④醛固酮分泌;⑤儿茶酚胺释放;⑥交

感神经活性加强;⑦细胞肥大和增殖。这些机制,使 ARB 在高血压、心力衰竭等疾病治疗中发挥重要作用。

【药理作用】

目前临床应用的 ARB 从结构看,大多数 ARB 有一相似的联苯四唑环结构,但侧链各不相同。依普沙坦没有联苯四唑环结构,而有与氯沙坦相似的苯基咪唑结构。这些结构的不同导致不同 ARB 药代动力学和药效有所差别,主要表现在与 AT$_1$ 受体的亲和力、口服生物利用度、口服吸收率和代谢及清除率等(表 12-26-2-3)。各种 ARB 与 AT$_1$ 受体结合亲和力排序为坎地沙坦酯=奥美沙坦酯>厄贝沙坦=依普沙坦>替米沙坦=缬沙坦>氯沙坦。

表 12-26-2-3　不同 ARB 的药代动力学特点

	坎地沙坦酯	依普沙坦	厄贝沙坦	氯沙坦	缬沙坦	替米沙坦	奥美沙坦酯
活性代谢产物	有	无	无	有	无	无	有
AT$_1$ 拮抗作用	非竞争性	竞争性	非竞争性	竞争性	竞争性	非竞争性	竞争性
生物利用度/%	34~56	13~15	60~80	33	25	30~60	25
蛋白结合率/%	99.5	98.0	90.0	98.7	95.0	>98	99
主要清除途径	肾(60%)	肾(90%)	胆道(75%)	胆道(70%)	胆道(80%)	胆道(100%)	胆道(50%),肾(50%)
半衰期/h	9~12	5~7	11~15	2	6	24	12~18

【临床应用】

(一) 高血压　ARB 也是治疗高血压的一线药物,与其他种类降压药如 ACEI、利尿药、钙通道阻滞剂的降压疗效相当。ARB 与 ACEI 的最大不同是 ARB 大多经肝肾双通道排泄。目前临床应用的 ARB 药物在推荐剂量内降压疗效相当,与利尿药合用时作用增强。另外,ARB 与周围性 α 受体阻滞剂、钙通道阻滞剂和醛固酮受体阻滞剂合用时能使血压进一步下降。但若 ACEI 已大剂量使用时加用 ARB 并不加强降压作用,反而会促进肾功能不全。以 ARB(厄贝沙坦和氯沙坦)为基础的降压治疗能减缓 2 型糖尿病合并肾病患者的肾脏损害进展,氯沙坦被批准用于预防中风,缬沙坦被批准用于左室功能不全,降低心血管死亡率。ARB 也有与利尿剂和钙通道阻滞剂固定配比的复方制剂。

(二) 充血性心力衰竭　ARB 适用于左心室射血分数(LVEF)≤40% 的症状性或非症状性心力衰竭且不能耐受 ACEI 所致的干咳、皮疹和血管神经性水肿的患者,但不用于 ACEI 所致的高血钾或肾功能不全。3 种 ARB 药物(氯沙坦、缬沙坦和坎地沙坦)心力衰竭临床研究(ELITE-Ⅱ、HEAAL、Val-HeFT、CHARM-All 和 CHARM-Alternative Trial)证实 ARB 与 ACEI 一样能有效逆转左心室肥厚、改善患者症状、减少住院时间和延长生命。

(三) 冠心病　稳定性冠心病、急性心肌梗死患者应用 ACEI 都能显著减少心脏事件,尤其是有糖尿病等高危风险的患者,一般应尽早给药,但对不能耐受 ACEI 的患者,可给予 ARB 治疗。

(四) 糖尿病和肾功能不全　ARB 类药物对 2 型糖尿病患者有肾保护作用,临床研究结果支持厄贝沙坦和氯沙坦等用于治疗糖尿病肾病。

【剂量与不良反应】

(一) 剂量　ACEI、ARB 和肾素抑制剂治疗高血压、心力衰竭的剂量见表 12-26-2-4。与 ACEI 一样,ARB 也应从小剂量开始,逐级递增,直至到达靶剂量。

表 12-26-2-4　ARB 的治疗剂量

药物	治疗高血压剂量	治疗心力衰竭的初始剂量	治疗心力衰竭靶剂量
坎地沙坦	4~32mg,1 次/d	4~8mg,1 次/d	32mg,1 次/d
氯沙坦	25~100mg,1 次/d	12.5~25mg,1 次/d	100mg,1 次/d
缬沙坦	80~320mg,1 次/d	40mg,2 次/d	160mg,2 次/d
厄贝沙坦	75~300mg,1 次/d	—	—
奥美沙坦	10~40mg,1 次/d	—	—
替米沙坦	20~80mg,1 次/d	—	—

注:—无资料。

（二）**不良反应**　ARB 发生低血压、肾功能不全和高钾血症的概率与 ACEI 相当，但发生咳嗽的副作用明显减少。ARB 有致畸作用，一旦怀孕，立即停用。

三、盐皮质激素受体拮抗剂

【作用机制】

血管紧张素除有血管收缩作用外，还能使醛固酮水平分泌增加，而醛固酮能促进水钠潴留，交感激活，最终促进心肌和血管纤维化。尽管 ACEI 能短期降低醛固酮水平，但长期应用 ACEI，醛固酮水平并不能得到持续抑制，即所谓"醛固酮逃逸"现象。盐皮质激素受体拮抗剂竞争性抑制醛固酮敏感的肾集合小管的钠通道，促进钠水排出，保留钾离子。研究表明，盐皮质激素受体拮抗剂能抑制心脏和体循环系统的醛固酮受体，改善心室和血管重构。

【药理作用】

目前常用螺内酯和依普利酮。

1. 螺内酯　螺内酯结构与醛固酮相似，为醛固酮的竞争性抑制药物，作用于肾远曲小管和集合管的醛固酮受体，阻断 Na^+-K^+ 和 Na^+-H^+ 交换，使 Na^+ 和水排泄增多，K^+ 排泄减少。螺内酯口服吸收快，生物利用度 90%，体内 80% 由肝脏迅速代谢为活性的坎利酮。螺内酯原型药物半衰期 1.6 小时，活性代谢产物坎利酮半衰期 16.5 小时。醛固酮原型 10% 由肾脏排泄，无活性代谢产物从肾脏和胆道排泄。

2. 依普利酮　依普利酮是选择性醛固酮受体拮抗剂。口服吸收好，食物不影响其吸收。口服后达峰时间 1.5 小时，血浆清除半衰期 4~6 小时。肾功能不全者的血药峰浓度和浓度-曲线下面积均有所增加，透析不能清除。依普利酮体内主要由肝细胞 CYP3A4 代谢，60% 由肾脏排出，30% 由粪便排出。

【临床应用】

（一）**充血性心力衰竭**　螺内酯通过抑制心肌和血管内醛固酮受体，延缓和逆转心室和血管重构，防止心肌肥厚和纤维化。目前推荐醛固酮拮抗药应用于 LVEF<35% 的 NYHA Ⅲ 或 Ⅳ 级且已接受标准心力衰竭治疗（包括利尿药、ACEI 和 β 受体阻滞剂）的患者，从小剂量逐步递增至临床研究中证实有效的目标剂量。依普利酮（eplerenone）是近几年研制的高选择性作用于盐皮质激素受体的药物。EPHESUS 是一项心肌梗死后心力衰竭患者应用依普利酮的疗效和生存率研究，患者在最佳药物治疗基础上使用依普利酮，能进一步降低病死率和病残率。

（二）**高血压**　盐皮质激素受体拮抗剂是保钾利尿剂，有较弱的利尿作用，能与排钾利尿剂合用，治疗原发性高血压，对部分顽固性高血压亦有疗效，用于原发性醛固酮增多症时往往需要较大剂量。

【剂量与不良反应】

（一）**剂量**　见表 12-26-2-5。

表 12-26-2-5　醛固酮受体拮抗剂的剂量和治疗建议

药物	治疗高血压剂量	治疗心力衰竭的初始剂量	治疗心力衰竭的靶剂量
螺内酯	40~240mg，2 次/d	20mg，1 次/d	20~40mg，1 次/d
依普利酮	25~100mg，1~2 次/d	25mg，1 次/d	50mg，1 次/d

（二）**不良反应**　醛固酮受体拮抗剂的主要不良作用是出现致死性的高钾血症，尤其是有肾功能不全史患者。与 ACEI 或 ARB 合用时，对血钾超过 5.0mmol/L 或血肌酐超过 2.5mg/dl（>221μmol/L）者，不宜给予醛固酮受体拮抗剂。在开始用药 3 天和 1 周时都需复查血钾和肾功能。因螺内酯非特异性地与盐皮质激素受体结合而有明显的抗雄激素和促雌激素的作用，10% 男性患者出现女性型乳房发育，可改用依普利酮。

四、直接肾素抑制剂

【作用机制】

直接肾素抑制剂（DRI）阻断前肾素向肾素的转换，因此抑制 RAS 系统的源头，是较新的一类降压药物。

【药理作用】

阿利吉仑是唯一被美国 FDA 批准用于高血压治疗的 DRI，是低分子量非肽类物质，强大的竞争性肾素抑制剂，它与肾素活性位点相结合，阻断血管紧张素原转化为血管紧张素 Ⅰ（Ang Ⅰ），因此减少 Ang Ⅱ 的生成。口服吸收差，生物利用度小（3%），口服后 1~3 小时达峰，脂肪餐显著减少阿利吉仑的吸收；水溶性高，半衰期长（40 小时）。主要以原药经粪便和尿液排泄。

【临床应用】

高血压　直接肾素抑制剂阿利吉仑能有效降低血压，减少左心室肥厚，与 ARB 合用能额外降压。研究发现，阿利吉仑与 ARB 降压疗效相当。

【剂量与不良反应】

阿利吉仑推荐剂量为 150~300mg/d。主要为腹泻、头痛、鼻咽炎、头晕、乏力、上呼吸道感染、背痛和咳嗽。有阿利吉仑引起血管性水肿病史的患者禁用，妊娠禁用。

五、血管紧张素受体脑啡肽酶抑制剂

【作用机制】

血管紧张素受体脑啡肽酶抑制剂（angiotensin receptor-neprilysin inhibitor，ARNI）中包含两个成分：脑啡肽酶抑制剂和 ARB。脑啡肽酶是一种能降解利钠肽和其他扩血管物质的酶，包括肾上腺髓质素和缓激肽，因此脑啡肽酶抑制剂（ARNI）能增加这类物质含量，产生扩血管和利钠作用。但由于脑啡肽酶同时也能降解 Ang Ⅱ，因此脑啡肽酶抑制剂必须同时与肾素-血管紧张素系统阻断药物联合应用才能降低心力衰竭患者心

血管死亡率和心力衰竭住院率。

【药理作用】

目前上市的 ARNI——沙库巴曲缬沙坦(Sacubitril-Valsartan)是由共价键结合在一起的 1:1 沙库巴曲和缬沙坦共晶体化合物。沙库巴曲进入体内以后生成活性代谢产物 LBQ657,后者可抑制脑啡肽酶(中性肽链内切酶:NEP),降低利钠肽的降解,同时通过缬沙坦阻断 Ang Ⅱ 的 1 型受体(AT_1)。沙库巴曲缬沙坦能增加体内利钠肽水平,同时阻断 AT_1 受体抑制 Ang Ⅱ 作用,还可抑制 Ang Ⅱ 依赖性醛固酮释放,因而能够降低血压,逆转或延缓心脏和血管重构,改善心力衰竭患者的预后。

口服给药后,分解为沙库巴曲(进一步代谢为 LBQ657)和缬沙坦,这三种物质分别在 0.5 小时、2 小时和 1.5 小时达到血浆峰浓度。沙库巴曲和缬沙坦的口服绝对生物利用度分别约为 ≥60% 和 23%。每天两次给药后,沙库巴曲、LBQ657 和缬沙坦在 3 天内达到稳态水平。达到稳态时,沙库巴曲和缬沙坦没有显著蓄积,而 LBQ657 有 1.6 倍的蓄积。与血浆蛋白的结合率高(94%~97%)。沙库巴曲迅速通过酯酶转化为 LBQ657,LBQ657 没有明显的进一步代谢,缬沙坦代谢极少。由于 CYP450 酶极少介导沙库巴曲和缬沙坦代谢,预期在与影响 CYP450 酶的药物合用时不会对其药代动力学产生影响。口服给药后,52%~68% 的沙库巴曲(主要作为 LBQ657)、13% 的缬沙坦及其代谢产物经尿液排泄;37%~48% 的沙库巴曲(主要作为 LBQ657)、86% 的缬沙坦及其代谢产物经粪便排泄。沙库巴曲、LBQ657 和缬沙坦的平均血浆消除半衰期($T_{1/2}$)分别约为 1.43 小时、11.48 小时和 9.90 小时。需要注意服用 ACEI 者换成 ARNI 时需停用 ACEI 36 小时,而服用 ARB 者不需要。

【临床应用】

充血性心力衰竭 ARNI 在慢性心力衰竭治疗中开启了一个新篇章,2014 年发表的 PARADIGM-HF 研究,以沙库巴曲缬沙坦作为试验药物,与传统心力衰竭治疗药物依那普利对照,能较依那普利进一步降低 15% 的心力衰竭患者心血管死亡和再入院率。

【剂量和不良反应】

沙库巴曲缬沙坦推荐剂量为 100~400mg,1~2 次/d。不良反应包括:低血压、高血钾、咳嗽、乏力和肾功能不全。应避免与 ACEI 和 ARB 或阿利吉仑合用。

第三节 利 尿 药

高秀芳 范维琥

【作用机制】

利尿药通过减少体液容量,单用或与其他降压药联用产生协同降压作用。利尿药治疗后数小时至数天,降低心脏充盈压,减轻充血性心力衰竭患者的症状及体征,长期应用可使患者运动耐量增加,生活质量改善。

【药理作用与分类】

(一)分类 利尿药主要通过抑制肾脏重吸收钠,促进体内钠、水排出。按其在肾脏的作用部位进行分类:①噻嗪类利尿药主要抑制远端肾小管的 Na^+-Cl^- 转运,促进 Na^+、Cl^- 分泌;②袢利尿药主要作用于髓袢升支的 Na^+-K^+-$2Cl^-$ 酶,抑制 Na^+-K^+-$2Cl^-$ 转运,产生显著排钠作用。噻嗪类利尿药和袢利尿药在排钠的同时都有排钾作用;③醛固酮拮抗药能竞争性抑制醛固酮敏感性的肾集合小管钠通道,促进钠水排出,保留钾离子;④血管升压素 V_2 受体拮抗剂,促进肾脏游离水的排出,不影响电解质的吸收和分泌。

(二)药代动力学特点 见表 12-26-3-1。

表 12-26-3-1 常用利尿药的药代动力学特点

药物	口服利用度/%	$T_{1/2}$/h	代谢途径
噻嗪类利尿药			
氢氯噻嗪	70	2.5	原型经肾排泄
吲哒帕胺	93	14	转化为代谢产物
袢利尿药			
呋塞米	60	1.5	65%原型、35%代谢产物均经肾排泄
托拉塞米	80	3.5	20%原型经肾排泄,80%转化为代谢产物
保钾利尿药			
螺内酯	65	1.6	转化为代谢产物
氨苯蝶啶	50	4	转化为代谢产物
阿米洛利	15~25	21	经肾排泄
依普利酮	—	5	转化为代谢产物
血管升压素 V_2 受体拮抗剂			
托伐普坦	—	6~8	经肝脏代谢

注:—无资料。

1. 呋塞米　口服呋塞米65%以原型药物经尿排泄,余下的在肾脏结合为葡糖醛酸。因此,肾病患者的呋塞米清除半衰期可能延长。

2. 托拉塞米　口服托拉塞米有显著的肝脏代谢,故肝病患者的清除半衰期可能延长。托拉塞米是同类药物中清除半衰期最长的一种。

3. 阿米洛利　属于保钾利尿剂,主要不良反应是致命的高钾血症。

4. 盐皮质激素受体拮抗剂　螺内酯、依普利酮。(见本章第二节中的"盐皮质激素受体拮抗剂"部分)

5. 托伐普坦　托伐普坦是选择性的血管升压素 V_2 受体拮抗剂。有15mg及20mg两种口服制剂,用药后6~8小时肾脏排水作用最强。托伐普坦清除半衰期6~8小时,绝大部分经肝CYP3A代谢,仅1%从尿中排泄。起始剂量15mg,可上调至60mg,每天1次。

【临床应用】

(一) **高血压**　噻嗪类利尿药的降压作用可以分为三阶段:急性、亚急性和慢性,分别产生于用药后1~2周、数周和数月。急性期阶段主要通过排钠利尿使细胞外容量减少,心排血量减少;亚急性期,降压作用逐渐由血浆容量减少向外周血管阻力降低转变,后者因小动脉管壁钠负荷降低所致;慢性阶段,降压作用机制以降低外周血管阻力为主。噻嗪类药物,如氢氯噻嗪的量效关系曲线在剂量超过25mg/d后趋于平坦;但许多

不良反应则与大剂量应用有关,如低钾血症、低镁血症、糖耐量异常等,在小剂量应用(氢氯噻嗪 12.5~25mg/d)时较少见。近年来,螺内酯也逐渐被应用于原发性高血压的治疗,单用或与噻嗪类利尿药合用。它起效缓慢,首剂后的峰效应在48小时或其后,递加疗效常在几周后出现。螺内酯还可作为难治性高血压的联合用药之一。

(二) **充血性心力衰竭**　噻嗪类或袢利尿药治疗后数小时至数天就能减轻充血性心力衰竭患者的急性肺水肿症状及体征,降低心脏充盈压;长期应用可使患者运动耐量增加。急性心力衰竭发作时,需要静脉应用利尿药,通常为短效袢利尿药,反复多次给药能较单次大剂量给药利尿作用强,且造成的生理紊乱少。关于托伐普坦的临床研究,一项慢性收缩功能不全心力衰竭患者的短期研究显示该药物能降低患者体重、缓解呼吸困难;但长期研究中,未发现该药物能降低心力衰竭患者全因死亡率,心血管死亡率或心力衰竭再入院率。

(三) **高容量性或正常容量性低钠血症**　托伐普坦用于治疗临床上明显的高容量性和正常容量性低钠血症(血钠浓度<125mmol/L,或低钠血症不明显但有症状并且限液治疗效果不佳),包括伴有心力衰竭、肝硬化以及抗利尿激素分泌失调综合征(SIADH)的患者。

【剂量和不良反应】

常用利尿药剂量和不良反应见表12-26-3-2。

表 12-26-3-2　常用利尿药

药物	剂量	备注
噻嗪类利尿药		
氢氯噻嗪	12.5~50mg,1次/d	副作用有低钾、低镁血症
吲哒帕胺	1.25~5mg,1次/d	
袢利尿药		
呋塞米	10~80mg,2~3次/d	作用持续时间短,需每日多次剂量
托拉塞米	2.5~50mg,1~2次/d	作用持续时间长,生物利用度稳定
保钾利尿药		
螺内酯	25~100mg,1~2次/d	副作用有剂量依赖性男子女性型乳房发育,半衰期长,高钾血症
氨苯蝶啶	12.5~150mg,1~2次/d	副作用为高钾血症
阿米洛利	5~10mg,1~2次/d	常合用氢氯噻嗪,以增强疗效,减少钾的潴留
依普利酮	50~200mg,1~2次/d	高选择性作用于醛固酮受体,抗雄激素作用少
血管升压素 V_2 受体拮抗剂		
托伐普坦	7.5~15mg,1次/d	从7.5~15mg/d起,至少24小时后可加量。应避免在治疗最初的24小时内限制液体摄入,停药后应重新限制液体摄入,并检测血清钠浓度及血容量的变化

利尿药长期应用的主要不良反应是电解质紊乱、神经内分泌激活、低血压、肾功能不全和高尿酸血症,这些副作用通常呈剂量依赖性。噻嗪类利尿药有磺胺类药物相似结构,故慎用于

磺胺类药物过敏的患者。噻嗪类利尿剂会降低糖耐量,治疗过程中易使潜在糖尿病患者血糖升高。噻嗪类利尿剂还会升高低密度脂蛋白(LDL)水平和总胆固醇水平和甘油三酯水平。

螺内酯长期应用会出现促孕激素分泌和抗睾酮等副作用,产生男子的女性型乳房发育,与剂量相关,停药后可以恢复。醛固酮受体拮抗药的另一副作用是高钾血症,常见于螺内酯与血管紧张素受体阻滞药合用的患者。

噻嗪类利尿剂可以削弱抗凝药物、降尿酸药物、磺脲类药物和胰岛素的效果,可增强麻醉药物、二氮嗪和锂制剂的效果。噻嗪类药物作用可被 NSAIDS 药物、非选择性或选择性 COX-2 抑制剂和胆酸衍生物等削弱。

应用托伐普坦须警惕其纠正低钠血症的作用非常快速,建议在医院治疗期间开始该药物治疗,以便检测血 Na$^+$ 浓度。托伐普坦禁与其他 CYP3A4 抑制剂联用,如酮康唑等。目前没有发现托伐普坦对胺碘酮、洋地黄和华法林存在影响。常见托伐普坦的不良反应有消化道反应、高血糖等。

第四节 有机硝酸酯类药物

高秀芳 范维琥

有机硝酸酯类药物在人体内能快速转换为一氧化氮(NO),后者激活平滑肌细胞和血小板的鸟苷酸环化酶,使单磷酸环化鸟苷(cGMP)增加,促进血管扩张和抑制血小板聚集,发挥一系列药理作用。

【作用机制】

硝酸酯类能促进血管扩张,主要扩张静脉和大冠状动脉,对部分外周小动脉和微血管床也有扩张作用,降低心脏前后负荷,减少 20%~40% 需氧量。它能扩张冠脉大血管和直径大于 100μm 动脉,改善冠脉循环,促进侧支血流,抑制冠脉痉挛。硝酸酯类药物对更小动脉和阻力血管没有作用。硝酸酯类还有一定程度抑制血小板聚集的作用。

【药理作用与分类】

目前临床上常用的硝酸酯药物主要有以下三种:硝酸甘油(GTN)、硝酸异山梨酯(ISDN)、单硝酸异山梨酯(ISMN)。不同硝酸酯类药物的药代动力学有很大差别(表 12-26-4-1)。

这三种硝酸酯可用于不同的给药途径,形成不同制剂。通常有 5 种给药途径:

1. 舌下含片(GTN,ISDN) 无肝脏首关代谢,作用快,急性期应作首选,作用时间短。

表 12-26-4-1 常用口服或含服硝酸酯类药物

		常用剂量	起效时间/min	作用维持有效时间
GTN	舌下硝酸甘油片	0.3~0.6mg	2~5	20~30min
ISDN	口服硝酸异山梨酯	10~60mg,2~3 次/d	15~45	2~6h
	口服缓释硝酸异山梨酯	80~120mg,1 次/d	60~90	10~14h
ISMN	口服单硝酸异山梨酯	20mg,2 次/d	30~60	3~6h
	口服缓释单硝酸异山梨酯	60~120mg,1 次/d	60~90	10~14h

2. 口腔喷雾(GTN,ISDN) 同口含,由于吸收面积大,作用更快。

3. 口服(ISDN,ISMN,GTN)

(1)硝酸甘油:生物利用度极低,普通制剂很少用于口服。偶见缓释剂型。

(2)硝酸异山梨酯:生物利用度为 20%~30%,半衰期仅 30 分钟,常有峰形作用(浓度很快升高后又很快下降),所以普通剂型(如硝酸异山梨酯片)效果并不理想;缓释剂国外应用较多。

(3)单硝酸异山梨酯:是 ISDN 的代谢产物,口服无首关代谢,生物利用度几乎 100%,半衰期 4~5 小时,普通制剂每日 2 次口服给药,缓释剂型每日 1 次口服给药,是较理想的口服药。

4. 静脉注射(GTN,ISDN) 无首关代谢,血药浓度迅速上升,作用恒定,易于调节。

5. 皮肤(GTN,ISDN) 无首关代谢,持续时间长;有油膏、贴膜、喷雾剂。

(一)硝酸甘油 舌下含服硝酸甘油能避免肝脏首关代谢,循环中药物浓度短暂而有效升高。硝酸甘油的半衰期非常短,迅速转化为两种无活性的代谢产物,从尿中排出。0.25~0.5mg 舌下含服或喷雾,大部分患者 5 分钟内起效,如果症状未缓解,可再次用药,但 15 分钟内不宜超过 1.5mg。硝酸甘油片曝光后易失效,必须保存在暗色容器中。静脉滴注硝酸甘油可用于治疗急性冠脉综合征,从 5~10μg/min 剂量起始,逐步递增至 5~20μg/min,剂量递增应避免引起反射性心动过速或动脉低血压,正常血压者平均动脉压可维持于比基线下降 10% 左右,高血压患者血压控制于比基线下降 30%,应避免收缩压低于 90mmHg。

(二)单硝酸和硝酸异山梨酯 循环中硝酸异山梨酯经肝脏首关代谢后转化为 5-单硝酸异山梨酯,比硝酸异山梨酯更具活性。5-单硝酸异山梨酯口服吸收完全,生物利用度接近 100%,30 分钟至 2 小时达峰浓度,血浆半衰期为 4~6 小时。一旦这些有机硝酸酯类药物的血浓度达到稳态后,耐受性也会同时产生。因此目前硝酸酯长效制剂在使用时都需要留有一定的无药时间间隙,以避免产生药物耐受性。

【临床应用】

硝酸酯类药物可用于缓解和预防各类心绞痛发作,临床上也用于缓解急性心肌梗死时的胸痛症状。静脉给予硝酸酯尤其适用于合并高血压危象或心力衰竭的急性心肌梗死患者。

【不良反应】

主要不良反应是头痛,但随着用药时间延长,头痛可以缓解。其次是低血压反应,发生于10%使用小剂量静脉硝酸酯类药物患者(尤其心力衰竭患者)中,在减慢给药速度或停药后可以恢复,口服硝酸酯类药物中较少发生低血压反应。

硝酸酯类药物和磷酸二酯酶V型抑制剂(如西地那非)合用,可能引起严重持久的低血压反应,甚至致命。因此,服用西地那非24小时内不宜应用任何硝酸酯类药物,包括短效的舌下含服硝酸甘油片。

第五节　钙通道阻滞剂

高秀芳　范维琥

钙通道阻滞剂(calcium channel blocker,CCB)可以抑制多种钙通道依赖的心血管功能,抑制血管平滑肌细胞收缩,促进外周血管和冠脉扩张。主要用于高血压、心绞痛和室上性心动过速的治疗。

【作用机制】

人类主要有三种钙通道:L、N和T通道,目前大部分钙通道阻滞剂均作用于L通道,但作用位点和结果各不相同。L通道主要分布于心肌和心脏传导组织、平滑肌细胞、脑、肾上腺和肾脏中。L通道或受体阻滞可阻止钙内流入细胞,降低钙浓度抑制肌肉收缩,使平滑肌扩张,心肌收缩力降低,减缓窦房结冲动发放,延长房室传导时间。

CCB根据其结构可大致分为两类:二氢吡啶类和非二氢吡啶类(表12-26-5-1)。二氢吡啶类通过阻断平滑肌细胞钙通道,使外周和冠脉血管扩张,其对窦房结和房室结的作用是因交感活性反射加强所致。短效二氢吡啶CCB(如硝苯地平),迅速扩张血管,这种快速的外周血管扩张会引起显著的低血压和反射性交感兴奋、心动过速以及肾素-血管紧张素系统激活;长效CCB(如氨氯地平、非洛地平等)因血管扩张而引起的不良反应大为减少。非二氢吡啶类CCB(如地尔硫䓬和维拉帕米)阻断平滑肌钙通道,使外周和冠脉扩张,并减慢心率,延长房室结传导,可以有效地终止室上性心动过速。

【药代动力学特点】

所有CCB都是通过肝酶系统代谢,肝酶活性在合用西咪替丁、抗真菌药物或有肝功能不全时被抑制,而在合用苯妥英钠和苯巴比妥时被加强。

1. 维拉帕米　扩张外周动脉,但不增加心排血量和左心室射血分数。有显著的负性肌力和负性频率作用。普通片口

服后血浆达峰时约0.5~1小时,清除半衰期3~7小时。长期用药或合并有肝肾功能不全时血浆半衰期延长,在有显著肝功能不全的患者中剂量应减少50%~75%。在肌酐清除率低于30ml/min时,剂量应减少50%。维拉帕米的生物利用度为10%~20%,血浆蛋白结合率为87%~93%。母药及其活性代谢产物去甲维拉帕米75%经肾脏,25%经胃肠系统排泄。维拉帕米缓释片口服后达峰时间4~6小时,清除半衰期4.5~12小时,生物利用度与普通片相似,能平稳控制24小时血压。

2. 地尔硫䓬　作用与维拉帕米相似,但对心脏的抑制作用较弱。口服吸收90%,生物利用度45%,起效时间15~30分钟,达峰时间1~2小时,清除半衰期4~7小时,蛋白结合率80%~90%。地尔硫䓬在肝脏中经乙酰化转换为去乙酰基地尔硫䓬,其活性是母体药物的40%。地尔硫䓬约有35%经肾脏排泄,65%经胃肠系统排泄。地尔硫䓬缓释片达峰时间约6~11小时,清除半衰期约5~7小时。

3. 二氢吡啶类CCB　主要扩张动脉,其负性肌力作用较非二氢吡啶类CCB小。氨氯地平和非洛地平常规剂量时不抑制心肌收缩力,可用于左心室收缩功能不全患者。硝苯地平普通片口服后迅速吸收,半衰期短。而硝苯地平控释制剂能维持24小时稳定血浓度,每天仅需服药一次,现已取代短效普通制剂。同样,半衰期较长的二氢吡啶类CCB如氨氯地平、非洛地平、尼卡地平等,血管选择性高,用于高血压或心绞痛治疗时疗效和安全性均较好。拉西地平、乐卡地平和贝尼地平血浆半衰期虽不长,但具有较强的亲脂性,能与细胞膜紧密结合,从而发挥持久的钙通道阻断作用,也是长效CCB。

【临床应用】

CCB用于治疗高血压、心绞痛和室上性快速心律失常。长效或缓释制剂使用简便,副作用减少,作用时间长,血压下降平缓,其长期缓慢低程度交感神经激活作用不会引起显著的心血管危险性。CCB对各种高血压患者均有降压作用,但在有收缩功能不全的心力衰竭患者中要慎用地尔硫䓬和维拉帕米。相反,伴有左心室肥厚、舒张功能不全的心力衰竭和室上性心动过速存在时,有负性频率作用的地尔硫䓬和维拉帕米应优先考虑。以CCB为基础的多种药物联合治疗能显著降低脑卒中的发生率,尤其是老年高血压患者。

【剂量与不良反应】

1. 静脉用药

(1) 维拉帕米:静脉给药用于中止快速心律失常,5~10mg静脉注射(2分钟内),15~20分钟后可重复给药。

(2) 地尔硫䓬:为控制快速心律失常可静脉给药0.25mg/kg(2分钟内),必要时,15~20分钟后可重复给药,继以5~15mg/h的速度静脉滴注维持。

2. 口服用药　见表12-26-5-1。

钙通道阻滞剂的不良反应及药物相互作用见表12-26-5-2。

表 12-26-5-1　钙通道阻滞剂的剂量

药物	总剂量	备注
二氢吡啶类		
氨氯地平	2.5~10mg,1~2 次/d	长效
非洛地平	2.5~20mg,1 次/d	与西柚汁合用时血浆浓度上升
尼卡地平	20~40mg,3 次/d	与西柚汁合用时血浆浓度上升
乐卡地平	10~20mg,1 次/d	长效
拉西地平	2~8mg,1 次/d	长效
贝尼地平	2~8mg,1 次/d	长效
硝苯地平控释片	30~90mg,1 次/d	
非二氢吡啶类		
地尔硫䓬普通片	30~60mg,3 次/d	短效制剂需要多次给药
地尔硫䓬缓释片	90~180mg,1 次/d	
维拉帕米普通片	40~120mg,3 次/d	短效制剂需一日 3 次服药
维拉帕米缓释片	120~480mg,1 次/d	

表 12-26-5-2　钙通道阻滞剂的不良反应、禁忌证和药物相互作用

种类	不良反应	禁忌证	与药物和食物相互作用
二氢吡啶类	头痛、外周水肿、面色潮红、反射性心动过速(短效制剂更明显)、皮疹、头晕、低血压、齿龈增生	药物过敏者。短效药物不宜用于高血压急诊、急性心肌梗死和脑卒中	西柚汁与部分药物(尼卡地平)。有报道芬太尼与部分钙通道阻滞剂合用致严重低血压。H_2 受体拮抗药可上调二氢吡啶类药物的生物利用度
非二氢吡啶类	负性肌力、恶心、心动过缓、头晕、外周水肿、低血压、心脏传导阻滞、便秘	急性心肌梗死、一度以上房室传导阻滞、心力衰竭、肺水肿	H_2 受体拮抗药可上调地尔硫䓬生物利用度。β 受体阻滞剂可能加重负性肌力和负性传导作用。抑制卡马西平、环孢素、地高辛、奎尼丁和茶碱代谢

第六节　洋地黄类及其他正性肌力药物

高秀芳　范维琥

一、洋地黄类药物

洋地黄是一类历史悠久的正性肌力药物,广泛应用于充血性心力衰竭的治疗中,同时有负性传导作用,也用于控制心房颤动或心房扑动的心室率。

【作用机制】

抑制心肌细胞膜上的 Na^+、K^+-ATP 酶,使 Na^+-K^+ 交换减少,细胞内 Na^+ 积聚,促进 Na^+-Ca^{2+} 交换,从而使细胞钙内流增加,心肌收缩力增加,心排血量增加。后者使迷走神经兴奋性增高,心率减慢,此过程不增加心肌耗氧量。

【药理特点】

正常或接近正常肾功能患者,地高辛清除半衰期为 36~48 小时,因此,可每天一次给药,维持用药 7 天左右可以达到稳态血浓度。地高辛经肾排泄,老年人药物的分布和排泄均减慢。

对心电图的影响:治疗剂量的强心苷最早可使 T 波低平,甚至倒置,S-T 段呈鱼钩状,这与动作电位 2 相缩短有关,也是临床判断是否应用强心苷的依据;随即引起 P-R 期间延长,反映房室传导减慢;Q-T 间期缩短,提示浦肯野纤维和心室肌有效不应期(ERP)及动作电位时间(APD)缩短;P-P 间期延长,反映窦性频率减慢(表 12-26-6-1)。中毒剂量的强心苷可引起各种类型心律失常,心电图发生相应变化。

表 12-26-6-1　地高辛对心肌电生理的作用

电生理特性	窦房结	心房	房室结	浦肯野纤维
自律性	↓			↑
传导性			↓	
有效不应期		↓		↓

注:↑提高;↓降低。

【临床应用】

（一）收缩功能下降的慢性心力衰竭　DIG 研究发现洋地黄不降低慢性充血性心力衰竭患者病死率,但能显著改善收缩性心力衰竭患者的临床症状。充血性心力衰竭患者在接受了利尿药、ACEI 或 ARB、β 受体阻滞剂、螺内酯以后仍然存在心力衰竭的症状,可加用洋地黄来改善。

（二）抗心律失常作用　洋地黄还能通过减慢房室传导作用,阻止房颤或房扑时过多的心房冲动传导到心室,从而控制和减慢心室率。

【剂量和不良反应】

（一）剂量　地高辛起始剂量为 0.062 5~0.25mg,每日一次,肾功能不全患者应减量或慎用。去乙酰毛花苷(西地兰)用 5% 葡萄糖注射液稀释后缓慢注射,成人常用量为首剂 0.4~0.6mg,以后每 2~4 小时可再给 0.2~0.4mg,24 小时总量 1~1.2mg。

（二）不良反应　洋地黄与很多药物存在相互作用,如与维拉帕米、螺内酯和胺碘酮合用会增加洋地黄毒性,因此需要合用时,应减少洋地黄剂量。

洋地黄类治疗剂量和中毒剂量较接近,因此临床应注意其毒性反应,如胃肠道反应、中枢神经系统反应(黄视和绿视)和心脏的各种心律失常(包括快速型心律失常和缓慢性心律失常,如窦性心动过缓和房室传导阻滞等)。一旦有毒性反应发生,应立即停用,纠正可能存在的电解质紊乱,如低钾血症,同时酌情给予补钾和补液治疗。地高辛血浓度监测在评价是否存在洋地黄中毒时非常重要,一般超过 2.0ng/ml 时洋地黄中毒机会增大,但是洋地黄浓度低于此水平时也可能出现洋地黄中毒,尤其是伴有低钾或低镁血症时。

洋地黄类药物的禁忌证包括:①与钙注射剂合用;②任何强心苷制剂中毒;③室性心动过速、心室颤动;④梗阻性肥厚型心肌病(若伴收缩功能不全或心房颤动仍可考虑);⑤预激综合征伴心房颤动或扑动;⑥缓慢性心律失常包括严重窦性心动过缓和房室传导阻滞。

二、其他正性肌力药物

【作用机制】

临床应用的其他正性肌力药物包括:①β₁ 受体激动剂,如多巴酚丁胺,主要通过激动心脏 β_1 受体,使心肌收缩力增强,心排血量增加,并可轻度激动 β_2 受体,轻度扩张小动脉,降低心脏后负荷,增加肾血流量和尿量。多巴胺有激动 α、β 和多巴胺受体作用,α_1 受体激动可使血管收缩,β 受体激动使心肌收缩力增强,而多巴胺受体激动可使肾灌注增加和少许外周血管扩张;②磷酸二酯酶抑制剂,如米力农和氨力农,它们能抑制细胞环磷酸腺苷(cAMP)降解,使心肌和平滑肌细胞 cAMP 水平增加,因此能增强心肌收缩力和心排血量。上述药物都能短期改善心力衰竭患者血流动力学,但不能改善患者症状和运动耐

量,而且研究还发现米力农导致患者病死率增加。因此,静脉给予多巴酚丁胺或米力农仅适用于难治性心力衰竭的短期治疗。

【药理特点】

非洋地黄类正性肌力药物剂量见表 12-26-6-2。

表 12-26-6-2　非洋地黄类正性肌力药物剂量

药物	剂量
多巴胺	1~2μg/(kg·min):主要激动多巴胺受体 2~5μg/(kg·min):主要激动 β 受体 >5μg/(kg·min):激动 α 和 β 受体 >10μg/(kg·min):主要激动 α 受体
多巴酚丁胺	2.5~30μg/(kg·min)
米力农	可给予 50μg/kg 静脉注射(10~20min),维持量 0.25~0.75μg/(kg·min)
氨力农	可给予 0.5~1mg/kg 静脉注射(5~10min),维持量 5~10μg/(kg·min)

1. 多巴胺　多巴胺药理和血流动力学特点有剂量依赖性:小剂量[<2μg/(kg·min)]多巴胺,能增加肾血流,维持肾小球滤过率。中等剂量[2~5μg/(kg·min)]多巴胺能增加心肌收缩力。高剂量[5~15μg/(kg·min)]多巴胺能促进α肾上腺素受体介导的外周动脉和静脉收缩,适用于外周动脉血压偏低的危重患者,但高剂量多巴胺引起的心动过速,在冠心病患者中会诱发心肌缺血。

2. 多巴酚丁胺　多巴酚丁胺是治疗收缩功能下降慢性心力衰竭患者的β受体激动剂,起始剂量为2~3μg/(kg·min),无需负荷剂量,可以逐步上调剂量。一般用药 4 天,药效出现耐受。主要不良反应为心动过速、室上性或室性心律失常。

3. 氨力农和米力农　氨力农和米力农可用于顽固性心力衰竭的短期循环支持治疗,促进心肌收缩力,加快心肌舒张,促进动脉和静脉扩张,平衡体循环和肺循环阻力。氨力农和米力农临床应用都须给予负荷剂量(见表 12-26-6-2)。氨力农和米力农在正常个体中的半衰期分别为 2~3 小时和 0.5~1 小时,但在严重心力衰竭患者中可延迟一倍。临床血小板减少症可见于 10% 的氨力农治疗患者,米力农无此现象。

4. 新型急性心力衰竭治疗药物

（1）利钠肽　利钠肽(natriuretic peptide)是一种新型扩血管药物,有利尿和增加尿钠排出作用,间接增加心排血量,抑制心力衰竭患者神经内分泌激活。可用于急性心力衰竭治疗,改善心力衰竭症状,但对病死率和病残率的影响还不清楚。利钠肽一般静脉用药,清除半衰期短,约 18 分钟,肾功能不全者无须调整剂量。目前国内应用的利钠肽是冻干重组人脑钠肽(recombinant human brain natriuretic peptide,rhBNP),可先给予 1.5μg/kg 静脉注射,继以 0.007 5μg/(kg·min)滴注维持。一般短期给药,应用 3 天。

（2）钙增敏剂　主要通过增加心肌收缩系统对 Ca^{2+} 的敏

感性来发挥强心作用,增加心排血量,降低充盈压。此外,它还有良好的抗休克及调节外周血管反应性、改善器官组织血流量作用。左西孟旦(levosimendan)是一种对肌钙蛋白 C 有高亲和力的钙增敏剂。对严重心力衰竭患者,短期给予左西孟旦有明显改善血流动力学指标作用,但目前没有该药对生存率影响的研究资料。左西孟旦半衰期短,约 1 小时,在体内代谢为活性产物 OR1896,清除半衰期为 70~80 小时。一般负荷剂量为 6~12μg/kg,维持剂量为 0.1~0.2μg/(kg·min),持续 24 小时。左西孟旦耐受性尚好,没有明显药物相互作用。

第七节　抗快速心律失常药物

高秀芳　范维琥

抗快速心律失常药物虽然能改善症状,但受其有限的疗效和可能存在的致心律失常作用的限制,在生存率方面的一些临床研究中,未能证实这类药物的显著益处,某些药物甚至还有致死率增加的趋势。

【常用抗快速心律失常药物分类】

抗快速心律失常药物可按其基本的电生理特性进行分类(1992 年 VaughanWilliams 方法),见表 12-26-7-1。但临床应用发现,即便是同一机制类药物,也有很大的治疗差别。

【药理特点】

抗快速心律失常药物的临床应用剂量和药代动力学参数见表 12-26-7-2。

Ⅱ类和Ⅳ类抗快速心律失常药物主要用于快速性室上性心律失常的治疗(分别见本章第一节"β 肾上腺素能受体阻滞剂"、第五节"钙通道阻滞剂"),其他抗心律失常药物的临床应用如下。

1. 奎尼丁　奎尼丁个体差异大,70%经肝 CYP3A4 代谢,30%经肾排泄。可引起 QT 间期延长,尖端扭转型室性心动过速,易致奎尼丁晕厥,严重时可导致猝死。由于奎尼丁有 α 受体拮抗作用,因此,用药时可出现低血压反应。其他不良反应包括常见的腹泻、呕吐,血浓度增高时会有耳鸣,较少出现血小板减少症,在合并有传导系统疾病的患者中,可能会出现传导阻滞。奎尼丁代谢可被西咪替丁抑制,被苯巴比妥、苯妥英钠和利福平所诱导加强。

2. 普鲁卡因胺　超过一半人群属于普鲁卡因胺快速乙酰化显型,能迅速将普鲁卡因胺转化为 N-乙酰普鲁卡因胺,后者有Ⅲ类抗快速心律失常药物的作用。普鲁卡因胺长期服用可能引起红斑狼疮样综合征,故已少应用。

3. 利多卡因　口服吸收良好,但生物利用度差,首过效应强。其清除易受肝血流量的影响,代谢产物经肾排泄。静脉给药时应重复多次负荷剂量,继以一定剂量维持,使血浆和心肌组织内维持一定的治疗浓度。正常人达稳态血浓度的时间通常接近 8~10 小时,在心力衰竭和/或伴有肝病者,最长需要 20~24 小时。利多卡因主要用于快速抑制有症状的室性心律失常。在肝病或肾病患者中,利多卡因初始剂量无需调整,但肝病和心力衰竭患者因清除减少,而需减少维持量。机械通气患者,由于心排血量和肝血流量的减少,也需要调整利多卡因的剂量。西咪替丁会降低利多卡因的分布容积,抑制利多卡因代谢酶 CYP1A2 和 CYP3A4,使利多卡因血浓度增高。当利多卡因血浆浓度超过治疗浓度时,也会发生颤抖、神志改变和发音困难。

表 12-26-7-1　常用抗快速心律失常药物的 Vaughan Williams 分类

类型	药物	离子通道	自律性	传导性	有效不应期	对左心室影响
Ⅰ类钠通道阻断药						
Ⅰₐ类	奎尼丁	中等 Na⁺ 通道阻断药	↓	↓	↑	—
	普鲁卡因胺	中等 Na⁺ 通道阻断药	↓	↓	↑	↓
	丙吡胺	中等 Na⁺ 通道阻断药	↓	↓	↑	有抗胆碱能效应
Ⅰ_b类钾转运促进剂	利多卡因	弱 Na⁺ 通道阻断药	↓	↑	↓	—
	美西律	弱 Na⁺ 通道阻断药	↓	↑	↓	—
Ⅰ_c类	普罗帕酮	强 Na⁺ 通道阻断药	↓	±	±	↓
Ⅱ类	β 受体阻滞剂		↓	↑	↑	↓
Ⅲ类延长复极化药	索他洛尔	强 K⁺ 通道阻断药	↓	↓	↑	↓
	胺碘酮	强 K⁺ 通道阻断药	↓	↓	↑	↓
Ⅳ类钙通道阻滞剂	维拉帕米	强 Ca²⁺ 通道阻断药	↓	↓	↑(房室结)	↓
	地尔硫䓬	中等 Ca²⁺ 通道阻断药	↓	↓		↓
其他	腺苷	腺苷受体激活,促进 K⁺ 外流	↓	↓(房-室)	↑	

注:↓降低;↑增加;—无变化。

表 12-26-7-2　抗心律失常药物临床应用参数

药物	静脉用药/mg		口服用药/mg		口服达峰时间/h	半衰期/h	生物利用度/%	代谢途径	妊娠分级
	负荷	维持	负荷	维持					
奎尼丁	6~10mg/kg起始，按0.5mg/(kg·min)给药	—	800~1000	300~600，每6h	1.5~3	5~9	60~80	肝	C
普鲁卡因胺	6~13mg/kg开始，以0.2~0.5mg/(kg·min)给药	2~6mg/min	500~1000	250~1000，每4~6h	1	3~5	70~85	肾	C
利多卡因	1~3mg/kg，以20~50mg/min给药	1~4mg/min	NA	NA	NA	1~2	NA	肝	B
美西律	NA	NA	400~600	150~300，每8~12h	2~4	10~17	90	肝	C
普罗帕酮	1~2mg/kg		450~900	150~300，每8~12h	1~3	5~8	25~75	肝	C
普萘洛尔	0.25~0.5mg，每5分钟，总小于0.2mg/kg			10~200，每6~8h	4	3~6	35~65	肝	C
胺碘酮	150mg,10分钟给药,1mg/min用药6小时,改0.5mg/min	1mg/min	600~1000每天持续7~14天	100~400，每天		56天	25	肾	D
决奈达隆	NA	NA	NA	400，每12h	3~4	13~19	70~90	肝	X
索他洛尔	10mg,1~2分钟给药			80~240，每12h	2.5~4	12	90~100	肾	B
伊布利特	1mg,10分钟给药		NA	NA	NA	6	NA	肾	C
维拉帕米	5~10mg,1~2分钟给药	0.005mg/(kg·min)		80~120，每6~8h;缓释片240，每12~24h	1~2	3~8	10~35	肝	C
腺苷	6~18mg(快速)	NA	NA	NA	NA				C
伊伐布雷定	NA		NA	2.5~7.5，每天2次	1	11	40	肝	D

注:NA，无此应用。

妊娠分级:A. 对照研究提示无致胎儿危险性;B. 无对照研究证据,但目前无致胎儿危险性证据,不大可能致胎儿危险性;C. 不除外致胎儿危险性,只有在权衡潜在利大于弊时才能应用;D. 确定致胎儿危险性,除非有威胁生命或其他更安全措施缺乏,都应避免使用;X. 孕妇禁忌。

4. 美西律 利多卡因类似物,首关代谢低,可以长期口服治疗。口服美西律的生物利用度接近90%,体内分布容积大,血浆浓度仅占1%,肝脏首关代谢少,经CYP2D6酶代谢。美西律应从小剂量开始应用,每2~3天逐步递增剂量,直至产生疗效。肾功能不全患者如果合并有肝CYP2D6酶缺乏,可显著减少美西律清除,因此所有肾功能不全患者均需降低初始剂量。在有明显充血性心力衰竭和肝功能衰竭患者中,血浆清除半衰期显著延长,建议剂量减半。美西律肝脏代谢可因苯巴比妥、苯妥英钠等药物加强,利福平可缩短其半衰期,导致常规剂量效果不佳。

5. 普罗帕酮 是一种Na⁺通道阻滞剂。它能延长PR间期和QRS间期,用于室上性快速心律失常患者维持窦性心律,如心房颤动等。它也可用于治疗室性心律失常,不过效果中等。普罗帕酮的代谢途径个体差异大,在缺乏肝酶CYP2D6的低代谢患者中,普罗帕酮清除减少,产生活性代谢产物5-羟普罗帕酮减少。肝功能不全患者应适当减少剂量,肾功能不全患者无需调整剂量。普罗帕酮的不良反应包括加快房扑患者的心室反应性,加快室性心动过速发作的严重程度和频率,加重心力衰竭等。

6. 索他洛尔 索他洛尔阻断心肌钾通道,同时又有一定的β受体阻滞活性,属Ⅲ类抗心律失常药物。肾功能不全患者需调整剂量,肌酐清除率(CrCl)在30~60ml/min时,用药间隔为24小时。由于有潜在的致心律失常和加重心力衰竭的作用,在心功能不全患者中应从小剂量开始应用,且密切随访QT间期。索他洛尔临床应用还需警惕有无心动过缓、支气管痉挛和心力衰竭加重等情况。

7. 胺碘酮 胺碘酮阻断钾通道、钠通道和钙通道,同时兼有α和β受体阻滞作用。该药为脂溶性,经肝酶CYP3A4代谢后转化为去乙基胺碘酮,后者的抗快速心律失常作用与胺碘酮相当或更强。胺碘酮代谢十分缓慢,因此停药后,其不良反应的缓解也很缓慢。临床应用胺碘酮需警惕其不良反应,如窦性心动过缓、传导阻滞、尖端扭转型室性心动过速、肝功能损害等,长期应用还需警惕肺纤维化、甲状腺功能异常、角膜色素沉着等,因此用药期间需密切随访。静脉用胺碘酮后有血管扩张及抑制心肌收缩作用,可能出现低血压。胺碘酮与很多药物发生相互作用,如华法林、奎尼丁、双嘧达莫、美西律和普罗帕酮等,使这些药物血药浓度增高。

8. 决奈达隆 决奈达隆是一种苯并呋喃的衍生物,在结构上与胺碘酮相似,没有碘取代基。决奈达隆能强力阻断快钠电流,它阻断钾电流的作用与胺碘酮相似。决奈达隆经肝CYP3A4代谢,因此,不宜与其他经该酶代谢的药物合用。决奈达隆用于房颤和房扑患者维持窦性心律,其维持窦性心律作用略逊于胺碘酮。在ANDROMEDA研究中决奈达隆治疗中重度心力衰竭患者病死率显著高于安慰剂,故不宜用于有明显临床症状的心力衰竭患者。决奈达隆治疗剂量会引起短暂血肌酐轻度增高,但不会影响肾功能,无须改变剂量或停药。严重肝损害患者不宜用决奈达隆。常见副作用有皮疹、恶心、光敏感、腹泻、乏力。因决奈达隆不含碘,因此肺和甲状腺毒性较胺碘

酮少。决奈达隆不能用于妊娠妇女和哺乳妇女。

9. 富马酸伊布利特 是一种Ik,阻滞剂,有部分激动Na⁺内流的作用。伊布利特只有静脉制剂,用于治疗快速房颤和房扑,10分钟内静脉注射1mg,如有需要,可10分钟后再次给药。用药后10分钟内快速分布于组织中,目前还没有关于此药与其他药物相互作用的研究报道。由于存在潜在的致尖端扭转型室性心动过速可能,建议在用药期间及用药后至少4小时内进行监护。目前还没有该药在肝肾功能不全患者中应用的临床研究报道,一般建议在合并有肝肾功能不全患者中减量使用。同类的口服制剂有多非利特。

10. 腺苷 腺苷通过G蛋白耦联腺苷受体发挥作用,激动心房组织、窦房结和房室结的乙酰胆碱敏感的K⁺电流,使动作电位时间缩短,正常节律减慢。腺苷还能抑制细胞内环磷酸腺苷的电生理作用,降低钙内流,因此可以延长房室结的不应期,起到抗心律失常作用。腺苷静脉注射后,快速进入红细胞和内皮细胞中,延长房室结不应期,终止阵发性室上性心动过速,最大作用可在静脉用药后30秒内产生。腺苷最大特点就是作用时间短暂,因此,临床应用需要快速静脉注射,如若缓慢注射,腺苷在到达心脏之前就已经被代谢排出。腺苷可能会引起心肌短暂无收缩,一般<5秒,因此,不易引起严重影响。

11. 伊伐布雷定 抑制窦房结钠-钾通道的新一类药物,能减慢窦性心律。2015年美国FDA宣布伊伐布雷定用于治疗慢性心力衰竭,可减少心力衰竭恶化而住院的风险,适应证为:稳定性心力衰竭患者,使用最大耐受剂量β受体阻滞剂的情况下窦性心率≥70次/min。该药物可以从5mg,每天2次用药开始,2周后上调至7.5mg,每天2次,直至心率低于60次/min,必要时也可减量至2.5mg,每天2次。当出现有症状的心动过缓或视力模糊,需要减少伊伐布雷定的剂量或停药。伊伐布雷定不适宜与其他有QT延长作用的药物合用(如胺碘酮)。

第八节 抗血小板聚集、抗凝和溶栓药

吴鸿谊

【抗血小板聚集药物】

在防治冠状动脉粥样硬化发展及血栓形成的药物中,抗血小板聚集药物扮演着重要的角色。血管内皮受损后会暴露出组织因子和胶原,胶原可以直接激活血小板,而组织因子通过凝血酶激活血小板,活化血小板释放血栓素A_2(TXA_2)和二磷酸腺苷(ADP),TXA_2和ADP分别与血小板膜上的TXA_2受体和ADP受体结合,进一步激活血小板;而血小板膜糖蛋白Ⅱb/Ⅲa受体与纤维蛋白原结合是血小板聚集共同的最后通路。目前研究认为,TXA_2和ADP途径引起的血小板聚集和激活血小板释放内源性颗粒起到了放大血小板激活与聚集的效应。

(一)抗血小板聚集药物的分类 根据药物作用的途径和靶位不同,临床常用抗血小板药物可以分为:①抑制血栓素A_2的药物,如阿司匹林和吲哚布芬;②血小板$P2Y_{12}$受体抑制剂,如氯吡格雷、普拉格雷和替格瑞洛;③磷酸二酯酶3(PDE_3)抑制剂,如西洛他唑;④GP Ⅱb/Ⅲa受体拮抗剂,如阿昔单抗、替

罗非班、依替巴肽等，常规是短期静脉给药。

（二）常用抗血小板聚集药物

1. 血小板环氧化酶1（COX1）抑制剂　阻断花生四烯酸转化为前列腺素 H_2，后者是 TXA_2 的前体，从而抑制血小板聚集。

（1）阿司匹林：为不可逆的血小板 COX1 抑制剂。由于缺乏净获益，不推荐阿司匹林常规用于冠状动脉粥样硬化性心血管疾病（ASCVD）的一级预防；对于有较高 ASCVD 风险，但出血风险不高的 40~70 岁人群，可考虑阿司匹林用于 ASCVD 的一级预防，但是为 IIb 类推荐。在冠心病、外周动脉粥样硬化及缺血性脑卒中二级预防中，阿司匹林都能够有效减少缺血性不良心血管事件。推荐使用小剂量，为每天 1 次、75 ~ 100mg/次。对于急性冠状动脉综合征（ACS）患者，尽早给予 150 ~ 300mg 负荷；拟行 PCI 患者，术前可考虑予顿服 150~300mg。

（2）吲哚布芬：为可逆的血小板 COX1 抑制剂，与阿司匹林相比，吲哚布芬具有更好的血小板选择性，对血小板外的前列腺素合成影响小，因此具有更好的胃肠道耐受性。另外，吲哚布芬出血风险较低，停药后 48 小时血小板功能就能恢复，适合于出血风险高的患者。其维持剂量为每天两次、100mg/次，若需要负荷，则可用 200mg 负荷。

2. 血小板 $P2Y_{12}$ 受体抑制剂　主要用于心脑血管疾病的二级预防。包括噻吩吡啶类和替格瑞洛；前者有氯吡格雷和普拉格雷。噻吩吡啶类是前体药物，需要活化才会发挥作用，它们是不可逆地阻断 ADP 与血小板 $P2Y_{12}$ 受体的结合。替格瑞洛则是可逆地抑制 ADP 对 $P2Y_{12}$ 受体的激活。

（1）氯吡格雷：若 75mg/d 口服，需要需 3~5 天后才能获得稳态的血小板抑制作用，若 300mg 负荷则可在 4~6 小时后获得相对稳态的血小板抑制作用，600mg 负荷可进一步缩短至 2 小时。对于 ACS（包括 UA、NSTEMI 和 STEMI），诊断明确且排除禁忌后，推荐给予 300 ~ 600mg 的负荷量、继以 75mg/d 的维持量。对于拟行 PCI 术的稳定型冠心病患者，术前给予 300~600mg 的负荷量；建议至少术前 6 小时使用。由于氯吡格雷需要经过肝脏转换成活性代谢产物才能起效，因此其疗效在不同患者存在明显差异，部分患者使用氯吡格雷可能不起效而发生缺血性事件，在研究中往往被称为"氯吡格雷抵抗"或者"氯吡格雷低反应性"，此现象更多见于 ACS 患者。影响氯吡格雷疗效的因素有 *CYP2C19* 基因多态性、年龄和基础的血小板活性。

（2）普拉格雷：普拉格雷虽然也是前体药物，但是其受 *CYP450* 基因多态性的影响小。与氯吡格雷相比，普拉格雷起效快、作用强；它能够显著降低 ACS 患者 PCI 后缺血性事件的风险，但严重出血率升高。普拉格雷的适应证是 ACS，且需要冠脉造影明确病变后才使用；高龄（≥75 岁）和低体重者（<60kg）应避免使用，既往有脑卒中或短暂性脑缺血发作史的患者禁用；用法：60mg 负荷后，每天 10mg 口服。

（3）替格瑞洛：替格瑞洛不需要经过肝脏代谢活化，起效快；其作用在不同患者中差异性小。与氯吡格雷相比，替格瑞洛能够显著降低 ACS 患者心血管事件的发生率和死亡率；而

PLATO 研究定义的大出血无统计学差异。该药的用法是 180mg 负荷，然后 90mg/次、每日 2 次口服。与阿司匹林联合使用时，阿司匹林剂量不要超过 100mg/d；有颅内自发性出血病史的患者勿用。缺血高危的 AMI 患者，假若出血风险不高，可考虑延长使用替格瑞洛，但是剂量应减量为 60mg/次、每日 2 次口服。

3. 西洛他唑　西洛他唑能可逆性地选择性抑制血小板磷酸二酯酶 3 活性，从而发挥抑制血小板聚集的作用。RACTS 研究显示，西洛他唑能够减少支架内再狭窄。由于它能促进动脉血管扩张，更适用于下肢动脉闭塞患者，常用剂量为 100mg/次，每日 2 次口服。

4. 血小板 GP IIb/IIIa 受体拮抗剂　血小板 GP IIb/IIIa 受体拮抗剂阻断的是血小板聚集共同的最后通路，故提供最强的抗血小板作用。最先用于临床的是阿西单抗，为非特异性的单克隆抗体，因其具有免疫原性，后来研发了小分子多肽类（如依替巴肽）和非肽类（如替罗非班）；主要应用在 ACS 患者。国内临床更多使用多肽类和非肽类，因为二者生物半衰期相对比较短。一般在术中出现血栓、无复流或者复杂病变情况下考虑使用，目前不主张在不明确冠脉解剖影像证据的情况下使用。替罗非班剂量为：10~25μg/kg 静脉注射，继以 0.075~0.15μg/(kg·min)维持 18~36 小时；在肌酐清除率低于 30ml/min 的患者中，用量减半；临床实践中，替罗非班的维持剂量往往为推荐剂量的 1/3~1/2。

（三）不良反应　共同的不良反应是会引起出血，因此使用之前要评估患者的出血风险，存在活动性出血或者凝血功能障碍的患者是禁忌使用。

COX 抑制剂的不良反应主要是胃肠道不适，还可引起胃黏膜糜烂，出血或溃疡。大剂量阿司匹林会增加不良反应，而抗血小板作用并不增强。

氯吡格雷引起粒细胞缺乏症的比例很低，但仍有引起血小板减少的可能，临床应注意随访。停药 5~7 天后，对手术出血风险的影响就很低。

替格瑞洛治疗过程中，可能会出现呼吸困难和缓慢性心律失常；其中，呼吸困难多数是可逆的、可以耐受的。停药 3~5 天后，对手术出血风险的影响就明显降低。

西洛他唑的常见不良反应有皮疹、心悸、头痛等。

GP IIb/IIIa 受体拮抗剂发生出血的概率较口服抗血小板药物多，不过由于半衰期短，多数情况是可控。另外一个相对常见不良反应是血小板减少，甚至是发生血小板减少性紫癜；与肝素联合使用会增加此风险。

【抗凝药】

抗凝药物作用的靶点是 IIa 和/或 Xa 因子，作用靶点不同其疗效和适应证也会存在差异。一般来讲，抑制 IIa 或 Xa 因子均能起到抑制自发性血栓的作用；但是，对于接触性血栓的抑制作用更依赖于对 IIa 因子的抑制作用。

（一）肠外抗凝药　指的是通过静脉或者皮下注射发挥作用的抗凝药物，主要包括肝素类药物和比伐卢定。

1. 肝素类药物 肝素类药物通过激活抗凝血酶（AT）加速丝氨酸蛋白酶类凝血因子Ⅱa和Xa因子的灭活而间接发挥抗凝作用；依据分子量不同，主要分为普通肝素、低分子量肝素和磺达肝癸钠。肝素只要与抗凝血酶结合就能抑制Xa因子；但是，只有分子量5 400Da以上才能同时结合抗凝血酶Ⅲ和Ⅱa，起到抑制Ⅱa的作用。

（1）普通肝素：分子量为15 000Da，能够同时抑制Ⅱa和Xa，使用过程中需要监测凝血功能（APTT），其在ACS中应用已有很多年，已被证实与口服抗血小板药物合用有良好疗效；同时，普通肝素是心血管介入术中最常用的抗凝药物。肝素的主要不良反应是出血，其另一副作用是血小板减少，主要原因是体内产生抗肝素/血小板因子4复合物的抗体。

（2）低分子量肝素：低分子量肝素（low molecular weight heparin，LMWH）平均分子量为4 000～5 000Da，其抗Xa/Ⅱa作用比值为2～4∶1。与普通肝素相比，LMWH使用方便，无需监测APTT时间，可以皮下给药，较少发生肝素相关性血小板减少。在非ST段抬高型ACS患者中，LMWH的疗效可能优于普通肝素。与普通肝素一样，LMWH不能用于有活动性出血、近期有颅脑手术或出血史，注意在感染性心内膜炎患者其为相对禁忌，主要顾虑是抗凝后可能会增加菌栓脱落机会。肌酐清除率低于30ml/min者需减半量，低于15ml/min则禁用。

（3）磺达肝癸钠：磺达肝癸钠（fondaparinux sodium）是一种合成的戊糖，分子量为1 728Da，故只抑制Xa因子。OASIS-5和6研究发现，与LMWH相比，磺达肝癸钠可降低NSTEMI患者的大出血和死亡风险，因此，推荐用于出血高危患者。常用剂量为2.5mg皮下注射，每天一次。肌酐清除率低于50ml/min者需要减量、可用1.5mg；肌酐清除率低于20ml/min者不应该使用。磺达肝癸钠不能用于冠脉PCI术中的抗凝。

2. 比伐卢定 比伐卢定（bivalirudin）是直接凝血酶抑制剂，与肝素类相比，它无需依赖抗凝血酶，可抑制与纤维蛋白结合的凝血酶，不与凝血酶以外的血浆蛋白结合、抗凝作用稳定，不与血小板释放的PF4结合、不会引起免疫反应介导的血小板减少症。

比伐卢定主要用于心血管介入术中抗凝，理论上讲，其出血风险要低于普通肝素，尤其当普通肝素与GP Ⅱb/Ⅲa受体拮抗剂联合使用时；值得注意的是，由于其半衰期短，需注意PCI术时抗血小板药物是否起效。对于出血高危患者，可以考虑使用比伐卢定进行择期PCI术的抗凝［若双联抗血小板药物已经起效，用法：0.75mg/kg静脉负荷后，然后1.75mg/（kg·h）维持至操作结束］；对于接受直接PCI的STEMI患者，可以考虑比伐卢定抗凝，建议维持至术后4小时。肌酐清除率低于30ml/min者需减量使用。

（二）口服抗凝药 主要包括华法林和新型口服抗凝药（NOAC）。

1. 华法林 其作用机制是竞争性拮抗维生素K，使维生素K依赖性凝血因子Ⅱ、Ⅶ、Ⅸ、X等因子合成减少，从而延长凝血酶原时间。本品在体内需待已合成的上述凝血因子耗竭后，才能发挥作用，一般使用3～5天后才会起效，需7～10天才会处于稳态。华法林用于血栓栓塞性疾病的预防，如心脏机械瓣置换术后抗凝、下肢深静脉血栓和肺栓塞等，也能显著降低房颤患者栓塞的发生率。在使用过程中需监测凝血功能，将凝血酶原时间国际标准化比值（INR）控制在2.0～3.0，依据INR调整剂量，小剂量逐步递增直至达标；对于栓塞高危者的一级预防或者血栓栓塞者的二级预防，可使用低分子量肝素桥接至INR达标。

2. 新型口服抗凝药 NOAC包括Ⅱa因子抑制剂（达比加群）和Xa因子的抑制剂（阿哌沙班、艾多沙班和利伐沙班）；与华法林相比，NOAC剂量相对固定，无需频繁监测，较少与食物或其他药物相互作用，可提高患者的依从性。NOAC起效快，口服后血浆药物达峰时间在2～4小时；其半衰期也相对短，在7～14小时；依据肾功能不同，失效时间有明显差别，一般至少48小时以上。使用NOAC患者，若用低分子量肝素桥接会增加出血风险。NOAC预防非瓣膜性房颤栓塞的疗效不劣于华法林，安全性也相对较高，其中颅内出血风险均低于华法林（表12-26-8-1）。

需要注意的是，达比加群需要整片吞咽，不能分割、咀嚼。NOAC目前不适用于机械瓣膜置换术后的血栓栓塞预防。

需要了解的是，口服抗凝药物有特异的拮抗剂：伊达赛珠单抗是特异性拮抗达比加群的药物，国内已上市；而andexanet alfa是人凝血因子Xa的重组改构非活性形式，可以用于拮抗Xa因子抑制剂。

【溶栓药物】

血栓的主要成分之一是纤维蛋白原，溶栓药物能够直接或间接激活纤维蛋白溶解酶原，变成纤维蛋白溶解酶（纤溶酶）并降解纤维蛋白。溶栓药物包括非特异性纤溶酶原激活剂和特异性纤溶酶原激活剂，后者疗效更好；常用的非特异性纤溶酶原激活剂包括链激酶和尿激酶，特异性纤溶酶原激活剂中最为常用的是阿替普酶（rt-PA），而瑞替普酶（r-PA）和替奈普酶（TNK-tPA）则是t-PA的突变体。溶栓治疗的适应证是发病12小时内、不能及时行急诊PCI且没有禁忌证的STEMI患者；UA及NSTEMI患者可以抗凝但不溶栓（表12-26-8-2）。

rt-PA的用法：静脉注射15mg，继之在30分钟内静脉滴注50mg，然后在60分钟内静脉滴注35mg。瑞替普酶和奈替普酶的选择性溶栓效果提高，且半衰期延长，静脉注射给药。应用纤维蛋白特异性溶栓药物（如阿替普酶、瑞替普酶等）治疗时，溶栓前给予冲击量肝素60U/kg（最大量4 000U），溶栓后给予每小时12U/kg（最大量1 000U/h），将活化部分凝血活酶时间（APTT）调整至50～70s，持续48小时。与普通肝素比较，低分子量肝素用药方便，无需监测，EXTRAC-TIMI25研究为低分子量肝素与多种溶栓药物（链激酶、阿替普酶、瑞替普酶、替奈普酶）联合应用提供了证据。链激酶和尿激酶用完12小时后，可以配合LMWH皮下注射，每日2次。

表 12-26-8-1　新型口服抗凝药在非瓣膜性房颤的用法及特点

NOAC	推荐剂量	预防栓塞的疗效	出血的风险
达比加群	Ccr≥50ml/min:150mg,每日2次; Ccr在30~49ml/min:110mg,每日2次; Ccr低于30ml/min:未批准	150mg,2次/d组优于华法林; 110mg,2次/d组与华法林相当	150mg,2次/d组与华法林相当; 110mg,2次/d组低于华法林 两组颅内出血风险均降低
阿哌沙班	5mg,每日2次; 如果有下列3个因素的两项者(年龄≥80岁、体重≤60kg、血肌酐≥133μmol/L)或者Ccr低于30ml/min:2.5mg,每日2次; Ccr低于15ml/min:未批准	不劣于华法林,数值上优于华法林	低于华法林,包括颅内出血和严重出血均降低
艾多沙班	60mg,每日1次; 具有其中一个危险因素者:Ccr低于50ml/min、体重低于60kg或合用P-糖蛋白抑制剂,则30mg,每日1次; Ccr低于15ml/min:未批准	60mg和30mg组均不劣于华法林,但肌酐清除率高者不建议用小剂量	60mg和30mg组均低于华法林,包括颅内出血和致死性出血降低
利伐沙班	Ccr≥50ml/min:20mg,每日1次; Ccr在15~49ml/min:15mg,每日1次; Ccr低于15ml/min:未批准	不劣于华法林	不劣于华法林,但颅内出血和重要器官出血风险降低

表 12-26-8-2　不同溶栓药物用法与特点的比较

溶栓药物	常规剂量	抗原性及过敏反应	纤维蛋白原消耗	90min再通率/%[#]	TIMI 3级血流/%
尿激酶	30~60min,150万单位	无	明显	未知	未知
链激酶	30~60min,150万单位	有	明显	50	32
阿替普酶	90min,90mg	无	轻度	75	54
瑞替普酶	10MU×2次,每次>2min	无	中度	83	60
替奈普酶[*]	30~50mg 根据体重	无	极小	75	63

注:[*]体重<60kg,剂量为30mg;每增加10kg,剂量增加5mg;直至体重>90kg,最大剂量为50mg。
[#]不同临床试验种不同剂量方案的冠状动脉开通率略有不同。

第九节　调脂和抗动脉粥样硬化药物

李　勇

血脂是血浆中的胆固醇、甘油三酯(TG)和类脂(如磷脂)等的总称,与临床密切相关的血脂主要是胆固醇和TG。血脂异常(主要是高胆固醇血症)是心脑血管病最主要的危险因素。临床研究及实践证明,血脂异常是可以预防和控制的,降低人群胆固醇水平,可延缓动脉粥样硬化的发展,明显减少心肌梗死、缺血性卒中事件的发生和心血管死亡,显著改善心脑血管病患者的生活质量并有效降低疾病负担。

【降低低密度脂蛋白胆固醇水平的药物】

(一)他汀类药物

1. 药理作用　他汀类药物是肝细胞胆固醇合成中HMG-CoA还原酶抑制剂,并通过上调肝细胞表面的低密度脂蛋白受体(LDL-R),因而能显著降低血低密度脂蛋白胆固醇(LDL-C),同时对中间密度脂蛋白胆固醇(IDL-C)和极低密度脂蛋白

胆固醇(VLDL-C)也有降低作用。他汀亦可轻微升高高密度脂蛋白胆固醇(HDL-C)水平,部分是通过阻断三磷酸尿苷结合蛋白 Rho A 的二牛龙牛儿基丙酮化,以及过氧化物酶增殖体激活受体α(PPAR α)的磷酸化,后者也能调节 apo A-Ⅰ转录。他汀类药物降低 LDL-C 的不同剂量疗效比较见表 12-26-9-1。

他汀类可降低血 TG 水平 7%~30%,升高血 HDL-C 水平5%~15%。他汀类药物还能抑制炎症和氧化,如降低炎症指标高敏感性 C 反应蛋白的水平等,这种抗炎作用独立于降脂作用以外。

他汀可在任何时间段每天服用一次。获得预期疗效后应继续长期应用,如能耐受应避免停用。如果应用他汀后发生不良反应,可采用换用另一种他汀、减少剂量、隔日服用或换用非他汀类降脂药等方法处理。

常用他汀类药物的药代动力学特点见表 12-26-9-2。

2. 临床应用　已证实他汀类药物能有效降低 LDL-C 水平,他汀类药物能显著减缓动脉粥样硬化的进展,在冠心病一级和二级预防中都有重要作用。他汀类药物的有益作用在用药第一年就已出现,在随后长期治疗中更多显现。

表 12-26-9-1 不同他汀药物降胆固醇疗效

阿托伐他汀/mg	氟伐他汀/mg	匹伐他汀/mg	洛伐他汀/mg	普伐他汀/mg	瑞舒伐他汀/mg	辛伐他汀/mg	↓LDL-C/%
-	40	1	20	20	-	10	30
10	80	2	40 或 80	40	-	20	38
20	-	4	80	80	5	40	41
40	-	-	-	-	10	80	47
80	-	-	-	-	20	-	55
-	-	-	-	-	40	-	63

表 12-26-9-2 他汀类药物药代动力学特点

他汀类药物	阿托伐他汀	氟伐他汀	洛伐他汀	普伐他汀	瑞舒伐他汀	辛伐他汀
生物利用度	12	12~29	5	18	20	5
脂溶性	+	+	+	-	-	+
蛋白结合率/%	>98	>99	>95	50	88	95
肝脏 CYP 代谢	3A4	2C9	3A4	-	2C9	3A4
活性产物	+	-	+	-	+	+
尿/粪排泄/%	2/70	6/90	10/83	20/71	10/90	13/58
肝脏排泄/%	>70	>68	>70	44~60	63	78~87
半衰期/h	15~30	0.5~2.3	2.9	1.3~2.8	20.8	2~3

注:+阳性作用;-阴性作用。

血脂康胶囊主要成分为 13 种天然复合他汀,系无晶型结构的洛伐他汀及其同类物。系通过现代 GMP 标准工艺、由特制红曲加入稻米生物发酵精制而成,常用剂量为 0.6g、2 次/d,其生物利用度相当于 40mg 化学合成的洛伐他汀片剂。中国冠心病二级预防研究(CCSPS)及其他临床研究证实,血脂康胶囊降低胆固醇,并显著降低冠心病患者总死亡率、冠心病死亡率以及心血管事件发生率,不良反应少而轻。

3. 药物剂量和药物相互作用

(1)药物剂量:他汀类药物降低总胆固醇和 LDL-C 的作用虽与药物剂量有相关性,然而,他汀剂量翻倍时,其降低总胆固醇的幅度仅增加 5%,降低 LDL-C 的幅度增加约 6%。

(2)药物相互作用:他汀类药物与其他药物合用时可有相互作用,需减少剂量,如辛伐他汀与胺碘酮、维拉帕米合用时必须减量。红霉素、克拉霉素、咪唑类抗真菌药(酮康唑)、蛋白酶抑制剂都会增加他汀类药物血浓度。氟伐他汀经肝 2C9 通路代谢,氟康唑和华法林会增加其血浓度。由于瑞舒伐他汀仅极少量经 2C9 通路代谢,它与氟康唑无相互作用。普伐他汀不经肝酶 P450 代谢,但蛋白酶抑制剂可降低其血浓度。所有他汀类药物都与环孢素和其他类调脂药物有相互作用,如贝特类和烟酸类药物等。

(3)药物不良反应:他汀类药物存在两大主要不良反应,即对肝脏和肌肉的影响。他汀类药物致肝酶增高发生率低于 2%,大剂量时多见。肝酶增高一般发生于用药 12 周之内,患者自觉症状少,黄疸、胆汁淤积或进展至肝功能衰竭非常少见,大多停药后可以恢复。肝酶增高更多发生于他汀类药物与其他药物合用发生药物相互作用时,或原有活动性肝病或胆汁淤积症患者。目前建议他汀类药物用药后 6~12 周应随访肝功能,此后每年随访一次,或在调整剂量后适当时间或临床有相应症状时随访肝功能。肝酶超过正常值上限 2 倍以上者应停用他汀类药物。

与他汀类药物相关的肌病包括:肌痛[表现为肌肉疼痛或无力,不伴肌酸激酶(CK)升高]、肌炎(有肌肉症状,并伴 CK 升高)和横纹肌溶解(有肌肉症状,伴 CK 显著升高超过正常上限 10 倍和血肌酐升高,常有褐色尿和肌红蛋白尿)。横纹肌溶解症是他汀类药物最危险的不良反应,严重者可致死亡。在安慰剂对照试验中,不同他汀类药物的肌肉不适发生率不同,一般在 5%左右。有些患者无肌肉不适而有轻至中度的 CK 升高,由于 CK 升高不具特异性,与药物的关系须仔细分析后判定。接受他汀类药物治疗的患者出现严重的肌炎(以肌肉疼痛、触痛或无力,通常伴 CK 水平高于正常上限 10 倍为特征)可导致横纹肌溶解、肌红蛋白尿和急性肾坏死,威胁生命。他汀类药物与吉非贝齐合用虽然能进一步改善血脂指标,但引起肌病的可能性显著增大,因此两者不宜合用。可能增加肌病发生的因素包括高龄、饮酒、合并肝肾功能不全、甲状腺功能减退和糖尿病等。

长期服用他汀有增加新发糖尿病的风险,发生率约 10%~12%,属他汀类效应,他汀对心血管疾病的总体益处远大于新增糖尿病风险。荟萃分析结果显示他汀对肾脏功能无不良影响。他汀类药物的其他不良反应还包括头痛、失眠、抑郁以及消化不良、腹泻、腹痛、恶心等消化道症状。

(二)胆固醇吸收抑制剂 依折麦布是选择性肠道胆固醇吸收抑制剂。口服吸收后,在肝脏快速葡萄糖醛酸化,并经肠肝循环到达小肠黏膜,通过干扰 NPC1 L1,限制小肠壁细胞选择性吸收胆固醇和其他脂类,阻止饮食和胆管中的胆固醇吸收。常用剂量为 10mg/d,能降低 LDL-C 约 20%,它可作为不能耐受他汀类药物患者的替代选择。对不能耐受大剂量他汀或不能使 LDL-C 达标的患者,加用依折麦布能进一步降低 LDL-C 水平约 20%~25%。IMPROVE-IT 研究表明在他汀治疗基础上加用依折麦布,LDL-C 进一步降低 24%,同时显著降低心血管事件。SHARP 研究显示依折麦布和辛伐他汀联合治疗对改善慢性肾病患者的心血管疾病预后具有重要意义。推荐剂量依折麦布 10mg/d。对大多数患者来说,依折麦布耐受性良好,几乎与安慰剂相当。

(三)普罗布考 普罗布考可掺入到 LDL 颗粒核心中,影响 LDL 结构,使 LDL 易通过非受体途径被清除。此外,具有一定的抗氧化作用。普罗布考常用剂量为 0.5g/次,2 次/d。主要适用于高胆固醇血症,尤其是纯合子型家族性高胆固醇血症(HoFH)及黄色瘤患者。常见的不良反应为胃肠道反应,也可引起头晕、头痛、失眠、皮疹等;极为少见的严重不良反应为 QT 间期延长。室性心律失常、QT 间期延长、血钾过低者禁用。

(四)胆酸螯合剂 胆酸螯合剂为碱性阴离子交换树脂,可阻断肠道内胆汁酸中胆固醇的重吸收。临床用法:考来烯胺 5g/次、3 次/d,考来替泊 5g/次、3 次/d,考来维仑 1.875g/次、2 次/d。与他汀类联用,可明显提高降脂疗效。常见不良反应有胃肠道不适、便秘、影响某些药物的吸收。此类药物的绝对禁忌证为异常 β 脂蛋白血症和血清 TG>4.5mmol/L(400mg/dl)患者。

(五)前蛋白转化酶枯草杆菌蛋白酶 9\kexin9 型 (PCSK9)抑制剂 PCSK9 是肝脏合成的分泌型丝氨酸蛋白酶,可与 LDL-R 结合并使其降解,从而减少 LDL-R 对血浆 LDL-C 的清除。因此,通过抑制 PCSK9,可阻止 LDLR 降解,促进 LDL-C 的清除。目前,PCSK9 抑制剂主要有单克隆抗体和小干扰 RNA 两类。

1. PCSK9 单克隆抗体 发展最为迅速。中国和欧美均已批准依洛尤单抗(Evolocumab)与阿利西尤单抗(Alirocumab)两种注射型 PCSK9 单抗上市。阿利西优单抗用法为 75~150mg 皮下注射,每 2 周 1 次。依洛尤单抗的用法为 140mg 皮下注射(每 2 周 1 次)或 420mg(每月 1 次)。研究结果显示 PCSK9 单抗无论单独应用或与他汀类药物联合应用均能使 LDL-C 降低 40%~70%。同时,降低脂蛋白 Lp(a)。在稳定型冠心病患者中进行的 FOURIER 试验和在急性冠脉综合征患者中进行的 ODYSSEY Outcomes 试验均因 PCSK9 单抗治疗组显著减少 ASCVD 转归终点事件而提前结束。结果表明,在他汀药物治疗的基础上,PCSK9 单抗能够进一步使 LDL-C 水平降低 50%~60%,同时显著减少心血管死亡+心肌梗死+脑卒中事件,而安全性与安慰剂组相似。

2. PCSK9 小干扰 RNA Inclisiran 是一种化学合成的小干扰 RNA,能靶向作用在肝细胞翻译 PCSK9 的 mRNA,促进 PCSK9 的 mRNA 降解,从而特异性沉默 *PCSK9* 基因表达,降低 PCSK9 水平,减少 LDL 受体降解,增强肝细胞对 LDL 的清除能力,从而大幅度降低循环血中 LDL-C 水平。2020 年 3 月发表的 ORION-9、ORION-10 和 ORION-11 三项随机对照双盲平行研究研究,分别对他汀治疗未达标的高 LDL-C 血症患者和杂合子家族性高胆固醇血症患者,在第 1 天、第 90 天、第 270 天(间隔 180 天)和第 450 天(间隔 180 天)注射含有 284mg Inclisiran,结果显示 Inclisiran 显著降低 LDLC 水平,一次给药能够维持 LDL-C 持续降低 6 个月。ORION-9、ORION-10 和 ORION-11 三个研究的汇总分析表明,Inclisiran 284mg 每 6 个月皮下注射一次能够获得治疗起始后 18 个月的 LDL-C 降幅≥50% 的强大而持久的治疗效果,同时非高密度脂蛋白胆固醇、脂蛋白(a)及 PCSK9 水平显著降低。且安全性和耐受性良好。

与 PCSK9 单抗相比,Inclisiran 的最大优势是给药频率大大降低,因而可显著提升患者的用药依从性,并减少 LDL-C 水平的波动。目前,评估 Inclisiran 对 ASCVD 患者长期心血管预后及安全性影响的 ORION-4 试验正在进行中。

【治疗高甘油三酯血症与低高密度脂蛋白血症的药物】

(一)烟酸类 烟酸是一种可溶性的维生素 B,它能改善血脂中的各成分,如降低总胆固醇和 TG 升高 HDL-C。

1. 药理作用 烟酸具有降低血 TC、LDL-C 和 TG 以及升高 HDL-C 的作用。烟酸的降脂作用机制尚不十分明确,调脂作用机制可能与抑制脂肪组织中激素敏感脂酶活性,减少游离脂肪酸进入肝脏降低 VLDL 分泌有关。

2. 临床疗效 烟酸能平均降低 LDL-C 10%~20%,降低 TG 20%~40%,升高 HDL-C 15%~30%。目前烟酸主要用于严重高甘油三酯血症。

3. 剂量和不良反应 缓释型烟酸片不良反应较轻,尚可耐受。常用剂量为 1~2g,1 次/d。开始用量为 0.375~0.5g,睡前服用;4 周后增量至 1g/d,逐渐增至最大剂量 2g/d。

烟酸的不良反应较明显,包括颜面潮红、高血糖、高尿酸(或痛风)、上消化道不适等。其绝对禁忌证为慢性肝病和严重痛风,相对禁忌证为溃疡病和高尿酸血症。

(二)贝特类

1. 药理作用 贝特类药物通过激活 PPARα,刺激脂蛋白脂酶(LPL)、*apo A I* 和 *apo A II* 基因的表达,以及抑制 *apo CI* 基因的表达,增强 LPL 的脂解活性,有利于去除血液循环中富含 TG 的脂蛋白,降低血浆 TG 和提高 HDL-C 水平,促进胆固醇的逆向转运,并使 LDL 亚型由小而密颗粒向大而疏松颗粒转变,也有一定的降低 LDL-C 作用。

2. 临床应用 贝特类药物对高 TG 伴低 HDL-C 人群能使心血管事件风险降低 10% 左右,以降低非致死性心肌梗死和冠脉再血管化率为主,对心血管死亡、致死性心肌梗死或卒中无明显影响。

3. 剂量和不良反应 临床上可供选择的贝特类药物有:非诺贝特(片剂 0.1g,3 次/d;微粒化胶囊 0.2g,1 次/d);苯扎贝特 0.2g,3 次/d;吉非罗齐 0.6g,2 次/d。

常见不良反应为消化不良、胆石症等,也可引起肝脏血清酶升高和肌病。绝对禁忌证为严重肾病和严重肝病。吉非罗齐虽有明显的调脂疗效,但安全性不如其他贝特类药物。由于贝特类单用或与他汀类合用时也可发生肌病,应用贝特类药时也须监测肝酶与肌酶。

(三)高纯度鱼油制剂 鱼油主要成分为 n-3 脂肪酸即 ω

（欧米加）脂肪酸。常用剂量为 $0.5 \sim 1.0g/$次，3 次/d，主要用于治疗严重高甘油三酯血症。不良反应发生率约 2%～3%，包括消化道症状，少数病例出现转氨酶或肌酸激酶轻度升高，偶见出血倾向。

REDUCE-IT 研究是一个前瞻性随机双盲安慰剂对照的临床试验，目的在于考察鱼油制剂 Icosapent Ethyl（高纯度二十碳五烯酸乙酯）对确诊的 ASCVD 患者以及合并心血管危险因素的糖尿病患者心血管不良转归事件的影响。结果显示，在他汀治疗且获得良好的 LDL-C 控制的基础上，ASCVD 极高危或高危患者接受 Icosapent Ethyl 每天 4g 的治疗，能够获得显著的心血管临床获益，心血管死亡+非致死性心肌梗死+非致死性脑卒中联合终点事件发生率减少 26%（$P<0.001$）。ASCVD 危险程度越高的患者，Icosapent Ethyl 治疗的临床转归改善越明显。

【降脂药物的联合应用】
对 ASCVD 的大量流行病学和临床研究表明，LDL-C 是 ASCVD 的致病性危险因素。降脂治疗带来的心血管事件风险的降低均依赖于 LDL-C 本身的降低，维持 LDL-C 水平低下的时间越长，ASCVD 风险降低的临床获益越大，且 LDL-C 的严格管理并未带来明显的副作用。因此，调脂药物联合应用将是临床治疗的趋势，优势在于进一步降低 LDL-C 水平，提高血脂控制达标率，同时降低不良反应发生率。由于他汀类药物作用肯定、不良反应少、可降低总死亡率，联合调脂方案多由他汀与另一种作用机制不同的调脂药组成。针对调脂药物不同的作用机制，有不同的药物联合应用方案。一般使用他汀+依折麦布，他汀+贝特或烟酸，或他汀+PCSK9 抑制剂。

2016 年中国成人血脂异常防治指南强调，他汀药物作为首选的降低 LDL-C 药物，以常规剂量（中等强度）他汀起始治疗。若 1～3 个月后 LDL-C 水平未达标，则应采用联合降脂药物治疗（他汀+依折麦布，或他汀+依折麦布+PCSK9 单抗）。不建议采用大剂量（高强度）他汀药物治疗。

2019 年中国胆固醇教育计划（CCEP）更新发布了新版的《2019 年 CCEP 调脂治疗降低心血管事件专家建议》（简称《建议》）。该建议推荐生活方式改变和他汀类药物的基础治疗，对在此基础上不能达标的患者，可加用依折麦布或 PCSK9 抑制剂。略有不同的是，对于 ASCVD 超高危或极高危患者，若 LDL-C 基线值较高，《建议》则推荐直接启动他汀类和依折麦布联合治疗。对于 PCSK9 抑制剂，《建议》推荐用于他汀+依折麦布联合治疗仍未达标的极高危患者，而超高危患者可直接启用他汀+PCSK9 抑制剂，PCSK9 抑制剂还可以用于 LDL-C 特别高的非 ASCVD 患者的一级预防。

第十节 治疗肺动脉高压药物

管丽华

肺动脉高压（plumonary arteray hypertension，PAH）以肺小动脉重构为特征，肺血管阻力（PVR）进行性升高并最终导致右心功能衰竭而死亡的一系列恶性心血管疾病。越来越多的研究发现，PAH 患者各种内源性缩血管因子（如内皮素-1 或血栓素 A_2）及细胞增殖调节因子（如前列环素及一氧化氮）发生了

异常，正是对这些因子的深入认识，推动了 PAH 靶向药物的研发。

（一）钙通道阻滞剂（CCB） 若患者心率偏快首选地尔硫䓬，心率偏慢则首选硝苯地平或氨氯地平。治疗此类患者需要较大靶剂量：地尔硫䓬 240～720mg/d，硝苯地平 30～60mg/d 可调至 120～240mg/d，氨氯地平 20mg/d。先给予常规起始剂量，密切观察患者血压、心率及症状变化，逐渐增加至最大耐受剂量，并定期随访。维拉帕米由于其负性肌力可能增加 IPAH 猝死率，故必须急性血管反应试验阳性患者才能使用。

（二）前列环素 前列环素（prostacyclin）是花生四烯酸连锁反应的最终产物，前列环素通过与受体 IP、DP_1、EP_2 结合，促使 ATP 转化为 cAMP，继而激活依赖 cAMP 的蛋白激酶对肌钙蛋白的磷酸化作用加强，使 Ca^+-K^+ 通道开放，细胞膜极化，从而导致血管扩张。并且前列环素可抑制血管平滑肌细胞生长，抑制血小板聚集。

1. 依前列醇 依前列醇（Epoprostenol）是首个人工合成的前列环素类似物，也是最早被应用于治疗 PAH 的前列腺环素类药物。半衰期短（3～5min），常温下性质不稳定，须每天进行配液并保持低温，治疗时需要使用输液泵持续中心静脉给药，是目前唯一经随机对照试验证实可降低 PAH 病死率的药物。因其在临床实践中应用时间最长，效果确切，长期静脉应用在 WHO FC 为Ⅲ～Ⅳ级的大多数 PAH 患者中可改善其活动能力、血流动力学及生存率，目前被认为是重度 PAH 治疗的"金标准"。

起始剂量一般为 2～4ng/（kg·min），目标剂量一般为 20～40ng/（kg·min），最高可达 100ng/（kg·min）以上，应根据患者耐受性制定个体化治疗方案。依前列醇半衰期极短，突然停药可能出现病情加重、恶化甚至死亡。

2. 伊洛前列环素 伊洛前列环素（iloprost）是第二个批准上市的前列环素类药物，较依前列醇相对稳定，半衰期 20～25min，可以通过静脉给药也可雾化吸入，雾化吸入时选择性扩张肺动脉对外周动脉血压影响相对小。

吸入伊洛前列环素起效快速（2～5min），不仅可作为急性血管反应试验用药，也可用于肺动脉高压危象的抢救。剂型为：20μg/2ml，单次吸入后持续时间约 30～90 分钟，24h 内通常需要吸入 6～9 次。推荐 10～20μg/次，雾化吸入。常见的不良反应包括面部潮热、下颌疼痛、低血压和咳嗽（气道高反应状态）。

3. 曲前列尼尔 曲前列尼尔（treprostinil）是一种化学性质稳定半衰期较长的前列环素类似物，它可经皮下、静脉、吸入或口服等多种途径给药。曲前列尼尔可在室温下经微输液泵皮下给药。与依前列醇相比减少了药物更替时间（静脉依前列醇 12～24 小时，静脉曲前列尼尔每 48 小时更换一次）。当患者出现临床恶化时可停用曲前列尼尔而改用依前列醇。

皮下/静脉用曲前列尼尔输注前需用注射用水或 0.9% NaCl 注射液稀释。根据临床疗效进行剂量调整。在治疗的前四周，输注速率的增加值为每周 1.25ng/（kg·min），之后为每周 2.5ng/（kg·min），大多数患者维持在 20～80ng/（kg·min）。如能够耐受，可以更高频率调整剂量。应避免突然停止输注。最常见的不良反应为注射部位疼痛和消化系统症状，其次为面部潮热和头痛等。

4. 贝前列环素 贝前列环素(beraprost)是口服的前列环素类似物。研究显示其可改善 IPAH 患者 3~6 个月 6 分钟步行距离,但最初效益随用药时间延长而降低,长期疗效不肯定。该药在日本和韩国获 PAH 适应证。其药物相关副作用与扩张体循环血管有关,通常发生在用药起始阶段。

5. 司来帕格 司来帕格(selexipag)是高选择性口服前列环素受体(IP 受体)激动剂,可松弛血管壁平滑肌、扩张血管、降低肺动脉压力、抗细胞增殖重构,用于治疗肺动脉高压(PAH,WHO 第 1 组)。

推荐起始剂量为 0.2mg,每日 2 次。之后每周增加 0.2mg、每日 2 次,滴定至个人的最高耐受剂量,最高剂量 1.6mg,每日 2 次。重度肝功能不全(Child-Pugh C 级)患者禁用,且妊娠期间不建议使用。常见不良反应包括:头痛、腹泻、恶心呕吐、下颌疼痛、肌痛、肢体疼痛、关节痛和面部潮红。

(三)内皮素受体拮抗剂(ERA) 内皮素(endothelin,ET)是 1988 年发现的调节血管功能的因子,ET 是由 21 种氨基酸组成的肽类,其家族分为 ET-1、ET-2 和 ET-3 等,在肺血管中主要是 ET-1 发挥作用。ET-1 受体分为 ETA 和 ETB 受体,ETB 受体有两种亚型:ETB1 及 ETB2。ET-1 是至今发现的最强的缩血管因子,其缩血管效应是通过 ETA 和 ETB2 发挥作用,ETB1 则使血管产生舒张效应。PAH 患者 ET-1 表达呈高水平,且其表达水平与病情呈正相关。因此,ERA 被视为治疗 PAH 的有效方法。需注意的是,由于 ERA 有潜在致畸作用,服用此类药物需严格避孕。

1. 波生坦 波生坦(bosentan)是首个被批准用于治疗 PAH 的 ERA。波生坦可竞争性抑制 ET-1 与 ETA 和 ETB 受体的结合,对 ETA 和 ETB 受体均具高度选择性和竞争性,为双重 ET-1 受体抑制剂,可降低肺血管和全身血管阻力,在不增加心率的情况下增加心排血量。

波生坦半衰期为 5.4 小时,进食不影响药物生物利用度。在肝脏中经酶 P450(CYP)3A4 和 CYPZCg 代谢,主要代谢物 Ro 48-5033(具有活性),代谢产物主要经胆汁排泄。

FDA、国家药品监督管理局(NMPA)批准波生坦用于治 WHO FCⅡ~Ⅳ级 WHO 第 1 组 PAH,也是唯一获得欧洲 ESC/ERS 指南Ⅰ类推荐用于治疗 WHO FC Ⅲ级艾森曼格综合征患者的药物。BREATHE-3 研究使波生坦获得了 PAH 儿童应用的适应证。

初始剂量为 62.5mg,每日 2 次。4 周后增量至 125mg,每日 2 次;或 250mg,每日 2 次,使用中应定期随访肝功能。中度或重度肝功能损伤和/或肝脏转氨酶即谷草转氨酶(GOT)和/或谷丙转氨酶(GPT)的基线值高于正常值上限 3 倍(ULN),尤其是总胆红素增加超过正常值上限 2 倍的患者禁忌使用波生坦;合并使用环孢素 A 者及合并使用格列本脲者禁用。加量用药根据体重有具体用药指导。

2. 马昔腾坦 马昔腾坦(macitentan)是一种新型的口服 ETA 和 ETB 双重内皮素受体拮抗剂,与波生坦相比有更好的组织相容性,不受 ET-1 水平影响。口服吸收后,经肝脏 CYP3A4 代谢,代谢产物主要有 ACT-132577 和 ACT373898,其中 ACT-132577 具有活性,最后经粪便和尿液排出。血药浓度达峰时间(T_{max})平均为 8~10 小时,半衰期($T_{1/2}$)为 13 小时。活性代谢产物 ACT-132577 的 T_{max} 平均为 48 小时,$T_{1/2}$ 为 44 小时。

FDA 批准马昔腾坦用于治疗 WHO 第 1 组 PAH。批准剂量为 10mg/d,口服给药。

严重不良反应为贫血,需严密监测血常规。重度肾功能损伤患者应用马昔腾坦无需调整剂量。服用马昔腾坦的育龄女性需停药 1 个月以上才可受孕。

3. 安立生坦 安立生坦(ambrisentan)是选择性内皮素受体拮抗剂,其对 ET-A 和 ET-B 的阻断作用是 4 000∶1,选择性阻断血管内皮细胞增殖和缩血管作用。

安立生坦在肝脏由 CYP3A、CYP2C19、5-二磷酸葡萄糖基转移酶(UGTs)、1A9S、2B7S,以及 1A3S 进行代谢。

安立生坦适用于治疗 WHO Ⅱ级或Ⅲ级有症状的 WHO 第 1 组 PAH,改善运动耐量和延长临床恶化。AMBITION 研究显示安立生坦与他达拉非起始联合治疗的临床失败事件发生风险仅为两个单药治疗组合并后的 50%,且显著降低 PAH 导致的再次住院率。该方案是目前推荐的起始联合治疗方案。安立生坦的推荐剂量是 5~10mg,每日 1 次。

最常见的不良反应是外周水肿,大多数患者为轻到中度,仅有 1.6%的患者长期服用安立生坦会发生重度外周水肿。服用安立生坦无需常规监测肝功能。

(四)利奥西呱 利奥西呱(riociguat)是一种口服可溶性鸟苷酸环化酶(soluble guanylate cyclase,sGC)激动剂。

sGC 是 NO 信号通路中的关键信号转导酶,也是目前唯一已知的 NO 受体。NO 与 sGC 结合后,刺激三磷酸鸟苷(GTP)转化为环磷酸鸟苷(cGMP)。cGMP 是细胞内的第二信使,可激活依赖 cGMP 的蛋白激酶(PKG),PKG 的激活导致钾通道开放,超极化,细胞内 Ca^{2+}浓度的降低以及肌球蛋白轻链磷酸酶(MLCP)的激活,从而导致血管平滑肌松弛、血管舒张。除此之外,cGMP 还有抑制平滑肌细胞增殖、抗炎以及抗纤维化的作用。利奥西呱具有独特的双重激活 sGC 机制,其作用效果不依赖于体内 NO 水平,可单独或与 NO 协同提高血浆中的 cGMP 水平。

美国 FDA 批准利奥西呱用于治疗 WHO 第 1 组 PAH 和第 4 组慢性血栓栓塞性肺动脉高压(CTEPH)。也是目前全球唯一的被批准为用于 CTEPH 的肺高压靶向药物。

推荐起始剂量为 0.5mg、每日 3 次,根据治疗反应滴定至 2.5mg、每日 3 次。常见不良反应:消化道症状最常见,如恶心、呕吐、腹泻,血压降低。

利奥西呱孕妇禁用,不推荐用于肺静脉闭塞性疾病(PVOD)患者,且不推荐与 5 型磷酸二酯酶抑制剂联用,既往反复咯血的患者慎用。

(五)5′-磷酸二酯酶抑制剂(PDEI-5) PDE-5 为一种存在于肺血管与内脏平滑肌、阴茎海绵体平滑肌、骨骼肌、血小板、肾脏、小脑中的酶,可催化环磷酸鸟苷(cGMP)的降解。PDEI-5 抑制 cGMP 的降解,使得 cGMP 水平升高。cGMP 可激活依赖 cGMP 的蛋白激酶对肌钙蛋白Ⅰ的磷酸化作用加强,肌钙蛋白 C 对 Ca^{2+}的亲合性下降,肌细胞膜上 K^+通道活性也下降,从而使肺血管平滑肌细胞松弛,肺血管床舒张。PAH 发病可能与内皮细胞、肺血管平滑肌细胞内 cGMP 浓度降低,NO 减少有关。PDEI-5 广泛用于男性勃起功能障碍,随着大量临床研究发现此类药物能够降低 PAH 患者的肺动脉压力,增加 6 分钟步行距离。

1. 西地那非　西地那非(sildenafil)在 2005 年 6 月被 FDA 批准用于口服治疗 PAH。该药物对正常和病变肺血管均有明显扩张作用,而对于体循环压力无明显影响,可应用于 IPAH、CHD 合并的 PAH、肺部疾病和新生儿 PAH。

多项临床研究证实西地那非可改善我国 PAH 患者症状和右心功能,安全性和耐受性均较好。目前,西地那非在中国没有儿童适应证。常见不良反应主要源于其血管舒张作用(如头痛、潮热和鼻衄)和对其他非 5 型磷酸二酯酶的抑制作用(肌肉疼痛和视觉障碍)等。上述不良反应往往是轻至中度,且具有剂量依赖性,绝大部分患者可逐渐耐受。禁忌与利奥西呱合用。禁忌与硝酸酯类药物合用。

2020 年 2 月国家药品监督管理局(NMPA)批准西地那非用于 PAH(WHO 第 1 组),以改善运动能力和延缓临床恶化。西地那非治疗 PAH 患者的成人剂量为 20~40mg,3 次/d。

2. 他达拉非　2009 年 6 月 FDA 批准他达拉非(Tadalafil)治疗 WHO FC Ⅱ~Ⅲ级的 PAH 成年患者,改善患者运动能力。推荐剂量为 5~40mg,每日 1 次,口服给药。安立生坦和他达拉非合用是推荐的初始联合治疗方案。

他达拉非的不良反应与西地那非相似。严重肾功能损害及严重肝硬化患者禁用他达拉非,禁止与硝酸盐类药物合用,不推荐和利奥西呱合用。最好避免在妊娠期间使用他达拉非。哺乳期不能使用他达拉非。他达拉非目前在我国未获得 PAH 适应证。

3. 伐地那非　由我国学者进行的一项为期 1 年的多中心、开放研究证实长期应用伐地那非(Vardenafil)对 PAH 患者的有效性和安全性良好。推荐剂量 5mg,每日 2 次。

伐地那非起效快,但缺乏像西地那非和他达拉非的肺选择性。他达拉非对肺血管的扩张反应最为持久。与西地那非相比,伐地那非和他达拉非并不能提高动脉氧合作用。3 种 PDEI-5 的药代动力学见表 12-26-10-1。

表 12-26-10-1　3 种 PDEI-5 的药代动力学

参数	西地那非 20mg	伐地那非 20mg	他达拉非 20mg
生物利用度/%	43	15	未确定
血浆峰值浓度 C_{max}/(ng·ml^{-1})	560	18.7	378
血浆浓度达峰时间 T_{max}/h	0.83	1	2
半衰期 $T_{1/2}$/h	2.6~3.7	3.9	17.5
分布容积/L	105	208	63
蛋白结合率/%	96	95	94
排泄比例(粪便/尿液)	80/13	93/5	61/36

(六) Rho 激酶(ROCK)抑制剂　血管内皮功能障碍及血管平滑肌细胞过度收缩与 Rho 激酶(ROCK)激活密切相关。肺血管收缩与肺动脉平滑肌细胞内钙离子水平增加和钙增敏有关。ROCK 可抑制肌球蛋白轻链的磷酸化,延长肌动蛋白和肌球蛋白间相互作用的时间,维持平滑肌收缩而不受细胞内钙离子水平的影响。

PAH 患者肺组织 ROCK-1 高度激活,导致肺血管内皮功能障碍及平滑肌细胞过度收缩。动物实验和临床研究均表明 ROCK 抑制剂能够安全有效地治疗 PAH。

法舒地尔(Fasudil)　适应证:改善和预防蛛网膜下腔出血术后的脑血管痉挛及引起的脑缺血症状(目前未注册 PAH 适应证)。

给药方法:成人一日 2~3 次,每次 30mg,以 50~100ml 的生理盐水稀释后静脉滴注,每次静脉滴注时间为 30 分钟。临床研究中治疗 PAH 30mg+48ml 生理盐水 30min 静脉泵入,每 8 小时 1 次。

常见不良反应有颅内出血(1.63%),其他出血事件(0.29%,消化道、呼吸道、皮下等),以及出现肝肾功能异常。

(七) 酪氨酸激酶抑制剂　血小板源性生长因子(PDGF)是内皮和平滑肌细胞的强效丝裂原,可导致肺血管的异常重塑。由于 PAH 患者肺组织中 PDGF 表达增多,故改变 PDGF 信号途径有望成为有效的治疗途径。伊马替尼是第 1 代酪氨酸激酶抑制剂,能选择性抑制 PDGF 受体酪氨酸激酶及 c-Kit 和 Alb 激酶,3 期 PAH 试验报告,平均安慰剂校正后 6min 步行距离增加 32 米,PVR 下降。

推荐阅读

1. MACH F,BAIGENT C,CATAPANO A L,et al. ESC Scientific Document Group. 2019 ESC/EAS Guidelines for the management of dyslipidaemias:lipid modification to reduce cardiovascular risk[J]. Eur Heart J,2020,41(1):111-188.

2. BHATT D L,STEG P G,MILLER M,et al. REDUCE-IT Investigators. Cardiovascular risk reduction with icosapent ethyl for hypertriglyceridemia[J]. N Engl J Med,2019,380:11-22.

3. 中国胆固醇教育计划工作委员会,中国医疗保健国际交流促进会动脉粥样硬化血栓疾病防治分会,中国老年学和老年医学学会心血管病分会,等.中国胆固醇教育计划调脂治疗降低心血管事件专家建议(2019)[J].中华内科杂志,2020(1):18-22.

4. 中华医学会心血管病学分会心力衰竭学组,中国医师协会心力衰竭专业委员会,中华心血管病杂志编辑委员会.中国心力衰竭诊断和治疗指南 2018[J].中华心血管病杂志,2018,46(10):760-789.

5. 中华医学会心血管病学分会肺血管病学组,中华心血管病杂志编辑委员会.中国肺高血压诊断和治疗指南 2018[J].中华心血管病杂志,2018,46(12):933-964.

第十三篇

呼吸系统疾病

第一章 概 论

白春学　宋元林

呼吸系统是人体与外界大气直接接触并交换气体的器官。从解剖上分为上呼吸道、声门、气管、支气管、细支气管,一直到肺泡管、肺泡。肺泡表面积约 $144m^2$,外面覆盖丰富的毛细血管网,以完成气体交换。肺组织含有 50 多种细胞成分,包括肺泡上皮血管、内皮、间质纤维母细胞、巨噬细胞等,参与呼吸系统的组织结构、免疫与防御、循环血压维持、气体交换、液体转运、造血等功能。全身血液流经肺循环,因此血液中的成分会影响肺血管的生理和病理。肺具有低压高容的特性,储备功能强大,但也造成肺水肿、肺气肿、气流受限,甚至肺部肿瘤往往到晚期才能发现。

呼吸系统疾病通常由环境和遗传因素共同作用所致。因构成呼吸系统的细胞多样,引起疾病的外界因素较多,使得许多疾病的病理生理机制复杂甚至病因不明,治疗方法缺乏,故有多个综合征,如急性呼吸窘迫综合征等。

中国癌症统计表明,肺癌在所有癌症中居发病率第一位,中国成人肺部健康研究结果提示我国慢阻肺患者已达 1 亿人,成为仅次于高血压和糖尿病的中国第三大常见慢性病。另外,根据小规模的研究推测中国肺结节的患病人群已经超过 1.2 亿人。2002 年冬突如其来的严重急性呼吸综合征(severe acute respiratory syndrome,SARS)、2013 年出现的人禽流感(H7N9)和最近出现的 COVID-19 也极大地加重了社会和医疗负担,使得呼吸系统疾病的防治和研究工作比以往任何时候都更重要和迫切。呼吸病的临床工作需要端口前移,重心下沉,早诊早治,才能得到事半功倍的效果。本章节基于呼吸系统的解剖和生理功能,从病因学及其引起的病理和病理生理改变入手阐述其临床表现,启发和衬托 4P 医学的重要性。因为 4P 医学包含预防性(preventive)、预测性(predictive)、个体化(personalized)和参与性(participatory),可以通过我们在全球最早提出的物联网医学更好地提高医疗水平,服务患者,造福社会。

【病因】

中国呼吸病的病因主要为不良生活习惯,从大、小环境呼吸细微粒、病原微生物,以及人口老龄化等,引起肺癌、支气管哮喘和慢性阻塞性肺疾病(chronic obstructive pulmonary disease,COPD,简称慢阻肺)发病和患病率不断增加,肺部感染日渐增多,急性呼吸窘迫综合征(acute respiratory distress syndrome,ARDS)病死率居高不下。

(一) 不良生活习惯 呼吸系统疾病的增加与吸烟密切相关,其中慢性支气管炎的发病率较非吸烟者高 2~4 倍,肺癌发病率高 4~10 倍。我国成年人吸烟率约为 35.8%(男性占 66.0%),已经成为 COPD 和肺癌发病率增加的重要因素。据

世界卫生组织统计,按目前吸烟现状发展下去,到 2025 年世界上每年因吸烟致死者将达到 1 000 万人,为目前的 3 倍,我国将占 200 万人。

(二) 大环境呼吸细微颗粒 主要指平均空气动力学直径小于 $2.5\mu m$ 的大气颗粒物($PM_{2.5}$),单位为 $\mu g/m^3$,主要来源为工业、交通和发电,其次为生物物质燃烧、吸烟及非人为因素(如火灾)等。$PM_{2.5}$ 的组成包括有机成分和无机成分,如重金属和过渡金属,离子、碳水化合物和微生物,一些细颗粒物还吸附已知的致癌物质,如多环芳烃等。短期暴露于较高浓度的 $PM_{2.5}$ 与哮喘急诊就诊率增加、COPD 急性加重住院和死亡风险增加有关;长期暴露于较高浓度的 $PM_{2.5}$ 与肺癌及肺炎死亡风险增加有关。

(三) 小环境呼吸细微粒 指生活和工作环境(职业因素)中接触并可吸入肺内的细微粒,其中存在变应性疾病(哮喘、鼻炎等)的变应原,如地毯、窗帘广泛应用致室内尘螨数量增多;宠物饲养(鸟、狗、猫)导致动物皮毛变应原增加;此外,空调机中的真菌、树木和植物的某些花粉孢子、有机或无机化工原料、药物、食物添加剂,均造成哮喘的患病率增加。

(四) 病原微生物 包括新发病原微生物、真菌、多药耐药菌、耐药结核分枝杆菌感染,以及免疫低下或免疫缺陷者的呼吸系统感染等。

【防御功能】

为满足机体新陈代谢需要,成人每天吸入空气约 10 000L,极易受到大、小环境中微生物、尘埃和毒性气体等侵袭。为避免这些危害,需要呼吸系统有效整合众多防御功能,保护其免受侵害或使损害降低至最低限度。此外,肺也是体内血流量最丰富和重要的免疫器官之一,其他器官乃至全身性疾病也易累及呼吸系统。

(一) 物理防御 大、小环境中呼吸细微粒形成气溶胶颗粒,含有微生物等有害物质,能在一定时间内保持在空气中的悬浮状态。能被吸入呼吸道的颗粒大小在 $0.01~10\mu m$,主要是 $PM_{2.5}$,其清除主要依赖物理性作用。90% $10\mu m$ 至 75% $5\mu m$ 大小颗粒随吸入气流黏附于鼻中隔和大面积的鼻甲黏膜上,其余在经过上呼吸道时形成涡流,导致颗粒相互碰撞而沉积。为数不多的 $>5\mu m$ 颗粒进入下呼吸道时,在气管隆嵴和第 1~2 级支气管分叉处碰撞、沉积。$<5\mu m$ 颗粒,尤其是 $PM_{2.5}$ 易进入周围呼吸道缓慢流动形成层流,颗粒借重力沉降作用沉积于呼吸道黏膜表面,由黏液纤毛摆动而排出。支气管黏膜的黏液腺和杯状细胞分泌黏液 10~100ml/d,覆盖于黏膜表面形成两层黏液毯。浅层为黏稠的凝胶层,能吸附颗粒;深层为稀薄

的溶胶层,便于纤毛浸浴其中以 10~15Hz 的速度协调摆动,以 10~20mm/min 的速度向气管隆嵴移动,最终到达气管和咽部后被咳出,约 90% 颗粒可于 1 小时内被清除。纤毛先天性缺陷如原发纤毛不动综合征患者因纤毛功能受损,反复发生呼吸道感染和并发支气管扩张。颗粒 <0.1μm 者受气体分子碰撞而产生布朗运动,弥散到肺泡被巨噬细胞吞噬清除。颗粒或气体吸入受呼吸形式的影响,吸入气流快会增加颗粒的惰性撞击和在呼吸道的沉积,而慢而深的吸气有利于在肺泡沉积。吸烟、有毒物质(如二氧化硫、二氧化氮)和痰液黏稠,均可抑制纤毛正常活动。人体呼吸道清除功能极为有效,一个煤矿工人毕生吸入煤尘约 6kg,但尸检测定只有 60~80g 遗留在肺内。

气溶胶对呼吸系统的损害,主要依其呼吸细微粒成分而定。其成因污染源、地点和季节不同,以及吸附的有毒有害物质不同而异。常吸附各种微生物、C、S、Fe、Mn、Ni 各种过渡金属,以及碳氢化合物和多环芳烃(PAH)类致癌物质等。风险评估认为,细颗粒物(此细颗粒物包含超细颗粒物)是癌症和其他疾病风险增加的主要原因。

(二)吞噬防御 呼吸系统中的吞噬细胞主要为多核粒细胞和肺泡巨噬细胞,执行非特异性防御功能,并与特异性免疫防御协同作用。吞噬细胞可将突破物理防御进入下呼吸道和肺泡的有害颗粒吞噬和灭活,其中包括:①多核粒细胞:呼吸系统遭受刺激时大量粒细胞迅速内流,并局部募集,进而吞噬和灭活入侵物。②肺泡巨噬细胞:黏附于肺泡壁,或浸润于表面活性物质及其他肺泡液中。游走性肺泡巨噬细胞可移行至传导性呼吸道,其中少数附着于支气管上皮,大多数负责吞噬呼吸细微粒;此外,亦可穿透上皮屏障,进入区域性淋巴结,最终被清除。③嗜酸性粒细胞:具备吞噬抗原-抗体复合物的能力。在寄生虫感染时,其聚积可能与吞噬及过敏有关。其分泌的主要产物,如碱性蛋白、嗜酸性粒细胞阳离子蛋白和过氧化酶等具有特别损伤作用。

(三)免疫防御 从鼻咽、传导性呼吸道直至肺间质和肺泡,均分布着淋巴细胞和单核吞噬细胞聚集而形成的淋巴组织,构成呼吸系统免疫反应的基础结构。

1. 淋巴结 位于近肺门较大支气管处,充满抗原递呈细胞和抗原反应性 T 细胞和 B 细胞。

2. 淋巴样小结。

3. 淋巴样集合体 传导性呼吸道黏膜固有层的淋巴细胞可以在某些部位选择性发育成淋巴滤泡,在大支气管分叉处则形成含 1~2 个孤立性淋巴小结的淋巴样集合体,称支气管相关淋巴样组织,其表面覆盖单层淋巴上皮细胞,胞质内存在选择性转运抗原分子的质膜空泡。由于缺少纤毛,清除作用削弱,气流中颗粒易与上皮接触,便于抗原捕获。

4. 肺间质和肺泡腔内淋巴细胞或细胞小丛 呼吸道淋巴组织分布的一般规律是愈向周围部分,淋巴结构的器官化程度愈低。

进入呼吸道的抗原物质大多被黏液黏附和纤毛摆动而清除,穿透防御屏障到达反应性淋巴组织或黏膜下树突状细胞的

抗原则能激起免疫反应。病毒感染、炎症和肿瘤等破坏黏膜屏障的完整性,能促进抗原入侵。黏膜表面抗原的命运还取决于它对降解酶的抗力。抗原被抗原递呈细胞摄取后,经淋巴管引流到区域淋巴结,或经血流分布全身。在肺实质的颗粒性抗原被肺泡吞噬细胞吞噬后到达肺门淋巴结;可溶性抗原则直接吸收至血流和扩散到全身淋巴组织。最后,抗原可被储存于间质腔中的吞噬细胞或被树突状细胞拦隔于局部。

(四)呼吸系统的免疫反应

1. 呼吸道 黏膜表面的分泌性抗体是传导性呼吸道最主要的免疫特征。在呼吸道分泌物中可测得各型 Ig,但以 IgA 为主,其浓度超过血清。从上呼吸道至周围呼吸道 IgA 逐渐减少,而 IgG 趋于增高。IgA、IgM 和 IgE 主要由黏膜下反应性 B 淋巴细胞产生,IgG 大多自循环血弥散而来。IgA 的功能主要为中和病毒,而调理素和补体激活剂的作用甚少,IgG 和 IgM 是呼吸道最主要的防御成分,前者是最有效的调理素抗体。上皮液体层内的乳铁蛋白、防御素、溶菌酶等抗微生物多肽及酶在呼吸道黏膜防御中也起重要作用。

2. 肺实质 由肺泡进入肺间质的抗原被输送至胸内区域性淋巴结或体淋巴组织,抗原递呈细胞激活淋巴结内 B 淋巴细胞和 T 淋巴细胞。如果抗原在肺内持续存在或再摄入,借介质或自发机制,激活的淋巴细胞经淋巴管或血液循环被吸引至肺内抗原沉积部位,初始为 $CD4^+$ T 细胞,后为 B 细胞和 $CD8^+$ T 细胞,肺免疫反应随之发生,且存留在肺内的抗原仍可刺激淋巴细胞局部增殖。在原先致敏的机体,一旦抗原进入,记忆细胞可立即诱导免疫反应。肺泡和肺间质抗体由肺内激活的 B 细胞产生,亦有部分来自血液。激活的 $CD4^+$ T 淋巴细胞和 $CD8^+$ T 淋巴细胞则介导细胞免疫,分别参与迟发型超敏反应和细胞毒反应。NK 细胞则起着抑制肿瘤细胞定植和增生及对抗流行性感冒(简称流感)病毒的作用。

特异性体液免疫防御包括增强吞噬作用,提高杀菌活性,中和毒素,抑制微生物生长与黏附,激活补体瀑布和募集急性炎症细胞。细胞免疫的作用有溶解病毒感染细胞和肿瘤细胞,激活肺泡巨噬细胞以增强细胞内杀菌和细胞溶解作用,募集慢性炎症细胞和诱导肉芽肿形成。适度免疫反应是机体防御有害物质包括微生物入侵的有效机制,但超常免疫反应则引起肺免疫损伤。肺泡环境内丰富的巨噬细胞和 T 淋巴细胞通过自分泌或旁分泌作用分泌细胞因子、肺泡表面活性物质能够抑制免疫的激活与增殖,与病原微生物结合促进巨噬细胞吞噬等,从而为免疫平衡调节提供了基础。

(五)抗肿瘤免疫 生理状态下,免疫系统可识别并清除微环境中肿瘤细胞。但是,肿瘤细胞能采用不同策略,抑制人体免疫功能而逃避杀伤。人体抗肿瘤免疫和肿瘤细胞的斗争可简述为以下环节:①肿瘤抗原释放;②肿瘤抗原呈递;③启动和激活效应性 T 细胞;④T 细胞向肿瘤组织迁移;⑤T 细胞浸润肿瘤组织;⑥T 细胞识别肿瘤细胞;⑦清除肿瘤细胞。其中无论哪个环节异常均可导致抗肿瘤-免疫失效,出现免疫逃逸。不同肿瘤可以通过在不同环节抑制免疫系统对肿瘤细胞的有

效识别和杀伤而产生免疫耐受,甚至促进肿瘤发生、发展。

肿瘤免疫治疗就是通过重新恢复机体的正常抗肿瘤免疫反应,从而控制与清除肿瘤的一种疗法,包括单克隆抗体类免疫检查点抑制剂、治疗性抗体、癌症疫苗、细胞治疗和小分子抑制剂等。近几年,抗肿瘤免疫治疗取得很多进展,已在肺癌等多种实体瘤治疗中展示出强大的抗肿瘤活性,多个肿瘤免疫治疗药物已经获得美国食品药品管理局(Food and Drug Administration,FDA)和中国国家药品监督管理局(National Medical Products Administration,NMPA)批准应用。

【病理】

肺的防御功能失效后,即会产生相应病理改变。

1. 炎症　是机体对于刺激的一种防御反应,可为感染或非感染病因引起的炎症。在肺泡水平,各种直接和间接致伤因素导致的肺泡上皮细胞及毛细血管内皮细胞出现炎症及损伤,造成弥漫性肺间质和肺泡水肿等改变。影像学上表现为非均一性渗出性病变,其发展至严重阶段被称为急性呼吸窘迫综合征(acute respiratory distress syndrome,ARDS)。

临床常见的炎症为感染性炎症,病原体包括病毒、衣原体、支原体、立克次体、细菌、真菌,常见为细菌。病理呈叶段性、小叶性、间质性分布;根据病程,可分为急性、亚急性和慢性;根据病情程度,可分为轻症、中症和重症;根据发病场所,可分社区获得性和医院获得性。

2. 肿瘤　指机体在各种致癌因素作用下,局部组织细胞增生所形成的新生物(neoplasm),其中肺癌为起源于支气管黏膜或腺体的肿瘤。

【常见症状】

1. 咳嗽　为呼吸系统疾病最常见症状。常因咽喉、气管、支气管黏膜或胸膜受到炎症、异物、物理或化学性刺激引起。先是声门关闭,呼吸肌收缩,肺内压增高;然后声门张开,肺内气体喷射而出。可清除呼吸道异物和分泌物,但频繁和剧烈咳嗽会带来不适和痛苦,需治疗。干咳无痰可适当应用镇咳剂,有痰则需用祛痰剂。关键为治疗引起咳嗽的原发病。

2. 呼吸困难　是一种临床常见症状,可因呼吸道及肺病变所致。可分为急性、慢性和反复发作性。按呼吸时相,可将呼吸困难分为吸气性、呼气性和混合性三种。主观感觉吸入气体不足,呼吸费力,客观上用力呼吸,呼吸肌和辅助呼吸肌均参与呼吸运动,呼吸频率、深度与节律都发生改变。喉头水肿、白喉和异物阻塞上呼吸道时,常引起吸气性呼吸困难;支气管哮喘、肺气肿和细支气管痉挛阻塞下呼吸道时,产生呼气性呼吸困难;肺水肿、气胸及胸腔积液时,呼气及吸气均感困难。治疗须针对病因。

3. 胸痛　由胸壁组织(如肌肉、神经、骨骼及胸膜)和胸内器官病变引起的疼痛症状。常见病因为胸膜炎,产生患侧刺痛,并在深呼吸时加剧;肋间神经痛则分布于神经径路;食管痛常发生在胸骨后,吞咽时加重;心绞痛则在胸骨后或心前区,可

向左臂放射;创伤等原因引起的肋骨骨折,常伴有局部疼痛和压痛。治疗先应查明病因,针对性治疗,避免盲目应用镇痛药。

4. 咯血　可由各种病因破坏黏膜下血管、支气管动脉或肺动脉血管所致,也可由心血管系统、血液病和其他全身性疾病诱发。咯血量少者为痰中带血,量多者在 500ml/24h 或以上。支气管黏膜和肺充血时,咯血量少。肺癌多为痰中带血或少量咯血。支气管扩张症、支气管黏膜溃疡、支气管动脉病变和肺结核空洞壁动脉瘤破裂等,可引起大咯血,甚至引起呼吸道阻塞和窒息,威胁生命。

【诊断】

病因学、病理生理学等是了解疾病发生、发展规律的基础,为我们开展一、二、三级预防提供参考,也促进我们研发相应技术和方法。

(一) 病理生理诊断

1. 肺功能检查　为呼吸生理学在临床应用,包括常规肺功能、小气道功能、气道反应性、呼吸动力学特别是呼吸肌功能测定。动脉血气分析、运动负荷试验,以及呼吸中枢反应性测定等也已逐渐应用于临床。电子计算机微处理技术的应用,特别是物联网医学的兴起,将逐渐在辅助急慢性呼吸疾病的诊断、病情监测、疗效考核和管理上发挥重要作用。

2. 一氧化氮　为氮氧化合物,化学式为 NO,相对分子质量为 30.01,氮的化合价为+2,是一种无色无味气体难溶于水。呼出气一氧化氮(fractional exhaled nitric oxide,FeNO)由呼吸道细胞产生,其浓度与炎症细胞数目高度相关,可作为呼吸道炎症生物标志物。可通过口呼气一氧化氮测试和鼻呼气一氧化氮测试确定呼出气一氧化氮浓度,其测定已用于呼吸病,特别哮喘的辅助诊断与疗效评价。

3. 其他　正在研究的包括呼出气检测肺癌,以及与目前临床"金标准"方法(肺组织病理检查或低剂量螺旋 CT)对比分析,电导扫描仪评估肺部结节良、恶性鉴别诊断研究。尽管已经取得进步,在推广之前还需要深入研究。

(二) 病理诊断　病理学是从病因、发病机制、形态变化及功能损害入手来研究疾病发生、发展规律的技术。20 世纪 70 年代后,又诞生了新的分支学科——分子病理学。借助该技术可以获得复杂的肿瘤分子信息,协助临床诊断和指导患者个体化用药,甚至评估预后。可通过下列技术获取病理和分子病理学的组织标本。

1. 内镜诊断技术

(1) 支气管镜:可在直视下刷检、活检、透视下经支气管镜肺活检(transbronchial lung biopsy,TBLB)及支气管肺泡冲洗协助细胞学和组织学诊断。广泛用于肺癌、肺部感染、肺不张、弥漫性肺实质病、呼吸急诊等。超细(外径为 1.8mm 和 2.2mm)支气管镜可达第 7~10 级支气管,对发现小气道病变颇有帮助。附加成像装置,可使信息便于分析和交流。经支气管镜的治疗性应用也日益增多。

（2）自荧光支气管镜（AFB）：可实时采集图像，发现气管支气管黏膜很小区域的荧光变化。该技术具备灵敏度高、特异性好、有预测性及可个体化操作等优点。适用于常规白光支气管镜（white light bronchoscopes，WLB）难以发现的黏膜和黏膜下早期病变，以及痰液发现恶性细胞而 WLB 检查未看到病变者。

（3）超声内镜：支气管内超声（endobronchial ultra-sound，EBUS）将支气管镜和超声系统联合起来，可以弥补肉眼的不足，提高外周孤立肺结节活检的阳性率，提高对纵隔淋巴结分期的准确度，提高早期支气管内肿瘤（原位癌）的检出率，并可指导局部治疗。

（4）电磁导航支气管镜（ENB）：工作原理是应用 CT 获得的肺和支气管数字图像，创建支气管树的三维虚拟结构。检查时由计算机控制定位探头，将探头引导至 CT 确定的病灶后通过活检针活检。可大大提高活检的精确性，提高诊断阳性率。但其成本较高，影响了普及推广。

（5）荧光共聚焦显微镜支气管镜（fluorescence confocal microscope bronchoscope，FCFM）：可观察到支气管和细支气管壁上皮下网状板的清晰图像，信号主要来自基底膜区的弹性蛋白成分。目前认为，癌前病变存在基底膜网状板纤维结构的变化，可使用 FCFM 联合支气管镜，或与 AFB 结合发现早期肺癌。

（6）胸腔镜：对原因不明的胸膜疾病（特别是胸腔积液）、膈肌、纵隔、心包和肺浅表病变诊断很有帮助，亦可辅以胸膜粘连术和粘连带灼断术治疗恶性胸腔积液和顽固性气胸。近年来被广泛用于肺结节手术活检，减少了剖胸创伤。

（7）纵隔镜：适用于纵隔肿块特别是诊断不明的纵隔淋巴结肿大的诊断，对肺癌分期亦有帮助。

2. 经皮穿刺活检技术

（1）经皮肺内病灶穿刺针吸活检术（TTNA）：可在 CT 或 B 超引导下进行，适用于周围病灶鉴别诊断。由于针刺吸取的细胞数有限，可出现假阴性结果，需多点穿刺或重复检查。其常见并发症是气胸，发生率为 25% ~ 30%。肺压缩少于 25% 时常可自行吸收，较多者需胸穿抽气或插管闭式引流。

（2）胸腔穿刺和胸膜活检术：胸腔穿刺适用于不明原因胸腔积液的鉴别诊断和明确肺癌分期。当其多次检查仍不能明确原因时，胸膜活检可以提高阳性检出率。

（三）影像学诊断

1. X 线检查　包括透视、常规摄影（后前位、侧位和各种特殊位置）、高千伏摄影、体层摄影、造影（支气管、血管、淋巴管）及介入放射学技术应用等。虽然多年来在影像学诊断方面积累了丰富经验，但是常规胸部 X 线片受影像重叠和分辨率不高等限制，难以发现细微病变或隐蔽病变，需进一步 CT 检查。

2. CT 检查　与常规 X 线相比，可更敏感地发现纵隔、胸膜和隐蔽区域病变和肺内细微病变，对隐匿性肺癌和肺癌分期尤具价值。高分辨率 CT 有助于肺间质病变和支气管扩张症的诊断和鉴别诊断，CT 肺动脉造影（CTPA）有助于肺栓塞的诊断，CT 筛查有助于发现肺结节，薄层 CT 有助于肺结节的鉴别诊断。

3. 磁共振成像（MRI）　具有良好的组织特性，如脂肪、血液、肌肉、纤维和肺组织及其病变均显示不同信号强度，对纵隔、心脏、胸壁病变的诊断有其独特优点。在呼吸疾病诊断中的应用主要限于血管、锁骨上窝区、纵隔、胸膜、脊柱及胸壁病变。

4. 核素检查　对肺栓塞和血管病变有很高诊断价值，对弥漫性肺部病变、COPD、肺部肿瘤诊断或病情估价亦有很高参考价值。正电子发射体层成像（positron emission tomography，PET），特别是其延迟显像对于肺癌诊断和鉴别诊断及分期也发挥越来越重要作用。近年来又发展了用于肺上皮通透性测定、呼吸道黏膜纤毛清除功能测定等技术，为呼吸系统功能和病理生理研究提供了手段。

5. 超声检查　对于胸腔积液诊断和定位，以及贴近胸壁的胸膜肿瘤、纵隔肿瘤（含囊肿）的定位穿刺有指导意义，也用于肺动脉高压的无创评估及肺水肿程度的监测。

6. 人工智能（artificial intelligence，AI）　是研发用于模拟和拓展人的智能的理论、方法、技术和应用系统的新技术科学。从诞生以来，其理论和技术日益成熟，应用领域也不断扩大，并拓展到早期肺癌所诊断。此外，也可将薄层 CT 传到专业云用 AI 技术（如深度学习）进行分析协助鉴别诊断。我们的研究结果表明，对直径为 0.5 ~ 1.5cm 肺结节良恶性鉴别的敏感性和特异性可分别达到 95% 和 90%。

（四）血液和体液病原学和细胞学诊断

1. 微生物学检查　痰标本经细胞学筛选挑选（涂片镜检鳞状上皮细胞 <10 个/低倍视野或白细胞 >25 个/低倍视野）接种，或经洗涤、定量培养等技术处理后对鉴别诊断具有重要参考意义。经气管吸引（TTA）、经支气管镜用防污染毛刷（PSB）、支气管肺泡灌洗（BAL）直接采集下呼吸道标本，特别是后两者，可用于有指征的患者中。血液和胸腔积液是容易获得的无污染标本，更适合用于病原微生物鉴定。此外，应在抗生素使用前先留取标本，并尽快送到实验室及时处理。

2. 细胞学检查　包括痰和胸腔积液细胞学检查，常用于肺癌和恶性胸腔积液的鉴别诊断。应告知患者留取深部咳痰或带血丝的标本，及时制备涂片对临床的意义。此外，对鉴别有无感染也有帮助，不仅可发现细菌，而且炎症细胞总数、中性粒细胞及其比率也增加。稳定期哮喘患者痰中各类细胞可无改变，但过敏原暴露后急性发作时嗜酸性粒细胞及支气管上皮细胞数量和比率均可增加。

【治疗】

明确诊断后，熟悉和恰当地使用呼吸系统疾病的主要和特殊治疗方法，才能更好地为患者解决临床问题。

（一）氧疗　指征包括：①急性低氧血症：若无 CO_2 潴留，吸氧浓度和流量以达到维持满意的氧合水平为准；若伴有 CO_2

潴留,则应控制氧疗(venturi 面罩或低流量鼻导管吸氧),使 PaO_2 达到 60mmHg 或略高,以避免 $PaCO_2$ 升高,同时保持 pH 不低于 7.25。如果提高吸氧浓度,PaO_2 不能达到 60mmHg 或期望水平,或 PaO_2 升高后伴 CO_2 潴留和 pH 降低到不能接受的水平,则需要改用机械通气。②慢性低氧血症:COPD 等慢性低氧血症需要长期氧疗(long time oxygen therapy,LTOT)或间歇氧疗。③循环性缺氧:心功能不全、循环功能不全时,应予氧疗。急性心肌梗死患者高流量吸氧(6L/min)可改善心电图异常,但对预后和减少心律失常似乎没有帮助。④氧运输障碍性缺氧:严重贫血、急性失血者重在输血治疗,氧疗价值十分有限。对于 CO 中毒和其他原因的血红蛋白携氧障碍患者,应用高压氧舱治疗是有意义的临时治疗措施。⑤其他:纯氧或高浓度(>60%)吸氧可增加气胸吸收速度,亦有助于纵隔气肿吸收。氧疗也常是围手术期综合治疗措施之一,术后轻度低氧血症常见,应予监测和合理氧疗。供养储备有压缩氧、液态氧和氧浓集器(制氧机)。家庭 LTOT 以氧浓集器最为方便,但小瓶压缩氧和液态氧装置可方便患者户外活动携带,进一步改善生活质量。

(二)吸入治疗 分为湿化和雾化吸入两种,前者是通过湿化装置(鼓泡式湿化器、加热湿化器、湿热交换器即人工鼻等)将雾气或蒸气送至呼吸道,改善黏液毯结构,稀释呼吸道分泌物,并间接保护呼吸道黏膜纤毛功能;后者则是借助气溶胶发生装置将药物递送至呼吸道,在局部发挥药理作用。吸入装置有超声雾化器、压力定量吸入器(PMDIS)和干粉吸入器(DPIS)等,为改善吸入效率,PMIDS 常加用储雾器。常用药物为支气管舒张剂、抗炎剂(表面作用糖皮质激素)、黏液溶解剂和抗微生物药物。目前得到认可的吸入抗微生物药物是扎那米韦治疗流感,可以试用的是吸入多黏菌素、庆大霉素和妥布霉素治疗支气管-肺铜绿假单胞菌感染;两性霉素 B 脂质体吸入治疗肺曲霉菌感染有待进一步评价。吸入抗微生物药物作为一种局部治疗,容易导致耐药,通常不予提倡。

(三)精准医疗 即寻找有相似临床表现的不同患者在遗传学、生物标志物、表型等方面的差别,再根据其独特性给予相应的防治。需要全面收集系统和个体的特异性数据,整合组学(包括基因组学、蛋白组学、代谢组学等)和系统分析基因型与表型的关联,精确寻找疾病的原因和治疗靶点,再根据分子亚型配对治疗靶点给予特定的靶向药物。精准医疗为呼吸病的发展提供了新契机,有利于通过全面认识呼吸疾病内在机制,使整个医疗过程理解和临床实践结果最优化。在精准分析原因后,即可研发精准药物或者治疗方法,应用于肺癌、哮喘和慢阻肺等疾病。以肺癌为例,体现在其驱动基因的遗传学检测及相对应的靶向治疗上。随着分子-基因诊断技术的发展,肺癌的分类需要分子分型,如肺腺癌可按表皮生长因子受体(epidermal growth factor receptor,EGFR)基因突变状态分为 EGFR 敏感突变和野生型。棘皮动物微管相关蛋白 4-间变性淋巴瘤

激酶(EML4-ALK)发现后,研发了相应抑制剂。血管内皮生长因子(vascular endothelial growth factor,VEGF)被发现是肿瘤组织血管发生和生成的重要的调节因子后,研发出抗 VEGF 单克隆抗体,通过抗血管生成作用而治疗肺癌。

(四)免疫治疗 2017 年 NMPA 正式批准奥马珠单抗用于治疗中至重度持续性过敏性哮喘,不但意味着呼吸病治疗已经步入抗体药物时代,也提示呼吸科医师应该熟悉和掌握免疫治疗这一武器。这在肺癌的治疗上已经得到充分证明,即在肺癌靶向治疗方兴未艾之际,免疫治疗已经曙光初现,并且与精准治疗有互补的作用,有可能使晚期肺癌成为慢性病。虽然肿瘤免疫治疗并不能直接攻击癌细胞,但是可以通过激活人体自身免疫系统与肿瘤斗争。在肺癌的治疗上已显示出长期生存获益的特点,且安全性及耐受性良好。免疫检查点抑制剂是目前肺癌免疫治疗的主攻方向,其中最具代表性的是 PD-1/PD-L1 抑制剂和 CTLA-4 抑制剂。呼吸科医师在使用这一武器上有得天独厚的优势,因其更善于治疗肺炎并发症。

(五)康复治疗 戒烟、LTOT、合理用药、营养、心理支持、呼吸训练和全身锻炼等综合治疗,可改善慢性呼吸病患者症状、提高生命质量、减少急性加重和延长生命。其预期效果取决于恰当的康复治疗方案和患者持之以恒的配合。康复治疗应按医学研究委员会呼吸致残程度分级,3~4 级(MRC 3~4,能够户外活动)患者接受康复治疗能获得明显改善,而 MRC 5(严重致残者,生活限制在室内、穿脱衣即感气急)很少获益。虽然肺康复治疗没有绝对禁忌证,但是 Goldstein 等认为下列情况应慎重:①存在合并症;②继续吸烟;③远离医院;④存在语言隔阂、认知障碍或不利社会状况及严重致残者。目前对除 COPD 以外的慢性肺部疾病,如哮喘、神经肌肉疾病、肺囊性纤维化、胸腹手术和肺移植术前和术后康复治疗亦有应用,疗效有待进一步评价。

(六)肺移植 自 1981 年世界上第 1 例心肺联合移植、1986 年第 1 例单肺移植、1988 年第 1 例双肺移植成功以来,肺移植已成为治疗终末期肺病的治疗方法。

1. 适应证 现有治疗失效,预计生存期不超过 2 年;年龄限制在心肺移植不超过 55 岁,肺移植不超过 60 岁,单肺移植不超过 65 岁。

2. 禁忌证 合并其他重要器官系统疾病、急性肺外感染、吸烟、康复可能性很少、系统性骨质疏松、明显的心理问题、毒瘾和治疗依从性差者。

3. 手术指征

(1)COPD:第 1 秒用力呼气容积(FEV_1)<25%预计值(不可逆)和/或 $PaCO_2 \geq 55mmHg$,和/或肺动脉高压进行性加重,如肺源性心脏病(又称肺心病)。

(2)肺囊性纤维化和支气管扩张症:$FEV_1 \leq 30\%$预计值;或虽然 $FEV_1 > 30\%$,但伴快速进行性恶化。快速进行性恶化包括住院次数增加,FEV_1 迅速下降,大咯血或经过积极治疗恶病

质仍在加重;静息呼吸空气 $PaCO_2 > 50mmHg$,$PaO_2 < 55mmHg$;年轻女性肺囊性纤维化进展迅速、预后差,可根据具体情况进行评估。

(3)特发性肺纤维化:经激素或其他免疫抑制剂治疗,症状仍继续进展,肺功能不足以维持,每隔 3 个月进行 1 次评估。

(4)系统性疾病伴肺纤维化:肺功能符合肺移植一般标准且系统性疾病已经静止。

(5)肺动脉高压:经合理的药物(前列腺素)和外科治疗,症状仍然进展,心脏指数 $<1L/(min \cdot m^2)$,右房压 $>15mmHg$,平均肺动脉压 $>55mmHg$。继发于先天性心脏病的肺动脉高压(艾森曼格综合征),上述血流动力学指标的意义不能确定。

(6)当合并其他器官功能衰竭时肺与其他器官的联合移植目前经验十分有限,不足以评价。

(七)呼吸支持　参见本篇第十六章"机械通气的应用"。

【物联网辅助分级诊疗】

医学的最终目的是与时俱进地为患者解决问题,而不是停留在 100 多年前特鲁多墓志铭上所说的"有时,去治愈;常常,去帮助;总是,去安慰"的水平。如何与时俱进,我们经验表明物联网医学技术不但可以辅助精准病生理诊断、特殊治疗、精准治疗和免疫治疗,也可辅助分级诊疗。

我们在全球最早提出物联网医学,主要包括物联网医学的顶层设计、学术沉淀、科技创新和实战经验。之后分别由人民卫生出版社和科学出版社出版 3 部物联网医学专著,建立中国首家物联网医学示范基地。在《物联网医学分级诊疗手册》中,用物联网五步法将常见病均演变成标准的操作流程,并增加质量控制。这有利于通过物联网医学技术建立分级诊疗平台,实现大小医院、医师、患者与医疗设备的整合,克服资源和医师经验的差别。从根本上消除"三低、二难和四差"的问题,全面提高同质化分级诊疗水平。在最近抗击新型冠状病毒肺炎时期,我们开发了基于智能手机的新型冠状病毒智能辅助诊断应用程序云加端 nCapp(参见本篇第十七章"物联网辅助呼吸病分级诊疗")。

此外,最近美国 ATS 学会根据改善指南制定和提高效率的需求,提出关于建议和证据的意见融合(Convergence of Opinion on Recommendations and Evidence,CORE)的制定指南创意。这是一种相对科学的快速制定指南的方法,可量化专家的意见,适用于新发的、来不及进行大规模临床试验的疾病的指南制定。为了更有创新性,我们创立了基于微信的"证据与观点融合指南(证观融合指南)"制定方法,融合我们云加端物联网医学和 CORE 的功能。证观融合(IoT aided guideline with evidence and expert's opinion,IEO)英文的第一个字母 I 代表"IoT(internet of things)";第二个字母 E 代表"evidence";第三个字母 O 代表"opinion of experts"。IEO 将是全球首个高效率、快速、科学制定指南的方法。

【呼吸系统疾病研究现状与展望】

尽管中国距离国际先进的呼吸病防治水平还有一定差距,但是近年来的长足进步已经逐渐向国际先进水平靠拢,例如在 *CA:A Cancer Journal for Clinicians* 和 *Lancet* 上发表的中国肺癌和慢阻肺流行病学,显示了防治肺癌和慢阻肺的经验。此外,我们在顶层设计上也逐渐发挥作用,包括制定世界首个慢阻肺急性加重诊治专家共识,牵头亚太肺结节评估指南,一举改写了中国为呼吸病指南和共识进口国的地位。GOLD 指南也陆续采用中国发表的文章,使我国的国际呼吸地位逐渐提高和稳固。

但是,我们也应看到目前中国呼吸病的重大负担,例如中国人口占世界 20%,死亡率中肺癌为世界的 37.6%,慢阻肺为 40%。其原因主要与轻视一、二级预防有关。为改变这一现状,在顶层设计上需要推广和应用 4P 医学模式。例如,在肺癌防治上应该重心下沉到社区和体检中心,按照中国专家共识要求做 CT 筛查。在全国范围内启动"百"家医院做中国肺癌防治联盟肺结节诊治分中心,培养"千"名肺结节诊治名医,每年诊治十"万"例以上早期(原位癌和 I a 期)肺癌,可使 90% 患者生存 10 年以上,为患者和国家节省百"亿"医疗费用。这一战略不但适合发现早期肺癌,也适合发现早期慢阻肺和哮喘等呼吸系统疾病,及早应用物联网分级诊疗,才能取得事半功倍的效果。

目前中国在 4P 医学及其在呼吸病中的应用方面也取得了很多宝贵经验,但是仍然存在个体化医疗与循证医学之间的矛盾。这需要我们通过大量个体化医疗病例的循证研究不断刷新后者的结论,这是解决两者矛盾的必要途径。与国际比较,中国 4P 医学最大的优势是我们人口众多,有非常强大的遗传资源可供利用。但也需要我们做好顶层设计,才能循序渐进地取得引领国际学术的地位。需要应用物联网技术执行 4P 医学,才能逐步逆转目前"减少痛苦、恢复健康、挽救生命"的阶梯递减式疗效,最终实现"名医治未病、大医惠众生"的愿景。

推荐阅读

1. WHO. Novel Coronavirus(2019-nCoV)situation reports[EB/OL].[2020-06-22]. https://www. who. int/emergencies/diseases/novel-coronavirus-2019/situation-reports.

2. WU C M,CHEN X Y,CAI Y P,et al. Risk Factors Associated With Acute Respiratory Distress Syndrome and Death in Patients With Coronavirus Disease 2019 Pneumonia in Wuhan,China[J]. JAMA Intern Med,2020,180(7):934-943.

3. BAI C X,CHOI C M,CHU C M,et al. Evaluation of pulmonary nodules:clinical practice consensus guidelines for Asia[J]. Chest,2016,150(4):877-893.

4. 上海市呼吸内科临床质控中心. 2019 冠状病毒病(COVID-19)流行期间呼吸科门诊质控上海专家共识[J]. 复旦学报(医学版),2020,47(2):143-150.

5. NIEDERMAN M S,RICHELDI L,CHOTIRMALL S H,et al. Rising to the Challenge of COVID-19:Advice for Pulmonary and Critical Care and an Agenda for Research[J]. Am J Respir Crit Care Med,2020,201(9):1019-1022.

第二章　呼吸功能及其障碍

宋元林

肺的呼吸功能包括通气和换气功能,运用特定的手段和仪器可对受试者进行呼吸功能检测和评价,包括肺通气功能(肺量计检查)、肺弥散功能、支气管激发试验、支气管舒张试验、呼吸道阻力、运动心肺功能等检查。

肺功能检查主要用于诊断慢性呼吸道疾病,评价肺功能损害程度、类型、治疗效果等;评估外科手术,尤其是胸腹部手术和老年患者手术的风险和耐受性;评估职业病患者的肺功能损害程度等。主要适应证见表13-2-0-1。

表13-2-0-1　肺功能检查的适应证

项目	内容
诊断	诊断支气管哮喘、慢性阻塞性肺疾病等气流受限性疾病
	鉴别慢性咳嗽的原因
	评价肺功能损害的性质和类型
	评价肺功能损害的严重程度
	胸腹部手术的术前危险度评估
	评估胸部手术后肺功能的变化
	评估心肺疾病康复治疗的效果
	公共卫生流行病学调查
	运动、高原、航天及潜水等医学研究
损害/致残评价	职业性肺疾病劳动力鉴定
监测	监测药物及其他干预性治疗的反应
	监测疾病进展及判断预后

肺功能检查是非创伤性检查项目,但仍有其禁忌证,在实施检查前应注意有无禁忌,以避免给患者带来不必要的伤害。禁忌证见表13-2-0-2。

肺功能检查时病原体可能通过以下途径传播:①接触传播:当肝炎、HIV的患者有口腔黏膜伤口或牙龈出血时,存在经管路传播病原体的可能;②间接接触传播:结核分枝杆菌、呼吸道病毒及其他病原体可随气溶胶颗粒经管路传播。

因此,所有硬质直筒形口器为一次性使用,技师应戴手套接触患者的口器,避免人为造成交叉感染。流速传感器应按照生产厂家的规定定期消毒。

【通气功能及其障碍】

了解通气功能及其障碍前,有必要对引起肺和胸壁运动的各个力做简要介绍。气体进出呼吸道和肺泡是遵循压力差原则,气体总是由压力高的地方向压力低的地方移动(图13-2-0-1)。

表13-2-0-2　肺通气功能检查的禁忌证

项目	内容
绝对禁忌证	近3个月心肌梗死、脑卒中、休克
	近4周严重心功能不全、严重心律失常、不稳定型心绞痛
	近4周大咯血
	癫痫发作需要药物治疗
	未控制的高血压病(收缩压>200mmHg、舒张压>100mmHg)
	主动脉瘤
	严重甲状腺功能亢进
	近期眼、耳、颅脑的手术
相对禁忌证	心率>120次/min
	气胸、巨大肺大疱且不准备手术治疗者
	孕妇
	鼓膜穿孔(需先堵塞患侧耳道后检查)
	压力性尿失禁
	痴呆/智障或意识障碍
	近4周呼吸道感染
	免疫力低下易受感染者
	其他:呼吸道传染性疾病(如结核病、流感等)

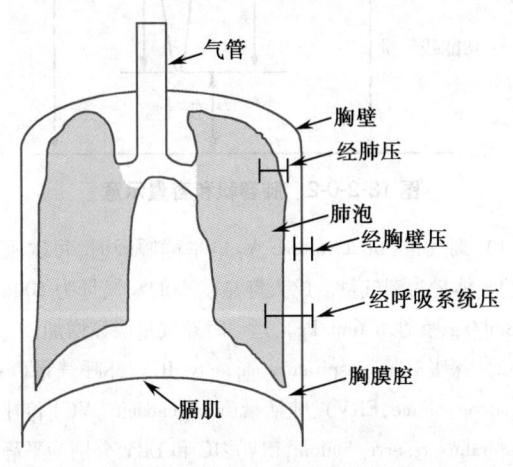

图13-2-0-1　图解经肺压、经胸壁压、经呼吸系统压

气体若从外界经口腔气管进入肺泡,需要克服经呼吸系统压力(Prs),即外界大气压与肺泡内的压力差。人体由功能残气位开始吸气时,在肋间外肌和膈肌作用下,胸廓向上向外扩张,由于肺始终处于回缩状态,而胸膜为潜在密闭腔隙,胸膜腔内出现负压,牵拉肺进行扩张。胸膜与外界大气压之间的压力差为经壁压(Pw),胸膜腔与肺泡之间的压力差为经肺压(Pl)。由于胸廓的扩张,肺泡内压力变为低于大气压(静态下口腔压等于肺泡压),气体自口腔进入各级支气管,最后到达肺泡。呼气时相反,胸廓被动或主动回缩,肺泡内压力升高,气体自肺泡向口腔方向流动,出现呼气状态。这里要注意的是,上述各压力的测定是在呼吸肌完全放松的情况下,此时 Prs=Pl+Pw。测定肺的弹性回缩力时,呼吸气流应该为 0。临床上常以食管中下 1/3 交界处的压力来反映胸膜腔内压(Ppl),而 Pl=Pao-Peso,其中 Pao 为口腔压,Peso 为食管压。对经胸壁压,在肌肉放松、气流为 0 的情况下,Pw=Ppl-Pb,其中 Pb 为大气压。Prs=Pl+Pw=Pao-Peso+Ppl-Pb=Pao-Ppl+Ppl-Pb=Pao-Pb=Pao(Pb 为大气压,设为 0)。所以,Prs=Pao,也就是说气流为 0 时通过测定 Pao 与肺容积的变化,可以得到 Prs 压力与肺容积变化曲线。

(一)肺容量及其组成 肺功能的值与患者性别、年龄、身高、体重、人种有关。报告需基于受试者所属正常人群的标准值,并根据自身的身高、性别、年龄和体重报告实测值占预计值的百分比。

1. 肺容积和肺容量 肺容积是不能分割的最小单位,不仅具有静态解剖的意义,也反映肺和胸廓扩张的程度。而肺容量包括两个或两个以上肺容积(图 13-2-0-2),它们各自具有不同的生理和临床意义。

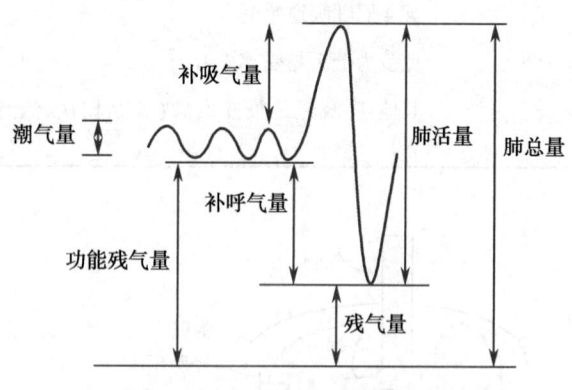

图 13-2-0-2 肺容积和容量示意

(1)潮气量(tidal volume,V_T):平静呼吸时,每次吸入或呼出的气体量为潮气量。成人静息状态的潮气量为 500ml(男性 7.8ml/kg,女性 6.6ml/kg),运动时潮气量明显增加。

(2)深吸气量(inspiratory capacity,IC)、补呼气量(expiratory reserve volume,ERV)、肺活量(vital capacity,VC)和补吸气量(inspiratory reserve volume,IRV):IC 和 ERV 分别为平静呼气末做深吸气所能吸入或平静呼气末做深呼气所能呼出的最大

气量。而 VC 为深吸气末再呼气的最大呼气量,即为 IC 与 ERV 之和。IRV 为潮气量吸气末所能吸入的最大气量,IRV 与 V_T 相加即为 IC。评估肺活量以实测值占预计值百分数来表示,低于预计值的 80% 为异常。

(3)残气量(residual volume,RV)和功能残气量(function residual capacity,FRC):RV 和 FRC 分别为深呼气末和平静呼气末肺内剩余的气量,后者为 ERV 和 RV 之和。为排除体表面积对残气的影响,将 RV 占 TLC 的百分比作为肺泡内气体滞留的指标。RV/TLC% 和 FRC/TLC% 均随年龄增长和肺弹性减退而递增。功能残气能使肺气体交换连续进行,对稳定肺泡气体浓度具缓冲作用。严重阻塞性肺气肿因肺弹性下降,加上呼气末的陷闭气量(小气道萎陷),使 FRC/TLC% 增加,若超过胸廓的自然位置的 67%(数字资源 13-2-0-1),则患者吸气时除需克服肺弹性回缩力外,还要克服胸廓的弹性回缩力,使呼吸功增加,患者感气急和呼吸劳累。

数字资源 13-2-0-1 分离的肺、胸壁,以及合并的胸壁和肺的压力-容积曲线

(4)肺总量(total lung capacity,TLC):TLC 为深吸气后肺内所含的气量,即各部分肺容积的总和(VC+RV,或 IRV+V_T+FRC,或 IRV+V_T+ERV+RV)。严重肺气肿患者,肺总量由于肺的容积增大而增加。

2. 常用通气功能测定指标

(1)每分钟静息通气量(minute ventilation,MV)和肺泡通气量(alveolar ventilation):基础代谢测的 MV 为潮气量与呼吸频率的乘积(MV=V_T×f)。而肺泡通气量(或称有效通气量)为潮气量减去生理无效腔(解剖无效腔+肺泡气无效腔)与呼吸频率乘积,即 $\dot{V}_A=(V_T-V_D)×f$。在成年人生理无效腔约为 150ml。

(2)最大通气量(maximum breathing capacity,MBC):以最大努力所能取得的每分钟通气量,称为最大通气量。它能反映机体的通气储备能力。最大通气量随年龄、性别、体表面积而异,故通常先计算出最大通气量预计值,再计算实测值占预计值的百分数,降低 20% 以上可认为异常。

气速指数为最大通气量占预计值百分数与肺活量占预计值百分数的比值。在限制性通气功能障碍时,因呼吸道通畅,肺活量的减少比最大通气量的减少更为明显,故气速指数大于 1;相反,阻塞性通气障碍则小于 1。但应指出,比值与 1 的差值应大于 15% 才有临床意义。

(3)用力肺活量(forced vital capacity,FVC):深吸气至肺总量,做最大力量、最快速度的呼气所呼出的最大气体容积。临床常用第 1 秒用力呼气容积(FEV₁,又称一秒量)来考核通气功能损害的程度,其在肺功能测试中重复性最好,用于舒张

和激发试验,也是判断损害程度的最常用参数。FEV₁% 参照值为 80%。

$FEV_1\%$ 参照值为 80%。

最大呼气中段流量(maximal mid-expiratory flow rate, MMFR)是测定用力呼出肺活量 25%~75% 的平均流量。MMFR 的意义与最大通气量和用力肺活量相当,但其灵敏度较高。

3. 间接反映通气功能的测定指标　包括最大呼气流量-容积曲线(maximal expiratory flow-volume curves, MEFV)、口腔闭合压($P_{0.1}$)、最大吸气压(maximum inspiratory pressure, MIP)和最大呼气压(maximum expiratory pressure, MEP)等,这里主要阐述 MEFV,其他见扩展阅读 13-2-0-1。

扩展阅读 13-2-0-1　口腔闭合压、最大吸气压和最大呼气压

MEFV:做用力肺活量测定时,将呼出的流量为纵轴,与相对应的呼出容积为横轴,描记成流量-容积曲线。在肺容量大于 75% 肺活量时,最大呼气流量随呼气肌用力增加而增多;而在低肺容量即小于 50% 肺活量的最大呼气流量,因肺组织对小气道管腔牵引力减弱,加上胸膜腔内压对小气道管壁的挤压使管腔变细,呼吸道阻力增加,呼气流量受限制(动态气流受限),并且很少受用力影响,重复性好。所以,低容积的最大呼气流量如 50% 及 25% 肺活量的最大呼气流量($\dot{V}_{max50}$, $\dot{V}_{max25}$),是反映小气道病变的较好指标。阻塞性与限制性通气功能障碍在 MEFV 描图上亦显示显著差别(图 13-2-0-3)。

最大呼气或吸气流量-容积曲线测定对大气道阻塞有重要诊断价值。管腔狭窄固定在大气道(在胸腔内或外),吸气和呼气最大流量均减少,其高峰流量段呈平坦,表现为梯形的流量-容积描图(图 13-2-0-4A);不固定的气管狭窄在胸外,呼气时气道不受胸膜腔内压影响,测流量-容积环无明显改变,而吸气时由于大气压大于气管内压,吸气最大流量受限制,出现吸气平坦的流量-容积环(图 13-2-0-4B);不固定的气管狭窄位于胸腔内,因受胸腔内压改变的影响,吸气时胸腔负压增加,扩张阻塞

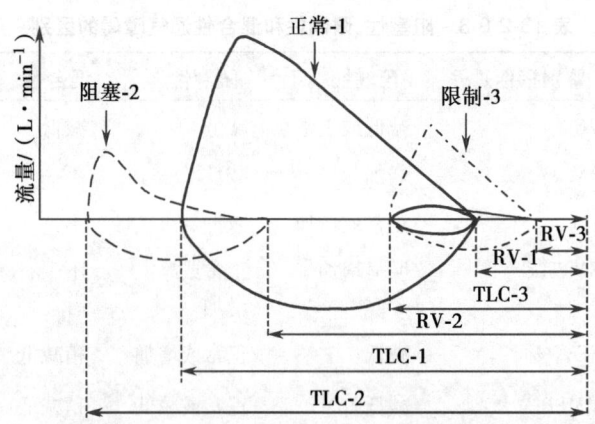

图 13-2-0-3　不同类型通气功能障碍患者流量-容积曲线描图

正常-1;阻塞-2;限制-3。

管腔的阻力减小,吸气流量-容积环无明显异常,而呼气时因胸膜腔内压增加,挤压阻塞管腔,出现平坦的呼气高峰段(图 13-2-0-4C)。

(二)通气功能障碍的类型　通气功能障碍分为阻塞性、限制性及混合性。阻塞性通气由轻到重的过程中,先为 FEV_1/FVC 的降低,随之 FEV_1 呈线性减少。中度阻塞者因呼吸道陷闭,导致残气增加和 FVC 减少。肺气肿时,TLC 明显增加伴弥散量减少;单纯性限制性通气功能障碍,则肺的所有容积均减少,FEV_1/FVC 增加;混合性通气障碍者如肺气肿伴轻度充血性心力衰竭,或肥胖伴支气管哮喘,其肺活量减少的同时有阻塞性通气的改变,FEV_1/FVC 降低。不同通气功能障碍类型的变化如表 13-2-0-3 所示。其中以 $FEV_1\%$ 最具特异性,在用力肺活量描图上亦显示两种不同类型通气障碍的典型改变(数字资源 13-2-0-2)。用力肺活量测量阻塞性通气障碍时,应同时做支气管舒张试验,即测定吸入支气管扩张剂后呼吸道阻塞的可逆性,其 FEV_1 改善率为吸药后 FEV_1 减去吸药前 FEV_1 的数值除以吸药前的 FEV_1。若 FEV_1 增加 12% 以上且绝对值大于 200ml 可判为阳性,只有其中一条判为可疑阳性。相反,支气管激发试验(气道反应性检测)是吸入组胺或醋甲胆碱等支气管收缩剂,使 FEV_1 减少 20% 的最小浓度,称 Pc_{20},它有助于非典型性或隐性哮喘的诊断,尤其是咳嗽变异性哮喘。

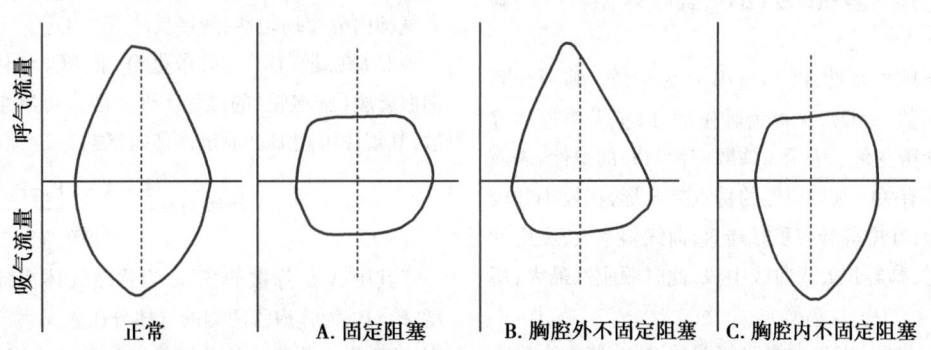

图 13-2-0-4　大气道不同阻塞情况下的最大吸气和呼气流量-容积曲线

表 13-2-0-3　阻塞性、限制性和混合性通气障碍的区别

鉴别指标	阻塞性	限制性	混合性
VC	减低或正常	减低	减低
RV	增加	减低	不一
TLC	正常或增加	减低	不一
RV/TLC	明显增加	正常或略增加	不一
FEV$_1$%	减低	正常或增加	稍减低
MMFR	减低	正常或减低	稍减低
MEFV 环(降支)	马鞍型	接近直线	不一

数字资源 13-2-0-2　用力肺活量

阻塞性通气功能障碍缘于呼吸道不通畅和肺弹性减退。临床上见于慢性支气管炎、支气管哮喘和阻塞性肺气肿。限制性通气障碍是由胸廓或肺扩张受限所致,见于胸廓畸形、胸腔积液、胸膜增厚、肥胖、腹腔肿瘤、腹水、妊娠所致膈肌抬高、肺纤维化、肺水肿、肺炎等。

（三）**呼吸动力**　呼吸活动是个做功的过程,呼吸肌收缩必须克服呼吸器官弹性和非弹性阻力。按物理性质不同,可分为弹性阻力、黏性阻力和惯性阻力,它们之和为呼吸阻抗。平静呼吸时,克服弹性阻力和非弹性阻力做功分别占 80% 和 20%。正常肺组织属于空腔结构,质地柔软,质量较轻,惯性阻力可以忽略不计。

1. **顺应性**　呼吸器官系弹性物体,以顺应性来表示,在单位压力作用下,所能改变的肺容积$(C=\Delta V/\Delta P,L/cmH_2O)$,包括肺顺应性、胸壁顺应性和胸肺总顺应性。按照顺应性测定时有无气流流动,分为静态顺应性和动态顺应性。静态顺应性存在滞后现象,即充气相和排气相曲线并不重合。

肺顺应性(C_L)=肺容积改变(ΔV)/经肺压(ΔP)

胸廓顺应性(C_{CW})=肺容积改变(ΔV)/经胸壁压

总顺应性(C_{RS})=肺容积改变(ΔV)/经呼吸系统压(经肺压+经胸壁压)

肺顺应性是指肺扩张性,以 L/cmH_2O 为单位。肺弹性阻力为肺顺应性的倒数$(1/C)$,又称为肺硬度,以扩大单位肺容积时所引起的经肺压变化来表示。肺顺应性与肺的弹性、表面张力及肺血容积等有关。肺顺应性的特点是 S 形,在较小和较大肺容积时较平坦,在中等肺容积时陡直,曲线斜率大,顺应性越大。平静呼吸时,肺容积处于曲线中段,此时顺应性最大,所以呼吸最省力。

支气管哮喘发作时,由于功能残气明显增加,使整个静态压力容积(P-V)曲线(图 13-2-0-5)平行移位至较高的肺容积水平,但肺顺应性尚接近健康者。而肺气肿由于肺泡壁破坏,弹力组织减少,静态顺应性显著增加,对支气管环牵引力减弱,致支气管易塌陷或闭合,出现动态顺应性减低。肺水肿和 ARDS 因肺泡间质水肿和肺表面活性物质减少,导致肺泡陷闭,肺顺应性减低,出现 P-V 曲线明显低位平坦,而影响换气功能。在机械通气时,测定 P-V 曲线的低位拐点,能协助确定最佳呼气末正压(positive end expiratory pressure,PEEP)水平,以利改善氧合功能。一般选取拐点以上水平用于 PEEP 的设置。

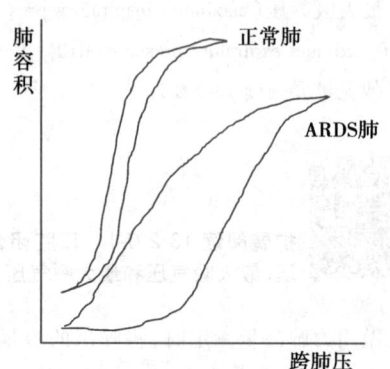

图 13-2-0-5　不同病理条件下的肺压力-容积曲线(吸气相和呼气相)

2. **呼吸道阻力**　通常呼吸阻力称黏性阻力,包括呼吸道阻力、肺组织阻力和胸壁阻力,又称呼吸总阻力,但其主要反映的是呼吸道阻力,它以单位流量所需的压力差表示。公式为:

$$呼吸道阻力(R_{aw})=\frac{呼吸道口腔压(Pmo)-肺泡压(Palv)cmH_2O}{流量(\dot{V})L/S}$$

呼吸道阻力大小取决于呼吸道管径大小、气流形态、流量、气体特性(密度、黏度)等,若管径大、管壁光滑、气流形态平直,则阻力小;反之,管径狭小、曲折、内壁粗糙,流量大,气流呈涡流或湍流,则阻力大。

【**换气功能障碍**】

（一）**常用换气功能测定指标**

1. **通气与血流比例**$(\dot{V}_A/\dot{Q}_A)$　进入肺泡的新鲜空气与肺泡毛细血管静脉血进行气体交换,为达到最有效交换要求$\dot{V}_A/\dot{Q}_A$ 保持在 0.8。其比例增高引起无效腔增高,降低则导致静-动脉血混合或称静脉样分流(图 13-2-0-6)。目前测定吸入气肺内分布均匀性,间接反映 $\dot{V}_A/\dot{Q}_A$。

2. **肺弥散**(DL)　弥散是 O_2 和 CO_2 气体分子通过肺泡毛细血管膜(肺泡膜)的过程。许多因素可以影响气体分子的弥散,其规律可用 Dalton 定律加以概括。

$$弥散能力\propto\frac{\alpha\cdot A\cdot(P_1-P_2)}{\sqrt{MW}\cdot d}$$

其中 A 是弥散面积,α 为弥散气体在肺泡间质液的溶解度,P_1-P_2 为肺泡膜两侧的气体分压差,d 为气体分子的弥散距离,MW 为弥散气体的分子量。弥散能力以弥散量为指标,即肺泡膜两侧弥散气体分压差为 0.13kPa(1mmHg)时,每分钟能

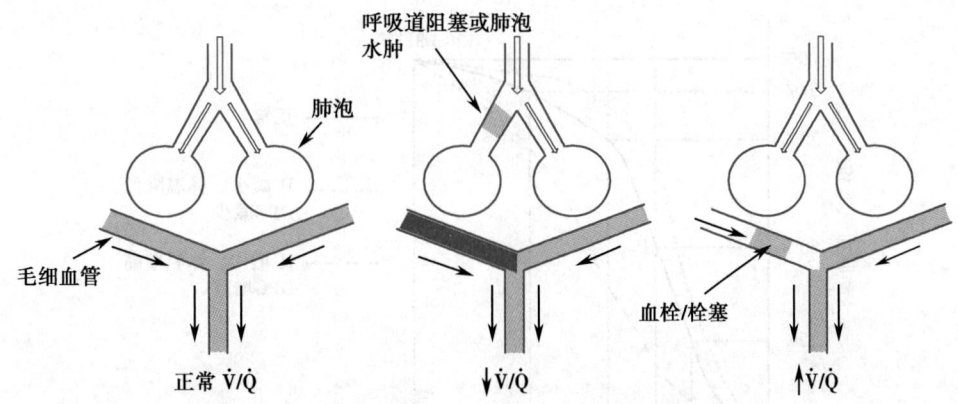

呼吸道阻塞或肺泡
水肿

肺泡

毛细血管

血栓/栓塞

正常 V̇/Q̇   ↓V̇/Q̇   ↑V̇/Q̇

图 13-2-0-6　正常和异常情况下的通气与血流比例

通过肺泡的气量。由于 CO_2 的溶解系数远高于氧,其弥散量为氧的 20.7 倍,所以临床上不存在 CO_2 弥散障碍,只有 O_2 的弥散降低。氧弥散量还与肺血容量、红细胞数量和血红蛋白浓度有关。临床上测定肺毛细血管氧分压存在困难,故改测一氧化碳肺弥散量(DL_{CO}),常用方法有 CO-氦氧混合气一口气法和稳定 CO 弥散法。我国健康人静息 DL_{CO} 为 203ml/($kPa \cdot min$)。为排除肺容积对弥散量的影响,将 DL_{CO} 除以 V_A(DL_{CO}/V_A),称弥散常数或比弥散量。

3. 肺内分流($\dot{Q}_S/\dot{Q}_T$)　健康人心排血量中约有 3% 的血流不经过肺毛细血管而直接进入人体循环动脉端,称为解剖分流,如心最小静脉、心前静脉及支气管静脉引流的血液。少量的分流量不会引起低氧血症。$\dot{Q}_S/\dot{Q}_T$ 目前系通过吸纯氧 15 分钟后肺泡-动脉氧分压差($P_{A-a}O_2$)推导计算而来。

(二) **换气功能障碍及临床相关问题**　换气功能障碍以 $\dot{V}_A/\dot{Q}_A$ 失调最常见和最重要,$\dot{Q}_S/\dot{Q}_T$ 仅是 $\dot{V}_A/\dot{Q}_A = 0$ 的一种极端类型。

换气功能障碍主要影响氧的交换,而二氧化碳很少受到影响。这是因为动静脉血氧差值大,二者氧分压差为 6.65kPa(50mmHg)左右,而二氧化碳分压差仅有 0.8kPa(6mmHg),当 $\dot{V}_A/\dot{Q}_A$ 比例降低或分流出现时,静脉血未充分氧合或原静脉血与氧合动脉血混合,导致低氧血症;二氧化碳分压虽然也可以轻度升高,但只要呼吸中枢对二氧化碳刺激敏感,便会引起通气增加而得以代偿。此外,氧离曲线呈 S 形特殊形态,通气良好肺区分压在 10.6kPa(80mmHg)以上时,血红蛋白几乎完全被氧饱和,而不能携带更多氧以代偿通气不足肺区;二氧化碳离解曲线则不同,在生理范围内呈线性关系,通气良好肺区增加通气可以代偿低通气肺区的二氧化碳排出不足。

(三) **小气道功能**　慢性呼吸道疾病如哮喘、慢阻肺等均存在小气道的病变,而且随病情的加重,小气道的病理也出现渐进性变化。早期识别小气道功能的异常,对于慢阻肺早期诊断和干预有重要意义。

目前测定小气道功能的方法有如下几种(表 13-2-0-4),各有利弊。

【**动脉血气及其临床意义**】
动脉血气分析可以了解患者有无氧合异常及其程度,推导肺部气体交换的病理生理改变,以及评价机体的酸碱状态,对

表 13-2-0-4　小气道功能测定方法

评价方法	测定参数
峰速仪	FVC/SVC,FEV_3,FEV_6,FEF25%~75%
体描仪	RV/TLC,DL_{CO},Raw
一口气氮冲洗法	CV,CC
反复呼吸氮冲洗法	腺泡区通气不均指数(sacin),传导区通气不均指数(scond),肺清除指数(LCI)
强迫震荡通气	R5-R20,X5,AX,Fres
高分辨率 CT	气体陷闭

指导临床具有十分重要的意义。

测定和计算指标:

1. 动脉血氧分压(PaO_2)　指物理状态存在、溶解于动脉血中氧所产生的分压力。健康人动脉血氧分压随年龄的增长逐渐降低,且受体位等生理影响。

坐位:$PaO_2 = 104.2-0.27×$年龄。

仰卧位:$PaO_2 = 103.5-0.42×$年龄。

如 PaO_2 低于预计值 1.3kPa(10mmHg),提示低氧血症;PaO_2 低于 8kPa(60mmHg),反映急性呼吸衰竭。

2. 动脉血氧饱和度(SaO_2)　血液中与血红蛋白(Hb)结合的氧量占 Hb 最大结合氧量的百分数,即 $SaO_2 = HbO_2/(HbO_2+Hb)×100%$。$SaO_2$ 随 PaO_2 而变化,它们之间的关系图为血红蛋白氧解离曲线,简称氧离曲线(O-D-C)。O-D-C 特殊的 S 形态十分有利于呼吸生理,当 PaO_2 为 8kPa,Hb 即可达 90% 氧饱和度;PaO_2 低于 8kPa,氧离曲线处于陡直段,此时 PaO_2 较小的变化即可引起 SaO_2 大幅度改变,使 HbO_2 释放氧供给组织(图 13-2-0-7)。健康人 $SaO_2 \geq 95%$。

3. 动脉血二氧化碳分压($PaCO_2$)　血液中溶解 CO_2 分子运动产生的压力称 $PaCO_2$。肺泡 CO_2 分压(P_ACO_2 与 $PaCO_2$ 基本一致)与 CO_2 产生量(Vco_2)呈正相关,与肺泡通气量($\dot{V}_A$)成反比。用公式表示,即 $P_ACO_2 = Vco_2/\dot{V}_A×0.863$。因此,在通常 Vco_2 比较恒定的情况下,$PaCO_2$ 是衡量肺泡通气量最直接的指标。正常 $PaCO_2$ 为 4.6~6.0kPa(35~45mmHg),高于或

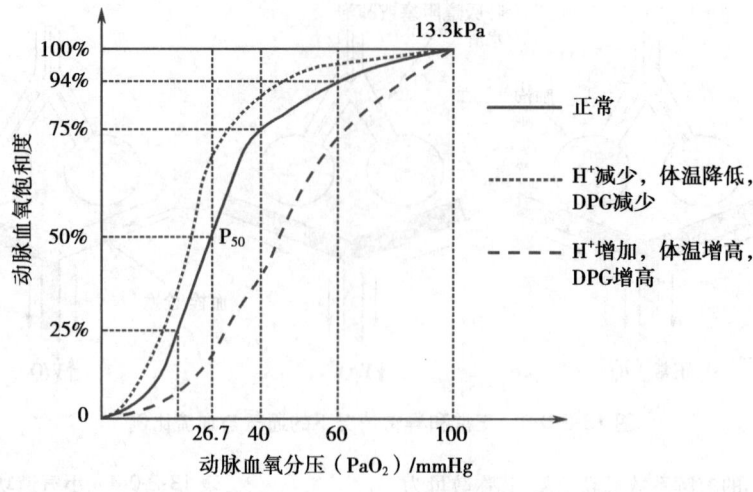

图 13-2-0-7　氧解离曲线

低于此限分别表示通气不足和通气过度。

4. 衍生指标　见扩展阅读 13-2-0-2。

扩展阅读 13-2-0-2　动脉血气衍生指标

推荐阅读

1. 金美玲,高怡,李丽,等.常规肺功能检查基层指南[J].中华全科医师杂志,2019,18(6):511-518.
2. 上海市呼吸内科临床质控中心. 2019 冠状病毒病(COVID-19)流行期间呼吸科门诊质控上海专家共识[J].复旦学报(医学版),2020,47(2):143-150.

第三章　呼吸系统感染性疾病

第一节　概　述

何礼贤

肺炎(pneumonia)指肺实质的急性感染性炎症。临床肺炎在影像学上至少见有一处浸润性阴影,区别于呼吸道感染。据 WHO 报道,2016 年全球人口死因前 10 位排序中,下呼吸道感染(肺炎、流感)仍居第 4 位,在低收入国家高居首位,在高收入国家亦列第 7 位。肺炎的高发病率和高病死率见于年龄两端的儿童和老年人。在儿童,肺炎致死数超过任何其他疾病,而存活者罹患慢性呼吸道疾病如哮喘、COPD 的危险性增加;老年人肺炎病情隐匿、多变,占用大量医疗资源,预后极差,在欧洲社区获得性肺炎是感染性疾病的首位死因,其中老年人肺炎占比接近 90%。

几乎所有致病微生物和寄生虫都可引起肺炎。细菌性病原体最为常见,近年来病毒性肺炎在增加;由于免疫受损人群增多,真菌、原虫和疱疹病毒等所致肺炎日益常见。肺炎有多种分类方法。抗生素时代,肺炎分类从以 X 线形态学为基础的解剖分类转为按病原体分类,这是肺炎历史上的重要进步。但肺炎病原学诊断仍多困难和时间滞后,而流行病学研究表明,

不同途径的感染获得方式及不同宿主的肺炎在病原学上具有不同分布规律,临床亦各具一定特点。故现在多主张按发病场所和宿主状态分类,如社区获得肺炎、医院获得性肺炎、免疫损害宿主肺炎、儿童肺炎、老年人肺炎等。

面对新发传染病和抗菌药物耐药两大全球公共卫生危机,呼吸系统感染的管理尤为重要,面临的挑战格外严峻。自 2003 年以来,SARS-CoV、MERS-CoV、新型冠状病毒(SARS-CoV-2)、甲型 H1N1 流感和高致病性禽流感(H5N1、H7N9)等新发传染性病毒性肺炎的流行和大流行使我们付出了宝贵的生命代价,承受了空前巨大的经济损失。当前应对突发公共卫生事件的应急体系和管理上仍待改进与完善,临床诊治和预防措施更有待突破与验证。而常态下的肺炎临床诊治尚有不少难点:①病原体变迁缺少广泛研究:1945 年前肺炎链球菌在成人肺炎病原体构成中占 90% 以上,1950 年后开始下降,近年来在北美社区获得性肺炎中肺炎链球菌仅占 10%~15%,而病毒达 25%;而在欧洲肺炎链球菌仍占较高比例,但各国间差异巨大(12%~85%)。初始经验性抗菌治疗必须覆盖肺炎链球菌的观点目前虽然仍为各指南所坚持,但同时强调需要根据本地区病原体的流行病学分布和抗菌药物敏感谱拟定经验性治疗,这就需要不同地区开展病原体和耐药性监测等很多基础性工作,了解当地

病原体分布和耐药现状,为经验性抗菌治疗提供流行病学依据。②病原学诊断效能低、时间滞后:非培养技术病原学快速检测如分子诊断技术近年来发展迅速,敏感性很高,而特异性仍多疑义,甚至增加了临床上的许多困惑。现在倡导床边即时检测(point-of-care testing,POCT)和多元平行检测,可以提供病原学早期检测结果,对临床治疗更有参考价值,但普遍推广仍有很多限制。③抗菌药物使用不合理,耐药性日趋严重:在美国抗菌药物处方近 2/3 被用于呼吸道感染,约一半属于不合理使用,在实现抗菌药物合理使用方面,呼吸专业责任重大。在指令性抗菌药物管理模式下,虽然用量有所减少,但真正合理使用的效果极为有限。需要在科学管理上有新举措,必须使抗菌药物管理与临床应用密切结合,要让临床医师在抗菌药物管理中发挥更大作用。④医疗费用增长过快:实行临床路径可以降低费用,但仍有待体制改革和管理办法的更多实践与改进。肺炎链球菌疫苗和流感疫苗的预防接种需要加强推广。

肺炎是昨天、今天和未来长时期内威胁人类健康的常见病,需要运用新思路、新技术、新方法进一步开展研究,重视和加强基础研究,深入探索病原体与宿主的相互作用,改善对肺炎生物学机制的认知,防止感染和炎症扩散,减少肺和肺外损伤,发展新治疗。

推荐阅读

1. WHO. The top 10 causes of death[EB/OL].(2018)[2020-05-28]. http://www. who. int/news-room/fact-sheets/detail/the-top-10-causes-of-death.

2. QUINTON L J, WALKEY A J, MIZGERD J P. Integrative physiology of pneumonia[J]. Physiol Rev,2017,98(3):1417-1464.

第二节　社区获得性肺炎

宋元林

社区获得性肺炎(community-acquired pneumonia,CAP)是指医院外获得的肺炎,也包括入院后 48 小时内肺内出现的肺炎,是临床最常见的感染性疾病之一,也是世界范围内发病率和死亡率较高的重要疾病。

【流行病学】

国内目前还缺乏有关 CAP 的流行病学资料。根据欧美的资料,年发病率在 5‰~11‰。CAP 总体病死率为 1%~5%,其中重症肺炎病死率可达到 40%~50%,甚至更高。

CAP 的病原学变迁与诊断技术发展、抗菌药物使用、地区流行病学等都有关系。30%~50% 的 CAP 由于技术条件的限制,无法得到病原学的诊断,包括未使用 PCR 技术。总体趋势是肺炎链球菌仍然占较大比重,但非典型病原体包括肺炎支原体和衣原体较前普遍,病毒感染也较前增加。我国 2003—2004 年在 7 个城市 12 个中心收集 665 例 CAP 后的分析结果显示,

肺炎支原体阳性率为 20.7%,病毒检出阳性率为 19%。进一步分析其中有痰液标本的 CAP,则最常见的分离出的微生物是肺炎链球菌,其次是流感嗜血杆菌。总体微生物检出率(除去病毒)依次为肺炎支原体、肺炎链球菌、流感嗜血杆菌、肺炎衣原体、肺炎克雷伯菌、金黄色葡萄球菌、军团菌、大肠埃希菌、铜绿假单胞菌、卡他莫拉菌等。其中,10.5% 的患者存在混合感染。近期国外的研究发现,CAP 的病原微生物检出率为 38%,病毒的检出高于其他病原体,包括鼻肠病毒、流感病毒等。其次是肺炎链球菌。2019 年我国 CAP 流行病学调查显示,在 2 336 例住院非免疫抑制宿主患者 CAP 中,996 例呼吸道病毒检测阳性,非流感病毒占病毒性肺炎的 27.4%(冠状病毒、偏肺病毒、鼻病毒、腺病毒等)。

我国人群的肺炎特点是分离出的肺炎链球菌和肺炎支原体对大环内酯类药物的耐药率分别达到 90% 和 69%,多重耐药(multiple drug resistance,MDR)肺炎链球菌占 40% 以上。在儿童肺炎支原体对红霉素的耐药率达到 80%,均较国外为高。按照新折点计算,肺炎链球菌对青霉素的不敏感率达到 56.7%。肺炎疫苗的使用使得耐青霉素的菌株比例有下降趋势。整体上肺炎链球菌对喹诺酮类药物耐药率较低,小于 5%。这些耐药的流行病学资料对于临床选择用药有指导意义。我们谈及 CAP 的治疗,更多地需要依赖我国指南的指导原则,参考我国耐药菌的分布规律等。

【病因与易感因素】

CAP 的常见致病微生物为肺炎链球菌、流感嗜血杆菌、肺炎支原体和呼吸道病毒,在亚洲流感嗜血杆菌以外的革兰氏阴性杆菌占比较西方国家高,而金黄色葡萄球菌为低。青壮年以受凉、劳累、酗酒为主要易感因素。老年人误吸较为常见,尤其是脑血管意外患者。未接种肺炎球菌疫苗的老年人,尤其合并免疫功能受损者,如其他慢性疾病、肿瘤、长期服用免疫抑制药物等,是 CAP 的易感人群。有结构性肺病的患者,如慢阻肺、支气管扩张症、慢性左心衰等,也容易发生肺炎。不同病毒感染其易感人群可能存在差异。2013 年的 H7N9 禽流感病毒多见于合并慢阻肺、糖尿病和高血压的老年男性。H1N1 在中国暴发时,儿童多见,而 H5N1 多见于老年人。是否出现肺炎,与患者的呼吸道防御功能及病原体的毒力有关。SRAS-CoV-2 对任何人群易感,高龄与合并糖尿病、高血压或慢性呼吸道疾病者病死率高。

【发病机制】

正常人肺内经双腔防污染毛刷采样后发现下呼吸道存在菌群定植,与上呼吸道定植菌群类似,只是数量明显减少。细菌毒力强或机体抵抗力差时,细菌移位进入下呼吸道,或下呼吸道的致病细菌开始繁殖,产生毒素,导致肺实质充血、水肿、渗出,甚至出血、坏死和化脓性病变。大多数情况下,炎症反应是可控的,细菌清除后逐步吸收,但炎症反应强烈时,可出现失控性的过激炎症反应:系统性炎症反应综合征、急性呼吸窘迫综合征、脓毒症、脓毒症休克等。总体上,肺炎的发生是病原体与宿主免疫炎症反应相互作用的结果。细菌毒素、宿主免疫功

能、宿主炎症反应构成肺炎发生、发展的三要素,而最终结果是适度的免疫炎症反应,病原体清除;或过度的炎症反应导致损伤或出现免疫抑制,病原体生长(图 13-3-2-1)。SARS-CoV-2 主要是与 ACE2 结合进入细胞内,首先在上呼吸道,然后进入下呼吸道,甚至其他脏器,可引起细胞因子风暴,严重者出现急性呼吸窘迫综合征(ARDS)甚至死亡。

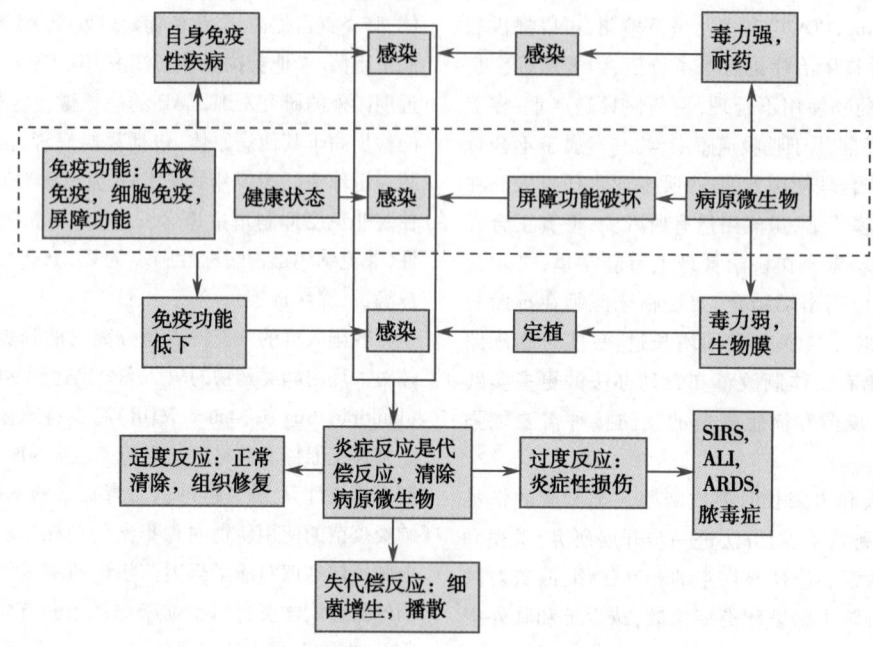

图 13-3-2-1 肺炎发病机制

【病理】

肺炎链球菌导致的大叶性肺炎典型病理可分为四个阶段:①充血水肿期,肺泡腔内有炎症细胞聚集,含有血浆渗出物、死亡细胞及大量细菌。②红色肝变期:肺泡腔内充满红细胞,并含有少量纤维蛋白、中性粒细胞、巨噬细胞。此时肺叶外观及硬度类似肝脏。③灰色肝变期:纤维渗出物增多,还有中性粒细胞、红细胞、巨噬细胞等;外观灰白色,质地仍较硬。④溶解消散期,主要是纤维素样渗出溶解吸收。大多数情况下肺部炎症和渗出可完全吸收,肺组织恢复正常结构。

金黄色葡萄球菌感染易出现肺脓肿,早期为团块形浸润阴影,液化后出现气液平面,内壁光滑,壁较薄。若是血源性感染,可出现多发空洞。病理上有坏死、液化,早期中性粒细胞、后期淋巴细胞为主的炎症表现。积极治疗的肺脓肿可完全吸收,部分演变为慢性炎症,最后形成机化。

病毒性肺炎以肺间质病变为主,表现为间质内淋巴细胞聚集,肺泡间隔增宽,但重症感染可出现肺实变,肺泡内充满水肿液甚至出血,大量炎症细胞聚集在肺泡内和肺间质。并发ARDS 者可有肺透明膜形成。

SARS-CoV-2 引起的肺部病变典型者为靠近肺周边部位楔形磨玻璃影,重者出现全肺磨玻璃影或实变。

【临床表现】

CAP 的临床表现在不同的人群,不同病原微生物感染条件下有所不同。一般年轻人症状明显,老年人症状不典型。主要表现有畏寒、发热、咳嗽、咳痰、胸痛等。病毒感染尤其流感病毒感染,经过 2~7 天的潜伏期后,可出现高热、咳嗽、胸痛、全身肌肉酸痛、头痛等;大叶性肺炎可在受凉、劳累后出现畏寒、咳嗽、咳痰、发热,稽留热常见;军团菌肺炎可急骤起病,常出现局部暴发,体温≥40℃,持续数天并全身肌肉酸痛等症状。真菌感染症状不典型,可有低热、咳嗽、咳痰,全身症状不明显;流感嗜血杆菌肺炎易发生于老年人,支原体肺炎易发于年轻人,以干咳为主,可伴有胸骨后疼痛;病毒性肺炎常见于儿童,金黄色葡萄球菌肺炎常见于流感病毒感染后等。老年人肺炎可以没有明显的临床表现,或仅表现为疲乏、食欲下降、低热、精神神经症状等。免疫缺陷患者发生肺炎时,可表现为呼吸频率加快、活动后气急、呼吸困难等。新冠病毒感染主要是发热、咳嗽,部分出现恶心、呕吐,少部分起病即出现活动后气急。输入性病例出现味觉和嗅觉丧失。

痰的颜色、气味和量可协助诊断。铁锈色痰提示大叶性肺炎,暗红色胶冻样痰提示肺炎克雷伯菌感染,黄绿色痰提示铜绿假单胞菌感染,而厌氧菌感染可有恶臭痰,金黄色葡萄球菌感染可出现脓血痰。病毒感染而出现重症肺炎或急性呼吸窘迫综合征时,可出现血性水样痰。

根据肺炎部位的不同,早期纤维素性渗出引起的胸膜炎及胸膜性疼痛的部位也有特征。如肺尖部病变可反射性引起肩臂部位疼痛,呼吸运动后可加剧。肺背段病灶可刺激后胸膜,出现腰背部疼痛,而下叶肺病灶刺激横膈,可出现上腹疼痛并向肩部放射。所以,有时发热伴腹痛时,不能完全忽视肺部感染的可能。军团菌肺炎全身症状明显,可出现头痛、恶心、呕吐及神经精神等肺外症状。部分重症患者可出现休克症状、神志淡漠、四肢发冷、口唇发绀等。出现这些肺外症状及全身症状,需要引起注意。

患者罹患肺炎后,如治疗不及时或存在细菌耐药,可出现并发症。常见的包括胸膜炎、脓胸、多浆膜腔积液、中耳炎、鼻窦炎、腹膜炎、关节炎等。

【检查】

(一)肺部体征 CAP 的临床体征随病变的部位、大小、病程及是否存在并发症而不同。常见体征表现有以下4个方面。

1. 一般体征 体温升高,急性热病容,颜面潮红,鼻翼扇动,发绀,可伴有呼吸急促或呼吸困难。重症患者可有神志改变,表现为谵妄或神志淡漠。

2. 肺部实变体征 胸部呼吸运动减弱,或呼吸急促而出现三凹征;触觉语颤增强;叩诊浊音;听诊呼吸音减低、语音传导增强,病灶部位可出现管性呼吸音及吸气相湿啰音等。

3. 合并症体征 伴发胸腔积液时叩诊浊音,呼吸音减低或消失,触觉语颤降低。胸膜炎早期可有胸膜摩擦感,听诊可闻及胸膜摩擦音。伴发小空洞时叩诊出现鼓音,大空洞时出现空瓮音。

4. 肺外体征 患者可有轻度黄疸、腹胀、上腹压痛等。

(二)辅助检查

1. 建议社区治疗的 CAP 患者测氧饱和度,住院行氧饱和度和血气分析检查。

2. 血液检查 白细胞总数可升高(>9×10⁹/L),中性粒细胞比例增高。病毒性肺炎白细胞不升或下降。CRP 视肺内炎症反应程度而定,一般会有不同程度的升高。降钙素原(procalcitonin,PCT)对于区别病毒与细菌性肺炎有一定的参考价值,正常值<0.1ng/ml。对下呼吸道感染而言,如果<0.25ng/ml,一般不考虑使用抗生素,而>0.5ng/ml 提示有使用抗生素的指征,在 0.25~0.5ng/ml 可以考虑使用抗生素。但在 CAP 上,还需要积累更多的经验。肝素结合蛋白(HBP)是来源于中性粒细胞的颗粒蛋白,近年来用于脓毒症和局部感染的预判,可在细菌感染早期出现升高,且浓度升高者出现脓毒症的概率明显增加。其他生物标志物的临床价值不大。新型冠状病毒感染时,一般中性粒细胞正常或升高,淋巴细胞总数正常或降低,出现细胞因子风暴时 CRP 和 IL-6 有明显升高。

3. 痰细菌涂片和细菌培养

(1)有呼吸道分泌物者尽量行微生物检查,尤其是住院患者及中、重度患者。痰标本送检有一定要求。合格的痰标本(每低倍视野鳞状上皮细胞<10个、白细胞>25个,或鳞状上皮细胞:白细胞<1:2.5)是可靠的诊断依据。收集痰液标本前先漱口(饮用水,而非漱口水),避免口腔的污染。痰标本可用于涂片、细菌培养。尽量在应用抗生素之前送检,一旦应用抗生素,痰培养往往阳性率很低。痰涂片可用于初步判断下呼吸道感染细菌的类型。抗酸染色也很重要,痰中发现抗酸染色阳性,需要进一步区分是结核分枝杆菌还是非典型分枝杆菌。真菌检查也有一定的参考意义,在痰涂片中发现菌丝意义较大,

进一步区分是念珠菌、曲霉、毛霉菌等,单纯发现孢子的意义不大。

(2)合并 COPD、支气管扩张症的患者,痰培养和涂片的临床意义较小。这些患者在稳定期痰中即存在一定数量的定植菌。

(3)血培养:对发热者有重要意义,建议所有发热的 CAP 患者在入院时都做血培养。肺炎球菌、流感嗜血杆菌导致的 CAP 经常出现血培养阳性,而卡他莫拉菌的阳性率较低,血培养阳性就有临床意义了。一般在患者寒战后期和热度刚起时抽取血液标本,并且在使用抗生素前阳性率往往较高。

4. 血清抗体滴度 恢复期血清抗体 IgG 浓度高于发病初期 4 倍以上有诊断意义,一般经过 2~4 周的时间抗体达到较高水平,可持续半年以上。常见有诊断意义的是支原体、衣原体和军团菌。单次查出上述病原体抗体阳性没有临床意义,而抗体阴性也不能排除上述病原体的感染。

5. 尿抗原测定 军团菌 I 型尿抗原测定的特异性和敏感性比较高,其他类型目前诊断价值不大。临床高度怀疑、中重度 CAP 或有局部暴发性 CAP 时,均应检查。军团菌尿抗原阳性者还需要送检痰标本进行培养。肺炎链球菌尿抗原测定亦有较高病原学诊断价值,所有中、重度患者均应送检。

6. 分子生物学 推荐用于肺炎支原体、肺炎衣原体、病毒导致 CAP 的诊断。PCR 技术已经用于微生物学诊断,在流感病毒的诊断上发挥了重要作用。针对细菌的检查,已经采用包括 16s rRNA 的多重 PCR 技术和 NGS。目前有少数实验室批准用于临床诊断,是不依赖于培养的快速实验室诊断的重要手段之一。

7. 影像学检查 X线(图 13-3-2-2)或 CT(图 13-3-2-3)对肺炎的诊断有重要意义。对治疗无反应,怀疑有其他病变者,以及所有需要住院治疗的 CAP,均需要影像学检查。对于有持续症状者或怀疑有恶性病变风险的患者,6 周后需要重复影像学检查(表 13-3-2-1)。

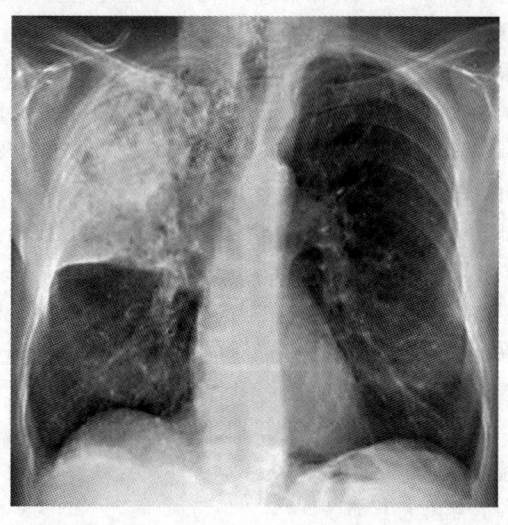

图 13-3-2-2 肺炎链球菌肺炎,X 线片可见右上肺叶实变

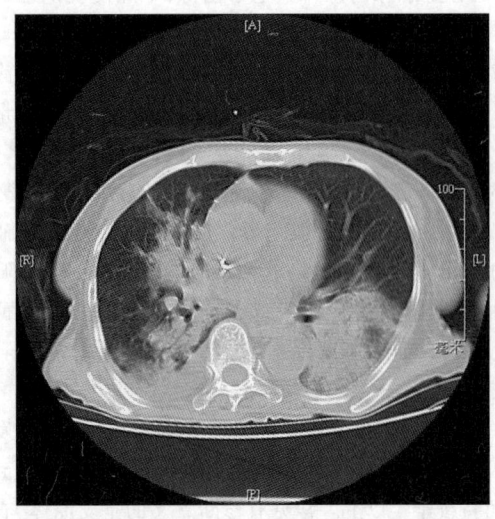

图 13-3-2-3　细菌性肺炎,CT 可见双下肺背段渗出性改变、成片状实变

表 13-3-2-1　不同病原微生物所致 CAP 的影像学特征

影像学特征	病原微生物
肺叶实变,局部改变,支气管周围渗出,胸腔积液	以细菌性为主
出现空洞	金黄色葡萄球菌,铜绿假单胞菌,真菌,嗜酸杆菌,诺卡菌
粟粒样改变	结核分枝杆菌,真菌
迅速进展/多部位	军团菌,肺炎球菌,葡萄球菌
间质性改变	病毒,耶氏肺孢子菌,支原体,鹦鹉热衣原体
多发球形或多发空腔,壁薄	金黄色葡萄球菌血行播散

【诊断】

根据患者的临床表现、体征、实验室及影像学检查,诊断 CAP 并不困难。明确诊断后,需要对患者进行危重程度的评判,判断是否重症肺炎。

根据最新版的 CAP 诊治指南,诊断符合下列要求:①新近出现的咳嗽、咳痰或原有呼吸道疾病症状加重,伴或不伴脓痰、胸痛、呼吸困难及咯血;②发热;③肺实变体征和/或闻及湿啰音;④白细胞>10×10⁹/L 或<4×10⁹/L,伴或不伴细胞核左移;⑤胸部影像学显示片状、斑片状浸润阴影或间质性改变,伴或不伴胸腔积液。

以上①~④项中任何一项加上第⑤项,并除外肺结核、肺部肿瘤、非感染性肺间质性疾病、肺水肿、肺不张、肺栓塞、肺嗜酸性粒细胞浸润症及肺血管炎等后,可建立临床诊断。

1. CAP 入院标准　满足下列标准之一或两者及以上,建议住院治疗。

（1）年龄大于 65 岁。

（2）存在基础疾病或相关因素之一:①慢阻肺;②糖尿病;

③慢性心肾功能不全;④恶性实体肿瘤或血液病;⑤获得性免疫缺陷综合征(AIDS);⑥吸入性肺炎或存在容易发生吸入的因素;⑦近 1 年内曾因 CAP 住院;⑧精神状态异常;⑨脾切除术后;⑩器官移植术后;⑪慢性酗酒或营养不良;⑫长期应用免疫抑制剂。

（3）存在以下异常体征之一:①呼吸频率>30 次/min;②脉搏>120 次/min;③动脉收缩压<90mmHg;④体温>40℃ 或<35℃;⑤意识障碍;⑥存在肺外感染病灶,如败血症、脑膜炎。

（4）存在以下实验室或影像学异常之一:①白细胞计数>20×10⁹/L 或<4×10⁹/L,或中性粒细胞计数<1×10⁹/L;②呼吸空气时,PaO_2<60mmHg、PaO_2/FiO_2<300 或 $PaCO_2$>50mmHg;③血肌酐>106μmol/L 或血尿素氮>7.1mmol/L;④血红蛋白<90g/L 或血细胞比容<30%;⑤血浆白蛋白<25g/L;⑥有败血症或弥散性血管内凝血的证据;⑦胸部 X 线检查显示病变累计>1 个肺叶,出现空洞,病灶迅速扩散或出现胸腔积液。

2. 重症肺炎诊断标准　出现下列一项主要标准或≥3 项次要标准,这类患者建议收治 ICU 治疗。

主要标准:①需要气管插管行机械通气治疗;②脓毒症休克经积极液体复苏后,仍然需要血管活性药物治疗。

次要标准:①意识障碍和/或定向障碍;②呼吸频率≥30 次/min;③PaO_2/FiO_2≤250;④动脉收缩<90mmHg,需要积极液体复苏治疗;⑤多肺叶浸润;⑥血尿素氮>7.14mmol/L。

对于肺部感染严重程度的评分,常用的有 CURB-65 和肺炎严重指数(pneumonia severity index,PSI)。这些评分与患者的死亡率相关,分数越高,死亡率越高。

3. CURB-65 评分标准

C:神志不清,计 1 分。

U:血尿素>7mmol/L 或 BUN>20mg/L,计 1 分。

R:呼吸频率≥30 次/min,计 1 分。

B:收缩压<90mmHg 或舒张压<60mmHg,计 1 分。

65:年龄≥65 岁,计 1 分。

以上每项为 0 或 1 分。0~1 分者可门诊治疗,2 分者建议住院或在严格随访下的院外治疗,3~5 分者需要住院或 ICU 治疗。该评分标准比较简单,适合基层医院医务人员快速判断病情。

4. PSI 风险评级标准(表 13-3-2-2)

呼吸道传染性疾病如新型冠状病毒感染的诊断是在疑似病例诊断基础上,如果鼻咽拭子或肺泡灌洗液新型冠状病毒核酸检测 PCR/二代测序提示阳性,即可确诊并收治隔离病房。疑似病例诊断需要依赖流行病学、临床表现、实验室检查和影像学进行诊断。

CAP 的诊治思路是:①判断是否存在 CAP;②评估病情严重程度,选择治疗场所;③推测可能的病原体及耐药风险;④合理安排病原学检查,及时启动经验性初始治疗;⑤动态评估治疗的效果,调整或维持初始治疗方案;⑥治疗后随访,健康宣教。

表 13-3-2-2　肺炎 PSI 评分

步骤 1:进行风险评估,区分Ⅰ级或Ⅱ~Ⅳ级风险	
如符合下列指标:	
年龄>50 岁	是/否
神志改变	是/否
脉搏≥125 次/min	是/否
呼吸>30 次/min	是/否
收缩压<90mmHg	是/否
体温<35℃或≥40℃	是/否
有下列病史:	
肿瘤	是/否
充血性心力衰竭	是/否
脑血管疾病	是/否
肾脏疾病	是/否
肝脏疾病	是/否
如果有任何一项符合要求,进行步骤 2 若均不符合要求,定为 PSI 风险Ⅰ级	

步骤 2:风险Ⅱ~Ⅴ级的评判	
一般情况:	**分数/分**
男性	+年龄(岁)
女性	+年龄(岁)-10
护理院	+10
合并症:	
肿瘤	+30
充血性心力衰竭	+20
脑血管疾病	+10
肾脏疾病	+10
肝脏疾病	+10
体格检查:	
神志改变	+20
脉搏≥125 次/min	+20
呼吸>30 次/min	+20
收缩压<90mmHg	+15
体温<35℃或≥40℃	+10
实验室检查:	
动脉血 pH<7.35	+30
血尿素氮≥30mg/dl(9mmol/L)	+20
血钠<130mmol/L	+20
血糖≥250mg/dl(14mmol/L)	+10
血细胞比容<30%	+10
动脉血氧分压<60mmHg	+10
胸腔积液	+10
总分<70 分,定为 PSI 风险Ⅱ级	
总分为 71~90 分,定为 PSI 风险Ⅲ级	
总分为 91~130 分,定为 PSI 风险Ⅳ级	
总分>130 分,定为 PSI 风险Ⅴ级	

注:PSI 评分可用于判断患者的预后,以及临床试验中常用于肺炎转归的评价。一般Ⅰ~Ⅱ级门诊治疗,Ⅲ级观察 2 小时,Ⅳ级及以上住院治疗。

【鉴别诊断】

1. 慢阻肺急性发作(AECOPD)　大多有慢阻肺病史,表现为咳嗽、咳痰、活动后气急加重或出现发热,需要应用抗生素或改变平时的用药方案。AECOPD 与 CAP 的主要区别之一是 AECOPD 不存在肺实质的炎症,影像学检查可以鉴别。

2. 充血性心力衰竭和肺水肿　患者往往有心脏疾病史,发病急,出现劳力性呼吸困难、端坐呼吸、烦躁不安、口唇发绀。听诊心率增快,心尖可闻及奔马律,两肺满布哮鸣音、湿啰音。肺水肿明显时,可有粉红色泡沫痰,胸部 X 线片示典型的蝴蝶形以肺门为主的肺水肿影像,BNP 可明显升高。

3. 肺间质纤维化　多见于青壮年 40~50 岁发病。以渐进性活动后呼吸困难为主要临床表现,严重时休息状态下亦可出现呼吸困难、口唇发绀。体格检查发现,双下肺尤其是背部可出现吸气末的细湿啰音(爆裂音)。典型 CT 表现是早期出现毛玻璃样非均匀分布的阴影,肺周边部位出现纤维条索、云絮状、网状阴影,后期随疾病进展可出现广泛的肺纤维条索样改变。肺功能表现为限制性通气功能障碍,弥散功能减退。此类疾病有多种分类,具体诊断还要看 HRCT 的肺部影像和实验室检查,必要时肺活检。

4. 肺动脉栓塞和肺梗死　肺动脉栓塞往往起病较急,表现为突发胸痛、呼吸困难,伴或不伴咯血、晕厥等。临床表现与肺栓塞的程度和面积有关。D-二聚体可用于诊断,但其阴性预测值价值更大。CT 肺动脉造影(computed tomographic pulmonary angiography,CTPA)可以明确诊断,不适合 CTPA 的患者可做放射性核素通气灌注扫描。

5. 放射性肺炎　一般有胸部、肺部肿瘤放疗病史,常在放疗后 1~3 个月出现,影像变化往往早于临床表现。表现为干咳,严重者可出现呼吸困难、乏力。早期影像学表现为与放射野一致的片状毛玻璃影,可出现融合、支气管充气征。

【治疗】

包括抗感染、一般治疗和支持治疗。在明确 CAP 诊断后,首先判断危重程度,然后分为一般性门诊治疗、住院治疗或 ICU 治疗(图 13-3-2-4,图 13-3-2-5)。对于需要收入 ICU 治疗的患者,一般需要尽快应用抗生素。延迟使用抗生素显著增加死亡率。需要注意的是尽量在应用抗生素前留取痰液,血液及其他体液标本用于病原微生物的诊断。参考《2015 年中国急诊社区获得性肺炎临床实践指南》,制定了如图 13-3-2-4 诊疗流程。根据 2014 NICE 指南修订的 CAP 诊治流程如图 13-3-2-5。

1. CAP 治疗原则和注意事项　参考及综合 2019 年 ATS/IDSA 指南、2014 年英国 NICE 指南、2015 年中国急诊 CAP 指南,以及 2016 年中国成人社区获得性肺炎诊断和治疗指南,下述问题在 CAP 诊治中需要引起重视:

(1)CAP 指南中主要抗生素应用指征需要根据我国的指南,该指南制定参照了我国流行病学的实际情况。

(2)须分轻重缓急,重症 CAP 应积极处理,一旦确诊,尽早使用抗生素。

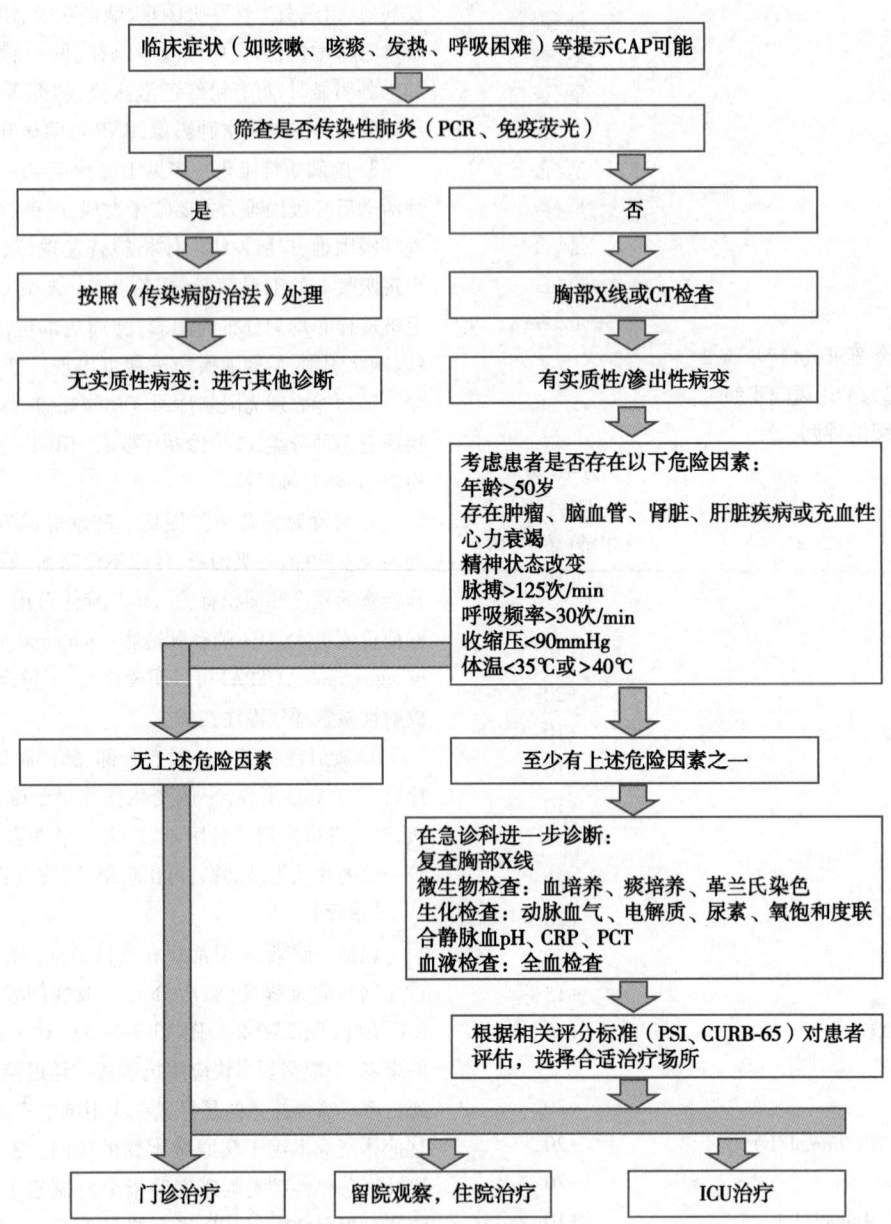

图 13-3-2-4 CAP 急诊诊治流程
根据《2015年中国急诊社区获得性肺炎临床实践指南》修订。

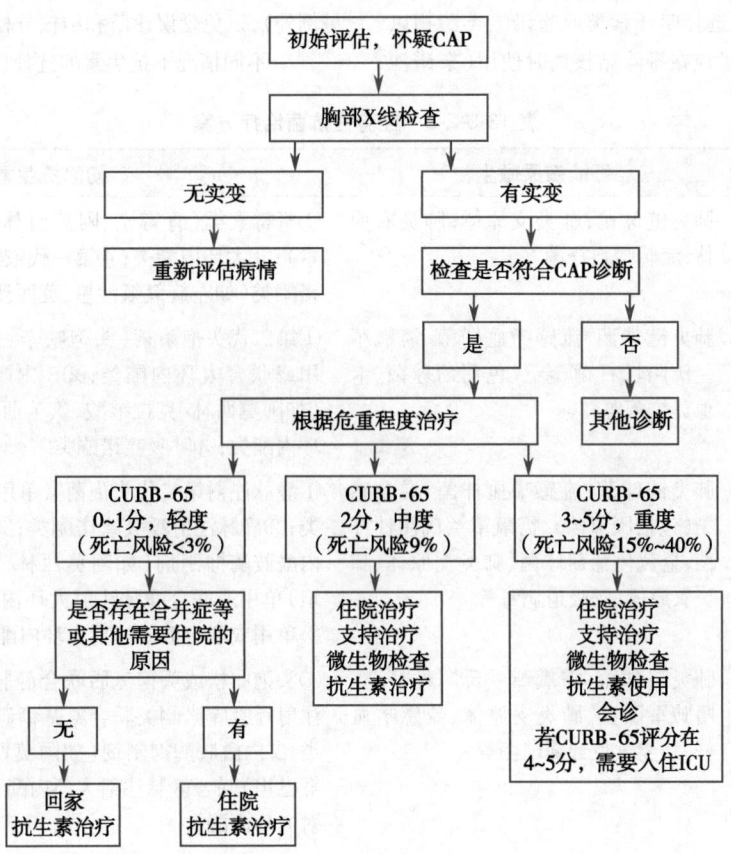

图 13-3-2-5　CAP 急诊诊治流程
根据 2014 NICE 指南修订。

（3）重视 CAP 鉴别诊断：怀疑非细菌性感染的疾病，请尽量避免使用抗生素。

（4）判断何种病原微生物感染：按照患者年龄、有无基础疾病、临床表现、是否有旅游经历、实验室及影像检查、判断革兰氏阴性菌或阳性菌感染，以及最有可能的微生物，在此基础上根据经验或微生物检查结果针对性使用药物。近年来分子诊断逐渐用于常规培养阴性患者或危重症患者，采用 PCR 或二代测序等技术用于病原微生物的诊断，明显提高了敏感性，阴性预测值也较高。要注意假阳性偏高的问题，这个与检测本身的方法学有关。

（5）了解当地的病原微生物流行情况及耐药情况：在指南的指导下，还需要了解患者所在地区乃至医院近期的流行情况，以利于正确的诊治。

（6）用药疗程：一般 5~7 天，但若有基础疾病，如合并慢阻肺、支气管扩张症等，疗程可延长至 10~14 天。影像学上肺部阴影完全消失不是抗菌药物停用的指征。对金黄色葡萄球菌、铜绿假单胞菌、克伯菌属或厌氧菌等容易导致肺组织坏死的致病菌所致的感染，建议抗菌药物疗程 ≥2 周。对于非典型病原体，疗程应略长，如肺炎支原体、肺炎衣原体感染的建议疗程为 10~14 天，军团菌属感染的疗程建议为 10~21 天。

（7）明确抗菌药物的药代动力学及药效动力学特性，合理用药。

（8）注意抗菌药物不良反应：有条件者，对不良反应大、治疗窗窄的药物监测药物血药浓度。

（9）了解体外药敏与体内实际疗效存在偏差，药敏结果供临床参考。

（10）轻到中度 CAP 患者，如果能用口服治疗，尽量不要使用静脉制剂，选择口服生物利用度高的药物。

（11）及时了解治疗反应：轻到中度患者用药 2~3 天后观察疗效，如果 3 天后没有改善或进展，需要更换方案和药物。此外，也要注意治疗无反应的潜在原因。

（12）注意不同年龄 CAP 的特点：老年人合并误吸可能性大，优先选择氨苄西林/舒巴坦钠、阿莫西林/克拉维酸等有抗厌氧菌作用的药物，或联合应用甲硝唑、克林霉素等，也可选用莫西沙星等对厌氧菌有效的呼吸喹诺酮类药物。

（13）流行季节怀疑流感病毒感染的患者推荐应用经验性抗病毒治疗，特别是有典型流感症状（发热、肌痛、全身不适和呼吸道症状）、发病时间<2 天的高危患者，考虑应用抗病毒治疗。

（14）我国肺炎链球菌和肺炎支原体对大环内酯类耐药率普遍在 90% 以上，且多呈高水平耐药，因此，在怀疑为肺炎链球所致 CAP 时不宜单独应用大环内酯类。研究提示大环内酯类作为联合用药，以其抗炎和免疫调节作用可以降低病死率，有助于改善预后。

（15）CAP治疗中应当选择四环类类或喹诺酮类药物以覆盖非典型病原体,喹诺酮类应在排除结核病时使用(奈诺沙星例外),以免延误诊断和结核分枝杆菌对喹诺酮耐药。

2. 不同情况下抗生素的选择(表 13-3-2-3)

表 13-3-2-3　经验性抗菌治疗方案

人群	可能病原微生物	初治抗生素选择
青壮年或无基础疾病	肺炎链球菌,肺炎支原体,肺炎衣原体,流感嗜血杆菌	①青霉素类(青霉素、阿莫西林等);②多西环素(强力霉素);③大环内酯类;④第一代或第二代头孢菌素;⑤呼吸喹诺酮类(如左旋氧氟沙星、莫西沙星等)
老年人或有基础疾病	肺炎链球菌、流感嗜血杆菌、需氧革兰氏阴性杆菌、金黄色葡萄球菌、卡他莫拉菌等	①第二代头孢菌素(头孢呋辛、头孢丙烯、头孢克洛等)单用或联合大环内酯类;②β-内酰胺类/β-内酰胺酶抑制剂(如阿莫西林/克拉维酸、氨苄西林/舒巴坦)单用或联合大环内酯类;③呼吸喹诺酮类
需要住院但不需要入住ICU的患者	肺炎链球菌、流感嗜血杆菌、混合感染(包括厌氧菌)、需氧革兰氏阴性杆菌、金黄色葡萄球菌、肺炎支原体、肺炎衣原体、呼吸道病毒等	①静脉注射第二代头孢菌素单用或联合静脉注射大环内酯类;②静脉注射呼吸喹诺酮类;③静脉注射β-内酰胺类/β-内酰胺酶抑制剂(如阿莫西林/克拉维酸、氨苄西林/舒巴坦)单用或联合静脉注射大环内酯类;④头孢噻肟、头孢曲松单用或联合静脉注射大环内酯类
需要入住ICU但无铜绿假单胞菌感染证据或风险的患者	肺炎链球菌、需氧革兰氏阴性杆菌、嗜肺军团菌、肺炎支原体、流感嗜血杆菌、金黄色葡萄球菌等	①头孢曲松或头孢噻肟联合静脉注射大环内酯类;②静脉注射呼吸喹诺酮类联合氨基糖苷类;③静脉注射β-内酰胺类/β-内酰胺酶抑制剂(如阿莫西林/克拉维酸、氨苄西林/舒巴坦)联合静脉注射大环内酯类;④厄他培南联合静脉注射大环内酯类
需要入住ICU且有铜绿假单胞菌感染证据或风险的患者	铜绿假单胞菌	①具有抗假单胞菌活性的β-内酰胺类抗生素(如头孢他啶、头孢吡肟、哌拉西林/他唑巴坦、头孢哌酮/舒巴坦、亚胺培南、美罗培南等)联合静脉注射大环内酯类,必要时还可同时联用氨基糖苷类;②具有抗假单胞菌活性的β-内酰胺类抗生素联合静脉注射喹诺酮类;③静脉注射环丙沙星或左旋氧氟沙星联合氨基糖苷类

3. 治疗反应及对策　应用抗菌药物 2~3 天,如诊断正确、用药合理,患者的症状和体征会改善,表现为体温下降、口唇发绀好转,呼吸逐渐平缓,白细胞、PCT、CRP 等下降。一般出现下列情况(临床稳定)时,可以考虑将静脉给药转换为口服,并出院:①体温正常>24 小时;②平静时心率≤100 次/min;③平静时呼吸≤24 次/min;④收缩压≥90mmHg;⑤不吸氧条件下,动脉血氧饱和度正常范围;⑥可以接受口服药物治疗,无精神障碍等情况。

如患者治疗后 72 小时症状无改善,或出现恶化,要考虑以下的原因:①诊断有误,可能是非感染性疾病;②特殊病原体的感染,如真菌、非典型分枝杆菌、肺孢子菌、病毒感染等,建议进一步行微生物学检查,必要时行侵入性操作,如经皮肺穿刺、支气管镜活检、防污染毛刷采样、肺泡灌洗等;③药物未能有效覆盖致病菌或细菌耐药,应结合实验室检查,审慎地调整抗菌药物方案;④出现并发症,如脓胸、肺脓肿或存在引流不畅(支气管阻塞),需进一步处理;⑤使用的药物剂量不够或药物本身的问题,需要熟悉各类药物的使用指征、剂量、间隔时间等。鉴于目前同类药物存在多个品种,需要明确不同品种药物之间的等效剂量。

2020 年新型冠状病毒肺炎治疗按照危重程度,分为轻型、普通型、重型、危重型。轻型和普通型以隔离和对症治疗为主,重型以上需要吸氧和机械通气,俯卧位通气,必要时行体外膜氧合(ECMO)等治疗,发生呼吸衰竭后根据氧合和实验室指标给予抗凝、抗氧化、抗炎治疗,出现 ARDS 或病情进展时可短期使用皮质激素。

【预后】

CAP 的独立预后因素包括酗酒、哮喘、免疫抑制、高龄和吸烟。另外,患者如感染耐药菌、有基础肺部疾病及合并症、并发症多,往往预后较差。

【预防】

肺炎链球菌疫苗可以降低社区肺炎的发生率,减少总体的死亡率。60 岁以上老年人若无明确禁忌证,均可以接种疫苗。肿瘤化疗期间、急性传染病发病期间、发热、危重病、对疫苗成分过敏者均不宜接种疫苗。

推荐阅读

1. 中华医学会呼吸病学分会.中国成人社区获得性肺炎诊断和治疗指

南(2016)[J].中华结核与呼吸杂志,2016,39(4):253-257.

2. METLAY J P,WATERER G W,LONG A C,et al. Diagnosis and Treatment of Adults with Community-acquired Pneumonia. An Official Clinical Practice Guideline of the American Thoracic Society and Infectious Diseases Society of America[J]. Am J Respir Crit Care Med,2019,200(7): e45-e67.

3. ZHOU F,WANG Y,LIU Y,et al. Disease severity and clinical outcomes of community-acquired pneumonia caused by non-influenza respiratory viruses in adults:a multicenter prospective registry study from the CAP-China Network[J]. Eur Respir J,2019,54(2): 1802406.

4. WU C M,CHEN X Y,CAI Y P,et al. Risk Factors Associated with Acute Respiratory Distress Syndrome and Death in Patients with Coronavirus Disease 2019 Pneumonia in Wuhan,China[J]. JAMA Intern Med,2020, 180(7):934-943.

第三节　医院获得性肺炎

胡必杰

医院获得性肺炎(hospital acquired pneumonia,HAP)简称医院内肺炎,是指患者住院期间没有接受有创机械通气、未处于病原感染的潜伏期,而于入院48小时后新发生的肺炎。呼吸机相关肺炎(ventilator-associated pneumonia,VAP)是指气管插管或气管切开患者接受机械通气48小时后发生的肺炎,机械通气撤机、拔管后48小时内出现的肺炎也属于VAP范畴。医院内肺炎因病情加重而接受气管插管和机械通气治疗,不属于VAP。

一直以来,VAP被认为是HAP的一种特殊类型。但近年来,越来越多的专家认为HAP和VAP属于两类特性存在明显差别的肺炎,2016年美国指南、2017年欧洲指南和2018年中国指南对HAP和VAP进行分别阐述。不过,国内外对于HAP/VAP的定义仍然存在争议,本节沿用VAP是HAP的特殊类型的定义,同时在病原学、治疗和预防中将HAP与VAP分别进行阐述。

【病原学】

免疫功能正常患者的HAP/VAP通常由细菌感染引起,由病毒或真菌引起者较少。很多因素影响HAP/VAP的病原体构成,包括基础疾病、所在地区、医院等级和科室类型、机械通气时间、先前抗菌药物使用和肺炎发生时间等。我国HAP/VAP常见的病原菌包括鲍曼不动杆菌、铜绿假单胞菌、肺炎克雷伯菌、金黄色葡萄球菌及大肠埃希菌等,肺炎链球菌和流感嗜血杆菌的比例已经不足10%(表13-3-3-1)。近十年来,碳青霉烯类耐药的肺炎克雷伯菌(CRKP)检出明显增加,在部分ICU中甚至成为最常见的HAP/VAP病原体,常引起小规模的暴发。值得指出,对于部分流行病学调查结果显示的鲍曼不动杆菌占首位HAP/VAP病原体,可能不少混杂为定植菌而并非引起肺炎的真正病原菌。

表13-3-3-1　引起HAP和VAP的常见细菌种类

抗菌药物敏感病原体	多重耐药病原体
肺炎链球菌	耐甲氧西林金黄色葡萄球菌(MRSA)
其他链球菌	铜绿假单胞菌*
流感嗜血杆菌	不动杆菌属*
甲氧西林敏感金黄色葡萄球菌(MSSA)	抗菌药物耐药的肠杆菌科细菌
抗菌药物敏感的肠杆菌科细菌	肺炎克雷伯菌*
大肠埃希菌	肠杆菌属
肺炎克雷伯菌	大肠埃希菌
变形杆菌	嗜肺军团菌
肠杆菌属	洋葱伯克霍尔德菌
黏质沙雷菌	

注:*碳青霉烯耐药菌株较常见。

HAP/VAP的起病时间,曾作为划分是否存在耐药菌感染的重要依据。将入院4天内发生的肺炎,列为早发性肺炎,通常为敏感菌引起;而5天后发生的肺炎则称为晚发性肺炎,多为耐药菌引起。目前认为,多重耐药菌感染,与肺炎的起病时间相关性小,而更明确的危险因素,实则为之前90天内是否使用过抗菌药物(表13-3-3-2)。

表13-3-3-2　VAP和HAP多重耐药菌的危险因素

分类	MDR菌感染危险因素
证据充分的耐药危险因素	
HAP	前90天内静脉使用抗菌药物
VAP	前90天内静脉使用抗菌药物
	住院5天或更长时间后发生VAP
	病情危重、合并感染性休克
	发生VAP前有ARDS
	发生VAP前接受急性肾脏替代治疗
可能的耐药危险因素	
HAP/VAP	有MDR菌感染或定植史
	反复或长期住院病史
	入住ICU
	存在结构性肺病
	重度肺功能减退
	接受糖皮质激素、免疫抑制剂治疗或存在免疫功能障碍
	在耐药菌高发的医疗机构住院
	皮肤黏膜屏障破坏(如气管插管、留置胃管或深静脉导管等)

厌氧菌所致肺炎,病原学诊断困难,流行病学调查数据少见,可发生于误吸的插管和非插管患者。研究资料表明,厌氧菌感染患者多数与需氧菌合并存在,引起混合感染。国外报道,军团菌为VAP的重要病原体,但我国未见相关报道。虽然痰培养念珠菌分类率很高,但绝大多数为定植菌。医院内曲霉和肺孢子菌肺炎少见,多见于粒细胞缺乏症等免疫功能严重受损宿主。病毒引起的HAP,多数为人际传播引起的急性呼吸道传染病,通常有季节性,包括流感病毒、副流感病毒、腺病毒、呼吸道合胞病毒及新型冠状病毒等。呼吸道合胞病毒引起的细支气管炎和肺炎在儿科病房更常见。成人散发病例中,以巨细胞病毒(CMV)为重要,常伴免疫抑制。随着靶向PCR和宏基因二代测序技术的应用,以往HAP/VAP中常规培养难以检出的病原体,将会明显增加。

【流行病学】

HAP的发病率为0.5%~2.0%,是我国最常见的医院感染类型。在欧美等发达国家居第2~3位。HAP平均全因病死率为22.3%,也是最终导致危重患者死亡的直接原因,由其引起的相关病死率高达15.5%~38.2%,高于社区获得性肺炎。发生HAP后平均住院时间达23.8天,较非HAP患者延长10天,抗感染治疗的疗程平均达19天。人均住院诊疗费用与非HAP住院患者比较增加了9.0万余元,其中6.6万余元医疗费用发生在HAP之后,治疗HAP的抗菌药物费用人均达2.7万余元。发生HAP后平均住院时间延长7~10天。

机械通气患者中,VAP累积发病率为9.7%~48.4%。按机械通气日(ventilator-days,VDs)计,VAP发病率为1.3~28.9例次/1 000VDs。我国一项调查结果显示,46所医院的17 358例ICU住院患者,插管总天数为91 448天,VAP的发病率为8.9/1 000VD。VAP病死率为21.2%~43.2%。VAP的病死率与高龄、合并糖尿病或慢性阻塞性肺疾病、感染性休克及高耐药病原菌感染等相关。研究表明,若病原菌为多重耐药(MDR)或全耐药(PDR)病原菌,归因病死率可高达38.9%~60.0%。VAP导致机械通气时间延长5.4~21.8天,ICU滞留时间延长6.1~20.5天,住院时间延长11.0~32.6天。在美国,因发生VAP而导致每例患者的平均住院费用增加4万美元。

【发病机制与危险因素】

HAP和VAP的共同发病机制是病原体到达支气管远端和肺泡,突破宿主的防御机制,从而在肺部繁殖并引起侵袭性损害。致病微生物主要通过两种途径进入下呼吸道:①误吸(aspiration),住院患者在抗菌药物暴露、使用制酸剂或留置胃管等危险因素作用下,口腔正常菌群改变,含定植菌的口咽分泌物通过会厌或气管插管进入下呼吸道,为内源性致病微生物导致感染的主要途径;②致病微生物以气溶胶或凝胶微粒等形式通过吸入(inhalation)进入下呼吸道,其致病微生物多为外源性,如结核分枝杆菌、曲霉和部分呼吸道病毒。此外,HAP/VAP也有其他感染途径,如感染病原体经血行播散至肺部、邻近组织直接播散或污染器械操作直接感染等。

VAP的发生机制与HAP稍有不同:气管插管使得原来相对无菌的下呼吸道直接暴露于外界,同时增加口腔清洁的困难,口咽部定植菌大量繁殖,含有大量定植菌的口腔分泌物在各种因素如气囊放气或压力不足、体位变动等的作用下,通过气囊与气管壁之间的缝隙进入下呼吸道;气管插管的存在使得患者无法进行有效咳嗽,干扰了纤毛的清除功能,降低了呼吸道保护能力,使得VAP发生风险明显增高;气管插管内外表面容易形成生物被膜,各种原因如吸痰等导致形成的生物被膜脱落,引起小气道阻塞,导致VAP。此外,为缓解患者气管插管的不耐受,需使用镇痛镇静药物,使咳嗽能力受到抑制,从而增加VAP的发生风险。HAP/VAP可自局部感染,逐步发展到脓毒症,甚至感染性休克。其主要机制是致病微生物进入血液引起机体失控的炎症反应,导致多个器官功能障碍,除呼吸系统外,尚可累及循环、泌尿、神经和凝血系统,导致代谢异常等。

HAP/VAP危险因素可分为四大类:①患者自身的因素,如高龄(80岁以上)、长期卧床、肥胖、吸烟、酗酒、电解质紊乱、贫血、营养不良或低蛋白血症、导致免疫抑制的基础疾病(慢性肺部疾病、糖尿病、恶性肿瘤、心功能不全、烧伤、严重外伤等)。②增加细菌在口咽部和/或胃部的定植,如抗菌药物的应用、入住ICU、应用提高胃液pH的药物(H_2受体拮抗剂、质子泵抑制剂)。③促进口咽部分泌物或胃腔内容物吸入,包括平卧位,应用镇静药或麻醉药物,中枢系统疾病,意识障碍特别是闭合式颅脑损伤或昏迷,侵袭性操作特别是呼吸道侵袭性操作如气管插管,鼻胃管留置,头颈部、胸部或上腹部的手术,因严重创伤或疾病导致的活动受限。其中,气管内插管/机械通气损坏了患者的第一线防御,是肺炎最重要危险因素。④医护人员的手被细菌污染或有细菌定植和被污染的呼吸设施的使用延长、近期有过支气管镜检查等。

【临床表现】

多为急性起病,但不少可被基础疾病掩盖,或因免疫功能差、机体反应削弱致使起病隐匿。咳嗽、脓痰常见,部分患者因咳嗽反射抑制而表现轻微或无咳嗽,甚至仅表现为精神萎靡或呼吸频率增加;不少患者无痰或呈少量白黏痰;在机械通气的患者,仅表现为需要加大吸氧浓度或出现呼吸道阻力上升。发热最常见,少数患者体温正常。重症肺炎可并发急性肺损伤和ARDS、左心衰竭、肺栓塞等。查体可有肺湿性啰音甚至实变体征,视病变范围和类型而定。

胸部X线或CT可呈现新的或进展性肺泡浸润甚至实变,范围大小不等,严重者可出现组织坏死和多个小脓腔形成。在VAP,可以因为机械通气肺泡过度充气使浸润和实变阴影变得不清,也可以因为合并肺损伤、肺水肿或肺不张等发生鉴别困难。粒细胞缺乏、严重脱水患者并发肺炎时,X线检查可以阴性。

【诊断】

(一)临床诊断　HAP/VAP的临床表现及病情严重程度不同,从单一的典型肺炎到快速进展的重症肺炎伴脓毒症、感染性休克均可发生,目前尚无临床诊断的"金标准"。肺炎相关的临床表现满足的条件越多,临床诊断的准确性越高。胸部 X 线或 CT 显示新出现或进展性的浸润影、实变影或磨玻璃影,加上下列 3 种临床症状中的 2 种或以上,可建立临床诊断:①发热>38℃;②脓性呼吸道分泌物;③外周血白细胞计数>10×10^9/L 或<4×10^9/L。

影像学检查是诊断 HAP/VAP 的重要基本手段,应常规行胸部 X 线片,尽可能行胸部 CT 检查。胸部 CT 分辨率高,可展示肺部解剖结构和病灶的细微变化,显示病灶、评价病变范围和治疗效果更准确;此外,根据 CT 显示的病灶形态、部位、数量、大小、变化速度及对治疗的反应,可评估引起肺部感染可能的病原体。对于危重症或无法行胸部 CT 的患者,有条件的单位可考虑床旁肺超声检查。技术熟练的医师操作肺超声有助于判别肺组织通气改变情况,与肺栓塞及肺不张等疾病进行鉴别。在临床决策中,需根据患者情况,选取一种或多种影像学检查技术,以提高早期诊断率。

HAP/VAP 病情严重程度的评估对于经验性选择抗菌药物和判断预后有重要意义,出现以下任何一项者,应认为是重症肺炎:①X 线上病变迅速进展,肺部浸润影 48 小时内扩大>50%;②呼吸衰竭需要机械通气或 FiO₂>35% 才能维持 SaO₂>90%;③严重脓毒血症伴低血压和/或器官功能紊乱的证据[例如休克,收缩压<90mmHg 或舒张压<60mmHg,需要血管加压药>4 小时;肾功能损害,尿量<20ml/h 或<80ml/4h(除外其他可解释原因),急性肾衰竭需要透析]。

(二)病原学诊断 虽然一些基础疾病和危险因素有助于对感染病原体的判定,如昏迷、头部创伤、近期流感病毒感染、糖尿病、肾衰竭者容易并发金葡菌肺炎;铜绿假单胞菌的易感因素为长期住 ICU、长期应用糖皮质激素、广谱抗生素、支气管扩张症、粒细胞缺乏、晚期 AIDS;腹部手术和吸入史者则要考虑厌氧菌感染,但由于 HAP/VAP 病原谱复杂、多变,而且多重耐药菌频发,应特别强调开展病原学诊断。

采用非侵入性呼吸道标本如咳痰或经气管插管吸引物(endotracheal aspirates,ETA)送检,做半定量培养,进行 HAP/VAP 的病原学诊断,而不是侵入性标本如各种支气管镜技术下的支气管肺泡灌洗(BAL)、保护性标本刷(PSB)和盲法支气管肺泡灌洗标本(mini-BAL),也不是定量培养。目前尚无证据表明,侵入性微生物样本定量培养可改善临床预后。非侵入性采样比侵入性采样更迅速,并发症少,更节约医疗资源。另外,半定量培养比定量培养做得更快,实验室需要的资源更少,需要更少的专门技术。此外,对于 HAP 或 VAP,均建议常规做血培养,虽然阳性率较低,但特异性高。经验性治疗无效、疑似特殊病原菌感染或采用常规方法获得的呼吸道标本无法明确致病菌时,可通过侵入性方法采集标本,行微生物学检查。

【治疗】

HAP/VAP 的治疗包括抗感染治疗、呼吸治疗如吸氧和机械通气、免疫治疗、支持治疗及痰液引流等,其中抗感染是最主要的治疗方式,包括经验性抗感染治疗和病原(目标)治疗。早期正确的抗感染治疗能够使 HAP/VAP 患者的病死率至少下

降一半。在临床怀疑肺炎时,尤其是重症肺炎,应尽早开始恰当的经验性抗感染治疗。

对于人工气道机械通气者,新出现脓痰或痰量增加、高质量吸痰标本革兰氏染色发现有意义的细菌等呼吸系统感染的征象,同时合并有全身感染征象、氧合变差及需要上调呼吸机的参数时,即使床旁 X 线片尚缺乏新发或者新进展的持续浸润阴影,也可以考虑使用抗生素,是因为患者很可能新发生了 VAP。需要避免将其他状况误判为 HAP/VAP 而过度使用抗菌药物。有些学者建议肺炎临床诊断条款,结合感染的生物标记物如 PCT、CRP 和髓系细胞表达触发受体(sTERM)等,用于启动或停用抗生素的指标。但荟萃分析显示,联用这些指标与单独临床诊断条款相比,没能获得更好的临床或经济学效果。

抗菌药物的经验性选择时,需要考虑患者的病情严重程度、有无 MDR 危险因素(见表 13-3-3-2),以及当地或本部门细菌耐药监测情况等诸多因素,力求覆盖可能的致病菌。有条件的医院应定期制定并发布 HAP/VAP 致病菌组成及其药敏谱。同时,也应兼顾患者的临床特征、基础疾病、器官功能状态、药物的 PK/PD 特性、既往用药情况和药物过敏史等相关因素选择抗菌药物。HAP 和 VAP 的初始经验性抗感染治疗建议见表 13-3-3-3。由于不同 ICU、不同医院、不同地区、不同国家,耐药菌株的种类及其耐药模式可有较大差异,特别强调应取得当地 VAP 相关病原体分布和耐药性数据,依次制定本医院、本部门的经验性抗感染方案。

在重症 HAP 或 VAP 最初经验性抗感染治疗覆盖面不足,会增加病死率,是影响其预后最重要的或独立的危险因素。对重症 HAP 的最初经验性治疗应覆盖铜绿假单胞菌和 MRSA 等高耐药菌。对临床疑似 VAP 选择经验性治疗,常常是个非常棘手的抉择,需要兼顾早期开始足够的抗感染和限制抗生素过度覆盖。延迟治疗和未能覆盖到患者真正感染的病原体均与高死亡率相关。相反,覆盖范围过宽和疗程过长增加了药物不良反应的发生风险,如艰难梭菌感染和诱导产生抗生素耐药菌。通常折中的推荐是早期积极治疗与早期积极降阶梯这两者的结合。VAP 气管吸引物涂片发现成堆的革兰氏阳性球菌,最初治疗应联合具有抗 MRSA 的药物,如万古霉素或利奈唑胺。对于具有 MDR 铜绿假单胞菌和其他 MDR 革兰氏阴性杆菌感染的危险因素或死亡风险较高的 HAP/VAP 患者,建议联合使用两种不同类别的抗菌药物;对于非危重、无 MDR 感染危险因素的 HAP/VAP 患者,经验性治疗时可只使用一种抗菌药物。建议多黏菌素和替加环素仅用于具有 XDR 革兰氏阴性菌感染风险的患者。在伴有脓毒症的 HAP/VAP 患者,需要根据抗菌药物的理化特性、PK/PD 特点和器官(特别是肾脏和肝脏)功能障碍程度,调整药物的负荷剂量与维持剂量。

经验性治疗 48~72 小时,应进行疗效评估。疗效判断需结合患者的临床症状和体征、影像学改变、感染标志物等实验室检查综合判断。病原学诊断的重要价值在于,证实诊断和为其后更改治疗特别是改用窄谱抗菌治疗提供可靠依据。如获得明确的病原学结果后,应尽早转为目标治疗或降阶梯治疗(由

表 13-3-3-3　HAP/VAP 的初始经验性抗感染治疗建议

死亡风险[a] 不高,且无 MRSA 感染增加因素[b]	死亡风险不高,有 MRSA 感染增加因素	死亡风险高、入院前 90 天静脉使用过抗生素或 VAP
以下任一种药物:	以下任一种药物:	以下两种药物(1 种 β-内酰胺类+1 种其他):
哌拉西林/他唑巴坦	哌拉西林/他唑巴坦	哌拉西林/他唑巴坦
头孢哌酮/舒巴坦	头孢哌酮/舒巴坦	头孢哌酮/舒巴坦
头孢吡肟或头孢他啶	头孢吡肟或头孢他啶	头孢吡肟或头孢他啶
拉氧头孢(用于 HAP)	左氧氟沙星或莫西沙星	左氧氟沙星或环丙沙星
左氧氟沙星或莫西沙星	环丙沙星	亚胺培南或美罗培南
亚胺培南或美罗培南	亚胺培南或美罗培南	阿米卡星或氨曲南
	氨曲南	替加环素
		头孢他啶/阿维巴坦
		多黏菌素 E 或多黏菌素 B(用于泛耐药菌)
	加:万古霉素或利奈唑胺	加:万古霉素或利奈唑胺

注:参考《2016 年美国 IDSA/ATS 成人 HAP 和 VAP 诊治指南》和《2018 年中国成人医院获得性肺炎与呼吸机相关性肺炎诊断和治疗指南》。[a] 死亡风险:包括需要机械通气支持、感染性休克。[b] MRSA 感染增加因素:入院前 90 天内静脉使用过抗生素,以及医院的金黄色葡萄球菌中 MRSA 的患病率未知或>20%,以往患者检出过 MRSA。

联合治疗转为单药治疗,或由广谱抗菌药物转为窄谱抗菌药物)。如治疗无效且病原学不明,需进一步进行病原学检查,并重新评估病原学,调整治疗药物。

抗感染治疗的疗程,需结合患者感染的严重程度、致病菌种类和耐药性及临床疗效等因素决定。根据近年临床研究结果,不少学者对抗菌治疗的建议疗程有明显缩短倾向,对许多细菌包括流感嗜血杆菌、肠杆菌科细菌、不动杆菌、铜绿假单胞菌、金黄色葡萄球菌等引起的 HAP,使用有效的抗菌治疗,总疗程可短至 7 天。如果初始经验性抗感染治疗恰当,单一致病菌感染,对治疗的临床反应好,无肺气肿、囊性纤维化、空洞、坏死性肺炎和肺脓肿且免疫功能正常者,疗程为 7~8 天。根据检测出的病原菌及其药敏试验结果,在初始经验性治疗疗效评估的基础上酌情调整治疗方案。对于初始抗感染治疗无效、病情危重、泛耐药(XDR)菌或全耐药(PDR)菌感染、肺脓肿或坏死性肺炎者,应酌情延长疗程。抗感染治疗前或调整方案前尽可能送检合格的病原学标本,并评估检查结果,排除污染或定植的干扰。

【预防】

1. 口腔卫生　对降低 HAP 和 VAP 非常重要和有效。条件允许状况下,应鼓励患者每天多次刷牙,包括 ICU 患者。自主活动困难,尤其是昏迷或气管插管患者,可采用浓度约 0.2% 氯己定(洗必泰)漱口液擦拭、冲洗口腔,每 2~6 小时 1 次(近年来的文献对于氯己定在预防肺炎的安全性和临床效果方面存在争议)。

2. 手卫生　医务人员严格执行手卫生规则,是预防 HAP 最基本的方法,尤其是预防多重耐药菌感染。根据 WHO 的要求,接触患者前、后给患者做清洁操作如口腔护理和吸痰等,接触患者周围物品如调试呼吸机之后,接触患者的血液、分泌物或排泄物后,不论是否戴手套,均应进行手卫生。WHO 推荐使用含有皮肤保护成分的酒精擦手液作为常规手卫生方法,替代普通洗手,除菌效果和医务人员对手卫生的依从性明显增加。

当然,手部皮肤有明显污垢时,则须洗手。

3. 半卧位　只要无反指征,应持续采取半卧位(头部抬高 30°~45°),以减少或避免口咽部分泌物和胃内容物的吸入。

4. 脱污染　避免使用抗菌药物进行选择性肠道去污(selective digestive decontamination,SDD)。此法虽然能减少 HAP 发病,但有诱发耐药菌株危险,研究显示 SDD 不能明显降低重症患者的死亡率。同时,尽量避免使用 H_2 受体拮抗剂或质子泵抑制剂预防应激性溃疡,此药会引起胃腔 pH 过高,继而导致胃腔和口咽部条件致病菌大量繁殖,误吸诱发肺炎。

5. 无创通气　需要机械通气的患者,尽量使用无创通气,可以明显减少肺炎的发生。

6. 可吸引导管　给预期机械通气时间超过 48 小时或 72 小时的患者使用带有声门下分泌物吸引的气管导管。使用气囊上方带侧腔的气管插管,积存于声门下气囊上方分泌物可被引流,能有效降低 VAP 的发病率。气管导管气囊的充盈压应保持不低于 $25cmH_2O$。

7. 消毒　科学实施消毒、灭菌措施,对呼吸治疗器械要严格消毒、灭菌。对同一患者使用的呼吸机,其呼吸回路管道包括接管、呼气活瓣及湿化器,更换时间不要过于频繁即短于 48 小时的间隔,除非有肉眼可见的分泌物污染。连接呼吸机管道上的冷凝水要及时倾去,操作时要注意避免冷凝水流向患者侧。使用热-湿交换器(人工鼻)可减少或避免冷凝水形成。在呼吸回路的吸气管道与湿化罐之间放置滤菌器,对预防 HAP 的作用不确切。清洁消毒医务人员的手频繁接触的物体表面,对多重耐药菌的有效控制非常重要。

8. 撤机　对机械通气患者尽可能避免不必要的深度镇静,确需镇静者应定期唤醒并行自主呼吸训练,每天评估镇静药使用的必要性,以及每天评估是否可以撤机。

9. 保护性隔离　对粒细胞缺乏症等高危人群,除应用粒细胞巨噬细胞集落刺激因子(GM-CSF)外,应采用保护性隔离技术如安置于层流室,医务人员进入病室时戴口罩、帽子和穿无菌隔离衣。

10. **人员配备** 保证合适的医患比例,尤其是 ICU 的护理人员数量。调查表明,医务人员不足,可以明显影响感染防控措施的落实,导致医院感染风险和 HAP/VAP 发病增加。

11. **疫苗** 在肺炎链球菌肺炎的预防上取得较明显效果,对易感人群如老年、慢性心肺疾病、糖尿病、免疫抑制者,可采用肺炎链球菌酯多糖疫苗预防感染。

推荐阅读

1. KALIL A C, METERSKY M L, KLOMPAS M, et al. Management of Adults with Hospital-acquired and Ventilator-associated Pneumonia:2016 Clinical Practice Guidelines by the Infectious Diseases Society of America and the American Thoracic Society[J]. Clin Infect Dis, 2016, 63(5): e61-e111.

2. MAMDELL L A, NIEDERMAN M S. Aspiration Pneumonia[J]. N Engl J Med, 2019, 380(7): 651-663.

3. 中华医学会呼吸病学分会感染学组. 中国成人医院获得性肺炎与呼吸机相关性肺炎诊断和治疗指南(2018 年版)[J]. 中华结核和呼吸杂志, 2018, 41(4): 255-280.

4. 高晓东, 胡必杰, 崔扬文, 等. 中国大陆 46 所医院呼吸机相关肺炎发病率多中心前瞻性监测[J]. 中国感染控制杂志, 2015, 14(8): 540-543.

5. 金文婷, 马玉燕, 王萌冉, 等. 基于胸部 CT 影像学表现的肺部感染病原体的评估与甄别[J]. 中国临床医学, 2020, 27(4): 543-548.

第四节 免疫受损宿主肺炎

何礼贤

随着肿瘤和风湿免疫性疾病等诊治技术进步、器官移植广泛开展,正形成一个除 HIV/AIDS 和先天性免疫缺陷外的新免疫受损群体,并不断积累、扩大。感染成为他们生存的重要威胁和沉重社会经济负担,而肺是感染的最常见靶器官。

【病原学】

免疫受损宿主(immunocompromised host, ICH)肺炎病原体多而复杂,其分布受多种因素影响。

(一)免疫损害类型 不同类型免疫损害并发感染,在病原体分布上存在显著差异(表 13-3-4-1)。近年来治疗风湿免疫病和肿瘤的生物制剂迅速发展,感染是重要的治疗并发症,以 TNF-α 拮抗剂治疗并发感染的研究最多,它破坏 TNF 介导的以细胞免疫为主的免疫防御功能,易感病原体类似 T 淋巴细胞的免疫损害。2004 年在菲律宾人中首先发现,而后在其他东南亚国家、日本和中国陆续报道的抗 γ-干扰素自身抗体所致免疫缺陷综合征,表现为严重的、持续性的、反复的播散性机会性致病菌感染。虽然少见,但中国作为此种"地域病"的所在地,需要警惕和关注。

(二)免疫受损病程 免疫受损病程不同,病原体分布差异,在造血干细胞移植(HSCT)和实体器官移植(SOT)受者的感染最具代表性(表 13-3-4-2)。

表 13-3-4-1 免疫损害类型与易感病原体

损害类型	常见情况	病原体
中性粒细胞缺乏(≤500/ml)	肿瘤化疗、药物不良反应、白血病	细菌:需氧革兰氏阴性杆菌(肠道菌群、假单胞菌)、金黄色葡萄球菌、草绿色链球菌 真菌:曲霉
中性粒细胞趋化缺陷	糖尿病、酒精中毒、肾衰竭、惰性白细胞综合征、创伤、SLE	金黄色葡萄球菌、链球菌
中性粒细胞杀菌缺陷	慢性肉芽肿病、髓过氧化酶缺乏、镰状细胞贫血	金黄色葡萄球菌
细胞介导免疫损害	器官移植、HIV 感染、淋巴瘤(尤其是霍奇金病)、皮质激素治疗	细菌:李斯特菌、沙门菌、诺卡菌、分枝杆菌、军团菌 病毒:巨细胞病毒、单纯疱疹病毒、水痘-带状疱疹病毒 寄生虫:弓形虫、粪类圆线虫 真菌:肺孢子菌、隐球菌、组织胞浆菌、球孢子菌
生物制剂(TNF-α 拮抗剂)	类风湿关节炎、强直性脊柱炎和炎症性肠病等治疗	细菌:分枝杆菌、艰难梭菌、肺炎链球菌、军团菌、李斯特菌、沙门菌、诺卡菌等 真菌:组织胞浆菌病、球孢子菌、念珠菌、曲霉、肺孢子菌 病毒:疱疹病毒、肝炎病毒、EB 病毒、人乳头瘤病毒 寄生虫:弓形虫、粪类圆线虫、利什曼原虫
低(无)丙种球蛋白血症	多发性骨髓瘤、先天性或获得性缺乏、慢性淋巴细胞性白血病	肺炎链球菌、流感嗜血杆菌

续表

损害类型	常见情况	病原体
补体缺乏	先天性	肺炎链球菌、流感嗜血杆菌、金黄色葡萄球菌、脑膜炎奈瑟菌
脾切除	外科	肺炎链球菌、流感嗜血杆菌、大肠埃希菌、金黄色葡萄球菌、脑膜炎奈瑟菌
抗 γ-干扰素自身抗体	成人(起病型)免疫缺陷综合征(类艾滋病)	细菌:非结核分枝杆菌、非伤寒沙门菌、伯克霍尔德菌属 真菌:马尔尼菲篮状菌、新型隐球菌、组织胞浆菌 病毒:带状疱疹病毒

表 13-3-4-2　器官移植术后病程与感染病原体分布

移植类型	病原体		
	早期(<1 个月)	中期(1~4 个月)	后期(≥4 个月)
HSCT	需氧革兰氏阳性、阴性菌,念珠菌、曲霉,或其他真菌,HSV	CMV,季节性呼吸道病毒,肺孢子菌,弓形虫	肺孢子菌,诺卡菌,肺炎链球菌
SOT	与插管和镇静剂有关的常见院内感染病原菌,吸入性肺炎	肺孢子菌,CMV,曲霉(肺移植多见)	肺孢子菌,肉芽肿性肺病(诺卡菌,再激活的真菌和分枝杆菌)

注:HSCT.造血干细胞移植;SOT.实体器官移植;HSV.疱疹病毒;CMV.巨细胞病毒。

（三）免疫受损基础病　未经化疗的粒细胞白血病容易发生化脓菌感染,淋巴瘤易罹患结核和真菌感染;而在接受化疗的患者,这种相关性大多不复存在。化疗前已有粒细胞减少或曾接受多种抗菌药物治疗,则可能为耐药铜绿假单胞菌、肺炎克雷伯菌及真菌等;如果基础疾病十分严重,即使未用过抗菌药物,亦以耐药菌多见。激素对淋巴细胞白血病和淋巴瘤的良好疗效将减少感染危险,但强化阶段长时间应用激素,可以发生肺孢子菌、真菌和其他机会性感染。在自身免疫性疾病如系统性红斑狼疮,无活动性者若发生感染,以革兰氏阳性菌多见,而累及 2 个以上器官的活动性患者多为革兰氏阴性杆菌感染;当激素和环磷酰胺治疗进一步加重免疫抑制时,则机会性病原体如曲霉、诺卡菌、新型隐球菌、肺孢子菌、CMV 等感染增加。

（四）环境、地域和社会经济发展水平　ICH 住院期间并发感染除特殊病原体外,细菌性感染大多与所在医院的院内感染流行菌株一致。居家期间如果无移植物抗宿主病和免疫抑制剂仅为最低维持量者,肺炎病原体与社区下呼吸道感染常见病原体即所谓核心病原体相仿;反之,特殊病原体会增加。东南亚流行类鼻疽伯克霍尔德菌,北美流行芽生菌,美国流行组织胞浆菌,ICH 对此更加敏感。我国和中低收入国家结核分枝杆菌感染率高,一旦发生免疫损害,潜伏结核激活或陈旧结核复燃的危险性显著增加。

【临床表现】

宿主免疫炎症反应抑制可以显著改变肺部感染的临床和影像学表现,而激素和其他免疫抑制药物亦可以干扰或掩盖感染的症状及临床经过。概括起来,ICH 肺炎有下列特点:①起病大多隐匿,不易察觉。临床一经发现,病情常急剧进展,可呈暴发性经过,迅速发展至极期,出现呼吸衰竭。②发热较常见,即使患者仍继续接受激素治疗,体温亦不易平复。③咳嗽、咳痰相对少见,据在接受强化疗肿瘤患者并发革兰氏阴性杆菌肺炎的观察,咳嗽症状发生率仅 41%,多属干咳,咳痰不足 1/5。胸痛亦不常见。④病变大多为双侧性。体征和影像学上实变征象少见,仅约 50%。特别在粒细胞缺乏者肺部炎症反应轻微,肺不张可以是感染的早期或唯一征象,也可以没有影像学异常。随着粒细胞恢复,炎症反应加剧,X 线上病变反见增加。⑤即使同属细胞免疫损害,在 AIDS 与非 AIDS 免疫损害患者的耶氏肺孢子菌肺炎(*Pneumocystis jirovecii* pneumonia,PJP)表现可以有很大差异,前者起病隐潜而治疗反应慢,菌量多,导痰诊断比较容易发现,临床治疗效果与菌体消灭不相关,复发率高。应用复方磺胺甲噁唑(SMZco)治疗,过敏反应发生率高,而喷他脒治疗则不良反应相对较少;非 AIDS 免疫损害患者的 PJP 则不同,导痰诊断率低,SMZco 是主要治疗药物,疗效相对较好,不良反应发生率相对较低。⑥真菌性感染的炎症反应通常较细菌性感染弱,在 ICH 亦然。如侵袭性肺曲菌病肺部症状很轻,或以脑或其他脏器迁徙性病变为首发表现。ICH 并发肺结核与非 ICH 亦有显著不同,如播散多、病灶分布的叶段差异不明显。

【诊断】

（一）肺部病变的早期发现和初步病因鉴别　早期发现和确诊直接影响预后,如肾移植受者的发热和肺浸润在 5 天内发现和确诊者的存活率为 79%,而延误超过 5 天者仅为 35%。动脉血氧分压监测和胸部 CT 检查有助于病变早期发现。

（二）病原学诊断

1. **标本采集** 尽量收集各种可能有意义的肺外标本，如体液、分泌物及肿大淋巴结、体表肿物活检标本。痰液需选择合格标本，并做定量或半定量培养。经纤维支气管镜支气管肺泡灌洗（bronchoalveolar lavage，BAL）和经支气管镜肺活检术（transbronchial lung biopsy，TBLB）采集微生物学和组织病理学标本，是目前临床上最实用且相对安全的诊断检查技术。

2. **微生物学检查** 标本必须新鲜，应及时送检和处理。检测项目尽可能全面，涂片和培养都应进行。

3. **免疫和分子诊断技术** 抗体检测可能因宿主免疫抑制影响其价值，抗原检测在理论上可提供早期诊断和具有很高的特异性与敏感性，但目前仅限于少数特殊病原体。PCR 和 mNGS 等分子诊断技术有可能够提供有价值的病原学诊断。

4. **组织学检查** 组织学上坏死性肺炎见于化脓菌、真菌及 CMV 等感染。常见细菌性肺炎组织病理学上多无病原特异性，但假单胞菌血管炎对铜绿假单胞菌感染有诊断意义。一般性细菌和真菌阴性，而炎症病灶中有较多巨噬细胞，应考虑军团菌肺炎可能。怀疑特殊病原体，应借助特殊染色和 PCR 等技术，以提高诊断率。

（三）诊断程序和技术选择

CT 是 ICH 肺部感染或其他并发症临床诊断最重要的初始检查，参照 CT 影像学特征，进一步选择除痰和血细菌常规培养外的特殊检测（表 13-3-4-3）。

表 13-3-4-3 ICH 肺炎影像学征象与特殊检测推荐

影像学表现	可能的病原体	特殊检测推荐
实变	细菌，曲霉	肺炎链球菌尿抗原，痰真菌培养，GM 试验，G 试验
磨玻璃阴影	耶氏肺孢子菌，病毒，非典型病原体	军团菌尿抗原，导痰肺孢子菌检测，G 试验，多重病毒 PCR，肺孢子菌免疫荧光法检测，PCR 检测
结节状病灶	细菌，曲霉，诺卡菌，毛霉菌	尿抗原，痰毛霉培养，曲霉和毛霉菌 PCR，GM 试验，G 试验，BAL
微结节	细菌，病毒，分枝杆菌	多重病毒 PCR，分枝杆菌培养，血标本 PCR 检测 CMV、VZV 和 HSV
凹陷性（excavated）结节	细菌，毛霉菌，诺卡菌，放线菌，曲霉	毛霉菌、曲霉和诺卡菌 PCR，GM 试验，G 试验
空洞	结核分枝杆菌，组织胞浆菌	分枝杆菌培养培养，组织胞浆菌 PCR
间隔增厚	非典型病原体	军团菌尿抗原，BAL
胸腔积液	细菌，结核分枝杆菌	痰和血非典型病原体特殊培养，军团菌尿抗原，血标本分枝杆菌培养，胸腔积液检查和培养

注：BAL. 支气管肺泡灌洗；GM 试验. 半乳甘露聚糖检测；G 试验. 1,3-β-D 葡聚糖检测；CMV. 巨细胞病毒；VZV. 水痘带状疱疹病毒；HSV. 单纯疱疹病毒。

（四）鉴别诊断

ICH 肺炎需要综合临床、影像学、微生物学病理组织学资料，调动一切可用的手段，充分运用新的诊断技术，与许多非感染性肺部疾病和状态进行鉴别。

【治疗】

（一）抗微生物治疗

1. **初始经验性治疗** 需要参考免疫损害类型及其程度、免疫受损病程、基础疾病、肺炎发病场所、病情紧迫性、影像学和当地地方性感染病综合分析，推测可能的病原体，选择抗微生物治疗。ICH 社区获得性肺炎（CAP）参照 CAP 常规经验性治疗。急性重症感染如粒细胞缺乏和 SOT 早期肺炎，急性（<3 天）起病，表现为脓毒症或伴低氧血症，影像学上呈现肺实变或斑片状浸润，多以细菌性感染为主，应尽快静脉应用抗生素经验性治疗，宜选择覆盖含非发酵革兰氏阴性菌的广谱抗菌药物，若有 MRSA 感染危险因素，应联合抗 MRSA 药物。而亚急性感染（起病时间为 1 周左右），生命体征稳定，无明显低氧血症，多见于细胞免疫缺陷患者，以特殊病原体感染居多，患者病情允许进行积极的病原学诊断检查包括活组织检查，然后选择相应敏感的药物进行目标治疗。如果影像学上显示侵袭性肺曲霉病或 PJP 典型征象，而所在医院缺乏病原学诊断条件与能力，经验性治疗亦属可行。

2. **目标治疗** 经验性治疗 2~3 天或稍长一些时间，根据治疗反应，结合病原学检查结果进行评估。若病原学检查获得特异性结果，应改为目标治疗。如果经验性抗菌治疗无效，应根据临床需要和可能，考虑采用侵袭性技术进一步确定病原学诊断。

3. **疗程** 抗微生物疗程受到微生物负荷、免疫抑制水平与所用药物、感染累及器官和组织及机体全身状态等许多因素的影响，疗程应当根据治疗反应、病原体等情况具体分析。一般 ICH 细菌性肺炎疗程不短于 2 周，不提倡短程治疗，也不推荐降阶梯治疗策略。若为特殊病原体感染，疗程应适当延长，视免疫状态和是否继续使用免疫抑制剂而定。

（二）支持治疗

ICH 肺炎易进展到呼吸衰竭，亦可并发

心、肝、肾等重要器官功能衰竭,需要注意保护和适时给予支持。

(三) 免疫重建 在 ICH 重建免疫功能,对感染的治疗具有重要意义。目前研究仅肯定人重组粒细胞(粒单核细胞)集落刺激因子(rhG-CSF、rhGM-CSF)对粒细胞缺乏患者恢复周围血粒细胞数量和控制感染的效果。其他各种免疫增强剂在 ICH 感染治疗中的疗效难以评价。对于药物所致 ICH 的免疫重建,原则上应当停用药物,但应根据患者基础疾病对免疫抑制剂的需要而定,谨慎实施。免疫重建治疗中,要警惕免疫重建炎症综合征(immune reconstitution inflammatory syndrome, IRIS),指 ICH 免疫治疗和抗感染治疗过程中或结束后感染症状与体征恶化和复发、纵隔淋巴结肿大、肺部空洞形成、弥漫性肺部渗出,甚至临床出现急性呼吸窘迫综合征和死亡。这是因为免疫功能恢复过快,致使原来处于抑制状态的炎症反应迅速被激发。IRIS 需要与感染恶化进行鉴别。治疗推荐泼尼松 40~60mg/d 或 0.5~1.0mg/kg,疗程为 1~2 周,也有主张用至 6 周。

推荐阅读

1. SINGH J A,CAMERON C,NOORBALOOCHI S,et al. The risk of serious infection with biologics in treating patients with rheumatoid arthritis:a systematic, review and meta-analysis [J]. Lancet, 2015, 386 (9990): 258-265.

2. AZOULAY F,RUSSE L,VAN DE LOUW A,et al. Diagnosis of severe respiratory infections in immunocompromised patients [J]. Intensive Care Med,2020,46(2):298-314.

3. SU S S,ZHANG S N,YE J R,et al. Disseminated *Talaromyces marneffei* and *Mycobacterium avium* infection accompanied Sweet's syndrome in a patient with anti-interferon-γ autoantibodies:a case report [J]. Infect Drug Resist,2019,12:3189-3195.

第五节 老年人肺炎

潘 珏

WHO 定义 65 岁以上为老年人,2018 年全球老年人比例已高达 15.8%。我国老年人的界限是 60 岁,按此标准国内许多城市已进入老年社会。老年人感染性疾病中老年人肺炎(pneumonia in the elderly)最为常见,其 CAP 死亡率居高不下,占老年人死亡原因的 2.3%(美国),发病率是年轻人的 10 倍,大都需住院。

【流行病学】

老年人 CAP 发病率随年龄增长上升,病死率增加,年龄是肺炎发病及死亡的独立因素。研究表明,老年人占 CAP 住院患者的 50% 以上。近期美国研究提示,肺炎的年发病率为 24.8/1 万,65~79 岁为 63.0/1 万,80 岁以上为 164.3/1 万。我国缺少 CAP 病死率数据,据 2013 年卫生统计年鉴记载,2012 年肺炎死亡率平均为 17.46/10 万,65~69 岁为 23.55/10 万,

>85 岁高达 864.17/10 万。2019 年出现的新型冠状病毒肺炎,老年人感染风险高、易重症化及出现各种并发症,中国 80 岁以上病死率为 21.9%,是无慢性病所有年龄组病死率的 70 倍以上。

【病原学】

老年人 CAP 病原体检测困难,痰标本不易获得(呕吐反射功能障碍和精神状态改变),获得的痰因口咽部大量定植菌群而未能准确判断病原体,且创伤性检查风险极大。细菌仍占比高,肺炎链球菌仍是主要病原体,以厌氧菌为主的混合感染是其病原学特点。近年来国内 CAP 研究显示,病毒感染在 CAP 的比例逐渐增高(21.1% vs.34.9%),细菌感染比例较前下降。2019 年研究提示,流感病毒在所有病毒感染中占比最高,其次是呼吸道合胞病毒。老年人非典型病原体感染率较低,但结核病在部分国家和地区发病率增加,在我国可能更突出。

居住护理院人群肺炎的病原体构成应根据具体状况做判断,如近 3 个月抗菌药物使用史、慢性疾病、近期入院史、长期卧床等。HAP 病原体主要取决于发病时间、肺炎严重程度、相关并发症及先前抗菌药物使用情况等。

【发病机制】

年龄与肺炎的发生与转归密切相关,免疫功能低下是老年人肺炎患病率、病死率增高的重要原因之一。随着年龄增加,机体防御功能逐渐减退,肺泡壁弹性消失,咳嗽反射减弱,黏液纤毛清除功能降低,口咽部、呼吸道定植菌增多,且老年人口腔清除功能及吞咽功能衰退,亦增加下呼吸道感染的风险。睡眠或吞咽时,误吸是老年人肺炎发生的最重要机制。

老年人合并其他系统的疾病也会促使肺炎的发生,如脑卒中、昏迷及慢性脏器功能不全等。其他影响因素包括营养不良、温度骤变、吸入治疗、制酸剂应用及多种药物的治疗(如精神病药和抗胆碱能药)等。

【临床表现】

随着年龄增加,全身和局部呼吸道症状和体征不典型,表现为嗜睡、意识模糊、表情迟钝、呼吸急促或心动过速、功能状态的改变、体重下降、精神状态急性改变、原有疾病的恶化或新陈代谢紊乱。其中,精神状态改变可能是肺炎的唯一表现,由此应特别关注"不舒服"的老年患者。

【实验室检查】

非污染标本血液和胸腔积液培养是病原学诊断的最可靠依据。须强调,发热不应作为血培养的绝对标准,因 15% 血培养阳性的老年肺炎患者无发热。对胸腔积液者,均应尽可能行诊断性穿刺。老年患者痰检阳性率低于年轻患者,且因口咽部定植菌发生率高,培养结果需综合判断。对于流感病毒、新型冠状病毒等病原体,可行呼吸道核酸检测。

血常规检查敏感性和特异性差。近年来,应用炎症指标区分细菌感染及指导抗菌药物的合理使用,常用的有 C 反应蛋白(CRP)和降钙素原(PCT)。CRP 可监测疾病的恶化或治疗的有效性;PCT 可决策抗菌药物的合理应用,但不推荐用于决策初始治疗。

对疑似患者均需常规 X 线检查,CT 诊断肺炎的敏感性和特异性优于 X 线,尤其对于老年人肺炎。

【诊断与鉴别诊断】

提高对老年人肺炎的警觉性是早期诊断的关键。胸部 X 线片是诊断的基本依据。但还应注意肺部基础疾病的干扰,如伴发心力衰竭、急性呼吸窘迫综合征时,炎症浸润病灶可被掩盖而不易被发现;肺气肿、肺大疱常可导致不完全肺实变;中性粒细胞缺乏和严重脱水时,胸部 X 线检查无渗出阴影。鉴别诊断包括肺结核、非感染性肺部病灶(肿瘤、肺水肿、肺栓塞、肺血管炎和系统性疾病的肺部浸润等)。对有创诊断技术,应综合分析各种因素,采取积极和谨慎的态度。

【治疗】

老年人肺炎均应在经验治疗前留取病原学诊断标本。获得病原学诊断结果后,结合临床反应,综合评估决策。

鉴于老年人及其肺炎的特殊性,需强调:

1. 熟悉老年人抗菌药物的药代动力学特点和不良反应　老年人口服给药吸收可能欠佳(胃黏膜萎缩、胃液 pH 增高、血流减少等),且胃肠道不良反应增加,因此大多需静脉输注治疗。老年人肝肾功能下降,抗菌药物代谢清除及排泄减少,药物剂量应进行调整,个体化用药。

2. 重视临床病情评估　包括生活环境(居家或护理院、经济状况)、基础疾病、有无吸入因素、特殊病原体感染的危险因素、营养状况、免疫状态,以及病情严重程度(年龄、生命体征、影像学病变的范围和性质、器官功能等)、近期(3 个月内特别是 1 个月内)抗菌药物应用情况等。可以参考国际上常用的评价系统如 CURB-65、PSI,但忌教条化。

3. 加强检测　密观病情及药物不良反应;对某些必须使用但不良反应较大且疗效不佳而怀疑剂量不足的药物,应做血药浓度监测;对某些耐药菌特别是多重耐药菌,尽可能行 MIC 测定或联合药敏试验。

4. 树立全局观点　牢牢把握全身状况和肺炎的动态变化,抗菌治疗既要到位,覆盖可能的病原体,又要防止越位,并选择有益于老年人免疫功能的药物。例如,近年来阿奇霉素被认为是所有大环内酯类中最安全的药物,此类药物对于肺炎的有益还源于其对免疫功能的影响。

5. 合理的疗程　老年人肺炎抗菌治疗反应较慢,疗程需要适当延长。但仍应根据治疗反应,控制合理疗程。

6. 其他　积极、合理地应用其他综合和支持治疗。

【预防】

强力推荐戒烟、戒酒。保持口腔卫生、半卧位、进食后勿立即平卧等措施预防吸入性肺炎,预防接种。

（一）肺炎球菌疫苗　包括肺炎球菌多糖疫苗(PPV23)、肺炎球菌蛋白结合疫苗(PCV13)。前者含有 23 种肺炎球菌血清型的包膜物质;后者是 13 种最常见引起儿童感染肺炎球菌的包膜多糖与免疫原性蛋白结合体。PCV13 产生 T 细胞依赖性抗原,形成长期免疫记忆。目前 PCV13 也被推荐老年人和免疫受损的年轻患者接种。年龄大于 65 岁者不推荐初次接种

后再接种。

（二）流感疫苗　包括肌内注射的灭活疫苗、鼻内减毒冷适应疫苗。后者禁用于免疫功能低下的患者。在流感暴发季节,有并发症风险且未受保护的患者应立即接种疫苗,并用奥司他韦或扎那米韦进行 2 周的预防治疗,直至疫苗诱导的高水平抗体出现。

推荐阅读

1. METLAY J P, WATERER G W, LONG A C, et al. Diagnosis and treatment of adults with community-acquired pneumonia. An official clinical practice guideline of the American Thoracic Society and Infectious Diseases Society of America[J]. Am J Respir Crit Care Med, 2019, 200(7): e45-e67.

2. ZHOU F, WANG Y, LIU Y, et al. Disease severity and clinical outcomes of community-acquired pneumonia caused by non-influenza respiratory viruses in adults: a multicenter prospective registry study from CAP-China Network[J]. Eur Respir J, 2019, 54(2): 1802406.

第六节　病毒性肺炎

张　静

随着病原微生物检测技术的进步,呼吸道病毒在成人社区获得性肺炎(CAP)中的致病作用日益得到重视。在我国免疫功能正常的成人,CAP 检测到病毒的比例为 15% ~ 34.9%,常见病毒有流行性感冒(简称流感)病毒、鼻病毒、腺病毒、呼吸道合胞病毒(respiratory syncytial virus, RSV)、人偏肺病毒、副流感病毒和冠状病毒;特定免疫抑制患者可发生巨细胞病毒肺炎。此外,我国先后发生了人感染禽流感肺炎、严重急性呼吸综合征、新型冠状病毒肺炎等引起社会经济影响的新发传染性病毒性肺炎(virus pneumonia)。本章主要讲述流感病毒肺炎(influenza virus pneumonia)的流行病学、临床表现、诊断、治疗及预防,兼及腺病毒肺炎(adenovirus pneumonia)、呼吸道合胞病毒肺炎(respiratory syncytial virus pneumonia)的临床表现和诊治。

一、流感病毒肺炎

【流行病学】

流感是人类面临的主要公共健康问题之一,其发病率在暴发时为 10% ~ 20%,多见于青少年,通常有自限性,持续 1 ~ 2 周,但是在年老体弱和有基础心肺疾病者可致死、致残。每次流行都在人群中造成了不同程度的超额死亡,其死亡曲线呈 U 形,在婴幼儿和老年人中死亡率最高。

流行病学最显著的特点是突然暴发,迅速蔓延,波及面广,2 ~ 3 周内病例达高峰,一次流行持续 6 ~ 8 周,大流行可以经历数波,持续 6 ~ 9 个月。在大流行期间,疫情往往从疫区沿着主要旅行路线广泛传播。流感流行一般有较强的季节性,我国北方每年流感活动高峰一般在当年 11 月底至次年 2 月底,而南

方还有一个高峰为5—8月。然而,流感大流行可发生在任何季节。2009年以来,新甲型H1N1流感已经成为季节性流感的主要毒株,与季节性病毒株H3N2共同流行。

人对流感病毒普遍易感,新生儿对流感病毒的敏感性与成年人相同。流感的高危人群包括高龄(年龄>65岁),有慢性肺或心血管系统疾病成人和>6个月儿童(包括哮喘),肝、肾功能障碍、免疫功能抑制(包括药物性)者,妊娠中期以上孕妇,以及某些重症(肿瘤、血液病、昏迷等)患者等。传染源主要为流感患者和隐性感染者。患者自潜伏期末到发病后7日内,均可有病毒从鼻涕、口涎、痰液等分泌物排出,以病初2~3天传染性最强,体温正常后排病毒量明显减少。儿童带病毒时间较长,可达2周。隐性感染者带病毒时间虽然短,但易被忽视从而在人群中引起传播。流感的传播途径主要为飞沫传播和直接接触传播,传播速度取决于人群密度。另外,接触污染的玩具或用具也可受染。潜伏期一般为1~7天,多为2~4天。

【临床表现】

流感的临床表现随病毒株、年龄、生理状态、基础疾病不同而不同,可表现为隐性感染、显性感染,甚至死亡。

临床表现的特点是急起高热、乏力、头痛、全身肌肉酸痛,呼吸道症状相对较轻。

流感相关的肺炎主要分为三类:①原发性病毒性肺炎:较少见。多发生在2岁以下的小儿、原有慢性基础疾病(特别是二尖瓣狭窄有肺动脉高压)者或妊娠晚期的妇女。特点是高热持续不退,在发病后24~48小时内出现烦躁、呼吸困难、咳血痰和明显发绀。两肺可有呼吸音减低、湿啰音和/或哮鸣音,但无肺实变体征。病程可长达3~4周,外周血白细胞和中性粒细胞减少,C反应蛋白<20mg/L,肌酸激酶/乳酸脱氢酶明显升高。胸部X线片可见双肺广泛小结节性或絮状浸润,近肺门较多,肺周围较少;重症者双肺磨玻璃或斑片结节状浸润影,可伴有实变。上述症状可进行性加重,应用抗菌药物无效。痰培养无致病菌生长,抗菌治疗无效。②继发性细菌性肺炎:通常在5~7天起病,此时病毒滴度和发热可能已经处在消退阶段,因而可以表现为再次发热或热度升高,并伴脓痰和/或胸痛,严重者呼吸困难、发绀。肺部听诊有啰音,胸部影像学提示斑片状或节段性实变。常见病原菌为肺炎链球菌、金黄色葡萄球菌和流感嗜血杆菌。③病毒和细菌混合性肺炎:起病急,高热持续不退,病情重,可呈支气管肺炎或大叶性肺炎。

【诊断】

结合流行病学(如流行季节和疫区旅行史等)和临床特征,早期诊断、早期抗病毒及合理的支持对症治疗是降低死亡率的关键手段。高传染性和新发呼吸道病毒感染的诊断尤其需注意流行病学线索。

1. 病毒分离培养是确诊呼吸道病毒感染的"金标准",但需时较长、实验条件要求较高,不是临床检测的常规项目。

2. 采集口咽拭子、鼻咽拭子、鼻咽吸引物、气管吸引物、痰等呼吸道标本,通过实时逆转录聚合酶链反应(real-time reverse transcriptase PCR,real-time RT-PCR)检测病毒核酸的敏感性和特异性较高,如为阳性,可作为病原学确定诊断依据。

3. 合格下呼吸道标本的病毒抗原检测可作为早期快速诊断的初筛方法,敏感性低于核酸检测方法,对其结果的解释应结合患者的流行病史和临床症状综合考虑,必要时使用核酸检测或病毒分离培养进一步确认。

4. 血清病毒特异性IgG检测是回顾性诊断的主要手段,急性期和恢复期双份血清特异性IgG抗体滴度呈4倍或4倍以上变化,可作为病原学确定诊断依据。

5. 血清病毒特异性IgM阳性,对病原学诊断具有重要参考意义。

【治疗】

1. 基本原则 隔离患者,及早应用抗流感病毒药物治疗,加强支持治疗和预防并发症,合理应用对症治疗药物。重症倾向者需早期给予经鼻高流量吸氧或无创机械通气,需要时及时启用有创机械通气和ECMO治疗。

2. 抗病毒治疗 流感患者一旦发病,应尽快开始进行抗病毒治疗,理想情况是症状发生48小时内开始。早诊断、早治疗是提高流感治愈率、降低病死率的关键。越早启动抗病毒治疗,临床获益越大,但对于发病已超过48小时且需要住院的患者,亦推荐抗病毒治疗。推荐抗病毒治疗的疗程为5天,治疗5天后若患者病情仍很严重,可以考虑延长疗程。

现有抗病毒药物主要有神经氨酸酶抑制剂(如奥司他韦和扎那米韦)和M2离子通道阻滞剂(如金刚烷胺和金刚乙胺)。神经氨酸酶抑制剂可抑制甲型和乙型流感病毒,而M2离子通道阻滞剂仅有抗甲型流感病毒活性。由于当前的流感病毒对金刚烷胺类药物耐药,推荐神经氨酸酶抑制剂作为流感抗病毒药物的一线治疗。

重症或并发其他疾病的住院患者,推荐口服奥司他韦或静脉滴注帕拉米韦;吸入扎那米韦由于缺乏在重症流感患者中应用的数据而不被推荐。

【预防】

流感的控制关键是预防,应重视综合性预防措施。

1. 密切关注流感疫情 由世界卫生组织(WHO)牵头的全球流感网络(Global Influenza Hospital Surveillance Network,GIHSN)正密切注视及加强监测各地的流感疫情。加强流感病毒感染亚型、流行情况和超额死亡情况的调查研究,有助于更有效地开展针对性防治工作。另外,也要注意监测禽鸟中的H5N1等病毒,特别是监控病禽传染到人类身上的病毒的基因序列。

2. 控制传染源 早期发现和快速诊断流感,及时报告和隔离、治疗患者,对疫区来者应隔离、观察至过流感潜伏期。在2013年春节的H7N9人禽流感流行中,关闭活禽市场是控制感染的有效手段。

3. 切断传播途径 流行期间对公共场所加强通风和空气消毒,减少大型集会及集体活动,接触者应戴口罩。

4. 保护高危人群 预防流感的最主要措施是接种疫苗。效果主要取决于疫苗中所含灭活或减毒活病毒的亚型是否能覆盖本次即将出现的流行株。接种后 0.5~1 年有预防同型流感的作用,发病率可降低 50%~70%。疫苗注射安全、有效。活疫苗采用喷鼻法接种,以集中接种为宜;灭活疫苗采用三价疫苗皮下注射法,在流行季节到来前 6~8 周给高危人群和医务人员接种。不良反应包括注射局部疼痛,偶见发热和全身不适,通常 1~2 天消失。6 个月以下的婴儿、对鸡蛋过敏、怀孕、发热或急性疾病患者不宜接种。

在流感流行期间,对于没有疫苗、疫苗无效或不能耐受疫苗的患者,应用抗病毒药物有一定预防效果。此外,该法还可以作为高危人群免疫接种的辅助措施。因此,明确或怀疑某部门流感暴发时,可对所有非流感者和未进行疫苗接种的医务人员给予金刚烷胺、金刚乙胺或奥司他韦进行预防性治疗,服用周期明显长于治疗用药,持续 2~6 周或流感暴发结束后 1 周。

此外,关于流感的科普工作也值得重视。2009 年 H1N1 流感大流行后,北京调查了民众对流感控制和预防知识的了解情况,结果显示,3 053 名受访者在知识、行为和技能这三个方面的达标率分别为 23.7%、11.9% 和 43.4%,总体合格率仅为 6.7%,老年人、农村地区、低教育程度者情况较差,可见亟待流感防控知识的普及。

二、腺病毒肺炎

【流行病学】

流行季节为每年 2—5 月,无基础病的青壮年多见,潜伏期为 3~8 天。

【临床表现】

腺病毒肺炎表现为流感样症状,重症者(主要由血清型 55 和 11 所致)病情发展快,可出现持续高热、严重呼吸困难、血清肌酶升高、严重和顽固性低氧血症,影像学上多表现为迅速进展的弥漫性间质性改变,以及单侧或双侧、多叶肺实变;重症者以肺实变为主,可伴有磨玻璃和斑片影。

【诊断】

诊断原则同流感肺炎。

【治疗】

主要是支持疗法,根据临床需要,给予辅助的氧疗、静脉补液或者退热药。抗病毒治疗选择仍然有限,近年来报道西多福韦(cidofovir)对于重症腺病毒肺炎有一定效果。

三、RSV 肺炎

【流行病学】

RSV 是婴儿和幼儿下呼吸道感染的最重要的病原体,在 2 岁之前的初次 RSV 感染以后,对 RSV 的终身免疫并不完全,并且再感染可在任何年龄段发生。在成人中,多见于高龄、有心肺基础疾病、免疫抑制者。潜伏期为 4~5 天。在美国,每年 RSV 造成的疾病负担(如以老年人 RSV 相关住院治疗数量计算)类似流感。

【临床表现】

成人 RSV 感染的症状和体征多样,从鼻塞和上呼吸道感染到急性支气管炎、慢性阻塞性肺疾病急性加重,以及伴随呼吸窘迫和衰竭的肺炎均可发生;体格检查可发现啰音和喘鸣;影像学表现包括单侧或双侧浸润或实变;特征性表现为起病初期的结节影、树芽征伴支气管壁增粗。11%~30% 的 RSV 感染者可发生细菌混合感染。

RSV 的流行季节与流感重叠,有研究提示 RSV 肺炎较流感热度较低、鼻塞和喘鸣更多见,但无统计学差异,根据临床表现很难鉴别 RSV 感染和流感。

【诊断】

诊断原则同流感肺炎。

【治疗】

雾化利巴韦林和抗 RSV 免疫球蛋白已被批准用于高危婴儿,但在成人的安全性和有效性仍未得到临床研究验证。

推荐阅读

1. UYEKI T M, BERNSTEIN H H, BRADLEY J S, et al. Clinical Practice Guidelines by the Infectious Diseases Society of America: 2018 Update on Diagnosis, Treatment, Chemoprophylaxis, and Institutional Outbreak Management of Seasonal Influenza[J]. Clin Infect Dis, 2019, 68(6): e1-e47.
2. 中华医学会呼吸病学分会, 中国医师协会呼吸医师分会. 新型冠状病毒肺炎防治专家意见[J]. 中华结核和呼吸杂志, 2020, 43(6): 473-489.
3. 中华人民共和国国家卫生健康委员会. 流行性感冒诊疗方案(2019 版)[EB/OL]. (2019-11-13)[2019-12-23]. http://guide.medlive.cn.

第七节 肺 脓 肿

王葆青

肺脓肿(lung abscess)是由一种或多种病原微生物所引起的肺组织化脓性感染,早期为化脓性肺炎,继而组织坏死、液化,脓肿形成。临床上以急骤起病的畏寒、高热、咳嗽、咳大量脓臭痰,胸部影像检查显示肺组织坏死,甚至一个或数个含气液平面的空洞为特征。

【病原学】

肺脓肿大多数为内源性感染,主要由吸入口鼻咽部的菌群所致,病原体包括需氧菌、兼性厌氧菌和厌氧菌等。厌氧菌中,革兰氏阳性球菌如消化球菌、消化链球菌,以及革兰氏阴性杆菌如拟杆菌等,是最常见的病原体。需氧菌和兼性厌氧菌主要包括咽峡炎链球菌、米勒链球菌、金黄色葡萄球菌、化脓性链球菌、肺炎克雷伯菌、大肠埃希菌等。院内感染中,需氧菌比例通常较高。血源性肺脓肿中,病原菌以金黄色葡萄球菌最为常见,肠道术后相关感染则以大肠埃希菌、变形杆菌等为多,腹腔、盆腔感染尚可继发血源性厌氧菌肺脓肿。其他可引起肺部脓肿性改变的少见病原体有诺卡菌、放线菌、分枝杆菌(结核和非结核分枝杆菌)、真菌(如曲霉、毛霉、马尔尼菲篮状菌)和寄生虫(如溶组织内阿米巴、肺吸虫)等。免疫功能受损宿主中,肺脓肿最常见的病因是铜绿假单胞菌和其他需氧革兰氏阴性杆菌、诺卡菌,以及真菌等。

【发病机制】

（一）吸入性肺脓肿　口鼻咽腔分泌物吸入是急性肺脓肿的最主要原因。口鼻咽腔疾病的脓性分泌物、局部手术后的血块、齿垢或呕吐物等,在意识水平降低(头部创伤、昏迷、醉酒、癫痫发作、全身麻醉、药物滥用等)或吞咽困难如中枢神经系统病变致延髓麻痹等情况下,经气管而被吸入肺内,病原菌繁殖,发生肺炎,经7~10天后进展为组织坏死,最终导致肺脓肿甚至脓胸发生。23.0%~29.3%患者未能发现明显吸入,可能是受寒、极度疲劳等诱因的影响,全身免疫状态与呼吸道防御功能减低,在深睡时吸入口腔的污染分泌物,或食管反流致吸入而发病。

本型病灶常为单发性,其发生部位与解剖结构及吸入时体位有关。由于右主支气管较陡直,管径较粗,吸入性分泌物易进入右肺。在仰卧时,好发于上叶后段或下叶背段;在坐位时,好发于下叶后基底段;右侧位时,好发于右上叶前段与后段共同形成的腋亚段。发生在上肺区包括右中叶或上叶前段的空洞性病变除肺脓肿外,其他病因包括肺恶性肿瘤的可能性增加,应谨慎诊断。

（二）血源性肺脓肿　皮肤创伤感染、疖痈、骨髓炎、腹盆腔感染、右心感染性心内膜炎等所致的菌血症,病原菌脓毒栓子经循环至肺,引起肺小血管栓塞,进而肺组织炎症、坏死。此型病变常为多发性,叶段分布无一定规律,但常发生于两肺的边缘部,尤其是中下肺,中小脓肿为多。病原菌多为金黄色葡萄球菌等原发感染的病原体。

（三）继发性肺脓肿　多继发于其他肺部疾病,如空洞型结核、支气管扩张症和支气管肺癌等。肺部邻近器官化脓性病变或外伤感染、膈下脓肿、肾周脓肿、食管穿孔等,穿破至肺,亦可形成肺脓肿。阿米巴肝脓肿好发于肝右叶的顶部,可穿破膈肌至右肺下叶,形成阿米巴肺脓肿。

【病理】

吸入早期局部细支气管阻塞,进而肺组织发生炎症,小血管栓塞,肺组织化脓、坏死,最终形成脓肿。炎症病变可向周围扩展,越过叶间裂侵犯邻近肺段。菌栓使局部组织缺血,助长厌氧菌感染,加重组织坏死。液化的脓液积聚在脓腔内,引起脓肿张力增高,最终破溃到支气管内,进而咳出大量脓痰。若空气进入脓腔内,则脓肿内出现气液平面。有时炎症向周围组织扩展,可形成一个至数个脓腔,约1/3的病例感染直接蔓延至胸膜腔,或形成支气管胸膜瘘则可并发脓胸。若支气管引流不畅,坏死组织残留在脓腔内,炎症持续存在,则转为慢性肺脓肿。此时脓腔周围纤维组织增生,脓腔壁增厚,周围的细支气管受累,可致变形或扩张。

【临床表现】

临床症状和一般肺部感染类似,常表现为数周或数月内逐步进展的症状,包括咳嗽、脓痰、胸痛、发热和咯血等。急性吸入性肺脓肿起病急骤,患者畏寒、发热,体温可高达39~40℃,但寒战少见。伴咳嗽、咳黏痰或黏液脓性痰,炎症波及局部胸膜,可引起胸痛。病变范围较广者,可出现气急。1/3的患者有不同程度咯血。7~10天后,咳嗽加剧,肺脓肿破溃于支气管,咳出大量恶臭或酸臭脓痰,体温随即下降。由于病原菌多含厌氧菌,痰常带腐臭味。厌氧菌感染者临床过程相对较长,部分患者可无症状。分枝杆菌、诺卡菌等引起的肺脓肿无腐臭的呼吸道分泌物,常发生在非好发部位。慢性肺脓肿患者可有慢性咳嗽、咳脓痰、反复咯血和不规则发热、盗汗、乏力、食欲缺乏等,时伴贫血、消瘦等消耗状态。血源性肺脓肿常先有原发灶,以及原发灶引起的全身脓毒症状,数天后才出现咳嗽、咳痰等肺部症状,痰量通常不多,也极少咯血。高毒力肺炎克雷伯菌感染易发生于糖尿病患者,常导致多发迁徙性感染,如肝脓肿、肺脓肿、脑脓肿等。

体格检查的典型表现有发热、牙周疾病、伴有降低意识水平或导致吞咽困难的疾病,胸部局部常有叩诊浊音或实音,听诊呼吸音减低,有湿啰音或胸膜摩擦音;即使有空洞形成,亦很少有典型的空洞体征。并发胸膜渗液时,有胸腔积液的体征。慢性肺脓肿可有杵状指(趾)及肥大型骨关节病。口腔卫生不良或牙周疾病可作为肺脓肿线索之一,对诊断有提示作用。

肺脓肿可根据就诊前症状持续时间分为急性或慢性,症状持续至少1个月归为慢性。根据有无相关疾病,分为原发性或继发性。易发生误吸者或先前健康者的肺脓肿通常属于原发性;而继发性肺脓肿通常指患者伴有支气管源性肿瘤或破坏免疫防御能力的全身性疾病。

【辅助检查】

（一）血常规　外周血白细胞计数及中性粒细胞显著增加,总数可达(20~30)×10⁹/L,中性粒细胞在80%以上。慢性患者白细胞可无明显改变,但可有贫血,红细胞沉降率(简称血沉)加快。

（二）病原学检查　对肺脓肿诊断、鉴别诊断及指导治疗均十分重要。由于口腔中存在大量厌氧菌,重症和住院患者口咽部也常有可引起肺脓肿的需氧菌或兼性厌氧菌如肺炎克雷伯菌、铜绿假单胞菌、金黄色葡萄球菌等定植,咳痰培养难以确定肺脓肿的病原体。较理想的方法是,避开上呼吸道,直接于肺脓肿部位或引流支气管内采样。但这些方法多为侵入性,各有特点,应根据情况选用。重症感染,以及怀疑血源性肺脓肿者,血培养可发现病原菌。由于厌氧菌引起菌血症较少,血培养阳性率较低,吸入性肺脓肿患者血培养结果可能仅显示部分病原体。伴有脓胸或胸腔积液者,胸腔积液微生物检查是个极佳的确定病原体方式,除一般需氧培养外,尚应进行厌氧菌培养,阳性结果可直接代表肺脓肿病原体。对免疫低下者,还应行真菌和分枝杆菌的涂片染色和培养等检查。阿米巴肺脓肿者痰检可发现滋养体和包囊从而确诊。对一些疑难病例,血、肺泡灌洗液、胸腔积液等标本的病原体宏基因组高通量测序可为病原体诊断提供线索,对临床难以分离或鉴定的病原体感染有较大诊断价值。

（三）影像学检查　X线表现根据肺脓肿类型、病期、支气管引流是否通畅,以及有无胸膜并发症而有所不同。吸入性肺脓肿常位于低垂部位,在早期化脓性炎症阶段,其典型的 X 线征象为一个或数个肺段边缘不清、大片浓密模糊阴影。脓肿形成后,大片浓密影中出现圆形或不规则透亮区及气液平面(图 13-3-7-1,图 13-3-7-2)。在消散期,炎症逐渐吸收,脓腔渐缩小而至消失,或最后残留少许纤维条索阴影。慢性肺脓肿的脓腔壁增厚,内壁不规则,周围炎症略消散但不完全,伴纤维组织显著增生,并有程度不等的肺叶收缩、胸膜增厚。纵隔向患侧移位,健肺发生代偿性肺气肿。血源性肺脓肿在一侧肺或两肺外周部见有多发、散在的小片状炎症阴影,或呈边缘较整齐的球形病灶,其中可见脓腔及气液平面或液化灶。炎症吸收后,可呈现局灶性纤维化或小气囊。并发胸腔积液或脓胸者,患侧肋膈角消失呈大片浓密阴影,若伴发气胸,则可出现气液平面。

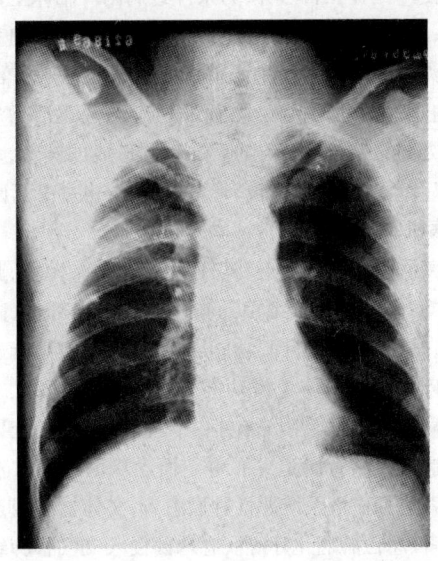

图 13-3-7-1 肺脓肿 X 线表现

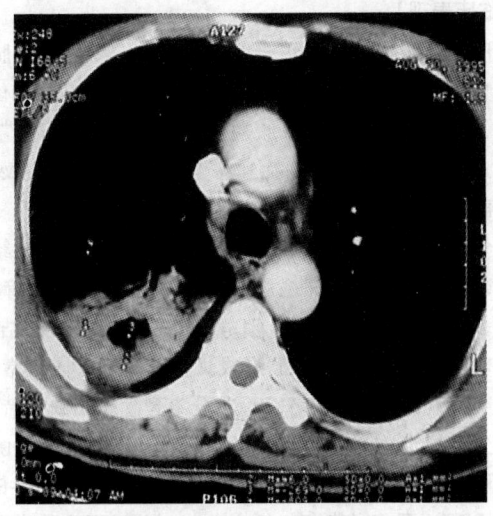

图 13-3-7-2 肺脓肿 CT 影像特点

胸部 CT 扫描常见浓密球形病灶,内有液化,或呈类圆形、内壁不规则厚壁脓腔,内可见气液平面,周围有模糊渗出影。

伴脓胸者尚有患侧胸腔积液改变。

(四)纤维支气管镜检查 可明确有无支气管腔阻塞,及时发现病因或解除阻塞以恢复引流。此外,亦可借助纤维支气管镜防污染毛刷采样、防污染灌洗采样行微生物检查或吸引脓液,必要时尚可于病变部注入抗菌药物。

【诊断与鉴别诊断】

(一)诊断 根据口腔手术、昏迷、呕吐、异物吸入后,出现急性发作的畏寒、高热、咳嗽和咳大量脓臭痰等病史,结合白细胞总数和中性粒细胞比例显著增高,肺野大片浓密阴影中有脓腔及气液平面的 X 线征象,可作出临床诊断。血、胸腔积液、下呼吸道分泌物或经胸壁细针抽吸物培养(包括厌氧菌培养),分离鉴定,有助于确立病原诊断。有皮肤创伤感染、疖、痈化脓性病灶,或腹盆腔感染,发热不退,出现咳嗽、咳痰等症状,胸部 X 线检查示有两肺多发性小脓肿,血培养阳性可诊断为血源性肺脓肿。

(二)鉴别诊断

1. 细菌性肺炎 早期肺脓肿与细菌性肺炎在症状及 X 线表现上相似。细菌性肺炎中肺炎链球菌肺炎最常见。胸部 X 线片示肺叶或肺段实变,或呈片状淡薄渗出病变,极少形成脓腔。

2. 空洞型肺结核 发病缓慢,病程长。常有好发部位。胸部影像示空洞壁较厚,其周围可见结核浸润卫星病灶,或伴有斑点、结节状病变。空洞内一般无气液平面,有时伴有同侧或对侧的结核播散病灶。痰量较少,痰中可找到结核分枝杆菌。

3. 支气管肺癌 肿瘤阻塞支气管,引起支气管远端的阻塞性炎症,呈肺叶肺段分布。癌灶坏死、液化,可形成癌性空洞。发病较慢,常无或仅有低度毒性症状。胸部影像学常示偏心空洞,壁较厚且内壁凹凸不平,一般无气液平面,空洞周围无炎症反应。由于肿瘤经常发生转移,故常见有肺门和纵隔淋巴结肿大。通过细胞学及组织病理学检查可确诊。

4. 支气管肺囊肿继发感染 肺囊肿呈圆形,腔壁薄而光滑,常伴有气液平面,周围无炎性反应。患者常无明显的毒性症状或咳嗽。若有感染前的影像资料相比较,则更易鉴别。

5. 其他 如肺栓塞、囊状支气管扩张症、肺隔离症、结节病、韦格纳肉芽肿病(Wegener granulomatosis)亦需临床积极排除。

【防治】

预防主要是减少和防止误吸,保持良好口腔卫生,肺炎早期积极给予有效的抗菌药物治疗。治疗的原则是选择敏感药物抗炎和采取适当方法进行脓液引流。治疗应个体化。

(一)抗菌药物治疗 吸入性肺脓肿多有厌氧菌感染存在。青霉素 G 对急性肺脓肿的大多数感染细菌都有效,建议剂量每天 640 万~1 000 万单位静滴,分 4 次给予。考虑到部分厌氧菌如脆弱拟杆菌、产黑色素拟杆菌等及梭状杆菌产 β-内酰胺酶,对青霉素耐药,目前克林霉素(300~600mg/次,每 6~8 小时 1 次)已成为标准治疗之一。文献显示,其有效率和退热时间均优于青霉素。体外试验显示,甲硝唑对几乎所有常见厌氧菌均有效,但对微需氧链球菌及需氧菌无效,治疗时常需联合用药。其他备选药物有 β-内酰胺类/β-内酰胺酶抑制剂(如阿莫西林/克拉维酸)、碳青霉烯类等。酗酒、护理院及医院获得性肺脓肿者应使用有抗假单胞菌活性的第三、四代头孢菌素(如头孢他啶或头孢吡肟)或 β-内酰胺类/β-内酰胺酶抑制剂(如哌拉西林/三唑巴坦)、碳青霉烯类、氟喹诺酮类(左氧氟沙星、环丙沙星)之一联合克林霉素或甲硝唑。有效治疗下体温 3~10 天可下降至正常。此时可将静脉给药转换为口服给药(如克林霉素、呼吸喹诺酮类)。抗菌药物总疗程为 6~10 周,或直至临床症状完全消失,X 线片显示脓腔及炎性病变完全消散,或仅残留纤维索条状阴影为止。血源性肺脓肿疑似金黄色葡萄球菌感染者可选用耐酶青霉素或第一代头孢菌素头孢唑林治疗。对 MRSA 则需用利奈唑胺、万古霉素、头孢洛林等。对 β-内酰胺类过敏或不能耐受者可选用克林霉素或万古霉素。需氧革兰氏阴性杆菌引起的感染,应尽量根据体外药敏选药,或参照本地区的革兰氏阴性杆菌抗菌药敏情况选药。亚胺培南/西司他丁因对肺脓肿常见病原体均有较强的杀灭作用,是重症患者较好的经验性治疗备选药物。持续存在的菌血症、高热 72 小时不退、7~10 天的抗菌药物治疗后痰液性质和数量,以及放射影像学无变化者要考虑存在未明确的呼吸道阻塞、脓胸、病原体未覆盖或抗菌药物耐药。

（二）脓液引流　体位引流对肺脓肿的治疗有一定价值,尤其在患者一般情况较好且发热不高时。操作时使脓肿部位处于高位,在患部轻拍,每天 2~3 次,每次 10~15 分钟。但对脓液甚多且身体虚弱者体位引流应慎重,以免大量脓痰涌出造成窒息。有明显痰液阻塞征象者可经纤维支气管镜冲洗吸引。有异物者需行纤维支气管镜摘除异物。痰液黏稠、有支气管痉挛存在时,可考虑对症使用化痰药物及支气管扩张剂治疗,亦可采用雾化以稀释痰液。贴近胸壁的巨大脓腔,有建议留置导管引流和冲洗,但有导致胸膜腔感染风险。合并脓胸时应尽早胸腔抽液、引流。肿瘤性疾病致支气管狭窄后的继发性肺脓肿有时需经支气管镜球囊扩张或支架植入加强引流。

（三）外科治疗　绝大多数不需外科手术治疗。手术指征包括慢性肺脓肿内科治疗效果不佳,大咯血、呼吸道阻塞致引流受限、脓胸伴支气管胸膜瘘及不愿经胸腔引流者,或考虑有非感染性疾病需组织学诊断时。

对有昏迷、糖尿病等基础疾病者,尚应积极治疗原发病。对于营养不良者,应给予营养支持治疗。

通常来说,肺脓肿预后相对较好,治愈率达 90%~95%。但有明显合并症,感染病原体为铜绿假单胞菌、金黄色葡萄球菌和肺炎克雷伯菌的免疫受损患者病死率较高。

推荐阅读

1. Merck Manual for the Professional© 2020 Merck Sharp & Dohme Corp. [2020-05-10]. https://www.merckmanuals.com/professional/.
2. SABBULA B R, RAMMOHAN G, AKELLA J. Lung Abscess[M]. Stat-

Pearls[Internet]. Treasure Island(FL):StatPearls Publishing,2020.

第八节　支气管-肺真菌病

李华茵

一、支气管-肺念珠菌病

支气管-肺念珠菌病(bronchopulmonary candidiasis)是由念珠菌属引起的肺部感染性疾病,主要包括肺和支气管的念珠菌感染所致的相关病变,如支气管炎、支气管肺炎、肺炎等。念珠菌吸入下呼吸道所致原发性肺炎极为少见,而肺部是播散性念珠菌感染所累及的主要器官之一。

【病原学与流行病学】
念珠菌广泛存在自然界,为条件致病菌。临床上以白念珠菌最常见,非白念珠菌以热带念珠菌、光滑念珠菌和克柔念珠菌较为常见。近年来由于中心静脉置管及氟康唑广泛地预防性应用,白念珠菌的比例减少,而非白念珠菌逐渐增多。念珠菌以出芽方式繁殖,产生芽生孢子,呈圆形或卵圆形,多数芽生孢子延伸后,不与母细胞脱离,形成假菌丝,也可见真菌丝。

【发病机制与病理】
念珠菌属是人体胃肠道和泌尿生殖道正常菌群,其感染为机会性感染,多发生于抗细菌药物使用所致多部位、高强度念珠菌定植,并伴有解剖屏障、功能屏障和微生物屏障破坏,或伴有严重基础疾病等机体免疫功能低下的患者。ICU 患者侵袭性念珠菌病相关的危险因素包括:中心静脉置管、全胃肠外营养、广谱抗菌药物、胃肠道穿孔等。而念珠菌血症常发生于免疫抑制患者包括血液系统恶性肿瘤患者,实体器官或造血干细胞移植患者、恶性肿瘤化疗等。念珠菌侵入支气管肺组织后由酵母相转为菌丝相,毒力增强,引起以多核细胞浸润为主的急性炎症反应。

【临床表现】
按呼吸系统感染定位可分为支气管炎型、支气管-肺炎型和肺炎型。症状和体征大多缺少特异性,呼吸道症状和体征一般轻微,随着疾病进展咳嗽、咳痰症状加重。而血行播散型常出现迅速进展的念珠菌败血症和休克,最终导致呼吸衰竭。

【辅助检查】
支气管炎型在 X 线上大多无异常表现,或仅有肺纹理增深。偶尔见原发性肺念珠菌肺炎影像学表现为支气管肺炎。肺炎型多为血行播散性,胸部 CT 多表现为两肺多发的结节,可伴有晕轮征和气腔实变、空洞形成。念珠菌是人体正常菌群,痰液或支气管肺泡灌洗(BAL)标本分离到念珠菌缺乏特异性,难以区分定植及口咽部污染,单纯痰或 BAL 标本念珠菌培养阳性,不推荐治疗。血清学检查主要检测循环血清 1,3-β-D 葡聚糖(s-BDG),是多种真菌包括念珠菌、曲霉、耶氏肺孢子菌等细胞壁组成成分,对各种侵袭性真菌病诊断均有参考意义。

【诊断】
念珠菌肺炎较少见。痰或支气管分泌物念珠菌阳性多为定植菌,不能据此诊断为肺念珠菌病。应从宿主因素、临床表现、微生物学三个方面综合考虑。疑似病例的诊断需具备以下各项:①宿主因素;②有感染性肺炎的表现:影像学检查有新出现的结节状或弥漫性浸润影(血行播散);③可排除细菌等其他病原体所致肺炎;④正常无菌部位组织病理镜检有典型假菌丝及芽孢,培养结果呈阳性者可确诊为侵袭性念珠菌病;⑤G试验可作为诊断侵袭性念珠菌病的辅助指标之一。

重症和机械通气患者呼吸道标本反复培养到念珠菌临床意义存在争议,可能是病情严重性的标志,也可以是并发耐药菌VAP的征兆,亦有主张进行纤维支气管镜检查,如果下呼吸道见到白色念珠菌斑并有微生物学证据,至少提示黏膜念珠菌病,应当干预。

【治疗】

对于从痰液或BAL样本中分离出的念珠菌的患者,除非存在下呼吸道黏膜念珠菌病,不推荐抗真菌药物治疗。对于发生继发性念珠菌肺炎的播散性念珠菌病患者,应对播散性念珠菌病进行治疗。药物选择:①病原治疗:念珠菌菌种的不同是选择治疗药物的重要考虑因素之一(表13-3-8-1)。②对于血流动力学稳定、非中性粒细胞减少的非危重感染,建议初始治疗使用一种棘白菌素类,对于非危重患者,可以选用氟康唑;血流动力学不稳定或中性粒细胞减少,且可能为光滑念珠菌或克柔念珠菌感染者,应选用棘白菌素类或两性霉素B。③疗程:尚未研究念珠菌血症的合适疗程,对于无转移性并发症的患者,在血培养检查转为阴性后至少继续治疗2周。

表13-3-8-1 念珠菌属对常用抗真菌药的敏感性

菌种	氟康唑	伊曲康唑[a]	伏立康唑	泊沙康唑	氟胞嘧啶	两性霉素B	棘白菌素类
白念珠菌	S	S	S	S	S	S	S
热带念珠菌	S	S	S	S	S	S	S
近平滑念珠菌	S	S	S	S	S	S	S~R[b]
光滑念珠菌	S-DD~R	S-DD~R	S-DD~R	S-DD~R	S	S~I	S
克柔念珠菌	R	S-DD~R	S	S	I~R	S~I	S
葡萄牙念珠菌	S	S	S	S	S	S~R	S

注:[a]伊曲康唑数据来源均为分离自口咽部黏膜念珠菌;[b]近平滑念珠菌棘白菌素类耐药很少见。I. 中介;R. 耐药;S. 敏感;S-DD. 剂量依赖性敏感。

二、肺曲霉病

曲霉病(aspergillosis)是美国第3位需要住院的系统性真菌感染。肺是最常见的靶器官。肺曲霉病(pulmonary aspergillosis)临床表现复杂,具有多种分型。本节主要讨论3种常见类型:变应性支气管肺曲霉病、侵袭性肺曲霉病和慢性肺曲霉病。

【病原学】

导致肺曲霉病(pulmonary aspergillosis)的曲霉95%以上是烟曲霉,其次为黄曲霉。曲霉结构包括分生孢子头和足细胞,后者为转化的厚壁、膨化菌丝细胞。曲霉所产生的分生孢子随气流进入人体呼吸道后可以暂时黏附和寄居,如果吸入量大或人体免疫功能损害则萌发菌丝,引起发病。

【发病机制与病理】

(一)变应性支气管肺曲霉病(allergic bronchopulmonary aspergillosis,ABPA) 此型是机体对曲霉抗原的过敏反应,为Ⅰ型和Ⅲ型变态反应的联合作用。引起血清总IgE和曲霉特异性抗体升高及局部嗜酸性粒细胞、单核细胞大量浸润,导致呼吸道及其周围肺组织炎症反应,最终形成一系列病理改变。

病理特征除哮喘的组织学特征外,还包括:①支气管腔内黏液栓塞,嗜酸性粒细胞等炎症细胞浸润;②富含嗜酸性粒细胞的非干酪性肉芽肿,主要累及支气管和细支气管;③嗜酸性粒细胞性肺炎;④支气管扩张。有时病变肺组织中可见曲霉菌丝。

(二)侵袭性肺曲霉病(invasive pulmonary aspergillosis,IPA) 主要发生于粒细胞缺乏和细胞免疫功能受损患者,如血液系统恶性肿瘤、造血干细胞移植或实体器官移植相关的免疫抑制患者等。吸入的分生孢子会遇到常驻吞噬细胞构成的固有防御,促成分生孢子的清除和继发炎症的产生。分生孢子萌发成菌丝后,被巨噬细胞识别,巨噬细胞分泌炎症介质,这些介质导致中性粒细胞募集和细胞免疫激活,发病风险和类型是多种细胞功能共同作用的结果。病理表现主要为急性坏死性出血性肺炎,炎性浸润、化脓,进而形成肉芽肿。菌丝在肺内增殖和侵入血管,导致坏死性血管炎,造成血栓或菌栓,引起咯血和血行播散,在脑、肝、肾、心脏等脏器产生曲霉感染。

(三)慢性肺曲霉病(chronic pulmonary aspergillosis,CPA) 可分为曲霉结节、曲霉球、慢性空洞性肺曲霉病、慢性纤维化肺曲霉病。亚急性IPA(旧称慢性坏死性肺曲霉病)多见于轻度免疫功能受损患者,慢性消耗性疾病、高龄、饮酒、营养不良、糖尿病、长期糖皮质激素治疗、放疗及肺部基础病。组织学检查能观察到菌丝侵入组织。曲霉球最常发生在已经存在的肺空洞内。曲霉入侵和植入空洞,属于腐物性寄生,仅伴轻微的组织侵犯。生长在空洞内的曲霉球由曲霉丝缠绕包裹而成,其引流和血供较差,好侵犯局部结构特别是血管,很少侵犯肺实质或经血管扩散。

【临床表现】

（一）ABPA 常见于患有支气管哮喘或囊性纤维化的患者。临床表现为反复发作喘息、咳嗽、咳痰等。喘息发作时双肺可闻及哮鸣音，局部可闻及湿啰音，晚期多有发绀及杵状指。临床上复发与缓解常交替出现。急性期症状持续时间较长，少数病例演变为激素依赖性哮喘。

（二）IPA 典型病例为粒细胞缺乏或接受广谱抗菌药物、免疫抑制剂和激素过程中出现不能解释的发热，胸部症状表现为干咳、胸痛、咯血。当肺内病变广泛时，则出现气急甚至呼吸衰竭，约30%患者可以有肺外器官受累。

（三）CPA 肺曲霉球的最常见症状是咯血，发生率为50%～90%，咯血量从很少量到大量致死性咯血不等。其他常见症状有慢性咳嗽，偶有体重减轻。毗邻胸膜的曲霉球可以引起胸膜腔感染，个别病例可导致支气管胸膜瘘。部分患者呈现隐匿性过程，持续多年无症状。

【诊断】

（一）影像学表现

1. ABPA 特征性影像学征象有：①同一部位反复出现或游走性片状浸润性阴影，若孢子阻塞支气管，可引起短暂性肺段或肺叶不张；②Y字条带状阴影（支气管黏液嵌塞），可以随时间而变化；③病变近端囊状圆形透光影（中央型支气管扩张）。过敏性外源性肺泡炎呈弥漫性毛玻璃状间质性病变，慢性期呈纤维化或伴蜂窝肺形成。根据胸部HRCT显示中心性支气管扩张或支气管黏液栓，分为支气管扩张型（ABPA-B）和血清型（ABPA-S）。

2. IPA CT上典型表现早期（0～5天）为炎症阴影，周围呈现薄雾状渗出（晕影或称晕轮征，由病灶周围出血所致）；随后（5～10天）炎症病灶出现气腔实变，可见透气管充气征；再后（10～20天）可见病灶呈现半月形透光区（空气半月征肺栓塞和凝固性坏死），进一步可变为完整的坏死空洞。多为单发，亦可多发。病灶大小不一，分布无特异性。

3. CPA 胸部CT通常会发现1个或多个空洞，通常在上叶，其内可能有真菌球，也可能没有。单纯肺曲霉球是单个肺空洞内的一个真菌球，伴有空洞周围限制性炎症、胸膜增厚或纤维化，影像学保持稳定数月，而慢性空洞性肺曲霉病的空洞可能扩大或融合。慢性纤维化肺曲霉病的特征与慢性空洞性肺曲霉病类似，同时还有明显的纤维化。

（二）病原学和组织学检查

1. 涂片镜检和培养 选取新鲜胸腔积液、支气管肺泡灌洗液或合格痰标本制成浮载片，显微镜下观察菌丝形态（典型形态为45°分支的有隔菌丝），同时接种沙堡琼脂培养基，分离和进一步鉴定菌种。

2. 免疫学监测法 血清半乳甘露聚糖（GM）对中性粒细胞缺乏宿主的侵袭性曲霉感染敏感性和特异性均较高，有重要辅助诊断价值，采用0.5为临界值，对高危患者有早期诊断价值。在怀疑IPA的患者中，如血清GM阴性推荐检测BAL GM。

大多数CPA患者都可出现血中曲霉IgG抗体阳性。

3. 分子生物学方法 具有特异性和敏感性高、快速等优点，可用于血、支气管肺泡灌洗液、脑脊液和活检组织的检测。

4. 组织学检查 经支气管或经皮肺活检标本送检，最有诊断价值的是见到典型曲霉菌丝。

（三）诊断判定

1. ABPA 须具备下列第1项、第2项和第3项中的至少2条：

（1）相关疾病：①哮喘：特别是难治性哮喘或重症哮喘；②其他疾病：支气管扩张症、慢阻肺、肺囊性纤维化等。

（2）必需条件（2项均应满足）：①Ⅰ型（速发型）曲霉皮肤试验阳性，或曲霉特异性IgE水平升高；②血清总IgE水平升高（>1 000IU/ml）。如果患者血清总IgE水平<1 000IU/ml，但符合其他全部标准也可诊断为ABPA。

（3）其他标准（至少符合3项中的2项）：①血清曲霉沉淀素或特异性IgG抗体阳性；②符合ABPA肺部影像学改变；③未使用激素时外周血嗜酸性粒细胞计数>$0.5×10^9$/L。

2. IPA 根据分级诊断标准，分为确诊、临床诊断、拟诊3级。确诊只需要具备组织学或无菌体液检测确定的微生物证据，不涉及宿主因素；临床诊断由宿主因素、临床标准、微生物学标准3个部分组成；拟诊指符合宿主因素和临床标准而缺少微生物学证据者。

3. CPA 持续存在的胸部异常影像、曲霉感染的直接病原学依据或免疫学证据，且除外其他疾病。另外，症状至少存在3个月以上，患者常不存在严重免疫缺陷，如HIV感染、肿瘤化疗或免疫抑制治疗。

【治疗】

（一）ABPA

1. 避免变应原接触

2. 激素 口服激素是ABPA治疗的基石，可防止或减轻支气管扩张及肺纤维化造成的慢性肺损伤。口服激素的剂量和疗程取决于临床分期。治疗时间根据病情严重程度不同而异，总疗程通常在6个月以上。减量应根据症状、X线改变和总IgE水平酌定，要求总IgE降低35%以上。

3. 抗真菌药物 适用于使用激素后仍有反复急性发作及激素依赖性的哮喘患者，目前临床应用最多的为伊曲康唑，推荐剂量为200mg，每天2次，疗程为4～6个月。

（二）IPA 造血干细胞移植受者及急性髓性白血病或骨髓增生异常综合征患者预防治疗推荐泊沙康唑，其他可选择的药物包括伊曲康唑、米卡芬净、脂质体两性霉素B吸入剂等。美国IDSA指南推荐伏立康唑作为IPA的初始治疗，考虑将伏立康唑+棘白菌素类联合治疗用于重度疾病的初始治疗，尤其在血液系统恶性肿瘤和/或严重持续性中性粒细胞减少的患者中。如初始治疗无效，需在明确诊断的情况下进行补救治疗，可选择棘白菌素类、脂质体两性霉素B、泊沙康唑。IPA的最短疗程为6～12周，应该根据治疗反应决定。停止抗真菌治疗的前提是影像学吸收、曲霉清除及免疫功能恢复。对于免疫缺陷患者,应在免疫缺陷时期持续治疗直至病灶消散。对于已治疗成功的 IPA 患者,若预期将发生免疫抑制,需重新应用抗真菌治疗能预防感染复发。

（三）CPA 口服抗真菌治疗可延缓疾病进展,改善症状,改善生活质量。推荐伊曲康唑或者伏立康唑或者泊沙康唑,起始疗程为 4~6 个月。症状恶化,则需更换其他药物,治疗反应甚微的患者延长疗程至 9 个月。对于病情持续进展、治疗失败或不能耐受唑类口服者,可选择静脉抗曲霉菌治疗。肺曲霉球咯血频繁或量大时,推荐手术切除。若患者因基础疾病不适宜手术或肺功能损害不能胜任手术,可采用支气管动脉栓塞止血。

三、肺隐球菌病

肺隐球菌病(pulmonary cryptococcosis, PC)是由隐球菌(Cryptococcus)所致的亚急性或慢性肺部真菌感染性疾病。临床表现为肺炎或无症状的肺部结节影,严重者可出现急性呼吸窘迫综合征(ARDS)。可发生于免疫正常人群,但常见于免疫抑制尤其是 AIDS 患者。

【病原学与流行病学】

引起人类感染的主要为新型隐球菌(Cryptococcus neoformans)和格特隐球菌(Cryptococcus gatti)。新型隐球菌广泛存在于世界各地的环境土壤中,干燥的鸽粪中尤其常见。鸟禽类,尤其鸽子是人类隐球菌病的重要传染源。免疫功能低下者为隐球菌感染易感人群,HIV/AIDS、血液系统肿瘤、糖尿病、器官移植或长期使用糖皮质激素或抗肿瘤药物者易发生隐球菌感染。

【发病机制】

免疫健全宿主疾病多呈局限性或自限性,而免疫低下宿主常为进行性和播散性。感染的主要途径为吸入环境中的隐球菌孢子。肺泡巨噬细胞接触、吞噬隐球菌孢子后,激活 T 辅助细胞(Th1)免疫应答以清除孢子。隐球菌荚膜多糖可抑制人体吞噬细胞,抑制白细胞趋化反应。免疫健全宿主中常形成隐球菌肉芽肿,病变组织中单核细胞和多核巨细胞内含大量隐球菌孢子,而免疫缺陷者中不易见到肉芽肿,在肺泡腔内充满隐球菌孢子,缺乏炎症细胞浸润。

【临床表现】

一般根据临床表现分为下列 3 种:①无症状型:常见于正常宿主,大多数病例是在影像学检查时偶然发现;②慢性型:隐匿性起病,表现为咳嗽、咳痰、气促、乏力等,体格检查可无阳性发现;③急性型:多见于免疫抑制患者,表现为严重急性下呼吸道感染,有高热、呼吸困难等症状。合并脑膜炎时,可出现头痛、恶心、呕吐等脑膜刺激征。肺部病变范围较广者,除气促和发绀外,可闻及细湿啰音或胸膜摩擦音,少数病例有胸腔积液的体征。

免疫功能正常 PC 患者胸部影像学最常见的改变为单发或多发结节团块及局限肺炎样病灶,常位于胸膜下,中下肺野多见,常位于肺野外带。其他影像表现有肺叶浸润、肺门纵隔淋巴结肿大及胸腔积液。急性重症者常表现为两肺磨玻璃影

或浸润影,很快进展为大片实变。发生 AIDS 者,胸部影像可见肺泡及间质性炎症,以及肺门淋巴结肿大及胸膜炎,很难与肺孢子菌病鉴别。

【诊断】

1. 病原学检查 痰液、下呼吸道或肺组织标本观察到荚膜包被的酵母菌型,提示存在隐球菌肺部感染,免疫抑制患者应进行脑脊液检查。

（1）直接镜检:将下呼吸道分泌物、BAL、肺组织等标本进行墨汁染色后,镜检见外圈透光的圆形厚壁菌体即可确定新型隐球菌。

（2）培养:痰液或其他标本培养出隐球菌即可确诊。

2. 免疫血清学检测 隐球菌乳胶凝集试验可检测血、胸腔积液、BALF 等标本中隐球菌荚膜多糖抗原,简单、快速,敏感性和特异性均较高。一般来说,隐球菌抗原滴度大于 1:4 提示有隐球菌感染,滴度越高,诊断价值越大。

3. 组织病理学检查 在肺组织肉芽肿或胶冻样病灶中见到典型的有荚膜、窄颈、芽生但无菌丝的酵母细胞有确诊意义。HE 染色组织中,隐球菌常呈淡红色,荚膜不着色,呈光环样。银染色可见到菌体而不能见到荚膜。黏蛋白胭脂红染色荚膜呈鲜红色。

【治疗】

治疗方案取决于患者的症状、免疫功能状态,以及有无合并肺外感染。2010 年美国 IDSA 治疗指南提出如下方案:①在免疫正常患者中,无临床症状且感染局限于肺内者,可暂不用药,密切观察病情变化或口服氟康唑 400mg/d, 3 ~ 6 个月。②有轻至中度症状免疫正常或轻到中度症状无肺部弥漫性浸润、无其他系统累及的非严重免疫抑制,感染局限于肺部者,给予氟康唑 400mg/d,6~12 个月;隐球菌乳胶凝集试验持续阳性不是持续用药指征。氟康唑不能耐受或耐药者可用伊曲康唑(200~400mg/d),近年来亦有提出伏立康唑或泊沙康唑作为替代药物。③免疫抑制、临床表现危重、合并中枢神经系统感染或有播散性隐球菌感染患者的治疗同隐球菌性脑膜炎的治疗方案,常用两性霉素 B 0.7 ~ 1.0mg/(kg·d)联合氟胞嘧啶 100mg/(kg·d)(口服分 4 次),至少 4 周;巩固期采用氟康唑 400~800mg/d,治疗 8 周,之后再给予 6~12 月的氟康唑(200~400mg/d)维持治疗。直到临床症状消失,肺部病灶吸收,CSF 恢复正常。随访至少 1 年,防止复发。免疫功能不能恢复者需终生用药。④内科治疗效果不佳时,可考虑手术治疗。

四、肺组织胞浆菌病

肺组织胞浆菌病(histoplasmosis, HP)是一种地方性真菌病,通常无症状,但偶尔会导致重度疾病。组织胞浆菌病及其病原体-荚膜组织胞浆菌在全世界均有分布,但主要流行于美国中部俄亥俄河和密西西比河流域,人群感染率（皮试阳性）达 80%。

【病原学与流行病学】

荚膜组织胞浆菌系土壤腐生菌,属双相性真菌,在组织内

呈酵母型,在室温和泥土中呈菌丝型。吸入被鸟类或蝙蝠粪便污染的泥土或尘埃中的真菌孢子后发生感染,大都为散发。该病分布于全世界,但呈地区性流行,美洲最多见。

【临床表现】

临床表现视患者既往感染史、免疫状态及有无慢性肺部疾病而异,多数为自限性,能自愈。只有少数进展为播散型组织胞浆菌病、慢性肺型胞浆菌病或其他类型的严重组织胞浆菌病。临床通常分为5型:

(一)无症状型 流行区90%~95%患者属此型,患者无症状,但组织胞浆菌皮试阳性,X线显示肺部多数钙化灶。

(二)急性肺病型 通常为自限性,有发热、寒战、干咳等。X线呈片状影或多叶结节影。吸入大量孢子或免疫抑制患者可有稽留热、持续咳嗽、气促、呼吸衰竭及全身衰竭等症状,影像学表现为弥漫性网格状浸润影,此类患者临床进展迅速,死亡率高。

(三)慢性肺型 多见于伴有基础肺疾病的患者。影像学通常表现为肺尖有纤维性浸润伴空洞。

(四)播散型 大多数由急性肺病型恶化引起,多见于细胞免疫功能低下者,病原菌经网状内皮系统播散,引起全身感染重度症状,影像学表现通常为粟粒型肺浸润影。

(五)其他 表现为纵隔淋巴结炎、纵隔肉芽肿、纵隔纤维化。

【诊断】

流行区域接触史,出现上述症状应高度疑似肺组织胞浆菌病。实验室诊断包括以下三个方面:

(一)传统的微生物学诊断 包括直接镜检、培养及组织病理学检查。组织胞浆菌病生长缓慢,需6周,临床可用肺组织、支气管灌洗液、痰和血进行培养。

1. 直接镜检 油镜下可见2~4μm的卵圆形孢子,多在大单核细胞或中性粒细胞内。

2. 培养 为双相型,室温培养为霉菌相,呈白色棉花样,镜下可见特征性的齿轮状或棘状大分生孢子。

3. 组织病理学检查 典型表现为巨噬细胞内看到荚膜组织胞浆菌。

(二)血清学检测 尿液的组织胞浆菌多糖抗原对诊断有重要价值,并用于监测抗真菌治疗的反应。其准确性在以下两类人群中较高:①AIDS患者合并播散型组织胞浆菌感染;②接触大量孢子后暴发的严重急性肺型患者。

抗体检测:因抗体产生需要6~8周,所以主要适用于慢性型,对于慢性脑膜炎型尤其重要,可能是唯一的实验室诊断线索。对于急性型,恢复期抗体效价比急性期升高4倍有诊断意义。

【治疗】

多数患者无须治疗,可在1个月内自愈。IDSA提出明确的治疗指征有:①急性弥漫性肺部感染,症状为中-重度;②慢性空洞型肺部感染;③播散型;④中枢神经系统感染。所有免疫抑制患者均需抗真菌治疗,可选用伊曲康唑、两性霉素、两性霉素B脂质体。

五、肺马尔尼菲篮状菌病

由马尔尼菲篮状菌(*Talaromyces marneffei*)引起,主要侵犯单核-吞噬细胞系统,多累及肺部组织。

【病原学与流行病学】

马尔尼菲篮状菌(原名马尔尼菲青霉菌)于1956年在越南的竹鼠体内首次得到发现,于2015年更名。该菌是一种双相型真菌,目前对其知之甚少。已知人和竹鼠是其宿主,主要通过呼吸道传播到人,经消化道传播的可能性也不能除外。马尔尼菲篮状菌通常发生于免疫功能低下的患者,特别是HIV感染者和其他获得性细胞免疫缺陷者,例如移植受者、血液系统恶性肿瘤患者等,部分患者有其他基础疾病,如自身免疫性疾病、糖尿病等。而没有基础病的患者存在抗γ-干扰素自身抗体,增加了播散性感染的易感性。

【临床表现】

马尔尼菲篮状菌病的临床表现由血行播散引起,症状和体征不一,轻者为单纯性皮肤病变,重者发生呼吸衰竭和循环衰竭。大多数蓝状菌病患者会出现网状内皮系统感染的症状和体征,包括全身性淋巴结肿大、肝脾大。除了这些比较普遍的症状外,还可累及全身多个系统:①呼吸系统症状:常会受累,可出现咳嗽、发热、呼吸困难和胸痛;②消化道症状:大约1/3的患者会出现,例如腹泻,部分患者会出现腹痛;③皮肤损伤:大约70%的患者存在皮损,表现为面部、胸部和四肢丘疹,随后丘疹中心坏死,呈现脐状丘疹外观;④黏膜损伤:口腔、口咽、胃肠道和生殖器都可发生黏膜损伤,与皮肤病变相似。大多数有HIV感染的患者还存在晚期HIV感染的临床表现,如厌食、乏力、贫血、体重减轻和恶病质。

【诊断】

流行区域的居民或曾到流行区域的旅行者或从事相关实验室的工作者,若出现上述症状,应高度怀疑该病。对来自血液、皮肤活检、骨髓或淋巴结标本的真菌进行培养通常可以确诊。但由于马尔尼菲篮状菌病需要尽早接受治疗,可通过真菌血症患者的活检材料或血液涂片,发现该菌的特征性形态表现来做出推定诊断。培养分离出病原菌及病理组织见典型细胞内孢子、细胞外腊肠形具横膈的孢子即可确诊。一旦诊断该病,需确定是否存在HIV感染或其他免疫缺陷疾病。

【治疗】

该病不治疗的死亡率为100%,延迟治疗影响预后。患者应接受诱导治疗及随后的维持治疗。

1. 对于不伴有中枢神经系统(central nervous system,CNS)表现的中至重度患者(如多器官受累),前2周诱导治疗使用两性霉素B,随后改用口服伊曲康唑,连用10周。

2. 对于伴有CNS感染的患者,诱导治疗中使用两性霉素B脂质体5mg/(kg·d),治疗持续时间至4~6周,随用改用口服伊曲康唑，连用 10 周。

3. 对于轻度患者（即仅有皮损而不合并真菌血症），口服伊曲康唑而非其他抗真菌药物作为初始诱导治疗。伊曲康唑应使用 8~12 周。在诱导治疗完成后给予抗真菌维持治疗，维持治疗的标准方案为伊曲康唑。伊曲康唑是合并 HIV 感染者预防本病复发的主要药物，一般需长期服用，在高效抗逆转录病毒治疗并重建免疫功能后，方可考虑停用，否则易复发。有原发病者应积极治疗原发病。

推荐阅读

1. PAPPAS P G, KAUFFMAN C A, ANDES D R, et al. Clinical practice guideline for the management of candidiasis: 2016 update by the Infectious Diseases Society of America [J]. Clin Infect Dis, 2016, 62 (4): e1-e50.

2. 中华医学会呼吸病分会哮喘学组. 变应性支气管肺曲霉病诊治专家共识[J]. 中华医学杂志, 2017, 97 (34): 2650-2656.

3. PERFECT J R, DISMUKES W E, DROMER F, et al. Clinical practice guidelines for the management of cryptococcal disease: 2010 update by the infectious diseases society of America [J]. Clin Infect Dis, 2010, 50 (3): 291-322.

4. AZAR M M, HAGE C A. Clinical perspectives in the diagnosis and management of histoplasmosis [J]. Clin Chest Med, 2017, 38 (3): 403-415.

第九节　骨髓及实体器官移植后肺部感染

李华茵

骨髓及实体器官移植（bone marrow and solid organ transplantation）为许多恶性疾病及终末期疾病患者延续生命提供了可能。尽管移植技术日趋完善，移植后可能出现的诸多并发症仍是临床医师必须面对的挑战。感染是移植术后最常见的并发症之一，也是影响移植受者生活质量及生存期的重要原因。肺与外界相通，各种病原体极易侵犯，且骨髓及实体器官移植后，受者长期使用免疫抑制剂，均导致受者容易发生肺部感染。因此，有效预防、及时诊断、合理治疗肺部感染在移植术后患者管理中尤为重要。

【易感因素】

骨髓及实体器官移植后，易感因素可总结为微生物的流行病学暴露及移植受者免疫抑制状态两个部分。

（一）微生物的流行病学暴露

1. 供者来源感染　供者组织器官中的微生物可随移植到达受者体内，如巨细胞病毒（CMV）等，导致受者体内出现感染。故手术前要对供者进行全面检查，当供者有发热、咳嗽等感染症状，或病原学筛查阳性时，应暂缓手术。

2. 受者来源感染　受者在手术前要控制好体内感染情况，以避免手术后于免疫抑制状态时感染复发。

3. 社区获得性感染　社区获得性感染与当地微生物的流行病学情况紧密相关。常见病原学包括呼吸道病毒（流感病毒、副流感病毒、呼吸道合胞病毒等）和细菌（肺炎链球菌、流感嗜血杆菌、军团菌等）。

4. 医院获得性感染　移植受者因接受机械通气、各种侵袭性操作等，增加病原体接触及定植的机会，且医院来源的病原体耐药性更强。常见病原体包括假单胞菌属、克雷伯菌属、不动杆菌属、耐甲氧西林的金黄色葡萄球菌（MRSA）、曲霉等。

（二）受者免疫抑制状态

1. 移植前治疗，如化疗、抗微生物治疗等。

2. 移植种类，骨髓移植患者免疫抑制强度通常大于实体器官移植患者。

3. 免疫抑制剂的使用，包括种类、数量、剂量、疗程等。

4. 自身免疫缺陷和基础疾病，如自身免疫性疾病、糖尿病、尿毒症、中性粒细胞减少症等。

5. 手术、操作并发症，如各种导管置入致使黏膜屏障完整性破坏。

6. 可能影响免疫功能的因素，如年龄、低球蛋白血症等。

【肺部感染时程变化】

（一）实体器官移植　实体器官移植后的时期可以分为围手术期（1 个月内）、术后早期（1~6 个月）和手术后期（6 个月后）三个时期。

在围手术期，移植受者最易发生医院感染。手术伤口、机械通气、导管置入均可使移植受者医院感染风险增大。此期容易发生 MRSA、耐万古霉素肠球菌（VRE）、念珠菌、假单胞菌、曲霉等感染。

在术后早期，由于免疫抑制药物的大量使用，条件致病性病原体感染的发生率增加。常见致病微生物包括 CMV、耶氏肺孢子菌、曲霉、分枝杆菌等。

在手术后期，移植患者使用常规免疫抑制剂能维持良好的异体移植物功能，最主要感染来源为社区获得性感染，如流感病毒、副流感病毒、呼吸道合胞病毒、流感嗜血杆菌、肺炎链球菌、军团菌、曲霉等。

（二）骨髓移植　骨髓移植可以大致分为三个不同时期：植入前期（直到植入后 30 天）、植入后早期（植入后 30~100 天）和植入后期（大于 100 天）。各时期的感染特征也有所不同。

在植入前期，患者常伴有严重中性粒细胞缺乏和黏膜炎症，使细菌感染、念珠菌、曲霉感染风险增加。

在植入后早期，多数感染发生与细胞免疫的严重缺陷有关。此期容易发生 CMV、耶氏肺孢子菌感染。

在植入后期，免疫抑制减弱，如果不存在移植物抗宿主病（graft versus host disease, GVHD），感染较少见；此期如果发生感染，主要与缺乏免疫功能重建相关。

【常见肺部感染及治疗】

骨髓及器官移植受者出现肺部感染后,及早明确病原体并予针对性治疗十分重要。与免疫功能正常的肺部感染患者相比,免疫抑制宿主肺部感染的病原体往往难以明确,且混合感染多见;临床表现不典型,与基础疾病重叠、相互掩盖;起病缓急差异较大,可比较隐匿,仅表现为乏力或低热等不典型症状,也可突发起病,呈暴发经过;病情常进展迅速,易全身播散,预后差。因此,临床评价要始终贯穿于免疫抑制宿主肺部感染的治疗中,包括初始评估感染、推测病原菌,选择最佳送检标本、检测方法;对检测结果进行解读,甄别假阳性与假阴性结果,并根据临床治疗反馈,及时判断药物治疗有无效果。患者的症状、体征、用药情况、移植手术种类、免疫抑制情况、病原定植情况、当地病原流行病学情况,影像学及实验室检查,以及手术后不同时程的感染可能性,均可作为临床诊断的线索。在用药策略上,不能明确病原体时,先广覆盖用药;明确病原体时,及时更换为针对性药物;要警惕免疫抑制药物与抗感染药物之间的相互作用;为了提高抗感染治疗的效果,可暂时减停免疫抑制剂的剂量,特别是细胞周期抑制药物。此外,针对不同病原体做出适当的预防性治疗对移植患者也非常必要。

(一)细菌感染 细菌性肺炎是移植受者肺部感染最常见的类型。据统计,在肺移植患者中,细菌性肺炎或支气管炎占所有感染的32%~63%,并且细菌性肺炎在术后4~8周发生率最高;在心、肝、肾移植受者中,早期细菌性肺炎的发生率分别为15%、9%、4%~6%,其中肝和肾移植患者细菌性肺炎的病死率在21%~35%。此外,在接受肺炎治疗的实体器官移植受者中,医院获得性感染占59.3%;医院获得性感染与社区获得性感染的病死率分别为58%和8%。

准确的病原学诊断对医院获得性感染十分重要,如条件允许,应采取侵袭性下呼吸道防污染采样技术,并进行连续性病原学和耐药性监测。留取呼吸道及血标本送检后,即应开始经验性治疗。治疗药物应覆盖革兰氏阴性菌及MASA等,并考虑到抗生素耐药菌株的常见性。

对于社区获得性感染,其细菌感染的常见病原体包括流感嗜血杆菌、肺炎链球菌和军团菌。经验性治疗应结合当地病原学流行情况,以及患者免疫抑制情况及之前的抗生素使用情况,选择相关药物。用药48~72小时后综合判断治疗效果,并及时根据病原学检查反馈,选择针对性药物治疗。另外,近年来结核分枝杆菌感染的发病率亦有所提高,感染发生时要考虑到结核感染的可能性,用药则注重规范、全程、足量、联合的抗结核治疗。

(二)病毒感染 巨细胞病毒(cytomegalovirus,CMV)感染是移植术后最常见的病毒性感染。感染高危因素包括供体潜伏CMV感染,受体先前感染过CMV,采用抗淋巴细胞诱导治疗,合并疱疹病毒感染等。感染常无症状,仅能通过血液、呼吸道或尿液标本的CMV DNA核酸定量检测或间接免疫荧光法外周血白细胞的CMV-pp65抗原检测发现病毒而明确诊断。目前推荐对移植术后存在CMV感染风险的移植受者普遍进行预防性治疗。针对CMV病,严重或危及生命的患者推荐静脉滴注更昔洛韦作为初治方案,轻、中度则推荐口服更昔洛韦。

呼吸道常见病毒如流感病毒、副流感病毒、呼吸道合胞病毒等,其感染后临床表现可较轻或不典型,快速、准确诊断并鉴别呼吸道病毒十分重要。在痰标本不能给予病原学证据时,推荐进行肺泡灌洗液检查。在明确病原学基础上,给予相应抗病毒治疗及对症支持治疗,必要时调整免疫抑制治疗方案。

(三)真菌感染 移植患者常见的侵袭性真菌病原体包括念珠菌和曲霉。念珠菌是肺移植患者最常见的定植菌,有不到10%的患者会发展为侵袭性念珠菌感染。念珠菌在术后早期可发生支气管吻合口感染,会导致吻合失败、肺实质感染及纵隔炎等。体内曲霉的复发或吸入曲霉均是曲霉感染的原因。曲霉感染分为支气管吻合口感染、气管支气管树感染、侵袭性肺炎及播散性感染。其中,侵袭性肺曲霉病是困扰移植患者的最为严重的曲菌感染。

目前推荐肺和心肺联合移植受者应用雾化两性霉素B脂质体预防侵袭性真菌感染;心脏移植者采用伊曲康唑预防;胰腺移植受者及肠移植受者采用氟康唑预防;存在高危因素的肝移植受者选择棘白菌素类、两性霉素B脂质体预防。临床治疗则根据药物的适应证、安全性、药物之间的相互作用等,选择相应抗真菌药物。

耶氏肺孢子菌肺炎(*Pneumocystis jirovecii* pneumonia,PJP)临床常表现为发热、干咳、呼吸困难三联征,G试验多为阳性。肺组织标本染色、支气管肺泡灌洗液或痰液中发现肺孢子菌包囊、滋养体或囊内小体可确诊。诊断"金标准"是呼吸道分泌物肺孢子菌银染或PCR检测阳性。复方磺胺甲噁唑是移植受者预防及治疗PJP的首选药物。

推荐阅读

1. 中华医学会器官移植学分会.实体器官移植术后感染诊疗技术规范(2019版)——总论与细菌性肺炎[J].器官移植,2019,10(4):343-351.

2. DULEK D E, MUELLER N J, AST Infectious Diseases Community of Practice. Pneumonia in solid organ transplantation: Guidelines from the American Society of Transplantation Infectious Diseases Community of Practice [J]. Clin Transplant, 2019, 33(9): e13545.

3. BOWDEN R A, LJUNGMAN P, SNYDMAN D R. 移植感染[M]. 3版. 王玮,代华平,译. 北京:人民卫生出版社,2013.

第四章 气管支气管疾病

第一节 咳 嗽

杨 冬

咳嗽(cough)是最常见的呼吸道症状之一,属于机体的保护性机制,但剧烈咳嗽可严重影响生活、工作和社会活动,并且是如新型冠状病毒肺炎等传染病飞沫传播的重要途径,因而受到很大关注。近年来随着咳嗽物联网医学分级诊疗的推广应用,迅速整体提高了我国咳嗽分级诊疗水平。

【发生机制】

呼吸道炎症和吸入刺激性物质刺激迷走神经的非脊髓C-纤维受体,触发轴突反射而引起咳嗽,其中缓激肽、降钙素基因相关肽(CGRP)、P物质的作用最为重要。延髓咳嗽中枢可控制这一反射,表现为主动咳嗽或抑制咳嗽。

【分类与病因】

咳嗽按持续时间,分为急性咳嗽(<3周)、亚急性咳嗽(3~8周)和慢性咳嗽(>8周)。按性质,分为湿咳(痰量>10ml/d)与干咳。

急性咳嗽(acute cough)除见于有明确肺部影像异常的疾病(如充血性心力衰竭、肺炎等)外,也常见于无胸部影像异常表现的疾病,如急性上呼吸道感染、过敏、慢性呼吸道疾病急性发作、应用血管紧张素转换酶抑制剂(angiotensin converting enzyme inhibitor,ACEI)等。环境因素或职业因素也成为病因。

亚急性咳嗽(sub-acute cough)最常见的原因是感染后咳嗽(postinfectious cough,PIC),其次为上呼吸道咳嗽综合征(upper airway cough syndrome,UACS)、咳嗽变异性哮喘(cough variant asthma,CVA)及嗜酸性粒细胞性支气管炎(eosinophilic bronchitis,EB)等。

慢性咳嗽(chronic cough)通常根据胸部影像检查有无异常分为两类:一类为胸部影像有明确病变者,如肺结核、支气管肺癌等;另一类为胸部影像无异常,以咳嗽为主要或唯一症状者,即通常所说的不明原因慢性咳嗽(简称慢性咳嗽)。常见原因为CVA、UACS、胃食管反流病(gastroesophageal reflux disease,GERD)和非哮喘性嗜酸性粒细胞性支气管炎(nonasthmatic eosinophilic bronchitis,NAEB)等。

【诊断与鉴别诊断】

(一)病史和体格检查

1. 病史 咳嗽的持续时间、时相、性质、音色,以及诱发或加重因素、体位影响、伴随症状;痰液量、颜色及性状;吸烟史、职业或环境刺激暴露史、服用ACEI类药物或其他药物。

2. 体格检查 体型、鼻、咽、喉、气管、肺部等,多数慢性咳嗽患者无异常体征。

(二)常用辅助检查 主要包括影像学、诱导痰细胞学、肺功能和呼吸道高反应性、呼出气一氧化氮(FeNO)、24小时食管pH-多通道阻抗监测等。

1. 影像学检查 胸部X线片可以确定呈现肺部异常的疾病。CT可发现常规胸部X线片不能显示的隐蔽部位(如心脏后)或不能显示(如早期肺间质疾病)的病变。

2. 肺功能检查 通气功能检查和支气管激发试验对病因诊断具有重要价值,可作为常规检测项目。

3. 诱导痰 沉渣涂片HE染色细胞学计数和分类是诊断NAEB的必备检查。

4. FeNO FeNO增高(>32ppb)提示嗜酸性粒细胞性炎症或激素敏感性咳嗽可能性大。该方法诊断CVA有一定的参考意义,尤其合并血液中嗜酸性粒细胞增多的患者。

5. 24小时食管pH-多通道阻抗监测 是目前判断胃食管反流的最常用和最有效的方法。检查时实时记录反流相关症状,以获得反流与咳嗽症状的相关概率,确定反流与咳嗽的关系。

6. 纤维支气管镜检查 应用于常规检查未明确病因或针对常见病因治疗无效的不明原因慢性咳嗽患者,可诊断或排除呼吸道腔病变导致的咳嗽病因。

7. 变应原皮试和血清IgE检查 检测患者是否存在特应质和确定变应原类型,有助于过敏性鼻炎和变应性咳嗽等诊断。60%~70%的CVA和30%的EB患者存在特应质。

(三)咳嗽评估 咳嗽的评估主要包括视觉模拟评分、咳嗽症状积分、咳嗽生活质量测评、咳嗽频率监测及咳嗽敏感性检查等。

1. 视觉模拟评分(VAS) 由患者根据自己的感受在标记0~10cm的直线上标记相应刻度,以表示咳嗽的程度。有助于治疗前、后的纵向比较。

2. 咳嗽症状积分 可进行相对量化的症状评分,用于咳嗽程度和疗效的临床评定,分为日间积分和夜间积分两个部分,但不同级别之间不容易区分。

3. 咳嗽生活质量测评 包括慢性咳嗽影响问卷(CCIQ)、咳嗽专用生活质量问卷(CQLQ)、莱切斯特咳嗽问卷(LCQ),在系统评价咳嗽程度和疗效过程中有重要作用。

4. 咳嗽频率监测 该方法受患者的主观耐受性影响,咳嗽频率不一定与患者自我感知的咳嗽严重程度呈正相关。

5. 咳嗽敏感性检查 可用于药物的疗效判断和咳嗽机制的研究。

(四)慢性咳嗽诊断原则、程序 慢性咳嗽的病因诊断应遵循以下几条原则:①重视病史,包括耳鼻咽喉和消化系统疾病病史、职业和环境因素暴露史、吸烟史及用药史。②根据病史选择有关检查,由简单到复杂。建议将通气功能检查、支气管激发试验和诱导痰细胞学检查作为慢性咳嗽的一线检查。支气管镜检查仅对一些少见慢性咳嗽病因具有诊断价值。③先考虑常见病,后考虑少见病。④诊断和治疗两者应同步或顺序进行。通过疗效评估诊断。

【常见疾病】

急性咳嗽常见于普通感冒和急性气管支气管炎。参见本章第二节"急性气管支气管炎"。

亚急性咳嗽最常见的原因是PIC,其次为CVA、EB、UACS等。PIC是呼吸道感染的急性期症状消失后,咳嗽仍然迁延不愈,多表现为刺激性干咳或咳少量白色黏液痰,通常持续3~8周,胸部X线检查无异常。其中,以病毒感冒引起的咳嗽最为常见。PIC常为自限性,多能自行缓解,但也有部分患者咳嗽顽固,甚至发展为慢性咳嗽。对于部分咳嗽症状明显的患者,建议短期应用镇咳药、抗组胺药加减充血剂等。复方甲氧那明治疗PIC有效。不建议使用孟鲁司特、ICS。

迁延性感染性咳嗽,常由肺炎支原体和肺炎衣原体引起,也可由流感嗜血杆菌和肺炎链球菌等细菌引起,多见于婴幼儿及年老体弱者。肺炎支原体和肺炎衣原体引起的可使用大环内酯类或喹诺酮类抗菌药物治疗有效。由革兰氏阳性球菌引起的可使用阿莫西林或者头孢菌素类药物,疗程需2~3周。

此外还有慢性咳嗽。

（一）UACS

1. 临床表现 一般在鼻腔分泌物增多平卧位时易诱发咳嗽,除了咳嗽、咳痰外,患者通常还主诉咽喉部滴流感、口咽黏液附着、频繁清喉、咽痒不适或鼻痒、鼻塞、流涕、打喷嚏等。有时患者会主诉声音嘶哑,讲话也会诱发咳嗽。基础疾病包括季节性变应性鼻炎、常年性变应性鼻炎、常年性非变应性鼻炎、血管舒缩性鼻炎、感染性鼻炎、真菌性鼻炎、普通感冒和鼻窦炎。

2. 诊断标准

（1）发作性或持续性咳嗽,以白天为主,入睡后较少。

（2）有鼻部和/或咽喉疾病的临床表现和病史。

（3）辅助检查支持鼻部和/或咽喉疾病的诊断。

（4）针对病因治疗后咳嗽可缓解。

3. 治疗 对于非变应性鼻炎及普通感冒,治疗首选第一代抗组胺药和减充血剂。第一代抗组胺药代表药物为马来酸氯苯那敏,常用减充血剂为盐酸伪麻黄碱。大多数患者在初始治疗后数天至2周内产生疗效。

各种抗组胺药对变应性鼻炎的治疗均有效果,首选无镇静作用的第二代抗组胺剂,常用药物为氯雷他定或阿司咪唑等。鼻腔吸入糖皮质激素是变应性鼻炎首选药物,通常为丙酸倍氯米松(每个鼻孔50μg/次)或等效剂量的其他吸入糖皮质激素,每天1~2次。色甘酸钠吸入对变应性鼻炎亦具有良好的预防

作用,应用剂量为20mg/次,3~4次/d。改善环境、避免变应原刺激是控制变应性鼻炎有效措施。

慢性鼻窦炎的治疗为选用对肺炎链球菌、金黄色葡萄球菌或表皮葡萄球菌等有效的抗菌药物,急性发作者不少于2周,慢性者建议酌情延长使用时间。常用药物为阿莫西林克拉维酸、头孢类或喹诺酮类。伴有鼻息肉的慢性鼻窦炎,建议联合鼻吸入糖皮质激素,疗程为3个月以上。同时口服第一代抗组胺剂和减充血剂2~3周,用鼻减充血剂<1周。内科治疗效果不佳时,可行负压引流、穿刺引流或外科手术。

（二）CVA

1. 临床表现 主要表现为刺激性干咳,咳嗽剧烈,夜间咳嗽为其重要特征。感冒、冷空气、灰尘、油烟等容易诱发或加重咳嗽。

2. 诊断标准

（1）慢性咳嗽常伴有明显的夜间刺激性咳嗽。

（2）支气管激发试验阳性或最大呼气流量(peak expiratory flow,PEF)昼夜变异率>20%,或支气管舒张试验阳性。

（3）抗哮喘治疗有效。

3. 治疗 原则与典型哮喘治疗相同。ICS联合支气管舒张剂治疗比单用ICS或支气管舒张剂治疗能更快速和有效地缓解咳嗽症状,建议治疗时间至少8周以上,部分患者需要长期治疗。如果患者症状或呼吸道炎症较重,或对吸入激素治疗反应不佳时,建议短期口服糖皮质激素治疗(泼尼松10~20mg/d,3~5天)。白三烯受体拮抗剂治疗CVA有效。

（三）GERC

1. 临床表现 典型反流症状表现为胸骨后烧灼感、反酸、嗳气、胸闷等。有微量误吸的GERC患者,早期更易出现咳嗽症状及咽喉部症状。临床上也有不少GERC患者没有反流症状,咳嗽是其唯一的临床表现。咳嗽大多发生在日间和直立位,干咳或咳少量白色黏痰。

2. 诊断标准

（1）慢性咳嗽,以白天咳嗽为主。

（2）24小时食管pH-多通道阻抗监测DeMeester积分≥12.70分和/或SAP≥80%。症状指数≥45%可用于GERC的诊断。食管pH监测联合腔内阻抗能识别包括非酸反流在内的所有胃食管反流,是目前最灵敏、可靠的GERC诊断手段。

（3）抗反流治疗后,咳嗽明显减轻或消失。

3. 治疗 参见第十五篇第四章第一节"胃食管反流病"。

（四）NAEB

1. 临床表现 慢性刺激性咳嗽常是唯一临床症状,一般为干咳,偶尔咳少许黏痰,可在白天或夜间咳嗽。部分患者对油烟、灰尘、异味或冷空气比较敏感,常为咳嗽诱发因素。患者无气喘、呼吸困难等症状,肺通气功能及呼气峰流速变异率(PEFR)正常,无呼吸道高反应性的证据。

2. 诊断标准

（1）慢性咳嗽,多为刺激性干咳,或伴少量黏痰。

（2）胸部X线片正常。

（3）肺通气功能正常，呼吸道高反应性检测阴性，PEF 日间变异率正常。

（4）痰细胞学检查嗜酸性粒细胞比例≥2.5%。

（5）排除其他嗜酸性粒细胞增多性疾病。

（6）口服或吸入糖皮质激素有效。

3. 治疗　对糖皮质激素治疗反应良好，治疗后咳嗽消失或明显减轻。首选 ICS 治疗，持续应用 8 周以上。初始治疗可联合应用泼尼松口服每天 10~20mg，持续 3~5 天。如果小剂量糖皮质激素无效，应注意嗜酸性粒细胞增高综合征、嗜酸性肉芽肿性多血管炎等全身性疾病。

（五）变应性咳嗽　慢性咳嗽且伴有某些过敏性表现，但不能确定为哮喘、过敏性鼻炎或 EB 的患者称变应性咳嗽（atopic cough，AC）。

1. 临床表现　刺激性干咳，多为阵发性，白天或夜间均可咳嗽，油烟、灰尘、冷空气、讲话等容易诱发咳嗽，常伴有咽喉发痒。通气功能正常，无呼吸道高反应性，诱导痰细胞学检查嗜酸性粒细胞比例正常。

2. 诊断标准

（1）慢性咳嗽，多为刺激性干咳。

（2）肺通气功能正常，支气管激发试验阴性。

（3）诱导痰嗜酸性粒细胞不增高。

（4）具有下列指征之一：①有过敏性疾病史或过敏物质接触史；②变应原皮试阳性；③血清总 IgE 或特异性 IgE 增高。

（5）糖皮质激素或抗组胺药治疗有效。

3. 治疗　糖皮质激素或抗组胺药物治疗有效。吸入糖皮质激素治疗 4 周以上，初期可短期口服糖皮质激素（3~5 天）。

（六）其他慢性咳嗽病因的诊断与治疗

1. 慢性支气管炎、支气管扩张症、气管-支气管结核、支气管肺癌等可以参见相关章节。

2. ACEI 和其他药物诱发的咳嗽　见于应用 ACEI 类药治疗患者，其发生率为 10%~30%。应注意询问病史，通常停药后 4 周症状消失或显著减轻。对于既往出现过或现在有可能是 ACEI 相关咳嗽的患者，可用血管紧张素Ⅱ受体拮抗剂替代 ACEI 类药物治疗原发病。

3. 心理性咳嗽　或称习惯性咳嗽、心因性咳嗽。儿童相对常见。典型表现为日间咳嗽，专注于某一事物及夜间休息时咳嗽消失，常伴焦虑症状。为排除性诊断。主要为暗示治疗，年长儿童或可适用抗焦虑药。

推荐阅读

1. 中华医学会呼吸病学会分会哮喘学组. 咳嗽的诊断与治疗指南（2015 版）[J]. 中华结核和呼吸杂志，2016，39（5）：323-354.

2. 中国咳嗽物联网医学分级诊疗专家组. 咳嗽物联网医学分级诊疗中国专家共识[J]. 国际呼吸杂志，2016，36（5）：321-330.

3. GIBSON P G. Management of Cough[J]. J Allergy Clin Immunol，2019，7（6）：1724-1729.

第二节　急性气管支气管炎

陈雪华

急性气管支气管炎（acute tracheobronchitis）是累及气管支气管的急性自限性炎症（1~3 周），文献更多以急性支气管炎（acute bronchitis）来命名，是指在没有 COPD 的情况下，出现累及大气道的下呼吸道感染，且无肺炎证据。中华医学会呼吸分会咳嗽指南定义，急性气管支气管炎是由生物性或非生物性因素引起的气管支气管黏膜的急性炎症，包含了非感染的病因。2011 年欧洲呼吸病学会下呼吸道感染（lower respiratory tract infection，LRT）指南定义，急性气管支气管炎是指没有慢性肺部疾病的患者出现以咳嗽为主的急性症状，可以伴有咳痰或其他临床征象提示是下呼吸道感染，而不能以其他原因来解释（如鼻窦炎和哮喘）。

【病原学与流行病学】

病毒是最常见的病原体，研究表明诊断气管支气管炎并识别出病原体的患者，约 60% 为病毒感染，主要是甲型和乙型流感病毒、副流感病毒、1~3 型冠状病毒、鼻病毒、呼吸道合胞病毒、人类偏肺病毒。在引起急性支气管炎的病毒中，应特别注意流感病毒，因为其可引起并发症且可能需要特异性治疗。细菌感染引起的急性支气管炎比较少见，研究表明仅 6% 为细菌感染。最常导致急性支气管炎的细菌包括百日咳杆菌（Bordetella pertussis）、肺炎支原体（Mycoplasma pneumoniae）和肺炎衣原体（Chlamydia pneumoniae），在这些细菌中，百日咳杆菌最有可能引起长期咳嗽，报道长期咳嗽患者中百日咳发生率为 1%~12%，百日咳是少数可用抗生素治疗的急性细菌性气管支气管炎。在没有呼吸道受损（如气管造口术、气管插管）或 COPD 的成人中，尚无有力证据支持肺炎链球菌（Streptococcus pneumoniae）、金黄色葡萄球菌（Staphylococcus aureus）、流感嗜血杆菌（Haemophilus influenzae）、卡他莫拉菌（Moraxella catarrhalis）或其他革兰氏阴性杆菌等病原体会引起急性细菌性支气管炎。非感染性因素如烟尘和过敏原可能在急性气管支气管炎的发病中起重要作用。

【发病机制与病理】

病理改变主要为气管-支气管黏膜充血、水肿、分泌物增加，黏膜下层水肿，有淋巴细胞和中性粒细胞浸润。病变一般仅限于气管、主支气管和肺叶支气管黏膜，严重者可蔓延至细支气管和肺泡，引起微血管坏死和出血。损害严重者黏膜纤毛功能降低，纤毛上皮细胞损伤、脱落。炎症消退后，黏膜的结构和功能多恢复正常。

【临床表现】

咳嗽是最主要的症状，一般定义为咳嗽至少持续 5 天，但大多数患者的咳嗽可持续 1~3 周，中位持续时间为 18 天。咳嗽可为阵发性或持续性，多为干咳，吸入冷空气、晨起晚睡或体力活动时咳嗽加剧。可能伴有脓性或非脓性痰，脓痰并非细菌感染特异性表现，不能预测抗生素治疗有效。

患者往往先有上呼吸道感染症状,如发热、头痛、鼻塞、流涕、咽痛、声音嘶哑等。流感病毒、腺病毒和肺炎支原体感染可有发热,伴乏力、头痛、全身酸痛等全身毒血症症状,而鼻病毒、冠状病毒等引起的急性支气管炎常无这些表现。随着下呼吸道受累,咳嗽成为主要症状,长期咳嗽时可发生胸壁或胸骨后疼痛。

咳嗽可能伴发喘鸣和轻度呼吸困难,听诊可闻及哮鸣音和干啰音,干啰音通常在咳嗽时消失。通常不建议测定肺功能,但有研究显示40%的患者存在支气管痉挛(证据为 FEV_1 降低,并且激发试验可证实存在支气管高反应),支气管高反应性通常较为短暂,可在6周内消退,据此诊断支气管哮喘需要慎重。

【诊断与鉴别诊断】

急性气管支气管炎通常是一个临床诊断,对于没有慢性肺部疾病患者来说,重要的是需要除外肺实质疾病,最常见是肺炎。但对于一个咳嗽1~3周而没有发热等其他症状的患者来说,是否需要胸部 X 线检查除外其他疾病,欧洲呼吸病学会下呼吸道感染指南认为出现急性咳嗽患者,同时伴有新出现的局限性实变体征,加上发热>4 天或呼吸困难/呼吸急促,而没有其他原因可以解释时需要怀疑肺炎,可以先测血清 C 反应蛋白(C-reactive protein,CRP),如果 CRP<20mg/L,则按急性支气管炎处理;如果 CRP>100mg/L,检查胸部 X 线片并按照肺炎给予抗菌药物治疗;如果 CRP ≤ 100mg/L 但>20mg/L,则需通过胸部 X 线片来确认有无肺炎。对于 75 岁以上患者出现精神状态或行为改变即使没有发热,或者存在中度或重度呼吸困难、缺氧、咯血、免疫功能受损、痴呆等其他因素,则应根据患者整体状态,及时进行胸部影像学及其他检查。

细菌性病原体引起急性支气管炎非常少见,不推荐行痰液细菌培养,特殊情况下结核和曲霉可以表现为单纯气管支气管感染,但病程一般符合慢性咳嗽。微生物学检查结果可能会改变治疗方案的情况包括流感和百日咳。

冬、春季节出现急性发热和咳嗽的患者,需排除流感和新型冠状病毒感染,在成人患者两种症状流感阳性预测值约为75%,但随咳嗽时间延长而下降。可能需要进行流感病毒和新型冠状病毒检测的情况包括并发症风险较高的患者、住院患者及可能会获益于治疗的医护人员,检测方法视临床情况而定。

美国 CDC 和 WHO 提倡采用按照临床病例定义诊断百日咳:咳嗽性疾病持续至少 2 周,无明显病因,且伴有阵发性咳嗽、吸入性哮鸣声或咳嗽后呕吐。在百日咳暴发或已知与确诊病例有密切接触时,即使没有其他症状,咳嗽持续大于或等于 2 周也可以做出临床诊断。疫情暴发时,该病例定义预测培养阳性百日咳的敏感性和特异性分别为 84% 和 63%。

如果咳嗽超过 3 周而成为亚急性咳嗽时,是否需要按照慢性咳嗽来诊断还是继续保留急性气管支气管炎诊断成了难题,事实上许多亚急性咳嗽甚至慢性咳嗽大多起源于急性病毒感染。但许多影像学有异常的急慢性肺部疾病如肺炎、肺结核、肺脓肿、肺癌、肺间质纤维化,均可出现不同程度咳嗽,为避免误诊,如果咳嗽超过 3 周、治疗效果不佳或者出现其他症状不能解释,建议按照慢性咳嗽流程,先行胸部 X 线检查。对于本身就有慢性肺部疾病者,需对照影像学变化,区分是否是原有疾病加重。

对于有慢性呼吸道疾病如 COPD、哮喘、支气管扩张症的患者来说,是否需要诊断急性气管支气管炎更是颇费踌躇的问题,理论上两者可以合并存在,但从定义来说应该诊断原有疾病急性加重,如用 COPD 急性加重来诊断出现的情况,但急性加重只是临床定义,并非每次出现咳嗽都需要改变原来的治疗,因此需要临床医师准确把握两者的区别而避免过度诊断和治疗。

【治疗】

大多数急性支气管炎患者症状具有自限性,可在 1~3 周内消退,治疗以安慰和控制症状为主。急性支气管炎患者多有普通感冒症状,尤其是在病程早期。镇痛药可能有助于缓解头痛、咽痛、肌肉疼痛和关节痛等症状,对乙酰氨基酚或非甾体抗炎药(nonsteroidal anti-inflammatory drug,NSAID)均可使用。抗组胺药/减充血剂复方制剂、鼻内或吸入用色甘酸钠,以及鼻内异丙托胺可缓解部分患者症状。

剧烈干咳患者可适当应用镇咳剂,建议使用非处方药物(over-the-counter,OTC),如右美沙芬或愈创甘油醚。通常不建议使用沙丁胺醇等吸入性 β 受体激动剂,仅建议用于存在喘鸣和基础肺病的患者。建议不要使用布洛芬、口服糖皮质激素来治疗急性支气管炎引起的咳嗽,研究表明布洛芬和口服糖皮质激素并不能更好地减轻咳嗽程度或缩短咳嗽持续时间,但不良反应加大。

急性支气管炎通常是由病毒引起,不推荐常规使用抗生素。不恰当地使用抗生素来治疗呼吸道病毒感染可引起不良事件,并促发细菌耐药。多项高质量临床试验和荟萃分析显示,抗生素不会使急性支气管炎患者获得显著益处或增加治愈可能性,反而增加不良反应。但气管支气管炎处方抗生素现象仍然很普遍,统计显示就诊急性支气管炎患者中有 50%~90% 会接受抗生素治疗,导致急性支气管炎成为门诊抗生素过度使用的最常见疾病。

建议诊断百日咳患者,1 岁以上咳嗽发作 3 周内、1 岁以下婴儿和孕妇(尤其近足月)咳嗽发作 6 周内均应接受抗生素治疗,一线治疗药物为大环内酯类抗生素。

【预防】

冬季注意保暖,避免上呼吸道感染,戒烟。做好环保工作,治理空气污染。改善劳动卫生条件,生产车间要防止有害气体、酸雾和粉尘的外逸。

推荐阅读

1. MCKAY R,MAH A,LAW M R,et al. Systematic Review of Factors Associated with Antibiotic Prescribing for Respiratory Tract Infections[J]. Antimicrob Agents Chemother,2016,60(7):4106-4118.

2. KINKADE S,LONG N A. Acute Bronchitis[J]. Am Fam Physician,2016,94(7):560-565.

3. SMITH S M,FAHEY T,SMUCNY J,et al. Antibiotics for acute bronchitis [J]. Cochrane Database Syst Rev,2017,6(6):CD000245.

第三节　上呼吸道阻塞

白春学

上呼吸道指鼻至气管隆嵴一段的传导性呼吸道,分胸腔外上呼吸道和胸腔内上呼吸道。上呼吸道疾病颇多,部分归入耳鼻咽喉科诊治范围,也就诊于呼吸科,两者划界并不明确,如鼾症、睡眠呼吸暂停综合征。上呼吸道疾病最常见和最具特征性的症状是上呼吸道阻塞(upper airway obstruction, UAO)。

【上呼吸道阻塞的原因】

按急性和慢性列于表 13-4-3-1。

表 13-4-3-1　上呼吸道阻塞的原因

分类	上呼吸道阻塞的原因	儿童上呼吸道阻塞的附加原因
急性	异物吸入 水肿:过敏性、血管神经性、烟雾吸入 感染:扁桃腺炎、咽炎、会厌炎、咽后壁脓肿等	喉炎、免疫抑制儿童的喉部病变、白喉
慢性	声带:麻痹、功能障碍 气管异常:气管支气管软化、复发性多软骨炎、巨气管支气管病、骨化性气管支气管病 浆细胞病变:气管支气管淀粉样变 肉芽肿性疾病:结节病、结核、韦格纳肉芽肿病 气管狭窄:插管后、气管切开后、创伤 气管受压/受犯:甲状腺肿、甲状腺癌、食管癌、纵隔肿瘤 肿瘤:咽/喉/气管肿瘤	21-三体综合征、小颏、先天性喉鸣、血管环压迫气管、先天性声门下狭窄、黏多糖病

【病理生理与肺功能改变】

胸外的呼吸道处于大气压下,胸内部分则在胸膜腔内压作用之下。气管内、外两侧的压力差为跨壁压。当气管外压大于胸膜腔内压,跨壁压为正值,呼吸道则趋于闭合;当跨壁压为负值时,即气管内压大于气管外压,气管通畅。UAO 的位置、程度、性质(固定型或可变型)及呼气或吸气相压力的变化,引起患者出现不同的病理生理改变。临床上,根据呼吸气流受阻的不同可将 UAO 分为三种,即可变型胸外上呼吸道阻塞、可变型胸内上呼吸道阻塞和固定型上呼吸道阻塞。

(一) 可变型胸外上呼吸道阻塞　是指阻塞处气管内径可因气管内外压力改变而变化的 UAO,常见于气管软化及声带麻痹等疾病的患者。正常情况下,胸外上呼吸道外侧的压力在整个呼吸周期均等于大气压,吸气时由于呼吸道内压降低,引起跨壁压增大,导致胸外上呼吸道倾向于缩小。存在可变型胸外 UAO 的患者,出现吸气气流严重受阻;相反,当其用力呼气时,其阻塞程度可有所减轻。

(二) 可变型胸内上呼吸道阻塞　见于胸内呼吸道的气管软化及肿瘤患者。由于胸内上呼吸道外侧压力与胸膜腔内压接近,与呼吸道内压相比为负压,导致胸内呼吸道倾向于扩张。当患者用力呼气时,引起阻塞部位呼吸道内径进一步缩小,呼气气流严重受阻。

(三) 固定型上呼吸道阻塞　是指 UAO 病变处管径内径不可变化,呼吸时跨壁压的改变不能引起阻塞处呼吸道内径变化。这类患者在吸气和呼气时气流均明显受限且程度相近。

【临床表现】

急性 UAO 通常表现为突发性严重呼吸困难,听诊可闻及喉部及上胸部喘鸣音。严重者可有缺氧等急性呼吸衰竭的表现,甚至窒息。慢性上呼吸道阻塞早期症状不明显,逐渐出现刺激性干咳、活动后气短。喘鸣音可以传导至下胸部,容易误判为哮鸣音,误诊为哮喘或 COPD。由于病因不同,可有相应的症状或体征,如肿瘤常有痰中带血,声带麻痹则有声音嘶哑。

【诊断】

基本要点和程序包括:①注意相关病史及可疑的喘鸣音;②肺功能检测,特别要描记流量-容积曲线;③影像学(上呼吸道 CT 三维重建)、耳鼻咽喉科检查;④借助喉镜、支气管镜检查。

【呼吸内科涉及 UAO 的主要疾病及治疗】

从解剖学的角度,呼吸内科涉及的 UAO 指气管疾病。以下简述几种除外肿瘤和感染的重要气管疾病。

(一) 气管支气管软化(tracheobronchomalacia)　本病病因和病理生理不清楚。临床见于气管切开术后(尤其是儿童)、黏多糖综合征(黏多糖在气管壁沉积),其他可能原因有吸烟、老年性退化、呼吸道压过高、纤维组织先天性脆弱。肉眼观可分为两类,即新月型(后呼吸道壁陷入管腔)和刀鞘型(侧壁塌陷)。主要症状是气急、咳嗽、咳痰、反复呼吸道感染和咯血。治疗方法主要有 3 种,即持续气道正压通气、气管切开和气管支架植入,可按病情严重程度参考其他相关因素进行选择。

(二) 复发性多软骨炎(relapsing polychondritis,RP)本病是一种累及全身软骨的自身免疫性结缔组织病。主要引起鼻、耳、呼吸道软骨的反复炎症与破坏,亦有关节炎、巩膜炎,以及主动脉、心脏、肾脏受累的报道。约 50% 患者病变发生在气管和主支气管,与气管支气管软化非常相似,有作者认为 RP 是气管支气管软化的原因之一。临床表现为咳嗽、声嘶、气急和喘鸣等。诊断的关键是医师在气急和喘鸣患者的临诊中熟悉和警惕本病。

肺功能流速-容量环描记、胸部 CT 均有助于发现大气道狭窄,直接的证据是支气管镜检查显示气管软骨环消失和气道壁塌陷、狭窄。糖皮质激素、氨苯砜和非甾体抗炎药可能有一定治疗作用。危及生命时,需要气管切开。气管支架植入可能在一定时期内获益。

（三）**气管支气管淀粉样变**（tracheobronchial amyloidosis）　原发性淀粉样变累及气管支气管树比较少见。Thompson 和 Citron 将其分为 3 种类型:①气管支气管型(影响上呼吸道或中心性呼吸道);②小结节性肺实质型(肺内单发或多发性小结节);③弥漫性肺泡间隔型。支气管镜下可见气管支气管壁呈鹅卵石状,管壁显著增厚,可延及数级较小的支气管。临床症状无特异性。诊断有赖于活检组织刚果红阳性染色。本病预后不良,但进展可以相当缓慢,少数患者可生存数十年。病变弥漫累及较小支气管者约 30% 在 4~6 年内死亡。局部放疗偶尔亦有帮助。最近有人提出可试用抗肿瘤化疗药物,但治疗反应很慢(6~12 个月)。

（四）**气管狭窄**（tracheal stenosis）　气管狭窄相对常见,医源性(气管切开、气管插管)为最常见原因,其他原因包括创伤、呼吸道灼伤等。气管球囊扩张术、支架植入和切除重建术可根据病情进行选择。呼吸道灼伤引起的广泛狭窄治疗困难。

（五）**气管支气管扩大**（tracheobronchomegaly）　是一种先天性异常,表现为气管和主支气管萎缩、弹力纤维缺乏和呼吸道肌层减少,气管和支气管变软,导致吸气时显著扩张,而呼气时狭窄陷闭。植入支架似乎是最好和唯一的治疗选择。

（六）**骨化性气管支气管病**（tracheobronchopathia osteochondroplastica）　本病是老年人气管支气管的退行性病变,表现为气管支气管黏膜下软骨性或骨性小结节,如息肉样。轻者无症状,严重和广泛病变患者可出现咳嗽、咯血、气急、反复呼吸道感染及肺不张等。支气管镜下摘除呼吸道块状病灶可能有益。

推荐阅读

WON C,MICHAUD G,KRYGER M H. Upper Airway Obstruction in Adults [M]//GRIPPI M A. Fishman's Pulmonary Diseases and Disorders. 5th ed. New York:McGraw-Hill,2015:738-757.

第四节　慢性阻塞性肺疾病

宋元林　顾宇彤

慢性阻塞性肺疾病(chronic obstructive pulmonary disease, COPD)简称慢阻肺,是以持续气流受限和呼吸道症状为特征,气流受限不完全可逆的一类慢性呼吸道疾病,其核心病理为慢性呼吸道炎症。主要危险因素为吸烟、室内污染、环境与职业暴露等。本病由于呼吸道重塑和肺实质破坏,肺功能持续降低,反复发作病情恶化导致劳动力丧失,生活质量降低,最终发展为呼吸衰竭和肺源性心脏病。如果能及早防治,完全可能有效控制病情,减缓疾病进展,改善患者生活质量,延长生存期。

慢阻肺患病率和病死率呈上升趋势。最新流行病学调查资料显示,我国 40 岁以上人群患病率为 13.7%,20 岁以上成人慢阻肺患病率也达到 8.6%。世界卫生组织资料显示慢阻肺目前位于死因顺位第 4 位,预计到 2020 年将上升至第 3 位。慢阻肺是我国城市居民第 4 位、农村首位的死亡原因,是中国造成生命年损失第 3 位的疾病。

【**发病危险因素**】

吸烟是引起慢阻肺最常见的危险因素,Fletcher 等对西方人一项为期 8 年的前瞻性研究表明,吸烟者 FEV_1 平均下降 60ml/年,明显高于正常人(30ml/年),戒烟后 FEV_1 下降率减慢。然而,大约 1/6 的患者从未吸烟。大量吸烟者 FEV_1 可以正常,仅有 15%~20% 的吸烟者患慢阻肺,提示吸烟是否引起慢阻肺可能还与遗传易感性有关。其他危险因素包括职业环境或室内外空气污染导致的燃料烟雾、粉尘及其他有害颗粒或气体吸入。被动吸烟、呼吸道高反应性、反复呼吸道感染(特别是幼年时的感染)、出生时低体重或幼年营养不良、慢阻肺家族史和不良的社会经济状况等也是慢阻肺的危险因素。罹患 HIV 与慢阻肺发病也有相关性。

【**病因与发病机制**】

（一）**慢性炎症反应**　慢阻肺与呼吸道和肺对有害气体或颗粒的异常炎症反应有关。慢阻肺炎症反应的机制可能与被激活的巨噬细胞、上皮细胞或 $CD8^+T$ 淋巴细胞释放的化学趋化因子如 IL-6、IL-8、白三烯 B_4(leukotriene B_4,LTB_4)和肿瘤坏死因子 TNF-α(tumor necrosis factor-α)等有关。上述化学趋化因子与炎症细胞之间存在复杂的相互作用,引起慢性呼吸道炎症,这些炎症反应会促进上皮的化生、黏液高分泌乃至呼吸道的重塑。

（二）**蛋白酶和抗蛋白酶失衡**　大量证据表明,慢阻肺患者体内存在蛋白酶和抗蛋白酶失衡。一方面,慢阻肺患者呼吸道和肺实质蛋白酶如中性粒细胞弹性蛋白(NE)、基质金属蛋白酶(MMP)等增加、活性增强,引起肺实质细胞外基质代谢异常,肺弹力纤维破坏,刺激黏液分泌,增加基底膜通透性,刺激内皮细胞释放 IL-8 和巨噬细胞释放 LTB_4,加重炎症反应。另一方面,抗蛋白酶如 $α_1$-抗胰蛋白酶($α_1$-AT)、分泌型白细胞蛋白酶抑制剂(SLPI)和组织金属蛋白酶抑制剂(TIMP)缺乏、不足或部分失活,炎症细胞产生蛋白酶增加、活性增强,超过抗蛋白酶的数量和活性时,引起弹力纤维破坏,促使肺气肿形成。

（三）**氧化抗氧化失衡**　慢阻肺患者肺部外源性氧自由基主要来源于烟草烟雾和空气污染,内源性主要由炎症细胞释放。自由基与细胞膜或脂蛋白上的多价不饱和脂肪酸侧链发生反应形成脂质过氧化,同时产生新的自由基,形成链式反应,导致对细胞膜的持续损害。另外，氧化应激还能引起抗蛋白酶的失活、黏液的过度分泌、移行至肺部的中性粒细胞数量增加和变形能力降低、促炎介质（IL-6、IL-8 和 NO）的基因表达增多、组蛋白去乙酰化酶活性降低导致糖皮质激素抗炎作用下降等。当氧化剂作用超过抗氧化剂作用时，导致组织损伤。

（四）呼吸道重塑及其机制 呼吸道壁和肺实质的慢性炎症引起组织破坏，对损伤的修复使其结构改变最终导致呼吸道壁增厚、基底膜增厚、上皮细胞纤毛倒伏，出现鳞形化生，黏膜下腺体肥厚、增生，纤维蛋白沉积，出现管腔狭窄、弹性减弱和气流受限，这一过程称呼吸道重塑。细胞外基质（ECM）和成纤维细胞在呼吸道重塑中起关键作用。弹力纤维合成和修复的异常在肺气肿发病机制中起一定作用。

（五）遗传 慢阻肺患者的子代和同卵双胞胎中发病率高于一般人群，提示慢阻肺与遗传有关。参与慢阻肺发病的多种炎症因子、基质金属蛋白酶、抗蛋白酶、氧化还原酶和解毒酶等的遗传表型和基因多态性决定慢阻肺的易感性。已知与慢阻肺可能有关的基因除 α_1-AT 的 ZZ 型与肺气肿及肺功能的下降肯定有关外，还包括与氧化损伤、炎症与免疫失衡、呼吸道高反应性、抗微生物多肽、凋亡等相关基因的基因多态性有关。

（六）衰老 慢阻肺被认为是"加速的肺老化疾病"，衰老本身可加剧小气道功能的异常，氧化应激与还原失衡，端粒长度减少，抗衰老基因 sirtuin 1/6 表达下降，免疫与炎症失衡等交织在一起，促进了慢阻肺的进展。

综上所述，慢阻肺是由多种病因引起，环境和遗传因素共同作用，多种机制如慢性炎症、蛋白酶-抗蛋白酶失衡、衰老、氧化应激和呼吸道重塑等参与的一类疾病。

【病理】
慢阻肺包括三种病理生理状态，即呼吸道黏液高分泌、慢性细支气管炎和肺气肿。

（一）大气道 指气管、支气管和呼气相内径大于 2mm 的细支气管，主要表现为呼吸道黏液高分泌和黏液纤毛功能障碍，常见病理改变有黏液腺增生、浆液腺管的黏液腺化生、腺管扩张、杯状细胞增生、灶状鳞状细胞化生和呼吸道平滑肌肥大，支气管黏膜上皮细胞的纤毛发生粘连、倒伏、脱失，纤毛细胞数减少，异常纤毛的百分率明显增加，纤毛结构异常发生在干和顶部，包括纤毛细胞空泡变性、细胞膜凸出、形状改变等。

（二）小气道 呼气相内径小于 2mm 的细支气管主要表现为管壁单核巨噬细胞和 $CD8^+T$ 淋巴细胞浸润、杯状细胞化生、平滑肌增生及纤维化，管腔扭曲狭窄、腔内不同程度黏液栓形成。小气道周围炎症引起的肺组织的破坏，减少了肺组织对呼吸道的牵拉作用，加重了小气道的阻塞程度。

（三）肺气肿的形成 肺气肿是指终末支气管远端部分（包括呼吸性细支气管、肺泡管、肺泡囊和肺泡）膨胀，并伴有气腔壁的破坏。肺气肿根据病变的分布分为小叶中央型（呼吸性细支气管膨胀，肺泡管、肺泡囊和肺泡基本正常）和全小叶型肺气肿。

【病理生理】
（一）黏液分泌亢进和黏液纤毛清除功能障碍 慢阻肺患者黏液高分泌，同时纤毛结构、功能和黏液流变学特征的改变引起呼吸道黏液纤毛清除功能障碍，黏痰易阻塞呼吸道，加重气流受限。

（二）呼吸功能异常

1. 肺容量增加 又称肺过度充气（气体陷闭），是慢阻肺的特征之一，分成静态过度充气和动态过度充气（dynamic hyperinflation，DH）。静态肺过度充气主要与肺弹性回缩力降低有关。慢阻肺的肺脏由于肺泡壁弹性纤维组织的破坏，使肺脏的弹性回缩力减小，外周呼吸道远端气腔扩张，结果肺脏的压力-容积（P-V）曲线左移，使得一定肺容积改变引起的弹性回缩力变化低于正常肺脏，表现为功能残气量（functional residual capacity，FRC）也称呼气末肺容积（EELV）增加，临床表现为肺气肿。静态肺过度充气主要见于慢阻肺后期及 α_1-AT 缺乏患者。

DH 可发生在所有慢阻肺患者，是引起肺容量增加的最常见原因，也是慢阻肺病理生理的核心部分。DH 形成机制主要与呼气受限和呼吸频率有关。气流受限越严重，呼吸频率越快，DH 越明显。DH 在慢阻肺急性加重期或运动后加剧，休息减慢呼吸频率后减轻，具有可逆性，是药物治疗慢阻肺的靶点。

肺过度充气显著增加了呼吸肌尤其是吸气肌的负荷，使呼吸功增加，对慢阻肺患者的呼吸动力机制产生不利影响。DH和肺容积增加还使膈肌低平及曲率半径变大、吸气肌纤维初长度缩短，导致慢阻肺患者的吸气肌力量和耐力均降低。呼吸肌负荷加重，肌力和耐力减退导致肌肉收缩力下降、疲劳甚至衰竭。上述情况在慢阻肺患者运动时或急性加重期尤为明显，与患者气急加重密切相关。

2. 慢性持续、进行性加重、不完全可逆阻塞性通气功能障碍 小气道纤维化和狭窄、肺泡弹性回缩力降低和维持小气道开放肺泡支持结构破坏引起不可逆阻塞；支气管黏膜充血水肿、黏液和浆液渗出、平滑肌痉挛等引起可逆阻塞。通气功能失代偿导致缺氧和二氧化碳潴留。

3. 肺换气功能受损 肺泡壁膨胀、破裂，肺泡面积减少及肺泡周围毛细血管广泛损害，可使弥散功能减退。同时由于病变不均匀，存在通气血流比例降低，甚至形成动-静脉分流。另一些肺区的肺泡通气量变化不大，但肺泡周围毛细血管受损严重，使血流灌注减少，通气血流比例增高，使死腔通气增加。弥散功能减退和通气血流比例失调在慢阻肺急性加重期更为明显。慢阻肺患者分流量可正常或增高。弥散功能减退和通气血流比例失调是除通气功能障碍外导致慢阻肺低氧血症的重要原因。

（三）肺动脉高压和肺心病 低氧血症引起肺小动脉痉挛，是肺动脉高压最主要的病因。长期慢性缺氧引起肺小动脉平滑肌肥厚、内膜灶性坏死、纤维组织增生和血管狭窄，肺血管重构使肺动脉高压不可逆，而慢性缺氧导致红细胞增多，血容量和血黏度增高，多发性肺微小动脉原位血栓形成，也增加肺循环阻力，加重肺动脉高压，最终发展成肺心病和右心衰竭。

（四）**系统性影响** 慢阻肺慢性系统性炎症反应和全身氧化应激增强可产生全身影响,引起一系列合并症。

【临床表现】

起病隐匿,多于中年以后发病,常有反复急性加重,好发于秋、冬寒冷季节。慢性咳嗽、咳痰通常为首发症状,少数病例咳嗽不伴咳痰,也有少数病虽有明显气流受限但无咳嗽症状。痰为白色泡沫痰或黏液性痰,合并感染时痰量增多,常有脓性痰。气促或呼吸困难是慢阻肺典型症状,早期仅于劳力时出现,后逐渐加重,以致日常活动甚至休息时也感气促。部分患者特别是重度患者可伴喘息、胸闷,通常于劳力后发生。晚期患者常有体重下降、食欲减退、精神抑郁和/或焦虑等,合并感染时可咳脓痰或咯血。随病情进展,后期出现低氧血症和/或高碳酸血症,可并发慢性肺源性心脏病和右心衰竭。

慢阻肺早期体征可不明显,随疾病进展表现为肺气肿体征。桶状胸,早期深慢呼吸,后期呼吸变浅,频率增快,辅助呼吸肌参加呼吸,重症可见胸腹矛盾运动及剑突下心尖搏动。低氧血症者可出现黏膜及皮肤发绀,伴二氧化碳潴留可见球结膜水肿。伴右心衰竭者可见下肢水肿,腹部触诊示肝大。叩诊呈过清音,心浊音界缩小,肺肝界降低。听诊两肺呼吸音可减低,呼气延长,有时可闻干啰音或湿啰音,心音遥远,合并肺动脉高压时 $P_2 > A_2$。

【辅助检查】

（一）**肺功能检查** 稳定期肺通气功能检查表现为支气管舒张后 $FEV_1/FVC < 0.7$。如果一次检查 FEV_1/FVC 处于临界值10%范围内,建议进行至少第二次的肺功能检查。根据阻塞程度及是否合并肺气肿,可以出现 FEF 25%~75%降低、TLC 增加、FEV_1 下降、IC 降低、RV 及 RV/TLC 增加等。根据 FEV_1 占预计值百分比,评估气流受限严重程度。一氧化碳弥散量（DL_{CO}）和比弥散（DL_{CO} 与肺泡通气量 VA 之比）降低。慢阻肺支气管舒张试验可以阳性,特别是未治疗前或急性加重时。

（二）**胸部 X 线** 慢阻肺早期胸片可无明显变化,典型 X 线征为肺过度充气,肺容积增大,胸腔前后径增长,肋骨走向变平,肺野透亮度增高,横膈位置低平,心脏呈垂狭长;肺门血管纹理呈残根状,肺野外周血管纹理纤细稀少等,有时可见肺大疱形成。并发肺动脉高压和肺源性心脏病时,除右心增大外,还可见肺动脉圆锥膨隆、肺门血管影扩大及右下肺动脉增宽等。

（三）**胸部 CT** 一般不作为常规检查,高分辨率 CT（HRCT）对辨别小叶中央型或全小叶型肺气肿及确定肺大疱的大小和数量有很高的敏感性和特异性,以及判断是否存在支气管扩张。HRCT 对预计肺大疱切除或外科减容手术等的效果有一定价值。

（四）**动脉血气分析** 首先表现为轻中度低氧血症。随疾病进展,低氧血症逐渐加重,合并高碳酸血症。慢阻肺急性加重期,更易发生低氧和 CO_2 潴留。部分患者在运动和睡眠过程中动脉血氧分压（PaO_2）可进一步下降,有时睡眠较运动时更为明显。

（五）**睡眠呼吸监测** 适用于临床怀疑睡眠呼吸暂停或者存在与清醒时动脉血氧水平矛盾的低氧血症时（清醒时血氧水平基本正常,但出现缺氧后果如血红蛋白增高或肺动脉高压、肺心病等）。

（六）**其他检查** 并发感染时,痰培养可检出各种病原菌,常见为肺炎链球菌、流感嗜血杆菌、卡他莫拉菌、肺炎克雷伯菌、支原体、衣原体、病毒等,革兰氏阴性杆菌的比例高于社区获得性肺炎。部分急性发作者血白细胞增高,CRP 和 PCT 增加等。慢性缺氧者血红蛋白升高,并肺心病者血黏度增高。早年出现严重肺气肿者 α_1-抗胰蛋白酶量或活性可能降低,该病多见于白种人。

【并发症】

（一）**自发性气胸** 肺气肿患者尤其合并肺大疱者易并发自发性气胸。因基础肺功能差,且多为张力性气胸,病情常较重。因肺野透亮度高,常有肺大疱存在,气胸体征有时不典型,必要时摄胸部 X 线片或肺部 CT 明确诊断。

（二）**呼吸衰竭** 慢阻肺呼吸功能严重受损,可出现呼吸衰竭。有些重症患者在某些诱因如呼吸道感染、不适当氧疗、中断吸入治疗、应用镇静剂过量或外科手术等影响下,通气和换气功能障碍进一步加重,可诱发急性呼吸衰竭,也称慢性呼吸衰竭急性加重或失代偿。

（三）**慢性肺源性心脏病和右心衰竭** 低氧血症和高碳酸血症,以及肺毛细血管床破坏后重构、血黏度增高等,可引起肺动脉高压和慢性肺源性心脏病。当动脉血气恶化时,肺动脉压显著增高,心脏负荷加重,加上心肌缺血和代谢病变等因素,可诱发右心衰竭。

（四）**继发性红细胞增多症** 慢性缺氧引起红细胞代偿性增多,以提高血氧含量和机体氧供。红细胞增多,全血容量相应增加、血黏度增高,从而引起头痛、头晕、耳鸣、乏力等症状,并易并发血栓栓塞。

【合并症】

目前认为慢阻肺是全身性疾病,常与其他疾病合并存在,合并症影响慢阻肺疾病进程。常见的合并症有:心脏病（主要包括缺血性心脏病、心力衰竭、房颤）、肺炎、肺癌、支气管扩张症、哮喘、骨骼肌功能障碍、骨质疏松、焦虑/抑郁、认知障碍、胃食管反流、糖尿病和代谢紊乱综合征等。

2020 年慢阻肺全球管理防治策略（GOLD）不再延续哮喘慢阻肺重叠（ACO）的概念和诊断,而是强调哮喘和慢阻肺是不同的疾病,但可能存在共同的临床表现（如嗜酸性粒细胞增多）等。

【诊断与鉴别诊断】

具有以下特点的患者应该考虑慢阻肺临床诊断:慢性咳嗽、咳痰、进行性加重的呼吸困难及有慢阻肺危险因素（即使无呼吸困难症状）。确诊需要肺功能检查,稳定期使用支气管扩张剂后 $FEV_1/FVC < 70\%$ 或低于正常值的 5% 下限（5%LLN）,可以确认存在不可逆的气流受限。根据 FEV_1 占预计值的百分比进行功能分级。如果一次测定 FEV/FVC 在 70%±10% 范围内,建议重复测定,避免过度诊断和漏诊。

慢阻肺应与下列疾病鉴别诊断（表 13-4-4-1）。

表 13-4-4-1　慢阻肺的鉴别诊断

诊断	可能的表现(并不一定存在于每个病例中)
慢阻肺	• 中年发病 • 慢性进行性症状 • 活动时呼吸困难 • 气流受限大多不可逆
哮喘	• 早年(通常是童年)发病 • 症状变异大 • 夜间或清晨症状明显 • 常同时有过敏性鼻炎和/或湿疹存在 • 有家族史 • 气流受限大多可逆
充血性心力衰竭	• 肺底湿啰音 • 胸部 X 线片或胸部 CT 示心脏扩大,肺水肿 • 肺功能示限制性通气功能障碍
支气管扩张症	• 大量脓痰 • 通常有细菌感染 • 肺部粗糙湿啰音 • 杵状指 • 胸部 X 线片或胸部 HRCT 示支气管扩张,支气管壁增厚
肺结核	• 各年龄均可发病 • 胸部 X 线片示肺部有浸润或结节损害 • 微生物学检查可确诊 • 结核接触史
闭塞性细支气管炎	• 发病多为年轻不吸烟者 • 可能有风湿性关节炎病史 • 呼气相 CT 示肺低密度结节灶
弥漫性泛支气管炎(DBP)	• 大多数为男性非吸烟者 • 几乎都有慢性鼻窦炎 • 胸部 X 线片或胸部 HRCT 示弥漫性小叶中央性斑片影和过度充气

【治疗】

慢阻肺强调全程管理。短期目标为减轻症状,提高运动耐量,改善健康状态;长期目标包括预防疾病进展,预防和治疗急性加重,减少病死率,识别及治疗并发症,减少治疗的不良反应。临床处理一共分 4 个部分,分别为病情评估和监测、减少危险因素、稳定期治疗和急性加重期治疗。

（一）病情评估和监测　慢阻肺严重度应根据气流受限严重度、临床症状、急性加重风险及合并症进行综合评估。

1. 慢阻肺综合评估　GOLD 2020 推荐根据近 1 年急性加重次数评估未来风险;根据调整的英国医学研究委员会呼吸困难量表(mMRC)(表 13-4-4-2)和 COPD 评估测试(COPD assessment test,CAT)(表 13-4-4-3)评估症状,mMRC 反映呼吸困难程度,CAT 评分综合反映临床症状严重度,较 mMRC 更全面,推荐优先使用。据此将慢阻肺分为 A、B、C、D 4 组(表 13-4-4-4)。

2. 慢阻肺气流受限严重度分级　应用支气管扩张剂后 $FEV_1/FVC<70\%$ 的患者根据 FEV_1 占预计值百分比将慢阻肺气流受限严重度分为 4 级(表 13-4-4-5)。

表 13-4-4-2　调整的英国医学研究委员会
呼吸困难量表(mMRC)

分值/分	标准
0	无明显呼吸困难(剧烈活动除外)
1	快走或上缓坡时有气短
2	由于呼吸困难比同龄人走得慢或者以自己的速度在平地上行走时需要停下来呼吸
3	在平地上步行 100m 或数分钟后需要停下来呼吸
4	明显呼吸困难而不能离开房屋或者换衣服时气短

表 13-4-4-3　CAT 评分表

我从不咳嗽	0 1 2 3 4 5	我一直咳嗽
我的肺部里完全没有痰(黏液)	0 1 2 3 4 5	我的肺部里都是痰(黏液)
我的胸部完全没有压迫感	0 1 2 3 4 5	我的胸部充满压迫感
我爬山或上楼梯时不会感到气喘	0 1 2 3 4 5	我爬山或上楼梯时感到非常气喘
我在家做任何事时,体力都没有问题	0 1 2 3 4 5	我在家做任何事都感到力不从心
我离家活动时非常自信,并不会因为肺功能而有任何问题	0 1 2 3 4 5	因为肺功能不好,我离家活动时完全没有自信
我睡眠很好	0 1 2 3 4 5	因为肺功能不好,我睡眠很差
我精力充沛	0 1 2 3 4 5	我完全没有精神

注:把症状严重度分为 6 级,最轻为 0 分,最重为 5 分。该表总分为 40 分,分值越高,症状越严重。

表 13-4-4-4 慢阻肺综合评估表

患者组别	特征	一年中急性加重次数	mMRC/分	CAT/分
A	低风险,症状少	≤1 次中度急性加重	0~1	<10
B	低风险,症状多	≤1 次中度急性加重	≥2	≥10
C	高风险,症状少	≥2 次中度急性加重或≥1 次导致住院的急性加重	0~1	<10
D	高风险,症状多	≥2 次中度急性加重或≥1 次导致住院的急性加重	≥2	≥10

表 13-4-4-5 慢阻肺气流受限严重度分级
（GOLD 肺功能分级）

分度	标准
1 级（轻度）	FEV_1≥80%预计值
2 级（中度）	50%≤FEV_1<80%预计值
3 级（重度）	30%≤FEV_1<50%预计值
4 级（极重度）	FEV_1<30%预计值

表 13-4-4-6 慢阻肺稳定期药物治疗

组别	选择
A	支气管扩张剂,短效或长效
B	一种长效支气管扩张剂（LABA 或 LAMA）
C	LAMA
D	LAMA 或 LAMA+LABA * 或 ICS+LABA **

注:LABA. 长效 β_2 受体激动剂;LAMA. 长效胆碱能受体阻断剂;ICS. 吸入糖皮质激素;* 若症状明显则考虑（如 CAT>20）;** 若 eos≥300 则考虑。

3. 慢阻肺分期　按病程可分为稳定期和急性加重期。GOLD 2020 将慢性阻塞性肺疾病急性加重期（acute exacerbation of chronic obstructive pulmonary disease,AECOPD）定义为一种急性起病的过程,其特征是患者呼吸系统症状恶化,超出日常的变异,并需要改变药物治疗（包括增加支气管扩张剂的种类和剂量、使用抗生素或全身糖皮质激素）。稳定期则指患者咳嗽、咳痰、气短等症状稳定或症状轻微。

（二）慢阻肺稳定期治疗　慢阻肺患者确诊后根据 A、B、C、D 分组有一个初步的推荐用药（支气管扩张剂）,原则上根据患者的具体情况先选择一个治疗方案,然后随访患者的治疗反应和效果,再进行调整。在评估的过程中,需要注意到是否有合并症和并发症,根据患者的可治疗特质、对吸入装置的掌握情况、最大吸气流速、手口协调等选择药物。随访后如果症状和肺功能有改善,没有明显不良反应,可以维持原先的治疗方案,如果效果不明显或出现不良反应,可以更换方案,以及替换装置和使用不同分子的药物。

1. 药物治疗　现有药物治疗可以减少或者消除患者症状、提高活动耐力、减少急性发作次数和严重程度,以及改善健康状态（参见第十三篇呼吸系统疾病第四章第五节"支气管哮喘"中有关药物治疗部分）。吸入治疗为首选,必须教育患者正确使用各种吸入器,向患者解释治疗的目的和效果有助于患者坚持治疗。GOLD 2020 推荐按病情分组治疗（表 13-4-4-6）,根据患者症状严重程度、急性加重风险、药物可获得性及患者对药物疗效反应选择个体化治疗方案。

（1）支气管扩张剂:慢阻肺的基础治疗药物。临床常用的支气管扩张剂有两类,即 β_2 受体激动剂、胆碱能受体阻断剂,受体分布部位有所不同,联合应用有协同作用,长效制剂优于短效。支气管扩张剂最重要的作用是松弛平滑肌及改善呼吸过程中残气量。因此 FEV_1 的增加可能会很小,但 IC 常有较大

改善,并且能减少 FRC、减缓运动过程中动态过度充气的发生,从而减轻呼吸困难症状。慢阻肺越严重,IC 改变较 FEV_1 改变更重要。支气管扩张试验阴性患者接受治疗也有益。目前新型支气管扩张剂（如双支气管扩张剂）或三联吸入药物长期使用后显著改善肺功能和生活质量,部分还可以改善通气血流比例,改善右心室功能,甚至部分研究入选人群中长期治疗后可以降低全因病死率。PDE4 抑制剂罗氟司特有抗炎和舒张呼吸道平滑肌的作用,可以减轻呼吸道炎症和改善肺功能,尤其是肥胖,咳嗽、咳痰症状较重的患者。茶碱支气管舒张作用弱于 β_2 受体激动剂和胆碱能受体阻断剂,但有一定抗炎作用,与吸入糖皮质激素联用可提高慢阻肺患者对激素敏感性。

（2）吸入糖皮质激素（inhaled corticosteroids,ICS）:外周血嗜酸性粒细胞计数>300 个/μl 的患者可以考虑加用 ICS（计数越高,ICS 带来的获益越明显）。另外,反复急性加重（≥2 次/年中度急性加重或一次需住院）和严重气流受限（FEV_1<60%预计值）,不能被长效支气管扩张剂控制的重度以上患者有联合吸入 ICS 的指征。推荐吸入 ICS 和长效 β_2 受体激动剂（LABA）联合制剂（ICS/LABA）,避免单药吸入 ICS 治疗慢阻肺。在 ICS+LABA 使用后出现症状不能较好控制时,可以加用 LAMA 或换用 LABA+LAMA,并继续观察和调整。

（3）磷脂酶 4（PDE4）抑制剂:慢性支气管炎或重度和极重度气流受限同时有反复急性加重,不能被长效支气管扩张剂控制的患者被推荐使用。

（4）全身糖皮质激素应用:不推荐慢阻肺稳定期患者长期口服糖皮质激素治疗。急性发作期可以短期使用。

（5）祛痰和镇咳:应用祛痰药似乎有利于呼吸道分泌物引流,改善通气,但除有黏痰患者获益外,并不十分确切。祛

痰剂仅用于痰黏难咳者,不推荐常规使用。镇咳药可能不利于痰液引流,应慎用。

（6）抗氧化剂:应用抗氧化剂如 N-乙酰半胱氨酸、羧甲司坦等可减少减轻慢阻肺急性加重。

（7）免疫调节剂:对减少慢阻肺急性加重频率及其严重程度可能具有一定的作用,如泛福舒等。

（8）中医治疗:中医治疗慢阻肺应辨证论治。某些中药具有祛痰、舒张支气管、免疫调节等作用,值得深入研究。

2. 非药物治疗　主要包括呼吸康复、氧疗、手术和经面罩无创正压通气(noninvasive positive-pressure ventilation, NPPV)治疗。部分慢阻肺缓解期患者特别是白天有明确高碳酸血症者应用 NPPV 可以延长生存期,减少住院风险,疗效受治疗团队水平和质量控制影响(表 13-4-4-7)。

表 13-4-4-7　慢阻肺非药物治疗

患者分组	基本	推荐	参考当地指南选择
A	戒烟(包括戒烟、药)	体育锻炼	流感疫苗、肺炎球菌疫苗
B、C、D	戒烟(包括戒烟、药),呼吸康复	体育锻炼	流感疫苗、肺炎球菌疫苗

（1）康复治疗:包括健康教育、运动锻炼、营养支持、物理治疗和心理治疗等多方面措施。推荐制订个体化的康复计划。康复锻炼可以改善呼吸方式和肺功能,增强吸入药物的效果。

（2）长期氧疗(LTOT):可以延长患者生存期,改善活动能力、睡眠和认知能力。

氧疗指征:①呼吸空气时 $PaO_2 < 55mmHg$ 或动脉血氧饱和度(SaO_2)≤88%,有或没有高碳酸血症;②PaO_2 55~59mmHg,或 SaO_2 89%,并有肺动脉高压、肺病、右心衰竭或红细胞增多症(血细胞比容>55%)。

LTOT 一般是经鼻导管吸入氧气,常用流量为 1.0~2.0L/min,或使患者在静息状态下达到 $PaO_2 \geqslant 60mmHg$(SaO_2 升至90%以上)的最低流量(控制性氧疗);推荐吸氧持续时间>15h/d。加强教育,可以增加患者依从性。

（3）外科手术与慢阻肺:慢阻肺并非外科手术的绝对禁忌,但患者术后肺部并发症发生危险增加 2.7~3.7 倍。手术离横膈越远,肺部并发症发生率越低。术前规律吸入治疗、戒烟至少 4~8 周,使肺功能处于最佳状态;术中术后预防呼吸道感染。术后早期活动、深呼吸、间歇正压呼吸、有效止痛可能会减少术后并发症。

（4）慢阻肺手术治疗:4 级慢阻肺患者可考虑肺大疱切除术或肺移植手术治疗,应严格选择适应证,术前胸部 CT 检查、动脉血气分析及全面评价呼吸功能对于决定是否手术非常重要。

肺减容手术适应证:$FEV_1 < 35\%$ 预计值;同位素肺通气灌注

扫描和高分辨率薄层 CT 证实不均匀性肺气肿,且切除部位病变严重;RV 或 FRC>220%预计值;TLC>125%预计值;$PaCO_2 < 55mmHg$;年龄<75 岁。肺减容手术对上叶严重不均质肺气肿并运动能力差的患者更有效。

3. 预防　慢阻肺可防可治,应劝告所有患者尽可能避免接触危险因素。戒烟是降低慢阻肺发病风险、延缓肺功能下降(不能使损害逆转)最经济、有效的方法。另外,应避免吸入二手烟,尽可能消除、减少和/或控制吸入有害粉尘气体的职业接触,并采取措施减少和/或避免室内外空气污染。

疫苗:流感疫苗可减少慢阻肺患者急性加重的严重程度和死亡率,可每年给予 1 次(秋季)。>65 岁或<65 岁且 $FEV_1 < 40\%$预计值的慢阻肺患者推荐使用肺炎球菌疫苗,每 5 年1 次。

（三）慢阻肺急性加重期治疗　原则:增加支气管扩张剂种类和剂量、口服或静脉使用茶碱和激素,有感染征象者用抗生素,无创机械通气能改善动脉血气、减少死亡率、减少气管插管、减少住院天数。

1. AECOPD 的病因　引起 AECOPD 最常见病因是感染,主要包括病毒、支原体、衣原体和细菌感染。肺炎链球菌、流感嗜血杆菌、卡他莫拉菌和肺炎克雷伯菌等革兰氏阴性杆菌是慢阻肺急性加重最常见的病原菌。1/3 急性发作诱因不明。肺炎、充血性心力衰竭、气胸、胸腔积液、肺血栓栓塞症、心律失常等可引起与 AECOPD 类似的症状,需加以鉴别。血液生化检查有助于确定引起慢阻肺急性加重的其他因素,如电解质紊乱(低钠、低钾、低氯和低钙、低磷血症等)、糖尿病危象或营养不良(低白蛋白)等,并可发现合并存在的代谢性酸碱失衡。

2. 诊断和严重度评估　慢阻肺急性加重可分为:①轻度(仅使用短效支气管扩张剂治疗);②中度(用短效支气管扩张剂加抗生素和/或口服糖皮质激素治疗);③重度(患者需要住院或急诊就诊)。因难以准确测量和评估,不推荐急性加重期患者进行肺功能检查。重症患者应及时行动脉血气分析,海平面大气压吸空气时 $PaO_2 < 8.0kPa(60mmHg)$,$SaO_2 < 90\%$,伴或不伴 $PaCO_2 > 6.7kPa(50mmHg)$提示出现呼吸衰竭。

慢阻肺急性发作患者的入院指征:①基础病变为重度或极重度慢阻肺;②明显的症状加重(如突然出现静息状态的呼吸困难);③出现新的体征(如发绀、周围性水肿等);④初始治疗无效;⑤出现严重并发症或合并症;⑥新发的心律失常;⑦年迈或缺乏家庭支持者。不管是否住院,符合入院指征即为 Ⅱ 级。

ICU 收治指征:①严重呼吸困难,经初始治疗不缓解;②嗜睡、淡漠、昏迷者;③持续或进行性加重的低氧血症[$PaO_2 < 5.3kPa(40mmHg)$]和/或氧疗和 NPPV 后仍然出现严重或进行性加重的高碳酸血症[$PaCO_2 > 8.0kPa(60mmHg)$]伴或不伴严重呼吸性酸中毒(pH<7.25)者;④需要有创机械通气;⑤血流动力学不稳定,需要血管活性药物治疗者。

3. AECOPD 常用治疗方法

（1）支气管扩张剂治疗:适当增加以往所用支气管扩张剂的量及频度,使用储雾器或射流雾化器。加用未曾使用过的支气管扩张剂。对更严重的病例,可给予数天较大剂量的雾化治疗,如沙丁胺醇 2 500μg、异丙托溴铵 500μg 或沙丁胺醇 2 500μg 加异丙托溴铵 250~500μg 雾化吸入。

(2) 全身糖皮质激素治疗:可以缩短疾病恢复时间,改善肺功能和动脉血氧,减少早期复发的风险和治疗失败率,缩短住院时间。能口服者给予泼尼松 30~40mg 口服治疗 5~7 天;不能口服者以等效剂量静脉治疗 5~7 天;无酸血症患者可考虑以雾化或定量压力气雾剂(MDI)+储雾器吸入糖皮质激素替代。延长给药时间,可能增加不良反应。慢阻肺合并哮喘患者急性加重时,全身激素的使用参考哮喘 GINA 推荐。

(3) 抗生素治疗:患者出现脓痰伴痰量增加或气急加重,应给予抗生素治疗。如无铜绿假单胞菌危险因素,推荐使用阿莫西林/克拉维酸、阿奇霉素、左氧氟沙星或莫西沙星。对于有铜绿假单胞菌危险因素的患者,可选择环丙沙星、左旋氧氟沙星和/或抗铜绿假单胞菌的 β 内酰胺类或碳氢酶烯类,同时可加用氨基糖苷类抗菌药物。

如出现以下一项,应考虑铜绿假单胞菌感染的可能:①近期住院史;②经常(>4 次/年)或近期(近 3 个月内)抗菌药物应用史;③FEV$_1$<30%;④应用口服糖皮质激素(近 2 周服用泼尼松>10mg/d)。病情轻尽量口服,严重时静脉用药,稳定后改为口服。

(4) 呼吸支持治疗:

1) 氧疗:指征同稳定期,无严重合并症的 AECOPD 患者氧疗后较容易达到满意的氧合水平,但有可能发生潜在的 CO$_2$ 潴留。给氧途径包括鼻导管或 Venturi 面罩,采用控制性氧疗,即使患者达到 PaO$_2$≥60mmHg 或 SaO$_2$≥90% 的最低流量。氧疗 30~60 分钟后,应复查动脉血气,以确认氧合满意而未引起 CO$_2$ 潴留或酸中毒。高流量氧疗(不等于高浓度氧疗)也用于慢阻肺急性发作的治疗,借其湿化功能和氧浓度和流量可调,增加使用的舒适度,部分患者取得了较好的效果,需要注意及时随访血气分析。

2) NPPV:应用无创正压通气可以降低 PaCO$_2$,减轻呼吸困难,从而减少有创机械通气的使用,缩短住院天数,降低病死率。使用 NPPV 要注意掌握合理的操作方法,避免漏气,从低压力开始逐渐增加辅助吸气压并采用有利于降低 PaCO$_2$ 的方法如缩唇呼气、雾化吸入治疗等,从而提高 NPPV 的效果。

NPPV 应用指征:急性加重患者经过最佳的药物治疗和氧疗后,有呼吸性酸中毒、pH<7.36 和 PaCO$_2$>6~8kPa(45~60mmHg)或严重呼吸困难持续存在,应使用无创正压通气。NPPV 的同时,如果 pH<7.25,应该做好插管准备。联合使用呼气相压力(expiratory positive airway pressure,EPAP)4~8cmH$_2$O 和吸气相压力(inspiratory positive airway pressure,IPAP)10~25cmH$_2$O 是治疗 COPD 最有效的模式。

患者如有 NPPV 禁忌证,应考虑立即建立人工气道并收入监护病房。NPPV 排除标准(符合下列条件之一):呼吸抑制或停止;心血管系统功能不稳定(低血压、心律失常、心肌梗死);嗜睡、神志障碍及不合作者;误吸者(吞咽反射异常、严重上消

化道出血);痰液黏稠或有大量呼吸道分泌物;近期曾行面部或胃食管手术;头面部外伤,固有的鼻咽部异常;极度肥胖;严重的胃肠胀气。随着 NPPV 技术的提高,一些禁忌证如嗜睡、心血管系统功能不稳定等成为相对禁忌证,可试用 NPPV,但需加强监护。

3) 有创机械通气:在积极药物治疗或无创机械通气后,患者呼吸衰竭仍进行性恶化,出现危及生命的酸碱异常、低氧血症和/或神志改变时,宜用有创机械通气治疗。有创机械通气治疗 AECOPD 呼吸衰竭的指征见表 13-4-4-8。在决定终末期慢阻肺患者是否使用机械通气时,需评估病情好转的可能性、患者自身意愿及强化治疗的条件。因慢阻肺患者广泛存在内源性呼气末正压(intrinsic positive end-expiratory pressure,PEEPi),为减少因 PEEPi 所致吸气功耗增加和人机不协调,可常规加用一适度水平(4~8cmH$_2$O,为 PEEPi 的 70%~80%)的外源性呼气末正压(PEEP)。COPD 病例撤机可能会遇到困难,需设计和实施周密方案。病情好转后,可采用 NPPV 序贯治疗,用于帮助早期脱机并取得良好效果。

表 13-4-4-8　慢阻肺急性加重期有创机械通气适应证

严重呼吸困难,辅助呼吸肌参与呼吸,并出现胸腹矛盾呼吸
呼吸频率>35 次/min
危及生命的低氧血症,PaO$_2$<40mmHg 或 PaO$_2$/FiO$_2$<200mmHg
严重的呼吸性酸中毒(pH<7.25)及高碳酸血症
呼吸抑制或停止
嗜睡,神志障碍
严重心血管系统并发症(低血压、休克、心力衰竭)
其他并发症(代谢紊乱、脓毒血症、肺炎、肺血栓栓塞症、气压伤、大量胸腔积液)
NPPV 失败或存在 NPPV 的禁忌证

(5) 其他治疗:维持出入水量和血电解质平衡。注意补充营养,对不能进食者需经胃肠补充要素饮食或给予静脉高营养。对卧床、红细胞增多症或脱水的患者,无论是否有血栓栓塞性疾病史均需考虑使用低分子量肝素。积极排痰治疗。识别并治疗伴随疾病(冠心病、糖尿病等)及并发症(休克、弥散性血管内凝血、上消化道出血、肾功能不全等)。

推荐阅读

1. Global Initiative for Chronic Obstructive Lung Disease. 2020 Global Strategy For Prevention, Diagnosis and Management Of Chronic Obstructive Lung Disease GOLD2020(EB/OL).[2020-05-24]. https://goldcopd.org/gold-reports.

2. 慢性阻塞性肺疾病急性加重(AECOPD)诊治专家组. 慢性阻塞性肺疾病急性加重(AECOPD)诊治中国专家共识(2017 年更新版)[J].国际呼吸杂志,2017,37(14):1041-1057.

第五节 支气管哮喘

金美玲 杨 冬

支气管哮喘(bronchial asthma)简称哮喘,是由嗜酸性粒细胞、肥大细胞、T 淋巴细胞、中性粒细胞、平滑肌细胞、呼吸道上皮细胞等细胞及细胞组分参与的呼吸道慢性炎症性疾病。该病表现为反复发作的喘息、气急、胸闷或咳嗽,同时伴有可变的气流受限和呼吸道高反应性,随着病程延长可导致呼吸道重塑。哮喘是一种异质性疾病,具有不同的表型和内型。全球哮喘防治倡议(Global Initiative for Asthma,GINA)和我国支气管哮喘防治指南是哮喘规范化防治和管理的重要指南。

【流行病学】

全球哮喘患病率为 1%~18%,且呈增长趋势。2010—2012 年中国哮喘联盟组织的流行病学调查(CARE 研究)报道中国大陆地区成人哮喘患病率为 1.24%,2019 年报道中国 20 岁以上成人哮喘患病率 4.2%,显示近年我国哮喘患病率明显增高。哮喘规范化管理使死亡率在全球呈现下降趋势,我国为哮喘死亡率最高的国家之一,2016 年为 1.57/10 万,亦较前明显降低。

【病因】

哮喘的病因尚未完全阐明,目前认为受遗传和环境因素的双重影响。

1. 遗传因素 哮喘是多基因参与的有遗传倾向的疾病。哮喘全基因组关联研究(GWAS)发现了众多哮喘候选基因,如儿童期哮喘发病与染色体 17q21 上血清类黏蛋白 1 样蛋白 3(ORMDL3)基因附近的标志物之间存在可重现关联等。

2. 环境因素

(1) 室内外变应原:尘螨是最常见的室内变应原,另还包括家养猫、狗、蟑螂等。花粉与草粉是最常见的室外变应原。真菌(如曲霉、青霉、分枝孢子菌)也是室内外重要的变应原。职业性变应原有油漆、谷物粉、面粉、饲料、活性染料等。

(2) 食物和药物:鱼、虾、蟹、牛奶、蛋类及食品添加剂(如防腐剂)等;非甾体抗炎药(如阿司匹林)、普萘洛尔等。

(3) 吸烟和环境污染:哮喘患者主动吸烟会加重肺功能减退及控制不佳。被动吸烟是诱发哮喘的重要因素。母亲在妊娠期间吸烟会增加胎儿日后发生哮喘的易感性;空气中排放的各种废气、煤烟、油烟、杀虫剂等会诱发、加重哮喘。

(4) 感染:呼吸道病毒感染与哮喘的发病和急性发作有关,以鼻病毒和流感病毒最为常见。新型冠状病毒疫情并未报道明显的哮喘急性加重增加。

(5) 运动、精神因素:有 70%~80% 的哮喘患者在剧烈运动后会诱发哮喘;焦虑、紧张、抑郁、过度的躯体关注等会诱发哮喘。

(6) 月经、妊娠等生理因素:月经前 3~4 天有哮喘加重的现象,可能与经前期黄体酮突然下降有关。妊娠也是诱发哮喘加重的因素之一。

【发病机制】

(一) 呼吸道炎症 现有研究表明,Th2 细胞介导的过敏反应及 Th17、Th22、Th9、调节性 T 细胞(Treg)等 T 淋巴细胞亚群、树突细胞、呼吸道上皮细胞、固有淋巴细胞等在哮喘中发挥着重要作用。

1. Th2 细胞依赖、IgE 介导的炎症途径 变应原在呼吸道被特定的抗原递呈细胞捕获,与细胞表面的主要组织相容性复合物 II 类分子结合形成复合物。该复合物与 T 细胞表面受体结合,激活初始 T 淋巴细胞向 Th2 细胞分化,Th2 细胞合成并分泌白介素(interleukin,IL)-4、IL-5、IL-13 等进而激活 B 淋巴细胞,使之合成特异性 IgE,后者结合到肥大细胞、嗜碱性粒细胞和嗜酸性粒细胞等表面的 IgE 受体,使机体呈致敏状态;当再次接触同种抗原时,抗原与特异性 IgE 交联结合,从而造成炎症介质的级联释放,导致呼吸道平滑肌收缩、黏液分泌增加及炎症细胞浸润,产生哮喘的临床表现。呼吸道局部释放的趋化因子促使炎症细胞向呼吸道募集,这些效应细胞又释放多种炎症因子,从而构成了一个与炎症细胞相互作用的复杂网络,导致呼吸道慢性炎症。

2. 非 Th2 细胞的炎症途径 除 Th1、Th2 细胞外,还存在其他 T 淋巴细胞亚群。研究表明,Th17 细胞对于激素抵抗型哮喘患者出现的以中性粒细胞为主的呼吸道炎症起促进和维持作用。Treg 细胞具有免疫抑制作用。哮喘中 Treg 细胞减少,从而不能有效抑制促炎症细胞因子的合成及释放,进而导致或加重呼吸道炎症。近年来发现固有免疫应答亦参与了哮喘的发生。过敏原直接作用于呼吸道上皮细胞,促使其释放 IL-25、IL-33、胸腺基质淋巴细胞生成素(TSLP),诱导 2 型固有淋巴细胞(ILC2)释放 IL-5、IL-13,促进骨髓嗜酸性粒细胞动员、分化、成熟,向肺募集,参与哮喘的呼吸道炎症反应。

(二) 气道高反应性(airway hyperresponsiveness,AHR) 指呼吸道对正常不引起或仅引起轻度应答反应的刺激物出现过度的呼吸道收缩反应。呼吸道炎症是导致 AHR 最重要的机制,呼吸道上皮损伤与炎症介质和细胞因子的参与为主要原因。AHR 是哮喘的基本特征。

(三) 呼吸道重塑 指呼吸道结构发生改变,上皮损伤、基底膜增厚、呼吸道平滑肌增厚、杯状细胞化生与呼吸道血管和淋巴管增生。呼吸道重塑使哮喘患者出现不可逆气流受限及持续存在的 AHR,与持续存在的呼吸道炎症反应和呼吸道上皮细胞正常修复机制受损有关。

(四) 神经机制 支气管受复杂的自主神经支配,包括胆碱能神经、肾上腺能神经和非肾上腺非胆碱能(NANC)肺内感觉神经系统。哮喘与 β 肾上腺素能受体功能低下和迷走神经张力亢进密切有关。此外,呼吸道上皮层内的肺神经内分泌细胞(PNECs)可分泌多种肽类激素。肺内感觉神经和 PNECs 可能通过一些共有的化学信息分子(如神经肽)及其受体构成一个复杂的神经-内分泌网络,发挥调节气道反应性和炎症的作用。

【病理】

基本病理改变为呼吸道炎症和重塑。早期为支气管黏膜肿胀、充血,分泌物增多,呼吸道内炎症细胞浸润,呼吸道平滑肌痉挛等可逆性的病理改变。随着疾病发展和反复发作,病理变化逐渐加重,可见支气管柱状上皮细胞纤毛倒伏、脱落,上皮细胞坏死,黏膜上皮层杯状细胞增多,黏液蛋白产生增多,支气管黏膜层大量炎症细胞浸润、黏液腺增生、基底膜增厚,支气管平滑肌增生,成纤维细胞增殖和活化,细胞外基质蛋白沉积,呼吸道黏膜下血管数目明显增多。

【临床表现】

典型症状为反复出现的不同程度的喘息、气急、胸闷或咳嗽,多与接触变应原、冷空气、物理、化学性刺激,以及病毒性上呼吸道感染、运动等有关。症状可在数分钟内发生,短期内自行消失,亦可持续数小时至数天,经治疗后缓解。症状多在夜间发作或加重。发作严重者可在短时间内即出现严重呼吸困难和低氧血症。

临床上以咳嗽为唯一或主要症状者称为咳嗽变异性哮喘(cough variant asthma,CVA);以胸闷为唯一或主要症状者称为胸闷变异性哮喘(chest tightness variant asthma,CTVA)。另有隐匿性哮喘,长期存在气道高反应性,无明显胸闷、气喘症状,部分患者会发展为典型哮喘。

发作时典型体征为呼气相延长,两肺以呼气相为主的散在或广泛哮鸣音。轻度发作可无哮鸣音。严重发作时可出现呼吸音低下,哮鸣音消失,临床上称为"寂静肺",预示病情危重,随时会出现呼吸骤停。严重发作时尚会有三凹征、奇脉、心率增快、胸腹矛盾运动、发绀等。非急性发作期可无异常体征。

【诊断与评估】

（一）诊断标准

1. 临床表现　如上所述。

2. 可变的气流受限(符合以下其中1项者)　①支气管舒张试验阳性;②支气管激发试验或运动激发试验阳性;③最大呼气流量(PEF)昼夜变异率≥10%(1~2周内平均值);④多次随访肺功能提示变化明显:FEV_1变化≥12%,且绝对值变化≥200ml(除外呼吸道感染)。

3. 除外其他疾病所引起的喘息、气急、胸闷和咳嗽。

符合1~3条者,可明确诊断。

（二）分期、分级和分型

1. 分期　分为急性发作期、慢性持续期和临床缓解期。急性发作期是指喘息、气急、咳嗽、胸闷等症状突然发生,或原有症状加重,并以呼气流量降低为其特征,常因接触变应原、刺激物或呼吸道感染诱发。慢性持续期是指患者存在不同频度和/或不同程度的症状。临床缓解期是指患者无症状并维持1年以上。

2. 分级

（1）病情严重程度的分级:主要指慢性持续期患者,用于治疗前或初始治疗时严重程度的判断(表13-4-5-1)。

表13-4-5-1　哮喘病情严重程度的分级

分级	临床特点
间歇状态(第1级)	症状<每周1次 短暂出现 夜间哮喘症状≤每个月2次 FEV_1≥80%预计值或PEF≥80%个人最佳值 PEF变异率<20%
轻度持续(第2级)	症状≥每周1次,但<每天1次 可能影响活动和睡眠 夜间哮喘症状>每个月2次,但<每周1次 FEV_1≥80%预计值或PEF≥80%个人最佳值 PEF变异率为20%~30%
中度持续(第3级)	每天有症状 影响活动和睡眠 夜间哮喘症状≥每周1次 FEV_1为60%~79%预计值或PEF为60%~79%个人最佳值 PEF变异率>30%
重度持续(第4级)	每天有症状 频繁出现 经常出现夜间哮喘症状 体力活动受限 FEV_1<60%预计值或PEF<60%个人最佳值 PEF变异率>30%

（2）根据达到哮喘控制所采用GINA分级治疗级别的分级:分为轻度、中度和重度,轻度哮喘是指用GINA第1级或2级治疗能控制的哮喘;中度哮喘是指3级治疗能控制的哮喘;重度哮喘(又称为重症哮喘)是指需要第4级或5级治疗才能控制或仍然未控制的哮喘。

（3）急性发作时严重度分级:哮喘急性发作程度轻重不一,可在数小时或数天内出现,偶尔可在数分钟内即危及生命(表13-4-5-2)。

3. 分型　根据哮喘的临床特征、触发因素等可以对哮喘进行临床表型分类,常用的有美国国家心、肺、血液研究所的重症哮喘研究项目(SARP)哮喘表型的聚类分型,根据哮喘发病年龄、过敏史、生物标记物、肺功能等指标将哮喘分为5类,分别为轻度过敏性哮喘、轻至中度过敏性哮喘、晚发非过敏性哮喘、重度过敏性哮喘及气流受限的重症哮喘。另有根据诱导痰细胞分类和计数,将哮喘分为嗜酸性粒细胞型、中性粒细胞型、混合细胞型及寡细胞型哮喘。目前还根据其病理生理特点,分为Th2型炎症哮喘和非Th2型炎症哮喘。对哮喘表型的区分,有利于对哮喘患者进行更加精准的治疗。

表 13-4-5-2　哮喘急性发作时病情严重程度的分级

临床特点	轻度	中度	重度	危重
气短	步行、上楼时	稍事活动	休息时	
体位	可平卧	喜坐位	端坐呼吸	
讲话方式	连续成句	单词	单字	不能讲话
精神状态	可有焦虑,尚安静	时有焦虑或烦躁	常有焦虑、烦躁	嗜睡或意识模糊
出汗	无	有	大汗淋漓	
呼吸频率	轻度增加	增加	常>30 次/min	
辅助呼吸肌活动及三凹征	常无	可有	常有	胸腹矛盾运动
哮鸣音	散在,呼吸末期	响亮、弥漫	响亮、弥漫	减弱,乃至无
脉搏/(次·min^{-1})	<100	100~120	>120	脉搏变慢或不规则
最初支气管扩张剂治疗后 PEF 占预计值或个人最佳值	>80%	60%~80%	<60%、<100L/min 或作用持续时间<2 小时	
PaO$_2$(吸空气)/mmHg	正常	≥60	<60	<60
PaCO$_2$/mmHg	<45	≤45	>45	>45
SaO$_2$(吸空气)/%	>95	91~95	≤90	≤90
pH				降低

注:只要符合某一严重程度的某些指标,而不需满足全部指标,即可提示为该级别的急性发作。

（三）评估　哮喘评估强调全面评估

1. 评估哮喘控制　哮喘控制评估包括症状控制水平和不良预后危险因素的评估（表 13-4-5-3）。哮喘控制强调总体控制,既要达到症状控制,又要使不良预后的危险因素降到最低。

表 13-4-5-3　哮喘控制评估

A. 哮喘症状控制			哮喘症状控制水平		
在过去的 4 周,患者是否有:			控制	部分控制	未控制
日间哮喘症状超过 2 次/周	是□	否□	0 项	1~2 项	3~4 项
夜间因哮喘憋醒	是□	否□			
需要急救药物治疗超过 2 次/周	是□	否□			
任何活动因哮喘受限	是□	否□			

B. 评估哮喘不良预后的危险因素

急性发作的危险因素:曾因哮喘接受插管或 ICU 治疗、过去 12 个月≥1 次严重恶化、哮喘症状未控制、SABA 过度使用、ICS 不足、依从性差、FEV$_1$ 低、严重的心理或社会经济问题、吸烟或过敏原暴露、合并症、妊娠、痰或血嗜酸性粒细胞增多等

气流受限的危险因素:缺乏 ICS 治疗、吸烟、职业暴露、初始 FEV$_1$ 低;慢性黏液高分泌、痰或血嗜酸性粒细胞增多等

药物不良反应的危险因素:全身:频繁口服激素;长期大剂量 ICS
　　　　　　　　　　　　局部:大剂量 ICS;吸入技术不佳

2. 评估治疗　检查患者吸药技术,评估依从性及药物不良反应,检查患者书面哮喘行动计划,询问患者对治疗的态度及治疗目标。

3. 评估合并症　评估是否存在鼻炎鼻窦炎、肥胖、胃食管反流、阻塞性睡眠呼吸暂停综合征、焦虑/抑郁等问题,这些合并症易导致哮喘控制不佳。

4. 区分哮喘的表型

【辅助检查】

1. 血液检查　血常规中嗜酸性粒细胞百分比和总数;血清总 IgE 反映过敏状态,在过敏性哮喘中可升高。

2. 诱导痰检查 可用于区别哮喘表型及炎症状态，正常人诱导痰中嗜酸性粒细胞计数<3%，过敏性嗜酸性粒细胞型哮喘表型者诱导痰中嗜酸性粒细胞明显升高；中性粒细胞表型者细胞分类以中性粒细胞为主；混合细胞表型者可见两者均增多；寡细胞表型者细胞数很少。

3. 影像学检查 一般胸部 X 线片或胸部 CT 非急性发作期无明显异常。急性发作期胸部 X 线片可见肺透亮度增高，膈肌低平等肺过度充气表现。哮喘严重发作者应常规行胸部 X 线检查，注意有无肺部感染、肺不张、气胸、纵隔气肿等并发症的存在。影像学检查还可协助发现哮喘患者并发症，如支气管扩张症、肺不张等表现。

4. 肺功能检查 是哮喘诊断和评估的重要手段。

（1）常规肺通气及容量检测：哮喘发作时呈阻塞性通气改变，呼气流速指标显著下降。FEV$_1$、FEV$_1$/FVC%、最大呼气中期流量（maximal mid-expiratory flow, MMEF）及最大呼气流量（PEF）均下降。肺弥散功能正常。肺容量指标见残气量增高、功能残气量和肺容量增高，残气占肺总量百分比增高。

（2）支气管舒张试验：对于有气道阻塞或小气道功能障碍的患者，可行支气管舒张试验。吸入支气管扩张剂后 FEV$_1$ 较用药前增加≥12%，且绝对值增加≥200ml，为支气管舒张试验阳性，对诊断哮喘及评估病情有重要作用。

（3）支气管激发试验：对于有哮喘症状但肺功能正常的患者，可行支气管激发试验。吸入乙酰甲胆碱或组胺后通气功能下降、呼吸道阻力增加。在设定的激发剂量范围内，如 FEV$_1$ 下降≥20%，为支气管激发试验阳性，使 FEV$_1$ 下降 20% 的累积剂量（PD20-FEV$_1$）或累积浓度（PC20-FEV$_1$），可对呼吸道高反应性的程度作出定量判断，PD20-FEV$_1$ 或 PC20-FEV$_1$ 越低，表示呼吸道反应性越高。支气管激发试验阳性对诊断哮喘有重要作用，如未治疗者支气管激发试验阴性，基本上可以排除哮喘。FEV$_1$<70%预计值时，不宜行激发试验。

（4）PEF 及变异率：哮喘发作时 PEF 下降。哮喘患者常有通气功能昼夜变化，如果 1~2 周内平均昼夜 PEF 变异率≥10%（儿童≥13%）有助于哮喘的诊断。

5. 呼出气一氧化氮检测（FeNO） 是呼吸道炎症的重要生物标记物，可评估呼吸道炎症程度。正常值成人 5~25ppb，儿童 5~20ppb。过敏性哮喘、过敏性鼻炎、嗜酸性粒细胞性支气管炎患者 FeNO 升高，FeNO 越高，呼吸道炎症越严重。FeNO>50ppb，预示对吸入激素治疗反应好，并对诊断哮喘有帮助。

6. 变应原检测 皮肤点刺试验和血清特异性 IgE 检测可明确过敏状态，指导患者尽量避免接触变应原及进行特异性免疫治疗。

【鉴别诊断】

需要与其他导致气喘、咳嗽、哮鸣音的疾病鉴别

1. 上呼吸道阻塞性疾病 大气道肿瘤、喉水肿、声带功能障碍、复发性多软骨炎等，可出现吸气性呼吸困难。胸部 CT、纤维喉镜或支气管镜、肺功能检查可明确诊断。

2. 支气管内占位 支气管内良恶性肿瘤、支气管结核、异物吸入等导致固定、局限性哮鸣音，与哮喘反复发生的对称性哮鸣音不同。胸部 CT、纤维支气管检查可明确诊断。

3. 急性左心衰竭 发作时症状与哮喘相似，阵发性咳嗽、喘息，两肺可闻及广泛的湿啰音和哮鸣音。但急性左心衰患者常有高血压心脏病、风湿性心脏病、冠状动脉粥样硬化性心脏病（简称冠心病）等心脏疾病史，胸部 X 线片可见心影增大、肺淤血征，有助于鉴别。

4. 变态反应性肺浸润 嗜酸性粒细胞性肺炎、变态反应性支气管肺曲菌病、变态反应肉芽肿性血管炎、过敏性肺泡炎等，这类患者除有喘息外，胸部 X 线或 CT 检查提示肺内有浸润阴影，并且变化多样、容易复发。常有肺外的其他表现。哮喘患者亦可合并这些疾病。

5. 慢阻肺 多见于老年人，多有长期吸烟或有害气体接触史及慢性咳嗽咳痰史，呼吸困难且活动后明显。大部分患者对支气管扩张剂和抗炎药物的疗效不如哮喘，呼吸道阻塞的可逆性差。中老年吸烟患者同时具有哮喘和慢阻肺特征的称为哮喘慢阻肺重叠（ACO）。

【并发症】

哮喘急性发作特别是重度发作时，可合并气胸、纵隔气肿、肺不张。长期反复急性发作控制不佳者可继发慢性感染，出现支气管扩张症、肺源性心脏病、呼吸衰竭等。目前由于哮喘规范化治疗后哮喘预后明显改善，并发症较前明显减少。

【治疗与管理】

（一）治疗目标 治疗应该长期规范地应用抗炎药物，预防哮喘急性发作，减少并发症发生，改善肺功能，提高生活质量，以达到并维持哮喘控制。2014—2019 年 GINA 均提出并强调，哮喘治疗目标要达到哮喘总体控制，既要达到症状控制，又要降低不良预后的危险因素。

（二）治疗药物 根据其作用机制可分为舒张支气管和抗炎两大类，某些药物兼有舒张支气管和抗炎作用。

1. 舒张支气管药物

（1）β$_2$ 受体激动剂：通过选择性兴奋 β$_2$ 受体舒张呼吸道平滑肌、减少肥大细胞和嗜碱性粒细胞脱颗粒和介质的释放、降低微血管的通透性、增加呼吸道上皮纤毛的摆动等功能缓解哮喘症状。可分为短效（作用维持 4~6 小时）和长效（作用维持 12 小时或以上）β$_2$ 受体激动剂，后者又可分为速效（数分钟起效）和缓慢起效（30 分钟起效）两种（表 13-4-5-4）。

表 13-4-5-4 β$_2$ 受体激动剂

起效时间	作用维持时间	
	短效	长效
速效	沙丁胺醇吸入剂	福莫特罗吸入剂
	特布他林吸入剂	奥达特罗吸入剂
	非诺特罗吸入剂	维兰特罗吸入剂
慢效	沙丁胺醇口服剂	沙美特罗吸入剂
	特布他林口服剂	

1) 短效 β_2 受体激动剂(SABA):常用的沙丁胺醇和特布他林可吸入、口服给药。

①吸入:通常在数分钟内起效,疗效可维持数小时,是缓解急性哮喘症状的首选药物,也可用于运动性哮喘的预防。如每次沙丁胺醇 $100\sim200\mu g$ 或特布他林 $250\sim500\mu g$,必要时每 20 分钟重复 1 次。不良反应有骨骼肌震颤、低血钾、心律失常等,一般少见。

②口服:通常在服药后 $15\sim30$ 分钟起效,疗效维持 $4\sim6$ 小时。心悸、骨骼肌震颤等不良反应较吸入给药明显。缓释和控释剂型作用时间可达 $8\sim12$ 小时,适用于夜间哮喘症状的预防和治疗。SABA 需间歇使用,长期、单一和过量应用可造成细胞膜 β_2 受体下调,呼吸道炎症无法控制,应予以避免。

2) 长效 β_2 受体激动剂(LABA):LABA 分子结构中具有较长的侧链,舒张支气管平滑肌的作用可维持 12 小时以上。有吸入、口服和透皮给药等途径,目前临床可用吸入型 LABA 有沙美特罗、福莫特罗、维兰特罗、奥达特罗和茚达特罗。沙美特罗吸入给药后 30 分钟起效,平喘作用维持 12 小时以上,推荐剂量 $50\mu g$ 每天 2 次。福莫特罗吸入给药后 $3\sim5$ 分钟起效,平喘作用维持 $8\sim12$ 小时以上;平喘作用具有一定的剂量依赖性,推荐剂量 $4.5\sim9\mu g$ 每天 2 次;维兰特罗吸入给药后 6 分钟起效,平喘作用维持 24 小时,推荐剂量 $25\mu g$ 每天 1 次。奥达特罗和茚达特罗暂未用于哮喘治疗。临床推荐 LABA 联合 ICS 治疗哮喘,两者具有协同抗炎和平喘作用,适用于中至重度持续哮喘患者的长期治疗,福莫特罗因起效迅速,也可和 ICS 联合用于哮喘按需治疗。口服 LABA 有丙卡特罗、班布特罗,作用时间可维持 $12\sim24$ 小时,用于中重度哮喘的控制治疗,适用于缓解夜间症状。透皮吸收剂型现有妥洛特罗贴剂,为中效 β_2 受体激动剂,由于采用结晶储存系统来控制药物释放,药物经过皮肤吸收,疗效可维持 24 小时,并减轻了全身不良反应,每天 1 次,对预防夜间症状有较好疗效。LABA 不应长期单独使用。

(2) 茶碱类:可舒张支气管平滑肌,也有强心、利尿、扩张冠状动脉、兴奋呼吸中枢和呼吸肌等作用,低浓度茶碱还具有抗炎和免疫调节作用。GINA 不推荐茶碱作为控制药物治疗哮喘,但由于其价格低廉,在我国仍有较广泛应用。对应用 ICS 或 ICS/LABA 仍未控制的哮喘患者,可加用缓释茶碱作为哮喘的维持治疗。静脉给药建议监测其血药浓度,避免心律失常、血压下降甚至死亡等不良反应。多索茶碱及双羟丙茶碱(喘定)不良反应较少。

(3) 抗胆碱能药物:吸入型抗胆碱能药物可阻断节后迷走神经传出支,通过降低迷走神经张力而舒张支气管。溴化异丙托品为短效抗胆碱能药物。长效抗胆碱能药物包括噻托溴铵、格隆溴铵、乌美溴铵、阿地溴铵,目前噻托溴铵用于哮喘治疗,选择性抑制 M1 和 M3 受体,每天 1 次吸入给药。与 β_2 受体激动剂联合应用具有协同、互补作用。

2. 抗炎药物

(1) 糖皮质激素:是最有效的抗变态反应性炎症的药物。

1) 吸入糖皮质激素(ICS):可有效改善哮喘症状和肺功能、控制呼吸道炎症,减少发作频率和减轻发作程度,降低病死率。局部不良反应包括声音嘶哑、咽部不适和念珠菌感染,吸药后及时漱口。全身不良反应与药物剂量、生物利用度、肝脏首过代谢及全身吸收药物的半衰期等有关。长期高剂量 ICS 可出现的全身不良反应包括皮肤瘀斑、肾上腺皮质功能抑制、血糖异常和骨质疏松等。ICS 目前有丙酸倍氯米松、布地奈德、丙酸氟替卡松、糠酸氟替卡松和环索奈德。干粉和定量气雾剂是哮喘长期治疗的首选,雾化溶液适用于哮喘急性发作及婴幼儿。国际上推荐 ICS 日剂量见表 13-4-5-5。

表 13-4-5-5　常用 ICS 日剂量高低与互换关系

药物	低剂量/μg	中剂量/μg	高剂量/μg
二丙酸倍氯米松(CFC)	$200\sim500$	$500\sim1\,000$	$>1\,000$
二丙酸倍氯米松(HFA)	$100\sim200$	$>200\sim400$	>400
布地奈德	$200\sim400$	$400\sim800$	>800
丙酸氟替卡松	$100\sim250$	$250\sim500$	>500
环索奈德	$80\sim160$	$160\sim320$	>320

2) 口服给药:适用于中度及以上哮喘急性发作、重症哮喘大剂量 ICS 治疗仍无法控制的患者,作为静脉应用激素治疗后的序贯治疗。一般使用半衰期较短的泼尼松、泼尼松龙或甲泼尼龙等。对于重症糖皮质激素依赖型哮喘,可每天或隔天清晨顿服。泼尼松维持剂量推荐 $\leqslant10mg/d$。长期口服可能引起骨质疏松症、高血压、糖尿病、下丘脑-垂体-肾上腺轴功能抑制、肥胖症、白内障、青光眼、皮肤菲薄导致皮纹和瘀斑、肌无力等不良反应。对于伴有结核、寄生虫感染、骨质疏松、青光眼、糖尿病、严重抑郁或消化性溃疡的哮喘患者,应慎用并密切随访。哮喘急性发作时推荐剂量泼尼松龙 $40\sim50mg/d$,当症状缓解时应及时减量或停药。

3) 静脉给药:用于重度急性发作治疗。

(2) 白三烯调节剂(LTRA):包括半胱氨酰白三烯受体拮抗剂和 5-脂氧化酶抑制剂,前者通过拮抗细胞表面白三烯受体,抑制肥大细胞和嗜酸性粒细胞释放的半胱氨酰白三烯的致喘和致炎作用,具有较强的抗炎作用,可改善症状和肺功能、减少哮喘恶化。与 ICS 联用,可减少中至重度哮喘患者 ICS 用量。尤其适用于阿司匹林哮喘、运动性哮喘和伴有过敏性鼻炎哮喘。孟鲁司特 10mg,每晚 1 次口服。

(3) 抗组胺药物:酮替芬和新一代组胺 H_1 受体拮抗剂氯雷他定、西替利嗪、依巴斯汀、曲尼斯特等具有抗过敏作用,可用于伴有变应性鼻炎的哮喘患者。

(4) 生物靶向药物:针对高 Th2 表型的生物靶向治疗药物已成为哮喘新药开发的热点,对重症过敏性哮喘疗效较好。

1) 抗 IgE 单体:是人源化重组的抗 IgE 单克隆抗体(oma-

lizumab,奥马珠单抗),与血液中游离 IgE 结合,阻断 IgE 与效应细胞(肥大细胞、嗜碱性粒细胞等)表面的 FcεR I 受体结合,从而阻断过敏性炎症的级联反应,阻止炎症介质释放,发挥抗炎作用。多项国内外临床研究表明,中至重度过敏性哮喘患者经奥马珠单抗治疗后,可以显著改善哮喘症状,减少口服激素用量,减少哮喘急性发作和住院率。长期使用安全性良好。国内外哮喘指南均推荐奥马珠单抗用于经 ICS-LABA 治疗仍未控制的重度过敏性哮喘患者。根据患者治疗前 IgE 水平和体重确定剂量后皮下注射,每 2 周或 4 周给药,一般 16 周后评估疗效,如有效,建议使用 12 个月以上。

2)抗 IL-5/IL-5R 单抗:IL-5 是嗜酸性粒细胞在骨髓中分化、生成及在呼吸道趋化过程中重要的细胞因子。抗 IL-5 单抗通过阻断 IL-5 与其受体结合,阻断 IL-5 的作用,抑制呼吸道嗜酸性粒细胞炎症。国外研究结果显示,抗 IL-5 单抗可以减少嗜酸性粒细胞型哮喘急性发作,减少急诊或住院率,减少口服激素剂量,改善哮喘控制及肺功能。目前美泊珠单抗(IL-5 单抗)已被美国和欧盟批准上市用于>12 岁中-高剂量 ICS-LABA 未控制的重症嗜酸性粒细胞型哮喘。正在进行 III 期临床研究的还有抗 IL-5 单抗 reslizumab 和抗 IL-5 受体单抗 benralizumab 等。

3)抗 IL-4R 单抗:抗 IL-4R 单抗(dupilumab)通过特异性地与 IL-4Rα 亚基结合,阻断了 IL-4 和 IL-13 的生物学作用,从而抑制嗜酸性粒细胞型呼吸道炎症。国外临床研究发现,dupilumab 可以明显减少嗜酸性粒细胞型哮喘患者急性发作,国内外进一步临床研究正在进行中。

(三)哮喘的长期治疗

1. 控制药物 主要通过抗炎作用和长效扩张支气管作用使哮喘达到并维持临床控制,包括 ICS、全身用糖皮质激素、白三烯调节剂、LABA(须与 ICS 联合应用)、缓释茶碱、LAMA(噻托溴铵)、抗 IgE 抗体、抗组胺药及其他抗炎药物。

2. 缓解药物 通过迅速解除呼吸道痉挛从而缓解哮喘症状,包括 SABA、全身用糖皮质激素、短效胆碱能受体阻断剂(SAMA)、茶碱及短效口服 β₂ 受体激动剂等。

3. 制订初始治疗及长期治疗计划 对初诊患者要评估其病情严重度,制定初始治疗方案、长期随访行动计划,定期随访、监测、评估,以改善患者的依从性,检查吸入药物使用的正确性,并根据其病情变化及时修订治疗方案。哮喘患者长期治疗方案分为 5 级(表 13-4-5-6),长期管理模式见图 13-4-5-1。

表 13-4-5-6 哮喘分级治疗的药物选择

药物	第1级	第2级	第3级	第4级	第5级
首选控制药物	按需低剂量 ICS-福莫特罗	低剂量 ICS 或按需低剂量 ICS-福莫特罗	低剂量 ICS-LABA	中剂量 ICS-LABA	高剂量 ICS-LABA,参考表型评估加用:噻托溴铵,抗 IgE 单抗,抗 IL-5/5R 药物,抗 IL-4R 药物
其他可选控制药物	SABA 使用时即联合低剂量 ICS	LTRA,或 SABA 使用时即联合低剂量 ICS	中剂量 ICS,或低量 ICS+LTRA	高剂量 ICS,加用噻托溴铵或加用 LTRA	加用低剂量 OCS
首选缓解药物	按需低剂量 ICS-福莫特罗				
其他可选缓解药物	SABA				

注:ICS. 吸入糖皮质激素;LABA. 长效 β₂ 受体激动剂;SABA. 速效 β₂ 受体激动剂;LTRA. 白三烯受体拮抗剂;OCS. 口服糖皮质激素。

控制哮喘强调抗炎治疗的重要性,对于以往未经规范治疗的初诊哮喘患者应根据病情严重度,选择相应的治疗级别,病情轻者从第 1~2 级治疗开始,病情严重者选择第 3 或 4 级治疗方案。

整个治疗过程中要对患者进行病情评估,调整并检查对治疗的反应。当哮喘未控制或症状加重时,应升级治疗以达哮喘控制。当哮喘控制并维持至少 3 个月后,应降级治疗,推荐的降级方案为:①单用中-高剂量 ICS:将 ICS 剂量减少 50%。②ICS+LABA:将 ICS 剂量减少 50%,仍继续使用 LABA 联合治疗。当达到低剂量 ICS 时,可改为每日 1 次联合用药,或停用 LABA 单用 ICS。若患者使用最低剂量控制药物达到哮喘控制 1 年以上时,可考虑停用控制药物。要确立维持最佳控制的治疗最低级别和最小剂量,以降低费用,确保用药安全性。

4. 哮喘控制不佳原因的识别及处理 部分哮喘患者即使经过 ICS-LABA 的联合治疗,仍无法得到控制,其中少部分是重症哮喘,而大部分是由于各种原因没有给予充分关注及处理,导致哮喘难以控制。长期暴露在过敏原、职业接触、吸烟等诱发因素、吸入药物使用不当、依从性差、合并过敏性鼻炎、鼻窦炎、肥胖、胃食管反流、阻塞性睡眠呼吸暂停综合征、焦虑/抑郁等是导致哮喘控制不佳的常见原因,需识别并积极处理。

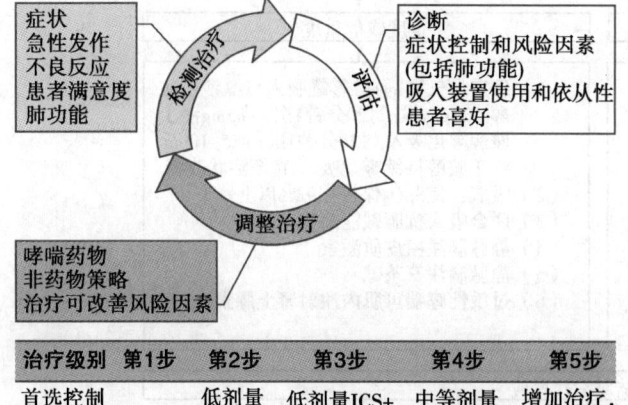

治疗级别	第1步	第2步	第3步	第4步	第5步
首选控制药物		低剂量ICS	低剂量ICS+长效β₂受体激动剂	中等剂量或高剂量ICS+长效β₂受体激动剂	增加治疗,例如抗IgE治疗
控制药物备选	考虑低剂量ICS	白三烯受体拮抗剂 低剂量茶碱	中等剂量ICS 低剂量ICS+白三烯受体拮抗剂 或+茶碱	高剂量ICS+白三烯受体拮抗剂 或+茶碱	低剂量口服糖皮质激素
缓解药物	按需使用短效β₂受体激动剂		按需使用短效β₂受体激动剂或低剂量ICS/福莫特罗	

图 13-4-5-1 哮喘长期管理模式
ICS. 吸入性糖皮质激素。

（四）哮喘急性发作的处理 治疗取决于发作严重程度及对治疗的反应。目的在于尽快缓解症状、解除气流受限和低氧血症。若有相关死亡高危因素的患者,当有急性发作时应尽早到医院就诊。

高危患者:①曾有过气管插管和机械通气的重度哮喘发作病史;②过去1年因哮喘住院或看急诊;③正在使用或刚停用口服糖皮质激素;④目前未使用ICS;⑤过分依赖SABA,尤为沙丁胺醇(或等效药物)>1支/月者;⑥有心理疾病或社会心理问题,包括使用镇静剂;⑦有对哮喘治疗计划不依从的历史。

1. 轻度和部分中度急性发作 在家或社区治疗。吸入SABA,第一小时2~4喷/20min。根据治疗反应,轻度可调整为2~4喷/3~4h,中度6~10喷/1~2h。亦可口服短效氨茶碱或特布他林。如果治疗反应不好,尽早口服糖皮质激素(泼尼松龙0.5~1mg/kg或等效剂量的其他激素),必要时及时到医院就诊。

2. 部分中度和重度急性发作 急诊或医院就诊。氧疗以缓解低氧血症。雾化SABA,初始治疗时连续雾化给药,随后按需间断给药(每4小时一次)。可联合使用β₂受体激动剂和抗胆碱能药物以取得更好的支气管舒张作用。可静脉应用茶碱,尽早使用全身糖皮质激素,推荐口服泼尼松龙30~50mg/d或等效的其他激素。重度急性发作可静脉使用甲泼尼龙80~160mg,或氢化可的松400~1 000mg分次给药。全身糖皮质激素的疗程一般为5~7天,通常不需递减撤药。哮喘急性发作患者医院内治疗流程见图13-4-5-2。

3. 危重哮喘的处理 经上述治疗,临床症状和肺功能

无改善甚至继续恶化,应及时给予机械通气治疗,机械通气的指征主要包括:神志改变、呼吸肌疲劳、动脉血气提示呼吸性酸中毒。可先采用无创机械通气,若无效、不能配合或出现呼吸骤停者,应及时气管插管机械通气。危重哮喘存在呼吸道阻力明显增高,要选择低潮气量通气,允许性高碳酸血症。气管插管早期可短期应用镇静剂、肌松剂,以减少呼吸道阻力,减少气压伤。症状改善尽早拔管,必要时可用无创通气序贯。

激素应早期、足量、短程使用,甲泼尼龙80~240mg/d。可静脉应用氨茶碱,雾化吸入SABA和SAMA。对于顽固性重度发作,硫酸镁和钙通道阻滞剂可能有效。注意纠正酸中毒并维持水、电解质平衡,加强对症、支持治疗,如合并感染,给予积极抗感染治疗。

危重哮喘要尽早入住ICU,加强心肺功能监护,防止并发症。

应寻找并处理急性发作的诱因,制定个体化长期治疗方案及哮喘行动计划,预防再次急性发作。

（五）特异性免疫治疗（specific immunotherapy,SIT） 是在临床上确定过敏性疾病患者的变应原后,将变应原制成疫苗并配制不同浓度,经反复注射或舌下含服、口服,逐步增加剂量和浓度,以提高患者对该种变应原的耐受性,当再次接触该变应原时过敏现象减轻或不再产生。SIT是唯一可影响变应性疾病自然病程的病因治疗,并可防止变应性鼻炎发展为哮喘。SIT适用于由明确变应原所致的哮喘,通常伴有变应性鼻炎,特异性IgE抗体增高而常规治疗不满意者,或有季节性哮喘发作患者,或常规治疗虽有效但由于无法避免接触变应原而反复发作者。目前国内最常用的SIT针对尘螨过敏。SIT分为脱敏和维持治疗两个阶段,总疗程为3~5年。

（六）支气管热成形术 经纤维支气管镜射频消融呼吸道平滑肌治疗重症哮喘,减少哮喘患者支气管平滑肌数量,降低支气管收缩能力和呼吸道高反应性。多项研究证明其对重度哮喘有效,但其远期疗效及安全性、最大获益人群等仍需进一步大规模临床研究。治疗需严格掌握适应证,注意围手术期安全性,分析获益-风险比,并在有资质的注册中心进行。

（七）特殊类型哮喘及其处理

1. 重症哮喘 在过去1年中,需要使用GINA建议的第4级或以上治疗才能维持控制或经上述治疗仍未控制的哮喘。重症哮喘虽仅占总哮喘5%~10%,但却是哮喘管理中的难点和重点,医疗卫生资源花费巨大。对重症哮喘的治疗和管理需全面评估:第一,要再次明确哮喘诊断;第二,评估导致哮喘难以控制的混杂因素,包括哮喘触发因素暴露史、吸入技术、用药依从性,特别要评估合并症及其处理,常见的合并症有鼻炎、鼻窦炎、胃食管反流、阻塞性睡眠呼吸障碍综合征、焦虑、抑郁等,需要积极处理;第三,评估哮喘表型,针对表型指导药物选择,给予个体化治疗。

重症哮喘根据临床特点,分为早发过敏性哮喘、晚发嗜酸

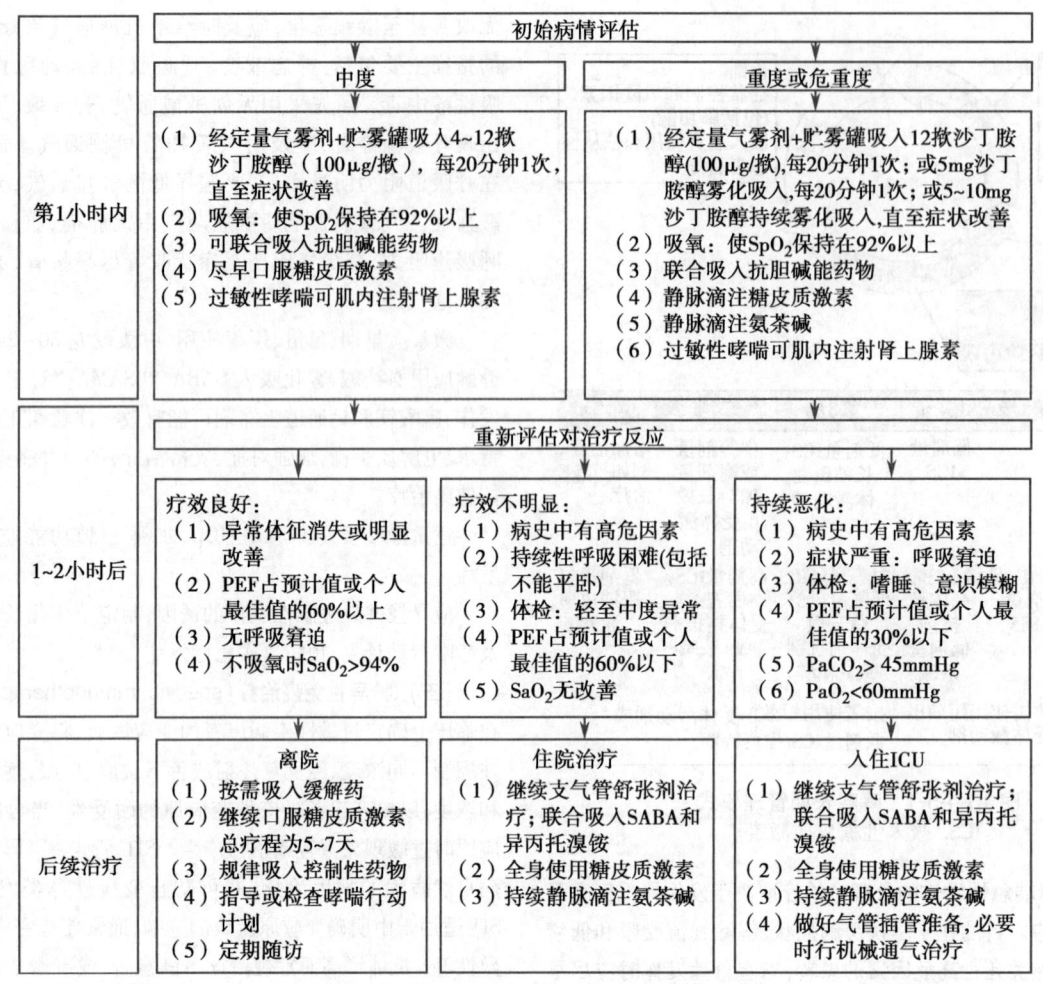

图 13-4-5-2　哮喘急性发作医院内处理流程

性粒细胞型哮喘、频繁急性发作型哮喘、持续气流受限型哮喘、肥胖型哮喘；根据炎症类型，分为 Th2 型和非 Th2 型哮喘。生物靶向药物如抗 IgE 单抗、抗 IL-5 单抗、抗 IL-4 单抗主要针对 Th2 型重症哮喘，在常规控制药物基础上加用。但对于非 Th2 型重症哮喘，目前仍无有效药物，可在高剂量 ICS-LABA 基础上加用噻托溴铵、小剂量阿奇霉素长期口服或支气管热成形术等，根据其不同表型及特点进行选择。

2. 妊娠期哮喘　哮喘发作和平喘药物均会对胎儿及分娩过程产生不良影响，但哮喘未控制远比药物不良反应危险。因此，妊娠期妇女首先应积极控制哮喘，最好在孕前得到控制，并用最少的控制药物维持。怀孕后应密切随访，在医师指导下用药。用药原则是尽可能应用吸入药，尽量避免使用对孕妇、胎儿安全性尚不确定的药物；如果病情需要，应将用药剂量尽量控制在最低水平。妊娠期推荐药物：①特布他林或沙丁胺醇吸入剂：妊娠妇女在任何阶段都可以使用。②ICS：最主要的抗炎药物，推荐中、低剂量吸入型布地奈德（为妊娠用药 B 级）。③吸入 LABA：低剂量 ICS 不能控制者，选用联合吸入 LABA。④白三烯受体拮抗剂：较安全。⑤抗胆碱药物：与 β_2 受体激动剂、ICS 联合使用，可选择。⑥全身应用激素：妊娠期重症、不能控制的哮喘对母体和胎儿危险极大，应给予积极治疗，在权衡

利弊下可应用全身激素治疗。口服泼尼松最常用，≤10mg/d 对孕妇及胎儿不良反应少。病情严重时泼尼松 30~40mg/d，连续 3~7 天，逐渐减量短期内停药。长期口服激素对孕妇及胎儿均有较大的不良反应，孕妇应尽量避免。切忌在怀孕后擅自停药或减药，可能导致哮喘急性加重。妊娠期哮喘患者更应密切随访，规范治疗和管理。

3. 哮喘慢阻肺重叠（asthma-COPD overlap，ACO）　以持续气流受限为特征，同时伴有与哮喘和慢阻肺相关的临床特点。ACO 较单独哮喘或慢阻肺病情更重，预后更差。目前 ACO 诊断标准尚不确切，慢阻肺患者如果存在可逆的气流受限、FeNO 增高、诱导痰嗜酸性粒细胞增高、既往有哮喘或过敏性鼻炎病史，则需考虑 ACO 诊断；有高危因素（吸烟、有害气体暴露等）的哮喘患者经过规范治疗仍然存在持续气流受限，要考虑 ACO 诊断。ACO 治疗要兼顾抗炎和解痉，推荐联合应用 ICS 与 LABA 和/或 LAMA。

（八）哮喘的教育和管理　是哮喘维持控制的保障，目的是指导患者自我管理，对治疗目标达成共识，制定个体化的书面管理计划，以达到控制和避免发作。教育方式包括：①初诊教育；②定期开办哮喘学校、健康讲座，患者经验交流会；③移动网络平台。目的为与患者建立医患伙伴关系，提高患者的依

从性,使患者增加理解、增强自信心、增强自我管理能力,从而减少卫生保健资源消耗。物联网医学作为一种全新的诊疗模式,弥补了传统医疗"间断化、片段化"的缺陷,在医患之间构架了一条便捷的纽带,可广泛应用于哮喘的管理中,可以做到对哮喘发作的即刻预警和及时治疗,实现更加精准医疗。

【预后】

预后与转归因人而异,与正确的治疗方案密切相关。通过规范化治疗,哮喘临床控制率儿童可达95%,成人可达80%。如治疗不规范导致反复急性发作,以及少数难治性重症哮喘呼吸道炎症持续控制不佳,导致不可逆性呼吸道重构,并发肺源性心脏病。重度及危重急性哮喘发作有猝死风险。

推荐阅读

1. Global Strategy for Asthma Management and Prevention, Global Initiative for Asthma (GINA) 2020 [EB/OL]. [2020-5-4]. http://www.ginasthma.org.

2. 中华医学会呼吸病学分会哮喘学组. 支气管哮喘防治指南(2016年版)[J].中华结核和呼吸杂志,2016,39(9):675-697.

3. HUANG K W, YANG T, XU J Y, et al. Prevalence, risk factors and management of asthma in China: a national cross-sectional study[J]. Lancet, 2019,394(10196):407-418.

第六节　支气管扩张症

宋元林

支气管扩张症(bronchiectasis),由各种原因引起,大多继发于急、慢性呼吸道感染和支气管阻塞后,反复发生支气管化脓性改变,致使支气管壁结构破坏,管壁增厚,引起支气管异常和扩张的一类异质性疾病的总称,可以是原发或继发,主要分为囊性纤维化(cystic fibrosis, CF)导致的支气管扩张症和非囊性纤维化导致的支气管扩张症。既往认为支气管扩张症患者的支气管扩张为永久性的,近年来有证据提示部分或区域的支气管扩张经治疗后可以出现呼吸道重构,支气管扩张减轻甚至消失。近年来随着急、慢性呼吸道感染的恰当治疗,支气管扩张症的发病率有减少趋势,但随着CT的普及,尤其是高分辨率CT的应用,在某些晚期慢阻肺患者也发现了一定比例的支气管扩张。需要注意的是,支气管扩张是影像学上的定义,而支气管扩张症是一类疾病。

【流行病学】

支气管扩张症的患病率为(1~52)/10万。美国从2000—2007年每年支气管扩张症患者增加8.74%。国内目前缺乏全国注册登记研究和全国的流行病学资料。我国报道,40岁以上人群中支气管扩张症的患病率可达到1.2%。部分慢阻肺患者合并支气管扩张的比例高达30%。

【病因与发病机制】

本病可分为先天性和继发性。先天性支气管扩张症少见,

弥漫性支气管扩张常发生于有遗传、免疫或解剖缺陷的患者。其他呼吸道疾病,如变态反应性支气管肺曲菌病(allergic bronchopulmonary aspergillosis, ABPA)也是诱发支气管扩张症的原因之一(表13-4-6-1)。局灶性支气管扩张可源于未进行治疗的肺炎或呼吸道阻塞。

表 13-4-6-1　支气管扩张症的诱发因素

种类	诱发因素及特征
感染	细菌:铜绿假单胞菌,流感嗜血杆菌,卡他莫拉菌,肺炎克雷伯菌,金黄色葡萄球菌,百日咳杆菌
	真菌:曲霉
	分枝杆菌:结核分枝杆菌,非结核分枝杆菌(nontuberculosis mycobacteria, NTM)
	病毒:腺病毒,流感病毒,单纯疱疹病毒,麻疹病毒
免疫缺陷或异常	原发性:低免疫球蛋白血症,包括IgG亚群的缺陷(IgG2、IgG4),慢性肉芽肿性疾病
	继发性:长期服用免疫抑制药物,人类免疫缺陷病毒(HIV)感染,慢性淋巴细胞性白血病,肺移植后
	免疫异常:干燥综合征,ABPA,类风湿关节炎
先天性遗传疾病	α₁-抗胰蛋白酶缺乏:支气管扩张仅见于严重缺乏的患者
	纤毛缺陷:原发纤毛不动综合征(primary ciliary dyskinesia, PCD)和Kartagener综合征
	囊性纤维化:白种人常见
先天性结构缺损	淋巴管性/淋巴结:淋巴结病
	黄甲综合征:指/趾甲黄色、肥厚,淋巴水肿,慢性胸腔积液三联征
	气管支气管性:巨大气管-支气管症,支气管软骨发育缺陷,先天性支气管发育不良,马方综合征
	血管性:肺隔离症
其他	呼吸道阻塞:外源性压迫,异物,恶性肿瘤,黏液阻塞,肺叶切除后其余肺叶纠集弯曲
	毒性物质吸入:氨气、氯气和二氧化氮使呼吸道直接受损,改变结构和功能
	炎症性肠病:常见于慢性溃疡性结肠炎,肠道的切除加重肺部疾病

上述疾病损伤了宿主呼吸道清除和防御功能,易发生感染和炎症。细菌反复感染可使充满炎性介质和病原菌黏稠脓性液体的呼吸道逐渐扩大、形成瘢痕和扭曲。支气管壁由于水肿、炎症和新血管形成而变厚。周围间质组织和肺泡的破坏导致了纤维化、肺气肿,或两者兼有。

【病理与病理生理】

支气管扩张是位于段或亚段支气管管壁的破坏和炎性改变进而形成三种不同类型:①柱状扩张:支气管呈均一、管形扩张且突然在一处变细,远处的小气道往往被分泌物阻塞;②囊状扩张:扩张支气管腔呈囊状改变,支气管末端的盲端也呈无法辨认的囊状结构;③不规则扩张:支气管腔呈不规则改变或串珠样改变。显微镜下可见支气管炎症和纤维化、支气管壁溃疡、鳞状上皮化生和黏液腺增生。病变支气管相邻肺实质也可有纤维化、肺气肿、支气管肺炎和肺萎陷。炎症可致支气管壁血管增多,并伴相应支气管动脉扩张及支气管动脉和肺动脉吻合。支气管扩张症是由各种致病因素导致慢性呼吸道炎症,呼吸道内分泌物增多,呼吸道廓清障碍,进而出现病原微生物定植,增生及感染的概率增加,而反复的细菌感染会加重呼吸道炎症反应及呼吸道壁的破坏和增厚,反过来降低痰液廓清的能力。

【临床表现】

主要症状为持续或反复的咳嗽、咳痰或咳脓痰。痰液为黏液性,黏液脓性或脓性,可呈黄绿色,收集后分层:上层为泡沫,中间为浑浊黏液,下层为脓性成分,最下层为坏死组织。无明显诱因者常隐匿起病,无症状或症状轻微。呼吸困难和喘息常提示有广泛的支气管扩张或有潜在的慢阻肺。随着感染加重,可出现痰量增多和发热,可仅为支气管感染加重,也可为病变累及周围肺实质出现肺炎所致。当支气管扩张伴急性感染时,患者可表现为咳嗽、咳脓痰和伴随肺炎。50%~70%的病例可发生咯血,大出血常为小动脉被侵蚀或增生的血管被破坏所致。部分患者以反复咯血为唯一症状,称为干性支气管扩张。

呼吸道内有较多分泌物时,体检可闻及湿啰音和干啰音。

病变严重尤其是伴有慢性缺氧、肺源性心脏病和右心衰竭的患者可出现杵状指及右心衰竭体征。

【辅助检查】

1. 影像学检查

(1) 胸部 X 线检查:囊状支气管扩张的呼吸道表现为显著的囊腔,腔内可存在气液平面(图 13-4-6-1)。支气管扩张的其他表现为呼吸道壁增厚,主要由支气管周围炎症所致。由于受累肺实质通气不足,萎陷,扩张的呼吸道往往聚拢,纵切面可显示为双轨征,横切面显示环形阴影。这是由于扩张的呼吸道内充满分泌物,管腔显像较透亮区致密,产生不透明的管道或分支的管状结构。但是这一检查对判断有无支气管扩张缺乏特异性,病变轻时影像学检查可正常。

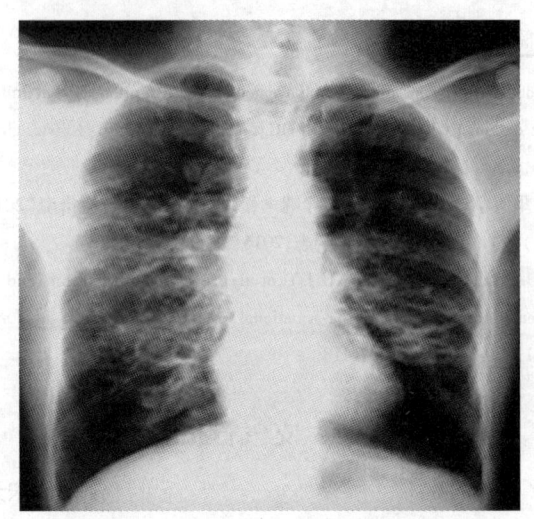

图 13-4-6-1 支气管扩张胸部 X 线片表现

(2) 胸部高分辨率 CT 扫描(HRCT):HRCT 可在横断面上清楚地显示扩张的支气管(图 13-4-6-2),且兼具无创、易重复、易接受的特点,现已成为支气管扩张的主要诊断方法。支气管扩张症在 HRCT 上的主要表现为支气管呈柱状及囊状改变,呼吸道壁增厚(支气管内径<80%外径)、黏液阻塞、树芽征及马赛

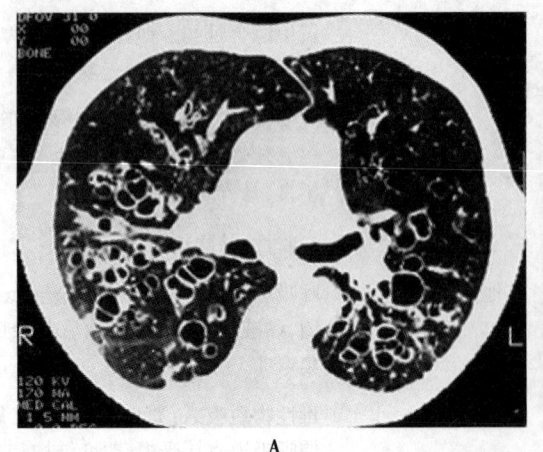
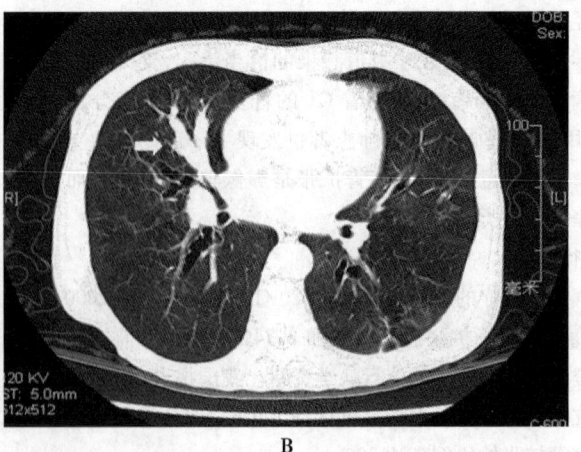

图 13-4-6-2 支气管扩张 CT 表现
A. 支气管囊状扩张;B. 指套征(白色箭头)。

克征。当CT扫描层面与支气管平行时,扩张的支气管呈双轨征或串珠状改变;当扫描层面与支气管垂直时,扩张的支气管与伴行的肺动脉形成印戒征;当多个囊状扩张的支气管彼此相邻时,则表现为蜂窝状改变。

(3)支气管碘油造影:可确诊支气管扩张,但因其为创伤性检查,现已被高分辨率CT(HRCT)所取代。

2. 实验室检查

(1)血常规及炎性标志物:当细菌感染导致支气管扩张症急性加重时,血常规白细胞计数、中性粒细胞分类及C反应蛋白可升高。

(2)血清免疫球蛋白:合并免疫功能缺陷者可出现血清免疫球蛋白(IgG、IgA、IgM)缺乏。

(3)血气分析:可判断患者是否合并低氧血症和/或高碳酸血症。

(4)微生物学检查:应留取合格的痰标本送检涂片染色及痰细菌培养,痰培养和药敏试验结果可指导抗菌药物的选择,痰液中找到抗酸杆菌时需要进一步分型是结核分枝杆菌还是非结核分枝杆菌。

(5)其他:必要时可检测类风湿因子、抗核抗体、抗中性粒细胞胞质抗体。怀疑ABPA的患者需行血清IgE测定、烟曲霉皮试、曲霉沉淀素检查。如患者自幼起病,合并慢性鼻窦炎或中耳炎,或合并右位心,需怀疑原发纤毛不动综合征(primary ciliary dyskinesia,PCD)可能,可行鼻呼出气一氧化氮测定筛查,疑诊者需进一步取纤毛上皮行电镜检查,必要时行基因检测。

3. 其他

(1)纤维支气管镜检查:当支气管扩张呈局灶性且位于段支气管以上时,可发现弹坑样改变,可通过纤维支气管镜采样用于病原学诊断及病理诊断。纤维支气管镜检查还可明确出血、扩张或阻塞的部位。还可经纤维支气管镜进行局部灌洗,采取灌洗液标本进行涂片、细菌学和细胞学检查,协助诊断和指导治疗。

(2)肺功能测定:可证实由弥漫性支气管扩张或相关阻塞性肺病导致的气流受限,以及指导临床使用支气管舒张剂。

【诊断与鉴别诊断】

(一)诊断 根据反复咳脓痰、咯血病史和既往有诱发支气管扩张的呼吸道感染病史,HRCT显示支气管扩张的异常影像学改变,即可明确诊断为支气管扩张症。诊断支气管扩张症的患者还应进一步仔细询问既往病史、评估上呼吸道症状、根据病情完善相关检查以明确病因诊断。

(二)评估 患者初次诊断后的评估包括:痰液检查,包括痰涂片(包括真菌和抗酸染色),痰培养加药敏。无痰患者可做高渗生理盐水雾化吸入诱导痰。支气管镜下肺泡灌洗仅用于无痰但怀疑细菌感染、患者治疗后疗效欠佳或CT提示非结核分枝杆菌(nontuberculosis mycobacteria,NTM)感染但痰培养阴性者。肺部CT随访,尤其是肺内出现空洞,无法解释的咯血或痰中带血,治疗反应不佳,反复急性加重等。肺功能用于评估疾病进展程度和指导药物治疗。血气分析判断是否存在低氧

血症和或CO_2潴留。实验室检查评估患者的炎症反应、免疫状态、是否合并其他病原体感染等。

(三)鉴别诊断

1. 慢性支气管炎 多发生在中年以上患者,在气候多变的冬、春季节咳嗽、咳痰明显,多咳白色黏液痰,感染急性发作时可出现脓性痰,但无反复咯血史。听诊双肺可闻及散在干、湿啰音。

2. 肺脓肿 起病急,有高热、咳嗽、大量脓臭痰。X线检查可见局部浓密炎症阴影,内有空腔气液平面。

3. 肺结核 常有低热、盗汗、乏力、消瘦等结核毒性症状,干、湿啰音多局限于上肺,胸部X线片和痰结核分枝杆菌检查可作出诊断。

4. 先天性肺囊肿 X线检查可见多个边界纤细的圆形或椭圆形阴影,壁较薄,周围组织无炎症浸润。胸部CT和支气管造影可助诊断。

5. 弥漫性泛细支气管炎 有慢性咳嗽、咳痰、活动时呼吸困难及慢性鼻窦炎。胸部X线和胸部CT显示弥漫分布的小结节影。大环内酯类抗生素治疗有效。

6. 支气管肺癌 多见于40岁以上患者,可伴有咳嗽、咳痰、胸痛及痰中带血。大咯血少见。影像学、痰细胞学及支气管镜检查等有助于确诊。

【治疗】

(一)治疗基础疾病 对活动性肺结核伴支气管扩张应积极抗结核治疗,低免疫球蛋白血症可用免疫球蛋白替代治疗。

(二)控制感染 支气管扩张症患者出现痰量增多及其脓性成分增加等急性感染征象时,需应用抗感染药物。急性加重期开始抗菌药物治疗前应常规送痰培养,根据痰培养和药敏结果指导抗生素应用,但在等待培养结果时即应开始经验性抗菌药物治疗。无铜绿假单胞菌感染高危因素的患者应立即经验性使用对流感嗜血杆菌有活性的抗菌药物,如氨苄西林/舒巴坦、阿莫西林/克拉维酸、第二代头孢菌素、第三代头孢菌素(头孢曲松、头孢噻肟)、莫西沙星、左氧氟沙星。对于存在铜绿假单胞菌感染高危因素的患者(如存在以下4条中的2条:①近期住院;②每年4次以上或近3个月以内应用抗生素;③重度气流阻塞(FEV_1<30%预计值);④最近2周每日口服泼尼松<10mg),可选择具有抗假单胞菌活性的β-内酰胺类抗生素(如头孢他啶、头孢吡肟、哌拉西林/他唑巴坦、头孢哌酮/舒巴坦)、碳青霉烯类(如亚胺培南、美罗培南)、氨基糖苷类、喹诺酮类(环丙沙星或左旋氧氟沙星),可单独应用或联合应用。对于慢性咳脓痰患者,还可考虑使用疗程更长的抗生素,如口服阿莫西林或吸入氨基糖苷类药物,或间断并规则使用单一抗生素及轮换使用抗生素加强对下呼吸道病原体的清除。合并ABPA时,除一般需要糖皮质激素(泼尼松0.5~1mg/kg)外,还需抗真菌药物(如伊曲康唑)联合治疗,疗程较长。支气管扩张症患者出现肺内空洞,尤其是内壁光滑的空洞,合并或没有合并树芽征,要考虑到不典型分枝杆菌感染的可能,可采用痰抗酸染色、痰培养及痰的微生物分子检测进行诊断。本病也容易合

并结核,患者可以有肺内空洞或肺内结节,渗出合并增殖性改变等,可合并低热、夜间盗汗,需要在随访过程中密切注意上述相关的临床表现。支气管扩张症患者容易合并曲霉的定植和感染,表现为管腔内有曲霉球,或出现慢性纤维空洞样改变,或急性、亚急性侵袭性感染。曲霉的侵袭性感染治疗一般选择伏立康唑。

(三) 改善气流受限 建议支气管扩张症患者常规随访肺功能的变化,尤其是已经有阻塞性通气功能障碍的患者。长效支气管舒张剂(长效 β₂ 受体激动剂、长效抗胆碱能药物、吸入糖皮质激素/长效 β₂ 受体激动剂)可改善气流受限并帮助清除分泌物,对伴有呼吸道高反应及可逆性气流受限的患者常有一定疗效。但由于缺乏循证医学的依据,在支气管舒张剂的选择上,目前并无常规推荐的指征。

(四) 清除呼吸道分泌物 包括物理排痰和化痰药物。物理排痰包括体位引流,一般头低臀部抬高,可配合震动拍击背部协助痰液引流。呼吸道内雾化吸入生理盐水,短时间内吸入高渗生理盐水,或吸入黏液松解剂如乙酰半胱氨酸等,可有助于痰液的稀释和排出。其他如胸壁震荡、正压通气、主动呼吸训练等合理使用,也可以起到排痰作用。药物包括黏液溶解剂、痰液促排剂、抗氧化剂等。N-乙酰半胱氨酸具有较强的化痰和抗氧化作用。切忌在非囊性纤维化支气管扩张患者使用重组脱氧核糖核酸酶。

(五) 免疫调节剂 使用一些促进呼吸道免疫增强的药物,如细菌细胞壁裂解产物可以减少支气管扩张患者的急性发作。部分支气管扩张症患者长期使用十四环或十五环大环内酯类抗生素,可以减少急性发作和改善患者的症状,但需要注意长期口服抗生素带来的其他不良反应,包括心血管、听力、肝功能的损害及出现细菌耐药等。

(六) 咯血的治疗 对反复咯血的患者,如果咯血量少,可以对症治疗或口服卡巴克洛(安络血)、云南白药。若出血量中等,可静脉给予垂体后叶素或酚妥拉明(合并高血压和冠心病),同时静脉给予止血药物;若出血量大,经内科治疗无效,可考虑介入栓塞治疗或手术治疗。使用垂体后叶素需要注意低钠血症的产生。

(七) 外科治疗 如支气管扩张为局限性,经充分内科治疗仍顽固反复发作者,可考虑外科手术切除病变肺组织。如大出血来自增生的支气管动脉,经休息和抗生素等保守治疗不能缓解仍反复大咯血时,病变局限者可考虑外科手术,否则采用支气管动脉栓塞术治疗。对于那些尽管采取了所有治疗仍致残的病例,合适者可考虑肺移植。

(八) 预防 可考虑应用肺炎球菌疫苗和流感病毒疫苗预防或减少急性发作,免疫调节剂对于减轻症状和减少发作有一定帮助。吸烟者应予以戒烟。康复锻炼对于保持肺功能有一定作用。

【预后】

支气管扩张症的危重程度评分有支气管扩张严重度指数(bronchiectasis severity index, BSI)评分,取决于支气管扩张范围和有无并发症。支气管扩张范围局限者,积极治疗可改善生活质量和延长寿命。支气管扩张范围广泛者易损害肺功能,甚至发展至呼吸衰竭而引起死亡。大咯血也可严重影响预后。支气管扩张症合并肺实质损害如肺气肿和肺大疱者预后较差。慢阻肺患者合并支气管扩张症死亡率增加。

推荐阅读

1. HILL A T, SULLIVAN A L, CHALMERS J D, et al. British Thoracic Guideline for bronchiectasis in adults[J]. Thorax, 2019, 74(Suppl 1): 1-69.
2. POLVERINO E, GOEMINNE P C, MCDONNELL M J, et al. European Respiratory Society guidelines for the management of adult bronchiectasis [J]. Eur Respir J, 2017, 50(3):1700629.

第七节 细支气管炎

陈雪华

细支气管是直径 ≤2mm、管壁不含软骨的呼吸道,它包括仅有导气作用膜性支气管、终末细支气管和壁上包含肺泡的呼吸性细支气管。细支气管炎(bronchiolitis)是以细支气管及其周围炎症细胞浸润和/或伴有基质增厚为病理特征的一组疾病,临床上许多不同原因的疾病都可以引起细支气管炎症和纤维化,导致气流受限和呼吸困难。细支气管炎病理学表现多样,常与大气道疾病或肺实质疾病重叠,造成诊断上困难。随着肺部高分辨率 CT 的应用和普及,对以细支气管损害为主的疾病认识逐年提高。

【定义与分类】

细支气管炎是组织病理学概念,泛指细支气管的炎症、狭窄或闭塞,各种原因引起细支气管上皮细胞损伤导致小气道炎症反应,随后修复过程可以出现肉芽组织过度增生和纤维化,引起小气道狭窄或阻塞,邻近小气道肺泡也大多受累,影响肺实质。

细支气管损害在功能损害上可能和其他呼吸道疾病类似,但常见呼吸道疾病影像上缺乏特征性,细支气管炎在影像上其特征性表现为小叶中心结节。病理情况下细支气管腔扩张(内径≥2mm)、管壁增厚、管腔嵌塞,细支气管损害在 HRCT 表现出特征性改变,直接征象为直径在 2~4mm、以小叶中心为主、边界不清楚的软组织密度结节影,称小叶中心性结节(centri-lobular nodules),小叶中心结节不出现于胸膜下 5~10mm 范围内。结节大小与细支气管周围肺泡炎症细胞累及的范围相关,通常周边密度较小叶中心密度低,常见于呼吸性细支气管炎及过敏性肺炎。如出现与小叶中心结节相连的分支线状影(branching linear opacities),呈 Y 形或 V 形,状如树芽,称为树芽征(tree-in-bud sign),树芽征由累及管壁的炎症、管腔内渗出、黏液嵌塞细支气管所致,见于急性细支气管炎、误吸和弥漫性泛细支气管炎。空气潴留(air trapping)是阻塞性小气道疾病的间接征象,CT表现为在吸气相呈马赛克样灌注(mosaic perfusion),病理基础是细支气管阻塞、狭窄后其远端肺泡低通气,继发局部血管收缩,血流减少,在CT上表现为密度减低区,此时正常肺组织血液灌注正常或者增加,病变和正常区域交织表现为密度不一致的马赛克样灌注。呼气时小气道阻塞引起空气潴留,马赛克灌注可能增强,以此和其他血管性疾病引起的马赛克样灌注相鉴别,故当临床上怀疑到小气道疾病时应常规行呼气相HRCT。

长期以来人们用多种术语来描述细支气管病变,临床医师、影像科医师、病理医师有时用一个词来描述不同病变,导致细支气管炎命名混乱。以下是常见细支气管疾病的不同描述。

1. 急性细支气管炎 急性细支气管炎(acute bronchiolitis)组织学特征是细支气管重度炎症,伴上皮坏死和脱落。临床上急性细支气管炎最常用于描述婴儿和儿童呼吸道病毒感染后以急性喘息为特征的病症,呼吸道融合病毒是最常见的病因,其次为腺病毒、流感病毒、副流感病毒。成人急性细支气管炎较少见,常由感染和吸入性损伤引起。

2. 呼吸性细支气管炎 呼吸性细支气管炎(respiratory bronchiolitis)主要见于吸烟者,典型表现为呼吸性细支气管中出现含棕色色素的巨噬细胞。患者一般无症状,胸部X线片未见明显的肺浸润或者呼吸道异常表现,HRCT表现与呼吸性细支气管炎相关小叶中心性结节影,故当吸烟者HRCT出现肺实质小结节影时应怀疑到呼吸性细支气管炎。当病变累及肺泡并伴有间质改变时,称为呼吸性细支气管炎相关间质性肺病(respiratory bronchiolitis-associated interstitial lung disease,RB-ILD)。

3. 闭塞性细支气管炎 临床医师用"闭塞性细支气管炎(bronchiolitis obliterans)"来描述吸入支气管扩张剂不可逆转的气流受限临床综合征,由各种吸入物质、感染、全身性疾病和造血细胞移植或肺移植引起小气道损伤所致。其组织病理学特征往往称为缩窄性细支气管炎(constrictive bronchiolitis),特点是细支气管管壁因纤维增生而增厚,导致管腔缩窄,引起气流受限。

4. 闭塞性细支气管炎综合征 肺移植或造血干细胞移植患者可发生闭塞性细支气管炎。闭塞性细支气管炎综合征(bronchiolitis obliterans syndrome,BOS)是临床用语,指小气道受阻引起进行性气流受限,但未行肺活检确诊的情况。例如,肺移植后根据气流受限可以诊断BOS,但并没有行组织学检查。

5. 细胞性细支气管炎 细胞性细支气管炎(cellular bronchiolitis)是病理学概念,指细支气管受到炎性细胞浸润(如淋巴细胞、中性粒细胞、嗜酸性粒细胞)。滤泡性细支气管炎(follicular bronchiolitis)、呼吸性细支气管炎和弥漫性泛细支气管炎(diffuse panbronchiolitis,DPB)都属于细胞性细支气管炎。细胞性细支气管炎也可见于过敏性肺炎(hypersensitivity pneumonitis,HP)、肉芽肿性多血管炎、哮喘等疾病。

细支气管疾病常见的分类方式有两种:①基于病因的临床分类,包括吸入性损伤、不同病原体感染、器官移植后、药物引起和不明原因者;②基于组织病理学的分类,根据细支气管炎症分成两类,即以细胞浸润为主的细胞性细支气管炎,以及以细支气管壁出现增生或缩窄性改变为主的细支气管炎,然后根据细胞的富集程度和纤维形成部位进一步细分病因(图13-4-7-1)。

2003年Ryu等结合临床、影像和病理特征,根据病理损害主要以细支气管损害为主,还是以肺实质或大气道损害为主继发细支气管炎病变,把细支气管疾病归为3类:①原发性细支气管炎,病变损害在细支气管,损害以细支气管为主的一类疾病,肺功能上提示是小气道阻塞性功能障碍。②间质性肺损害同时伴有细支气管损害的疾病,其中部分与吸烟相关;这类疾病经常影响肺的间质,肺功能除了出现阻塞外,更多表现为严重的弥散障碍。③同时有大气道病变的细支气管病变,这一类与支气管扩张常合并存在,也可以是吸入性损伤导致的全气道受累(表13-4-7-1)。

表13-4-7-1 临床-病理-影像细支气管炎分类

分类	疾病
原发性细支气管炎	呼吸性细支气管炎
	急性细支气管炎
	闭塞性细支气管炎
	滤泡性细支气管炎
	弥漫性泛细支气管炎
	金属粉尘所致呼吸道疾病(mineral dust airway disease)
	原发细支气管变异(primary bronchiolar variants)
间质性肺病合并变的细支气管疾病	呼吸性细支气管炎相关间质性肺病
	脱屑性间质性肺炎(desquamative interstitial pneumonia,DIP)
	闭塞性细支气管炎伴机化性肺炎(bronchiolitis obliterans organizing pneumonia,BOOP),过敏性肺炎
	其他间质性肺疾病如朗格汉斯细胞组织细胞增生症、结节病、特发性肺间质纤维化
同时有大气道病变的细支气管病变	慢性支气管炎
	支气管扩张
	哮喘

Ryu分类简单明了,适合临床应用。通过临床特征和影像,把同时有大气道和肺实质病变的细支气管炎做不同归类,然后通过HRCT的特征把原发细支气管疾病做一个初步的分

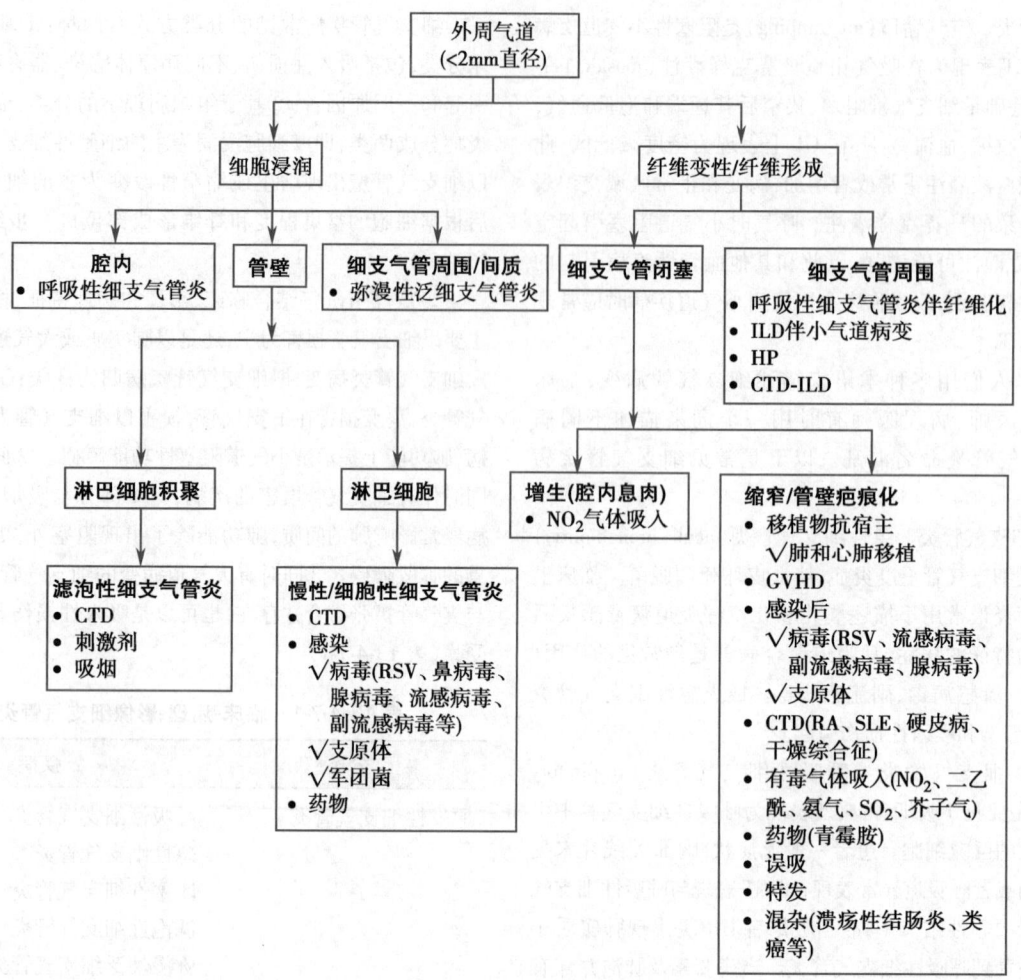

图 13-4-7-1 以病理为起点的细支气管疾病分类

类,参照图 13-4-7-2 理清诊断思路。如果有病理结果,结合图 13-4-7-1,基本就可以把细支气管炎鉴别清楚。

【原发性细支气管炎】

Ryu 分类的原发性细支气管炎,在病理上界定为损害局限于细支气管,影像学以细支气管炎为唯一表现,肺功能损害以小气道功能损害为主,具体分类则需通过病因和病理鉴别。以下介绍常见的闭塞性细支气管炎和弥漫性泛细支气管炎。

(一)闭塞性细支气管炎 闭塞性细支气管炎是指各种吸入性物质、感染、药物、肺移植或造血干细胞移植引起小气道损伤而产生的临床综合征。该临床综合征一般表现为呼吸困难、吸入支气管扩张剂不能逆转的气流受限,以及影像显示肺部正常或过度充气。从功能上来说,闭塞性细支气管炎和 COPD 基本相似,表现为阻塞性通气功能障碍,但闭塞性支气管炎发病年龄较轻,一般和吸烟无关,起病相对较急,肺功能阻塞程度较重。

闭塞性细支气管炎发病机制不明,细支气管上皮损伤可能启动了这一过程,紧邻小气道的肺泡也常受累,纤维化主要发生在黏膜下和细支气管周围,导致细支气管管腔外源性狭窄或闭塞。很多物质和病变都可损伤细支气管,从而引起闭塞性细

支气管炎,例如吸入氮氧化合物、氨、焊接烟尘或食品调味料烟雾(如双乙酰),感染呼吸道合胞病毒、腺病毒或肺炎支原体(*Mycoplasma pneumoniae*),以及使用白消安、金制剂或青霉胺。类风湿关节炎和其他风湿性疾病相关的肺部炎症也可导致闭塞性细支气管炎。此外,闭塞性细支气管炎是肺移植或造血干细胞移植后移植物抗宿主病(graft-versus-host disease,GVHD)的表现。

临床表现通常包括呼吸困难和咳嗽,偶尔有咳痰。症状一般在数周至数月期间缓慢进展。类风湿关节炎患者通常在关节症状出现后数年[平均(9.5±10)年]出现上述症状。体格检查可能发现呼吸过速、湿啰音和/或哮鸣音。

PFT 可能正常或显示阻塞性改变,但吸入支气管扩张剂后不可逆,临床上当肺移植患者第 1 秒用力呼气容积(FEV$_1$)较基础值下降 20% 以上,并且存在进行性呼吸道阻塞表现时应考虑出现闭塞性细支气管炎。有时患者兼有阻塞性和限制性通气,或只有限制性通气,这可能与完全阻塞的呼吸道的占比有关。肺一氧化碳弥散量(DL$_{CO}$)通常下降,常有静息状态下的低氧血症。

闭塞性细支气管炎治疗方案有限,部分患者肺功能可稳定数年。部分患者在尝试所有治疗后,病情仍会进展,最终出现

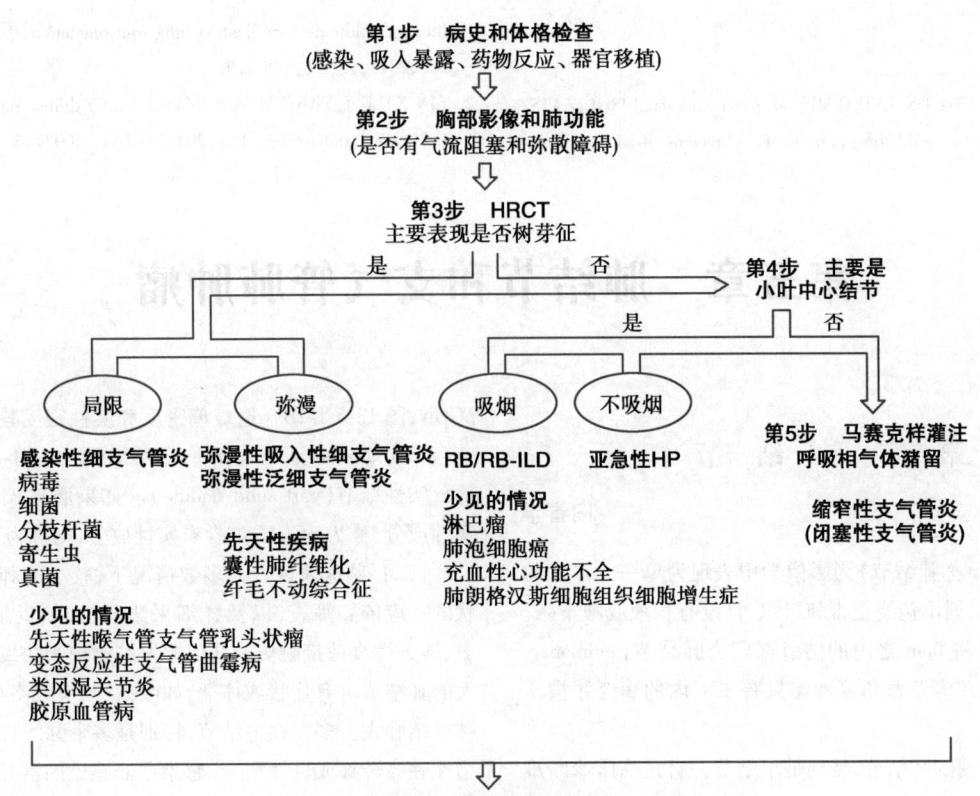

第1步　病史和体格检查
(感染、吸入暴露、药物反应、器官移植)

第2步　胸部影像和肺功能
(是否有气流阻塞和弥散障碍)

第3步　HRCT
主要表现是否树芽征

是　　　　否　　　　第4步　主要是
　　　　　　　　　　小叶中心结节

是　　　否

局限　　弥漫　　吸烟　　不吸烟　　第5步　马赛克样灌注
　　　　　　　　　　　　　　　　　　　呼吸相气体潴留

感染性细支气管炎　弥漫性吸入性细支气管炎　RB/RB-ILD　亚急性HP　缩窄性支气管炎
病毒　　　　　　　弥漫性泛细支气管炎　　　　　　　　　　　　　　　(闭塞性支气管炎)
细菌
分枝杆菌　　　　　先天性疾病　　　　　少见的情况
寄生虫　　　　　　囊性肺纤维化　　　　淋巴瘤
真菌　　　　　　　纤毛不动综合征　　　肺泡细胞癌
　　　　　　　　　　　　　　　　　　　充血性心功能不全
少见的情况　　　　　　　　　　　　　　肺朗格汉斯细胞组织细胞增生症
先天性喉气管支气管乳头状瘤
变态反应性支气管曲霉病
类风湿关节炎
胶原血管病

第6步　考虑肺组织活检
推荐外科肺活检,但在某些疾病肺泡灌洗+经支气管肺活检可以诊断

图 13-4-7-2　细支气管疾病的诊断流程

呼吸衰竭,只好选择肺移植。若患者有可疑引起闭塞性细支气管炎的药物正在使用,建议停药。减轻症状的一般措施包括使用吸入性支气管扩张剂和止咳药控制咳嗽,必要时吸氧以维持脉搏血氧饱和度>88%。

(二)弥漫性泛细支气管炎(DPB)　DPB是一种少见的以细支气管炎症和慢性鼻窦炎为特征的疾病。主要见于亚洲,尤其是日本成人,目前在世界范围都有报道。DPB病因不明,遗传、环境和免疫因素似乎起一定作用,有报道与人类白细胞抗原Bw54有关。DPB的组织学病变集中于呼吸性细支气管,表现为由淋巴细胞、浆细胞和特征性富含脂质的泡沫样巨噬细胞(也称为泡沫细胞)组成的透壁性浸润,故称为泛细支气管炎或全细支气管炎。受累呼吸道管腔和肺泡腔内充满黏液和急性炎症细胞,但肺泡壁不受累。随着疾病进展,小气道管腔变窄,但不像闭塞性细支气管炎有黏膜下层纤维化。持续性炎症和二重感染联合作用,病情进展导致更近端细支气管出现继发性扩张。

DPB略多见于男性,发病高峰为10~49岁(平均年龄为40岁),大多数患者为非吸烟者。常见慢性鼻窦炎、咳嗽、喘息、呼吸困难和体重减轻。体格检查可发现呼吸音减弱、粗湿啰音或哮鸣音,杵状指少见。特征性实验室表现为冷凝集试验持续升高,但肺炎支原体的检测阴性。常有白细胞计数和血沉升高。肺功能显示明显阻塞性通气功能障碍,也可以合并轻中度限制功能障碍。

HRCT表现为小叶中心性结节(<5mm)和树芽征,此外可见细支气管壁增厚、细支气管扩张伴有黏液栓。细支气管扩张是特征性改变,病变主要累及肺基底部,通常两肺底弥漫分布,病变晚期可见囊性病变和空气潴留,但是很少累及上肺。其他疾病如囊性纤维化、低丙种球蛋白血症、纤毛功能障碍和非结核分枝杆菌感染引起支气管扩张在高分辨率CT上表现可以与弥漫性泛细支气管炎相似。

DPB患病率高的国家,诊断通常不需要肺活检,而是根据以下6条标准,满足前3项+剩余标准的至少2项可以诊断:①持续性咳嗽、咳痰和劳力性呼吸困难;②有慢性鼻窦炎病史或目前存在慢性鼻窦炎症状;③胸部X线片显示双肺弥漫性小结节影或胸部CT显示小叶中心微结节;④闻及粗湿啰音;⑤第1秒用力呼气容积(FEV_1)/用力肺活量(FVC)<70%,以及动脉氧分压(PaO_2)<80mmHg(10.64kPa);⑥冷凝集素滴度≥64。但此诊断标准事实上并不能和其他支气管扩张鉴别。

推荐所有诊断为DPB的患者使用大环内酯类抗生素,首选红霉素400~600mg/d,也可以用克拉霉素或阿奇霉素,疗程为6~24个月,但治疗前建议除外非结核分枝杆菌。对于咳嗽和咳痰,吸入β_2受体激动剂和/或抗胆碱能药物可能是有用的辅助治疗。病程后期由于小气道瘢痕形成和支气管扩张,出现细菌性二重感染时,治疗基本和支气管扩张相同,参见本章第六节"支气管扩张症"。

推荐阅读

1. WELSH C H, WANG T S, LYU D M, et al. An international ISHLT/ATS/ERS clinical practice guideline: summary for clinicians. Bronchiolitis ob-

literans syndrome complicating lung transplantation [J]. Ann Am Thorac Soc, 2015, 12(1): 118-119.

2. LIN X, LU J, YANG M, et al. Macrolides for diffuse panbronchiolitis [J]. Cochrane Database Syst Rev, 2015, 1(1): CD007716.

第五章 肺结节和支气管肺肿瘤

第一节 肺 结 节

白春学

肺部结节(下称肺结节)为影像学中表现为单一或多发的类圆形肺部阴影,周围包绕正常肺组织,且没有积液或肺不张。一些早期的定义将 6cm 之内的结节都归为肺结节(pulmonary nodules),目前从患者获益角度考虑只有 3cm 内的病变才被认定为肺结节。

由影像学发现的肺结节,特别是小结节一直是临床诊断难点,难以确定是良性还是恶性。

为了更便于理解和指导临床实践,本章节特从肺结节的病因、临床特点、诊断和鉴别诊断入手,将避免过度治疗和延误诊断的策略融入其中,以利于更好地临床实践和改善患者预后。

【病因与流行病学】

胸部 X 线检查发现孤立性肺结节的频率为 1‰~2‰,现在随着低剂量 CT(low dose CT, LDCT)筛查的普及,其发现率大幅度提高。肺结节恶变率在不同地域人群中有很大差异,不同人种之间也无直接可比性。中国目前尚无确切的流行病学资料,不过根据 40 岁以上人口达 5.5 亿人,以及肺结节发现率达20%推测,肺结节患病人数应为 1.2 亿以上。

【肺结节分类与临床表现】

(一)肺结节分类

1. 数量分类 单个病灶定为孤立性,2 个及以上的病灶定义为多发性。

2. 病灶大小分类 肺结节中直径<5mm 者定义为微小结节,直径为 5~10mm 定义为小结节。微小结节可在基层医院管理;小结节可在有诊治经验的医院,如中国肺癌防治联盟肺结节诊治分中心管理;10~30mm 的肺结节则应尽早请有经验的专家诊治。

3. 密度分类 可分为实性和亚实性肺结节:①实性肺结节(solid nodule):为圆形或类圆形密度增高影,病变密度足以掩盖其中走行的血管和支气管影(图 13-5-1-1A)。②亚实性肺结节(subsolid nodule):所有含磨玻璃密度的肺结节均称为亚实性肺结节,其中磨玻璃病灶指 CT 示边界清楚或模糊的肺内密度增高影,病变密度难以掩盖其中走行的血管和支气管影。亚实性肺结节又分为纯磨玻璃结节(pure ground-glass nodule,

pGGN;图 13-5-1-1B)、磨玻璃密度和实性密度均有的混杂性结节(mixed ground-glass nodule, mGGN;图 13-5-1-1C),后者又称部分实性结节(part solid nodule)。如果磨玻璃病灶内不含有实性成分,称为 pGGN;如含有实性成分,则称为 mGGN。

(二)临床表现 大多数情况下,较小的肺结节是没有症状的。应依靠筛查,以及详细采集病史,如吸烟史、职业暴露史、地方性真菌接触史及任何原发肿瘤史来协助发现。少数较大的肺结节可有症状或体征,如咳嗽、咳痰或咯血,抑或转移性淋巴结肿大。多发性肺结节,特别是多个弥漫性肺结节者多为恶性肿瘤转移或良性病变(感染或非感染因素导致的炎症性疾病)所致,可有明显症状或体征。如果肺结节为感染病灶,可伴有病因相应症状,如发热、咳嗽、咳痰,或者低热、盗汗等结核中毒症状。

【肺结节发现与非活检评估】

(一)肺结节发现

1. 主动发现 指体检时通过 LDCT 或者非影像检查(如标志物或免疫自抗体)发现。我国推荐肺癌高危人群应每年进行 LDCT 筛查,同时鉴于我国吸烟及被动吸烟人群比例较高、大气污染及肺癌发病年轻化的现状,建议将肺癌高危人群定义为年龄≥40 岁且具有以下任一危险因素者:①吸烟≥400 支/年(或20 包/年),或曾经吸烟≥400 支/年(或 20 包/年),戒烟时间<15 年;②有环境或高危职业暴露史(如石棉、铍、铀、氡等接触者);③合并慢阻肺、弥漫性肺纤维化或有肺结核病史者;④既往患恶性肿瘤或有肺癌家族史者。

2. 被动发现 指因为出现呼吸系统症状、体征等临床表现,或其他系统疾病做胸部影像(包括心脏影像)检查时发现,或外伤等意外时做胸部影像检查意外发现。

(二)非活检评估

1. 临床信息 年龄、职业、吸烟史、慢性肺部疾病史、个人和家族肿瘤史、治疗经过及转归等信息,可为鉴别诊断提供重要参考意见。有利于根据基因与环境差异而进行个体化筛查,早发现和早治疗肺癌。

2. CT/LDCT 与胸部 X 线相比,CT/LDCT 扫描可提供更多关于肺结节位置、大小、形态、密度、边缘及内部特征等信息。

CT/LDCT 检查范围需从肺尖到肋膈角(包括全部肺),患者深吸气末一次屏气完成扫描。扫描采样时间≤10 秒,不需注射对比剂。CT 扫描探测器≥16 排。推荐肺癌筛查个体辐射剂

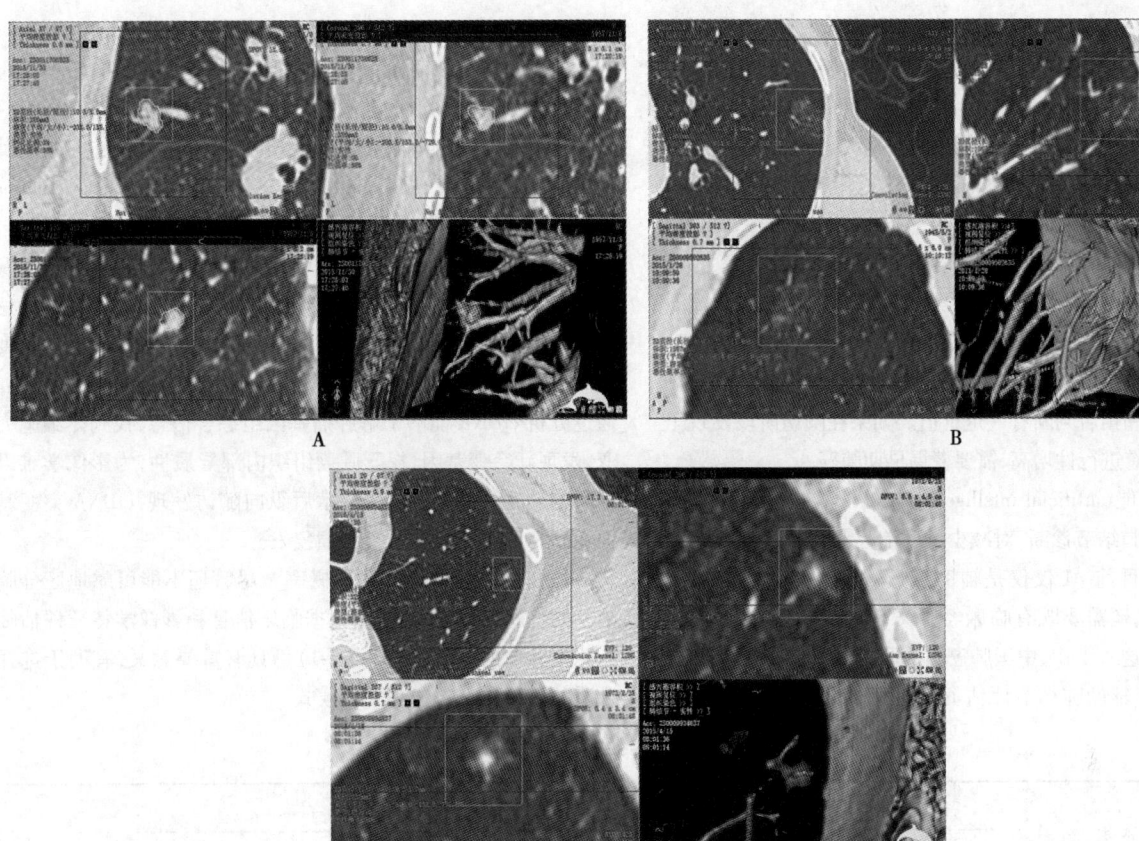

图13-5-1-1　实性和亚实性肺结节
A. 9mm 实性结节；B. 20mm pGGN；C. 9mm mGGN。

量值≤1.6mSv，LDCT 参数如下：①体位：身体仰卧于床面中间，两臂上举抱头；②基线：锁骨上缘；③范围：从锁骨上缘扫描至肋膈角；④机型：16 排及以上。具体 LDCT 扫描参数为管电压120kV，管电流为 25~50mA，体格较大者可适当放宽，或使用自动调控，重建层厚 1mm，矩阵 512×512，FOV300，高分辨率算法，条件具备迭代算法重建，以便更好地显示肺结节的特征，有利于进行人工智能（artificial intelligence，AI）分析。

（1）外观评估：①结节大小：随着肺结节体积增大，其恶性概率也相应增加。但肺结节大小变化对磨玻璃结节（GGN）的定性诊断价值有限，还需密切结合形态及密度改变。②结节形态：大多恶性肺结节形态为圆形或类圆形，恶性结节中亚实性较实性更易表现为不规则形态。③结节边缘：恶性肺结节长到一定程度（≥8mm）时可呈分叶状，或有毛刺征（或称棘状突起）、胸膜凹陷征及血管集束征；而良性肺结节多无分叶，边缘可有尖角或纤维条索，以及胸膜增厚等征象。④结节-肺界面：恶性肺结节边缘多清楚但不光整，结节-肺界面毛糙甚至有毛刺；而良性炎性肺结节边缘多模糊，良性非炎性肺结节边缘多清楚、整齐甚至光整。

根据外观判断良恶性可称为"以貌取人"，尽管分叶、毛刺、胸膜凹陷征是恶性病变的特点，但由于小结节中的早期肺癌很少见到这些特点，所以需要同时根据内含特征（注重内涵）协助鉴别诊断。

（2）内含特征：①密度：密度均匀的 pGGN，尤其是<5mm 的 pGGN 常提示不典型腺瘤样增生（atypical adenomatous hyperplasia，AAH）；密度不均匀的 mGGN，实性成分超过 50% 常提示恶性可能性大，但也有报道微浸润腺癌（minimally invasive adenocarcinoma，MIA）或浸润性腺癌（invasive adenocarcinoma，IA）也可表现为 pGGN；持续存在的 GGN 大多为恶性，或有恶性倾向。GGN 平均 CT 值对鉴别诊断具有重要参考价值，密度高则恶性概率大，反之亦然，同时需要结合结节大小及形态变化综合判断。②结构：支气管被包埋且伴局部管壁增厚，或包埋的支气管管腔不规则，恶性可能性大。③血管：生成或不断增长常提示恶性，也可通过 CT 增强扫描，将≤1mm 层厚的 CT 图像经后处理技术分析、重建。

3. 功能显像　对于难定性直径>8mm 的实性肺结节，可考虑用正电子发射计算机断层显像（PET）与 CT 结合（PET/CT）辅助鉴别诊断。但在<1cm 的病灶中敏感性下降。假阴性结果同时见于惰性肺癌、类癌与黏液性腺癌患者；假阳性结果则见于肉芽肿感染（如结核或地方性真菌病）与炎症性疾病（如类风湿关节炎或结节病）。对于有经验的医师来说，PET/CT 可以弥补单纯 CT 或 PET 检查的不足，进一步提高敏感性和特异性。

4. 生物标志物　目前尚无特异性生物学标志物应用于肺癌的临床诊断,可酌情进行如下检查,为鉴别诊断提供参考依据:①胃泌素释放肽前体(pro-gastrin-releasing peptide,Pro-GRP):可作为小细胞肺癌的诊断和鉴别诊断的首选标志物;②神经特异性烯醇化酶(neurone specific enolase,NSE):用于小细胞肺癌的诊断和治疗反应监测;③癌胚抗原(carcino-embryonic antigen,CEA):目前血清中 CEA 的检查主要用于判断肺腺癌复发、预后及肺癌治疗过程中的疗效观察;④细胞角蛋白片段 19(cytokeratin fragment,CYFRA21-1):对肺鳞癌的诊断有一定参考意义;⑤鳞状细胞癌抗原(squamous cell carcinoma antigen,SCC):对肺鳞癌疗效监测和预后判断有一定价值。如果在随访阶段发现上述肿瘤标志物有进行性增高,需要警惕早期肺癌。

5. 人工智能(artificial intelligence,AI)　现在 AI 已经逐步用于临床辅助肺结节诊断,对减少过度治疗和延误诊断起到积极作用。但是目前 AI 仅仅是辅助工具,不能作为最终诊断。要应用于临床,还需要既有临床经验又有 AI 基础知识的专家核片。为规范这一工作,中国肺癌防治联盟联手相关物联网医疗分会成立 AI 辅助肺结节评估资格评审委员,举办肺结节诊治学习班,启动"AI 辅助肺结节评估 D-A 类资格证书"项目,为考试和考核合格者授予"AI 辅助肺结节评估资格证书",可为以后国家出台标准奠定基础。

6. 其他　其他辅助诊断检查包括肺癌自身抗体、循环肿瘤细胞(circulating tumor cell,CTC)、循环异常细胞(circulating abnormal cells,CAC)、ctDNA 和表观遗传学检测。研究表明,自身抗体组合 P53、NY-ESO-1、CAGE、GBU4-5、SOX2、Hu-D 及 MAGE A4 等 7 项指标组合(CE 认证)灵敏度达 47%,特异性达 90%。CTC 对 I 期非小细胞肺癌(NSCLC)患者的诊断灵敏度达到 67.2%。CTC 联合影像学可提高肺结节诊断的特异性。通过分析 ctDNA 能够了解肿瘤基因组综合信息,找到体细胞突变,发现新突变基因,揭露肿瘤组织内部异质性,为影像学难以诊断的早期肿瘤提供参考。术后纵向随访发现,ctDNA 突变基因克隆和亚克隆还可预警肿瘤复发。

7. 综合评估肺结节恶性概率　尽管还不能可靠地区分肺结节的良恶性,但在活检前根据临床信息和影像学特征评估临床恶性肿瘤的概率(表 13-5-1-1)仍具有重要意义,有助于选择合适的后续检查方法和随访模式。

表 13-5-1-1　肺结节恶性概率评估

评估标准	恶性肿瘤的概率		
	低(<5%)	中等(5%~65%)	高(>65%)
临床特征[a]	年轻、不吸烟、无恶性肿瘤史、结节小、边缘规则,和/或非上叶	低概率和高概率特征的混合	年长、重度吸烟、有恶性肿瘤史、大结节、边缘不规则,和/或位于上叶
FDG-PET 扫描结果	低至中度临床概率和低 FDG-PET 活性	弱或中度的 FDG-PET 扫描活性	SUV 值增高结节
非手术活检(支气管镜检或 TTNA)	明确良性病变	不能明确	可疑恶性肿瘤
CT 随访[b]	完全或者趋向消散,结节进行性或持续缩小[b],或≥2 年无增长(实性结节),或≥3~5 年无增长(亚实性结节)	不适用	明确的增长证据

注:FDG. 氟脱氧葡萄糖;TTNA. 经胸针吸。[a] 恶性肿瘤的独立危险因素包括:高龄、现在或曾吸烟、发现肺结节 5 年前有胸外肿瘤史、结节直径较大、毛刺状边缘和位于上叶;老年、现在或曾吸烟、戒烟时间短、结节直径较大、血清癌胚抗原水平高、无钙化、毛刺征和支气管征。光滑或分叶状边缘,形状不规则和实性成分综合评估的阴性预测值为 86%。[b] 约 20% 肿瘤在随访期内的某些时间点体积会缩小。

ACCP 指南采用的是由梅奥临床研究人员开发的最广泛应用的预测模型。我们正在进行大规模的智能辅助肺结节评估临床研究,有望来改善目前这一状态。

【肺结节确定诊断与鉴别诊断】

(一)确定诊断方法

1. 非手术活检

(1)支气管镜检查:是诊断肺癌最常用方法,包括支气管镜直视刷检、活检或透视下经支气管镜肺活检(transbronchial lung biopsy,TBLB)及支气管灌洗获取细胞学和组织学诊断。自荧光支气管镜(autofluorescence bronchoscopy,AFB)可利用良恶性细胞自发荧光特性的不同,显著提高气管支气管黏膜的恶变前病灶(不典型增生)或早期恶变(原位癌)的检出率。支气管内超声引导肺活检术(EBUS-TBLB)可在支气管超声引导下行肺活检术(EBUS-TBLB),较传统 TBLB 定位更精确,进一步提高外周肺结节活检阳性率。虚拟导航支气管镜(virtual bronchoscopic navigation,VBN)利用薄层高分辨率 CT 重建三维图像和规划路径,为到达活检区域提供完全视觉化引导。电磁导航支气管镜(electromagnetic navigation bronchoscopy,ENB)将物理学、信息学、放射学技术和支气管镜技术相融合,对传统支气管镜无法检测到的周围肺组织病变活检。EBUS 和 VBN 或 ENB 联合应用可提高对周围型肺部病变的诊断率,且安全性高,在肺结节鉴别诊断和早期肺癌诊断方面有一定的应用前景。

（2）经胸壁肺穿刺活检术（transthoracic needle biopsy，TT-NB）：可在 CT 或超声引导下进行。病变靠近胸壁者可在超声引导下进行活检；对于不紧贴胸壁的病变，可在透视或 CT 引导下穿刺活检，但是报道有一定种植性转移并发症。

2. 手术活检　电视辅助胸腔镜手术（video-assistant thoras-copic surgery，VATS）可利用光纤镜及小型显示器辅助肺活检及肺切除术，与传统的开胸手术有互补作用。虽然仍需患者在全麻下进行操作，但不需完全切开胸腔或扩张肋骨。有经验的外科医师应用 VATS 即可识别并楔形切除周围淋巴结，术后并发症及死亡率较少。

（二）鉴别诊断

1. 恶性肺结节　肺结节在随访中有以下变化时，多考虑为恶性：①直径增大，倍增时间符合肿瘤生长规律；②病灶稳定或增大，并出现实性成分；③病灶缩小，但不明显，且出现其中实性成分增加；④血管生成符合恶性肺结节规律；⑤出现分叶、毛刺和或胸膜凹陷征。

2. 良性肺结节　良性肺结节更多发于年轻及非吸烟患者中。主要包括感染或非感染性肉芽肿，以及良性肿瘤如错构瘤，血管损伤及其他情况（表 13-5-1-2）。

表 13-5-1-2　良性肺孤立性结节

良性肿瘤	非感染性肉芽肿	其他类型
错构瘤	风湿性关节炎	闭塞性细支气管炎伴机化性肺炎
腺瘤	韦格纳肉芽肿病	脓肿
脂肪瘤	类肉状瘤病	硅沉着病
感染性肉芽肿	石蜡瘤	纤维变性/瘢痕
结核	其他	血肿
组织胞浆菌病		假性肿瘤
球孢子菌病		球形肺炎
足分支菌病		肺梗死
蛔虫病		动静脉畸形
棘球蚴囊肿		支气管性囊肿
恶丝虫病（犬恶丝虫病）		淀粉样瘤

随访中肺结节有如下变化者，多考虑为良性：①短期内病灶外部特征变化明显，无分叶或出现极深度分叶，边缘变光整或变模糊；②密度均匀或变淡；③在密度没有增加的情况下病灶缩小或消失；④病灶迅速变大，倍增时间<15 天；⑤实性结节病灶 2 年以上仍然稳定，但这一特征并不适用于 GGN，因原位腺癌（adenocarcinoma in situ，AIS）和微浸润腺癌（minimally in-vasive adenocarcinoma，MIA）阶段 GGN 可以长期稳定。所以，这里定义的长期指需要超过 2 年或更长时间，但究竟稳定的时间多长提示良性，还需深入研究。

【难定性肺结节管理】

主要为定期随访比较肺结节外部结构和内部特征，对其良恶性鉴别诊断具有重要意义。随访时要注意和保证每次检查的扫描方案、扫描参数、图像显示、重建方法和测量方法保持一致。建议在软件协助阅读的条件下观察，并且评估肺结节的恶性概率。

在评估恶性概率时，要充分结合临床经验：低风险是指在考虑到这些因素后，怀疑肿瘤的可能性非常低，只需临床 CT 随访即可。高风险则在考虑到这些因素后，需要进行 VATS/胸腔镜检查。中风险是指需要通过某项检查确定后期治疗手段，如果检查结果阴性，则进行临床随访；如果结果阳性，则采取手术治疗。

在考虑低、中、高风险的同时，也应该顾及检查和治疗方法会与时俱进，风险分级的标准也会随之改变。就算检测手段没有改变，患者个人意愿的差异也很大。因此，很难定义简单的最优选择。其意义不在于数值的准确性，而在于提示对患者进行更精准评估，并加强风险评估意识，通过全面检查、系统评估以辅助选择后续恰当诊疗。

（一）孤立性实性肺结节评估与管理策略

1. 8~30mm 的肺结节　可根据图 13-5-1-2 的流程评估直径为 8~30mm 的实性结节，同时考虑表 13-5-1-1 中列出的影响直径为 8~30mm 实性结节评估和处理的因素。

管理流程中需要注意的要点为：

（1）通过定性地临床判断和/或定量地使用验证模型，评估恶性肿瘤的预测概率。

（2）建议行 PET/CT：①恶性肿瘤的预测概率为高度（>65%），可同时进行手术前的预分期；②恶性肿瘤的预测概率为低、中度（5%~65%），有条件者也可考虑 PET/CT，以便更好地鉴别诊断。

（3）下列情况建议非手术活检：①临床预测概率与影像学意见不一致；②恶性肿瘤的概率为低、中度；③怀疑可行特定治疗的良性疾病；④在被充分告知后，患者仍希望在手术前证明是恶性肿瘤，尤其是当手术的并发症风险高时。

需注意的是，选择非手术活检的手段应基于：①结节大小、位置和相关呼吸道的关系；②患者发生并发症的风险；③可行的技术及术者的熟练程度。

（4）下列情况建议手术活检：①临床恶性肿瘤概率高（>65%）；②PET/CT 显示结节高代谢或增强 CT 扫描为明显阳性时；③非手术活检为可疑恶性肿瘤；④定期影像学随访中有明确的恶性肿瘤增长证据时，且无特别禁忌；⑤在被充分告知后，患者愿意接受一种明确诊断的方法。

（5）下列情况可定期 CT 随访：①临床恶性概率<5%；②临床恶性概率<30%~40%，但 PET/CT 示病变代谢率不高；③穿刺活检未确诊，或 PET/CT 显示病灶代谢率不高时；④充

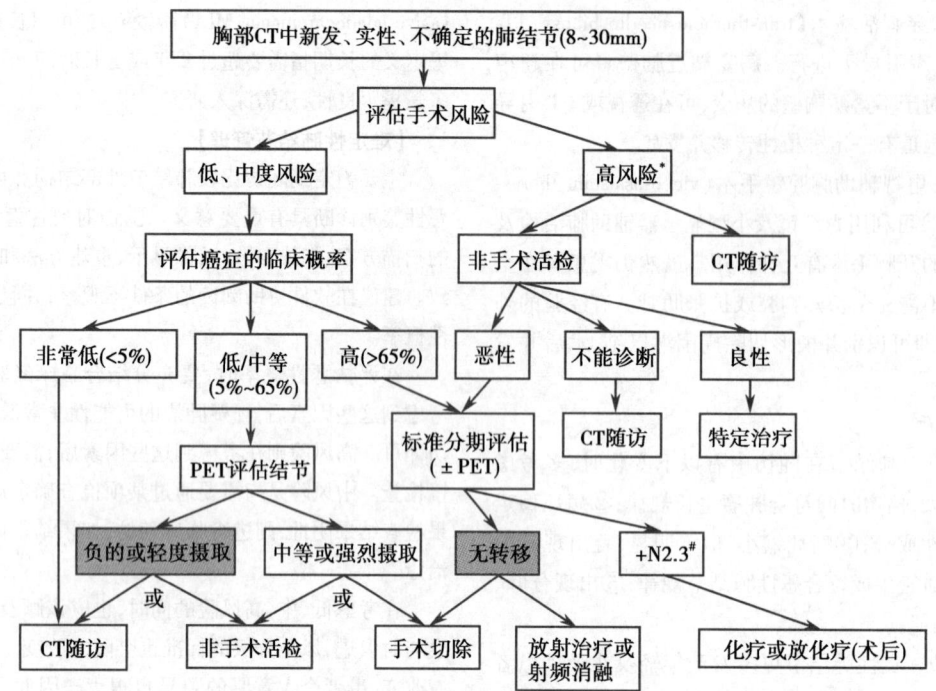

图 13-5-1-2　直径为 8~30mm 实性肺结节的临床管理流程

流程中手术活检步骤如下：* 手术并发症风险高的人群中，我们推荐 CT 扫描随访（当临床恶性肿瘤的概率是低到中等）或非手术活检（当临床恶性肿瘤的概率是中到高度）；# N2 和/或 N3 淋巴结阳性。

分告知后，患者倾向选择非侵袭性方法；⑤无法活检者，根据患者对管理的意愿而决定。

建议在 3~6 个月、9~12 个月及 18~24 个月进行薄层、LDCT 随访，但需注意：①定期 CT 扫描结果应与以前所有的扫描结果对比，尤其是最初的 CT 扫描；②如果有条件，可行手动和/或计算机辅助测量面积、体积和/或密度，以便早期发现病灶的生长。

2. ≤8mm 的肺结节　可根据图 13-5-1-3 流程评估≤8mm 的实性结节，并注意：

（1）对于无肺癌危险因素者，建议根据结节大小选择 CT 随访频率与持续时间：①结节直径≤4mm：可根据需要 2 年内随访；②6mm≥结节直径>4mm：应在 12 个月重新评估，如无变化，其后转为年度随访；③8mm≥结节直径>6mm：应在 6~12 个月随访，如无变化，则在 18~24 个月再次随访，其后转为常规年度检

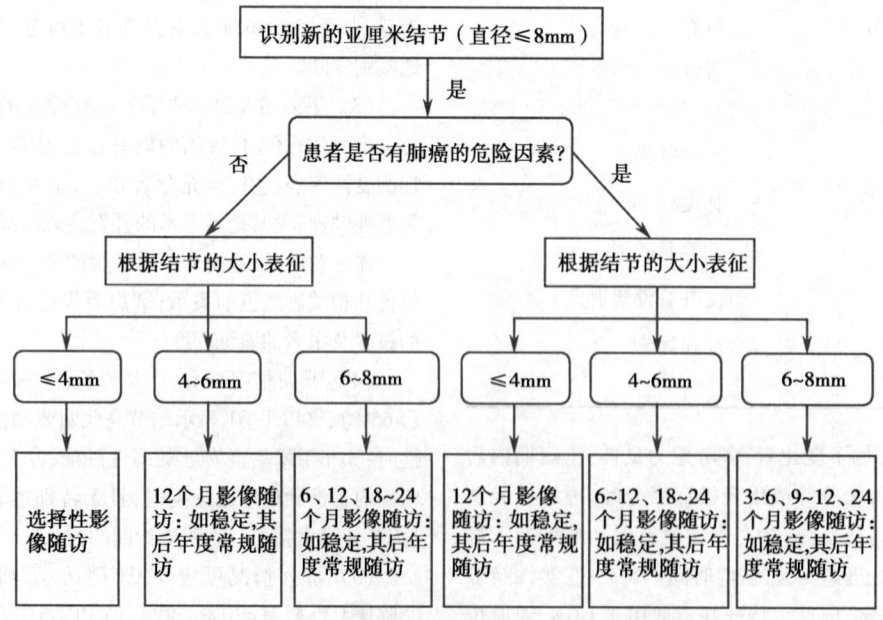

图 13-5-1-3　直径≤8mm 实性肺结节的管理流程

查。CT 检测实性结节>8mm 时,建议使用 LDCT 平扫技术。

(2) 对于存在一项或更多肺癌危险因素者,建议根据结节的大小选择 CT 随访的频率和持续时间:①结节直径≤4mm:在 12 个月重新评估,如无变化,则转为常规年度检查;②6mm≥结节直径>4mm:在 6~12 个月随访,如无变化,则在 18~24 个月随访,其后转为年度随访;③8mm≥结节直径>6mm:在最初 3~

6 个月随访,随后 9~12 个月随访,如无变化,则在 24 个月内再次随访,其后转为年度检查。CT 检测实性结节≤8mm 时,建议使用 LDCT 平扫技术。

(二) 孤立性亚实性肺结节评估与管理策略 可参照表 13-5-1-3 列出的亚实性肺结节的随诊推荐方案和注意事项进行管理。

表 13-5-1-3 亚实性肺结节的管理流程

结节类型	处理推荐方案	注意事项
孤立性纯磨玻璃结节		
≤5mm	6 个月影像随访,随后行胸部 CT 年度随访	1mm 连续薄层扫描确认为纯磨玻璃结节
>5mm	3 个月影像随访,如果无变化,则年度常规随访	如直径>10mm,需考虑非手术活检和/或手术切除
孤立性部分实性结节		
≤8mm	3、6、12 和 24 个月进行影像随访,无变化者随后转为常规年度检查	随访期间结节增大或实性成分增多,通常提示为恶性,需考虑手术切除
>8mm	3 个月影像随访。若结节持续存在,随后建议使用 PET、非手术活检和/或手术切除进一步评估	实性成分≤8mm 的混杂性病灶不推荐 PET/CT 评估

1. **评估 pGGN 的细则** pGGN 以 5mm 大小为界进行分类观察:①pGGN 直径≤5mm 者:建议 6 个月随访 CT,随后年度随访。②pGGN 直径>5mm 者:建议在 3 个月随访 CT,随后年度随访;如果直径超过 10mm,需非手术活检和/或手术切除。

需注意:①pGGN 的 CT 随访应采用结节处薄层平扫;②如果结节增大(尤其是直径>10mm)或实性成分增加,常预示恶性转化,需非手术活检和/或考虑切除;③如果患者还患有危及生命的合并症,而肺结节考虑为低度恶性不会很快影响生存,或疑为惰性肺癌而无需即刻治疗,则可宽限随访时间或减少随访频率。

2. **评估 mGGN 的细则** 对于 mGGN,除评估其大小外,内部实性成分的比例也很重要,其中实性成分越多,提示侵袭性越强。

(1) 对于孤立性 mGGN 直径≤8mm 者,建议 3、6、12 和 24 个月进行 CT 随访,无变化者随后转为常规年度随访,同时需要注意:①混杂性结节的 CT 随访应采用病灶薄层平扫;②如混杂性结节增大或实性成分增多,通常提示为恶性,需考虑切除,而不是非手术活检;③如患者同时患有危及生命的合并症,而肺结节考虑为低度恶性不会很快影响生存,或可能为惰性肺癌而无需即刻治疗者,则可限定随访时间或减少随访频率;④如发现结节的同时有症状或有细菌感染征象时,应考虑经验性抗菌治疗。尽管经验性抗菌治疗有潜在危害,但如果可排除结核、真菌等感染时,可以考虑经验性使用抗菌治疗。

(2) 对于 mGGN 直径>8mm 者,建议适当考虑经验性抗菌治疗,3 个月 CT 随访;若结节仍存在,建议 PET/CT、非手术活检;非手术活检后仍不能明确诊断者,不能排除恶性肿瘤的可

能性;mGGN 直径>15mm 者可直接考虑 PET/CT 评估、非手术活检。

(3) 对于 6mm 及以上实性成分的 mGGN,应考虑 3~6 个月 CT 随访评估;对于有特别可疑形态(即分叶或囊性成分)、连续生长或实性成分大于 8mm 的 mGGN,建议采用 PET/CT 或活检;有证据提示 mGGN 实性成分越多,发生侵袭和转移的风险越大,实性成分>5mm 与局部侵袭可能相关。

(三) 多发性肺结节评估与管理策略 对于非孤立性多发性肺结节,应注意如下方面。

1. 发现有 1 个占主导地位的结节和/或多个小结节者,建议单独评估每个结节。

2. 除非有组织病理学证实转移,否则不可否定根治性治疗。

3. 对于多发性 pGGN,至少 1 个病变直径>5mm 但<10mm,又没有特别肿瘤特点,推荐 3 个月再行 CT 随访;如无变化,其后至少 3 年内每年 1 次 CT 随访;如果其后考虑长期随访,但间隔期可以适当放宽;如果发现病灶变化,如结节增多、增大、增浓,应缩短随访周期;或通过评估病灶部位、大小和肺功能情况,选择手术活检变化明显的病灶;如果肺结节缩小、变淡或吸收,则延长随访周期或终止随访。

4. 尽管 PET/CT 较难鉴别直径≤8mm 结节的性质,但是 PET/CT 扫描仍有助于诊断转移性肺癌,指导进一步诊治。

5. 对有多发性肺结节的肺癌患者进行分类和采取最佳治疗存在困难时,建议多学科讨论。

6. 可考虑新技术,如 EBUS、VBN 和 ENB,可在一次检查操作中对多个较小的周边病灶进行活检和组织病理学评估。

7. 一般认为>10个弥漫性结节,很可能伴有症状,可由胸外恶性肿瘤转移或活动性感染所致,原发性肺癌的可能性相对较小。但一个主要结节伴有一个或多个小结节的现象越来越普遍,需要进行仔细鉴别诊断。

【物联网辅助肺结节管理】

目前各医院和医师之间肺结节诊断的临床经验差别很大,形成水平高低不一、手工业作坊式的诊疗模式,易产生过度治疗和延误诊断两大问题。物联网医学的出现为克服这两个问题,达到同质化诊疗水平创造了契机(参见本篇第十七章"物联网辅助呼吸病分级诊疗")。

推荐阅读

1. 中华医学会呼吸病学分会肺癌学组,中国肺癌防治联盟专家组.肺部结节诊治中国专家共识(2018年版)[J].中华结核和呼吸杂志,2018,41(10):763-771.

2. BAI C X,CHOI C M,CHU C M,et al. Evaluation of pulmonary nodules:clinical practice consensus guidelines for Asia[J].Chest,2016,150(4):877-893.

3. MACMAHON H,NAIDICH D P,GOO J M,et al. Guidelines for Management of Incidental Pulmonary Nodules Detected on CT Images:From the Fleischner Society 2017[J].Radiology,2017,284(1):228-243.

4. National Lung Screening Trial Research Team,AERLE D R,ADAMS A M,et al. Reduced lung-cancer mortality with low-dose computed tomographic screening [J].N Engl J Med,2011,365(5):395-409.

5. YANG D W,ZHANG Y,HONG Q Y,et al. Role of a Serum-Based Biomarker Panel in the Early Diagnosis of Lung Cancer for a Cohort of High-Risk Patients[J].Cancer,2015,121(Suppl17):3113-3121.

第二节 气管肿瘤

张 新

气管肿瘤(trachea tumor)指原发于气管的良、恶性肿瘤。其发病率约0.1/10万,仅占所有呼吸道肿瘤的2%,占癌症死亡的不到0.1%。男性略多于女性。儿童原发性气管肿瘤90%为良性。相反,成人原发性气管肿瘤只有不到10%为良性。发生部位以中下段偏多,恶性中以鳞癌、腺样囊性癌最为多见,Webb报道分别为45.9%(34/74)和25.7%(19/74),其他少见的有类癌、黏液表皮样癌、未分化癌、腺癌、黑色素瘤、软骨肉瘤等。良性肿瘤包括上皮性肿瘤(乳头状瘤、涎腺型混合瘤)、间叶性肿瘤(平滑肌瘤、脂肪瘤、软骨瘤、神经鞘瘤、神经纤维瘤)及错构瘤等,其中软骨瘤最常见,多发于上部气管的环状软骨处。良性肿瘤种类多,形态不一,生长缓慢,表面光滑,黏膜完整,常有瘤蒂,不发生转移。但如切除不彻底,则易复发。

气管肿瘤的常见症状为咳嗽、痰中带血、呼吸困难、喘鸣、疲劳等。部分患者由于持续咳嗽而引起支气管痉挛及肿瘤致不完全阻塞,有类似哮喘样表现。除呼吸道症状外,恶性肿瘤尚有因浸润、转移引起的症状,如声嘶、上腔静脉阻塞综合征、吞咽困难等。由于往往呼吸道阻塞70%以上时才出现明显气喘症状,所以不少患者就诊时气管狭窄程度已很严重。体格检查通常无异常,有时听诊可发现近胸骨处肺部呼吸音变粗或闻及喘鸣音,并可随体位而变化。

气管肿瘤的早期诊断困难,易误诊为支气管炎、支气管扩张及支气管哮喘等,长期误诊的病例并不少见,特别是腺样囊性癌经常表现为喘鸣,更易被误诊。因此在成年人的首发哮喘,长期顽固性呛咳,特别是伴有特定体位的气促、咯血等均应警惕气管肿瘤的可能性。仔细体检有助于区别气管肿瘤与支气管哮喘:气管肿瘤常表现为吸气性呼吸困难,有时出现三凹征,而支气管哮喘主要表现为呼气性呼吸困难;气管肿瘤的喘鸣音与支气管哮喘的哮鸣音也不相同。

气管肿瘤常规胸部X线片不易发现病变,CT和MRI检查不但可以发现病灶,清楚地显示病灶范围,且可诊断转移灶、肿大淋巴结,需注意的是颈部扫描应该包括气管全程,以免漏诊声门附近肿瘤。气管三维重建能更直观地反映肿瘤的部位、形态、长度及呼吸道狭窄严重程度。需要注意的是,由于气管严重狭窄后痰液容易积聚于远端呼吸道内,CT评估易于低估呼吸道阻塞严重程度。痰脱落细胞检查可对恶性肿瘤作出定性诊断,但阳性率不高。支气管镜检查可对病灶的形态、大小、范围有较全面的了解,并可获组织病理学资料。但需注意,气管腔过分狭窄的病例应避免由于操作后的出血、水肿而致窒息,可预先在支气管镜外套气管插管,以备在紧急情况下建立人工气道。肺功能检查最大吸气和呼气流量-容积曲线异常,可提示大气道阻塞及其严重程度。

治疗原则上要求彻底切除病变,防止复发和消除气管梗阻;肿瘤不能彻底切除者,也应减轻或解除呼吸道梗阻,改善通气功能。多数气管肿瘤是恶性的,通常出现症状并作出诊断时已属晚期,许多患者没有完整肿瘤切除的可能。对于能够完整切除并一期重建气道的患者,手术是最好的选择。除少数患者外,成人气管通常可以切除近一半长度并安全地一期吻合。必须使用人工气管的情况极其少见,而安全、可靠的人工气管尚有待于探索。对于不能手术完整切除的病例,气管镜介入治疗的应用日益广泛。条件允许时,推荐全身麻醉,并采取硬质气管镜联合可弯曲支气管镜操作。根据不同病灶特点及狭窄情况,采取适当的介入治疗手段。对息肉样的新生物,硬质镜机械铲除、电圈套器切除可以快速解除呼吸道梗阻;气管腔内激光、高频电刀、氩等离子体凝固术消融及冷冻切割等也是常用的介入治疗技术,主要用于突起于气管腔内或浸润的肿瘤;对外压为主或需要尽快、安全地使呼吸道再通时,也可植入呼吸道内支架,以达到解除呼吸道梗阻的目的。临床上通常联合应用上述多种介入技术。对呼吸道严重狭窄而不能保障持续通气的病例,EMCO支持下手术是一种选择。放疗可用于无严重呼吸道梗阻的病例,也可作为介入治疗或手术不完全切除病例的后续治疗。

气管鳞癌患者年龄多在50岁以上,男性占多数,可形成溃疡,局部淋巴结转移发生率很高,许多肿瘤被发现时局部侵犯严重,已经不能切除,血行转移方式与肺癌相似。手术切除后易局部复发。术后 5 年生存率为 20%~40%。位于气管后壁的鳞癌需与食管癌侵入呼吸道相鉴别。

腺样囊性癌又称圆柱形腺瘤,男女发病比例相似,好发年龄为 45~60 岁。国内报道在原发性气管恶性肿瘤中发病率占45%,常起病隐匿,进展缓慢,肿瘤外观上似乎是良性的,可广泛黏膜下浸润而不累及纵隔,约 10%患者有局部淋巴结转移,约 1/3 存在肺转移。术后 5 年生存率可达 60%~100%。但肿瘤侵及范围几乎总要比手术时所见或触摸到的范围广,术中冰冻病理检查切除标本的边缘至关重要。多数腺样囊性癌对放射敏感。文献报道,治疗后 5 年、10 年的生存率分别为 66%~100%和 51%~62%。对于不能切除的腺样囊性癌,放疗也是较好的手段。

推荐阅读

1. SHERANI K, VAKIL A, DODHIA C, et al. Malignant tracheal tumors: a review of current diagnostic and management strategies [J]. Curr Opin Pulm Med,2015,21(4):322-326.

2. ELKTAIBI A, ELHAMMOUMI M, BOUDHAS A, et al. Adenoid cystic carcinoma of the trachea: a clinico-pathological analysis [J]. Pan Afr Med J,2015,13(20):240.

3. 丁银锋,陈龙,黄海东,等. 支气管镜介入治疗原发性气管肿瘤的临床分析 [J]. 中华结核与呼吸杂志,2017,40(6):435-439.

第三节　原发性支气管肺癌

白春学

原发性支气管肺癌(primary bronchogenic lung cancer)起源于支气管黏膜或腺体,简称肺癌(lung cancer)。肺癌是严重危害人类健康的疾病,根据 CA 发布的 2018 年全球癌症统计报告,在 1 810 万新癌症病例中,发病率最高(占癌症总发病人数的 11.6%)和死亡率最高的均是肺癌(占癌症总死亡人数的 18.4%)。根据中国癌症中心最新发表的恶性肿瘤流行情况报告,我国肺癌发病率居恶性肿瘤首位(57.26/10 万),新发肺癌病例约为 78.7 万例,超过第二位胃癌(40.3 万例)近 1 倍;且无论男女,死亡率均居恶性肿瘤之首,5 年生存率仅 19.7%。要改善肺癌预后,急需要改变目前的诊疗模式,需要端口前移,重心下沉,普及筛查,提高早期肺癌诊断率。同时依靠规范、有序的分期和根据其临床行为制定多学科的治疗(综合治疗)方案,才有可能将"减少痛苦、恢复健康、挽救生命"这三个级别疗效考量的权重后移,即从常常安慰患者,变为恢复健康,甚至挽救生命。

【病因】

虽然肺癌的病因和发病机制尚未完全清楚,但是很多研究表明与不良生活习惯,吸入大、小环境中呼吸微粒和遗传背景有关。

(一)吸烟　不良生活习惯中吸烟是肺癌死亡率进行性增加的首要原因,其中尼古丁、苯并芘、亚硝胺和少量放射性元素钋均有致癌作用,尤其易致鳞癌和未分化小细胞癌。与不吸烟者比较,吸烟者发生肺癌的危险性平均高 9~10 倍,重度吸烟者可达 10~25 倍。吸烟量与肺癌之间存在明显的量效关系。开始吸烟年龄越小,吸烟时间越长,吸烟量越大,肺癌发病率和死亡率越高。一支烟的致癌危险性相当于 10~40kGy 的放射线,每天吸 30 支纸烟,相当于 1 200kGy 的放射线剂量。二手烟或环境烟雾也是肺癌病因之一,风险增加 20%~30%。最近研究表明,电子烟对人体的危害也很大,应该远离。戒烟后 2~15 年期间肺癌发生的危险性进行性减少,此后的发病率相当于终生不吸烟者。

(二)大气污染　工业废气中致癌物质污染大气,特别是细颗粒物(PM$_{2.5}$)可含有 3,4-苯并芘、氧化亚砷、放射性物质、镍、铬化合物、不燃的脂肪族碳氢化合物等致癌物质。美国癌症协会对 1 200 万成人开展的前瞻性队列研究发现,长期暴露 PM$_{2.5}$ 浓度每增加 10μg/m^3,肺癌死亡的相对危险度为 1.14(95%CI 1.04~1.23)。另一项长达 15 年的队列研究发现,长期暴露 PM$_{10}$(即平均空气动力学直径<10μm 的大气颗粒物)与男性肺癌死亡呈著显正相关,每年 PM$_{10}$ 浓度超过 100μg/m^3 43 天,男性肺癌死亡相对危险度为 2.38(95%CI 1.42~3.97);PM$_{10}$ 浓度每增加 24.08μg/m^3,男性肺癌死亡相对危险度为 3.36(95%CI 1.57~7.19);后续研究认为,PM$_{10}$ 中包含的 PM$_{2.5}$ 起主要作用。欧洲对 9 个国家开展的 17 项长期前瞻性队列研究发现,长期暴露 PM$_{2.5}$ 与肺腺癌的发病增加有关。PM$_{2.5}$ 每增加 5μg/m^3,肺腺癌的发病风险比为 1.55(95%CI 1.05~2.29)。

(三)遗传和基因改变　目前研究提示,肺癌可能是一种外因通过内因而诱发的疾病。上述外因均可诱导细胞恶性转化和不可逆性基因改变,包括原癌基因激活、抑癌基因失活、自反馈分泌环活化和影响细胞凋亡,导致细胞生长失控。通常这些基因改变是长时间多步骤、随机产生的。尽管癌基因诱发癌变的机制尚不清楚,但最终均会涉及细胞关键性生理功能失调,包括增殖、凋亡、分化、信号传递与运动等。与肺癌发生和发展关系密切的基因主要有 *Ras* 和 *Myc* 基因家族、*C-erbB-2*、*Bcl-2*、*C-fos*、*C-jun* 基因,以及相关的 *p53*、*Rb*、*CDKN2*、*FHIT* 等抑癌基因。此外,还包括错配修复基因,如 *hMSH2* 和 *hPMS1* 的异常和端粒酶的表达等。我国研究表明,两个新基因位点(13q12.12 和 22q12.2)和几个遗传变异(3q28、5p15.33、13q12.12 和 22q12.2)与中国汉族肺癌易感性有关。

(四)职业因素　工业生产中与肺癌发病有关的特殊物质有石棉、砷、铬、镍、铍、煤焦油、芥子气、三氯甲醚、氯甲甲醚、烟草加热产物,以及铀、镭等放射性物质衰变时产生的氡和氡子气、电离辐射和微波辐射等,可使肺癌发生危险增加 3~30 倍。发生肺癌的时间与接触和暴露的程度有关,通常超过 10 年,平均为 16~17 年。其中石棉是全球公认的致癌物质,可能是肺癌最常见的职业因素。接触石棉的工人中,肺癌、胸膜和腹膜间皮瘤的发病率平均较高,潜伏期可达 20 年或更久。此外,铀暴露和肺癌发生也有密切关系,特别是小细胞肺癌,吸烟可明显加重这一危险性。

（五）其他因素　大剂量电离辐射可引起肺癌,但不同射线产生的效应不同。慢阻肺可增加肺癌发病风险 4~6 倍,结核病患者发生肺癌的危险度是常人的 10 倍。此外,病毒感染、真菌毒素(黄曲霉)等,也可能对肺癌的发生起一定作用。也有研究表明,饮食因素与肺癌发生有关。回顾性和前瞻性研究均显示水果有保护作用,但也有研究表明重度吸烟者服用维生素 E 后会增加肺癌发病风险。

【组织病理学与分子病理学】

（一）组织病理学　临床常将肺癌概括为非小细胞肺癌(non-small cell lung cancer, NSCLC)和小细胞肺癌(small cell lung cancer, SCLC)两类。但目前从病理学角度又将其主要分为鳞癌、腺癌、大细胞癌和小细胞癌四类。

1. **鳞癌**　多为中央型,易形成腔内息肉状肿块或侵袭支气管壁到周围组织,并可阻塞支气管腔而导致分泌物潴留、肺不张、支气管扩张和感染性支气管炎。有时也可发展成周围型,形成中央性坏死和空洞。在显微镜下鳞状细胞癌显示角化、角化珠形成和/或细胞间桥。这些特征依分化程度而不同,在分化好的肿瘤中明显而在分化差的肿瘤中呈局灶性。鳞癌也常通过侵犯血管和淋巴管后转移到局部淋巴结或远处。

2. **腺癌**　常表现为周围型结节或肺实质肿块,可出现中央灰白纤维化伴有胸膜皱褶。显微镜下可见新生立方和柱状细胞腺癌,易形成由纤维基质支持的腺样结构。细胞含有明显的核仁,核可变大或不规则,胞质中可见黏蛋白。早期腺癌即可侵犯血管和淋巴管,在引起症状前常已转移。国际肺癌研究学会(IASLC)、美国胸科学会(ATS)和欧洲呼吸学会(ERS)于 2011 年公布了肺腺癌的国际多学科分类,新分类推荐不再使用肺泡细胞癌(BAC)这一术语,而代之以 AIS(原位腺癌)、MIA(微浸润腺癌)和浸润性腺癌。AIS 的定义为局限性、肿瘤细胞沿肺泡壁呈鳞屑样生长,无间质、血管或胸膜浸润的小腺癌(≤3cm)。MIA 则被定义为孤立性、以鳞屑样生长方式为主且浸润灶≤0.5cm 的小腺癌(≤3cm)。AIS 和 MIA 通常表现为非黏液型,极罕见黏液型亚型,若接受根治性手术,生存率分别为 100% 或接近 100%。对于浸润性腺癌提倡全面、详细的组织学诊断模式。浸润性腺癌按主要的组织学亚型命名,如肿瘤内其他亚型成分>5%,而不是以前大多数研究所采用的>10%,也应在病理报告中注明,并报告各亚型所占百分比。原来的黏液性 BAC 依据沿肺泡壁生长还是浸润性生长,分类为黏液性 AIS、黏液性 MIA 和浸润性黏液腺癌。

3. **SCLC**　常局限发生于大支气管,浸润支气管壁,造成管腔狭窄。显微镜下可见相当于 2~4 倍淋巴细胞大小的恶性细胞组成的肿瘤。很多细胞处于有丝分裂状态,细胞核充满染色质,核仁大小类似。通常胞质不多,有些称为中间亚型的 SCLC 可有较多的胞质。由于 SCLC 在发生、发展的早期多已转移到肺门和纵隔淋巴结,并易侵犯血管,在诊断时大多已有肺外转移。

4. **大细胞肺癌**　由带丰富胞质的较大恶性细胞组成,与鳞癌、腺癌比较,缺乏自身特征。倾向于发生在周围肺实质,其诊断率与送检标本是否得当和病理学检查是否全面有关,电镜研究常会帮助确诊。此类肿瘤生长迅速,易侵犯淋巴结和血管,常转移到局部淋巴结和远处器官。

5. **其他**　将肿瘤分为不同的细胞类型并不意味着它只由一种类型的细胞组成,只说明该细胞类型占优势。如果对肺癌进行全瘤体组织学检查,很多可有 2 种甚至 4 种细胞类型,其中以鳞癌、腺癌常见。另外,还可将鳞癌和腺癌进一步区分为分化好、中度分化和分化差 3 种。分化好者常生长慢、转移晚,预后较好。SCLC 和大细胞肺癌基本都是未分化的,不适合这种区分。

（二）分子病理学　为达到精准治疗效果,需要掌握和理解肺癌的基因组学、蛋白组学、代谢组学及其他分子分型信息。目前临床可用于治疗的明确靶点包括表皮生长因子受体(EGFR)基因突变、棘皮动物微管相关蛋白 4-间变性淋巴瘤激酶(EML4-ALK)基因重排和 ROS1 基因重排,针对这些基因变异型的酪氨酸激酶抑制剂(TKI),可明显提高相应患者的临床疗效,而 EGFR 野生型或 ALK 基因重排、ROS1 融合基因阴性患者从中获益有限。

1. **EGFR**　该基因突变是 EGFR-TKI 治疗 NSCLC 疗效最重要的预测因子。突变通常发生于 18~21 外显子,其中包括常见的 19 外显子缺失、21 外显子 L858R 点突变,以及与 EGFR-TKI 耐药相关的 20 外显子 T790M 点突变。多项研究证实,在中国 NSCLC 患者中,EGFR 总突变率约 30%,腺癌患者突变率约 50%,不吸烟腺癌可高达 60%~70%,而鳞癌患者仍有 10% 的 EGFR 突变率。因此,需要提高临床医师常规检测 EGFR 突变的意识。

2. **EML4-ALK**　是新发现的 NSCLC 驱动基因,主要存在于不吸烟或少吸烟的肺腺癌患者中,通常与 EGFR 基因不同时存在于同一患者。目前报道的 ALK 基因融合的发生率在 NSCLC 中为 3%~7%。用于检测融合基因的方法有多种,包括免疫组织化学方法(IHC)、荧光原位杂交技术(FISH)和逆转录聚合酶链式反应(RT-PCR),该类阳性的患者通常可从 ALK 抑制剂治疗中获益。

3. **血管内皮生长因子**(vascular endothelial growth factor, VEGF)　是正常组织和肿瘤组织血管发生和生成过程中重要的调节因子。通过与 VEGFR 结合发生作用,从而促进血管内皮有丝分裂、增殖,血管通透性增强,诱导血管的发生和生长,促进细胞迁移和黏附,并抑制细胞凋亡,促进肿瘤生长。因此,VEGF 和 VEGFR 成为抗肿瘤药物靶点。

4. **PD-1/PD-L1**　近年来免疫治疗肺癌的疗效有了长足进步,主要包括肿瘤免疫靶点、肿瘤疫苗和过继性细胞免疫治疗三个方面。目前正在进行研究的免疫靶点有 CTLA4(细胞毒 T 细胞抗原 4)和 PD-1(程序性细胞死亡因子)。其中,以激活 T 细胞消灭肿瘤的 PD-1/PD-L1 免疫靶向治疗最为引人注目。

【临床表现】

早期肺癌患者无症状,需在筛查或体检时发现。肿瘤长到一定程度后可引起支气管-肺局部、肺外胸内扩展、胸外转移和非转移性胸外这四类临床表现。

1. 支气管-肺局部表现 常有刺激性干咳,或被患者描述为"吸烟性咳嗽"。少数表现为高调金属音性咳嗽或刺激性呛咳。肿瘤向管腔内生长时可有间歇或持续性痰血,表面糜烂严重侵蚀大血管者时可出现咯血,但少见大咯血。肿瘤生长并引起支气管腔部分阻塞时,可有呼吸困难、喘息,偶表现为局限或单侧哮鸣音。呼吸道阻塞可引起阻塞性肺炎和肺不张。前者表现为肺炎或肺脓肿,伴发热、咳嗽等症状。因其在抗生素治疗后常改善,易误诊为炎症。近半数患者可伴隐约或难以描述的胸痛或钝痛,可为炎症波及部分胸膜或胸壁引起,也可为肿瘤侵犯所致。

2. 肺外胸内扩展表现 肿瘤长入胸腔、侵犯胸壁、纵隔或附近结构和神经后,可引起相应症状,压迫喉返神经(多见于左侧)可引起声音嘶哑。上腔静脉阻塞综合征可由于上腔静脉被附近肿大的淋巴结压迫,右上肺的原发性肺癌侵犯,以及腔静脉内癌栓阻塞静脉回流引起。表现为头面部和上半身瘀血水肿、颈部肿胀、颈静脉怒张,患者常主诉领口进行性变紧,前胸壁可见到扩张的静脉侧支循环。肺尖部肺癌又称肺上沟瘤(Pancoast 瘤),易压迫颈部交感神经引起同侧瞳孔缩小、上睑下垂、额部少汗等体征,称 Horner 综合征。约 10% 患者有不同程度的胸腔积液,提示肺淋巴回流受阻或肿瘤转移累及胸膜。1% 的患者表现为吞咽困难,是由肿瘤转移至食管旁的淋巴结,造成食管部分阻塞所致。

3. 胸外转移表现 胸腔外转移的症状和体征以 SCLC 居多,其次为未分化大细胞肺癌、腺癌、鳞癌。可表现为颅内转移的神经症状,包括颅内压增高如头痛、恶心、呕吐、精神状态异常。少见的症状为癫痫发作、偏瘫、小脑功能障碍、定向力和语言障碍。此外,还可有脑病、小脑皮质变性、外周神经病变、肌无力及精神症状。肿瘤转移到骨骼,可引起骨痛和病理性骨折。常见于 SCLC。大多为溶骨性病变,少数为成骨性。肿瘤转移至脊柱后,可压迫椎管,引起局部压迫和受阻症状。此外,也常见股骨、肱骨和关节转移,甚至引起关节腔积液。少数肺癌也可转移到腹部。部分 SCLC 可转移到胰腺,表现为胰腺炎症状或阻塞性黄疸。其他细胞类型的肺癌也可转移到胃肠道、肾上腺和腹膜后淋巴结,多无临床症状,需要依靠 CT、MRI 或 PET 作出诊断。

4. 非转移性胸外表现 称为副癌综合征。少数患者初诊即是因为这些与肿瘤远处转移无关的非特异性的症状和体征,主要表现为以下几个方面。

(1) 库欣综合征:常见于 SCLC 或支气管类癌。2%~5% 的 SCLC 患者会有这一表现,在瘤组织中甚至循环血中可测到促肾上腺皮质激素(adrenocorticotropic hormone, ACTH)增高。这种激素虽然有自主生理性作用,但不同于正常的激素,地塞米松抑制试验无反应,不能抑制 ACTH 在尿中的终末代谢物

17-OHCS。

(2) 抗利尿激素分泌:可引起厌食、恶心、呕吐等水中毒症状,还可伴有逐渐加重的神经并发症。其特征是低钠(血清钠 <135mmol/L)、低渗(血浆渗透压<280mOsm/kg)。

(3) 类癌综合征:典型表现为皮肤、心血管、胃肠道和呼吸功能异常。主要为面部、上肢躯干潮红或水肿、胃肠蠕动增强、腹泻、心动过速、喘息、瘙痒和感觉异常。这些阵发性症状和体征与肿瘤释放不同的血管活性物质有关,除了 5-羟色胺外,还包括缓激肽、血管舒缓素和儿茶酚胺。

(4) 异位促性腺激素:合并异位促性腺激素的肺癌不多,大部分是大细胞肺癌,主要为男性轻度乳房发育和增生性骨关节病。

(5) 低血糖:这是胰岛素分泌增加或胰岛素样活动的结果,见于鳞癌,切除肿瘤后可减轻。

(6) 高钙血症:常见于鳞癌,可由骨转移或肿瘤分泌过多甲状旁腺素相关蛋白引起。患者表现为嗜睡、厌食、恶心、呕吐和体重减轻及精神变化。

(7) 神经肌肉表现:是肺癌最常见的非转移性胸外表现,发生率近 15%。其中 56% 为 SCLC,22% 为鳞癌,16% 为大细胞肺癌,5% 为腺癌。半数患者没有其他肺癌症状,且 1/3 的神经肌肉病变发生在其他症状出现前或肺癌诊断前 1 年,因此推论这些症状与转移无关。

主要异常有:①小脑退行性变:如共济失调、眩晕、构音障碍;②运动神经病变:表现为进行性消耗、虚弱和肌纤维自发性收缩;③多神经炎合并混合的运动和感觉障碍;④感觉性神经病变:常开始于麻木,有时面部肢体疼痛,逐渐丢失全身的各种感觉,反射减弱,偶尔出现耳聋;⑤精神异常:进行性痴呆,时有抑制性精神错乱、木僵或精神不稳定;⑥肌病:表现为萎缩性轻瘫,特别是肢体肌肉和近端肢体;⑦多发性肌炎:特别是肌肉和近端肢体肌肉疲劳,如盆部和大腿肌肉,消耗明显而且有原发肌纤维变性;⑧自主神经系统异常:如体位性低血压;⑨骨骼表现:支气管肺癌最常见的末梢体征是杵状指,有时合并肥大性骨关节病。

【诊断】

要降低肺癌死亡率和改善长期存活率,需要做好二级预防,其中最重要的是发现早期肺癌(原位癌和 I A 期)。但是该阶段患者通常无症状,需要筛查或体检发现。

(一) 低剂量 CT(LDCT)筛查或体检 参见本章第一节"肺结节"。

(二) 临床特征 对于 40 岁以上吸烟者,或者是接触大、小污染环境者,具有以下临床特征需警惕肺癌:①持续 2 周以上的刺激性咳嗽,治疗无效;②原有慢性呼吸道疾病,近期咳嗽性质改变;③单侧局限性哮鸣音,不因咳嗽改变;④反复同一部位肺炎,特别是肺段肺炎;⑤原因不明的肺脓肿,无异物吸入史和中毒症状,抗生素治疗效果差;⑥原因不明的关节疼痛及杵状指(趾);⑦影像发现局限性肺气肿,肺段或肺叶不张,相关支气管有可疑狭窄;⑧孤立性圆形、类圆形病灶和单侧肺门阴影增浓、增大;⑨原有稳定性肺结核病灶,其他部位出现新病灶,

抗结核治疗后病灶反而增大或形成空洞,痰结核分枝杆菌阴性;⑩不明原因的迁移性、栓塞性下肢静脉炎。上述均应该立即采取下列相应的诊断和鉴别诊断检查。

（三）影像学检查

1. 中央型肺癌　肿瘤向管腔内生长时可引起支气管阻塞征象:①阻塞不完全时,呈现段、叶局限性气肿;②阻塞完全时,则表现为段、叶不张;③肺不张伴有肺门淋巴结肿大时,下缘可表现为倒 S 状阴影(图 13-5-3-1),是中央型肺癌特别是右上叶中央型肺癌的典型征象;④引流支气管被阻塞后,易致远端肺组织继发性肺炎或肺脓肿。抗生素治疗后吸收多不完全,易复发。若肿瘤向管腔外生长,可产生单侧性、不规则的肺门肿块。肿块亦可能由支气管肺癌与转移性肺门或纵隔淋巴结融合而成。CT 支气管三维重建技术(仿真内镜)可发现段支气管以上管腔内的肿瘤或狭窄(图 13-5-3-2)。

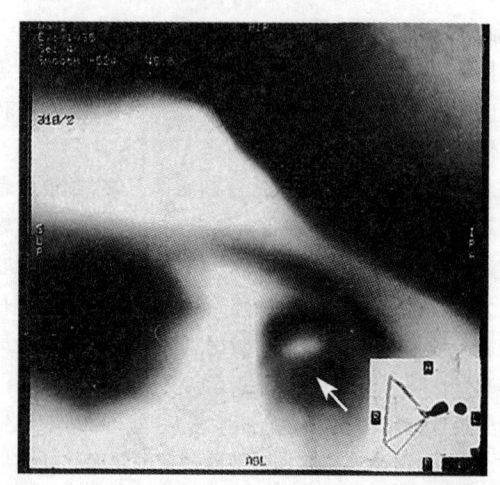

图 13-5-3-2　段支气管新生物仿真内镜影像特征
箭头示管腔内新生物,支气管镜病理报告为腺癌。

2. 周围型肺癌　早期多为直径在 0.5～1cm、边缘毛糙或光滑、实性或亚实性的小结节状阴影,易误诊为炎症或结核。肿瘤增大至直径为 2～3cm 后,则呈边界清楚、圆形或类圆形密度增高影,表现为分叶状,有脐凹或细毛刺状阴影(图 13-5-3-3)。直径小于 3cm 的类圆形阴影在影像学中称为肺结节。其中,依据其密度分为实性(图 13-5-3-4)、磨玻璃(密度较淡,GGO;图 13-5-3-5)和混杂性结节(中间实性,周围密度较淡;图 13-5-3-6)。薄层 CT 可清晰地显示肿瘤分叶、边缘毛刺、胸膜凹陷征,甚至钙质分布类型、支气管充气征和空泡征(图 13-5-3-7)。

如肿瘤向肺门淋巴结转移,可见其间引流淋巴管增粗形成条索状阴影伴肺门淋巴结增大。癌组织坏死与支气管相通后,表现为厚壁、偏心、内缘凹凸不平的癌性空洞(图 13-5-3-8)。继发感染时,洞内可出现气液平面。腺癌影像学表现多种多样,可为类似支气管肺炎的斑片状浸润阴影,偶为两肺大小不

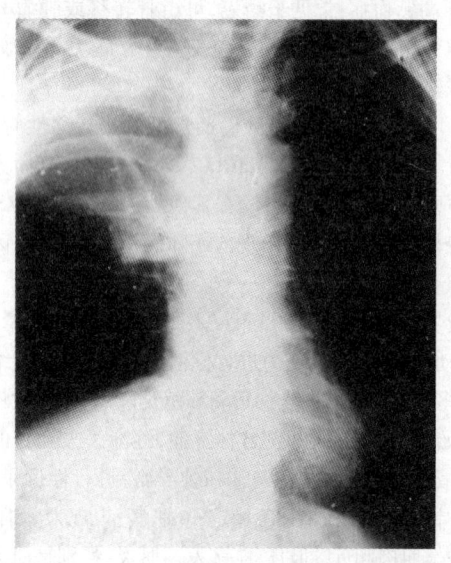

图 13-5-3-1　右上叶肺癌引起肺不张(下缘呈 S 状)

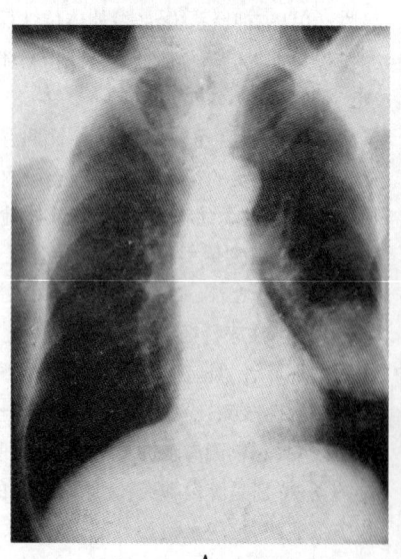

A 　　　　　　　　　　　　B

图 13-5-3-3　周围型肺癌胸部 X 线片改变
A. 左下叶为分化肺癌(后前位);B. 左下叶为分化肺癌(侧位)。

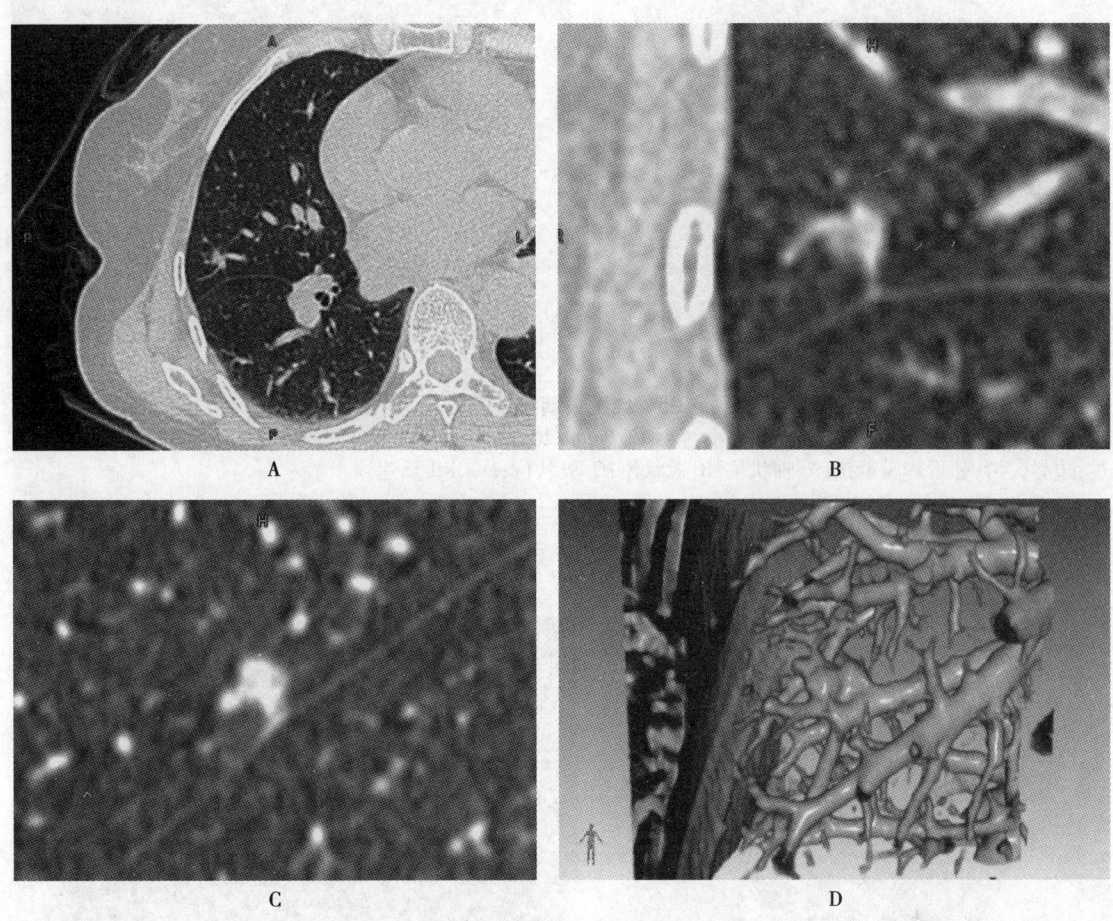

图 13-5-3-4　实性结节薄层 CT 影像

右肺中叶外侧段见一枚大小约为 9.3mm×8.0mm 的不规则结节影,边缘似呈分叶状,边界清晰,周围见胸膜轻度牵拉征象:A. 轴状位;B. 冠状位;C. 矢状位;D. VR 重建。

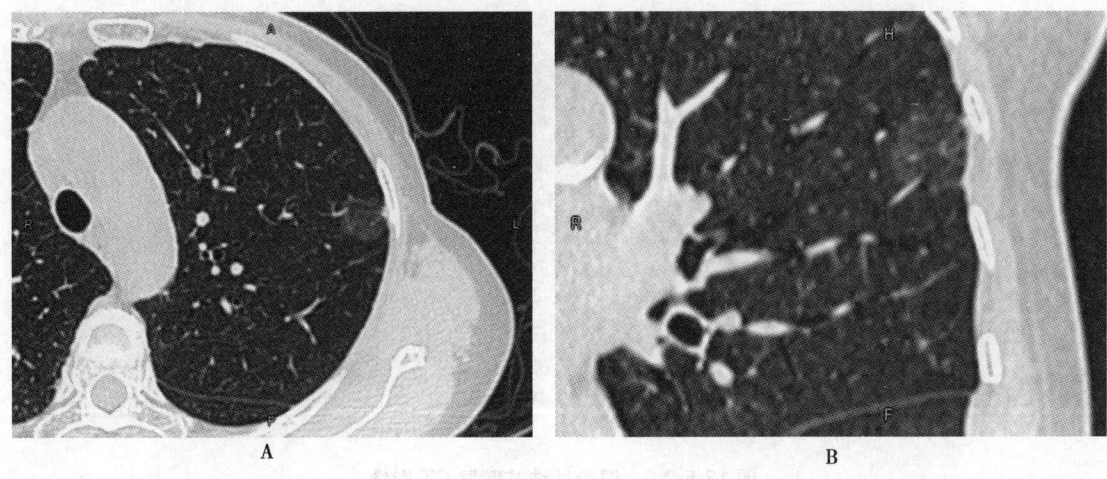

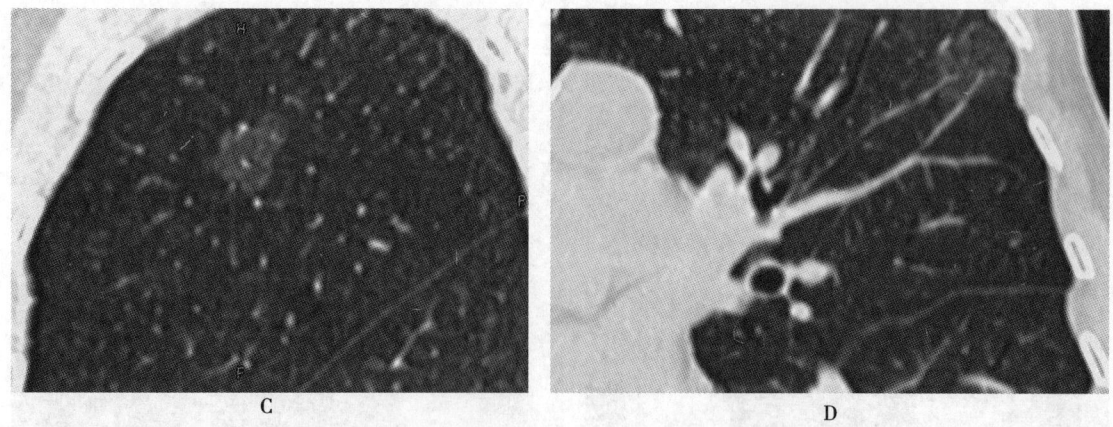

图 13-5-3-5　纯磨玻璃结节薄层 CT 影像

左肺上叶前段胸膜下见磨玻璃结节,大小约为 18.0mm×20.2mm,内部密度欠均匀,内见小血管及小支气管穿过,边界欠清,邻近胸膜牵拉:A. 轴状位;B. 冠状位;C. 矢状位;D. CPR 重建。

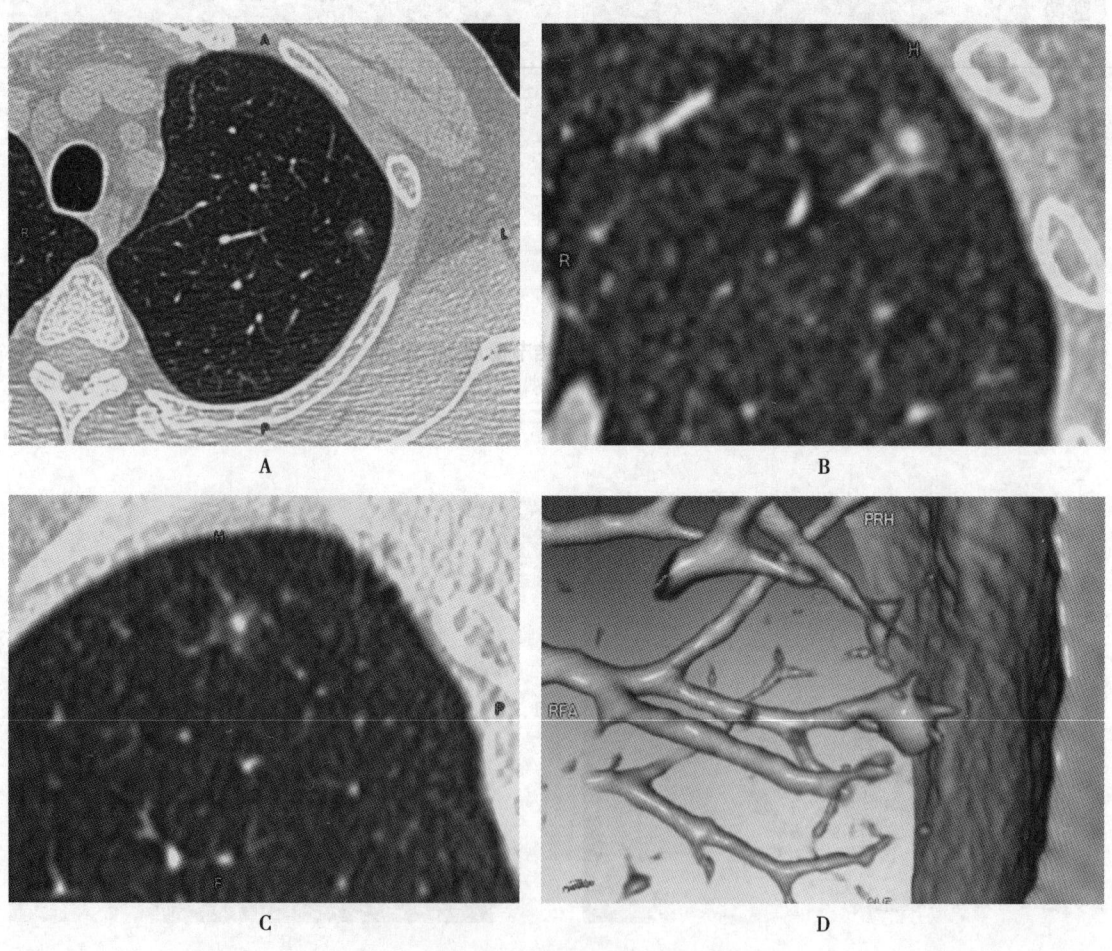

图 13-5-3-6　混杂性结节薄层 CT 影像

左肺上叶尖后段见一个大小约为 9.0mm×8.6mm 的混合磨玻璃结节影,边缘欠光整,见浅分叶,内见血管穿行:A. 轴状位;B. 冠状位;C. 矢状位;D. VR 重建。

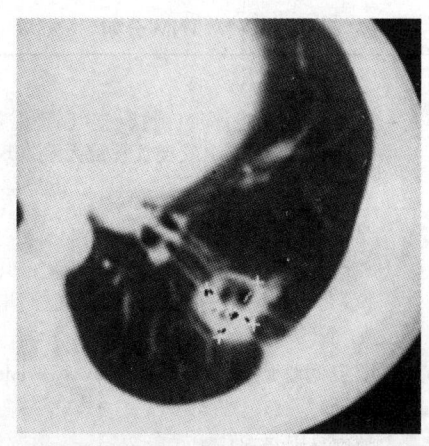

图 13-5-3-7　周围型肺癌薄层 CT 改变：左下肺后段腺癌显示胸膜凹陷征和空泡征

等的结节状阴影，随病情发展逐渐增多、增大，甚至融合成肺炎样片状阴影。病灶间常有增深的网状阴影，有时可见支气管充气征（图 13-5-3-9）。

常规胸部 X 线片分辨率有限且存在死角，很难发现直径小于 6mm 的病变，少数支气管内肿瘤和原位癌更易漏诊。对于不能除外肺癌者，需要薄层 CT 检查。病灶伴毛刺常提示为恶性病变。病灶内有钙化，尤其是位于中央，均匀环状或爆米花样分布常提示为良性病变，但原发性支气管肺癌偶可出现偏心钙化。

（四）核医学检查　正电子发射计算机体层扫描（PET）对肺癌的敏感性可达 95%，对发现转移病灶也很敏感，特异性最多达 90%，可作为临床上肺癌分期、评价疗效及复发和转移的参考依据。但是，对于小于 8mm 的肺结节，特别是磨玻璃阴影的意义有限。

（五）肿瘤标志物检查　如下检查可作为诊断和鉴别诊断

参考：①胃泌素释放肽前体（Pro-GRP）：可作为 SCLC 的诊断和鉴别诊断的首选标志物；②神经特异性烯醇化酶（NSE）：用于 SCLC 诊断和治疗反应监测；③癌胚抗原（CEA）：目前血清中 CEA 的检查主要用于判断肺癌预后，以及对治疗过程的监测；④细胞角蛋白片段 19（CYFRA21-1）：对肺鳞癌诊断的敏感性、特异性有一定参考意义；⑤鳞状细胞癌抗原（SCC）：对肺鳞癌疗效监测和预后判断有一定价值。如果在随访阶段发现肿瘤标志物进行性增高，需要排除早期肺癌。

（六）支气管镜检查　经支气管镜肺活检（TBLB）、支气管镜超声引导针吸活检（EBUS-TBNA）、自荧光支气管镜（AFB）和激光共聚焦支气管镜等均可用于中央型和周围型病变的诊断。其局限是活检标本量较少，偶在处理黏膜下深部病变时，活检钳不易夹到恶性细胞，此时增加支气管镜针吸检查可提高诊断率。AFB 可实时采集图像信息，检测气管支气管黏膜中很小区域的荧光变化。对气管支气管黏膜异常荧光区域的活检可增加小恶变前病灶（发育异常）或早期恶变（原位癌）的检出率。激光共聚焦支气管镜可观察支气管和细支气管壁黏膜下网状板的清晰图像，探测直径约 600μm，深度可达黏膜下 50μm。EBUS-TBNA 引导针吸活检可实时引导穿刺过程，安全地穿刺第 2、3、4、7、10、11、12 组淋巴结。EUS-FNA 引导针吸活检适合于第 9、8、7、6 和 5 组淋巴结活检，对直径<1cm 的淋巴结也能准确穿刺。EBUS 可将支气管镜和超声系统联合起来，弥补肉眼的不足，提高外周孤立肺结节活检的阳性率，提高纵隔淋巴结分期的准确度，提高早期支气管内肿瘤（原位癌）的检出率，并可指导局部治疗。

（七）细胞学检查

1. 痰细胞学检查　如果收集痰标本方法得当，3 次以上的系列痰标本可提高中央型肺癌的诊断率。如果患者痰量不多，

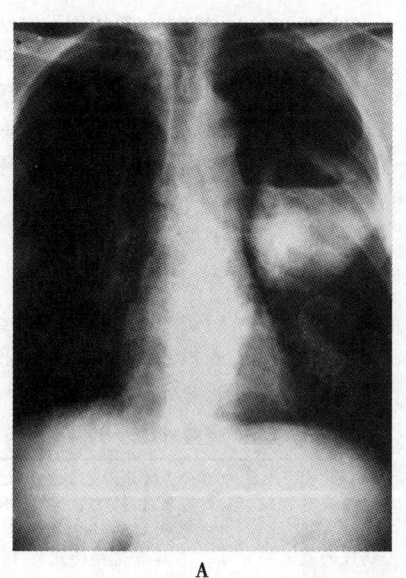

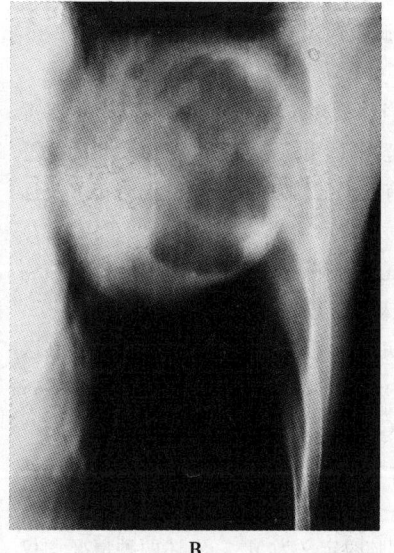

A　　　　　　　　　　　　　B

图 13-5-3-8　癌性空洞

A. 左下叶癌性空洞（内有气液平面）；B. 左肺巨大癌性空洞（体层片），内壁凸凹不平。

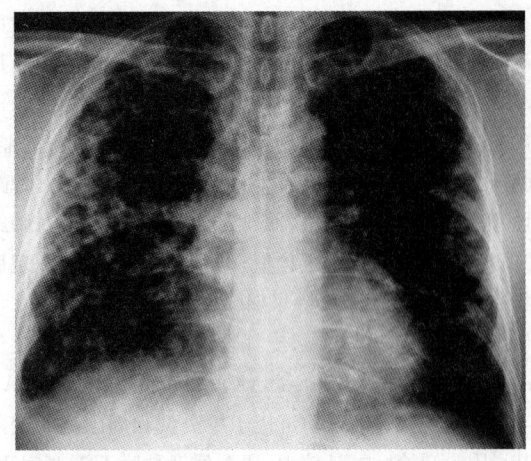

图 13-5-3-9　周围型肺癌

可吸入加温的 10%~15% 生理盐水或 20% 丙烯乙二醇导痰。

2. 针吸细胞学检查　可经皮、支气管镜、超声、X 线或 CT 引导下进行该检查。常用于：

(1) 浅表淋巴结针吸细胞学检查。

(2) 经皮针吸细胞学检查：病变靠近胸壁者可在超声引导下针吸活检，不近胸壁者可在透视或 CT 引导下进行。为提高诊断率，可多点穿刺病灶。25%~30% 患者可并发气胸，气胸量少于 25% 可自行吸收，较多者需胸穿抽气或闭式引流。有报道，少数患者可发生种植性转移。

(3) 经支气管镜针吸细胞学检查：对于周围型病变和气管、支气管旁淋巴肿大或肿块，可经支气管镜针吸细胞学检查。与 TBLB 合用时，可将中央型肺癌的诊断率提高到 95%，弥补活检钳夹不到黏膜下病变时所造成的漏诊。

(八) 其他活组织检查　手术摘除浅表淋巴结(如锁骨上、前斜角肌或腋下淋巴结)可判断有无肿瘤转移，纵隔镜检查可明确有无纵隔淋巴结转移。胸腔积液性质不明，疑有胸膜肿瘤或肺癌转移时，可采用胸膜活检或胸腔镜直视活检。

【分期】

肺癌分期对选择恰当的治疗方法和判断预后具有重要意义。分期是明确其解剖范围，即用简洁语言描述原发瘤的位置和大小，肺外生长情况，有无局部、肺门和纵隔淋巴结转移及远处脏器的转移。

(一) TNM 分期　国际肺癌研究会(IASLC)第 8 版肺癌 TNM 分期及其对应的临床分期见表 13-5-3-1 和表 13-5-3-2。

对于肺多发结节的病例，需根据影像学和病理学特征来区分是转移还是多原发灶。若为多原发肿瘤，需对每个肿瘤进行单独分期；而对于多发 GGO 类病灶，T 分期由分期最高的结节为准，后面括号内加上结节数目，如 $T_{1a}(3)N_0M_0$；对于弥漫性肺炎型腺癌，肿瘤位于单一肺叶时定义为 T_3，累及同侧另一肺叶时定义为 T_4，累及对侧肺时定义为 M_{1a}。上述两种情况均仅有一个 N 分期及 M 分期。

(二) SCLC 分期　采用的是局限和广泛两期分类法。局限期指肿瘤局限于一侧胸腔内，且可以被一个放射野覆盖，包

表 13-5-3-1　TNM 分期

T 分期	
Tx	原发肿瘤不能评价；或痰、支气管灌洗液找到癌细胞，但影像学或支气管镜无法发现
T_0	无原发肿瘤的证据
Tis	原位癌
T_1	肿瘤最大径≤3cm，周围包绕肺组织或脏胸膜，支气管镜见肿瘤侵及叶支气管，未侵及主支气管[a]
T_{1a}(mi)	微浸润性腺癌(minimally invasive adenocarcinoma)[b]
T_{1a}	肿瘤最大径≤1cm[a]
T_{1b}	肿瘤最大径>1cm 且≤2cm
T_{1c}	肿瘤最大径>2cm 且≤3cm
T_2	肿瘤最大径>3cm 但≤5cm，或符合以下任何一点[c]：①累及主支气管，但尚未侵犯气管隆嵴；②侵及脏胸膜；③部分或全肺有阻塞性肺炎或肺不张
T_{2a}	肿瘤最大径>3cm 且≤4cm
T_{2b}	肿瘤最大径>4cm 且≤5cm
T_3	肿瘤最大径>5cm 且≤7cm 或任何大小的肿瘤已直接侵犯下述任何结构之一者：壁胸膜，胸壁(包含肺上沟瘤)、膈神经、壁层心包；原发肿瘤同一叶内出现单个或多个卫星结节
T_4	肿瘤最大径>7cm 或任何大小的肿瘤直接侵犯了下述结构之一者：膈肌、纵隔、心脏、大血管、气管、喉返神经、食管、椎体、气管隆嵴；同侧非原发肿瘤所在叶的其他肺叶出现单个或多个结节
N 分期	
Nx	区域淋巴结不能评价
N_0	无区域淋巴结转移
N_1	同侧支气管周围淋巴结和/或同侧肺门淋巴结及肺内淋巴结转移，包括原发肿瘤的直接侵犯
N_2	同侧纵隔和/或气管隆嵴下淋巴结转移
N_3	对侧纵隔、对侧肺门淋巴结，同侧或对侧斜角肌或锁骨上淋巴结转移
M 分期	
M_0	无远处转移
M_1	有远处转移
M_{1a}	对侧肺叶出现的肿瘤结节；胸膜结节、恶性胸腔积液或恶性心包积液[d]
M_{1b}	胸腔外单一转移灶[e]
M_{1c}	胸腔外多个转移灶(1 个或多个远处器官)

注：T. 原发肿瘤；N. 区域淋巴结；M. 远处转移。[a] 任何大小的非常见的表浅肿瘤，只要局限于支气管壁，即使累及主支气管，也定义为 T_{1a}。[b] 单发结节，肿瘤最大径≤3cm，贴壁型生长为主，病灶中任一浸润病灶的最大径≤5mm。[c] 具有这些特点的 T_2 肿瘤，如果≤4cm 或者大小不能确定的，归为 T_{2a}；如果>4cm 且≤5cm，归为 T_{2b}。[d] 大部分肺癌患者的胸腔积液或心包积液是由肿瘤所引起的，但如果胸腔积液或心包积液的多次细胞学检查未能找到癌细胞，积液又是非血性和非渗出的，临床判断该积液与肿瘤无关，这种类型的积液不影响分期，患者应归类为 M_0。[e] 包括累及单个远处淋巴结(非区域 LN)。

表 13-5-3-2 TNM 与临床分期的关系

	N_0	N_1	N_2	N_3	M_{1a} 任何 N	M_{1b} 任何 N	M_{1c} 任何 N
$T_{1a}(mi)$	ⅠA1						
T_{1a}	ⅠA1	ⅡB	ⅢA	ⅢB	ⅣA	ⅣA	ⅣB
T_{1b}	ⅠA2	ⅡB	ⅢA	ⅢB	ⅣA	ⅣA	ⅣB
T_{1c}	ⅠA3	ⅡB	ⅢA	ⅢB	ⅣA	ⅣA	ⅣB
T_{2a}	ⅠB	ⅡB	ⅢA	ⅢB	ⅣA	ⅣA	ⅣB
T_{2b}	ⅡA	ⅡB	ⅢA	ⅢB	ⅣA	ⅣA	ⅣB
T_3	ⅡB	ⅢA	ⅢB	ⅢC	ⅣA	ⅣA	ⅣB
T_4	ⅢA	ⅢA	ⅢB	ⅢC	ⅣA	ⅣA	ⅣB

括有锁骨上和前斜角肌淋巴结转移的患者,但无明显上腔静脉压迫、声带麻痹和胸腔积液。广泛期则指超过上述范围者。新的指南建议在此基础上加入 TNM 分期,一方面更适用于手术治疗患者的分期,另一方面由于放疗技术改进,利于对局限期患者行精准 N 分期来确定放射野。

根据两种分期的定义,局限期 SCLC 等同于 T 任何 N 任何 M_0 期,除去多发肺结节的 $T_{3~4}$ 期;广泛期 SCLC 等同于 T 任何 N 任何 $M_{1a/b}$ 期,包括多发肺结节的 $T_{3~4}$ 期。

(三)分期方法 需要无创和有创检查明确其解剖范围,用最简单、最经济的方法评估原发瘤的位置和大小,向肺外生长情况,有无局部、肺门和纵隔淋巴结转移及远处脏器的转移。

1. 无创检查 通常指胸部 CT、PET/CT、头颅 MRI、腹部 CT 或超声及全身骨显像等。对已确诊或高度怀疑肺癌者,应常规行胸部及腹部(包括肝脏和双侧肾上腺)增强 CT 扫描、头颅 MRI 及全身骨显像检查,以除外肺外转移。

2. 有创检查 纵隔淋巴结有创检查技术主要有纵隔镜、内镜针吸活检等。随着 TBLB、EBUS-TBNA、EUS-FNA 等新技术的应用和成熟,纵隔镜有逐渐被替代的趋势。

3. 评估分期方法的考虑因素

(1)无创分期技术:CT 评估纵隔淋巴结转移的敏感性约 60%,特异性约 80%。PET 可根据组织细胞内葡萄糖代谢情况来评估纵隔淋巴结肿大的良恶性,但有部分假阳性,如肉芽肿和炎性反应病变。MRI 也可用于评价有无纵隔转移,但仅对评估肺上沟瘤和肺癌有无侵犯胸壁和心包时具优越性。为排除肿大的纵隔淋巴结为良性病变,仍需组织学检查。最好在开胸术前,即接受经皮、胸、经纤维支气管镜针吸细胞学检查或活检,甚至纵隔镜检查来分期。头部评估首选磁共振成像(MRI)或 CT 增强扫描,MRI 较 CT 在确定脑转移方面更为敏感。

(2)支气管镜检查:在分期上可评估肿瘤是否接近或累及气管隆嵴。肿瘤侵犯气管隆嵴或与其距离少于 2cm 时常很难切除。TBLB 可评估肿瘤有无侵犯周围支气管,有无局部或气管、支气管旁和纵隔淋巴结转移。经皮针吸细胞学检查也可用于判断肿大的纵隔和肺门病变,也受检查者经验的影响。

(3)纵隔镜和纵隔切开术:可通过纵隔镜完全评价上纵隔,也可通过纵隔切开术探查气管隆嵴下和左前主动脉周围区域病变,但较难得到活检标本。纵隔镜对评估有无纵隔淋巴结转移、选择恰当的治疗方法和评估预后均有重要意义。病变对侧纵隔淋巴结转移(ⅢB)常被认为是开胸手术的绝对禁忌证。同侧纵隔淋巴结受累(ⅢA)可考虑肺切除加根治性淋巴结清扫。患者接受纵隔放疗或气管切开术后,禁忌纵隔镜,有上腔静脉阻塞者纵隔镜也有危险。对于老年和肺功能储备受限者,可通过支气管镜、经皮针刺活检等来确诊。对于肺上沟瘤有上腔静脉综合征的患者没有必要为诊断而开胸。

(4)锁骨上窝淋巴结活检:可帮助一些病例明确组织学诊断和判断肿瘤的可切除性。仅仅在确实触到斜角肌三角淋巴结后,才去做淋巴结活检。不提倡去活检触不到的淋巴结,因其阳性率少于 10%。

(5)实验室检查:对分期也有帮助作用,如血钙、血常规和肝功能。贫血、血小板减少或呈白红细胞增多性末梢血可由肿瘤直接侵犯到骨髓所致。高钙血症可由于肿瘤转移到骨或肿瘤分泌甲状旁腺样激素,肝功能异常可提示肝内转移或肝外阻塞。外周血涂片异常者可接受单(双)侧骨髓穿刺检查或活检。

(6)SCLC:胸外转移频率高,通常推荐常规头颅、骨、肝、肾上腺等多器官 CT 扫描或者 PET/CT。因为骨髓累及率近 50%,也有推荐常规骨髓检查(骨穿及活检),可在无末梢血异常或无骨扫描阳性时即发现骨转移。对于局部治疗(胸部放疗和或手术切除者)或参加临床试验的患者,应鼓励进一步分期研究来全面发现无症状的转移灶。

【鉴别诊断】

(一)肺结核

1. 肺结核球 应与周围型肺癌相鉴别。多见于年轻患者,病灶多在结核好发部位,如肺上叶尖后段和下叶背段。一般无症状,病灶边界清楚,密度高,可有包膜,有时含钙化点,周围伴纤维结节灶,随访不变。

2. 肺门淋巴结结核 易与中央型肺癌相混淆,多见于儿童、青年,多有发热、盗汗等结核中毒症状。结核菌素试验或 T-

SPOT 试验常阳性,抗结核治疗有效。痰脱落细胞检查和支气管镜检查有助于鉴别诊断。

3. 血行播散性肺结核 患者通常年龄较轻,有发热、盗汗等全身中毒症状。影像学表现为细小、分布均匀、密度较淡的粟粒样结节病灶,应与弥漫播散的肺腺癌相鉴别。TBLB 或其他活组织检查,常可明确诊断。

(二)肺炎 约 1/4 的早期肺癌以肺炎形式表现。若发病缓慢,无毒性症状,抗生素治疗后炎症吸收缓慢,或同一部位反复发生肺炎时,应考虑到肺癌可能。慢性肺炎机化可形成团块状炎性假瘤,也易与肺癌相混淆,但往往形态不整、边缘不齐,表现为核心密度较高的混杂性结节影,易伴有胸膜增厚,随访很少变化。

(三)肺脓肿 癌性空洞继发感染,应与原发性肺脓肿鉴别。前者先有肺癌症状,如刺激性咳嗽、反复血痰,随后出现感染、咳嗽加剧。原发性肺脓肿起病急,中毒症状重,多有寒战、高热、咳嗽、咳大量脓臭痰。胸部影像为均匀大片状炎性阴影,空洞内常见较深的气液平面。血常规检查可发现白细胞和中性粒细胞增多。

(四)结核性胸膜炎 结核性胸膜炎的胸腔积液多为透明、草黄色,有时为血性。癌性胸腔积液则多为血性。肿瘤阻塞淋巴管时,可引起漏出性胸腔积液。胸腔积液常规、结核分枝杆菌和病理检查有助于诊断。

(五)结节病 典型的结节病表现为双侧肺门及纵隔对称性淋巴结肿大,可伴有肺内网状、结节状或片状阴影。组织活检病理证实或符合结节病。

(六)纵隔淋巴瘤 颇似中央型肺癌,常为双侧性,可有发热等全身症状,但支气管刺激症状不明显,痰脱落细胞检查阴性。

(七)肺部良性肿瘤 许多良性肿瘤在影像学上与恶性肿瘤相似。其中尤以支气管腺瘤、错构瘤等更难鉴别,可参阅本章第六节"支气管、肺良性肿瘤和瘤样病变"。

【治疗】

为达到精准医疗目的,治疗方案应该根据分期、组织学和分子病理决定。

(一)NSCLC

1. Ⅰ期和Ⅱ期 首选手术。电视辅助胸腔镜手术(VATS)可用于早期肺癌患者。在心、肺功能允许情况下,选择肺切除、肺叶切除、楔形切除或肺段切除等术式。通常单肺切除需 $FEV_1 > 2L$,$DL_{CO} > 60\%$;肺叶切除需 $FEV_1 > 1.5L$,$DL_{CO} > 50\%$。如术前 FEV_1 和 DL_{CO} 均 <40% 预计值,手术后死亡率增加。研究表明,楔形切除和肺段切除局部复发率较肺叶和肺切除明显升高。肺叶和肺切除的死亡率分别为 3% 和 9%。对于 70 岁以上患者,单肺切除死亡率可达 16%~25%。术中应注意周围淋巴结清扫,对于ⅠA 期(T_{1abc},N_0)患者,术中发现切缘阴性需密切随访,若切缘阳性则首选再次切除,也可考虑放疗。对于ⅠB期($T_{2a}N_0$)和ⅡA 期($T_{2b}N_0$)患者术中切缘阴性需继续观察或给予高危者化疗,若切缘阳性可再次切除±化疗,或放疗+化疗。

此外,对于ⅡB 期($T_{1abc~2a}N_1$、T_3N_0、$T_{2b}N_1$)患者术中切缘阴性,推荐辅助化疗,若切缘阳性则应再次切除联合化疗或放化疗联合治疗。对于拒绝手术或无法耐受手术的肺癌患者,可选择包括立体定向放射治疗(SBRT)在内的根治性放疗±化疗。

2. 可手术Ⅲ期 对于 $T_4N_{0~1}$ⅢA 期患者,应评估手术可能性,首选手术治疗。如可完全切除,可考虑术后辅助化疗;如切缘阳性,应考虑再切除+化疗或术后放疗+化疗。也可选择术前新辅助化放疗或化疗,术后如切缘阴性,建议随访;切缘阳性,建议再手术。

3. 难手术Ⅲ期 对 $T_{1~2}$、T_3,纵隔活检为 N_2 者,应做头颅 MRI、放射性核素骨扫描或 PET/CT 扫描以除外转移。若无全身转移,可酌情选择根治性同步放化疗+免疫治疗(PD-L1 抗体 durvalumab)或诱导化疗±放疗。若诱导化疗后疾病无进展,可考虑手术±放疗(若起始治疗未用)。若疾病进展,则行局部病灶放疗(若起始治疗未用)±化疗,对有全身播散的治疗同 M1 方案。化疗联合放疗可采取同步或序贯策略。与序贯放化疗相比,同步放化疗的中位生存期更长,但不良反应多见。对于有 *EGFR* 突变和 *ALK* 阳性的患者,也可考虑靶向治疗(参考Ⅳ期)为主的综合治疗。

4. Ⅳ期 70% 患者预后差,其中 PS 评分为 0 分(无症状)、1 分(有症状,完全能走动)、2 分(卧床时间<50%)、3 分(卧床时间>50%)和 4 分(卧床不起)的患者相应中位生存期分别为 34 周、25 周、17 周、8 周和 4 周。治疗策略包括靶向治疗、规范化疗、免疫治疗等综合治疗。

(1)靶向治疗:为精准治疗和改善患者预后,建议检测腺癌、大细胞癌和组织学类型不明确 NSCLC 的 *EGFR*、*ALK*、*HER2*、*ROS1*、*MET*、*KRAS*、*BRAF*、*RET* 等基因的突变或融合状态,以精准指导靶向治疗药物的选择。对不吸烟、经小标本活检诊断的鳞癌患者也应进行上述基因检测。

1)*EGFR* 敏感突变 NSCLC 的治疗:针对 *EGFR* 突变晚期 NSCLC 一线治疗,多个随机对照研究显示,EGFR-TKI 一代药物吉非替尼(gefitinib)、厄洛替尼(erlotinib)、埃克替尼(icotinib),以及二代阿法替尼(afatinib)、达可替尼(dacomitinib)对比化疗可显著改善患者无进展生存时间(progress free survival,PFS)。目前上述 5 种药物均被中国 NMPA 批准用于 EGFR 突变晚期 NSCLC 患者的标准一线治疗。然而 EGFR-TKI 在一线治疗 8~16 个月后会出现耐药,其中 50% 甚至更多患者可出现 *EGFR* 基因 20 号外显子 *T790M* 突变。与化疗治疗对比,三代 EGFR-TKI 奥西替尼可显著延长 *T790M* 突变患者 PFS,被中国 NMPA 批准用于 EGFR-TKI 一线治疗后进展伴 *T790M* 突变的患者,对 *EGFR* 敏感突变和 *T790M* 耐药突变均有较好作用。EGFR-TKI 其他耐药机制还包括 *MET* 扩增、*HER2* 扩增、*EGFR* 扩增、*PIK3CA* 突变、*BRAF* 突变及 SCLC 转化,可行化疗,根据其耐药机制给予相应的靶向治疗或入组临床研究。Ⅲ期临床研究 FLAURA 对比了三代 EGFR-TKI 奥西替尼与一代药物一线治疗 *EGFR* 突变阳性晚期 NSCLC 的疗效和安全性,结果显示奥西替尼显著延长 PFS 及 OS,且安全性良好,国内外指南已推荐其用

于 *EGFR* 突变晚期 NSCLC 一线治疗。

2) *ALK* 融合基因阳性 NSCLC 的治疗：可用一代克唑替尼（crizotinib）、二代塞瑞替尼（ceritinib）、布加替尼（brigatinib）、阿来替尼（alectinib），以及三代劳拉替尼（lorlatinib）。克唑替尼和阿来替尼已被中国 NMPA 批准为 *ALK* 融合基因晚期 NSCLC 患者的一线用药。多项临床研究表明，对于 *ALK* 融合基因阳性的晚期 NSCLC 患者，与一线化疗比较，上述药物可显著延长患者 PFS，其中阿来替尼一线治疗 *ALK* 阳性 NSCLC 的中位 PFS 已达 34.8 个月，近克唑替尼组 3 倍且显著延缓脑转移。克唑替尼治疗出现疾病进展后，可酌情选择继续克唑替尼±局部治疗，或含铂双药化疗，也可选择塞瑞替尼、阿来替尼和布加替尼。塞瑞替尼、阿来替尼和布加替尼治疗出现疾病进展后，可酌情选择继续原治疗±局部治疗，或含铂双药化疗，或劳拉替尼。

3) *ROS1* 基因重排：治疗 *ROS1* 阳性肺癌的小分子 TKI 包括克唑替尼、塞瑞替尼、恩曲替尼及劳拉替尼等。目前 *ROS1* 融合基因阳性Ⅳ期 NSCLC 一线治疗 Ⅰ 级推荐应用克唑替尼，克唑替尼已经被 NMPA 批准用于一线治疗。

（2）免疫治疗：针对免疫检查点通路，尤其是 PD-1/PD-L1 通路抑制剂是目前最为有效的肺癌免疫治疗方式之一。其机制是通过阻断 PD-1 与 PD-L1 的结合以解除 T 细胞的抑制状态，使其恢复活性，增强免疫应答清除肿瘤细胞。该疗法在晚期 NSCLC 患者的一、二线治疗中均获得良好的总生存期（overall survival，OS），体现了疗效的持久性。纳武利尤单抗（nivolumab）和帕博利珠单抗（pembrolizumab）是最先进入临床试验的 PD-1 抗体，checkmate-017、checkmate-057 及 keynote-010 分别验证了与化疗相比，纳武利尤单抗和帕博利珠单抗在晚期 NSCLC 患者二线治疗中能提高患者总生存期（OS）。2015 年纳武利尤单抗被 FDA 批准用于晚期 NSCLC 的二线治疗，帕博利珠单抗被 FDA 批准用于表达 PD-L1（≥1%）转移性 NSCLC 的二线治疗。随后，帕博利珠单抗进行了一线治疗的探索，keynote-024 纳入初治非 *EGFR* 突变、非 *ALK* 基因融合的晚期 NSCLC 患者，对比一线化疗帕博利珠单抗组无进展生存期（PFS）与 OS 均有显著延长。2016 年 10 月，帕博利珠单抗被 FDA 批准用于一线治疗 PD-L1 高表达（≥50%）且非 *EGFR* 突变、非 *ALK* 基因融合的 NSCLC。目前，NMPA 批准帕博利珠单抗联合化疗用于一线驱动基因阴性的 NSCLC，无论 PD-L1 表达水平如何。对于 PD-L1 高表达（≥50%）且驱动基因阴性的患者，可单药使用帕博利珠单抗一线治疗；对于拒绝或无法耐受化疗且 PD-L1 表达 1%~49% 的患者也可使用单药一线治疗。

（3）化疗±抗血管生成治疗±免疫治疗：对于驱动基因阴性的Ⅳ期 NSCLC 患者，若其 PS 评分为 0~1 分，可采用下列一线治疗方案：①如无 PD-1 或 PD-L1 抗体禁忌，非鳞癌患者首选卡铂或顺铂+培美曲塞+帕博利珠单抗；鳞癌患者首选卡铂+紫杉醇或白蛋白紫杉醇+帕博利珠单抗。②含铂双药化疗：顺铂或卡铂联合培美曲塞、紫杉醇、白蛋白紫杉醇、多西他赛、吉西他滨、长春瑞滨或依托泊苷，鳞癌患者不推荐使用培美曲塞。

化疗有效率为 20%~50%，中位生存期为 8~10 个月，1 年生存率为 30%~35%，2 年生存率为 10%~15%。疗程为 4~6 个周期。③贝伐珠单抗联合化疗（若符合标准）：抗血管生成药物贝伐珠单抗在我国Ⅲ期临床研究（BEYOND）显示，在非鳞 NSCLC 患者中，化疗联合抗血管生成治疗可增加客观缓解率（objective response rate，ORR）和疾病控制率（diseases control rate，DCR），显著延长 PFS 和 OS。因此，对于 PS 评分为 0~1 分的晚期非鳞 NSCLC 患者，在无明确咯血和肿瘤侵犯大血管的情况下，推荐贝伐珠单抗联合卡铂或顺铂+培美曲塞或紫杉醇。PS 评分为 2 分者可选择含铂双药或单药化疗。PS 评分为 3~4 分者不建议化疗，建议最佳支持治疗。

（4）放疗：对原发瘤阻塞支气管引起阻塞性肺炎、咯血、上呼吸道或上腔静脉阻塞等症状者可考虑放疗，对无症状者也可考虑预防性治疗。疗程通常为 2~4 周，剂量为 30~40Gy，缓解症状概率从高到低依次为咯血（84%）、上腔静脉综合征（80%）、骨转移疼痛（66%）、呼吸困难（60%）、咳嗽（60%）、肺萎陷（23%）及声带麻痹（6%）。心脏压塞可考虑心包穿刺术和放疗，颅脑和脊髓压迫或臂丛神经受累亦可考虑姑息放疗。对于颅脑转移和脊髓压迫者，可给予地塞米松（25~75mg/d，分 4 次），并迅速减至缓解症状所需的最低剂量。

（5）支持治疗：包括适当营养支持，化疗时给予止吐药，用顺铂治疗时补充体液。监测血细胞计数和出血或感染等征象，以便需要时给予红细胞生成素和粒细胞集落刺激因子，并且根据粒细胞计数的最低点调整化疗剂量。改良的止吐药可使患者耐受性提高。

（二）SCLC

1. 局限期 可考虑手术切除。SCLC 患者中 30%~40% 为局限期，对 $T_{1~2}N_0$ 的患者手术治疗可取得较好疗效。对于纵隔淋巴结阴性的术后患者，仅需要依托泊苷联合铂类方案化疗，5 年生存率为 30%~60%；纵隔淋巴结阳性患者还需放疗。超过 $T_{1~2}N_0$ 的患者，可据 PS 评分考虑依托泊苷联合铂类化疗±放疗，或最佳支持治疗。

（1）放疗联合化疗：对于大多数局限期患者，同步放化疗优于序贯放化疗。临床荟萃分析表明，给予铂类为基础的化疗方案 30 天内进行胸部放疗，5 年生存率明显高于化疗 30 天后再放疗者。同步放化疗有协同抗肿瘤作用，可增加治疗强度，缩短总治疗时间。关于放疗剂量，美国 NCCN 指南建议的剂量为 45Gy，1.5Gy/次，每天 2 次/3 周；或 60~70Gy，1.8~2.0Gy/次，每天 1 次/6~8 周。由于 SCLC 细胞增殖快，理论上认为超分割方案（放疗总剂量不变的情况下，减少每次放疗的剂量，增加放疗次数）应优于常规方案，但患者 3 级放射性食管炎发生率较高。目前尚不清楚在生物剂量等效情况下，较大剂量常规放疗与超分割放疗的疗效差别。超分割方案是否优于常规方案，仍有待进一步临床试验验证。

（2）预防性脑照射（prophylactic cranial irradiation，PCI）：治疗后完全或部分缓解的 SCLC 局限期患者，PCI（25Gy、10 次分割，2 周内完成）能够降低脑转移的发生率和死亡率。然而

PCI 可导致大脑认知功能异常,在老年患者中尤须注意。不推荐年龄>65 岁、有严重的合并症、PS 评分>2 分的患者行 PCI 治疗。

2. 广泛期　可考虑化疗。依托泊苷联合铂类、伊立替康联合铂类均为该患者的一线治疗方案(表 13-5-3-3 为具体化疗方案及剂量)。化疗为每 3 周 1 个周期,共 4~6 个周期。与顺铂比较,卡铂较少发生恶心、呕吐和神经毒性。化疗后达到完全或部分缓解者可考虑加胸部放疗和 PCI,具体剂量同局限期 SCLC。有伴局部症状的广泛期 SCLC 患者,如上腔静脉阻塞综合征、脊髓压迫症、脑转移所致颅内高压等常可危及生命,应强调及早局部放疗。

表 13-5-3-3　SCLC 化疗方案

一线化疗方案

局限期 SCLC

- 顺铂 75mg/m^2 d1 或卡铂 AUC 5~6 d1+依托泊苷 100mg/m^2 d1~3,每 3 周 1 次

  对于放疗+化疗,推荐应用顺铂/依托泊苷

广泛期 SCLC

- 顺铂 75mg/m^2 d1 或卡铂 AUC 5~6 d1+依托泊苷 100mg/m^2 d1~3,每 3 周 1 次
- 顺铂 60~75mg/m^2 d1 或卡铂 AUC 5 d1+伊立替康 60mg/m^2 d1、8、15,每 4 周 1 次

二线化疗方案(目前尚无标准二线方案)

进入临床试验

- 3 个月内复发,PS 评分为 0~2 分:紫杉醇、多西他赛、拓扑替康、伊立替康、异环磷酰胺或吉西他滨
- 3 个月<复发<半年:拓扑替康、紫杉醇、多西他赛、伊立替康、吉西他滨、长春瑞滨或 CAV(CTX+ADM+VCR)
  半年后复发:可用初始方案

3. SCLC 的二线治疗　大多数 SCLC 患者在初始治疗后容易出现复发和耐药;3 个月内复发或进展者推荐拓扑替康、伊立替康、吉西他滨或紫杉醇等药物治疗;3~6 个月内复发或进展者推荐拓扑替康、伊立替康、吉西他滨、多西他赛等药物治疗;6 个月后复发或进展者可选择初始治疗方案。

目前,SCLC 的靶向治疗还没有明显突破。免疫治疗在 SCLC 中显示了较好的疗效。NCCN 指南推荐阿特珠单抗或德瓦鲁单抗联合依托泊苷+铂类用于广泛期 SCLC 的一线治疗。

(三)免疫调节治疗　随着肿瘤特异性移植抗原的发现,拓展了一系列特异和非特异性肿瘤免疫治疗研究。部分免疫调节剂,如 BCG、短小棒状杆菌、左旋咪唑、可溶性肿瘤抗原试用于临床后取得了有限疗效。胸腺肽、肿瘤浸润淋巴细胞(tumor infiltrating lymphocyte,TIL)也可起到一定辅助治疗作用。

(四)中药　部分中药具有一定免疫调节作用和抑瘤作用,不良反应不大。但尚缺乏反应率较高的、能使肺癌达到部分或完全缓解的多中心临床验证的药物。

【预防与预后】

一级预防对肺癌的防治最重要。应广泛宣传避免接触危险因素,如吸烟和 PM$_{2.5}$ 等大气污染,加强职业接触中劳动保护。不吸烟(包括电子烟)和及早戒烟是预防肺癌最有效的措施。遗憾的是,仅有 5%~20% 患者戒烟成功,其原因与尼古丁成瘾有关,需选用戒烟药物协助成功戒烟。预后取决于早发现、早诊断、早治疗。如果肺癌在早期即能被诊断,其 10 年生存率可达 90%。因此,应改变目前的诊疗模式,推动高危人群的肺癌筛查和体检,端口前移,重心下沉。中国肺癌防治联盟建立的 800 家医院肺结节诊治分中心,深受广大患者和社会欢迎,明显纠正了目前的过度治疗和延误诊断问题。此外,随着肿瘤诊疗技术的不断改进,如计算机辅助 LDCT、PET/CT、分子成像、基因组学等研究,对肺癌的早期发现、综合治疗将有极大的改观。同时,依靠规范、有序的分期和根据其临床行为制定多学科的治疗(综合治疗)方案,将成为支持患者长期生存的优选方法,假以时日将会取得明显的社会经济效益。

推荐阅读

1. ZENG H M,CHEN W Q,ZHENG R S,et al. Changing cancer survival in China during 2003-15:a pooled analysis of 17 population-based cancer registries[J]. Lancet Global Health,2018,6(5):e555-e567.
2. 中华医学会呼吸病学分会肺癌学组,中国肺癌防治联盟专家组. 肺部结节诊治中国专家共识(2018 年版)[J]. 中华结核和呼吸杂志,2018,41(10):763-771.
3. BAI C X,CHOI C M,CHU C M,et al. Evaluation of pulmonary nodules:clinical practice consensus guidelines for Asia[J]. Chest,2016,150(4):877-893.
4. HENSCHKE C I,YANKELEVITZ D F,LIBBY D M,et al. Survival of patients with stage I lung cancer detected on CT screening[J]. N Engl J Med,2006,355(17):1763-1771.

第四节　肺部其他原发性恶性肿瘤

胡　洁

肺部其他原发性恶性肿瘤发病率极低,仅占所有原发性肺肿瘤 3%~5%,但包括 100 多种具有不同病理组织学特征、临床表现、影像学特征和预后的肿瘤。本节按世界卫生组织(WHO)肺癌组织学分类(2015 年版)(扩展阅读 13-5-4-1)选取部分具有相对高的发病率和诊断治疗相对特殊的少见肺部恶性肿瘤加以介绍。

扩展阅读 13-5-4-1　WHO 肺肿瘤组织学分类中少见肿瘤分类(2015 年版)

一、神经内分泌肿瘤

发病率为 1.49/10 万,免疫组化或超微结构(神经内分泌颗粒)显示细胞具有神经内分泌分化特征。WHO 于 2015 年版将小细胞肺癌(small cell lung carcinoma,SCLC)、大细胞神经内分泌癌(large cell neuroendocrine carcinoma,LCNEC)、不典型类癌(atypical carcinoid tumor, AC)、典型类癌(typical carcinoid tumor,TC)及弥漫性特发性神经内分泌细胞增生(作为浸润前病变)归为神经内分泌肿瘤(neuroendocrine tumor,NET)。

与 SCLC 和 LCNEC 相比,类癌具有特殊临床表现、流行病学、组织学,并有遗传差异。发病年龄相对较轻,预后较好。SCLC 和 LCNEC 有丝分裂率高、坏死多,并可与其他病理类型(包括腺癌或鳞状细胞癌)混合存在。Ki-67 免疫组化(IHC)染色是区分类癌和 SCLC 与 LCNEC 的主要标记。计数 $2mm^2$ 的区域中有丝分裂数是鉴别不典型类癌与典型类癌、类癌与 SCLC 和 LCNEC 的组织学标准(表 13-5-4-1)。

表 13-5-4-1 肺神经内分泌肿瘤特点

	类癌		高级别神经内分泌癌	
	TC	AC	LCNEC	SCLC
占肺癌比例	1%~2%	0.1~0.2%	2.1%~3.5%	14%
5 年生存率	90%~95%	60%~70%	10%~40%	≤5%~10%
组织病理学特征				
神经内分泌特征	分化好	分化好	分化差	分化差
细胞大小	中	中	中~大	小~中
核分裂象(/2mm²)	<2 个	2~10 个	中位 70 个	中位 80 个
坏死	无	灶性、点状	可见,片状	多见,大片状
神经内分泌标志物 IHC	+++	++~+++	++~+++	可阴性
Ki-67 增殖指数	≤5%	5%~20%	50%~100%	80%~100%
临床特征				
中位发病年龄/岁	40~50	50~60	68	50~70
常见发生部位	中央	周围	周围	中央
吸烟者	约 1/3	64%	98%	97%
淋巴结转移	4%~14%	35%~64%	40%	90%
远处转移	15%	10%	65%	60%~70%

类癌体细胞基因突变率极低,约每百万个碱基对中 0.4 个。*TP53*、*RB1* 突变和 PI3K/AKT/mTOR 信号通路的异常发生率在 TC 一般<5%,AC 约为 20%,但常见于 SCLC 和 LCNEC。抑癌基因 *MEN1* 突变仅在 AC 中发生。染色体重塑相关基因突变如 *MEN1*、*PSIP1*、*ARID1A* 等在 TC/AC 和 LCNEC/SCLC 中分别为 45.5% 和 55%,提示染色体重塑改变可能与肺神经内分泌肿瘤发生相关。

(一)类癌

【病因与流行病学】

类癌约 60% 起源于胃肠道系统,25% 起源于肺脏,占肺恶性肿瘤 1%,分为 TC 和 AC。后者为 11%~24%,易转移扩散或术后复发。AC 吸烟患者比例高于 TC。有类癌家族史并携带 *MEN1* 基因可能是类癌发病高危因素。

【病理】

支气管类癌起源于神经内分泌细胞,生长缓慢,可局部浸润,偶尔转移。大多位于大气道,形成突出于支气管腔内的球

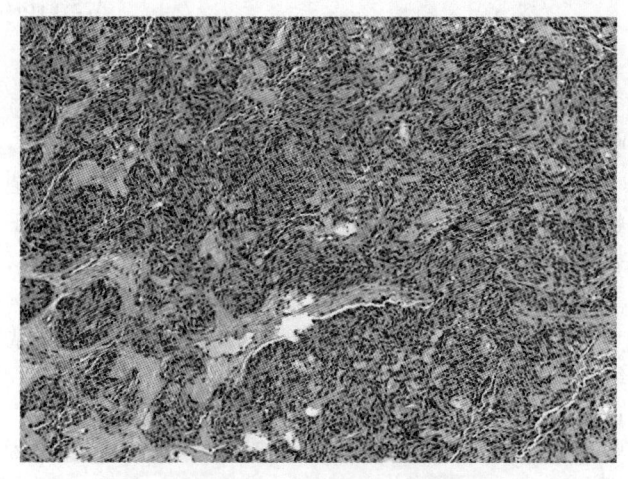

图 13-5-4-1 类癌(HE 染色)

形或手指状肿物,覆盖的支气管黏膜常完整。镜下类癌细胞群集成团或成条,细胞集落之间有纤细的纤维组织分割,肿瘤细

胞呈多边形、细胞特征均匀一致,胞质少(见文末彩图 13-5-4-1)。细胞角蛋白如 AE1/AE3、cam5.2 和神经内分泌标记 Syn、 CgA、CD56 常阳性(见文末彩图 13-5-4-2),以 TC 的分布和强度最高。约 1/3 的 TC 为 TTF-1 阳性,AC 中 TTF-1 阳性率<50%。

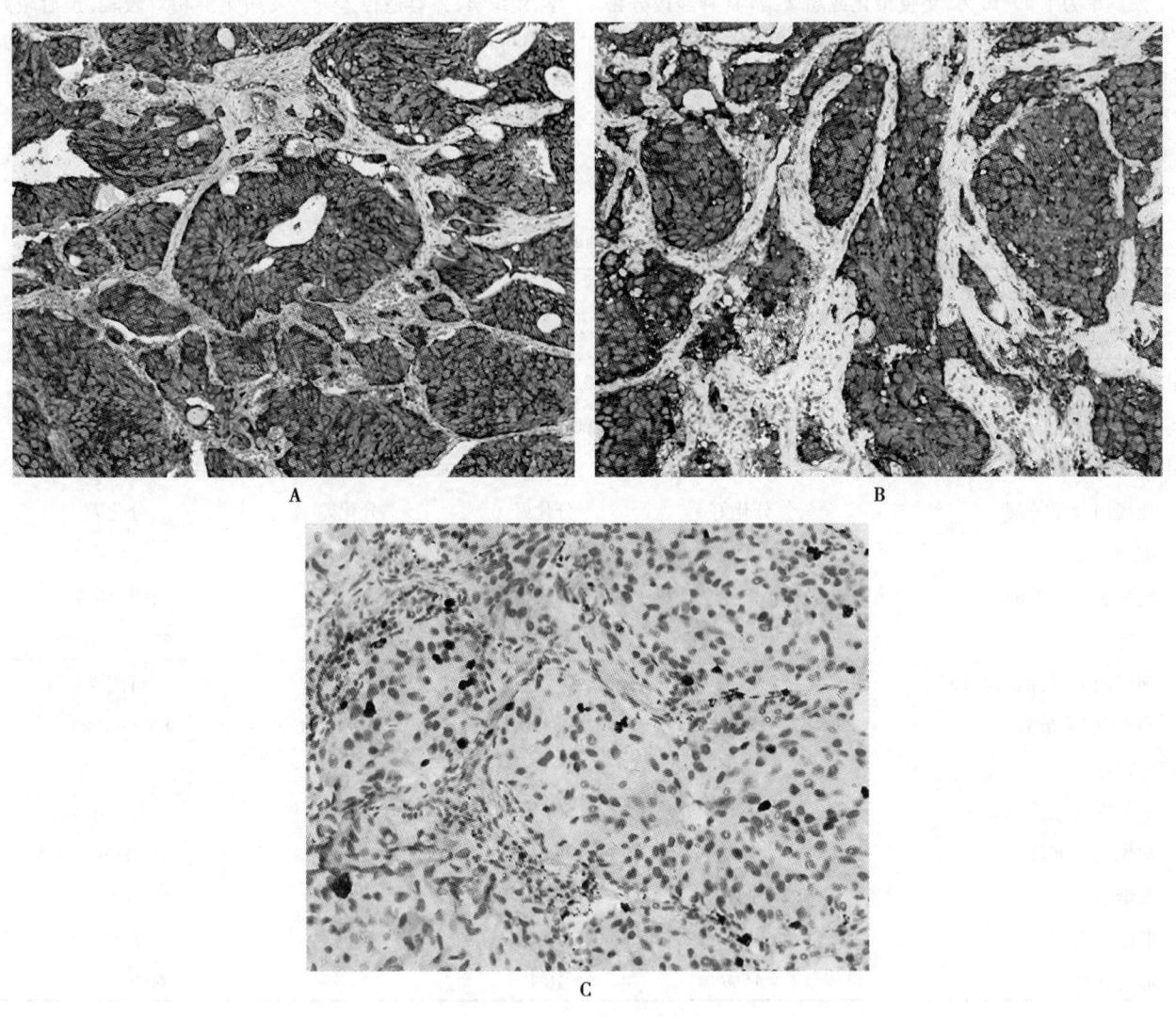

图 13-5-4-2　不典型类癌
A. Syn;B. CHG;C. Ki-67。

【临床表现】

AC 与 TC 的临床表现相似。60%~70%的类癌累及近端呼吸道,常见呼吸困难、咳嗽、阻塞性肺炎和肺不张等相关症状。咯血发生率为 10%~20%。如为周围型肺类癌,多无呼吸道症状。约 2%患者可出现脸部潮红、腹泻、气喘等类癌综合征表现。

【诊断与鉴别诊断】

确诊需获得组织标本行病理学检查。鉴别诊断主要依靠组织病理学和 IHC。小标本活检鉴别 TC 和 AC 很难。4%~14% TC 有区域淋巴结转移,发现转移灶不能作为 TC 和 AC 的鉴别依据。此外,小标本受挤压时易与 SCLC 混淆,Ki-67>50%可协助诊断 SCLC。需注意与其他组织器官来源的类癌进行鉴别。

【治疗】

通常参考非小细胞肺癌(NSCLC)多学科综合全程管理模式。对于Ⅰ期、Ⅱ期和ⅢA 期患者,首选根治性手术治疗。但目前术后辅助治疗和晚期患者的治疗各指南意见尚不一致(表 13-5-4-2)。NCCN 指南推荐Ⅱ期和Ⅲ期术后辅助化疗,有残留病灶(R1 切除)、切缘阳性、有纵隔淋巴结转移(N₂)时可考虑放疗。但欧洲内分泌肿瘤协作组(ENETS)推荐辅助治疗仅限于 AC 淋巴结转移患者。北美内分泌肿瘤协作组认为术后辅助治疗缺少有效证据。不可手术的Ⅲ期患者可采用同步放化疗或序贯放化疗,化疗推荐依托泊苷联合顺铂。

Ⅳ期患者为药物治疗,主要有依维莫司、生长抑素类似物(somatostatin analogue, SSA)、肽类受体放射性核素治疗(PRRT)、替莫唑胺、干扰素。依维莫司可显著改善晚期胃肠道或肺来源分化良好的神经内分泌肿瘤复治患者无进展生存期(PFS)至 9.2~11.0 个月,已被 FDA 和 EMA 批准治疗晚期不可切除分化良好的无功能肺类癌。

表 13-5-4-2 不同指南对晚期类癌治疗推荐

指南	一线治疗	其他推荐
NCCN NET 2016	长效或缓释奥曲肽或帕瑞肽(SSA)	临床快速进展者依维莫司和干扰素或化疗(3 类)
NCCN 2019	VP16+顺铂(限于 AC)	对 TC 没有证据表明哪种方案更优 对 AC/TC 可选舒尼替尼
ENETS(2015/2016)	长效或缓释奥曲肽(SSA)或肽类受体放射性核素治疗(PRRT)	SSA 适用于 TC/AC(Ki-67<10%)生长缓慢、表达生长抑素受体者;依维莫司推荐用于不适合 SSA 治疗者;化疗推荐用于 AC(Ki-67>15%)、其他治疗失败者;肽类受体放射性核素用于生长抑素受体均质、强表达者

晚期肺类癌对生长抑素类似物(SSA:长效奥曲肽或帕瑞肽)的治疗建议来自其他部位起源的 NET 或回顾性研究。新型 SSA 帕瑞肽与 SSTR1、3 和 5 结合,而奥曲肽仅与 SSTR2 结合。帕瑞肽可治疗奥曲肽耐药的 1~2 级 NET。SSA 和依维莫司联合,可能会更好地控制肿瘤生长。

替莫唑胺仅有回顾性研究表明治疗复治肺类癌患者的中位 PFS 达 5.1 个月。

【预后】

与以下临床和病理表现有关,如可否手术切除、分期、瘤体体积(>3cm)、淋巴结转移、血管侵犯、非典型与典型类癌组织学表现、支气管腔内与腔外播散等。TC 患者预后较好。AC 瘤体较大,35%~64%的患者在诊断时已有淋巴结转移,5 年生存率为 60%~70%,10 年生存率为 35%~50%。

(二) 大细胞神经内分泌癌(LCNEC)

发病率为 2.1%~3.5%,常见于老年、重度吸烟男性人群。临床和影像学特点类似于其他支气管肺癌患者。

【病理】

①瘤细胞分布弥漫,被纤维结缔组织分隔成大的巢团状,形成器官样结构,呈小梁、玫瑰和栅栏状,神经内分泌分化呈瀑样巢式生长,瘤组织内可见广泛的地图状坏死;②高有丝分裂率(>10 个/2mm²);③NSCLC 细胞学特性;④表达神经内分泌指标(CD56、CgA、突触素中任一指标阳性即可,但需>10%的肿瘤细胞明确阳性),CD56 的敏感性最高,但 CgA、突触素的特异性更强。p40 阴性,但 p63 可阳性。Ki-67 阳性指数一般为 50%~80%。如肿瘤形态像不典型类癌,但核分裂象>10 个/2mm²,仍需诊断 LCNEC。

当 LCNEC 有腺癌、鳞状细胞癌、巨细胞癌和/或梭形细胞癌成分,称为复合性 LCNEC。复合性 LCNEC 亦表现出高度恶性生物学行为,5 年生存率为 30%。

LCNEC 体细胞基因突变频率高,常见突变有 TP53(85%)、RB1(47%)、KEAP1(18%)、STK11(10%),亦常见 KRAS 突变,混合型 LCNEC 中可有极少数 EGFR 突变。基因层面分析 LCNEC 可能存在:SCLC 样(RB1 和 TP53 突变,可伴随 MYCL1 扩增)和 NSCLC 样(P16/CDKN2A 缺失、KEAP1 和 STK11 突变、TTF-1 扩增)。

【临床表现】

常见为周围型,可无症状或伴咳嗽、胸痛等。约 20% 为中央型,可有咯血、呼吸道阻塞的症状与体征。少见副癌综合征,半数以上患者诊断时已有淋巴结转移和/或远处转移。

【诊断与鉴别诊断】

诊断主要依靠形态学和 IHC,但小标本活检很难明确。

【治疗】

尚缺乏有效的标准治疗方案。可对早期患者行根治性手术,也可考虑对潜在可切除患者行含铂方案新辅助化疗。回顾性研究和单中心前瞻性研究表明,术后予顺铂+依托泊苷(EP)化疗者生存明显优于无铂化疗或术后不辅助治疗者。Ⅲ期随机对照临床研究 JCOG1205/1206 显示,高级别神经内分泌肿瘤根治性手术后 4 个周期 EP 化疗与 IP(伊立替康+顺铂)疗效接近,3 年无复发生存率分别为 84%、79%。

晚期 LCNEC 的化疗方案存在争议,通常遵循 NSCLC 的治疗原则。但鉴于 LCNEC 具有神经内分泌功能,在 ASCO 指南中也对采用的 EP 方案进行了非正式推荐。回顾性分析 LCNEC 分子亚型与化疗疗效之间的研究表明,RB1 野生型(NSCLC 样)患者应用含吉西他滨/多西他赛的生存获益好于 EP 方案,而 RB1 突变型患者两者疗效接近,应用培美曲塞可能效果较差。因此,未来可能需开展根据基因分型选择治疗方案的研究。

也有研究应用抗血管生成靶向药联合化疗治疗 LECNC。免疫检查点抑制剂(immune checkpoint inhibitors,ICIs)在晚期 LCNEC 中的治疗价值目前缺乏证据。

预防性颅脑照射主要适用于局限期化疗后部分(PR)或完全缓解(CR)患者。

【预后】

通常较差,其生物学恶性程度与 SCLC 类似,5 年生存率为 35.3%,5 年无病生存率(disease free survival rate,DFS)为 27.4%。

二、肉瘤样癌(sarcomatoid carcinoma,SC)

肉瘤样癌可发生于全身各脏器,以肺多见,为一种特殊类型分化差的 NSCLC,主要成分为表达上皮性标志物的肉瘤样组织。肺肉瘤样癌(pulmonary sarcomatoid carcinoma,

PSC)发生率不到所有肺癌的1%,包括多形性癌(pleomorphic carcinoma)、梭形细胞癌(spindle cell carcinoma)和巨细胞癌(giant cell carcinoma),对放化疗不如其他类型肺癌敏感,预后较差。

【病理】

PSC是一组起源于相同原始上皮,经上皮间质转化(epithelial-mesenchymal transition,EMT)及完全性间叶表型关闭(switch off)后形成的一组转化性癌。某些基因改变可能驱动EMT,参与PSC的发生。目前常用的PSC的IHC检测为上皮性标志物和间质细胞标志物(波形蛋白Vimentin、CD68、S-100蛋白)。

多形性癌(pleomorphic carcinoma,PC)为PSC最常见亚型,为低分化双相型NSCLC,上皮成分可以是鳞状细胞癌、腺癌或大细胞癌,但至少要含有10%的梭形细胞和/或巨细胞成分。梭形细胞多以束状或层状任意排列,形态多样,可见深染的细胞核及核仁。

梭形细胞癌(spindle cell carcinoma,SCC)是一种罕见的低分化NSCLC,约占肺肿瘤0.17%,完全由恶性梭形肿瘤细胞组成,为上皮来源肿瘤,但有向间叶分化特征,梭形细胞多呈巢状或不规则束状排列。IHC提示CK阳性,Vimentin阳性,EMA阴性,少数患者需与炎性肌纤维母细胞瘤及机化性肺炎相鉴别(见文末彩图13-5-4-3)。

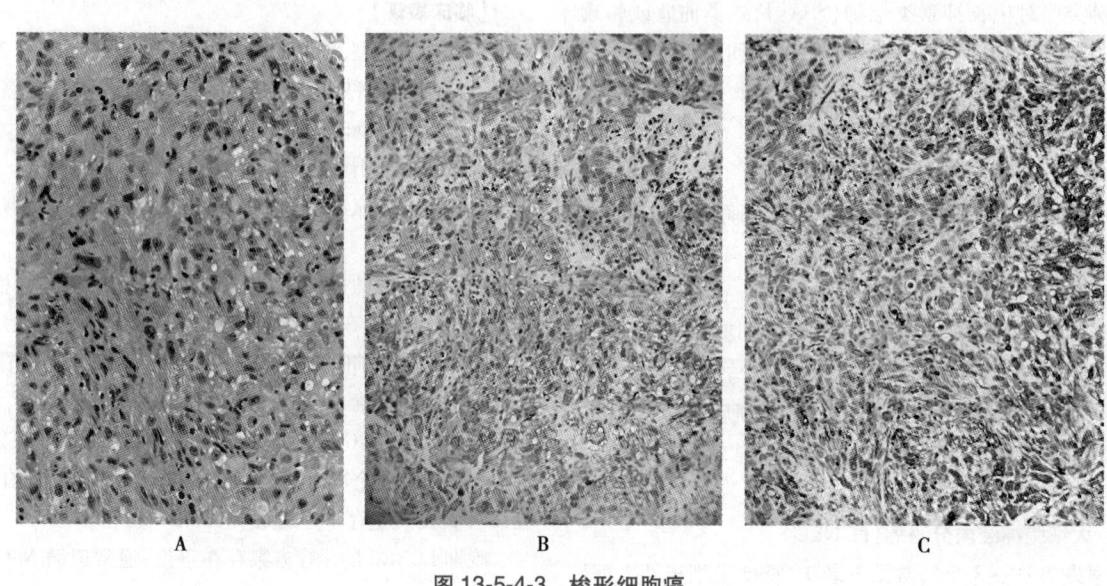

图13-5-4-3 梭形细胞癌
A. HE染色;B. CKpan;C. Vim。

巨细胞癌(giant cell carcinoma,GCC)则全部由多形性的多核和/或单核巨细胞构成,癌细胞体积较大,形态各异,细胞核大异型明显,多有巨核或多核,常伴有白细胞增多和明显的炎症成分。

部分PSC可以检测出驱动基因。EGFR突变率不等(0~28%),MET基因14外显子跳跃突变在肺肉瘤样癌中发生率可高达22%~31.8%。

【临床表现】

PSC常见于中老年男性,半数以上有吸烟史,临床表现与其他类型肺癌相似。由于恶性程度高,多数诊断时肿瘤已较大,并易发生局部侵犯和远处转移,临床病程短。70%表现为周围型实性肿块,瘤体较大,生长快,易出现癌性空洞。

【诊断】

PSC的诊断主要依靠病理形态学和IHC检测。通常癌组织中可存在少量梭形细胞,由于无明显临床特点,故只在肉瘤样组织占50%以上才可确诊,否则宜诊断为癌伴部分呈梭形细胞型或部分肉瘤样分化。鉴于PSC中,尤其是含有腺癌成分者可有一定程度驱动基因检出率,故推荐分子检测有无驱动基因,以指导靶向治疗药物选择。

【治疗】

早期PSC患者首选手术治疗。但其复发率较高,术后辅助化疗和实际疗效目前仍不清楚。晚期PSC治疗亦为棘手。若一线化疗则推荐含铂双药,但回顾性研究结果显示缓解率和生存改善似乎差于其他类型NSCLC。若存在驱动基因突变,可选择相应靶向治疗。MET14外显子跳跃突变的肺癌患者使用小分子MET抑制剂沃利替尼、tepotinib、卡马替尼、克唑替尼治疗可获得较好疗效。

对41例肺多形性癌患者肿瘤组织分析显示,90.2%(37/41)有PD-L1高表达,PD-L1在肿瘤组织中肉瘤区域的表达明显高于癌性区域,提示选择性作用于PD-1/PD-L1通路可能是治疗这种侵袭性肿瘤的发展方向。迄今尚无PSC患者应用ICIs的研究报道。

三、癌肉瘤(carcinosarcoma,CS)

癌肉瘤含有分化差的癌和肉瘤两种成分。其中,癌性成分可是鳞状细胞癌、腺癌、大细胞癌或几种癌相互混合。间叶组织成分中最常见横纹肌肉瘤,其次是骨肉瘤和软骨肉瘤。IHC可协助肺癌肉瘤诊断和鉴别诊断。证实上皮性成分可用CK、EMA及

CEA,证实间叶成分可用 S100 蛋白、Desmin、Vimentin 等。癌肉瘤常见 TP53 突变,但 KRAS 突变少见,EGFR 突变更是罕见。

　　男性癌肉瘤发生率是女性的 7~8 倍,中位年龄为 65 岁,多数为重度吸烟者。肿瘤具高度侵袭性,易发生远处转移。周围型多于中央型,肿块常较大,部分在影像学上可见病灶内钙化影。治疗首选根治性手术,术后积极给予放疗和化疗。对于肿瘤较大者,可予术前放化疗,提高手术切除率。晚期病例则以药物治疗为主。肺癌肉瘤的预后欠佳,5 年生存率为 21.1%。

四、淋巴上皮瘤样癌(lymphoepithelioma-like carcinoma,LELC)

　　LELC 是一种好发于鼻咽部的未分化癌,偶发生于唾液腺、胃、结肠、肝胆系统、皮肤和肺等器官。该病与 EB 病毒感染密切相关,发生率占肺癌 0.9%,大部分为亚洲人群。病理学特征表现为成片状或巢状排列的瘤细胞,组织基质中含大量的反应性淋巴细胞、浆细胞或其他炎症细胞,大量的炎症细胞浸润肿瘤细胞岛、与肿瘤细胞掺杂混合。根据组织病理形态学特征和 IHC 检测,结合 EBER 原位杂交结果即可确诊(见文末彩图 13-5-4-4)。由于 LELC 在组织形态上与未分化鼻咽癌较难鉴别,故需要患者进行鼻咽部检查,排除肺部为转移性肿瘤的可能。早期可考虑根治性手术,但晚期尚无最佳药物治疗方案。采用顺铂联合氟尿嘧啶(5-FU)+四氢叶酸、紫杉醇、吉西他滨治疗可一定程度控制肿瘤生长,对多线化疗耐药后的 LELC 给予 PD-1 抑制剂纳武利尤单抗治疗有效。其 2 年生存率为 88%,5 年生存率为 62%。高 PD-L1 表达和 CD8[+]肿瘤浸润淋巴细胞浸润可能与预后良好相关。

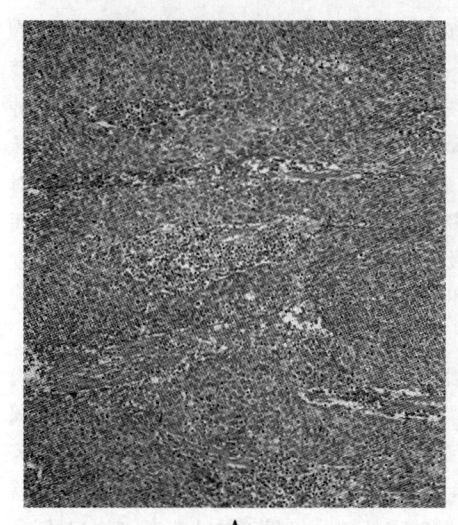
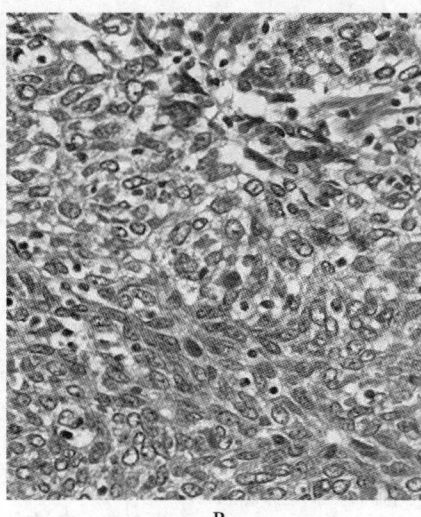
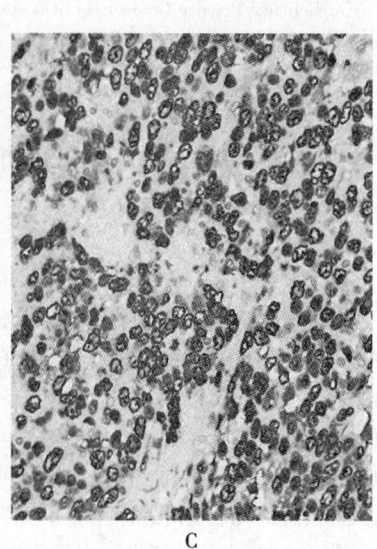

A　　　　　　　　　　　B　　　　　　　　　　　C

图 13-5-4-4　淋巴上皮瘤样癌
A. HE 染色(低倍镜);B. HE 染色(高倍镜);C. EBER。

五、NUT 癌(NUT carcinoma)

　　与染色体 NUT 基因重排相关的低分化癌称为 NUT 癌,全称为伴睾丸核蛋白(nuclear protein of the testis,NUT)基因重排的中线癌,是一种罕见的高度侵袭性肿瘤。染色体 15q14 上的 NUT 基因(NUTM1)与染色体 19p13.1 上的 BRD4(70%)基因,或染色体 9q34.2 上的 BRD3(6%)基因发生染色体易位,形成新的融合基因,BRD-NUT 融合基因蛋白可抑制 NUT 癌细胞向鳞状上皮分化。24%病例的融合伴侣基因不明。可发生于各年龄,中位年龄为 30 岁,男女比例相近。NUT 癌大多发生于膈肌以上鼻咽、鼻窦、会厌、气管、胸腔、纵隔等中线器官。但也有膈肌以下中线器官(膀胱、髂骨)及非中线器官(如腮腺、颌下腺、腹部脏器)的病例报道。

　　病理学表现为巢状及片状排列的低分化/未分化瘤细胞,常有不同程度的鳞状上皮分化,具特征性"鳞状上皮陡然分化"现象(见文末彩图 13-5-4-5)。几乎 100% NUT 癌表达 NUT 核蛋白(≥50%的肿瘤细胞均表达),其特异性和敏感性均在 90%以上,FISH 检测有 NUT 基因易位或 BRD-NUT 融合基因即可确诊。

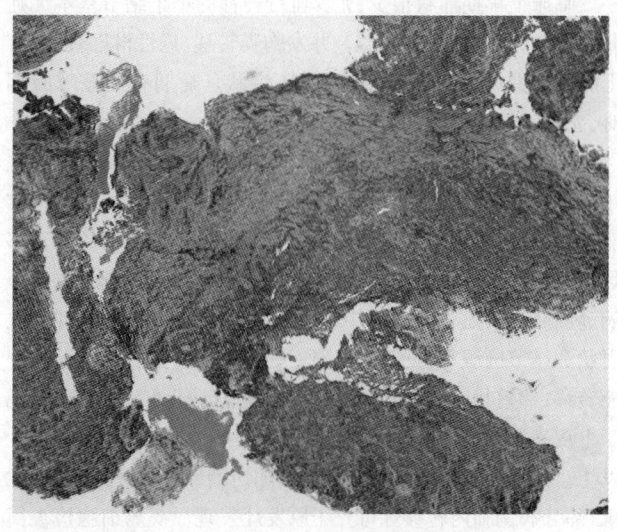

图 13-5-4-5　NUT 癌

NUT癌侵袭性强,常见转移部位是淋巴结、骨、肺、胸膜、皮肤及皮下软组织,生长在纵隔内的巨大肿瘤常出现上腔静脉综合征及胸腔积液,平均生存期为7~12个月。目前尚无特异性治疗方案。作用于溴结构域和超末端(bromodomain and extra-terminal,BET)蛋白家族的BRD结构域的小分子抑制剂通过影响表观遗传调控而抗肿瘤。BET bromodomain 小分子抑制剂治疗NUT癌的临床研究正在进行中。

推荐阅读

1. TRAVIS W D,BRAMBILLA E,BURKE A P,et al. WHO Classification of tumours of the lung,pleura,thymus and heart[M]. 4th ed. Lyon:International Agency for Research on Cancer(IARC Press),2015.

2. NCCN clinical Practice Guidelines in Oncology:Neuroendocrine and Adrenal Tumors. Version 1. 2019[EB/OL]. [2019-9-23]. https://www.nccn.org.

第五节 肺转移性肿瘤

张 新

肺转移性肿瘤(metastatic neoplasms of the lung)指肺外部位肿瘤经某种途径转移到肺,有时也将肺肿瘤的肺转移归于其中。肺是肿瘤常见转移部位,大约30%的恶性肿瘤患者在其病程中会发生肺部转移,少数死于肺转移肿瘤的患者不能发现原发病灶。多发生于原发肿瘤发现后2年内,偶有5~10年者。以血行转移为常见,颈部、纵隔及胸腔肿瘤可通过淋巴逆流方式致肺转移。几乎任何恶性肿瘤都可转移到肺,除原发肺癌自身转移之外,最常见的原发肿瘤是乳腺癌、胃肠道肿瘤、肾癌、黑色素瘤、肉瘤、淋巴瘤及白血病、宫颈癌和卵巢癌。肾透明细胞癌、绒癌、肾母细胞瘤、骨肉瘤等常在刚出现原发灶时即有肺转移。子宫平滑肌瘤作为良性肿瘤,可以转移到肺,但罕见,多有子宫肌瘤手术史,进展缓慢。

临床上早期症状很少,尤其血行转移的单个结节基本无症状,少数有咳嗽、痰血、气急。并发胸膜转移、癌性淋巴管炎、有上腔静脉受压时,可有相应的临床症状。晚期有明显呼吸困难,尤其是癌性淋巴管炎者。

胸部X线具有多种表现,可为单个、多个或弥漫性肺实性结节,多为双侧性、边界清楚、主要位于肺的外周;虽然钙化常意味着良性病变(肉芽肿或错构瘤),但来源于骨肉瘤的肺转移灶也常有钙化,其他较少见的还有滑膜肉瘤、软骨肉瘤、甲状腺癌、乳腺癌等;血管肉瘤可伴晕征,弥漫性淋巴管炎常表现为放射状和结节网织状,见于胸部邻近脏器的肿瘤如乳腺、胃、胰腺癌转移;棉絮状转移灶提示来源于绒癌;空洞(5%~10%)多见于上皮来源肿瘤;支气管腔内型可有阻塞性肺炎表现,但很少发生。大部分转移灶是在肺外肿瘤随访胸部X线片或CT时发现,部分病例肺内转移灶可先于原发灶发现。痰癌细胞检查简便、快速,但对大部分血源性转移灶阳性率低,对淋巴管型及腔

内型可获40%~60%阳性。支气管镜适合于2cm以上或弥漫广泛转移灶的病例,阳性率可超过50%,部分腔内型则可能阳性率更高。经皮肺穿刺活检、胸腔积液的脱落细胞检查也可作病理诊断。肺细针穿刺诊断肺转移可达到80%的敏感性和近似100%的特异性。光镜病理特征可提示原发部位:乳头状腺癌最常来源于甲状腺、卵巢和肺;印戒细胞癌来源于胃肠道;小圆细胞呈菊花形排列是神经母细胞瘤的特征。免疫组化技术对原发灶的判断更有帮助:前列腺癌的PSA阳性,甲状腺癌的甲状腺球蛋白阳性,生殖细胞肿瘤对HCG或AFP抗体有反应,CDX-2是胃肠道肿瘤高特异性的指标。TTF-1对肺部腺癌来源的鉴别有价值,大部分原发肺腺癌TTF-1阳性,而几乎所有转移性肺腺癌TTF-1阴性。原发性肺腺癌CK7阳性而CK20阴性,有别于肠道腺癌CK7阴性而CK20阳性。ER、PR阳性对乳腺癌对诊断有帮助。

确定肺内转移灶最佳手段为CT检查,可发现心后区域、胸膜下等处病灶,高分辨率CT可发现2~3mm的小结节,诊断转移性肿瘤的特异性可达60%~90%,其较高的特异性有赖于肿瘤病史。叶间胸膜转移可表现为串珠状改变。如果诊断肺转移灶有困难,随访病灶增大、增多有利于确立诊断。增强CT对淋巴结转移的诊断有帮助。PET不但能显示肺内、外病灶,而且对病灶良恶性及预后判断有帮助。肺部和其他器官双原发或多原发肿瘤并不少见,在鉴别诊断时要综合影像特征和病理结果等综合判断。

肺转移灶的治疗取决于对原发灶的处理。少数肿瘤如肉瘤,转移只局限于肺,偶可通过切除原发和转移灶而治愈。睾丸癌、绒癌等肿瘤通过系统化疗可使肺内播散灶消失。肾癌等肿瘤如果有少数生长缓慢的肺转移灶,可切除而提高患者无瘤生存期。在过去,肺转移灶切除仅限于单结节者,现在双侧和多个病灶(寡转移病灶)切除也通常被外科医师接受。文献报道,结直肠癌肺转移患者接受肺转移病灶切除后的5年生存率为24%~68%,而接受全身化疗患者的中位生存时间仅约24个月,故结直肠癌肺转移的有效治疗手段主要是手术。手术切除后主要影响预后因素有肿瘤类型、原发灶清除到肺转移的间隔时间、肺转移灶数目、肿瘤倍增时间、有无肺外转移及医疗条件等。对部分有选择的患者,转移肿瘤可用射频消融等姑息性治疗方法。近年来,随着放疗技术及设备的发展,三维立体定向放疗等技术也应用于转移性肺癌的治疗。

推荐阅读

张建波,宋巍,王媛媛,等. 肺转移性肿瘤113例临床病理学观察[J]. 心肺血管病杂志,2017,36(12):979-982,987.

第六节 支气管、肺良性肿瘤和瘤样病变

洪群英

支气管、肺良性肿瘤(benign tumors of bronchus and lung)是

生长在支气管和肺实质内的肿瘤。病因和发病机制尚不明,占肺原发性肿瘤的 2%~5%。可来源于上皮、间皮组织及其他异位组织,其中以错构瘤为最常见。所谓瘤样病变是指由先天性或遗传、感染等因素引起的一组疾病,病理上无肿瘤证据,如肺炎性假瘤、肺淀粉样变性等,由于临床和影像学上酷似肿瘤特性,故称为肿瘤样病变。

临床表现主要取决于肿瘤生长的部位。气管及支气管腔内良性肿瘤因管腔部分或完全阻塞,患者可有咳嗽、喘鸣、痰血及气急等症状。绝大多数肺良性肿瘤为周围型肿瘤,常无症状,仅在胸部影像学检查时被发现。

2015 年 3 月,国际癌症研究机构(International Agency for Research on Cancer,IARC)第 4 版《WHO 肺、胸膜、胸腺和心脏肿瘤分类》正式出版,肺肿瘤分类根据生物学行为不同分别编码为:0 代表良性;1 代表不确定、交界性或生物学行为未定;2 代表原位癌/上皮内瘤变Ⅲ级;3 代表恶性。表 13-5-6-1 中纳入了所有生物学行为编码为 0 的肺肿瘤。肺炎性假瘤等瘤样病变,并非真正的肿瘤,未纳入分类标准。而肺纤维瘤、脂肪瘤、平滑肌瘤及神经鞘膜肿瘤等纳入 2013 年版 WHO 软组织肿瘤新分类。

表 13-5-6-1　WHO 肺良性肿瘤分类

一、上皮性肿瘤
不典型腺瘤样增生
弥漫性特发性肺神经内分泌细胞增生
多形性腺瘤
乳头状瘤:鳞状上皮乳头状瘤(外生性、内翻性)、腺样乳头状瘤、混合性鳞状细胞和腺样乳头状瘤
腺瘤:硬化性肺细胞瘤、肺泡性腺瘤、乳头状腺瘤、黏液性囊腺瘤、黏液腺腺瘤
二、间叶性肿瘤
肺错构瘤
软骨瘤
血管周上皮样细胞肿瘤,良性
肌上皮瘤
三、异位性肿瘤
畸胎瘤,成熟性
脑膜瘤,非特殊类型

支气管、肺良性肿瘤多在胸部影像检查时偶然发现,表现为肺内孤立性球形结节,边界清晰,边缘光滑,结节内可有钙化,动态随访病灶大小无变化或生长缓慢。术前常不能明确诊断。需与无症状的早期周围型肺癌、结核球及其他良性肺肿瘤等相鉴别。胸部 CT 检查发现特征性表现,有助于鉴别诊断。而支气管腔内病变诊断则多需行支气管镜检查及活检。

由于肺良性肿瘤术前很难确诊,尤其难与肺癌鉴别,且偶

有癌变的可能,因此一般主张及早手术。即使是已明确的良性肿瘤,早期手术也可避免由瘤体增大所致的肺炎、肺不张、支气管扩张等合并症而使病情加重或复杂化。某些生长在气管或支气管管壁或管腔内的良性肿瘤可经支气管镜介入手术行瘤切除,必要时可行外科手术。确定良性后,手术以尽量保存正常肺组织为原则。一般手术预后良好,术后多无复发。

(一)上皮性肿瘤

1. 乳头状瘤(papillomas)　支气管乳头状瘤(papilloma of bronchus)常发生于支气管近端,为局限于呼吸道内的息肉样或无蒂肿物,呈单发或多发。组织学检查示肿瘤由结缔组织基质所构成,常有淋巴细胞浸润,其表面被覆纤毛柱状上皮细胞和间变的鳞状上皮。个别病例可以发生癌变。

单发乳头状瘤可位于支气管树的任何部位,但多见于叶或段支气管,故胸部 X 线片很少见到瘤体,常需 CT 检查。其组织学分型多为鳞状细胞乳头状瘤。少数位于周边肺组织内,由类似透明细胞或混合上皮型细胞构成。男性成年患者多见,表现为慢性咳嗽、喘鸣、反复发作的肺炎及哮喘样症状。多发性乳头状瘤多见于 5 岁以下儿童。目前认为,慢性炎症如人乳头瘤病毒感染可能为其病因。故也被称为复发性呼吸道乳头状瘤。肿瘤常首先发生在会厌、喉部等上呼吸道,下呼吸道极少是首发部位。临床表现为声嘶,晚期可见喘鸣及气管梗阻等。

影像学表现包括息肉样的管腔内肿块、肺不张及阻塞性肺炎。如果远端呼吸道受累,则表现为肺内结节,常伴有空洞形成。支气管镜检查可发现局限于呼吸道内的息肉样或无蒂肿物。

肿瘤生长于较大的支气管壁者,可通过支气管镜摘除;若并发肺不张及支气管扩张,应作手术切除。除经支气管镜活检或局部切除者外,无论哪种病理类型,均罕见局部复发。

2. 腺瘤(adenoma)

(1)硬化性肺细胞瘤(sclerosing pneumocytoma):又称肺硬化性血管瘤(pulmonary sclerosing hemangioma,PSH),是一种肺细胞起源的肿瘤。病理检查见被覆在乳头及腔隙表面增生的肺泡上皮,可有异型性;另可见位于上皮下间质中明显增生的单核样细胞,成分较单一,大小形态较一致,呈卵圆形或多角形,胞质淡染或透明,胞核呈卵圆形并可见小核仁,无核分裂象及坏死。泡沫样组织细胞灶性聚集及肥大细胞散在分布对硬化性肺细胞瘤的诊断及鉴别诊断有重要提示意义。好发于成年女性,男女比例约为 1:4,多为偶然发现的孤立性肺结节。影像学表现多为肺部圆形或类圆形孤立性肿块,直径多在 3cm 左右,边界清晰,密度均匀,偶有钙化。多发病灶仅见于约 2% 的患者。区域淋巴结累及罕见。支气管镜活检可明确诊断,但活检时应特别注意出血。外科手术切除可根治。

(2)肺泡性腺瘤(alveolar adenoma):常见于女性,发病年龄为 39~74 岁。常为体检偶然发现。病理表现为单层肺泡Ⅱ型上皮细胞构成的网状多囊性结构,腔内可有黏液样物填充,被基质中胶原纤维和梭形细胞间隔并围绕排列。影像学表现为边界清晰、密度均一、非钙化结节。手术切除可根治。

（3）乳头状腺瘤（papillary adenoma）：一种局限性乳头状肿瘤，发病率较低。男性多于女性，诊断年龄在 25~60 岁。通常分布于肺外周，组织学表现为单层立方形柱状上皮细胞围绕纤维血管基质为中心排列成乳头状结构，无核异型，上皮细胞 TTF-1（+）。影像学上表现为边界清晰的实性结节。MRI 显示病灶中央为囊性改变、边缘薄轮辋样强化的特征。一般均因偶然发现无症状的孤立性外周肺内占位而行手术切除，术后无复发。

（4）黏液性囊腺瘤（mucinous cystadenoma）：极罕见，病理上可能与明确的恶性黏液腺癌有重叠，故有提出分以下三个类别，即黏液性囊腺瘤、黏液性囊性肿瘤伴异型、黏液性囊腺癌。组织病理检查示局限性囊性肿瘤，其内充填黏液，被分化良好的柱状黏液上皮细胞所包绕。肿瘤通常增长缓慢，边界清晰。根治性手术切除可治愈。

（5）黏液腺腺瘤（mucous gland adenoma）：少见，是起源于支气管黏液腺腺体或导管的外生性良性肿瘤。多种类型细胞如柱状上皮细胞、杯状细胞、嗜酸性粒细胞、透明细胞等排列成管状、腺体样和乳头状结构，瘤体内充满黏液。通常发生在肺叶或段支气管。大部分患者常因咳嗽、气急、喘鸣等症状而就诊，常被误诊为支气管哮喘。影像检查多表现为实性肺结节和/或在肺叶或段支气管水平的阻塞性肺炎、肺不张或肺实变。外科手术切除可根治。

（二）间叶性肿瘤（mesenchymal tumors）

1. 肺错构瘤（pulmonary hamartoma）　为最常见的肺部良性肿瘤。目前多认为错构瘤是支气管的一部分组织在胚胎发育时期因某些原因倒转和脱落，被正常肺组织包绕，逐渐发展成瘤所致。病理学特征是正常组织的不正常组合和排列，这种组织学的异常可能是器官组织在数量、结构或成熟程度上的错乱。瘤体有包膜，多呈圆形或椭圆形，主要组织成分有软骨、腺体、平滑肌、脂肪、上皮细胞及纤维组织等，肿瘤内各成分比例不同，但多以软骨和纤维组织为主。位于支气管内者可以主要由脂肪成分组成。若单纯由软骨组织构成，则为软骨瘤，两者易混淆，故充分取材很关键。肿瘤可发生钙化，多位于中心，分布较均匀。

发病多见于 40 岁以上，男性多于女性。多无症状。由于肿块位于外周肺组织，大多为单一病灶，直径多小于 5cm。约 10% 位于支气管腔内。CT 扫描示病灶边缘光滑，圆形或类圆形，无毛刺征，可有分叶征。肿块多为软组织密度，其内多有脂肪密度区。部分病例可出现点状或爆米花样钙化，其中典型的爆米花样钙化是其特征性表现。支气管内错构瘤 CT 表现为伴有阻塞性肺炎的支气管内肿块，如果肿块内包含有脂肪或钙化，便可作出错构瘤的特异性诊断。周围型错构瘤需要与周围型肺癌相鉴别。瘤体内有钙化时需与结核球相鉴别，错构瘤的钙化多呈环状或典型爆米花样钙化，而结核球的钙化多呈斑片状或不规则钙化，且密度较高，病灶周围常有卫星灶。

手术切除是唯一治疗方法。复发和恶变少见。

2. 支气管软骨瘤（chondroma of the bronchus）　为来源于气管、支气管和细支气管的软骨而生长的良性肿瘤。外观呈分叶状，表面光滑无蒂或呈息肉样突出于支气管腔内。组织病理学可见透明样或黏液样中度分化无异型性的软骨细胞，瘤体被覆假包膜，常见钙化和骨化。肿瘤生长缓慢，临床症状不明显。当肿瘤长大而阻塞支气管，可引起继发感染。软骨瘤的影像学表现具有特征性，为多发、边界清晰的钙化结节，随机散发于各肺叶外周。临床需与错构瘤和软骨肉瘤相鉴别。

3. 血管周上皮样细胞肿瘤，良性（PEComa，benign）　在 2015 年版 WHO 胸部肿瘤病理分类中提出了起源于血管周上皮样细胞（perivascular epithelioid cells，PECs）的一类肿瘤，即 PEComatous 肿瘤，包括淋巴管平滑肌瘤病（LAM）、良性 PEComa、恶性 PEComa。透明细胞瘤（benign clear cell tumor）属于良性 PEComa 中最主要的一种亚型，WHO 病理分类中生物学行为归为交界性（编码为 1）。该病很少见，影像学表现为包膜完整的肺内结节，通常直径小于 3cm。好发于成年人，多无症状。细胞呈多边形或圆形，胞质含大量透明的空泡或嗜伊红染色物，其成分是糖原。病理上细胞无异型性、肿瘤内见薄壁血管窦，免疫组化发现 S100（+）、HMB45（+）、细胞角蛋白阴性，可与转移性肾透明细胞癌、原发肺透明细胞癌相鉴别。确诊均需通过手术切除或尸解获得。

4. 肌上皮瘤（myoepithelioma）　肌上皮肿瘤（myoepithelial tumors）分为肌上皮瘤及肌上皮癌（myoepithelial carcinoma），其中肌上皮瘤为良性肿瘤。肺的肌上皮肿瘤罕见，良性者多发生于成年女性。组织病理检查肿瘤呈小梁状或网状排列，黏液性基质丰富，细胞呈上皮样或纺锤形，胞质透明或嗜酸，核大小一致，有时呈砂粒体样外观，胞质内可见玻璃样砂粒体。肿瘤细胞可表达 CK、S-100 及 Calponin，大多数可表达 GFAP、SMA、p63，而 Desmim 及 CD34 阴性。有证据表明 *EWSR1* 基因重排是肌上皮肿瘤重要的标志物，而上皮肌上皮癌具有显著多形性，缺乏 *EWSR1* 基因重排。

（三）异位性肿瘤（tumors of ectopic origin）

1. 畸胎瘤（teratoma）　可能由迷走的胚性组织，沿支气管下行，在肺内发育而形成。支气管腔内的畸胎瘤体积很小，有蒂与管壁相连。肺内畸胎瘤多为圆形实质性或囊性肿块，有包膜，表面光滑，可有分叶。组织学检查可见含有来自三个胚层发生的组织。囊性畸胎瘤的腔内充满油脂、胶冻样物，浅黄或棕色，腔壁厚薄不一。发病年龄多在青壮年，男女无差别。早期无症状，瘤体较大或合并感染后，可有咳嗽、咳痰、呼吸困难甚至咯血等症状，可反复发作，少数有杵状指。肺部听诊可有局部呼吸音减弱，合并感染后肺部可有湿性啰音。胸部 X 线片可见圆形或椭圆形、大小不等、实性或囊性阴影，囊内密度不均，常可发现牙齿或钙化影，胸部 CT 可更清楚显示囊内结构有助确诊。

2. 肺脑膜瘤（meningiomas）　可能起源于肺多潜能细胞（pluri-potent cell）、异位胚胎残余（heterotopic embryonic rests）或脑膜上皮样结节（meningothelioid nodules）。大多数边界清楚，质硬，切面灰白色到黄褐色，直径为 4~60mm。镜下可见各种组织学亚型,以过渡性及砂粒体型多见。常发生于慢性心血管疾病或肺疾病,尤其是肺有瘢痕组织形成者。单发瘤多生长缓慢,呈良性经过;多发结节时,常伴有局部浸润或肺门、纵隔淋巴结转移,此时多认为肿瘤呈恶性表现。女性略多,发病中位年龄为57岁。影像学检查多为肺部单发结节,边缘光滑、齐整,无毛刺,可呈分叶状;多发结节时,结节多大小不等,常伴肺门或纵隔淋巴结肿大。

(四)瘤样病变(tumor-like lesion)

1. 肺炎性假瘤(inflammatory pseudotumor of the lung)　是一种较少见的非特异性炎症所致的肿瘤样改变,病因不明,表现为单个孤立性、圆形或椭圆形肺实质结节,直径多在3~5cm,与周围正常肺组织分界清楚。有时可见到假包膜,也可在胸膜下形成一个孤立的小肿块。常伴有不同程度的胸膜粘连。切面呈灰白色或灰黄色,病变质地较硬。病理组织学表现复杂多样,为浆细胞、淋巴细胞等多种细胞组成的肉芽肿样结构,细胞分化良好,无恶性肿瘤证据。

本病可发生于任何年龄,多数在40岁以下。部分患者有呼吸道感染症状,其中以间歇性轻微咳嗽最常见。可有痰中带血,白色泡沫样痰,偶有少量脓痰。一般不发热或仅有低热。约半数病例无任何症状。少数患者既往有肺炎史。一般病程较长,数月至数年。典型影像学表现多为位于肺周边部的单发、圆形或椭圆形、密度均匀、边缘清楚的阴影。无分叶、毛刺及肺门淋巴结肿大等,偶见透光区或钙化灶。仔细询问患者有无肺部感染史,对诊断有很大参考价值。

本病药物治疗无效。手术切除是首选方法。

2. 原发性支气管肺淀粉样变(primary bronchial pulmonary amyloidosis)　病因未明。病理上可分4型:①局限性支气管淀粉样变:常见于较大的肺叶或肺段支气管,呈圆形、光滑、灰白色无蒂的肿块,突出于支气管腔内。②弥漫性支气管淀粉样变:多见于男性,支气管壁上有光滑无蒂的结节,大小不等。有时整个支气管壁黏膜下层有淀粉样物质弥漫浸润,致支气管变窄。③肺实质内结节状淀粉样变:单发或多发性,呈灰色块状,大小不等,生长极慢。组织学检查示淀粉样变中可见钙化点或骨化,轻度累及肺间质,常为轻链淀粉样蛋白,主要因免疫球蛋白轻链(通常为λ亚型)的产生异常所致。可继发于全身性疾病(如多发性骨髓瘤)或局部病变(如原发性肺淋巴瘤)。血清和/或尿单克隆丙种球蛋白增高常见。④弥漫性肺实质淀粉样变:淀粉样变弥漫性浸润肺泡间隔,且沉着于毛细血管周围及间质组织内,并与全身性淀粉样变并存。严重者可发生低氧血症。

临床上常有干咳,若支气管腔阻塞,可有哮鸣音、呼吸困难及肺部感染征。少数患者可有咯血。支气管镜活检可确诊。

支气管内局限性淀粉样变,可通过支气管镜分次摘除或采用激光治疗。若摘除不干净,可复发。肺实质单个结节型淀粉样变,需行手术切除。多发结节型或弥漫型目前尚无有效疗法。

(五)软组织肿瘤

1. 支气管及肺脂肪瘤(lipomas of bronchus and lung)　来源于支气管黏膜下脂肪。肿瘤由成熟脂肪组织组成,通常有蒂,可以由气管环延至气管周围组织,经内镜切除后可复发。镜检见纤维脂肪瘤结构。通常发生在中老年人,男性多见。可以产生呼吸道阻塞性症状和体征,影像检查见支气管阻塞表现。因肿物周围有纤维包膜,支气管镜通常不能对诊断提供足够的信息。CT检出脂肪组织具有很高的特异性和敏感性,有助于确诊。但支气管内错构瘤在CT上也可以表现为脂肪密度肿块,临床需加以鉴别。

2. 支气管平滑肌瘤(intrabronchial leiomyoma)　起源于支气管平滑肌的良性肿瘤,非常罕见,占肺内良性肿瘤的2%。一般沿下1/3气管的膜部生长,因为此区域含有丰富的平滑肌纤维。大约45%的肺平滑肌瘤位于支气管内,其余位于肺实质内和气管内。组织病理为交错分布的长纺锤细胞束及大量的嗜酸性粒细胞,细胞减少往往合并间质透明化及血管结构的明显减少,细胞核呈椭圆形,核仁不清楚,不伴异型有丝分裂。免疫过氧化物酶染色可以显示平滑肌瘤内含有弹性蛋白、肌动蛋白、S-100蛋白。多发生在15~72岁,无性别差异。因呼吸道阻塞常较早出现干咳、痰血等症状,若肿瘤完全堵塞支气管可引起肺不张。CT表现为边界光滑,局限于支气管壁的腔内软组织肿块,偶尔伴有缺血造成的囊样变性。

3. 肺纤维瘤(pulmonary fibroma)　多位于外周肺,呈坚硬、成束和灰白色外观。可能起源于间皮下成纤维细胞,由不规则排列的胶原束和纺锤状成纤维细胞构成。细胞核长,内有分布不匀的染色质。肿瘤边缘整齐,无包膜。中央呈玻璃样变。无骨化或向外扩散的征象。一般无症状。常在X线检查时发现。影像学表现为边缘整齐的致密阴影。手术可根治。

4. 神经鞘膜肿瘤(nerve sheath tumors)　肺内和肺外神经鞘瘤、神经纤维瘤具有类似的组织学表现。神经纤维瘤是由梭形细胞、嗜酸性粒细胞和胶原纤维构成。神经鞘瘤可表现出施万细胞衍生物的超微结构,包括明显的交错突细胞、基底膜及Luse小体。神经鞘瘤和神经纤维瘤都为S-100蛋白阳性。胸内神经源性肿瘤(神经纤维瘤和神经鞘瘤)发生在肺内少见。通常无症状,但约25%发生在支气管上的肿瘤可引起阻塞性症状。大多数为单发,不伴有Recklinghausen病(神经纤维瘤病)。临床症状取决于肿瘤的大小和支气管阻塞的程度。胸部X线片可表现为支气管阻塞征象。一些经手术证实的支气管内神经源性肿瘤,在CT上表现为圆形、椭圆形或分叶状,边界清晰,密度均匀的肿块。

推荐阅读

1. TRAVIS W D, BRAMBILLA E, BURKE A P, et al. WHO Classification of tumours of the lung, pleura, thymus and heart[M]. 4th ed. Lyon: International Agency for Research on Cancer(IARC Press), 2015: 153-181.

2. TRAVIS W D, BRAMBILLA E, NICHOLSON A G, et al. The 2015 World Health Organization Classification of Lung Tumors: Impact of Genetic, Clinical and Radiologic Advances Since the 2004 Classification[J]. J

Thorac Oncol,2015,10(9):1243-1260.

3. FLETCHER C D,BRIDGE J A,HOGENDOORN P C,et al. World Health Organization Classification of soft tissue and bone tumours[M]. 4th ed. Lyon:International Agency for Research on Cancer(IARC Press),2013.

第六章　弥漫性肺疾病

第一节　概　　述

陈智鸿

弥漫性肺疾病又称弥漫性间质性肺疾病(diffuse interstitial lung disease,DILD)、间质性肺疾病(interstitial lung disease,ILD),是一组以肺泡单位的炎症和间质纤维化为基本病变的异质性非肿瘤非感染性肺部疾病的总称。它不仅累及位于肺泡-毛细血管膜之间的肺间质,同时也累及细支气管、肺泡实质、血管、淋巴管和胸膜。其临床主要表现为活动后呼吸困难、干咳等,由于这类疾病具有相似的临床、放射影像学表现、生理或病理表现,故将这类疾病归在一起讨论。

【分类】

2002年美国胸科学会((ATS)和欧洲呼吸学会(ERS)提出了简明的 ILD 分类框架:①已知病因:职业、环境、放射性、药物及结缔组织疾病;②肉芽肿性病:结节病和过敏性肺炎等;③未知病因:如 LAM、PLCH 和 PAP 等;④特发性间质性肺炎(idiopathic interstitial pneumonia,IIP)。

2013年 ATS/ERS 发布了特发性间质性肺炎国际多学科分类更新,将 IIP 细分为3类:①主要的 IIP:包括慢性致纤维化性间质性肺炎[包括特发性肺纤维化(idiopathic pulmonary fibrosis,IPF)和非特异性间质性肺炎(nonspecific interstitial pneumo-nia,NSIP)]、急性/亚急性 IIP(包括隐源性机化性肺炎和急性间质性肺炎)、吸烟相关性间质性肺炎(包括呼吸性细支气管炎并间质性肺炎和脱屑性间质性肺炎);②罕见的 IIP:包括淋巴细胞性间质性肺炎和特发性胸膜肺弹力纤维增生症;③不能分类的 IIP:包括急性纤维素性机化性肺炎和呼吸道中心型间质性肺炎(图13-6-1-1)。在此基础上,还增加了 IIP 疾病行为的分类及临床监测和处理策略(表13-6-1-1)。该分类系统提出了相应的临床诊断途径,有其独特和新颖之处,目前已被多数临床医师和研究者接受。

【病理】

间质性肺疾病是以间质增生、炎细胞浸润为主要病理改变的一组异质性疾病,2002年 ATS/ERS 将特发性间质性肺炎的病理诊断升级为"临床-影像-病理诊断"(表13-6-1-2),进一步强调了该类疾病中的某些病例需要通过多学科讨论来共同诊断。间质性肺疾病的主要病理为:①纤维组织增生:如肺间质纤维组织增生、间质胶原化和蜂窝肺形成;②炎细胞浸润:肺泡隔和小气道周围大量炎症细胞浸润,多为淋巴细胞和浆细胞等;③肺泡腔和小气道充填各种物质,如细胞和组织成分等;④肺血管病变:小动/静脉血管壁弹力纤维的破坏,纤维素性坏死、慢性炎症细胞浸润;⑤肉芽肿性病变:病理为类上皮样组织细胞、纤维母细胞,伴/不伴多核巨细胞形成的结节。

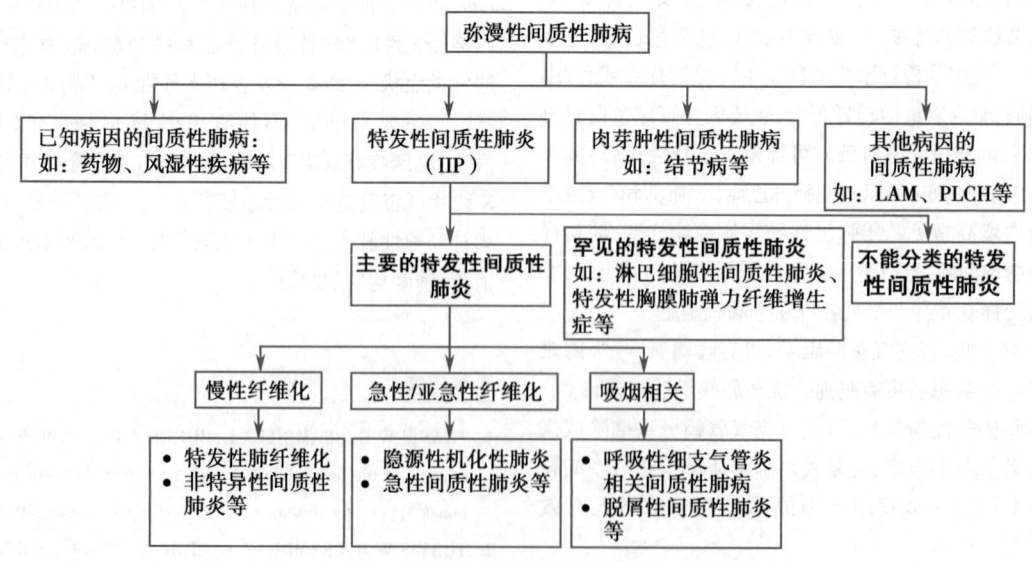

图 13-6-1-1　ATS/ERS 对弥漫性间质性肺病的分类

表 13-6-1-1　特发性间质性肺炎（IIP）的疾病行为及处理策略

	临床疾病行为	治疗目的	监测及处理策略
1	可逆/自限性	去除原因	短期观察,判断疾病是否进展
2	可逆性疾病但有进展风险（如 NSIP、DIP、COP）	积极初始治疗,然后长期观察随访	观察治疗是否有效;长期治疗保证疾病稳定
3	较为稳定（伴有部分残留）	维持现状	长期观察
4	进展性/不可逆性疾病（但有稳定的可能性）	预防进展	长期观察评估病情
5	进展性/不可逆性疾病（虽然经过积极治疗,仍在进展,如 IPF、纤维化型 NSIP）	延缓疾病进展	长期观察评估病情,判断肺移植或有效的辅助治疗方法

表 13-6-1-2　ILD 组织学和临床-放射学-病理学分类对照

组织学表现	临床-放射学-病理学分类
普通间质性肺炎（UIP）	特发性肺纤维化/隐源性致纤维性肺泡炎（IPF/CFA）
非特异性间质性肺炎（NSIP）	非特异性间质性肺炎（NISP）
机化性肺炎（OP）	隐源性机化性肺炎（COP）
弥漫性肺泡损伤（DAD）	急性间质性肺炎（AIP）
呼吸性细支气管炎（RB）	呼吸性细支气管炎相关间质性肺病（RB-ILD）
脱屑性间质性肺炎（DIP）	脱屑性间质性肺炎（DIP）
淋巴细胞间质性肺炎（LIP）	淋巴细胞间质性肺炎（LIP）

【临床表现】

初始评估时需获取完整病史,包括:了解疾病发病急/缓程度,仔细询问既往疾病、职业史、药物、放射治疗史和环境因素等,询问相关症状和进行体格检查等。

（一）**症状**　活动性呼吸困难和持续性干咳为最常见的症状,这类疾病包括 IIP、机化性肺炎、肺朗格汉斯细胞组织细胞增生症、过敏性肺炎等。喘息可发生于慢性嗜酸性粒细胞性肺炎、呼吸性细支气管炎、过敏性肺炎等疾病。肉眼血痰可能出现在弥漫性肺泡出血综合征、淋巴管平滑肌瘤病、肺静脉闭塞性疾病。胸膜性胸痛常伴发于结缔组织疾病和药物相关性 ILD,或者肺淋巴管平滑肌瘤病并发的气胸。同时需要关注的肺外症状包括结缔组织疾病的临床表现,如肌肉骨骼痛、关节肿胀、雷诺现象、眼干和口干等。

（二）**体格检查**　常见体征为双肺基底部吸气相爆裂音。杵状指是特发性或家族性肺纤维化患者中常见体征。由于进展性纤维化引起低氧血症,患者逐渐出现肺动脉高压和肺心病体征。肺外体征对诊断也有帮助,需关注因为结节病、血管炎、胶原系统疾病等可能在眼、皮肤、关节、神经或肌肉出现相应的体征,如皮肤结节、Gottron 丘疹、向阳性皮疹、关节变形、技工手等。

【辅助检查】

（一）**实验室检查**　血常规和一般生化检查对于 ILD 的诊断、病情严重度及活动性判断并无重要意义。对临床怀疑存在风湿性疾病的患者,需进行相关血清学检查,如 ANA、抗双链 DNA 抗体及抗可提取性核抗原抗体、抗合成酶抗体（如 Jo-1）、肌酸激酶和醛缩酶、抗中性粒细胞胞质抗体（ANCA）。对于存在肺出血表现的患者,尚需检测抗肾小球基底膜抗体、抗磷脂抗体等。

另外,目前已研究了许多 ILD 的血清标志物,其中 KL-6（Ⅱ型肺泡上皮细胞表达的一种循环高分子量糖蛋白）的一项研究表明,它检测 ILD 的敏感性、特异性及诊断准确性分别为 94%、96% 和 94%。

（二）**胸部影像学**　运用 HRCT 可发现早期肺泡充盈与间质改变。典型的影像改变为线条或网格影、结节或囊状影、磨玻璃影。线条或网格影多见于双肺底（如 IPF、结缔组织病、石棉沉着病、细胞毒性药物诱发的肺炎）。蜂窝肺是指外围分布为主的多发囊状影聚集成蜂窝状,囊壁厚度为 1~3mm。结节影提示不同的肉芽肿性肺病如结节病、硅沉着病、过敏性肺炎等。磨玻璃影为肺密度增高影,但尚未掩盖肺血管轮廓和支气管壁,它可为肺泡部分充填,也可为间质炎性浸润。出现磨玻璃影的 ILD 有 NSIP、呼吸性细支气管炎相关间质性肺病（RB-ILD）、脱屑性间质性肺炎（DIP）、药物诱导性肺炎、肺泡蛋白沉着症、急性间质性肺炎等（表 13-6-1-3）。

表 13-6-1-3　间质性肺疾病的 CT 影像特征及其疾病举例

CT 影像	间质性肺疾病
磨玻璃影	过敏性肺炎;脱屑性间质性肺炎;呼吸性细支气管炎相关间质性肺炎;药物毒性引起;肺出血
肺实变影	慢性/急性嗜酸性粒细胞性肺炎;隐源性机化性肺炎;脂质性肺炎;淋巴瘤
网格影/蜂窝影	特发性肺纤维化;结缔组织病相关间质性肺病;过敏性肺炎
结节影	过敏性肺炎;结节病,肺朗格汉斯细胞组织细胞增生症;呼吸性细支气管炎相关间质性肺炎;硅沉着病;煤工尘肺;癌性淋巴管炎
囊状影	肺朗格汉斯细胞组织细胞增生症;肺淋巴管平滑肌瘤病;慢性卡氏肺孢子虫肺炎

（三）肺功能　早期肺功能可正常，随病情进展，可出现典型的限制性通气障碍。表现为肺活量和肺总量降低，弥散功能减低，肺顺应性降低。动脉血气分析示低氧血症，但 $PaCO_2$ 大多降低。肺泡-动脉血氧分压差增大。心肺运动试验显示最大运动负荷和最大氧耗量减低，还可发现静息状态下不能检出的弥散功能障碍。

病变若累及呼吸道，如肺淋巴管平滑肌瘤和晚期结节病可显示混合性或阻塞性通气功能障碍。

（四）支气管肺泡灌洗（bronchoalveolar lavage, BAL）　是一种微创性操作，于支气管镜检查过程中获取肺泡细胞样本，可以分析细胞数量、成分、微生物学涂片及培养，通过 BAL 可了解免疫性、炎症性、肿瘤性及感染性病变情况。通过 BAL 主要排除感染性、肿瘤性和提示具有特征性灌洗成分的间质性疾病，如肺孢子虫病、肺泡蛋白沉着症和嗜酸性粒细胞性肺炎。BAL 中矿物颗粒、石棉小体及吞噬粉尘的巨噬细胞有助于尘肺的诊断。富含有脂肪颗粒的巨噬细胞提示微量吸入引起的类脂质肺炎，$CD1a^+$ 的朗格汉斯细胞比例增高提示肺朗格汉斯细胞组织细胞增生症。另外，BAL 中某种炎症细胞比例增高有助于缩小鉴别诊断的范围，例如中性粒细胞显著升高，可考虑急性间质性肺炎、IPF 和肺部感染性疾病；淋巴细胞明显增高，见于过敏性肺炎、结节病早期、淋巴细胞性间质性肺炎和肺淋巴瘤；嗜酸性粒细胞明显增高，见于嗜酸性粒细胞性肺炎、嗜酸性肉芽肿性血管炎等（表 13-6-1-4）。

表 13-6-1-4　BAL 中细胞成分分析及代表性疾病

	淋巴细胞	中性粒细胞	嗜酸性粒细胞	肥大细胞	其他
炎症性疾病					
特发性肺纤维化	+	+++	+	N	
结缔组织病相关间质性肺病	+	+	+	N	疾病早期淋巴细胞增高
隐源性机化性肺炎	+	+	+	+/-	泡沫性巨噬细胞；CD4/CD8 降低
嗜酸性粒细胞性肺炎	+	N	++++		
石棉沉着病	N	++	+	N	铁质体
硅沉着病	+/-	N	N	N	偏光显微镜可见粉尘颗粒
煤工尘肺	+	+	N	N	
肉芽肿性疾病					
结节病	++	N/+	N	N	CD4/CD8≥2
过敏性肺炎	+++	N/+	N	N	CD4/CD8<1
慢性铍病	+++	N/+	N	N	

注：N 正常；+轻度增高；++中度增高；+++明显增高。

（五）超声心动图　用于以下情况，如心电图异常、弥散功能（DL_{CO}，肺一氧化碳弥散量）中到重度降低而不能用肺疾病来解释，此类患者可能合并肺高压。6 分钟步行测试（6MWT）后 1 分钟心率未降至正常，也提示潜在的肺高压。另外，患者进行外科肺活检前需利用超声心动图排除隐匿性心力衰竭的可能性。

（六）肺活检　对症状、体征及影像学轻微异常的患者，倾向于定期复查肺功能和 HRCT，而非立即进行肺活检。对症状和体征不典型或呈进行性发展、临床恶化者，可考虑肺活检；需排除肿瘤性及感染性疾病的患者，可进行肺活检。若无创评估的结果出现相互矛盾，例如心肺运动试验提示可能的 ILD，但其 HRCT 仅显示极小的间质变化，这类患者可建议肺活检。活检采取的方式有经支气管镜肺活检（TBLB）、经支气管镜冷冻肺活检（cyo-TBB）。手术肺活检包括胸腔镜肺活检或开胸肺活检。

推荐阅读

1. RAGHU G, REMY-JARDIN M, MYERS J L, et al. Diagnosis of Idiopathic Pulmonary Fibrosis. An Official ATS/ERS/JRS/ALAT Clinical Practice Guideline[J]. Am J Respir Crit Care Med, 2018, 198(1): e44-e68.

2. HAGMEYER L, THEEGARTEN D, WOHLSCHLAGER J, et al. Transbronchial cryobiopsy in fibrosing interstitial lung disease: modifications of the procedure lead to risk reduction[J]. Thorax, 2019, 74(7): 711-714.

第二节 特发性肺纤维化

何礼贤

特发性肺纤维化(idiopathic pulmonary fibrosis,IPF)是原因不明的慢性进行性致纤维化间质性肺炎,主要见于中老年男性,局限于肺,临床上呈渐进性呼吸困难和肺功能恶化,组织病理学和胸部 HRCT 表现为特征性的寻常型间质性肺炎(UIP)。

【流行病学】

IPF 在全球均有发生。患病率和年发病率分别为(0.5~27.9)/10 万和(0.22~8.8)/10 万。中国大陆尚无 IPF 的流行病学数据。1999—2009 年间怀疑间质性肺疾病(ILD)接受外科肺活检共 418 例,病理诊断 IPF 有 61 例,占总病例数的 14.8% 和病理诊断 ILD 的 35.4%。中国台湾地区 1997—2007 年根据医保记录回顾性研究提示,IPF 年发病率为(0.9~1.6)/10 万,患病率自 2000—2007 年增加超过 2 倍,中位生存期按广义和狭义(有 CT 和活检)定义分别为 0.9 年和 0.7 年,死因序位仅次于癌症。

【病因与发病机制】

近年来关于 IPF 发病机制研究,最重要的进展是从"慢性炎症驱动说"转向"肺泡上皮细胞微损伤说"(图 13-6-2-1)。易感者和老年人肺泡上皮细胞(AECs)因反复微损伤发生凋亡,引发血管外凝血、免疫系统、成纤维细胞和其他细胞激活等一系列创伤-修复反应,而 ACEs 在原始刺激消失后仍持续激活,局部成纤维细胞迁移和增殖,循环成纤维细胞朝向损伤部位聚集和分化,形成 UIP 组织学上特征性标志的"肌成纤维细胞

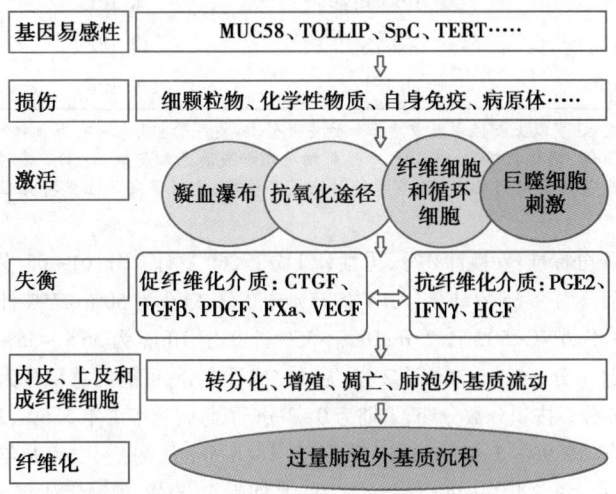

基因易感性	MUC58、TOLLIP、SpC、TERT……
损伤	细颗粒物、化学性物质、自身免疫、病原体……
激活	凝血瀑布 抗氧化途径 纤维细胞和循环细胞 巨噬细胞刺激
失衡	促纤维化介质:CTGF、TGFβ、PDGF、FXa、VEGF ↔ 抗纤维化介质:PGE2、IFNγ、HGF
内皮、上皮和成纤维细胞	转分化、增殖、凋亡、肺泡外基质流动
纤维化	过量肺泡外基质沉积

图 13-6-2-1 特发性肺纤维化发病机制模式
MUC58. 黏蛋白基因;TOLLIP. TOLL 样受体基因;SpC. 表面活性蛋白 C 基因;TERT. 端粒酶基因;CTGF. 结缔组织生长因子;FXa. Xa 因子;HGF. 肝细胞生长因子;IFN-γ. γ-干扰素;PDGF. 血小板生长因子;PGE2. 前列腺素 E2;TGF-β. 转化生长因子 β;Th. 辅助性 T 细胞;VEGF. 血管内皮生长因子。

灶",并分泌大量细胞外基质(ECM),后者沉积到间质和肺泡腔,致使肺结构进行性破坏和功能丧失。此种病理级联反应涉及细胞与细胞、细胞与基质之间相互作用,有许多生化介质的参与和调节,其中转化生长因子 β(TGF-β)参与多个环节与过程,在 IPF 形成中是关键性细胞因子。

致 ACEs 损伤的危险因素包括吸烟、病毒感染、空气污染、职业暴露、微吸入、老年化等。IPF 易感性与某些基因变异/突变和转录改变有关,已经发现 IPF 风险基因变异/突变 10 余种,主要黏蛋白基因 MUC5B、肺表面活性蛋白 C 和 A(SPC 和 SPA)基因、端粒酶基因(TERT、TERC)等。

【病理】

IPF 的病理改变表现为 UIP(参见组织病理学诊断)。IPF 炎症轻微,若有大量炎症细胞聚集,则需要考虑其他诊断。UIP 虽然是 IPF 的病理特征,但两者不是同义词,风湿病肺、石棉沉着病和药物性肺病后期病理改变亦呈现 UIP。

【临床表现】

主要症状:①呼吸困难:呈缓慢进行性加重,晚期可有鼻翼扇动和辅助肌参与呼吸,大多没有端坐呼吸和喘息。②咳嗽、咳痰:早期无咳嗽,以后有令人烦恼的干咳或咳少量黏液痰。继发感染时出现黏液脓性痰或脓痰,偶见血痰。③全身症状:消瘦、乏力、食欲缺乏、关节酸痛等,一般较少见。

常见体征:①呼吸困难和发绀;②胸廓扩张和膈肌活动度降低;③两肺中下部 Velcro 啰音,有一定特征性;④杵状指(趾);⑤终末期呼吸衰竭和右心衰体征。

IPF 的临床表现和自然程度不一。有的患者肺功能进行性恶化,数月内陷于死亡;有的病程较长而肺功能较少损害;另一些则在经历一个相对稳定期后,出现急性加重而死亡。人们正试图从分子水平探索 IPF 的临床表型。

【辅助检查】

(一)血液检查 晚期患者血液红细胞和血细胞比容增加。多数患者血沉增高,10%~20% 患者循环抗核抗体(ANA)和类风湿因子(RF)低滴度阳性。

(二)高分辨率 CT(HRCT) 是诊断 IPF 的必备检查。技术上要求尽快速度扫描以减少呼吸运动对图像的影响,于深吸气末和深呼气仰卧位各采集 1 次图像,薄层重建(≤1.5mm)。根据 HRCT 表现分为 4 型(表 13-6-2-1),以界定 IPF 的影像学诊断术语及其标准。

(三)肺功能测定 IPF 的特征性肺功能改变是肺容量减少,用力肺活量(FVC)降低,弥散量(DL$_{CO}$)降低,肺泡-动脉氧分压差(P$_{A-a}$O$_2$)增宽,肺顺应性降低,心肺运动试验异常。弥散量降低和 P$_{A-a}$O$_2$ 增宽是 IPF 的早期异常。定期、连续用力肺活量(forced vital capacity,FVC)监测,其下降趋势对预测死亡优于其他肺功能参数。FVC 下降 10% 或 DL$_{CO}$ 下降 15% 为有意义;在 6 分钟步行试验氧饱和度低于 88% 和 IPF 合并肺气肿的患者连续 DL$_{CO}$ 监测较 FVC 更敏感;6 分钟步行试验对预测肺动脉高压和肺移植时间有参考价值。

表 13-6-2-1 UIP 的 HRCT 诊断标准

UIP 型	可能 UIP 型	不确定型	其他诊断
<ul><li>病变多在下肺、胸膜下分布常不均匀[a]</li><li>蜂窝影伴周围牵拉性支气管或细支气管扩张[b]</li></ul>	<ul><li>病变多在下肺、胸膜下,分布常不均匀[a]</li><li>网格影伴周围牵拉性支气管或细支气管扩张</li><li>可以有轻微磨玻璃影</li></ul>	<ul><li>病变多在下肺、胸膜下</li><li>细微的网状影,可以有轻微磨玻璃影或结构扭曲("早期 UIP")</li><li>纤维化病变的 CT 特征和/或分布不符合任何特定肺纤维化("真正不确定 UIP")</li></ul>	提示其他诊断,包括:<ul><li>CT 征象:囊状影,马赛克征,以磨玻璃影为主,广泛微结节影,小叶中心性结节,结节影,实变</li><li>主要分布:支气管血管周围,淋巴管周围,上叶或中叶</li><li>其他</li></ul>

注:[a] 病变空间分布存在多样,偶呈弥漫性分布,亦可两肺病变不对称。[b] 合并其他 CT 表现:轻微磨玻璃影,网格影及肺骨化。

(四)外科活检、支气管镜检查和组织病理学诊断 与过去主张不同,现在仅在 HRCT 上 UIP 不确定时才推荐外科肺活检,或考虑 BAL 和 TBLB。

依据组织病理学所见,并保持 HRCT 分型一致,分为 4 型:①UIP 型:显示致密纤维化伴肺结构扭曲,纤维化主要位于胸膜下或间隔旁,肺实质受纤维化累及而呈斑片状,成纤维细胞灶,无其他疾病的病理特征;②可能 UIP 型:具有 UIP 型的某些特征,但不满足 UIP/IPF 确诊的全部特征;③不确定型:纤维化伴或不伴结构扭曲,其特征更符合其他非 UIP 间质病或继发于其他原因的 UIP,或者虽然具有 UIP 型的某些特征,但有提示"其他诊断"的特征;④其他诊断:可见其他肺间质病的特征(如没有肌成纤维细胞灶或疏松纤维化),或具有其他疾病的组织学特征。

【诊断与鉴别诊断】

凡有下列情形患者都必须考虑到 IPF 的可能:①60 岁以上男性、持续劳力性呼吸困难和持续咳嗽,特别是体检见有杵状指、听诊肺底闻及 Velcro 啰音时;②40~60 岁中年患者出现上述表现,需要关注肺纤维化家族史;③胸部 X 线片或 CT 见有两下肺网状或磨玻璃阴影者,而不论有无症状。病史询问需要了解可能的危险因素和潜在原因,并进一步检查。如果 HRCT 呈典型 UIP 特征,IPF 诊断即可成立。UIP 特征不典型时,尽可能进行外科肺活检或支气管镜检查,以便确立组织病理学诊断(表 13-6-2-2)。

表 13-6-2-2 综合 HRCT 和组织病理学的诊断

HRCT 类型	组织学类型			
	UIP 型	可能 UIP 型	不确定型	其他诊断
UIP 型	IPF	IPF	IPF	非 IPF
可能 UIP 型	IPF	IPF	IPF(可能)[a]	非 IPF
不确定型	IPF	IPF(可能)[a]	不确定 IPF[b]	非 IPF
其他诊断	IPF(可能)[a]/非 IPF	非 IPF	非 IPF	非 IPF

注:[a] 当符合下列任何 1 项时,可以诊断为"可能 IPF":①50 岁以上男性或 60 岁以上女性中至重度牵拉性支气管/细支气管扩张[界定为 ≥4 个肺叶(含舌叶)轻度扩张,或 ≥2 个肺叶中至重度扩张];②HRCT 显示广泛(>30%)网格状改变;③BAL 中性粒细胞增加或淋巴细胞缺如;④多学科讨论达成 IPF 诊断。[b] 不确定 IPF:①肺活检没有获得足够标本,难以诊断 IPF;②获得足够标本,经多学科讨论或会诊后,重新确定其他更特异性诊断。

IPF 诊断需要与其他已知和未知原因的 ILD 鉴别。前者包括慢性过敏性肺炎、结缔组织病相关性、药物性和职业性 ILD,通过病史、症状体征、血清学检测(如自身抗体)和 HRCT 上各自的特征,通常不难鉴别;后者有非特异性间质性肺炎(NSIP)、急性间质性肺炎(AIP)、隐源性机化性肺炎(COP)、脱屑性间质性肺炎/呼吸性细支气管相关间质性肺病(DIP/RB-ILD)和淋巴细胞样间质性肺炎(LIP),其鉴别有赖于 HRCT 和组织病理学的综合分析,而后三者对糖皮质激素治疗反应良好,或可作为鉴别诊断参考。

【临床病情分期】

病情严重程度评估和分期有助于指导治疗、预测生存期。有多个评分系统或预测模型,以性别-年龄-肺功能(GAP)系统简便易行,研究证据较多,尤其对肺移植时机的选择很有帮助。

评分标准:女性计 0 分,男性计 1 分;≤60 岁计 0 分,61~65 岁计 1 分,>65 岁计 2 分;FVC>75% 计 0 分,FVC 为 50%~75% 计 1 分,FVC<50% 计 2 分;DL_{CO}>55% 计 0 分,DL_{CO} 为 36%~55% 计 1 分,DL_{CO}≤36% 计 2 分,无法完成计 3 分;可能的总积分为 8 分。按积分数分期,Ⅰ期为 0~3 分,预测病死率 1 年 5.6%,2 年 10.9%,3 年 16.9%;Ⅱ期为 4~6 分,预测病死率 1 年 16.2%,2 年 29.9%,3 年 42.1%;Ⅲ期为 6~8 分,预测病死率 1 年 29.2%,2 年 62.1%,3 年 76.8%。

【治疗】

(一)药物治疗

1. N-乙酰半胱氨酸(N-acetylcystenine,NAC) NAC 作为抗氧化剂治疗 IPF 有争议,但有荟萃分析显示 NAC 治疗减缓 FVC 和 DL_{CO} 的下降,疾病进展趋缓。NAC 可以雾化吸入给药,还可以与抗纤维化药物联合使用。曾经广泛使用 NAC、泼尼松和硫唑嘌呤三联治疗 IPF,已证明该方案无益,甚至有害。糖皮质激素亦被确定无效,但在急性加重和某些难以控制的症状如顽固性咳嗽,激素仍是经验性治疗的可选药物。

2. 吡非尼酮(pirfenidone)　吡非尼酮抑制 TGF-β 生成及其下游信号,抑制胶原合成和成纤维增殖。吡非尼酮治疗 IPF 的疗效体现在 FVC 下降减缓,全因死亡率和 IPF 相关死亡率降低。长期服用吡非尼酮患者的问卷调查显示,1 年内停药数达37.4%,停药原因以不良反应最常见(41.4%),其次是死亡(32.3%)。治疗 2 年患者 FVC 改善率较小,但无恶化,提示吡非尼酮治疗可以维持 FVC 长期稳定。不良反应多为消化道症状、肝功能损害、皮疹和光敏反应等,发生率及其严重程度报道不一。国产吡非尼酮为胶囊,每粒 100mg,推荐用法为成人初始剂量 200mg/次、3 次/d,餐后服用,希望能在 2 周内通过每次增加 200mg,最终维持在每次 600mg/次、3 次/d。美国和欧盟吡非尼酮制剂为 267mg/胶囊,推荐用法为第 1~7 天 1 粒/次、3 次/d(801mg/d),第 8~14 天 2 粒/次、3 次/d(1 602mg/d),第15 天以后 3 粒/次、3 次/d(2 403mg/d)。

3. 尼达尼布(nintedanib)　本品是酪氨酸激酶抑制剂,可抑制血管内皮生长因子、成纤维细胞生长因子和血小板源生长因子受体,抑制成纤维细胞向肌成纤维细胞的增殖、迁移和转化,并有一定的抗炎作用。临床试验证明,其可延缓 IPF 患者的 FVC 下降。尼达尼布减少 IPF 急性加重的频率,但不降低急性加重的死亡风险。疗效不依赖于年龄、性别、吸烟状况和FVC 基线值;白种人和亚洲人的疗效相似。尼达尼布持续治疗可以稳定患者的肺功能直至肺移植,而且不增加术后并发症和病死率。尼达尼布最常见不良反应是腹泻,其他有恶心、呕吐、体重减轻、转氨酶升高等,皮肤不良反应则明显少于吡非尼酮。应用时应警惕出血和血栓形成的风险,避免使用抗凝剂或促血栓形成的药物。推荐减量至 150mg/次、2 次/d。若有腹泻等不良反应,可减为 100mg/次、2 次/d。

吡非尼酮和尼达尼布是目前治疗 IPF 仅有的两个被证明可以获益(延缓肺功能下降)的药物,许多具体实践问题仍待更多研究。倾向于 IPF 一旦诊断即可用药,早期用药可能更加获益;两药疗效相近,药物选择取决于临床医师经验、药物不良反应和患者可耐受性的评估;疗程无统一规定,长期治疗可以保持持续有效;两药联合理论上有协同作用,目前缺乏临床证据,而且可能增加不良反应;当一种药物疗效不佳时,更换另一药物仍可以有效。

4. 抗酸剂　质子泵抑制剂或组胺拮抗剂适用于合并胃食管反流病的患者。

（二）非药物治疗

1. 肺移植　肺纤维化肺移植的指征是:①组织病理学诊断 UIP 或非特异性间质性肺炎(NSIP);②FVC<80% 预计值或 DL_{CO}<40% 预计值;③气急和肺功能受限确定由肺部病疾病所致;④需要氧疗,即使仅在活动时需要;⑤其他治疗无效。

等候肺移植的指征是:①6 个月随访肺功能 FVC 下降

>10%;②6 个月随访 DL_{CO} 下降>15%;③6 个月随访 6 分钟步行试验显示氧饱和度<88%、距离<250m 或减少>50m;④肺动脉高压;⑤由于病情恶化、气胸或急性加重住院。

肺移植可以使 IPF 患者生存期延长,部分患者生活质量改善。目前 IPF 患者肺移植术后 5 年生存率约 50%,而 IPF 患者诊断后的 3~5 年生存率仅为 30%~35%。年轻特别是肺动脉压较高的患者可以优先考虑双肺移植。

2. 长期氧疗　根据长期氧疗在其他慢性低氧血症肺部疾病患者的治疗获益,IPF 国际指南推荐在静息状态下存在临床明显缺氧的患者应用长期氧疗。

3. 肺康复　在包括 IPF 在内慢性致残性肺部疾病治疗中,肺康复内容主要是通过训练提高运动耐力、改善营养状况、心理社会支持和患者教育。肺康复改善 IPF 患者运动耐力、症状及其对活动能力的影响,使健康相关生活质量评分增加。

【IPF 急性加重及其治疗】

部分患者病程中出现新的弥漫性肺泡异常,导致急性和显著的呼吸道症状恶化,称为 IPF 急性加重(acute exacerbation of idiopathic pulmonary fibrosis,AE-IPF)。其诊断标准为:①既往或现在明确诊断 IPF;②出现典型的急性呼吸困难症状或症状恶化时间<1 个月;③CT 显示 IPF 背景上的新的双侧磨玻璃阴影,伴或不伴实变;④症状不能完全用心力衰竭或液体负荷过多解释。AE-IPF 病因不甚清楚。凡引发急性肺损伤的原因都可以是 AE-IPF 的病因。AE-IPF 的危险因素还包括疾病本身肺功能损害的程度和近 6 个月下降的速度、呼吸困难的严重程度、肺动脉高压、CT 上纤维化的范围、操作/手术(支气管镜检查、胸腔镜肺活检、肺癌行肺切除术)等。AE-IPF 现行治疗仅来自一些回顾性队列研究或病例报道及专家意见。

（一）优化呼吸支持

1. 氧疗　应当维持氧饱和度在 90% 以上,如果通常的鼻导管或面罩吸氧不能达到此目标,建议使用经鼻高流量(HFNC)氧疗。

2. 机械通气　AE-IPF 肺部病变的特征是不均质性,机械通气可能加重肺损伤,不推荐常规使用。但是机械通气仍是临床重要和常用的呼吸支持技术。在 AE-IPF 实施有创机械通气应采用保护性通气策略——低潮气(6ml/kg)和允许性高碳酸。尽量少用呼气末正压。

3. 体外膜氧合(ECMO)　用于机械通气不能克服的严重低氧血症并准备肺移植的 AE-IPF,作为过渡治疗措施。

（二）糖皮质激素　与稳定期不同,急性加重期 IPF 炎症反应增加,因此主张激素治疗。起始剂量范围可从口服泼尼松1mg/(kg·d)到静脉滴注甲泼尼龙(500~1 000mg/d,连用 3天),然后减为泼尼松或等效剂量激素,根据患者病情和治疗反应,在 4~8 周逐步减至维持量。

（三）抗纤维化治疗　吡非尼酮和尼达尼布可以延缓 IPF 患者肺功能的下降,尤其尼达尼布可显著降低急性加重发生风险,但对 AE-IPF 有无治疗作用尚无研究。若患者已经使用抗纤维化治疗,建议继续使用;原先未使用者,可根据患者病情及治疗意愿,在医患充分沟通后试用。

（四）抗微生物治疗 虽然普遍认为感染是 AE-IPF 的重要触发因素,但是缺少责任病原体和抗微生物治疗临床获益的研究证据。日本报道 1999—2013 年间连续性 52 例生前排除感染 AE-IPF 的尸检发现,15 例(28.8%)病程中和/或死前存在支气管肺炎(真菌 7 例,巨细胞病毒 6 例,细菌 5 例)。因此,在 AE-IPF 发病之初和病程中都应当警惕各类病原体感染,依据临床和微生物检测(包括必要的分子诊断技术)、感染危险因素、影像学特征和炎症标志物,推测可能的病原体和当地耐药资料,拟定初始抗微生物治疗,并在疗程中根据治疗反应和新的临床与实验室资料定期评估,调整治疗。

（五）肺移植 是目前唯一被证明能够延长 AE-IPF 生存期的治疗方法。因为供肺资源的限制,建议自 IPF 诊断之日起即应当到移植中心评估和登记等候。

推荐阅读

1. RAGHU G,REMY-JARDIN M,MYERS J L,et al. Diagnosis of idiopathic pulmonary fibrosis. An Official ATS/ERS/JRS/ALAT clinical practice guideline[J]. Am J Respir Crit Care Med,2018,198(5):e44-e68.

2. DACCORD C,MATHER T M. Recent advances in understanding idiopathic pulmonary fibrosis[J]. F1000Res,2016,5:1046.

3. COLLARD H R,RYVERSON C J,CORTE T J,et al. Acute exacerbation of idiopathic pulmonary fibrosis. An International Working Group report[J]. Am J Respir Crit Care Med,2016,194(3):265-275.

第三节 隐源性机化性肺炎

陈雪华

隐源性机化性肺炎(cryptogenic organizing pneumonia,COP)最初由 Davison 在 1983 年报道了 8 例以肺泡内机化为特点的间质性肺疾病,命名为隐源性机化性肺炎。1985 年 Epler 和 Colby 总结了 50 多例具有相似病理改变的临床症候群,其病理特征为肺泡内、肺泡管、呼吸性细支气管及终末细支气管腔内有肉芽组织形成的间质性肺疾病,提出以闭塞性细支气管炎伴机化性肺炎(bronchiolitis obliterans organizing pneumonia,BOOP)命名,并认同为独立病种。2002 年 ATS/ERS 发布的特发性间质性肺炎分类中,将 COP 或特发性 BOOP(idiopathic BOOP)归为特发性间质性肺炎的一个临床类型,组织学类型为机化性肺炎(organizing pneumonia,OP),由于病理上机化性肺炎可以伴或不伴闭塞性细支气管内肉芽组织的形成,而且使用 BOOP 易与闭塞性细支气管炎相混淆,故 2002 年 ATS/ERS 推荐使用 COP 取代特发性 BOOP。

【发病机制与病理】

COP 的确切发病机制尚不清楚。一般认为 OP 是肺泡上皮损伤的结果,上皮细胞坏死和基底膜暴露,内皮细胞部分受损,炎症细胞(淋巴细胞、中性粒细胞、部分嗜酸性粒细胞)浸润

到肺间质,成纤维细胞活化,在肺泡腔内纤维蛋白使炎症细胞聚集在一起,成纤维细胞从间质移行到肺泡并增生,同时肺泡上皮细胞不断增生给基底膜提供再生的上皮以保持肺泡结构完整,成纤维细胞增生和胶原纤维一起组成同心圆状排列的纤维肉芽。有报道称 COP 与血管内皮生长因子和基质金属蛋白酶的异常调节有关,相比寻常型间质性肺炎(UIP)的不可逆性病变,COP 中血管生成和细胞凋亡调节可能影响纤维化病变的可逆性。

COP 病灶呈斑片状分布,呼吸性细支气管周围的肺泡间隔存在以单核细胞、淋巴细胞浸润为主的炎症渗出,肺泡内见肺泡巨噬细胞,部分肺泡巨噬细胞呈泡沫状;Ⅱ型肺泡上皮细胞增生,肺泡间隔增厚。肺泡内、肺泡管、呼吸性细支气管及终末细支气管腔内有息肉样肉芽组织形成,构成机化性肺炎的形态特征。管腔内肉芽组织栓可能通过肺泡孔从一个肺泡延伸到相邻肺泡,从而形成特征性蝴蝶样结构,受累区域内病变外观均匀,没有严重肺结构破坏的斑片状区域。OP 的组织学特征也可见于其他特发性间质性肺炎(IIP),但相对于其他 IIP 特征性改变,OP 改变占比<10%。

【临床表现】

（一）症状和体征 COP 起病通常在 40~49 岁或 50~59 岁,男女患者数量相当。临床表现多样,大多数患者呈亚急性过程,表现为流感样症状,发热、咳嗽、轻至中度气急,少数可发生严重的呼吸困难,其中持续性干咳(72%)、呼吸困难(66%)、发热(51%)是就诊的主要症状,大多数患者还伴有周身不适、厌食及体重减轻。胸痛、咯血、夜间盗汗等症状较为少见。体检多有气促,发绀少见。2/3 患者肺部听诊可闻及 Velcro 啰音,偶可闻及支气管呼吸音。大多数 COP 无典型肺外临床表现。

（二）实验室检查

1. **常规检查** 约 50% 的 COP 患者可见白细胞增多,初始血沉(erythrocyte sedimentation rate,ESR)升高(经常达到或超过 100mm),以及 C 反应蛋白升高见于 70%~80% 的患者。极少部分患者 ANA 和 RF 阳性。

2. **支气管肺泡灌洗** 典型的 BALF 表现包括淋巴细胞增多(20%~40%)、中性粒细胞增多(5%~10%)和嗜酸性粒细胞增多(5%~25%),淋巴细胞数量高于嗜酸性粒细胞,虽然不能借此诊断 COP,但这种多种细胞增多的"混合模式"相对具有特征性。COP 患者的淋巴细胞计数往往高于特发性肺纤维化患者,与过敏性肺炎相似。

3. **肺功能** 轻至中度限制性通气障碍是 COP 最常见表现,轻至中度肺活量降低,气体交换异常,大多数患者的弥散功能降低,超过 80% 的受试者存在静息和/或运动状态下低氧血症,部分甚至符合呼吸衰竭,但临床症状相对不明显。吸烟或有 COPD 基础患者可表现为混合性通气功能障碍。

（三）影像学检查 影像学常见 3 种表现:①双肺多发斑片状(肺泡)浸润影:此型是 COP 最常见、最有特征性的影像学表现,可以占到 70% 左右,常误诊为细菌性肺炎。典型影像表现为片状、非节段性、单侧或双侧密度增高影,CT 显示病灶密

度从磨玻璃样到实变,常可见支气管充气征,病灶以肺周围分布多见,靠近胸膜面但不累及胸膜,与慢性嗜酸性粒细胞性肺炎类似,部分呈游走性,表现为原有部位病灶吸收但出现新的浸润影。病灶偶见空洞,胸腔积液少见。②孤立局灶型:常无症状,体检发现孤立局灶性致密阴影,以上肺多见,可见空洞,支气管充气征常见,PET/CT^{18}氟脱氧葡萄糖(FDG)扫描阳性,特别是病灶靠近纵隔时易误诊为肿瘤而手术,CT显示靠近胸膜或支气管血管束边缘平整、呈梯形或卵圆形而不是球形病灶,其他部位同时有磨玻璃病灶有助于鉴别。③弥漫性双肺浸润型:表现为两肺弥漫性浸润性、小结节状或网织状改变,可以出现反晕轮征(reverse halo sign)、带状实变影、碎石路征(crazy-paving sign),此型常和其他IIP重叠出现,特别是IPF、NSIP和AIP后期。

【诊断与鉴别诊断】

COP临床特征和影像表现具有一些特点,但并非特异,对于存在相符临床和放射影像学表现患者,COP诊断依赖典型组织病理学特征。

COP组织病理学诊断,必须满足两个关键条件:①存在OP的特征性组织病理学表现,包括肺泡内、肺泡管、呼吸性细支气管及终末细支气管腔内有息肉样肉芽组织;②没有提示其他疾病的组织病理学特征,例如成形不良的肉芽肿提示过敏性肺炎,显著的嗜酸性粒细胞增多提示嗜酸性粒细胞性肺炎,病变时相异质性和成纤维细胞灶提示寻常型间质性肺炎。

OP的组织学特征在其他间质性肺疾病中可作为次要表现出现,必须有足够组织标本供病理科医师排除其他疾病,如非特异性间质性肺炎或寻常型间质性肺炎,而依靠经支气管镜活检小标本,常常不足以最终证实COP和排除其他疾病,因此倾向于通过电视胸腔镜手术(video-assisted thoracoscopic surgery,VATS)肺活检取得标本,CT引导下经皮穿刺标本,通常比经支气管肺活检标本更能做出诊断。

但根据放射影像学和病理学表现并不能鉴别COP与继发性机化性肺炎(secondary organizing pneumonia,SOP),因此,需仔细回顾患者的病史、体格检查、用药情况、可能暴露史和基础疾病,来除外其他原因引起的OP,在找不到其他原因情况下才诊断COP。可以引起OP疾病众多,包括已知原因的病理改变,如感染、药物、放射治疗是引起OP最常见的原因,细菌感染如肺炎链球菌、肺炎支原体、肺炎衣原体、柯克斯体、星形诺卡菌,病毒感染如腺病毒、巨细胞病毒、流感病毒、副流感病毒、HIV、肝炎病毒,真菌感染如隐球菌、青霉菌和肺孢子菌,寄生虫感染如间日疟原虫等都可以出现OP;OP也可以是肺部病理损伤的部分形式,如风湿性疾病和其他特发性间质性肺炎都可以在局部出现OP。

【治疗】

对于症状轻微患者,肺功能测定结果接近正常或仅为轻度的放射影像学受累,偶尔可能自行缓解,建议每8~12周对患者重新评估,以评估病情是否进展需要治疗。

糖皮质激素治疗COP,能迅速改善症状,清除肺部病灶,改

善氧合。一般推荐起始泼尼松每天0.75~1.0mg/kg,初始剂量维持4~8周后逐步减量,如果患者病情稳定或改善,随后的4~6周泼尼松逐渐减量至0.5~0.75mg/(kg·d)。经过3~6个月的口服泼尼松治疗后,如果患者病情仍然稳定或改善,激素可逐渐减量至停药。大部分患者可能会出现复发,而且可以多次复发,首次复发往往在泼尼松剂量低于20mg/d时发生,因此建议20mg/d以上剂量要维持足够时间。一般复发后应用糖皮质激素仍然有效,出现疾病加重或复发时,泼尼松剂量应增加至之前的剂量或立即重新开始。值得注意的是,影像学异常通常出现在症状以前。

对全身性糖皮质激素治疗未引起改善患者,在回顾最初的诊断证据以确保没有误诊、漏诊和继发感染情况下,可以考虑谨慎加用口服环磷酰胺或硫唑嘌呤,肾功能正常情况下,两者用法相仿,初始剂量为1~2mg/(kg·d),最大剂量为150mg/d,我们通常以50mg/d开始给药。对于病情持续或频繁复发(>3次),糖皮质激素治疗有效但需要高剂量维持,以及不能耐受糖皮质激素不良反应者,同样可以考虑加用环磷酰胺或硫唑嘌呤作为糖皮质激素助减剂。

推荐阅读

1. KIM M,CHA S I,SEO H,et al. Predictors of Relapse in Patients with Organizing Pneumonia[J]. Tuberc Respir Dis(Seoul),2015,78(3):190-195.

2. FEINSTEIN M B,DESOUZA S A,MOREIRA A L,et al. A comparison of the pathological,clinical and radiographical,features of cryptogenic organising pneumonia,acute fibrinous and organising pneumonia and granulomatous organising pneumonia[J]. J Clin Pathol,2015,68(6):441-447.

3. ONISHI Y,KAWAMURA T,NAKAHARA Y,et al. Factors associated with the relapse of cryptogenic and secondary organizing pneumonia[J]. Respir Investig,2017,55(1):10-15.

第四节 非特异性间质性肺炎

洪群英

非特异性间质性肺炎(nonspecific interstitial pneumonia,NSIP)是间质性肺炎中的一个组织亚型,由美国病理学家Katzenstein和Fiorelli于1994年首次提出。2002年ATS和ERS共同制定的国际上第一个关于特发性间质性肺炎(IIP)的专家共识确认了特发性NSIP(INSIP)在IIP中的地位。2008年ATS工作组制定了NSIP的诊断标准,废除了2002年指南中的"临时性诊断"。2013年发布的新IIP分类,将特发性NSIP划归慢性致纤维化性间质性肺炎,重申了INSIP是一种独立的IIP类型,诊断有赖于临床-影像-病理的多学科讨论。

【病因与发病机制】

NSIP可继发于感染、自身免疫性疾病、药物性肺损伤和有

机粉尘的吸入等,称为继发性 NSIP。其发病可能与抗原吸入、胶原血管病、某些药物等引起的肺泡损伤有关。原因不明者称为 INSIP,为独立的疾病类型,属于 IIP 家族的成员。

NSIP 的发病机制与 IPF 可能不同。慢性炎症与病毒感染可通过激活树突状细胞,协同参与自身免疫反应。研究表明,表面活性蛋白 C 基因突变与包括 NSIP 在内的家族性间质性肺炎相关。

【病理】

主要病理学特征为肺间质不同程度的炎症和纤维化,以肺泡间隔淋巴细胞和浆细胞浸润为特征,有胶原纤维组成不同程度的纤维化与慢性炎症相混合,病灶可呈片状分布,但病变时相一致。根据肺间质炎细胞的数量和纤维化的程度,NSIP 可分为两种类型:①富细胞型:是 NSIP 早期的组织学表现,主要表现为肺间质中淋巴细胞和浆细胞浸润;很少或几乎无纤维化;肺泡结构没有破坏,常常伴有 Ⅱ 型肺泡上皮细胞的增生。②纤维化型:肺间质以致密的胶原纤维沉积为主,伴有轻微的炎症或者缺乏炎症反应;很少出现纤维母细胞灶,病变时相一致。

约有半数的 NSIP 患者有 OP 样表现,但不应超过总体病变的 20%。约 30% 的患者可见肺泡腔内斑片状的巨噬细胞聚集,即 DIP 样灶,聚集的巨噬细胞中混以数量不等的淋巴细胞;约 25% 的患者可见淋巴细胞增生形成具有生发中心的淋巴滤泡结构。与 IIP 的其他亚型相比,NSIP 的病理表现缺乏特异性,并且纤维化型的 NSIP 与 UIP 在病理组织学上不易鉴别。

【临床表现】

多于 40~50 岁起病。女性略多于男性。临床表现无特异性,多呈亚急性或隐匿起病。主要表现为渐进性呼吸困难,伴干咳、乏力和低热,部分患者有体重减轻。主要体征是在肺底部可以闻及吸气末爆裂音(Velcro),少部分患者可以有杵状指。部分病例还伴有可能与病因相关的因素,如结缔组织病、过敏性肺炎、药物性肺损伤及家族性肺纤维化史。在合并结缔组织病的病例,肺部表现可先于其他系统的症状。与 DIP/RB-ILD 不同的是,NSIP 与吸烟无相关性。

【辅助检查】

(一)**影像学检查**　早期胸部 X 线片可正常。典型 HRCT 表现为双下肺对称性分布的磨玻璃影,网格影伴牵拉性支气管或细支气管扩张。病变以下叶大支气管血管周围受累为主,胸膜下区域相对正常,胸膜下的肺组织是否受累有助于区分 NSIP 和 UIP。可有下叶容积减少,有时还可见到小片实变,提示可能伴机化性肺炎成分,此多见于继发于结缔组织病者。蜂窝影罕见,即使可见也不明显,但在随诊中可能逐渐出现并增多。

(二)**肺功能检查**　表现为限制性通气功能障碍,以及不同程度的肺弥散功能障碍。少数有轻度的气流受限,2/3 以上的患者有不同程度的运动后低氧血症表现。

(三)**支气管肺泡灌洗(BAL)**　BALF 细胞总数明显增多,平均为 $(4.4~4.5)\times10^8/L$。其中,中性粒细胞、嗜酸性粒细胞及淋巴细胞比例均有不同程度的升高,但以淋巴细胞增多明显,且以 $CD8^+T$ 淋巴细胞为主,CD4/CD8 比例明显下降。

(四)**血生化检查**　血沉、抗核抗体和类风湿因子可以增高,但无特异性。

【诊断与鉴别诊断】

NSIP 诊断可根据临床表现、典型胸部影像学和肺功能改变,以及肺活检的病理诊断;同时,还需要通过全面、详细的病史、体格检查和实验室检查,除外其他原因引起的间质性肺疾病和继发性 NSIP。经支气管镜肺活检和粗针穿刺肺活检为临床常用取材方式,但由于取材太小,不足以做出 NSIP 的病理诊断。外科肺活检(开胸或经胸腔镜)病理检查是 NSIP 确诊的重要手段。近年来,冷冻肺活检应用逐渐增多,能够获得诊断 NSIP 满意的组织,并且创伤小,是值得推广的取材方法。

NSIP 最主要的鉴别诊断是 IPF。CT 显示受累肺组织表现均一,呈广泛的磨玻璃影,支气管血管束周围分布及胸膜下区域相对正常可与 IPF 相鉴别。而 IPF 患者多见蜂窝状影。必要时,需经外科手术肺组织活检以鉴别。

若病理诊断为 NSIP,则临床医师需要进一步寻找可能潜在的因素,如是否存在过敏性肺炎、胶原血管病、IgG_4 相关肺疾病及某些药物导致的肺损伤等。慢性过敏性肺炎常有散在的不规则肉芽肿可与之鉴别。因将近 50% 的 NSIP 同样会出现机化性肺炎,但在 NSIP 患者中,机化性肺炎不应超过活检标本的 20%。另外,NSIP 在非机化性肺炎区域时相一致的纤维化也有助于与 COP 的鉴别。NSIP 是各种结缔组织疾病引起的间质性肺炎中最常见的类型,甚至有少部分结缔组织疾病患者以 NSIP 为首发表现,临床应注意甄别。NSIP 是药物性慢性间质性肺炎的主要表现形式,药物继发者发病与用药有密切的关系,病理表现除了 NSIP 外,往往伴有 OP 和弥漫性肺泡损伤(diffuse alveolar injury,DAD)等多种病理改变。对于免疫抑制患者,则应注意排除 CMV、卡氏肺孢子菌等机会感染。

NSIP 患者在没有明确诱因下出现急性呼吸功能恶化,称为 NSIP 急性加重(acute exacerbation of NSIP,AE-NSIP)。其诊断标准如下:1 个月内发生无法解释的呼吸困难加重;低氧血症加重或气体交换功能严重受损;新出现的肺泡浸润影无法用感染、肺栓塞、气胸或心力衰竭解释;在原来 NSIP 病变的基础上,出现 DAD 或者在远离纤维化最重的区域表现为 OP。

【治疗】

病因明确者应去除病因。对于症状轻微及肺功能受损较少的轻症患者可给予密切随访,中至重度病情的患者应给予治疗。

(一)**糖皮质激素**　是 NSIP 的主要治疗药物,但在激素的起始用量、疗程、减量方案等方面尚未达成共识。强调治疗应个体化。对于没有激素禁忌证的患者,泼尼松 0.5~1mg/(kg·d)或 40~60mg/d,根据治疗反应,一般 1 个月后开始逐渐减量,至维持量 5~10mg/d,总疗程为 12~18 个月,绝大部分患者能改善症状甚至完全缓解。重症患者需入院予激素冲击治疗。

(二)**免疫抑制剂**　对于激素不能耐受或治疗效果不佳

者,或结缔组织疾病相关 NSIP,可以使用低剂量糖皮质激素联合免疫抑制剂如硫唑嘌呤或吗替麦考酚酯治疗。复发患者可给予环磷酰胺、利妥昔单抗或钙调磷酸酶抑制剂。

药物治疗无效者必要时考虑肺移植。

【预后】

多数患者有较好的临床预后,病情可稳定或经治疗后改善,5 年生存率为 86%~92%。但也有部分患者持续进展为终末期纤维化,甚至死亡。一般来说,富细胞型的预后较纤维化型好。

推荐阅读

1. KADOCH M A,CHAM M D,BEASLEY M B,et al. Idiopathic interstitial pneumonias:A radiology-pathology correlation based on the revised 2013 American Thoracic Society-European Respiratory Society classification system[J]. Curr Probl Diagn Radiol,2015,44(1):15-25.

2. SVERZELLATI N,LYNCH D A,HANSELL D M,et al. American Thoracic Society- European Respiratory Society classification of the idiopathic interstitial pneumonias:advances in knowledge since 2002[J]. Radiographics,2015,35(7):1849-1872.

3. 中国医师协会呼吸医师分会病理工作委员会. 非特异性间质性肺炎病理诊断中国专家共识(草案)[J]. 中华结核和呼吸杂志,2018,41(11):833-839.

第五节 结缔组织病相关肺间质病

顾宇彤

结缔组织病(connective tissue disease,CTD)是一组自身免疫性、累及全身结缔组织的多系统疾病。间质性肺病(ILD)是 CTD 常见肺部并发症。结缔组织病相关肺间质病(connective tissue disease-associated interstitial lung disease,CTD-ILD)可见于多种 CTD,如系统性硬化症(SSc)、多发性肌炎/皮肌炎(PM/DM)、类风湿关节炎(RA)、干燥综合征(SS)和系统性红斑狼疮(SLE)等,患病率为 3%~70%,且不同 CTD 的 ILD 可在临床表现、影像学和病理特征上表现为不同类型,呈现各自不同的发展与转归。肺部表现可与全身疾病同时或先后出现,肺损伤的程度和活动性可以与其他脏器受累不平行,当肺部表现为首发症状时容易误诊。部分 ILD 可进展为肺间质纤维化,使肺功能受损。CTD-ILD 的诊断较为复杂,有时即使已确诊 CTD 的患者,如出现呼吸系统症状,仍需除外肺部感染和肺水肿等其他呼吸系统疾病才能诊断为 CTD-ILD。病情评估需要包括风湿科、呼吸科、放射科、病理科等多个专业的医务人员共同参与,治疗方案的选择个体化差异大。

【病因、病理与发病机制】

CTD 病因不完全清楚,可能与遗传、感染等有关。其共同发病机制为免疫功能紊乱,免疫复合物沉积于病变部位,通过补体激活导致细胞溶解、抗体依赖细胞介导细胞毒性及致敏淋巴细胞等途径,引起小血管炎和肺损伤。肺部病理改变主要表现为间质炎症和纤维化、血管炎、微血管栓塞、肺泡渗出、肺泡出血和肉芽肿形成等。原发 CTD 种类不同,病变部位不完全相同。RA 以细支气管末梢部位肺间质改变明显;SLE 和 PM/DM 以肺泡间隔炎多见;而结节性多动脉炎则主要累及支气管周围间质。肺部渗出反应的强弱与血管炎程度有关,SLE 和 PM 肺部渗出反应较强,而 DM 和 SSc 渗出反应较弱。RA、SS 和 PM/DM 可形成肺部肉芽肿。硬皮病、SLE 和混合型结缔组织病是引起肺动脉高压最常见的 CTD,抗 RNP 抗体阳性者更易合并肺动脉高压。显微镜下多血管炎和 SLE 肺泡出血多见。

【临床表现】

CTD 常见症状如发热、消瘦、关节肿痛、晨僵、口眼干、皮疹、肌痛、肌无力和雷诺现象等;常见体征如关节肿胀/压痛、Gottron 疹/征、技工手、甲周红斑、指端血管炎、猖獗齿、硬指等。ILD 主要表现为干咳、胸闷、活动后气短、发绀、听诊闻及肺底爆裂音及杵状指等,合并肺水肿时可咳白色泡沫痰,感染时出现黄脓痰,合并肺泡出血时伴咯血,气急常进行性加重,急性活动期可有不同程度发热。胸部高分辨率 CT(HRCT)较普通 CT 诊断 ILD 更敏感。CTD-ILD 常对称性累及双下肺,多位于胸膜下区域。CTD-ILD 的影像学特征可分为:①寻常型间质性肺炎(UIP):外周和双肺底网格影伴蜂窝样改变;②纤维型或富细胞型非特异性间质性肺炎(f-/c-NSIP):双侧肺底为著网格影,磨玻璃影;③机化性肺炎(OP):呼吸道不均匀实变,磨玻璃影;④淋巴细胞性间质性肺炎(LIP):薄壁囊性改变,磨玻璃影,小叶中心结节;⑤弥漫性肺泡损伤(DAD):弥漫磨玻璃影。

不同 CTD 具有不同的影像学特征:SSc 主要表现为 NSIP 和 UIP;RA 主要表现为 UIP 和 NSIP;PM/DM 主要表现为 NSIP、UIP、OP 和 LIP;SS 主要表现为 NSIP 和 LIP;SLE 主要表现为 OP;混合性结缔组织病主要表现为 NSIP。CTD-ILD 患者的肺功能主要为限制性通气功能障碍和弥散功能减低,即 FVC、DL_{CO} 下降,伴 TLC 下降,FEV_1/FVC 正常或升高。

【诊断与鉴别诊断】

建议采用多学科协作模式进行 CTD-ILD 的诊断和鉴别诊断,早期筛查,尽早发现处于早期、可逆、肺功能正常或轻微受损的患者,通过针对 CTD 的免疫抑制治疗和针对 ILD 的抗纤维化治疗,有效阻止乃至逆转 ILD 病变进程。出现 ILD 相关临床表现的 CTD 患者,虽无 ILD 表现但为好发 ILD 的高危 CTD 患者如皮肤硬化评分高且进展快、伴胃食管反流症状、抗 Scl-70 抗体阳性的 SSc 者,有长期吸烟史、高滴度抗环瓜氨酸多肽(CCP)抗体阳性的男性 RA 者,伴腺外受累的原发性 SS 者,抗合成酶抗体阳性的 PM/DM 者等,以及所有拟诊为特发性间质性肺炎(IIP)者,推荐筛查并定期随访胸部 HRCT;此外,自身抗体谱包括抗核抗体(ANA)、抗可提取核抗原抗体(ENA)、肌炎特异性抗体如抗合成酶抗体谱、抗 MDA5 抗体等、抗 CCP 抗体、抗中心粒细胞胞质抗体(ANCA)和肺功能,有助于发现临床表现隐匿的 CTD。支气管肺泡灌洗液的细胞学检查对 ILD 诊断和预后的意义存在争议。肺活检虽然是诊断 ILD 的"金标准",但因其有创且存在一定诱发病情恶化的可能,仍存在争议,对鉴别诊断的意义更大,通常用于 ILD 与感染、过敏和肿瘤等疾病的鉴别诊断。确诊的 CTD-ILD 患者应针对 CTD 病情活动度、肺功能、影像学、生活质量、治疗可逆性及纤维化进展风险进行综合评估。CTD 病情活动性的评估目前主要依据各 CTD 公认的整体活动性评估体系和针对主要受累器官的评分方法。肺功能检查应关注 FVC、DL_{CO}、TLC 的水平和变化趋势;评估胸部 HRCT 时,应分别对肺部不同层面、不同病变性质和范围进行评估,综合判断 ILD 的严重程度和可逆性;应关注动脉血氧分压及肺泡气-动脉血氧分压差[$P_{A-a}O_2$]。推荐同时评估 6 分钟步行试验、圣乔治呼吸困难量表和加州大学圣地亚哥中心(UCSD)气短评分和生活质量评估[包括简表-36(SF-36)量表和健康评估问卷(HAQ)]。

【治疗与预后】

CTD-ILD 的治疗目标是 CTD 与 ILD 的双重达标,延缓患者临床恶化时间,延长生存期,提高生活质量。治疗原则为早期规范个体化治疗。治疗方案的选择应综合考虑 CTD 活动度、ILD 严重程度和进展倾向,决定免疫抑制治疗及抗纤维化治疗的权重和主次关系。

CTD 治疗达标:各 CTD 整体活动度评分达完全缓解或低疾病活动度状态。

ILD 治疗达标:可逆性病变目标包括无干咳,无活动后呼吸困难,胸部 HRCT 活动性病变完全消失或仅遗留少许纤维化病灶,肺功能 FVC 占预计值百分比恢复至≥70%。不可逆性病变目标包括原有 ILD 相关症状无加重,胸部 HRCT 原有不可逆病变范围不扩大,FVC 占预计值百分比恶化<10%/年。

针对 CTD 的免疫抑制治疗,对改善和稳定 ILD 的病情至关重要。根据 CTD 的病情是否活动、ILD 病变是否可逆或进展及肺功能是否达标来确定治疗方案:①CTD 活动而 ILD 进展时,通常需要积极地诱导缓解治疗,即大剂量糖皮质激素和环磷酰胺、吗替麦考酚酯、硫唑嘌呤、环孢素、他克莫司等作用较强的免疫抑制剂,对 CTD 病程短、ILD 进展迅速的患者,甚至可考虑甲泼尼龙冲击治疗,疗效不佳者还可考虑利妥昔单抗;②CTD 活动而 ILD 已达标时,应兼顾 CTD 其他受累系统的病情,由风湿科医师决定,通常需要适度的诱导巩固缓解治疗,即中至大剂量糖皮质激素,免疫抑制剂可考虑作用较强的药物;③CTD 缓解而 ILD 未达标时,通常在 CTD 维持缓解治疗的基础上加强针对 ILD 的治疗(如联合新型抗纤维化药物治疗),如果 ILD 的影像学特征显示病情可逆,但肺功能仍未改善或进展,需重新评估 CTD 活动的可能性,并由风湿科和呼吸科医师共同讨论制定个体化治疗方案;④CTD 缓解且 ILD 已达标时,通常仅需维持缓解治疗,即小剂量糖皮质激素和吗替麦考酚酯、硫唑嘌呤、甲氨蝶呤、雷公藤多苷等免疫抑制剂或羟氯喹。

目前对进入肺纤维化阶段的 CTD-ILD,尚缺乏确切有效的抗纤维化药物。近年来,以吡非尼酮为代表的新型小分子抗纤维化药物治疗特发性肺纤维化(IPF)可以延缓肺功能恶化,延长无疾病进展生存期。目前已有个案报道和队列研究显示,应用吡非尼酮有可能改善 SSc 相关 ILD 患者的肺功能,还可能改善临床无肌病皮肌炎伴亚急性间质性肺炎的生存期,耐受性和安全性良好。尼达尼布在硬皮病动物模型中被证实存在抗纤维化作用,其在 SSc 相关 ILD 的临床研究发现,尼达尼布减缓 SSc-ILD 患者 FVC 年下降率,较对照组改善 40.95ml/年(95% CI 2.88~79.02,P=0.035)。在应用糖皮质激素和免疫抑制剂治疗 CTD-ILD 的同时,可考虑适时试用抗纤维化治疗,以期最大限度地维护肺功能。

CTD-ILD 预后不一,部分患者可通过积极免疫抑制治疗,使得 ILD 影像学改变完全逆转甚至消失;部分患者 ILD 病变无法逆转,但可长期维持稳定;还有部分患者虽经积极治疗,ILD 病变仍持续进展,最终发展为终末期呼吸衰竭。

推荐阅读

1. 中国医师协会风湿免疫科医师分会风湿病相关血管/间质病学组. 中国结缔组织病相关间质性肺病诊断和治疗专家共识[J]. 中华内科杂志,2018,57(8):558-565.

2. 陈淑靖,朱蕾,顾宇彤,等. 吡非尼酮治疗结缔组织病相关性间质性肺病 4 例并文献复习[J]. 上海医学,2017,40(9):567-570.

第六节　弥漫性肺泡出血综合征

杨　冬

弥漫性肺泡出血(diffuse alveolar hemorrhage,DAH)是以咯血、缺铁性贫血、胸部影像学显示弥漫性肺泡浸润或实变、低氧性呼吸衰竭为特征的一组疾病。临床表现相似,病因和发病机制迥异,故称为弥漫性肺泡出血综合征(diffuse alveolar hemorrhage syndrome,DAHS)。根据组织学改变,DAHS 病因分为两种,即肺泡毛细血管炎性和非炎性间质性病变(表 13-6-6-1)。

表 13-6-6-1　弥漫性肺泡出血病因

伴有肺毛细血管炎	不伴有肺毛细血管炎
韦格纳肉芽肿病	特发性肺含铁血黄素沉着症
显微镜下多血管炎	系统性红斑狼疮
孤立的肺血管炎	肺出血-肾炎(Goodpasture)综合征
结缔组织疾病	
原发性抗磷脂综合征	弥漫性肺泡损伤
混合性冷球蛋白血症	青霉胺
贝赫切特综合征	二尖瓣狭窄
过敏性紫癜	凝血功能障碍
肺出血-肾炎(Goodpasture)综合征	肺充血性疾病
非免疫复合物型肾小球肾炎	肺毛细血管血管瘤病
免疫复合物型肾小球肾炎	淋巴管平滑肌瘤病
急性肺同种异体移植物排斥	结节性硬化症
药物性	

【病理与病理生理】

病理表现为肺毛细血管炎、混合性肺出血和弥漫性肺泡损伤的三种不同组织学病变之一或同时存在。肺毛细血管炎是中性粒细胞浸润为主的间质炎症，纤维素样坏死，肺泡毛细血管基底膜完整性破坏，红细胞和中性粒细胞漏出至肺泡腔。肺泡内可见吞噬有含铁血黄素的巨噬细胞。

【临床表现与诊断】

临床表现包括咯血、发热、胸痛、咳嗽、呼吸困难，以及原发疾病的肺内外表现，缺乏特异性。有近1/3的患者无咯血。突发性的呼吸困难也是主要症状之一，可以是首发症状，也可以继发于原发病，呈暴发式出现，引起发绀、缺氧，严重者出现呼吸窘迫。

支气管镜检查是诊断的主要手段之一，可以明确出血部位和范围。支气管肺泡灌洗液为血性，则可明确临床诊断。

HRCT检查是发现DAH的重要手段，但需要紧密结合临床及支气管肺泡灌洗检查。免疫血清学检查有助于发现病因。在免疫血清学检查或临床病史不能明确病因时，推荐应用外科肺活检。

【DAH相关病症】

（一）伴随肺毛细血管炎弥漫性肺泡出血

1. 韦格纳肉芽肿病 弥漫性肺泡出血可和其他表现并存或者为首要表现。可以在首次出现弥漫性肺泡出血和/或毛细血管炎后数月或数年才有典型的组织学改变和临床表现。

2. 显微镜下多血管炎（MPA） 简称微多血管炎。弥漫性肺泡出血常较严重，可危及生命，是DAH常见的病因。微多血管炎没有中血管的累及，血清p-ANCA阳性高度提示此病。

3. 结缔组织疾病 类风湿关节炎、硬皮病、混合性结缔组织疾病通常存在弥散性肺泡出血和肾小球肾炎。多发性肌炎、类风湿关节炎、混合性结缔组织疾病也可仅表现为局限在肺的肺血管炎和DAH。在多发性肌炎，DAH可为首要表现。在类风湿关节炎和混合性结缔组织疾病中，DAH可在此病首发症状的2~20年后出现，而系统性血管炎包括肾小球肾炎不常见。在结缔组织疾病中，合并有肺血管炎或不伴有肺血管炎的DAH最常见于系统性红斑狼疮。

4. 肾小球肾炎和肺泡出血 系统性血管炎在肾脏一般都表现为局灶性节段性坏死性肾小球肾炎，病理上分为三种：①免疫复合物型肾小球肾炎；②非免疫复合物型肾小球肾炎；③Goodpasture综合征。免疫复合物相关肾小球肾炎很少伴随毛细血管炎、弥漫性肺泡出血。肾脏中有免疫复合物沉积，但肺中未发现。非免疫复合肾小球肾炎没有免疫产物，但有少量纤维原聚集。这些病例组织学和免疫学上与微多血管炎、韦格纳肉芽肿病相似，因此被认为是局限在肾脏的血管炎，超过50%发生伴随肺毛细血管炎的弥漫性肺泡出血，少部分无法和微多血管炎区分。血清中有p-ANCA阳性。由于临床上的主要症状局限在肺和肾脏，它很容易和Goodpasture综合征混淆。

5. 孤立的肺血管炎 是指仅累及肺而未累及其他系统的小血管炎。它有两种形式——p-ANCA阳性的和p-ANCA阴性

的，有些文献报道p-ANCA阴性的更多见，这些病例免疫荧光试验也是阴性的。引起DAH的孤立的肺血管炎需和特发性肺含铁血黄素沉着症、二尖瓣狭窄区别，所有不明原因DAH的患者均应行心超检查。

6. 混合性冷球蛋白血症 是一种系统性血管炎，临床表现为紫癜、关节炎、肝炎、肾小球肾炎。可能是由乙型肝炎病毒或丙型肝炎肝病毒引起的一种免疫复合物导致的疾病。常见的肺内表现为肺泡壁的炎症和纤维化，皮肤血管炎临床表现为高出皮面的紫癜，组织学上可表现为皮肤血管周或组织外多核巨细胞浸润。

7. 贝赫切特综合征 是口腔和生殖道溃疡、虹膜睫状体炎、血栓性静脉炎，以及包括皮肤血管炎、关节炎、脑膜脑炎等累及多系统的疾病，血清、肺及其他器官均可见免疫复合物。5%~10%病例可见累及肺，肺部典型病变表现为累及毛细血管、微小静脉、微小动脉的小血管炎。

（二）不伴随肺毛细血管炎的弥漫性肺泡出血

1. Goodpasture综合征 肺部常见的临床表现有咯血、咳嗽和呼吸困难。由缺铁性贫血和肾功能不全引起的乏力可以非常显著。患者常表现为镜下血尿、蛋白尿和血清肌酐升高，但肉眼血尿和高血压不常见。

2. 特发性肺含铁血黄素沉着症 参见本章第十三节"特发性肺含铁血黄素沉着症"。

3. 弥漫性肺泡损伤 是急性呼吸窘迫综合征潜在的组织病理改变，但它还有其他多种病因。在严重的病例，肺泡-毛细血管间隔损伤后，红细胞进入肺泡腔，导致咯血。肺间质充满了出血性肺泡液，组织水肿，Ⅰ型肺泡上皮细胞坏死、脱落。在肺泡壁旁可发现由坏死细胞、蛋白和纤维组成的嗜酸性碎片样的透明膜。DAH的中性粒细胞浸润不如肺毛细血管炎显著。弥漫性肺泡损伤慢性期的特征性表现是胶原沉着，类似于间质性肺炎和机化性肺炎。若干种药物也能引起弥漫性肺泡损伤，病变严重者可伴发DAH。

4. 淋巴管平滑肌瘤病（LAM） 见本章第十一节"肺淋巴管平滑肌瘤病"。该病肺泡出血常是局灶性的，广泛出血的DAH在本病中不常见。

【治疗】

DAHS是临床病理综合征，为少见病，但发病呈增高趋势，大部分病因与免疫相关。针对免疫相关原发病可应用糖皮质激素、细胞毒性药物、血浆置换单独或联合治疗。免疫吸附治疗对清除免疫活性物质具有选择性和特异性，有望使肺泡出血迅速消失。静脉注射免疫球蛋白或丙种球蛋白可能有益。对低氧血症者应充分供氧，及早应用高流量吸氧、无创或有创机械通气，机械通气多采用呼气末正压（PEEP）模式以纠正缺氧。预防继发感染、保证营养、维持水和电解质平衡也十分重要。

推荐阅读

1. ADAMS T N, ZHANG D, BATRA K, et al. Pulmonary manifestations of

large, medium, and variable vessel vasculitis[J]. Respir Med, 2018, 145: 182-191.

2. HENDERSON S R, SALAMA A D. Diagnostic and management challenges in Goodpasture's(anti-glomerular basement membrane) disease[J]. Nephrol Dial Transplant, 2018, 33(2): 196-202.

第七节 过敏性肺炎

陈小东

过敏性肺炎(hypersensitivity pneumonitis, HP)又称为外源性变应性肺泡炎(extrinsic allergic alveolitis, EAA),是易感人群反复吸入具有抗原性的有机粉尘、低分子量化学物质引起的一组弥漫性间质性肉芽肿性肺病,占间质性肺疾病的 1.5%~13%。目前临床上将 HP 分为急性、亚急性和慢性。

【病因】

HP 因反复接触抗原而致敏发病。目前已知抗原超过 300 多种,主要包括:①微生物因素,细菌以嗜热放线菌最为常见,真菌以曲霉和青霉多见;②动植物蛋白以鸟类蛋白最为常见,其排泄物和皮毛均可致病;③化学致敏物质,最常见的是异氰酸盐。常见 HP 致病抗原及其来源见表 13-6-7-1。

表 13-6-7-1 常见的 HP 抗原及来源

病名	抗原	抗原来源
农民肺	嗜热放线菌	发霉谷物、枯叶和饲料等
蘑菇肺	嗜热放线菌	发霉的肥料
蔗尘肺	蔗糖发癣菌	发霉甘蔗渣
养鸟者肺	鸽、鸟血清和糖蛋白抗原	禽类分泌物、排泄物和羽毛等
湿化器肺	嗜热放线菌、青霉菌、鸟分枝杆菌	湿化和空调系统水污染
皮毛工人肺	动物蛋白	动物皮、毛发、粉尘
化学工人肺	异氰酸盐	化学制剂

【病理】

不同病因的 HP 病理表现相似。典型三联征:以呼吸道为中心的细支气管炎、间质单核细胞浸润和非坏死性肉芽肿。急性期以淋巴细胞为主的肺泡及间质浸润;亚急性期为细支气管周围淋巴细胞/浆细胞为主的间质浸润和非干酪样坏死性肉芽肿形成;慢性期为肺组织弥漫性间质纤维化,包括小叶及小叶间隔增厚、牵拉性支气管扩张和蜂窝肺。

【临床表现】

临床上 HP 分为三种亚型——急性、亚急性和慢性,但临床表现、病理生理及影像学三型之间常有重叠。急性型常在吸入抗原后 4~6 小时发病,突发干咳、胸闷、呼吸困难、发热、寒战、乏力等,双肺出现湿啰音,10%~20% 可有哮鸣样喘鸣。一般脱离抗原接触后 12 小时内症状缓解,但也可持续数日。亚急性多为反复暴露同一种抗原后引起急性症状,可持续数周至数月。慢性型多为长期暴露低水平抗原后发病,起病较为隐匿,常表现为逐渐加重的咳嗽和呼吸困难,发热等急性症状较为少见,可伴有乏力、体重减轻等。肺部可闻及细湿啰音。病情进展至肺纤维化时,可表现为发绀、杵状指和肺源性心脏病。

【辅助检查】

(一)胸部 X 线 急性期 X 线主要表现为以双侧中、下肺野为主的弥漫性斑片状磨玻璃影或实变。亚急性期病灶边界逐渐清晰,可见线条状浸润和网状小结节影。慢性期主要表现为以上中肺野为主的网织结节影,肺容积缩小、肺大疱,常有多发性小囊性透明区,呈蜂窝肺。

(二)胸部 CT 急性期表现为两肺弥漫的磨玻璃影或广泛的肺实变影,主要分布在中下肺。亚急性期的特征表现为两肺散在的边缘模糊的小叶中心性结节(直径为 2~4mm)、地图样补丁状磨玻璃密度影,以及马赛克样衰减或空气潴留。慢性期表现为两肺不规则的线样、网状或蜂窝状阴影,可伴有局部磨玻璃样改变。

(三)肺功能 急性期肺功能检查表现为限制性通气功能障碍,FVC 和 TLC 减低。FEV_1 增高,肺弥散功能和动脉血氧分压下降。广泛肺纤维化的慢性阶段表现为以限制为主的混合性肺通气功能障碍。

(四)血清学检查 急性期外周血白细胞升高,ESR 和 CRP 明显升高;IgE 和血嗜酸性粒细胞一般正常。绝大部分患者血清特异性沉淀抗体增高,但只能说明有过敏原接触史,而无诊断特异性,抗体阴性也不能排除 HP 诊断。

(五)支气管肺泡灌洗(BAL) BAL 是确定 HP 患者是否存在肺泡炎的重要手段。通常支气管肺泡灌洗液(BALF)中淋巴细胞高达 30%~70%,尤其以 CD8$^+$ 淋巴细胞增加明显,嗜酸性粒细胞和中性粒细胞不增多。但是不能据此判断分期、病情严重程度,因其临床表现改善后仍可增高达数年之久。

(六)肺活检 病理诊断不足以诊断 HP,但为了排除其他需要不同处理的疾病,可以考虑行肺活检术。

【诊断】

HP 的诊断标准很多,但其敏感性和特异性均未获得一致的肯定。诊断主要包括以下方面:①抗原暴露史,这对疾病诊断非常重要;②临床症状和体征,通常出现在接触抗原后的 4~12 小时出现发热、呼吸困难等症状,肺部听诊闻及湿啰音和哮鸣音,以上表现可反复发生和缓解;③影像学检查,HRCT 改变对诊断有帮助;④BALF 细胞分类计数以淋巴细胞为主;⑤组织病理学典型三联征表现,但不作为常规检查。急性和亚急性 HP 诊断一般问题不大,但慢性 HP(cHP)的影像学表现与其他间质性肺纤维化类似,因此抗原暴露史对诊断尤为重要。

【治疗】

最根本的治疗措施是避免抗原暴露。

轻度急性发作常呈自限性,在脱离接触抗原后可自行缓解,不需特殊治疗。长期前瞻性研究证实,激素对远期预后并无益处。糖皮质激素治疗主要用于急性重症患者,泼尼松 30~60mg/d 应用 1~2 周,直到临床表现、影像学和肺功能明显改善后减量,疗程为 4~6 周。对于亚急性患者,泼尼松 30~60mg/d,2 周后逐步减量,疗程为 3~6 个月。对于慢性患者,如出现肺纤维化,任何治疗方案可能都无效。

推荐阅读

1. VASAKOVA M,MORELL F,WALSH S,et al. Hypersensitivity pneumonitis:perspectives in diagnosis and management[J]. Am J Respir Crit Care Med,2017,196(6):680-689.

2. MORISSET J,JOHANNSON K A,JONES K D,et al. Identification of diagnostic criteria for chronic hypersensitivity pneumonitis:an international modified Delphi survey[J]. Am J Respir Crit Care Med,2018,197(8):1036-1044.

3. SAHIN H,KAPROTH-JOSLIN K,HOBBS S K. Hypersensitivity Pneumonitis[J]. Semin Roentgenol,2019,54(1):37-43.

第八节　特发性慢性嗜酸性粒细胞性肺炎

陈小东

特发性慢性嗜酸性粒细胞性肺炎(idiopathic chronic eosinophilic pneumonia,ICEP)属于一种病因不明的变态反应性综合征,由 Carrington 在 1969 年首次描述,以往称为慢性嗜酸性粒细胞肺炎,在非热带地区是最常见的一种嗜酸性粒细胞性肺炎(eosinophilic pneumonias),在间质性肺病中占比<3%。

肺嗜酸性粒细胞浸润症(pulmonary idiopathic eosinophilia,PIE)是一组临床综合征,其共同临床特点为肺泡灌洗液或组织中嗜酸性粒细胞(eosinophils,EOS)增高(常>6%),伴或不伴血中 EOS 增高。主要包括以下疾病:特发性[单纯型(Loeffler 综合征)、急性和慢性嗜酸性粒细胞肺炎]、继发性(药物、寄生虫或真菌、放射线、毒物等)嗜酸性粒细胞肺炎,以及弥漫性肺疾病(结缔组织病、肿瘤等)相关的嗜酸性粒细胞肺炎。

【病因与发病机制】

病因尚不清楚。目前倾向属于自身免疫性疾病,Ⅱ、Ⅲ、Ⅳ型变态反应均有参与,EOS 及相关细胞因子和炎性介质共同参与肺结构和组织的损伤。EOS 在肺部组织募集、活化是导致肺组织损伤的关键。在不明刺激或创伤后,Th2 细胞在胸腺活化调节因子(TARC)和 RANTES 的趋化作用下,定向迁移到肺组织并活化,缓慢释放嗜酸性粒细胞活化趋化因子(eotaxin)如 IL-3、IL-5、IL-10、GM-CSF,导致肺内嗜酸性粒细胞的大量聚集。

除此之外,肺泡巨噬细胞、淋巴细胞、中性粒细胞和肺部结构细胞均参与发病。嗜酸性粒细胞释放特异性的脂质介质、IL-4 和血小板活化因子,这些物质能收缩呼吸道平滑肌、促进黏膜分泌、改变血管的通透性,以及引起嗜酸性粒细胞和中性粒细胞浸润,肺泡Ⅱ型细胞增生。

【病理】

ICEP 病理特点为肺间质、肺泡腔和细支气管内以嗜酸性粒细胞浸润伴纤维蛋白渗出为主;此外,还有巨噬细胞、淋巴细胞、浆细胞和少量组织细胞的浸润。肺泡中可见细胞内含有嗜酸性颗粒和尖棱结晶的多核巨细胞,肺组织毛细血管内皮局灶性水肿和肺泡Ⅱ型上皮细胞增生,嗜酸性粒细胞微脓肿形成。患者外周血和支气管肺泡灌洗液(BALF)中,嗜酸性粒细胞及 IL-5 水平显著增高。

【临床表现】

发病年龄为 11~80 岁,平均为 45 岁。多见于 20~40 岁女性,男女发病为 1:2。近半数患者有过敏史如鼻息肉、荨麻疹或湿疹、药物过敏,约 2/3 患者有哮喘病史。ICEP 起病较缓,症状往往持续数周或数月才得以确诊。呼吸困难为主要临床表现(60%~90%),其他常见症状有咳嗽(90%)、低热、盗汗、食欲缺乏、乏力、体重减轻等,胸痛和咯血少见(小于 10%)。偶见肺外表现如心包积液、关节疼痛、皮损和肝功能异常。2/3 患者病程中常有哮喘发作,甚至常误诊为哮喘,但哮喘症状较为严重且对吸入型糖皮质激素反应欠佳。少数病例可发生严重的急性呼吸衰竭。近半数患者体检可以发现喘鸣,并可听到细湿啰音。

典型的 X 线表现常有诊断价值。肺组织浸润影具有如下特点:病变无游走性,与解剖分区无关,即与肺叶或段无关的渗出阴影,边界不清。主要分布在两肺外侧和上中肺野,可出现特征性的"肺水肿反转征",即在正常的肺门区外侧出现广泛的实变影。HRCT 的典型表现为两侧融合实变影、磨玻璃影和胸膜下条状或带状影,病变多见于两肺上叶和外周胸膜下,少数可见纵隔淋巴结肿大和少量胸腔积液。

肺功能检查常呈限制性通气功能障碍伴弥散障碍和轻度低氧血症,随着病情的进展甚或早期即可出现阻塞性通气功能障碍。

外周血嗜酸性粒细胞多增高,分类计数可达 20%~30%,BALF 中嗜酸性粒细胞比例高达 30%~58%,痰液中嗜酸性粒细胞也可增高。血沉显著增快。约有 1/3 病例血清总 IgE 升高。近年来发现,类风湿因子(RF)与病情活动有关,甚至早于外周血嗜酸性粒细胞增高而出现异常,其机制尚不清楚。在病情严重患者中,外周血可溶性 CD26 水平明显降低,或可成为病情监测新的标志物。

【诊断与鉴别诊断】

ICEP 的诊断标准依据以下几点:①影像学提示肺组织实变等浸润影,以肺上叶及外周为主;②外周血嗜酸粒细胞计数 ≥1 000/mm³ 和/或 BALF 中嗜酸粒细胞分类计数 ≥25%;③呼吸系统症状持续 2 周以上;④肺组织活检示肺间质及肺泡嗜酸粒细胞浸润;⑤排除其他明确病因的嗜酸粒细胞性肺炎,如药物过敏、寄生虫感染、ABPA 和 EGPA 等。

ICEP 需与 AEP、Loeffler 综合征、药物引起的嗜酸性粒细胞综合征、变应性支气管肺曲菌病(ABPA)等相鉴别(表 13-6-8-1)。

表 13-6-8-1 ICEP 的鉴别诊断

	ICEP	Loeffler 综合征	ABPA	IAEP
起病	缓慢	急性	急性、亚急性或慢性	急性
症状	轻至中度呼吸困难、低热、胸痛、咳嗽，一些患者并存哮喘；体征固定部位、双侧或单侧	轻微	反复哮喘发作	发热、咳嗽、胸痛、发绀、双侧捻发音、急性呼吸衰竭
外周血	嗜酸性粒细胞≥10%	嗜酸性粒细胞增高	嗜酸性粒细胞增高	白细胞增高
胸部 X 线片	双侧、非肺段性、外周阴影，"肺水肿反转征"	一过性或游走性	短暂反复肺浸润影，支气管扩张	弥散性、双侧间质和肺泡的浸润
BAL	嗜酸性粒细胞≥40%	嗜酸性粒细胞明显增高≥10%	嗜酸性粒细胞中等增高	嗜酸性粒细胞≥25%
肺活检	肺实质中嗜酸性粒细胞浸润	肺间质、肺泡和终末细支气管嗜酸性粒细胞浸润	支气管及其周围组织慢性炎症，支气管扩张，肉芽肿形成	弥散性肺泡损伤、水肿和嗜酸性粒细胞浸润
治疗	激素	驱蛔虫药	激素、平喘药	激素

注：ICEP.特发性慢性嗜酸性粒细胞性肺炎；ABPA.变应性支气管肺曲菌病；IAEP.特发性急性嗜酸性粒细胞性肺炎；BAL.支气管肺泡灌洗。

【治疗与预后】

全身应用糖皮质激素为 ICEP 首选治疗。预后根据治疗反应有三种情况：约 10% 病情轻微患者不用药物可自行缓解；20%~40% 患者全身应用激素后明显缓解且不复发；50% 以上患者停药后出现复发。激素疗程一般需要 6 个月，复发患者及合并哮喘患者用药时间更长。口服泼尼松起始剂量为 0.5mg/（kg·d）或 30mg/d，症状好转、肺内病灶吸收后考虑减量，此过程一般为 2~3 周。由于停用激素后复发率高，因此常需要维持治疗，一般为泼尼松 5~10mg/d。但减量、维持剂量及疗程应视个体情况而定。停药后复发者再次给予口服泼尼松 20mg/d，反应良好。由于 ICEP 常合并哮喘，但单用吸入激素并不能控制病情，因此不能替代全身激素使用。理论上抗 IgE 单抗、抗 IL-5 单抗及抗 IL-5 受体单抗可作为激素的替代药物，但目前仍缺乏循证医学依据。

本病预后良好，少数可发展为持续气流阻塞，偶可发展为肺纤维化，故应定期随访胸部影像学和肺功能。

推荐阅读

1. COTTIN V. Eosinophilic Lung Diseases[J]. Clin Chest Med, 2016, 37 (3):535-556.

2. SUZUKI Y, SUDA T. Eosinophilic pneumonia: A review of the previous literature, causes, diagnosis, and management[J]. Allergol Int, 2019, 68 (4):413-419.

第九节 药物性肺病和放射性肺炎

邵长周

一、药物性肺病

药物对于肺的不良反应系全身不良反应的一部分，可为暂时性的、可逆性的，部分是永久性的损害，严重者可以危及生命。药物引起的全身不良反应为 10%~20%，其中肺部不良反应占 5%~8%。

【发病机制】

药物性肺病（drug-induced pulmonary disease）主要有 4 种发病机制：①氧化剂所致的肺损伤，如长期服用呋喃妥因导致的肺部损伤；②细胞毒性药物对肺泡毛细血管内皮细胞的直接细胞毒性作用，氧化剂损害加重此类损伤；③细胞内磷脂的沉积，如胺碘酮使用后的磷脂在细胞内的沉积；④免疫介导导致的肺损伤，如药物应用后诱发系统性红斑狼疮，近年开展的肿瘤免疫治疗引起的免疫检查点抑制剂相关肺炎等。

【分类】

从不同的角度可以进行不同的分类，根据临床、病理和影像学表现，常见药物性肺病可进行如下分类：

1. 肺间质病变 包括过敏性肺炎（参见本章第七节"过敏性肺炎"）、间质性肺炎和肺间质纤维化。

（1）引起过敏性肺炎的药物：青霉素类、红霉素、磺胺类、氧氟沙星、呋喃妥因、氯丙嗪、复方氨林巴比妥（安痛定）、对氨基水杨酸钠、干扰素、甲氨蝶呤、利巴韦林、氟尿嘧啶、吲达帕胺、皮质激素等。

（2）引起间质性肺炎的药物：抗肿瘤药物如甲氨蝶呤、博来霉素、丝裂霉素、环磷酰胺、氟达拉滨，肿瘤免疫治疗的免疫检查点抑制剂如帕博利珠单抗（pembrolizumab）和纳武利尤单抗（nivolumab），肺癌靶向治疗药物如吉非替尼和厄洛替尼等，以及胺碘酮、肼屈嗪等心血管药物。

（3）引起肺间质纤维化的药物众多，最常见的为细胞毒性药物。

2. **药源性红斑狼疮样改变** 多种药物可引起，肼屈嗪、普鲁卡因酰胺、异烟肼、乙内酰脲类和青霉胺5种药物可以引起抗核抗体效价升高。主要表现有多关节疼痛、发热、咳嗽、气急、胸痛、胸腔积液、胸膜肥厚和肺间质纤维化，1/3患者Coombs试验阳性。停药后患者多可自愈，激素治疗有效。

3. **肺水肿** 在某些情况下，药物进入肺，可因细胞毒作用、变态反应、代谢异常等导致肺水肿。主要表现为急性气急、咳嗽、发绀、低血压、心动过速、低氧血症等症状，肺部影像学有云絮状或大片状浸润阴影。预后好，停药并对症处理，症状会逐渐改善。

4. **呼吸道疾病** 最常见的为呼吸道痉挛。作用机制不尽相同，有变态反应、正常的药理作用、对呼吸道黏膜的局部刺激、补体系统的活化、β受体阻滞理论、缓激肽抑制学说、乙酰化理论等。常见药物有：解热镇痛类药如阿司匹林、吲哚美辛等，抗菌药、酶类药物及生物制品如青霉素类、头孢菌素类、喹诺酮类、多黏菌素B、胰蛋白酶、糜蛋白酶、疫苗、抗毒素、血清制品等。

5. **肺部血管病变** 药物引起肺血管病变多为肺栓塞、肺动脉高压、肺血管炎和肺出血。常见药物为某些化疗药物如环磷酰胺、甲氨蝶呤、丝裂霉素等，口服避孕药、肾上腺皮质激素、雌激素拮抗药氯米芬、他莫昔芬，以及氯丙嗪、苯妥英、门冬酰胺酶等可引起肺栓塞。

6. **胸膜病变** 如华法林的不恰当使用可引起血性胸腔积液；溴隐亭引起胸膜增厚、胸腔积液；西罗莫司常见胸腔积液、肺炎等不良反应。

【诊断】

常见易患因素包括：高龄、一般状况不佳、吸烟、糖尿病、间质性肺炎史、脏胸膜疾病史等。其临床表现多种多样，诊断主要从肺功能检测、CT扫描和有关血生化指标3个方面来考虑。最重要的是，可靠、详细的用药史和对药物性肺病的高度警惕，结合临床经过，分析两者间的相互关系，排除感染、肺部肿瘤复发或肺转移及放射损伤等因素，才能确立正确的诊断。可疑病例及时停药后症状消失，再次应用药物后症状出现或加重，有助于诊断。但晚期病例的病理改变常呈不可逆性，故停药后症状持续亦不能排除药物性肺病的可能。

【防治】

预防主要是提高对药物两重性的认识，熟悉药物的药理作用，严格掌握药物应用适应证、剂量和疗程，做到合理用药。

早期发现、及时诊断、立即停药是治疗的关键，同时停用能加重肺损伤的治疗措施如X射线、高浓度氧气的吸入等，再用适当的保护性药物治疗。糖皮质激素是目前治疗药物性肺损伤常用而有效的药物，尤其是发病机制与免疫有关的药物性肺病，当病变处于肺间质炎阶段，单独使用糖皮质激素，疗效较为理想。抗自由基治疗对预防抗肿瘤药物的肺毒性有一定的意义。

二、放射性肺炎

肺是辐射中度敏感器官，受到的放射剂量超过其发生生物效应的阈值时可产生不同程度的肺损伤。放射性肺炎（radiation pneumonitis）指肺组织受放射线照射后出现的一系列病理变化，照射初期以渗出性炎症为主，6~12周后出现间质性肺炎，后逐渐发展为慢性炎症，部分患者最终形成肺纤维化乃至肺实变。发生率国内外报道不一，在8%~8.25%。

【发病机制】

放射性肺炎是由多种因素共同存在、相互影响、综合作用的结果，是由多种细胞参与、多种细胞因子调控的复杂过程。巨噬细胞、肥大细胞、成纤维细胞、自由基、一氧化氮体系和血管紧张素Ⅱ等均参与了其形成过程，肺基质成分的变化亦是发病过程中重要因素之一。

由于放射性靶细胞、血管内皮细胞、肺泡上皮细胞损伤，肺组织出现血管栓塞、肺间质水肿和炎性细胞浸润，照射野局部组织内的肺泡细胞、成纤维细胞、肺泡巨噬细胞和血管内皮细胞等合成和分泌的细胞因子参与而导致放射性肺炎。同时，辐射产生大量的自由基导致生物分子的化学变化，引起结构和功能的改变。氧自由基通过氧化脂质的作用使细胞膜损伤，增加肺泡-毛细血管膜的通透性，持续刺激成纤维细胞增生并分泌胶原蛋白，导致胶原化形成。

【临床表现】

典型的放射性肺炎多发生于放疗开始后1~3个月。急性放射性肺炎的症状和体征类似一般肺炎，可有低热、刺激性咳嗽、咳少量白色黏液样痰、胸痛、气促等非特异性呼吸道症状。严重者有高热、胸闷、呼吸困难、剧烈咳嗽、咯血。晚期有杵状指和慢性肺心病体征。严重病例可并发急性呼吸窘迫综合征或急性心功能不全。放射性肺纤维化一般由急性放射性肺炎发展而来，小部分患者由隐性肺损伤直接发展为肺纤维化。肺纤维化于放疗后2个月开始形成，以6个月时最显著。可逐渐发展为重症肺纤维化并发肺动脉高压及肺源性心脏病。

【影像学表现】

主要包括肺部磨玻璃改变、斑片状高密度影、大片实变影及纤维条索影。早期表现为放射野内出现均匀的密度轻度增加的阴影。急性期肺放射野内呈现均匀片状密度模糊阴影，病理基础为渗出性病变和间质肺水肿；多发、边界不清的小斑片状阴影，病理基础为肺泡内纤维素渗出、透明膜形成。稍晚期出现照射野内跨肺叶、段分布的条形或三角形致密影，边缘整齐,内可见支气管充气征,通常会进展为肺纤维化。可见胸膜肥厚粘连,肋膈角变钝,胸腔积液;可表现为段、叶肺不张;可有纵隔移位,有时仅表现为气管扭曲移位。发生肺动脉高压时,则表现为肺动脉段突出或右心室肥大。

【肺功能检测】

放疗结束后4~8周内不会出现肺功能的显著异常,伴随着肺炎、肺纤维化的形态学变化,肺功能主要呈现限制性通气功能障碍,因肺毛细血管硬化和受累区肺血流减少致使一氧化碳弥散功能减退,当大面积受累时,呈现肺顺应性降低,以及因通气血流比例失调出现血氧降低。

【诊断】

有胸部接受放射治疗的病史,干咳,进行性气急,肺功能检查呈现限制性通气功能障碍,影像学检查在照射野内出现肺组织炎性改变和纤维化的影像学征象。应注意排除肺部肿瘤的复发和肺转移性肿瘤、肺部感染(细菌、真菌或病毒)、COPD急性加重、心源性疾病、肺梗死、贫血、药物性肺炎等。

【防治】

预防非常重要,掌握适当的放射量、放射照射野及放疗的正确时间。严格预防感冒,戒除吸烟,尽量避免放化疗同时应用,对年龄偏大、有肺部慢性疾病的患者最好做姑息放疗。阿米福汀是现阶段使用最多的预防药物,利用有机硫代磷酸盐生成的巯基,对氧自由基进行清除,同时产生广谱细胞保护作用。

糖皮质激素是目前治疗放射性肺炎常用而有效的药物,有效率可达80%。放射性肺炎以综合治疗为主,在使用糖皮质激素的基础上,辅以抗感染、止咳、祛痰、平喘等对症治疗。目前一些新药物如活性氧清除剂、血管紧张素转换酶抑制剂、细胞因子抑制剂和蛋白酶类抑制剂等给治疗带来了希望,但这些药物大多处于临床前期的动物实验、细胞实验阶段,有待临床进一步验证。近年来的研究证实,干细胞移植对各种肺损伤亦有较好的修复作用。仅有影像学表现无临床症状的放射性肺炎可不予处理。

推荐阅读

1. GIURANNO L, IENT J, DE RUYSSCHER D, et al. Radiation-Induced Lung Injury(RILI)[J]. Front Oncol,2019,9:877.

2. HANANIA A N, MAINWARING W, GHEBRE Y T, et al. Radiation-Induced Lung Injury:Assessment and Management[J]. Chest,2019,156(1):150-162.

3. SKEOCH S, WEATHERLEY N, SWIFT A J, et al. Drug-Induced Interstitial Lung Disease:A Systematic Review[J]. J Clin Med,2018,7(10):356.

第十节　肺朗格汉斯细胞组织细胞增生症

龙　丰

肺朗格汉斯细胞组织细胞增生症(pulmonary Langerhans cell histiocytosis,PLCH)为一组罕见髓样树突状细胞增生性疾病。PLCH属于朗格汉斯细胞组织细胞增生症中的一个类型,为朗格汉斯细胞肺内无限制的增殖和浸润,严重者可出现脑部、骨、血液和脾脏病灶。

【病因与发病机制】

病因未明,发病机制有:毛细支气管肉芽肿中大量募集CD1a细胞;肉芽肿性病变破坏和重塑周围组织;与*BRAF*等基因突变有关;吸烟促进树突状细胞的募集、分化、活化和存活,以及TNF-α等因子的产生。可能与种族因素有关,白种人发病率明显高于黄种人。

【病理】

LC呈弯曲形或分叶形;胞质密度低,核呈褶曲、规则的缩进,细胞质嗜酸性(见文末彩图13-6-10-1)。CD1a细胞聚集成松散的肉芽肿,集中在终末和呼吸性细支气管,病变沿细支气管以肉芽肿袖口的形式进展。囊性病变是由细支气管壁的破坏和细支气管腔的逐渐扩张所致。

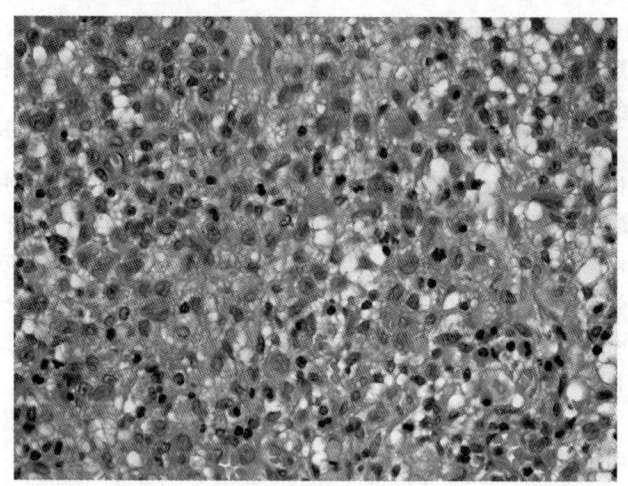

图13-6-10-1　PLCH镜下观(HE染色,×400)

肺组织内LC占比大于5%可诊断该病,免疫组化有S-100、CD68、CD1a、CD207抗原呈递细胞或Birbeek颗粒也可以明确诊断。后期LC基本消失,形成间质纤维化、肺囊肿、肺气肿和蜂窝肺。

【临床表现】

PLCH以男性、30~40岁、吸烟者多见。约1/3无症状者仅在体检时发现。常表现为干咳、胸闷、呼吸困难、胸痛、疲劳、体重下降等。少数有皮疹、多尿和骨痛等。有首发以气胸或肺动脉高压为表现。可伴有其他系统的症状。体检常无阳性体征。

CT表现主要为结节状和囊状病变,多位于中上肺野,很少累及下肺和肋膈角(图13-6-10-2)。早期为双肺外围为主外围细支气管周围的小斑片、小结节和磨玻璃影,多数结节直径为1~5mm,典型的演变为结节—空洞结节—厚壁空腔—薄壁空腔—空腔融合。囊状病变破裂后出现气胸。淋巴结一般不大。

支气管肺泡灌洗液发现5%或以上的LC细胞高度支持诊断。经支气管镜肺活检阳性率低。开胸、胸腔镜及经皮肺活检

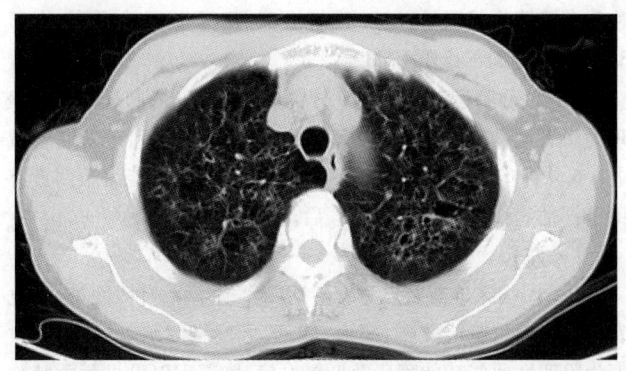

图 13-6-10-2　肺部 CT 显示肺部小结节和囊泡样改变

有助于病理确诊。

后期出现阻塞性或限制性通气障碍及低氧血症。

对有神经系统症状者检查激素内分泌功能，怀疑骨髓受侵袭者检查骨影像学。全身 PET/CT 扫描有一定价值。

【诊断】

对于有吸烟史、肺弥漫性浸润和/或囊肿、自发性气胸、肺功能障碍、皮疹或尿崩症的患者，应怀疑 PLCH。确诊依靠病理。

应与 LAM 病、淋巴细胞性间质性肺炎、肺结核、转移瘤、肺气肿、支气管扩张和结节病等相鉴别。

【治疗】

部分患者戒烟后可以自行缓解。疾病进展或有骨、脾和脑等重要器官受损者，采用泼尼松 0.5~1.0mg/(kg·d)，逐渐减量期为 6~12 个月。多个器官受累或快速进展者可以化疗，克拉屈滨可使影像学改善或部分临床缓解。此外，也可以用 EP 方案，或长春新碱、环磷酰胺等药物。存在基因突变者，维罗非尼可能有效。发展到纤维化、肺大疱及蜂窝肺时，病灶不能吸收。部分晚期的患者通过肺移植术延长生命。宜定期查肺功能。

【预后】

早期 50% 的患者预后良好，甚至痊愈。25% 可以恶化，肺功能下降提示预后不良。

推荐阅读

1. ROBERT V, SERGIO H, ABDELLATIF T. Current understanding and management of pulmonary Langerhans cell histiocytosis [J]. Thorax, 2017, 72(10): 937-945.

2. OLGA T, DAVIDE E, ANTONELLA C, et al. New insights in lymphangioleiomyomatosis and pulmonary Langerhans cell histiocytosis [J]. Eur Respir Rev, 2017, 26(145): 170042.

第十一节　肺淋巴管平滑肌瘤病

金美玲

肺淋巴管平滑肌瘤病(pulmonary lymphangioleiomymatosis,

PLAM, LAM)是一种罕见的以双肺弥漫性囊性变为特征的多系统低度恶性肿瘤性疾病。绝大部分发生于育龄期妇女，主要侵犯肺组织，表现为支气管、小血管及淋巴管周围平滑肌细胞异常增生，肺组织出现广泛的囊性气腔改变。常合并肺外淋巴结肿大和中轴淋巴管平滑肌瘤、肾脏血管平滑肌脂肪瘤(AML)。临床上出现胸闷、活动后呼吸困难、痰血、反复发生自发性气胸、乳糜胸腹水等，晚期可合并肺心病、呼吸衰竭。

【流行病学】

本病罕见，绝大多数发生于育龄期女性，平均发病年龄为 35 岁。可以散发(S-LAM)或与遗传性结节性硬化症(TSC-LAM)有关。S-LAM 的平均患病率约每 100 万女性中 4.9 人；成年女性 TSC 患者 LAM 的发病率为 30% 左右。

【病因与发病机制】

病因尚未十分明确，其发病跟以下几个环节有关。

1. TSC 基因　LAM 的发病与结节性硬化症(tuberous sclerosis, TSC)关系密切。TSC 是常染色体遗传性疾病，是由 TSC-1、TSC-2 基因突变所致。LAM 可分为两种，发生于 TSC 患者的称为 TSC-LAM，没有合并 TSC 的称为散发性 LAM(S-LAM)。TSC-LAM 和 S-LAM 的发病均与 TSC1 或 TSC2 基因突变有关。TSC 基因为抑癌基因，其所编码的 TSC1/TSC2 蛋白通过结合成功能性复合物，从而对下游信号发挥调节作用。LAM 患者由 TSC1 或 TSC2 基因发生突变导致所编码的蛋白功能缺陷，引起哺乳类雷帕霉素靶蛋白激酶 mTOR 通路持续活化，促使细胞的增殖、分化和黏附，导致细胞不适当的增殖、迁移和侵入。

2. 雌激素作用　LAM 绝大多数为育龄期妇女，且当怀孕、使用雌激素药物时，症状会加重，提示雌激素可能在 LAM 的发病中起着重要作用。在 LAM 组织中已被证实存在雌激素受体。

3. 淋巴系统　LAM 常累及淋巴系统，LAM 组织中富含淋巴管。血管内皮生长因子(VEGF)-D 为淋巴管生长因子，LAM 患者血清 VEGF-D 水平较健康对照组显著升高。

【病理】

LAM 肺显示弥漫性肺间质病变，肺间质、支气管、血管和淋巴管周围未成熟的平滑肌异常增生，呼吸道阻塞，造成肺泡扩张，形成弥漫性囊性气腔；肺动脉平滑肌增生，管腔狭窄，肺动脉高压；肺淋巴管及胸导管阻塞、扩张。常合并肺外淋巴结肿大和中轴淋巴管平滑肌瘤、肾脏血管平滑肌脂肪瘤。免疫组化显示，抗平滑肌肌动蛋白抗体(SMA)阳性及抗黑色素瘤特异性抗体(HMB45)阳性；大部分 LAM 细胞有雌激素或孕激素受体表达。

【临床表现】

主要表现为活动后呼吸困难，反复发生自发性气胸、咳嗽、痰血、胸痛和乳糜胸腹水等。早期症状不明显，气胸常见，表现为复发性、双侧性；呼吸困难呈进行性加重。出现胸腹水时，有相应体征。晚期表现为严重低氧血症、呼吸衰竭及肺心病。常见肺外表现主要为由淋巴结肿大、腹部肿块所致的相应症状，以及由肾脏血管平滑肌脂肪瘤所致的血尿等。

【辅助检查】

（一）**影像学改变** 早期胸部 X 线片可无异常表现；晚期表现为两肺弥漫分布网状结节影、囊性变及肺气肿改变等。胸部 HRCT 早期即可出现特征性改变，表现为弥漫性分布、大小不一的薄壁囊性气腔，大部分囊的直径<2cm，周围为正常肺组织，囊腔直径从几毫米到几厘米大小不等（图 13-6-11-1）。有乳糜胸腔积液者可见胸腔积液。常可见纵隔及肺门淋巴结肿大。晚期 CT 显示双肺弥漫性间质纤维化及蜂窝状改变，小囊泡融合成大囊泡。多数 LAM 合并肾脏血管平滑肌脂肪瘤（AML），腹部 CT 可发现肾脏实质性肿块，可见后腹膜、盆腔淋巴结肿大。

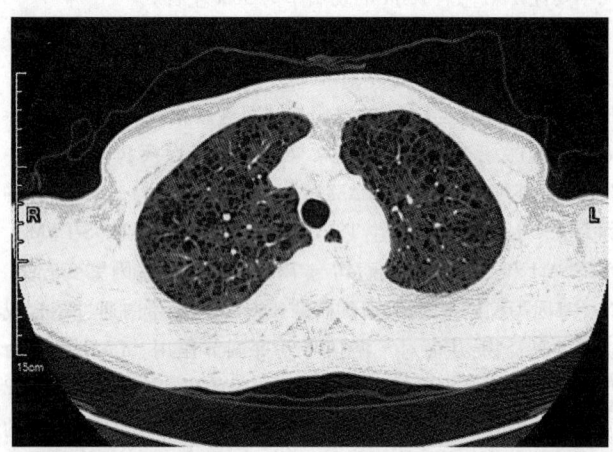

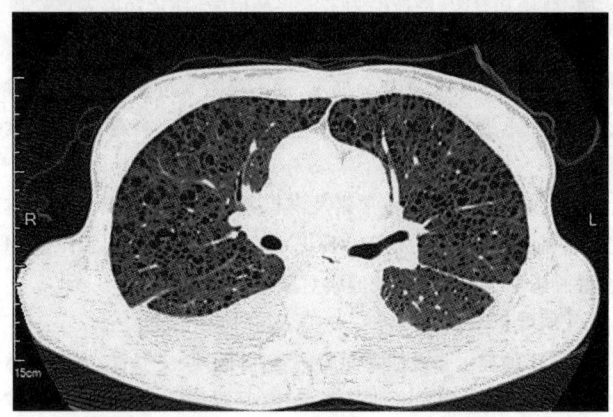

图 13-6-11-1 胸部 CT 示两肺弥漫分布囊泡改变，伴两侧少量胸腔积液

（二）**肺功能改变** 早期可无异常改变。大多为阻塞性通气功能障碍及弥散障碍，低氧血症，表现为肺总量增高、残气量及残/总百分比增高、第 1 秒用力呼气量（FEV_1）下降，CO 弥散量（DL_{CO}）降低，少数为限制性或混合性通气功能障碍。肺功能的下降呈进行性加重。DL_{CO} 早期即可出现异常。

（三）**组织活检病理学检查** 可通过经支气管镜肺活检（TBLB）、经胸腔镜肺活检及开胸肺活检取得肺组织标本。LAM 患者既往肾脏、盆腔等手术标本的病理复核，对病理诊断亦有很大意义。

（四）**VEGF-D 检测** VEGF-D 是 VEGF 家族的成员，被称为淋巴管生成因子，LAM 患者血清 VEGF-D 异常升高，大于 800pg/ml 有助于诊断 LAM。

（五）**心肺运动试验和 6 分钟步行距离** 心肺运动试验表现为患者运动能力下降、最大氧摄取（VO_2max）和呼吸储备减弱。6 分钟步行试验（6MWT）可评价患者的运动能力。两者有助于评估病情严重度及判断预后。

【诊断】

（一）**临床诊断要点** 育龄期妇女；活动后呼吸困难、反复发生自发性气胸或咳嗽、痰血、胸痛、乳糜胸腹水等；肺功能改变为阻塞性通气功能障碍及低氧血症；胸部 HRCT 显示两肺弥漫分布的薄壁囊性气腔；可有肾脏实质性肿块或后腹膜、盆腔淋巴结肿大；肺组织活检病理检查显示肺间质、支气管、血管和淋巴管周围未成熟的平滑肌异常增生，免疫组化显示 HMB45 阳性、SMA 阳性；或既往肾脏、盆腔等手术标本符合 LAM 改变；血清 VEGF-D>800pg/ml。

（二）**诊断标准** 根据临床特点、影像学特征性改变，以及肺组织活检或其他部位手术标本病理学特征，可确诊本病。病理学改变并非 LAM 的必备确诊条件。目前 LAM 的确诊标准为，LAM 的临床特征加上两肺特征性囊泡改变，再具备以下至少一条者：①已确诊的 TSC；②肾血管平滑肌脂肪瘤（AML）；③血 VEGF-D>800pg/ml；④乳糜胸腹水；⑤淋巴管肌瘤；⑥胸腔积液中找到 LAM 细胞；⑦病理确诊。

【鉴别诊断】

肺部 CT 早期即表现为两肺弥漫性囊泡病变，需与肺弥漫性囊泡病变的其他疾病（如结缔组织相关性肺疾病、肺朗格汉斯细胞组织细胞增生症、淋巴细胞间质性肺炎、肺气肿和 Birt-Hogg-Dubé 综合征等）相鉴别。LAM 表现为呼吸困难，需与哮喘、慢阻肺及 α_1-抗胰蛋白酶缺乏症等鉴别。

【并发症】

常并发自发性气胸、乳糜胸腹水；晚期可出现肺动脉高压、肺心病和呼吸衰竭。

【治疗】

（一）**mTOR 抑制剂** 由于 *TSC1/TSC2* 基因突变，导致 mTOR 通路持续活化。mTOR 抑制剂可抑制 mTOR 通路活化。国外多项研究结果证实了 mTOR 抑制剂西罗莫司治疗 LAM 的有效性。mTOR 抑制剂（西罗莫司、依维莫司）目前被认为是治疗 LAM 的首选药物，西罗莫司已在多国获批治疗 LAM 的临床适应证，并被国际 LAM 临床指南及国内专家共识推荐用于临床治疗 LAM。其作用主要在稳定肺功能、改善生活质量、减少乳糜胸腹水、减少肾 AML 的体积及降低血清 VEGF-D。西罗莫司的成人常用剂量为 1~2mg/d，需要通过监测西罗莫司的全血药物谷浓度、治疗反应和不良反应调整用药剂量。

（二）**其他治疗及建议**

1. 有呼吸困难症状者吸入支气管扩张剂改善症状。

2. 发生气胸时给予相应的抽气治疗或胸腔切开闭式引流；反复气胸者建议行胸腔镜下胸膜固定术。

3. 乳糜胸腹水者，建议用低脂或无脂饮食，或用中链脂肪酸替代。

4. 低氧血症者建议家庭氧疗。

5. 避免使用雌激素类药物或食物。

6. 妊娠会使病情加重和出现并发症的风险增加,是否妊娠需要个体化评估和考虑。

7. 伴肾血管平滑肌脂肪瘤时,应根据情况选择观察、采用西罗莫司治疗或介入栓塞或保留肾单位的手术。

(三)肺移植术 晚期肺功能严重受损时,应评估是否可行肺移植手术。肺移植术应用于晚期 LAM 患者,5 年成活率约 65%。

(四)其他 抗雌激素治疗疗效不确切,目前不推荐抗雌激素治疗。国外尚有用金属蛋白酶抑制剂、多西环素、血管生成抑制剂(贝伐珠单抗)、羟氯喹、他汀类等治疗本病,但疗效不确定。

【预后】

LAM 预后较差。近年来随着 mTOR 抑制剂应用于本病,其预后有较大改善,近年来报道从症状出现后平均生存期为 29 年。

推荐阅读

GUPTA N,FINLAY G A,KOTLOFF R M,et al. Lymphangioleiomyomatosis diagnosis and management:High-resolution chest Computed Tomography, transbronchial lung biopsy,and pleural disease management. An official ATS/ JRS clinical practice guideline[J]. Am J Respir Crit Care Med,2017,196 (10):1337-1348.

第十二节 肺泡蛋白沉着症

金先桥

肺泡蛋白沉着症(pulmonary alveolar proteinosis,PAP)是病因未明的罕见慢性肺部疾病。1958 年由 Samuel H. Rosen 等提出,特征为肺泡和终末细支气管内有大量磷脂蛋白样物质沉积的肺部弥漫性疾病。

PAP 分为 3 类,①先天性 PAP:很少见,约 5%,常由 *SFTPB*、*SFTPC*、*ABCA3* 或 *Nkx2. 1* 基因突变引起,好发于婴幼儿,为常染色体隐性遗传;②自发性 PAP:成年人常见类型,约 90%,发病率为(4~40)/100 万,无家族史,很少伴其他系统自身免疫性疾病;③继发性 PAP:5%~10%,常继发于矿物和化学物质吸入、特殊病原体感染、肿瘤及其他导致免疫功能缺陷疾病及器官移植患者。

【发病机制】

目前未明,可能由于肺泡表面活性物质(pulmonary surfactant,PS)生成与清除异常,致其在肺泡腔内沉积。PS 生成异常很罕见,主要见于婴幼儿。清除异常主要与肺泡巨噬细胞(alveolar macrophage,AM)功能失常有关。

粒细胞-巨噬细胞集落刺激因子(granulocyte-macrophage

colony-stimulating factor,GM-CSF)在 AM 成熟过程中起到重要作用,肺泡内 GM-CSF 缺乏导致 AM 功能缺陷,造成 PS 清除减少,沉积于肺泡腔,导致 PAP 发生。其中,部分先天性 PAP 为基因突变导致 GM-CSF 无法发挥作用,引发 PAP。而自发性 PAP 以抗 GM-CSF 抗体增多为特征,GM-CSF 减少。继发性于肿瘤的 PAP,目前认为是由肿瘤患者 AM 数量的减少或功能下降所致。亦有报道称,急性淋巴瘤患者体内 GM-CSF 受体减少导致 PAP 发生。

【病理】

尸检显示肺有多发性淡黄或灰白色坚实结节,明显变硬,重量增加,肺切面有黄白色液体流出。肺实变与代偿性肺气肿并存。光镜下肺泡结构基本正常,肺泡、终末呼吸性细支气管腔内充满细颗粒状、无结构的过碘酸希夫(PAS)染色阳性的蛋白样物质。肺泡Ⅱ型细胞增生、肥大,AM 呈泡沫状形状(图13-6-12-1)。电镜下见肺泡Ⅱ型细胞胞质内有特征性的呈同心圆排列的板层小体。

【临床表现】

年龄以 10~50 岁多见,男女发病比例为(2~4):1,72% 有吸烟史。起病隐匿,可无症状,有症状者为活动后气短,干咳或少量白黏痰,渐伴呼吸衰竭。部分有乏力、消瘦、低热,偶见胸痛、咯血。从症状出现到诊断为 6 周至 8 个月。体征少,偶在肺底闻及少量细湿啰音或捻发音,严重缺氧者常有杵状指、发绀和视网膜斑点状出血。

【影像学表现】

两肺均匀一致的病灶,可随体位变动而改变。早期为磨玻璃样影,渐为双肺对称弥漫性模糊细小结节阴影,下 2/3 肺野为主,由肺门向外扩散,常融合成片状。类似肺水肿表现,但无其他证据,病灶间有代偿性肺气肿或小透亮区,纵隔增宽。

胸部高分辨率 CT(HRCT)表现为两肺斑片状阴影,有支气管充气征,边缘清晰、锐利,病灶与周围正常肺组织形成鲜明对照如“地图”状改变;有时呈磨玻璃样改变,小叶间隙和间隔不规则增厚,呈“铺路石”或“碎石路样”征象。磨玻璃影深浅与脂蛋白在肺泡内沉积量有关,大实变影罕见。

【实验室检查及其他辅助检查】

血常规轻度白细胞增高,50% 以上血清 LDH 升高,血清表面活性剂蛋白 A、B 和 D 升高,且高低与疾病的严重程度相关。目前认为血 IgG 抗 GM-CSF 抗体是诊断 PAP 特异性和敏感性很好的检测指标,但与疾病严重程度、病程、其他生物标志物无明显关系。伴慢性缺氧者 PaO_2 和 SaO_2 下降,运动后加重。肺功能轻度限制性通气和弥散功能障碍。痰液检查见 PAS 染色阳性物质,假阴性率高。支气管肺泡灌洗液(BALF)见典型“牛奶样”或“米浆样”液体,放置 20 分钟后分层,含较高的磷脂和蛋白,光镜见大量无形碎片,间有巨大 AM,含丰富胞质,PAS染色阳性;电镜下见丰富的层状体和环绕的磷脂。

【诊断与鉴别诊断】

诊断依据咳嗽、咳痰,活动后气促或无症状;胸部 HRCT“地图样”“铺路石”表现;BALF“牛奶样”液体,特征性病理变

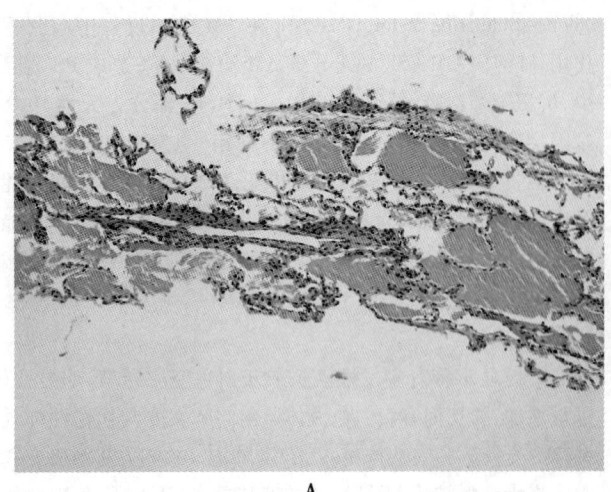
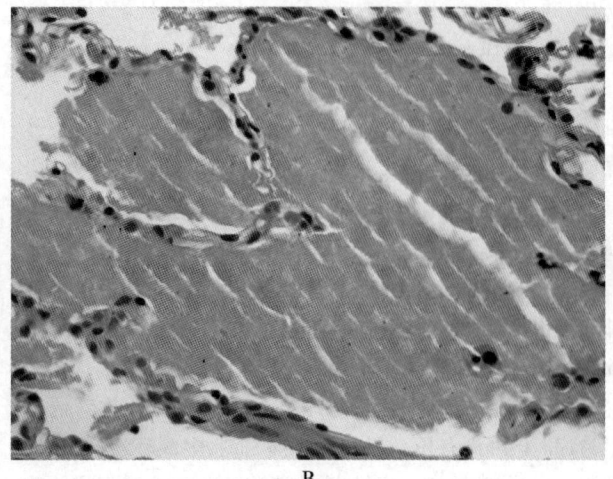

A   B

图 13-6-12-1　肺泡蛋白沉着症病理

光镜下（A. 低倍镜；B. 高倍镜）肺泡结构基本正常,肺泡内充满细颗粒状、无结构的 PAS 染色阳性的蛋白样物质。

化。经支气管肺活检(TBLB)或 CT 引导下经皮肺穿刺可行组织病理学诊断,偶需开胸肺活检。血清抗 GM-CSF 抗体检测对自发性 PAP 诊断有帮助。

【治疗】

全肺支气管肺泡灌洗是缓解 PAP 有效的方法。全麻下经卡伦双腔管行一侧全肺灌洗,每次灌洗 300～400ml 生理盐水,反复灌洗至灌洗液清亮,总量 15L 生理盐水,1 周后再灌洗对侧。不能耐受全麻或单侧肺通气的患者,以及病情较轻者,可经支气管镜灌洗治疗。目前认为当患者呼吸困难症状明显,静息时 $PaO_2<65mmHg$,$P_{A-a}O_2 \geqslant 40mmHg$,肺内分流率($Qs/Qt$)＞10%时,即有肺泡灌洗指征。85%的患者在肺泡灌洗后,症状、影像学及肺功能明显改善。

对于不能使用肺泡灌洗术治疗或使用后疗效不佳、病情复发的患者,可试用 GM-CSF 补充、利妥昔单抗、血浆置换术等方法治疗,但效果仍存在争议。GM-CSF 补充治疗可吸入或皮下注射,吸入的效果优于皮下注射,具体剂量及周期无统一标准,多从 $5\mu g/(kg \cdot d)$ 开始,根据临床缓解情况进行增减。各种治疗无效时可以采取肺移植治疗,但术后复发性 PAP 亦有报道。

继发性 PAP 和先天性 PAP 对以上治疗反应均不佳,目前针对继发性 PAP 的骨髓移植及自体干细胞移植治疗的研究,以及先天性 PAP 的基因治疗研究较多,具体疗效有待证实。

【预后】

差异较大,5 年生存率达 75%。其中 8%～30%患者可自然缓解,戒烟被证实有益于自然缓解进程;部分患者进展为呼吸衰竭;另有部分患者维持稳定状态。

推荐阅读

1. SUZUKI T, TRAPNELL B C. Pulmonary Alveolar proteinosis syndrome [J]. Clin Chest Med, 2016, 37(3): 431-440.
2. ANTONIU S A, RAJNOVEANU R, GRIGORE M, et al. Pharmacotherapy options in pulmonary alveolar proteinosis[J]. Expert Opin Pharmacother,
2020, 21(11): 1-8.

第十三节　特发性肺含铁血黄素沉着症

陈智鸿

特发性肺含铁血黄素沉着症(idiopathic pulmonary hemosiderosis, IPH)是一类病因未明的间歇性、弥漫性肺泡内出血(diffuse alveolar hemorrhage, DAH)。其特点是广泛的肺毛细血管反复出血,肺泡中有大量的含铁血黄素沉着,并伴有缺铁性贫血,反复发作后可致肺纤维化、呼吸衰竭。发病率为(0.24～1.23)/100 万。80%累及儿童,大部分于 10 岁前起病;成年患者大部分 30 岁前即诊断为 IPH。

【病因与发病机制】

病因不明,可能与肺上皮细胞发育异常、受损及遗传基因有关。免疫反应在 IPH 致病中的确切机制尚不明了,但激素和免疫抑制剂对该病有一定疗效,提示免疫机制参与其中。

【病理】

本病无特征性病理学改变。

肉眼观:肺重量和体积增加,切面散在的点状出血或深棕色为含铁血黄素沉着区。

光镜下观:早期的组织学改变为肺泡和细支气管腔内的出血,肺泡上皮细胞肿胀、变性、脱落,肺泡腔内可见含有红细胞或含铁血黄素的巨噬细胞。肺泡毛细血管扩张、扭曲。肺泡壁和肺小动脉可见弹性纤维变性。

【临床表现】

该病主要见于儿童,典型临床表现为三联征——咯血、贫血及双肺浸润影。儿童常以不能解释的缺铁性贫血为最早的临床表现,而缺乏呼吸道症状。在急性出血期间可有痰血甚至咯血,低热、胸痛等。肺泡出血常为自限性。缓解期患者以不同程度贫血为主要表现。慢性或反复发作时可有肺纤维化,后期有呼吸困难、肺动脉高压及心功能不全的表现。急性发病期典型胸部 X 线检查表现为两肺中、下肺野多个边缘不清的斑点、斑片状模糊浸润影。肺 CT 比 X 线更具敏感性,可见小结节影或磨玻璃样影。

【诊断】

至今仍无针对 IPH 的特异性诊断,因此该病的诊断是依靠排除其他弥漫性肺泡出血(DAH)为主要特征的疾病,如自身免疫性疾病(肺出血肾炎综合征、系统性血管炎等)、感染性疾病(汉坦病毒感染)、心脏疾病(二尖瓣狭窄)、凝血功能障碍等。当存在符合 IPH 的临床表现(如咯血、咳嗽和呼吸困难)、胸部 X 线片或胸部 CT 见弥漫性双侧肺泡浸润影时,强烈推荐支气管镜肺活检及 BAL 检查,当 BALF 呈血性,内含大量红细胞和含铁血黄素的肺泡巨噬细胞时,可辅助诊断该病。

【治疗】

IPH 是一种罕见疾病,治疗基本上基于小宗系列案例的经验。对多数患者而言,糖皮质激素是治疗的基石,部分患者需要联合免疫抑制剂。

1. 急性期咯血的治疗　建议初始诱导期,泼尼松剂量为 $0.5 \sim 0.75 mg/(kg \cdot d)$,直至肺出血停止或新发的肺部斑片影吸收,一般需要 1~2 个月。病情稳定后,泼尼松每 2 周减少 1 片,维持剂量为 10~15mg/d。严重肺部出血伴呼吸衰竭的患者,推荐甲泼尼龙 $1 \sim 2mg/(kg \cdot d)$,静脉注射。

2. 慢性期治疗

(1)糖皮质激素:大部分 IPH 患者对长期口服激素有效,激素疗程为 18~24 个月,可逐渐减量,直至停药。

(2)免疫抑制剂:对初始情况严重或有复发性肺泡出血的患者,除了激素,还应联用免疫抑制。在许多患者中,硫唑嘌呤和羟氯喹与口服糖皮质激素联用已取得成功。

(3)ECMO:体外膜氧合,又称体外膜肺(extracorporeal membrane oxygenation,ECMO)可支持因急性 IPH 而发生顽固性低氧血症的患者。

(4)肺移植:已有肺移植的报道,但移植后有再次复发的风险。

【预后】

该病罕见,因此很难对其预后进行准确评价。IPH 导致死亡的原因主要有肺部大出血和急性呼吸衰竭。慢性呼吸衰竭通常由含铁血黄素沉着和肺纤维化导致。据文献报道,该病存活时间的差异很大。一般儿童和青少年患者更易出现急性发作,预后较差。而成人患者症状较轻,病程更长,预后好于儿童。

推荐阅读

DOI T,OHGA S,ISHIMURA M,et al. Long-term liposteroid therapy for idiopathic pulmonary hemosiderosis [J]. Eur J Pediatr, 2013, 172 (11): 1475-1481.

第十四节 结 节 病

洪群英

结节病(sarcoidosis)是一种原因不明的以非干酪样坏死性上皮样细胞肉芽肿为病理特征的系统性疾病。可侵犯全身多个器官,以肺和淋巴结受累为最常见。患病率和年发病率尚不确切,有地区和人种差异。部分患者病情可自行缓解,对于存在脏器功能障碍或疾病进展的患者,糖皮质激素为主要治疗方法。

【病因与发病机制】

病因不明,有人认为是由职业和环境暴露、某些分枝杆菌或病毒感染等引起。一些家族存在结节病发病簇集现象提示该病可能存在遗传倾向。目前公认白细胞组织相关抗原 HLA-DRB1 与其发病密切相关。

近年来发现本病与免疫反应有关。在某些抗原刺激下,抗原递呈细胞(APC)产生高水平的肿瘤坏死因子 α(TNF-α),同时分泌 IL-12 等多种细胞因子,激活肺泡巨噬细胞和辅助 T 细胞(CD4$^+$)。随着病变的发展,肺泡内炎细胞成分减少,巨噬细胞衍生的上皮样细胞增多,并形成肉芽肿。疾病后期,纤维母细胞增生,可出现广泛的纤维化。

【病理】

典型病理特征为非干酪样坏死性上皮样细胞性肉芽肿,由淋巴细胞包绕上皮样细胞或多核巨细胞而成,多核巨细胞内常可见胞质内包涵体,如舒曼(Schaumann)小体、星状小体、草酸钙结晶等。中心区的淋巴细胞以 CD4$^+$ T 细胞为主,而 CD8$^+$ T 细胞则在中心区的周围带。周边区由圈状的疏松排列的淋巴细胞、单核细胞和成纤维细胞组成。肉芽肿结节可彼此融合,但通常仍保留原有结节轮廓。结节病性肉芽肿沿淋巴道分布为主(占 75%左右),约半数患者的上皮样细胞肉芽肿累及呼吸道、血管壁。偶见小灶性纤维素性坏死,但不发生干酪样坏死(图 13-6-14-1)。

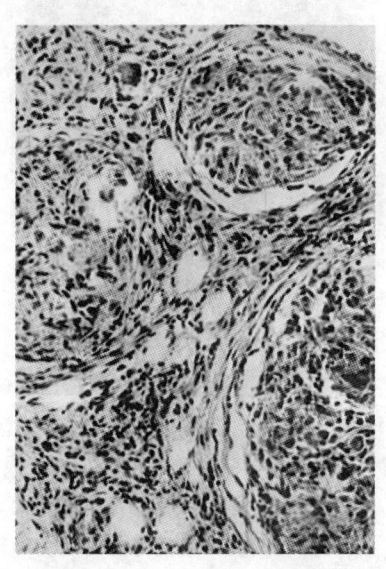

图 13-6-14-1　结节病肉芽肿

【临床表现】

多见于25~45岁成人,女性略多于男性。多缓慢起病。早期可无症状,90%以上的病例在常规X线检查中发现。可有咳嗽、呼吸困难和胸痛,并常伴有乏力、发热、不适、厌食和体重减轻等。胸部体检可无阳性体征,杵状指(趾)罕见,通常与晚期肺纤维化有关。

30%~50%结节病可累及肺外器官。约1/4的病例有眼或皮肤病变,表现为急性葡萄膜炎、角膜-结膜炎等;皮损最常见者为结节性红斑,多发于女性,也有皮下结节等。关节炎见于5%~37%患者。急性结节病性关节炎呈对称性、游走性,常累及膝、踝、近端指(趾)、腕和肘关节等多部位。临床上将发热、急性结节病关节炎、双侧肺门淋巴结肿大与结节性红斑称为Lofgren综合征。累及神经系统、肝、脾、腮腺及心脏等,可引起相应症状。结节病心脏受累患者病情多隐匿,可无症状或表现为传导阻滞、室性心律失常、充血性心力衰竭、心包积液及猝死等。

【辅助检查】

(一)影像学检查 异常的胸部影像学表现常是结节病的首要发现,90%以上患者表现为双侧肺门及纵隔对称性淋巴结肿大,可伴有肺内网状、结节状或斑片状阴影。根据胸部X线的表现,可对胸内结节病进行分期。

1. 0期 肺部X线检查阴性。

2. Ⅰ期 双侧肺门淋巴结肿大伴或不伴气管旁淋巴结肿大,无肺内病变(图13-6-14-2)。

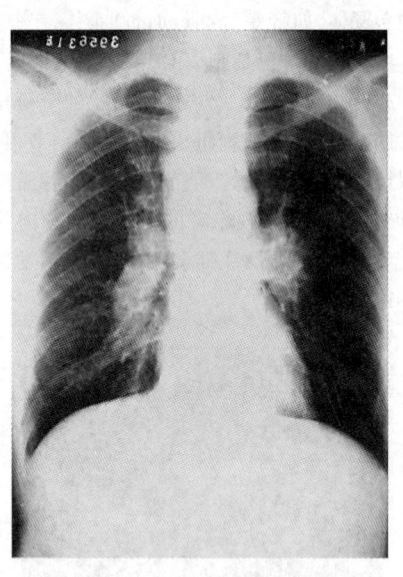

图 13-6-14-2 结节病Ⅰ期X线特征
两肺门淋巴结肿大,肺野清晰。

3. Ⅱ期 双侧肺门淋巴结肿大伴肺实质浸润(图13-6-14-3)。肺部病灶表现为上肺与中肺分布为主的弥漫粟粒样至1cm以上片状、棉絮状或结节状浸润,可伴网织状改变。

4. Ⅲ期 仅有肺实质浸润,无肺门淋巴结肿大。

5. Ⅳ期 进行性肺间质纤维化为主的病变可伴有肺大疱或囊性支气管扩张(图13-6-14-4)。

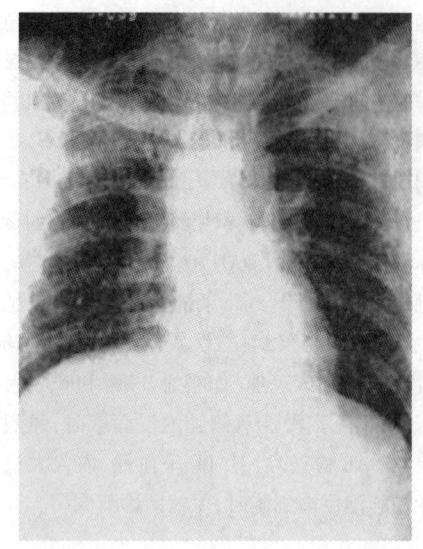

图 13-6-14-3 结节病Ⅱ期X线特征
两肺门淋巴结肿大伴肺野内弥漫分布的病灶。

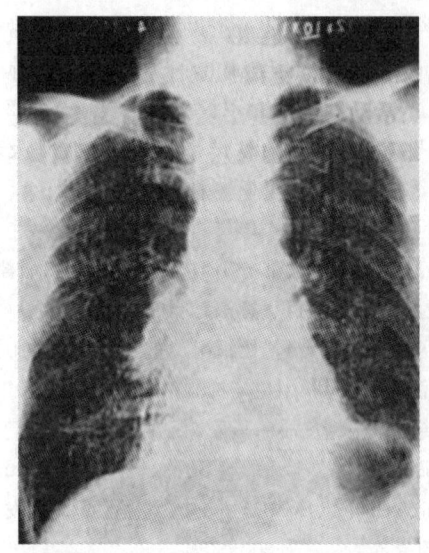

图 13-6-14-4 结节病Ⅳ期X线特征
两肺弥漫性纤维化伴部分肺大疱形成,肺门影缩小。

以上各期并非顺序出现。胸部X线片分期评价结节病的严重程度、进展及预后有一定局限性,对于临床怀疑结节病的患者,推荐行胸部CT检查。增强CT显示纵隔及肺门受累淋巴结呈中等以上明显强化,密度均匀一致,边界清楚,淋巴结之间无融合及周围浸润样改变;可用于指导超声内镜下的经支气管针吸活检(EBUS-TBNA)定位。肺实质受累特征性的CT表现为沿支气管血管束、小叶间隔、叶间裂分布的结节样改变(图13-6-14-5)。偶见胸腔积液及胸膜局灶性增厚等表现。

(二)血液学检查 活动进展期可有白细胞减少、贫血、血沉增快。约1/3的结节病患者CRP轻度升高。部分患者可见高血钙、高尿钙。血清碱性磷酸酶中等程度升高,提示弥漫性肉芽肿性肝脏受累。部分患者可出现高丙种球蛋白血症和类风湿因子阳性。血管紧张素Ⅰ转换酶(ACE)为肺毛细血管内

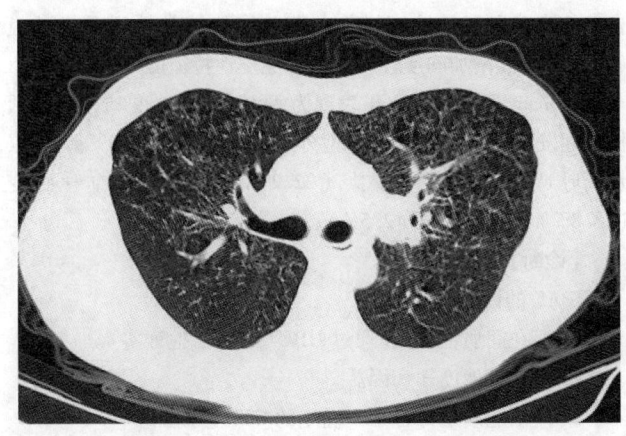

图 13-6-14-5 CT 示双肺弥漫性分布肺结节

皮细胞和肉芽肿组织内的类上皮细胞、肺泡巨噬细胞所产生，血清 ACE 诊断价值有限，敏感性为 57%，而特异性不足 90%。

（三）**支气管肺泡灌洗** 85% 以上 BALF 淋巴细胞数增高，其中主要是 T 淋巴细胞增高，大约 50% BALF 中 CD4$^+$/CD8$^+$ 比值增高超过 3.5。研究发现，BALF 中淋巴细胞数增多 >20%，对活动期结节病的诊断有一定意义。目前认为，BALF 检测不能用于确定结节病诊断，亦无法预测预后及对糖皮质激素治疗的反应。

（四）**结核菌素试验** 疑诊患者应进行结核菌素皮肤试验或 γ-干扰素释放试验，以帮助排除结核分枝杆菌感染。一般来说，结节病患者的皮肤试验反应性减弱，若结果阳性，则是有力支持分枝杆菌疾病的证据。在我国，结核病为常见病，将此项结果用于结节病诊断时需慎重。国内文献报道，结节病结核菌素试验阳性率为 12%~28%。

（五）**核素扫描** ^{67}Ga 能被活化的巨噬细胞和淋巴细胞摄取，常显示双侧肿大的肺门淋巴结（呈 λ 字形）和纵隔淋巴结。肺外结节病如腮腺、唾液腺和泪腺等有 ^{67}Ga 沉积，构成"熊猫脸"样征象。可协助诊断、了解病变活动性和受累程度并为活检部位提供依据，但无特异性。近年来，^{18}FDG-PET 应用日益增多，由于肉芽肿组织可以摄取 ^{18}FDG 而显影，有助于发现隐匿病变，特别是对于判断心脏、神经系统是否受累有辅助价值，但尚不明确其在评估疾病活动性及疗效中的作用。

（六）**肺功能检查** 早期肺功能可完全正常。随疾病进展，可引起限制性通气障碍，肺活量及肺总量减低伴弥散功能减退。由于吸入气体分布不匀，通气血流比例失调，PaO$_2$ 可降低，运动后降低更显著。

（七）**其他检查** 无明显肺外受累表现的患者，也应积极完善心电图、超声心动图及腹部脏器 B 超等检查，这对于评估心脏、肝脏、肾脏是否受累有一定判断意义。推荐眼科相关检查以评估有无眼部受累。

（八）**组织学检查** 所有疑诊患者应尽量取得病理学证据。支气管镜下可见支气管黏膜散在结节样病变，黏膜活检及经支气管镜肺活检是目前确诊肺结节病较为简便、安全的活检方法。对于肿大的肺门和纵隔淋巴结，可以通过 TBNA 或

EBUS-TBNA 获得诊断。仍不能明确诊断时，可考虑纵隔镜、胸腔镜组织学活检及开胸肺活检。另外，应积极寻找其他可能的活检部位，如皮肤病灶、浅表淋巴结、鼻黏膜及眼结膜结节等。所有活检标本均应进行包括分枝杆菌感染在内的相关微生物学排查。

【诊断与鉴别诊断】

虽然结节病的确诊依赖于病理学检查，但肉芽肿并非结节病特有的病理特征，因此需结合临床表现、胸部影像等进行综合判断。而肺结节病诊断确立后，也需进一步检查以了解其他器官受累情况。

肉芽肿性肺病的鉴别诊断包括很多疾病，尤其重要的是排除感染（结核和非典型分枝杆菌感染、真菌感染等）和恶性肿瘤，另外尚需与铍病、过敏性肺炎、尘肺、药物性肺损伤、异物肉芽肿、血管炎症相关疾病等相鉴别。

【治疗】

由于部分结节病可自行缓解，其治疗指征目前仍存争议。一般建议仅在出现以下情况时给予治疗：眼部、神经系统、心脏、肾脏病变及高钙血症者；有明显呼吸系统症状或进展的胸内结节病（表现为进行性肺功能下降或肺内阴影进行性加重）。

糖皮质激素为目前治疗结节病的首选药物，但其远期疗效仍不明确。推荐治疗方案如下：泼尼松 20~40mg/d，合并心脏或神经病变者需应用更高的剂量。4~6 周后评价治疗反应。有效者，逐渐减至维持剂量在 10~15mg/d，总疗程为 6~24 个月。若逐渐减量后出现疾病复发，应将剂量增加至最后的有效剂量并再继续使用 3~6 个月。若 3 个月后病情仍未得到改善，则将剂量增回初始有效剂量（20~40mg/d），直至病情改善（通常为 3~6 个月）。因停止治疗后常见病情反复，建议每 3~6 个月随访，至少 3 年。

对激素耐药、不能耐受激素不良反应的患者，可单用或与小剂量激素联合应用细胞毒性药物。一般首选甲氨蝶呤 5~7.5mg/次、1 次/周，并逐渐增加剂量直至剂量达每周 10~15mg；或选用硫唑嘌呤、来氟米特、吗替麦考酚酯等。鉴于药物可能的不良反应，临床应用应权衡利弊。近年研究发现，TNF-α 抑制剂如英利昔单抗对于难治性结节病有一定疗效，但尚需循证医学研究证据支持。

终末期肺结节病患者可以考虑肺移植治疗。

【预后】

约半数结节病患者无需特殊治疗，可于 2 年内自行缓解。10%~30% 的患者病情呈慢性进行性发展，病死率为 1%~5%，死亡多由呼吸衰竭、中枢神经系统或心脏受累所致。

推荐阅读

1. SAH B P，GOYAL S，IANNUZZI M C. Novel pharmacotherapy of sarcoidosis[J]. Pharmacol Ther，2016，157：1-9.

2. PATTERSON K C，CHEN E S. The pathogenesis of pulmonary sarcoidosis and implications for treatment[J]. Chest，2018，153(6)：1432-1442.

3. 中华医学会呼吸病学分会间质性肺疾病学组,中国医师协会呼吸医师分会间质性肺疾病工作委员会.中国肺结节病诊断和治疗专家共识[J].中华结核和呼吸杂志,2019,42(9):685-693.

第十五节 具有自身免疫特征的间质性肺炎

何礼贤

具有自身免疫特征的间质性肺炎(interstitial pneumonia with autoimmune features,IPAF)是指具有某些结缔组织疾病(CTD)特征,但尚不能诊断某一确定CTD的特发性间质性肺炎(IIP)。曾有未分化性CTD相关性间质性肺疾病(undifferentiated CTD associated interstitial lung disease,UCTD-ILD)、肺受累为主的CTD(lung-dominant CTD,LDCTD)、自身免疫特征的ILD(autoimmune-featured ILD)等不同名称,欧洲呼吸学会/美国胸科学会UCTD-ILD工作组经过多方工作和讨论,于2015年发布研究声明,采用新命名,结合临床、血清学和形态学3个方面制定了诊断标准。为这类疾病未来研究提供了必要的框架,为其病理机制研究搭建了初步的平台,具有重要意义。

【临床、血清学和形态学特征】

(一)临床特征 主要由肺外症状和体征组成,包括远端手指皮肤裂纹(例如技工手)、远端指尖皮肤溃疡、炎性关节炎或多关节晨僵≥60分钟、手掌或指腹毛细血管扩张症、雷诺现象、不明原因的手指水肿、不明原因的手指背面的固定性皮疹(Gottron征)。这些肺外症状在IIP中很少见,若出现,则提示有潜在CTD的临床特点。有研究提示以雷诺现象最为常见(27.8%),之后依次为炎性关节炎/晨僵持续>60分钟(17.4%)和技工手(10.4%)。也有报道雷诺现象占66.7%,与炎性关节炎所占比例相当(66.7%),其次是眼干、口干(48.2%)。

(二)血清学特征 低滴度的ANA和RF阳性可见于非风湿病患者甚至健康人群。ANA滴度高于1:320时,列为血清学方面诊断指标。高滴度的RF列为血清学方面诊断标准之一,取值通常是高于正常值的2倍。其他种类的自身抗体只要为阳性,任何滴度均可作为血清学方面诊断标准之一。临床病例研究显示,最常见的血清学异常是ANA≥1:320,其他血清学指标的频度各家报道不一。

(三)形态学特征 包括HRCT和肺组织病理学,以及其他诊断方法,证实除间质性肺炎外尚有气管、肺血管、胸膜等多部位受累。

1. HRCT提示如下影像学类型 非特异性间质性肺炎(NSIP)、机化性肺炎(OP)、NSIP重叠OP、淋巴细胞性间质性肺炎(LIP)等。

2. 肺活检组织病理学提示如下类型 NSIP、OP、NSIP重叠OP、LIP;间质的淋巴细胞浸润伴有生发中心形成;弥漫性淋巴浆细胞浸润(伴或不伴淋巴滤泡增生)。这些表现在结缔组织疾病继发性间质性肺炎中多见,因此当这些病理表现出现,

自身免疫性疾病的概率增加。而单纯的寻常性间质性肺炎(UIP)并不能增加间质性肺炎具有免疫性特征的可能性。

Oldham等发现,HRCT表现为NSIP型占31.9%;外科肺活检病理发现的NSIP型和OP型分别占22.9%和16.9%;肺外累及以呼吸道疾病最为常见(22.2%),其次是肺血管病变(18.8%)和胸膜疾病(12.5%)。

【诊断】

IPAF的诊断标准:

1. 存在间质性肺炎(通过HRCT或肺活检证实)。

2. 排除其他已知病因。

3. 尚不能确定符合某一确定的CTD诊断。

4. 至少有以下3个特征中的2个。

(1)临床表现:①远端手指皮肤裂纹(例如技工手);②远端指尖皮肤溃疡;③炎性关节炎或多关节晨僵≥60分钟;④手掌或指腹毛细血管扩张症;⑤雷诺现象;⑥不明原因的手指水肿;⑦不明原因的手指背侧的固定性皮疹(Gottron征)。

(2)血清学表现:①ANA阳性>1:320,弥漫、斑点、均质或ANA核仁型(任何滴度)或ANA着丝点型(任何滴度);②RF>2倍正常值上限;③抗CCP;④dsDNA;⑤抗-Ro(SSA);⑥抗-La(SSB);⑦抗RNP;⑧抗Sm;⑨抗SCL-70;⑩抗tRNA合成酶;⑪抗PM-Scl;⑫抗MDA-5。

(3)形态学表现:①HRCT提示如下类型:NSIP、OP、NSIP重叠OP、LIP。②肺活检组织病理学提示如下类型:NSIP、OP、NSIP重叠OP、LIP;间质淋巴细胞浸润伴有生发中心形成;弥漫性淋巴浆细胞浸润(伴或不伴淋巴滤泡增生)。③多部位受累(除肺间质性外):原因不明的胸膜积液或胸膜增厚;原因不明的心包积液或心包增厚;原因不明的呼吸道疾病(肺功能、胸部影像或病理),如气流阻塞、细支气管炎或细支气管扩张;原因不明的肺血管病变。

【治疗】

关于IPAF如何使用免疫抑制治疗及对预后的影响,目前研究很少。有报道56例IPAF患者,除1例外大多数接受了免疫抑制治疗,其中81.8%接受糖皮质激素治疗,76.4%联合使用其他种类的免疫抑制剂,最常用的为麦考酚酯,其次为硫唑嘌呤(36.4%)和环磷酰胺(23.6%)等。有一组144例IPAF中14例肺移植治疗。

【预后】

预后与CTD-ILD相仿,略优于IPF。进一步分层分析显示,HRCT或肺活检明确病理类型为非UIP者生存率与CTD-ILD相似,而病理型为UIP者生存率与IPF相似,提示HRCT或组织病理类型是影响预后的重要原因。除间质性肺炎外的多部位累及也同样提示预后不良。

推荐阅读

1. FISCHER A,ANTONIOU K M,BROWN K K. et al. An official European Respiratory Society/American Thoracic Society research statement:inter-

stitial pneumonia with autoimmune features[J]. Eur Respir J,2015,46(4):976-987.

2. 赛晓焱,蔡后荣.具有自身免疫特征的间质性肺炎研究进展[J].中国呼吸与危重监护杂志,2017,16(3):302-306.

第七章 肺循环疾病

第一节 肺水肿

蒋进军

肺水肿(pulmonary edema)是指肺血管外水份的渗出或漏出的速度超过淋巴回流量,导致肺泡腔内液体聚积。产生的原因很多,包括肺内源性和肺外源性。临床主要表现为发绀、咳嗽、气促、气喘、咳粉红色或血性泡沫痰,听诊两肺散在细湿啰音,有时会有哮鸣音,胸部X线片可表现为以肺门为中心的蝶状或片状模糊阴影。深入理解肺泡上皮细胞液体转运机制,有助于诊断和治疗肺水肿。

【肺内液体转运的生理基础】

肺泡表面总面积相当于一个篮球场大小,其中约有90%的肺泡表面被扁平Ⅰ型肺泡上皮细胞覆盖,其余10%的面积为Ⅱ型肺泡上皮细胞覆盖(图13-7-1-1)。Ⅱ型肺泡上皮细胞含有丰富的磷脂类物质,主要成分是二软脂酰卵磷脂,其分泌物在肺泡表面形成减低肺泡表面张力的肺泡表面活性物质,维持肺泡开放,并有防止肺泡周围间质液向肺泡腔渗漏的功能。这两种上皮细胞表面都含有钠离子通道,参与钠离子跨膜运输。钠离子先通过肺泡腔侧的阿米洛利敏感性钠通道进入细胞内,再由位于基底膜侧的 Na⁺/K⁺-ATP 酶将钠泵入肺间质。肺毛细血管内衬着薄而扁平的内皮细胞,内皮细胞间的连接较为疏松,允许少量液体和某些蛋白质颗粒通过。支气管肺泡上皮还表达3种特异性水转运蛋白(又称为水通道蛋白,aquaporin,AQP)——AQP1、AQP4、AQP5,可加速水的转运,参与肺泡液体

的交换。

电镜下可见肺泡的上皮与血管的基底膜之间并不完全融合,与毛细血管相关的肺泡壁存在一侧较薄和一侧较厚的膜(图13-7-1-2)。薄侧上皮与内皮的基底膜相融合,含肺泡上皮、基底膜和毛细血管内皮,有利于血与肺泡的气体交换。厚侧由肺毛细血管内皮层、基底膜、胶原纤维和弹力纤维交织网、肺泡上皮、极薄的液体层和表面活性物质层组成。上皮与内皮基底膜之间被间隙(肺间质)分离,该间隙与支气管血管束周围间隙、小叶间隔和脏胸膜下的间隙相连通,以利于液体交换。进入肺间质的液体主要通过淋巴系统回收。在厚侧肺泡隔中,电镜下可看到神经和点状胶原物质组成的感受器。当间质水分增加,胶原纤维肿胀刺激"J"感受器,传至中枢,反射性使呼吸加深、加快,引起胸腔负压增加,淋巴管液体引流量增多。

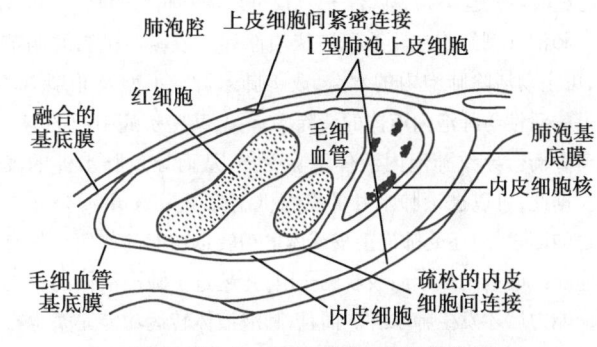

图 13-7-1-2　肺泡毛细血管结构示意

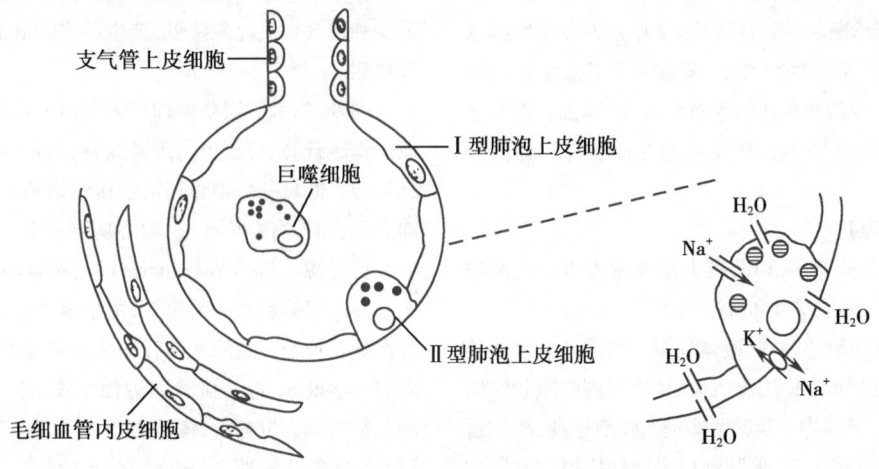

图 13-7-1-1　肺泡液体交换形态学基础示意

【发病机制】

无肺泡液体清除时,调控液体跨肺泡上皮屏障转运的各种因素可通过 Starling 公式来概括,同时考虑到滤过面积和回收液体至血管内的机制时,可改写为下面公式:

$$EVLW = \{(SA \times Lp)[(Pmv-Ppmv)-\sigma(\pi_{mv}-\pi_{pmv})]\} - Flymph$$

式中 EVLW 为血管外液体含量;SA 为滤过面积;Lp 为水流体静力传导率;Pmv 和 Ppmv 分别为微血管内和微血管周围静水压;σ 为蛋白反射系数;π_{mv} 和 π_{pmv} 分别为微血管内和微血管周围胶体渗透压;Flymph 为淋巴回流量,概括了所有将液体从肺泡腔内转运到血管内的生理机制。

该公式表明,如果 SA、Lp、Pmv 和 π_{pmv} 部分或全部增加,其他因素不变,EVLW 即增多。Ppmv、σ、π_{mv} 和 Flymph 的减少也产生同样效应。由于重力和肺机械特性的影响,肺内各部位的 Pmv 和 Ppmv 并不是均匀一致的。在低于右心房水平的肺区域中,虽然 Pmv 和 Ppmv 均可升高,但前者的升高大于后者升高的程度,这有助于解释为什么肺水肿易首先发生在重力影响最明显的部位。

正常时肺间质和肺泡均能保持理想的湿润状态,这是由于淋巴系统、肺间质蛋白和顺应性的特征有助于对抗液体潴留,并连续不断地清除肺内多余的水分。肺血管静水压力和通透性增加时,淋巴流量可增加 10 倍以上对抗肺水肿的产生。起次要作用的是肺间质内蛋白的稀释效应,它由微血管内静水压力升高后致使液体滤过增多引起,效应是降低 π_{pmv},反过来减少净滤过量。

肺泡 II 型细胞在儿茶酚胺依赖性和非依赖性机制的调节下,可主动清除肺泡内的水分,改善肺水肿。I 型及 II 型 Na^+ 通道的活性与肺内液体的清除率有关,某些疾病引起的 Na^+ 通道失衡会导致肺泡内液体清除受损,从而导致肺水肿的发生。据此,可以推论肺水肿的发病机制除了为 Starling 公式中包含的因素外,还受肺泡上皮液体主动转运功能的作用。只有液体漏出的作用强于回吸收的作用,并超过了肺泡液体的主动转运能力后才发生肺水肿。而且,肺泡液体转运功能完整也有利于肺水肿的消散。

【分类】

为便于指导临床诊断和治疗,可将肺水肿分为高压性肺水肿(微血管压升高性)、常压性肺水肿(微血管压正常性)、负压性肺水肿(胸腔内和/或跨肺负压的绝对值增大)和混合性肺水肿(高微血管压合并高肺毛细血管膜通透性肺水肿)4 类(表 13-7-1-1)。

【病理与病理生理】

肺表面苍白,含水量增多,切面有大量液体渗出。显微镜下可将其分为间质期、肺泡壁期和肺泡期。

间质期是肺水肿的最早表现,液体局限在肺泡外血管和传导呼吸道周围的疏松结缔组织中,支气管、血管周围腔隙和叶间隔增宽,淋巴管扩张。液体进一步潴留即进入肺泡壁期,液体蓄积在厚的肺泡毛细血管膜一侧,使肺泡壁进行性增厚。发展到肺泡期时,充满液体的肺泡壁会丧失其环形结构,出现褶皱。

表 13-7-1-1　肺水肿分类

I	高压性肺水肿 心源性:左心衰,二尖瓣病,左房黏液瘤 肺静脉受累:原发性静脉闭塞性疾病,纵隔纤维化或肉芽肿病变 神经源性:颅脑外伤,颅内压升高,癫痫发作后
II	常压性肺水肿 吸入有毒烟雾和可溶性气溶胶:二氧化氮、二氧化硫、一氧化碳、高浓度氧、臭氧、烟雾烧伤、氨气、氯气、光气、有机磷酸酯 吸入有毒液体:液体性胃内容物,淹溺,高张性造影剂,乙醇 高原 新生儿暂时性呼吸急促 胸穿后肺复张性肺水肿 血浆胶渗压减少 淋巴回流障碍 其他:外伤性脂肪栓塞,肺挫伤急性放射性反应,循环毒素(四氧嘧啶、蛇毒),循环的血管活性物质(组胺、激肽、前列腺素、5-羟色胺)
III	负压性肺水肿 气管插管时或全身麻醉拔管后痉挛所引起的上呼吸道梗阻 其他原因引起的上呼吸道梗阻
IV	混合性肺水肿 药物源性肺水肿:海洛因等毒品,水杨酸类等一些解热镇痛药,阿糖胞苷等抗肿瘤药物和免疫抑制剂,依前列醇等呼吸系统药物,麦角新碱等妇产科药物 肾源性肺水肿 急性呼吸窘迫综合征(ARDS)

肺水肿可影响肺顺应性、弥散、通气血流比例和呼吸类型,间质期最轻,肺泡期最重。肺含水量增加和肺表面活性物质破坏,可降低肺顺应性,增加呼吸功。间质和肺泡壁液体潴留,可加宽弥散距离。肺泡内部分或全部充满液体,可引起弥散面积减少和通气血流比例降低,产生肺泡动脉血氧分压差增加和低氧血症。

此外,肺水肿间质期即可表现出对血流动力学的影响。间质静水压升高,可压迫附近微血管,增加肺循环阻力,升高肺动脉压力。低氧和酸中毒还可直接收缩肺血管,进一步恶化血流动力学,加重右心负荷,引起心功能不全。

神经源性肺水肿(neurogenic pulmonary edema,NPE)是指无心、肺、肾等疾病的情况下,由中枢神经系统损伤导致的急性肺水肿。神经源性肺水肿存在两个可能的发病机制:一为循环动力学学说,二为肺血管通透性学说。同时,脑组织受损引起的儿茶酚胺大量释放、激活并释放大量炎症因子,进一步增加肺毛细血管通透性,更加剧了肺水肿。

负压性肺水肿(negative pressure pulmonary edema,NPPE)

是一种因急性上呼吸道梗阻、试图用力吸气所产生的胸腔内或跨肺负压的绝对值增大导致肺泡-毛细血管损伤而引发的非心源性肺水肿。NPPE的病理生理学变化包括三个方面：①胸腔内高负压产生导致心脏前负荷增加，静脉回流增加，右心前负荷增加，进而引起肺动脉高压。②体循环血压增加引起心脏后负荷增加，上呼吸道梗阻时，缺氧刺激儿茶酚胺大量释放，使体循环血管收缩、外周总阻力增加，左室后负荷增加，左室功能不全。③肺泡-毛细血管屏障破坏，胸腔内或跨肺负压的绝对值增大可导致毛细血管内皮屏障断裂、肺泡上皮屏障断裂。机械通气时，由于呼吸设置不当或者镇静不够时，呼吸窘迫也会导致负压性肺水肿。

混合性肺水肿（comprehensive pulmonary edema）是多种因素引起的肺水肿。ARDS是典型类型，是因炎症反应导致的肺毛细管血管上皮屏障和肺泡上皮屏障破坏。新型冠状病毒肺炎病例解剖发现：肺部损伤明显，呈不同程度的实变；肺泡腔内见浆液、纤维蛋白性渗出物及透明膜形成；Ⅱ型肺泡上皮细胞增生；肺泡隔血管充血、水肿，可见单核和淋巴细胞浸润及血管内透明血栓形成。肺组织灶性出血、坏死，可出现出血性梗死；部分肺泡腔渗出物机化和肺间质纤维化。肺内支气管上皮部分脱落，腔内可见黏液及黏液栓形成。这和其他社区获得性肺炎的病理改变不同，肺水肿更严重。

【临床表现】

高压性肺水肿体检时可发现心脏病体征，临床表现依据病程而变化。在肺水肿间质期，患者可主诉咳嗽、胸闷、呼吸困难，但因为水肿液大多局限在间质腔内，只表现为轻度呼吸浅速，听不到啰音。因弥散功能受影响或通气血流比例失调而出现动脉血氧分压降低。待肺水肿液体渗入到肺泡后，患者可咳白色或血性泡沫痰，严重呼吸困难和端坐呼吸，可听到两肺满布湿啰音。血气分析提示低氧血症加重，甚至出现 CO_2 潴留和混合性酸中毒。

负压性肺水肿的患者通常伴有急性呼吸道堵塞，呼吸困难，出现吸气时三凹征，患者面部表情痛苦、情绪激动，咳粉红色泡沫痰等。随着肺水肿进展，还可闻及肺部湿啰音，偶有哮鸣音。检查示氧饱和度进行性降低、严重的低氧血症等。

常压性和混合性肺水肿的临床表现可因病因而异，而且同一病因引起的肺水肿也可依不同的患者而呈现不同的临床表现。ARDS参见本篇第十五章"急性呼吸窘迫综合征"。

【影像学改变】

典型间质期肺水肿的X线表现主要为肺血管纹理模糊、增多，肺门阴影不清，肺透光度降低，肺小叶间隔增宽。两下肺肋膈角区可见 Kerley B线，偶见 Kerley A线。肺泡水肿主要为腺泡状致密阴影，弥漫分布或局限于一侧或一叶的不规则相互融合的模糊阴影，或呈肺门向外扩展逐渐变淡的蝴蝶状阴影。有时可伴少量胸腔积液。但肺含量增加30%以上，才可出现上述表现。CT和磁共振成像术可定量甚至区分肺充血和肺间质水肿，尤其是体位变化前后的对比检查更有意义。

【诊断与鉴别诊断】

根据病史、症状、体检和X线表现常可对肺水肿作出明确诊断（表13-7-1-2）。但是要肺含水量增多超过30%时才可出现明显的X线变化，因此需要CT或者床旁心脏和肺部超声帮助早期诊断和鉴别诊断。

表 13-7-1-2　急性肺水肿的诊断过程

项目	内容
初步	常规吸氧，有条件者可行经鼻导管高流量吸氧 建立静脉通道 一边诊断一边同时进行相应治疗
既往史	特别注意有无心衰等心脏疾病史 明确患者的既往病史及用药史
体格检查	基本生命体征检测 　体温 　脉搏 　血压 　呼吸 　氧饱和度 快速体检循环及呼吸系统 　发绀 　呼吸音：干湿啰音、哮鸣音 　心尖搏动（收缩及舒张情况） 　病理性心脏杂音（是否有奔马律） 　微血管血流灌注及水肿
监测	血压 心电图 氧饱和度 备体外除颤仪 必要时留置导尿管
检查	立即予以12导联心电图 床旁胸部X线片 急查心脏标志物 　肌钙蛋白 　BNP 其他检查：尿常规，电解质，肝功能，血糖，全血检查，动脉血气 床旁心脏超声

床旁肺部超声日益成为医师的有力帮手，两种肺部超声方案：一种为急诊床旁肺超声方案（bedside lung ultrasound in emergency，BLUE），用于急性呼吸衰竭原因的快速诊断；另一种为根据肺超声液体治疗的方案（fluid administration limited by lung sonography，FALLS），用于指导急性循环衰竭的处理。在一定程度上还可取代胸部X线检查，减少放射性损害。

肺动脉导管可以检测。无创血流动力学监测也可以提供有价值的判断，目前有两种，一种是经食管探头的监测，准确度高，但是对于危重患者多难以耐受；另一种是经皮无创血流动力学监测，但是可靠性有待提高。

特别注意，高压性与常压性肺水肿在治疗上区别很大，应该迅速鉴别诊断（表13-7-1-3）。

表 13-7-1-3　心源性与非心源性肺水肿鉴别

项目	高压性肺水肿	常压性肺水肿
病史	有心脏病史	无心脏病史
体征	有心脏病体征 端坐呼吸	无心脏异常体征 无端坐呼吸
感染表现	较少	相对较多
X 线表现	心影扩大,自肺门向周围蝴蝶状浸润,肺上野血管影增粗、渗出。	心影不大,肺门不大,两肺周围弥漫性小斑片阴影
CT 表现	双肺对称性肺泡内渗出,典型肺水肿症	渗出不均匀
心脏超声	心脏扩大,EF 降低,下腔静脉扩张、变异度低	心脏不大,EF 正常,下腔静脉无异常
水肿液性质	蛋白含量低	蛋白含量高
水肿液胶体渗透压/血浆胶体渗透压	<0.6	>0.7
肺毛细血管楔压	出现充血性心衰时 PCWP>18mmHg	≤12mmHg
肺动脉舒张压-肺毛细血管楔压差	<0.6kPa	≥0.6kPa
利尿剂治疗效果	心影迅速缩小,症状缓解快,氧合指数迅速好转	心影无变化,且肺部阴影不能在 1~2 天内消散

【治疗】

肺水肿一旦发生,都需紧急处理。治疗原则是尽快将动脉血中的氧分压恢复到正常水平,必要时可能要给予纯氧。患者处于端坐位,是减少回心血量最有效的办法。同时,应该尽可能处理肺水肿的各种病因。

(一)高压性肺水肿治疗　高压性肺水肿的治疗主要参考急性左心衰的治疗策略,神经源性肺水肿病因治疗非常重要。治疗原则为降低心脏前后负荷、改善心脏收缩和舒张功能、积极治疗诱因和病因。治疗目标为稳定血流动力学,纠正低氧血症,维护有效循环血量,保持脏器有效灌注。积极处理急性心衰的病因和诱因,预防 VTE。迅速缓解急性症状,防止急性心衰复发。

由于高压性肺水肿危及生命,应该尽量缩短诊断时间,尽早治疗。有时一边诊断一边治疗。在早期阶段,如果患者存在呼吸衰竭或心源性休克等危重情况,应该立刻实施机械通气和/或支持循环支持。需迅速识别威胁生命的情况(急性冠脉综合征、高血压急症、心律失常),并给予相关针对性治疗。

1.病因治疗　应分析肺水肿的基本病因和诱因,并积极控制。

2.一般处理

(1)体位调整:急性肺水肿的患者应尽量保持端坐位或半卧位,双腿下垂,目的是减少患者回心血量、降低前负荷、减少肺循环血量。

(2)氧疗:肺水肿患者通常需要吸入较高浓度氧气才能改善低氧血症,保持 SpO₂ 在 90%以上。

给氧方式:①鼻导管吸氧,根据决定氧饱和度决定吸氧流量;②面罩吸氧,呼吸性碱中毒时效果更好;③经鼻导管高流量吸氧。

3.液体管理　肺水肿、体循环水肿明显者应严格限制经口和静脉入水量。

4.机械通气　正压通气可以迅速降低前负荷,减少呼吸功,增加功能残气量而改善氧和,改善心功能,从而有效治疗肺水肿。目前国内外一致认为,严重肺水肿时,无创通气作为急性心源性肺水肿的一线治疗。无创通气简便易行,病情严重时可以考虑有创通气。PEEP 是无创通气和有创通气最重要的参数,对于肺水肿的治疗起关键作用,可以促进肺泡液体清除。

5.药物治疗

(1)利尿:是心衰的三大基本治疗之一。有肺水肿和四肢水肿患者均应使用利尿剂,首选静脉袢利尿剂,如呋塞米或托拉塞米。

(2)血管舒张剂:收缩压>90mmHg 的患者可使用,尤其适用于伴有高血压,使用时注意血压的变化。收缩压<90mmHg 或症状性低血压患者,禁忌使用。二尖瓣或者主动脉瓣狭窄者谨慎使用。

(3)正性肌力药物:适用于低血压(收缩压<90mmHg)和/或组织器官低灌注的患者。短期静脉应用正性肌力药物可增加心排血量,升高血压,缓解组织低灌注,维持重要脏器的功能。洋地黄类药物可轻度增加心排血量、降低左心室充盈压和改善症状,主要适用于快速心房纤颤或扑动诱发的肺水肿。另外,也可选用多巴酚丁胺、多巴胺、米力农、依诺昔酮等促进心脏收缩。

6.肾脏替代治疗　存在利尿剂抵抗的患者,血容量过多时,可考虑超滤治疗。这类患者肾功能一般存在障碍,利钠肽会显著升高。

(二)负压性肺水肿的治疗　治疗最主要的是解除呼吸道梗阻,纠正低氧血症。患者无血容量减少的情况下,可考虑使用利尿剂,减轻肺水肿。合适的呼吸道管理、及时纠正低氧血症及利尿剂的使用可基本治愈大部分的负压性肺水肿患者。若持续存在呼吸道梗阻,需考虑构建人工气道;若患者出现急性呼吸衰竭,则需选择合适的 PEEP 的机械通气。

(三) 常压性肺水肿和混合性肺水肿治疗　参见本篇第十五章"急性呼吸窘迫综合征"。

推荐阅读

YANCY C W,JESSUP M,BOZKURT B,et al. 2013 ACCF/AHA guideline for the management of heart failure:executive summary:a report of the American College of Cardiology Foundation/American Heart Association Task Force on practice guidelines[J]. Circulation,2013,128(16):1810-52.

第二节　急性肺血栓栓塞症

蒋进军　李圣青

【概述】

肺栓塞(pulmonary embolism,PE)是指全身静脉系统的栓子经静脉系统回流到右心,阻塞肺动脉系统而引起的以肺循环障碍为基础的一系列临床病理生理综合征,而这些栓子可能是血栓、脂肪栓塞、羊水、肿瘤和空气等。其中,由血栓引起的肺栓塞称为肺血栓栓塞症(pulmonary thromboembolism,PTE),至少占95%,是最为常见的类型,它是由来自静脉系统或右心的血栓阻塞肺动脉或其分支所致疾病,以肺循环、右心功能和呼吸功能障碍为其主要临床和病理生理特点,通常也简称为肺栓塞。肺动脉血栓形成(pulmonary thrombosis)指肺动脉病变基础上(如肺血管炎、贝赫切特综合征等)原位血栓形成,多见于肺小动脉,并非外周静脉血栓脱落所致,临床不易与肺栓塞相鉴别。肺梗死(pulmonary infarction)是指肺栓塞发生后引起肺组织出血性梗死。肺梗死发生率不高,一般不到10%。这是因为肺栓塞后肺组织不易发生坏死,其原因是肺组织有四重血液供应,包括肺动脉、支气管动脉、肺循环和支气管血管之间交通、肺泡氧弥散。引起肺血栓栓塞症的血栓至少90%来源于深静脉血栓症(deep venous thrombosis,DVT)。40%~50%深静脉血栓症并发肺血栓栓塞症。静脉血栓栓塞症(venous thromboembolism,VTE)包括 PTE 和 DVT 这两种类型,亦即"同一个血管,同一种血栓"。

【流行病学】

肺栓塞现在已经是一种涉及内科、外科、妇产科等多个临床科室的常见危重病,我院近年来每年新确诊 1 000 例左右。静脉血栓症是继心肌梗死和脑卒中之后的第三大血管病变,肺栓塞的年发生率为(39~115)/10 万,深静脉血栓形成为(53~162)/10 万。在欧盟,每年 VTE 的医疗费用高达85亿欧元,同时每年相关死亡人数在 37 万人左右,在世界范围内这也同样是一个沉重的健康和财务负担。新型冠状病毒肺炎患者尸检中基本上都发现存在肺栓塞,而危重型在低分子量肝素预防后肺栓塞发生率也可能达 10% 左右。

【易患因素】

发生因素多为综合性,涉及内科、外科、妇产科及其他大多数临床科室。德国著名病理学家 Virchow 教授在 19 世纪中叶就提出静脉血栓形成的三个要素:①血流淤滞;②血液高凝状态;③血管内膜损伤。

静脉血栓症多由上述三个要素相互作用所致。按照各种原因,还可以分为强、中、弱易患因素(表13-7-2-1)。新型冠状病毒肺炎患者由隔离或者疾病导致卧床也是重要易感因素,重症和危重症患者多是肺栓塞的中高危人群,因此应该注意以药物为核心的预防。

表 13-7-2-1　静脉血栓症易患因素

强易患因素(OR≥10)	中易患因素(OR 2~9)	弱易患因素(OR<2)
下肢骨折;	膝关节镜手术;	卧床休息大于 3 天
3 个月内因心力衰竭、心房颤动或心房扑动入院	自身免疫疾病	糖尿病
髋关节或膝关节置换术	输血	高血压
严重创伤	中心静脉置管	长时间坐位
3 个月内发生心肌梗死	化疗	年龄增长
既往 VTE	充血性心力衰竭	腹腔镜手术
脊髓损伤	呼吸衰竭	肥胖
	红细胞生成素	妊娠
	激素替代治疗	静脉曲张
	感染	
	炎症性肠道疾病	
	癌症	
	口服避孕药	
	脑卒中瘫痪	
	产后	
	浅静脉血栓	
	血栓形成倾向	

【临床分类】

肺栓塞分类多种多样,通常按照临床症状、形成时间、血栓大小、临床表现、病理生理状态等进行分类。

1. 症状分类　目前国际上经典的分类是基于右心功能的病理生理分类:

(1) 高危 PTE:根据血流动力学变化,出现以休克和低血压为主要表现,即体循环动脉收缩压<90mmHg,或较基础值下降幅度≥40mmHg,持续 15 分钟以上。但须除外新发生的心律失常、低血容量或败血症所致的血压下降。

(2) 中危 PTE:患者超声心动图示右心室收缩功能减弱或临床上有心功能不全表现,或心脏肌钙蛋白和心房利尿肽指标升高。

(3) 低危 PTE:不符合以上大面积和次大面积 PTE 标准的 PTE,占所有肺栓塞的 60%。

这三类死亡率存在差异,以前也将上述三种类型相应定义为大面积(高危)、次大面积(中危)和非大面积(低危)肺栓塞,只在中危肺栓塞定义中加入心脏肌钙蛋白和心房利尿肽的指标。但应注意,临床上低危(非大面积)或中危(次大面积)PTE 在治疗过程中会突然加重,迅速成为更严重的类型。

2. 形成时间分类　也可按照时间进行分类:以发病 3 个月为界限,分为急性和慢性。通常临床医师很难确定发病时间,因为很多患者起病初期可没有任何症状,有时血栓反复形成和溶解,慢性已机化的血栓表面也可以形成新鲜血栓,当然可以通过对溶栓治疗是否有效来判断。也有将 1~3 个月的血栓称为亚急性肺栓塞。

3. 肺栓塞严重程度评分(pulmonary embolism severity index,PESI)　见表 13-7-2-2。

表 13-7-2-2　肺栓塞严重程度评分(PESI)

参数	分值/分
人口学特征	
年龄	+1/岁
男性	+10
合并症	
肿瘤	+30
心衰	+10
慢性肺病	+10
临床表现	
心率≥110 次/min	+20
收缩压<100mmHg	+30
呼吸频率≥30 次/min	+20
体温<36℃	+20
意识状态异常(定向障碍/嗜睡/昏迷)	+60
动脉血氧饱和度<90%	+20

注:对数据进行分层,Ⅰ级为≤65 分,极低死亡风险(0~1.6%);Ⅱ级为66~85 分,低死亡风险(1.7%~3.5%);Ⅲ级为 86~105 分,中等死亡风险(3.2%~7.1%);Ⅳ级为 106~125 分,高死亡风险(4.0%~11.4%);Ⅴ级为>125 分,极高死亡风险(10.0%~24.5%)。

【病理】

血栓在肺动脉内膜附着后,首先出现体积萎缩,血流冲击血栓中的疏松部分,部分体积小的栓子在 2 周左右自溶消失。如不能溶解,纤维素则覆盖在其表面,随后内皮细胞也开始覆盖,局部肺动脉壁肌层水肿,血栓附着的动脉内膜表面出现中性粒细胞浸润,动脉弹性纤维被破坏。之后血栓与动脉内膜粘连,内皮细胞延伸至血栓内。1 周后血栓中出现肉芽组织并发生机化,以淋巴细胞为主的炎性细胞浸润。肺组织有肺动脉、支气管动脉双重循环及广泛的侧支循环,外加氧气由肺泡内直接弥散到肺组织,因此具有四重氧供,故不易发生梗死。

【病理生理】

1. 血流动力学　血栓堵塞肺动脉后,受机械阻塞作用及神经体液因素影响,导致肺动脉收缩,肺循环阻力增加,肺动脉压力升高,可达 30mmHg 以上,但是急性期增加值不超过20mmHg。机械阻塞作用是主要而直接的影响因素,为肺动脉高压形成的基础。我们的资料表明,大于 60% 的患者肺动脉平均压超过 50mmHg。神经体液因素引起的肺动脉痉挛收缩也起重要作用,在急性栓塞的短时间内尤为突出。血栓中富含交联的纤维蛋白和聚集的血小板,还有多种炎性细胞浸润,因此不断向循环中释放一系列炎症介质,导致肺动脉强烈收缩。此外,肺栓塞时低氧血症也可引起肺血管收缩,加剧肺动脉高压。肺循环阻力升高是影响循环的始动因素,在肺栓塞早期,可导致右心室后负荷增加,每博功耗增加,心室收缩末期压力升高。随着肺动脉压力进一步升高,每搏输出量逐渐下降,右心室舒张末期充盈压升高,心室扩张。当心室不足以代偿时,右心房压力也升高,心房扩大。最终右心功能失代偿,表现为右心衰竭,即体循环淤血、血压下降。

2. 呼吸功能　栓子阻塞肺动脉系统后也能影响呼吸功能,主要导致肺泡无效腔增大、通气血流比例异常、肺不张等。同循环一样,栓子大小、神经体液因素也参与其中。

(1) 肺泡无效腔增大:PTE 时,相应肺组织血流显著减少,通气血流比例严重失调,肺泡无效腔显著增大,呼出气 CO_2 浓度降低。这是同位素肺通气灌注扫描诊断肺栓塞的理论基础。因通气血流比例严重失调,出现不同程度的低氧血症。

(2) 通气异常:血栓释放的炎症介质中 TXA_2、内皮素、5-HT、组胺、缓激肽和 PAF 等均可诱发支气管痉挛,范围可为弥漫性,也可局限于病变部位。

【临床表现】

1. 主要症状　临床表现多无明显特异性,但如果患者病情危重但无法及时进行影像学诊断时,症状学诊断依据仍有较大参考价值。经典的肺栓塞三联征为呼吸困难、胸痛和咯血,但是临床上只有不到30%患者出现。

呼吸困难是最常见和重要的症状,发生率为 80%~90%。程度与栓塞的范围相关。栓塞面积小时可无呼吸困难,但当面积较大时呼吸困难严重,并伴有濒死感,持续时间长,显著焦虑,是预后不良的征兆。呼吸困难起初为活动后发生,之后逐步加重。

其次多见的症状为胸痛，发生率为70%左右，包括胸膜性胸痛和心绞痛性胸痛，以前者多见。胸痛多为轻到中度，出现胸膜性胸痛往往同时合并胸腔积液，也提示栓塞部位靠近外周，范围而较小。心绞痛样胸痛发生率为10%，低血压、冠脉痉挛、右室室壁张力增加等引起冠脉缺血，加之低氧血症，导致心肌缺氧，严重者可以出现心肌梗死，多以右室为主。为预后不佳的表现。

发生咯血比例不到30%。最多见的原因是出血性肺不张，少数是肺梗死。出血量一般不多。如在治疗过程中出现咯血，一定要注意区分是病情加重还是抗凝溶栓药物的并发症，两者处理原则完全相反。

晕厥可以是唯一首发症状，多表现为一过性意识丧失。如果是休克引起的晕厥，一般提示预后不良，部分患者可以发生猝死。要特别注意与其他引起晕厥的疾病鉴别，如神经源性、心源性和血管源性，因为以晕厥为表现的患者中，肺栓塞不足1%。

2. 肺栓塞的体征 病情严重时多为烦躁不安、端坐呼吸，严重者可出现休克、四肢湿冷。呼吸频率多>20 次/min，可以出现窦性、室上性和室性心动过速，房颤及其他室性心律失常。血压一般无特异性改变。一般为低热，高热少见。少数患者肺部可闻及哮鸣音，少量胸腔积液时可闻及胸膜摩擦音。收缩期肺部血管杂音不易闻及。心脏检查:肺动脉听诊区第二心音亢进($P_2>A_2$)，三尖瓣区收缩期反流性杂音，心尖上翘。右心衰时，可出现舒张早期奔马律、颈静脉怒张、肝大、肝颈反流征阳性、双下肢水肿。此外，还应注意 DVT 的体征。

【辅助检查】

1. 血浆 D-二聚体 血栓中的交联纤维蛋白在纤溶系统作用下产生的可溶性降解产物，对急性 PE 诊断的敏感性超过90%，但特异性仅为40%左右。出血、手术、肿瘤、炎症、感染、组织坏死等均可使 D-二聚体升高。阴性对急性 PE 有排除价值，D-二聚体阳性结合 Wells 评分可以极大提高诊断率，同时避免过度 CT 检查。随着年龄增大，D-二聚体正常值也越高。

2. 动脉血气分析 80%患者出现低碳酸碱血症，70%患者低氧血症，肺泡-动脉血氧分压差($P_{A-a}O_2$)增大。

3. 胸部 X 线片 70%患者可以出现异常:局部肺纹理稀疏最为常见和具有诊断提示价值，还可见斑片影、肺不张、单侧膈肌抬高、胸腔积液，也可以出现以胸膜为基底凸面朝向肺门的圆形致密阴影(Hamptom 驼峰)，以及扩张的肺动脉伴远端肺纹理稀疏(Westermark 征)，对 PE 诊断具有重要价值，但不多见。

4. 心电图 大多为非特异性改变。较常见的有 $V_1 \sim V_4$ 的 T 波改变和 ST 段异常;典型改变为 $S_I Q_{III} T_{III}$ 征(即 I 导 S 波加深、III 导出现 Q/q 波及 T 波倒置);以及完全或不完全右束支传导阻滞、肺型 p 波、电轴右偏和顺钟向转位等。随病程的演变，呈动态变化。

5. 超声心动图 患者确诊后均应常规行心超检查。严重病例可发现右室壁局部运动幅度降低、右心室和/或右心房扩大、室间隔左移和运动异常、近端肺动脉扩张、三尖瓣反流速度增快、下腔静脉扩张，吸气时不萎陷。以上提示肺动脉高压、右室高负荷和肺源性心脏病，但尚不能作为 PE 确诊依据。可以发现右心、肺动脉主干内血栓。

6. 深静脉超声 是常规检查之一。DVT 的诊断对于 PE 确诊具有重要意义，90% PE 合并 DVT。

7. 深静脉 MRI 深静脉超声诊断 DVT 不到一半，通过 MRI 可以提高阳性率，利用其血液的流空效应，无需造影剂(图

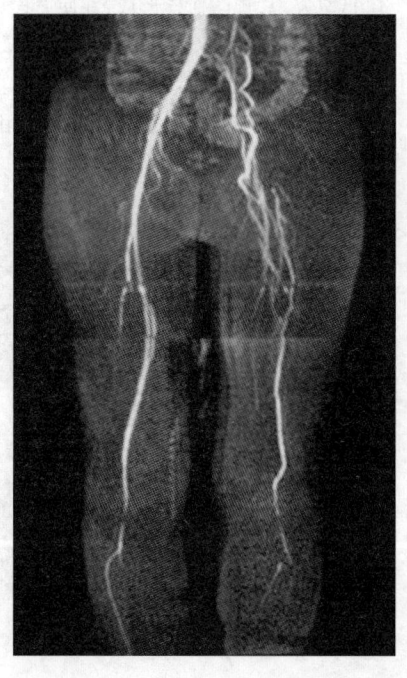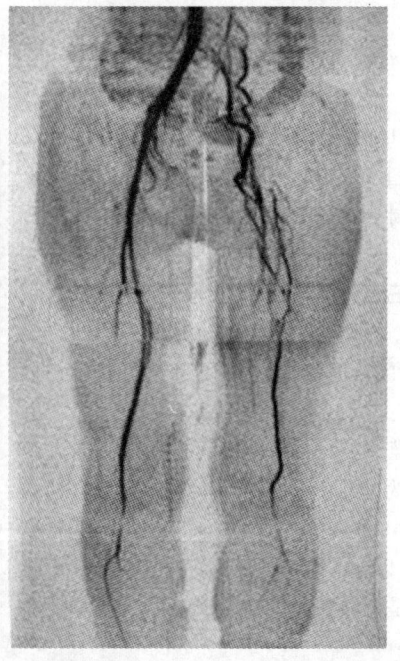

图 13-7-2-1 深静脉 MRI
左侧髂总、髂外及股深静脉血栓形成(超声阴性)。

13-7-2-1）。

【诊断策略】

肺栓塞的诊断要注意两个趋向，一方面避免漏诊和误诊，另一方面避免过度不必要检查。不能单纯依靠 D-二聚体阳性就行 CTPA 等有一定风险的特殊检查，可以借助 Wells 评分模型，其是一项简便易行的预测工具（表 13-7-2-3）。

表 13-7-2-3　Wells 预测评分

因素	分值/分
预测因子	
既往 DVT 或 PE 病史	1.5
4 周内有制动或手术史	1.5
活动期恶性肿瘤（治疗中、6 个月内治疗过或缓解期）	1
症状	
咯血	1
体征	
心室率≥100 次/min	1.5
DVT	
临床表现与体征	3
临床判断	
除肺栓塞外其他诊断可能性小	3
肺栓塞风险	
高危（65%）	>6
中危（30%）	2~6
低危（10%）	<2

【确诊检查】

1. CT 肺动脉造影（CTPA）　为最有效、方便、便捷的一线确诊方法。能发现段以上肺动脉内栓子，甚至发现深静脉栓子。直接征象包括肺动脉内充盈缺损，部分或完全包围在不透光的血流之间（轨道征），或呈完全充盈缺损，远端血管不显影；间接征象包括肺野楔形密度增高影，条带状的高密度区或盘状肺不张，中心肺动脉扩张及远端血管分支减少或消失等（图 13-7-2-2）。但对亚段 PE 诊断价值有限。肾功能不全和造影剂过敏者慎用。

2. 同位素肺通气/灌注扫描　肾功能不全和造影剂过敏可以检测。其典型表现为肺灌注相放射性分布、多发肺段性减低或缺损，而同期的肺通气相正常，表现为不匹配。肺灌注显像可观察到直径在 1mm 以上的栓塞血管，优于 CTPA。其诊断准确性达 95%~100%，是诊断和观察疗效、判断停药的重要参考方法。

3. 磁共振成像（MRI）　对段以上肺动脉内栓子诊断的敏感性和特异性均较高，适用于碘造影剂过敏的患者，且具有潜

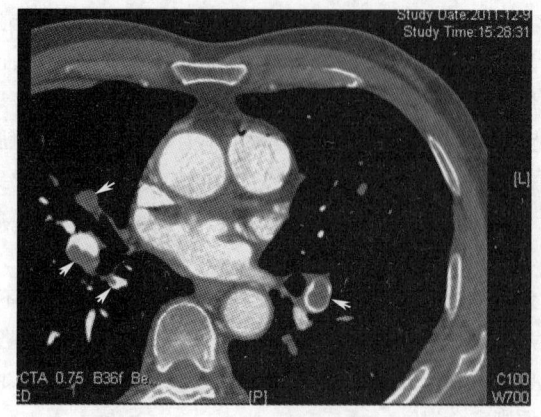

图 13-7-2-2　CT 肺动脉造影（CTPA）

在的识别新旧血栓的能力，有可能为确定溶栓方案提供依据。

4. 肺动脉造影　为 PE 诊断的经典方法，敏感性和特异性分别为 98% 和 95%~98%。PE 的直接征象为肺血管内造影剂充盈缺损，伴或不伴轨道征的血流阻断。间接征象有肺动脉造影剂流动缓慢、局部低灌注、静脉回流延迟等。但为有创性检查，可发生严重并发症甚至致命，应严格掌握其适应证。

【治疗】

药物治疗是肺栓塞的基本治疗方法，可分为抗凝、溶栓、降低肺动脉压力及病因治疗等。对于由一过性可逆性原因继发的肺栓塞患者，建议抗凝疗程为 3 个月左右。不明原因者在抗凝 3~6 个月后，可评估抗凝利弊，如果无出血风险，可考虑抗凝至少 1 年。反对常规放置深静脉滤器，除非有抗凝禁忌证。研究发现，滤器并不能改善致死性肺栓塞的发生率，反而会加重 DVT 形成，且需终身抗凝。

1. 抗凝治疗　是肺栓塞的标准治疗方法，能够改善症状，降低复发率，预防血栓形成，并使血栓逐步吸收，急性期形成的血栓 3 个月左右 90% 患者基本可以吸收（图 13-7-2-3）。目前指南推荐临床上最常使用的抗凝药物主要有低分子量肝素、华法林及 X 因子拮抗剂，普通肝素因使用时需定时监测 APTT，出血风险较大，临床上应用较少。

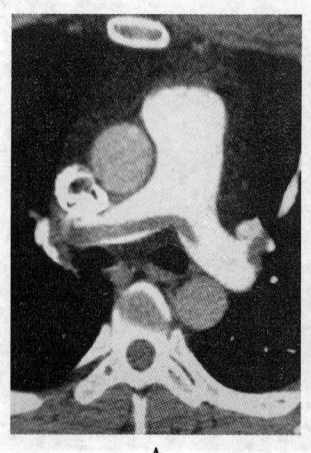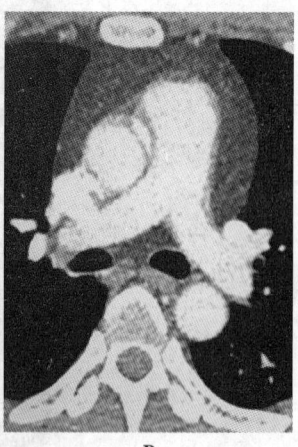

图 13-7-2-3　CTPA
A. 患者抗凝前；B. 患者抗凝后。

不需溶栓、溶栓后及拟诊的患者,无抗凝禁忌则可立即开始抗凝治疗。应用肝素、低分子量肝素前应测定基础 APTT、PT 及血常规,注意是否存在抗凝禁忌,如活动性出血、凝血功能障碍、血小板减少、未予控制的严重高血压等。大部分属相对禁忌证。

(1)低分子量肝素:是短链的普通肝素,对于Ⅱa因子无作用,抑制Ⅹa因子活性,其皮下注射吸收良好、生物利用度超过 90%、半衰期长、出血风险低,无需常规检测凝血指标,因此使用方便,目前基本取代普通肝素。严重肾功能不全者,推荐使用普通肝素,不适用低分子量肝素。其剂量必须根据体重来计算(表 13-7-2-4)。

表 13-7-2-4 各种低分子量肝素的具体用法

英文名	中文名	商品名	剂量与方法	单次剂量不超过
Dalteparin	达肝素钠	法安明	200IU/kg,q. d.	18 000IU
Enoxaparin	依诺肝素钠	克赛	100IU(1mg)/kg,b. i. d. 150IU(1. 5mg)/kg,q. d.	18 000IU
Nadroparin	那屈肝素钙	速碧林	86IU/kg,b. i. d. 171IU/kg,q. d.	17 100IU

注:q. d. 为每天 1 次,b. i. d. 为每天 2 次。

低分肝素皮下注射至少 5 天,在 INR 连续 2 天达标后可以停用。

(2)普通肝素:予 2 000~5 000IU 或按 80IU/kg 静脉注射,继而以 18IU/(kg·h)持续静脉滴注。在最初 24 小时内每 4~6 小时检测 APTT,并根据 APTT 调整剂量,APTT 目标值为正常值的 1.5~2.5 倍。达标后每天检测 APTT 1 次,务求达标,否则将严重影响疗效。肝素剂量调整可参考表 13-7-2-5。肝素亦可用皮下注射方式给药。一般先予静脉注射负荷量 2 000~5 000IU,然后按 250IU/kg 剂量每 12 小时皮下注射 1 次。调节注射剂量使注射后 6~8 小时的 APTT 达到治疗水平。

表 13-7-2-5 根据 APTT 监测结果调整静脉肝素剂量的方法

APTT	初始剂量及调整剂量	下次 APTT 测定间隔时间/h
治疗前测基础 APTT	初始剂量:80IU/kg,静脉注射,然后按 18IU/(kg·h)静脉滴注	4~6
APTT<35s(<1. 2 倍正常值)	予 80IU/kg 静脉注射,然后增加静脉滴注剂量 4IU/(kg·h)	6
APTT 为 35~45s(1. 2~1. 5 倍正常值)	予 40IU/kg 静脉注射,然后增加静脉滴注剂量 2IU/(kg·h)	6
APTT 为 46~70s(1. 5~2. 3 倍正常值)	无需调整剂量	6
APTT 为 71~90s(2. 3~3. 0 倍正常值)	减少静脉滴注剂量 2IU/(kg·h)	6
APTT>90s(>3. 0 倍正常值)	停药 1h,然后减少静脉滴注剂量 3IU/(kg·h)后恢复静脉滴注	6

(3)华法林:是应用最为广泛的维生素 K 拮抗剂,也是标准抗凝药物,可长期使用。其通过抑制肝脏环氧化酶,使无活性氧化型维生素 K 不能成为有活性的还原型,从而干扰维生素 K 依赖性凝血因子Ⅱ、Ⅶ、Ⅸ、Ⅹ的羧化,使这些因子停留于无活性的前体阶段而达到抗凝目的。由于华法林对已活化的凝血因子无效,且起效缓慢,在初始抗凝的 3~5 天内可能会产生促凝效应,因此急性期抗凝需要和肝素类药物重叠使用,在 INR 达标后才可单独使用。有条件时应该检测华法林耐药基因,以指导剂量使用。首剂 3~5mg 口服,维持量根据 INR 值调整,治疗目标 INR 维持在 2~3。

(4)新型口服抗凝药(new oral anticoagulants,NOACs):和华法林相比,NOACs 的药代动力学特性更稳定,受药物、食物等因素影响相对小一些,而且起效与失效速度快,剂量治疗窗宽,不需要密切监测凝血功能来调整剂量,使用更为方便。欧洲药品管理局(EMA)批准了利伐沙班、阿哌沙班及达比加群酯用于VTE 的防治,但美国食品药品管理局(FDA)仅批准了前两种药(表 13-7-2-6),我国 FDA 也已经批准治疗的适应证。

从华法林向 NOACs 过渡,需充分考虑不同 NOACs 的药代动力学和药效动力学特点。当 INR 小于 2 时,即可直接开始应用 NOACs;若 INR 大于 2.5,则需待 INR 降至 2.5(降至 2.0 更佳)以下再考虑开始使用 NOACs。此外,使用普通肝素或低分子量肝素抗凝患者可直接过渡到 NOACs 抗凝,但 NOACs 向华法林过渡时,二者需重叠应用直至 INR 达到目标值才能停 NOACs,一般需 5~10 天。特别注意的是,对消化道出血风险高的患者,NOACs 较其他抗凝药大出血风险高。

(5)抗凝出血:抗凝治疗最主要的风险就是出血,多发生在治疗的第 1 个月。与出血有关的危险因素有高龄(特别是>75 岁)、出血史或贫血、活动性肿瘤、脑出血或脑梗死史、慢性肾脏或肝脏疾病、抗血小板治疗、非甾体抗炎药(尽可能避免)、其他急慢性疾病。

表 13-7-2-6　新型口服抗凝药的特点

药物	作用机制	药代动力学	适应证	用法
达比加群酯(dabig-atran etexilate)	与凝血酶的纤维蛋白特异性位点结合,阻断纤维蛋白原裂解	• 起效快,1h 达高峰 • 半衰期 14~17h • 与细胞色素 P_{450} 之间没有交互作用,药物相互作用少 • 不受饮食影响 • 不用检测凝血指标	• 欧美已经批准 VTE 防治 • 中国未批准 VTE 防治	治疗剂量:150mg、2 次/d(国内常见剂型为 110mg,剂量偏小)
利伐沙班(rivarox-aban)	直接阻断游离和结合状态的因子 Xa 与底物相互作用	• 起效快,1.5~2h 达高峰 • 半衰期受年龄影响,一般为 9h,老年人可达 12h • 通过肝、肾双通道(1/3 通过肾脏,2/3 通过肝脏)清除 • 与常用药物无相互作用 • 不需监测凝血指标	• 欧美已经批准 VTE 防治 • 中国批准 VTE 预防,VTE 治疗	治疗剂量:15mg、2 次/d 应用 3 周,后改为 20mg、1 次/d

肝素引起的出血可用鱼精蛋白解救,华法林引起的可用维生素 K 拮抗。达比加群酯的解救药是艾达司珠单抗(idaru-cizumab)。Xa 因子拮抗剂的解救药 andexanet alfa 目前已经获得美国 FDA 批准,其是一种活性的重组 Xa 因子,商品名为 Andexxa,2019 年刚刚发表的研究结果显示,Andexxa 可迅速而显著地逆转抗 Xa 因子的活性,与基线相比,利伐沙班抗因子 Xa 活性的中位数下降了 97%,而阿哌沙班活性则下降了 92%。

2. 溶栓治疗　溶栓治疗可以迅速溶解新鲜血栓,缓解肺动脉高压和右心功能不全。主要适应证是血流动力学不稳定的高危肺栓塞。对于中危肺栓塞需权衡利弊,如果小于 70 岁、严重低氧血症、新鲜血栓较多或形成时间少于 2 周,可以考虑,如果是慢性血栓栓塞性肺动脉高压则应该尽量不要溶栓。有心房或心室内血栓,应谨慎溶栓。溶栓最大的风险是致命性出血,包括脑出血、消化道出血、大咯血或眼底出血。脑血管意外患者容易合并肺栓塞,做出溶栓决定时应特别慎重。外科术后患者溶栓的风险也很大,但骨科关节手术的出血风险虽然较大,但是不易致命。肿瘤患者术后溶栓致命性出血风险也不低,主要与潜在的肿瘤转移有关,可能会出现意料之外的脑出血或消化道大出血。外周静脉溶栓即可,不推荐导管溶栓。溶栓需签署知情同意书。目前推荐 2 小时方案,常用药物为尿激酶每公斤体重 2 万单位,国人使用 r-tPA 50mg 一般即可。

3. 恶性肿瘤合并肺栓塞　恶性肿瘤是 VTE 的高危因素之一,肿瘤越晚期,VTE 风险越大,大约 1/4 的肺栓塞患者合并恶性肿瘤。肺栓塞有时是肿瘤的临床表现之一。肿瘤患者经常是在行肺部增强 CT 时意外发现肺栓塞。国内外指南推荐,初始 3 个月首选低分子量肝素治疗,因为和华法林相比,复发率降低一半,而且低分子量肝素可能还抑制肿瘤细胞的增殖。NOACs 的价值尚未完全确定,目前优先于华法林,但是消化系统肿瘤时需注意出血风险。肿瘤得到有效治疗,肺栓塞的抗凝治疗效果就会更有效。

4. 孕产妇合并肺栓塞　孕产妇是 VTE 的高危人群,由于 CT 辐射问题,即时确诊和避免不必要的放射线暴露值得仔细权衡。孕产妇合并肺栓塞时多数达到危重孕产妇标准,应该遵循国家有关规范和流程。妊娠期间不建议使用华法林抗凝,建议低分子量肝素长期治疗。哺乳期可以使用华法林抗凝,因其不通过乳汁代谢。孕产妇溶栓治疗时应该谨慎,密切注意出血风险的评估和监测,特别是产后大出血。

推荐阅读

1. KEARON C, AKL E A, ORNELAS J, et al. Antithrombotic Therapy for VTE disease CHEST guideline and expert panel report[J]. Chest,2016, 149(2):315-352.

2. KONSTANTINIDES S V, MEYER G, BECATTINI C, et al. 2019 ESC Guidelines for the diagnosis and management of acute pulmonary embolism developed in collaboration with the European Respiratory Society (ERS)[J]. Eur Heart J,2019,8(31):1-61.

第三节　肺动静脉畸形

李圣青

肺动静脉畸形(pulmonary arteriovenous malformations, PAVMs)又称为肺动静脉瘘,是肺动脉与肺静脉直接相连的异常交通。PAVMs 的胚胎发育学发病机制尚不清楚。大多数肺动静脉畸形见于 Rendu-Osler-Weber 综合征,且多部位受累。

肺动脉与肺静脉之间异常交通形成时,肺血管阻力降低并且导致通过此处的血流量增加。血流动力学因素决定了 PAVMs 好发于双肺下叶,单发病变多为左肺下叶,多发病变常见于双下肺。

【临床表现】

PAVMs 症状的严重程度与病变大小密切相关,通常在以下几种情况下被发现：

1. 临床无明显症状，常规胸部影像学检查发现。

2. 并发症的症状 如因病变部位多位于基底部而导致右向左分流，进而引起缺氧症状（端坐呼吸和发绀）；发生矛盾性栓塞，导致短暂性脑缺血发作、脑卒中和脑脓肿等；破入支气管腔（咯血）和胸膜下肺动静脉畸形血管破裂（血胸）。

3. Rendu-Osler-Weber 综合征家族筛查中发现相关的胸外临床症状（皮肤黏膜、胃肠道、头颅和肝脏等）。

【辅助检查】

1. 纯氧试验 敏感性高，对有临床意义的肺动静脉畸形的诊断率高，操作简单、价格低，目前可作为临床首选筛检方法。

2. 胸部 X 线片 对于小到中等大小的肺动静脉畸形价值有限，影像学表现类似肺结节（图 13-7-3-1），只有部分病例可以看到滋养血管和引流血管表现出的特征性"彗星尾"征。

3. 胸部增强 CT 扫描 该检查的敏感性和特异性高于胸部 X 线片，能够识别 PAVMs 的供血动脉和引流静脉，发现小于 1mm 的小病灶或位置比较靠外周的病灶，是目前诊断肺动静脉畸形准确性最高、创伤最小的方法（图 13-7-3-2）。胸部增强 CT 扫描常规用于 PAVMs 筛查、治疗前评估、外科术后及栓塞介入治疗后随访。

4. 磁共振成像（MRI） 是一种无创检查方法，特别适用于碘造影剂过敏患者。磁共振血管成像（MRA）可用于直径大于 3mm 的肺动静脉瘘的筛查和术前评估。

5. 肺动脉造影 造影具备良好的时间及空间分辨率，可明确畸形的部位、形态、累及范围和程度，是目前诊断肺动静脉畸形的"金标准"。

【诊断与鉴别诊断】

1. 临床诊断及鉴别诊断 先天性和后天性的右向左分流

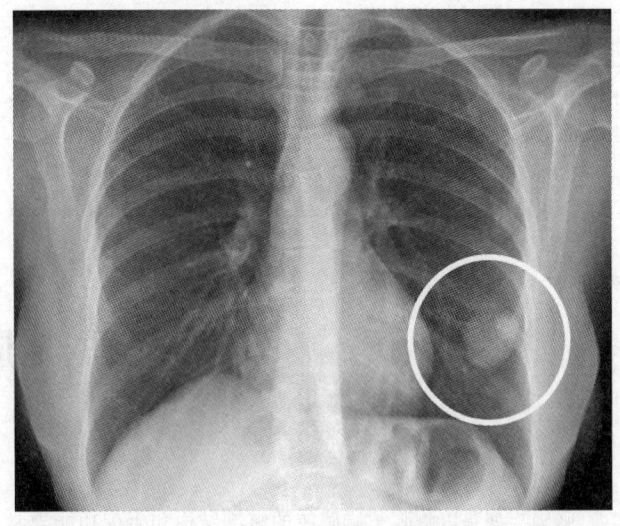

图 13-7-3-1 胸部正位片
左肺下叶可见一个边缘清晰、密度均匀的类圆形结节影。

主要包括心脏、近心脏处、血管和肺内分流。

2. 影像学诊断及鉴别诊断 肺动静脉畸形鉴别包括支气管囊肿、异常的肺内静脉、肺动脉或静脉与体循环动脉之间的交通。

【治疗】

不论是预防还是治疗的目的，PAVMs 都需要处理。一般而言，为了预防矛盾性栓塞，一旦血管畸形的供血动脉直径超过 3mm，即使无症状，也应该积极处理。

外科手术适应证：①供血血管的直径太大，不适合栓塞；②供血血管部分来自体循环，栓塞风险太大；③肺动静脉畸形的数量太多。但对于最后一种情况，外科手术优于血管内介入治疗的观点一直存在争议。

介入治疗：常用的材料包括栓塞球囊、金属线圈。总之，良好的介入栓塞训练及规范的操作流程可以确保介入治疗的安全性。

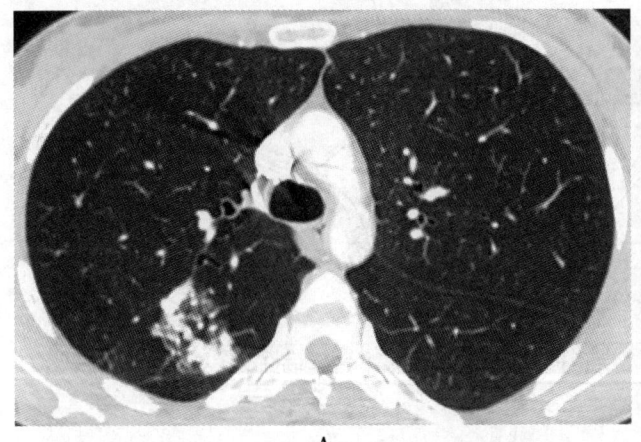

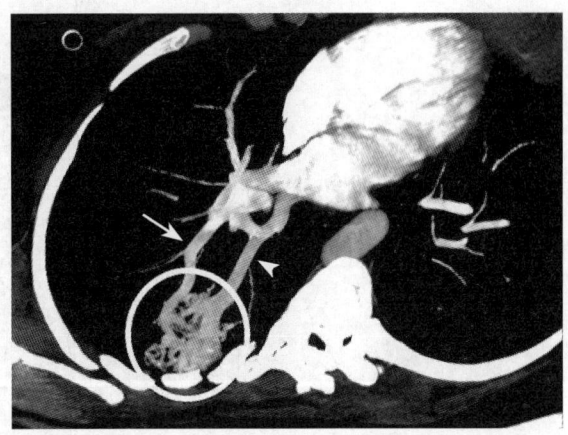

图 13-7-3-2 胸部增强 CT 扫描
A. 肺窗示右肺上叶尖段强化阴影；B. 纵隔窗可见右肺上叶尖段肺动脉（白色长箭头）与肺静脉（白色短箭头）通过巢状血管网相交通。

推荐阅读

1. BRINJIKJI W,LATINO G A,PARVINIAN A,et al. Diagnostic yield of re-screening adults for pulmonary arteriovenous malformations[J]. J Vasc Interv Radiol,2019,30(12):1982-1987.

2. SALIBE-FILHO W,PILOTO B M,OLIVEIRA E P,et al. Pulmonary arte-riovenous malformations:diagnostic and treatment characteristics[J]. J Bras Pneumol,2019,45(4):e20180137.

3. CONTEGIACOMO A,DEL CIELLO A,RELLA R,et al. Pulmonary arteri-ovenous malformations:what the interventional radiologist needs to know[J]. Radiol Med,2019,124(10):973-988.

第八章　胸膜疾病

胡洁

胸膜疾病是以胸膜与胸膜腔的解剖结构和生理功能异常为特征的一大系列疾病。可以原发于胸膜组织本身，或继发于肺内、胸壁、膈肌、腹内、纵隔内脏器组织病变，或源于全身系统疾病。主要有以下三类：①以液体为主的胸膜疾病，即胸腔积液(pleural effusion)，临床上最为多见；②胸腔内含有以气体为主的疾病，即气胸(pneumothorax)；③胸腔内含有以固体为主的疾病，主要为胸膜腔内肿瘤，大多为恶性，常为肺内或肺外脏器的转移瘤，或为少见的原发于胸膜的间皮细胞瘤。

第一节　胸腔积液

胡洁

【病理生理】

被覆于肺表面和叶间裂的脏胸膜和被覆于肋胸壁内面、膈上面与纵隔侧面的壁胸膜形成一个完全密闭的潜在腔隙即胸膜腔，其中部水平的压力在功能残气位时为-5cmH$_2$O。正常胸膜腔内含有5~15ml液体，具润滑作用，其形成和再吸收为动态平衡(500~1 000ml/24h)。任何因素使生成增多和/或再吸收减少致胸膜腔内液体增多时，即称为胸腔积液。

最初认为胸腔内液体的移动遵循 Starling 定律：液体移动速率 F=滤过系数 k×驱液压[(P$_{cap}$-P$_{pl}$)-6(π$_{cap}$-π$_{pl}$)]。P 和 π 分别代表静水压和渗透压，6 为蛋白质的胶体渗透系数(约等于0.9)，cap 为毛细血管，pl 为胸膜腔(图 13-8-1-1)。

近来认为，在下纵隔胸膜、壁层下部胸膜和膈胸膜表面有淋巴孔与淋巴管相通，约75%胸腔积液经此途径回吸收。壁胸膜内淋巴管是对抗过量液体的一种安全装置，同时帮助从胸膜腔回收蛋白。

【发病机制】

(一)胸膜毛细血管静水压增加　体循环和/或肺循环静水压增高，前者使滤至胸膜腔的液体量增加，而后者则使胸膜腔液体吸收减少，导致胸腔积液。常见于充血性心力衰竭、缩窄性心包炎、上腔静脉受压、奇静脉阻塞等，多为漏出液。

(二)胸膜毛细血管胶体渗透压降低　当血浆白蛋白减少、血浆胶体渗透压降低时，可使壁胸膜毛细血管胶体渗透压下降、壁胸膜毛细血管滤过增加，同时脏胸膜毛细血管胶体渗透压亦降低，胸腔液体再吸收减少，最终引起胸腔积液量增多。多见于肝硬化、肾病综合征或严重营养不良致低蛋白血症等疾病，多为漏出液。

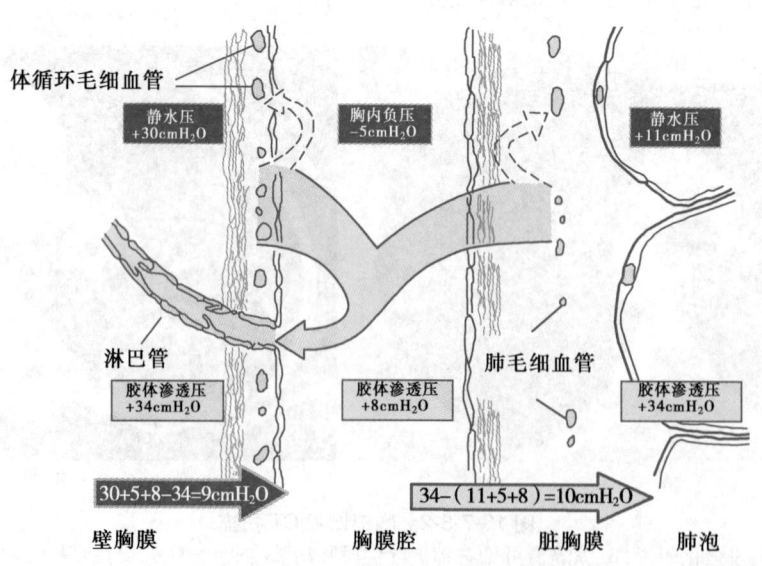

图 13-8-1-1　胸腔液体转运机制

（三）胸膜毛细血管通透性增加 胸膜腔及其邻近的脏器组织炎症或胸膜肿瘤时，由于胸膜直接受累或受损的细胞释放各种酶、补体及生物活性物质如组胺等，致使胸膜毛细血管通透性增加，大量含有蛋白质和细胞的液体进入胸膜腔。胸腔积液中蛋白质含量升高，胶体渗透压增高，进一步促使胸膜腔液体积聚。多见于胸膜炎症(结核、肺炎旁胸腔积液)、胸膜肿瘤(胸膜间皮瘤、恶性肿瘤胸膜转移)、膈下炎症性疾病(膈下脓肿、肝脓肿、急性胰腺炎)、肺栓塞、结缔组织疾病(系统性红斑狼疮)等，为渗出液。

（四）壁胸膜淋巴回流障碍 胸腔积液中的液体和蛋白通过淋巴系统返回循环系统，故癌性淋巴管阻塞、先天性发育异常致淋巴管引流异常、外伤致淋巴回流障碍等常产生高蛋白含量的胸腔积液。由于淋巴回到循环的静脉端，所以全身静脉高压可阻止胸腔积液的淋巴引流。胸部淋巴管与腹腔淋巴引流相通，且在膈肌的浆膜下层有广泛的交通。肝硬化和 Meigs 综合征患者胸腔积液通过膈肌的转运，可使壁胸膜淋巴系统的淋巴压力增加，加重胸腔积液。

恶性胸腔积液的产生原因复杂多样，可以是多种机制的综合结局。其中最主要机制是淋巴引流障碍，如胸膜转移病灶致胸膜淋巴管阻塞、纵隔肺门淋巴结转移增大压迫或胸导管阻塞使胸腔淋巴液引流受阻；其次，恶性肿瘤直接侵犯胸膜，使胸膜通透性增加。这两种因素导致的胸腔积液通常可以在胸腔积液脱落细胞或胸膜活检中找到恶性肿瘤的依据。而阻塞性肺不张使胸腔负压增高、阻塞性肺炎、肺栓塞、放疗后、低蛋白血症等原因也可以发生胸腔积液，胸腔积液中常找不到病理细胞，故并非所有的恶性肿瘤患者出现胸腔积液都是转移性。此外，肿瘤细胞与宿主免疫细胞之间相互影响，分泌各种细胞因子促进胸腔积液的形成。如血管内皮生长因子(VEGF)分泌增多，使血管通透性增加、肿瘤新生血管生成、肿瘤播散，促进胸腔积液积聚。肿瘤坏死因子(TNF)、C-C-趋化因子配体 2(CCL2)和骨桥蛋白(OPN)等促进免疫细胞募集、参与胸腔内炎症反应，抑制肿瘤细胞凋亡，加重胸腔积液形成。

【分类】
可根据病因、胸腔积液性质作出分类(表 13-8-1-1)。按病因，分为感染性、肿瘤性、自身免疫系统疾病、物理性如创伤，以及化学性如尿毒症等。按积液性质，可分为血性、乳糜性、胆固醇性和脓性等。按发生机制，可分为漏出性和渗出性。根据发病过程，又可分为急性和慢性。

最常见的漏出性胸腔积液病因为心功能不全和肝硬化。90%的渗出性胸腔积液为感染性疾病、恶性肿瘤、肺栓塞和胃肠道疾病。美国渗出性胸腔积液常见病因依次为细菌性肺炎、恶性肿瘤、肺栓塞和病毒感染；国内则依次为结核性、恶性肿瘤和细菌感染。

表 13-8-1-1 胸腔积液的分类和病因

漏出性胸腔积液	渗出性胸腔积液	
心功能不全	恶性疾病	胸膜转移性恶性肿瘤
心包疾病		胸膜间皮瘤
肝硬化		胸膜原发性淋巴瘤
肾病综合征	感染性疾病	化脓性细菌感染
腹膜透析		结核
黏液性水肿		真菌感染
上腔静脉阻塞综合征		病毒感染
骨髓移植		寄生虫感染
医源性		放线菌病和诺卡菌病
	肺栓塞	
	胃肠道疾病	食管穿孔
		胰腺疾病
		腹腔脓肿
		腹部手术后
	胶原血管性疾病	类风湿关节炎
		红斑狼疮
		药物性狼疮
		干燥综合征
		血管炎
		Churg-Strauss 综合征
	心脏创伤后综合征	心脏搭桥术后
	结节病	
	尿毒症	
	石棉沉着病(又称石棉肺)	
	Meigs 综合征	
	黄甲综合征	
	药物性	呋喃妥因、麦角新碱、溴隐亭、丙卡巴肼、胺碘酮、丹曲林、IL-2
	物理性	放射治疗
		电击伤
	医源性损伤	血胸
		乳糜胸

【辅助检查】

(一)影像学检查

1. X线检查 以肋骨为参照判断胸腔积液量:胸腔积液上缘在第4前肋间以下为少量;第4前肋和第2前肋之间为中等量;第2前肋以上为大量。少量积液时,肋膈角模糊或消失,卧位摄片可与胸膜增厚鉴别。中等量积液时,患侧胸腔下部有上界成弧形、凹面向上、外高内低的大片均匀致密阴影,平卧位摄片为整侧肺野透亮度降低。大量积液时,患侧胸腔全部为致密均匀阴影,纵隔和气管向健侧移位。积液时常遮盖肺内原发病灶,抽液后可发现肺内病变。聚积于叶间裂或沿纵隔分布的积液表现类似于肿块。包裹性积液边缘光滑、饱满,不随体位改变而变动,可局限于叶间或肺与横膈之间。液气胸的胸腔积液上界为一个气液平面,上部透光,可见萎陷的肺组织阴影。

2. B超检查 判断有无胸腔积液并指导胸膜腔定位穿刺。B超检查显示无回声或低回声带,与产生回声的脏胸膜或肺组织形成界限,易于鉴别,准确性优于X线检查,并能多次反复检查随访疾病演变和疗效。

3. CT检查 胸部CT检查除了具有可以显示少量胸腔积液的优点外,在CT横断面上,能够揭示被胸腔积液遮盖、在X线片不能显示的肺内病灶和胸膜病变,同时可以清晰显示纵隔、气管和淋巴结情况,有助于病因诊断。

4. 正电子发射计算机断层扫描(PET/CT) 通过测定组织器官摄取FDG值来评价病灶的代谢强度,并提供精细的解剖定位,不仅可以帮助鉴别良、恶性胸膜疾病,还能为确定和查找肿瘤及其转移病灶提供诊断依据,对恶性肿瘤患者进行分期诊断并协助判断肿瘤复发和治疗评估、疗效随访。该法具有灵敏、准确、特异及定位精确等特点,临床应用日趋广泛。

(二)胸腔穿刺术和胸腔积液检查 通过胸腔穿刺术抽取胸腔积液,明确胸腔积液性质,并做病因诊断;同时,亦可缓解症状或进行胸膜腔局部治疗,具有诊断和治疗双重意义。

1. 常规检查

(1)外观:漏出液多清澈、透明,无色或淡黄色,静置不凝固;渗出液因含红细胞、白细胞、细菌或乳糜等,呈浑浊、深浅不一的颜色。黄疸时呈深黄色。若含血液则可呈红色、暗红色或棕褐色。一般化脓性细菌感染时呈黄脓样、不透明和黏性的胸腔积液,散发恶臭味时常提示厌氧菌感染。胆固醇性胸腔积液呈黄白色,含有大量折光胆固醇结晶。乳糜胸腔积液呈乳白色。渗出液因含纤维蛋白原及组织、细胞破坏释放的凝血活酶,故易凝固。胸腔积液为漏出液时比重低于1.018,渗出液则高于1.018。

(2)细胞计数和分类检查:胸腔积液中红细胞达$(5\sim10)\times10^9/L$时,可呈淡红色。肉眼血性者,红细胞计数一般在$100\times10^9/L$以上,可为外伤、结核、肺栓塞或恶性肿瘤所致,或胸穿时误伤血管等。比较胸腔积液和循环血中血细胞比容与血红蛋白,可以帮助鉴别出血性渗出液和血胸。前者很少有血红蛋白$>10g/L$,血细胞比容$>10\%$者。胸腔积液和周围血液血细胞比容比值>0.5,则诊断为血胸。

细胞计数在漏出液常$<0.1\times10^9/L$,多为淋巴细胞及间皮细胞;渗出液常$>0.5\times10^9/L$,多为白细胞。白细胞计数在$(0.5\sim2.5)\times10^9/L$者,一般为结核性或肿瘤性胸腔积液;$>10\times10^9/L$者,常为化脓性感染的特征。

胸腔积液粒细胞分类:以中性粒细胞为主,见于急性化脓性炎症或结核性胸膜炎早期;淋巴细胞>0.50者,见于慢性炎症(主要为结核)或肿瘤;淋巴细胞分型中,B细胞数达80%以上者,提示为淋巴细胞性白血病或淋巴瘤所致胸腔积液。嗜酸性粒细胞增多见于过敏性或寄生虫病变,也可为胸膜腔内含空气或血液所致,如自发性气胸、反应性胸膜炎、胸部外伤、肺梗死后、良性石棉性胸膜炎和反复抽液后。

2. 生化分析

(1)蛋白质:漏出液蛋白定量$<30g/L$,以白蛋白为主,黏蛋白定性试验(Rivalta试验)阴性反应;渗出液含蛋白较多($>30g/L$),多为浆液黏蛋白,定性试验呈阳性反应。

(2)葡萄糖:漏出液和大多数渗出液中葡萄糖含量与血糖大致相仿。而化脓性、结核性和恶性胸腔积液中葡萄糖含量可$<3.35mmol/L$,在类风湿性胸腔积液中葡萄糖浓度可$<1.67mmol/L$。

(3)胸腔积液酸碱度(pH):pH降低见于肺炎并发的胸腔积液、脓胸、食管破裂、血胸、类风湿关节炎伴胸腔积液、结核性胸腔积液及全身酸中毒;pH<6.8,常见于脓胸或食管胸膜瘘。

3. 酶活性测定

(1)腺苷脱氨酶(ADA):ADA广泛存在于淋巴细胞和单核细胞内。高于45U/L有助于结核性胸腔积液诊断。肿瘤(淋巴瘤除外)时此值降低,甚至可$<20U/L$。

(2)LDH及其同工酶:化脓性LDH可$>1\,000U/L$,均值可达正常血清的30倍,癌性LDH总活性约为自身血清LDH活性的3.5倍,而良性约为自身血清LDH活性的2.5倍。癌性LDH及其同工酶LDH_2升高,而良性则以LDH_4和LDH_5升高为主。

(3)淀粉酶:胸腔积液淀粉酶升高常见于急性胰腺炎、胰腺创伤及胰腺肿瘤。食管破裂,则引起胸腔积液唾液淀粉酶升高。

(4)氨基末端脑钠肽前体(NT-proBNP):胸腔积液NT-proBNP$>1\,500pg/ml$提示为心功能不全引起可能,但通常与血NT-proBNP水平显著相关。

4. 肿瘤标志物 CEA作为肿瘤辅助诊断,评价疗效和判断预后均有一定的价值。胸腔积液癌胚抗原(CEA)$>10\sim15\mu g/L$或胸腔积液与血清CEA之比>1,提示恶性。其他肿瘤标志物如细胞角蛋白片段21-1、糖类抗原(如Ca125、Ca153、CA199等)有助于恶性胸腔积液的诊断。联合检测多种肿瘤标志物,可提高诊断率。

5. 微生物学检查 渗出性胸腔积液离心后作革兰氏染色或抗酸染色及病原体培养分离,可确定感染性胸腔积液的病因。将胸腔积液注入血培养基中培养,可提高20%的微生物学诊断率。

6. 细胞学检查　恶性胸腔积液癌细胞检查阳性率一般可达 50%~60%，常见于肺腺癌，次为乳腺癌、淋巴瘤及白血病。肺癌或乳腺癌引起的胸腔积液中 66.7% 可找到恶性细胞，而淋巴瘤致胸腔积液中仅有 16.7% 找到恶性细胞。胸腔积液细胞染色体组型分析呈现非整倍体，假二倍体或标记染色体（如易位、缺失、倒位、等臂、线状或环状染色体等）时，常提示恶性胸腔积液。液基薄层细胞学检查技术可以进一步提高恶性细胞检出率，并可以进行细胞免疫组织化学染色，帮助鉴别恶性胸腔积液原发肿瘤病灶的组织来源。

胸腔积液中出现狼疮细胞，提示系统性红斑狼疮；出现大量浆细胞，提示多发性骨髓瘤；见到吞噬免疫复合物的多形核白细胞，即 RA 细胞，有助于类风湿关节炎胸腔积液诊断。APUD 肿瘤（如神经母细胞瘤、类癌、小细胞肺癌）细胞中可见神经分泌颗粒。

7. 分子生物学检测　部分小样本的临床研究显示，胸腔积液是一种重要的液体活检媒介。采用 NGS 检测技术检测胸腔积液上清恶性肿瘤突变图谱特征与组织具有高度一致性；胸腔积液上清的敏感性及突变检出率均优于胸腔积液细胞；胸腔积液上清检测不受胸腔积液中肿瘤细胞数量及血细胞污染的影响，因此在无法获得肿瘤组织的情况下，胸腔积液上清可以提供具有代表性的肿瘤基因组信息和疗效预测、疗效评估的生物标志物，为临床诊断和治疗发挥更多潜在的临床应用价值。

（三）经皮闭式胸膜活检术　可诊断原因不明的胸腔积液。传统方法是在胸腔穿刺抽液术的同时行闭式针刺胸膜活检，采用 Cope 钝端钩针和改良的 Abrams 切割针，胸膜活检的阳性率为 40%~75%。如果 CT 发现胸膜异常（如间皮瘤），CT 引导下胸膜活检术的诊断敏感度可高达 87%，特异度为 100%，阴性预测值为 80%，阳性预测值为 100%，目前已经广泛应用。超声引导下行经皮闭式胸膜活检也可作为替代。

（四）内科胸腔镜检查　主要指征为原因不明胸腔积液的病因诊断和治疗慢性持续性胸腔积液。可以窥视胸膜病变，在直视下多处活检并取得较大标本，切除小病灶或封闭支气管胸膜瘘，或作胸膜固定治疗慢性持续性胸腔积液。

（五）支气管镜检查术　当怀疑存在肺内占位、出血、肺膨胀不全、支气管黏膜病变或大量胸腔积液无纵隔移位时，则应行支气管镜检查术。

【不明原因胸腔积液的诊断步骤】

（一）确定有无胸腔积液　根据患者胸闷、胸痛、进行性加重的气急等症状，患侧呼吸音降低或消失、叩诊浊音等体征，结合胸部 X 线片或胸部 CT、B 超等辅助检查，可以确定有无胸腔积液。

（二）鉴别漏出液和渗出液　符合下列三项标准中任何一项者定为渗出液（Light's 标准）：①胸腔积液蛋白与血清蛋白之比>0.5；②胸腔积液 LDH>200U/L 或大于正常血清 LDH 最高值 2/3；③胸腔积液 LDH 与血清 LDH 之比>0.6。

以漏出液为表现的疾病，可能在利尿剂治疗后因胸腔积液浓缩使总蛋白、LDH 含量升高，从而影响判断。

（三）明确胸腔积液的病因　病史搜集很重要，如职业暴露史，尤其是石棉接触史可为胸膜间皮瘤的诊断提供线索，药物、放射线接触史、慢性合并症史、手术史等可以帮助判断是否为相应的疾病所导致（图 13-8-1-2）。

（四）病情危险度评分　目前提出采用 LENT 评分（其中 L 为 LDH 水平，E 为 ECOG PS 评分，N 为中性粒细胞/淋巴细胞比值，T 为肿瘤类型）评估恶性胸腔积液危险度，采用 RAPID 评分（其中 R 为尿素氮水平，A 为年龄，P 为是否为化脓性，I 为社区/院内获得性，D 为白蛋白水平）评估感染性胸腔积液的危险度，以指导治疗。

【常见病因】

（一）肺炎旁胸腔积液（parapneumonic effusion）　系指因细菌性肺炎、肺脓肿或支气管扩张引起的胸腔积液。大多数为胸膜反应性渗出，液体较少，随肺炎好转而吸收，积液量多、pH<7.20 时应尽早胸膜腔置管引流。极少数患者可演变成脓胸。对显著包裹性胸腔积液或胸膜粘连显著、单纯引流效果不佳者，可胸腔内注射纤维蛋白溶解剂，如尿激酶、链激酶等。

（二）结核性胸腔积液　参见本章第二节"结核性胸膜炎"。

（三）化脓性胸膜炎　参见本章第三节"脓胸"。

（四）恶性胸腔积液（malignant pleural effusions，MPE）恶性胸腔积液是晚期肿瘤的常见并发症，常见于肺癌、乳腺癌、淋巴瘤，约占恶性胸腔积液的 75%。其他为消化道肿瘤、卵巢癌转移等。约 6% 恶性胸腔积液原发肿瘤的部位不清。胸膜间皮瘤为原发胸膜肿瘤，仅占 0.5%。

治疗原则为针对原发肿瘤采取相应的系统性抗肿瘤治疗，再结合胸腔局部治疗。治疗目标是以最小创伤减轻或消除呼吸困难，改善生活质量。

胸腔局部治疗策略需结合患者症状、胸腔积液的量和生长速度、预期生存时间、生活体力状态（PS）评分，采取个体化方案。

无症状已明确病因患者，仅在临床有特殊需要，如搜集标本进行临床分期或基因检测时才考虑胸穿抽液，并在积极的全身治疗的同时密切随访观察。

对于有症状的 MPE，可先尝试一次胸穿大量排液（1 500ml 即可视为大量），确定大量排液之后能否缓解呼吸困难，同时明确是否存在肺膨胀不全，以指导后续是否选择局部干预措施如胸膜固定术。

如为 PS 评分差、疾病进展迅速、预期生存时间短的终末期患者，胸腔持续置管引流可以缓解症状，改善生活质量；对预期生存时间较长、PS 评分好、胸腔积液引流后肺可复张的有症状者，可予以胸膜粘连术或胸膜固定术；对肺不能复张且胸腔积液增长迅速者，可考虑胸腹腔分流术。

胸膜固定术中可注入胸腔的医用滑石粉是最有效的胸膜固定硬化剂，胸膜固定成功可达 93%，每次 2.5~10g 匀浆或粉末喷洒。博来霉素局部粘连成功率为 54%~72%，每次剂量

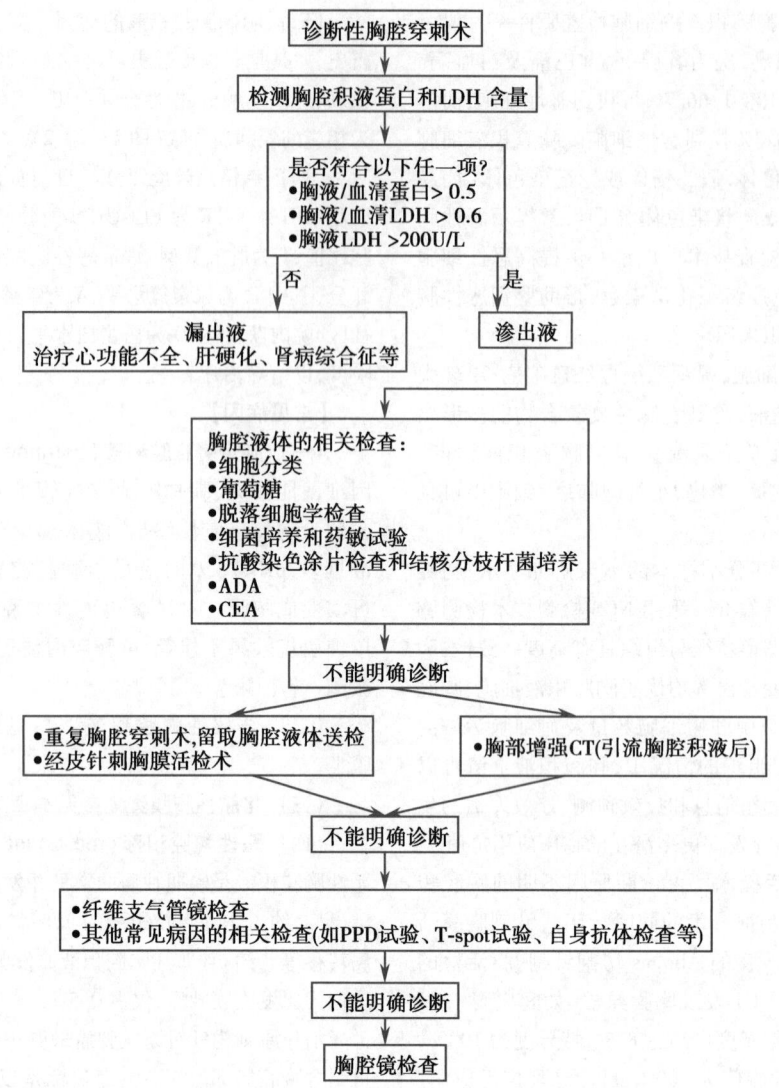

图 13-8-1-2　不明原因胸腔积液的诊断流程

为 45~60mg,需注意肺间质纤维化的不良反应。

小样本的临床研究显示,胸腔内局部注入贝伐株单抗 200~300mg/次或重组人血管内皮抑制素 15~60mg/次,可有效减少恶性胸腔积液的产生。也有学者采用胸腔内注射抗肿瘤药物如顺铂 20~40mg、丝裂霉素 10~20mg,但以上药物目前均尚无充分的循证医学证据支持。

进行胸腔局部治疗时需注意:①注射药物前需经超声定位引导下置入小口径肋间引流管,并尽可能充分引流完胸腔积液;②注射药物后 2 小时内患者需定时变换体位(胸腔镜下均匀喷洒滑石粉者除外),以便药物能与胸膜广泛接触;③治疗 24~48 小时后确定肺复张,且胸腔积液引流量少于 150ml,可拔除胸腔引流管,若胸腔积液仍未控制,可在 1~2 周后再次给予治疗;④局部治疗会有胸痛、发热等症状,可局部注入利多卡因和口服非甾体抗炎药对症治疗;⑤出现引流管相关感染时,一般需要使用抗生素治疗,只有当抗感染治疗效果不佳时,才需要拔管。

胸腔镜术可在一次操作中同时进行诊断、胸腔积液引流和

胸膜固定术,在恶性胸腔积液的治疗中应用日趋广泛,但其为有创性技术,故适用于体能状况良好的患者。胸腔镜术的围术期病死率低(<0.5%)。最常见的并发症为脓胸或继发于感染和复张性肺水肿的急性呼吸衰竭。

(五)结缔组织相关性胸腔积液 结缔组织病中并发胸膜炎者,以类风湿关节炎为最多,亦可见于系统性红斑狼疮、结节性多动脉炎等(参见第二十二篇"风湿性疾病")。

【特殊类型的胸腔积液】

(一)乳糜胸(chylothorax) 胸腔积液中含淋巴乳糜液,外观呈乳白色、无臭味的渗出液,约占胸腔积液 2%。病因为创伤性和非创伤性。由外科手术引起胸导管损伤多见,也可由外伤引起。非创伤性常见的为恶性肿瘤经淋巴管播散而侵犯胸导管,或栓塞胸导管分支,或恶性病变转移至纵隔淋巴结、压迫、阻塞、损伤胸导管。良性病如支气管淋巴结结核、丝虫病、肺淋巴管平滑肌瘤病等也可引起乳糜胸。约 1/3 的患者病因不明,称为特发性乳糜胸。

患者除原发病症状外,主要表现为乳糜胸的压迫症状及乳

糜液丢失所致营养不良和免疫功能降低。常有胸闷、气促、乏力、体重减轻、尿少、脂溶性维生素缺乏。胸腔穿刺抽出乳糜液，即可诊断。

需与假性乳糜胸（pseudochylothorax）、脓胸等进行鉴别。假性乳糜胸即胆固醇胸膜炎，指胸腔积液中含有大量游离的胆固醇结晶，多为慢性、结核性或类风湿性胸腔积液。临床经过缓慢，症状轻微，常伴有多年慢性胸膜炎和胸膜增厚。因积液在胸膜腔内停留时间较长（多>1年），细胞成分坏死、分解或释放胆固醇，使胸腔积液呈乳糜样外观，加乙醚振荡后其色多无改变，可资鉴别（表13-8-1-2）。

表 13-8-1-2　乳糜胸和假性乳糜胸的鉴别

	假性乳糜胸	乳糜胸
常见病因	结核、类风湿	创伤性、肿瘤、特发性
临床表现	临床经过缓慢，症状轻微	胸腔积液压迫症状、乳糜液丢失所致营养不良和免疫功能降低
胸腔积液特征		
甘油三酯[mmol/L(mg/dl)]	<0.56(50)	>1.24(110)
胆固醇[mmol/L(mg/dl)]	>5.18(200)	<5.18(200)
胆固醇结晶	有，常见	无
苏丹Ⅲ脂肪染色	阴性	阳性（红色）
加乙醚振荡	无变化	变澄清

乳糜胸治疗除了积极治疗原发病外，主要为营养支持保守疗法。饮食应富于维生素、碳水化合物和中链甘油三酯，可被直接吸收进入门静脉系统。胸腔穿刺抽液或肋间插管引流，排出胸腔乳糜液，有利于肺复张；若引流失败，可选用胸膜固定术；对于创伤性原因，尤其是手术引起者，若每天平均丢失乳糜量>1 500ml（儿童>1 000ml），并持续5天；或经过2周保守治疗，乳糜量未见减少时，应选择结扎胸导管手术。恶性肿瘤引起的可酌情化疗、放疗或胸膜固定术。对于结核或丝虫感染者，给予相应的药物治疗。

（二）血胸（hemothorax）　指有明显的胸腔内出血。全血胸腔积液常由外伤、主动脉瘤破裂、自发性气胸含血管的胸膜粘连带撕裂等引起。严重者除胸闷、气促外，有休克等表现。胸腔穿刺抽的全血或胸腔积液中血细胞比容超过20%，可以确诊。血胸应与胸膜的原发性或转移性恶性肿瘤、结核引起的血性胸腔积液相鉴别。后者含不等量的红细胞，不凝固。胸腔置管引流血液，可估计出血速度，并促使肺复张控制出血。肋间动脉或胸内动脉破裂，引起持续性出血，应及时手术止血。胸腔长期积血可发生纤维蛋白沉积，形成胸膜纤维化或机化，导致限制性通气功能障碍，须做胸膜剥脱术去除胸膜纤维板。

推荐阅读

1. 中国恶性胸腔积液诊断与治疗专家共识组. 恶性胸腔积液诊断与治疗专家共识[J]. 中华内科杂志,2014,53(3):252-256.

2. ATS/STS/STR. Management of malignant pleural effusions. An Official ATS/STS/STR clinical practice guideline[J]. Am J Respir Crit Care Med,2018,198(7):839-849.

第二节　结核性胸膜炎

陈雪华

结核分枝杆菌侵犯胸膜有两种不同方式：一类是由于少量结核分枝杆菌通过淋巴、血行或胸膜下肺部结核病灶直接蔓延至胸膜，引起细胞介导的免疫反应，产生胸腔积液，通常称为结核性胸膜炎（tuberculous pleurisy）；另一类是由于靠近胸膜的干酪样结核病灶、纵隔支气管淋巴结核、椎旁脓肿破溃进入胸腔，造成大量结核分枝杆菌在胸腔内繁殖生长，产生稠厚的脓性积液，称为结核性脓胸，偶见胸膜包裹结核干酪性病变，称为胸膜结核球。中华人民共和国国家卫生和计划生育委员会于2017年11月9日发布了《WS 196—2017 结核病分类》与《WS 288—2017 肺结核诊断》两项强制性卫生行业标准，定义肺结核为发生在肺、气管、支气管和胸膜等部位的结核，结核性胸膜炎归为肺结核第5型，包括干性、渗出性胸膜炎和结核性脓胸。

结核性胸膜炎可发生于任何年龄，是儿童和青年最常见的胸膜炎，结核性胸膜炎是发展中国家最常见的单侧胸腔积液病因，占30%~80%，高达31%的结核病患者合并结核性胸膜炎。结核性胸膜炎分为干性胸膜炎和渗出性胸膜炎，干性胸膜炎多发生在肺尖后部胸膜，其次为胸下部的胸膜，症状很少或没有症状，常产生局限性胸膜粘连而自愈，其诊断通常是回顾性的。当机体处于高度变态反应状态时，结核分枝杆菌及其代谢产物侵入胸膜，产生胸腔积液，称为渗出性胸膜炎。

【病因与发病机制】

结核性胸膜炎可以是结核分枝杆菌原发感染，也可以是继发性于肺结核的胸膜病变。既往胸腔积液结核分枝杆菌培养的阳性率在 25% 以下,认为结核性胸膜炎发病主要是由结核分枝杆菌的菌体蛋白引起的迟发型变态反应导致胸腔积液,但现在发现胸膜活检有 50%~80% 病例胸膜上有典型结核结节形成,胸膜组织结核分枝杆菌培养的阳性率也在 50% 以上,说明结核性胸膜炎发病可能是胸膜在遭受结核杆菌感染后产生针对其抗原成分的变态反应。

本病有一定自限性,如果不经治疗,数周到数月后患者积液可以消退,50% 患者出现胸膜增厚、纤维化,甚至广泛的钙化。40%~60% 的患者在 5 年内可以出现活动性肺结核,部分患者可再次出现胸腔积液。

出现慢性结核性脓胸的机会非常少,可以见于以下情况:①原发的结核病灶破溃入胸腔的病灶很大;②膈下或者淋巴结核直接破溃入胸腔;③血行播散;④继发于肺叶切除术或者人工气胸后残腔内充填。

【病理与病理生理】

早期胸膜充血、水肿、白细胞浸润,随后淋巴细胞浸润占优势,胸膜表面出现少量纤维蛋白渗出,如炎症反应轻微,不出现浆液性渗出即为干性胸膜炎,如炎症反应剧烈,即从毛细血管渗出血浆聚积于胸膜腔中,自微量至数升,形成胸腔积液。大量积液压迫肺,减少呼吸面积和限制膈肌活动,肺活量减低。

由于大量纤维素蛋白沉着于胸膜,胸腔积液吸收过程中可形成包裹性积液和广泛胸膜增厚,严重胸膜增厚者可呈限制性通气功能障碍。

结核性脓胸呈慢性病程,常有肉芽组织增生及大量纤维组织形成胸膜增厚,胸膜纤维层瘢痕机化,部分进一步钙化、固定胸壁。若有支气管胸膜瘘,则肺大部萎缩,有时脓液溃入胸壁,形成冷脓肿而产生瘘管,长期流脓不愈。肺功能一般显示限制性通气障碍,若对侧肺发生代偿性肺气肿或本身有 COPD 基础,则可有残气及残气占肺总量百分比增加,形成混合性通气障碍。

【临床表现】

最常见症状为低热(86%)、胸痛(75%)和咳嗽(70%)。发热多为低热,部分表现为高热,甚至持续超过 2 周,亦有患者可以不发热甚至没有症状。起病胸腔积液尚未渗出时主要症状为胸痛,多发生于胸廓扩张度最大的部位(如腋侧胸下部),为剧烈、尖锐的针刺样痛,深呼吸及咳嗽时更甚,浅呼吸、平卧和患侧卧位时胸痛可减轻,故呼吸常急促、表浅,待渗液增多时壁胸膜与脏胸膜分开,胸痛即减轻。胸腔积液量多、基础肺功能较差的患者可出现气急、胸闷。除此以外,患者常有厌食、乏力、消瘦、盗汗等非特异性毒性症状。胸腔积液量较多时,病侧呼吸运动度减弱,气管心脏移向健侧,叩诊呈浊音,听诊呼吸音减低或消失;干性及少量渗出性胸膜炎腋侧下胸部常有恒定的胸膜摩擦音,吸气及呼气期均可闻及。

急性结核性脓胸伴有支气管胸膜瘘时,则咳出大量脓痰(即脓性胸腔积液),有时呈血性。慢性者多不发热,但贫血及消瘦较明显,查体发现患侧胸廓塌陷,肋间隙变窄,呼吸运动减弱,叩诊呈实音,听诊呼吸音减低,气管移向患侧,常伴有杵状指(趾)。

【辅助检查】

(一)影像学检查　干性胸膜炎胸部 X 线检查可无异常,当渗液量达 200ml 以上时,胸部 X 线片可见肋膈角变钝,表现为下胸部见外高内低、上缘呈下凹的均匀致密阴影,同时发现肺内其他提示结核的病灶时,有助于结核性胸膜炎的诊断。

超声检查可测出肋膈角少量积液,估计胸腔积液深度和积液量,并能根据光点变化区分积液是否分隔或纤维化,对于包裹或纤维分隔积液提供精确的穿刺定位,并能指导置管引流位置和胸膜活检。

CT 是发现胸腔积液最敏感的方法,可以发现极少量的积液,并能鉴别胸膜增厚、包裹性积液、肺内或纵隔巨大囊性肿块。CT 发现肺内结核病灶和纵隔淋巴结肿大也远较胸部 X 线敏感,同时出现典型肺结核或淋巴结核表现有助于诊断。

(二)胸腔积液理化检查　胸腔积液穿刺检查对诊断结核性胸膜炎十分重要。胸腔积液一般呈草黄色、透明或混浊液体,少数可呈淡红或深褐色、血性液体,含大量纤维蛋白,放置后形成胶冻样凝块。胸腔积液比重在 1.018 以上,蛋白定量 >30g/L,镜检有核细胞为 100~1 000/mm³,在病程前 2 周,分类以中性粒细胞为主,后转为淋巴细胞,淋巴细胞占有核细胞总数的 85%~95%。结核性脓胸的脓液性状和普通脓胸相似,胸腔积液中白细胞总数为 10 000~15 000/mm³ 或更多,以中性粒细胞为主,pH<7.2,葡萄糖<1.11mmol/L,LDH>1 000IU/L。

腺苷酸脱氨酶(adenosine deaminase,ADA)是嘌呤代谢过程中的一个酶,目前常用 ADA 来区分恶性和结核性胸膜炎,结核性胸膜积液时 ADA 通常 >35~50U/L,而 94% 的恶性胸腔积液 ADA<40U/L,但在淋巴细胞为主的胸腔积液如类风湿关节炎、淋巴瘤、肺泡细胞癌、间皮瘤、支原体衣原体肺炎、军团菌感染、肺吸虫、隐球菌肺炎也可增高。大样本的荟萃分析发现,平均敏感性和特异性分别为 92% 和 90%,SROC 分析 Q 点值为 91%,曲线下面积(AUC)为 96%,表明在结核高发的发展中国家,ADA 是一种简单、快速、特异的方法。

IFN-γ 主要由 CD4⁺T 细胞产生,因此在结核性胸膜炎胸腔积液中 IFN-γ 同样增高,一些研究认为鉴别恶性肿瘤与结核性胸膜炎引起的胸腔积液,胸腔积液 IFN-γ 诊断价值更大,但有荟萃分析发现这些研究存在质量问题,胸腔积液 IFN-γ 试验诊断性能不足以让其单独应用,加上胸腔积液 IFN-γ 测定稳定性不好,而 ADA 试验费用低廉且容易获得,因此在临床 IFN-γ 不如 ADA 实用。

(三)微生物检查　胸腔积液离心沉淀后作涂片检查,抗酸杆菌的阳性率在 5% 以下,胸腔积液传统结核培养的阳性率在 24%~58%,自动化结核液体培养技术如 BACTEC MGIT 960 大大提高培养阳性率,阳性率可以达 62%,并把阳性报告时间缩短至平均 10 天左右。除了胸腔积液标本外,穿刺活检组织也应送结核分枝杆菌培养,以提高结核性胸膜炎的诊断率。

(四)胸膜活检和胸腔镜　经皮胸膜活检曾经是诊断结核性胸膜炎的"金标准",胸膜组织出现伴有干酪样坏死肉芽肿、抗酸染色阳性或病理组织培养分枝杆菌阳性是确诊手段。有报道称结核性胸膜炎患者中初始胸膜活检的阳性率约为70%，单次操作取多个活检标本(6个或更多)或者多次单独活检操作可将敏感性提高至80%。

胸腔镜是诊断不明原因胸腔积液的最好方法,典型结核性胸膜炎可以看到壁胸膜黄白色小结节,胸膜面红肿、充血,并可见纤维渗出粘连,通过胸腔镜活检组织可以做病理检查和结核分枝杆菌病原学检查,有文献报道胸腔镜结合病理和微生物检查诊断结核性胸膜炎的阳性率接近100%。

（五）分子生物学检测技术 实时荧光定量PCR技术自应用于肺结核诊断以来,以其敏感度高、特异度好在临床上受到青睐,但在结核性胸膜炎的诊断中,针对胸腔积液检测敏感度在26.3%~67.8%。WHO推荐的GeneXpert技术是一种以PCR为基础的探针杂交自动化检测技术,能同时检测结核分枝杆菌和利福平耐药基因是否存在,在接受标本后2小时内可获得结果。荟萃分析发现,以培养阳性作为"金标准"的结核性胸膜炎患者中,GeneXpert技术检测的汇总敏感度为51.4%,特异度在98%以上。

【诊断与鉴别诊断】

典型结核性胸膜炎根据临床表现和胸腔积液细胞分类以淋巴细胞为主,加上胸腔积液ADA升高,基本可以确定临床诊断,结合胸腔积液结核分枝杆菌分子生物学检查可以确定诊断。由于结核培养需时长而且阳性率低,加上国内许多医院没有开展胸腔积液ADA、胸膜活检检查,国内大多数医院结核性胸膜炎的诊断主要依据临床治疗反应,确诊病例少,过诊和误漏诊多,需大力提倡ADA检测、胸膜活检、GeneXpert技术和结核分枝杆菌培养。

结核性胸膜炎需与各种原因引起的单侧胸腔积液鉴别,主要是和癌性胸腔积液、肺炎旁胸腔积液鉴别,可以参考本章第一节胸腔积液相关内容。

【治疗】

（一）抗结核治疗 一旦诊断结核性胸膜炎,应进行正规抗结核治疗,如不经治疗,65%的患者在5年内发展为活动性肺结核,部分患者甚至可能进展为结核性脓胸。WHO推荐,在没有合并中枢神经系统和骨关节结核的情况下,结核性胸膜炎的治疗参照痰菌阳性的肺结核方案,即2HRZE/4HR或$2H_3R_3Z_3E_3/4H_3R_3$,具体参见第十篇第十章第二十七节"肺结核"。2008年卫生部《中国结核病防治规划实施工作指南》推荐结核性胸膜炎的化疗方案是2HRZE/10HRE或$2H_3R_3Z_3E_3/10H_3R_3E_3$,远较WHO推荐的方案为长。如果是耐药结核性胸膜炎,则参考多耐药结核病治疗方案。

（二）胸腔穿刺引流 不仅是诊断需要,也是治疗结核性胸膜炎的必要手段。由于高达50%的患者在开始治疗后6~12个月内出现胸膜增厚,胸腔抽液有助于减少纤维蛋白沉着和胸膜增厚,使肺功能免遭损害。目前国内多用8~12Fr的穿刺导管引流,对于包裹性积液可胸腔内注射尿激酶5万~10万U,有利于把胸腔积液引流干净,以减少胸膜粘连。一般单纯性结核性胸膜炎不主张用>16Fr的引流管做切开引流,但结核性脓胸需大号引流管置管冲洗,每次用生理盐水或2%碳酸氢钠冲洗脓腔。

（三）糖皮质激素治疗 结核性胸膜炎大部分患者在治疗后都有胸膜增厚和粘连,因此,减轻炎症反应、减少胸膜粘连也是治疗需要。糖皮质激素应用最多,但其作用一直受到争议,2017年Cochrane新的系统综述涉及6个临床试验、590个患者,显示糖皮质激素治疗能减少第8周和24周的残留积液,减少1/3胸膜增厚或粘连,但不能改善肺功能,而不良反应要多于对照组,在HIV的患者还发现卡波西肉瘤风险增加。因此,许多专家只建议毒性症状严重、胸腔积液量多的非HIV患者在使用抗结核药物和胸腔穿刺的同时加用糖皮质激素,通常用泼尼松20~30mg/d,体温正常、全身毒性症状消除、胸腔积液吸收或明显减少时,逐渐减量至停用,疗程为4~6周。

推荐阅读

1. AGGARWAL A N,AGARWAL R,GUPTA D,et al. Interferon gamma release assays for diagnosis of pleural tuberculosis:a systematic review and Meta-Analysis[J]. J Clin Microbiol,2015,53(8):2451-2459.

2. RYAN H, YOO J, DARSINI P. Corticosteroids for tuberculous pleurisy[J]. Cochrane Database Syst Rev,2017,2017(3):CD001876.

第三节 脓 胸

姜红妮

胸膜腔受化脓性病原体感染,早期产生胸膜炎,当大量脓性渗出液积聚,称为脓胸(empyema thoracis,empyema)。本节主要讨论成人细菌性脓胸,不包括结核性脓胸及继发于胸部手术后的脓胸。

【病原学】

胸腔感染的病原谱随着地区流行病学的不同而存在差异,并随着时间而变化。目前发达国家中,社区获得性胸腔感染的病原体仍以链球菌属为主(约52%),包括肺炎链球菌(约24%)、米氏链球菌(约21%)和其他种类链球菌;金黄色葡萄球菌约占11%;革兰氏阴性需氧菌约占9%,包括肠杆菌科细菌、流感嗜血杆菌和大肠埃希菌;而厌氧菌约占20%,主要包括梭杆菌属、拟杆菌属和消化链球菌属。医院内获得性胸腔感染培养阳性的患者中,金黄色葡萄球菌约占50%,2/3为耐甲氧西林金葡菌;革兰氏阴性需氧菌约占30%,以大肠埃希菌、铜绿假单胞菌和肺炎克雷伯菌常见;厌氧菌约占13%,厌氧菌与革兰氏阴性杆菌的混合感染也比较常见,常发生于老年患者及有多种合并症的患者。

【发病机制】

导致脓胸最常见的原因是肺部感染(>55%),其次是胸腔手术,其他少见原因包括胸部外伤、食管破裂、胸腔穿刺、膈下感染、败血症等。脓胸常见于有合并症和全身或肺部宿主防御功能异常者,如患有糖尿病、长期使用激素、支气管扩张、慢性阻塞性肺疾病、肺结核和肺癌的患者。口腔疾病、过度使用镇静剂、酗酒、癫痫发作、神志昏迷、胃食管反流等,均可增加厌氧菌性脓胸的发生。因急性细菌性肺炎而向胸膜腔蔓延导致胸腔积液的,称为肺炎旁胸腔积液(parapneumonic effusion,PPE)。PPE 又分为单纯型 PPE(simple PPE)、复杂型 PPE(complicated PPE)和脓胸(frank empyema)三种类型,也是胸腔感染发展的三个阶段。没有肺炎经过而直接发生的胸腔感染,称为原发性脓胸。

病理上脓胸的发生、发展可以分为三个阶段。

1. 渗出期　致病菌进入胸腔后,引起组织炎性改变,脏、壁两层胸膜充血、水肿,失去胸膜的光泽和润滑性,渗出稀薄、澄清的浆液,渗出液中含有白细胞及纤维蛋白,但细胞成分较少。

2. 纤维素脓性渗出期　发生在感染的数天后,胸腔中渗液、纤维蛋白及中性粒细胞甚至脓细胞逐渐增多,纤维蛋白沉积在脏、壁两层胸膜表面,形成纤维素膜。纤维素膜逐渐机化、韧性增强,形成胸膜粘连,使脓胸趋向局限化,即形成局限性或包裹性脓胸,肺组织的膨胀受到限制。

3. 脓胸机化期　急性脓胸在发病后 7~10 天,脏胸膜、壁胸膜表面沉着的纤维素膜开始机化,逐渐形成较厚的胸膜纤维板,发病 4~6 周后即转为慢性。

【临床表现】

急性脓胸患者常有高热、脉速、呼吸急促、胸痛、食欲缺乏、全身乏力、白细胞增多等征象。积脓较多者可有胸闷、咳嗽、咳痰症状。查体发现患侧语颤减弱,叩诊呈浊音,听诊呼吸音减弱或消失。严重者可伴有发绀和休克。慢性脓胸患者往往有消瘦、贫血、血浆蛋白降低,以及不同程度的慢性全身中毒症状,如低热、乏力、食欲差等;可见患侧胸壁下陷、胸廓呼吸动度受限、肋间隙变窄,部分患者有脊柱侧弯、杵状指(趾)等全身多系统的改变。

【辅助检查】

外周血白细胞计数增高,中性粒细胞增至 80% 以上,有核左移。

胸部 X 线片:急性脓胸的胸部 X 线检查示,患侧有积液所致的致密阴影。慢性脓胸的胸部 X 线片示,患侧胸膜增厚、肋间隙变窄、纵隔移向患侧、胸腔变小。

胸部 CT:CT 检查能够确定邻近膈肌或延伸入膈肌的分隔样改变,也有助于发现肺炎、肺脓肿、肺癌等合并症。叶间裂积脓表现为沿着积脓周围出现弧线样或"裂开"样改变。

B 超:超声检查示积液反射波能明确范围和准确定位,还有助于判断胸腔液体的黏稠度及是否分隔,有助于脓胸诊断和穿刺。

胸腔积液检查:所有伴有败血症或肺炎的胸腔积液都需要诊断性胸穿检查,所有外观非脓性的胸腔积液怀疑感染引起者,均应检测 pH 和胸腔积液葡萄糖。要观察脓液的性状、有无臭味,同时作涂片镜检、细菌培养及药敏实验,以指导临床用药。胸腔积液中白细胞计数对诊断脓胸缺乏统一标准,因为脓

液中的白细胞可以溶解,导致其数量减少。pH<7.2 是需要置管引流的最强单项预测因子(变形杆菌属感染时 pH 可>7.6),其次是胸腔积液葡萄糖<2.2mmol/L(需除外类风湿关节炎),胸腔积液 LDH>1 000U/L。胸腔细菌感染 ADA 正常或升高。

【诊断与鉴别诊断】

脓胸早期需与其他非化脓性胸腔积液包括结核性胸膜炎、恶性胸腔积液、风湿性疾病胸膜累及鉴别;脓液形成后,需与乳糜胸及假性乳糜胸鉴别。通过胸腔积液革兰氏染色涂片、胸腔积液培养,胸腔积液细胞计数、分类,胸腔积液生化等化验一般不难鉴别。

【治疗】

急性脓胸经过有效抗生素的治疗并及时排出脓液,炎症可逐渐消退,仅在胸膜腔内残留一定的粘连和胸膜肥厚。慢性脓胸预后差,多需要手术治疗。

1. 急性脓胸的治疗　治疗原则包括控制感染、引流脓液、全身支持治疗三个方面。

(1) 控制感染:社区获得的胸腔感染可采用青霉素类+β-内酰胺酶抑制剂、克林霉素、甲硝唑、头孢菌素单用或联合使用。医院内获得的胸腔感染可单用哌拉西林/他唑巴坦、Ⅲ代头孢菌素及其与 β-内酰胺酶抑制剂的联合制剂、Ⅳ代头孢、碳青霉烯类,或联合甲硝唑、克林霉素。

(2) 引流脓液:对于单纯的肺炎旁胸腔积液,B 超液性暗区<10mm 者不需要引流治疗,单纯抗生素治疗的疗效良好。对于中等及大量胸腔积液,或胸腔积液肉眼观察呈混浊、脓性,或胸腔积液 pH<7.2、LDH>1 000IU/L、葡萄糖<2.2mmol/L 者,胸腔引流是治疗的关键。包裹或多房性脓胸,或非常黏稠的脓液,可于腔内注入尿激酶以便于引流。

(3) 全身支持治疗:应包括给予高蛋白、高热量、高维生素饮食。

2. 慢性脓胸的治疗　主要是消除脓腔。术前应适当补充营养,纠正低蛋白血症和贫血,少量多次输血,增强机体抵抗力,选用有效抗生素,控制感染。

推荐阅读

1. DAVIES H E,DAVIES R J,DAVIES C W,et al. Management of pleural infection in adults:British Thoracic Society pleural disease guideline 2010 [J]. Thorax,2010,65(Suppl 2):ii41-ii53.

2. SHEN K R,BRIBRIESCO A,CRABTREE T,et al. The American Association for Thoracic Surgery consensus guidelines forthe management of empyema[J]. J Thorac Cardiovasc Surg,2017,153(6):e129-e146.

第四节　气　　胸

王桂芳

胸膜腔内存在气体,称为气胸(pneumothorax)。根据发生原因,分为自发性气胸(spontaneous pneumothorax)和创伤性气

胸(traumatic pneumothorax)。前者又根据是否存在原发病因,可分为原发性(primary spontaneous pneumothorax,PSP)和继发性(secondary spontaneous pneumothorax,SSP)。

自发性气胸是无明显外伤或人为因素时发生的气胸。创伤性气胸是因胸部外伤或诊疗操作引起,钝性伤中发生率为15%~50%,在穿透伤中为30%~87.6%。大多数病例气胸中的空气来源于肋骨骨折断端刺破肺组织。创伤性气胸还包括医源性气胸(iatrogenic pneumothorax)(由胸腔穿刺、肺穿刺等诊疗操作引起)和人工气胸(由于诊断或治疗需要,而使气体进入胸膜腔)。随着创伤性检查如CT或B超引导下肺穿刺等操作增多,医源性气胸发生率也升高。

根据气胸时胸腔内压力及病理生理改变,将气胸分为三个类型:①闭合性气胸(单纯性气胸),即胸膜裂口封闭,不再有气体漏入胸膜腔;②交通性气胸(开放性气胸):胸膜裂口因粘连或受周围纤维组织固定而持续开放,气体随呼吸自由进入胸膜腔;③张力性气胸(高压性气胸):胸膜裂口形成单向活瓣,气体不能排出,导致胸腔内积气增加,胸腔内压升高呈正压,抽气至负压后又很快变为正压。

【病因与发病机制】

气体进入胸膜腔内可能通过三种途径:①胸膜腔直接与体外相通,即创伤性气胸(包括外伤、医源性);②胸膜腔与体内部分器官交通,这部分器官存在与外界相通的腔道或管道,如气管、支气管、肺、食管或胃肠道,其中最常见的原因为胸膜表面肺大疱破裂;③胸膜腔感染或支气管肺组织的感染破坏支气管肺组织,波及胸膜,特别是产气微生物的感染,导致胸膜腔内积气,如婴幼儿金黄色葡萄球菌肺炎常导致脓气胸。

根据气胸不同的发病原因,分为原发性和继发性。但两者可由相似的因素诱发,如剧烈运动、咳嗽等;也可无明显诱因,航空、潜水作业而无适当防护措施时,从高压环境突然进入低压环境也可诱发气胸。

(一)原发性自发性气胸 又称特发性气胸,指影像学未发现明显病变的健康者所发生的气胸,好发于青年人,特别是男性瘦长体型者。已有研究发现,年龄、性别与气胸类型密切相关。Bobbio等对法国14岁以上因气胸而住院的42 595例进行分析发现,气胸的年发病率为22.7/10万,男/女比例为1:3.3,平均发病年龄分别为(37±19)岁和(41±19)岁,需手术者为24%。另一个关于自发性气胸流行病学的研究分析了15岁以上共170 929例气胸住院患者的资料,发现发病率为(9.1~14.1)/10万,39.2%无诱因或病因,60.8%有慢性呼吸系统疾病,不同性别5年复发率相似(男性为25.5%,女性为26.0%)。

关于原发性自发性气胸的病因和发病机制,目前尚不十分明确。大多数学者认为是由胸膜下微小气泡(bleb)和肺大疱(bullae)破裂所致。也有不同意见,即认为可能由于胸膜间皮细胞稀少或缺乏,在肺内压增高时,空气通过大疱壁的裂孔进入胸膜腔引起。某些学者认为,肺组织先天性发育不全是肺大疱形成的原因。吸烟与原发性自发性气胸的发生也有较大相关性,研究发现重度吸烟者发生气胸的风险是不吸烟者的102倍。另外,遗传因素也在气胸的发生中也居于一定地位。

(二)继发性自发性气胸 在其他肺部疾病的基础上,形成肺大疱或直接损伤胸膜所致。常为慢阻肺或炎症后纤维病灶基础上,细支气管因炎症狭窄、扭曲,产生活瓣机制而形成肺大疱。在咳嗽、打喷嚏等肺内压增高时,大疱破裂,引起气胸。肺癌、结节病、组织细胞增多症X、肺淋巴管平滑肌瘤病等也可引起继发性气胸。但最常见的病因为慢性阻塞性肺疾病,其发病率为3.2%(气胸的自我报告为286例/9 062例),男性发病率高于女性,CT提示的肺气肿是气胸的高危因素。

(三)特殊类型的气胸

1. 血气胸 由于胸膜粘连带内的血管断裂,自发性气胸可伴有胸膜腔内出血;也可发生在创伤性气胸大血管损伤时。出血量大时合并休克。

2. 脓气胸 由化脓菌的感染引起。由金黄色葡萄球菌、肺炎克雷伯菌、铜绿假单胞菌、结核分枝杆菌及多种厌氧菌引起的坏死性肺炎、肺脓肿和干酪性肺炎可并发脓气胸。病情多危重,常有支气管胸膜瘘形成。

3. 月经性气胸 即与月经周期有关的反复发作的气胸。确切的发病机制未明。

4. 少见病因引起的气胸 如HIV感染合并肺孢子菌感染、组织细胞增多症、淋巴管腺肌症等也可能是气胸发生的原因。

【病理生理】

正常时两层胸膜紧贴着,腔内有5~15ml浆液。胸膜腔内的压力低于大气压,吸气时牵张肺使其膨胀。该负压随着呼吸运动变化,吸气时胸廓扩大时负压变大(即胸膜腔内压更小,为-1.33~-0.667kPa);而呼气时负压变小(即胸膜腔内压更大,为-0.686~-0.4kPa)。当一侧胸膜腔内压力超过0.1~0.2kPa时,纵隔移位,静脉回流受阻,发生急性心、肺功能障碍。

(一)气胸对心、肺功能的影响因素 ①基础疾病和肺功能;②气胸发生速度;③胸膜腔内积气量及其压力。基础肺病变严重、气胸出现快、气量大、胸膜腔内压高,对心、肺功能影响大。

(二)气胸影响心、肺功能的主要表现

1. 肺容量缩小和通气功能降低 当肺压缩20%以上时,胸腔内压变大,失去负压对肺的牵引作用,甚至压迫肺组织致肺容量减少,呈限制性通气功能障碍。

2. 气体交换功能恶化 急性气胸时被压缩的肺泡通气量减少,但最初肺血流量并不减少,可发生通气血流比例降低或动静脉分流样效应,表现为动脉血氧合功能障碍和氧分压降低。

3. 循环功能障碍 少量气胸对循环影响小。大量气胸,尤其是张力性气胸,影响静脉血回流,甚至压迫血管和心脏,阻碍静脉血回流入右心,引起心脏搏出量降低,心率加快,血压降低,甚至发生休克。在大量或张力性气胸时,可引起纵隔移位或摆动,进一步导致循环功能障碍、心律失常、休克或突然窒息死亡。

气胸发生时间较长者,肺长期受压,通气血流比例已自动调整,故一般体力活动时无不适感觉,但在剧烈活动时则出现呼吸困难,特别是原有慢性肺部基础疾病时。

【临床表现】

(一)症状　部分患者在发生气胸前有剧烈咳嗽、屏气或用力等诱因,但也可发生于正常活动或静息时。

1. 呼吸困难　严重程度与气胸发生速度、气胸类型、肺萎陷程度和基础肺功能有密切关系。单侧闭合性气胸或发生缓慢者,特别是年轻且肺功能正常者,可无明显呼吸困难,即使在肺压缩达80%~90%时,仅在剧烈活动时稍感气急。气胸量大、发生速度快或肺部原有基础疾病者,则明显呼吸困难。慢阻肺患者发生气胸,即使肺压缩不到10%,亦可感到明显呼吸困难。

2. 胸痛　典型症状为突发性单侧胸痛,继之胸闷和呼吸困难,并可有刺激性咳嗽。这种胸痛常为针刺样或刀割样,持续时间很短。

3. 刺激性干咳　因气体刺激胸膜所致。

张力性气胸患者以呼吸困难为突出表现,其次为胸痛和咳嗽,常表现为精神高度紧张、恐惧、烦躁、气促、窒息感、发绀、出汗,并有脉搏细弱快、血压下降、皮肤湿冷等休克表现,甚至出现意识不清、昏迷,若不及时抢救,往往引起死亡。部分气胸患者合并有纵隔气肿,呼吸困难更加严重,常有明显发绀。更少见的情况是在气胸发生时,由于胸膜粘连带或胸膜血管撕裂而产生血气胸。若出血量多,可表现为面色苍白、冷汗、脉搏细弱、血压下降等休克征象。但大多数患者仅为少量出血。

(二)体征　气胸少量时体征不明显,特别是慢阻肺患者,但听诊时局部呼吸音减弱具有重要意义,部分患者可出现哮鸣音。

1. 呼吸加快　气胸量较大时可出现,特别是大量气胸或张力性气胸时;亦可伴有发绀。

2. 气管、心脏移位　左侧气胸时心脏浊音界和右侧气胸时肝上界均消失。大量气胸时,气管或心脏向健侧移位。

3. 胸部体征　气胸量达30%以上时,可表现为患侧胸廓饱满,肋间隙膨隆,呼吸运动减弱,叩诊呈鼓音,心或肝浊音区消失;语音震颤及呼吸音均减弱或消失。

左侧少量气胸,有时可在左心缘处听到患者也能觉察到的特殊破裂音,称Hamman征。破裂音与心搏一致,患者左侧卧位呼气时更明显。此种"有声音"的气胸常为少量气胸。

少量胸腔积液常是由于空气刺激胸膜产生的渗出液,但也可能由于气胸导致胸膜粘连带撕裂引起血气胸。

(三)影像学检查　为诊断气胸最可靠方法,可显示肺压缩程度、肺部情况、有无胸膜粘连、胸腔积液是否存在及纵隔移位等。

典型X线表现为无肺纹理的、均匀透亮的胸膜腔积气带,其内侧为弧形的线状肺压缩边缘(图13-8-4-1),系肺组织和胸膜腔内气体的交界线,线内为压缩的肺组织,线外无肺纹理且透亮度明显增加。气胸延及下部,则肋膈角显示更加锐利。少量气胸往往局限于肺尖部,常被骨骼掩盖。局限性气胸在后前

位X线检查时易遗漏。大量气胸时,肺被压缩聚集在肺门区,呈圆球形阴影。若肺内有病变或胸膜粘连时,则呈分叶状或不规则阴影。大量气胸或张力性气胸时,显示纵隔和心脏移向健侧。气胸合并胸腔积液时,可见气液平面。若围绕心缘旁有透光带,应考虑有纵隔气肿。根据胸部X线片,大致可计算气胸后肺受压萎陷的程度,这对临床处理有一定指导意义。如从肺尖气胸线至胸腔顶部估计气胸大小,距离≥3cm为大量气胸,<3cm为小量气胸。也可采用下述方法计算:在气胸侧,以椎骨横突外缘至胸壁内缘为基准范围(为整个一侧肺野),当肺野外侧受压上述范围之1/4时,肺组织大约受压35%;当受压1/3时,肺组织受压50%;当受压1/2时,肺组织受压65%;当受压2/3时,肺组织受压80%;而当肺组织全部被压缩至肺门,呈软组织密度时,肺组织受压约为95%。如果少量气胸仅限于上肺野,则将肺野外带自上而下分为三等份,然后以上述方法中受压1/4时的35%均分,为10%~15%。

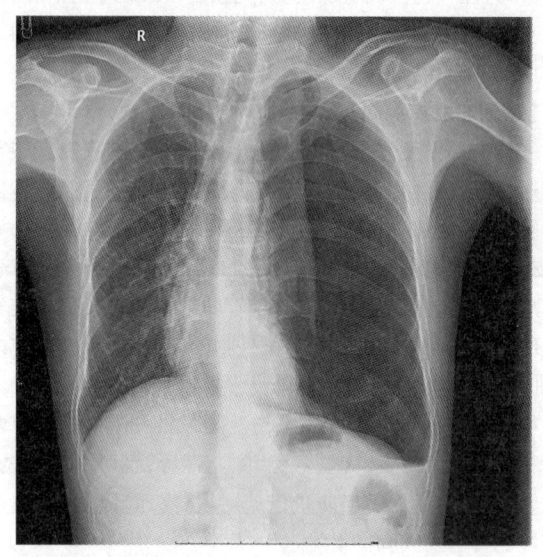

图13-8-4-1　左侧自发性气胸

CT表现为胸膜腔内出现极低密度的气体影,伴有肺组织不同程度的压缩改变。一般应在肺窗条件下观察,含极少量气体的气胸和主要位于前中胸膜腔的局限性气胸,由于CT无影像重叠的优点,可明确诊断,但X线片易漏诊。

多数学者认为,对外伤患者,尤其机械通气患者CT扫描时,应对上腹部、下胸部的CT图像进行肺窗观察,以便发现隐匿性少量气胸;CT还可鉴别位于纵隔旁的气胸与纵隔气肿及肺气囊,对有广泛皮下气肿者,CT检查常可发现X线片阴性的气胸存在。

【诊断】

根据临床症状、体征及X线或CT表现,即可确诊。慢阻肺等结构性肺病合并自发性气胸时,与其原有的症状和体征常易混淆,需借助影像学检查作出诊断。根据胸膜腔压力决定是否紧急处理。

胸膜裂口可随病情而变化,故气胸类型也可相互转换。气

胸发病后超过 2 个月肺未能复张者，称为慢性气胸。胸膜腔内压力的测定有助于鉴别破裂口是否闭合。

【鉴别诊断】

（一）肺大疱　局限性或包裹性气胸应与其鉴别。两者在症状、体征和胸部 X 线片上均类似，鉴别要点为：①巨型肺大疱病史长，症状发生较慢；而气胸病史短，症状多突然发生。②肺大疱气腔呈圆形或卵圆形，位于肺野内（图 13-8-4-2）；而气胸为带状气影，位于胸部外带胸膜腔内。③肺上部大疱可见基底缘向下凹陷，下缘下外方肺组织向上外方伸延；而上胸部包裹性气胸其外下方气影向外下方倾斜。④肺大疱若在下叶，则肋膈角圆钝，贴近胸壁处可见到被挤压的肺组织和/或胸膜，气腔内无气液平面；而气胸患者肋膈角可见到气液平面。⑤经较长时间观察，肺大疱体积基本不变；而气胸的形态则变小，最后消失。怀疑局限包裹性气胸者最好行胸部 CT 检查，能够区别巨大肺大疱和局限性包裹性气胸。

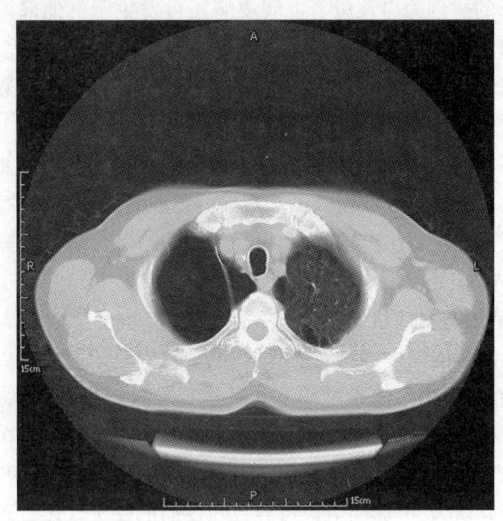

图 13-8-4-2　右肺巨大肺大疱

（二）其他疾病　气胸还应与心肌梗死、肺梗死、支气管哮喘、支气管肺囊肿及膈疝、慢阻肺等疾病鉴别。根据病史、症状、体征、结合胸部影像学、心电图及有关检查可以作出鉴别。

【治疗】

自发性气胸的治疗需根据气胸的不同原因和类型采取适当措施，解除胸腔积气对呼吸、循环所造成影响，使肺尽早复张和恢复功能，同时也要治疗并发症和原发病。

（一）一般治疗　应卧床休息和吸氧，尽量减少活动。无肺部基础疾病的年轻患者，如果肺萎陷在 20% 以下、呼吸困难不明显者，可以采取本方法，但须密切观察。单纯卧床休息，每日可吸收胸膜腔内气体容积的 1.25%。如吸氧，面罩给氧流量为 3L/min，可使气胸气体吸收率提达 4.2%，肺完全复张时间缩短至平均 5 天（3~7 天），较一般卧床休息肺复张所需时间明显缩短。其机制是提高血中 PO_2，使氮分压（PN_2）下降，从而增加胸膜腔与血液间的 PN_2 差，促使胸膜腔内的氮气向血液转

递（氮-氧交换），加快肺复张。

胸腔内气体的吸收受四个因素影响：①胸腔与静脉血间的气体压力梯度；②气体的弥散能力；③胸腔内气体和胸膜的接触面积；④胸膜的通透性，如增厚或纤维化的胸膜会降低气体的吸收速度。通常情况下，胸腔气体的压力是大气压，即 760mmHg，组织气体的压力接近于静脉血内的气体压力，即 $PCO_2=46mmHg$，$PO_2=40mmHg$，$PH_2O=47mmHg$，$PN_2=569mmHg$，总计压力为 702mmHg，因此在胸腔内气体压力和静脉气体压力间存在梯度差，这有助于促进胸腔内气体的再吸收。据估计，每 24 小时吸收胸腔气体量的 1%~6%。

（二）排气疗法　对于呼吸困难明显、肺压缩程度超过 20%~30%、合并有肺部基础疾病者，需采取排气疗法，尤其是张力性气胸需要紧急排气。

1. 胸膜腔穿刺排气　常规选择患侧锁骨中线第 2 前肋间为穿刺进针点，少数选择腋前区第 4、第 5 或第 6 肋间为穿刺进针点，对于局限包裹性气胸需根据胸部 CT 进行仔细定位后确定穿刺进针点。于皮肤消毒后，用气胸针直接穿刺入胸膜腔，随后连接于 50ml 或 100ml 注射器，或人工气胸机排气并测压，直至患者呼吸困难缓解为止。一般首次抽气不宜超过 600ml 或使胸膜腔腔内负压在 -0.392~-0.196kPa（-4~-2cmH₂O）为宜，根据肺复张情况每日或隔日抽气。如属张力性气胸，需要进行持续胸腔闭式引流，但如病情紧急，可行紧急胸膜腔穿刺排气，以达到迅速减压的目的。

2. 胸腔闭式引流术　对于交通性和张力性气胸、压缩范围大的单纯性气胸者，单纯胸腔穿刺抽气只能暂时缓解症状，往往需要胸腔置管持续引流，通常选择锁骨中线第 2 前肋间置入引流管；局限包裹性气胸或有胸膜粘连者，应根据 X 线透视或胸部 CT 定位置管；液气胸需排气排液者，多选择上胸部置管引流，有时需置上、下两根引流管。将引流管连接于水封正压连续排气装置［即水封瓶内的玻璃管一端置于水面下 1~2cm，患者呼气时胸膜腔内正压，只要高于体外大气压 0.098~0.196kPa（1~2cmH₂O）就有气体排出］。如单纯持续引流较长时间但肺仍不能复张，可考虑持续负压引流，在负压吸引装置与水封瓶之间接上调压瓶，调整调压管入水深度以维持吸引负压在 -1.76~-0.49kPa（-18~-5cmH₂O）为宜。目前已经有一体化的便携式气胸引流装置。

大量气胸时，如引流或抽气，需注意复张性肺水肿的发生，目前认为其发生率为 0.01%~6%，与气体量多少及气胸发生时间有关。

（三）胸膜粘连术　为减少复发，可胸腔内注入硬化剂，产生无菌性胸膜炎，使脏胸膜和壁胸膜粘连从而消灭胸膜腔间隙。仅限于不宜手术或拒绝手术的下列患者：①慢性或复发性气胸；②双侧气胸；③合并肺大疱；④肺功能不全，不能耐受手术者。常用硬化剂有多西环素、医用滑石粉等，用生理盐水 60~100ml 稀释后经胸膜导管注入，夹管 4~6 小时后引流；或经内科胸腔镜直视下喷洒。

以下几个方面可以提高粘连的成功率：胸腔注入硬化剂

前,尽可能使肺完全复张;硬化剂注入胸膜腔后,需监督患者充分转动体位,以使硬化剂与各处胸膜充分接触;夹闭胸腔引流管4~6小时后,需充分引流胸腔内气体及液体,加用10~20cmH$_2$O的负压可以使脏胸膜和壁胸膜紧密贴合。若一次无效,可重复注药。肺复张并且夹闭胸腔引流管24小时后不再有气体漏出,经X线透视或摄片证实,可拔除引流管。此法成功率高,主要不良反应为胸痛、发热,医用滑石粉有报道可引起急性呼吸窘迫综合征,应密切观察,但目前国内医用滑石粉来源较少。

(四)肺大疱破口闭合法 诊断为肺大疱破裂而无其他肺实质性病变时,可在不开胸时经胸腔镜使用激光或黏合剂使裂口闭合。

(五)外科手术 对于慢性气胸、血气胸、双侧气胸、复发性气胸、张力性气胸经内科观察治疗失败者、胸膜增厚或者粘连带致肺膨胀不全或影像学上有多发性肺大疱者,可予手术。手术治疗成功率高,复发率低。

1. 电视胸腔镜外科手术(VATS) 直视下分离胸膜间粘连,烙断粘连带;视野清晰,对较小的肺大疱和破口也能发现和处理;同时作胸膜粘连术。该法具有微创、安全等优点。

2. 开胸手术 如无禁忌,亦可考虑。但在能开展VATS手术的单位基本已被取代。

(六)特殊类型气胸的处理

1. 自发性血气胸 自发性气胸伴有胸膜腔内出血是由于胸膜粘连带内的血管断裂,可采取以下治疗:①保守治疗:抽气排液,解除压迫症状,改善通气功能。②胸腔闭式引流:一般使用大孔径胸腔引流管作持续引流,引流管放置的位置要保证能够及时、有效地引流胸腔内积血,以促使肺的复张和观察有无活动性出血。同时补充血容量,积极抗休克治疗,密切观察病情变化。③如保守治疗无效而胸膜腔内持续出血者,须在抗休克治疗的同时准备外科手术止血。

2. 脓气胸 由金黄色葡萄球菌、肺炎克雷伯菌、铜绿假单胞菌、结核分枝杆菌及多种厌氧菌引起的坏死性肺炎、肺脓肿和干酪性肺炎可并发脓气胸。常有支气管胸膜瘘形成。脓液中可找到病原菌,除适当应用抗生素外,还应根据具体情况考虑外科治疗。

3. 纵隔气肿和皮下气肿 可随着胸膜腔内气体排出减压而能自行吸收。吸入浓度较高的氧气可以加大纵隔内氧浓度,有利于气肿的消散。纵隔气肿张力过高而影响呼吸和循环功能者,可作胸骨上窝穿刺或切开排气。

【预防】

最好的预防是去除病因。根据气胸治疗效果,目前采用的肺大疱切除术及胸膜粘连术中,前者可最大限度地去除肺漏气的可能,后者可在再次肺漏气时保证大部分肺组织不至于萎缩,所以正确的治疗可以防止反复发作。

此外,由于慢性支气管肺疾病如哮喘和慢阻肺是继发性自发性气胸的主要病因,积极、规范的治疗是预防这类气胸的最好方法。

推荐阅读

1. BOBBIO A,DECHARTRES A,BOUAM S,et al. Epidemiology of sponta-neous pneumothorax:gender-related differences[J]. Thorax, 2015,70(7):653-658.
2. HALLIFAX R J,GOLDACRE R,LANDRAY M J,et al. Trends in the in-cidence and recurrence of inpatient-treated spontaneous pneumothorax, 1968-2016[J]. JAMA,2018,320(14):1471-1480.

第五节 胸膜间皮瘤

白春学

胸膜间皮瘤(pleural mesothelioma)是一种罕见的肿瘤,美国估计的每年发病人数为2 500人。澳大利亚自1981年以来的20多年间,恶性胸膜间皮瘤的发病率逐年上升,男性发病率达到59.8/100万,女性发病率为10.9/100万,是全世界报道发病率最高的国家。超过80%的间皮瘤病例发生于胸膜,并且超过80%的病例为男性患者。间皮瘤还可发生于其他部位的膜性结构,包括腹膜、心包和睾丸鞘膜。本节主要论述恶性胸膜间皮瘤(malignant pleural mesothelioma,MPM),因为大多数患者就诊时疾病已至晚期,难以治疗,有报道中位生存期为1年,5年生存率约为10%。MPM是一种明确与石棉接触,主要是职业接触有关的恶性肿瘤。虽然石棉的工业使用已经减少,但我国是石棉的主要生产国之一,也因为此病的潜伏期可以长达50年,国内MPM的发病率和死亡率也在上升。

【病因与发病机制】

大多数的间皮瘤与石棉暴露相关,特别是职业性接触。除职业性接触外,也可能通过如下几种途径导致石棉接触:纺石棉及纺石棉母亲身边的儿童;邻近使用石棉的工厂;居住在有天然石棉存在的地区;从旧建筑物中错误地移除含石棉的部分。但有研究认为,电离辐射也可导致间皮瘤的发生。还有研究认为,毛沸石与间皮瘤发病有关。遗传因素也与MPM的发病相关,如有的家庭携带BRCA1相关蛋白1(*BAP1*)基因突变。吸烟与MPM的发病并没有直接的关系,但石棉暴露者吸烟会增加患肺癌的风险。

【病理】

MPM常起自壁胸膜或膈胸膜。表现为多个,呈葡萄串或菜花状,半透明,黄白色或暗红色,光滑、无蒂,或沿胸膜匍匐式生长,呈厚度不等,边界不清,胼胝样增厚;如侵犯胸廓,呈"蛋壳状"肿瘤表现。若在脏层胸膜,则包裹部分或全肺,使其萎缩。胸膜腔内多含有血性液体或黄色渗出液。肿瘤组织也可使胸膜腔隙消失。主要侵犯胸壁、横膈、肺、心包及纵隔其他结构。淋巴和血行播散是后期表现。

组织学亚型一般分为三型,即上皮型、肉瘤样型、双相(混合)型。有非常罕见的、发展相对缓慢的组织学亚型(多囊性、高分化乳头状)。

【临床表现】

MPM发生于5~70岁的任何年龄,诊断时一般在20~40

年前有职业暴露史。典型症状是持续性胸痛和呼吸困难。可有胸腔积液、咳嗽、胸壁肿块、体重减轻、疲乏和失眠。和肺癌比较往往症状更明显,一般很少出现远处转移,中枢神经系统转移也很少出现。

多表现为反复胸腔积液和/或胸膜增厚,胸腔积液多为血性,也可呈黄色渗出液;非常黏稠,比重高;胸腔积液蛋白含量高,葡萄糖和 pH 常降低。胸腔积液内透明质酸和乳酸脱氢酶浓度较高。

【辅助检查】

X 线检查以胸膜改变和胸腔积液为主。典型者为胸内侧弥漫性不规则胸膜增厚和突向胸膜腔内的多发性结节,呈波浪状阴影。并发大量胸腔积液者,呈大片致密阴影,纵隔向对侧移位。

完整的 CT 检查应该包括肝脏和肾上腺。增强 CT 对于显示可疑的胸膜病变非常有帮助,并可对纵隔淋巴结情况作出评估。CT 对于胸膜病变的良恶性鉴别有一定困难,但如出现壳状胸膜包绕,结节样胸膜增厚,胸膜增厚>1cm,累及纵隔胸膜倾向于诊断为恶性胸膜疾病。

MRI 检查并非常规应用,但在一些碘过敏或者有潜在手术切除可能的患者,其可在 CT 基础上显示病变侵犯横膈和胸壁的情况,为个体化外科治疗提供参考。

PET/CT 扫描对于胸膜疾病良恶性鉴别的特异性为88.5%,敏感性为 96.8%。MPM 的 SUV 要明显高于其他胸膜良性疾病;可提高判断纵隔淋巴结转移的准确性;对于外科手术前的分期和评估也很有价值。

【诊断与鉴别诊断】

如果临床怀疑 MPM 诊断的可能,需要仔细询问患者有无职业性或其他石棉接触史。对有复发性胸腔积液和/或胸膜增厚的患者,初始评估项目应该包括胸部 CT 增强检查、胸腔穿刺细胞学检查、胸膜活检(首选胸腔镜活检)、细胞学检查往往呈阴性结果,因此细针抽吸穿刺活检(FNA)不建议用于诊断,确诊必须依赖组织活检。

鉴别良恶性胸膜疾病,以及鉴别原发性胸膜间皮瘤和转移性腺癌、肉瘤及其他胸膜腔转移性肿瘤可能很困难。这些疾病的胸腔积液性质无太多区别。胸腔积液脱落细胞学检查通常阴性或者无法定性。无影像引导的经皮针刺胸膜活检敏感性为 7%~47%,特异性为 100%;CT 或 B 超引导下的经皮针刺胸膜活检敏感性为 77%~87%,特异性为 100%。胸腔镜检查是诊断 MPM 最好的手段,能直视下对胸膜腔进行评估,在直视下可多部位活检取得足够组织标本,诊断阳性率很高。一些免疫组织化学标志物如钙视网膜蛋白(calretinin)、WT-1、D-240 和CK5/6 对于鉴别 MPM 和转移性肺腺癌非常有帮助。

【分期】

确诊为 MPM 的患者治疗前必须进行仔细评估并分期,并评估患者能否手术。如有手术的可能性,建议做全身 PET/CT及纵隔淋巴结纵隔镜或超声支气管镜细针抽吸穿刺(EBUS-TBNA)检查。手术分期采用国际间皮瘤协会(IMIG)分期系统。AJCC 癌症分期系统(第 8 版)见表 13-8-5-1 及表 13-8-5-2。临床分期仅适合不能手术的患者。

表 13-8-5-1　TNM 分期

T　原发肿瘤

T_x　原发肿瘤无法评估

T_0　无原发肿瘤证据

T_1　肿瘤局限于胸壁,伴或不伴下列结构侵犯:
　　脏胸膜
　　纵隔胸膜
　　膈胸膜

T_2　肿瘤侵犯同侧胸膜的每一部分并满足至少下列一个条件:
　　累及膈肌
　　肿瘤侵犯肺实质内

T_3　肿瘤侵犯同侧胸膜的每一部分并满足至少下列一个条件:
　　累及胸内筋膜
　　侵犯纵隔脂肪
　　肿瘤侵犯胸壁软组织形成孤立可完全切除的病灶
　　心包的非透壁性浸润

T_4　肿瘤侵犯同侧胸膜的每一部分并满足至少下列一个条件:
　　胸壁内肿瘤弥漫扩散,伴或不伴肋骨破坏
　　肿瘤直接穿过膈肌蔓延至腹膜
　　肿瘤直接侵犯纵隔器官
　　肿瘤直接侵犯脊柱
　　肿瘤穿透心包伴或不伴心包积液或侵犯心肌

N　区域淋巴结

N_x　区域淋巴结无法评估

N_0　无区域淋巴结转移

N_1　转移至同侧支气管肺、肺门、纵隔淋巴结(包括内乳、膈旁、心包脂肪垫)

N_2　转移至对侧纵隔、同侧或对侧锁骨上淋巴结

M　远处转移

M_0　无远处转移

M_1　有远处转移

表 13-8-5-2　TNM 与临床分期的关系

分期	T	N	M
Ⅰ A 期	T_1	N_0	M_0
Ⅰ B 期	$T_{2\sim3}$	N_0	M_0
Ⅱ 期	$T_{1\sim2}$	N_1	M_0
Ⅲ A 期	T_3	N_1	M_0
Ⅲ B 期	$T_{1\sim3}$	N_2	M_0
	T_4	任何 N	M_0
Ⅳ 期	任何 T	任何 N	M_1

【治疗】

MPM 的治疗涉及多学科交叉,建议这类患者的诊疗工作交给有经验的多学科小组负责。治疗选择包括手术、放疗和/或化疗,部分患者需要综合治疗。治疗的目标是延长生存期,改善生活质量,目前还没有治愈的手段。

大多数患者诊断时已处于疾病晚期。对于身体条件允许的临床 I ~ ⅢA 期和上皮组织学或双相组织学患者,建议外科手术切除。对于 PS 评分为 0~2 分、临床ⅢB 或Ⅳ期、肉瘤样或因内科因素不能手术患者,推荐化疗。

如果患者有胸腔积液,也需要积极处理,可以选择胸腔镜下滑石粉胸膜固定术或者放置胸腔积液引流装置。对于一些不能耐受或者不愿接受有创治疗的患者,治疗性胸腔穿刺能够起到缓解呼吸困难症状的作用。

(一)外科手术 手术选择的决定很大程度上取决于准确的组织学。诊断性胸膜活检应提供足够的组织,用于鉴别上皮样、肉瘤样或混合组织学,并明确排除其他原发灶的转移性胸膜受累。考虑手术的患者,推荐在可能的切除路径上行单孔胸腔镜检查。手术的目标是彻底减灭肉眼可见的肿瘤细胞。外科手术切除方式包括:①胸膜切除/剥脱术(P/D),也称胸膜全切除术,即完全切除受累胸膜及所有肿瘤;②胸膜外全肺切除术(EPP),全部切除受累及的胸膜、肺及同侧横膈膜,也经常包括心包。不管何种手术方式,都需要清扫纵隔淋巴结,清扫范围至少包括三站淋巴结。MPM 术式选择目前是有争议的,因为尚未有随机对照的临床试验数据。不管 P/D 还是 EPP,都不能做到真正意义的完全切除(R0)。不建议对Ⅳ期 MPM、组织学为肉瘤样或混合型患者实施手术。

(二)放疗 可作为多学科治疗的一部分,或者作为姑息治疗缓解胸痛、骨转移、脑转移。单纯的放疗不推荐。剂量取决于治疗的目标。放疗介入的时间需要进行多学科讨论。

EPP 以后的辅助放疗能够显著减少局部复发率;整个半胸腔高剂量放疗没有显示生存优势并且毒性明显;放疗也被用来预防胸腔侵入性操作后创口的种植。

(三)化疗 作为不可手术切除 MPM 患者的单独治疗,或者作为可手术切除 MPM 患者综合治疗的一部分。可手术的 I ~ Ⅲ期 MPM 患者,可在术前或者术后接受化疗。单纯化疗推荐用于身体条件无法手术的 I ~ Ⅳ期 MPM 患者、拒绝手术的患者,以及具有肉瘤样型或混合型组织类型的患者。以培美曲塞为基础的化疗可以用于 MPM、恶性腹膜间皮瘤、心包间皮瘤和睾丸鞘膜间皮瘤。三联治疗(化疗、手术和半胸放疗)用于 MPM 患者,并有报道完成三联治疗的患者中位生存期高达 20~29 个月。

1. **一线治疗** 顺铂联合培美曲塞方案被推荐用于恶性胸膜间皮瘤的一线治疗。一项多中心Ⅲ期随机对照临床试验比较了顺铂/培美曲塞方案中加入贝伐单抗与单纯顺铂/培美曲塞方案在无法手术 MPM 患者中的疗效,结果显示贝伐单抗联合化疗组总生存期延长了 2.7 个月(18.8 个月 *vs.* 16.1 个月,$P=0.0167$)。推荐对可以使用贝伐单抗的无法手术 MPM 患者,使用贝伐单抗联合顺铂/培美曲塞方案,序贯贝伐单抗维持治疗直至疾病进展。培美曲塞/顺铂/贝伐珠单抗或培美曲塞/卡铂/贝伐珠单抗联合方案仅用于不可切除的病变。

推荐的其他可选化疗方案包括:卡铂/培美曲塞±贝伐单抗,序贯贝伐单抗维持治疗直至疾病进展;顺铂/吉西他滨,单药培美曲塞或长春瑞滨方案某些情况下可能有用。

2. **后线治疗** 二线治疗优先考虑如下方案:培美曲塞单药(如果一线治疗未用),一线治疗时中断治疗后如一线治疗应答良好,可考虑再次给药;纳武利尤单抗±伊匹木单抗;帕博利珠单抗。其他推荐有长春瑞滨单药、吉西他滨单药。以培美曲塞为基础的化疗也可用于恶性腹膜间皮瘤、心包间皮瘤和睾丸鞘膜间皮瘤。

推荐阅读

NCCN Guidelines for Malignant Pleural Mesothelioma. Version 1. 2020[EB/OL]. [2020-01-22]. http://guide. medlive. cn.

第九章 纵隔疾病

第一节 纵隔炎

金美玲

纵隔炎(mediastinitis)是指纵隔内结缔组织和结构的炎症和/或感染过程,可分为急性和慢性纵隔炎。前者有急性感染中毒症状,后者可引起上腔静脉压迫综合征或纵隔内其他器官受压的各种症状。

一、急性纵隔炎(acute mediastinitis)

少见而凶险,常继发于各种病因。上纵隔感染最常见于颈部感染直接蔓延;前纵隔感染主要见于心脏手术胸骨正中切口术后或前胸部贯通伤;中纵隔感染主要见于食管穿孔;后纵隔感染见于脊柱结核或化脓性感染,肺部感染直接蔓延。

常见病因为:

1. **食管穿孔** 由于食管被共生菌和医院获得的微生物所

定植,故食管壁完整性破坏都可能导致纵隔炎。可见于食管癌侵蚀、异物、误服腐蚀性异物或胃镜检查、硬质镜治疗不慎伤及管壁,食管手术后吻合口瘘,甚至剧烈咳嗽、呕吐导致食管下端后壁破裂(Boerhaave 综合征)。随着硬质食管内镜的普及,特别是内镜黏膜下剥离术(ESD)和经口内镜环形肌切开术(POEM)的开展,医源性食管腔内操作成为食管穿孔的主要原因。

2. 气管支气管穿孔 直接穿刺或钝器伤致气管破裂、气管插管或支气管镜检查时管壁损伤穿孔、气管术后吻合口瘘等所致。

3. 下行性坏死性纵隔炎 由颈部筋膜间隙传播向下发展而成,口咽部及头颈部感染,导致继发的化脓性淋巴结和淋巴管炎及深处淋巴感染,继而导致坏死性纵隔炎。

4. 周围感染直接蔓延 邻近组织如肺、胸膜、淋巴结、心包等化脓性感染或胰腺炎及胰腺假性囊肿通过腹膜后感染向上扩展至纵隔,主要发生在免疫功能低下的患者。

5. 胸骨切开术后纵隔炎 随着心脏外科手术的发展,胸骨伤口感染逐渐被人们所认识,已成为急性纵隔炎最常见的原因。术后纵隔炎发生率为 0.5%~5%,大多数医疗中心的发生率均低于 2%,一旦发生,容易导致各种严重并发症,死亡率较高。

6. 炭疽纵隔炎 由炭疽杆菌引起,最初在中东发现,美国曾报道因吸入炭疽杆菌导致的出血性纵隔炎,孢子经呼吸道进入肺中,经肺泡巨噬细胞转运至纵隔淋巴结,进而发病,死亡率极高。

7. 其他 其他部位感染灶血行扩散及胸部贯穿伤等,均可导致急性纵隔炎。

由于纵隔内多为富含脂肪的疏松结缔组织,淋巴组织丰富并受大血管搏动及呼吸的影响,纵隔炎症极易扩散。纵隔脓肿亦可破入食管、支气管、胸膜腔。严重时,纵隔化脓性感染可发展至坏死性纵隔炎。根据继发病因的不同,其病原体有所不同。食管穿孔、咽后脓肿、化脓性腮腺炎、颈部蜂窝织炎、齿源性脓肿及枪击伤所致者常为厌氧菌、需氧菌混合感染。术后纵隔炎大多为单一微生物感染,最常见的致病菌为表皮葡萄球菌和金黄色葡萄球菌,其他还包括链球菌、肺炎克雷伯菌、大肠埃希菌、阴沟肠杆菌、假单胞菌和变形杆菌等。真菌感染少见,但在免疫功能低下患者中其发生率增加。纵隔组织具有很好的吸收能力,发生炎症时常有严重的全身中毒症状。

临床上常见的急性纵隔炎为胸骨切开术后纵隔炎、食管穿孔所致纵隔炎和下行性坏死性纵隔炎。胸骨切开术后纵隔炎常发生在术后 2 周内,患者主诉发热、心悸、逐渐加重的胸骨后疼痛,以及引流处伤口的红肿、渗出。吸烟、肥胖、糖尿病、外周动脉疾病、既往心脏手术史及手术并发症等是发生术后感染的重要危险因素。如术后发生胸骨裂开,应怀疑存在纵隔炎的可能。食管穿孔引起的急性纵隔炎,其典型的临床表现为起病突然,寒战、高热,伴有胸骨后剧痛、呼吸急促和心搏增快,患者烦躁不安,有濒死感。如脓肿形成压迫气管,可产生高音调咳嗽、呼吸困难、发绀,严重时出现休克。因颈部深筋膜与纵隔筋膜

相连通,颈部可出现肿胀、压痛、皮下气肿及捻发音,纵隔浊音界扩大,亦可出现 Hamman 征(前胸部听到与心脏收缩期同步的压榨音)的特征性体征,但不常见。可发现气管移位、颈静脉怒张等纵隔结构受压的征象。下行性坏死性纵隔炎多由牙源性或颈深部感染所致,发生率较低,但一旦发生,则来势凶险、迅速进展,病死率高。临床表现为发热、心搏加快、呼吸困难及牙关紧闭等。免疫功能受损、糖尿病、口服糖皮质激素的使用,以及由心力衰竭、呼吸功能不全和周围动脉闭塞性疾病引起的组织氧合减少是发生下行性坏死性纵隔炎的主要危险因素。如未及时诊断和治疗,其死亡率高。及时发现和早期诊断,采取恰当的引流方式,彻底清除坏死组织、引流脓液及积极抗感染治疗是降低死亡率的有效手段。

急性纵隔炎患者通常表现出与败血症或急性感染过程相关的实验室异常,例如白细胞增多症伴有左移及低血红蛋白,酸中毒和乳酸水平升高。另外,50%以上的病例中出现菌血症。

急性纵隔炎在胸部 X 线片可见上纵隔影增宽、纵隔及颈部软组织间气肿,可伴有肋膈角变钝及胸腔积液表现。侧位片见胸骨后密度增加,气管及主动脉弓的轮廓模糊。形成脓肿时,可于纵隔的一侧或双侧见突出的弧形阴影,气管、食管受压移位。食管造影可确定食管穿孔及其部位。胸部 CT 可发现纵隔脓肿及其侵犯范围,表现为纵隔内各结构层次不清、脂肪间隙模糊、液体聚积等改变,并可用于随访病情变化。胸部 MRI 表现为纵隔增宽,层次不清,纵隔脓肿内长 T_1、长 T_2 异常信号,壁不规则增厚,脓肿壁强化,腔内脓液不强化等表现。纵隔炎的微生物学诊断对于应用抗感染治疗至关重要。应进行血液培养,并应在开始抗生素治疗之前获取组织或体液样本。

必须采取紧急处理,除针对病因外,应尽早针对病原菌使用足量抗生素,如未明确病原菌者,可给予强效、覆盖厌氧菌的广谱抗生素治疗。同时应积极作外科引流,早期引流可防止纵隔内炎症的扩散;对于食管穿孔者,应早期给予外科修补术。保持呼吸道通畅,如出现呼吸道阻塞、呼吸衰竭,必要时应给予气管插管。此外,应加强营养及其他对症支持治疗。

二、慢性纵隔炎(chronic mediastinitis)

慢性纵隔炎是由各种原因导致的纵隔内胶原和纤维组织过度增殖、硬化的一种少见疾病,包括肉芽肿性和纤维化性两大类。病因复杂,结核分枝杆菌、组织胞浆菌、马尔尼菲篮状菌、曲霉等真菌感染,以及一些自身免疫性疾病、贝赫切特综合征、外伤、霍奇金病、结节病及药物治疗(如麦角新碱)等均可引起。少数患者有家族史,可合并腹膜后纤维化、硬化性胆管炎、Riedel(纤维性)甲状腺炎、眼眶假瘤等。

肉芽肿性纵隔炎:是一种纵隔淋巴结疾病,由结核分枝杆菌、组织胞浆菌或其他真菌感染引起。干酪样纵隔淋巴结形成单个较大团块,刺激纤维增生,最后包裹并形成纵隔肉芽肿,手术不难切除。干酪样淋巴结可侵蚀食管,导致食管破裂;亦可侵及呼吸道,导致阻塞和出血。在肉芽肿形成的过程中,纵隔淋巴结可发生钙化,并且侵及呼吸道,形成支气管结石。另外,

也会有阻塞和出血的症状。

纤维化性纵隔炎：也称为硬化性纵隔炎或纵隔纤维化，特征为纵隔过度纤维化反应，大多是由肉芽肿性纵隔炎发展而来。研究表明，其是机体对真菌、结核分枝杆菌和其他抗原体发生的迟发型超敏反应。致密的纤维组织压迫和侵袭重要的纵隔结构，可产生一系列的症状。

从病变范围，慢性纵隔炎可分为局限型和弥漫型。局限型表现为纵隔内局限的软组织肿块，好发于气管旁、气管隆嵴下、肺门，常伴钙化。早期病理改变为肉芽肿性变，晚期为典型的显微镜下纤维性纵隔炎的特点。患者常有如组织胞浆菌病、结核等肉芽肿病的病史，是易感人群对抗原的异常免疫反应。弥漫型常为特发性，临床少见，表现为纵隔内弥漫浸润、累及多个纵隔区域的无钙化团块。无肉芽肿疾病病史，可能与其他疾病如腹膜后纤维化等特发性纤维化性疾病有关。

慢性纵隔炎因病变部位和范围不同，在临床上可产生多种症状。其中最常见的并发症是上腔静脉压迫症状，表现为颈静脉怒张，头面部、上胸部和上肢肿胀，同时伴有中枢神经系统症状如头痛和视觉障碍。由于梗阻发展缓慢及侧支循环建立，临床症状相对较轻。压迫邻近食管时，可引起吞咽困难、胸痛、呃逆。气管支气管受累时，可产生呼吸困难、咳嗽和阻塞性肺炎等症状，中叶易受累，常伴右肺中叶综合征。偶报道发生气管食管瘘。肺动脉慢性梗阻可导致肺动脉高压、右心衰等。累及肺静脉，可导致肺淤血，出现咯血。部分患者因纵隔纤维化病变导致心包缩窄，可出现运动后呼吸困难、端坐呼吸。偶见压迫膈神经而引起膈神经麻痹，压迫喉返神经而出现声音嘶哑。

X线检查可见纵隔胸膜增厚或上纵隔增宽，病变区可出现钙化影；亦可无异常发现。钡餐检查示食管狭窄。血管造影有助于了解上腔静脉及其分支的梗阻情况。胸部 CT 及 MRI 更有诊断价值。

常需与中央型或纵隔型肺癌、纵隔恶性肿瘤相鉴别。经支气管镜中央超声引导下行纵隔淋巴结活检有助于明确病因，并可行组织培养，明确病原学诊断。必要时需行纵隔镜检查或剖胸探查。

对于治疗，如是组织胞浆菌病等真菌感染所致者，应抗真菌治疗。如同时合并超敏变态反应，加用适量糖皮质激素可以减轻症状，防止纤维化形成。纵隔肉芽肿、纤维化局限时，可外科切除，以解除器官压迫。另外，可施行上腔静脉旁路手术，以减轻上腔静脉阻塞。对缩窄性心包炎、症状较重者，可考虑外科治疗。

推荐阅读

1. GRIPPI M A, ELIAS J A, FISHMAN J A, et al. Fishman's pulmonary diseases and disorders[M]. 5th ed. New York: McGraw-Hill Education, 2015.

2. PASTENE B, CASSIR N, TANKEL J, et al. Mediastinitis in the intensive care unit patient: a narrative review[J]. Clin Microbiol Infect, 2020, 26
(1): 26-34.

第二节　纵隔气肿

金美玲

纵隔气肿（pneumomediastinum）是指纵隔内气体聚积，是肺泡外积气的一种形式。

【病因与发病机制】

为各种原因引起的气体进入纵隔内，根据来源气体的解剖分类，主要原因有：

1. 源于上呼吸道的气体　包括头颈部感染，鼻窦、眼眶、腭骨和面部其他骨骼的骨折，拔牙等。气管内插管等有创检查也可以造成纵隔气肿。

2. 源于胸内呼吸道的气体　胸部钝性损伤，特别是车祸中减速伤，因气管隆嵴位置相对定，距气管隆嵴 3cm 范围内的气管、主支气管易撕裂而发生纵隔气肿。

3. 源于肺实质的气体　重症哮喘发作、潜水、Valsalva 动作等情况导致肺泡压力增高而出现自发性肺泡破裂，以及少见的不明原因肺泡破裂，产生的气体进入纵隔，为自发性纵隔气肿；医源性正压机械通气导致肺泡压力增高而出现肺泡破裂，发生纵隔气肿或气胸；胸部贯通伤、肺手术、气管切开、中心静脉置管、经皮肺穿刺或经支气管肺穿刺活检等情况亦可导致纵隔气肿。

4. 源于胃肠道及腹腔的气体　食管痉挛阻塞，易在食管下部 8cm 处发生纵行撕裂，胃肠穿孔、肾周围充气造影术或人工气腹术，腹腔内气体可经膈肌主动脉裂孔和食管裂孔周围的疏松组织进入纵隔。

按照发病原因，可分为自发性和创伤性。自发性纵隔气肿又分为特发性和继发性，前者一般见于青少年，无基础肺部疾病；后者常有基础呼吸道疾病，如症状哮喘发作、肺大疱、肺间质纤维化等。创伤性原因包括胸部钝挫伤、穿透性创伤或医源性损伤，如胸部手术或机械通气引起的损伤。

气体先入肺间质，然后沿支气管和肺血管周围鞘进入肺门和纵隔，称为 Mackin 效应。急性呼吸窘迫综合征、产气菌感染、哮喘持续状态、肺间质性疾病、分娩、癫痫发作、各种钝性胸外伤、医源性损伤如正压机械通气、Valsalva 动作等均可出现 Mackin 效应，从而发生纵隔气肿。

【临床表现】

常见的症状为胸痛、呼吸困难。症状的严重程度与积气量、压力高低及其发生速度有关，积气量少、发生缓慢时，可无明显症状；积气量多、压力高、发病突然时，患者常感胸闷不适、咽部梗阻感、胸骨后疼痛并向两侧肩部和上肢放射，并随运动、呼吸、体位改变而加重，严重者出现呼吸困难。咽后部或喉周围气体扩散，会出现吞咽困难或发声困难，典型的表现为发出"热土豆"声音。上腔静脉受压或伴发张力性气胸时，患者烦躁不安，脉速而弱，出冷汗，血压下降，意识模糊以致昏迷。此外，患者常伴有引起纵隔气肿原发病的相应症状。

体征：常见皮下气肿，为纵隔内的气体向上沿颈筋膜间隙逸至颈部、脸面部皮下，甚至扩散至胸腹皮下，相应部位有握雪感，听诊有皮下捻发音。严重者出现呼吸急促、发绀，颈静脉怒张。心尖搏动不能触及，心浊音界缩小或消失，心音遥远。纵隔气肿最典型的体征是 Hamman 征，即在心前区闻及与心搏一致的摩擦音或咔嗒音，以吸气和左侧卧位为清晰。

【诊断】

X 线检查在诊断中非常重要，可显示纵隔积气，并勾画出壁胸膜和其他纵隔结构。正位胸部 X 线片可显示纵隔两旁有以索条状阴影为界的透亮带，一般上纵隔显示更明显，心边缘亦可见透亮带，多发生在左侧。纵隔气肿向下扩散至心脏与膈之间，使两侧横膈与纵隔呈连续状充气，称为膈连续征。其他征象有主动脉结突出，系其周围包绕着透光区所致。纵隔积气时，侧位片上能更好地显示胸骨后积气，表现为胸骨和心脏间距离增大。后纵隔内有气体时，通常在下行的胸主动脉和腹主动脉、肺动脉等结构近端形成锐利的轮廓线。此外，亦能在颈、面、胸部皮下组织见到积气征。X 线检查有约 10% 的漏诊率，CT 检查更能明确诊断，可以发现 X 线检查不能发现的纵隔气肿，不仅能直接观察到纵隔内气体密度影的存在，并能清晰分辨与周围结构的关系，同时可显示胸壁及颈部有无皮下与深部组织间的气肿存在，部分病例尚能发现诱发纵隔气肿的肺内基础病变。

床旁超声检查亦有助于诊断，特别是对于重症监护病房的患者，如无法行 X 线或 CT 检查，可行床旁超声检查以辅助诊断。

根据患者有诱发纵隔气肿的相关疾病、胸骨后疼痛和呼吸困难等症状，以及胸部 X 线检查发现纵隔两侧透亮带，即可诊断纵隔气肿。原因不明的颈部皮下气肿应考虑有纵隔气肿的可能。

【治疗】

少量纵隔气肿如症状不明显，无需治疗，一般 1~2 周内气体可自行吸收。但应针对原发病积极处理，如积极治疗支气管哮喘急性发作，对食管穿孔紧急进行修补术，对气管、支气管破裂手术治疗等。

纵隔积气量大、压力高，压迫纵隔器官出现呼吸循环障碍时，应紧急处理，可作胸骨上小切口直达纵隔筋膜层，排出纵隔内气体。伴发张力性气胸者，应行胸腔闭式引流术。如正压机械通气所致者，应尽快撤离正压通气，或尽量改用小潮气量通气、停用或减少 PEEP，以及改换压力限制型通气模式等。因机械通气所致纵隔气肿者常合并张力性气胸，故应密切随访胸部 X 线片，一旦发生张力性气胸，即使气胸量很少，也应立即行胸腔闭式引流术。

吸入纯氧以置换氮气，可促进纵隔内和皮下积气的吸收。如并发纵隔炎时，给予广谱抗生素治疗。

应对患者进行密切随访，防止产生与纵隔气肿有关的更严重的并发症，如张力性纵隔气肿、张力性气胸、心包积气。应避免体力活动，避免咳嗽、屏气等动作。

推荐阅读

DIXIT R，GEORGE J. Spontaneous pneumomediastinum with a classical radiological sign［J］. Lung India，2012，29（3）：295-296.

第三节　原发性纵隔肿瘤或囊肿

张新　张勇

随着 CT 体检的普及，原发性纵隔肿瘤（primary mediastinal tumor）及囊肿被发现的越来越多。其中，肿瘤以胸腺瘤、神经源性肿瘤和畸胎瘤多见，其他为囊肿、胸内甲状腺等少见疾病。多为良性，但有恶性可能。

【病因与发病机制】

原发性纵隔肿瘤或囊肿的病因尚不明确，其中肿瘤的病因主要有以下学说：①胚胎学说：纵隔内组织在胚胎发育早期为组织胚芽，随着成长和胚芽逐渐成熟为胚叶后，互相分离，遗留的残存胚芽成为纵隔肿瘤的重要原因，如畸胎类肿瘤就是典型胚胎性肿瘤；②组织迷走学说：纵隔外组织移位于纵隔内而发生为肿瘤，如纵隔内甲状腺肿瘤；③组织突变学说：一定原因影响下，纵隔内组织细胞发生突变而形成肿瘤，如恶性淋巴瘤。

【分类】

（一）部位分类　常按照部位将原发性纵隔肿瘤或囊肿分为上、前、中和后纵隔，以及其他五大类（数字资源 13-9-3-1，数字资源 13-9-3-2）。

数字资源 13-9-3-1　纵隔的划分

数字资源 13-9-3-2　纵隔肿瘤的主要部位

1. 上纵隔肿瘤和囊肿　常见胸骨后甲状腺肿、左上腔静脉畸形、左锁骨下动脉突出、甲状腺肿瘤、皮样囊肿和主动脉瘤等。

2. 前纵隔肿瘤和囊肿　常见胸骨后甲状腺肿瘤、淋巴瘤、胸腺瘤、主动脉瘤、生殖细胞肿瘤、甲状腺肿、皮样囊肿、心包囊肿和食管裂孔疝等。

3. 中纵隔肿瘤和囊肿　常见淋巴瘤、结节病、支气管肿瘤、支气管来源囊肿和食管裂孔疝等。

4. 后纵隔肿瘤和囊肿　常见神经源性肿瘤、主动脉瘤、椎旁脓肿、食管病变和前肠重复畸形等。

5. 其他纵隔肿瘤和囊肿

（二）病理分类

1. **胸腺瘤** 纵隔肿瘤常见为胸腺瘤（thymoma），可合并重症肌无力。组织学分型为淋巴细胞型胸腺瘤、上皮细胞型胸腺瘤和混合型胸腺瘤三类。另按胸腺瘤包膜是否完整及有无外侵，又可分为侵袭性和非侵袭性胸腺瘤。

2. **淋巴瘤** 前、中纵隔为非霍奇金淋巴瘤的好发部位，恶性度高且生长快，可逐渐出现干咳、呼吸困难等压迫症状，易侵犯胸膜，引起恶性血性渗液。

3. **纵隔型肺癌** 指发生于肺部且靠近纵隔生长的一种特殊类型肺癌，好发于40岁以上成年人，男性多见。从发生部位来看，可为中央型肺癌，也可为周围型肺癌。组织学以小细胞内分泌癌为多见，少数为鳞癌。

4. **畸胎瘤** 由蜂窝组织围裹，少数可与心包及大血管紧密粘连，多发生于前纵隔。生长缓慢、体积不大没有压迫时，多无症状。可并发感染、出血及恶变，且有粘连和破溃入气管及支气管的潜在危险，影像学可发现其伴有的骨骼和牙齿阴影。

5. **胸内甲状腺肿瘤** 多为颈部甲状腺肿瘤伸入纵隔的一部分，有时见甲状腺肿瘤全部位于前上纵隔，偶尔位于后纵隔。

6. **其他肿瘤** 包括淋巴管瘤、血管瘤、神经源性肿瘤、支气管囊肿和消化道囊肿等。

【临床表现】

（一）**无症状** 通过体检发现，但个别患者可在发现后由心理因素引起相应的压力，并产生相应的临床表现。

（二）**局部症状** 由肿瘤压迫或侵犯周围组织所引起，常见症状为咳嗽、呼吸困难和发绀，少见咯血。上纵隔肿瘤可压迫上腔静脉，严重者引起颈静脉怒张及面、颈和上胸部水肿。食管受压明显，可引起吞咽困难；迷走神经被侵犯或压迫时，可引起声音嘶哑；交感神经被压迫，可引起Horner综合征。伴有剧痛常提示肿瘤侵犯神经或骨质。肿瘤明显长大时，可有相关体征出现，如叩诊局部浊音。肿块自纵隔延续至颈部或胸壁，特别是右侧时，可致上腔静脉综合征。

（三）**系统表现** 可由肿瘤释放内分泌激素、抗体、细胞因子等引起，例如甲状旁腺肿瘤引起的高钙血症、胸腺瘤导致的肌无力。纵隔型肺癌主要临床表现多为肿瘤引起的干咳、咳痰、声嘶、痰中带血、吞咽困难、库欣综合征和肢端肥大等内分泌改变；而纵隔肿瘤很少有内分泌改变，这是临床上鉴别纵隔型肺癌与纵隔肿瘤的鉴别点之一。

【评估与诊断方法】

原发性纵隔肿瘤或囊肿在形态上与原发或继发的肺肿瘤、肿大淋巴结、血管瘤等鉴别有一定难度，需要科学的评估和鉴别诊断方法。

（一）**常规影像学检查**

1. **X线检查** 有利于用其透视鉴别肿瘤与血管瘤，如有扩张性搏动，应怀疑动脉瘤，可进一步用增强CT或MRI扫描证实。在X线透视时，上纵隔阴影随吞咽而向上移动，应怀疑甲状腺肿瘤。

2. **CT检查** 与X线检查比较，CT检查有利于鉴别原发性纵隔肿瘤或囊肿、淋巴结肿大、纵隔脂肪组织的病变。增强扫描更利于区别血管，CT值有利于区分阴影性质为液体、脂肪或者软组织。

（二）**特殊影像学检查**

1. **正电子发射扫描成像（PET）** 其相对摄入量可以反映肿瘤细胞的侵袭性及生长速度，可用于纵隔肿瘤及淋巴结转移的定性诊断。

2. **放射性核素检查** 放射核素[131]碘扫描，对异位甲状腺肿、甲状腺瘤的诊断很有帮助。

（三）**活检**

1. **支气管镜活检** 普通纤维支气管镜仅可发现支气管受压程度，肿瘤是否已侵入支气管。如要取病理组织，还需要纤维支气管镜定位，对气管旁和近气管隆嵴部肿块用针吸肿大淋巴结（TBNA）做细胞学检查。这需要超声气管镜辅助，可实时显示呼吸道外的组织结构及血管分布，并经超声引导下对邻近大气道的纵隔肿瘤行细针穿刺抽吸活检（EBUS-TBNA）。

2. **纵隔镜活检** 可对气管旁、气管隆嵴下等纵隔病灶行活组织检查，明确病因诊断，但创伤程度较大。

3. **经皮活检** 可在B超或CT定位下，对近胸壁的病变，如胸膜瘤、神经源性肿瘤作针吸细胞学检查或穿刺组织学检查。

4. **浅表淋巴结活检** 可手术摘除浅表淋巴结，如锁骨上、前斜角肌或腋下淋巴结行病理检查。对颈淋巴结活检，有助于对支气管淋巴结核和淋巴瘤常伴有周围淋巴结和颈淋巴结受累的诊断和鉴别诊断。

（四）**剖胸探查** 经上述各种方法检查都未能确诊，在全身情况许可下，可考虑作剖胸探查诊断。

（五）**生化检查** 所有前纵隔的患者，特别是年轻患者，应检查肿瘤标志物和β-人绒毛膜促性腺激素（β-HCG）等，在恶性生殖细胞肿瘤、畸胎瘤和其他恶性肿瘤中升高。

【诊断】

原发性纵隔肿瘤或囊肿的诊断和鉴别诊断主要靠常规和特殊影像学辅助，确诊需要病理依据。通常良性肿瘤生长缓慢，囊肿可无变化。除了与附近结构产生粘连外，多数肿瘤边缘清楚、光滑而完整，特别是囊性者，多呈圆形或卵圆形。纵隔恶性肿瘤则可表现为分叶状轮廓，当其突破包膜时，轮廓常模糊不清或边缘毛糙、不整齐。同时表现为两侧纵隔增大，且有骨质破坏者多为恶性肿瘤。胸部影像学动态随访有助于鉴别纵隔肿瘤的良恶性或为囊肿，不断增大或者增长速度快者多为恶性肿瘤。经小剂量放射治疗后，阴影缩小者很可能是恶性肿瘤，特别是恶性淋巴瘤。

【常见纵隔肿瘤及囊肿】

（一）**胸腺瘤** 多位于前上纵隔或前中纵隔。病程缓慢、低度恶性者常无症状。恶性程度高者易侵犯周围组织，引起胸骨后疼痛和气急，晚期可产生血管、神经受压的症状。10%～75%患者伴重症肌无力，切除肿瘤后约2/3患者的症状得到改善。胸部CT常显示，病灶为前上纵隔圆形或椭圆形块影（图

13-9-3-1),低度恶性者轮廓清楚光滑、包膜完整,并常有囊性变,恶性程度高者轮廓粗糙、不规则,可伴有胸膜反应。

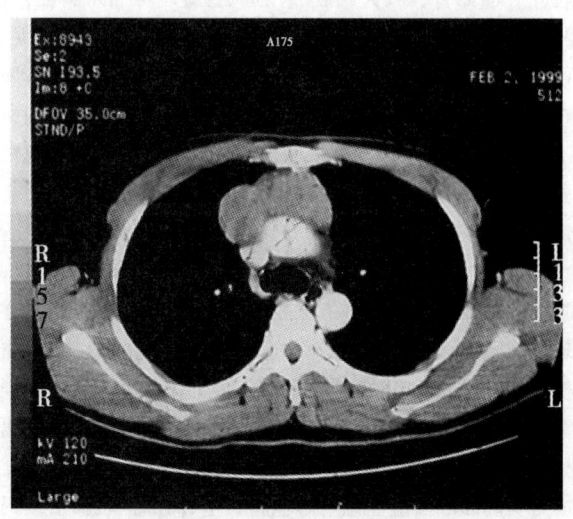

图 13-9-3-1 前上纵隔良性胸腺瘤

（二）**胸内甲状腺肿** 包括先天性迷走甲状腺和后天性胸骨后甲状腺。前者少见,为胚胎期残留在纵隔内的甲状腺组织,发育成位于胸内、无一定位置的甲状腺瘤;后者为颈部甲状腺沿胸骨后伸入前上纵隔,多位于气管前方,少数在气管后方。

（三）**畸胎瘤** 为一种实质性混合瘤。由外、中、内三胚层组织构成,内有软骨、平滑肌、支气管、肠黏膜、神经血管等成分。畸胎瘤恶变倾向较皮样囊肿大,常可变为表皮样癌或腺癌。体积小者常无症状,多在 X 线检查中发现。

（四）**淋巴瘤** 多以中纵隔淋巴结肿大为特征,但也可侵入肺组织。病程短,症状进展快,常伴有周身淋巴结肿大、不规则发热、肝脾大、贫血等。X 线检查示肿大淋巴结位于气管两旁及两侧肺门。明显肿大的淋巴结可融合成块,密度均匀,可有大分叶,但无钙化。支气管常受压变窄。

（五）**神经源性肿瘤** 绝大多数位于后纵隔脊柱旁沟内,也可位于上纵隔,多有被膜。X 线征象为光滑、圆形的孤立性肿块。巨大的肿块迫使肋间隙增宽或椎间孔增大。最常见的为良性神经鞘瘤,其次是神经节细胞瘤、恶性神经鞘瘤、神经纤维瘤。约一半患者无症状,肿瘤较大可产生压迫症状,如肩胛间或后背部疼痛、气急等。大多患者能手术切除,良性肿瘤预后良好。

（六）**皮样囊肿** 是含液体的囊肿,囊内有起源于外胚层的皮肤、毛发、牙齿等。常为单房,也有双房或多房。囊壁为纤维组织构成,内壁被覆多层鳞状上皮。

【鉴别诊断】

（一）**中央型肺癌** 有咳嗽、咳痰等呼吸道症状,CT 表现为肺门肿块,可伴阻塞性肺炎或肺不张。

（二）**纵隔淋巴结核** 多见于儿童或青少年,常无临床症状,少数伴有低热、盗汗等轻度中毒症状。肺门处可见圆形或分叶状肿块,常伴有肺部结核病灶。有时在淋巴结中可见到钙化点。结核菌素试验常为阳性或强阳性,鉴别困难时,可短期诊断性抗结核药物治疗。

（三）**主动脉瘤** 多见于年龄较大的患者。体检时可听到血管杂音,透视可见扩张性搏动。增强 CT 或 MRI 可明确诊断。

【治疗】

病灶局限的恶性淋巴瘤,可作化疗、放疗。病灶广泛者,可进行化疗(参见"淋巴瘤")。其他纵隔肿瘤的治疗方法主要为手术切除。有些纵隔肿瘤如畸胎瘤、神经纤维瘤、胸腺瘤有恶变可能,术后应辅以放疗或化疗。

【预后】

良性纵隔肿瘤及囊肿手术切除效果良好,许多恶性纵隔肿瘤外科手术治疗后也可以获得长期生存,并有良好的生活质量。纵隔淋巴瘤、胸腺瘤,尤其是侵袭性胸腺瘤手术后常需要补充术后辅助放疗或放化疗治疗,以提高治愈率和改善预后。

推荐阅读

1. 徐错,韩泳涛.胸腺上皮肿瘤的规范化治疗之路[J].临床外科杂志,2019,27(7):541-544.

2. KERMENLI T,AZAR C. Evaluation of surgical procedures in primary mediastinal cysts and tumors:single-center experience[J]. Kardiochir Torakochirurgia Pol,2019,16(3):109-113.

第十章　膈　肌　疾　病

张辉军

第一节　膈　肌　麻　痹

膈肌麻痹(diaphragmatic paralysis)系由于膈神经受损、神经冲动传导被阻断而产生的一侧或两侧的膈肌麻痹上升和运动障碍。病因广泛,最常见为肿瘤所致神经受压(30%)。其他包括手术、创伤,以及肺炎、胸膜炎、胸主动脉瘤、胸骨后甲状腺肿、脉管炎、神经系统疾病、传染性疾病等累及膈神经而引起麻痹。部分患者病因不明,称为特发性膈肌麻痹。

膈肌麻痹可以是单侧、双侧、完全性或不完全性。一侧膈肌麻痹肺活量可减低 20%~30%。两侧膈肌麻痹肺活量减低 80% 以上。病因不同，患者症状可以急性出现，甚至急性呼吸衰竭，也可以渐进性加重。典型症状为劳力性呼吸困难和活动能力下降。左侧膈肌麻痹因胃升高，可能有嗳气、腹胀、腹痛等消化道症状。由于肺膨胀不全，易出现肺不张和反复肺部感染。

临床上根据有无呼吸困难、腹部反常呼吸或术后脱机困难、拔管失败，结合可能引起膈肌麻痹的基础疾病做出诊断。具有明确诊断意义的检查包括影像学检查、膈神经电磁波刺激诱发动作电位与跨膈压测定，以及实时膈肌超声检查。肺功能检查为限制性通气功能障碍，睡眠呼吸监测提示夜间低氧血症而无中枢性和阻塞性呼吸暂停。本症诊断不难，但应与膈肌膨出、肺底积液相鉴别。

本症应于明确病因后做针对性治疗。单侧膈肌麻痹通常无明显的症状，无需特殊治疗。两侧膈肌麻痹引起严重呼吸困难或呼吸衰竭时，需用机械通气辅助呼吸。

第二节 膈肌膨出

膈肌肌肉组织部分或全部被纤维弹力组织替代，膈顶部位置明显上升，称为膈肌膨出（eventration of the diaphragm）。临床少见，发病率少于 0.05%，分先天性、获得性。多发生于左侧。偶可涉及部分膈肌，以右侧的前内侧部位为常见，双侧膈肌膨出罕见。

婴幼儿通常症状严重，可出现厌食、恶心、呕吐、呼吸困难、发绀甚至急性呼吸窘迫和心血管功能障碍。容易反复上呼吸道感染和肺炎。成人通常无症状或症状轻微，表现为胸痛、气短、活动时呼吸困难、心悸、肺炎或胃食管反流。

胸部 X 线检查表现为患侧横膈显著升高，活动受限制或消失，或出现矛盾运动。心脏向健侧移位，吸气时更明显。钡餐 X 线检查有助于鉴别膈肌膨出与膈疝。必要时需要腹腔镜及胸腔镜检查以明确诊断。

本症一般不需治疗。严重影响心肺功能时，应做手术修复，能迅速改善症状。

第三节 膈 疝

膈疝（diaphragmatic hernia）为腹腔内或腹膜腔后的脏器通过膈肌裂孔或缺损进入胸腔的病理状态。临床上分为先天性、创伤性和食管裂孔疝等类型。

（一）先天性膈疝（congenital diaphragmatic hernia）

1. 胸腹膜裂孔疝（Bochdalek hernia） 膈肌在发育过程中发生障碍，膈肌形成薄弱点或缺损，腹内脏器可脱位，从膈裂孔或缺损部位疝入胸腔。先天性膈疝中以胸腹膜裂孔疝最为常见，占 80%~90%。两侧膈肌均可发生，左侧明显多于右侧，常发生于婴幼儿，并可伴有其他先天性畸形，如肺发育不全、支气管囊肿、先天性心脏病、消化道异常等。少数在成年后始出现

症状。临床表现与膈肌的裂孔大小有关，若裂孔小，可无症状，但狭小的疝孔亦可造成疝入的胃肠绞窄或坏死。若缺损大，大量腹腔脏器如胃、肠、大网膜、脾、肝、肾等均可疝入胸腔，致使肺和心脏受压移位。患者可有恶心、呕吐、腹痛、胸闷、气促、心动过速、发绀等症状，严重者可产生呼吸、循环衰竭。胸部 X 线检查示一侧膈面轮廓不清，于胸腔内可见肠曲充气或胃泡所致的不规则透明区，常伴气液平面，应与肺囊肿、气胸和包裹性胸腔积液等相鉴别。通过胃肠钡餐检查可明确诊断。

2. 胸骨旁膈疝（Morgagni hernia） 较为少见，多发生于右侧，双侧次之，左侧少见。此类疝裂孔较小，常有腹膜疝囊，一般腹腔的脏器不会大量进入胸腔。患者多无症状。另外，亦可出现上腹隐痛、饭后饱胀等消化道症状，偶有痉挛性腹痛、呕吐肠梗阻症状，可伴咳嗽、呼吸困难。婴儿多出现呼吸道症状。儿童则以消化道症状多见。在胸部 X 线片上可于右前心膈角区见一个向上隆起、边缘清楚的致密阴影，其内可含气体，CT 扫描可明确诊断。应注意与心包脂肪垫、局部膈肌膨出或局限性胸腔积液等相鉴别。

（二）创伤性膈疝（traumatic diaphragmatic hernia）
胸腹部直接的穿通伤或间接的挤压伤、挫伤、跌伤等可引起膈肌破裂，腹腔内的脏器疝入胸腔后形成创伤性膈疝。由于右侧肝脏的保护，故膈疝多发生于左侧，可伴发脾破裂，产生腹腔内积血。一般外伤后立即发生，少数可于伤后数月乃至数年后始被发现。除胸腹部受伤相应的症状外，若伴明显的呼吸困难、胸腹部疼痛向肩部放射等，应进一步检查是否有膈疝产生。

（三）裂孔疝（hiatal hernia）
又称食管裂孔疝。膈疝中，以裂孔疝最为常见。腹内压增加使得胃食管连接部上升进入胸腔，当腹压降低时，疝入的胃体又能回纳至腹腔内，形成滑动型食管裂孔疝。若贲门在原位，胃、结肠、脾脏、胰腺、小肠疝入食管前或两侧由腹膜形成的盲囊内时，即产生食管旁裂孔疝。大多数食管旁裂孔疝伴有滑动型食管裂孔疝，称为混合型食管裂孔疝。临床上滑动型食管裂孔疝多见，占 85%~95%。年龄和肥胖是最主要的危险因素，其次妊娠、慢性咳嗽、习惯性便秘、排尿困难、弯腰等可致腹压增高，促使发病。具体内容参见第十五篇第五章第七节"裂孔疝"。

第四节 膈肌肿瘤

膈肌肿瘤（tumor of the diaphragm）很少见，原发性更少。至今也仅有近 200 例原发性膈肌肿瘤病例报道。膈肌肿瘤分为良性和恶性肿瘤，两者的发生率相仿，良性略多于恶性。发病年龄从出生 28 天到 80 岁，平均为 40 岁。女性略多于男性。良性肿瘤以膈肌囊肿（间皮细胞囊肿或支气管源性囊肿）、脂肪瘤最为常见。原发性恶性膈肌肿瘤最常见的为横纹肌肉瘤和纤维肉瘤。继发性恶性肿瘤较原发性常见，可直接由邻近器官的肿瘤蔓延而来，亦可通过血行或淋巴转移至横膈。

多达 20% 的患者没有症状。巨大肿瘤可引起下胸部疼痛，

并于深吸气时加重,疼痛可放射至肩部。肿瘤累及肺时,可引起咳嗽、咯血或气急。左膈肿瘤由于压迫胃部而产生胃肠症状。右膈肿瘤压迫肝脏,可出现疼痛和肝脏向下移位。上腹部可触及肿块。个别患者出现呃逆。神经源性膈肌肿瘤可有杵状指(趾)和肥大性骨关节病。

X线检查应与肺底肿瘤、膈下肿瘤、包裹性积液和膈疝等相鉴别。CT、胸腔镜、腹腔镜检查可明确诊断和肿瘤的部位。

原发性膈肌肿瘤可作手术切除,良性肿瘤预后良好。恶性肿瘤对手术的效果依肿瘤能否切除干净和肿瘤是否已向周围侵犯而异,对放射治疗及化疗多不敏感。原发性膈纤维黏液肉瘤尤其是低级别纤维黏液肉瘤预后较好,有报道最长生存期在10年以上。

推荐阅读

1. BALDES N, SCHIRREN J. Primary and Secondary Tumors of the diaphragm[J]. Thorac Cardiovasc Surg, 2016, 64(8):641-646.
2. DENNIS MCCOOL F. Diseases of the diaphragm, chest wall, pleura, and mediastinum[M]//GOLDMAN L, SCHAFER A I. Goldman-Cecil Medicine. 26th ed. Philadelphia: Saunders, 2020:602-612.

第十一章 胸廓疾病

叶茂松 白春学

第一节 鸡胸

鸡胸(pectus carinatum)是先天性前胸壁发育异常,包括胸骨和/或邻近的肋软骨先天异常的一组疾病,外形特征是胸骨前凸、两侧胸壁低平,形似鸡的胸脯,故称为鸡胸。轻者外观不雅,重者胸廓容积缩小,影响肺发育。鸡胸病因尚未明确,可能与遗传、婴幼儿时期营养不良、某些先天性心脏扩大压迫胸壁、长期呼吸道慢性感染等多种病因有关。根据胸骨及肋软骨向前凸出的形状,可分为四种类型,即对称型、非对称型、鸡胸和漏斗胸混合型、上部肋软骨胸骨畸形。其中以对称型最为常见,表现为胸骨中下1/3与其相连的肋软骨向前突起,常伴有双侧肋软骨外侧及肋骨内陷。该病症状通常较轻,易被忽视,但严重者可因胸廓前后径加长,胸廓舒缩幅度减小,肺通气功能降低,痰液不易咳出,易发生下呼吸道感染。侧位胸部X线片即可清楚地显示较重畸形的胸骨状况。对确诊鸡胸者,应进一步检查有无合并胸部及心血管系统畸形。轻者如无症状,可不必处理;年龄较小、程度较轻的患者可进行器具矫形或做保健操进行鸡胸矫正,但效果有限;严重畸形且症状明显者如器具矫形失败,应及早手术矫形,近年来开展的鸡胸微创手术创伤小,治疗效果较好。

第二节 漏斗胸

漏斗胸(pectus excavatum)是一种先天性胸廓畸形疾病,胸骨从胸骨角以下逐渐向后凹陷,以剑突部最为明显,两肋软骨可对称性或非对称性凹陷,形似漏斗。发病机制不清,可能因膈肌纤维发育过短,向后牵拉胸骨和剑突所致;也可能与肋骨软骨区过度增生有关;另外,该病有一定家族聚集性,且发现一些与漏斗胸症候群相关基因,提示可能与遗传有关。漏斗胸可能在出生时即已存在,病变常呈进行性加重,症状往往在3岁后渐趋明显。由于胸骨体及其相应的双侧第3~6肋软骨向内凹陷,心脏受压移位,肺也因胸廓畸形而运动受限。症状轻重与畸形程度有关,患者表现为体形瘦弱、易疲劳、活动量下降、易呼吸道感染,并影响生长发育。怀疑漏斗胸的患者可进行胸部X线检查,典型者可见肋骨前部向前下方急倾斜下降,后部平直,心影多向左侧胸腔移位。胸部CT检查则能清楚地显示胸廓畸形严重度及心脏受压移位程度。心脏超声可见心室受压畸形和流出道受阻。肺功能则呈限制性通气功能障碍,用力呼气量和最大通气量明显减少。漏斗胸的诊断包括4个方面,包括是否为漏斗胸、漏斗胸畸形程度、有无胸腔脏器压迫及合并畸形、评价胸腔脏器功能。

漏斗胸引起的胸廓畸形较严重,心、肺受到压迫,导致心、肺功能受损,且漏斗胸可进行性加重。如果患者肺功能提示限制或阻塞性通气功能障碍,或心电图发现不完全右束支传导阻滞、超声心动检查发现二尖瓣脱垂等异常,或畸形进展后症状加重,或外观畸形明显无法忍受,均需尽早行手术治疗。

治疗主要为外科矫正手术,常见术式包括Ravitch手术和Nuss手术。Ravitch手术为传统术式,原则是切除畸形的肋软骨,楔形切胸骨并重新固定使胸骨上抬,改良Ravitch手术切除肋骨数目有所减少。近年来开展的Nuss微创手术方法,在胸腔镜下植入矫形金属板,将凹陷胸骨外推,该手术创伤小、恢复快、疗效较好、复发率低,成年人也常可得到满意效果。

第三节 脊柱侧凸和后凸

脊柱侧凸(scoliosis)/脊柱后凸(kyphosis)是指脊柱的任一部分在冠状面或矢状面偏离中线,发生于胸部者可使心、肺受压,引起限制性通气功能障碍和心脏舒缩功能受限,影响心、肺功能。病情可随年龄增长而进展,严重者最终可发展为慢性呼吸衰竭或心力衰竭,甚至可累及脊髓造成瘫痪。脊柱侧凸或后凸畸形多为特发性或先天性,也可继发于神经、肌肉、骨骼病变,以及感染、外伤、肿瘤等疾病。全脊柱X线检查最为重要,为直立位全脊柱正侧位片,上缘包括下颈椎、下缘包括双侧腰骶关节和髂骨翼。一般借助X线片就可以明确侧凸/后凸的病因、分类及严重程度。CT脊柱三维重建可显示椎体畸形,通过脊髓造影显示复杂畸形中脊椎与神经的关系,指导手术。脊柱MRI则显示脊髓病变更佳。

治疗分为非手术治疗和手术治疗。常见的非手术治疗包括理疗、体操、石膏、支具等。根据患者年龄、畸形程度、心肺功能、全身状况、有无脊髓损伤决定是否手术治疗。手术治疗的目的是防止进展、矫正畸形、保留脊柱活动节段、防止神经损害、改善心肺功能。早期手术效果较好,如已发生呼吸或心力衰竭,则手术风险极大。如合并呼吸衰竭者无法手术,可行呼

吸功能锻炼及机械通气治疗。

脊柱侧凸/后凸是危害青少年和儿童健康的常见疾病,可发展成非常严重的畸形,严重影响生活工作和心肺功能。因此,注意保持良好的坐姿和站姿,加强腰背肌肉锻炼,定期行脊柱功能和形态的检查。

推荐阅读

1. DENNIS MCCOOL F. Diseases of the diaphragm, chest wall, pleura, and mediastinum[M]//GOLDMAN L, SCHAFER AI. Goldman-Cecil Medicine. 26th ed. Philadelphia: Saunders, 2020: 602-612.
2. 中华医学会小儿外科学分会心胸外科学组,广东省医师协会胸外科分会.漏斗胸外科治疗中国专家共识[J].中华小儿外科杂志,2020,41(1):7-12.

第十二章 遗传性和先天性肺疾病

第一节 肺囊性纤维化

宋元林

囊性纤维化(cystic fibrosis,CF)是一种单一基因突变导致的多系统功能障碍的疾病,主要表现为外分泌腺的功能紊乱,导致呼吸道黏膜下腺增生、分泌液黏稠、胰腺纤维化、肠道梗阻、男女性不育、汗液氯化钠含量增高等。最常累及胃肠道和呼吸道,易反复发生呼吸道感染而引起及呼吸功能不全。在北美洲和欧洲高加索白种人中常见,亚裔、非洲裔患病率较低。

【流行病学与病因】

欧美白种人婴儿的患病率为1/3 500~1/2 000,非裔美国人为1/17 000,亚洲人的患病率估计在1/35万。迄今我国仅有20余例报道,估计大量患者未被诊断或误诊。本病预后较差,但较前有显著进步,目前的中位生存年龄为37.4岁。

CF为常染色体隐性遗传疾病,其基因突变发生于7号染色体长臂上,氯离子通道蛋白即囊性纤维化跨膜传导调节因子(CFTR)发生突变。最常见的突变是缺失3个碱基导致第508位丢失苯丙氨酸的ΔF508突变,超过70%的美国CF患者染色体有ΔF508的突变。目前已经发现有超过1 000种CF相关基因的突变。我国报道的CF患者基因突变类型与欧美人中比较有较大差异,大多数为少见的突变类型,并不在他们推荐的常见基因突变筛查平台里面。

【病理与病理生理】

正常呼吸道上皮表达上皮钠通道(ENaC)、CFTR氯离子通道、钙离子激活的氯离子通道(CaCC)等。上皮细胞分泌氯离子和碳酸氢根离子,吸收少量钠离子,上皮液体层保持平衡状

态约为7μm厚度。CF患者呼吸道上皮细胞由于CFTR突变,氯离子和碳酸氢根离子不能分泌到上皮表面,同时Na+的吸收增加,导致呼吸道上皮液体层(ASL)厚度减少,纤毛摆动受到影响,加之分泌物较黏,黏液引流不畅,局部微环境出现pH的降低,易发生细菌如铜绿假单胞菌定植,继发感染,反复发作造成化脓性支气管炎、肺部炎症,进一步引起肺不张、肺脓肿、支气管扩张(图13-12-1-1)。

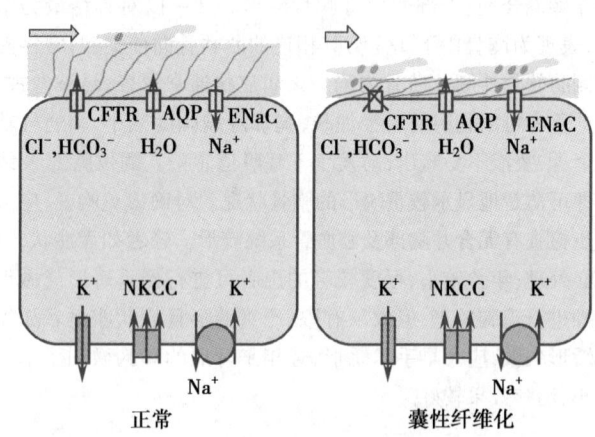

正常　　　　　　囊性纤维化

图 13-12-1-1　正常和囊性纤维化患者呼吸道上皮结构和功能

AQP.水通道;ENaC.上皮钠通道;NKCC.钠钾2氯离子通道。基底膜上还有Na+/K+-ATP酶、钾离子通道等。

在胰腺,由于胰腺导管上皮CFTR突变,经CFTR转运的碳酸氢根离子分泌障碍,钠离子和水分泌减少,胰液黏稠,导致胰液出现外分泌障碍,出现消化尤其是脂肪吸收不良。同时潴留

的胰液破坏胰腺组织，以致反复出现胰腺炎，腺泡扩大、形成囊肿，继以广泛纤维化伴细胞浸润、萎缩，引起胰腺功能不全，出现糖尿病。小肠上皮细胞由于缺乏 Cl^- 和水的分泌，导致肠道黏液分泌功能缺乏。新生儿可以发生回肠末端胎粪梗阻。胆汁缺乏加上胰酶分泌减少，影响脂类的消化和脂溶性维生素的吸收。

CF 患者呼吸道和消化道微菌群的变化是近年来研究的热点，下呼吸道存在菌群分布异常。急性发作期与稳定期相比，菌群种类减少，丰度发生变化，铜绿假单胞菌在急性发作期成为主要的菌种，经治疗后到恢复期，菌群种类增多，比例逐渐恢复到稳定期的菌群分布。

汗腺分泌汗液的容量正常，但不能重吸收 NaCl，导致汗液内 NaCl 含量增加，皮肤出现盐碱结痂。多数男性伴有先天性双侧输精管缺如，由于无精或输精管发生纤维化阻塞，失去生育能力。女性生殖能力减退。

【临床表现】

绝大多数患者在儿童期即开始出现症状，18%的患者在出生 24 小时后出现胃肠道梗阻，发生胎粪性肠梗阻。常见症状如反复的呼吸道感染、肺部出现阴影、生长发育迟缓都在 1~2 岁出现，少部分患者在 18 岁后诊断。

几乎所有的 CF 患者都有上呼吸道疾病，慢性副鼻窦炎导致鼻塞和鼻漏，25%的患者有鼻息肉需要手术。

下呼吸道病变主要症状是咳嗽、咳痰，症状在稳定和急性发作中交替，肺功能逐渐减退。CF 最早特征性的病原菌是呼吸道定植流感嗜血杆菌和金黄色葡萄球菌，反复抗菌药物应用后出现铜绿假单胞菌，常以生物膜的形式长期存在，并逐渐出现耐药。

早在儿童期就可以发现肺功能减退，主要是残气和残总百分比增加，提示小气道损害，疾病进程中表现用力肺活量（FVC）和第 1 秒用力呼气容积（FEV_1）出现部分可逆的改变，不可逆部分表明支气管壁增厚导致细支气管缩窄成为永久性的损害，可逆表示呼吸道黏液阻塞的解除。

早期胸部 X 线片示过度充气，提示小气道阻塞，后期黏液阻塞较大的支气管出现黏液栓形成的指套征、支气管扩张，右上叶通常是最早受累、最严重的部位。后期出现各种肺部的并发症如咯血、气胸，最后发展为呼吸衰竭和肺心病。

我国曾报道过的 20 余例 CF 患者的临床表现与国外 CF 患者症状相仿。

【特殊实验室检查】

（一）汗液内氯化钠含量检测　汗液内氯含量高于 60mmol/L 且能排除肾上腺皮质功能不全症等假阳性原因有重要诊断意义。汗液氯化钠浓度随年龄增长而有升高趋势，但需要注意的是，大约 1%的 CF 患者汗液氯化钠浓度正常。

（二）鼻黏膜电位差试验（NPD）　直接测定刺激的 CFTR 分泌氯离子的功能，当汗液的氯化钠检查不能确定时，NPD 是最好的确认方法，但一般只能在研究机构检测而不适合临床推广。主要特征性变化是静息电位相对较高，当溶液转换为含氯化钠的溶液时，鼻黏膜电位失去相应向负值方向的大幅度变化。

（三）遗传学试验　当诊断不能肯定时，DNA 分析能够提供 CF 的直接依据。目前已有商用试剂盒，由于存在大量的 CF 基因突变，因此 DNA 分析不能作为首选的初步诊断方法。在新生儿 CF 筛查中，遗传学实验确诊无须临床症状，但需要结合其他的检测方法。

【诊断】

有 1 个或多个系统的临床表现并 CFTR 异常的实验室发现（2 次汗液氯离子浓度试验阳性）或发现致病性 CFTR 突变位点，可以建立诊断。

【防治】

针对 CF 基因多位点突变、蛋白合成、上膜及开放的不同机制，未来 CF 治疗是精准治疗的一部分。目前针对 ΔF508 和 G551D 突变，分别有小分子药物在临床应用中。

95%的 CF 患者死于肺并发症。CF 的治疗主要为：①补充足够的营养和胰酶；②纠正呼吸道分泌物干燥；③抗菌药物治疗慢性感染；④必要时应用支气管舒张剂，改善肺功能；⑤抗炎药物如阿奇霉素，可以抑制气管支气管黏膜的炎症反应，降低铜绿假单胞菌的生物膜生成；⑥促进痰液的引流，如物理排痰。

营养的补充至关重要，治疗包括口服胰腺替代胰酶缺乏造成的食物和脂肪吸收不良；此外，还必须保证维生素的供应，以免脂溶性维生素缺乏。正确的补充胰酶和营养，能够减少 CF 相关糖尿病的发生。

痰液溶解剂α-链道酶雾化吸入对于松解黏稠痰液效果显著。鼓励成年人作体位引流或器械辅助排痰。使用上皮钠通道抑制剂阿米洛利（氨氯吡咪）阻止呼吸道内钠离子重吸收，雾化高渗生理盐水或甘露醇增强水分渗出、稀释痰液，从而促进黏液的清除并改善肺功能。

反复慢性呼吸道感染和呼吸衰竭是患儿死亡的主要原因，控制呼吸道感染应针对痰菌和药物敏感情况，采用抗菌药物联合治疗至关重要。根据病情，可长期或间歇用药。

对婴幼儿除作麻疹、百日咳疫苗接种外，冬季应给予多价流感疫苗和肺炎链球菌疫苗接种，并及早根治慢性鼻窦炎，防治下呼吸道感染。

晚期患者可进行肺移植。有报道本病肺移植 5 年生存率约 50%。

推荐阅读

GRASEMANN H. Cystic Fibrosis[M]//GOLDMAN L,SCHAFER A I. Goldman-Cecil medicine. 26th ed. Philadelphia：Saunders,2020：544-554.

第二节　原发性纤毛不动综合征

白春学

原发性纤毛不动综合征又称原发性纤毛运动障碍（primary

ciliary dyskinesia,PCD),是一种少见的常染色体隐性遗传或 X 连锁相关的双等位基因突变的遗传疾病。该病系基因突变导致纤毛结构和/或功能异常,从而引起含纤毛组织器官功能障碍,严重危害人体健康,其中约 50%的患者还可导致胚胎发育时期器官偏侧性改变导致内脏转位,称为 Kartagener 综合征(Kartagener syndrome,KS)。PCD 的临床表现主要由受累的组织器官决定,有明显的异质性,极易被误诊或漏诊。

【病因与发病机制】

电镜下观察正常运动纤毛的横截面呈"9+2"结构(数字资源 13-12-2-1),中央有一对典型的单体微管,周围环绕着 9 对外周微管。外周微管之间由微管连接蛋白连接,连接于外周微管向内外侧伸展的分别是内动力臂(IDA)、外动力臂(ODA),IDA 通过辐射臂与中央微管间相互连接固定。

数字资源 13-12-2-1　正常纤毛超微结构

纤毛结构缺陷会导致纤毛活动异常和多种疾病。精子尾部也是一种特殊的纤毛,当其结构异常时会影响精子运动能力,引起不育。胚胎发育过程中,若纤毛结构异常及缺乏正常的纤毛摆动,将随机地发生内脏旋转;在妊娠 10~15 天时,内脏若发生左旋转代替了正常的右旋转,即引起脏器转位。

【病理】

PCD 纤毛超微结构异常如表 13-12-2-1(电镜下表现见数字资源 13-12-2-2)。KS 除了这些改变外,还伴有脏器转位。

数字资源 13-12-2-2　电镜下显示 PCD 患者超微结构异常,黑色箭头示 ODA 缺失

表 13-12-2-1　原发性纤毛运动障碍的纤毛超微结构异常

缺失内部和外部动力蛋白臂	缺失中央微管和/或中央鞘管
缺失大多数动力蛋白臂	缺失微管连接蛋白
缺失外部动力蛋白臂	二联体数目过多
动力蛋白臂异常	缺失纤毛膜轴丝
缺失内部动力蛋白臂	纤毛完全缺失
缺失轮辐	纤毛延长

【临床表现】

PCD 患者的临床表现具有明显的异质性,KS 主要表现为支气管扩张、副鼻窦炎及内脏转位三大特征,但约半数 PCD 患者没有内脏转位。

（一）呼吸系统　呼吸系统症状是 PCD 患者的主要临床表现之一,且常在出生后不久即出现以下临床表现:新生儿呼吸窘迫,慢性鼻窦炎,鼻息肉,慢性浆液性中耳炎,支气管扩张。

（二）内脏转位及其他先天性发育异常　40%~55%的 PCD 患者存在内脏转位,称为 Kartagener 综合征,但并非所有存在脏器转位的患者都有纤毛运动障碍。约 5%的 PCD 患者同时存在内脏转位和先天性心脏病。少数 Kartagener 综合征还合并有脑积水、腭裂、肛门闭锁、尿道下裂等异常。

（三）生殖系统　男性患者通常不能生育,表现为精子缺乏或没有动力;女性患者发生异位妊娠的风险较高。

【辅助检查】

（一）鼻呼出气一氧化氮（nasal nitric oxide,nNO）测定　目前推荐 nNO 测定作为 PCD 的筛查试验。判定结果阳性的阈值尚未统一,研究表明以低于 77nl/min 为阳性阈值,敏感性为 98%,特异性大于 99%。建议首次检测 nNO 降低者应在至少 2 周后重复检测 nNO,以确保 nNO 降低不是继发于病毒和/或细菌感染,若 2 周后复测 nNO 正常,则不符合 PCD 的诊断。此外,研究发现有一部分 PCD 患者(如 GAS8、RSPH1 基因突变)的 nNO 值正常。因此,对于临床特征十分典型的患者,即使 nNO 结果正常,仍不能除外 PCD,需进一步行基因检测来协助诊断。

（二）纤毛形态和功能检测　对 PCD 患者纤毛形态及功能观察是目前临床诊断 PCD 的"金标准",主要的检测方法有透射电镜(transmission electron microscopy,TEM)、高速视频成像分析(high-speed video analysis,HSVA)、免疫荧光分析法(immunofluorescence microscopy,IF)。一般利用鼻刷/鼻活检在下鼻甲、中鼻甲或上颌窦处取材;也可通过支气管镜在支气管处活检。

1. 透射电镜　TEM 是利用透射电镜对呼吸道黏膜纤毛上皮细胞的纤毛轴进行横断观察。对于临床高度怀疑 PCD 的患者,推荐 TEM 观察纤毛超微结构作为 PCD 的诊断试验。PCD 患者典型的纤毛结构异常包括:外动力臂缺失,外动力臂和内动力臂联合缺失,内动力臂缺失合并微管排列紊乱,以及中央微管缺失。为避免继发性纤毛运动障碍的干扰,建议急性感染后 8 周再进行该项检查。部分 PCD 患者纤毛超微结构正常,故 TEM 检查正常不能排除 PCD。

2. 高速视频成像分析　HSVA 下观察 PCD 患者纤毛的表现形式有:静纤毛、多数时间不运动伴最小运动的纤毛、纤毛摆动的弯曲度小或振幅小的僵直运动、异常摆动和运动功能亢进的纤毛等。目前暂无明确的评价标准。

3. 免疫荧光分析法　IF 是利用纤毛轴丝主要组成部分的特异荧光抗体,在显微镜下观察荧光分布及数量,可看到所有 TEM 能观察到的 PCD 患者的纤毛结构异常。目前尚无统一的评价标准。

（三）基因检测　PCD 是常染色体隐性遗传或 X 连锁相关的双等位基因突变的遗传疾病。至今已证实的与 PCD 相关的双等位突变基因有 40 余个,导致 PCD 位列前 7 位的基因突

变分别为 *DNAH5*、*DNAI1*、*DNAAFl*、*CCDC39*、*CCDC40*、*DNAH11*、*LRRC6*。在人类基因突变数据库（http://www.hgmd.cf.ac.uk）中可以查询以上基因常见突变方式及位点。对于临床高度怀疑 PCD 而通过其他检查无法明确诊断的患者，可行基因检测协助诊断。

（四）其他辅助检查

1. 影像学检查 鼻窦 CT 及肺部高分辨率 CT 检查可发现鼻窦炎和支气管扩张，Kartagener 综合征患者可发现右位心和内脏转位。支气管扩张是 PCD 患者常见的影像学表现，最常受累的是肺中叶和舌叶，其次为下叶。

2. 肺功能检查 通常表现为阻塞性通气功能障碍，在初诊的学龄前 PCD 患儿中，约 1/3 患儿第 1 秒用力呼气容积（forced expiratory volume in 1 second，FEV_1）低于预计值的 80%，随着年龄的增加，PCD 患者的肺功能逐渐恶化。

【诊断与鉴别诊断】

（一）诊断 目前推荐采用以下临床诊断标准：

1. 符合以下 PCD 临床特征中至少 2 项 ①足月儿发生不明原因的新生儿呼吸窘迫综合征；②半岁之前开始常年持续咳嗽；③半岁之前开始常年持续鼻塞；④内脏异位。

2. 透射电镜检查 发现典型的纤毛超微结构缺陷，如外动力臂缺失、外动力臂和内动力臂联合缺失、内动力臂缺失合并微管排列紊乱，以及中央微管缺失。

3. 基因检测 发现 PCD 相关基因中双等位基因致病性突变。

同时符合第 1 条和第 2 条，或同时符合第 1 条和第 3 条，即可确诊 PCD。

（二）鉴别诊断

1. 囊性纤维化（cystic fibrosis，CF） 囊性纤维化是一种常染色体隐性遗传病，可有反复咳嗽、咳痰及肺部感染，慢性鼻窦炎，是引起白种人儿童支气管扩张的主要原因。本病多发生于上叶支气管，且右侧较左侧明显；PCD 通常累及肺的中下叶，很少侵犯上叶。汗液氯离子测定及囊性纤维化跨膜传导调节蛋白（CFTR）基因的检测有助于诊断。

2. 原发性免疫缺陷病（primary immunodeficiency diseases，PID） PID 常在婴幼儿期即出现反复感染，鼻、中耳、肺、消化道、皮肤等均可受累。病史及细胞、体液免疫功能、吞噬细胞、补体水平的检测有助于诊断，在少见的 PID 中需要进一步行基因检测。

3. 弥漫性泛细支气管炎 表现为咳嗽、咳痰和活动后气促，多有鼻窦炎，胸部 HRCT 显示两肺弥漫分布的小叶中心结节和支气管扩张。冷凝集试验效价增高有助于鉴别。

【治疗】

迄今为止，尚没有针对 PCD 纤毛功能障碍的特异性治疗，目前推荐的治疗方案参考 2017 年欧洲成人支气管扩张指南治疗部分。

缓解期以化痰药物增加引流，以及增强抵抗力为主，避免空气污染及吸烟。可接种麻疹、百日咳、流感和肺炎疫苗来预防肺部感染。对于反复发生呼吸道感染的患者，可考虑加用免疫调节剂。不建议预防性口服抗生素治疗。

在急性感染期，应选用敏感抗生素治疗，并根据细菌培养和药敏试验的结果调整治疗方案。鉴于致病菌多为革兰氏阴性菌和/或厌氧菌，成人患者易合并铜绿假单胞菌感染，故经验治疗需选用具有抗铜绿假单胞菌活性的三代头孢菌素类、酶抑制剂、碳青霉烯类，并可联用氨基糖苷类抗生素。泛耐药或全耐药者考虑多黏菌素等。疗程一般持续至体温及痰量正常后 1 周左右，不宜长时间使用，以免继发真菌感染。根据 2017 年欧洲成人支气管扩张指南建议，一般抗生素疗程调整到 2 周。

对反复发生肺部感染者，应加强物理或药物祛痰治疗，包括 N-乙酰半胱氨酸、羧甲司坦等，同时联合拍背及体位引流，促进痰液排出。对于反复发生急性发作的 PCD 患者，也可考虑长期口服 N-乙酰半胱氨酸治疗。肺功能显示阻塞性通气功能障碍者建议吸入长效支气管舒张剂。

对于局限性支气管扩张及反复感染内科治疗难以控制者，或反复大咯血内科治疗或介入治疗无效者，可手术治疗。终末期可考虑行肺移植。

【预防与预后】

病变轻者生活质量可不受明显影响，只有少部分患者致残，寿命受支气管扩张的严重程度影响。对于重症患者，可采取积极的医疗护理来防止或延缓支气管扩张的进展，从而进一步延长寿命。

推荐阅读

SHAPIRO A J，DAVIS S D，POLINENI D，et al. Diagnosis of primary ciliary dyskinesia an offlcial American Thoracic Society clinical practice guideline[J]. Am J Respir Crit Care Med，2018，197（12）：e24-e39.

第三节 肺泡微结石症

叶茂松 白春学

肺泡微结石症（pulmonary alveolar microlithiasis，PAM）是一种肺泡内广泛存在无数微结石的罕见疾病。在已报道的病例中一半以上有家族史，大多发生于同胞之间。该病为一种罕见的常染色体隐性遗传性疾病，由 *SCL34A2* 基因的遗传变异引起，该变异导致编码的 IIb 型磷酸钠共转运蛋白（NPT2b）活性降低，致使肺泡上皮细胞无法从肺泡衬液中转运出无机磷酸盐，无机磷酸盐在肺泡内与钙结合形成羟基磷灰石微晶体。单个微结石直径通常为 0.02~3.0mm，大多沉积在肺泡腔，偶尔存在于支气管壁和间质甚至肺外。

疾病早期肺泡壁无明显炎症反应及间质变化，后期可因间质纤维化导致肺泡壁增厚。肺质地坚硬，切面有砂粒感，肺尖部易发生肺大疱。

大多数患者无症状，偶在体检时发现。X 线有时发现患者两肺野几乎全部实变但仍无症状，形成特有的 X 线和临床表现不一致现象。病情进展后可出现运动后呼吸困难，少见咳嗽、咳痰、发绀、杵状指(趾)，甚至发生呼吸及右心衰竭。

患者血清钙磷水平正常。影像学检查为诊断本病的主要方法。X线表现为两肺弥漫分布，以两肺下野及内侧带为主，肺尖部较少的密集细砂样结石影，可伴胸膜增厚，微结石在胸膜下肺实质内大量沉积，产生邻近胸膜的致密白线。CT表现

为双肺弥漫性分布的微小钙化点，病变从上到下逐渐增多，可见融合灶，钙化影多沿血管、支气管分布，晚期常伴有胸膜下肺大疱形成(图13-12-3-1)。肺功能检查与微结石沉积范围和有无肺间质纤维化有关，早期可无异常，进展后出现残气量和功能残气量显著减少，肺活量、每分钟最大通气量和动态顺应性降低、弥散功能减退、肺泡动脉氧分压差增加和低氧血症。

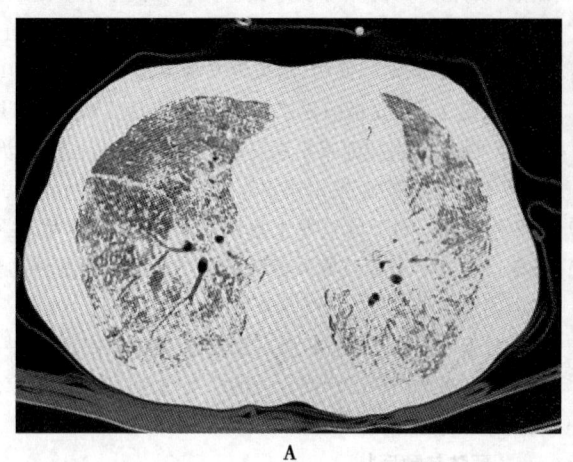 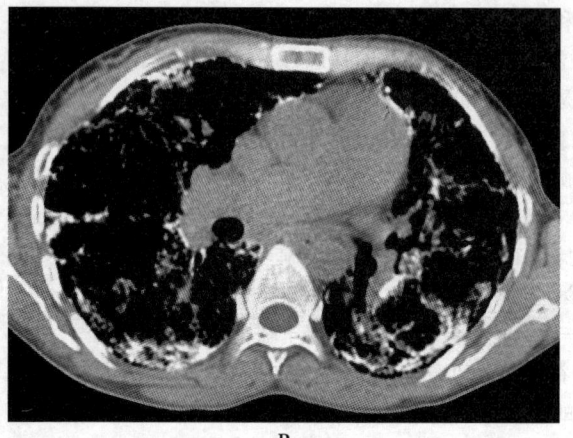

图 13-12-3-1　肺泡微结石症 CT 表现
A. 肺窗；B. 纵隔窗。

根据典型X线及其与临床表现不一致，通常可作出诊断。咳出微结石者有助于明确，也可通过肺泡灌洗或经支气管镜肺活检发现微结石，很少需开胸肺活检。本病应与血行播散性肺结核、硅沉着病、特发性肺含铁血黄素沉着症和肺内转移性恶性肿瘤等鉴别。

本病目前尚无特效治疗方法，肺泡灌洗效果不明显。日常生活中应减少运动量或降低劳动的强度，并注意防治呼吸道和肺部感染，以预防为主。晚期呼吸衰竭患者可选择肺移植。

推荐阅读

SHAW B M,SHAW S D,MCCORMACK F X,et al. Pulmonary alveolar microlithiasis[J]. Semin Respir Crit Care Med,2020,41(2):280-287.

第四节　先天性肺发育不全

叶茂松　白春学

先天性肺发育不全(congenital pulmonary hypoplasia)为不明原因的胚胎期肺发育障碍。根据其发生程度可分为3类：①肺缺如(pulmonary agenesis)，一叶、一侧肺，甚至双侧肺缺如，没有支气管、血管或肺实质迹象；②肺发育不全(pulmonary aplasia)，只残留盲端支气管而没有血管和肺实质；③肺发育不良(pulmonary hypoplasia)，无明显肺形态变化，但呼吸道、血管和肺泡的大小和数量均减少。常累及全肺，伴同侧肺动脉畸形和异常肺静脉回流，也可与其他先天畸形同时存在，如Kartagener综合征的右位心。根据畸形程度，临床表现各异，严重病

例出生后即死亡，轻微者可无明显临床症状，呼吸系统症状主要为呼吸困难，并伴反复呼吸道感染。体检时可发现两侧胸廓不对称、呼吸运动减弱，患肺呼吸音减弱。动脉血气分析多为低氧血症，而二氧化碳多为正常；肺功能呈限制性通气功能障碍；CT可见气管支气管畸形，增强后可见肺血管畸形；支气管镜可观察到支气管腔异常分支或盲端。肺切除术适用于单侧肺畸形者；合并感染时应积极给予抗生素治疗，必要时可手术切除。平时应进行呼吸锻炼，加强雾化协助排痰。

第五节　单侧透明肺

叶茂松　白春学

单侧透明肺(unilateral hyperlucent lung)的病因不明，可能与发育异常或婴幼时期感染病毒有关。一般无症状，少数患者可表现为咳嗽、咳痰、气急或咯血。胸部X线片示一侧肺透亮度增加，肺门缩小，周围血管纹理稀疏，伴肺容积缩小。肺功能检查可发现呼气时轻至重度气流受限，肺总量正常或轻至中度减少，但气管镜检查可无支气管狭窄证据。高分辨率CT或支气管碘油造影可见支气管扩张。病理活检主要为支气管或细支气管炎症。根据临床和X线特点可明确诊断，但需与先天性大叶性肺气肿、单侧肺动脉发育不良和支气管腔内不完全阻塞的影像学改变进行鉴别。先天性大叶性肺气肿影像学表现为患侧肺野透光度异常增高，肺叶过度膨胀，纵隔及心脏向健侧推移；单侧肺动脉发育不良可造成一侧肺动脉灌注缺少，血管造影显示肺动脉发育不良；支气管腔内不完全阻塞性病变可引

起远端肺通气减少、局部肺泡低氧和肺血管收缩,最后引起受累肺动脉灌注减少。无症状的单侧透明肺可不予处理,如有严重或反复感染,特别是合并囊状支气管扩张症导致反复咯血时,可考虑手术切除。

第六节　先天性支气管囊肿

张　勇

先天性支气管囊肿(congenital bronchogenic cyst)是胚胎发育时期气管支气管树分支异常的罕见畸形。常表现为支气管附近大小不一的囊性病变。病理可见囊肿为单房或多房,薄壁,内覆呼吸性上皮。囊壁可含黏液腺、软骨、弹性组织和平滑肌。75%的病例可在不同时间段发生感染,建立交通后囊肿同时含有空气及液体。可因囊肿对周围结构的压力产生症状。CT可表现为纵隔内或肺内边界清楚的软组织或水样密度包块影、薄壁含气或气液平面囊腔,囊壁少见钙化。增强CT薄环壁可见轻度强化,囊肿内部无强化。少数病例需与纵隔肿瘤相鉴别。婴幼儿时期的纵隔囊肿如体积较大,可压迫大气道引起呼吸困难,哮鸣或持续性咳嗽,运动时明显加重。一些成人的支气管囊肿可长到很大仍然没有症状。

囊肿小且无症状者无需治疗,囊肿较大压迫呼吸道,或有症状、张力性囊肿且反复感染,或有癌变倾向者可考虑手术。肺内者可用胸腔镜摘除,位于纵隔内者可用纵隔镜切除。EBUS细针抽吸有助于纵隔及部分支气管囊肿的鉴别诊断,也适用于无法耐受手术者的抽液减压治疗。

推荐阅读

1. 陈爱萍,王德杭,俞同福.先天性支气管囊肿的影像诊断[J].放射学实践,2016,31(5):397-401.
2. COHN J E,RETHY K,PRASAD R,et al. Pediatric Bronchogenic Cysts:A Case Series of Six Patients Highlighting Diagnosis and Management[J]. J Invest Surg,2020,33(6):568-573.

第七节　气管-食管瘘

张　勇

气管-食管瘘(tracheoesophageal fistula)的病因有先天性和后天性。先天性者多合并其他先天性畸形,如食管闭锁、心血管、泌尿生殖系统和肺发育不全。先天性气管-食管瘘通常在新生儿即可发现,大部分病例有长期喂奶呛咳史或咳嗽史,常咳出食物颗粒,并有反复发作的肺部感染。引起后天性气管-食管瘘的常见原因是食管癌,可由肿瘤直接侵犯、术后吻合口不良引起。某些病例可发生在放疗后的并发症,发生率可达5.3%左右。后天性气管-食管瘘也可由气管导管气囊长期压迫气管、外科手术创伤、钝性损伤和异物引起。仔细阅读CT图像

可能显示气管-食管瘘口位置,纤维支气管镜和吞钡造影检查可明确诊断。气管-食管瘘一旦发现,应积极治疗。治疗主要依靠外科手术修补瘘口,并用健康的带蒂胸膜片或肌瓣覆盖固定,以减少瘘复发的机会。同时,应将已经损毁而不可逆转的病肺一并切除。瘘口较大者也可试用可吸收生物贴片进行修补。对于恶性疾病或无法修补者,可采用支气管镜下置入带膜支架或硅酮支架封堵瘘口治疗,可显著改善生活质量,延长患者的生存。

推荐阅读

刘庆华,王成,赵娜,等.Y型硅酮气管支架置入治疗恶性气管食管瘘临床体会并文献复习[J].国际呼吸杂志,2016,36(24):1874-1877.

第八节　肺隔离症

张　勇

肺隔离症(pulmonary sequestration)为先天性发育异常,在肺发育过程中,连接原始主动脉与原始肺的血管未退化,高压血流压迫部分肺,影响其发育,使其与正常肺分离,单独发育并接受体循环血液供应。可根据解剖分为肺内和肺外隔离症两种类型,以肺内隔离症多见。

近2/3的肺内隔离症位于左下叶后段脊柱旁沟内,其余的多位于右下叶相应部位。血液供应主要来自降主动脉及其分支,部分来自腹主动脉及其分支。静脉主要回流入肺静脉产生分流,个别进入下腔静脉或奇静脉。异常肺组织包含1个或多个囊腔,其内充满黏液,合并感染时可有脓液。显微镜下可见囊肿类似于扩张的支气管,带有呼吸道上皮,偶有软骨。通常无症状,大多在体检或合并感染时才发现,感染通常为化脓性,偶尔为结核分枝杆菌、奴卡菌或曲菌感染。

临床上常表现为反复发作的咳嗽、咳痰、肺部感染甚至咯血。X线及CT显示多位于左下叶后端脊柱旁圆形、卵圆形或三角形分叶状块影;合并感染后,可见囊肿含气,甚至出现气液平面。易被当作普通肺炎而漏诊,另应与肺脓肿、肺囊肿及肺部肿瘤鉴别。增强CT多可发现供应动脉,能诊断约90%的肺隔离症。主动脉造影可显示异常的血供分支,有助于鉴别诊断。三维动态增强磁共振血管造影可显示其异常供血动脉和引流静脉,甚至清楚地显示其分支和行程,有利于确诊此病和制订手术治疗方案。因肺隔离症大部分会反复发生感染,甚至癌变,一旦发现,即推荐手术切除。

推荐阅读

董冠中,周振强,刘青锋,等。43例成人肺内型肺隔离症影像学特征及手术治疗效果分析[J].中华实用诊断与治疗杂志,2020,34(5):474-476.

第十三章　通气调节异常

第一节　原发性肺泡低通气

吴晓丹

原发性肺泡低通气(primary alveolar hypoventilation,PAH)又称特发性中枢性肺泡低通气(idiopathic central alveolar hypoventilation),定义为看似肺机械储备和呼吸泵功能正常的患者,由肺泡通气量下降导致睡眠相关高碳酸血症和低氧血症。根据美国睡眠协会的睡眠障碍国际分类(第3版),PAH、肥胖低通气综合征和先天性中枢性肺泡低通气综合征等同属于睡眠相关肺泡低通气障碍。

PAH的发病机制可能与呼吸中枢调节有关,患者的呼吸中枢对CO_2和O_2化学反应钝化,致使肺泡通气减少,从而导致持续存在的高碳酸血症和低氧血症。与清醒期相比,睡眠期间呼吸驱动下降、化学感受器敏感性进一步降低,以及通气肌活动下降,导致睡眠期间肺泡低通气恶化。特别是快动眼睡眠期容易发生急性CO_2负荷升高,触发碳酸氢盐潴留,进而进一步抑制呼吸中枢对CO_2的反应。

PAH通常在青春期或成年早期发病。疾病早期白天常无呼吸困难等不适,低通气通常在睡眠时加重,可发生阵发性呼吸暂停。随着疾病进展,可逐渐出现乏力、嗜睡、晨起头痛和记忆力减退,严重者可出现发绀、红细胞增多、肺动脉高压、心力衰竭和认知功能障碍。如不治疗,通常可在数月或数年内进行性加重甚至死亡。

PAH诊断必须满足:①存在睡眠相关肺泡低通气;②肺泡低通气不是因肺实质或呼吸道病、肺血管病变、胸壁疾病、药物或神经系统障碍、肌无力、肥胖或先天性肺泡低通气所致。

PAH须与任何导致睡眠期间肺泡通气不足的疾病进行鉴别,包括肥胖低通气综合征、呼吸道和肺实质疾病、肺血管病、神经肌肉和胸壁疾病、重度未知的甲状腺功能减退症,以及使用呼吸抑制剂。此外,还应与先天性肺泡低通气相鉴别,后者与*PHOX2B*基因异常相关。与迟发性中枢性肺泡低通气伴下丘脑功能障碍患者不同,PAH患者不存在下丘脑功能障碍。与阻塞性/中枢性睡眠呼吸暂停患者不同,PAH导致睡眠相关肺泡低通气引起的氧饱和度下降通常为持续性,持续数分钟或更长时间。

部分PAH患者对茶碱、黄体酮、呼吸兴奋剂等具有较好的药物反应。合理的氧疗能防止长期低氧血症的组织损害,降低肺动脉高压,降低死亡率,但应注意对部分患者氧疗可能会加重夜间症状。大部分PAH患者需要无创通气,改善症状和低通气。目前临床使用的最先进的呼吸机可以自动应用压力支持,个体化调节吸气/呼气压力和呼吸频率,以此稳定上呼吸道、改善通气、获得最佳的人机同步和提高患者依从性。针对PAH的研究进展缓慢,未来更好地研究PAH病因和发病机制对预防和治疗来说至关重要。

推荐阅读

1. LOISEAU C,CAYETANOT F,JOUBERT F,et al. Current perspectives for the use of gonane progesteronergic drugs in the treatment of central hypoventilation syndromes[J]. Curr Neuropharmacol,2018,16(10):1433-1454.

2. BöING S,RANDERATH W J. Chronic hypoventilation syndromes and sleep-related hypoventilation[J]. J Thorac Dis,2015,7(8):1273-1285.

第二节　睡眠呼吸暂停低通气综合征

李善群

睡眠呼吸暂停低通气综合征(sleep apnea hypoapnea syndrome,SAHS)是一种常见的睡眠呼吸紊乱疾病,患者在睡眠过程中出现口鼻呼吸气流消失或明显减弱,包括阻塞性(obstructive sleep apnea,OSA)、中枢性(central sleep apnea,CSA)和混合性(mixed sleep apnea,MSA)呼吸暂停及低通气等表现。其中,以阻塞性睡眠呼吸暂停低通气综合征(obstructive sleep apnea hypoapnea syndrome,OSAHS)最常见,呼吸事件以OSA为主,国外资料显示成年人中男性患病率达4%~24%,女性达2%~9%;我国患病率为2.1%~4.63%。

【发病危险因素】

(一)**性别、年龄和肥胖**　OSAHS常见于男性及妇女绝经后。男女发病率比例为(2~3):1;女性绝经后发病率与男性相近。OSAHS随年龄增加而增多,高峰年龄为50~60岁。对于$BMI \geq 25kg/m^2$或体重超过标准体重大于20%者,发病风险较高。

(二)**上呼吸道解剖异常**　鼻息肉、鼻甲肥大等致鼻腔阻塞,Ⅱ度以上扁桃体肿大,慢性咽炎导致黏膜肿胀、增厚,舌体肥大、舌根后坠等因素使咽腔狭窄等;先天性因素包括颈短、下颌后缩、小颌畸形、颅面部畸形等均可造成上呼吸道狭窄,反复发生呼吸暂停。

(三)**肌肉因素**　任何因素致呼吸道肌肉张力改变,皆可致夜间发生上呼吸道阻塞。

(四)**神经、体液及内分泌因素**　上呼吸道扩张肌神经调节异常、绝经后妇女、肢端肥大症及甲状腺机能减退患者等均易发生夜间呼吸暂停。

（五）**种族及遗传因素** 年轻的非洲裔美国人与高加索人相比，发生 OSAHS 的危险性明显增加。非肥胖 OSAHS 存在家庭聚集，有一定遗传特性。

（六）**乙醇及药物** 乙醇及安眠镇静剂可降低上呼吸道肌肉张力，抑制觉醒反应、网状激动系统的效应，降低颏舌肌对低氧及高碳酸血症的反应，发生 OSAHS。

（七）**神经系统的损害** 中枢神经系统疾病如肿瘤、外伤、血管栓塞、颅内感染、脊髓灰质炎、肌强制性营养不良等病变均可能发生中枢性睡眠暂停低通气综合征（central sleep apnea syndrome，CSAS）。

（八）**低氧血症及高碳酸血症** COPD 患者存在低氧血症或高碳酸血症时，可损害呼吸中枢功能，易合并 CSA。

【发病机制】

根据脑电活动和睡眠深浅，整个睡眠时相可分为非快速眼动睡眠（non-rapid eye movement sleep，NREM）及快速眼动睡眠（rapid eye movement，REM）两期组成。在 NREM 睡眠时相，上呼吸道肌肉张力降低，内径减少，阻力增加，但上呼吸道肌肉的放电时相和肋间肌的节律性收缩保持完整。在 REM 睡眠时相，上呼吸道肌肉、肋间肌和大部分骨骼肌张力进一步降低，导致上呼吸道吸气时陷闭。颏舌肌张力减退，导致舌根后移和呼吸道狭窄，肋间肌张力减退，导致吸气时胸壁不稳定，出现胸腹矛盾运动；睡眠觉醒和对外界的刺激受抑制，易发生阻塞性呼吸暂停。由于中枢疾病抑制呼吸中枢，或血中 CO_2 水平的变化导致中枢通气功能的不稳定，易造成 CSAS。

可能的存在的非解剖因素有：①高环路增益：表现为通气控制的高敏感性，即轻微的异常即可引发巨大的反馈效应，这种往复变化使得在通气驱动及上呼吸道扩张肌输入刺激降低时更易出现呼吸道塌陷；②低觉醒阈值：呼吸觉醒阈值较低使得相关呼吸事件在早期就被终止，导致呼吸驱动不足，不能维持上呼吸道开放；③上呼吸道扩张肌反应性降低：上呼吸道塌陷、负压增加时，出现上呼吸道扩张肌反应性降低，导致上呼吸道无法正常维持开放状态。

【临床表现】

OSAHS 患者睡眠时可出现间歇性大声、习惯性打鼾，间歇性呼吸暂停、窒息发作，夜间憋醒，夜尿增多；晨起后可有头痛、口干，白天嗜睡；易发生交通意外；出现性格改变、易激惹、记忆力下降；性欲减退等。由于夜间出现反复的呼吸暂停及间歇性低氧血症，远期可出现并发症如心血管疾病（如肺动脉高压、冠心病、心律失常、高血压）、脑梗死、内分泌疾病（代谢综合征等）、神经认知功能障碍等。

CSAS 主要为暂时性节律性呼吸停止，即呼吸肌并未接收到中枢的信号输入。夜间有反复呼吸暂停发作且无呼吸肌运动。夜间无打鼾或不典型打鼾，严重者夜间可出现全身发绀。可反复发生低氧血症、高碳酸血症、觉醒和微觉醒，出现失眠、睡眠不安和频繁觉醒，晨起头痛、困乏或白天嗜睡。CSAS 多见于心力衰竭、脑卒中患者，可引起各种严重的并发症，如脑血管

意外、肺动脉高压、呼吸衰竭、高血压和心律失常等。

【辅助检查】

（一）**筛查** 可通过问卷进行，结合已明确的主要危险因素、体格检查、临床症状等，给出危险性评估结果。如 STOP-Bang 问卷，通过打鼾、乏力、目击的呼吸暂停、血压、体重指数、年龄、颈围、性别共 8 个项目，评价危险性。对于危险性较高者，需进一步检查明确。

（二）**多导睡眠监测（PSG）** 标准的 PSG 包括至少 7 个参数，包括脑电图、眼电图、颏肌电图、心电图、口鼻气流、胸腹呼吸运动、血氧饱和度（SaO_2），还应监测患者体位、腿动等，需有技术人员参与，必要时进行干预。可根据患者实际情况进行：①整夜 PSG 监测：诊断 OSAHS 的标准手段，需不少于 7 小时的睡眠，客观评估患者夜间不良事件与疗效，鉴别诊断其他睡眠障碍性疾病等；②夜间分段 PSG：前 2~4 小时进行 PSG，之后进行 2~4 小时的持续气道正压通气（continuous positive airway pressure，CPAP）压力调定，可减少检查和治疗费用；③午后小睡的 PSG 监测：可用于白天嗜睡明显者，需保证有 2~4 小时睡眠（包括 REM 和 NREM）。

（三）**便携式睡眠监测（PM）** 需至少包括口鼻气流、SaO_2、胸腹运动等参数。可用于：①临床症状严重且提示有呼吸暂停，需尽快治疗，且无法进行标准 PSG 者；②无法在睡眠实验室进行监测；③已明确诊断，用于疗效随访。由于 PM 未记录睡眠分期、体位和呼吸相关觉醒，监测结果阴性时仍不能除外 OSAHS。

（四）**其他通气测定方法** 直接监测通气用咬口或面罩收集呼出气，不易耐受，且影响自然睡眠状态。间接监测通气包括定性和半定量两种方法。定性方法应用热敏电阻或快速 CO_2 分析仪监测呼出气体。半定量方法采用磁强计或呼吸感应性体容积描记仪。胸腹呼吸运动可用膈肌电图、经膈压测定和呼吸感应性容积描记仪监测。监测的内容主要有 PaO_2、$PaCO_2$ 和 SaO_2。

（五）**相关检查** 如体格检查包括身高、体重、颈围、血压（睡前和醒后血压）、评定颌面形态、鼻咽部的检查，心、肺、脑、神经系统检查等，血常规，动脉血气分析，肺功能检查，影像学检查（如上呼吸道三维 CT 重建），心电图或动态心电图、高危因素（如甲状腺功能）相关检查，合并症相关检查等。

（六）**嗜睡评估**

1. **主观评价** 现多采用 ESS 嗜睡量表（表 13-13-2-1），评价白天嗜睡程度。

2. **客观评价** 有条件可进行多次睡眠潜伏期试验（MSLT）。通过让患者白天进行一系列的小睡来客观判断其白天嗜睡程度的检查方法。每 2 小时测试 1 次，每次小睡持续 30 分钟，计算患者入睡的平均潜伏时间及异常 REM 睡眠出现的次数，正常成年人睡眠潜伏期为 10~20 分钟，如果平均睡眠潜伏期<5 分钟为嗜睡，5~10 分钟为可疑嗜睡，>10 分钟为正常。

表 13-13-2-1 ESS 嗜睡评分量表

在以下情况有无嗜睡的可能性	从不(0分)	很少(1分)	有时(2分)	经常(3分)
坐着阅读时				
看电视时				
在公共场所坐着不同时(如在剧场或开会)				
长时间坐车时中间不休息(超过1小时)				
坐着与人谈话时				
饭后休息时(未饮酒时)				
开车等红绿灯时				
下午静卧休息				

注:最近几个月以下情况打瞌睡的可能,如没做过,试着填上它可能给你带来多大影响。

【诊断与鉴别诊断】

（一）重要诊断指标

1. 睡眠呼吸暂停(sleep apnea,SA) 是指睡眠过程中口鼻呼吸气流消失或明显减弱(较基线幅度下降≥90%)持续时间≥10秒。

2. 低通气 睡眠过程中口鼻气流较基线水平降低≥30%并伴 SaO_2 下降≥4%,持续时间≥10秒;或口鼻气流较基线水平降低≥50%并伴 SaO_2 下降≥3%,持续时间≥10秒。

3. 睡眠呼吸暂停低通气指数(apnea hypopnea index,AHI) 即平均每小时睡眠呼吸暂停和低通气的次数。AHI 值可按不同的睡眠期计算。

（二）诊断标准 SAHS 的诊断主要根据病史、体征和 PSG。

OSAHS 诊断标准包括:①临床有典型的夜间睡眠时打鼾伴呼吸暂停、日间嗜睡(ESS 评分≥9 分)等症状,查体可见上呼吸道任何部位的狭窄及阻塞,AHI≥5 次/h 者可诊断 OS-AHS;②对于日间嗜睡不明显(ESS 评分<9 分)者,AHI≥10 次/h 或 AHI≥5 次/h,存在认知功能障碍、高血压、冠心病、脑血管疾病、糖尿病和失眠等 1 项或 1 项以上 OSAHS 合并症也可确立诊断。

CSAS 多无夜间打鼾,其诊断需满足以下 3 个条件:①以下至少 1 种症状不能用其他原因解释:白天嗜睡、频繁夜间觉醒或唤醒;②整夜 PSG 显示睡眠中 CSA 和低通气时间>5 次/h;③清醒时 $PaCO_2$<45mmHg。

（三）严重程度 可依据临床症状、受累器官、AHI 指数及 SaO_2 等综合评判;现有的分级标准有 AHI 分级,即轻度为 5~15 次/h,中度为 15~30 次/h,重度为>30 次/h;夜间最低 SaO_2 分级,即轻度为 85%~90%,中度为 80%~85%,重度为<80%。

（四）鉴别诊断

1. PAH 见本章第一节"原发性肺泡低通气"。

2. 低通气综合征和其他原因低通气 需综合临床表现、神经肌肉疾病、肺功能和 PSG 检测等资料进行鉴别,注意肥胖低通气综合征常和 OSAHS 并存。

3. 单纯性鼾症 表现为不同程度的睡眠时打鼾,但无呼吸暂停和 SaO_2 降低。

4. 上呼吸道阻力综合征 睡眠中上呼吸道气流受限导致胸腔负压增加,出现觉醒,也可导致睡眠片段化和白天嗜睡。AHI<5 次/h 是与 OSAHS 的鉴别要点。

【治疗】

（一）病因治疗 对于存在引起 SAHS 或使之加重的基础疾病,应进行纠正。

（二）一般措施 ①运动和控制饮食;②戒烟、酒和避免应用镇静剂;③合适的体位,如侧卧睡眠。

（三）呼吸机治疗 经鼻 CPAP 是成人 OSAHS 的首选治疗方法,长期有效的 CPAP 治疗可明显改善相关并发症。适用于中、重度,或轻度但症状明显者、合并或并发心脑血管疾病和糖尿病等患者;或经过其他治疗无效者;合并 COPD;围术期治疗等。对于重叠综合征、OSAHS 病情严重且 CPAP 压力较高及耐受性较差的患者,可以选用双相气道正压(bi-level positive airway pressure,BiPAP)和伺服通气。

（四）手术治疗 主要用于解除上呼吸道结构性狭窄和/或降低上呼吸道软组织塌陷性。主要手术包括鼻腔扩容术、腭垂腭咽成形术(UPPP)、颏舌肌前移术等。UPPP 近期疗效较好,远期(3~5 年)易复发,总有效率为 50%~60%。对于颌面部畸形者,可视病情进行下颌前移术。对于病情严重且危及生命、无法适应呼吸机治疗或不适宜手术者,可行气管切开。

（五）其他 口腔正畸及矫治器可试用于单纯鼾症及轻至中度的 OSAHS 患者,特别是有下颌后缩者;不能耐受 CPAP、不能手术或手术效果不佳者;CPAP 治疗的补充治疗。对于 CSAS 可试用呼吸中枢兴奋药物治疗,必要时可使用无创 BiPAP 治疗。针对非解剖因素,目前研究发现使用镇静剂或可改善低觉醒阈值;植入舌下神经刺激器可通过对这些肌群进行电刺激,改善上呼吸道扩张肌反应性降低,从而改善塌陷和通气状态。

【精准医学背景下的 OSAHS 诊治管理】

OSAHS 是一种多因素疾病,根据个体化特征,选择多种治疗方式联合应用将使得疗效显著提高。在精准医学的背景下,借助生物标志物、蛋白及基因组学研究结果、疾病表型分析等，可有效预测治疗手段的个体化疗效，有助于提高治疗的成功率和患者的依从性。物联网医学（Medical Internet of Things，MIoT）借助物联网这一新兴信息技术，通过感知层实时采集信息，融合网络传递、汇集并处理信息，最后与医疗行业专业应用技术结合，可实现健康诊断、评估、干预、预警及紧急救治等。将物联网医学应用于 OSAHS 的全程管理，可贯穿疾病风险预测、预防、个体化诊断治疗、个体参与等多个环节，将为精准医学的实施提供极大的帮助。上海市呼吸病研究所和复旦大学附属中山医院曾共同建立首个"云加端物联网医学睡眠实验室"，患者或社区医疗机构用户端的监测数据经传感器和网络实时上传至医学中心，形成报告并反馈诊疗意见。同时借助

物联网医学平台的大规模数据存储功能，进行海量信息深度加工和挖掘，可为 OSAHS 患者提供精细、动态、智能的疾病全程管理。

推荐阅读

1. 中华医学会呼吸病学会分会睡眠呼吸疾病学组. 阻塞性睡眠呼吸暂停低通气综合征诊治指南（2011 年修订版）[J]. 中华结核和呼吸杂志，2012,35（1）：9-12.
2. American College of Physicians. Diagnosis of obstructive sleep apnea in adults: a clinical practice guideline from the American college of physicians[J]. Ann Intern Med, 2014, 161（3）: 210-220.

第十四章 呼吸衰竭

宋元林

呼吸衰竭（respiratory failure，RF）是由肺内、外各种原因引起的肺通气和/或换气功能严重障碍，以致在静息状态不能进行有效的气体交换，在呼吸空气（海平面大气压、静息状态下）时，产生严重缺氧和/或高碳酸血症，从而引起一系列生理功能和代谢紊乱的临床综合征。急性呼吸窘迫综合征因其特殊性，参见本篇第十五章"急性呼吸窘迫综合征"。

【流行病学】

RF 是临床常见危重症。根据美国资料，各种原因导致的 RF 每年约有 360 000 例，其中 36% 患者死于住院期间。我国尚缺乏全面的统计资料。中国估计仅急性肺损伤和呼吸窘迫综合征的患者每年近 70 万例，考虑到每年慢阻肺患者死亡 128 万例，每年 RF 发病不低于 200 万例。

【病因】

损害呼吸功能的各种因素都会导致 RF。常见有以下三个方面：

1. 神经中枢及传导系统和呼吸肌疾病，呼吸道病变，胸廓、胸膜及膈肌疾病引起呼吸动力损害、呼吸道阻力增加和肺扩张限制所致的通气不足和通气血流比例失调，导致缺氧伴高碳酸血症。

2. 肺炎、肺不张、急性肺损伤及肺血管疾病、心或肾功能不全所致肺水肿和肺广泛纤维化，主要引起通气血流比例失调、肺内静脉血分流和弥散功能损害的换气功能障碍，发生缺氧和 $PaCO_2$ 降低，严重者因呼吸肌疲劳致高碳酸血症。

3. 循环系统如心力衰竭时出现血压下降，或休克时组织器官灌注不足，或某些理化因素如 CO 中毒影响了氧的携带等。主要导致组织缺氧。

【分类】

RF 可按病理生理和动脉血气改变、发病急缓分类，而综合

这些依据并结合肺部病变分类更具临床价值（图 13-14-0-1）。泵衰竭由神经肌肉病变引起，肺衰竭由呼吸器官本身病变引起。基础呼吸功能正常，短时间内发生的 RF 称急性 RF；存在基础肺部病变，缓慢发生的 RF 称慢性 RF。

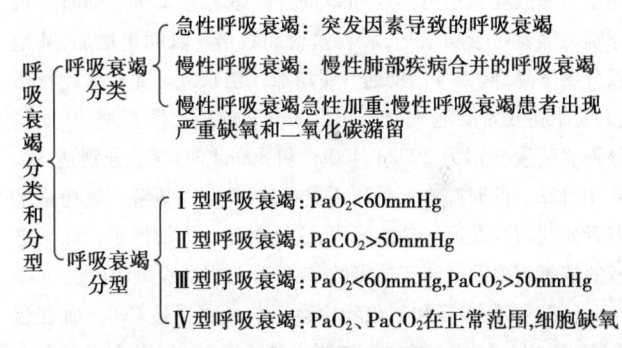

图 13-14-0-1 呼吸衰竭的综合分类

【病理生理】

RF 主要表现为缺氧、二氧化碳潴留。发生机制如下。

（一）肺泡通气不足　根据肺泡通气量（$\dot{V}_A$）与肺泡氧分压（P_AO_2）和肺泡二氧化碳分压（P_ACO_2）关系曲线（数字资源 13-14-0-1），若通气不足（<4L/min），则引起 P_AO_2 下降和 P_ACO_2 升高，尤在低 $\dot{V}_A$ 时，呈陡直线性关系。符合肺泡气方程式（见本篇第二章"呼吸功能及其障碍"），称为 II 型 RF。需要注意的是，在严重通气功能受损时，轻度的 $\dot{V}_A$ 变化即可导致 P_ACO_2 明显升高或降低，供机械通气初始参数设置参考。临床上常见的肺泡通气不足包括有效 $\dot{V}_A$ 不足（呼吸驱动下降，生理无效腔增加）和 $\dot{V}_A$ 小于 CO_2 产生量。

（二）换气功能障碍

1. 通气与血流比例失调（$\dot{V}_A/\dot{Q}_A$）　正常 $\dot{V}_A/\dot{Q}_A$ 为

数字资源 13-14-0-1 肺泡通气量对肺泡 O_2 和 CO_2 分压的影响

0.8,如 $\dot{V}_A$ 在比率上大于血流量(>0.8),则生理无效腔增加,即无效腔效应;$\dot{V}_A$ 在比率上小于血流量(<0.8),使肺动脉的混合静脉血未充分氧合进入肺静脉,则形成肺内静脉血分流。$\dot{V}_A/\dot{Q}_A$ 失调,产生缺氧,而无高碳酸血症。这类缺氧在增加吸氧浓度后会使血液中物理溶解的氧明显增加,组织缺氧可得到一定程度的改善。慢阻肺除 $\dot{V}_A/\dot{Q}_A$ 失调和 DL_{CO} 降低所致低氧血症外,还常常合并通气不足(高碳酸血症),此即混合型(Ⅲ型)RF。肺气肿及肺炎存在 $\dot{V}_A/\dot{Q}_A$ 失调,容易出现低氧血症。

2. 右到左的肺内分流 由于肺部病变如肺实变、肺水肿、肺不张和肺泡萎陷等因肺泡无通气所致肺毛细血管混合静脉血未经气体交换,流入肺静脉引起右至左的分流增加,引起严重低氧血症,且低氧往往不能从单纯提高吸氧浓度获益。

3. 弥散功能障碍 呼吸面积减少、弥散距离增加,如肺间质纤维化、肺水肿、肺气肿导致的肺泡破坏,均可影响弥散功能。因氧的弥散能力仅为二氧化碳的 1/20,故弥散功能障碍只产生单纯缺氧。

(三)氧耗量增加 是加重缺氧的原因之一。发热、寒战、呼吸困难、抽搐,以及机械通气过程中的人机对抗均将增加氧耗量。寒战耗氧量可达 500ml/min,健康者为 250ml/min,严重哮喘时随着呼吸功增加,氧耗量增加数倍。氧耗量增加,肺泡氧分压下降,健康者借助通气量增加代偿缺氧。随着氧耗量增加,要维持正常肺泡氧分压所需的 $\dot{V}_A$ 亦随之明显增加,如每分钟氧耗量分别为 200ml、400ml 和 800ml 时,$\dot{V}_A$ 分别达 3L、6L 和 12L。此时肺泡氧分压不提高,缺氧难以缓解。氧耗量增多者如同时存在通气功能障碍,低氧血症会更加严重。此类患者的缺氧需要及时纠正缺氧的基础病因,提高吸氧浓度。

(四)CO 中毒和氰化物中毒 前者主要是 CO 与血红蛋白高亲和力,占据了氧与血红蛋白结合的位点,影响了氧在血红蛋白中的携带。后者则是直接影响到了细胞线粒体的内呼吸功能,造成组织细胞不能利用氧。

缺氧和高碳酸血症对机体各器官产生一系列不利影响,可引起致命性的临床后果(扩展阅读 13-14-0-1)。

扩展阅读 13-14-0-1 缺氧和高碳酸血症对机体的影响

【临床表现】

(一)呼吸困难 患者呼吸时感空气不足,呼吸费力,且与原发病有关。如急性肺损伤者呼吸频率快(30~40 次/min),深大呼吸(V_T>700ml),伴鼻翼扇动。慢阻肺则由慢而较深的呼吸转为浅快呼吸,辅助呼吸肌参与,表现为点头或提肩呼吸,发生二氧化碳麻醉时出现浅慢呼吸。中枢性 RF 呈潮式、叹气样、间隙或抽泣样呼吸,喉部或呼吸道病变所致的吸气性呼吸困难出现三凹征,常合并吸气喘鸣。当伴有呼吸肌疲劳时,可表现为胸腹矛盾呼吸。

(二)发绀 是缺氧的典型体征。当动脉血还原血红蛋白为 1.5g/dl,血氧饱和度低于 85% 时,可在血流量较大的口唇、指甲(趾甲),以及耳垂出现发绀;应注意红细胞增多者发绀更明显,而贫血者则发绀不明显或不出现。严重休克者即使动脉血氧分压正常,也可出现发绀。发绀还受皮肤色素及心功能的影响。所以,要综合判断患者缺氧和组织灌流是否充分。SaO_2 下降引起的发绀为中央性发绀。

(三)精神神经症状 急性 RF 的精神症状较慢性为明显,急性缺氧可出现精神错乱、躁狂、昏迷、抽搐等症状。动脉氧分压低于 20mmHg,可出现不可逆的脑损害。慢性缺氧多有智力或定向障碍。

高碳酸血症出现中枢抑制前的兴奋状态,如失眠、烦躁、躁动,此时切忌用镇静或安眠药,以免加重高碳酸血症,发生肺性脑病,表现为神志淡漠、肌肉震颤、间隙抽搐、昏睡甚至昏迷等,主要因脑皮层受抑制,中枢神经系统处于麻醉状态。pH 对精神症状有重要影响,若患者吸氧时,$PaCO_2$ 为 100mmHg,pH 代偿,尚能进行日常个人生活;急性高碳酸血症,pH<7.3 时,会出现精神症状。严重高碳酸血症可出现腱反射减弱或消失、锥体束征阳性等。但严重肺泡通气不足的患者在短期经过机械通气后原先低 pH 可能出现迅速逆转,>7.5 甚至更高,也会诱发惊厥。

(四)血液循环系统症状 严重缺氧和高碳酸血症可加快心率,增加心排血量,升高血压。肺循环血管收缩引起肺动脉高压,致右心衰竭,出现体循环淤血体征。高碳酸血症使外周体表静脉充盈、皮肤红润、球结膜水肿、温暖多汗、血压升高、每搏输出量增多而致脉搏洪大;脑血管扩张,产生搏动性头痛。由于严重缺氧,酸中毒引起心肌损伤,出现周围循环衰竭、血压下降、心律失常、心脏停搏。

(五)消化和泌尿系统症状 严重 RF 可明显影响肝肾功能,表现为血清谷丙转氨酶升高,肾功能受损、尿量减少,血非蛋白氮和肌酐升高,尿中出现蛋白尿、红细胞和管型。重度缺氧和高碳酸血症常因胃肠道黏膜充血、水肿、糜烂渗血或应激性溃疡引起上消化道出血。以上症状可随缺氧和高碳酸血症的纠正而消失。

【诊断与鉴别诊断】

(一)诊断 根据基础病病史,结合缺氧及高碳酸血症的症状和体征,诊断并不难。动脉血气分析能客观反映 RF 的性质及其程度,并能指导治疗,为必备检测项目。RF 诊断原则上要排除心内解剖分流和心排血量减低等因素。

急性 RF 只要动脉血气分析证实 PaO_2<60mmHg,常伴 $PaCO_2$ 正常或偏低(<35mmHg),则诊断为Ⅰ型呼吸衰竭。若伴 $PaCO_2$>50mmHg,即可诊断为Ⅱ型 RF。若缺氧程度超过肺泡通气不足所预期的高碳酸血症(按肺泡气方程式计算),则为混合型或Ⅲ型(Ⅰ型+Ⅱ型)RF,但需排除解剖性右至左的静脉血性缺氧和因代谢性碱中毒致低通气引起的高碳酸血症。若氧分压和二氧化碳分压正常,或患者出现休克,组织出现缺氧,可诊断Ⅳ型呼衰。

慢性 RF 由于机体的多种代偿和适应,在呼吸空气时仍能从事日常生活,而不出现酸血症,称为代偿性慢性 RF。一旦出现严重缺氧和高碳酸血症的酸血症,称为失代偿性慢性 RF,其诊断的指标稍放宽些,可以 $PaO_2<55mmHg$、$PaCO_2>55mmHg$ 为诊断界线。

(二)鉴别诊断 主要是对产生缺氧和高碳酸血症的病理生理机制及病因进行鉴别。应根据基础疾病、临床表现、胸部X 线片(或 CT)及呼吸功能监测和疗效,进行综合评价和判断。

【治疗原则】

处理原则与重症急救原则类似,包括保持呼吸道通畅,纠正缺氧和/或高碳酸血症所致酸碱失衡和代谢功能紊乱,维持循环功能稳定,从而为急慢性 RF 的基础疾病和诱发因素的治疗争取时间和创造条件,但具体措施应结合 RF 病理生理的特点而定。

(一)建立通畅呼吸道 必须采取多种措施,保持呼吸道通畅。如用多孔导管吸出口腔、咽喉部分泌物或胃内反流物,必要时置入胃管进行胃肠减压,避免误吸,或鼻饲营养。痰黏稠不易咳出者,可用 N-乙酰半胱氨酸(哮喘慎用)/氨溴索等黏痰溶解药。支气管痉挛者可应用 β_2 受体激动剂和抗胆碱药喷雾或雾化吸入,半小时后再吸入糖皮质激素。还可用纤维支气管镜吸出分泌物。若效果差,必要时行气管插管或气管切开,建立人工气道。

(二)氧疗 通过鼻导管或面罩吸氧,能提高 P_AO_2,增加肺泡膜两侧氧分压差,以提高动脉血氧分压和血氧饱和度,改善组织缺氧。吸入氧浓度以动脉血氧饱和度>90%为目标。鼻导管或鼻塞(闭嘴)的吸氧浓度(F_iO_2)% = [21%+($\dot{V}O_2×T_i/T_{tot}×79\%$)]/MV($\dot{V}O_2$ 为氧流量,T_i 为吸气时间,T_{tot} 为呼吸周期总时间,MV 为每分通气量)。而常用公式[$F_iO_2(\%)$= 21%+4%×吸氧流量(L/min)]未考虑吸气与呼气气时间比和每分通气量的因素,故在长 Ti 和低 MV 时,其实际 F_iO_2 比公式计算值要高;反之,实际 F_iO_2 低于计算值。

通气不足缺氧患者,经鼻导管或面罩氧疗,根据 $\dot{V}_A$ 和 P_AO_2 的关系曲线(图 13-14-0-2),在低 $\dot{V}_A$ 时只需吸入低浓度氧(<30%),即可大大提高 P_AO_2,纠正缺氧。气流受限的阻塞性通气功能障碍患者,由于吸入气分布不匀,导致 $\dot{V}_A/\dot{Q}_A$ 失调性缺氧,通过一定时间(30 分钟)吸氧后,通气不匀的 P_AO_2亦随之上升。因此,$\dot{V}_A/\dot{Q}_A$ 失调的患者吸低浓度氧能纠正缺氧。

弥散功能障碍的患者,如肺间质纤维化因氧的弥散能力比二氧化碳差 20 多倍,要提高较多的肺泡膜两侧氧分压差,方能增强氧的弥散能力,应吸入较高氧浓度(>35%)才能改善缺氧。

由肺实变、肺水肿和肺不张所致的肺内静脉血分流增加性

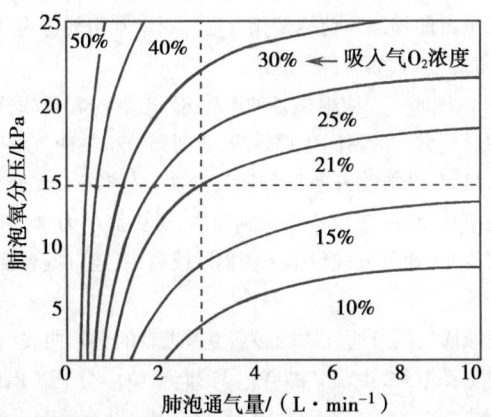

图 13-14-0-2 吸入不同氧浓度时,肺泡通气量与肺泡氧分压的关系(氧耗量 225ml/min)

缺氧若分流量>30%以上,吸纯氧亦难以纠正缺氧。所以需增加外源性呼气末正压(PEEP),使肺泡扩张。根据患者的压力容积曲线低拐点的压力加 $2cmH_2O$(见本篇第二章图 13-2-0-5),以增加功能残气量,改善气体交换面积,提高 PaO_2 和 SaO_2,改善缺氧。

慢性呼衰患者($PaO_2<88\%$)长期家庭氧疗(每天 12 小时以上)可明显降低肺循环阻力,增强心肌收缩力,提高活动耐力,改善患者的生活质量和延长寿命。

高流量吸氧近年来用于缺氧性呼衰治疗取得较大成效,由于其流量大并有湿化功能,应用鼻塞后产生轻度的吸气末和呼气末压力升高(类似 CPAP),早期使用可有效改善氧合。

较长时处于 CO_2 潴留患者,机体适应高碳酸血症,低氧状态可以通过刺激化学感受器而刺激呼吸驱动,如果此时给予高浓度吸氧,纠正低氧血症,因为呼吸驱动减弱,反而会引起 CO_2潴留增加,同时高浓度吸氧解除了肺血管收缩,加重 $\dot{V}_A/\dot{Q}_A$失调,也可以进一步升高 $PaCO_2$,这是慢阻肺呼衰患者常规采取低流量吸氧的原因。

(三)增加有效肺泡通气量,改善高碳酸血症 高碳酸血症由肺泡通气不足引起,只有增加通气量,才能有效排出二氧化碳。现常采用呼吸兴奋剂和机械通气。

1. **呼吸兴奋剂的合理应用** 呼吸兴奋剂包括尼可刹米、洛贝林、贝美格等,可刺激呼吸中枢或周围化学感受器,增强呼吸驱动,增加呼吸频率和潮气量,改善通气。与此同时,患者的氧耗量和二氧化碳产生量亦相应增加,并与通气量呈正相关。如服用安眠药所致呼吸抑制、睡眠呼吸暂停综合征、特发性肺泡低通气综合征等,系中枢呼吸抑制为主,呼吸兴奋剂疗效较好。但肺阻肺 RF 时,因支气管-肺病变、中枢反应性低下或呼吸肌疲劳致低通气,应用呼吸兴奋剂的利弊取决于病理生理基础。而肺炎、肺水肿、ARDS 和肺广泛间质纤维化等以换气障碍为特点的 RF,呼吸兴奋剂有弊无益,应列为禁忌。在使用药物的同时,应注意减轻胸肺和呼吸道的机械负荷,如引流分泌物、应用支气管解痉剂、消除肺间质水肿等,否则通气驱动增加反而会加重气急和增加呼吸功。使用呼吸兴奋剂通常应同时增加吸氧浓度。另外,因使用剂量接近引起惊厥的剂量,故需密

切注意患者的神志和精神变化。尼可刹米常用剂量为 0.375~0.75g 静脉注射,然后静脉滴注。

2. 机械通气　应根据各种疾病 RF 患者的病理、病理生理和各种通气方式的不同生理效应,合理调节机械通气参数和氧浓度,以达到既能改善通气和换气功能,又能减少或避免机械通气的不良反应(呼吸机相关肺损伤、对血流动力学的影响和氧中毒等)。通气方式包括无创面罩或鼻罩、经口或鼻插管、气管切开等。

机械通气调节通气功能必须遵循患者的 P-V 曲线(见本篇第二章"图 13-2-0-5")和 $\dot{V}_A$ 与肺泡 CO_2 分压($P_ACO_2 \approx PaCO_2$)关系曲线(见数字资源 13-14-0-1),以及反映呼吸道阻力大小的峰压与平台压的差值。机械通气时,要从它们的 P-V 曲线所处的位置来选择适宜的潮气量(V_T)。

慢阻肺和危重哮喘Ⅲ型 RF 患者,主要为呼吸道病变和支气管痉挛引起阻塞性肺气肿和严重肺过度充气,使 P-V 曲线趋向平坦段,且吸气峰压与平台压的压差大。此时,可采用简易呼吸器或呼吸机随患者浅快呼吸作小 V_T 人工和机械通气氧疗。在吸气管路串入储雾器或射流喷雾器,吸入 β_2 受体激动剂、胆碱能阻滞剂和糖皮质激素。严重酸中毒者,适当补充碳酸氢盐。待支气管舒张,呼吸道阻力降低,肺过度充气改善后,P-V 曲线移向陡直段,慢阻肺者更为明显,允许较大 V_T,支持压力逐渐增加,低吸气流量(有利于气体分布),延长呼气时间,避免肺动态过度充气。这样有利于降低生理无效腔(V_D)/V_T 比值,增加 $\dot{V}_A$,尤其在 $PaCO_2>80mmHg$ 时,与 $\dot{V}_A$ 处于反抛物线陡直段,当 $\dot{V}_A$ 轻微增加,即可使 $PaCO_2$ 明显下降,pH 上升。需要注意慢阻肺慢性 RF 碳酸氢盐高的患者,$PaCO_2$ 不要短时间内下降过多,以免导致碱中毒。

慢阻肺和危重哮喘 RF 缺氧主要与 $\dot{V}_A/\dot{Q}_A$ 失调和通气不足有关。通过机械通气增加 $\dot{V}_A$ 后,P_AO_2 明显上升;PEEP 在 $3~5cmH_2O$ 能扩张陷闭呼吸道,改善气体分布和 $\dot{V}_A/\dot{Q}_A$,减少肺内分流,提高 PaO_2,另 PEEP 可降低内源性呼气末正压(PEEPi),减少吸气肌做功。一般只需低浓度吸 O_2 即可纠正缺氧,除伴广泛肺炎、水肿、不张所致的肺内分流增加,才需较高浓度吸氧。在慢阻肺伴睡眠呼吸暂停的患者,应采用压力支持通气(PSV)+PEEP+呼吸兴奋剂、PSV+同步间歇正压通气(SIMV)+PEEP,或辅助/控制通气(A/CV)+PEEP。

慢阻肺和哮喘,乃至 ARDS 都存在 PEEPi,而且吸气时间越长,呼吸频率越快,动态与静态过度充气导致 PEEPi 的增加越明显。抵消 PEEPi 的有效方式是外加 PEEP。

心源性肺水肿、肺栓塞急性 RF 以往被列为机械通气的禁忌证,现为良好的适应证。合理的正压机械通气能改善肺水肿和换气功能,降低心脏前后负荷,增加心排血量,使舒张期心室充盈量下降,改善冠状动脉血供。一般患者神志清,尚能较好配合面罩机械通气(PSV 为 15~20cmH_2O、PEEP 为 5~10cmH_2O、F_iO_2 为 50%),在强心、利尿的积极治疗下,数小时后可取得较好疗效。高原性肺水肿患者行机械通气治疗,尤为快速、有效。

肺间质纤维化致急性 RF 时,肺 P-V 曲线为低顺应性,缺氧为弥散功能障碍引起,且并发肺部感染时加重。给予低 V_T、较快呼吸频率、较高氧浓度,可改善症状,延长生命,但因原发病难治,预后不良。

ARDS 的机械通气参见本篇第十五章"急性呼吸窘迫综合征"。

近 10 多年来无创正压通气(noninvasive positive-pressure ventilation,NPPV)治疗轻至中度和一些重度急性 RF 取得肯定疗效,并为重度 RF 患者人工气道(气管插管、气管切开)机械通气的序贯治疗创造条件。NPPV 减少或避免多器官功能障碍、呼吸机相关性肺炎和肺损伤,从而缩短机械通气和住院时间。在慢性 RF 患者中,长期家庭 NPPV 治疗亦取得了进展。限制性通气障碍(如胸壁、神经肌肉疾病)、慢阻肺及夜间低通气(或伴心脑血管疾病)的慢性高碳酸血症患者长期 NPPV 治疗,可延长生命和改善生活质量。新型面罩可以减少面罩无效腔,允许插胃管及经面罩行纤维支气管镜检查或吸痰。

RF 机械通气治疗需灵活掌握适应证和禁忌证。肺大疱不是无创通气的禁忌证。严重哮喘和 ARDS 患者的有创通气、存在人机对抗是出现气胸乃至皮下气肿的危险因素。早期使用无创机械通气在大多数呼吸衰竭患者可取得一定的疗效,但禁忌者需及时改为有创通气。病情危重、常规机械通气治疗无效者,可考虑体外膜肺(ECMO)和/或血液透析治疗。近年来 ECMO 治疗急性呼衰有提前的趋势,而不是等到患者病情极其危重时,在年轻或肺病理改变预计可修复者中效果较好。

(四) 纠正酸碱平衡失调和电解质紊乱　呼吸性酸中毒治疗主要是改善通气;呼酸合并代谢性酸中毒,原则上 pH<7.20 时,可以给予 5% 碳酸氢钠 100~150ml 静脉滴注,调整 pH 到 7.25 以上。

(五) 抗感染治疗　呼吸道感染是 RF 最常见的诱因,人工气道机械通气和免疫功能低下的患者易反复发生感染,且不易控制。应在呼吸道分泌物引流通畅的条件下,参考痰细菌培养和药敏试验结果,选择有效的抗生素(参见本篇第三章第三节"医院获得性肺炎")。有创转无创机械通气的序贯治疗方法在允许拔管的前提下,缩短了有创机械通气的时间,可减少院内感染的发生,尤其是感染控制窗的实施,即慢阻肺患者肺部感染控制后尽早拔管,改用无创通气治疗呼吸衰竭。

(六) 合并症的防治　RF 可合并消化道出血、心功能不全、休克、肝肾功能障碍,应积极防治。

(七) 休克　引起休克的原因很多,如酸碱平衡失调和电解质紊乱、血容量不足、严重感染、消化道出血、循环衰竭及机械通气使用压力过高等,应针对病因采取相应措施和合理应用血管活性药物。

(八) 营养支持　RF 患者因摄入热量不足、呼吸功增加、发热等因素,机体处于负代谢,出现低蛋白血症,导致感染不易控制、呼吸肌疲劳难以恢复,造成病程延长。抢救时,应常规给予鼻饲高蛋白、高脂肪和低碳水化合物,以及多种维生素和微量元素的饮食,必要时给予静脉高营养治疗。

推荐阅读

1. ROCHWERG B,BROCHARD L,ELLIOTT M W,et al. Official ERS/ATS clinical practice guidelines:noninvasive ventilation for acute respiratory

failure[J]. Eur Respir J,2017,50(2):1602426.

2. DVIDSON A C,BANHAM S,ELLIOTT M,et al. BTS/ICS guideline for the ventilatory management of acute hypercapnic respiratory failure in adults[J]. Thorax,2016,71(Suppl 2):ii1-ii35.

第十五章　急性呼吸窘迫综合征

白春学

急性肺损伤(acute lung injury,ALI)和急性呼吸窘迫综合征(acute respiratory distress syndrome,ARDS)是指心源性以外的各种肺内、外致病因素导致的急性、进行性、缺氧性急性呼吸衰竭。目前,国际上多采用"柏林定义"对 ARDS 作出诊断及严重程度分层,并需与多种疾病进行鉴别诊断。2005 年的研究显示,ARDS 发病率分别为每年 59/10 万。近年来暴发的甲型流感(H1N1、H5N1 和 H7N9)、严重急性呼吸综合征(SARS)和新型冠状病毒肺炎等疾病均可引起 ARDS,由于其传染性强、死亡率高,严重影响了人们的生活健康,引起了世界各国卫生部门和危重医学的关注,并重视及深入研究其发病机制、早期临床诊断,推广保护性机械通气,以及其他行之有效的治疗方法。

【病因】

新型冠状病毒肺炎等很多不同疾病可以诱发 ARDS(表13-15-0-1),其病因有共同之处,均能够引起弥散性肺损伤。一些病因涉及吸入性损伤剂,而其他则是通过循环来产生肺损伤。部分诱因易持续存在,很难控制,治疗效果不好甚至引起患者死亡。其中,严重感染、DIC、胰腺炎等是难治性 ARDS 的常见原因,最近研究表明,由于新型冠状病毒肺炎发病率高,也成为常见原因。中国的两项回顾性调查表明,感染是 ARDS 最常见的原因。单纯菌血症引起 ARDS 的发病率并不高,仅为4%左右,但严重脓毒血症合并 ARDS 者可高达 35%~45%。上海 ARDS 协作组的研究表明,最常见的 ARDS 病因为肺炎(34.3%)和脓毒血症(30.6%)。多脏器功能不全占死因的 59.5%。

【病理】

病理学发现主要为弥漫性肺泡损伤。Ⅰ型肺泡上皮细胞和肺毛细管内皮细胞的损伤是发病机制的主要因素。Ⅰ型肺泡上皮细胞经常出现坏死,并可能从肺泡壁表面脱落。毛细管内皮细胞的损伤通常更复杂,通常只有电子显微镜才可能观察到其超结构变化。

ARDS 的早期可称为渗出阶段,液体可见于肺泡壁的间隙和肺泡内,伴有出血和肺泡萎陷。部分与表面活性物质的失活(由富含蛋白质的肺泡渗出),以及Ⅱ型上皮细胞损伤而致表面活性物质产生下降有关。肺实质内炎症细胞迅速涌入肺间质和肺泡。细胞反应相对非特异性,由中性粒细胞和巨噬细胞组成。在肺泡内或周围可见到纤维蛋白和细胞碎屑。

表 13-15-0-1　弥漫性肺泡损伤和急性呼吸系统综合征的病因

吸入
胃内容物
盐/淡水(接近溺水)
碳氢化合物
有毒气体吸入
二氧化氮(NO₂)
烟雾
氨
光气,碳酰氯(第一次世界大战等用作化学武器)
双侧肺炎
病毒
细菌
杰氏肺囊虫肺炎
脓毒症
休克(伴有其他病因)
创伤
弥散性血管内凝血
栓塞
脂肪栓塞
羊水栓塞
药物
麻醉药/毒品
镇静剂
阿司匹林(罕见)
多次输血
胰腺炎
神经源性
头部创伤
颅内出血
癫痫
机械通气(过度扩张和/或肺泡周期性开放和关闭)

ARDS 病理学特征之一是存在透明膜。从生物学角度看这不是真正的"膜",是富含蛋白质的水肿液填充了肺泡。透明膜

由沉积在肺泡壁表面的纤维蛋白、细胞碎屑和血浆蛋白组成。虽然这不是特异性的,但其存在表明肺泡损伤和渗透性增高,而不是较高的静水压力引起了肺水肿。

1~2周后,渗出阶段演变为增殖阶段。出现相当突出的肺泡Ⅱ型上皮细胞复制,试图替代受损的Ⅰ型上皮细胞,成为增殖阶段发生修复过程的重要组成部分。增殖期的另一个组分是肺实质中成纤维细胞增生,在一些严重和长期的病例中变得特别重要,并会发生纤维化。此时,受损的肺实质得不到修复,且继续发展成瘢痕组织(纤维化)。常伴随肺血管变化,包括广泛重构、小血管腔改变和原位血栓的形成。新型冠状病毒肺炎病理SARS有些不同,纤维化略轻,但炎症很严重,伴有大量黏液。

【病理生理】

（一）气体交换改变　大多数ARDS患者临床转归都受间质和肺泡水肿的影响。最突出的问题是突发严重肺泡水肿,严重影响肺泡通气,使流过肺泡的混合静脉血液很难氧合,形成静动脉分流样效应,是低氧血症的重要机制之一。此外,ARDS还有通气血流比例不匹配的区域,在某种程度上是肺内病理过程的不均匀分布造成的。例如,新型冠状病毒引起的呼吸道大量黏液,也可引起通气血流比例失调和低氧血症。

除了肺间质和肺泡液体对氧合的直接影响外,还存在其他影响因素。如ARDS时,Ⅱ型肺泡上皮细胞损伤会影响表面活性物质产生(如新生儿呼吸窘迫综合征),肺泡内大量液体存在会使表面活性物质灭活,严重时将有大面积肺泡萎陷而引起难以纠正的低氧血症。就氧合而讲,尽管补充纯氧可以使氧合有所改善,但与该吸氧浓度不呈正相关。原因是通气血流比例不匹配(通气血流比例低的区域)和真正的分流(通气血流比例=0)都会导致低氧血症。但是补充的氧无法接触到肺泡周围的混合静脉血,无法改善PO_2。

另外,ARDS患者的绝对通气水平通常保持不变甚至增加,通常没有CO_2潴留。即使可能存在大量无效腔,患者能够通过增加总通气补偿分布不良的区域无效腔。

（二）肺机械力学特性　在考虑ARDS肺部的机械特性时,必须认识到与胸部X线片的弥漫性变化相比,CT发现疾病分布比预期的异质性更严重。虽然有些区域肺泡已经损坏且不正常,但另一些肺区可很少损伤。相反,某些肺区域有明显的低通气或不通气肺泡,而其他肺区可有相对通气良好的肺泡。有功能肺泡数量减少后,也减少了既定通气压力产生的肺泡通气量,肺依从性降低。

ARDS时功能残气量(FRC)显著减少,但由于病理过程是异质性的,FRC减少不是肺叶体积的均匀减少引起的,而是低通气与相对正常通气的肺泡共同存在所致。这些机械力学变化会导致典型呼吸模式改变,为低效的浅速呼吸,结果增加患者的能量消耗,并引起患者呼吸困难。

（三）肺血管结构变化　各种原因会引起肺血管阻力增加。低氧血症会引起肺动脉系统血管收缩,间质间液体会增加间质压力,导致肺小血管内径减小和阻力增加。小血管的管腔可因血管壁的微血栓和增生变化而受到损害。肺血管变化的一个后果是肺血流的分布改变。血液会优先流向阻力较低的肺区,与接受最多通气的区域不对应,再次导致通气血流比例不匹配。肺血管结构最终会因病理过程而改变。

【临床表现】

因病因、潜在疾病和受累器官的数目与类型不同,ARDS临床表现差别很大,常有以下特征:①发病迅速;②呼吸窘迫;③难以纠正的低氧血症;④无效腔/潮气量比值增加;⑤重力依赖性肺水肿的影像学改变。

ARDS多发病迅速,常在接触发病因素(如严重创伤、休克、败血症,误吸有毒气体或胃内容物)后12~72小时内发病,偶有长达5天者。在此期间的症状、体征多为原发病表现,不一定提示ARDS,特别是基础病为呼吸系统疾病时,如肺炎或吸入有毒气体。与肺炎或其他非肺损伤性疾病不同,ARDS一旦发病,即很难短时间内缓解,因为修复肺损伤的病理改变通常要1周以上。

呼吸增快和窘迫是ARDS最常见症状。呼吸频率大多在25~50次/min,其严重程度与基础呼吸频率和肺损伤程度有关。基础呼吸频率越快和肺损伤越严重,气急和呼吸次数增加越明显。患者也可表现为呼吸类型改变,如呼吸加快或潮气量变化。严重者可伴有吸气时鼻翼扇动、锁骨上窝及胸骨上窝和肋间隙凹陷等呼吸困难体征。早期自主呼吸能力强时常表现为深快呼吸,在出现呼吸肌疲劳后可转为浅快呼吸。

患者呼吸功能的改变特征为严重氧合功能障碍。在潜伏期可由于肺毛细血管内皮和/或肺泡上皮损害,形成间质肺水肿引起肺毛细血管膜弥散距离加大影响氧合功能。到肺损伤期后,随着肺泡上皮和毛细血管内皮损伤加重,肺间质特别是肺泡渗出引起的动-静脉分流效应,将出现难以纠正的低氧血症。其变化幅度与肺泡渗出和不张程度有关。在ARDS时V_D/V_T比值逐渐增加,是早期ARDS的特征。其比值≥0.60时,可能与更严重的肺损伤相关。死亡患者的V_D/V_T比值较存活患者的高。多因素分析显示,ARDS患者无效通气量增加,是预测死亡率的独立危险因素。

在各种外源性(包括新型冠状病毒肺炎)引起的ARDS早期,由于肺毛细血管膜通透性一致增高,可引起血管内液体甚至有形成分渗出到血管外,呈非重力依赖性影像学变化。薄层CT检测这一变化具有很高的灵敏性,甚至可发现局限于肺间质的水肿。随着病程进展,当渗出突破肺泡上皮防线进入肺泡内后,会引起双肺斑片状阴影(图13-15-0-1)。由于重力依赖性作用,渗出液易坠积在下垂肺区域(仰卧时主要在背部),HRCT可发现片状阴影主要位于下垂肺区(图13-15-0-2)。为提高鉴别诊断的精确性,还可分别进行仰卧和俯卧位比较性CT扫描。无肺毛细血管膜损伤时,两肺斑片状阴影均匀分布,既不出现重力依赖性现象,也无变换体位后的重力依赖性变化。这一特点有助于与肺部感染性疾病相鉴别,但很难与心源性肺水肿区分,因充血性心力衰竭引起的高静水压性肺水肿可完全模仿ARDS的体位性影像学变化。

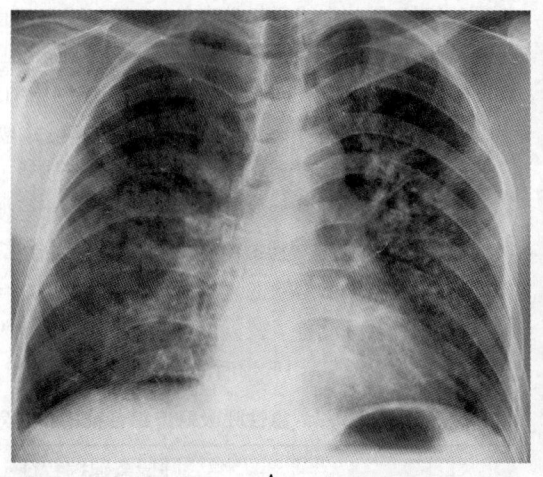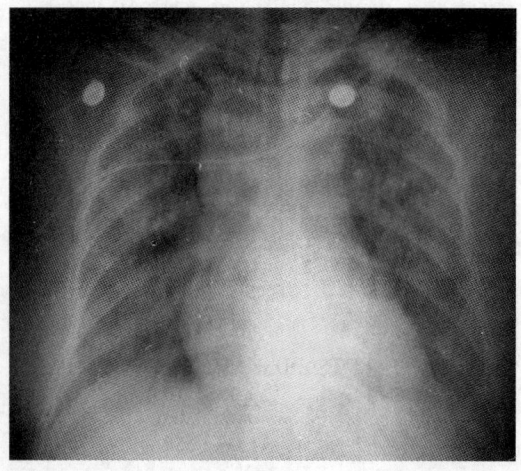

图 13-15-0-1　ARDS 胸部 X 线片改变

A. 轻度双肺斑片状阴影；B. 严重双肺斑片状阴影。

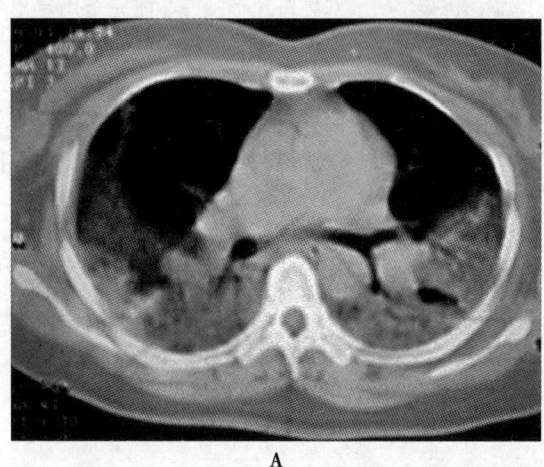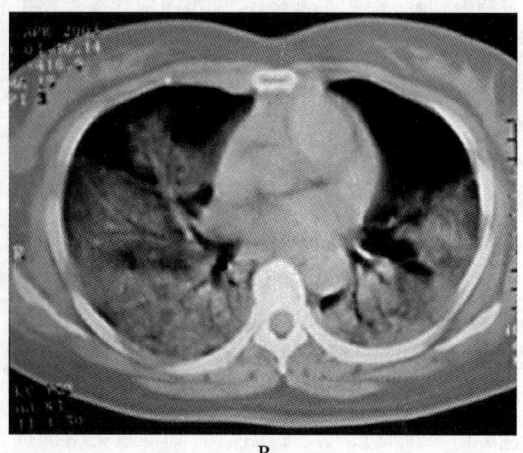

图 13-15-0-2　ARDS 发病后 HRCT 改变

A. ARDS 发病后第 1 天 HRCT 改变，渗出液坠积在下垂肺区域；B. ARDS 发病后第 3 天 HRCT 改变，渗出液坠积在下垂肺区域明显加重。

【实验室检查】

（一）**氧合指数（PaO_2/FiO_2）**　是诊断 ARDS 的主要根据之一。已经建立人工气道的患者容易测定，应用面罩给纯氧测定的结果常有一定误差，分析时均应注意。在不能测定血气时，血氧饱和度/吸入氧气浓度比值（SpO_2/FiO_2）可用于氧合功能的评价。

（二）**吸纯氧时动脉血氧分压**　可通过连有三通单向活瓣咬口或面罩呼吸纯氧，或经人工气道机械通气吸纯氧 15 分钟以后测定动脉血气，$PaO_2 < 300mmHg$ 时可考虑 ARDS。其原理是吸纯氧后可去除弥散、通气血流比例失调等因素对 PaO_2 的影响，主要反映静动脉分流现象，与 ARDS 的病理改变密切相关，甚至可据其计算分流量（Qs/Qt）。

$$\frac{Qs}{Qt} = \frac{0.003\ 1 \times PaO_2}{0.003\ 1 \times PaO_2 + 5}$$

在 Qs/Qt>30% 时，即使吸纯氧也难以纠正低氧血症，对诊断 ARDS 具有重要意义。然而这一结果高于经典方法测定的 Qs/Qt，因为吸纯氧 15 分钟后部分低通气肺泡可因氮气被冲洗后氧气完全吸收，形成新的肺不张，放大了 Qs/Qt。

（三）**测定肺毛细血管屏障功能**　检测肺血管通透性（PVP）是发现肺损伤的可靠方法。检测血管内液外流量，即可定性甚至半定量地推测肺毛细血管屏障的完整性，为诊断和鉴别诊断提供重要帮助。

1. 肺水肿液和血浆蛋白浓度比值　将 14~18F 导管楔入肺段或亚段支气管，难前进时再用尽可能低的负压［通常为 $50cmH_2O$（$1cmH_2O = 10.2mPa$）左右］吸引肺水肿液体至集液器内。有困难时，慢慢转动患者卧位姿势，使导管对应的支气管高于导管端口，靠重力辅助液体流出。标本含有黏液和脓液等分泌物时，用纱布滤过。同时采取血液标本，分别测定肺水肿液和血浆蛋白浓度及计算两者比值。肺毛细血管屏障功能受损，可使水肿液蛋白与血浆蛋白比值>0.7。随访时肺水肿液蛋白浓度进行性升高，提示肺泡液体主动清除功能改善。分析结果应密切结合临床表现,因为系列测定水肿液蛋白浓度降低也可能是肺损伤与心源性肺水肿合并存在,或肺毛细血管膜损伤得相当严重和广泛。

2. 血管外肺水指数(EVLWI)和肺毛细血管通透性指数(PVPI)的测定 随着有创血流动力学监测技术,尤其是脉搏指示剂连续心排血量(PiCCO)监测技术进步,可根据热稀释曲线计算 EVLWI 和 PVPI,反映肺水肿的严重程度。PVPI 可反映肺毛细血管损伤程度和通透性,不仅有助于 ARDS 的诊断和病情评估,也可用来鉴别肺水肿类型。高静水压性肺水肿 EVLWI 明显增加,PVPI 正常或降低;相反,ARDS 引起的高通透性肺水肿,除 EVLWI 增加外,PVPI 也明显升高。若以 EVLWI≥10ml/kg 和 PVPI>3 为临界值,则可以显著提高 ARDS 诊断的敏感性和特异性。研究表明,EVLWI 和 PVPI 与 ARDS 严重程度、机械通气天数、ICU 住院时间及病死率相关。

3. 经胸壁超声检查 是近年临床用于评价肺水肿的新方法。ARDS 时肺内充血、水肿、局部陷闭,肺组织中含水量发生变化并分布不均,超声在气体和液体界面上出现反复反射,形成比较有特征的彗星尾征。使用方便,可随访患者肺内水肿程度和范围变化,但实际临床价值仍有待积累更多的经验后评价。

4. 超宽谱(UWB)医疗雷达 射频微波脉冲雷达传感器技术(3~6GHz UWB)能量反射在每个组织边界,包括心脏、肺和骨等。其原理类似,但优于超声波,因成本更低和功率传感器能更好地穿透骨骼、空气和脂肪,在心、肺中具有优势。目前动物实验已经成功,期望更早开展临床研究。

(四) 损伤标志物 一些反映 ARDS 患者内皮细胞损伤(如内皮素、vW 因子抗原)、上皮细胞损伤(如涎液化糖链抗原)的标志物,以及细胞因子(如 TNF-α、IL-1β、IL-6、IL-8、IL-10、HMGB1、可溶性细胞间黏附分子-1、可溶性肿瘤坏死因子 I 受体)与 ARDS 发病和预后有关。但由于 ARDS 是一种综合征,病因复杂,病程不断变化,单一生物标记物很难用于其诊断和预后评估。近年来研究发现,选择多个上皮细胞和内皮细胞损伤、炎症介质和凝血/纤溶相关的组合生物标志物(RAGE、PCPⅢ、BNP、ANG2、IL-10、TNF-α、IL-8),对 ARDS 诊断的特异性明显优于单个标志物。

【诊断与鉴别诊断】

国内中华医学会呼吸病学分会提出的 ARDS 的诊断标准为:①有发病的高危因素。②急性起病:呼吸频数和/或呼吸窘迫。③低氧血症:ALI 时动脉血氧分压(PaO₂)/吸氧浓度(FiO₂)≤300mmHg(1mmHg=0.133kPa);ARDS 时 PaO₂/FiO₂≤200mmHg。④胸部影像:两肺浸润阴影。⑤肺毛细血管楔压(PCWP)≤18mmHg 或临床上能除外心源性肺水肿。

凡符合以上 5 项,可以诊断为 ALI 或 ARDS。与 1994 年美国-欧洲共识会提出的 AECC 诊断标准比较,进一步强调了发病的高危因素和临床症状,但是对于 AECC 诊断标准中的争论,尤其是第 4 和第 5 项的局限性并没有解决。如果既往存在呼吸系统疾病或 ARDS 的病因为肺炎、吸入毒性气体或胃内容

物,即可明显影响上述影像学变化,或与上述表现重叠而影响诊断。此外,PCWP<18mmHg 可排除心源性肺水肿,但 PCWP>18mmHg,却不能只诊断为心源性肺水肿而除外 ARDS。在输液过多或原有心功能失代偿时,可出现两者并存。如果只诊断为心源性肺水肿,势必漏诊 ARDS,进而影响其治疗和预后。

为解决这些问题,2011 年欧洲危重症医学会发起专家小组,制定了柏林定义(表 13-15-0-2)。柏林定义指出了 AECC 定义的不足,并对其做出修正(扩展阅读 13-15-0-1)。与 AECC 标准相比,柏林新标准有了较大的提高,但也有研究发现柏林定义并没有显著提高 ARDS 诊断的敏感性和特异性。

表 13-15-0-2 急性呼吸窘迫综合征的柏林定义

急性呼吸窘迫综合征	
时程	已知临床发病或呼吸症状新发或加重后 1 周内
胸部影像[a]	双肺斑片影——不能完全用渗出、小叶/肺塌陷或结节解释
水肿起源	无法用心力衰竭或体液超负荷完全解释的呼吸衰竭。如果不存在危险因素,则需要进行客观评估(例如超声心动图)以排除流体静力型水肿
氧合[b]	
轻度	200mmHg<PaO₂/FiO₂≤300mmHg 伴 PEEP 或 CPAP≥5cmH₂O[c]
中度	100mmHg<PaO₂/FiO₂≤200mmHg 伴 PEEP≥5cmH₂O
重度	PaO₂/FiO₂≤100mmHg 伴 PEEP≥5cmH₂O

注:CPAP. 持续性呼吸道正压;FiO₂. 吸入氧浓度;PaO₂. 动脉氧分压;PEEP. 呼气末正压。[a] 胸部 X 线片或 CT 扫描。[b] 如果海拔大于 1 000m,需通过以下方式校正:PaO₂/FiO₂×(大气压/760)。[c] 在轻度急性呼吸窘迫综合征患者,可通过非侵入性方式传送 PEEP。

扩展阅读 13-15-0-1 柏林定义指出 AECC 定义的局限性及修正方法

【治疗】

尽管 ARDS 的病因不同,但是多年的临床实践表明治疗策略主要为三个方面:①治疗诱发因素;②中断或干扰毛细管损伤涉及的病理过程;③呼吸支持。在脓毒症等疾病存在时,使用适当的抗生素至关重要。细致的支持性管理,特别是支持气体交换和避免高血容量,对于急性期患者至关重要。呼吸支持可为患者其他治疗发挥作用争取时间,必要时需气管插管机械通气。此外,其他器官系统的功能故障也很常见,患者经常出现一些最复杂和最具挑战性的问题,均需认真处理(图 13-15-0-3)。

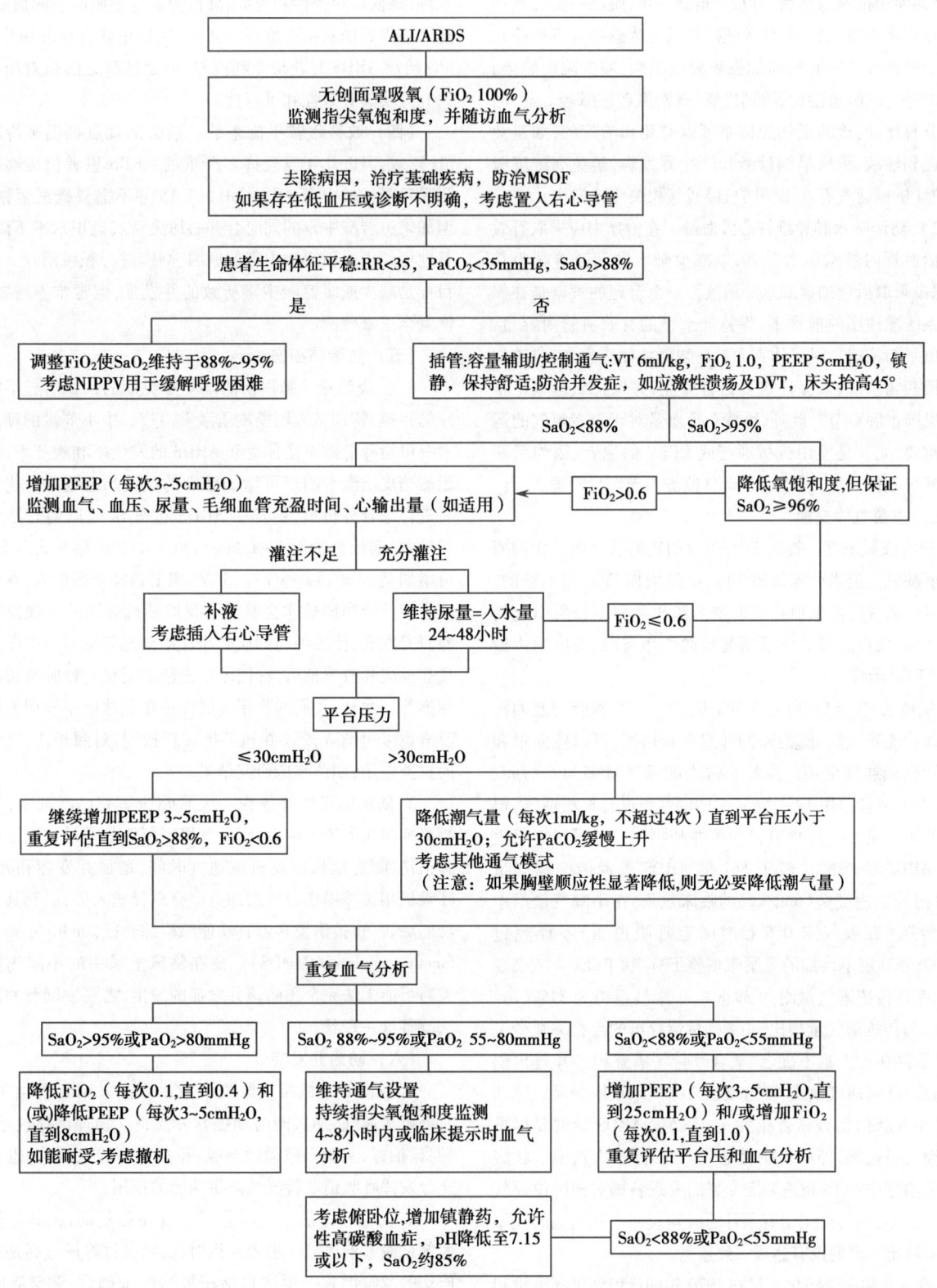

图 13-15-0-3 ALI/ARDS 治疗流程

（一）去除病因 在 ARDS 的防治中均有重要地位。如果基础疾病为脓毒血症,除了清除感染灶外,应及早给予经验性抗生素治疗,然后根据治疗反应和药敏试验调整。对于病毒感染,要早期使用抗病毒药物。但是"道高一尺,魔高一丈",细菌的耐药和病毒不断变异,而且单纯控制微生物感染并不能阻止细胞因子的释放。同时还需加强呼吸道卫生,减少院内感染,如有效地进行呼吸道湿化、物理排痰、鼓励患者咳嗽等。此外,还有部分直接、间接肺损伤原因是可以避免和治疗的,如避免大量输血和输液,积极早期诊断和治疗原发病,避免高浓度吸氧,保护性机械通气有助于预防机械通气相关性肺损伤。

（二）防治肺水肿和维持心排血量 在治疗中应采取有效措施防治血管内静水压力升高,以减少肺水肿和改善呼吸功能,并积极采取措施加速肺水肿消散。一个合理的策略是在保持适当系统灌注压的前提下,保持低水平的有效血管内容量,即液体负平衡策略。对于休克尤其是脓毒症休克患者,应该用血管加压药物治疗,来保证重要器官灌注,并保持氧运输正常化。详见肺水肿章节。此外,维持心排血量对于患者氧气的运输极其重要,尤其是使用机械通气或 PEEP 的患者,因为后两者可以减少心排血量,可通过 PiCCO 监测指导容量管理。

（三）改善气体交换

1. 提高吸氧浓度 提高 FiO_2 可以纠正低通气血流比例所致的中度缺氧。但当分流量较大时,单纯增加 FiO_2 是不够的。因为 ARDS 患者的低氧血症是肺泡内渗出和肺不张所引起的分流样效应,仅提高吸氧浓度所起到的作用有限,需应用机械通气加 PEEP 治疗。

2. 机械通气 已往研究充分证明,PEEP 改善肺功能的机制是增加功能残气量,使萎陷的肺泡重新启用,可以经面罩和气管插管机械通气应用。虽然正常人的潮气量多为 6~7ml/kg,但历史上多推荐用 12~15ml/kg 的潮气量进行机械通气,但相对大的潮气量可引起呼吸相关性肺损伤。美国国立卫生研究院 ARDS 协作网比较了 861 例 ARDS 患者传统潮气量(12ml/kg)与小潮气量(6ml/kg)的临床效果,在小潮气量组中要求平台压(在吸气末 0.5 秒时测定呼吸道压)不能超过 $30cmH_2O$,并制定了详细的方案来调整 FiO_2 和 PEEP。结果表明,死亡率在传统潮气量组为 39.8%,小潮气量组为 31%($P=0.007$)。与传统潮气量相比,小潮气量治疗组的死亡率减少了 22%,但是存在着人机不配合、氧合改善不满意和 CO_2 排出困难等问题。任何通气模式,平台压减去呼气末正压为吸气驱动压,其大小与肺损伤有显著相关,一旦确诊 ARDS 后需要尽早开始小潮气量通气,即肺保护性通气。此外,这次新型冠状病毒肺炎的治疗中,ATS 指南制定专家们发现各国对俯卧位通气又积累了很多经验,可用于有条件的医院。而一氧化氮的应用 ATS 指南制定专家们没有达成一致意见。

3. 膜氧合和血液净化 早在 1970 年即认识到了呼吸机相关肺损伤的可能性,并启动了体外膜氧合(ECMO)合并应用较小潮气量机械通气的临床研究。其后,新英格兰杂志发表了 ECMO 治疗甲流的经验,其治疗 ARDS 的意义又重新得到了重视。这次新型冠状病毒肺炎期间 ATS 的指南建议,对于严重 ARDS 患者,如果对标准治疗无效,采用 ECMO 治疗。我们的全球最早临床前研究证明,血液净化可改善心肺功能,减少肺水肿,降低肺渗透性和炎症,降低前炎症细胞因子的血浆浓度,这次也得到国家指南推荐。此外,还提出联合血液净化和 ECMO 治疗 ARDS 并获得专利授权,但是还缺乏随机对照的临床研究证实其有效性和可行性。

（四）改善酸碱平衡紊乱 过去的观点提倡维持动脉血 pH 正常,但近几年发现许多严重的 ARDS 患者仍能够很好地耐受呼吸性酸中毒,因此,pH≥7.15 并不需要碳酸氢钠治疗。但如果患者酸中毒的同时合并心律失常或意识水平下降,如无其他可纠正的引起酸中毒的原因,则需进行积极治疗。治疗的目标是减少或缓解酸中毒所致的并发症,但常常不需要将 pH 恢复至正常范围。

（五）防治肺损伤

1. 抗炎治疗 肺损伤的本质是炎症的认识引起了抗炎治疗的兴趣,特别是应用糖皮质激素治疗。中小剂量的糖皮质激素有可能降低脓毒症休克和 ARDS 的发生率和病死率,而大剂量的糖皮质激素治疗可增加感染的风险。通过对以往多项研究进行综合分析后,推荐在 ARDS 起病 14 天以前开始应用甲泼尼龙[起始剂量为 1~1.5mg/(kg·d),如 7~9 天后无改善,可增加至 2mg/(kg·d)]。但是,需要选择合适患者,在恰当时间内给予恰当剂量才会奏效。我们随机对照的大规模临床试验研究发现,传统中药如血必净注射液能够减轻 ARDS 患者的炎症反应和改善预后,在国家抗击新型冠状病毒肺炎指南中得到推荐。此外,我们的临床前研究还在全球最早发现大剂量氨溴索也可明确减轻 IL-6 和 TNF-α 释放,与对照相比,具有明显的抗炎作用,期待临床研究结果。

2. 防治继发性肺损伤 大量临床研究已经证实,呼吸机相关肺损伤促进了患者死亡,其机制可能是通过加重已存在的肺损伤,随之延长需要机械通气时间,增加并发症和死亡率。呼吸机相关肺损伤也可增加炎症介质释放入血,引起其他脏器功能障碍,直接诱发多器官功能障碍综合征(multiple organ dysfunction syndrome,MODS)。现在临床上采用的小潮气量通气策略可能无法完全预防该并发症的发生,需要发展新的治疗方法改善这一现状。

（六）防治并发症

1. 预防呼吸机相关肺炎 应尽可能采用无创通气、缩短有创机械通气时间,同时加强营养支持。物理治疗包括体位、翻身、拍背、主动或被动性咳嗽、排痰和呼吸道湿化,也有利于充分发挥呼吸道非特异性防御功能的作用。

2. 防治气压伤 气压伤可出现在修复期,尤其是使用较大剂量激素的患者。患者人机对抗,呼吸道峰压过高是导致气压伤的危险因素。预防包括积极治疗基础病、调整呼吸机参数,尽量减少呼吸道压力。气胸是气压伤中常见形式,一旦发现,应立即切开插管闭式引流。肺复张不满意时,可用-20~-10cmH_2O 负压吸引。连续吸引 24 小时后还有大量气泡逸出,常提示存在支气管胸膜瘘。常规方法治疗无效时,需请外科医师处理。有条件者可考虑分侧通气,但技术复杂,护理困难。其他气压伤为纵隔和皮下气肿,可行皮下气肿引流。

3. 防治应激性溃疡　应针对病因,积极纠正低氧、CO_2 潴留和低血压,改善微循环和纠正酸中毒。应用抗酸药物或减少胃酸分泌药物(见十五篇第五章第二节"消化性溃疡")

4. 防治多器官功能障碍综合征/多器官功能衰竭(MODS/MOF)　能引起 MODS/MOF 病因很多,但缺氧和休克导致的组织器官灌注不良和感染是主要原因。需特别注意,缺氧、休克和感染治疗有一定预防价值。

5. 防治深静脉及肺动脉血栓形成　ARDS 为深静脉血栓及肺栓塞的高危者。也有人提出,防治新型冠状病毒肺炎时,即使对于无出血高危因素的患者,也可考虑给予预防性抗凝治疗;此外,对于高危患者可予下肢加压绷带。

6. 防治误吸　床头抬高至 45°能够显著减少误吸发生率。此外,需定期改变患者体位。该项措施能够促进呼吸道分泌物排出,保持骨骼肌功能,降低深静脉血栓形成,改善生活质量。

（七）支持治疗

1. 营养治疗　ARDS 和 MODS 的营养衰竭不同于饥饿状态的营养不良,而是机体高代谢与营养缺乏共同作用的结果。经胃肠道补充营养能更好地保持胃肠黏膜正常功能,避免肠道黏膜细胞萎缩,支持胃肠道保持正常的菌落分布和组成,维护胃肠屏障,防止外来细菌生长和肠道细菌移位。

2. 镇静剂和肌松药物的使用　充分但又不过分地使用镇静剂,是保证有效和良好机械通气的一个重要条件,可以减少机械通气的并发症(如应激性溃疡、颅内压升高等)。使用镇静剂时应当进行充分监测,防止药物过量而造成呼吸道分泌物潴留、低血压等并发症。近代机械通气管理建议,减少长期或频繁使用肌肉松弛剂,因为不仅会造成药物性损伤,还可掩盖病情发展或不恰当的呼吸机设置所造成的问题。但近年来又有研究发现,严重 ARDS 患者短期使用肌松剂可减少气压伤,改善人机协调。早期、短程使用肌松剂不会导致患者获得性肌无力。

【预防与预后】

如果能及时防治 ARDS 相关危险因素,将会起到事半功倍

的治疗效果。特别是直接和间接肺损伤的早期发现和及时治疗,一旦发现有肺损伤的可能性,即应该立即采取有效的治疗策略。为达到比较好的预防效果,急需要采用云加端物联网医学技术,智能辅助 ARDS 的防治和管理。其中主要为智能辅助诊断和指导治疗。换而言之,根据指南和共识,自动生成对不同类型患者治疗的提示信息,供经治医师参考,链接上级医师、协调防控和会诊,并协助患者痊愈后的长期随访。最终目的是使得各级医院和不同医师,均能够通过云加端系统同质化智能辅助诊治和管理患者。

预后与病因、有无多脏器功能不全/衰竭综合征及并发症有关。此外,尚有部分存活患者遗留各种问题:①气促:大部分患者经治疗,肺功能可在 3 个月内改善,6 个月内恢复正常,但少数患者遗留肺纤维化,气促持续终身;②乏力和肌肉无力:住院期间长期机械通气能够导致肌肉失用性萎缩,造成呼吸无力,可早期予患者进行肺康复训练;③抑郁;④智力:如记忆力及思考能力下降,可能与某些药物或低氧有关。

推荐阅读

1. NIEDERMAN M S,RICHELDI L,CHOTIRMALL S H. Rising to the challenge of COVID-19:Advice for pulmonary and critical care and an agenda for research[J]. Am J Respir Crit Care Med,2020,201(9):1019-1022.

2. SWEENEY R M,MCAULEY D F. Acute respiratory distress syndrome [J]. Lancet,2016,388(10058):2416-2430.

3. THOMPSON B T,CHAMBERS R C,LIU K D. Acute respiratory distress syndrome[J]. N Engl J Med,2017,377(6):562-572.

4. WILSON K C,CHOTIRMALL S H,BAI C,et al. COVID-19:Interim guidance on management pending empirical evidence from an American Thoracic Society-led International Task Force [EB/OL]. (2020-04-03)[2020-08-23]. https://www. thoracic. org/covid/covid-19-guidance. pdf.

5. BAI C X,CHOTIRMALL S H,RELLO J,et al. Updated guidance on the management of COVID-19:from an American Thoracic Society/European Respiratory Society coordinated International Task Force(29 July 2020)[J]. Eur Respir Rev,2020,29(157):200287.

第十六章　机械通气的应用

朱　蕾

机械通气(mechanical ventilation,MV)是利用呼吸机的机械装置产生气流和提供不等氧浓度,建立呼吸道口与肺泡间的压力差,增加通气量、改善换气、减少呼吸功,最终改善或纠正低氧血症、二氧化碳(CO_2)潴留及其导致的酸碱失衡。MV 主要起生命支持作用,为原发病和诱发因素的治疗创造条件。

第一节　机械通气的基础理论

MV 的工作原理是建立呼吸道口与肺泡间的压力差,根据设计特点,呼吸机的加压方式分胸腔外加压和呼吸道直接加压,前者称为负压呼吸机,后者称为正压呼吸机,简称呼吸机

（ventilator），本章讨论后者。呼吸机的主要结构包括动力装置、联接部分和主机。动力装置主要分电动或气动两种基本类型，其作用是产生、驱动呼吸机管路内的气体流动，其中前者为机械动力驱动密闭容器送气，后者多由高压氧和高压空气共同驱动。联接部分主要由通气管路、呼气阀和传感器等组成。主机包括通气模式选择、通气参数调节、监测和报警装置等，是实现 MV 的核心。

【机械通气的基本特性】

（一）压力变化

1. 间歇正压通气（intermittent positive pressure ven-tilation，IPPV）　吸气期正压、呼气期压力降为 0 的压力变化形式，进而引起肺泡周期性扩张和回缩，产生吸气和呼气，故 IPPV 是 MV 的直接动力。

2. 呼气末正压（PEEP）　MV 时呼气末呼吸道内压大于 0 的压力变化形式，与 IPPV 组合称为持续正压通气（continuous positive pressure venti-lation，CPPV）。

PEEP 的主要用途：

（1）治疗急性肺损伤或多种原因的肺水肿，其作用机制为：①扩张陷闭肺泡，改善或消除静动脉血分流和切变力损伤，改善陷闭区的肺循环；②改善肺泡和肺间质水肿，从而保持适当的功能残气量（RFC），增加肺顺应性。

（2）改善气流阻塞，其作用机制是对抗呼吸道陷闭和内源性 PEEP（PEEPi），还有一定的呼吸道扩张作用，从而降低呼吸功，改善人机同步。

（3）上述综合作用提高动脉血氧分压（PaO_2）。

（4）预防性应用，低水平 PEEP 可降低呼吸道阻力、防止肺泡陷闭。

3. 吸气末正压（Pplat）　吸气达峰压（Ppeak）后，维持肺泡充盈的压力。适度 Pplat 符合呼吸生理，可用于各种类型的呼吸衰竭，改善气体分布，特别是呼吸道或肺实质病变不均匀时，Pplat 有助于气体有充足的时间进入通气不畅的肺泡。在送气中止的情况下，气体可由压力较高的肺泡进入压力较低的肺泡，引起气体的重新分布。

4. 驱动压　为平台压与 PEEP 之差，用于反映 ARDS 患者机械通气相关肺损伤可能更有价值。

（二）自变量的确定　大体分压力或容积两种类型，两者一般不能同时存在，在压力确定的情况下，容积变化，反之亦然，但间歇指令通气（intermittent mandatory ventilation，IMV）是"例外"，因为两次 MV 之间是不受呼吸机支配的自主呼吸，可加用多种自主通气模式。

（三）吸气流量波形　有方波、递减波、递增波、正弦波等类型，实际仅用前两者。方波流量恒定，吸气时持续维持高流量，故吸气时间（I）短，峰压高，平均气道压（Pmean）低，比较适合于循环功能障碍或低血压的患者。递减波表现为初始吸气高流量，然后斜性下降，达一定标准流量降为 0，故 I 长，Pmean 高，峰压低，比较适合于有气压伤的患者。总体而言，后者更符合呼吸生理，临床应用更多。

（四）吸气向呼气的转换

1. 压力转换　吸气相气道压力达预设压力转为呼气，已基本淘汰。

2. 容积转换　吸气相气道压力达预设潮气量（VT）转为呼气，已极少应用。

3. 时间转换　吸气时间达预设值转换为呼气，是现代定容型和定压型通气模式的基本转换方式。定容型模式的特点是 VT 稳定，气道压力随通气阻力变化。定压型模式的特点是气道压力恒定，VT 随通气阻力变化。

4. 流量转换　吸气流量降至峰流量的一定比例（多为 25%）或某一固定值转为呼气。

5. 复合转换　同时存在 2 种或 2 种以上的转换方式，有助于保障更好的同步性。

（五）呼气向吸气转换

1. 时间转换　由预设的 I 和呼气时间（E）决定，在控制通气时发挥作用。

2. 自主转换　自主吸气触发，使气道压力或流量（容积）等达一定数值触发呼吸机送气。触发水平多可自主调节，有时固定。基本触发方式为压力触发；流量触发稳定，临床应用更多。现代呼吸机也有其他转换方式（如形态）或复合型方式。

【通气模式】

1. 控制通气（CV）　通气量及通气方式全部由呼吸机决定，与自主呼吸无关的通气方式，分定容和定压两种基本形式。

（1）容积控制通气（VCV）：VT 恒定，VT、呼吸频率（RR）、吸呼气时间比（I∶E）完全由呼吸机控制的通气方式。其压力变化为 IPPV，多加用 Pplat，时间转换。

（2）压力控制通气（PCV）：预设通气压力，基本压力形式为方波，通气过程完全由呼吸机控制的通气方式。其压力变化为 IPPV，时间转换，流量为递减波。

2. 辅助通气（AV）　通气量（或压力）、I 由呼吸机决定，自主吸气触发，RR 和 I∶E 随自主呼吸变化，实质是控制通气模式的同步化，也分为容积辅助通气（VAV）和压力辅助通气（PAV）。

3. 辅助/控制通气（A/C）　控制通气和辅助通气模式的组合，也分定容型和定压型两种模式。自主呼吸能力超过预设 RR 为辅助通气，等于预设 RR 为控制通气。预设 RR 称为背景频率，起安全阀的作用。

上述通气模式通称为持续指令通气（CMV），有自主呼吸触发时称为同步持续指令通气（SCMV）。

4. 间歇指令通气（IMV）　无论自主呼吸次数多少和强弱，呼吸机皆按预设 RR 和 I 给予通气辅助。每两次 MV 之间是自主呼吸，此时呼吸机只提气源，不提过通气辅助。IMV 分容积控制间歇指令通气（VC-IMV）和压力控制间歇指令通气（PC-IMV）。若呼吸机送气与自主吸气同步，则称为同步间歇指令通气（SIMV），也包括定容型和定压型两种基本形式。现代呼吸机几乎皆有同步功能，IMV 和 SIMV 有相同的含义。

5. 压力支持通气(pressure support ventilation,PSV) 自主吸气触发和维持吸气过程,呼吸机给予一定压力辅助的通气方式。基本压力波形为方波,流量为递减波,流量转换。VT、RR受自主呼吸能力的影响,是最常用的通气模式之一。

6. 持续呼吸道内正压(CPAP) 整个呼吸周期中呼吸机只提供一个恒定的压力,整个通气过程由自主呼吸完成的通气方式。

7. 指令分钟通气(mandatory minute ventilation,MMV) 呼吸机按预设每分通气量(VE)送气的通气形式,若患者自主吸气量低于预设值,不足部分由呼吸机提供;若自主吸气量已大于或等于预设值,呼吸机停止呼吸辅助。

8. 反比通气(inverse ratio ventilation,IRV) 常规通气时,吸气时间(Ti)<呼气时间(Te);若设置 Ti≥Te,则为 IRV。因背离自然呼吸的特点,需在控制通气模式下设置,且多需要应用镇静-肌松剂,临床上常用压力控制反比通气(PC-IRV),容积控制反比通气(VC-IRV)少用。主要用于改善换气功能。

9. 气道压力释放通气(airway pressure release ventilation,APRV) 以周期性气道压力释放来增加通气的通气方式,属定压型通气模式,实质是 CPAP 的周期性降低。主要用于改善换气。

10. 压力调节容积控制通气(PRVCV) 压力控制通气时,呼吸机自动测定压力-容积(P-V)曲线,并自动调节通气压力水平,使 VT 不低于目标 VT 水平,实质是 PCV 模式由人工调节改为电脑自动调节。

11. 容积支持通气(volume support ventilation,VSV) 在PSV 基础上,呼吸机自动测定 P-V 曲线,并自动调整支持压力水平,以保证 VT 不低于目标水平的通气方式。随着自主呼吸能力的增强,支持压力自动降低,直至转换为自然呼吸。

12. 压力限制通气(pressure-limited ventilation,PLV) 实质是容积辅助控制通气,但吸气峰压达预设值后,呼吸机自动减慢送气流量,在吸气时间内将预设的剩余潮气量缓慢输送完毕。

13. 压力放大(pressure augment,PA) PSV 和 VAV 组合的通气方式。在自主呼吸较强的情况下,单纯由 PSV 完成通气过程,否则由 VAV 补充气容积完成。

14. 双相气道正压通气(BIPAP) 一种特殊的定压型通气方式,有高压、高压时间、低压、低压时间 4 个参数,通过调节参数可设计出 PCV、P-SIMV、CPAP 等模式,属全能型通气方式。该模式可允许自主呼吸在 2 个压力水平上间断随意发生,改善人机配合。

15. 自适应支持通气(ASV) 根据患者的胸肺顺应性、呼吸道阻力和呼吸功,设置合适的初始通气参数,呼吸机自动测定呼吸力学变化,并自动调节通气参数。若病情加重,改为PCV;病情好转,则逐渐转为 PSV,直至撤机。

16. 流量适应容积控制通气(A/C+autoflow) 传统定容型通气模式的智能化发展,即在预设 VT 基础上具有流量调节功能(实质是自动气流),在呼吸机送气的过程中,能感知患者的

吸气用力,在一定限度内调节自动气流,并迅速输送与患者需要尽可能相适应的吸气流量。

17. 成比例辅助通气(proportional assist ventilation,PAV) 被通气者控制呼吸机,呼吸机根据通气阻力对被通气者的呼吸能力进行不同比例放大的通气方式。

18. 神经调节辅助通气(neurally adjusted ventilatory assist,NAVA) 模拟自主呼吸,选择膈肌电活动(Edi)作为调节呼吸机通气的信号,以 Edi 的开始上升点、开始下降点分别作为吸气触发和吸呼气转换的标准,以 Edi 的发放频率为呼吸机的送气频率,按照 Edi 大小的一定比例给予通气辅助,故理论上完全符合呼吸生理的特点。

传统通气模式为呼吸机控制被通气者,后者不能调节或仅能进行有限的调节,人机同步较差;PAV、NAVA 则是被通气者控制呼吸机,呼吸机对自主呼吸能力进行放大,符合呼吸生理,是通气模式的发展方向,但发展时间短,有较多问题,需进一步完善。

第二节 机械通气的生理学基础与通气策略

传统 MV 强调改善气体交换和维持正常动脉血气,这在严重呼吸道或肺实质疾病患者常需要较高的通气压力和 VT,容易导致呼吸机相关性肺损伤(ventilation-associated lung injury,VALI)和循环功能抑制,特别是前者后果严重,一旦发生,将显著增加病死率,因此近年来强调在尽可能不增加或减少 VALI 和循环功能抑制的基础上改善气体交换,维持组织的氧供,即使达不到理想的动脉血气水平也可以接受,称为肺保护性通气策略,如定压通气(pressure target ventilation,PTV)、允许性高碳酸血症(permissive hypercapnia,PHC)。

现代肺通气的主要生理学基础是肺或呼吸系统的压力-容积(P-V)曲线。正常 P-V 曲线分为两段一点,即陡直段和高位平坦段,两段交点为高位拐点(upper inflection point,UIP)。在陡直段,压力和容积的变化呈线性关系,较小的压力差即能引起较大的 VT 变化,是自主呼吸和 MV 的适宜部位,其中呼气末在正常 FRC 可保障最佳的力学关系、最低肺循环阻力(PVR)、最小的呼吸做功和正常动脉血气水平。在高位平坦段,较小的容积变化即可导致压力的显著升高,增加 VALI 的机会,并加剧MV 对循环功能的抑制,故 UIP 是 VALI 发生机会多少的转折点,MV 时强调高压低于 UIP。正常 UIP 相当于肺容积占肺总量(TLC)85%~90%和跨肺压 35~50cmH$_2$O 的位置。对常规控制通气而言,UIP 的压力水平大约相当于 35cmH$_2$O 的平台压,容积水平相当于吸气末肺容积(Vei)= 20ml/kg;但若存在稳定的自主吸气触发,该压力反映的跨肺压将超过 UIP 时的水平,平台压以不超过 30cmH$_2$O 为宜。

一、正常容积肺的通气

成人正常肺从 FRC 至 UIP,肺容积变化在 2 000ml 以上,因

此理论上可用较小 VT,也可使用较大 VT 通气。通常情况下,由于重力作用,下肺区血流量多,肺泡有陷闭倾向;上肺区血流量少,毛细血管有陷闭倾向,但自主呼吸时,通过神经调节和膈肌收缩等的代偿作用,上肺区血流增加,下肺区通气增加,从而防止血管和肺泡的陷闭。MV 时,由于自主呼吸被部分或全部取代,代偿作用减弱或消失,将加重肺泡陷闭和降低肺顺应性,因此在神经-肌肉疾病、药物中毒、外科手术及麻醉等导致的呼吸衰竭,必须使用较大 VT 和较慢 RR 进行 MV;若采用常规 VT 时,则需合用低水平 PEEP。

二、小容积肺的通气

以急性呼吸窘迫综合征(ARDS)为代表。在 ARDS 患者,P-V 曲线出现低位平坦段和低位拐点(lower inflexion point,LIP),且 FRC 明显下降,TLC 仅约为正常值的 1/3,这与 ARDS 的病理改变有关。典型 ARDS 具有重力依赖性,大体分为高位"正常"肺区 30%~40%、中间陷闭肺区 20%~30%、低位实变肺区 30%~40%,陷闭肺区导致 LIP 出现。陷闭肺区出现将发生下列问题:切变力显著增大和肺损伤,呼气期分流和严重低氧血症,局部肺血管收缩和 PVR 增加,单纯 MV 可加重这些不良反应。ARDS 患者 P-V 曲线的低位平坦段为相对"正常"肺泡随压力变化的结果,LIP 则为陷闭肺区的开放点,故 ARDS 患者 P-V 曲线的特点可总结为 2 段 2 点,陡直段的容积显著减少,MV 时不仅强调控制高压,也强调选择适当的低压。PEEP 位于或略高于 LIP 的水平时,可显著减少或消除陷闭区,使呼气末肺容积增大至 50% 以上,从而达到最大幅度地改善氧合,同时减轻肺损伤和改善肺循环的目的,PEEP 的经验数值为 8~12cmH$_2$O。高压的控制与正常肺相似。高低压力的控制称为 PTV,在大部分患者可保障 VT 在 8~10ml/kg 的水平,在重症患者将导致低 VT 和 VR 不足,称为 PHC。为保障 PTV 实施,应适当控制 RR(20~25 次/min,尽量不要超过 30 次/min)和 I∶E(1∶1.5 左右)。

三、大容积肺的通气

以慢性阻塞性肺疾病(COPD)和危重支气管哮喘为代表。由于呼出气流严重受限,FRC 增大和出现内源性 PEEP(PEEPi),其 P-V 曲线的特点是 2 段 1 点,但由于基点上移,陡直段缩短。采用适度 PEEP,通过对抗 PEEPi,扩张呼吸道,减少呼吸功,可改善人机配合。COPD 患者 PEEPi 的主要形成因素为肺弹性减退导致的呼吸道动态陷闭,呼吸道黏膜的充血、水肿、管壁增厚等导致的呼吸道阻塞也有不同程度的影响。在支气管哮喘患者,其主要形成因素为呼吸道黏膜的充血、水肿和呼吸道平滑肌痉挛等导致的呼吸道阻塞,PEEP 可完全对抗呼吸道的陷闭,对其他因素影响很小,故在 COPD 患者,适当 PEEP(为 PEEPi 的 50%~85%)可对抗 PEEPi,又不影响呼吸力学和血流动力学;但对哮喘患者,则应严格控制,PEEP 水平一般不超过 3~5cmH$_2$O。原则上 COPD 或支气管哮喘的高压的控制与 ARDS 相似,实际应用时更倾向于选择 Vie。因 COPD 的顺应性增加,可容许的 VT 也相应增大,故除非通气早期或有明显肾功能代偿,通气压力可适度增加,并在 RR 较慢时,允许较大的 VT;若 RR 过快,将导致 PEEPi 增大,显著限制 VT 的增加,因此严格讲,保护性肺通气并不适合 COPD 患者。在支气管哮喘患者,肺顺应性不变,呼气末、吸气末肺容积显著增加是发生气压伤和循环功能抑制的基础,其 FRC 至 UIP 的容积常缩小至 300~400ml 以下,因此限制肺过度充气是 MV 的核心,主要措施包括减慢 RR、延长呼气时间、降低 VT、采取 PHC。

综上所述,MV 的主要原则应为控制高压,不超过 UIP;选择合适 PEEP,对抗呼吸道或肺泡的陷闭;为改善呼吸道或肺泡的陷闭和降低 PEEPi,还应选择适当的 RR 和 I∶E。定压通气的核心是控制高、低压力,高低压力的控制在部分患者可能导致 VT 和通气量的不足,从而出现 PaCO$_2$ 升高和一定程度的酸中毒;而增加通气量又必然导致通气压力的显著升高和肺过度充气。在维持适当气体交换和降低通气压力不能兼顾时,选择允许 PaCO$_2$ 适度升高和一定程度的酸中毒,称为 PHC。在重症 ARDS 和危重哮喘患者,多采用此种策略。对严重 CO$_2$ 潴留的患者,可使用体外 CO$_2$ 清除技术。

第三节 人工气道的建立与管理

人工气道是将气管导管直接放入气管或经上呼吸道插入气管所建立的气体通道,主要有气管插管和气管切开两种基本形式。

一、人工气道的建立

既往认为神志清、烦躁不安的患者,气管插管会引起反射性心搏骤停,故倾向于患者神志不清后再插管。实际上昏迷患者常有严重缺氧和酸中毒,插管风险更大,故强调具备气管插管指征者应及早插管。

1. 经口气管插管 用于心肺复苏、严重呼吸衰竭、外科手术;也可作为气管切开的过渡措施。导管保留时间一般不超过 1 周。

2. 经鼻气管插管 用于需建立人工气道,且又允许一定时间操作的患者;或经口插管短期内不能拔管的患者。与经口插管相比,患者较易耐受,便于固定和护理,一般 2 周换管一次。缺点是导管较细,分泌物引流稍差;可能影响鼻窦引流,导致鼻窦感染。

3. 气管切开 主要用于肺功能损害严重,需要较长时间 MV 的患者。

二、呼吸道湿化

人工气道建立后,呼吸道的加温、湿化功能显著削弱或丧失,水分丢失增多,导致呼吸道分泌物干结,纤毛活动减弱,容易发生呼吸道阻塞、肺不张或支气管肺感染,故需加强湿化。每日湿化液的需要量为 350~500ml,湿化温度为 32~35℃。

三、分泌物的引流

原则是有痰即吸,痰量不多时可2~3小时吸痰一次。需强调,吸痰前应先吸高浓度氧或纯氧数分钟,吸痰管插入时阻断负压,并超过导管远端,刺激呼吸道黏膜,使患者将痰咳至气管,释放负压;然后将吸痰管左右旋转,并逐渐拔出;吸痰时观察患者的面色、心率及血氧饱和度,吸痰时间以不超过15秒为宜。

四、拔管指征

一般指征是感染基本控制;患者有一定的自主呼吸能力,吸气肌力量足以克服呼吸道和胸肺的阻力(如最大吸气压≤-25cmH$_2$O);有一定的肺功能储备(如VT>5ml/kg,肺活量>15ml/kg);经鼻导管低流量吸氧条件下,动脉血pH>7.3,PaO$_2$>60mmHg。

第四节 经面罩无创正压通气

经面罩无创正压通气(noninvasive positive-pressure ventilation,NPPV)一般用于气肺功能损害轻、神志清醒的患者,随着对呼吸生理认识的深入和通气设备的改善,适应证扩大。

一、呼吸生理认识的深化

如上述,正常肺陡直段的肺容积超过2 000ml,在严格控制压力的情况下,可允许较大VT;COPD和危重支气管哮喘的陡直段容积显著减小和出现PEEPi,初始通气时应采取小VT、长E和适当PEEP。ARDS出现肺容积的显著缩小,且病变分布不均,选择VT应避免平台压超过UIP,并采用稍高于LIP的PEEP。上述这些要求在NPPV能够达到。

二、呼吸机性能的改善和功能的增加

呼吸机同步性能影响患者依从性的关键。同步性主要取决于呼吸机的反应时间和触发水平。目前大部分高档和简易呼吸机的反应时间仅数十毫秒。触发灵敏度可人为调节,其中流量触发较压力触发稳定,敏感度高,非常适合NPPV。现代呼吸机也有完善通气模式,至少包括指令性和自主性模式,可完成绝大部分NPPV。

三、面罩性能的改善和固定方法的改良

面罩的密闭性和舒适性是影响疗效的重要因素。我们早期用组织相容性差的橡胶气垫面罩,密闭性虽好,但有27.3%患者发生鼻梁部和下齿龈部糜烂。其后改用塑料气垫面罩,气垫充盈压维持在20~30mmHg水平;固定方式从扣拉式改为粘拉式;固定压力也尽量不超过30cmH$_2$O,糜烂的发生率降至6.9%。现在用硅胶面膜面罩,采用头罩进行三点固定,效果更好。鼻罩较面罩方便、舒适,在轻症患者可首选。

四、通气技术的提高

初始NPPV,患者容易感到不适,做好解释工作有助于取得患者的良好配合。在模式和参数的选择上应掌握更好的人机关系和符合呼吸生理,不强求动脉血气是否正常。必要时用简易呼吸器过渡,先随患者呼吸做小VT通气,待患者适应后逐渐增大VT,随着低氧血症的改善和pH的回升,RR减慢,患者自然容易接受NPPV。

NPPV主要用于阻塞性睡眠呼吸暂停低通气综合征(OSAS)、COPD慢性呼吸衰竭或合并急性发作、左心功能不全肺水肿患者,也用于神经-肌肉疾病、ARDS、肺功能较差的术后患者、重症肺炎、肺囊性纤维化合并呼吸衰竭患者。研究显示,成功率达60%~90%,气管插管率和院内感染的发生率显著降低,住院时间缩短,病死率下降或不变。参见本篇第二章"慢性阻塞性肺疾病"。

第五节 机械通气的临床应用

一、心肺复苏

需迅速经口气管插管,给予MV。参见第十二篇第五章"心脏骤停和心脏性猝死"。

二、肺外疾病

呼吸道、肺结构和呼吸力学基本正常或仅有轻度异常,用简易BiPAP呼吸机给予NPPV,选用PSV模式(S键),用常规通气压力即可,呼吸驱动较弱的患者可选用PSV/PCV模式(S/T键)或PCV模式(T键),多数患者可用鼻罩,漏气较多时选择面罩。咳嗽反射较差或痰多有窒息倾向的患者需尽早建立人工气道。

三、慢性阻塞性肺疾病呼吸衰竭

轻至中度患者可选用BiPAP呼吸机经鼻(面)罩给予NPPV。重症患者需建立人工气道;也可选择NPPV,如果正确使用1~2小时,RR、PaCO$_2$和pH无改善,应及早气管插管。治疗有效者3~6天可逐渐撤停;倘若复发,可再次实施。首选PSV+PEEP模式,从低压力开始,待患者适应后,逐渐过渡至高压力,使呼吸逐渐变深、变慢,以符合患者的呼吸生理特点。严重呼吸肌疲劳的患者,宜改用PCV模式。平时有高碳酸血症的患者,其残存肺功能有限,建立人工气道后易发生呼吸机依赖,宜首选NPPV。

四、重症支气管哮喘

可选择简易呼吸器经面罩MV,随患者自主呼吸行小VT通气,可取得较好的人机配合,使PaCO$_2$迅速下降;通过联接储气袋,开大氧流量可获得100%的氧浓度,迅速改善致死性低氧血症;通过向呼吸器气囊内喷入呼吸道扩张剂,可迅速改善呼

吸道痉挛,从而使患者病情得以缓解。但多数患者经简易呼吸器过渡后需尽早建立人工气道,采取 PHC 通气。

五、急性呼吸窘迫综合征

原则上应尽早人工气道进行 MV,但对于非感染因素,如手术等诱发的 ARDS,致病因素多为一次性,短时通气后可迅速改善低氧血症,并较快脱离呼吸机,可选择 NPPV;而感染因素诱发者,病情重,多需较长时间 MV,并发症多,宜及早建立人工气道。通气原则为 PTV 和 PHC,也可选择肺开放通气策略或俯卧位通气或高频振荡通气。必要时选择体外膜氧合(ECMO)辅助。具体参见本篇第十五章"急性呼吸窘迫综合征"。

六、其他肺实质疾病

主要包括多种原因的肺水肿、肺炎、慢性肺间质疾病等,与 ARDS 有近似的病理生理改变,但程度较轻,也可用相似的方法进行 MV,多数情况下可首选 NPPV。

七、其　他

胸部或上腹部手术患者,若有明显呼吸功能损害、70 岁以上或肥胖,可选择 NPPV,做术前适应、术后支持。对慢性呼吸衰竭缓解期的患者,NPPV 可改善呼吸肌疲劳,提高生命质量。

近年来,物联网医学快速发展,为机械通气的管理和实时监控带来新的机遇,方便医师对机械通气进行远程随访管理和指导,尤其面对新发传染病如 COVID-19 时,显现出更大的优越性。

推荐阅读

1. 朱蕾. 机械通气[M]. 4 版. 上海:上海科学技术出版社,2017:65-82.
2. 朱蕾,胡莉娟. COVID-19 肺炎患者呼吸支持技术的合理应用[J]. 复旦学报,2020,47(2):170-172.

第十七章　物联网辅助呼吸病分级诊疗

白春学

分级诊疗是提升区域、全国甚至发展中国家医疗保健水平的迫切需求。但是我国大小医院之间资源和医师经验的差异,使小医院存在"三低"(高端设备覆盖率低、技术掌握度低和认可度低)现状,大量患者涌到大医院求医问药而引发看名医病难、入名院难的"二难"困境。同时,由于大医院患者多,又引发了专家诊疗时预防差、保健差、管理差和康复差的"四差"缺陷。我们最近研究表明,物联网医学对解决上述问题和防治 COVID-19 均至关重要,能简便易行地自我学习和辅助诊断,以实现对难诊断和可疑病例的早期预警,有利于提高各专业及全科医师同质化诊疗水平。为此,为解决"三低""二难""四差"及防治呼吸传染病,物联网医学的提出恰逢其时,为解决这些问题提供了崭新的技术平台,可协调各级医院专家和基层医师分工,高效、精准地完成分级诊疗工作。

一、物联网医学定义

物联网(internet of things,IoT)是根据 Kevin Ash-ton 教授提出的"internet of things(IoT)"发展而来,是互联网的延伸和扩展。物联网应用局部网络或互联网等通信技术,把传感器、控制器、机器、人员和物等通过新的方式链接到一起,实现了人与物、物与物的相联,同时也实现了信息化、远程控制和智能化管理。物联网具有三大基本流程和十大功能。三大基本流程为全面感知、可靠传输和智能处理。十大基本功能包括:在线监测、定位追溯、报警联动、指挥调度、预案管理、安全隐私、远程维保、在线升级、领导桌面和统计决策。

根据以上基础,笔者提出"物联网医学(Internet of Things Medicine)"是指将多种传感器嵌入或装备到医疗行业的设备中,通过穿戴、遥感或接受相关检查将采集的信号传到专业云进行智能处理后,自动或为医师的诊疗工作提供参考意见。这一技术可应用于医疗和健康管理等领域,起到云连知名专家、端享现代医疗的效果。更精准地讲,物联网医学可应用 IoT 的三大流程和十大功能,全时空参加大健康和医疗。其中,预案管理、远程管理、领导桌面和统计决策可在顶层设计角度管理大健康和医疗,拓展海量信息,深度挖掘功能,做好预防慢性病和管理慢性病的诊疗,改善生活质量和延长生存时间,创造最佳的医疗经济效益。在线监测、定位跟踪、报警联动、急救调度功能有利于在线指导急救治疗,派送救护车抢救患者并转送到最近的医院进一步处理。安全隐私和在线升级功能是物联网医学技术的保障,可保证系统正常运行,更适用于医疗服务。此外,GPS 定位和报警装置可协助抢救患者生命并减少住院次数。

二、物联网辅助呼吸病诊疗的应用

(一)全面感知　在物联网医学中,对疾病的病理生理参数监测需要传感器(sensor)。通过其获取所需信息,并将被测量物体的信息或者感受到的信息,按一定规律变换为电信号输出,满足信息的传输、处理、存储、显示、记录和控制等要求。在医学上则是满足诊断和鉴别诊断,甚至疾病预警和管理等要求。在此过程中,传感器是实现自动检测和自动控制的首要环节。传感器使物体有了触觉、味觉和嗅觉等感官，同时让物体慢慢活了起来，并可进行智能处理。通常根据基本感知功能，将其分为热敏、光敏、气敏、力敏、磁敏、湿敏、声敏、色敏、味敏和放射线敏感元件十大类。传感器的发展趋势包括微型化、数字化、智能化、系统化、网络化和多功能化。

医学上也应用很多传感器，如光敏、气敏、力敏、声敏和放射线敏感元件等。例如，诊断睡眠呼吸暂停综合征时应用的眼动、口鼻气流、胸腹运动、血氧饱和度和心电传感器，以及全面感知影像学变化的薄层 CT。目前研发的辅助呼吸病诊疗的感知设备包括物联网肺功能、薄层 CT、液体活检，正在研究和即将应用于临床的还包括呼出气测定、生物电导等。

（二）可靠传输 在做好物联网肺功能、薄层 CT 和/或液体活检后，传到辅助呼吸病诊疗的分级诊疗云即为传输。例如诊断早期肺癌所做的 CT 筛查，即为将影像学信息以数字化形式传输给云端，或者会诊医院的医师即为传输。第五代移动通信技术（5th generation mobile networks，简称 5G）是最新一代蜂窝移动通信技术，可做到高数据速率、减少延迟、节省能源、降低成本、提高系统容量和连接大规模设备，使得物联网医学如虎添翼，不但加快可靠传输，还可协助智能处理。

5G 网络是数字蜂窝网络，覆盖的服务区域被划分为许多被称为蜂窝的小地理区域。表示声音和图像的模拟信号可在手机中数字化，由模数转换器转换并作为比特流传输。蜂窝中的所有 5G 无线设备通过无线电波与蜂窝中的本地天线阵和低功率自动收发器（发射机和接收机）进行通信。收发器从公共频率池分配频道，这些频道在地理上分离的蜂窝中可以重复使用。本地天线通过高带宽光纤或无线回程连接与电话网络和互联网连接。与现有的手机一样，当用户从一个蜂窝穿越到另一个蜂窝时，他们的移动设备将自动切换到新蜂窝中的天线。5G 网络的主要优势在于，数据传输速率远远高于以前的蜂窝网络，最高可达 10Gbit/s，比当前的有线互联网要快，比先前的 4G LTE 蜂窝网络快 100 倍。另一个优点是较低的网络延迟（更快的响应时间），低于 1 毫秒，而 4G 为 30~70 毫秒。由于数据传输更快，5G 网络将不仅为手机提供服务，而且还将成为物联网医学的得力助手。

（三）智能处理 应用人工智能技术开展某项工作即为智能处理。在物联网医学中，对疾病的病理生理参数的监测后即可进行智能处理。例如诊断早期肺癌所做的 CT 筛查，传到云端后用人工智能技术（如深度学习）进行分析辅助鉴别诊断即属于智能处理。云计算是一套行之有效的分布式体系结构，一个单独的处理和存储设备就可以分解处理不同的任务。现在可将资源动态地分配给不同用户，可通过管理程序介导虚拟化任务。针对安全性、机密性、保密性和可信性，不同类型的云被分为公共云、个人云、混合云和移动云。我们用的是专业智能健康云。

当然，还需要个人用户、家庭医生和专家开展临床实践的执行端设备：可通过个人手机、笔记本或 PAD 查阅病历、临床实践和紧急报警等，家庭医生可通过其追踪用户健康信息，进行远程干预和医疗互动，专家可通过其咨询和会诊。

此外，安全体系是物联网医学平台工作的前提和基础。从物理安全、系统安全、运行安全和管理安全等方面全面构建安全防范体系，确保系统的可用性、机密性、完整性、可控性。医疗信息的可靠性、可加密，例如安全/多用途因特网邮件扩展协议、信息权限管理解决方案等。

三、物联网医学的临床应用

（一）辅助肺结节分级诊疗 最能体现物联网三大基础流程的临床实践是肺结节 5A 评估法：①1A（ask），采集病史；②2A（assessment），评估；③3A（advice），建议；④4A（arrangement），安排；⑤5A（assistance），辅助。将肺结节有关的诊治流程融入物联网医学五步法中（图 13-17-0-1）。

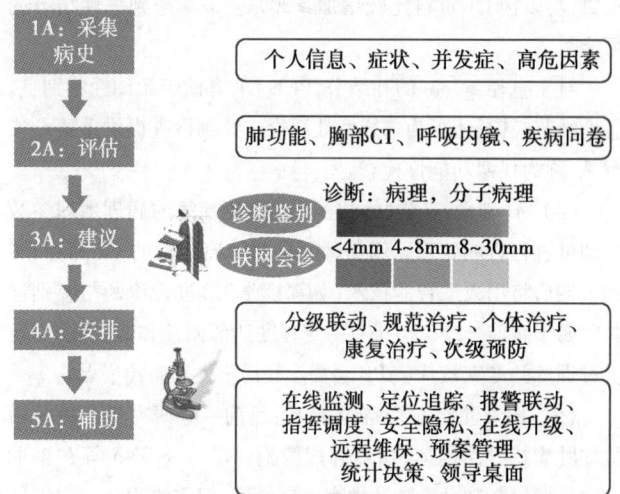

图 13-17-0-1 物联网医学五步法辅助肺结节分级诊疗

1. **1A 采集信息** 如年龄、性别，危险因素接触史，个人和家族肿瘤史；慢性阻塞性肺疾病和肺结核等呼吸病史（APP 会提示和协助完成必须采集的信息和质控）。

2. **2A 评估**

（1）基础评估：①体格检查；②LDCT；③薄层 CT。

（2）鉴别诊断必需的检查：①结核鉴别诊断所需的 T-SPOT；②真菌感染鉴别所需的 G 试验、GM 试验和隐球菌乳胶凝聚试验；③肺肿瘤组合生物标志物（APP 会提示共识和指南推荐的检查与处理要点，不符合者会收到质控提醒）。

3. **3A 建议**

（1）非手术活检：最普及的微创活检技术包括影像（X 线透视、CT 或超声）技术指导经胸壁针吸活检（TTNA）和支气管镜检查，可获得细胞学或组织学标本。

对于难以获取活检标本的肺小结节，可通过单用或联合以下几种新型技术：①超细支气管镜；②支气管内超声引导下针吸活检术（EBUS-TBNA）；③支气管超声引导鞘管肺活检术（EBUS-GS-TBLB）；④虚拟导航支气管镜（VBN）；⑤电磁导航支气管镜（EBN）；⑥共聚焦显微支气管镜；⑦荧光支气管镜

（AFB）等技术。

APP 会提示优先考虑：①浅表淋巴结活检；②支气管镜+TBLB 取病理组织活检；③CT 引导经胸穿刺取病理组织活检；④荧光纤维支气管镜。

（2）手术活检：可选用胸腔镜和纵隔镜活检，供病理和分子病理诊断（APP 会提示可以根据各自经验优先推荐活检技术）。

（3）影像学检查：CT、PET/CT 均可辅助诊断，且可为诊断和鉴别诊断提供参考依据，并可协助评估疾病范围（APP 会提示对于直径在 5mm 及以下的结节，主要评估手段是 CT 检查）。对高危人群筛查时选择低剂量螺旋 CT（LDCT），若发现肺内病灶后，随访时采用薄层高分辨率 CT[APP 会提示肺结节直径、密度（CT 值测量）、体积（3D 测量）和肿瘤微血管生成等特征最重要，与以往 CT 资料比较增加≥20% 应该考虑到恶性结节的可能]。

对于直径≥1cm 的肺结节，PET/CT 有助于无创性鉴别良、恶性结节，甚至还可为选择病灶活检或穿刺检查提供重要参考意见，称为代谢功能性检查。

（4）AI 辅助：在物联网医学中，监测疾病的病理生理参数后即可进行智能处理。例如诊断早期肺癌所做的 CT 筛查，传到云端后将用人工智能技术（如深度学习）进行诊断与鉴别诊断即属于智能处理。但仍有一定程度达假阳性和假阴性，需要受过训练的专家核片（APP 会提示其局限性和质控要点）。

（5）探索性检查：①液体活检：目前一些研究提示液体活检如肿瘤特异性抗体，循环肿瘤细胞（CTC）、ctDNA 等在辅助肺癌早期诊断和动态随访中有一定价值，但需要积累一定循证医学证据后才能被广泛推荐用于临床；②肺癌自身抗体检测：也有待积累更多的经验（APP 会提示各自的进展与局限性）。

4. 4A 安排

（1）明确诊断为恶性的肺结节：可参考指南或患者意愿首选手术或其他治疗。对于确诊为肺癌，但有手术禁忌证或患者拒绝手术者，可考虑局部放射治疗（SBRT/TOMO）（APP 会提示各自的优点与局限性）。

（2）明确诊断为良性的肺结节：病因治疗（APP 会提示肺结核和真菌等常见良性病变相应的诊治共识和指南）。

（3）未定性的肺结节：3A 仍不能确诊，也不适合手术者，可考虑随访。主要依靠薄层 CT、AI 辅助和参考性检查明确结节性质。

决定最佳随访频率的关键因素包括手术可能性、结节大小和肺癌风险，其核心是参考中国和亚太肺结节诊治共识和评估指南管理：①需要对中国肺癌防治联盟端口开放进行质控；②肺结节<5mm，未明确诊断者可在基层医院管理，或根据患者意愿管理到分中心管理；③肺结节直径≥5~10mm，未明确诊断者建议活组织检查或者转肺结节分中心管理；④肺结节≥10mm、肺结节分中心未明确诊断者可由联盟协助指导管理

（APP 会提示参考中国和亚太肺结节诊治共识和评估指南管理）。

（4）恶性度高的肺结节：对于高度怀疑恶性的肺结节，不能明确诊断，患者坚决要求切除，且薄层 CT、AI 辅助和参考性检查均高度怀疑为恶性者，可考虑手术切除。最终决定依手术风险评估及患者个人意愿而定。虽然手术切除早期恶性结节是目前最好的根治手段，但是有过度治疗风险。不能明确诊断且高度怀疑肺肿瘤者可考虑手术切除，建议分中心物联网多学科（MDT）会诊后决定，或者肺癌联盟协调 MDT 会诊（APP 会提示有必要参考上述 3A 结果，以医师诊断肺结节的经验为基础，周密地鉴别结节的良、恶性可能，再做出最终决定）。

5. 5A 辅助

（1）双向转诊：通过物联网医学肺结节诊治平台，协调分中心（中国肺癌防治联盟肺结节诊治建立和培训过的三甲医院）和基层分中心（基层医院）分工，进行三级联动、高效精准的分级管理。基层分中心工作主要为危险因素预防、肺结节筛查、患者教育及初步诊断。为保证医疗质量，应及时与最近的肺结节诊治分中心进行三级联动的物联网医学管理。分中心医院可将肺结节低度恶性概率者转回基层医院管理，而高度恶性概率者需由分中心管理。对于疑难病例，需由分中心或者中国肺癌防治联盟协调研究诊治方案（APP 会提示协助双向转诊）。

（2）MDT 物联网会诊：协助呼吸科、放射科、胸外科和病理科室专家之间的物联网会诊。在会诊时加上感知层信息传输，在会诊中加上智能诊断软件分析处理流程，以期达到了真正意义的物联网 MDT 会诊（APP 会协助物联网会诊）。

（3）质量控制：要达到肺结节物联网智能管理同质化的国家，甚至国际标准，不但与物联网的设备、基层和专科医师的理解有关，还需要基层医师、专家和患者在每个环节均保持紧密配合。除了共性培训外，在临床应用中还需要根据国际标准进行质量控制（APP 会协助物联网质量控制）。其中，需要监测和督导以下主要指标见上述 APP 提示。

（二）物联网辅助慢阻肺（COPD）分级诊疗　要做好 COPD 的分级诊疗工作，需各级医院密切配合。各级医师在实际临床工作中熟练掌握疾病的诊治流程。虽然这是一项繁琐、复杂的工作，但是随着物联网医学的发展，通过云加端三级联动物联网医学分级诊疗和流程（图 13-17-0-2），现在已经变得简便易行，易被各级医师和患者所接受。

为了更好地提高 COPD 的管理水平，可以将物联网医学五步法作为基本框架，进行 COPD 的全程管理。物联网医学五步法可以协调一级医院、二级医院和三级医院分工，最后完成三级联动、高效且精准的 COPD 分级诊疗工作。如果三级医院有足够的人力、物力全部承担二级医院的工作，或者二级医院拥有相当数量的专家，即可精简为二级诊疗。旨在分级诊疗工作中真正起到"顶层设计，学术引领，科技创新，智能惠众"的作用。

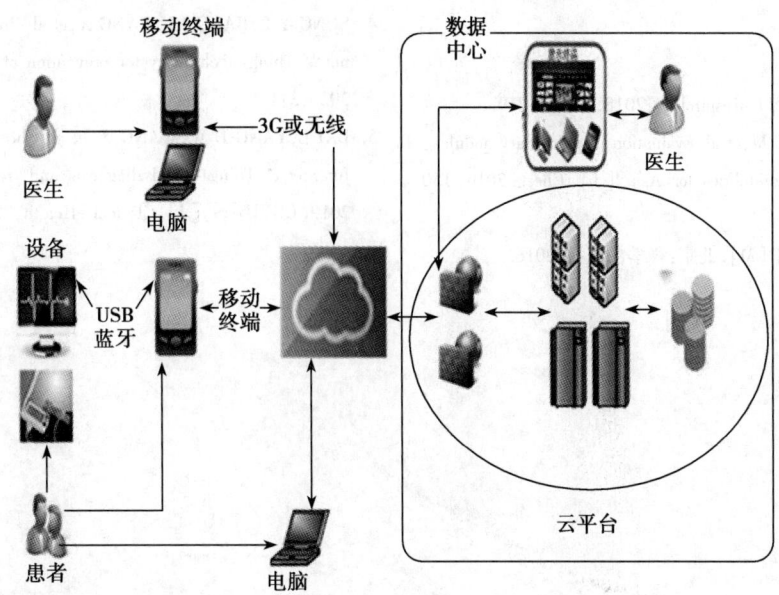

图 13-17-0-2　三级联动物联网医学分级诊疗平台

在患者初级培训的初始阶段,可在家属帮助下更顺畅地起步。如果使用物联网肺功能仪和监护设备,必须经过医务人员培训,才能使采集的数据确切、可靠。物联网技术有助于定性和定量识别急性加重,即早期识别急性加重,并可以识别其严重程度。如果是轻度急性加重(为 AECOPD Ⅰ级),通过物联网医学分级诊疗系统,患者可以在基层医院就医,同时实施家庭医疗。如果是中度、重度急性加重(为 AECOPD Ⅱ级、Ⅲ级)应该及时请上级医院会诊,或者转送到上级医疗单位进一步诊疗。部分 COPD 患者如果有家庭医疗、家庭养护或进行家庭无创通气治疗,可在物联网远程监护系统中,按需实时进行氧饱和度、呼吸频率、心率、血压和无创通气参数等数据采集,并设置相应的报警装置,以便更好地管理和监护患者。

AECOPD 目前已经引起国际呼吸病学术界的广泛关注,新型的诊断和治疗研究层出不穷。现在正在探索应用先进的非细菌培养技术,即分子生物学方法可以检测细菌的基因,揭示 AECOPD 微生物感染的多样性、疾病的严重程度,并且指导治疗药物的应用。依据 AECOPD 的临床表型和生物标志物,预测和指导 AECOPD 的治疗是当今临床上的一个热点研究课题,即表型-特异性 AECOPD 处理(Phenotype-Specific Management of COPD Exacerbations)。临床上可以将 AECOPD 分成嗜酸性粒细胞型表型和细菌型表型,按照不同的表型,可以进行 AECO-PD 的糖皮质激素的定向靶向治疗(targeted corticosteroid therapy for COPD)和抗菌药物的定向靶向治疗(targeted antibiotic therapy for COPD)。这些探索均提示 AECOPD 的治疗需要个体化处理。

(三)辅助 COVID-19 防治　由于病毒毒株在不同患者表现的临床特征不同,以及采样等问题,基于病毒核酸检测的假阴性率可达 50%~70%。此外,CT 影像表现不同,也很难同质化地由各专业及全科医师熟练掌握。为解决这些问题,笔者团队开发了基于智能手机的新型冠状病毒自动智能辅助诊断应用程序——云加端 nCapp,能够简便易行地自我学习和辅助诊断,有利于提高各专业及全科医师同质化诊疗水平。简而言之,扫描二维码即可执行以下功能:①患者登记:便于实时上传患者的基本信息;②开始接诊:设计逐项的临床信息问题登记及反馈页面;③智能辅助(智辅)诊断:自动生成参考诊断;④智能指导(智导)治疗:按不同的患者分型,进行相关治疗的信息提醒;⑤智惠专家:自动生成相关专家的信息;⑥自我防控:自动提示预防信息;⑦地图定位:提供发病和就诊的相关信息;⑧相关资讯:提供相关的指南或诊治规范、专家讲座、研究论文及链接等信息。

四、展　望

目前我国的物联网医学已经取得了很大进展,最早在国际上提出物联网医学,并且陆续得到认可。经过 12 年的努力,出版 4 部物联网医学专著,牵头相关共识指南 5 项。此外,还成功研发出下列可以用于呼吸病教学、会诊和管理,以及用于分级诊疗、医联体的物联网医疗设备和软件:①物联网 5A 呼吸病诊疗流程;②nCapp(用于新型冠状病毒肺炎)、PNapp(用于肺结节)和 SCapp(用于感冒分级诊疗)等微信小程序;③物联网肺功能;④可用于呼吸病教学、会诊、管理患者和科研的"增强现实(AR)加一体机(BRM 一体机)"。但是,要想更好地推动这一学派的发展,还需要有全面的顶层设计、学术引领和科技创新技术,才能实现智能惠众的愿景。同时要加强引导和管理,培训相关专家和人员。为此,中国肺癌防治联盟正联合相关学会或协会推动物联网辅助呼吸病分级诊疗资格证书制度,将邀请相关专家成立评审委员会,制定标准和评审从业资质,给通过考试的专业人员授予相关级别的资格证书,为以后出台国家标准奠定基础。

推荐阅读

1. BAI C X. Letter from China[J]. Respirology,2018,23:718-719.

2. BAI C X,CHOI C X,CHU C M,et al. Evaluation of pulmonary nodules: clinical practice consensus guidelines for Asia [J]. Chest, 2016, 150 (4):877-893.

3. 白春学,赵建龙.物联网医学[M].北京:科学出版社,2016.

4. SONG Y L,JIANG J J,WANG X,et al. Prospect and application of Internet of Things technology for prevention of SARIs[J]. Clinical eHealth, 2020,3:1-4.

5. BAI L,YANG D W,WANG X,et al. Chinese experts' consensus on the Internet of Things-aided diagnosis and treatment of coronavirus disease 2019(COVID-19)[J]. Clinical eHealth,2020,3:7-15.

第十四篇

重　症　医　学

第一章 概　　论

宫　晔　曹同瓦

重症医学(critical care medicine,CCM)是研究危及生命的疾病状态的发生、发展规律及其诊治方法的临床医学学科,是一门新兴的跨专业、多专业结合的学科,是急救医疗服务体系最后的加强监护治疗阶段。它打破了传统的以器官为主的分科模式,研究器官与器官之间的相互关系,探讨重症患者的病理生理变化、监护和处理,所研究的内容不局限于某种疾病,而是研究由多种疾病因素引起的复杂的临床综合征,如脓毒症(sepsis)、全身炎症反应综合征(systemic inflammatory response syndrome,SIRS)、急性呼吸窘迫综合征(acute respiratory distress syndrome,ARDS)、弥散性血管内凝血(disseminated intravascular coagulation,DIC)和多器官功能障碍综合征(multiple organ dysfunction syndrome,MODS)等。重症监护室(intensive care unit,ICU)是重症医学学科的临床基地,它对由各种原因导致一个或多个器官与系统功能障碍而危及生命或具有潜在高危因素的患者,及时提供系统的高级生命支持。ICU 应用先进的诊断、监护和治疗设备与技术,如机械通气、血管活性药物或肾脏替代治疗,对病情进行连续、动态的定性和定量观察,并通过有效的干预措施,为重症患者提供规范的、高质量的生命支持,减少病残率和死亡率,维持器官功能,恢复健康,并显著降低患者住院天数,减轻经济负担。ICU 直接反映医院的综合救治能力,体现医院整体医疗实力。多学科团队协作(multi-disciplinary team,MDT)在重症医学中的确立,为急危重疑难患者抢救治疗组建了一个各专科专家团队。基本治疗方案确定后,再由重症医学科的专家实施,为患者提供一个最有效、抢救成功率更高、生活质量更好的治疗方案,使患者受益最大化,是现代化医院的重要标志。

一、重症医学和 ICU 的历史

重症医学是人们在对危重病认识不断深化的过程中发展起来的。1958 年,美国巴尔的摩城市医院建立了第一个综合性 ICU。20 世纪 60 年代,综合性 ICU 在欧美相继建立,使住院危重患者的医疗模式发生根本性变革。1970 年,美国危重医学会(Society of Critical Care Medicine,SCCM)宣告成立,标志着重症医学作为一门新兴学科的出现。1982 年,欧洲重症监护医学会(European Society of Intensive Care Medicine,ESICM)也宣告成立。我国重症医学和 ICU 的起步较晚,始于 20 世纪 70 年代末。20 世纪 80 年代末,国内许多大医院相继建立 ICU。近年来全国 ICU 发展十分迅速,在救治大批危重患者的同时,也促进了我国重症医学的发展。2005 年中华医学会重症医学分会成立,这不但有利于 ICU 的规范化建设,也有助于加快我国重症医学专科的发展步伐。

二、重症医学科的组建

ICU 作为重症医学专科的临床基地,是医院中危重患者和某些手术后高危患者的集中管理单元,也是医院临床各科室的坚强后盾。其患者来自临床各科,伴重大疾病的并发症,患者的死亡风险较医院其他科室高。ICU 的病床数取决于医院总床位数,一般来说占总床位的 2%~8% 为宜。每个 ICU 管理单元以 8~12 张床位比较合适。床位使用率一般为 65%~75%,如果超过 80% 则表明 ICU 的床位数不能满足医院的临床需要,应该扩大规模。按照 2006 年中华医学会重症医学分会《中国重症加强治疗病房(ICU)建设与管理指南》及 2009 年卫生部《重症医学科建设与管理指南(试行)》,ICU 开放式病床每床的占地面积一般以 15~18m² 为佳。过小则显拥挤,影响监护仪、呼吸机等仪器的摆放,也易增加交叉感染的机会。每个 ICU 至少配备一个单间病房,面积为 18~25m²。ICU 通常配备负压隔离病房 1~2 间,以便收治特殊感染的患者。ICU 的基本辅助用房包括医师办公室、值班室、中央工作站、治疗室、配药室、仪器室、更衣室、污废物处理室等,其面积与病房面积之比应达到 1.5:1 以上。ICU 的整体布局应该使放置病床的医疗区域、医疗辅助用房区域、污物处理区域和医务人员生活辅助用房区域等有相对的独立性,以减少彼此之间相互干扰,并有利于感染的控制。ICU 还应具备良好的通风、采光条件,有条件者最好设置空气层流装置,使泵入的新鲜空气压力略大于大气压,保证空气的单向流动,以达到空气净化和消毒作用。ICU 内的感染主要来源是医务人员的手,医护人员在与患者接触前后,尤其在进行有创操作前必须洗手,因此要安装足够的感应式洗手设施和手部消毒装置,单间每床 1 套,开放式病床至少每 2 床 1 套。ICU 工作人员与患者通道和家属探视通道均应分开,以防交叉感染。

ICU 内每床均应安置中心供氧输出口、负压吸引接口、压缩空气接口及足够的多头电源插座。应配备适合 ICU 使用的病床,配备防褥疮床垫。每床配备床旁监护系统,进行心电图、血压、指末血氧饱和度、有创压力监测等基本生命体征监护。三级医院的 ICU 应该每床配备 1 台呼吸机,二级医院的 ICU 可根据实际需要配备适当数量的呼吸机。每床还应配备简易呼吸器(复苏呼吸气囊)。为便于安全转运患者,每个 ICU 单元至少应该配备便携式监护仪和便携式呼吸机各 1 台。每床均应配备输液泵和微量注射泵,其中微量注射泵每床 2 套以上。另配备一定数量的肠内营养输注泵。还应配备的其他设备包括心电图机、除颤仪、心肺复苏抢救车(车上备有喉镜、气管导管、各种接头、急救药品及其他抢救用具等)、体外起搏器、血气分析仪、连续性血流动力学与氧代谢监测设备、血液净化仪、纤维支气管镜、电子升降温设备等。医院或 ICU 必须有足够的设备,随时为 ICU 提供床旁 B 超、X 线、生化和细菌学等检查。随着技术的发展,不少 ICU 配备了脉搏指示持续心输出量(pulse-indicated continuous cardiac output,PiCCO)监测仪、体外膜肺氧合(extracorporeal membrane oxygenation,ECMO)、USCOM 无创血流动力学监测仪、旁流暗场成像(sidestream dark field,SDF)舌下微循环观测仪、床旁移动式电子计算机断层扫描仪(mobile computed tomography,mobile CT)、电阻抗断层成像(electrical impedance tomography,EIT)监测仪、近红外光谱(near-infrared spectroscopy,NIRS)脑氧及组织氧监测仪、床旁脑电监护仪等先进仪器和设备。

　　重症医学专科医师的固定编制人数与床位数之比为(0.8～1):1以上。重症医学科医师组成应包括高级、中级和初级医师,每个管理单元必须至少配备一名具有高级职称的医师全面负责医疗工作。重症医学科需有临床药师、临床营养师、呼吸治疗师及康复治疗师共同组成,协调工作是为了改善并提高危重患者抢救成功率、降低死亡率,并提高生活质量。重症医学专科护士的固定编制人数与床位数之比为(2.5～3):1以上。为了胜任对重症患者进行各项检测与治疗的工作,重症医学科医师应经过严格的专业理论和技术培训。作为一名合格的重症医学科医师,应掌握重症患者重要器官、系统功能监测和支持的理论与技能,包括复苏、休克、呼吸功能衰竭、心功能不全、严重心律失常、急性肾功能不全、中枢神经系统功能障碍、严重肝功能障碍、胃肠功能障碍与消化道大出血、急性凝血功能障碍、严重内分泌与代谢紊乱、水电解质与酸碱平衡紊乱、肠内与肠外营养支持、镇静与镇痛、严重感染、多器官功能障碍综合征、免疫功能紊乱等诊治措施。重症医学科医师还应该具备独立完成以下监测与支持技术的能力:心肺复苏术、人工气道建立与管理、机械通气技术、人工心肺术、纤维支气管镜技术、深静脉及动脉置管技术、血流动力学监测技术、胸腔穿刺术、心包穿刺术、胸腔闭式引流术、电复律与心脏除颤术、床旁临时心脏起搏技术、持续血液净化技术、疾病危重程度评估方法等。重症医学科护士也必须经过严格的专业培训,熟练掌握重症护理的基本理论和技能,经过专科考核合格后,才能独立上岗。

　　监护后病房(step-down unit,SDU)也属重症医学范畴,是介于 ICU 和普通病房之间的过渡病房。重大疾病后续治疗无法在 ICU 内彻底解决。残留性功能治疗必然影响 ICU 住院率、周转率和成本,因而鼓励其进入 SDU 继续康复治疗,以改善长期预后。危重患者在 ICU 治疗后,生命体征平稳后可转入 SDU,给予后续治疗。SDU 的设立可大大提高 ICU 的周转率,确保生命绿色通道的畅通。

三、重症医学科的收治范围

　　1. 急性、可逆、已经危及生命的器官功能不全,经过 ICU

的严密监护和加强治疗短期内可能得到康复的患者。

　　2. 存在各种高危因素,具有潜在生命危险,经过 ICU 的严密监护和随时有效治疗可能减少死亡风险的患者。

　　3. 在慢性器官功能不全的基础上,出现急性加重且危及生命,经过 ICU 的严密监护和治疗可能恢复到原来状态的患者。

　　慢性消耗性疾病的终末状态、不可逆性疾病和不能从 ICU 的监护治疗中获得益处的患者,一般不是重症医学科的收治范围。

四、重症医学科内早期预警体系的构建

　　1. 严重脓毒症和脓毒症休克的早期预警、早期治疗　感染出现的早期,给予充分引流、液体复苏和合理规范的抗生素治疗,阻止病情发展,能明显改善预后。确诊严重脓毒症和脓毒症休克后,迅速完成"集束化治疗",也能有效改善患者预后。

　　2. 休克的早期预警体系　休克是 ICU 重症患者常见的临床综合征。在血流动力学监测指标出现改变前,组织低灌注与缺氧就已存在,连续监测乳酸、乳酸清除率、经皮组织氧代谢、微循环功能等,在休克的代偿期早期干预,就有可能逆转休克的发展,改善患者预后。

　　3. 急性呼吸窘迫综合征的分层诊断与早期预警　急性肺损伤(acute lung injury,ALI)、ARDS 是 ICU 最常见的急性呼吸衰竭。早期诊断和处理有利于阻止病情进一步恶化,改善患者预后。

　　4. 急性肾损伤(acute kidney injury,AKI)分级与早期预警　AKI 是 ICU 常见并发症,发病率、病死率高。AKI 诊断标准的掌握,能更好地预测患者病死率及肾功能的代偿能力,促进临床医师及早发现并进行早期干预。

五、重症患者分级管理体系的建立

　　对不同的患者实施不同的监护治疗措施,合理安排资源配置情况,从而提高 ICU 患者安全管理水平。

　　(一)重症患者分级管理的基本原则　①最易获益者优先原则;②病情危重者优先原则;③感染性疾病患者特殊管理原则。因此,需将重症患者根据对感染防控的不同要求进行分区管理。

　　(二)重症患者分级管理的实施

　　1. ICU 重症患者病情分级　参考 2002 年美国危重病学会的成人危重症分级标准和 2011 年中国卫生部急诊患者病情分级指导原则,依据病情的严重程度,结合需要医疗资源的数量,将 ICU 患者分为 4 级:1 级最重,濒危患者和/或多器官功能衰竭患者,需要支持的器官与系统多,占有的医疗资源最多;2、3、4 级分别为危重患者、病情相对稳定患者及病情稳定患者,对医疗资源的需求逐级减少。

　　2. 不同患者对监护设备需求不同　应根据每位患者疾病严重程度及病房的总体资源进行合理的配置,既保证医疗的质

量与安全,又能合理利用重症医学科有限资源,提高重症医学科安全管理水平。

3. 依据患者分级进行医疗人力资源的配置 除实施日常的三级医师查房制度外,主治医师以上的医师应对1~2级患者的治疗加强督查。如有条件,可配备呼吸治疗师、临床药师、营养师和康复理疗师。

4. 结合治疗干预评分系统(Therapeutic Intervention Scoring System,TISS)进行护理人力资源的分配 TISS评分为40分左右,即提示需要1位有重症医学科资质的护士护理。由于患者病情危重及存在各种操作的潜在风险,对重症医学科护理人员的资质与能力也有特殊要求。

六、重症医学科安全管理

重症医学科室安全管理是重症医学发展的前提与基础,也是重症医学科室建设的重要内容。基于国内法律法规和国际医院认证联合委员会(Joint Commission International,JCI)关于"国际患者安全目标"的要求,制定标准化操作规程(standard operation procedures,SOP),可有效纠正临床诊治过程的疏忽与错误,规范医护人员的诊疗行为,保证患者的安全。

(一)重症医学科SOP的建立

1. 制度建设的SOP 建立标准化的重症医学科室制度可以规范重症医学科管理,达到加强医疗安全建设的目的。

2. 患者安全管理的SOP 针对临床工作中存在的不安全因素,明确医院、科室及医务人员的职责,并建立保障患者安全的长效机制。

3. 仪器设备管理的SOP 重症医学科医务人员必须遵照各种器械设备使用的具体流程,使ICU中的精密仪器保持良好的功能状态,保证医疗设备的使用与运行安全,达到抢救治疗重症患者的目的。

4. 技术操作的SOP 规范化的技术操作是每一位重症医学科医师应掌握的基本技能。规范、统一的操作培训的SOP是培养重症医学后备人才的重要方法之一。

5. 感染控制 ICU是医院感染患者的聚集区域,同时还是耐药细菌感染患者的聚集区域之一。制定感染控制的SOP,可以达到预防、控制ICU患者医院获得性感染,降低耐药和多重耐药细菌感染的发病与传播的目的。

6. 药物使用与监测 重症患者每天使用的药品种类繁多,这些药物在使用过程中可能出现不良反应、药物间也可能存在相互作用,因此需要建立药物使用与监测的SOP,加强重症医学科药物使用的控制与管理,保证医疗质量与医疗安全的实施。

(二)重症医学科SOP实施的监管 SOP在临床实施过程中,还需要有相关人员对SOP执行情况进行监控,记录SOP实施与效果,定期总结,对执行过程中容易出现疏忽的环节进行改进,修改并制定新的SOP。

重症医学作为一门独立的医学学科,近年来发展十分迅速。但我们也应该看到国内各地的重症医学科发展水平参差不齐,重症医学科建设和专业人才的培训距临床需求尚有不少差距,还有待于进一步提高。

推荐阅读

1. COOK D J. Approach to the patient in a critical care setting[M]//GOLDMAN L,SCHAFER A I. Goldman's Cecil Medicine. 26th ed. Philadelphia:Elsevier Saunders,2020:620-622.

2. MACKINTOSH N,RAINEY H,SANDALL J. Understanding how rapid response system may improve safety for the acutely ill patient:learning from the frontline[J]. BMJ Qual Saf,2012,21(2):135-144.

3. PIERACCI F M,BIFFL W L,MOORE E E. Current concepts in resuscitation[J]. J Intensive Care Med,2012,27(2):79-96.

4. ARDS Definition Task Force,RANIERI V M,RUBENFELD G D,et al. Acute respiratory distress syndrome:the Berlin Definition[J]. JAMA,2012,307(23):2526-2533.

第二章 休 克

第一节 概 述

夏志洁

休克是由多种不同致病因素导致有效循环血容量急剧减少,组织细胞灌注严重不足,促使各重要生命器官和细胞功能代谢障碍及结构损害为主的综合征。人类对休克的认识和研究经历了四个主要发展阶段:①19世纪症状描述阶段:面色苍白或发绀、四肢湿冷、脉搏细数、脉压变小、尿量减少、神态淡漠和血压降低。虽然只是临床征象的描绘,至今对休克的诊断仍

有重要意义。②20世纪40年代急性循环衰竭认识阶段:休克的机制是因为血管运动中枢麻痹和动脉扩张引起的低血压,治疗上主要以肾上腺素提升血压为主。③20世纪60年代微循环障碍学说:休克的机制是交感-肾上腺髓质系统强烈兴奋所导致的微循环障碍,休克的关键问题在于组织血液灌流而不是血压,治疗上强调补充血容量,应用血管活性药及血管扩张药改善微循环灌流。④20世纪80年代细胞分子水平研究阶段:从细胞、亚细胞和分子水平对休克发病机制进行了研究,认识到休克的主要特征就是全身或局部组织低灌注,导致组织细胞缺氧,而不依赖动脉压的改变,确立了以纠正全身或局部组织低

灌注、纠正组织细胞缺氧为目的的复苏治疗方向。休克的临床表现可以是隐匿性或是有明显的症状和体征。

【分类】

（一）传统分类　Weil 等于 1975 年按照病理生理改变，将休克分为低血容量性、心源性、分布性和梗阻性四类。

1. 低血容量性休克（hypovolemic shock）　因快速大量失血、失液等因素导致有效循环容量急剧下降引起的休克称为低血容量性休克。

2. 心源性休克（cardiogenic shock）　由于心泵功能障碍，心排血量急剧减少，有效循环血量显著下降所引起的休克。常见于大面积心肌梗死、心肌炎、心肌病、严重的心律失常、瓣膜性心脏病及其他严重心脏病的晚期。

3. 分布性休克（distributive shock）　因血管舒张功能障碍引起血流分配紊乱，导致相对的有效循环容量不足导致的休克。包括感染性休克、神经源性休克和过敏性休克。

4. 梗阻性休克（obstructive shock）　由于回心血和/或心排出通路梗阻导致心排血量减少引起的休克。包括缩窄性心包炎、心脏压塞和肺栓塞等疾病。

（二）其他类型休克

1. 解离性休克（dissociative shock）　目前国外学者在原有四种类型的基础上提出的第五种类型的休克——解离性休克。解离性休克是微血管异常引起的，伴有血流分布异常或分流，或者是因组织细胞的生物氧化过程发生障碍，不能有效地利用氧而导致的细胞性缺氧。例如氰化物中毒、硝普钠的使用和败血症。

2. 混合性休克（mixed shock）　即多种休克可同时或相继发生于同一患者，如低血容量性休克合并分布性休克、心源性休克合并低血容量性休克等。

【病理生理】

（一）氧代谢障碍　休克的本质就是组织细胞缺氧。而缺氧与氧供减少、组织器官低灌注、细胞氧利用障碍密切相关。

1. 氧供（oxygen delivery，DO_2）　就是指单位时间内循环系统向全身组织输送氧的总量。公式如下：

$$DO_2 = CaO_2 \times CO(L/min) \times 10$$
$$CaO_2 = 1.34 \times Hb \times SaO_2\% + 0.003 \times PaO_2$$

（CO 为心排血量，CaO_2 为动脉血氧含量，Hb 为血红蛋白量，PaO_2 为动脉氧分压，$SaO_2\%$ 为动脉血氧饱和度）

以上公式简化后：$DO_2 = 1.34 \times Hb \times SaO_2\% \times CO(L/min) \times 10$

因此，DO_2 取决于机体呼吸系统（PaO_2，$SaO_2\%$）、血液系统（Hb）、循环系统（CO）。如 Hb、SaO_2 及 CO 均正常，DO_2 仍下降，实际上是机体氧耗（oxygen consumption，VO_2）增加，DO_2 相对不足。因此，提高 DO_2 要着重解决呼吸（$SaO_2\%$）、血液（Hb）、循环（CO）三个系统问题。

2. 组织器官灌注压是用平均动脉压（mean systemic arterial blood pressure，MAP）来表示。机体要维持一定的灌注压，组织器官才能得到血流和氧的输送。灌注压为动脉压与静脉压之差。动脉压常有波动，因此用 MAP 作为平均灌注压的指标。组织器官有效的灌注依赖于足够的血容量、正常的血管容积（正常的血管收缩和舒张功能）、正常的心脏泵（CO）功能。因此，提高组织器官的灌注必须通过补充有效循环容量、调节血管收缩和舒张功能、维持正常的心脏泵功能三个环节来解决。

心脏泵功能由每搏量（stroke volume，SV）和心率（HR）决定。每搏量由心室的充盈（前负荷）、心室排空的阻力（后负荷）及左或右心脏的收缩力决定。后负荷主要指全身血管阻力（systemic vascular resistance，SVR），SVR 由前毛细血管括约肌的血管张力程度决定。

$$MAP = 舒张压 + (收缩压 - 舒张压)/3$$
$$CO = SV \times HR$$
$$SVR = (MAP - CVP) \times 80/CO \text{ 或 } (MAP - CVP) \times 80 = SVR \times CO$$
$$R = 8\eta l / \pi r^4$$

（R 为血管阻力，r 为血管直径，η 为黏滞度）

与灌注相关的血流动力学参数变化遵循以上这些相关的公式，受神经-体液和局部因素调节，维持机体稳定性。循环系统在正常情况下有自动调节能力，当动脉压增加时，血管直径减小以保持血流在稳定的水平。这种调节机制有重要的临床价值，尤其是在患者心排血量下降时，全身血管阻力代偿性增加以维持近乎正常的平均动脉压。尽管血压几乎正常，但患者仍因组织低灌注处于"隐性休克"状态。机体的这种代偿机制可较大范围地维持心脏和脑等最重要脏器的血供，并以损伤其他脏器为代价——肠道、肝脏及外周皮肤的血流减少、灌注下降。

3. 氧供（DO_2）与氧耗（oxygen consumption，VO_2）　氧耗是指单位时间内组织细胞实际消耗的氧量。可通过系统氧供（DO_2）乘以氧摄取分数（O_2 extraction ratio，O_2ER）计算得到（$VO_2 = DO_2 \times O_2ER$）。氧需求（oxygen demand）是机体为维持有氧代谢对氧的实际需求量。正常情况下，DO_2 维持在较高水平，使组织的氧耗量不因氧的输送而改变。当 DO_2 降至机体临界点（c DO_2），O_2ER 代偿性地增加，以维持系统氧耗能够满足系统氧需求。当 O_2ER 的代偿性反应不足以满足系统氧需求，机体将从有氧代谢转换成为低效能的无氧代谢。随即无氧糖酵解产生乳酸，发生细胞内酸中毒。在 DO_2 的临界点水平以下，氧耗量随氧供的降低而呈线性下降，这种关系称为生理性氧供依赖。在因低心排血量、低血氧饱和度或低血红蛋白血症引起的缺氧为特征的休克中，该过程被认为是细胞损害的重要机制。

在脓毒症、创伤和急性呼吸窘迫综合征（acute respiratory distress syndrom，ARDS）及心搏骤停后延迟复苏的患者中，DO_2 正常甚至增高，但因为氧利用受损，氧摄取分数（O_2ER）始终处于非常低而固定的状态（$O_2ER = VO_2/DO_2$），氧耗随氧供的降低仍呈线性关系，这种关系被称为病理性的氧供依赖。这种病理性的组织缺氧是因为血流分布障碍或在微循环或亚细胞水平的底物氧利用障碍。这种病理性的供应缺陷亦伴随着非常高的混合静脉氧饱和度或者血乳酸水平的增高。这个过程被认为是多种类型休克的重要机制。

（二）机体代偿反应与失代偿反应

1. 代偿反应 在早期，动脉血压和系统氧供的微小改变可以通过交感神经系统的强烈兴奋和缩血管物质的释放，维持住生命体征。包括：①释放糖皮质激素、醛固酮和肾上腺素；②激活肾素-血管紧张素-醛固酮系统；③抗利尿激素（ADH），在血容量减少及疼痛刺激下分泌增加，对内脏小血管有收缩作用；④收缩动脉和静脉容量血管，特别是脾血管床，增强静脉回流；⑤儿茶酚胺（catecholamine，CA）大量释放入血，α 受体分布密度高的皮肤、腹腔内脏、骨骼肌血管床、肾脏血管床强烈收缩，外周阻力增加，而冠状动脉和脑动脉 α 受体分布少，心脑血流量维持正常和增高；⑥酸中毒、发热和增多的红细胞 2,3-二磷酸甘油增强组织氧解离和摄取。通过以上这些代偿机制，有助于心脑血液的供应，但减少了皮肤、腹腔内脏等器官的血液供应。

2. 失代偿反应 当生理性代偿反应过度或产生病理性后果时，机体发生失代偿反应。

（1）失代偿反应：持续缺氧和酸中毒导致血管对 CA 的反应性显著下降，机体血管扩张，血压进行性下降。多方面的结果导致间质和细胞水肿，造成毛细血管至细胞氧弥散受损，使得能量依赖的离子转运障碍，乳酸（lactic acid）大量产生，不能维持钾、氯和钙等的正常跨膜分布。线粒体功能障碍、异常的糖代谢和许多能量依赖的酶反应失活均导致细胞对氧的利用发生障碍。

（2）弥散性血管内凝血（disseminated intravascular coagulation，DIC）：在失代偿阶段，发生 DIC 的机制包括：①血液流变学的改变：血液浓缩、血细胞聚集，血黏度增高，使血液处于高凝状态；②凝血系统激活：严重缺氧、酸中毒或脂多糖（LPS）等损伤血管内皮细胞促进组织因子大量释放，同时内皮细胞损伤，暴露胶原纤维，激活因子Ⅻ，促使内、外凝血系统启动；③血栓素 A_2（TXA_2）-前列腺素 I_2（PGI_2）平衡失调：TXA_2 有促进血小板聚集和收缩小血管的作用，PGI_2 则有抑制血小板聚集和扩张小血管的作用，因此 TXA_2-PGI_2 失衡，促进 DIC 发生。

【临床表现】

1. 各个组织器官的表现 ①神志改变，包括神志淡漠、烦躁或昏迷。②休克早期因交感神经兴奋，使心率增快，此为休克存在的最敏感指标之一。但是心率持续性增快会导致心脏舒张期过短，最终导致心肌缺血，心脏泵衰竭。③休克早期，创伤、感染、出血等因素刺激机体呼吸加快，通气量增加，$PaCO_2$ 下降，出现呼吸性碱中毒。此现象比血压下降及血乳酸增高发生更早，亦是休克早期的指标之一。随着组织低灌注和缺氧的持续存在，患者通气/灌注比例失调，导致急性呼吸窘迫综合征。④低血容量常伴随急性肾小管坏死，导致少尿或无尿发生，尽管在休克早期，可能是多尿现象。⑤休克早期胃肠道黏膜、皮肤及骨骼肌等外周血管首先收缩，因此胃肠道仅表现为胀气，是最容易被忽视的症状。胃肠道黏膜缺血使其上皮细胞屏障功能受损，以及缺血再灌注后产生的氧自由基对肠黏膜细

胞完整性的破坏，导致细菌移位（bacteria translation）或内毒素移位（endotoxin translation），促使多器官功能不全的发生。因此，胃肠道功能障碍是导致多器官功能障碍综合征（multiple organ dysfunction syndrome，MODS）发生的启动因子。⑥对血液系统而言，血小板计数下降可能是因为容量的补充造成稀释性减少，或是各种病因或细菌毒素导致免疫性血小板损害，在感染性休克中尤为常见。促凝级联反应的激活，导致弥散性血管内凝血（DIC）的发生。

2. 各类型休克的表现 典型的临床表现反映在绝对或相对动脉压下降和重要器官功能障碍。如果存在皮肤苍白和肢体末梢湿冷，这是因外周血管收缩所致，是心源性、低血容量性及梗阻性休克的典型表现。如果存在肢体末梢温暖，皮肤色泽偏粉色，是外周血管舒张的结果，是分布性休克和解离性休克的典型表现。

（1）低血容量性休克（hypovolemic）：低血容量性休克的基本机制是有效循环容量的丢失。外源性丢失包括因失血、烧伤、呕吐及腹泻等因素造成体液从机体丢失，而内源性丢失是因过敏、毒素等因素导致血管通透性增加，循环血进入组织间隙或体腔。休克的严重性与体液丢失的数量及速率相关。有效循环血量急性丢失 10%，即可引起心率增快、全身血管阻力增加，以维持血压的正常。如果失血量超过 50%，则可以导致死亡。休克指数（shock index，SI）可用来判断机体出血程度：SI=HR/SBP［心率/收缩压（mmHg）］。SI=0.5，失血量<10%；SI=1.0，失血量为 20%~30%；SI=1.5，失血量为 30%~50%。低血容量性休克的血流动力学变化特点：CVP 下降，PAWP 降低，CO 减少，HR 增加，体循环阻力增加。氧代谢特点：CO 减少，失血导致 Hb 下降，根据 $DO_2 = 1.34 \times Hb \times SaO_2\% \times CO (L/min) \times 10$，$DO_2$ 减少容易导致细胞缺氧。

（2）心源性休克（cardiogenic shock）：是因为心肌、瓣膜或其他结构异常致使心脏泵功能障碍，此时心排血量迅速下降，血压在休克早期就明显下降。其血流动力学特点为 CVP 增高，PAWP 升高，CO 降低，体循环阻力增高。氧代谢特点为 DO_2 减少导致细胞缺氧。

（3）梗阻性休克（extracardiac obstructive shock）：梗阻性休克的机制主要为血流通道受阻，如腔静脉梗阻、心脏填塞、心瓣膜狭窄、肺动脉栓塞及张力性气胸等。其血流动力学特点根据梗阻的部位不同而有所不同。但大多表现为心排血量减少，灌注不良导致组织细胞缺氧。氧代谢特点为 DO_2 减少。

（4）分布性休克（distributive shock）：包括过敏性休克、神经源性休克和感染性休克。主要机制是血管舒缩功能障碍，体循环阻力下降。

感染性休克（septic shock）：是分布性休克中最常见的一种类型，其特点：①早期即发生循环容量的相对不足，组织低灌注；②全身阻力血管扩张，导致体循环阻力下降；③心排血量正常或增高；④循环高流量而组织细胞缺氧。

感染性休克血流动力学特点：心排血量正常或增高，体循环阻力下降，肺循环阻力增加，心率改变。氧代谢特点：存在明

显的病理性氧供依赖,DO$_2$ 增加,细胞氧摄取能力下降。

(5)解离性休克(dissociative shock):是由于微循环障碍,使其血流分布异常或分流,或因细胞病性缺氧最终导致细胞氧利用障碍。例如氰化物中毒、硝普钠使用过量及脓毒症。

(6)混合性休克(mixed shock states):由多种病因引起。因此,同一个患者可能同时混合有低血容量、分布性及心源性休克的表现和体征。

【诊断】

1. 早期诊断　休克是一组危及生命的临床综合征。休克分为心源性、分布性、低血容量性、梗阻性和解离性五类基本病因。这些病因的甄别必须结合患者病史、临床表现、血流动力学指标及氧代谢指标。

休克的诊断强调的是对休克早期的认识过程。而休克早期的本质就是局部组织器官已经发生低灌注和缺氧,而血压可能正常。已经休克的患者可能临床症状和体征并不明显,仅有头晕、乏力或神志轻微的改变。通过仔细询问病史,明确有无诱发休克的因素存在。

2. 体格检查　亦能为休克的诊断提供重要的线索。如心率增快、脉压减小、呼吸次数增多,都可能提示休克早期的存在。如收缩压低于 90mmHg 或原有高血压史,收缩压较基础血压降低 40mmHg 以上,可以明确为休克。如休克指数(SI)≥1.0,亦提示存在休克。

3. 实验室检查　一些重要的实验室检查结果和指标的监测,可以提示休克早期组织低灌注已存在、休克的严重程度。

(1)动脉血气分析:碱缺失(base deficit)可以很好地反映组织代谢情况及全身酸中毒的程度。碱缺失轻度为 $-5\sim-2$mmol/L,中度为 $-14\sim-5$mmol/L,重度为 ≤-15mmol/L。当给患者输注大量生理盐水,可能引起高氯性代谢性酸中毒。此外,可卡因中毒、酒精中毒及糖尿病酮症酸中毒都能导致代谢性酸中毒。

(2)血乳酸和血乳酸清除率:血乳酸>1mmol/L 为高乳酸血症,血乳酸≥4mmol/L 时患者死亡率超过 25% 以上。乳酸清除率=[(初始血乳酸-治疗后血乳酸)/初始血乳酸]×100%,感染性休克患者 6 小时血乳酸清除率≥10%,其病死率明显降低。动态监测血乳酸水平和计算乳酸清除率,对判断患者预后更佳。血乳酸浓度升高,也可能是由丙酮酸脱氢酶功能降低、乳酸代谢障碍(肝功能损害)引起。乳酸/丙酮酸<10,提示乳酸堆积是由乳酸代谢障碍所致;乳酸/丙酮酸>10,提示乳酸堆积是由组织缺氧引起乏氧酵解,乳酸产生过多所致。

(3)混合静脉血氧饱和度(venous oxygen saturation,SvO$_2$)或上腔静脉血氧饱和度(superior venous oxygen saturation,ScvO$_2$):在 DO$_2$ 恒定的情况下,SvO$_2$ 可以反映组织对氧的摄取量,在休克早期全身组织灌注已发生改变,而血压、CVP、心率及尿量还处于正常范围内,SvO$_2$ 就已发生改变。SvO$_2$ 正常值为 65%~75%。根据 Fick 公式:SvO$_2$ =(SaO$_2$ -VO$_2$)/1.34×CO×Hb,因此 SvO$_2$ 的下降早期提示:①CO 下降;②Hb 下降;③SaO$_2$ 下降;④VO$_2$ 增加。SvO$_2$ 低于正常值,提示循环容量不足、心源

性休克、贫血、呼吸功能不全等;SvO$_2$ 低于 60%,提示氧耗增加。感染性休克的病理生理特征之一是血流分布异常,有大量未经交换的无效循环,因线粒体功能障碍,组织细胞利用氧的障碍,反而导致 SvO$_2$ 正常或增高,SvO$_2$ >75%。ScvO$_2$ 和 SvO$_2$ 有一定的相关性,ScvO$_2$ 所测的值较 SvO$_2$ 高 5%~15%,动态监测 ScvO$_2$,其趋势变化同样可以反映组织灌注状态。

(4)胃肠黏膜 pH(pHi)值:当全身各器官组织灌注不足时,胃肠道是最早、最明显出现灌注不足的。而当全身状况好转时,胃肠道又是灌注恢复最晚的器官。因此,pHi 或/和 Pt-CO$_2$ 能直接反映组织的代谢情况,对目标治疗有指导意义。pHi 正常值为 7.35~7.45。pHi<7.35,提示胃肠道缺血、缺氧,PHi 水平越低,胃肠道缺血越严重,病死率越高。pHi 的纠正可以作为危重症患者休克治疗的终点,避免"隐性休克"逐渐发展成为多器官功能障碍综合征。

【处理】

休克的诊断强调的是对休克的早期认识,目的是在休克早期就进行干预治疗,防止休克进一步发展成为多器官功能障碍(MODS),增加死亡率。因此,必须尽早恢复组织器官的灌注,增加 DO$_2$;而对感染性休克和解离性休克而言,即使恢复了组织器官的灌注,因其还存在微循环障碍和线粒体功能紊乱导致的细胞氧利用障碍,在增加氧供的同时,还需积极改善组织细胞的氧利用。因此,尽快恢复组织灌注,提高氧供,改善细胞氧利用是治疗休克的目标之一,即休克的支持性治疗,也是治疗休克的关键。而在增加了 DO$_2$,改善了细胞氧利用的同时,还需解决休克的致病因素,即休克的病因学治疗,此为治疗休克的目标之二;动态监测治疗效果,根据临床症状、组织器官灌注指标,氧代谢指标的监测,随时调整治疗方案,评估休克,此为休克治疗的目标之三,是治疗休克的方向标(图 14-2-1-1)。

(一)支持性治疗

1. 恢复组织器官灌注,增加 DO$_2$　前文已经提及 DO$_2$ 不足与呼吸(SaO$_2$%)、血液(Hb)、循环(CO)三个系统功能不全相关,如 Hb、SaO$_2$ 及 CO 均正常,DO$_2$ 仍下降,实际上是机体 VO$_2$ 增加,DO$_2$ 相对不足。提高 DO$_2$ 要抓住三个环节:改善低氧血症、纠正血液系统问题(Hb)、解决循环系统问题(CO),提高组织灌注压(以 MAP 作为参照指标)。

(1)改善低氧血症:首先保持气道通畅。轻到中度的低氧血症,通过氧疗解决;重度低氧血症,特别是急性的、危及生命的,必须及时开放气道,机械通气。临床改善低氧血症的目标值:PaO$_2$ >60mmHg,SaO$_2$ >90%。因为这个目标值是保证氧供的前提。

(2)纠正血液系统问题(Hb):危重患者主要以 Hb 量的丢失为主,主要措施是输注浓缩红细胞。目标值:Hb>10g/L,血细胞比容(hematocrit,Hct)为 30%。因 Hct 达 30% 时,氧供达最佳状态。

(3)着力解决循环系统问题(CO),提高组织灌注压:前文已提及提高组织灌注的关键还需通过三个环节解决:①补充有效循环容量;②调节血管收缩和舒张功能;③维持正常的心

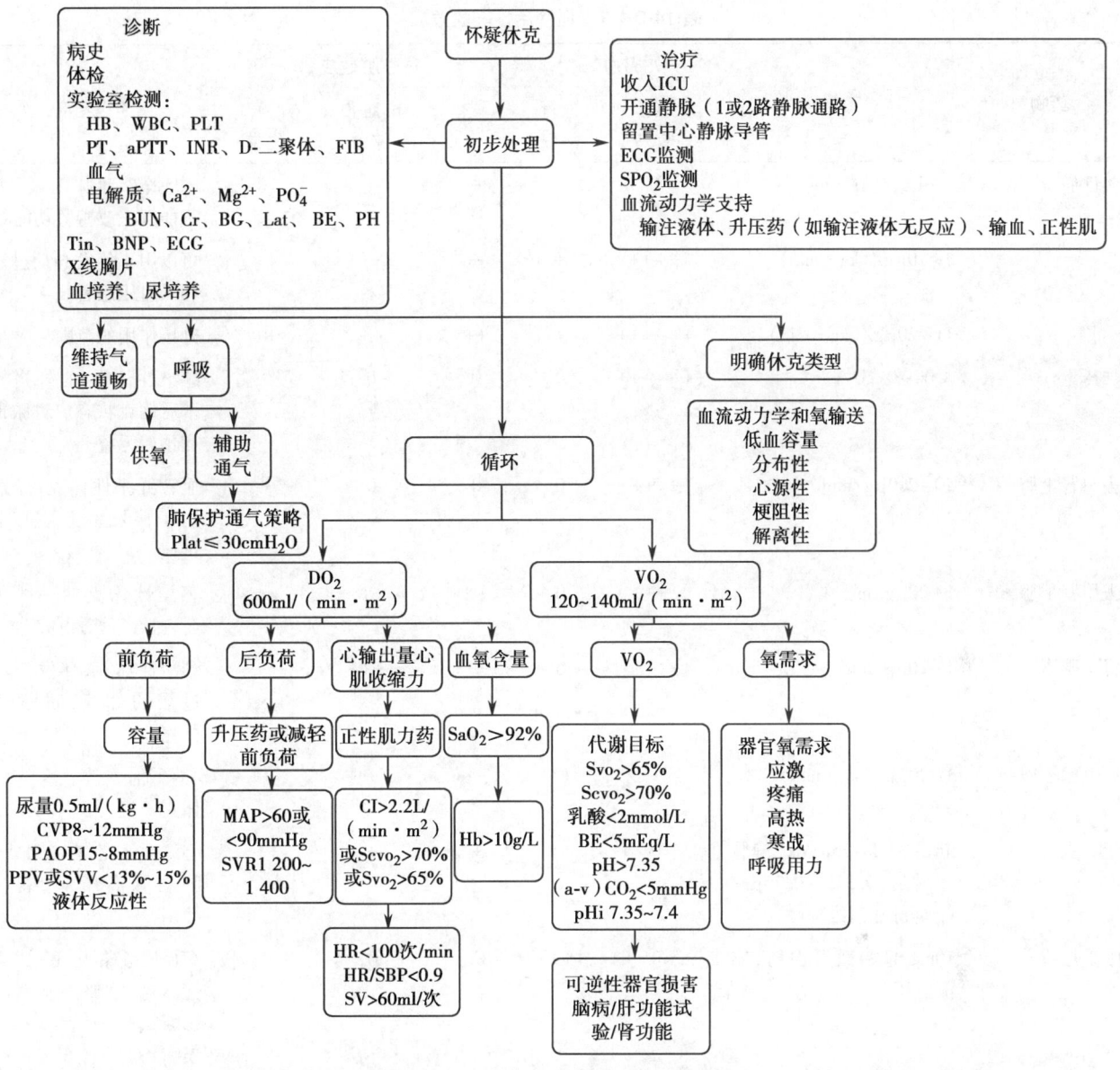

图 14-2-1-1 休克的处理流程及目标值管理

APTT. 活化部分凝血活酶时间;BNP. 脑钠肽;BUN. 尿素氮;CVP. 中心静脉压;DO₂. 氧供;ECG. 心电图;INR. 国际标准化比值;MAP. 平均动脉压;PAOP. 肺动脉阻塞压;pHi. 消化道黏膜 pH;PPV. 脉压变异率;PT. 凝血酶原时间;SBP. 收缩压;SVR. 全身血管阻力;SVV. 每搏输出量变异度;VO₂. 氧耗;WBC. 白细胞。

脏泵功能。

1)补充有效循环容量:首先要补充晶体和/或胶体,这是恢复组织灌注的先决条件。容量监测指标可通过中心静脉压(central venous pressure,CVP)和/或肺毛细血管动脉楔压(pulmonary artery wedge pressure,PAWP;又称肺动脉楔压)来了解容量的补足状况。经积极液体复苏,MAP 仍 ≤65mmHg,或者存在威胁生命的低血压时,在积极液体复苏的同时,应早期应用血管活性药物,维持重要脏器的灌注。

2)调节血管收缩和舒张功能:主要通过使用血管活性药物和正性肌力药物。使用血管活性药物后的效果应体现在对生命非重要器官有适当的缩血管作用,同时避免对生命重要器官的血管的收缩。临床常用的血管活性药物包括肾上腺素能类药物,如肾上腺素、去甲肾上腺素、异丙肾上腺素、多巴胺、多巴酚丁胺;血管扩张药,如硝普钠、硝酸甘油、酚妥拉明等;正性肌力药,如多巴酚丁胺、多巴胺、洋地黄类、磷酸二酯酶抑制剂(表14-2-1-1)。休克用药的具体选择参见本篇第二章第二节感染性休克。

3)维持正常的心脏泵功能:主要是通过联合补液、血管收缩剂、血管扩张剂和正性肌力药三个与每搏输出量相关的因素,从而达到增加 CO 和氧供的目的。如容量负荷已足够,MAP 仍低,则应加用针对心脏泵功能衰竭药物,如正性肌力药或血管扩张药。此外,增加心率确实能增加 CO,但心率超过 170 次/min,舒张期心脏充盈时间便缩短,导致每搏输出量减少,CO 下降,与此同时增加心肌氧耗,因此加快心率并不是改善 CO 的可行办法。

表 14-2-1-1　血管活性药的效应

药物	剂量	外周血管		对心脏效应			使用要点
		血管收缩	血管舒张	心率	心脏收缩力	心律失常	
多巴胺	1~4μg/(kg·min)	0	+	+	+	+	"扩张肾动脉剂量"并不能真正改善肾功能
	5~10μg/(kg·min)	+~++	+	++	++	++	可以用于伴发心动过缓和低血压患者
	11~20μg/(kg·min)	++~+++	+	++	++	++	升压作用的范围
加压素	0.04~0.1U/min	+++~++++	0	0	0	+	感染性休克、心外搭桥术后休克状态。对脓毒症预后无益
去氧肾上腺	20~200μg/min	++++	0	0	0	+	血管舒张性休克,尤适用于伴发室上性心动过速
去甲肾上腺素	1~20μg/min	++++	0	++	++	++	感染性休克的一线用药,血管舒张性休克
肾上腺素	1~20μg/min	++++	0	++++	++++	++++	难治性休克,伴发心动过缓的休克,过敏性休克
多巴酚丁胺	1~20μg/(kg·min)	+	++	+-++	+++	+++	心源性休克,感染性休克
米力农	起始 37.5~75μg/kg 静脉注射后,0.375~0.75μg/kg 静脉注射维持	0	++	+	+++	++	心源性休克,右心衰竭,肺动脉高压,肾衰时慎用
酚妥拉明	10mg 起始微泵注射,监测血压	0	++++	++	0	0	高血压危象、心衰、感染性休克、嗜铬细胞瘤的诊断试验、血管痉挛性疾病

注:0 表示无作用;+表示效应强度,+~++++表示效应强度逐渐增强。

4）组织器官灌注压的目标值:一般认为,MAP 目标值达 60mmHg 已足够满足全身组织器官灌注,但危重患者的病因不同,目标值略有差异。对于明确诊断为感染性休克的患者,早期目标导向性治疗中要求:6 小时内 MAP≥65mmHg。最佳 MAP 应根据患者病情个体化制定,有高血压基础的休克患者需要较高的 MAP。对伴有脑损伤的患者,因脑灌注压必须≥70mmHg 以上,MAP≥70~80mmHg 最为理想,才能保证脑血流正常,保证脑的氧供。对于创伤性未控制的出血性休克,最适当的灌注压的数值,目前仍存争议,其目的是适当地恢复组织器官的血流灌注,又不至于为了达到正常血压而造成机体再出血和内环境紊乱。一些文献建议 MAP 维持在 40~50mmHg,略高于存活所需要的最低值即可。

总之,恢复组织器官灌注,提高 DO_2 除了抓住以上三个大环节外,还需抓住三个小环节:要有效的循环容量、稳定的血管收缩和舒张功能、适当的心排血量。满足了组织器官的灌注

压,只能说明组织器官氧供达标,并不代表组织器官不缺氧。因为机体有可能还存在血流分布异常和组织氧利用障碍。

2. 降低 VO_2,纠正氧供的相对不足　降低机体氧耗的措施:①控制体温。②镇静、镇痛。目的:用最小剂量的镇静和镇痛药解除患者疼痛、紧张及焦虑。原则:应首先实施有效的镇痛治疗。③机械通气:提供适当的和足够的呼吸支持,减少呼吸做功和呼吸肌的能量消耗。

3. 改善组织细胞对氧的利用　提高细胞对氧利用的措施包括:①改善微血管功能,恢复微循环灌注:多巴胺、多巴酚丁胺、前列腺素 E 等。②纠正内环境紊乱,改善细胞组织的微环境:维持正常水、电解质平衡;纠正严重酸中毒;清除细胞内和组织间质中过多的水分:高渗盐水、白蛋白、利尿药等;消除炎症介质和毒性物质:血液净化、乌司他丁、依达拉奉等。③拮抗内毒素和细菌毒素:免疫球蛋白、重组人生长激素(recombinant human growth hormone,rhGH)、多黏菌素 B、糖皮质激素、中医药

（如人参、参麦注射液）等。④改善细胞能量代谢：1，6-二磷酸果糖、复合辅酶等。

（二）病因学治疗　休克的病因学治疗是对导致休克发生、发展病因的去除。该治疗往往需要耗费一段时间（如控制感染），有时病因一时无法确认，会使患者错失机会，病情进一步加重导致死亡。因此，在积极进行病因治疗的同时，一定要同时进行支持性治疗，使两者有机地结合在一起，提高休克患者的生存率。

（三）治疗效果的监测与评估

1. 临床症状和体征的监测　休克治疗有效，患者神志好转、心率下降、尿量增多[>0.5ml/（kg·h）]、皮温及皮肤色泽好转、血压上升稳定。但临床症状和体征好转并不代表休克已纠正，机体可能还存在局部组织低灌注和缺氧。

2. 容量监测的指标　CVP和PAWP是最常用的容量监测指标，可监测前负荷容量状态和指导补液。随着脉搏指示持续心输出量（PiCCO）监测技术的广泛应用，通过监测胸腔内血容量（ITBV）、血管外肺水含量（EVLW）、每搏输出量变异度（SVV）等容量指标，能更精确地反映容量状态，指导临床容量管理。CVP、MAP、BP等容量指标达标可作为休克复苏的阶段性目标，保证整个休克复苏过程以最有效的方式进行。

3. 组织灌注指标　休克复苏的最终目标一定和组织灌注相关（见图14-2-1-1）。全身灌注的监测指标包括：血乳酸、SaO_2、SvO_2或$ScvO_2$、DO_2、VO_2、碱缺失。局部灌注的监测指标包括：胃肠道黏膜内pH（pHi）。组织灌注改善的标志是临床症状好转，尿量增加，乳酸水平降低，代谢性酸中毒得到纠正，SvO_2或$ScvO_2$>75%。研究表明，治疗休克早期，$CO>4.5L/（min·m^2）$，$DO_2>600ml/（min·m^2）$，$VO_2>170ml/（min·m^2）$，患者存活率提高，这三项指标是否达标，可判断患者的预后，而不能作为复苏终点的指标。碱缺失反映全身酸中毒的程度，间接反映血乳酸水平。碱缺失值越低，MODS发生率越高，死亡率越高。碱缺失和血乳酸相结合进行动态监测，可以很好地反映休克患者组织灌注的变化。目前研究表明，复苏终点的目标值是胃肠道黏膜内pH（pHi）>7.30。

4. 细胞水平灌注的监测　通过观察皮肤、皮下组织和肌肉血管床，可直接了解局部细胞水平的血液灌注情况。经皮或皮下氧张力测定、近红外线光谱分析及应用光导纤维测定氧张力等新技术，可推动休克的复苏治疗达到细胞和亚细胞水平。

推荐阅读

1. ANGUS D C. Approach the patient with shock [M]//GOLDMAN L, SCHAFER A I. Goldman's Cecil Medicine. 26th ed, Philadelphia: Elsevier Saunders, 2020:641-647.

2. GOTTS J E, MATTHAY M A. Sepsis: pathophysiology and clinical management[J]. BMJ, 2016, 353: i1585.

3. 中华医学会重症医学分会. 中国严重脓毒症/脓毒性休克治疗指南（2014）[J]. 中华内科杂志, 2015, 54（6）: 557-581.

4. BARBEE R W, REYNOLDS P S, WARD K R. Assessing shock resuscitation strategies by oxygen debt repayment [J]. Shock, 2010, 33（2）: 113-122.

第二节　感染性休克

夏志洁

【定义】

1991年8月美国胸科医师学会和危重病医学学会（ACCP/SCCM）国际共识会议，对感染、全身炎症反应综合征、脓毒症、严重脓毒症、感染性休克等相关概念作出明确定义，并推荐今后在临床与基础研究中应用新的概念标准。随着对脓毒症病理生理机制的深入研究，2001年、2016年国际共识会议对脓毒症及感染性休克定义进行更新。自2004年第一次拯救脓毒症运动（Surviving Sepsis Campaign, SSC）颁布脓毒症与感染性休克治疗国际指南以来，每4年进行1次指南更新，最近一次是2016年SSC指南更新。

1. 感染（infection）　指微生物入侵机体组织，在其中生长繁殖并引起从局部到全身不同范围和程度的炎症反应。这一概念强调了疾病是由病原微生物的入侵所引起的。

2. 菌血症（bacteremia）　指循环血液中存在活体细菌，诊断依据是血细菌培养阳性。也适用于病毒血症（viremia）、真菌血症（fungemia）和寄生虫血症（parasitemia）等。

3. 全身炎症反应综合征（systemic inflammatory response syndrome, SIRS）　指任何致病因素作用于机体所引起的全身炎症反应。此概念于1985年首先由Coris提出，1991年8月美国ACCP/SCCM提出SIRS诊断标准，符合以下两项或两项以上，SIRS诊断即可成立：体温>38℃或<36℃，心率>90次/min，呼吸频率>20次/min或动脉血二氧化碳分压（$PaCO_2$）<4.27kPa（32mmHg），外周血白细胞计数$>12×10^9/L$或$<4×10^9/L$或未成熟粒细胞>10%。SIRS是机体严重炎症反应所共有的一种病理生理状态，应与某些异常因素如白血病或化疗后导致的白细胞增多或减少相区别。

4. 脓毒症（sepsis, systemic infection）及感染性休克（sepsis shock）

（1）1991年ACCP/SCCM对sepsis的定义为明确或可疑感染引起的全身炎症反应综合征，即sepsis=infection+SIRS≥2，简称sepsis 1.0版。该定义缺乏特异性和敏感性，且不能反映器官功能损害。

严重脓毒症（severe sepsis）指脓毒症伴有其导致的器官功能障碍。

感染性休克（sepsis shock）由脓毒症所致，虽经充分液体复苏，仍无法逆转的持续低血压。

（2）2001年ACCP/SCCM/ESACM对脓毒症、感染性休克定义进行更新。

sepsis指已明确或疑似的感染，并伴有下列某些征象如一般指标、炎症反应参数、血流动力学参数、器官功能障碍指标、组织灌注参数,即诊断标准是在 sepsis 1.0 版基础上 + ≥2 条以上诊断,简称 sepsis 2.0 版,该版诊断过于复杂,未广泛应用。

severe sepsis 指脓毒症伴有其导致的器官功能障碍和/或组织灌注不足。组织灌注不足定义为感染引起的低血压、高乳酸血症或少尿。

septic shock 指严重脓毒症患者在给予足量液体复苏后仍无法纠正的持续性低血压。低血压是指收缩压<90mmHg 或平均动脉压(MAP)<70mmHg。在无明确低血压原因(如心源性休克、失血性休克等)的情况下,SBP 下降超过 40mmHg 或按年龄水平较正常值小两个标准差。在应用血管活性药物后收缩压不低的情况下,仍存在低灌注和器官功能障碍,也应视为感染性休克。

(3)2016 年《第三版脓毒症与感染性休克定义的国际共识》发布,对 sepsis 及 sepsis shock 定义进行更新。

sepsis 是宿主(机体)对感染反应失调所致的危及生命的器官功能障碍综合征,简称 sepsis 3.0 版。

sepsis 3.0 版定义强调的是,脓毒症是由病原体和宿主因素共同作用导致的综合征。例如性别、年龄、种族、其他遗传因素、并发症及环境等,强调感染引发的非稳态宿主反应的重要性和及时识别脓毒症的必要性。因 sepsis 3.0 版定义已涵盖严重脓毒症,2016 年国际共识已无严重脓毒症的定义。器官功能损害严重性使用序贯功能障碍评估(Sequential Organ Failure Assessment,SOFA)评分表(表 14-2-2-1)。

表 14-2-2-1 SOFA 评分

项目	0分	1分	2分	3分	4分
PaO_2/FiO_2	≥400	<400	<300	<200	<100
血小板/($10^9 \cdot L^{-1}$)	≥150	<150	<100	<50	<20
胆红素/($\mu mol \cdot L^{-1}$)	<20	20~32	33~101	102~204	>204
心血管功能	MAP≥70	MAP<70	Dopa<5(或任何剂量 Dob)	Dopa 5.1-15 或 epi<0.1 或 norepi≤0.1	Dopa>15 或 epi>0.1 或 norepi>0.1
GCS 评分/分	15	13~14	10~12	6~9	<6
肌酐/($\mu mol \cdot L^{-1}$)	<110	110~170	171~299	300~440	>440
24 小时尿量/ml			<500	<200	

注:MAP.平均动脉压(mmHg);血管活性药物剂量的单位为 $\mu g/(kg \cdot min)$,使用时间 ≥1h,Dopa.多巴胺,Dob.多巴酚丁胺,epi.肾上腺素,norepi.去甲肾上腺素;GCS 评分.Glasgow 昏迷评分。

1)疑似脓毒症的筛查:非 ICU 场所,如急诊、普通病房等推荐快速 SOFA 评分方法(qSOFA),评估疑似感染患者有无 sepsis 的可能,尽快提醒医务人员对可疑患者及时干预。qSOFA 由意识状态改变、收缩压≤100mmHg、呼吸频率≥22 次/min 三项指标组成,符合 3 项指标中的 2 项即为可疑 sepsis。

2)脓毒症诊断标准(sepsis 3.0 版):sepsis = 感染+SOFA 评分≥2,即在明确感染的基础上伴有 SOFA 评分较基线上升≥2 分,诊断为脓毒症。

3)sepsis shock:是脓毒症的一个亚型,为脓毒症合并严重的循环、细胞和代谢异常,比脓毒症有更高的死亡风险。

5.多器官功能障碍综合征(multiple organ dysfunction syndrome,MODS) 指机体遭受严重创伤、休克、感染及外科大手术等急性损害 24 小时后,同时或序贯出现 2 个或 2 个以上的系统或器官功能障碍或衰竭,即急性损伤患者多个器官功能改变不能维持内环境稳定的临床综合征。

SIRS、感染(infection)、sepsis、septic shock 及 MODS 是同一病理过程的不同阶段,具有十分密切的相互关系。感染及非感染因素均可导致 SIRS,脓毒症与普通感染的区别是前者在具有确切感染过程中存在失调的宿主反应和器官功能障碍。脓毒症引起器官功能障碍,提示其病理生理机制远较感染及其伴随的炎症反应更为复杂。明确为脓毒症时应积极液体复苏,无法纠正的顽固性低血压和/或低灌注状态的 sepsis 被称为 septic shock,由感染或非感染因素(如胰腺炎等)导致两个或两个以上器官系统功能发生障碍时称 MODS。

【病理生理】

1.炎症介质的生物学效应 炎症介质生成释放后,通过各种途径产生不同生物学效应,造成临床症状及体征变化。

(1)一氧化氮(NO)急剧释放:细胞因子如 IL-1、TNF-α 等刺激巨噬细胞、中性粒细胞、肝细胞血管平滑肌细胞等非内皮细胞,激活生理状态下不表达的诱导型一氧化氮合酶(iNOS),导致 NO 急剧释放,外周血管强烈扩张,体循环阻力下降。NO 是一种强效的血管扩张剂,是致感染性休克的关键介质。

(2)血管内皮细胞广泛受损和毛细血管通透性增加:TNF 等细胞因子和其他炎症介质通过破坏细胞间连接、改变细胞骨架结构,直接或间接损伤血管内皮细胞,内皮损伤后通透性增强,蛋白质和液体流失到组织间隙,导致有效循环容量降低和组织水肿。广泛的内皮损伤是感染性休克的一个重要特征,这种内皮通透性是广泛组织损伤的最后共同途径。

(3)炎性细胞因子同时通过经典和旁路途径激活补体系统,C3a 和 C5a 等补体系统激活产物引起毛细血管扩张和通透性明显增加,导致动、静脉短路,血流分布异常。

（4）心肌抑制因子（MDS）：感染性休克患者心肌抑制发生与循环中存在心肌抑制物（MDS）有关,导致心肌收缩力下降。可能的心肌抑制物包括花生四烯酸代谢物、血小板活化因子、组胺和内啡肽。研究发现,TNF-α 和 IL-1β 具有与心肌抑制物相同的生物学特征,可能协同发挥心肌抑制的作用。

2. 凝血功能紊乱 内毒素和 TNF 通过诱发巨噬细胞和内皮细胞释放组织因子,激活外源性凝血途径,被内毒素激活的凝血因子Ⅻ进一步激活内源性凝血途径。最终将纤维蛋白原转化为纤维蛋白,纤维蛋白与血小板结合,形成微血管血栓。微血管血栓通过释放介质和组织缺氧进一步加重内皮损伤。天然抗凝物（蛋白 C、蛋白 S、抗凝血酶和组织因子途径抑制剂）抑制凝血,增强纤溶,清除微血栓。感染性休克可降低天然抗凝血蛋白 C、蛋白 S、抗凝血酶和组织因子途径抑制剂的水平。

3. 免疫功能紊乱 致病微生物（内毒素）激活单核巨噬细胞和淋巴细胞,启动促炎因子的级联反应,机体过度释放 TNF、IL-6、IL-1 等细胞因子,导致失控的全身炎症反应（SIRS）和多器官功能损害。同时,机体抗炎反应也随之加强,启动代偿性抗炎反应综合征（compensatory anti-inflammatory response syndrome,CARS）,抗炎介质如 IL-4、IL-10、IL-13 等大量释放,抗炎应答过度,CD4+/CD8+ 比值下降,提示免疫抑制或易感染,死亡率增高。甚至部分患者呈现免疫麻痹或免疫无应答。

研究显示,感染性休克时淋巴细胞凋亡异常增加,以 B 细胞、CD4+ T 细胞和树突状细胞凋亡为主,分别减弱抗体的产生、巨噬细胞的激活和抗原的递呈能力,导致机体免疫功能低下。

感染性休克时机体免疫功能处于一种复杂的免疫紊乱和失衡状态,可能是 SIRS,或是 CARS,或二者同时存在。机体免疫功能状态与微生物种类、感染数量、患者年龄、基础疾病、营养状况甚至基因多态性相关。

4. 组织缺氧的机制

（1）血流分布异常,局部组织器官低灌注：尽管心排血量增高,但因为血流分布异常,造成机体一些部位的器官高灌注,而另一些部位的器官灌注不足,或者是同一部位器官不同区域的血流灌注不均。

（2）静脉分流的增加易造成心排血量增高,同时伴有组织低灌注。

（3）细菌毒素和炎症介质对细胞的影响常常引起细胞线粒体功能不全,导致即使在高流量或高灌注状态下,因细胞氧利用障碍而造成细胞缺氧。

5. 病理生理特点

（1）早期即发生循环容量的相对不足,组织低灌注：即容量仍保留在血管内,但因为血管收缩和舒张功能异常导致容量分布在异常的部位,为血流分布异常,其是感染性休克的根本原因。

（2）有效循环容量减少,体循环阻力降低：一氧化氮和炎症介质的急剧释放,导致血管扩张和炎症介质损害血管内皮细胞,引起毛细血管扩张和通透性增加,是体循环阻力降低的病

理生理基础。

（3）心排血量增加,但心肌收缩力降低：感染性休克早期由于机体代偿,儿茶酚胺水平持续增高,心脏可以通过 Frank-Starling 机制增加搏动频率和心肌收缩力,达到心排血量（CO）增加。但感染性休克患者早期即可发生心肌抑制,与循环中存在心肌抑制物（MDS）有关,心肌细胞摄取氧的能力下降,心肌收缩力下降。

（4）微循环功能障碍：循环高流量而组织低灌注将导致组织缺氧,细胞氧利用障碍,能量产生减少,乳酸堆积,代谢性酸中毒,进而引起细胞功能障碍和器官功能衰竭。

6. 血流动力学特点 心排血量正常或增高,体循环阻力下降,肺循环阻力增加,心率改变。

7. 氧代谢特点 存在明显的病理性氧供依赖,DO_2 增加,细胞氧摄取能力下降。

【临床表现及分型】

1. 患者有原发感染灶的症状和体征,通过询问病史、体检及实验室检查和影像学检查,大部分感染性休克患者可以明确原发感染灶。如重症肺炎有发热、咳嗽、咳痰及呼吸急促表现；中枢神经系统感染有高热、谵妄、颈项强直及呕吐表现；泌尿系统感染表现为尿频、尿急、肋腹疼痛等；腹腔感染大多有腹部手术史或者有急腹症史,表现为腹痛、腹胀及板样腹等；皮肤软组织感染常有局部明显的红、肿、痛表现；管道相关感染都有深静脉或动脉置管史。老年体弱和免疫功能缺陷患者可能局部或全身感染征象不典型。

2. 患者有全身炎症反应综合征（SIRS） 感染性休克患者常有两种或两种以上 SIRS 征象。发热、心率增快、过度通气甚至伴有神志不清是感染性休克患者典型的临床表现。白细胞总数多数增高,而在革兰氏阴性杆菌感染的患者白细胞总数可以降至 $4×10^9/L$ 以下。

3. 患者有组织低灌注等休克表现 当患者有低血压、神志改变、尿量减少、皮肤温度降低或花斑表现,已提示发生了休克。MAP 降低和血乳酸升高能更早地提示休克的发生,MAP 低于 65mmHg 和/或高乳酸血症被认为是组织灌注不足的指标。

4. 临床分型 感染性休克依据容量状态或前负荷不同,分为低前负荷型和正常前负荷型。低前负荷型的特征是血容量不足或心脏前负荷不足,表现为体循环阻力升高,心排血量正常或降低,中心静脉压或肺动脉楔压低,周围组织皮温冷,血流动力学特点属于低排高阻型。正常负荷型的特征是心脏前负荷正常或经积极的液体复苏后心脏获得足够的前负荷,表现为体循环阻力降低,心排血量升高,中心静脉压或肺动脉楔压正常,周围组织皮温暖,血流动力学特点属于高排低阻型。

几乎所有感染性休克患者均表现为高排低阻型。感染性休克是因血管舒缩功能异常,从而导致血流分布异常,是感染性休克早期低血容量状态的根本原因。尽早快速补充前负荷是治疗感染性休克的首要措施,但单纯的容量补充不能完全解决感染性休克。

【诊断】

1. 病原学诊断 在不显著延迟启动抗菌药物治疗的前提下,常规进行微生物培养(至少包括两组血培养)非常必要。患者的血、尿、痰细菌培养应常规留取。可疑部位的细菌培养包括胸腔积液、腹腔积液、脓肿、关节腔积液、引流管中引流液、脑脊液及深静脉导管尖端培养。感染部位的革兰氏染色涂片、MRSA 的 PCR 快速检测及真菌涂片,可及早提示病原体,快速指导抗生素的选择。明确导致感染性休克的感染灶及其致病菌,是确诊感染性休克病因的关键。

2. 生命体征及器官功能评估

(1) 生命体征监测、内环境评估:血气分析、血常规、血乳酸和乳酸清除率、PCT、C 反应蛋白、肝肾功能、出凝血功能、血栓弹力图、心肌酶谱、心肌标志物、脑钠肽前体(pro brain natriuretic peptide,proBNP)、血糖、甲状腺功能、皮质醇、免疫球蛋白等。

(2) 辅助检查:胸腹 X 线片、头胸腹部 CT/MRI、脑电图、腹部 B 超。

(3) 有创/无创血流动力学监测:包括 CVP、有创动脉监测、脉搏指示连续心排血量监测(pulse contour cardiac output,PiCCO),超声检查尤其是床旁超声可快速评估血流动力学不稳定的感染性休克患者,它能揭示右心和左心室腔大小及收缩力、心包积液,并可显示下腔静脉直径和变异度,以提示低血容量等特征。

3. 临床诊断标准 在明确诊断脓毒症的基础上,伴有持续性低血压,在充分补充血容量的基础上,仍需要升压药物以维持平均动脉压≥65mmHg 且血清乳酸水平>2mmol/L(18mg/dl)。

4. 脓毒症和感染性休克的临床诊断流程见图 14-2-2-1。

【治疗】

一旦明确感染性休克,应尽早进行抗休克治疗。感染性休克本质是组织低灌注导致的组织缺氧,因此感染性休克的治疗也要以纠正组织缺氧为最终复苏目标,包括尽早快速增加前负荷、纠正组织低灌注、积极地抗感染治疗、抗炎性介质治疗、调节血管舒缩功能、改善微循环、增强细胞对氧的利用能力。对病情的诊断和发展、治疗效果的评价、药物的调整及复苏终点的确定,则通过血流动力学监测、氧动力和氧代谢的监测等措施来实现。

(一) 纠正组织低灌注和组织缺氧的措施

1. 循环支持,纠正组织低灌注

(1) 早期快速液体复苏:血管舒张明显异常和有效循环容量减少(相对或绝对)是感染性休克突出的病理生理改变。早期积极液体复苏,尽早恢复有效循环容量,提高组织灌注是治疗的关键。初始液体复苏容量应该在 3 小时内至少补充 30ml/kg,液体复苏的治疗应尽可能在确立诊断的第一场所内执行,如急诊室。复苏的晶体液如生理盐水和/或复方氯化钠溶液(Ringer's solution,林格液)均可使用,亦可根据患者情况考虑使用 4% 白蛋白,对于维持有效血容量可以起到较为持久的作用。但在大量输注生理盐水或林格液进行复苏时,要考虑是否

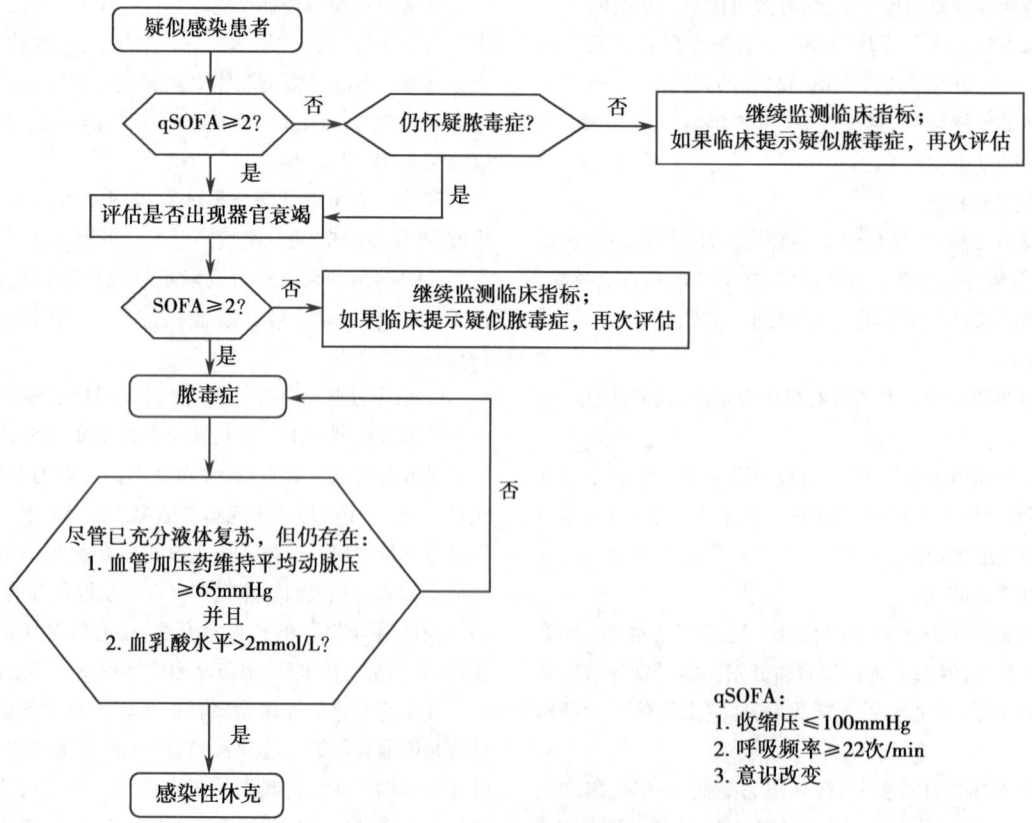

图 14-2-2-1 脓毒症和感染性休克的临床诊断流程

会发生高氯性酸中毒。不建议使用分子量超过 200kDa 的羟乙基淀粉,其可增加脓毒症患者的急性肾损伤发生率及肾脏替代治疗的需求。液体复苏的同时密切监测和随访心率、血压、尿量、神志变化、血乳酸等,根据患者反应,随时调整补液速度。液体复苏的目标是 MAP ≥65mmHg,尿量>0.5ml/(h·kg),血乳酸<2.0mmol/L。液体复苏目标导向性治疗(EGDT)在 2014 年 ProCESS 研究及 ARESE 研究中得出阴性结果,认为 EGDT 对患者远期病死率及器官支持需要等次要终点均没有优势。感染性休克患者可按常规流程进行液体复苏治疗。

(2)血乳酸和乳酸清除率的监测:感染性休克患者在血流动力学监测指标尚未改变之前,组织低灌注和缺氧已经存在,血乳酸水平已经升高。血乳酸>2.0mmol/L,病死率为 80% 以上。因此,持续动态监测血乳酸和/或乳酸清除率有助于判断患者的预后。液体复苏初期,有条件时每 2 小时进行乳酸监测,病情稳定后 4~6 小时,直至乳酸<2.0mmol/L 或复苏 6 小时内乳酸清除率≥10%,预示脓毒症患者病死率可能会下降。而血乳酸恢复正常可作为组织灌注改善的指标。

(3)容量反应性:脓毒症患者的容量负荷试验方法:在 20~30 分钟输完 300~500ml 的晶体液,心输出量增加至少 10%~15%,提示患者对输液有反应。可反复评估容量反应性,来指导后期的液体复苏治疗。必须明确容量负荷试验与单纯补液的区别,对脓毒症诱发组织低灌注的患者可能需要更多、更快的补液。当患者符合无自主呼吸、无心律失常、机械通气潮气量≥8kg/L 条件时,建议监测动态血流动力学脉压变异(PPV)、每搏量变异(SVV)作为脓毒症患者液体反应性的判断指标。SVV/PPV>13%,提示容量反应性阳性,继续补液有效。反之,应以扩血管、强心处理为主。机械通气、自主呼吸或心律失常的患者可进行被动抬腿试验(passive raising leg,PRL),PRL 后 SV 或 CO 增加 10% 以上,表示容量反应性阳性。当患者腹内压增高,PRL 试验评估价值低。

(4)血管活性药物的应用:当有危及生命的低血压时,在液体复苏的基础上同时使用血管活性药物,以尽早恢复和维持最低限度的灌注压,使 MAP ≥65mmHg。研究显示,当 MAP 低于 65mmHg 时,各种血管床的自动调节能力丧失。当患者合并颅内高压时,MAP 需维持在 80~90mmHg 以上,以保证有足够的脑灌注。临床上可以通过评估局部和全身灌注指标如血乳酸浓度和尿量,确定维持血压的终点目标。

1)去甲肾上腺素(norepinephrine,NE):主要激动 α 受体,导致全身小动脉与小静脉强烈收缩(但冠状血管扩张),致使外周血管阻力明显增大而提升血压。近年来证实,去甲肾上腺素可迅速改善感染性休克患者的血流动力学状态,显著增加尿量和肌酐清除率,改善肾脏功能。但当患者血容量不足时,应用去甲肾上腺素具有一定危险性,可以加重肾损害。虽然去甲肾上腺素通过收缩血管来提高平均动脉压,但与多巴胺相比,并不增加 HR 和 SV。目前认为,去甲肾上腺素是纠正感染性休克的首选升压药。常用剂量为 2~20μg/min。

2)多巴胺(dopamine):是内源性儿茶酚胺类药物,作为去甲肾上腺素的前体,对多巴胺受体、α 受体、β 受体均有激动作用。其药理作用与剂量密切相关。①小剂量[0.5~5μg/(kg·min)]时主要激动多巴胺受体,使肾、肠系膜、冠脉及脑血管扩张。2008 年 SCCM 指南确切指出:小剂量多巴胺并不具有肾保护作用。②中等剂量[5~10μg/(kg·min)]时主要激动 β 受体,使心肌收缩力增强,从而增加心排血量及冠脉流量。③大剂量[10~20μg/(kg·min)]时主要激动 α 受体,引起外围血管收缩、血压上升。更多的研究显示,多巴胺更适用于心律失常风险较低的患者及心率慢或心排血量低的患者。

3)多巴酚丁胺(dobutamine):具有强烈的 β₁、β₂ 受体和中度的 α 受体兴奋作用。β₁ 受体正性肌力作用可使心指数增加 25%~50%,同时也使心率增快 10%~20%。β₂ 受体作用可降低肺动脉楔压,有利于改善右心射血,提高心排血量。因此,多巴酚丁胺既可增加氧供,同时也增加(特别是心肌的)氧消耗。常用剂量为 2~20μg/(kg·min)。可用于 MAP<65mmHg 和心率<120 次/min 者。在心脏充盈压升高而 CO 降低,提示心肌功能障碍时;或尽管已达到足够的血容量和足够的 MAP,仍出现灌注不足时,推荐输注多巴酚丁胺或在缩血管药物的基础上加用多巴酚丁胺。

4)肾上腺素(adrenaline):具有 α 受体和 β 受体的双重激动作用,主要用于过敏性休克和心脏停搏所致的心源性休克。肾上腺素通过增加 CO 和 SV 而提高 MAP。在治疗感染性休克患者时,肾上腺素是去甲肾上腺素的首选替代药物。即当需要使用更多的血管升压药来维持足够的血压时,可加用肾上腺素或替代去甲肾上腺素。

5)血管升压素(vasopressin):是休克过程中产生的一种重要的内源性应激激素。成人严重感染时,内源性血管升压素水平在 24~48 小时内降低,可给予小剂量血管升压素(0.01~0.04U/min),并与去甲肾上腺素联合使用,但不能作为升压药物单独使用。用量≥0.04U/min 仅用于抢救治疗(使用其他血管升压药均未达到目标 MAP)。

对于容量复苏效果不理想的感染性休克患者,去甲肾上腺素与多巴酚丁胺合用可以改善组织灌注和氧供,增加冠状动脉和肾脏的血流及肌酐清除率、降低血乳酸而不加重器官的缺血。总之,理想的血管活性药物应能迅速提升血压,改善心脏和脑血流灌注,改善或增加肾脏和肠道等内脏器官血流灌注,使心功能、动脉血氧饱和度、组织灌注及 DO₂ 最佳化,纠正组织缺氧,防止多器官功能障碍发生。

2. 降低氧耗 严重感染和感染性休克伴随的炎症反应使代谢需求增加、内脏和全身氧耗增加。应尽量降低患者氧需求。充分的镇痛,以目标为导向的个体化镇静,以及机械通气可以减少呼吸做功,降低机体氧耗。

3. 改善微循环,增强细胞对氧利用 在感染性休克状态下,液体复苏后组织灌注和 DO₂ 恢复正常,但仍然可能存在微循环障碍和细胞氧的利用障碍。因此,改善微循环是治疗的最重要目标。临床上监测局部灌注和缺氧改善的指标是胃黏膜 pHi>7.35。改善微循环,提高细胞对氧利用的具体措施参见本篇第二章第一节休克概论。

（二）感染源的控制 在 2004、2008、2012、2016 年版本的拯救脓毒症运动（surviving sepsis campaign，SSC）指南中都将控制感染的治疗置于最重要的地位。虽然控制感染未必能够阻止感染性休克的进一步发展，但若感染不被控制，治疗 sepsis 则是纸上谈兵。因此，控制感染是治疗 sepsis 和感染性休克的最基本措施。

一旦考虑脓毒症或/和感染性休克，应立即留取病原学（痰、尿、血、引流液等）标本，并尽快在 1 小时内开始广谱抗生素治疗。至少应留取两份血培养标本，一份直接取自外周血，另一份从放置的导管中留取，除非导管放置时间少于 48 小时。初始经验性抗感染治疗尽可能选用广谱抗生素覆盖所有可能病原体，并具有一定的穿透力，在感染部位中达到足够的药物浓度。一旦病原学诊断明确，根据药敏结果更换为敏感抗生素或降阶梯治疗选择窄谱抗生素，以减少机体发生超级耐药菌感染的机会，并减少念珠菌属、艰难梭菌、万古霉素耐药的肠球菌感染的可能性。当考虑存在侵袭性真菌感染时，采用 1,3-β-D 葡聚糖检测（G 试验）和/或半乳甘露聚糖检测（GM 试验）和抗甘露聚糖抗体检测。如明确是因病毒引起的严重感染/感染性休克，尽早开始抗病毒治疗。

感染源病灶的迅速定位诊断和清除，选择合适的措施如脓肿引流、清除感染坏死组织、去除体内可能感染的器具、彻底控制正在进行污染的微生物感染。当感染源需要处理时，最好采用对生理学干扰最小的干预措施，如经皮穿刺引流脓肿优于手术切开引流。

（三）其他支持性治疗，维护机体器官功能

1. 机械通气 感染性休克患者常伴发急性呼吸窘迫综合征（ARDS）。这类患者需要气道插管和机械通气，以纠正顽固性低氧血症。在机械通气中需要遵循肺保护性通气策略，即潮气量水平为 6ml/kg PBW（predicted body weight，预测体重），限制吸气末平台压≤30cmH_2O，机械通气期间肺泡内压过高是导致呼吸机相关性肺损伤（ventilator associated lung injury，VALI）的重要原因之一，并增加患者病死率。因此，机械通气时限制气道平台压以防止肺泡内压过高，比限制潮气量更为重要。PEEP 是治疗 ARDS 的重要措施，具有改善通气或血流失衡、改善氧合、改善肺顺应性、防止肺泡萎陷、减少 VALI 等作用。避免肺萎陷常需要 PEEP >10cmH_2O，使用较高水平 PEEP 时，需要监测血压和氧合状态。对于氧合指数小于 150 的患者，可实施肺复张或进行俯卧位通气，实施时避免出现致命的并发症如气管插管等意外脱出。对无组织低灌注的 ARDS 患者，建议采取限制性输液策略，可减少机械通气时间，降低病死率。不推荐使用高频振荡通气。

2. 控制血糖 严重脓毒症患者连续二次血糖>10mmol/L（180mg/dl）时，应采用胰岛素控制方案，控制血糖≤10mmol/L（180mg/dl）。此项建议的依据来自 NICE-SUGAR 研究，是至今针对 ICU 患者血糖控制的最大规模的研究。而早期推荐的强化胰岛素治疗——血糖目标值严格控制在 4.4~6.1mmol/L，更

容易引起医源性低血糖（≤2.2mmol/L）发生，增加死亡率。血糖控制在 7.8~10mmol/L（140~180mg/dl），与严格的血糖控制相比，降低了发生低血糖的风险和死亡率，减小了血糖波动，改善了 ICU 患者的预后。

3. 糖皮质激素的应用 对于存在肾上腺皮质功能不全的感染性休克患者，经足够液体复苏治疗后仍需升压药维持血压的，建议使用糖皮质激素，给予氢化可的松 200mg/d 静脉输注。血压稳定后及时停用。对于无休克的脓毒症患者，不建议使用糖皮质激素。

4. 深静脉血栓的预防 严重感染和感染性休克患者易导致出凝血功能紊乱，发生静脉栓塞和肺栓塞的风险高。如无明确禁忌证，建议使用低分子量肝素（low molecular weight heparin，LMWH），每日 2 次；或肝素（unfractionated heparin，UFH）每日 3 次，并监测血小板计数。合并急性肾功能不全的患者（肌酐清除率<30ml/L），建议使用达肝素钠（dalteparin sodium）。对有用药禁忌证的患者，建议采用机械方法包括间歇加压装置或梯度加压袜。

5. 营养支持 血流动力学尚未稳定或存在严重的代谢性酸中毒阶段，不是开始营养支持的安全时机，而对血流动力学稳定的患者可尽早实施，在入住 ICU 24 小时后即开始肠内营养（enteral nutrition，EN）支持。最初 1 周，建议采用允许性低热卡/渐进式喂养的方式，喂养目标为 20~25cal/（kg·d）（1kcal = 1kJ/4.182），蛋白摄入量为 1.2~1.5g/（kg·d），直至全营养喂养，同时注意肠内维生素的补充。营养支持期间，应密切监测器官功能与营养素的代谢状态，如钙、磷、镁离子的监测。非蛋白质热量：氮可降低至（334.7~543.9）kJ：1g。不建议添加特异性免疫调节药物，如精氨酸、omega-3、谷氨酰胺、硒。喂养方式可以是经鼻胃管或放置鼻空肠管进行幽门后喂养。

6. 镇痛、镇静药物的应用 感染性休克患者除了重度 ARDS 机械通气时给予深镇静外，建议采用程序化镇静。其定义为以充分镇痛为基础，进行目标导向的最小化的浅镇静。通过间断给予镇静剂或持续输入镇静剂，达到预定的镇静目标。临床上最常用的是 RASS（Richmold Agitation-Sedation Scale）镇静程度评估。浅镇静目标：RASS-1~0。短效镇静剂如丙泊酚和右美托咪定具有更大的优势。需重视患者睡眠质量改善，早期识别和预防谵妄，鼓励患者早期下床活动。

7. 连续肾脏替代治疗（continuous renal replacement therapy，CRRT） CRRT 最大特点是治疗中可以维持稳定的 MAP、脑灌注压和肾灌注。对于感染性休克需要维持液体平衡或并发急性肾衰竭的患者，可采用 CRRT。但不主张对于存在肌酐升高或少尿而无其他明确透析指征的患者使用 CRRT。

8. 输血指征 当血红蛋白<70g/L，特别是急性失血时，须输入红细胞。血小板计数≤20×10^9/L 并有明显出血倾向，建议输注血小板。当存在活动性出血或需进行有创操作或手术，血小板计数必须>50×10^9/L。危重病患者 PT 超过正常值 1.5 倍，或 INR>2.0，或 APTT 超过正常值 2 倍，可输注新鲜冰冻血浆。纤维蛋白原<0.8~1.0g/L 时，可输注冷沉淀。每单位新鲜

冰冻血浆含有纤维蛋白原 2~4g/L。因此,每单位新鲜冰冻血浆提供纤维蛋白原量相当于 2U 冷沉淀。

(四)脓毒症集束化治疗策略(sepsis bundle strategy)

与 2004 年版及 2008 年版 SSC 指南相比,2012 年版 SSC 指南将既往的 6 小时集束化治疗策略重新分解为 3 小时和 6 小时(表 14-2-2-2),并摒弃了 24 小时集束化治疗策略。2012 年版集束化治疗策略的治疗核心就是尽早恢复组织灌注,尽早使用抗生素,强调乳酸的动态监测,提倡采用程序化的治疗方式进行系统性的早期目标治疗(EGDT)。

表 14-2-2-2 2012 年版 SSC 指南的集束化治疗策略

3 小时	(1) 监测血乳酸水平
	(2) 使用抗菌药物前行血培养
	(3) 使用广谱抗菌药物
	(4) 低血压或血乳酸≥4mmol/L 时,按 30ml/kg 体重输注晶体液
6 小时	(1) 早期液体复苏无效时,使用血管加压药物维持平均动脉压(MAP)≥65mmHg
	(2) 当经过容量复苏后仍持续性低血压或早期血乳酸≥4mmol/L 时:
	• 测量中心静脉压(CVP)
	• 测量中心静脉血氧饱和度(ScVO$_2$)*
	(3) 如早期血乳酸水平升高,应重复进行测量*

注:* 指南中的量化复苏目标:CVP≥8mmHg,ScVO$_2$≥70% 及血乳酸水平恢复正常。

对应 2016 年版 SCC《拯救脓毒症运动:脓毒症与感染性休克国际管理指南》更新,2018 年版更新脓毒症集束化治疗方案,提出 1 小时集束化治疗策略(表 14-2-2-3),进一步强调应立即开始复苏和治疗,维持器官灌注压。但 1 小时集束化治疗策略目前存在争议。

表 14-2-2-3 1 小时集束化治疗策略

监测血乳酸水平,初始乳酸>2mmol/L 时需重复测量
使用抗生素前获取血培养
给予广谱抗菌药物
低血压或乳酸≥4mmol/L,快速输注晶体液 30ml/kg
液体复苏期间或复苏之后仍然低血压,给予升压药维持 MAP≥65mmHg

推荐阅读

1. RHODES A,EVANS L E,ALHAZZANI W,et al. Surviving Sepsis Campaign:International Guidelines for Management of Sepsis and Septic Shock:2016[J]. Crit Care Med,2017,45(3):486-552.

2. LEVY M M,EVANS L E,RHODE A. The Surviving Sepsis Campaign Bundle:2018 update[J]. Intensive Care Med,2018,44(6):925-928.

3. SINGER M,DEUTSCHMAN C S,SEYMOUR C W,et al. The Third International Consensus Definitions for Sepsis and Septic Shock(Sepsis-3)[J]. JAMA,2016,315(8):801-810.

4. DELLINGER R P,LEVY M M,RHODES A,et al. Surviving Sepsis Campaign:international guidelines for management of severe sepsis and septic shock:2012[J]. Crit Care Med,2013,41(2):580-637.

第三节 心源性休克

朱会耕

【定义】

心源性休克(cardiogenic shock)是指由各种原因引起的心脏功能减退,心输出量显著减少,血压下降,重要脏器和组织灌注严重不足,全身微循环功能障碍,出现以缺血、缺氧、代谢障碍及重要脏器损害为特征的一种临床综合征。心源性休克的血流动力学改变包括持续性低血压(血容量充足时收缩压<90mmHg,或平均动脉压<65mmHg,或收缩压较基线水平下降>30mmHg,持续 30 分钟以上)、肺毛细血管楔压(pulmonary capillary wedge pressure, PCWP)>18mmHg、心指数小于 2.2L/(min·m^2),临床表现为低血压伴随组织灌注不足(少尿、意识障碍、四肢湿冷、代谢性酸中毒等)及一系列心肌功能障碍的体征。

【病因】

任何引起严重的急性左室或右室衰竭的原因都能导致心源性休克,常见的心源性休克原因如下:

(一)急性心肌梗死(acute myocardial infarction,AMI) 急性心肌梗死可由泵衰竭、机械性并发症、严重右心室心肌梗死等导致心源性休克。

1. **泵衰竭** 大面积梗死、既往存在左室功能障碍的小面积梗死、梗死扩展(infarct expansion)、梗死延展(infarct extension)、再梗死(reinfarction)等。梗死扩展指由于梗死区心肌变薄和拉长所致的心室扩张,心肌梗死范围的大小并未增加。梗死延展指心肌梗死后重新发生的心肌坏死,具有心肌坏死范围的真正增加。再梗死则指心肌梗死后再次发生新的心肌梗死。

2. **机械性并发症** 乳头肌功能不全、乳头肌/腱索断裂导致急性二尖瓣反流、室间隔缺损、游离壁破裂导致心脏压塞等。

3. **严重右心室心肌梗死。**

(二)其他心肌疾病 心肌炎、终末期心肌病、伴流出道梗阻的肥厚型心肌病、应激性心肌病等。

(三)心脏结构病变 急性二尖瓣反流、急性主动脉瓣反流、主动脉或二尖瓣狭窄伴随快速性心律失常、人工瓣膜功能障碍、先天性心脏病、肺栓塞等。

(四)心律失常 持续严重的心动过缓或心动过速。

(五)心包疾病 大量心包积液、急性心脏压塞、窄缩性心包炎等。

(六)其他情况 如长时间的心肺分流术、感染性休克伴重度心肌抑制、穿透性或钝性心脏创伤、心脏移植排异反应等。

【病理生理】

心源性休克是心输出量下降导致组织低灌注和微循环功

能障碍。左心功能障碍引起心输出量下降,左心室舒张压力和室壁张力增高,冠状动脉灌注进一步降低;同时,左心房压增高,导致肺淤血和低氧,又进一步加重冠状动脉缺血,继发心动过速、低血压和乳酸堆积。而后进一步降低心肌灌注。心输出量降低也影响到其他重要器官灌注,导致广泛的组织器官血流动力学与代谢改变。同时,机体代偿机制被激活;交感活性增加,儿茶酚胺类水平升高,从而增快心率,增强心肌收缩力。肾素-血管紧张素-醛固酮系统激活,导致液体潴留、前负荷增加、血管收缩以维持血压。此外,大面积心肌坏死和低灌注状态又会触发全身炎症反应、炎症级联反应,诱发大量一氧化氮活化和释放,扩张血管,导致血压和组织灌注进一步下降。

研究发现,部分心源性休克患者全身血管阻力下降的同时合并发热及白细胞增加,提示心源性休克中存在全身炎症反应综合征。心肌梗死后释放出细胞因子,使一氧化氮合酶形成增加,引起血管扩张和血压下降。左室功能障碍也使一氧化氮合酶表达增加,导致一氧化氮水平升高。一氧化氮能与过氧化物结合,形成过氧亚硝酸盐,可损伤心肌收缩功能。研究表明,心源性休克时一氧化氮和过氧化物水平可能增加,内源性一氧化氮合酶抑制剂水平升高,可致血流动力学障碍及死亡率增加。心源性休克时,循环中炎症介质如肿瘤坏死因子和白介素-6(IL-6)水平均增高。炎症介质可促使脑钠肽(brain natriuretic peptide,BNP)释放。

心源性休克患者由于心肌顿抑(myocardial stunning)或心肌冬眠(myocardial hibernation),存在无功能的存活心肌。心肌顿抑是指心肌短暂缺血不足而造成心肌坏死,在恢复正常或接近正常血流灌注后,心肌功能却需要数小时、数天甚至数月才能完全恢复的现象。心肌冬眠发生于急性冠状动脉严重缺血后部分心肌功能持续受损,恢复冠脉血流后心肌功能恢复正常。心肌冬眠可通过多种方法检测,如超声心动图、MRI、SPECT、PET/CT、PET/MRI 等,PET/CT、PET/MRI 最敏感。冬眠心肌收缩功能在冠脉血流恢复后可改善;顿抑心肌存在收缩储备及变应力反应,同时,心肌顿抑也为心源性休克患者的冠脉重建提供了依据。因此,心肌顿抑与心肌冬眠的治疗对心源性休克患者尤为重要。

【临床表现】

心源性休克主要表现为低血压导致的组织低灌注。早期可表现为脉搏细速(90~110 次/min)或者由于高度心脏传导阻滞引起的严重心动过缓、颈静脉怒张、烦躁不安、焦虑、面色及皮肤苍白、出冷汗、肢体湿冷、心慌、心悸、胸闷、呼吸困难、尿量减少等。随着病情的发展,休克的程度将逐渐加重。除上述表现外,还可有表情淡漠、意识模糊、发绀、表浅静脉萎陷、尿量进一步减少等。休克晚期可出现弥散性血管内凝血和多器官功能障碍,还可发生急性呼吸衰竭、急性肾衰竭、脑功能障碍和急性肝衰竭等。心脏听诊可闻及心尖搏动减弱,S_1 减弱和 S_3 奔马律。

体检时应注重对低灌注的识别、血容量的状况和引起休克的继发因素。发生休克前,常伴有机械性损伤的表现。腱索、乳头肌断裂或室间隔穿孔,可致全收缩期杂音。心室破裂的患者可发生心脏压塞,通常表现为致命的电机械分离,突然心率减慢,心动过缓或高度房室传导阻滞。心肌炎的患者可以出现心包或胸膜心包摩擦音。

右心室心肌梗死所致的血压下降,临床上主要表现为右心衰竭,如肺淤血不明显,有动脉压下降、心前区收缩期杂音、颈静脉充盈等。右心室梗死的临床表现可被心源性休克所掩盖。伴随休克的急性心肌炎也表现为低灌注,如果心肌炎已经持续几天到数周,体液潴留的表现可能会比较突出。当难治性心力衰竭伴随低血压和全身低灌注时,其临床表现很难与急性心源性休克相鉴别。

【实验室检查】

(一) 血常规 心源性休克较少出现红细胞和血红蛋白的变化,大多有白细胞总数和中性粒细胞的增加。有出血倾向和弥散性血管内凝血者,血小板计数可减少,血纤维蛋白原可减低,凝血酶原时间可延长,血浆鱼精蛋白副凝试验(3P 试验)阳性。

(二) 血液生化 发生心肌梗死时,大多数患者有血清心肌标志物的改变,如血清肌钙蛋白、肌酸激酶及其同工酶增高,血 B 型利钠肽(BNP)或 N 末端 B 型利钠肽原(NT-proBNP)检查有助于了解心功能状况,判断预后及治疗效果。

(三) 动脉血气分析 组织细胞缺氧,出现代谢性酸中毒。碱剩余(BE)可以反映组织代谢情况及全身中毒程度。血乳酸正常值为 1.0~1.5mmol/L,血乳酸水平>6.5mmol/L 是心源性休克患者住院期间死亡率增高的显著独立预测因素。监测血乳酸情况,有助于判断预后和评估疗效。

(四) 尿常规 随着休克的进展,尿中可出现蛋白、红细胞和管型等。

【辅助检查】

(一) 心电图 在由急性心肌梗死所致的心源性休克中,最常见的心电图表现是 ST 段抬高,但也有不伴 ST 段抬高的心源性休克。约25%的患者可能表现为 ST 段压低或非特异性 ST 段改变。心电图还可发现心律失常。急性心肌炎的心电图异常表现比较多样,常见快速性心律失常,尤其是窦性心动过速或房颤,还可出现广泛的陈旧性心肌梗死、室间传导障碍或束支传导阻滞。

(二) 超声心动图 超声心动图检查对于心源性休克患者的诊断极有价值,可以判断休克原因,发现乳头肌断裂或室间隔缺损等机械性并发症;评估左、右心室功能,包括非梗死区的代偿性高动力状态;判断是否存在严重的局部室壁活动异常,以及弥漫性运动减低;对于心包积液和室壁瘤的诊断也极具价值。对怀疑有游离壁破裂的患者,超声心动图可证实是否存在心包积液。在无肺动脉导管的情况下,可以用超声心动图来进行临床评估肺动脉收缩压和楔压。

(三) 胸部 X 线片和胸部 CT 约 2/3 的患者胸部 X 线片或者胸部 CT 常可以发现肺淤血、肺水肿。首次心肌梗死引起心源性休克的患者的心脏大小通常没有改变,但是有心肌梗死病史的患者可表现为心脏增大。

【监测】

(一)血压监测 血压监测是心源性休克时最重要、最基本的监测手段,包括无创的和有创的方法。休克和血压不稳定的患者,做动脉穿刺插管直接测量动脉压更为有效和安全。

(二)中心静脉压测定 中心静脉压反映的是右心室的前负荷,常作为简单、实用的容量指标。中心静脉压的正常值为 $0.49\sim1.18kPa(5\sim12cmH_2O)$。测定中心静脉压,有助于鉴别心功能不全或血容量不足引起的休克。但影响中心静脉压的因素较多,如血管收缩剂和扩张剂的应用、肺部疾病、心脏疾病及零点水平的不准确等。近几年,许多学者对中心静脉压绝对数值本身的临床意义提出了异议。但是动态监测中心静脉压的变化,对处理各类休克、决定输液的种类和量、是否用强心药或利尿药,有一定的指导意义。对心源性休克患者,适当维持较高的中心静脉压水平,保证足够的右心室前负荷,对增加左心室排量有一定帮助。

(三)肺动脉漂浮导管监测 肺动脉漂浮导管能提供有价值的血流动力学信息,包括 PCWP、肺动脉压、热稀释法心排血量、中心静脉压等,还可以测量混合静脉血氧饱和度,这些参数有助于指导治疗。PCWP 反映左心房平均压,与左心室舒张末期压力相关,有助于明确左心室功能,评估血容量情况,指导液体管理。PCWP 正常值为 $1.04\sim1.56kPa(8\sim12mmHg)$,PCWP $\geq18mmHg$,可以协助诊断心源性休克。在无肺血管疾病或二尖瓣病变时,测定肺动脉楔压,有助于了解左心室功能,是估计血容量和监护输液速度、防止发生肺水肿、指导治疗的一个很好的指标。肺动脉楔压、心排血量等指标可以鉴别心源性休克是否合并绝对循环血容量不足。

(四)心输出量和心指数 心指数能准确反映左心室收缩功能,正常值为 $2.5\sim4.0L/(min\cdot m^2)$。心源性休克时,心指数明显降低 $[\leq2.2L/(min\cdot m^2)]$。目前常用的测量方法有 Swan-Ganz 导管和脉波指示剂连续心排血量(PiCCO)监测技术等。

(五)尿量监测 留置导尿管连续观察尿量,要求每小时尿量多于 30ml。若每小时尿量小于 30ml,提示肾血流不足。除了每小时尿量外,还应监测尿比重。

(六)微循环情况 眼底检查可见小动脉痉挛与小静脉扩张,严重时可有视网膜水肿,毛细血管充盈时间延长。

【诊断与鉴别诊断】

(一)诊断 心源性休克是器官组织的一种低灌注状态,临床诊断标准为:

1. 存在引起心源性休克的病因。

2. 全身低灌注表现 有肢体湿冷,尿量<20ml/h 和/或神志改变等。

3. 血流动力学表现 ①持续性低血压,血容量充足时收缩压<90mmHg,或平均动脉压<65mmHg,或收缩压较基线水平下降>30mmHg、持续 30 分钟以上;②心排血量显著下降,心指数(cardiac index,CI)$<2.2L/(min\cdot m^2)$;③肺动脉楔压>

18mmHg。肺动脉漂浮导管和/或多普勒超声心动图检查有助于明确心源性休克的诊断。

(二)鉴别诊断 心源性休克最常见于急性心肌梗死。在急性起病时,应将引起休克的心源性因素与其他因素鉴别。

1. 低血容量性休克 急性血容量降低所致的休克要鉴别下列情况:

(1)出血:胃肠道、呼吸道、泌尿道、生殖道的出血,可排出体外,诊断不难。脾破裂、肝破裂、异位妊娠破裂、主动脉瘤破裂、肿瘤破裂等,出血在腹腔或胸腔,可有明显贫血、胸腹痛和胸腹腔积液的体征,胸腹腔或阴道后穹窿穿刺有助于诊断。

(2)外科创伤:有创伤和外科手术史,一般不难诊断。

2. 感染性休克 感染性休克在早期可表现为高排低阻型休克,即"暖休克";休克的晚期可出现低排高阻型休克,即"冷休克"。各种严重的感染都有可能引起休克,常见的有重症肺炎、腹腔感染、血行感染等。

3. 过敏性休克 接触过敏原后快速出现皮疹、血压下降,可合并喉头水肿、呼吸困难等。

【治疗】

尽早诊断心源性休克的病因并及时治疗,是防止发生休克的最有效的措施。院前的处理可能对进一步的抢救有较好的帮助,及时建立静脉通道、予高流量吸氧和心电监护。休克的治疗必须争分夺秒,根据发生休克的病因、发病机制和病理生理,在去除病因的前提下,采取综合措施,提高血压,改善微循环和细胞代谢及预防 DIC 等并发症的发生。

(一)病因治疗 心源性休克病因治疗建议:①尽快完善心电图、血生化和超声心动图等检查,以明确病因;②对急性冠脉综合征所致的心源性休克,应该尽快启动血运重建治疗;③对于急性冠脉综合征合并多支血管病变的心源性休克患者,不建议常规同台完全血运重建;④及时诊断、积极纠正导致心源性休克的其他原因。

1. 急性冠脉综合征 急性冠脉综合征是心源性休克的最主要原因。在无急诊行经皮冠状动脉介入治疗(percutaneous coronary intervention,PCI)条件医院就诊的患者,如果转运时间>2 小时,可考虑早期溶栓后转运行 PCI。对于 AMI 患者合并心源性休克,无论发病时间多久,均应该尽快启动冠状动脉造影,并根据造影结果行急诊血运重建(PCI 或冠状动脉旁路移植术)。在临床实践中同台 PCI 干预多支血管时,需要考虑延长手术时间和增加对比剂用量对患者心肾功能的影响,以及干预非梗死相关动脉出现夹层和无复流现象的风险。在临床实践中强调个体化原则,不建议常规同台完全血运重建。应该结合患者血流动力学情况、心肾功能状况、血管解剖条件、是否存在明确缺血证据、术者技术和经验等具体情况,决定干预策略。

对于 AMI 合并室间隔穿孔或乳头肌断裂患者,应尽快置入循环辅助装置,建议尽快外科手术治疗。对于临床情况难以耐受外科手术或拒绝外科手术的室间隔穿孔患者,如解剖条件合适,也可考虑行介入封堵术。

急性心肌梗死引起的心源性休克的处理:

（1）镇静、镇痛：急性心肌梗死时的剧痛对休克不利，宜用吗啡镇痛，降低耗氧量，降低前负荷和后负荷。有烦躁不安、焦虑等表现的患者可用镇静剂，以减轻患者的紧张和心脏负担。异丙酚作为常用镇静剂，对低血压患者具有迟发的降低心排血量作用，并可进一步加剧低血压，不宜用于心源性休克患者的镇静。苯二氮䓬类（如咪达唑仑）联合芬太尼更适合应用于休克患者。

（2）纠正低氧血症：保持气道通畅，通过鼻导管或面罩给氧。如动脉血氧分压仍低，二氧化碳分压仍高时，及时气管插管或气管切开，呼吸机辅助呼吸。要求动脉血氧分压达到100mmHg，二氧化碳分压维持在35~40mmHg。

（3）治疗心律失常：心动过速或心动过缓都会加重休克，需积极应用药物、电复律或人工心脏起搏等予以纠治或控制。同时，要纠正任何可能导致心律失常的电解质及酸碱平衡紊乱，尤其应维持血钾>4.0mmol/L，血镁>2.0mmol/L。不推荐预防性抗心律失常治疗。

（4）补充血容量：血容量的补充可根据中心静脉压监测结果来决定。中心静脉压低于5cmH$_2$O，提示存在低血容量。输液的内容应根据具体情况，选用胶体液或晶体液。输液过程中还须密切观察呼吸、心率、肝脏大小、静脉充盈、尿量等情况，听诊肺部有无啰音，以防发生肺水肿。如有条件，可留置肺动脉漂浮导管，同时测中心静脉压、肺动脉楔压及心排血量。在输液时，除了要关注输液的总量外，更要关注输液速度及出入液量的平衡。

（5）血管活性药物：当初次测量中心静脉压超过正常或在补充血容量过程中有明显升高而患者仍处于休克状态时，需考虑选用血管活性药物，使收缩压维持在90~100mmHg，保持重要器官的血流灌注。

1）升压药：

A. 多巴胺：是一种内源性中枢神经递质，是去甲肾上腺素的前体，作用于多巴胺能和肾上腺素能受体发挥多种剂量依从效应。

B. 去甲肾上腺素：是由节后交感神经释放的主要的内源性神经递质，作用于α$_1$肾上腺素能受体，其次为β$_1$受体，主要作为血管收缩药应用，主要作用为升高收缩压、舒张压，轻微增加心排血量。

C. 多巴酚丁胺：是多巴胺的衍生物，是一种正性肌力药。通过兴奋β$_1$受体和β$_2$受体起效，升压作用有限。对心脏的正性肌力作用较多巴胺强，能增加心排血量和扩张外周血管，降低肺动脉楔压，改善心脏泵功能。

使用血管活性药物治疗心源性休克的建议：①尽快应用血管活性药物（常用多巴胺和去甲肾上腺素），维持血流动力学稳定；②如果收缩压尚维持于80~90mmHg，可考虑先加用正性肌力药物，如多巴酚丁胺；③如果已经出现严重低血压（收缩压<80mmHg），需要在提高心排量的同时进一步收缩血管，提升血压，可首选去甲肾上腺素，或多巴胺联合应用去甲肾上腺素；④较大剂量单药无法维持血压时，建议尽快联合应用，注意监

测药物不良反应。

2）血管扩张剂：当血管收缩造成周围血管总阻力增加，病变的左心室面临高阻抗时，心排血量减少，心壁张力增高，心肌耗氧增加，左心室进一步受损，心源性休克的程度将加重。此时用血管扩张剂减轻心脏的后负荷，可明显降低左心室射血阻力，增加心排血量，改善休克状态。在周围阻力减低后，缺血心肌的收缩功能也好转，并可能使梗死范围缩减。但本类药物只宜用于肺动脉楔压高于15mmHg的患者，应用过程中要密切观察血压和肺动脉楔压。目前常用药为硝酸酯类，它可降低心脏的前、后负荷。

（6）磷酸二酯酶抑制剂：米力农是临床常用的磷酸二酯酶抑制剂。它能够减少细胞内的环磷酸腺苷降解，从而增加胞质的钙离子浓度。扩血管效应强于多巴酚丁胺。由于其扩血管效应可能对低血压患者产生不利影响，故心源性休克时可减少剂量。磷酸二酯酶抑制剂具有致心律失常的可能，尤其在长期应用的情况下。

（7）强心苷：可用于有休克而无充血性心力衰竭的患者，在急性心肌梗死早期易引起心律失常，故不宜常规应用。

（8）纠正酸碱平衡失调和电解质紊乱：心源性休克时，需纠正代谢性酸中毒和高钾血症或低钾血症。休克较重或用升压药不能很快见效者，可静脉滴注5%碳酸氢钠100~250ml，以后参照血气分析的结果调整。注意监测电解质，按情况调整。

（9）辅助循环：

1）主动脉内球囊反搏术（intra-aortic balloon pump，IABP）：IABP因具有操作简单、创伤性小的优点，自1968年至今被广泛应用于心源性休克的机械辅助治疗。通常球囊由导管经股动脉、腹主动脉逆行置入降主动脉内，球囊的充气和放气与心动周期同步。心脏舒张时球囊充气，把血液压回升主动脉，提高舒张压，增加冠脉灌注；心脏收缩时球囊放气，将血液主动引流出动脉以减轻心脏后负荷，增加搏出量，降低舒张末容积和心肌耗氧量。应用IABP后可使心排血量增加10%~20%，收缩压降低、舒张压增高，几乎不影响平均动脉压，心率减慢，尿量增加，左心室后负荷降低，心肌耗氧减少，心肌缺血减轻。IABP是目前心源性休克最有效的支持性治疗措施之一。

2）经皮左心室辅助装置（left ventricular assist devices，LVAD）：LVAD常用于IABP无效的患者。LVAD借助外置的机械设备可以提供部分或完全的循环支持。与IABP相比，LVAD不仅更大限度地提高了心排血量，甚至能完全代替左心室功能。即便在心脏泵功能完全衰竭的情况下，也可在短期内使血流动力学恢复正常，保证重要器官的灌注。

3）体外膜肺氧合（extracorporeal membrane oxygenation，ECMO）：ECMO是一种短期循环辅助兼呼吸替代功能装置，心源性休克患者采用静脉-动脉（V-A）工作模式。V-A模式的静脉管道经股静脉置入至下腔静脉，动脉管道经股动脉置入至腹主动脉。

ECMO的主要原理：静脉血液由离心泵驱动经股静脉引出，经氧合器进行气体交换后经过温度调整，再经动脉管道泵

入腹主动脉,心输出量可额外增加 4.5L/min 以上。V-A 模式 ECMO 提供氧合和循环支持,降低双心室前负荷。但是 V-A 模式 ECMO 也可在一定程度上增加左心室后负荷,进而增加心肌氧耗量。有学者认为,由于 IABP 可以降低心脏后负荷,理论上有助于降低因 V-A 模式 ECMO 增加心脏后负荷导致的肺水肿风险,建议心源性休克患者应用 V-A 模式 ECMO 的同时应合用 IABP。在临床实践中,尽管存在争议,但是大部分临床研究提示,合用 IABP 及其他左心室减压技术能显著改善 ECMO 疗效。

心源性休克患者的循环辅助装置使用建议:①若血流动力学不稳定,应考虑尽快置入机械辅助装置;②无 ECMO 和 LVAD 条件,应尽快置入 IABP,强调早期置入和使用足够的时间;③鉴于 ECMO 增加心输出量优于 IABP,考虑置入 V-A 模式 ECMO,或与 IABP 合用;④考虑置入 LVAD。

(10) 介入治疗:近年来应用经皮冠状动脉内成形术(percutaneous transcoronary coronary angioplasty,PTCA)治疗急性心肌梗死后并发休克取得了较好的临床效果。

(11) 外科手术:冠状动脉旁路移植术(coronary artery bypass grafting,CABG)可使因严重冠状动脉病变致急性心肌梗死合并心源性休克者取得较好的临床疗效。对于存在机械性并发症的患者,手术往往是唯一的治疗手段。对严重瓣膜关闭不全或狭窄合并有心源性休克的患者进行瓣膜置换术,可使患者的心脏功能得到迅速恢复。

(12) 溶栓治疗:冠状动脉内血栓的形成是急性心肌梗死患者的主要成因,溶栓治疗是 ST 段抬高的急性心肌梗死患者治疗的重要方法。发生梗死后早期溶栓,能溶解冠脉内的血栓,使梗死部位再通,实现再灌注,从而使梗死面积缩小,部分心肌功能恢复,心脏泵血功能改善。

(13) 机械通气:机械通气用于心源性休克的主要目的在于提供充分的氧合,扩张肺膨胀不全区域,从而减少分流并改善肺顺应性,减少呼吸肌做功,最终降低前、后负荷。但如果组织内氧过多,会导致冠状动脉血流量减少,心排量降低。机械通气包括无创机械通气和有创机械通气。心搏骤停或呼吸骤停、严重脑病、严重消化道出血、血流动力学不稳定、不稳定型心绞痛和心肌梗死、面部手术或者创伤、上呼吸道梗阻、高吸入风险和/或不稳定气道是无创机械通气的禁忌证。心源性休克患者使用机械通气的指征是低氧和高碳酸性呼吸衰竭。在循环血量减少或右室梗死的患者中,机械通气能降低前负荷,进而降低心排血量,可能需要暂时性增加补液量及强心药、升压药的量。

2. 急性心脏压塞(acute cardiac tamponade) 急性心脏压塞是指心包腔内液体(血液、脓液、渗出液、凝血块等)或气体急剧聚积或异常增多,导致体循环淤血、回心血量减少、心输出量降低的一种危及生命的临床综合征。急性心脏压塞主要的病理生理改变为心包腔内压力明显增加,心脏跨壁压下降,心腔内压升高,心室舒张顺应性下降,使心室舒张期充盈受限,静脉血液不能充分回流入右房、右室,血压下降。急性心脏压塞主要发生于胸部贯通伤、主动脉夹层破裂、心脏手术、心导管检

查、经皮冠状动脉腔内血管成形术(PTCA)、肿瘤、渗出等。临床表现为 BECK 三联症,即颈静脉压升高-颈静脉怒张(低血容量时不表现)、收缩压下降-脉压差变小-休克、心搏量下降-心音低弱而遥远。心脏压塞的特征性 X 线表现为:心影增大,搏动消失;心影内可见与心影隔开的随心脏搏动的半环状透亮带。超声心动图是最主要的诊断工具,主要表现为心包脏层、壁层之间出现无回声区,心脏受压,心房、心室运动异常。急性心脏压塞治疗原则:尽早诊断,快速补液以升高灌注压,血管活性药物升压以保证重要脏器供血,立即行心包穿刺,取平卧或半卧位,穿刺点为剑突下或心尖部内侧,置管引流通畅,如果短时间内心包引流量大,需反复抽吸积血才能保持血流动力学稳定,或者出血量大,难以充分引流出心包积血,需立即开胸手术。

3. 暴发性心肌炎 其起病急骤,病情进展极其迅速,患者很快出现血流动力学异常,早期死亡率极高。临床诊断主要根据病毒感染前驱症状、心肌受损表现及血流动力学障碍情况。同时根据病情,完善辅助检查,包括心脏 MRI、病原学检查和心肌活检等。当与急性冠脉综合征难以鉴别时,建议尽早进行冠状动脉造影检查。暴发性心肌炎患者均应采取以生命支持为基础的综合救治方案,尽早给予循环支持治疗,并考虑给予免疫调节治疗。

4. 其他病因

(1) 快速心律失常(包括心房颤动、心房扑动和室性心律失常)诱发心源性休克,或心源性休克因快速心律失常恶化,推荐紧急直流电复律。若无法复律,则用药物减慢心室率。对于短时间内不能恢复的严重心动过缓伴心源性休克,需临时起搏治疗。

(2) 结构异常:对成人严重心脏瓣膜病变相关的心源性休克,必须尽快治疗瓣膜病变。外科置换/成形术是经典的瓣膜修复方法,选择合适的患者行经皮瓣膜置换/成形术。对于严重梗阻性肥厚型心肌病,必须解决左心室流出道梗阻的问题。建议尽快进行室间隔切除或室间隔消融手术。

(二) 一般紧急处理

1. 平卧位 去枕平卧位,下肢抬高 30°,如患者同时伴有心力衰竭,气急不能平卧,可采用半卧位。减少搬动,注意保暖和安静。

2. 保持呼吸道通畅并吸氧 保持患者呼吸道通畅。根据动脉血气分析,给予鼻导管或气管内插管给氧。

3. 建立静脉通道 除周围静脉外,可考虑做锁骨下静脉、颈内静脉等深静脉穿刺置管。

4. 生命体征监护 床旁持续监护,包括心电图、血压、呼吸、脉搏氧饱和度。

5. 监测尿量 尿量是反映组织灌注的敏感指标。应留置导尿管,监测每小时尿量,维持尿量>30ml/h。

6. 观察周围循环灌注情况 皮肤红润且温暖时,表示小动脉阻力降低。皮肤湿冷、苍白时,表示血管收缩,小动脉阻力增高。

7. 血流动力学监测 根据患者的具体情况,置入动脉导

管直接监测动脉压,置入肺动脉漂浮导管,测定肺动脉压、肺动脉楔压及心排血量等,并根据测定结果调整治疗措施。

(三) 其他原因引起的心源性休克的治疗

1. **急性心肌病** 一般的支持性措施与严重心力衰竭治疗相仿,休克患者除全身支持外,IABP、左心室或双心室辅助装置也可考虑。有些患者心室功能可自行恢复;另外,循环支持可作为心脏移植前的过渡。其他治疗包括激素、环孢素、硫唑嘌呤。

2. **心律失常** 当心室率超过 150 次/min 时,心脏过快收缩引起心肌的疲劳,心搏量即显著降低,而心排血量不能由频率增高来补偿,应尽快纠正心律失常。

3. **急性心脏压塞** 如心包腔内大量血液或渗出液迅速积聚,心包腔内压力突然升高,限制了心肌舒张期的充盈,使心排血量降低而引起休克,此时应紧急心包穿刺抽液或手术解除心脏压塞。

4. **慢性充血性心力衰竭** 对于终末期慢性充血性心力衰竭的患者,血容量和静脉回心血量显著增多,心腔过度膨胀,心肌收缩力减弱,心排血量降低,可引起休克,此时应积极治疗慢性充血性心力衰竭。严重心功能受损、对静脉正性肌力药物和循环辅助装置产生依赖的终末期心力衰竭患者,可考虑心脏移植。

【预后】

心源性休克的短期院内死亡率在各个年龄阶段仍高达 50%~60%。有机械性并发症的患者死亡率更高。室间隔破裂的患者死亡率最高,达 80% 以上。乳头肌断裂的患者死亡率很高,行乳头肌断裂修补术后,死亡率降至 30%。血流动力学的变化反映了心源性休克的严重程度,具有评估预后价值。

推荐阅读

1. KOLTE D, KHERA S, ARONOW W S, et al. Trends in incidence, management, and outcomes of cardiogenic shock complicating ST-elevation myocardial infarction in the United States[J]. J Am Heart Assoc, 2014, 3:e000590.

2. OUWENEEL D M, SCHOTBORGH J V, LIMPENS J, et al. Exlracorporeal life support during cardiac arrest and cardiogenic shock:a systematic review and meta-analysis [J]. Intensive Care Med, 2016, 42 (12): 1922-1934.

3. THIELE H, AKIN I, SANDRI M, et al. PCI strategies in patients with acute rnyocardial infarction and cardiogenic shock[J]. N End J Med, 2017, 377(25):2419-2432.

4. LEVY B, BASTIEN O, KARIM B, et al. Experts' recommendations for the management of adult patients with cardiogenic shock[J]. Ann Intensive Care, 2015, 5(1):52.

5. SEAN VAN DIEPEN S, KATZ J N, ALBEN N M, et al. Contemporary management of cardiogenic shock:a scientific stalement from the American HearI Associalion[J]. Circulation, 2017, 136(16):e232-e268.

第四节 低血容量性休克

沈隽

低血容量性休克(hypovolemic shock)是因前负荷降低使心输出量(CO)减少(及氧供减少)的疾病过程。这类休克的其他特征包括与血容量降低相关的全身血管阻力(SVR)升高、中心静脉压(CVP)和肺毛细血管楔压(PCWP)降低。低血容量性休克通常与出血相关,可见于外部(继发于创伤)或内部(多为上消化道或下消化道)出血。低血容量性休克也可见于非出血过程,例如胃肠道疾病引起的严重呕吐或腹泻(肠道丢失),糖尿病酮症酸中毒或尿崩症相关的渗透性利尿(肾性丢失),严重烧伤、Stevens-Johnson 等炎症状况引起的液体丢失(皮肤丢失)。

无论是出血还是非出血性的液体丢失,其失液速度是造成低血容量性休克的关键因素。如果容量缓慢下降,代偿机制可发挥作用,补充液体后的疗效将好于同等容量迅速丢失的情况。

失血性休克(hemorrhagic shock)是低血容量性休克中最常见的一种类型,是由于严重的失血导致细胞水平的氧供不足。如果失血无法及时纠正,会即刻致死。失血性休克涉及范围较广,包括创伤、产科出血、胃肠道出血、围手术期出血、动脉瘤破裂等。

【病理生理】

认识宿主对严重失血的反应过程已历经一个多世纪。早期的理论认为,失血性休克是由神经系统功能障碍或由缺血组织释放一种毒素引起,这一观点现已被推翻。取而代之的公认观点是失血造成氧供不足,从而激活一系列维持重要脏器灌注的体内平衡机制。如今细胞、组织和整体水平的研究已变得清晰,主要还是失血引起的低灌注及外伤引起的组织损害。

在细胞水平,当氧供不能满足有氧代谢的需求时,导致失血性休克,细胞转而进入无氧代谢。不断增加的氧债使乳酸、无机磷酸盐、氧自由基开始堆积。损伤相关的分子模式(damage-associated molecular patterns, DAMPs)包括线粒体 DNA 和甲酰肽的释放,引起全身炎症反应。随着 ATP 供给减少,细胞内的稳态环境被破坏,经过胞膜破裂、细胞凋亡或程序性坏死,最终导致细胞死亡。

在组织水平,低血容量和血管收缩引起肾、肝、肠和骨骼肌的低灌注和损伤,从而导致患者多器官功能衰竭。极度失血时,无脉可引起大脑和心肌的低灌注,在数分钟内导致大脑缺氧、致命性心律失常。失血也可诱导全身血管内皮严重损伤。失血部位的血管内皮和血液的协同作用促使血栓形成,不断增加的氧债和儿茶酚胺,使全身保护性糖蛋白被膜屏障脱落,最终导致血管内皮病变。

失血性休克时,血液系统会出现适应性和非适应性变化。在出血部位,凝血级联反应和血小板的激活形成血栓。在远离出血的部位,纤溶活性增加,可能是为了预防微血管血栓形成。然而,过多的纤溶酶和糖蛋白被膜脱落引起的自身肝素化,会造成病理性纤溶亢进和弥漫性凝血障碍。反之，近一半的创伤患者呈现纤溶抑制的高凝表型。血小板数的消耗、贫血所致的血小板附壁力降低、血小板活性降低也造成凝血功能障碍和死亡率的升高。

医源性因素会进一步加重活动性失血患者的凝血障碍。过度使用晶体液复苏，会弱化携氧能力，稀释凝血因子的浓度。输注冷却的液体会加剧因失血、能量储备消耗和环境暴露而引起热量丢失，从而导致凝血级联反应中蛋白酶功能的降低。酸性晶体液的过度使用加剧了低灌注所致的酸中毒，进一步损害凝血因子的功能，导致凝血障碍、低体温、酸中毒在内的"血性恶性循环"（bloody vicious cycle）。

从炎症和宿主对损伤反应的研究中，人们对严重损伤和失血的遗传反应有了新的认识。历史上看，普遍的观点认为患者对严重损伤和休克的最初反应是一种强大的先天性的全身炎症反应综合征（SIRS），随后是相对的免疫抑制，即代偿性抗炎反应综合征（CARS），直到最终恢复。如果出现任何并发症，这一循环将重新启动，进入另一个 SIRS 和 CARS。炎症和宿主对损伤反应的研究表明，损伤后不久，促炎和抗炎天然免疫基因被上调，与此同时适应性免疫基因被下调。在没有并发症的患者中，这些反应在恢复过程中很快回到基线水平。而有并发症的患者中，因反应过度，回到基线的速度也较慢。

【诊断与治疗】

尽早识别失血性休克并及时止血，才能挽救生命。因为从发病到死亡的中位时间是 2 小时。快速控制出血的源头、恢复患者血容量及携氧能力，可有效地限制休克的深度和持续时间，希望能在休克发展到不可逆转前偿还氧债。

（一）院前治疗 严重失血患者的生存链实施进程在院前即已启动，可供复苏及明确的止血措施较有限。院前急救包括尽可能减少失血、通过大血管通道提供液体复苏、快速运送患者至专职机构。

新的证据表明，将止血带置于肢体出血部位的近端，并将患者迅速转移到能提供有效医护条件的医院，即可挽救生命，且避免发生截肢或肢体功能障碍。如果大出血的位置发生在交界处（如腋窝或腹股沟），止血带无法止血时，可以采用新型的止血敷料。对严重出血的患者可输注少量的晶体液，以保持其意识状态和可触及的桡动脉搏动。

（二）严重失血患者的评估 失血性休克的症状和体征，尤其在出血部位隐匿时，往往不易被察觉。多数患者由于存在健全的代偿机制，休克时血压降低并不明显，除非失血量达到30%以上。但众多细微的临床表现包括焦虑、心动过速、脉搏微弱、四肢厥冷伴皮肤苍白或花斑等，已提示休克的存在（表14-2-4-1）。

表14-2-4-1 失血性休克的分级

监测指标	Ⅰ级	Ⅱ级	Ⅲ级	Ⅳ级
失血量/ml	<750	750~1 500	1 500~2 000	>2 000
占血容量比例/%	<15	15~30	30~40	>40
脉率/(次·min^{-1})	<100	>100	>120	>140
血压	正常	正常	降低	降低
脉压	正常或升高	降低	降低	降低
呼吸频率/(次·min^{-1})	14~20	20~30	30~40	>40
尿量/(ml·h^{-1})	>30	20~30	5~20	无尿
精神状况	轻度焦虑	中度焦虑	焦虑、恍惚	恍惚、嗜睡
液体替代	晶体液	晶体液	晶体液和血液	晶体液和血液

注：评估是基于70kg的患者。

初始的评估是对潜在的出血部位的识别，包括呕血、便血、大量阴道出血、已知的腹主动脉瘤病史等。对于创伤患者，休克前肢体有明显出血，但在严重失血后这些部位可能不再出血。大腿近端及腹膜后可容纳大量血液，在初始的评估中不易被察觉。创伤患者的腔内出血可来自胸腔、腹腔和盆腔。胸腔、盆腔的放射线检查及创伤重点超声评估（focused assessment with sonography for trauma, FAST）可发现潜在的出血部位。超声检查也可用于识别非创伤患者的隐匿性出血，如腹主动脉瘤破裂、子宫出血、宫外孕破裂等。超声心动图用于评估心脏充盈和收缩情况。

对细胞低灌注的实验室检查包括血气分析中的碱缺失和乳酸值，严重失血者的其他有价值的实验室指标包括血红蛋白、国际标准化比值（INR），可用来预测是否需要大量输血。检测血小板计数和纤维蛋白原，并将其纠正至正常。尽早查电解质，包括血钾、血钙，在输注血制品进行复苏时也需反复监测，因为这些指标会发生剧烈波动。用血栓弹力图（thrombelastography, TEG）等方法测定血块形成动力学，以及时识别凝血功能障碍，指导是否持续进行血制品复苏。

虽然 CT 成像在危重症患者的应急评估中运用很普遍，但只有在出血部位不明确或患者经过初始复苏后病情稳定了才能进行检查。严重失血时,患者接受的迅速干预措施最好兼顾诊断和治疗,如手术探查、血管造影介入栓塞术或胃肠内镜检查。

（三）复苏 对出血部位的止血、尽快恢复血容量,可以阻止氧债的进一步蓄积和偿还已存在的氧债,这是成功复苏的关键。在创伤患者中,损伤控制性手术和损伤控制性复苏(damage control resuscitation,DCR)的结合,可以达到这些目标。除创伤以外的其他严重失血患者,也可通过快速定位和控制出血、输注血制品而获益。

1. 损伤控制性复苏 损伤控制性复苏的重点是限制晶体液(limit crystalloid)、输注全血或相对(红细胞来说)高比例的血浆和血小板、维持允许性低血压(permissive hypotension)。此外,专家们建议避免低体温、通过手术和适当的止血辅助手段来快速止血。

（1）限制晶体液量:DCR 的三原则中,一些创伤外科医师认为过去十年里晶体液的减少使用,对提高生存率的影响最大。为了纠正失血而输注大量晶体液,会加剧由低氧、酸中毒和低体温导致的凝血功能障碍的恶性循环。静脉输液不仅稀释凝血因子、降低体温、产生酸中毒,还可通过干扰细胞正常机制、发生炎症反应,而引起水肿、靶器官功能障碍,导致多种并发症,包括心脏、呼吸、胃肠道、免疫功能的紊乱;降低伤口的愈合;增加吻合口瘘;发生腹腔间隔室综合征;促使纤溶亢进和死亡率升高等。限制晶体液可降低生命垂危伤者的总输血量。胶体、右旋糖酐或高渗盐水对大出血的治疗也没任何益处。

（2）允许性低血压(图 14-2-4-1):第二条原则的起源要追溯到第一次和第二次世界大战。医师们描述在控制出血前,将血压恢复至正常,会发生失血增加和再出血。低血压的保护性作用已在动物模型中得到证实。在有限的复苏条件下,可减少失血、改善死亡率。随机对照试验证实,在穿透伤和钝挫伤患者中,于手术控制出血前延迟复苏时的血压达标,可以改善死亡率。至于低血压的具体设置范围,没有统一说法。对高血压、急性肾损伤等患者实施允许性低血压的抢救措施,是否会加重肾损害,也有所争议。

（3）平衡(1:1:1)复苏:DCR 的第三条原则即平衡复苏,研究最多,也最受关注。最初的理念强烈主张血制品的比例接近全血(血浆:血小板:红细胞=1:1:1),但在军事作战时发现患者在接受高血浆红细胞比的血制品后,其存活率提高。随后针对战场伤员和普通平民的多项回顾性研究也得到了同样的结果。输注血浆可通过修复血管内皮的紧密连接和糖蛋白被膜,去炎消肿和降低血管通透性,还可改善血小板功能、形成血凝块。血浆可以通过调节凝血酶的产生降低血液的高凝状况。给予新鲜冰冻血浆(FFP)的一个受限因素是需在输注前45分钟将其解冻。预解冻或液态血浆可以减少这一时间花费。与输注高比例血浆情况相似,多项研究表明接受平衡比例的血小板可提高患者的生存率。脑损伤和轻度创伤后会出现血小板抑制和功能障碍,且与病残率和死亡率的升高相关,因为血小板可以改善伤口愈合、血管完整性和免疫反应。

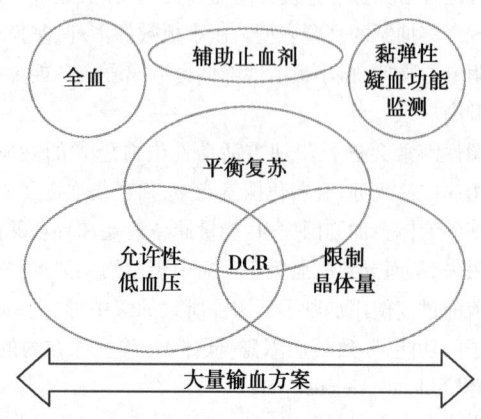

图 14-2-4-1 DCR 三原则,结合大量输血方案及一些辅助支持

2. 损伤控制性复苏的辅助措施

（1）全血:全血是战时创伤复苏的首选,直到 20 世纪 70 年代,因担心用血安全和浪费而被放弃。全血的优势在于:500ml 新鲜全血的血细胞比容(HCT)为 38%~50%,每微升含活性血小板 15 万~40 万个,凝血因子的活性达 100%。相比之下,输 1 单位血浆、血小板和红细胞,需 660ml 的液体,血细胞比容 29%,每微升含血小板数 8.8 万个,凝血因子活性为 65%,伴流动性降低、抗凝等添加剂增加(表 14-2-4-2)。

（2）大量输血方案(massive transfusion protocols,MTP):对于失血性休克或者将要大量输血(MT)的患者,DCR 策略仍应保留。关键是决定哪些患者最终需要大量输血,哪些不需要。第二次世界大战期间 Beecher 将脉率增加、血压下降、皮肤厥冷作为输血指征。基于既往战争的经验,美军将患者基础精神状况(假设无头部外伤)和桡动脉搏动的改变作为输血需求和救生干预的可靠预测指标。目前结合创伤超声的阳性发现、收缩压≤90mmHg、心率>120 次/min 等数据,以指导实施输血等治疗措施,虽然有过度激活 MTP 的倾向,但它仅遗漏少于 5% 的 MT 或大出血的情况。

所有这些血制品含有抗凝剂枸橼酸盐,健康人群可通过肝脏迅速代谢。但对于正在接受大量血制品输注的失血性休克患者,枸橼酸盐可能致毒,发生危及生命的低钙血症和进行性凝血功能障碍。因此,在大量输血时需给予经验性钙剂治疗(如开始输注任何血制品 4 单位后,静脉补充 1g 氯化钙),并监测电解质水平。

（3）黏弹性凝血功能监测(viscoelastic hemostatic assays,VHA):血栓弹力图是早在 20 世纪 40 年代发展起来的,除了用于评估患者的低凝、高凝状态外,还可判断血栓的启动、形成、强度、稳定性和破裂等情况,然而直到半个世纪后才被用于指导创伤患者的治疗。与传统凝血功能检测(conventional coagulation tests,CCT)相比,它更为简单、经济,并能预测是否需要输血。目前市面上有两种 VHA 法,即 TEG 和旋转式血栓弹力测定(rotational thromboelastometry,ROTEM)。快速 TEG(r-TEG)引入组织因子作为一种额外的激活剂,可以在 5 分钟内提供指

表 14-2-4-2　全血与成分血组合的比较

检测项目	全血 (1U)	1:1:1成分治疗 (1U 血浆,1U 血小板, 1U 红细胞,1U 冷沉淀)	1:1:2成分治疗 (1U 血浆,1U 血小板, 2U 红细胞,1U 冷沉淀)
体积/ml	500	680	900
HCT/%	38~50	29	38
血小板/($\times 10^9$/L)	>150	80	60
凝血因子活性/%	100	65	52
纤维蛋白原/mg	1 000	1 000	1 000

导复苏所需的初始结果,将 CCT 和传统 TEG 的检测速度提高了 10 倍。

(4) 辅助止血剂:除了描述血栓形成外,VHA 还可以提供有关纤维蛋白溶解或血栓破裂的信息,而 CCT 无法解决。创伤后纤维蛋白溶解(纤溶)是从过度的血栓破裂导致出血失控,到纤溶停滞引起血栓形成,继而发生器官功能障碍。这两种极端都会引起死亡率的升高,可根据 TEG LY30(LY30 用来评估达到最大振幅后 30 分钟时的血凝块溶解百分比)进行诊断。高纤溶预示着大失血的开始,是一种高致命状况,其死亡率随着 LY30 每一百分比的上升而显著增加。氨甲环酸(一种合成的抗纤溶衍生物)可阻止纤溶酶原与纤维蛋白的结合,从而抑制纤维蛋白凝块的溶解。对于 LY30 大于 3%(该百分比为死亡率显著增高的节点)的患者,在受伤后的前 3 小时内使用氨甲环酸,不会增加其死亡风险。出血患者的其他止血剂包括凝血酶原复合物和重组活化因子Ⅶ。使用血管升压素,可能会降低失血性休克患者对血制品和液体的需求量。

(5) 避免低体温:除了给予适当的复苏液外,还必须通过纠正低体温、避免不必要的高血压、制止外科出血等手段,尽可能地限制其他原因导致的凝血功能障碍和失血。严重创伤患者常因接触和输注过冷的液体而发生低体温。由于纤维蛋白原合成的减少、血小板功能的降低,而加重凝血功能障碍和增加死亡率。所以,有必要对低体温患者实施加热措施,包括提高静脉输液温度和使用加热毛毯。

(四) 明确止血　所有严重出血的患者需要及时、明确的止血以确保生存。对于骨盆骨折、腹主动脉瘤破裂、消化道出血的患者,延迟止血与输血的需求量、死亡率的升高有关。创伤造成急性躯干出血的患者,在急诊留观期间,最好在 10 分钟内进行初步诊断和复苏,以降低死亡风险。肢体出血并确认需要止血带的患者,需迅速转移到手术室进行血管探查。对于躯干多处出血的患者,重要的是在一开始就识别出血最严重的体腔,因为对出血较轻的体腔进行最初的手术探查会增加死亡的风险。辅助诊断如胸腔闭式引流和创伤重点超声评估,对于情况不稳定而无法做 CT 的患者,有助于确保其合理的手术顺序。任何原因所致的单纯腹腔或盆腔出血可以通过主动脉血管内闭塞而暂时延缓出血。这一方法称为复苏性主动脉球囊阻断术(REBOA),可降低严重出血远端部位的灌注压,增加后负荷,优先将剩余的血容量重新分配到心脏和大脑。REBOA 降低了腹主动脉瘤破裂患者的术中死亡率,也用于治疗严重的胃肠道出血和围生期产后出血。对于急性胃肠道出血的患者,内镜检查应在出血后 24 小时内进行。

(五) 复苏终点　经过复苏的起始阶段和明确止血后,应评估患者是否还有继续出血、未偿还的氧债、贫血、凝血功能障碍、电解质紊乱和其他复苏过度或不足的后遗症。用床旁超声心动图来评估血容量和心功能。用血栓弹力图或旋转式血栓弹力测定来识别是否存在凝血异常,以便及时纠正。有症状的贫血应予以纠正,以恢复血容量和偿还剩余的氧债。乳酸和碱剩余接近正常,表明该患者复苏得当,持续出血的可能性不大。

除失血性休克外,对于其他原因引起的低血容量性休克,首先考虑晶体液复苏。当血红蛋白<7g/L,即使没出血,为优化氧的输送,保证组织的氧供,还是需要输血支持。液体治疗的同时,病因诊治也不容忽视。

推荐阅读

1. ANGUS D C. Approach to the patient with shock [M]//GOLDMAN L, SCHAFER A I. Goldman's Cecil Medicine. 26th ed. Philadelphia: Elsevier Saunders, 2020: 641-647.

2. MASSARO A F. Approach to the patient with shock [M]//JAMESON J L, KASPER D. Harrison's Principles of Internal Medicine. 20th ed. New York: McGraw-Hill Education, 2018: 2039-2044.

3. CANNON J W. Hemorrhagic Shock [J]. N Engl J Med, 2018, 378(4): 370-379.

4. KALKWARF K J, COTTON B A. Resuscitation for Hypovolemic Shock [J]. Surg Clin North Am, 2017, 97(6): 1307-1321.

第五节　过敏性休克

楼浩明

过敏性休克是全身性过敏反应中的极危重症,需要分秒必争地做出诊断,立即采取及时、正确的治疗。

【病因】

过敏性休克是全身性过敏反应在循环系统的功能障碍表

现。全身性过敏反应是一种急性的、潜在危及生命的、累及多器官的反应,常常由肥大细胞和嗜碱性粒细胞所释放的化学介质引起。当肥大细胞和嗜碱性粒细胞被激活后,分泌强效介质,具有血管活性和平滑肌收缩作用,引起全身性反应。任何器官的肥大细胞都有可能被涉及,取决于过敏刺激物的分布,主要的靶器官是心血管、皮肤、呼吸道、胃肠道系统,这些部位的肥大细胞比较丰富。在急诊和住院患者中,最常见的过敏原是药物,其次是食物、虫咬等。

【临床表现】

在过敏性休克出现之前或同时,常有全身性过敏反应的症状和体征,容易与其他疾病混淆,耽误及时诊断和正确的救治。如果出现以下三种症状,极可能是全身性过敏反应引起的过敏性休克:

1. 急性出现的皮肤或黏膜症状,伴有呼吸功能不全、血压下降或其他靶器官功能不全。

2. 暴露于可能的过敏原后,迅速出现2个或更多以下症状:涉及皮肤或黏膜、呼吸功能不全的症状、血压下降或靶器官功能不全、持续的胃肠道症状。

3. 暴露于已知的过敏原数分钟或数小时后,出现血压下降。

部分患者会发生双相反应,即患者初次发作的症状缓解后,在接触过敏原的情况下,严重过敏反应的症状再次发作。双相反应的发作间隔时间范围为数分钟至数天。

【诊断】

根据上述临床表现,结合患者的过敏史及过敏原接触史,可以诊断过敏性休克。

引起过敏性休克的全身性过敏反应,根据症状可以分为四级。

1. Ⅰ级

(1) 只有皮肤黏膜系统症状和消化系统症状,血流动力学稳定,呼吸系统功能稳定。

(2) 皮肤黏膜系统症状:皮疹、瘙痒或潮红,唇舌红肿或麻木等。

(3) 消化系统症状:腹痛、恶心、呕吐等。

2. Ⅱ级

(1) 出现明显呼吸系统症状或血压下降。

(2) 呼吸系统症状:胸闷、气短、呼吸困难、喘鸣、支气管痉挛、血氧不足等。

(3) 血压下降:成人收缩压小于90mmHg或者比基础值下降30%以上。儿童如小于1岁,收缩压小于70mmHg;1~10岁,收缩压小于70mmHg+2×年龄;11岁以上,同成人标准。

3. Ⅲ级 出现以下任一症状:神志不清、嗜睡、意识丧失、严重的支气管痉挛或喉头水肿、发绀、重度血压下降(收缩压小于80mmHg或比基础值下降40%以上)、两便失禁等。

4. Ⅳ级 发生心搏或呼吸骤停。

需要指出,由于过敏性休克进展极其迅猛,可在1~2分钟内导致患者休克、呼吸暂停、抽搐、意识丧失,对患者危害极大。

因此,我们强调对过敏性休克的患者,诊断需要当机立断,并立即开始急救。

【治疗】

过敏性休克的治疗需要分秒必争。怀疑药物引起的过敏性休克,应立即停用致敏药物。

过敏性休克的急救治疗中,最重要的一点是,要将肾上腺素作为一线治疗。延迟使用肾上腺素,是全身过敏反应发生致死预后的一个重要危险因素。我们必须强调,在发生严重过敏反应时,循环功能或呼吸功能衰竭的危险远胜过使用肾上腺素的危险。当然,有明确心脏疾病的老年患者使用时需要特别谨慎,密切监护。

过敏性休克最重要的治疗措施是,尽快予以肾上腺素肌内注射治疗(大腿前外侧)。肾上腺素肌内注射的浓度是1∶1 000(即1mg/ml),一次性肌内注射量为0.3~0.5mg,也就是0.3~0.5ml。如临床症状无改善,每15~20分钟重复一次。如果患者病情较重,肌内注射肾上腺素没有使患者症状明显缓解,可以考虑静脉途径给药:将肾上腺素稀释后(1∶10 000)静脉滴注,速度为1~4μg/min。如果开通静脉通路困难,可以采取骨髓腔给药。

过敏性休克第二个重要的治疗措施是,将患者放置在仰卧位,患者的腿需要抬高。如果是孕妇可以采取左侧卧位。如果患者有呼吸困难或呕吐,可以使患者保持舒服的体位。

过敏性休克第三个重要的治疗措施是,无论患者有无呼吸道症状,每个过敏性休克的患者都需要给予吸氧。

因此,给予过敏性休克患者肾上腺素治疗后,并且正确放置好过敏性休克患者的体位,必须采取以下措施:①气道管理(如果需要,予以气管插管);②高流量吸氧(6L/min);③心电监护,氧饱和度监护;④开放静脉通路,置入大孔径静脉导管;⑤使用等渗晶体液予以液体复苏。

过敏性休克治疗中,另一个重要的方面是补充血管内容量的渗漏,35%~50%的血管内容量会渗漏到血管外。所以,需通过静脉或骨髓腔,用大口径的输液导管,补充大剂量的生理盐水(以最快的速度补充1~2L)。

建议使用的药物包括:①肾上腺素能激动剂(肾上腺素);②抗组胺药;③H₂受体拮抗剂;④支气管扩张剂(吸入剂);⑤糖皮质激素(静脉使用氢化可的松200~400mg、甲泼尼龙40~80mg或地塞米松7.5~15mg);⑥正性肌力药物、血管活性药物。

抗组胺药可以缓解中度过敏反应。激素虽然在急诊处理时不能迅速起效,但急诊使用激素,有助于预防全身过敏反应的第二相发生。鉴于双相全身过敏反应的存在,全身过敏反应的患者在第一相症状缓解后,仍然需要监护24~32小时。

推荐阅读

1. BĂLAN H,GURGHEAN A. Anaphylactic shock:are we doing enough and with the right timing and order?[J]. Rom J Intern Med,2015,53(3):

191-198.

2. GOUEL-CHÉRON A,HARPAN A,MERTES P H,et al. Management of anaphylactic shock in the operating room[J]. Presse Med,2016,45(9):774-783.

第六节 神经源性休克

沈 隽

神经源性休克(neurogenic shock)属于分布性休克的一种,亦称为血管源性休克(vasogenic shock),多由严重脊髓损伤(spinal cord injury,SCI)所致。脊髓损伤可造成交感神经张力突然丧失,引起自主神经功能紊乱,表现为低血压、缓慢性心律失常、体温调节障碍。脊髓损伤不同于脊髓休克(spinal shock),后者是脊髓损伤后感觉和运动功能可逆性下降。神经源性休克与颈段、上胸椎段的损伤有关。早期诊断和积极干预神经源性休克,对阻止继发性脊髓损伤至关重要。

【病因】

神经源性休克最常见于创伤性脊髓损伤。研究显示,颈椎和胸椎损伤患者的神经源性休克的发生率分别为19.3%和7%。其他可引起神经源性休克的原因还包括脊髓麻痹、吉兰-巴雷综合征(Guillain-Barre syndrome)、自主神经系统毒素侵害、横贯性脊髓炎和其他神经病变。有报道21-三体综合征、骨骼发育不良、扁桃体咽炎的儿童人群中发生神经源性休克。

【病理生理】

神经源性休克的临床表现是由原发性和继发性脊髓损伤而引发。T_6以上脊髓平面受损时,可发生血流动力学的改变。下行交感神经束的破坏最常见于颈椎或上胸椎段的骨折或错位。原发性脊髓损伤发生于创伤后的数分钟内,是指中间外侧核、外侧灰质、前根的轴突和神经膜的直接损伤导致交感神经张力的破坏。继发性损伤发生于初次创伤后的数小时至数天,是由于血管损伤、电解质转移和水肿,导致损伤处的灰质发生进行性、中心性、出血性坏死。在细胞水平上,N-甲基-D-天冬氨酸(NMDA)蓄积引起的兴奋毒性、电解质波动、线粒体损伤和再灌注损伤,均可导致细胞凋亡的可控或失控。神经源性休克是原发性损伤和继发性损伤共同作用的结果。交感神经张力的丧失,使迷走神经驱动的副交感神经反应得以显现。最终,发生血压、心率、体温调节受损。

【病史和查体】

神经源性休克有时很难诊断,需要仔细鉴别。神经源性休克最常见于钝性颈椎损伤,收集病史资料时需考虑脊髓损伤的机制,包括中线脊柱的压痛、脊髓牵拉伤、意识丧失、神经功能的缺损或中毒。创伤性患者需首先排除失血性休克,才能考虑神经源性休克。但存在椎体骨折或错位时,更需要考虑神经源性休克。缓慢性心律失常、低血压、皮肤潮红是神经源性休克的典型体征。

美国脊柱损伤协会和世界脊髓协会联合委员会建议,将神经源性休克定义为一般的自主神经系统功能障碍,包括体位性低血压、自主神经反射障碍、体温调节障碍等症状。局灶性神经功能缺损并非诊断神经源性休克所必须。

【评估】

因患者无法通过任何神经刺激来维持血管收缩或代偿性的心输出量(CO)的增加,故测得的中心静脉压(CVP)、肺毛细血管楔压(PCWP)和外周血管阻力(SVR)水平都可能低下。

随着CT和MRI等高级影像学检查技术的出现,对脊髓损伤判断的准确性得到提高。诊断神经源性休克还需结合影像学、血流动力学的监测和临床检查。

【治疗】

初始的治疗措施是维持血流动力学的稳定,纠正低血压,以防止继发性的损伤。首选的治疗是经静脉的液体复苏,这是对血管性扩张所进行的适当补偿。如果血容量维持正常后血压仍持续偏低,则需考虑升压药和强心药。不推荐单一用药。去氧肾上腺素作为单纯的α_1受体激动剂,常被用于收缩外周血管,以弥补交感神经张力的丧失,然而其缺乏β受体的活性,会导致反应性心动过缓,更增强了本已无法对抗的迷走神经张力。去甲肾上腺素具有α受体和β受体的活性,可纠正低血压和心动过缓,因此被视为首选用药。肾上腺素仅作为难治性低血压的治疗药物。建议前7天内将平均动脉压(MAP)维持在85~90mmHg,以改善脊髓的灌注。但使用升压药时需谨慎,因为血管收缩的同时可能加重损伤。

阿托品和格隆溴铵可对抗迷走神经张力,尤其在吸痰前,故用于治疗心动过缓。异丙肾上腺素有单纯的变时效应(加快心率)。茶碱和氨茶碱用于治疗难治性心动过缓。

颈托固定对于防止脊髓进一步损伤是至关重要的。糖皮质激素的作用在动物模型中得到证实,但在临床试验中未能显现,因其存在增加感染等并发症的风险,故不被多方推荐使用。为了缓解脊髓损伤的压力、改善神经源性休克,可能需要手术干预。据报道,神经源性休克的症状会持续4~5周。

【加强医护团队合作】

神经源性休克的诊断和处理,需要包括急诊科、神经内科、神经外科、骨科、创伤科、重症医学科等多学科的团队合作。这些患者需要ICU监护,起始液体复苏治疗下谨慎使用升压药,因其可加剧血管收缩。大多数患者存在其他伴随性的损伤,需引起注意。护士需加强深静脉血栓(DVT)的预防、给予压疮护理、保持导尿管通畅。患者的预后取决于损伤的严重程度、事发时神经功能缺损的表现、年龄、伴随其他脏器的损害及GCS的分值。

推荐阅读

1. DAVE S,CHO J J. Neurogenic Shock[EB/OL]. Treasure Island(FL):StatPearls Publishing,2020. (2020-03-28)[2020-09-28]. https://www.ncbi.nlm.nih.gov/books/NBK459361/.

2. ANGUS D C. Approach to the patient with shock[M]//GOLDMAN L,SCHAFER A I. Goldman's Cecil Medicine. 26th ed. Philadelphia:Elsevier Saunders,2020:641-647.

第三章　多器官功能障碍综合征

祝禾辰

第一节　全身炎症反应综合征

【定义】

1991 年美国胸科医师学会（ACCP）和危重病学会（SCCM）在芝加哥联席会议上提出了全身炎症反应综合征（systemic inflammatory response syndrome，SIRS）的概念。SIRS 是指以全身高代谢状态、高动力循环状态和过度炎症反应为特征的病理生理过程及其临床表现，其诱因为感染和非感染因素造成的严重打击。凡符合以下 4 项临床指标中的 2 项或 2 项以上者，即可称为 SIRS：①发热或低体温（体温高于 38℃ 或低于 36℃）；②心率 90 次/min 以上；③呼吸频率超过 20 次/min，或动脉血二氧化碳分压低于 32mmHg，或需要机械通气辅助呼吸；④血白细胞计数大于 $12×10^9$/L 或低于 $4×10^9$/L，或未成熟白细胞大于 10%。

【病因】

SIRS 的病因有很多种，包括感染性因素和非感染性因素。感染性因素常见的有细菌、真菌、病毒，少见的有原虫、立克次体等。常见的感染部位包括肺炎、感染性心内膜炎、腹膜炎、肾盂肾炎、脓肿（尤其是腹腔内脓肿）、原发性菌血症、胆管炎、蜂窝织炎、坏死性筋膜炎和脑膜炎。院内获得性肺炎是院内感染的主要死因。非感染性因素包括创伤、手术、急性胰腺炎、急性呼吸窘迫综合征等。

【病理生理机制】

SIRS 的病理生理机制比较复杂，涉及宿主的炎症反应失控、凝血功能紊乱、内皮功能障碍、内皮细胞及免疫细胞凋亡等。

上述病理生理过程之间相互促进，炎症促进凝血，凝血促进炎症，形成正反馈环路；促炎引起抗炎，抗炎抑制促炎，形成负反馈环路，如果不能阻断这些反馈环路，最终引起免疫紊乱，进展成多器官功能障碍（MODS）。

【临床表现】

SIRS 的临床表现包括原发疾病的临床表现，如创伤、急性胰腺炎、感染等，在此基础上伴有发热或体温不升、心率增快、呼吸增快，患者可有心悸、胸闷、气短、呼吸困难、发绀、头痛等表现，实验室检查出现白细胞计数增多或减少，中性粒细胞比例升高，或出现幼稚粒细胞比例大于 10%。病情严重者还有以下器官功能障碍的表现：①低氧血症；②血小板计数进行性下降；③意识改变；④少尿或无尿；⑤休克；⑥肝功能异常和黄疸等。

【临床意义】

SIRS 是一种病理生理综合征，而不是一个独立的临床综合征，更不是独立的疾病。SIRS 的诊断标准比较宽泛，临床上很多患者在应激情况下都能满足这一标准，而少部分危重患者即使到了多器官功能障碍的阶段，也并不一定符合 SIRS 的诊断标准。SIRS 的标准虽然宽泛，但临床可操作性非常好，在基层医院也可以顺利实施，增加了临床上早期发现、早期诊断和早期干预的可能性。脓毒症相关的定义和标准参见本篇第二章第二节感染性休克。

推荐阅读

1. DE JONG H K，VAN DER POLL T，WIERSINGA W J. The systemic pro-inflammatory response in sepsis［J］. J Innate Immun，2010，2（5）：422-430.

2. MEISEL C，HÖFLICH C，VOLK H D. Immune monitoring in SIRS and sepsis based on the PIRO model［J］. Dtsch Med Wochenschr，2008，133（45）：2332-2336.

3. ADIB-CONQUY M，CAVAILLON J M. Compensatory anti-inflammatory response syndrome［J］. Thromb Haemost，2009，101（1）：36-47.

第二节　多器官功能障碍综合征

多器官功能障碍综合征（multiple organ dysfunction syndrome，MODS）是严重创伤、感染和病理产科等原发病发生 24 小时后，同时或序贯发生两个或两个以上脏器功能障碍以致衰竭的临床综合征。在重症监护室（ICU）中 MODS 的发生率可达 15%，并成为最主要的死因。

1973 年 Tilney 首次提出序贯性衰竭的概念。1975 年 Bone 提出多系统器官衰竭（multiple system organ failure，MSOF）的概念，1977 年 Eiseman 将其正式命名为多器官衰竭（multiple organ failure，MOF）。在此后的十几年间，MSOF 或 MOF 的命名被普遍承认和接受。1991 年美国胸科医师学会（ACCP）和危重病学会（SCCM）提出全身炎症反应综合征（systemic inflammatory response syndrome，SIRS）这一新的概念，并倡议将 MOF 更名为多器官功能障碍综合征（MODS）。其目的是更准确地反映该综合征的进行性和可逆性特点，以指导早期诊断和防治。1995 年全国危重病急救医学会议决定将 MOF 更名为 MODS。目前国际和国内学术界正逐步接受 MODS 这一命名。

【病因】

1. 严重创伤　大面积烧伤、大手术和严重外伤。

2. 严重感染　这是 MODS 的最主要原因之一，而 MODS 则是未能控制的感染的最致命表现。常见的有肺部感染、腹腔感染、泌尿系感染和血行感染等。感染导致的脓毒症已成为诱发 MODS 的重要原因。

3. 诊疗措施失当 长时间高浓度吸氧造成氧中毒,血液透析和超滤吸附时造成失衡综合征,抗休克时过多使用血管收缩药,输液输血过多使心肺负荷过大。

4. 心搏、呼吸骤停 重要脏器缺血、缺氧复苏后出现缺血再灌注损伤。

5. 休克 特别是创伤后出血性休克和感染性休克,常因组织缺血、缺氧而导致 MODS。

6. 中毒 急性中毒时,毒物常可直接或间接损伤机体组织与器官。

研究表明,发生 MODS 的主要危险因素有:复苏不充分或延迟复苏,持续存在感染或炎症病灶,基础脏器功能障碍,年龄≥55 岁,嗜酒,大量反复输血,创伤严重评分(ISS)≥25,营养不良,肠道缺血性损伤和手术意外等。

【发病机制】

MODS 的发病机制尚未完全阐明。目前较全面和被广泛接受的是"双相预激"和"炎症失控"假说,认为两次打击所致的失控的炎症反应可能是 MODS 最重要的病理学基础和根本成因。正常炎症反应是机体防御系统的一部分,为机体修复和生存所必需。严重创伤和感染的刺激可以触发初期的炎症反应。细菌内毒素、外毒素和病毒等均能诱导细胞因子的产生。机体产生的多种细胞因子和炎症介质形成瀑布效应,可使炎症反应扩大甚至失去控制,最终导致以细胞自身破坏为特征的全身炎症反应(即 SIRS)。当炎症反应发展到代偿性抗炎反应综合征(CARS),抗炎因子释放过多,造成免疫抑制。全身炎症反应一旦失控,可以导致低血压与氧利用障碍,心肌抑制,内皮细胞炎症和血管通透性增加,血液高凝及血栓形成,持续高代谢和蛋白营养不良等,从而发展到 MODS。

缺血再灌注损伤假说认为,损伤导致休克、复苏引起的重要器官微循环缺血和再灌注过程,是 MODS 发展的基本环节。肠源性损伤假说认为,多种应激因素打击使机体肠黏膜屏障被破坏,从而引起肠道细菌易位和内毒素血症,进而可能诱发脓毒症和 MODS。基因诱导假说认为,基因多态性是决定人体对应激打击易感性与耐受性、临床表型多样性及药物治疗反应差异性的重要因素,这可能为脓毒症和 MODS 易感人群的早期识别、预后分析和基因治疗提供新的理论依据。

【临床表现】

MODS 多由严重创伤、感染和中毒等的应激状态引起,老年患者和原有脏器功能损害者更易发生。

MODS 的起病大多比较隐匿,有的在原发病后 2~3 天就出现,大部分在 1 周左右发生,也有的到 3 周后才出现;但起病后病情进展往往很迅速。MODS 脏器功能受损或衰竭的发生并无固定顺序,往往因病因不同而各异。多数是从一个器官开始,再累及其他器官;肺经常是最早受累的器官。同时,发生几个脏器功能损害者较序贯发生者预后更差。MODS 的病程平均为 30 天左右,与累及脏器的数目和严重程度有关。

MODS 的病理学改变缺乏特异性,主要为广泛炎症反应。

MODS 的临床特征是在 SIRS 的临床表现基础上出现各脏器功能障碍:

1. 循环系统 低血压、休克、心律失常和心功能不全等。

2. 呼吸系统 急性呼吸窘迫综合征(ARDS),表现为进行性呼吸困难和低氧血症等。

3. 肾脏 急性肾损伤(AKI)和急性肾衰竭,可为少尿型或多尿型;前者表现为少尿或无尿、尿钠升高、血肌酐和尿素氮升高等。

4. 肝脏 出现黄疸,血清胆红素、谷丙转氨酶(ALT)、碱性磷酸酶(AKP)和乳酸脱氢酶(LDH)升高等。

5. 胃肠道 胃肠胀气、应激性溃疡,甚至消化道出血。

6. 血液系统 红细胞、白细胞和血小板计数下降,凝血功能异常,甚至弥散性血管内凝血(DIC)。

7. 中枢神经系统 出现不同程度的神志和精神改变、抽搐,甚至昏迷。

【诊断】

MODS 的诊断,主要根据以下几点综合分析:①有引起 MODS 的病因;②有 MODS 的临床表现;③有相关的辅助检查结果支持;④对治疗措施的反应。

至今,国内外尚无一致公认的 MODS 诊断标准。下面介绍 Marshall 的 MODS 分级诊断标准(表 14-3-2-1)和 1995 年全国危重病急救医学学术会议讨论通过的诊断和评分标准(表 14-3-2-2)。

表 14-3-2-1 Marshall 的 MODS 分级诊断标准

受累脏器/功能	指标	评分				
		0 分	1 分	2 分	3 分	4 分
呼吸系统	PaO_2/FiO_2 比率[a]	>300	226~300	151~225	76~150	≤75
肾脏	血肌酐/$(\mu mol \cdot L^{-1})$[b]	≤100	101~200	201~350	351~500	>500
肝脏	总胆红素/$(\mu mol \cdot L^{-1})$	≤20	21~60	61~120	121~240	>240
心脏	压力调整后心率(PAR)[c]	≤10.0	10.1~15.0	15.1~20.0	20.1~30.0	>30.0
凝血功能	血小板计数/$(\times 10^9 \cdot L^{-1})$	>120	81~120	51~80	21~50	≤20
神经系统	Glasgow 评分[d]	15	13~14	10~12	7~9	≤6

注:[a] 计算 PaO_2/FiO_2(动脉血氧分压与吸入气氧浓度的比值,即氧合指数)不考虑是否使用机械通气及机械通气的方式,也不考虑是否应用呼气末正压(PEEP)及 PEEP 的大小;[b] 计算血肌酐时,不考虑是否接受透析治疗;[c] PAR=心率×右心房压(或中心静脉压)/平均动脉压;[d] GCS 对于接受镇静剂或肌松剂的患者,可假定其神经功能正常,除非有意识障碍的证据。

表 14-3-2-2　1995 年重修 MODS 病情分期诊断及严重程度评分标准

受累脏器	诊断依据	评分/分
外周循环	无血容量不足;MAP≈7.98kPa(≈60mmHg);尿量≈40ml/h;低血压时间持续 4 小时以上	1
	无血容量不足;MAP<7.98kPa(<60mmHg)且>6.65kPa(>50mmHg);尿量<40ml/h 且>20ml/h;肢端冷或暖;无意识障碍	2
	无血容量不足;MAP<6.65kPa(<50mmHg);尿量<20ml/h;肢端湿冷或暖;多有意识恍惚	3
心	心动过速;体温升高 1℃;心率升高 15~20 次/min;心肌酶正常	1
	心动过速;心肌酶(CPK、GOT、LDH)异常	2
	室性心动过速;室颤;Ⅱ~Ⅲ度 A-V 传导阻滞;心搏骤停	3
肺	呼吸频率 20~25 次/min;吸空气 PaO_2≤9.31kPa(≤70mmHg)且>7.98kPa(>60mmHg);PaO_2/FiO_2≥39.9kPa(≥300mmHg);$P(A-a)DO_2$(FiO_2 1.0)3.33~6.65kPa(25~50mmHg);胸部 X 线片正常(具备 5 项中的 3 项即可确诊)	1
	呼吸频率>28 次/min;吸空气 PaO_2≤7.98kPa(≤60mmHg)且>6.6kPa(>50mmHg);$PaCO_2$<4.65kPa(<35mmHg);PaO_2/FiO_2≤39.9kPa(≤300mmHg)且>26.6kPa(>200mmHg);$P(A-a)DO_2$(FiO_2 1.0)>13.3kPa(>100mmHg)且<26.6kPa(<200mmHg);胸部 X 线片示肺泡无实变或实变≤1/2 肺野(具备 6 项中的 3 项即可确诊)	2
	呼吸窘迫,呼吸频率>28 次/min;吸空气 PaO_2≤6.6kPa(≤50mmHg);$PaCO_2$>5.98kPa(>45mmHg);PaO_2/FiO_2≤26.6kPa(≤200mmHg);$P(A-a)DO_2$(FiO_2 1.0)>26.6kPa(>200mmHg);胸部 X 线片示肺泡实变≥1/2 肺野(具备 6 项中的 3 项即可确诊)	3
肾	无血容量不足;尿量≈40ml/h;尿 Na^+、血肌酐正常	1
	无血容量不足;尿量<40ml/h 且>20ml/h;利尿剂冲击后尿量可增多;尿 Na^+ 20~30mmol/L(20~30mEq/L);血肌酐≈176.8μmol/L(2.0mg/dl)	2
	无血容量不足;无尿或少尿(<20ml/h 持续 6 小时以上);利尿剂冲击后尿量不增多;尿 Na^+>40mmol/L(>40mEq/L);血肌酐>176.8μmol/L(>2.0mg/dl)。非少尿肾衰者:尿量>600ml/24h,但血肌酐>176.8μmol/L(>2.0mg/dl),尿比重≤1.012	3
肝脏	ALT>正常值 2 倍以上;血清总胆红素>17.1μmol/L(>1.0mg/dl)且<34.2μmol/L(<2.0mg/dl)	1
	ALT>正常值 2 倍以上;血清总胆红素>34.2μmol/L(>2.0mg/dl)	2
	肝性脑病	3
胃肠道	腹部胀气;肠鸣音减弱	1
	高度腹部胀气;肠鸣音近于消失	2
	麻痹性肠梗阻;应激性溃疡出血(具备 2 项中 1 项者即可确诊)	3
血功能	血小板计数<100×10⁹/L;纤维蛋白原正常;PT 及 TT 正常	1
	血小板计数<100×10⁹/L;纤维蛋白原≥2.0~4.0g/L;PT 及 TT 比正常值延长≈3 秒;优球蛋白溶解试验>2 小时;全身性出血不明显	2
	血小板计数<50×10⁹/L;纤维蛋白原<2.0g/L;PT 及 TT 比正常值延长>3 秒;优球蛋白溶解试验<2 小时;全身性出血表现明显	3
脑△	兴奋及嗜睡;语言呼唤能睁眼;能交谈;有定向障碍;能听从指令	1
	疼痛刺激能睁眼;不能交谈、语无伦次;疼痛刺激有屈曲或伸展反应	2
	对语言无反应;对疼痛刺激无反应	3
代谢	血糖<3.9mmol/L 或>5.6mmol/L;血 Na^+<135mmol/L 或>145mmol/L;pH<7.35 或>7.45	1
	血糖<3.5mmol/L 或>6.5mmol/L;血 Na^+<130mmol/L 或>150mmol/L;pH<7.20 或>7.50	2
	血糖<2.5mmol/L 或>7.5mmol/L;血 Na^+<125mmol/L 或>155mmol/L;pH<7.10 或>7.55	3
	以上标准均需持续 12 小时以上	

注:△改良 Glasgow 昏迷评分;MAP. 平均动脉压;ALT. 谷丙转氨酶;CPK. 肌酸磷酸激酶;GOT. 谷草转氨酶;LDH. 乳酸脱氢酶;PT. 凝血酶原时间;TT. 凝血酶时间;Na^+. 钠离子。

患者在发生 MODS 以前,大多数器官功能良好,发生后若治愈存活,脏器功能大多可以恢复正常。一些慢性疾病终末期出现的脏器功能衰竭及一些在病因学上互不相关的疾病,同时发生脏器功能衰竭,虽也涉及多个脏器,但不属于 MODS 的范畴。

每个 MODS 患者都有多个脏器受累,但受累脏器的病情严重程度不可能完全一致。有的脏器可能仅是功能受损,有的脏器是衰竭早期,有的脏器是衰竭期。为了清楚表示病情的严重程度,国内的标准按评分计算,功能受损期定为 1 分,衰竭早期定为 2 分,衰竭期定为 3 分。若两个或两个以上脏器,每个脏器功能评分都是 1 分,可评定为 MODS 若干脏器功能受损期。若两个或两个以上脏器,每个脏器评分都是 2 分,其他脏器都是 1 分,可评定为 MODS 若干脏器衰竭早期伴若干脏器功能受损期。若两个或两个以上脏器,每个脏器评分都是 3 分,其他脏器有的是 2 分,有的是 1 分,可评定为 MODS 若干脏器衰竭期伴若干脏器衰竭早期及若干脏器功能受损期。

【防治原则】

1. 预防是最好的治疗　在疾病诊治的全过程,应该充分估计病情发展,加强临床观察和监测,对有全身损害因素者要考虑到 SIRS 和 MODS 的可能性,积极预防,及时诊断和处理。对原发疾病和创伤应该尽早诊治,防止出现 MODS。手术患者应注意预防外科并发症。在炎症反应活动期,避免手术等"二次打击"。对已发生 MODS 的患者,应采取一切措施,使功能障碍的脏器免于衰竭,使受累脏器数目不再增加。

2. 救治患者必须有整体观念　患者是一个整体,正常情况下各脏器功能之间是协调一致、处于平衡状态。一个或多个脏器受损,这种平衡就被破坏,而且几乎所有治疗措施都会影响这种平衡。因此,在进行脏器功能支持和调控中,应注意尽可能维护各脏器功能的平衡。不仅要考虑患者自身脏器之间的关系,还要考虑人工支持系统之间的关系,同时要关注人工支持对自身脏器的影响。在治疗上,必须兼顾脏器功能支持、维持内环境稳定和控制原发病等各方面因素。

3. 重视病因治疗　病因治疗是预防和治疗 MODS 取得良好效果的前提。例如,防治感染对防治 MODS 特别重要。另外,严重创伤、休克、失血和缺氧等都可引起强烈的应激反应。控制应激原的治疗,如镇静、镇痛和控制体温等,也是防治 MODS 的重要方面。同时,还须注意防止医源性疾病。

4. 防止过度的免疫-炎症反应　要将免疫-炎症反应调节在适当程度是相当困难的。许多针对内毒素、炎症介质和效应细胞的治疗方法已进行了随机双盲临床试验,但至今未取得预期疗效。几种内毒素的单克隆抗体未见明显效果,肿瘤坏死因子(TNF)单克隆抗体与血小板激活因子(PAF)拮抗剂未见有益,白介素-1(IL-1)受体拮抗剂和 TNF 受体拮抗剂没有降低死亡率。有些学者认为,这些措施只是针对疾病发展过程中的某些病理生理变化,而不同病因引起的炎症介质的变化并不相同,且这些病理生理变化只是整个错综复杂的神经内分泌免疫反应网络的一部分,因而难以达到预期目的。

5. 临床监测　有效的临床监测是 MODS 防治的重要方面之一,有利于 SIRS 和 MODS 的早期发现和及时处理。这包括对各系统有创和无创的监测措施。例如,循环系统主要为心电图(ECG)、动脉血压(ABP)、中心静脉压(CVP)、肺动脉压(PAP)、肺动脉楔压(PAWP)和心指数(CI)等。呼吸系统主要为脉搏氧饱和度(SpO_2)、动脉血气(ABG)、氧供和氧耗量及呼吸力学监测等。肝肾功能和凝血功能等监测也同样重要。近年来应用于临床的一些监测方法均有助于 MODS 的防治,这些包括改进的热稀释导管测定右心室舒张末容积、血乳酸水平测定、混合静脉血氧饱和度(SvO_2)、中心静脉血氧饱和度($ScvO_2$)、组织氧饱和度(StO_2)、连续心输出量和动脉血气测定等。目前新的临床监测信息系统中,可对多个监测指标进行综合分析,提供预警,有利于及早发现和识别 SIRS、脓毒症和 MODS。

6. 及早进行脏器功能支持

(1) 呼吸支持:ARDS 常为 MODS 中较早出现的临床表现且治疗比较困难,应早期进行呼吸支持。目前机械通气仍是主要方法,可用有创或无创方式。机械通气时应避免采用大潮气量,目前推荐使用小潮气量(6ml/kg)的保护性机械通气,气道压力<30cmH$_2$O。小潮气量的保护性通气可显著降低患者死亡率,还可缩短呼吸机的使用时间,恢复患者的自主呼吸。对 ARDS 患者应加用一定水平的呼气末正压(PEEP),避免长时间维持较高的吸入氧浓度,但须注意 PEEP 对心血管等系统的影响。

体外生命支持(extracorporeal life support,ECLS)包括体外膜肺氧合(extracorporeal membrane oxygenation,ECMO)和体外二氧化碳清除(extracorporeal carbon dioxide removal,ECCO$_2$R)。ECMO 分为静脉-静脉 ECMO(V-V ECMO)和静脉-动脉 ECMO(V-A ECMO)两种模式。

以往认为,呼吸衰竭患者因严重缺氧而死亡,ECMO 可通过维持氧供提高生存率。近年来,越来越多的证据表明,呼吸机相关性肺损伤(VILI)是严重呼吸衰竭的重要死因。ECMO 能提供足够的气体交换,从而降低机械通气的支持强度,由此减轻 VILI。目前看来,就 ARDS 治疗效果而言,ECMO 减轻 VILI 的作用比改善缺氧的作用更重要。

ECLS 在 ARDS 患者中的适应证:

1) 极重度 ARDS(临床研究中使用的标准):①满足 ARDS 的美欧联合定义。②有创机械通气<7 天。③机械通气优化后(FiO$_2$≥0.80,潮气量 6ml/kg,PEEP≥10cmH$_2$O),还达到以下 3 项中的 1 项,包括 PaO$_2$:FiO$_2$<50mmHg 且持续>3 小时;PaO$_2$:FiO$_2$<80mmHg 且持续>6 小时;pH<7.25 加 PaCO$_2$≥60mmHg 且持续>6 小时,伴呼吸频率增至 35 次/min,平台压调至≤32cmH$_2$O。

符合上述条件的极重度 ARDS 可以选择 V-V ECMO 进行治疗。

2) 中重度 ARDS:机械通气时,为减少 VILI 的发生,呼吸机的容量和压力会降至常规数值以下,由此产生高碳酸血症,而低氧血症并不严重。这种允许性高碳酸血症能减少肺损伤,但超过一定限度后,机体也不能耐受。这时可以使用 $ECCO_2R$ 直接清除血中 CO_2,但对氧合的影响有限。

ECLS 时建议使用超保护性机械通气策略,设置潮气量 3~4ml/kg,频率<8 次/min,PEEP 10~15cmH_2O,平台压≤25cmH_2O,FiO_2<0.40。其目的是降低 ARDS 患者患 VILI 的风险。

(2) 循环支持:以往在脓毒症治疗中提出的早期目标导向治疗(early goal directed therapy,EGDT)要求在复苏后 6 小时内达到以下治疗目标:①CVP 8~12mmHg;②MAP>65mmHg;③尿量>0.5ml/(kg·h);④SvO_2≥70%。这一治疗理念对于各种疾病状态下的液体复苏和血流动力学支持都有指导意义,但应注意患者的个体化治疗目标,而非机械地追求达标。因此,在治疗中首先要有充足的有效血容量和适当的血红蛋白浓度,保持适当的前负荷和动脉压。在补足血容量和纠正酸中毒的基础上血压仍不理想,可选用血管收缩药。加强心肌保护,增加冠状动脉血供,降低心肌氧耗。要特别注意的是,应尽量改善氧供和氧耗的关系,尤其对于高代谢和高动力状态的患者。不仅要在总体上充分保证氧供并减少氧耗,而且要有效改善患者的微循环,改善组织细胞对氧的摄取和利用,最终目标是在组织细胞水平达到氧供和氧耗的平衡,并注意防止氧利用障碍。

心源性休克造成严重的血流动力学紊乱,导致组织灌注异常和器官损害。其血流动力学特征常表现为心指数<2.0L/(min·m²),收缩压<90mmHg,肺动脉楔压≥24mmHg,依赖两种以上强心或升压药,可能使用主动脉球囊反搏术(IABP)。心脏受累的部位可以是左心室、右心室或双心室。这种情况下,单纯药物治疗的效果很差。如果休克的原因是可逆的,应该考虑 V-A ECMO 支持。在临床决策过程中,除考虑 V-A ECMO 的适应证外,还应综合评价疾病恢复的可能性,整体治疗计划和 V-A ECMO 涉及的技术问题。

(3) 肾功能支持:对肾功能的支持,重点在于预防 AKI 和急性肾衰竭。应维持足够的有效血容量和血压,维持和改善肾脏的血流灌注,保证有充足的尿量。注意避免医源性的肾功能损害,慎用有肾毒性的抗生素,避免过量使用缩血管药物,注意渗透性利尿剂和血浆代用品对肾脏的影响。患者存在严重挤压伤、缺血肢体恢复灌注和急性溶血等,应注意碱化尿液并维持足够的尿量。小剂量多巴胺[2~4μg/(kg·min)]并不能降低肾脏替代的需求,不能改善结局,故不推荐使用。一旦出现急性肾衰竭(少尿型),应限制入液量,调整药物剂量,使用利尿剂,必要时进行血液净化治疗。

持续动静脉血液滤过(CAVH)、持续静脉-静脉血液滤过(CVVH)、持续动静脉血液透析滤过(CAVHD)和持续静脉-静脉血液透析滤过(CVVHD)等操作方便且安全有效,都可酌情采用。研究表明,持续肾脏替代治疗与间断血液净化是等效的,但持续肾脏替代治疗对血流动力学影响更小,可以更方便地维持液体平衡。大剂量的肾脏替代治疗与常规剂量的相比,并不能降低患者的死亡率。在 MODS 的 SIRS 期,利用血液净化技术能去除一些细胞因子、炎症介质、某些致病因子及代谢产物等,可能有免疫调节作用。

【预后】

虽然对 MODS 的认识不断加深,临床治疗手段有所进步,但其发病率和死亡率并无明显下降,仍维持在较高水平。目前总死亡率在 50% 以上。衰竭器官的数目越多,病死率越高。两个器官衰竭者病死率为 50%~60%,3 个为 75%~80%,4 个或 4 个以上者病死率几近 100%。存在呼吸衰竭和肾衰竭患者、老年患者及原有慢性病基础者病死率更高。

推荐阅读

1. OSTERBUR K,MANN F A,KUROKI K,et al. Multiple organ dysfunction syndrome in humans and animals[J]. J Vet Intern Med,2014,28(4):1141-1151.

2. GUSTOT T. Multiple organ failure in sepsis:prognosis and role of systemic inflammatory response[J]. Curr Opin Crit Care,2011,17(2):153-159.

3. RONCO C,RICCI Z,HUSAIN-SYED F. From Multiple Organ Support-Therapy to Extracorporeal Organ Support in Critically Ill Patients[J]. Blood Purif,2019,48(2):99-105.

4. BRODIE D,SLUTSKY A S,COMBES A,et al. Extracorporeal Life Support for Adults with Respiratory Failure and Related Indications[J]. JAMA,2019,322(6):557-568.

第四章　高温与低温综合征

胡祖鹏　邵建华

第一节　高温综合征

高温综合征(hyperthemia syndromes)是在高温环境下或由于体液过度丧失或由于散热机制衰竭出现高热,所引发的一系列热损伤疾病。当深部体温>41℃时,体内蛋白酶发生变性,线粒体功能受损,细胞膜稳定性减退,氧依赖代谢途径遭破坏,此时常伴多系统衰竭。依据发病机制和临床表现常分为三型:①热痉挛(heat cramps):由于大量失水和失盐引起的肌肉疼痛性痉挛;②热衰竭(heat exhaustion):由于严重脱水和电解质紊乱引起周围循环容量不足而发生虚脱,病情轻而短暂者称为热昏厥(heat syncope);③热射病(heat stroke):因高温引起体温调节中枢功能障碍而出现高热及严重的生理和生化异常。

【病因】

在高温环境中从事劳动或体育运动,且无相应的防护措施,常易发生高温综合征。下列为易发因素:

（一）个体因素　气候适应差、脱水、训练不当、感染发热、肥胖、疲劳、衣着过多、老年。

（二）环境因素　高温天气、湿度高、通风不良。

（三）身体条件　酒精中毒、神经疾病、心血管疾病、皮肤或汗腺病、糖尿病、甲状腺功能亢进、慢性阻塞性肺疾病、精神疾病、低钾血症。

（四）药物　苯丙胺（安非他明）、抗胆碱能药、抗组胺药、抗抑郁药、巴比妥类、抗帕金森药、β 肾上腺素能受体阻断药、利尿药、乙醇、吩噻嗪类。

【发病机制】

人体作为一个恒温机体,主要依靠神经内分泌系统来维持体温恒定。正常人体温在（36.5±0.7）℃,保持体温稳定需要保持产热和散热的平衡。下丘脑通过对肌张力、血管张力和汗腺功能的控制进行调控。常温下散热的主要机制是辐射,其次是传导、对流和蒸发。当外界温度增高并超过皮肤温度时,人体散热仅依靠出汗及皮肤和肺泡表面的水分蒸发。人体深部组织的热量通过循环血流至皮下组织,经扩张的皮肤血管散热。如果机体产热大于散热或散热受阻,则体内就有大量的热蓄积,引起组织、器官功能的损害。

热痉挛的发病机制主要是由于高温环境下依靠大量出汗来散热时,导致水、钠和氯的丢失过量,使肌肉产生疼痛性痉挛。

热衰竭是运动员中最常见的热损伤表现。热痉挛为前驱表现,是由于严重脱水和电解质紊乱,以及周围血管扩张、循环血容量不足而发生低血容量性休克。体温通常≤40℃。年轻人常发生于对高热、潮湿的环境尚未适应,而从事剧烈运动后;老年人主要是由于心血管系统对高温反应不适应及正常代偿机制的损伤。

热射病的发病机制主要是体温调节机制突然破坏,以致散热受阻。表现为中枢神经系统抑制,少汗,体温≥41℃,以及严重的生理和生化异常。

【临床表现】

某些情况下高温综合征属于职业病范畴,如患者在高温环境下作业,从事生产劳动或体育运动等。按其严重程度,可分为轻症和重症。轻症主要表现为在高温环境下劳动一段时间后,出现面色潮红、头痛、头昏、口渴、大量出汗、全身疲乏、心悸、注意力不集中、动作不协调、脉搏快速,体温可升高至38.5℃以上;重症可分为热痉挛、热衰竭和热射病,也可表现为混合型。

热痉挛常在高温环境下运动或劳动结束后数小时发病。起病突然,先四肢肌肉受累,阵发性发作。痉挛使横纹肌摸上去有硬结感。当痉挛影响到腹部肌肉时,疼痛类似于急腹症。

患者常诉恶心、呕吐和乏力。生命体征一般平稳,皮肤表现为干热或湿凉,依据环境湿度而定。

热衰竭患者感疲乏、倦怠、焦虑、头痛、恶心、呕吐;进一步发展可致循环衰竭,皮肤苍白、湿冷、大量出汗,脉弱而缓慢,血压降低,神志改变或神志不清。热昏厥是热衰竭中较轻的表现,主要是由于长时间在高温环境下站立,血液流向下肢扩张的血管所致。体温升高可不明显。

热射病以高温、无汗和意识障碍为特征。起病前常有头痛、眩晕和乏力。患者皮肤干热、潮红、出汗少。脉搏明显加快,可达160~180次/min,呼吸加速,但血压很少有变化。神志不清或惊厥,体温高达 40~41℃,严重时出现休克,心力衰竭,心律失常,肺水肿,脑水肿,肝、肾衰竭,急性呼吸窘迫综合征（ARDS）,消化道出血及弥散性血管内凝血（DIC）。

恶性高温综合征是高代谢肌病综合征,由化学物（如琥珀胆碱、普鲁卡因等）或应激引起,表现为体温突然升高,肌肉剧烈收缩,代谢性和呼吸性酸中毒,急性心律失常,通常在诱导麻醉时发生。

【实验室检查】

热痉挛常见血钠、血氯降低,尿肌酸增高。热衰竭有低钠、低氯表现。热射病可出现高钾、高钙、血液浓缩,白细胞增多,血小板减少,肌酐、尿素氮、谷丙转氨酶、乳酸脱氢酶、肌酸磷酸激酶增高,代谢性酸中毒,蛋白尿,心电图示心律失常和心肌损害。

【诊断】

根据易患人群在高温、高湿、无风环境下,较长时间剧烈运动或劳动后出现相应的临床表现（肌肉痉挛、体温升高或晕厥、神态改变等）,并排除其他疾病方可诊断。热痉挛腹痛时需与急腹症鉴别;热衰竭需与中毒、出血、外伤性休克等鉴别;热射病需与食物中毒、化学中毒、药物中毒等鉴别。

【治疗】

热痉挛和热衰竭患者应迅速转移到阴凉通风处休息,足量饮用凉盐水等以补充盐和水分。有周围循环衰竭者应静脉补给生理盐水、葡萄糖溶液和氯化钾。一般数小时内可恢复,但患者需休息1~3天才能重返高温下劳动。

热射病患者预后不良,死亡率高,幸存者可能留下永久性脑损伤,故需积极抢救。

1. 迅速启动物理降温,并持续降低深部体温　脱去患者衣服,吹送凉风并喷以凉水或凉湿床单包裹全身。如这些方法无法降温时,可考虑以冰水浸泡治疗,但要注意低血压和寒战并发症的发生。同时需监测深部体温,一旦低于38.5℃时需停止冰水降温。

2. 药物降温　氯丙嗪有调节体温中枢的功能,可扩张血管、松弛肌肉和降低氧耗。25~30mg 加入 500ml 补液中静脉滴注,同时监测血压。阿司匹林不宜使用,因有抗血小板作用,且对过高体温无疗效。

3. 对症治疗　昏迷患者容易发生肺部感染和褥疮,须加强护理;提供必需的热量和营养物质;保持呼吸道畅通,给予吸氧;积极纠正水、电解质紊乱,维持酸碱平衡;补液速度不宜过快,若发生心力衰竭,予以快速效应的洋地黄制剂;应用升压药以纠正休克;甘露醇脱水以防治脑水肿;激素对治疗肺水肿、脑水肿等有一定疗效,但剂量过大时易继发感染。

4. 恶性高温综合征治疗 用丹曲林(dantrolene)1~2mg/kg,静脉注射,需要时5~10分钟重复一次,4小时内最大剂量为10mg/kg。

【预防】

出现早期症状,及时撤离高温、强烈的太阳直射现场。避免高温下、通风不良处强体力劳动,避免穿不透气的衣服劳动,进食含盐饮料以不断补充水和电解质。无法避免高温下作业时,需改善劳动条件,加强防护措施,尽可能大量补充丢失的水分和盐分。有易患倾向者应避免高温下工作。

第二节 低温综合征

低温(hypothermia)定义为深部体温<35℃,常分为原发性低温和继发性低温。原发性低温即意外低温,是寒冷环境引起的体温自发下降而体温调节中枢并未受损。继发性低温是由下丘脑体温调节中枢功能受损引起的,常存在潜在的疾病或药物作用。本节主要描述原发性低温。

【病因】

接触寒冷时间过长或温度过低时,都会引起意外低温。有以下因素:

(一)个体因素 衣着不当、老年或幼儿、精神障碍、行动不便、极度疲乏。

(二)药物 酒精、麻醉、抗抑郁药、抗甲状腺药物、致低血糖药物、镇静剂、毒品、苯二氮䓬类药。

(三)身体条件 酒精中毒、严重烧伤、肿瘤化疗、中枢神经系统损伤、痴呆、脑病、糖尿病并发症、低血糖、肾上腺皮质功能低下、垂体功能低下、营养不良、黏液性水肿、败血症、休克、尿毒症、手术时间过长。

【发病机制】

寒冷刺激体温调节中枢,通过兴奋肾上腺素能交感神经,使体表血管收缩以保持体温,并通过运动神经增加肌肉张力和抖动来产生热量。增加的热量都是有限的,当寒冷继续存在,体温不断下降,至35℃以下时发生低温。

由于低温降低了整个酶活性,使外周血管扩张,对身体的每个系统需氧代谢产生影响。比如对心血管功能的影响,早期表现为儿茶酚胺介导的心率加快,心排血量增加,平均动脉压增高;后期表现为降低心肌收缩力和负性变时效应,有效血容量的降低使心排血量降低,组织灌注减少。

【临床表现】

低温患者在遭遇寒冷的初期,有头痛、不安、四肢肌肉和关节僵硬、皮肤苍白冰冷、心率和呼吸加快、血压升高等表现。当体温持续下降,患者出现嗜睡或陷于精神错乱状态。体温低于32.2℃时,患者心率、呼吸减慢,脉搏细弱,并有心律失常,患者

出现幻觉、寒战,进一步至木僵和昏迷。心电图部分显示特征性J波。更常见的是,心电图显示基线抖动,这是由快速细微的肌肉颤抖所引起,常被误认为是由电干扰或人为所致的。寒冷情况下心脏经受不起刺激,任何刺激都可引起室颤。如体温继续下降至29~24℃,易发生心脏停搏或室颤。

由于酶损害,肾浓缩功能丧失,使尿液稀释,血渗透压升高,晚期将发生肾小管坏死。

低温并发症主要有横纹肌溶解、胃扩张、上消化道出血、胰腺炎、肺水肿、肝衰竭、肢体坏疽及感染。

【实验室检查】

可出现代谢性酸中毒、高钾、高磷、低钠血症,高糖血症。血液学方面异常包括血液浓缩、血黏度增高、血小板减少、粒细胞减少及消耗性凝血病。

【诊断】

需具备能测28~42.2℃的体温计。任何低血压、昏迷患者的鉴别诊断中要考虑低温综合征,并寻找易发因素。

【治疗】

目的是防止热量进一步散失,升高体温,防止并发症。复温包括被动(如保暖)和主动(如加温的生理盐水)复温。主张让患者利用自身产生的热量自行缓慢、逐渐地复温。快速的复温常会导致不可逆的低血压。通常以每小时上升0.5~1℃的速度复温,但严重创伤或心搏骤停患者例外。

1. 迅速将患者脱离寒冷环境 脱掉湿冷衣服,采取温和的被动复温,用毛毯或被褥包裹身体。如患者体温<33℃,采取主动外周复温,如毛毯、床褥加热,热水袋温暖全身,或将患者浸泡于44℃的温水中。

2. 吸氧、补液、升温 采用温热的氧气和液体,提高室温。如深部体温每小时升高不足0.5~1℃,可采取主动深部复温措施,如灌肠、洗胃、腹透、血透和膀胱冲洗。

3. 心电、呼吸、体温监测,常规实验室监测 尤其是血钾和血糖。

4. 如果患者生命体征消失,须积极进行心肺复苏 需预防和治疗多器官功能障碍、继发感染等并发症。

5. 由于肝功能受损和心脏易激惹性,心律失常时可用利多卡因、普萘洛尔等,所有药物的使用均需谨慎。避免使用洋地黄类制剂。如怀疑有黏液性水肿或全垂体功能减退,应采取适当的激素替代治疗。严重的低血压需使用血管活性药。只在严重酸中毒时(pH<7.1),才静脉使用碳酸氢钠。

推荐阅读

1. MICHAEL N S. Disorders due to heat and cold[M]//GOLDMAN L, SCHAFER A I. Goldman's Cecil Medicine. 26th ed. Philadelphia:Elsevier Saunders,2020:659-663. e2.

2. MOK G,DEGROOT D,HATHAWAY N E,et al. Exertional heat injury: effects of adding cold(4℃)intravenous saline to prehospital protocol[J].

Curr Sports Med Rep,2017,16(2):103-108.

3. SZOTA A M,ARASZKIEWICZ A S. The risk factors,frequency and diagnosis of atypical antipsychotic drug-induced hypothermia:practical advice for doctors[J]. Int Clin Psychopharmacol,2019,34(1):1-8.

4. SACZKOWSKI R S,BROWN D J A,ABU-LABAN R B,et al. Prediction and risk stratification of survival in accidental hypothermia requiring extracorporeal life support:an individual patient data meta-analysis[J]. Resuscitation,2018,127:51-57.

第五章　重症患者的监护

第一节　中枢神经功能监测

宫　晔　曹同瓦

中枢神经功能监测旨在及时了解中枢神经功能的动态变化情况,早期发现异常环节,查找病因并动态反馈治疗效果,从而改善预后,在患者的治疗决策中具有重要作用。中枢神经功能监测主要包括脑功能监测和脊髓功能监测。脑功能监测包括:①颅内压监测;②脑电监测;③脑血流监测;④脑氧监测;⑤脑代谢监测等。本节将重点阐述上述监测的方法和临床意义,并简要介绍多模态脑功能监测的进展和应用前景。神经系统体格检查和影像学检查等作为中枢神经功能监测内容之一,参见有关章节。

中枢神经功能监测不仅在各类神经系统疾病的临床诊治中发挥重要作用,同时还应用于其他系统疾病导致中枢神经系统损伤的患者;此类患者易并发多器官功能障碍,死亡率和致残率极高。近年来,"重症神经"这一概念得到学者的广泛认可,其内涵逐渐丰富、外延逐步拓展;不仅包括神经重症(如严重颅脑创伤、脑卒中、中枢神经系统感染等)和重症相关性脑功能障碍,还包括在这类疾病当中的脑与脑外器官功能支持与交互。值得注意的是,重症神经的病理生理机制、临床表现复杂多样,需要在全身监测的基础上,综合中枢神经功能监测指标,对患者进行一个全方位、多模态的评估,从而达到精准个体化治疗的目的。

【颅内压监测】

颅内压以脑室间孔的脑脊液(cerebrospinal fluid,CSF)压力表示,监测颅内压,记录数据和波形,对了解颅内压增高、作出治疗对策、决定手术时机、判断疗效和预后是有必要的。

(一)适应证　颅内压监测指征为:①格拉斯哥昏迷评分(Glasgow Coma Scale,GCS)≤8分,且伴头颅CT异常(出血、占位、脑积水等)者。②头颅CT无异常,但格拉斯哥昏迷评分≤8分,且伴有年龄>40岁、血压<90mmHg或运动姿势异常者。③格拉斯哥昏迷评分>8分的颅内血肿,却不能决定是否应该手术清除血肿者。患者如果表现为持续颅内压增高或进行性颅内压增高,且对降压药物治疗无效时,则可以考虑手术。④对于创伤后脑肿胀并进行控制通气的患者,颅内压监测也具备指征。

非颅脑创伤性的颅内病变颅内压监测指征:①可疑静止性脑积水和正常压力脑积水者;②有动脉瘤再破裂或其造成脑血管痉挛风险的蛛网膜下腔出血者;③慢性头痛可疑自发性颅内压增高者;④神经外科麻醉行机械通气者;⑤手术结束时有止血困难或脑肿胀者;⑥其他可能导致颅内压变化的颅内病变者。

颅内压监测的禁忌证包括广泛的头皮感染、颅内感染、开放性损伤和合并出血性疾病等。

(二)监测方法

1. 无创(微创)颅内压监测　①观察瞳孔、眼底;②腰大池、脑池穿刺;③颅脑超声视神经鞘直径测量。

2. 有创颅内压监测　①脑室内测压(图14-5-1-1);②蛛网膜下腔测压;③硬膜外测压;④硬膜下腔测压;⑤脑实质内测压;⑥前囟(婴儿)测压。各部位监测颅内压方法、特点及注意事项见表14-5-1-1。

3. 脑顺应性测定　正常颅腔内容物中脑组织占80%,血液和脑脊液各占10%,脑水肿、脑充血、脑积水及颅内占位病变(血肿、肿瘤)均可致颅内压升高。颅内压力与容积的关系可绘制颅内压力容积曲线(图14-5-1-2),A点之前为颅内压代偿期,A点为代偿临界,若病变因素使颅内某一内容物的体积增加,则ICP明显升高。B点为失代偿期,微小的容量变化使颅内压急剧上升(表14-5-1-2),致病情恶化。因此,根据上述原理可进行脑顺应性测试,具体方法为:在脑内注入0.2ml生理盐水,

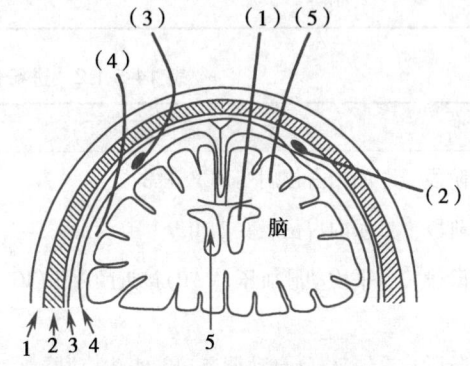

图14-5-1-1　颅内压监测部位

1.头皮;2.颅骨;3.硬膜;4.蛛网膜;5.侧脑室。(1)侧脑室测压;(2)硬膜外腔测压;(3)硬膜下腔测压;(4)蛛网膜下腔测压;(5)脑实质压。

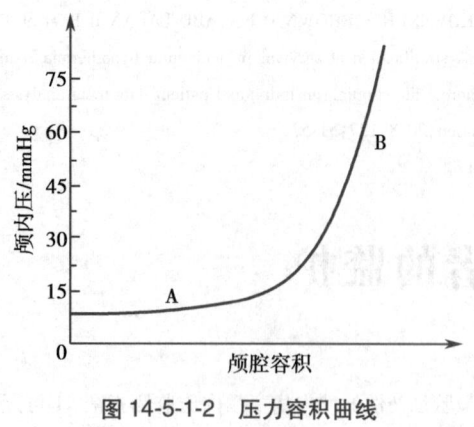

图 14-5-1-2 压力容积曲线

记录颅内压,如无明显改变,再注入 0.8ml 生理盐水,若颅内压上升大于 5mmHg,说明脑顺应性测试阳性,脑对颅内压改变的代偿能力降低。另外,也可行容量压力测试,从脑室内放出脑脊液 1ml,颅内压仅中等程度下降,说明脑顺应性降低,如 1 小时后重复一次有明显颅内压下降,则可确定脑顺应性低下。

（三）临床意义

1. 正常值　清醒平卧位颅内压正常值约为 10mmHg,大于 15mmHg,称颅内压升高,小于 30mmHg 机体在短期内尚能代偿。脑灌注压(CPP)＝平均动脉压(MAP)－颅内压(ICP),正常为 75～95mmHg,脑灌注压(CPP)一般应维持在 50mmHg以上。

表 14-5-1-1　颅内压的监测方法

测压部分	方法	特点	零点校正	注意事项
脑室内	脑室导管引流	能引流脑脊液,方便,价廉	必要	感染
	光导纤维	传感器硬	5 天内不必要	光纤维硬,易破损
蛛网膜下腔	蛛网膜下腔螺钉旋钮	穿刺简单,价廉	必要	硬膜外穿刺,易感染和闭塞
	蛛网膜下腔导管	插入容易,安全,价廉	必要	感染,易闭塞和扭曲
	蛛网膜下腔光导纤维	传感器昂贵	5 天内不必要	光导纤维硬,易破损和伤及脑组织
硬膜下腔	小球(自制)	感染少,便宜	必要	破损
硬膜外腔	直接换能器置入	感染少,昂贵	必要	硬膜需与传感器密封;拔出时破损;钻孔大,置入需熟练;极易破损
	液压平衡式传感器	感染少,昂贵	必要	
	气流式传感器	感染少,昂贵	必要	
脑实质内	光导纤维或脑内传感器	感染少,昂贵	不必要	硬,易损伤脑组织
前囟(婴儿)	头皮外置传感器	无感染	不必要	压平前囟在一定程度上缩小了颅腔容积,会导致实际所测 ICP 值偏高
遥控测压	传感器在颅内,测定仪在颅外	无感染	必要	需要警惕零点漂移的风险

表 14-5-1-2　进行性颅内压升高的生理和临床对应变化

分期	颅内压(ICP)	临床
第一阶段	颅内占位病变,ICP 正常	ICP 代偿期,生命体征稳定
第二阶段	颅内占位病变↑,ICP↑↑	ICP 代偿末期,轻到中度生命体征改变
第三阶段	平均动脉血压(MAP)接近颅内压(ICP)	失代偿初期(死亡前期),患者昏迷加深,呼吸异常,收缩压↑,脉压↑,脉搏异常(心律失常)
第四阶段	缺氧,脑自动调节功能丧失,动脉血二氧化碳分压($PaCO_2$)↑,脑动脉不扩张,脑缺氧↑,进一步恶化,平均动脉压等于颅内压,脑血流停止	ICP 失代偿期,第三阶段临床情况进一步恶化,患者进入死亡

注:↑～↑↑增高,增高程度逐渐加大。

2. 颅内压波形　经硬膜外腔或蛛网膜下腔等置管，或直接放入压力换能器（如光导纤维压力换能器），并与测压系统（换能器、放大器、显示屏和记录仪）连接（图14-5-1-3），即可显示和记录颅内压波形。

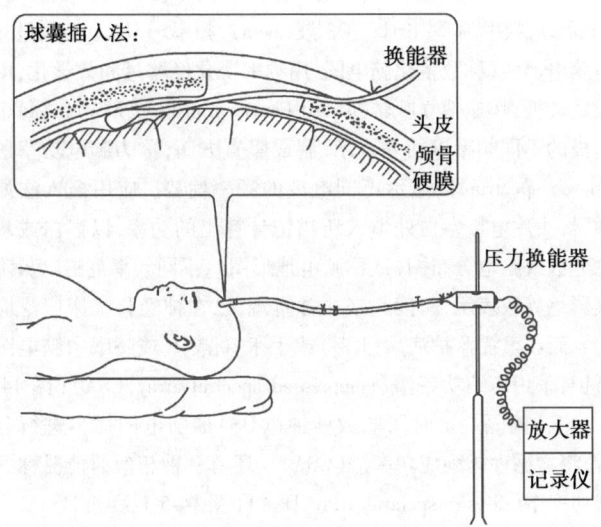

图14-5-1-3　硬膜下腔球囊测压法

（1）正常波形：正常颅内压波形随呼吸和心率波动，颅内压低时，即使动脉压的波动大，颅内压变化也不多；但在代偿失调时，颅内压随动脉压的波动较大，收缩期和舒张期的颅内压之差较大。记录颅内压，便于定量分析。

（2）异常波形：

1）A波（平顶波）：又称高原波，由突发性的颅内压急速升高引起，波幅可达60~100mmHg，持续5~20分钟，清醒、紧张、持续变化时可测出，动脉血二氧化碳分压（$PaCO_2$）升高及血管扩张时诱发（图14-5-1-4），为严重ICP增高。

2）B波（节律震荡波）：又称颅内压的节律性波动，在正常压力波的背景上出现短时骤升又骤降的尖波，压力一般不超过50mmHg，每分钟出现1~2次，与脑血管变化和呼吸周期有关，

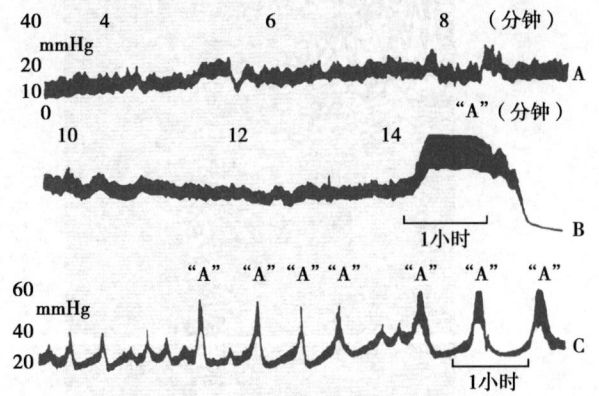

图14-5-1-4　颅内压A波及其意义
A. ICP基本正常；B."A"波（听神经瘤，女，51岁）；C. 颅脑损伤。"A"波约10分钟频发；头颅CT(-)，基本压正常或轻度ICP升高，右侧"A"波，颅内出现水肿。

若颅内压正常，B波无临床意义（图14-5-1-5）。

3）C波（一般波）：正常或接近正常压力型，压力曲线较平坦，存在与呼吸、心跳一致的小起伏，一般在20mmHg以下，每分钟4~8次，持续时间不定，与血压变动有关，但意义不明。

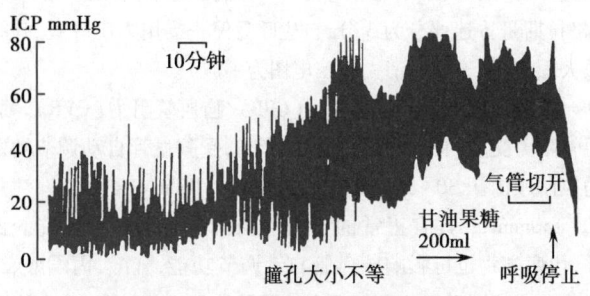

图14-5-1-5　颅内压B波及意义
男性，21岁，脑出现，左侧ICP基本正常，B波频发，右半侧ICP上升到40mmHg以上，随脉搏上下波动，左半侧为2.25~3mmHg，而右半侧为20mmHg，随ICP上升，瞳孔不等大，使用甘油果糖200ml和气管切开，但患者呼吸停止，进入脑死亡。

3. 影响因素

（1）低碳酸血症：脑血流（CBF）对动脉血二氧化碳分压（$PaCO_2$）的变化十分敏感，过度通气后，动脉血二氧化碳分压降低，脑血管收缩，脑血流减少，因此颅内压降低。但这种影响是暂时的，因为较低的颅内压减少了蛛网膜下腔的绒毛对脑脊液的吸收，颅内压恢复至正常。

（2）高碳酸血症：通气不足，脑血管扩张，脑血流增多，颅内压升高。

（3）低氧血症：动脉血氧分压（PaO_2）降到50mmHg以下，脑血流量明显增加，颅内压升高，若出现脑水肿，即使氧分压回升至正常，颅内压也不能恢复至正常。

（4）低血压和高血压：超过正常自身调节范围，颅内压升高。

（5）中心静脉压（central venous pressure，CVP）：中心静脉压升高，颅内压也升高。

（6）机械通气：间歇正压通气（intermittent positive pressure ventilation，IPPV）时使胸膜腔内压和中心静脉压增高，呼气末正压（positive end expiratory pressure，PEEP）大于15mmHg，也引起颅内压升高，而高频通气（high frequency ventilation，HFV）的气道压较低，对颅内压的影响不大。

4. 颅内压升高的代偿能力

（1）年龄：婴幼儿和7岁以下儿童颅缝未闭，颅内压增高时，颅腔可扩大。老年人脑萎缩，脑脊液容积大，代偿能力也大。

（2）外环境：大气压力可影响颅内压代偿能力。

（3）内环境：高血压动脉硬化和肥胖患者颅内压偏高，代偿能力下降。

（4）病变进展速度：如颅内占位性病变和颅内容增加速度

慢,颅内压代偿能力大,而急性硬膜外血肿在数小时内形成,颅内压很快升高,易致脑疝。

5. 颅内压与脑循环的关系 脑灌注压(CPP)=平均动脉压(MAP)-颅内压(ICP)。正常人脑灌注压为80~100mmHg,小于60mmHg可发生脑缺血;脑灌注压小于30mmHg,导致神经细胞坏死,危及生命;脑灌注压=0,脑血流停止,发生脑死亡(格拉斯哥昏迷评分为3分,自主呼吸停止需用人工呼吸、瞳孔散大固定、脑干反射消失和脑电图为平波)。

脑血流(CBF)=脑灌注压(CPP)/脑血管阻力(CVR)。脑血管阻力受颅内压和血管直径的影响,受脑血管自动调节功能的控制颅内压30~35mmHg、收缩压60~160mmHg和脑灌注压50~150mmHg,具有正常的压力性脑血流自动调节功能。此外,代谢产物也可影响脑血管自动调节功能,乳酸、丙酮酸、二氧化碳或高碳酸血症及低氧血症可导致脑血管扩张,脑血流和CBV增加。除了上述生理变化之外,显然,局灶性或全脑性脑组织损害,可使脑血流自动调节功能丧失。在临床上如脑静脉回流受阻,也使脑脊液增加,Valsalva试验引起胸膜腔内压升高进而导致颅内压升高。

6. 指导临床治疗

(1) 决定手术时机:如颅内占位病变,行脑室引流后颅内压降低不明显或持续升高,则提示应施行手术治疗。

(2) 手术和麻醉时监测:在术前有颅内高压的患者,严密监测颅内压,在排除体位不当和脑压板压迫的情况后,应用各种预防措施,防止在麻醉诱导、气管插管、术中和术毕拔除气管导管时颅内压明显升高。

(3) 指导用药和治疗:应用巴比妥类药物和甘露醇治疗颅内高压时,可做到有的放矢,合理用药,提高治疗效果。

(四) 注意事项

1. 任何操作均应遵守无菌原则,以免发生中枢神经系统感染。

2. 正确安装和使用测压系统,如压力换能器应准确,使用时应通大气和定标,其位置应与脑室或椎管在同一水平(用水柱表测压的零点也在此水平)。测压装置管道内应充满生理盐水,不可有气泡,保持通畅,以免发生压力衰减而造成所测数据有误。

3. 应熟悉仪器性能和各种部位测压方法,如硬膜外腔或蛛网膜下腔的螺钉旋钮法,螺钉的紧与松将影响测压结果,应制订标准的操作方法,结果与脑室或蛛网膜下腔测压对比,应基本达到一致。

【脑电生理监护】

脑电图、脑干诱发电位为脑电生理监护中的无创监护方法,可用于中枢神经系统损害的危重患者,如脑血管意外、颅脑损伤、颅脑手术和颈动脉内膜剥离术的手术中或手术后,也适用于危重的代谢性疾病、中毒、呼吸功能不全、昏迷和心肺复苏(cardiopulmonary resuscitation,CPR)后、脑缺氧及各类癫痫发作。目前虽脑电生理监护比起心电监护在重症监护病房(intensive care unit,ICU)不常见,但在以下情况仍有采用脑电生理监护的必要:①有局灶性癫痫发作或癫痫持续状态;②为明确昏迷的深度和类型;③局灶性或单侧的颅内病变;④判断脑死亡。由于电极固定困难,不宜长时间连续记录。

(一) 脑电图的监护和实施 脑电有四个频率范围:①δ波(delta),其频率<4Hz;②θ波(theta),频率为4~8Hz;③α波(alpha),频率为8~13Hz;④β波(beta),频率>13Hz。经数量分析脑电曲线,称数量化脑电图,用频率变化经滤过和数学化,由模数转换,快速傅立叶转换(fast Fourier transform,FFT),将每个电极的不同频率以功率表示,制成竖直方图,称为脑电功率谱(power spectrum),显示不同电极的频率优势。应用插入法原理,将头皮电极空白处填入所描记计算出的功率,以黑白或彩色分级或脑电分布图(或称脑电地形图),不同频率范围以灰阶或彩色等级表示,阅读起来非常直观,已在神经科临床广泛应用。而在重症监护病房(ICU)或手术麻醉中,或睡眠中脑电图监护,采用压缩功率谱(compressed spectral array,CSA)(图14-5-1-6)。间隔一定时间取数秒钟(COS)的脑电图样本进行分析,将之循序排列成功率谱(CSA)。还有一种相似的情况称致密功率谱(density spectral array,DSA)(图14-5-1-7)。

(二) 脑干诱发电位的监护和实施 诱发电位,首先在神经系统某个部位,给予一个特定的刺激,在神经系统通路中出现一个个电位活动,从刺激开始到各电位出现之间的时期称为

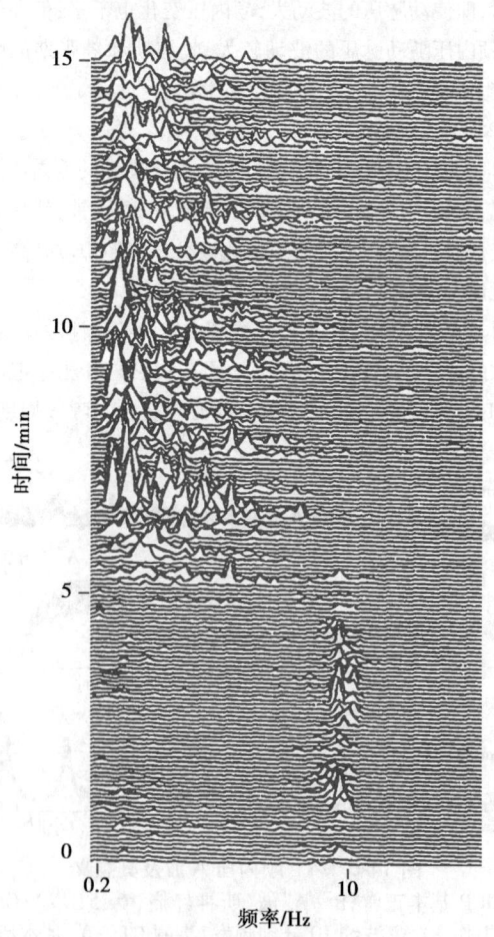

图14-5-1-6 CSA描记法

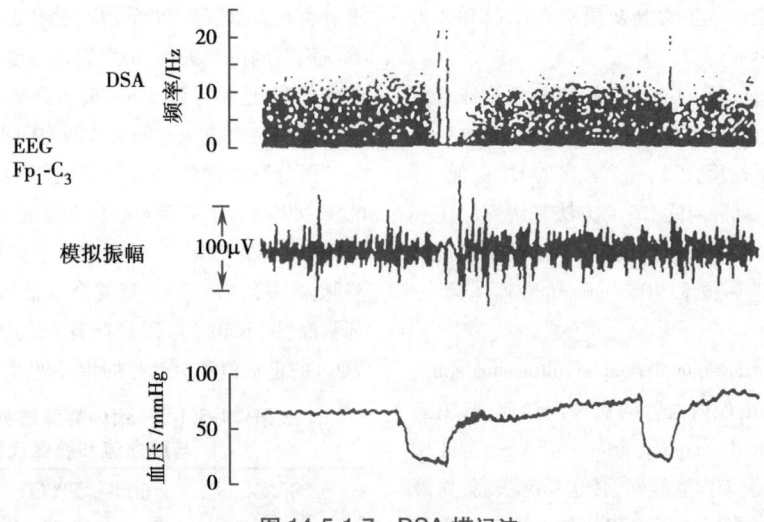

图 14-5-1-7　DSA 描记法

潜伏期,因为该电位很规则但极小,且混杂在大量不规则的神经系统自然波背景中,由于电位存在一定规则潜伏期,该电位可以被不断叠加,使电位明显增大,而不规则自然波相互抵消,就可显示无干扰背景的诱发电位。

1. 脑干听觉诱发电位(brain stem auditory evoked potential,BAEP)　给患者一个特定的听觉刺激,该听觉刺激作用于耳朵内听神经,该神经冲动按神经通路经脑干各部位进入听放射

(大脑),神经通路通过各个部位产生的电位,根据波形、潜伏期和波幅等判断疾病,如右听神经病,右侧听力消失,而左侧听力好,诱发电位正常,脑干无影响,说明听神经病变部位尚小,未影响脑干;又如脑死亡,两耳刺激未产生脑干诱发电位。脑干听觉诱发电位(BAEP)也广泛应用于手术麻醉中,判断后颅窝手术有否脑干损伤,而提醒医师手术中应避开和保护的部位。脑干听觉诱发电位(BAEP)的正常参考值见表 14-5-1-3。

表 14-5-1-3　BAEP 正常参考值

测量指标	峰潜伏期(PL)/ms *	峰间潜伏期(IPLS)/ms **		
波形	Ⅰ	Ⅰ~Ⅲ	Ⅲ~Ⅴ	Ⅰ~Ⅴ
绝对值	1.75±0.15	2.11±0.16	2.00±0.19	4.11±0.21
侧差(ILD)	0.08±0.08	0.09±0.08	0.12±0.11	0.12±0.11

注:* 峰潜伏期(PL):为听到刺激到波峰出现的间期(ms)。** 峰间潜伏期(IPLS):为前一个和后一个波峰之间的间期(ms),绝对值和左、右耳差别为侧差(ILD)。

2. 躯体感觉诱发电位(somatosensory evoked potential,SEP)给感觉神经一个特定刺激,可诱发脊神经干、脊髓和脑感觉中枢的电位改变。常选择正中神经作为刺激点,在同侧锁骨上凹、颈脊髓(近场)和皮质下(远场)记录到电位改变,分别为臂丛神经的 N_9 电位,第 7 颈椎棘突处引出颈脊髓 N_{13} 电位,和刺激侧对侧的 $N_{20} \sim P_{25}$ 复合电位。若刺激点在足踝内侧后方胫后神经,可在同侧腘窝引出 N_7,第 4 腰椎棘突引出 N_{17},为马尾神经的电位,第 12 胸椎引出腰脊髓后角电位 N_{21},最后从头顶后部引出多种复合波,以 P_{40} 波为检测目标(表 14-5-1-4)。

表 14-5-1-4　胫后 SEP 主要参考数正常参考值

测量指标	峰潜伏期(PL)/ms *		峰间潜伏期(IPLS)/ms **
波形	N_{21}	P_{40}	$N_{21} \sim P_{40}$
绝对值	19.9±1.8	36.3±2.4	16.4±1.4
侧差	0.42±0.28	0.62±0.37	0.67±0.42

注:* 峰潜伏期:从神经刺激到出现波峰的间期。** 峰间潜伏期:绝对值和左、右侧的差别为侧差。

(三)脑干诱发电位的临床应用价值　本诱发电位为无创,可重复进行,可以判断听觉神经通路和感觉神经通路损伤部位、程度和判断预后。除用于像多发性硬化等慢性病的诊断外,也用于神经科中重症监护病房内。常用来判断昏迷定位和预后判断、脑死亡诊断、脊髓后颅窝脑干手术中和术后监护。

【脑血循环监测】

(一)脑血流测量

1. 临床上测定脑血流(CBF)的第一个方法为 Katy Schmidt 技术,患者吸入惰性气体,或使用 N_2O(笑气)吸入法,而后根据动脉和颈静脉球气体饱和度曲线的差别,计算出全脑 CBF。

2. 使用颅外伽马照相机测定局部脑皮层血流,颈动脉内注射核素后,从颅外用伽马照相机测定灌洗曲线(washout curves),可以测出局部脑皮层血流(rCBF),常用的核素为 ^{133}Xe(氙),也可以吸入或静脉注射 ^{133}Xe,应用伽马计数测量呼出气体的核数,确定 ^{133}Xe 从循环内清除的曲线而测出皮层脑血流(CBF),可避免颈动脉穿刺,但应该应用 ^{133}Xe 清除法,这种技术复杂,放射物质管理很麻烦,进行一次测量要求保持 5~15 分

钟纹丝不动,这都是很困难的。正常脑灰质脑血流(CBF)为(67.83±8.95)ml/(min·100g)。

3. ¹³³Xe-CT   ¹³³Xe(xenon氙)不透X线,饱和氙的脑组织(包括深部结构)不透X线的能力(放射密度)与CBF的改变相对应。脑组织与氙稳定的平衡后,得到一个稳定的CT图像,是反映局部CBF的图像,可按通常判读CT的方法来研究。在一个临床研究中显示,颅脑损伤8小时内,在1/3患者存在脑缺血。也有应用¹³¹碘的血管造影技术(RI,angiography)。该类方法不能在床旁进行。

4. 颅多普勒超声波(transcranial doppler ultrasonography,TCD)   在大多数患者能测出颅内血管的血液流动速度,主要如大脑中动脉血流速度(middle cerebral artery,MCA)。声波反映血管内红细胞的流速,血流朝向变频器,传送频率增高,血液流向背向变频器,传送频率减低,该频率移位与血流速度改变相关,即可测出CBF。速度与血流量率(blood flow rate)和血管直径有关,若血管直径不变,血流速度即与CBF相关,但这种相关性并不太好,因为颅多普勒超声波(TCD)无创伤,也可在短时间内反复进行,也可持续进行,所以仍有参考意义。

5. 单光子发射计算机断层显像术(single photon emission computed tomography,SPECT)   使用脑血流灌注显像示踪剂,通常用⁹⁹ᵐTc(锝-99m),也可用¹²³I(碘-131)等核素注入静脉,或¹³³Xe气体吸入,核素示踪剂通过血脑屏障,进入脑组织并在其中滞留,并释放γ射线,正常脑组织脑皮层的放射性比白质的脑室部位明显增高,病理组织(如肿瘤、缺血、损伤和癫痫灶)的放射性与正常组织也有明显差别。在颅外的探头接受不同强度、数量的射线,并以CT方式成像,也可显示脑组织血液的灌注像(rCBF)。

6. 正电子发射断层显像术(positron emission tomography,PET)   使用发射正电子显像示踪剂,常用¹¹C、¹⁸F等核素与示踪剂标记后注入静脉,通过血脑屏障,稳定剂能参与脑氨基酸、葡萄糖代谢。颅外探头接受放射性动态改变,通过标记后成像,显示脑氨基酸代谢、糖代谢。所以,PET/CT不但显示脑组织的代谢,并可确定脑部病损解剖定位和显示组织改变。两者结合已大大提高了脑损伤的诊断水平。

(二)脑氧合监护

1. 颈静脉球血氧饱和度测定(jugular venous bulb oxygen saturation,SjVO₂)   颈静脉球血氧饱和度测定最早是由美国费城宾夕法尼亚大学药理学实验室提出,目的是监测飞行员高空飞行的脑缺氧状况。1964年,SjVO₂监测首次在临床开展,用于颈动脉重建术的术中监测。

SjvO₂监测的是颈静脉球部血液的血氧饱和度,颈静脉球部引流颅内静脉血液,基本不含颅外静脉回流的血液。根据Fick定律,脑氧耗量(CMRO₂)等于单位时间内进入和流出脑的氧含量差。所以,SjvO₂由动脉血氧饱和度、脑氧耗量、脑血流量和血红蛋白共同决定。大脑功能正常情况下,当脑氧耗量升高或降低时,脑血流量随之升高或降低,脑氧摄取率不变,这时SjvO₂也维持不变,称为脑代谢-血流偶联。但重度颅脑损伤

患者存在血脑屏障功能受损,脑代谢-血流偶联受损,脑代谢与脑血流之间出现失衡,脑组织通过改变脑氧摄取率来维持适当的氧代谢,这将导致SjvO₂的升高或降低,所以SjvO₂可以在整体上反映脑血流量与脑氧代谢之间平衡状况。

颈静脉球部的混合静脉血氧饱和度(SjVO₂)正常范围为60%~80%,若下降到<50%,为去饱和状态,可能为脑缺血。若>80%显示脑充血,供氧能力大于氧耗。脑混合静脉血与全身静脉血一样,表示整个脑或全身整体平均氧合状态,不反映局部脑灌注(rCBF)。颈静脉球部的混合静脉血氧饱和度(SjVO₂)的正常值和对治疗的指导见表14-5-1-5、图14-5-1-8。

表 14-5-1-5   颈内静脉球氧饱和度(SjVO₂)
与脑血流和脑氧代谢的关系

SjVO₂ <60%	60%≤SjVO₂ ≤80%	SjVO₂ >80%
氧供少或氧耗增加(缺血)	氧供和氧耗相适应	氧供多或氧耗少(充血)
脑血流<脑代谢	脑血流=脑代谢	脑血流>脑代谢

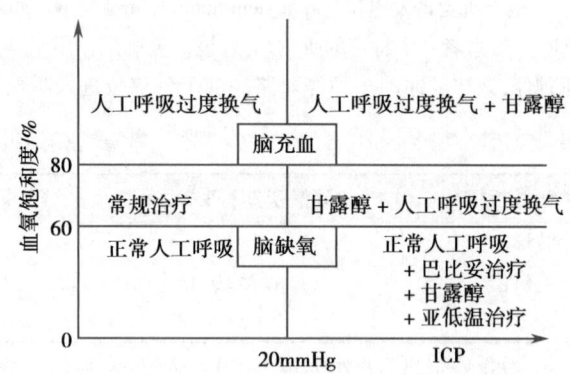

图 14-5-1-8   基于ICP和SjVO₂的治疗选择

2. 经颅近红外线脑氧饱和度测定(near-infrared spectroscopy,NIRS)   近红外线技术是用来测定大脑半球氧饱和度,由发光二极管或微光二极管作为光源,发出2~4种波长的近红外线(波长为600~1 200nm),从颅外通过头皮、颅骨(厚27~30mm),照射脑组织,再由电子光敏二极管在颅外接收该光线照射脑组织的反射光线。该装置测氧化血红蛋白和还原血红蛋白之比,即可持续测出局部脑氧饱和度(rSO₂),代表在电极之下的脑毛细血管内存在的脑血氧饱和度,正常人脑毛细血管内存在的动脉血和静脉血之比为1:3,即:

$$rSO_2 = (SaO_2 \times 0.25) + (SVO_2 \times 0.75)$$

SaO₂为动脉血氧饱和度,SVO₂为静脉血氧饱和度。

根据2~4个波长,各个波长的吸收率即可计算出局部脑氧饱和度(rSO₂)。

该装置可测出氧化血红蛋白和还原血红蛋白的总和(总血红蛋白)的变化,计算出血红蛋白的指数(hemoglobin index,HbI)。

本方法中 rSO_2 的判读：rSO_2 和 $SjVO_2$ 相似，与脑氧代谢（氧耗 $CMRO_2$）和脑血流（CBF）有关。若血流和氧合能力不变（血含氧量不变），rSO_2 上升，即脑氧代谢下降，$CMRO_2$ 减少。这说明脑血流增加，相比较脑代谢氧耗少。相反局部脑氧饱和度（rSO_2）减少，与脑血流相比，脑代谢增加，氧耗增加，即脑血流低下和 $CMRO_2$ 增加。

若 HbI 在持续监护中增加，为测定部位脑血流中血红蛋白总量增加，说明脑血流增加。若 HbI 低下，相反血流中总血红蛋白量减少，血流低下。本方法虽也显示 rSO_2 的数字，该测定值不是脑组织氧饱和度的真实数值（绝对值），但测定值和绝对值有相关性，随着持续监护的进行，rSO_2 若有变化，即可显示出 rSO_2 的上升和下降。

本方法为无创性，可连续测定，不同仪器可持续测定时间不同和电极可反复使用，也有一次性使用的电极。在持续测定中应注意头皮清洁，反复用酒精棉球擦拭电极部位的头皮。电极应与头皮紧贴，防止外来光线干扰氧监测器工作，A 和 B 电极应距离 40mm，不可太近和太远。

本监护方法常用于 ICU 中重症颅脑损伤、脑血管意外及脑复苏后、大脑血管手术后、颈动脉内膜剥离术、低温麻醉和脑亚低温治疗，因是无创检查，也常用于院前急救和救护车内监护。

3. 脑组织氧分压监测技术（brain tissue oxygen partial pressure，$PbtO_2$）　用微型氧监测探头插入脑组织，测定该部位脑组织内氧分压，即用电化学微传感器（极谱法）测定组织间隙、血管外、细胞外的氧，反映氧的运送和氧的消耗之间的平衡。脑组织氧分压监测操作方法：在选择的脑组织表面的颅骨上钻孔，切开硬脑膜，装好固定螺栓，插入探头，常同时放置脑温度和颅内压探头。探头插入后，组织需要稳定时间，为 1~2 小时，即可读出脑氧压，正常范围为 25~30mmHg。临床研究发现，脑组织氧分压<15mmHg，死亡率增加；脑组织氧分压<5mmHg，死亡率更高；脑组织氧分压 <10mmHg，持续时间越长，预后越差。

【微透析】

自 20 世纪 90 年代早期，微透析技术作为一种动态监测脑毛细血管微环境、细胞代谢的工具，开始应用到神经重症监护中。

微透析探针包含流入和流出两个导管，经流入管泵入的灌流液在具有半透膜性质的探头周围自由扩散，而回收的溶液经流出管采集并进行分析。通过使用微量注射泵以特定的速率通过导管灌注灌流液（生理盐溶液或人工脑脊液），对特定时间点的组织细胞外液进行采样（透析液），并进行进一步的生物化学分析；透析液中的成分可通过相应的酶促反应，接近实时定量分析。

微透析技术可用于检测患者局灶性脑组织中生化指标的浓度，包括丙酮酸、葡萄糖、甘油和乳酸等；脑组织在低氧条件下，能量产生减少，乳酸水平及乳酸和丙酮酸比率增加。微透析技术还可监测脑灌注压，以确定患者脑灌注压的最佳水平。

微透析技术的发展极大地提高了对脑损伤患者脑能量代谢的动态认识，从而对患者早期出现缺血和缺氧损伤进行预警，结合其他脑监测技术，微透析可用于脑损伤患者的靶向治疗以预防继发性缺血性损伤，也可用于评价干预措施的有效性。

【多模态脑功能监测】

各种脑功能监测手段都具有各自的优点和局限性，目前尚缺乏任何单一准确有效的监测手段。近年来越来越多的研究推荐，脑功能的监测应该采取多种手段、综合评价，逐渐形成了多元化的监测理念（multi-modal monitoring）。脑灌注、血流、代谢及脑电活动之间相互联系、互为因果，监测指标也具有互补性。

2014 年，由欧洲重症医学会、美国神经重症学会、美国重症医学会和拉丁美洲脑损伤联合会专门针对神经重症监测进行了讨论并制定发布了《神经重症多模态监测共识》。共识指出，整合临床和实验室评估、影像学和持续生理学监测的神经重症多模态监测具有重要的临床意义。虽然目前尚未证实任何一种或几种监测手段能够改善转归，但是监测结果的整合和综合判断，以及开发新的监测手段，仍是今后发展的方向。

当然，所谓多模态监测并不是指应用的监测手段越多越好。盲目采用多种监测势必会增加操作并发症的发生率，且增加患者的医疗费用。另外，由于单位时间内所获得的信息量增加，数据处理又成为瓶颈问题。但是，任何资料的最终判读者仍然是人，对医护人员进行基础知识和操作技能的培训，也是一个关系到患者转归的关键问题。

【脊髓监测】

中枢神经系统由脑和脊髓组成。脊髓占据椎管的上 2/3，其头侧与脑干的延髓相连续。20 世纪 70 年代，神经生理学家、外科医师、麻醉医师等多学科研究人员开创了术中神经监测系统（intraoperative neurophysiological monitoring，IONM）。20 世纪 90 年代后期，经颅刺激运动诱发电位（motor evoked potentials，MEP）开始用于监测脊髓功能。

1. 体感诱发电位（somatosensory evoked potential，SEP）　SEP 是当感觉器官、感觉神经或感觉传导通路上的任何部位受到刺激时，在大脑皮质感觉投射相应区域的头皮上或相应的感觉传导通路上记录到的与刺激有锁时关系的电位反应，其在一定程度上反映了躯体感觉传导通路的完整性，为此 SEP 监测是目前术中脊髓和神经根功能监测的主要手段。SEP 在脊髓手术中记录的方法包括皮质体感诱发电位（CSEP）、脊髓诱发电位（SCP）、棘间刺激和记录等。

2. 术中经颅刺激运动诱发电位（tc-MEP）和经颅刺激脊髓诱发电位（tc-SCP）的监测　MEP 是一项监测运动神经系统功能的无创伤性神经电生理学检查方法，利用直接或经颅刺激大脑皮质，使锥体细胞轴突产生一个去极化的动作电位（AP），AP 沿着皮质脊髓束下降到运动神经元和肌肉，可以沿着运动传导通路的多个位点或骨骼肌上被记录到。tc-MEP 能快速判断从大脑到肌肉的运动系统的完整性，贯穿手术全过程。tc-SCP 即经颅刺激兴奋大脑皮质的巨锥体细胞，从脊髓记录电位变化。

tc-SCP 可以直接、准确地记录脊柱的运动功能。与 MEP 相比，tc-SCP 在监测脊髓运动功能方面的效果更佳。

3. 肌电图（electromyography，EMG） EMG 是通过放置针状记录电极到特定的肌肉或其附近，持续地评估脑神经和脊神经的监测方法。EMG 最早开始用于听神经瘤术中保护面神经的功能，此后在神经外科和骨科手术中逐渐得到广泛应用。在脊髓肿瘤切除中，EMG 监测可以确定肿瘤的影响区域。当进行脊髓、神经根和马尾等部位的手术时，通过 EMG 监测能评估神经根功能。

4. SEP、MEP 和 EMG 的联合应用 各种神经电生理监测方法单独应用在脊髓手术监测中都有其优缺点。近年来，针对不同的监测目的，采用不同组合的多模式术中神经电生理监测（multimodal IONM，mIONM）在临床上得到了越来越广泛的应用。脊髓术中多模式联合监测可避免单一监测的不足，将最大限度地降低神经损伤的风险，避免神经功能障碍的发生。

另有直接在术中将探针插入受伤部位监测椎管内压并连接微透析监测脑代谢，此种方法与脑的监测类似，故在此不展开赘述。

推荐阅读

1. YOUNG B, KALANURIA A, KUMAR M, et al. Cerebral Microdialysis［J］. Crit Care Nurs Clin North Am, 2016, 28（1）:109-124.

2. RIVERA LARA L, PÜTTGEN H A. Multimodality monitoring in the neuro-critical care unit［J］. Continuum（Minneap Minn）, 2018, 24（6）:1776-1788.

3. AL-MUFTI F, SMITH B, LANDER M, et al, Novel minimally invasive multi-modality monitoring modalities in neurocritical care［J］. J Neurol Sci, 2018, 390:184-192.

4. LE ROUX P. The International Multidisciplinary Consensus Conference on Multimodality Monitoring in Neurocritical Care: a list of recommendations and additional conclusions: a statement for healthcare professionals from the Neurocritical Care Society and the European Society of Intensive Care Medicine［J］. Neurocrit Care, 2014, 21 Suppl 2:S282-S296.

第二节 心血管功能监测

祝禾辰

心血管系统监测是重症医学的基础，而心脏和循环系统的临床评估是其基本技术。患者常因心脏和循环系统疾病收住重症监护病房，对这些患者的心血管系统监测必然有助于诊断和治疗。危重患者还常因各种原因并发心血管功能障碍，这些患者更需要密切的临床监测，以便尽早识别和处理相关的心血管并发症。

【心电监护】

心电监护是监护室最基本的床边监测项目，其目的主要是连续测量心率、发现心律失常和心肌缺血。

（一）**适应证** 心电监护应用广泛，所有危重患者及高危患者均具有心电监护的适应证。

（二）**操作方法及程序**

1. 监护系统 监护系统主要由中心监护仪、床边监护仪及电极系统组成。电极系统有五电极和三电极系统，五电极系统由 1 个胸前电极和 4 个肢体导联组成，三电极系统由 1 个正极、1 个负极和 1 个第三电极组成。

2. 操作方法

（1）打开监护仪电源开关。

（2）放置电极片：

1）三电极系统的电极片的放置：①第一种方法：右上导联——右锁骨中线第 1 肋间；左上导联——左锁骨中线第 1 肋间；右下导联——右锁骨中线剑突水平处。②第二种方法：右上导联——右锁骨中线第 1 肋间；左上导联——左锁骨中线第 1 肋间；左下导联——左锁骨中线剑突水平处。

2）五电极系统的电极片的放置：右上导联——右锁骨中线第 1 肋间；右下导联——右锁骨中线剑突水平处；中间导联——胸骨左缘第 4 肋间，或者临床需要的监测胸导联的位置；左上导联——左锁骨中线第 1 肋间；左下导联——左锁骨中线剑突水平处。

（3）根据病情的特点选择持续显示的导联。

（4）设置报警：根据对病情的需要，设定最快与最慢心率范围，设定对心律失常及 ST 段的报警等。

（三）**主要观察指标**

1. 持续监测心率和心律。

2. 观察心电图 P 波、QRS 波、T 波和 ST 段形态是否正常。

3. 注意有无异常波形出现。

4. 设置报警的范围，出现报警时需及时明确原因并及时处理。

（四）**注意事项**

1. 宜选择 P 波显示良好的导联，且要求基线平稳。

2. 若要诊断心肌缺血和心肌梗死，应做十二导联心电图。

3. 患者主动或被动的动作、起搏心律、电干扰、监护导联选择不当等可以造成心电图曲线扭曲，影响心率监测的准确性。

4. 胸前导联的位置对 ST 段移位会产生明显影响，需要准确放置。

5. 注意监护仪的维护，定期检查仪器性能。

【血压监测】

血压是重要的生命体征之一，也是评估循环的常用方法，准确、及时监测血压对于了解病情、指导循环支持治疗具有重要意义。血压的监测方法可以分为两类，即无创测压法和有创测压法。

（一）**无创测压法（noninvasive indirect monitoring of arterial pressure）** 无创血压是临床上的常规监测项目，原则上对所有患者都应该监测无创血压。对于重症或血流动力学不稳定的患者，最好进行有创血压监测。无创测压法简便易行，不需要特殊设备，是最常用的测压方法。无创测压法可分为手动测压法和自动测压法两大类。

1. 手动测压法　手动测压法是经典的血压测量方法,也称袖套测压法。设备简单,便于携带,适用于一般患者的监测。但手动测压法不能连续监测,不能及时反映患者血压的变化。

（1）听诊法(auscultation):是临床上使用最普遍的方法,利用柯氏音(Korotkofff sound)的原理。柯氏音是血压计袖套放气后在其远端听到的声音。测量前,患者在安静环境下休息5~10分钟,取坐位或卧位。肘部与心脏在同一水平。使用合适的袖套,将袖套紧缚在上臂,袖套下缘应在肘窝上3cm。向袖套内充气,边充气边听诊,肱动脉搏动消失后,再升高20~30mmHg,然后缓慢放气,听到第一声柯氏音时的压力为收缩压,柯氏音消失时的压力为舒张压。

（2）触诊法(palpation):将袖套充气至桡动脉或肱动脉搏动消失,再缓慢放气直至搏动再次出现,此时的压力值为收缩压,但此法舒张压不易确定。在低血压、休克或低体温时,听诊法常不易测得血压,可用触诊法测量收缩压。

2. 自动测压法　自动测压法是当今临床麻醉和ICU中使用最广泛的血压监测方法。临床最常用的自动测压法是振荡测压法(oscillometry)。将监护仪袖带绑在距离肘窝上3~6cm处,使监护仪袖带上的标志对准肱动脉搏动最明显处,袖带束臂的位置和心脏位置处于同一水平。测压仪内装有压力换能器、充气泵和微机等,能够定时使袖套自动充气,使袖套内压高于收缩压,动脉搏动消失,然后自动放气。第一次动脉搏动的振荡信号传到仪器内的传感器,经放大和微机处理,即可测得收缩压。振荡幅度达到峰值时为平均动脉压,袖套内压突然降低时为舒张压。可按需自动定时或手动测压,并可设定报警的上、下限。

3. 临床意义　收缩压主要代表心肌收缩力和心排血量。收缩压小于90mmHg为低血压,小于70mmHg时器官血流明显减少,小于50mmHg时易发生心搏骤停。舒张压主要与冠状动脉血流有关。脉压是收缩压与舒张压的差值,代表每搏量和血容量,正常值为30~40mmHg。平均动脉压(mean artery pressure,MAP)是心动周期的平均血压,平均动脉压=舒张压+1/3(收缩压−舒张压)。动脉血压与心输出量、总外周血管阻力有直接关系,能间接反映心脏后负荷、心肌耗氧和做功、周围组织和器官血流灌注情况。

4. 注意事项　测压出现误差的最常见原因是袖套使用不当。应根据患者的上肢粗细选择合适的袖套,成人袖套不能用于儿童。袖套宽度一般应为上臂周径的1/2,小儿应覆盖上臂长度的2/3。袖套包裹不能太紧或太松。袖套偏小或包裹太松,测量血压将偏高;袖套过大,血压值则偏低。不要在进行静脉输液或有动脉插管的肢体上捆绑无创血压袖带,因为袖带充气会使输液速度减慢或停止,导致导管周围组织损伤。无创血压监测不能及时发现血压骤变的情况,对于血压不稳定的重症患者不够理想,需改用有创血压监测。手动测压时放气速度过快,则压力读数偏低,尤其在心率偏慢时。以2~3mmHg/s放气,可提高测压的准确性。

（二）有创测压法(invasive direct monitoring of arterial pressure)　有创血压监测是重症患者血流动力学监测的主要手段之一。将动脉导管插入动脉内直接测定血压,为动脉血压直接测定法。与无创测压法相比较,又称为"有创动脉血压监测"。动脉血压直接测定法比袖带测量法更为准确。低血压状态或心搏量明显下降伴血管收缩时,无创测压法的误差明显增大,而通过有创动脉导管直接测压则可获得可靠的监测结果。

1. 适应证
（1）血流动力学不稳定的危重患者。
（2）复杂大手术的术中和术后监护。
（3）需控制性降压。
（4）反复取动脉血样的患者。
（5）需应用血管活性药调控。

2. 禁忌证　无绝对禁忌证,相对禁忌证为严重凝血功能障碍和穿刺部位血管病变。

3. 操作方法
（1）穿刺部位:最常用的部位为桡动脉,亦可选股动脉、肱动脉和足背动脉。

（2）操作步骤(以桡动脉为例):固定穿刺部位。消毒、铺巾、戴手套。2%利多卡因局部浸润麻醉。以带套管的动脉穿刺针在脉搏最明显处进针,针头与皮肤约成30°角,缓慢地将穿刺针向前推进,如见到鲜红色血,即证明导管在血管内。在退出金属针芯的同时将导管缓慢向前推进3~5cm,固定导管。动脉导管固定后将之与压力传感器连接。换能器的气液面应以右心房水平作为参照点进行调零。临床上通常将腋中线第4肋间水平作为确定仰卧位患者参照点。将压力传感器置于参照点水平,通向大气调零。压力传感器的输液装置内装有肝素生理盐水。用加压袋将肝素盐水以3ml/h的速度输入动脉置管内以防止导管内血液凝固,加压袋内的压力应维持在300mmHg。

4. 注意事项
（1）预防和及时发现远端肢体缺血。
（2）桡动脉置管前需做Allen试验,判断尺动脉是否有足够的血流供应。具体方法是:受检者手握拳,然后将手抬至心脏水平以上。确定并紧压腕部桡、尺二动脉,此时手掌因缺血而变成苍白色。5秒后受检侧手指放松,并将手放于心脏水平。检查者松开尺动脉,同时观察受检手的血运情况。如松开尺动脉后15秒内手掌转红,为阴性,表示尺动脉通畅;若15秒后手掌未转红,为阳性,说明尺动脉堵塞,不能作桡动脉穿刺或置管。

（3）预防局部出血血肿。
（4）保证管路通畅。
（5）防止气体栓塞发生。

【中心静脉压监测】
中心静脉压(central venous pressure,CVP)是腔静脉与右房交界处的压力,可反映右心充盈压的变化,是右心前负荷的指标。CVP与血容量、静脉张力、右心功能等有关。

（一）适应证

1. 严重创伤、各种休克及急性循环功能衰竭等危重患者。

2. 各类大、中手术，尤其是心血管、脑和腹部大手术的患者。

3. 需大量补液治疗的患者。

（二）CVP 监测方法

1. 颈内静脉或锁骨下静脉穿刺留置深静脉导管。

2. 测压

（1）压力换能器测压：应用换能器测压可连续记录静脉压和描记静脉压力波形。

（2）水压力计测压：由于结构简单、使用方便且经济，一般医疗单位均可实施。临床上常用的测压装置是由 T 形管或三通开关分别连接患者的中心静脉导管、测压计的玻璃（或塑料）测压管和静脉输液系统。零点通常是第 4 肋间腋中线部位。

（三）临床意义

1. CVP 的正常值　CVP 的正常值为 5～12cmH$_2$O。低于 5cmH$_2$O 表示心室充盈欠佳或血容量不足，高于 15～20cmH$_2$O 提示右心功能不全，CVP 不能完全反映左心功能。机械通气患者，由于正压通气及呼气末正压的影响，CVP 可明显升高。输液过多、过快，可使 CVP 增高。心功能、静脉血管张力、腹内压、胸膜腔内压、血管活性药物均可影响 CVP 的测定。

2. 影响 CVP 的因素

（1）病理因素：CVP 升高见于右心房及左或右心室心力衰竭、心房颤动、肺梗死、支气管痉挛、输血补液过量、纵隔压迫、张力性气胸及血胸、慢性肺部疾病、心脏压塞、缩窄性心包炎、腹内压增高的各种疾病及先天性和后天性心脏病等。CVP 降低的原因有失血和脱水引起的低血容量，以及周围血管扩张，如分布性休克等。

（2）神经体液因素：交感神经兴奋，儿茶酚胺、抗利尿激素、肾素和醛固酮等分泌增加，血管张力增加，使 CVP 升高。

（3）药物因素：快速输液、应用去甲肾上腺素等血管收缩药，CVP 明显升高；用扩血管药或心功能不全患者用洋地黄等强心药后，CVP 下降。

（4）其他因素：有缺氧和肺血管收缩，气管插管和气管切开，患者挣扎和躁动，控制呼吸时胸膜腔内压增高，腹腔手术和压迫等均使 CVP 升高，麻醉过深或椎管内麻醉时血管扩张，CVP 降低。

（四）注意事项

1. 判断导管位置是否正确　测定中心静脉压时，导管尖端必须位于右心房或近右心房的上、下腔静脉内。插管后摄 X 线片，可判断导管的位置。导管位置不正确，则使测压不准。

2. 注意胸膜腔内压的影响　影响中心静脉压的因素除心功能、血容量和血管张力外，还有胸膜腔内压。患者咳嗽、屏气、伤口疼痛、呼吸受限及麻醉和手术等因素均可通过影响胸膜腔内压而改变中心静脉压的测定值。机械通气常会使胸腔内平均压升高。

【肺动脉漂浮导管】

肺动脉漂浮导管是由 Jeremy Swan 和 William Ganz 等设计并用于临床的，所以又称为 Swan-Ganz 导管。肺动脉漂浮导管不仅可以床旁监测肺动脉压（pulmonary artery pressure，PAP）、肺动脉楔压（pulmonary artery wedge pressure，PAWP）和中心静脉压（CVP）、右房压（right atrial pressure，RAP）、右室压（right ventricle pressure，RVP），而且可以应用热稀释方法测量心输出量（cardiac output，CO）和抽取混合静脉血标本，从而使得血流动力学指标更加系统化，也更具指导性。

（一）肺动脉漂浮导管简介　肺动脉漂浮导管为四腔漂浮导管（图 14-5-2-1）。以常用的 7F 漂浮导管为例，导管长 110cm，顶端有一个可充入 1.5ml 气体的气囊。导管的近端为 3 个腔的连接端和一根热敏电极的连接导线。这 3 个腔分别为：①开口于导管顶端的肺动脉压力腔，用于测量肺动脉压和采集混合静脉血标本；②开口于距顶端 30cm 的导管侧壁的右心房压力腔，用于测量右房压和测量心排出量时注射指示剂液体；③充盈导管顶端气囊的气囊阀，气囊充盈后，有利于导管随血流向前推进，并减轻导管顶端对心腔壁的刺激。热敏电极终止于导管顶端近侧 3.5～4cm 处，可以快速测量局部温度的变化，并通过导线与测量心排出量的热敏仪相连。

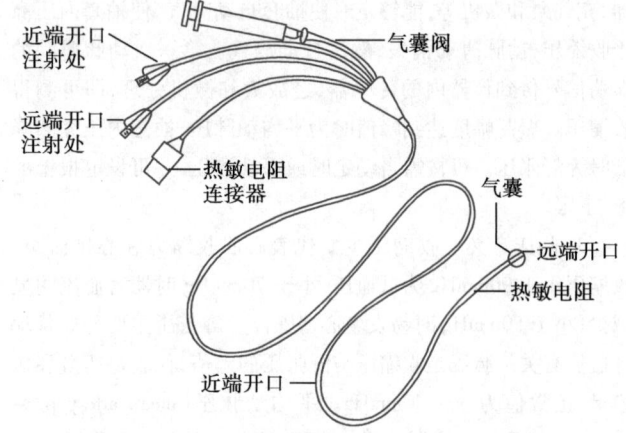

图 14-5-2-1　肺动脉漂浮导管的基本组成

（二）适应证　一般来说，对任何原因引起的血流动力学不稳定及氧合功能改变，或存有可能引起这种改变的危险因素的情况，都有应用肺动脉漂浮导管的指征。常用于下列几种情况：

1. 肺水肿和休克的诊断与鉴别诊断。

2. 指导急性呼吸窘迫综合征（ARDS）、脓毒症、急性心肌梗死和心源性休克等的治疗。

3. 高危手术、冠脉旁路手术、周围血管手术和腹主动脉瘤修补的围手术期监护。

（三）禁忌证　肺动脉漂浮导管的绝对禁忌证是在导管经过的通道上有严重的解剖畸形，导管无法通过或导管的本身即可使原发疾病加重。如右心室流出道梗阻、肺动脉瓣或三尖瓣狭窄、肺动脉严重畸形、法洛四联症等。有下列情况时应慎用肺动脉漂浮导管:肝素过敏;细菌性心内膜炎;穿刺局部有感染;严重出血倾向或凝血障碍;心脏及大血管内有附壁血栓;完全性左束支传导阻滞,置管过程中可能损伤右束支造成完全性传导阻滞。

（四）并发症

1. 置入导管时的并发症　气胸、血胸、血肿形成、一过性心律失常、心脏传导阻滞、肺动脉破裂、导管打结、瓣膜损伤等。

2. 保留导管时的并发症　导管或穿刺局部感染、肺栓塞、心律失常、瓣膜损伤、心内膜炎、气囊破裂、肺动脉破裂、血小板减少等。

（五）参数的测量　通过肺动脉漂浮导管可获得的血流动力学参数主要包括3个方面:压力参数(包括右房压、肺动脉楔压、肺动脉压)、流量参数(主要为心输出量)和氧代谢方面的参数(混合静脉血标本)。以这些参数为基础,结合临床常规检查,通过计算可以获得更多的相关参数。常用的血流动力学参数及正常参考范围见表14-5-2-1。

表 14-5-2-1　血流动力学监测指标及参考正常值

指标	缩写	计算方法	参考值范围
平均动脉压	MAP	直接测量	$80 \sim 100$mmHg
右房压	RAP	直接测量	$6 \sim 12$mmHg
平均肺动脉压	MPAP	直接测量	$11 \sim 16$mmHg
肺动脉楔压	PAWP	直接测量	$6 \sim 12$mmHg
心输出量	CO	直接测量	$4 \sim 6$L/min
心指数	CI	CO/BSA	$2.5 \sim 4.2$L/(min·m^2)
搏出量	SV	$1\,000 \times$CO/HR	$60 \sim 90$ml
每搏指数	SVI	SV/BSA	$30 \sim 50$ml/m^2
体循环阻力	SVR	$80 \times$(MAP－CVP)/CO	$900 \sim 1\,500$dyn·s/cm^5
体循环阻力指数	SVRI	$80 \times$(MAP－CVP)/CI	$1\,760 \sim 2\,600$dyn·s/(cm^5·m^2)
肺循环阻力	PVR	$80 \times$(PAP－PAWP)/CO	$20 \sim 130$dyn·s/cm^5
肺循环阻力指数	PVRI	$80 \times$(PAP－PAWP)/CI	$45 \sim 225$dyn·s/(cm^5·m^2)
左室每搏功指数	LVSWI	SVI×(MAP－PAWP)×0.013 6	$45 \sim 60$g·m/m^2
右室每搏功指数	RVSWI	SVI×(PAP－CVP)×0.013 6	$5 \sim 10$g·m/m^2

【脉搏指示持续心输出量监测】

脉搏指示持续心输出量(pulse index continous cadiac output,PiCCO)监测是一种较新的微创心输出量监测技术,是经单指示剂应用脉搏轮廓分析技术和肺热稀释技术相结合的监测方法。

PiCCO 不但可以连续测量心输出量和动脉血压,还可以在测量基础上,计算出一系列衍生指标:①脉压变异度(PPV)和每搏量变异度(SVV)是容量反应性指标;②全心舒张末容积(GEDV)是容量性前负荷的评价;③心脏功能指数(CFI)反映心肌收缩力;④肺循环容积(PBV)反映整个肺循环血量;⑤血管外肺水(EVLW)是反映肺水肿的指标;⑥肺血管通透性指数(PVPI)=EVLW/PBV;⑦胸腔内血容量(ITBV)=GEDV+PBV。

PiCCO 监测的适应证包括任何原因引起的血流动力学不稳定,存在可能引起这些改变的危险因素,或存在可能引起血管外肺水增加的危险因素。PiCCO 可用于需要心血管功能和循环容量状态监测的患者,包括休克、ARDS、急性心功能不全、肺动脉高压、严重创伤等。该项技术的优势包括:①操作简单,损伤小,只用一根中心静脉和动脉通道,就能同时反映肺水肿和循环功能情况;②能持续监测心输出量;③EVLW 比 PAWP 在监测肺水肿的发生与程度方面有一定优势;④成人及小儿均可采用。

【无创血流动力学监测】

阻抗法血流动力学监测是一种无创的血流动力学监测方法,它以胸腔阻抗法(thoracic electrial bioimpedance,TEB)为基本原理。随着心脏收缩和舒张,主动脉内的容积随血流量而变化,故其阻抗也随血流量而变化。胸腔阻抗随着心脏的收缩与舒张发生搏动性变化。通过心阻抗血流图(impedance cardiography,ICG)实施实时、连续监测血流动力学参数和对心功能进行评价,具有无创、操作简便、患者可接受等特点,适用范围广。通过 ICG 可直接测量心率、平均动脉压、心室加速指数、速率指数、胸腔内血容量、左室射血时间等,以此计算搏出量、心输出量、体循环阻力、体循环阻力指数、左室做功指数、收缩时间比值等参数,来评估患者的血流动力学状况。利用 TEB 测定血流动力学参数的准确性受多种因素影响。广泛的肺水肿、胸腔积液、血胸、胸壁水肿、二尖瓣关闭不全、扩张型心肌病、心律失常、肥胖、放置胸腔引流管、行机械通气、发热或低体温、连续剧烈的咳嗽和大幅摆动等因素均会导致监测不准确。电抗法（bioreactance）血流动力学监测是阻抗法的改良方法，但还是存在类似的局限性。

超声具有动态、实时和可重复的特点，已逐渐成为重症患者血流动力学监测和评估的常规工具。心脏超声包括经胸、经食管和三维成像等技术，可以全面评价心脏的结构和功能——从整体到局部和心肌本身，并能反映容量状态和容量反应性。超声心动图是目前在床旁取得以上信息的唯一影像工具。

超声在血流动力学评估中的应用：

1. 容量状态评估　静态指标（心脏内径大小和流量快慢）和动态指标（呼吸或容量负荷下静态指标的变化），后者用来判断液体反应性。

2. 心功能的评估　射血分数（EF）、组织多普勒技术（TDI）和实时三维心脏超声。

心脏超声可以在床旁动态监测血流动力学变化，因此在治疗干预的过程中，动态观察有关指标的变化，具有重要的临床价值。

推荐阅读

1. RICHARD C, MONNET X, TEBOUL J L. Pulmonary artery catheter monitoring in 2011[J]. Curr Opin Crit Care, 2011, 17(3): 296-302.

2. CHATTERJEE K. The Swan-Ganz catheters: past, present, and future. A viewpoint[J]. Circulation, 2009, 119(1): 147-152.

3. VINCENT J L, MICHAEL R P, et al. The pulmonary artery catheter: in medio virtus[J]. Crit Care Med, 2008, 36(11): 3093-3096.

第三节　呼吸功能监测

胡祖鹏

呼吸主要为组织输送氧气，排出二氧化碳，可分为肺通气、血液氧合、氧运输及氧摄取和氧利用4个过程。呼吸功能监测的目标是肺部氧气和二氧化碳的交换功能，通过监测氧合和通气以评价呼吸力学和通气储备状况。

【临床观察】

对患者的临床观察，包括呼吸的频率、节律、幅度、协调性，以及呼吸困难发生时，相对呼吸功能的初步评估具有重要意义。

（一）**呼吸频率**　静息状态下呼吸频率通常在12~22次/min，若基础水平低于12次/min，提示通气不足以满足代谢需要；若呼吸频率大于22次/min，反映早期的呼吸困难。若患者长时间呼吸频率超过35次/min，可能需要机械通气。有些患者的呼吸频率一直大于35次/min，仍可处于代偿状态，特别是在每分通气量随呼吸频率成比例增加的情况下。

（二）**呼吸节律和幅度**　浅快呼吸要比相同通气量的深而慢的呼吸效率差，可发生肺泡通气不足。持续的高频率呼吸往往提示呼吸肌的失代偿和疲劳。严重缺氧和代谢性酸中毒的

患者会出现深大而快速的过度通气，浅慢呼吸则提示病情更加严重。

（三）**呼吸道阻塞**　上呼吸道阻塞表现为吸气性呼吸困难，下呼吸道阻塞提示呼气性呼吸困难。吸气时出现胸骨上窝和肋间隙凹陷提示产生了大于正常值的胸膜腔负压，呼吸功增加。呼吸费力的另一表现是胸锁乳突肌的用力收缩。呼吸时，辅助肌参与活动，出现低头、皱眉呼吸，说明患者呼吸极度困难。

呼吸做功增加伴随可能的通气不足，可表现为异常的呼吸模式，即呼吸肌协调障碍或呼吸肌反向活动。

【呼吸力学和呼吸功监测】

1. 气道压力　最常监测的为气道内压和呼吸机内压。呼吸肌收缩产生的压力也可由以下公式计算得出：呼吸肌收缩产生的压力=克服胸壁弹性阻力的压力+克服气道阻力的压力。

2. 顺应性　单位压力改变引起的肺和胸腔容积改变定义为呼吸系统顺应性。

动态呼吸系统顺应性也称有效呼吸系统顺应性（C_{EFF}）：机械通气的患者 C_{EFF} 是潮气量（V_T）除以输送该 V_T 所需的最大或峰值气道压力（P_{Peak}）减去呼气末正压，即 $C_{EFF}=V_T/(P_{Peak}-PEEP)$。

C_{EFF} 包括气道和呼吸机管路对气流的阻力，以及肺和胸廓的容积和压力特征。正常 C_{EFF} 是 50~80ml/cmH₂O；当气道阻塞、分泌物增加及气管内插管直径较小时，C_{EFF} 下降。

静态呼吸系统顺应性（C_{STAT}）：在 V_T 结束没有气体进出肺时，使肺保持扩张时的气道压力称为平台压或静态回缩压力（P_{Plat}），可以通过暂时阻塞呼吸机输出通道约2秒测量获得。PEEP 应从 P_{Plat} 中减去，即 $C_{STAT}=V_T/(P_{Plat}-PEEP)$。

C_{STAT} 反映了肺和胸廓的顺应性，不受气流阻力影响。正常范围是 60~100ml/cmH₂O，在肺容积下降，如 ARDS 时，C_{STAT} 低于 25ml/cmH₂O 提示撤机困难。

3. 内源性或自发性 PEEP（PEEPi）　内源性 PEEP 指呼气末气体陷闭在肺泡内而产生的正压。当自主呼吸的呼气时间短于肺内气体排空至功能残气量（FRC）的实际所需时间，会产生 PEEPi，说明患者有动态肺过度充气，吸气时首先要克服 PEEPi 才能形成吸气气流，会增加吸气功。主要与呼气阻力增加、呼气时间不足、呼气气流受限和通气参数设置不当等因素有关。内源性 PEEP 可引起气压伤、增加呼吸功、增加人机对抗，影响血流动力学，并可能导致顺应性计算的误差。对于机械通气的患者，可以在下次呼吸开始前阻断呼气末气流，允许气道和呼吸机管道内压力达到平衡，自发性 PEEP 数值可以从呼吸机测压计或气压描记图上读取。

4. 呼吸功的监测　呼吸功是跨肺压和 V_T 的乘积。根据呼吸功所克服的阻力不同，可分为弹力呼吸功（W_{ela}）和阻力呼吸功（W_{res}）。弹力呼吸功即克服呼吸系统弹性阻力所做的功，受肺和胸壁顺应性的影响；阻力呼吸功即克服呼吸道黏滞阻力所做的功，当气道阻力增加及存在内源性 PEEP 时，阻力呼吸功增加。自主呼吸静息状态的呼吸功正常值为 0.246kg·m/

$\min(0.3\sim0.6J/L)$,占全身氧耗量的 $1\%\sim2\%$。任何使肺弹性或通气阻力增加的情况,均可导致呼吸功增加,ARDS 时患者的呼吸功可增至平时的 50 倍,占全身氧耗量的 50%。

【呼吸中枢驱动和呼吸肌力监测】

1. 通气驱动力的监测　$P_{0.1}$(口腔闭合压)　为呼吸中枢驱动的简便易行的非创伤性指标。呼吸衰竭患者缺氧和 CO_2 潴留,可刺激呼吸中枢,导致 $P_{0.1}$ 升高,表明呼吸中枢处于兴奋状态。插管患者可以通过测量快速气道阻塞后 100 毫秒时的吸气压力来监测呼吸驱动力,正常情况下低于 $2\sim4cmH_2O$。临床上常应用于:①评估呼吸中枢的驱动力;②指导撤机:$P_{0.1}$ 小于 $0.6kPa(6cmH_2O)$ 可停用呼吸机;③调节压力支持通气的压力支持水平。

2. 呼吸肌力量和耐力的监测

(1) 呼吸肌力量:呼吸肌力量指呼吸肌最大收缩能力,最常用的监测方法包括最大吸气压(PImax 或 MIP)、最大呼气压(PEmax 或 MEP)及最大跨膈压(Pdimax)。反映呼吸肌力量的另一个常用指标是肺活量。

1) PImax 代表吸气肌肉收缩引起的胸腔最大负压值,最大吸气压力小于 $-30cmH_2O$ 提示需要呼吸支持,如大于 $-30cmH_2O$ 且能坚持 $3\sim5$ 秒,提示能成功撤机。PEmax 是评价呼气肌功能的指标。若 PImax 和 PEmax 过小,表明呼吸肌收缩产生的压力不能克服气道阻力和胸肺弹性阻力以维持足够通气量,易造成通气不足,出现缺氧和二氧化碳潴留。PImax 可作为评价呼吸肌疲劳和呼吸肌锻炼疗效的客观指标之一。Pdimax:跨膈压(Pdi)是指腹内压与胸膜腔内压的差值,反映平静呼吸时呼吸肌(主要是膈肌)的收缩力。Pdimax 是在功能残气量(FRC)气道阻断状态下,最大用力吸气时所产生的跨膈压。

2) 肺活量(VC):尽最大努力吸气后能被呼出的最大气体量。正常的 VC 大约为 $70ml/kg$,随性别、年龄和种族变化很大。大部分阻塞性和限制性呼吸系统疾病中,低于 $10ml/kg$ 通常伴随通气不足。

(2) 呼吸肌耐力:指呼吸肌维持一定水平的通气潜力。

1) 呼吸肌耐力测定的张力时间常数(TTdi)和驱动时间常数(DTm):$TTdi=(Pdi/Pdimax)(Ti/Ttot)$,$DTm=(P_{0.1}/PImax)\times(Ti/Ttot)$。

2) 浅快呼吸指数(RSI):即呼吸频率/潮气量(f/V_T),可作为预测患者撤机的指标之一。在自主呼吸试验(低水平压力支持,$5\sim8cmH_2O$)的过程中,f/V_T 不超过 105 次/(min·L),可能预示患者撤机成功。

【气体交换功能监测】

1. 肺容量和动态肺容量　肺容量常用监测指标有 8 项:潮气量(V_T)、补吸气量(IRV)、深吸气量(IC)、补呼气量(ERV)、肺活量(VC)、残气量(RV)、肺总量(TLC)、功能残气量(FRC)。动态肺容量包括每分通气量(MV)、用力肺活量(FVC)、第一秒最大呼出量(FEV_1)、第一秒最大呼出率($FEV_1\%$)、通气储量等指标。

2. 通气功能监测

(1) 动脉血气分析:动脉血二氧化碳分压($PaCO_2$)用于评估通气和排出二氧化碳的指标,可用于诊断高碳酸型呼吸衰竭,也称为通气衰竭。在海平面 $PaCO_2$ 正常范围是 $35\sim45mmHg$。如 $PaCO_2<35mmHg$,可能出现过度通气和呼吸性碱中毒。若 $PaCO_2>45mmHg$,则可能存在通气不足、高碳酸血症和呼吸性酸中毒。当 $PaCO_2>50mmHg$,则存在通气衰竭。

$PaCO_2$ 急性升高或降低会导致 pH 降低或升高,直至肾脏逐渐缓冲。结合 pH 和 HCO_3^- 浓度,可判断高碳酸血症和低碳酸血症、呼吸性酸中毒和呼吸性碱中毒、急性和慢性,以及可能并存的其他酸碱代谢紊乱。

(2) 呼气末 CO_2 分压($P_{ET}CO_2$)的监测:插管患者呼气末 CO_2 分压可模拟 $PaCO_2$,CO_2 波形图反映了无效腔和肺泡的 CO_2 分压。平台期时的 CO_2 主要来自肺泡气体,无效腔来源的处于最低值。当肺泡通气低于灌注,如慢性阻塞性肺疾病,CO_2 波形图上就不会出现平台期,且 $P_{ET}CO_2$ 分压和 $PaCO_2$ 之间的差值减少。相反,与通气相比,灌注降低,如肺梗死或其他增加无效腔的疾病,$P_{ET}CO_2$ 将可能低于 $PaCO_2$。

(3) 无效腔的监测:应用改良的 Bohr 公式可以计算出每次呼吸无效腔(V_D)与 V_T 的比值(V_D/V_T),即 $V_D/V_T=(PaCO_2-P_{ET}CO_2)/PaCO_2$。

自主呼吸的健康人 V_D/V_T 在 $0.3\sim0.4$。具有正常肺结构而应用机械通气的患者,由于气体会储存于呼吸机回路的可压缩部分,V_D/V_T 值接近 0.5。若 $V_D/V_T\geq0.7$,提示有明显的呼吸系统疾病。

3. 动脉氧合评估

(1) 动脉血气分析:动脉血氧分压(PaO_2)是评估动脉氧合是否充足的指标。海平面正常 PaO_2 大约是 $100mmHg$。但 PaO_2 随年龄和体位而反向变化,公式为:正常 PaO_2(坐位)=$104.2mmHg-(0.27)\times$年龄(岁)。

(2) 动脉血红蛋白氧饱和度的监测:动脉血氧饱和度(SaO_2)与动脉血氧分压(PaO_2)的关系通过血红蛋白-氧解离曲线来描述。PaO_2 为 $100mmHg$ 时,血红蛋白 100% 饱和,进一步增加 PaO_2 氧饱和度也不会显著增加。

SaO_2 可通过解离曲线用 PaO_2 估计得到,也可用复合氧饱和度测量仪监测。复合氧饱和度测量仪在诊断一氧化碳中毒上有特殊价值。脉搏氧饱和度仪根据氧合血红蛋白和还原血红蛋白对所应用的两种波长的光吸收特性不同进行工作,但不能分辨除氧外其他物质结合的血红蛋白,如一氧化碳。

(3) 肺泡气公式的应用:肺泡 O_2 分压(P_AO_2)不能直接测量,但可以用肺泡气公式评估,即 $P_AO_2=FiO_2(P_B-47)-PaCO_2/R$。其中,$FiO_2$ 是吸入氧气浓度,P_B 是大气压,47 是 $37℃$ 时水蒸气饱和压,R 是呼吸商,代表产生 CO_2 与消耗 O_2 的比值(假定为 0.8)。通常 P_AO_2 和 PaO_2 之差为 $10mmHg$ 或更小,随年龄增长会增加至 $30mmHg$。肺泡-动脉 O_2 差增加可以反映出 O_2 交换不足,是一个很有用的呼吸功能监测指标。

(4) 其他氧合指标:氧合指数(PaO_2/FiO_2)容易计算,不需要使用肺泡气公式。尽管 PaO_2/FiO_2 未考虑 $PaCO_2$ 变化,

FiO_2 高水平时这个局限不再重要。

（5）静脉血分流和分流分数的监测：静脉血分流（$\dot{Q}_{VA}/\dot{Q}_T$）是流经肺时未被氧合的混合静脉血的部分。

$$\dot{Q}_{VA}/\dot{Q}_T = (CcO_2-CaO_2)/(CcO_2-C\bar{v}O_2)$$

$\dot{Q}_T$ 是心排血量，CcO_2、CaO_2 和 $C\bar{v}O_2$ 分别是肺毛细血管、动脉和混合静脉血的 O_2 含量。肺毛细血管难以采样，其 O_2 含量可以通过假定等于 P_AO_2 计算获得。

$\dot{Q}_{VA}/\dot{Q}_T$ 正常值低于 0.07；通气-灌注比例失调或右向左肺内分流（$\dot{Q}_S/\dot{Q}_T$）时，$\dot{Q}_{VA}/\dot{Q}_T$ 增加。上述可用于计算吸纯氧（$FiO_2 = 1.0$）时患者的 $\dot{Q}_S/\dot{Q}_T$，因为该 FiO_2 消除了肺内通气-灌注不平衡的部分。一个更简单但准确性较差的方法是（$P_AO_2-PaO_2$）/20。若 $\dot{Q}_S/\dot{Q}_T$ 超过 0.25，很难通过提高 FiO_2 来改善 PaO_2。

【氧供和氧利用监测】

1. 氧供的监测　输送至组织的 O_2 的数量（DO_2）是心排血量（$\dot{Q}_T$）和动脉血氧含量的乘积，即 $DO_2 = (\dot{Q}_T)(CaO_2) = (1.39)(Hb)(SaO_2/100)+(0.003)(PaO_2)$。

正常情况下，健康人心脏输送给组织的氧量平均值为 1 000mlO_2/min。

2. 混合静脉血氧饱和度的监测　正常人混合静脉血氧饱和度大约为 75%，若 O_2 血红蛋白解离曲线无偏移，相对应于混合静脉 O_2 分压为 40mmHg。混合静脉血氧饱和度低于 60%，相对应于混合静脉 O_2 分压降至低于 28mmHg，组织氧运输量严重减少。实际上，当混合静脉血氧饱和度低于 50% 时，常发生无氧代谢。

尽管混合静脉血氧饱和度降低有临床警示作用，该值正常或超过正常值时仍可能存在氧运输和利用不足。例如，在脓毒症中，混合静脉血氧饱和度可能超过 80%，而组织既不能从血中摄取 O_2，也无法进行有氧代谢。

3. 氧消耗的监测　全身氧消耗可以通过闭合系统来监测，也可以用间接热量测量仪和 Fick 公式计算获得。

Fick 公式的内容为：全身的 O_2 消耗（VO_2）等于心排血量（$\dot{Q}_T$）与组织自单位体积血液中摄取的氧的乘积，后者等于体循环动脉血（CaO_2）和混合静脉血（$C\bar{v}O_2$）氧含量之差，即 $\dot{V}O_2 = (\dot{Q}_T)(CaO_2-C\bar{v}O_2)$。

混合静脉氧含量正常值是 15ml/dl，健康人全身 O_2 消耗平均为 250ml/min，相当于从动脉血中摄取了 25% 的 O_2，当输入组织的 O_2 降低，机体就会动用储备。当超过 50% 的 O_2 被摄取时，通常会发生无氧代谢，并继发乳酸酸中毒。

4. 氧供和氧利用的其他相关指标的监测　血清乳酸水平可作为无氧代谢发生、发展的指标。乳酸水平超过 2mEq/L 与混合静脉氧分压低于 28mmHg 相关，此时危重患者死亡率增加。须注意，乳酸水平升高可能是乳酸降解的降低而非生成增加。

评估胃肠道氧合也可早期发现危重患者组织灌注不足。胃内放置一个充满盐水的气囊来测定胃黏膜 pH，放入大约 30 分钟后，胃 CO_2 分压与气囊 CO_2 分压平衡而计算胃黏膜内 pH。研究发现，胃黏膜内 pH 低于正常值（7.35）与入重症监护室的患者死亡率相关，通过干预措施纠正腔内 pH，使其恢复至正常范围，可降低患者死亡率。

推荐阅读

1. MICHAEL A M. Acute respiratory failure[M]//GOLDMAN L,SCHAFER A I. Goldman's Cecil Medicine. 26th ed. Philadelphia：Elsevier Saunders,2020:625-634.

2. SCHMIDT G A,GIRARD T D,KRESS J P,et al. Official executive summary of an American Thoracic Society/American College of Chest Physicians Clinical Practice Guidelines：liberation from mechanical ventilationin critically ill adults[J]. Am J Respir Crit Care Med,2017,195(1)：115-119.

3. WEST J B,WANG D L,PRISK G K,et al. Noninvasive measurement of pulmonary gas exchange：comparisonwith data from arterial blood gases[J]. Am J Physiol Lung Cell Mol Physiol,2019,316(1)：L114-L118.

第四节　消化功能监测

朱会耕

【肝功能监测】

肝脏的功能包括代谢、合成、解毒、分泌、免疫等。危重症患者肝功能恶化是一个相当复杂的过程，肝功能不全的程度可以从轻度的转氨酶升高，一直到重度的肝衰竭。

（一）生化指标

1. 转氨酶　血清转氨酶是肝细胞膜通透性变化或肝细胞破坏程度的敏感监测指标。转氨酶活性水平可反映肝坏死程度，但酶活性下降可以是疾病恢复的表现，也可提示预后严重不良（如肝细胞大量坏死无能力产生转氨酶，血清中 ALT 可不升高，而胆红素升高明显，出现胆酶分离现象）。碱性磷酸酶（alkaline phosphatase，ALP）在梗阻性黄疸时明显升高。γ-谷氨酰转肽酶（γ-glutamyl transpeptidase，GGT）主要存在于肝细胞胞质和毛细胆管内皮中，当肝细胞或毛细胆管受损时，GGT 明显升高。

2. 胆红素　重症患者常见高胆红素血症，原因有：①肝外胆管梗阻：胆总管结石或狭窄、创伤性或医源性胆总管损伤、急性胰腺炎、恶性肿瘤；②胆红素生成增加：大量输血、血液重吸收（如血肿、腹腔积血）、急性溶血；③胆红素清除减少：药物性肝炎或肝内胆汁淤积、脓毒症、完全胃肠外营养、病毒性肝炎等。

3. 白蛋白　血清白蛋白水平是评估肝脏合成能力的最常用指标。白蛋白合成受到营养状况、甲状腺激素和糖皮质激素水平、血浆胶体渗透压、肝毒素、肝病和全身疾病的影响。白蛋白在体内的半衰期约为 21 天。脓毒症患者白蛋白降解代谢可明显增加。

4. 前白蛋白　前白蛋白也在肝脏合成,半衰期远比白蛋白短,能更敏感地反映肝实质的损害。

（二）凝血功能　肝细胞损害可导致凝血障碍,国际标准化比率(international normalized ratio,INR)>1.5。凝血酶原时间(prothrombin time,PT)延长,提示维生素 K 或者依赖维生素 K 的凝血因子(Ⅱ、Ⅶ、Ⅸ和Ⅹ)缺乏。PT 延长到正常值的 2 倍以上,患者会出现瘀斑、牙龈出血、血尿等症状。部分凝血活酶时间(active partial thromboplastin time,APTT)若延长,提示内源性凝血系统中凝血因子的活性降低,APTT 缩短则见于严重肝损伤所致 DIC 的高凝期。

（三）血氨　血氨>118μmol/L 者常伴有意识障碍。

（四）神经精神状态　肝衰竭时常伴有脑病,可通过格拉斯哥昏迷评分(Glasgow Coma Scale,GCS)监测昏迷程度。

（五）病原学监测　病毒标志物的监测包括甲型肝炎 IgM 抗体、乙型肝炎表面抗原、乙型肝炎表面抗体、乙型肝炎核心抗体(IgG 和 IgM)、丙型肝炎抗体、单纯疱疹病毒 PCR(herpes simplex virus polymerase chain reaction,HSV PCR)。

（六）自身免疫标志物监测　监测患者的抗核抗体和抗平滑肌抗体。

【腹腔内压监测】

腹腔内压(intra-abdominal pressure,IAP)的决定因素包括腹腔脏器的体积、占据空间的其他物质、腹壁的顺应性,最常见的原因是腹腔内容物量增加,如空腔脏器扩张、腹腔内脏器水肿渗出、腹水、腹腔内出血、腹腔肿瘤、妊娠等。IAP 增高可导致多器官功能衰竭,并与患者的病死率密切相关。监测 IAP,及时发现并治疗腹腔高压成为危重病领域的重要环节。

IAP 的正常值应小于 5~7mmHg,4~6 小时内 3 次准确测量 IAP,其最小值大于 12mmHg 即为腹腔高压。腹腔高压可导致一系列病理生理变化:心排血量下降、静脉回流受阻、血压下降;内脏血管受压而血供不足;膈肌上移,潮气量下降,血氧分压下降、二氧化碳分压增加。当 IAP>20mmHg 时,可出现以气道压增加、低氧血症、呼吸困难、少尿等为特征的腹腔间隔室综合征(abdominal compartment syndrome,ACS)。

IAP 测定方法包括:①间接测压法:经膀胱测压法、经下腔静脉测压法、经胃测压法、经直肠测压法;②直接测压法:穿刺直接测压、经腹引管测压。临床上常使用膀胱测压法间接反映 IAP。膀胱测压具有简便、安全、准确等优点,连续监测膀胱压是早期发现 ACS 的“金标准”。

【胃肠黏膜 pH 监测】

胃肠黏膜 pH(intramucosal pH,pHi)监测是目前唯一应用于临床、直接监测胃肠道黏膜灌注的技术,常采用胃张力计导管法间接测量 pHi。

休克早期监测 pHi,敏感性高于血乳酸。正常 pH 为 7.35~7.45。pHi 越低,胃黏膜损伤越严重。当 pHi<7.35 时,胃黏膜出血的可能性明显增加。应激性溃疡出血的患者多存在显著的 pHi 下降。pHi 降低也是预测危重症患者发生多器官功能障碍综合征的指标。研究发现,pHi 降低(<7.32)且入院

24 小时未纠正的患者,病死率及多器官功能障碍综合征的发生率均高于 pHi 正常的患者。

推荐阅读

1. HAN M K,HYZY R. Advances in critical care management of hepatic failure and insufficiency[J]. Crit Care Med,2006,34(9 Suppl):S225-S231.
2. SMIT M,VAN MEURS M,ZIJLSTRA J G. Intra-Abdominal Pressure, Acute Kidney Injury,and Obesity in Critical Illness[J]. Crit Care Med, 2016,44(8):e766-e767.

第五节　肾功能监测

楼浩明

高质量的肾功能监测,需要早期识别具有急性肾损伤(acute kidney injury,AKI)高风险的 ICU 患者,及时干预可逆的危险因素,并采用基于指南的集束化治疗策略,改善其预后。

每一个 ICU 的患者都需要做急性肾损伤的危险因素筛查,充分了解患者肾功能的基线情况。识别患者的危险因素(年龄、血流动力学状况、肾毒性药物的暴露情况、造影及手术史等),及时予以最佳治疗。

ICU 中 AKI 的发生率高达 27%~67%。13.5%的 ICU 患者使用肾脏替代治疗。

ICU 最常见的 3 个引起急性肾损伤的高危因素是:严重的原发病、大手术、肾毒性药物。ICU 中 AKI 常是多器官功能不全的一部分,最常见的发病原因是脓毒症。尽管给予严密监护和肾脏替代治疗,ICU 中 AKI 相关的死亡率改善甚微。

肾功能监护中,肾小球滤过率(glomerular filtration rate,GFR)是评价健康及疾病状态下整体肾脏功能的最适宜指标,而血肌酐和尿量是监测 GFR 变化的替代指标。目前 AKI 定义正是以血肌酐和尿量为标准的以下任一情况:血肌酐 48 小时内升高达≥0.3mg/dl(26.5μmol/L);或血肌酐在 7 天内升高达基础值的≥1.5 倍;或尿量<0.5ml/(kg·h),持续 6 小时(AKI 参见第十七篇第二章“急性肾损伤”)。

临床实践中,虽然血肌酐和尿量这两个指标有着诸多缺陷,但目前肾功能损害的诊断标准主要还是基于这两个指标。血肌酐并非敏感指标,尿量也易受到容量状态、药物等非肾脏因素的影响。因此,ICU 患者肾功能监护目前仍然要依靠仔细询问病史、全面的体格检查、完善的实验室检查,并且结合某些影像学检查。

（一）病史　病史回顾需要仔细了解急性肾损伤的风险因素,包括:年龄,经济状况,体重,手术史,血容量不足、心搏出量下降、低血压的情况和持续时间,糖尿病,高血压,充血性心衰,贫血,肾脏疾病史,肝或肺疾病,肿瘤,用药史(包括非处方药、中草药),毒物的接触情况,感染或系统性疾病史,既往的就诊和检查记录,尤其是血肌酐的基础值。

（二）症状和体征 ICU 患者的生命体征是至关重要的。脓毒症、创伤、休克、心脏手术等急性肾损伤的高风险患者需密切监测血流动力学和氧合指数。"正常血压"的危重患者如存在肾血管疾病，则可能是相对的低血压。心率增快、收缩压下降>20mmHg 或舒张压下降>10mmHg、口腔黏膜干燥，都是血容量不足的体征。肺动脉漂浮导管、脉搏指示持续心输出量（pulse index continuous cardiac output，PiCCO）监测都是监测心功能和循环容量状态的选择。

（三）尿液检查

1. 尿量 尿量是目前 AKI 监测最主要的两个指标之一。为了早期发现 ICU 患者的急性肾损伤，需要监测 ICU 患者每小时的尿量。尿量检测简便、花费少，然而其结果受许多临床因素的影响，包括血容量、利尿剂的使用等。尿量持续 6 小时（排除梗阻性肾病或脱水状态）小于 0.5ml/（kg·h），就要考虑急性肾损伤。这是 ICU 患者肾脏功能受损比较常见的指标，但少尿或无尿仅出现于约半数患者，且常出现于致病因素作用数天之后，有些非少尿性急性肾损伤患者可无症状，容易漏诊。此外，AKI 尿量标准不适用于病态肥胖的患者。因此，将来可能需要与新型的生物标记物使用结合，以更好地早期发现急性肾损伤。

2. 尿常规检查 尿常规中的白细胞、红细胞、蛋白、亚硝酸盐、糖等检查可以提示潜在的、能够治疗的肾小球和肾小管病变，比如急性肾盂肾炎、间质性肾炎等。蛋白尿是急性肾损伤发生的一个重要的危险因子。围手术期尿蛋白/肌酐值对成人围手术期 AKI 具有预测性。蛋白尿和需要肾脏替代治疗的 AKI 存在密切联系，即使少量蛋白尿也是 AKI 发展的危险因素。

3. 尿液沉渣检查 尿沉渣有助于在发现急性肾损伤后鉴别各种病因。

（四）肾功能相关检查

1. 血肌酐 血肌酐是目前 AKI 监测最主要的两个指标之一。血肌酐的浓度变化主要由肾小球的滤过能力来决定。血肌酐高于正常值，多数意味肾脏受损，但是血肌酐并非敏感指标。在急性肾损伤早期，血肌酐上升的程度较小，容易低估了 GFR 的损伤程度。当 GFR 下降 50% 之后，血肌酐的变化才较好地反映了 GFR 的损害。血肌酐轻微的变化，即便未达到分级的标准，也与死亡率增高密切相关。

使用血肌酐作为 AKI 的生物指标还有一个不足之处，在 ICU 的危重患者中，常常存在大手术围手术期、各种休克液体复苏后等每日液体正平衡的情况，血肌酐的检测受到容量超负荷造成的稀释效应的阻碍，导致稀释性的肌酐水平减少，从而延误了 AKI 的诊断，或者低估了 AKI 的严重程度。为避免这些误导性的结果，以下公式被用来校正容量超负荷时的血肌酐水平：

$$校正血肌酐 = 血肌酐 \times 校正因子$$

$$校正因子 = \{[入院时体重（kg）\times 0.6] + [每日累积液体平衡（L）]\} \div$$

$$[入院时体重（kg）\times 0.6]$$

将来理想的新型生物标记物将在肾损伤发生的数分钟至数小时内增高，从而不必依赖血肌酐这一不完美的、时间延迟的标记物。

2. 估算的肾小球滤过率（estimated glomerular filtration rate，eGFR） ICU 患者的肾功能状态不稳定。血肌酐是对估算值最主要的影响，包括肌酐产生量的波动和液体平衡。Cockcroft-Gault 和 MDRD 公式常常高估 GFR，CKD-EPI 公式和 Jelliffe 公式稍好一些，但这些公式在 ICU 患者中对 GFR 的估算目前都缺乏精准性。

3. 血浆渗透压 ICU 患者中常存在由于过度应用甘露醇、大剂量蛋白制剂等引起的血浆渗透压过高，进而引起渗透性肾病。因此，ICU 患者应密切监测血浆渗透压，并对应用甘露醇的老年患者、糖尿病肾病患者、合并用其他肾毒性药物的高危患者监测血肌酐、尿蛋白、每小时尿量。

（五）急性肾损伤的新型生物学标记物 由于传统诊断指标缺乏敏感性和特异性，近年来的研究热点是一些新型生物学标记物，如胰岛素样生长因子结合蛋白 7（IGFBP7）、金属蛋白酶组织抑制剂 2（TIMP-2）、胱抑素 C、白介素-18、中性粒细胞明胶酶相关载脂蛋白（NGAL）、肾损伤分子-1（KIM-1）等。

在一项大型前瞻性多中心研究中，对各种类型的 ICU 危重患者进行了研究，发现了 AKI 目前最好的 2 个新型标志物——胰岛素样生长因子结合蛋白 7（IGFBP7）和金属蛋白酶组织抑制剂 2（TIMP-2），并且被临床的检验所证实。这两个标志物的组合，对 AKI 的敏感性和特异性优于其他标志物。例如心脏术后患者，如 [TIMP-2] × [IGFBP7]>0.3，即可作为 AKI 的高危患者。

胱抑素 C 同血肌酐比较，对诊断 AKI 是有效的。发现急性肾损伤的时间可提前 6 个小时。另外，糖皮质激素、甲状腺功能、肿瘤、肥胖、糖尿病、炎症、液体正平衡都对胱抑素 C 有影响。因此，血清胱抑素 C 有可能作为急性肾损伤早期诊断的指标，但尚需进一步研究。

白介素-18 诊断急性肾损伤的敏感性和特异性均大于90%，对缺血性急性肾损伤的特异性更好，不受中毒、慢性肾脏病和尿路感染的影响，倾向于和胱抑素 C、NGAL 组合应用。

KIM-1 是肾小管损伤标志物。肾损伤数小时后，尿 KIM-1 值升高，并持续到 AKI 后期。尿 KIM-1 与肾脏组织损伤严重度相关，可以作为急性肾小管损伤的一个预后指标。联合使用尿 KIM-1 和血 KIM-1，能够增加严重急性肾小管损伤诊断的敏感性和特异性。

（六）影像学检查 肾脏超声已成为最常用的影像学检查，对 AKI 患者的评价非常重要。超声检查有效、无创，能为梗阻、肾脏大小、有无肿块及肾脏超声结构提供可靠的信息。但超声对肾积水检查的敏感性仅 90%，不应以此断然排除肾积水。

CT 血管造影用于肾动脉狭窄研究，发展迅速。虽然它与磁共振相比都是一种无创的检查工具，但它需要使用碘造影剂,这对慢性肾病患者可能造成肾功能不全。

磁共振血管成像使得肾血管病变的检查发生了革命性的变化。这项检查敏感性虽高,但对狭窄程度的估计过高。磁共振也可用于检查肾脏肿块,其主要优点在于无创且不需要使用碘造影剂。

(七)重症医学科的防治措施　ICU 医师应根据患者的风险、损伤因素和临床经过,制订个体化的监测频度和持续时间。应依据不同的分期,开展不同强度的预防和治疗性措施。需要注意的是,对于风险增高的患者,应该在诊断 AKI 之前即开始采用这些措施。

对 ICU 的危重患者,尽可能地明确 AKI 的病因是非常重要的。其中,由于肾灌注减少(需要检测容量状态和尿液诊断指标)、急性肾小球肾炎、血管炎、间质性肾炎、血栓性微血管病(需要尿沉渣检查、血清学和血液学检查)和尿路梗阻(需要肾脏超声检查)引起的 AKI,尤其需要迅速诊断,并且立即采取相应的干预措施。肾功能监护中,针对患者病因的治疗是治疗成功的关键。

优化血流动力学和容量状态,避免肾毒性药物的损伤,是最重要的初级预防。

脓毒症(每年增加 8.7%)是 ICU 中发生 AKI 最常见的原因,而早期、足量的抗生素治疗是脓毒症治疗的基石。CRRT 中抗生素的剂量,目前主要依赖经验治疗,缺少可靠的临床数据来指导抗生素的使用剂量。在 CRRT 治疗中常常面临抗生素血药浓度不足,而脓毒症患者死于抗生素血药浓度过低的数量远远大于血药浓度过高。因此,ICU 医师需要认识到这一现状,并积极开展血药浓度监测。

ICU 医师应当注意到容量不足及容量超负荷都是 AKI 的危险因素,直接关系到危重患者的死亡率。对 ICU 中 AKI 高风险的患者,应密切监测血流动力学、氧合指数、肾功能指标的变化,监测患者每日的液体平衡及累计液体积聚,维持容量和血流动力学稳定。

血压和心输出量的管理需要谨慎应用补液和血管活性药物。当循环血容量不足时,血管收缩剂会减少组织血流量。对存在 AKI 风险或已有 AKI 的患者,在没有失血性休克的证据时,应使用等张晶体液而不是胶体作为扩容的起始治疗。相反,AKI 患者也面临容量超负荷的风险,不考虑血管内容量增加而盲目补液也会导致损伤。

因此,ICU 患者需要缜密的容量评估和液体管理。床旁超声监测的下腔静脉塌陷率、被动抬腿试验可用于评估 ICU 患者的容量状态、容量反应性,以指导补液治疗,避免容量超负荷。严重的液体过负荷一直是 CRRT 启动的常见原因,尤其是脓毒症休克患者,在接受了激进的容量复苏后常常面对肾功能的恶化。严重 AKI 的数量将进一步增加,因为 AKI 首要的原因——严重脓毒症和脓毒症休克正在进一步增多。因此,液体过负荷仍将是 CRRT 启动的首要原因。

ICU 医师在使用药物时,对药物的肾脏不良反应有足够的认识,尽可能避免使用肾毒性药物,采取预防措施并密切监测肾功能的变化。除非没有其他可替代的药物,尽量不要使用氨基糖苷类等药物治疗感染。

对已经发生 AKI 的患者,ICU 医师需要考虑的不能局限于预防或治疗血肌酐的升高,还要预防和治疗 AKI 即刻和远期的临床后果,更重要的是改善 AKI 患者的预后。早期治疗的主要目标是防止肾功能进一步损伤,协助肾功能恢复,尤其应关注循环血容量的评价和液体管理、高钾血症和代谢性酸中毒的防治、药代动力学的改变和停用肾毒性药物,根据肾功能调整肾脏排泄药物的剂量。

早期肾脏专科会诊能降低 AKI 患者的死亡率。如果 ICU 医师提高对患者发生 AKI 的警惕性,密切监护肾功能,早期得到肾脏专科医师的支持,能够有效提高 ICU 患者的救治成功率。血透技术的持续发展,使 ICU 患者的体外治疗前景光明,越来越多的 ICU 患者会得益于此。

对于原发病较重、估计患者肾功能下降较快且短时间不能恢复的危重患者,适合采取肾脏支持治疗。CRRT 技术正在迅速地发展,各种为危重患者急性肾损伤设计的 CRRT 设备层出不穷。在世界上绝大多数大型 ICU 中,CRRT 是治疗的重要支柱。目前肾脏替代治疗技术的飞速发展,适时进行肾脏替代治疗,为改善危重患者 AKI 的预后提供了更多机会。但是,ICU 中接受肾脏替代治疗的 AKI 患者,5.4%~33% 的存活者在 90 天后仍然需要肾脏替代治疗。这些 AKI 患者的预后仍然存在诸如发生 CKD(15%~30%)、CKD 进展、心血管疾病的困扰等,更加需要肾脏专科的密切随访(目前 AKI 患者的肾脏专科随访率只有约 10%)。

总之,适合在 ICU 中对危重患者进行肾脏功能监护的成熟方法非常有限,完美的指标和方案更是没有。对高危患者的肾功能监护,需要量身定制,每一个危重患者都需要一个适合其特点的个体化监护方案,反复评估,直到病情稳定。各个 ICU 可以根据指南,制定符合自己实际情况的集束化策略(包括:评估容量,使血压最优化;积极治疗脓毒症;停用肾损伤的药物;尿液分析;肾脏专科医师会诊;尽量查明急性肾损伤的病因等)。通过对 ICU 医护人员的培训,提高其对集束化治疗策略的依从性,从而降低 AKI 的死亡率,减缓 AKI 向更严重阶段的进展,改善预后(AKI 预防和治疗参见第十七篇第二章"急性肾损伤")。

推荐阅读

1. KASHANI K, ROSNER M H, HAASE M, et al. Quality Improvement Goals for Acute Kidney Injury[J]. Clin J Am Soc Nephrol, 2019, 14(6): 941-953.
2. CLARK W R, NERI M, GARZOTTO F, et al. The future of critical care: renal support in 2027[J]. Crit Care, 2017, 21(1): 92.

第六节　代 谢 监 测

沈 隽

危重病发生时,往往伴有内分泌、代谢方面的紊乱,包括糖代谢的变化、下丘脑-垂体-甲状腺/肾上腺轴的异常,以及水、电解质及酸碱平衡的紊乱,及时发现和纠正这些异常,可以改善患者的预后。

一、糖代谢的变化

无论患者既往有无糖尿病史,一旦遇到创伤、疾病等应激情况,常常出现血糖升高。这一应激性高血糖(stress hyperglycemia)一度被认为是一种有益的、适应性的机体反应,使得以葡萄糖为主要能量来源的组织——脑和血细胞可获得额外供能。因此,除非达到肾糖阈水平或出现高血糖相关的液体转移等并发症,一般不进行降糖治疗。然而,2001 年 Van Den Berghe 的 Leuven 临床随机对照研究首次提出,强化胰岛素控制血糖可降低危重病患者的病残率和死亡率。以后的 10 多年里,一系列大样本的临床试验也验证了应激性高血糖与病情的不良转归的密切关系,并对血糖的控制程度做了进一步的探讨。

【应激性高血糖的机制】

血糖水平的维持主要受神经内分泌系统的调控,应激情况下,胰高血糖素、儿茶酚胺、生长激素和糖皮质激素通过上调肝脏内的糖原分解和糖异生,使血糖升高,以应对细胞代谢需求的增加。这些激素的分泌是源于交感神经系统的激活,或是促炎介质的刺激。

胰岛素通过加强葡萄糖摄取、糖原合成,抑制糖异生等途径降糖。应激时存在胰岛素抵抗,虽然胰岛素的分泌增加,但胰岛素依赖的葡萄糖摄取和利用受到影响,使血糖上升。危重病患者缺乏体力活动,肌肉组织对胰岛素的敏感性降低。此外,对于已有糖尿病的患者来说,应激可能无法促进胰岛素的进一步分泌,使血糖水平更为紊乱。

肠内营养、脂肪乳、含糖晶体和透析液的输入可能使血糖升高。含乳化剂的药物(如丙泊酚)、糖皮质激素、拟交感神经药、免疫抑制剂的治疗也可产生高血糖。

【血糖控制的目标】

Van Den Berghe 对 1 548 个接受机械通气治疗的外科 ICU 患者进行前瞻性随机对照研究,强化胰岛素治疗组患者的血糖控制在 4.4~6.1mmol/L;常规治疗组患者的血糖维持在 10.0~11.1mmol/L。常规组死亡率是 8.0%,强化组是 4.6%,其中伴脓毒症的多器官功能衰竭引起的死亡率降幅最大。强化组血行感染率下降 46%;需要透析或血液滤过的急性肾衰竭的发生率下降 41%;红细胞输注量下降 50%;危重病多神经病变的发生率下降 44%;强化组的机械通气和特级护理时间有所缩短。

2001 年以后一系列有关危重病患者血糖控制的临床试验不断推进,入选病例的范围有所扩大,涵盖多中心、内外科 ICU 病房,也有回顾性的大样本分析,这些研究一致肯定了血糖控制的必要性。但是对血糖控制的程度做了进一步的探索,并且普遍认为对强化血糖控制的患者,发生低血糖的风险明显增加,甚至死亡率也有所上升。常规血糖控制并不增加住院患者并发症的发生率,而低血糖的风险明显减小。

危重病患者除发生高血糖外,还会出现血糖波动。血糖的反复波动要比可耐受的、适度的持续高血糖更为不利。Moritoki Egi 对来自 4 个中心的 7 049 个危重病患者做了回顾性分析,以血糖的标准差作为波动指标,发现死亡组的平均血糖波动明显大于生存组,血糖波动值越大,死亡率越高。现有的研究结果普遍认同血糖波动与死亡率上升之间的这一关系。此外,血糖波动越大,发生低血糖的风险也越高。如果通过降低血糖波动就可以取得良好效果,那就没必要为追求更严格的血糖控制目标而承受伴随低血糖发生的风险。

美国糖尿病协会(ADA)推荐:在危重病患者中,血糖持续高于 10mmol/L,应起始胰岛素治疗,使血糖控制在 7.8~10.0mmol/L。更严格的目标如 6.1~7.8mmol/L,只要在无明显低血糖的前提下能达到这一目标,对某些患者可能是适合的。已经证明对危重病患者静脉应用胰岛素是安全、有效的,可将血糖控制在目标范围且不增加严重低血糖的发生风险。

【脓毒症时的血糖控制】

脓毒症是机体对于感染的失控反应所导致的、可以威胁生命的器官衰竭。随着脓毒症严重程度的增加,高血糖的发生率增加;胰岛素治疗的持续时间延长,剂量增加。脓毒症严重程度还与血糖波动呈正相关,自发或治疗相关性低血糖的发生率也有所增加。拯救脓毒症运动国际指南建议:入住 ICU 的重症脓毒症患者,连续两次血糖大于 10mmol/L 时,开始予以胰岛素治疗,使血糖降至 10mmol/L 以下,而不是 6.1mmol/L 以下。每 1~2 小时测血糖,直至血糖值和胰岛素输注速率稳定后,每 4 小时测血糖。因快速指末血糖的测定不能精确反映动脉血或血浆葡萄糖水平,所以需谨慎判断其结果。

有关危重病患者胰岛素控制血糖的具体实施方案,目前无统一标准。临床科室可依据自己的经验,根据血糖水平调整胰岛素用量。最好备有相应的表格,记录血糖、胰岛素剂量、饮食等即时数据,以利于血糖的控制。

二、下丘脑-垂体-甲状腺轴的变化

甲状腺激素(TH)包括甲状腺素(T_4)和三碘甲状腺原氨酸(T_3),T_3 对 TH 受体的亲和力比 T_4 高 10~15 倍,所以 T_3 具有更强的生物活性。甲状腺是内源性 T_4 的唯一来源,其分泌 T_3 的量仅占全部 T_3 的 20%,其余 80% 则在甲状腺外的组织中经脱碘酶的作用,由 T_4 转化而来。T_4 还可以转化为无生物活性的反 T_3(rT_3)。循环中的绝大部分 TH 是以蛋白结合形式存在的,而真正有生物活性的是游离 TH,TH 通过结合核受体起作用。TH 的分泌受下丘脑、垂体激素的调节。下丘脑的促甲状腺激素释放激素(TRH)刺激垂体产生促甲状腺激素(TSH),TSH 刺激 TH 的合成和分泌。TH 通过负反馈,抑制 TRH 和 TSH 的产生。

饥饿、脓毒症、手术、心肌梗死、骨髓移植等情况下,TH 生成和作用的环节均有不同程度的变化。如果病情轻微,仅 T_3 水平降低(低 T_3 综合征);病情严重而持续时,T_3 和 T_4 都降低、TSH 不升高,患者既往没有潜在的垂体或甲状腺疾病,这种状况被称为非甲状腺疾病综合征(non-thyroidal illness syndrome, NTIS),又称甲状腺功能正常病态综合征(euthyroid sick syndrome,ESS)。它并不是真正的甲状腺功能减退(甲减),而可能是一种类似"节省能量"(spare calories)的机体对疾病的适应性反应。

危重病患者,既往无下丘脑、垂体或甲状腺疾病,临床没有甲减的表现,T_3、T_4 低下,TSH 正常或低下,但 TSH 很少低于 0.05mIU/L,rT_3 可能正常或升高,此时需考虑 NTIS 的存在。如果 T_4 低于 4μg/dl,预示死亡风险高。原发性甲状腺功能亢进者,TSH 多低于 0.01mIU/L。如果抗甲状腺抗体阳性,则提示原发性甲状腺疾病的可能。TSH 升高表示可能已有甲减,需要治疗。疾病恢复期,TSH 可短暂升高。阿司匹林、苯妥英钠、卡马西平、多巴胺、糖皮质激素等药物可以影响 TH 的分泌和代谢。NTIS 一般不需要给予甲状腺激素替代治疗,因甲状腺激素治疗不适当地提高机体代谢率,反而可能带来不良反应。

三、下丘脑-垂体-肾上腺轴的变化

肾上腺皮质产生的类固醇激素按生理作用,分为糖皮质激素(GC)、盐皮质激素和性激素类皮质激素。GC 中具有生物活性的是皮质醇,它在维持机体代谢、心血管功能及免疫调节等方面起重要作用。在非应激情况下,皮质醇分泌是有节律的,清晨达高峰,夜间至最低。皮质醇的合成和分泌受促肾上腺皮质激素(ACTH)的调节:下丘脑产生的促肾上腺皮质激素释放激素(CRH)刺激垂体前叶释放 ACTH,另外加压素对 ACTH 也有轻微的刺激作用。皮质醇通过负反馈抑制 ACTH、CRH 和加压素的分泌。

危重病时,皮质醇分泌的昼夜节律消失。发病早期,随着 ACTH 和 CRH 的升高、对负反馈作用的抵抗和抑制,皮质醇水平往往升高。在疾病的慢性期,皮质醇继续维持高水平,但 ACTH 有所降低。下丘脑-垂体-肾上腺(HPA)轴的适度激活是维持生存的关键所在,皮质醇水平的过高和过低都与死亡率的升高相关。因为皮质醇的极度升高反映应激的严重程度;皮质醇基线低或 ACTH 刺激下皮质醇仍低,提示应激反应差。

肾上腺皮质功能减退的诊断尚不完善,文献大多以测定随机总皮质醇<10μg/dl,或者予以 250μg ACTH 后皮质醇升高<9μg/dl 作为参考依据。危重病时往往皮质类固醇结合球蛋白(CBG)降低,使游离皮质醇的百分比有所升高,而真正具有生物活性的是游离皮质醇,但目前其测定方法和参考值范围都不明确,所以不作为常规推荐。必须接受 GC 治疗的感染性休克或急性呼吸窘迫综合征(ARDS)患者不做 ACTH 兴奋试验。

对于已诊断原发性或继发性肾上腺皮质功能减退、危重病发生前长期接受糖皮质激素治疗的患者,需根据疾病严重程度和应激情况追加糖皮质激素剂量。对于使用液体复苏和升压药仍无法维持血流动力学稳定的感染性休克患者,可能存在相对肾上腺皮质功能减退,推荐静脉输注氢化可的松 200mg/d。

对于同时伴有甲状腺功能减退而需要左甲状腺素(L-T_4)补充治疗的肾上腺皮质功能减退患者,由于甲状腺激素会加速内源性皮质醇的清除,使得皮质醇生成不足的情况显现出来,引发肾上腺危象。在开始左甲状腺素治疗前,要评估肾上腺功能。如果无法评估,应在其开始甲状腺激素补充治疗之前,经验性给予糖皮质激素治疗。

有关危重病时水、电解质、酸碱平衡的紊乱参见第十九篇"新陈代谢性疾病"。

推荐阅读

1. RHODES A,EVANS L E,ALHAZZANI W,et al. Surviving Sepsis Campaign:International Guidelines for Management of Sepsis and Septic Shock:2016[J]. Intensive Care Med,2017,43(3):304-377.
2. VAN DEN BERGHE G. Non-thyroidal illness in the ICU:a syndrome with different faces[J]. Thyroid,2014,24(10):1456-1465.
3. BOONEN E,VAN DEN BERGHE G. Endocrine responses to critical illness:novel insights and therapeutic implications[J]. J Clin Endocrinol Metab,2014,99(5):1569-1582.
4. FLESERIU M,HASHIM I A,KARAVITAKI N,et al. Hormonal Replacement in Hypopituitarism in Adults:An Endocrine Society Clinical Practice Guideline[J]. J Clin Endocrinol Metab,2016,101(11):3888-3921.

中文索引

英 文 索 引

X

X chromosome inactivation 30

Xinjiang hemorrhagic fever 307

X-linked dominant inheritance,XD 32

X-linked inheritance 31

X-linked recessive inheritance,XR 32

Y

yaws 524

Yellow fever 315

Yersinia enterocolitica 600

Z

Zika virus infection 290

zoonosis 601

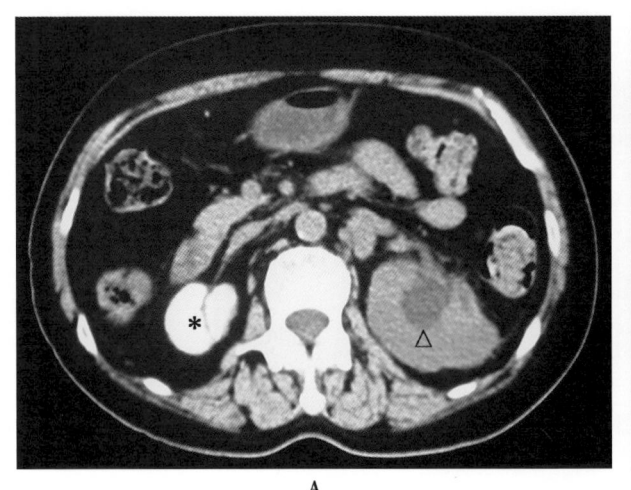
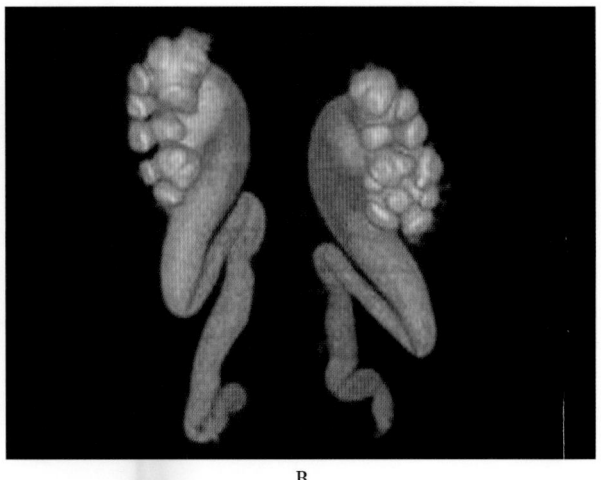

图 10-10-29-1　肾结核的影像学表现

A.肾结核CT图,该病例系尿培养确诊为结核分枝杆菌感染的肾结核,CT显示右肾萎缩伴右肾、右输尿管钙化,左肾代偿性肥大,左肾囊肿,左输尿管轻度扩张;* 右肾萎缩钙化;△ 左肾代偿性肥大,左输尿管轻度扩张。B.上尿路三维重建,可见肾盂肾盏花瓣样扩张及输尿管节段扩张表现。

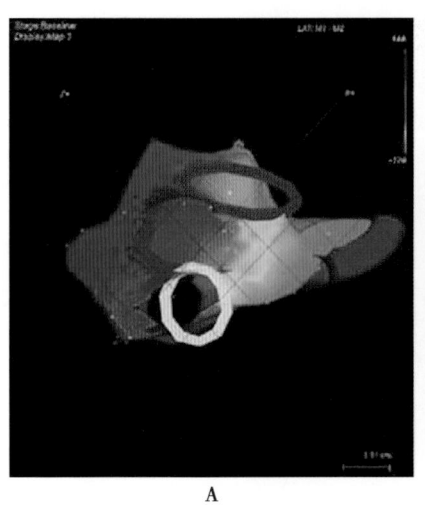
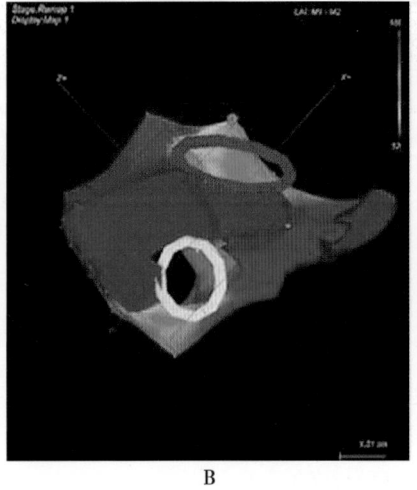
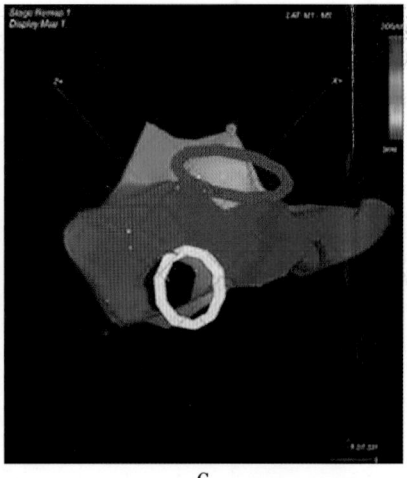

图 12-3-5-26　峡部双向性传导阻滞

A.心房扑动时激动沿三尖瓣峡部呈逆时针方向传导;B.消融峡部后右房下起搏见传导不能从峡部传导呈顺钟向传导;
C.消融峡部后冠状静脉窦起搏传导仍然不能通过峡部,激动沿逆钟向方向传导。

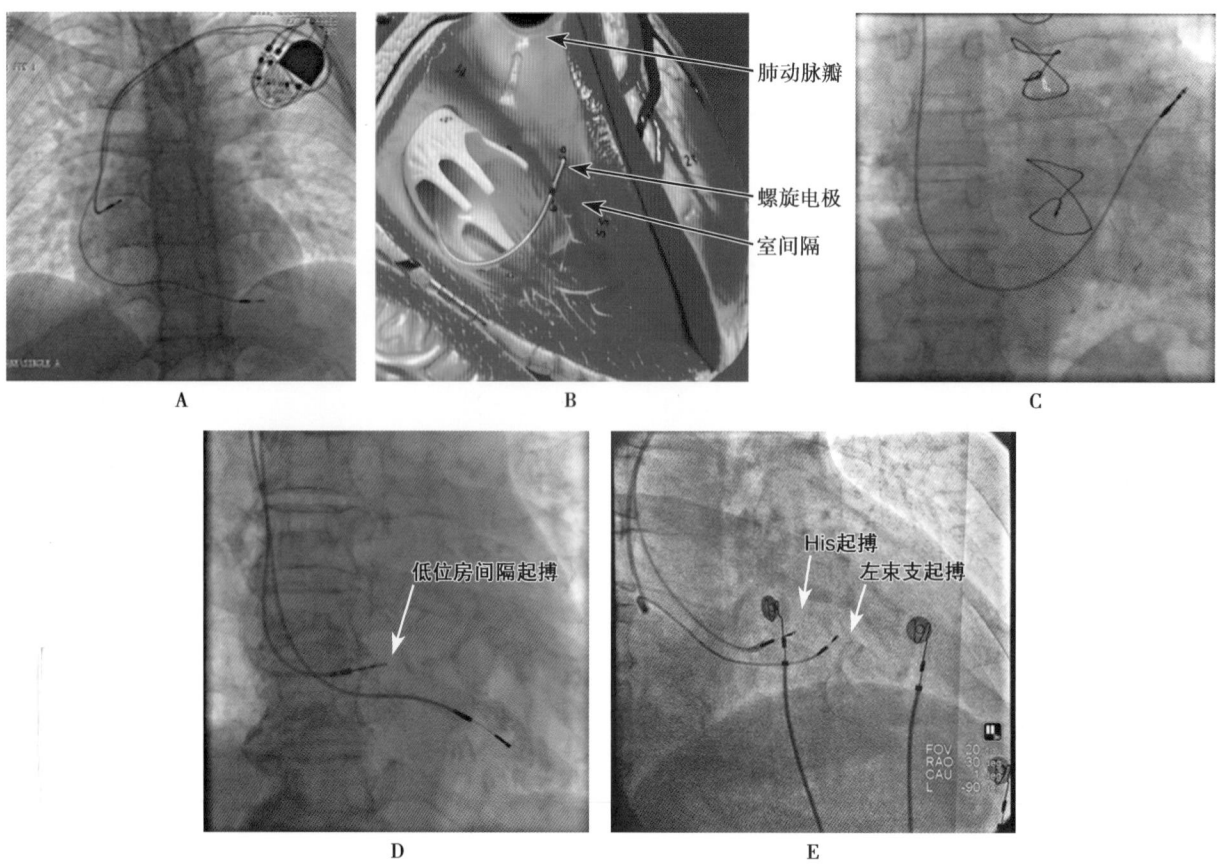

图 12-6-1-8 心房、心室电极放置的不同位置
A. 电极导线分别固定于右室心尖部和右心耳；B. 电极导线在右心室流出道间隔部示意图；C. 主动电极导线固定于流出道；D. 低位房间隔起搏；E. His 起搏及左束支起搏。

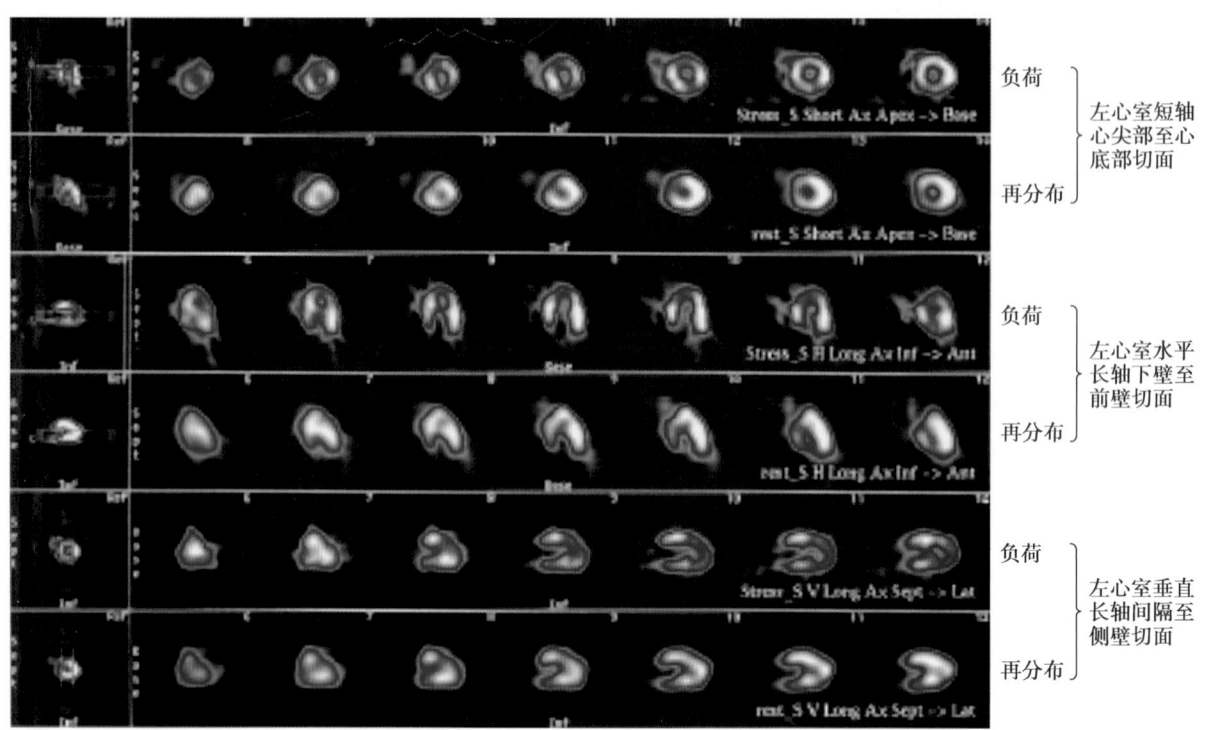

图 12-9-2-3 ^{99m}Tc-MIBI 心肌单光子发射断层显像（负荷/静息一日法）
负荷态和再分布态各层面显影示左室前壁、心尖以及下壁近心尖处在负荷状态下表现为放射性稀疏和缺损，再分布状态下可见明显的放射性填充，为心肌缺血表现。其他各壁未见明显的放射性异常分布。负荷态可见左室心腔扩大。

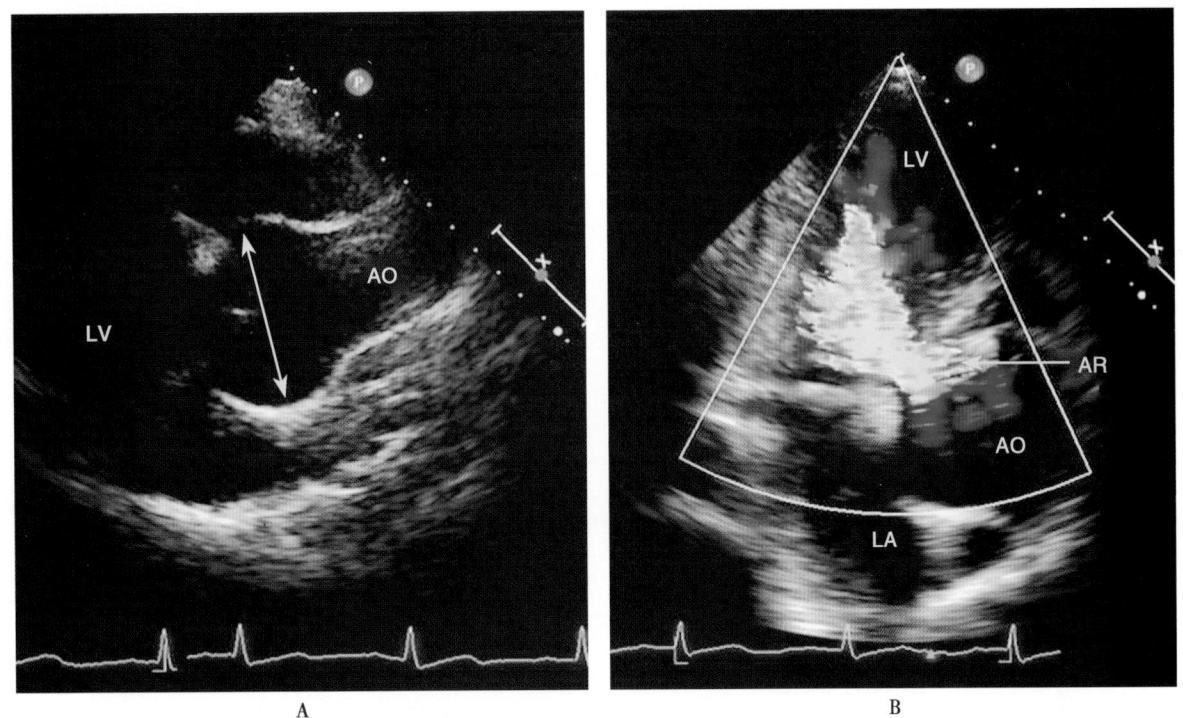

图 12-11-6-1　主动脉根部瘤合并主动脉瓣反流

A. 胸骨旁左室长轴切面二维图像显示主动脉窦干结合部近端瘤样扩张（双向箭头），而主动脉瓣叶无明显增厚；B. 心尖部左室长轴切面 CDFI 显示大量主动脉瓣反流。

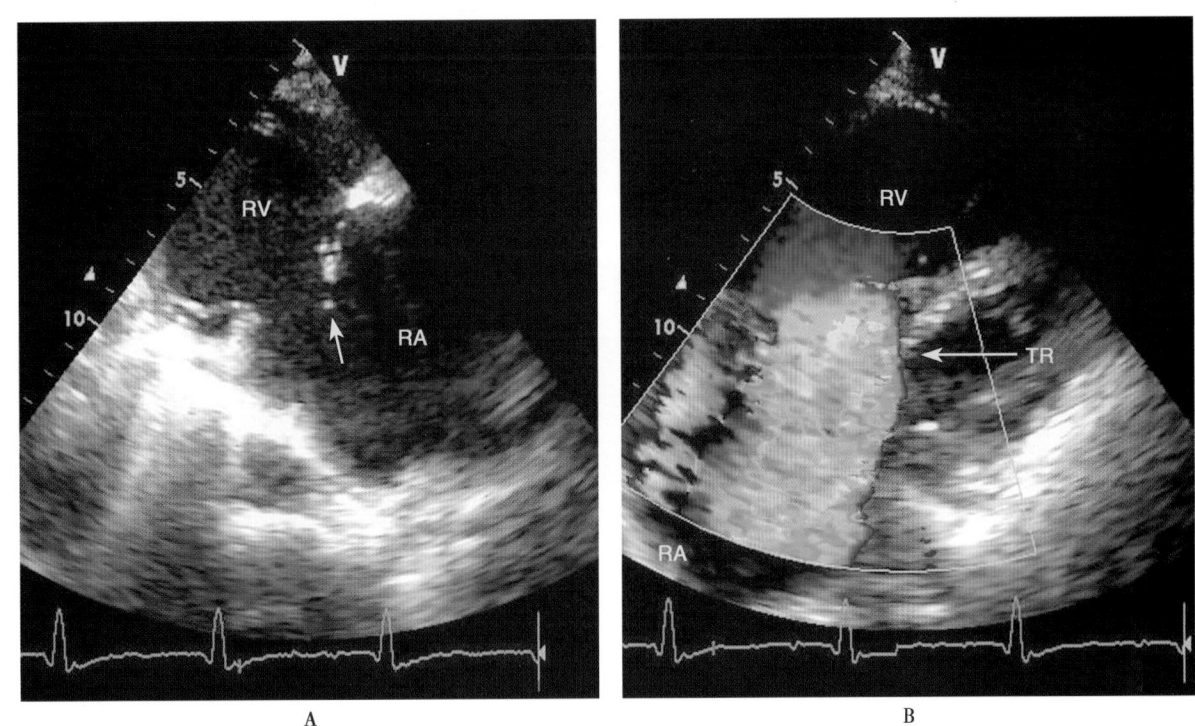

图 12-11-7-2　外伤后三尖瓣腱索断裂，连枷合并重度三尖瓣反流

A. 右室流入道切面二维图像，显示收缩期三尖瓣前叶呈连枷样改变，瓣尖进入右心房，并见断裂腱索残端附着（箭头所示），三尖瓣口无法闭合；B. 胸骨旁四腔心显示右房室增大，CDFI 可见大量的三尖瓣反流进入右心房。TR. 三尖瓣反流。

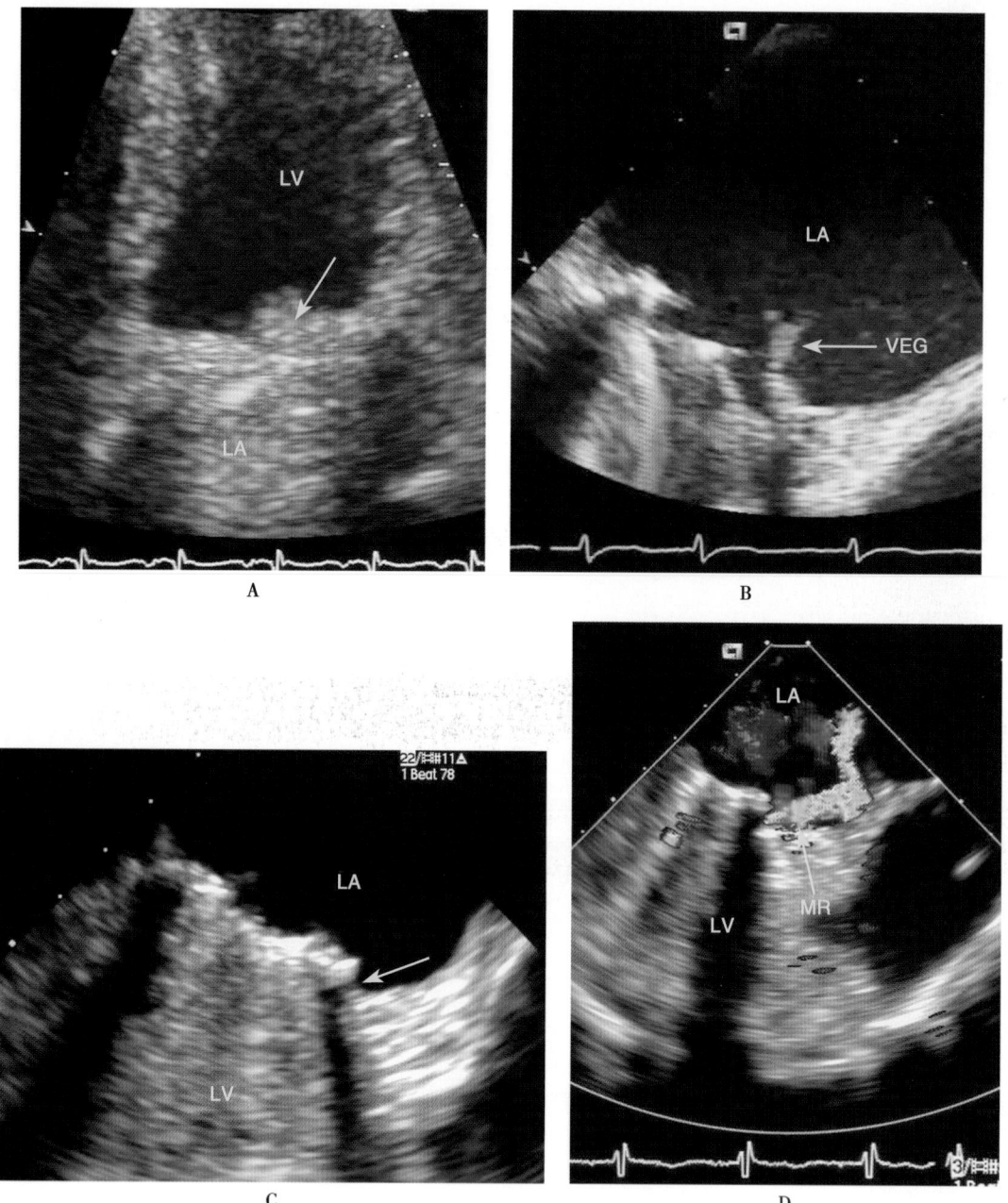

图 12-11-10-1　人工瓣常见并发症的超声心动图表现

A. 心尖四腔心切面（局部放大）显示人工机械二尖瓣血栓形成（箭头所示），为瓣口中等密度回声凸向心腔，实时图像还可见瓣叶活动异常和跨瓣血流梗阻；B. 经食管切面显示人工机械二尖瓣合并感染，箭头所指为瓣周左房面附着的赘生物，实时显示其高活动性；C、D. 为同一患者，经食管超声心动图显示人工机械二尖瓣瓣周漏，其中 C 为二维局部放大图像，显示瓣周回声中断（箭头所示），D 为 CDFI 显示源自漏口的反流束进入左心房（箭头）。MR. 二尖瓣反流；VEG. 赘生物。

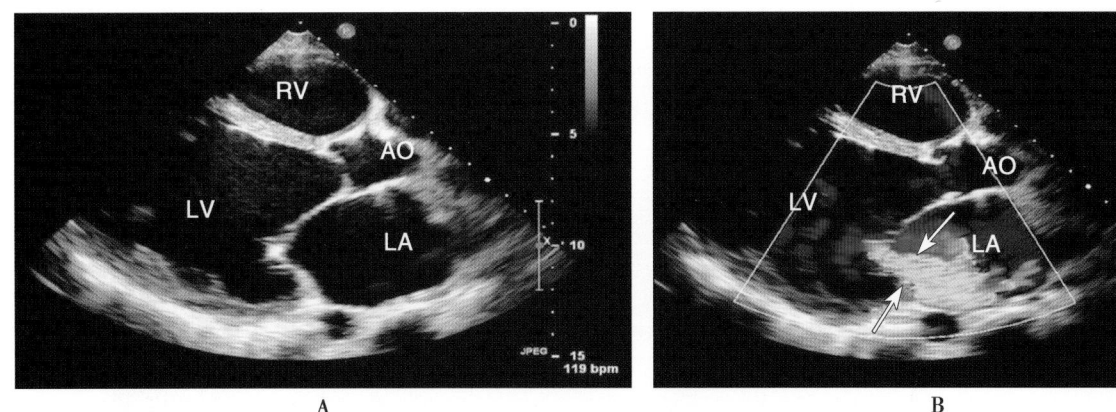

图 12-17-1-1　扩张型心肌病的超声心动图表现
A. 胸骨旁左室长轴切面，二维超声心动图显示左室明显扩大，关闭时二尖瓣不能退至瓣环水平；B. 同一切面，彩色多普勒示轻中度二尖瓣反流（箭头所示）。LA. 左心房；LV. 左心室；RV. 右心室；AO. 主动脉。

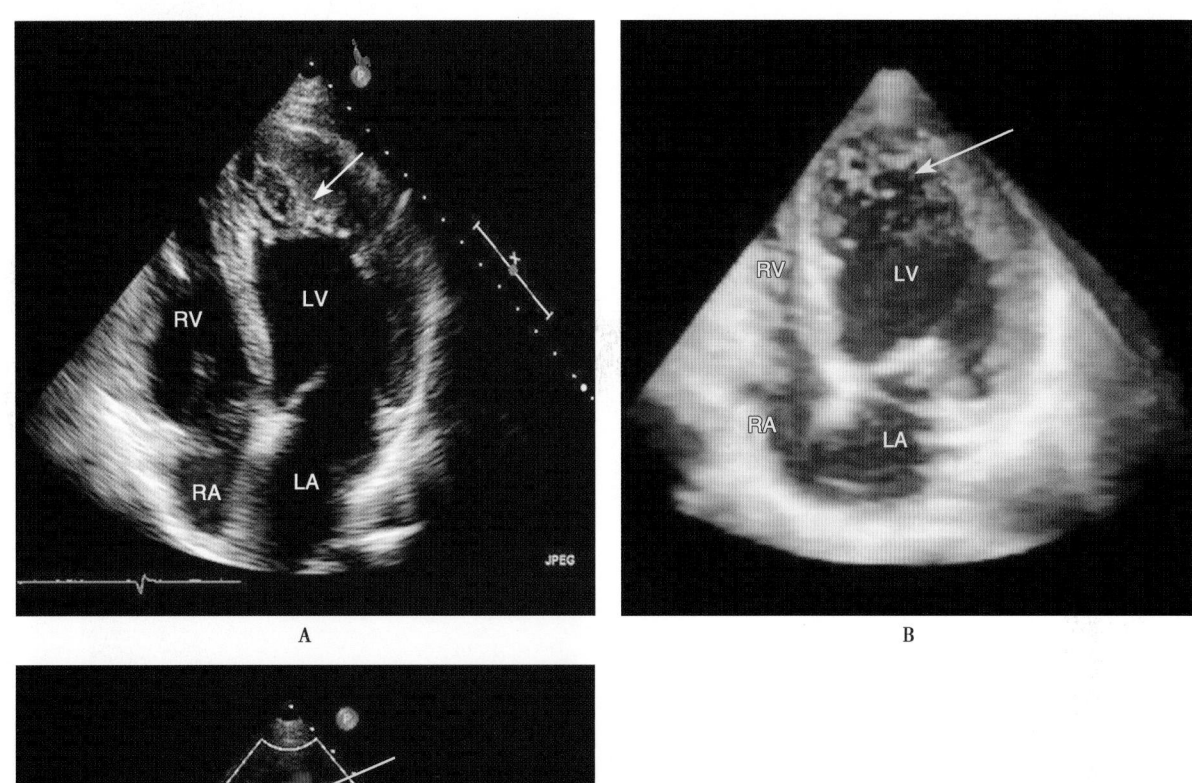

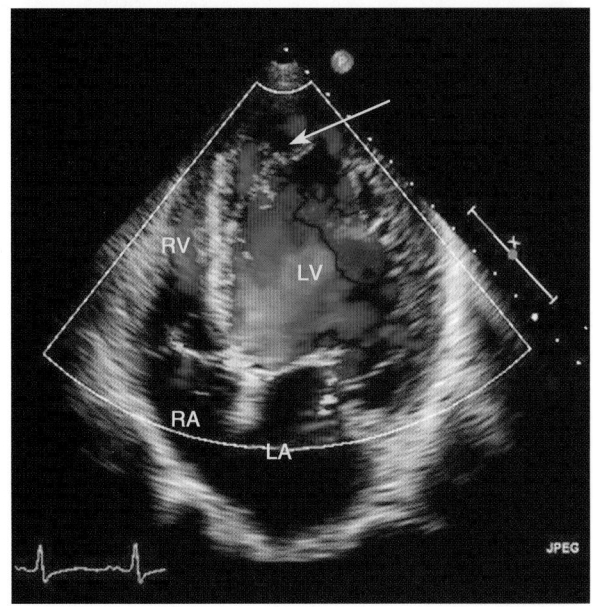

图 12-17-5-1　左室心肌致密化不全的超声心动图表现
A. 二维超声心动图显示左心腔内丰富的肌小梁组织（箭头所示）和隐窝；B. 实时三维超声心动图立体显示左心腔内丰富的肌小梁组织（箭头所示）；C. 彩色多普勒示左心室腔隐窝间隙之间的彩色血流（箭头所示）。LA. 左心房；LV. 左心室；RA. 右心房；RV. 右心室。

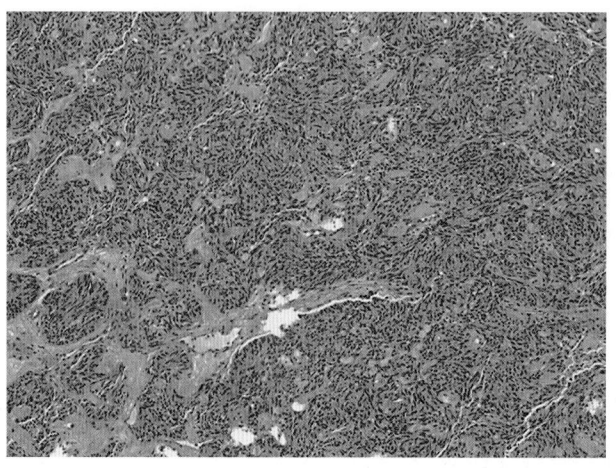

图 13-5-4-1　类癌（HE 染色）

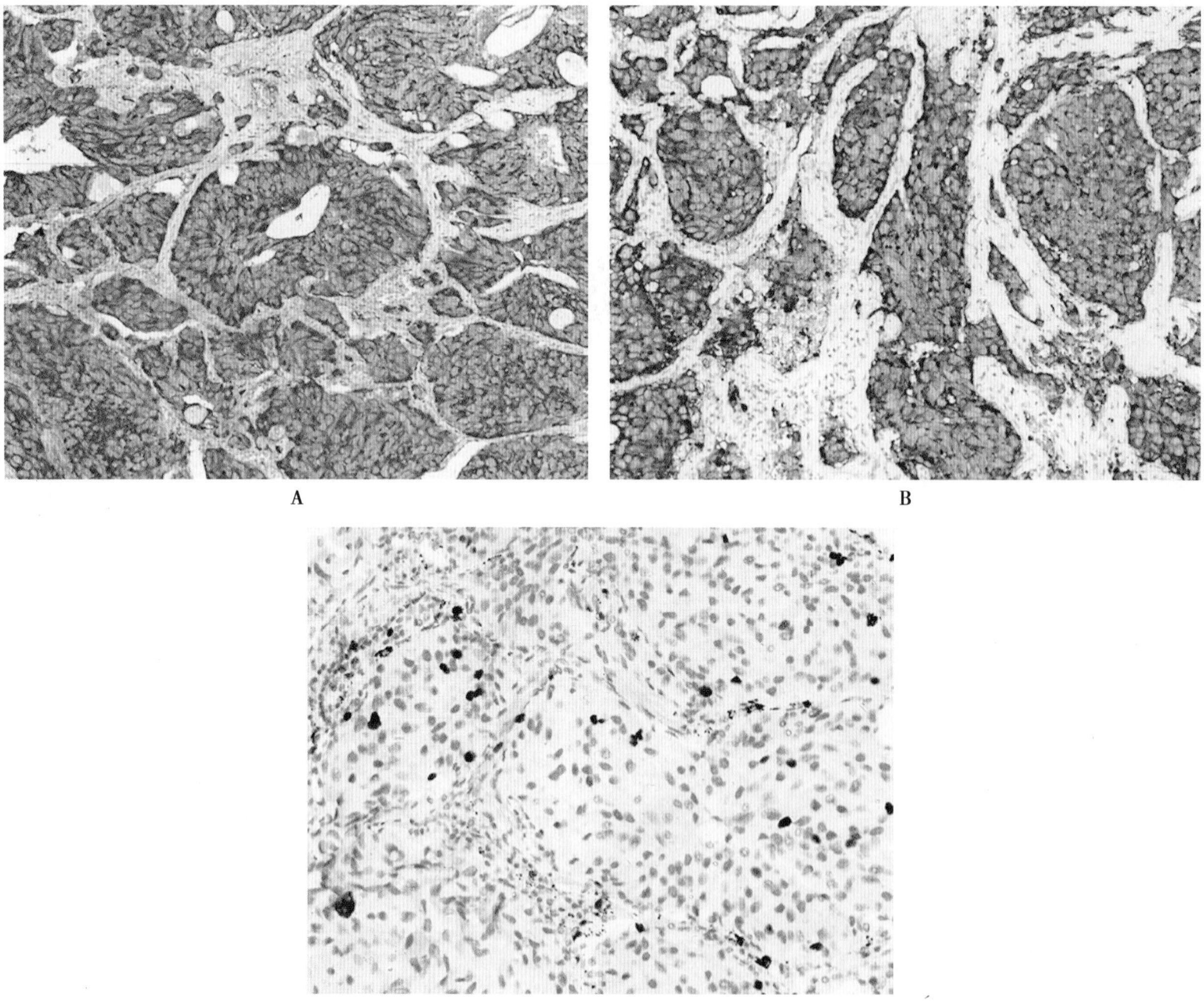

A

B

C

图 13-5-4-2　不典型类癌
A. Syn；B. CHG；C. Ki-67。

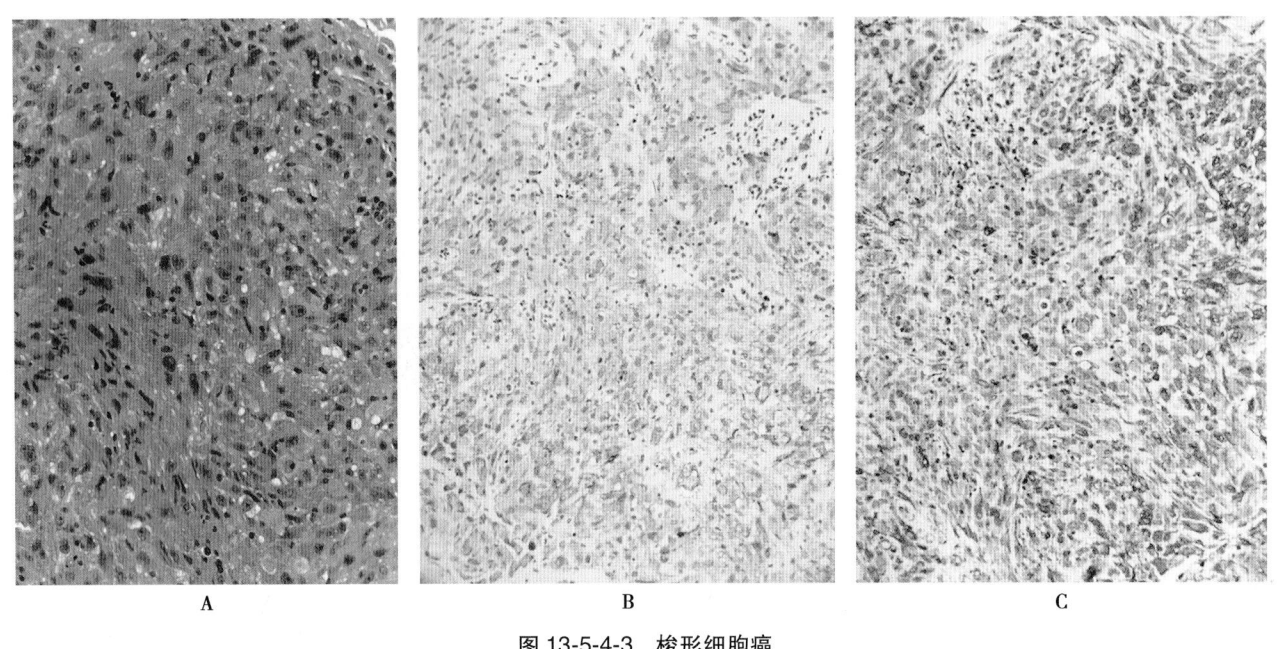

图 13-5-4-3　梭形细胞癌
A. HE 染色；B. CKpan；C. Vim。

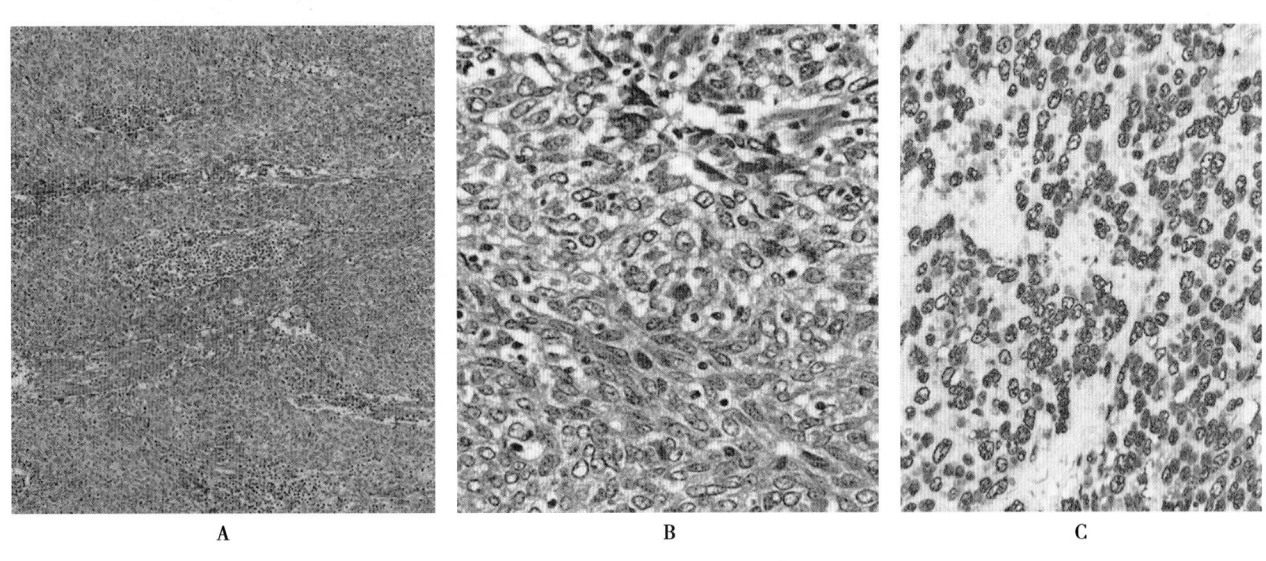

图 13-5-4-4　淋巴上皮瘤样癌
A. HE 染色（低倍镜）；B. HE 染色（高倍镜）；C. EBER。

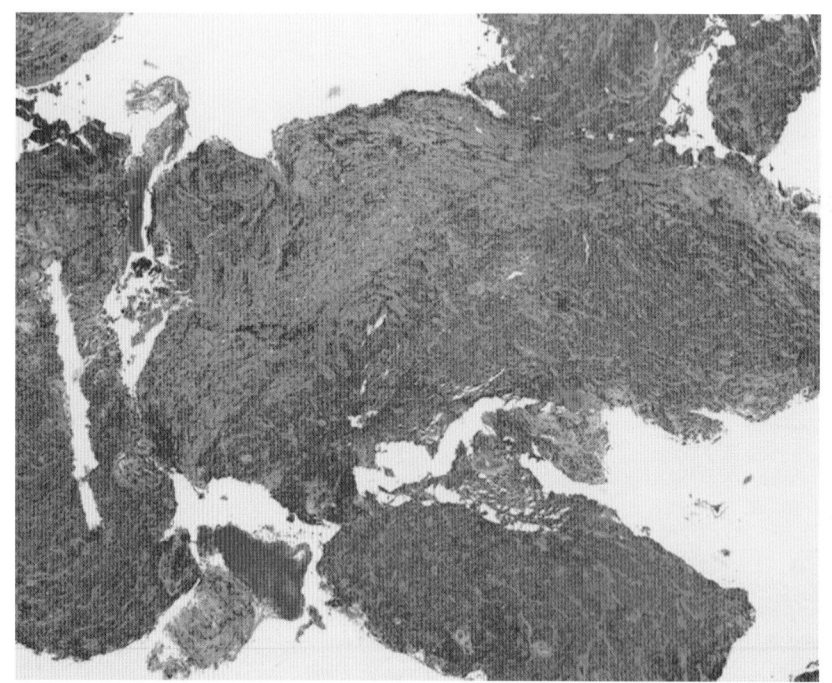

图 13-5-4-5　NUT 癌

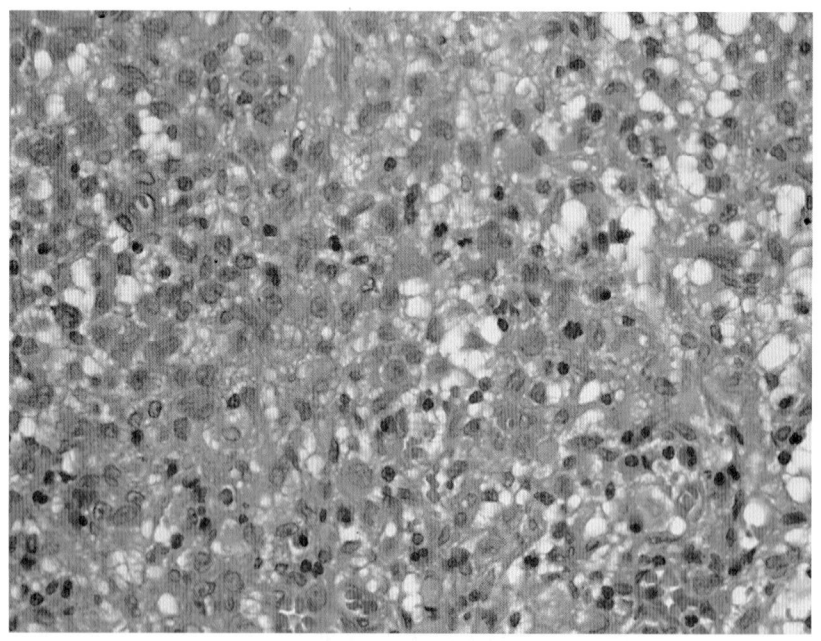

图 13-6-10-1　PLCH 镜下观（HE 染色，×400）